Fishman 肺脏病学

Fishman's Pulmonary Diseases and Disorders

（第 5 版）

上 册

主　编　Michael A. Grippi

副主编　Jack A. Elias

　　　　Jay A. Fishman

　　　　Robert M. Kotloff

　　　　Allan I. Pack

　　　　Robert M. Senior

主　译　高占成

人民卫生出版社

·北 京·

版权所有，侵权必究！

Editor-in-chief, Michael A. Grippi; Co-editors, Jack A. Elias, Jay A. Fishman, Robert M. Kotloff, Allan I. Pack, Robert M. Senior; video editor, Mark D. Siegel.
Fishman's Pulmonary Diseases and Disorders, Fifth Edition
ISBN: 978-0-07-180728-9
Copyright © 2015 by McGraw-Hill Education.

图书在版编目（CIP）数据

Fishman 肺脏病学：全 2 册／（美）迈克尔·A.格里皮（Michael A. Grippi）等主编；高占成主译.
北京：人民卫生出版社，2024. 12. -- ISBN 978-7-117-29664-9

Ⅰ. R563

中国国家版本馆 CIP 数据核字第 2024M439L1 号

人卫智网	www.ipmph.com	医学教育、学术、考试、健康，购书智慧智能综合服务平台
人卫官网	www.pmph.com	人卫官方资讯发布平台

图字：01-2018-2823 号

Fishman 肺脏病学
Fishman Feizangbingxue
（上、下册）

主　　译：高占成
出版发行：人民卫生出版社（中继线 010-59780011）
地　　址：北京市朝阳区潘家园南里 19 号
邮　　编：100021
E - mail：pmph @ pmph.com
购书热线：010-59787592　010-59787584　010-65264830
印　　刷：鸿博睿特（天津）印刷科技有限公司
经　　销：新华书店
开　　本：889×1194　1/16　总印张：167　总字数：5531 千字
版　　次：2024 年 12 月第 1 版
印　　次：2024 年 12 月第 1 次印刷
标准书号：ISBN 978-7-117-29664-9
定价（上、下册）：1290.00 元
打击盗版举报电话：010-59787491　E - mail：WQ @ pmph.com
质量问题联系电话：010-59787234　E - mail：zhiliang @ pmph.com
数字融合服务电话：4001118166　E - mail：zengzhi @ pmph.com

译者名单

主　译 高占成

副主译 徐　钰　李　冉

译　者（按姓氏笔画排序）

丁艳苓	北京大学第三医院	张茉沁	北京大学人民医院
丁启迪	北京大学人民医院	陈　希	北京积水潭医院
于　萍	北京大学人民医院	陈　琳	四川省人民医院
马昕茜	北京大学人民医院	陈亚红	北京大学第三医院
马艳良	北京大学人民医院	陈妍杰	福建省福州市中医院
王　芳	北京大学人民医院	陈济超	北京大学航天临床医学院
王　颖	北京大学人民医院	周德训	北京大学人民医院
王小溶	华中科技大学协和医院	郑雅莉	厦门大学翔安医院
王优雅	北京大学人民医院	赵　卉	山西医科大学附属第二医院
王克强	北京大学人民医院	赵　杰	北京大学国际医院
王桂芳	河南省郑州市第九人民医院	赵　瑞	北京大学人民医院
公丕花	北京大学人民医院	胡　萍	北京积水潭医院
尹　露	北京大学人民医院	胡　嫣	北京大学国际医院
邓　锐	北京大学医学部	姜　宁	北京大学人民医院
宁　璞	西安交通大学第二附属医院	骆琼珍	清华大学长庚医院
司淑一	北京医院	原　源	北京积水潭医院
毕陶然	北京大学人民医院	倪文涛	北京大学人民医院
刘　琳	贵州大学医学院、贵州省人民医院	徐　钰	北京积水潭医院
刘贝贝	北京大学第三医院	高文君	北京大学人民医院
刘月洁	北京大学人民医院	高占成	北京大学人民医院
刘彦国	北京大学人民医院	席　雯	北京大学人民医院
刘春雨	北京大学人民医院	曹　洁	天津医科大学总医院
闫　涵	北京大学人民医院	常　远	北京大学国际医院
安树昌	清华大学第一医院	章亚琼	北京大学国际医院
李　冉	北京大学人民医院	梁　瀛	北京大学第三医院
李　梅	北京大学国际医院	彭振丽	北京市垂杨柳医院
李玉茜	北京大学人民医院	董霄松	北京大学人民医院
李胜男	北京大学人民医院	喻　言	北京大学人民医院
杨冬红	北京大学人民医院	程　瑾	北京大学人民医院
何玉坤	北京大学人民医院	智　慧	北京大学人民医院
沈　宁	北京大学第三医院	谢　宇	上海交通大学医学院附属第九人民医院
张　昭	郑州大学附一院	赖国祥	福建中医药大学附属第二人民医院
张　颖	北京大学人民医院	綦　颖	北京积水潭医院
		暴　婧	北京大学人民医院
		薛　青	宁德师范学院附属宁德市医院
		薛健博	北京大学人民医院

主编

Michael A. Grippi, MD
Vice Chairman, Department of Medicine
Pulmonary, Allergy, and Critical Care Division
Perelman School of Medicine at the University of Pennsylvania
Chief Medical Officer, GSPP Specialty Hospital
Philadelphia, Pennsylvania

副主编

Jack A. Elias, MD
Dean of Medicine and Biologic Sciences
Frank L. Day Professor of Biology
Professor of Medicine
Professor of Molecular Microbiology and Immunology
Professor of Molecular Biology, Cell Biology, and Biochemistry
Brown University
Warren Alpert School of Medicine
Providence, Rhode Island

Jay A. Fishman, MD
Professor of Medicine
Harvard Medical School
Director, Transplant Infectious Disease and Compromised Host Program
Massachusetts General Hospital

Associate Director, MGH Transplantation Center
Boston, Massachusetts

Robert M. Kotloff, MD
Chairman, Department of Pulmonary Medicine
Respiratory Institute
Cleveland Clinic
Cleveland, Ohio

Allan I. Pack, MBChB, PhD
John Miclot Professor of Medicine
Chief, Division of Sleep Medicine/Department of Medicine
Director, Center for Sleep and Circadian Neurobiology
Perelman School of Medicine at the University of Pennsylvania
Philadelphia, Pennsylvania

Robert M. Senior, MD
Professor of Medicine
Professor of Cell Biology & Physiology
Washington University School of Medicine
St. Louis, Missouri

视频副主编

Mark D. Siegel, MD
Professor of Medicine
Department of Internal Medicine
Yale School of Medicine
New Haven, Connecticut

编者

Bekele Afessa, MD (Deceased)
Professor of Medicine
Division of Pulmonary and Critical Care Medicine
Mayo Clinic
Rochester, Minnesota
第95章

Abass Alavi, MD (Hon.), PhD (Hon.), DSci (Hon.)
Professor of Radiology and Neurology
Perelman School of Medicine at the University of Pennsylvania
Philadelphia, Pennsylvania
第32章

Micheala A. Aldred, PhD
Genomic Medicine Institute
Cleveland Clinic
Cleveland, Ohio
第7章

Timothy Craig Allen, MD, JD
Professor of Pathology
Director of Anatomic Pathology
The University of Texas Medical Branch
Galveston, Texas
第67章

Murray D. Altose, MD
Professor of Medicine
Case Western Reserve University School of Medicine
Chief of Staff
Cleveland VA Medical Center
Cleveland, Ohio
第10章

Danielle Antin-Ozerkis, MD
Medical Director, Yale Interstitial Lung Disease Program
Associate Professor, Section of Pulmonary and Critical Care Medicine
Yale School of Medicine
New Haven, Connecticut
第54章

Andrea J. Apter, MD, MSc, MA
Professor of Medicine
Chief and Program Director
Section of Allergy and Immunology
Division of Pulmonary, Allergy, and Critical Care Medicine
Perelman School of Medicine
University of Pennsylvania
Philadelphia, Pennsylvania
第45章

Jeffrey J. Atkinson, MD
Division of Pulmonary and Critical Care
Washington University School of Medicine
St. Louis, Missouri
第40章

John R. Bach, MD
Professor of Physical Medicine and Rehabilitation
Professor of Neurosciences
Vice Chairman, Department of Physical Medicine and Rehabilitation,
UMDNJ-New Jersey Medical School
Department of Physical Medicine and Rehabilitation
University Hospital
Newark, New Jersey
第85章

Eduardo J. Mortani Barbosa Jr., MD
Assistant Professor of Radiology
Cardiothoracic Imaging
Perelman School of Medicine at the University of Pennsylvania
Philadelphia, Pennsylvania
第30章

Alan F. Barker, MD
Pulmonary & Critical Care Medicine
Oregon Health & Science University
Portland, Oregon
第53章

Peter J. Barnes, FRS, FMedSci
Margaret Turner-Warwick Professor of Medicine
Head of Respiratory Medicine
Airway Disease Section, National Heart & Lung Institute
Imperial College London
Dovehouse St, London
第46章

Sonja D. Bartolome, MD
Associate Professor, Pulmonary and Critical Care Medicine
UT Southwestern Medical Center
Dallas, Texas
第98章

Cynthia M. Beall, PhD
Distinguished University Professor and S. Idell Pyle Professor
of Anthropology
Department of Anthropology
Case Western Reserve University
Cleveland, Ohio
第92章

Matthew C. Bell, MD
Assistant Professor of Medicine & Pediatrics
Department of Pediatrics
Division of Allergy & Immunology
University of Arkansas for Medical Sciences
Arkansas Children's Hospital
Little Rock, Arkansas
第44章

Joshua O. Benditt, MD
Professor of Medicine
Medical Center
University of Washington School of Medicine
Seattle, Washington
第144章

Tithi Biswas, MD
Clinical Associate Professor
Department of Radiation Oncology
Case Western Reserve University School of Medicine
University Hospitals Seidman Cancer Center
Cleveland, Ohio
第115章

Richard C. Boucher, MD
Kenan Professor of Medicine
Director Department of Medicine
Cystic Fibrosis and Pulmonary Research and Treatment Center
University of North Carolina
Chapel Hill, North Carolina
第6章

Ghada Bourjeily, MD
Associate Professor of Medicine, Pulmonary and Critical Care Medicine
The Warren Alpert Medical School of Brown University
The Miriam Hospital
Providence, Rhode Island
第97章

Anthony F. Boyer, MD
Pulmonary Medicine Consultants
Richardson, Texas
第129章

Steven L. Brody, MD
Pulmonary and Critical Care
Department of Medicine
Washington University School of Medicine
St. Louis, Missouri
第53章

Nathan E. Brummel, MD, MSCI
Division of Allergy, Pulmonary, and Critical Care Medicine
Health Services Research
Center for Quality of Aging
Department of Medicine, Vanderbilt University School of Medicine
Nashville, Tennessee
第150章

Ayesha S. Bryant, MSPH, MD
Assistant Professor, Cardiothoracic Surgery
University of Alabama at Birmingham
Birmingham, Alabama
第105章

S. Rodrigo Burguete, MD
Assistant Professor
Division of Pulmonary Diseases & Critical Care Medicine
Department of Medicine
University of Texas Health Science Center San Antonio
San Antonio, Texas
第78章

Bryan M. Burt, MD
Department of Surgery
Division of Thoracic Surgery
Baylor College of Medicine
Houston Texas
第82章

William W. Busse, MD
Professor of Medicine
Department of Medicine
Section of Allergy Pulmonary and Critical Care Medicine
University of Wisconsin School of Medicine and Public Health
Madison, Wisconsin
第44章

Marcus W. Butler, MD, FRCPI
School of Medicine and Medical Sciences
University College Dublin
St Vincent's University Hospital
Dublin, Ireland
第26章

Hilary C. Cain, MD
Associate Professor
Section of Pulmonary and Critical Care Medicine
Department of Internal Medicine
Yale University School of Medicine
VA Connecticut Healthcare System
West Haven, Connecticut
第66章

Jeffrey P. Callen, MD
Professor of Medicine (Dermatology)
Chief, Division of Dermatology
University of Louisville
Louisville, Kentucky
第29章

Edward J. Campbell, MD
HerediLab, Inc.
Salt Lake City, Utah
第19章

Wellington V. Cardoso, MD, PhD
Professor of Medicine and Genetics & Development
Director, Columbia Center for Human Development
Department of Medicine
Columbia University Medical Center
New York, New York
第4章

Laurie L. Carr, MD
Assistant Professor of Medicine
National Jewish Health
Denver, Colorado
第114章

David M. Center, MD
Gordon and Ruth Snider Professor of Pulmonary Medicine
Professor of Medicine and Biochemistry
Associate Provost for Translational Research
Chief, Pulmonary, Allergy, Sleep and Critical Care Medicine
Boston University School of Medicine
Boston Medical Center
第21章

Robert J. Cerfolio, MD, MBA
Professor of Surgery
James H. Estes Endowed Chair Lung Cancer Research
Birmingham, Alabama
第105章

Murali Chakinala, MD, FCCP
Associate Professor of Medicine
Director, Pulmonary Hypertension Center
Co-Director HHT Center
Division of Pulmonary and Critical Care Medicine
Department of Medicine
Washington University School of Medicine
St. Louis, Missouri
第75章

Georgios Chamilos, MD
Department of Internal Medicine
School of Medicine, Stavrakia, Voutes
University of Crete Heraklion
Crete, Greece
第133章

Lydia Chang, MD
Assistant Professor of Medicine
Division of Pulmonary and Critical Care Medicine
University of North Carolina
Chapel Hill, North Carolina
第112章

Lisa Chen, DO
Attending Physician
North Shore University Hospital
Manhasset, New York
第31章

Edward S. Chen, MD
Assistant Professor of Medicine
Johns Hopkins University School of Medicine
Baltimore, Maryland
第55章

Asha N. Chesnutt, MD
Pulmonary and Critical Care Physician
Pulmonary, Critical Care and Sleep Medicine
The Oregon Clinic, PC
Portland, Oregon
第140章

Jason D. Christie, MD
Associate Professor of Medicine and Epidemiology
Division of Pulmonary, Allergy, and Critical Care Medicine
Perelman School of Medicine at the University of Pennsylvania
Philadelphia, Pennsylvania
第141章

Geoffrey L. Chupp, MD
Associate Professor of Medicine, Yale School of Medicine
Director, Yale Center for Asthma and Airway Disease
Director, Pulmonary Function Laboratory, Yale New Haven Hospital
New Haven, Connecticut
第47和48章

Andrew Churg, MD
Professor, University of British Columbia
Pathologist, Vancouver General Hospital
University Hospital
Vancouver, BC Canada
第39章

Lauren E. Cohn, MD
Associate Professor of Medicine
Co-Director, Yale Center for Asthma and Airway Diseases
Section of Pulmonary, Critical Care and Sleep Medicine
Yale University School of Medicine
New Haven, Connecticut
第25章

J. Allen D. Cooper Jr., MD
Division of Pulmonary, Allergy and Critical Care Medicine
University of Alabama Medical School
Chief, Pulmonary Section
Birmingham Department of Veterans Affairs Medical Center
Birmingham, Alabama
第89章

Ryan Cooper, MD, MPH
Assistant Professor
Division of Infectious Diseases
University of Alberta
Edmonton, Alberta
第131章

Gregory P. Cosgrove, MD, FCCP
Chief Medical Officer, Pulmonary Fibrosis Foundation
Interstitial Lung Disease Program
Associate Professor
National Jewish Health
University of Colorado-Denver
Denver, Colorado
第60章

Gerard J. Criner, MD
Professor of Medicine
Florence P. Bernheimer Distinguished Service Chair
Chief, Division of Pulmonary and Critical Care
Temple University School of Medicine
Philadelphia, Pennsylvania
第84章

Thomas A. D'Amico, MD
Gary Hock Endowed Professor and Vice-Chair of Surgery
Chief, Section of General Thoracic Surgery
Program Director, Thoracic Surgery
Duke University Medical Center
Durham, North Carolina
第119章

David M. Daughton, MS
Behavioral Researcher, Retired
Pulmonary and Critical Care Medicine
Department of Internal Medicine
Nebraska Medical Center
Omaha, Nebraska
第41章

Daniel T. DeArmond, MD
Assistant Professor
Director of Minimally Invasive Thoracic Surgery
Division of Thoracic Surgery
Department of Cardiothoracic Surgery
University of Texas Health Science Center San Antonio
San Antonio, Texas
第78章

Malcolm M. DeCamp Jr., MD
Fowler McCormick Professor of Surgery
Northwestern University Feinberg School of Medicine
Chief, Division of Thoracic Surgery
Northwestern Memorial Hospital
Chicago, Illinois
第81章

Roy Decker, MD, PhD
Associate Professor of Therapeutic Radiology
Yale University School of Medicine
Attending Physician, Yale-New Haven Hospital
第59章

Marc Decramer, MD, PhD
Professor of Medicine
Chief Executive Officer
University Hospital
University of Leuven
Leuven, Belgium
第3章

Charles S. Dela Cruz, MD, PhD
Assistant Professor
Section of Pulmonary, Critical Care, and Sleep Medicine
Department of Internal Medicine
Yale University School of Medicine
New Haven, Connecticut
第20和109章

Horace M. DeLisser, MD
Associate Professor of Medicine
Department of Medicine
Perelman School of Medicine
Translational Research Laboratories
University of Pennsylvania
Philadelphia, Pennsylvania
第103和153章

Jerome A. Dempsey, PhD
John Robert Sutton Professor Emeritus of Population Health Sciences
Director, John Rankin Laboratory of Pulmonary Medicine
University of Wisconsin
Madison, Wisconsin
第18章

Jessy Deshane, PhD
Assistant Professor
Department of Medicine
Division of Pulmonary Allergy and Critical Care Medicine
University of Alabama
Alabama, Birmingham
第27章

Clifford S. Deutschman, MS, MD, FCCM
Vice-Chair, Research
Department of Pediatrics
Professor of Pediatrics and Molecular Medicine North Shore-Long Island
Jewish-Hofstra School of Medicine
Steven and Alexandra Cohen Children's Medical Center
New Hyde Park, New York
Investigator
Feinstein Institute for Medical Research
Manhasset, New York
第142章

Burton F. Dickey, MD
Department of Pulmonary Medicine
University of Texas MD Anderson Cancer Center
Houston, Texas
第6章

Karen Doucette, MD, MSc (Epi)
Associate Professor
Division of Infectious Diseases, University of Alberta
Edmonton, Alberta
第131章

Jonathan E. Dowell, MD
Associate Professor
Department of Internal Medicine (Division of Hematology and Oncology)
UT Southwestern Medical Center
Chief, Section of Hematology/Oncology
Dallas Veterans Affairs Medical Center
Dallas, Texas
第116章

M. Bradley Drummond, MD, MHS
Assistant Professor, Pulmonary and Critical Care Medicine
Johns Hopkins University School of Medicine
Baltimore, Maryland
第42章

Ghassan El-Haddad, MD
Assistant Member of Interventional Radiology
H. Lee Moffitt Cancer Center and Research Institute
Assistant Professor of Oncologic Sciences and Radiology
University of South Florida
Tampa, Florida
第32章

Richard I. Enelow, MD
Professor of Medicine, Microbiology, and Immunology
Geisel School of Medicine at Dartmouth
Section of Pulmonary and Critical Care Medicine
Dartmouth-Hitchcock Medical Center
Lebanon, New Hampshire
第58章

Kyle B. Enfield, MD, MS
Assistant Professor of Medicine
Division of Pulmonary and Critical Care Medicine,
Department of Medicine, University of Virginia School of Medicine
Attending Physician and Medical Director, Medical Intensive Care Unit,
University of Virginia Health System
Charlottesville, Virginia
第127章

Perenlei Enkhbaatar, MD, PhD, FAHA
Professor, Department of Anesthesiology
Director of Translational Intensive Care Unit
University of Texas Medical Branch
Galveston, Texas
第94章

Gary R. Epler, MD
Clinical Associate Professor
Harvard Medical School
Pulmonary and Critical Care Medicine
Brigham and Women's Hospital
Boston, Massachusetts
第51章

Loretta Erhunmwunsee, MD
Chief Resident in Thoracic Surgery
Duke University Medical Center
Durham, North Carolina
第119章

Peter F. Fedullo, MD
Director, Medical Intensive Care Unit
Professor of Clinical Medicine
University of California
San Diego, California
第73章

Barry G. Fields, MD
Assistant Professor of Medicine
Division of Pulmonary, Allergy, and Critical Care Medicine
Department of Medicine
Emory University School of Medicine
Atlanta, Georgia
第99章

Thomas M. File Jr., MD, MSc
Chair, Infectious Disease Division
Summa Health System
Akron, OH
Professor, Internal Medicine
Master Teacher, Chair, Infectious Disease Section
Northeast Ohio Medical University
Rootstown, Ohio
第126章

Michael C. Fishbein, MD
Piansky Professor of Pathology and Medicine
Department of Pathology and Laboratory Medicine
UCLA Center for the Health Sciences
Los Angeles, California
第68章

Jay A. Fishman, MD
Associate Director, MGH Transplantation Center
Director, Transplant Infectious Disease & Compromised Host Program
Massachusetts General Hospital
Professor of Medicine, Harvard Medical School
Boston, Massachusetts
第122、123、135、137章

Douglas B. Flieder, MD
Professor of Pathology
Fox Chase Cancer Center
Philadelphia, Pennsylvania
第120章

Barry D. Fuchs, MD
Associate Professor of Medicine
Division of Pulmonary and Critical Care Medicine
Perelman School of Medicine
University of Pennsylvania
Philadelphia, Pennsylvania
第147和152章

Ghislaine Gayan-Ramirez, PhD
Department of Pneumology
Katholieke Universiteit Leuven
Leuven, Belgium
第3章

Gregory P. Geba, MD, MPH, DrPH, FACP, FCCP, FAAAAI
Vice President, Clinical Development and Regulatory Affairs
Regeneron Pharmaceuticals, Inc.
Tarrytown, New York
第47章

Warren B. Gefter, MD
Professor of Radiology
Chief, Cardiothoracic Imaging Division
Associate Chair, Department of Radiology
Perelman School of Medicine at University Pennsylvania
Philadelphia, Pennsylvania
第30章

David E. Gerber, MD
Associate Professor
Department of Internal Medicine
(Division of Hematology and Oncology)
Co-Leader, Experimental Therapeutics Program
Harold C. Simmons Cancer Center
UT Southwestern Medical Center
Dallas, Texas
第116章

Alex H. Gifford, MD
Assistant Professor of Medicine
Geisel School of Medicine at Dartmouth
Dartmouth-Hitchcock Medical Center
第58章

Timothy D. Girard, MD, MSCI
Division of Allergy, Pulmonary, and Critical Care Medicine
Center for Health Services Research
Center for Quality of Aging
Department of Medicine, Vanderbilt University School of Medicine
Geriatric Research, Education and Clinical Center (GRECC) Service,
Department of Veterans Affairs Medical Center,
Tennessee Valley Healthcare System
Nashville, Tennessee
第150章

Mark T. Gladwin, MD
Professor of Medicine
Division Chief, Pulmonary, Allergy and Critical Care Medicine
Director, Heart, Lung, Blood and Vascular Medicine
Department of Medicine
Institute of University of Pittsburgh and UPMC Montefiore Hospital
Pittsburgh, Pennsylvania
第96章

Allan R. Glanville, MBBS, MD, FRACP
Director Thoracic Medicine
Medical Director Lung Transplantation
St.Vincent's Hospital
Darlinghurst, Australia
第107章

Alla Godelman, MD
Department of Radiology
Montefiore Medical Center
Assistant Professor of Radiology
Albert Einstein College of Medicine
第117章

Stanley Goldfarb, MD
Associate Dean for Curriculum
Perelman School of Medicine at the University of Pennsylvania
Philadelphia, Pennsylvania
第17章

Mitchell Goldman, MD, FACP
Program Director, Internal Medicine Residency
Professor of Medicine
Division of Infectious Diseases
Indiana University School of Medicine
Indianapolis, Indiana
第134章

Jose L. Gomez, MD, MS
Instructor
Pulmonary, Critical Care and Sleep Section
Yale University School of Medicine
New Haven, Connecticut
第47章

Daniel M. Goodenberger, MD
Professor of Medicine, Washington University School of Medicine
Chief, Medical Service, St. Louis VAMC
Medical Director Emeritus, HHT Centers of Excellence
Washington University and University of Texas Southwestern
St. Louis, Missouri
第75章

Emily K. B. Gordon, MD
Assistant Professor
Department of Anesthesiology and Critical Care
Hospital of the University of Pennsylvania
Philadelphia, Pennsylvania
第142章

Praveen Govender, MD
Assistant Professor of Medicine
Pulmonary, Allergy & Immunology
Associate Director, Sarcoidosis Center at Boston Medical Center
Boston, Massachusetts
第21章

Michael A. Grippi, MD
Vice Chairman, Department of Medicine
Pulmonary, Allergy, and Critical Care Division
Chief Medical Officer, GSPP Specialty Hospital at Rittenhouse
Perelman School of Medicine at the University of Pennsylvania
Philadelphia, Pennsylvania
第1、29、33、103、139、152章

Mridu Gulati, MD, MPH
Departments of Internal Medicine, Section of Pulmonary,
Critical Care and Sleep Medicine
Yale School of Medicine
New Haven, Connecticut
第57章

Indira Gurubhagavatula, MD, MPH
Associate Professor of Medicine
Perelman School of Medicine
University of Pennsylvania
Director, Sleep Disorders Clinic
Philadelphia VA Medical Center
Philadelphia, Pennsylvania
第101章

Andrew R. Haas, MD, PhD
Assistant Professor of Medicine
Chief, Section of Interventional Pulmonology and Thoracic Oncology
Division of Pulmonary, Allergy and Critical Care Medicine
Perelman School of Medicine at the University of Pennsylvania
Philadelphia, Pennsylvania
第36章

Chadi A. Hage, MD
Assistant Professor of Medicine
Indiana University School of Medicine
Pulmonary-Critical Care Medicine
Thoracic Transplant program
Methodist Professional Center-1
Indianapolis, Indiana
第134章

C. William Hanson III, MD
Professor of Anesthesiology and Critical Care
Surgery and Internal Medicine
Perelman School of Medicine at the University of Pennsylvania
Philadelphia, Pennsylvania
第146章

Sergio Harari, MD
Director of Pulmonary Division and Department of Medicine
Unità Operativa di Pneumologia e Terapia Semi-Intensiva Respiratoria
Servizio di Fisiopatologia Respiratoria e Emodinamica polmonare
Ospedale San Giuseppe MultiMedica
Milano, Italy
第61章

John E. Heffner, MD
Professor of Medicine
Garnjobst Chair, Department of Medicine
Oregon Health and Science University
Providence Portland Medical Center
Portland, Oregon
第76章

Erica L. Herzog, MD
Department of Internal Medicine, Section of Pulmonary,
Critical Care and Sleep Medicine
Yale School of Medicine
New Haven, Connecticut
第57章

Søren Hess, MD
Associate Professor, Department of Nuclear Medicine
Odense University Hospital
Denmark
第32章

Robert J. Homer, MD, PhD
Professor of Pathology and Internal Medicine (Pulmonary)
Yale University School of Medicine
New Haven, Connecticut
Pathology and Laboratory Medicine Service
VA CT HealthCare System
West Haven, Connecticut
第64章

Alberto de Hoyos, MD, FCCP, FACS
Director of Alton Ochsner Lung Cancer Center
Director of Thoracic Oncology
Ochsner Medical Center
New Orleans, Louisiana
第81章

Gary B. Huffnagle, PhD
Professor of Medicine
Division of Pulmonary and Critical Care Medicine
University of Michigan Medical Center
Ann Arbor, Michigan
第121章

John T. Huggins, MD
Associate Professor of Medicine
Division of Pulmonary, Critical Care, Allergy and Sleep Medicine
Department of Medicine
Medical University of South Carolina
Charleston, South Carolina
第77章

Louise C. Ivers, MB, BCh, BAO, MPH, DTM&H
Associate Professor of Global Health and Social Medicine
Associate Professor of Medicine
Harvard Medical School
Division of Global Health Equity
Brigham and Women's Hospital
Boston, Massachusetts
第136章

Frank J. Jacono, MD
Associate Professor of Medicine
Division of Pulmonary, Critical Care and Sleep Medicine
Case Western Reserve University
Louis Stokes Cleveland VA Medical Center
Cleveland, Ohio
第11章

Anthony J. Jacques, BS
Department of Population Health Sciences
John Rankin Laboratory of Pulmonary Medicine
University of Wisconsin
Madison, Wisconsin
第18章

James R. Jett, MD
Professor of Medicine
National Jewish Health
Denver, Colorado
第114章

Jian Jing, MD, PhD
Post-Doctoral Fellow
Department of Medicine
University of Colorado School of Medicine
Aurora, Colorado
第90章

David H. Johnson, MD, MACP
Donald W. Seldin Distinguished Chair in Internal Medicine
Professor and Chairman, Department of Internal Medicine
UT Southwestern School of Medicine
Dallas, Texas
第116章

Joshua B. Kayser, MD, MPH
Division of Pulmonary, Allergy and Critical Care
Perelman School of Medicine
University of Pennsylvania
Interim Chief of Medicine
Director, Medical Intensive Care Unit
Philadelphia VA Medical Center
Philadelphia, Pennsylvania
第153章

Michael P. Keane, MD, FRCPI
Professor of Medicine
Chair of Medicine and Therapeutics
University College Dublin
Consultant Respiratory Physician
St Vincent's University Hospital
Dublin, Ireland
第26章

Steven M. Keller, MD
Director Thoracic Surgery, Weiler Hospital
Professor Cardiothoracic Surgery
Albert Einstein College of Medicine
Bronx, New York
第117章

Andrea Kelly, MD
Division of Endocrinology
The Children's Hospital of Philadelphia
Philadelphia, Pennsylvania
第50章

Steven G. Kelsen, MD
Professor of Medicine and Physiology
Division of Pulmonary and Critical Care Medicine
Department of Medicine
Temple University School of Medicine
Philadelphia, Pennsylvania
第143章

Jeffrey A. Kern, MD
Professor of Medicine
Chief, Division of Oncology
Director, Lung Cancer Center
Department of Medicine
National Jewish Health
Denver, Colorado
Professor of Medicine
Pulmonary Sciences and Critical Care Medicine
Department of Medicine
University of Colorado—Denver
Aurora, Colorado
第108章

Talmadge E. King Jr., MD
Julius R. Krevans Distinguished Professor in Internal Medicine
Chair, Department of Medicine
University of California, San Francisco
San Francisco, California
第61和62章

Robert A. Klocke, MD
Emeritus Professor and Chair
Department of Medicine
University at Buffalo
Buffalo, New York
第15和16章

Michael R. Knowles, MD
Professor of Pulmonary and Critical Care Medicine
Department of Medicine
Marsico Lung Institute/Cystic Fibrosis Center
University of North Carolina
Chapel Hill, North Carolina
第6章

Kenneth S. Knox, MD
Associate Professor of Medicine and Immunobiology
Division Chief, Division of Pulmonary, Allergy,
Critical Care and Sleep Medicine
Department of Medicine, University of Arizona
Tucson, Arizona
第134章

Jonathan L. Koff, MD
Director, Adult Cystic Fibrosis Program
Section of Pulmonary, Critical Care, and Sleep Medicine
Department of Internal Medicine
Yale University School of Medicine
New Haven, Connecticut
第20章

Marin H. Kollef, MD
Director, Critical Care Research
Director, Respiratory Care Services
Barnes-Jewish Hospital
Virginia E. and Sam J. Golman Chair in
Respiratory Intensive Care Medicine
Professor of Medicine Division of Pulmonary and
Critical Care Medicine Washington
University School of Medicine
St. Louis, Missouri
第129章

Dimitrios P. Kontoyiannis, MD, ScD, FACP, FIDSA
Frances King Black Endowed Professor, Infectious Diseases
Deputy Head
Division of Internal Medicine
The University of Texas MD Anderson Cancer Center
Adj Professor Baylor College of Medicine
Adj Professor University of Houston
Houston, Texas
第133章

Robert M. Kotloff, MD
Chair, Department of Pulmonary Medicine
Cleveland Clinic
Cleveland, Ohio
第95和104章

Darrell N. Kotton, MD
Professor of Medicine and Pathology
Director, Center for Regenerative Medicine (CReM)
Boston University and Boston Medical Center
Boston, Massachusetts
第8章

Camille Nelson Kotton, MD
Infectious Diseases Division
Massachusetts General Hospital
Boston, Massachusetts
第138章

Mary Elizabeth Kreider, MD, MSCE
Associate Chief for Education and Fellowship Director
Division of Pulmonary and Critical Care Medicine
Clinical Director ILD Program
The Perelman School of the Medicine
University of Pennsylvania
Philadelphia, Pennsylvania
第87章

Michael J. Krowka, MD
Professor, Pulmonary and Critical Care Medicine
Mayo Clinic
Rochester, Minnesota
第98章

Meir H. Kryger, MD, FRCPC
Professor, Pulmonary, Critical Care and Sleep Medicine
Yale School of Medicine
Director, Sleep Medicine Fellowship Program
Physician, VA Connecticut Healthcare System
West Haven, Connecticut
第49和102章

Andrew Levinson, MD
Assistant Professor of Medicine (Clinical)
Pulmonary and Critical Care Medicine
The Warren Alpert Medical School of Brown University
The Miriam Hospital and Rhode Island hospital
Providence, Rhode Island
第97章

Howard Li, MD
Assistant Professor
Division of Pulmonary Sciences and Critical Care Medicine
Department of Medicine
Denver VA Medical Center
Denver, Colorado
University of Colorado Anschutz Medical Campus
Aurora, Colorado
第108章

Augusto A. Litonjua, MD, MPH
Associate Professor of Medicine
Channing Division of Network Medicine and
Division of Pulmonary and Critical Care Medicine
Department of Medicine
Brigham and Women's Hospital
Harvard Medical School
Boston, Massachusetts
第45章

Frederic F. Little, MD
Assistant Professor of Medicine
Boston University School of Medicine
Program Director, Allergy/Immunology Fellowship
Medical Director, Pulmonary, Allergy, and Sleep Clinics
Boston Medical Center
Boston, Massachusetts
第21章

Leslie A. Litzky, MD
Professor
Department of Pathology and Laboratory Medicine
Perelman School of Medicine of the University of Pennsylvania
Philadelphia, Pennsylvania
第79和111章

Christopher Logue, MD
Hyperbaric Medicine Attending Physician
The Institute for Environmental Medicine
The Hospital of the University of Pennsylvania
Emergency Medicine Attending Physician
Penn Presbyterian Medical Center
Philadelphia, Pennsylvania
第93章

Jining Lu, PhD
Assistant Professor of Medicine
Columbia Center for Human Development
Department of Medicine
Columbia University Medical Center
New York, New York
第4章

Nicholas W. Lukacs, PhD
Godfrey Dorr Stobbe Professor of Pathology
Assistant Dean for Faculty Affairs
University of Michigan Medical School
Ann Arbor, Michigan
第23章

Joseph P. Lynch, III, MD
Holt and Jo Hickman Endowed Chair of Advanced Lung Disease
and Lung Transplantation
Professor of Clinical Medicine, Step VIII
Associate Chief, Division of Pulmonary and Critical Care Medicine,
Clinical Immunology, and Allergy
David Geffen School of Medicine at UCLA
Los Angeles, California
第68章

Roberto F. Machado, MD
Associate Professor of Medicine
Section of Pulmonary, Critical Care Medicine, Sleep and Allergy
University of Illinois Chicago
Chicago, Illinois
第96章

Mitchell Machtay, MD
Vincent K. Smith Professor and Chair
Department of Radiation Oncology
Case Western Reserve University School of Medicine
University Hospitals Seidman Cancer Center
Cleveland, Ohio
第115章

Atul Malhotra, MD
Kenneth M. Moser Professor of Medicine
Division of Pulmonary, Critical Care and Sleep Medicine
University of California San Diego
La Jolla, California
第11章

Scott Manaker, MD, PhD
Associate Professor of Medicine
Pulmonary, Allergy, and Critical Care Division
Vice Chair for Regulatory Affairs
Department of Medicine
University of Pennsylvania
Philadelphia, Pennsylvania
第145章

Jess Mandel, MD
Professor of Medicine
Associate Dean for Undergraduate Medical Education
UCSD School of Medicine
La Jolla, California
第72章

Nathaniel Marchetti, DO
Associate Professor of Medicine
Division of Pulmonary and Critical Care Medicine
Temple University School of Medicine
Philadelphia, Pennsylvania
第84章

Paul E. Marik, MD
Chief, Pulmonary and Critical Care Medicine
Department of Internal Medicine
Eastern Virginia Medical School
Norfolk, Virginia
第69章

Thomas J. Marrie, MD, FRCPC, MACP, FRSC
Dean, Faculty of Medicine
Dalhousie University
Halifax, Nova Scotia
第128章

Stanley I. Martin, MD
Associate Professor, Clinical Internal Medicine
Director, Infectious Diseases Fellowship Program
Division of Infectious Diseases
Transplant Infectious Diseases Service
The Ohio State University Wexner Medical Center
Columbus, Ohio
第135章

Fernando J. Martinez, MD, MS
Executive Vice Chairman
Gladys and Roland Harriman Professor of Medicine
Joan and Sanford I. Weill Department of Medicine
Weill Cornell Medical College
NewYork-Presbyterian Hospital/Weill Cornell Medical Center
New York, New York
第52章

Maria Mascarenhas, MD
Division of Gastroenterology, Hepatology and Nutrition
The Children's Hospital of Philadelphia
Philadelphia, Pennsylvania
第50章

Richard A. Matthay, MD
Boehringer Ingelheim Emeritus Professor of Medicine and
Senior Research Scientist in Medicine
Pulmonary and Critical Care Medicine Section
Department of Internal Medicine
Yale University School of Medicine
New Haven, Connecticut
第109章

Michael A. Matthay, MD
Professor, Medicine and Anesthesia
Associate Director, Intensive Care Unit, University of California,
San Francisco
Senior Associate, Cardiovascular Research Institute
San Francisco, California
第140章

Paul H. Mayo, MD
Academic Director Critical Care
Long Island Jewish Medical Center
New Hyde Park, New York
Professor of Medicine
Hofstra North Shore-LIJ School of Medicine
Hempstead, New York
第31章

Jeffrey Mazer, MD
Assistant Professor of Medicine
Pulmonary and Critical Care Medicine
The Warren Alpert Medical School of Brown University
The Miriam Hospital
Providence, Rhode
第97章

John McArdle, MD
Assistant Clinical Professor of Medicine, University of Connecticut
Connecticut Multi-Specialty Group
Hartford, Connecticut
第65章

F. Dennis McCool, MD
Professor of Medicine
Pulmonary Critical Care and Sleep Medicine
Alpert Medical School of Brown University
Memorial Hospital of Rhode Island
Pawtucket, Rhode Island
第83章

Paul McLoughlin, MB, BCh, MRCPI, PhD
Professor of Physiology
University College Dublin
School of Medicine and Medical Sciences
Conway Institute of Biomedical and Biomolecular Research
St. Vincent's University Hospital
Dublin, Ireland
第26章

Eric B. Meltzer, MD
Adjunct Assistant Professor of Medicine
Division of Pulmonary, Allergy and Critical Care Medicine
Department of Medicine
Duke University Medical Center
Durham, North Carolina
第56章

J. Wayne Meredith, MD, FACS
Department of Surgery
Wake Forest Medical Center
Winston-Salem, North Carolina
第106章

编

者

12

Robert E. Merritt, MD
Associate Professor of Surgery
Division of Thoracic Surgery
Ohio State University Medical Center
Columbus, Ohio
第37章

Gaetane Michaud, MS, MD, FRCPC
Associate Professor of Medicine
Yale School of Medicine
New Haven, Connecticut
第49章

Mark E. Mikkelsen, MD, MSCE
Assistant Professor of Medicine
Pulmonary, Allergy and Critical Care Division
Perelman School of Medicine at the University of Pennsylvania
Hospital of the University of Pennsylvania
Philadelphia, Pennsylvania
第152章

David R. Moller, MD
Professor of Medicine
Johns Hopkins University School of Medicine
Baltimore, Maryland
第55章

Edmund K. Moon, MD
Assistant Professor of Medicine
Section of Interventional Pulmonary and Thoracic Oncology
Division of Pulmonary, Allergy, and Critical Care
Department of Medicine
Perelman School of Medicine at the University of Pennsylvania
Philadelphia, Pennsylvania
第79章

Joel Moss, MD, PhD
Deputy Chief, Cardiovascular and Pulmonary Branch
National Heart, Lung, and Blood Institute
National Institutes of Health
Bethesda, Maryland
第61、62、63章

Nathan T. Mowery, MD, FACS
Associate Professor of Surgery
Department of Surgery
Wake Forest Medical Center
Winston-Salem, North Carolina
第106章

Robert Naeije, MD, PhD
Professor and Chairman of the Department of Physiology
and Pathophysiology
Director, Pulmonary Hypertension Clinic, Erasme University Hospital
Department of Physiology
Erasme Campus
Free University of Brussels
Brussels, Belgium
第13章

Patrick J. Neligan, MD, FJFICM
Director of Critical Care Services
Consultant in Anaesthesia and Intensive Care
Galway University Hospitals and National University of Ireland,
Galway, Ireland
第147章

Nikolaus C. Netzer, MD, PhD
University Professor
Hermann Buhl Institute for Hypoxia Research and Sleep Medicine Research
University of Ulm, Department of Internal Medicine, Germany
Faculty of Psychology and Sports Science, University Innsbruck
Innsbruck, Austria
第92章

Kevin P. Newman, MD
Professor of Medicine
Division of Cardiovascular Diseases
University of Tennessee Health Science Center
Memphis, Tennessee
第34章

Michael S. Niederman, MD
Professor of Medicine
SUNY at Stony Brook
Pulmonary and Critical Care
Winthrop-University Hospital
Mineola, New York
第125章

Paul W. Noble, MD
Professor of Medicine
Chair of Medicine
Department of Medicine
Cedars Sinai Medical Center
Los Angeles, California
第56章

Matthias Ochs, MD
Professor and Chair
Institute of Functional and Applied Anatomy
Hannover Medical School
Hannover, Germany
第2章

David Ost, MD, MPH
Professor of Medicine
The University of Texas MD Anderson Cancer Center
Houston, Texas
第110章

Gustavo Pacheco-Rodriguez, PhD
Staff Scientist, Cardiovascular and Pulmonary Branch
National Heart, Lung, and Blood Institute
National Institutes of Health
Bethesda, Maryland
第63章

Allan I. Pack, MBChB, PhD
John Miclot Professor of Medicine
Chief, Division of Sleep Medicine/Department of Medicine
Director, Center for Sleep and Circadian Neurobiology
Perelman School of Medicine at the University of Pennsylvania
Philadelphia, Pennsylvania
第12章

John E. Parker, MD
Professor and Chief, Section of Pulmonary and Critical Care Medicine
Health Sciences Center
West Virginia University Healthcare
Morgantown, West Virginia
第88章

Nicholas J. Pastis, MD
Assistant Professor of Medicine
Division of Pulmonary and Critical Care Medicine
Department of Medicine
Medical University of South Carolina
Charleston, South Carolina
第118章

Jay Peters, MD
Professor and Chief
Division of Pulmonary and Critical Care Medicine
Department of Medicine
University of Texas Health Science Center San Antonio
San Antonio, Texas
第78章

Steve G. Peters, MD
Professor of Medicine
Division of Pulmonary and Critical Care Medicine
Mayo Clinic
Rochester, Minnesota
第95章

Edward L. Petsonk, MD
Professor, Section of Pulmonary and Critical Care Medicine
West Virginia University Healthcare
Health Sciences Center
Morgantown, West Virginia
第88章

Julie V. Philley, MD
Assistant Professor of Medicine
Department of Pulmonary and Critical Care Medicine
University of Texas Health Science Center
Tyler, Texas
第132章

Grace W. Pien, MD, MSCE
Assistant Professor of Medicine
Division of Pulmonary and Critical Care Medicine
Department of Medicine
Johns Hopkins University School of Medicine
Baltimore, Maryland
第99章

Gerald B. Pier, PhD
Professor of Medicine (Microbiology and Immunobiology)
Division of Infectious Diseases
Department of Medicine
Brigham and Women's Hospital
Harvard Medical School
Boston, Massachusetts
第124章

Richard A. Pierce, PhD
Division of Pulmonary and Critical Care
Department of Medicine
Washington University School of Medicine
St. Louis, Missouri
第40章

Jennifer Possick, MD
Assistant Professor of Medicine
Section of Pulmonary, Critical Care and Sleep Medicine
Yale School of Medicine
New Haven, Connecticut
第65章

Bala Prakash, MD
Assistant Professor of Medicine
Pulmonary, Critical Care and Sleep Medicine
Hofstra North Shore- LIJ School of Medicine
Manhasset, New York
第125章

Gregory P. Priebe, MD
Associate Professor
Division of Critical Care Medicine
Department of Anesthesiology, Perioperative and Pain Medicine
Division of Infectious Diseases
Department of Medicine
Boston Children's Hospital
Division of Infectious Diseases
Department of Medicine
Brigham and Women's Hospital
Harvard Medical School
Boston, Massachusetts
第124章

Benjamin A. Raby, MD, MPH
Associate Professor of Medicine
Channing Division of Network Medicine and the Division of Pulmonary and Critical Care Medicine
Director, BWH Pulmonary Genetics Center
Department of Medicine
Brigham and Women's Hospital
Harvard Medical School
Boston, MA
第9章

John P. Reilly, MD, MSCE
Instructor of medicine
University of Pennsylvania
Perelman School of Medicine Division of Pulmonary, Allergy, and Critical Care
Philadelphia, Pennsylvania
第141章

Stephen I. Rennard, MD
Larson Professor of Medicine
Division of Pulmonary, Critical Care, Sleep and Allergy
Nebraska Medical Center
Omaha, Nebraska
第41章

Scott I. Reznik, MD
Associate Professor
Division of Thoracic Surgery
Department of Cardiovascular and Thoracic Surgery
UT Southwestern Medical Center
Temple, Texas
第113章

David Q. Rich, ScD
Associate Professor
Division of Epidemiology, Department of Public Health Sciences
University of Rochester School of Medicine and Dentistry
Rochester, New York
第91章

Andrew L. Ries, MD, MPH
Associate Vice Chancellor for Academic Affairs, Health Sciences
Professor of Medicine and Family and Preventive Medicine
University of California, San Diego
La Jolla, California
第43章

M. Patricia Rivera, MD
Professor of Medicine
Division of Pulmonary and Critical Care Medicine
Medical Director, Bronchoscopy and Pulmonary Function Lab
University of North Carolina
Chapel Hill, North Carolina
第112章

Kenneth B. Roberts, MD
Professor of Therapeutic Radiology
Yale University School of Medicine
Attending Physician, Yale-New Haven Hospital
New Haven, Connecticut
第59章

Carolyn L. Rochester, MD
Associate Professor of Medicine
Section of Pulmonary, Critical Care and Sleep
Yale University School of Medicine
VA Connecticut Healthcare System
New Haven, Connecticut
第71章

Sara Rockwell, PhD
Professor Emeritus of Therapeutic Radiology
Yale University School of Medicine
New Haven, Connecticut
第59章

William N. Rom, MD, MPH
Sol and Judith Bergstein Professor of Medicine and Environmental Medicine
Director, Division of Pulmonary, Critical Care, and Sleep Medicine
Director, Bellevue Chest Service
New York University School of Medicine
New York, New York
第86章

Ilene M. Rosen, MD, MSCE
Associate Professor of Clinical Medicine
Sleep Medicine Division, Department of Medicine
Perelman School of Medicine, University of Pennsylvania
Philadelphia, Pennsylvania
第99章

Milton D. Rossman, MD
Clinical Professor of Medicine
Division of Pulmonary and Critical Care Medicine
The Perelman School of Medicine
University of Pennsylvania
Philadelphia, Pennsylvania
第87章

编

者

Ami N. Rubinowitz, MD
Associate Professor and Co-Chief of Thoracic Imaging
Department of Diagnostic Radiology
Yale University School of Medicine
Yale-New Haven Hospital
New Haven, Connecticut
第57章

Edward T. Ryan, MD, DTM&H
Director, Global Infectious Diseases; Division of Infectious Diseases
Massachusetts General Hospital
Professor of Medicine, Harvard Medical School
Professor of Immunology & Infectious Diseases
Harvard School of Public Health
Boston, Massachusetts
第136章

Steven A. Sahn, MD
Professor of Medicine
Division of Pulmonary, Critical Care, Allergy and Sleep Medicine
Department of Medicine
Medical University of South Carolina
Charleston, South Carolina
第77章

Jonathan M. Samet, MD, MS
Distinguished Professor and Flora L. Thornton Chair
Department of Preventive Medicine
Keck School of Medicine of USC
Director, USC Institute for Global Health
University of Southern California
Los Angeles, California
第91章

Thomas F. Scanlin, MD
Professor and Senior Vice Chair
Department of Pediatrics
Chief, Division of Pulmonary Medicine and Cystic Fibrosis Center
Rutgers Robert Wood Johnson Medical School
New Brunswick, New Jersey
第50章

Edward S. Schulman, MD
Professor of Medicine
Division of Pulmonary, Critical Care and Sleep Medicine
Drexel University College of Medicine
Service Chief, Pulmonary and Critical Care Medicine
Director, Allergy and Asthma Center
Hahnemann University Hospital
Philadelphia, Pennsylvania
第22章

Richard J. Schwab, MD
Professor, Department of Medicine
Division of Sleep Medicine
Pulmonary, Allergy and Critical Care Division
Co-Director, Penn Sleep Center, University of Pennsylvania Medical Center
Philadelphia, Pennsylvania
第100章

David A. Schwartz, MD
Professor of Medicine and Immunology
Robert W. Schrier Chair of Medicine
University of Colorado School of Medicine
Aurora, Colorado
第90章

Marvin I. Schwarz, MD
James Campbell Professor of Pulmonary Medicine
Division of Pulmonary Sciences and Critical Care Medicine
Department of Medicine
University of Colorado
Denver, Colorado
第60章

William D. Schweickert, MD
Assistant Professor of Medicine
Pulmonary, Allergy and Critical Care Medicine
Perelman School of Medicine
University of Pennsylvania
Philadelphia, Pennsylvania
第151章

Mithu Sen, MD, FRCPC, D'ABSM, FCCP, FCCM, FAASM
Associate Professor, Medicine
Divisions of Respirology/Sleep and Critical Care Medicine
Assistant Dean, Schulich School of Medicine and Dentistry
Western University
Ontario, Canada
第102章

Robert M. Senior, MD
Professor of Medicine
Professor of Cell Biology & Physiology
Washington University School of Medicine
St. Louis, Missouri
第29和40章，附录A和B

David S. Seres, MD, ScM, PNS
Associate Professor of Medicine in the Institute of Human Nutrition
Director, Medical Nutrition
Division of Preventive Medicine and Nutrition
Department of Medicine
Columbia University College of Physicians and Surgeons
New York, New York
第149章

Kumar Sharma, MD, FAHA
Professor of Medicine
Director, Institute of Metabolomic Medicine Director
Center for Renal Translational Medicine
University of California, San Diego and VA San Diego HealthCare System
La Jolla, California
第17章

Adrian Shifren, MD
Assistant Professor of Medicine
Department of Internal Medicine
Washington University School of Medicine
Saint Louis, Missouri
第15和16章

Joseph B. Shrager, MD
Professor of Cardiothoracic Surgery
Chief, Division of Thoracic Surgery
Stanford University School of Medicine
Stanford Hospitals and Clinics
Stanford, California
第82章

Costi D. Sifri, MD
Associate Professor of Medicine
Division of Infectious Diseases and International Health
Department of Medicine, University of Virginia School of Medicine
Attending Physician and Director, Hospital Epidemiology/Infection
Prevention and Control, University of Virginia Health System
Charlottesville, Virginia
第127章

Gerard A. Silvestri, MD
Professor of Medicine
Division of Pulmonary and Critical Care Medicine
Medical University of South Carolina
Charleston, South Carolina
第118章

Kimberly A. Smith
Department of Pediatrics
Northwestern University
Chicago, Illinois
第72章

W. Roy Smythe, MD
Chief Medical Officer, AVIA Health Innovation
Chief Executive Officer, HX360
Chicago, Illinois
Adjunct Professor of Surgery and Molecular Medicine
Texas A&M University Health Science Center College of Medicine
Temple, Texas
第113章

Xavier Soler, MD, PhD
Assistant Professor of Medicine
Associate Director, Pulmonary Rehabilitation
Associate Director, Clinical Trials and Airway Research Center
Division of Pulmonary, Critical Care and Sleep Medicine
University of California, San Diego
La Jolla, California
第11章

Nilam J. Soni, MD
Associate Professor
Division of Hospital Medicine
Department of Medicine
University of Texas Health Science Center San Antonio
San Antonio, Texas
第78章

Akshay Sood, MD, MPH
Associate Professor, Division of Pulmonary and Critical Care Medicine
Department of Medicine
University of New Mexico Health Sciences Center School of Medicine
Albuquerque, New Mexico
第38章

Ulrich Specks, MD
Connor Group Foundation Professor of Medicine
Chair, Division of Pulmonary & Critical Care Medicine
Mayo Clinic
Rochester, Minnesota
第74章

Peter H. S. Sporn, MD
Professor of Medicine and Cell and Molecular Biology
Director, Pulmonary and Critical Care Medicine Fellowship Program
Northwestern University Feinberg School of Medicine
Chicago, Illinois
第22章

Theodore J. Standiford, MD
Professor of Medicine and Chief
Division of Pulmonary and Critical Care Medicine
University of Michigan Medical Center
Ann Arbor, Michigan
第121章

Robert C. Stansbury, MD
Assistant Professor and Medical Director WVUH Sleep Evaluation Center
Section of Pulmonary and Critical Care Medicine
West Virginia University Department of Medicine
Morgantown, West Virginia
第88章

Daniel H. Sterman, MD
Director, Division of Pulmonary, Critical Care, and Sleep Medicine
Professor of Pulmonary Medicine and Cardiothoracic Surgery
New York University School of Medicine
NYU Langone Medical Center
New York, New York
第35、36、79章

Kingman P. Strohl, MD
Center for Sleep Disorders Research
Louis Stokes Cleveland Department of
Veterans Administration Medical Center
Division of Pulmonary, Critical Care, and Sleep Medicine
University Hospitals Case Medical Center and
Case Western Reserve University
Cleveland, Ohio
第92章

Bernie Young Sunwoo, MBBS
Assistant Professor of Clinical Medicine
Department of Medicine
Division of Pulmonary, Allergy and Critical Care
Division of Sleep Medicine
Hospital of the University of Pennsylvania
Philadelphia, Pennsylvania
第100章

Takuji Suzuki, MD, PhD
Assistant Professor
Division of Neonatology and Pulmonary Biology
Cincinnati Children's Hospital Medical Center
Department of Pediatrics
University of Cincinnati College of Medicine
Cincinnati, Ohio
第70章

Darren B. Taichman, MD, PhD
Annals of Internal Medicine
American College of Physicians
Department of Medicine
University of Pennsylvania
Philadelphia, Pennsylvania
第72章

Nichole T. Tanner, MD
Assistant Professor of Medicine
Division of Pulmonary and Critical Care Medicine
Medical University of South Carolina
Health Equity and Rural Outreach Innovation Center
Ralph H. Johnson Veterans Affairs Hospital
Charleston, South Carolina
第118章

Lynn T. Tanoue, MD
Professor of Medicine
Section of Pulmonary, Critical Care and Sleep Medicine
Yale School of Medicine
New Haven, Connecticut
第65和109章

Kelan G. Tantisira, MD, MPH
Associate Professor of Medicine
Channing Division of Network Medicine
Brigham and Women's Hospital
Harvard Medical School
Boston, Massachusetts
第9章

Angelo M. Taveira-DaSilva, MD, PhD
Cardiovascular and Pulmonary Branch
National Heart, Lung, and Blood Institute
National Institutes of Health
Bethesda, Maryland
第62和63章

Erica R. Thaler, MD
Professor
Department of Otolaryngology—Head and Neck Surgery
Perelman School of Medicine at the University of Pennsylvania
Philadelphia, Pennsylvania
第146章

Victor J. Thannickal, MD
Professor of Medicine
Ben Vaughan Branscomb Chair of Medicine in Respiratory Disease
Division of Pulmonary, Allergy and Critical Care Medicine
Department of Medicine
University of Alabama at Birmingham
Birmingham, Alabama
第27和28章

Karen J. Tietze, PharmD
Professor of Clinical Pharmacy
Philadelphia College of Pharmacy
University of the Sciences
Philadelphia, Pennsylvania
第145章

Robert M. Tighe, MD
Assistant Professor of Medicine
Duke University School of Medicine
Department of Medicine
Division of Pulmonary, Allergy and Critical Care
Durham, North Carolina
第56章

Gregory Tino, MD
Chief, Department of Medicine
Penn Presbyterian Medical Center
Associate Professor of Medicine
Pulmonary, Allergy and Critical Care Division
Perelman School of Medicine at the University of Pennsylvania
Philadelphia, Pennsylvania
第33章

Martin J. Tobin, MD
Professor of Medicine
Division of Pulmonary and Critical Care Medicine
Edward Hines Jr. Veterans Affairs Hospital and
Loyola University of Chicago Stritch School of Medicine
Hines, Illinois
第148章

Galen B. Toews, MD (Deceased)
Professor of Medicine
Division of Pulmonary and Critical Care Medicine
University of Michigan Medical Center
Ann Arbor, Michigan
第121章

Olga Torre, MD
Unità Operativa di Pneumologia e Terapia Semi-Intensiva Respiratoria
Servizio di Fisiopatologia Respiratoria e Emodinamica polmonare
Ospedale San Giuseppe MultiMedica
Milano, Italy
第61章

Bruce C. Trapnell, MD
F.R. Luther Professor of Medicine and Pediatrics
University of Cincinnati College of Medicine
Cincinnati Children's Hospital Medical Center
Cincinnati, Ohio
第70章

John Treanor, MD
Professor of Medicine
Infectious Diseases Unit
University of Rochester Medical Center
Rochester, New York
第130章

Homer L. Twigg III, MD
Associate Professor of Medicine
Chief, Division of Pulmonary, Allergy, Critical Care,
and Occupational Medicine
Indiana University Medical Center
Indianapolis, Indiana
第24章

George E. Tzelepis, MD
Professor of Medicine
Department of Pathophysiology
University of Athens Medical School
Athens, Greece
第83章

Omar S. Usmani, MBBS, PhD, FRCP
NIHR Career Development Fellow
Clinical Senior Lecturer & Consultant Physician in Respiratory
& Internal Medicine
National Heart and Lung Institute
Imperial College London & Royal Brompton Hospital
Airways Disease Section (c/o Asthma Lab)
Dovehouse Street, London
第46章

Mark J. Utell, MD
Professor of Medicine
Director of Environmental Medicine
Division of Occupational and Environmental Medicine
University of Rochester School of Medicine and Dentistry
Rochester, New York
第91章

Anil Vachani, MD, MS
Assistant Professor of Medicine
Pulmonary, Allergy, and Critical Care
Perelman School of Medicine at the University of Pennsylvania
Philadelphia, Pennsylvania
第35章

Judith A. Voynow, MD
Edwin L. Kendig Jr. Professor of Pediatric Pulmonary Medicine
Children's Hospital of Richmond at VCU
Richmond, Virginia
第50章

Peter D. Wagner, MD
Department of Medicine
University of California, San Diego
La Jolla, California
第14章

Richard J. Wallace Jr., MD
Professor of Medicine
Chairman, Department of Microbiology
University of Texas Health Science Center
Tyler, Texas
第132章

Tisha Wang, MD
Assistant Clinical Professor
Fellowship Program Director
Associate Chief, Inpatient Services and Training
UCLA Pulmonary and Critical Care Medicine
Los Angeles, California
第68章

Peter A. Ward, MD
Godfrey D. Stobbe Professor
Department of Pathology
University of Michigan Medical School
Ann Arbor, Michigan
第23章

Timothy E. Weaver, MS, PhD
Professor of Pediatrics
Associate Director
Division of Pulmonary Biology
Chair, Institutional Animal Care and Use Committee
Cincinnati Children's Research Foundation and Department of Pediatrics
University of Cincinnati
Cincinnati, Ohio
第5章

Karl T. Weber, MD
Neuton Stern Professor of Cardiovascular Medicine
Division Chief
Division of Cardiovascular Diseases
University of Tennessee Health Science Center
Memphis, Tennessee
第34章

Ewald R. Weibel, MD, DSc (Hon.)
Professor Emeritus
Institut für Anatomie, Universität Bern
Bern, Switzerland
第2章

Arnold N. Weinberg, MD
Infectious Diseases Division
Massachusetts General Hospital
Boston, Massachusetts
第138章

Scott T. Weiss, MD, MS
Professor of Medicine, Harvard Medical School
Associate Director, Channing Laboratory
Department of Medicine, Brigham and Women's Hospital
Director, Partners Center for Personalized Medicine
Boston, Massachusetts
第45章

Matthew Wemple, MD
Clinical Instructor of Medicine
University of Washington School of Medicine
VA Puget Sound Health Care System
Seattle, Washington
第144章

L. Joseph Wheat, MD
MiraVista Diagnostics
Indianapolis, Indiana
第134章

Jeffrey A. Whitsett, MD
Co-Director, Perinatal Institute
Chief, Section of Neonatology, Perinatal and Pulmonary Biology
Interim Director, CCRF, Basic Science
Cincinnati Children's Hospital Medical Center
Cincinnati, Ohio
第5章

Kevin C. Wilson, MD
Associate Professor of Medicine
Division of Pulmonary, Allergy, Sleep, and Critical Care Medicine
Boston University School of Medicine
Boston, Massachusetts
第21章

Robert A. Wise, MD
Professor of Medicine
Pulmonary and Critical Care
Johns Hopkins University School of Medicine
Baltimore, Maryland
第42章

Christine Won, MD, MS
Assistant Professor of Medicine
Section of Pulmonary, Critical Care and Sleep Medicine
Yale University School of Medicine
New Haven, Connecticut
第49章

Daniel Worsley, MD, FRCPSC
Head, Division of Nuclear Medicine
Vancouver General Hospital
Clinical Assistant Professor
Department of Radiology
University of British Columbia
Vancouver, BC Canada
第32章

Joanne L. Wright, MD
Professor, University of British Columbia
Pathologist, St Paul's Hospital
University Hospital
Vancouver, BC Canada
第39章

Cameron D. Wright, MD
Professor of Surgery
Division of Thoracic Surgery
Department of Surgery
MGH Thoracic Surgery
Harvard Medical School
Boston, Massachusetts
第80章

Alissa Jade Wright, MD
Fellow, Transplant Infectious Disease and Compromised Host Program
Division of Infectious Disease
Massachusetts General Hospital (Harvard)
Boston, Massachusetts
第137章

Jason X.-J. Yuan, MD, PhD
Departments of Medicine and Physiology
University of Arizona
Tucson, Arizona
第72章

Gordon L. Yung, MB, BS
Director, Advance Lung Disease Program
Clinical Professor of Medicine
University of California
San Diego, California
第73章

Yong Zhou, PhD
Assistant Professor, Department of Medicine
Division of Pulmonary, Allergy and Critical Care Medicine
University of Alabama
Birmingham, Alabama
第28章

编
者

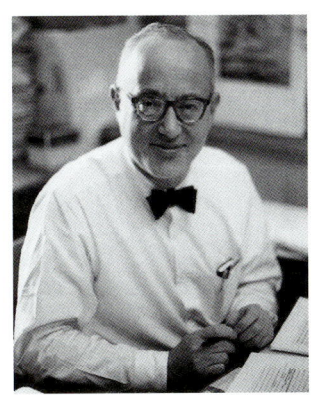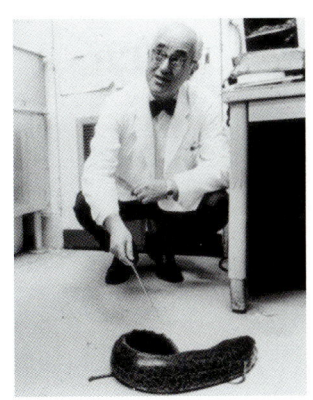

Alfred P. Fishman,医学博士,1918—2010 年

Alfred P. Fishman,医学博士,不仅是一位丈夫、一个父亲,更是一名科学家、一名临床医生、一位著者和完美的编辑,他对学术抱有极为广泛且深刻的求知精神,其巨大贡献对肺脏病学和相关科学领域影响深远。作为一位精益求精的巨匠,Fishman 博士不仅用高标准严格要求我们所有人,也包括他自己。他以身作则,坚定不移地追求卓越。《Fishman 肺脏病学》(第 5 版)的编者们谨将这本书献给 Fishman 博士——我们的先驱、良师益友。他也是我们完成《Fishman 肺脏病学》(第 5 版)动力的源泉。

致 Barbara、Kristen、Amy、Emily、Sawyer、Levi 和 Kieran。

——Michael A. Grippi,医学博士

致 Sandy、Lauren、Alma 和 Gabby。

——Jack A. Elias,医学博士

致 Gayle、Aaron 和 Brian。

——Jay A. Fishman,医学博士

致 Debbie、Eric、Brian 和 Ethan,并纪念 Jean 和 Leon Kotloff。

——Robert M. Kotloff,医学博士

致 Fran、Alison、Angela、Andrew 和 Allan Jr.。

——Allan I. Pack,内外全科医学博士

致 Martha、Jocelyn、Rebecca、Devra 和 David。

——Robert M. Senior,医学博士

译者前言

在医学院毕业后的专科教育中,临床医生能够拥有一套"圣经"级的专业参考书,"读之爱不释手,用之得心应手",颇为重要,会对自己的临床职业生涯大有裨益,不仅能够加强临床管理,把握疾病当下的诊疗现状和进展,而且有助于深入学习前沿临床基础知识及其相关应用转化,了解疾病的发生发展和病理生理机制,还有利于自身建立正确的临床思维过程,迅速找到临床诊断和治疗的切入点,提高诊疗救治患者的成功率,获得更大的成就感。

我在 1999 年夏天一个偶然的机会,购买了一套由 McGraw-Hill 出版社授权西安世界图书出版社在中国发行的第 3 版 *Fishman's Pulmonary Diseases and Disorders* 影印本,被其图-文-表并茂、清晰的层次格调、几乎涵盖所有肺脏病学领域的既全面发散又简约精辟的内容所深深吸引。通过"化整为零"的拆分章节式阅读,我受益匪浅,对呼吸系统疾病的基础-临床、临床-放射-病理、疾病历史-现状-进展等之间的内在关联有了深入理解,不仅提高了对呼吸系统疾病甄别和管理的能力,从复杂纷繁的临床表征中抽丝剥茧,去粗取精、去伪存真,还增进了对全身系统疾病与呼吸系统相互关联、互为因果的理解,结合现代分子生物学概念,基于分子、细胞、器官和系统等多个层面,洞察疾病细微之变化,揭示疾病的本质及其异质性或均一性之间的内在联系,有时会在刹那间生发"一览众山小"之感慨,疲劳之余享受着探究疾病临床发展、勾勒其全貌的过程。

"众里寻他千百度",竟然有如此精美的呼吸巨著!我怀着对本书主编、医学科学巨匠、宾夕法尼亚大学阿尔弗雷德·菲什曼(Alfred P. Fishman, 1918—2010)教授的崇敬之情,认真阅读了菲什曼教授于 1980 年主编的首版 *Pulmonary Diseases and Disorders*,全书共 20 篇 166 章 1818 页,尽管当时尚处于 X 线胸片、断层时代,书中仅插入了屈指可数的几张计算机断层影像(CT)图片,但其基础-临床相结合的格式,集临床-影像-病理于一体的图文并茂内容,时至今日仍不失为一部划时代的呼吸精品巨著。此后每 8~10 年一个出版周期,相继于 1988 年、1998 年、2008 年和 2015 年出版了第 2~5 版。其中,最新出版的第 5 版作为纪念菲什曼教授的首卷,秉承了第 1 版的体裁风格,全书共 18 篇 153 章 2334 页,内容与时俱进,增加了介入呼吸病学、多组学、精准医学和个体化医学的内容,与第 4 版相比,增加了更多的与内容相匹配的多媒体视频,从而为更加生动地展示疾病全貌提供了极为重要的视觉补充。

"问渠那得清如许? 为有源头活水来。"为了和我国"呼吸人"一起分享这部精彩的专著,为了让长期扑在临床一线勤劳的"呼吸人"(尤其是基层工作者)也能放眼看世界,掌握世界一流的前沿专业知识,同时也承载着为呼吸学界贡献自己绵薄力量的使命感,带着一种冲动和激情,我组织了来自国内 20 多家单位的近 70 名中青年临床英才,斗胆翻译了这部不失为"圣经"级的肺脏病学巨著,希望能够满足各级临床专业医生和学生对呼吸领域的学习和参考需求。全书约 500 万字,在翻译过程中,我也深感水平有限,恐惶难以精准呈献读者原著的确切表述,请广大读者不吝赐教,以便在今后再版时勘误。

"因风道感谢,情至笔载援",作为主译,我最后要感谢各位译者和审校团队成员对译稿付出的卓越努力,感谢大家在翻译过程中严谨认真的态度和一丝不苟的敬业精神,将肺脏病学、危重症医学、呼吸睡眠医学相关领域颇具权威的内容呈现给我国广大读者。

高占成

2024 年 10 月于北京

第 5 版《Fishman 肺脏病学》与前 4 版相比内容独特,风格迥然。遗憾的是,首版奠基人 Alfred P. Fishman(1918—2010)主编故去,无法再次引领编写团队。Fishman 博士是肺脏科学与临床领域的一个神话,其长期卓著的职业生涯和业绩留给后人以巨大财富。令人难以置信的是,1980 年和 1988 年他作为独自主编完成了第一、二版编著。之后,他征募其他专家作共同主编,其中数位专家仍是目前团队的成员。我们有幸能在前两版与 Fishman 博士共事,其组织水平、编辑风格和决断能力令人难以忘怀。正是这种追忆和缅怀促使我们再版这一巨著,期望达到原有的水平和标准。尽管本书的内容有不少变化,但仍保留了传统风格和特点,所展示的知识维度充分显示了呼吸和危重症医学与基础和应用科学之间的紧密关联;所涉及的医学科学范畴涵盖了呼吸生物学和细胞分子机制的相关内容,适合临床医生和研究人员参阅。同时,我们希望借此搭建一个颇具权威性、参考性的合适平台,供读者进一步深入探究相关问题。

第 5 版的整体知识和相关细节在 2008 年第 4 版基础上均有更新、提升,几乎涉及所有肺脏病学领域的进展,并予以详细讨论。例如,我们所认识的呼吸疾病遗传学已经有了巨大进展,同时我们又进入了一个"个体化医学"时代,所有章节均在前一版基础上增加了肺脏疾病遗传学和个体化医疗的相关内容;过去 5年,随着免疫和免疫抑制状态管理相关研究和实践不断深入,肺移植相关技术进展方面已经积累了大量数据资料,故对之进行了详尽阐述;肺动脉高压的基础研究和治疗进展同样值得关注(这一领域也曾是Fishman 博士关注的热点之一),在有关章节中进行了全面讨论;另外,快速发展的心血管和肺影像学技术相关内容也及时加入了有关章节中,但有些应用技术及其产生的相关费用之间存在一些争议,一些筛查潜在肺脏疾病的应用技术仍在研究中(如用低剂量 CT 筛查肺癌高危人群);最后,过去 5 年,介入支气管镜技术领域取得了巨大进步,而且日益精细、复杂,本书分别在两个章节就其诊断和干预加以讨论。在危重症医学领域,脓毒症早期诊断和管理、多器官功能紊乱综合征(multiple organ dysfunction syndrome,MODS)、急性呼吸窘迫综合征(acute respiratory distress syndrome,

ARDS)和新近定义的"慢性危重疾病"等进展已有诸多报道。尽管这些成果转化提升了此类过去高病死率疾病患者的生存概率,但对如何挽救这些患者,特别是慢性消耗性器官紊乱患者,应用相关技术和提供医疗保障之间存在着不少争议。因此,本书对有关重症监护构成和长期给予急性监护设备监测等议题进行了讨论。

当然,并非所有进展都令人振奋。例如,间质性肺疾病,特别是特发性肺间质纤维化的临床治疗,依然面临诸多挑战,其疗效仍不尽如人意。所幸,新近完成的几个临床试验结果显示有一定获益。

第 5 版的内容均由世界各地相关领域知名专家编著,参与写作的人员多达 278 名。与上一版相比,增加了 159 名新编者,而且许多是境外专家,充分反映了肺脏病学科学与临床的全球化理念。

第 5 版不单单在内容组成上有数量的变化,同时整合了许多参考文献的内容,并在纸质版嵌入二维码,便于查阅附加内容和插图,这样明显突破了出版页码的限制。特别值得关注的是,读者能够在线查阅电子版。

自上一版起,为了强化书中相关内容,编者对相关技术进展整合了许多视频。当然,大多数视频与操作或影像相关,是常规或独特临床所见的"真实再现",本版也同样实现了二维码扫码阅读。

除了展现当今技术进展之外,本书的信息编撰及整合充分体现了各位编者的严谨、勤勉和专业素质。作为主编,真诚感谢各位的不懈努力和"深度挖掘",呈现给读者肺脏病学和危重症医学相关领域颇具权威的内容。

与此同时,真诚感谢责任编辑们在本专著文字和章节框架编辑中耗时、耗力所做出的巨大贡献。就我个人而言,不胜感激诸位同道任劳任怨、协调有序地进行书稿整理。

最后,谨代表所有作者对筹备第 5 版出版工作的资深同僚们表达我们的深切谢意,他们有 McGraw-Hill出版社执行主编 Brian Belval、资深项目发展部主编Peter Boyle、资深媒体项目经理 Priscilla Beer 和项目经理 Sarah M. Granlund 等。正是他们的付出,保证了本专著按期顺利发行。

Michael A. Grippi,MD

(高占成 译)

目录

上　　册

下　　册

Fishman 肺脏病学

Fishman's Pulmonary Diseases and Disorders

（第 5 版）

上 册

第1篇
概述

第 1 章

肺脏病学的划时代历史进程*

Michael A. Grippi

当今医学临床、科学研究和医疗技术交融的状态源于 2 000 多年的发展。自医学初始的萌动年代起,肺脏病学就作为整体发展的一部分密切融入其中。大约 300 年前,医学科学已经呈现长足发展;而今,这一脚步依然在高速前行。自 17 世纪,实验研究开始趋于重视其科学准确性,并向临床医学转化。进入 18 世纪后,病理学已经成为临床医学整体的一部分,临床-病理关联整合逐步兴起,经验论、教条化和玄学在医学领域的强势地位趋于弱化。在 19 世纪初,欧洲临床医生开始进入一个颇为辉煌的时代,尸体解剖不仅获得法律认可,而且被社会所接受。那时,救治患者的医生也从事尸体解剖。

我们当下所认识和实践的肺脏病学及其医学科学在前进中并非一路坦途,也发生过迟滞,走过弯路,甚至倒退。然而,我们能够通过勾勒包括关键历史人物和重大里程碑事件在内的蓝图去追溯所发生过的科学印迹(表 1-1)。本章通过这些重大里程碑事件描述科学肺脏病学在过去 2 000 多年的发展历程。由于篇幅所限,下面仅选择某些关键领域的发展历史进行阐述,诸如肺泡-毛细血管气体交换、肺容积、呼吸力学、呼吸控制、通气-灌注关系和学科发展对临床医学的推动作用,后者包括胸部影像学、肺移植、支气管镜技术和重症监护进展等方面。同时,本书许多内容展示了呼吸病学临床领域在过去 50 年所取得的赫然成就。

表 1-1　现代肺脏病学发展进程中具有划时代意义的历史人物

肺泡-毛细血管气体交换

古希腊医学

Hippocrates(CoS,公元前 460—公元前 359)
Aristotle(公元前 384—公元前 322)
Erasistratus(Chios,公元前 300—公元前 250)
Galen(Pergamon,129—199)
Ibn al-Nafis(1210—1288)
Leonardo da Vinci(1452—1519)
Miguel Servetus(1511—1553)
Andreas Vesalius(Brussels,1514—1564)
Realdus Columbus(Cremona,1516—1559)
Andreas Caesalpinus(Pisa,1519—1603)

威廉·哈维和牛津生理学家

Galileo Galilei(1564—1642)
William Harvey(1578—1657)
Giovanni Alfonso Borelli(1608—1679)
Marcello Malpighi(1628—1694)
Robert Boyle(1627—1691)
Richard Lower(1631—1691)
Robert Hooke(1635—1703)
John Mayow(1640—1679)

燃素学说:兴起和衰落

Georg Ernst Stahl(1660—1734)
John Black(1728—1799)
Joseph Priestley(1733—1804)
Carl Wilhelm Scheele(1742—1782)

呼吸与代谢

Antoine Laurent Lavoisier(1743—1794)
John Dalton(1766—1844)
Julius Robert von Mayer(1814—1878)
Carl von Voit(1831—1908)
Nathan Zuntz(1847—1920)

血气

Joseph Black(1728—1799)
John Dalton(1766—1844)
Heinrich Gustav Magnus(1802—1870)
Felix Hoppe-Seyler(1825—1895)
Paul Bert(1833—1886)
Christian Bohr(1855—1911)
John Scott Haldane(1860—1936)
August Krogh(1874—1949)

氧的弥散与分泌

Joseph Barcroft(1872—1947)
Marie Krogh(1874—1943)

生理-化学合成

Lawrence J. Henderson(1878—1942)

机械呼吸

John Hutchinson(1811—1861)
Karl Ludwig(1816—1895)
Franciscus Cornelius Donders(1818—1889)
Fritz Rohrer(1888—1926)
Wallace Osgood Fenn(1893—1971)

---

* 本章根据上一版内容(Alfred P. Fishman 撰写)修订完成。

表 1-1　现代肺脏病学发展进程中具有划时代意义的历史人物（续）

呼吸控制	肺循环生理
呼吸中枢中心	Claude Bernard（1813—1878）
Thomas Lumsden（1874—1953）	Auguste Chauveau（1827—1917）
Hans Winterstein（1878—1963）	Étienne Jules Marey（1830—1904）
Merkel Henry Jacobs（1884—1970）	Dickinson W. Richards（1895—1973）
	André Frederic Cournand（1895—1988）
外周化学感受器	Werner Forssmann（1904—1979）
Ewald Hering（1834—1918）	**胸部影像**
Joseph Breuer（1842—1925）	Wilhelm Conrad Roentgen（1845—1923）
Cornelius Heymans（1892—1968）	Godfrey N. Hounsfield（1919—2004）
临床医学的科学基础	**支气管镜**
病理解剖	Gustav Killian（1860—1921）
Gioranni Battista Morgagni（1682—1771）	Chevalier Jackson（1865—1958）
Leopold Auenbrugger（1727—1809）	Shigeto Ikeda（1925—2001）
Jean Nicolas Corvisart（1755—1821）	**肺移植**
René Théophile Hyacinthe Laënnec（1781—1826）	Vladimir P. Demikhov（1916—1998）
微生物	James D. Hardy（1918—2003）
Robert Koch（1843—1910）	Joel D. Cooper

肺泡-毛细血管气体交换

　　就目前我们所认识的肺脏而言，纵观相关科学领域和思想家们的历史，很大程度上都认为肺脏在气体交换中发挥着核心作用，关键人物包括古希腊时代的医生、威廉·哈维（William Harvey）和牛津的生理学家，重要论述包括"燃素"学说、血液气体弥散和"分泌"氧气理论以及血气转运时的物理化学过程。

■ 古希腊医学

　　医学科学的萌芽可追溯到公元前 6 世纪的古希腊，当时的自然哲学家们推测人体吸入空气或其中某些必需组分后产生一种"精气"，继之分布全身。

　　"医学之父"希波克拉底（Hippocrates）便是公元前 5 世纪—公元前 4 世纪希腊医生的象征和杰出典范（图 1-1）。作为医者，他极度关注如何准确记录、谨慎

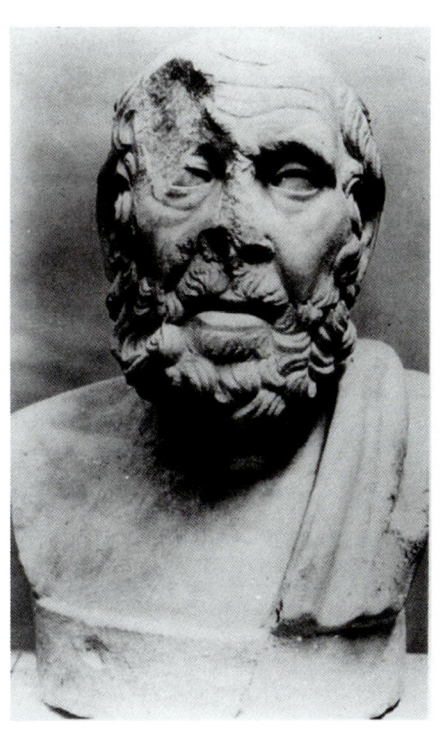
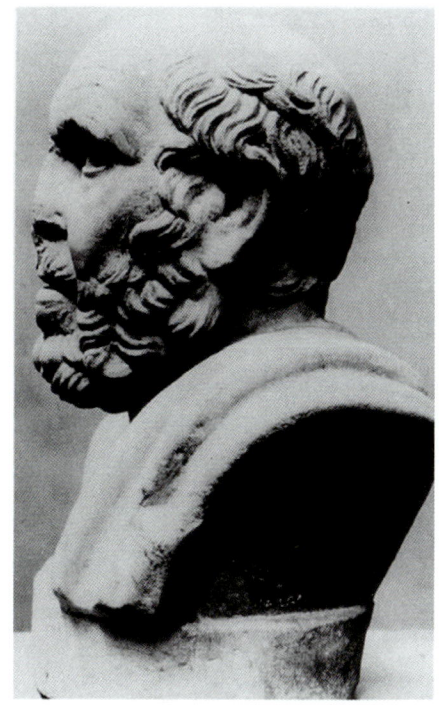

图 1-1　希波克拉底（Hippocrates）。这一受损的古老半身像被认为是希波克拉底肖像，在挖掘意大利 Ostia 附近家族墓穴时被发现（*Dickinson W. Richards* 博士许可使用）。

决策。与药物相比,他更重视环境、休息和饮食对治疗疾病的作用。无论古希腊医学的三大主要成就是否是他个人所为,都足以将其名字载入史册。

首先是希波克拉底文集,共收集约70册,包括病例报告、教科书籍、讲义和随笔。收集的内容有描述Cheyne-Stokes呼吸以及应用希波克拉底抽吸术诊断胸膜腔内究竟是液体还是气体。其次是希波克拉底格言集——与医学相关的概述纪要。最后则是《希波克拉底誓言》,它不仅体现了古希腊医生的神圣精神,时至今日还一直是人们所崇尚的医生道德标准。但就这一誓言内容而言,公元前530的古希腊哲学家毕达哥拉斯(Pythagoras)可能比晚1个世纪出现的希波克拉底贡献更大。

另一位古希腊先哲亚里斯多德(Aristotle)对人类精神世界的巨大影响不仅局限于其生活的年代,在2 000年后的今天依然存在。直到17世纪,亚里斯多德四元素论(土、气、火、水)和希波克拉底四体液论

(血液、黏液、黄胆、黑胆)方偃旗息鼓,逐渐被现代医学科学理念所取代。

亚里斯多德时期之后不久,约在公元前300年,埃及成立了著名的亚历山大(Alexandria)医学院,其中的先驱教师埃拉西斯特拉图斯(Erasistratus)认为"元气"或"精气"是生命的本质,通过气与血的交互作用产生。

在Erasistratus之后约4个世纪,盖伦(Galen)(图1-2)对当时医学、哲学和解剖知识进行归纳整理,撰写了著名的生理学纲要,但其立意构思大部分基于目的论。不幸的是,即使最终被证实是想象描述的,这一纲要仍被人们当作信条看待,这使科学进程迟滞了近1 500年。就Galen个人而言,他的确是一位智者,儒雅博学,地位显赫,随徒芸芸。其思想也处于绝对优势地位,莫言更变。长期以来人们所遵从的一些Galen错误假说包括:室间隔上存在微型小孔,血液不经过肺脏从右心室直接进入左心室;肺脏小循环仅供给肺脏营养;肺静脉存在双向交通,使空气吸入和"废气排出"各行其道(图1-3)。

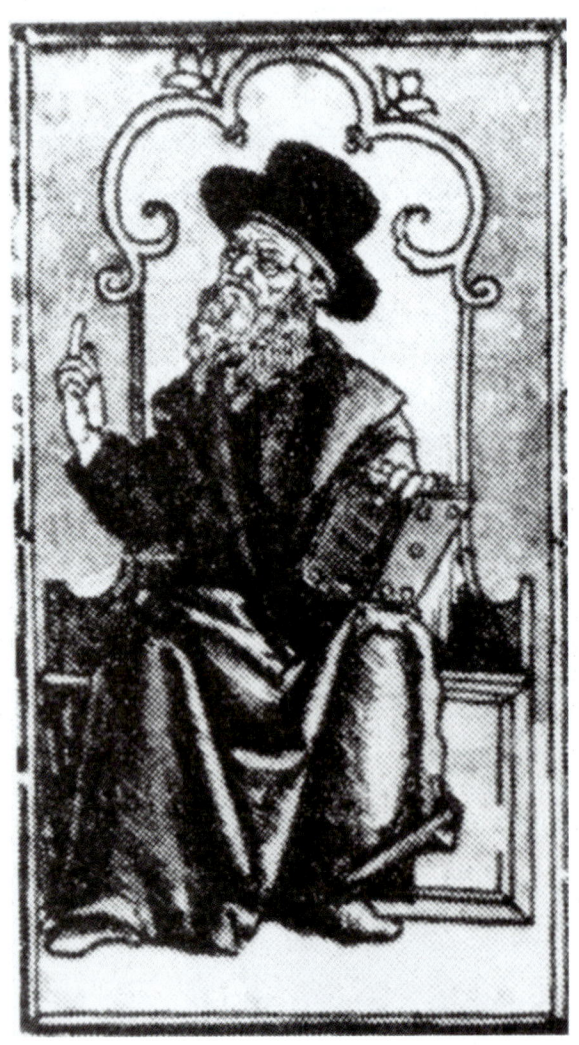

图1-2 中世纪时代绘制的盖伦(Galen)肖像。尚未发现盖伦真人画像。获授权引自:*Galen's Therapeutica* (*Venice*, 1500).

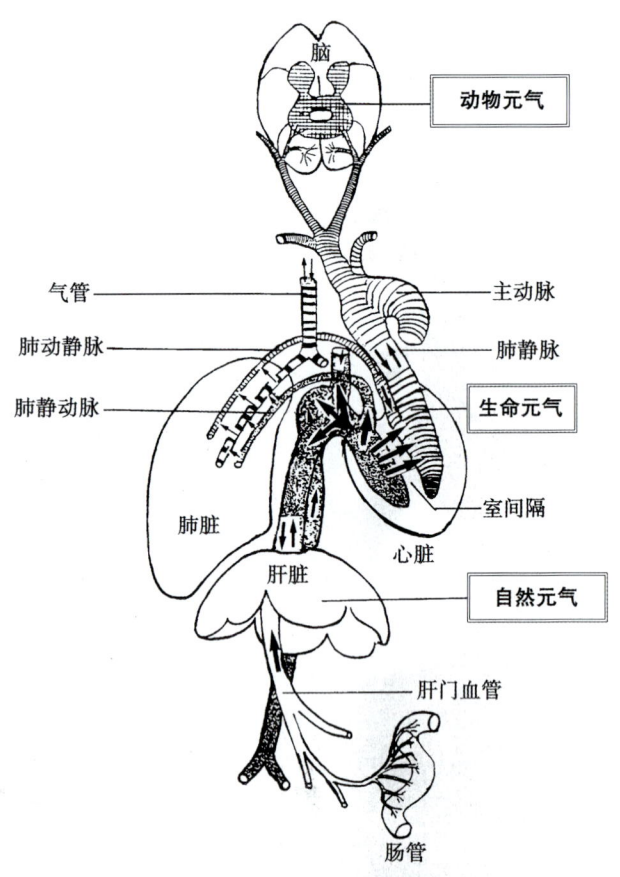

图1-3 盖伦(Galen)循环纲要。图中显示3种元气来源和分布,反映了室间隔无可视微孔、肺静脉双向通路和二尖瓣选择性通透代谢废物,但与血液含有的"元气"无关。获授权改编自:SINGER C. A short history of scientific ideas to 1900. London:Oxford University Press,1959.

对 Galen 理论质疑的声音尽管不断增多,但均难以持久。13 世纪,阿拉伯医学家 Ibn al-Nafis 撰写的《医典解剖学注》中指出,血液并非经室间隔从右心室流向左心室。但这一真知灼见很少被世人关注。300 年后,比利时维萨里(Vesalius)医生提出过类似质疑,也无人问津。16 世纪,西班牙博学之士 Michael Servetus 指出肺循环作为载体将"吸入的精气"运输至机体各处,血液并不能穿透室间隔直接经右心室进入左心室,而且肺动脉管腔太过粗大,并不具有营养血管的功能。在 1559 年,Vesalius 的学生,意大利克雷莫纳的 Realdus Columbus 再次发现肺循环,1571 年 Andreas Caesalpinum 做出了同样的描述。尽管已经有了这些颇具挑战性的观察结果,盖伦纲要依旧被持续遵循了半个世纪以上,直到 William Harvey 生理学实验问世才被彻底终结。

■ 威廉·哈维和牛津生理学家

威廉·哈维(William Harvey)(图 1-4)在导师 Fabricus ab Aquapedente 指导下,解剖发现体循环静脉存在静脉瓣,创立了血液循环理论。Harvey 于 1628 年出版了一本《心血运动论》小册子,不仅纠正了 Galen 说教中自我永恒的悖论,而且标志着现代生理学开元。然而,当时还没有关于心脏在呼吸生理中作用的研究。即使他在临终前夕,仍然坚持呼吸的主要功能是维持心脏冷却状态。然而,由于显微镜尚未问世,他无法准确描述

肺动静脉之间如何交互相连。之后,马尔切洛·马尔皮吉(Marcello Malpighi)得益于伽利略(Galileo)发明的显微镜,在 1661 年报道,肺泡被毛细血管所覆盖,密切连接的肺泡-毛细血管屏障将血液和空气分隔于不同的空间。

Harvey 于 1628 年阐述的血液循环对肺脏病学产生了三大效应:①使肺脏病学向基础科学发展,逐渐远离哲学和经验论;②推翻了 Galen 血液恒动论;③开创了牛津大学生理学家从化学和物理学角度深入探讨呼吸领域的新纪元。

在 17 世纪 60 年代,牛津生理学家们被 Harvey 严格有训的科学探究路径所折服,其团队中不乏医学实习生利用业余时间进行研究,尤其是罗伯特·波义耳(Robert Boyle)、Robert Hooke、Richard Lower 和 John Mayow 这四位巨匠,对空气及其成分进行了系统研究,从而奠定了当今呼吸生理和呼吸病学的基石。

Robert Boyle(图 1-5)在 1660 年利用他发明的空气泵证实空气对生命的必要性。Robert Hooke 于 1667 年通过开胸动物模型显示,实验动物在停止呼吸运动

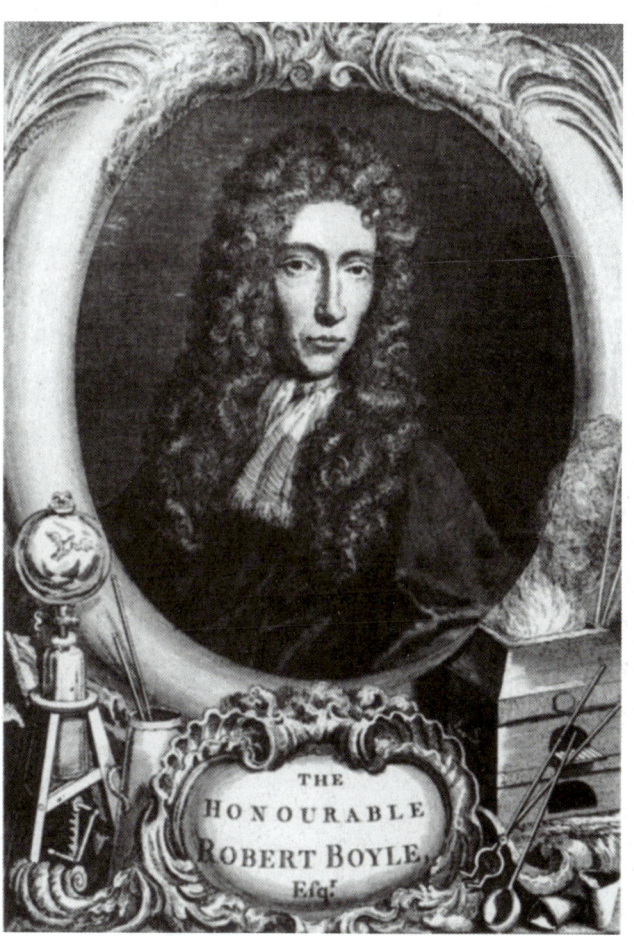

图 1-5 Robert Boyle(1627—1691 年)。这一雕像画由 Johann Kerseboom 绘制,于伦敦皇家学会展示。波义耳发明了肺气泵,发表的"气体弹性及其作用"相关文章激发了人们对于气体物理特性与其在呼吸和氧化中作用的研究,他对 Hooke、Lower 和 Mayow 等人有巨大影响。

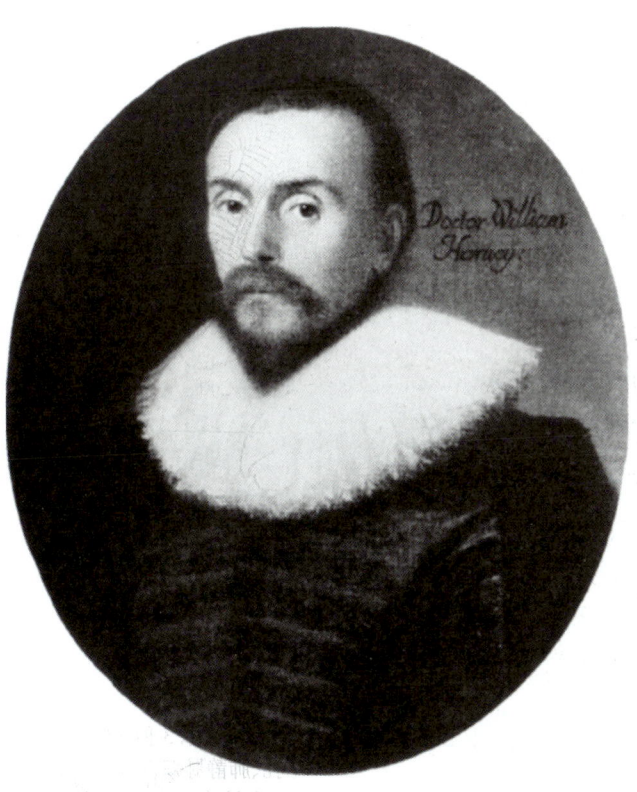

图 1-4 William Harvey(1578—1657 年)。这幅 William Harvey 的肖像截取自他同 5 个兄弟聚集在父亲周围的家族肖像画中。

后,给予肺内吹气就可以维持生命,也就是说,肺脏运动并非生命赖以生存所必需的。Richard Lower 利用 Hooke 的狗动物实验模型给予肺脏持续充气,首次发现紫黑色静脉血在流经吹气肺脏后可以显现鲜红色。1674 年,Mayow 将血液从静脉到动脉颜色的变化诠释为由于从空气中摄取"氮空气颗粒"之故(后称之为"氧气")。

■ 燃素学说:兴起与衰落

在随后近 1 个世纪,牛津大学生理学家们的诸多发现和研究结果被淹没在"燃素学说"的浪潮中,并未引起太多关注。德国化学家 Stahl 医生发展了"燃素"学说,他认为所有可燃物质由两种成分组成:燃素,其本质就是加热后可生成火的物质;以及燃烧后生成的灰烬,这是由于燃素逃逸殆尽所致。这一理论非常强大,几乎将其他新发现都淹没其中,包括 1754 年 John Black 重新发现的二氧化碳以及普里斯特利(Priestley)和舍勒(Scheele)分别独立发现的氧气等成就。尽管在 18 世纪末已经发现呼吸气体及其许多特征,但都被错误地用于支持燃素学说,而不是对其加以否定。直到拉瓦锡(Lavoisier)进行系列实验研究后,燃素学说才得以终结。

■ 呼吸和代谢

从希波克拉底时期到 20 世纪初叶,关于机体热量究竟从何而来一直争论不休。Lavoisier 于 1777 年提出空气由一种呼吸气体(他后来称之为"氧气")和在呼吸过程中保持不变的另一种气体(氮气)组成。在

1782—1784 年,Lavoisier 和拉普拉斯(Laplace)基于对豚鼠进行的热测定实验结果提出"呼吸过程类似木炭燃烧,缓慢而精准"(图 1-6)。这和牛津生理学家,特别是 Mayow,之前所做的呼吸和燃烧实验极其相似。到 1783 年,Lavoisier 用积累的确凿证据挑战燃素理论,逐渐以这一全新的化学体系替代之。

如同前文提到的,古代人把心脏当作热生成器,而 Lavoisier 更倾向于肺脏,其他学者则坚持认为这一过程是由血液产生。尽管斯帕兰扎尼(Spallanzani)在 18 世纪已经指出游离组织可以摄取氧气和释放二氧化碳,但在组织中发生氧化过程假说仍然是慢慢才被人们所接受的,直到 1878 年,通过 Pflüger 研究才得以证实。Pflüger 通过狗实验模型测量氧耗和二氧化碳产生,并计算了呼吸熵,并对这一概念给予了证实和详述。

氧化发生于组织中,这一理念被广泛接受后,研究人员随即致力于研究组织如何利用食物、产生能量、生长和修复相关的系列过程。Carl von Voit 和 Max von Pettenkofer 利用一间密闭的呼吸室测算人的化学平衡和呼吸熵,这不仅有别于食物自然燃烧的能量,而且能显示受试者机械做功时脂肪、蛋白质和碳水化合物生成能量的差异。在 1842—1845 年,德国物理学家 Julius Robert von Mayer 整理了能量守恒定律公式。之后,Max Rubner 发现这一定律也适用于活生命体,Herman von Helmholtz 通过实验证实代谢也与之相关。这些原理在临床应用后大大促进了 Nathan Zuntz 开发便携式代谢设备。Magnus-Levy、Graham Lusk、F. G. Benedict 和 Eugene F. DuBois 等则率先进行了不同于其他研究者的床旁代谢状态研究。

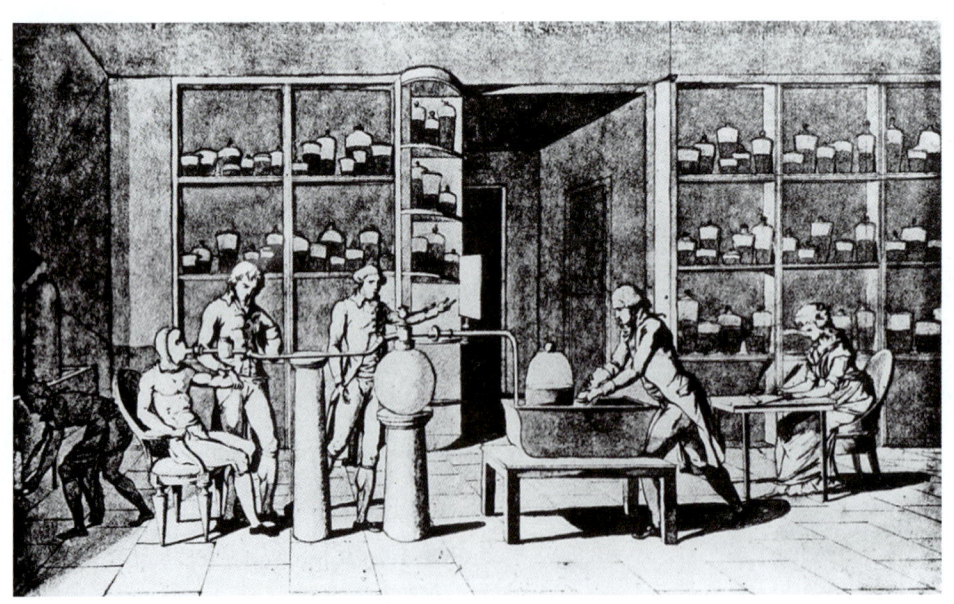

图 1-6　Antoine Laurent Lavoisier 的实验场景(1743—1794 年)。其妻子做助手,Suquin 作受试者。研究结果显示呼吸和循环的过程十分相似。

■ 血气

牛津生理学家们为发现血气打下了基础。罗伯特·波义耳（Robert Boyle）试着应用真空泵从血液中提取"气体"。John Mayow 发现只有部分空气对于生命是必需的，即"氮空气精元"，可以通过呼吸或燃烧被消耗掉。他曾进行过一项令人称道的实验，将一只小鼠和一支持续燃烧的蜡烛同时放入一个空气密闭空间，在蜡烛熄灭后，小鼠也随之死亡。但他并未意识到这部分"氮空气精元"是能够作为一种气体被分离出来的。1 个世纪后，约瑟夫·普里斯特利（Joseph Priestley）将一只小鼠暴露于通过氧化汞加热释放出来的气体中，发现其对小鼠的生命支持优于空气，同时也注意到这种气体比空气可以使火焰燃得更旺（图1-7）。但 Priestley 并不是发现这一现象的第一人，在此 1 年前（1773 年），Scheele 就发现加热氧化汞可以获得氧气，因为他只关注火，故认为氧气是"会燃烧的空气"。

比利时著名化学家 Van Helmont 于 1662 年发现了二氧化碳，并首次提出"气体"一词，称之为"野生气"。1775 年，Joseph Black 再次发现二氧化碳（carbon dioxide，CO_2）。他发现碳酸钙（石灰岩）和碳酸镁（菱苦土）在加热后重量减轻，其间有"固定空气"（CO_2）释放出来。这种固定空气既能灭火，也可致死。Lavoisier 得知 Black、Priestley 和 Scheele 发现的结果后，在 1778 年断言，加热氧化汞获得的气体并非"固定空气"或"普通空气"，而是"十分有助于呼吸的空气"（氧气）。

对血液中转运呼吸气体必需的载体——血红蛋白的研究始于 Hoppe-Seyler。他在 1866—1871 年将血红蛋白结晶后探讨其化学特征，确定其作用为在血液中转运氧气。在 19 世纪前叶，Dalton 用呼吸气体报告其实验研究，继而形成了他的原子理论。1872 年，利用道尔顿（Dalton）定律，Paul Bert 首次发表了氧解离曲线，通过双曲线模型绘制不同压力下的氧含量，丹麦医生克里斯蒂安·玻尔（Christian Bohr）（图 1-8）后来将之绘制成 S 形曲线。1904 年，Bohr 与 Hasselbach 和 August Krogh 共同发现血液中二氧化碳分压逐渐增高，可将氧气驱出，称为"玻尔（Bohr）效应"。之后不久，Barcroft 等人发现温度和电解质等多种因素可影响氧气与血红蛋白的亲和力和氧解离曲线的位置。1914 年，Christiansen、Douglas 和霍尔丹（Haldane）指出，氧分压增高同样可以驱出二氧化碳，称为"霍尔丹（Haldane）效应"。1967 年，二磷酸甘油酸作为红细胞的一种化学组分，被证实可调节氧从氧合血红蛋白释放，充实了氧解离曲线位置和结构认识的新内涵。

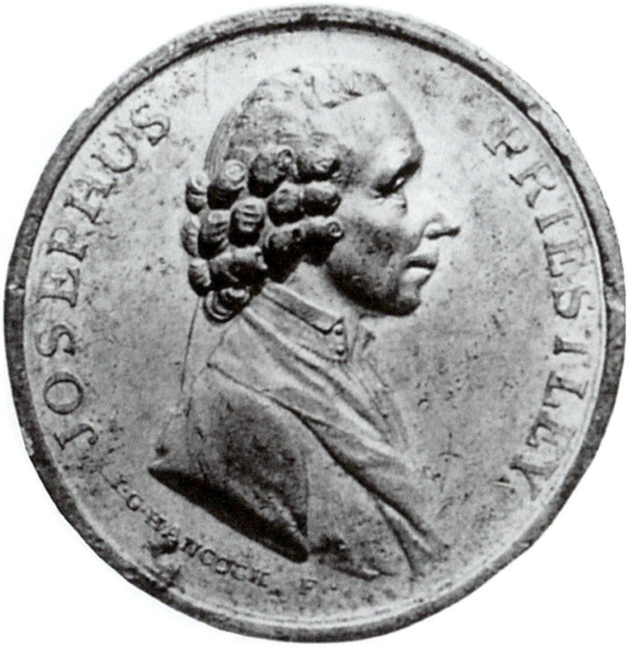

图 1-7 Joseph Priestley（1733—1804 年）发现氧气。图为 1783 年为表彰其功勋而制作的银徽章。作为教会牧师，他在宗教和政治信仰方面是激进的，在科学方面是善于创造的，对于自己发现的解释是保守的。获授权引自：FISHMAN AP，RICHARDS DW. Circulation of the blood：men and ideas. New York：Oxford University Press，1964.

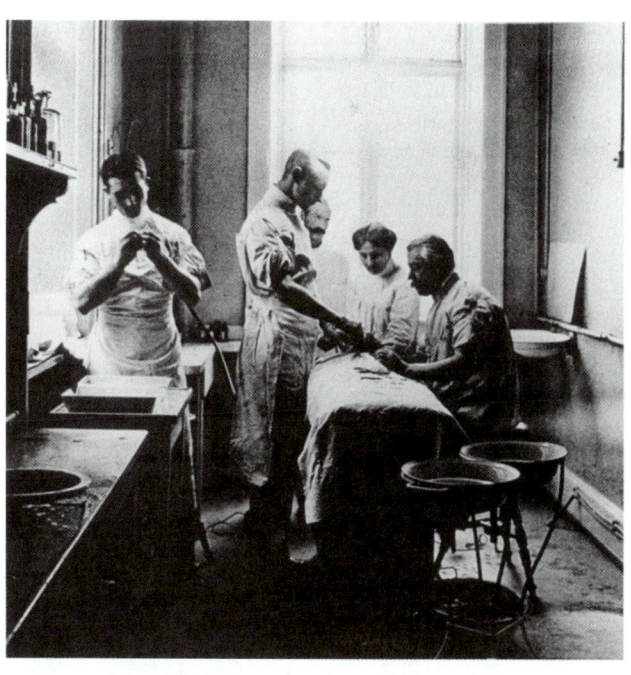

图 1-8 Christian Bohr（1855—1911 年）。Bohr（最右边）和同事们在自己的实验室工作，系统探究呼吸气体和血红蛋白之间的相互关联，发现"玻尔效应"。获授权引自：FISHMAN AP，RICHARDS DW. Circulation of the blood：men and ideas. New York：Oxford University Press，1964.

■ 氧弥散或分泌

作为呼吸生理学研究者和创导者中的核心人物，Bohr 鉴于当时的技术限制，在 1904 年提出了一个难以解决的课题。他推测，弥散摄氧尽管在休息状态下能够被评估，但在剧烈运动时，特别是高原条件下，则很难实现。另外，由于有以下两方面证据支持，他一生都坚信可能存在氧分泌过程这一错误观念。首先是间接证据，从鱼鳔泌氧功能推测肺脏可能发挥氧的主动转运。另一方面是 Bohr 基于 1912 年在 Pike 山峰探险的观察。在探险过程中，他错误证实高原状态下随着运动强度不断提高，动脉氧分压可以超过肺泡氧分压水平。

然而，在 Bohr 发表高原探险报告之前，其前任助手 August Krogh 和他妻子 Marie Krogh（图 1-9）已经掌握了新证据，证实"肺脏通过弥散和弥散本身完成氧吸收和二氧化碳排出"。Marie Krogh 借此也推翻了分泌学说，并与丈夫 August Krogh 在 1910 年发展了基于一口气一氧化碳弥散能力测定法。另外，她单用弥散参数说明肺摄取氧能力，并诠释低氧剧烈运动时的摄氧能力。Roughton 等人建立了精细的一氧化碳方法并应用于临床，进一步证实分泌理论的错误。尽管如此，Haldane 仍不放弃自己的错误理念，坚持认为肺泡膜具有泌氧功能。

这一争议最后由 Joseph Barcroft（图 1-10）经实验证据做出裁决。他利用能够产生低氧和剧烈运动状态的密闭空间评估 Pike 山峰探险。结果发现，在这种条件下的动脉血氧饱和度低于同等条件下暴露于肺泡腔气体的血氧饱和度。1921—1922 年，他又在 Cerro de Pasco 山脉高原上进一步验证了这些结果。

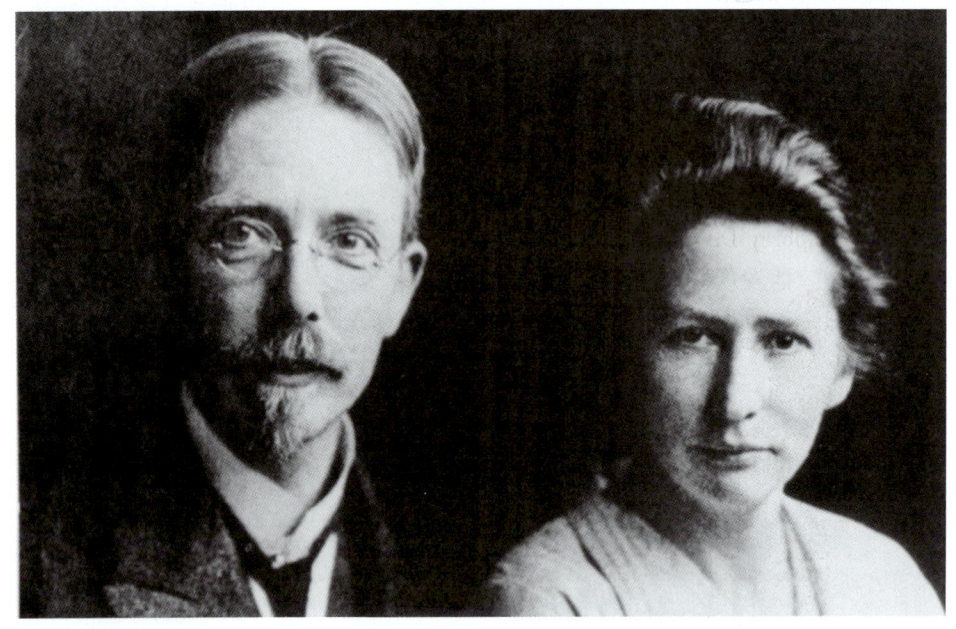

图 1-9 August Krogh 和 Marie Krogh 于 1922 年第一次去美国，并在耶鲁演讲。他们证实弥散能够诠释 O_2 和 CO_2 透过肺泡-毛细血管膜转运的过程，并非由分泌完成（获 *Bodil Schmidt-Nielsen* 女儿授权使用）。

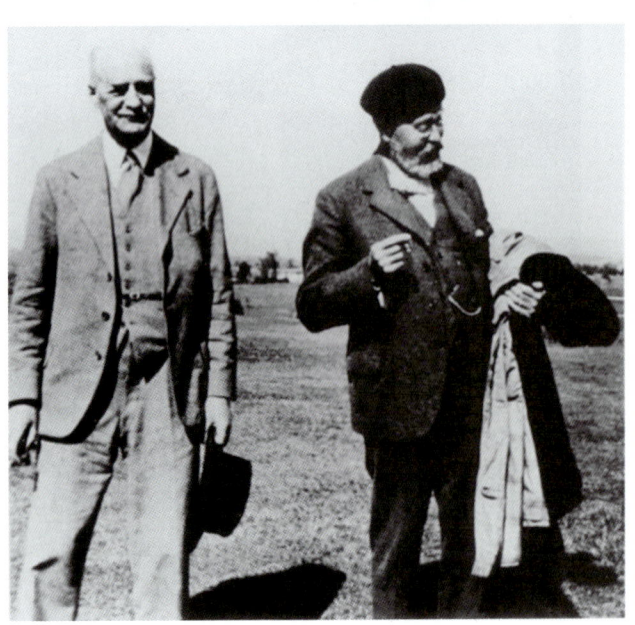

图 1-10 1936 年两位当代呼吸生理先驱。Sir Joseph Barcroft（1872—1947 年）（左）通过对自身实验证实弥散是肺气体交换机制，先驱研究现今了解的血液呼吸功能；Lawrence J. Henderson（1878—1942 年）（右）应用数学模型分析血液生理化学体系，并研究运动状态下呼吸气体交换的复杂相互作用。获授权引自：FISHMAN AP, RICHARDS DW. Circulation of the blood: men and ideas. New York, NY: Oxford University Press, 1964.

■ 生理-化学合成

Lawrence J. Henderson 经过不懈努力描述了血液中氧和二氧化碳的反应过程，但仅局限于生理化学变化和相应功能状态（图1-10）。他与纽约洛克菲尔德研究所Van Slyke、Wu 和 McLean 密切合作，在其所处哈佛大学疲劳实验室中的研究结果进一步夯实了自己的理论和实践应用，深入探讨了血液组分在红细胞和血浆之间的交换过程。Henderson 在 1828 年通过展示的合成 d'Ocagne 列线图，阐述呼吸气体不同组分在肺泡腔和血液（包括血浆、红细胞、血红蛋白）之间交换，以及与氯离子、碳酸氢根和氢离子之间的关联。这一列线图不仅适用于评价正常个体休息和运动状态，也适用于评估贫血、肾炎、糖尿病昏迷及其他临床疾病。不过，Henderson 主要是对稳定状态进行评估。Roughton 等通过拓展生理化学研究领域发现了红细胞内碳酸酐酶，并强调呼吸气体和一氧化碳在血液中发生一过性转运的关联现象。

肺容积

尽管 Humphrey Davy 早在 1800 年就利用氢气测

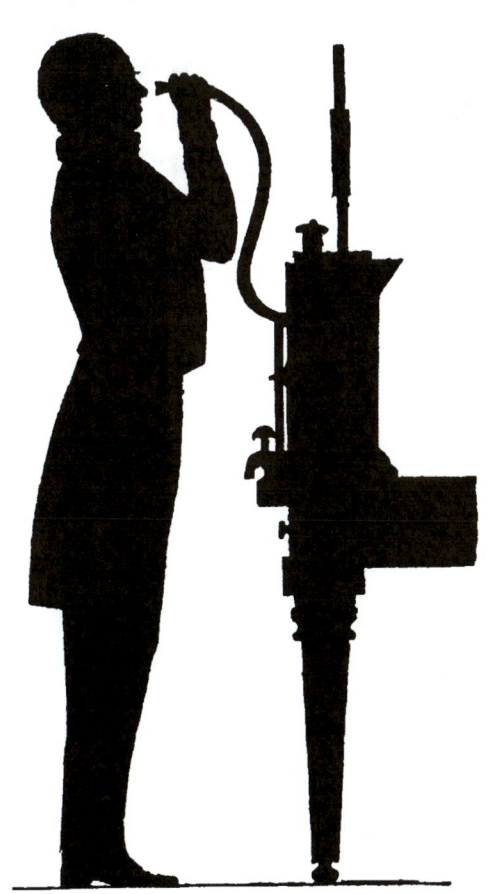

图 1-11　John Hutchinson 投影，显示测量肺容积受试者。获授权使用：Hutchinson J. Med Chir Soc（Lond）trans,1846,29:137.

定了自己的肺容积，但直到 19 世纪 40 年代，John Hutchinson 才建立起现代肺功能测定基础。他设计了肺量计，并基于大量健康人群检测，确定各身高和年龄亚组人群的相关数值（图1-11），此后又不断补充了许多精细环节，测量更多参数。直到多年之后，人体体积描记仪的发明使这一领域发展迈上新台阶，可以测定胸腔气体容积和气道阻力。

呼吸力学

古代先人一直困惑空气自肺脏内进出的究竟，追溯到希腊埃拉西斯特拉图斯（Erasistratus）时期，人们就已经认识到膈肌与呼吸相关。盖伦（Galen）认为肺脏位于胸腔内，随胸廓运动而运动，而且在吸气相气道管腔会扩大并伸长。他指出，神经走行很长方到达膈肌，并发现了肋间神经。Galen 之后，科学家们对呼吸力学的兴趣渐行渐弱，仅有一些解剖学家的零散观察和实验，其中达·芬奇（Leonardo da Vinci）和维萨里（Andreas Vesalius）的相关成就较为突出。在 16 世纪，呼吸力学重新被认识，很大程度上取决于物理和数学领域取得的成就，如博雷利（Borelli）和伽利略（Galileo）的研究成果。

■ 呼吸肌

牛津生理学家 Mayow 在同僚（如 Boyle 和 Hooke）的工作成果基础上深入发展了呼吸运动模型，最初建立的胸部记录装置像一个风箱，其内含一囊样装置（图1-12）。他认为，由于外周空气压力和弹力变化导致胸廓扩张，使空气进入肺脏；并且肋间肌（肋间内肌和肋间外肌）运动也可引起胸廓扩张，其中膈肌是主要吸气肌，正常呼气运动是被动产生的。Mayow 之后，鲜有与呼吸肌相关的研究报道，直到 19 世纪中叶，

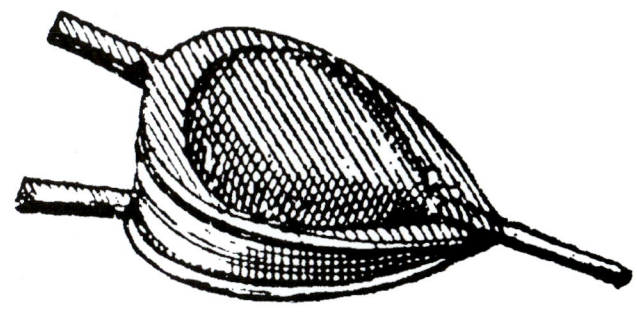

图 1-12　Mayow 胸肺模型，含有气囊的风箱样结构，气囊颈与外界相通。顶面为玻璃窗，便于观察气囊膨胀与萎陷。获授权引自：MAYOW J. Medico-physical works. CRUM A, BROWN, DOBBIN L（trans）. Edinburgh, Alembic Club, Reprints, no 17, 1957.（译自：Tractatus quinque medico-physics, 1674.）

Donders 发现了吸气肌和弹力在作用上存在一定区别。

■ 肺脏和胸廓的弹性特征

20 世纪前,对人类肺脏和胸廓弹性特征的观察缺乏连续性,其主要因素是缺乏直接进入胸腔的手段。但也有些例外,Neergaard 和 Wirz 利用胸膜腔压力测定正常人的弹性回缩力;Christie 通过测量胸腔内压发现肺气肿患者的肺脏丧失了弹性,但所测量主要局限于人工气胸或抽取胸腔积液的介入性治疗过程,或者在尸体解剖时进行实验。Buytendijk、Dornhurst 和 Leathart 分别于 1949 年及 1952 年对肺脏力学特性、经食管压准确测定胸腔压进行了研究。之后,肺脏力学研究变成热点领域。

尽管肺泡表面张力决定肺脏弹力在很早以前就已被提及,但直到 19 世纪 50 年代后期,这一观点才逐渐被接受。其实,Laplace 早在 1812 年已经发表了表面张力定律,而最初将该定律用于肺脏研究是 Neergaard。1929 年,他比较充满空气肺脏和灌注液体肺脏的压力-容积曲线,发现表面张力增大促进肺泡萎陷。之后,1954—1960 年,各地实验室相继发表了大量关于一种位于肺泡表面的特殊表面活性物质的文章,而伴有透明膜疾病(发生肺泡萎陷)的早产儿中缺乏这种物质。这些论文的发表进一步推动了关于表面活性物质化学和物理特征及其在肺泡表面形成及代谢方面的广泛研究。

■ 气道阻力

Rohrer 1916 年博士论文答辩的部分内容显示了能够决定气道内流速和阻力的框架概念,使该领域向前迈出一大步。基于对人尸体气道二维解剖结构的精确测定,他总结了系列公式。在随后 10 年中,他和 Neergaar 和 Wirz 等同事应用泊肃叶(Poiseuille)定律确定气道层流改变,并应用他自己的公式计算气道阻力。应用 Fleisch 呼气流速计量计结合周期性中断呼气气流,可测量肺泡压。1956 年,随着 DuBois 等人将全身体积描记仪用于临床,结合波义耳(Boyle)定律,测量肺泡压成为现实。

■ 合成力学

在 1915—1926 年这 10 年期间,Rohrer 和同事们进行了划时代的呼吸力学整合工作,包括阐述呼吸系统静态压力-容积特征和呼吸功;拓展利用最佳呼吸频率原则降低呼吸功。Rohrer 与 von Neergaard 和 Wirz 一起,依据实验数据,发展和验证了关于压力、流速和容积等一系列概念。然而,直到 20 世纪 40 年代,Ro-

chester 大学 Fenn 等的文章面世后,Rohrer 研究成果的重要性才被认可。W. O. Fenn、H. Rahn 和 A. B. Otis 这一团队的贡献对我们目前准确理解呼吸力学至关重要。毋庸置疑,其取得的成就使当代呼吸生理学家和呼吸病学医生的思考判断更加规范有序。

呼吸控制

呼吸控制是一个复杂的过程,依赖于呼吸系统各部分的整合——肺脏、气道、循环和控制系统。控制系统主要包括两部分,一是中枢神经系统,另一部分则位于脑外。中枢神经系统控制机体受觉醒或警觉状态影响,属于自主控制。但这些机制也在不同程度上受外周受体反射性影响。

■ 确定中枢性呼吸中枢

Legallois 于 1812 年深入研究了去脑被斩首后头部发生短暂喘息运动现象,确定延髓是维系生命的基本位置。1923 年,Lumsden 系统探讨了脑干连续切面对呼吸的作用,这对开启研究节律性呼吸具有划时代意义。他指出脑桥尾部负责维持吸气驱动,即"长吸中枢";而脑桥头端和侧面部分可能具有抑制长吸驱动作用,即"呼吸调节中枢";迷走神经可加强呼吸调节中枢对长吸中枢的抑制作用。16 年之后,Pitts 等人应用立体定位刺激猫的延髓,确定了吸气和呼气中枢,并提出节律性呼吸和长吸呼吸理论。

■ 呼吸中枢化学刺激

早在 1 个世纪前,人们就已经知道化学刺激对呼吸运动的作用。Miescher-Ruesch 在 1885 年指出人在休息时通气主要是靠二氧化碳调节。1887—1901 年,Leon Fredericq 通过交叉灌注实验进一步强调了二氧化碳的作用。不过,直到 1905—1909 年,Haldane、Priestley 和 Douglas 在不同条件下进行的实验研究才为深入了解二氧化碳作用铺平了道路。他们所做的人体研究主要依赖自己发明的 Haldane 气体分析仪和肺泡气体样本采集仪进行,但这些实验很难准确区别 CO_2 和 H^+ 对呼吸中枢的刺激作用。后来,Winterstein 和 Gesell 提出呼吸化学调节取决于呼吸中枢内部的氢离子浓度。

Winterstein 学说推陈出新,树立了创新思维典范。1911 年,他提出了第一个理论,即研究发现,如果吸入低氧或高二氧化碳混合气,可以增加通气,其唯一机制可能是动脉血被碳酸或乳酸酸化。1920 年,Jacobs 证实二氧化碳在各种液体中均可迅速弥散,提示呼吸中枢内环境的酸性程度与动脉血和刺激部位均一致。为了清晰阐述低氧对呼吸的刺激作用(此时尚未发现外周化学感受器),他强调呼吸中枢内部可能释放一种可以导致窒息的物质(*Erstickungsstoffen*)。他在 1949 年提出的第三个理论是对已发现的外周化学感受器进行分类整合。1955 年,他提出第四个理论,诠释酸或低氧对中枢和外周化学感受器的作用。

Winterstein 的研究推动了呼吸运动化学控制方面的不断探索,其研究确定的中枢化学感受器有别于位于延髓腹侧的机械刺激感受器,清晰阐述了氢离子活动在中枢呼吸控制中的刺激作用。这些研究也促进了呼吸化学控制理论的形成。

■ 呼吸反射调节

有相当数量的外周感受器通过对位于大脑呼吸中枢提供反射信号而影响呼吸运动,这些感受器包括:疼痛感受器和位于肌肉、胸廓结构和器官中的牵张感受器,以及位于大动脉系统的化学感受器。

■ 机械感受器

与迷走神经受电信号刺激后对呼吸的影响不同,Hering 和其学生 Breuer 开创性地阐明了传入神经冲动对呼吸中枢的控制机制。1868 年,Hering 和 Breuer 在报道中指出,肺脏在吸气末扩张,呼吸停止,随即转为呼气相;相反,肺体积在呼气末缩小,又迅速转为吸气相。这提示,肺膨胀后机械刺激肺脏神经末梢,神经冲动经迷走神经传入后抑制吸气。

■ 外周化学感受器

Volkmann 于 1841 年指出,体循环中可能存在化学感受器。这些感受器受源自血液的呼吸敏感刺激物影响。J. F. Heymans 和 C. Heymans 在 1927 年首次发现主动脉体具有这一功能,C. Heymans 和 Bouckaert 在 1930 年证实位于颈动脉体外周化学感受器的功能。Ramóny Cajal 的学生 F. de Castro(后成为同事)发现了颈动脉体的组织结构、位置以及丰富的神经末梢,提示其可能受源自血液中物质的刺激(图 1-13)。他们

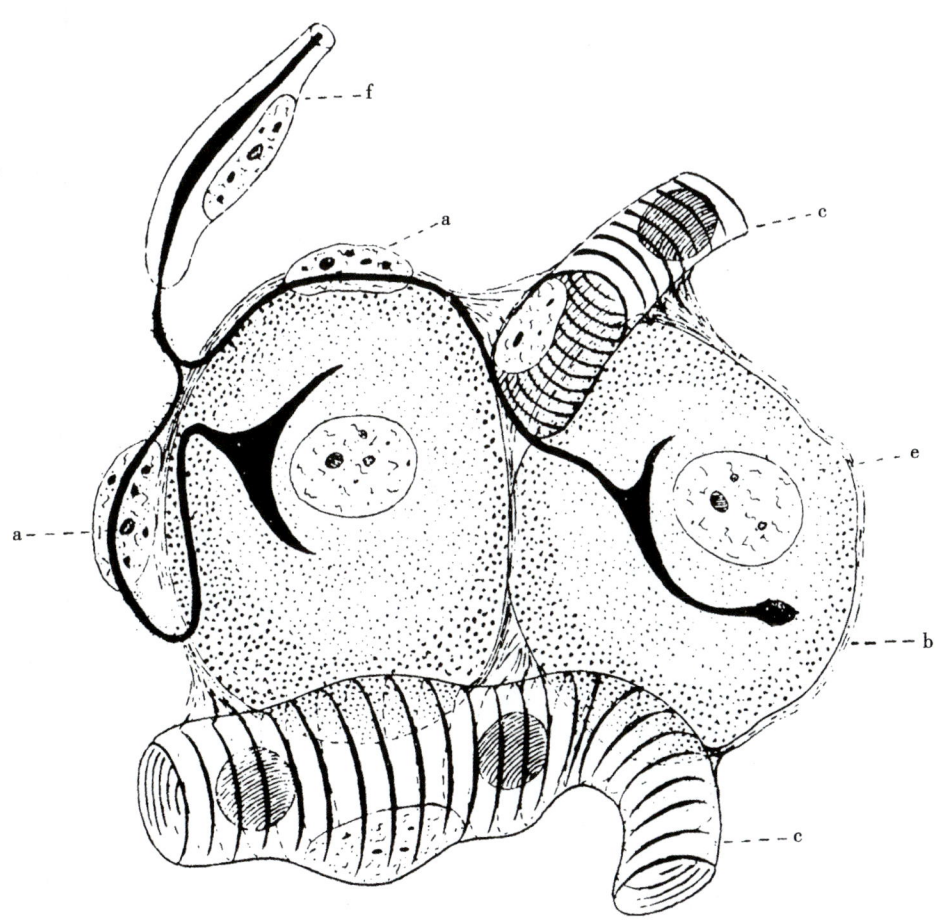

图 1-13　化学感受器结构示意图。颈动脉体球细胞(e)富含细胞质,与毛细血管(c)内丰富的血液充分接触;感觉神经纤维(f)有髓鞘;Schwann 细胞(a)由无髓鞘纤维包绕成新月形末梢;细胞膜(b)。获授权引自:DE CASTRO F. Sur la structure de la synapse dans les chemocepteurs;leur mécanisme d'excitation et R™ le dans la circulation sanguine locale. Acta Physiol Scand,1951,22(1):14-43.

详细记录了这些生理观察资料。

通气-灌注关系

William Dock 在 1946 年提出,直立位时肺尖呈高通气低灌注状态,导致肺结核易在肺尖发生。之后不久,Rahn 和 Fenn 及 Riley 和 Cournand 两个团队分别在论文中以定量方式描述了通气-血流关系。

临床肺脏病学科学基础

在肺脏病学发展的不同阶段中,主要有 5 位杰出代表,即 Morgagni、Laënnec、Koch、Cournand 和 Richards,主要集中于病理解剖学、微生物学和生理学领域。

■ 病理解剖学

Morgagni 和 Laënnec 成长于不同时期,但均对肺脏病理解剖领域做出了重要贡献。在 18 世纪,Vaksalva 的学生 Morgagni(图 1-14)转变了前人病例报告混乱无序的状态,将尸体解剖发现与临床表现密切结合,进行系统逻辑推理。Morgagni 在 79 岁高龄时,出版了集毕生经验于一体的巨著 *De Sedibus et Causis Morborum per Anatomen Indagatis*,囊括大约 700 个病例。该著作推动了临床和病理的密切结合,这得益于 Morgagni 本人既精通医术又熟悉病理。五卷之中有一卷集中阐述了胸部疾病,其中对结节液化和肺炎肝变期都做了描述。

René Théophile Laënnec 最为人熟知的是在 1816 年发明了听诊器(图 1-15)。在那个年代,欧洲(尤其是法国)的临床医学逐渐从形而上学和教条的体系向具有科学基础的病理学转变。例如,法国 Bichat、Bayle 和 Corvisart 及英国 William、John Hunter 和 Baillie 等人探索在尸体解剖过程中的发现与患者症状体征之间的关联。Auenbrugger 早在 1761 年就用拉丁文报告了他的"新发明",但并未引起重视,直到作为名医、教授和拿破仑私人医生的 Corvisart 再次提出叩诊,并于 1808 年将之译成法语发表。Corvisart 叩诊法对 Laënnec 产生了巨大影响。Laënnec 在行医过程中应用听诊器和 Corvisart"胸部声音",结合解剖所见,研究所遇到的每一位肺部和心脏疾病患者。然而,这并非易事。因为那个年代没有病理医生,临床医生在医治、看护患者的同时,还要完成尸体解剖。Laënnec 不断收集所见所闻的资料,以备整理发表。

1819 年,在发明听诊器 2 年后,Laënnec 发表了著

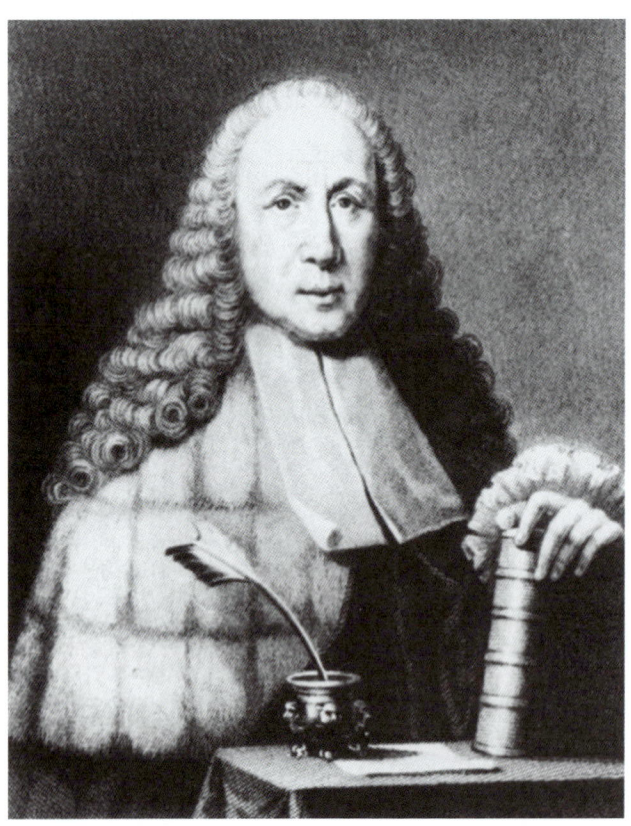

图 1-14　Giovanni Battista Morgagni(1682—1771 年)。五卷 *De Sedibus* 囊括了近 700 个病例的临床和病理相关描述(版权属于 Library of the College of Physicians of Philadelphia.)。

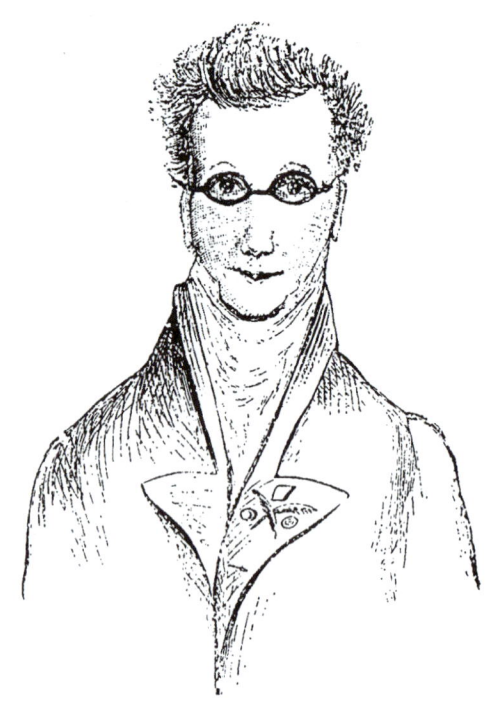

图 1-15　Rene T. H. Laënnec(1781—1826 年)。图为 1825 年由 Charles James Blasius Williams(1805—1889)绘制的生活画像,在其自传(Memoirs of life and work. London:Smith,Elder & Co,1884.)中发表。

名的专题著作 De l' Auscultation médiate，其内容主要是对有详细记录临床病程和尸体解剖资料的病例进行研究，从中总结经验教训。这一专著的素材主要源于 Morgagni 前辈的大作。Morgagni 曾经描述了与疾病相关的临床特征及病理解剖，但并未研究每一特例患者的疾病病程与死后解剖发现有何关联。

Laënnec 的巨著阐述了疾病体征、临床-病理相关性和治疗方法，涵盖结核、肺炎、支气管扩张症、肺气肿和肺癌等许多疾病，其中关于结核病的内容尤为令人瞩目——在 Koch 发现相关病原菌之前即进行了报道。

■ 微生物学

结核病是基础科学新进展对临床医学产生巨大影响的经典范例。追溯到古时候，当时的人已经熟悉我们现在所了解的结核病临床综合征所具有的多样性，但他们绝不可能把这些临床综合征与一种普通病原菌联系在一起。其实，Morton 早在 1685 年已经整理了结核病空洞损伤、消瘦和结节样改变的特征，但受盖伦纲要所困，其发现一直未被采纳。在 18 世纪，William Gullen 等医生通过对结核病相关临床综合征进行分类，包括咯血、脓胸、浆膜炎和喘息等，加速了对这一疾病的认识进程。

19 世纪法国大革命之后，新的研究发现与日俱增。在拿破仑年代，巴黎医生 Bichat、Bayle、Louis、Broussais 和 Laënnec 报道了结核病临床和病理的相关性（遗憾的是 Bayle 和 Laënnec 均死于结核病），但对其发病机制仍知之甚少。后来 Villemin 发现鼻疽病和梅毒相似，同时也与结核有相似之处，其中前两种疾病发现了感染源，并且实验证明，结核病是一种感染性疾病，可在人和动物之间传播，也可在动物之间传播。

■ 科赫（Koch）

1876 年，Koch 作为德国 Posen 省 Wollestein 县一名全科医生，负责当地 4 000 多名居民的卫生保健（图 1-16）。他既做助产士，也从事内外科诊治，服务于所有年龄段人群，同时还在探究引起传染病的微生物种类。他在自己家里的仓库或起居室进行实验研究，其主要研究设备是一台显微镜，用来观察细菌和组织标本。他在研究生涯中，一直谨记医学院老师 Jacob Henle 的权威意见，即"在确认微生物成为能够引起人类感染的病因之前，必须能从其污染物中持续发现，并且一定能够从中分离检测到"，这也成为日后"科赫假说"内容的关键所在。

这一年，Koch 忙里偷闲给"最权威的细菌学家"、Breslau 植物研究所所长 Ferdinand Cohn 教授写了一封

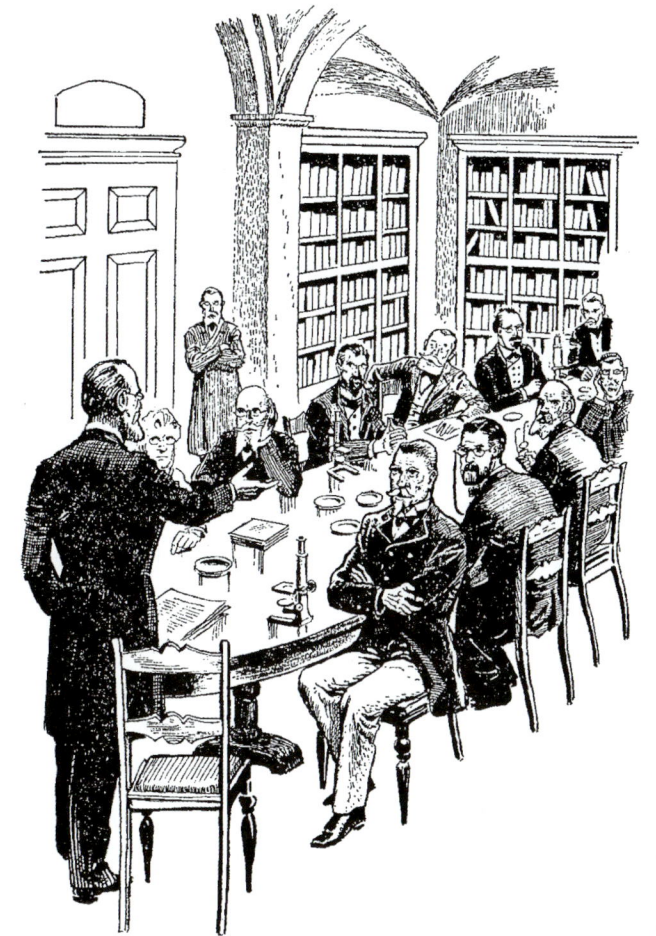

图 1-16　Robert Koch（1843—1910 年）于 1882 年 3 月 24 日在柏林宣布结核病是由结核分枝杆菌所致这一发现。获授权引自：KNIGHT D. Robert Koch: founder of bacteriology. New York: Franklin Watts, Inc. , 1961: 10.

信，信中表明他发现了"炭疽杆菌的生长过程"，并请求 Cohn 教授允许他予以展示并审查。为了展示其发现炭疽杆菌芽生特性，Cohn 安排 Koch 在卓越科学家们（包括 Carl Weigert、Moritz Traube、Ludwig Lichtheim 和 Leopold Auerbach 等）云集的会议室内展示其发现。他阐述了包括芽生过程在内的炭疽杆菌完整生活史，得到科学家们一致肯定。会议结束后，Cohnheim 一回到家就向同事们宣布："Koch 在没有任何学科背景情况下，完全依靠自己创新设想，完成了绝对骄人的业绩，所取得的辉煌成就令世人惊讶，无与伦比，我认为是细菌领域最伟大的发现。"

在之后 2 年内，Koch 一方面继续在乡村行医，一方面作为独立研究者应用新方法阐述了如何检查、储存和拍摄细菌，并证明微生物在创伤感染中的作用。1880 年，Cohn 和 Cohnheim 举荐 Koch 为皇家卫生委员会成员，安排他在柏林工作，使他有更多时间从事研究。1881 年，他做出了另一个重大发明——用铺倒平皿方法获得分离纯培养。这一技术所提供的透明培养基与

Koch 发明的新染色技术相结合,为寻找结核病病原微生物铺平了道路。

Koch 的科学路径,即"Koch 假说",经久不衰。它由 4 个基本部分组成:①要证明某一种微生物引起某一疾病,就必须证明其在这一疾病所有病例中存在(Koch 用亚甲蓝和一种复染剂染色显示结核分枝杆菌加以证明);②微生物必须能在体外生长和纯培养(Koch 设计了全血-血清胶冻培养基,允许结核分枝杆菌缓慢生长);③培养的纯菌必须能够使健康动物致病(Koch 最初通过给动物接种,之后通过让动物吸入污染病原菌的空气建立疾病模型得以证明);④同种微生物必须能再次从接种(感染)动物模型中分离并进行体外纯培养。

Koch 发现结核分枝杆菌及其传播方式后,革命性地改变了结核病的治疗方法。在此之前,结核病患者被安置在空气新鲜的高海拔疗养所进行治疗,管理人员并不知道结核病是一种传染病:卫生设施不规范,既不消毒也不熏蒸,而且诊断能力有限。他在有生之年,尽管也周游世界各地探寻其他疾病(如非洲牛瘟、德州热、热带疟疾、黑水热、孟买黑死病等)的病因,但最关注结核病。也许正是对结核病的浓厚兴趣,促使他陷入了一个很大的误区,即倡导将结核菌素用作疫苗而不是用于诊断检测。1905 年,他荣获诺贝尔生理学或医学奖。1910 年 4 月 7 日,他在柏林科学院举行了最后一次关于结核病流行病学演讲,同年病逝。

■ 肺循环生理学

自 William Harvey 开始,随着肺脏生理学和医学的发展,肺脏循环研究也一道前行。许多年来,肺脏循环研究仅局限于动物实验,人心导管检查的引入使之向前跨越了一大步。

准确测量肺血流是评估健康和疾病时肺脏和心脏状态的必要条件。Krogh 和 Lindhard 应用一氧化氮检测是迈向这一方向的重要开端,不过直到可以对混合静脉血进行采样以应用菲克(Fick)原理,才能够准确测定肺血流量。

Claude Bernard 和 Chauveau 及 Marey 分别于 1846 年和 1861 年用动物模型进行右心导管检查。直到 1929 年,德国年轻的外科医生 Werner Forssmann 将导尿管插入自己右心房,才确认这一技术对人类是安全的。在 20 世纪 40 年代,Cournand、Richards 和同事凭借右心导管采集混合静脉血,应用 Fick 原理测定心排血量大小(图 1-17)。这一技术不仅开发了精准测定心排血量的方法,也使深入探究多种心肺临床异常状态成为可能。

过去,人们对肺循环调节知之甚少,直到 1946 年,von Euler 和 Liljestrand 报道低氧和高二氧化碳对开胸麻醉猫模型肺循环影响(图 1-18),开创了探讨调节肺循环的先河。这些研究与呼吸气体浓度局部控制肺循环理论一起,为了解肺动脉高压以及健康人在休息、分娩后、运动中、处于高海拔环境状态和患心脏或

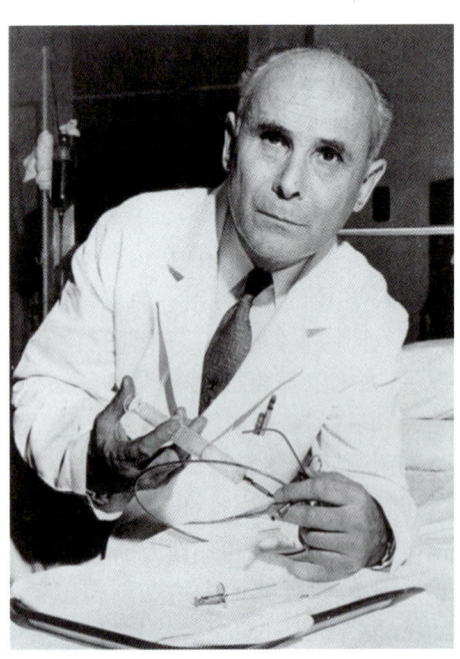
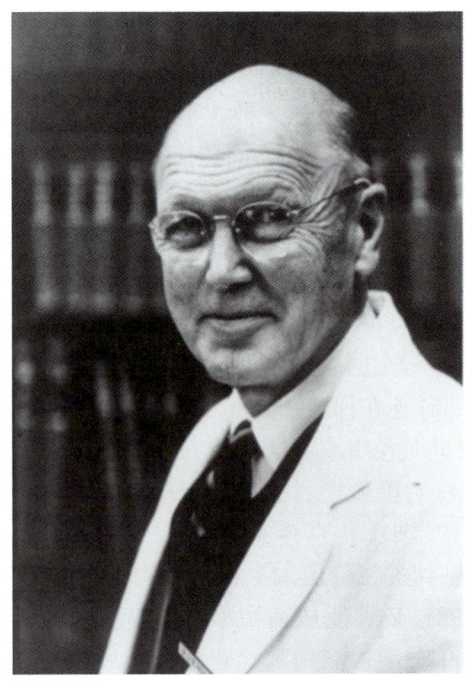

图 1-17　André Frederic Cournand(1895—1988 年)和 Dickinson W. Richards(1895—1973 年)。Forssman 报道他对自己行右心导管术后,Cournand 和 Richards 率先使用右心导管研究正常和异常肺循环,并使肺功能测试标准化。

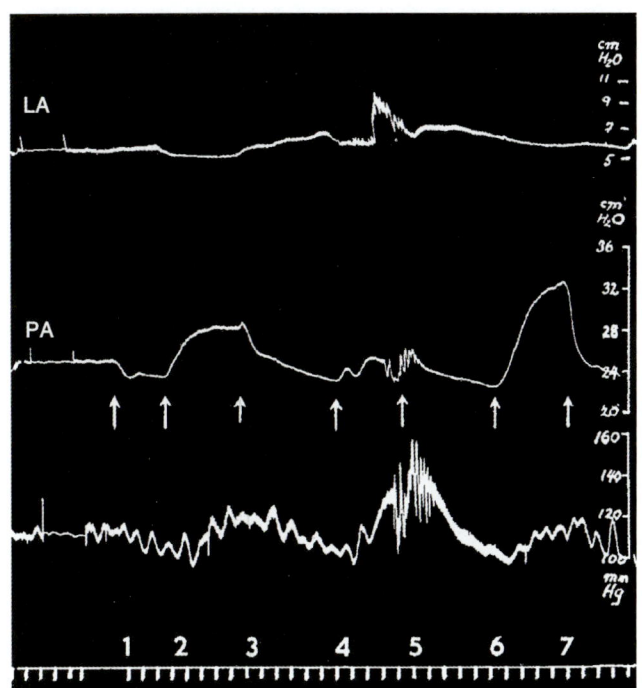

图1-18 用猫胸腔开放模型显示人工呼吸时血气对肺动脉压的作用。LA，左心房压；PA，肺动脉压；下方描迹线：体动脉血压。基线数值为给予的检测气体：1，O_2（空气）；2，O_2 中 6.5% CO_2；3，O_2；4，O_2 中 18.7% CO_2；5，O_2；6，N_2 中 10.5% O_2；7，O_2。获授权引自：VON EULER US, LILJESTRAND G. Observations on the pulmonary arterial blood pressure in the cat. Acta Physiol Scand, 1946, 12(4): 301-320.

肺脏疾病者的肺循环过程铺平了道路。

肺循环的中间部位在心脏左右两边的中间，是气体交换的关键，还具备其他多种功能。例如机械力作用，肺脏就如同微粒物质从血液到心脏的滤过器；又如代谢作用，包括合成作用、摄取和分解生物化合物。近10年，科学家对肺脏非呼吸功能进行了广泛研究，对于肺循环及其分支和组分具有多种作用，包括内皮细胞、平滑肌细胞及其相互间作用等有了更多的认识。

20世纪早期技术发展

在现代肺脏病学发展的道路上，不仅出现了许多显赫巨匠和伟大发现，相关技术进展也精彩纷呈，出现了许多具有划时代意义的标志性设备，例如用血压计记录压力、用密闭舱模拟高原环境、开发精确血气分析仪以及应用复杂的光学体系窥视气道和胸腔内部等，但这些发现均难以超越X线照片及其在肺结核诊断、预防和管理方面的推广应用。

1895年，Wilhelm Conrad Roentgen 在 Wurzburg 大学物理实验室进行阴极射线管实验时发现了X线照片。尽管早在1890年就有人注意到X线，但首先还是由 Roentgen 获取了这一发现的全部意义所在。尽

管他发表的内容谦和有度，但因为其在研究解剖结构和病理改变方面的应用前景，立即引起了世界范围内的高度关注。

继 Roentgen 的发现不到2年时间，胸部荧光镜便应用于临床实践，这有助于及早发现结核病和诊断胸腔积液。1901年，胸部X线照相术面世，极大地推动了研究人员不断改进热阴极射线管和强化扫描。用X线影像评估结核病诊断和特征明显优于物理查体。到1910年，所有收入疗养院的患者均要进行胸部X线检查；1917年，结核病能够通过X线所见被分型。

在20世纪中叶的主要进展

过去60年来，肺脏病学和危重症相关领域均取得了长足发展，在临床管理方面特别值得关注的有以下几个方面：胸部影像学进展、肺移植、支气管镜和支气管镜介入技术、危重症管理进展。

■ 胸部影像学进展

继 Roentgen 发现X线之后，进入20世纪以来，肺脏病学在诊断上的另一重要飞跃就是20世纪60年代逐渐发展起来的计算机断层扫描（computerized tomography, CT）。1967年，首次CT扫描实验完成，对实验小鼠影像进行计算机重建耗时9d。之后，应用头颅CT诊断一例脑肿瘤，开创了CT用于人类检查的先河（图1-19）。1973年，Godfrey Hounsfield 博士在英国医

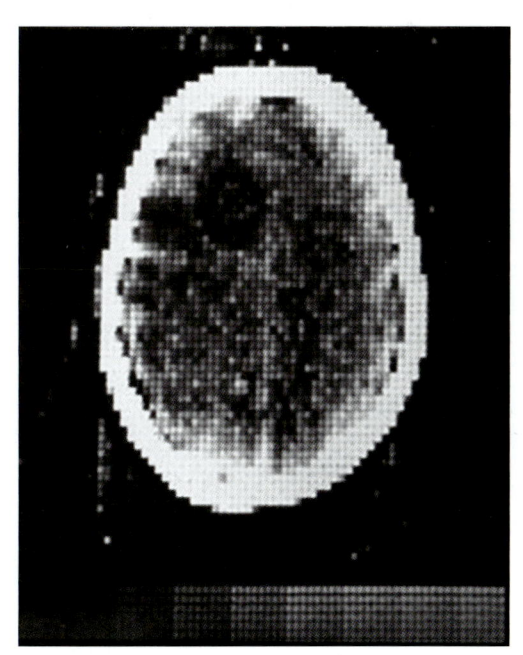

图1-19 1971年CT扫描首次用于临床。在额叶灰色影像（左侧）显示一脑肿瘤。40年之后，影像质量发生了巨大变化（资料来源：impactscan. org）。

学杂志上发表文章,介绍了 CT 扫描(图 1-20),他与 Allan Cormack 博士一道获得了 1979 年诺贝尔奖。

20 世纪 70 年代中期,CT 逐渐应用于肺部影像,并于 80 年代发展了高分辨技术。目前,多层 CT 扫描可以通过多平面二维重建快速获得高分辨率影像(图 1-21),

应用 CT 能够显示多种间质性和气道性疾病的特征和分类。另外,与静脉增强(肺血管造影)结合,快速高分辨扫描能够准确诊断肺栓塞和其他肺血管异常。多层技术的发展(即 256 或 320 层扫描)使得到更清晰、更高质量影像成为可能。

近年来,功能影像与 CT 显示的解剖结构整合形成了正电子发射断层摄影术(positron emission tomography,PET),它有助于支气管肺癌,尤其是非小细胞癌的临床评估和判定分期。PET 扫描过程中注射核素释放出正电子被偶联电子湮灭后产生光子,随后,光子经 PET 扫描仪捕获后成像。与正常细胞相比,恶性细胞由于基于细胞膜的葡萄糖转运体明显增多,^{18}F-氟脱氧葡萄糖(^{18}F-fluorodeoxyglucose,F-FDG)不被细胞代谢,被捕获后在细胞内聚集,核素显像增多。与正常组织背景相比,恶性细胞富于示踪信号而突显。这样,结合 PET 信号和 CT 影像即可对异常部位精确定位(图 1-22)。PET/CT 影像可用于评价孤立肺结节、估计肺癌侵袭范围(特别是纵隔和胸膜受累)和判断是否有远处转移。

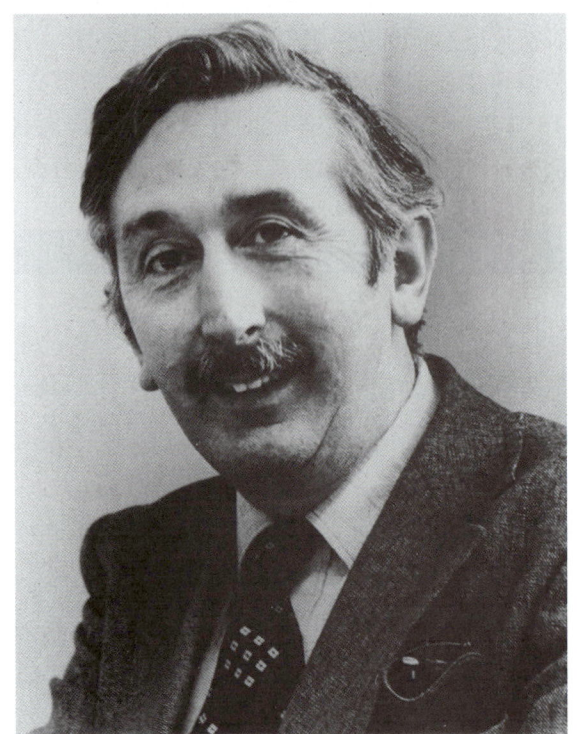

图 1-20 计算机断层扫描发明者 Godfrey Hounsfield 博士。他与 Allan Cormack 博士一起获得 1979 年诺贝尔生理学或医学奖。资料来源:Visible Proofs,National Library of Medicine,National Institutes of Health.

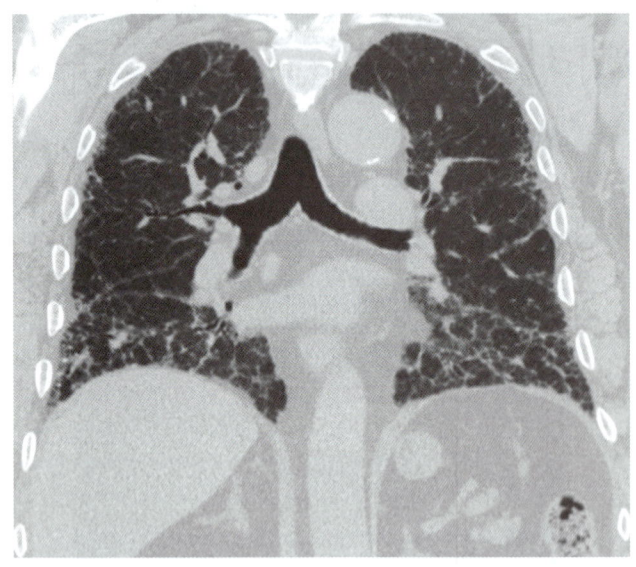

图 1-21 一位特发性肺纤维化患者的胸部 CT 冠状位重建。现代 CT 扫描利用许多计算机重建技术能够迅速获得高分辨影像(获得 Dr. Eduardo J. Mortani Barbosa,Jr. 许可使用)。

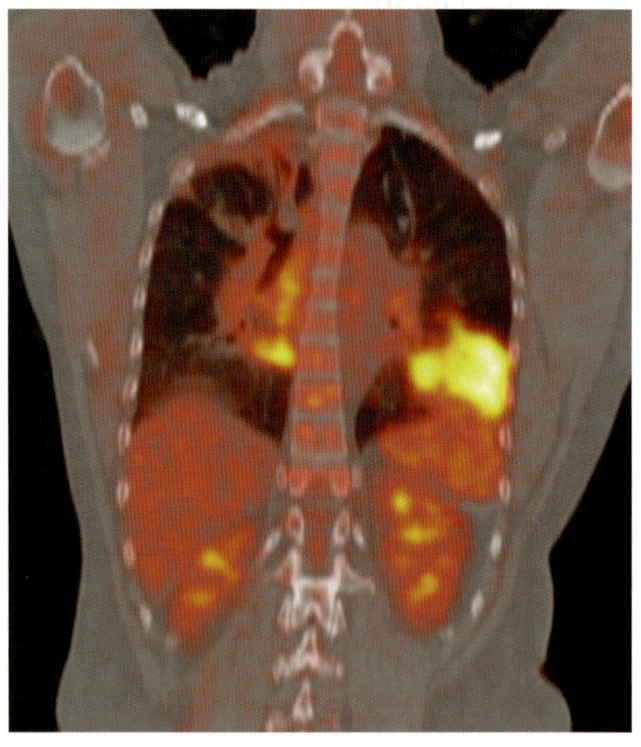

图 1-22 冠状位 PET/CT 显示肺癌纵隔转移,左肺底和右肺门明亮区(黄色)。PET 和 CT 影像整合显示代谢活动在增强 PET 影像中精准解剖位置(获 Dr. Eduardo J. Mortani Barbosa,Jr. 授权使用)。

■ 肺移植

继 Vladimir Demikhov 先行动物实验之后,James Hardy 和同事于 1963 年首先报道完成人肺移植。但直到20世纪80年代，Joel Cooper和同事才完成极具临床意义的单肺和双肺移植。

自肺移植出现以来，目前世界范围内已完成3.2万次，受者生存期从20世纪80年代和90年代早期的4.0年延长至近10年的5.7年，同时，1年总体生存率为79%，3年为63%，5年为52%，10年为29%。肺移植可改善肺功能、运动耐量和血流动力学参数。现在，行肺移植最常见的原发病（按递减顺序）包括特发性肺纤维化（idiopathic pulmonary fibrosis，IPF）、慢性阻塞性肺疾病（chronic obstructive pulmonary disease，COPD）、肺囊性纤维化（cystic fibrosis，CF）和其他疾病，如α_1-抗胰蛋白酶缺乏症、结节病、非-CF支气管扩张、淋巴管平滑肌瘤病（lymphangioleiomyomatosis，LAM）和原发性肺动脉高压。

尽管肺移植领域已取得巨大进步，但其并发症仍很常见，包括移植肺功能异常（在移植后72h内发生无明显原因的非心源性肺水肿）；吻合口支气管狭窄；一系列广谱感染合并症，包括巨细胞病毒（cytomegalovirus，CMV）感染；急性排异反应（受者中的发生率在1/3以上）；由于闭塞性细支气管炎发生慢性移植物排异功能异常。

肺移植外科技术的改进十分重要，但更为关键的是能够开发出包括肺移植在内的实体器官移植有效免疫抑制药物。最初可供选择的免疫抑制药物范围有限，如糖皮质激素和硫唑嘌呤。于1977年开发的环孢素和1983年的他克莫司等钙调神经磷酸酶抑制剂，使该领域取得了实质性进展。

尽管肺移植技术和相关药物领域的发展使许多晚期肺病患者改善了生活质量，但合适器官供体的供应仍十分有限。为缓解这种持续短缺局面，人们已尝试采取了各种各样的方法。除了将脑死亡供体作为获得器官的主要来源之外，最近很多移植项目已经着手其他尚存争议的器官来源，如手术室内已经撤除生命支持、待心脏死亡的器官捐献（donation after cardiac death，DCD）或源于"心脏停搏供体"的捐献。另外，器官"重建"技术使满足不断扩大的移植肺需求迎来了曙光。

■ 支气管镜和相关介入技术

硬质支气管镜（简称"硬镜"）和可弯曲气管镜技术的应用在肺脏病学诊断和介入领域均发挥了革命性效应。硬镜的发明归功于19世纪末德国Gustav Killian（图1-23），美国费城Chevalier Jackson则是硬镜领域的先驱者（图1-24）。之后，关于气管镜的热点主要是由日本Shigeto Ikeda发展的可弯曲纤维可视技术

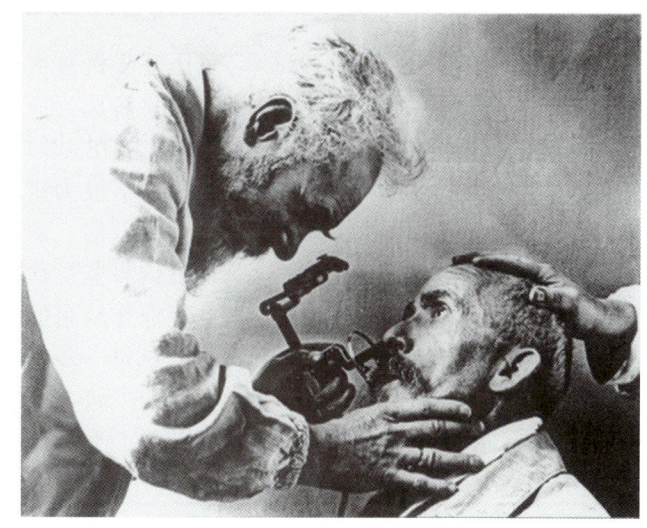

图1-23　气管镜之父Gustav Killian（1860—1921年）。获Klaus D. Peter，Wiehl，Germany授权使用，可通过维基媒体用于公共领域。

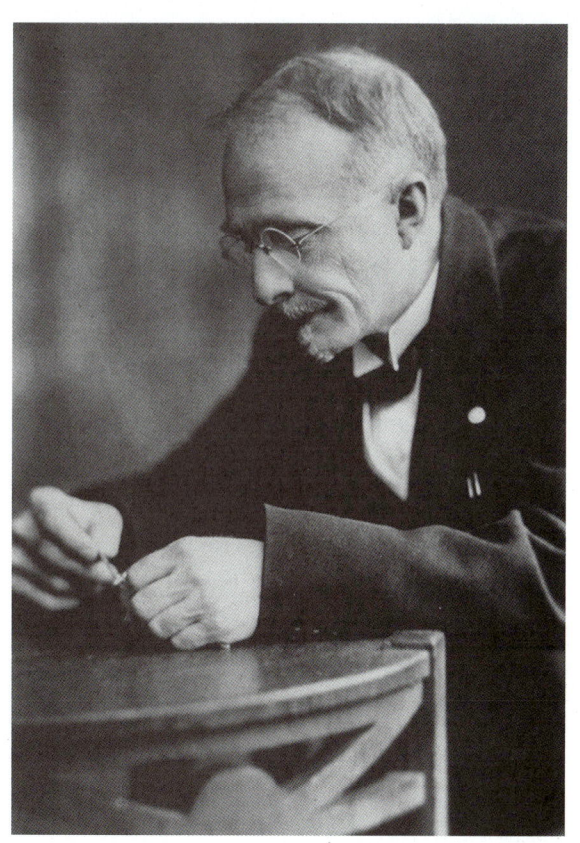

图1-24　美国支气管-食管学先驱Chevalier Jackson（1865—1958年）。版权属于Thomas Jefferson大学。

兴起，可视数字技术和多种介入技术的重大进展也陆续有所报道。

■ 重症监护进展

近数十年来，危重症患者管理方面与前述的影像、移植和气管镜一样也取得了重大进展，其中，机械

通气是最重要的进展之一。

"铁肺"时代可追溯至 1928 年,负压呼吸机首次得到广泛应用(图 1-25),但难以直接观察患者成为应用这种设备主要的局限。正压呼吸机的发明在 1952 年哥本哈根脊髓灰质炎流行的治疗中发挥了极为重要的作用,这也标志着现代机械通气时代的开启。不少瘫痪患者需要机械通气支持,这为发展内科监护病房铺平了道路。继之,将基于方便部队高原作战目的的军用发明——Bennett 活瓣用于正压通气,进一步提升了正压通气临床应用地位。在过去 25 年中,许多其他机械通气支持的精细设置不断改进,如微处理-控制功能等。这一领域中特别值得关注的是应用"低牵张策略"。

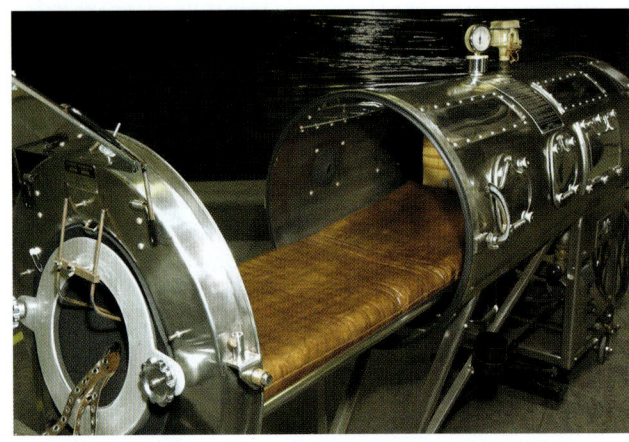

图 1-25 "铁肺"。在设备封口之前,将患者被放入柱状空桶内,头在一端显露在外(获 CDC/GHO/Mary Hilpertshauser 授权使用,图片属于 Jim Gathany)。

由于在急性肺损伤(acute lung injury,ALI)和急性呼吸窘迫综合征(ARDS)患者中应用传统潮气量 10~15mL/kg 可能导致牵张-诱导性损伤,一项多中心前瞻性试验被用来确定是否小潮气量(6mL/kg)通气,即"低牵张策略",可以改善预后。2000 年发表了一项标志性研究结果,证明应用低牵张策略可以使病死率降低 25%。另外,现代呼吸机通过增加和完善高水平呼气末正压(positive end-expiratory pressure,PEEP)和"肺复张策略"等技术管理类似患者。

近年来,在危重症领域,除机械通气外,其他方面的重要研究亦不断深入,包括对预防静脉血栓、预防胃肠道出血、采取半卧位降低吸入风险、良好而非过度控制血糖、间歇性应用自主呼吸和镇静以及早期活动,等等。但要特别强调其中的一项突出进展,即给予脓毒症患者早期目标导向治疗(early goal-directed therapy,EGDT)。

脓毒症是感染的一种严重和系统性反应,死亡率高,是系统性炎症反应综合征(systemic inflammatory response syndrome,SIRS)表征之一,可进展为严重脓毒症(确定或怀疑感染状态时出现末梢器官功能失调)或脓毒休克(严重脓毒症低血压时对静脉液体管理无反应)。2000 年发表的一项重要研究结果强调 EGDT 管理脓毒症的重要价值。这一治疗是依据目标中心静脉压(central venous pressure,CVP)、平均动脉血压(mean arterial blood pressure,MAP)和目标中心静脉氧饱和度(central venous oxygen saturation,ScvO$_2$)等监测早期给予短期内保守性液体管理,必要时联合应用血管活性药物和输注压积红细胞。有资料显示,应用 EGDT 策略能够降低近 1/3 死亡率,而且成为管理危重脓毒症患者的重要措施之一。这已在"管理重症脓毒症和脓毒休克的挽救脓毒运动指南"一文中详述。

高占成　译
曹洁　审校

参考文献

[1] FOSTER M. Lectures on the history of physiology. London: Cambridge University Press, 1901.

[2] FRANK RG Jr. Harvey and the Oxford physiologists. Berkeley, CA: University of California Press, 1980.

[3] FURLEY DJ, WILKIE JS. Galen on respiration and the arteries. Princeton, NJ: Princeton University Press, 1984.

[4] GALEN C. Galen: On the usefulness of the parts of the body. MAY MT, trans. Ithaca, NY: Cornell University Press, 1968, 279–599.

[5] HARVEY W. Movement of the heart and blood in animals, an anatomical essay. FRANKLIN KJ, trans. Oxford: Blackwell Scientific Publications, 1957.

[6] MAYOW J. Medico-physical works. CRUM A, BROWN, DOBBIN L, trans. Edinburgh: Alembic Club, Reprints, no. 17, 1957. (Translated from Tractatus quinque medico-physics, 1674.)

[7] MCKIE D. Antoine Lavoisier: scientist, economist, social reformer. New York, NY: Schuman, 1952.

[8] BOHR C. Ueber die spezifische tätigkeit der lungen bei der respiratorischen gasaufnahme und ihr verhalten zu der durch die alveolarwand staffindenden gasdiffusion. Skand Arch Physiol, 1904, 16:402.

[9] MILLEDGE JS. The great oxygen secretion controversy. Lancet, 1985, 2:1408–1411.

[10] KROGH M. The diffusion of gases through the lungs of man. J Physiol (Lond), 1915, 49:271–300.

[11] KROGH A, KROGH M. On the tensions of gases in the arterial blood. Skand Arch Physiol, 1910, 23:179–192.

[12] ROUGHTON FJW. The average time spent by the blood in the human lung capillary and its relation to the rates of CO uptake and elimination in man. Am J Physiol, 1945, 143:621–633.

[13] DAVY H. Researches, chemical and philosophical; chiefly concerning nitrous oxide, or dephlogisticated nitrous air, and its respiration. London: J. Johnson, 1800, 400–410.

[14] FENN WO. Introduction to the mechanics of breathing// FENN WO, RAHN H, et al. Handbook of physiology. Section 3: respiration.

vol 1. Bethesda, MD: American Physiological Society, 1964, 357.

[15] OTIS AB. History of respiratory mechanics// FISHMAN AP, ed. Handbook of physiology. Section 3: the respiratory system. vol 3. Mechanics of breathing; PT MACKLEM, J MEAD. Bethesda, MD: American Physiological Society, 1986, 1.

[16] PERKINS JF Jr. Historical development of respiratory physiology // FENN WO, RAHN H, et al. Handbook of physiology. Section 3: respiration. vol 1. Bethesda, MD: American Physiological Society, 1964, 1.

[17] RAHN H, OTIS AB, CHADWICK LE, et al. The pressure-volume diagram of the thorax and lung. Am J Physiol, 1946, 146: 161–178.

[18] CUNNINGHAM DJC, ROBBINS PA, WOLFF CB. Integration of respiratory responses to changes in alveolar partial pressures of CO_2 and O_2 and in arterial pH// CHERNIACK NS, WIDDICOMBE JG, et al. Handbook of physiology. Section 3: the respiratory system. vol 2. Control of breathing. Bethesda, MD: American Physiological Society, 1986, 475.

[19] PITTS RF, MAGOUN HW, RANSON SW. Localization of the medullary respiratory centers in the cat. Am J Physiol, 1939, 126: 673–688.

[20] HALDANE JS, PRIESTLEY JG. Respiration. Oxford: Clarendon Press, 1935.

[21] GESELL R. On the chemical regulation of respiration: I. the regulation of respiration with special reference to the metabolism of the respiratory center and the coordination of the dual function of hemoglobin. Am J Physiol, 1923, 66:40–47.

[22] WINTERSTEIN H. Die reactionstheorie der atmungsregulation. Arch Ges Physiol, 1921, 187:293–298.

[23] JACOBS MH. The production of intracellular acidity by neutral and alkaline solutions containing carbon dioxide. Am J Physiol, 1920, 53:457–463.

[24] ULLMANN E. About hering and breuer// PORTER R, et al. Breathing: hering-breuer centenary symposium. London: J & A Churchill, 1970, 3.

[25] DE CASTRO F. Sur la structure et l'innervation de la glande intercarotidienne (glomus caroticum) de l'homme et des mammifères et sur un nouveau système d'innervation autonome du nerf glossopharyngien. Trav Lab Recherches Biol Univ Madrid, 1926, 24:365–432.

[26] DOCK W. Apical localization of phthisis. Am Rev Tuber,1946, 53:297–305.

[27] RAHN H. A concept of mean alveolar air and the ventilationblood flow relationships during pulmonary gas exchange. Am J Physiol, 1949, 158:21–30.

[28] COURNAND A. Air and blood// FISHMAN AP, RICHARDS DW, et al. Circulation of the blood. Men and ideas. Bethesda, MD: American Physiological Society, 1982, 3.

[29] COURNAND A, RANGES HA. Catheterization of the right auricle in man. Proc Soc Exp Biol Med, 1941, 46(3):462.

[30] RILEY RL, COURNAND A. "Ideal" alveolar air and the analysis of ventilation-perfusion relationships in the lungs. J Appl Physiol, 1949, 1(12):825–847.

[31] LAËNNEC R. On the diagnosis of diseases of the chest. FORBES J, trans. A treatise on the diseases of the chest. London: 1821, Hainer Publishing Co, 1962.

[32] UNDERWOOD EA. The training of the greatest of chest physicians: laënnec. Br J Dis Chest, 1959, 53:109–127.

[33] CASTIGLIONE A. History of tuberculosis. RECHT E, trans. Medical Life, 40:148–159, New York, NY: Froben Press, 1933, 1–95.

[34] CASTIGLIONE A. History of tuberculosis. Med Life, 1933, 40:5–96.

[35] CASTIGLIONE A. A history of medicine. New York, NY: Alfred A. Knopf, 1947.

[36] VON EULER US, LILJESTRAND G. Observations on the pulmonary

arterial blood pressure in the cat. Acta Physiol Scand, 1946, 12:301–320.

[37] GOODMAN LR. The Beatles, the Nobel prize, and CT scanning of the chest. Radiol Clin N Am, 2010, 48:1–7.

[38] HOUNSFIELD GN. Computerized transverse axial scanning (tomography): part 1. Description of system. Br J Radiol, 1973, 46:1016–1022.

[39] AMBROSE J. Computerized transverse axial scanning (tomography): part 2. Clinical application. Br J Radiol, 1973, 46:1023–1047.

[40] STEIN PD, FOWLER SE, GOODMAN LR, et al. Multidetector computed tomography for acute pulmonary embolism [PIOPED II]. N Engl J Med, 2006, 354:2317–2327.

[41] LARDINOIS D, WEDER W, HANY TF, et al. Staging of non-small-cell lung cancer with integrated positron-emission tomography and computed tomography. N Engl J Med, 2003, 348:2500–2507.

[42] KLIGERMAN S, DIGUMARTHY S. Staging of non-small cell lung cancer using integrated PET/CT. AJR Am J Roentgenol, 2009, 193:1203–1211.

[43] PADMA S, SUNDARAM PS, GEORGE S. Role of positron emission tomography in carcinoma lung evaluation. J Cancer Res Ther, 2011, 7:128–134.

[44] PAUL NS, LEY S, METSER U. Optimal imaging protocols for lung cancer staging: CT, PET, MR imaging, and the role of imaging. Radiol Clin N Am, 2012, 50:935–949.

[45] ZHAO L, HE ZY, ZHONG XN, et al. (18)FDG-PET/CT for detection of mediastinal nodal metastases in non-small cell lung cancer: a meta-analysis. Surg Oncol, 2012, 21:230–236.

[46] LANGER RM. VLADIMIR P. Demikhov, a pioneer of organ transplantation. Transplant Proc, 2011, 43:1221–1222.

[47] HARDY JD, WEBB WR, DALTON ML Jr, et al. Lung homotransplantation in man. JAMA, 1963, 186:1065–1074.

[48] DALTON ML. The first lung transplantation. Ann Thorac Surg, 1995, 60:1437–1438.

[49] COOPER JD, PEARSON FG, PATTERSON GA, et al. Technique of successful lung transplantation in human. J Thorac Cardiovasc Surg, 1987, 93:173–181.

[50] COOPER JD, PATTERSON GA, GROSSMAN R, et al. Double-lung transplant for advanced chronic obstructive lung disease. Am Rev Respir Dis, 1989, 139:303–307.

[51] KOTLOFF RM, THABUT G. Lung transplantation. Am J Respir Crit Care Med, 2011, 184:159–171.

[52] KREIDER M, HADJILIADIS D, KOTLOFF RM. Candidate selection, timing of listing, and choice of procedure for lung transplantation. Clin Chest Med, 2011, 32:199–211.

[53] LINDEN PK. History of solid organ transplantation and organ donation. Crit Care Clin, 2009, 25:165–184.

[54] WALLINDER A, RICKSTEN SE, HANSSON C, et al. Transplantation of initially rejected donor lungs after ex vivo lung perfusion. J Thorac Cardiovasc Surg, 2012, 144:1222–1228.

[55] STEEN S, INGEMANSSON R, ERIKSSON L, et al. First human transplantation of a nonacceptable donor lung after reconditioning ex vivo. Ann Thorac Surg, 2007, 83:2191–2194.

[56] NAKAJIMA D, CHEN F, YAMADA T, et al. Reconditioning of lungs donated after circulatory death with normothermic ex vivo lung perfusion. J Heart Lung Transplant, 2012, 31:187–193.

[57] KILLIAN G. Ueber directe bronchoscopie. MMW, 1898, 27:844–847.

[58] BECKER HD. Bronchoscopy: the past, the present, and the future. Clin Chest Med, 2010, 31:1–18.

[59] TSUBOI E, IKEDA S. Transbronchial biopsy smear for diagnosis of peripheral pulmonary carcinomas. Cancer, 1967, 20:687–698.

[60] IKDEA S, YANAI N, ISHIKAWA S. Flexible bronchofiberscope. Keio

J Med, 1968, 17:1–16.

[61] COLICE GL. Historical perspective on the development of mechanical ventilation// TOBIN MJ, ed. Principles and Practice of Mechanical Ventilation, 3rd ed. New York, NY: McGraw Hill, 2013, 3–41.

[62] SNIDER GL. Historical perspective on mechanical ventilation: from simple life support to ethical dilemma. Am Rev Respir Dis, 1989, 140:S2–S7.

[63] KACMAREK RM. The mechanical ventilator: past, present, future. Respir Care, 2011, 56:1170–1180.

[64] EMERSON JH. The Evolution of iron lungs. Cambridge: JH Emerson, 1978.

[65] DRINKER P, SHAW LA. An apparatus for the prolonged administration of artificial respiration. J Clin Invest, 1929, 7:229–247.

[66] DRINKER P, MCKHANN CF. The use of a new apparatus for the prolonged administration of artificial respiration. JAMA, 1929, 92:1658–1660.

[67] LASSEN HC. A preliminary report on the 1952 epidemic of poliomyelitis in Copenhagen with special reference to the treatment of acute respiratory insufficiency. Lancet, 1953, 1(6749): 37–40.

[68] MOTLEY HL, COURNAND A, ECKMAN M, et al. Physiologic studies on man with the pneumatic balance resuscitator, "Burns model." J Aviat Med, 1946, 17:431–461.

[69] MOTLEY HL, WERKO L, COURNAND A, et al. Observations on the clinical use of intermittent positive pressure. J Aviat Med, 1947, 18:417–435.

[70] MOTLEY HL, COURNAND A, WERKO L, et al. Intermittent positive pressure breathing. JAMA, 1948, 137:370–382.

[71] MOTLEY HL, LANG LP, GORDON B. Effect of intermittent positive pressure breathing on gas exchange. J Aviat Med, 1950, 21:14–27.

[72] The Acute respiratory Distress Syndrome Network; BROWER RG, MATTHAY MA, et al. Ventilation with lower tidal volumes as compared with traditional tidal volumes for acute lung injury and the acute respiratory distress syndrome. N Engl J Med, 2000, 342:1301–1308.

[73] BROWER RG, LANKEN PN, MACINTYRE N, et al. Higher versus lower positive end-expiratory pressures in patients with the acute respiratory distress syndrome. N Engl J Med, 2004, 351:327–336.

[74] GATTINONI L, CAIRONI P, CRESSONI M, et al. Lung recruitment in patients with the acute respiratory distress syndrome. N Engl J Med, 2006, 354:1775–1786.

[75] RIVERS R, NGUYEN B, HAVSTAD S, et al. Early goal-directed therapy in the treatment of severe sepsis and septic shock. N Engl J Med, 2001, 345:1368–1377.

[76] DELLINGER RP, LEVY MM, RHODES A, et al. Surviving sepsis campaign: international guidelines for management of severe sepsis and septic shock, 2012. Intensive Care Med, 2013, 39: 165–228.

第2篇

健康与疾病状态下肺功能的基础理论

第1部分 正常肺功能的遗传、细胞和结构基础

第2章

肺脏气体交换相关功能结构

Matthias Ochs

Ewald R. Weibel

在深吸气末,肺体积中约80%是空气,10%是血液,剩下的10%是组织。这少量的组织平铺开来所占面积是巨大的——接近一个网球场的面积,可见肺组织结构必然非常精致。值得注意的是,在漫长的一生中,肺部组织必须保持完整性以面对暴露于环境空气时所受到的各种损伤,保持空气和血液紧密接触而又各自独立,维持气体交换功能。

毋庸置疑,肺能够实现这一功能部分归功于其独特的构造,在确保结构稳定性的同时,也为实现肺的基本功能提供了最好的条件——即使在机体氧需求量特别高,比如高强度工作时,也能为血液提供足够的氧气。

人体器官——肺

肺总量(total lung capacity,TLC)是指肺充满整个胸腔时所达到的体积。成年人的肺总量可达5~6L,这很大程度上取决于身材大小。呼气时,肺收缩,并在胸膜腔下部最明显——肺的后底部边缘向上移动4~6cm。底部边缘优先提升是由整体肺组织收缩引起的。在胸腔内,肺表面可以自由移动。

健康肺的这种活动性的结构基础是在发育过程中形成的浆膜间隙,该间隙由覆盖于胸壁内侧和肺表面的浆膜构成,分别为壁胸膜和脏胸膜(图2-1)。然而,因为脏胸膜与壁胸膜紧密相连,浆膜间隙很小,其中只有很薄的一层浆液在两者间起着润滑剂的作用。两种胸膜表面都排列着鳞状上皮层,通常称为间皮层(由于其起源于中胚层),其表面有丰富的长微绒毛。顶端微绒毛增加了可用的表面积,表明胸膜间皮细胞能够参与溶质的主动跨膜转运。胸膜腔液体总容量

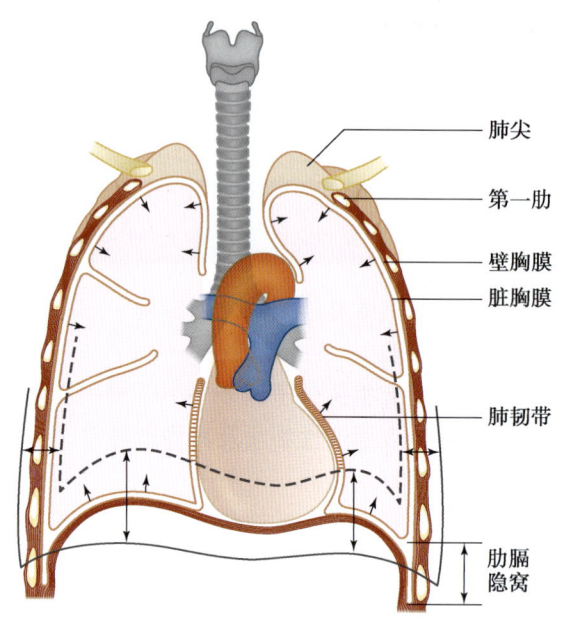

图2-1 胸腔和肺正面观显示胸膜间隙。单箭头表示收缩力;双箭头示肺底和周围在深吸气和呼气时的移动。

标注:肺尖、第一肋、壁胸膜、脏胸膜、肺韧带、肋膈隐窝

为15~20mL,约1 700个细胞/mm³(75%为巨噬细胞,23%为淋巴细胞,1%为间皮细胞)。胸膜腔液体的容量和组成必须保持在一定范围内,以确保胸壁和肺之间有效的机械连接。胸膜腔液体由来源于胸膜毛细血管的微血管滤出。其引流部分通过壁胸膜的淋巴孔进行。间皮细胞双向的转运在维持胸膜腔液体稳态上也起到了相应的作用。

脏胸膜的结缔组织共有3层。浅层主要由弹力纤维构成,并含有间皮细胞,因此形成包裹着肺叶的弹性"袋"。深层由细纤维构成,沿着肺泡的轮廓延伸到肺深处。在这两层之间有一层松散的结缔组织,其中含有游离细胞(组织细胞、浆细胞和肥大细胞),通常接近淋巴管和支气管动脉的分支。

肺借助肺门和肺韧带在胸腔内保持在稳定的位置。气管和血管通过肺门从纵隔进入肺。肺韧带是脏胸膜和纵隔胸膜之间的一条细长连接带,自肺门向下延伸。由于这些连接物,气胸会导致肺被压缩并形成一个组织团块,贴附在胸腔纵隔壁上。

肺的形状与完全扩展的胸腔形状一致。这个形状是肺组织在发育中所形成的。因此,如果使离体的肺充气膨胀,同样会形成这样一个明显的形状,呈现三面:①与胸廓相应的凸出的胸廓面;②膈肌穹顶形

成凹陷的横膈膜面;③纵隔面,可以展示肺门下心脏的轮廓。

肺呼气收缩时,胸廓面、横膈面和(前)纵隔面之间的肺边缘出现急速收缩,壁胸膜的胸廓面和横膈膜面之间的夹角缩小,从而在两侧形成肋膈隐窝(图2-1);同样地,当肺的腹侧边缘收缩时,肋胸膜和纵隔胸膜在两侧形成一个凹陷,其位置与胸骨的边缘相对应。

气管和血管进入肺的通道是肺门,即肺组织附着于纵隔处(图2-1)。气道在肺门处分为两个主支气管(图2-1和图2-2)。左主支气管长于右主支气管,因为它必须从主动脉弓下方经过达到肺。两主支气管向下延伸,进入肺后不久就开始依次分支,首先分出上叶支气管(图2-2)。中叶只在右肺形成,因此左肺没有中叶支气管,代之以在相应部分形成舌叶,其气道由上肺叶的上支气管分支而来。主支气管的最后一个分支进入下叶(图2-2)。

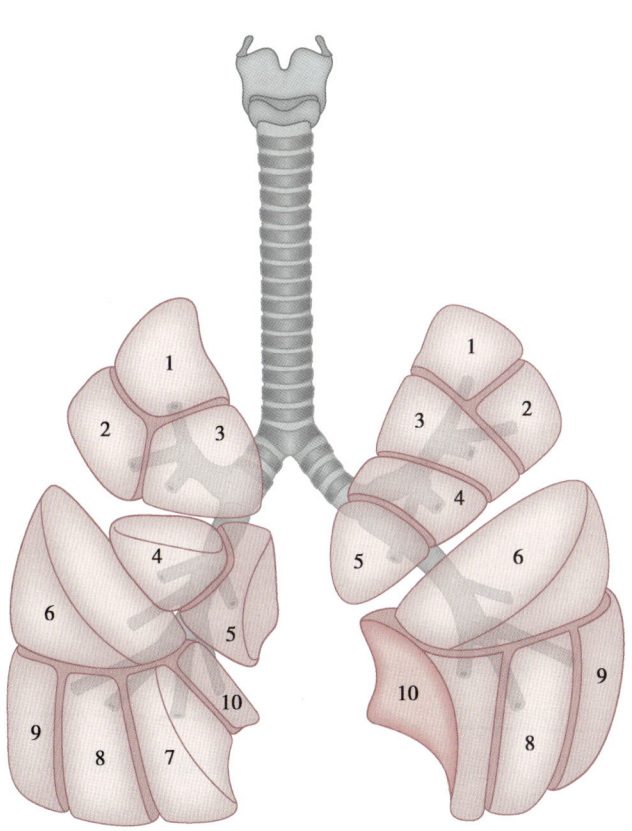

图 2-2　人肺的支气管肺分段。左右上叶:1.尖段;2.后段;3.前段;4.上舌段;5.下舌段。右中叶:4.外侧段;5.内侧段。下叶:6.背(尖)段;7.内基底段;8.前基底段;9.外基底段;10.后基底段。左侧肺无内基底段(7)。(注:为展示侧面部分,图中肺轻度内旋。)

图2-3 所示的树脂模型显示了人支气管树、肺动脉和肺静脉的分支模式。肺动脉在纵隔内即与支气管并行(图2-4A),其主干位于升主动脉左侧,右肺动

脉转向背侧,从升主动脉和右主支气管之间穿过。在肺门处,右肺动脉位于右主支气管前面;而左肺动脉则"骑跨"在主支气管上,越过上叶支气管到达后侧。至此之后,肺动脉分支与支气管特征性地平行外延,即每个支气管均有一个与之紧密并行的肺动脉分支,这种关系一直严密维系到周围肺组织,即呼吸性细支气管。

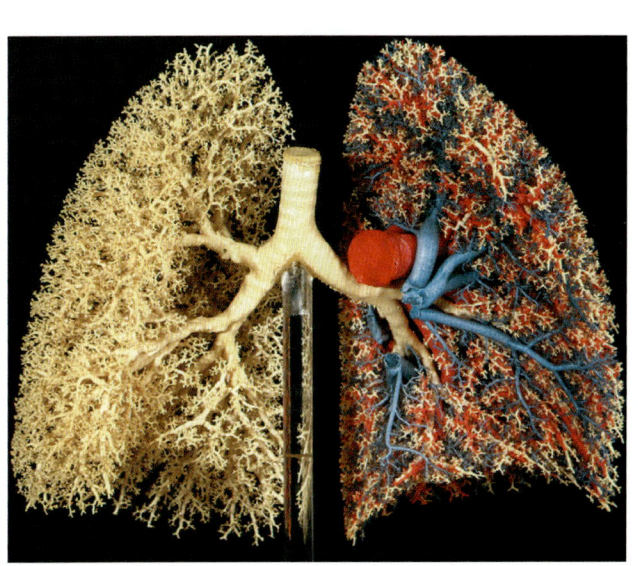

图 2-3　人气道树的树脂铸型显示支气管从气管发出的树杈状分支,气道直径和长度逐渐减小,并伴有进行性分支。在左肺可见肺动脉(红色)和肺静脉(蓝色)。

与之相反,肺静脉(图 2-4B)与支气管树无关。它们位于支气管和动脉之间。这种位置关系一直维持到外周气道系统。在肺门,每侧肺静脉的血管最后汇聚成两支主肺静脉,与位于心脏后方的左心房相连。

气道分支逐步递增,一共可分为23级,最终以一个盲端囊状结构结束(图2-5)。最后9级气道与肺泡紧密连接,气道腔也是气体交换的场所;而中央气道的功能则是将空气输送到这些进行气体交换的肺实质部位。在这样一个序贯分支的系统中,肺实质单元可以通过支气管树特定分支所对应的肺实质部位进行命名。可以想象,如果这些肺单元没有明确的界定,那么根据分级不同可能会出现五花八门的肺单元类型。所幸,肺脏仍显示有两个自然形成的单元:

1. 肺叶,以大致完整的胸膜为界。右肺有三个叶(上、中、下叶),左肺有两个叶(上、下叶)。

2. 腺泡,被定义为有肺泡附着于壁上的所有气道,并参与气体交换的实质单元。沿着支气管树,腺泡起始于过渡性细支气管(图2-5)。

由于对其他肺单元的定义存在一定主观性,所以在文献中自然会存在一些不确定的内容。不过,关于以下定义仍遵循一定惯例:

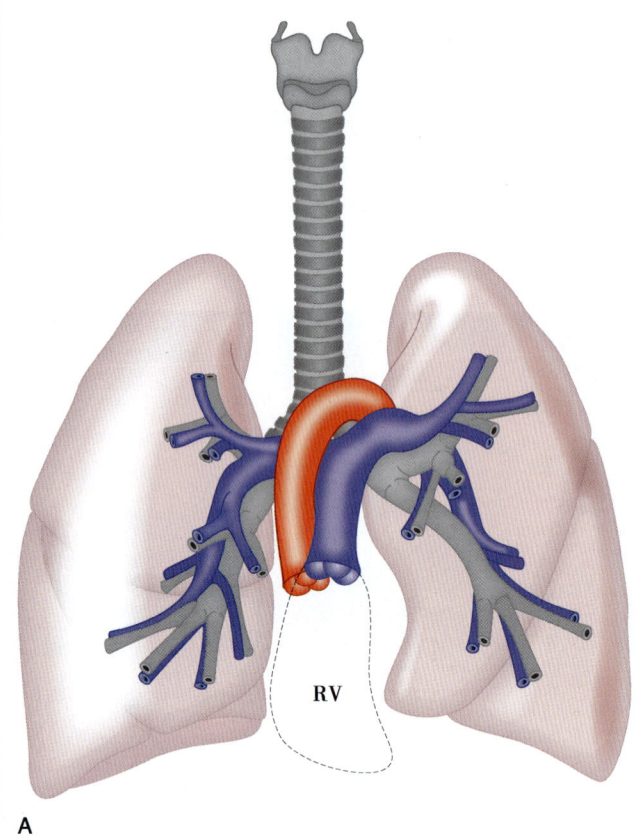

RV

A

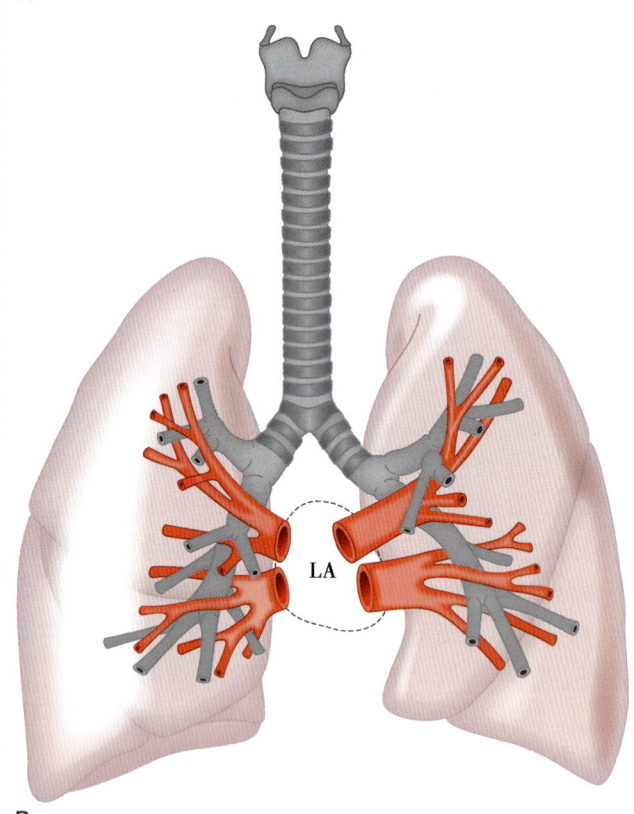

LA

B

图 2-4 肺动脉（A）和肺静脉（B）的主要分支与支气管树的关系示意图。动脉与气道伴行。两侧肺静脉的两个主干分别独立进入肺。RV：右心室；LA：左心房。

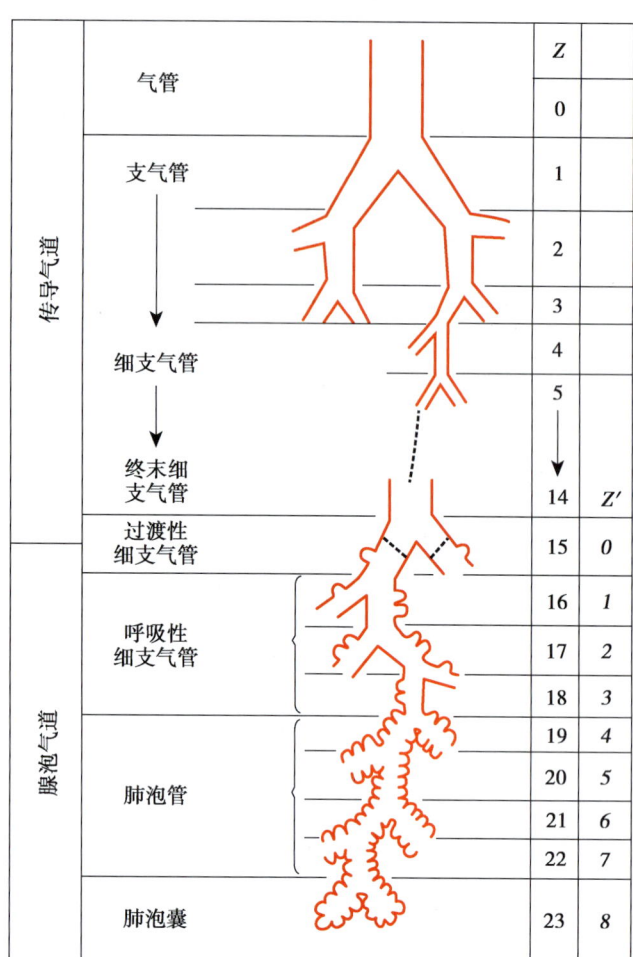

		Z	
传导气道	气管	0	
	支气管	1	
		2	
		3	
	细支气管	4	
		5	
	终末细支气管	14	Z′
腺泡气道	过渡性细支气管	15	0
	呼吸性细支气管	16	1
		17	2
		18	3
	肺泡管	19	4
		20	5
		21	6
		22	7
	肺泡囊	23	8

图 2-5 人肺气道分支模型采用从气管（0 级）到肺泡管和肺泡囊（9~23 级）的常规二分法建立。前 14 级气道是单纯传导气道；过渡气道（第 15 级）分出腺泡气道，其分支超过 8 级。获授权改编自：WEIBEL ER. Morphometry of the Human Lung. Heidelberg：Springer-Verlag，1963.

1. 肺段，被认为是肺叶的第一级分支。图 2-2 显示了各叶段的位置和分布。双侧不完全对称，因为左肺与右中叶相对应的两个节段以舌叶的形式合并到上叶（节段 4 和 5），而左下叶（节段 7）通常缺失内基底段。

2. 次级小叶，是既往使用的一个解剖学术语。它始于 19 世纪，因为在肺表面可见约 1cm³ 的“小叶”。这些小叶由连接胸膜的结缔组织间隔勾勒而出。次级小叶很难通过支气管树来定义，但它确实看似包含了大约 12 个腺泡。根据支气管造影，次级小叶由直径约 1mm 的气道分支连接。

肺血管和这些肺单元之间存在特有的关系（图 2-3 和图 2-4）。肺动脉与气道伴行，从肺单元的中部穿过，最后呈扇形散开，形成位于肺实质肺泡间隔的毛细血管。肺静脉则不同，它位于肺单元之间的交界处，至少从 2 个或 3 个相邻肺单元引流血液。在腺泡和次级小叶以及肺段中可以发现相同的结构。

因此,肺实质单元很明显是支气管动脉单元,与相邻单元共享静脉回流。该体系结构具有重要的功能和实用意义。除了肺叶,其他单元均不能被结缔组织间隔完全分开。

肺组织的结构

■ 基本结构成分

在观察肺的组织结构时,我们必须首先认识到气道和血管都有其独立、连续的细胞层。这些细胞层一直延伸到气体交换区,但这一区域细胞的传导特点与呼吸系统的其他部位相比,有明显不同。同样地,结缔组织遍及全肺,形成一个整体,一直延伸到胸膜,但它在不同的功能区也会有不同的结构。它虽然在肺泡壁中的数量减少到最低限度,但为传导气道和血管壁提供许多不同的辅助结构,如平滑肌鞘或软骨。结缔组织间隙中也涵盖营养血管、神经以及与淋巴管相关的精细防御系统。但在气体交换区,却很少发现这些附属结构。

肺结构的复杂性也反映在细胞生物学层面。所谓的标准化"肺细胞"是不存在的。相反,我们在肺中发现了大约40种不同类型的细胞,它们在结构和功能上高度分化。

用实验动物(尤其是啮齿类动物)的肺结构结果去推断人的肺结构时需要尤其慎重。不同物种之间的差异包括支气管循环、呼吸性细支气管、无纤毛支气管上皮细胞超微结构组成和分布及其蛋白表达模式、某些细胞类型如肺泡刷形细胞和含有脂质的间质细胞(脂成纤维细胞)的频率分布,以及Ⅱ型肺泡上皮细胞板层小体的超微结构。所有这些结构成分都是人肺所特有的,而啮齿类动物中没有这些特征。

■ 传导气道壁结构

传导气道壁包括3个主要成分(图2-6和图2-7):①由上皮和结缔组织层组成的黏膜;②平滑肌层;③部分由软骨组成的管状结缔组织结构。

■ 上皮细胞

尽管来源于相同的间叶原基,从大支气管到细支气管再到肺泡区域,气道上皮的分化特征各有不同(图2-6)。较小的细支气管内壁是单层上皮细胞:向上移动到较大的支气管时,上皮变得更高,并出现一些基底细胞,呈现假复层上皮。过渡到气体交换区,即在移行至含肺泡混合结构的交界区域时,上皮突然变得非常薄。图2-6还显示,上皮细胞不是由均一细胞群组成的,由于分泌细胞和一些较少见的特殊细胞散在分布于肺泡上皮细胞之间,在每一水平上都表现为至少两种细胞类型的嵌合体。

首先,如果仔细观察更大的传导气道的上皮,我们会发现在上皮细胞的顶端表面有一簇纤毛,其中的杯状细胞是分泌细胞,它们产生黏液并分泌至表面(图2-7~图2-9)。黏液在纤毛顶部呈薄毯状分布,将纤毛包埋在其中,内含与纤毛密切连接的黏稠网状黏蛋白和黏多糖。黏液层能够捕获随空气进入肺内的灰尘颗粒。动纤毛(图2-10)是运动细胞的延展,它按

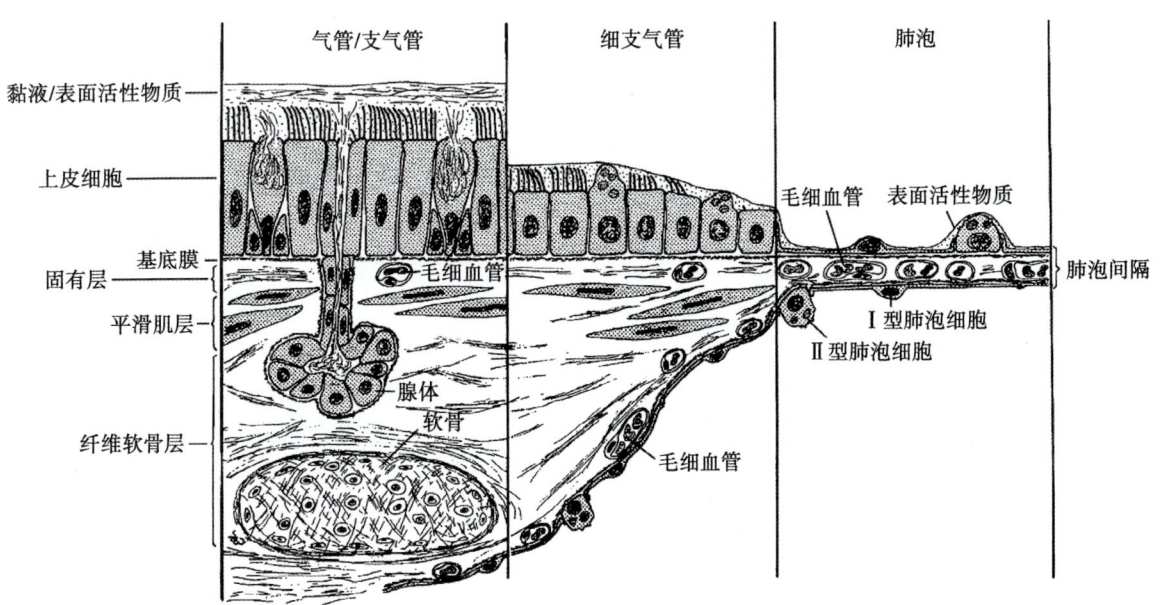

图2-6 气道壁结构的3个主要层面。上皮层逐渐由假复层演化为柱状再到鳞状,但其组织结构仍然由上皮细胞层和分泌细胞嵌合组成。平滑肌层在肺泡部位消失。纤维层仅在支气管周围含有软骨,且在靠近肺泡时逐渐变薄。

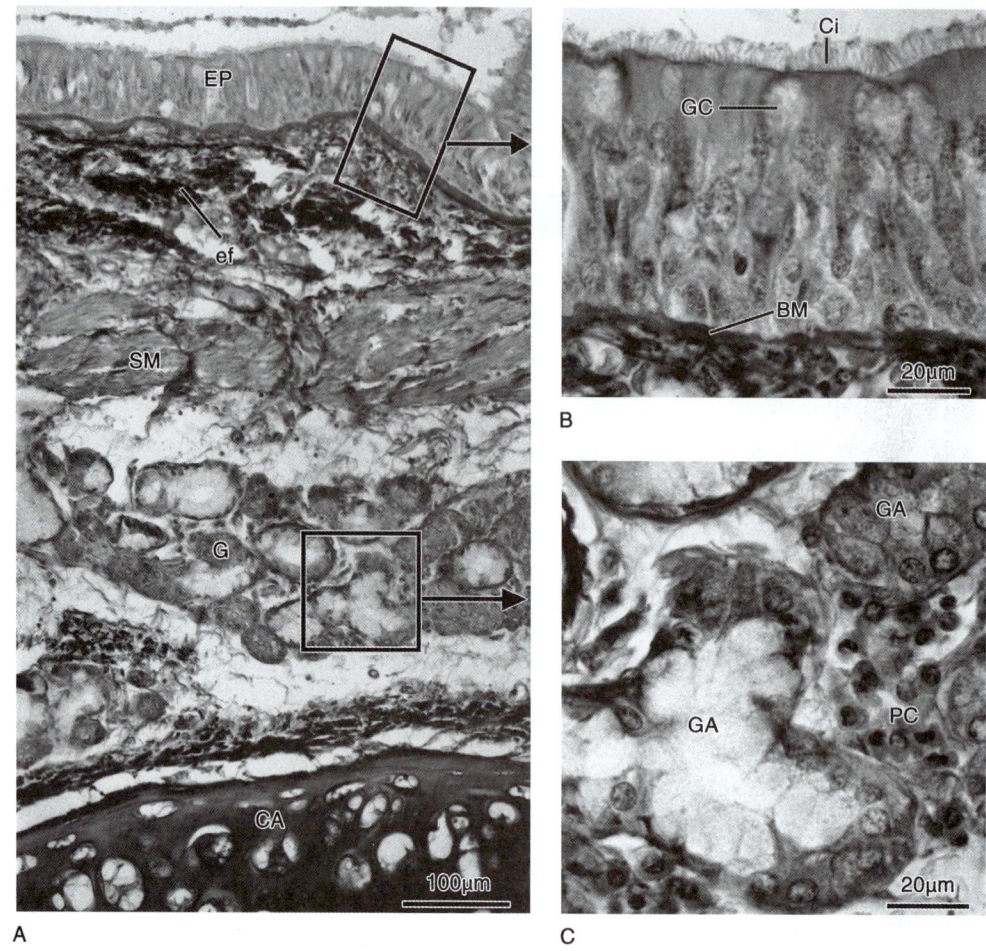

图2-7　支气管壁的显微光镜图。A. 上皮（EP）到软骨（CA）层，含有弹性纤维（ef）、平滑肌束（SM）和腺体（G）。B. 高倍镜下具有纤毛（Ci）的假复层上皮；C. 与浆细胞群（PC）相关的腺体和腺泡（GA）细节。BM：基底膜；GC：杯状细胞。

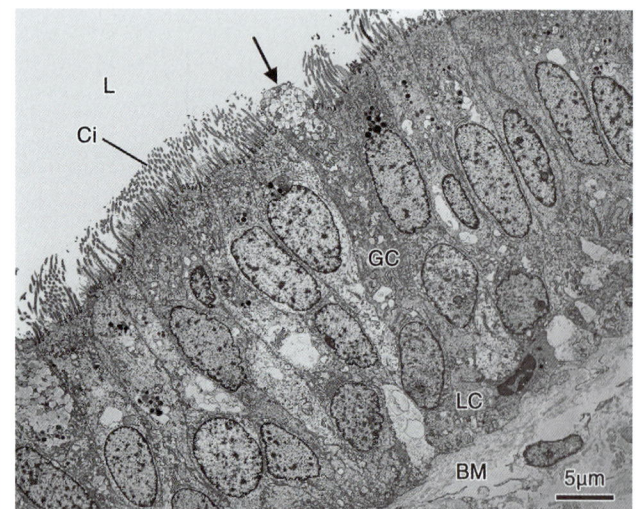

图2-8　由高柱状细胞构成的人支气管上皮的电子显微镜切片。其中大部分是纤毛（Ci）细胞。杯状细胞（GC）纵向切割；可见黏液滴在细胞顶的聚集过程（箭头）和白细胞（LC）渗出过程中被上皮捕捉。BM，基底膜；L，腔。

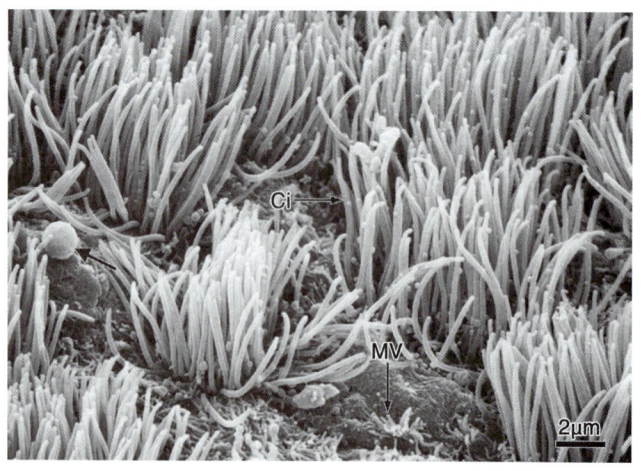

图2-9　细支气管上皮表面可见在纤毛细胞上的纤毛（Ci）和其他细胞上的微绒毛（MV）其中可见杯状细胞（箭头）正在释放分泌物滴。

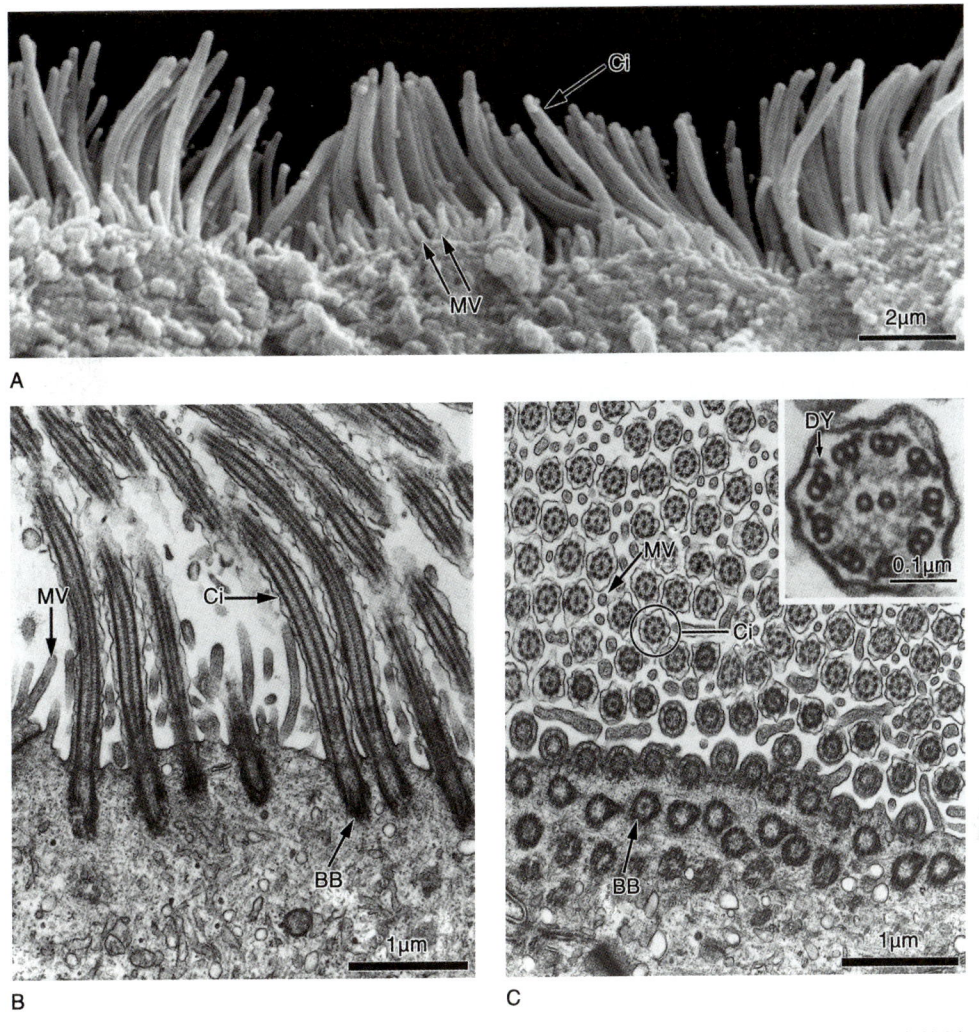

图2-10 扫描电镜切片上皮细胞截面(A)、纵截面(B)和横截面(C)可见人支气管上皮细胞的纤毛(Ci)通过基底体(BB)植入上皮细胞。横截面高倍镜下(图C中插图)可见带膜的纤毛,膜内包被典型的2组轴管和外周9个双管,通过动力蛋白臂(DY)相连。注意,纤毛之间分布着大量短微绒毛(MV)。

照预定方向以12~20Hz的频率有节奏地摆动。在气道上皮中,纤毛以向外的方式单向运动。气道上皮纤毛在其顶端形成精细的吸盘,可以在前向摆动阶段抓住黏液毯,而当它们回到直立位置时,会滑过黏液毯。其结果是,黏液毯连同被其捕获的异物一起,以稳定流速向外移动或"沿气道上升",这一现象被形象地称为黏液纤毛活动梯。由于纤毛细胞层从细支气管到支气管,直至气管都是连续分布的,所以黏液纤毛活动梯最终到达喉部,正常情况下支气管黏液会被稳定地排入咽部并被咽下,这种吞咽通常不会引起注意。只有当过多黏液积聚于气管或较大的支气管时,我们才通过咳嗽来辅助其排出。

分泌细胞群显示出许多特殊特征。在不同大小的支气管和较大的细支气管中,杯状细胞散在分布在纤毛细胞之间;在其内质网和高尔基体中形成黏液,以液滴状储存在细胞顶端,然后大量排出(图2-8和2-9)。在较大的支气管中,还发现位于结缔组织中的小

黏液腺;它们通过长而窄的导管与支气管表面相连(图2-6和2-7)。在正常支气管中,腺泡相对较小,由浆液和黏液细胞组成;腺泡增大和黏液细胞相对增多是慢性支气管炎的特点。

最后,一种特殊的无纤毛分泌细胞出现在较小的细支气管中,即棒状细胞[克拉拉(Clara)细胞](图2-11)。这种细胞群异质性高,因此显示出物种间和物种内变异。在人肺组织中,棒状细胞分别占终末细支气管和呼吸性细支气管上皮细胞总数的11%和22%。除了没有纤毛外,棒状细胞的特征是其穹隆状的顶端突出于气道腔内。啮齿类动物的这种细胞富含光滑的内质网。与啮齿类动物不同,人肺组织中的棒状细胞缺乏大量的光滑内质网。它们具有较短的侧向细胞质延伸,而位于基底膜上的基底面几乎没有皱褶。膜结合电子致密颗粒的直径为500~600nm,突出了它们的分泌活性。我们对棒状细胞功能的认识还不全面。在许多方面,它们似乎在功能上与肺泡的分泌

性层与平滑肌细胞相互连接;平滑肌张力对血管壁的弹性模式进行调节,从而控制脉冲波的形状。在肺动脉树中,直径1mm以上的分支均普遍表现为该模式。

相反,直径小于1mm的分支则属于肌型,即平滑肌纤维环绕血管腔。它们可以改变血管横截面,从而调节通过该血管的血流量。与体循环动脉相比,肺动脉壁的厚度和收缩压均以相似的比例(约1:5)减少。在肺动脉高压时,肺动脉壁变厚。在体循环血管床中,小动脉的定义已经明确,它们是形成动脉阻力的主要部位,但是在肺小动脉中则难以明确其定义和定位。单肌层(小动脉的组织学定义)确实出现在直径约100μm的分支中,但是动脉床继续延伸到前毛细血管(由被不完全平滑肌鞘包裹的直径20~40μm的血管组成)。平滑肌缺乏对正常情况下肺动脉树血流产生的阻力较低起重要的作用。

肺静脉与躯体上半部分循环静脉的结构类似。静脉壁富含结缔组织,并有不规则的平滑肌束。较大静脉含有大量弹性组织。在啮齿类动物中可以广泛见到,在人类也可一定程度上观察到,来自左心房的心肌组织在肺静脉外膜中形成肌袖,与静脉壁的平滑肌相重叠。心肌袖的排列与诱发心房颤动的异位搏动灶分布相关。

■ 血管和神经营养

肺实质组织的血液供应非常好;虽然是静脉血,但并无任何影响,因为它能轻易地从空气中获取氧气。因此,来自肺动脉的营养供应联合来自空气的氧气供应,不仅可满足肺实质,而且可满足细支气管和较小肺血管,其外表面几乎是直接暴露于空气。壁较厚的支气管及其腺体和软骨需要支气管动脉的血液供应营养。这些血管,部分直接来自主动脉前支,部分来自上肋间动脉。它们沿食管进入双侧肺门。支气管动脉可延伸到最外周的支气管,但不延伸到细支气管壁。另一方面,一些分支作为滋养血管供应大的肺血管,而其他分支沿较大的肺组织间隔到达胸膜。一些支气管动脉与肺动脉周围分支形成吻合。关于这种吻合可能发挥的作用,人们已经讨论了很长时间。在正常肺部,它们的重要性似乎被高估了。然而,在一些特定病理状态(如支气管扩张和肿瘤)下,支气管动脉以及支气管肺动脉吻合似乎发挥着重要作用。当肺动脉分支被阻断时,它们还会扩大形成侧支循环。包绕于较大肺动脉分支、支气管及来源于支气管循环的毛细血管的支气管血管周围间隙,形成一个独特的间隔(在病理条件下是白细胞浸润和水肿形

成的首发部位)。另外,支气管循环会减轻缺血再灌注性肺损伤。因此,在肺移植过程中,如果不能重建被阻断的支气管循环血运,常会导致支气管吻合口并发症。

除了肺门区域的一些支气管静脉外,支气管血管系统自身没有静脉引流进入体静脉,而是从支气管周围静脉丛开始形成支气管静脉,引流入肺静脉。这种引流也是动脉血中含有正常静脉混合成分的原因之一。

肺由自主神经系统支配。副交感神经纤维来自迷走神经,交感神经纤维来自上胸段和颈神经节。在进入肺部之前,它们共同在肺门区域形成肺神经丛。纤维束伴随主要支气管和血管,最后进入腺泡中。另外,还有些神经支配胸膜。运动神经影响气道和血管的平滑肌张力,感觉神经参与反射功能[如咳嗽反射、肺牵张反射(Hering-Breuer反射)]。此外,腺体以及Ⅱ型肺泡上皮细胞的分泌功能至少部分受该神经系统控制。在细支气管和支气管壁中很容易发现神经纤维,它们通常沿支气管动脉的方向走行。然而,肺泡间隔中的神经纤维则稀疏细小。

肺泡区细胞

■ 气体交换屏障的基本结构

肺部的有效气体交换取决于空气和血液之间薄层屏障和巨大的接触面。实际上,其屏障是如此之薄,有时难以通过光学显微镜观察其组成。然而,这个屏障必须由3个最小的组织层构成:毛细血管内皮层、朝向气腔的上皮层和容纳结缔组织纤维的间质层。这些细胞的结构特点显然必须是最小厚度和最大范围。然而,由于需要使屏障及其组成细胞坚实到足以抵抗作用于其上的各种力,如毛细血管压力、组织张力,尤其是表面张力,所以肯定存在一定限度。此外,这一屏障必须终生保持完整,因此需要细胞及其组分不断修复和更新。这样,大约1/2肺泡表面形成的气血屏障被优化用于气体交换。在该区域,薄层上皮细胞和内皮细胞充分延伸,仅由融合的基底膜分隔。这些区域被称为气血屏障的薄部。细胞核和连接组织纤维集中在所谓的气血屏障厚部。

尽管存在这种精细的组织结构,但我们发现肺实质仍占所有肺细胞3/4的体积和重量(表2-1)。我们还注意到,上皮细胞和内皮细胞占肺泡壁组织屏障的1/4,而间质细胞占35%;含有结缔组织纤维的间质间隙不超过屏障的15%。

表 2-1　人肺细胞的估计体积

细胞或组织	体积/mL	间隔组织百分比/%
组织（除血管外）	284	—
非实质	99	—
肺泡间隔	185	—
细胞	213	—
非实质	50	—
肺泡间隔	163	—
实质细胞	163	—
Ⅰ型肺泡上皮	23	12.6
Ⅱ型肺泡上皮	18	9.7
毛细血管内皮	49	26.4
间质细胞	66	35.8
肺泡巨噬细胞	7	3.9

获授权引自：WEIBEL ER. The pathway for oxygen. Cambridge, MA: Harvard University Press,1984.

■ 肺泡上皮

　　肺泡上皮是不同类型细胞的嵌合体。整个表面的绝大部分由单层鳞状细胞排列，剩下仅约3%部分被立方形分泌细胞占据（表2-2），通常称为Ⅰ型鳞状上皮细胞和Ⅱ型分泌性肺泡上皮细胞或肺泡壁细胞。Ⅰ型和Ⅱ型细胞的数量比约为1∶2。此外，还有罕见的第三种细胞类型，即刷细胞，可以在腺泡开口附近的某些特定区域见到（见上文）。

表 2-2　人肺实质细胞群的形态特征

细胞群	总细胞数百分比[a]/%	平均细胞体积/μm³	平均顶端细胞表面积/μm²
肺泡上皮			
Ⅰ型	8	1 764	5 098
Ⅱ型	16	889	183
内皮细胞	30	532	1 353
间质细胞	36	637	—
肺泡巨噬细胞	10	2 492	—

[a]：人肺细胞总数230×10⁹。

资料来源：CRAPO JD, BARRY BE, GEHR P, et al. Cell number and cell characteristics of the normal human lung. Am Rev Respir Dis, 1982, 125:332-337.

　　不同类型肺泡上皮细胞的精细结构只能通过电子显微镜观察到，而对通过Ⅰ型或Ⅱ型细胞或其所含成分进行选择性分子标记后，则可以在光学显微镜下检测和定位（图2-15，表2-3）。

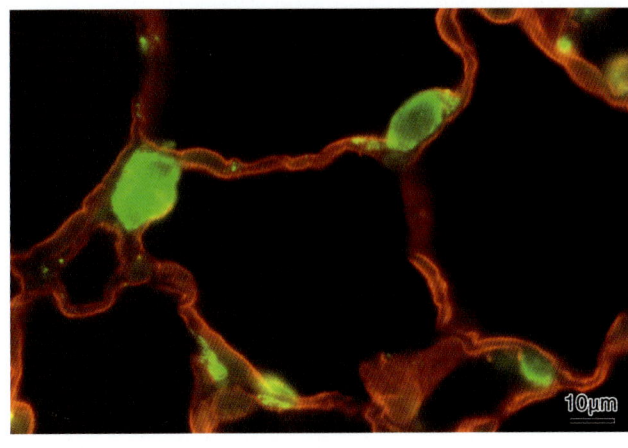

图 2-15　免疫荧光双标记肺泡上皮细胞。使用番茄凝集素（红色）染色Ⅰ型细胞，SP-D（绿色）染色Ⅱ型细胞。与表2-3对照。图片由 H. Fehrenbach 授权使用。

表 2-3　肺泡上皮细胞标志物

Ⅰ型细胞	Ⅱ型细胞
HTI-56（人）	表面活性物质蛋白：
T1α/RTI-40（大鼠、小鼠）	SP-A
水通道蛋白5（aquaporin 5）	SP-B
小窝蛋白1（caveolin 1）	SP-C
高级糖化终末产物受体（receptors for advanced glycation end products,RAGE）	SP-D
	ABCA3
羧肽酶 M	HTⅡ-280（人）
外源凝集素：	RTⅡ-70（大鼠）
番茄（lycopersicon esculentum）	MMC4（大鼠）
紫羊蹄甲（bauhinia purpurea）	碱性磷酸酶
蓖麻1（ricinus communis 1）	CD44
	凝集素：桑橙（maclura pomifera）

　　这些标志物可以选择性区分Ⅰ型和Ⅱ型肺泡上皮细胞，并且通过免疫组织化学、酶组织化学或凝集素组织化学在光学显微镜水平显现。然而，远端细支气管和肺泡区域的其他细胞类型，如棒状细胞、毛细血管内皮细胞或肺泡巨噬细胞，也可能对其中一些标志物染色呈阳性反应。

　　资料来源：FEHRENBACH H. Alveolar epithelial type Ⅱ cell：defender of the alveolus revisited. Respir Res, 2001, 2：33-46；GRIFFITHS MJD, BONNET D,JANES SM. Stem cells of the alveolar epithelium. Lancet,2005, 366：249-260；GONZALES RF, ALLEN L, GONZALES L, et al. HTII-280, a biomarker specific to the apical plasma membrane of human lung alveolar type Ⅱ cells. J Histochem Cytochem,2010,58：891-901.

Ⅰ型肺泡上皮细胞

　　粗略地看，Ⅰ型鳞状细胞的结构特点非常简单（图2-16）。其细胞核小而致密，由纤细的细胞质包绕，细胞质中可以看到一些基本细胞器以及小的线粒体和内质网池，表面上看起来像一个没有较大代谢活动的静止细胞。

　　在核周区边缘，存在非常细小的细胞质小叶（图2-16），广泛分布于基底层上。该小叶主要由两层质膜

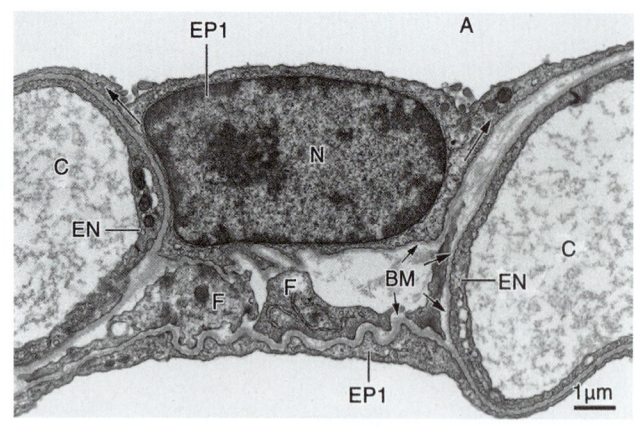

图 2-16　人肺的Ⅰ型肺泡上皮细胞（EP1）。细胞核（N）被非常少的细胞质包围，细胞质以细小的小叶（箭头）延伸以覆盖毛细血管（C）。注意，上皮和内皮（EN）的基底膜（BM）在最小屏障中融合。间质腔中可见成纤维细胞（F）。

组成，分别形成顶端和基底细胞面，其中含有极少量的细胞质基质（图 2-17）。在这里，除了分子跨细胞转运所含的众多细胞质囊泡外，很少发现其他细胞器。事实上，除毛细血管内皮细胞外，Ⅰ型肺泡上皮细胞是最富含囊泡的细胞。

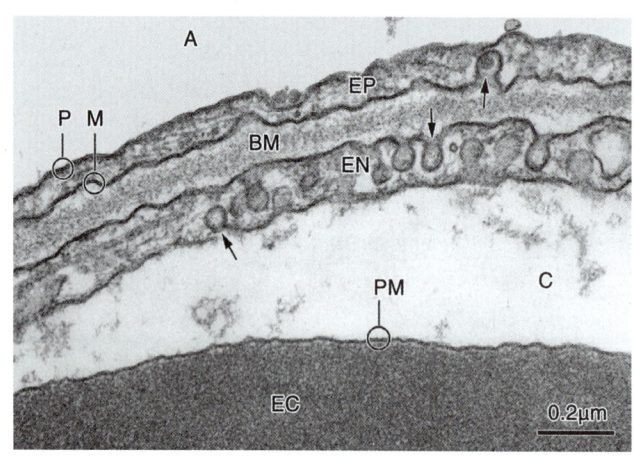

图 2-17　肺泡中的空气（A）和毛细血管中的血液（C）之间的薄小组织屏障由上皮细胞（EP）和内皮细胞（EN）的细胞质小叶组成，通过融合的基底膜（BM）连接。注意，上皮细胞和内皮细胞与胞质膜（PM）相结合，红细胞（EC）也是如此。箭头所示为胞吞小泡/细胞膜内陷。获授权引自：WEIBEL ER. The pathway for oxygen. Cambridge, MA：Harvard University Press，1984.

　　一个Ⅰ型上皮细胞覆盖的面积为 $4\,000\sim5\,000\,\mu m^2$。由于细胞核很小，Ⅰ型上皮细胞在一些文献中被称为"小肺泡细胞"。显然这是一个误称，因为就其表面和细胞体积而言，Ⅰ型上皮细胞是一个相当大的细胞（表 2-2）。在上皮细胞的细胞质小叶相交处形成终端板（图 2-18）。如果借助扫描电子显微照片观察肺泡上皮表面（图 2-19），即可注意到单个Ⅰ型上皮细胞覆盖的面积大小不一，甚至最大的面积也远小于前面所

给出的 $4\,000\sim5\,000\,\mu m^2$，而这个数字是通过总肺泡表面除以Ⅰ型上皮细胞核总数得到的。这是为什么？似乎和细胞核数量相比，有 3~4 倍的Ⅰ型上皮细胞区域被终端板所包绕。事实上，早在 130 年前 Albert Kölliker 已经观察到这一现象。他的解释是，肺泡表面的一部分由"无核"细胞质板而非完整细胞形成。人们发现，还存在另一种可能的解释，即Ⅰ型上皮细胞不是简单的鳞状细胞，而是具有多个顶面的分支细胞，如图 2-20 所示。因此，无核的板层结构是细胞质结构区，并通过茎干连接于核周区域，分布于肺泡壁

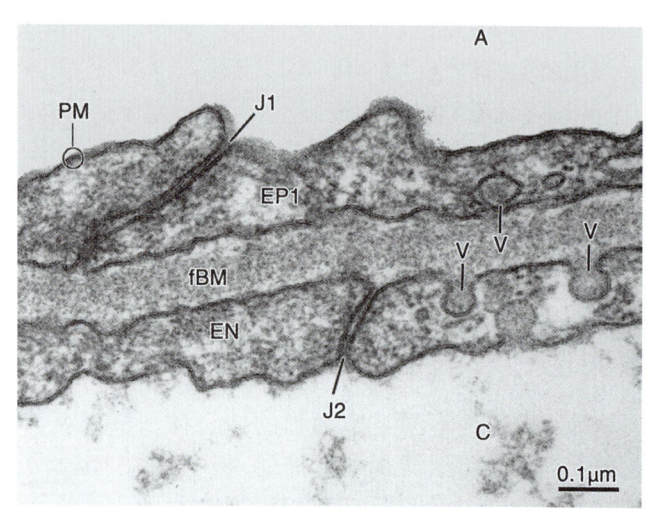

图 2-18　细胞间连接的最小屏障部分。在Ⅰ型上皮细胞之间，相对宽的条带上紧密并置细胞膜形成"紧密"连接（J1）；内皮细胞之间的连接（J2）是"有漏隙的"，因为膜仅在狭窄的条带上并列形成。注意胞质膜（PM）的三层结构，上皮细胞和内皮细胞（EN）中出现细胞内囊泡/细胞膜内陷（V）以及融合的基底膜（fBM）。A：肺泡；C：毛细血管；EP1：Ⅰ型上皮细胞。

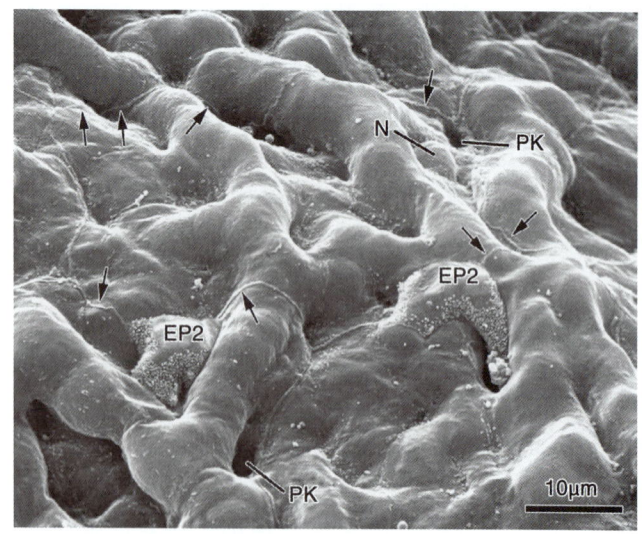

图 2-19　通过电子显微镜观察到人肺中肺泡壁的表面，有Ⅰ型和Ⅱ型（EP2）细胞构成的肺泡上皮嵌合体。箭头表示Ⅰ型细胞的细胞质小叶边界，延伸到许多毛细血管上。注意两个肺泡间的 Kohn 孔（PK）。N：Ⅰ型细胞核。

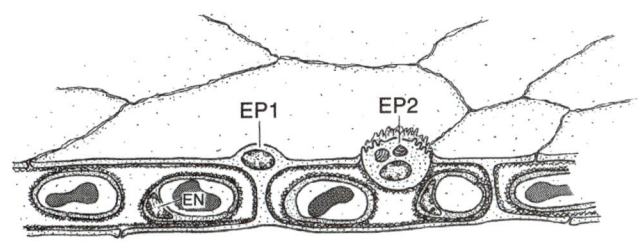

图 2-20 肺泡壁示意图显示 Ⅰ 型上皮细胞(EP1)的复杂性及其与 Ⅱ 型细胞(EP2)和内皮细胞(EN)的关系。获授权引自：WEIBEL ER. The pathway for oxygen. Cambridge, MA：Harvard University Press, 1984.

的一侧或另一侧。数个这样的结构区可能共同来源于同一个细胞核。

　　Ⅰ 型上皮细胞尽管覆盖约 97% 的肺泡表面积,但长期以来,由于"沉默"而被忽视,被认为仅提供屏障功能。尽管它们在人肺中的整体功能仍有待确定,但最近的动物和体外研究强烈表明,Ⅰ 型上皮细胞积极参与维持肺泡离子和液体稳态。

　　Ⅰ 型细胞容易受损,主要是因为它们具有极大的表面积和复杂的分支结构。然而,存在一个问题——人们发现,无论在需要更多细胞来覆盖扩张的肺泡表面的肺生长期间,还是在成人肺中细胞受损伤需要时被替换时,Ⅰ 型细胞在体内并不能通过有丝分裂繁殖。在两种情况下,Ⅱ 型细胞通过有丝分裂和转化形成新的 Ⅰ 型细胞,该过程需要 2~5d。

　　这可能是正常情况下的工作机制。然而,当存在修复过程太慢而不能应对过度损伤的情况时,往往导致灾难性的严重呼吸衰竭综合征——即急性呼吸窘迫综合征(acute respiratory distress syndrome, ARDS),通常需要重症监护治疗。在这样的患者中,人们发现肺泡表面的 Ⅰ 型细胞上皮大部分被破坏。结果,原有屏障渗漏,肺泡内充满水肿液,无法再参与气体交换。

　　通过适当治疗,这种肺泡性水肿通常可以在数天内得以解决。肺泡内再次充满空气,但尽管如此,气体交换并未改善。严重受损的肺泡上皮修复需要通过 Ⅱ 型细胞分裂来形成大量新细胞。这在血气屏障表面形成相当厚的立方形细胞层,该现象被称为立方上皮化生。增厚的屏障对氧气的流动造成了很大的阻力。通常需要数周时间,立方细胞才能转变为精密的 Ⅰ 型细胞以恢复薄层屏障。在此过程中,细胞经历中间阶段,无论 Ⅱ 型还是 Ⅰ 型细胞标志物通常均呈阳性。

Ⅱ 型肺泡上皮细胞

　　Ⅱ 型肺泡上皮细胞是一种惹人注意但实际上相对较小的细胞,其平均体积小于 Ⅰ 型细胞的 1/2(表 2-2),尽管它常被称为"大肺泡细胞"。其形状为立方形,顶端细胞表面向肺泡腔内凸出,周边由一簇微绒毛包绕(图 2-21 和图 2-22)。Ⅱ 型细胞通常分布于肺泡的边角或紧邻肺泡之间的 Kohn 孔。它们通常孤立

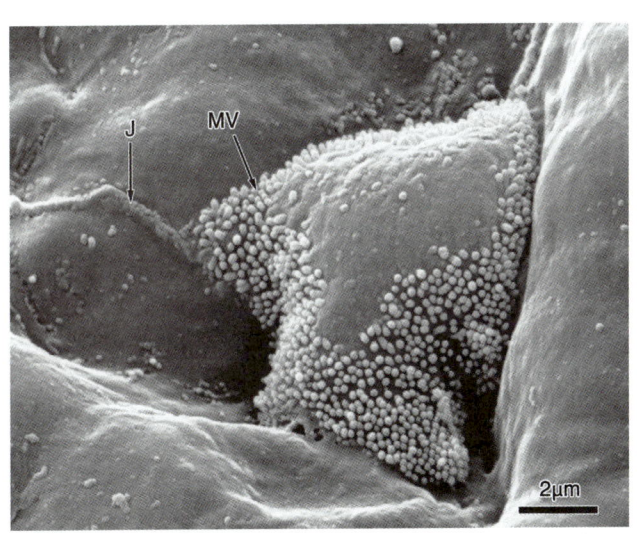

图 2-21 Ⅱ 型细胞在较高放大倍数下显示出短微绒毛(MV)和中央"秃斑"样的"顶冠"。注意 Ⅰ 型细胞与 Ⅱ 型细胞相交的交界线(J)。

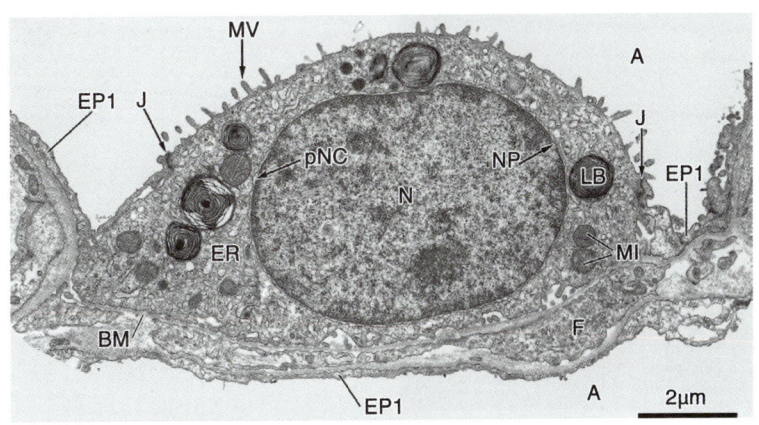

图 2-22 来自人肺的 Ⅱ 型上皮细胞与 Ⅰ 型上皮细胞(EP1)形成连接(J)。其细胞质含有嗜锇层状体(LB)和丰富的细胞器：线粒体(MI)、内质网(ER)等。细胞核(N)被核周细胞(pNC)包围,而核周细胞有核孔(NP)穿过。A：肺泡；BM：基底膜；F：成纤维细胞；MV：微绒毛。

存在,仅在肺泡上皮损伤情况下在修复过程中才会增殖,形成局灶性团簇状分布。偶尔,可在2个甚至3个相邻的肺泡中见到同一个Ⅱ型细胞的顶端表面其下方的基底膜偶尔会中断。通过这些Kohn孔,Ⅱ型细胞的足突可以延伸到间质并且接近间质细胞。

Ⅱ型细胞富含多种胞质细胞器(图2-22):线粒体、具有大量核糖体的内质网以及由一组小溶酶体颗粒包围的分化良好的高尔基体,其中所谓的多囊体(含有小囊泡的膜结合细胞器)非常突出(图2-23)。此外,人们发现了特征性的板层体结构,是较大的膜结合性分泌性细胞器,其中含有密集的磷脂薄层。层状体的超微结构存在明显物种差异。在啮齿类动物中,板层体主要以平行堆叠的方式排列,而在人类中则主要表现为同心排列的板层体,从假想的核心向外,这些板层体由大量短片段的密集膜段随机排列组成(图2-24)。板层体厚度范围为4~6nm。一个人类

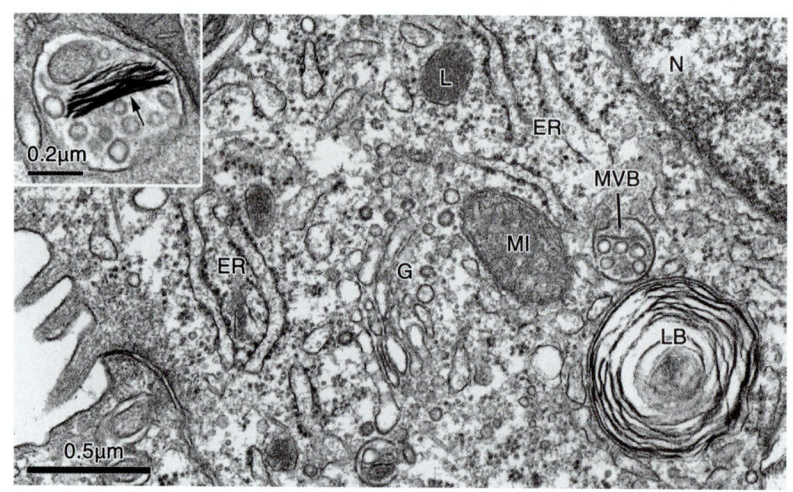

图2-23 涉及Ⅱ型细胞的表面活性物质合成的细胞质细胞器是内质网(ER)、高尔基体(G)、溶酶体(L)、多泡体(MVB),最后是板层体(LB)。插图显示了具有一堆磷脂薄片的大型复合体(箭头)。N:核。获授权引自:WEIBEL ER. The pathway for oxygen. Cambridge, MA: Harvard University Press, 1984.

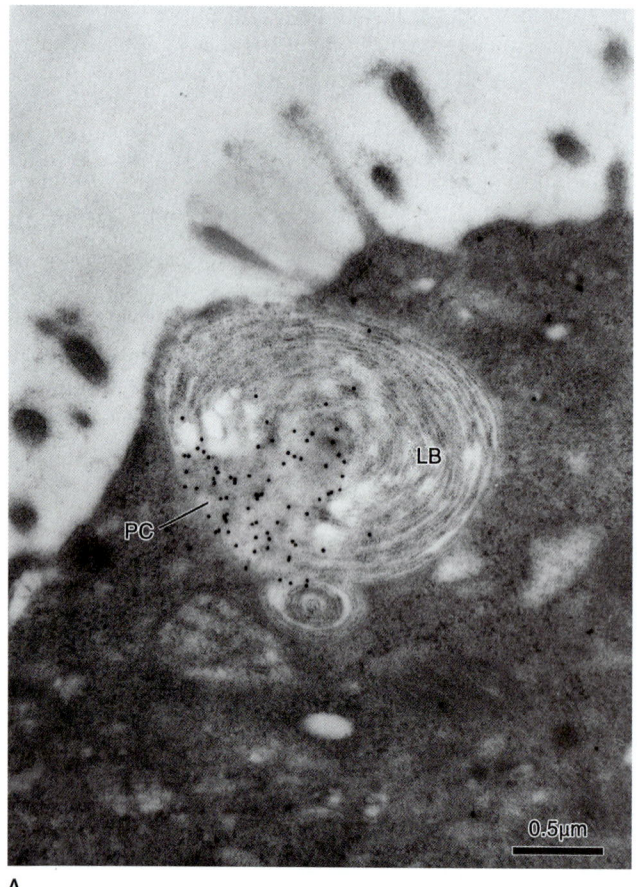

A

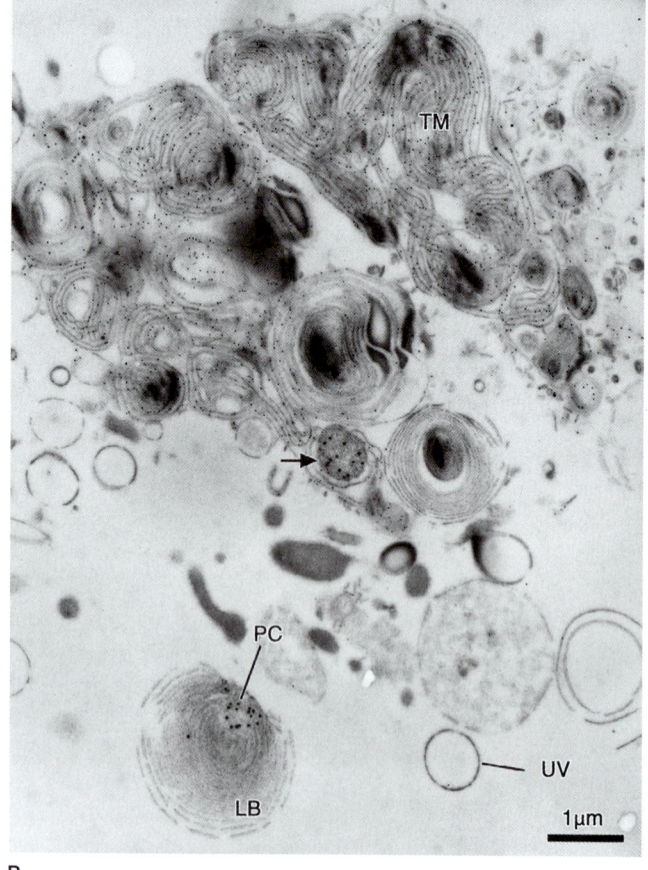

B

图2-24 人肺中SP-A(5nm金颗粒)和SP-B(15nm金颗粒)的免疫金标记。A. 在Ⅱ型细胞内,SP-B定位于板层体(LB)的投影核心(PC)中。B. 在肺泡腔中,SP-A与管状髓鞘(TM)形状相关,而SP-B在新分泌的板层体(LB)投射核心(PC)和密集的核心颗粒(箭头)中发现髓鞘。UV:单层囊泡。

Ⅱ型细胞含有200~500个板层体,占整个肺总体积约2cm³。板层体直径约1μm,是体内所有细胞中最大的分泌性细胞器之一。由于具有溶酶体酶(如酸性磷酸酶、组织蛋白酶)和蛋白质[如溶酶体膜蛋白(lysosomal membrane protein,LAMP)家族成员],且其pH约为5.5(酸性),板层体被认为是分泌性溶酶体相关细胞器。

Ⅱ型细胞具有两个主要功能:一是作为产生肺表面活性物质的细胞,二是有助于在生理和病理情况下恢复肺泡上皮细胞。这些特点是其被称为"肺泡防御者"的理论基础。

表面活性物质通过肺泡表面张力表面积相关性降低,来预防肺泡不张(见下文)。表面活性物质的另一个功能是通过降低肺泡表面张力,防止肺泡内水肿形成。此外,某些表面活性物质成分在固有宿主防御系统中具有重要的免疫调节功能。总之,表面活性物质的主要功能可以概括为保持肺泡开放、干燥和清洁。表面活性物质由约90%脂质(主要是饱和磷脂酰胆碱)和约10%蛋白质(包括表面活性物质载脂蛋白SP-A、SP-B、SP-C和SP-D)组成。除了生物化学复杂性外,表面活性物质在形态上也非常不均匀,由组织结构各异的不同表面活性物质亚型组成,代表其不同的代谢阶段(图2-24~图2-26)。

肺泡上皮(包括肺泡间的Kohn孔)在顶层细胞和外层膜之间有一层薄而连续的液体层,形成双层内膜结构。表面活性物质在该内膜中及表面发挥功能。它被合成、储存、分泌,并在很大程度上通过Ⅱ型细胞再生利用。因此,可以将其储存位置分为Ⅱ型细胞内表面活性物质池和存在于肺泡细胞表面液体中及其下相中的肺泡内表面活性物质池。表面活性物质以板层体的形式储存于细胞内。在储存之前,内质网、高尔基体(至少部分)和多泡体参与了表面活性物质的合成。在Ⅱ型细胞中,多泡体参与表面活性蛋白的翻译后加工、内吞以及随后的表面活性物质再循环和/或降解过程,因此很可能是生物合成和内吞途径之间的连接点。此外,已经发现了多泡体和板层体之间的过渡形式,称为复合体。存在于板层体中的表面活性物质通过胞吐作用分泌到肺泡腔中(图2-25和图2-26)。

在分泌前,大多数表面活性物质组分在板层体中进行组合(图2-24~图2-26)——至少包括脂质部分和疏水性表面活性物质蛋白SP-B和SP-C,而亲水性表面活性物质蛋白SP-A和SP-D似乎绕过了板层体调节的胞吐作用,通过特定途径独立分泌。板层体分泌起始于其限制膜与顶端质膜融合,然后形成融合孔,最后通过该孔缓慢释放表面活性物质。孔的直径显著小于板层体的直径。因此,表面活性物质似乎是沿着孔径被挤压出细胞。在体内,调节表面活性物质分泌的机制尚待完全阐明,可能是通过不同信号通路的各种刺激调节的,例如通气过程中的机械拉伸——无论是对Ⅱ型细胞的直接作用,还是间接通过将Ⅰ型细胞或毛细血管内皮细胞作为"张力传感器"——这在生理上的相关度最高。

肺泡内表面活性物质包括多种亚型,即新鲜分泌的板层体样形式、管状髓鞘、表面膜和小单层囊泡。分泌后,在下相中的板层体状结构与SP-A结合,SP-A由Ⅱ型细胞分泌,并经过明显的结构转变形成具有独特晶格状结构的管状髓鞘。但是管状髓鞘精确的生

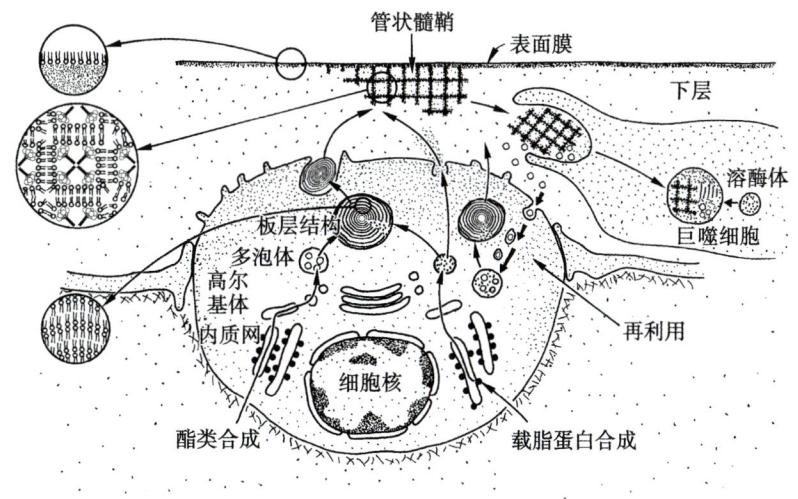

图2-25 Ⅱ型细胞合成和分泌表面活性物质脂质和载脂蛋白途径示意图,显示了Ⅱ型细胞的再循环以及巨噬细胞的清除。注意磷脂和载脂蛋白在板层体、管状髓鞘和表面膜中的排列。获授权引自:WEIBEL ER. The pathway for oxygen. Cambridge, MA: Harvard University Press,1985.

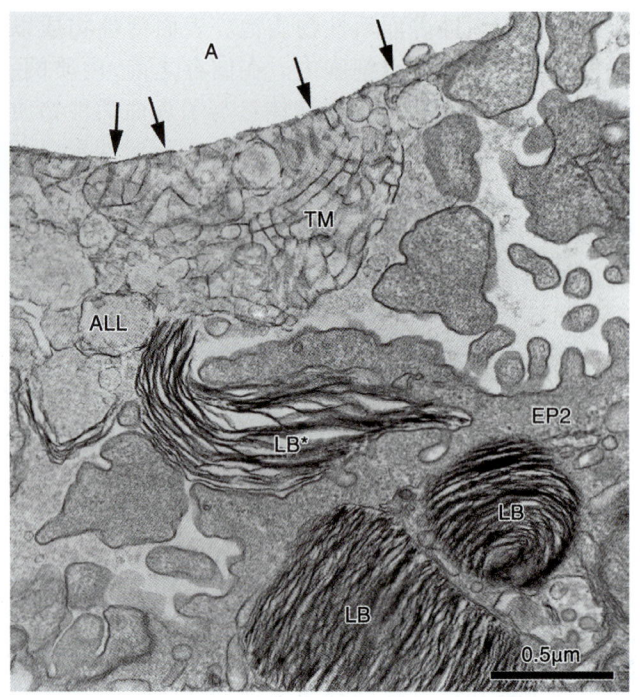

图 2-26　Ⅱ型细胞（EP2）顶端部分具有板层体（LB）；在分泌到肺泡表面衬里层（ALL）的过程中可见其中一个板层体（LB*）。衬里层的自由表面被薄的黑色脂膜（箭头）覆盖，其与下相中的管状髓鞘（TM）连接。获授权引自：WEIBEL ER，GIL J. Structure-function relationships at the alveolar level，in West JB，ed. Bioengineering Aspects of the Lung. New York：Springer-Verlag，1977.

理功能尚不清楚。管状髓鞘常被认为是表面膜的直接前体，但也有人认为是表面膜下存在的其他多层相关表面活性物质储备池。"废弃"的表面活性物质组分被发现存在于下相中的小单层囊泡里。表面活性物质清除的主要途径是Ⅱ型细胞再摄取。在Ⅱ型细胞内，表面活性物质材料可以被再循环利用或降解。表面活性物质的其他清除途径包括通过肺泡巨噬细胞摄取和溶酶体降解，以及通过气道排出。

将含有肺泡内表面活性物质的支气管肺泡灌洗液进行梯度离心后，可以将其区分为：①存在表面活性的大聚集体（large aggregates，LA），超微结构主要是板层体样物质和管状髓鞘；②无活性的小聚集体（small aggregates，SA），超微结构大部分是单层囊泡。因此，SA/LA 比值可用于评估表面活性物质的生物物理活性。

表面活性物质膜（可能通过肺泡向上输送）也存在于气道中。在气道内，表面活性物质可防止较小气道塌陷，防止液体经上皮细胞渗入，增强黏膜纤毛转运，并与吸入的病原体和颗粒相互作用。棒状细胞也合成和分泌部分表面活性蛋白。棒状细胞表达 SP-B，但不表达 SP-C；SP-C 仅由Ⅱ型细胞表达。关于棒状细胞是否表达 SP-A 和 SP-D，存在一些争议。尽管啮

齿类动物的棒状细胞会分泌这两种物质，但正常成人肺中的棒状细胞可能仅少量分泌或不分泌 SP-A 和 SP-D。棒状细胞似乎不参与表面活性物质组分的再摄取或再循环。目前，它们在表面活性物质生物学中所起的总体作用尚未明确。

表面活性物质载脂蛋白作为"表面活性物质体系中的智能分子"，在表面活性物质亚型组装、表面活性物质生物物理性质、表面活性物质稳态和固有免疫中发挥重要作用。隶属于凝集素蛋白家族的亲水性蛋白 SP-A 和 SP-D 参与固有免疫。此外，SP-A 和 SP-B 对于管状髓鞘形成很重要，可稳定表面活性物质的活性形式，而疏水蛋白 SP-B 和 SP-C 可与 SP-A 结合以增强磷脂在表面膜上的吸附。SP-A 还可以抑制表面活性物质分泌并刺激Ⅱ型细胞对表面活性物质的再摄取。

表面活性物质分布的差异也反映了人和啮齿类动物之间细胞和肺泡内表面活性物质亚型超微结构的差异（图 2-24）。在人肺中，Ⅱ型细胞内的 SP-A 主要存在于小囊泡和多泡体中，很少见于板层体周围。在肺泡腔中，SP-A 分布于毗邻管状髓鞘的板层体样结构的外周膜、管状髓鞘晶格结构的周围，部分分布在表面膜和单层囊泡中。人肺中的 SP-B 定位于Ⅱ型细胞内的板层体投射核心与肺泡腔中管状髓鞘相关致密核颗粒中。

表面活性物质功能障碍可清楚地证明表面活性物质系统在维持肺功能完整性方面的关键作用。这种疾病可能是出生时因发育缺陷（由于肺发育不成熟或因突变导致表面活性物质合成或分泌受累），或其后因为获得性功能障碍（由于Ⅱ型细胞损伤或肺泡内表面活性物质抑制/失活）导致。未成熟肺表面活性物质原发性缺陷将导致早产儿呼吸窘迫综合征（respiratory distress syndrome，RDS）。已经在编码 SP-B、SP-C 和存在于板层体限制性膜上 ATP-结合盒转运体 ABCA3 的基因中鉴定出导致出生后急性呼吸衰竭或慢性肺病的表面活性物质功能障碍突变。初始完整的表面活性物质系统的损害涉及多种肺疾病的发生机制，如急性肺损伤/ARDS 以及阻塞性、感染性和间质性肺疾病。导致表面活性物质活性受损的机制包括Ⅱ型细胞的凋亡或坏死，活性氧和氮物质对表面活性蛋白和脂质的损害，以及磷脂酶或中性粒细胞弹性蛋白酶导致的酶活性受损。此外，在水肿形成期间，进入肺泡腔的血浆蛋白也会使表面活性物质失活。

因为更替时间为 4~10h，且在相对较大的肺泡表面上，仅有相当少量的细胞内表面活性物质储备可用于分泌，所以在肺损伤期间，表面活性物质的应对能

力有限。因此,在表面活性物质缺乏或受损的情况下,对其进行补充是合理的。在我们这个时代,新生儿学的主要进展之一就是开发表面活性物质替代治疗 RDS。用外源性表面活性物质治疗早产儿的方法就是一个范例——将基础研究发现成功地应用于解决临床重要问题上。近年来,表面活性物质替代疗法的适应证有所增加,在一些不是因为表面活性物质原发性缺乏,而是原有正常表面活性物质系统受损导致的呼吸衰竭替代治疗上也取得了确切的疗效。然而,在这些情况下,外源性表面活性物质治疗效果在很大程度上取决于表面活性物质制剂抗衡内源性系统改变受抑制/失活的能力。

■ 毛细血管内皮

成人的肺泡隔中有单一毛细血管网。毛细血管内皮是连续型的(无窗孔)。肺泡毛细血管具有周细胞,但比体循环的周细胞更稀少且分支也少。周细胞与血管平滑肌细胞有关,因为它们都是可收缩的血管周围细胞。因此,周细胞通过提供一些机械支撑来保护微血管壁的完整性。然而,与血管平滑肌细胞不同,周细胞嵌入血管内皮基底膜内,常与毛细血管内皮细胞形成接触。它们似乎参与构成毛细血管基底膜和细胞外基质,并分泌血管活性物质。此外,周细胞被认为可作为其他类型细胞的祖细胞,参与调节内皮细胞增殖和分化。

毛细血管内皮细胞

粗略观察时,毛细血管内皮细胞似乎与Ⅰ型肺泡上皮细胞相似,但与具有复杂分支结构的Ⅰ型细胞不同的是,毛细血管内皮细胞是简单的薄层结构(图 2-27)。此外,与肺泡上皮细胞间紧密闭合的连接相比,毛细血管内皮细胞之间的闭合连接存在明显的渗漏,使得血浆与间质间隙之间几乎能自由交换水、溶质,甚至一些较小的大分子(图 2-18)。毛细血管内皮细胞之间的闭合连接通常位于气血屏障由薄到厚部位的过渡处,并常被周细胞覆盖。

气体交换屏障上皮和内皮侧的两种基本相似的表皮细胞之间存在另一个显著且重要的差异,即细胞大小。虽然毛细血管表面比肺泡表面小 10% ~ 20%,但毛细血管内皮细胞的数量是Ⅰ型细胞的 4 倍左右。这意味着,Ⅰ型上皮细胞覆盖的面积大约是内皮细胞表面积(约 1 000 μm²)的 4 倍,即 4 000 ~ 5 000 μm²(表 2-2)。

在毛细血管内皮细胞中可见大量细胞膜穴样内陷(图 2-17 和图 2-18)。然而,在毛细血管的膨大部

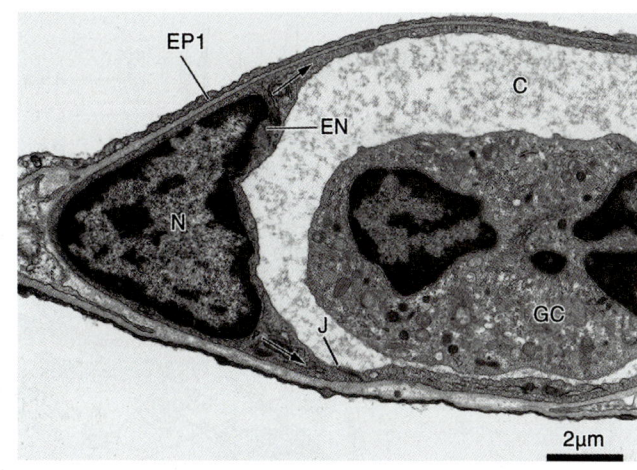

图 2-27　毛细血管(C)的内皮细胞(EN)在基本结构上类似于Ⅰ型上皮细胞(EP1)。细胞核由薄薄的细胞质包裹,但延伸成薄叶状,形成毛细血管内层(箭头)。注意毛细血管中的细胞间连接(J)和白细胞/粒细胞(GC)。获授权改编自:WEIBEL ER. The pathway for oxygen. Cambridge, MA: Harvard University Press, 1984.

位,内皮细胞的某些部位缺乏细胞膜穴样内陷并且变薄,其厚度约为 20 ~ 30nm,基本上由 2 个质膜组成,其间仅有少量细胞质。和啮齿类动物相比,在人肺中这些区域更为罕见,被称为肺泡毛细血管内皮的囊泡区。与传导区血管的内皮相比,毛细血管内皮细胞中缺少 Weibel-Palade 体,从而凸显了肺泡和肺泡外内皮细胞的结构和功能之间的差异。

■ 间质

肺泡隔的间质大部分非常薄。血气屏障中较厚的部分,上皮和内皮的基底膜独立存在,在细胞外基质中可以见到弹性纤维、胶原纤维束以及主要由成纤维细胞组成的间质细胞,这些细胞负责产生细胞外基质成分(图 2-28 和图 2-29)。在后文中讨论肺力学特点时,将进一步阐述这些结缔组织纤维的精密排列。

间质细胞

肺泡隔中常见的间质细胞包括成纤维细胞和收缩细胞(肌成纤维细胞、脂成纤维细胞、平滑肌细胞和周细胞)(图 2-28)。游离的间质细胞通常存在于近端-肺泡结缔组织袖中(见下文),是防御系统的一部分,包括间质巨噬细胞(组织细胞)、肥大细胞,在某些情况下还包括淋巴细胞、浆细胞和粒细胞。

成纤维细胞属于异质性细胞群。许多成纤维细胞具有明显的收缩性质,因此称为肌成纤维细胞。肌成纤维细胞含有固定在质膜下斑块中的微丝束。这些丝束横跨细胞的整个宽度。微丝束在与质膜连接的位置,附着在上皮和/或内皮基底膜上。通过基底

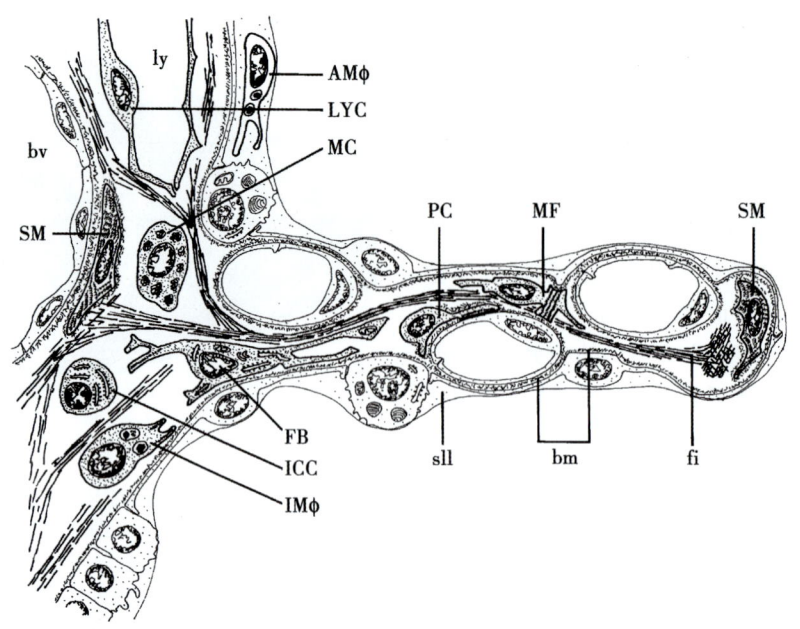

图 2-28　肺泡间质组织结构示意图。肺泡间隔在游离边缘（右）和血管周围结缔组织套（左）之间延伸,包裹血管(bv)。与上皮和内皮相关的基底膜(bm)和间质腔相连。纤维束(fi)形成一个统一体。间质细胞包括成纤维细胞(FB)、肌成纤维细胞(MF)、平滑肌细胞(SM)、周细胞(PC)、各种免疫活性细胞(ICC)、肥大细胞(MC)、淋巴管内皮细胞(LYC)以及组织细胞或间质巨噬细胞(IMφ)。肺泡巨噬细胞(AMφ)沉积在肺泡表面层(sll)。ly:毛细淋巴管。获授权引自:WEIBEL ER,CRYSTAL RG. Structural organization of the pulmonary interstitium.//CRYSTAL RG,WEST JB,WEIBEL ER,et al. The lung:scientific foundations. 2nd ed. New York:Lippincott-Raven,1997:685-695.

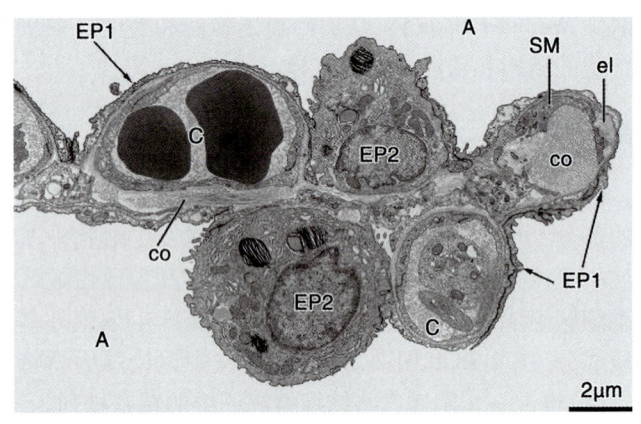

图 2-29　具有游离边缘的右肺泡隔膜(右)显示具有弹性纤维(el)、胶原纤维(co)和平滑肌细胞(SM)加固的入口环。两个毛细血管(C)位于隔膜的不同侧,两个Ⅱ型细胞(EP2)也是如此。A:肺泡腔;EP1:Ⅰ型细胞。获授权引自:WEIBEL ER,GIL J. Structure function relationships at the alveolar level.//West JB, ed. Bioengineering aspects of the lung. New York:Springer-Verlag,1977.

膜上的孔,肌成纤维细胞直接与肺泡上皮细胞和毛细血管内皮细胞相连接。

一些收缩性成纤维细胞含有非膜结合性脂质体,因此称为脂质间质细胞或脂成纤维细胞。和人肺相比,这些细胞在啮齿类动物的肺中更常见,尤其多见于肺泡发育和生长期。脂质体的嗜锇性边缘含有双嗜性磷脂、糖脂、甾醇和特定蛋白质,其疏水核则由中性脂质构成。在许多细胞类型中,脂质体是合成二十烷类介质的特殊结构域。肺部脂成纤维细胞似乎与肝脏中含脂质的窦周细胞［贮脂细胞(Ito 细胞)］有关,因为它们可能都是维 A 酸的储存库。在某些条件下,脂成纤维细胞可能为Ⅱ型细胞提供脂肪酸底物用以合成表面活性物质。

肺泡隔的平滑肌细胞主要出现在游离间隔的边缘局部,参与构建肺泡入口环的网状结构(图 2-28 和图 2-29)。周细胞与肺泡毛细血管相毗邻(见上文)。

肺防御体系结构

面积大、结构精细的肺泡表面不断受到吸入的微生物和颗粒物质刺激。因此,维持正常肺功能关键依赖于有效的防御系统。在肺泡水平,主要的防御屏障是肺泡表层。在这里,肺泡巨噬细胞是固有免疫系统的前哨吞噬细胞(将在后文进一步讨论)。此外,固有免疫系统的蛋白质成分,包括肺凝集素 SP-A 和 SP-D以及其他各种抗菌肽(如溶菌酶、乳铁蛋白、防御素、内源性抗菌多肽类物质防御素),均存在于肺泡表层中。

在肺泡上皮下方,即肺实质间质空隙,另一组巨噬细胞形成第二道防线。在正常肺中,肺泡隔中不会见到间质巨噬细胞(组织细胞)。它们仅见于周围和腺泡中心的结缔组织袖中,其外周纤维系统与细支气管和肺动脉的外膜鞘相连接(图2-30)。因此,在淋巴管起始向肺门区大气道汇聚的区域可以见到间质巨噬细胞。在肺门处可见淋巴结。在这些结缔组织的近端-肺泡区域,我们通常会发现防御系统的常见特征组分(图2-30和图2-31)。这包括淋巴管和一些具有运动能力的细胞。间质巨噬细胞不断通过血液单核细胞迁移到间质空隙中进行补充。有时,它们以"不能降解"的异物(如碳颗粒和硅酸盐)储存细胞形式永久存在于此。间质巨噬细胞和树突细胞(见下文)之间的关系尚存争议。淋巴细胞较少见,大部分以T细胞形式存在,正常肺中罕见B细胞和自然杀伤细胞。粒细胞(中性粒细胞、嗜酸性粒细胞和嗜碱性粒细胞)存在于人肺中,但它们也罕见。肥大细胞含有储存肝素和组胺的颗粒,有的颗粒中还含有类胰蛋白酶和类糜蛋白酶的肽酶,其在人体中表现为特征性的涡旋状亚结构(图2-32)和脂质体。根据所在解剖位置不同,它们存在位点特异性,从而显示出相当大的异质性。抗原呈递树突细胞具有较长分支的树突状细胞突起(因此得名)和不规则的折叠核,不含吞噬溶酶体。一旦被激活,树突细胞将迁移到淋巴结,在那里诱导抗原特异性T细胞增殖。因此,它是固有免疫和适应性免疫之间的联系。除了存在于肺实质内之外,树突细胞还存在于气管和支气管上皮中,并与表皮中的朗格汉斯细胞类似,形成网络状分布。与朗格汉斯细胞一样,气道树突细胞存在特征性五叶板状细胞器(Birbeck颗粒)。在支气管和细支气管的纤毛上皮中可见

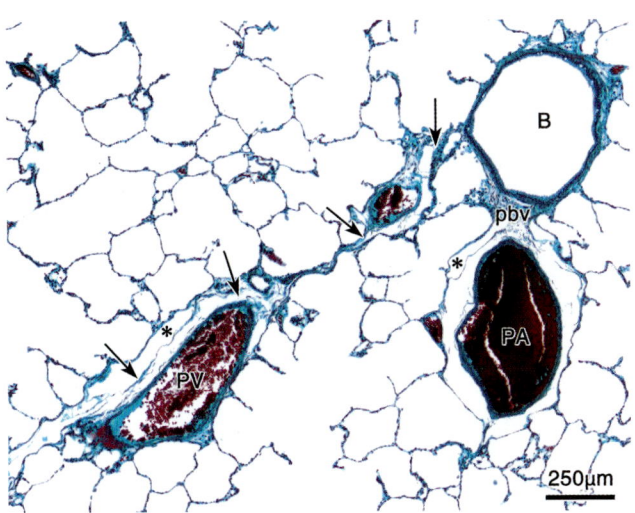

图2-30 人肺光学显微照片,显示结缔组织袖(箭头)从肺动脉(PA)和细支气管(B)分支周围的肺纤维血管周围空间(pbv)延伸到肺静脉分支(PV)。*:淋巴管。

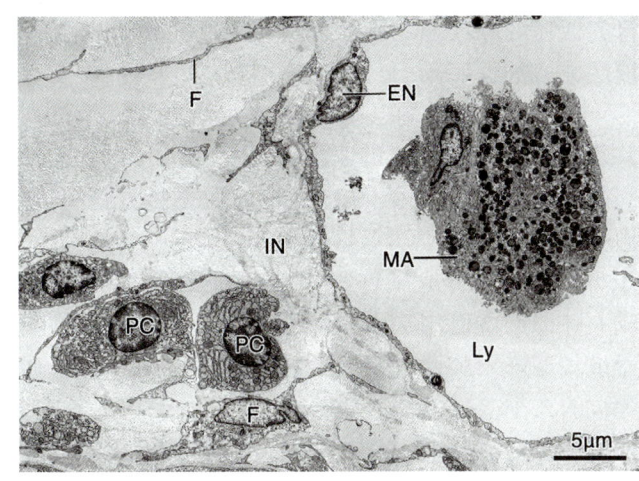

图2-31 具有淋巴管(Ly)的血管周围结缔组织,含具有异质性"溶酶体"的颗粒群巨噬细胞(MA)。间质(IN)中含有成纤维细胞(F)和浆细胞(PC)。EN:淋巴管内皮。

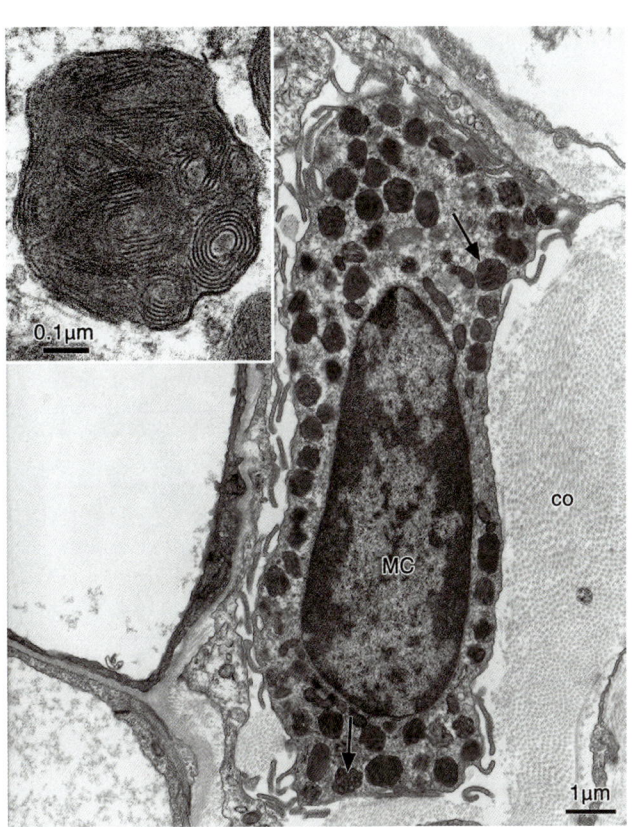

图2-32 来自人肺肥大细胞中的颗粒(箭头),具有涡旋状亚结构。插图:肥大细胞颗粒在较高放大倍数下显现卷轴样亚结构。co:胶原纤维。获授权引自:WEIBEL ER. Lung cell biology. In:FISHMAN A,FISHER AB,et al. Handbook of Physiology. Section 3:The Respiratory System. vol 1. Bethesda,MD:American Physiological Society,1985:47-91.

白细胞渗出过程,即淋巴细胞和其他白细胞穿透上皮细胞层到达黏液层的过程。浆细胞则相对多见于支气管浆液腺腺泡周围(图2-7),因此这些腺体可能通

过类似唾液腺或鼻黏膜腺体的形式将抗体分泌到黏液层中。

第三道防线由淋巴结构成，它们沿主支气管排列并延伸到直径约5mm的亚段支气管（图2-33）。最外周的淋巴结很小，直径只有1~2mm，但越接近肺门，它们变得越大，在气管分叉区域和气管周围直径达到5~10mm。由于大量含碳色素的巨噬细胞在髓索中沉积，成人肺部的淋巴结通常呈灰色甚至黑色。这类物质通过气道进入肺部，主要是吸烟、煤烟或煤尘。根据颗粒的大小，它们沉积在传导气道表面或到达肺泡，沉积位置越深，从气道中，即通过黏液层清除的可能性越小。从肺实质中清除的唯一出口就是淋巴管，但该出口最终将汇入血液系统（很显然，必须避免这种情况的发生）。在淋巴结中滤过淋巴细胞，并在髓索处提供一个储存处，可以保护血液系统，从而保护整个机体，使得难以降解的异物和大多数感染原不会在体内播散。

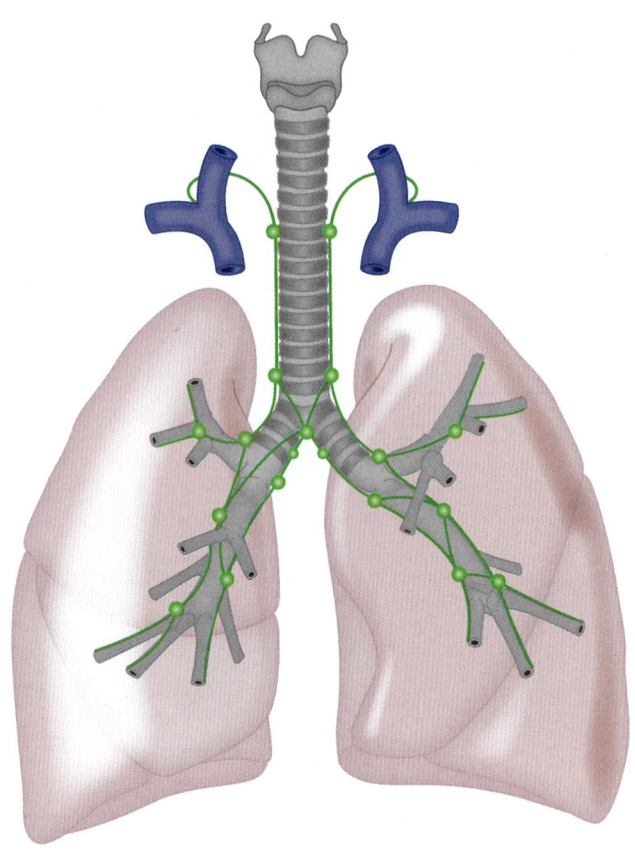

图2-33 支气管树淋巴结和主要淋巴管分布示意图。

因此，肺中的淋巴"循环"起着重要的防御作用。它是单向的，起始于从毛细血管渗出的间质液，沿着结缔组织纤维有效地引流至结缔组织袖中心和腺泡周围的毛细淋巴管起始处。从那里开始，存在瓣膜和不规则平滑肌壁的淋巴管走行于间隔结构、胸膜以及

支气管和血管周围鞘层中，并汇集于肺门区（图2-33）。淋巴结沿淋巴管的走行间插分布，引导淋巴管进入气管分叉区，并沿着气管走行进入左右纵隔淋巴管。右侧淋巴管引流入右锁骨下静脉；左侧淋巴管则汇入胸导管，再引流入左锁骨下静脉。由于平行淋巴管之间存在很多相互吻合的交叉连接，一个特定的淋巴结接收来自不同肺部区域的淋巴液，但是最接近的区域往往占主导地位。

肺泡巨噬细胞

根据发现的位置不同，可以将肺巨噬细胞分为几个细胞群：血管内、间质、气道和肺泡巨噬细胞。其中，肺泡巨噬细胞，即表面层的细胞群，尤为重要。它们是游离细胞，具有高吞噬能力，通过伪足瞬间附着于肺泡上皮表面，并可通过阿米巴样运动在该表面上爬行（图2-34）。有时，在通过肺泡间的Kohn孔可以观察到肺泡巨噬细胞。但它们通常潜行于磷脂表面膜下（图2-35），因此是肺泡表面层的一部分，更具体地说是其下层的一部分。肺泡巨噬细胞在表面层中发挥吞噬活性（图2-25）。因此，其液泡内含有大量摄入的表面活性物质，部分甚至含有管状髓磷脂也就不足为奇了。肺泡巨噬细胞清除表面活性物质的重要性，可以通过肺泡蛋白沉积症得以验证。由于存在粒细胞巨噬细胞集落刺激因子（granulocyte macrophage colony-stimulating factor，GM-CSF）自身抗体，肺泡巨噬细胞对表面活性物分解代谢缺陷，导致表面活性物质在肺泡内积聚。

肺泡巨噬细胞来源于单核细胞（因此间接来自骨髓细胞），可能通过两个步骤到达肺泡：首先，移居至肺间质组织；其次，从肺间质组织迁移至肺泡中，并在

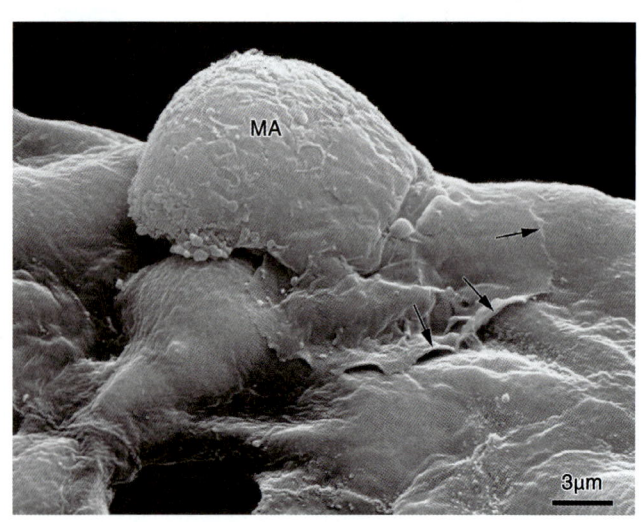

图2-34 位于人肺上皮表面的肺泡巨噬细胞（MA）。注意作为细胞前缘存在的薄层状细胞质（箭头）。

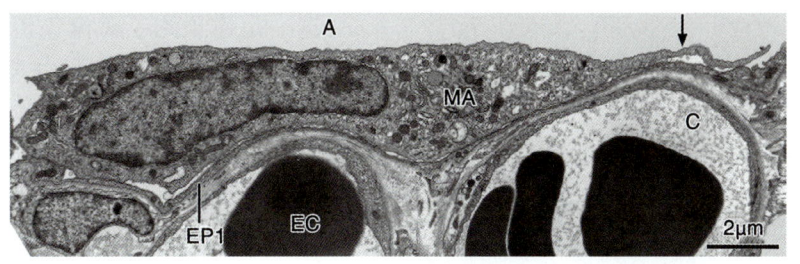

图 2-35　肺泡巨噬细胞(MA)以其自然形态"平坦"地附着固定在肺泡上皮。箭头所指为细胞质小叶前缘。

肺泡中形成可部分自我复制的细胞群。其清除可能涉及两种不同的途径：①一些巨噬细胞随气道黏膜沿支气管树向上移动，最终随痰液排出；②另一些可能再返回到间隙空间。然而，在正常肺中，第二种途径似乎只发生在包绕于大血管和传导气道周围结缔组织袖旁的肺泡，或腺泡间隔上，即毛细淋巴管所在的位置。一个较好的观察位置似乎是位于腺泡入口的呼吸细支气管或腺泡中心，该部位经常发现富含灰尘的巨噬细胞聚集。这儿可能是吸烟者中心腺泡损伤的起始处，继而进展导致肺气肿。在这些地方，巨噬细胞或以含碳色素组织细胞形式沉积，或通过淋巴管离开肺实质，沉积在淋巴结中(图 2-31)。关于巨噬细胞和/或其所摄取的物质如何从肺泡表面转移到间质间隙，尚不明确。

肺的功能结构

从前面内容可以看出，肺由多种细胞和组织成分构成，它们各司其职，支持肺的主要功能——空气和血液之间的氧气和二氧化碳交换。但是，并不是仅有细胞就能构建正常的肺。肺的多种成分结构必须整合在一起，才能形成高效、稳定的气体交换系统，这需要为人肺的整体结构构想一个"蓝图"。首先确保气道和血管在拓扑和数量上有充分关联，以允许通气和血流之间的良好匹配。它还必须以复杂的形式，使通气、血液灌注和气体交换用最有效的方式运作。为实现该目标，人肺结构构建原则可表述为复杂性、相关性和连通性。其中，复杂性意味着微观气体交换单元是宏观气道和血管不可分割的一部分；其结构相关性决定了气体交换系统中空气和血液有效近似；将所有部分连接成一个整体则是通过贯穿于整个肺部的连续性纤维来实现的。在发育过程中落实这些原则，对于"打造一个好肺"具有决定性意义。

■ 分支状气道树的结构

肺气道的入口是气管(图 2-3)，一套单独的管道系统，含有数百万个允许空气和血液紧密接触的气体交换单元。在入口和周边气道之间有一个精致的分支气道系统，将吸入的空气导入壁上附有肺泡的周围通道，从而实现空气和血液之间的气体交换(图 2-5)。

在哺乳动物和人的肺中，气道结构为二分式树状结构。每个气道管的末端芽生两个子分支，形成该形态结果。在人类肺中，该分支平均持续 23 级，由于每一级的分支数量翻倍，因此有 2^{23} 个或大约 800 万个末端分支，通常称为肺泡囊。这是一个平均值。在现实中，到达肺泡囊所需分支的级数是相当多变的，其范围为 18～30 级。存在这种可变性的原因是气道形成是以空间填充树方式进行的(图 2-3)，其结果必然是气道在空间中均匀分布并进入每个角落和可用空间的每个间隙，即由可供肺发育的胸腔形状所决定。一些空间被迅速填满，其中的气道不能继续分裂，而在其他地方则可能需要更多的分支来填充空间。

伴随着分支过程，气道段(即分支节点之间的管状结构)的长度和直径也逐渐增加。管腔的长度根据其末端均匀填充空间时所需的距离进行调节，而其直径大体上与该分支提供的周围肺体积成正比。

图 2-36 显示了人肺气道树铸型的一部分。很明显，气道通过二分式分支，并且管的长度和直径随着级数增加逐渐减小。一眼看去，气道分支似乎非常规则，但在某种意义上存在一定程度的不对称性，两个子分支的长度和直径不同。这种不对称性在动物肺中比在人肺中更加明显。

尽管存在不对称分支，气道树的分支仍然是遵循一定规则的。因为分支的直径反映供应空气的周围肺体积，子分支的直径小于母分支的直径：较大的气道服务于较大的肺单位，而较小的气道所供应的肺单位也较小。气道直径的演变遵循 Hess(1917)和 Murray(1926)定律，即在二分树中，子分支的直径 d_1 和 d_2 与母分支 d_0 相关：

$$d_0^3 = d_1^3 + d_2^3$$

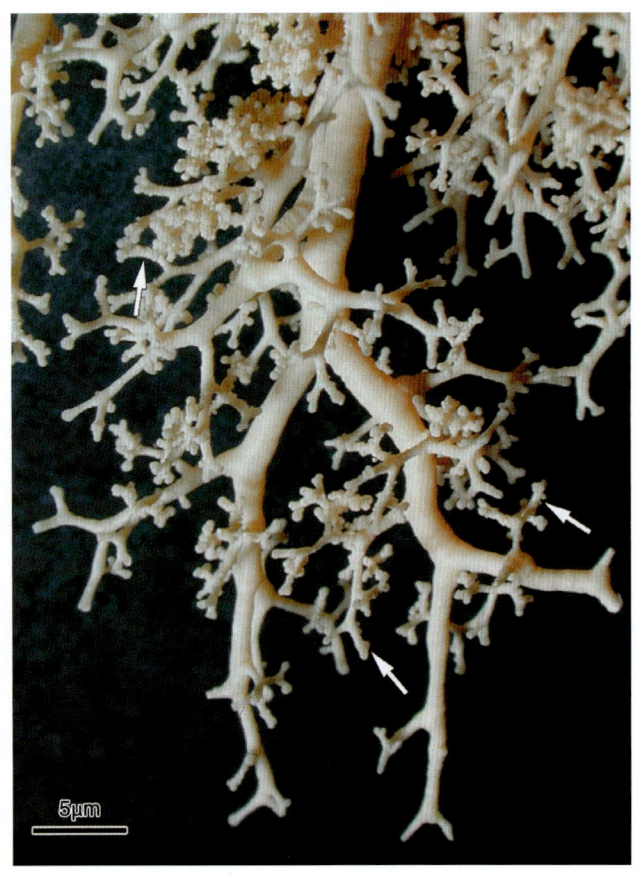

图 2-36　人气道树铸型周边部分，显示了过渡性细支气管和一些呼吸性细支气管（箭头）。

这一定律预测了对流气流情况下最优化气道直径。在该条件下，阻力最小，无效腔最少。

当二者为对称树，即 $d_1 = d_2$ 时，则：

$$d_1 = d_0 \cdot 2^{-1/3}$$

这意味着每级气道直径以 1/2 的立方根或约 79% 减小。考虑到沿气道树的气道特点，该定律应该适用于所有等级的分支，所以我们预测第 z 级气道的平均直径为：

$$d_{(z)} = d_0 \cdot 2^{-z/3}$$

图 2-37 显示，前 14 级传导气道测量和推论结果大致相同。

然而，仔细观察人肺的气道即可发现，这仅是一个大致正确的结论。似乎较小的细支气管（第 10 级以后）具有一定的安全系数，因为直径减小到 83% 而不是物理上最佳的 79%。这允许通过细支气管肌袖收缩来调节气道横截面积，而不会过度增加小气道中的气流阻力（图 2-38）。生理学稳定性限制了结构优化性。

这种对称气道模型反映了气道树的典型走行。它对于模拟气流分布的基本规律以及微粒进入肺部后沉积过程具有很高的应用价值。但是，它忽略了不对称分支的影响。也可以增加分支不规则性因素，构

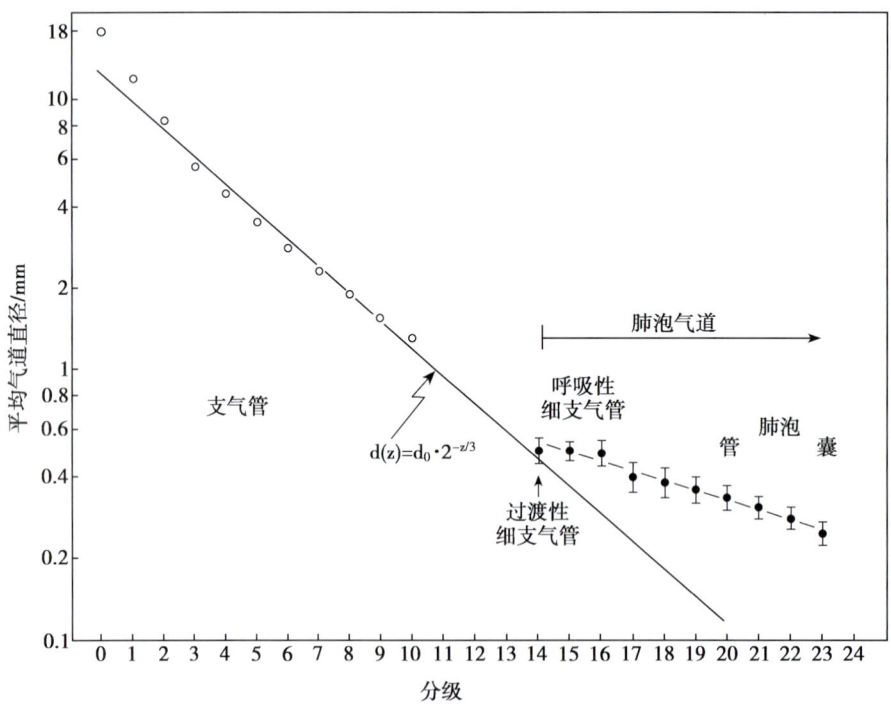

图 2-37　通过规范二分支分组绘制的人肺气道平均直径。获授权引自：HAEFELI-BLEUER B，WEIBEl ER. Morphometry of the human pulmonary acinus. Anat Rec，1988，220（4）：401-414.

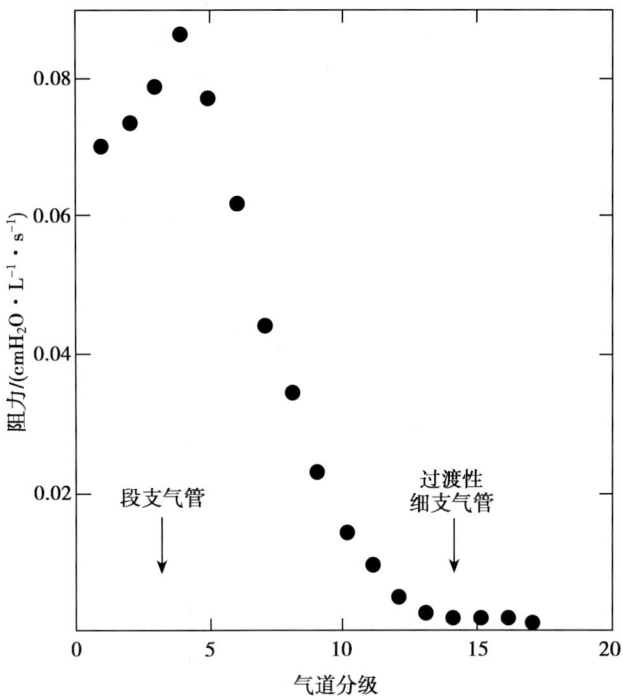

图 2-38 气道对大量空气流动的阻力主要存在于传导气道中,并迅速向周边方向下降。获授权引自:PEDLEY TJ, et al. The prediction of pressure drop and variation of resistance within the human bronchial airways. Respir Physiol, 1970, 9(3):387-405.

建相应的模型,如每一级中存在的给定直径(d$_u$)的气道数量以及介于喉部和特定气道之间支气管的长度(图 2-39)。

另一种方法是将气道视为从外周(腺泡)向中心(气管)汇聚的管道系统。通过使用用于河流分析的升序系统(Strahler 系统),根据收敛顺序将分支分组,从最小的最外围分支(指定为 1 级)开始。这种排序模式特别适用于不规则二分法系统,因为同阶分支的大小变化小于级数向下模型。然而,这种方法并不能真正解释分支的不对称性。它仅试图将每个阶层的可变性减少,以提取其平均数值。不对称分支化程度可通过分支率反映。分支率为 μ 阶分支数与 μ+1 阶分支数的比值。值得注意的是,不同阶气道直径变化也与其分支比例的立方根成正比。因此,从功能性角度来看,两种模型都得到了相似的结果。

从这种类型的分析中得出的一般性结论是:传导气道直径是适应于气流的最优条件,但为了生理稳定性,在物理最优值上有所放宽,因此,气道结构设计得极佳。14 级以上的传导气道(解剖无效腔)的总体积约为 150mL;在平静吸入 500mL 新鲜空气时,它会被气流迅速洗脱。因此,对于较大气道,优化气流及其向周围单位分布是保持良好结构的关键。

这就是近端气道的结构特点,通过光滑壁管将对流气流分布至肺中。当气道到达围绕外周气道排列的肺泡复合体(即肺实质)时,这种结构就逐渐消失了(图 2-40)。气道树因此被划分为两个主要功能区域(图 2-5):第一个功能区包括前 14~16 级,其结构为传导气道,通过对流的形式引导空气流动;然后是 8 级左右的腺泡气道,其轴向通道被命名为肺泡管,被肺泡囊所包裹,其表面即为气体交换组织。

在人肺中,这种过渡并不突兀。在某些地方,光滑的细支气管壁被一两个肺泡中断(图 2-41)。其被命名为过渡性细支气管(图 2-5),标志着进入腺泡的入口。接下来是 3 级呼吸性细支气管,其管壁面的一小部分被肺泡占据,直至其位于中央的气道完全被肺泡包围,即达到了肺泡管(图 2-42)。这些腺泡气道继续通过二分法分支。它们的长度和直径随着级数递增而减小,但其比值不遵循 1/2 的立方根减少定律;各级之间呼吸性细支气管和肺泡管的直径变化很小。这种结构是否意味着其并非最佳设计? 相反,1/2 的立方根定律与优化大量液体或气体的流动有关。在大多数外围气道中,大气流仅是将氧气输送到气血屏障方法的一部分。由于气道是盲端管,并且呼气后仍有大量空气残留在周围肺组织,所以氧气分子必须通过弥散进入这些残留空气(图 2-43)。然而,为了使氧气在不同气相中达到最好的弥散程度,残留空气与从气管吸入的新鲜空气之间建立的交界面应尽可能最大化。事实上,由于气道直径几乎保持不变,因此 14 级支气管后每级支气管的总横截面积较之前几乎是翻倍增加。

气道树的面积通过多种方式影响空气气流。首先,气流速度随气道树走行逐级下降,因为气道的总横截面积随着级数的增加而增加(图 2-44)。若气管的横截面积约为 2.5cm^2,第 10 级的 1 024 个气道的总横截面积为 13cm^2,当接近腺泡气道时,总横截面则达到 300cm^2。然而,由于不同级数的气道之间空气流量相同,所以当从气管达到腺泡时,其流速下降至 1% 以下:静息状态下,吸气时气管中平均气流速度约为 1m/s,而在 1 级呼吸性细支气管中仅有 1cm/s。在运动时,空气流速可以增加 10 倍,和通气量增加成正比。考虑到对流和弥散在将氧气带到肺泡表面进行气体交换时的相对重要性,后面将对此进一步予以讨论。

气道的大小也决定了气流阻力。虽然总体阻力相当小(通过通气气流与口腔和肺泡之间压力差比值的倒数计算得出),通常不大于 1cmH$_2$O(mbar)或小于 1mmHg,但足以影响许多气体交换单元的通气分布。因为在层流状态下,阻力与 d^4 成反比,气流分布取决

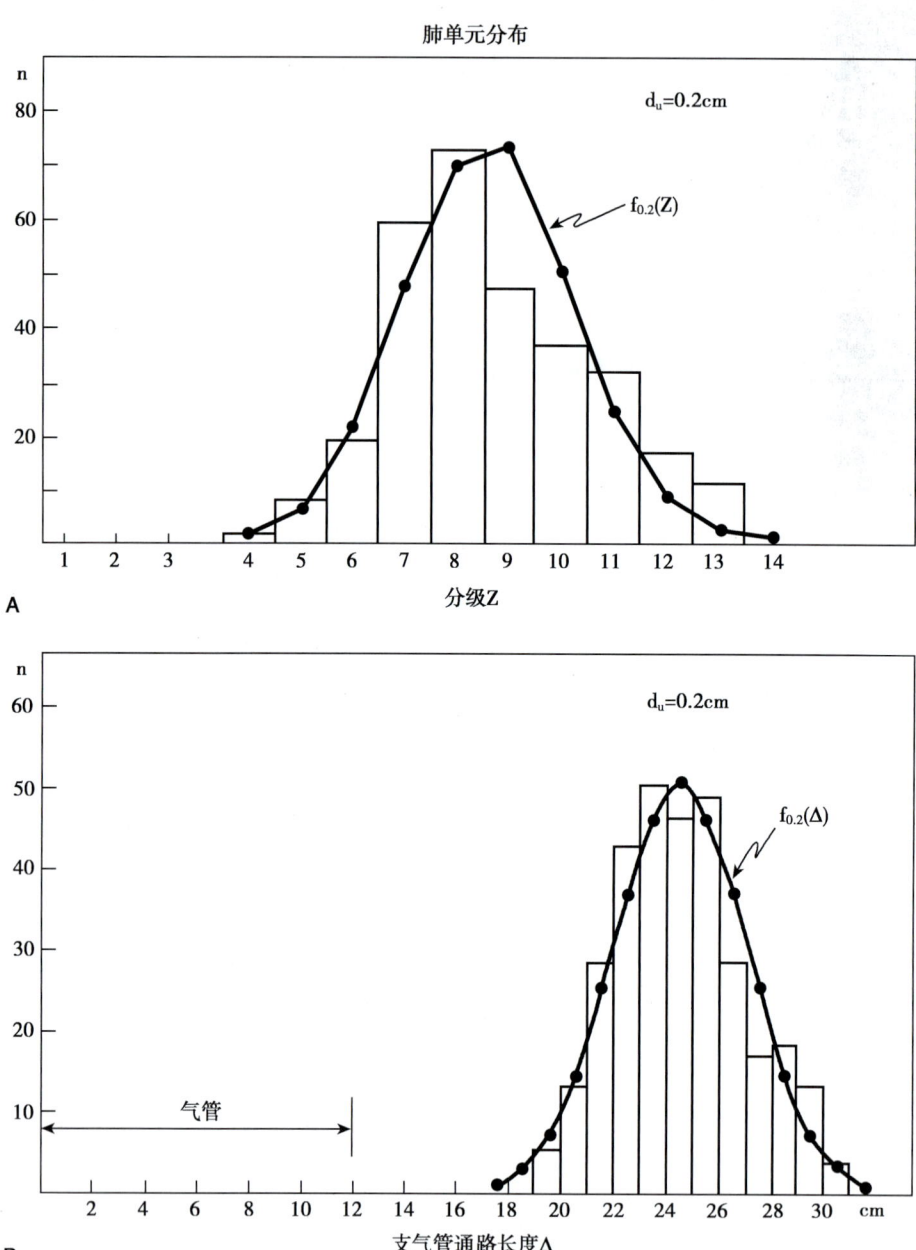

图 2-39　直径 $d_u = 2mm$ 的气道分布对应分支级数（A）和支气管通路长度（B）。获授权引自：WEIBEL ER. Morphometry of the human lung. Heidelberg：Springer-Verlag，1963.

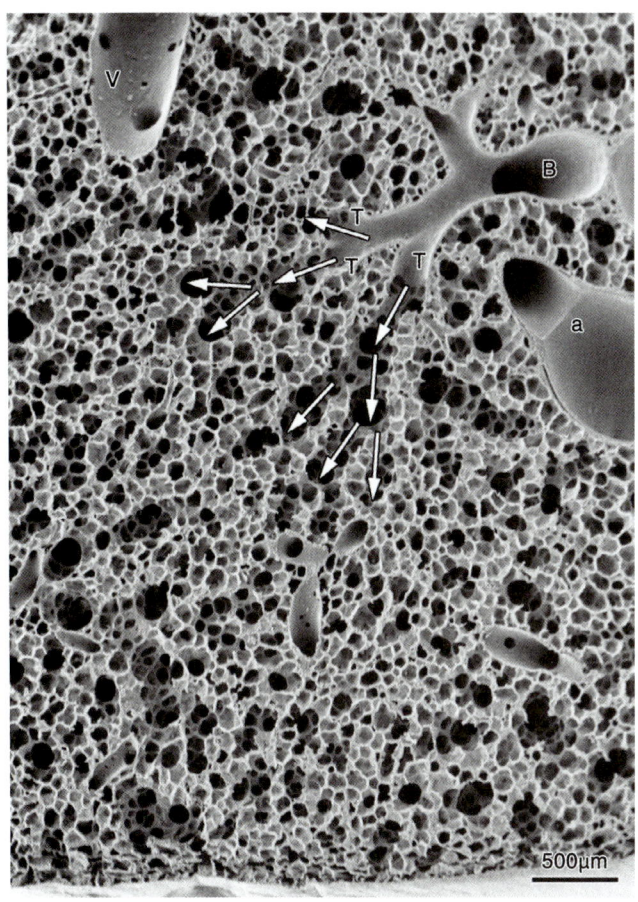

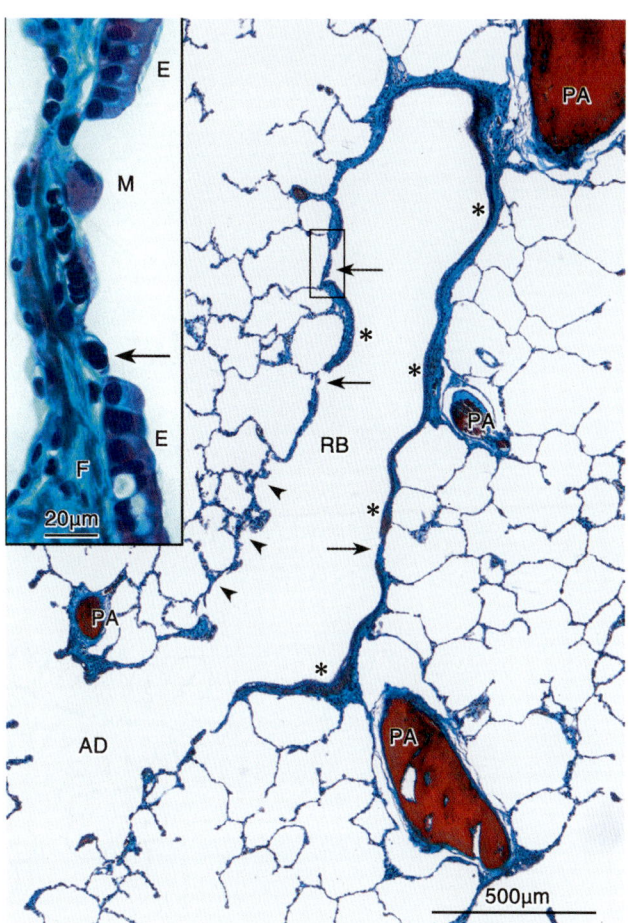

图2-40　肺的电子显微照片显示小周围细支气管(B)分支成过渡性细支气管(T),气道从那里继续进入呼吸性细支气管和肺泡管(箭头)。注意肺动脉(a)和静脉(v)以及脏胸膜(底部)的位置。

图2-41　人肺呼吸性细支气管(RB)轴向过渡至肺泡管(AD)。注意通过立方形气道上皮(＊)表面和在肺泡本身(箭头)出现之前出现呼吸斑(箭头)。PA标记肺动脉分支。插图:使用较高放大率观察呼吸性细支气管壁中的一个呼吸斑块,可见毛细血管(箭头)和肺泡巨噬细胞(M)。带纤毛的立方上皮(E)被肺泡I型细胞的薄鳞状上皮取代。注意含平滑肌细胞厚纤维层(F)。

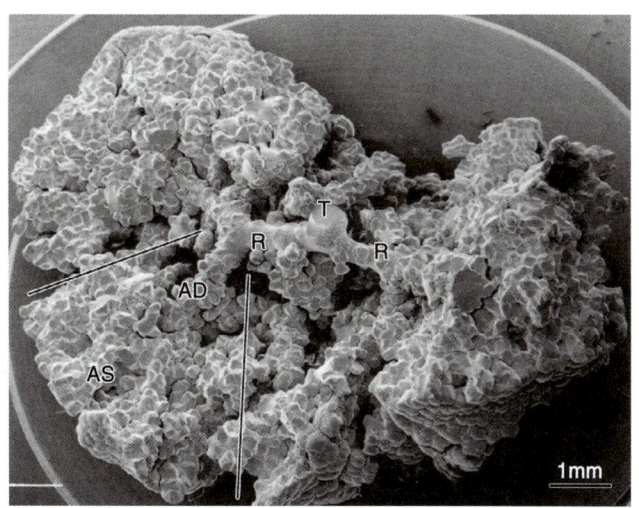

图2-42　来自人肺硅胶铸型上完整腺泡的电子显微照片,其部分被分割开以显示过渡性(T)和呼吸(R)细支气管以及肺泡管(AD)和肺泡囊(AS)。直线标记接近1/8亚腺泡边界。获授权引自:HAEFELI-BLEUER B,WEIBEL ER. Morphometry of the human pulmonary acinus. Anat Rec,1988,220(4):401-414.

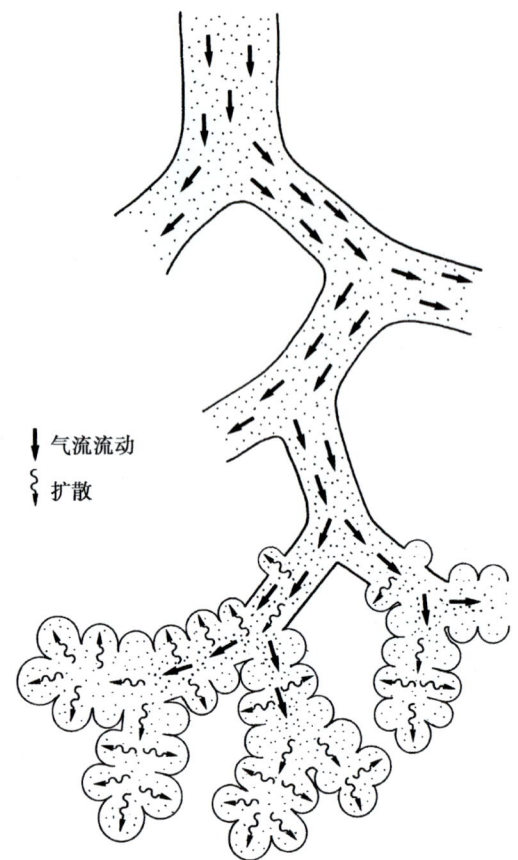

图 2-43 氧分子通过气流和分子弥散结合的方式到达肺泡,而越往周边,弥散的作用越大。

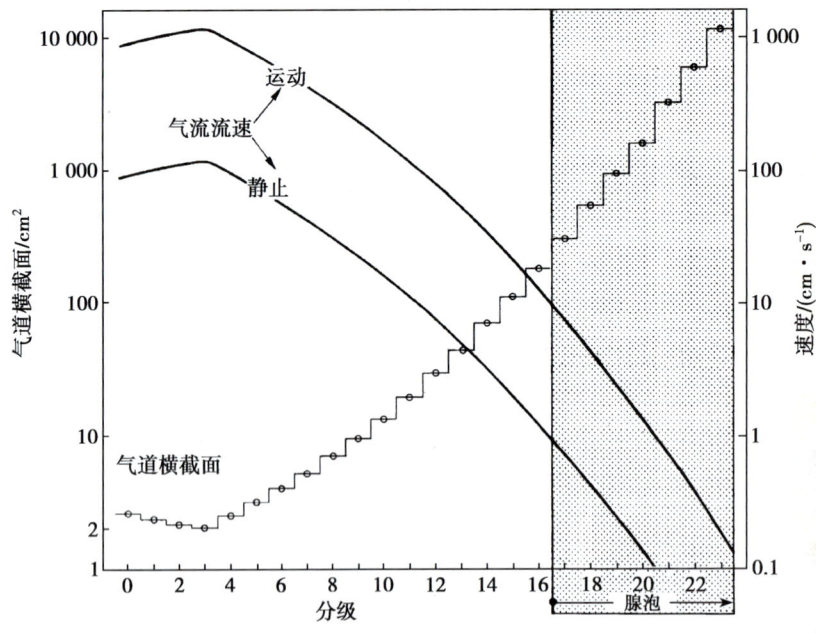

图 2-44 随着气道分级的增加,总的气道横截面面积增加,吸入空气的气流流速迅速下降,当其进入腺泡时,其速度降低到空气中氧气弥散的分子速度以下(图 2-66)。获授权引自:WEIBEL ER. The pathway for oxygen. Cambridge. MA:Harvard University Press,1984.

于并行气道管径大小的微妙平衡。即使在分支点处，两个子分支中的一个稍微变窄，也会导致不成比例的空气流向另一个分支，从而导致通气不均匀。

由于气道直径随着分支级数增加而减小（图 2-37），人们怀疑周边气道的阻力会逐渐增大。显然情况并非如此，沿着气道分支发生的压力下降主要发生在中等大小的支气管区域；因为在小细支气管中，气道直径减小的因子远大于最佳值 0.79，所以其阻力变得非常低（图 2-38）。事实现象进一步说明了这一点，随着吸气时肺扩张，作为肺粗纤维系统的组织张力影响对象——薄壁细支气管变宽。因此，气道阻力会随着肺容积增加而下降。当这种组织张力效应受到影响时，如肺气肿，一些小细支气管可能会塌陷。这导致周围肺单元的通气变得高度不均匀。

近期，通过生物物理方法观察气道面积变化的重要性得到了另一种观点的补充和支持，即使用分形几何定律来确定气道和血管树。通过级级相传重复分支模式形成分形树。如果母分支和子分支之间的比例保持不变，则称为自相似分支。在二分树中，理想情况下直径应减小 $2^{-1/D_f}$（D_f 是分形维数）。由于气道树接近空间填充，即 $D_f \sim 3$，这意味着作为最佳设计，Hess-Murray 定律也遵循分形几何规则，但是因为减小因子比 $2^{-1/3}$ 稍大，所以气道树的实际分形维数略大于3。这可能是因为该树在腺泡的入口处被"切断"，并且在"空间"中充满肺泡。

■ 血管树结构

在许多方面，肺血管的形状变化过程和模式与气道相类似。图 2-3 显示肺动脉紧密伴随气道，直至最小分支。它们共同形成不同等级的肺实质轴心：腺泡、小叶、段、叶。如前所述，静脉的位置有所不同，它位于 2 个或 3 个相邻单元之间的边界中（图 2-30 和图 2-45）。

每个肺动脉分支的直径也与伴行的支气管直径相近似（图 2-45A）。因此，显然前文所述的气道直径定律也必须适用于前 10~16 级肺动脉（图 2-37）。然而，肺动脉分支的频率高于气道。通常，小分支以直角离开动脉，并为邻近支气管的实质单位供血（图 2-45B）。从毛细血管的数量来看，似乎肺动脉平均分为28 级，而气道则为 23 级。这些末端血管的直径为

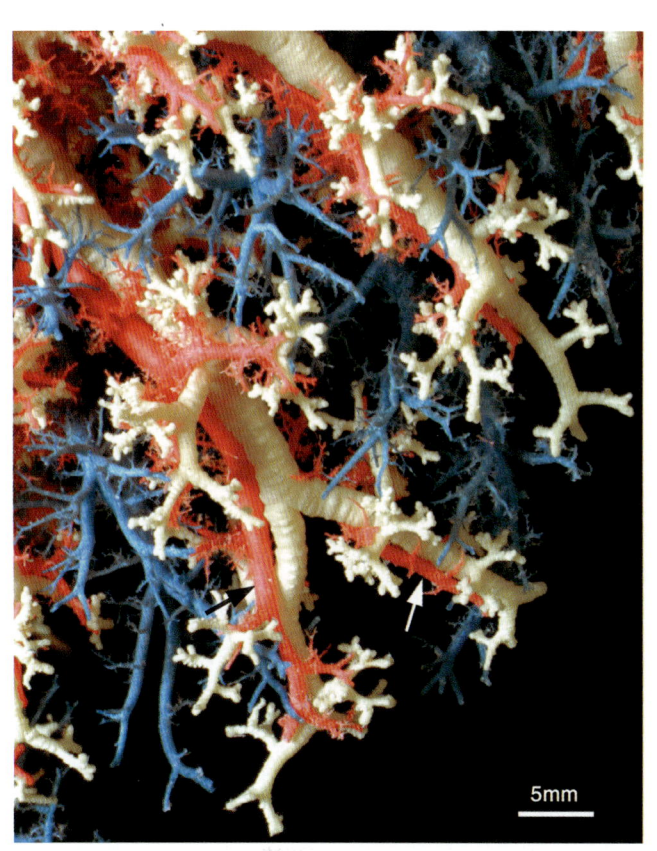

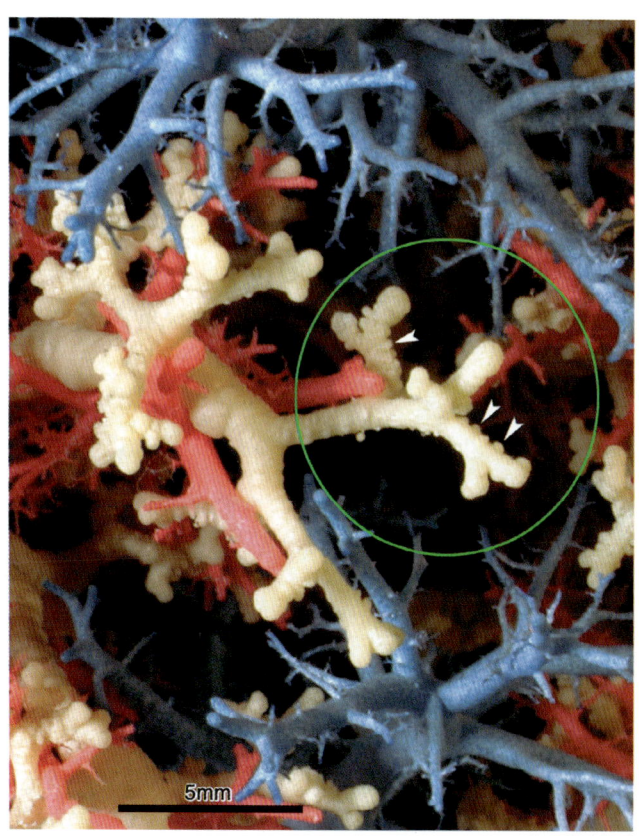

图 2-45 气道和人肺血管铸型。A. 显示肺动脉（红色）如何紧密伴行气道（黄色）到周边，而肺静脉分支（蓝色）位于单元之间。注意，肺动脉直径与伴行气道的直径相似，但是在周边时（箭头）变得相对较小；以直角形式发出小的额外动脉分支。B. 与次级小叶相对应的一组腺泡（圆圈）的高倍视图显示动脉如何穿过气体交换单元的中心，静脉收集周围的血液。箭头指向过渡性和呼吸性细支气管上的肺泡。

$20\sim50\mu m$。如果将图 2-37 的范围扩展绘制至 28 级，则它将落在通过主要分支外推获得的曲线上：

$$d(z) = d_0 \cdot 2^{-z/3}$$

这表明肺动脉从始至终遵守 1/2 的立方根法则。显然，血液仅通过流体方式输送到毛细血管床。因此，没有理由偏离这种可最大限度减少由血流引起能量损失的基本设计定律。

在对采用分形结构的肺血管树进行深入分析时发现，动脉和静脉的分形维数为 2.71，略小于 3。因此，直径缩小因子略小于 1/2 立方根，其直径遵循回归式：

$$d(z) = d_0 \cdot 2^{-z/2.71}$$

因此，与气道相比，血流阻力沿着肺动脉分支增加，在最外周的分支或小动脉中最高。肺动脉的阻力曲线与体循环相同。

肺的肺泡毛细血管网络与体循环大有不同。例如在肌肉中，较长的毛细血管通过松散的网状结构相连接，而肺泡壁毛细血管则由非常短的节段形成的致密网格状结构构成（图 2-46）。这些网格状结构极其密集，以至于有些人认为血液以片状形式流过肺泡壁，而非通过相互连接的管道系统。在这种片状血流（sheet-flow）的概念中，薄片被两层扁平的膜（即气血屏障）所包围，并和大量"柱子"相连接。血液流过该薄片区域时，不会被引导至特定方向，而是在这些柱子间自由曲行。虽然这个概念过分简化了实际的结构情况，但它确实有效地描述了肺泡壁的血流模式，并解释了为什么当某些毛细血管床在高充气状态下

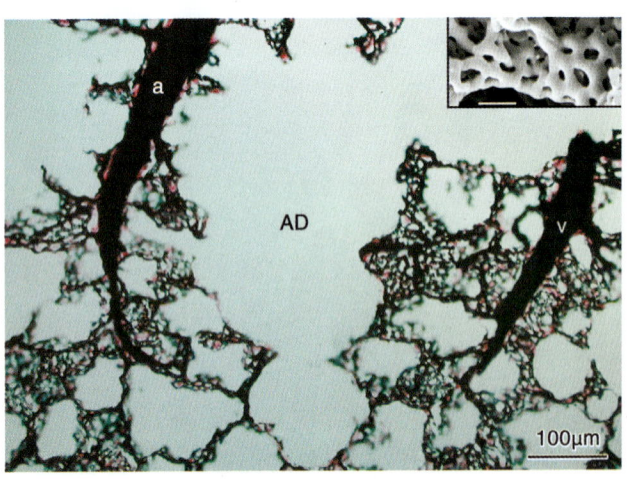

图 2-46 通过使用金标记的血浆制剂灌注兔肺，显示肺泡毛血管网。致密的毛细血管网在肺动脉（a）和静脉（v）末端分支之间延展，并延伸穿过肺泡管（AD）周围的许多肺泡间隔。插图：塑料模型显示密集网格状网络结构（比例尺＝20μm）。插图由 P. Burri 授权使用。

变得扁平时，血流也不会中断（图 2-58）。在这种窘迫的状态下仍保持开放的毛细血管仅是广泛片状血流的一部分。此外，需要注意的是，毛细血管网或片状血流是连续穿过多个肺泡壁的（图 2-46），如果从小的范围来说，可能至少贯穿整个腺泡。因此，不可能分离出微血管单位。更确切地说，人们发现动脉末端分支只是以差不多一致的距离注入这片区域，而静脉则以类似的方式对该片状区域进行引流。但我们应该记得动脉是伴行气道进入腺泡的，而静脉则位于周边位置（图 2-45）。因此，血液基本上是通过腺泡毛细血管膜从腺泡气体交换单元的中心流向外周的。

肺实质结构

■ 肺泡和毛细血管

肺实质中，气腔和血管的结构设计是为了有利于空气和血液之间的气体交换。为此，必须在空气和血流之间建立一个非常大的接触区域。有时人肺的大小可用网球场的面积来比喻。此外，将空气和血液分开的组织屏障必须尽可能薄（发现它仅为一张航空信纸厚度的 1/50）。这一点很重要，因为当红细胞流过肺部的气体交换区域时，不到 1s 就可以将氧气加载到红细胞上。

这方面的第一个结构特征就是在腺泡内所有气道壁上均可见肺泡，即从过渡性细支气管一开始就成为通气性气体交换单元（见上文）（图 2-40）。在人肺中，估计有大约 3 万个腺泡和 4 亿个肺泡，因此每个通气性气体交换单元含有大约 1.3 万个肺泡，平均连接到 7~9 级的腺泡气道、呼吸性细支气管和肺泡管。

肺泡排列非常密集，以至于占据了肺泡管的整个表面。它们通过含有毛细血管网的精密肺泡间隔彼此分开（图 2-47）。血液大约占据隔膜 1/2 的空间，从而暴露在两个相邻肺泡的空气中（图 2-48A）。我们发现，尽管分隔空气和血液的屏障非常薄，但毛细血管具有完整的内皮，因为隔膜的肺泡面由上皮细胞覆盖。在前文中已述，这两层细胞在该表面区域极度变薄。

为了维持非常薄的屏障，必须尽可能减少间质结构（图 2-49）。间隔间质中的细胞很少，大多数是纤细的成纤维细胞，具有较长的延伸性。它们含有可收缩的细丝束，但其机械功能尚不明确。间隔间质中通常不包含防御系统的细胞或淋巴组织。

■ 肺实质的内部支持结构：肺纤维连续体

肺泡间隔中组织异常减少不可避免地带来了很

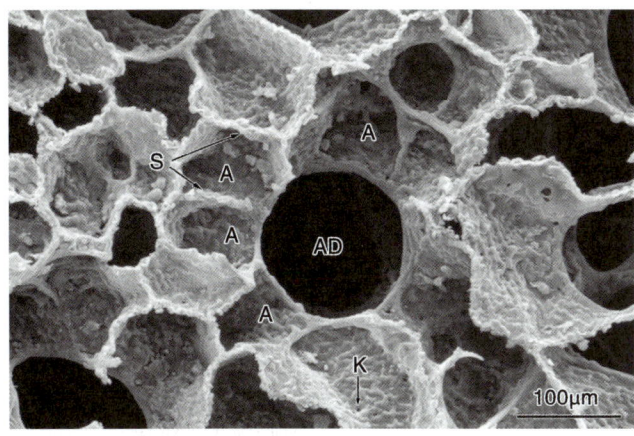

图 2-47　人肺实质的电子显微照片。肺泡管（AD）被肺泡（A）包绕，肺泡（A）由薄层间隔（S）隔开。K，肺泡间 Kohn 孔。

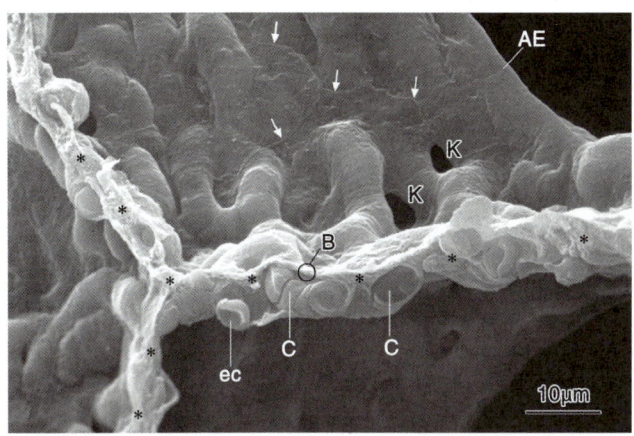

A

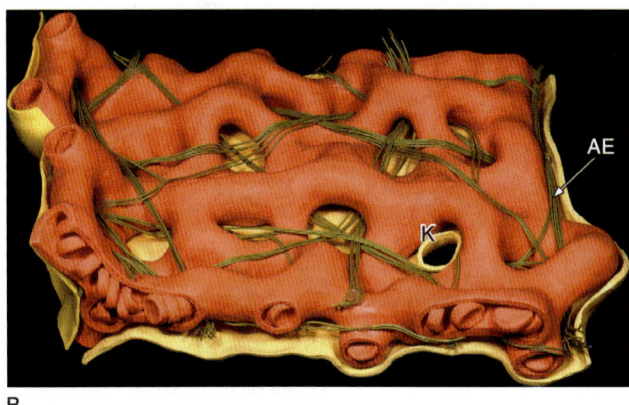

B

图 2-48　在肺泡壁中，如人肺的电子显微照片（图 A）所示，毛细血管血（C）及其红细胞（ec）通过非常薄的组织屏障（B）与空气分离。短箭头标记肺泡上皮的细胞间连接，朝向肺泡间的 Kohn 孔（K）。模型（图 B）显示毛细血管网（红色）与隔膜纤维网（绿色）相交织，如图 A 中的星号（＊）标记。上皮（黄色）层从肺泡间孔（K）处穿过隔膜，为了显示毛细血管，间隔表面之上的上皮层被移除。隔膜纤维固定在强纤维束上，标记隔膜的游离边缘或肺泡入口环（AE）。获授权引自：WEIBEL ER. The pathway for oxygen. Cambridge, MA：Harvard University Press，1984.

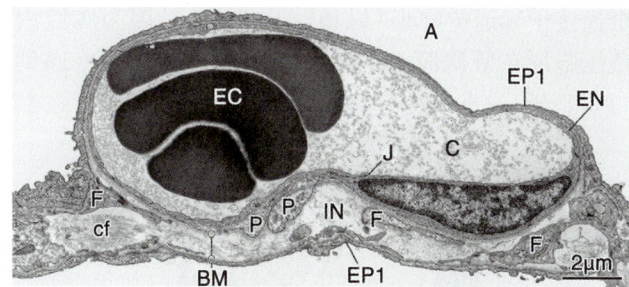

图 2-49　人肺的肺泡间隔上排列有 I 型上皮（EP1）、毛细血管内皮细胞（EN）及其相关周细胞（P）。具有胶原和弹性纤维（cf）和成纤维细胞（F）的实质间隙空间（IN）仅见于一侧；而在另一侧，通过内皮和上皮的基底膜（BM）的融合形成极薄的气血屏障。

多问题。如果我们认为有几种力作用于间隔组织并有破坏它的倾向，那么如何确保系统的机械完整性呢？薄屏障不仅必须承受由血液动力和重力导致的毛细血管血液膨胀压力（尤其是在肺下部区域），而且必须维持毛细血管床在非常大的表面上呈伸展状态——这颇有一定难度，因为作用于肺泡表面的表面张力会使肺泡和毛细血管塌陷（见下文）。这就需要纤维支撑系统具有非常巧妙、高效的设计。

我们发现，机体采用了一种很巧妙的方法来实现用尽可能少的结缔组织纤维支撑其上的毛细血管——纤维网络与毛细血管网络交织在一起。图 2-48B 显示，当纤维拉紧时，毛细血管填充于间隔之中。这种结构具有三重优点：①毛细血管直接被纤维束所支撑，而不需要额外的"黏合剂"；②当纤维被拉伸时，毛细血管就分布于肺泡表面；③通过限制纤维只在 1/2 毛细血管表面（因为纤维必然会干扰 O_2 的流动），优化气体交换条件。如图 2-49 所示，毛细血管的薄切片显示，含有纤维和成纤维细胞的间质间隙仅存在于毛细血管的一侧，而在另一侧，内皮和上皮的两个表层细胞紧密连接，并同用一个单层基底膜。因此，在超过 1/2 的毛细血管表面，血液和空气仅由上皮和内皮细胞的细胞质薄层及融合的基底膜相分隔，其间并不存在因间质性肺水肿而增宽的间质间隙（图 2-17）。

肺的主要结构性"骨架"是锚定在肺门的连续纤维系统，并且胸膜腔负压对脏胸膜的牵拉使其具有一定张力。其基本构造原理来源于发育过程中肺内气道单位的间充质鞘形成。随着气道树的生长，其分支仍然被形成血管的间充质层隔开。当纤维网络在这些间充质中发育时，它们包裹所有气道单位并从肺门的右侧延伸到脏胸膜。因此，肺纤维系统形成一个由气道系统构成的三维纤维连续体，并与血管系统密切相关。通过这种纤维连续体结构，将肺分隔为数百万个连接于气道树的小"风箱"（图2-50）。因为胸腔内负压施加在脏胸膜上的张力通过该纤维系统传递到"风箱"壁，这些结构会随着胸部扩张而伸展。

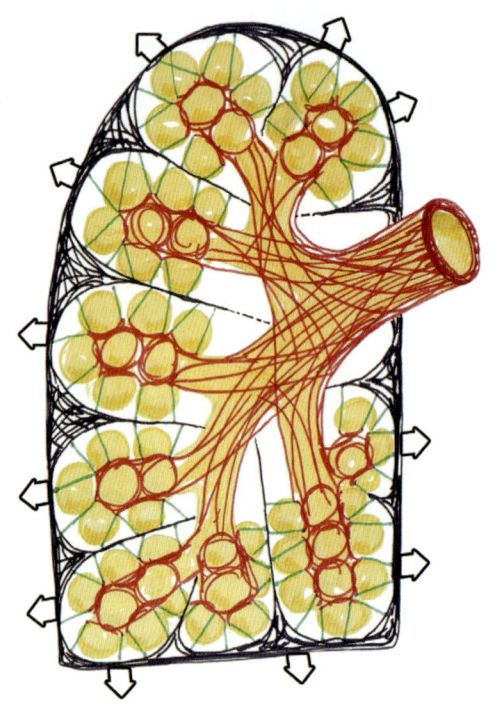

图2-50　肺纤维连续体：轴向纤维（红色）从气道延伸到肺泡管内，作为入口环网络进入肺泡（黄色）；外周纤维（黑色）从胸膜延伸到小叶间隔；肺泡壁中的隔膜纤维（绿色）固定在外周和轴向纤维中。箭头表示胸腔和横膈对胸膜的牵引力。获授权引自：WEIBEL ER. Looking into the lung：what can it tell us? Am J Roentgenol，1979，133（6）：1021-1031.

为了体现这个纤维系统的有序性，我们可以先选择两个易识别的主要成分（图2-50）。首先，我们发现所有气道（从进入肺门的主支气管到终末细支气管，甚至更远处）都包绕着一层很强的纤维鞘。这些纤维构成轴向纤维系统。它们形成"树皮"，树根位于肺门，沿着气道，分支深入至肺实质。第二个主要的纤维系统与脏胸膜有关，由包裹所有肺叶的结实的纤维袋构成。然后我们发现，结缔组织间隔从脏胸膜进入肺实质，将气道树的各个单位分隔开。我们将这些纤维称为外周纤维系统，这也是呼吸性肺组织单位之间的标志性界限。

外周纤维系统将肺细分为许多单位，它们按照气道树分支模式形成连续层次结构，因此难以命名。然而，正如我们所看到的，这两个单位似乎是天然的：①肺叶，由脏胸膜相对完整的膜以及插入的质膜裂划分（图2-1）；②腺泡，是所有气道参与气体交换的实质单位。

腺泡是肺实质的功能单位。进入腺泡的气道，即过渡性细支气管，在腺泡内继续进行6～10级分支（图

2-5和图2-40）。这些腺泡内气道被称为呼吸性细支气管和肺泡管。它们的壁上还携带着轴线纤维系统中相对强健的纤维，并延伸至管道系统的末端。然而，由于腺泡内气管壁与肺泡紧密相连，这些纤维形成一种精细的网络，构成肺泡管的"壁"。包绕肺泡口的网格状网络系统通常被称为肺泡入口环。正是这种纤维网络形成肺泡的游离边缘，使得肺泡成为开放的腔室性结构（图2-47和图2-51）。这些纤维环还与平滑肌细胞相关联（图2-29），构成散布于肺泡间隔内的细纤维网络支架（图2-48B和图2-51）。但在纤维系统中可能并不存在松散的末端。因此，必须在两端将间隔纤维系统予以锚定——一端位于肺泡管周围的轴向纤维网络，另一端由小叶间隔延伸入腺泡周边纤维。这样，肺的纤维系统成为一个连续体，覆盖整个肺部空间，从肺门到脏胸膜（图2-50）。当胸膜腔被胸壁和横膈扩张时，它所受张力也是不同的。这种张力结构只有在纤维连续体处于张力状态且不受破坏

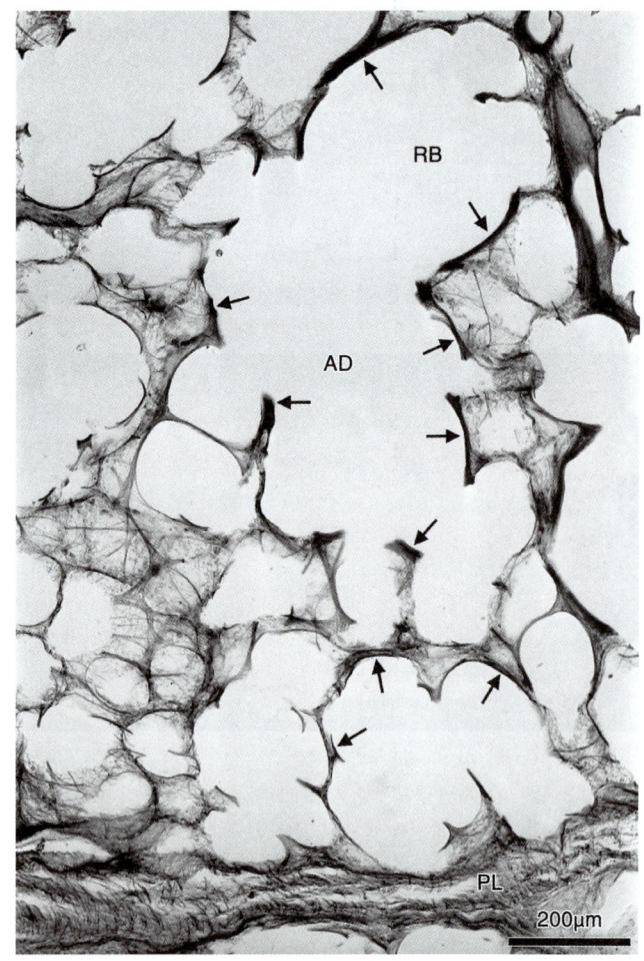

图2-51　结缔组织染色显示分隔肺泡管（AD）和呼吸性细支气管（RB）的强纤维环（箭头）。胸膜（PL）延伸为外周纤维进入肺实质。获授权引自：WEIBEL ER. The pathway for oxygen. Cambridge, MA：Harvard University Press，1984.

的情况下,才能保持完整性。

有序纤维系统的连续性是肺的基本结构特征。这一点在肺气肿中很明显。一些纤维被破坏时,不能保持张力状态。随着纤维系统在损坏附近重新排列,它们就会收缩并形成更大的气体空腔。随着时间的推移,肺内大多数部位会形成小的肺气肿灶。

纤维系统的主要作用是对血管的机械支撑,它与血管紧密相连。肺动脉分支与气道树平行,但与轴向纤维系统无关。与肺静脉一样,肺动脉与外周纤维系统相联系,在较大的动静脉血管外形成外膜鞘,并在支气管外表面形成边界鞘,以分隔肺泡复合物和支气管壁。因此,将支气管和肺动脉周围的结缔组织命名为支气管血管周围间隙是合理的,其中还包含淋巴管以及来源于体循环的支气管动脉及其分支。事实上,这一间隙与包裹肺静脉的间隔结缔组织是连续的(图2-30),并与脏胸膜相连。然而,当动脉穿行于腺泡之中时,静脉则保持在外围,位于气道单元之间(图2-45)。在肺泡间隔中,毛细血管网弥漫延伸,连续分布于相互连接的肺泡间隔系统中(图2-46)。我们已经看到,这些毛细血管与间隔纤维系统密切相关(图2-48B)。

■ 肺实质的力学与组织结构

与所有结缔组织一样,肺纤维由胶原纤维和弹性纤维组成。胶原纤维是由蛋白多糖结合在一起的纤丝束,几乎不可伸长(幅度小于2%)并且具有非常高的拉伸强度。胶原纤维在$50\sim70dyn/cm^2$的载荷下才会断裂,这意味着直径1mm的胶原纤维可以支撑超过500g的重量。相反,弹性纤维的拉伸强度要低得多但具有高伸展性。在断裂之前,它们可以被拉伸至其松弛长度的130%左右。

在肺实质的纤维系统中,胶原和弹性纤维的体积比约为2.5:1,而在脏胸膜中该比例为10:1。人们发现,在松弛状态下,胶原纤维比附随的弹性纤维长,因此它们呈波浪状。由于"橡胶状"的弹性纤维和"双股绳样"胶原纤维之间的关联,结缔组织链的性质就像一根弹性带。它们很容易被拉伸到胶原纤维紧绷的位置,但从那以后,它们就会强烈抵制拉伸。

为了研究肺纤维系统的弹性特征,可向气道中注入液体以消除表面张力的影响。结果表明肺纤维系统在达到高膨胀水平前,具有很高的顺应性,并且在生理膨胀水平下,纤维系统产生的回缩力或反冲力不会超过数毫巴。在充满空气的肺中,由胸膜腔负压所反映的实际回缩力明显更高,但这是因为表面张力的作用,而非纤维收缩力所致。

由于液体分子之间的内聚力远大于液体和气体之

间的内聚力,所以任何气液界面都会产生表面张力。因此,液体表面趋向变得尽可能小。曲面(如气泡表面)产生与曲率和表面张力系数γ成正比的压力。Gibbs通式将这个压力(P_s)与平均曲率($\bar{K}$)联系起来:

$$P_s = 2\gamma \cdot \bar{K}$$

在球体中,曲率是半径r的倒数(拉普拉斯定律):

$$P_s = \frac{2\gamma}{r}$$

表面张力的最关键作用是维持含气空腔的稳定性,因为在一组连通的"气泡"中(即肺泡),其本质是不稳定的。小气泡会收缩,而大气泡则会膨胀。由于4亿个肺泡都通过呼吸道相互连通,所以肺本身就是一个不稳定的器官。为什么肺泡不会全部塌陷、排空并形成一个大气泡呢?主要有两个原因。

第一个原因是组织结构。肺泡不是肥皂泡沫。相反,正如我们所见,肺泡壁含有复杂的纤维系统。因此,当肺泡趋于收缩时,相邻肺泡壁中的纤维被拉伸,从而防止肺泡完全塌陷。这显示出肺泡具有物理学上的相互依存性,使它们稳定下来。

第二个原因是肺泡表面不仅有水暴露在空气中,同时还覆盖着表面活性物质(图2-25和图2-52)。其特征在于其表面张力系数γ是可变的。大量证据表

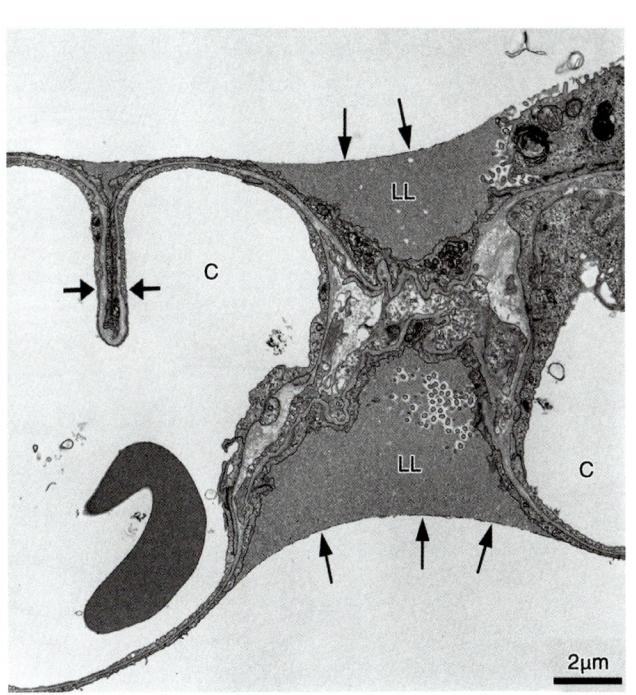

图2-52　通过血管灌注固定的人肺泡间隔,显示肺泡表层(LL)在毛细血管(C)之间的缝隙中,表面覆盖表面活性物质膜,显示为细黑线(箭头)。注意具有层状体和薄层折叠的Ⅱ型细胞(粗体箭头)(获 M. Bachofen 和 G. Wolff Basel 授权使用)。

明,表面张力随着肺泡表面变小而降低,并在肺泡表面增大时升高。肺泡表面活性物质中磷脂蛋白性质(见上文)使得肺泡不像表面张力保持不变的肥皂泡。当肺泡开始收缩时,其表面张力下降,表面产生的回缩力减小,甚至消失。表面活性物质的这种性质,结合肺泡间的相互依存性,使得肺泡复合体保持稳定。

现在,稳定肺结构的两个因素——相互依存性和表面活性物质性质中,哪一个最重要?事实证明两者都是必不可少的。如果用洗涤剂洗脱肺表面活性物质表层,

压力-体积曲线会发生显著变化(图2-53)。在萎陷时,肺容积迅速下降。如果用正常肺和用洗涤剂洗脱的肺标本固定肺容积(肺总量的60%)进行观察,我们会发现去除表面活性物质会导致肺泡萎陷。然而,萎陷肺泡开口处强大的纤维网络拉伸会引起肺泡管扩大。而且,因为邻近肺单位相互依存,管腔不会塌陷。

在正常充气的肺中,表面活性物质的特性和纤维张力所致的相互依存性有助于维持肺泡和肺泡管复合体的稳定性。为了理解这一点,让我们看一下图2-54,

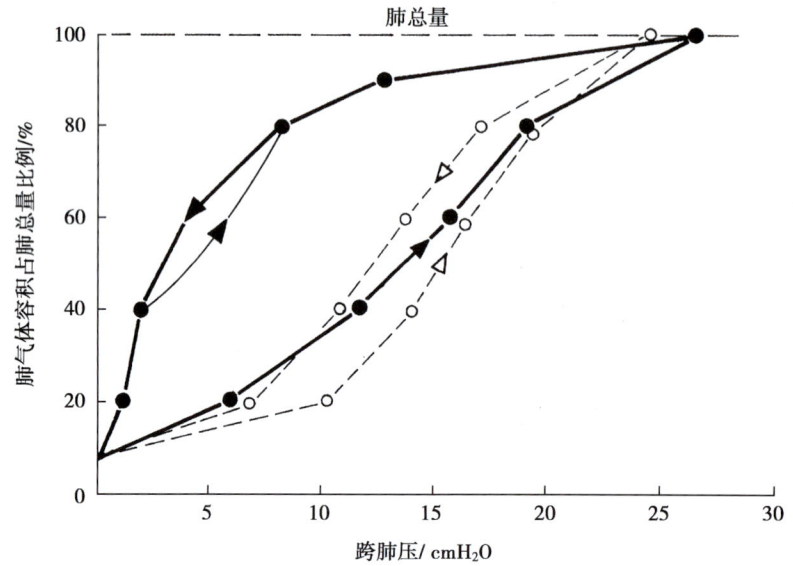

图2-53 正常充气兔肺(粗线)与表面活性物质耗尽兔肺(虚线)的压力-体积曲线比较。有成对箭头的细线代表进行呼吸时在40%~80% TLC沿萎陷曲线的小滞后现象。

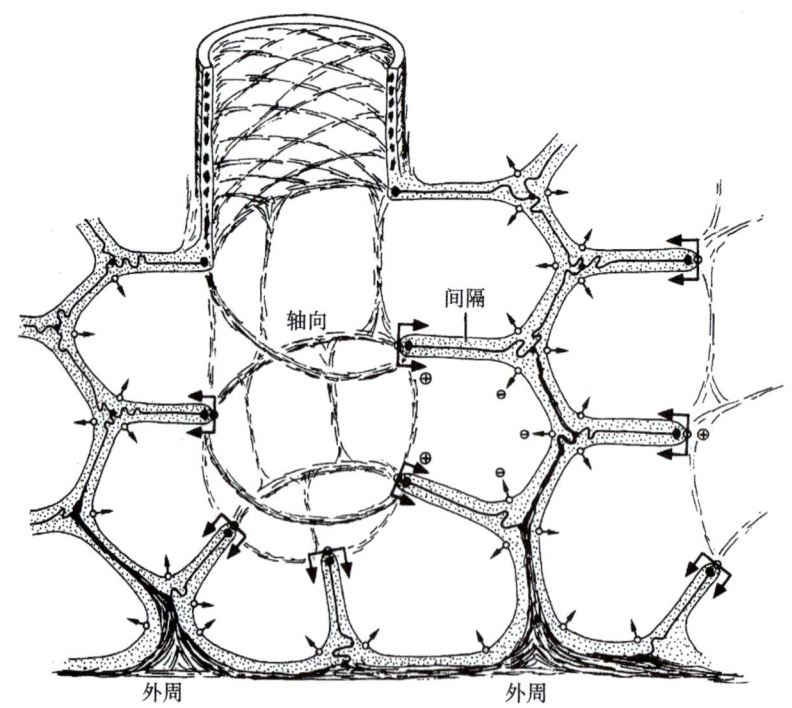

图2-54 腺泡中轴向、间隔和外周纤维分布模型,显示表面力的影响(箭头)。获授权引自:WEIBEL ER. The pathway for oxygen. Cambridge, MA: Harvard University Press, 1984.

它高度简化了一个肺实质单元。相互依存性是由轴向纤维、间隔纤维和周边纤维的连续体所建立的。在中空的肺泡上，表面张力施加向内的牵拉力，其曲率为负值。然而，在肺泡间隔的游离边缘，沿着导管的轮廓，表面张力必然向外推出，因为其曲率是正值。后一种力必须相当强，因为间隔边缘的曲率半径非常小。但这种力被强力纤维束抵消，后者通常由肺泡间隔游离边缘的一些平滑肌细胞产生（图2-29、图2-47和图2-51）。因此，相互依存性是防止肺的复杂空腔（其中负曲率和正曲率共存）塌陷的重要因素。然而，这种能力也是有一定限度的，需要较低表面张力，尤其是肺泡缩小和纤维趋于松弛的情况下。如果表面张力过高，尽管纤维相互依存，肺部的泡沫状结构仍将有部分塌陷。

这具有相当重要的生理学意义。有人认为，肺泡在肺充气时开放，排气时塌陷。如果起始时肺是萎陷的，那么沿着充气曲线塌陷的肺泡逐渐打开这个观点倒不失正确性（图2-53）。但这不是我们呼吸的方式。

正常呼吸周期沿压力-体积曲线的斜率进行（图2-53），具有较小的滞后性，该状态通过间歇深度吸气至肺总量（TLC）来维持。在这种情况下，因为表面活性物质分散开，肺泡不会塌陷，表面张力保持在较低水平。在运动状态正常呼吸范围（吸气和呼气处于肺总量的40%~80%）内，肺泡的大小变化很小。与空气的变化量翻倍相比，肺泡表面积变化仅约1.2倍。其原因在于空气容积的变化并非发生在肺泡部位，而主要发生于肺泡管中（图2-55），这对于腺泡通气非常有利。这种不同的体积变化可以通过影响表面张力来加以解释：表面张力 γ 在 40% TLC 时接近0，但在 80% TLC 时增加到 12mN/m。随着肺充气，正表面张力在肺泡间隔游离边缘处变得很大（图2-54），导致肺泡管横截面变大，而当压力减小时肺泡管横截面则缩小（图2-55）。在这个过程中，肺泡间隔在充气时会受到的拉伸程度很小，仅占其原本面积的20%。因此，腺泡通气良好，而气体交换表面几乎不受空气体积变化的影响。

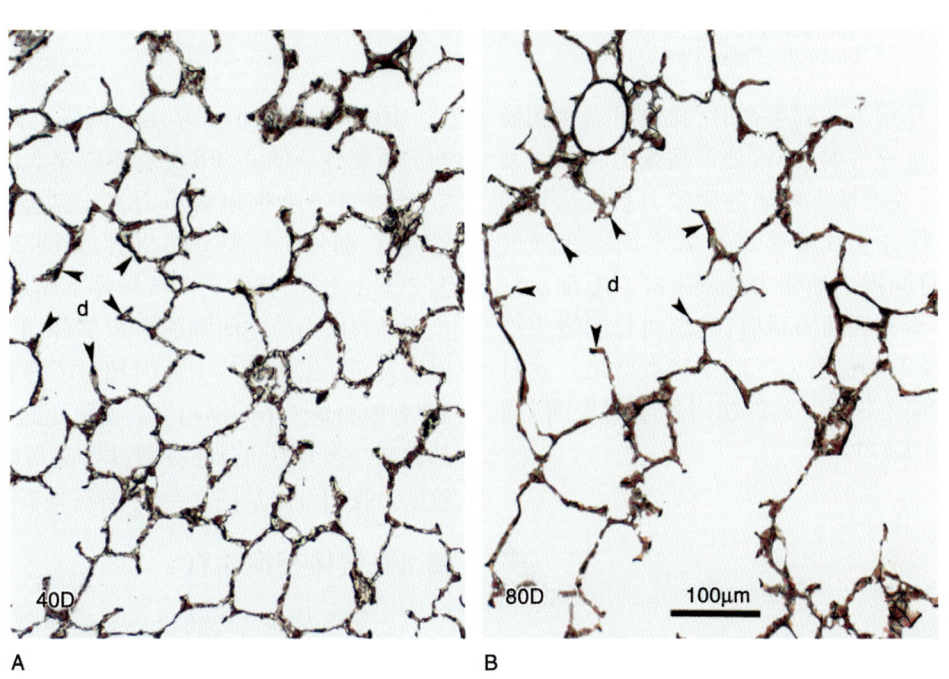

图2-55 分别在40% TLC（A）和80% TLC（B）充气状态下固定的兔肺实质切片的光学显微镜照片（与图2-53比较）。请注意，由于表面力作用于肺泡隔的游离边缘（箭头），肺泡管（d）的面积在80D显著增大（获H. Bachofen, University of Bern授权使用）。

■ 肺泡间隔的微观力学

最后，我们必须考虑在充满空气的肺中影响肺泡隔形态的机械性因素。正如图2-48所示，肺泡间隔由单个毛细血管网构成，与纤维交织在一起。当纤维被拉伸时，毛细血管交替向一侧或另一侧凸出，这导致在毛细血管网的网格中出现凹陷和裂缝。

这种不规则表面在某种程度上由于细胞外层有液体而显得平滑。该液层在毛细血管上是相当稀薄的，但在毛细血管间的凹陷中形成很小的池坑（图2-52）。该表层由厚度可变的液体层（称为下层）和表面活性物质组成，后者在下层表面形成一层薄膜。下层似乎含有大量表面活性物质储备，以管状髓鞘的特征性构型存在（图2-25和图2-26）。

正如我们所见，肺泡间隔中的组织结构非常微妙。其构造并不完全由结构特征决定，而是由必须保持各种力平衡的成型效果决定的。图2-56显示了3种主要机械力——组织张力、表面张力和毛细血管扩张压力在间隔中的相互作用。肺泡间隔的纤维处于紧张状态，其张力大小取决于肺充气程度。这会使纤维变直，从而产生垂直于纤维轴的力（压力），导致毛细血管移动到间隔的一侧或另一侧（图2-48B和图2-56）。毛细血管壁暴露于管腔内压力下（这种压力是

肺动脉和静脉压的结果，也取决于重力因素），因此肺底部的毛细血管比顶部更宽。如果这种膨胀压力均匀作用于毛细血管周围，将从一侧推动纤维，使对侧薄层屏障向外凸出。这种效应在某种程度上被表面张力所抵消，表面张力会向表面施加一个垂直方向的力（图2-56）。这种力取决于两个因素：其方向取决于曲率的方向，在凹陷区域（负曲率）朝向肺泡空间，而在凸起区域朝向组织（正曲率）；其大小取决于曲率程度和表面张力系数 γ 的数值。

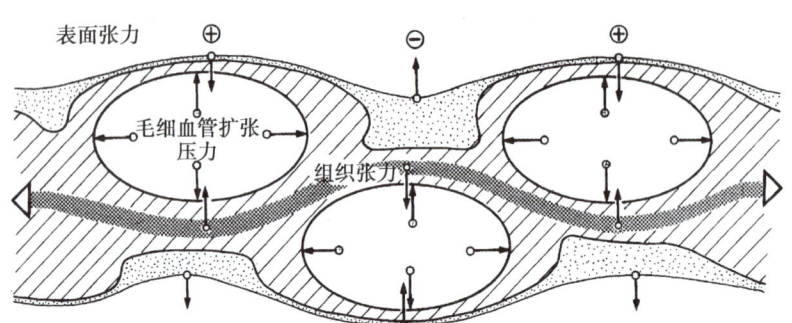

图2-56 肺泡间隔的表面张力、组织张力和毛细血管扩张压力的微机械力模型。获授权引自：WEIBEL ER. The pathway for oxygen. Cambridge, MA: Harvard University Press, 1984.

当所有相互作用力达到平衡时，肺泡间隔达到稳定结构。当肺高度充气时，纤维处于高张力状态。因肺泡表面膨胀时，表面活性物质的面张力系数达到其最高值，结合力往往会压扁毛细血管平面。在呼气时，纤维松弛并且肺泡表面张力急剧下降。毛细血管膨胀压力超过组织和表面力量时，毛细血管网络中松弛的纤维弯曲，使毛细血管向气腔中轻微凸出。这时表面张力显然很低，以至于允许相当程度的表面"褶皱"持续存在（图2-57）。

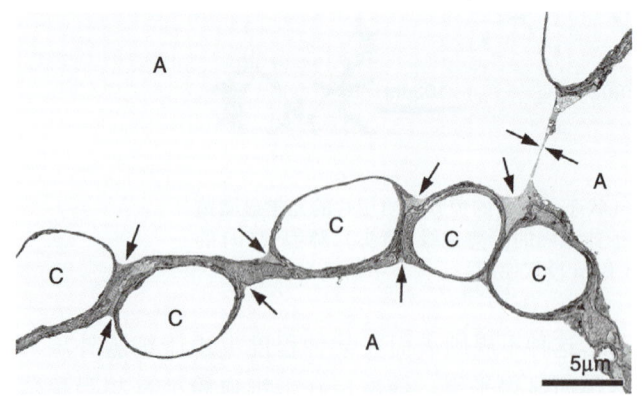

图2-57 在60% TLC灌注状态下固定的充气兔肺，肺泡间隔中毛细血管空腔（C）向肺泡含气空腔（A）凸出。注意毛细血管之间表面层裂缝池（箭头）和跨越肺泡孔的薄膜（双箭头）。获授权引自：GIL J, et al. Alveolar volume-surface area relation in air-and saline-filled lungs fixed by vascular perfusion. J Appl Physiol Respir Environ Exerc Physiol, 1979, 47(5): 990-1001.

图2-58还显示了作用在间隔上的不同力之间平衡的重要性。图2-58B的标本以第3区灌注条件下固定，该条件下毛细血管压力大于肺泡压，所有毛细血管变宽，部分向气腔空间凸出，如图2-57所示。这和图2-58A不同，其在第2区条件下固定，毛细血管压力接近肺泡压力。在间隔的平坦部分，毛细血管被压扁，因为表面和组织的压力此时超过了血管扩张压力。然而，有趣的是3个间隔相交汇夹角处的毛细血管仍保持其宽度。表面力的分布导致这些夹角区域的内部压力较低。我们可以从图2-54中直观地看到这一现象。

■ 肺：气体交换器官

上文中对肺结构的讨论最终着眼于其主要功能，即空气和血液之间的气体交换，以满足机体不同程度对氧的需求。这是由细胞及其线粒体的能量需求所决定的，它们通过氧化磷酸化产生腺苷三磷酸（adenosine triphosphate, ATP）使细胞维持功能活动。该过程需要维持从肺到细胞的氧气流动，我们将在后文进行讨论。这一过程，从呼吸系统开始，按如下步骤运转：通过通气进入肺部，通过弥漫进入血液，通过血流循环周转，再次通过弥散从毛细血管血液进入细胞和线粒体，并在此经过氧化磷酸化过程而消失。该系统主要有以下基本特征：①在稳态条件下，氧气流速（$\dot{V}_{O_2}$）在所有层面上是相同的，即肺中氧摄取等于组织中氧

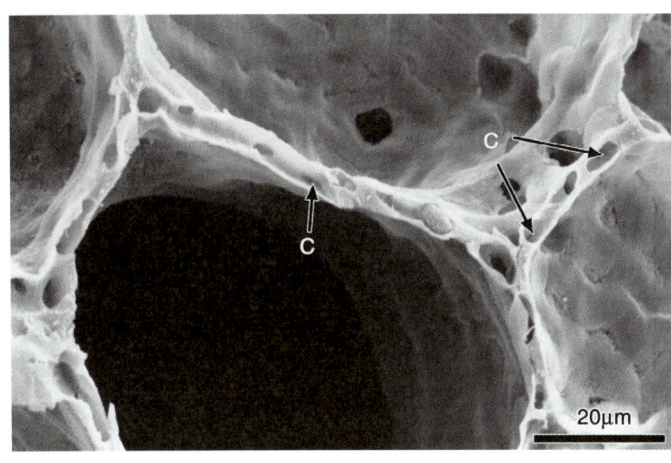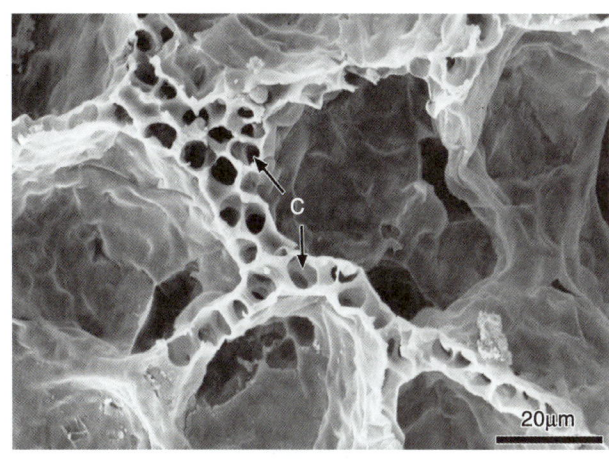

A

B

图 2-58　在 2 区 (A) 和 3 区 (B) 灌注条件下固定的兔肺肺泡壁电子显微照片。注意,3 区条件下毛细血管 (C) 被拉宽而在 2 区条件下则显示为狭缝状,但任何状态下的"夹角毛细血管"都是被拉宽的。获授权引自:BACHOFEN H,et al. Morphometric estimates of diffusing capacity in lungs fixed under zone Ⅱ and zone Ⅲ conditions. Respir Physiol,1983,52(1):41-52.

消耗;②氧气在系统中流动的基本驱动力是氧分压之差,从吸入气体 P_{O_2} 下降至接近零的线粒体水平;③每一步氧气流速均是氧分压差和气体传导率的乘积,气体传导率与参与氧气转移器官的结构和功能特点有关(这将在下文详细讨论)。

关于肺部气体交换(图 2-59),氧气流速由玻尔方

程确定:

$$\dot{V}_{O_2} = (P_{A_{O_2}} - P_{\bar{C}_{O_2}}) \cdot D_{L_{O_2}}$$

其中,$P_{A_{O_2}}$ = 肺泡内氧分压;$P_{\bar{C}_{O_2}}$ = 肺毛细血管内平均氧分压;$D_{L_{O_2}}$ = 肺弥散能力或肺传导能力。

重要的是,该方程右边所有参数都可能受结构特点的显著影响。我们将看到 $D_{L_{O_2}}$ 在很大程度上取决于气血屏障的表面积和厚度。而气体交换单元的通气和灌注决定氧分压差,这可能受气道和血管树结构的影响,特别是在腺泡位置的结构。

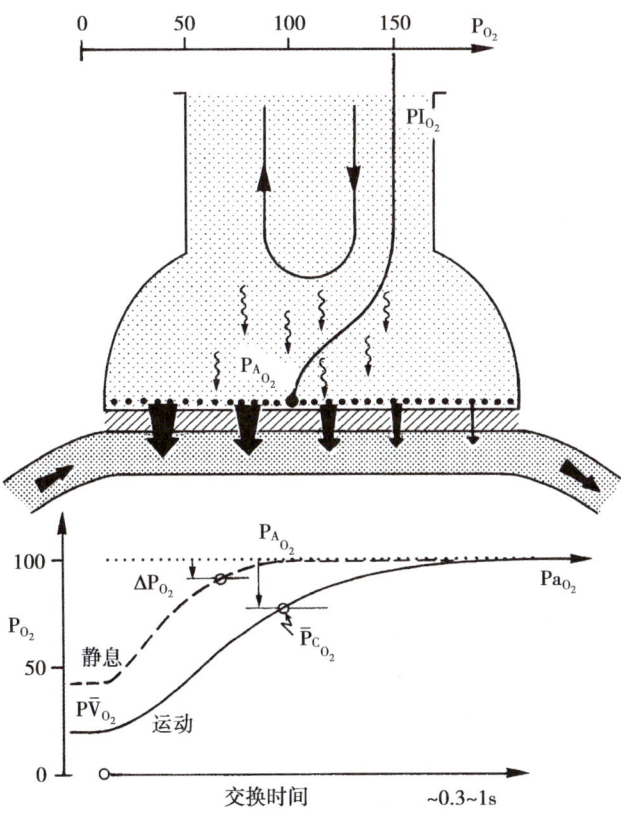

图 2-59　气体交换模型显示毛细血管 P_{O_2} ($P_{C_{O_2}}$) 随着血液流经毛细血管逐渐增高,直至接近肺泡 P_{O_2} ($P_{A_{O_2}}$)。获授权引自:WEIBEL ER. The pathway for oxygen. Cambridge,MA:Harvard University Press,1984.

■ 肺弥散能力

在上文提到的方程中,$D_{L_{O_2}}$ 是气体交换器的总气体传导率(O_2 从肺泡空气弥散到毛细血管红细胞中,与血红蛋白结合)。如果我们可以测量 O_2 摄取($\dot{V}_{O_2}$)并估计肺泡空气和毛细血管血液之间的有效氧分压差,就可以从生理学上对 $D_{L_{O_2}}$ 进行估计。这不是一项简单的工作,因为必须综合考虑毛细血管 P_{O_2} 随 O_2 变化的情况(图 2-59)。另一方面,气体传导率是一个物理学定义。因此,应该可以根据气体交换器的物理特性、大小和材料特性来计算 $D_{L_{O_2}}$ 的理论值。为此,在建立 $D_{L_{O_2}}$ 的物理模型时,我们必须考虑所涉及结构的几何形状,如肺泡、组织屏障和毛细血管血液。第一步,我们可以将该过程分为两个步骤(图 2-60):①O_2 流过屏障或所谓的膜气体传导率($D_{M_{O_2}}$);②O_2 与红细胞中的血红蛋白结合或称毛细血管血气体传导率(De_{O_2})。两种气体传导率是以串联的形式连接的。因此,若其阻力增加或气体传导率倒数增加,则会对

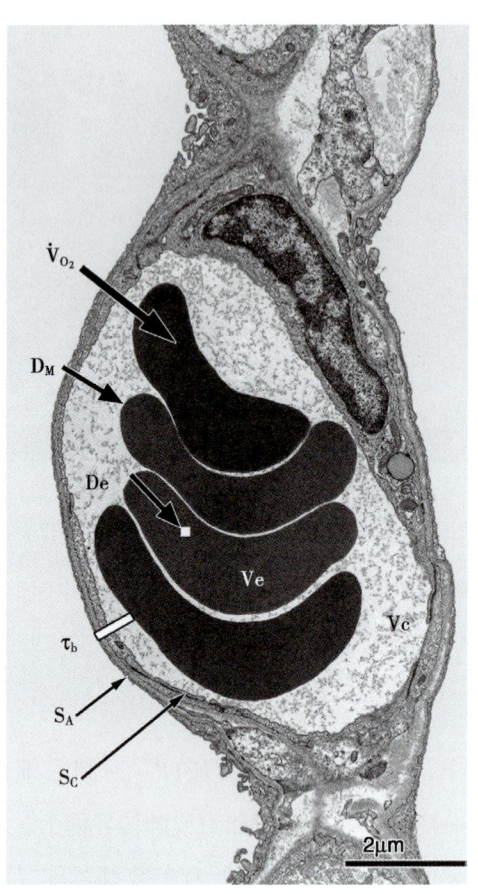

图 2-60　用于计算弥散能力（D_L）形态计量模型。它的两个组成部分是：①膜气体传导性（D_M），其从肺泡表面（S_A）直至红细胞膜，经过组织屏障、毛细血管表面（Sc）和血浆层，其距离为 τ_b；②红细胞内部传导性（De），取决于毛细血管体积（Vc）和红细胞体积（Ve）（见正文）。

O_2 流量造成总体影响：

$$1/D_{L_{O_2}} = 1/D_{M_{O_2}} + 1/De_{O_2}$$

两种传导率——$D_{M_{O_2}}$ 和 De_{O_2} 的性质迥异。$D_{M_{O_2}}$ 是弥散屏障的气道传导率，对弥漫提供"被动"的阻力，因此主要取决于屏障层的材料特征（可通过弥散系数 K 估算）以及屏障层的面积。根据公式 $D_{M_{O_2}} = K \cdot S/\tau$，屏障层表面积 S 越大，厚度 τ 越薄，$D_{M_{O_2}}$ 越大。相反，De_{O_2} 与更复杂的过程有关，除了弥散之外，还涉及 O_2 与血红蛋白的非线性结合过程。

膜气体传导率（$D_{M_{O_2}}$）

膜导体的结构特征如图 2-60 所示。它由组织屏障层和血浆层组成，这两层将肺泡中的空气与毛细血管中的红细胞分开。此外，厚度不同的肺泡上皮覆盖于上皮表层。尽管这些层具有不同的特征，但实际上它们是一个弥散屏障。

如本章前文所述，组织屏障是一个复杂的结构。

它的两个边界表面分别由独立的细胞层组成，即上皮细胞和内皮细胞形成，它们分别与肺泡和毛细血管这两个独立的功能空间有关。这两个表面不完全匹配，而且屏障的厚度变化很大（图 2-60）。在大约 1/2 的表面，与完整结构相的组织屏障呈最小厚度：Ⅰ型上皮细胞的薄细胞质小叶通过融合的基底膜与内皮细胞的薄延伸处相连接，其间不含间隙空间，在该区域表面层非常薄。而在另 1/2 表面，因为含有支撑的结缔组织纤维（图 2-49）、上皮细胞、内皮细胞以及成纤维细胞，所以屏障较厚，表层存在较深的池状结构（图 2-52）。

血浆层的厚度和分布表现出更大的变化。红细胞大小与毛细血管内径几乎相同，因此将红细胞与内皮细胞隔开的血浆层可以非常薄，红细胞几乎接触毛细血管壁。然而，如果将红细胞视为微粒，那么在它们之间存在大小不同的血浆"塞子"，沿血流方向将其分隔开来。它们扭曲的圆盘形状也导致红细胞和毛细血管表面之间的血浆层变化很大。此外，在 O_2 向红细胞弥散时，白细胞偶尔也起着血浆塞的作用。因此，从毛细血管壁到红细胞膜的弥散距离可以从数纳米到数微米不等。

严格来说，这两层屏障形成了不同的 O_2 弥散阻力，因此它们的气体传导率应该分别计算。但在正常情况下，这种差别似乎并不重要。实际上，将它们视为单一屏障更为合理。首先，血浆层的流速远低于 O_2 的弥散速度，因此血浆相对于弥散是准静态的。此外，在正常条件下，肺泡、毛细血管和红细胞的表面积差异不大，组织和血浆的弥散系数也非常相似。因此，我们更倾向于通过计算 O_2 从肺泡表面到红细胞膜的弥散来估计膜的弥散能力：

$$D_{M_{O_2}} = k_b \cdot S(b)/\tau_{hb} = K_b \cdot [S(A)+S(c)]/2 \cdot \tau_{hb}$$

其中 K_b 是 Krogh 渗透系数，估计为 3.3×10^{-8} cm^2/（min·mmHg），τ_{hb} 是从肺泡表面到最近红细胞膜的调整平均距离，$S(b)$ 是屏障的表面积，$S(A)$ 和 $S(c)$ 分别为估算的肺泡和毛细血管表面积平均值，是气-血接触面积的两个最有力的测量指标。这些参数可以通过立体法从适当的肺组织采样切片估算得出。

我们还应该注意到，活体肺表面层的存在可能导致其与我们在电子显微镜下看到的屏障形状有差异，其结果是屏障厚度和肺泡表面会降低到一个相似水平，因为屏障中较厚的部分会在表面活性物质池下移动（图 2-52）。因此，在估计 $D_{L_{O_2}}$ 时，其影响可以忽略不计。

红细胞传导率（De_{O_2}）

如上所述，红细胞传导率具有不同的特性，因为它涉及两个耦联事件，即红细胞内氧分子和氧合血红蛋白的弥散，以及 O_2 与血红蛋白的化学反应。解决这个问题的方法是获得 O_2 与全血结合速率的经验估计值 θ_{O_2}，并将红细胞传导率（De_{O_2}）表示如下：

$$De_{O_2} = \theta_{O_2} Vc$$

其中，Vc 是毛细血管血总容量，也可以通过立体法在切片上估算。

系数 θ_{O_2} 是通过在体外对全血进行估算得出的，但由于红细胞周围存在不同的非搅动层影响，其计算比较困难。此外，θ_{O_2} 依赖血细胞比容或血红蛋白浓度，并且随着 O_2-血红蛋白饱和度的增加而下降，它不是一个常数。最近的研究表明，当血液通过肺泡毛细血管时，θ_{O_2} 大约从 4mL O_2/（mL · torr）逐渐下降到 1mL O_2/（mL · torr），因此只有将毛细血管 P_{O_2} 进行玻尔积分才能得出正确结果。在正常人肺中，当血液中血红蛋白含量为 15g/100mL 时，θ_{O_2} = 1.8mL O_2/（mL · torr）是一个合理的估计值，但如果实际血红蛋白浓度[Hb]有所改变，则可以通过将该标准值乘以因子 c = [Hb]/15 进行校正。

人肺形态计量学和弥散能力

有了这个模型，我们可以尝试根据形态测量数据估算人肺的弥散能力，如表 2-4 所示。通过电子显微镜形态计量学分析，从 7 名年轻成年人中获得的数据显示：肺泡表面积达到 130m²，毛细血管表面相对少 10%。这些值高于教科书中最常引用的、来自光学显微镜（光镜）研究值，由于光镜研究不能充分解决肺泡表面质地的问题。组织屏障的调整平均厚度为 0.6μm，而从肺泡到红细胞表面的总屏障测量值为 1.11μm（图 2-60）。估计毛细血管容积约为 200mL。根据这些数据，我们计算成年人肺的 $D_{L_{O_2}}$ 为 150~200mL O_2/（min · mmHg），并随 θ_{O_2} 的不同而变化。

这些数据也让我们提出这样一个问题：弥散屏障和红细胞之间的 O_2 弥散阻力是怎么分布的？表 2-4 显示"膜"和红细胞的弥散传导性非常相似，这意味着二者对 O_2 的摄取阻力几乎是相等的。

这些弥散能力的形态计量估算是基于假定合理的模型假设。对其有效性的检验是必须将它们与生理学估计进行比较。健康成人静息时 $D_{L_{O_2}}$ 的标准生

理值为约 30mL O_2（min · mmHg）——远小于我们根据形态计量学估算得到的结果。然而，这种比较并不完全准确，因为与繁重工作状态相比，在静息状态下我们的肺部仅摄取 1/10 的 O_2。对运动中的人体进行大量有关 $D_{L_{O_2}}$ 的估算，其结果大约为 100mL O_2/（min · mmHg）。相较于静息时获得的值，这个估算值应该更接近肺部向血液转运 O_2 的"真实能力"。事实上，这个值比形态计量估计值低 50% 并不足奇，因为我们不知道即使在剧烈运动中，"真实的弥散能力"是否能被充分利用。例如，通气和灌注分布的不均匀性将会限制"真实的"$D_{L_{O_2}}$ 利用程度。我们在下文讨论腺泡结构对气体交换的影响时，会谈及这种限制的影响。

表 2-4 体重 70kg、身高 175cm 的健康成年人的 $D_{L_{O_2}}$ 形态计量估计值

形态学数据（平均值±1SE）	
肺总量（60% TLC）	（4 340±285）mL
肺泡表面积	（130±12）m²
毛细血管表面积	（115±12）m²
毛细血管体积	（194±30）mL
气血组织屏障厚度	
算数平均数	（2.2±0.2）μm
调和平均数	（0.62±0.04）μm
总屏障调和平均厚度	（1.11±0.1）μm
弥散能力	
膜	$D_{M_{O_2}}$ 350mL/（min · mmHg）
总	$D_{L_{O_2}}$ 158mL/（min · mmHg）

获授权引自：GEHR P，BACHOFEN M，WEIBEL ER. The normal human lung：ultrastructure and morphometric estimation of diffusion capacity. Respir Physiol，1978，32：121-140；WEIBEL ER. Symmorphosis：on form and function in shaping life. Cambridge，MA：Harvard University Press，2000.

为了验证 $D_{L_{O_2}}$ 的形态计量估算值是否合理，作者在几年前对体重范围在 4~30kg 的 4 种犬科动物的肺弥散能力进行了生理学和形态计量综合估算。

由于很难准确估算毛细血管 P_{O_2} 平均值，大多数对弥散能力的生理测量都使用一氧化碳（carbon monoxide，CO）作为示踪气体。CO 与血红蛋白的结合力非常高，在实际运用中，可将 Pb_{CO} 值视为零，从而测量 CO 摄取和肺泡 CO 浓度。在其他形态计量学参数不变的情况下，通过适当改变渗透系数和 CO 与红细胞结合速率（θ_{CO}），修改弥散能力的形态计量学模型来

估算 CO 气态传导率来代替 O_2。在对狗和其他犬科动物的研究中发现,计算出的 $D_{L_{O_2}}$ 形态计量计算值小于生理学估计值的 1.5 倍,从而证实了在人肺中的观察结果。

因此,我们得出结论,作为气体交换器官,肺在结构上存在一定程度的多余储备或过多容量,但从工程学角度分析,这是合理的。实际上,肺作为一个气体交换器官,有一定剩余能力,这一特点意义非凡。肺是与外界环境直接接触的器官,所以其功能表现将取决于环境条件,例如当人从海平面到达高海拔地区时,氧分压普遍会下降。研究发现,山羊 $D_{L_{O_2}}$ 是其表面上看似所需量的 2 倍,所以在低氧环境下仍能维持最大运动水平所诱导的 $\dot{V}_{O_2}$,但同样情况下仅有少量超额 $D_{L_{O_2}}$ 的狗则无法维持同样的运动水平。也有人认为,运动员在高海拔地区运动时可以充分利用他们的 $D_{L_{O_2}}$。这表明即使在环境条件不理想的情况下,$D_{L_{O_2}}$ 存在明显剩余可能是保护肺部良好气体交换器功能的一个安全因素。最近对犬进行的部分肺切除术研究表明,在这种储备能力的帮助下,即使行左肺切除术切除 40% 肺组织,肺仍能实现最大 O_2 摄取量的 85%;但若行右肺切除术切除 60% 肺组织,则只有在残余肺组织代偿性恢复弥散功能后,才能充分实现其功能。

■ 肺泡的结构和气体交换

前一部分讨论了整个肺内气体交换器的总体大小,并将其与肺的整体性能进行了比较。在现实中,肺网球场大小的表面被细分为大约 4 亿个气体交换单元。它们对应肺小动脉和小静脉之间的单元毛细血管网,存在单独的血液灌流(图 2-46)。这种大体为圆盘状的单元直径约为 500μm,其表面积与肺泡大致相当,虽然肺泡与毛细血管单元并不重合(因为后者跨越了数个肺泡,而每个肺泡又和多个毛细血管单元相接触)。

这些气体交换单元存在于气道树分支的最末端(形成肺腺泡)(图 2-61B)。注意,这些气道系统的气体交换单元与如同末端"水泡"的肺泡-毛细血管单元的通常表现不一样(图 2-61A)。这具有潜在的功能特征,因为肺泡通气分两步进行:①在吸气时,富氧空气携带着 O_2 通过气道进入腺泡;②在外周气道,由于气道横截面积增加,空气流速减慢,并且因为 O_2 在肺泡表面被吸收,形成 P_{O_2} 梯度,驱动 O_2 在气相中弥散至外周(图 2-62)。因此,在外周气道的弥散过程,可分为 O_2 弥散渗入肺泡和穿过组织屏障进入血液两个过程,即气体交换的实际过程。所有毛细血管网络单元都是分别灌入静脉血液的,所以肺泡不是 O_2 供应的单一决定因素,还取决于其在气道树的分布位置。因此,腺泡的结构对气体交换条件有很大影响。

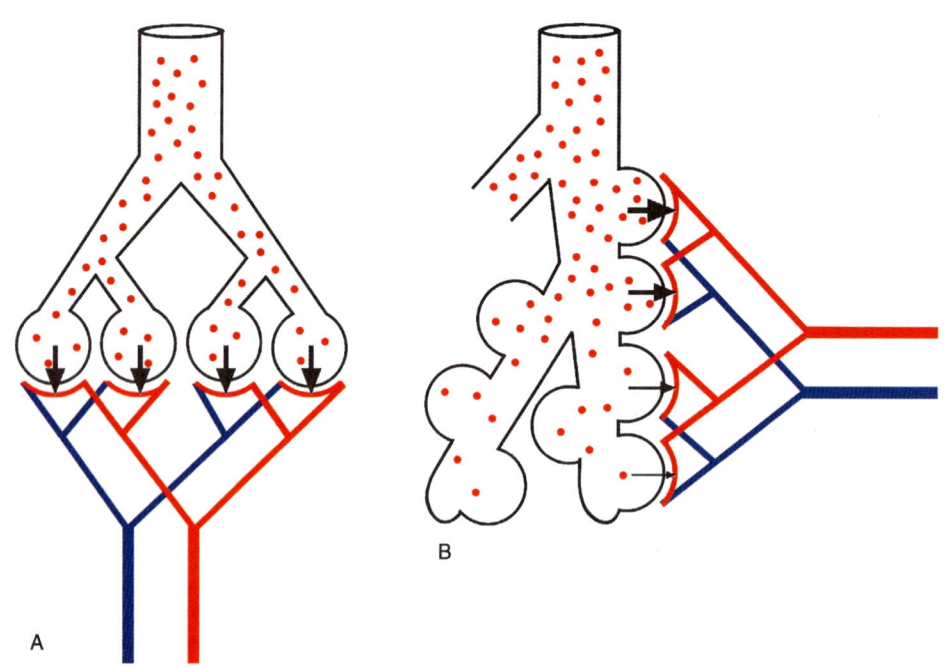

图 2-61　哺乳动物肺气体交换器通气-灌注关系模型。A. 平行通气/平行灌注;B. 串行通气/平行灌注。获授权引自:SAPOVAL B, FILOCHE M, WEIBEL ER. Smaller is better, but not too small: a physical scale for the design of the mammalian pulmonary acinus. Proc Natl Acad Sci USA. 2002, 99(16): 10411-10416. Copyright(2002) National Academy of Sciences, USA.

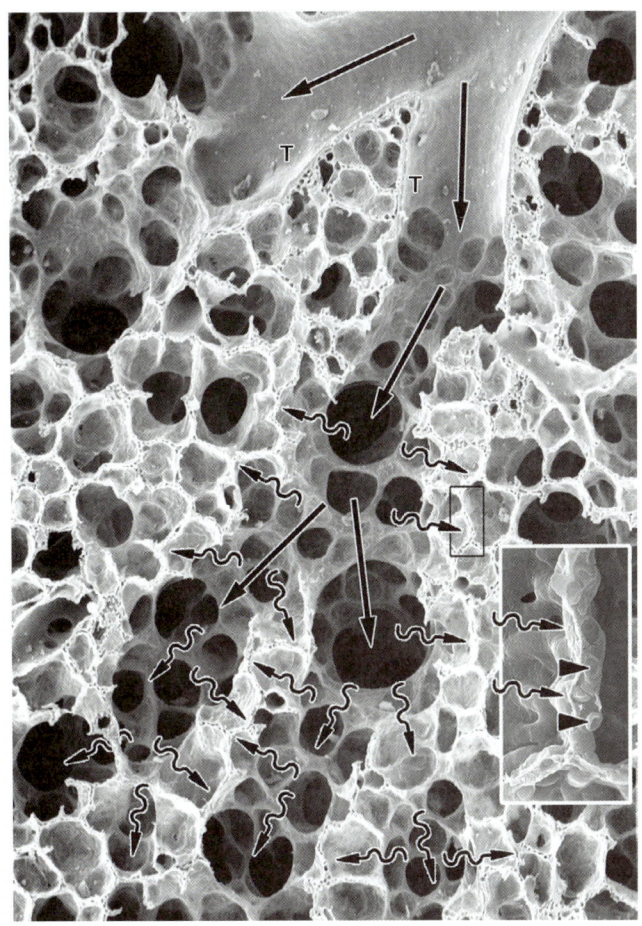

图 2-62 腺泡气道的中央部分起始于过渡性细支气管 (T)，并通向分支的肺泡管。在吸气时，空气通过对流（直箭头）流入，但随着流速下降，弥散（波浪箭头）成为 O_2 进入气体交换表面的主要机制。在腺泡气道，O_2 被隔膜中的毛细血管吸收（插图，箭头）。

■ 与气体交换器相连的腺泡气道系统

对人肺的系统研究发现，腺泡体积的平均值为 $187mm^3$，标准差为 $79mm^3$。图 2-63 显示的是平均大小的人腺泡分支模式。图中，片段长度是按比例绘制的，并且用点来标记肺泡囊的肺泡末端簇。这些腺泡进一步分为 8 个次级腺泡，其次级干位于第三级腺泡气道。过渡性细支气管后面的前三级腺泡气道是呼吸性细支气管，其中只有少数肺泡。相比之下，随后的肺泡管被肺泡完全而密集地覆盖着（图 2-64）。正如我们所见，1/8 次级腺泡是一个具有功能意义的单位。腺泡内气道分支依循不规则二分法；末端气囊位于第 6～11 级，因此腺泡内气道分支平均为 8 级（图 2-5）。

人肺腺泡内气道的形态计量学显示出许多特征性状。气道横截面的内径（d_{in}）从过渡性细支气管的约 $490\mu m$ 减小到最后几级的 $270\mu m$。将其绘制成气道直径与分支级数的关系图时（图 2-37），我们注意到，该直径的变化和传导气道的 1/2 立方根定律相比

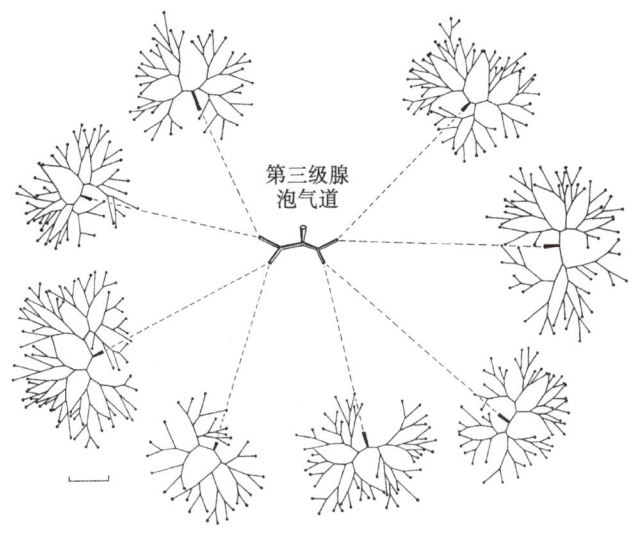

图 2-63 体积为 $183mm^3$ 的人腺泡中腺泡气道分支模式示意图。气道在第三级分离，并显示每个 1/8 次级腺泡内分支模式。获授权引自：HAEFELI-BLEUER B, WEIBEL ER. Morphometry of the human pulmonary acinus. Anat Rec,1988,220(4):401-414.

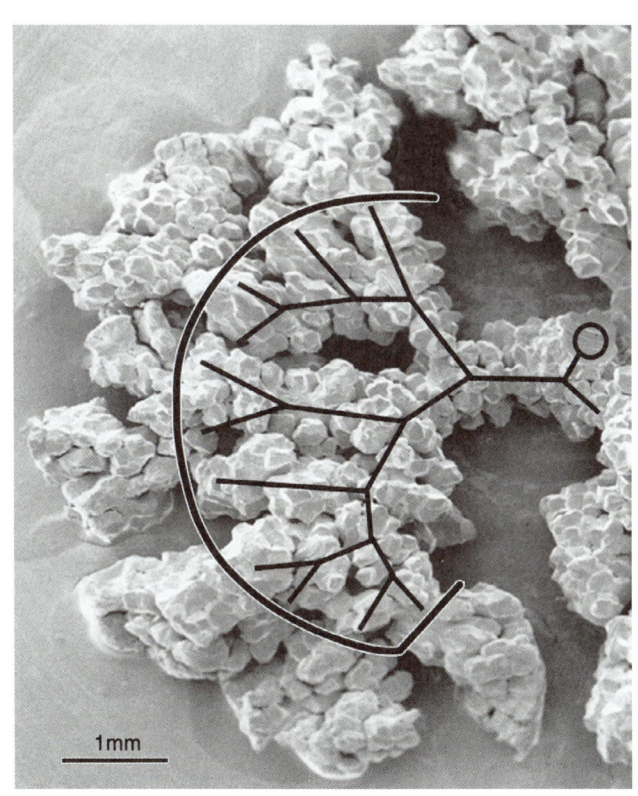

图 2-64 起始于第 18 级肺泡管（圆圈）的人肺 1/8 次级腺泡气道。硅橡胶铸型被分开以显示随后的分支过程。曲线标志着与上一级大致的边界，显示出该级肺泡囊（图 2-5）含有腺泡的 1/2 以上的气体交换区域。

要小得多。对于通过 O_2 弥散完成肺泡通气而言，这是一个重要的发现。

腺泡气道的一个重要形态特征是 O_2 从过渡性细支气管入口弥散到肺泡囊末端肺泡簇的总路径长度（图 2-5）。该路径长度由两个因素决定：分级数目和

各段长度。周围各级肺泡管的长度从 1 330μm 到 640μm 逐渐减小,肺泡囊稍长。由于分支级数有所不同,我们可以想象即使在一个腺泡内,路径长度也会发生变化。在人肺中,平均纵向路径长度为(8.3±1.4)mm(图 2-65)。由于腺泡管长度的递减性,前三级呼吸性细支气管的总长度为 3.4mm,而 1/8 次级腺泡中所包含的肺泡管和囊的长度平均为(4.7±0.88)mm(图 2-64)。

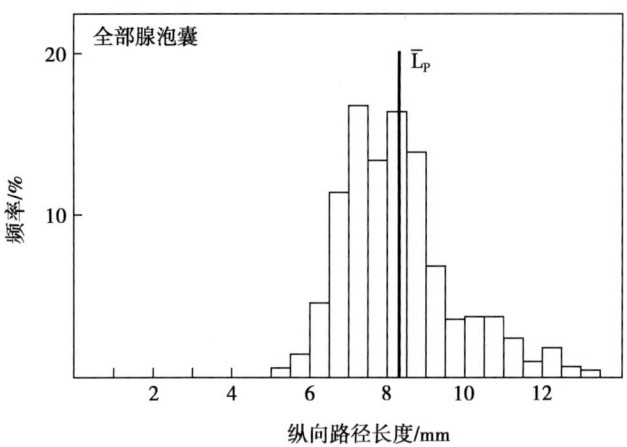

图 2-65 人肺中从过渡性细支气管到肺泡囊的纵向路径长度频率分布。获授权引自:HAEFELI-BLEUER B, WEIBEL ER. Morphometry of the human pulmonary acinus. Anat Rec,1988,220(4):401-414.

人腺泡的典型路径模型

鉴于这些结构特征对肺气体交换器的功能性能的影响,我们可以尝试为典型的人腺泡开发出一个典型路径模型。相关的形态测量数据见表 2-5。这种腺泡的体积为 187mm³。它的气道平均进行 8 级分支到达终末肺泡囊。每一级分支数量翻倍,所以在肺泡中大约平均有 256 个终末肺泡囊(图 2-63)。将过渡性细支气管($z' = 0$)定位为第 14 级(图 2-5),则终末气囊位于典型路径气道树的第 23 级。通过对气道段长度和内径的估计,我们可以得到具有功能意义的总体参数,如每级气道的总横截面积 $Ad(z')$ 是气流速度的决定因素(图 2-44)。最后,我们还可以根据肺泡管面积 $S_d(z')$ 比例估算不同分级的肺泡表面积分布,并依据呼吸性细支气管中仅有一部分表面和肺泡相关的实际情况进行调整(分级数 $z' = 1-3$)。如果估算人肺中肺泡表面积为 130m²(表 2-4),那么平均每个腺泡大约有 54cm² 的气体交换表面。可以看出,该气体交换表面的 1/2 存在于最后一级分级中(图 2-64)。该模型的最终检验结果是,从进入过渡性细支气管直到肺泡囊末端的路径长度为 8.4mm,与估计的人腺泡中平均路径长度相吻合(图 2-65)。

表 2-5 人类腺泡的典型路径模型

分级		段			每一级面积			路径长度
气道(z)	腺泡(z')	N(z')	l/mm	d_{in}/mm	$Ad(z')$/mm²	$Vd(z')$/mm³	$S_{alv}(z')$/mm²	$L_p(z')$/mm
15	0	1	1.4	0.50	0.20	0.32	7	1.4
16	1	2	1.33	0.50	0.39	0.52	23	2.73
17	2	4	1.12	0.49	0.75	0.84	67	3.85
18	3	8	0.93	0.40	1.00	0.93	129	4.87
19	4	16	0.83	0.38	1.81	1.50	219	5.61
20	5	32	0.70	0.36	3.26	2.28	349	6.31
21	6	64	0.70	0.34	5.81	4.07	661	7.01
22	7	128	0.70	0.31	9.11	6.38	1 204	7.71
23	8	256	0.70	0.29	16.9	13.47	2 720	8.41

获授权改编自:HAEFELI-BLEUER B,WEIBEL ER. Morphometry of the human pulmonary acinus. Anat Rec,1988,220(4):401-414.

腺泡结构对气体交换功能的影响:弥散筛选现象

肺腺泡中的气体交换涉及在前文中描述的复杂腺泡几何形状内发生的几种物理化学现象。如上所述,在肺的远端区域,氧气通过对流和分子弥散输送到肺泡膜,然后通过组织膜弥散到血液中,并与血红蛋白相结合。气流速度、氧在空气中的弥散系数、肺泡膜通透性、血液中血红蛋白含量及其与氧的反应速率等物理参数控制着腺泡水平的氧摄取。反过来,二氧化碳通过跨膜弥散从血液排入肺泡气体,然后沿着气道反向弥散到对流占优势的区域,最后从肺排出。在所有这些过程中,呼吸系统的形态起着至关重要的作用。

血液对氧气的摄取是由肺泡表面的氧分压驱动

的,因此我们必须明确整个腺泡中的这种驱动力是否相同,或者其中心部位和周边部位之间是否存在差异。一些早期研究表明,浓度梯度可能是由血红蛋白有效捕获氧气造成的。最近,我们已经认识到该梯度受膜的有限渗透性的强烈影响,而肺泡膜对作为通气气体交换单位的腺泡的有效性能起着主导作用。氧分子主要通过弥散方式进入气体交换单位,在入口附近接触肺泡膜表面的概率要大于远离入口的区域。如果膜的通透性很高,氧分子在最初的接触中就会被吸收。因此,在腺泡通路的第一部分,O₂被吸收到血液中(该过程称为弥散筛选),导致腺泡深处气体交换单元接收的 O₂ 很少(图 2-61),甚至可能不足以进行气体交换。灌注这些区域的血液不会被氧合,因而出现分流。相反,如果通透率很小,分子只有在与壁发生多次接触后才会被吸收。它们将有机会到达更深的区域,使整个腺泡表面可以有效地进行气体交换。

从结构-功能关系的角度来看,这个过程与两个传导率之间的平衡有关,即 O₂ 从肺泡空气穿过屏障到毛细血管的弥散传导率 Y_{cross} 以及 O₂ 跨越含气空腔到达表面的弥散传导率 Y_{reach}。这两种传导率均由以下参数的乘积决定:①物理系数(组织中 O₂ 的渗透系数以及空气中 O₂ 的弥散系数);②形态测量参数(分别是气体交换表面积和沿腺泡气道的长度)。物理系数是固定值,除了组织通透性还受组织屏障厚度的影响外,该参数在物种之间变化非常小。另一方面,在进化和生长过程中,腺泡的大小和表面积也会发生变化,从而使这两个传导率发生改变。我们可以预测,在 Y_{cross} 和 Y_{reach} 大致相等时,腺泡结构是最佳状态,这意味着气体交换表面与腺泡内空气体积或弥散距离之间是匹配的。如果 Y_{cross} 比 Y_{reach} 小得多,则气体交换器的低渗透性就需要通过更大的气体交换表面来补偿,为了容纳更大的表面积,不可避免地需要更大体积的腺泡,从而导致弥散距离变长。

对不同种哺乳动物进行的腺泡形态计量学研究显示,当腺泡大小符合 $Y_{cross} \approx Y_{reach}$ 规律时,其形态可能至少要部分适应这一规律,使筛选的影响最小化。请注意,在发生筛选问题的腺泡部分,O₂ 仅通过弥散移动到表面(图 2-62),即所谓的弥散池。对流和弥散之间的转换由佩克莱数(Peclet number)(图 2-66)决定。佩克莱数是气流和弥散速度的比值,当其小于 1 时,弥散比对流更有效。人肺在静息状态,这种转变发生在第 18 级,即 1/8 次级腺泡的入口(图 2-63)。因此,弥散池对应于 1/8 次级腺泡。在运动时,O₂ 消耗量和通气量增加,在 21 级气道中仍可见有效的 O₂ 对流(图 2-66)。所以在运动中,只有 2~3 级腺泡气道起

到弥散池的作用,但这仍然非常重要,因为这些分级气道容纳了 75% 的气体交换表面(图 2-64 和表 2-5)。

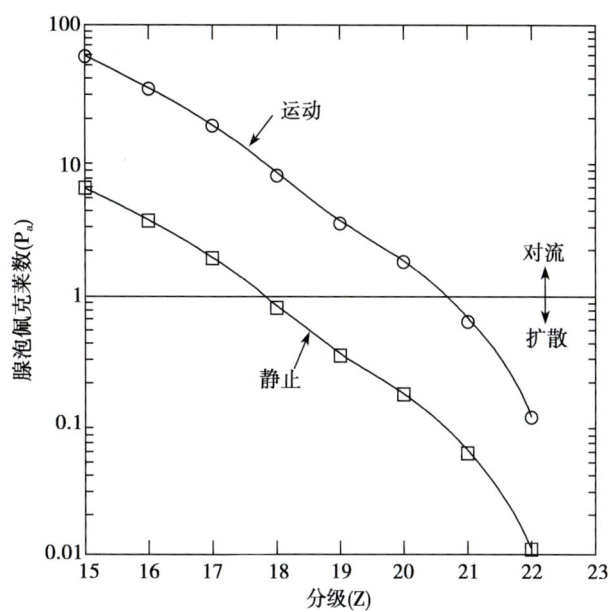

图 2-66　在人类腺泡中,反映流速与 O₂ 弥散速度之间关系的佩克莱数随着气道横截面的增加而下降。在低于 1 时弥散成为肺泡通气的主要机制。这个过渡点在静息状态时大约是在第 18 级气道,在剧烈运动时延伸到第 21 级气道。获授权引自:SAPOVAL B, FILOCHE M, WEIBEL ER. Smaller is better, but not too small: a physical scale for the design of the mammalian pulmonary acinus. Proc Natl Acad Sci USA, 2002, 99 (16): 10411-10416. Copyright (2002) National Academy of Sciences, USA.

值得注意的是,到目前为止所讨论的内容基本上涉及大约 1/2 的呼吸周期,即通过吸气将新鲜的富 O₂ 空气主动地送入腺泡。在呼气时,情况发生了逆转,即二氧化碳从血液中弥散到腺泡内,其中的 O₂ 被稀释,并通过对流-弥散向支气管移动。因此,气体交换系统的有效占空比小于 1,尤其是在运动期间高 O₂ 摄取率的情况下。在模拟气体交换时必须考虑这一点。最近的精确模型研究使用相同的形态计量学数据,并对生理条件进行合理假设,其结果表明人肺腺泡大小可以避免弥散筛选的负面影响。

■ 肺:氧的传送通路

肺的主要功能是进行空气和血液之间的气体交换,以满足机体对 O₂ 的各种需求。机体对 O₂ 的需求是由细胞及其线粒体通过氧化磷酸化产生 ATP 以使细胞发挥功能时的能量需求所决定。该过程需要维持 O₂ 从肺部流向细胞,O₂ 按照不同的步骤沿着呼吸系统从肺到血液,再通过循环血流达到细胞和线粒体(图 2-67)。该系统具有以下基本特征:①在稳态条件下,O₂ 流量($\dot{V}_{O_2}$)在各个层面上都是相同的;②系统

中 O_2 流动的基本驱动力是 O_2 分压差,它从吸入气 P_{O_2} 一直下降至线粒体周围接近于 0 的水平;③每一步 O_2 流速是 O_2 分压差和气体传导率 G 的乘积,这与参与 O_2 转运的器官结构和功能特性有关。在前一部分中,我们已经看到肺的主要结构特征决定了一个关键性气体传导率——肺弥散能力,其气体传导率在正常情况下可以满足整个人体细胞系统工作状态下所需的 O_2 摄取,并存在一个较小的安全范围。因此,肺的结构似乎能有效、经济地满足机体的需要。我们现在可能会问的问题是呼吸系统的其他部分,从心脏到线粒体,其功能表现是否仍具有这种高效性的结构特点。

就系统的整体功能而言,我们首先注意到,O_2 的消耗是高度可变的,从静息状态到剧烈运动,增加大约 10 倍,其中 90% 的 O_2 在运动肌肉中消耗。图 2-68 显示,肌肉中的氧气消耗与能量输出成比例。以跑步速度测量为例,在达到 $\dot{V}_{O_2max}$ 极限时,跑步速度仍能提高,但更高的速度所要求的额外能量供应则由糖酵解或无氧 ATP 产生,从而使血液中的乳酸浓度逐渐增加。有趣的是,我们注意到,$\dot{V}_{O_2max}$ 是个人工作能力的一个特征:训练有素的运动员在达到他们的 $\dot{V}_{O_2max}$ 时,跑步速度更快,氧气消耗水平更高;血液中的乳酸浓度也在较高运动水平下才开始增加,与 $\dot{V}_{O_2max}$ 相对应(图 2-68)。

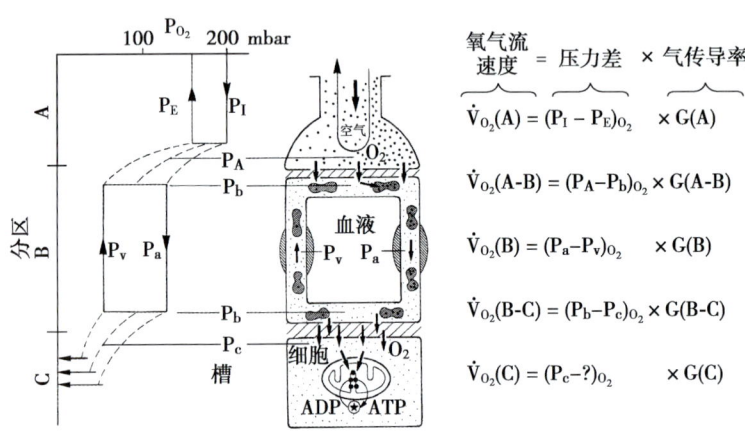

图 2-67 从肺到细胞的呼吸系统模型。氧气流通过一系列 P_{O_2} 差驱动通过系统,范围为从吸入气体 PI_{O_2} 到线粒体处接近零。在每个水平,流速由分压差和气体传导率确定。ADP:腺苷二磷酸;ATP:腺苷三磷酸。获授权改编自:TAYLOR CR, WEIBEL ER. Design of the mammalian respiratory system. Ⅰ. Problem and strategy. Respir Physiol, 1981, 44(1): 1-10.

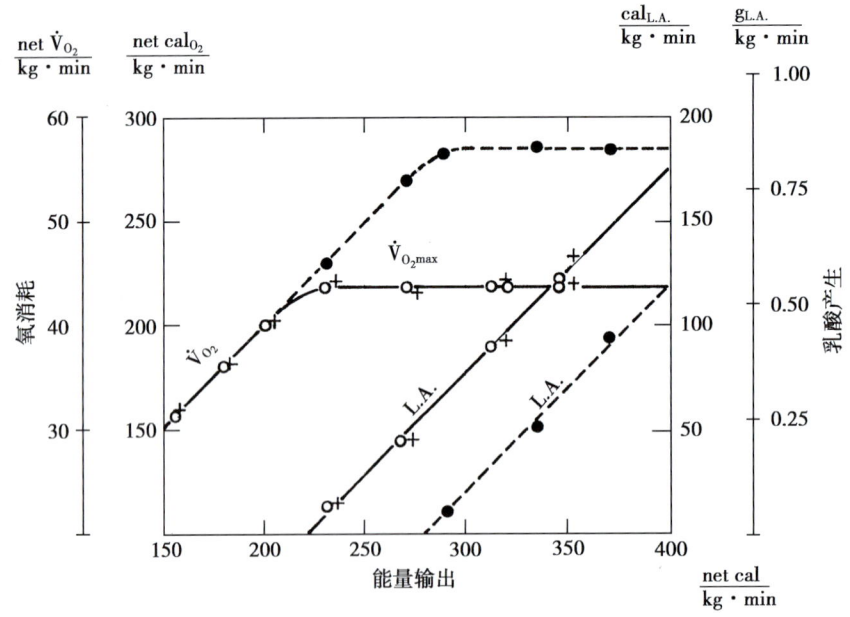

图 2-68 用运动中的 O_2 消耗速率(左侧纵坐标)和乳酸产生速率(右侧纵坐标),以及能量需求(横坐标)绘制出工作强度函数曲线。氧气消耗呈线性增加,达到对应于 220cal/(kg·min)的能量需求;如果超出工作范围,则 O_2 消耗量不会进一步增加(达到 $\dot{V}_{O_2max}$),但由糖酵解产生所需能量,导致乳酸产量增加。虚线代表最大耗氧量较高的运动员(中长跑运动员),乳酸曲线相应向右移动。获授权引自:MARGARIA R, CERRETELLI P, DIPRAMPERO PE, et al. Kinetics and mechanism of oxygen debt contraction in man. J Appl Physiol, 1963, 18: 371-377.

氧化代谢的这一范围变化究竟是受代谢率和循环转运调节影响的功能限制变化的结果，还是由该途径上结构成分的限制特点来决定的，的确是个问题，肺弥散能力可能就是其中一个参与因素。这个问题的答案取决于对呼吸系统结构和功能的综合研究。为此，我们需要一个氧通路的定量模型。该模型可确认在系统的4个层面上所有功能变量和结构参数：肺、包括心脏在内的血液循环、毛细血管和线粒体（表2-6）。该模型是图2-67所示模型的进一步拓展，在每个层面上，描述氧气流速的方程式对功能调节和结构设计的参数进行了整理。它们的区别在于：功能变量在需要时通过短时间常数（s）进行调节，而结构设计参数是遗传学决定的静态元素，可以通过训练等在一定程度上进行调整，所需时间常数为数周至数月。

表2-6 氧通路结构-功能关系模型，在4个水平上 O_2 流速方程中的功能和结构参数

功能·设计

$$\dot{V}_{O_2}(\text{肺}) = (PA_{O_2} - Pb_{O_2})\{tc, \theta_{O_2}\} \cdot D_{L_{O_2}}\{S(A), S(c), V(c), \tau_{hb}\}$$
$$(1)$$

$$\dot{V}_{O_2}(\text{血液循环}) = (\sigma_a \cdot Pa_{O_2} - \sigma_{\bar{v}} \cdot P_{\bar{v}_{O_2}}) \cdot f_H \cdot Vs\{V(LV)\} \cdots$$
$$V_v(ec) \qquad (2)$$

$$\dot{V}_{O_2}(\text{毛细血管}) = (Pb_{O_2} - Pc_{O_2})\{tc\theta_{O_2}\} \cdot D_{T_{O_2}}\{S(c), V(c),$$
$$Vv(ec), \delta(c, mi)\} \qquad (3)$$

$$\dot{V}_{O_2}(\text{线粒体}) = \dot{V}_{O_2}\{\dot{m}_{ATP}\} \cdot V(mi)\{S_V(im, mi)\} \qquad (4)$$

O_2 流量 $\dot{V}_{O_2}$ 为功能和结构参数的乘积；影响因子的参数以斜体显示并放在大括号{ }中。功能参数包括：O_2 分压（P_{O_2}），取决于 O_2-血红蛋白解离的"红细胞容积特异性" O_2 容量系数（σ），O_2 结合率（θ），心率（f_H），毛细血管通过时间（tc）和线粒体 O_2 消耗率与ATP通量的函数关系（$\dot{V}_{O_2}$，$\dot{m}_{ATP}$）。结构参数包括：肺和组织气体交换器的弥散传导率（D），其取决于肺泡和毛细血管交换表面积[$S(A)$，$S(c)$]；毛细血管体积[$V(c)$]，血细胞比容[$Vv(ec)$]，调和平均屏障厚度（τ_{hb}），毛细血管线粒体弥散距离[$\delta(c, mi)$]和线粒体体积[$V(mi)$]与内膜表面密度[$S_v(im, mi)$]。

资料来源：WEIBEL ER. Symmorphosis：on form and function in shaping life. Cambridge, MA：Harvard University Press, 2000.

由此可见，结构变量决定系统的能力，而这些变量是由结构特点所决定的，调整其定量特性并不能一蹴而就。如果系统结构是根据对称性形态结构原理设计的，我们可以预测从肺到线粒体的所有水平的结构变量都能调整 $\dot{V}_{O_2max}$ 水平。

对该假设的实验检验要求对相关功能参数的 $\dot{V}_{O_2max}$ 和所有结构参数进行整体测量，再根据表2-6模型关联这些参数。该检验在人体不易实施，因此我们

通过比较生理学研究吸取经验。我们知道 $\dot{V}_{O_2max}$ 在哺乳动物中变化很大。有些物种，如狗、马或麋鹿，其 $\dot{V}_{O_2max}$ 水平远高于相同体型的山羊或奶牛等其他"普通"物种，这被称为适应性变异。另一方面，体型的大小很重要，因为小动物每单位体重的代谢率高于大型物种，这被称为异速变异。这些是遗传决定的变异，是进化和适应性选择的结果。与此不同，运动员训练引起的总体工作能力和 $\dot{V}_{O_2max}$ 变化，则是表观遗传变异。在所有这些情况下，我们应该考虑如何以及在何种程度上调整结构设计参数，使 O_2 能满足有氧工作能力极限的能量需求。当存在某种瓶颈情况时，常仅有一个参数的变化与 O_2 流量极限（$\dot{V}_{O_2max}$）的变化完全匹配，而所有过度设计的参数则表现为与流量极限的随机关系。另一方面，如果限制性条件广泛存在，那么所有步骤都必须与变化的 $\dot{V}_{O_2max}$ 匹配。如果我们认为生物体的结构是高效的，就会预测所有层面的结构参数都应该达到最大总 O_2 流量要求，而没有不必要的过剩容量，因为这将是一种浪费。我们将此设计原则称为对称性形态结构，即在系统中不应该存在满足功能需求之外的多余结构。

对称性形态结构假设的验证

为了测试该假设，首先我们可以对在最大 O_2 消耗方面存在很大差异的哺乳动物进行比较。该变化的第一种类型是在比较常规类和运动类物种时发现的，如狗与山羊或马与阉牛。已经发现，这些运动类动物的 $\dot{V}_{O_2max}$ 可以比相同大小的常规类物种高约2.5倍。这远远超过人类运动员所能达到的水平。表2-7显示了这3对物种相关的形态计量学数据。如果不看呼吸系统，而从最底层的线粒体开始，我们发现运动类动物运动肌肉中线粒体的总体积也是常规类物种的2.5倍，其结果显示，在6种动物中，在 $\dot{V}_{O_2max}$ 水平时单位体积的线粒体 O_2 消耗量相同，即每分钟每毫升线粒体消耗 O_2 约5mL。再上一个层面（在肌肉毛细血管），我们注意到运动类物种毛细血管容积仅增加至常规类动物的1.7倍。然而，我们注意到运动类物种的血细胞比容（即血液中红细胞的浓度）较高，使得毛细血管红细胞体积（毛细血管体积与血细胞比容的乘积）升高至2.44倍以上，能与线粒体 O_2 需求很好匹配。这一点非常重要，因为氧气是完全由毛细血管中的红细胞转运而来的。我们在观察总血流的决定因素时，发现心脏是核心元素。运动类物种的心脏更大，导致每搏输出量（Vs）更高，但物种对之间的最大心率没有差异，可见心输出量由每搏输出量决定。

表2-7　三对运动类和安静类物种的肌肉线粒体和毛细血管、心脏、血液和肺的形态计量学和生理参数与 $\dot{V}_{O_2max}$ 变化的比较（每单位体重数据）

结构功能	线粒体		血	毛细血管		心脏			肺
	$\dot{V}_{O_2max}/M_b$ (mL·min⁻¹·kg⁻¹)	V(mt)/Mb (mL·kg⁻¹)	V_v (ec)	V(c)/Mb (mL·kg⁻¹)	V(ec)/Mb (mL·kg⁻¹)	fH (次·min⁻¹)	Vs/Mb (mL·kg⁻¹)	$\dot{Q}$(ec)/Mb (mL·min⁻¹·kg⁻¹)	$D_{L_{O_2}}$/Mb (mL·min⁻¹·mmHg⁻¹·kg⁻¹)
25~30kg									
狗	137.4	40.6	0.50	8.2	4.10	274	3.17	434.3	424.8
山羊	57.0	13.8	0.30	4.5	1.35	268	2.07	166.4	288.0
狗/山羊	2.4	2.9	1.68[a]	1.8[a]	3.0	1.02[a]	1.53[a]	2.61	1.48[a]
150kg									
小马	88.8	19.5	0.42	5.1	2.14	215	2.50	225.7	284.4
小牛	36.6	9.2	0.31	3.2	0.99	213	1.78	117.5	180.0
小马/小牛	2.4	2.13	1.35[a]	1.6[a]	2.16	1.02[a]	1.40[a]	1.92	1.57[a]
450kg									
马	133.8	30.0	0.55	8.3	4.57	202	3.11	345.5	388.9
阉牛	51.0	11.6	0.40	5.3	2.12	216	1.52	131.3	194.4
马/阉牛	2.6	2.6	1.4[a]	0.94[a]	2.16	2.1[a]	2.0[a]	2.63	2.0[a]
运动类/安静类[b]	2.5	2.5	1.5[a]	1.7[a]	2.44	1.0[a]	1.7[a]	2.39	1.7[a]

[a]：这些比率与 $\dot{V}_{O_2max}$ 比率之间存在显著差异。

[b]：这行显示运动类/安静类物种的总体比率。

资料来源：TAYLOR CR，KARAS RH，et al.（1987）Respir. Physiol，69：1-127；JONES JH，LONGWORTH KE，LINDHOLM A，et al.（1989）J Appl Physiol. 67：862-870；CONSTANTINOPOL M，JONES JH，WEIBEL ER，et al.（1989）J Appl Physiol 67：871-878；HOPPELER H，JONES JH，LINDSTEDT SL，et al.（1987）in Equine Exercise Physiology Ⅱ，eds. Gillespie JR & Robinson（Edward Brothers，Ann Arbor MI），278-289；HOPPELER H，KAYAR SR，CLAASSEN H，et al.（1987）Respir Physiol. 69：27-46；CONLEY JE，KAYAR SR，ROSLER K，et al.（1987），Respir Physiol，69：47-64；KARAS RH，TAYLOR CR，ROSLER K，et al.（1987）Respir. Physiol. 69：65-79；WEIBEL ER，MARQUES LB，CONSTANTINOPOL M，et al.（1987）Respir Physiol. 69：81-100.

运动类物种每搏输出量仅是常规类物种的1.7倍。然而需要注意的是，血细胞比容再次起到重要作用，因为它决定了可以输送到毛细血管的 O_2 量。如果计算心肌红细胞输出量 $\dot{Q}$（ec），可见它在运动类物种中再次增加到常规类动物的2.4倍。在限定条件下，传送 O_2 的内在级联结构参数根据 O_2 流动的需要，进行定量调整。所以，O_2 流动的阻力似乎分布于所有水平。

当考虑肺气体交换器的结构时，我们注意到运动类物种肺的 O_2 弥散能力仅是常规类物种的1.7倍。考虑到我们发现人肺可能有大约1.5倍的剩余容量，这意味着常规安静物种（如山羊或奶牛）可能比运动类物种具有更大的剩余容量。实际上，可以通过两种方式证明这一点：①当计算毛细血管血液中 O_2 负载进度时（Bohr 积分，图2-59），我们发现狗的血液在离开毛细血管变为动脉血前达到饱和状态，而山羊则有大约30%的储备能力。②当山羊在跑步机上跑动且呼吸低氧空气时，人们发现它们可以维持 $\dot{V}_{O_2max}$；相反，在这种情况下，狗在奔跑时不能维持其 $\dot{V}_{O_2max}$。我们从这一观察中得出结论，运动类物种的肺结构能匹配其最大 O_2 摄取的要求但没有额外的储备能力，而常规安静类物种显然存在一定的安全范围，使得它们在不利的低氧条件下也能表现良好。如果将其应用于我们对人肺的观察，意味着正常肺的剩余容量可能足以让运动员通过训练达到1.5倍的 $\dot{V}_{O_2max}$，这正是他们能够达到的目标（图2-67）。

人们还发现，训练有素的运动员不能忍受在高海拔地区剧烈运动的原因是不能达到合适的动脉血 O_2 饱和度。因此，似乎肺气体交换器是 O_2 转移到运动的肌肉的限制因素。其原因是成人肺不能扩大其气体交换表面以满足被训练肌肉增加的对氧的需求，运动员受限于成长过程中发育形成的肺的摄氧能力。这与肌肉运动训练引起的变化形成对比。经过训练，肌肉的线粒体和毛细血管增加，心室扩大，所有这些都与最大 O_2 需求相匹配。所幸，肺部结构具有一定的过度弥散能力（这也许也是结构优异表现），允许呼吸系统利用其较低级的固有的特性开发和适应对增加的能量需求。

张　颖　译

徐　钰　审校

参考文献

[1] AGOSTONI E. Mechanics of the pleural space. Physiol Rev, 1972, 52:57–128.

[2] MISEROCCHI G, NEGRINI D. Pleural space: pressures and fluid dynamics// CRYSTAL RG, WEST JB, WEIBEL ER, BARNES PJ, et al. The Lung: scientific foundations, 2nd ed. New York, NY: Lippincott-Raven, 1997, 1217–1225.

[3] ZOCCHI L. Physiology and pathophysiology of pleural fluid turnover. Eur Respir J, 2002, 20:1545–1558.

[4] LAI-FOOK SJ. Pleural mechanics and fluid exchange. Physiol Rev, 2003, 84:385–410.

[5] AGOSTONI E, ZOCCHI L. Pleural liquid and its exchanges. Respir Physiol Neurobiol, 2007, 159:311–323.

[6] SOZIO F, ROSSI A, WEBER E, et al. Morphometric analysis of intralobular, interlobular and pleural lymphatics in normal human lung. J Anat, 2012, 220:396–404.

[7] WEIBEL ER, GOMEZ DM. Architecture of the human lung. Science, 1962, 137:577–585.

[8] WEIBEL ER. Morphometry of the human lung. Heidelberg: Springer-Verlag, 1963.

[9] HAEFELI-BLEUER B, WEIBEL ER. Morphometry of the human pulmonary acinus. Anat Rec, 1988, 220:401–414.

[10] WEIBEL ER, SAPOVAL B, FILOCHE M. Design of peripheral airways for efficient gas exchange. Respir Physiol Neurobiol, 2005, 148: 3–21.

[11] WEIBEL ER. Lung cell biology// FISHMAN A, FISHER AB, et al. Handbook of physiology. Section 3: The respiratory system. vol 1. Bethesda, MD: American Physiological Society, 1985, 47–91.

[12] MASSARO D. Lung cell biology. New York, NY: Marcel Dekker, 1989.

[13] FRANKS TJ, COLBY TV, TRAVIS WD, et al. Resident cellular components of the human lung. Current knowledge and goals for research on cell phenotyping and function. Proc Am Thorac Soc, 2008, 5:763–766.

[14] PARENT RA. Comparative biology of the normal lung. Boca Raton, FL: CRC Press, 1992.

[15] FORREST JB, LEE RMKW. The bronchial wall: integrated form and function// CRYSTAL RG, WEST JB, WEIBEL ER, et al. The lung: scientific foundations. 2nd ed. New York, NY: Lippincott-Raven, 1997, 1081–1091.

[16] WEIBEL ER. The pathway for oxygen. Cambridge, MA: Harvard University Press, 1984.

[17] MORRISEY EE, HOGAN BLM. Preparing for the first breath: genetic and cellular mechanisms in lung development. Dev Cell, 2010, 18:8–23.

[18] BREEZE RG, WHEELDON EB. The cells of the pulmonary airways. Am Rev Respir Dis, 1977, 116:705–777.

[19] BUTTON B, CAI LH, EHRE C, et al. A periciliary brush promotes the lung health by separating the mucus layer from airway epithelia. Science, 2012, 337:937–941.

[20] LEE RMKW, FORREST JB. Structure and function of cilia// CRYSTAL RG, WEST JB, WEIBEL ER, et al. The lung: scientific foundations. 2nd ed. New York, NY: Lippincott-Raven, 1997, 459–478.

[21] SALATHE M. Regulation of mammalian ciliary beating. Annu Rev Physiol, 2007, 69:401–422.

[22] American Thoracic Society. ATS joins other societies in renaming "Clara cell" and "Wegener′s Granulomatosis". php New York, NY, 2013. http://news.thoracic.org/april-2013/ats-joins-other-societies-in-renaming.

[23] WINKELMANN A, NOACK T. The Clara cell: a "third reich eponym"? Eur Respir J, 2010, 36:722–727.

[24] PLOPPER CG, HYDE DM. Epithelial cells of bronchioles // PARENT RA, Comparative biology of the normal lung. Boca Raton, FA: CRC Press, 1992, 85–92.

[25] MASSARO GD, SINGH G, MASON RJ, et al. Biology of the Clara cell. Am J Physiol Lung Cell Mol Physiol, 1994, 266:L101–L106.

[26] PLOPPER CG, HYDE DM, BUCKPITT AR. Clara cells // CRYSTAL RG, WEST JB, WEIBEL ER, et al. The lung: scientific foundations. 2nd ed. New York, NY: Lippincott-Raven, 1997, 517–533.

[27] SINGH G, KATYAL SL. Clara cells and Clara cell 10 kD protein (CC10). Am J Respir Cell Mol Biol, 1997, 17:141–143.

[28] REYNOLDS SD, MALKINSON AM. Clara cell: progenitor for the bronchiolar epithelium. Int J Biochem Cell Biol, 2010, 42:1–4.

[29] BOERS JE, AMBERGEN AW, THUNNISSEN FB. Number and proliferation of Clara cells in normal human airway epithelium. Am J Respir Crit Care Med, 1999, 159:1585–1591.

[30] HERMANS C, BERNARD A. Lung epithelium-specific proteins. Characteristics and potential applications as markers. Am J Respir Crit Care Med, 1999, 159:646–678.

[31] GIANGRECO A, ARWERT EN, ROSEWELL IR, et al. Stem cells are dispensable for lung homeostasis but restore airways after injury. Proc Natl Acad Sci USA, 2009, 106:9286–9291.

[32] SCHEUERMANN DW. Neuroendocrine cells// CRYSTAL RG, WEST JB, WEIBEL ER, et al. The lung: scientific foundations. 2nd ed. New York, NY: Lippincott-Raven, 1997, 603–613.

[33] GOSNEY JR. Pulmonary neuroendocrine cell system in pediatric and adult lung disease. Microsc Res Tech, 1997, 37:107–113.

[34] VAN LOMMEL A, BOLLE T, FANNES W, et al. The pulmonary neuroendocrine system: the past decade. Arch Histol Cytol, 1999, 62:1–16.

[35] CUTZ E, JACKSON A. Neuroepithelial bodies as airway oxygen sensors. Respir Physiol, 1999, 115:201–214.

[36] ADRIAENSEN D, BROUNS I, VAN GENECHTEN J, et al. Functional morphology of pulmonary neuroepithelial bodies: extremely complex airway receptors. Anat Rec, 2003, 270: 25–40.

[37] CHANG LY, MERCER RR, CRAPO JD. Differential distribution of brush cells in the rat lung. Anat Rec, 1986, 216:49–54.

[38] REID L, MEYRICK B, ANTONY VB, et al. The mysterious pulmonary brush cell. A cell in search of a function. Am J Respir Crit Care Med, 2005, 172:136–139.

[39] SBARBATI A, OSCULATI F. A new fate for old cells: brush cells and related elements. J Anat, 2005, 206:349–358.

[40] KRASTEVA G, CANNING BJ, HARTMANN P, et al. Cholinergic chemosensory cells in the trachea regulate breathing. Proc Natl Acad Sci USA, 2011, 108:9478–9483.

[41] KRASTEVA G, KUMMER W. "Tasting" the airway lining fluid. Histochem Cell Biol, 2012, 138:365–383.

[42] LEAK LV, FERRANS VJ. Lymphatics and lymphoid tissue//

CRYSTAL RG, WEST JB, WEIBEL ER, et al. The lung: scientific foundations. 2nd ed. New York, NY: Lippincott-Raven, 1997, 1129–1137.

[43] PABST R, GEHRKE I. Is the bronchus-associated lymphoid tissue (BALT) an integral structure of the lung in normal mammals, including humans? Am J Respir Cell Mol Biol, 1990, 3: 131–135.

[44] TSCHERNIG T, PABST R. Bronchus-associated lymphoid tissue (BALT) is not present in the normal adult lung but in different diseases. Pathobiology, 2000, 68:1–8.

[45] FOO SY, PHIPPS S. Regulation of inducible BALT formation and contribution to immunity and pathology. Mucosal Immunol, 2010, 3:537–544.

[46] RANDALL TD. Bronchus-associated lymphoid tissue (BALT) structure and function. Adv Immunol, 2010, 107:187–241.

[47] AIRD WC. Phenotypic heterogeneity of the endothelium. I. Structure, function, and mechanisms. Circ Res, 2007, 100:158–173.

[48] AIRD WC. Phenotypic heterogeneity of the endothelium. II. Representative vascular beds. Circ Res, 2007, 100:174–190.

[49] STEVENS T, PHAN S, FRID MG, et al. Lung vascular cell heterogeneity. Endothelium, smooth muscle, and fibroblasts. Proc Am Thorac Soc, 2008, 5:783–791.

[50] WEIBEL ER, PALADE GE. New cytoplasmic components in arterial endothelia. J Cell Biol, 1964, 23:101–112.

[51] WEIBEL ER. Fifty years of Weibel-Palade bodies: the discovery and early history of an enigmatic organelle of endothelial cells. J Thromb Haemost, 2012, 10:979–984.

[52] WAGNER DD, OLMSTED JB, MARDER VJ. Immuno-localization of von Willebrand protein in Weibel-Palade bodies of human endothelial cells. J Cell Biol, 1982, 95:355–360.

[53] VAN MOURIK JA, ROMANI DE WIT T, VOORBERG J. Biogenesis and exocytosis of Weibel-Palade bodies. Histochem Cell Biol, 2002, 117:113–122.

[54] MICHAUX G, CUTLER DF. How to roll an endothelial cigar: the biogenesis of Weibel-Palade bodies. Traffic, 2004, 5:69–78.

[55] METCALF DJ, NIGHTINGALE TD, ZENNER HL, et al. Formation and function of Weibel-Palade bodies. J Cell Sci, 2007, 121:19–27.

[56] VALENTIJN KM, SADLER JE, VALENTIJN JA, et al. Functional architecture of Weibel-Palade bodies. Blood, 2011, 117:5033–5043.

[57] SIMIONESCU M. Lung endothelium: structure and function correlates// CRYSTAL RG, WEST JB, WEIBEL ER,et al. The lung: scientific foundations. 2nd ed. New York, NY: Lippincott-Raven, 1997, 615–628.

[58] PALADE GE. Role of plasmalemmal vesicles in microvascular permeability// CRYSTAL RG, WEST JB, WEIBEL ER, et al. The lung: scientific foundations. 2nd ed. New York, NY: Lippincott-Raven, 1997, 673–683.

[59] SCHLÖRMANN W, STEINIGER F, RICHTER W, et al. The shape of caveolae is omega-like after glutaraldehyde fixation and cup-like after cryofixation. Histochem Cell Biol, 2010, 133:223–228.

[60] MINEO C, ANDERSON RG. Potocytosis. Histochem Cell Biol, 2001, 116:109–118.

[61] COHEN AW, HNASKO R, SCHUBERT W, et al. Role of caveolae and caveolins in health and disease. Physiol Rev, 2004, 84:1341–1379.

[62] STAN RV. Structure of caveolae. Biochim Biophys Acta, 2005, 1746: 334–348.

[63] PARTON RG, DEL POZO MA. Caveolae as plasma membrane sensors, protectors and organizers. Nat Rev Mol Cell Biol, 2013, 14:98–112.

[64] HAISSAGUERRE M, JAIS P, SHAH D, et al. Spontaneous initiation of atrial fibrillation by ectopic beats originating in the pulmonary veins. N Engl J Med, 1998, 339:659–666.

[65] HO SY, CABRERA JA, TRAN VH, et al. Architecture of the pulmonary veins: relevance to radiofrequency ablation. Heart 2001, 86:265–270.

[66] FYNN SP, KALMAN JM. Pulmonary veins: anatomy, electrophysiology, tachycardia, and fibrillation. Pace, 2004, 27:1547–1559.

[67] DOUGLAS YL, JONGBLOED MR, DERUITER MC, et al. Normal and abnormal development of pulmonary veins: state of the art and correlation with clinical entities. Int J Cardiol, 2010, 147:13–24.

[68] WAGNER EM. Bronchial circulation// CRYSTAL RG, WEST JB, WEIBEL ER, et al. The lung: scientific foundations. 2nd ed. New York, NY: Lippincott-Raven, 1997, 1093–1105.

[69] MCCULLAGH A, ROSENTHAL M, WANNER A, et al. The bronchial circulation -worth a closer look: a review of the relationship between the bronchial vasculature and airway inflammation. Ped Pulmonol, 2010, 45:1–13.

[70] PABST R. The periarterial space in the lung: its important role in lung edema, transplantation, and microbial or allergic inflammation. Pathobiology, 2004, 71:287–294.

[71] MAINA JN, WEST JB. Thin and strong! The bioengineering dilemma in the structural and functional design of the blood-gas barrier. Physiol Rev, 2005, 85:811–844.

[72] CRAPO JD, BARRY BE, GEHR P, et al. Cell number and cell characterisics of the normal human lung. Am Rev Respir Dis, 1982, 125:332–337.

[73] SCHNEEBERGER EE: Alveolar type I cells// CRYSTAL RG, WEST JB, WEIBEL ER, et al. The lung: scientific foundations. 2nd ed. New York, NY: Lippincott-Raven, 1997, 535–542.

[74] WEIBEL ER. The mystery of "non-nucleated plates" in the alveolar epithelium of the lung explained. Acta Anat, 1971, 78: 425–443.

[75] WILLIAMS MC. Alveolar type I cells: molecular phenotype and development. Annu Rev Physiol, 2003, 65:669–695.

[76] DOBBS LG, JOHNSON MD. Alveolar epithelial transport in the adult lung. Respir Physiol Neurobiol, 2007, 159:283–300.

[77] DOBBS LG, JOHNSON MD, VANDERBILT J, et al. The great big alveolar TI cell: evolving concepts and paradigms. Cell Physiol Biochem, 2010, 25:55–62.

[78] BACHOFEN H, BACHOFEN M, WEIBEL ER. Ultrastructural aspects of pulmonary edema. J Thorac Imag, 1988, 3:1–7.

[79] MATTHAY MA, ZEMANS RL. The acute respiratory distress syndrome: pathogenesis and treatment. Annu Rev Pathol Mech Dis, 2011, 6:147–163.

[80] BACHOFEN M, WEIBEL ER. Alterations of the gas exchange apparatus in adult respiratory insufficiency associated with septicemia. Am Rev Respir Dis, 1977, 116:589–615.

[81] MCELROY MC, KASPER M. The use of alveolar epithelial type I cell-selective markers to investigate lung injury and repair. Eur Respir J, 2004, 24:664–673.

[82] CLEGG GR, TYRRELL C, MCKECHNIE SR, et al. Coexpression of RTI40 with alveolar epithelial type II cell proteins in lungs following injury: identification of alveolar intermediate cell types. Am J Physiol Lung Cell Mol Physiol, 2005, 289:L382–L390.

[83] SIRIANNI FE, CHU FS, WALKER DC. Human alveolar wall fibroblasts directly link epithelial type 2 cells to capillary endothelium. Am J Respir Crit Care Med, 2003, 168:1532–1537.

[84] OCHS M. The closer we look the more we see? Quantitative microscopic analysis of the pulmonary surfactant system. Cell Physiol

Biochem, 2010, 25:27–40.

[85] WEAVER TE, NA CL, STAHLMAN M. Biogenesis of lamellar bodies, lysosome-related organelles involved in storage and secretion of pulmonary surfactant. Semin Cell Dev Biol, 2002, 13:263–270.

[86] MASON RJ, WILLIAMS MC. Type II alveolar cell: defender of the alveolus. Am Rev Respir Dis, 1977, 115:81–91.

[87] FEHRENBACH H. Alveolar epithelial type II cell: defender of the alveolus revisited. Respir Res, 2001, 2:33–46.

[88] MASON RJ. Biology of alveolar type II cells. Respirology, 2006, 11:S12–S15.

[89] HAWGOOD S. Surfactant: composition, structure, metabolism//CRYSTAL RG, WEST JB, WEIBEL ER, et al. The Lung: Scientific Foundations. 2nd ed. New York, NY: Lippincott-Raven, 1997, 557–572.

[90] GRIESE M. Pulmonary surfactant in health and human lung diseases: state of the art. Eur Respir J, 1999, 13:1455–1476.

[91] NOTTER RH. Lung surfactants. Basic science and clinical Applications. New York, NY: Marcel Dekker, 2000.

[92] PEREZ-GIL J, WEAVER TE. Pulmonary surfactant pathophysiology: current models and open questions. Physiology, 2010, 25:132–141.

[93] DANIELS CB, ORGEIG S. The comparative biology of pulmonary surfactant: past, present and future. Comp Biochem Physiol A Mol Integr Physiol, 2001, 129(1):9–36.

[94] WRIGHT JR. Immunomodulatory functions of surfactant. Physiol Rev, 1997, 77:931–962.

[95] WRIGHT JR. Immunoregulatory functions of surfactant proteins. Nat Rev Immunol, 2005, 5:58–68.

[96] PEREZ-GIL J. Structure of pulmonary surfactant membranes and films: the role of proteins and lipid-protein interactions. Biochim Biophys Acta, 2008, 1778:1676–1695.

[97] WEIBEL ER, GIL J. Electron microscopic demonstration of an extracellular duplex lining layer of alveoli. Respir Physiol, 1968, 4:42–57.

[98] BASTACKY J, LEE CY, GOERKE J, et al. Alveolar lining layer is thin and continuous: low-temperature scanning electron microscopy of rat lung. J Appl Physiol, 1995, 79:1615–1628.

[99] MASON RJ, SHANNON JM. Alveolar type II cells//CRYSTAL RG, WEST JB, WEIBEL ER, et al. The lung: scientific foundations. 2nd ed. New York, NY: Lippincott-Raven, 1997, 543–555.

[100] DIETL P, HALLER T. Exocytosis of lung surfactant: from the secretory vesicle to the air-liquid interface. Annu Rev Physiol, 2005, 67:595–621.

[101] ROONEY SA. Regulation of surfactant secretion. Comp Biochem Physiol A Mol Integr Physiol, 2001, 129:233–243.

[102] DIETL P, LISS B, FELDER E, et al. Lamellar body exocytosis by cell stretch or purinergic stimulation: possible physiological roles, messengers and mechanisms. Cell Physiol Biochem, 2010, 25:1–12.

[103] OCHS M, JOHNEN G, MÜLLER KM, et al. Intracellular and intraalveolar localization of surfactant protein A (SP-A) in the parenchymal region of the human lung. Am J Respir Cell Mol Biol, 2002, 26:91–98.

[104] WEIBEL ER, KISTLER GS, TÖNDURY G. A stereologic electron microscope study of "tubular myelin figures" in alveolar lining fluids of rat lungs. Z Zellforsch Mikrosk Anat, 1966, 69:418–427.

[105] SCHÜRCH S, QANBAR R, BACHOFEN H, et al. The surface-associated surfactant reservoir in the alveolar lining. Biol Neonate, 1995, 67(suppl 1):61–76.

[106] PHELPS DS, FLOROS J. Localization of surfactant protein synthesis in human lung by in situ hybridization. Am Rev Respir Dis, 1988, 137:939–942.

[107] MASON RJ, GREENE K, VOELKER DR. Surfactant protein A and surfactant protein D in health and disease. Am J Physiol Lung Cell Mol Physiol, 1998, 275:L1–L13.

[108] SAVOV J, WRIGHT JR, YOUNG SL. Incorporation of biotinylated SP-A into rat lung surfactant layer, type II cells, and Clara cells. Am J Physiol Lung Cell Mol Physiol, 2000, 279:L118–L126.

[109] HAWGOOD S, CLEMENTS JA. Pulmonary surfactant and its apoproteins. J Clin Invest, 1990, 86:1–6.

[110] HAWGOOD S, POULAIN FR. The pulmonary collectins and surfactant metabolism. Annu Rev Physiol, 2001, 63:495–519.

[111] CROUCH E, WRIGHT JR. Surfactant proteins A and D and pulmonary host defense. Annu Rev Physiol, 2001, 63:521–554.

[112] WEAVER TE, CONKRIGHT JJ. Functions of surfactant proteins B and C. Annu Rev Physiol, 2001, 63:555–578.

[113] MCCORMACK FX, WHITSETT JA. The pulmonary collectins, SP-A and SP-D, orchestrate innate immunity in the lung. J Clin Invest, 2002, 109:707–712.

[114] WHITSETT JA, WEAVER TE. Hydrophobic surfactant proteins in lung function and disease. N Engl J Med, 2002, 347:2141–2148.

[115] BRASCH F, JOHNEN G, WINN-BRASCH A, et al. Surfactant protein B in type II pneumocytes and intraalveolar surfactant forms of human lungs. Am J Respir Cell Mol Biol, 2004, 30: 449–458.

[116] WHITSETT JA, WERT SE, WEAVER TE. Alveolar surfactant homeostasis and the pathogenesis of pulmonary disease. Annu Rev Med, 2010, 61:105–119.

[117] CLEMENTS JA. Lung surfactant: a personal perspective. Annu Rev Physiol, 1997, 59:1–21.

[118] ROBERTSON B, TAEUSCH HW. Surfactant Therapy for Lung Disease. New York, NY: Marcel Dekker, 1995.

[119] WROBEL S. Bubbles, babies and biology: the story of surfactant. FASEB J, 2004, 18:1624e. doi: 10.1096/fj.04-2077bkt.

[120] WEIBEL ER. On pericytes, particularly their existence on lung capillaries. Microvasc Res, 1974, 8:218–235.

[121] SHEPRO D, MOREL NM. Pericyte physiology. FASEB J, 1993, 7:1031–1038.

[122] SIMS DE. Diversity within pericytes. Clin Exp Pharmacol Physiol, 2000, 27:842–846.

[123] ARMULIK A, ABRAMSSON A, BETSHOLTZ C. Endothelial/pericyte interactions. Circ Res, 2005, 97:512–523.

[124] KUTCHER ME, HERMAN IM. The pericyte: cellular regulator of microvascular blood flow. Microvasc Res, 2009, 77:235–246.

[125] STEVENS T. Molecular and cellular determinants of lung endothelial cell heterogeneity. Chest, 2005, 128:558S–564S.

[126] EFFROS RM, PARKER JC. Pulmonary vascular heterogeneity and the Starling hypothesis. Microvasc Res, 2009, 78:71–77.

[127] WEIBEL ER, BACHOFEN H. Structural design of the alveolar septum and fluid exchange// FISHMAN AP, RENKIN EM, et al. Pulmonary Edema. Bethesda, MD: American Physiological Society, 1979, 1–20.

[128] WEIBEL ER, CRYSTAL RG. Structural organization of the pulmonary interstitium// CRYSTAL RG, WEST JB, WEIBEL ER, et al. The lung: scientific foundations. 2nd ed. New York, NY: Lippincott-Raven, 1997, 685–695.

[129] KAPLAN NB, GRANT MM, BRODY JS. The lipid interstitial cell of the pulmonary alveolus. Age and species differences. Am Rev Respir Dis, 1985, 132:1307–1312.

[130] MCGOWAN SE, TORDAY JS. The pulmonary lipofibroblast (lipid interstitial cell) and its contributions to alveolar development. Annu Rev Physiol, 1997, 59:43–62.

[131] MURPHY DJ. The biogenesis and functions of lipid bodies in animals, plants and microorganisms. Prog Lipid Res, 2001, 40:325–438.

[132] DIRAMI G, MASSARO GD, CLERCH LB, et al. Lung retinol storing cells synthesize and secrete retinoic acid, an inducer of alveolus formation. Am J Physiol Lung Cell Mol Physiol, 2004, 286:L249–L256.

[133] ZHANG P, SUMMER WR, BAGBY GJ, et al. Innate immunity and pulmonary host defense. Immunol Rev, 2000, 173:39–51.

[134] BALS R, HIEMSTRA PS. Innate immunity in the lung: how epithelial cells fight against respiratory pathogens. Eur Respir J, 2004, 23:327–333.

[135] MARTIN TR, FREVERT CW. Innate immunity in the lungs. Proc Am Thorac Soc, 2005, 2:403–411.

[136] HASENBERG M, STEGEMANN-KONISZEWSKI S, GUNZER M. Cellular immune reactions in the lung. Immunol Rev, 2013, 251: 189–214.

[137] HUME DA. Macrophages as APC and the dendritic cell myth. J Immunol, 2008, 181:5829–5835.

[138] REES AJ. Monocyte and macrophage biology: an overview. Semin Nephrol, 2010, 30:216–233.

[139] TRIVEDI NN, CAUGHEY GH. Mast cell peptidases. Chameleons of innate immunity and host defense. Am J Respir Cell Mol Biol, 2010, 42:257–267.

[140] ANDERSSON CK, MORI M, BJERMER L, et al. Novel site-specific mast cell subpopulations in the human lung. Thorax, 2009, 64:297–305.

[141] HOLT PG. Antigen presentation in the lung. Am J Respir Crit Care Med, 2000, 162:S151–S156.

[142] MASTEN BJ. Initiation of lung immunity: the afferent limb and the role of dendritic cells. Semin Respir Crit Care Med, 2004, 25: 11–20.

[143] VERMAELEN K, PAUWELS R. Pulmonary dendritic cells. Am J Respir Crit Care Med, 2005, 172:530–551.

[144] LOHMANN-MATTHES ML, STEINMÜLLER C, FRANKE-ULLMANN G. Pulmonary macrophages. Eur Respir J, 1994, 7:1678–1689.

[145] GEISER M. Update on macrophage clearance of inhaled micro- and nanoparticles. J Aerosol Med Pulm Drug Deliv, 2010, 23: 207–217.

[146] SCHNEEBERGER D, AHARONSON-RAZ K, SINGH B. Pulmonary intravascular macrophages and lung health: what are we missing? Am J Physiol Lung Cell Mol Physiol, 2012, 302:L498–L503.

[147] TRAPNELL BC, WHITSETT JA, NAKATA K. Pulmonary alveolar proteinosis. N Engl J Med, 2003, 349:2527–2539.

[148] WEIBEL ER. It takes more than cells to make a good lung. Am J Resp Crit Care Med, 2013, 187:342–346.

[149] WEIBEL ER. Design of airways and blood vessels considered as branching trees// CRYSTAL RG, WEST JB, WEIBEL ER, et al. The lung: scientific foundations. 2nd ed. New York, NY: Lippincott-Raven, 1997, 1061–1071.

[150] HESS WR. Das Prinzip des kleinsten Kraftverbrauches im Dienste hämodynamischer Forschung. Arch. Anat. Physiol, 1914, 2:1–62.

[151] MURRAY CD. The physiological principle of minimum work. I. The vascular system and the cost of blood. Proc Nat Acad Sci USA, 1926, 12:207–214.

[152] MAUROY B, FILOCHE M, WEIBEL ER, et al. An optimal bronchial tree may be dangerous. Nature, 2004, 427:633–636.

[153] PEDLEY TJ, SCHROTER RC, SUDLOW MF. The prediction of pressure drop and variation of resistance withion the human bromchial airways. Respir Physiol, 1970, 9:387–405.

[154] PHALEN RF, YEH HC, SCHUM GM, et al. Application of an idealized model to morphometry of the mammalian tracheobronchial tree. Anat Rec, 1978, 190:167–176.

[155] HORSFIELD K. Pulmonary airways and blood vessels considered as confluent trees// CRYSTAL RG, WEST JB, WEIBEL ER, et al. The lung: scientific foundations. 2nd ed. New York, NY: Lippincott-Raven, 1997, 1073–1079.

[156] MANDELBROT B. The fractal geometry of nature. New York, NY: Freeman, 1983.

[157] WEIBEL ER. Fractal geometry: a design principle for living organisms. Am J Physiol Lung Cell Mol Physiol, 1991, 261: L361–L369.

[158] WEST BJ, BARGHAVA V, GOLDBERGER AL. Beyond the principle of similitude: renormalization in the bronchial tree. J Appl Physiol, 1986, 60:1089–1097.

[159] HUANG W, YEN RT, MCLAURINE M, et al. Morphometry of the human pulmonary vasculature. J Appl Physiol, 1996, 81:2123–2133.

[160] KÖNIG MF, LUCOCQ JM, WEIBEL ER. Demonstration of pulmonary vascular perfusion by electron and light microscopy. J Appl Physiol, 1993, 75:1877–1883.

[161] FUNG YC, SOBIN SS. Theory of sheet flow in lung alveoli. J Appl Physiol, 1969, 26:472–488.

[162] WEIBEL ER. What makes a good lung? The morphometric basis of lung function. Swiss Med Wkly, 2009, 139:375–386.

[163] OCHS M, NYENGAARD JR, JUNG A, et al. The number of alveoli in the human lung. Am J Respir Crit Care Med, 2004, 169:120–124.

[164] WEIBEL ER. Functional morphology of lung parenchyma// MACKLEM PT, MEAD J. Handbook of physiology. Section 3: The respiratory system. vol 3/1. Bethesda, MD: American Physiological Society, 1986, 89–111.

[165] WEIBEL ER, BACHOFEN H. The fiber scaffold of lung parenchyma// CRYSTAL RG, WEST JB, WEIBEL ER, et al. The lung: scientific foundations. 2nd ed. New York, NY: Lippincott-Raven, 1997, 1139–1146.

[166] WEIBEL ER, GIL J. Structure-function relationships at the alveolar level// WEST JB. Bioengineering aspects of the lung. New York, NY: Marcel Dekker, 1977, 1–81.

[167] FULLER B. Tensegrity. Portfolio Artnews Annual, 1961, 4:112–127.

[168] INGBER DE. Tensegrity I. Cell structure and hierarchical systems biology. J Cell Sci, 2003, 116:1157–1173.

[169] CLEMENTS JA, HUSTEAD RF, JOHNSON RP, et al. Pulmonary surface tension and alveolar stability. J Appl Physiol, 1961, 16: 444–450.

[170] WEIBEL ER, BACHOFEN H. How to stabilize the pulmonary alveoli: surfactant or fibers? News Physiol Sci, 1987, 2:72–75.

[171] GIL J, WEIBEL ER. Improvements in demonstration of lining layer of lung alveoli by electron microscopy. Respir Physiol, 1969/70;8:13–36.

[172] SCHÜRCH S, GOERKE J, CLEMENTS JA. Direct determination of volume and time dependence of alveolar surface tension in excised lungs. Proc Natl Acad Sci USA, 1978, 75:3417–3421.

[173] BACHOFEN H, GEHR P, WEIBEL ER. Alterations of mechanical properties and morphology in excised rabbit lungs rinsed with a detergent. J Appl Physiol, 1979, 47:1002–1010.

[174] BACHOFEN H, SCHÜRCH S, URBINELLI M, et al. Relations among alveolar surface tension, surface area, volume, and recoil pressure. J Appl Physiol, 1987, 62:1878–1887.

[175] GIL J, BACHOFEN H, GEHR P, et al. Alveolar volume–surface area relation in air- and saline-filled lungs fixed by vascular perfusion. J Appl Physiol, 1979, 47:990–1001.

[176] WILSON TA, BACHOFEN H. A model for mechanical structure of the alveolar duct. J Appl Physiol, 1982, 52:1064–1070.

[177] BACHOFEN H, WEBER J, WANGENSTEEN D, et al. Morphometric estimates of diffusing capacity in lungs fixed under zone II and zone III conditions. Respir Physiol, 1983, 52:41–52.

[178] WEIBEL ER. Morphological basis of alveolar-capillary gas exchange. Physiol Rev, 1973, 53:419–495.

[179] TAYLOR CR, WEIBEL ER. Design of the mammalian respiratory system. I. Problem and strategy. Respir Physiol, 1981, 44:1–10.

[180] BOHR C. Über die spezifische Tätigkeit der Lungen bei der respiratorischen Gasaufnahme. Scand Arch Physiol, 1909, 22:221–280.

[181] WEIBEL ER. Morphometric estimation of pulmonary diffusion capacity. I. Model and method. Respir Physiol, 1970/71;11:54–75.

[182] WEIBEL ER, FEDERSPIEL WJ, FRYDER-DOFFEY F, et al. Morphometric model for pulmonary diffusing capacity. I. Membrane diffusing capacity. Respir Physiol, 1993, 93:125–149.

[183] ROUGHTON FJ, FORSTER RE. Relative importance of diffusion and chemical reaction rates in determining rate of exchange of gases in the human lung, with special reference to true diffusing capacity of pulmonary membrane and volume of blood in the lung capillaries. J Appl Physiol, 1957, 11:290–302.

[184] HSIA CC, CHUONG CJ, JOHNSON RL Jr. Critique of the conceptual basis of diffusing capacity estimates: a finite element analysis. J Appl Physiol, 1995, 79:1039–1047.

[185] WEIBEL ER, KNIGHT BW. A morphometric study on the thickness of the pulmonary air-blood barrier. J Cell Biol, 1964, 21:367–384.

[186] HSIA CC, HYDE DM, OCHS M, et al. An official research policy statement of the American Thoracic Society / European Respiratory Society: standards for quantitative assessment of lung structure. Am J Respir Crit Care Med, 2010, 181:394–418.

[187] OCHS M. A brief update on lung stereology. J Microsc, 2006, 222:188–200.

[188] HOLLAND RA, SHIBATA H, SCHEID P, et al. Kinetics of O_2 uptake and release by red cells in stopped-flow apparatus: effects of unstirred layer. Respir Physiol, 1985, 59:71–91.

[189] YAMAGUCHI K, NGUYEN-PHU D, SCHEID P, et al. Kinetics of O_2 uptake and release by human erythrocytes studied by a stopped-flow technique. J Appl Physiol, 1985, 58:1215–1224.

[190] GEHR P, BACHOFEN M, WEIBEL ER. The normal human lung: ultrastructure and morphometric estimation of diffusion capacity. Respir Physiol, 1978, 32:121–140.

[191] HAMMOND MD, HEMPLEMAN SC. Oxygen diffusing capacity estimates derived from measured VA/Q distributions in man. Respir Physiol, 1987, 69:129–147.

[192] WEIBEL ER, TAYLOR CR, O'NEIL JJ, et al. Maximal oxygen consumption and pulmonary diffusion capacity: a direct comparison of physiologic and morphometric measurements in canids. Respir Physiol, 1983, 54:173–188.

[193] HSIA CC, FRYDER-DOFFEY F, STALDER-NAVARRO V, et al. Structural changes underlying compensatory increase of diffusing capacity after left pneumonectomy in adult dogs. J Clin Invest, 1993, 92:758–764.

[194] TAKEDA S, HSIA CC, WAGNER E, et al. Compensatory alveolar growth normalizes gas exchange function in immature dogs after pneumonectomy. J Appl Physiol, 1999, 86:1301–1310.

[195] HSIA CC, JOHNSON RL, WEIBEL ER. Compensatory lung groxth: relationship to postnatal growth and adaptation in destructive lung disease//HARDING R, PINKERTON KE, PLOPPER CG. The lung: development, aging and the environment. London: Elsevier/Academic Press, 2004, 187–199.

[196] HSIA CC. Quantitative morphology of compensatory lung growth. Eur Respir Rev, 2006, 15:148–156.

[197] SAPOVAL B, FILOCHE M, WEIBEL ER. Smaller is better - but not too small: a physical scale for the design of the mammalian pulmonary acinus. Proc Natl Acad Sci USA, 2001, 99:10411–10416.

[198] RODRIGUEZ M, BUR S, FAVRE A, et al. Pulmonary acinus: geometry and morphometry of the peripheral airway system in rat and rabbit. Am J Anat, 1987, 180:143–155.

[199] SWAN AJ, TAWHAI MH. Evidence for minimal oxygen heterogeneity in the healthy human pulmonary acinus. J Appl Physiol, 2011, 110:528–537.

[200] WEIBEL ER, TAYLOR CR. Design of the mammalian respiratory system: I–IX. Respir Physiol, 1981, 44:1–164.

[201] MARGARIA R, CERRETELLI P, AGHEMO P, et al. Energy cost of running. J Appl Physiol, 1963, 18:367–370.

[202] WEIBEL ER. Symmorphosis. On form and function in shaping life. Cambridge, MA: Harvard University Press, 2000.

[203] TAYLOR CR, KARAS RH, WEIBEL ER, et al. Adaptive variation in the mammalian respiratory system in relation to energetic demand: I–VIII. Respir Physiol, 1987, 69:1–127.

[204] HOPPELER H, LÜTHI P, CLAASSEN H, et al. The ultrastructure of the normal human skeletal muscle. A morphometric analysis on untrained men, women, and well-trained orienteers. Pfluegers Arch, 1973, 344:217–232.

[205] HOPPELER H, WEIBEL ER. Structural and functional limits for oxygen supply to muscle. Acta Physiol Scand, 2000, 168:445–456.

[206] WEIBEL ER, TAYLOR CR, HOPPELER H. The concept of symmorphosis: a testable hypothesis of structure-function relationship. Proc Natl Acad Sci USA, 1991, 88:10357–10361.

[207] KARAS RH, TAYLOR CR, JONES JH, et al. Adaptive variation in the mammalian respiratory system in relation to energetic demand. VII. Flow of oxygen across the pulmonary gas exchanger. Respir Physiol, 1987, 69:101–115.

第3章

呼吸肌

Ghislaine Gayan-Ramirez

Marc Decramer

　　呼吸肌群构成了一个复杂的泵系统。该系统由数组肌肉组成（图3-1）。在任何情况下，呼吸都需要不同呼吸肌协调收缩。膈肌是最重要的吸气肌。本书其他章节讨论了呼吸肌系统无力及最终衰竭的情况（见第83章、第85章和第104章）。本章重点介绍呼吸肌的结构和功能特性、呼吸肌运动和呼吸肌之间的相互作用。

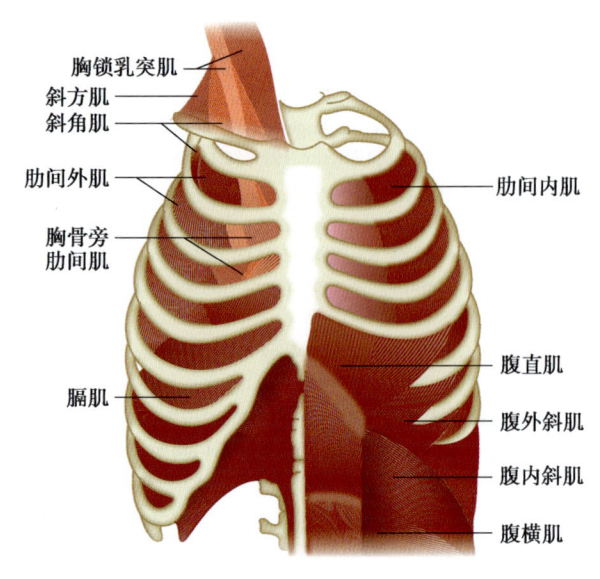

胸锁乳突肌
斜方肌
斜角肌
肋间外肌
胸骨旁
肋间肌
膈肌
肋间内肌
腹直肌
腹外斜肌
腹内斜肌
腹横肌

图 3-1 呼吸肌示意图。

呼吸肌的结构和功能特性

呼吸肌是骨骼肌,所以大体上,其结构和功能特性与位于肢体中的其他骨骼肌相同。但是,由于呼吸肌具有特定的功能,它们在许多方面与其他骨骼肌之间存在明显的差异。

首先,肢体肌肉的结构特点在于产生运动,因此主要用于抵抗惯性负荷。而呼吸肌主要是克服阻力和弹性负荷。其次,外周肌肉是在运动过程中有节奏地收缩,而呼吸肌则是持续地有节奏收缩。它们是生命赖以存活的唯一骨骼肌。因此,这些重要的肌肉必须有足够的能力维持持续的、有节奏的收缩,包括高抗疲劳性、高氧化能力、更高的毛细血管密度和更大的最大血流量。这些都取决于肌肉的结构和功能特性。

■ 结构特点

肌肉的结构特性,尤其是呼吸肌的结构特性,取决于肌肉中的纤维类型、纤维形态特征和运动单位的组织结构。

纤维类型

骨骼肌中通常有 4 种类型肌纤维,可根据肌原纤维肌球蛋白腺苷三磷酸酶(ATP 酶)活性及其 pH 依赖性和用多聚甲醛预处理而进行区分。因此,在 pH 4.5 的酸性预温育后, I 型纤维染成深色, II a 型纤维比 II b 型和 II x 型纤维染色更浅。此外,在 pH 10.4 的碱性预温育后,用多聚甲醛预处理进一步区分, II b 型纤维比 II x 型纤维染色更浅。另一种方法是通过电泳和

蛋白质印迹法或免疫染色法,根据肌球蛋白重链基因表达来区分肌肉纤维。后一种技术的优点是揭示了同一肌肉纤维存在不同肌球蛋白重链亚型的共表达,还发现肌球蛋白重链 2b 在人体肌肉中不表达。 I 型纤维(或称慢氧化纤维)具有缓慢收缩的特征,但也具有较高的耐受性和丰富的氧化酶。 II 型纤维是快速收缩纤维,可迅速产生张力。 II 型纤维可分为抗疲劳或糖酵解氧代谢型(II a)、易疲劳或糖酵解型(II b),以及抗疲劳性介于 II a 和 II b 型纤维之间的 II x 型纤维。 II 型纤维可比 I 型纤维产生更大的力。主要由 I 型纤维组成的肌肉具有较高的耐力,而主要由 II b 型纤维组成的肌肉结构则具有较强的产力能力,但耐力较差。 II a 型纤维是中间纤维,同时具有相对较高的产力能力和相对较长久的耐性。一般情况下, I 型纤维的横截面积最小,而 II b 型纤维的横截面积最大。

呼吸肌是混合型肌肉,包含快肌纤维和慢肌纤维。人的膈肌含有 55±5% 的 I 型纤维、21±6% 的 II a 型纤维和 23±3% 的 II x 型纤维。其他呼吸肌(如肋间肌、腹肌、胸锁肌)至少含有 60% 的高氧化性纤维。斜角肌尚无相关数据。因此,呼吸肌通常具有良好的结构以维持持续的、有节律的收缩。

纤维的形态特征

呼吸肌由平行排列的肌束组成。这些肌束由数以百计的肌纤维组成,每根肌纤维又由数百个肌原纤维组成。肌原纤维由数百个串联排列的肌节组成,每个肌节由多个肌球蛋白(粗丝)及其 2 倍数量的肌动蛋白(细丝)组成。肌肉产生力的能力取决于平行排列的肌原纤维数量,因为所有这些肌原纤维产生的力具有加合性,而缩短的位移和速度取决于串联排列的肌节数量。实际上,这些串联排列的肌节的位移也是可以相叠加的。

4 种类型纤维的线粒体密度往往都大于肢体肌肉的相同纤维类型。此外,人的膈肌由约 80% 的氧化纤维组成,而未经训练的男性肢体肌肉中仅含 36%~46%。因此,膈肌中线粒体的体积密度比肢体肌肉高 2 倍。由于氧化纤维含量高、线粒体密度大,膈肌的氧摄取能力远远大于肢体肌肉。而且,由于膈肌中毛细血管密度较高,约为肢体肌肉中的 2 倍,膈肌的最大血流量也远远超过肢体肌肉。因此,膈肌的结构精细,可以通过其 I 型和 II a 型纤维在机体静息状态下维持有节律的收缩; II a 型纤维允许在运动期间额外补充动力和速度,少量 II x 型纤维可提供打喷嚏和咳嗽时所需的高功率输出。

运动单位组织结构

肌肉纤维中存在力学和疲劳特性各不相同的运动单元,并由其中分布的神经组织起来。在成年人中,一个运动单元内所有肌纤维的纤维类型相同。特定运动单元内的肌纤维类型则广泛分布于整个膈肌区域。这些纤维可呈水平状分布于膈肌表面,也可呈垂直状分布于膈肌的不同深度部位。在大鼠膈肌中,神经支配率(由单个运动神经元所支配的纤维数量)约为400,而人类膈肌神经支配率估计值为 2 500。呼吸肌中有 4 种类型的运动单元:收缩较慢且抗疲劳的运动单元(S 型)和其他 3 种类型收缩较快且具有不同程度抗疲劳性的运动单元。S 型由表达慢亚型肌球蛋白重链的纤维组成。抗疲劳的快速运动单元(FR 型)含有表达肌球蛋白重链 2a 的肌纤维;高度易疲劳型(FF 型)含有表达肌球蛋白重链 2b 的肌肉纤维;中等易疲劳型(FInt 型)含有表达肌球蛋白重链 2x 的肌纤维。由快速纤维组成的运动单元很大,产生的力在110 毫牛顿(mN)范围内。然而,它们仍然比肢体肌肉小得多。由慢速纤维组成的运动单元较小,产生的力在 30~60mN 之间。膈肌的募集模式遵循尺寸原则,首先募集最小的运动单元。

■ 功能特点

肌肉的功能特点通常用力-长度关系、收缩的时间依赖性、力-频率、力-速度和功率-频率关系来描述。

膈肌的力-长度特征基本上与其他肌肉类似,在最佳长度处产生最大张力。膈肌力-长度曲线的三方面特征可能与临床医学相关。第一,过度充气时,膈肌缩短,同时产生力的能力降低。第二,当长期过度充气时,肌肉产生适应性。这种适应性包括肌节脱落,此时的肌肉缩短是由于肌节数量减少所致,而非肌节内细丝重叠改变。其结果是,产力能力至少部分因长度的缩短得以恢复。图 3-2 对这种适应性进行了总结。过度充气患者的这种适应性后果将在本章"影响呼吸肌相互作用的生理情况"部分中讨论。第三,虽然细丝重叠度低于最佳水平是肌肉缩短时力减小的主要原因,但由于 T 管衰竭导致的钙失活也起着重要作用。这对于治疗具有潜在意义,因为正性肌力药物可以恢复收缩肌肉中的 T 管功能。因此,正性肌力药对缩短的膈肌的影响要大于处在最佳长度的膈肌。这一概念为严重过度充气患者的呼吸肌药物治疗开辟了新的前景。对其他呼吸肌的长度-张力曲线及其对过度充气的适应性尚无系统研究。

呼吸肌原位工作长度与体外最佳长度之间的关系是一个特别有趣的问题。对于膈肌,功能残气量(functional residual capacity,FRC)时的长度接近最佳长度。在肺活量范围内,膈肌的长度变化很大,可达30%~40%。胸骨旁肋间肌、斜角肌和胸锁乳突肌的长度变化则相当小。仰卧位的犬在 FRC 时,胸骨旁肋

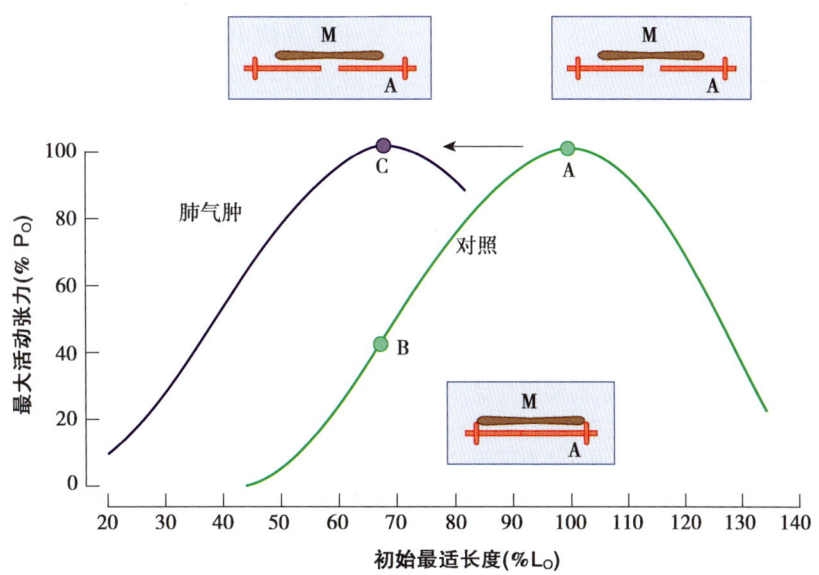

图 3-2　正常仓鼠和弹性蛋白酶诱导性肺气肿仓鼠的膈肌长度-张力曲线。用最大强直张力(P_0)的百分比来表示张力;用初始最佳长度(L_0)的百分比来表示长度。对照组(A),图中展示了急性过度充气组(B)和慢性过度充气组(C)中,肌动蛋白(A)和肌球蛋白(M)丝之间的重叠程度。值得注意的是,由于慢性过度充气中的肌节适应性,在较短长度时细丝重叠程度相同。获授权引自:FARKAS G. Functional characteristics of the respiratory muscles. Sem Respir Crit Care Med. 1991,12(4):247-257.

间肌长度明显长于最佳长度,因此在过度充气时,胸骨旁肋间肌会向其最佳长度变化。然而,随后的实验表明,随着肺容量增加,刺激犬的胸骨旁肋间肌所引起的胸腔压力下降幅度减小。这种矛盾表现可能是过度充气导致的肋骨方向和运动变化导致的。而对于仰卧位的犬,其斜角肌和胸锁乳突肌的运动处于长度-张力曲线的上升支。过度充气如何对这些肌肉的产力能力造成影响尚不清楚。一项分析显示,被动充气期间具体肌肉的长度变化与其机械效率成正比。按照这一逻辑分析,膈肌的机械效益将远远大于其他吸气肌(参见本章"影响呼吸肌相互作用的生理情况"部分)。

肌肉所产生的力量随着刺激频率的增加而增加。由于松弛时间比快肌长,在较低频率下发生融合时,慢肌的力量增加相当大。膈肌位于二者之间,在体内,当刺激频率为 $10 \sim 30$ Hz 时,出现融合性强直收缩。肌肉急速缩短对张力-频率曲线的影响很有趣。由于肌肉急剧缩短,相关的张力-频率曲线向下方移位,因此急剧缩短对膈肌产力的不利影响可能分为两个方面。随着肌肉缩短,最大强直力明显减小。然而,在此大频率刺激下,所产生的力不成比例地明显减小(图3-3)。

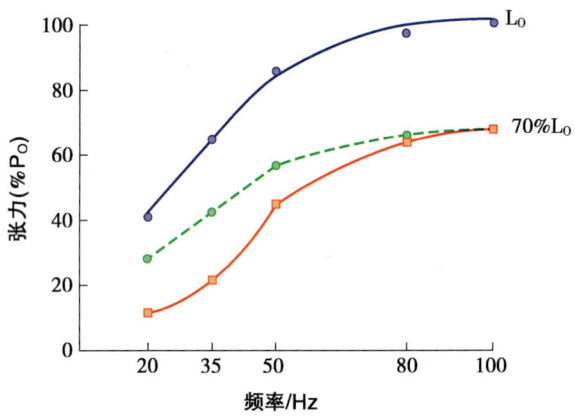

图3-3　人膈肌在最佳长度(L_O)和 $70\%L_O$ 时的力-频率曲线。用最大强直张力(P_O)的百分比来表示张力,频率以 Hz 表示。虚线是 $70\%L_O$ 时的预测线,而实线是观察线。预测线基于以下假设:当长度变化 30% 时,所有刺激频率所产生的力减小 35%,如在最大强直张力下所见。请注意,使用较低刺激频率所产生力减小幅度比理论预测值要显著得多。获授权引自:FARKAS G. Functional characteristics of the respiratory muscles. Sem Respir Crit Care Med,1991,12(4):247-257.

膈肌的张力-速度曲线如图 3-4 所示。随着负荷的增加,收缩速度降低。收缩速度是肌球蛋白 ATP 酶活性直接作用导致的,因此,张力-速度曲线主要由肌纤维组成决定。膈肌的张力-速度曲线介于快速肌肉

和慢速肌肉二者之间(图3-4)。呼吸肌做功,导致气流进入肺部。功率可以根据张力-速度关系计算,是速度和力的乘积(图3-4)。瞬时峰值功率发生在 30% 最大力量和 30% 最大速度处。频率-等距力量关系、频率-缩短力量和频率-功率关系显示张力和功率对刺激频率的依赖性相似。

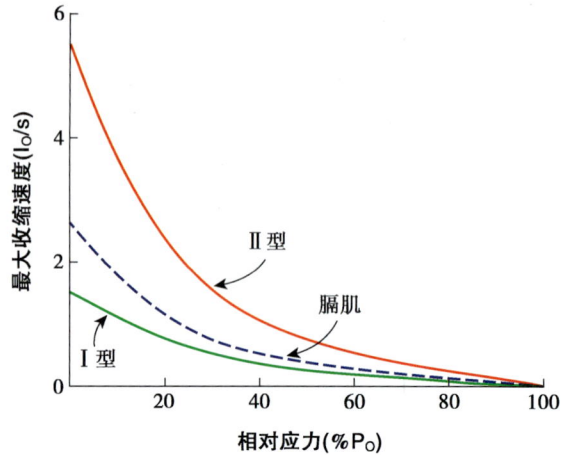

图3-4　人体膈肌的张力-速度曲线(虚线)介于典型慢肌(Ⅰ型)和典型快肌(Ⅱ型)的张力-速度曲线之间。以每秒最佳长度(L_O)的变化来表示最大速度,而用最大强直力(P_O)的百分比来表示相对力量。

疲劳也会极大地影响膈肌的张力-长度、张力-频率、张力-速度和功率-频率特性。然而,无论在体内还是体外,膈肌比肢体肌肉更耐疲劳。值得注意的是,与肘部屈肌完成类似活动强度相比,吸气肌的疲劳恢复速度要快 10 倍。第 84 章、第 85 章和第 104 章讨论了疲劳对呼吸肌功能特性的影响以及导致呼吸肌疲劳的因素。

呼吸肌的运动

■ 膈肌

膈肌是最重要的吸气肌。它受 C3 ~ C5 颈神经根分支的膈神经支配。它由两个不同的部分组成,即肋膈肌和脚膈肌。它们分别作用于胸廓,受不同的节段运动神经支配,并具有不同的胚胎起源。然而,在呼吸活动中,膈肌经常被视为一个功能单元,下文将据此描述其活动。膈肌运动如图 3-5 所示。膈肌收缩导致胸壁大小的增加,主要有以下 3 个原因。

第一,膈肌下降增加了胸腔的头尾向长度。膈肌下降与游离腹壁向外运动紧密耦合。

第二,膈肌收缩会导致腹压增加,使得下部胸腔体积增加。腹压增加,作用于结合部(即膈肌与胸腔

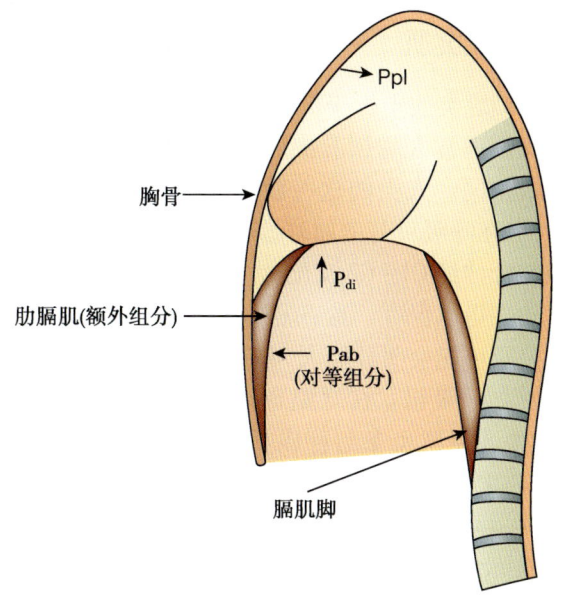

图 3-5 膈肌运动示意图。胸腔侧面观,显示肋骨和脚膈区(详见正文)。Ppl:胸膜压力;Pab:腹压;P_{di}:跨膈压。

紧密相连的区域),起到扩展下部胸腔的作用。该动作与膈肌运动相并行(图 3-5)。该并行运动的强度取决于结合部的大小以及膈肌收缩时腹压增加的大小。在人体直立并处于 FRC 状态时,结合部大小占胸腔内表面积的 25%~30%。

第三,膈肌深入于下部胸腔,因此其收缩会导致下部胸腔进一步增大。膈肌纤维处于轴向水平,其收缩导致下部胸腔在轴向方向上被牵拉,下部肋骨向头侧运动和向外旋转,从而导致下部胸腔扩张。这就是膈肌收缩的作用(图 3-5)。

如果独立观察膈肌收缩或在高位四肢瘫痪患者(除胸锁乳突肌外其他吸气肌都处于瘫痪状态)予以膈肌起搏来观察膈肌运动,可以发现在吸气过程中上部胸廓会产生呼气效应。这些数据显示,正常人平静吸气不是仅由膈肌完成,而是由膈肌与胸腔吸气肌和

腹部肌肉的协调活动产生。实际上,四肢瘫痪者胸壁运动模式(图 3-6)表明,单独的膈肌收缩并不能产生在平静呼吸期间所观察到的胸壁运动模式(参见本章"影响呼吸肌相互作用的生理情况"一节),因此,在平静呼吸过程中,其他肌肉协助膈肌使胸壁运动。

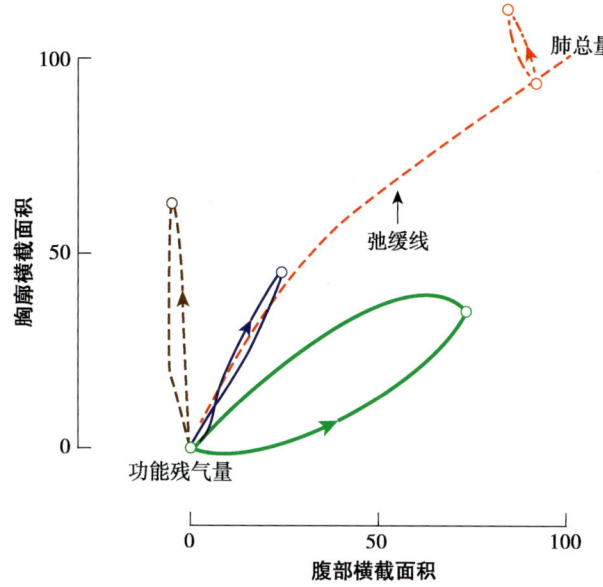

图 3-6 Konno-Mead 图显示平静呼吸时胸壁运动(细环)、膈肌起搏或四肢瘫痪者平静呼吸(粗环)、膈肌麻痹患者的呼吸(虚线环)、呼气末容积显著升高时的呼吸(点划线环)。以胸廓和腹部横截面积的百分比显示吸气能力。虚线所示为呼气期间肌肉松弛状态的放松线。

■ 肋间肌

肋间肌的功能解剖结构如图 3-7 所示。在各肋软骨部分之间仅有一层肋间肌,即胸骨旁肋间肌。在肋骨部分之间则存在两层肌肉。外层向下向前斜行,称为肋间外肌。内层向下向后斜行,称为肋间内肌(图 3-7,左图)。需要注意的是,肋间内肌和胸骨旁肋间肌

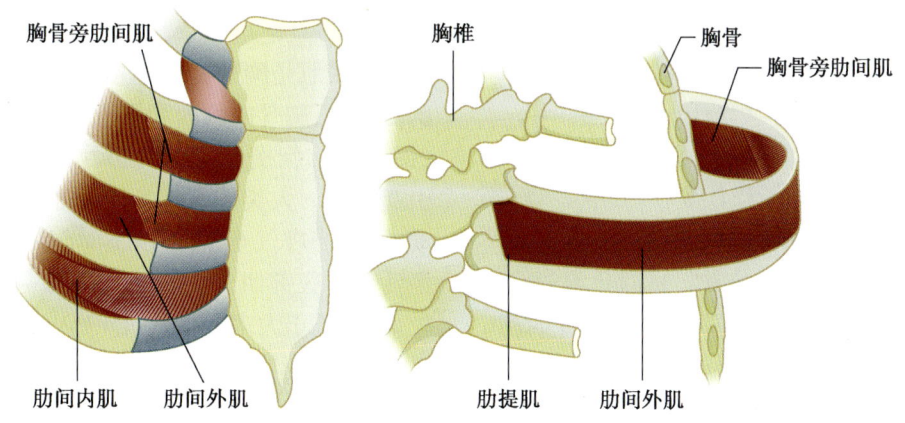

图 3-7 肋间肌功能解剖示意图[前视图(左)和后视图(右)]。注意胸骨旁肋间肌,肋间内、外肌,以及肋提肌。

具有相同的纤维走行。背侧仅存在肋间外肌。最后，起源于胸椎横突侧缘并向下连接下一肋缘的梭形肌被称为肋提肌(图 3-7，右图)。

肋间肌肉组的胸骨旁部分，即"胸骨旁肋间肌"，在动物和人类受试者的平静呼吸期间均保持活跃，是吸气过程中最重要的肋间肌肉组织。胸骨旁肋间肌具有很高的力学优势，它们在吸气期间的收缩可产生维持肋骨向头向运动力的 60%。在胸骨旁肋间肌，内侧纤维具有更大的力学优势，并且和中间和外侧纤维相比，其激活更持久、更早。

肋间肌的活动及其在呼吸中的作用仍然是一个长期争论的主题。关于肋间肌作用的最为普遍接受的观点是基于肋间肌纤维走行和肋骨几何学的理论。该理论认为吸气时肋间外肌活动，而呼气时肋间内肌活动。尽管有限元分析在很大程度上证实了这些活动，但许多实验并不支持该理论。通常认为，肋间肌构成一个可适应增加的通气负荷储备系统。肋间外肌(尤其是在上部胸廓)主要在吸气期间参与活动，而下部胸廓的肋间内肌主要在呼气期间参与活动。Wilson 等人通过应用 Maxwell 的互易定理证明，背部肋间隙的肋间外肌在吸气期有较大的力学优势。但该优势在腹侧和足侧方向相对减小，并在足侧肋间隙的腹部部分转变为呼气期的力学优势。相反，足侧肋间隙的肋间内肌在呼气期具有较大的力学优势，但这种优势在头侧和腹侧方向上有所减小。由于这种局部解剖学分布形式，神经激活的模式对于这些肌肉的功能至关重要。该模式与力学优势分布模式相匹配，即肋间外肌对吸气功能有重要作用，而肋间内肌对呼气功能有重要作用。

毫无疑问，在吸气时，肋提肌使得肋骨活动。即使仰卧位的犬在平静呼吸条件下，肋提肌也经常被激活。然而，在平静呼吸期间，肋提肌对肋骨吸气运动的作用明显小于胸骨旁肋间肌。当在吸气过程中肋骨活动明显增加时，其作用也相应增加。

■ 斜角肌

斜角肌起于第五颈椎横突下缘，止于第一肋(前斜角肌)和第二肋(中斜角肌和后斜角肌)上缘。这些肌肉的作用是抬升第一、第二肋骨。它们在颈部的轴向运动引起这些肋骨向上运动("泵柄"运动)。此外，斜角肌在正常个体平静呼吸期间的持续活动，有助于胸壁扩张。在脊髓损伤情况下，它们可能非常重要。当损伤部位低于 C4~C8 时，斜角肌的功能完全或部分保留，它们对患者的上部胸腔运动起重要作用。

■ 胸锁乳突肌

胸锁乳突肌走行于颞骨乳突和胸骨柄、锁骨内侧段之间。正常人胸锁乳突肌产生压力的能力与斜角肌大致相同。人类的这些肌肉在平静呼吸时没有电活动，但在呼吸负荷增加时参与运动。它们受第 11 脑神经和脊神经 C1~C2 支配，因此在高位四肢瘫痪患者中其功能得以保存。这一点非常重要。通过训练，胸锁乳突肌可能会明显肥大，并有助于这些患者在数小时内脱离呼吸机。在脊髓灰质炎和膈肌功能障碍患者，胸锁乳突肌也参与呼吸活动；而在慢性阻塞性肺疾病(COPD)患者，这些肌肉对上部胸廓的活动非常重要，尽管临床实验研究未能证明这些肌肉在患者呼吸中的持续活动性。

■ 上肢带骨和颈部肌肉

在特定情况下，位于上肢带骨(也称肩胛带)和颈部的数个肌肉可能参与吸气活动。这些肌肉大多数从胸廓向外延伸。当胸廓处于前倾位(即 COPD 患者通常采用的体位)，在吸气时这些肌肉有助于胸廓扩张。可能参与吸气的肌肉包括斜方肌、背阔肌、胸大肌和胸小肌、竖脊肌、大圆肌、前锯肌、颈阔肌、下颌舌骨肌和胸骨舌骨肌。由于这些肌肉通常参与严重气流阻塞患者的吸气活动，若它们参与其他活动(如梳头)，则可能会加重这些患者的呼吸困难。

■ 胸大肌锁骨部

胸大肌锁骨部起自锁骨内半侧和胸骨柄，向外向下延伸，止于肱骨。手臂处于支撑位固定时，胸大肌收缩引起肋骨和胸骨向下运动，胸膜腔压力增加，从而引起呼气。同时，下部胸腔和腹部向外移动。四肢瘫痪患者在其他呼气肌麻痹时，则使用这种呼气方法。

■ 胸横肌

胸横肌是胸廓部最重要的呼气肌。该肌肉位于胸腔内侧，胸骨内侧面和第五肋以下肋骨内侧面之间(图 3-8)。胸横肌运动使肋骨相对于胸骨降低，从而引起呼气。人类的胸横肌在平静呼吸时是没有电活动的，但当呼气至 FRC 以下时，参与呼气运动。其神经活动和腹部肌肉相耦合。其参与呼气活动的阈值较低，且低于大多数呼气肌。

■ 腹部肌肉

腹部肌肉由 4 层不同的肌肉组成(图 3-1)。在腹侧，位于下部肋软骨和胸骨与耻骨之间的片状肌肉是

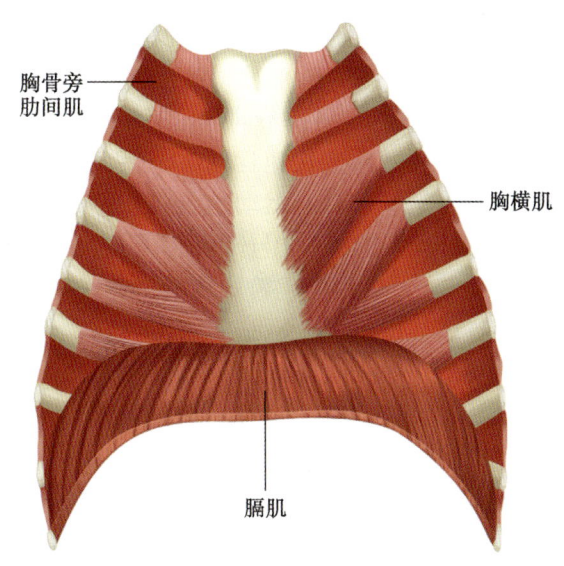

胸骨旁肋间肌 —

胸横肌

膈肌

图 3-8 胸骨旁肋间肌、胸横肌和膈肌的功能解剖图。

腹直肌。该肌肉由其他 3 块肌肉的腱膜鞘包绕。在其外侧，腹外斜肌起自下面的 8 根肋骨，斜向下向前止于髂嵴、腹股沟韧带和腹正中线。该肌肉内侧是腹内斜肌，其纤维走行与腹外斜肌呈 90° 垂直。这些肌肉与肋间外肌和肋间内肌相对应。最内层是腹横肌，为腹部周围的圆形片状肌肉，其纤维走行与肋骨平行。腹横肌起自下面 6 根肋骨内侧面，与膈肌肋骨区相互交错，并延伸至腰筋膜、髂嵴和腹股沟韧带，环向包绕腹部内脏器官，止于腹侧片状腹直肌。这些肌肉通过收缩引起腹部向内牵拉以及和胸廓的交叉作用，均参与呼气运动。然而，由于有的肌肉收缩，导致腹内压升高，会引起胸廓的扩张。

在平静呼吸期间，腹部肌肉是没有电活动的。然而，在直立位时，腹部肌肉（尤其是上腹部区域的肌肉）通常存在张力活动。在存在吸气负荷、CO_2 诱导的过度通气、运动和用力呼气时，这些肌肉参与运动，其中腹横肌的参与阈值最低。

呼吸肌相互作用

■ 平静呼吸时呼吸肌相互作用

对呼吸肌相互作用的研究，传统方法是使用 Konno-Mead 图，将胸廓直径或横截面积与腹部直径或横截面积相关联（图 3-6）。首先，在没有肌肉收缩的前提下确定该相关性，在放松呼吸的情况下绘制放松曲线。在直立位平静呼吸期间，胸壁沿着该松弛线移动，这表明胸廓和腹部按比例扩张。在仰卧位时，腹部和胸廓的运动比例增大。在四肢瘫痪患者中，由于独立的膈肌收缩导致腹部运动而无胸廓运动，或存在

上胸廓内向运动（上胸廓矛盾运动），单独的膈肌收缩和平静呼吸时发生的运动模式无关（图 3-6）。因此，该运动需要其他肌肉（即胸骨旁肋间肌和斜角肌）同步收缩。这些肌肉活动引起胸壁运动并导致上胸廓扩张，反之则会出现膈肌单独收缩导致的上胸廓矛盾运动现象。在平静呼吸过程中，潮气量的 60% ~ 70% 可能由膈肌运动引起，其余部分则由胸骨旁肋间肌和斜角肌运动导致。

体位会影响呼吸肌之间的相互作用。对于膈肌而言，腹部内容物对膈肌下降所造成的阻力，是其影响胸廓活动的主要决定因素。当人体从坐位变为仰卧位时，腹部顺应性显著增加，膈肌形状发生变化，导致胸廓扩张减小。体位对膈肌所致肺扩张的影响在上段颈髓受损患者中得到了证实。实际上，当这些患者处于仰卧位时，膈肌运动能产生足够的潮气量，但当患者逐渐抬高头部时，潮气量会逐渐明显下降。健康个体在仰卧位时，腹部肌肉和胸横肌是静止不动的；而在站立位时，腹部肌肉的张力活动与呼吸相无关，胸横肌的活动仅限于呼气相。在直立位时，这两组肌肉的主动运动是对该姿势下吸气肌运动（尤其是膈肌的活动）不利影响的补偿。

睡眠会对呼吸肌功能产生负面影响，但在健康个体中，这些生理变化并不会导致明显的临床表现。在睡眠时，全身姿势肌的张力降低，在快动眼期（rapid eye movement，REM）睡眠中最为明显。因此，具有呼吸和姿势双重功能的肌肉，如肋间肌，在 REM 睡眠期间停止活动；而膈肌，仅具有呼吸功能，则维持甚至增加活动以维持 REM 睡眠期间潮气量。在重度 COPD 患者中，由于过度充气导致膈肌机械性损伤，胸廓运动主要由其吸气肌运动引起，在 REM 睡眠期由于斜角肌和胸锁乳突肌活动明显减少，会引起吸气压下降并导致通气不足。

影响呼吸肌相互作用的生理情况

在平静呼吸时，呼吸肌之间的相互作用以及由此引起的胸壁运动，在很多影响通气负荷的生理情况下会发生改变。实际上，呼吸肌所参与的某些活动，虽然从狭义而言并不是通气，但具有重要的呼吸功能。这些日常生活中的活动包括说话、笑、吞咽、恶心、呕吐和咳嗽。此外，一些和通气无关的活动也会影响呼吸肌之间的相互作用。

在说话和笑时，需要呼吸与构音结构之间相互协调。人自主言语时的肺容量水平大多数时候低于自主呼气末水平。因此，存在连续的呼气肌肉运动以排

空胸腔:首先是胸横肌和肋间内肌,其次是腹外斜肌和侧腹壁其他肌肉,最后是腹直肌。在呼气结束时,背阔肌也参与运动。说话时,腹部收缩可以优化膈肌的吸气功能,使膈肌在言语之间快速收缩,并且防止因为腹部矛盾运动所致胸廓肌肉产生压力损失。

笑是一种由情感触发的自然动作,需要喉部和呼吸系统协调,以产生特征性的声音模式和叠加于主动呼气活动上的阶段性肺内压力改变。笑声通常发生于肺容量较低(接近FRC)时,并在进一步降低至残气量时终止。其特点是突发和持续的胃和食管压力升高,导致突发反复呼气动作,使得肺容量下降。在笑的时候,胸横肌参与运动。在连续呼气动作之后跨膈压升高,显示膈肌对于积极防止升高的腹部压力传导至胸腔起到一部分作用,从而保护胸腔内结构免受进一步的机械应力和压迫。一项初步研究表明,在笑的时候,膈肌活动的模式与咳嗽或打喷嚏时不同。

在吞咽时,需要中断呼吸。在吞咽期间,膈肌的被动呼气活动被打断并保持静止,其目的在于保持吞咽后的呼出气量。吞咽前后的呼气动作中,腹部运动增加。

呕吐是由主要呼吸肌协调作用,导致胸部和腹部压力变化产生的。呕吐时,膈肌和肋间外肌(吸气肌)与腹部肌肉(呼气肌)通过一系列爆发性运动,导致喷射性呕吐,而肋间内肌(呼气肌)在干呕期间与这些肌肉发生不同步收缩,但在呕吐期间的活动性较低(参阅Miller所著综述)。最后,围绕食管的膈肌部分在呕吐期间松弛,可能是为了促使胃内容物向口侧运动(参阅Miller所著综述)。

咳嗽、打喷嚏和呕吐涉及吸气相和呼气相的复杂活动,在此期间大多数呼吸肌参与运动。最重要的是,在这些过程中,膈肌所产力达到最大。人自主咳嗽与呼气肌和辅助肌肉的协调运动有关。可以观察到,在咳嗽气流流速增加时,肌肉活动程度和爆发持续时间也成比例增加。通常,低流速咳嗽是由呼气肌的活动产生的,而辅助肌则在高流速咳嗽中逐渐被动员。胸横肌在咳嗽和打喷嚏期间主动参与活动。

最后,在测试呼吸肌力以评估某些疾病的损伤程度时,了解肌肉活动水平可能特别重要。实际上,在未经训练的正常受试者中,声门闭合时的最大吸气用力(Müller动作或最大吸气压力)主要由肋间肌、膈肌和胸锁乳突肌产生。通过鼻子做深吸气动作时同样如此。该动作结合了最大吸气动作和最大呼气动作,呼气肌(腹直肌)参与活动,并且通过跨膈压测定可发现膈肌收缩力达到最大水平。在深吸气时,膈肌达到最大电活动水平。这些数据表明,这些动作所产生的

压力改变反映了几组肌肉之间复杂的相互作用。

前面讲述的是呼吸肌在通气方面的功能,但除了呼吸作用外,呼吸肌在维持不同体位时也参与相应的收缩。人体上肢做单次快速运动时,对侧的肋膈肌、脚膈肌均参与运动。参与运动的膈肌在开始活动之前,肌电活动即有增加。这与呼吸相无关,而与肋膈肌初始长度减小,从而引起跨膈压升高有关。同样,在躯干旋转过程中,肋间外肌、肋间内肌以及胸骨旁肋间肌在维持体位张力的基础上,在吸气时活动增加。在重复运动时,膈肌在整个呼吸循环中维持张力性收缩,并根据肢体活动频率调整膈肌活动时相,与呼吸和张力活动相叠加。在腹横肌中也观察到类似活动。膈肌、腹部和盆底肌肉的协调活动对腹内压的调节,可能是在肢体活动时维持脊柱稳定性的重要因素。当呼吸需求增加时,与手臂运动相关的膈肌和腹横肌运动将减少或甚至消失,相应的胃内压变化也会减小。在人体某些吸气肌疲劳时,膈肌维持体位的功能也会受到影响。在做扭头、转体和抬腿等姿势运动时,人体的胸横肌也会发生收缩。

影响呼吸肌相互作用的病理情况

呼吸肌相互作用也受到多种病理状态(包括过度充气、肌肉活动减少或丧失)的强烈影响。

过度充气是以气道阻塞或弹性回缩消失为特征的肺部疾病的一种功能性异常表现。COPD患者的过度充气尤为严重,其FRC常超过预测肺总量(total lung capacity,TLC)。大量证据表明,过度充气会降低膈肌产力的有效性,并降低膈肌对胸壁运动的影响。肋间肌和斜角肌的作用可能增加,使得胸廓运动完全或主要由胸壁运动产生(图3-6)。膈肌有效性消失可能是由于膈肌缩短、形状改变、膈-胸廓相互作用改变、肋膈肌和脚膈肌之间力学结构变化、贴合区域减少。其中,发生膈肌短缩是最重要的。实际上,当FRC膨胀到TLC时,膈肌缩短30%~40%,而胸骨旁肌肋间肌和上部肋间外肌仅缩短10%,斜角肌缩短2%,胸锁乳突肌缩短6%。对于膈肌而言,这种程度的短缩将极度降低其产力能力。一些研究表明,膈肌形状受过度充气影响不明显,并指出对于该肌肉而言,其长度-力量特性是影响产力能力的最重要因素。由于贴合区域减小,膈肌同步活动部分也相应减少。由于嵌入部分受到影响,膈肌收缩将导致下部胸廓向内收缩。临床上,可在严重过度充气的患者中看见该现象。肋膈肌和脚膈肌之间的力学结构,将从FRC状态的并联分布转变为TLC状态下的串联分布。这将进一步损伤

膈肌的产力能力,而与其力量-长度特性无关。

过度通气也会损害吸气性肋间肌(胸骨旁肋间肌和肋间外肌)的产力能力。该作用主要与肋骨的走向和运动有关。在高肺容量时,膈肌与吸气肋间肌之间的相互协同作用变得更加突出。在过度充气时,颈部肌肉(如斜角肌和胸锁乳突肌)的产力能力得以维持。在犬类,过度充气导致腹肌(尤其是腹横肌和腹内斜肌)拉长。因此,在 TLC 时刺激特定腹部肌肉所致腹压升高程度要大于在 FRC 状态下操作的结果。在正常人体使用磁力刺激腹部肌肉时也能见到这种情况。

然而应该强调的是,前面讲述的是急性过度充气情况。在慢性过度充气中,膈肌通过肌节脱离来适应长期缩短的状态。其结果是,每个肌节内的细丝重合向最佳重合恢复。这种调整如图 3-2 所示。但这种适应仅能部分地恢复膈肌功能。第一,因为缩短状态下部分产力减少是由于 T 管系统压缩,阻止电解质流出,阻碍激发-收缩耦合所致。在长期缩短时是否伴随有 T 管功能的改变仍有待研究。第二,肌节适应仅与膈肌缩短导致的膈肌功能损失相关,与膈肌形状改变、膈-胸廓相互作用变化、膈肌不同部位间力学排列的变化或者贴合区域减少所致功能损失无关。第三,尽管肌节适应恢复了缩短膈肌产力能力,但减少了串联的肌节数量。因此,肌节适应性会损害膈肌的长度变化能力,从而影响其体积变化能力,这也可能是其最重要的功能。在动物模型中,胸骨旁肋间肌和斜角肌的纤维长度不受慢性过度充气的影响。

旨在减少过度充气的干预措施,如肺减容手术(lung volume reduction surgery,LVRS)和肺移植可改善膈肌功能。LVRS 的作用主要是因为贴合区域增加、膈肌延长以及神经机械耦合改善。在 LVRS 的临床研究中,COPD 和极度过度充气患者的完全肌节适应程度尚不清楚。肺移植后,膈肌的屈曲半径和贴合区域也恢复了。这主要是由于纵隔向移植物方向发生位移所致。

在有严重气流阻塞的 COPD 患者中,经常观察到呼气肌运动。腹横肌也常发生运动。在这些患者中,呼气肌的活动可能和常见的内源性呼气末正压(intrinsic positive end-expiratory pressure,PEEPi)有关。PEEPi 主要是呼吸力学受损及其导致的动态过度充气引起的。这种呼气肌运动的功能意义尚不清楚。实际上,发生严重气流阻塞时,经常出现呼出气流限制。而在存在呼出气流受限的情况下,呼气肌的活动不再有助于呼出气流动。

一般在肺部疾病患者,尤其是 COPD 患者中,有一些因素会导致全身性肌肉无力,包括呼吸肌。这些因素包括低氧血症和高碳酸血症、营养不良、心力衰竭、皮质醇治疗、感染、电解质紊乱和不活动引起的失用性萎缩。最近的一项研究表明,COPD 急性加重会导致肌肉无力进展,尤其是 COPD 反复发作情况下使用激素治疗(在 COPD 患者中是常见的)时。通常,在动物模型上,这种肌病模式的特征是散在分布的坏死纤维,伴有中央性和肌膜下细胞核数量增加,肌肉活检表现为广泛肌纤维萎缩,而非选择性Ⅱb 型纤维萎缩。

与呼吸相关的连续性运动模式使膈肌成为体内最活跃的肌肉。大多数物种的膈肌每日工作周期(活动与非活动时间的比率)约为 45%,而趾伸肌(主要由Ⅱb 型纤维组成)为 2%,比目鱼肌(主要是Ⅰ型肌肉)为 14%。鉴于膈肌具有高活动性,估计其对活动减少特别敏感。因此,在控制型机械通气期间,迅速出现严重膈肌功能障碍并不令人惊讶。在这种情况下膈肌完全无活动。颈髓损伤患者的呼吸肌相互作用也受到明显影响。在这些患者中,肋间肌和腹部肌肉的呼吸功能丧失。当损伤位于 C3~C5 水平时,膈肌的吸气能力也常受损。在平静呼吸期间,C4~C7 损伤导致四肢瘫痪者因使用斜角肌而导致斜角肌肥大。高位四肢瘫痪患者在呼吸过程中除使用胸锁乳突肌和斜方肌外,其他几个颈部肌肉也参与运动。由于肌肉力量和耐力降低,四肢瘫痪患者也易发生吸气肌肉疲劳。对这些患者的吸气肌进行训练可提高其力量和耐力,并可防止疲劳。对上段颈髓受损患者或存在自主呼吸的外伤性下段颈髓受损患者,通过膈神经起搏单独刺激膈肌收缩,会导致上部胸廓在呼气相运动,而下部胸廓在吸气相运动。最后,由于四肢瘫痪患者存在腹部和胸廓呼气肌麻痹,其增加胸腔内压的能力显著降低。尽管在用力呼气时胸大肌的锁骨段主动运动,但依然呈无效咳嗽,气道分泌物清除率明显受损。胸大肌的力量训练可改善呼气功能,有望增加咳嗽的效果,这可能会降低这些患者支气管肺感染的发病率。

总结

呼吸行为需要多个肌群协调行动。在平静呼吸过程中,胸壁运动除了由膈肌活动引起外,吸气肌(如胸骨旁肋间肌和斜角肌)也有参与,此外还有呼气肌。这些呼吸肌都能很好地维持连续的节律性收缩。呼吸肌的相互作用受姿势和睡眠的影响,也受许多生理情况的影响,如在说话、笑、吞咽、恶心、呕吐和咳嗽期间通气负荷发生改变。除了呼吸功能外,呼吸肌还会因维持体位而收缩,如肢体肌肉运动、抬腿、转体和扭头等。最后,一些病理情况,如过度充气、因营养不良导致的活动减少或丧失、药物治疗(特别是激素)、机械通气或脊髓损伤等也可能影响呼吸肌的功能和相互作用。减少过度充气策略(如 LVRS、肺移植)或通过肌肉训练提高肌肉功能,可能在一定程度上有助于恢复呼吸肌的功能。

致谢

作者感谢 Jean Sente 为本章所做精美绘图,感谢 Fonds voor Wetenschappelijk Onderzoek-Vlaanderen 项目(＃G. 0389. 03、＃G. 0386. 05 和＃G. 0197. 07)、KU Leuven 研究基金项目(＃OT/02/44 和＃OT/06/52)和 Astra Zeneca Pharmaceuticals 为本章提及的研究所给予的支持。

张　颖　译
徐　钰　审校

参考文献

[1] BROOKE MH, KAISER KK. Muscle fiber types: how many and what kind. Arch Neurol, 1970, 23:369–379.

[2] SIECK GC. Organization and recruitment of diaphragm motor units// Roussos C. The thorax, part B: applied physiology. 2nd ed. New York, Basel, Hong kong: Marcel Dekker, 1995, 783–820.

[3] GORZA L. Identification of a novel type 2 fiber population in mammalian skeletal muscle by combined use of histochemical myosin ATPase and anti-myosin monoclonal antibodies. J Histochem Cytochem, 1990, 38:257–265.

[4] BOTTINELLI R, REGGIANI C. Human skeletal muscle fibres: molecular and functional diversity. Prog Biophys Mol Biol, 2000, 73:195–262.

[5] POLLA B, D'ANTONA G, BOTTINELLI R, et al. Respiratory muscle fibres: specialisation and plasticity. Thorax, 2004, 59:808–817.

[6] EDWARDS RHT, FAULKNER JA. Structure and function of the respiratory muscles// ROUSSOS C. The thorax, part B: applied physiology. 2nd ed. New York, Basel, Hong Kong: Marcel Dekker, 1995, 185–217.

[7] MCKENZIE DK, BELLEMARE F. Respiratory muscle fatigue. Adv Exp Med Biol, 1995, 384:401–414.

[8] KRNJEVIC K, MILEDI R. Failure of neuromuscular propagation in rats. J Physiol, 1958, 140:440–461.

[9] ROCHESTER DF. The diaphragm: contractile properties and fatigue. J Clin Invest, 1985, 75:1397–1402.

[10] FARKAS GA. Functional characteristics of the respiratory muscles. Semin Respir Med, 1991, 12:247–257.

[11] FARKAS GA, ROUSSOS C. Diaphragm in emphysematous hamsters: sarcomere adaptability. J Appl Physiol, 1983, 54:1635–1640.

[12] TAYLOR SR, RÜDEL R. Striated muscle fibers: inactivation of contraction induced by shortening. Science, 1970, 167:882–884.

[13] RÜDEL R, TAYLOR SR. Striated muscle fibers: facilitation of contraction at short lengths by caffeine. Science, 1971, 172:387–388.

[14] GAYAN-RAMIREZ G, PALECEK F, CHEN Y, et al. Inotropic effects of aminophylline on canine diaphragm are enhanced by hyperinflation. J Appl Physiol, 1994, 76:39–44.

[15] FARKAS GA, ROCHESTER DF. Functional characteristics of canine costal and crural diaphragm. J Appl Physiol, 1988, 65:2253–2260.

[16] ROAD J, NEWMAN S, DERENNE JP, et al. In vivo length-force relationship of canine diaphragm. J Appl Physiol, 1986, 60: 63–70.

[17] DECRAMER M, DE TROYER A, KELLY S, et al. Mechanical arrangement of costal and crural diaphragm. J Appl Physiol, 1984, 56:1484–1490.

[18] NEWMAN S, ROAD J, BELLEMARE F, et al. Respiratory muscle length mea-sured by sonomicrometry. J Appl Physiol, 1984, 56:753–764.

[19] DECRAMER M, DE TROYER A. Respiratory changes in parasternal intercostal length. J Appl Physiol, 1984, 57:1254–1260.

[20] FARKAS GA, ROCHESTER DF. Contractile characteristics and operating lengths of canine neck inspiratory muscles. J Appl Physiol, 1986, 61:220–226.

[21] FARKAS GA, DECRAMER M, ROCHESTER DF, et al. Contractile properties of intercostal muscles and their functional significance. J Appl Physiol, 1985, 59:528–535.

[22] JIANG TX, DESCHEPPER K, DEMEDTS M, et al. Effects of acute hyperinflation on the mechanical effectiveness of the parasternal intercostals. Am Rev Respir Dis, 1989, 139:522–528.

[23] DE TROYER A, WILSON TA. Effect of acute inflation on the mechanics of the inspiratory muscles. J Appl Physiol, 2009, 107:315–323.

[24] LEGRAND A, NINANE V, DE TROYER A. Mechanical advantage of sternomastoid and scalene muscles in dogs. J Appl Physiol, 1997, 82:1517–1522.

[25] GANDEVIA SC, MCKENZIE DK, NEERING IR. Endurance properties of respiratory and limb muscles. Respir Physiol, 1983, 53:47–61.

[26] MCKENZIE DK, GANDEVIA SC. Recovery from fatigue of human diaphragm and limb muscles. Respir Physiol, 1991, 84:49–60.

[27] DE TROYER A, ESTENNE M. Functional anatomy of the respiratory muscles. Clin Chest Med, 1988, 9:175–193.

[28] MEAD J, LORING S. Analysis of volume displacement and length changes of the diaphragm during breathing. J Appl Physiol, 1982, 53:750–755.

[29] DANON J, DRUZ WS, GOLDBERG NB, et al. Function of the isolated paced diaphragm and the cervical accessory muscles in C1 quadriplegics. Am Rev Respir Dis, 1979, 119:909–919.

[30] MEAD J, BANZETT RB, LEHR J, et al. Effect of posture on upper and lower rib cage motion and tidal volume during diaphragm pacing. Am Rev Respir Dis, 1984, 130:320–321.

[31] MORTOLA JP, SANT'AMBROGIO G. Motion of the rib cage and the abdomen in tetraplegic patients. Clin Sci Mol Med, 1978, 54:25–32.

[32] DE TROYER A, SAMPSON MG. Activation of the parasternal intercostals during breathing efforts in human subjects. J Appl Physiol, 1982, 52:524–529.

[33] DE TROYER A, FARKAS GA. Linkage between parasternals and external intercostals during resting breathing. J Appl Physiol, 1990, 69:509–516.

[34] WILSON TA, DE TROYER A. Respiratory effect of the intercostal muscles in the dog. J Appl Physiol, 1993, 75:2636–2645.

[35] DE TROYER A, LEGRAND A. Inhomogeneous activation of the parasternal intercostals during breathing. J Appl Physiol, 1995, 79:55–62.

[36] DE TROYER A, KIRKWOOD PA, WILSON TA. Respiratory action of the intercostal muscles. Physiol Rev, 2005, 85:717–756.

[37] DE TROYER A, FARKAS GA. Inspiratory function of the levator costae and external intercostal muscles in the dog. J Appl Physiol, 1989, 67: 2614–2621.

[38] DE TROYER A, ESTENNE M. Coordination between rib cage muscles and diaphragm during quiet breathing in humans. J Appl Physiol, 1984, 57:899–906.

[39] ESTENNE M, DE TROYER A. Relationship between respiratory muscle electromyogram and rib cage motion in tetraplegia. Am Rev Respir Dis, 1985, 132:53–59.

[40] DE TROYER A, ESTENNE M, VINCKEN W. Rib cage motion and muscle use in high tetraplegics. Am Rev Respir Dis, 1986, 133:1115–1119.

[41] DE TROYER A, PECHE R, YERNAULT JC, et al. Neck muscle activity in patients with severe chronic obstructive pulmonary disease. Am J Respir Crit Care Med, 1994, 150:41–47.

[42] CELLI BR, RASSULO J, MAKE BJ. Dyssynchronous breathing during arm but not leg exercise in patients with chronic airflow obstruction. New Engl J Med, 1986, 314:1485–1490.

[43] DE TROYER A, ESTENNE M, HEILPORN A. Mechanism of active expiration in tetraplegic subjects. N Engl J Med, 1986, 314:740–744.

[44] DE TROYER A, NINANE V, GILMARTIN JJ, et al. Triangularis sterni use in supine humans. J Appl Physiol, 1987, 62: 919–925.

[45] DE TROYER A, SAMPSON M, SIGRIST S, et al. How the abdominal muscles act on the rib cage. J Appl Physiol, 1983, 54:465–469.

[46] DE TROYER A, ESTENNE M, NINANE V, et al. Transversus abdominis muscle function in humans. J Appl Physiol, 1990, Mar;68:1010–1016.

[47] ABE T, KUSUHARA N, YOSHIMURA N, et al. Differential respiratory activity of four abdominal muscles in humans. J Appl Physiol, 1996, 80:1379–1389.

[48] ROCHESTER DF, FARKAS GA. Performance of respiratory muscles in situ. In: ROUSSOS C, ed. The Thorax, Part B: Applied Physiology. 2nd ed. New York, Basel, Hong Kong: Marcel Dekker, 1995, 1127–1159.

[49] ESTENNE M, YERNAULT JC, DE TROYER A. Rib cage and diaphragm-abdomen compliance in humans: Effects of age and posture. J Appl Physiol, 1985, 59:1842–1848.

[50] DRUZ WS, SHARP JT. Activity of respiratory muscles in upright and recumbent humans. J Appl Physiol, 1981, 51:1552–1561.

[51] DE TROYER A. Mechanical role of the abdominal muscles in relation to posture. Respir Physiol, 1983, 53:341–353.

[52] DE TROYER A, NINANE V. Effect of posture on expiratory muscle use during breathing in the dog. Respir Physiol, 1987, 67:311–322.

[53] ESTENNE M, NINANE V, DE TROYER A. Triangularis sterni muscle use during eupnea in humans: effect of posture. Respir Physiol, 1988,74:151–162.

[54] REMMERS JE. Effects of sleep on control of breathing. Int Rev Physiol, 1981, 23:111–147.

[55] TABACHNIK E, MULLER NL, BRYAN AC, et al. Changes in ventilation and chest wall mechanics during sleep in normal adolescents. J Appl Physiol, 1981, 51:557–564.

[56] JOHNSON MW, REMMERS JE. Accessory muscle activity during sleep in chronic obstructive pulmonary disease. J Appl Physiol, 1984, 57: 1011–1017.

[57] ESTENNE M, ZOCCHI L, WARD M, et al. Chest wall motion and expiratory muscle use during phonation in normal humans. J Appl Physiol, 1990, 68:2075–2082.

[58] DRAPER MH, LADEFOGED P, WHITTERIDGE D. Expiratory pressures and airflow during speech. Br Med J, 1960, 1:1837–1843.

[59] DRAPER MH, LADEFOGED P, WHITTERIDGE D. Respiratory muscles in speech. J Speech Hear Res, 1959, 2:16–27.

[60] FILIPPELLI M, PELLEGRINO R, IANDELLI I, et al. Respiratory dynamics during laughter. J Appl Physiol, 2001, 90:1441–1446.

[61] KIMATA H, MORITA A, FURUHATA S, et al. Assessment of laughter by diaphragm electromyogram. Eur J Clin Invest, 2009, 39:78–79.

[62] HÅRDEMARK CEDBORG AI, SUNDMAN E, BODÉN K, et al. Co-ordination of spontaneous swallowing with respiratory airflow and diaphragmatic and abdominal muscle activity in healthy adult humans. Exp Physiol, 2009, 94:459–468.

[63] MILLER AD. Respiratory muscle control during vomiting. Can J Physiol Pharmacol, 1990, 68:237–241.

[64] SIECK GC, FOURNIER M. Diaphragm motor unit recruit ment during ventilatory and nonventilatory behaviors. J Appl Physiol, 1989, 66:2539–2545.

[65] MANTILLA CB, SEVEN YB, ZHAN WZ, et al. Diaphragm motor unit recruitment in rats. Respir Physiol Neurobiol, 2010, 173: 101–106.

[66] LASSERSON D, MILLS K, ARUNACHALAM R, et al. Differences in motor activation of voluntary and reflex cough in humans. Thorax, 2006, 61:699–705.

[67] VAN LUNTEREN E, HAXHIU MA, CHERNIACK NS, et al. Role of triangularis sterni during coughing and sneezing in dogs. J Appl Physiol, 1988, 65:2440–2445.

[68] NAVA S, AMBROSINO N, CROTTI P, et al. Recruitment of some respiratory muscles during three maximal inspiratory manoeuvres. Thorax, 1993, 48:702–707.

[69] HODGES PW, BUTLER JE, MCKENZIE DK, et al. Contraction of the human diaphragm during rapid postural adjustments. J Physiol, 1997, 505(Pt 2):539–548.

[70] WHITELAW WA, FORD GT, RIMMER KP, DE TA. Intercostal muscles are used during rotation of the thorax in humans. J Appl Physiol, 1992, 72:1940–1944.

[71] RIMMER KP, FORD GT, WHITELAW WA. Interaction between postural and respiratory control of human intercostal muscles. J Appl Physiol, 1995, 79:1556–1561.

[72] HUDSON AL, BUTLER JE, GANDEVIA SC, et al. Interplay between the inspiratory and postural functions of the human parasternal intercostal muscles. J Neurophysiol, 2010, 103:1622–1629.

[73] HODGES PW, GANDEVIA SC. Activation of the human diaphragm during a repetitive postural task. J Physiol, 2000, 522(Pt 1):165–175.

[74] HODGES PW, HEIJNEN I, GANDEVIA SC. Postural activity of the diaphragm is reduced in humans when respiratory demand increases. J Physiol, 2001, 537:999–1008.

[75] JANSSENS L, BRUMAGNE S, POLSPOEL K, et al. The effect of inspiratory muscles fatigue on postural control in people with and without recurrent low back pain. Spine (Phila Pa 1976), 2010, 35:1088–1094.

[76] DECRAMER M. Hyperinflation and respiratory muscle interaction. Eur Respir J, 1997, 10:934–941.

[77] DE TROYER A, LEGRAND A, WILSON TA. Respiratory mechanical advantage of the canine external and internal intercostal muscles. J Physiol, 1999, 518(Pt 1):283–289.

[78] FARKAS GA, ROCHESTER DF. Characteristics and functional significance of canine abdominal muscles. J Appl Physiol, 1988, 65: 2427–2433.

[79] SMITH J, BELLEMARE F. Effect of lung volume on in vivo contraction characteristics of human diaphragm. J Appl Physiol, 1987, 62:1893–1900.

[80] GAUTHIER AP, VERBANCK S, ESTENNE M, et al. Three-dimensional reconstruction of the in vivo human diaphragm shape at different lung volumes. J Appl Physiol, 1994, 76:495–506.

[81] GILMARTIN JJ, GIBSON GJ. Abnormalities of chest wall motion in patients with chronic airflow obstruction. Thorax, 1984, 39:264–271.

[82] GILMARTIN JJ, GIBSON GJ. Mechanisms of paradoxical rib cage motion in patients with chronic obstructive pulmonary disease. Am Rev Respir Dis, 1986, 134:684–687.

[83] ESTENNE M, PINET C, DE TROYER A. Abdominal muscle strength in patients with tetraplegia. Am J Respir Crit Care Med, 2000, 161: 707–712.

[84] D'ANGELO E, PRANDI E, BELLEMARE F. Mechanics of the abdominal muscles in rabbits and dogs. Respir Physiol, 1994, 97:275–291.

[85] KELSEN SG, SEXAUER WP, MARDINI IA, et al. The comparative effects of elastase-induced emphysema on costal and crural diaphragm and parasternal intercostal muscle contractility. Am J Respir Crit Care Med, 1994, 149:168–173.

[86] FOURNIER M, LEWIS MI. Functional, cellular, and biochemical adaptations to elastase-induced emphysema in hamster medial scalene. J Appl Physiol, 2000, 88:1327–1337.

[87] GORMAN RB, MCKENZIE DK, BUTLER JE, et al. Diaphragm length and neural drive after lung volume reduction surgery. Am J Respir Crit Care Med, 2005, 172:1259–1266.

[88] NINANE V, RYPENS F, YERNAULT JC, et al. Abdominal muscle use during breathing in patients with chronic airflow obstruction. Am Rev Respir Dis, 1992, 146:16–21.

[89] DECRAMER M, DE BOCK V, DOM R. Functional and histologic picture of steroid-induced myopathy in chronic obstructive pulmonary disease. Am J Respir Crit Care Med, 1996, 153:1958–1964.

[90] HENSBERGEN E, KERNELL D. Daily durations of spontaneous activity in cat's ankle muscles. Exp Brain Res, 1997, 115:325–332.

[91] GAYAN-RAMIREZ G, DE PAEPE K, CADOT P, et al. Detrimental effects of short-term mechanical ventilation on diaphragm function and IGF-I mRNA in rats. Intensive Care Med, 2003, 29:825–833.

[92] HERMANS G, AGTEN A, TESTELMANS D, et al. Increased duration of mechanical ventilation is associated with decreased diaphragmatic force: a prospective observational study. Crit Care, 2010, 14:R127.

[93] JABER S, PETROF BJ, JUNG B, et al. Rapidly progressive diaphragmatic weakness and injury during mechanical ventilation in humans. Am J Respir Crit Care Med, 2011, 183:364–371.

[94] SHORT DJ, SILVER JR, LEHR RP. Electromyographic study of sternocleidomastoid and scalene muscles in tetraplegic subjects during respiration. Int Disabil Stud, 1991, 13:46–49.

[95] GROSS D, LADD HW, RILEY EJ, et al. The effect of training on strength and endurance of the diaphragm in quadriplegia. Am J Med, 1980, 68:27–35.

[96] ESTENNE M, DE TROYER A. Cough in tetraplegic subjects: An active process. Ann Intern Med, 1990, 112:22–28.

[97] ESTENNE M, GORINI M. Action of the diaphragm during cough in tetraplegic subjects. J Appl Physiol, 1992, 72:1074–1080.

[98] ESTENNE M, KNOOP C, VANVAERENBERGH J, et al. The effect of pectoralis muscle training in tetraplegic subjects. Am Rev Respir Dis, 1989, 139:1218–1222.

第4章

肺发育相关分子调节

Wellington V. Cardoso

Jining Lu

引言

本章主要阐述呼吸道发育的控制机制,涵盖肺内胚层和气管祖细胞的分化到支气管树和肺泡腔的形成等内容。基于组织学标准,肺发育可以分为4个阶段。①假腺管阶段:与支气管树的分支形态形成相对应,肺表现为腺体样形态,由较厚的间叶细胞层将上皮小管分开。②微管阶段:分支已经基本形成,明显的柱状和立方上皮细胞可分别见于近端(大的)和远端(小的)气道,上皮小管由一层包含有血管的更薄的间质层分开。③囊状阶段:支气管树远端管腔扩大形成原始小囊,并可见Ⅰ型(扁平的)、Ⅱ型(立方形的,产生表面活性物质)细胞。Ⅰ型细胞与血管结构密切接触(原始肺泡-毛细血管屏障),在出生后即刻就允许气体交换。④肺泡阶段:原始小囊经过分隔形成大量更小的成熟肺泡结构以增加气体交换面积。

呼吸系统的发育过程包括产前和产后阶段,尽管在不同物种中特定事件的发生和持续时间不同。人类的肺发育比小鼠和大鼠开始得更早;人类肺泡形成始于妊娠晚期,而小鼠肺泡形成则在产后开始(可见图4-1中的对比)。

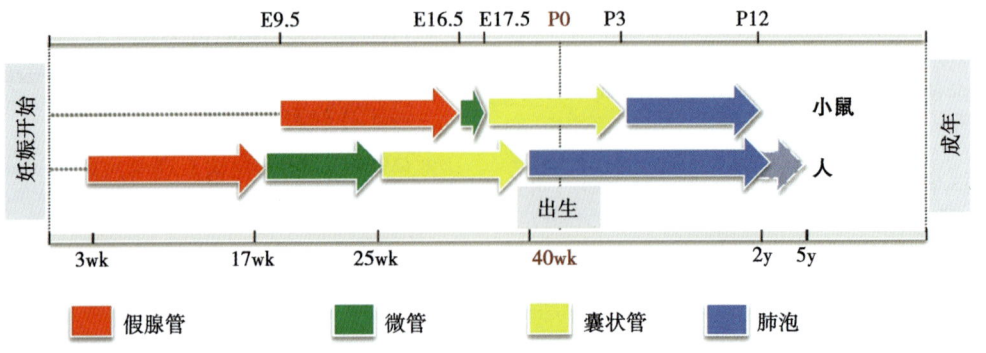

图4-1 鼠和人肺发育时间轴。鼠(E:胚胎期;P:产后期);人(wk:孕周;y:年)。

呼吸道祖细胞的起源

肺起源于肠管的前部(前肠)。前肠也发育为其他器官,如甲状腺、胃、肝脏和胰腺。肺和气管的呼吸道祖细胞产生于腹侧前肠内胚层。小鼠这一过程大约发生于胚胎第9天(E9.0,妊娠中期),而人类则发生在妊娠第3周左右。对鼠类的研究显示,在肺原始胚芽形成之前,这些细胞即可通过Nkx2-1[甲状腺转录因子1(thyroid transcription factor 1,Ttf1)]表达被识别。然而,这个基因并不是肺特异性的,它也表达于前肠更靠前区域(颅侧)的甲状腺祖细胞(图4-2A)。Nkx2-1对肺细胞命运至关重要,破坏该基因将严重抑制小鼠的气道分支进程,而且表达表面活性蛋白的上皮细胞或其他肺内常见的分化标志基因将消失。问题在于这些突变的肺祖细胞是不具有特异性,还是在缺乏Nkx2-1时无法维持其特异性? 这些祖细胞是如何具有其特异性的? 有强有力的证据表明,Fgf和Wnt信号传导在该过程中发挥关键作用。器官培养的研究表明,高浓度的Fgf2能在前肠内胚层早期诱导肺细胞产生。直接毗邻腹前肠内胚层的心脏中胚层发现

了高水平的Fgf1和Fgf2(图4-2A)。这些观察结果表明,在心脏发育过程中所产生的高水平Fgfs弥散会诱导肺祖细胞表达Nkx2-1。有意思的是,经典Wnt通路在肺特异性发育中也起到必要作用。在前肠中胚叶肺形成部位上可见Wnt2和Wnt2b。经典的Wnt或其配体缺失将阻止表达Nkx2-1的细胞产生。此外,Bmp信号传导在表达Nkx2-1肺部祖细胞的维持或扩展中发挥了重要作用。

肺和气管原基的形成

表达Nkx2-1的祖细胞一旦出现在前肠的预定肺形成区域,随后将扩展形成气管和肺原基。人类在孕程早期(大约第4周),胚胎中即可辨识出肺原基,远早于鼠类动物(孕程中期,E9.5)。两个原始肺芽在腹侧前肠内胚层向两侧外向生长,并在中线处融合,气管原基也在该处开始形成(图4-2B~D)。从那时起,气管和消化管通过某种人们仍尚知之甚少的机制分开,包括形成气管食管隔。原始肺芽的形成主要依赖于成纤维细胞生长因子10(fibroblast growth factor 10,

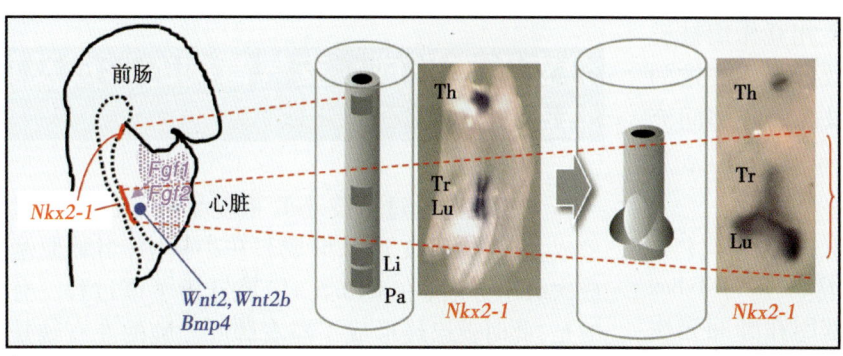

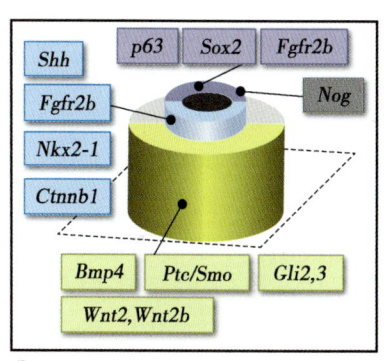

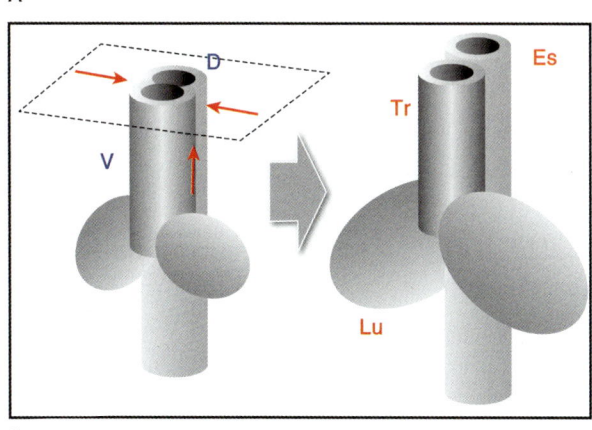

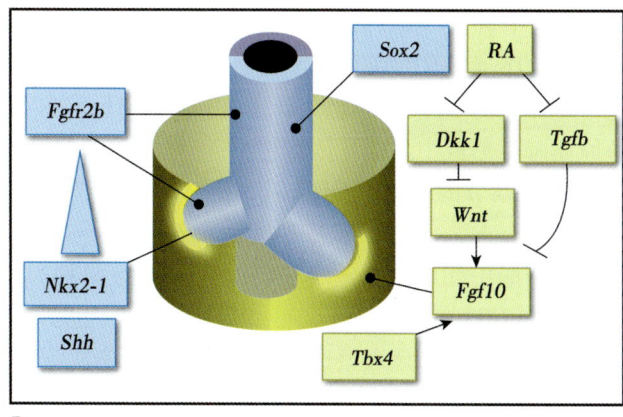

图4-2 早期肺和气管发育的调节。A.通过来自心脏(红色,表达Nkx2-1的内胚层)的Fgfs(紫色)和来自前肠中胚层的Wnt2和Wnt2b来区分位于前肠的呼吸祖细胞。这些祖细胞在Bmp4信号作用下开始扩展。使用Nkx2-1 ISH标记E9.0小鼠胚胎前肠内胚层中间和甲状腺(Th)原基中的呼吸祖细胞(Tr,Lu)[在肝脏(Li)和胰腺(Pa)中没有信号表达]。在E9.5时,这些Nkx2-1阳性细胞形成气管原基和原始肺芽。B.肺发育开始时前肠腹-背侧(V-D)基因表达的差异。C.前肠V-D特征和气管食管分离(Es,食管)。D.前肠中原始肺芽形成的调控:间质(黄色)和上皮(蓝色;在远端肺芽中Nkx2-1和Shh水平最高)的基因网络。

Fgf10)在前肠中胚层局部表达。Fgf10弥散到预定肺形成区域附近的内胚层，在表达Nkx2-1的祖细胞上激活Fgfr2b信号，引起上皮细胞增殖和向Fgf10来源移行。Fgf10缺失的小鼠在出生时死亡，并存在多种缺陷。值得注意的是，虽然肺尚未形成，但气管已开始发育。这就提出了一个可能性，尽管气管和肺祖细胞都来自表达Nkx2-1的内胚层细胞，但至少它们的扩展或存活对于Fgf10信号的需求是不同的。

Fgf10的表达是如何控制的？肺原基沿前肠前后(anteroposterior，AP)轴的位置是如何确定的？已有证据表明，维生素A衍生物维A酸(retinoic acid，RA)的信号传导是肺发育开始时Fgf10表达的主要调控因子。在E8.5~9.5，小鼠前肠RA合成和RA受体(retinoic acid receptor，RAR)活性尤为显著。维生素A缺乏对RA信号的干扰，或RA通路关键成分的遗传性干扰，或器官培养中使用RA拮抗剂，均会导致多种发育异常，包括肺发育不全。RA通过整合前肠中多种通路来调节原始肺芽形态形成。前肠中胚层RA信号通路通过抑制Wnt抑制剂Dkk1(Dickkopf-1)的表达来激活Wnt通路；RA也抑制Tgfβ信号。Wnt和Tgfβ的平衡活性导致中胚层肺原基形成所需的Fgf10正常表达(图4-2D)。因此，Wnt/Tgfβ/Fgf1相互作用被破坏可能是典型的维生素A缺乏症所致肺形成失败的分子基础。Wnt2a/Wnt2b双缺失小鼠的前肠肺间充质中Fgf10表达缺失，进一步证实了Wnt在Fgf10表达中的作用。

与肺原基早期形成相关的其他重要调控因子有T-box(Tbx)和Gli转录因子(图4-2B-D)。多种T-box基因在前肠表达，尤其是Tbx2-Tbx5基因在肺间充质发育过程中的作用已有相关报道。对鸡胚的研究发现，在前肠中胚层Fgf10诱导肺芽形成的区域可见Tbx4表达；Tbx4-Fgf10似乎在后期可以调节肺祖细胞表达Nkx2-1。小鼠遗传学研究显示，Tbx4和Tbx5在调节原始肺芽形成中呈剂量依赖性，可能是通过Fgf10和Wnt进行调节的。Gli1、Gli2、Gli3是已知的音猬因子(sonic hedgehog，Shh)信号传导的转录效应因子，可于早期在前肠中胚层以及随后在肺间充质中检测到。小鼠Gli2和Gli3同时被破坏会导致严重的异常，包括气管和肺原基破坏。该表型比在Shh缺失小鼠中所观察到现象更为严重，这可能说明其他Gli依赖通路的破坏对原始肺芽形成至关重要。

腹-背侧（V-D）特点和气管食管分离

在前肠肺未来拟发育部位腹-背侧(ventral-dorsal，

V-D)细胞的差异非常明显(图4-2B)，其腹侧内胚层表达Nkx-2(呼吸祖细胞)，而背侧(预定食管发育部位)表达Sox2(SRY-box containing gene 2)和p63。若上皮细胞中Sox2被破坏，将导致Nkx2-1区域在背侧扩展，并且食管将会发育为呼吸道状。骨形态发生蛋白(bone morphogenetic protein，Bmp)通路对V-D形态特点也很重要。在原始肺芽形成之前以及形成过程中，Bmp4表达于腹侧前肠间充质中，而其拮抗物Noggin则位于背侧内胚层。若Bmpr1a和Bmpr1b受体的条件性缺失将导致Sox2标记背侧细胞群扩增，其代价是Nkx2-1阳性的腹侧细胞群减少。这将导致气管发育不全和肺芽异位形成。有人认为，Noggin可保护背侧内胚层免受腹侧Bmp4影响。

随着肺和气管原基形成，气管食管间隔从前肠的后部延伸至前部区域，并最终将呼吸道与消化道分开(图4-2C)。有人也提出了关于此过程的其他机制，包括中线区内胚层脊的融合。如果该分隔失败，则会导致气管食管瘘，该情况在新生儿病房中相对常见。在小鼠模型中发现，该缺陷可能有几种突变表型，如Shh^{-/-}、Nkx2-1^{-/-}、Sox2条件突变、Gli2^{-/-}；Gli3^{+/-}和RARα^{-/-}；RARβ^{-/-}缺陷小鼠。

分支形态形成：支气管树的形成及其特点

支气管树通过上皮小管重复生长和出芽的过程形成，统称为分支形态形成。在小鼠中，当肺原基形成次级小芽后(在E10.5时)就开始了该过程。有趣的是，此时就已经形成了左右肺叶。肺的左右轴是不对称的，而且它们的分叶数量因物种而异。例如，小鼠肺有1个左叶和4个右叶。目前认为这种不对称性受左右(L-R)决定因素的调节，是轴特异性相关的早期全局规划的一部分。参与该过程的信号包括几种Tgfβ相关分子，如激活素受体Ⅱ、Lefty1和2、生长分化因子1(growth differentiation factor 1，Gdf1)以及成对同源域转录因子2(paired-like homeodomain transcription factor 2，Pitx2)。左右不对称性丧失，导致两侧出现相同数量的肺叶称为肺异构，可见于多种人类疾病。

对小鼠胚胎肺三维分支模型的分析表明，支气管树存在3种几何分支模式：区域性分支、平面分叉和垂直分叉，可依次为3个等级(图4-3)。在支气管树发育过程中，所有模式同时进行。在单个基础分支上，可通过不止一个模式来形成下一级肺芽。区域性分支首先形成基础分支或母(次级)分支，然后继以最终的垂直分叉模式或3种模式按照等级顺序形成进行组

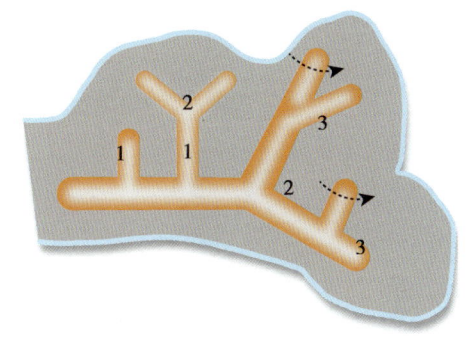

图 4-3　3 种分支模式示意图:区域性分支(1)、平面分支(2)和垂直分支(3)(详见章末参考文献)。

合。这些分析结果强烈表明,不同的基因编码通路控制着每个分支模型。在人肺发育中很可能也依照相同的子过程,但尚未证实。

新一级肺芽的分支形态形成过程和原始肺芽形态形成过程相类似,依赖出芽部位间充质 Fgf10 与 Fgfr2b 信号通路激活局部上皮细胞。Fgf10 水平或分布变化对气道形态形成有重要影响,将导致肺体积小于正常肺。在 Fgf10 亚等位基因鼠(Fgf10$^{lacZ/-}$)中,除了发现形态异常外,也发现其分支数量减少。有趣的是,在分支形成过程中,Fgf9 表达可见于胸膜和暂时在远端上皮中表达,并进一步在 Fgf10 远端间充质祖细胞群中表达(图 4-4A)。缺乏 Fgf9 的小鼠,间充质细胞数量和 Fgf10 表达减少,这将破坏分支形态形成过程并导致肺发育不全。

在分支形态形成过程中,是如何控制肺芽形成的? 肺芽生长的大小和形状是由肺芽顶端上皮及其直接相邻的间充质之间信号交换动态控制的。Shh 是刺猬蛋白家族(音猬因子、沙漠刺猬因子和印度刺猬因子)的一员,在肺内主要表达于肺芽顶端上皮。Shh 信号由 patched(Ptc)/smoothened(Smo)跨膜蛋白及其转录效应因子 Gli(1,2,3)蛋白在肺间充质中以旁分泌的方式激活,是间充质细胞的关键生存因子。

大量体外和体内实验证据表明,Shh 作为 Fgf10 表达的负性调控因子在气道发育中发挥关键作用。其观点是,在分支过程中,生长的肺芽顶端 Shh 逐渐下调远端间质细胞 Fgf10,抑制肺芽生成(图 4-4A)。在 Shh 缺失小鼠中,Fgf10 转录广泛表达和 Fgfr2b 在肺内胚层中广泛激活导致分支形态发生严重破坏并形成囊样肺。通过刺猬相互作用蛋白(hedgehog interacting protein,Hhip1)可视为一种维持 Fgf10 水平平衡并防止 Shh 信号过度传导的机制。在接近远端肺芽的间质中,Hhip1 被 Shh 诱导,结合并阻断 Shh 配体,使其不能激活信号传导并在局部抑制 Fgf10。事实上,在 Hhip 缺失小鼠中,Shh 活性异常升高,导致 Fgf10 表达

受到抑制,使肺在发育过程中分支增加。

Fgf10 在新出现的肺芽中的活性平衡可能是通过一个高度保守的半胱氨酸蛋白家族 Sprouty(Spry)来调节(图 4-4A)。Spry2 和 Spry4 分别在肺远端上皮和间质中表达。Spry2 在肺芽上皮中负向调控 Fgf 介导酪氨酸激酶受体信号通路活化,抑制肺芽的生长。该观点在果蝇和小鼠的功能研究中已经被证实。此外,Fgf10 蛋白的分布和受体结合可以通过肺芽部位的硫酸类肝素(heparan sulfate,HS)蛋白聚糖相互作用来调节。在肺培养体系中,破坏 HS 的内源性梯度或改变 HS 硫酸化,可阻止 Fgf10 诱导局部反应,并可显著改变肺结构形成。

另一种导致气道分支的机制是裂隙形成。细胞外基质(extracellular matrix,ECM)在分支点沉积,并积聚于上皮和间充质交界面,阻止上皮细胞在局部的扩展。裂隙通常与间质局部 Tgfβ 信号传导的活性有关,后者抑制 Fgf10 表达并诱导合成 ECM 成分(图 4-4B、C)。在分支形态形成过程中,Tgfβ 亚家族成员(Tgfβ1、Tgfβ2 和 Tgfβ3)及其受体(Tgfβr1 和 Tgfβr2)和转导蛋白(Smad 2 和 Smad 3)在不同区域以复杂的形式表达。Tgfβ1 转录物分布在整个肺间充质中。然而,Tgfβ1 蛋白在肺芽之间和近端气道区域积累,在这些区域胶原蛋白 I、Ⅲ 和纤连蛋白等 ECM 组分含量丰富。通过在生长肺芽的根茎区域中目标 Tgfbi(Tgfβ 诱导的或 BigH3)表达,可以更直观地观察 Tgfβ 在分支期间的动态活性(图 4-4B、C)。用重组 Tgfβ1 对培养的胚胎肺进行处理,可以明显抑制分支形态形成。这可能是由于上皮细胞激活 Tgfβ 信号传导对生长和分化的负面影响,也可能是由于 Tgfβ 在间充质中的作用。对肺和前列腺器官培养中 NIH3T3 成纤维细胞的研究发现,间充质细胞中的 Tgfβ1 信号传导能显著抑制 Fgf10 表达。但 Tgfβ1 缺失小鼠没有显示出这些缺陷,可能是由来源于母体的 Tgfβ1 代偿。Tgfβ2 和 Tgfβ3 能够在肺上皮细胞中表达,Tgfβ3 也存在于发育中的肺间充质和胸膜。Tgfβ2 和 Tgfβ3 缺陷小鼠在 E18.5 时肺部没有明显的形态学缺陷,但在出生后则出现肺部塌陷。

越来越多的证据表明,小非编码调节核糖核酸(ribonucleic acid,RNA)是控制肺发育的调节网络中的一部分。微 RNA(microRNAs,miRNA)是内源性小非编码 RNA,可调节靶基因转录后表达,并在多种生物学过程中起重要作用。单个 miRNA 可以作用于多个信使 RNA(message RNA,mRNA);相反,单个 mRNA 也可含有与多个 miRNA 家族成员互补的序列。通过缺失 Dicer 的上皮细胞可以证实 miRNA 途径在肺发育

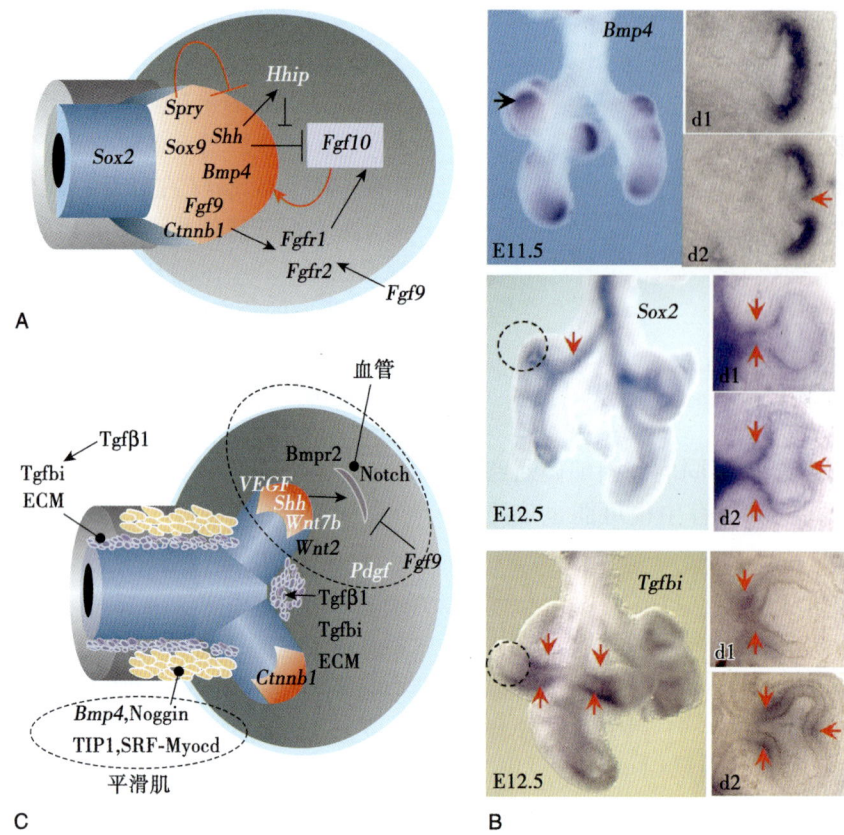

图 4-4　肺分支形态形成,近端-远端(P-D)特点和分化的调节。A. 基因网络调节肺芽延伸。肺芽生长受 Fgf10 诱导的 Bmp4 和 Spry2 限制;Spry2 抑制上皮 Fgf 信号传导;Bmp4 抑制上皮细胞增殖;Shh 通过激活 Ptc/Smo 信号传导抑制 Fgf10 表达。Hhip 通过反馈回路抑制 Shh 信号。由间皮细胞或远端上皮细胞表达的 Fgf9 激活间充质中 Fgfr1/2 信号传导,后者促进 Fgf10 表达。B. 分支期间 Bmp4、Sox2 和 Tgfbi 的 ISH (体内 E11.5~12 和培养 1~2d 的 E11.5 肺组织)。Bmp4 标记远端肺芽上皮细胞,而 Sox2 标记根茎和无分支近端区域的上皮细胞;Tgfbi 标记新形成的根茎部和近端间充质。C. 气道分支和间充质成分的分化。局部 Tgfβ 活性促进 ECM 在局部沉积和裂隙形成。气道和血管 SM 需要 Shh、Wnt、VEGF、Pdgf notch 和 Fgf 等信号介导。

中的重要性,Dicer 是将 miRNA 前体加工为成熟 miR-NA 的关键酶。小鼠肺上皮细胞中 Dicer 的缺失会导致分支形态形成急剧停滞和上皮细胞死亡增加。这些肺中突变 Fgf10、Bmp4 和 Spry-2 水平的增加表明,miRNA 通路在上皮细胞-间充质相互作用过程中抑制这些基因的表达。有意思的是,在人类中,DICER 突变与胸膜肺母细胞瘤有关。胸膜肺母细胞瘤是一种罕见的在胎儿肺部发育期间发生的小儿肿瘤。据推测,肺上皮细胞的 DICER 缺失改变发育中依赖于 miR-NA 的弥散生长因子调节。弥散生长因子对上皮细胞和间充质细胞的增殖有促进作用。

近端-远端（P-D）细胞构建

在肺发育过程中,上皮祖细胞在 P-D 轴上的形态变化与分支过程密切相连。在分支过程中,小管上皮的形态学变化与 P-D 分化的动态变化高度契合。例如,通常在新形成的远端肺芽中发现高水平的 Bmp4 和 Sox9,而在根茎区和更近端的区域小管上皮中 Bmp4 和 Sox9 水平则显著下降,并改变为 Sox2 表达(图 4-4A、C)。目前认为,经典的 Wnt 和 Bmp 信号传导是 P-D 轴肺上皮细胞构建的主要调节因子。

Wnt 配体、受体(卷曲的)和 β-联蛋白在发育中的肺组织中广泛表达,但在上皮和间充质中各具特点。在远端肺芽中发现高活性的 Wnt 信号转导报告基因(TOPGAL)、核部位的 β-联蛋白和 TCF/LEF 转录蛋白,并参与分支过程。如果在远端肺上皮细胞靶向破坏 β-联蛋白,或过度表达 Wnt 抑制物 D(Dkk1)将阻止远端肺芽形成,并使其近端化,肺表型特征将表现为近端上皮表型延伸至远端部位。相反,在整个肺上皮细胞中激活经典 Wnt 信号传导将抑制 Sox2 表达,并导致近端气道表现为远端上皮表型。因此,经典 Wnt 在远端细胞形态的建立和/或维持中起关键作用。

Bmp4 在肺芽生长顶端的肺上皮祖细胞中表达,并可能通过 Bmpr-Smad 信号传导的自分泌活化,参与远端细胞构建。在肺中,Bmp4 介导反应受到多个层次上的调节，如远端肺芽中的 Fgf10-Fgfr2b 激活，将诱导 Bmp4 表达，或通过已知存在于肺中的 Bmp 拮抗物，如 Noggin、Chordin、Gremlin 和 Cerberus 相关因子（Cer1）。远端上皮细胞中的 Bmp4 蛋白水平可能受隶属于半胱氨酸蛋白酶的组织蛋白酶 H 调控。组织蛋白酶 H 主要由 Fgfr2b 信号传导诱导产生。在肺上皮祖细胞中表达 Bmpr 拮抗物的转基因小鼠不能形成正常的远端肺并表现为近端化。使用类似遗传方法过度表达 Bmp4 将导致肺变小且含有远端扁平细胞，类似于远端肺泡 I 型细胞。在肺器官培养中，Bmp4 会拮抗 Fgf10 对远端上皮细胞中的增殖作用。这可能会促进远端分化。组蛋白去乙酰化酶 1 和 2（Hdac1/2）是参与表观遗传修饰的酶，最近发现可通过调控 Bmp4 和肿瘤抑制因子 Rb1 的表达来调节 P-D 形态。

miRNA 对于肺 P-D 形态中也起着重要作用。例如，miR-17-92 簇在肺发育早期即有表达；在转基因小鼠的发育中，肺上皮可选择性地获得相应功能，导致细胞增殖增加。相反，miR-17-92 簇敲除小鼠的肺发育不全。在一项独立研究中，miR-17 家族成员通过 Stat3 和 Mapk14 靶向调节 Fgf10-Fgfr2b 下游信号传导。miR-302/367 是 Gata6 转录因子的直接靶点，它协调肺上皮细胞增殖和分化之间的平衡，并调节顶端-基底极性。

肺部血管和其他间充质组成的形成

肺间充质除了在上皮细胞发育中发挥关键性作用外，还形成血管、软骨和肺的其他基质成分。反过来，间充质祖细胞向不同部位扩展和分化也需要由上皮和间皮（胸膜）层提供可弥散信号。

脉管系统通过从主动脉弓动脉血管出芽式血管生成方式发展，向发育中的肺移行，包绕远端肺芽形成毛细血管丛。肺静脉则从邻近的心房起源。血管内皮生长因子（vascular endothelial growth factor，VEGF）信号传导通过促进内皮细胞分化，在血管发育中起着重要作用（图 4-4B）。VEGF-A 主要存在于远端肺上皮细胞中，但也存在于早期的间充质中，并通过间充质中的 VEGFR2（Flk1）和 VEGFR1（Flt1）传导信号。在 VEGF 的几种异构体中，VEGF164 在肺中最活跃。关于淋巴管的发育过程仍然知之甚少。对小鼠的研究表明，VEGF-C 和 VEGF-D 通过与其受体 VEGFR-3 的作用促进淋巴管生成。VEGFR-3 缺失的小鼠不能形成正常的淋巴管。

平滑肌（smooth muscle，SM）是肺血管和气道上皮的组成部分（图 4-4B）。一方面，在来源于上皮细胞的信号刺激下，间充质前体发育为血管 SM；另一方面，在

血管形成期间，胸膜细胞向血管结构处移行。在 Shh 缺失者的肺中发现，间充质细胞增殖和 SM 分化显著减少。而涉及 Shh、miR-206 和脑源性神经生长因子（brain-derived neurotrophic factor，Bdnf）的信号级联协调神经支配和气道 SM 层的形成。Wnt7b 通过 Fzd1、Fzd10 和 LRP5 起作用，是血管 SM 发育和血管完整性所需的重要上皮细胞信号通路。Wnt7b 缺失小鼠由于 SM 结构缺陷引起血管破裂，进而表现为肺出血。肺动脉壁的形成通过 SM 细胞从内层向外层受控移行实现，该过程受 PDGFβ 介导。此外，血管 SM 形成依赖于 Bmp 和 Notch 信号传导。Bmp4 和 Bmpr2 在 SM 前体中表达，并且 Bmp 信号传导破坏与 SM 细胞增殖增加相关。这种表型与 Bmpr2 基因突变的肺动脉高压患者中 SM 过度生长相似。破坏经典 Notch 信号传导将干扰动脉 SM 细胞的分化。Notch3 失调与出生后肺动脉结构改变有关，并且与成人肺动脉高压的发病机制密切相关。Foxm1 是存在于肺间充质中的转录因子，其作用表明气道-血管发育过程中精确匹配的重要性。Foxm1 缺失小鼠由于上皮和血管结构错位导致肺出血和围生期死亡。该表型类似于人类的先天性肺泡结构异常。

在肺血管 SM 出现之前，初始气道开始分支时，气道 SM 即起源于发育中肺的间充质细胞。来自带有 Fgf10-lacZ 报告基因小鼠（标记 Fgf10 衍生的谱系细胞）的证据表明，发育中气道的肌源性细胞生成于远端肺间充质，并向肺芽根茎部和更近端区域移行。这种肌源性细胞生成可能由肺芽顶端高水平的 Bmp4 和 Shh 触发（图 4-4C）。在发育气道中，SM 祖细胞的扩展需要经典 Wnt 信号传导。而气道 SM 的分化则需要来自信号传导通路的信息，包括 Fgf、TGFβ，以及张力诱导蛋白（如 Tip1）介导的物理拉伸。Fgf9-Fgfr1/2 信号传导通过抑制心肌素表达从而抑制气道 SM 分化。

在发育过程中，SM 负责气道的相位性收缩和产生生长因子，有助于维持正常的肺生长。气道蠕动会对分支和上皮分化造成影响。若该过程受干扰会导致肺发育不全。

存在于气管和近端气道中的软骨环由腹侧间充质中的前体发育形成。软骨原基的正常形成和分布需要通过 RA（尤其是 RARγ 介导的）、Foxf1、Shh、Nkx2-1 等多个途径的信号传导。

气道分化

随着上皮小管形成和分支，细胞形态选择和分化启动，最终形成各种类型的气道上皮细胞。在早期阶

段,其特征是 Sox2 从气管到最远端气道整个管道系统 P-D 轴上的表达。

在假腺管阶段中期,近端气道的上皮细胞开始出现带纤毛(Foxj1)的分泌性 Clara 细胞(分泌球蛋白 Scgb3a2)和神经内分泌细胞(bltb 转录因子 Ascl1)等细胞系的标志物(图 4-5)。然后,这些定型的上皮祖细胞启动特定的分化程序。表达 Foxj1 的细胞在顶端

形成明显的腔室结构,并在微管阶段末期形成可用 β-微管蛋白染色标记的多纤毛细胞。表达 Scgb3a2 的细胞也同时存在 Clara 细胞标志物 CC10(Scgb1a1)的表达。分泌黏蛋白的杯状细胞在人体整个呼吸道上皮细胞中可见,但在小鼠中则相对罕见,主要见于出生后小鼠的气管和近端气道。在接触环境性物质或感染后,其数量将大大增多。

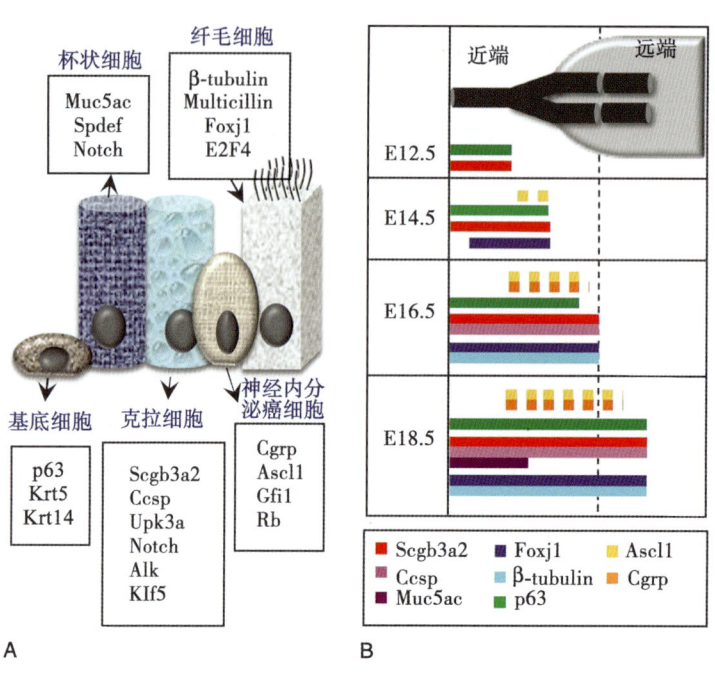

图 4-5 传导气道的上皮分化。A. 与特定细胞分化相关或必需的细胞类型和标志物;B. 发育中的小鼠肺近端和远端气道中与不同细胞谱系相关基因标志物出现的时间过程。

表达 Ascl1 的细胞最初可在近端区域中成簇地出现,并形成神经内分泌体(neuroendocrine body, NEB)和独立的神经内分泌(neuroendocrine, NE)细胞。它们表达神经标志物,如 Cgrp 和 Pgp9.5。缺乏 Ascl1 的小鼠不能形成 NE 细胞或 NEB。

Clara 细胞和基底细胞都被认为是肺的祖细胞,因为它们具有自我更新与生成 Clara 细胞和纤毛细胞的能力。基底细胞可通过是否表达转录因子 p63 以及角蛋白 5 和 14 来识别。p63 突变小鼠无法在肺或其他区域(如皮肤)形成基底细胞。虽然在胚胎期肺中可以识别 p63/角蛋白 5 标记的细胞,但没有证据支持它们在产前具有肺祖细胞的功能。

Notch 信号传导对于 Clara 细胞生成和维持气道中不同细胞类型的平衡至关重要。小鼠 Notch 信号传导被破坏将导致 Clara 细胞缺失和气道中纤毛细胞与 NE 细胞数量增多。相反,胚胎肺上皮中 Notch 活化会导致纤毛细胞数量减少和分泌型杯状细胞增多。在出生后,需要 Notch 来维持 Clara 细胞表型并防止它们

化生为杯状细胞(黏液细胞)。在慢性阻塞性肺疾病(COPD)患者中发现 Notch 途径成分下调,其中一种标志性特征是黏液细胞化生。杯状细胞分化也受转录因子控制,如含有 SAM 尖端结构域的 ETS 转录因子(Spdef)和 Foxa2。

气道中多纤毛细胞的形成依赖 E2F 家族成员 E2F4,以及 Foxj1 和多纤毛素(multicilin)的表达。在转基因小鼠中,Foxj1 功能的丧失或获得将分别导致多纤毛细胞的缺失或异位形成。在人气道上皮细胞中,miR-449 靶向作用于 NOTCH1 及其配体 DLL1,促进纤毛细胞分化。

肺气体交换区的形成

一旦分支形态发生完成,远端上皮芽就会进行囊化。在该形态发生过程中,上皮小管的管腔远端扩大,形成原始球囊。一些上皮细胞变平、变薄,分化成 Ⅰ 型细胞,而其他细胞保持立方形并分化成产生表面

活性物质的Ⅱ型细胞(图4-6)。Ⅰ型细胞覆盖了这些球囊的大部分面积,随着间充质变薄,它们与原始球囊的毛细血管网络紧密接触,形成原始肺泡-毛细血管屏障。多基因敲除小鼠表现出球囊形成的缺陷,这些基因包括T1α、Nfib(核因子I/B)、Erk3(细胞外信号调节激酶3)和Foxm1。

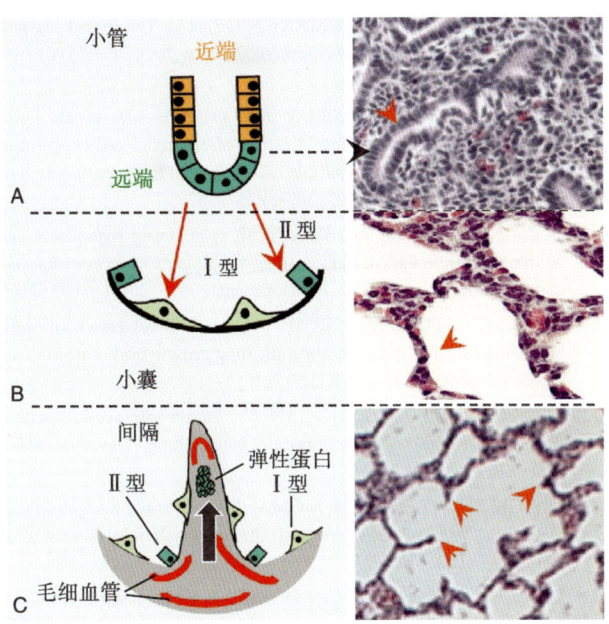

图4-6 囊化和肺泡形成,HE染色。A、B. 远端上皮小管管腔扩张并形成由Ⅰ型和Ⅱ型细胞排列而成的原始球囊;C. 间隔将球囊细分为较小的单位以形成最终的肺泡。

最后,在人类妊娠晚期或小鼠出生后,原始球囊进一步分化为较小的单位而形成成熟肺泡。在肺泡化过程中,次级间隔形成,大大增加了气体交换的表面积(图4-6)。肺泡形成依赖间质肌成纤维细胞,并且似乎需要对弹性蛋白水平进行严格控制。Pdgf的信号传导是形成肺肌成纤维细胞的必要条件;Fgfr3和Fgfr4则控制弹性蛋白基因在适当水平进行表达。VEGF信号传导也参与维持肺泡结构的活动。若Flt1受抑制则导致以肺泡分隔减少为表现的肺发育不成熟。虽然在一些动物模型中,有证据表明RA可促进肺泡化,但这一观点仍存在争议,需要进一步的研究来验证。转录因子,如Foxn4也影响肺泡化。小鼠单侧肺切除术(unilateral pneumonectomy,PNX)会刺激肺毛细血管内皮细胞(pulmonary capillary endothelial cells,PCECs)产生血管生长因子,诱导上皮祖细胞增殖,促进肺泡化再生。

结语

过去几十年来,关于生长因子、转录因子和基质成分对肺部发育的影响,已经积累了大量资料。其中许多研究表明,在动物模型中,肺发育途径变化与人类肺疾病的发病机制有关。另外,越来越多的证据表明,在不同的环境下,发育调节因子参与调节成人肺部正常和异常的损伤-修复反应。对这些问题的进一步深入了解,对于发现不同的治疗靶点和肺再生医学这一新领域具有非凡的意义。

张 颖 译
徐 钰 审校

参考文献

[1] TEN HAVE-OPBROEK AA, OTTO-VERBERNE CJ, DUBBELDAM JA, et al. The proximal border of the human respiratory unit, as shown by scanning and transmission electron microscopy and light microscopical cytochemistry. Anat Rec, 1991, 229(3):339–354.

[2] BURRI PH. Fetal and postnatal development of the lung. Annu Rev Physiol, 1984, 46:617–628.

[3] MINOO P, SU G, DRUM H, et al. Defects in tracheoesophageal and lung morphogenesis in Nkx2.1(–/–) mouse embryos. Dev Biol, 1999, 209(1):60–71.

[4] SERLS AE, DOHERTY S, PARVATIYAR P, et al. Different thresholds of fibroblast growth factors pattern the ventral foregut into liver and lung. Development, 2005, 132(1):35–47.

[5] GOSS AM, TIAN Y, TSUKIYAMA T, et al. Wnt2/2b and beta-catenin signaling are necessary and sufficient to specify lung progenitors in the foregut. Dev Cell, 2009, 17(2):290–298.

[6] HARRIS-JOHNSON KS, DOMYAN ET, VEZINA CM, et al. Beta-Catenin promotes respiratory progenitor identity in mouse foregut. Proc Natl Acad Sci U S A, 2009, 106(38):16287–16292.

[7] DOMYAN ET, FERRETTI E, THROCKMORTON K, et al. Signaling through BMP receptors promotes respiratory identity in the foregut via repression of Sox2. Development, 2011, 138(5):971–981.

[8] VAN DEN BRINK GR. Hedgehog signaling in development and homeostasis of the gastrointestinal tract. Physiol Rev, 2007, 87(4): 1343–1375.

[9] JACOBS IJ, KU WY, QUE J. Genetic and cellular mechanisms regulating anterior foregut and esophageal development. Dev Biol, 2012, 369(1):54–64.

[10] MIN H, DANILENKO DM, SCULLY SA, et al. Fgf-10 is required for both limb and lung development and exhibits striking functional similarity to Drosophila branchless. Genes Dev, 1998, 12(20):3156–3161.

[11] SEKINE K, OHUCHI H, FUJIWARA M, et al. Fgf10 is essential for limb and lung formation. Nat Genet, 1999, 21(1):138–141.

[12] PARK WY, MIRANDA B, LEBECHE D, et al. FGF-10 is a chemotactic factor for distal epithelial buds during lung development. Dev Biol, 1998, 201(2):125–134.

[13] BELLUSCI S, GRINDLEY J, EMOTO H, et al. Fibroblast growth factor 10 (FGF10) and branching morphogenesis in the embryonic mouse lung. Development, 1997, 124(23):4867–4878.

[14] DESAI TJ, MALPEL S, FLENTKE GR, et al. Retinoic acid selectively regulates Fgf10 expression and maintains cell identity in the prospective lung field of the developing foregut. Dev Biol, 2004, 273(2):402–415.

[15] MALPEL S, MENDELSOHN C, CARDOSO WV. Regulation of retinoic acid signaling during lung morphogenesis. Development, 2000,

127(14):3057–3067.

[16] WILSON JG, ROTH CB, WARKANY J. An analysis of the syndrome of malformations induced by maternal vitamin A deficiency. Effects of restoration of vitamin A at various times during gestation. Am J Anat, 1953, 92(2):189–217.

[17] MOLLARD R, GHYSELINCK NB, WENDLING O, et al. Stage-dependent responses of the developing lung to retinoic acid signaling. Int J Dev Biol, 2000, 44(5):457–462.

[18] KLING DE, SCHNITZER JJ. Vitamin A deficiency (VAD), teratogenic, and surgical models of congenital diaphragmatic hernia (CDH). Am J Med Genet C Semin Med Genet, 2007, 145C(2):139–157.

[19] CHEN F, CAO Y, QIAN J, et al. A retinoic acid-dependent network in the foregut controls formation of the mouse lung primordium. J Clin Invest, 2010, 120(6):2040–2048.

[20] CHEN F, DESAI TJ, QIAN J, et al. Inhibition of Tgf beta signaling by endogenous retinoic acid is essential for primary lung bud induction. Development, 2007, 134(16):2969–2979.

[21] CHAPMAN DL, GARVEY N, HANCOCK S, et al. Expression of the T-box family genes, Tbx1-Tbx5, during early mouse development. Dev Dyn, 1996, 206(4):379–390.

[22] SAKIYAMA J, YAMAGISHI A, KUROIWA A. Tbx4-Fgf10 system controls lung bud formation during chicken embryonic development. Development, 2003, 130(7):1225–1234.

[23] ARORA R, METZGER RJ, PAPAIOANNOU VE. Multiple roles and interactions of Tbx4 and Tbx5 in development of the respiratory system. PLoS Genet, 2012, 8(8):e1002866.

[24] HUI CC, SLUSARSKI D, PLATT KA, et al. Expression of three mouse homologs of the Drosophila segment polarity gene cubitus interruptus, Gli, Gli-2, and Gli-3, in ectoderm- and mesoderm-derived tissues suggests multiple roles during postimplantation development. Dev Biol, 1994, 162(2):402–413.

[25] MOTOYAMA J, LIU J, MO R, et al. Essential function of Gli2 and Gli3 in the formation of lung, trachea and oesophagus. Nat Genet, 1998, 20(1):54–57.

[26] LITINGTUNG Y, LEI L, WESTPHAL H, et al. Sonic hedgehog is essential to foregut development. Nat Genet, 1998, 20(1):58–61.

[27] QUE J, LUO X, SCHWARTZ RJ, et al. Multiple roles for Sox2 in the developing and adult mouse trachea. Development, 2009, 136(11):1899–1907.

[28] DANIELY Y, LIAO G, DIXON D, et al. Critical role of p63 in the development of a normal esophageal and tracheobronchial epithelium. Am J Physiol Cell Physiol, 2004, 287(1):C171–C181.

[29] QUE J, CHOI M, ZIEL JW, et al. Morphogenesis of the trachea and esophagus: current players and new roles for noggin and Bmps. Differentiation, 2006, 74(7):422–437.

[30] MENDELSOHN C, LOHNES D, DECIMO D, et al. Function of the retinoic acid receptors (RARs) during development (II). Multiple abnormalities at various stages of organogenesis in RAR double mutants. Development, 1994, 120(10):2749–2771.

[31] KITAMURA K, MIURA H, MIYAGAWA-TOMITA S, et al. Mouse Pitx2 deficiency leads to anomalies of the ventral body wall, heart, extra- and periocular mesoderm and right pulmonary isomerism. Development, 1999, 126(24):5749–5758.

[32] KOSAKI R, GEBBIA M, KOSAKI K, et al. Left-right axis malformations associated with mutations in ACVR2B, the gene for human activin receptor type IIB. Am J Med Genet, 1999, 82(1):70–76.

[33] MENO C, SHIMONO A, SAIJOH Y, et al. lefty-1 is required for left-right determination as a regulator of lefty-2 and nodal. Cell, 1998, 94(3):287–297.

[34] RANKIN CT, BUNTON T, LAWLER AM, et al. Regulation of left-right patterning in mice by growth/differentiation factor-1. Nat

Genet, 2000, 24(3):262–265.

[35] OH SP, YEO CY, LEE Y, et al. Activin type IIA and IIB receptors mediate Gdf11 signaling in axial vertebral patterning. Genes Dev, 2002, 16(21):2749–2754.

[36] BURN J. Disturbance of morphological laterality in humans. Ciba Found Symp, 1991, 162:282–296; discussion 296–289.

[37] KNOWLES MR, LEIGH MW, CARSON JL, et al. Mutations of DNAH11 in patients with primary ciliary dyskinesia with normal ciliary ultrastructure. Thorax, 2012, 67(5):433–441.

[38] METZGER RJ, KLEIN OD, MARTIN GR, et al. The branching programme of mouse lung development. Nature, 2008, 453(7196):745–750.

[39] RAMASAMY SK, MAILLEUX AA, GUPTE VV, et al. Fgf10 dosage is critical for the amplification of epithelial cell progenitors and for the formation of multiple mesenchymal lineages during lung development. Dev Biol, 2007, 307(2):237–247.

[40] COLVIN JS, WHITE AC, PRATT SJ, et al. Lung hypoplasia and neonatal death in Fgf9-null mice identify this gene as an essential regulator of lung mesenchyme. Development, 2001, 128(11):2095–2106.

[41] BELLUSCI S, FURUTA Y, RUSH MG, et al. Involvement of Sonic hedgehog (Shh) in mouse embryonic lung growth and morphogenesis. Development, 1997, 124(1):53–63.

[42] WEAVER M, BATTS L, HOGAN BL. Tissue interactions pattern the mesenchyme of the embryonic mouse lung. Dev Biol, 2003, 258(1):169–184.

[43] PEPICELLI CV, LEWIS PM, MCMAHON AP. Sonic hedgehog regulates branching morphogenesis in the mammalian lung. Curr Biol, 1998, 8(19):1083–1086.

[44] LEBECHE D, MALPEL S, CARDOSO WV. Fibroblast growth factor interactions in the developing lung. Mech Dev, 1999, 86(1–2):125–136.

[45] CHUANG PT, KAWCAK T, MCMAHON AP. Feedback control of mammalian Hedgehog signaling by the Hedgehog-binding protein, Hip1, modulates Fgf signaling during branching morphogenesis of the lung. Genes Dev, 2003, 17(3):342–347.

[46] MAILLEUX AA, TEFFT D, NDIAYE D, et al. Evidence that SPROUTY2 functions as an inhibitor of mouse embryonic lung growth and morphogenesis. Mech Dev, 2001, 102(1–2):81–94.

[47] DE MAXIMY AA, NAKATAKE Y, MONCADA S, et al. Cloning and expression pattern of a mouse homologue of drosophila sprouty in the mouse embryo. Mech Dev, 1999, 81(1–2):213–216.

[48] TEFFT JD, LEE M, SMITH S, et al. Conserved function of mSpry-2, a murine homolog of Drosophila sprouty, which negatively modulates respiratory organogenesis. Curr Biol, 1999, 9(4):219–222.

[49] TEFFT D, LEE M, SMITH S, et al. mSprouty2 inhibits FGF10-activated MAP kinase by differentially binding to upstream target proteins. Am J Physiol Lung Cell Mol Physiol, 2002, 283(4):L700–L706.

[50] PERL AK, HOKUTO I, IMPAGNATIELLO MA, et al. Temporal effects of Sprouty on lung morphogenesis. Dev Biol, 2003, 258(1):154–168.

[51] HACOHEN N, KRAMER S, SUTHERLAND D, et al. Sprouty encodes a novel antagonist of FGF signaling that patterns apical branching of the Drosophila airways. Cell, 1998, 92(2):253–263.

[52] IZVOLSKY KI, ZHONG L, WEI L, et al. Heparan sulfates expressed in the distal lung are required for Fgf10 binding to the epithelium and for airway branching. Am J Physiol Lung Cell Mol Physiol, 2003, 285(4):L838–L846.

[53] IZVOLSKY KI, SHOYKHET D, YANG Y, et al. Heparan sulfate-FGF10 interactions during lung morphogenesis. Dev Biol, 2003, 258(1):185–200.

[54] HEINE UI, MUNOZ EF, FLANDERS KC, et al. Colocalization of

TGF-beta 1 and collagen I and III, fibronectin and glycosamino-glycans during lung branching morphogenesis. Development, 1990, 109(1):29–36.

[55] LU J, QIAN J, IZVOLSKY KI, et al. Global analysis of genes differentially expressed in branching and non-branching regions of the mouse embryonic lung. Dev Biol, 2004, 273(2):418–435.

[56] SERRA R, PELTON RW, MOSES HL. TGF beta 1 inhibits branching morphogenesis and N-myc expression in lung bud organ cultures. Development, 1994, 120(8):2153–2161.

[57] ZHAO J, BU D, LEE M, et al. Abrogation of transforming factor-beta type II receptor stimulates embryonic mouse lung branching morphogenesis in culture. Dev Biol, 1996, 180(1):242–257.

[58] BEER HD, FLORENCE C, DAMMEIER J, et al. Mouse fibroblast growth factor 10: cDNA cloning, protein characterization, and regulation of mRNA expression. Oncogene, 1997, 15(18):2211–2218.

[59] TOMLINSON DC, GRINDLEY JC, THOMSON AA. Regulation of Fgf10 gene expression in the prostate: identification of transforming growth factor-beta1 and promoter elements. Endocrinology, 2004, 145(4):1988–1995.

[60] LETTERIO JJ, GEISER AG, KULKARNI AB, et al. Maternal rescue of transforming growth factor-beta 1 null mice. Science, 1994, 264(5167):1936–1938.

[61] PELTON RW, JOHNSON MD, PERKETT EA, et al. Expression of transforming growth factor-beta 1, -beta 2, and -beta 3 mRNA and protein in the murine lung. Am J Respir Cell Mol Biol, 1991, 5(6):522–530.

[62] SANFORD LP, ORMSBY I, GITTENBERGER-DE GROOT AC, et al. TGFbeta2 knockout mice have multiple developmental defects that are non-overlapping with other TGFbeta knockout phenotypes. Development, 1997, 124(13):2659–2670.

[63] KAARTINEN V, VONCKEN JW, SHULER C, et al. Abnormal lung development and cleft palate in mice lacking TGF-beta 3 indicates defects of epithelial-mesenchymal interaction. Nat Genet, 1995, 11(4):415–421.

[64] HE L, HANNON GJ. MicroRNAs: small RNAs with a big role in gene regulation. Nat Rev Genet, 2004, 5(7):522–531.

[65] STEFANI G, SLACK FJ. Small non-coding RNAs in animal development. Nat Rev Mol Cell Biol, 2008, 9(3):219–230.

[66] FRIEDMAN RC, FARH KK, BURGE CB, et al. Most mammalian mRNAs are conserved targets of microRNAs. Genome Res, 2009, 19(1):92–105.

[67] BARTEL DP. MicroRNAs: genomics, biogenesis, mechanism, and function. Cell, 2004, 116(2):281–297.

[68] BARTEL DP. MicroRNAs: target recognition and regulatory functions. Cell, 2009, 136(2):215–233.

[69] HARRIS KS, ZHANG Z, MCMANUS MT, et al. Dicer function is essential for lung epithelium morphogenesis. Proc Natl Acad Sci U S A, 2006, 103(7):2208–2213.

[70] HILL DA, IVANOVICH J, PRIEST JR, et al. DICER1 mutations in familial pleuropulmonary blastoma. Science, 2009, 325(5943):965.

[71] LAKO M, STRACHAN T, BULLEN P, et al. Isolation, characterisation and embryonic expression of WNT11, a gene which maps to 11q13.5 and has possible roles in the development of skeleton, kidney and lung. Gene, 1998, 219(1–2):101–110.

[72] ZAKIN LD, MAZAN S, MAURY M, et al. Structure and expression of Wnt13, a novel mouse Wnt2 related gene. Mech Dev, 1998, 73(1):107–116.

[73] TEBAR M, DESTREE O, DE VREE WJ, et al. Expression of Tcf/Lef and sFrp and localization of beta-catenin in the developing mouse lung. Mech Dev, 2001, 109(2):437–440.

[74] OKUBO T, HOGAN BL. Hyperactive Wnt signaling changes the

developmental potential of embryonic lung endoderm. J Biol, 2004, 3(3):11.

[75] DE LANGHE SP, SALA FG, DEL MORAL PM, et al. Dickkopf-1 (DKK1) reveals that fibronectin is a major target of Wnt signaling in branching morphogenesis of the mouse embryonic lung. Dev Biol, 2005, 277(2):316–331.

[76] MUCENSKI ML, NATION JM, THITOFF AR, et al. Beta-catenin regulates differentiation of respiratory epithelial cells in vivo. Am J Physiol Lung Cell Mol Physiol, 2005, 289(6):L971–L979.

[77] HASHIMOTO S, CHEN H, QUE J, et al. Beta-Catenin-SOX2 signaling regulates the fate of developing airway epithelium. J Cell Sci, 2012, 125(Pt 4):932–942.

[78] BELLUSCI S, HENDERSON R, WINNIER G, et al. Evidence from normal expression and targeted misexpression that bone morphogenetic protein (Bmp-4) plays a role in mouse embryonic lung morphogenesis. Development, 1996, 122(6):1693–1702.

[79] SCOTT IC, STEIGLITZ BM, CLARK TG, et al. Spatiotemporal expression patterns of mammalian chordin during postgastrulation embryogenesis and in postnatal brain. Dev Dyn, 2000, 217(4):449–456.

[80] SHI W, ZHAO J, ANDERSON KD, WARBURTON D. Gremlin negatively modulates BMP-4 induction of embryonic mouse lung branching morphogenesis. Am J Physiol Lung Cell Mol Physiol, 2001, 280(5):L1030–L1039.

[81] LU MM, YANG H, ZHANG L, et al. The bone morphogenic protein antagonist gremlin regulates proximal-distal patterning of the lung. Dev Dyn, 2001, 222(4):667–680.

[82] MICHOS O, PANMAN L, VINTERSTEN K, et al. Gremlin-mediated BMP antagonism induces the epithelial-mesenchymal feedback signaling controlling metanephric kidney and limb organogenesis. Development, 2004, 131(14):3401–3410.

[83] LU J, QIAN J, KEPPLER D, et al. Cathepsin H is an Fgf10 target involved in Bmp4 degradation during lung branching morphogenesis. J Biol Chem, 2007, 282(30):22176–22184.

[84] WEAVER M, YINGLING JM, DUNN NR, et al. Bmp signaling regulates proximal-distal differentiation of endoderm in mouse lung development. Development, 1999, 126(18):4005–4015.

[85] WEAVER M, DUNN NR, HOGAN BL. Bmp4 and Fgf10 play opposing roles during lung bud morphogenesis. Development, 2000, 127(12):2695–2704.

[86] WANG Y, TIAN Y, MORLEY MP, et al. Development and regeneration of Sox2+ endoderm progenitors are regulated by a HDAC1/2-Bmp4/Rb1 regulatory pathway. Dev Cell, 2013, 24(4):345–358.

[87] LU Y, THOMSON JM, WONG HY, et al. Transgenic overexpression of the microRNA miR-17-92 cluster promotes proliferation and inhibits differentiation of lung epithelial progenitor cells. Dev Biol, 2007, 310(2):442–453.

[88] VENTURA A, YOUNG AG, WINSLOW MM, et al. Targeted deletion reveals essential and overlapping functions of the miR-17 through 92 family of miRNA clusters. Cell, 2008, 132(5): 875–886.

[89] CARRARO G, EL-HASHASH A, GUIDOLIN D, et al. miR-17 family of microRNAs controls FGF10-mediated embryonic lung epithelial branching morphogenesis through MAPK14 and STAT3 regulation of E-Cadherin distribution. Dev Biol, 2009, 333(2):238–250.

[90] TIAN Y, ZHANG Y, HURD L, et al. Regulation of lung endoderm progenitor cell behavior by miR302/367. Development, 2011, 138(7):1235–1245.

[91] DEMELLO DE, SAWYER D, GALVIN N, et al. Early fetal development of lung vasculature. Am J Respir Cell Mol Biol, 1997, 16(5):568–581.

[92] PARERA MC, VAN DOOREN M, VAN KEMPEN M, et al. Distal angiogenesis: a new concept for lung vascular morphogenesis. Am J

Physiol Lung Cell Mol Physiol, 2005, 288(1):L141–L149.

[93] SCHWARZ MA, CALDWELL L, CAFASSO D, et al. Emerging pulmonary vasculature lacks fate specification. Am J Physiol Lung Cell Mol Physiol, 2009, 296(1):L71–L81.

[94] PAULING MH, VU TH. Mechanisms and regulation of lung vascular development. Curr Top Dev Biol, 2004, 64:73–99.

[95] HEALY AM, MORGENTHAU L, ZHU X, et al. VEGF is deposited in the subepithelial matrix at the leading edge of branching airways and stimulates neovascularization in the murine embryonic lung. Dev Dyn, 2000, 219(3):341–352.

[96] AKESON AL, GREENBERG JM, CAMERON JE, et al. Temporal and spatial regulation of VEGF-A controls vascular patterning in the embryonic lung. Dev Biol, 2003, 264(2):443–455.

[97] DEL MORAL PM, SALA FG, TEFFT D, et al. VEGF-A signaling through Flk-1 is a critical facilitator of early embryonic lung epithelial to endothelial crosstalk and branching morphogenesis. Dev Biol, 2006, 290(1):177–188.

[98] NG YS, ROHAN R, SUNDAY ME, et al. Differential expression of VEGF isoforms in mouse during development and in the adult. Dev Dyn, 2001, 220(2):112–121.

[99] KUKK E, LYMBOUSSAKI A, TAIRA S, et al. VEGF-C receptor binding and pattern of expression with VEGFR-3 suggests a role in lymphatic vascular development. Development, 1996, 122(12):3829–3837.

[100] VEIKKOLA T, JUSSILA L, MAKINEN T, et al. Signalling via vascular endothelial growth factor receptor-3 is sufficient for lymphangiogenesis in transgenic mice. EMBO J, 2001, 20(6):1223–1231.

[101] KARKKAINEN MJ, HAIKO P, SAINIO K, et al. Vascular endothelial growth factor C is required for sprouting of the first lymphatic vessels from embryonic veins. Nat Immunol, 2004, 5(1):74–80.

[102] QUE J, WILM B, HASEGAWA H, et al. Mesothelium contributes to vascular smooth muscle and mesenchyme during lung development. Proc Natl Acad Sci U S A, 2008, 105(43):16626–16630.

[103] RADZIKINAS K, AVEN L, JIANG Z, et al. A Shh/miR-206/BDNF cascade coordinates innervation and formation of airway smooth muscle. J Neurosci, 2011, 31(43):15407–15415.

[104] WANG Z, SHU W, LU MM, et al. Wnt7b activates canonical signaling in epithelial and vascular smooth muscle cells through interactions with Fzd1, Fzd10, and LRP5. Mol Cell Biol, 2005, 25(12):5022–5030.

[105] SHU W, JIANG YQ, LU MM, et al. Wnt7b regulates mesenchymal proliferation and vascular development in the lung. Development, 2002, 129(20):4831–4842.

[106] GREIF DM, KUMAR M, LIGHTHOUSE JK, et al. Radial construction of an arterial wall. Dev Cell, 2012, 23(3):482–493.

[107] MORIMOTO M, NISHINAKAMURA R, SAGA Y, et al. Different assemblies of Notch receptors coordinate the distribution of the major bronchial Clara, ciliated and neuroendocrine cells. Development, 2012, 139(23):4365–4373.

[108] JEFFERY TK, UPTON PD, TREMBATH RC, et al. BMP4 inhibits proliferation and promotes myocyte differentiation of lung fibroblasts via Smad1 and JNK pathways. Am J Physiol Lung Cell Mol Physiol, 2005, 288(2):L370–L378.

[109] DENG Z, MORSE JH, SLAGER SL, et al. Familial primary pulmonary hypertension (gene PPH1) is caused by mutations in the bone morphogenetic protein receptor-II gene. Am J Hum Genet, 2000, 67(3):737–744.

[110] LANE KB, MACHADO RD, PAUCIULO MW, et al. Heterozygous germline mutations in BMPR2, encoding a TGF-beta receptor, cause familial primary pulmonary hypertension. Nat Genet, 2000, 26(1):81–84.

[111] THOMSON JR, MACHADO RD, PAUCIULO MW, et al. Sporadic primary pulmonary hypertension is associated with germline mutations of the gene encoding BMPR-II, a receptor member of the TGF-beta family. J Med Genet, 2000, 37(10):741–745.

[112] LI X, ZHANG X, LEATHERS R, et al. Notch3 signaling promotes the development of pulmonary arterial hypertension. Nat Med, 2009, 15(11):1289–1297.

[113] USTIYAN V, WANG IC, REN X, et al. Forkhead box M1 transcriptional factor is required for smooth muscle cells during embryonic development of blood vessels and esophagus. Dev Biol, 2009, 336(2):266–279.

[114] MAILLEUX AA, KELLY R, VELTMAAT JM, et al. Fgf10 expression identifies parabronchial smooth muscle cell progenitors and is required for their entry into the smooth muscle cell lineage. Development, 2005, 132(9):2157–2166.

[115] SPARROW MP, LAMB JP. Ontogeny of airway smooth muscle: structure, innervation, myogenesis and function in the fetal lung. Respir Physiol Neurobiol, 2003, 137(2–3):361–372.

[116] COHEN ED, IHIDA-STANSBURY K, LU MM, et al. Wnt signaling regulates smooth muscle precursor development in the mouse lung via a tenascin C/PDGFR pathway. J Clin Invest, 2009, 119(9):2538–2549.

[117] YANG Y, BEQAJ S, KEMP P, et al. Stretch-induced alternative splicing of serum response factor promotes bronchial myogenesis and is defective in lung hypoplasia. J Clin Invest, 2000, 106(11):1321–1330.

[118] JAKKARAJU S, ZHE X, PAN D, et al. TIPs are tension-responsive proteins involved in myogenic versus adipogenic differentiation. Dev Cell, 2005, 9(1):39–49.

[119] CARDOSO WV, LU J. Regulation of early lung morphogenesis: questions, facts and controversies. Development, 2006, 133 (9):1611–1624.

[120] MORRISEY EE, HOGAN BL. Preparing for the first breath: genetic and cellular mechanisms in lung development. Dev Cell, 2010, 18(1):8–23.

[121] YI L, DOMYAN ET, LEWANDOSKI M, et al. Fibroblast growth factor 9 signaling inhibits airway smooth muscle differentiation in mouse lung. Dev Dyn, 2009, 238(1):123–137.

[122] WHITE AC, XU J, YIN Y, et al. FGF9 and SHH signaling coordinate lung growth and development through regulation of distinct mesenchymal domains. Development, 2006, 133(8):1507–1517.

[123] JESUDASON EC, SMITH NP, CONNELL MG, et al. Peristalsis of airway smooth muscle is developmentally regulated and uncoupled from hypoplastic lung growth. Am J Physiol Lung Cell Mol Physiol, 2006, 291(4):L559–L565.

[124] JESUDASON EC, SMITH NP, CONNELL MG, et al. Developing rat lung has a sided pacemaker region for morphogenesis-related airway peristalsis. Am J Respir Cell Mol Biol, 2005, 32(2): 118–127.

[125] MAHLAPUU M, ENERBACK S, CARLSSON P. Haploinsufficiency of the forkhead gene Foxf1, a target for sonic hedgehog signaling, causes lung and foregut malformations. Development, 2001, 128(12):2397–2406.

[126] MILLER LA, WERT SE, CLARK JC, et al. Role of Sonic hedgehog in patterning of tracheal-bronchial cartilage and the peripheral lung. Dev Dyn, 2004, 231(1):57–71.

[127] GONTAN C, DE MUNCK A, VERMEIJ M, et al. Sox2 is important for two crucial processes in lung development: branching morphogenesis and epithelial cell differentiation. Dev Biol, 2008, 317(1):296–309.

[128] KUROTANI R, TOMITA T, YANG Q, et al. Role of secretoglobin 3A2 in lung development. Am J Respir Crit Care Med, 2008, 178(4):389–398.

[129] MURPHY DB, SEEMANN S, WIESE S, et al. The human hepatocyte nuclear factor 3/fork head gene FKHL13: genomic structure and

pattern of expression. Genomics, 1997, 40(3):462-469.

[130] BORGES M, LINNOILA RI, VAN DE VELDE HJ, et al. An achaete-scute homologue essential for neuroendocrine differentiation in the lung. Nature, 1997, 386(6627):852-855.

[131] BLATT EN, YAN XH, WUERFFEL MK, et al. Forkhead transcription factor HFH-4 expression is temporally related to ciliogenesis. Am J Respir Cell Mol Biol, 1999, 21(2):168-176.

[132] TSAO PN, VASCONCELOS M, IZVOLSKY KI, et al. Notch signaling controls the balance of ciliated and secretory cell fates in developing airways. Development, 2009, 136(13):2297-2307.

[133] GUHA A, VASCONCELOS M, CAI Y, et al. Neuroepithelial body microenvironment is a niche for a distinct subset of Clara-like precursors in the developing airways. Proc Natl Acad Sci U S A, 2012, 109(31):12592-12597.

[134] JAIN R, PAN J, DRISCOLL JA, et al. Temporal relationship between primary and motile ciliogenesis in airway epithelial cells. Am J Respir Cell Mol Biol, 2010, 43(6):731-739.

[135] WUENSCHELL CW, SUNDAY ME, SINGH G, et al. Embryonic mouse lung epithelial progenitor cells co-express immunohistochemical markers of diverse mature cell lineages. J J Histochem Cytochem, 1996, 44(2):113-123.

[136] ROCK JR, HOGAN BL. Epithelial progenitor cells in lung development, maintenance, repair, and disease. Annu Rev Cell Dev Biol, 2011, 27:493-512.

[137] DAVIS CW, DICKEY BF. Regulated airway goblet cell mucin secretion. Ann Rev Physiol, 2008, 70:487-512.

[138] MILLS AA, ZHENG B, WANG XJ, et al. p63 is a p53 homologue required for limb and epidermal morphogenesis. Nature, 1999, 398(6729):708-713.

[139] YANG A, SCHWEITZER R, SUN D, et al. p63 is essential for regenerative proliferation in limb, craniofacial and epithelial development. Nature, 1999, 398(6729):714-718.

[140] TSAO PN, CHEN F, IZVOLSKY KI, et al. Gamma-secretase activation of notch signaling regulates the balance of proximal and distal fates in progenitor cells of the developing lung. J Biol Chem, 2008, 283(43):29532-29544.

[141] MORIMOTO M, LIU Z, CHENG HT, et al. Canonical Notch signaling in the developing lung is required for determination of arterial smooth muscle cells and selection of Clara versus ciliated cell fate. J Cell Sci, 2010, 123(Pt 2): 213-224.

[142] GUSEH JS, BORES SA, STANGER BZ, et al. Notch signaling promotes airway mucous metaplasia and inhibits alveolar development. Development, 2009, 136(10):1751-1759.

[143] TSAO PN, WEI SC, WU MF, et al. Notch signaling prevents mucous metaplasia in mouse conducting airways during postnatal development. Development, 2011, 138(16):3533-3543.

[144] TILLEY AE, HARVEY BG, HEGUY A, et al. Downregulation of the notch pathway in human airway epithelium in association with smoking and chronic obstructive pulmonary disease. Am J Respir Crit Care Med, 2009, 179(6):457-466.

[145] PARK KS, KORFHAGEN TR, BRUNO MD, et al. SPDEF regulates goblet cell hyperplasia in the airway epithelium. J Clin Invest, 2007, 117(4):978-988.

[146] CHEN G, KORFHAGEN TR, XU Y, et al. SPDEF is required for mouse pulmonary goblet cell differentiation and regulates a network of genes associated with mucus production. J Clin Invest, 2009, 119(10):2914-2924.

[147] WAN H, KAESTNER KH, ANG SL, et al. Foxa2 regulates alveolarization and goblet cell hyperplasia. Development, 2004, 131(4): 953-964.

[148] DANIELIAN PS, BENDER KIM CF, CARON AM, et al. E2f4 is required for normal development of the airway epithelium. Dev Biol, 2007, 305(2):564-576.

[149] STUBBS JL, VLADAR EK, AXELROD JD, et al. Multicilin promotes centriole assembly and ciliogenesis during multiciliate cell differentiation. Nat Cell Biol, 2012, 14(2):140-147.

[150] CHEN J, KNOWLES HJ, HEBERT JL, et al. Mutation of the mouse hepatocyte nuclear factor/forkhead homologue 4 gene results in an absence of cilia and random left-right asymmetry. J Clin Invest, 1998, 102(6):1077-1082.

[151] BRODY SL, YAN XH, WUERFFEL MK, et al. Ciliogenesis and left-right axis defects in forkhead factor HFH-4-null mice. Am J Respir Cell Mol Biol, 2000, 23(1):45-51.

[152] MARCET B, CHEVALIER B, LUXARDI G, et al. Control of vertebrate multiciliogenesis by miR-449 through direct repression of the Delta/Notch pathway. Nat Cell Biol, 2011, 13(6):693-699.

[153] WILLIAMS MC. Alveolar type I cells: molecular phenotype and development. Annu Rev Physiol, 2003, 65:669-695.

[154] RAMIREZ MI, MILLIEN G, HINDS A, et al. T1alpha, a lung type I cell differentiation gene, is required for normal lung cell proliferation and alveolus formation at birth. Dev Biol, 2003, 256(1):61-72.

[155] HSU YC, OSINSKI J, CAMPBELL CE, et al. Mesenchymal nuclear factor I B regulates cell proliferation and epithelial differentiation during lung maturation. Dev Biol, 2011, 354(2):242-252.

[156] WANG IC, ZHANG Y, SNYDER J, et al. Increased expression of FoxM1 transcription factor in respiratory epithelium inhibits lung sacculation and causes Clara cell hyperplasia. Dev Biol, 2010, 347(2): 301-314.

[157] BOSTROM H, WILLETTS K, PEKNY M, et al. PDGF-A signaling is a critical event in lung alveolar myofibroblast development and alveogenesis. Cell, 1996, 85(6):863-873.

[158] WEINSTEIN M, XU X, OHYAMA K, et al. FGFR-3 and FGFR-4 function cooperatively to direct alveogenesis in the murine lung. Development, 1998, 125(18):3615-3623.

[159] TANG K, ROSSITER HB, WAGNER PD, et al. Lung-targeted VEGF inactivation leads to an emphysema phenotype in mice. J Appl Physiol (1985), 2004, 97(4):1559-1566; discussion 1549.

[160] PIERCE RA, MICHAEL SHIPLEY J. Retinoid-enhanced alveolization: Identifying relevant downstream targets. Am J Respir Cell Mol Biol, 2000, 23(2):137-141.

[161] WILLET KE, JOBE AH, IKEGAMI M, et al. Antenatal retinoic acid does not alter alveolization or postnatal lung function in preterm sheep. Eur Respir J, 2000, 16(1):101-107.

[162] LI S, XIANG M. Foxn4 influences alveologenesis during lung development. Dev Dyn, 2011, 240(6):1512-1517.

[163] DING BS, NOLAN DJ, GUO P, et al. Endothelial-derived angiocrine signals induce and sustain regenerative lung alveolarization. Cell, 2011, 147(3):539-553.

第5章

肺泡表面活性物质及其稳态异常

Jeffrey A. Whitsett
Timothy E. Weaver

概述

肺泡表面活性物质是一种复杂的磷脂与蛋白的混合物。它在肺泡表面为分隔肺泡气体与液体形成一种独特的界面,降低了表面张力,并能维持呼气末肺容积。降低气-液交界面表面张力是实现出生后呼吸功能的必要条件。肺泡表面活性物质缺乏会导致早产儿呼吸衰竭或新生儿呼吸窘迫综合征(infantile respiratory distress syndrome,IRDS)。维持足量的肺泡表面活性物质依赖于一种调控其合成、分泌、回收再利用以及分解代谢的独特且高度协调的系统。出现成人呼吸窘迫综合征(adult respiratory distress syndrome,ARDS)的患者以后均会发生肺泡表面活性物质缺乏或失活。ARDS 继发于感染、休克及创伤,呈高发病率、高死亡率。若调控表面活性物质稳态的基因(包括 SFTPA、SFTPB、SFTPC、ABCA3、TITF1 及 CSF2RA)发生突变,会导致新生儿、儿童及成人患急性和/或慢性肺疾病。粒细胞巨噬细胞集落刺激因子(GM-CSF)信号传导异常会抑制肺泡巨噬细胞代谢分解表面活性物质脂类及蛋白质,形成肺泡蛋白沉积症(pulmonary alveolar proteinosis,PAP)。本章对于表面活性物质系统的生物学特性及其对早产儿和成人呼吸系统疾病发病机制、诊断和治疗的影响进行阐述。有关该主题的更多内容,建议阅读章末参考文献。

气-液交界面的物理力学

1929 年,van Neergard 观察到肺充满空气和充满水时的膨胀压力有明显不同,由此发现了表面张力在肺泡中作为"回缩力"的重要作用。Avery 和 Mead 将死于特发性呼吸窘迫综合征伴肺泡塌陷和呼吸衰竭与婴儿肺中缺乏的一种富含脂质物质联系起来。在肺泡表面活性物质缺乏时,由于气-液交界面没有与水分子之间形成相互抵消的作用力,气-液交界面的分子间作用力形成了一个高表面张力区域,并在这一表面形成了一个高回缩力的区域。在气-液交界面上可产生 70dyn/cm² 的力;如果在肺泡中没有与之相对抗的力,便会导致肺泡塌陷及呼吸衰竭。由多层磷脂组成的表面薄膜形成了一种独特的相位,分隔气体与液体,将表面张力几乎降至零,从而维持呼气末残气量。表面活性物质磷脂和蛋白质之间复杂的相互作用在整个生命过程中对于维持表面活性物薄膜都是必需的。肺泡表面活性物质磷脂和蛋白质由 Ⅱ 型肺泡上皮细胞合成并分泌至肺泡腔内,随后形成多层的富含脂质的薄膜以减少表面张力、维持通气功能(图 5-1 和图 5-2)。

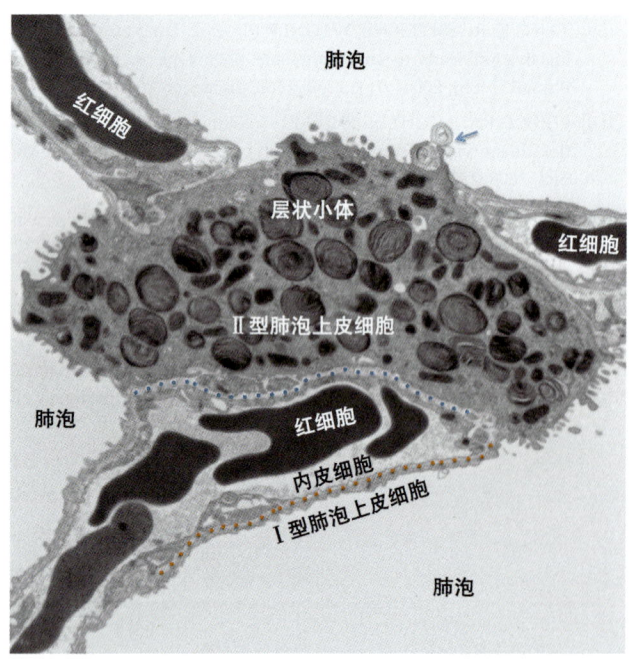

图 5-1 肺泡超微结构。气-液屏障包括毛细血管内皮(橙色虚线上方)和紧密排列的 Ⅰ 型肺泡上皮细胞(橙色虚线下方)。蓝色虚线标出了内皮细胞和 Ⅱ 型肺泡上皮细胞之间的间质区域及其分泌脂质的细胞器(板层小体)。Ⅱ 型肺泡上皮细胞与 Ⅰ 型肺泡上皮细胞形成紧密连接,具有肺泡祖细胞功能。表面活性物质脂类与蛋白质以层状薄膜(箭头)的形式分泌至肺泡腔中,形成管状鞘磷脂及脂质多层膜,以减少表面张力,防止肺泡萎陷。

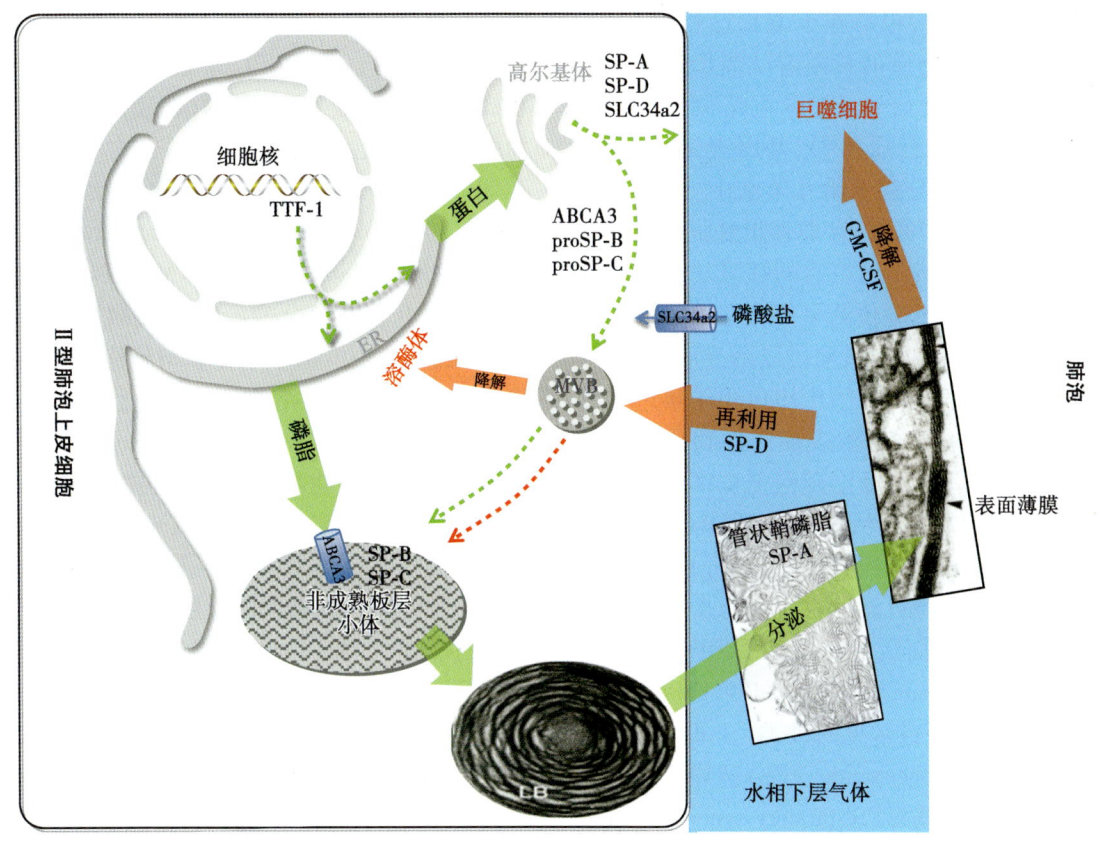

图 5-2　肺泡表面活性物质代谢。新翻译的表面活性蛋白（前 SP-B 和前 SP-C）和板层小体（ABCA3）蛋白从内质网（ER）运输至高尔基体，随后到达多囊泡小体（multivesicular body，MVB）。MVB 与板层小体（LB）的融合伴随着 SP-B 和 SP-C 前提蛋白的水解过程，形成成熟多肽。表面活性磷脂（DPPC，PG）可能通过脂质转运蛋白直接由内质网运输至板层小体。板层小体的内容物分泌至肺泡腔，与 SP-A 相互作用，形成管状鞘磷脂，最终在气-液交界面形成富含磷脂的薄膜（表面活性物质）。肺泡表面活性脂质和蛋白质通过一种 GM-CSF 依赖途径（调控肺泡巨噬细胞分化及功能）被清除。肺泡表面活性物质的残余成分也由 II 型肺泡上皮细胞摄取并通过 MVB 回收至 LB，以再次分泌，并有部分在溶酶体内降解。SP-D 在调控肺泡表面活性物质池的大小具有重要作用，可能是通过加强 II 型肺泡上皮细胞摄取完成的。MVB 的作用是整合表面活性物质在 II 型肺泡上皮细胞中的合成、分泌、回收和降解途径。TTF-1 是一种转录因子，对于 II 型肺泡上皮细胞分化，以及 ABCA3、SLC34a2 和表面活性蛋白表达的调节起重要作用。合成途径以绿色表示，分解途径以红色表示。

肺泡表面活性物质的组成

　　通过肺灌洗分离出的肺泡表面活性物质是由高度异质性的磷脂蛋白构成的聚合物，其大小、结构特性及成分各不相同。肺泡磷脂中含量最多的形式是管状鞘磷脂，由大的、相对致密的聚合物（称为大颗粒表面活性物质）组成。这些聚合物是由磷脂及表面活性物质蛋白质（surfactant proteins，SPs）构成。管状鞘磷脂是肺泡表面活性物质磷脂的一种非常有序的形式，形成方形管状阵列。管状鞘磷脂相当于细胞外磷脂样表面活性物质磷脂的储存池，能迅速移动至气-液界面，通过重新组织形成多层片状结构，降低肺泡腔内的表面张力（图 5-2）。在肺泡腔中可以观察到大的板层状结构，并具有类似于管状鞘磷脂的脂质结构，可能提示新分泌出的板层小体（lamellar bodies，LB）在肺泡腔内分解，形成管状鞘磷脂。板状小体的磷脂成分、表面活性物质的细胞内储存形式、管状鞘磷脂和肺泡中存在的层状形式几乎是相同的。肺泡腔内存在的小的低密度颗粒（小颗粒表面活性物质）为表面活性物质的残余部分或分解代谢形式，其表面活性相对较弱。小颗粒表面活性物质最终被吸收、再利用，或者被 II 型肺泡上皮细胞及肺泡巨噬细胞所分解。

■ 磷脂样表面活性物质和蛋白质

　　哺乳动物肺分泌的脂质表面活性物质成分在其所有结构形式中都相似，磷脂通常占表面活性物质总量的 80% ~ 90%。成人肺中，磷脂酰胆碱（phosphatidylcholine，PC）和磷脂酰甘油（phosphatidylglycerol，PG）含量最高，分别占脂类总量的 70% ~ 80% 和 5% ~ 10%。二棕榈酰磷脂酰胆碱（dipalmitoyl phosphatidyl-choline，DPPC）是 PC 中数量最多的种类。较少量的磷脂酰丝氨酸、磷脂酰乙醇胺、鞘磷脂、中性脂质（主要是胆固醇）以及糖脂，也存在于表面活性物质中。肺内磷脂样表面活性物质的量随着孕周增加而显著增加。这是通过复杂的信号及转录网络调控Ⅱ型肺泡上皮细胞分化、磷脂合成和SP基因表达实现的。在妊娠期，板层小体被分泌至胎儿羊水中。PC、板层小体数量、DPPC含量和卵磷脂（即磷脂酰胆碱）/鞘磷脂比值（L/S）增加，与胎儿出生后的呼吸功能有密切相关。因此，可用这些试验预测早产儿在出生前的胎肺成熟度。母体使用糖皮质激素可以诱导胎肺成熟，促进表面活性物质成分合成，临床用以预防早产儿出生前呼吸窘迫。蛋白质占肺泡表面活性物质总量的5%~15%，包括血清蛋白和Ⅱ型肺泡上皮细胞合成并分泌的蛋白。除了与表面活性蛋白质B（surfactant protein B，SP-B）的特异相互作用之外，阴离子磷脂——磷脂酰甘油（PG）可能也在先天防御机制中发挥重要作用。PG占表面活性物质脂质10%摩尔数，其中棕榈酰-酰基-PG（palmitoyl-oleoyl-PG，PoPG）是人类肺泡表面活性物质中最常见的种类。PoPG特异性地抑制脂多糖（lipopolysaccharide，LPS）诱导的炎症反应，并可与呼吸道合胞病毒（respiratory syncytial virus，RSV）及A型流感病毒结合以防止上皮细胞感染。因此在末端气道中，这种独特的PoPG富集可能是机体对吸入病原体抵抗力的重要组成部分。由呼吸上皮细胞产生的4种表面活性物质蛋白（SPs），包括SP-A、SP-B、SP-C及SP-D，每一种都在表面活性物质稳态及先天防御机制中发挥独特作用。

表面活性物质特征性地富集于饱和DPPC中。饱和的C16酰基链在气-液交界面致密地聚集，减轻表面张力。但致密而稳定的DPPC结构组合的相变温度为41℃，远高于生理体温。因此，在37℃时，纯的DPPC维持半晶体或胶体相，不在呼吸周期随肺泡膨胀和压缩而快速移位。但DPPC作为肺泡表面活性物质，可在37℃肺泡表面快速移动并在动态压缩中维持低表面张力，这一能力有赖于表面活性物质相关蛋白SP-B和SP-C的作用。肺内合成的PC由编码胆碱磷酸胞苷酸转移酶（phosphate cytidylyltransferase，PCYTLA）和胆碱激酶（choline kinase，CHKA）基因所调控，这种基因也是出生时肺泡合成磷脂样表面活性物质和肺功能运行所必需的。DPPC在Ⅱ型肺泡上皮细胞中既可以从头合成，也可由溶血卵磷脂进行重构。溶血卵磷脂乙酰转移酶（lysoPC acetyltransferase，LPCAT1）在表面活性脂质的生物合成中介导再酰基化作用。在内质网（endoplasmic reticulum，ER）中合成的表面活性脂质通过高尔基体非依赖途径转运至表面活性物质的主要储存地点——细胞内板层小体（图5-2）。脂质转运通过非囊泡运输完成，其摄取进入板层小体的过程依赖ABCA3运载体，这种运载体选择性地运输PC和PG。相反，表面活性蛋白SP-B及SP-C从内质网运输至高尔基体，随后至多囊泡小体，开始蛋白水解过程。最终，多囊泡小体与表面活性脂质结合，在被Ⅱ型肺泡上皮细胞分泌之前由板层小体包绕。

■ 表面活性蛋白的结构及功能

通过肺泡灌洗获得的表面活性物质（SPs）可以分离出4种不同的表面活性物质相关蛋白，已确定其cDNA、基因和结构特征（表5-1）。SPs以一种相对肺泡上皮细胞选择性的方式表达并分泌至气道，影响肺泡表面活性物质的结构、代谢及功能。基于蛋白质结构将SPs分为两类。SP-A和SP-D是相对量多、亲水、结构相关的蛋白质，属于钙依赖凝集素蛋白家族成员，

表 5-1　肺泡表面活性物质稳态的调控

基因/位点	功能	遗传方式	临床表现	发病年龄
ABCA3 16p13.3	脂类运输 表面活性物质包装/功能	AR	RDS ILD	新生儿 儿童
SFTPB 2p12	表面活性物质包装/功能	AR	RDS	新生儿
SFTPC 8p21	表面活性物质功能	AD	ILD>RDS	婴儿、儿童、成人
SFTPA 10q22.2	管状鞘磷脂，宿主防御	AD	ILD/肺癌	成人
TITF1 14q13	肺、甲状腺、中枢神经系统形态发生，表面活性物质调节	AR 单倍型不足	甲状腺/肺/中枢神经系统畸形 ILD	新生儿 婴儿
GM-CSFRα 22.32	肺泡巨噬细胞功能	AR	PAP	儿童
GM-CSF 15q31	肺泡巨噬细胞功能	自身免疫	PAP	成人

AR:常染色体隐性遗传(autosomal recessive)；RDS:呼吸窘迫综合征(respiratory distress syndrome)；ILD:间质性肺病(interstitial lung disease)；AD:常染色体显性遗传(autosomal dominant)；PAP:肺泡蛋白沉积症(pulmonary alveolar proteinosis)。

有相似的氨基末端胶原和 C 末端凝集素结构域。SP-A 和 SP-D 很少有表面活性物质的特征,但是能够与存在于细胞、细菌、病毒、真菌和其他肺内病原体表面复杂的碳水化合物、脂质和糖脂相结合。SP-A 和 SP-D 影响肺泡中表面活性磷脂的结构形式和代谢,可作为调理素激活肺泡巨噬细胞,并在肺先天宿主防御功能中发挥重要作用。与此相反,SP-B 和 SP-C 是小的疏水性蛋白质,在增强肺泡表面活性磷脂的弥散率和稳定性方面发挥关键作用,从而能最大限度地降低表面张力。SP-B 和 SP-C 是目前用于治疗 IRDS 的动物源性表面活性物质替代制剂中仅有的蛋白质组分。

表面活性蛋白 B(SP-B)

SP-B 是一种由位于人类 2 号染色体上的单基因(SFTPB,OMIM 178640)表达的具有疏水性、双嗜性蛋白质,分子量为 8.8kDa。SP-B mRNA 在无纤毛细支气管细胞和 II 型肺泡上皮细胞内表达和翻译,产生一种分子量为 40~42kDa 的前体,在 II 型肺泡上皮细胞分泌过程中经过蛋白水解加工,形成位于肺泡表面有活性的蛋白物质,其肽链由 79 个氨基酸组成。SP-B 与脂类结合后,可以使大多数天然肺泡表面活性物质恢复表面活性。SP-B 包含两个区域,色氨酸 9-脯氨酸 23 和异亮氨酸 56-脯氨酸 67,预示着它可以形成能与脂质薄膜表面相互作用的双嗜性 α 螺旋。近 50%SP-B 以 α 螺旋形式存在;SP-B 的双嗜性结构域与表面活性脂质(尤其是 PG)相互作用,促进脂质融入表面薄膜并保持稳定。SP-B 包含 3 个分子间二硫键,这些二硫键以一种反向平行结构限制着 SP-B 双嗜性螺旋,使 SP-B 二聚体保持稳定,也很容易确定肺泡表面活性物质中的 SP-B 二聚体及其可能由非共价键相互作用构成的多聚体。

SP-B 前体在内质网合成,在多囊泡小体和板层小体中由组织蛋白酶和其他细胞内蛋白酶以蛋白水解的方式加工。活性 SP-B 肽链在被分泌至肺泡腔之前,与 SP-C 和表面活性脂质一起由板层小体包装。在肺泡中,带正电荷的 SP-B 氨基酸残基选择性地与带负电荷的磷脂 DPPG 相互作用。在 DPPC/DPPG 混合的单分子层中,SP-B 被认为是通过去除 DPPG 来纯化 DPPC 单分子层的。SP-B 可增加脂质头部的有序性,但不影响脂质膜内部酰基链的有序性。使脂质头部有序排列的这种能力位于 SP-B 氨基和羧基末端(1-20)和(53-78),其中含有双亲性螺旋结构。含有这两个区域的人工合成肽链具有类似天然 SP-B 降低表面张力的活性。这些肽链类似物已经被研发应用于治疗新生儿呼吸窘迫。SP-B 能促进磷脂囊泡插入(融合)至之前形成的 DPPC/DPPG 单分子层中,尤其是在二价阳离子存在的情况下。SP-B 导致溶液中的脂质形成盘状颗粒,通常表现为叠状或层状。SP-B 与 SP-A、脂质和钙离子一同重建管状鞘磷脂的特征性超微结构,形成多层聚合物和方形晶格结构。

SP-B 为出生后生存所必需 编码 SP-B 的基因突变(SFTPB,OMIM 265120)可以导致与表面活性物质缺乏相关的出生时急性呼吸衰竭。在肺脏发育过程敲除肺内 Sftpb 或有条件地删除成年小鼠的这一基因,都可以导致类似结果,发生与肺泡毛细血管渗漏和表面活性物质缺乏相关的急性呼吸窘迫。有 SFTPB 突变者的肺部病理表现与 Sftpb 基因缺失小鼠的肺部病理表现十分相似。SP-B 缺失可能与以下情况相关:板层小体形成障碍、异常多囊泡小体聚集在 II 型肺泡上皮细胞内、分泌至肺泡腔内的管状鞘磷脂或有功能的表面活性物质薄膜形成障碍。

遗传性 SP-B 缺乏导致出生时呼吸衰竭 SP-B 缺乏是常染色体隐性遗传,受影响的婴儿在出生后短时间内即发生呼吸衰竭。虽然胎儿在母体内时肺形态发育正常,但 SP-B 缺乏足月儿通常在出生后发生弥漫性肺泡塌陷的症状和体征,导致急性肺不张和呼吸窘迫。目前已在 SP-B 缺乏患者中发现 40 多种不同的 SFTPB 突变。肺泡表面活性物质替代治疗难以纠正这一异常,大多数患儿在出生后几个月内死于呼吸衰竭,并在整个临床病程中都需要吸氧和机械通气支持,也有些患儿被建议进行肺移植。SP-B 缺乏干扰板层小体和管状鞘磷脂形成,也干扰 SP-C 前体形成活性多肽的过程。因此,大多数 SP-B 缺乏患者肺泡中既缺乏 SP-B,也缺乏 SP-C。SFTPB 相关疾病患者的 SP-C 前体在肺泡腔中聚集,导致一种肺泡蛋白沉积样综合征。病理诊断包括脱屑性间质性肺炎(desquamative interstitial pneumonitis,DIP)、婴儿慢性肺炎(chronic pneumonitis of infancy,CPI)或婴幼儿肺泡蛋白沉积症,其组织学改变受年龄和支持疗法影响(图 5-3)。确定诊断取决于 SFTPB 基因突变鉴定结果,可以进行产前诊断和遗传咨询。虽然鉴定发现存在多种错义、无义、移码和剪接突变形式,但最常见的突变发生于外显子 4 的 121ins2。大部分受累婴儿的支气管肺泡灌洗液中缺乏 SP-B,可通过免疫组化证实异常前 SP-C 多肽在肺泡中积累。SP-B 缺乏患者对表面活性物质替代治疗无反应,即便是在重症监护下,也通常无法避免早期婴儿阶段发生慢性呼吸衰竭。

表面活性蛋白 C(SP-C) 人的 SP-C 是由位于 8 号染色体上的单基因(SFTPC,OMIM 178620)编码的。SP-C mRNA 只在 II 型肺泡上皮细胞中表达,并翻译产

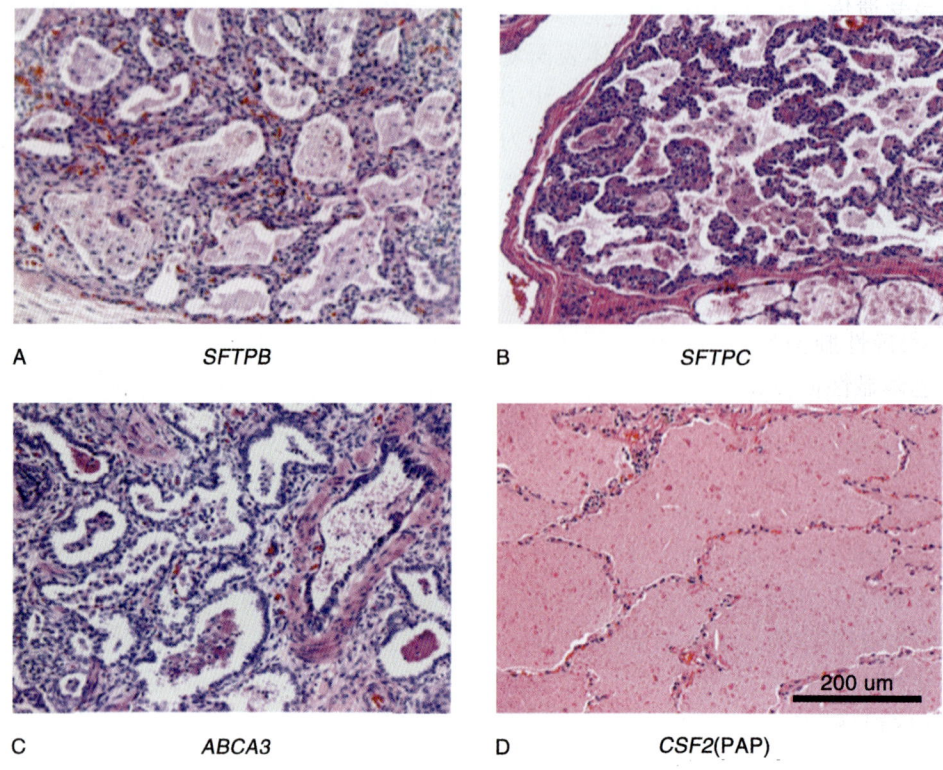

图 5-3 与表面活性物质稳态失衡相关的肺组织学表现。带有 SFTPB（A）、SFTPC（B）、ABCA3（C）突变的新生儿的肺病理学表现与其多样化的病理诊断相一致，如幼年性间质性肺炎（childhood interstitial pneumonitis，CIP）、非特异性间质性肺炎（nonspecific interstitial pneumonitis，NSIP）、脱屑性间质性肺炎（DIP）或者肺泡蛋白沉积症（PAP）（D），可以观察到严重的肺泡重塑、肺泡减少、巨噬细胞浸润、不同程度的肺泡蛋白沉积和基质增厚等病理学表现。相反，抗 GM-CSF 自身抗体或 GM-CSF 受体（CSFR2A）突变与表面活性脂质和蛋白在肺泡中聚集引起肺泡蛋白沉积症相关。在 PAP 中，肺泡结构通常被完好地保留。获授权改编自：WHITSETT JA，WERT SE，TRAPNELL BC. Genetic disorders influencing lung formation and function at birth. Hum. Mol. Genet, 2004, 13: R207-R215.

生一个分子量为 22kDa 的前体，继而在细胞内转运过程中被棕榈酰化和蛋白水解，形成具有活性的 35 个氨基酸组成的疏水性肽链，储存于板层小体中。在分泌后，SP-C 可增强脂质混合物的表面活性，降低肺收缩过程中的表面张力，提高气-液交界面上脂类薄膜的吸附率。SP-C 和 SP-B 都能增加脂类薄膜的形成速度和稳定性。表面活性脂质和蛋白 SP-B 及 SP-C 的混合物能提高肺的充气能力和顺应性，可用于治疗新生儿呼吸窘迫综合征。去棕榈酰化 SP-C 表面活性作用相对弱于棕榈酰化 SP-C，这可能与棕榈酰化 SP-C 的 α 螺旋结构域稳定性降低有关，因为 α 螺旋在脂质双分子层中具有锚定肽链的作用。尽管棕榈酰化基团在脂质环境中的极性尚未明确，SP-C 脂质部分可增加氨基端的疏水性，并使其与多层脂质薄膜相结合更紧密，并且可稳定 SP-C 的 α 螺旋型疏水结构。SP-C 可促进 Ⅱ 型肺泡上皮细胞摄入脂质并起到维持肺泡内脂质稳态的作用。

在脂质双分子层中，SP-C 中 α 螺旋片段的极性与脂质酰基链紧密平行，提示这是一种跨双分子层方向。在表面单分子层中，通过圆双色谱观察，SP-C 有一种优先平行于交界面的极性。靠近 SP-C 的氨基端带正电荷，或许能促进磷酸囊泡与单分子层结合，有助于将磷酸插入单分子层中。在脂质主体相变温度以下时，SP-C 在 DPPC/DPPG 薄膜中形成清晰可辨的结构域。SP-C 能调节脂质囊泡的大小和形状，干扰囊泡结构，形成大囊泡和盘状颗粒。

SP-C 和 SP-B 在呼吸循环中通过各自不同的方式与脂质进行相互作用，提升动态压缩过程，导致表面活性脂质膜折叠。SP-B 可以使折叠脂质膜与膜之间相互作用变得更加稳定，产生多分子层。

SP-C 在肺脏发病机制中的作用 Sftpc 缺失转基因小鼠会发生表面活性物质功能紊乱，并随着年龄增长导致严重的间质性肺病。尽管 Sftpc$^{-/-}$ 小鼠在出生后可以存活，但它们会出现肺气肿、肺炎，以及在肺泡巨噬细胞、上皮细胞、血管和基质细胞中发生异常脂类沉积。体内缺乏 SP-C 时，表面活性脂类的弥散性和稳定性仅会受到轻微干扰。SP-C 缺乏小鼠相关肺病的严重程度明显受遗传种系、年龄以及其他损伤的影响，提示 *SP-C* 基因缺乏和环境因素都能影响肺的结构和功能。SP-C 能结合细菌内毒素，在宿主肺固有免疫中发挥一定作用。SP-C 缺乏小鼠对病毒和细菌病原体易感，在肺纤维化小鼠模型中导致严重肺损伤。Sftpc$^{-/-}$小鼠会罹患间质性肺病，这与 *SFTPC* 突变的人发生急性和慢性肺损伤的状态相一致。

SFTPC 突变导致严重间质性肺病　*SFTPC* 突变是引起临床急性和慢性肺损伤的少见病因。*SFTPC* 突变通常是常染色体显性遗传，可导致新生儿急性呼吸道疾病，并常与婴儿、儿童和成人慢性间质性肺病相关。已有 *SFTPC* 基因新发突变的报道。*SFTPC* 相关肺病（OMIM 610913）通常在婴儿期即可明确诊断，但是也可在后半生才表现出来，疾病严重程度在同一家系中可以有较大差异。大部分突变发生于 SP-C 前体 C 末端 BRICHOS 结构域，BRICHOS 结构域为跨螺旋域亚稳膜的分子内并存结构。SP-C 前体蛋白突变发生错误折叠和/或错误指向，导致细胞内沉积。大部分突变导致活性 SP-C 多肽合成减低，参与肺病的发病机制。已证实，多种形式的 ILD 与此有关，包括新生儿急性 RDS、CPI、NSIP 和其他形式的特发性肺纤维化（idiopathic pulmonary fibrosis，IPF）（图 5-3）。与 *SFTPC* 突变相关的肺组织病理学可能受年龄、持续时间和疾病严重程度、治疗以及遗传和环境因素等影响。发生 *SFTPC* 突变的婴儿经常在病毒感染后出现严重呼吸系统症状和体征。通过鉴定 *SFTPC* 基因突变可明确诊断，但人群中发生的肺病及其严重程度呈高度多样化，甚至在同种亲缘关系中也是如此，这说明基因和环境因素对这一疾病具有强烈影响。目前，尚无 SP-C 相关疾病的有效治疗手段。肺移植是对于遗传性 *SFTPC* 缺陷患者呼吸衰竭推荐的治疗方法。*SFTPC* 突变是急性和慢性 ILD 的一种少见病因。SFTPC 中已有超过 50 种不同突变与临床肺疾病有关，这些突变包括错义、移码、剪接、插入和缺失，使 C 末端 BRICHOS 结构域的结构异常。最常见的突变是 I73T，见于 1/3 以上的患者。

ABCA3 突变导致出生时呼吸衰竭　ABCA3 是一种大分子跨膜运输蛋白，存在于 Ⅱ 型肺泡上皮细胞中的板层小体界膜内（图 5-2）。目前已确定超过 140 种与新生儿严重肺病相关的突变基因，其中 ABAC3 突变（OMIM 610921）是新生儿呼吸衰竭最常见的遗传病因。尽管 ABAC3 可以在很多组织中表达，但带有 ABAC3 突变的患者只出现肺部病变，并未见其他器官的结构和功能异常。新生儿呼吸衰竭的病理学表现

与 *ABAC3* 基因敲除小鼠类似。ABAC3 相关肺疾病通常是常染色体隐性遗传（表 5-1）。患病婴儿在出生第一天即出现以肺泡表面活性物质缺乏为特征的严重呼吸衰竭。其肺部病变难以用传统疗法治愈，常在出生第一个月内发生呼吸衰竭和死亡。病理学表现与 SFTPB 相关疾病类似，包括肺泡蛋白沉积症、类脂性肺炎、立方上皮细胞增生、间质增厚、肺泡正常结构丢失以及 DIP 特征（图 5-3）。年龄较大儿童则表现出 NSIP 特点。新生儿呼吸衰竭对表面活性物质替代治疗反应差。也有的患者实施了肺移植。ABCA3 是一种 ATP 依赖性的包含 Walker 结构域的蛋白，由包括囊性纤维化跨膜调节蛋白（cystic fibrosis transmembrane conductance regulator，CFTR）在内的一类膜相关转运蛋白家族组成。ABAC3 调节 PC 和 PG 转运至板层小体。患难治性肺病的婴儿和儿童可通过测定基因核苷酸序列，确诊是否为 ABAC-3 相关肺疾病。大多数突变可导致婴儿呼吸衰竭，但 E292V 突变所致肺病较轻，这些患者常在童年后期发生间质性肺病。*ABAC3* 突变患者肺组织的超微结构通常可见 Ⅱ 型肺泡上皮细胞内小的异常板层小体以及气道内管状鞘磷脂缺乏，提示细胞内外均存在脂质稳态异常。一些有 ABAC3 相关肺疾病者的 SP-B 前体加工过程也存在异常。

TITF1 在表面活性物质稳态中的作用　TITF1 编码含有同源结构域的核转录因子，即甲状腺转录因子-1（thyroid transcription factor-1，TTF-1），在肺脏形态发生和各种表面活性蛋白的表达中发挥重要作用。TTF-1 在中枢神经系统、甲状腺和肺脏组织中表达。在胚胎发育过程中，它是肺脏形成的必需因子。TTF-1 能调节 *SP* 基因（SFTPA、B、C 和 D）、ABCA3 和 SLC34a2，都表达于 Ⅱ 型肺泡上皮细胞中。SLC34a2 是一种磷酸转运体，与肺泡微石症相关。TITF1 突变与中枢神经系统疾病、甲状腺疾病和肺疾病（OMIM 600635）相关联，到目前为止已报道超过 150 个病例。与 TTF-1 相关的肺疾病通常以杂合突变方式遗传，可导致不同严重程度的肺脏功能障碍，包括肺脏形态发育异常、新生儿和婴儿肺中表面活性物质缺乏引起的呼吸衰竭，以及年长者的间质性肺病。大多数 *TITF1* 突变者都患有严重肺疾病，其中约半数患者具有大脑、甲状腺和肺部病变的疾病谱。组织学表现差异很大，包括严重肺泡异常以及不同程度 SP 和脂类丢失。与 *TITF1* 突变相关的肺病常伴有先天性甲状腺功能减退。*TITF1* 突变相关中枢神经系统、甲状腺和肺疾病的严重程度也表现多样。本病可通过检测 *TITF1* 基因突变确诊。

肺摄取（SP-A 和 SP-D）

■ 表面活性蛋白 A（SP-A）

SP-A 是一种具有高度亲水性的单体糖蛋白，分子量为 26kDa，在宿主免疫和调节细胞外表面活性脂类结构中发挥作用。SP-A mRNA 在无纤毛细支气管上皮细胞和 Ⅱ 型肺泡上皮细胞中表达，两个基因（SFTPA1 和 2）位于人类 10 号染色体上。在存在二价离子的情况下，SP-A 与 SP-B 和 SP-C 结合有利于形成表面脂质薄膜，但 SP-A 并非影响肺泡表面活性物质活性的关键因素。SP-A 氨基末端 1/3 以一种类胶原的三螺旋形式排列，而羧基端区域有类似哺乳动物凝集素的结构（包括 SP-D、血清甘露糖结合凝集素和 C1q）。SP-A 分子间通过二硫键发生蛋白与蛋白的相互作用，并由其类胶原结构域调节脂类聚集和管状鞘磷脂形成。Ⅱ 型肺泡上皮细胞及肺泡巨噬细胞结合和摄取 SP-A 的过程受独特的可饱和细胞表面受体调控；然而，SP-A 受体的确切特性及其细胞内功能仍不明确。SP-A 产生胶原和非胶原的结构域都与独立的 Ⅱ 型肺泡上皮细胞和免疫细胞相结合。SP-A 可增强脂类与 Ⅱ 型肺泡上皮细胞的联系，但并不增强脂类的胞内化。小鼠缺失 SP-A 基因（Sftpa）并不影响其出生后生存和肺脏功能。尽管没有管状鞘磷脂，Sftpa 缺失小鼠的表面活性物质功能、摄取和分泌并没有受到强烈影响。尽管如此，Sftpa$^{-/-}$ 小鼠对于肺脏细菌、病毒和真菌感染具有高度易感性，说明 SP-A 在肺脏宿主固有防御中起着重要的作用。

SFTPA2 突变导致的寻常型间质性肺病

编码 SP-A 基因（SFTPA2）错义突变可能与病理诊断为寻常型间质性肺炎（usual interstitial pneumonitis，UIP）（OMIM 178642）的肺纤维化相关，通常在 40～50 岁表现为间质性肺病。随着年龄增长，患肺腺癌的风险也相应增加。这一罕见病以常染色体显性突变方式遗传，表现为 SP-A（2）寡聚化和细胞内运输失调，导致未折叠蛋白反应和慢性肺泡细胞损伤。

■ 表面活性蛋白 D（SP-D）

SP-D 是一种胶原钙离子依赖型糖类结合蛋白，在结构上与 SP-A 和其他 C 型凝集素相关。SP-D 由位于人类 10 号染色体 SFTPA 基因附近的单基因（SFTPD）编码。SP-D 由 Ⅱ 型肺泡上皮细胞和无纤毛细支气管上皮细胞合成，但也可在很多其他组织中表达。SP-D 与细菌、真菌及病毒表面的糖类和糖脂结合，形成大的寡聚体。SP-D 与微生物病原的相互作用依赖钙离子和糖类。与其他种类 SP（SP-A、SP-B 和 SP-C）相比，SP-D 并不与肺泡表面活性磷脂密切相关，但是在决定表面活性物质结构及稳态中具有重要作用。

SP-D 在体内的功能

小鼠 Sftpd 缺失使我们了解到它在表面活性物质和肺泡稳态中的重要作用。Sftpd$^{-/-}$ 小鼠在出生后可以幸存，但会出现与巨噬细胞活化、气腔扩张和表面活性脂质在肺泡内大量沉积相关的严重肺疾病。SP-D 调节各种大小的表面活性物质在肺泡聚集，影响表面活性粒子大小及 Ⅱ 型肺泡上皮细胞对其摄取。在体外，在表面活性脂类浓缩物中加入 SP-D 会增强表面活性物质的稳定性，并保护早产儿肺避免内毒素引起的损伤。载脂巨噬细胞聚集和由肺泡巨噬细胞诱导的金属蛋白酶 2、9 和 12 合成可能有助于 Sftpd$^{-/-}$ 小鼠自发性气道重建。Sftpd$^{-/-}$ 小鼠对病毒（呼吸道合胞病毒和流感病毒）、细菌和内毒素或真菌暴露引起的肺部感染和炎症具有高度易感性，说明 SP-D 在宿主肺固有防御中发挥着重要作用。SP-D 与细菌、真菌和病毒等病原体结合，增强肺泡巨噬细胞的调理和杀伤作用。在早产儿、患有慢性肺病的婴儿及年长者中，SP-D 的水平较低。SP-D 影响宿主对过敏原免疫应答，在固有免疫系统中与肺泡巨噬细胞和淋巴细胞相互作用。因此，SP-D 在表面活性脂质稳态、宿主肺固有防御、炎症及预防气道重建中起着重要的调节作用。对甲型流感病毒易感被认为与特定的 SFTPD 等位基因相关，但是目前并未发现 SFTPD 突变与急性或慢性肺病有直接关联。

■ 肺泡表面活性脂类和蛋白的重吸收和降解

肺泡表面活性物质在肺中很快被摄取，其中大部分脂类会被再利用（图 5-2）。标记的磷脂经气道给予后，可在 Ⅱ 型肺泡上皮细胞和肺泡巨噬细胞内发现，但不出现在 Ⅰ 型肺泡上皮细胞中，说明 Ⅱ 型肺泡上皮细胞主动从肺泡中摄取表面活性脂质以重吸收或分解。分离出的 Ⅱ 型肺泡上皮细胞可以内化 H-PC 并将内化原料再次分泌，或将其降解以再次并入其他脂质中。分离的 Ⅱ 型肺泡上皮细胞能吞噬 SP-C 和 SP-B。SP-A 也与 Ⅱ 型肺泡上皮细胞结合，并通过受体介导机制被吞噬。虽然已经发现一部分候选 SP-A 和 SP-D 受体和结合蛋白，但这些蛋白是否会被有效地再循环，以及它们通过什么机制影响肺泡表面活性物质稳态，目前尚不明确。

从肺灌洗液中提取的肺泡表面活性物质以几种

形式存在,可基于密度进行分类。体内标记检测说明磷脂最初以最重的形式分泌,然后转变为不同的重量。密度最大或超稠密的形式包括板层小体和管状鞘磷脂。小的聚合物形式由小的单层囊泡组成。小聚合物虽然脂类成分与大聚合物类似,但缺乏 SP-A、SP-B 和 SP-C,也缺少表面活性物质功能。SP-A 和 SP-D 在维持大聚合物表面活性物质的结构中具有重要作用。在体外,通过表面薄膜膨胀和收缩使循环的表面活性物质能将脂类从大聚合物转变为小聚合物,这些小聚合物也可能是分解后或重吸收的残余物。详细内容参见 Perez-Gil 和 Weaver 的文章。

表面活性物质生成的调节

肺泡表面活性物质合成在胎儿发育过程中和出生后都受到精确调控。表面活性磷脂的合成在妊娠后期显著增加,包括胎儿肺中的糖皮质激素在内的多种激素起促进作用。肺磷脂含量在妊娠后 2/3 阶段逐渐增加,为胎儿出生后的呼吸适应做准备。产前糖皮质激素常规用于诱导有早产风险婴儿的肺脏成熟和表面活性物质合成。糖皮质激素可减少 IRDS 风险,并增强出生后表面活性物质替代治疗的功效。在研究的哺乳动物种群中,像表面活性磷脂一样,SP 含量在妊娠后 2/3 阶段也呈高度上调状态。调节 SP 表达由多种激素形成的复杂途径共同完成。外周血中 SP mRNA 水平升高与出生后呼吸适应所需的肺泡表面活性物质合成和分泌增加相关。SP 表达受转录和转录后水平的双重调节,在成人肺中严格调控之下维持蛋白浓缩物呈稳定状态。依据实验条件,糖皮质激素、表皮生长因子(epidermal growth factor,EGF)和环腺苷酸(cyclic adenosine monophosphate,cAMP)对表面活性物质产生发挥促进作用,而肿瘤坏死因子(tumor necrosis factor,TNF)-α、转化生长因子(transforming growth factor,TGF)β 和胰岛素则表现抑制效应。表面活性物质基因转录调控由数个核转录因子完成,如 TTF-1、cAMP 反应结合蛋白(CREBPα)、叉头族转录因子成员(FOXA2)、维 A 酸受体(retinoic acid receptors,RARs)、类固醇反应元件结合蛋白(sterol-responsive element-binding protein,SREBP)、GATA 结合蛋白、Krüppel 样因子 5(Krüppellike factor 5,KLF5)、NFATC3 和与这些转录因子相关的辅助活化受体。在肺组织中,表面活性蛋白 A、B 和 D 在无纤毛的细支气管和 II 型肺泡上皮细胞中表达,而 SP-C 只在 II 型肺泡上皮细胞中表达。转录、表观遗传和转录后机制影响 SP 和脂类合成,并调节表面活性物质在发育和修复期间气道内的浓度。

■ 表面活性物质的分泌

含有 SP(SP-B 和 SP-C)和脂类的板层小体向肺泡内分泌的过程由 β 肾上腺素受体及 P2×7R 嘌呤受体活化介导。这两种受体可调控细胞内 cAMP 及钙稳态,从而影响细胞骨架构建和分泌。近期研究显示,孤儿受体(GPRC116)对于表面活性物质分泌有调节作用,GPRC116 缺失会导致嘌呤受体活性增加、表面活性物质分泌增加,以及肺泡表面活性物质池增大。表面活性脂质 SP-B 和 SP-C 分泌通过板层小体完成,而表面活性物质相关蛋白 SP-A 和 SP-D 的分泌则通过独特的囊泡分泌方式完成(图 5-2)。SP-A 和 SP-D 与脂质相互作用是它们分泌至肺泡腔之后发生的。

GM-CSF 信号对清除表面活性物质的调节

目前认为,编码 GM-CSF 受体(CSFR2A,OMIM 13899)的基因突变和抗 CSF2(GM-CSF)自身免疫抗体分别与儿童和成人早发型 PAP 相关。尽管只有不足 10%~15% 表面活性磷脂通过在肺泡巨噬细胞中分解清除,但这一通路对调节机体表面活性物质稳定聚积状态具有关键作用。粒细胞巨噬细胞集落刺激因子(GM-CSF)和 GM-CSF 受体对于正常表面活性物质分解代谢是必需的。详情见 Suzuki 等人及 Trapnell 等人的综述。Csf2 和 Gsfr2a 基因缺失小鼠清除 SP 和脂类的能力降低,导致因 SP 和磷脂在肺中堆积而形成 PAP。小鼠模型所见使人们认识到,GM-CSF 信号通路异常可导致特发性 PAP。临床研究证实,成人特发性 PAP 通常是由抗 GM-CSF 自身抗体导致的。PAP 患者可出现与此类似的表面活性物质稳态异常、肺泡巨噬细胞形态和功能异常,可能是由于 GM-CSF 受体基因突变或与 GM-CSF 自身免疫抗体中和作用有关。全肺灌洗、全身应用或雾化吸入 GM-CSF,已经被成功应用于治疗成人 PAP(详见第 70 章)。

表面活性物质稳态和新生儿呼吸窘迫综合征替代治疗

IRDS 与早产相关,孕周越小,风险越大。早产儿除了气道形态未成熟之外,肺磷脂含量和表面活性物质分泌也会降低。尽管在 IRDS 患儿肺中可以分离出有功能的表面活性物质,但与足月儿相比,早产儿的表面活性物质池明显减小,其表面活性也偏低。肺泡毛细血管渗漏的血或血清蛋白也会使表面活性物质失活。与未成熟肺脏相关的表面活性物质活性降低会导致早产儿肺不张、肺泡塌陷、肺出血和低氧血症。对 IRDS 发病机制的影响因素见图 5-4。

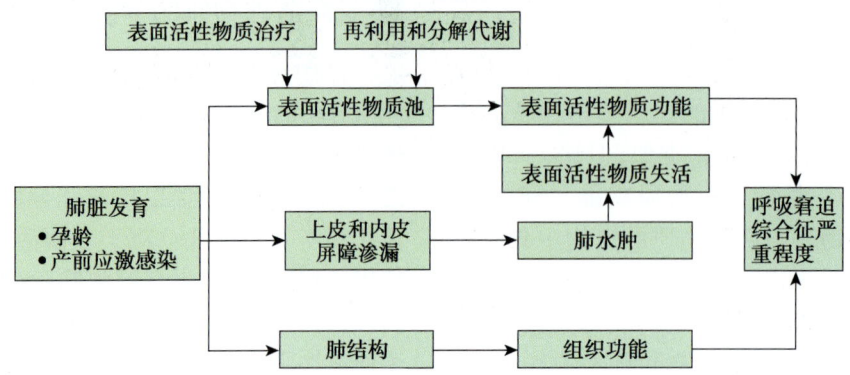

图5-4　影响先天性呼吸窘迫综合征发病的因素。先天性呼吸窘迫发病是多因素造成的。Ⅱ型肺泡上皮细胞不成熟导致表面活性物质池减小。肺塌陷和损伤是由表面活性物质缺乏造成的。肺泡损伤导致血清蛋白渗漏和水肿，使表面活性物质失活，增加呼吸窘迫的严重程度。肺泡表面活性物质治疗可减小表面张力，恢复磷脂池的大小，改善肺泡毛细血管渗漏以维持表面活性物质功能。图片经 Dr. Alan Jobe 授权使用。

吸氧和机械通气或辅助通气是治疗 IRDS 的常规手段。近 20 年间，外源性肺泡表面活性物质的广泛应用显著改善了早产儿 IRDS 的发病率和死亡率。外源性表面活性物质——磷脂和从牛或猪肺中提取的 SP-B、SP-C 浓缩后人工混合物——已经被广泛用于预防和治疗新生儿呼吸窘迫。用含有 SP-B 和 SP-C 的制剂进行表面活性物质替代治疗反应迅速，能增加肺容积和顺应性，降低正压通气和吸氧的需求。自应用表面活性物质替代治疗早产儿以来，IRDS 的发病率和病死率显著下降，气压伤、气胸和婴儿死亡率均有所下降。表面活性物质替代治疗通过气管内给药，增强肺的功能和氧合。人工合成缺少 SP 的表面活性物质能通过延迟的方式改善肺功能。临床研究结果显示，联合应用人工合成表面活性物质和含蛋白质表面活性物质，可降低 IRDS 的发病率和病死率。使用含有 SP-B 和 SP-C 的动物源性表面活性物质制剂是目前治疗 IRDS 的标准方法。表面活性物质疗法的有效性可能与其直接减小表面张力的特性和呼吸上皮细胞对外源性表面活性物质的再摄取和再利用相关。早产儿出生后，呼吸上皮细胞很快被诱导产生内源性表面活性脂类和蛋白。因此，表面活性物质替代治疗主要是在出生后数天内应用。表面活性物质替代治疗已经成功用于治疗胎粪吸入和新生儿肺炎。

成人呼吸窘迫综合征的表面活性物质稳态

ARDS 的发生与创伤、脓毒症、长骨骨折、烧伤和胃内容物吸入性肺损伤、肺炎、吸入有毒气体和感染相关（见第 141 章）。发生 ARDS 时，微血管网通透性增加使蛋白和液体渗漏至肺中，使表面活性物质失活。上皮细胞损伤也可能导致 ARDS 患者表面活性物质匮乏。ARDS 肺内，各种非 SP 和脂类物质在肺中的浓度升高，可能与表面活性物质的活性丧失有关。这些物质包括免疫球蛋白、白蛋白、纤维素、脂肪酸、溶血磷脂酰胆碱和 C 反应蛋白。导致 ARDS 时表面活性物质活性降低的机制包括与气-液交界面的蛋白质竞争、在非表面活性粒子中对表面活性物质隔离和稀释以及抑制 SP 和脂类合成和分泌。发生 ARDS 时，表面活性物质成分发生改变，并可能先于呼吸衰竭而出现。在有 ARDS 风险患者中，磷脂、SP-A 和 SP-B 浓度减降低，体外实验中测定的表面活性物质最小表面张力增加。发生 ARDS 时，总磷脂、PC、PG 和表面活性蛋白 SP-A、SP-B 减少，小聚合物与大聚合物的比值较非 ARDS 患者显著增加。因此，ARDS 既导致表面活性物质组分缺乏，也能抑制剩余表面活性物质的活性。尽管在基础实验中，表面活性物质对 ARDS 具有作用，但目前为止，临床研究并没有支持对成人呼吸窘迫综合征患者使用表面活性物质替代治疗的证据。相反，发生 ARDS 时，使用保护性机械通气治疗会取得较好的预后。

在肺损伤时表面活性物质活性受抑制

磷脂酶 A_2 和 C 及其产物（如脂肪酸、溶血磷脂和二棕榈酸甘油酯）在体外具有抑制表面活性的作用。这些分子可能在肺损伤时被释放或产生。油酸的抑制作用可能和它能与磷脂混合，以及干扰交界面表面活性物质薄膜相关，而不是在交界面发挥竞争效应。由凝血酶原活化因子（prothrombin activation factor,

PAF)、溶血磷脂和油酸造成的抑制是不可逆的,提示它们与表面活性脂质的直接相互作用使形成稳定薄膜所需的脂质组织结构发生异常。相反,在预防性IRDS治疗中,应用棕榈酸能增强表面活性物质的功能。肺泡表面活性物质的表面活性很容易被磷脂酶A$_2$或磷脂酶C破坏。发生ARDS和IRDS时,常规应用氧疗可能会影响肺泡中表面活性物质稳态和功能。在暴露于纯氧64h的实验兔子模型中,肺泡表面活性脂质的合成率和放射性核素标记的表面活性物质提取物的清除率下降。相反,暴露于85%氧气的成年大鼠的肺泡表面活性蛋白SP-A、SP-B、SP-C及磷脂表达增加。氧化物质也在局部肺组织中激活和释放免疫细胞。活化的肺泡巨噬细胞分泌一氧化氮和过氧化物,随后反应生成能使蛋白和脂质氧化失活的过氧亚硝酸盐。过氧亚硝酸盐抑制表面活性物质的活性,损伤脂质和表面活性蛋白。

■ 血浆蛋白使肺泡表面活性物质失活

水肿液都会在ARDS和IRDS时渗漏至气道中。使用脉动气泡仪检测发现,从暴露于高氧环境的实验兔子中收获含有血清蛋白的水肿液,能抑制表面活性物质提取液的表面活性。因此,水肿液可能会干扰应用表面活性物质的治疗,尽管这种抑制作用呈浓度依赖性,即增加表面活性物质剂量有可能消减水肿液引起的抑制效应。在体外,血清白蛋白、球蛋白和纤维蛋白原可见降低吸附率,增加表面活性物质薄膜的最小表面张力,减少压缩膨胀曲线之间的滞后区。血浆蛋白抑制肺泡表面活性物质的机制可能是一种对交界面的竞争效应所致,因为高浓度表面活性脂类即使是在高浓度白蛋白溶液中也能克服白蛋白的抑制作用。由C反应蛋白、纤维蛋白原和其他血浆蛋白造成的抑制作用是可逆的,加入SP-A和有机表面活性物质提取物能抵消可溶性蛋白造成的抑制作用,但不能抵消溶血性卵磷脂造成的抑制作用。SP-C和SP-B都能增加磷脂混合物抵抗由血浆蛋白造成的表面活性抑制作用。在对抗纤维蛋白原的抑制作用方面,SP-B比SP-C更有效。SP-C和SP-B同时存在时,拮抗血清蛋白造成的表面活性抑制作用最强。

在ARDS中表面活性物质合成减少

除了肺水肿液中的蛋白和脂类能使表面活性物质失活之外,发生ARDS时,表面活性物质活性降低也可能与表面活性物质合成减少有关。肠杆菌内毒素在肺器官培养中能抑制表面活性物质合成。SP合成

也受继发于肺损伤或感染的炎症反应的影响。TNF-α能减少SP-A、SP-B和SP-C mRNA从头合成,在小鼠气管内给予TNF-α时可产生呼吸窘迫。在体外试验中,肺损伤时产生的TGF-β$_1$能降低SP-A和SP-C表达。因此,脓毒症或肺损伤可能既减少表面活性脂类和蛋白合成,又降低其功能。

总结

肺泡表面活性物质不仅是出生后的通气功能所必不可少的,也是保护肺脏免受微生物病原和毒物侵袭的必要条件。表面活性物质稳态是SP和脂类综合作用的结果,从而降低肺泡的表面张力。肺泡表面活性物质合成减少或失活与IRDS及ARDS都有关。调控表面活性物质合成的基因突变(ABCA3、SFTPA、SFTPB、SFTPC、TITF1和CSFR2A受体)是导致急性或慢性肺疾病罕见的遗传因素。检测调控肺泡稳态的基因和蛋白质为诊断和治疗表面活性物质稳态失调所造成的少见肺疾病提供了依据。

尹 露 译
高占成 审校

参考文献

[1] NOGEE LM. Genetic basis of children's interstitial lung disease. Pediatr Allergy Immunol Pulmonol, 2010, 23:15–24.

[2] WHITSETT JA, WERT SE, WEAVER TE. Alveolar surfactant homeostasis and the pathogenesis of pulmonary disease. Annu Rev Med, 2010, 61:105–119.

[3] PEREZ-GIL J, WEAVER TE. Pulmonary surfactant pathophysiology: current models and open questions. Physiology (Bethesda), 2010, 25:132–141.

[4] GOWER WA, NOGEE LM. Surfactant dysfunction. Paediatr Respir Rev, 2011, 12:223–239.

[5] SUZUKI T, SAKAGAMI T, YOUNG LR, et al. Hereditary pulmonary alveolar proteinosis: pathogenesis, presentation, diagnosis, and therapy. Am J Respir Crit Care Med, 2011, 182:1292–1304.

[6] AVERY ME, MEAD J. Surface properties in relation to atelectasis and hyaline membrane disease. AMA J Dis Child, 1959, 97: 517–523.

[7] ROBERTS D, DALZIEL S. Antenatal corticosteroids for accelerating fetal lung maturation for women at risk of preterm birth. Cochrane Database Syst Rev, 2006, (3):CD004454.

[8] NUMATA M, KANDASAMY P, NAGASHIMA Y, et al. Phosphatidylglycerol suppresses influenza A virus infection. Am J Respir Cell Mol Biol, 2012, 46:479–487.

[9] HAWGOOD S. Pulmonary surfactant: a review of protein and genomic structure. Am J Physiol, 1989, 257(2 Pt 1):L13–L22.

[10] WHITSETT JA, WEAVER TE. Hydrophobic surfactant proteins in lung function and disease. N Engl J Med, 2002, 347:2141–2148.

[11] CROUCH EC. Collections and pulmonary host defense. Am J Respir Cell Mol Biol, 1989, 19:177–201.

[12] NOGEE LM, GARNIER G, DIETZ HC, et al. A mutation in the

surfactant protein B gene responsible for fatal neonatal respiratory disease in multiple kindreds. J Clin Invest, 1994, 93:1860–1863.

[13] NOGEE LM, WERT SE, PROFFIT SA, et al. Allelic heterogeneity in hereditary surfactant protein B (SP-B) deficiency. Am J Respir Crit Care Med, 2000, 161:973–981.

[14] CLARK JC, WERT SE, BACHURSKI CJ, et al. Targeted disruption of the surfactant protein B gene disrupts surfactant homeostasis, causing respiratory failure in newborn mice. Proc Natl Acad Sci U S A, 1995, 92:7794–7798.

[15] WERT SE, WHITSETT JA, NOGEE LM. Genetic disorders of surfactant dysfunction. Pediatr Dev Pathol, 2009, 12:253–274.

[16] DEUTSCH GH, YOUNG LR, DETERDING RR, et al. Diffuse lung disease in young children: application of a novel classification scheme. Am J Respir Crit Care Med, 2007, 176:1120–1128.

[17] GLASSER SW, DETMER EA, IKEGAMI M, et al. Pneumonitis and emphysema in sp-C gene targeted mice. J Biol Chem, 2003, 278:14291–14298.

[18] NOGEE LM, DUNBAR AE, WERT SE, et al. A mutation in the surfactant protein C gene associated with familial interstitial lung disease. N Engl J Med, 2001, 344: 573–579.

[19] THOMAS AQ, LANE K, PHILLIPS J 3rd, et al. Heterozygosity for a surfactant protein C gene mutation associated with usual interstitial pneumonitis and cellular nonspecific interstitial pneumonitis in one kindred. Am J Respir Crit Care Med, 2002, 165:1322–1328.

[20] WILLANDER H, ASKARIEH G, LANDREH M, et al. High-resolution structure of a BRICHOS domain and its implications for anti-amyloid chaperone activity on lung surfactant protein C. Proc Natl Acad Sci U S A, 2012, 109:2325–2329.

[21] SHULENIN S, NOGEE LM, ANNILO T, et al. ABCA3 gene mutations in newborns with fatal surfactant deficiency. N Engl J Med, 2004, 350:1296–1303.

[22] FLAMEIN F, RIFFAULT L, MUSELET-CHARLIER C, et al. Molecular and cellular characteristics of ABCA3 mutations associated with diffuse parenchymal lung diseases in children. Hum Mol Genet, 2012, 21:765–775.

[23] BOHINSKI RJ, DI LAURO R, WHITSETT JA. The lung-specific surfactant protein B gene promoter is a target for thyroid transcription factor 1 and hepatocyte nuclear factor 3, indicating common factors for organ-specific gene expression along the foregut axis. Mol Cell Biol, 1994, 14:5671–5681.

[24] KIMURA S, HARA Y, PINEAU T, et al. The T/ebp null mouse: thyroid-specific enhancer-binding protein is essential for the organogenesis of the thyroid, lung, ventral forebrain, and pituitary. Genes Dev, 1996, 10:60–69.

[25] FERREIRA FRANCISCO FA, PEREIRA E SILVA JL, HOCHHEGGER B, et al. Pulmonary alveolar microlithiasis. State-of-the-art review. Respir Med, 2013, 107:1–9.

[26] WILLEMSEN MA, BREEDVELD GJ, WOUDA S, et al. Brain-Thyroid-Lung syndrome: a patient with a severe multi-system disorder due to a de novo mutation in the thyroid transcription factor 1 gene. Eur J Pediatr, 2005, 164:28–30.

[27] GALAMBOS C, LEVY H, CANNON CL, et al. Pulmonary pathology in thyroid transcription factor-1 deficiency syndrome. Am J Respir Crit Care Med, 2010, 182:549–554.

[28] KUROKI Y, MASON RJ, VOELKER DR. Alveolar type II cells

express a high affinity receptor for pulmonary surfactant protein A. Proc Natl Acad Sci U S A, 1988, 85:5566–5570.

[29] KORFHAGEN TR, BRUNO MD, ROSS GF, et al. Altered surfactant function and structure in SP-A gene targeted mice. Proc Natl Acad Sci U S A, 1996, 93:9594–9599.

[30] MAITRA M, WANG Y, GERARD RD, et al. Surfactant protein A2 mutations associated with pulmonary fibrosis lead to protein instability and endoplasmic reticulum stress. J Biol Chem, 2010, 285:22103–22113.

[31] WANG Y, KUAN PJ, XING C, et al. Genetic defects in surfactant protein A2 are associated with pulmonary fibrosis and lung cancer. Am J Hum Genet, 2009, 84:52–59.

[32] WERT SE, YOSHIDA M, LEVINE AM, et al. Increased metalloproteinase activity, oxidant production, and emphysema in surfactant protein D gene-inactivated mice. Proc Natl Acad Sci U S A, 2000, 97:5972–5977.

[33] IKEGAMI M, NA C-L, KORFHAGEN TR, et al. Surfactant protein D influences surfactant ultrastructure and uptake by alveolar type II cells. Am J Physiol Lung Cell Mol Physiol, 2005, 288:L552–L561.

[34] MENDELSON CR, BOGGARAM V. Hormonal control of the surfactant system in fetal lung. Annu Rev Physiol, 1991, 53:415–440.

[35] MAEDA Y, DAVÉ V, WHITSETT JA. Transcriptional control of lung morphogenesis. Physiol Rev, 2007, 87:219–244.

[36] ANDREEVA AV, KUTUZOV M, VOYNO-YASENETSKAYA TA. Regulation of surfactant secretion in alveolar type II cells. Am J Physiol Lung Cell Mol Physiol, 2007, 293:L259–L271.

[37] BRIDGES JP, LUDWIG M-G, MUELLER M, et al. Orphan G protein-coupled receptor GPR116 regulates pulmonary surfactant pool size. Am J Respir Cell Mol Biol, 2013, 49(3):348–357. doi: 10.1165/rcmb.2012-0439OC.

[38] KITAMURA T, TANAKA N, WATANABE J, et al. Idiopathic pulmonary alveolar proteinosis as an autoimmune disease with neutralizing antibody against granulocyte/macrophage colony-stimulating factor. J Exp Med, 1999, 190:875–880.

[39] TRAPNELL BC, WHITSETT JA, NAKATA K. Pulmonary alveolar proteinosis. N Engl J Med, 2003, 349:2527–2539.

[40] DRANOFF G, CRAWFORD AD, SADELAIN M, et al. Involvement of granulocyte-macrophage colony-stimulating factor in pulmonary homeostasis. Science, 1994, 264:713–716.

[41] JOBE AH, RIDER EO. Catabolism and recycling of surfactant// ROBERTSON B, VAN GOLDE LMG, BATENBURG JJ. Pulmonary Surfactant: from Molecular Biology to Clinical Practice. Amsterdam: Elsevier, 1992, 313.

[42] SINCLAIR JC, HAUGHTON DE, BRACKEN MB, et al. Cochrane neonatal systematic reviews: a survey of the evidence for neonatal therapies. Clin Perinatol, 2003, 30:285–304.

[43] GREGORY TJ, LONGMORE WJ, MOXLEY MA, et al. Surfactant chemical composition and biophysical activity in acute respiratory distress syndrome. J Clin Invest, 1991, 88:1976–1981.

[44] HADDAD IY, ISCHIROPOULOS H, HOLM BA, et al. Mechanisms of peroxynitrite-induced injury to pulmonary surfactants. Am J Physiol, 1993, 265:L555–L564.

[45] LAWSON WE, LOYD JE, DEGRYSE AL. Genetics in pulmonary fibrosis–familial cases provide clues to the pathogenesis of idiopathic pulmonary fibrosis. Am J Med Sci, 2011, 341:439–443.

第6章

黏液纤毛清除

Burton F. Dickey
Michael R. Knowles
Richard C. Boucher

气道黏液是保护肺脏免受吸入颗粒、病原和毒物侵袭的一道必不可少的屏障。然而，黏液过度积聚可加速所有常见气道疾病发病。因此，理解气道黏液功能及功能障碍对于肺脏病学十分重要。气道黏液屏障是可动的，它通过纤毛摆动持续向近端方向推进。纤毛运动障碍，就无法将外源物质从肺中清除，引起黏液积聚，继之发生疾病。本章阐述了黏液和纤毛的生物学基础，因为无论气道清除功能能否完成，都是二者相互作用的结果。

健康状态下的黏液纤毛清除

■ 气道表面液体

气道腔内液体分为两类不同的层面，分别为黏液移动层和纤毛周边静态层（图6-1）。分泌的多聚黏蛋白是黏液层的主要大分子组分，而与细胞膜连接的黏

蛋白及非黏蛋白多糖复合物是纤毛周边层的主要大分子组分。

黏液层

正常黏液具有一定的物理特点，位于黏稠液体和柔软、有弹力固体的交界面之间。其物理状态可以随着水化的程度以及下文中提到的黏液纤毛功能障碍疾病等状态而改变。黏液由水中的黏蛋白聚合物网络形成，其中水约占总质量的98%，黏蛋白占0.7%，其余物质包括盐及非黏蛋白大分子。黏蛋白是巨大的糖蛋白（单体分子质量可达3×10^6Da）。它们相互连接可形成长链，并通过分支形成网络。MUC5AC和MUC5B是气道中主要分泌的黏蛋白，其分子量和初级结构（图6-2A）相似，但在功能（见分泌细胞章节）和聚合物结构方面有所不同。尽管MUC5B能形成末端-末端相连的聚合物（图6-2B），但是越来越多的数据显示，MUC5AC能形成分支共价网络。它们具有富含丝氨酸和苏氨酸残基的特征区域，这些残基的羟基侧基与占黏蛋白质量50%～90%的糖链（O-糖基化）相连接。

包装于分泌颗粒的脱水黏蛋白，在分泌后能迅速吸收其质量数百倍的水分。因此，气道表面有充足的液体是至关重要的。液体缺乏时会形成过于黏稠的胶体，不易通过纤毛运动或咳嗽的方式清除。固定黏液斑块一旦形成，即使随后暴露于额外液体中，由于

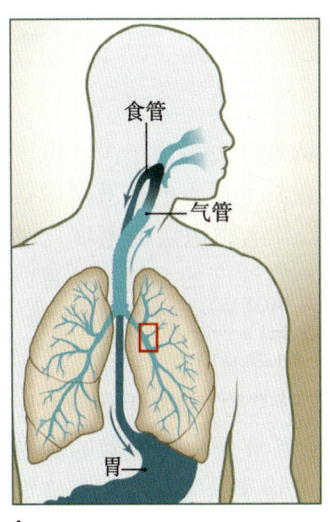
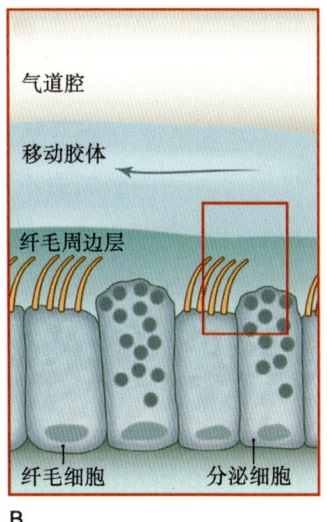
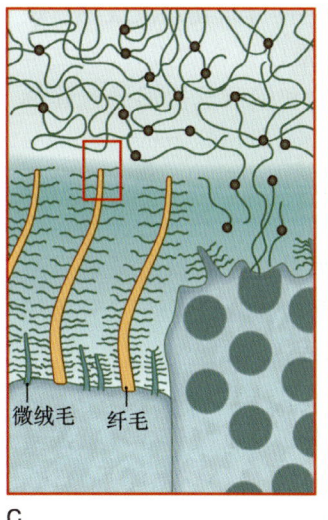
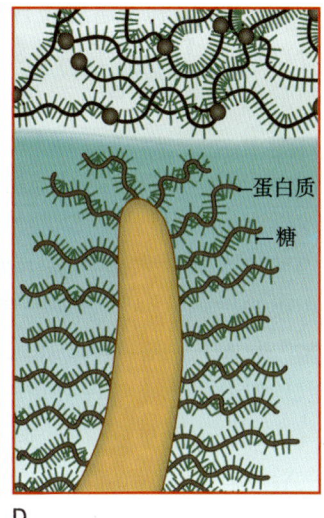

图6-1 气道表面液体层。A. 黏液在肺脏传导气道中连续产生，并通过纤毛运动由远端气道清扫至近端气道。在通过喉部之后，黏液被吞咽下。B. 移动黏液层（浅蓝色）滑过渗透系数更高的纤毛周边层（深蓝色）。C. 气道分泌细胞合成并分泌的黏蛋白聚合物能与水相互作用形成移动黏液层。纤毛细胞覆盖着一层致密多糖-蛋白复合物（包括黏多糖、系链膜黏蛋白以及其他糖糖轭合物），使纤毛周边层具有高渗透系数。D. 黏蛋白聚合物如黏液层中所示，其中黑色表示蛋白核心，蓝色表示糖侧链，黑色圆圈表示末端-末端聚合点。与膜相连接的黏蛋白包裹着密集的纤毛，未显示其他糖轭合物。获授权改编自：DICKEY BF. Biochemistry. Walking on solid ground. Science, 2012, 337 (6097): 924-925.

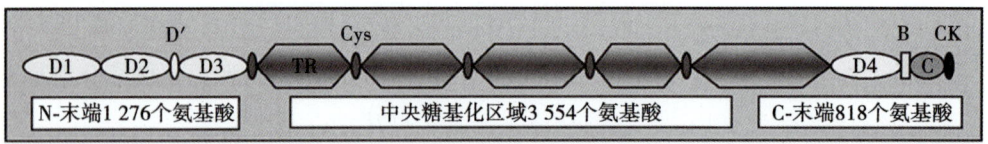

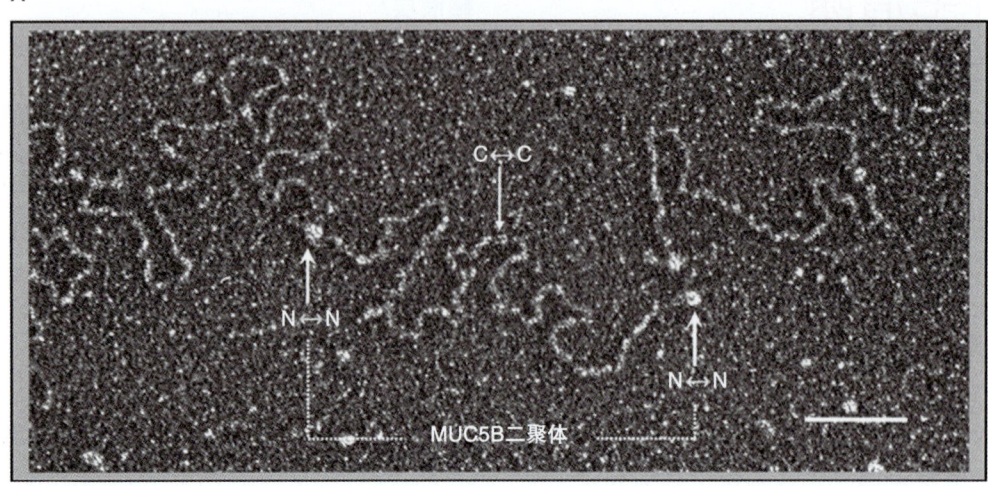

图 6-2　MUC5B 的结构。A. MUC5B 单体结构域示意图。MUC5B 在氨基端和羧基端区域（D、B、C 和 CK 结构域）具有血管性血友病因子（Von Willebrand factor，VWF）样的结构域。中央区含有 5 个高度糖基化且串联重复（tandem repeat，TR）的黏蛋白结构域以及 5 个小的富含半胱氨酸（cysteine，cys）区域。B. 一个结构松弛的线性 MUC5B 分子电镜图像。在黏液中，MUC5B 完整分子是先通过二硫键介导的羧基结构域反应，由单体形成二聚体，随后在氨基端结构域发生反应，形成大的多聚体。二聚体（虚线条）结构分配是根据长度（850nm）进行的，该长度大于获得的单个 MUC5B 单体长度。N↔N 末端区域和 C↔C 末端区域可以通过其长度进行区分。比例尺长度为 100nm。获授权改编自：KESIMER M，MAKHOV AM，GRIFFITH JD，et al. Unpacking a gel-forming mucin：a view of MUC5B organization after granular release. Am J Physiol Lung Cell Mol Physiol，2010，298（1）：L15-L22.

黏蛋白聚合物的高度缠结能力，也仅能缓慢膨胀。除了需要足够的表面液体之外，液体中必须含有足够的碳酸氢盐，以利于通过螯合钙的方式使黏液成熟。在分泌颗粒中，钙离子调控黏蛋白聚合物折叠，使之解离后便于黏液膨胀。氯化物和碳酸氢盐都通过囊性纤维化跨膜调节蛋白（cystic fibrosis transmembrane regulator，CFTR）分泌至气道腔中。因为气道上皮的透水性很好，水能伴随氯化物和碳酸氢盐一起分泌至气道腔中。其他水合作用是由另外途径的氯离子通道所提供，这在后文的"黏膜纤毛功能障碍疾病""分泌细胞"及"哮喘"部分中有详细描述。

黏液由整个传导气道分泌，一直延续至最小的支气管和较大的细支气管，但终末细支气管或呼吸细支气管不产生（图 6-3A）。细支气管缺乏黏膜下腺体。总体上来说，在灵长目动物中，气道黏液大约 2/3 由表面上皮细胞产生，另 1/3 由黏膜下腺体产生（图 6-3B）。黏液层在最远端气道中极稀薄，但在向近端移动过程中逐渐增厚，这是因为有新分泌的黏液加入其中，而且气道总的横截面积逐渐变小。气管的黏液胶体层大约有 50μm 厚。黏液除了作为单纯的物理屏障

外，黏蛋白糖侧链还能作为一个组合文库来结合微粒和病原，并且已证实厚黏液层有利于提升机体抵抗感染的作用。

纤毛周边层

直到最近，人们才普遍认为纤毛是在一个较低密度的含水层中摆动，而不是在其上覆盖的黏液层中摆动。然而，最新的数据显示，纤毛周边层的密度比黏液层更高，这是由于其中含有高浓度的系链膜黏蛋白（MUC 1、4 和 16）和黏多糖（也叫葡糖氨基葡聚糖）。这一发现对气道功能有几个重要的意义。第一，它有助于解释不同液体层是如何形成的，因为纤毛周边层上的多糖轭合物有助于清除黏液层中未附着的黏蛋白聚合物（图 6-1C）。第二，带电聚合物在水相环境中是非常高效的润滑剂，尽管多糖轭合物的密度很高，但由于纤毛周边层和胶体层之间摩擦力很低，能允许纤毛摆动保持很低的摩擦力。第三，多糖轭合物造成的空间撞击可能使邻近纤毛发生物理配对以协调其摆动（图 6-1C）。第四，多糖轭合物的密度从纤毛周边层顶部至底部逐渐增加，可能通过黏液层移动促进外

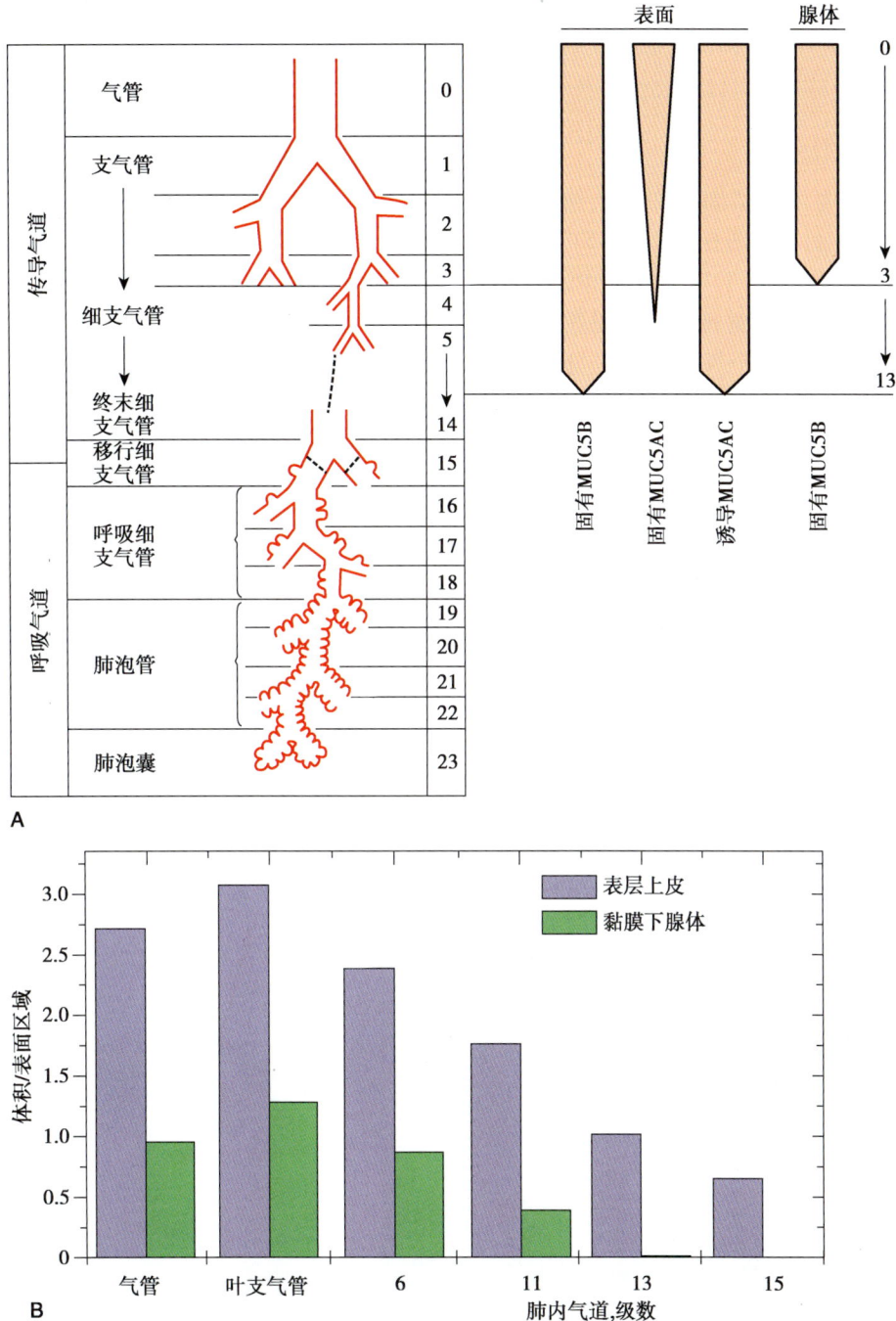

图 6-3   传导气道中黏蛋白的产生。A. MUC5B 作为基本成分由气道表面上皮细胞形式产生,直到近端细支气管和远端细支气管以远的上皮细胞,另外,气管和支气管(不包括细支气管)的黏膜下腺体也分泌。MUC5AC 也作为基本成分由气道表面杯状上皮细胞产生,直到终末细支气管,也可通过诱导分泌 MUC5B 的非杯状分泌细胞而产生。气道级数在第三列中以数字表示。B. 对恒河猴气道进行形态学分析,通过阿尔新蓝/PAS 染色方式,可以估计由表面上皮细胞和黏膜下腺体分泌黏蛋白的相对数量,以每单位区域(mm²)基底层内着色物质的体积(mm³×10⁻³)比来表示。A 图获授权改编自:WEIBEL ER. Morphometry of the human lung. Heidelberg:Springer-Verlag,1963;B 图获授权引自:PLOPPER CG, HEIDSIEK JG, WEIR AJ, et al. Tracheobronchial epithelium in the adult rhesus monkey:a quantitative histochemical and ultrastructural study. Am J Anat,1989,184(1):31-40.

源性颗粒和病原清除。第五,纤毛周边层中高密度亲水性糖复合物及其与细胞表面的轭合,导致该层液体量几乎呈恒定状态,除非在严重水化不足情况下。水化过度时,液体被转运至黏液层,但通常对这一过程的耐受性良好。

■ 气道上皮细胞

气道表面上皮主要由分泌细胞和纤毛细胞这两种类型细胞镶嵌而成(图6-1、图6-4和图6-5)。此外,基底细胞不接触气道腔,分布于近端气道中,作为祖细胞发挥作用;向基底外侧感觉神经元分泌物质的神经内分泌细胞散在分布于整个气道之中。分泌细胞和纤毛细胞在近端气道中呈高柱形且多层排列,但在远端气道中逐渐转变为单层排列且柱形逐渐变矮,直到在细支气管内变为立方形。在近端气道中,纤毛细胞的数量比分泌细胞多,但在远端气道中,分泌细胞较丰富。

分泌细胞

气道分泌细胞亚群根据其显微结构不同命名为不同的细胞,包括杯状和 Clara 细胞。但分子生物学技术显示,这些亚群之间有相互重合之处。例如,表达黏蛋白的杯状细胞存在 CCSP(SCGB1A1),而在棒状细胞中存在 MUC5B。分泌细胞之所以彼此连接,就是因为它们能稳定表达一种胞外尖端调节器,包含黏蛋白及分泌球蛋白之类的分泌产物,并随着细胞外信号暴露改变,细胞外信号可迅速调节其分泌和表达(图6-5)。所以,尽管这些细胞可依据其外形、气道分支水平和相关表达基因进一步分型,但最简单的方式是统称其为气道分泌细胞。

表达 MUC5B 的支气管和近端细支气管分泌细胞也可以表达 MUC5AC。MUC5AC 在近端气道固定表达,但在远端气道则呈诱导性表达(图 6-3 和 6-5)。*Muc5b* 基因敲除的小鼠在出生后即死于上、下呼吸道炎症和感染。相反,*Muc5ac* 基因敲除小鼠与基线相比能表现健康状态,但不能清除来源于内脏的寄生虫,而在小鼠肺中诱导 *Muc5ac* 基因表达可以避免寄生虫进入肺脏。因此,*Muc5b*/MUC5B 似乎对气道基础清除发挥关键黏蛋白功能,而 *Muc5ac*/MUC5AC 似乎主要在寄生虫防御中起作用。

Muc5ac 在寄生虫防御中的功能效应与 IL-13 在寄生虫防御中的中心作用以及 IL-13 强烈诱导 *Muc5ac*/MUC5AC 表达能力(在体外培养的人气道细胞中>100 倍,小鼠体内为 40 倍)相一致。其他促进黏蛋白基因表达的细胞因子包括 IL-1β、4、6、9、23 和 25,但它们是直接促进表达还是通过增加 IL-13 信号强度

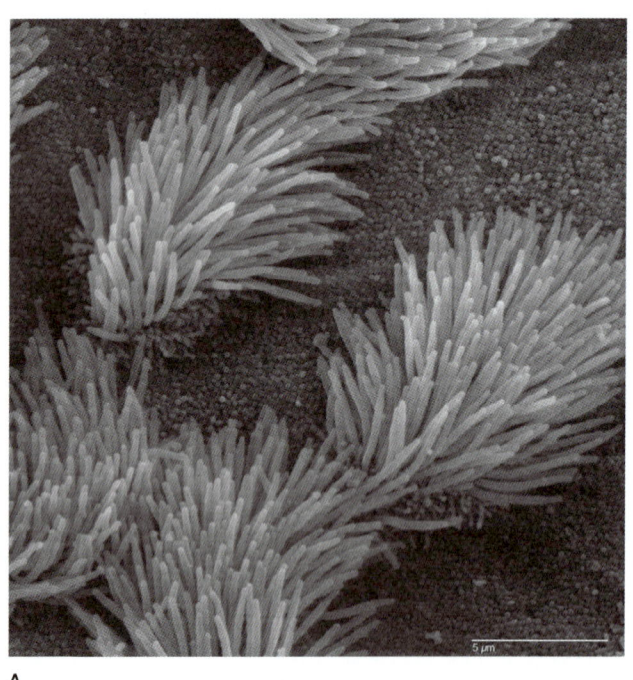

图 6-4　纤毛结构。A. 鼠类气管上皮的扫描电镜显微照片显示了纤毛和非纤毛细胞。注意非纤毛细胞表面的微绒毛与纤毛细胞大小的差别。比例尺长度为 5μm。B. 气道纤毛横截面的透射电镜显微照片显示出微管的 "9+2" 结构布局。箭头指出中央的一对微管、外侧动力蛋白臂(outer dynein arm,ODA)和内侧动力蛋白臂(inner dynein arm,IDA)。这些对于纤毛的运动至关重要,是原发性纤毛运动障碍(primary ciliary dyskinesia,PCD)的常见突变位点。图 A 由 Charles Daghlian,Dartmouth Electron Microscope Facility 授权,通过维基百科共识,公开使用。

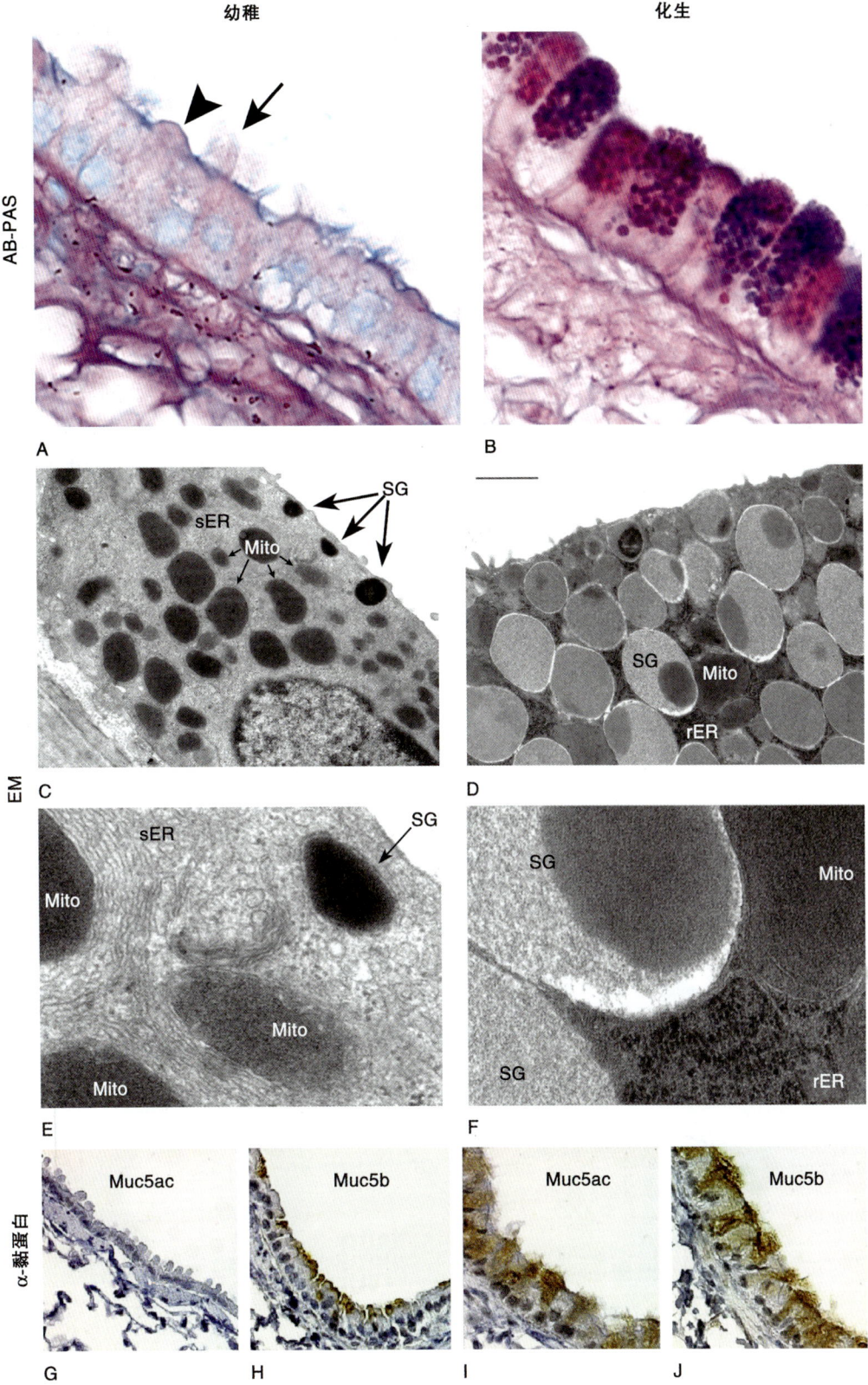

图 6-5　气道上皮黏液化生。AB-PAS 染色的光镜显微图像（A、B）、电镜显微图像（EM）（C~F,低倍和高倍放大）以及黏蛋白特异抗体免疫组化图像（G~J）。左侧图像来自没有气道炎症的健康小鼠（无干预小鼠），右侧图像则来自发生过敏性炎症反应 3d 后、具有黏液化生小鼠的气道,如 Evans 等人所述。左侧第一行图显示交替排列的纤毛细胞（指针所示）和圆顶的分泌细胞（箭头所示）,右侧第一行图显示分泌细胞中显著的黏蛋白颗粒。左侧电镜图像显示顶膜附近少量电子致密分泌颗粒（SG）、大量线粒体（Mito）和丰富的光滑内质网（sER）。右侧电镜图像显示细胞内有众多包含黏蛋白的低电子密度分泌颗粒（SG）、电子致密核心以及大量粗面内质网（rER）。底行图片显示无干预小鼠气道内 Muc5b,虽然因其对 AB-PAS 染色不敏感而并不明显,但是增厚的化生上皮中都存在 Muc5ac 和 Muc5b。右侧中间的比例尺在顶行为 10μm,第二行为 1μm,第三行为 150nm,底行为 30μm。

来促进表达,目前尚不明确。补体蛋白 C3a、肾上腺素和 γ-氨基丁酸信号通路与 IL-13 信号通路相互作用,增加 *Muc5ac* 的表达。ClCa1 是一种分泌蛋白,以响应 IL-13 以自分泌或旁分泌的方式产生信号,促进 Muc5ac 表达。目前已经发现一个调节 *Muc5ac*/MUC5AC 表达的信号通路网络,包括 STAT6、SPDEF、Foxa2、Foxa3、Notch、β-连环素和 XBP-1。尽管已知细胞外配体与转录调控相关信号通路的某些成分,如 IL-13 下游 STAT6 和 ClCa1 下游 MAPK13 的关键作用,但仍有很多细节有待阐明。关于调节 *Muc5b*/MUC5B 表达的通路和转录因子目前研究较少,这可能反映了一个事实:与 *Muc5ac*/MUC5AC 相比,这种黏蛋白表达相对稳定。然而,对于 MUC5B 在发育过程中表达调控的认识似乎可以让人们深入了解气道细胞最终作用的特殊性,并且最近发现间质性肺病存在 MUC5B 异常表达,从而突显其临床的重要性(见"间质性肺病"章节)。聚黏蛋白本身产生的同时,需要特殊的酶使之糖基化(即 GalNAc-T)、折叠和聚合(即 AGR2),以及包括气道分泌细胞产生黏蛋白形成过程的其他方面。

黏蛋白被分泌至气道腔的过程包括一个较低的基础速率和一个较高的刺激速率。小鼠第二信使传感器 Munc13-2 被删除时,基础及刺激分泌的异常表型

中一种受调节的细胞外机制对两者都有介导作用。这种细胞外机制的其他分子组分已经阐明,其功能仍在研究中(图 6-6)。黏蛋白的分泌速率是由第二信使钙和二酰基甘油调节的,这两种物质由包括 P2Y₂ 嘌呤受体和 A3 腺苷受体在内的 G-蛋白偶联受体的信号级联瀑布下游产生。ATP 以自分泌和旁分泌形式释放,激活 P2Y₂ 受体,代谢成腺苷。组胺和乙酰胆碱等其他配体有可能作为炎症的促分泌素,其作用机制可能是通过间接作用引起平滑肌收缩和核苷酸释放。

分泌至气腔的黏蛋白要形成具有正常黏弹性的黏液必须吸收大量水分,因此气道腔内必须具有足够可以被利用的水分。自分泌/旁分泌配体 ATP、腺苷和 ClCa1 调节 CFTR、钙激活氯离子通道(calcium-activated chloride channel,CaCC)TMEM16A,以及溶质运载蛋白家族 26 成员 9(SLC26A9)表达和/或活性,以控制氯化物分泌。如前所述,这些相同配体调节黏蛋白产生和/或分泌,因此黏蛋白释放与水易位共同相互协调。

气道分泌细胞除了具有产生和分泌黏蛋白的作用外,也是分泌细胞和纤毛细胞的祖细胞。他们也表达细胞色素 P450 系统的组成成分,该系统能通过氧

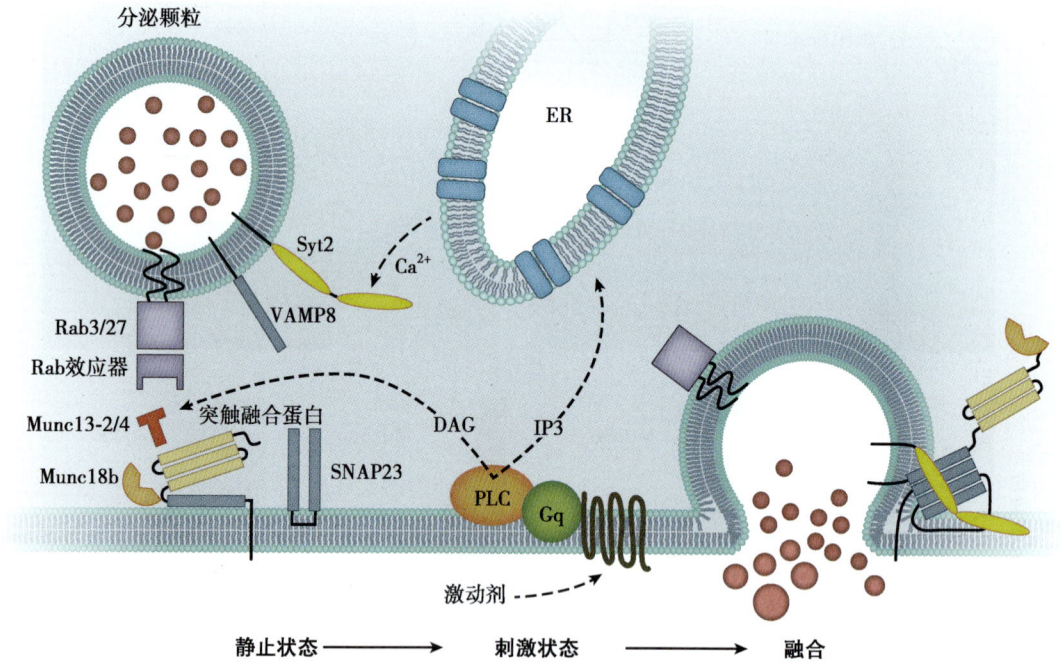

图 6-6 气道内黏蛋白分泌。最初,黏蛋白颗粒通过 Rab 蛋白及其效应器在细胞外 SNARE 蛋白(VAMP8、SNAP23 和一种未知突触融合蛋白,如短黑线所示)附近与细胞膜相连(左侧)。跨膜七螺旋结构受体激活后,如 ATP(P2Y₂)和腺苷(A3R)受体,会引起 G 蛋白三聚体、Gq 和磷脂酶 C(PLC)激活,继之产生第二信使二酰基甘油(DAG)和三磷酸肌醇(IP3)。二酰基甘油激活启动蛋白 Munc13-2,并且 IP3 诱导顶端内质网释放钙离子激活突触结合蛋白-2(Syt2)(中间)。调节蛋白 Munc13 和 Syt 激活后,导致 SNARE 蛋白形成完整螺旋,诱导颗粒与细胞膜的融合。SNARE 蛋白的相互作用发生在 Munc18b 提供的支架上(右侧)。获授权引自:DAVIS CW1,DICKEY BF. Regulated airway goblet cell mucin secretion. Annu Rev Physiol,2008,70:487-512.

化方式使吸入的有毒有机化合物失活。他们能持续分泌抗菌肽和活性氧，也能感知病原体，并通过增强其抗菌防御和向白细胞传递信号的方式进行应答。

纤毛细胞

运动纤毛是气道纤毛细胞的决定性结构和功能特征（图 6-4）（视频 6-1）。它们进化保守，与单细胞真核细胞生物鞭毛和哺乳动物精子尾部具有同源特征。呼吸纤毛具有"9+2"微管轴丝结构，包含 9 个外周微管二联体和一对中央微管。外侧微管二联体由蛋白相连，这些蛋白组成动力蛋白调节复合体（过去称为"连接蛋白桥"）。径向辐条从微管二联体向中央对延伸。总的来说，这些轴丝组分提供了能产生复杂鞭毛波形的框架。驱使纤毛运动的关键组分是内侧和外侧动力蛋白臂，它们沿着外周微管（二连体）长轴以 96nm 的重复多个单位形式存在，并具有 ATP 水解酶以产生动力蛋白臂运动所需的能量。每根纤毛包含 300 个以上不同种类的蛋白质，其根部通过基底小体与气道上皮细胞膜相连，这一基底小体是一种修饰后的细胞中心微粒体。编码运动纤毛轴丝结构或功能任何部分的基因发生突变，或者是对纤毛的生物形成具有重要作用的部分（包括细胞质蛋白）发生突变，都能造成原发性纤毛运动障碍（PCD）。这在"黏膜纤毛功能障碍性疾病"部分中有详细说明。

视频 6-1 高速电视显微镜下正常纤毛活动侧面观。注意纤毛细胞顶端纤毛摆动的协调性和完整运动范围（来回摆动）。

正常运动纤毛的功能是在传导气道中发挥黏液纤毛清除作用，这是肺部重要的先天防御机制。纤毛提供协调的运动力，机械性地清除传导气道中包含感染病原、微粒和有毒物质的黏液。动力蛋白臂上 ATP 水解能促使相邻轴丝结构之间发生滑动，在气道中产生复合的纤毛运动波形。每个细胞上大约有 200 根纤毛在协同摆动（视频 6-1）。这种协调矢量同步形成的原因不仅是纤毛形成过程发生于同一平面方向，还包括纤毛驱动的精准液体流向以及包裹于纤毛轴外侧带负电荷糖蛋白的紧密连接。纤毛向前摆动的速度（力量）比摆动恢复时更快，并且其尖端会有一小部分插入黏液层中。纤毛以 6～12Hz 频率摆动，黏液推动的速度约 1mm/min。调节纤毛摆动频率与一系列信号分子和多种反馈作用机制相关。简言之，纤毛摆动频率和黏液纤毛清除在基础状态下并不发挥其全部能力，但可以通过刺激细胞内一些信号机制使其活动

增强，包括环磷酸腺苷酸（cAMP）和环磷酸鸟苷酸（cyclic guanosine monophosphate，cGMP）依赖性纤毛轴成分磷酸化，以及细胞内钙离子浓度及 pH 值等。相反，蛋白激酶 C 可下调纤毛摆动的频率。

纤毛细胞除了移动黏液层外，还在气道稳态中发挥着极为重要的作用。因为纤毛细胞上表达上皮 Na$^+$ 通道（epithelial Na$^+$ channel，ENaC）和囊性纤维化跨膜调节蛋白（CFTR），它们主要作用于离子跨气道腔表面转运过程。纤毛细胞通过感受宏观（比如气流）和微观（比如纤毛与黏液层之间的相互作用）压力，并将这些信号传递到细胞外，引起 ATP 释放，实现气道表面水化的自我调节。细胞外 ATP 通过调节 ENaC（抑制）和 CFTR（激活）之间的平衡来持续调节气道表面水化。此外，当分泌细胞受损时，纤毛细胞能够变扁平以覆盖上皮裂隙。

■ 黏膜下腺体

在支气管气道内，黏膜下腺体促进黏蛋白和液体分泌。每一腺体都通过一个浅表向外推动分泌物的纤毛导管和一个深处无纤毛收集导管与气道腔相连。腺体主体位于平滑肌层螺旋带和气道壁的软骨环之间。黏液细胞约占腺体总数 60%，而剩下 40% 由位于黏液细胞远端的浆液细胞组成。腺体的黏液细胞几乎只表达 MUC5B，极少表达 MUC5AC。浆液细胞分泌阴离子、蛋白多糖和大量抗菌蛋白。胆碱能、肾上腺能和肽能刺激可显著提高黏膜下腺体的分泌速度。在病理状态下，如 COPD 和囊性纤维化（cystic fibrosis，CF）时，黏膜下腺体的体积可以增加几倍，但仍维持正常黏液细胞和浆液细胞比例。

■ 黏液纤毛清除

黏液通过纤毛摆动上升至气管，然后通过声带离开肺部进入咽部，并被吞咽（图 6-1A）。声带由鳞状上皮细胞所覆盖，其表面无法提供推进力，但后连合部位由黏液纤毛上皮细胞覆盖，而且恰好位于与食管毗邻处。每天肺部排出大约 30mL 呼吸道黏液，其中不乏源于胃肠道的吸入颗粒和病原。

人的黏液纤毛清除速率可以通过多种手段测量，包括经支气管镜直接观察灌入颗粒移动，以及用体外图像观察放射性标记粒子移动。从实用的角度而言，唯一常用的技术是吸入小的放射性标记粒子，如锝-99m 标记的硫胶体，随后由平面 γ-射线照相机获得连续图像。然后测量标记粒子从周围肺区移动到中央肺区的时间。这一技术用于评估疾病的病理生理学以及治疗性干预功效。黏液的移动速度在气管中最快，并

且随着气道分级增加而逐渐下降。不同技术测量出的速度不同，但在健康年轻成人气管中测得的平均黏液移动速度约为 10mm/min。当黏液纤毛清除受损时，咳嗽是一种重要的备用清除方式。这一速率也可以应用标准化控制咳嗽方案，通过测量吸入放射性粒子清除影像来获得。

黏液纤毛清除能力依赖具有适当黏弹性的黏液层、合适深度的纤周黏液层和有效的纤毛摆动。当这些组成部分以最佳方式相互作用时，就能清除悬浮在每天吸入肺中空气（约 10 000L）中的颗粒和病原，很少影响其下方的上皮细胞。然而，这些组成部分中任何一部分失效都能导致级联性功能障碍，产生症状，促进疾病发展。

■ 黏液纤毛功能障碍性疾病

黏液纤毛功能障碍的主要症状是呼吸困难和咳嗽。呼吸困难是由黏液阻塞导致传导气道总横截面积减小引起的。这一情况主要见于弥漫性小气道阻塞，但也可能发生于有潜在解剖异常的中心气道被黏液阻塞时。咳嗽是由于肺内气道或咽、喉部迷走神经传入刺激所致，通常提示患者有咽喉部刺激，描述为"喉咙发痒"，认为是由鼻后滴漏所造成的，因为他们常感觉黏液因重力作用从鼻咽流下，并没有意识到黏液也可以通过纤毛运动从肺内上行而来。黏液清除功能受损的征象包括咳嗽、支气管呼吸音、干啰音及哮鸣音。在 X 线胸片中，黏液滞留可表现为局部肺不张或线状或分枝状阴影。重要的是要认识到黏液阻塞在疾病表现中的作用，以便缓解症状，并阻止疾病进一步进展。

哮喘

100 多年来，病理学家已经认识到气道腔内黏液引起的弥漫性气道阻塞是致死性哮喘的主要元凶（图 6-7），这一结果陆续在尸体解剖病例中得到印证。黏液阻塞在哮喘中尤其危险，因为气道腔内黏液栓周围的平滑肌收缩并进一步加重气流受限。哮喘患者黏液清除异常最重要的潜在病因是黏蛋白过度产生。尽管 IL-17 也能导致黏蛋白过度产生和气道高反应性，但这一过程通常是由 IL-13 介导的过敏性炎症反应引起的。IL-13 在体外实验中能使人体气道上皮细胞 MUC5AC 产生增加 100 倍以上，在小鼠体内实验中能使肺内 MUC5AC 产生增加超过 40 倍。相反，Muc5b/MUC5B 产生增加程度很小，甚至在转录水平上是减少的。哮喘时的黏液栓通常具有橡胶样质感，这表明在受到炎症刺激时，突然分泌的大量黏蛋白远远超过了气道表面可获得的水分。尽管 SLC26A9 和 ClCa1 依赖的 CaCC 活性也可提供额外水化效应，并且由 IL-13 协同上调 MUC5AC 产生，上述异常现象仍然可以发生。引起哮喘黏液流变学特性异常的另一个原因是含有高浓度血浆蛋白，这是由于气道壁的微血管密度和通透性增加，以及嗜酸性粒细胞和其他白细胞中存在颗粒和细胞质大分子物质。治疗哮喘黏液功能异常的核心应该是通过抗炎药物来减少黏蛋白过度生产和血浆外渗。应用糖皮质激素已成为主要的治疗手段，但直接针对 IgE、IL-13 和 IL-5 的免疫疗法开始起到越来越重要的作用，而且随着对 MUC5AC 表达调控途径的深入了解，可能会产生相应的靶向治疗方法。

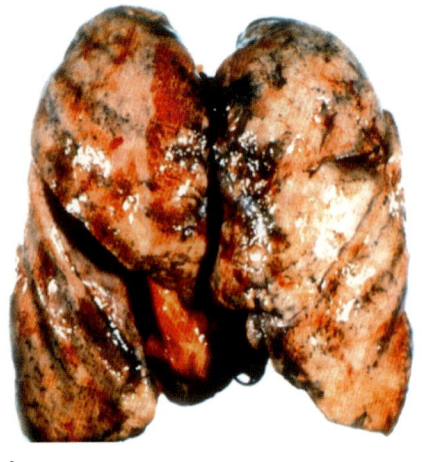
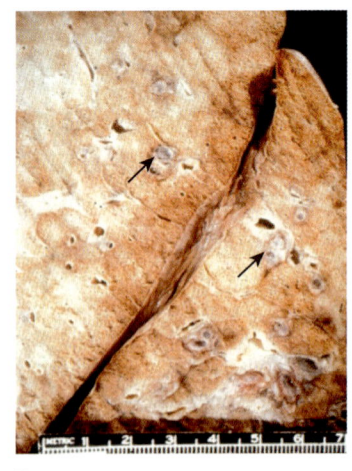
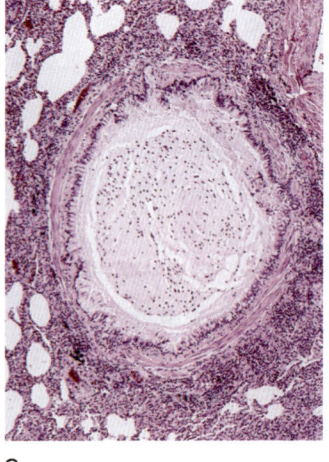

图 6-7 哮喘黏液栓引起的气道阻塞。A. 死于哮喘患者尸检时的肺脏，由于气道腔内黏液栓和支气管收缩引起的气道阻塞不会像正常情况下那样自发塌陷。B. 同一肺脏切开后的剖面可见大气道中填充的黏液栓（箭头处）。C. 另一个死于哮喘患者的小气道光镜图像显示气道壁炎症细胞浸润和管腔内黏液。（图 A、B 获 James C. Hogg，University of British Columbia 授权使用；图 C 获 artha L Warnock，University of California，San Francisco 授权使用。）

囊性纤维化

气道黏液清除功能受损的并发症在囊性纤维化（CF）患者的临床过程中占主导地位。阴离子通道CFTR突变使ENaC介导的盐和水吸收以及CFTR介导的分泌功能失衡，使气道表面液体减少。CFTR功能缺陷也会导致碳酸氢盐转运功能受损，进而导致黏蛋白解折叠功能障碍。这些功能缺陷共同导致形成的黏液中黏蛋白浓度增高，黏弹性增大，很难经纤毛运动清除。当这一问题与气道表面液体不足共同存在时，情况会进一步恶化，因为纤毛周边层厚度降低，纤毛摆动不良，而黏液层脱水后就会紧紧贴附于纤毛周围的糖轭合物上。在生命早期，小气道和腺体导管腔内滞留的黏液就有明显的病理学意义。最终，纤毛黏液清除失败导致气道内细菌和真菌定植，而且本来应该是保护肺免受感染的黏液胶体层反而为微生物生长提供了一个安全环境。在囊性纤维化中，除了黏液清除的机械缺陷外，在宿主防御方面也可能存在其他缺陷。例如，碳酸氢盐分泌功能缺陷会导致气道表面液体酸化，影响抗菌蛋白功能；CFTR通常会转运硫氰酸盐，后者经乳酸过氧化物酶氧化形成异硫氰酸盐，这是固有免疫系统中的抗菌效应器之一，而囊性纤维化会使这一功能减弱。微生物感染导致炎症反应，并且来自坏死白细胞的DNA和肌动蛋白等细胞碎片会进一步损伤黏液的生物物理学功能。囊性纤维化的基础治疗包括雾化吸入高张盐水的水化疗法联合雾化吸入脱氧核糖核酸酶，以及雾化吸入抗生素。关于囊性纤维化的发病机制和治疗详见第50章。

原发性纤毛运动障碍

原发性纤毛运动障碍（PCD）是一种具有遗传异质性的隐性运动纤毛障碍疾病，估计发病率为每1~2万名出生婴儿中有1人患病。然而，由于有关纤毛超微结构和/或功能研究的诊断方法不足，美国仅有约1 000名患者被确诊为PCD。临床疾病反映了传导气道、鼻旁窦、中耳（咽鼓管）和生殖道中纤毛运动功能障碍（视频6-2，外侧动力蛋白臂缺陷）。超过80%患PCD的足月新生儿出现呼吸窘迫，并且婴儿及儿童在出生后不久便开始出现每日鼻塞以及全年咳嗽、咳痰。慢性中耳炎和复发性鼻窦感染也很常见。与囊性纤维化（CF）相比，PCD患者仍具备咳嗽清除功能，这可能会部分弥补纤毛清除功能不足。然而，下呼吸道仍然会发生反复细菌感染，大约65%年长儿童患者和所有成年患者的支气管扩张都好发于中叶、舌叶和下叶基底段。PCD婴儿和幼童患儿很早便开始出现

肺功能异常，并且随着年龄增长肺活量逐渐下降。尽管慢性铜绿假单胞菌感染会发生于较大年龄PCD患者，但PCD呼吸道微生物病原学与CF相似。非结核分枝杆菌感染的患病率与在囊性纤维化患者中观察到的结果一致，有大约15%成人以及较低比例的儿童感染。

视频6-2 原发性纤毛运动不良症（PCD）纤毛功能缺失侧面观，可见缺失外侧动力蛋白臂（ODA）。注意纤毛运动范围非常有限，纤毛外观显示"僵硬"。

诊断原发性纤毛运动障碍颇具挑战性，因为目前的诊断技术尚未标准化，也不易获得。确诊PCD有赖于识别其关键表型特征，包括新生儿呼吸窘迫和内脏转位或逆位。通过电子显微镜成像来识别纤毛超微结构缺陷已经不再是诊断的唯一"金标准"，这是由于技术限制以及至少30% PCD患者具有正常的纤毛超微结构。电镜成像所见异常主要包括外侧动力蛋白臂缺陷或外侧-内侧动力蛋白臂连接缺陷。电镜发现单独内侧动力蛋白臂缺陷异常<5%，因此经常会有诊断的假阳性。纤毛运动性能评估已用于确诊PCD，但由于技术限制，也不能作为唯一的诊断方法。现已发现21个基因突变能覆盖约65% PCD患者的诊断，而且特定基因突变与纤毛超微结构及功能缺陷之间存在密切相关性。最近，测量鼻一氧化氮（nasal nitric oxide，nNO）大大提高了PCD的诊断效能，无论基因突变情况如何，PCD患者的nNO水平较低（正常人的10%~20%，或<77nL/min）。

目前尚无确定有效的PCD特异性治疗方法，治疗PCD肺病是参照其他具有纤毛清除功能异常的疾病，尤其是囊性纤维化。气道清除疗法、吸入抗生素、口服大环内酯类药物以及吸入高张盐水等措施对于囊性纤维化是有效的。因此，这些疗法也被应用于PCD。中耳疾病和鼻窦炎的耳鼻喉并发症采用标准方法处理。

慢性阻塞性肺疾病

长期以来，人们已经在慢性支气管炎综合征中意识到黏液功能障碍在慢性阻塞性肺疾病（COPD）中的作用。慢性支气管炎被定义为持续存在的咳嗽和咳痰，每年至少存在3个月，连续2年。这种排痰性咳嗽很可能是因为表面上皮黏液化生、黏膜下腺体增大与纤毛功能障碍共同造成近端气道内黏液产生过度。最近，在对切除的外科标本进行病理分析时，发现黏液功能障碍在COPD中的第二个作用是引起广泛小气

道阻塞。小气道黏液阻塞的程度与气流受限的程度相关，也可发生于肺气肿表型患者，并能预测寿命。但 COPD 的这两种黏液表型，即排痰性咳嗽和气流受限，仅存在微弱相关性。这些发现表明，个体在烟草烟雾对于影响黏液纤毛清除的不同方面具有不同的易感性，也反映了肺气肿和小气道纤维化在 COPD 气流阻塞中发挥着独立的作用。

黏液过度产生和纤毛功能障碍都是暴露于烟草烟雾中的有毒物质和环境污染物所致。在这些产物中，丙烯醛是一种极为强效的 MUC5AC 诱导生成物质。在纤毛细胞中，烟草烟雾能导致结构和功能的双重改变。除这些影响外，烟草烟雾也能通过抑制 CFTR 功能和增加 ENaC 功能减少气道表面液体。例如，囊性纤维化的黏液纤毛清除功能不全会导致持续性气道感染，尤其是无荚膜流感嗜血杆菌感染。有关 COPD 发病机制和治疗详见第 40 章和第 42 章。

间质性肺炎

2011 年，一项全基因组关联研究发现 MUC5B 启动子多态性与家族性间质性肺炎（familial interstitial pneumonia，FIP）和特发性肺纤维化（IPF）之间的遗传关联，人们开始怀疑黏液功能障碍与间质性肺病之间的联系。与未患病个体 19% 的变异率相比，FIP 或 IPF 个体中 MUC5B 启动子变异率为 50%~60%，其中杂合子发病风险增加 7 倍，纯合子发病风险增加 21 倍。之后的研究又扩展到其他特发性间质性肺炎和亚临床影像学间质性异常之间的相关性。启动子变异与 IPF 患者的生存率相关。启动子变异可导致 MUC5B 过度表达，但发病究竟是由于气道腔内黏液功能障碍，还是上皮应激反应诱导合成复杂的大分子，或是存在其他机制，目前尚无定论。有关 IPF 发病机制和治疗详见第 28 章和第 56 章。

其他疾病

引起获得性支气管扩张的原因众多，包括尚未阐明的遗传学异常、幼年时期呼吸道感染或免疫缺陷等。与 CF 类似，获得性支气管扩张的临床过程主要为黏液滞留和气道感染。雾化吸入 7% 高张盐水疗法可有效改善肺功能和生活质量。

病毒性呼吸道感染通常导致黏液纤毛功能障碍，主要是因为黏蛋白生成增加和纤毛细胞受损。呼吸道病毒感染是哮喘急性加重的常见原因。

变应性支气管肺曲霉病（allergic bronchopulmonary aspergillosis，ABPA）的临床表现轻重不一。由真菌持续感染引起的过敏性炎症会导致 MUC5AC 过度生成，进而导致肺不张和小气道或大气道黏液阻塞。ABPA 的详细阐述见第 48 章。

泛细支气管炎是一种细小气道炎症和黏液阻塞综合征，主要发生于亚洲人群。据报道，其发病与 MUC5B 启动子多态性有关。黏蛋白基因功能障碍的分子机制仍未阐明，而且泛细支气管炎和间质性肺病的启动子功能障碍是否有关联目前也不明确。

气道局部解剖异常，如狭窄、手术吻合口或治疗性支架置入，都能造成局部黏液积聚，进而导致感染或气道闭塞。有时通过可弯曲或硬质支气管镜能清除这些局部潴留的黏液，而且气道内灌注碳酸氢钠溶液可能会使这些黏液部分溶解。

对于气管插管患者以及由于瘫痪、制动或手术导致呼吸力学损害的患者，黏液滞留是一个常见的问题，肺不张和肺炎是常见的并发症。

治疗

治疗黏液功能障碍可以分为以下几个方面：干预黏蛋白生成、黏蛋白分泌、黏液清除或气道感染。哮喘时，黏蛋白过度生成可以通过应用糖皮质激素和靶向作用于过敏性炎症反应的新型药物进行有效治疗，而这些药物对于在 COPD 和 CF 中出现的中性粒细胞性气道炎症并无很好疗效。尽管有证据表明，表皮生长因子（EGF）受体对于黏蛋白生成有普遍作用，但 EGF 受体抑制剂并不能使 COPD 患者获益。鉴于 MUC5AC 主要发挥病理性作用，而 MUC5B 主要维持黏膜内环境稳态，选择性靶向作用于 MUC5AC 生成的策略颇受关注。抑制黏蛋白分泌似乎对同时存在黏蛋白过度产生和分泌（黏液高分泌）有明显疗效，目前临床上也正在尝试通过修饰肉毒杆菌毒素和 MARCKS 抑制剂治疗。然而，在抑制病理性分泌的同时，精确滴定将黏蛋白分泌限制到维持功能稳态的基线有些难度，目前的临床试验尚未显示获益证据。

促进黏液清除的疗法包括通过物理方法清除滞留黏液以及通过药物提升黏液流变性。在物理疗法中，已证实机械性生理盐水"注入-吸出"方式能有效清除咳嗽无力患者的黏液，也可通过多种方式促进 CF 患者咳痰，能使其轻度获益，有报道称对非 CF 支气管扩张患者也有效。有些措施，如给予吸入 α 链球菌 DNA 酶、吸入高张盐水及依伐卡托等药物，能有效改善 CF 患者的黏液流变性。吸入高张盐水疗法对于非 CF 支气管扩张也有益处，对 COPD 患者的研究还在进行中。相反，α 链球菌 DNA 酶在非 CF 支气管扩张、哮喘或 COPD 中并无获益。已证实，治疗感染性气道黏液,有多种吸入、口服以及静脉应用抗生素治疗方案,对一些特殊情况,尤其是 CF 和 COPD,具有实用性。

尹　露　译
高占成　审校

参考文献

[1] FAHY JV, DICKEY BF. Airway mucus function and dysfunction. N Engl J Med, 2010, 363:2233–2247.

[2] ROSE MC, VOYNOW JA. Respiratory tract mucin genes and mucin glycoproteins in health and disease. Physiol Rev, 2006, 86:245–278.

[3] THORNTON DJ, ROUSSEAU K, MCGUCKIN MA. Structure and function of the polymeric mucins in airway mucus. Annu Rev Physiol, 2008, 70:459–486.

[4] VERDUGO P. Supramolecular dynamics of mucus. Cold Spring Harb Perspect Med, 2012, 2(11):pii: a009597.

[5] QUINTON PM. Role of epithelial HCO_3^- transport in mucin secretion: lessons from cystic fibrosis. Am J Physiol Cell Physiol, 2010, 299:C1222–C1233.

[6] RAYNAL BD, HARDINGHAM TE, SHEEHAN JK, et al. Calcium-dependent protein interactions in MUC5B provide reversible cross-links in salivary mucus. J Biol Chem, 2003, 278:28703–28710.

[7] AMBORT D, JOHANSSON ME, GUSTAFSSON JK, et al. Perspectives on mucus properties and formation–lessons from the biochemical world.Cold Spring Harb Perspect Med, 2012, 2(11):pii: a014159.

[8] GARCIA GJ, BOUCHER RC, ELSTON TC. Biophysical model of ion transport across human respiratory epithelia allows quantification of ion permeabilities. Biophys J, 2013, 104:716–726.

[9] PLOPPER CG, HEIDSIEK JG, WEIR AJ, et al. Tracheobronchial epithelium in the adult rhesus monkey: a quantitative histochemical and ultrastructural study. Am J Anat, 1989, 184:31–40.

[10] EHRE C, WORTHINGTON EN, LIESMAN RM, et al. Overexpressing mouse model demonstrates the protective role of Muc5ac in the lungs. Proc Natl Acad Sci U S A, 2012, 109:16528–16533.

[11] BUTTON B, CAI LH, EHRE C, et al. A periciliary brush promotes the lung health by separating the mucus layer from airway epithelia. Science, 2012, 337:937–941.

[12] HATTRUP CL, GENDLER SJ. Structure and function of the cell surface (tethered) mucins. Annu Rev Physiol, 2008, 70:431–457.

[13] KESIMER M, EHRE C, BURNS KA, et al. Molecular organization of the mucins and glycocalyx underlying mucus transport over mucosal surfaces of the airways. Mucosal Immunol, 2013, 6:379–392.

[14] DICKEY BF. Walking on solid ground: a gel-on-brush model of airway mucosal surfaces. Science, 2012, 337:924–925.

[15] EVANS CM, WILLIAMS OW, TUVIM MJ, et al. Mucin is produced by clara cells in the proximal airways of antigen-challenged mice. Am J Respir Cell Mol Biol, 2004, 31:382–394.

[16] ZHU Y, EHRE C, ABDULLAH LH, et al. Munc13–2–/– baseline secretion defect reveals source of oligomeric mucins in mouse airways. J Physiol, 2008, 586:1977–1992.

[17] PARDO-SAGANTA A, LAW BM, GONZALEZ-CELEIRO M, et al. Ciliated cells of pseudostratified airway epithelium do not become mucous cells after ovalbumin challenge. Am J Respir Cell Mol Biol, 2013, 48:364–373.

[18] DAVIS CW, DICKEY BF. Regulated airway goblet cell mucin secretion. Annu Rev Physiol, 2008, 70:487–512.

[19] KIM K, PETROVA YM, SCOTT BL, et al. Munc18b is an essential gene in mice whose expression is limiting for secretion by airway epithelial and mast cells. Biochem J, 2012, 446:383–394.

[20] WICKSTROM C, DAVIES JR, ERIKSEN GV, et al. MUC5B is a major gel-forming, oligomeric mucin from human salivary gland, respiratory tract and endocervix: identification of glycoforms and C-terminal cleavage. Biochem J, 1998, 334 (Pt 3):685–693.

[21] ROY MG, LIVRAGHI-BUTRICO A, FLETCHER AA, et al. Muc5b is required for airway defence. Nature, 2014, 505(7483):412–416.

[22] HASNAIN SZ, EVANS CM, ROY M, et al. Muc5ac: a critical component mediating the rejection of enteric nematodes. J Exp Med, 2011, 208(5):893–900.

[23] TSUBOKAWA D, GOSO Y, NAKAMURA T, et al. Rapid and specific alterations of goblet cell mucin in rat airway and small intestine associated with resistance against Nippostrongylus brasiliensis reinfection. Exp Parasitol, 2012, 130:209–217.

[24] ALEVY YG, PATEL AC, ROMERO AG, et al. IL-13-induced airway mucus production is attenuated by MAPK13 inhibition. J Clin Invest, 2012, 122:4555–4568.

[25] ZHEN G, PARK SW, NGUYENVU LT, et al. IL-13 and epidermal growth factor receptor have critical but distinct roles in epithelial cell mucin production. Am J Respir Cell Mol Biol, 2007, 36:244–253.

[26] YOUNG HW, WILLIAMS OW, CHANDRA D, et al. Central role of Muc5ac expression in mucous metaplasia and its regulation by conserved 5' elements. Am J Respir Cell Mol Biol, 2007, 37:273–290.

[27] KUPERMAN DA, HUANG X, NGUYENVU L, et al. IL-4 receptor signaling in Clara cells is required for allergen-induced mucin production. J Immunol, 2005, 175:3746–3752.

[28] THAI P, LOUKOIANOV A, WACHI S, et al. Regulation of airway mucin gene expression. Annu Rev Physiol, 2008, 70:405–429.

[29] BENNETT EP, MANDEL U, CLAUSEN H, et al. Control of mucin-type O-glycosy-lation: A classification of the polypeptide GalNAc-transferase gene family. Glycobiology, 2012, 22:736–756.

[30] SCHROEDER BW, VERHAEGHE C, PARK SW, et al. AGR2 is induced in asthma and promotes allergen-induced mucin overproduction. Am J Respir Cell Mol Biol, 2012, 47:178–185.

[31] TUVIM MJ, MOSPAN AR, BURNS KA, et al. Synaptotagmin 2 couples mucin granule exocytosis to Ca2+ signaling from endoplasmic reticulum. J Biol Chem, 2009, 284:9781–9787.

[32] SINGER M, MARTIN LD, VARGAFTIG BB, et al. A MARCKS-related peptide blocks mucus hypersecretion in a mouse model of asthma. Nat Med, 2004, 10:193–196.

[33] LAZAROWSKI ER, BOUCHER RC. Purinergic receptors in airway epithelia. Curr Opin Pharmacol, 2009, 9:262–267.

[34] YOUNG HW, SUN CX, EVANS CM, et al. A3 adenosine receptor signaling contributes to airway mucin secretion after allergen challenge. Am J Respir Cell Mol Biol, 2006, 35:549–558.

[35] ANAGNOSTOPOULOU P, RIEDERER B, DUERR J, et al. SLC26A9-mediated chloride secretion prevents mucus obstruction in airway inflammation. J Clin Invest, 2012, 122:3629–3634.

[36] GIANGRECO A, ARWERT EN, ROSEWELL IR, et al. Stem cells are dispensable for lung homeostasis but restore airways after injury. Proc Natl Acad Sci U S A, 2009, 106:9286–9291.

[37] LIN CY, WHEELOCK AM, MORIN D, et al. Toxicity and metabolism of methylnaphthalenes: comparison with naphthalene and 1-nitronaphthalene. Toxicology, 2009, 260:16–27.

[38] EVANS SE, XU Y, TUVIM MJ, et al. Inducible innate resistance of lung epithelium to infection. Annu Rev Physiol, 2010, 72:413–435.

[39] SALATHE M. Regulation of mammalian ciliary beating. Annu Rev Physiol, 2007, 69:401–422.

[40] SATIR P, CHRISTENSEN ST. Overview of structure and function of mammalian cilia. Annu Rev Physiol, 2007, 69:377–400.

[41] KNOWLES MR, BOUCHER RC. Mucus clearance as a primary

innate defense mechanism for mammalian airways.J Clin Invest, 2002, 109:571–577.

[42] SEARS PR, THOMPSON K, KNOWLES MR, et al. Human airway ciliary dynamics. Am J Physiol Lung Cell Mol Physiol, 2013, 304:L170–L183.

[43] BRAIMAN A, PRIEL Z. Efficient mucociliary transport relies on efficient regulation of ciliary beating. Respir Physiol Neurobiol, 2008, 163:202–207.

[44] BUTTON BM, BUTTON B. Structure and function of the mucus clearance system of the lung. Cold Spring Harb Perspect Med, 2013, 3(8):pii: a009720.

[45] PARK KS, WELLS JM, ZORN AM, et al. Transdifferentiation of ciliated cells during repair of the respiratory epithelium. Am J Respir Cell Mol Biol, 2006, 34:151–157.

[46] WINE JJ, JOO NS. Submucosal glands and airway defense. Proc Am Thorac Soc, 2004, 1:47–53.

[47] HAYS SR, FAHY JV. Characterizing mucous cell remodeling in cystic fibrosis: relationship to neutrophils. Am J Respir Crit Care Med, 2006, 174:1018–1024.

[48] HOGG JC, MACKLEM PT, THURLBECK WM. Site and nature of airway obstruction in chronic obstructive lung disease. N Engl J Med, 1968, 278:1355–1360.

[49] WANNER A, SALATHE M, O'RIORDAN TG. Mucociliary clearance in the airways. Am J Respir Crit Care Med, 1996, 154:1868–1902.

[50] BENNETT WD, LAUBE BL, CORCORAN T, et al. Multisite comparison of mucociliary and cough clearance measures using standardized methods. J Aerosol Med Pulm Drug Deliv, 2013, 26: 157–164.

[51] HOGG JC. The pathology of asthma. APMIS, 1997, 105:735–745.

[52] KUYPER LM, PARE PD, HOGG JC, et al. Characterization of airway plugging in fatal asthma. Am J Med, 2003, 115:6–11.

[53] ELIAS JA, LEE CG. IL-13 in asthma. The successful integration of lessons from mice and humans. Am J Respir Crit Care Med, 2011, 183:957–958.

[54] KUDO M, MELTON AC, CHEN C, et al. IL-17 A produced by alphabeta T cells drives airway hyper-responsiveness in mice and enhances mouse and human airway smooth muscle contraction. Nat Med, 2012, 18:547–554.

[55] ALCORN JF, CROWE CR, KOLLS JK. TH17 cells in asthma and COPD. Annu Rev Physiol, 2010, 72:495–516.

[56] WANG YH, VOO KS, LIU B, et al. A novel subset of CD4(+) T(H)2 memory/effector cells that produce inflammatory IL-17 cytokine and promote the exacerbation of chronic allergic asthma. J Exp Med, 2010, 207:2479–2491.

[57] WOODRUFF PG, MODREK B, CHOY DF, et al. T-helper type 2-driven inflammation defines major subphenotypes of asthma. Am J Respir Crit Care Med, 2009, 180:388–395.

[58] IRVIN CG, BATES JH. Physiologic dysfunction of the asthmatic lung: what's going on down there, anyway? Proc Am Thorac Soc, 2009, 6:306–311.

[59] LEE CG, LINK H, BALUK P, et al. Vascular endothelial growth factor (VEGF) induces remodeling and enhances TH2-mediated sensitization and inflammation in the lung. Nat Med, 2004, 10:1095–1103.

[60] REDDY MM, STUTTS MJ. Status of fluid and electrolyte absorption in cystic fibrosis. Cold Spring Harb Perspect Med, 2013, 3:a009555.

[61] RAMSEY BW, BANKS-SCHLEGEL S, ACCURSO FJ, et al.Future directions in early cystic fibrosis lung disease research: an NHLBI workshop report. Am J Respir Crit Care Med, 2012, 185:887–892.

[62] PEZZULO AA, TANG XX, HOEGGER MJ, et al. Reduced airway surface pH impairs bacterial killing in the porcine cystic fibrosis lung. Nature, 2012, 487:109–113.

[63] LORENTZEN D, DURAIRAJ L, PEZZULO AA, et al. Concentration of the antibacterial precursor thiocyanate in cystic fibrosis airway secretions. Free Radic Biol Med, 2011, 50:1144–1150.

[64] ZARIWALA MA, KNOWLES MR, OMRAN H. Genetic defects in ciliary structure and function. Annu Rev Physiol, 2007, 69:423–450.

[65] SAGEL SD, DAVIS SD, CAMPISI P, et al. Update of respiratory tract disease in children with primary ciliary dyskinesia. Proc Am Thorac Soc, 2011, 8:438–443.

[66] SHOEMARK A, HOGG C. Electron tomography of respiratory cilia. Thorax, 2013, 68:190–191.

[67] KIM V, CRINER GJ. Chronic bronchitis and chronic obstructive pulmonary disease. Am J Respir Crit Care Med, 2013, 187:228–237.

[68] HOGG JC. Pathophysiology of airflow limitation in chronic obstructive pulmonary disease. Lancet, 2004, 364:709–721.

[69] HOGG JC, CHU F, UTOKAPARCH S, et al. The nature of small-airway obstruction in chronic obstructive pulmonary disease. N Engl J Med, 2004, 350:2645–2653.

[70] BEIN K, LEIKAUF GD. Acrolein—a pulmonary hazard. Mol Nutr Food Res, 2011, 55:1342–1360.

[71] LEOPOLD PL, O'MAHONY MJ, LIAN XJ, et al. Smoking is associated with shortened airway cilia. PLoS ONE, 2009, 4:e8157.

[72] CLUNES LA, DAVIES CM, COAKLEY RD, et al. Cigarette smoke exposure induces CFTR internalization and insolubility, leading to airway surface liquid dehydration. FASEB J, 2012, 26:533–545.

[73] SEIBOLD MA, WISE AL, SPEER MC, et al. A common MUC5B promoter polymorphism and pulmonary fibrosis. N Engl J Med, 2011, 364:1503–1512.

[74] FINGERLIN TE, MURPHY E, ZHANG W, et al. Genome-wide association study identifies multiple susceptibility loci for pulmonary fibrosis. Nat Genet, 2013, 45:613–620.

[75] HUNNINGHAKE GM, HATABU H, OKAJIMA Y, et al. MUC5B promoter polymorphism and interstitial lung abnormalities. N Engl J Med, 2013, 368(23):2192–2200.

[76] PELJTO AL, ZHANG Y, FINGERLIN TE, et al. Association between the MUC5B promoter polymorphism and survival in patients with idiopathic pulmonary fibrosis. JAMA, 2013, 309(21):2232–2239.

[77] KELLETT F, ROBERT NM. Nebulised 7% hypertonic saline improves lung function and quality of life in bronchiectasis. Respir Med, 2011, 105:1831–1835.

[78] HOLTZMAN MJ, BYERS DE, BENOIT LA, et al. Immune pathways for translating viral infection into chronic airway disease. Adv Immunol, 2009, 102:245–276.

[79] KAMIO K, MATSUSHITA I, HIJIKATA M, et al. Promoter analysis and aberrant expression of the MUC5B gene in diffuse panbronchiolitis. Am J Respir Crit Care Med, 2005, 171:949–957.

[80] WOODRUFF PG, WOLFF M, HOHLFELD JM, et al. Safety and efficacy of an inhaled epidermal growth factor receptor inhibitor (BIBW 2948 BS) in chronic obstructive pulmonary disease. Am J Respir Crit Care Med, 2010, 181:438–445.

[81] FLUME PA, ROBINSON KA, O'SULLIVAN BP, et al. Cystic fibrosis pulmonary guidelines: airway clearance therapies. Respir Care, 2009, 54:522–537.

[82] MCCOOL FD, ROSEN MJ. Nonpharmacologic airway clearance therapies: ACCP evidence-based clinical practice guidelines. Chest, 2006, 129:250S–259S.

第7章

呼吸系统疾病的遗传学基础

Micheala A. Aldred

遗传学和基因组学领域正在飞速发展,完成人类基因组计划仅是一个开始。由于测序技术和生物信息学方面的迅速进步,我们已经在全世界范围内对1 000个基因组测序并取得重大进展,发现了极其丰富的遗传多样性,也说明我们对生物相关性的认知远远不够。目前,对还没有明确诊断的患者进行外显子(基因组中蛋白质编码部分)测序已经变成现实。一些方面甚至超出了人类遗传学范畴,基因组技术正在对肺部疾病治疗产生影响,并以空前的速度对新型呼吸道疾病病原体[如严重急性呼吸道综合征(severe acute respiratory syndrome,SARS)病毒和大流行性H1N1流感病毒]基因组进行检测。在这样的发展背景下,整理一章关于肺部疾病遗传学的内容很可能在其出版前就已经过时了。因此,本章所含内容并不是百科全书,只是在人类遗传学原理方面给读者们提供一些基础内容,概览现有基于孟德尔遗传定律的肺脏疾病知识,并且对导致常见肺部疾病遗传学因素的最新研究进展给予总结。本章还概述了新发现的表观遗传学修饰作用,旨在阐述这一领域的发展趋势,最后介绍了基因靶向治疗的现状和远景。

人类遗传学原理

■ 基因组结构

"基因组"是指一个有机生物个体的遗传学组成(表7-1)。哺乳动物基因组由脱氧核糖核酸(deoxyribonucleic acid,DNA)组成,并继续分为一个核基因组(在每个细胞核内DNA)和一个存在于每个线粒体之中的独立环形基因组。DNA具有双螺旋结构,每条链包含4种碱基成分——腺嘌呤(adenine,A)、胞嘧啶(cytosine,C)、鸟嘌呤(guanine,G)和胸腺嘧啶(thymine,T),它们两两配对组合,A与T配对,C与G配对。每一次细胞分裂时都需要进行DNA复制。严格的碱基配对方式保证了DNA编码复制的精确性。

人类基因组大约由33亿个碱基对构成。如此庞大数量的DNA由组蛋白包绕,然后被包装成更高级有序的结构——染色体,可在光学显微镜下发现。体内绝大多数细胞的每个染色体组都有2条染色体拷贝,从父母两方各获得1条,被称为"二倍体"。二倍体细胞包含23对染色体。在减数分裂时,这些染色体对半分开,产生只包含单条染色体的卵母细胞和精子(称为单倍体)。然后两个单倍体配子融合形成一个新的二倍体,维持传代过程中正确的DNA拷贝数。性别是由一对性染色体——X染色体和Y染色体决定的。女性细胞中有两条X染色体,而男性细胞中有一条X染色体和一条Y染色体。其他22对染色体称为常染色体。遗传疾病主要是由常染色体或X染色体上的基因突变导致的;Y染色体上只有少量基因,主要是决定男性特征的。

■ 基因结构

人类基因组中,只有1%~2%是真正负责蛋白编码的。非编码部分最初被认为是垃圾DNA,但目前逐渐发现,其中一些成分有重要的调节功能。编码蛋白的单元称为基因。基因中的DNA首先被转录为核糖核酸(ribonucleic acid,RNA)。RNA具有和DNA相似的碱基结构,但它是单链,有略微不同的糖骨架,并且DNA中的胸腺嘧啶(T)在RNA中被尿嘧啶(U)所代替。基因通常分为编码区的外显子和介于中间非编码区的内含子。内含子序列在初始RNA转录完成后被剪切掉,产生成熟的信使RNA(mRNA)分子。一些基因具有选择性剪切模式,可以产生不同的变种蛋白(异构体)。mRNA随后被核糖体翻译成蛋白质。核糖体以每3个碱基为一组(称"密码子")来读取RNA编码,并在蛋白链上逐渐加入相应氨基酸,使之合成延长。在遗传编码中有一些重复,氨基酸由几种不同的密码子编码。有4种密码子具有特殊功能:AUG编码甲硫氨酸,是所有蛋白翻译起始位点的标志;而UGA、UAG和UAA是使翻译停止的终止信号。在基因编码区域两侧的DNA不被翻译,但它们含有重要的调节元件,包括调节转录活性启动子区域。

■ 突变的分类

DNA序列改变发生于细胞分裂前DNA复制错误,或者暴露于紫外线或吸烟等环境因素中而产生DNA损伤。这种突变可能只影响一个碱基(称为点突变),也可能包括多个碱基的插入或删除。细胞具有较强的DNA修复机制,能修复大部分诸如此类的突变,但是只要有逃逸掉的情况,就可能导致传代DNA

表7-1 遗传学术语词汇表

基因组	机体所含的全部遗传学组分,包括所有编码和非编码DNA
基因	基因组中一个独立编码蛋白的单元。基因通常被细分为外显子(编码蛋白DNA部分)、内含子(中间的不编码蛋白部分)和两侧调节区域
外显子组	在基因组中所有外显子的完整序列
体细胞	体内除生殖细胞外的其他所有相关细胞。在体细胞中发生的突变不能传到下一代
染色体	一种高级有序的结构,其内包装有DNA。人类有23对染色体,其中有22对常染色体和一对性染色体(X和Y,决定性别)
端粒	每条染色体末端的帽状结构,包含"TTAGGG"序列的几百个重复拷贝
二倍体	包含23对染色体的全部成分。所有正常体细胞均为二倍体
单倍体	每个染色体只有单一拷贝。成熟的生殖细胞是单倍体,保证了新的受精卵有正确的染色体组成
非整倍体	含有非二倍体数目染色体的细胞,是在细胞分裂过程中获得或丢失一个或多个染色体而造成的。非整倍体通常见于癌细胞,随着肿瘤进展而变得更加异常
突变	严格地讲,任何发生在DNA序列上的改变都称为突变,然而从遗传病的相关性方面考虑,该名词主要用来表示有害的临床作用
多态性	在种群中发生比例至少1%的遗传学变异,通常等同于无不利影响的突变
单核苷酸多态性(single nucleotide polymorphism,SNP)	由单个DNA碱基置换造成的多态性
等位基因	通常指用来区别从父母双方遗传而来的基因拷贝或野生型和变异型拷贝的不同形式基因
杂合子	个体具有一个野生型等位基因和一个变种基因
纯合子	个体具有两个相同等位基因变种,在常染色体隐性遗传病中,一个个体从父母双方遗传了两个不同的突变,称为"复合杂合子"
基因型	在一个特定基因位点两个等位基因的遗传序列
表型	遗传学改变的临床表现
显性	在杂合子中对表型起决定性作用的突变
隐性	在杂合子中突变被野生型等位基因所掩盖,只有在野生型作用消失时才能在表型中体现出来
外显率	带有突变个体发生临床疾病的可能性
等位异质性	在不同个体中,同一个基因位点存在不同的致病性突变。大部分遗传疾病都表现为等位基因异质性,除非它们是仅由获得某一特定突变导致功能异常所引起的(如镰状细胞贫血)
遗传异质性	若干不同基因之中的一个发生突变后可以导致相同的临床疾病
遗传度	由遗传因素而不是环境因素导致特征变异所占的比例
单倍型/单倍群	在一个连续DNA片段上单核苷酸多态性(SNPs)的一种特定组合。单倍型是指在一个独立染色体上的SNPs排列;单倍群是指在线粒体基因组中从先祖遗传而来的相关变种群体
遗传早现	每一连续传代过程中,常染色体显性疾病发病年龄逐渐变小的一种现象,最常见于由一种独特DNA重复突变所致的一组神经肌肉疾病,但也可见于由端粒酶突变导致的家族性肺纤维化
印记	一个等位基因基于父母来源的表观遗传沉默。相对而言,几乎没有基因带有印记,因为当突变出现在沉默等位基因上时并无表型,只是产生不寻常的遗传模式

序列发生永久性改变。在基因组中非编码区突变通常没有有害的影响，随着时间推移，它们在人群中可能会变得很常见。频率超过1%的变异（称为多态性）已经广泛应用于基因制图研究。因此，任何个体一个基因的两种拷贝在DNA序列层面都会有轻微不同。这些变异形式称为"等位基因"。然而，发生在基因内含子上的突变可能会导致疾病，尤其是当它们扰乱了恰好位于外显子边缘的高度保守剪接信号时。在基因编码区域内，点突变的后果取决于它是否改变了基因编码（图7-1）。大部分基因丰余情况都发生在密码子的第三个碱基，如GGG变为GGA、GGC或GGU之中的任何一个都仍然编码甘氨酸，并不会改变蛋白质序列。这种改变通常都呈沉默状态，形成常规多态性。能导致氨基酸置换的突变，如UGU（半胱氨酸）变为UAU（酪氨酸），称为错义突变。这些突变对蛋白质功能的影响很大程度上取决于该蛋白质的特异性结构和功能。通常来说，发生在关键功能区域（如酶催化作用结构域）的错义突变将会有很大危害。这些区域通常是跨物种高度保守的，意味着在进化过程中产生突变是不可被接纳的。在二级结构和蛋白折叠过程中起到重要作用的残基如果发生错义突变，也可能会产生负面作用，而在连接区域发生突变可能并不重要。因此，解释遗传变化的结果需要对相关蛋白质有深入了解。

能导致蛋白提前截断的突变很有可能具有致病性，也是导致遗传疾病的一种主要原因。有几种不同类型突变可以导致蛋白提前截断。由单一碱基改变

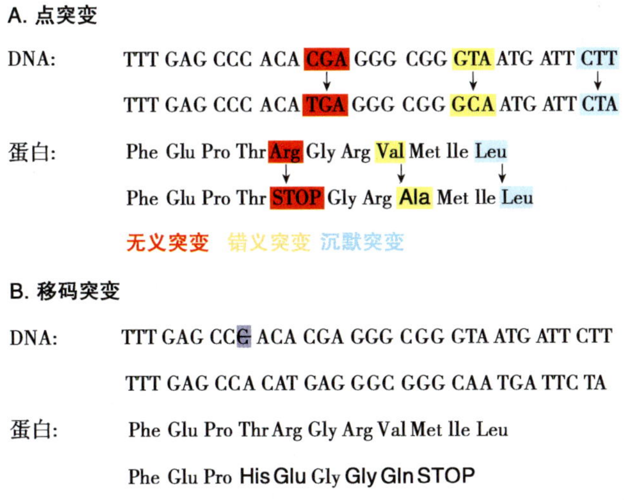

A. 点突变

无义突变　错义突变　沉默突变

B. 移码突变

图7-1　基因突变分类。A.在外显子内单一碱基改变可能会导致蛋白提早截断（无义突变，红色区域）、氨基酸替换（错义突变，黄色区域），或者由于遗传密码子简并性而未发生改变（沉默，蓝色区域）；B.插入或删除的碱基个数如果不是3个倍数，会导致移码突变，且几乎总会导致突变位点下游蛋白提前截断。

导致的无义突变会在正常翻译终点之前引入一个终止密码子，如从AGA（精氨酸）变为UGA（终止）。小的插入和删除也能引入提早终止密码子，因为如果增加或减少碱基的数量不是3的倍数，三联密码子阅读框就会被打乱，从而产生错误阅读，称为移码突变（图7-1）。剪接位点突变可以导致保留内含子，由于内含子通常并不编码蛋白质，且含有终止密码子。此外，剪接位点突变也可能导致外显子被跳过，同时，如果缺失的外显子碱基数量不是3的倍数，就会在丢失整个外显子序列的基础上导致下游移码突变。提前存在终止密码子通常会引起一个被称为"无义介导的mRNA降解（nonsense-mediated mRNA decay，NMD）"过程，即包含无义突变mRNA转录物被降解，阻止其继续翻译成为被截断的蛋白质。这一过程使细胞免受潜在异常蛋白产物的有害损伤。NMD的潜在机制尚未阐明，而且不同转录物的降解效率并不一致，快慢不一。在基因最后一个外显子上发生的无义突变不会激活NMD，是因为其已经接近天然终止密码子，而在第一个外显子上临近翻译起始密码子的突变，可能会导致在下游ATG位点处读码重新启动。

最后一种主要突变类型是影响一个或多个外显子基因重排、大片段删除或重复。这些突变可能会因基于序列的DNA分析方式被忽视，需要通过检测基因中DNA拷贝数的特殊方式来分析。它们通常会导致基因结构的大幅度紊乱，所产生的任何蛋白都可能缺乏功能。

■ 遗传模式

一种遗传病在家族中的遗传模式取决于突变所在的位置，可能存在于常染色体、X染色体或线粒体基因组中，当仅有单一基因拷贝突变时，其临床影响（表型）可以显现或不显现。当单一等位基因突变足以造成疾病时，称为显性，因为这一突变能够覆盖存留的野生型等位基因的正常作用。基因发生显性突变时，由于一个等位基因失活造成正常基因剂量减少50%，表现得非常敏感。另一种情况是该突变会造成某种功能异常，或者产生一种反而会干扰野生型蛋白功能的异常蛋白，称为显性失活。相反，隐性突变在仅有一个等位基因突变的情况下不产生有害影响。保留下来的野生型等位基因足够维持正常的基因功能，仅当两个等位基因同时失活、基因功能完全丧失时，才会显现临床表型。应该向带有遗传病个人史或者家族史的个体提供基因咨询服务，帮助他们理解自身的风险和选择，并提供适当的遗传学检测。

■ 常染色体显性遗传

常染色体显性突变会导致严重的疾病,影响一个家系内的每一代个体(图 7-2A)。携带该突变个体的每一个后代都有 50% 概率患遗传疾病。常染色体显性遗传的特征是男性和女性患病比例几乎相等,并存在男性遗传男性的方式。然而,有若干因素可以使这种情况复杂化。有些显性疾病可能因为基因外显率减低而跳过一代人(图 7-2B)。一种突变外显率是指带有某种突变基因型个体最终确实表现出相应疾病的概率。如果外显率低于 100%,那么携带致病基因的个体就有可能虽然本身逃过这一疾病,但仍有 50% 概率将这一致病基因传递给后代。此外,环境和/或基因修饰等因素还会影响患病的性别比例。最极端的例子就是影响性器官的遗传疾病。例如,卵巢癌能以常染色体显性方式遗传,但是只有带有这一突变的女性才会最终发生卵巢癌。

■ 常染色体隐性遗传

常染色体隐性遗传疾病的遗传方式与常染色体显性遗传相当不同。带有某一突变致病基因拷贝的个体被称为携带者或杂合子。由于没有表现出任何临床症状,隐性致病基因的携带者通常对此毫无察觉。然而,当父母都是携带者时,他们都有 50% 概率将这一致病基因传递下去,这意味着他们的孩子有 25% 概率会遗传到这一突变的两个拷贝,从而发生遗传疾病。因此,常染色体隐性疾病通常在一个没有相关疾病史的家族中"突然"表现出来(图 7-2C)。隐性疾病的发生率很大程度上取决于人群中杂合子出现的频率,但在近亲家族中的发病风险会增高。

■ X 连锁遗传

X 连锁遗传病是由 X 染色体上基因突变导致的。其中大部分是隐性的,但由于男性与女性的性染色体组成不同(XX 和 XY),导致一种独特的遗传模式。继承了 X 连锁突变的男性在 Y 染色体上没有野生型等位基因能掩盖突变的影响,因此最终会发病。而女性携带者通常不受影响,这与常染色体隐性疾病相同。因此,X 连锁遗传病是通过女性途径遗传的,通常只影响男性(图 7-2D)。一个女性携带者的儿子有 50% 可能会患病。重要的是,男性患者并不将这一突变遗传给他们的儿子,因此如果出现男性对男性遗传的证据,则说明该病并非 X 连锁遗传;但所有的女儿都是携带者。实际上,女性的所有细胞中只有一条 X 染色体是有活性的,这是在早期胚胎发育阶段 X 染色体失

活处理的结果(为了将 X 连锁基因剂量调整到与男性相同)。如果 X 染色体失活是随机的,那么大约半数携带者的细胞将会表达野生型等位基因,另一半会表达突变基因。这意味着女性携带者通常没有或只有轻型疾病表现。然而,如果 X 染色体失活概率高度偏向表达突变基因,那么女性携带者可能会像男性一样受到严重影响。在少数情况下,X 连锁突变可能是显性的,这意味着所有继承该突变的女性都会受到影响,而这种类型突变在男性患者中通常是致死性的。影响肺部 X 连锁隐性遗传病的例子包括:X 连锁无丙种球蛋白血症(一种可以导致慢性肺疾病的免疫缺陷)和 *IL2RG* 基因突变导致的 X 连锁严重复合免疫缺陷(该基因编码多种白细胞介素受体的一个亚单位)。

■ 线粒体突变

线粒体基因组是一个小的环形分子,长度约为 16 500 个碱基。它编码氧化磷酸化和电子传递过程中所需的一些蛋白以及多种转运 RNA 和线粒体 RNA。发生在线粒体基因组中的突变主要是不利于能量产生,因此其临床表现在对能量需求高的组织(如心脏、大脑和骨骼肌)中最为明显。线粒体基因突变的遗传有两个独特之处。首先,线粒体几乎是母系专有的传递;精子只有尾部存在提供动力的线粒体,在受精过程中并不进入卵子。因此,家族遗传方式与 X 连锁遗传相似,无男性之间的遗传,但与 X 连锁遗传不同的是,男性和女性受遗传影响的概率相同(图 7-2E)。理论上来讲,所有由患病母亲生出的孩子都会继承这一突变并发展为疾病。然而实际上,每个细胞中有很多线粒体基因拷贝,每一个细胞都既含有野生型基因又含有突变的线粒体基因(异质性)。在细胞分裂过程中,这些线粒体随机组合,所以一个卵母细胞可能偶然地含有或多或少的携带该突变的线粒体。这种随机偏离过程在胚胎发育阶段持续进行,因此,疾病的严重程度以及受累组织会有相当大的异质性,即使是在同一家族中的不同个体之间也是如此。肺部受累不是大多数线粒体遗传病的主要表现,但是有若干病例报道将肺高压与线粒体基因或一种核编码线粒体蛋白突变联系起来。线粒体遗传病的肺部合并症大多是多器官综合征的一部分,可能同时包括心肌病和/或骨骼肌病、神经系统疾病、视网膜疾病、肾病或代谢性疾病等。

线粒体基因组的另一个显著特征是其多态性变异的发生率较高。群聚性变异(或称之为"单倍体群")已经用于描绘全球范围内早期人类的迁徙模式。新的变异一旦出现,就会传播到邻近区域的后代中,

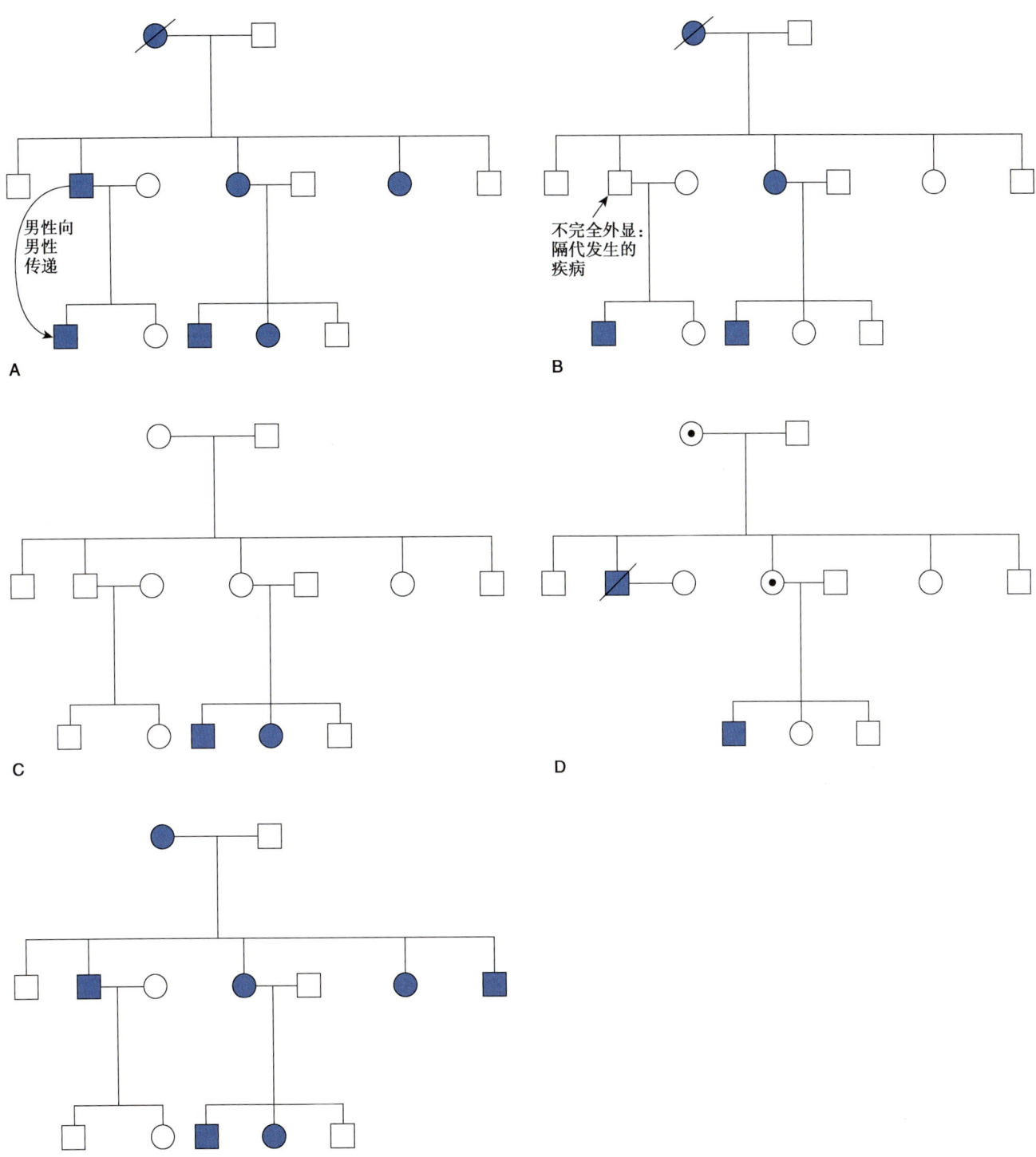

图 7-2　遗传病的遗传模式。A. 常染色体显性遗传的特点是在每一代中都有疾病出现,性别分布相等,有男性至男性的遗传;B. 当常染色体显性疾病外显率降低时,可能会出现隔代遗传;C. 常染色体阴性疾病会突然出现在父母均为杂合子突变携带者家系中;D. X 连锁隐性遗传疾病是由女性携带者传递而来,但通常只有男性患病,不会出现男性至男性遗传;E. 线粒体遗传疾病是通过母系传递的,可能会影响患病母亲所生的任何一个孩子。示例:方框代表男性,圆圈代表女性,实心符号代表患病个体,带点的圆圈表示确定的 X 连锁状况携带者。

而在已经迁移至其他区域的人群则不会产生这一变异。其中一部分变异会导致细微的功能差异,并且一旦适应新的环境,这部分变异就会呈选择性扩大。它们也可能会调节患病风险,尤其是存在氧化应激压力的情况下。目前关于肺部疾病的数据有限,但已经有关于特应性和哮喘、慢性阻塞性肺疾病(COPD)、高原肺水肿和肺癌发病风险与不同单倍群相关联的报道。

体细胞突变与癌症

并非所有基因改变都会造成遗传性疾病。这一点在癌症中体现得尤为明显,尽管可能存在遗传倾向,但大部分基因改变都发生于体细胞,且仅限于肿瘤本身。后续有关章节会详细讲述肺癌的分子基础,这里我们仅简要回顾从癌细胞中观察到的体细胞突变类型,以及它们与正常肺部的相关性。

癌症有两大类基因可能会发生突变:癌基因和肿瘤抑制基因。当癌基因异常高水平表达时,或在正常情况下不表达癌基因的组织中不适当地表达时,就会促进肿瘤发生。这种情况发生的原因可能包括:该基因扩增(额外拷贝),由上游转录因子造成过度激活,染色体基因重排导致该基因由强力启动子控制,或者在表观遗传学相关章节中提到的 DNA 甲基化状态丢失。或者该基因突变可能赋予相应蛋白一种新的功能。例如,一种配体依赖性受体突变,一旦被激活,便不能被关闭而一直不停地在配体不存在的情况下传递信号。这些类型癌基因突变通常是在蛋白特异氨基酸位点发生的显性错义突变。

肿瘤抑制基因(tumor suppressor genes,TSGs)就像细胞内的刹车一样,调控细胞生长、分化和凋亡。当它们的功能缺失时,细胞就会不受控制地增殖或逃避程序性死亡。肿瘤抑制基因失活主要由无义突变、移码突变、大片段基因删除或整条染色体缺失导致。它们也可能因为启动子超甲基化而被沉默(这会在下一章提到)。与癌基因相反,肿瘤抑制基因突变通常在细胞层面上是隐性的。该基因的两个拷贝必须同时失活,才能产生促进癌症的发生效应。两个突变可能是体细胞内本身的变化,也可能第一个突变源于遗传,使该个体具有发生肿瘤的倾向。这一理论模式是由 Alfred Knudson 首先提出的。

随着肿瘤增殖,其基因组可能会变得非常混乱无序。在有丝分裂过程中,染色体异常分离可发生获得和/或丢失整条染色体的非整倍体,也有可能发生易位,即不同染色体片段不适当地融合在一起,以及大片段 DNA 局部删除或重复。如此重排无疑会影响许多不同的基因,引起致癌基因活化和/或 TSG 功能丧失。

体细胞突变研究需要得到相关区域的组织成分,最好是能够与同一个患者正常组织结构以及无关对照组的正常组织结构相对比。因为在良性肺病中获得这样的组织成分比较困难,所以体细胞突变主要是在癌症背景下研究的,但是同样路径最近被应用于肺动脉高压(pulmonary arterial hypertension,PAH)研究。此外,下面将要提到的体细胞表观遗传学改变在癌症和其他几种慢性肺病中也是很常见的,这也说明在伦理学允许前提下取得相应病灶组织成分的重要性。

表观遗传学

■ DNA 与组蛋白修饰

表观遗传是指在不改变既定碱基序列的前提下影响基因表达的因素。DNA 和组蛋白(围绕在 DNA 螺旋周围的蛋白)都可能被表观遗传修饰。这些改变通常是可逆的,在调节基因表达和基因组稳定性方面起重要作用。最常见的 DNA 修饰是胞嘧啶残基甲基化。许多基因的启动子都含有一个 CpG 岛。这是一个有高密度 CG 双核苷酸的区域。在这些 CpG 岛位点甲基化会形成一个封闭的染色质结构,使该 DNA 无法接触转录因子,即关闭该基因表达。相反地,当大多数胞嘧啶处于非甲基化状态时,该 DNA 则呈开放状态,可以有效转录。因此,DNA 甲基化在调节组织特异性基因表达模式方面发挥关键作用。DNA 甲基化模式由 DNA 甲基转移酶(DNA methyltransferases,DN-MTs)调控。DNMT3A 和 3B 负责非甲基化残基新型甲基化。已经建立的甲基化模式则由 DNMT1 来维持。对基因调节更精细的调控是由组蛋白甲基化和乙酰化来完成的。乙酰化主要发生于赖氨酸残基,使 DNA 和组蛋白之间的相互作用变得松散,导致基因转录增加。去乙酰化与之相反,可导致染色质结构更加紧密封闭。组蛋白乙酰化模式是由组蛋白乙酰转移酶(histone acetyltransferases,HATs)和去乙酰化酶(histone deacetylases,HDACs)所调控。

在基因组的非编码区域内,DNA 甲基化和染色质凝聚作用是抑制重复元件,否则这些元件有可能会发生重组并导致结构变化。癌症时,常常会有大范围甲基化缺失,可能会导致可移动重复元件激活,使基因组产生不稳定倾向,这是许多癌症的共性。基因启动子甲基化缺失也可以激活癌基因,加速肿瘤增长。与此同时,特定基因启动子也可能存在超甲基化状态,导致肿瘤抑制基因表达缺失。越来越清晰的是,更多细微的表观遗传学改变可能会导致很多其他疾病,包括特发性肺纤维化(IPF)和 COPD 等肺部疾病。与 DNA 序列不同,表观遗传修饰可以随着年龄而动态变化,并且受到诸如叶酸摄入等饮食因素的影响。也有越来越多的证据表明,像小的柴油颗粒和吸烟烟雾等在空气中传播的污染物,可以直接导致表观遗传学改变。因此,肺可能对于反复暴露于这些环境因素所导致的表观遗传学改变尤其敏感。然而重要的是,有些有害的表观遗传改变可以随时间发生可逆转变,如吸烟导致的 DNA 甲基化在戒烟之后会逐渐恢复原状。同时,糖皮质激素抗炎作用也有部分表观遗传调节作用,可使 HDAC2 聚集于乙酰化(激活的)炎症基因位点。阐明表观遗传学在肺疾病中的作用颇具挑战性,因为这需要同时获得受累和不受影响的正常肺组织标本。想要辨别哪些改变是致病性的,哪些改变不是对疾病状态的反应,十分困难。然而,在美国国立卫生研究院(National Institutes of Health,NIH)表观遗传路线联盟以及其他专门研究机构赞助下,这方面的研究目前已经取得很大进步。

■ 非编码 RNA

非编码 RNA 可以在 RNA 层面直接调节基因表达,而不需要被翻译成蛋白产物。目前研究最充分的是 microRNA 家族(miRs)。它始于对植物的研究,但目前认为其在整个动物界中都起到重要的作用。初始 miR 转录与普通编码蛋白基因转录是一样的,由"亲本"基因启动子所控制。在某些情况下,miR 可能会位于一个编码蛋白基因的内含子区域,由"亲本"基因启动子控制。在其他情况下,miR 可能被编码为独立的基因,与它们自己的启动子一起单独存在或成群存在。初始 miR 转录为 miR 前体,长度为 70~80 个核苷酸(图 7-3)。miR 前体末端具有高度同源性,导致该分子反向自行成环,形成发夹样结构。这种双链 RNA 结构随后从核内运输至细胞质,被 Dicer 酶裂解为成熟的单链 miR,长度为 18~22 个核苷酸(图 7-3)。成熟 miR 通过与靶 mRNA 3'端未转录区域相结合,负向调控基因表达,导致 mRNA 降解或抑制蛋白合成。miR 与其靶 mRNA 结合的初始种子序列非常短,典型的具有大约 7 个核苷酸,而且不需要碱基完全配对。因此,一个 miR 潜在的靶基因可达数十个,甚至上百个。

业已对癌症 miR 进行了广泛研究,其中有一些 miR,如 MiR-21,已经被称为"致癌 miR(oncomiRs)",因为它们过度表达后,通过下调肿瘤抑制通路促进肿

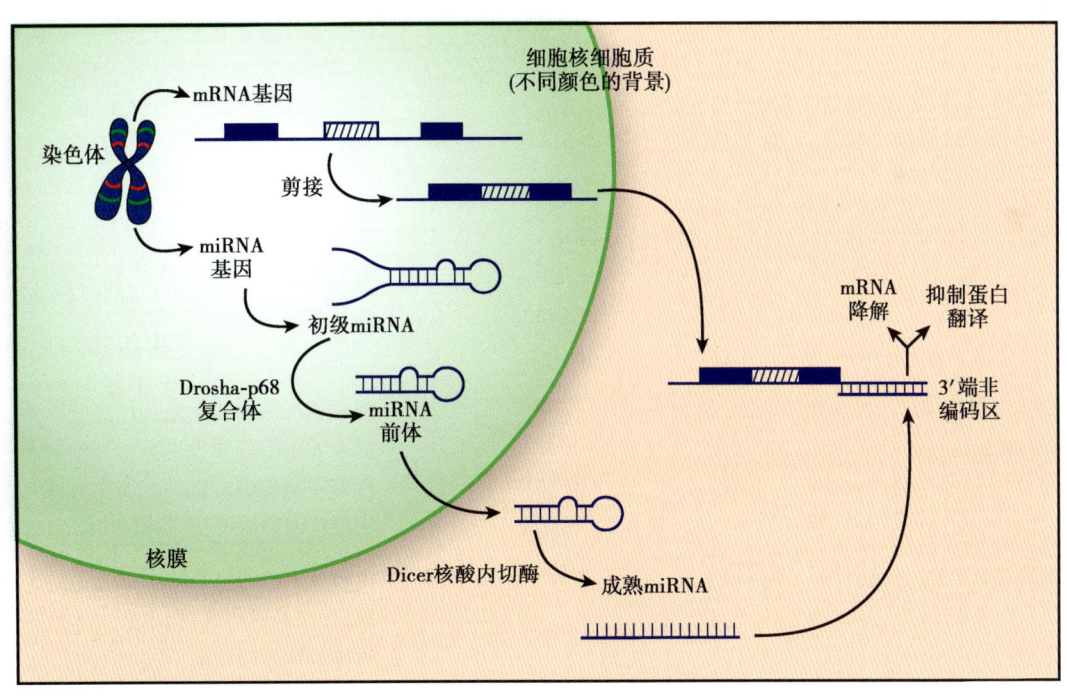

图 7-3 microRNA 生源论。microRNA 由独立基因编码,由 RNA 聚合酶(主要是 RNA 聚合酶Ⅱ)转录为带有 5'帽子和 3'多聚腺苷酸的初级 miRNA 转录物。初级 miRNA 分子由包含 Drosha 酶和 p68 的蛋白复合物所裂解,变成一个双链发夹 RNA 结构,称为 miRNA 前体(pre-miRNA)。作为 microRNA 家族子集,p68-Drosha 复合物的募集过程是由活化骨形态发生蛋白和转化生长因子 β(TGFβ)所刺激的,如果这个过程被某些突变所干扰,会导致肺动脉高压。另外,一些 miRNA 基因嵌入 mRNA 基因内含子中,在这种情况下,它们与宿主基因一同转录,在 mRNA 剪接过程中产生 miRNA 前体。miRNA 前体随后被运输至细胞质,并由 Dicer 复合物转变为成熟单链 miRNA 分子。成熟 miRNA 通过与其靶基因转录的 mRNA 3'端非编码区结合,下调基因表达,使 mRNA 降解或阻止蛋白转录。

瘤发生。相比之下，关于 miR 在良性肺疾病中作用的认知相对较少。然而，这目前也是一个热门研究领域。最新数据显示了 miR 在 IPF 和 PAH 中的重要作用（在相关疾病专门章节会有详细说明）。通常认为，miR 通路是一种表观遗传机制，受 DNA 序列改变影响，也可以通过影响 miR 基因本身或靶 mRNA 种子序列突变和基因多态性而改变。

另一大类非编码 RNA 是长非编码 RNA（long non-coding RNAs，lncRNAs），长度超过 200 个碱基。lncRNA 的转录可达几千个碱基长度。和 miRs 不同的是，它们可能由大的多个外显子基因编码，与大多数编码蛋白基因一样需要经过剪接。lncRNA 中比较著名的例子是 XIST，它包裹女性细胞中失活的 X 染色体，以及维持染色体末端结构（端粒）的端粒酶复合体的一部分——TERC。lncRNA 在人类疾病中的作用还鲜为人知，但 TERC 突变例外，它是 IPF 的几种病因之一，内容参见相关章节。

遗传性肺疾病

这一部分将对以肺病为主的遗传病的遗传基础提供一个概览（表 7-2）。这些简短的摘要并不能对现有知识进行透彻回顾，但是我们会在本章末尾提供人类孟德尔遗传数据库（Online Mendelian Inheritance in Man，OMIM）和其他网络资源的获取方式，以便读者获取更深入信息。

表 7-2　孟德尔遗传性肺病

疾病	OMIM	遗传模式	基因	染色体	说明
囊性纤维化	219700	常染色体隐性	CFTR	7	ΔF508 占突变总数约 75%，许多其他突变频率约为 5% 或更少
α₁ 抗胰蛋白酶缺乏症	613490	常染色体隐性	SERPINA1	14	Z 等位基因（E342K）与严重疾病相关，S 等位基因（E264V）介于中间
镰状细胞疾病	603903	常染色体隐性	HBB	11	主要由 E6V 单一突变引起，产生异常血红蛋白分子（HbS）
肺动脉高压	178600	常染色体显性，伴外显率降低	BMPR2 SMAD9 ACVRL1 ENG CAV1	2 13 12 9 7	6%~10% 患者有家族史；另有 15%~20% 患者呈特发性散发，但带有这些基因突变中的某一种。BMPR2 突变约占所有家系 80%，目前已经发现 200 种以上不同突变
特发性/家族性肺纤维化	614742 614743 178500 610913	常染色体显性，可变外显率	TERT TERC SFTPA2 SFTPC	5 3 10 8	TERT 或 TERC 突变导致端粒缩短。疾病严重程度与端粒长度呈负相关，随着传代进行，发病年龄逐渐变早（遗传早现）
表面活性物质代谢障碍	265120 610921 614370 300770	常染色体隐性 X 连锁	SFTPB ABCA3 CSF2RB CSF2RA	2 16 22 X	疾病表现范围从新生儿严重呼吸窘迫到儿童或成人发病的间质性肺病。在前面 IPF 中列出的 SFTPC 突变也可以导致新生儿或儿童表面活性物质代谢障碍
肺泡毛细血管发育不良	265380	通常新发	FOXF1	16	由母系来源的染色体上新发杂合突变或删除所致；存在基因印迹；偶尔会由未发病母亲以常染色体显性方式传给子代
原发性纤毛运动障碍	多种	常染色体隐性	多种	多种	高度异质性疾病，至少有 15 个不同遗传位点
无丙种球蛋白血症	300300	X 连锁	BTK	X	罕见的 B 细胞疾病，表现为反复呼吸道感染
重症联合免疫缺陷病	300400	X 连锁	IL2RG	X	罕见，影响至少两种类型免疫细胞；比无丙种球蛋白血症更严重；也有几种常染色体隐性遗传形式

■ 囊性纤维化

囊性纤维化（CF；OMIM 219700）是在北欧高加索人中最常见的常染色体隐性遗传病，每 20～25 人中就有一个携带者。其发病是由 7 号染色体上囊性纤维化跨膜转导调节因子（CFTR）突变导致的。CTFR 编码一种对于氯转运很重要的跨膜通道蛋白。508 号密码子位点编码苯丙氨酸的 3 个碱基对删除，记为 ΔF508，是在北欧人中最常见的突变，在所有 CFTR 突变中占 75%。其他突变出现的频率都很小，每种仅占总数 5% 以下。因此，CF 患者中约有 56% 个体为 ΔF508 纯合子，其他患者则为两种不同突变杂合子。ΔF508 在欧洲南部并不常见，而突变谱在德系犹太人中显著不同。很多国家目前都针对最常见的 CF 突变进行新生儿筛查，以便尽早进行诊治。

CF 突变可以根据分子生物学结果不同分为几种类型。第一类突变包括大部分无义突变、移码突变、剪接位点突变和大片段基因删除，导致 CFTR 蛋白缺失。第二类突变编码异常加工的稳定蛋白，导致该蛋白在内质网内潴留。ΔF508 属于第二类突变的典型代表。第三类和第四类突变能正确地定位于细胞膜上，但是它们或者不能被激活，或者对氯离子转运作用低下。第五类突变是降低 CFTR 合成的速率。其中一些突变还能保留一部分残存功能，可以减轻临床表现的严重程度。理解这些不同突变的分子结果有助于研发以纠正这些缺陷为目标的新型治疗方案（将在本章的总结部分介绍）。

大部分遗传疾病在临床表现和严重程度方面都有差别，即使是带有同一个突变的不同个体之间也是如此。就像 SNP 可能会使常见病的风险加重或起保护作用一样，它们也有可能会对孟德尔特性产生遗传学修饰。囊性纤维化是一种多系统疾病，具有足够大的患者队列，为识别其基因多态性提供了可能。这些多态性在疾病的不同方面起着修饰作用，包括肺功能（FEV_1）、细菌定植、胎粪性肠梗阻以及糖尿病。一种值得关注的基因多态性涉及 CTFR 第 8 内含子中一串胸腺嘧啶残基，通常表现为 9T、7T 或 5T 等位基因。这些碱基刚好在该基因第 9 外显子上游，是调节 mRNA 剪接的重要信号。等位基因越短，剪接的效率越低，尤其是 5T 等位基因可以导致异常剪接，将第 9 外显子排除于转录部分之外。因为仍然可以合成一些完整长度的 CFTR，所以这并不是一种严重的 CF 突变。然而，它与其他突变协同作用，能导致表现部分表型，因此是一种基因内部修饰者。男性输精管胚胎发育对于 CFTR 蛋白数量特别敏感，这种 5T 等位基因可以造成先天性双侧输精管缺如，甚至在仅有轻微肺病或没有肺病的个体中也是如此。

■ α₁ 抗胰蛋白酶缺乏症

α₁ 抗胰蛋白酶缺乏症（alpha-1 antitrypsin deficiency，AATD；OMIM 613490）是一种常染色体隐性遗传疾病，由 14 号染色体上的 SERPINA1 基因突变导致，该基因编码蛋白酶抑制剂 α₁ 抗胰蛋白酶（alpha-1 antitrypsin，AAT）。AATD 是最早在分子学层面上被认知的遗传病之一，因为在基于 DNA 的遗传学检测之前，蛋白凝胶电泳可以区分不同等位基因（等电位聚集）。因此，这些等位基因是以它们在凝胶上的相对位置所代表的字母来命名的。野生型等位基因被指定为 M。最常见的缺陷等位基因称为 Z，它是一个在密码子 342 处（E342K）将谷氨酸替换为赖氨酸的错义突变。它出现的频率在北欧人中最高。某些国家，AATD 很有可能被漏诊，其真实的发病率可能高于囊性纤维化。ZZ 纯合子血浆 AAT 浓度偏低，最容易发生肺病。突变蛋白在肝内蓄积也可以导致肝损害。另一种最常见的等位基因称作 S（E264V 处氨基酸改变），与 AAT 水平和疾病风险都有间接的关系。它在南欧人群中非常普遍，在西班牙和葡萄牙人中的频率为 15%～20%。在临床表现方面，S 等位基因在 SZ 杂合子中最受关注，但其肺病严重性通常比 ZZ 纯合子要低。带有 MZ、MS 或 SS 基因型个体可能会有轻度肺或肝功能受损。尽管一般认为 AATD 是一种隐性状态，但这些等位基因对 AAT 水平和疾病相关风险的影响呈共显性。吸烟也是一种强烈的基因-环境因素，可以使 AAT 失活，并进一步减低活性蛋白的水平，可大大增加易感基因型肺病发病风险。

检测 S 和 Z 等位基因可以通过等电聚焦法或基于 DNA 检测方法来完成。等电聚焦法的优势在于可以识别能使蛋白移动性发生改变的其他罕见等位基因，而基于 DNA 检测方法仅能识别两种已知突变。然而，这两种方法都不能检测出罕见的能使蛋白完全缺失的无效突变，因此，检测血浆中 AAT 浓度也很重要。如果疑似存在罕见等位基因，后续可以对整个 SERPINA1 基因序列进行检测。美国胸科学会和欧洲呼吸学会联合工作组已经建议对该病进行遗传学检查。

■ 肺动脉高压

肺动脉高压（PAH，OMIM 178600）可能是特发性肺动脉高压（idiopathic PAH，IPAH），也可能是与结缔组织病、先天性心脏病或人免疫缺陷病毒（human immunodeficiency virus，HIV）感染等潜在因素有关的相关性肺动脉高压(associated PAH,APAH)。大约6% IPAH患者具有家族史。PAH以低外显率常染色体显性方式遗传,平均仅有约27%突变携带者会真正发生有症状的疾病。女性的发病率比男性高,最近估测,这种针对不同性别的外显率分别为42%和14%。已经证明,最初设想的由遗传学进行预测是错误的。

Ⅱ型骨形态发生蛋白受体(bone morphogenetic protein receptor type-Ⅱ,BMPR2)基因突变约占所有家族性肺动脉高压的80%。这些是占主导地位的无义突变、移码突变或剪接位点突变,导致蛋白过早截断或无义介导的mRNA降解。大片段基因重排也很常见。触发NMD突变可能会比错义突变导致的疾病程度轻,因为错义突变会产生一种稳定的显性抑制蛋白,但是不同中心来源的数据之间并不一致。BMPR2突变也可见于11%~40%无家族史的特发性肺动脉高压患者。修订的PAH分类在第四届世界研讨会上达成共识,命名了一个新类型——遗传性PAH(heritable PAH,HPAH),包括所有带有可检测到突变者,无论是否有家族史。BMPR2突变也能在伴有肺静脉闭塞性疾病、厌食症和先天性心脏病的PAH患者中检测到,但在伴有结缔组织病的患者尚未发现。

骨形态发生蛋白通路中的其他基因也是导致易发生PAH的原因之一。Ⅰ型受体ALK1及其配体蛋白内皮素(ENG)突变可明显导致遗传性出血性毛细血管扩张症(hereditary hemorrhagic telangiectasia,HHT)。PAH已经在若干家系中报道,可能于HHT体征或症状发生之前出现。HHT患者也可能发生肺动静脉畸形。SMAD9基因编码SMad8,是骨形态发生蛋白信号通路下游的中介物,近期发现了该基因上的若干突变位点。大约20% PAH家族仍未发现明确基因突变。外显子测序目前已应用于检测家族性PAH的病因,并发现了两个新位点,小窝蛋白-1(caveolin-1,CAV1)和一种钾离子通道基因KCNK3。CAV1突变仅见于1个家族和1个散发病例;KCNK3突变阳性见于3个家族,并且230例IPAH患者中有3例患者阳性。关于这一基因有个很有意义的发现,其中有些突变在体外可以用磷脂酶抑制剂ONO-RS-082纠正,这提高了对携带KCNK3突变患者进行靶向治疗的可能性。

PAH突变低外显率表明还有其他遗传和/或环境因素在起作用。这种血管增殖性改变和癌症有许多共同点,对受累肺组织分析的结果为该假说提供了分子依据,还有体细胞突变、微卫星不稳定性和非整倍性染色体证据。miRs可能在PAH发病机制中发挥重要作用。骨形态发生蛋白通路经提升处理初始miR转录方式调节一个亚群miR表达。携带BMPR2或SMAD9突变者缺乏这一通路,而其他几个miRs也被发现与PAH相关,且独立于突变状态存在。总之,尽管对HPAH的理解取得了一些进展,但对可能影响其他PAH类型,尤其是APAH的遗传因素仍知之甚少,阐明疾病异质性本身就是一个挑战。

■ 特发性肺纤维化

特发性肺纤维化(IPF;OMIM 178500、614742、614743)的遗传学特征在很多方面与PAH相似。其中少数病例是家族性的,其在临床表现方面唯一显著的差异是发病年龄更早。该病的遗传模式是常染色体显性遗传,合并外显率变异。家族性肺纤维化(familial pulmonary fibrosis,FPF)是遗传异质性疾病,但与PAH不同的是,受影响的基因不是全都进入一个常见通路。大约有3%家族是在表面活性蛋白A2(SFTPA2)或表面活性蛋白C(SFTPC)基因上发生突变,但是更大比例家族有影响端粒酶的突变。端粒就像是染色体末端的一个保护帽,对于维持染色体稳定性很重要。其DNA序列包含数百个重复的TTAGGG拷贝。由于位于染色体末端,这一序列不能被全部复制,随着时间推移,重复数量会逐渐减少。实际上,端粒缩短被认为是导致衰老的主要分子学基础之一。为了抵消这一影响,增殖活跃的细胞表达端粒酶来促进端粒DNA增加。这对干细胞和生殖细胞尤为重要,但大部分已分化细胞的这一过程处于关闭状态。癌细胞经常会使端粒酶重新激活。端粒酶是一种异聚复合体,是一种由TERT基因编码的具有逆转录酶活性的蛋白质,也是一种lncRNA(TERC),能为合成新的端粒DNA提供模板。

IPF与端粒酶之间的联系最初是通过鉴定引起先天性角化不良(一种罕见的多系统遗传疾病)基因时发现的。先天性角化不良患者端粒缩短,肺纤维化的发病率升高,这驱动了对FPF患者进行端粒酶相关基因研究。目前,大约有18%家族鉴定出带有TERT杂合突变,还有约1%家族带有TERC突变。端粒的平均长度可改变疾病的严重程度,而且由于端粒随着每一次传代而逐渐缩短,携带这些突变的家族在连续后代中表现出发病年龄逐渐变早,这种现象被称为"遗传早现"。端粒较短患者也有患再生障碍性贫血或先天性角化不良的风险。另外有证据显示,20%FPF家族存在端粒缩短,但是并未发现其遗传突变。其余60%家族的发病原因尚不明确。

无家族史的IPF患者大约有3%带有TERT突变,不到1%患者有表面活性蛋白突变。然而,有25%患者的端粒酶长度小于正常人群1/10,这表明端粒酶长度缩短是肺纤维化的一个主要危险因素。IPF肺组织基因组研究已经对引起肺纤维化的遗传学改变有了相当深入的了解，包括基因表达、DNA甲基化模式以及miR表达显著变化，但这些研究将来也许会转化为新的治疗手段。

■ 表面活性物质代谢障碍

表面活性物质代谢的遗传疾病（OMIM 265120、300770、610913、610921、614370）范畴包括严重新生儿呼吸窘迫和先天性肺泡蛋白沉积症，以及在儿童或成人中发生的间质性肺病。值得注意的是，获得性肺泡蛋白沉积症是一种独特的自身免疫疾病。表面活性物质代谢障碍常染色体隐性模式是由表面活性蛋白B基因（SFTPB）或运输基因ABCA3突变引起的。二者都会造成严重新生儿呼吸窘迫。肺泡蛋白沉积症的隐性模式也可以由粒细胞-巨噬细胞集落刺激因子受体亚单位CSF2RA（X连锁隐性遗传）突变所导致，或者CSD2RB（常染色体隐性遗传）突变导致。SFTPC突变以常染色体显性伴有外显率变异的方式遗传，其表型范围既见于严重新生儿或儿童发病的间质性肺病，也可在成人发生肺纤维化。

■ 肺泡毛细血管发育不良

肺泡毛细血管发育不良（alveolar capillary dysplasia，ACD；OMIM 265380）伴肺静脉错位，是由16号染色体上FOXF1基因杂合突变或缺失所导致的一种罕见疾病。这种疾病在幼年阶段通常是致命的，其突变并非由受影响的父母遗传而来，而是在卵细胞或精子，或在胚胎非常早期的阶段发生。然而，最近发现了一个家系，其中包括一位母亲和5个患病的孩子，他们携带FOXF1基因上的一个错义突变，尽管这位母亲自己并未发病。这一突变源于在她父系16号染色体上新发生的位点。作者提出这个父系来源的FOXF1等位基因会形成基因印迹，只有再发生母系来源的突变时才会显现表达。因此，当母系来源的等位基因正常表达时，即使在父系等位基因上首先出现这一突变，也不显现其作用。如果母系来源的染色体将这一突变传给下一代，FOXF1突变基因就能够表达，导致ACD和多种先天性异常。

■ 原发性纤毛运动障碍

原发性纤毛运动障碍（primary ciliary dyskinesia，PCD；有多个OMIM编码）是一种常染色体隐性疾病，是由纤毛异常导致的频繁呼吸道感染和慢性肺疾病。该病的其他临床表现还可能有内脏转位和不孕。PCD具有很强的遗传异质性，目前已经发现了至少15种不同的基因突变。其中有几个基因编码轴动力蛋白成分，是纤毛的重要结构组分。大约40%病例未能确认突变，因此可能还会发现更多基因。这一遗传异质性颇具挑战，但是对患病个体进行全外显子组测序为识别更多的基因突变提供了契机。

■ 镰状细胞疾病

镰状细胞疾病（OMIM 603903）是非洲人和非裔美国人中最常见的常染色体隐性疾病。虽然它主要引起血液系统异常，但也能产生严重的肺部并发症，包括急性胸部综合征、栓塞以及肺高压。它是β球蛋白基因发生单一A>T突变导致的。该突变使得第6密码子上的缬氨酸代替了谷氨酸。与野生型蛋白质相比，该突变导致血红蛋白分子可溶性降低，这是一个突变导致异常功能的例子。该突变杂合子携带者对疟疾的抵抗力增强（被认为与疟疾流行区或疟疾曾经流行区域发生较高的突变频率有关）。

常见肺病遗传学基础

常见肺疾病（如哮喘和COPD）并不以明显的孟德尔方式遗传。然而，它们可能出现家族聚集性，表明其病因学可能有遗传成分参与。在这种模式中，来源于遗传因素变化的估测比例称为"遗传度"，高遗传度意味着有更多遗传因素参与。常见的复杂疾病并未显现明确的家族内离散现象，因此不能应用基于模型（参数）的传统遗传图研究策略。相反，可应用非参数方法对小家族群体进行大量横向研究，如患病同胞配对。早期研究是应用候选基因方法进行的。最近，全基因组关联研究（genome-wide association studies，GWAS）被用于大规模病例对照队列研究。这两种研究方式都是利用整个基因组中数百万个基因多态性变异的一部分数据，来寻找遗传标志物与特定模式之间有统计学显著意义的相关性。单核苷酸多态性（SNPs）目前是应用最广泛的遗传变异检测，因为微阵列技术可以在一个阵列上同时分析超过100万个SNP。相关性也可以与临床特征和生物标志物一起检测，如呼出气一氧化氮、血清免疫球蛋白E（immunoglobulin E，IgE）和第1秒用力呼气容积（forced expiratory volume in one second，FEV_1）。对数千个样本进行多变量分析会发生重复检测，因为病例与对照组对比的数量庞大，大大提高了发现偶然差异的可能性。为了减少假阳性结果，需要对于多重检测进行严格纠正。同时，必须仔细匹配病例与对照组，以确保没有隐藏人群分层,发生干扰等位基因频率的可能性。需要强调的是,这些 SNP 当中有很多都发生于基因组的非编码区域,并不直接影响基因调节和蛋白功能。或者说,它们可能是位于调节疾病风险序列附近的标志物。与基因突变代表发病高风险的孟德尔遗传疾病相比,GWAS 发现的位点通常相对风险很低。它们几乎没有预测疾病的价值,所以在这方面,其临床应用价值有限。这些研究的主要价值在于为治疗干预发现新的通路和靶点。投入大量资金用于 GWAS 检测大范围疾病,亟须发现功能变异,并重视这些研究的转化潜能。一个新兴的有效策略是系统生物学,其目标是将多种"组学"数据,如 GWAS、全基因组表达数据、miRs 和表观遗传组学整合成一个网络,以发现新的通路和生物学相关性信息。

在关于常见肺疾病 GWAS 的文献有很多,而且仍在迅速增加。由于篇幅有限,这里不能对这些研究进行详细讨论,尤其所研究的种族和族群 SNP 频率不同以及表观亚型的背景是复杂的。因此,我们将简要回顾一些主要的候选位点,并建议读者以此为切入点进行后续的深入阅读。

■ 哮喘

哮喘具有高度的遗传可能性,因此是进行 GWAS 的一个很好的候选疾病。目前发现的一些最强位点包括 HLA-DQ、血清类黏蛋白-3(Orosomucoid-like 3,ORMDL3)和几种白细胞介素及白细胞介素受体。ORMDL3 在支气管上皮细胞中是可诱导的,且在小鼠模型中已经证实能调节金属蛋白酶和几种细胞因子。在同一个区域中的 SNP 还可以调节邻近基因——消皮素 B(gasdermin-B,GSDMB)表达。GSDMB 是与调节上皮细胞凋亡相关的基因家族成员。通过越来越多的大规模研究和荟萃分析,目前已经能够开始仔细分析与特定亚群相关的遗传学因素,如儿童哮喘、重症哮喘和特应性哮喘。有几个基因也与对支气管舒张剂反应相关。西班牙裔和非裔美国人的重症哮喘发生率较高,但是与高加索人相比,研究仍不够深入,相关研究应该优先实施。

空气污染、吸烟的环境因素是哮喘的重要危险因素。这至少部分是通过 DNA 甲基化、组蛋白乙酰化和 miR 表达的表观遗传改变来介导的。哮喘患儿与对照组对比研究发现,DNA 甲基化改变直接调节精氨酸酶——氧化氮通路,二者甲基化特征不同。

■ 慢性阻塞性肺疾病

如前文所述,慢性阻塞性肺疾病(COPD)最强的

遗传风险来自编码抗胰蛋白酶 SERPINA1 基因突变,吸烟暴露可进一步增强这种风险。影响小的常见变异包括尼古丁受体 CHRNA3 和 CHRNA5、刺猬相互作用蛋白(hedgehog-interacting protein,HHIP)和 FAM13A。吸烟是 COPD 的一个重要危险因素,可以诱导肺内发生许多表观遗传学改变。COPD 患者的 DNA 甲基化模式与正常人相比有所改变,组蛋白去乙酰化酶的活性减低。重要的是,与吸烟相关的甲基化改变在戒烟后随着时间推移可以逆转。这些表观遗传学变化提示了药物治疗的可能靶点。

■ 结节病

目前,关于结节病相关遗传易感性的了解相对较少,尽管该病在非裔美国人中很常见,但早期研究主要是在欧洲血统人群队列中进行的。令人惊异的是,越来越多的数据显示普遍的高风险位点可见于多个不同种族人群中,这与 GWAS 关联的其他疾病数据基因的异质性有明显差异。这些研究鉴定出来的主要位点包括 ANXA11 基因和几个 HLA 亚型。

遗传病的靶向治疗

人类基因组计划的完成使得人们对个体化医疗新领域抱有很高的期待(在一些情况下,颇为振奋)。首先,在癌症治疗领域,像伊马替尼(用于治疗慢性髓样白血病)和赫赛汀(用于治疗乳腺癌)等药物能以癌症的基因重排或基因扩增作为靶点。已证明有几种药物能够针对非小细胞肺癌中的表皮生长因子受体(epidermal growth factor receptor,EGFR)进行靶向治疗。肺癌靶向治疗在相关章节中会有详细讨论。其他领域的进展相对较缓慢,但是有些最新研究结果也很值得期待,如囊性纤维化。

最初的囊性纤维化基因替代治疗没能达到预期效果,但目前正在利用阐明突变类型及其功能结果,转化为新的治疗方案。有一种方法是通过利用 Ataluren(PTC124)小分子来增强通读无义突变,减少识别提前出现终止密码子的概率,使核糖体可以翻译完整长度的蛋白质。过去曾应用氨基糖苷类抗生素尝试过类似方法,但 Ataluren 效果更好,而且不良反应更小。理论上来讲,它对于任何无义突变均有效,但实际上有些突变转录物能迅速通过无义介导衰变降解。因此,对相对稳定且不受无义介导 mRNA 降解(NMD)的突变而言,已证明这一方法效果最好。在囊性纤维化和杜氏肌营养不良小鼠模型中取得阳性结果后,Ataluren 被美国食品和药品管理局(Food and Drug Administration，FDA）确认为孤儿药，囊性纤维化Ⅱ期临床试验结果显示很有前景。

尽管合成了长度完整的蛋白，但存在定位错误（Ⅱ型）或氯离子转运体效率低下（Ⅲ和Ⅳ型）的情况下，目前正在研究能提高被运输至细胞膜和增强转运功能的药物。Ivacaftor（VX-770）被发现能挽救 G551D 突变的功能，这是一种概率为 3%～5% 的Ⅲ型突变。一项 Ivacaftor 随机安慰剂对照研究结果值得期待，其 FEV_1、汗液氯离子浓度、体重和生活质量评分方面都有显著改善。对于表现纯合 ΔF508 突变的大部分囊性纤维化患者，有效治疗仍在探索中，但是这些进步为个体化治疗远景树立了信心，根据每个人的基因档案定制治疗方案可能会成为现实。

与囊性纤维化相比，其他肺部疾病的研究进展较为滞后，有些单基因研究已经进行了 20 年以上，但获益甚少。然而，新的治疗靶点正逐渐从早期研究结果中挖掘产生，尤其是基于表观遗传学水平。例如，对遗传性肺动脉高压（HPAH）进行了一些促进 BMPR2 信号通路的研究策略。基于表观遗传，建议应用组蛋白去乙酰化酶抑制剂作为治疗 PAH 的潜在手段，而糖皮质激素抵抗 COPD 患者可能通过增强 HDAC2 活性而获益。随着我们对特定遗传突变和表观遗传修饰研究的不断深入，靶向干预治疗的未来令人期待。

尹　露　译

高占成　审校

网络资源

人类孟德尔遗传数据库（Online Mendelian Inheritance in Man，OMIM）

基因评论（GeneReviews，近期由专家撰写的遗传疾病摘要）

基因检测注册中心（Genetic Testing Registry）

美国全国卫生研究所表观基因组路线图联盟

线粒体基因组数据库（Mitochondrial Genome Database）

参考文献

[1] VENDITTI CP, HARRIS MC, HUFF D, et al. Congenital cardiomyopathy and pulmonary hypertension: another fatal variant of cytochrome-c oxidase deficiency. J Inherit Metab Dis, 2004, 27(6): 735–739.

[2] BARCLAY AR, SHOLLER G, CHRISTODOLOU J, et al.Pulmonary hypertension–a new manifestation of mitochondrial disease. J Inherit Metab Dis, 2005, 28(6):1081–1089.

[3] SPROULE DM, DYME J, COKU J, et al. Pulmonary artery hypertension in a child with MELAS due to a point mutation of the mitochondrial tRNA ((Leu)) gene (m.3243A > G). J Inherit Metab Dis, 2008, [Epub ahead of print.]

[4] VAN HOVE JL, FREEHAUF C, MIYAMOTO S, et al. Infantile cardiomyopathy caused by the T14709 C mutation in the mitochondrial tRNA glutamic acid gene. Eur J Pediatr, 2008, 167(7):771–776.

[5] BELOSTOTSKY R, BEN-SHALOM E, RINAT C, et al. Mutations in the mitochondrial seryl-tRNA synthetase cause hyperuricemia, pulmonary hypertension, renal failure in infancy and alkalosis, HUPRA syndrome. Am J Hum Genet, 2011, 88(2):193–200.

[6] NAVARRO-SASTRE A, TORT F, STEHLING O, et al. A fatal mitochondrial disease is associated with defective NFU1 function in the maturation of a subset of mitochondrial Fe-S proteins. Am J Hum Genet, 2011, 89(5):656–667.

[7] HUNG PC, WANG HS, CHUNG HT, et al. Pulmonary hypertension in a child with mitochondrial A3243G point mutation. Brain Dev, 2012,34(10):866–868.

[8] TORRACO A, VERRIGNI D, RIZZA T, et al. TMEM70: a mutational hot spot in nuclear ATP synthase deficiency with a pivotal role in complex V biogenesis. Neurogenetics, 2012,13(4):375–386.

[9] RABY BA, KLANDERMAN B, MURPHY A, et al. A common mitochondrial haplogroup is associated with elevated total serum IgE levels. J Allergy Clin Immunol, 2007,120(2):351–358.

[10] LUO YJ, GAO WX, LI SZ, et al. Mitochondrial haplogroup D4 confers resistance and haplogroup B is a genetic risk factor for high-altitude pulmonary edema among Han Chinese. Genet Mol Res, 2012,11(4):3658–3667.

[11] ZHENG S, QIAN P, LI F, et al. Association of mitochondrial DNA variations with lung cancer risk in a Han Chinese population from southwestern China. PLoS One, 2012,7(2):e31322.

[12] ZHENG S, WANG C, QIAN G, et al. Role of mtDNA haplogroups in COPD susceptibility in a southwestern Han Chinese population. Free Radic Biol Med, 2012,53(3):473–481.

[13] ZIFA E, DANIIL Z, SKOUMI E, et al. Mitochondrial genetic background plays a role in increasing risk to asthma. Mol Biol Rep, 2012,39(4):4697–4708.

[14] KNUDSON AG Jr. Mutation and cancer: statistical study of retinoblastoma. Proc Natl Acad Sci U S A, 1971,68(4):820–823.

[15] ADCOCK IM, TSAPROUNI L, BHAVSAR P, et al. Epigenetic regulation of airway inflammation. Curr Opin Immunol, 2007,19(6): 694–700.

[16] YANG IV, SCHWARTZ DA. Epigenetic control of gene expression in the lung. Am J Respir Crit Care Med, 2011,183(10):1295–1301.

[17] BRETON CV, BYUN HM, WENTEN M, et al. Prenatal tobacco smoke exposure affects global and gene-specific DNA methylation. Am J Respir Crit Care Med, 2009,180(5):462–467.

[18] SALAM MT, BYUN HM, LURMANN F, et al. Genetic and epigenetic variations in inducible nitric oxide synthase promoter, particulate pollution, and exhaled nitric oxide levels in children. J Allergy Clin Immunol, 2012,129(1):232–239. e231–e237.

[19] WAN ES, QIU W, BACCARELLI A, et al. Cigarette smoking behaviors and time since quitting are associated with differential DNA methylation across the human genome. Hum Mol Genet, 2012,21(13):3073–3082.

[20] BARNES PJ. Targeting the epigenome in the treatment of asthma and chronic obstructive pulmonary disease. Proc Am Thorac Soc, 2009,6(8):693–696.

[21] ESQUELA-KERSCHER A, SLACK FJ. Oncomirs - microRNAs with a role in cancer. Nat Rev Cancer, 2006,6(4):259–269.

[22] KRICHEVSKY AM, GABRIELY G. miR-21: a small multi-faceted RNA. J Cell Mol Med, 2009,13(1):39–53.

[23] SELCUKLU SD, DONOGHUE MT, SPILLANE C. miR-21 as a key

regulator of oncogenic processes. Biochem Soc Trans, 2009,37(Pt 4): 918–925.

[24] KUMARSWAMY R, VOLKMANN I, THUM T. Regulation and function of miRNA-21 in health and disease. RNA Biol,2011, 8(5):706–713.

[25] RIORDAN JR, ROMMENS JM, KEREM B, et al. Identification of the cystic fibrosis gene: cloning and characterization of complementary DNA. Science, 1989, 245(4922):1066–1073.

[26] WELSH MJ, SMITH AE. Molecular mechanisms of CFTR chloride channel dysfunction in cystic fibrosis. Cell, 1993,73(7):1251–1254.

[27] ROWNTREE RK, HARRIS A. The phenotypic consequences of CFTR mutations. Ann Hum Genet, 2003, 67(Pt 5):471–485.

[28] BREMER LA, BLACKMAN SM, VANSCOY LL, et al. Interaction between a novel TGFB1 haplotype and CFTR genotype is associated with improved lung function in cystic fibrosis. Hum Mol Genet, 2008, 17(14):2228–2237.

[29] CUTTING GR. Modifier genes in Mendelian disorders: the example of cystic fibrosis. Ann N Y Acad Sci, 2010, 1214:57–69.

[30] CHILLON M, CASALS T, MERCIER B, et al. Mutations in the cystic fibrosis gene in patients with congenital absence of the vas deferens. N Engl J Med, 1995, 332(22):1475–1480.

[31] DECROO S, KAMBOH MI, FERRELL RE. Population genetics of alpha-1-antitrypsin polymorphism in US whites, US blacks and African blacks. Hum Hered, 1991, 41(4):215–221.

[32] DE SERRES FJ. Worldwide racial and ethnic distribution of alpha1-antitrypsin deficiency: summary of an analysis of published genetic epidemiologic surveys. Chest, 2002, 122(5):1818–1829.

[33] DE SERRES FJ. Alpha-1 antitrypsin deficiency is not a rare disease but a disease that is rarely diagnosed. Environ Health Perspect, 2003, 111(16):1851–1854.

[34] American Thoracic Society, European Respiratory Society statement. American Thoracic Society/European Respiratory Society statement: standards for the diagnosis and management of individuals with alpha-1 antitrypsin deficiency. Am J Respir Crit Care Med. 2003, 168(7):818–900.

[35] LARKIN EK, NEWMAN JH, AUSTIN ED, et al. Longitudinal analysis casts doubt on the presence of genetic anticipation in heritable pulmonary arterial hypertension. Am J Respir Crit Care Med, 2012, 186(9):892–896.

[36] DENG Z, MORSE JH, SLAGER SL, et al. Familial primary pulmonary hypertension (gene PPH1) is caused by mutations in the bone morphogenetic protein receptor-II gene. Am J Hum Genet, 2000, 67(3):737–744.

[37] The International PPH Consortium, LANE KB, MACHADO RD, et al. Heterozygous germline mutations in BMPR2, encoding a TGF-beta receptor, cause familial primary pulmonary hypertension. Nat Genet, 2000, 26:81–84.

[38] MACHADO RD, ALDRED MA, JAMES V, et al. Mutations of the TGF-beta type II receptor BMPR2 in pulmonary arterial hypertension. Hum Mutat, 2006, 27(2):121–132.

[39] ALDRED MA, VIJAYAKRISHNAN J, JAMES V, et al. BMPR2 gene rearrangements account for a significant proportion of mutations in familial and idiopathic pulmonary arterial hypertension. Hum Mutat, 2006, 27(2):212–213.

[40] COGAN JD, PAUCIULO MW, BATCHMAN AP, et al. High frequency of BMPR2 exonic deletions/duplications in familial pulmonary arterial hypertension. Am J Respir Crit Care Med, 2006, 174(5): 590–598.

[41] AUSTIN ED, PHILLIPS JA, COGAN JD, et al. Truncating and missense BMPR2 mutations differentially affect the severity of heritable pulmonary arterial hypertension. Respir Res, 2009, 10:87.

[42] GIRERD B, MONTANI D, EYRIES M, et al. Absence of influence of gender and BMPR2 mutation type on clinical phenotypes of pulmonary arterial hypertension. Respir Res, 2010, 11:73.

[43] THOMSON JR, MACHADO RD, PAUCIULO MW, et al. Sporadic primary pulmonary hypertension is associated with germline mutations of the gene encoding BMPR-II, a receptor member of the TGF-beta family. J Med Genet, 2000, 37(10):741–745.

[44] KOEHLER R, GRUNIG E, PAUCIULO MW, et al. Low frequency of BMPR2 mutations in a German cohort of patients with sporadic idiopathic pulmonary arterial hypertension. J Med Genet, 2004, 41(12):e127.

[45] MORISAKI H, NAKANISHI N, KYOTANI S, et al. BMPR2 mutations found in Japanese patients with familial and sporadic primary pulmonary hypertension. Hum Mutat, 2004, 23(6):632.

[46] MACHADO RD, EICKELBERG O, ELLIOTT CG, et al. Genetics and genomics of pulmonary arterial hypertension.J Am Coll Cardiol, 2009, 54(1 Suppl):S32–S42.

[47] SIMONNEAU G, ROBBINS IM, BEGHETTI M, et al. Updated clinical classification of pulmonary hypertension. J Am Coll Cardiol, 2009, 54(1 Suppl):S43–S54.

[48] RUNO JR, VNENCAK-JONES CL, PRINCE M, et al. Pulmonary veno-occlusive disease caused by an inherited mutation in bone morphogenetic protein receptor II. Am J Respir Crit Care Med, 2003, 167(6):889–894.

[49] HUMBERT M, DENG Z, SIMONNEAU G, et al. BMPR2 germline mutations in pulmonary hypertension associated with fenfluramine derivatives. Eur Respir J, 2002, 20(3):518–523.

[50] ABRAMOWICZ MJ, VAN HAECKE P, DEMEDTS M, et al. Primary pulmonary hypertension after amfepramone (diethylpropion) with BMPR2 mutation. Eur Respir J, 2003, 22(3):560–562.

[51] ROBERTS KE, MCELROY JJ, WONG WP, et al. BMPR2 mutations in pulmonary arterial hypertension with congenital heart disease. Eur Respir J, 2004, 24(3):371–374.

[52] TREMBATH RC, THOMSON JR, MACHADO RD, et al.Clinical and molecular genetic features of pulmonary hypertension in patients with hereditary hemorrhagic telangiectasia. N Engl J Med, 2001, 345(5):325–334.

[53] HARRISON RE, FLANAGAN JA, SANKELO M, et al. Molecular and functional analysis identifies ALK-1 as the predominant cause of pulmonary hypertension related to hereditary haemorrhagic telangiectasia. J Med Genet, 2003,40(12):865–871.

[54] ABDALLA SA, GALLIONE CJ, BARST RJ, et al. Primary pulmonary hypertension in families with hereditary haemorrhagic telangiectasia. Eur Respir J, 2004, 23(3):373–377.

[55] HARRISON RE, BERGER R, HAWORTH SG, et al. Transforming growth factor-beta receptor mutations and pulmonary arterial hypertension in childhood. Circulation, 2005, 111(4):435–441.

[56] MACHE CJ, GAMILLSCHEG A, POPPER HH, et al. Early-life pulmonary arterial hypertension with subsequent development of diffuse pulmonary arteriovenous malformations in hereditary haemorrhagic telangiectasia type 1. Thorax, 2008, 63(1):85–86.

[57] SHINTANI M, YAGI H, NAKAYAMA T, et al. A new nonsense mutation of SMAD8 associated with pulmonary arterial hypertension. J Med Genet, 2009, 46:331–337.

[58] DRAKE KM, ZYGMUNT D, MAVRAKIS L, et al. Altered microRNA processing in heritable pulmonary arterial hypertension: an important role for smad-8. Am J Respir Crit Care Med, 2011, 184:1400–1408.

[59] NASIM MT, OGO T, AHMED M, et al. Molecular genetic characterization of SMAD signaling molecules in pulmonary arterial hypertension. Hum Mutat, 2011, 32(12):1385–1389.

[60] AUSTIN ED, MA L, LEDUC C, et al. Whole exome sequencing to identify a novel gene (caveolin-1) associated with human pulmo-

nary arterial hypertension. Circ Cardiovasc Genet, 2012, 5(3):336–343.

[61] MA L, ROMAN-CAMPOS D, AUSTIN ED, et al. A novel channelopathy in pulmonary arterial hypertension. N Engl J Med, 2013, 369(4):351–361.

[62] LEE SD, SHROYER KR, MARKHAM NE, et al. Monoclonal endothelial cell proliferation is present in primary but not secondary pulmonary hypertension. J Clin Invest, 1998, 101(5):927–934.

[63] HUMBERT M, HOEPER MM. Severe pulmonary arterial hypertension: a forme fruste of cancer? Am J Respir Crit Care Med, 2008, 178(6):551–552.

[64] RAI PR, COOL CD, KING JA, et al. The cancer paradigm of severe pulmonary arterial hypertension. Am J Respir Crit Care Med, 2008, 178(6):558–564.

[65] YEAGER ME, HALLEY GR, GOLPON HA, et al. Microsatellite instability of endothelial cell growth and apoptosis genes within plexiform lesions in primary pulmonary hypertension. Circ Res, 2001, 88(1):E2–E11.

[66] ALDRED MA, COMHAIR SA, VARELLA-GARCIA M, et al. Somatic chromosome abnormalities in the lungs of patients with pulmonary arterial hypertension. Am J Respir Crit Care Med, 2010, 182(9):1153–1160.

[67] DAVIS BN, HILYARD AC, LAGNA G, et al. SMAD proteins control DROSHA-mediated microRNA maturation. Nature, 2008, 454(7200):56–61.

[68] DAVIS BN, HILYARD AC, NGUYEN PH, et al. Smad proteins bind a conserved RNA sequence to promote microRNA maturation by Drosha. Mol Cell, 2010, 39(3):373–384.

[69] CARUSO P, MACLEAN MR, KHANIN R, et al. Dynamic changes in lung microRNA profiles during the development of pulmonary hypertension due to chronic hypoxia and monocrotaline. Arterioscler Thromb Vasc Biol, 2010, 30(4):716–723.

[70] COURBOULIN A, PAULIN R, GIGUERE NJ, et al. Role for miR-204 in human pulmonary arterial hypertension. J Exp Med, 2011, 208(3):535–548.

[71] CARUSO P, DEMPSIE Y, STEVENS HC, et al. A role for miR-145 in pulmonary arterial hypertension: evidence from mouse models and patient samples. Circ Res, 2012, 111(3):290–300.

[72] PARIKH VN, JIN RC, RABELLO S, et al. MicroRNA-21 integrates pathogenic signaling to control pulmonary hypertension: results of a network bioinformatics approach. Circulation, 2012, 125(12):1520–1532.

[73] RHODES CJ, WHARTON J, BOON RA, et al. Reduced miR-150 is associated with poor survival in pulmonary arterial hypertension. Am J Respir Crit Care Med, 2013, 187(3):294–302.

[74] KIM J, KANG Y, KOJIMA Y, et al. An endothelial apelin-FGF link mediated by miR-424 and miR-503 is disrupted in pulmonary arterial hypertension. Nat Med, 2013,19(1):74–82.

[75] WANG Y, KUAN PJ, XING C, et al. Genetic defects in surfactant protein A2 are associated with pulmonary fibrosis and lung cancer. Am J Hum Genet, 2009, 84(1):52–59.

[76] GARCIA CK. Idiopathic pulmonary fibrosis: update on genetic discoveries. Proc Am Thorac Soc, 2011, 8(2):158–162.

[77] ARMANIOS M, BLACKBURN EH. The telomere syndromes. Nat Rev Genet, 2012, 13(10):693–704.

[78] ARMANIOS MY, CHEN JJ, COGAN JD, et al. Telomerase mutations in families with idiopathic pulmonary fibrosis. N Engl J Med, 2007, 356(13):1317–1326.

[79] CRONKHITE JT, XING C, RAGHU G, et al. Telomere shortening in familial and sporadic pulmonary fibrosis. Am J Respir Crit Care Med, 2008, 178(7):729–737.

[80] KASS DJ, KAMINSKI N. Evolving genomic approaches to idiopathic pulmonary fibrosis: moving beyond genes. Clin Transl Sci, 2011, 4(5):372–379.

[81] KAMINSKI N, ROSAS IO. Gene expression profiling as a window into idiopathic pulmonary fibrosis pathogenesis: can we identify the right target genes? Proc Am Thorac Soc, 2006, 3(4):339–344.

[82] SELMAN M, PARDO A, BARRERA L, et al. Gene expression profiles distinguish idiopathic pulmonary fibrosis from hypersensitivity pneumonitis. Am J Respir Crit Care Med, 2006, 173(2):188–198.

[83] RAJKUMAR R, KONISHI K, RICHARDS TJ, et al. Genomewide RNA expression profiling in lung identifies distinct signatures in idiopathic pulmonary arterial hypertension and secondary pulmonary hypertension. Am J Physiol Heart Circ Physiol, 2010, 298 (4):H1235–H1248.

[84] RABINOVICH EI, KAPETANAKI MG, STEINFELD I, et al. Global methylation patterns in idiopathic pulmonary fibrosis. PLoS One, 2012, 7(4):e33770.

[85] SANDERS YY, AMBALAVANAN N, HALLORAN B, et al. Altered DNA methylation profile in idiopathic pulmonary fibrosis. Am J Respir Crit Care Med, 2012, 186(6):525–535.

[86] DAKHLALLAH D, BATTE K, WANG Y, et al. Epigenetic Regulation of miR-17~92 Contributes to the Pathogenesis of Pulmonary Fibrosis. Am J Respir Crit Care Med, 2013,187(4):397–405.

[87] LIU G, FRIGGERI A, YANG Y, et al. miR-21 mediates fibrogenic activation of pulmonary fibroblasts and lung fibrosis. J Exp Med, 2010, 207(8):1589–1597.

[88] PANDIT KV, CORCORAN D, YOUSEF H, et al. Inhibition and role of let-7 d in idiopathic pulmonary fibrosis. Am J Respir Crit Care Med, 2010, 182(2):220–229.

[89] MILOSEVIC J, PANDIT K, MAGISTER M, et al. Profibrotic role of miR-154 in pulmonary fibrosis. Am J Respir Cell Mol Biol, 2012, 47(6):879–887.

[90] YANG S, XIE N, CUI H, et al. miR-31 is a negative regulator of fibrogenesis and pulmonary fibrosis. FASEB J, 2012, 26(9): 3790–3799.

[91] NOGEE LM, DE MELLO DE, DEHNER LP, et al. Brief report: deficiency of pulmonary surfactant protein B in congenital alveolar proteinosis. N Engl J Med, 1993, 328(6):406–410.

[92] SHULENIN S, NOGEE LM, ANNILO T, et al. ABCA3 gene mutations in newborns with fatal surfactant deficiency. N Engl J Med, 2004, 350(13):1296–1303.

[93] BULLARD JE, WERT SE, WHITSETT JA, et al. ABCA3 mutations associated with pediatric interstitial lung disease. Am J Respir Crit Care Med, 2005, 172(8):1026–1031.

[94] KUNIG AM, PARKER TA, NOGEE LM, et al. ABCA3 deficiency presenting as persistent pulmonary hypertension of the newborn. J Pediatr, 2007, 151(3):322–324.

[95] NOGEE LM, DUNBAR AE 3rd, WERT SE, et al. A mutation in the surfactant protein C gene associated with familial interstitial lung disease. N Engl J Med, 2001, 344(8):573–579.

[96] GUILLOT L, EPAUD R, THOUVENIN G, et al. New surfactant protein C gene mutations associated with diffuse lung disease. J Med Genet, 2009, 46(7):490–494.

[97] STANKIEWICZ P, SEN P, BHATT SS, et al. Genomic and genic deletions of the FOX gene cluster on 16q24.1 and inactivating mutations of FOXF1 cause alveolar capillary dysplasia and other malformations. Am J Hum Genet, 2009, 84(6):780–791.

[98] SEN P, GERYCHOVA R, JANKU P, et al. A familial case of alveolar capillary dysplasia with misalignment of pulmonary veins supports paternal imprinting of FOXF1 in human. Eur J Hum Genet, 2013, 21(4):474–477.

[99] HORANI A, DRULEY TE, ZARIWALA MA, et al. Whole-exome

capture and sequencing identifies HEATR2 mutation as a cause of primary ciliary dyskinesia. Am J Hum Genet, 2012, 91(4): 685–693.

[100] OLBRICH H, SCHMIDTS M, WERNER C, et al. Recessive HYDIN mutations cause primary ciliary dyskinesia without randomization of left-right body asymmetry. Am J Hum Genet, 2012, 91(4):672–684.

[101] KNOWLES MR, LEIGH MW, OSTROWSKI LE, et al. Exome sequencing identifies mutations in CCDC114 as a cause of primary ciliary dyskinesia. Am J Hum Genet, 2013, 92(1):99–106.

[102] FUGGER L, MCVEAN G, BELL JI. Genomewide association studies and common disease–realizing clinical utility. N Engl J Med, 2012, 367(25):2370–2371.

[103] BARNES KC. Genetic studies of the etiology of asthma. Proc Am Thorac Soc, 2011, 8(2):143–148.

[104] COOKSON WO, MOFFATT MF. Genetics of complex airway disease. Proc Am Thorac Soc, 2011, 8(2):149–153.

[105] MILLER M, TAM AB, CHO JY, et al. ORMDL3 is an inducible lung epithelial gene regulating metalloproteases, chemokines, OAS, and ATF6. Proc Natl Acad Sci U S A, 2012, 109(41):16648–16653.

[106] LIMA JJ, BLAKE KV, TANTISIRA KG, et al. Pharmacogenetics of asthma. Curr Opin Pulm Med, 2009, 15(1):57–62.

[107] BRETON CV, BYUN HM, WANG X, et al. DNA methylation in the arginase-nitric oxide synthase pathway is associated with exhaled nitric oxide in children with asthma. Am J Respir Crit Care Med, 2011, 184(2):191–197.

[108] STEFANOWICZ D, HACKETT TL, GARMAROUDI FS, et al. DNA methylation profiles of airway epithelial cells and PBMCs from healthy, atopic and asthmatic children. PLoS One, 2012, 7(9):e44213.

[109] COOKSON WO. State of the art. Genetics and genomics of chronic obstructive pulmonary disease. Proc Am Thorac Soc, 2006, 3(6):473–475.

[110] QIU W, BACCARELLI A, CAREY VJ, et al. Variable DNA methylation is associated with chronic obstructive pulmonary disease and lung function. Am J Respir Crit Care Med, 2012, 185(4):373–381.

[111] ITO K, ITO M, ELLIOTT WM, et al. Decreased histone deacetylase activity in chronic obstructive pulmonary disease. N Engl J Med, 2005, 352(19):1967–1976.

[112] HOFMANN S, FRANKE A, FISCHER A, et al. Genome-wide association study identifies ANXA11 as a new susceptibility locus for sarcoidosis. Nat Genet, 2008, 40(9):1103–1106.

[113] FISCHER A, SCHMID B, ELLINGHAUS D, et al. A novel sarcoidosis risk locus for Europeans on chromosome 11q13.1. Am J Respir Crit Care Med, 2012, 186(9):877–885.

[114] SATO H, WOODHEAD FA, AHMAD T, et al. Sarcoidosis HLA class II genotyping distinguishes differences of clinical phenotype across ethnic groups. Hum Mol Genet, 2010,19(20):4100–4111.

[115] ADRIANTO I, LIN CP, HALE JJ, et al. Genome-wide association study of African and European Americans implicates multiple shared and ethnic specific loci in sarcoidosis susceptibility. PLoS One, 2012, 7(8):e43907.

[116] LEVIN AM, IANNUZZI MC, MONTGOMERY CG, et al. Association of ANXA11 genetic variation with sarcoidosis in African Americans and European Americans. Genes Immun, 2013, 14(1):13–18.

[117] WELCH EM, BARTON ER, ZHUO J, et al. PTC124 targets genetic disorders caused by nonsense mutations. Nature, 2007, 447(7140):87–91.

[118] HIRAWAT S, WELCH EM, ELFRING GL, et al. Safety,tolerability, and pharmacokinetics of PTC124, a nonaminoglycoside nonsense mutation suppressor, following single-and multiple-dose administration to healthy male and female adult volunteers. J Clin Pharmacol, 2007, 47(4):430–444.

[119] LINDE L, BOELZ S, NISSIM-RAFINIA M, et al. Nonsense-mediated mRNA decay affects nonsense transcript levels and governs response of cystic fibrosis patients to gentamicin. J Clin. Invest, 2007, 117(3):683–692.

[120] KEREM E, HIRAWAT S, ARMONI S, et al. Effectiveness of PTC124 treatment of cystic fibrosis caused by nonsense mutations: a prospective phase II trial. Lancet, 2008, 372(9640):719–727.

[121] VAN GOOR F, HADIDA S, GROOTENHUIS PD, et al. Rescue of CF airway epithelial cell function in vitro by a CFTR potentiator, VX-770. Proc Natl Acad Sci U S A, 2009, 106(44):18825–18830.

[122] RAMSEY BW, DAVIES J, MCELVANEY NG, et al. A CFTR potentiator in patients with cystic fibrosis and the G551D mutation. N Engl J Med, 2011, 365(18):1663–1672.

[123] SPIEKERKOETTER E, TIAN X, CAI J, et al. FK506 activates BMPR2, rescues endothelial dysfunction, and reverses pulmonary hypertension. J Clin Invest, 2013, 123(8):3600–3613.

[124] LONG L, YANG X, SOUTHWOOD M, et al. Chloroquine prevents progression of experimental pulmonary hypertension via inhibition of autophagy and lysosomal Bmpr-II degradation. Circ Res, 2013, 112(8):1159–1170.

[125] DRAKE KM, DUNMORE BJ, MCNELLY LN, et al. Correction of nonsense BMPR2 and SMAD9 mutations by ataluren in pulmonary arterial hypertension. Am J Respir Cell Mol Biol, 2013, 49(3):403–409.

[126] ZHAO L, CHEN CN, HAJJI N, et al. Histone deacetylation inhibition in pulmonary hypertension: therapeutic potential of valproic acid and suberoylanilide hydroxamic acid. Circulation, 2012, 126(4):455–467.

第8章

干细胞和呼吸系统疾病：前景展望

Darrell N. Kotton[1]

引言

对许多目前无法治愈的疾病来说，干细胞领域的研究进展为新的治疗方法、疾病模型和药物筛选带来了前所未有的机遇。这些新的发现让媒体着迷，让患者、医生和科学家看到了新的希望。不可避免的是，在一个新兴领域里，错误总是伴随着希望同时出现的。如果该领域内严谨的研究者不能将炒作和科学区分开来，那么当一个忙碌的临床医生面对诸如"我的肺病是否可以采用干细胞治疗？""我是否应该储存我宝宝的脐带血以备万一他/她以后患上囊肿性纤维化或肺气肿？"的问题时又该怎么办呢？本章旨在描述与肺病相关的干细胞和再生医学研究进展，回顾该领域内最新发现，并展望未来。

人们已在越来越多的组织内发现了具有快速增殖特点的干细胞。在诸如血液、皮肤和肠道等组织中，都发现存在干细胞群，这些罕见的干细胞间或增殖，产生子代干细胞或能快速增殖的祖细胞，并分化为组织功能所需的成熟细胞。自我更新和分化是干细胞的标志，其在血液、皮肤和肠道稳态中的重要作用已被广泛接受。这些特点也使干细胞成为创伤或疾病组织重建的理想工具。数十年来的动物和人体试验，包括Till和McCullough开展的具有里程碑式意义的骨髓移植，都有力地证明了约占骨髓细胞1/10 000的造血干细胞（hematopoietic stem cells，HSCs）可以通过简单的静脉输注永久重建受者所有骨髓细胞和循环血。

鉴于造血干细胞具有无限自我更新和血液分化能力，相比快速自我更新的肠道和皮肤上皮细胞，大部分肺病学家对未在肺脏中发现具有相似特点的细胞十分诧异，处于静息状态的上皮细胞即可维持器官内环境稳态，可能也不需要干细胞的作用。

■ 肺上皮损伤反应

由于成人肺部上皮在未受干扰的情况下细胞更

新速率极为缓慢，科学家研究了人体和动物肺部对创伤或疾病的反应来阐释各种肺细胞的增殖和分化潜能。这些创伤模型被用来寻找可能具有诸如自我更新和多向分化干细胞特点的特定肺细胞（Rawlins和Hogan撰文综述）。自20世纪70年代开始，针对人体和动物肺部的形态学研究发现了具有增殖能力的肺部上皮细胞群，其结果显示近端气道的基底细胞、分泌细胞和棒状细胞（之前称为Clara细胞）以及远端肺实质的Ⅱ型肺泡细胞，都有在肺损伤后进入细胞周期的能力。最近，胸腺嘧啶核苷标记技术已被可鉴别增殖细胞或追踪子代细胞的新技术所替代。这些研究都表明，除了气道纤毛细胞或Ⅰ型肺泡细胞，大部分肺上皮细胞在创伤后都能在具有很强修复能力的肺脏中增殖，分化为许多不同亚型的上皮细胞，帮助组织修复。

除了评估成人肺细胞的增殖，发育生物学家经典的"细胞谱系标记"法还可以帮助研究者示踪肺上皮细胞的起源，并评估其在衰老或创伤时何去何从。目前已经非常清楚，成人肺部的多种上皮细胞都来自胚胎前肠内胚层的祖细胞。广为接受的观点是，胚胎发育过程中会出现少数肺上皮细胞并始终保持分化状态。在干细胞这个新兴的研究领域中，大部分研究者都认同在胚胎发育早期有多能肺上皮祖细胞短暂存在。然而，目前还不清楚特定的祖细胞或与这些内胚层前体细胞类似的干细胞是否可以维持至出生后或在创伤后再生。

■ 肺干细胞研究进展

考虑到成人肺部有如此多具有快速增殖能力的上皮细胞能够参与创伤后修复过程，一些科学家开始探讨是否某些细胞比其他细胞更为重要。近年来，具有特异性和敏感性的分子生物学工具和实验室设备相继出现，推进了修复性肺细胞相关研究，完善了我们对肺生理学的认知（图8-1）。最新研究显示，之前对肺部气道和肺泡上皮细胞的分类其实还可以进一步细化。例如，小鼠肺脏暴露于萘后耗竭了肺脏大部分棒状细胞［通过棒状细胞分泌蛋白（club cell secretory protein，CCSP；也称为Scgblal或CC10）标志物确认］，其后的修复过程显示有少数被称为"变异棒状细胞"（之前被称为变异Clara细胞）的气道祖细胞出现。这些细胞表达CCSP，但对萘损伤抵抗，并快速重构损伤气道中的分泌细胞和纤毛细胞。最有意思的发现是，这些罕见的CCSP+细胞似乎分布在两个特定的微解剖位置或壁龛中——靠近气道的神经上皮小体以

——————————
[1] 该作者有无相关利益冲突声明。

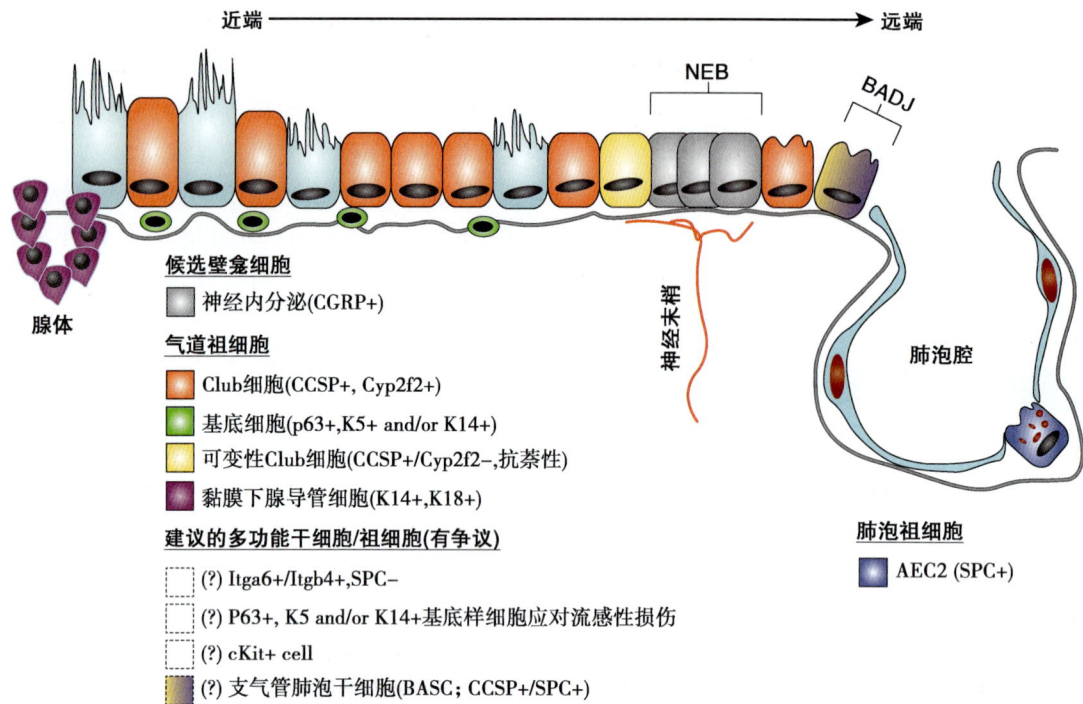

图 8-1 肺上皮干细胞和候选祖细胞。示意图为位于传导气道近端和肺泡远端的可能的肺上皮干细胞或祖细胞以及它们的壁龛。分布部位不清或不确定是否存在的细胞用虚线框和/或问号标出。NEB:神经上皮小体;BADJ:支气管肺泡连接区;Gland:黏膜下腺体导管;ACE2:2 型肺泡上皮细胞。每种细胞亚型缩写如下:Itg:整合素;K:细胞角蛋白;CCSP:棒状细胞分泌蛋白;SPC:表面活性蛋白-C。获授权改编自:KOTTON DN. Next-generation regeneration:the hope and hype of lung stem cell research. Am J Respir Crit Care Med,2012,185(12):1255-1260.

及支气管肺泡连接处。这一发现仍是目前最有力的证据,表明肺脏确有祖细胞壁龛或微解剖部位,其内含有特定干细胞或祖细胞。

Kim 等人开展的一项既著名又富有争议的研究提出,位于支气管肺泡连接处的某些罕见 CCSP+细胞可能同时具有重建气道和肺泡上皮的功能,这表明肺脏含有罕见且多能"支气管肺泡干细胞"(bronchoalveolar stem cells,BASCs)。然而,Hogan 等人在后来的研究中对 BASCs 的存在提出了质疑。他们采用谱系标记法追踪可能含有 BASC 细胞的表达 CCSP 标志物的棒状细胞或变异棒状细胞的后代。该研究发现,不管是在创伤后还是在正常胚胎发育期间,这些细胞都只能形成传导气道,而不是肺泡上皮。在随后的研究中,Hogan 发现在某些情况下(如博来霉素诱导小鼠肺损伤后),CCSP+细胞可以形成肺泡上皮细胞。但这些令人困惑的研究结果持续引起领域内争议和不确定性,也削弱了人们对可能类似骨髓中造血干细胞的肺干细胞这一概念的热情。

研究者在气道近端,如小鼠气管或人支气管,也发现了大量具有很强增殖潜能的基底细胞亚群,以及能够形成基底细胞、分泌细胞和纤毛上皮细胞的多能分化细胞。随着现代流式细胞术的应用,这些细胞现

在已能按照纯度分类,通过蛋白标志物(如 P63、NGFR、CK5 或 CK14)排序鉴别,也可以通过微阵列分析勾画出全基因组表达谱。近年来有众多纯化、培养和鉴别基底细胞的研究,这对探索肺脏中干细胞或祖细胞的存在意义重大。首先,这些研究确认肺上皮细胞亚群的异质性和多样性其实要远远超出 10 年前人们认识的水平。其次,这些研究显示某些肺上皮细胞(如基底细胞)具有非常强的增殖和分化潜能,在体外可以近乎无限扩增,与深入研究的皮肤干细胞相类似。总之,这些研究支持基底细胞可以作为传导气道上皮近端的组织特异性干细胞。

虽然目前发现越来越多的候选干细胞/祖细胞都具有重建传导气道上皮的作用,Ⅱ型肺泡上皮细胞仍是最广为接受的肺泡祖细胞。然而,在一项新的研究中,从人体或小鼠肺部分离培养的细胞可以表达基底细胞标志物,同时具有气道和肺泡两者的分化潜能,因此基础科学家还在继续探索新的候选肺泡祖细胞。研究者认为,这些细胞可能就是候选肺泡干细胞。在确定其分化能力或命名之前,其他研究者正在努力测试和复制这一研究结果。最重要的是,该研究中 P63+或 CK5/14+肺干细胞似乎是在流感所致肺泡远端损伤后的修复期出现的,而该区域通常不存在表达基底

细胞标志物 P63 或 CK5 的细胞。其他最新研究通过流式细胞术分离新的候选肺祖细胞，并确认存在能够同时表达 α6 和 β4 整合素的细胞。该细胞群似乎在肺损伤后增殖，从小鼠肺部分离纯化后可显示较强的气道和肺泡多向分化潜能。

虽然将这些祖细胞用于临床治疗还需要许多年时间，但小鼠和人体肺病模型祖细胞生物学研究均明确显示它们可应用于临床。例如，许多已发表的文献显示，被研究最多的肺上皮祖细胞和邻近细胞（在上皮或肺间质周围）都有能够帮助调节祖细胞自我更新和分化的细胞间互动。互动由生长信号因子（如 Wnt、Notch、FGF、视黄酸和 TGFβ）调控，一旦出现紊乱将影响肺上皮稳态，引发肺部病生理和许多肺病，包括囊性纤维化、肺气肿、原发性肺纤维化和哮喘。研究学习肺祖细胞和上皮-肺间质互动的基础生物学知识，使得人们对于这些临床疾病的认知更加完整，并用于开发调控上述信号通路的新药。众多肺病药物方案的长期目标是最终影响肺祖细胞或成熟上皮的活化，来完成修复性再上皮化，避免病理性肺重构。

之前提到的众多评估纯化后候选肺祖细胞分化组分的研究都提到，如果有某种方式可以将这些细胞移植到受损肺组织内，它们便可用于损伤上皮的再生。科学家也提出通过这些细胞合成全新生物人工肺，以满足越来越多需要肺移植的终末期肺病患者的需求。组织工程学领域的开拓性研究正试图通过肺支架或生物人工肺来克服该领域内的最大障碍——如何将候选祖细胞或修复性细胞用于肺脏再生。例如，Harald Ott 和 Laura Niklasson 实验室在 2010 年都发表了通过基于净化剂的啮齿类肺脏去细胞化来合成生物人工肺的技术。该技术实现能够除去啮齿类动物细胞而不改变肺脏 3D 结构。随后，该基质作为一个支架，黏附啮齿类或人体细胞，产生"再细胞化"肺组织，后者可以在体外甚至移植后体内进行气体交换。

干细胞研究发现带来的颠覆认知的争论

前文提到关于肺上皮损伤、增殖和再生的研究在不断定义和凝练我们对候选肺上皮祖细胞的认知，但也有一些研究挑战了先前肺生长和创伤后修复的经典理论。例如，Anversa 等人的实验室在 2011 年发现了一种罕见的 cKit+肺干细胞。他们声称这种干细胞可由人体肺组织纯化得到，在仅添加血清的简单培养基中便可永生化，添加地塞米松后可分化为多种肺上皮细胞。最重要的是，给小鼠损伤肺注射该细胞后，可形成全部肺组织，包括源于中胚层血管、内胚层气道和肺泡上皮。这种自然出现的多能性，即生成跨越多胚层、多种细胞类型的特性，尚未在任何成人组织细胞中发现。这一领域的先驱者指出，这些结果与数十年来的发育生物学研究结论相矛盾。

也许在已有研究的历史背景下最容易理解这一新型研究。当初那些研究最初提出要改变肺生理学认知，包括本文作者在内的研究者们发现新的技术和方法经常证明已有的认知模式其实是正确的，只不过某些原理在刚开始可能并不容易理解。例如在 20 世纪 90 年代和 21 世纪初，一批文献报道，骨髓内细胞，如骨髓间质细胞[也叫间充质干细胞（mesenchymal stem cells，MSCs）]或造血干细胞可循环至肺脏并产生集合所有类型的肺上皮细胞或血管内皮细胞。在受损心脏、大脑、肝脏和其他器官中也有类似发现，这引起了学术界极大的兴趣（见 Weiss 等人以及 Wagers 和 Weissman 的综述），并计划迅速开展一批临床试验，将来自骨髓的细胞注入患者体内以期重建受损组织。在经济利益驱动下，各种公司推出婴儿脐带血储存服务，利用精美小册子向准父母们大肆宣传脐带血中含有的干细胞（现在已知是 HSCs 和 MSCs）可以用来治疗糖尿病、囊性纤维化、帕金森病、卒中或许多其他疾病。必要时，这些疾病可用储存的脐带血来治疗，循环血或骨髓来源细胞可以形成重建器官所需的修复细胞。事后来看，开展某些临床试验以及储存脐带血并不成熟，因为这些实践都是基于最初一些有争议的研究性文献。2000 年后，由于实验室工具的进步和后续实验研究的进展，人们逐渐发现，其实自体荧光、非特异性抗体标记和骨髓来源髓样细胞与受体组织的融合等人工制品是造成这些最初观察结果和对骨髓干细胞移植误解的原因。

临床医生都明白有争议的初步研究结果在安全用于治疗目的或彻底改变临床常规前需要重复再验证。同样，Anversa 于 2011 年发表的研究结果显示，要想改变现有认知需要有其他研究者验证。"肺干细胞"领域研究初期出现的错误和偏差更加彰显重复和再验证的重要性。

控制所有细胞的王者：多能干细胞

由于内源性肺细胞是否具有多能性或产生所有肺细胞的能力还存在争议，部分研究者选择将注意力集中在从多能干细胞如胚胎干细胞（embryonic stem，ES）体外培养出肺细胞，因为 ES 的确具有产生体内所有细胞类型的能力，包括所有种类肺细胞（至少在注射进小鼠胚胎内后）。与其他干细胞不同，围绕 ES 研究的主要争议不在于其分化潜能,而是将源于移植前人胚胎(通常是那些被生育诊所弃之不用的)的细胞用于研究是否有悖伦理。虽然存在伦理上的争议,近年来 ES 相关研究还是取得了长足进步。ES 细胞现在可以在培养基内无限生长,在暴露于特定生长因子后分化为肺上皮细胞系。

从 ES 细胞培养肺祖细胞的关键性发现源于 Keller 等人的研究。他们发现,可溶性生长因子、激活素 A(以下简称激活素)可诱导这些多能干细胞分化为胚层和定向内胚层。由于肺起源于胚层,出芽于前侧前肠胚层,随后进行分支,所以从 ES 细胞培养出定向内胚层是产生肺上皮细胞的里程碑。Keller 的发现是基于对胚胎体内发育的详细研究。胚胎分泌的结蛋白可将外胚层细胞分化为原条,随后在前区进一步分化为内胚层祖细胞。Keller 等人发现,由于激活素使类似受体与结蛋白结合,暴露于激活素的 ES 细胞可迅速分化为定向内胚层。随后,Snoeck 实验室的研究者,以及后来的 Kotton 和 Rajagopal 都发现源于 ES 的内胚层可以形成早期前肠体样前体细胞,后者对活化后的 BMP、FGF 和 Wnt 信号反应活跃,可进一步分化为原始肺上皮祖细胞,这可以通过表达转录因子 Nkx2-1(也称甲状腺转录因子-1)予以确定。这样,研究者通过模拟一些已知在胚胎发育和肺形成过程中激活的诱导信号来成功发现干细胞是如何通过激活一系列里程碑性的发育性事件分化成肺祖细胞的。一旦从 ES 细胞[或诱导多能干细胞(induced pluripotent stem,iPS)]分离得到表达 Nkx2-1 的原始肺祖细胞,这些细胞就可以进一步分化为表达多种标志物的气道和肺泡细胞系。这些标志物包括基底细胞的 p63、纤毛细胞的 Foxj 1 和 Cftr、分泌细胞的 CCSP 或黏蛋白以及 2 型或 1 型肺泡上皮细胞的 SPC、SPB 或 T1a 等。最吸引人的发现是 ES 来源的肺上皮细胞可用于重建 3D 肺组织支架,其细胞形态和分子表型均与原始肺泡上皮细胞相似。

■ 适宜特定肺病或肺病患者的"诱导多能干细胞(iPS)"重编方法

虽然 ES 细胞研究前景十分乐观,但公众对于将通过摧毁人体胚胎获取的细胞用于公共基金研究的做法是否符合伦理一直存在争议。出于政治和伦理的考量,对 ES 细胞的研究投入有一些限制。幸运的是,在 2006 年,Shinya Yamanaka 博士带来的重编技术为这个问题找到了一个可能的解决方法。Yamanaka 的研究显示,通过将 4 种转录因子(Oct4、Klf4、Sox2 和 cMyc)转移至细胞内部可重置皮肤成纤维细胞等体细

胞的表观遗传状态,与 ES 细胞几乎一样。这一发现经过复制和改进,形成了从真皮成纤维细胞、外周血细胞(如从皮肤穿孔组织活检获取)或储存血诱导 iPS 细胞的可行方法(见 Stadtfeld 和 Hochedlinger 的综述)。与 ES 细胞类似,iPS 细胞具有形成任意目标体细胞(包括肺上皮细胞)的能力。而与 ES 细胞不同的是,iPS 细胞与其来源个体自身的基因一致,用于自体细胞治疗无排异风险。Yamanaka 与 50 年前在蝌蚪中发现重排技术的 Jon Gurdon 一道因其突破性发现被授予 2012 年诺贝尔生理学或医学奖。

为建立用于肺病研究的多能干细胞临床平台,一些研究者研发出新的重排技术,可从人体皮肤或血液中培养出"临床级"iPS 细胞,并成功利用这新技术构建了来源于各种终末期肺病患者的"特异性肺病"iPS 细胞库。例如,Rossant 等人培养出来自囊性纤维化患者的 iPS 细胞,并在气-液培养基中将其分化为表达 Cftr 基因(可导致囊肿性纤维化)的细胞,从而通过来自患者自身基因的细胞模拟 Cftr 紊乱,以便研究可以纠正 Cftr 氯离子通道的药物疗效。许多其他研究者现在着眼于用特定患者的 iPS 细胞(和 ES 细胞)在体外模拟肺病,以筛选药物和基因治疗方法,培养新的细胞替代原有肺上皮细胞和内皮细胞,期待有一天这些细胞可重新移植回原患者体内(图 8-2)。试图将骨髓来源细胞移植到损伤肺上皮的失败结果使我们认识到,将 iPS 细胞来源的肺细胞(或任何其他肺细胞)移植回体内并不简单。不过,在动物模型试验中也有成功的先例。例如,在帕金森病大鼠模型和镰状细胞病小鼠模型通过辅以严格有效的分化和移植技术,分别给予 iPS 来源的神经细胞或造血干细胞移植,确实带来了临床改善(见 Stadtfeld 和 Hochedlinger 的综述)。

在几乎所有早期胚胎细胞(如 iPS 细胞或 ES 细胞)研究领域中,依据早期组织谱系发育过程中的里程碑事件进行体外培养分化细胞是效果最好、效率最高的途径。然而,由于对胚胎时期肺发育的许多步骤还知之甚少,限制了我们在体外通过多能干细胞(ES 细胞或 iPS 细胞)培养成熟肺上皮细胞的能力,也限制了我们对肺损伤后修复机制的认知和调控能力。

■ 干细胞临床应用的未来展望

干细胞要安全地应用于临床实践还需要很长时间,那么肺病专家要如何应对患者对干细胞治疗的迫切需求?目前,国际干细胞研究协会(International Society for Stem Cell Research,ISSCR)网站可以帮助医生和患者获取干细胞的可靠信息。该网站上有可以下载的患者手册,帮助大众了解干细胞研究的未来和挑

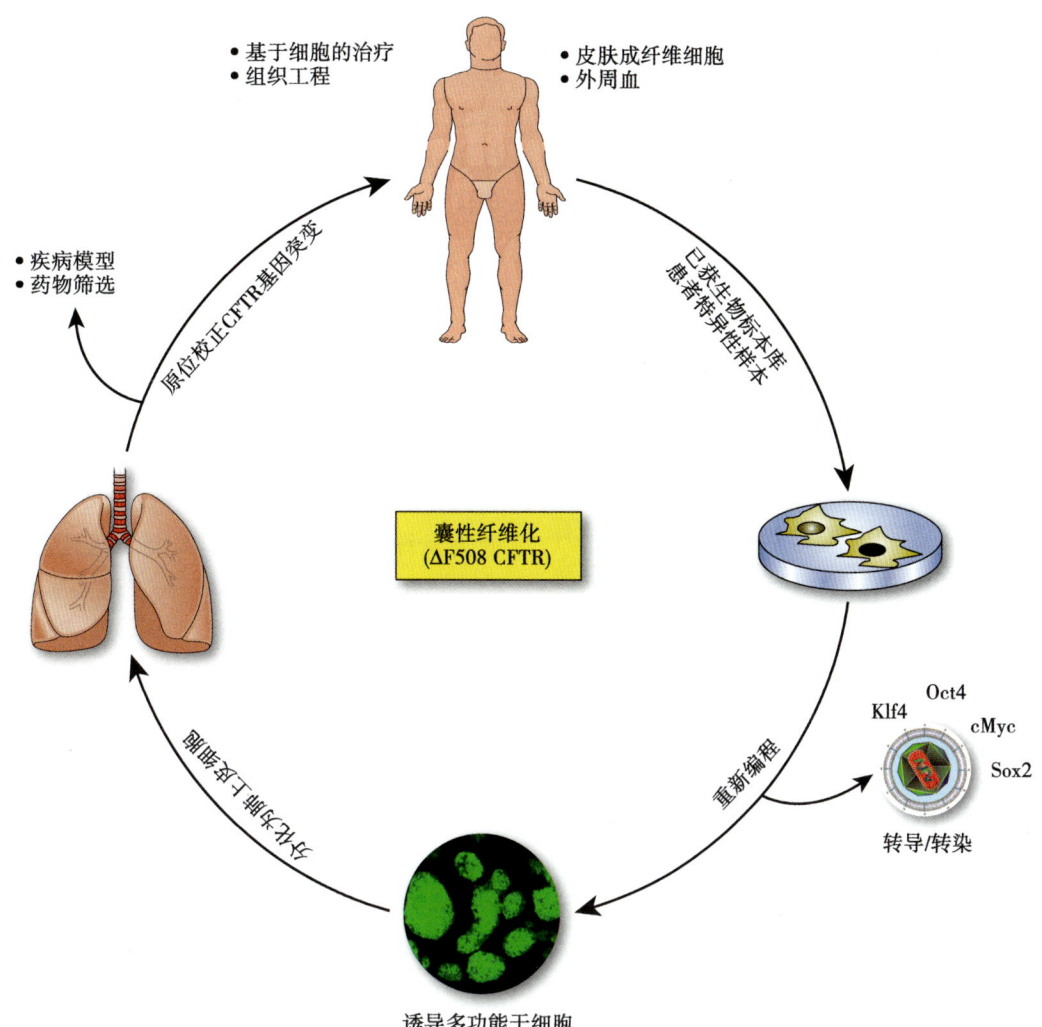

图 8-2 培养来源于肺病患者的特定患者或特定疾病 iPS 细胞的方法。从肺病患者（以囊肿性纤维化为例）提取外周血细胞或皮肤成纤维细胞，在特定转录因子作用下重排形成 iPS 细胞。iPS 细胞随后在体外"定向分化"为肺上皮细胞或其他肺细胞。这些细胞可用于发病机制模型或高通量药物筛选（预测疗效）体外研究。这些细胞也可通过锌指核酸酶介导的基因修复来纠正任何导致疾病的基因突变（如 *ΔF508 CFTR*）。基因纠正可在未分化期进行，也可在定向分化为肺细胞后进行（如图所示）。在未来的研究中，纠正后的细胞可用于合成组织工程学生物人工肺或通过移植回其原患者体内进行细胞治疗。此外，体外筛选后的药物也可作为个体化用药给患者使用。

战。美国呼吸学会网站也教育患者大多数收费治疗的干细胞研究并没有得到专家证实或支持。

本书出版时，已有多项针对肺病的细胞治疗研究注册（见 Weiss 等人综述）。输注 MSCs 治疗 COPD、支气管肺发育异常、闭塞性细支气管炎、哮喘或急性肺损伤的研究也正在计划或进行中。其他已注册的临床研究还在测试将其用于肺高压［采用内皮祖细胞（EPCs）或骨髓祖细胞］，以及通过骨髓细胞支气管内灌注治疗肺硅沉着病（硅肺）。欧洲的临床观察研究（未在该网站上列出）也计划采用细胞疗法治疗特发性肺纤维化。

现在说这些试验是否会有效果还为时尚早，但已注册的超过 100 项 MSC 治疗其他疾病临床试验累积的数据（主要为 1 期或 2 期研究）显示，至少对 MSCs

来说，受试者的安全风险很小。同时，这些试验可能并不能使受试者的肺组织再生，因为众多动物模型基础研究显示输注的细胞主要通过旁分泌或免疫调节作用对受者肺组织产生作用。因此，这些试验应当被视作评估基于细胞的免疫调节性药物疗法，并非尝试实现肺组织再生。输注 EPCs 似乎也有旁分泌，甚至血管再生的作用，但其能否在肺部直接形成替代性内皮细胞尚有不确定。考虑到目前所有的研究结果，"干细胞或祖细胞"（目前用来代指研究中输注的细胞）可能会误导临床医生或受试者对其功效抱有不切实际的期待。真正实现向肺脏输注再生性或重建性细胞，如内源性肺祖细胞（ES 细胞或 iPS 细胞），可能需要等待动物试验对这些细胞进行全面评估后才能进行。对于新发现的多能干细胞，若在仔细研究其生物特性之前贸然用于人体,其强大的分化和增殖特性也可能对人体产生致畸性等风险。

所有证据都显示,随着干细胞研究的不断深入,我们刚开始认识到肺再生医学的远景。对内源性肺干细胞或祖细胞(如基底细胞)的作用机制研究方兴未艾。实验室中新合成的生物人工肺已成功移植于受体小鼠,来源于 α_1 抗胰蛋白酶(AAT)缺陷患者的 iPS 细胞经体外基因修正已通过肝移植成功植入啮齿类动物体内。由 Vallier 等人后来主导的一项研究是关于预防 AAT 缺陷所致肺气肿和干预领域认知性进展的。这些研究培养来自 AAT 缺陷患者的 iPS 细胞,通过锌指核酸酶技术将其从变异基因型细胞(PiZZ)转变为基因修正型细胞(PiMZ 或 PiMM),随后在体外分化为肝细胞,再移植进活体啮齿类动物肝脏,分泌人体 AAT 蛋白。通过这一试验,研究者有力地证实了基因修饰的 iPS 细胞可用于临床治疗。如果成功用于 AAT 缺陷人体,该技术应该可以替代目前每周一次的增补治疗,也可通过调控蛋白酶-抗蛋白酶平衡有效阻止肺气肿进展。

这些最新的肺干细胞研究在未来如何影响肺病患者的临床治疗?未来治疗可能涉及基于内源性肺祖细胞和新近从外源性多能干细胞(如 iPS 细胞)培养的肺细胞进行的一种或多种治疗方式。首先,对调控内源性肺祖细胞及其细胞生长趋向(自我更新或分化)通路认识不断深入,可能会发现全新的调控这些细胞在发病过程中行为的药物。例如,如果闭塞性细支气管炎是由细支气管上皮失衡引起的,那么通过对祖细胞生物特性的深入研究,未来就可能会发现调控这些细胞活动、保持上皮平衡、增强上皮-中胚层互动或上皮屏障完整性的药物。其次,对于单基因肺病(如囊肿性纤维化或 α_1 抗胰蛋白酶缺陷),未来会出现对肺祖细胞或干细胞进行基因编辑或基因修正的治疗方法。肺基因治疗的主要障碍是目前实现基因转移的细胞数量不足。干细胞为克服这个问题提供了解决方案,因为干细胞可通过自我更新(体外或移植进体内后)重构大量肺上皮细胞,对单个干细胞进行基因修正即可解决问题。因此,目前主要的问题还是如何将干细胞移植进人体肺组织。

iPS 细胞未来可能会在许多方面改变肺病的治疗模式。首先,采用由患者 iPS 细胞培养的肺细胞对个体化治疗药物进行体外筛选,可预测对每名患者有效的个体化用药方案,而不是采用目前单一标准的用药方案,因为类似方案的所有效果都基于异质性患者群体的临床数据。如果成功开发出通过外源性移植细胞重建肺组织技术,iPS 细胞会是重建细胞的一个可靠来源。另外一个策略也非常吸引人,但远未成熟,其发展方向是用干细胞培养器官组织,包括从组织培养出功能完整的可移植肺脏。一些研究者正在通过优化 iPS 细胞培养肺细胞使移植物再细胞化方法,实现优化未来生物人工肺移植的工程组织。

虽然基于干细胞的治疗手段可能需要许多年才能发展成熟,该领域中令人兴奋的发现还是为实现肺再生提供了许多思路。或许此时此刻,在我们经过大量基础科学研究后,最应该重新认识到的一点是,该领域内最激动人心的研究成果都是由潜心于基础医学研究而毫无临床转化之念的研究者们发现的。正是因为探究黑腹果蝇为何会有锯齿缘翅膀和水母为何会发绿光,才为我们今天能发现干细胞铺平了道路。1976 年,Comroe 和 Dripps 发现心脏和肺病医学中的十大临床发现来源于 529 篇关键性文献,其中 61.7% 属于基础医学研究,42% 在研究完成时也并不是定位于临床应用,因此认为基础医学研究能够带来关键的重大发现。他们这份 38 年前的报告为我们未来进一步开展肺干细胞研究指明了方向。

总结

干细胞和再生医学领域的研究发现让我们进一步了解了肺脏损伤和修复机制。虽然这些新型研究为我们开发针对多种肺病的新疗法提供了前所未有的契机,但是要实现这些疗法尚需时日,目前临床应用仍是远景,还没有临床试验完备的治疗方法。考虑到患者对干细胞研究将如何影响疾病治疗所存在的诸多疑问,本章为临床医生或研究者回顾了相关肺干细胞研究的最新进展,从历史背景角度分析这些新发现。我们简单回顾了已有较多研究的传导气道和肺泡上皮祖细胞,也探讨了新发现的、存在争议的组织特异性候选肺干细胞/祖细胞,同时展示从 ES 细胞或 iPS 细胞培养外源性肺细胞也可作为另一种崭新的生物工程肺组织培养方法进行探究。

邓 锐 姜 宁 译
高占成 审校

参考文献

[1] MORRISON SJ, UCHIDA N, WEISSMAN IL. The biology of hematopoietic stem cells. Annu Rev Cell Dev Biol, 1995, 11:35–71.

[2] FUCHS E, TUMBAR T, GUASCH G. Socializing with the neighbors: stem cells and their niche. Cell, 2004, 116(6):769–778.

[3] BARKER N, VAN ES JH, KUIPERS J, et al. Identification of stem cells in small intestine and colon by marker gene Lgr5. Nature, 2007,

449(7165):1003–1007.

[4] MCCULLOCH EA, TILL JE. The radiation sensitivity of normal mouse bone marrow cells, determined by quantitative marrow transplantation into irradiated mice. Radiat Res, 1960,13:115–125.

[5] RAWLINS EL, HOGAN BL. Epithelial stem cells of the lung: privileged few or opportunities for many? Development, 2006, 133(13): 2455–2465.

[6] ADAMSON IY, BOWDEN DH. The type 2 cell as progenitor of alveolar epithelial regeneration. A cytodynamic study in mice after exposure to oxygen. Lab Invest, 1974, 30(1):35–42.

[7] ADAMSON IY, BOWDEN DH. Origin of ciliated alveolar epithelial cells in bleomycin-induced lung injury. Am J Pathol, 1977, 87(3):569–580.

[8] ADAMSON IY, BOWDEN DH. Bleomycin-induced injury and metaplasia of alveolar type 2 cells. Relationship of cellular responses to drug presence in the lung. Am J Pathol, 1979, 96(2):531–544.

[9] BOWDEN DH, ADAMSON IY, WYATT JP. Reaction of the lung cells to a high concentration of oxygen. Arch Pathol, 1968, 86(6):671–675.

[10] CABRAL-ANDERSON LJ, EVANS MJ, FREEMAN G. Effects of NO2 on the lungs of rats. I. Morphology. Exp Mol Pathol, 1977, 27(3):353–365.

[11] EVANS MJ, CABRAL LC, STEPHENS RJ, et al. Acute kinetic response and renewal of the alveolar epithelium following injury by nitrogen dioxide. Chest, 1974, 65:Suppl:62S–65S.

[12] EVANS MJ, CABRAL LJ, STEPHENS RJ, et al. Renewal of alveolar epithelium in the rat following exposure to NO2. Am J Pathol, 1973, 70(2):175–198.

[13] EVANS MJ, CABRAL LJ, STEPHENS RJ, et al. Transformation of alveolar type 2 cells to type 1 cells following exposure to NO2. Exp Mol Pathol, 1975, 22(1):142–150.

[14] EVANS MJ, DEKKER NP, CABRAL-ANDERSON LJ, et al. Quantitation of damage to the alveolar epithelium by means of type 2 cell proliferation. Am Rev Respir Dis, 1978,118(4):787–790.

[15] RAWLINS EL, OSTROWSKI LE, RANDELL SH, et al. Lung development and repair: contribution of the ciliated lineage. Proc Natl Acad Sci U S A, 2007, 104(2):410–417.

[16] RAWLINS EL, HOGAN BL. Ciliated epithelial cell lifespan in the mouse trachea and lung. Am J Physiol Lung Cell Mol Physiol, 2008, 295(1):L231–L234.

[17] RAWLINS EL, OKUBO T, QUE J, et al. Epithelial stem/progenitor cells in lung postnatal growth, maintenance, and repair. Cold Spring Harb Symp Quant Biol, 2008, 73:291–295.

[18] BORTHWICK DW, SHAHBAZIAN M, KRANTZ QT, et al. Evidence for stem-cell niches in the tracheal epithelium. Am J Respir Cell Mol Biol, 2001, 24(6):662–670.

[19] RAWLINS EL, OKUBO T, XUE Y, et al. The role of Scgb1a1+ Clara cells in the long-term maintenance and repair of lung airway, but not alveolar, epithelium. Cell Stem Cell, 2009, 4(6):525–534.

[20] ROCK JR, BARKAUSKAS CE, CRONCE MJ, et al. Multiple stromal populations contribute to pulmonary fibrosis without evidence for epithelial to mesenchymal transition. Proc Natl Acad Sci U S A, 2011, 108(52):E1475–E1483.

[21] PERL AK, WERT SE, NAGY A, et al. Early restriction of peripheral and proximal cell lineages during formation of the lung. ProcNatl Acad Sci U S A, 2002, 99(16):10482–10487.

[22] CARDOSO WV, LU J. Regulation of early lung morphogenesis: questions, facts and controversies. Development, 2006, 133(9): 1611–1624.

[23] RAWLINS EL, CLARK CP, XUE Y, et al. The Id2+ distal tip lung epithelium contains individual multipotent embryonic progenitor cells. Development, 2009, 136(22):3741–3745.

[24] BOROK Z, WHITSETT JA, BITTERMAN PB, et al. Cell plasticity in lung injury and repair: report from an NHLBI workshop, April 19–20, 2010. Proc Am Thorac Soc, 2011, 8(3):215–222.

[25] HONG KU, REYNOLDS SD, GIANGRECO A, et al. Clara cell secretory protein-expressing cells of the airway neuroepithelial body microenvironment include a label-retaining subset and are critical for epithelial renewal after progenitor cell depletion. Am J Respir Cell Mol Biol, 2001, 24(6):671–681.

[26] GIANGRECO A, REYNOLDS SD, STRIPP BR. Terminal bronchioles harbor a unique airway stem cell population that localizes to the bronchoalveolar duct junction. Am J Pathol, 2002, 161(1):173–182.

[27] KIM CF, JACKSON EL, WOOLFENDEN AE, et al. Identification of bronchioalveolar stem cells in normal lung and lung cancer. Cell, 2005, 121(6):823–835.

[28] ROCK JR, ONAITIS MW, RAWLINS EL, et al. Basal cells as stem cells of the mouse trachea and human airway epithelium. Proc Natl Acad Sci U S A, 2009, 106(31):12771–12775.

[29] HONG KU, REYNOLDS SD, WATKINS S, et al. In vivo differentiation potential of tracheal basal cells: Evidence for multipotent and unipotent subpopulations. Am J Physiol Lung Cell Mol Physiol, 2004, 286(4):L643–L649.

[30] COLE BB, SMITH RW, JENKINS KM, et al. Tracheal Basal cells: a facultative progenitor cell pool. Am J Pathol, 2010, 177(1): 362–376.

[31] KUMAR PA, HU Y, YAMAMOTO Y, et al. Distal airway stem cells yield alveoli in vitro and during lung regeneration following H1N1 influenza infection. Cell, 2011, 147(3):525–538.

[32] WEISS DJ, BERTONCELLO I, BOROK Z, et al. Stem cells and cell therapies in lung biology and lung diseases. Proc Am Thorac Soc, 2011, 8(3):223–272.

[33] MASON RJ, WILLIAMS MC. Type II alveolar cell. Defender of the alveolus. Am Rev Respir Dis, 1977, 115(6 Pt 2):81–91.

[34] CHAPMAN HA, LI X, ALEXANDER JP, et al. Integrin alpha6beta4 identifies an adult distal lung epithelial population with regenerative potential in mice. J Clin Invest, 2011, 121(7):2855–2862.

[35] ROCK JR, GAO X, XUE Y, et al. Notch-dependent differentiation of adult airway basal stem cells. Cell Stem Cell, 2011, 8(6):639–648.

[36] REYNOLDS SD, ZEMKE AC, GIANGRECO A, et al. Conditional stabilization of beta-catenin expands the pool of lung stem cells. Stem Cells, 2008, 26(5):1337–1346.

[37] GUSEH JS, BORES SA, STANGER BZ, et al. Notch signaling promotes airway mucous metaplasia and inhibits alveolar development. Development, 2009, 136(10):1751–1759.

[38] SHEPPARD D. Transforming growth factor beta: a central modulator of pulmonary and airway inflammation and fibrosis. Proc Am Thorac Soc, 2006, 3(5):413–417.

[39] CHEN F, CAO Y, QIAN J, et al. A retinoic acid-dependent network in the foregut controls formation of the mouse lung primordium. J Clin Invest, 2010, 120(6): 2040–2048.

[40] BEERS MF, MORRISEY EE. The three R's of lung health and disease: repair, remodeling, and regeneration. J Clin Invest, 2011, 121(6):2065–2073.

[41] OTT HC, CLIPPINGER B, CONRAD C, et al. Regeneration and orthotopic transplantation of a bioartificial lung. Nat Med, 2010, 16(8):927–933.

[42] PETERSEN TH, CALLE EA, ZHAO L, et al. Tissue-engineered lungs for in vivo implantation. Science, 2010, 329(5991):538–541.

[43] KAJSTURA J, ROTA M, HALL SR, et al. Evidence for human lung stem cells. N Engl J Med, 2011, 364(19):1795–1806.

[44] HOGAN BL, STRIPP B, THANNICKAL VJ. Lung stem cells: looking beyond the hype. Nat Med, 2011, 17(7):788–789.

[45] KOTTON DN, MA BY, CARDOSO WV, et al. Bone marrow-derived cells as progenitors of lung alveolar epithelium. Development, 2001, 128(24):5181–5188.

[46] KOTTON DN, FABIAN AJ, MULLIGAN RC. Failure of bone marrow to reconstitute lung epithelium. Am J Respir Cell Mol Biol, 2005, 33(4):328–334.

[47] WAGERS AJ, WEISSMAN IL. Plasticity of adult stem cells. Cell, 2004, 116(5):639–648.

[48] MURRY CE, KELLER G. Differentiation of embryonic stem cells to clinically relevant populations: lessons from embryonic development. Cell, 2008, 132(4):661–680.

[49] GREEN MD, CHEN A, NOSTRO MC, et al. Generation of anterior foregut endoderm from human embryonic and induced pluripotent stem cells. Nat Biotechnol, 2011, 29(3):267–272.

[50] LONGMIRE TA, IKONOMOU L, HAWKINS F, et al. Efficient derivation of purified lung and thyroid progenitors from embryonic stem cells. Cell Stem Cell, 2012, 10(4):398–411.

[51] MOU H, ZHAO R, SHERWOOD R, et al. Generation of multipotent lung and airway progenitors from mouse ESCs and patient-specific cystic fibrosis iPSCs. Cell Stem Cell, 2012, 10(4):385–397.

[52] KUBO A, SHINOZAKI K, SHANNON JM, et al. Development of definitive endoderm from embryonic stem cells in culture. Development, 2004, 131(7):1651–1662.

[53] MORRISEY EE, HOGAN BL. Preparing for the first breath: genetic and cellular mechanisms in lung development. Dev Cell, 2010, 18(1): 8–23.

[54] KADZIK RS, MORRISEY EE. Directing lung endoderm differentiation in pluripotent stem cells. Cell Stem Cell, 2012, 10(4):355–361.

[55] TAKAHASHI K, YAMANAKA S. Induction of pluripotent stem cells from mouse embryonic and adult fibroblast cultures by defined factors. Cell, 2006, 126(4):663–676.

[56] STADTFELD M, HOCHEDLINGER K. Induced pluripotency: history, mechanisms, and applications. Genes Dev, 2010, 24(20):2239–2263.

[57] KOTTON DN. The 2012 nobel prize in physiology or medicine:democratizing pluripotency for lung researchers. Am J Respir Crit Care Med, 2012, 186(11):1080–1081.

[58] SOMERS A, JEAN JC, SOMMER CA, et al. Generation of transgene-free lung disease-specific human ips cells using a single excisable lentiviral stem cell cassette. Stem Cells, 2010, 28(10):1728–1740.

[59] WONG AP, BEAR CE, CHIN S, et al. Directed differentiation of human pluripotent stem cells into mature airway epithelia expressing functional CFTR protein. Nat Biotechnol, 2012, 30(9):876–882.

[60] CAPLAN AI. What's in a name? Tissue Eng Part A, 2010, 16(8):2415–2417.

[61] YUSA K, RASHID ST, STRICK-MARCHAND H, et al. Targeted gene correction of alpha(1)-antitrypsin deficiency in induced pluripotent stem cells. Nature, 2011, 478(7369):391–394.

[62] COMROE JH Jr., DRIPPS RD. Scientific basis for the support of biomedical science. Science, 1976, 192(4235):105–111.

第9章

个体化肺脏病学

Benjamin A. Raby

Kelan G. Tantisira

引言

自从 2001 年完成人体基因组序列草图,医学研究就越来越集中于用基因和基因组信息预测疾病易感性和自然史,以及药物反应和药物研发。个体化医学可以定义为一种基于患者个体制订医疗决策的医学策略。理论上,个体化医学会避免昂贵的长期用药以及错误的治疗药物——常导致不必要的治疗副作用或治疗效果降低。在诊断方面,个体化医学采用分子标志物从基因层面追踪疾病风险信号,在临床症状出现前便可识别疾病。因此,个体化医学可以促进一级、二级和三级预防医学的发展。个体化医学发展成熟还有利于疾病的早期诊断和/或预防,在不良反应最小化的前提下选择最优的治疗药物。不管是从经济角度还是生活质量方面,个体化医学都能带来巨大的获益。

将个体化医学和临床实践进行整合的大部分尝试都聚焦于基因检测策略,因为脱氧核糖核酸(DNA)序列改变与许多疾病易感性和治疗反应都密切相关。然而,"组学"时代更关注 DNA 序列改变后下游细胞和代谢变化,包括基因组学或转录组学(分析基因表达)、蛋白组学(分析蛋白改变)和代谢组学(分析细胞代谢的终产物)。表观遗传变异进一步增加了基因组学的复杂性,除 DNA 序列改变外,还有导致基因表达或细胞表型改变的其他因素,如 DNA 甲基化、基因表达的翻译后修饰和微 RNA(详见第 7 章)。每一种基因组学研究结果都可能成为个体化医学的生物标志物。

在本章中,我们将回顾个体化医学的基础,探讨目前肺病个体化诊疗手段,包括一些目前临床实践中的个体化医学特定案例。我们还将总结人类遗传学、个体化肺病诊断测试、药物遗传学、生物标志物及其未来的临床应用,因为这些领域都与个体化肺部医学息息相关。

基因检测临床应用的决定因素

基因检测的预测效力取决于 4 个相互独立的预测因子:①遗传特征;②基因变异外显率;③等位基因异

质性;④等位基因变异频率。

遗传度定义为由基因决定簇诠释的疾病风险比例。在囊性纤维化(CF)等单基因疾病的遗传度最高(近100%),而哮喘或阻塞性睡眠呼吸暂停等常见疾病的遗传度中等(30%~60%),其中很大一部分疾病风险是由环境因素决定的。许多常见肺部特征的遗传度为中度(表9-1)。

表 9-1　肺病医学中的遗传度估值

特征	遗传度估值
肺病	
囊性纤维化	1.0
哮喘	0.36~0.72
COPD	0.40~0.77
结节病	0.60~0.70
阻塞性睡眠呼吸暂停	0.33~0.52
数量特征	
FEV_1	0.38~0.77
FVC	0.54~0.91
FEV_1/FVC	0.44~0.46
气道反应性	0.30~0.66
$D_{L_{CO}}$	0.39~0.46
IgE 水平	0.40~0.60

COPD:慢性阻塞性肺疾病;FEV_1:第1秒用力呼气容积;FVC:用力肺活量(forced vital capacity);$D_{L_{CO}}$:肺一氧化碳弥散量(diffusing lung capacity for carbon monoxide);IgE:免疫球蛋白E。

外显率定义为携带风险基因的个体发生该疾病的可能性(图9-1)。罕见单基因疾病变异外显率最高,CF 中 ΔF508 外显率变异接近 100%,常见疾病基因变异外显率则最低。肺病外显率差异大,从 Birt-Hogg-Dubé 综合征(Birt-Hogg-Dubé syndrome,BHD)中 FLCN 变异的 90%到家族性肺高压中 BMPR2 变异和家族性肺纤维化中 MUC5B 启动子多态性的 20%~50%。外显率取决于表型,例如在 BHD 患者中,虽然约 90%FLCN 变异者有囊肿性肺病影像学表现,仅有约 60%患者有皮肤病学表现,仅发现约 38%患者有自发性气胸。类似的,虽然几乎所有 PiZ 纯合子都会显著降低 α₁ 抗胰蛋白酶水平,但在这样的患者中仅有少部分个体会出现症状性肺气肿。

等位基因异质性指的是在某一疾病人群中存在一个以上疾病关联等位基因。虽然疾病通常主要是由某个等位基因突变引起(如 AAT 中,Z 等位基因占85%),仍存在许多其他致病性等位基因突变,包括

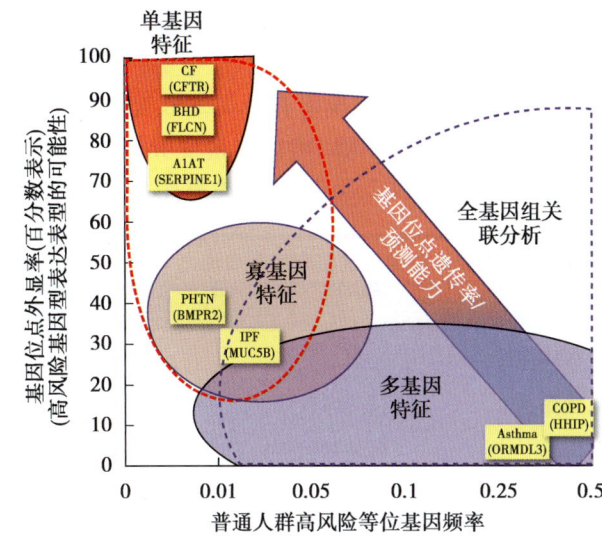

图 9-1　等位基因频率、基因座遗传度、预测力和基因图谱策略之间的关系:囊性纤维化(CF)、BHD 和 α₁ 抗胰蛋白酶(AAT)缺乏症等单基因疾病是由高外显率基因变异引起的,后者可通过参数连锁分析检测确定;哮喘和 COPD 等具有多基因复杂特征的疾病是由多个具有较弱遗传效果的突变基因(数十个到数百个)引起的。全基因组关联分析可确定这些突变,但单个突变的预测价值很低。家族性肺高压(familial forms of pulmonary hypertension,PHTN)和特发性肺纤维化(IPF)等具有寡基因特征的疾病,是由少数具有中等频率和中等外显率功能基因引起的。

AAT 中超过 20 种 SERPINE1 突变,BHD 中 50 种 FLCN 突变,以及 CF 中超过 1 800 种 CFTR 突变。基因座异质性指的是表型相同,而发生突变的位点位于不同基因。例如,原发性纤毛功能障碍引起的家族性支气管扩张的基因图谱中,有不少于 18 个基因负责合成纤毛器中特定蛋白质。有大量关于原发性纤毛运动障碍的报道显示:任何一个基因中都只发现两种病理性突变中的一种,这表明不同基因中的两种突变组合都足以引起疾病。

等位基因变异频率对基因检测预测力的影响十分复杂,且主要取决于其引起的遗传效应(基因座遗传度)和疾病流行性。罕见单基因肺病通常由位于高度保守蛋白合成序列中高外显率、低频率的突变(<1%)引起。大部分常见疾病的易感性突变都有较高的频率(占总体 5%以上),但其个体效应很弱。在许多情况下,群体风险的等位基因频率要超过群体疾病流行度(如与哮喘相关的 ORMDL3/GSDMB 风险单倍型在哮喘患者中出现的频率为 62%)。在这种情形下,基因变异的特异性很微弱。相反,常见疾病的高外显率罕见变异具有很高的特异性,不过其较低的群体流行度减弱了临床预测价值,如敏感度和阴性预测值很差。

基因检测

目前在肺病中已发现所有种类基因变异,包括单核苷酸替换、插入和删除、拷贝数量变异以及更复杂的结构性变异(表9-2)。虽然二代测序(next-genera-tion sequencing,NGS)技术已开始兴起,但目前仍没有哪项技术可以同时有效检测所有变异类型。由于目前DNA技术种类繁多,日新月异,在此不对DNA技术展开一一描述,而是探讨NGS技术目前在临床中的应用和未来发展方向。

表9-2 基因变异种类及其相应疾病表型

基因变异	定义	表型变异%[a]	举例	肺部症状
染色体异常				
数量变异	染色体数量变异			
多倍体	额外基因组拷贝		69XXY	病态妊娠
非整倍体	单个染色体数量变化	<1%	21三体综合征:唐氏综合征	阻塞性睡眠呼吸暂停和肺高压
		<1%	XO型单体:特纳综合征	没有常见肺部表型
结构异常	染色体结构发生变异			
染色体重排	可见染色体组型/FISH	1%	del(4)(q12):FIP1L1-PDGFRA基因融合	
易位	2条不同染色体发生DNA序列异常互换		慢性髓性白血病T(9;22)-费城染色体	肺部肿瘤常见易位
反转	染色体方向改变		17q21上900-kb反转	糖皮质激素药物遗传性反应
拷贝数量变异	DNA序列增加或丢失跨度≥500bp	9%	GSTM1零变异	吸烟相关肺功能下降
序列变异				
单个核苷酸多态性	单个碱基对替代			
无义/错义	变异导入终止密码/氨基酸替代	55%	FLCN R4496X:Birt-Hogg-Dubé SERPINE1 Glu366Lys(Z)allele	AAT自发性气胸、肺气肿
剪接	变异改变了正常内含子剪接方式	9.20%	DNAI1 IVS1+3insT:原发性纤毛运动障碍	支气管扩张
调控	变异改变了mRNA转录或蛋白质翻译	2%	17q21rs12936231变异改变ORM-DL3/GSDMB表达	哮喘
插入/删除(Indel)	一个或多个核苷酸的增加或丢失	23%	CFTR ΔF508	囊性纤维化
短串联重复	拷贝数量各异的重复性元素	0.30%	PHOX2B外显子3聚丙氨酸重复延展	原发性中枢性低通气综合征

[a]:总变异比例数据来源于人类基因突变数据库(访问于2013年5月30日)。

全基因组测序 NGS平台的出现使DNA测序进入速平行检测模式,不需进行DNA分子杂交。这些方法是使目标基因随机形成短序列读长(30~135个碱基长度)。依此,便可以实现对几乎所有区域全基因组进行测序,且已被广泛用于研究和临床。由于这些技术采用大量平行测序方法,不依赖Sanger化学测序技术,大大降低了全基因组测序成本(目前花费1500~2000美元),在全基因组检测和个体化医疗中前景广阔。

目前主要的技术挑战和决定测序成本的主要因素,就是要实现足够的碱基识别准确度。考虑到需要识别的碱基数量(数以10亿计)和每个基因组的多态性(3百万~4百万个),需要准确性达到99.9%以上才能减少假性测序结果(假阳性和假阴性)。通过保证足够的测序深度——对单个碱基进行测序的次数,可以保证准确度。在临床应用中,最低平均测序深度

30~40次可保证足够的准确性。在全基因组测序中，只能进行多次测序来保证准确度，从而使成本大大增加。质量分析、序列标注和变异分类（见下文）等分析过程产生的下游费用更加昂贵。目前临床指南要求通过Sanger测序对所有可操作的变异（临床相关的，可报告的）进行独立技术验证，这进一步增加了成本。因此，虽然技术成本在进一步下降，目前测序总花费（单个临床基因组测序常超过10 000美元）仍限制了全基因组测序的广泛应用。

目标测序模块 虽然目前全基因组测序在临床中应用还很少，对目标基因或基因区的针对性NGS测序应用却越来越广泛。该技术是采用寡核苷酸过滤器（如与互补序列结合的探针组）从DNA上截取目标基因。这些过滤器可以自定义截取特定序列，从一小部分基因到整个基因转录区（如全外显子过滤器）。该方法显著缩短了目标序列长度（如外显子序列长度仅为全基因组序列3%），在临床应用中也有诸多优势。目标序列长度显著降低使得临床测序深度更为便捷，降低了分析成本（因为减少了需要注释的序列），也减少了后续验证的费用。

肺部特异性测序模块 目前已有数家公司和临床实验室提供肺病相关特异性基因测序服务。这些服务检测的基因内容各异，主要通过整合可以区别的独立基因模块进行检测。大部分模块主要用来评估通过特定临床或影像学异常分类的肺病（如肺纤维化模块）或共有分子缺陷（如纤毛病模块）相关基因。评估肺纤维化和支气管扩张模块是目前能够应用的最大检测模块。由于技术限制和新疾病基因的发现，绝大多数模块目前还不够全面。不过，大多数模块都能覆盖临床上最常见的目标基因。5~20个基因的检测模块通常花费2 500~6 000美元，而个体基因临床测序花费平均为1 500~2 000美元。因此，当面对致病基因可能超过1个或具有基因座异质性的疾病时，诊断模块的性价比要比单基因测序更高。

如果患者临床表现较为复杂（如同时有支气管扩张和纤维化，或伴有与肺高压程度不相符的弥漫性肺实质疾病），更为广泛的测序模块可能具有更高的评估价值。当怀疑某个致病基因时，跨越多个基因模块的大规模平行测序可以将鉴别性诊断范围缩小至1个或2个特定疾病。目前，只有一个实验室——Partners个体基因医学保健中心分子医学实验室提供这种组合模块测序服务，其费用取决于应用多少单个模块。虽然这种方法相比目前的诊断策略可能性价比更优，但对具有复杂表现患者的实际价值仍不确定。

我们强调，在进行更全面的检测前，患者必须认

识到随着基因模块检测内容增加，也会增加识别不知临床意义变异（variants of unknown clinical significance，VUS）的可能性。在检测前医生必须告知患者检测结果的不确定性。基因检测根据变异导致疾病的可能性对其进行分类。"致病性"变异即变异发生在高度保守基因组序列，仅在患病人群中出现，与疾病存在高度关联，且确认其为导致疾病的变异。"可能致病性"变异具有以上多项但不是全部特点。"良性"变异即在健康对照组人群中也很常见，没有已知功能性影响，没有家族分离性。这三类变异通常都能为患者给出明确的建议，而"VUS"变异则是一个灰色区域，它们通常能提示存在功能性异常，但也可以在未受影响的个体中观察到或在受影响家族中不完全（不完全外显）显示出来。患者必须了解这种检测结果可能对随后治疗产生影响。

基因检测的临床指征 表9-3列出了临床实践中针对患者和易感亲属基因检测的最常见应用领域。在知道直接影响临床治疗的特定基因或变异前提下进行诊断性基因检测的价值最大。在这种情况下，应对确定可控变异基因可能性很大的患者进行基因检测，包括具有与目标诊断基因相符疾病症状的患者、确诊患者的易感亲属以及有显著家族史的个体。以下是一些例子：

- 在肺气肿和肺功能下降患者中检测出α_1抗胰蛋白酶缺陷可帮助区分出一小部分可从替代疗法获益的COPD患者。
- 检测出Ⅲ型CFTR基因型（特别是G551R变异）的CF患者：这些患者可采用伊伐卡托进行变异特定的CFTR治疗。
- 家族性原发性肺纤维化不同分子类型鉴别：①*SFTPC*变异患者可通过用羟氯喹治疗获益；②TERC和TERT变异检测可在肺移植后及其他时间帮助鉴别有骨髓和肝衰竭风险的短端粒综合征（short telomere syndrome，STS）患者；③Hermansky-Pudlak综合征由于神经（眼球震颤）和皮肤（白化病）症状很轻微而在临床上常被忽视，虽然这些患者有可能发生严重的但可治愈（采用DDAVP）的出血倾向特质。

对高外显率的单基因疾病，即使尚未开发出针对基因或突变特异性的疗法，基因检测阳性结果也会产生非常重要的影响。例如，在临床前阶段鉴别出有肿瘤（如BHD或LAM）风险、肺功能急剧下降（LAM、家族性纤维化）或肺高压，随后即可对患者进行密切监测，以便早期干预，也可以更有说服力地劝说患者戒烟。图9-2展示了一个在BHD家系成员进行基因检测的例子。对于外显率各异的常染色体显性及隐性遗传病，基因检测可在症状发作前鉴别出高风险携带者，为其提供

表 9-3　基因检测的临床应用

检测项目	示例	目前/潜在肺疾病中的应用
移植前筛查	Tay-Sachs 病	原发性纤毛运动障碍
宫内诊断	21-三体综合征	先天性横膈膜疝气
新生儿筛查	苯丙酮尿症	囊性纤维化
诊断		淋巴平滑肌瘤病(lymphangioleiomyomatosis, LAM)与 Birt-Hogg-Dubé 综合征
预测	亨廷顿病发病年龄和持续时间	MUC5B 作为 IPF 阳性预测标志
症状出现前干预	BRCA1 和预防性乳房切除术/卵巢切除术	BMPR2 和扩血管治疗
监测策略	APC 突变和家族性腺瘤性息肉病	FLCN 突变和 Birt-Hogg-Dubé 综合征肾癌筛查
替代疗法	戈谢病	α₁ 抗胰蛋白酶缺陷
变异导向疗法	EGFR+肿瘤酪氨酸酶抑制	伊伐卡托治疗 G551R1 阳性囊性纤维化
药物遗传学	华法林给药剂量	哮喘者吸入糖皮质激素后反应的多基因模型
基因替代疗法	X 染色体连锁重度联合免疫缺陷病	小儿肺纤维化表面活性物质基因替代治疗

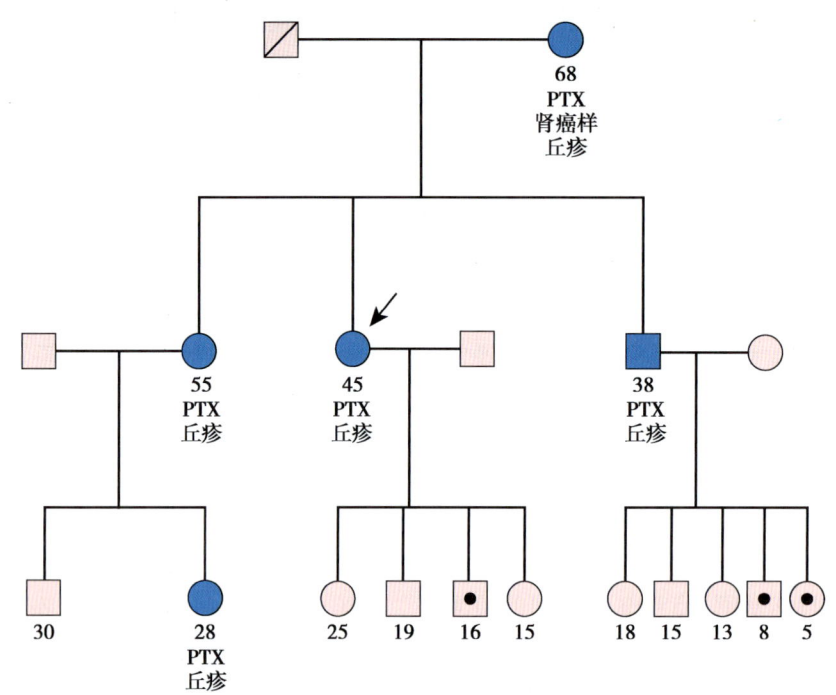

图 9-2　Birt-Hogg-Dubé(BHD)综合征:源患者(箭头所示)经确认携带导致该病的 FLCN 基因突变。由于其母亲有肾癌史,使得该家族中其他突变基因携带者也面临肾癌和其他癌症风险。考虑到携带者将突变传至子女的概率为 50%,在该家族中出现很多一对携带者子女不受影响的现象很不正常。更可能的情况是,该变异已经被遗传了(假设以圆点表示),但这些携带者由于年龄尚小还没有出现临床症状。这些个体最终还是面临 BHD 和其他肿瘤发病的风险。因此,有必要在易感家族成员中确认看似并未受影响的可能携带者。

早期诊断的机会。检测结果阴性也是有价值的,可以让担心自己也会患上亲属们那样疾病的家族成员放心。

肺病学中的基因咨询　人的基因代码具有高度遗传性、个体性和不可逆性,这使得基因检测与其他临床检测截然不同。基因检测的结果,不论是阳性还是阴性,都不可低估其给个人带来的心理影响。在基因诊断结果确定后,因为基因“命运”带来的不满足或不完美感、最终宿命感和治疗虚无主义都很常见。相反,阴性结果可带来一种“无敌”的错觉,导致个人产生不健康行为(如继续吸烟)。从本质上来说,基因检测结果影响的不仅是患者本人,还有其所有血缘亲属。而且,检测结果会影响家庭关系以及每一个家庭成员应对检测结果的方式。例如,大多数易感家庭成员会在得到阴性结果后松一口气,但某些成员会对受自己影响的亲属产生深深的负罪感(即“幸存者负罪感”)。最后,虽然美国各州和联邦都立法保护患者在工作场合和医疗保健中不受基因歧视,患者仍需要被告知在其他场合下也有可能面临类似的风险(如人寿保险投保时)。

基于以上原因,我们建议基因检测仅由有经验、熟悉其中要义的操作者来完成,包括可熟练应对检测结果带来的医药、心理和家庭影响的基因咨询师。我们建议患者在检测前就开始讨论这些,以便真正认识基因检测。应该让患者认识到阳性和阴性结果的医学影响,并就结果可能对他们自己及家人带来的影响提供建议。检测前咨询还应该讨论如何应对检测发现一些意义不明确变异结果的情况。

单基因肺病突变特异性疗法

对疾病进行基因分类的主要目的之一就是开发专门针对突变的疗法。此前,这方面的努力主要集中在为功能缺失型隐性疾病开发替代疗法(如重组人 α_1 蛋白酶抑制剂替代疗法)。现在还出现了包括小分子筛查和其他特定突变功能影响筛查等在内的新一代药物治疗方法。

■ 嗜酸性粒细胞增多症酪氨酸激酶抑制治疗

伊马替尼用于治疗慢性髓细胞性白血病已被人们所熟知。但在了解其疗效背后的作用机制后,人们开始将其用于嗜酸性粒细胞增多症(hypereosinophilic syndrome,HES)等其他疾病的治疗。某些 HES 患者携带染色体 4q 中间缺失变异,导致 FIP1L1 和 PDGFRA 基因融合。这样合成的融合蛋白具有与 BCR-ABL 类似的酪氨酸激酶活性。BCR-ABL 有 FIP1L1-PDGFRA 基因重排,伊马替尼能作用于患者的目标位点。而无 FIP1L1-PDGFRA 重排的 HES 患者则没有该类融合蛋白。与 CML 类似,在 HES 复发患者中也发现了酪氨酸激酶结合位点突变。

■ 囊性纤维化基因突变的特异疗法

在 2011 年,研究者报告采用新型疗法治疗 G551D 阳性 CF 患者获得了积极结果(图 9-3)。在为期 48 周的随机双盲安慰剂对照研究中,167 名患者接受安慰

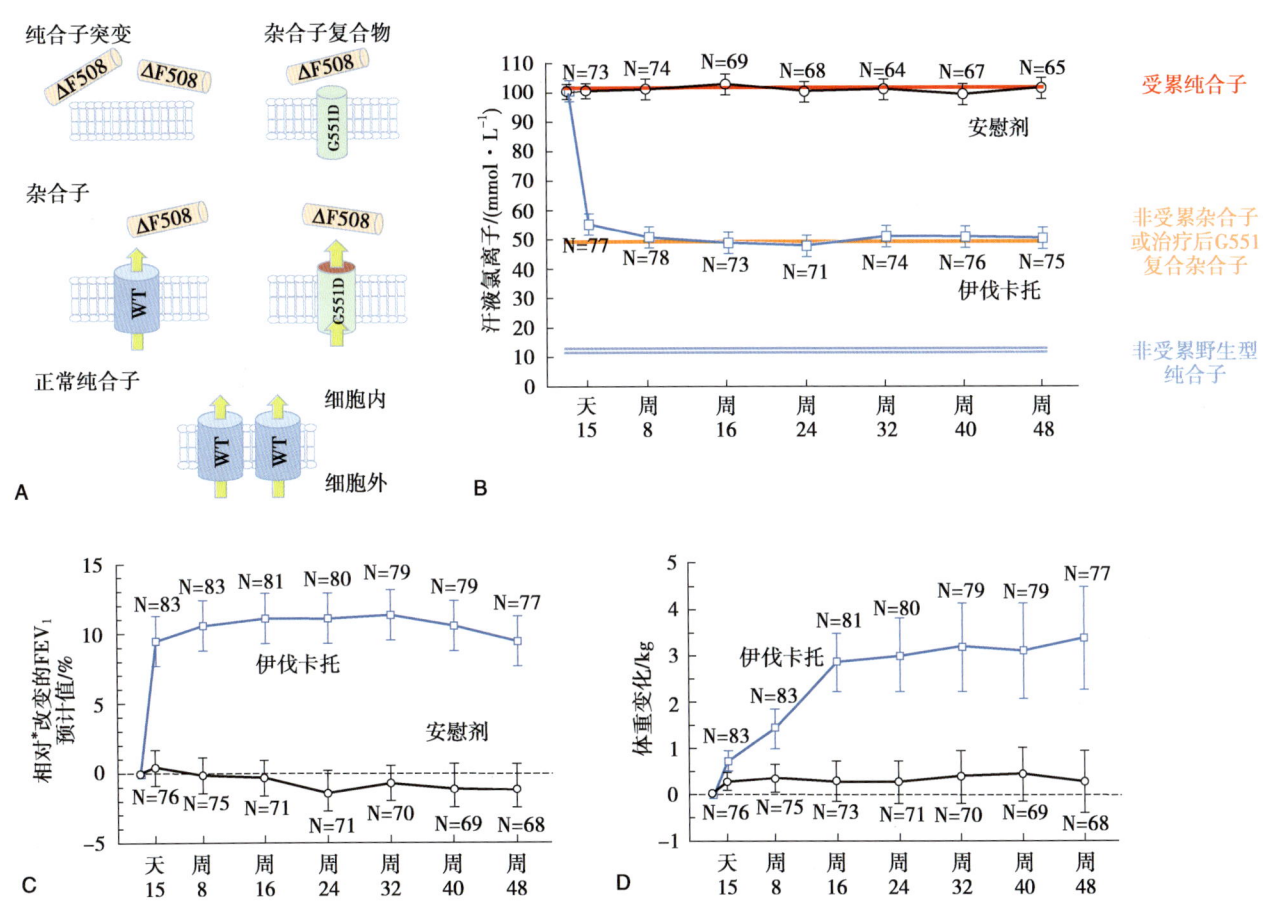

图 9-3　囊性纤维化的伊伐卡托突变特异性干预。A、B. CFTR 突变对上皮细胞氯离子外流和汗液中氯化物水平的累加效应。拥有正常 2 个等位基因的个体具有正常氯离子外流量(黄色箭头)和对应的正常汗液氯化物检测值(蓝色双线)。有 2 个突变等位基因个体的氯离子外流量显著降低和汗液氯离子水平升高(红线)。上皮细胞约 50% 氯离子通道正常杂合子的氯离子外流和汗液中氯离子水平均呈现中度减少(橘黄色线)。G551D 复合杂合子个体在使用伊伐卡托(红盘所示)后,汗液中氯化物水平与杂合子携带者类似。C、D. 伊伐卡托的治疗效果:随机接受伊伐卡托治疗的患者在 48 周内 FEV₁ 预测相对变化值(C)和体重(D)显著改善,同时症状和生活质量评分也有改善(结果未显示)。*原始报告中错误地将图中 FEV₁ 预测相对变化值标注为绝对变化值。图 B~D 获授权引自:RAMSEY BW,DAVIES J,MCELVANEY NG,et al. A CFTR potentiator in patients with cystic fibrosis and the G551D mutation. N Engl J Med,2011,365(18):1663-1672.

剂或伊伐卡托治疗。伊伐卡托是一种能够通过延长通道开放时间来增加氯离子跨膜运输，从而"潜在"增强 CFTR 活性的口服药物。与接受安慰剂患者相比，接受伊伐卡托患者的 FEV₁ 显著改善，呼吸恶化次数明显减少，生活质量大为改善，体重也有增加。患者汗液中氯化物水平降低约 50%，接近无症状 CFTR 变异携带者（如杂合子）水平，而这也可作为一个非常精细的分子-临床关联物，证明其选择性作用于 G551D+ 通道，而非 ΔF508+通道。虽然仅有约 6% G551D 和其他变异患者可能从伊伐卡托治疗中获益，但这一发现还是为这一小部分 CF 患者带来了新的治疗选择。这一新型治疗药物促进了其他 CFTR 突变类型（包括最常见的 CFTR 变异——ΔF508）靶向药物研发，也促进了将类似治疗策略应用于其他基因疾病。

肺病学中的生物标志物

生物标志物的定义是："能够客观地测量和评估生物学状态，且对正常生物学过程、病理过程或给药后药物反应具有指示作用的物质"。表 9-4 列出了理想生物标志物应该具有的特点。在临床医学中主要有两类生物标志物：①暴露标志物，用于风险预测；②疾病标志物，用于疾病筛查、诊断和监测治疗反应。因此，标志物可以帮助从诊断到治疗的临床决策，优化治疗策略，避免治疗不足或过度治疗以及发生不良反应，改善预后和成本效益。

表 9-4	理想生物标志物的特征
易测量
测量安全
测量成本低
无性别、年龄、种族差异
随访检测费用合理
可干预
对标志物的干预措施经证实对疾病或结果具有保护作用

虽然目前已对多种肺部疾病的许多生物标志物进行了评估，包括间质性肺病中的 MMP-7、ICAM-1 和 IL-8，社区获得性肺炎中的原降钙素，哮喘和其他炎症性肺病中的呼出性一氧化氮，ARDS 中的 RAGE、ICAM-1 和 SP-D。其中，仅有很少数被推荐在临床中常规使用。这主要是因为它们的预测力不足。例如，如果假阳性率为 5%（特异性 95%），生物标志物第一个和第五个四分位数之间的相对风险在 3.0 情况下，检测率也只有 20%。因此，目前绝大部分生物标志物都还不能取代其他临床评估指标，而只是作为临床决策的辅助指标。

目前肺部疾病常规使用的主要标志物是 D-二聚

体，主要用于诊断急性肺栓塞（图 9-4）。定量快速酶联免疫吸附试验（enzyme-linked immunosorbent assay，ELISA）的灵敏度为 95%。在检测前低临床概率（如 4%~15%）患者中，若 D-二聚体快速 ELISA 试验结果正常，则可将检测后肺栓塞的临床概率降低至 0.7%~2%。因此，这些患者不需进行下一步评估。值得注意的是，D-二聚体仍是用于临床辅助诊断，因为在检测前具有中到高肺栓塞临床风险的患者中，D-二聚体的预测能力降低，而且在低临床风险以外的患者中检测的特异性也不够（约 27%），这限制了它的临床应用。不过，有新的证据表明，D-二聚体可用于肺栓塞排除性诊断，包括具有中等临床风险的患者。

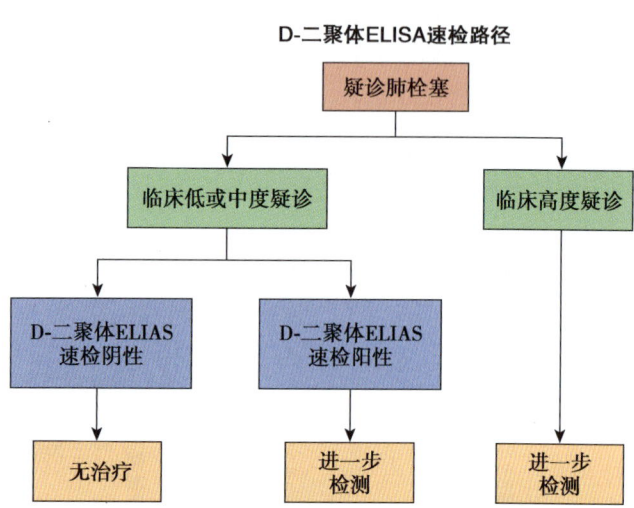

图 9-4 D-二聚体可作为肺栓塞排除性标志物。D-二聚体定量快速酶联免疫吸附试验（ELISA）的灵敏度达 95%，具有最佳的临床价值。当与低概率（4%~15%）客观性临床评估联合使用时，快速 D-二聚体 ELISA 检测结果可将肺栓塞临床概率降低至 0.7%~2%。在低临床概率患者中，如果 D-二聚体检测结果正常，则不需进一步检测。获授权引自：STEIN PD，WOODARD PK，WEG JG，et al. Diagnostic pathways in acute pulmonary embolism：recommendations of the PIOPED Ⅱ investigators. Am J Med，2006，119（12）：1048-1055.

学术界的权威机构鼓励将生物标志物应用于药物开发和临床诊断。其中一个例子是开发骨膜蛋白作为哮喘新药来金珠单抗（lebrikizumab，抗白细胞介素 13）的生物标志物。Woodruff 等人进行的对照研究纳入 42 例哮喘患者和 28 例健康对照者，使用一种由骨膜蛋白（POSTN）、氯离子通道调控因子 1（CLCA1）和丝氨酸蛋白酶抑制剂 B2（SERPINB2）组成的三基因气道上皮细胞表达标志物作为 T_H2 炎症替代标志物。多变量聚类分析将患者进行分组：一组为 T_H-2 高聚类患者（哮喘患者具有 T_H2 细胞因子诱导基因高表达），一组为 T_H-2 低聚类患者（哮喘患者基因表达分析与健康对照组一致）。T_H-2 高聚类基因型的特点为血清 IgE 水平升高，过敏性炎症重，气道反应性高，对吸入激素反应明显。

在一项针对来金珠单抗（白细胞介素 13 单克隆

抗体）的研究纳入 219 例吸入糖皮质激素控制不佳的哮喘患者,结果显示基线数据中高血清骨膜蛋白水平是治疗反应阳性(FEV_1 改善)的预测因子。然而,要将骨膜蛋白表达水平作为临床预测指标还需要再进行单独验证。确实,在一项关于没有接受吸入糖皮质激素治疗哮喘患者的研究中,无论基线骨膜蛋白水平如何,来金珠单抗对患者肺功能没有任何显著改善。

药物遗传学

不同个体对药物的治疗反应千差万别。例如,当患者体重和给药剂量相同的情况下,同一药物在不同个体间的血药浓度可以相差 1 000 倍以上。服用同一种药物,约 30% 患者可获益,30% 没有改善,10% 出现不良反应,还有 30% 则缺乏依从性(可能是因为缺乏疗效或产生不良反应)。因此,多达 70% 患者暴露于可能导致药物不良反应(adverse drug reactions,ADRs)的药物剂量下。在美国,仅 1994 年就有超过 200 万例患者因为严重 ADRs 住院,还有超过 10 万例致命性 ADRs 被报道,致死性 ADRs 位列人群主要死亡原因的第 4 位至第 6 位。在世界范围内,一项基于 10 万例入院患者资料的前瞻性队列研究的结果显示,ADRs 导致的平均住院率为 5.3%[四分位数间距(interquartile range,IQR)2.7%~9.0%]。2000 年,美国因药物导致的疾病和死亡花费超过 1 774 亿美元,与 1995 年相比,该数字相增加了 1 倍以上。而另一方面,因为药物治疗反应不佳而增加的经济负担可能更甚。

药物遗传学研究的是因遗传因素引起药物治疗反应的差异性。药物遗传学差异表现在药物吸收、代谢和受体等层面。总体上,基因可以解释 20%~95% 药物吸收和药效方面的差异。理想的药物遗传学可依据患者基因图谱制订个体化治疗方案,以达到最优治疗效果,减少不良反应,在节省成本、降低发病率和死亡率等方面潜力巨大。

药物遗传学反应分类

包括 Vessel 和 Page 双胞胎研究在内的基因研究,已经确定了许多药物遗传基因学信息。除了基因研究,药物治疗反应分布也强烈提示有遗传性反应。不同个体的治疗反应分布可能是单模式的,也可能是多模式的(图 9-5)。多模式分布提示有独特的治疗反应

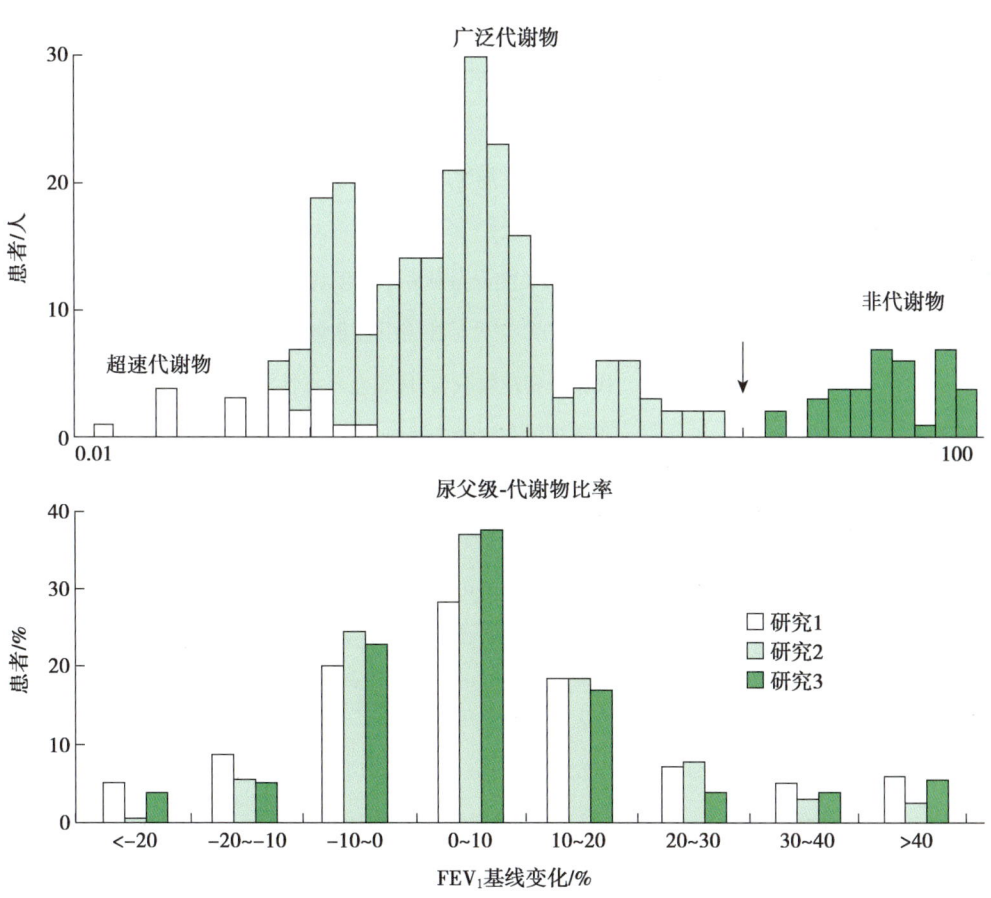

图 9-5 药物反应变化模式。顶端:多种药物代谢酶的多模式反应方式。底部:复杂的药物反应特征中可见单模式高差异度反应模式。此例中,1~3 代指 3 项测量吸入激素后随时间反应的独立临床研究。获授权引自:RODEN DM,ALTMAN RB,BENOWITZ NL,et al. Pharmacogenomics:challenges and opportunities. Ann Int Med,2006,145(10):749-757.

亚群,是治疗反应受基因影响的直接支持依据。单模式药物反应分布中同时有治疗反应"好"和"不好"的患者,也支持存在个体间差异的观点。个体间反应差异巨大且具有高度重复性(已有治疗反应的药物在下次给药时再次出现良性/不良反应的可能性)则支持药物反应源于基因的作用。

根据基因变异性对药物药理学特点的影响,药物遗传学在传统上分为 4 个类别。例如,一个基因变异可改变药物代谢的速度(从而改变生物利用度),而另一个变异则可能影响药物与受体结合的能力(从而降低疗效)。这 4 种类别分别包括与药代动力学、药效动力学、特异质反应和疾病发生机制相关变异(图 9-6)。后文讨论会每一个类别,并附上与肺病学相关的典型例子,同时还为其中几个例子提供临床指南。其他呼吸科医生可能遇到的以及美国 FDA 列举的例子都列在表 9-5 中。

药代动力学 研究人体对药物处置的动态变化,包括药物在机体内吸收、分布、组织布局、生物转化和排泄。图 9-7 列出了与药物遗传学相关的常见药物代谢酶和它们对给药带来的影响。细胞色素 P450 酶(cytochrome p450 enzymes,CYPs)负责 60% ~ 70% 的 1 期(如结构性转变)依赖性代谢,是典型的药物代谢酶。临床中最重要的 CYPs 是 CYP2C9、CYP2D6 和 CYP3A4,其中 CYP2C9 将会和华法林给药一起在本章稍后部分探讨。CYP 基因型通常有 3 种对应的代谢型,即超速代谢型、快速(正常)代谢型和代谢不佳型(图 9-5)。

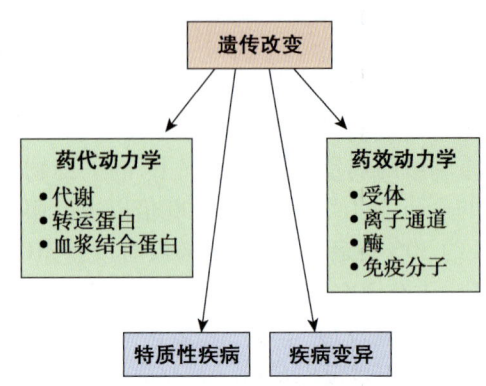

图 9-6　依据基因变异的作用位点对药物遗传学反应进行分类。

表 9-5　FDA 列出的具有药物遗传学效应的常见肺部用药

药物	治疗领域	基因型	变异基因影响
唑硫嘌呤	间质性肺病	TPMT	增加骨髓抑制的可能性
顺铂	肿瘤	TPMT	儿童变异时可能增加耳毒性风险
可待因	镇痛,镇咳	CYP2D6	代谢差者疼痛缓解作用减弱
氨苯砜	抗感染	G6PD	溶血性贫血
埃罗替尼	肿瘤	EGFR	EGFR-TK 变异是肺癌中埃罗替尼疗效的生物标志物
吉非替尼	肿瘤	EGFR	EGFR-TK 变异是肺癌中吉非替尼疗效的生物标志物
伊马替尼	肺高压	CYP3A4	代谢快者疗效减弱,代谢差者毒性增强
伊立替康	肿瘤	UGT1A1	严重腹泻和致命中性粒细胞减少症风险增加
伊伐卡托	肺病	CFTR(G551D)	G551D 基因型可从伊伐卡托药物作用中获益
兰索拉唑	胃病	CYP2C19	疗效增强(胃内 pH 值更高)与快代谢型(正常)
巯嘌呤	肿瘤	TPMT	增加骨髓抑制可能性
霉酚酸	移植	HGPRT	有遗传性次黄嘌呤鸟嘌呤磷酸核糖基转移酶(hypoxanthine-guanine phospho-ribosyltransferase,HGPRT)缺陷,如 Lesch-Nyhan 或 Kelley-Seegmiller 综合征的患者应避免用药
奥美拉唑	胃病	CYP2C19	疗效增强(更高的胃内 pH 值)与快代谢型(正常)
异烟肼	抗感染	NAT1;NAT2	NAT1 变异型患者出现周围神经病变风险增加;给予吡哆醇可减少风险;NAT2 变异会影响血药浓度
伏立康唑	抗真菌	CYP2C19	可能降低伏立康唑浓度至低于临床要求,从而导致治疗失败
华法林	血液病	CYP2C9;VKORC1	华法林水平升高,不良反应风险增加

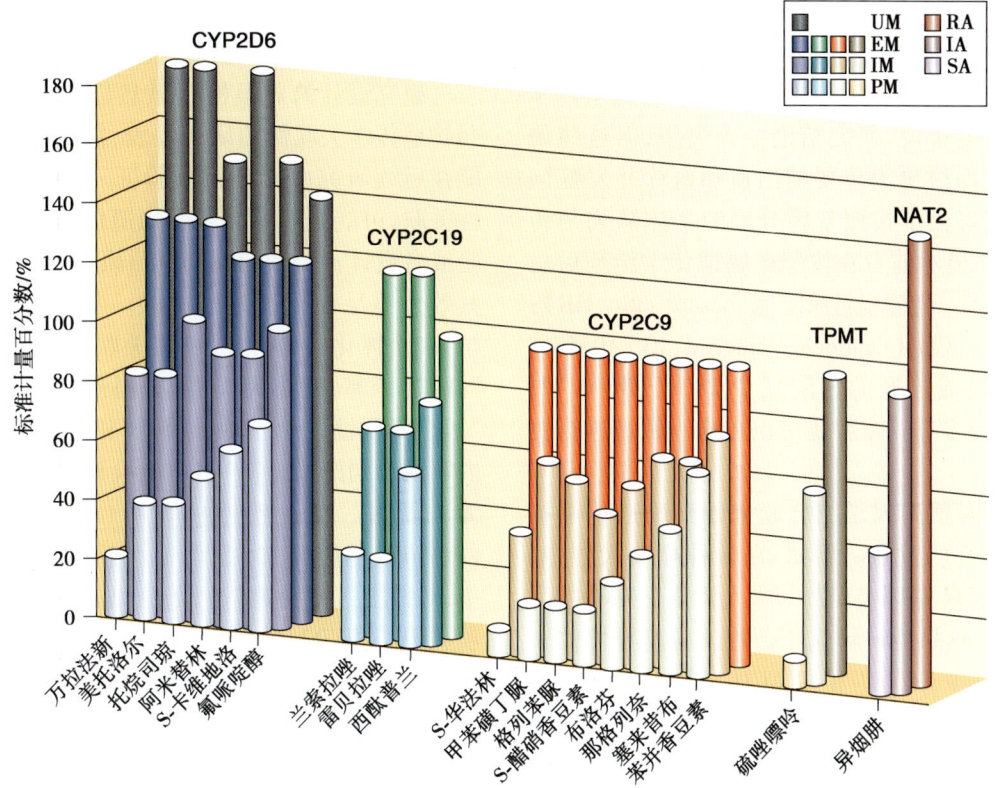

图 9-7　常见药物代谢酶及对给药的影响(根据临床研究中观察到的药代动力学差异)。对于不同基因型个体,需要显著调整药物剂量以达到相同暴露量。EM:快速代谢者;IA:中等乙酰化个体;IM:中等代谢者;PM:代谢不佳者;RA:快速乙酰化个体;SA:慢速乙酰化个体;UM:超速代谢者。获授权引自:KIRCHHEINER J,FUHR U,BROCKMOLLER J. Pharmacogenetics-based therapeutic recommendations-ready for clinical practice? Nat Rev Drug Discov,2005,4(8):639-647.

多态性Ⅱ期代谢酶的一个典型例子是代谢硫唑嘌呤的硫嘌呤甲基转移酶(thiopurine-S-methyltransferase,*TPMT*)。硫唑嘌呤常用于治疗间质性肺病和肺血管炎,被转变为活性 6-巯基嘌呤后,被 *TPMT* 代谢或转变为 6-硫代鸟嘌呤核苷酸。约 10% 个体有由基因变异导致的 *TPMT* 活动降低,而约 0.3%(1/300)个体的 *TPMT* 活动极度降低或完全缺失。临床上,硫唑嘌呤药物相关骨髓抑制发生率为 5%,1.2% 患者发生严重白细胞减少,还有 0.3% 患者在服用药物期间死亡。目前可以对该酶进行临床表型(药前 *TPMT* 活动评估)和基因分析。对于多种疾病(包括最近对间质性肺纤维化应用硫唑嘌呤的模型)进行该类检测都具有良好的经济效益比,目前也有药物遗传学临床指南出版。

基因也能够影响药物转运体,从而影响药物吸收、分布和排泄。例如,溶质转运体有机阴离子转运体家族成员 2B1(*SLCO2B1*)介导有机阴离子(如白三烯 C_4)Na(+)非依赖型转运。一个非同义 *SLCO2B1* 多态性(rs12422149)能够明显降低应用孟鲁司特治疗所需血药浓度的差异性反应,可以通过哮喘症状应用指数评分系统的基线变化对之进行评估。

药效学　研究给药后机体的生化及生理学变化和药物作用机制,即药物对作用目标的效果。即使药物达到目标浓度,基因差异仍可能导致不同的治疗反应。药效学与肺病学关联性很强,因为很多肺病都采用吸入性药物治疗,这些药物不经过肝脏首过效应,因此药代动力学改变的作用有限。

华法林是世界上应用最广的抗凝血药物,在呼吸系统疾病中主要用于治疗肺栓塞。细胞色素 P450 酶 2C9(*CYP2C9*)是参与华法林代谢的主要酶,维生素 K 环氧化物还原酶复合物 1 基因(*VKORC1*)是华法林的主要作用靶点,负责将维生素 K 环氧化物转化为维生素 K。FDA 声明对华法林应考虑检测可能影响其药代动力学和药效学的基因变异。目前已确定了导致"高"和"低"剂量风险的 *VKORC1* 基因变异以及 *CYP2C9* 基因变异。总体上,25% 华法林剂量差异是由 *VKORC1* 变异导致的,而 *CYP2C9* 变异还会额外导致 6%~10% 剂量差异。

许多早期研究都认为可通过基因分型预测华法林的给药剂量。最初的华法林药物遗传学临床指南对此也有详尽描述。然而,在最近 3 项将华法林药物遗传学给药策略与临床给药策略进行对比的研究中,有 2 项研究发现两者在治疗性国际标准化比值(international normalized ratio,INR)范围内的时间比例并无显著区别,另外一项研究则显示药物遗传学给药方式仅有微弱优势(67.4%~60.3%)。虽然从药物遗传学给药策略的角度来说,研究结论令人失望,但这些研究其实并不能探讨更为重要的出血和血栓并发症问题。一项研究对比了按照基因分型的个体队列与传统对照组,结果显示前者在按照药物遗传学给药后总体住院减少31%[调整相对风险比(hazard ratio,HR):0.69,95%置信区间(confidence interval,CI):0.58~0.82]。因出血或栓塞的住院减少28%(HR:0.72;95%CI:0.53~0.97)。今后还应该在这一领域进行更多的研究。

将多个基因预测因子结合起来的药物遗传学检测仍是以后研究的重点。例如,在多种哮喘人群中,*CRHR1* 和 *GLCCI1* 基因突变都与吸入激素后肺功能反应相关。然而,这只能解释这些药物反应差异性的一小部分。不过,将 *CRHR1* 和 *GLCCI1* 基因的两个变异结合起来可显著提高对药物反应的预测能力,且该预测具有可复制性。

特异质反应 即个体在给药后出现无法由药物作用目标预测的 ADR。典型的例子包括某些由 N-乙酰转移酶 2(arylamine-N-acetyltransferase 2,*NAT2*)代谢的药物。*NAT2* 基因差异与某些服用异烟肼个体出现周围神经病变以及对甲氧苄啶/磺胺甲噁唑过敏反应(包括红疹、粒细胞减少和肝功能异常)有关。有趣的是,*NAT2* 乙酰化个体(基于药物代谢水平)可能与 *NAT2* 基因型关联并不大,表明其与基因变异相关的特异质反应可能与药物水平以外的因素有关。

发病机制 最后一类是影响发病机制的基因因素。通过改变疾病的基础生物学特点或严重程度,这些基因因素也可以影响治疗药物效果。一个简单的例子,在 CF 患者中,*CFTR* ΔF508 变异与铜绿假单胞菌早期定植有关,而 *G551D* 突变的临床表型较轻,晚期才发生铜绿假单胞菌定植。因此,*CFTR* 基因型会同时影响疾病严重程度和抗生素给药频率和剂量。

个体化肺病学:挑战

虽然目前已有个体化诊断系统的应用,监管机构(如 FDA)实施的药品说明书修改,以及日益增多的关于基因、生物标志物和药物遗传学研究,但将个体化肺病检测真正用于临床实践的进度仍不尽如人意。造成这一现状的原因有多种。在之前几节内容中,我们已经大致概述了遗传性、外显率和效应值会如何影响检测结果。其他临床应用中的问题还包括:①已发表研究文献存在设计的局限性;②监管和伦理方面的考虑;③缺乏经济效益分析;④对患者和医生的教育。

研究设计的局限性 虽然已有大量确认基因与药物遗传学关联性的研究发表,但许多研究结果并没能在后续研究中得到重复验证。之所以出现的假阳性关联,可能是因为许多药物遗传学研究是从临床试验或者设计不合理的病例对照研究衍生的"副产品",其效力不足以建立基因关联。临床试验(药物遗传学)和个体化队列研究(基因关联)也可能导致多种不同的临床基因型,后者在不同研究之间存在差异。"表型异质性"与"基因异质性"相结合(在同一个基因内审视不同的标志物)也可能会造成最初的研究结果无法复制。在一项评估哮喘中 β₂-肾上腺素受体(ADRB2)基因与 β₂-激动剂治疗反应的关联性研究中,对以上这些问题进行了详细探讨。总体上,在 21 项关注 ADRB2 最常见的两种变异(Arg16Gly 和 Gln27Glu)的研究中,两种基因型定义(如单变异与单倍型)和基因型结局的研究设计均存在很大差异性。在可能的 487 种关联中,仅有 2 种关联在至少 5 项研究(相同终点、评估时间、干预措施和基因组)中进行了探讨。最后无法就使用 ADRB2 变异来指导哮喘治疗达成明确的结论,这也并不令人感到意外。很明确,未来需要继续对合适的基因型进行研究,对已有证据进行更准确的重复。

虽然超出了本章的讨论范围,但在此还需要提到另外两个与研究设计相关的话题。第一个话题与系统生物学和个体化医学有关。考虑到大部分疾病的易感性和治疗反应都受到多种基因和环境因素的影响,系统生物学着眼于在数据类型层面(如异位显性或基因-基因互动)和跨数据类型层面(如整合生物标志物、基因表达和 SNP 数据)对数据进行整合。虽然这一方法还处于萌芽阶段,但对于开发针对复杂基因特性的检测手段十分有益,前景广阔。第二个话题是针对研究设计的争论,以及在进行药物遗传学检测前是否有必要进行前瞻性基因型分类试验。一个观点是药物剂量和给药方式的变化需要进行这样的试验,而其他观点则认为基因型是不可变的(因为人的基因型与生俱来),甚至在回顾性研究之前就已存在。一个可能的折中方案是在适应性临床试验中应用,将药物遗传学作为主要试验适应性的一部分。

监管和伦理方面的考虑 如前文所说,FDA 提倡应用药物遗传学,其批准的药品说明书中约 10% 添加了药物遗传学信息。然而,如何对基因检测进行监管,如何在大型临床试验前后将药物遗传学分析整合进药物研发计划,尚存诸多疑问。新近发表的一篇论文就如何将药物遗传学检测整合进每一期临床药物研发进行了详细探讨,虽然这已经超出了我们目前探讨的范围。另外一个可能对基因检测研发有利的消息则是美国最高法院最近规定不能为基因申请专利。

从伦理角度看,人们一直担心基因变异可能带来歧视(如投保被拒)。2008 年通过的基因信息无歧视法案(H. R. 493)为保护个体权利迈出了坚实的一步。该法案保护美国公民在健康保险和就业方面不受基因信息歧视,这意味着未来公众对个体化检测的接受度会越来越高。

缺乏成本-效益分析　虽然药物遗传学研究众多,但成本-效益分析却相对较少。在推行常规个体化肺部检查报销或补贴之前,这些研究很关键。以下情况进行基因检测具有较好的经济效益:目标人群中该基因变异发生率高,表型和基因关联度高,诊断性检测标准完善,在不治疗或未诊断的情况下该疾病可导致显著的发病率和死亡率,以及,检测可显著减少 ADRs。

对患者和医生的教育　公众媒体对药物遗传学和个体化医学的宣传不吝笔墨,因此不管是给予检测的医生,还是负责预定检测的保健专家,都应当熟知检测的各种特点、检测结果的解读,并能确保将信息有效地传递给患者。话说回来,在个体化医学时代,也需要为医疗保健服务提供者提供各种预测工具(除了基因变异,基因标志物、蛋白组学标志物和其他分子标志物会应用日臻成熟)和检测方法优劣势的教育。如何开展这些教育,目前还不清楚。在现有检测的前提下,医生们需要一个诊断流程来决定哪种药物是最适合某个患者。最重要的是,医生们需要认识到这些检测不会也不能替代临床诊断和决策。

结论

肺病学中疾病的易感性和药物治疗反应受到遗传的显著影响。虽然目前还存在诸多挑战,肺部用药、生物标志物和药物遗传学的个体化检测已经开始蓬勃发展。新的基因知识方兴未艾,而我们也正在朝个体化医学的目标迈进。

邓　锐　姜　宁　译

高占成　　审校

参考文献

[1] LANDER ES, LINTON LM, BIRREN B, et al. Initial sequencing and analysis of the human genome. Nature, 2001, 409(6822):860–921.

[2] VENTER JC, ADAMS MD, MYERS EW, et al. The sequence of the human genome. Science, 2001, 291(5507):1304–1351.

[3] TORO JR, WEI MH, GLENN GM, et al. BHD mutations, clinical and molecular genetic investigations of Birt-Hogg-Dubé Syndrome: a new series of 50 families and a review of published reports. J Med Genet, 2008, 45(6):321–331.

[4] INTERNATIONAL PPH CONSORTIUM, LANE KB, MACHADO RD, et al. Heterozygous germline mutations in BMPR2, encoding a TGF-beta receptor, cause familial primary pulmonary hypertension. Nat Genet, 2000, 26(1):81–84.

[5] SEIBOLD MA, WISE AL, SPEER MC, et al. A common MUC5B promoter polymorphism and pulmonary fibrosis. New Engl J Med, 2011, 364(16):1503–1512.

[6] SILVERMAN EK, PIERCE JA, PROVINCE MA, et al. Variability of pulmonary function in alpha-1-antitrypsin deficiency: clinical correlates. Ann Intern Med, 1989, 111(12): 982–991.

[7] ZIETKIEWICZ E, NITKA B, VOELKEL K, et al. Population specificity of the DNAI1 gene mutation spectrum in primary ciliary dyskinesia (PCD). Respir Res, 2010, 11(1):174.

[8] ZIETKIEWICZ E, BUKOWY-BIERYŁŁO Z, VOELKEL K, et al. Mutations in radial spoke head genes and ultrastructural cilia defects in east-european cohort of primary ciliary dyskinesia patients. PloS One, 2012, 7(3):e33667.

[9] RAMSEY BW, DAVIES J, MCELVANEY NG, et al. A CFTR potentiator in patients with cystic fibrosis and the G551D mutation. New Engl J Med, 2011, 365(18):1663–1672.

[10] ROSEN DM, WALTZ DA. Hydroxychloroquine and surfactant protein C deficiency. New Engl J Med, 2005, 352(2):207–208.

[11] COOLS J, DEANGELO DJ, GOTLIB J, et al. A tyrosine kinase created by fusion of the PDGFRA and FIP1L1 genes as a therapeutic target of imatinib in idiopathic hypereosinophilic syndrome. N Engl J Med, 2003, 348(13):1201–1214.

[12] PARDANANI A, BROCKMAN SR, PATERNOSTER SF, et al. FIP1L1-PDGFRA fusion: prevalence and clinicopathologic correlates in 89 consecutive patients with moderate to severe eosinophilia. Blood, 2004, 104(10):3038–3045.

[13] RICCARDI C, BRUSCOLI S, AYROLDI E, et al. GILZ, a glucocorticoid hormone induced gene, modulates T lymphocytes activation and death through interaction with NF-kB. Adv Exp Med Biol, 2001, 495:31–39.

[14] PARIKH NI, VASAN RS. Assessing the clinical utility of biomarkers in medicine. Biomark Med, 2007, 1(3):419–436.

[15] RICHARDS TJ, KAMINSKI N, BARIBAUD F, et al. Peripheral blood proteins predict mortality in idiopathic pulmonary fibrosis. Am J Respir Crit Care Med, 2012, 185(1):67–76.

[16] BERG P, LINDHARDT BO. The role of procalcitonin in adult patients with community-acquired pneumonia–a systematic review. Dan Med J, 2012,59(3):A4357.

[17] BLASI F, STOLZ D, PIFFER F. Biomarkers in lower respiratory tract infections. Pulm Pharmacol Ther, 2010, 23(6):501–507.

[18] PETSKY HL, CATES CJ, LI A, KYNASTON JA, et al. Tailored interventions based on exhaled nitric oxide versus clinical symptoms for asthma in children and adults. Cochrane Database Syst Rev, 2009, (4):CD006340.

[19] SPITALE N, POPAT N, MCIVOR A. Update on exhaled nitric oxide in pulmonary disease. Expert Rev Respir Med, 2012, 6(1):105–115.

[20] BHARGAVA M, WENDT CH. Biomarkers in acute lung injury. Transl Res, 2012, 159(4):205–217.

[21] PEPE MS, JANES H, LONGTON G, et al. Limitations of the odds ratio in gauging the performance of a diagnostic, prognostic, or screening marker. Am J Epidemiol, 2004, 159(9):882–890.

[22] STEIN PD, WOODARD PK, WEG JG, et al. Diagnostic pathways in acute pulmonary embolism: recommendations of the pioped II investigators. Am J Med, 2006, 119(12):1048–1055.

[23] CARRIER M, RIGHINI M, DJURABI RK, et al. VIDAS D-dimer in combination with clinical pre-test probability to rule out pulmonary embolism. A systematic review of management outcome studies. Thromb Haemost, 2009, 101(5):886–892.

[24] GEERSING GJ, ERKENS PM, LUCASSEN WA, et al. Safe exclusion of pulmonary embolism using the wells rule and qualitative D-dimer testing in primary care: prospective cohort study. BMJ, 2012, 345:e6564.

[25] VAN BELLE A, BULLER HR, HUISMAN MV, et al. Effectiveness of managing suspected pulmonary embolism using an algorithm combining clinical probability, D-dimer testing, and computed tomography. JAMA, 2006, 295(2):172–179.

[26] FROEHLING DA, DANIELS PR, SWENSEN SJ, et al. Evaluation of a quantitative D-dimer latex immunoassay for acute pulmonary embolism diagnosed by computed tomographic angiography. Mayo Clin Proc, 2007, 82(5):556–560.

[27] WARREN DJ, MATTHEWS S. Pulmonary embolism: investigation of the clinically assessed intermediate risk subgroup. Br J Radiol, 2012, 85(1009):37–43.

[28] GUPTA RT, KAKARLA RK, KIRSHENBAUM KJ, et al. D-dimers and efficacy of clinical risk estimation algorithms: sensitivity in evaluation of acute pulmonary embolism. AJR Am J Roentgenol, 2009, 193(2):425–430.

[29] HAMMOND CJ, HASSAN TB. Screening for pulmonary embolism with a D-dimer assay: do we still need to assess clinical probability as well? J R Soc Med, 2005, 98(2):54–58.

[30] AMUR S, FRUEH FW, LESKO LJ, et al. Integration and use of biomarkers in drug development, regulation and clinical practice: a US regulatory perspective. Biomark Med, 2008, 2(3):305–311.

[31] HONG H, GOODSAID F, SHI L, et al. Molecular Biomarkers: a US FDA effort. Biomark Med, 2010, 4(2):215–225.

[32] WOODRUFF PG, MODREK B, CHOY DF, et al. T-helper type 2-driven inflammation defines major subphenotypes of asthma. Am J Respir Crit Care Med, 2009, 180(5):388–395.

[33] CORREN J, LEMANSKE RF, HANANIA NA, et al. Lebrikizumab treatment in adults with asthma. N Engl J Med, 2011, 365(12):1088–1098.

[34] NOONAN M, KORENBLAT P, MOSESOVA S, et al. Doseranging study of lebrikizumab in asthmatic patients not receiving inhaled steroids. J Allergy Clin Immunol, 2013, 132(3):567–574.

[35] INGELMAN-SUNDBERG M. Pharmacogenetics: an opportunity for a safer and more efficient pharmacotherapy. J Intern Med, 2001, 250(3):186–200.

[36] MAITLAND-VAN DER ZEE AH, DE BOER A, LEUFKENS HG. The interface between pharmacoepidemiology and pharmacogenetics. Eur J Pharmacol, 2000, 410(2–3):121–130.

[37] VESELL ES. Therapeutic lessons from pharmacogenetics. Ann Intern Med, 1997, 126(8):653–655.

[38] EVANS WE, RELLING MV. Pharmacogenomics: translating functional genomics into rational therapeutics. Science, 1999, 286 (5439):487–491.

[39] MANCINELLI L, CRONIN M, SADEE W. Pharmacogenomics: the promise of personalized medicine. AAPS PharmSci, 2000, 2(1):E4.

[40] LAZAROU J, POMERANZ BH, COREY PN. Incidence of adverse drug reactions in hospitalized patients: a meta-analysis of prospective studies. JAMA, 1998, 279(15):1200–1205.

[41] KONGKAEW C, NOYCE PR, ASHCROFT DM. Hospital admissions associated with adverse drug reactions: a systematic review of prospective observational studies. Ann Pharmacother, 2008, 42(7):1017–1025.

[42] ERNST FR, GRIZZLE AJ. Drug-related morbidity and mortality: updating the cost-of-illness model. J Am Pharm Assoc (Wash), 2001,

41(2):192–199.

[43] JOHNSON JA, BOOTMAN JL. Drug-related morbidity and mortality. A cost-of-illness model. Arch Intern Med, 1995, 155(18):1949–1956.

[44] MEISEL C, GERLOFF T, KIRCHHEINER J, et al. Implications of pharmacogenetics for individualizing drug treatment and for study design. J Mol Med (Berl), 2003,81(3):154–167.

[45] EVANS WE, MCLEOD HL. Pharmacogenomics–drug disposition, drug targets, and side effects. N Engl J Med, 2003, 348(6):538–549.

[46] VESELL ES, PAGE JG. Genetic control of drug levels in man: phenylbutazone. Science, 1968, 159(3822):1479–1480.

[47] VESELL ES, PAGE JG. Genetic control of drug levels in man: antipyrine. Science, 1968, 161(3836):72–73.

[48] VESELL ES, PAGE JG. Genetic control of dicumarol levels in man. J Clin Invest, 1968, 47(12):2657–2663.

[49] VESELL ES, PAGE JG. Genetic control of the phenobarbital-induced shortening of plasma antipyrine half-lives in man. J Clin Invest, 1969, 48(12):2202–2209.

[50] VESELL ES, PASSANANTI GT, GREENE FE, et al. Genetic control of drug levels and of the induction of drug-metabolizing enzymes in man: individual variability in the extent of allopurinol and nortriptyline inhibition of drug metabolism. Ann N Y Acad Sci, 1971, 179:752–773.

[51] DRAZEN JM, SILVERMAN EK, LEE TH. Heterogeneity of therapeutic responses in asthma. Br Med Bull, 2000, 56(4):1054–1070.

[52] SILVERMAN ES, HJOBERG J, PALMER LJ, et al. Application of pharmacogenetics to the therapeutics of asthma// EISSA NT, HUSTON D. Therapeutic Targets of Airway Inflammation. Vol 177. New York, NY: Marcel Dekker, 2003, 1000.

[53] RELLING MV, GARDNER EE, SANDBORN WJ, et al. Clinical pharmacogenetics implementation consortium guidelines for thiopurine methyltransferase genotype and thiopurine dosing: 2013 update. Clin Pharmacol Ther, 2013,93(4):324–325.

[54] CREWS KR, GAEDIGK A, DUNNENBERGER HM, et al.Clinical pharmacogenetics implementation consortium(CPIC) guidelines for codeine therapy in the context of cytochrome P450 2D6 (CYP2D6) genotype. Clin Pharmacol Ther, 2012, 91(2):321–326.

[55] JOHNSON JA, GONG L, WHIRL-CARRILLO M, et al. Clinical pharmacogenetics implementation consortium guidelines for CYP2C9 and VKORC1 genotypes and warfarin dosing. Clin Pharmacol Ther, 2011,90(4):625–629.

[56] RELLING MV, GARDNER EE, SANDBORN WJ, et al. Clinical pharmacogenetics implementation consortium guidelines for thiopurine methyltransferase genotype and thiopurine dosing. Clin Pharmacol Ther, 2011, 89(3):387–391.

[57] RELLING MV, KLEIN TE. CPIC: Clinical pharmacogenetics implementation consortium of the pharmacogenomics research network. Clin Pharmacol Ther, 2011, 89(3):464–467.

[58] STEIMER W, POTTER JM. Pharmacogenetic screening and therapeutic drugs. Clin Chim Acta, 2002, 315(1–2):137–155.

[59] YATES CR, KRYNETSKI EY, LOENNECHEN T, et al. Molecular diagnosis of hiopurine S-methyltransferase deficiency: genetic basis for azathioprine and mercaptopurine intolerance. Ann Intern Med, 1997, 126(8):608–614.

[60] GURWITZ D, RODRIGUEZ-ANTONA C, PAYNE K, et al. Improving pharmacovigilance in Europe: TPMT genotyping and phenotyping in the UK and Spain. Eur J Hum Genet, 2009, 17(8):991–998.

[61] VAN DEN AKKER-VAN MARLE ME, GURWITZ D, DETMAR SB, et al. Cost-effectiveness of pharmacogenomics in clinical practice: A case study of thiopurine methyltransferase genotyping in acute lymphoblastic leukemia in Europe. Pharmacogenomics, 2006, 7(5):783–792.

[62] WINTER J, WALKER A, SHAPIRO D, et al. Cost-effectiveness of thiopurine methyltransferase genotype screening in patients about to commence azathioprine therapy for treatment of inflammatory bowel disease. Aliment Pharmacol Ther, 2004, 20(6):593–599.

[63] MARRA CA, ESDAILE JM, ANIS AH. Practical pharmacogenetics: the cost effectiveness of screening for thiopurine S-methyltransferase polymorphisms in patients with rheumatological conditions treated with azathioprine. J Rheumatol, 2002, 29(12):2507–2512.

[64] HAGAMAN JT, KINDER BW, ECKMAN MH. Thiopurine S-methyltransferase [corrected] testing in idiopathic pulmonary fibrosis: a pharmacogenetic cost-effectiveness analysis. Lung, 2010, 188(2):125–132.

[65] MOUGEY EB, FENG H, CASTRO M, et al. Absorption of montelukast is transporter mediated: a common variant of OATP2B1 is associated with reduced plasma concentrations and poor response. Pharmacogenet Genomics, 2009, 19(2):129–138.

[66] RIEDER MJ, REINER AP, GAGE BF, et al. Effect of VKORC1 haplotypes on transcriptional regulation and warfarin dose. N Engl J Med, 2005, 352(22):2285–2293.

[67] GAGE BF, EBY C, JOHNSON JA, et al. Use of pharmacogenetic and clinical factors to predict the therapeutic dose of warfarin. Clin Pharmacol Ther, 2008, 84(3):326–331.

[68] KLEIN TE, ALTMAN RB, ERIKSSON N, et al. Estimation of the warfarin dose with clinical and pharmacogenetic data. New Engl J Med, 2009, 360(8):753–764.

[69] SCOTT SA, EDELMANN L, KORNREICH R, et al. Warfarin pharmacogenetics: CYP2C9 and VKORC1 genotypes predict different sensitivity and resistance frequencies in the Ashkenazi and Sephardi Jewish populations. Am J Hum Genet, 2008, 82(2):495–500.

[70] WADELIUS M, CHEN LY, LINDH JD, et al. The largest prospective warfarin-treated cohort supports genetic forecasting. Blood, 2009, 113(4):784–792.

[71] AVERY PJ, JORGENSEN A, HAMBERG AK, et al. A proposal for an individualized pharmacogenetics-based warfarin initiation dose regimen for patients commencing anticoagulation therapy. Clin Pharmacol Ther, 2011, 90(5):701–706.

[72] KIMMEL SE, FRENCH B, KASNER SE, et al. A pharmacogenetic versus a clinical algorithm for warfarin dosing. New Engl J Med, 2013, 369(24):2283–2293.

[73] VERHOEF TI, RAGIA G, DE BOER A, et al. A randomized trial of genotype-guided dosing of acenocoumarol and phenprocoumon. New Engl J Med, 2013, 369(24):2304–2312.

[74] PIRMOHAMED M, BURNSIDE G, ERIKSSON N, et al. A randomized trial of genotype-guided dosing of warfarin. New Engl J Med, 2013, 369(24):2294–2303.

[75] EPSTEIN RS, MOYER TP, AUBERT RE, et al. Warfarin genotyping reduces hospitalization rates results from the MM-WES (Medco-Mayo Warfarin Effectiveness Study). J Am Coll Cardiol, 2010, 55(25):2804–2812.

[76] TANTISIRA KG, LAKE S, SILVERMAN ES, et al. Corticosteroid pharmacogenetics: association of sequence variants in CRHR1 with improved lung function in asthmatics treated with inhaled corticosteroids. Hum Mol Genet, 2004, 13(13):1353–1359.

[77] TANTISIRA KG, LASKY-SU J, HARADA M, et al. Genomewide association between GLCCI1 and response to glucocorticoid therapy in asthma. New Engl J Med, 2011, 365(13):1173–1183.

[78] MCGEACHIE MJ, WU AC, CHANG HH, et al. Predicting inhaled corticosteroid response in asthma with two associated SNPs. Pharmacogenomics J, 2013, 13(4):306–311.

[79] SPIELBERG SP. N-acetyltransferases: pharmacogenetics and clinical consequences of polymorphic drug metabolism. J Pharmacokinet Biopharm, 1996, 24(5):509–519.

[80] ZIELINSKA E, NIEWIAROWSKI W, BODALSKI J. The arylamine N-acetyltransferase (NAT2) polymorphism and the risk of adverse reactions to co-trimoxazole in children. Eur J Clin Pharmacol, 1998, 54(9–10):779–785.

[81] O'NEIL WM, DROBITCH RK, MACARTHUR RD, et al. Acetylator phenotype and genotype in patients infected with HIV: discordance between methods for phenotype determination and genotype. Pharmacogenetics, 2000, 10(2):171–182.

[82] ZIELINSKA E, BODALSKI J, NIEWIAROWSKI W, et al. Comparison of acetylation phenotype with genotype coding for N-acetyltransferase (NAT2) in children. Pediatr Res, 1999, 45(3):403–408.

[83] LEVY H, KALISH LA, CANNON CL, et al. Predictors of mucoid pseudomonas colonization in cystic fibrosis patients. Pediatr Pulmonol, 2008, 43(5):463–471.

[84] COMER DM, ENNIS M, MCDOWELL C, et al. Clinical phenotype of cystic fibrosis patients with the G551D mutation. QJM, 2009, 102(11):793–798.

[85] HIRSCHHORN JN, LOHMUELLER K, BYRNE E, et al. A comprehensive review of genetic association studies. Genet Med, 2002, 4(2):45–61.

[86] IOANNIDIS JP, NTZANI EE, TRIKALINOS TA, et al. Replication validity of genetic association studies. Nat Genet, 2001, 29(3):306–309.

[87] CONTOPOULOS-IOANNIDIS DG, ALEXIOU GA, GOUVIAS TC, et al. An empirical evaluation of multifarious outcomes in pharmacogenetics: beta-2 adrenoceptor gene polymorphisms in asthma treatment. Pharmacogenet Genomics, 2006, 16(10):705–711.

[88] CHEN R, SNYDER M. Promise of personalized omics to precision medicine. Wiley Interdiscip Rev Syst Biol Med, 2013, 5(1):73–82.

[89] HOOD L, TIAN Q. Systems approaches to biology and disease enable translational systems medicine. Genomics Proteomics Bioinformatics, 2012, 10(4):181–185.

[90] WRIGHT DW, WAN S, SHUBLAQ N, et al. From base pair to bedside: molecular simulation and the translation of genomics to personalized medicine. Wiley Interdiscip Rev Syst Biol Med, 2012, 4(6):585–598.

[91] CHEN R, SNYDER M. Systems biology: personalized medicine for the future? Curr Opin Pharmacol, 2012, 12(5):623–628.

[92] HOOD L, FLORES M. A personal view on systems medicine and the emergence of proactive P4 medicine: predictive, preventive, personalized and participatory. N Biotechnol, 2012,29(6):613–624.

[93] ANTMAN E, WEISS S, LOSCALZO J. Systems pharmacology, pharmacogenetics, and clinical trial design in network medicine. Wiley Interdiscip Rev Syst Biol Med, 2012,4(4):367–383.

[94] RODEN DM, ALTMAN RB, BENOWITZ NL, et al. Pharmacogenomics: challenges and opportunities. Ann Intern Med, 2006, 145(10):749–757.

[95] KIRCHHEINER J, FUHR U, BROCKMÖLLER J. Pharmacogenetics-based therapeutic recommendations–ready for clinical practice? Nat Rev Drug Discov, 2005, 4(8):639–647.

[96] KESSELHEIM AS, COOK-DEEGAN RM, WINICKOFF DE, et al. Gene patenting - the supreme court finally speaks. New Engl J Med, 2013, 369(9)869–875.

[97] OSTRER H. Genes: US patent rulings will fuel invention. Nature, 2013, 499(7456):29.

[98] SWEN JJ, HUIZINGA TW, GELDERBLOM H, et al. Translating pharmacogenomics: challenges on the road to the clinic. PLoS Med, 2007, 4(8):e209.

第 2 部分　正常肺功能的生理原理

第 10 章

呼吸力学

Murray D. Altose

　　气体和血液在肺内的自动匹配分布可以保证肺泡-毛细血管之间有效的气体交换，以使静脉血充分动脉化。动脉化包括一系列相互关联的过程，这一系列过程的起始依赖于通气器官——即肺、胸廓（包括胸腔、膈）和腹壁的机械特性。吸入新鲜气体到肺部进行气体交换的过程中，通气器官起到了至关重要的作用。即使肺和胸廓的某部分功能因疾病或损伤而下降，但因通气器官整体具备相当大的代偿能力，通气功能可不受影响。因此，当机体出现临床症状或动脉血气异常时，通气器官的机械功能紊乱通常已十分严重。

　　通气器官机械特性的评估可根据疾病潜在发生机制不同而提供多种类型的信息。在某些情况下，对呼吸系统机械特性异常特点的分析可以使我们对发病机制有更深入的了解，并为判断疾病严重程度提供定量依据。另一方面，正确理解异常呼吸系统机械特性，可能有利于我们对危及生命的气体交换异常疾病的理解。同时，我们在解读某些特定呼吸模式时，也需要考虑到胸廓的机械特性。

　　在呼吸过程中，肺和胸壁协调活动。肺膨胀填满胸腔，使脏胸膜与壁胸膜相贴，两层胸膜间只有一层薄薄的液体，使肺和胸壁贴合。

　　当正常呼气结束时，呼吸肌处于静止状态，呼吸系统也处于力学平衡状态。从气道开口到肺泡，整个

气管支气管树的压力均等于大气压。此时，肺倾向于回缩，肺弹性回缩力为向心方向；而胸廓倾向于扩张，其弹性回缩力为离心方向。这些相反的作用力会在胸膜腔内产生低于大气压 5cmH₂O 的负压（图 10-1A）。尸检打开胸腔时可观察到肺向内收缩塌陷成几乎没有空气的状态而胸廓向外扩张。

　　我们通常用一个平均值来反映整体的胸膜腔压力，但这显然过分简化了以下几个方面的问题：①脏胸膜和壁胸膜之间通常仅有一个潜在空间，胸膜腔压力并不能直接测量；②理论上，胸膜表面压力和胸膜内液体压力之间存在差异；③胸膜腔压力会因重力影响而不均匀；④胸膜腔压向不同深度、不同位置肺泡的传递还受对抗肺泡甚至肺小叶塌陷倾向的肺泡壁支撑结构之间相互作用的影响。尽管如此，在呼吸力学中，平均胸膜腔压的概念仍具有很高的实用价值。

　　吸气时呼吸肌收缩使肺和胸壁扩张，气体沿气管支气管树向肺内流动。气体进入肺内需要气道开口和肺泡之间具有足以克服气管支气管树对气流阻力的压力差。此外，还需要产生跨过肺泡壁（肺泡和胸膜腔之间）的压力差，以克服肺的弹性回缩力并维持肺膨胀。自主呼吸时，吸气肌收缩，增加胸壁向外的拉力，使胸膜腔压更低于大气压。胸膜腔压的变化传递到肺内部，使肺泡内压也低于大气压（图 10-1B）。相反，正压呼吸机进行人工机械通气时，在气道入口施加高于大气压的压力，为气道开口和肺泡之间的气体流动提供压力差。

　　肺泡的扩张依赖适当的跨肺泡壁扩张力，这种扩张力或跨肺压是肺泡内压（P_A）与胸膜腔压（P_{pl}）的差值。如图 10-1A 所示，呼气末的跨肺压（$P_A - P_{pl}$）为

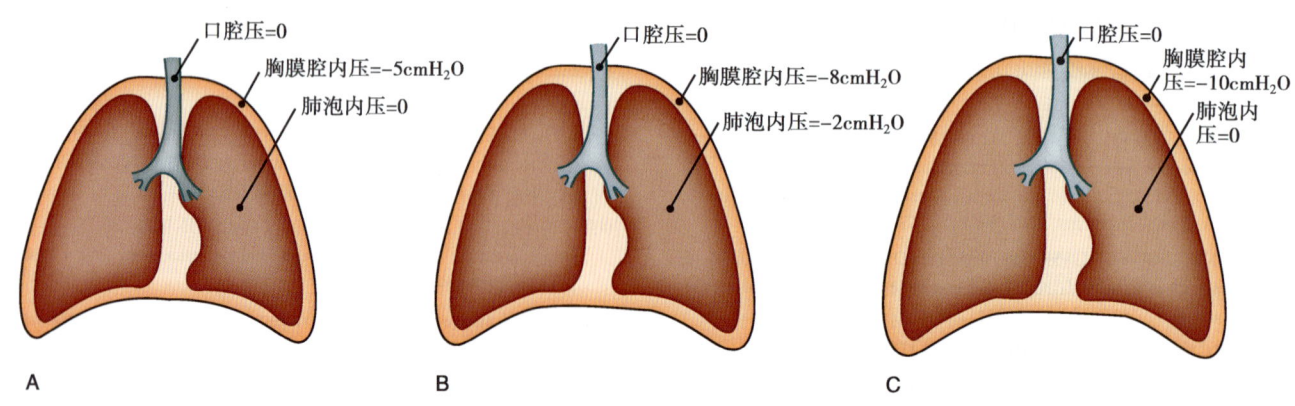

图 10-1　呼吸周期中呼吸道压力的变化。A. 呼气末；B. 吸气中；C. 吸气末。

A.　口腔压=0　胸膜腔内压=-5cmH₂O　肺泡内压=0

B.　口腔压=0　胸膜腔内压=-8cmH₂O　肺泡内压=-2cmH₂O

C.　口腔压=0　胸膜腔内压=-10cmH₂O　肺泡内压=0

5cmH$_2$O。在吸气末(图 10-1C),肺含有更多空气,肺扩张力更大,相应的肺弹性回缩力也更大。

吸气时,呼吸肌收缩产生的能量大多被用来克服肺的弹性阻力。呼吸肌松弛时自动呼气,肺受弹性回缩力作用收缩,使肺泡压力超过口腔压力,气体从肺内向外流出。平静呼吸时呼气是被动的,但高通气状态时呼气肌也会参与呼气动作,协助气体从肺部呼出。

肺容积

肺容积和肺容量相关定义如表 10-1 所示,也于附录 B 中列出。呼气末的功能残气量(functional residual capacity,FRC)是肺容积各细分条目的主要参照点,此时呼吸肌处于松弛状态,功能残气量由肺和胸壁的弹性回缩力共同决定。

表 10-1　肺容积的相关定义

功能残气量(functional residual capacity,FRC):在正常呼气结束时留在肺内的气体量。

潮气量(tidal volume,TV):平静呼吸过程中,从呼气末到吸气末吸入肺部的气体量(呼气时该部分气体也会排出)。

补呼气量(expiratory reserve volume,ERV):平静呼气结束后仍可强制呼出的最大气体量(即从呼气末开始)。

残气量(residual volume,RV):尽力呼气后仍留在肺内的气体量。

深吸气量(inspiratory capacity,IC):从呼气末开始可吸入的最大气体量,包括潮气量和补吸气量(inspiratory reserve volume,IRV)两部分。

肺总量(total lung capacity,TLC):尽力吸气末肺内所含气体的总量。

肺活量(vital capacity,VC):自尽力吸气末到尽力呼气末所呼出的气体量。

肺总量(TLC)即尽最大可能吸气末肺内所含气体的总量,由吸气肌最大收缩力与肺和胸壁回缩力共同决定。吸气肌乏力或肺顺应性下降会导致 TLC 减少。肺气肿时,肺弹性回缩力减小,会使 TLC 增大。

残气量(residual volume,RV)是尽力呼气末残留在肺中的气体量,由呼气肌最大收缩力、向内减少肺容积的肺弹性回缩力和向外增加肺容积的胸腔弹性回缩力共同决定。

肺的静态力学特征

在评估呼吸系统的弹性特征时,最好分别对肺和胸廓的弹性特征进行评估。弹性特征的评估通常在气流停滞状态且肺容积固定时进行。

肺的弹性特征(肺的顺应性)

跨肺压会随着肺内气体容量的变化而变化,这一压力的变化是反映肺可扩张性或顺应性的指标。肺顺应性是肺容积变化与跨肺压变化的比值,即:

$$C = \frac{\Delta V_L}{\Delta(P_A - P_{pl})}$$

其中

$$C = 肺顺应性$$
$$\Delta(P_A - P_{pl}) = 跨肺压变化值$$
$$P_A = 肺泡压$$
$$P_{pl} = 胸膜腔压$$
$$\Delta V_L = 肺容积变化值。$$

肺的顺应性代表着肺的可扩张性,即是否易拉伸或膨胀的特性。顺应性的倒数(即弹性阻力)是指在去除使肺扩张的外力后,肺恢复原有形状的趋势。

临床上,肺的顺应性通过计算尽力吸气(开始于肺总量)后呼气期间肺容量变化与跨肺压变化的比值得出。

肺的压力-容积关系是一条非线性曲线。随着肺容积增加,肺弹性逐渐达到其扩张的极限,肺容积随着肺内压力增大而增加的幅度会越来越小。因此,肺的顺应性在肺容积较高时较小,而在接近 RV 时最大(图 10-2)。使肺倾向于塌陷的弹性回缩力在整个肺

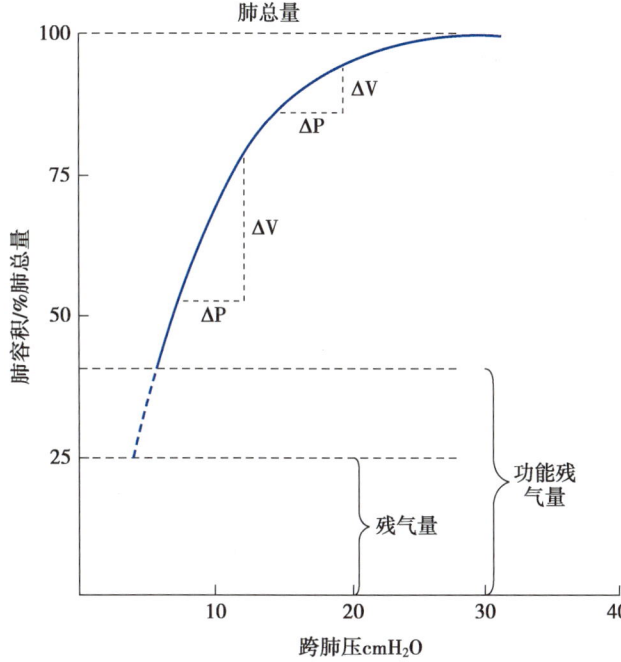

图 10-2　肺的压力-容积曲线。肺的弹性回缩力在功能残气量时约为 5cmH$_2$O,在肺总量时约为 30cmH$_2$O。肺的顺应性($\Delta V/\Delta P$)在肺容量较低时比肺容量较高时大。

活量范围内(即使是接近 RV 的较低肺容积时)均存在。如果去除与肺弹性回缩力相反的胸壁弹性回缩力(如从胸腔取出肺或打开胸腔时),肺会回缩到几乎没有气体的状态,此时小气道的关闭会导致一部分气体滞留在较远的肺泡腔中,即仍有少量气体滞留在肺内。

如果在吸气而非呼气时对跨肺压进行测量,压力-容积曲线的形态将会不同(图 10-3)。这表明肺的弹性阻力不仅取决于测定时的肺容积,也取决于测定前的肺的"历史容积"。

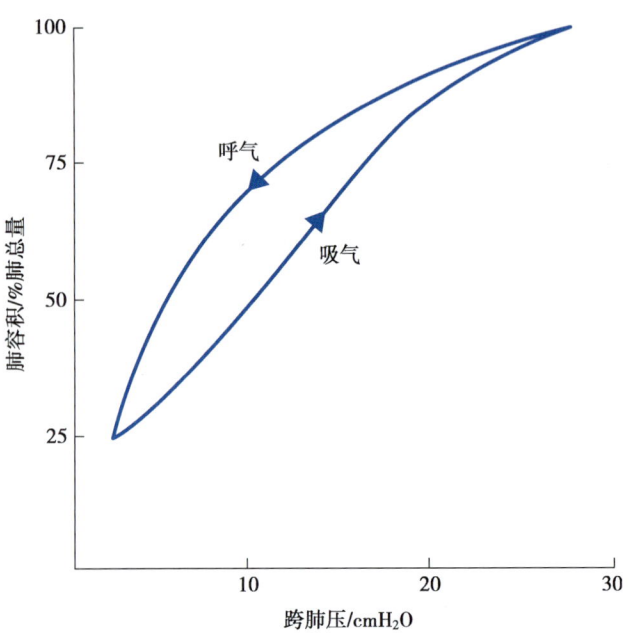

图 10-3 吸气与呼气过程中肺的压力-容积曲线。

■ 滞后现象

静态压力-容积曲线在吸气相(施加力时)和呼气相(力释放时)的差异被称为滞后现象,这是所有弹性结构的特性。在肺部,这是肺泡表面张力和肺泡壁表面物质特性及组织弹性特性所致的。一方面,肺组织具有压力适应性,随着时间延长,维持一定肺容积所需要的压力会降低。另一个方面,这也和肺容量较低时小气道关闭有关。这些气道关闭时,它们所供应的肺泡在吸气时不会扩张,直到压力达到其开放的临界值,先前封闭的肺泡才会开始扩张,随着跨肺压的增加,开放的肺泡数量增加、肺容积增加,导致压力容积曲线的滞后现象。

肺的弹性特征取决于两个因素:肺组织本身的物理性质和肺泡内壁的表面张力。

■ 表面张力

肺泡的内表面分布着一层薄薄的耐高渗液体层。

肺泡气-液界面的表面张力及肺的弹性回缩力,都是肺弹性阻力的重要组成部分,能降低肺顺应性。肺泡内液体分子之间的内聚力比肺泡壁与肺泡内气体之间的内聚力强,从而使肺泡壁倾向于收缩到最小的表面积。生理盐水可以在不影响肺组织弹性特性的情况下消除肺泡内的液-气面。因此,我们可以通过对比实验动物充气肺与充盐水肺的压-容曲线,观察肺泡表面液体薄膜的表面张力特点。与充气肺相比,充生理盐水肺只需要更低的跨肺压力即可维持特定肺容积。而且,在充生理盐水肺,肺压力-容积曲线的滞后现象更小,充气肺中较明显的滞后现象可以用肺泡内壁液体薄膜的表面张力来解释,肺膨胀时液体薄膜的表面张力比在塌陷时要高(图 10-4)。

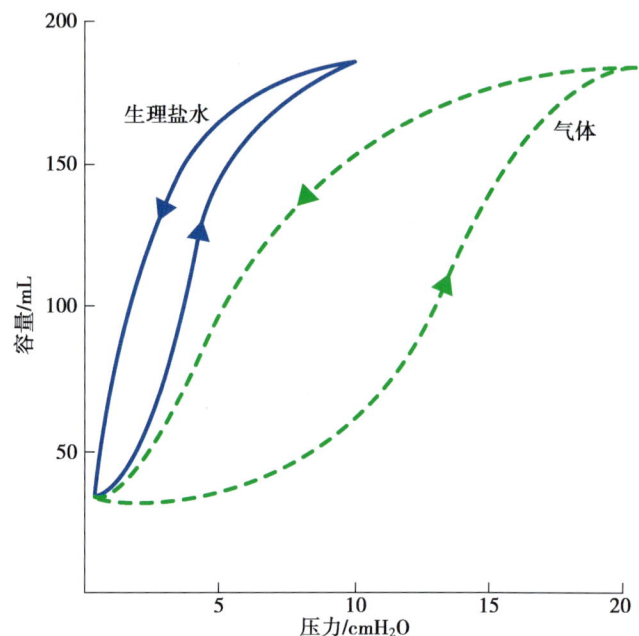

图 10-4 充气和充生理盐水肺的压力-容积关系比较。箭头向上表示肺体积增大,箭头向下表示肺体积缩小。由于生理盐水能够在不影响组织弹性阻力的情况下消除液-气界面的表面张力,所以在任何肺容积下,两条曲线之间的压力差值均是需克服的表面张力。肺容积较小时,维持肺容积的压力很大一部分被用来克服表面张力;相反,在肺容积较大时,大部分压力被用来克服组织的弹性阻力。

将肺泡视为球形,则可以应用拉普拉斯定律进行分析。拉普拉斯定律指出,球形结构(如肺泡)内部的压强与球壁张力成正比,与球半径成反比:

$$P_A = \frac{2T}{r}$$

其中

P_A = 肺泡内压

T = 肺泡张力(dyn/cm)

r＝半径。

通过向肺泡腔内注入生理盐水消除液-气界面,可消除肺泡内壁液体薄膜表面张力,从而降低维持特定肺容积所需的跨肺压。

肺泡表面的液体薄膜被称为表面活性物质。其面向肺泡内的表层由具有表面活性的磷脂构成,主要成分是双棕榈酰卵磷脂;深层为与蛋白结合的低相性表面活性磷脂。这些表面活性物质由Ⅱ型肺泡细胞产生,并处于形成、去除和补充的连续循环中。

表面活性物质有几个重要作用。表面活性物质的表面张力本身就很低,当肺容积降低、液体薄膜表面积减小时,其张力会进一步降低。尤其是在肺容积很低时,表面活性物质可以最大限度地减少表面张力。远端气道壁在低肺容量时往往会出现关闭趋势,而表面活性物质可以使远端气道壁的黏附力降到最低从而避免远端气道关闭,增加肺的顺应性,降低下一次呼吸时肺膨胀所需的功。肺泡表面张力随肺容积变化的自动调节也加强了肺泡在低肺容积下的稳定性。如果肺泡表面张力保持恒定而不随肺容积的变化而变化,那么保持肺泡开放所需的跨肺压将随肺容积、肺泡半径的减小而增大,进而导致小肺泡内气体向大肺泡流动,而频繁发生肺不张(图10-5)。急性肺损伤会导致表面活性物质形成障碍,使肺泡表面张力明显增加,引发肺泡顺应性下降和不稳定,导致肺泡塌陷。

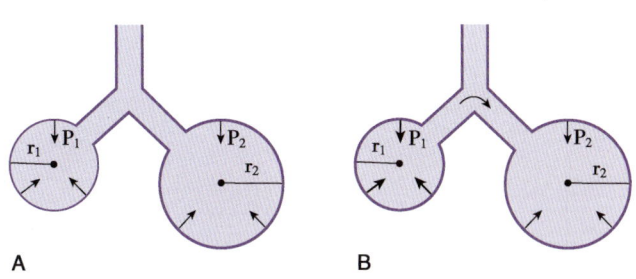

图10-5 表面活性物质维持肺泡稳定的作用。A. 表面活性物质在肺泡容积较低时能降低肺泡壁表面张力。因此,互相交通的大、小肺泡的跨肺压(P)是相等的。r_1 <r_2,T_1<T_2,P_1＝P_2。B. 没有表面活性物质时,随着肺容积的变化,表面张力保持不变,体积小的肺泡的弹性回缩力高于体积大的肺泡。此时,体积小的肺泡中的气体倾向于向体积大的肺泡中流动。r_1<r_2,T_1＝T_2,P_1>P_2。r_1:小容量肺泡半径;r_2:大容量肺泡半径;P_1:小容量肺泡跨肺压;P_2:大容量肺泡跨肺压。

■ 互相依赖与旁路通气

表面活性物质降低表面张力的作用并不是影响肺泡稳定性的最主要决定因素。实际上,肺泡彼此堆积组成类似泡沫的结构而不是以单个气泡的形式存

在,每个肺泡与相邻肺泡共享部分肺泡壁,因此相邻肺泡的结缔组织框架彼此相连,不能独立移动。任何一个肺泡向内塌陷的趋势都会受到周围肺泡相反的牵引力。相邻肺泡的这种机械性相互依赖作用可以有效防止单个肺泡的塌陷,起到稳定并维持均匀通气的作用。即使远端气道完全阻塞,相应气道供气的肺泡仍然可以通过肺泡之间的小孔(肺泡孔,又称科恩孔)和细支气管到肺泡的交通小管(兰伯特管)进行通气。这种旁路通气可以有效防止肺泡塌陷,提高通气均匀性,尤其是对于存在肺部疾病的患者。

■ 肺组织的物理特性

许多不同组织成分参与了肺弹性的形成。胸膜、小叶间隔、周围气道平滑肌张力、肺血管张力以及肺泡壁组织对肺弹性回缩力的形成均起着重要作用。

肺泡壁的主要结缔组织成分是胶原蛋白和弹性纤维。肺泡壁、细支气管和肺毛细血管周围的弹性纤维抗拉强度较低,但仍可拉伸至其无张力时长度的2倍。在低肺容积时,弹性纤维对于维持肺结构起主要作用。胶原纤维具有很高的抗拉强度,但延伸性较差,可在高肺容积时限制其进一步扩张。就像拉伸的尼龙长袜一样,肺扩张可引起肺内纤维展开和几何重排,而单个纤维仅轻微伸长。

随着年龄的增长,肺中弹性纤维和胶原纤维物理特性会改变,肺的可扩张性(顺应性)随之增加,这是正常衰老过程的一部分。肺泡壁破坏和肺泡腔扩张(肺气肿)也会增加肺的顺应性。相反,肺纤维化会使肺间质组织硬化,而降低肺的顺应性。

■ 胸部弹性特性

如果没有肺的弹性回缩力来对抗胸壁的弹性回缩力,胸壁将扩大到约为肺总量70%的位置,这个位置为胸壁的静息平衡位。此时若呼吸肌完全松弛,则胸壁两侧压差(即胸膜腔压和胸壁表面压力差)为零。如果胸膜腔内压力增加或胸壁表面压力低于大气压,胸壁被迫扩大超过其平衡位置,胸壁将像扩张的肺一样产生向内的弹性回缩力,以抵抗扩张并使其恢复至平衡位置。反之,当肺容积小于肺总量的70%时,胸部的弹性回缩力与肺的弹性回缩力方向相反,倾向于向外扩张(图10-6)。胸壁也可以理解为一个由胸腔和腹腔组成的双室系统,容积变化可以分别在两个空间发生。在恒定容量情况下,由直立到仰卧的体位改变会导致容量从腹腔转移至胸腔。胸腔在仰卧位和直立位的顺应性相似,但在仰卧位时,尤其是腹腔容量较大时,腹腔的顺应性更大。

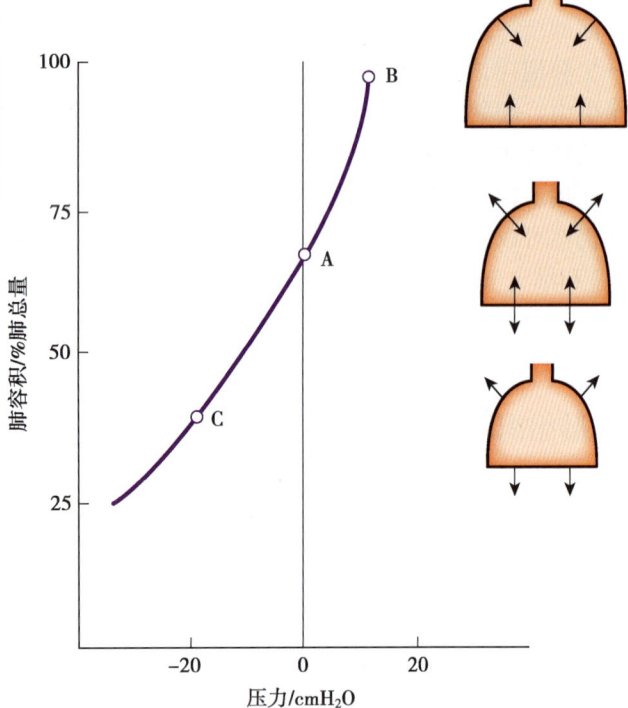

图 10-6 单纯胸壁的压力-容积关系。胸壁弹性回缩力的方向以箭头表示。A 点为胸壁的平衡位置。不考虑肺的作用力,则该点胸腔容积大约等于肺总量的70%。此时胸壁两侧的压力差为 0。胸腔容积较大时(B 点),胸壁有向内的弹性回缩力;胸腔容积小于平衡位置时(C 点),胸壁的弹性回缩力向外,有利于胸壁扩张。

胸壁的弹性特性对肺容积的大小有重要作用,它可以因显著肥胖、脊柱后凸和强直性脊柱炎等影响胸壁的疾病而严重紊乱。

■ 呼吸系统整体弹性特性

在呼吸过程中,肺和胸壁协同运动并产生一系列作用力。在任意肺容积下,整个呼吸系统的弹性回缩力(P_{rs})可计算为肺弹性回缩力(跨肺压)和胸壁弹性回缩力的代数和。

肺的弹性回缩力(呼吸气流停止的静态状态下)取决于肺泡内压(P_A)与胸膜腔压(P_{pl})之间的差值——即 $P_A - P_{pl}$。胸壁的弹性回缩力(呼吸肌完全松弛状态下)取决于胸膜腔压与胸壁外表面压力(P_{bs})的差值——即 $P_p - P_{bs}$。整个呼吸系统的弹性回缩力可以表示为两者之和:

$$P_{rs} = (P_A - P_{pl}) + (P_{pl} - P_{bs}) = P_A - P_{bs}$$

因此,在呼吸肌完全松弛且体表压力处于大气压水平的前提下,呼吸系统弹性回缩力由肺泡内压决定。在没有气体流入或流出肺并且声门打开的情况下,肺泡内压与口腔压力相等。

松弛态压力-容积曲线

整个呼吸系统的弹性特征可以通过松弛态压力-容积曲线来表述(图 10-7)。功能残气量(FRC)表示呼吸肌放松、肺及胸壁系统相互平衡状态,此时肺和胸壁的弹性回缩力大小相等、方向相反,整个呼吸系统的弹性回缩力为零。当肺容积超过功能残气量时,由于肺弹性回缩力增加、胸壁弹性回缩力降低,整个呼吸系统的弹性回缩力变为正值。此时呼吸系统弹性回缩力的净效应趋向于减小肺容积,在气道与大气相通情况下,肺容积只能通过吸气肌收缩维持。当肺容积超过肺总量的 75% 时,胸壁的弹性回缩力也转为向心方向,胸壁内向弹性回缩力增大,趋向减小肺容积的内向力增加。肺总量为呼吸系统的内向弹性回缩力达到吸气肌所能产生的最大力时的肺容积。

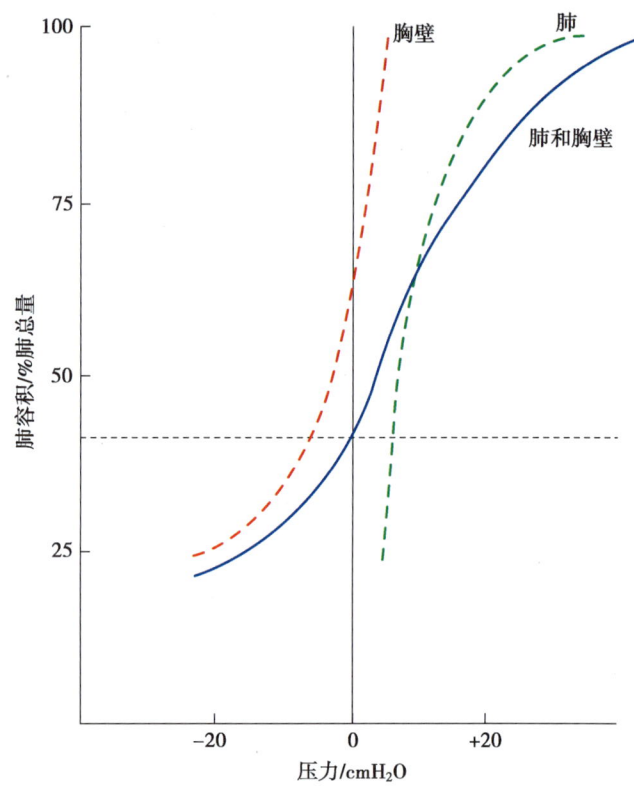

图 10-7 松弛态压力-容积曲线。肺和胸壁的机械作用为串联关系,因此整个呼吸系统的弹性回缩力(图中以实线表示)是肺和胸壁各自弹性回缩力的代数和。当肺处于水平虚线所表示的体积时,肺和胸壁的弹性回缩力大小相等,但方向相反。此时,呼吸系统的总弹性回缩力为 0,呼吸系统处于平衡状态。

当肺容积小于功能残气量时,胸壁外向的弹性回缩力大于肺内向的弹性回缩力,呼吸系统的松弛压力为负值,这一净效应有利于肺容积的增加。肺容积达到功能残气量以下是通过呼气肌的收缩而实现并维持的。

由于重力作用,由坐姿转为仰卧位时功能残气量会降低。这是由于直立位时,腹腔内容物因重力作用向下移动,而使胸腔增大;仰卧位时,腹腔内容物对横膈的压迫使胸壁向外的弹性回缩力降低,胸壁压力-容积曲线以及整个呼吸系统的压力-容积曲线均向右移导致功能残气量降低。

肺的动态力学特征

肺的总非弹性阻力由气道对气流的阻力(气道阻力)以及肺组织在呼吸过程中对位移的摩擦阻力(组织阻力)组成。正常情况下,组织阻力仅占肺非弹性阻力的10%~20%,但在肺实质疾病中,组织阻力可能会显著增加。

■ 气道阻力

气体阻力很大一部分来源于上呼吸道——包括鼻、口、咽、喉和气管。经鼻呼吸时,鼻腔产生的阻力占总气道阻力的50%。安静状态下,经口呼吸时,口、咽、喉和气管产生20%~30%的气道阻力,而当每分通气量增加时(如剧烈运动时),它们可占气道阻力的50%。剩余气道阻力大部分在肺叶、肺段及亚段支气管至第7级支气管的中等大小气道中产生。更远端气道逐渐分支使下一级气道数量显著高于上一级,下级支气管相对于上级支气管管径减小,但气道总横截面积随气管支气管树逐级递增。因此,在正常肺组织中,周围小气道,特别是直径<2mm的气道,产生的气道阻力仅占总气道阻力的10%~20%。

气道口径

气道与肺实质一样具有弹性,可以压缩或扩张。因此,气道的直径可随气道所受的跨壁压力(即气道内压力与气道周围压力的差)而变化。胸腔内气道与肺实质组织相连,暴露于有效克服肺弹性回缩力的扩张力之下,因此,胸腔内气道周围压力近似胸膜腔压力。

气道阻力的大小与肺容积成反比。随着肺容积的增大,肺弹性回缩力增大,对胸腔内气道壁的牵引力增加,进而扩张气道,降低气道对气流的阻力。反之,在肺容积较低时,气道周围压力降低,气道阻力增加。当肺弹性回缩力减小(如肺气肿肺泡壁破坏时),即使气道本身没有病理改变,在相同肺容积下的跨气道压会因弹性回缩力下降而降低,从而引起气道狭窄、气道阻力增加。

气道跨壁压力的变化对气道口径的影响取决于

气道的顺应性,而气道的顺应性又由气道的支撑结构决定。气管几乎完全被软骨环包绕,即使在跨壁压为负值的情况下,软骨环也能防止气管塌陷。支气管由不完整的软骨环和软骨板支撑,而细支气管则缺乏软骨的支撑。此外,所有气道都可以通过管壁平滑肌收缩而变僵硬,但改变程度因软骨支撑结构的多少不尽相同。

在气道疾病患者发生黏膜水肿、增生,黏液腺增生以及气道平滑肌肥大,均会使气道口径减小、气道阻力增加。

神经通路和体液机制在控制气道平滑肌张力和调节气道口径方面也起到很重要的作用。胆碱能副交感神经兴奋,可通过释放乙酰胆碱,介导气道平滑肌收缩引起气道狭窄。非胆碱能副交感神经兴奋,可释放血管活性肠肽,继而产生一氧化氮,发挥松弛气道平滑肌的作用。支气管平滑肌的β-肾上腺素受体可在各种交感神经兴奋时被激活,产生松弛气道平滑肌和扩张气道的作用。

理论状态压力-流速关系

气道由不规则的分支支气管(既非刚性管道,也非完美圆形结构)组成,因此肺部压力与流速之间的关系极为复杂。为了简化计算,通常使用刚性管道内的压力-流速关系模型替代气道内压力-流速关系模型。

产生气体进出肺的驱动力就必须克服气道阻力并产生气体流动加速度。在肺内气体流动加速度有两种形式:局部的(当气流开始时,气流速度随时间发生变化)和对流的(当气流速度恒定时,空气分子的流动)。对流加速度所需的驱动力与气体密度和流量的平方成正比。对流加速度在呼气相作用更大,当气体从肺泡流向气道开口时,气道总横截面积减小,即使总流量保持不变,气体分子也必须加速通过汇集的气道。因此,在较大肺容积时高速呼气气流的驱动力主要提供对流加速度,而非克服气道阻力。

克服气道阻力所需驱动压的大小取决于气流速度和气流形式。气体流动的形式可以简单划分为层流和湍流。层流的特点是气体流线平行于管壁,不同气流层面之间可以相互滑动。由于管道中心的层流速度高于接近管壁处的层流速度,所以层流的流线是抛物线形的(图10-8)。层流的流动特性取决于管道长度(l)、管道半径(r)和流体黏度(η),根据泊肃叶方程(Poiseuille's equation):

$$\Delta P = \frac{\dot{V} 8 \eta l}{\pi r^4}$$

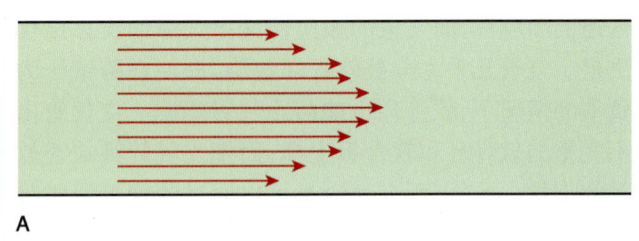

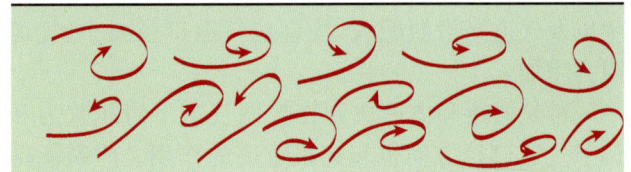

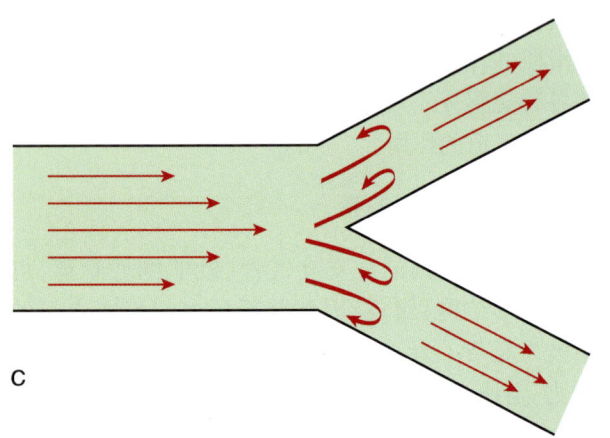

图 10-8 气流模式。A. 层流；B. 湍流；C. 气道分叉处气流模式的转变。

其中

ΔP = 驱动压（管道起点和终点之间的压降）

$\dot{V}$ = 驱动压力产生的流量

r = 管道半径

在上述方程中，在确定的气体流量下，管道半径对驱动压力可产生至关重要的作用。如果管道的半径减半，要维持相同流量，压力需增加 16 倍。层流模式仅发生在外周小气道，因为此处气道横截面积巨大，通过单个气道气体的流速十分缓慢。

湍流在气流速度较高时发生，其特征是气体流线完全杂乱无序，气体分子会横向移动而相互碰撞，并改变其运动速度。此时，压力-流量关系会发生明显变化。与层流不同，湍流气流的加速度不与驱动压力成正比。相反，产生一定气流速度所需的驱动压与气流速度的平方成正比，并与气体密度相关。气管中经常发生湍流。

呼气相气流速度较低，特别是在气管支气管树分支处两根独立管道汇合成一个管道时，层流的抛物线流线形会变钝，使流线脱离管壁形成小涡流。此处的气体流动模式被称为混合性或过渡性流动模式。在混合气体流动模式中，气体流速的驱动力取决于气体黏度和气体密度。

气流是层流还是湍流，可以应用雷诺数（Reynolds number, Re）进行预测，它取决于气流平均速度（$\bar{\nu}$），气体密度（ρ），气体黏滞度（η）和管道直径（D），即：

$$Re = \frac{\bar{\nu}D\rho}{\eta}$$

在平直、光滑的刚性管道中，当雷诺数大于 2 000 时发生湍流。因此，当平均流速高、气体密度高、气体黏滞度低、管道直径大时更容易发生湍流。在正常肺组织中，大部分气道阻力由大气道产生，此处气流绝大多数是湍流状态，因此在给定的气体流速下气道阻力与气体密度正相关，改用 80% 的氦气和 20% 氧气的混合气体（该混合体比空气密度低 64%）可有效降低雷诺数，并可促进气流由湍流向层流转变。此时，在相同的驱动压力下，气流增加、气道阻力下降。

气流阻力计算

气体沿气管支气管树的驱动压力——即肺泡内压力和气道开口（口腔）的压力差，是使一定流速的气流进入肺泡所必需的驱动力，根据公式：

$$R_{aw} = \frac{P_A - P_{ao}}{\dot{V}}$$

其中

$\dot{V}$ = 气流速度（L/s）

P_A = 肺泡内压（cmH_2O）

P_{ao} = 气道开口压（cmH_2O）

R_{aw} = 气道阻力 [$cmH_2O/(L \cdot s)$]

流速-容量关系

对最大呼气-吸气动作中流速和肺容积之间关系的了解，有助于加深我们对气道流速限制特性的理解。实际测量时，被测试者最大限度地吸入气体以到达肺总量，然后用力、迅速、完全地呼出气体以达到残气量，之后再迅速用力吸入气体，返回肺总量的位置（图 10-9）。在最大呼气动作过程中，气流速度在肺容积接近肺总量时达到峰值；之后随着肺容积减小、胸腔内气道变窄，气道阻力增大，气流速度也逐渐降低。

在最大吸气动作过程中，气流模式与呼气时不同。吸气过程中由于胸膜负压增大，跨气道压增加、

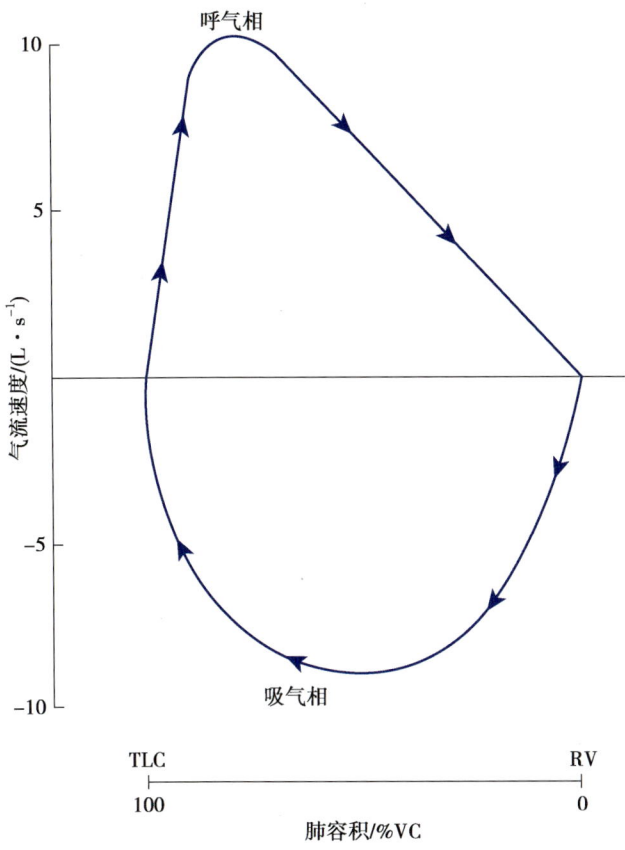

图 10-9　最大呼气和吸气的流速-容量环。

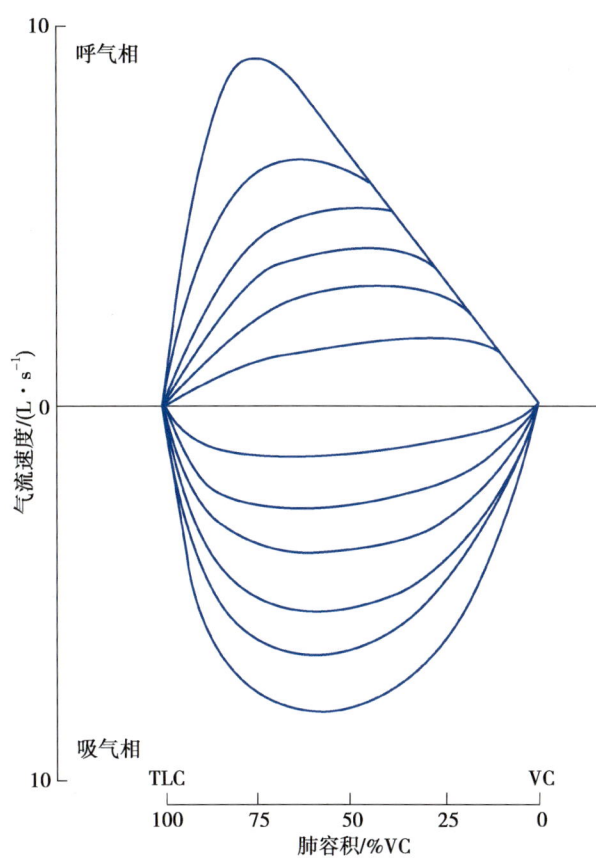

图 10-10　由不同呼吸努力水平下的完整吸气-呼气动作组成的一系列流速-容量环。

支气管扩张、支气管管径随肺容积增大而增大；因此，尽管吸气肌收缩所产生的气流驱动力随吸入气体体积增大而减小，但吸气流速会很大，这样的高吸气流速在肺容积接近肺活量时均持续。

在肺活量范围内通过重复不同程度的尽力呼气-吸气动作，可形成一系列流速-容量环（图 10-10）。吸气努力的程度越大，从残气量到肺总量的气流速度就越快。同样，在呼气相，接近肺总量的较大肺容积时，气流速度也会随着呼气努力程度增加而逐渐增加；而在中、低肺容积时，中等驱动力即可使呼气气流速度达到最大值，此基础上即使呼气努力程度增加，气流速度也不会进一步增加。

■ 等容压力-流速曲线

等容压力-流速曲线可以排除肺容量对呼气流速的影响，仅反应呼吸努力程度增加与呼气流速的相关性（图 10-11）。它是在重复不同程度呼气动作过程中，同步测量气流速度、肺容积和胸膜腔压力所绘制的曲线。不同肺活量下的气流速度与胸膜腔压力比值是判断呼气努力程度的一个指标。

在固定肺容积下，呼气努力程度增加，使胸膜腔压力增大，并可以超过大气压，相应的气流速度会随之增大。当肺容积超过肺活量的 75% 时，随着胸腔压

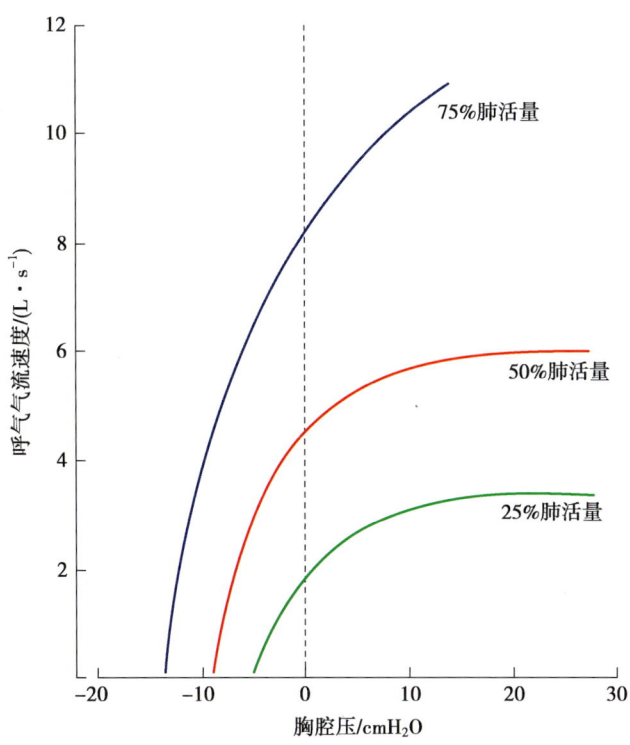

图 10-11　等容压力-流速曲线。当肺容积大于肺活量的 75% 时，流速与呼气努力程度相关；即随着呼气努力程度的增加，流速逐渐增大。在肺容积较低时，流速与呼气努力程度无关，此时流速在最大水平固定不变，即使增加呼气努力程度，流速也不会增加。

力的增加,气流速度也逐渐增加,此时流速与呼气努力程度相关。相反,在肺容积低于75%肺活量时,当胸膜腔压力逐渐增加至超过大气压时,气流速度会逐渐增加至最大水平后固定不变,此时进一步增加呼气努力并不能进一步增加气流速度。因此,在肺容积处于较低水平时,气流速度是独立于呼吸努力程度的,即使驱动力增大,气流速度仍保持不变,这是由于此时胸腔内大气道的收缩和狭窄所致气流阻力的增加与驱动力的增大成正比。

■ 等压点理论:气道的动态压缩

为了阐述在最大呼气动作中气流受限的机制,需要一个模型——肺泡由弹性气囊代替,胸腔内气道由可压缩管道代替,两者均封闭在胸腔内(图10-12)。

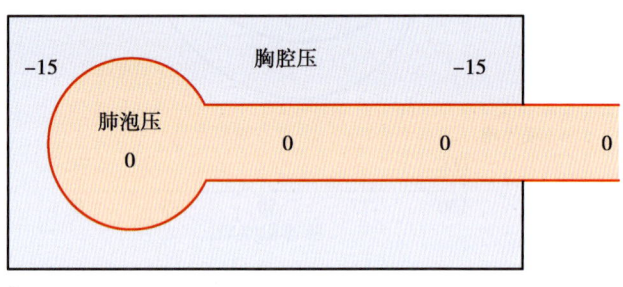

A

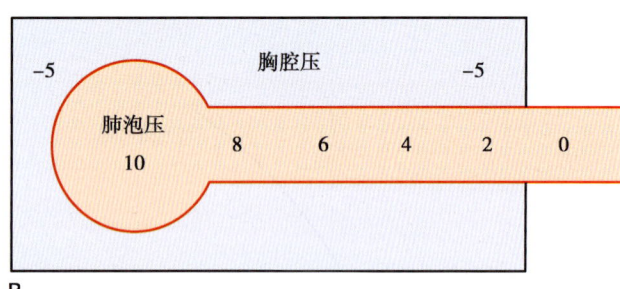

B

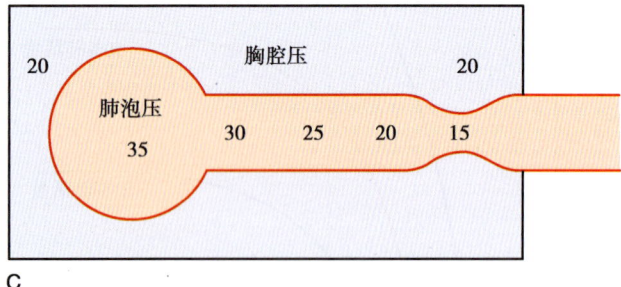

C

图10-12 胸膜腔、肺泡和气道在静止和呼气时的压力分布模式图(说明等压点概念)。A. 呼气末;B. 平静呼气;C. 用力呼气。压力单位 cmH_2O。

在一定肺容积下,没有气体流动时(如在声门开放屏气时),胸膜腔压小于大气压,与肺弹性回缩力相平衡,肺泡内压(P_A)即肺弹性回缩力和胸膜腔压(P_{pl})之和为零(图10-12A)。由于气道内无气体流

动,整个气道的压力与大气压相等。

在一定肺容积下平静呼气时,胸膜腔负压减小,此时肺弹性回缩力不变,肺泡内压高于大气压,气体向外流动。在克服气道阻力的过程中,肺泡内压沿气道逐渐降低,直至气道开口处降为零。而在整个气道中,气道压力均大于胸膜腔压,气道跨壁压为正值,维持气道开放,保证气体持续流动(图10-12B)。

用力呼气会使胸膜腔压超过大气压,使肺泡压进一步升高(图10-12C)。同样,气道压力自肺泡至气道开口处逐渐下降。此时,在气道上的某个点(即等压点),气道压力下降至与肺的弹性回缩力相等,也就是说该点处气道管腔内压与气道周围压相等,也与胸膜腔压相等。等压点的下游(朝向气道开口方向)由于气道压力小于胸膜腔压,跨壁压为负值,使气道动态压缩。

等压点将气道分为相互串联的两部分:从肺泡到等压点的上游段和从等压点到气道开口的下游段。随着呼气努力程度增加,胸膜压相对于大气压正值增大,等压点向上游(肺泡侧)移动。一旦达到最大呼气流量,等压点的位置会固定于叶或段级支气管处。此后通过增加呼气努力进一步增加胸膜压力只会对下游气道产生更多的压缩,而不会影响上游的气流。

等压点上游段的驱动压(也就是沿该段气道的压力下降值)等于肺的弹性回缩力。用力呼气时的最大气流速度($\dot{V}_{max}$)可以用肺弹性回缩力(P_L)和上游段阻力(R_{US})表示如下:

$$\dot{V}_{max}=\frac{P_L}{R_{US}}$$

用力呼气时,气流速度的测量是许多肺气体流动阻力特性测定的基础。然而,呼气气流的最大速率受到许多因素的影响:①测定气流时的肺容积;②呼气努力的程度(特别是在肺容量较大,即肺活量的75%以上时);③肺弹性回缩力;④大气道横截面积;⑤胸腔内大气道的可塌陷性以及周围小气道阻力。

■ 波速限制学说

用力呼气时,气流受限的另一种解释基于波速学说。波速学说认为,流速受压力波沿管壁传播速度的限制。传播速度(V)与管道横截面积(A)和气道刚度成比例变化。当气体分子的线速度与压力波的传播速度(即波速)相等时,会出现阻塞点,阻止气流速度的进一步增加。波速限制的气流速度是阻塞点处管腔横截面积(A)和阻塞段管腔刚度(dP/dA)的函数,其中 P 为跨壁压。气管支气管树中阻塞点的位置与

肺容积密切相关:在肺容积较大时,阻塞点位于气管下部附近;在肺容积较低时,阻塞点更靠近支气管树上游。颈部的扩张可对气管产生纵向张力,使气管刚度增加,增加波速,并在肺容积较大时增加最大呼气流速。

局部通气的机械性决定因素

肺是非均质性的,同一级支气管或肺泡间的机械性能并非完全一样。这会引起局部通气不均匀。

受重力影响,直立时肺顶端的胸膜腔压比肺底部更低。胸膜腔压以及肺局部扩张性还由胸壁的形状和肺适应胸腔形状所需的力决定。胸膜腔压自上至下的增长率大约是 $0.25cmH_2O/cm$ 垂直距离。因此,跨肺压(即肺泡内压与胸膜腔压的差值)在肺尖部比在肺底部大。故在大多数肺容积下,肺尖部的肺泡比肺底的肺泡体积更大(图 10-13)。

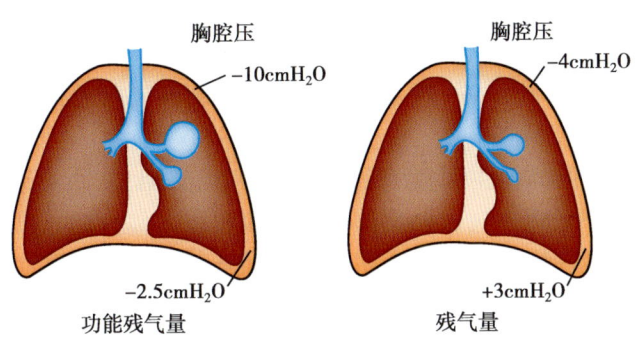

图 10-13　垂直体位胸膜腔压力梯度。左图肺容积等于功能残气量,右图肺容积等于残气量。两种情况下,胸膜腔压力梯度对肺泡容积的影响如图中所示。

由于肺的顺应性存在区域性差异,正常肺中的通气也并不均匀。通过吸入放射性气体(如氙-133)后应用体外扫描仪分析局部通气情况,已证实在正常潮气量范围内、肺整体通气良好的情况下,肺底部肺单元的通气量比肺尖部更大。这是由于靠近肺尖部的肺泡位于压力-容积曲线的上部较平坦的部分,相较位于压力-容积曲线下部陡峭部分肺底部的肺泡,其顺应性较差。

实际上,在较低肺容积(接近残气量)时,肺底部胸膜腔压会超过气道压而导致外周气道关闭(图 10-13)。因此,在自残气量开始的呼吸过程中,进入肺部的气体优先分布于肺尖部。

肺内通气分布情况和肺底部气道开始关闭时的肺容积可以通过单次吸入 N_2 洗出试验进行评估。该试验要求受试者自残气量开始最大限度地吸入纯 O_2 后,再最大限度地向 N_2 测量仪中呼气,用氮气浓度变化与呼出肺容积作图(图 10-14)。由于吸气是从残气

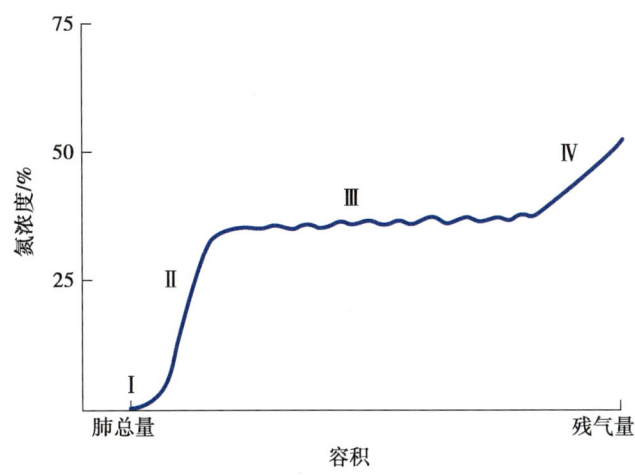

图 10-14　受试者最大限度地吸入纯 O_2 后,持续监测其自肺总量到残气量缓慢呼气过程中呼出气中 N_2 的含量。图中显示了 N_2 含量变化的 4 个阶段,具体参见文中介绍。

量位置开始的,吸入气体初始部分包含原有富含氮的无效腔气体,优先分布于肺尖部的肺泡中,其余吸入气体中只含有氧气,优先分布于肺底。因此,肺底部肺泡中的氮浓度比肺尖部肺泡中的氮浓度低。

呼气时,呼出气体的初始部分为残留在大气道中的氧气,不含 N_2(Ⅰ期)。随着含有 N_2 的肺泡内气体被逐渐呼出,呼出气中 N_2 的浓度会逐渐上升到一个平台期,N_2 浓度明显上升的曲线部分是Ⅱ期,平台期为Ⅲ期。Ⅲ期曲线的形态取决于肺内通气分布的均匀性。如果气体同时均匀地进出肺泡,则Ⅲ期 N_2 浓度曲线为水平状;当通气分布不均匀时,来自不同肺泡的气体含有不同浓度的 N_2,Ⅲ期 N_2 浓度曲线会出现波动。

肺容积较低时,肺底部气道关闭,只有肺尖部肺泡继续排出气体。此时,由于肺尖部肺泡中 N_2 的浓度高于肺底部肺泡中 N_2 的浓度,N_2 浓度曲线的斜率突然增大,表明Ⅳ期的开始。达到残气量前,自Ⅳ期开始处继续呼出的气体体积称为闭合容积。

随着年龄增长,闭合容积会逐渐增大。发生周围气道疾病时,闭合容积可能会增加到功能残气量以上,这会导致肺单位通气/灌注不良,使动脉氧合下降。

■ 肺的动态顺应性

正常呼吸周期内肺容积与胸膜腔压力变化的关系如图 10-15 所示。在呼气末(A)和吸气末(C)气流瞬间停止。这两点间胸膜腔压力的变化反映,随着肺内气体体积的增加,肺弹性回缩力增加。压力-容积环中连接呼气末和吸气末点(图中 AEC)直线的斜率反映了肺的动态顺应性。

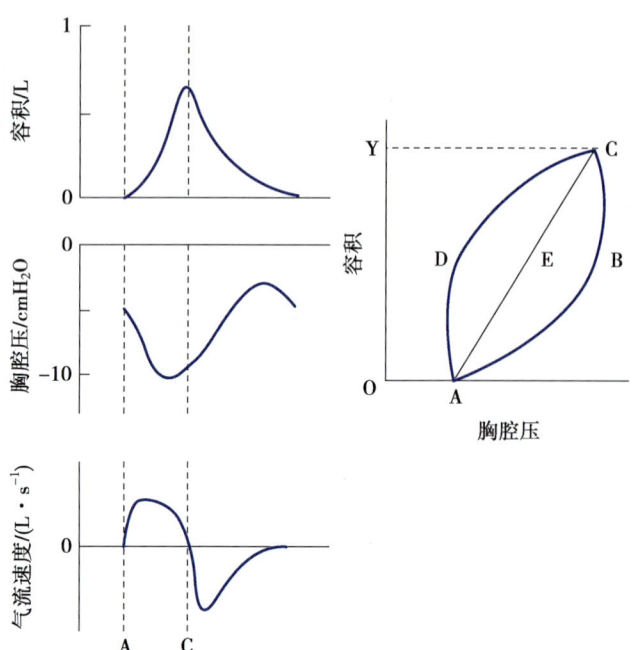

图 10-15 左侧显示的是一次完整呼吸过程中同时记录的呼出气体体积、胸膜腔压力和气流速度的曲线。肺容积和胸膜腔压力之间的关系可用右侧动态压力-容积环来表示。动态顺应性即为直线 AEC 的斜率。吸气时克服肺弹性阻力所做的功可用梯形 OAECY 的面积表示,克服非弹性阻力所做的功可用环 ABCEA 的面积表示。环 AECDA 的面积表示在呼气过程中克服气流阻力所做的功。

正常人肺的动态顺应性与肺的吸气相静态顺应性非常接近,即使呼吸频率增加到 60 次/min,动态顺应性也基本保持不变。这说明,即使在气流速度较快、肺容积变化较快的情况下,相互平行的肺单元通常也可以均匀、同步地充盈和排空。肺单元的充盈和排空速率取决于它的时间常数——即肺单元的阻力和顺应性的乘积。与低阻力、低顺应性肺单元相比,高阻力、高顺应性肺单元充盈时间更长、排空速度更慢。为了使同级肺单元的通气分布不受气流速度的影响,这些肺单元的阻力和顺应性必须互相匹配,以保证各个肺单元在整个肺通气过程中的时间常数大致相同。直径 2mm 气道远端肺单元的时间常数约为 0.01s,时间常数增加 4 倍以上才会导致动态顺应性受呼吸频率影响。

外周小气道不均匀的狭窄会导致局部时间常数差异。在呼吸频率较低时,气流速度较低,通气分布尚能相对均匀,随着呼吸频率增加,气体往往易流向气流阻力较小的区域。因此,狭窄气道供气肺单元比正常气道供气肺单元通气量少。整体来说,改变相同肺容积所需的胸膜腔压力更大,肺的动态顺应性下降。

测量频率依赖性肺动态顺应性非常耗时,且操作技术难度大,但当其他常规呼吸力学测试结果仍在正常范围内时,该测试在诊断外周小气道梗阻方面具有重要的应用价值。

呼吸功

在呼吸过程中,呼吸肌要克服弹性回缩力、气流阻力以及肺部和胸壁的惯性阻力。呼吸的弹性功用于克服肺部和胸壁的弹性回缩力;阻力功用于克服气道和组织的阻力。呼吸的机械功可以通过对呼吸系统施加的压力和由此产生的容积变化的乘积来确定;施加的压力(P)与容积(V)变化乘积的积分即为功的大小:

$$功 = \int PdV$$

自主呼吸时对胸膜腔压和肺容积变化进行记录可用于计算呼吸功;作用于肺的呼吸功可以应用动态压力-容积环的面积来计算(图 10-15),并可分为弹性部分和阻力部分。在吸气过程中,克服肺弹性阻力的功是梯形 OAECY 的面积,克服非弹性阻力的功是环 ABCEA 的面积,环 OABCY 的面积是吸气时总的呼吸功。

肺的弹性回缩力足以克服呼气气流阻力,因此平静呼吸时呼气过程是被动的。肺和胸壁储存的一部分弹性势能也被用来克服持续到呼气阶段的吸气肌活动。在高通气水平或气道阻力增加时,呼气阶段需要额外的机械功来克服非弹性阻力。此时,胸膜腔压超过大气压,环 AECDA 会超出梯形 OAECY 的范围(图 10-15)。

任意给定通气水平基础上,呼吸功取决于呼吸模式。大的潮气量会增加呼吸的弹性功,而快的呼吸频率会增加抵抗气流阻力的功。在平静呼吸或运动过程中,人体倾向于将潮气量和呼吸频率调整到使呼吸力和呼吸功最小。肺部疾病患者也存在类似的调整。肺纤维化患者,因呼吸的弹性功增加,其呼吸往往浅而快;而气道阻塞患者,因呼吸的非弹性功增加,其呼吸通常深大而缓慢。

呼吸过程中,对胸壁所做功可通过呼吸总机械功减去对肺所做功计算。自主呼吸过程中,由于对呼吸系统做功的呼吸肌本身也是胸壁产生阻力的一部分,呼吸的总机械功无法轻易测量。但人工通气过程中,我们可以通过施加间歇气道正压或胸壁负压使呼吸肌完全处于静止状态后对呼吸总的机械功进行测量。该测量过程中,肺容积变化与呼吸系统压差——即口腔与体表之间的压差相关。胸壁疾病,如脊柱后凸侧弯和肥胖,会使呼吸功增加数倍。

■ 呼吸氧耗

为了产生呼吸功，呼吸肌需要消耗氧气。呼吸的氧气消耗能反映呼吸肌的能量需求，可间接测量呼吸功。呼吸的氧气消耗可通过测量平静呼吸和高通气水平（自主过度通气或吸入 CO_2 诱发）时机体所消耗的 O_2 计算。在证实没有其他因素增加氧气消耗后，测量出的氧气消耗增加可被认定为呼吸肌代谢增加所致。

正常受试者中呼吸的氧气消耗约为 1mL/L 通气量，占总氧气消耗的 5% 以下。而高通气条件下，呼吸的氧气消耗会越来越高。在肺炎、肺间质纤维化、肺气肿等肺部疾病和肥胖和脊柱后凸侧弯等胸壁疾病中，高通气水平的呼吸氧气消耗会显著增加。呼吸肌在高通气过程中所需能量的增加、动脉低氧血症引起的氧供应减少均会导致肌肉疲劳，进而限制这些患者维持呼吸的驱动力。

常　远　译
席　雯　审校

参考文献

[1] MEAD J, TAKISHIMA T, LEITH D. Stress distribution in lungs: a model of pulmonary elasticity. J Appl Physiol, 1970, 28:596–608.

[2] MILIC-EMILI J, MEAD J, TURNER JM, et al. Improved technique for estimating pleural pressure from esophageal balloons. J Appl Physiol, 1964, 19:207–211.

[3] ROUSSOS C, ZAKYNTHINOS S. Respiratory muscle ener-getics // ROUSSOS C. The Thorax. 2nd ed. Part A. New York, NY: Marcel Dekker Inc, 1995, 681–749.

[4] ALTOSE MD, CRAPO RO, WANNER A. The determination of static lung volumes. Report of the section on respiratory pathophysiology. Chest, 1984, 86:471–474.

[5] LEITH DE, MEAD J. Mechanisms determining residual volume of the lungs in normal subjects. J Appl Physiol, 1967, 23:221–227.

[6] GIBSON GJ, PRIDE NB. Lung distensibility: the static pressure-volume curve of the lungs and its use in clinical assessment. Br J Dis Chest, 1976, 70:143–184.

[7] TURNER JM, MEAD J, WOHL ME. Elasticity of human lungs in relation to age. J Appl Physiol, 1968, 25:664–671.

[8] HOPPIN FG Jr, STOTHERT JC Jr, GREAVES IA, et al. Lung recoil: elastic and rheological properties// MACKLEM PT, MEAD J. Handbook of physiology. Section 3, the respiratory system, Vol 3 Part 1, Bethesda, MD: American Physiological Society, 1986, 195–216.

[9] MARSHALL R, WIDDICOMBE JG. Stress relaxation of the human lung. Clin Sci, 1961, 20:19–31.

[10] VAN GOLDE LMG, BATENBERG JJ, ROBERTSON B. The pulmonary surfactant system: biochemical aspects and functional significance. Physiol Rev, 1988, 68:374–455.

[11] BACHOFEN H, HILDEBRANDT J, BACHOFEN M. Pressure-volume curves of air- and liquid-filled excised lungs surface tension in situ. J Appl Physiol, 1970, 29:422–431.

[12] CLEMENTS JA. Surface phenomena in relation to pulmonary function. Physiologist, 1962, 5:11–28.

[13] WHITSETT JA, WEAVER TE. Hydrophobic surfactant proteins in lung function and disease. N Engl J Med, 2002, 347:2141–2148.

[14] PRANGE HD. Laplace's law and the alveolus: a misconception of anatomy and a misapplication of physics. Advan Physiol Educ, 2003, 27:34–40.

[15] ZIDULKA A, SYLVESTER JT, NADLER S, et al. Lung interdependence and lung–chest wall interaction of sublobar units in pigs. J Appl Physiol Respir Environ Exerc Physiol, 1979, 46:8–13.

[16] MENKES HA, TRAYSTMAN RJ. Collateral ventilation. Am Rev Respir Dis, 1977, 116:287–309.

[17] WEIBEL ER. Functional morphology of lung parenchyma // MACKLEM PT, MEAD J. Handbook of physiology. section 3, the respiratory system, Vol 3, Part I. Bethesda, MD: American Physiological Society, 1986, 80–112.

[18] STAMENOVIC D. Micromechanical foundations of pulmonary elasticity. Physiol Rev, 1990, 70:1117–1134.

[19] D'ANGELO E, AGOSTONI E. Statics of the chest wall// ROUSSOS C. The thorax. 2nd ed. Part A. New York, NY: Marcel Dekker, Inc., 1995, 457–493.

[20] HEAF PJD, PRIME FJ. The compliance of the thorax in normal human subjects. Clin Sci (Lond), 1956, 15:319–327.

[21] KONNO K, MEAD J. Measurement of separate volume changes of rib cage and abdomen during breathing. J Appl Physiol, 1967, 22: 407–422.

[22] SHARP JT, GOLDBERG NB, DRUZ WS, et al. Relative distributions of rib cage and abdomen to breathing in normal subjects. J Appl Physiol, 1975, 39:608–618.

[23] RAHN H, OTIS AB, CHADWICK LE, et al. The pressure-volume diagram of the thorax and lung. Am J Physiol, 1946, 146:161–178.

[24] DRAZEN JM, LORING SH, INGRAM RH Jr. Distribution of pulmonary resistance: effect of gas density, viscosity and flow rate. J Appl Physiol, 1976, 41:388–395.

[25] FERRIS BG Jr, MEAD L, OPIE LH. Partitioning of respiratory flow resistance in man. J Appl Physiol, 1964, 19:653–658.

[26] MACKLEM PT, MEAD J. Resistance of central and peripheral airways measured by a retrograde catheter. J Appl Physiol, 1967, 22:395–401.

[27] HUGHES JMB, HOPPIN FG Jr, MEAD J. Effect of lung inflation on bronchial length and diameter in exercise lungs. J Appl Physiol, 1972, 32:25–35.

[28] STUBBS SE, HYATT RE. Effect of increased lung recoil pressure on maximum expiratory flow in normal subjects. J Appl Physiol, 1972, 32:325–331.

[29] CANNING BJ, FISCHER A. Neural regulation of airway smooth muscle tone. Respir Physiol, 2001, 125:113–127.

[30] DRAZEN JM, GASTON B, SHORE SA. Chemical regulation of pulmonary airway tone. Annu Rev Physiol, 1995, 57:151–170.

[31] HYATT RE, WILSON TA, BAR-YISHAY E. Prediction of maximal expiratory flow in excised human lungs. J Appl Physiol Respir Environ Exerc Physiol, 1980, 48:991–998.

[32] SCHILDER DP, ROBERTS A, FRY DL. Effect of gas density and viscosity on the maximal expiratory flow-volume relationship. J Clin Invest, 1963, 42:1705–1713.

[33] HYATT RE, BLACK LF. The flow-volume curve. A current perspective. Am Rev Respir Dis, 1973, 107:191–199.

[34] FRY DL, HYATT RE. Pulmonary mechanics: a unified analysis of the relationship between pressure, volume and gasflow in the lungs of normal and diseased human subjects. Am J Med, 1960, 29:672–689.

[35] MEAD J, TURNER JM, MACKLEM PT, et al. Significance of the relationship between lung recoil and maximum expiratory flow. J

Appl Physiol, 1967, 22:95–108.

[36] DAWSON SV, ELLIOTT EA. Wave-speed limitation on expiratory flow—a unifying concept. J Appl Physiol Respir Environ Exerc Physiol, 1977, 43:498–515.

[37] MEAD J. Expiratory flow limitation: a physiologist's point of view. Fed Proc, 1980, 39:2771–2775.

[38] HOFFMAN EA, BEHRENBECK T, CHEVALIER PA, et al. Estimation of regional pleural surface expansile forces in intact dogs. J Appl Physiol Respir Environ Exerc Physiol, 1983, 55:935–948.

[39] D'ANGELO E, MICHELINI S, AGOSTONI E. Partition of factors contributing to the vertical gradient of transpulmonary pressure. Respir Physiol, 1971, 12:90–101.

[40] MILIC-EMILI J, HENDERSON JAM, DOLOVICH MB, et al. Regional distribution of inspired gas in the lung. J Appl Physiol, 1966, 21:749–759.

[41] FOWLER WS. Intrapulmonary distribution of inspired gas. Physiol Rev, 1952, 32:1–20.

[42] MCCARTHY DS, SPENCER R, GREENE R, et al. Measurement of

"closing volume" as a simple and sensitive test for early detection of small airway disease. Am J Med, 1972, 52:747–753.

[43] BUIST AS. New tests to assess lung function. The single-breath nitrogen test. N Engl J Med, 1975, 293:438–440.

[44] MILIC-EMILI J, TORCHIO R, D'ANGELO E. Closing volume: a reappraisal (1967–2007). Eur J Appl Physiol, 2007, 99:567–583.

[45] WOOLCOCK AJ, VINCENT NJ, MACKLEM PT. Frequency of dependence of compliance as a test for obstruction on the small airways. J Clin Invest, 1969, 48:1097–1106.

[46] OTIS AB. The work of breathing. Physiol Rev, 1954, 34:449–458.

[47] MEAD J. Control of respiratory frequency. J Appl Physiol, 1960, 15: 325–336.

[48] CAMPBELL EJM, WESTLAKE EK, CHERNIACK RM. Simple methods of estimating oxygen consumption and efficiency of the muscles of breathing. J Appl Physiol, 1957, 11:303–308.

[49] COURNAND A, RICHARDS DW Jr, BADER RA, et al. The oxygen cost of breathing. Trans Assoc Am Physicians, 1954, 67:162–173.

第 11 章

呼吸调节

Frank J. Jacono

Xavier Soler

Atul Malhotra

引言

呼吸是一种节律性运动,同时受行为性与非随意性调节。这个调节系统将众多可控变量维持在稳态范围内,同时也可以在不可预测因素刺激下快速调节通气。我们将讨论通气调节系统的解剖学和生理学,然后介绍特定疾病状态下的适应和功能紊乱的综合调控反应和示例。

解剖和生理

广义上讲,呼吸控制系统包括呼吸中枢、感受器以及效应器(图 11-1)。这种分级结构中,呼吸中枢接受和处理传入信号,对于协调呼吸运动与饮食、说话及行动等动作非常重要。呼吸中枢是中枢神经系统(central nervous system,CNS)内的神经元网络,负责产生和调节单个呼吸和整体呼吸节律。通常所说的呼吸中枢模式发生器(respiratory central pattern generator,rCPG)由延髓和脑桥间相互连接的神经元群组成。rCPG 的神经输出驱动各种运动神经元池活动。

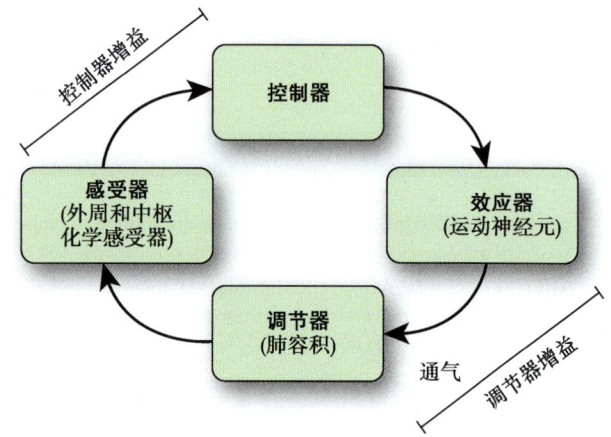

图 11-1 呼吸控制系统框架图。

脊髓运动神经元(如膈神经和肋间神经)支配呼吸肌,而脑干运动神经元支配上气道肌肉。这种效应器包括 CO_2 含量,由肺内贮存和包含血红蛋白在内的循环血容量组成,是呼吸调节的一个重要组成部分。中枢的闭合环路反馈通过化学感受器和机械感受器提供。

持续的通气周期由 rCPG 的空间及功能结构自主产生。rCPG 内律性活动神经元的细胞膜的固有特性可以自发地产生周期性节律。另外,延髓、脑桥中的神经元群之间的相互突触连接(激动性和抑制性)对于呼吸节律的自动产生非常重要。

神经呼吸周期包括 3 个时相(图 11-2)。吸气相(T_1)包括在吸气运动神经元放电幅度的斜坡式增强,驱动整个时相的膈神经元活动。呼气的第一时相(T_{E1})通常被称为吸气后相,因为吸气神经元仍放电。T_{E1} 期吸气神经元持续放电,并在此期衰减,减慢了气

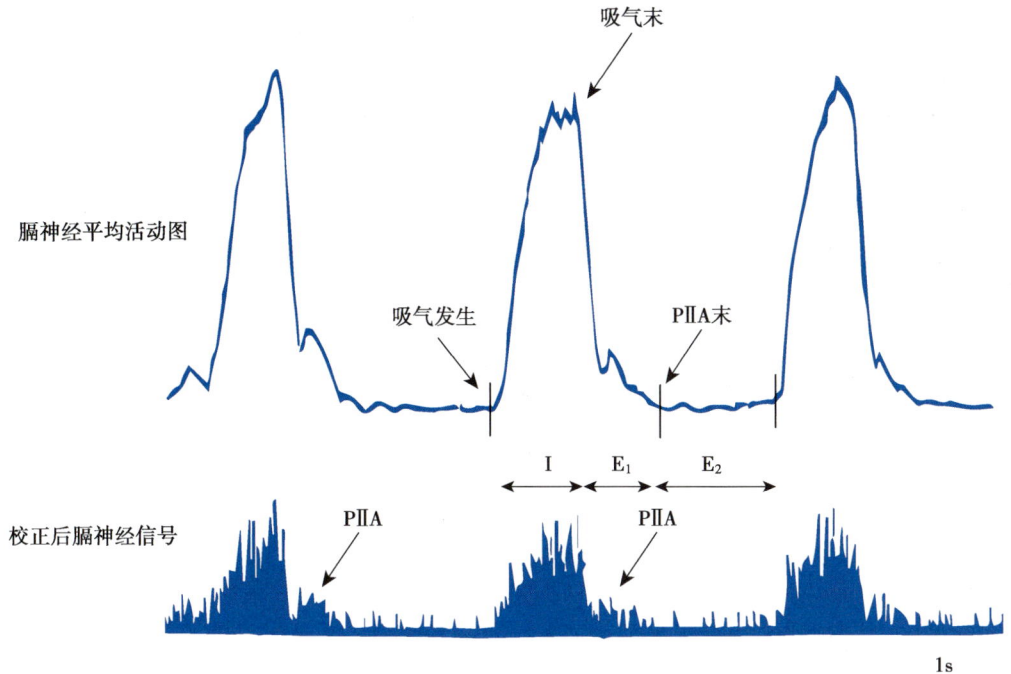

图 11-2　膈神经活动记录(下图)及其移动平均数(上图),注明了呼吸周期的 3 个时相:①吸气相(I);②吸气后相(呼气,时相 1,E₁);③呼气第二时相(呼气,时相 2,E₂)。PⅡA:吸气后相吸气放电。

体自肺内呼出。最终,在呼气的第二时相(T_{E2}),呼气肌通常处于放电静息状态。在这种被动的放松时相里,随着肺和胸壁回到平衡位置(即功能残气量位),气体被呼出。然而,在呼吸驱动增加的情况下,呼气肌包括肋间内肌和腹肌在 T_{E2} 期主动收缩。这个原理是为了举例说明呼吸中枢如何受到感受器反馈的影响,调节并改变呼吸系统的整合运动反应。

■ 脑干

在延髓和脑桥内,相互联系的神经元构成一个网络,对于呼吸节律的产生必不可少(图 11-3)。双侧脑桥延髓呼吸网络对于调节通气十分重要,包括腹侧呼吸柱(ventral respiratory column,VRC)和脑桥呼吸组(pontine respiratory group,PRG)。来自肺的机械感受器和外周化学感受器的传入信号通过在背部呼吸组(dorsal respiratory group,DRG)的孤束核(nucleus of the solitary tract,nTS)进入脑桥延髓呼吸组。nTS 向呼吸中枢网络的脑桥和延髓腹侧部分均有投射。总体上,VRC、PRG、DRG 组成了脑干 rCPG。rCPG 的节律性输出驱动支配呼吸肌的脊髓、膈、肋间神经、腰神经运动神经元池的活动。其他脑干运动神经元参与呼吸调节和上气道肌肉的支配。最终,rCPG 受高级中枢神经系统结构的影响,使得呼吸调节受意识的控制。

数个 VRC 内的节律性活动神经元区域代表了rCPG 的核心环路。VRC 内的前 Bötzinger 复合体(pre-

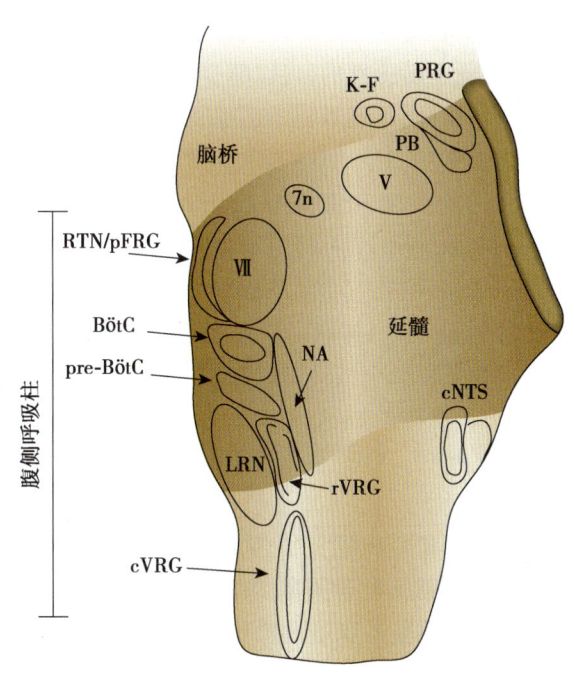

图 11-3　脑干内呼吸中枢模式发生器(rCPG)概览。腹侧呼吸柱(VRC)沿头尾端呈纵向排列。VRC 从邻近头侧面神经(Ⅶ)的斜方形神经核(retrotrapezoid nucleus,RTN)延伸至接近下脊髓交界的尾端部腹侧呼吸组(caudal ventral respiratory group,cVRG)。节律性活跃的 VRC 呼吸神经元集中分布在 Bötzinger 复合体(BötC)和前 Bötzinger 复合体(pre-BötC)、头端部腹侧呼吸组(rostral ventral respiratory group,rVRC)和 cVRG。面神经核旁呼吸组(parafacial respiratory group,pFRG)在解剖上与 RTN 重叠。这些区域共同包括促进节律产生的固有起搏神经元。外周化学和机械感受器的输入信号传递到背侧呼吸组(DRG)的孤束核。脑桥呼吸组(PRG)包括 Köliker-Fuse 核(K-F)和包含呼吸调节神经元的臂旁(parabrachial,PB)核。更多详情见正文。

BötC）被认为是驱动吸气前运动神经元和其他脑干环路节律性兴奋的主要来源。此外，已证明 pre-BötC 表现出自发性节律性活动。然而，节律性吸气模式产生的机制是复杂的，因为大量呼吸调节输入集中在 pre-BötC 区，并表现为网络模式。Bötzinger 复合体（Bötzinger complex，BötC）中的神经元群体是正常呼吸过程中呼气神经元网络放电的主要来源。因此，BötC 神经元对于控制 rCPG 的吸气和呼气活动之间的转换以及维持正常呼吸的节律性非常重要。

PRG 内的神经元对于形成正常静息呼吸节律至关重要。脑桥和其他 rCPG 的功能连接调节呼吸时相的转换（吸气的发生与中止）。例如，脑桥背外侧（dorsolateral pons，dlPons）是 PRG 内的区域，其中有呼吸调节神经元，其活动取决于迷走神经传入反馈。特别是正常呼吸模式依赖从脑桥神经元至 VRC 的兴奋性驱动，强调脑干呼吸神经元网络的空间和功能结构的重要性。髓核可能代表了 PRG 与 VRC 之间的中间信号传递系统。来自 VRC 通气驱动的传出信号的传递是这些交互连接的示例。这些延髓的环路用于维持 rCPG 的整体活跃性。另外，延髓内的特定区域（尤其是喙部）是化学敏感性的，可以感受二氧化碳及 pH 的局部变化，同时也受外周化学感受器刺激而发生神经元兴奋性改变。

VRC 内的头端部腹侧呼吸组（rostral ventral respiratory group，rVRG）区域内包含驱动脊髓膈神经元和肋间吸气运动神经元的兴奋性神经元。这组神经元在呼气时被 BötC 抑制，在吸气时被前 BötC 兴奋。这些节律性交替影响，连同来自脑桥延髓组其他区域的信号输入，发挥形成和调节吸气 rVRG 活动模式的作用。与之相对，cVRG 被认为是调节呼气 rVRG 活动的部位。

外周化学和机械感觉器传入冲动被传递到 nTS，其中包含对呼吸反射至关重要的次级神经元。例如，颈动脉体化学感受器和压力感受器传入终止于 nTS 的内侧和外侧亚核。肺机械感受器向 nTS 中"泵细胞"发出透射，引起这些细胞的节律性活动。这些节律性活动受肺扩张的调节。斜方形神经核（RTN）是中枢化学感受区。该区域内的化学反应性神经元投射到 rCPG 的其他区域，并为 VRC 和 PRG 提供兴奋驱动。这些感觉传入以及它们调节呼吸的方式，将在随后的章节中讨论。作为呼吸神经网络的一部分，nTS 通过投射到呼吸中枢网络的脑桥和腹侧延髓组来调节呼吸。此外，nTS 内的神经元接受来自 VRC 的吸气驱动，而脑桥相互投射控制 nTS 中的神经元活动。

化学感受器

双侧颈动脉体和主动脉体是检测动脉血氧变化的感觉器官。虽然体积很小，但双侧颈动脉体和主动脉体（特别是颈动脉体）引起的反射对于低氧血症时引起的呼吸刺激尤为重要。缺氧对颈动脉体（O_2 感应）的刺激涉及兴奋传导和传入神经激活过程。颈动脉体由两种细胞类型组成：Ⅰ型和Ⅱ型。Ⅰ型细胞（也称为球细胞）起源于神经嵴，被认为是氧感应细胞。球细胞会表达多种神经递质，在低氧血症的感觉传递中起关键作用。传入神经末梢的胞体位于岩神经节内，与球细胞形成突触连接，并负责向 CNS 传入信号。Ⅱ型细胞（也称鞘细胞）类似神经胶质细胞，被认为主要起支持细胞的作用。

颈动脉体感觉缺氧有两条主要途径，但哪一种是主要机制尚无定论。氧感应传导的第一个主要途径涉及球细胞中含血红素蛋白（代谢假说）。该理论首先由 Mills 和 Jobsis 提出，后有外源性一氧化碳（carbon monoxide，CO）研究结果支持。有证据表明，线粒体细胞色素可能是潜在的氧传感器。此外，球细胞中表达的几种非线粒体血红素蛋白，包括烟酰胺腺嘌呤二核苷酸磷酸（nicotinamide adenine dinucleotide phosphate，NADPH）氧化酶和血红素加氧酶-2（HO-2）被认为是潜在的氧传感器。另有学者提出，缺氧导致通过螯合作用形成含铁化合物作为信号转导过程的一部分，尽管负责传入神经兴奋的假定蛋白和下游信号通路尚未被明确。

低氧导致球细胞去极化的第二种常规机制是抑制 O_2 敏感的膜结合 K^+ 通道。该感觉传导的途径基于球细胞的神经元表型，被称为膜假说。球细胞表达多种 O_2 敏感的 K^+ 通道，包括外向整流器、Ca^{2+} 激活的 K^+ 通道、hERG 基因（human-ether-a-go-go 基因，其编辑的产物蛋白质是 K^+ 通道的 α 亚基）和双孔隙酸敏感的 K^+（twin pore-acid-sensitive K^+，TASK）通道。已有不同的研究证据从不同角度支持或反对代谢假说及膜假说。最有可能的是，这两种途径相互补充，协同促进球细胞的氧感应。例如有学者提出，随着低氧血症的严重程度的增加，额外的通路被激活，使颈动脉体能够对较大范围的动脉血氧水平波动做出反应。

无论涉及的具体机制如何，缺氧感应最终导致球细胞 Ca^{2+} 依赖的神经递质释放。这些信号分子激活颈动脉窦神经中的神经末梢，导致传入神经兴奋性（感觉传导）增加。颈动脉体表达几类神经递质，包括：①生物胺［乙酰胆碱（acetylcholine，Ach）、多巴胺、去甲肾上腺素和 5-羟色胺］；②神经肽（脑啡肽、P 物质和内皮素);③腺苷三磷酸(ATP);④氨基酸[如γ-氨基丁胺(gamma-aminobutyric acid,GABA)];⑤气体递质(CO和NO)。一些神经递质(如乙酰胆碱、P物质、ATP)刺激颈动脉窦神经兴奋,而另一些神经递质(如多巴胺、脑啡肽)则发挥抑制作用。确定生理条件下哪些神经递质主要负责缺氧诱导的传入神经兴奋仍然是一个热门的研究领域,多种分子的共同释放及协同作用可能最终引起缺氧诱发的感觉兴奋。虽然颈动脉体是负责氧感应的主要外周化学感受器,但二氧化碳也会刺激颈动脉体,不过其机制尚不完全清楚。最后,有关中枢和外周化学感受器的相互作用机制仍然存在争议,但最近的证据支持一种超相加模型,即一组化学感受器的增益可以增加另一组化学物的反应性(如颈动脉体刺激可增加中枢化学感受器反应)。

■ 机械感受器

肺、胸壁和呼吸肌都含有为rCPG提供闭环反馈的机械感受器。该传入信息调节每分通气量,独立于化学驱动。此外,机械感受器反射通过增强或终止吸气来逐步调节呼吸模式。肺机械感受器的传入轴突包含在迷走神经内,但是这些感受器对于调节清醒成人呼吸的重要性可能很小。呼吸肌和胸壁中的其他机械感受器具有在脊神经和脊髓中的运动中枢投射。这些感受器对于协调躯干扭转以及在直立和仰卧位转换运动时的呼吸模式非常重要。

现已发现几大类与通气调节有关的机械感受器:

1. 肺牵张感受器存在于远端气道的气道平滑肌中。这些慢适应感受器受肺扩张刺激,这些感受器激活后的传入信号倾向于在不改变吸气曲线斜率的情况下终止吸气,并促进呼气运动发生。肺内慢适应感受器是Hering-Breuer反射的传入纤维,Hering-Breuer反射是指由于肺扩张而发生的吸气终止(促进吸气相向呼气相转换)。此外,肺大量持续充气时出现的呼气延长和偶发性呼吸暂停,是这种反射的一种表现。

2. 快适应感受器对伴随肺充气和呼气的气道机械特性变化做出应答,并且随着气流速率增加而增加兴奋性。这些受体也会被诱发支气管痉挛、水肿或黏液分泌的刺激所激活。例如,由于粉尘、氨、组胺和其他因素的刺激以及吸气气流增加,快适应感受器会诱发咳嗽和喉部缩窄。这些肺机械感受器主要位于较大气道的上皮层和黏膜下层,这就说明了它们对吸入剂的敏感性。最后,由于传入信号在肺呼气时相增加吸气神经活动,快适应感受器在低肺容量时引起呼吸频率增加。

3. 支气管J感受器因位于毛细血管旁而得名。这类肺机械感受器通过无髓鞘纤维(与前两种感受器的纤维不同)向中枢神经系统投射,并受肺动脉和毛细血管压力升高引起的肺血管充血刺激。当肺水肿时,J感受器兴奋有助于增加呼吸频率和减少潮气量。

4. 支气管C感受器位于气管壁中,因对辣椒素(capsaicin)敏感而得名。与J感受器类似,C感受器通过无髓鞘纤维向中枢神经系统投射。用辣椒素或缓激肽激活C纤维会产生咳嗽和快而浅的呼吸模式。与本文介绍的其他肺感受器不同,支气管C感受器对机械刺激和肺容积的变化相对不敏感。

5. 肌梭是肌肉中的牵张感受器。膈肌几乎没有任何肌梭,但是这些机械感受器在肋间肌中有大量分布。肌梭在激活时往往会增强呼吸。

6. 肌肉中的腱器官与肌腱中的肌纤维串联,并在肌肉纤维产生作用力时被激活。因此,这些机械感受器可以感知张力强度,并在被激活时抑制呼吸。膈肌的中心腱包含腱器官。呼吸辅助肌也是如此。

7. 胸腔关节和上气道(喉、咽、鼻腔)也包含影响呼吸调节的感受器。例如,冷空气刺激咽部引起咳嗽反射,并可以减轻二氧化碳引起的通气反应。

■ 上气道与呼吸泵肌肉

本书其他部分会对上呼吸道的肌肉进行更加详尽的描述,在这里为了陈述的完整性而进行简要讨论。咽部扩张肌可大致分为时相性运动(吸气相爆发)和强直性运动(在整个呼吸周期中持续收缩)肌肉。颏舌肌是一种经常被研究的肌肉,因为它是具有代表性的时相性肌肉,其易进行肌内记录,并受舌下运动核的控制。颏舌肌是一种主要的上气道扩张肌,其收缩使舌前伸,在气道坍缩时保护咽通畅。与之相反,腭张肌是由三叉神经运动支控制的强直肌。最近,对单个运动单位记录的研究已经明确了这些不同肌肉的复杂性,也提供了对人类脑干控制的进一步理解。阻塞性睡眠呼吸暂停(obstructive sleep apnea,OSA)患者中观察到,尽管在清醒状态下咽扩张肌活动强劲,但这些肌肉在睡眠开始时的张力下降可能导致易感个体发生上呼吸道阻塞。一些数据也支持颏舌肌纤维结构神经重塑和神经再支配,提示睡眠呼吸暂停患者也可能存在神经损伤。鉴于最近认识到睡眠呼吸暂停有多种潜在机制,可能有一部分OSA患者的主要致病因素是上气道功能障碍。现在正研发各种方法用于增强上呼吸道扩张肌的活动,包括药理学控制舌下神经输出或电刺激舌下神经的可能性。通过仔细研究舌下神经运动核的运动前区信号传入来确定药物的作用靶点,尽管目前还没有人体试验显示药物治疗可以明显增强颏舌肌的张力。虽然舌下神经刺激在治疗睡眠呼吸暂停中的作用尚未完全确定，但最近的研究强调了这种方法的临床应用前景。

呼吸调节的稳定性

环路增益是一个工程术语，用于定义负反馈控制系统的稳定性或不稳定性。整体环路增益可以看作是控制器和设备因素的综合，因此是控制器增益和设备增益的乘积（图 11-1）。具有高环路增益的系统容易出现不稳定，而具有低环路增益的系统本质上是稳定的。环路增益的概念可以类比为恒温器。恒温器是设计用于调节室温的负反馈控制系统的常见实例。导致室温波动的情况可以类比为人体中二氧化碳水平波动的情况。例如，一个高灵敏度的恒温器会对室内温度的微小波动做出响应，而使空调或加热炉的输出发生重大变化，因此，恒温器非常敏感将导致室温显著波动。相比之下，化学感受器的高度敏感性将导致 CO_2 水平显著波动。另一个例子是熔炉，其功率太大，以致室温轻微下降就会导致熔炉输出改变，进而导致室温大幅度升高。以此类推，如果动脉血二氧化碳分压（partial pressure of carbon dioxide in arterial blood，Pa_{CO_2}）轻微升高导致潮气量大幅度增加，Pa_{CO_2} 会显著降低，这样的调节系统是不稳定的，即环路增益升高。因此，在理解影响人体二氧化碳波动的因素时，可类比导致室温波动的因素。

在呼吸时，CO_2 波动的倾向性符合个体环路增益的函数。也就是说，具有高环路增益的个体容易发生周期性呼吸或潮式呼吸［也称 Cheyne-Stokes 呼吸（Cheyne-Stokes respiration，CSR）］，即使在最小 CO_2 波动下也是如此。另一方面，低环路增益的个体即使在严重 CO_2 波动情况下也能保持相对稳定的呼吸节律。高环路增益的机制是高度可变的，但通常可以考虑是控制器增益或设备增益提高所致。控制器增益也被认为是化学反应性，包括对于一定 CO_2 刺激条件下通气功能的实际变化（包括上呼吸道通畅）和化学反应敏感性（即在一定 CO_2 刺激条件下有多少化学感受器被激发）。另外，设备增益也描述了二氧化碳排放的效率，即对于给定的通气变化的二氧化碳实际变化量。与匹配的对照个体相比，充血性心力衰竭个体可能由于化学反射增益以及呼吸器官增益提高而导致 CSR 风险增加。

循环障碍（有时定义为混合增益）也是决定呼吸模式的重要因素。化学感受器位于脑干和颈动脉体而不是肺中，这导致人体呼吸调节系统出现不稳定的情况。循环延迟可导致不稳定的呼吸模式，尽管大多数研究表明，与无 CSR 心力衰竭患者相比，伴有慢性充血性心力衰竭的 CSR 患者并不存在显著的循环障碍。在经典的 Guyton 实验中，偶尔需要数分钟循环障碍来诱导犬的周期性呼吸。这样的循环障碍严重程度甚至超出了人体在病理状态（如终末期充血性心力衰竭）下的循环障碍程度。因此，循环障碍被认为是必要的，但不足以诱发周期性呼吸或 CSR。一些干预性研究提示伴随循环障碍缓解后睡眠呼吸暂停改善，证明了这一变量在某些个体中的重要性。

环路增益的测量目前较为烦琐，因为需要整夜的实验测量和相当的专业知识。然而，即使无法获得量化数据，这些概念在定性方面也是有价值的。此外，简化环路增益测量的研究正在进行，以快速确定哪些患者可能对特定干预措施有反应。鉴于其在阻塞性睡眠呼吸暂停、中枢性睡眠呼吸暂停、高原环境周期式呼吸和其他条件下呼吸中的重要性，环路增益正受到越来越多的关注。事实上，小规模生理学研究提示，使用氧气或乙酰唑胺等干预手段处理环路增益可以改善睡眠呼吸暂停。因此，需要进一步研究呼吸环路增益来确定最佳的诊断和治疗方法。

健康及疾病状态下的呼吸调节：示例

前面介绍的传入、传出和中枢神经系统，对影响正常个体和呼吸系统疾病患者的各种刺激因素做出相应反应。这些病理生理变化将影响通气水平和/或呼吸节律。呼吸调节对特定疾病状态的影响将在本书其他相关章节中进行讨论。下面将通过一个示例，来阐明呼吸调节系统是如何适应各种临床重要情况的。

■ 血氧波动时的呼吸调节

导致低氧血症的病理生理机制有很多种，对于低氧刺激呼吸系统和心血管系统的认识已经有一个多世纪的历史。Heymans 等人证明了颈动脉体化学感受器对低氧通气反应的重要性。Comroe 和 Mortimer 建立了这样的观点：动脉化学感受器是控制心肺功能的主要的 O_2 敏感化学感受器。移除颈动脉体和主动脉体化学感受器会引起通气不足，并且基本上消除对低氧血症的急性通气反应。因此，人们一直认为中枢 O_2 敏感性可能在这种反应中不起主要作用。事实上，据报道，慢性缺氧对大脑有抑制作用，限制了其对缺氧进一步加重的反应。这种缺氧抑制在脑部从延髓头端向尾端延伸，这可能是由于在缺氧状态下脑中乳酸积累而减缓抑制性神经递质（如 GABA）清除的结果。然而，在一些实验状态下，缺氧在缺乏颈动脉体化学感受器的情况下会继续刺激呼吸和心血管系统，这表明一定有其他动脉化学感受器或 CNS 的某些部位对缺氧敏感。延髓中氰化物诱发的局部缺氧激发了交感神经兴奋性神经元，有实验证据支持延髓头端腹外侧区、下丘脑后叶，前 BötC 和孤束核的 C_1 交感神经兴奋区为中枢 O_2 敏感区。

低氧通气反应：表现为离散的、时间依赖性机制的特征，这取决于缺氧的严重性、持续时间和暴露模式。氧分压的降低可引起在外周化学物质介导的通气量立即增加。虽然缺氧的通气反应与低氧血症的来源无关，但大脑具有多个 O_2 敏感性时域，可引起对急性和慢性缺氧的不同通气反应。此外，这种通气反应有几种独特的呼吸适应性。

高海拔地区的急性和慢性暴露：在高海拔处遇到的低氧和低压环境导致可利用吸入氧气［吸入氧分压（inspiratory partial pressure of O_2, $P_{I_{O_2}}$）］降低。急性暴露于高海拔地区会导致低氧血症，通过外周化学感受器引起每分通气量立即增加，并且以频率（呼吸频率）和幅度（潮气量）的增加为特征。随着持续暴露，通气量持续增加数日而导致动脉 P_{O_2} 持续逐渐下降。长时间暴露于高海拔地区，持续数小时至数月，最终会导致机体适应。这种对高海拔适应的特点是每分通气量逐渐增加，其适应时间取决于海拔高度。人体在极高海拔（约 8 000m）时，这个适应过程可能至少需要 30d。在非极端海拔高度，不到 10d 时间就可能达到完全适应。然而，一项研究提示，潮气量和动脉氧合比 8 周前最初上升到 3 800m 时更高。另外，暴露于高海拔时，机体对二氧化碳的敏感性增加。在长时间生活于高海拔地区的人群中，P_{CO_2} 会降至正常或更低的水平（图 11-4）。

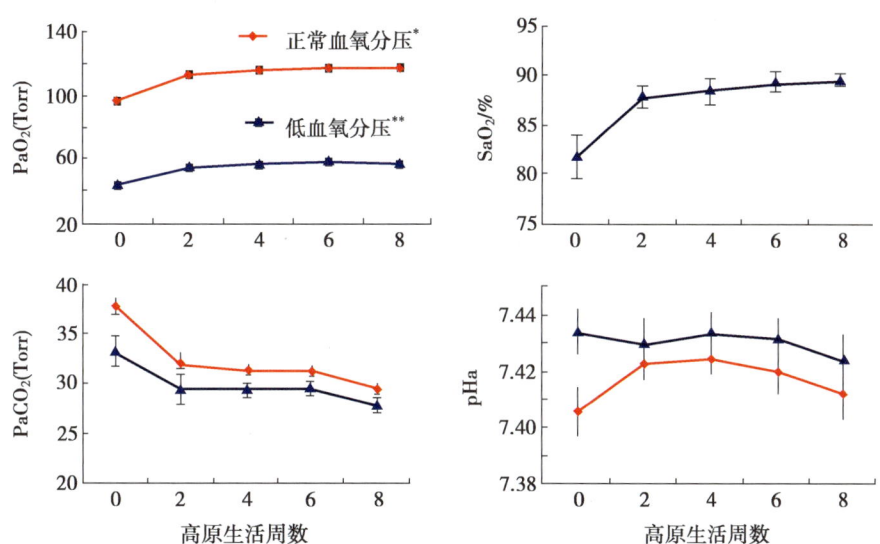

图 11-4 在高海拔地区，动脉氧分压升高，动脉二氧化碳分压降低。这些变化在氧分压正常的情况下持续存在，表明存在过度通气。pHa 在适应环境的过程中得到部分代偿。*：正常血氧分压来自海平面水平收集的数据；**：低血氧分压水平来自海拔 3 800m 处收集的呼吸数据。数据来自：HUPPERETS MD, HOPKINS SR, PRONK MG, et al. Increased hypoxic ventilatory response during 8 weeks at 3 800m altitude. Respiratory physiology & neurobiology, 2004, 142(2-3): 145-152.

通气功能对缺氧适应的一些生理机制已被阐明。它们包括：①颈动脉体化学感受器 O_2 敏感性的可塑性；②CNS 对于外周 O_2 敏感性反射（如颈动脉体化学反应）的整合；③CNS 急性 O_2 敏感性机制的可塑性；④中枢神经系统对其他，如肺迷走神经化学感受器或呼吸节律发生器的非化学反射呼吸调节通路的整合。例如，低氧诱导因子-1（hypoxia-inducible factor-1, HIF-1）是大脑中 O_2 敏感基因表达的关键调控因子，并且在发生低氧血症后 1 小时，中枢神经系统的呼吸核已经识别出 HIF-1 的增加。因此，HIF-1α 对 O_2 的敏感

性可能通过增加调节低氧通气反应基因产物的表达，来参与高原通气适应。

氧诱导高碳酸血症在慢性阻塞性肺疾病中的作用

曾有报道称，严重的慢性阻塞性肺疾病（COPD）患者吸入 100％纯氧持续 20min 后会出现通气功能的一过性降低及呼吸性酸中毒。最初，吸氧引起的 CO_2 潴留被认为是由颈动脉化学感受器介导的低氧驱动抑制所致。随后，其他机制已被证明参与介导 COPD

中氧诱导的高碳酸血症：

①低通气/灌注（V/Q）肺单位的氧分压增加可能会使这些低 V/Q 肺单位的缺氧性肺血管收缩迟缓，从而导致灌注从高 V/Q 肺单位分流而生成更大的无效腔。②Haldane 效应，指的是血红蛋白结合氧后使其与 CO_2 的结合力降低。随着血氧水平提高，Haldane 效应促进二氧化碳从血红蛋白中解离出来，导致 Pa_{CO_2} 小幅增加。③如前述对缺氧时呼吸驱动的抑制，在气管插管 COPD 患者中获得的有关 P_{CO_2} 复张阈值的数据表明，在高氧时中枢神经系统 CO_2 敏感性发生改变。④一些 COPD 急性加重患者由于睡眠剥夺，很容易发展为严重高碳酸血症，这在急性病变中是常见的；伴有阻塞性睡眠呼吸暂停的患者可能容易发生高碳酸血症，因为他们睡眠驱动力高，并且在治疗开始时很可能会失去在睡眠时呼吸的觉醒驱动。例如，COPD 急性加重期患者通常伴有睡眠剥夺，一旦接受抗焦虑治疗和氧疗，患者通常会入睡。⑤当每分通气量降低时，无创氧疗会导致吸入氧气分数（fraction of inspired O_2，Fi_{O_2}）升高。实际输送的 Fi_{O_2} 是吸气流量需求和室内空气相加函数所得。因此，任何原因引起的通气驱动下降会导致更高的氧分压。偶尔会发生吸氧导致二氧化碳水平升高的恶性循环。这种情况下，吸气流量降低，室内空气混杂减少，最终引起氧需求水平升高。

了解这些机制具有临床意义。例如，对于有呼吸系统疾病史的患者，将动脉血氧饱和度维持在 87% ～ 92% 可能更安全，并且也不影响组织氧输送。

■ 对外源性机械负荷及气管收缩的反应

为了应对外部机械负荷，一些代偿因素发挥了维持通气的作用。①呼吸肌固有反射：在输入电信号一定的情况下，肌肉产生的力量取决于肌肉的长度（力-长度关系）。随着肌肉收缩，力量减小。产生的力会随着收缩速度的增加而减小（力-速度关系）。在外部机械阻力（负荷）作用下，肌肉收缩的幅度和速度趋于减小。②反射效应：在脊髓水平，吸气肌的收缩减少会使肌梭的信号增强，从而增强这些肌肉的收缩。在承受机械负荷时，来自肺机械感受器的传入信息也发生变化。由于潮气量减少，吸气时间往往会延长（Hering-Breuer 吸气终止反射），但这种机制对于人类并不重要。③意识反应：即使化学驱动力恒定，机械负荷也会增加神经肌肉的输出。增加的幅度与机械负荷的严重程度有关。负荷代偿特性会被麻醉消除。此外，这种负荷代偿机制的强度是可变的，并且在诸如 COPD 的一些慢性肺病中，这

种代偿机制减弱。

外部负荷研究是在实验室条件下进行的，支气管收缩和外部负荷的神经反应之间存在较大差异。应特别注意，即使在麻醉动物中，支气管收缩时吸气肌肉活动也会增加。支气管收缩通过改变呼吸时间反射调节来增加呼吸频率。呼气持续时间（特别是呼气的第二时相）比吸气持续时间缩短更明显。在哮喘引起的支气管收缩中，快适应性感受器受气道中的机械变化、组胺和缓激肽等物质刺激。

■ 对运动的反应

运动通气反应是日常生活中最常见的通气反应。尽管运动过程中二氧化碳的产生和氧气利用率增加，但正常情况下，呼吸调节机制可在较广的代谢率范围内保持动脉二氧化碳分压（partial pressure of carbon dioxide，P_{CO_2}）和［H^+］显著恒定。这种模式是通过随二氧化碳产生速率增加而逐渐增加每分通气量（V_E）来实现的，其作用是最大限度地减少损害细胞功能的酸中毒水平。该反应是被严格控制的。呼吸性碱中毒通常不会在正常人的适度运动中发生，尽管偶尔发生在病理生理状态下。随着运动强度的增加，需氧量超过供氧量，无氧代谢开始发生，血液乳酸水平随之增加。随着运动强度超过这个无氧阈，由于乳酸产量净增加，运动诱导的代谢性酸中毒变得更明显。因此，高水平运动会使通气量大幅度增加，从而增强二氧化碳的排除并使酸血症程度降至最低。

在运动过程中维持酸碱平衡所需的每分通气量受下列因素影响：①代谢产生的二氧化碳量（V_{CO_2}）；②生理无效腔；③呼吸调节系统对于 P_{CO_2} 的设定点。对于负责控制肺通气的反射如何与运动过程中代谢需求的增加相匹配，而不伴有动脉血气成分明显变化，目前尚不完全清楚。通气量波动的程度直接与代谢产生的二氧化碳量相关。因此有学者提出，血源性信号有助于 CO_2 代谢生成和通气的耦合。运动肌肉和高级脑中枢的神经介导信号在通气反应中也很重要。最后，这种反应是通过运动肢体和呼吸肌的锻炼来满足增加的耗氧需求。

运动反应的初始阶段是通气量快速增加。可能的反射来源包括由皮质产生的信号（所谓的前反馈调节）、体温升高、由于肌肉收缩产生的传入信号（运动肌肉传入和呼吸肌代谢反射）、儿茶酚胺累积以及静脉血钾浓度升高。还有证据表明，运动开始时通气量突然增加是一种条件反射。也就是说，根据过去的运动经验，在运动开始时呼吸的主要动力将增强呼吸，

以预测即将出现的代谢需求。化学感受器的负反馈调节可以与前反馈调节协同作用,以尽量减少体内因运动强度增加导致的平衡紊乱。另外,运动期间呼吸控制的机制具有可调节性和可塑性。例如,5-羟色胺介导的下调驱动调节是对于运动性过度通气的一种长期调节机制,这对于患有潜在基础心肺疾病的个体可能很重要。

■ 呼吸节律调节紊乱

先天性中枢性低通气综合征(congenital central hypoventilation syndrome,CCHS)又被称为"水妖的诅咒",是一种罕见的神经系统调节紊乱疾病,以睡眠期间低通气为特征,严重的患者即使在清醒状态也会有症状。患者因先天性缺陷对高碳酸血症和缺氧的化学敏感性降低,从而发生肺通气不足。超过 90% CCHS 患者的同源异形盒蛋白 2B(paired-like homeobox 2B,PHOX2B)基因中聚丙氨酸重复扩增突变(polyalanine repeat expansion mutation,PARM)增加。其他 CCHS 病例也存在 PHOX2B 基因非 PARM 突变。大多数病例是新发突变,尽管患者可能有该病的家族史。聚丙氨酸重复扩增基因型数量与临床通气障碍的严重程度相关。这种疾病通常在儿童时期起病,但是罕见的成年期起病病例也有报道。与 CCHS 相关的很多症状,包括先天性巨结肠症(约 20% 的病例)和神经嵴源性肿瘤(神经母细胞瘤),都反映了自主神经系统功能障碍。虽然 PHOX2B 被认为是 CCHS 的主要致病基因,但是 CCHS 患者还有其他基因突变,包括受体酪氨酸激酶、RET 基因、脑源性神经营养因子(brain derived neurotrophic factor,BDNF)以及内皮素 1 和 3 基因。Rett 综合征是一种神经发育障碍疾病,几乎只累及女性。经过一段时间的初始正常发育后,患者会逐渐出现言语不清和手部功能障碍,包括手部刻板动作、步态异常和呼吸异常等。编码甲基 CpG 结合蛋白 2(methyl-CpG-binding protein 2,Mecp2)基因是 Rett 综合征的主要致病基因。Mecp2 突变与不规律呼吸模式有关。相关机制并未明确,可能与脑干呼吸相关区域广泛的兴奋性有关。在觉醒期间发生的呼吸暂停通常是典型中枢性通气障碍,可能伴发阻塞性通气障碍。这些呼吸障碍可能孤立发生,或在过度通气前后发生。在呼吸暂停发作期间,尽管存在严重发绀,但患儿可能会静静地盯着前方或微笑,看起来很高兴,并没有痛苦迹象。

潮式呼吸是周期性呼吸的一种形式,其特点是周期性通气增强及减弱,伴有反复发作的呼吸暂停或近乎呼吸暂停(图 11-5)。这种呼吸模式是首先在心脏病或中枢神经系统疾病患者中观察到的,但正常人群中也有报道。虽然觉醒期间的行为会掩盖潮式呼吸的发生,但潮式呼吸可以发生在觉醒期间,但在非快速眼动(nonrapid eye movement,NREM)睡眠期间更为常见。潮式呼吸的通气波动时间通常为 60~90s。呼吸周期的时长与从肺循环到体循环的循环时间有关,当循环时间延长时,呼吸周期增加。觉醒多发生在呼吸周期的过度通气时相,这种表现多与心力衰竭患者的阵发性夜间呼吸困难有关。

潮式呼吸并不总在有中枢神经系统病变的动物中出现,但研究提示产生不稳定的呼吸反馈调节后可能会出现潮式呼吸。潮式呼吸可见于慢性心力衰竭以及脑卒中和创伤性脑损伤。生活在高海拔地区的健康人可能会在适应期内出现类似呼吸模式,其呼吸周期较短(15~30s),通常称为高海拔地区周期性呼吸。

睡眠相关通气调节障碍:睡眠中可能出现的异常

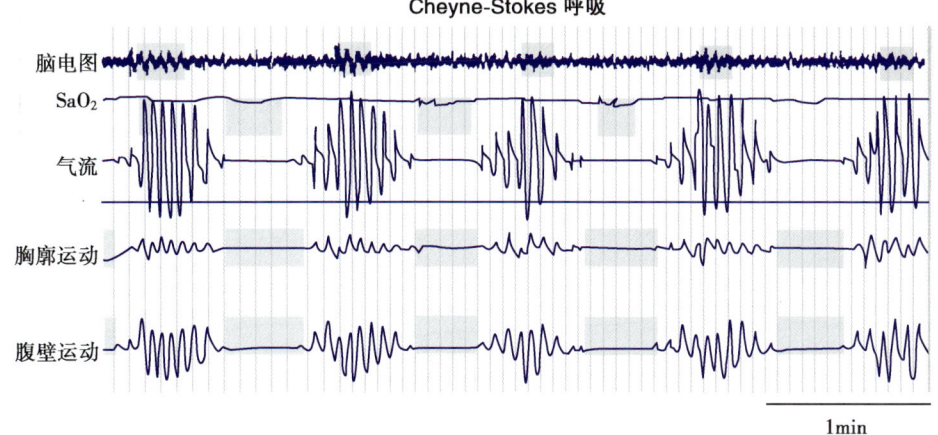

Cheyne-Stokes 呼吸

脑电图
SaO2
气流
胸廓运动
腹壁运动

1min

图 11-5 潮式呼吸患者呼吸示例。潮式呼吸为特征性的渐强或渐弱模式,伴较长的呼吸周期(每次呼吸暂停后都伴随氧饱和度下降),并且在呼吸运动高峰期发生觉醒。

通气模式包括它们与不良神经认知和心血管事件的相关性越来越受到重视。呼吸调节紊乱可能导致中枢性和阻塞性睡眠呼吸暂停。事实上,睡眠会加重呼吸调节的不稳定性,因为在睡眠期间呼吸调节系统高度依赖化学感受器的输入。例如,在睡眠期间 CO_2 潴留(即正常呼吸的 Pa_{CO_2} 与诱导呼吸暂停所需的 Pa_{CO_2} 之间的差值)是不稳定的,并且由于肺通气不足而降低,因此患者容易发生呼吸暂停。短暂的皮质觉醒促进通气过度、上呼吸道扩张肌张力降低和气道湿陷性增强。此外,根据咽部力学,解剖因素可能导致或加重睡眠相关呼吸紊乱。因此,基础研究者和临床研究者都集中在研究影响清醒和睡眠期间上呼吸道开放以及睡眠期间呼吸调节稳定性的相关机制。

睡眠期间呼吸调节发生了一些变化。然而,大部分在清醒状态活跃的基础机制在睡眠中同样也是存在的。睡眠期间,二氧化碳调定点升高(约45mmHg,而觉醒期间为40mmHg),这与睡眠期间肺泡通气量降低有关。在睡眠的所有阶段,对阻力负荷和呼吸功增加的反应能力都会下降。因此,睡眠时上呼吸道狭窄是导致 Pa_{CO_2} 升高的一个因素。

其他呼吸调节机制也受到影响。睡眠呼吸暂停导致低氧血症反复发作,从而改变缺氧通气反应,最终引起呼吸系统的长时程易化(long-term facilitation,LTF)。LTF 是神经元可塑性的一种形式,由暴露于间歇性缺氧诱导,并导致通气量持续增加,即使氧分压恢复正常。LTF 导致膈神经(支配膈肌)和舌下神经(支配上呼吸道肌肉)兴奋性均增加。虽然目前关于LTF 对睡眠呼吸暂停患者通气稳定性的影响还不确定,但临床前动物模型实验表明,LTF 对呼吸有潜在的稳定和不稳定的影响,需要进一步研究。

呼吸暂停是指呼吸气流停止至少 10s,是最常见的呼吸节律异常。呼吸暂停常发生于早产儿,偶尔也会在健康人睡眠中发生。中枢性呼吸暂停是由于睡眠期间中枢神经至呼吸肌神经冲动完全或部分减少(图 11-6)。与上气道阻塞引起的阻塞性呼吸暂停相反,中枢性呼吸暂停期间由于呼吸驱动停止而没有呼吸用力。因此,中枢性呼吸暂停与阻塞性呼吸暂停的鉴别在于有无呼吸用力,这可以通过常规监测技术(如呼吸感应体积描记法结合鼻腔压力评估)来检测呼吸用力。可产生中枢性呼吸暂停的机制包括:①低碳酸血症和高氧血症导致的化学感受器兴奋减少;②功能性或器质性延髓结构损伤,可能导致严重不规则的共济失调式呼吸;③在缺乏足够化学驱动情况下,丧失非特异性呼吸兴奋性刺激(噪声、光线、触觉

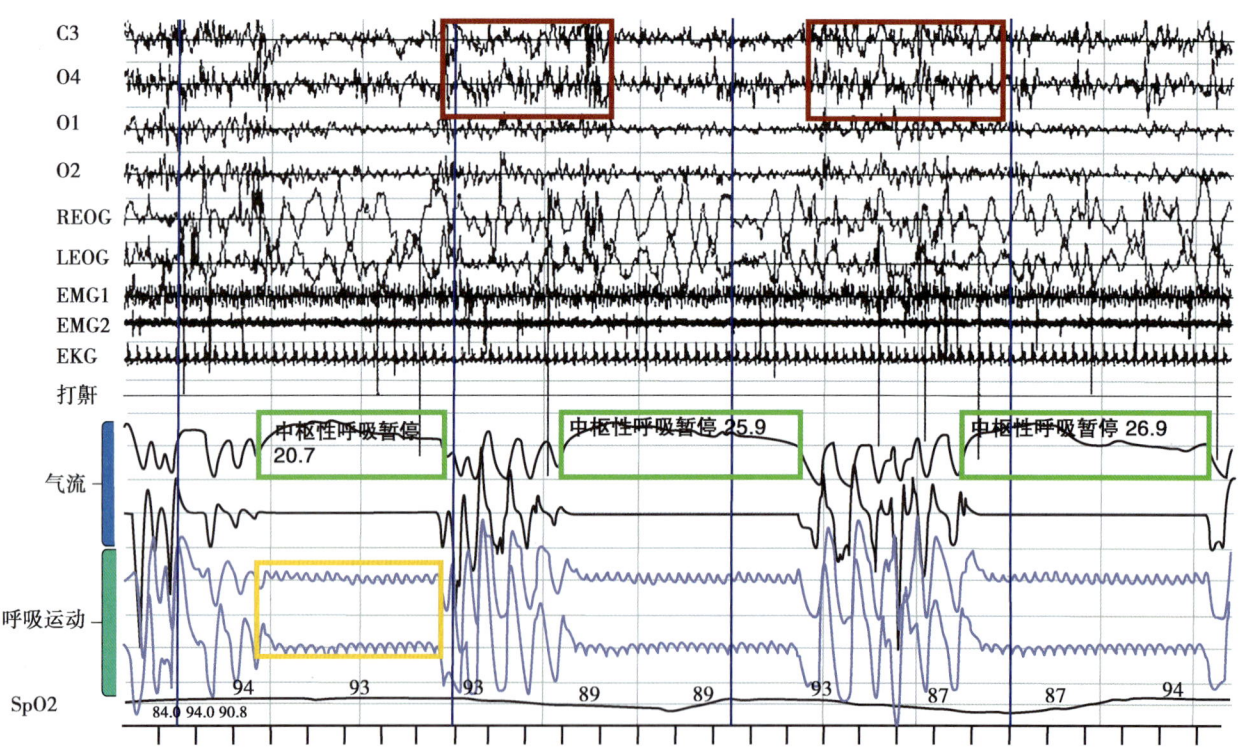

中枢性呼吸暂停

图 11-6　中枢性呼吸暂停患者呼吸模式示例。注意中枢性呼吸暂停的典型特征,包括鼻插管压力传感器和鼻腔热敏电阻均无气流(持续时间以秒为单位),胸腹部的压电带(橙色框)未检测到呼吸用力,脉氧仪测量的既往呼吸暂停对应相关血氧饱和度下降,在呼吸暂停事件后发生的 EEG 觉醒(红色框)。C3、C4、O1、O2:EEG 通道;REOG、LEOG:眼电图通道;EMG1:下颏肌电图;EMG2:双侧胫骨前肌电图;EKG:心电图。

刺激);④呼吸抑制反射引起呼吸主动抑制,这在包括美沙酮和其他阿片类药物治疗在内的许多临床情况中都有观察到。反射抑制可能来自心血管系统、肺和胸壁或躯体和内脏传入神经。例如,位于上气道感受器的激动可以通过喉上神经触发呼吸暂停。吸入刺激物刺激肺内 J 感受器可产生暂时性呼吸暂停。

复杂性睡眠呼吸暂停综合征指的是阻塞性睡眠呼吸暂停患者成功恢复气道通畅后出现中枢性呼吸暂停或持续低通气。复杂性睡眠呼吸暂停综合征患者会表现出阻塞性睡眠呼吸暂停综合征的特征。然而,当使用气道正压通气治疗上气道张力不稳定时,这些患者会表现出不稳定的化学敏感性呼吸调节,导致睡眠期间反复中枢性呼吸暂停或周期性呼吸。适应伺服通气模式既能提供保持气道开放所需的最小压力,又能提供通气辅助,使低通气和过度通气的持续循环最小化,已成为一种有效的治疗方法。在自主呼吸模式下使用双水平气道正压通气的无创通气也可使一些患者通气正常。

重症患者接受人工通气支持治疗后也可能出现中枢性呼吸暂停。在通气支持期间和之后,应用正压机械通气可导致呼吸驱动丧失和相关呼吸暂停。这在血二氧化碳含量正常时也可能会发生,而且在 NREM 睡眠期间会更频繁。目前尚不清楚这些抑制作用是否依赖潮气量的增加(即 Hering-Breuer 机制),或者是由于外部施加的呼吸机频率对固有呼吸节律的重置所致。另外,低碳酸血症、过度镇静以及中枢神经系统疾病也会影响机械通气期间呼吸暂停的发生率。

■ 呼吸困难与气喘

呼吸困难指的是呼吸时自觉困难的主观感受,通常称为"气短"。在正常情况下,呼吸并不会主观察觉。然而,随着通气需求的增加(如在运动时或患进行性心肺疾病期间),呼吸运动和产生的压力较生理情况下更容易感知。当这种呼吸压力足够强烈时,会出现呼吸困难症状,因此肺部疾病患者会主诉即使在静息状态下也会有呼吸困难症状。呼吸困难进行性加重是一个预警信号,可能有助于保护机体免受伤害。但由于呼吸困难本身可以成为一种失能症状,所以其病因学引起了相当大的关注。使用深吸气屏气技术进行的实验表明,高碳酸血症和缺氧会缩短屏气时间,提示化学性刺激因素的增加会加重呼吸困难。相反,肺容积增加(氧储存量增加)会延长屏气时间。其他研究发现,膈神经和迷走神经的联合阻滞延长了屏气时间,这表明呼吸肌来源的神经传导信号参与呼

吸困难的调节。呼吸困难可能与呼吸过程产生的压力(最大肺容积百分比)有关。尤其是,当呼吸所需压力变大或最大吸气压力降低时(如呼吸肌麻痹或疲劳),呼吸困难加重。

总之,这些数据表明呼吸困难可以表现为对空气的极度需求感(屏气/憋气)和/或过度呼吸感的感觉(在阻力下呼吸)。有学者提出,这两种类型呼吸困难是由不同解剖途径以及不同机制产生的。另外,认知和情感因素会影响机体感觉的相对舒适度和强度,从而可以影响呼吸困难的程度。有假说认为,呼吸困难与呼吸中枢输出量和实际通气量不匹配有关。在人体运动过程中,呼吸驱动增强引起每分通气量增加,因此呼吸困难并不严重。然而,在呼吸力学受损情况下,如气道阻塞时,由于呼吸驱动增强并不引起每分通气量增加,所以呼吸困难较为严重。

总结

有关呼吸调节的研究已经取得了相当大的进展,包括呼吸调节的基本机制以及应用生理学的临床应用。鉴于呼吸调节紊乱的相关疾病和病症在临床中广泛存在,该领域基础和临床方面的深入研究可能会促使新的治疗策略出现。

胡 嫣 译
姜 宁 审校

参考文献

[1] VON EULER C. Brain stem mechanisms for generation and control of breathing pattern.// CHERNIACK NS, WIDDICOMBE JG. Handbook of physiology; control of breathing. Vol 2. Bethesda, MD: American Physiological Society, 1986,1-67.

[2] LINDSEY BG, RYBAK IA, SMITH JC. Computational models and emergent properties of respiratory neural networks. Compr Physiol, 2012,2(3):1619-1670.

[3] MOLKOV YI, BACAK BJ, DICK TE, et al. Control of breathing by interacting pontine and pulmonary feedback loops. Front Neural Circuits, 2013,7:16.

[4] FELDMAN JL, DEL NEGRO CA, GRAY PA. Understanding the rhythm of breathing: so near, yet so far. Annu Rev Physiol, 2013, 75:423-452.

[5] RICHTER DW. Generation and maintenance of the respiratory rhythm. J Exp Biol, 1982,100:93-107.

[6] COMROE JH Jr, MORTIMER L. The respiratory and cardiovascular responses of temporally separated aortic and carotid bodies to cyanide, nicotine, phenyldiguanide and serotonin. J Pharmacol Exp Ther, 1964,146:33-41.

[7] GONZALEZ C, ALMARAZ L, OBESO A, et al. Carotid body chemoreceptors: from natural stimuli to sensory discharges. Physiol Rev, 1994,74(4):829-898.

[8] NURSE CA, PISKURIC NA. Signal processing at mammalian carotid

body chemoreceptors. Semin Cell Dev Biol, 2013,24(1):22–30.

[9] PEERS C, WYATT CN, EVANS AM. Mechanisms for acute oxygen sensing in the carotid body. Respir Physiol Neurobiol, 2010,174(3):292–298.

[10] PRABHAKAR NR. O2 sensing at the mammalian carotid body: why multiple O2 sensors and multiple transmitters? Exp Physiol, 2006,91(1):17–23.

[11] LÓPEZ-BARNEO J, DEL TORO R, LEVITSKY KL, et al. Regulation of oxygen sensing by ion channels. J Appl Physiol, 2004,96(3):1187–1195.

[12] BLAIN GM, SMITH CA, HENDERSON KS, et al. Peripheral chemoreceptors determine the respiratory sensitivity of central chemoreceptors to CO(2). J Physiol, 2010,588(Pt 13): 2455–2471.

[13] TRINDER J, WOODS M, NICHOLAS CL, et al. Motor unit activity in upper airway muscles genioglossus and tensor palatini. Respir Physiol Neurobiol, 2013,188(3):362–369.

[14] SABOISKY JP, STASHUK DW, HAMILTON-WRIGHT A, et al. Neurogenic changes in the upper airway of patients with obstructive sleep apnea. Am J Respir Crit Care Med, 2012,185(3):322–329.

[15] STROLLO PJ, SOOSE RJ, MAURER JT, et al. Upper-airway stimulation for obstructive sleep apnea. N Engl J Med, 2014,370(2):139–149.

[16] STANCHINA ML, ELLISON K, MALHOTRA A, et al. The impact of cardiac resynchronization therapy on obstructive sleep apnea in heart failure patients: a pilot study. Chest, 2007,132(2):433–439.

[17] NEMATI S, EDWARDS BA, SANDS SA, et al. Model-based characterization of ventilatory stability using spontaneous breathing. J Appl Physiol, 2011,111(1):55–67.

[18] YOUNES M, OSTROWSKI M, THOMPSON W, et al. Chemical control stability in patients with obstructive sleep apnea. Am J Respir Crit Care Med, 2001,163(5):1181–1190.

[19] ECKERT DJ, JORDAN AS, MERCHIA P, et al. Central sleep apnea: pathophysiology and treatment. Chest, 2007, 131(2):595–607.

[20] EDWARDS BA, SANDS SA, ECKERT DJ, et al. Acetazolamide improves loop gain but not the other physiological traits causing obstructive sleep apnoea. J Physiol, 2012, 590(Pt 5):1199–1211.

[21] LATSHANG TD, NUSSBAUMER-OCHSNER Y, HENN RM, et al. Effect of acetazolamide and autoCPAP therapy on breathing disturbances among patients with obstructive sleep apnea syndrome who travel to altitude: a randomized controlled trial. JAMA, 2012,308(22):2390–2398.

[22] NEUBAUER JA, SUNDERRAM J. Oxygen-sensing neurons in the central nervous system. J Appl Physiol, 2004,96(1):367–374.

[23] HEYMANS C, DELAUNOIS AL, MARTINI L, et al. The effect of certain autonomic drugs on the chemoreceptors of the carotid body and the baroreceptors of the carotid sinus. Arch Int Pharmacodyn Ther, 1953,96(2):209–219.

[24] WANG SC, MAZZELLA H, HEYMANS C. Hemodynamic studies on the carotid sinus pressoreceptive reflex: effects of occluding efferent branches of carotid bifurcation upon the sinus pressor responses. Arch Int Pharmacodyn Ther, 1952,90(1):1–17.

[25] POWELL FL, KIM BC, JOHNSON SR, et al. Oxygen sensing in the brain–invited article. Adv Exp Med Biol, 2009,648:369–376.

[26] DEMPSEY JA, FORSTER HV. Mediation of ventilatory adaptations. Physiol Rev, 1982,62(1):262–346.

[27] SUN MK, JESKE IT, REIS DJ. Cyanide excites medullary sympathoexcitatory neurons in rats. Am J Physiol, 1992,262(2 Pt 2):R182–R189.

[28] POWELL FL, MILSOM WK, MITCHELL GS. Time domains of the hypoxic ventilatory response. Respir Physiol, 1998,112(2):123–134.

[29] MITCHELL GS, JOHNSON SM. Neuroplasticity in respiratory motor control. J Appl Physiol, 2003,94(1):358–374.

[30] HUPPERETS MD, HOPKINS SR, PRONK MG, et al. Increased hypoxic ventilatory response during 8 weeks at 3800 m altitude. Respir Physiol Neurobiol, 2004,142(2–3):145–152.

[31] POWELL FL, HUEY KA, DWINELL MR. Central nervous system mechanisms of ventilatory acclimatization to hypoxia. Respir Physiol, 2000,121(2–3):223–236.

[32] POWELL FL. The influence of chronic hypoxia upon chemoreception. Respir Physiol Neurobiol, 2007,157(1):154–161.

[33] POWELL FL, FU Z. HIF-1 and ventilatory acclimatization to chronic hypoxia. Respir Physiol Neurobiol, 2008,164(1–2): 282–287.

[34] AUBIER M, MURCIANO D, FOURNIER M, et al. Central respiratory drive in acute respiratory failure of patients with chronic obstructive pulmonary disease. Am Rev Respir Dis, 1980,122(2):191–199.

[35] AUBIER M, MURCIANO D, MILIC-EMILI J, et al. Effects of the administration of O_2 on ventilation and blood gases in patients with chronic obstructive pulmonary disease during acute respiratory failure. Am Rev Respir Dis, 1980,122(5):747–754.

[36] CALVERLEY PM. Oxygen-induced hypercapnia revisited. Lancet, 2000,356(9241):1538–1539.

[37] DONALD K, SIMPSON T, MCMICHAEL J, et al. Neurological effects of oxygen. The Lancet, 1949,254(6588):1056–1057.

[38] MALHOTRA A, SCHWARTZ DR, AYAS N, et al. Treatment of oxygen-induced hypercapnia. Lancet, 2001, 357(9259):884–885.

[39] CHERNIACK NS. Control of ventilation// FISHMAN AP. Pulmonary diseases and disorders. 4th ed. Vol 1. New York, NY: McGraw-Hill Companies Inc, 2008,161–172.

[40] WASSERMAN K, HANSEN JE, SUE DY, et al. Principles of exercise testing and interpretation. 4th ed. Philadelphia, PA: Lippincott Williams & Wilkins, 2005.

[41] DEMPSEY JA. New perspectives concerning feedback influences on cardiorespiratory control during rhythmic exercise and on exercise performance. J Physiol, 2012,590(Pt 17):4129–4144.

[42] FORSTER HV, HAOUZI P, DEMPSEY JA. Control of breathing during exercise. Compr Physiol, 2012,2(1):743–777.

[43] MITCHELL GS, BABB TG. Layers of exercise hyperpnea: modulation and plasticity. Respir Physiol Neurobiol, 2006,151(2–3):251–266.

[44] WEESE-MAYER DE, BERRY-KRAVIS EM, CECCHERINI I, et al. An official ATS clinical policy statement: congenital central hypoventilation syndrome: Genetic basis, diagnosis, and management. Am J Respir Crit Care Med, 2010,181(6): 626–644.

[45] DEMPSEY JA, SMITH CA, PRZYBYLOWSKI T, et al. The ventilatory responsiveness to CO(2) below eupnoea as a determinant of ventilatory stability in sleep. J Physiol, 2004,560(Pt 1): 1–11.

[46] DEMPSEY JA, SMITH CA, BLAIN GM, et al. Role of central/peripheral chemoreceptors and their interdependence in the pathophysiology of sleep apnea. Adv Exp Med Biol, 2012,758:343–349.

[47] MAHAMED S, MITCHELL GS. Is there a link between intermittent hypoxia-induced respiratory plasticity and obstructive sleep apnoea? Exp Physiol, 2007,92(1):27–37.

[48] MATEIKA JH, SANDHU KS. Experimental protocols and preparations to study respiratory long term facilitation. Respir Physiol Neurobiol, 2011,176(1–2):1–11.

[49] MAHAMED S, MITCHELL GS. Respiratory long-term facilitation: too much or too little of a good thing? Adv Exp Med Biol, 2008, 605:224–227.

[50] OWENS R, WELLMAN A, MALHOTRA A. The chicken-or-egg debate in OSA pathogenesis. Sleep, 2009,32(10):1255–1256.

[51] MALHOTRA A, BERTISCH S, WELLMAN A. Complex sleep apnea: it isn't really a disease. J Clin Sleep Med, 2008,4(5):406–408.

[52] AURORA RN, CHOWDHURI S, RAMAR K, et al. The treatment of central sleep apnea syndromes in adults: practice parameters with an evidence-based literature review and meta-analyses. Sleep, 2012,35(1):17–40.

[53] RICE AJ, NAKAYAMA HC, HAVERKAMP HC, et al. Controlled versus assisted mechanical ventilation effects on respiratory motor output in sleeping humans. Am J Respir Crit Care Med, 2003,168(1):92–101.

[54] LEEVERS AM, SIMON PM, DEMPSEY JA. Apnea after normocapnic mechanical ventilation during NREM sleep. J Appl Physiol, 1994,77(5):2079–2085.

[55] PARSHALL MB, SCHWARTZSTEIN RM, ADAMS L, et al. An official American thoracic society statement: update on the mechanisms, assessment, and management of dyspnea. Am J Respir Crit Care Med,

2012,185(4):435–452.

[56] MEEK PM, BANZETT R, PARSHALL MB, et al. Reliability and validity of the multidimensional dyspnea profile. Chest, 2012,141(6):1546–1553.

[57] MANNING HL, SCHWARTZSTEIN RM. Pathophysiology of dyspnea. N Engl J Med, 1995,333(23):1547–1553.

[58] O'DONNELL DE, BANZETT RB, CARRIERI-KOHLMAN V, et al. Pathophysiology of dyspnea in chronic obstructive pulmonary disease: a roundtable. Proc Am Thorac Soc, 2007,4(2): 145–168.

[59] WADELL K, WEBB KA, PRESTON ME, et al. Impact of pulmonary rehabilitation on the major dimensions of dyspnea in COPD. COPD, 2013,10(4):425–435.

[60] LAVENEZIANA P, GUENETTE JA, WEBB KA, et al. New physiological insights into dyspnea and exercise intolerance in chronic obstructive pulmonary disease patients. Expert Rev Respir Med, 2012,6(6):651–662.

第 12 章

昼夜节律与睡眠生理

Allan I. Pack

睡眠与昼夜节律是高度匹配的过程。在最初的认知中,它们是独立但相互作用的。Borbely 等人设想昼夜节律过程(过程 C)具有与睡眠驱动系统(过程 S)相互作用的 24h 节律(图 12-1)。过程 S 被设想为类似一个老式煮蛋计时器。在主要睡眠周期之后,睡眠的驱动处于非常低的水平,并且随着觉醒的进行而逐渐增加。也就是说,睡眠驱动与之间觉醒持续时间有关。

人体被设定好维持清醒 16h,但除此之外,还会出现进行性行为障碍。在白天,睡眠驱动受到来自生物钟警觉信号的相互作用。当警觉信号之后在夜晚降

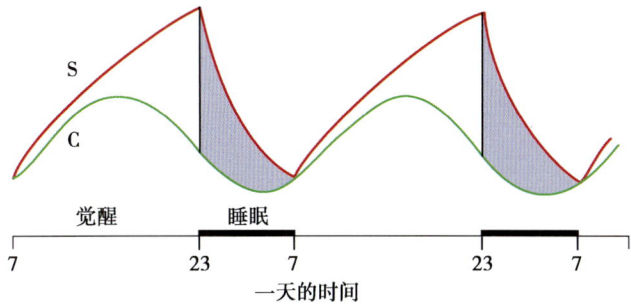

图 12-1 睡眠/觉醒调节的两种过程模型。行为状态由两个过程之间的相互作用控制。(a)过程 C,生物钟和(b)过程 S,睡眠稳态驱动。23:00—07:00 下方的黑条为熄灯时间。详见正文。获授权引自:KRYGER MH,ROTH T,DEMENT WC,et al. Principles and practice of sleep medicine. 5th ed. Philadelphia,PA:Elsevier,2011.

低时,睡眠驱动变得占主导地位,随之进入睡眠。睡眠期间,睡眠驱动逐渐减弱,类似计时器翻转,沙子恢复原来的状态(图 12-1)。事实上情况要比这复杂得多,因为睡意一天出现两次,也就是中午的午休时间和晚上的睡眠时间。尽管最初这个过程被认为是相互独立的,它们的分子机制并不相同。当睡眠被剥夺后,核心生物钟分子在大脑中的表达增加。此外,生物钟相关基因-DEC2(现在称为 BHLEH41)突变会导致人类睡眠时间缩短(<6h),但尚无证据表明会引起白天行为能力受损。

在本章中我们介绍了生物钟的基础知识,并提出肺本身就有一个生物钟的概念。接下来我们将介绍睡眠和综述近期睡眠改变肺中基因表达的证据。您将了解睡眠的背景知识,这些知识有助于理解睡眠期间的心肺变化(见第 101 章)和睡眠呼吸紊乱(见第 99 章)。

生物钟的分子机制

生物钟的基本机制在物种间具有保守性,尽管物种之间涉及基因层面的具体机制是不同的(综述详见章末参考文献)。

生物钟相关独特分子机制的最初概念来自对突变果蝇(Drosophila)的鉴定,这些突变果蝇具有长的、缩短的或完全缺失的昼夜节律。随后确定这些不同的果蝇都具有同一个基因的不同突变,该基因被命名为 Period(PER),这也是第一个被确认的生物钟基因。后来的正向遗传学研究在果蝇中发现了另一个生物钟基因,那就是 timeless 基因。第一个哺乳动物生物钟基因也通过正向遗传学研究被确定出来。该研究采用的是接受过化学诱变剂(ENU)处理且昼夜节律

周期异常的小鼠。这个生物钟分子是 Clock,是一个转录因子。

在果蝇和啮齿类动物中,主要的振荡反馈机制是负反馈回路(图 12-2,哺乳动物模型),同时也存在正反馈回路。在哺乳动物中,主要的生物钟蛋白质是三周期蛋白质(PER1、PER2 和 PER3)和两种细胞色素蛋白质(CRY1 和 CRY2)。这些蛋白在细胞质中形成一个复合体,该复合体会进入细胞核抑制由 CLOCK/BMAL1 复合体所调控的自身转录(图 12-2)。PER 和 CRY 蛋白的降解对于设定生物钟周期很重要。PER 蛋白被酪蛋白激酶 1e 和 CKII 等酶磷酸化。一旦被磷酸化,PER 蛋白就成为泛素化和降解的靶蛋白。人类

PER2 突变位点包括其磷酸化位点以及 CK1 Δ。这些突变会导致家族性睡眠状态提前综合征(综述见章末参考文献)。这些个体表现为明显的睡眠期提前,他们会在晚上 7 点半睡觉,凌晨 4 点起床。

另一个核心反馈环路涉及孤束核受体基因——REV-ERBα/β 和 RORα/β。ROR 激活 BMAL1,而 REV-ERB 抑制 BMAL1 和 CLOCK ROR,而 REV-ERB 本身是 CLOCK-BMAL1 复合体的靶点,并且受抑制因子 CRY1、CRY2 以及 PER,特别是 PER2 的负调节。

因此,生物钟是一种细胞自主调节过程,个体细胞表现出昼夜节律振荡,并且生物钟机制可以在体外培养细胞中进行研究。

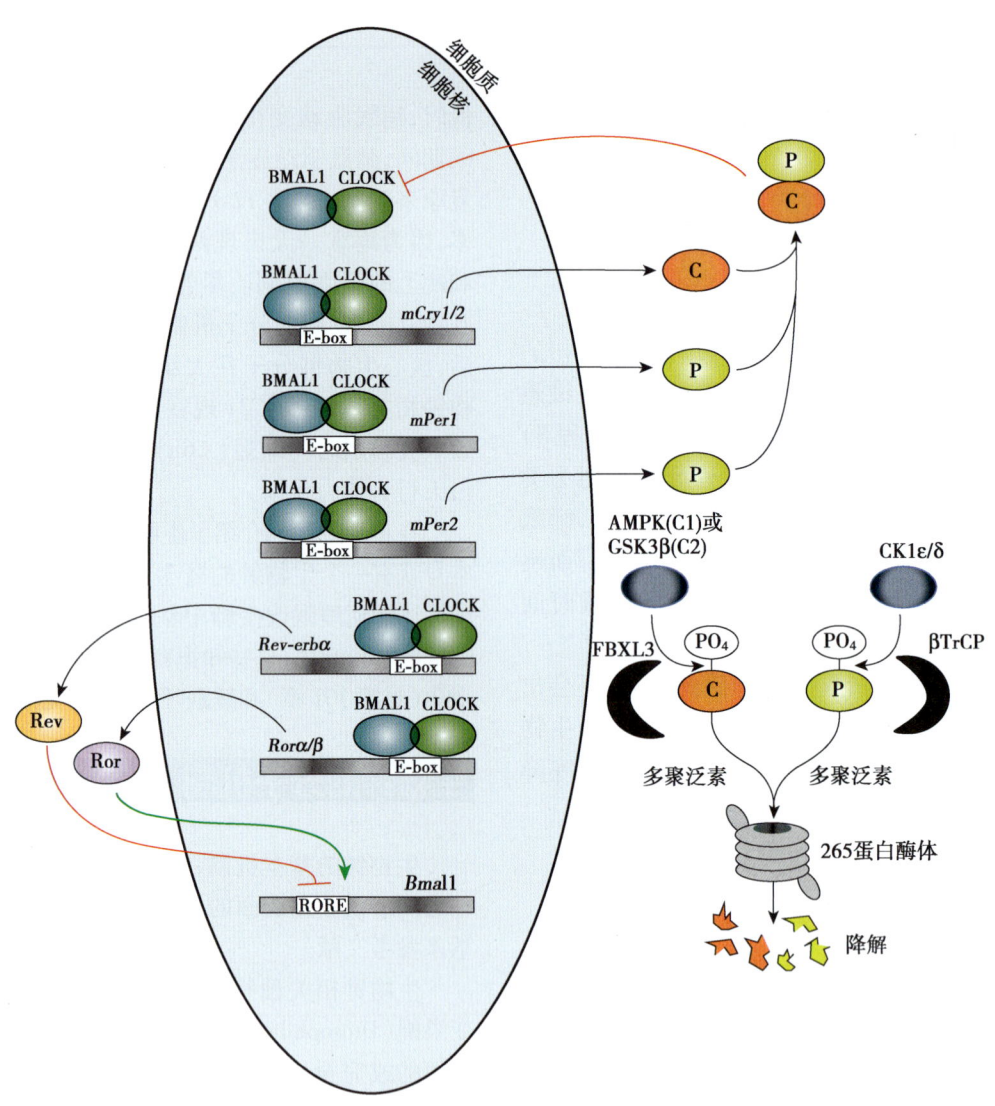

图 12-2 导致生物钟基因昼夜振荡的主要机制。有关详细信息,请参阅正文。获授权引自:BUHR ED,TAKAHASHI JS. Molecular components of the mammalian circadian clock. Handb Exp Pharmacol, 2013(217):3-27.

视交叉上核-主生物钟

主生物钟位于下丘脑的视交叉上核（suprachi-asmatic nucleus，SCN）（详见章末参考文献）。它包含约 20 000 个神经元。如果病变破坏该神经核，会导致动物变得昼夜节律紊乱，即没有明显昼夜节律。

生物钟的固有周期不完全是 24h，每天由外围环境因素调控为 24h。对于 SCN 来说，主要调控因素是光-暗信号。从视网膜到 SCN 有直接传导路径（视网膜下丘脑神经束）。而且，眼内还有独立光感应机制来调控生物钟。这一机制在视网膜中缺乏视杆和视锥细胞的基因敲除小鼠中被发现。虽然小鼠失明，但昼夜系统仍正常地由光照或黑暗条件所调控。随后，这种光感机制的基础被确定（详见章末参考文献）。其介质为散布在视网膜上的视网膜神经节细胞中所含的黑色素蛋白。这种色素对蓝色色域内的光特别敏感。故此，通过制备蓝色灯箱、蓝光眼镜、蓝光滤镜，以控制光输入强度对生物钟的影响。在时区变化之后，通过改变光/暗输入信号，主生物钟的输出被引入新时区。但是，这种重新调整的过程相对较慢，生物钟仅能调整 1h/d。

■ 外周生物钟

当生物钟基因被研究发现后，令人惊讶的是它们在所有组织中都有表达（详见章末参考文献）。现在人们已经认识到在所有组织中都有正常生物钟基因。这些外周生物钟与来自 SCN 主生物钟的信号同步。这些外周生物钟导致每种组织中基因的节律性表达，并且所有 mRNA 序列中的 3%～10% 在不同情况下显示出节律性表达。（振荡基因的精确数量取决于振荡的数学定义，因此振荡 mRNA 数量的一些估计值高于此。）因此，在一天的不同时间，不同器官的分子功能有大量变化。肺也同样如此（见下文）。

外周生物钟不仅受来自主生物钟信号的控制，还受特定组织中局部信号的控制（图 12-3）。重要的信号包括自主神经兴奋性、体温、糖皮质激素和摄食模式的改变（图 12-3）。外周生物钟的时相改变比 SCN 的要快得多。改变小鼠的摄食模式可以使肝脏生物钟产生较大时相改变，而不影响 SCN 基因的节律性表达。

并不奇怪的是，肺内也存在外周生物钟（详见章末参考文献）。在小鼠支气管上皮的 Clara 细胞中存

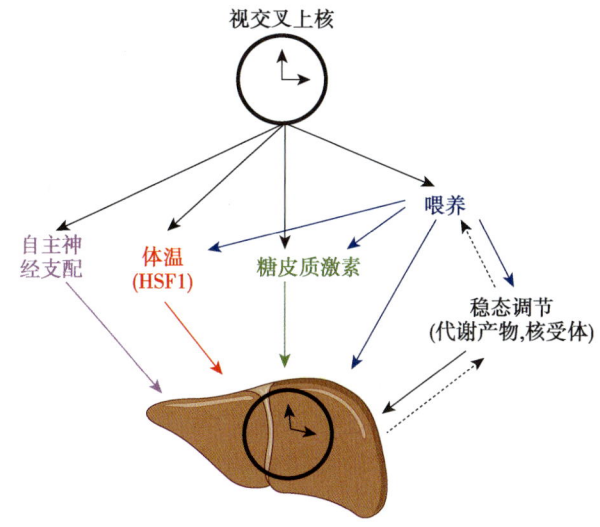

图 12-3 所有器官都有外周生物钟。该图显示的是肝脏外周生物钟，在肺部也存在外周生物钟（见正文）。主生物钟位于下丘脑视交叉上核（SCN）。它发送信号到外周生物钟，实现生物钟的同步化。另外还有代谢产物对生物钟的局部调控等。获授权引自：MOHAWK JA，GREEN CB，TAKAHASHI JS11. Central and peripheral circadian clocks in mammals. Annu Rev Neurosci，2012，35：445-462.

在生物钟。与其他器官一样，大量基因表现出表达的昼夜变化，包括调控细胞外基质生成、细胞周期和细胞凋亡的基因。编码炎症分子（如趋化因子配体）的基因也显示出表达的昼夜振荡。免疫应答作为肺关键功能，受昼夜节律的调控。其他包括 FEV_1 在内的其他肺功能也具有昼夜节律性。昼夜节律也会影响哮喘的症状，轻度哮喘患者的支气管肺泡灌洗液内细胞成分也会出现昼夜节律变化。

尽管这是一个新的研究领域，但已经有数据表明病理过程可能会干扰肺中正常的生物钟机制。在大鼠中，呼吸机诱导的肺损伤导致肺中 REV-ERBα、mRNA 和蛋白质的表达减少。在高氧肺损伤中，REV-ERBα 在 mRNA 和蛋白质水平的生物钟机制中的作用增加。REV-ERBα 生物钟机制在前面简要介绍过。将来有可能进一步阐明生物钟基因和机制在肺部疾病发病中的作用。

■ 生物钟基因与药理学

鉴于大部分基因组受生物钟调控，生物钟机制可能影响药物的作用也就不足为奇了（详见章末参考文献）。许多常用药物的吸收与药物代谢和排泄一样，均显示出时间效应。例如，肝脏中细胞色素 P450 系统（药物氧化的主要系统）的一些组成基因的表达存在昼夜节律变化。细胞色素 P450 的蛋白质水平也会

在一天内发生振荡,并且所有细胞色素 P450 酶的活性都存在昼夜节律。

因此,特定药物的疗效可以随着时间变化。例如,肝素的抗凝作用会随时间变化而变化。当肝素通过持续静脉输注给药时,在一天中不同时间的抗凝效应有所不同。

时间药理学在癌症治疗方面的发展最大。当 5-氟尿嘧啶以恒定速率给药时,血浆药物浓度在一天中会有所不同。而 5-氟尿嘧啶的药代动力学也存在昼夜节律性变化。临床试验表明,与持续给药相比,采用适当的时间疗法可增强转移结直肠癌化疗方案的疗效和毒性。

因此,在药理学方面需要考虑药物一天中的昼夜节律效应。在考虑最佳的药物治疗方案时,这一概念可能会引起研究者们新的兴趣。

■ 睡眠及各睡眠阶段

现在我们已认识到睡眠是普遍的。虽然哺乳动物的睡眠定义是以脑电图为基础的,但行为标准已经导致许多物种,特别是在果蝇、斑马鱼的睡眠状态被识别。最近在蠕虫、秀丽隐杆线虫中发现了睡眠状态。因此,所有模型系统都可用于研究睡眠。已经有

数据表明,调节睡眠的分子机制在物种间是保守的。

虽然有观点认为果蝇有不同睡眠阶段,但快速眼动(rapid eye movement,REM)睡眠只在哺乳动物和鸟类中被识别出来。在哺乳动物中,睡眠分为两种主要类型:非快速眼动睡眠和快速眼动睡眠(详见章末参考文献)。快速眼动睡眠具有以下特征:大脑相当活跃,导致大量眼球快速运动;从 REM 睡眠中醒来的个体会回想梦境;膈肌以外肌肉出现活动性麻痹,因此正常个体不能实现梦境中的动作。REM 睡眠期行为障碍患者因为 REM 睡眠期间肌肉未完全放松,因此可以实现梦境中的动作。这是一种突触核蛋白病,REM 异常患者有较高比例会发展为帕金森病(详见章末参考文献)。同样在 REM 期自主神经不稳定性情况下,同样会出现心率和呼吸节律波动(更多细节见第 101 章)。根据脑电图,NREM 睡眠可分为几个时相(图 12-4)。最初,NREM 睡眠被确认为 4 个时期,但是最近发现,第 3 期和第 4 期 NREM 睡眠可合并为一个时期——N3。在这个时期,皮质神经元的同步振荡放电产生大的慢波,在脑电图上可以检测到(图 12-4)。在所有哺乳动物物种中,不同的睡眠阶段有不同的周期,这些睡眠周期在不同物种会有不同。人类的睡眠周期大约为 90min,每 90min 发生一次 REM 睡眠事件(图 12-5)。在夜晚的第一阶段,人

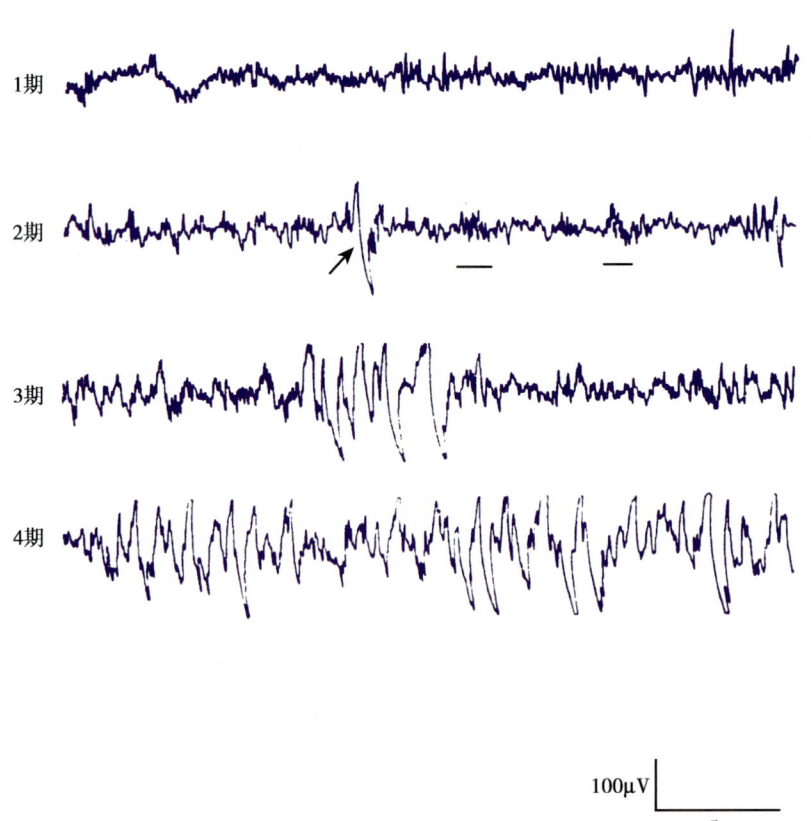

图 12-4　正常青年人脑电图描记的 NREM 睡眠 4 个时期。在第二时期记录中,箭头指向特征性 K 复合波,下划线标示睡眠纺锤波。

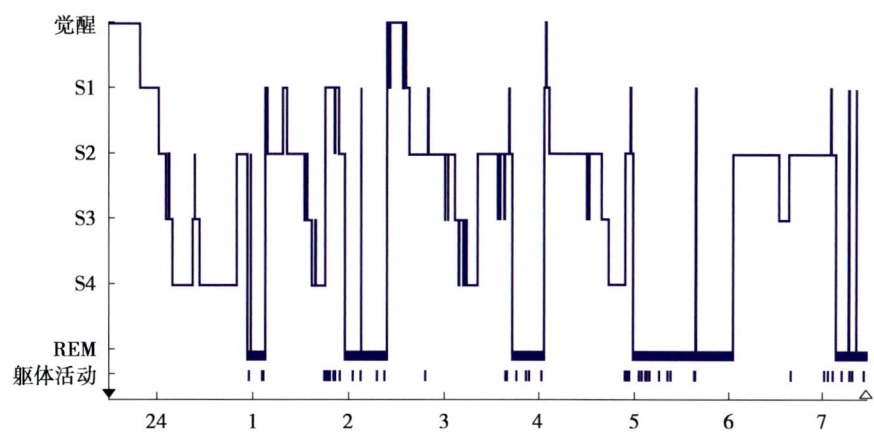

图 12-5　正常青年人整夜睡眠时期进展情况。直方图是基于 30s 内连续记录绘制的。

们进入第三时期睡眠;慢波睡眠发生在睡眠周期的早期。随着夜色加深,快速眼动睡眠的周期会变得更长,甚至更具阶段性,即更多眼球快速运动等。因此,人类通常在早晨从 REM 睡眠中醒来。在不同睡眠阶段,心肺系统的表现有很大差异。这些内容将在第 101 章进行讨论。

■ 睡眠调节机制

　　睡眠具有回路属性,也就是说,没有证据表明单个神经元存在睡眠状态,尽管"睡眠"的强度在大脑不同部分可能有所不同,由于参与特定任务而在觉醒期间一直非常活跃的大脑区域上,NREM 睡眠中的局部睡眠慢波特别明显。在过去 20~30 年里,许多研究已经确定了睡眠、觉醒控制的神经基础(详见章末参考文献)。许多神经元组在觉醒期间放电增加,而在 NREM 睡眠期间放电减少,并且在 REM 睡眠期间几乎没有放电。这样的神经元组如下:基底前脑中的胆碱能细胞、下丘脑外侧的食欲素(下视丘分泌素)细胞、下丘脑后部的组胺细胞、中脑导水管周围的灰质多巴胺细胞、蓝斑去甲肾上腺素细胞、脑干中缝核中的 5-羟色胺细胞。这些神经元虽然在清醒时均更加活跃,但在觉醒期间可能具有不同的功能。例如,已经有研究显示,食欲素神经元可对情绪做出反应。例如,产生快乐的积极情绪增加食欲素水平。

　　虽然所有这些神经元在觉醒和睡眠状态的放电中表现出相似差异,但是在脑干的脑桥被盖网状核(pedunculopontine tegmentum,PPT)和脑干被盖外侧核(lateral-dorsal tegmentum,LDT)中的胆碱能神经元存在不同的模式。这些神经元在 NREM 睡眠期中的放电较觉醒期少,但在 REM 睡眠中放电较多。因此,

REM 睡眠被认为是胆碱能活性较高的时相。

　　虽然许多神经元在觉醒期间表现出放电增加,但在睡眠期间兴奋性增加的神经元数量非常有限。这些神经元位于下丘脑腹外侧视前核(ventrolateral preoptic,VLPO)和内侧视前核(medial preoptic,MPO)。VLPO 被称为睡眠开关。睡眠期间活动的神经元含有抑制性神经递质 GABA 和神经肽甘丙肽。

　　由于觉醒、睡眠及其时相调节具有回路特性,有学者提出,行为状态由触发器控制(图 12-6)(详见章末参考文献)。据推测,觉醒活动神经元在觉醒期间抑制睡眠活动细胞,但存在状态依赖性变化。例如,觉醒和睡眠中翻身后,睡眠细胞在睡眠期间抑制觉醒神经元。有一个辅助触发器控制 NREM 和 REM 睡眠之间的转换。

　　在该机制中,食欲素细胞在稳定触发器中起着关键的作用,即防止太过频繁的睡眠/觉醒状态转换。食欲素细胞在发作性睡病中起重要作用。我们在认识了这个新神经肽的两种组成——神经肽 hypocretin、神经肽 orexin 之后,很快就认识到它们在发作性睡病中起关键作用。具有孟德尔隐性遗传形式嗜睡症的狗在食欲素 2 受体上发生了突变,使其失去功能,而食欲肽敲除小鼠则表现出人类发作性睡病的关键特征。尸检研究表明,发作性睡病和猝倒症患者有食欲素(hypocretin)神经元缺失。因此,发作性睡病可能是一种自身免疫性疾病,其中主要的发病机制是食欲素神经元破坏。

睡眠的作用

　　尽管已经做了很多努力来了解睡眠的神经元基础,但同样重要的问题是睡眠的功能是什么。我们花

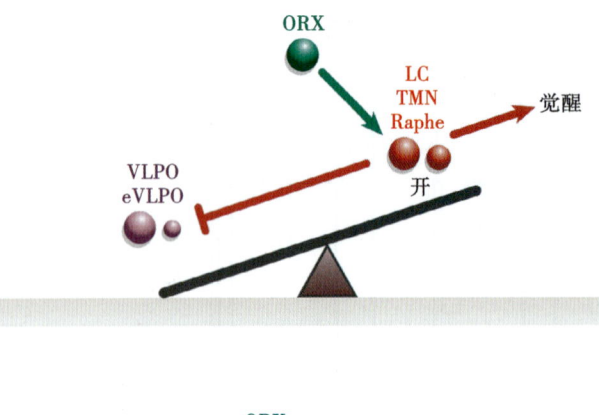

A

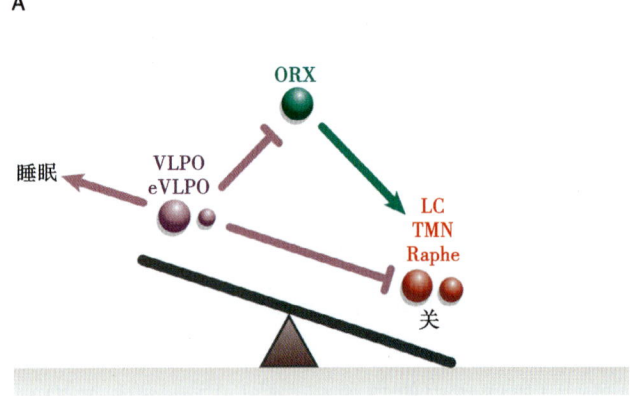

B

图 12-6 触发器开关模型示意图。在觉醒期间(A),单胺能神经核抑制腹外侧视前核(VLPO),从而减轻对单胺能细胞、食欲素(orexin,ORX)神经元和胆碱能脑桥被盖网状核(PPT)和脑干被盖外侧核(LDT)的抑制。因为 VLPO 神经元没有食欲素受体,所以食欲素神经元主要起增强单胺能神经兴奋性的作用,而不是直接抑制 VLPO。在睡眠期间(B),VLPO 神经元放电抑制单胺能细胞群,从而减轻自身抑制。这也导致它抑制食欲素神经元,进一步阻止可能中断睡眠的单胺能神经元激活。VLPO 和单胺能细胞群之间的直接相互抑制形成经典的触发器开关,产生急剧睡眠时相转变,但其功能相对不稳定。食欲素神经元的参与使其功能更加稳定。eVLPO:腹外侧视前区外延部。

费了大约 1/3 的生命在睡眠中,能够获益吗?仅有大脑获益?其他器官(如肺)也会获益吗?

尽管几十年来有关睡眠功能的理论已经提出,但最近阐述的概念在很大程度上(尽管不是完全)来自基因芯片研究,比较在一天内同一时间处死的睡眠动物和唤醒动物(通常通过强迫睡眠剥夺完成)之间基因表达的差异。正如所料,这些研究主要关注的是睡眠对大脑功能的影响。

现在提出,大脑睡眠可能具有以下功能。

■ 恢复能量假说

其中一个概念是 Benington-Heller 假说(详见章末参考文献)。该假说假定大脑中的能量储存(主要是神经胶质中的糖原)在觉醒期被耗尽,并在睡眠期恢复。有一些数据支持这一假说。但是,实际情况更为复杂(参阅章末参考文献)。在清醒过程中,电子传递链的关键组成部分表达上调。这可能是为了使 ATP 在清醒期间提供更高的能量利用率,并且具有更高的神经元放电率。

■ 维持突触稳态理论

参与突触上调的基因(如 BDNF 和 ARC)的表达在觉醒期间上调,在睡眠期间下调。这推导出了觉醒期间突触上调、睡眠期间突触下调的概念(详见章末参考文献)。已有数据支持这个假设。在果蝇中,在觉醒期间检测到突触蛋白数量增加,而在睡眠期间减少。

然而,也有相互矛盾的证据。有证据表明,发育中的动物睡眠时(不是觉醒期)突触的可塑性增强。当然可以想象,这种现象是特定出现于发育期的。睡眠是大脑发育的关键时期。也可以认为,不同大脑区域睡眠/觉醒突触可塑性的变化是不同的(有关讨论见章末参考文献)。因此,还有很多问题尚待确定,而且实际情况可能比简单认为在睡眠期突触表达下调而觉醒期突触上调更为复杂。

■ 大分子生物合成

基因芯片研究还表明,睡眠是大分子生物合成的一个阶段(详见章末参考文献)。与觉醒期相比,睡眠期间大脑皮质和下丘脑中表达增加的基因是参与大分子生物合成的基因。这些基因类别在睡眠期间表达增加的基因中非常多。这一过程涉及多个分子通路,如胆固醇合成通路中的所有基因、血红素合成通路 7 个基因中的 6 个,以及参与蛋白质合成的基因。因此,睡眠和觉醒可能是代谢周期的一部分(相关概念见章末参考文献)。觉醒期间的能量资源被用于神经活动,即离子泵等,但在睡眠期间,它们被用于大分子生物合成。因此,睡眠是使新分子生成以恢复膜、囊泡等的阶段,为随后的觉醒做好准备。

■ 从内质网应激中恢复

从基因芯片研究中产生的另一个概念是延长的觉醒导致内质网应激与蛋白质错误折叠。分子伴侣 BiP(未折叠蛋白反应的主要调节因子)在多个物种睡眠缺失的多个脑区上调的观察结果提示了这一点(详见章末参考文献)。未折叠蛋白质反应(unfolded protein response，UPR）是一个普遍存在的保护机制。当内质网应激发生时，内质网应激与蛋白质错误折叠而被激活。UPR 有助于错误折叠蛋白质的正确折叠，伴随那些未折叠蛋白质降解和抑制蛋白质翻译以减少蛋白质生成（详见章末参考文献）。在缺失 6h 睡眠后，小鼠大脑皮质中未折叠蛋白反应的所有成分都被激活。通过使用 ER 应激反应调节剂 salubrinal 来抑制蛋白质翻译，可增强慢波睡眠并激活下丘脑内侧视前核（MPO 区）的促睡眠神经元。

■ 清理脑内化合物

大脑在所有器官中是独一无二的，因为它没有淋巴系统（详见章末参考文献）。因此，问题是化合物是如何从大脑中被清除的？这引出了神经胶质-淋巴这个有趣的概念，也就是说，脑中的神经胶质细胞负责清除化合物。最近的数据表明，化合物在睡眠期间的清除速度比在觉醒期间要快得多。用荧光标记的化合物研究表明，与清醒动物相比，睡眠时大脑中的对流通量明显更多。这种睡眠中物质转运增加的确切机制尚不清楚——尽管这似乎是睡眠期间神经递质和去甲肾上腺素水平降低的结果。睡眠期间清除更快的化合物是 β 淀粉样蛋白，其在阿尔茨海默病的发病机制中起重要作用。因此，睡眠障碍可能加速阿尔茨海默病的病理进程，这已经在小鼠实验中得到证实——多日睡眠剥夺可加速小鼠疾病模型中的淀粉样斑块形成。此外，睡眠呼吸暂停现在被认为是轻度认知障碍和痴呆的独立危险因素。

■ 巩固记忆

前面所述的所有功能都表明，在分子水平上，睡眠是一种具有多种特定功能的活动状态（详见章末参考文献）。它不仅在分子水平上是一种活跃状态，而且在认知和记忆巩固方面也是一种活跃状态。需要识别"隐藏规则"的执行能力或任务会随着睡眠得到增强，即睡眠可以让大脑继续处理信息并增强洞察力，睡眠后记忆能力得到增强。这不是一个简单的时间问题，因为数小时后在清醒状态下重复这个任务并不会导致这种增强。在一些任务中，成绩的提高与慢波睡眠的数量相关，而其他任务中，成绩的提高与 REM 睡眠的数量相关。有学者提出，REM 睡眠增强程序和情绪记忆，而慢波睡眠增强陈述性记忆。睡眠增强记忆力随年龄增长而减退。

因此，睡眠似乎对大脑有许多作用，而不是简单的一种。这并不奇怪，因为确保从"停机时间"中获得最大收益似乎是合乎逻辑的。关于睡眠功能的讨论很大程度上将睡眠视为一个单一实体。然而，如上所述，我们知道睡眠有特定的阶段。因此可以想象，慢波睡眠和 REM 睡眠具有不同的功能（参见上文关于记忆巩固的讨论）。解释睡眠不同阶段功能的挑战之一是在小鼠模型中，REM 睡眠时相极短，呈分钟数量级。因为时长很短，如果 REM 睡眠具有特殊功能，它们不可能在转录水平完成，但可能与蛋白翻译后的修饰有关。因此考虑阻塞性睡眠呼吸暂停（见第 99 章）中出现的片段化睡眠对于所描述功能的影响是很有意义的。然而，这方面并没有相关研究，因而是一个有研究需要和充满机遇的领域。

肺睡眠吗

睡眠生物学的基本观点之一是，睡眠是大脑的活动，其功能也只影响大脑。这是一篇发表在 *Nature* 上的充满争议的文章标题。

基因芯片研究数据也在挑战这个观点。比较在一天中同一时间处死的睡眠和清醒动物之间的基因表达结果表明，睡眠期间在肺和心脏中都存在下调的共同通路。与大脑中一样，这些通路包括内质网应激、分子伴侣和热休克分子。在睡眠和睡眠剥夺的情况下，这两个器官共同通路关键基因的基因表达变化明显相似（图 12-7）。这表明一定存在一个共同的信号机制，导致这些基因在不同组织中的动态表达具有协调性。这个机制的性质尚未明确。虽然在睡眠中，肺和心脏都存在下调的共同基因通路，但不同器官随睡眠上调的途通路不同。在肺中，编辑抗氧化酶的某些基因出现上调。因此，睡眠是清除白天肺部产生自由基的时间吗？有必要更深入地探索睡眠期间肺部的代谢变化。然而，根据这些最新的研究数据可以得出结论，即肺确实存在睡眠。

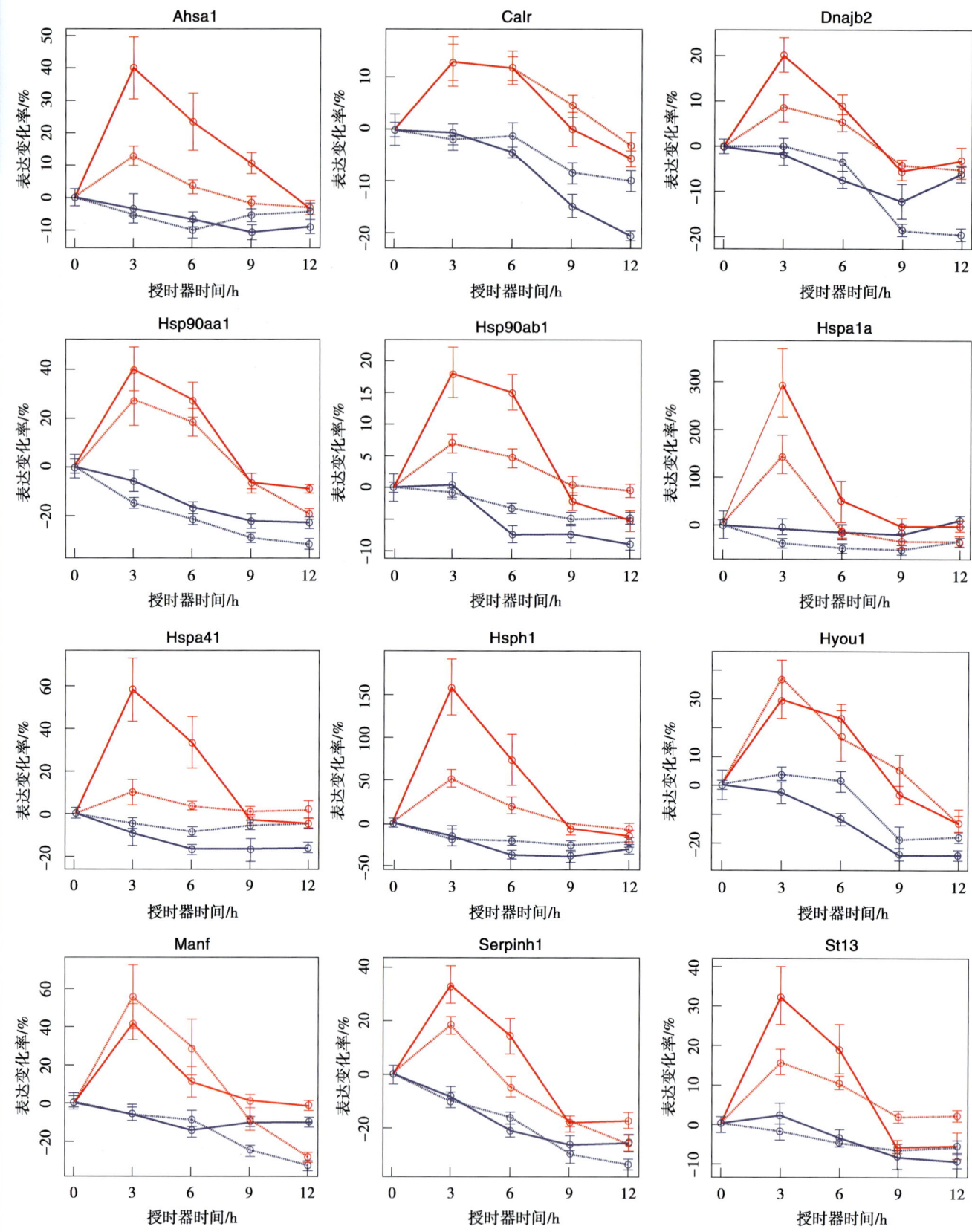

图 12-7 未折叠蛋白质反应睡眠抑制基因转录谱。与蛋白质加工和内质网应激相关的选择性睡眠反应基因表达的时间分布。基因表达相对于基线条件（光照时）的变化绘制为基线表达水平百分比。褐红色曲线显示来自实验性睡眠剥夺动物的数据，蓝色曲线显示来自自发睡眠动物数据。心脏组织的数据用虚线表示。肺组织的数据用实线表示。图上所示所有基因表达情况均符合两种组织中睡眠特异性抑制的统计学标准。显示数据为 8 个或 9 个生物学重复的平均值±标准差。获授权引自：ANAFI RC，PELLEGRINO R，SHOCKLEY KR，et al. Sleep is not just for the brain：tran-scriptional responses to sleep in peripheral tissues. BMC Genomics，2013：362.

结论

睡眠和昼夜节律生物学是动态的研究领域。新的概念不断涌现,一些基本机制正在被阐明。从肺脏病学家的角度来看,有两个主要问题:首先,昼夜节律和睡眠对肺的分子机制有直接影响。其次,由睡眠呼吸紊乱引起的睡眠障碍将在分子水平上对睡眠功能产生不利影响(包括对肺本身的潜在影响)。

胡 嫣 译

姜 宁 审校

参考文献

[1] BORBELY AA. A two process model of sleep regulation. Hum Neurobiol, 1982, 1(3):195–204.

[2] BORBELY AA. The S-deficiency hypothesis of depression and the two-process model of sleep regulation. Pharmacopsychiatry, 1987, 20(1):23–29.

[3] BORBELY AA, ACHERMANN P. Sleep homeostasis and models of sleep regulation. J Biol Rhythms, 1999, 14(6):557–568.

[4] ACHERMANN P. The two-process model of sleep regulation revisited. Aviat Space Environ Med, 2004, 75(3 Suppl):A37–A43.

[5] FRANKEN P. A role for clock genes in sleep homeostasis. Curr Opin Neurobiol, 2013, 23(5):864–872.

[6] FRANKEN P, DIJK DJ. Circadian clock genes and sleep homeostasis. Eur J Neurosci, 2009, 29(9):1820–1829.

[7] WISOR JP, PASUMARTHI RK, GERASHCHENKO D, et al. Sleep deprivation effects on circadian clock gene expression in the cerebral cortex parallel electroencephalographic differences among mouse strains. J Neurosci, 2008, 28(28):7193–7201.

[8] HE Y, JONES CR, FUJIKI N, et al. The transcriptional repressor DEC2 regulates sleep length in mammals. Science, 2009, 325(5942):866–870.

[9] PELLEGRINO R, KAVAKLI IH, GOEL N, et al. A novel BHLEH41 variant is associated with short sleep and resistance to sleep deprivation in humans. Sleep, 2014, 37(8):1327–1336.

[10] ZHENG X, SEHGAL A. Speed control: cogs and gears that drive the circadian clock. Trends Neurosci, 2012, 35(9):574–585.

[11] MOHAWK JA, GREEN CB, TAKAHASHI JS. Central and peripheral circadian clocks in mammals. Annu Rev Neurosci, 2012, 35: 445–462.

[12] KONOPKA RJ, BENZER S. Clock mutants of Drosophila melanogaster. Proc Natl Acad Sci U S A, 1971, 68(9):2112–2116.

[13] HALL JC, ROSBASH M. Oscillating molecules and how they move circadian clocks across evolutionary boundaries. Proc Natl Acad Sci U S A, 1993, 90(12):5382–5383.

[14] SEHGAL A, PRICE JL, MAN B, et al. Loss of circadian behavioral rhythms and per RNA oscillations in the Drosophila mutant timeless. Science, 1994, 263(5153):1603–1606.

[15] VITATERNA MH, KING DP, CHANG AM, et al. Mutagenesis and mapping of a mouse gene, Clock, essential for circadian behavior. Science, 1994, 264(5159):719–725.

[16] TOH KL, JONES CR, HE Y, et al. An hPer2 phosphorylation site mutation in familial advanced sleep phase syndrome. Science, 2001, 291(5506):1040–1043.

[17] XU Y, PADIATH QS, SHAPIRO RE, et al. Functional consequences of a CKIdelta mutation causing familial advanced sleep phase syndrome. Nature, 2005, 434(7033):640–644.

[18] JONES CR, HUANG AL, PTACEK LJ, et al. Genetic basis of human circadian rhythm disorders. Exp Neurol, 2013, 243:28–33.

[19] SAPER CB. The central circadian timing system. Curr Opin Neurobiol, 2013, 23(5):747–751.

[20] MOORE RY, EICHLER VB. Loss of a circadian adrenal corticosterone rhythm following suprachiasmatic lesions in the rat. Brain Res, 1972, 42(1):201–206.

[21] STEPHAN FK, ZUCKER I. Circadian rhythms in drinking behavior and locomotor activity of rats are eliminated by hypothalamic lesions. Proc Natl Acad Sci U S A, 1972, 69(6):1583–1586.

[22] FREEDMAN MS, LUCAS RJ, SONI B, et al. Regulation of mammalian circadian behavior by non-rod, non-cone, ocular photoreceptors. Science, 1999, 284(5413):502–504.

[23] LUCAS RJ, FREEDMAN MS, MUNOZ M, et al. Regulation of the mammalian pineal by non-rod, non-cone, ocular photoreceptors. Science, 1999, 284(5413):505–507.

[24] FOSTER RG. Neurobiology: bright blue times. Nature, 2005, 433(7027):698–699.

[25] PEIRSON S, FOSTER RG. Melanopsin: another way of signaling light. Neuron, 2006, 49(3):331–339.

[26] HATTAR S, LIAO HW, TAKAO M, et al. Melanopsin-containing retinal ganglion cells: architecture, projections, and intrinsic photosensitivity. Science, 2002, 295(5557):1065–1070.

[27] BERSON DM, DUNN FA, TAKAO M. Phototransduction by retinal ganglion cells that set the circadian clock. Science, 2002, 295(5557):1070–1073.

[28] SEKARAN S, FOSTER RG, LUCAS RJ, et al. Calcium imaging reveals a network of intrinsically light-sensitive inner-retinal neurons. Curr Biol, 2003, 13(15):1290–1298.

[29] DACEY DM, LIAO HW, PETERSON BB, et al. Melanopsin-expressing ganglion cells in primate retina signal colour and irradiance and project to the LGN. Nature, 2005, 433(7027):749–754.

[30] GREEN CB, TAKAHASHI JS, BASS J. The meter of metabolism. Cell, 2008, 134(5):728–742.

[31] PANDA S, ANTOCH MP, MILLER BH, et al. Coordinated transcription of key pathways in the mouse by the circadian clock. Cell, 2002, 109(3):307–320.

[32] DAMIOLA F, LE MINH N, PREITNER N, et al. Restricted feeding uncouples circadian oscillators in peripheral tissues from the central pacemaker in the suprachiasmatic nucleus. Genes Dev, 2000, 14(23):2950–2961.

[33] HARA R, WAN K, WAKAMATSU H, et al. Restricted feeding entrains liver clock without participation of the suprachiasmatic nucleus. Genes Cells, 2001, 6(3):269–278.

[34] DURRINGTON HJ, FARROW SN, LOUDON AS, et al. The circadian clock and asthma. Thorax, 2014, 69(1):90–92.

[35] GIBBS JE, BEESLEY S, PLUMB J, et al. Circadian timing in the lung; a specific role for bronchiolar epithelial cells. Endocrinology, 2009, 150(1):268–276.

[36] SUKUMARAN S, JUSKO WJ, DUBOIS DC, et al. Light-dark oscillations in the lung transcriptome: implications for lung homeostasis, repair, metabolism, disease, and drug action. J Appl Physiol (1985), 2011, 110(6):1732–1747.

[37] GIBBS JE, BLAIKLEY J, BEESLEY S, et al. The nuclear receptor REV-ERBalpha mediates circadian regulation of innate immunity through selective regulation of inflammatory cytokines. Proc Natl Acad Sci U S A, 2012, 109(2):582–587.

[38] LITINSKI M, SCHEER FA, SHEA SA. Influence of the circadian system on disease severity. Sleep Med Clin, 2009, 4(2): 143–163.

[39] KELLY EA, HOUTMAN JJ, JARJOUR NN. Inflammatory changes associated with circadian variation in pulmonary function in subjects with mild asthma. Clin Exp Allergy, 2004, 34(2): 227–233.

[40] LI H, WANG C, HU J, et al. A study on circadian rhythm disorder of rat lung tissue caused by mechanical ventilation induced lung injury. Int Immunopharmacol, 2014, 18(2):249–254.

[41] LAGISHETTY V, PARTHASARATHY PT, PHILLIPS O, et al. Dysregulation of CLOCK gene expression in hyperoxiainduced lung injury. Am J Physiol Cell Physiol, 2014, 306(11):C999–C1007.

[42] PASCHOS GK, BAGGS JE, HOGENESCH JB, et al. The role of clock genes in pharmacology. Annu Rev Pharmacol Toxicol, 2010, 50:187–214.

[43] MUSIEK ES, FITZGERALD GA. Molecular clocks in pharmacology. Handb Exp Pharmacol, 2013, (217):243–260.

[44] LAVERY DJ, LOPEZ-MOLINA L, MARGUERON R, et al. Circadian expression of the steroid 15 alphahydroxylase (Cyp2a4) and coumarin 7-hydroxylase (Cyp2a5) genes in mouse liver is regulated by the PAR leucine zipper transcription factor DBP. Mol Cell Biol, 1999, 19(10):6488–6499.

[45] GACHON F, OLELA FF, SCHAAD O, et al. The circadian PAR-domain basic leucine zipper transcription factors DBP, TEF, and HLF modulate basal and inducible xenobiotic detoxification. Cell Metab, 2006, 4(1):25–36.

[46] DECOUSUS HA, CROZE M, LEVI FA, et al. Circadian changes in anticoagulant effect of heparin infused at a constant rate. Br Med J (Clin Res Ed), 1985, 290(6465):341–344.

[47] PETIT E, MILANO G, LEVI F, et al. Circadian rhythm-varying plasma concentration of 5-fluorouracil during a five-day continuous venous infusion at a constant rate in cancer patients. Cancer Res, 1988, 48(6): 1676–1679.

[48] METZGER G, MASSARI C, ETIENNE MC, et al. Spontaneous or imposed circadian changes in plasma concentrations of 5-fluorouracil coadministered with folinic acid and oxaliplatin: relationship with mucosal toxicity in patients with cancer. Clin Pharmacol Ther, 1994, 56(2):190–201.

[49] TAKIMOTO CH, YEE LK, VENZON DJ, et al. High inter-and intra-patient variation in 5-fluorouracil plasma concentrations during a prolonged drug infusion. Clin Cancer Res, 1999, 5(6): 1347–1352.

[50] BRESSOLLE F, JOULIA JM, PINGUET F, et al. Circadian rhythm of 5-fluorouracil population pharmacokinetics in patients with metastatic colorectal cancer. Cancer Chemother Pharmacol, 1999, 44(4):295–302.

[51] LEVI F, ZIDANI R, MISSET JL. Randomised multicentre trial of chronotherapy with oxaliplatin, fluorouracil, and folinic acid in metastatic colorectal cancer. International Organization for Cancer Chronotherapy. Lancet, 1997, 350(9079):681–686.

[52] TOBLER I. Effect of forced locomotion on the rest-activity cycle of the cockroach. Behav Brain Res, 1983, 8(3):351–360.

[53] HENDRICKS JC, SEHGAL A, PACK AI. The need for a simple animal model to understand sleep. Prog Neurobiol, 2000, 61(4): 339–351.

[54] HENDRICKS JC, FINN SM, PANCKERI KA, et al. Rest in Drosophila is a sleep-like state. Neuron, 2000, 25(1):129–138.

[55] SHAW PJ, CIRELLI C, GREENSPAN RJ, et al. Correlates of sleep and waking in Drosophila melanogaster. Science, 2000, 287(5459):1834–1837.

[56] ZHDANOVA IV, WANG SY, LECLAIR OU, et al. Melatonin promotes sleep-like state in zebrafish. Brain Res, 2001, 903(1–2): 263–268.

[57] RAIZEN DM, ZIMMERMAN JE, MAYCOCK MH, et al. Lethargus is a Caenorhabditis elegans sleep-like state. Nature, 2008, 451(7178): 569–572.

[58] ZIMMERMAN JE, NAIDOO N, RAIZEN DM, et al. Conservation of sleep: insights from non-mammalian model systems. Trends Neurosci, 2008, 31(7):371–376.

[59] VAN ALPHEN B, YAP MH, KIRSZENBLAT L, et al. A dynamic deep sleep stage in Drosophila. J Neurosci, 2013, 33(16):6917–6927.

[60] JONES BE. Basic mechanisms of sleep-wake control// KRYGER MH, ROTH T, DEMENT WC. Principles and practice of sleep medicine. 4th ed. Philadelphia, PA: Elsevier Saunders, 2005, 136–153.

[61] MAHOWALD MW, SCHENCK CH. REM sleep behaviour disorder: a marker of synucleinopathy. Lancet Neurol, 2013, 12(5):417–419.

[62] KRUEGER JM, TONONI G. Local use-dependent sleep; synthesis of the new paradigm. Curr Top Med Chem, 2011, 11(19):2490–2492.

[63] RECTOR DM, SCHEI JL, VAN DONGEN HP, et al. Physiological markers of local sleep. Eur J Neurosci, 2009, 29(9):1771–1778.

[64] SAPER CB, FULLER PM, PEDERSEN NP, et al. Sleep state switching. Neuron, 2010, 68(6):1023–1042.

[65] BLOUIN AM, FRIED I, WILSON CL, et al. Human hypocretin and melanin-concentrating hormone levels are linked to emotion and social interaction. Nat Commun, 2013, 4:1547.

[66] SHERIN JE, SHIROMANI PJ, MCCARLEY RW, et al. Activation of ventrolateral preoptic neurons during sleep. Science, 1996, 271 (5246):216–219.

[67] ALAM MA, KUMAR S, MCGINTY D, et al. Neuronal activity in the preoptic hypothalamus during sleep deprivation and recovery sleep. J Neurophysiol, 2014, 111(2):287–299.

[68] LU J, SHERMAN D, DEVOR M, et al. A putative flip-flop switch for control of REM sleep. Nature, 2006,441(7093):589–594.

[69] DE LECEA L, KILDUFF TS, PEYRON C, et al. The hypocretins: hypothalamus-specific peptides with neuroexcitatory activity. Proc Natl Acad Sci U S A, 1998, 95(1):322–327.

[70] SAKURAI T, AMEMIYA A, ISHII M, et al. Orexins and orexin receptors: a family of hypothalamic neuropeptides and G protein-coupled receptors that regulate feeding behavior. Cell, 1998, 92(4): 573–585.

[71] LIN L, FARACO J, LI R, et al. The sleep disorder canine narcolepsy is caused by a mutation in the hypocretin (orexin) receptor 2 gene. Cell, 1999, 98(3):365–376.

[72] CHEMELLI RM, WILLIE JT, SINTON CM, et al. Narcolepsy in orexin knockout mice: molecular genetics of sleep regulation. Cell, 1999, 98(4):437–451.

[73] THANNICKAL TC, MOORE RY, NIENHUIS R, et al. Reduced number of hypocretin neurons in human narcolepsy. Neuron, 2000,27(3):469–474.

[74] MAHLIOS J, DE LA HERRAN-ARITA AK, MIGNOT E. The auto-immune basis of narcolepsy. Curr Opin Neurobiol, 2013, 23(5):767–773.

[75] BENINGTON JH, HELLER HC. Restoration of brain energy metabolism as the function of sleep. Prog Neurobiol, 1995,45(4):347–360.

[76] SCHARF MT, NAIDOO N, ZIMMERMAN JE, et al. The energy hypothesis of sleep revisited. Prog Neurobiol, 2008, 86(3):264–280.

[77] KONG J, SHEPEL PN, HOLDEN CP, et al. Brain glycogen decreases with increased periods of wakefulness: implications for homeostatic drive to sleep. J Neurosci, 2002, 22(13):5581–5587.

[78] NIKONOVA EV, NAIDOO N, ZHANG L, et al. Changes in components of energy regulation in mouse cortex with increases in wakefulness. Sleep, 2010, 33(7):889–900.

[79] TONONI G, CIRELLI C. Sleep function and synaptic homeostasis. Sleep Med Rev, 2006, 10(1):49–62.

[80] CIRELLI C, GUTIERREZ CM, TONONI G. Extensive and divergent effects of sleep and wakefulness on brain gene expression. Neuron, 2004, 41(1):35–43.

[81] GILESTRO GF, TONONI G, CIRELLI C. Widespread changes in synaptic markers as a function of sleep and wakefulness in Drosophila. Science, 2009, 324(5923):109–112.

[82] FRANK MG, ISSA NP, STRYKER MP. Sleep enhances plasticity in the developing visual cortex. Neuron, 2001, 30(1):275–287.

[83] KAYSER MS, YUE Z, SEHGAL A. A critical period of sleep for development of courtship circuitry and behavior in Drosophila. Science, 2014, 344(6181):269–274.

[84] FRANK MG. Why I am not shy: a reply to Tononi and Cirelli. Neural Plast, 2013, 2013:394946.

[85] MACKIEWICZ M, ZIMMERMAN JE, SHOCKLEY KR, et al. What are microarrays teaching us about sleep? Trends Mol Med, 2009, 15(2):79–87.

[86] MACKIEWICZ M, SHOCKLEY KR, ROMER MA, et al. Macromolecule biosynthesis: a key function of sleep. Physiol Genomics, 2007, 31(3):441–457.

[87] TU BP, MCKNIGHT SL. The yeast metabolic cycle: insights into the life of a eukaryotic cell. Cold Spring Harb Symp Quant Biol, 2007, 72:339–343.

[88] NAIDOO N. Cellular stress/the unfolded protein response: relevance to sleep and sleep disorders. Sleep Med Rev, 2009, 13(3): 195–204.

[89] BROWN MK, CHAN MT, ZIMMERMAN JE, et al. Aging induced endoplasmic reticulum stress alters sleep and sleep homeostasis. Neurobiol Aging, 2014, 35(6): 1431–1441.

[90] ZHANG K, KAUFMAN RJ. The unfolded protein response: a stress signaling pathway critical for health and disease. Neurology, 2006, 66(2 Suppl 1):S102–S109.

[91] SCHRODER M, KAUFMAN RJ. ER stress and the unfolded protein response. Mutat Res, 2005, 569(1–2):29–63.

[92] NAIDOO N, GIANG W, GALANTE RJ, et al. Sleep deprivation induces the unfolded protein response in mouse cerebral cortex. J Neurochem, 2005, 92(5):1150–1157.

[93] METHIPPARA M, MITRANI B, SCHRADER FX, et al. Salubrinal, an endoplasmic reticulum stress blocker, modulates sleep homeostasis and activation of sleep- and wake-regulatory neurons. Neuroscience, 2012, 209:108–118.

[94] XIE L, KANG H, XU Q, et al. Sleep drives metabolite clearance from the adult brain. Science, 2013, 342(6156):373–377.

[95] KANG JE, LIM MM, BATEMAN RJ, et al. Amyloid-beta dynamics are regulated by orexin and the sleep-wake cycle. Science, 2009, 326(5955):1005–1007.

[96] YAFFE K, LAFFAN AM, HARRISON SL, et al. Sleep-disordered breathing, hypoxia, and risk of mild cognitive impairment and dementia in older women. JAMA, 2011, 306(6):613–619.

[97] STICKGOLD R. Parsing the role of sleep in memory processing. Curr Opin Neurobiol, 2013, 23(5):847–853.

[98] DIEKELMANN S, BORN J. The memory function of sleep. Nat Rev Neurosci, 2010, 11(2):114–126.

[99] WAGNER U, GAIS S, HAIDER H, et al. Sleep inspires insight. Nature, 2004, 427(6972):352–355.

[100] MANDER BA, RAO V, LU B, et al. Prefrontal atrophy, disrupted NREM slow waves and impaired hippocampal-dependent memory in aging. Nat. Neurosci, 2013, 16(3):357–364.

[101] HOBSON JA. Sleep is of the brain, by the brain and for the brain. Nature, 2005, 437(7063):1254–1256.

[102] ANAFI RC, PELLEGRINO R, SHOCKLEY KR, et al. Sleep is not just for the brain: transcriptional responses to sleep in peripheral tissues. BMC Genomics, 2013, 14:362.

第 13 章

肺循环

Robert Naeije

简介：历史与沿革

13 世纪，Ibn al-Nafis（1213—1288）在"论 Avicenna 经典解剖学"一文中提出了肺循环，16 世纪，Michael Servetus（1511—1553）在"基督教的复兴"一文中也提及这一概念。然而，直到最近人们才意识到，肺循环作为一个独立的高流量低压系统，是进化过程的最终结果，目的是优化温血动物如鸟类和哺乳动物的气体交换。从鱼类祖先到两栖动物，再到爬行动物，最后到鸟类和哺乳动物，其进化过程导致动物耗氧量逐渐增加，进而需要更薄的肺血-气屏障。哺乳动物的肺泡毛细血管膜只有 0.3μm 厚，非常脆弱。肺循环与体循环的完全分离保护了这个屏障的完整性。这种进化是通过右心室（RV）负荷逐渐下降和结构重塑来完成的。

肺循环极端潜在的生理压力是运动和缺氧。运动所增加的氧气摄取和二氧化碳输出高达静息水平的 20 倍左右，心输出量则增加约 6 倍。剧烈运动可能会导致过度的毛细血管渗出和应激失调，或使 RV 负荷过大，导致最大心输出量受限，最终影响气体交换功能。由于缺氧引起肺血管收缩，进一步增加了肺血管的压力负荷。

肺血管压力与阻力

■ 正常值范围

肺循环的特征成分包括流入压力也就是肺动脉压（Ppa）、流出压力也就是左心房压力（Pla）以及大致等于全身心输出量的肺血流量（Q）。肺血管压力和流量是搏动式的。因此，可以通过 Ppa（mPpa）、Pla 和 Q 的平均值来计算肺血管阻力（pulmonary vascular resistance，PVR），并以此来评估肺循环功能状态是简单且临床实用的。

$$PVR = (mPpa - Pla)/Q$$

对肺血管压力和心输出量的测量,可采用右心插入充液球囊式热稀释导管进行(图 13-1)。该操作是通过热稀释法测量来自球囊闭合压(Ppao)或肺动脉楔压(Ppw)和 Q,进一步来估算 Pla。

■ 方法学观点

目前认为,用液体充盈导管的频率响应测量心脏收缩肺动脉压和舒张肺动脉压(sPpa 和 dPpa)并且推导出平均肺动脉压(mPpa)是有意义的。然而,过量冲管或管路系统过长会引起信号阻尼过强或不足,从而会进一步导致测量误差。在 8 只以肺动脉套扎或注射微珠诱导致肺动脉高压的动物模型(狗)中,用液体灌注 Swan-Ganz(SG)导管测量的脉压(PP 或 sPpa-dP-pa),与作为金标准的以尖端装有高保真微压力计的导管测量的脉压相比较,其结果见图 13-2。PP 的测量具有高度相关性,根据 Bland 和 Altman 的分析显示其结果几乎没有差异。然而,一致性的界限高达 ± 8mmHg,提示在某些临床情况下可能并不够准确。

基于早期高度相关性报道,通过 Ppw 估计 Pla 值被认为是准确的。最近,在一项大型质量控制研究再次印证了该理论,该研究对近 4 000 例肺动脉高压患者在右心导管插入期间进行了 Ppw 测量,并且在左心导管插入期间通过左心室(left ventricular,LV)舒张末期压力测量了 Pla。该研究提示偏差值达 3mmHg,相当于舒张末期小肺静脉到左心室的预期压力梯度,因此表现出极好的准确性,但一致性范围在−15mmHg 至

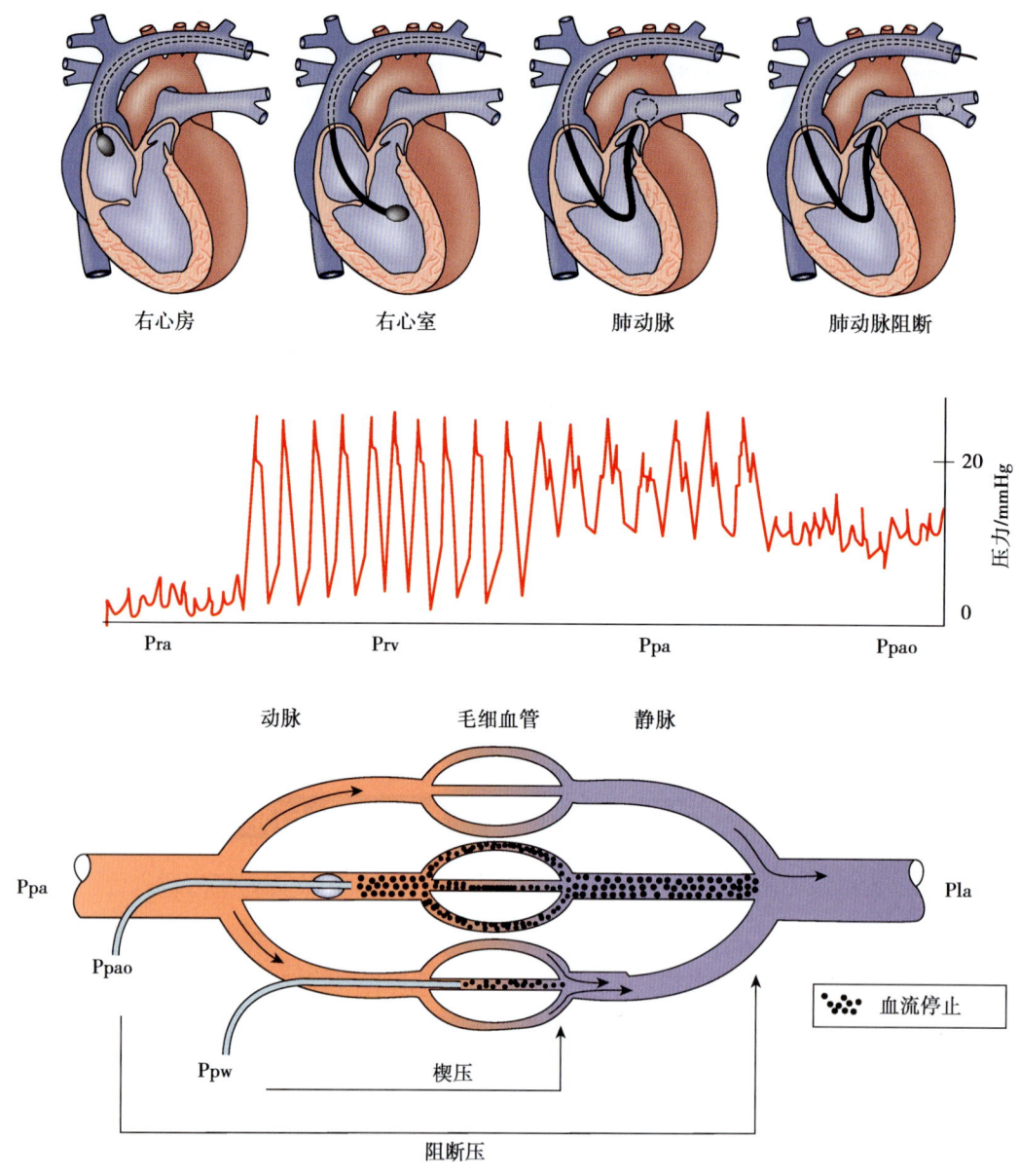

图 13-1 用流动导向球囊导管进行右心导管检查,连续测量右心房压(Pra)、右心室压(Prv)、肺动脉压(Ppa)和闭塞 Ppa(Ppao)。由于肺血管树动脉和静脉分支的分形结构,闭塞或楔形 Ppa 延长导管的液柱直达相同直径的肺静脉,由此可以有效估算左心房压力或左心室舒张末期压力。

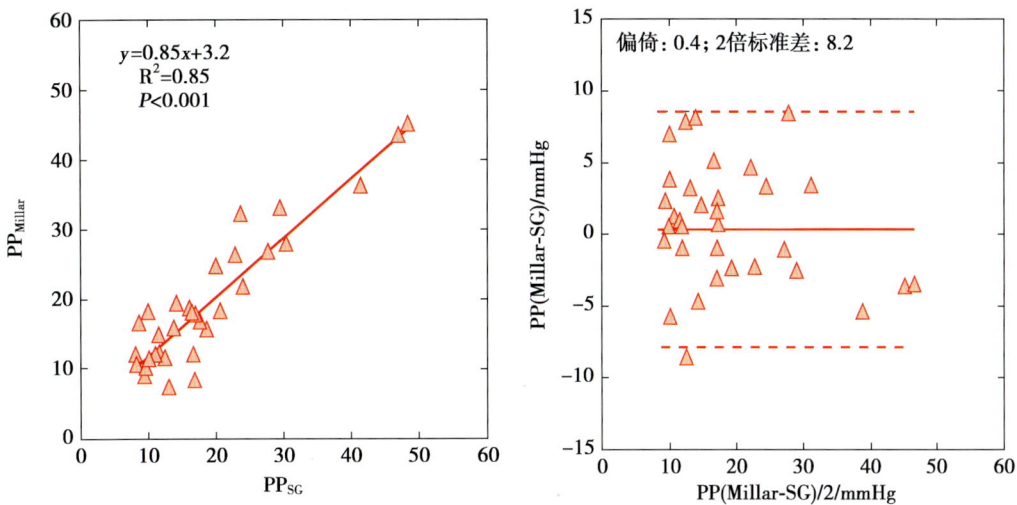

图 13-2　使用液体灌注 Swan-Ganz(SG)导管测量肺动脉压(PP)与使用尖端高保真微型压力计 Millar 导管测量 PP 值的相关性分析和 Bland-Altman 散点图分析。偏倚值基本可忽略不计,提示液体灌注导管测量的准确性,但一致性的界限是±8mmHg,表明其精度有限。资料来源:PAGNAMENTA A, VANDERPOOL R, BRIMIOULLE S, et al. Proximal pulmonary arterial obstruction decreases the time constant of the pulmonary circulation and increases right ventricular afterload. J Appl Physiol,2013,114:1586-1592.

+9mmHg 之间,提示根据截断值进行个体化诊断的准确性不足。

与金标准直接 Fick 测量相比,热稀释法测定 Q 值几乎没有偏差,其偏差范围是±0.1L/min,即使在患有严重肺动脉高压和三尖瓣反流(TR)的患者中,也具有准确性。一致性的范围是±1L/min,但一般认为该值较大,缺少临床意义。

液体灌注导管使用位于 0 压力点的外部压力计来测量血管压力,最佳参考平面是静压无差异点,其位于三尖瓣水平,此处压力与体位无关。即仰卧位中胸部或 Louis 角以下 5cm,直立位在两侧第四肋下缘与腋中线相交处。若 0 点位于导管平台处会导致过高估计 Ppa 和 Ppw 的值。

一般在呼气末进行测量,此时肺处于功能残气量(FRC)。低于或高于 FRC 的肺容积导致 PVR 增加,因为在高肺容积下肺泡血管阻力明显增加,肺容积较低时肺泡外血管阻力增加。因此患者气道阻塞时会导致 FRC 增加并可能表现为 PVR 增加。此外,这些患者存在严重的胸腔内压力波动,在呼气期间主要为正值。这在图 13-3 中进行了说明。呼气末期进行测

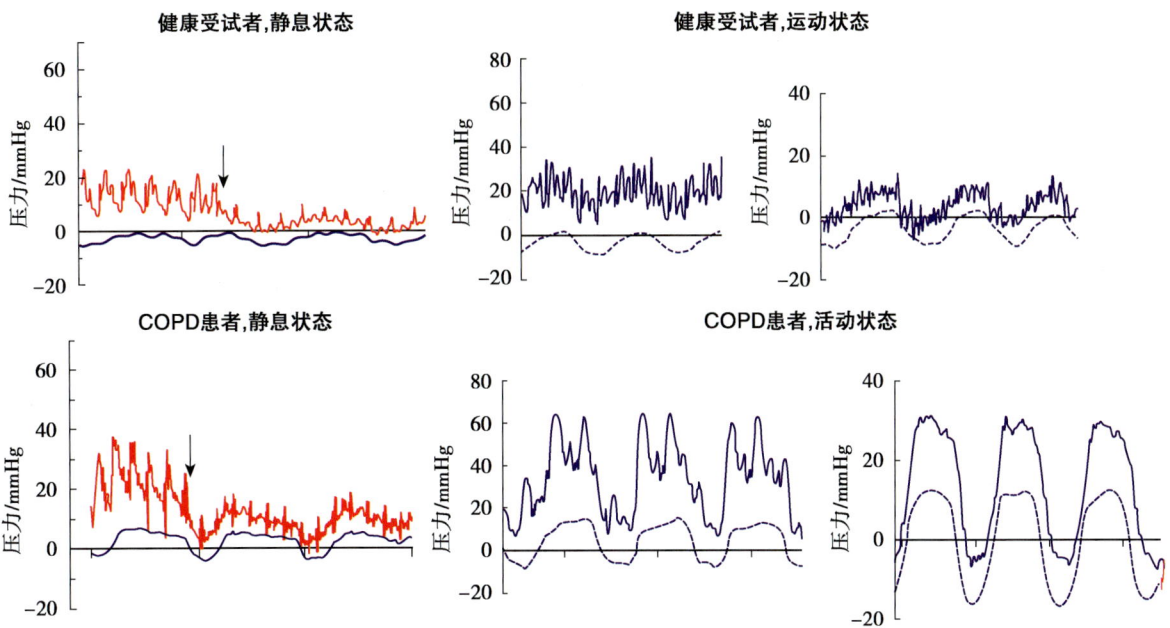

图 13-3　在健康受试者和慢性阻塞性肺疾病(COPD)患者中,于休息和运动时测量肺动脉压(Ppa)和肺动脉楔压(Ppw)及食管压(PES)。箭头表示球囊充气的时刻。注意,在 COPD 患者运动期间,胸腔内压对 Ppa 和 Ppw 有较大的影响。获授权改编自:ROBERT NAEIJE,BART G. BOERRIGTER. Pulmonary hypertension at exercise in COPD:does it matter? Eur Respir J,2013,41:1002-1004.

量可能会高估 Ppa 和 Ppw。

有时无法获得 Pla 或 Ppa 的测量值,总 PVR(TPVR)计算如下:

$$TPVR = mPpa/Q$$

由于 Pla 相对于 Ppa 不可忽略,因此 TPVR 大于 PVR,并且这种差异可能与流量相关。因此,当 Pla 增加时,TPVR 不能正确描述肺循环的流动阻力特性。另一方面,TPVR 可能是对 RV 后负荷更符合实际的估计。RV 暴露于 Ppa,而不是 Ppa 与 Pla 之间的差异。

肺毛细血管压

楔压测定或闭塞法 Ppa 测量是可接受的 Pla 评估方式。微穿刺研究显示,肺毛细血管压力(Ppc)高于 Ppw,其值大约在动脉压和静脉压之间。因此,楔压或闭塞 Ppa 不应被称为"毛细血管压"或"毛细血管楔压"。Ppc 的估计可以通过分析动脉闭塞后的 Ppa 衰减曲线来获得(图 13-4)。表 13-1 显示了健康志愿者静息时通过单个动脉阻塞测得的 Ppc 正常值的限值。基于测量的正常肺灌注阻力的分布,即 60% 的动脉阻

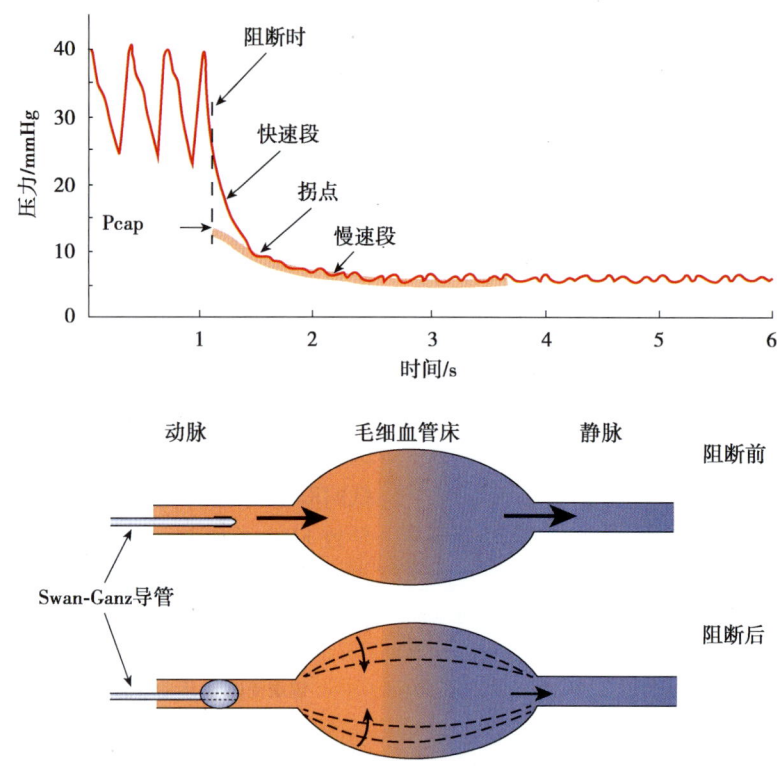

图 13-4 通过肺动脉阻塞后分析压力衰减曲线的快速段、慢速段的截距或通过指数拟合的外推法分析慢速段的压力瞬变以估计肺毛细血管压力(Pcap)。

力和 40% 的毛细血管加静脉阻力,Ppc 可以由以下公式估算:

$$Ppc = Pla + 0.4 \times (mPpa - Pla)$$

■ PVR 的计算

血管阻力的计算方式源自物理法则,该法则是由法国医生 Poiseuille 最初提出的,由德国物理学家 Hagen 提出数学方程,该法则描述了通过不可扩张的直圆柱管的牛顿流体的层流。Poiseuille 在实验上表明,血流量与内径的四次方成反比,证实了先前的描述,即动物动脉血管直径降至 2mm 时动脉压仍然很高,而静脉血压却很低。Hagen-Poiseuille 定律指出,单管的流动阻力 R 等于管长 l 与黏度 η 及常数 8 的乘积

表 13-1 肺血管压力及静息状态下肺血流正常值

变量	平均值	正常值范围
流量(Q)/(L·min⁻¹)	6.4	4.5~8.5
心率/bpm	67	40~100
收缩期 Ppa/mmHg	19	13~26
舒张期 Ppa/mmHg	10	6~16
平均 Ppa/mmHg	13	8~20
Ppw/mmHg	9	5~12
Ppc/mmHg	10	8~12
Pra/mmHg	5	1~8
PVR/(dyne·s·cm⁻⁵)	55	12~100

Q:肺血流;Ppa:肺动脉压;Ppw:肺动脉楔压;Ppc:肺毛细血管压;Pra:右心房压力;PVR:肺血管阻力。

除以 π 与内半径 r 的四次方的乘积。更一般地,R 可以被计算为压降 ΔP 与流量 Q 之比:

$$R = l\eta 8/\pi r^4 = \Delta P/Q$$

通过整个血管床的压降与流动的比率,描述了单个血管串联和并联时的阻力。

公式中的 r 是四次方,这解释了为什么 R 对这些小血管的微小内径变化非常敏感(半径变化 10% 导致阻力几乎变化 50%)。因此,PVR 是肺阻力血管收缩或扩张状态的良好指标,并且对检测由于张力和/或结构改变而导致的小动脉血管口径变化是有用的。

■ 年龄、性别、体位的影响

表 13-1 中显示了 60 位静息仰卧的年轻成人健康志愿者中静息肺血管压力和流量的正常范围。在该研究人群中,女性的心输出量低于男性,因此女性的 PVR 较高。然而,在校正身体尺寸之后,肺血流动力学没有性别差异。这些数据得到了最近一篇综述的确认,该综述回顾了 47 项有创测量研究,其中共纳入 1 187 人,225 人为女性,717 人为男性。

衰老与 PVR 的增加有关。这是由于 mPpa 轻微增加、心输出量显著减少而导致 PVR 在个体 50 岁后会增加一倍。然而,健康老年人的测量数据很少,因此作为年龄函数的正常人肺循环指标,其正常范围并不完全清楚。

体位通过对全身静脉回流的相关变化而影响 PVR。在直立位置,Pla,右心房压力(Pra)和心输出量比在仰卧位时低。由于肺血管塌陷,mPpa 基本保持不变,因此 PVR 在直立位更高。因此,在测试直立位与仰卧位 PVR 时,关注两种体位 PVR 值的不同(图 13-5)是非常重要的。

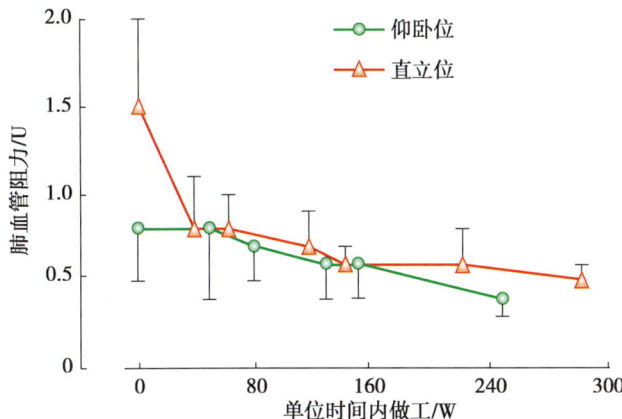

图 13-5 表示健康志愿者分别在直立位(三角形)与仰卧位(圆圈)时,静息状态下和逐渐增加工作量时的肺血管阻力(PVR)。静息 PVR 在直立位更高,工作量适中时,直立和仰卧位的 PVR 就会互相汇聚,而随着劳动负荷增加,又会缓慢下降。垂直方向柱体表示标准差。

肺血流效应

PVR 计算的固有假设是 mPpa 与流速间的恒定关系,并且二者的关系线与压力轴相交处的 mPpa 值等于 Pla(也就是说当流速为零时,理论上 mPpa = Pla)。因而,不论压力或流速值为多少,PVR 都是恒定的。

计算显示,当流速位于生理范围内时,mPpa−Pla 与 Q 之间的关系可以线性且近似合理地被描述,仰卧位时,对于静息状态下的健康动物,包括人类,若肺部氧合良好,在 Q 轴上的外推截距处压力值为 0,提示氧合良好的肺循环内所有肺泡正常张开,并且无过度膨胀。然而,在低氧与其他心源性或呼吸系统疾病时,会增加 mPpa-Q 关系线的斜率及外推交汇点处的压力值。

虽然 mPpa-Q 斜率的增加很容易理解为由肺阻力血管的横截面积减小引起,但是 nzero 和典型的正外推压力截距已经启发了各种解释模型。

■ 肺循环的 Starling 阻抗模型

为解释非 0 且正值压力外推截距,Permutt 等设想了一个血管"瀑布"或"Starling 阻抗"模型,其由一系列并联可塌陷的血管构成,各血管闭合压力为不同的非 0 正值。瀑布比拟借鉴了这样的事实:流过瀑布的水流量(Q)与瀑布的高度(上游与下游的压力差)无关。反而是一种"外部"因素(在瀑布比喻中,这种外部因素为流体的动量)影响流速。Starling 阻抗实际上是这样一种装置:在封闭空间内的可承压且可塌陷的管路,因此"外部因素"可通过压缩管路控制流速。Starling 使用这种装置来控制他的心肺模型中的血压。Permutt 假设,在肺循环中,当流速降低时,动脉将会逐渐塌陷,相应的低流速 mPpa-Q 曲线会凹向流速轴,曲线与压力轴相交时的压力值为使血液流动所需克服的最低闭合压。当流速升高时,完全的血管开放以及可忽略的血管扩张使得 mPpa-Q 关系呈线性,其外推截距代表了闭合压的平均值。在该模型中,平均闭合压为肺循环的有效流出压力。在高流量水平状态下,Pla 与平均闭合压相同。然而,流量较低时,Pla 较平均闭合压低,并与流量不相关,这就类似于瀑布内的水流量与瀑布高度无关(图 13-6)。

管路系统由可萎陷的血管构成,其典型特征是当闭合压(明显)高于流出压时,其流入压力、流出压力及流速会出现功能性分离(图 13-7)。West 等研究提示,流出与流入压力的功能性分离是直立位上部 1 肺区萎陷的特征。有研究报道,肺动脉高压合并急性肺损伤及心脏移植患者中都会出现这种现象。

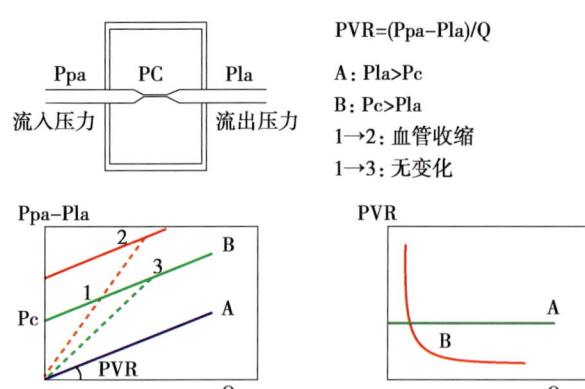

图 13-6 Starling 阻抗模型解释了循环系统内闭合压力的概念。流量(Q)由流入压力或平均肺动脉压(Ppa)与流出压力之间的压力梯度决定,所述流出压力是指闭合压力(Pc)或左心房压力(Pla)。当 Pla>Pc 时,(Ppa-Pla)/曲线穿越原点(A 曲线),PVR 是一恒量。当 Pc>Pla 时,(Ppa-Pla)/Q 曲线具有正压力截距(B 曲线),PVR 则随着 Q 的增加呈曲线性下降。B 曲线呈现的低流量部分代表充张时流量。PVR 的计算可能让人误解:PVR、(Ppa-Pla)/Q 的斜率在血管收缩时(从 1 到 2)保持不变或在肺循环功能状态无改变时(不变的压力/流量线)反而有所降低(从 1 到 3)。获授权引自:NAEIJE R. Pulmonary vascular resistance:a meaning-less variable? Intens Care Med,2003,29:526-529.

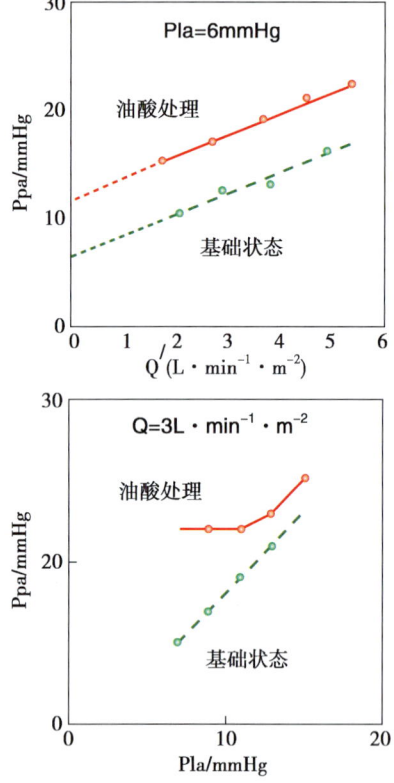

图 13-7 上图显示:在左心房压力(Pla)恒定时,平均肺动脉压(Ppa)与心输出量(Q)的函数关系;下图显示:在血流量恒定的情况下,Ppa 与 Pla 的函数关系。图中数据来自麻醉状态下,实验动物狗在注射油酸(OA)以产生急性肺损伤之前(虚线)和之后(实线)。肺损伤与线性 Ppa-Q 曲线向更高压力处转换有关,此时外推压力截距增加(小虚线)。在应用油酸前,Pla 以接近 1:1 的比例传输至 Ppa,但在应用油酸后压力仅等于 Ppa-Q 曲线的外推压力截距,此时伴有闭合压的增加,该压力成为肺循环的有效下游压力。获授权引自:LEEMAN M,LEJEUNE P,CLOSSET J,et al. Nature of pulmonary hypertension in canine oleic acid pulmonary edema. J Appl Physiol,1990,69:293-298.

肺循环的 Starling 阻抗模型足以解释健康状态下及特定病理状态下塌陷肺区的压力-流速关系。这些病理状态与小肺阻力动脉的周围压力升高有关,如肺水肿。但该模型不能准确预测血栓栓塞性肺动脉高压及血细胞比容改变后 mPpa-Q 的关系。因此,已经开发出可变血细胞比容的扩张性模型。

■ 肺循环的扩张性模型

Zhuang 建立实验动物猫的肺循环模型不仅考虑了形态计量学的因素,而且涉及肺血管树的力学原理(即可扩张性),同时还描述了每一条血管分支区域的流变学特征。作者们预测到 mPpa-Q 曲线在生理流速范围内会轻度弯曲并凹向流速轴,而当流速下降时这一曲度会逐渐增加。基于试验数据证实,这一曲度通过动脉、毛细血管、静脉的扩张生成,而并不需要借助闭合压。Zhuang 的扩张(或称顺应性)模型被证明能够预测 Ppa-Q 曲线在某些诱因下会整体平移至高压力水平,这些诱因包括栓塞、肺容量改变、低氧,甚至 Ppa 与 Pla 在恒定 Q 下的功能性分离。该模型可准确预测由肺动脉造影所确定的不同程度的栓塞性肺血管阻塞时的 mPpa-Q 曲线(图 13-8)。

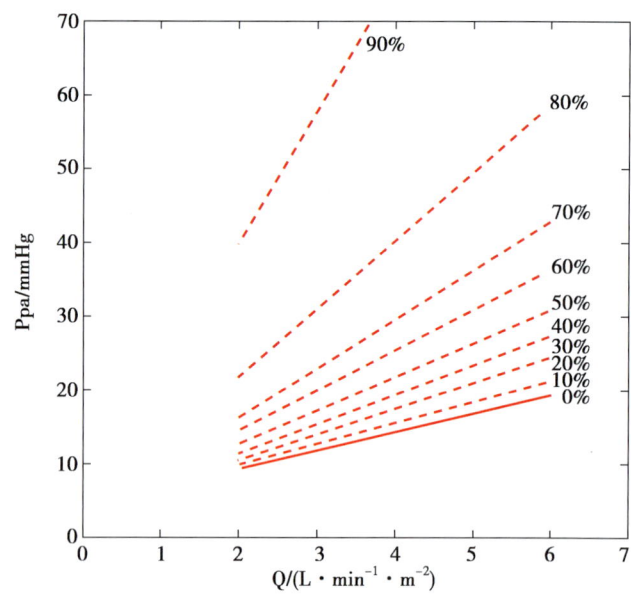

图 13-8 在血管造影确定的呈递增水平的栓塞阻塞中,通过 Zhuang 的黏弹性模型预测的平均肺动脉压(Ppa)-心输出量(Q)关系。对应于肺动脉高压的定义,平均 Ppa 增加超过 25mmHg 发生在肺血管床约 50% 阻塞之后。若平均 Ppa 为 50mmHg,即严重肺动脉高压,此时血管床有 80% 阻塞。这些估计值的基础为 5L/min 的 Q 值,Ppa 水平与阻塞程度的关系是依赖于流量水平的。资料来源:MÉLOT C,DEL-CROIX M,LEJEUNE P,et al. Starling resistor versus viscoelastic models for embolic pulmonary hypertension. Am J Physiol,199,267(Heart Circ Physiol 36):H817-H827.

Linehan 认为,先前报道的顺应性模型太过复杂,需要大量参数,而这些参数无法单从压力及流量测量中得到确认。因此他开发出了简化的扩张模型,并验证了在被灌注的实验动物狗肺叶中处于不同血细胞比容水平时,此模型足以描述 mPpa-Q 的关系。在此模型中,PVR 可通过引入肺阻力血管扩张因子 α 计算:

$$PVR = [(1+\alpha Ppa)^5 - (1+\alpha Pla)^5]/5\alpha Q$$

当压力增加时血管直径较基础值 D_0 的变化由扩张因子 α 所决定:

$$D = D_0 + \alpha P$$

这个模型可以预测指定肺动脉压、血流量、血细胞比容和血管扩张性水平的 mPpa。

该模型在多点式 mPpa-Q 关系图中显示出轻微的曲度变化,这可以由阻力血管的自然扩张所解释(图 13-9)。当流速在生理范围内波动时,该曲线仍可看作是近似线性的。然后可以计算用于估计平均阻力的斜率和用于提示闭合压力的外推压力截距。多点 mPpa-Q 曲线的斜率提供了肺循环阻力特性的精确定义,优于单独的 PVR 计算。外推压力截距的意义不明

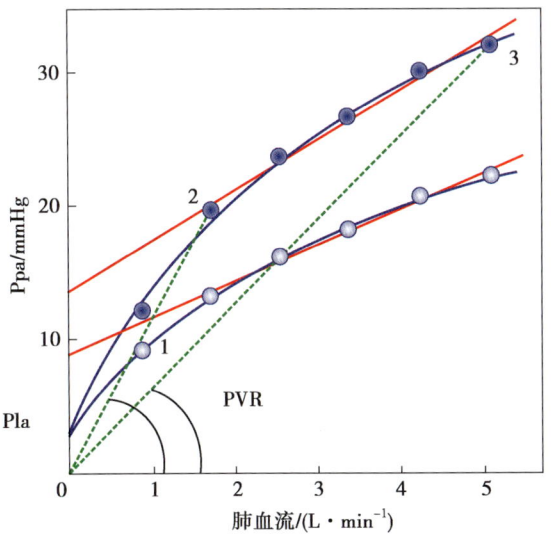

图 13-9　正常氧(空心圆)和缺氧(实心圆)状态下肺动脉压(Ppa)与血流量(Q)的函数关系。左心房压力为 6mmHg,压力-流量曲线显示出轻微的曲度。数据点的线性调整是正外推压力截距和误导性肺血管阻力(PVR)计算的原因。由于缺氧使血管收缩,进而由缺氧诱导的 Ppa 增加伴随着 PVR(从 1 到 2)不变或 PVR(从 1 到 3)降低,这取决于增加的血流量。资料来源:NELIN LD, KRENZ GS, RICKABY DA, et al. A distensible vessel model applied to hypoxic pulmonary vasoconstriction in the neonatal pig. J Appl Physiol, 1992, 73: 987-994.

确,并且会高估任何可能与增加的扩张性成比例的肺闭合压力。

另外,通过给定休息和运动期间的阻力值、Ppa_m、Pla 和 Q,Linehan 方程允许重新计算扩张因子 α。Reeves 等报道了通过右心导管获得的在健康志愿者休息和运动期间肺血流动力学数据,在正常血氧分压下,重新计算的 α 值等于(2±0.2)%/mmHg。比较取自不同物种哺乳动物的血管,计算各自 α 值的平均值,基本都接近 2%/mmHg。Reeves 的研究还提示,α 值随着年龄的增长而降低,随着慢性而非急性低氧而降低。Argiento 等通过多普勒超声心动图测量正常志愿者的肺血管压力和血流量,并由此计算出了相似的 α 值。在该研究中,与绝经前妇女相比,男性 α 值较低,并随着年龄的增长而继续降低。同样的无创性检查方法显示慢性缺氧时的 α 值减少。

血液黏度

与促红细胞生成素表达增加有关,导致红细胞总数、血细胞比容和血红蛋白水平增加。高原健康受试者长期暴露于低压缺氧环境中,据估计,其血红蛋白正常值的上限为男性 21g/dL,女性 19g/dL。在 Poiseuille-Hagen 方程中,阻力与流体黏度正相关。

基于对动物后肢血管的研究,Whittaker 和 Winton 提出了经常使用的参考方程,用以描述阻力和血细胞比容之间线性关系:

$$R_0(45\%) = R_0(HCT)\frac{1-\varphi^{1/3}}{0.234}$$

其中,R_0 是血细胞比容(hematocrit, HCT)为 45% 时的 PVR,φ 是测量出的血细胞比容。

Linehan 等提出用指数关系来解释离体狗肺实验中血细胞比容对于 mPpa-Q 关系的影响:

$$R_0(45\%) = R_0(HCT)\frac{1}{\exp[2(\varphi-0.45)]}$$

图 13-10 显示了居住在海平面和高海拔地区的健康人群的血细胞比容变化对具有代表性的 mPpa-Q 关系的影响。两组的血细胞比容从 45% 增加到 80%。由于高海拔地区居民肺循环扩张性低,其 mPpa-Q 斜率增加受到血细胞比容增加的影响更大。因此,当肺循环可扩张性较低时,血细胞比容对 mPpa 的影响得到增强。有代表性的例子为在老年和长期低氧的受试者中,上述影响非常明显。

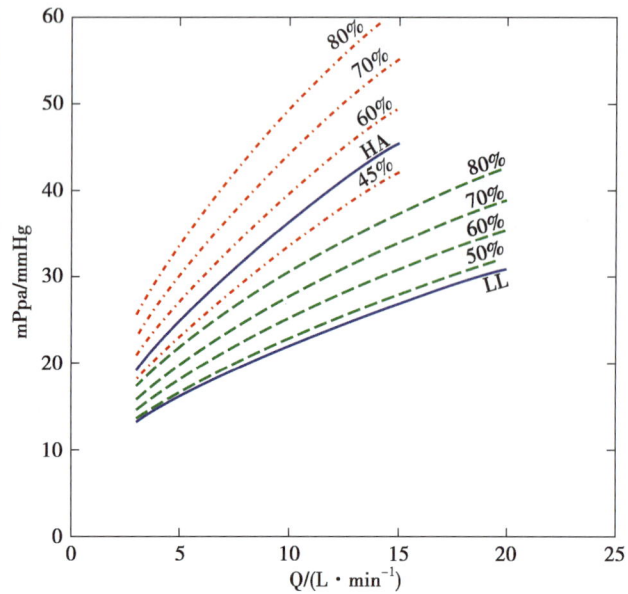

图 13-10 15 名高海拔居民（HA）和 15 名低海拔居民（LL）在高海拔时的肺动脉平均压（mPpa）均数-流量（Q）关系，实线处 LL 的血细胞比容为 45%，HA 的血细胞比容为 52%。mPpa-Q 曲线由于血细胞比容增加到 80% 而转移到更高的压力水平，这是通过使用扩展的 Linehan 模型和相关的血细胞比容校正进行模拟的。增加的血细胞比容可能是高海拔地区人群肺动脉高压的原因。

左心房压与跨肺压梯度

Pla 的升高会传递至上游，引起 mPpa 的升高。PVR 方程假定不论 Q 水平如何，前述上下游压力升高比例是 1:1。Pla 的慢性升高可以诱导肺血管重构，并因此导致 mPpa 的"不成比例"升高。出于这个原因，临床医生喜欢根据经跨肺压力梯度（transpulmonary pressure gradient，TPG）来鉴别 mPpa 是纯被动增加还是由肺血管疾病导致的增加。TPG 等于 mPpa 和 Pla 之差。

$$TPG = mPpa - Plat$$

通常认为，TPG 正常值的上限为 12mmHg。此时心输出量处于正常上限 8L/min，而此时 RVR 值相当于 1.5 个 Wood 单位。然而，最近有证据显示，左心衰竭患者的 TPG 通常高于 12mmHg，通过积极利尿或心脏移植等治疗后，TPG 会快速恢复至 12mmHg 以下，由此可以证明压力在被动地向上游传导。在流速稳定的条件下，由于肺阻力血管是可扩张的，因此 Pla 的增加以小于 1:1 的比例向上游传输。在血液脉动式流动的条件下，因为肺动脉顺应性降低，Pla 的升高会导致脉压（PP 或 sPpa-dPpa）升高。后一种情况很大程度上占主导地位。此外，TPG 随着 Q 的增加而增加，因为随着流量的增加，mPpa 的增加比 Pla 增加更明

显。但通过使用 dPpa 和 Pla 之间的梯度差或者舒张压梯度（diastolic pressure gradient，DPG），这些问题就是有限的甚至是可以避免的。DPG 的正常上限约为 5mmHg。图 13-11 所示模型为 Ppw 升高对于 TPG 与 DPG 的影响。假设恒定的 dPpa 是 Ppw 的函数，这是合理的，可以看出高 Ppw 与 TPG 被动增加至 12mmHg 以上有关，由于 mPpa 按比例增加所致。

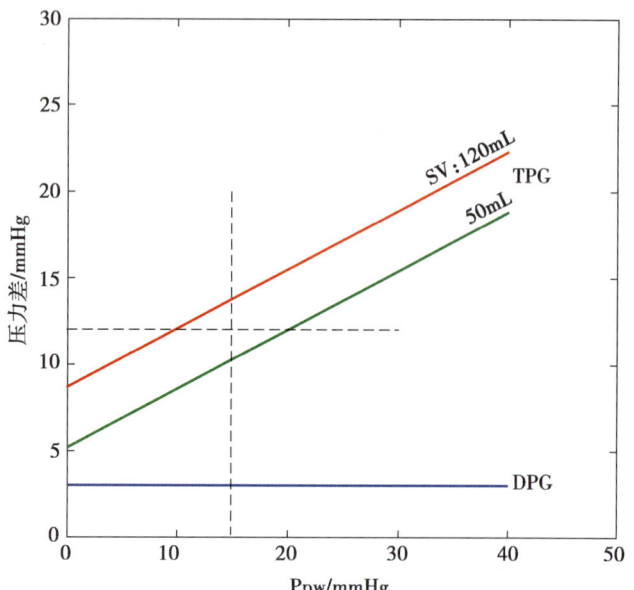

图 13-11 增加肺动脉楔压（Ppw）对收缩压、舒张压和平均肺动脉压（sPpa、dPpa、mPpa）的影响，从中可以看出跨肺压力梯度 mPpa-Ppw（TPG）逐渐增加，舒张压梯度几乎不变 dPpa-Ppw（DPG）。资料来源：NAEIJE R，VACHIERY J，YERLY P，et al. The transpulmonary pressure gradient for the diagnosis of pulmonary vascular disease. Eur Respir J，2013，41：217-223.

重力

从非重力依赖性肺区到重力依赖性肺区，肺血流几乎呈线性增加。这种肺灌注的不均一性在直立位的肺中可以得到最好的证明。肺的垂直高度平均约为 30cm。相同大小的垂直血柱其上下端之间的压力差可达到 23mmHg，这比肺循环平均灌注压要大。因此，正常肺灌注分布的生理不均一性可以通过动脉、静脉和肺泡压之间依赖于重力的相互作用来解释。在肺尖部，肺泡压（PA）高于 mPpa 和肺静脉压（Ppv）。在这个肺区 1 中，血流可能仅在心脏收缩期存在，或者根本不存在。1 区在某些临床情况下出现扩大，如低血容量性休克引起的低流量时，或采用呼气末正压进行机械通气引起的肺泡压升高时。在肺下方为 2 区，在 2 区中 Ppa>PA>Ppv，肺泡压力是有效的闭合压，并且血流的驱动压是平均 mPpa 和 PA 之间的

压力梯度。如前所述,这种流动状态可以比作瀑布,因为 Ppv(表现为流出压力)与流量无关,就像瀑布的流量与高度无关一样。在区域 3 中,Ppv 高于 PA,因此流动的驱动压力为 mPpa-Ppv。West 肺区分布如图 13-12 所示。

在直立位,肺的最大重力依赖区域,存在流量减少的额外区域。该区域 4 的存在归因于肺泡外血管阻力的增加,因为当肺容量减少或存在肺水肿时该区域扩大。"活跃的张力"可能是区域 4 的另一种解释,因为它可以通过给予血管扩张剂而减少。

与直立体位相比,仰卧位人体肺组织的垂直高度降低,因此,整个肺组织几乎完全位于 3 区中。但在那里仍然可以测到由非重力依赖肺区向重力依赖肺区的血流量增加(图 13-13)。

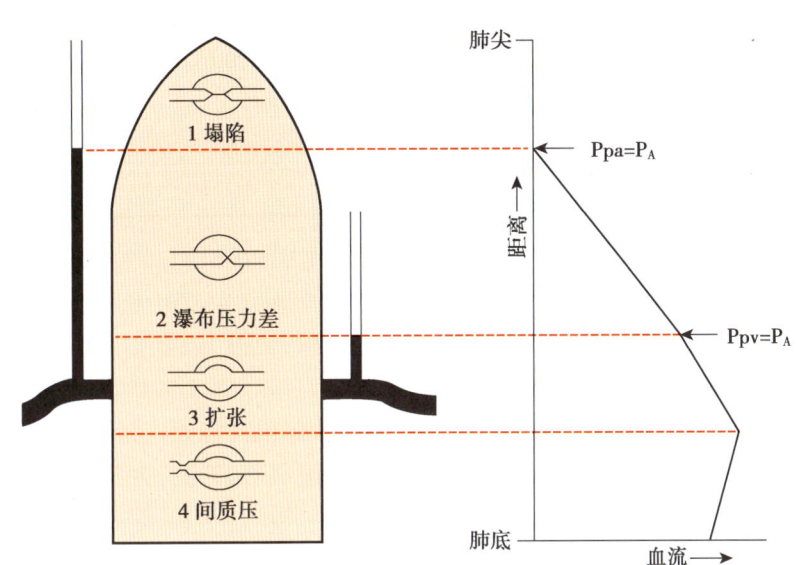

图 13-12 直立位时,肺的血流灌注呈带状分布,这是由动脉(Part)、肺泡(Palv)和静脉压力(Pv)之间的相互关系决定的,这解释了由重力引起的肺血流灌注,是自 1 区向 2 区 3 区逐渐增加的。在肺受重力最大的部分即 4 区,其灌注明显减少。获授权引自:HUGHES JM,GLAZIER JB,MALONEY JR,et al. Effect of lung volume on the distribution of pulmonary blood flow in man. Respir Physiol,1968,4:58-72.

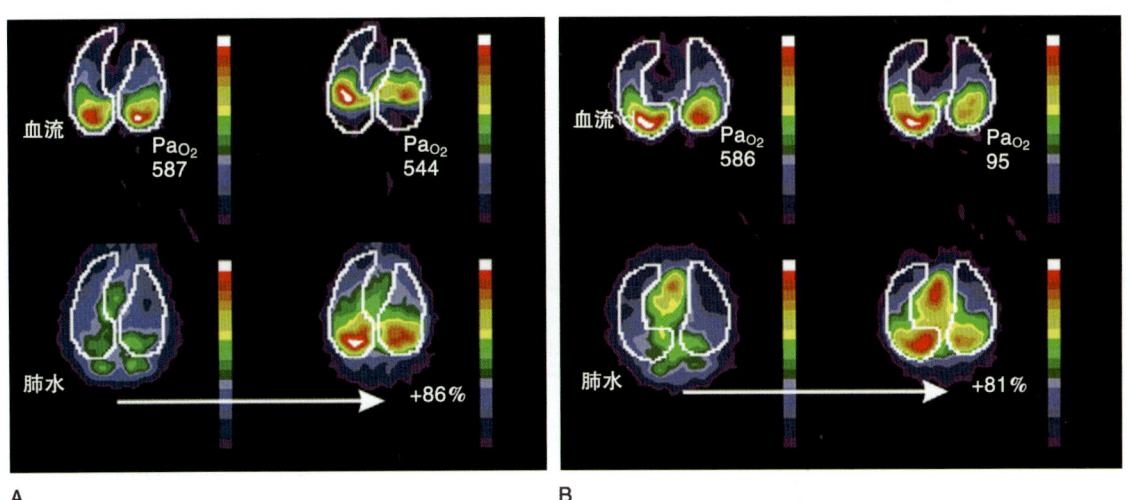

图 13-13 诱导急性肺损伤前后,仰卧位实验动物狗的血流和肺渗出的正电子发射断层扫描(positron emission tomography,PET)成像结果:伴低氧性血管收缩(A)或没有低氧血管收缩(B)。在正常肺组织,血流和液体流动到重力依赖的肺部区域(从蓝色到红色)。急性肺损伤导致肺渗出量大约增加 1 倍,但动脉氧分压(Pa$_{O_2}$)维持恒定,因为低氧导致的血管收缩,使血流流向氧合良好的区域。阻止缺氧性血管收缩,增加了重力依赖性肺水肿区域的血流量,这导致了 Pa$_{O_2}$ 的显著降低。获授权引自:GUST R,KOZLOWSKI J,STEPHENSON AH,et al. Synergistic hemodynamic effects of low dose endotoxin and acute lung injury. Am J Respir Crit Care Med,1998,157(6 Pt 1):1919-1926.

使用 CT 三维重建技术显示,从肺中心到外围的血流也有减少。高分辨率方法和肺循环的分形建模实际上导致了肺血流的非重力依赖性分布的概念。随着研究规模的变窄,动脉分支比的细微差异确实会影响流量分布,同时异质性增加。然而,压倒性的证据仍然支持重力是肺血流分布的一个最重要的决定因素。尚无证据显示血管几何相关的小单位肺血流分布异质性与气体交换相关。

低氧

有一个积极的肺内控制机制,可以在一定程度上纠正被动重力依赖肺血流分布:P_{O_2} 降低会增加肺血管张力。von Euler 和 Liljestrand 首先利用离体的猫肺组织证实了低氧导致的肺血管收缩,他们提出了一个至今仍然可以认为是有效的解释。在肺组织中,P_{O_2} 由携带 O_2 到肺泡的肺泡通气量(V_A)与从肺泡带走 O_2 的血流(Q)之间的比例决定:

$$P_{O_2} = V_A/Q$$

相反的,在全身组织中,局部 P_{O_2} 由运 O_2 的血流量(Q)与局部 O_2 消耗量(VO_2)的比例来确定:

$$P_{O_2} = Q/V_{O_2}$$

近期有多项述评对低氧导致肺血管收缩的属性进行了讨论。在哺乳动物和鸟类中,低氧性肺压力反应是普遍的,但具有相当大的种间和个体间差异性。该反应在猪、马和牛中较强,在啮齿类动物和人类中是中等的,在狗、豚鼠、牦牛和美洲驼中则非常弱。慢性低氧诱导肺动脉高压,与初始血管收缩成比例。初始的低氧性肺血管收缩是一种准速发型应答,随后的调节取决于实验模型或制剂。在人类暴露于低氧状态的前数小时内,低氧血管的收缩被强化。低氧诱导血管重塑的时间顺序不太为人所知。低氧暴露 6h 后,再度氧合立即降低 PVR,但无论如何也不会完全恢复正常。在低氧 24~48h 后,再度氧合后 PVR 降低的可能性会在很大程度上丧失。

在缺乏神经连接的肺组织中可以观察到低氧血管收缩,事实上,该现象也可以在分离的肺动脉平滑肌细胞中观察到。这一反应在下列情况下会得到加强,如:酸中毒、混合静脉 P_{O_2} 下降、反复低氧暴露(在一些实验模型中)、围生期低氧、肺减容术、环氧合酶抑制、一氧化氮抑制,以及某些药物或介质(包括阿米三嗪和低剂量 5-羟色胺)。相反的,该反应在下列情况下会得到抑制:碱中毒、高碳酸血症、肺血管或肺泡

压力增加、血管舒张性前列腺素、一氧化氮、补体激活、低剂量内毒素、钙通道阻滞剂、β_2-受体兴奋剂、硝普钠等。而且,很矛盾的是,该反应可以被外周化学感受器的刺激作用所抑制。组织缺氧加压效应是双相的,随着 P_{O_2} 逐渐降低至 35~40mmHg,压力逐渐上升,而随着低氧的加重,压力会出现下降(即"低氧血管扩张"引起)。

低氧引起的 PVR 增加主要是由于前毛细血管小动脉的收缩造成。小肺静脉在低氧的情况下也会收缩,但这通常不会占 PVR 总变化的 20%~30%。

虽然低氧性肺血管收缩已被证明仅仅是轻度有效的反馈机制,但该机制仍然可以对一些患者改善动脉氧合产生实质性的影响,如慢性阻塞性肺疾病(主要因低 V_A/Q 引起的低氧血症)或急性呼吸窘迫综合征(低氧血症主要因 $V_A/Q=0$ 或分流)。

通过 PET 成像和动脉 P_{O_2} 测量的血流分布地形图可以显示,在实验性急性肺损伤模型中,低氧性肺血管收缩的功能效应是符合预期的,因为对低氧性血管收缩反应的抑制,会防止血流重新分布到非重力依赖性的肺区,并明显加重分流和动脉低氧血症。如图 13-13 所示,另一个实验也显示了重力对肺血流分布的主要影响及其与气体交换的相关性。

低氧性肺血管收缩的生物化学机制尚不完全清楚。目前认为,P_{O_2} 的降低抑制平滑肌细胞电压门控钾通道,导致膜去极化,钙流入和肌细胞缩短。然而,低 P_{O_2} 感测机制的本质仍然令人困惑。线粒体和烟酰胺腺嘌呤磷酸二核苷酸氧化酶被认为是氧感受器。活性氧物质、氧化还原对和腺苷一磷酸活化激酶是可能的介质。严重低氧(在 25~30mmHg 或更低的范围内)引起的低氧性血管收缩逆转,是由于 ATP 依赖性钾通道的激活。

血管张力的维持

正常或异常的肺血管张力,由一系列内皮衍生物质和循环介质调节。内皮细胞松弛因子包括一氧化氮、前列环素和内皮衍生的超极化因子。主要的内皮细胞收缩因子是内皮素。这些观察结果是基于有效治疗肺动脉高压的一些药物,如前列环素衍生物、增强一氧化氮信号传导的磷酸二酯酶-5 抑制剂和内皮素受体阻滞剂。

肺循环内密布自主神经系统,其中包括肾上腺素能、胆碱能和非肾上腺能非胆碱能信号系统。但是,自主神经系统在控制肺血管张力方面的作用似乎很小。支配肺动脉树的交感神经主要位于近端,并在调

节近端顺应性中起作用。

运动

■ 肺动脉压

运动通过增加心输出量和左心房压力对肺循环造成应激。1989 年，Reeves 等回顾了近 100 名正常人在仰卧或直立运动时进行有创肺血流动力学测量的资料。该分析证实，仰卧运动与 PVR 轻微下降有关，这可以通过 West 3 区条件下完全充盈肺的肺血管扩张来解释。在直立体位，静息 PVR 较高，这可以由较低的心输出量（通过静脉回流减少）引起的肺血管塌陷来解释。较高的静息 PVR 导致了正常直立位受试者在运动时 PVR 更显著地呈双曲线式的下降（图 13-5）。

Reeves 等在静息状态和至少两个运动水平对 63 名受试者（包括 21 名女性）进行测量，以便计算出每个人的 mPpa 与 Q 的线性回归。平均来看，年轻男性或女性心输出量每增加 1L/min，mPpa 相应增加 1mmHg。高龄（60~80 岁）被认为使 mPpa-Q 关系的斜率增加了 1 倍以上，平均为 2.5mmHg/（L·min^{-1}）。然而，其个体差异较大，也就是均值的标准偏差偏大，这使得很难估计正常的界值。

最近，对关于正常人有创肺血流动力学数据文献进行的回顾证实了这一数据。这些研究中，只有 13 名年龄超过 50 岁的受试者接受了有创的 PVR 测量。该综述另外提示，运动时 PVR 仅有轻度下降，然而这一特征在年长的受试者中并不那么明显或根本不存在。另有研究发现，50 岁以下受试者的 mPAP-Q 斜率近似为 1mmHg/（L·min^{-1}）。

最近有不同研究分别应用多普勒超声心动图和右心导管检查各自评估了 177 名健康受试者和 24 名健康志愿者运动过程中的肺循环。这些研究中，在不断增加的工作负荷水平下，至少有 4 个 mPpa-Q 坐标被测量。有创和无创测量结果之间的一致性极好，结果证实，多点 mPpa-Q 关系的线性调整不应超过 3mmHg/（L·min^{-1}），相当于 Q<10L/min 时的 mPpa 或最大运动 TPVR<3Wood 单位。使用 Linehan 的可扩张的肺循环模型拟合数据，可以计算出正常的 α 值<2%/mmHg，并随着运动水平的增加而下降。最近，这些结果也被有创测量所证实，从而考虑到可以将 mPpa 的正常范围界值定义为运动状态时 Q 的函数（图 13-14）。

运动后，mPpa 和 Q 迅速恢复到静息状态值。正常人极量运动试验后 5min 内的测量值几乎恢复正常。

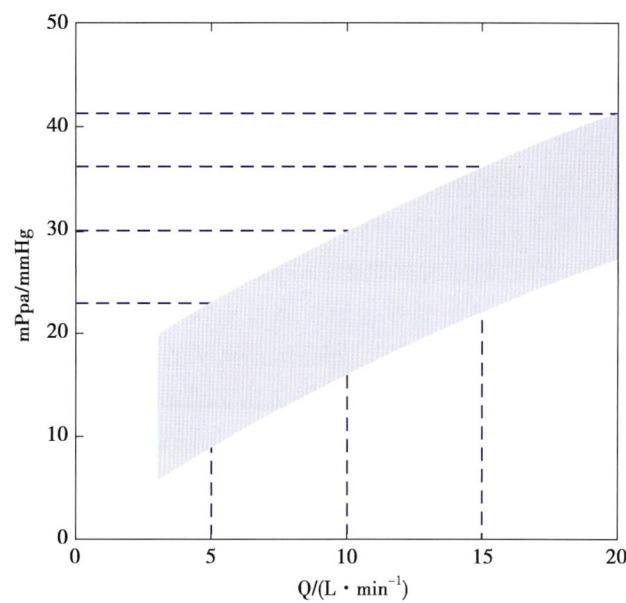

图 13-14　健康年轻成人平均肺动脉压（mPpa）正常值与运动诱发的流量（Q）增加的函数关系，该关系由无创和有创通气数据所推导出。虚线表示：Q 为 5L/min 时，mPpa 的上限为 25mmHg，上升至 Q 为 20L/min 时 mPpa 的上限为 45mmHg。资料来源：BOSSONE E，D'ANDREA A，D'ALTO M，et al. Echocardiography in pulmonary arterial hypertension：from diagnosis to prognosis. J Am Soc Echocardiogr，2013，26（1）：1-14.

肺血管压力和血流的快速恢复正常，会降低运动后测量值与运动引起的变化的相关性。另一方面，工作负荷量-Q 之间的关系是相当多变的。因此，更倾向于在运动时以 mPpa 作为心输出量的函数，而不是用它来确定肺循环功能状态的工作负荷量。

■ 左心房压

左心房压随着运动而增加。剧烈运动可能与非常高的 Pla 有关，运动员的 Pla 可达 20~30mmHg。在运动量相当于 Q 值增加到<15L/min 水平时，Pla 在正常或稍高的范围内基本保持不变。运动量非常高时，Pla 的增加可解释为 LV 舒张顺应性逐渐下降所致，部分原因在于非急性心包扩张时，LV 与 RV 的空间竞争有关。

■ 激发造影的分流

2004 年，Eldridge 和 Stickland 独立报道了运动诱导分流的发生，这些受试者在静息状态下没有肺内或心内分流的证据，通过激发盐水造影超声心动图显示出了分流的存在。在这些研究中，运动诱发的肺泡分流与运动时的心输出量、mPpa 和肺泡-动脉 P$_{O_2}$ 梯度有关，这表明分流对气体交换有影响。生理盐水或明胶造影超声心动图是检测心脏右向左分流的标准操作。造影剂气泡的大小为 $10\sim35\mu m$,通常不会穿过肺循环。在心脏存在右向左分流的情况下,左心室中的对比度反差立即出现。在肺分流的情况下,左心室的对比度反差延迟 $3\sim5$ 次心搏。肺动脉对比剂肺转移阳性最可能的解释是肺毛细血管扩张。

除了可变的 LV 舒张顺应性导致上游向 Ppa 传递的 Pla 的可变性增加之外,mPpa 和 PVR 反应的大部分可变性与肺耐受性血管扩张性有关。更多的数据正在支持这样一种观点,即高运动水平的低 PVR 与肺血管储备增加有关,这些证据包括多普勒超声心动图中高 α 和肺弥散能力以及生理盐水的肺转运阳性。

肺搏动血流动力学

把肺循环作为一个稳定流动系统进行研究是一种简化方式。肺脉压或 sPpa 与 dPpa 之间的差异,成比例地远高于全身脉压。瞬时肺血流量是变化的,即从收缩中期的最大值到舒张期接近为零。

肺动脉压和流量波形随着肺动脉高压的发展而变化。在严重肺动脉高压患者中,RV 压力波的特点是初始上升急剧,然后是一个短暂的平台期,并且于收缩末期达到峰值,Ppa 压力波的特征是脉压巨大,收缩晚期同样出现平台期,此时,肺血流波呈现为加速时间缩短和中期收缩减速。在最严重的肺动脉高压状态下,肺动脉压波看起来是"心室形"的。这些形态学方面的特征完全可以通过顺应性降低和波浪反射的综合效应来解释。

■ 肺血管阻抗

对肺血管功能的完整评估依赖于计算脉动压力与流量或肺血管阻抗(pulmonary vascular impedance, PVZ)之间的关系,而不是平均压力与流量(PVR)之间的关系。PVZ 是从肺动脉压和流动波的光谱分析中计算出来的。这种分析是可能的,因为肺循环的运作几乎是线性的。这意味着纯正弦流动振荡以相同的频率产生纯正弦压力振荡。正弦压力和流动波可以通过它们的振幅(模量)和它们的相位差(相位角)的比率来关联。图 13-15 显示了一只狗的典型 PVZ 频谱。

0Hz 处的肺动脉阻抗 Z_0(平均压力与平均流量之比,mPpa/Q)相当于 TPVR。该参数主要由小阻力血管以及 Pla 所决定。随着频率的增加,阻抗受到更多的动脉树近端元素的影响。阻抗的系数从 Z_0 快速下降到心率 $2\sim3$ 倍时的第一个最小值,然后在一个恒定的值附近振荡。在低频时阻抗相位从负值开始增加,表明流量在较高频率时导致压力为零。系数的急剧下降和阻抗的负相位是总动脉顺应性的量度。在高频时,相对恒定的系数和几乎为零的相位角是测量近端动脉顺应性的指标。

当阻抗相位接近零时,高频处的阻抗系数可以被忽略,因此此时阻抗系数是特征阻抗 Z_c。它通常被测量为较高频率下的平均系数(通常是心率的 $10\sim20$ 倍)。它也可以测量为时相中收缩期早期肺动脉压-流量关系的斜率(图 13-15)。

阻抗系数绕其平均值的振荡由不同的波反射产

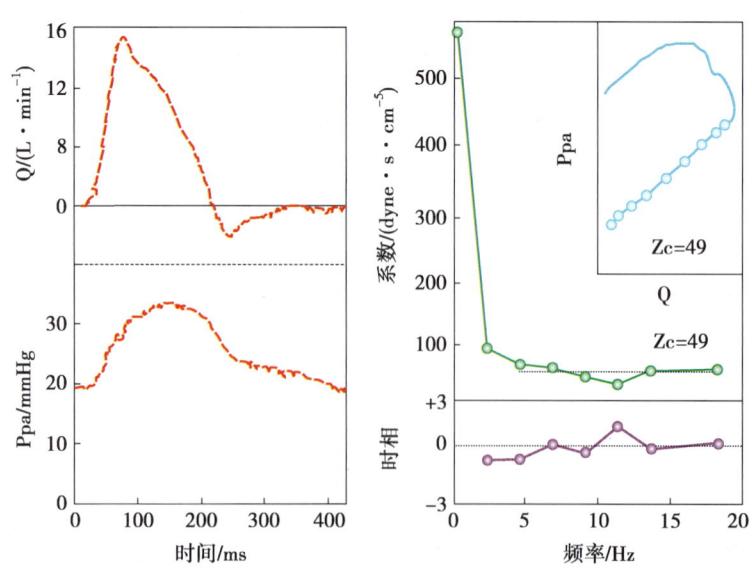

图 13-15　肺动脉血流量(Q)和压力(Ppa)波及肺动脉输入阻抗谱。在 0Hz 时,可获得总 PVR(平均流量下的平均压力)。在 $0\sim4$Hz 之间,阻抗由总动脉顺应性决定。高频的平均输入阻抗通常在 $4\sim8$Hz 之间,等于特征阻抗(Z_c)。由波反射引起特性阻抗的振荡。Z_c 也是收缩期早期 Ppa-Q 关系的斜率。

生。这些振荡幅度的增加意味着反射的增加。第一最小系数向较高频率转换，表示波速增加或到主反射位置的距离减小。

特征阻抗取决于近端肺循环的惯性与顺应性的比率，并且可以通过下述公式近似之：

$$Zc = [(\rho/\pi r^4)/(\Delta\pi r^2/\Delta P)]$$

其中，ρ 为血液密度，r 为平均内径，$\rho/\pi r^4$ 为惯性，$\Delta\pi r^2/\Delta P$ 为肺动脉树的顺应性。

人类 PVZ 谱具有与犬科研究报道中相同的模式，但是由于相对较大的身体尺寸和较高的肺血流量而具有较低的 Z_0 和 Zc 值。

微栓塞、缺氧或肺动脉高压增加 Z_0 但对 PVZ 谱的影响有限，Ppa/Q 的第一最小值和最大值有一些偏移到更高的频率，但 Zc 没有变化，有时甚至减少。近端血管疾病，如通过实验近端肺动脉阻塞或临床慢性血栓栓塞性肺动脉高压，将整个 PVZ 谱转换为更高的压力和流量模量比。由于主要外周小血管梗阻，非常高的 Ppa 也可能增加 Zc，因为肺动脉极度僵硬，反射波速度增加。

在动物实验研究中已经报道运动降低 PVR，但是随着 Zc 的增加，PVZ 谱在所有频率上移动到更高的压力和流动模量，压力和流动模量比率的第一个最小值向更高频率移动且负相角更负。研究者通过减少近端肺动脉树的顺应性来解释 Zc 的增加，因为与流量增加相关的扩张压增加，可能是运动相关的交感神经系统激活的结果。事实上已经有实验证明，交感神经系统激活可以增加 Zc 而不会显著改变 PVR。然而，研究者不能除外由主肺动脉周围放置的电磁流量探头过紧而引起 Zc 的假性增加。

有一项纳入 8 名健康受试者的关于运动对肺动脉顺应性（Ca）、Zc 和 PVR 影响的小型研究显示，运动使 PVR 降低 50%，肺动脉顺应性（Ca）增加 30%，而 Zc 没有变化（图 13-16）。Zc 和 Ca 变化之间的明显差异，可以由 Zc 对血管近端僵硬度和尺寸的敏感性来解释，而 Ca 则整合了整个肺循环的扩张性。因此，未改变的 Zc 将通过近端硬化和增加的横截面积的平衡效应来解释。

■ 肺循环的时间常数

数十年前，Reuben 已经注意到 PVR 和 Ca 在正常或患病的肺循环中成反比关系。最近，在一系列研究中重新审视了这一点，结果显示，在各种严重程度、病因和治疗情况下的肺动脉高压症时，PVR 和 Ca 的乘积或肺循环的时间常数（RC-时间）均保持不变（图 13-17）。肺

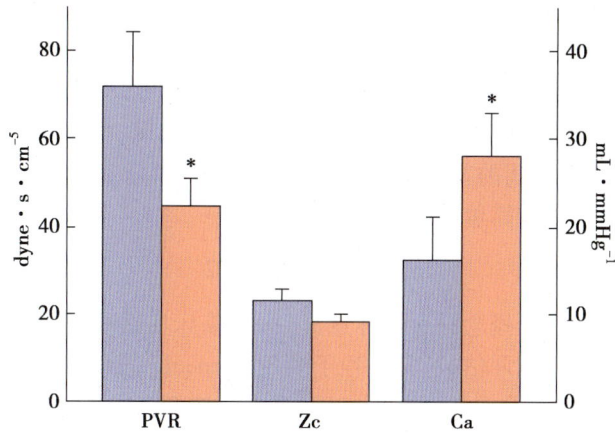

图 13-16　运动对健康人类受试者肺血管阻力（PVR）、特征阻抗（Zc）和动脉顺应性（Ca）的影响。与休息状态（蓝色条）相比，运动（红色条）减少 PVR 和增加 Ca，而 Zc 没有显著的（＊）变化。资料来源：SLIFE DM，LATHAM RD，SIPKEMA P，et al. Pulmonary arterial compliance at res and at exercise in normal humans. Am J Physiol，1990，258（Heart Circ Physiol 27）：H1823-H1828.

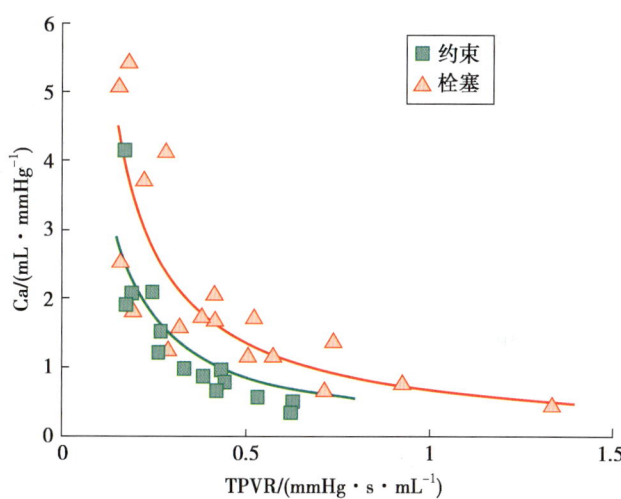

图 13-17　实验动物狗通过肺动脉阻塞（约束，近端阻塞）或注射微珠（栓塞，远端阻塞）引起肺动脉高压，其肺动脉顺应性（Ca）是总肺血管阻力（TPVR）的函数。时间常数 Ca×TPVR 随近端阻塞而缩短。

循环的这种显著特性有两个结果：第一，当 mPpa 和 PVR 仅略微升高时，Ca 成为 RV 后负荷比 PVR 更重要的决定因素。第二，RV 振荡功率（Wosc）保持为总功率（Wtot）的恒定分数，而与 Ppa 无关。

继发于 LV 衰竭的肺动脉高压是 RC 时间常数恒定性唯一明显的例外情况。在这些患者中，RC 时间减少是由于肺静脉压力增加所引起的肺动脉硬化而导致。阻塞的肺循环，就像近端慢性血栓栓塞性肺动脉高压患者一样，也是导致 RC 时间缩短的原因（图 13-17）。最近在这类患者中确实报道了 RC 时间的轻微但有意义的下降，其近端肺动脉约束导致了实验性肺动脉高压。然而必须强调的是，肺循环中 RC 时间

的恒定性或近似的恒定性与体循环中阻力与顺应性之间没有关系。

肺循环时间常数的稳定性解释了正常人和所有可能病因引起的肺动脉高压患者的收缩压、舒张压和 mPpa 之间的紧密相关性。因此，mPpa 可以通过 sPpa 利用一个简单的公式来计算：

$$mPpa = 0.6 \times sPpa + 2$$

这个概念具有实际意义，因为临床实践中对肺循环的无创评估，通常依赖于利用 Bernoulli 简化方程和 Pra 的测量或估计来决定 TR 的最大速度，并由此来计算 sPpa：

$$sPpa = (TR^2 + 4) + Pra$$

右心室功能

RV 与肺循环在功能上是耦联的。由于承接完整心输出量的肺血管压力通常较低，所以 RV 起着薄壁的流动发生器的作用。RV 的结构和功能特性使其能够适应流量的大幅增加，而后负荷增加较小。然而，心脏功能的基本规律仍然适用，即：负荷条件发生变化时，快速的随心搏的异长调节（心脏的 starling 定律）和渐进的结构性和正性肌力的等长调节（心脏的 Anrep 定律）。因此 RV 对肺动脉高压的等长调节是随着收缩力增加及心肌尺寸不变的情况下，最终出现心肌肥厚。这种机制的失败取决于 Ppa 增加发病率和增加的程度，以及随着 RV 增大和全身充血而导致异长调节。

■ 右心室液体负荷

增加 Ppa 需要增加 RV 液压动力来维持足够的前

进血流。液压动力由两部分组成：产生稳定流量的单位时间能量（功率），即 mPpa 和 Q 的乘积；以及产生 Ppa 和 Q 的脉动分量的能量。后者可以通过瞬时 Ppa 和 Q 波积分的乘积与 mPpa 和 Q 的乘积之间的差值来计算。既然平均流量决定氧气输送，那么平均功率被认为是对氧气输送有作用的，相反地振荡功率被认为是"浪费的"。其结果是，振荡与平均功率之比或振荡与总振荡（平均加上振荡）功率的比值越小越好。

由收缩压、舒张压和 mPpa 之间的比例关系，可以预期振荡功率与总 RV 功率之比保持恒定。最近，该现象在纳入 49 例有严重肺高血压患者的一项研究中被验证。总功率随着肺动脉高压的严重程度而增加，但振荡功率与总功率的比值稳定维持在 23%。因此，作者提出在所有情况下 RV 的总功率应该等于平均功率的 1.3 倍。由于肺动脉压的比例在运动中似乎保持不变，所以推导出将 RV 总功率计算为平均功率的 1.3 倍可能是正确的，但这需要进一步的研究来证实。另一方面，RC 时间缩短的情况与总 RV 功率的振荡分量增加有关，比如心力衰竭或纯粹近端的肺动脉阻塞的时候。

■ 右心室与动脉耦联

功率的计算包括心输出量的测量，因此不仅取决于肺循环的机械特性，还取决于心室功能。有人提出，正常人的功率转换和心室效能接近最大。Sunaga-wa 等给出了一个简化的测试方法。他们根据右心室压力容积图提出了图形分析，并通过动脉弹性（图 13-18）描述了动脉系统的特征。

该图可以测定最大心室弹性（E_{max}），这是对与负载无关的收缩力及动脉弹性的最佳对的测量。动脉

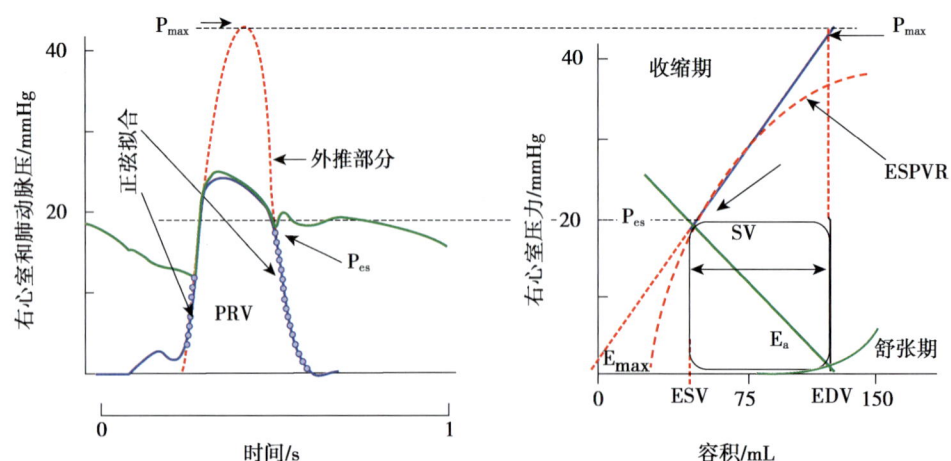

图 13-18　测量右心室及动脉耦联的单次心搏法。最大压力（P_{max}）通过右心室压力曲线的早期和晚期等容部分的非线性外推计算。通过 P_{max} 和舒张末期容积（end-diastolic volume，EDP）到收缩末期压（P_{es}）和收缩末期容积（end-systolic volume，ESV）可以画出一条直线，因此 $E_{max} = (P_{max} - P_{es})/SV$，其中 SV 是每搏输出量。动脉弹性 E_a 由比率 P_{es}/V 所定义。ESPVR 定义为收缩末期压力容积关系。

弹性（E_a），作为心室所能"看到"的后负荷的测量，并且通过计算 E_{max}/E_a 比，作为心室与动脉功能耦联功能的测量值。

数学模型显示，心室收缩和动脉弹性的最佳匹配发生在 E_{max}/E_a 比率为1.5左右时。单独增加 E_a 或减小 E_{max} 可以降低 E_{max}/E_a 比值，表明心室与其动脉系统的解耦联。若其他条件不变，E_{max}/E_a 的下降必然伴随着每搏输出量的减少。另一方面，前负荷的单独增加会带来每搏输出量增加，但心室动脉耦联不会发生变化。

然而，RV 的复杂几何形状使得用瞬时体积变化的测量来评估其功能，这在技术上是困难的，而且因为 RV 压力容积环的特定形状以及射血末期和收缩期末不一致，以致 E_{max} 的确定是困难的。通过测量几个前负荷水平下的压力容积曲线，可以解决这个问题，但是床边进行的静脉回流操作太具有侵入性，以至于不符合伦理学的要求。另外，当应用于完整的生物体时，静脉回流的变化与反射性交感神经系统激活相关，这会影响所测量的心室功能。

这些问题已经通过一种单次搏动法得到解决，它可以直接量化右心室与肺循环的耦联。该方法最初是为左心室提出的。从原理上，该方法避免了为通过瞬时 RV 压力和流量输出来计算 E_{max} 和 E_a，而需要绝对体积测量和相关技术的复杂性。如图13-18所示，P_{max} 是通过右心室压力曲线的收缩早期和晚期等容部分的非线性外推法估算的。这个估测的 P_{max} 与在非射血心搏间直接测量的 P_{max} 紧密相关。绘制从 P_{max} 到 RV 压力的直线对比容积曲线的相对变化，可以确定 E_{max} 值。从 E_{max} 点到舒张末期相关体积点的直线决定了 E_a 值。

有研究显示，通过单次心搏法测定的 E_{max}/E_a 比值，受普萘洛尔影响而降低，受多巴酚丁胺影响而增加，并在由于缺氧性肺血管收缩导致的 E_a 升高时维持稳定。事实上，E_{max} 适应缺氧时 E_a 的增加而相应地增加，即使存在肾上腺素能阻滞，这与右心室收缩的等长调节概念相符。该方法已被用于证实非常恰当地应用前列环素并不具有正性肌力作用，尽管其应用可引起心输出量增加。

Kuehne 等使用磁共振成像（MRI）、RV 压力测量及 P_{max} 计算，来测定肺动脉高压患者的压力容积曲线与 E_{max} 和 E_a 测定值。与对照组相比，E_{max} 几乎增加了1倍，但是 E_{max}/E_a 降低，表明等长适应性不足并且 RV 衰竭。对于重度肺动脉高压性 PAH 患者，右心室收缩功能适应保留心室-动脉耦联的重要性已经被一项研究所证实，该研究使用电传导管测量压力和容积，

以及使用 Valsalva 动作降低静脉回流并产生一系列压力容积曲线。

由于 E_{max}/E_a 可以简化为体积比，Sanz 等报道了139例肺动脉高压患者通过 MRI 测量的每搏输出量与收缩期末期容积之比，并由此估算 RV 动脉耦联。由此产生的 E_{max}/E_a 随着肺动脉高压严重程度的增加逐渐降低。

Elzinga 和 Westerhof 于1978年开发了一种替代方法。作者通过绘制平均 RV 压力作为每搏输出量的函数来描述 RV 泵功能曲线。如图13-19所示，泵功能曲线是通过测量平均 RV 压力和每搏输出量，在每搏输出量时计算的最大压力，以及到零压力每搏输出量的抛物线外推而建立的。在这种表述方法中，前负荷的增加将使曲线移位至更大的每搏输出量而不发生形状改变，而增加的收缩力导致更高的最大压力，而最大每搏输出量则没有变化。该分析已用于解释与系统性硬化相关的肺动脉高压中存在更严重的 RV 衰竭，这与压力容积环衍生估计 RV-动脉耦联的结果相一致。评估 RV 收缩功能适应后负荷的充分且简化的量度是收缩储备，由运动应激期间 RV 收缩压的增加来定义。据报道，RV 收缩功能储备是严重肺动脉高压患者生存率的重要预测指标。

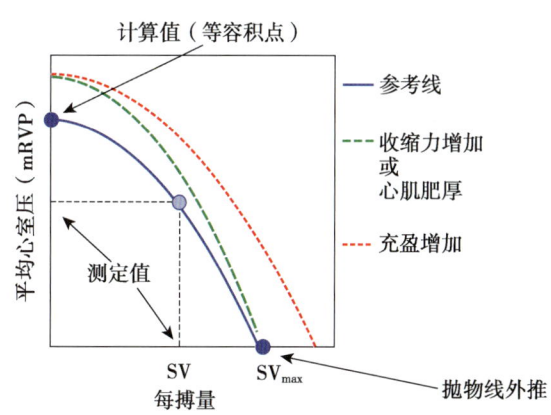

图 13-19 由平均右心室压力定义的泵功能曲线作为每搏输出量的函数。每搏输出量零点由最大压力确定计算（图13-18）。零压力点由测量的和每搏输出量零点计算的抛物线外推而得到。资料来源：ELZINGA G，WESTERHOF N. The effect of an increase in inotropic state and enddiastolic volume on the pumping ability of the feline left heart Circ Res,1978,42:620-628.

致谢

Rebecca Vanderpool 与 Bart Boerrigter 为本章的编写提供了帮助。

胡　嫣　译
姜　宁　审校

参考文献

[1] WEST JB. Ibn al-Nafis, the pulmonary circulation and the Islamic Golden Age. J Appl Physiol, 2008, 105:1877–1880.

[2] WEST JB. The role of the fragility of the pulmonary blood-gas barrier in the evolution of the pulmonary circulation. Am J Physiol Regul Integr Comp Physiol, 2013, 304:R171–R176.

[3] GIBBS NC, GARDNER RM. Dynamics of invasive pressure monitoring systems: clinical and laboratory evaluation. Heart Lung, 1988, 17:43–51.

[4] PAGNAMENTA A, VANDERPOOL R, BRIMIOULLE S, et al. Proximal pulmonary arterial obstruction decreases the time constant of the pulmonary circulation and increases right ventricular afterload. J Appl Physiol, 2013, 114:1586–1592.

[5] BLAND JM, ALTMAN DG. Statistical methods for assessing agreement between two different methods of clinical measurement. Lancet, 1986, 1:307–310.

[6] CONNOLLY DC, KIRKLIN JW, WOOD EH. The relationship between pulmonary artery wedge pressure and left atrial pressure in man. Circ Res, 1954, 2:434–440.

[7] HALPERN SD, TAICHMAN DB. Misclassification of pulmonary hypertension due to reliance on pulmonary capillary wedge pressure rather than left ventricular end-diastolic pressure. Chest, 2009, 136:37–43.

[8] HOEPER MM, MAIER R, TONGERS J, et al. Determination of cardiac output by the Fick method, thermodilution, and acetylene rebreathing in pulmonary hypertension. Am J Respir Crit Care Med, 1999, 160:535–541.

[9] GUYTON AC, JONES CE, COLEMAN TG. Circulatory physiology: cardiac output and its regulation. 2nd ed. Philadelphia, PA: WB Saunders, 1973.

[10] HOWELL JB, PERMUTT S, PROCTOR DF, et al. Effect of inflation of the lung on different parts of the pulmonary vascular bed. J Appl Physiol, 1961, 16:71–76.

[11] NAEIJE R, BOERRIGTER BG. Pulmonary hypertension at exercise in COPD: does it matter? Eur Respir J, 2013, 41:1002–1004.

[12] BATTACHARYA J, NANJO S, STAUB NC. Micropuncture measurement of lung microvascular pressure during 5-HT infusion. J Appl Physiol, 1982, 52:634–637.

[13] COPE DK, GRIMBERT F, DOWNEY JM, et al. Pulmonary capillary pressure: a review. Crit Care Med, 1992, 20:1043–1056.

[14] MAGGIORINI M, MÉLOT C, PIERRE S, et al. High altitude pulmonary edema is initially caused by an increased capillary pressure. Circulation, 2001, 103:2078–2083.

[15] GAAR KA Jr, TAYLOR AE, OWENS LJ, et al. Pulmonary capillary pressure and filtration coefficient in the isolated perfused lung. Am J Physiol, 1967, 213:910–914.

[16] NAEIJE R, MÉLOT C, MOLS P, et al. Effects of vasodilators on hypoxic pulmonary vasoconstriction in normal man. Chest, 1982, 82:404–410.

[17] NAEIJE R, MÉLOT C, NISET G, et al. Improved arterial oxygenation by a pharmacological increase in chemosensitivity during hypoxic exercise in normal subjects. J Appl Physiol, 1993, 74:1666–1671.

[18] MÉLOT C, NAEIJE R, HALLEMANS R, et al. Hypoxic pulmonary vasoconstriction and pulmonary gas exchange in normal man. Respir Physiol, 1987, 68:11–27.

[19] KOVACS G, BERGHOLD A, SCHEID S, et al. Pulmonary artery pressure during rest and exercise in healthy subjects: a systematic review. Eur Respir J, 2009, 34:888–894.

[20] GRANATH A, JONSSON B, STRANDELL T. Circulation in healthy old men, studied by right heart catheterization at rest and during exercise in supine and sitting position. Acta Med Scand, 1964, 176:425–446.

[21] GRANATH A, STRANDELL T. Relationships between cardiac output, stroke volume, and intracardiac pressures at rest and during exercise in supine position and some anthropometric data in healthy old men. Acta Med Scand, 1964, 176:447–466.

[22] NAEIJE R, CHESLER NC. Pulmonary circulation at exercise. Compr Physiol, 2012, 2:711–741.

[23] NAEIJE R. Pulmonary vascular resistance: a meaningless variable? Intens Care Med, 2003, 29:526–529.

[24] PERMUTT S, BROMBERGER-BARNEA B, BANE HN. Alveolar pressure, pulmonary venous pressure and the vascular waterfall. Med Thorac, 1962, 19:239–260.

[25] WEST JB, DOLLERY CT, NAIMARK A. Distribution of blood flow in isolated lung: relation to vascular and alveolar pressures. J Appl Physiol, 1964, 19:713–724.

[26] LEEMAN M, LEJEUNE P, CLOSSET J, et al. Nature of pulmonary hypertension in canine oleic acid pulmonary edema. J Appl Physiol, 1990, 69:293–298.

[27] ZAPOL WM, SNIDER MT. Pulmonary hypertension in severe acute respiratory failure. N Engl J Med, 1977, 296:476–480.

[28] NAEIJE R, LIPSKI A, ABRAMOWICZ M, et al. Nature of pulmonary hypertension in congestive heart failure. Effects of cardiac transplantation. Am J Respir Crit Care Med, 1997, 147: 881–887.

[29] LINEHAN JH, HAWORTH ST, NELIN LD, et al. A simple distensible model for interpreting pulmonary vascular pressure-flow curves. J Appl Physiol, 1992, 73:987–994.

[30] ZHUANG FY, FUNG YC, YEN RT. Analysis of blood flow in cat's lung with detailed anatomical and elasticity data. J Appl Physiol, 1983, 55:1341–1348.

[31] MARSHALL BE, MARSHALL C. A model for hypoxic constriction of the pulmonary circulation. J Appl Physiol, 1988, 64:68–77.

[32] BSHOUTY Z, YOUNES M. Distensibility and pressure-flow relationship of the pulmonary circulation. II. Multibranched model. J Appl Physiol, 1990, 68:1514–1527.

[33] MÉLOT C, DELCROIX M, LEJEUNE P, et al. Starling resistor versus viscoelastic models for embolic pulmonary hypertension. Am J Physiol, 1995, 268(Heart Circ Physiol 36): H817–H827.

[34] NELIN LD, KRENZ GS, RICKABY DA, et al. A distensible vessel model applied to hypoxic pulmonary vasoconstriction in the neonatal pig. J Appl Physiol, 1992, 73:987–994.

[35] REEVES JT, LINEHAN JH, STENMARK KR. Distensibility of the normal human lung circulation during exercise. Am J Physiol Lung Cell Mol Physiol, 2005, 288:L419–L425.

[36] KRENZ GS, DAWSON CA. Flow and pressure distributions in vascular networks consisting of distensible vessels. Am J Physiol Heart Circ, 2003, 284:H2192–H2203.

[37] ARGIENTO P, VANDERPOOL RR, MULE M, et al. Exercise stress echocardiography of the pulmonary circulation: limits of normal and sex differences. Chest, 2012, 142:1158–1165.

[38] GROEPENHOFF H, OVERBEEK MJ, MULÈ M, et al. Exercise pathophysiology in patients with chronic mountain sickness. Chest, 2012, 142:877–884.

[39] PENALOZA D, ARIAS-STELLA J. The heart and pulmonary circulation at high altitudes: healthy highlanders and chronic mountain sickness. Circulation, 2007, 115:1132–1146.

[40] WHITTAKER SR, WINTON FR. The apparent viscosity of blood flowing in the isolated hindlimb of the dog, and its variation with corpuscular concentration. J Physiol, 1933, 78: 339–369.

[41] MORAES DL, COLUCCI WS, GIVERTZ MM. Secondary

pulmonary hypertension in chronic heart failure. The role of endothelium in pathophysiology and management. Circula-tion, 2000, 102: 1718–1723.

[42] HOEPER MM, BARBERÀ JA, CHANNICK RN, et al. Diagnosis, assessment, and treatment of non-pulmonary arterial hypertension pulmonary hypertension. J Am Coll Cardiol, 2009, 54(1 suppl):S85–S96.

[43] NAEIJE R, VACHIERY J, YERLY P, et al. The transpulmonary pressure gradient for the diagnosis of pulmonary vascular disease. Eur Respir J, 2013, 41:217–223.

[44] HARVEY RM, ENSON Y, FERRER MI. A reconsideration of the origins of pulmonary hypertension. Chest, 1971, 59:82–94.

[45] HUGHES JM, GLAZIER JB, MALONEY JR, et al. Effect of lung volume on the distribution of pulmonary blood flow in man. Respir Physiol, 1968, 4:58–72.

[46] HAKIM TS, LISBONA R, MICHEL RP, et al. Role of vaso-constriction in gravity-nondependent central-peripheral gradient in pulmonary blood flow. J Appl Physiol, 1993, 63: 1114–1121.

[47] GLENNY R. Counterpoint: gravity is not the major factor determining the distribution of blood flow in the healthy human lung. J Appl Physiol, 2008, 104:1533–1535.

[48] HUGHES M, WEST JB. Point:counterpoint: gravity is/is not the major factor determining the distribution of blood flow in the human lung. J Appl Physiol, 2008, 104:1531–1533.

[49] VON EULER US, LILJESTRAND G. Observations on the pulmonary arterial blood pressure in the cat. Acta Physiol Scand, 1946, 12:301–320.

[50] SYLVESTER JT, SHIMODA LA, AARONSEN PI, et al. Hypoxic pulmonary vasoconstriction. Physiol Rev, 2012, 92:367–520.

[51] DORRINGTON KL, CLAR C, YOUNG JD, et al. Time course of the human pulmonary vascular response to 8 hours of isocapnic hypoxia. Am J Physiol, 1997, 273: H1126–H1134.

[52] HILLIER SC, GRAHAM JA, HANGER CC, et al. Hypoxic vasoconstriction in pulmonary arterioles and venules. J Appl Physiol, 1997, 82:1084–1090.

[53] GRANT BJB. Effect of local pulmonary blood flow control on gas exchange: theory. J Appl Physiol Respir Environ Exerc Physiol, 1982, 53:1100–1109.

[54] BRIMIOULLE S, LEJEUNE P, NAEIJE R. Effects of hypoxic pulmonary vasoconstriction on gas exchange. J Appl Physiol, 1996, 81:1535–1543.

[55] NAEIJE R, BRIMIOULLE S. Physiology in medicine: the importance of hypoxic pulmonary vasoconstriction in maintaining arterial oxygenation during acute lung injury. Crit Care, 2001, 5:67–71.

[56] DOWNING SE, LEE JC. Nervous control of the pulmonary circulation. Annu Rev Physiol, 1980, 42:199–210.

[57] REEVES JT, DEMPSEY JA, GROVER RF. Chapter 4. Pulmonary circulation during exercise// WEIR EK, REEVES JT. Pulmonary vascular physiology and physiopathology. New York, NY: Marcel Dekker, 1989, 107–133.

[58] KOVACS G, OLSCHEWSKI A, BERHOLD A, et al. Pulmonary vascular resistance during exercise in normal subjects: a systematic review. Eur Respir J, 2012, 39:131–318.

[59] ARGIENTO P, CHESLER N, MULÈ M, et al. Exercise stress echocardiography for the study of the pulmonary circulation. Eur Respir J, 2010, 35:1273–1278.

[60] LALANDE S, YERLY P, FAORO V, et al. Pulmonary vascular distensibility predicts aerobic capacity in healthy individuals. J Physiol, 2012, 590:4279–4288.

[61] NAEIJE R, VANDERPOOL R, DHAKAL B, et al. Exercise-induced pulmonary hypertension: physiological basis and methodological concerns. Am J Respir Crit Care Med, 2013, 187:576–583.

[62] BEVEGAARD S, HOLMGREN A, JONSSON B. Circulatory studies in well trained athletes at rest and during heavy exercise, with special reference to stroke volume and the influence of body position. Acta Physiol Scand, 1963, 57:26–50.

[63] HOLMGREN A, JONSSON B, SJOSTRAND T. Circulatory data in normal subjects at rest and during exercise in the recumbent position, with special reference to the stroke volume at different working intensities. Acta Physiol Scand, 1960, 49: 343–363.

[64] STICKLAND MK, WELSH RC, PETERSEN SR, et al. Does fitness level modulate the cardiovascular hemodynamic response to exercise? J Appl Physiol, 2006, 100:1895–1901.

[65] ELDRIDGE MW, DEMPSEY JA, HAVERKAMP HC, et al. Exercise-induced intrapulmonary arteriovenous shunting in healthy humans. J Appl Physiol, 2004, 97: 797–805.

[66] STICKLAND MK, WELSH RC, HAYKOWSKY MJ, et al. Intrapulmonary shunt and pulmonary gas exchange during exercise in humans. J Physiol, 2004, 561:321–329.

[67] LA GERCHE A, MACISAAC AL, BURNS AT, et al. Pulmonary transit of agitated contrast is associated with enhanced pulmonary vascular reserve and right ventricular function at exercise. J Appl Physiol, 2010, 109:1307–1317.

[68] COURNAND A, BLOOMFIELD RA, LAWSON HD. Double lumen catheter for intravenous and intracardiac blood sampling and pressure recording. Proc Soc Exp Biol Med, 1945, 60:73–75.

[69] KITABATAKE A, INOUE M, ASAO M, et al. Noninvasive evaluation of pulmonary hypertension by a pulsed Doppler technique. Circulation, 1983, 68:302–330.

[70] ELZINGA G, PIENE H, DE JONG JP. Left and right ventricular pump function and consequences of having two pumps in one heart. Circ Res, 1980, 46:564–574.

[71] FURUNO Y, NAGAMOTO Y, FUJITA M, et al. Reflection as a cause of mid-systolic deceleration of pulmonary flow wave in dogs with acute pulmonary hypertension: comparison of pulmonary artery constriction with pulmonary embolisation. Cardiovasc Res, 1991, 25:118–124.

[72] BERGEL DH, MILNOR WR. Pulmonary vascular impedance in the dog. Circ Res, 1966, 16:401–415.

[73] DUJARDIN JP, STONE DN, FORCINO CD, et al. Effects of blood volume changes on characteristic impedance of the pulmonary artery. Am J Physiol, 1982, 242:H197–H202.

[74] WAUTHY P, PAGNAMENTA A, VASSALI F, et al. Right ventricular adaptation to pulmonary hypertension. An interspecies comparison. Am J Physiol Heart Circ Physiol, 2004, 286:H1441–H1447.

[75] LASKEY WK, FERRARI VA, PALEVSKY HI, et al. Pulmonary artery hemodynamics in primary pulmonary hypertension. J Am Coll Cardiol, 1993, 21:406–412.

[76] HUEZ S, BRIMIOULLE S, NAEIJE R, et al. Feasibility of routine pulmonary arterial impedance measurements in pulmonary hypertension. Chest, 2004, 125:2121–2128.

[77] ELKINS RC, MILNOR WR. Pulmonary vascular response to exercise in the dog. Circ Res, 1971, 29:591–599.

[78] PACE JB. Sympathetic control of pulmonary vascular impedance in anesthetized dogs. Circ Res, 1971, 29:555–567.

[79] SLIFE DM, LATHAM RD, SIPKEMA P, et al. Pulmonary arterial compliance at rest and at exercise in normal humans. Am J Physiol, 1990, 258 (Heart Circ Physiol 27):H1823–H1828.

[80] REUBEN SR. Compliance of the pulmonary arterial system in disease. Circ Res, 1971, 29:40–50.

[81] LANKHAAR JW, WESTERHOF N, FAES TJ, et al. Quantification of right ventricular afterload in patients with and without pulmonary

hypertension. Am J Physiol Heart Circ Physiol, 2006, 291: H1731–H1737.

[82] LANKHAAR JW, WESTERHOF N, FAES TJ, et al. Pulmonary vascular resistance and compliance stay inversely related during treatment of pulmonary hypertension. Eur Heart J, 2008, 29: 1688–1695.

[83] SAOUTI N, WESTERHOF N, HELDERMAN F, et al. RC time constant of single lung equals that of both lungs together: a study in chronic thromboembolic pulmonary hypertension. Am J Physiol Heart Circ Physiol, 2009, 297:H2154–H2160.

[84] BONDERMAN D, MARTISCHNIG AM, VONBANK K, et al. Right ventricular load at exercise is a cause of persistent exercise limitation in patients with normal resting pulmonary vascular resistance after pulmonary endarterectomy. Chest, 2011, 139:122–127.

[85] SAOUTI N, WESTERHOF N, HELDERMAN F, et al. Right ventricular oscillatory power is a constant fraction of total power irrespective of pulmonary artery pressure. Am J Respir Crit Care Med, 2010, 182:1315–1320.

[86] TEDFORD RJ, HASSOUN PM, MATHAI SC, et al. Pulmonary capillary wedge pressure augments right ventricular pulsatile loading. Circulation, 2012, 125:289–297.

[87] MACKENZIE ROSS RV, TOSHNER MR, SOON E, et al. Decreased time constant of the pulmonary circulation in chronic thromboembolic pulmonary hypertension. Am J Physiol Heart Circ Physiol, 2013, 305:H259–H264.

[88] CHEMLA D, CASTELAIN V, PROVENCHER S, et al. Evaluation of various empirical formulas for estimating mean pulmonary artery pressure by using systolic pulmonary artery pressure in adults. Chest, 2009, 135: 760–768.

[89] YOCK P, POPP R. Noninvasive estimation of right ventricular systolic pressure by Doppler ultrasound in patients with tricuspid regurgitation. Circulation, 1984, 70:657–662.

[90] CHAMPION HC, MICHELAKIS ED, HASSOUN PM. Comprehensive invasive and noninvasive approach to the right ventricle-pulmonary circulation unit: state of the art and clinical and research implications. Circulation, 2009, 120:992–1007.

[91] SAGAWA K, MAUGHAN L, SUGA H, et al. Cardiac contraction and the pressure-volume relationship. New York, NY: Oxford University Press, 1988.

[92] MILNOR WR, BERGEL DH, BARGAINER JD. Hydraulic power associated with pulmonary blood flow and its relation to heart rate. Circ Res, 1966, 19:467–480.

[93] SYYED R, REEVES JT, WELSH D, et al. The relationship between the components of pulmonary artery pressure remains constant under all conditions in both health and disease. Chest, 2008, 133:633–639.

[94] SUNAGAWA K, MAUGHAN WL, SAGAWA K. Optimal arterial resistance for the maximal stroke work studied in the isolated canine left ventricle. Circ Res, 1985, 56:586–595.

[95] SUGA H, SAGAWA K, SHOUKAS AA. Load independence of the instantaneous pressure-volume ratio of the canine left ventricle and the effect of epinephrine and heart rate on the ratio. Circ Res, 1973, 32:314–322.

[96] MAUGHAN WL, SHOUKAS AA, SAGAWA K, et al. Instantaneous pressure-volume relationship of the canine right ventricle. Circ Res, 1979, 44:309–315.

[97] BRIMIOULLE S, WAUTHY P, EWALENKO P, et al. Single-beat estimation of right ventricular end-systolic pressure-volume relationship. Am J Physiol Heart Circ Physiol, 2003, 284: H1625–H1630.

[98] SUNAGAWA K, YAMADA A, SENDA Y, et al. Estimation of the hydromotive source pressure from ejecting beats of the left ventricle. IEEE Trans Biomed Eng, 1980, 57:299–305.

[99] KERBAUL F, BRIMIOULLE S, RONDELET B, et al. How prostacyclin improves cardiac output in right heart failure in conjunction with pulmonary hypertension. Am J Respir Crit Care Med, 2007, 175:846–850.

[100] KUEHNE T, YILMAZ S, STEENDIJK P, et al. Magnetic resonance imaging analysis of right ventricular pressure-volume loops: in vivo validation and clinical application in patients with pulmonary hypertension. Circulation, 2004, 110:2010–2016.

[101] TEDFORD RJ, MUDD JO, GIRGIS RE, et al. Right ventricular dysfunction in systemic sclerosis associated pulmonary arterial hypertension. Circ Heart Fail, 2013, 6(5):953–963.

[102] SANZ J, GARCÍA-ALVAREZ A, FERNÁNDEZ-FRIERA L, et al. Right ventriculo-arterial coupling in pulmonary hypertension: a magnetic resonance study. Heart, 2012, 98:238–243.

[103] ELZINGA G, WESTERHOF N. The effect of an increase in inotropic state and end-diastolic volume on the pumping ability of the feline left heart. Circ Res, 1978, 42:620–628.

[104] OVERBEEK MJ, LANKHAAR JW, WESTERHOF N, et al. Right ventricular contractility in systemic sclerosis-associated and idiopathic pulmonary arterial hypertension. Eur Respir J, 2008, 31:1160–1166.

[105] GRUNIG E, TIEDE H, ENYIAMAYEW EO, et al. Assessment and prognostic relevance of right ventricular contractile reserve in patients with pulmonary arterial hypertension. Circulation, 2013, 128(18):2005–2015.

第 14 章

肺通气、肺血流及通气-灌注关系

Peter D. Wagner

本章及后面两章共同阐述了正常肺气体交换的

生理基础。人体呼吸的环境空气和通过肺毛细血管的红细胞 Hb 分子通过一系列完整气体输送步骤进行气体交换。传输过程分为两种类型——弥散和对流，若干相对独立的弥散与对流过程相互作用共同完成气体交换。对于从环境进入血液的气体（即 O_2，偶尔为有毒气体或挥发性麻醉剂）以及从体内排出的气体（即 CO_2 和挥发性麻醉剂）都是如此。

本章主要讨论对流过程，第 16 章讨论弥散过程。由于这两个过程同时发生，因此它们是紧密相连的。

气体交换途径概述

　　本节详述 O_2，它是主要的生理过程气体。无论是吸入的气体（O_2）还是排出的气体（CO_2），所有气体传输通道组成都是相同的。另一方面，不同气体摄入或排出量的差异可由气体不同的物理或化学特性解释，而不是传输途径存在差异。

　　了解气体传输途径，首先必须了解肺的解剖结构（详见第 2 章）。图 14-1 列出了肺部主要功能性特征结构。

　　胸壁（肋骨和膈）肌肉收缩时，胸腔体积扩大，胸膜腔静水压降低，气体经口鼻吸入扩张肺。虽然颈部只有一个空气通道（即气管），但很快分成左右主支气管，后面进行多次分支，基本上都是一分为二。在约

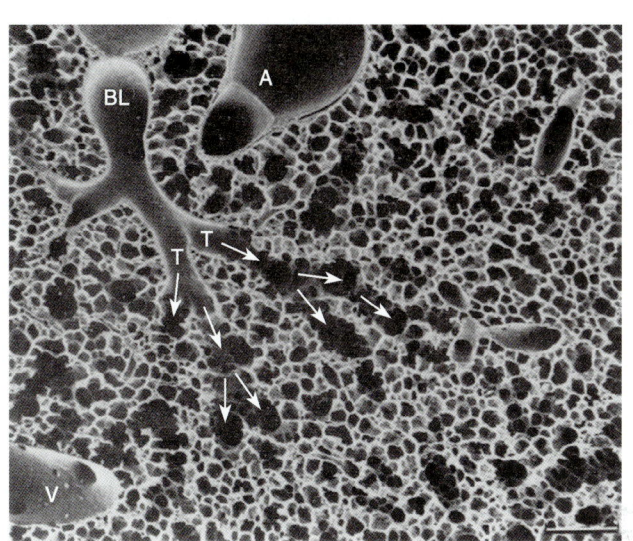

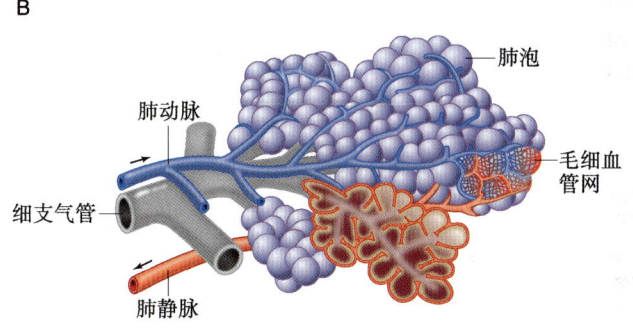

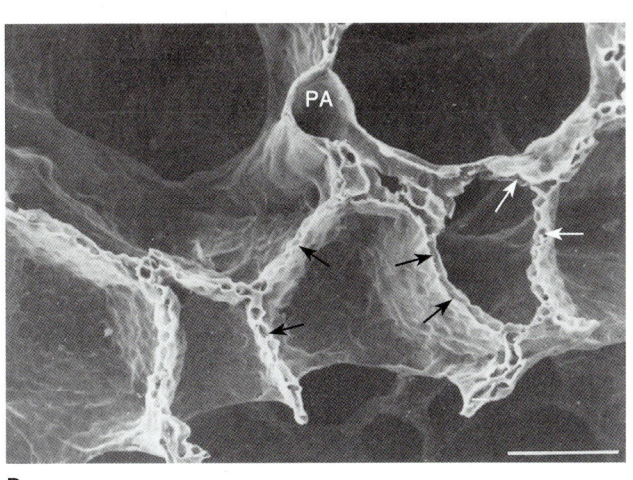

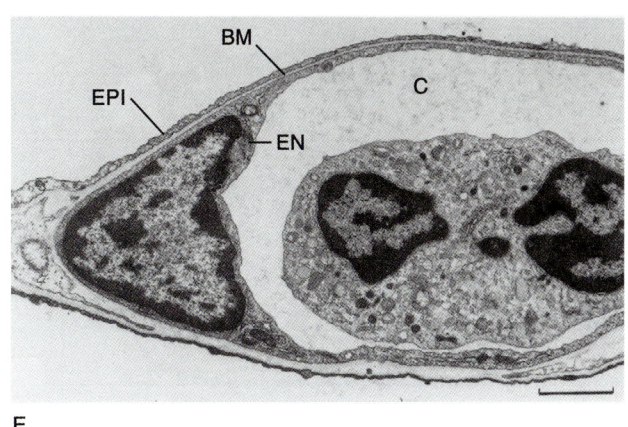

图 14-1　与气体交换有关的肺主要解剖结构特征。A. 显示气道分支结构；B. 为肺切片照片，显示终末和呼吸性细支气管以及肺泡实质；C. 显示毛细血管如何包裹肺泡；D. 为电镜扫描照片，显示肺泡壁内丰富的毛细血管网络（PA：肺动脉）；E. 为透射电镜照片，显示毛细血管（C）和 3 层血气屏障（EN：内皮；BM：基底膜；EPI：上皮细胞）。A 获授权引自：WEIBEL ER. Morphometry of the human lung. Heidelberg：Springer-Verlag，1963；B、D、E 获授权引自：WEIBEL ER. The pathway for oxygen. Cambridge MA：Harvard University Press，1984.

16次连续分支后形成结构类似于冬天没有叶子的倒置落叶树。随着每次分支,气道变得更短更窄,但数量越来越多,通常在每个分支处倍增。尽管任何一个气道的横截面积都随着每次分支变小,但气道数量的增多弥补了单个气道横截面积减少的损失,因此,和上一级气道横截面积相比,每下一级所有气道横截面积的总和基本上以指数形式倍增(图14-2)。这16级传输气体气道的气体总量被称为解剖或传输气道无效腔,约为每磅体重1mL。经历16次左右连续分支后,在只传输气体的管状气道壁上开始出现肺泡单位

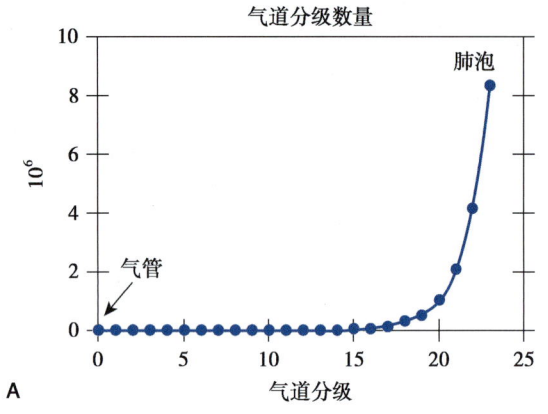

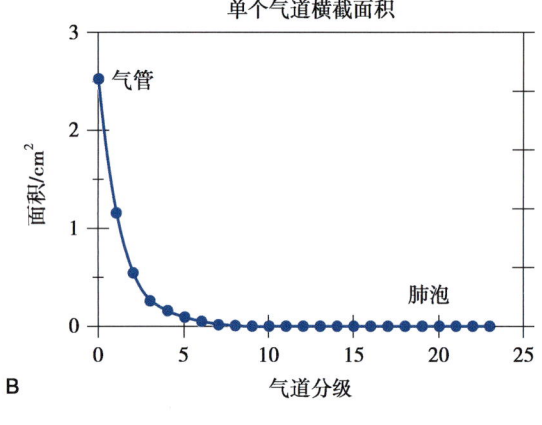

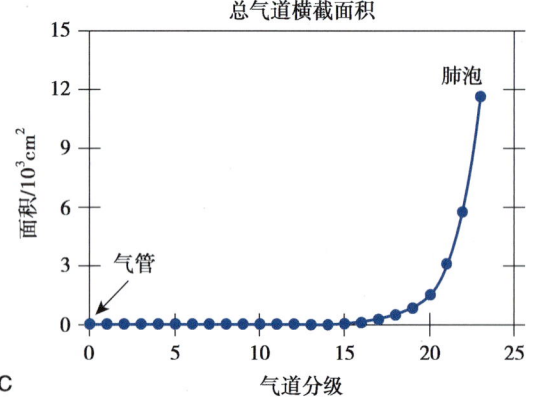

图14-2 不同分支级别气道数量(A)与横截面积(B)之间的关系,在第15次分支左右,用于气体交换的呼吸区总的气道横截面积(C)开始迅速增加。

(第17~19代左右),最终形成完整的肺泡结构(依次为肺泡管、肺泡囊和肺泡)。肺泡共约3亿个,直径约300μm。它们是盲结构,因此通气必须通过潮汐式进出过程完成(而非肺血流那样的流通过程)。图14-1从不同角度显示肺泡结构。为了进行气体交换,O_2必须从口鼻移动到肺泡——只有在肺泡内才能进行气体交换。

如图14-1所示,从不同角度可以看出,每个肺泡都被毛细血管网密集覆盖。图14-1也显示,该网络紧贴肺泡气体空间,毛细血管内的血液和外部的肺泡气体之间平均仅有1/2μm的细胞和间质组织。毛细血管网由肺动脉树供给,肺动脉树与气道分支伴行,分布与气道模式相似。毛细血管网汇入小静脉,这些小静脉汇总成更大的血管,最终形成肺静脉,将含氧血液输送到左心房。静脉血管形成了与肺动脉和气道相似的分支树,但方向相反。右心室通过这个血管系统进行单向血液输送。

因此,从口鼻到左心房的气体交换途径结构是非常复杂的,了解气体如何沿着路径传递需要追踪O_2从口鼻至左心房必须参与的事件。

1. 第一步是通过口鼻将空气吸入气道。通过吸气胸壁肌肉收缩,胸腔内压力降低,这一步是对流的(就像水沿着园艺软管从高压区流到低压区)。所有呼吸的空气必须通过气管,但在第一个分支点,一些空气进入右肺,其余的进入左肺。在每个连续的分支点,总路径的子分支之间发生类似的空气质量守恒分布。从口腔到3亿个肺泡之间共有23个分支,在这些肺泡中空气分布不均的概率很大。空气在每个分支点(即子分支之间)如何进行分布的主要决定因素是呼吸系统的机械特性:顺应性(弹性)、阻力和惯性。第10章对这些概念进行了详细的阐述。

2. 静息状态下吸气时大部分气道中的气流呈层流。因此,由于气道中心分子速度比外周的分子高,吸入气体形成抛物线状(图14-3)。图14-3中,吸入气体的"舌形"抛物线沿气道向下移动,而"舌形"抛物线周围是前一次呼气后残留的气体。舌头O_2浓度为21%,基本上没有CO_2。"舌形"抛物线周围的气体是在前一次呼吸中经历了气体交换的气体,含有大约14%的O_2和5%的CO_2。因此,当"舌形"抛物线向前朝肺泡运动时,O_2将从"舌形"抛物线中弥散到周围,而CO_2将向相反方向弥散,这称为Taylor弥散,它减少了"舌形"向前对流运动产生的O_2前向输送。然而,这种影响比较小,通常对整个气体交换没有太大意义。

注意,如果运动时吸气频率加快,在较大的气道

抛物线层流流速剖面

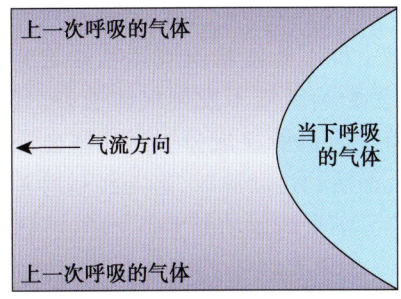

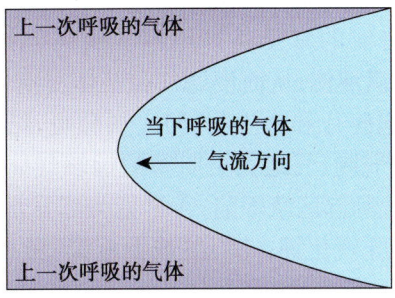

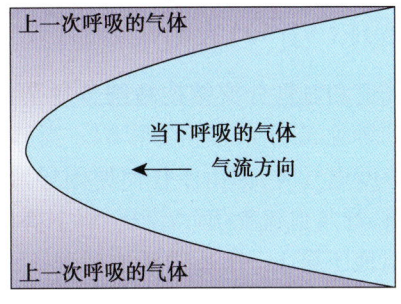

图 14-3 层流抛物线图。3 组图显示了单次吸气时的连续时间点,气体从右向左。由于从上一次呼吸中残留的气体与当前呼吸中吸入气体相比,O_2 浓度低而 CO_2 浓度高,因此"舌形"抛物线和周围气体之间存在弥散交换(Taylor 弥散)。

中可能不出现层流而是发生湍流,它使气道腔内气体浓度分布均匀,但基本上不会出现 Taylor 弥散。

3. 图 14-2 显示了随着越来越深地进入肺部,气道横截面积呈指数增长。该曲线的意义在于,由于吸入气体的质量流速在每一级都是相同的(因为气道仅仅是一个传输系统),所以 O_2 分子前进速度下降(因为流量是速度和截面积的乘积)。在 17~19 级分支才开始出现肺泡,这时前进速度变得很低,以至于 O_2 从这里进入肺泡的过程在很大程度上依赖简单气体弥散,而不仅仅是持续对流。

4. 如果肺泡通气不均(血液灌注相同),肺泡 O_2 浓度就会不同,本章后面还会进行详述。因为相邻肺泡非常接近,所以当它们的 O_2 浓度不同时,这些肺泡之间会有相当大的 O_2 弥散。这一被动过程会减少肺泡之间 O_2 的浓度差异。尽管可以通过实验测得,但临床意义不大。步骤 3(在某种程度上为步骤 4)负责进行气体交换需要的大部分肺泡气体的混合,即每次

呼吸新吸入的气体与先前呼吸中仍然存在的肺泡气体混合。

5. 心脏起着按摩泵的作用,进一步促进混合气体进入肺泡气体空间。心室的交替充盈和排空分别有助于位置靠近心脏那些肺泡气体的呼出和吸入,但对较远的肺泡几乎没有影响。尽管心源性混合是众所周知且易于证明的现象,但是它对气体交换的生理影响很小。

6. 一旦主要的对流和弥散气体输送步骤将 O_2 从口腔转运至肺泡腔,O_2 就会物理溶解在分离肺泡气和毛细血管血液的组织中,即血气屏障(图 14-1)。O_2 通过血气屏障弥散进入血浆,超过 98% 的 O_2 分子进一步弥散,进入红细胞内部,与血红蛋白迅速结合,剩下约 2% 物理溶解在血浆和红细胞细胞质中。

这种从肺泡气体到血红蛋白的传输过程是通过被动的简单弥散过程完成:不涉及对流或主动传输过程。第 16 章会详细讨论弥散过程。在静止状态的正常肺,这一过程非常迅速,不会导致 O_2 转运受限。

7. 最后,通过心脏泵作用,红细胞被对流地输送出肺毛细血管,进入肺静脉,然后到达左心房和左心室,最后到达身体各组织结构。

气体传输通路的影响因素

如果上述所有传输通路的影响因素功能完善,3 亿肺泡中的 O_2(以及其他气体)分压则是相同的,与体循环动脉血液中氧分压相等。人体系统几乎接近完美,但即使在健康的正常年轻人中,肺泡压和动脉压也不完全相同。随着年龄的增长,动脉 P_{O_2} 从 20~75 岁时的 95~100mmHg 下降到 80 岁左右时的 80mmHg。然而肺泡 P_{O_2} 随着年龄的增长没有变化。因此,在该年龄范围内,肺泡和动脉 P_{O_2} 之间的差异从 5~10mmHg 稳步增加至 20~25mmHg。肺部疾病,如哮喘、肺气肿和支气管炎、肺纤维化、肺炎和许多其他疾病会严重地破坏气体传输,最后由于组织供 O_2 不足而死亡。

因此,要了解肺部疾病造成的问题,必须充分理解 O_2 转运途径及其在健康方面可能产生的影响。

关于如何考虑传输通路异常的传统观点已经发展多年,是有用的讨论框架。它是基于气体交换的最终结果(动脉 P_{O_2})用不同的原因解释为什么该变量低于正常值。

O_2 转运途径失败的 4 种主要机制可导致动脉 P_{O_2} 降低(即动脉低氧血症):①通气不足;②弥散功能障

碍;③分流;④通气-灌注($\dot{V}_A/\dot{Q}$)失衡。

这些是直接导致低氧血症的所谓"肺内"因素。"肺外"因素的调节也很重要。包括改变吸入 O_2 浓度、心总输出量、总代谢率和 Hb 浓度变化。

现定义并讨论4个"肺内"因素。

■ 通气不足

正常人通过一些控制系统确保了正常通气状态,从而能及时调节动脉 P_{CO_2} 维持于(40 ± 2)mmHg(详见第11章)。然而,任何原因导致的总通气量减少,肺泡 P_{CO_2}($P_{A_{CO_2}}$)和动脉 P_{CO_2} 必然会升高以保持代谢产生的 CO_2 被消除。相反,肺泡 P_{O_2}($P_{A_{O_2}}$)及动脉 P_{O_2} 会下降(与 P_{CO_2} 上升的量基本上一致)。肺泡气体公式定量地将 $P_{A_{O_2}}$ 和 $P_{A_{CO_2}}$ 联系起来,用于计算 $P_{A_{CO_2}}$ 发生变化时 $P_{A_{O_2}}$ 的变化量:

$$P_{A_{O_2}} = P_{I_{O_2}} - \frac{P_{a_{CO_2}}}{R} + P_{A_{CO_2}} \cdot F_{I_{O_2}} \cdot \frac{(1-R)}{R} \quad (1)$$

$P_{I_{O_2}}$ 和 $F_{I_{O_2}}$ 分别是吸入 O_2 分压和吸入 O_2 浓度,R 是呼吸交换比,正常值为0.8。

低通气代表气体传输通路(见上文)中第一步失败,原因可能为:①控制通气的中枢神经系统由于创伤、疾病、药物或麻醉剂而出现功能障碍;②支配胸廓呼吸肌的神经元或神经肌肉功能障碍;③胸壁肌肉疲劳、损伤或瘫痪;④气道或胸壁可能因外伤或其他机械因素(如压迫)而遭到破坏,或气道堵塞。

从概念上讲,这类问题通常被认为是全肺问题,原因明确,找出原因并采取适当的修复和/或通气支持逆转。

■ 弥散障碍

尽管弥散转运在气道和肺泡气体(见上文)中起着一定的作用,但影响动脉 P_{O_2} 的弥散障碍概念通常与传输步骤6有关——O_2 从肺泡到毛细血管和红细胞的弥散。

该问题是第16章讨论的重点,在此不进行详细讨论。简单起见,接下来对其他因素的讨论忽略了 O_2 传输的弥散障碍,并假设在肺泡气和毛细血管血液中 O_2(和 CO_2)的交换是通过肺微循环的单个红细胞完成。这在大多数情况下是合理的。在海平面水平,健康人中,只有一些运动员,在接近极限运动量时才会出现气体弥散障碍,但这种现象在高原上运动的正常人中也很普遍。

■ 分流

分流是一种不能使肺泡气体和红细胞接触的血流通路,在受影响区域不发生气体交换。因此,分流的血液维持混合静脉血成分。当这些血液到达肺静脉、左心房,最后到达动脉时,会与经过肺泡气体交换的血液混合。结果造成动脉 P_{O_2} 下降,动脉 P_{CO_2} 也可能相应增加(如果患者提高通气水平,动脉 P_{CO_2} 可能不增加,但低氧血症持续存在)。

引起分流的常见病理生理学疾病包括:①肺水肿,肺泡充满液体,从而使通气和气体交换失败;②肺泡充满细胞碎片和微生物碎片,如肺炎,结果与肺水肿相同;③气胸、气道完全阻塞的远端气体吸收或外部压迫导致肺部区域塌陷;④罕见肺部异常动静脉血管通道,如肝硬化等;⑤心脏或大血管(肺外)水平直接右向左分流。

■ 通气-灌注($\dot{V}_A/\dot{Q}$)失衡

由于气道和血管分支结构精细且复杂,肺易受到肺泡通气和肺血流分布不均的影响。当肺泡以低于平均通气速度通气时,如由于任何原因导致部分供气道阻塞时,通气血流比值($\dot{V}_A/\dot{Q}$)将下降(假设血流量没有类似地下降)。在某些其他情况下,肺局部可能出现血流减少而不是通气减少,因此这些区域 $\dot{V}_A/\dot{Q}$ 比值高于平均值。

肺 $\dot{V}_A/\dot{Q}$ 比值有一定范围,并非处处相同,也就是说 $\dot{V}_A/\dot{Q}$ 比值不等是存在的。在定义中,不管问题主要来自气道还是血管,$\dot{V}_A/\dot{Q}$ 失衡的病因并不重要。主要概念是,与具有相同肺泡通气量和血流量的肺相比,$\dot{V}_A/\dot{Q}$ 失衡的肺会以较低效率在人体内进行气体交换(所有),导致低氧血症,也可能出现高碳酸血症(动脉 P_{CO_2} 升高)。本章的大部分内容介绍了 $\dot{V}_A/\dot{Q}$ 失衡的生理原因。

我们需要理解 $\dot{V}_A/\dot{Q}$ 失衡,不管其病因是什么,概念都是相似的。各种程度的 $\dot{V}_A/\dot{Q}$ 失衡,常见表现为左右肺的差异。典型例子包括单侧肺不张、气胸、肺栓塞或肺炎。这些都是导致严重气体交换障碍的比较常见现象。另一个极端可表现为相邻肺泡之间 $\dot{V}_A/\dot{Q}$ 的差异。然而,研究表明,少量相邻肺泡可通过快速气体弥散维持 $\dot{V}_A/\dot{Q}$ 比值的均衡,很可能每个呼吸性细支气管(或者终末细支气管)远端肺泡都可以通过这些机制保持气体交换的功能均一性。

在这两种极端情况之间,各级血管或气道阻塞产生的 $\dot{V}_A/\dot{Q}$ 失衡取决于它涉及的范围,最后导致低氧血症,并可能出现高碳酸血症。

即使年轻的正常肺也有 $\dot{V}_A/\dot{Q}$ 失衡,这同样解释了在健康青年受试者中观察到的肺泡气体和动脉血之间存在 $5\sim10\,mmHg\,P_{O_2}$ 的差异。目前有几种机制可以解释这种现象。

重力性 $\dot{V}_A/\dot{Q}$ 差异

通气,血流更甚,受重力系统影响呈现不均匀分布。分别由于肺和血管中血液的重力影响。因此,肺重力依赖区比非依赖区接受更多的血流,理论上这种情况与体位无关。结果表明,血流中的重力梯度大大超过通气。肺非重力依赖区的 $\dot{V}_A/\dot{Q}$ 比值高于平均 $\dot{V}_A/\dot{Q}$,肺重力依赖区的 $\dot{V}_A/\dot{Q}$ 比值低于平均 $\dot{V}_A/\dot{Q}$。平均 $\dot{V}_A/\dot{Q}$ 比值约为 1.0,因为肺泡总通气量和血流量相似。站立位时,人肺尖 $\dot{V}_A/\dot{Q}$ 比值约为 3;肺底部约为 0.6,接近顶部的 1/5。如图 14-4 所示,两个端点之间有平滑的渐变过程。$\dot{V}_A/\dot{Q}$ 比值的变化梯度不会引发超过约 $4\,mmHg$ 的动脉 P_{O_2} 下降(与未出现该现象时的期望值相比)或 $4\,mmHg$ 的肺泡动脉 P_{O_2} 差异。

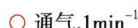
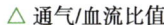
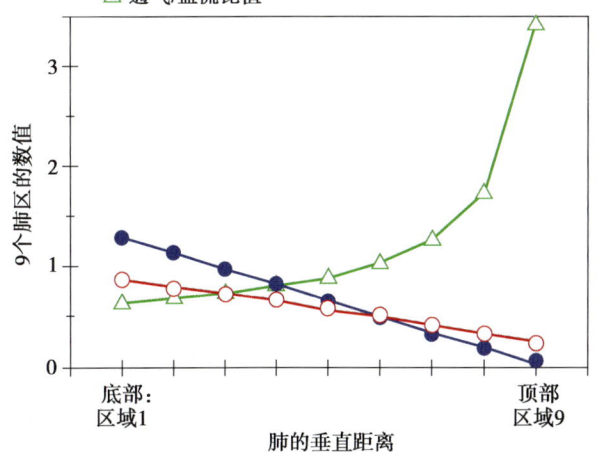

图 14-4　通气、血流及 $\dot{V}_A/\dot{Q}$ 比值与肺的垂直距离之间函数关系(9 个区域)。虽然通气和血流在底部高于顶部,但通气-灌注比($\dot{V}_A/\dot{Q}$)从肺底部到肺顶部成倍增长。获授权引自:WEST JB. Ventilation/blood flow and gas exchange,5th ed. Chicago,IL:Blackwell Scientific Publications,1990.

段叶性 $\dot{V}_A/\dot{Q}$ 差异

肺的气道分支和血管结构构成一个不依赖重力的 $\dot{V}_A/\dot{Q}$ 失衡分形系统。分形系统是几何结构模型(如气道分支)在较小尺度上重复的系统。气道树本质上意味着将气道分成两个"子"分支,从大气道到小气道的重复二分特征。通过大约 23 次分支,系统的每

个分支点重复的通气或血流分布很小的随机不平衡可以迅速增加至非常显著的通气或血流失衡。试想一下,一个只有 16 个二分序列的分支系统——在 16 个分支点中的每一点,气体不能在每一对子分支精确的划分 50/50。相反,假设一个 49%/51% 的划分——在任何一个气道分支上都是一个小比例的不均匀效应。通气最差的区域(在 16 个分支的每一个分支处都获得 49% 的分配),最终的通气量只有在每个分支处获得 51% 分配的最佳通气区的 1/2。

除非分形结构以某种方式分配通气和血流来保持(即使 $\dot{V}_A$ 或 $\dot{Q}$ 个别变化)不变,否则会导致显著的低氧血症。了解肺分形结构的影响是当前热议的话题。由于不会出现分形导致的严重低氧血症,$\dot{V}_A$ 和 $\dot{Q}$ 之间一定存在某种相关性。

纵向性 $\dot{V}_A/\dot{Q}$ 差异

随着气道和血管在每个分支点逐渐变窄,气体和血流的阻力也逐渐增加,但并非所有肺泡都能从其对应的气道精细分支中实现气体交换或血流灌注。因此,一些肺泡会离口腔近一些,一些会远一些。这些简单的原理表明,与近端的肺泡相比,远离口腔肺泡的 $\dot{V}_A$ 和/或 $\dot{Q}$ 可能会减少,因此可以造成由中心向外周通气和血流呈纵向梯度差异分布。虽然不常见,但有较多的证据表明这种失衡是存在的,但它没有形成对气体交换的影响。如果在本文中类似的物理原理同时适用于气体和血流,可以推断距离远的肺泡通气量和血流量均较少,因此存在保持中心区域和周边区域之间 $\dot{V}_A/\dot{Q}$ 比值相同的自然趋势。

解剖性 $\dot{V}_A/\dot{Q}$ 差异

气体或血流分布失衡的另一个潜在原因是肺解剖结构的差异。用狗和马举例,与重力相关的体位无关,双肺下叶背段的血流量在总的肺灌注中比例过高。此种现象是肺叶之间或肺叶内的总体分支结构差异所致,这一概念在患者体位改变时十分重要,有助于更好地理解气体交换产生的变化。

侧支通气和血流

至此,已经描绘了一幅分支结构图,该分支结构在相邻的气道或处于任何分支水平的血管之间没有侧向连接。这种侧向连接可以存在于从大气道到肺泡的若干气道水平上。这是一种物种依赖性现象,猪很少或没有这种侧支通道结构,但狗具有广泛的侧支通气通道。人类在这两个极端情况之间。

无论侧支通道发育的进化压力如何,人类肺利用

侧支通道绕过气道阻塞进行气体转移的能力似乎是有用的特性。在没有侧支通道的情况下,气道完全阻塞常常会导致肺泡气体快速吸收到阻塞气道的远端肺泡的血液中,反过来导致肺不张,出现血管分流和低氧血症。值得注意的是,以气道阻塞为代表的慢性肺疾病——慢性阻塞性肺疾病(COPD)、哮喘——由于存在通气不足区域出现失衡,但很少导致真正的分流。由此可见,即使 COPD 和哮喘缺乏分流,也能通过侧支通气代偿。

因此,人的侧支通气似乎是一种自然发生的结构现象,在某种程度上可以抵消疾病导致的不良气体交换后果。

侧支灌注会出现在肺泡毛细血管网中,这可以简单地从丰富的相互连接的微血管网推断出,它有可能使血液从微血管障碍周围容易地流进相邻的血管。在大范围内存在多少侧支血流尚不清楚,且很难研究。然而,有记录支气管和肺循环之间存在连接,产生了一种不同的侧支循环网络。当肺动脉缺如或肺栓塞时,这种联系的重要性是显而易见的。支气管循环显著扩张,可长期维持受影响肺的功能。

反应性血管和支气管收缩

肺泡气体成分变化可引起血管或支气管反应性功能改变,从而改变肺内通气或血流的分布。记录最多的是缺氧性肺血管收缩。为了应对局部通气降低导致的肺泡低氧,低氧区肺动脉收缩以减少血流量。这一系统的发展具体是为了对抗疾病,还是为了应对宫腔内生存,以及突然过渡到呼吸空气的变化是有争议的,尽管大多数人赞成后一种解释。

不管原因是什么,低氧性血管收缩能够帮助恢复局部通气与血流的正常比值。这种自主效应(由肺动脉平滑肌细胞中 O_2 敏感的钾通道介导)很少将 $\dot{V}_A/\dot{Q}$ 比值完全恢复到正常,但是即使是 $\dot{V}_A/\dot{Q}$ 比值较小程度改善也能显著促进气体交换。缺氧性血管收缩的负面影响是肺血管阻力增加。如果这种情况长期存在,会形成肺动脉高压,最终导致右心衰竭。然而,除了缺氧性血管收缩外,其他因素也普遍存在——微血管破坏和肺泡变形——这些对出现心力衰竭的作用可能比缺氧本身更重要。然而,缺氧性血管收缩为慢性病患者吸氧治疗肺动脉高压或延缓疾病进展提供了理论基础。

从程度上看,与气道中低氧性血管收缩的发生相对应的是低碳酸性支气管收缩。特别是发生肺栓塞时,栓塞部位的 $\dot{V}_A/\dot{Q}$ 比值由于血管阻塞造成的血流减少而升高。$\dot{V}_A/\dot{Q}$ 比值的增加导致局部 P_{CO_2} 降低(见下文),从而使该部位支气管收缩,局部通气量减少,$\dot{V}_A/\dot{Q}$ 比值趋于正常。放射性核素扫描证实在肺栓塞部位存在一定程度的通气量下降。

$\dot{V}_A/\dot{Q}$ 比值和气体交换

到目前为止,通气($\dot{V}_A$)、血流($\dot{Q}$)及比值($\dot{V}_A/\dot{Q}$)的基本概念具有很大的发展空间。原因在于 $\dot{V}_A/\dot{Q}$ 对肺基本功能的重要性——血液与气体之间交换 O_2 和 CO_2。无论其生理基础或病理原因如何,$\dot{V}_A/\dot{Q}$ 失衡会影响气体交换,导致低氧血症,甚至出现高碳酸血症。

下面部分将解释 $\dot{V}_A/\dot{Q}$ 失衡与气体交换的关系。该问题比较复杂,必须从几个"同心"层面上考虑。首先,我们须考虑肺局部范围的 $\dot{V}_A/\dot{Q}$ 比值如何影响局部 P_{O_2}、P_{CO_2},以及在该区域交换多少 O_2 和 CO_2。这种独立的方法首先需要一些关键假设。消除这些假设的限制是理解 $\dot{V}_A/\dot{Q}$ 关系的下一个"同心"步骤。最后一个可以进一步影响气体交换的外部因素构成了第三层次分析步骤。

■ 肺部小的均匀单位 $\dot{V}_A/\dot{Q}$ 比值和气体交换

最好用每次呼吸时进出肺泡及从肺泡流入毛细血管中的 O_2 量来解释 $\dot{V}_A/\dot{Q}$ 比值如何影响气体交换。必须使用描述这些过程并遵循质量守恒基本原理的公式。这些描述最早出现在五十多年前。图 14-5 提供了肺的模型,并详细说明了该模型的总通气量($\dot{V}_A$)和血流($\dot{Q}$)以及相关 O_2 水平的关键部位。可以考虑把它看成是一个小的均匀单位的肺。

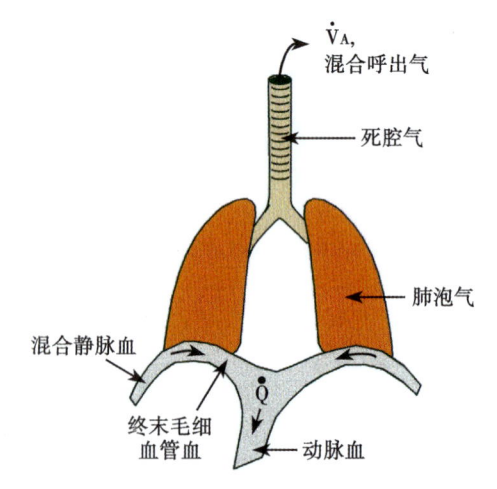

图 14-5 肺的概念模型。标注氧和二氧化碳分压不同的主要部位,以及完成气体交换、通气($\dot{V}_A$)和血流($\dot{Q}$)的主要弥散过程。

尽管呼吸具备潮汐性，但长期以来一直认为在一定时间内的通气量是常量。这实际上是经过时间考验的非常合理的近似值。同样地，血流量被认为是恒量，且其合理性已被证明。因此，如果将 $\dot{V}_A$ 和 $\dot{Q}$ 分别视为小均匀单位的肺泡每分通气量和血流量，则可以针对 O_2 写出以下简单的质量守恒公式：

$$\dot{V}_{O_2} = \dot{V}_I \cdot F_{I_{O_2}} - \dot{V}_A \cdot F_{A_{O_2}} \qquad (2)$$

或

$$\dot{V}_{O_2} = Q \cdot Cc'_{O_2} - \dot{Q} \cdot C\bar{v}_{O_2} \qquad (3)$$

公式中，$\dot{V}_{O_2}$ 是单位时间内从环境转运至血液的 O_2 量，假设在稳态条件下，肺内所有单位相加时，等于代谢率。$\dot{V}_I$ 和 $\dot{V}_A$ 分别是每分钟呼吸时吸入和呼出的气体量，比传输气道中剩余的气体量少。预想 $\dot{V}_I$ 和 $\dot{V}_A$ 是接近一致的，否则肺会在短时间内涨破或萎陷。然而，$\dot{V}_I$ 通常与 $\dot{V}_A$ 不等，因为每分钟消耗的 O_2 略多于产生的 CO_2（即呼吸商一般不为1）。因此，$\dot{V}_A = \dot{V}_I - \dot{V}_{O_2} + \dot{V}_{CO_2}$。由于 $\dot{V}_I$ 和 $\dot{V}_A$ 的差值只有1%，因此大多数情况下，可以忽略 $\dot{V}_I$ 和 $\dot{V}_A$ 的差值——如果 $\dot{V}_I$ 是 6L/min，$\dot{V}_{O_2}$ 是 300mL/min，$\dot{V}_{CO_2}$ 为 240mL/min，$\dot{V}_A = 5.94L/min$。尽管研究中没有忽略这些小的差异，但为了当前目的，在公式（1）中用 $\dot{V}_A$ 代替 $\dot{V}_I$，简化了分析。公式（1）中 $F_{I_{O_2}}$ 和 $F_{A_{O_2}}$ 分别是图14-5中的小单位吸入（I）和呼出肺泡（A）气体中 O_2 的浓度百分比（F）。在公式（3）中，Cc'_{O_2} 和 $C_{\bar{v}_{O_2}}$ 分别是离开氧化终末毛细血管（c'）中的 O_2 浓度（C）和进入血管（$\bar{V}$）的脱氧血液中的 O_2 浓度（C）。缩写 c' 代表终末毛细血管；$\bar{V}$ 为混合静脉（肺动脉）血。

由于公式（1）和（2）都描述了相同的 O_2 通气率（V_{O_2}），因此可以将它们设为相同：

$$\dot{V}_A[F_{I_{O_2}} - F_{A_{O_2}}] = \dot{Q}[Cc'_{O_2} - C\bar{v}_{O_2}] \qquad (4)$$

并重新改为：

$$\dot{V}_A/\dot{Q} = [Cc'_{O_2} - C\bar{v}_{O_2}]/[F_{I_{O_2}} - F_{A_{O_2}}] \qquad (5)$$

需要注意的是，如果 O_2 在肺泡-毛细血管膜上的弥散是完全平衡的，那么肺泡 P_{O_2} 和毛细血管末端 P_{O_2} 是相同的。因此，$F_{A_{O_2}}$ 和 Cc'_{O_2} 之间的关系由 O_2-Hb 离解曲线决定，已知 $F_{A_{O_2}}$，可以推测出 Cc'_{O_2}（反之亦然）。

公式（5）很有意义，因为它直接显示了 $\dot{V}_A/\dot{Q}$ 比值在肺泡气体交换中的作用。该公式中，对于设定的界限值（即吸入气体和混合静脉血的成分，分别用 $F_{I_{O_2}}$

和 $C\bar{v}_{O_2}$ 表示）和已知的 O_2-Hb 解离曲线，肺泡（终末毛细血管）P_{O_2} 由肺泡通气量（$\dot{V}_A$）与血流量（$\dot{Q}$）比值决定。

在设定的假设下，总结如下：①连续和恒定的通气、血流量；②持续的稳态条件；③肺泡-毛细血管交换的弥散平衡；④吸气和呼气量相等，该公式与公式（5）构造相同，可以将在肺部进行交换的任何气体代入公式。

代入 CO_2，形成公式（6）：

$$\dot{V}_A/\dot{Q} = [C\bar{v}_{CO_2} - Cc'_{CO_2}]/[F_{A_{CO_2}} - F_{I_{CO_2}}] \qquad (6)$$

由于 CO_2 从血液中排出，因此右边括号内前后顺序颠倒后可得出正数，而 $F_{I_{CO_2}}$ 基本上是零，可在公式中省略不计。

但不幸的是，由于 O_2 和 CO_2 解离曲线的复杂性，公式（5）和（6）都不能进行简单的定量计算。通过适当的计算机数值分析有利于理解这些公式。通过这些公式，我们可以研究 $\dot{V}_A/\dot{Q}$ 比值与肺泡 P_{O_2} 和 P_{CO_2} 之间的关系，如图14-6所示。这些关系很重要，因为它们体现出了 $\dot{V}_A/\dot{Q}$ 的改变如何影响 O_2 和 CO_2 的气体交换。图14-6的四组图显示了肺泡 P_{O_2} 和 P_{CO_2} 以及终末毛细血管 O_2 和 CO_2 浓度。后者更好地反映了作为 $\dot{V}_A/\dot{Q}$ 比值函数的总的气体交换。图14-6的具体条件是正常静息状态下混合静脉血 P_{O_2} 为 40mmHg 和 P_{CO_2} 为 45mmHg。吸入气体是室内空气，[Hb] 是 15g/dL。在每组图中，3个实心圆分别定位在正常 $\dot{V}_A/\dot{Q}$ 比值（1.0）、正常比值10倍和正常比值的 1/10。图中四种关系都是非线性的。从下面两组图可以明显看出，当 $\dot{V}_A/\dot{Q}$ 为正常值 1/10 时，O_2 交换减少，当增加10倍时，O_2 交换几乎不能得到改善。此外，当 $\dot{V}_A/\dot{Q}$ 下降甚至低于0.1时，O_2 交换几乎没有减少。由于曲线在 $\dot{V}_A/\dot{Q}$ 低于1.0时非常陡峭，因此对于低于1.0的 $\dot{V}_A/\dot{Q}$ 几乎没有什么保护，如下面左侧图所示。对于 CO_2，曲线斜率相反（P_{CO_2} 随着 $\dot{V}_A/\dot{Q}$ 的增加反而下降）。然而，与 O_2 的情况不同，$\dot{V}_A/\dot{Q}$ 在1.0与10倍降低几乎没有差别，而 $\dot{V}_A/\dot{Q}$ 的增加则显著降低了肺泡 P_{CO_2} 和终末毛细血管 CO_2 浓度。O_2 和 CO_2 之间的差异主要在于解离曲线的斜率：CO_2 比 O_2 大10倍左右。研究表明，解离曲线的斜率越大（或者同样适用于麻醉气体，其溶解度），它对高 $\dot{V}_A/\dot{Q}$ 比值越敏感。斜率或溶解度越低，对低 $\dot{V}_A/\dot{Q}$ 比值越敏感。因此，低 $\dot{V}_A/\dot{Q}$ 比值会造成动脉 P_{O_2} 的减少多于动脉 P_{CO_2} 的增加。虽然图14-6只适用于所谓的"界限"条件（即混合静脉血和吸入气体组成），但基本原理可适用于不同的类似条件，如图14-7所示的 O_2。左侧

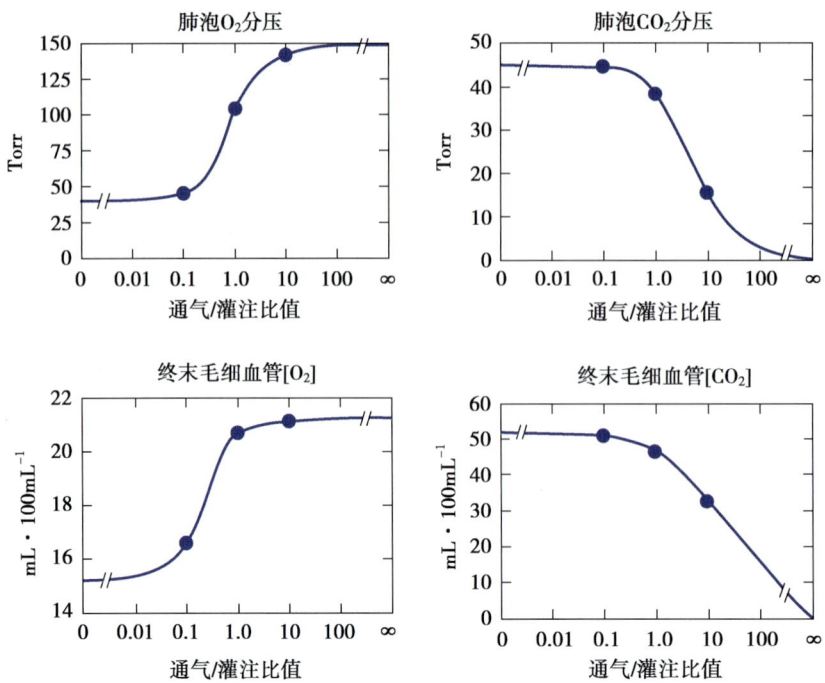

图 14-6　计算肺泡 P_{O_2}、P_{CO_2} 与通气-灌注比（上图）及其相应终末毛细血管浓度（下图）之间的关系。在每个图中，3 个实心圆分别代表通气灌注比为 0.1、1 和 10（详情请参阅正文）。

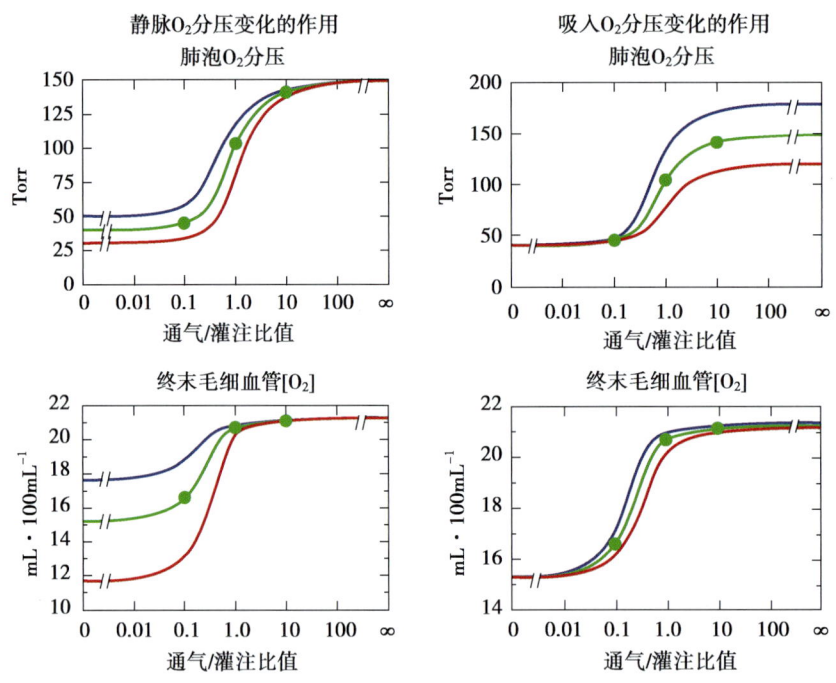

图 14-7　混合静脉血 P_{O_2}（左图）或吸入 P_{O_2}（右图）的变化对肺泡 P_{O_2} 和终末毛细血管氧浓度的影响。

图说明混合静脉血 P_{O_2} 如何通过公式（4）影响肺泡 P_{O_2} 和终末毛细血管[O_2]。右侧图相应地显示了吸入气 P_{O_2} 的变化如何影响 O_2。当静脉 P_{O_2} 分别为 30mmHg、40mmHg 和 50mmHg 时，吸入气 P_{O_2} 分别设定为 120mmHg、150mmHg 和 180mmHg。静脉血 P_{O_2} 的变化显著影响未通气和通气不良部位的 P_{O_2} 和[O_2]，甚至影响到通气正常的部位，但对高 $\dot{V}_A/\dot{Q}$ 比值的肺泡没有影响。当计算 P_{O_2} 时（右上图），改变吸入的 P_{O_2}（不是静脉血）具有反作用，由于 O_2-Hb 离解曲线是非线性，在较高和较低比值范围，对[O_2]的影响最小，但 $\dot{V}_A/\dot{Q}$ 比值在 0.1~1 区间影响时更显著（右下图）。该图显示了吸入和混合静脉"临界条件"如何改变肺泡气体交换的大小（但不是基本模式）。

如果回到正常临界条件（$P\bar{v}_{O_2}$ = 40mmHg、$P_{I_{O_2}}$ = 150mmHg），可以研究 $\dot{V}_A/\dot{Q}$ 不等式对气体交换的影响。事实上，肺的结构复杂，很难进行简单分析，但两室模型也能帮助理解概念部分。

图 14-8 以 3 种构造形式展示了简单的两室模型：①每个室均具有等通气和血流灌注，$\dot{V}_A/\dot{Q}$ 之间无差异；②左室由于气道阻塞导致低通气，$\dot{V}_A/\dot{Q}$ 失衡；③左室由于血管阻塞出现血流低灌注。表 14-1 显示出了每个隔室对应的 O_2 和 CO_2 计算值。3 种模型共同的假设是：①混合静脉血 P_{O_2} 保持在 40mmHg；②吸入 P_{O_2} 保持在 150mmHg；③两个隔室累加的总肺泡通气量与总血流量均为恒定，都在 6L/min；④[Hb] 保持在 15g/dL。此外，气道阻塞使左侧隔室通气量从 3.0L/min 减少到 0.3L/min，气体重新分配到右室。血管阻塞与图中右侧图的顺序相同。注意，对于两个阻塞模型，无论阻塞的位置如何，一个隔室的 $\dot{V}_A/\dot{Q}$ 小于平均值，而另一个隔室的 $\dot{V}_A/\dot{Q}$ 大于平均值。

从图 14-6 的曲线可知，$P\bar{v}_{O_2}$ = 40mmHg 和 $P_{I_{O_2}}$ = 150mmHg，$P\bar{v}_{CO_2}$ = 45mmHg 和 $P_{I_{CO_2}}$ = 0mmHg，图 14-8 的每个隔室的 P_{O_2} 和 P_{CO_2} 均被列在表 14-1 中。

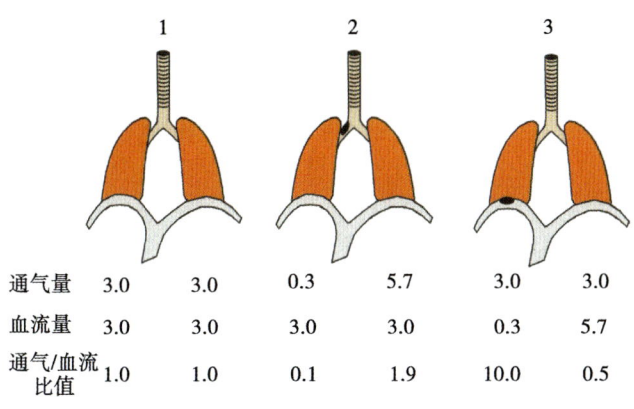

	1		2		3	
通气量	3.0	3.0	0.3	5.7	3.0	3.0
血流量	3.0	3.0	3.0	3.0	0.3	5.7
通气/血流比值	1.0	1.0	0.1	1.9	10.0	0.5

图 14-8　3 个通气-灌注关系的两室模型。模型 1 是理想的肺，无通气-灌注失衡。模型 2 表示一室由于气道阻塞导致肺泡通气减少 90% 的肺，而模型 3 表示一室由于血管阻塞导致毛细血管血流减少 90% 的肺。分别列出了各组成部分的通气量、血流量和通气灌注比。在 3 种模型中，总通气量和总血流量保持不变（详情请参阅正文）。

表 14-1　图 14-8 模型中 O_2 和 CO_2 的计算值

指标	正常		气道阻塞模型		血管阻塞模型	
	左	右	左	右	左	右
$P_{A_{O_2}}$, Pc'_{O_2}/mmHg	103.0	103.0	45.0	120.0	142.0	77.0
$P_{A_{CO_2}}$, Pc'_{CO_2}/mmHg	38.8	38.8	44.9	32.5	15.5	42.7
Cc'_{O_2}/(mL·dL^{-1})	20.7	20.7	16.7	20.9	21.1	20.1
Cc'_{CO_2}/(mL·dL^{-1})	46.9	46.9	50.8	43.9	32.5	48.8
Ca_{O_2}/(mL·dL^{-1})	20.7		18.8		20.1	
Ca_{CO_2}/(mL·dL^{-1})	46.9		47.5		48.0	
Pa_{O_2}/mmHg	103.0		55.0		77.0	
Pa_{CO_2}/mmHg	38.8		39.0		40.9	
$P_{\bar{A}_{O_2}}$/mmHg	103.0		118.0		110.0	
$P_{\bar{A}_{CO_2}}$/mmHg	38.8		33.7		29.2	
总 O_2 交换/(mL·min^{-1})	328.0		212(65%)		294(90%)	
总 CO_2 交换/(mL·min^{-1})	270.0		234(87%)		203(75%)	
$P_{\bar{A}_{O_2}}-P_{a_{O_2}}$/mmHg	0.0		63.0		33.0	
$P_{a_{CO_2}}-P_{\bar{A}_{CO_2}}$/mmHg	0.0		5.0		11.7	

在表 14-1 中,假设肺泡弥散平衡是完全的,肺泡 P_{O_2}($P_{A_{O_2}}$)等于毛细血管末端 P_{O_2}(Pc'_{O_2});P_{CO_2} 也是如此。如图 14-6 所示,在每个阻塞模型中,低 $\dot{V}_A/\dot{Q}$ 隔室低于平均 P_{O_2} 和高于平均 P_{CO_2}。高 $\dot{V}_A/\dot{Q}$ 比值隔室的情况正好相反。相应的终末毛细血管 O_2 和 CO_2 浓度也列于表 14-1 中。

需要注意的是静脉血 P_{O_2} 主要影响与低通气-灌注比相关的值,而吸入 P_{O_2} 的变化影响所有 $\dot{V}_A/\dot{Q}$ 比值,尤其是在中到高范围的 $\dot{V}_A/\dot{Q}$ 比值。

面对一室的阻塞,混合动脉血和混合呼出气体 O_2 和 CO_2 水平会如何改变,如何影响整个系统交换 O_2 和 CO_2 的能力?为了回答这些问题,将这些简单的问题应用于两个单独的隔室[左(L)和右(R)]:

对于 O_2:

$$P_{\bar{A}_{O_2}} = (P_{A_{O_2L}} \cdot \dot{V}_{A_L} + P_{A_{O_2R}} \cdot \dot{V}_{A_R})/(\dot{V}_{A_L}+V_{A_R})$$

$$Ca_{O_2} = (Cc'_{O_2L} \cdot \dot{Q}_L + Cc'_{O_2R} \cdot \dot{Q}_R)/(\dot{Q}_L+\dot{Q}_R) \quad (7)$$

可将相同的公式应用于 CO_2。这些混合方程式质量守恒,并应用两种气体或血液以分别与其相对通气量或血流量成比例的方式结合的原理。表 14-1 列出了这些计算结果,包括混合肺泡分压($P_{\bar{A}_{O_2}}$、$P_{\bar{A}_{CO_2}}$)和混合动脉氧浓度(Ca_{O_2}、Ca_{CO_2})。从血气浓度,相应的动脉分压(Pa_{O_2}、Pa_{CO_2})可以直接从 O_2 和 CO_2 解离曲线得出。最后,分别利用公式(1)或(2)和混合肺泡或动脉数据,以及每种气体所表示的混合肺泡与动脉的分压差,计算出全肺 O_2 和 CO_2 的交换率(mL/min)。

结果具有指导意义。两种阻塞模型均可导致低氧血症和轻度高碳酸血症,但由于两种气体解离曲线的形状和斜率不同,对动脉 P_{O_2} 和肺泡-动脉 P_{O_2} 差异的影响大大超过对 CO_2 的影响。与同种程度的血管阻塞相比,气道阻塞产生更多的低氧血症,但产生较少的高碳酸血症。反映了 CO_2 的解离曲线斜率是 O_2 的 10 倍,使得 O_2 更容易受到气道阻塞模型中低 $\dot{V}_A/\dot{Q}$ 比值的影响(0.1 和 0.5)(图 14-8),CO_2 更容易受到血管阻塞模型中高 $\dot{V}_A/\dot{Q}$ 比值的影响(10.0 和 1.9)(图 14-8),如图 14-6 所示。

由于 $\dot{V}_A/\dot{Q}$ 失衡,所有模型中的 O_2 和 CO_2 交换都受到损害(静脉血、吸入气体、总通气量和血流量在 3 种模型中都是固定且相同的)。根据前面讨论的 O_2 和 CO_2 对低和高 $\dot{V}_A/\dot{Q}$ 区域的不同敏感性,与血管阻塞模型相比,气道阻塞模型中的总 O_2 转运减少得更多;CO_2 则正好相反(表 14-1)。

因此,可列出针对 O_2 和 CO_2 交换的 $\dot{V}_A/\dot{Q}$ 失衡的主要影响。

$\dot{V}_A/\dot{Q}$ 失衡:①不管导致失衡的病理基础是什么,两种气体均受到影响;②动脉低氧血症和高碳酸血症;③比高碳酸血症更严重的低氧血症;④$\dot{V}_A/\dot{Q}$ 比值处于较低范围时,对 O_2 的影响大于 CO_2;⑤$\dot{V}_A/\dot{Q}$ 比值处于较高范围时,对 CO_2 的影响大于 O_2;⑥肺的总 O_2 和 CO_2 交换障碍;⑦两种气体的肺泡-动脉压差。

$\dot{V}_A/\dot{Q}$ 失衡影响的代偿

前面的分析表明,如果总通气量、血流、混合静脉血或吸入气体成分不发生变化,O_2 和 CO_2 在肺中的转运会出现障碍。在稳定状态这是不可行的,因此必须找到一种方法来恢复等同于代谢利用 O_2 和产生 CO_2 水平的总 O_2 和 CO_2 转运量。这又回到了本节开始时提到的 $\dot{V}_A/\dot{Q}$ 失衡的下一个"同心"问题。

假设初始病理生理学保持不变,实现恢复 O_2 和 CO_2 转运的代偿机制又是什么?我们将使用与图 14-8 和表 14-1 相同的模型。

混合静脉血的变化

唯一可能的短暂代偿性改变包括混合静脉血、总通气量和心输出量。(由于组织缺氧引起的 Hb 变化需要数天到数周的时间,并不能总被观察到,直到患者寻求医疗帮助,才会选择改变吸入的 P_{O_2}),为了减少复杂性,首先只提出了有关静脉血的变化。

假设外周组织从动脉血中摄取的 O_2 量不受限制,显然,失衡会导致静脉血 P_{O_2} 下降和 P_{CO_2} 增加。这可以简单地从最初由 $\dot{V}_A/\dot{Q}$ 产生的低氧血症和高碳酸血症推断出来,同时需要从灌注组织的每毫升血液中摄取与 $\dot{V}_A/\dot{Q}$ 失衡发生之前相同量的 O_2(和添加 CO_2)。

如果静脉 P_{O_2} 下降(和 P_{CO_2} 升高),图 14-7 表示在每一个 $\dot{V}_A/\dot{Q}$ 部分肺泡 P_{O_2} 会下降(和 P_{CO_2} 上升)。设置一系列循环事件,追踪单个红细胞在循环一周时参与的事件,每循环经过肺和组织时 P_{O_2} 会逐渐下降。

尽管从直观上看不明显,但动脉和静脉 P_{O_2} 不会降低至零(或 CO_2 上升到无穷大),除非 $\dot{V}_A/\dot{Q}$ 失衡一开始是就致命的。一旦 $\dot{V}_A/\dot{Q}$ 失衡,动脉和静脉 P_{O_2} 将会很快重新稳定在相对现有值较低水平(P_{CO_2} 值将高于现有值),由此,$\dot{V}_{O_2}$ 和 $\dot{V}_{CO_2}$ 恢复到正常值。

为了定量分析,我们将继续使用图 14-8 和表 14-1 模型,研究在该过程为了恢复正常肺部 O_2 和 CO_2 气体交换,动静脉 P_{O_2} 和 P_{CO_2} 如何变化。如表 14-2 所示。对于气道阻塞模型,血气中 O_2 的被动变化大于 CO_2,这与气道阻塞首先引起的氧气交换减少相一致。对于血管阻塞模型,出于类似原因,对 CO_2 的影响更显著。为了恢复气道阻塞模型中的 $\dot{V}_{O_2}$ 和 $\dot{V}_{CO_2}$,低氧血症更为严重,但高碳酸血症是轻微的。然而,对于血管阻塞来说,低氧血症较轻,而高碳酸血症较重。在这两种情况下,肺分别满足转运 328mL/min 和 270mL/min 的 O_2 和 CO_2 初始健康需求量。

表 14-2 在图 14-8 的模型中将 $\dot{V}_{O_2}$ 和 $\dot{V}_{CO_2}$ 恢复到正常所需的混合静脉血气值的被动变化的气体交换效应

指标	气道阻塞模型		血管阻塞模型	
	改变前	改变后	改变前	改变后
$P\bar{v}_{O_2}$/mmHg	40.0	30.4	40.0	39.5
$P\bar{v}_{CO_2}$/mmHg	45.0	50.7	45.0	62.4
Pa_{O_2}/mmHg	55	46	77	67
Pa_{CO_2}/mmHg	39.0	44.5	40.9	55.6
$\dot{V}_{O_2}$/(mL·min^{-1})	212.0	328(正常)	294.0	328.0(正常)
$\dot{V}_{CO_2}$/(mL·min^{-1})	234.0	270(正常)	203.0	270.0(正常)

血液在肺和组织之间的循环系统流动很快,通常数秒至数分钟完成,因此静脉血液成分变化的速度也非常快。这些变化的主要影响可以概括为以下方面:①当 $\dot{V}_A/\dot{Q}$ 失衡时,肺部 $\dot{V}_{O_2}$ 和 $\dot{V}_{CO_2}$ 下降,混合静脉血 P_{O_2} 下降和 P_{CO_2} 上升以恢复肺部 $\dot{V}_{O_2}$ 和 $\dot{V}_{CO_2}$ 从而满足 O_2 和 CO_2 转运的基本代谢需求;②结果,与混合静脉血改变前的情况相比,动脉 P_{O_2} 会进一步下降,动脉 P_{CO_2} 会进一步升高;③当 $\dot{V}_A/\dot{Q}$ 比值处于极低范围时,对 O_2 的影响远远大于 CO_2;④当 $\dot{V}_A/\dot{Q}$ 比值处于极高范围时,对 CO_2 的影响远远大于 O_2。

■ 总通气量的变化

无论 $\dot{V}_A/\dot{Q}$ 比值大小,混合静脉血和动脉血都会进行相应调节,出现低氧血症和高碳酸血症。两者或之一都可引起总通气量的快速增加,在一定程度上减轻低氧血症和高碳酸血症。图 14-9 中两个相同的实例都显示了肺泡通气量的增加(以与图 14-8 的两个 $\dot{V}_A/\dot{Q}$ 模型中的任何一个都有相同的比例分布)如何相应地影响动脉 P_{O_2} 和 P_{CO_2}。在 $\dot{V}_A/\dot{Q}$(气道阻塞)模型中,肺泡总通气量从正常值 6L/min 增至 9L/min,

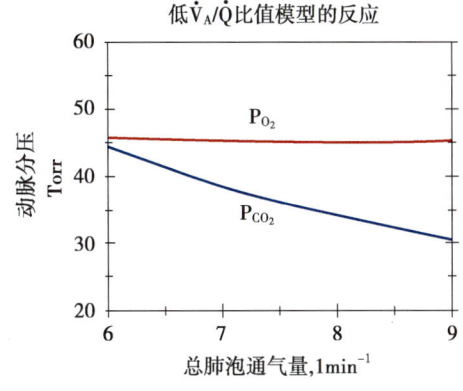

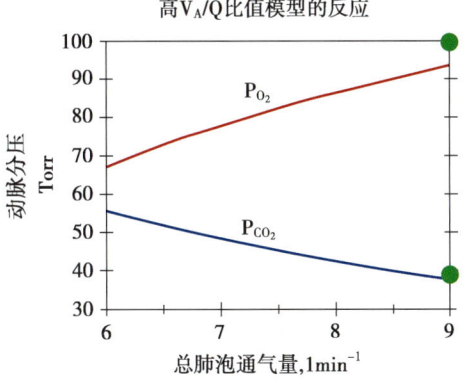

图 14-9 图 14-8 中两种通气 - 血流灌注失衡模型中肺泡通气量的增加对动脉 P_{O_2} 和 P_{CO_2} 的影响。上图对应模型 2,下图对应模型 3。在模型 2 中增加肺泡通气量不能有效恢复低 $\dot{V}_A/\dot{Q}$ 区域的动脉 P_{O_2},但在模型 3 中的高 $\dot{V}_A/\dot{Q}$ 范围是有效的,两种模型中的 P_{CO_2} 都有反应。

增加了 50%,动脉 P_{CO_2} 下降至 30mmHg,远低于正常标准值 40mmHg。然而,动脉 P_{O_2} 不受影响。这是因为即使通气不良的肺单位通气增加 50%,也不能显著增加该单位终末毛细血管 P_{O_2}(图 14-6),在通气较好的模型中,在通气量增加之前终末毛细血管中的 Hb 实际上已经完全饱和。

对于血管阻塞的模型,肺泡通气量增加 50% 可使 P_{O_2} 和 P_{CO_2} 恢复到接近正常值(图 14-9)。两种模型对通气的反应差异反映了两个隔室的原始 $\dot{V}_A/\dot{Q}$ 比值,即它们在图 14-6 的曲线上位置。

■ 心输出量的变化

最后一个代偿调节是心输出量的增加。动脉低氧血症刺激肾上腺素使心脏输出量增加 50% 或更多,提高混合静脉血 P_{O_2}(降低混合静脉血 P_{CO_2})改善动脉血气。图 14-10 显示了心输出量增加对动脉 P_{O_2} 和 P_{CO_2} 的影响,如图 14-9,假设随着总血流量增加,血流在两室之间的分布保持不变。对于呼吸道阻塞导致

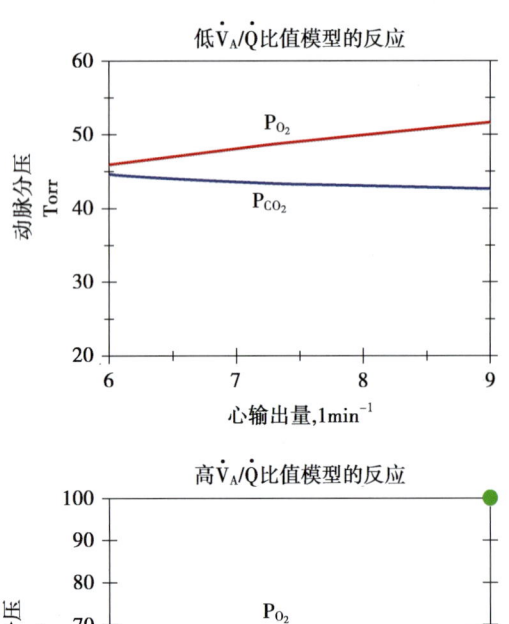

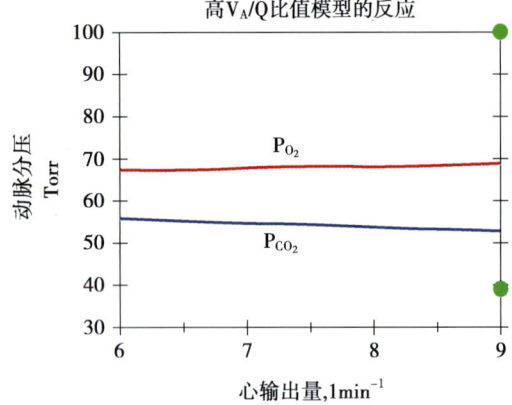

图 14-10 图 14-8 中模型 2 和模型 3 心输出量增加对动脉 P_{O_2} 和 P_{CO_2} 的影响。在通气-灌注比值极低的区域，心输出量使 P_{O_2} 显著升高（上图）但对较高的通气-灌注比率影响不大（下图）。两种情况下，P_{CO_2} 的影响都很小。

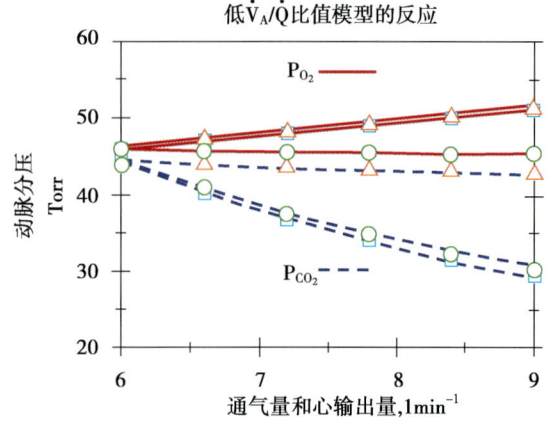

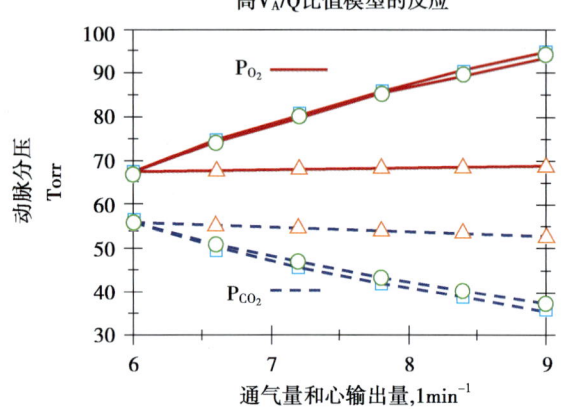

图 14-11 对通气和心输出量同时增加的反应（与个体增加的反应相比，如图 14-9 和图 14-10 所示）。同时增加并不比单独使用任何一个都有明显的改善。○-○，仅对通气增加有反应；△-△，仅对心输出量增加有反应；□-□对同时增加的通气和心输出量的反应。

$\dot{V}_A/\dot{Q}$ 降低的肺部（尖），心输出量的增加显著改善动脉氧合，且比通气的相对增加更为明显。然而，动脉 P_{CO_2} 却改善很少。与此形成鲜明对比的是，在高 $\dot{V}_A/\dot{Q}$ 模型中，心输出量的增加几乎不会改变动脉 P_{O_2} 和 P_{CO_2}，特别是在增加通气对恢复动脉 P_{O_2} 和 P_{CO_2} 的有效性时（图 14-9）。

当通气量和心输出量同时增加时，没有真正的协同作用（图 14-11）：P_{O_2} 和 P_{CO_2} 根据个体变化得到改善（如图 14-9 和图 14-10 所示）。

在图 14-9 至图 14-11 所示的所有计算中，两室模型交换维持正常代谢的 O_2 和 CO_2。取决于（a）对引起 $\dot{V}_A/\dot{Q}$ 失衡的通气和心血管反应和（b）$\dot{V}_A/\dot{Q}$ 失衡的基本模式（即低和/或高 $\dot{V}_A/\dot{Q}$ 比值占主要部分），可出现高碳酸血症、正常碳酸血症或低碳酸血症。然而，通过代偿机制使动脉 P_{O_2} 完全恢复至正常很少见，且会出现不同程度的低氧血症。作为重要的临床推论，由于不易建立代偿机制，很难确定 $\dot{V}_A/\dot{Q}$ 失衡的严重程度，因为这两方面对气体交换产生的影响相互交织。

通气-灌注失衡的评估

尽管前面的讨论强调了 $\dot{V}_A/\dot{Q}$ 失衡影响气体交换的复杂性，但在临床工作中需要有评估这种失衡度的方法。多重惰性气体消除技术是为此而开发的，虽然该技术提供了针对失衡程度和模式的描述，但它仍然是一种复杂的技术，不适合常规临床应用。几种传统的 $\dot{V}_A/\dot{Q}$ 匹配失衡的量化指标在日常工作中仍然是有用的。它们将 O_2 和 CO_2 作为标志气体：

1. 第一个指标是肺泡-动脉 P_{O_2} 差（$P_{A_{O_2}}-P_{a_{O_2}}$）。即肺泡 P_{O_2}（$P_{A_{O_2}}$，根据随后给出的肺泡气体公式计算）与测量的动脉 P_{O_2}（$P_{a_{O_2}}$）之间的差异。因此，可通过下面公式计算 $P_{A_{O_2}}-P_{a_{O_2}}$。

$$P_{I_{O_2}}-P_{a_{CO_2}}/R+P_{a_{CO_2}} \cdot F_{I_{O_2}} \cdot (1-R)/R-P_{a_{O_2}} \quad (8)$$

使用该公式需要明确吸入的 P_{O_2} 和 $[O_2]$、呼吸交换比 R 和理想肺泡 P_{CO_2}，P_{CO_2} 是存在在均匀肺泡的气体压力,同时具有患者实际肺的 R 值。对于该公式的使用存在 3 个问题:第一,即使当 $\dot{V}_A/\dot{Q}$ 失衡的值不随 $P_{I_{O_2}}$ 变化而变化时,结果也取决于 $P_{I_{O_2}}$,第二,R 值是未知数,必须进行假设。设定条件为受试者在海平面时的 $P_{CO_2}=40mmHg$ 和 $Pa_{O_2}=90mmHg$。当 R 为 0.7 时,$P_{A_{O_2}}-Pa_{O_2}$ 为 7mmHg(公式 8)。当 R 为 1 时,$P_{A_{O_2}}-Pa_{O_2}$ 为 20mmHg 差异较大。第三,在某些情况下,测出的动脉 P_{CO_2} 替代理想肺泡 P_{CO_2} 时会出现系统误差,因为动脉 P_{CO_2} 明显高于理想肺泡值。尽管存在以上问题,$P_{A_{O_2}}-Pa_{O_2}$ 仍然是评估 $\dot{V}_A/\dot{Q}$ 的一个有用指标。

2. 第二个指标是动脉 P_{O_2} 与 $F_{I_{O_2}}$ 的比值,正常肺对 $P_{I_{O_2}}$ 不敏感,因此这是该指标的一个主要优势。然而,由于过于简化,就目前 $\dot{V}_A/\dot{Q}$ 不平衡的模式来说该指标可能不会如预期那样恒定。

3. 第三个指标是静脉混合(Q_{SQT}),或等效生理分流。若分流是导致低氧血症的唯一原因,该指标可作为评估分流大小的参数,公式是:

$$\%Q_SQ_T=100\cdot[Cc'_{O_2}-Ca_{O_2}]/[Cc'_{O_2}-C\bar{v}_{O_2}] \quad (9)$$

其中,Cc'_{O_2} 是计算血流灌注的末端毛细血管 $[O_2]$,在患者实际肺总呼吸交换比情况下假定的肺泡交换气体。Ca_{O_2} 和 $C\bar{v}_{O_2}$ 分别为动脉血 $[O_2]$ 和混合静脉血 $[O_2]$。该参数应用的是 O_2 浓度(而不是 $P_{A_{O_2}}-Pa_{O_2}$ 分压差),能更好地反映气体交换缺陷的程度,前提是需要在理想肺泡条件来计算 Cc'_{O_2},以及 $[Hb]$。$\dot{V}_A/\dot{Q}$ 失衡时该参数对 $F_{I_{O_2}}$ 比较敏感,随着 $F_{I_{O_2}}$ 的增加,它对 Q_SQ_T 影响逐渐减小。然而,该参数最受限的方面是需要知道反映混合静脉血 $C\bar{v}_{O_2}$ 的值。如果是假设而不是测量,那么 Q_SQ_T 的值将仅与假设相同,如果 $C\bar{v}_{O_2}$ 发生变化,但是在 Q_SQ_T 计算中没有考虑这些变化,这可能是极具误导性的。

4. 最后第四个指标是使用动脉和混合呼出的 CO_2 分压(分别是 Pa_{CO_2}、$P_{\bar{E}_{CO_2}}$),对 Q_SQ_T 进行非常简单的计算,得出在肺的非气体交换("无效腔")区浪费的总通气百分比。至于 Q_SQ_T,如果无效腔是通气中唯一的异常,则必须计算无效腔大小,它会将肺泡 P_{CO_2} 稀释到混合呼出气水平,表示为无效腔(V_D)/潮气量(V_T)百分比。

$$\%V_D/V_T=100\cdot[Pa_{CO_2}-P_{\bar{E}_{CO_2}}]/[Pa_{CO_2}] \quad (10)$$

该参数与 $P_{I_{O_2}}$ 无关,但由于正常气道传导体积包含在计算结果中而作用减弱,很难区分 V_D/V_T 值代表这个正常解剖无效腔的多少,而不是反映肺泡之间的 $\dot{V}_A/\dot{Q}$ 失衡。即使无效腔本身是恒定的,正常的 V_D/V_T 同样依赖潮气量的大小,因此该问题被放大。对于 150mL 的无效腔和 500mL 的潮气容积,V_D/V_T 是 30%,但是如果潮气容积下降到 400mL,V_D/V_T 变成 38%——这并不是因为 $\dot{V}_A/\dot{Q}$ 失衡,而是呼吸能力变差。

总之,从定量和定性上分析,评估 $\dot{V}_A/\dot{Q}$ 失衡的指标都是有内在限制的。如果认识到这些局限性并据此解释相关,它们仍然是非常有用的评估临床气体交换功能的指标。

李胜男　译

陈亚红　审校

参考文献

[1] WEIBEL ER. Morphometry of the human lung. Berlin: Springer-Verlag, 1963.

[2] WEIBEL ER. The pathway for oxygen. Cambridge, MA: Harvard University Press, 1984.

[3] ENGEL LA. Chapter 32: dynamic distribution of gas flow// FISHMAN AP, MACKLEM PT, MEAD J, et al. Section 3: the respiratory system, handbook of physiology. Vol. III. Mechanics of breathing, Part 2. Bethesda, MD: American Physiological Society, 1986,575–593.

[4] TAYLOR G. Dispersion of soluble matter in solvent flowing slowly through a tube. Proc R Soc Lond A, 1953,219(1):186–203.

[5] WEST JB, HUGH-JONES P. Pulsatile gas flow in bronchi caused by the heart beat. J Appl Physiol, 1961,16(4):697–702.

[6] WEST JB. Ventilation/blood flow and gas exchange. Oxford and Philadelphia: Blackwell Scientific Publications and Lippincott, 1990.

[7] RAINE JM, BISHOP JM. A-a difference in O_2 tension and physiological dead space in normal man. J Appl Physiol, 1963,18(2):284–288.

[8] RAHN H, FENN WO. A Graphical Analysis of the Respiratory Gas Exchange. Washington, DC: American Physiological Society, 1955.

[9] POWERS SK, LAWLER J, DEMPSEY JA, et al. Effects of incomplete pulmonary gas exchange on $\dot{V}_{O_2}$ max. J Appl Physiol, 1989,66(6):2491–2495.

[10] WAGNER PD, GALE GE, MOON RE, et al. Pulmonary gas exchange in humans exercising at sea level and simulated altitude. J Appl Physiol, 1986,61(1):260–270.

[11] WAGNER PD, SUTTON JR, REEVES JT, et al. Operation everest II: pulmonary gas exchange during a simulated ascent of Mt. Everest. J Appl Physiol, 1987,63(6): 2348–2359.

[12] WEST JB. Ventilation-perfusion inequality and overall gas exchange in computer models of the lung. Respir Physiol, 1969,7(1):88–110.

[13] MENKES HA, TRAYSTMAN RJ. Collateral ventilation. Am Rev Respir Dis, 1977,116(2):287–309.

[14] YOUNG I, MAZZONE RW, WAGNER PD. Identification of functional lung unit in the dog by graded vascular embolization. J Appl Physiol, 1980,49(1):132–141.

[15] WAGNER PD, LARAVUSO RB, UHL RR, et al. Continuous distributions of ventilation-perfusion ratios in normal subjects breathing air and 100% O_2. J Clin Invest, 1974,54(1):54–68.

[16] HAKIM TS, DEAN GW, LISBONA R. Effect of body posture

on spatial distribution of pulmonary blood flow. J Appl Physiol, 1988,64(3):1160–1170.

[17] GLENNY RW, LAMM WJ, ALBERT RK, et al. Gravity is a minor determinant of pulmonary blood flow distribution. J Appl Physiol, 1991,71(2):620–629.

[18] WAGNER P, MCRAE J, READ J. Stratified distribution of blood flow in the secondary lobule of the lung. J Appl Physiol, 1967,22(6):1115–1123.

[19] ALBERT RK, LEASA D, SANDERSON M, et al. The prone position improves arterial oxygenation and reduces shunt in oleic-acid-induced acute lung injury. Am Rev Respir Dis, 1987,135(3):628–633.

[20] MACKLEM PT. Airway obstruction and collateral ventilation. Physiol Rev, 1971,51(2):368–436.

[21] WAGNER PD, DANTZKER DR, DUECK R, et al. Ventilation-perfusion inequality in chronic obstructive pulmonary disease. J Clin Invest, 1977,59(2):203–216.

[22] WAGNER PD, HEDENSTIERNA G, BYLIN G. Ventilation-perfusion inequality in chronic asthma. Am Rev Respir Dis, 1987,136(3): 605–612.

[23] DEFFEBACH ME, WIDDICOMBE J. The bronchial circulation// CRYSTAL RG, WEST JB, BARNES PJ, et al. The lung: scientific foundations. New York, NY: Raven Press, 1991,741–757.

[24] VON EULER US, LIEJESTRAND G. Observations on the pulmonary arterial blood pressure in the cat. Acta Physiol Scand, 1946, 12(4):301–320.

[25] BARER GR, HOWARD P, SHAW JW. Stimulus-response curves for the pulmonary vascular bed to hypoxia and hypercapnia. J Physiol (Lond), 1970,211(1):139–155.

[26] NEWHOUSE MT, BECKLAKE MR, MACKLEM PT, et al. Effect of alterations in end-tidal CO_2 tension on flow resistance. J Appl Physiol, 1964,19(4):745–749.

[27] FENN WO, RAHN H, OTIS AB. A theoretical study of composition of alveolar air at altitude. Am J Physiol, 1946,146:637–653.

[28] RILEY RL, COURNAND A. "Ideal" alveolar air and the analysis of ventilation-perfusion relationships in the lung. J Appl Physiol, 1949,1(12):825–847.

[29] RILEY RL, COURNAND A. Analysis of factors affecting partial pressures of oxygen and carbon dioxide in gas and blood of lungs; theory. J Appl Physiol, 1951,4(2):77–101.

[30] RILEY RL, COURNAND A, DONALD KW. Analysis of factors affecting partial pressures of oxygen and carbon dioxide in gas and blood of lungs; methods. J Appl Physiol, 1951,4(2):102–120.

[31] KELMAN GR. Digital computer subroutine for the conversion of oxygen tension into saturation. J Appl Physiol, 1966,21(4):1375–1376.

[32] KELMAN GR. Digital computer procedure for the conversion of P_{CO_2} nto blood CO_2 content. Respir Physiol, 1967,3(1): 111–115.

[33] KELMAN GR. Computer program for the production of O_2-CO_2 diagrams. Respir Physiol, 1968,4(2):260–269.

[34] OLSZOWKA AJ, FARHI LE. A system of digital computer subroutines for blood gas calculations. Respir Physiol, 1968,4(2):270–280.

[35] OLSZOWKA AJ, FARHI LE. A digital computer program for constructing ventilation-perfusion lines. J Appl Physiol, 1969, 26(1):141–146.

[36] CUNNINGHAM DJC, ROBBINS PA, WOLFF CB. Chapter 15: integration of respiratory responses to changes in alveolar partial pressures of CO_2 and O_2 and in arterial pH// FISHMAN AP, CHRNIACK NS, WIDDICOMBE JG, et al. The respiratory system, handbook of physiology. Vol. II. Control of breathing, Part 2. Bethesda, MD: American Physiological Society, 1986,475–528.

[37] WAGNER PD, SALTZMAN HA, WEST JB. Measurement of continuous distributions of ventilation/perfusion ratios:theory. J Appl Physiol, 1974,36(5):588–599.

[38] EVANS JW, WAGNER PD. Limits on $\dot{V}_A/\dot{Q}$ distributions from analysis of experimental inert gas elimination. J Appl Physiol, 1977,42(6):889–898.

第 15 章

血液-气体转运

Adrian Shifren

Robert A. Klocke

氧气转运

氧气在血液等水溶液中相对不溶解,且溶解的氧不能满足组织代谢需求。因此,需要其他输送氧的方式。氧气与血红蛋白可逆结合,能增加 O_2 在血液中的有效溶解度,从而转运大量的氧气。氧气含量约为 20mL/100mL 血液,其中血红蛋白浓度为 150g/L。

■ 氧解离曲线

氧解离曲线代表血液中氧含量和氧分压之间的关系(图 15-1)。氧含量代表 100mL 血液中的氧容积,也可表示为体积%或 mL/dL。标准的氧解离曲线(图 15-1)是指在标准 pH 为 7.4,体温 37℃和环境大气压(760mmHg)条件下氧气-血红蛋白之间相互作用的关系。在图 15-1 中下面的蓝线代表了溶解在血液中的氧含量,红线代表血液中任何氧压力下的总氧含量。血液中几乎所有转运的氧都可以与血红蛋白结合,但不能忽略溶解氧的作用。氧气通过肺泡-毛细血管膜弥散,进入血浆,穿过红细胞膜,进入红细胞内部,同时溶解在水溶液中,然后与血红蛋白结合,将大量的氧传输到代谢组织中。尽管血液中溶解的氧浓度非常低,但它是 O_2 交换过程的重要组成部分。

氧结合后血红蛋白四级结构改变形成 S 型而不是双曲线的氧解离曲线。S 型离解曲线表示在同一血红蛋白分子中氧与血红素基团结合后未结合血红素基团氧亲和力变化的结果。如图 15-1 所示,当氧分压达到 90～100mmHg 时,血红蛋白几乎完全与氧结合,接

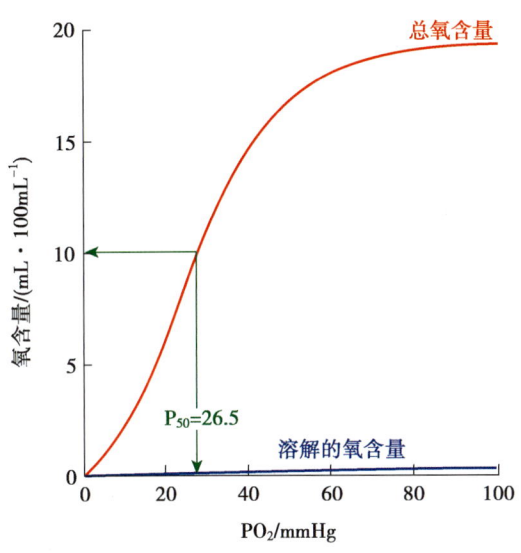

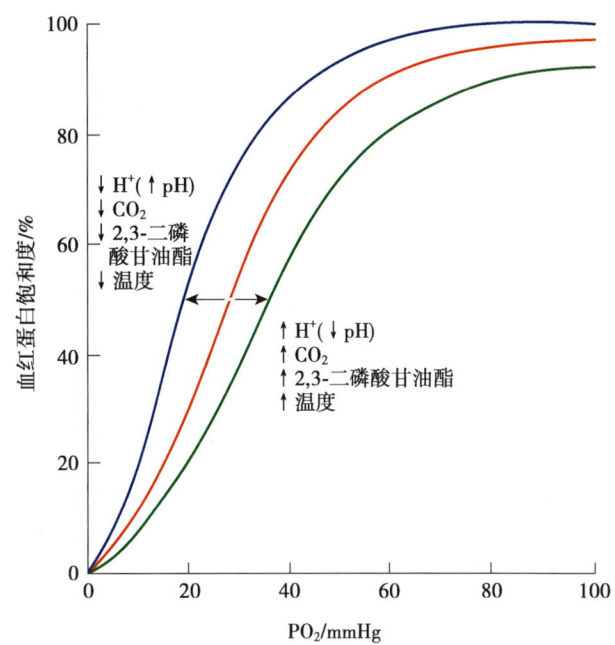

图 15-1 氧解离曲线。正常人血液中氧含量与氧分压的关系。血氧的总氧含量和氧分压的函数用红线表示。蓝线表示 P_{O_2} 变化引起的溶解氧含量的变化。在血液中,结合 1/2 血红蛋白所需的氧分压(P_{50})用绿色表示。

图 15-2 氧解离曲线。纵坐标是氧饱和度百分比,最大氧含量的百分比。正常的氧解离曲线以红色表示。由于血氢离子减少、二氧化碳减少和 2,3-DPG 浓度或温度降低,蓝色曲线向正常曲线的左侧移动(血红蛋白的氧亲和力增加)。以上因素数值增加,绿色曲线向正常曲线的右侧移动(氧亲和力降低)。

近饱和。即使在较高的氧压下也没有额外的氧结合。在一定动脉氧分压范围内曲线的平坦部分具有一定的优势,只要动脉 P_{O_2} 保持 ≥60mmHg,动脉 P_{O_2} 的减少(可能由肺病引起)仍然允许正常的动脉 O_2 含量存在。静息时混合静脉血氧分压正常值为 40mmHg,氧含量为最大氧容量的 75%。因此,休息时,输送至身体组织的 1/4 氧气来自血液。然而,不同组织的氧摄取量也不同。此外,在代谢增加的状态下,氧的利用度也会显著变化。在组织中,氧解离曲线在氧分压为 20～60mmHg 时曲线陡峭可促进大量氧的释放,同时伴有氧分压适度降低,这样可以维持一定的血氧压力,促进氧气从毛细血管弥散到代谢组织中。

血液中输送的最大氧含量取决于血红蛋白浓度,在正常情况下变化不大,但在疾病状态下变化较大。为了便于比较不同血红蛋白浓度的氧解离曲线,通过将任何给定压力下的氧含量表示为最大可能氧含量的百分比使曲线的纵坐标统一化。如图 15-2 所示,该方法用血红蛋白饱和度%代替氧含量,应用这种模式,不管血红蛋白浓度是多少,所有正常的氧离解曲线都可以叠加。

■ 氧亲和力的改变

氧含量与分压之间的关系可受多种因素的影响。温度、二氧化碳分压、氢离子(pH 降低)和 2,3-二磷酸甘油酯(2,3-DPG)的增加可使氧解离曲线向右偏移,降低血红蛋白对氧亲和力,即需要更大的氧分压才能使血红蛋白结合相同量的氧(图 15-2)。相反,温度、

二氧化碳分压、氢离子(pH 增加)和 2,3-DPG 的降低可使曲线向左移动,即增加血红蛋白对氧的亲和力。氧解离曲线的移动度用 P_{50} 表示,即达到血红蛋白 50%氧饱和度所需的氧分压。人体血液中正常 P_{50} 为 26.5mmHg(图 15-1)。氧和血红蛋白之间的 S 型关系并不随 P_{50} 的改变而改变。曲线可以沿 P_{O_2} 轴均匀地拉伸或压缩。

人类红细胞含有大量的 2,3-DPG,它是一种与血红蛋白结合并影响 O_2 亲和力的有机磷酸盐。红细胞中 2,3-DPG 的正常浓度约为 5mM。然而该分子浓度的变化可以显著改变 P_{50}。血红蛋白分子在氧化和脱氧状态下的构象不同。氧和 2,3-DPG 在血红蛋白分子上的不同位点结合,分子之间通过不同的方式结合从而改变血红蛋白的整体构型。β-链在脱氧状态下比在氧化状态下分离的间隙更宽,并且在血红蛋白四聚体的中心腔周围具有正电荷。脱氧分子的 β 链之间的间隙变宽,使得具有较高负电荷的 2,3-DPG 分子进入 β 链之间的空腔,结合到血红蛋白分子中带正电荷的氨基酸上。有助于脱氧构型中血红蛋白分子的稳定。因此需要较高的氧分压使分子构型改变为含氧形式,从而使解离曲线沿 P_{O_2} 轴向右移动。

Donnan 效应是指带电的大分子在半透膜一侧不均匀分布,反过来,它会影响同一半透膜上小的、可渗透离子电荷的不均匀分布。在人体 pH 下 2,3-DPG 具

有4个负电荷,由于2,3-DPG没有穿过细胞膜,所以Donnan效应降低了红细胞内的pH。细胞内2,3-DPG的存在导致细胞内pH降低,通过波尔效应导致血红蛋白的氧亲和力降低(参见下面二氧化碳)。

尽管氨基酸序列不同,大多数异常血红蛋白都具有正常的氧平衡曲线。虽然一些血红蛋白病伴有氧亲和力的变化,但这通常是由于其他因素,如改变DPG浓度或平均红细胞血红蛋白浓度。一些相对罕见的突变血红蛋白除外,通常伴有O_2亲和力增加,红细胞增多。以前,人们提倡通过测量P_{50}来研究红细胞增多症,现有的分子技术鉴定突变型血红蛋白可能更容易发现罕见的红细胞增多症。

大量一氧化碳(CO)结合血红蛋白,提高血红蛋白上剩余未结合位点对氧的亲和力。CO中毒的不良影响是双重的:①CO与血红蛋白的结合干扰了氧的结合并产生功能性贫血;②CO与血红蛋白的结合增加了血红蛋白对氧的亲和力,使氧平衡曲线向左偏移。这种亲和力的增加阻碍了组织中氧气的释放,但CO结合导致的功能性贫血在致病机制中更为重要。

■ 波尔效应

由于P_{CO_2}和pH的变化导致氧解离曲线的移动被称为波尔效应。类似于2,3-DPG,氢离子和二氧化碳都结合在不同于氧结合位点的血红蛋白分子上。在不同位点上结合的两个分子通过影响血红蛋白分子

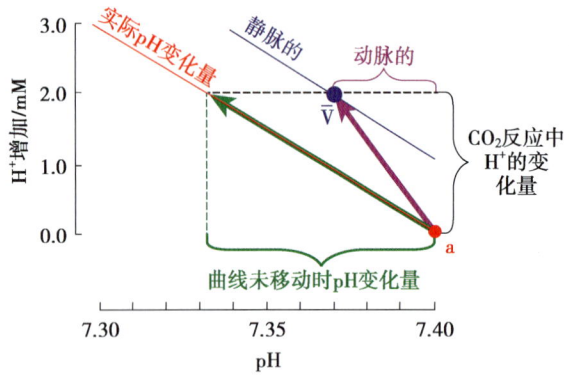

图15-3 正常动脉(a)和混合静脉($\overline{V}$)血的缓冲曲线(由氢离子结合产生的pH变化)。随着组织中与血红蛋白结合氧的释放,血红蛋白分子上的缓冲位点增加它们对氢离子的亲和力,缓冲曲线向上移动。在静止的正常代谢组织中CO_2代谢产生的氢离子(H^+)数量用黑色括号表示。该图显示了如果缓冲仅沿动脉缓冲曲线(绿色箭头)移动时pH(绿色括号)的变化。实际上,pH(紫色括号)的更小变化是由于动脉缓冲曲线向上移动到组织中进而导致氧气释放。获授权引自:KLOCKE RA. Encyclopedia of Respiratory Medicine. Philadelphia: Elsevierm,2007.

构象改变血红蛋白对氧的亲和力。

据推测,灌注代谢组织的血液中二氧化碳分压和氢离子含量增加可促进氧解离曲线向右移动,从而在较高氧分压下促进结合在血红蛋白分子上的氧释放。然而定量分析结果显示,由于动脉血和静脉血之间仅存在pH的微小差异(0.03~0.05),在静息状态下,该机制仅造成组织中少量氧气释放。在运动时,由于肌肉和血液中乳酸增加,该作用变得更加显著。这是在高强度运动中改善氧输送的适应性反应。然而,波尔效应的主要优势在于随着分子脱氧,血红蛋白的缓冲能力也增加。图15-3为正常动脉和静脉血的缓冲曲线。两者表现出有效但平行的缓冲曲线。当血红蛋白脱氧时,其缓冲曲线向上移动,大量的氢离子可以通过pH变化被缓冲。约1/2有氧代谢释放的氢离子以这种方式被缓冲(参见何尔登效应部分)。

二氧化碳转运

二氧化碳(CO_2)是有氧代谢的主要副产物。通常通过(H^+)与有机酸缓冲生成,如乳酸和酮酸。该缓冲通过H^+离子与胞内和胞外碳酸氢根离子(HCO_3^-)的化学反应生成。这些反应产生的CO_2弥散到毛细血管,以化学结合和物理溶解的形式输送到肺,通过呼出气体将其排出(见第16章,第200页)。与O_2转运类似,血液中的大多数CO_2不是以气体形式转运,而是以直接或间接依赖于血红蛋白的化学形式转运。

■ 二氧化碳解离曲线

二氧化碳在血液中以3种形式转运:溶解的CO_2、碳酸氢根离子和氨基甲酸酯化合物。血中CO_2含量与分压之间的关系明显不同于O_2。尽管动脉血CO_2分压较低,但CO_2总量是O_2的2倍以上。CO_2离解曲线非常陡峭(图15-4)。结果表明,与动静脉P_{O_2}的较大差值相比CO_2分压的差值较小。血中CO_2总含量,即CO_2解离曲线的纵轴,是3种形式CO_2总和(溶解的CO_2、碳酸氢盐和氨基甲酸酯)。

■ 溶解的CO_2

二氧化碳在水中的溶解度是氧的20倍。然而,这种溶解度的增加不足以完成新陈代谢产生的所有CO_2的转运。血液中总CO_2含量中大约5%溶解于血浆和红细胞。尽管如此,溶解的CO_2在气体交换中起着关键作用,因为只有溶解的CO_2能够穿过肺泡-毛细血管膜。因此,无论CO_2在血液中如何传输,每个分子都

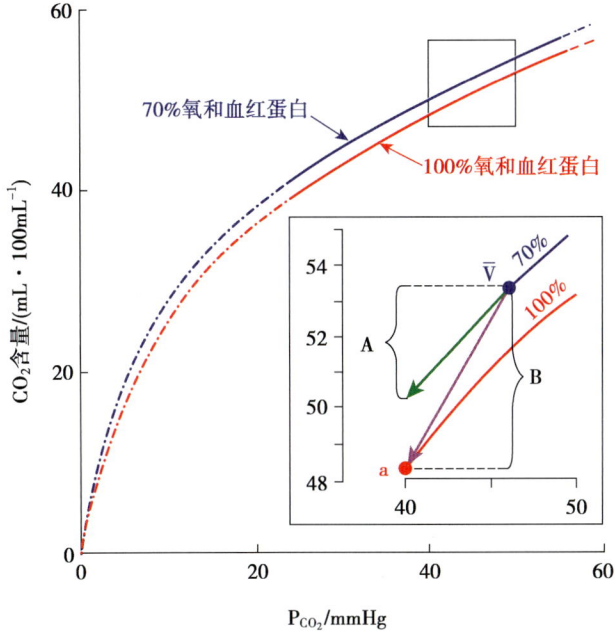

图 15-4 何尔登效应显示二氧化碳在血中 70%（蓝色）和 100%（红色）饱和度的解离曲线。曲线中参与气体交换的主要部分用实线标注,静息下混合静脉（$\bar{V}$）和动脉血（a）的 P_{CO_2} 和 CO_2 含量显示在放大的插图中。如果肺部氧合没有改善,解离曲线在肺部氧合没有发生变化,P_{CO_2} 降低将沿着静脉曲线（绿色箭头）发生。垂直括号 A 表示血液 CO_2 含量降低。动脉和混合静脉之间的 CO_2 交换过程用红色箭头表示。由何尔登效应产生的增加 CO_2 交换量由更高的垂直括号 B 表示。

必须转化成溶解形式后通过呼吸排出。溶解 CO_2 的量与血液中二氧化碳分压 P_{CO_2} 成正比。

■ 碳酸氢盐

二氧化碳与水结合形成碳酸,碳酸进一步分解成氢离子和碳酸氢根离子。在血液正常 pH 下,碳酸分解成氢离子和碳酸氢根离子。

$$CO_2 + H_2O \xrightarrow{\ CA\ } H_2CO_3 \longleftrightarrow H^+ + HCO_3^- \quad (1)$$

反应（1）的 pKa 为 6.1,包括水化和解离。二氧化碳和水形成碳酸的速度很慢,在单纯水溶液中需要数秒到数分钟才能完成。在红细胞胞质中碳酸酐酶（CA）的作用下,反应速度约增加 15 000 倍,CA 有两种同工酶:CAI 在红细胞中浓度较高,但其活性受到胞内氯离子的抑制。CAII 在红细胞内的浓度是 CAI 的 1/6,但不被氯离子抑制,其内在活性是 CAI 的 7 倍。因此,CAII 负责体内几乎所有 CO_2-碳酸氢盐的催化。

■ 氨基甲酸酯

二氧化碳也可以氨基甲酸酯化合物形式转运。

不到 10% 的 CO_2 以氨基甲酸酯的形式与血红蛋白结合,氨基甲酸盐是由 CO_2 与蛋白质上的氨基反应形成,CO_2 与血红蛋白 α 和 β 链上不带电荷的末端氨基结合。

$$R-NH_3^+ \longrightarrow H^+ + R-NH_2 \quad (2)$$
$$R-NH_2 + CO_2 \longrightarrow R-NHCOOH \longrightarrow R-NHCOO^- + H^+$$
$$(3)$$

其中,R 代表血红蛋白的 α 链或 β 链。虽然血红蛋白上的任何 NH_2 基团都可能作为氨基甲酸酯化合物与 CO_2 结合,但只有 α 链和 β 链的末端氨基参与氨基甲酸酯的生成。在红细胞内 pH 下,氨基甲酸（R-NHCOOH）完全分解成氨基甲酸根离子和氢离子。这些 H^+ 离子,同那些通过形成碳酸氢根离子而释放的离子一样,主要由血红蛋白缓冲（参见何尔登效应部分）。

随着氧结合和释放的血红蛋白四级结构的改变影响反应（2）和（3）的 pK,改变末端氨基 NH_2 和 NH_3^+ 形式之间的平衡。因为脱氧血红蛋白结合的 CO_2 比含氧血红蛋白多,所以在给定的任何 P_{CO_2} 条件下,静脉血中携带的 CO_2 比含氧（动脉）血多。氧合血红蛋白和脱氧血红蛋白之间的 CO_2 结合变化约占正常气体交换期间动静脉 CO_2 含量差异的 1/8。这一过程的生理重要性是原来的两倍,但 DPG 和血红蛋白之间的相互作用会限制氨基甲酸酯的形成。高负电荷的 DPG 分子与血红蛋白的结合促进氨基-NH_2 部分向带正电的 NH_3^+ 转换,但 NH_3^+ 不会作为氨基甲酸酯与二氧化碳结合。

■ 何尔登效应

在相同 CO_2 分压下,氧化血 CO_2 总含量低于脱氧血（图 15-4）。在一位研究员首次描述这种现象后,这种现象被称为何尔登效应。

在血液中以碳酸氢盐或氨基甲酸酯形式进行转运的 CO_2 是通过血液氧合改变。由于它的改变依赖于血红蛋白氧合状态,因此这些改变被称为"氧化不稳定"。伴随氧释放的血红蛋白分子构型的变化促进 CO_2 与作为氨基甲酸酯的血红蛋白结合,即氧化不稳定的氨基甲酸酯形成。与氧化血相比,增加了脱氧血中总 CO_2 含量。

碳酸氢根离子和氨基甲酸酯化合物的形成可释放出大量的氢离子。有效缓冲氢离子可促进 CO_2 的转运。由于去氧血红蛋白的碱性强于氧合血红蛋白,因此去氧血红蛋白的脱氧会导致血红蛋白缓冲曲线的移位,这种转变可以使其结合更多的氢离子（图 15-

3）。反过来,这种抗氧化缓冲促进了大量氨基甲酸酯和碳酸氢盐的形成。

随着氧被结合和释放,氧和二氧化碳转运的协同作用会导致二氧化碳解离曲线的变化。碳酸氢盐和氨基甲酸酯浓度相似的变化是何尔登效应的原因。从定量角度分析,何尔登效应对气体转运的生理影响大于波尔效应。如果没有氧化和部分减少的 CO_2 解离曲线之间的变化(何尔登效应),动脉和静脉 CO_2 张力之间的差值将为正常值的两倍,从而增加组织 P_{CO_2}。通过模型计算和体外数据表明,在正常条件下,何尔登效应占肺内 CO_2 交换总量的 40%~50%。

李胜男　译

陈亚红　审校

参考文献

[1] BAUMANN R, BARTELS H, BAUER C. Blood oxygen transport // FARHI LE, TENNEY SM. Handbook of physiology. Vol 4. Section 3: the respiratory system. Bethesda, MD: American Physiological Society, 1987,147–172.

[2] KLOCKE RA. Carbon dioxide // LAUENT GJ, SHAPIRO SD. Encyclopedia of respiratory medicine. Oxford: Elsevier, 2007,320–324.

[3] HLASTALA MP, WOODSON RD. Saturation dependency of the Bohr effect interactions among H+, CO_2, and DPG. J Appl Physiol, 1975,38:1126–1131.

[4] JENSEN FB. Red blood cell pH, the Bohr effect, and other oxygenation-linked phenomena in blood O_2 and CO_2 transport. Acta Physiol Scand, 2004,182:215–227.

[5] HILL EP, POWER GG, LONGO LD. Mathematical simulation of pulmonary O_2 and CO_2 exchange. Am J Physiol, 1973,224:904–917.

[6] STRINGER W, WASSERMAN K, CASABURI R, et al. Lactic acidosis as a facilitator of oxyhemoglobin dissociation during exercise. J Appl Physiol, 1994,76:1462–1467.

[7] KLOCKE RA. Carbon dioxide transport // FARHI LE, TENNEY SM. Handbook of physiology. Vol 4. Section 3: the respiratory system. Bethesda, MD: American Physiological Society, 1987,173–197.

[8] GEERS C, GROS G. Carbon dioxide transport and carbonic anhydrase in blood and muscle. Physiol Rev, 2000,80:681–715.

[9] KLOCKE RA. Mechanism and kinetics of the Haldane effect in human erythrocytes. J Appl Physiol, 1973,35:673–681.

[10] GRANT BJ. Influence of Bohr-Haldane effect on steady-state gas exchange. J Appl Physiol, 1982,52:1330–1337.

第 16 章

弥散、化学反应和弥散能力

Robert A. Klocke

Adrian Shifren

氧气的摄取和二氧化碳的排泄需要肺部快速、有效的气体交换。交换气体的数量惊人。例如,1 800cal 的饮食要求每天吸收 375L 的氧气,同时排泄少量的二氧化碳。由于血液在肺毛细血管床中停留的时间有限,因此交换过程必须在静息时少于 0.75s 和运动时少于 0.5s 内完成。尽管在肺中发生许多相互作用的弥散和化学反应,但快速、高容量的交换是有效发生的,这些过程的速率不仅受血液固有特性的影响,还受许多其他因素的影响,包括吸入氧气分数、肺泡气张力、心输出量和代谢活动。呼吸气体的简单交换掩盖了整个过程的复杂性。

弥散

溶解在液体中的气体浓度(C)取决于分压(P)和溶解度(α)。

$$C = \alpha P \tag{1}$$

气体从较高压力区弥散到较低压力区,而不是从较高的浓度弥散到较低浓度。当气体在两相之间弥散时,这一情况尤其重要,就像在肺泡气体和血液之间交换 O_2 和 CO_2 时发生的那样。例如,溶解的二氧化碳从血液(46mmHg)向肺泡(40mmHg)的分压梯度弥散,即使其实际浓度(每升气体或血液的分子 CO_2 毫摩尔数)在肺泡气体中(2.5)比在静脉血中(1.4)更大。

■ 物理特性的影响

气体通过诸如分隔肺泡气体和毛细血管血液的弥散膜的弥散速率受 5 个因素影响。速率与膜的表面积成正比,但与膜的厚度成反比。该速率与肺泡气和毛细血管血的气体压差、气体在膜中的弥散系数和溶解系数成正比。

肺泡-毛细血管膜中气体的弥散系数很大程度上取决于气体分子的大小,与分子量(MW)的平方根成反比关系。在肺泡膜中,氧(MW 32)比二氧化碳(MW 44)的弥散系数稍大。然而,CO_2 在水中的溶解度远大于 O_2 的溶解度。这种差异远大于氧分子尺寸略小的影响。当两种气体在相同的分压梯度下弥散时,CO_2

通过肺泡膜的转移速率大约是 O_2 的 20 倍。因此,需要更大的跨膜 P_{O_2} 梯度以保持 O_2 和 CO_2 的转移速率相同。

另一方面,当两种气体在相同的分压梯度下通过肺泡-毛细血管膜时,一氧化碳(CO)的转移速率与氧的转移速率非常相似。CO(MW 28)是一个比氧稍小的分子,所以它的弥散系数稍大一些。与氧相比,CO 的水溶性略低,弥散优势被抵消。因此,在相同的跨膜分压梯度下,CO 和 O_2 跨膜转移速率大致相等。

弥散速率受发生弥散介质黏度的影响。气体在空气中的弥散速率比在水中的弥散大 4 个数量级。由于大多数组织主要由水组成,组织中的弥散系数略小于水中的弥散系数。红细胞的内部是这一规律的例外。由于红细胞内高浓度的血红蛋白,细胞内容物的黏度远大于水的黏度。这种更大的黏度将氧的弥散系数降低到其在水中弥散系数的 1/3。增加的黏度和大尺寸的血红蛋白分子使血红蛋白在红细胞内的弥散系数降低至低于其在稀水溶液中弥散系数的 10%。尽管细胞膜与细胞最内部之间的距离只有数微米,但仍认为在红细胞内存在显著的弥散梯度。

■ 不同容量的影响

肺泡-毛细血管膜为肺泡和毛细血管之间的气体弥散提供屏障。气体在肺内弥散平衡的速度取决于气体在肺泡和血液中的含量相对于其在肺泡-毛细血管膜中的溶解度。正常肺泡通气产生的氧分压为 ~100mmHg,促进氧气在肺泡-毛细血管膜的弥散转移。与肺泡-毛细血管膜相比,血红蛋白结合 O_2 的能力使血液的氧含量增加 2 个数量级。血液中较大含量的氧需要跨膜传递达到弥散平衡。与肺泡气和血液中较大的氧含量相比,氧在膜中的溶解度很小,氧跨膜交换需要 0.2~0.4s 才能达到平衡。幸运的是,达到平衡的时间小于血液在毛细血管床停留的平均时间(0.75s)。与 CO 转运弥散时情况相同,CO 的大容量和低水溶性都是气体交换中的相同障碍。

与 O_2 和 CO 相比,CO_2 在膜中的溶解度比在血液和肺泡中的含量大得多,从而使 CO_2 在肺泡-毛细血管膜上达到快速平衡。正如所讨论的(见下文"二氧化碳")CO_2 交换需要有限的时间来完成,但这种延迟是由于血液中化学和转运过程需要时间,而不是由于肺泡-毛细血管膜的缓慢弥散转运。

仅以溶解形式在血液中传输的气体几乎瞬间通过肺泡-毛细血管膜。只要膜和血液中的气体溶解度相似,肺泡内容物和血液在 0.01s 达到弥散平衡,因为正常的肺泡-毛细血管膜非常薄(中位厚度

为 0.3μm)。只有氧气和一氧化碳等具有较大的肺泡和血液容量,但肺泡-毛细血管膜中的溶解度较低的气体才会需要有限的时间达到弥散平衡。

气体的化学反应

转运的呼吸气体与血液中的许多成分发生化学反应。和氧的弥散输送一样,这些化学反应不是瞬时的,需要有限时间完成。通常认为气体交换中的弥散过程是最大的时间障碍,但实际上,化学过程,特别是那些与弥散或其他化学反应结合的过程,更有可能减缓交换速率。

■ 氧气和一氧化碳

从化学计量角度分析,O_2 与血红蛋白血红素部分的连续结合通常可以概括为几个连续的步骤,每个步骤都有单独的结合和解离速率常数。如果血红素环独立作用,这些常数对于每个血红素环将是相同的,并且所得到的离解曲线将是双曲线形状。然而,氧与血红素环之一的结合影响分子中剩余血红素对氧的亲和力,从而形成大家熟悉的 S 形氧解离曲线。

氧气和血红蛋白在毛细血管转运过程的反应通常因氧气通过红细胞内部的弥散速率而变得更加复杂。氧和血红蛋白在稀释的血红蛋白溶液中发生的反应速度较快,但在红细胞悬浮液中反应速度较慢。由于血红蛋白分子尺寸大和内容物黏度高,血红蛋白保持相对固定。当红细胞进入肺毛细血管时,氧分子与红细胞膜内的还原血红蛋白分子结合。随着血红蛋白分子饱和,随后进入红细胞的氧分子必须更深入地弥散到细胞内部,从而达到还原的血红蛋白分子。这种弥散和化学反应的结合导致氧气吸收以"前进前沿"形式发生,其速率比在充分混合的稀释血红蛋白溶液中慢 1 个数量级。这种组合过程复杂,不易从理论角度分析。因此,红细胞中血红蛋白摄取氧气的速率用一个整体描述参数 θ_{O_2} 来表达,将所有过程结合到一个单一的现象学值中。θ_{O_2} 随氧饱和度、pH 和血红蛋白类型变化而变化。同样的方法可以用来描述血液中一氧化碳的摄取。θ_{CO} 是用来描述 CO 取代血液中与正常血红蛋白结合 O_2 的速率。

在体外测量红细胞悬液的 O_2 和 CO 摄取率,并假定其代表体内气体交换的速率。然而,体外红细胞悬浮液中速率常数的测量受到方法学假象的不利影响。目前尚未测量 O_2 和 CO 与体内红细胞结合的实际速率,由于数据的缺乏,对于肺中两种气体交换过程的理解充满了不确定性。

■ 二氧化碳

CO_2 以溶解的 CO_2 分子、碳酸氢根离子和氨基甲酸根离子的形式在血液中传输。氨基甲酸根离子是由 CO_2 与构成血红蛋白分子四个链的末端氨基反应而形成的氨基甲酸盐。CO_2 分压与各种形式的 CO_2 总含量之间的关系由血液的 CO_2 解离曲线描述（参见第 15 章,图 15-4）。因为 CO_2 在肺泡-毛细血管膜中比 O_2 更易溶解,所以通常认为 CO_2 交换比 O_2 更快。然而,只有溶解的 CO_2 才能通过肺泡-毛细血管膜,碳酸氢盐和氨基甲酸酯转化为溶解的 CO_2 限制了 CO_2 的交换速率。如图 16-1 中所示,当一些溶解的 CO_2 被注射到灌注有盐水缓冲液的离体肺中时,CO_2 与惰性气

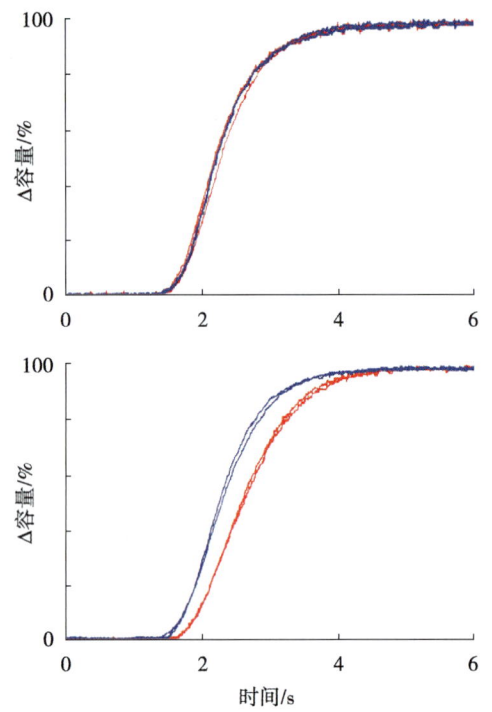

图 16-1　将缓冲液灌注的单个分离的肺制剂两次注射到肺动脉中之后乙炔（蓝色曲线）和 CO_2（红色曲线）排泄的速率。将体积变化标准化以便于进行比较。上图：在注入含有溶解的 CO_2 或乙炔的缓冲液后,乙炔和 CO_2 的排泄以相同的速率进行。CO_2 和乙炔的平均通过时间的差异在第一对中为 $-0.027s$,在第二对中为 $+0.022s$。因此,CO_2 以与惰性气体乙炔相同的速率穿过肺泡-毛细血管膜。下图：碳酸氢盐注入产生的二氧化碳排放（红色曲线）滞后于乙炔和碳酸氢盐第一组注入的溶解乙炔（蓝色曲线）排泄 $+0.301s$,在第二组配对注射中为 $0.312s$。这种较慢的 CO_2 排泄是由试验中催化碳酸氢盐转化为 CO_2 所需时间造成的,催化是由位于毛细血管内皮的碳酸酐酶提供。获授权引自：SCHUNEMANN HJ, KLOCKE RA. Influence of CO_2 kinetics on pulmonary carbon dioxide exchange. J Appl Physiol, 1993, 74:715.

体乙炔类似地迅速交换。相反,当碳酸氢盐被注射到相同的制剂中时（图 16-1）,因为碳酸氢盐转化为溶解的 CO_2 需要有限的时间才能穿过肺泡-毛细血管膜,因此 CO_2 交换滞后于乙炔的排泄。

当血液进入肺毛细血管床时,溶解的 CO_2 立即弥散到肺泡中,毛细血管中 P_{CO_2} 下降至肺泡气体的水平。进入毛细血管床的血液大部分（$>85\%$）CO_2 含量以碳酸氢根离子形式存在。毛细血管 P_{CO_2} 的迅速减少打乱了血浆和红细胞中碳酸氢根离子与溶解的 CO_2 之间的平衡。碳酸氢根离子与氢离子迅速地结合形成碳酸（H_2CO_3）。碳酸脱水成 CO_2 和水的自然速率很慢,需要 $60\sim90s$ 才能完成。然而,在红细胞中大量碳酸酐酶（CA）的催化作用下反应升至 $\sim15\,000$ 倍。

$$HCO_3^- + H^+ \longrightarrow H_2CO_3 \xrightarrow{CA} CO_2 + H_2O \qquad (2)$$

红细胞内血红蛋白具有较高的缓冲能力,通过同时转化还原为氧合血红蛋白而增强,提供了该反应所需的氢离子。红细胞内该反应形成的溶解 CO_2 立即离开血液并进入肺泡。

肺毛细血管表面附着少量的 CA,其活性$<$红细胞酶的 1%。因此,在短的肺毛细血管通过时间（在静息时 $0.75s$,运动时 $0.5s$）内,血浆中的碳酸氢盐很少或没有转化为溶解的 CO_2。在红细胞内,催化形成的溶解 CO_2（$0.1s$）耗尽细胞内碳酸氢盐,CO_2 的产生基本上减缓了,然而,随着细胞内碳酸氢钠浓度的降低,血浆碳酸氢盐进入细胞以交换细胞内氯化物。穿过红细胞膜的碳酸氢盐-氯化物转运体发生电中性的一对一交换,这种交换由红细胞膜中的阴离子交换蛋白提供。尽管每个红细胞膜中存在约 100 万个具有极快转换率（每秒 50 000 个离子）的阴离子交换剂,但碳酸氢盐-氯化物交换需要 $0.3\sim0.4s$ 才能完成。

除了溶解的 CO_2 和碳酸氢盐的交换外,少量 CO_2 的排泄（13%）来自于 CO_2 与血红蛋白结合形成的氨基甲酸酯。氧合血红蛋白分子构象的改变可引起氨基甲酸酯形式结合的 CO_2 的释放。氨基甲酸酯反应在 $0.2\sim0.3s$ 内完成,但在血红蛋白首次氧化之前不能发生。氧合过程进一步延缓氨基甲酸酯向溶解 CO_2 转化。

因此,肺中 CO_2 交换至少需要 $0.4\sim0.5s$,因为将碳氢化合物携带的 CO_2 和氨基甲酸盐转化为溶解的 CO_2 也需要一定的过程。事实上,CO_2 交换的计算模型表明,在某些情况下,血液离开肺毛细血管之前 CO_2 的交换并不能完全完成。但即使在最差的情况下,弥散不平衡的可能性也很小,通气量的轻度增加就很容易弥补 CO_2 交换的轻度不足。

肺排出的二氧化碳来源

碳酸氢盐占动脉和静脉血中总 CO_2 含量的大部分（>85%）。溶解的 CO_2（5%~6%）和氨基甲酸酯（< 10%）在血液总 CO_2 含量的比例较小。血浆中碳酸氢盐的数量远远大于红细胞内数量的原因有 3 个：第一，血浆体积占 55%，红细胞约占总血容量的 45%。第二，碳酸氢盐只存在于每个成分的水溶液中；血浆水含量（95%）显著高于红细胞水含量（72%）。第三，由于在红细胞膜上的阴离子 Donnan 分布，红细胞内的碳酸氢盐浓度仅为血浆浓度的 63%。

每种形式的 CO_2 含量与其对肺内气体交换期间排出的 CO_2 量的占用比不完全成正比。动脉血和静脉血 CO_2 含量差异的分析可以用来计算呼气时排出的每种形式的二氧化碳含量。动脉血和静脉血 CO_2 含量差异的分析如图 16-2 所示。绝大多数呼出的 CO_2 以碳酸氢盐形式进入肺，并在毛细血管转运过程中转化为 CO_2。血浆碳酸氢盐（49%）的贡献大于红细胞碳酸氢盐（30%），红细胞碳酸氢盐转化为 CO_2 并在呼气时排出。基本上所有来自碳酸氢根的 CO_2，无是在血浆或红细胞中，都必须接触红细胞内的 CA，在短暂毛细血管转运过程中进行催化反应，这突出了 CO_2 排泄过程中阴离子交换穿过红细胞膜的重要性。

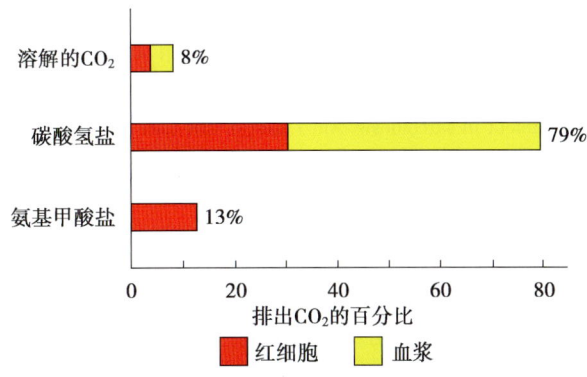

图 16-2　血液通过静止人体肺部排出的二氧化碳的来源。条形图表示从红细胞（红色）和血浆（黄色）离开血液的不同来源的 CO_2 量。碳酸氢盐在呼出气的 CO_2 贡献中占较大比例。如图所示，排出的大部分碳酸氢盐在血浆中进入肺并与氯交换，以达到红细胞内的碳酸酐酶和血红蛋白缓冲能力。资料来源：KLOCKE RA. Carbon Dioxide Transport//FARHI LE, TENNEY SM. Handbook of Physiology. Section 3, The Respiratory System, vol 4. Bethesda：American Physiological Society, 1987.

溶解 CO_2 和氨基甲酸酯对呼出气体中 CO_2 的含量贡献不大，但略高于血液中的相对浓度。由于血浆中的水含量较大，CO_2 在血浆中的溶解度比红细胞略高。所有进入肺部的来自氨基甲酸酯的 CO_2，都在红细胞内与血红蛋白结合。

弥散功能

气体的肺弥散能力（D_L）有助于估计气体从肺泡到毛细血管的弥散速度。最初研究认为，只有穿过膜进行弥散的气体才能限制交换，以上特点比较符合惰性气体，如前所述，即使在疾病中，这些气体的平衡也能很快实现。然而，与血红蛋白结合的气体弥散受到肺泡膜上的弥散和红细胞内反应速度的限制。唯一具有可测量弥散能力的气体是那些在肺泡膜中溶解度低、容量大的与血红蛋白结合的气体，包括氧（O_2）、一氧化碳（CO）和一氧化氮（NO）。

氧弥散量（$D_{L_{O_2}}$）

弥散能力计算方法为单位时间肺血液吸收的气体体积（$\dot{V}$）除以肺泡气体（P_A）和肺毛细血管血液（Pcap）之间的压力梯度。

对于氧气，

$$D_{L_{O_2}} = \frac{\dot{V}_{O_2}}{P_{A_{O_2}} - Pcap_{O_2}} \tag{3}$$

对于 $D_{L_{O_2}}$ 的测量存在一定难度，因为除了弥散，O_2 的转移可能受其他机制影响，如通气-灌注失衡和分流。在毛细血管输送过程中，毛细血管 P_{O_2} 的变化使测量更加复杂，不能进行准确测量。以上困难导致调查人员放弃了尝试测量氧气弥散能力的想法。

一氧化碳弥散量（$D_{L_{CO}}$）

一氧化碳是测量弥散能力的最佳替代方法，CO 和 O_2 一样可与血红蛋白结合，但通常以极少量存在血液中。由于正常情况下毛细血管 P_{CO} 非常低，因此可以忽略不计，通过肺泡 P_{CO} 除以 CO 吸收（V_{CO}）计算得出。然而，与氧气一样，CO 的摄取也受到肺泡-毛细血管膜的弥散以及 CO 与细胞内血红蛋白的化学反应的限制。正如 Roughton 和 Forster 描述，$D_{L_{CO}}$ 包括两个要素：

$$\frac{1}{D_{L_{CO}}} = \frac{1}{Dm_{CO}} + \frac{1}{\theta_{CO} V_c} \tag{4}$$

其中

Dm_{CO} = CO 在肺泡-毛细血管膜的弥散能力
θ_{CO} = CO 在细胞内血红蛋白中替代 O_2 的速率
V_c = 在肺毛细血管床的总血流量

由于 O_2 和 CO 竞争血红蛋白上的结合位点,因此 CO 结合受到 P_{O_2} 增加的抑制。$D_{L_{CO}}$ 和 θ_{CO} 与 P_{O_2} 成反比。利用已知的体外 θ_{CO} 值和在正常和高吸气 O_2 浓度下对 $D_{L_{CO}}$ 的两次测量,通过公式(4)计算出 Dm_{CO} 和 V_c 值。弥散能力计算的前提为肺是均匀的,即肺的所有部分具有相同的相对通气、灌注、肺泡容积和弥散能力。

■ 一氧化氮弥散能力($D_{L_{NO}}$)

一氧化氮和 O_2、CO 一样,与血红蛋白的相同部位结合,但 NO 的结合速度要快得多。由于 NO 与溶液中的血红蛋白以高于 CO 两个数量级的速度结合,据推测,θ_{NO} 远大于 θ_{CO},并趋于无穷大。如果是这样的话,那么 $1/\theta_{NO}V_c$ 趋于零[类似于有关 CO 的公式(4)]和测量的 NO 弥散能力应只反映肺泡-毛细血管膜提供的气体传输的阻力,即提供的 CO 弥散能力的 Dm_{CO} 成分。如果在 NO 瞬时与细胞内的血红蛋白结合,用 NO 测量的 D_L(因此 Dm)应该是用 CO 测量 Dm 的 1.97 倍,因为 NO 比 CO 具有更大的水溶性和更小的弥散系数。Phansalkar 等人在不同运动强度下,测量了正常人和结节病患者的 $D_{L_{NO}}$ 和 $D_{L_{CO}}$ 组分。发现 $D_{L_{NO}}/Dm_{CO}$ 比值在两组中无差异,平均为 2.42,略高于理论值 1.97(图 16-3,下图)。两组中 $D_{L_{NO}}/D_{L_{CO}}$ 的比值没有差异,平均为 4.16(图 16-3,上图)。

最近有研究挑战了这样一个假设,即 θ_{NO} 具有无穷大的值,并且可以用 $D_{L_{NO}}$ 计算 Dm_{CO}。Borland 等 10 人指出用溶血或无细胞血红素基的血液替代红细胞,$D_{L_{NO}}$ 逐渐增加,如果 θ_{NO} 确实具有无穷大值,则不应进行这种观察。因此,在澄清 $D_{L_{NO}}$ 测量的基础生理学之前,推测 $D_{L_{NO}}$ 测量的潜在临床价值为时尚早。测量技术本身在实验室中各不相同,并且需要复杂的设备和技术专长,这些问题使得其只适用于临床研究。

■ 测定弥散能力的方法

采用几种不同的方法测量一氧化碳弥散能力。在临床环境中,大多只使用单次呼吸法。确定 $D_{L_{CO}}$ 的稳态和再呼吸方法主要用于研究。稳态方法通常用于正在运动的受试者,从而限制了其在运动能力受限患者中的临床应用。再呼吸方法需要快速反应的气体分析仪,并且需要具备大多数临床实验室中无法提供的技术要求。

单次呼吸方法

在单次呼吸技术中,受试者呼气至残余体积,吸

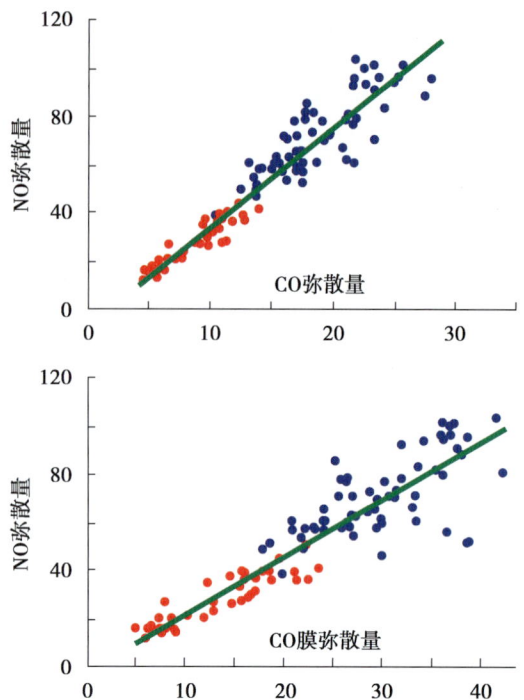

图 16-3 同时测定的结节病(红圈)和正常人(蓝圈)中 $D_{L_{NO}}$ 和 $D_{L_{CO}}$(上图)以及 $D_{L_{NO}}$ 和 Dm_{CO}(下图)的关系。图中所有参数的单位为 mL、min、mmHg、m。$D_{L_{CO}}$ 在血红蛋白浓度(14.6mg/dL)和肺泡氧张力($P_{A_{CO_2}}$ 120mmHg)的标准条件下表达。通过汇总数据得出的回归线是(上图)$D_{L_{NO}} = 4.16D_{L_{CO}} - 6.82$,$r = 0.918$ 和(下图)$D_{L_{NO}} = 2.42Dm_{CO} - 1.87$,$r = 0.865$。获授权引自:PHANSALKAR AR,HANSON CM,SHAKIR AR,et al. Nitric oxide diffusing capacity and alveolar microvascular recruitment in sarcoidosis. Am J Respir Crit Care Med,2004,169(9):1034-1040.

入最大呼吸气体 0.3% CO、示踪气体(通常为 10% 氦)、21% 氧气和平衡氮气。屏气持续约 10s,然后呼气至最大。在足够呼气后,清除无效腔,收集气体样本,以估计最终的肺泡 CO 和氦组分。吸入后,随着 CO 进入毛细血管血液,CO 的肺泡分压呈指数下降。肺吸收 CO 的体积可由肺泡体积和 CO 在肺泡气中的初始和最终浓度来计算。屏气时 CO 的摄取率是肺泡 $P_{A_{CO}}$ 的函数,在屏气时肺泡 $P_{A_{CO}}$ 呈指数下降。假设毛细血管 CO 压力等于零。单次呼吸弥散能力的计算方法为:

$$D_{L_{CO}} = \frac{60V_A}{t_{bh}(P_B - 47)}\ln\frac{F_{A_{CO\ initial}}}{F_{A_{CO\ final}}} \tag{5}$$

其中

60 = 每分钟的秒数

V_A = 屏息开始时肺中肺泡的气体容量
（mL_{STPD}）

t_{bh} = 屏息的持续时间（s）

P_B = 大气压（mmHg）

$F_{A_{CO}}$ = 在屏息初始和终末一氧化碳的肺泡百分比

吸入气体中的不溶性惰性气体（通常是氦气）未被毛细血管血液吸收，在最大吸气的初始残余体积中重新被稀释。V_A 是通过稀释的氦气和吸入气体体积（V_I）计算：

$$V_A = V_I \frac{F_{I_{He}}}{F_{A_{He}}} \quad (6)$$

其中

$F_{I_{He}}$ 和 $F_{A_{He}}$ = 吸入的和肺泡氦气浓度

通过测定呼气肺泡气体样品中 CO 和 He 的浓度，得到 He 的肺泡分数和最终肺泡 CO 分数。初始肺泡 CO 分数是根据在屏气期间吸入的 CO 在肺中存在的气体体积中的稀释来计算的，

$$F_{A_{CO}} = F_{I_{CO}} \frac{V_I}{V_A} \quad (7)$$

其中

$F_{I_{CO}}$ = 吸入 CO 分数

单次呼吸法需要患者合作来完成必要的呼吸动作。肺容积极度减少的患者肺活量不足，难以清除无效腔并提供足够的样本来分析肺泡气体浓度。最后，由于运动过程中很少有患者能够屏住呼吸 10s，这种方法只能在静息状态下使用。尽管存在局限性，单次呼吸 $D_{L_{CO}}$ 仍是测量 $D_{L_{CO}}$ 最实用和广泛的方法。测试技术方面已被标准化，因此在大多数实验室中会使用相同的方法。

■ Dm 和 V_c 的测定

在吸气 O_2 浓度不同时，利用体外测量的 θ_{CO} 值和 $D_{L_{CO}}$ 测定值，代入公式（4）计算出膜弥散量（Dm_{CO}）和毛细血管血容量（V_c）。然而还有很多不确定的 θ 值，与血红蛋白结合气体的红细胞摄入率。大多数 θ 的体外测量都属于快速反应技术，该技术的缺陷是实验装置中红细胞周围存在未搅拌流体层。气体与血红蛋白反应越快（NO>O_2>CO），该产物越大。此外，红细胞摄取气体的速率可能受红细胞通过肺毛细血管期间变形能力的影响，而在体外测量 θ 时不存在这一因

素。数学模型表明，气体的吸收速率还取决于红细胞的取向和毛细血管内在空间。由于红细胞在毛细血管床中的转运特性尚未确定，将体外测量值外推至体内情况可能会引入不确定因素。尽管存在这些问题，但使用体外测定的 θ_{CO} 值的 Eq 解决方案产生 Dm_{CO} 和 V_c 的值，其与使用替代技术的这些变量的独立估计一致。

由 $D_{L_{CO}}$ 测量值计算肺毛细血管血容量（V_c）取决于所选择的 θ_{CO} 值。使用 θ_{CO} 体外数据，男性静息状态下的数值在 75~100mL，女性略少。用 CO 法测定的 V_c 除了取决于实际的毛细血管体积外，还取决于毛细血管床中血红蛋白的含量。计算 V_c 的前提是假设毛细血管血中血红蛋白浓度正常，该参数的变化影响 $D_{L_{CO}}$ 的 $\theta_{CO}V_c$ 成分。

Dm 和 V_c 由从切除的固定犬肺获得的形态计量学数据估计得出。使用这些死后形态计量学值和体外 θ_{CO} 值计算 $D_{L_{CO}}$，得到的 $D_{L_{CO}}$ 估计值比在静息状态下同样完整的动物体内 $D_{L_{CO}}$ 的测量值大得多。这种差异的产生是因为形态测量值是在最大膨胀的肺中获得的。形态计量学的估计反映了完全募集的肺泡表面积和 V_c，这是在运动期间最大摄氧量期间看到的情况。根据形态计量学数据计算的 $D_{L_{CO}}$ 与在最大运动条件下完整动物内测量的 $D_{L_{CO}}$ 相比较，两者有很好的一致性。

■ 影响弥散能力的因素

最初认为，CO 弥散能力反映肺泡-毛细血管膜对 CO 从肺泡向毛细血管血转移的抵抗力。Roughton 和 Forster 的经典著作阐明了化学反应对 CO 转移的影响。$D_{L_{CO}}$ 可由异常弥散引起的气体转移减少，但也能反映血红蛋白浓度的降低、生理特性的不均匀分布、肺组织的丢失以及测量的失误。除弥散外还有多种因素可以影响 $D_{L_{CO}}$，在欧洲，这种测试通常称为 CO 转移因子，而不是 CO 弥散能力。

血红蛋白浓度

毛细血管血容量（V_c）是弥散能力的首要变量，其重要性在于毛细血管床内能够与 CO 结合的血红蛋白数量。减少毛细血管体积的疾病可以直接降低 V_c 的计算值，但也可以随血液中血红蛋白的浓度变化。由于这个原因，预测 $D_{L_{CO}}$ 可以校正血红蛋白浓度的变化。对于成年男性和青少年来说：

$$\text{Predicted } D_{L_{CO}} \text{（Corrected）}$$

$$= \text{Predicted } D_{L_{CO}}(1.7Hb/(10.22+Hb)) \quad (8)$$

其中

$$Hb = \text{以 } g/dL \text{ 表示血红蛋白浓度}$$

对于成年女性和小于 15 岁的儿童,公式(8)中的 10.22 系数换成 9.38。然而,对于非正常血红蛋白值来说,大多数实验室并没有矫正 $D_{L_{CO}}$ 的预计值。

肺泡氧分压

如前所述,θ_{CO} 取决于 P_{O_2}。肺泡 P_{O_2} 的增加会降低测量的 $D_{L_{CO}}$。因此,如果患者在测量期间吸氧,$D_{L_{CO}}$ 将会降低。相反,肺泡氧分压的降低将导致 $D_{L_{CO}}$ 的增加。如果在改变吸入氧浓度或海拔进行测量时,我们需要对 $D_{L_{CO}}$ 进行矫正。即使在测量期间肺泡 P_{O_2} 保持在海平面值时,终生生活在海平面 10 000ft(约 3 048m)以上的居民比海平面居民的弥散能力稍大一些。在高海拔地区短期居住(6 周)不会导致 $D_{L_{CO}}$ 的增加。即使在高海拔被养大的小猎犬重新回到海平面后,弥散能力仍然比海平面养大的小猎犬偏大。然而,成年狗被带到高海拔 3 年后并没有表现出增加的 $D_{L_{CO}}$,这表明在生长期间的高海拔居住是 $D_{L_{CO}}$ 增加的基础。

体位

$D_{L_{CO}}$ 在仰卧位比直立位大 5%~15%。当仰卧位时,血容量从下躯干和腿部向肺移动。大多数 $D_{L_{CO}}$ 的增加伴随着流体移位的 V_c 变化增加了 13%~27%。然而,在仰卧位,Dm_{CO} 也有小的增加,这可能是由于毛细血管血液回流增加了血管内容积。体位对 $D_{L_{CO}}$ 的影响随着年龄的增长而降低,但目前为止原因尚不清楚。

运动

在运动时 $D_{L_{CO}}$ 增加两倍以上。这种增加归因于 Dm 和 V_c 相同比例的增加。肺泡-毛细血管表面积和毛细血管容积随着运动时心输出量的增加而增加。通过毛细管床的时间减少,但不同于具有固定阻力的血管床的预测程度。肺毛细血管床的募集和扩张,部分地抵消了转运时间的潜在减少。

理论上,当整个肺毛细血管床和肺泡表面加起来时,$D_{L_{CO}}$ 一定存在不能超过的最大值。即使运动水平继续上升,$D_{L_{CO}}$ 仍会达到一定的稳定水平,但该最大值在人体还未测出。Carlin 等人使用头脑清醒的灰狗在跑步机上运动制备动物模型,观察发现随着运动量

的增加氧摄取量达到约 120ml/(kg·min)的水平,$D_{L_{CO}}$ 仍不能达到稳定的最高值。在极限运动的人体内氧摄入量几乎增加 2 倍,但是在最大运动期间,人体的弥散能力不可能达到稳定期,但这并不排除在这种情况下气体交换受弥散限制的可能性。由于毛细血管传输时间可能小于完成 O_2 交换所需的时间,在最大限度地补充弥散能力之前可能出现不平衡。人类的证据表明,在一些肺病患者运动期间和在一些训练有素的运动员最大限度运动期间,在海平面上未达到肺泡和毛细血管 P_{O_2} 的完全平衡时可能已经离开毛细血管床,这种情况也可能发生在吸氧浓度降低的高海拔的正常个体中。

肺泡容量

由于 Dm_{CO} 和 V_c 的减少,$D_{L_{CO}}$ 随着肺泡体积的减少而减少。这种情况可发生于肺功能正常人肺总容量吸入不足,或由于疾病导致肺总容量减少的患者。为了纠正肺泡容积的改变而不是弥散能力的减弱,一些临床医生和研究人员通过将观察到的 $D_{L_{CO}}$ 除以测量期间存在的肺泡容积使 $D_{L_{CO}}$ 正常化。只有当以下两个假设成立时,$D_{L_{CO}}/V_A$ 的比值才是有用的指标。首先,$D_{L_{CO}}$ 和 V_A 之间必须存在近似的线性关系。这个假设在肺容积大于总肺容积的 50% 时是合理的,但在肺容积较低时是不合理的。其次,$D_{L_{CO}}$ 和 V_A 之间的关系必须是直接成正比的(即,$D_{L_{CO}}$ 和 V_A 的图必须通过图的原点)。显然情况并非如此,$D_{L_{CO}}/V_A$ 在正常人中不恒定,并且随着肺泡容积的变化而变化。尽管经常使用,但 $D_{L_{CO}}/V_A$ 比值本身并不能提供肺泡容积变化效果的有效指标。

生理特性的不均匀分布

$D_{L_{CO}}$ 的计算,无论用于进行测量的方法是什么,假设前提为肺在通气、肺泡容积、灌注和弥散特性方面是完全一致的。这就要求每个气体交换单元在所有这些生理特性之间具有相同的关系,这种假设即使在正常、健康的人中也不完全成立。决定 CO 摄取的最重要因素是局部弥散能力与局部血流量的关系,即 $D_{L_{CO}}/Q$ 的比值。重要生理变量在整个肺内的不均匀分布导致弥散能力的降低,并且依次类推,使得氧气从吸入空气转移到毛细血管血液中能力降低。转运过程中存在的非线性特征使转运变得更加复杂化。例如,血红蛋白的氧解离曲线是 S 形,肺泡 P_{O_2} 的改变对氧交换量绝对影响大小由 P_{O_2} 的绝对值决定。这些

生理参数之间的复杂关系的破坏对 O_2 转移有不同的影响。个体病理生理偏差不能通过诸如总的测量例如弥散能力进行评估。因此，$D_{L_{CO}}$ 提供了一种评估整体氧交换的手段，但并不表示气体交换中的某种缺陷。

■ 技术因素

$D_{L_{CO}}$ 的测量值比肺功能测定值［如用力肺活量（FVC）或第 1 秒用力呼气容积（FEV_1）］的变化更大。$D_{L_{CO}}$ 可接受测量的标准是基于重复测量之间的相对或绝对差异。美国胸科协会/欧洲呼吸学会（ATS/ERS）共识建议报告两种测量的平均值，两者在 3.0mL/（min·mmHg）内或在高于测量值的 10% 内一致。Punjabi 等人指出，96% 的患者在重复测量之间可实现 2.5mL/（min·mmHg）的绝对差异。这个标准被认为比百分比变化更合理，因为与变化的百分率标准相比，它在广泛的测量值范围内保持恒定。这项研究的强大之处在于它的规模（超过 6 000 名患者）和在单一临床环境下常规肺部测试中的表现。但普遍应用的缺点是约 1/2 患者需要 3 次或更多的 $D_{L_{CO}}$ 测定来满足可接受性标准。值得注意的是，一些临床实验室将仅执行单个弥散容量测量并报告该值，而不是报告至少两个可接受测定的平均值，这显著增加了报告值的可变性，并且减少了一段时间内比较测量的能力。

在不同临床实验室中 $D_{L_{CO}}$ 的测量有很大的差异。这些差异可以通过遵循严格的技术标准来克服。在严格控制的多中心（33 个地点）临床试验中，Wise 等人表明在可接受的受试者进行重复 $D_{L_{CO}}$ 测定（4 797对）之间 75% 和 95% 的差异分别在 <1mL/（min·mmHg）和 <2mL/（min·mmHg）内（图 16-4）。可接受的标准包括大于用力肺活量 90% 的吸入体积和 9～11s 的屏气时间。

单次呼吸法屏气动作的时间需要患者配合。由于生理变量分布不均匀，即使在健康人中，CO 吸收也不依据严格的指数形式发生。因此测得的 $D_{L_{CO}}$ 在正常受试者中随着屏气时间的延长而略微下降。在肺疾病患者的减量可能更大。选择 10s 的经验屏气时间作为实际折中方案，以允许可测量的 CO 摄取，但对于患者来说仍然是可行的。尽管 ATS/ERS 共识报告认同 8～12s 的屏息时间范围，但许多实验室设置可接受的范围为 9～11s。肺部疾病患者通常不能通过单次呼吸 $D_{L_{CO}}$ 测量进行快速呼吸动作，较慢的流速延长吸气呼气所需的时间。结果，在 $D_{L_{CO}}$ 的计算中没有实现肺泡内容物的瞬时、均匀混合，这可能会导致报告中测量值的减少。

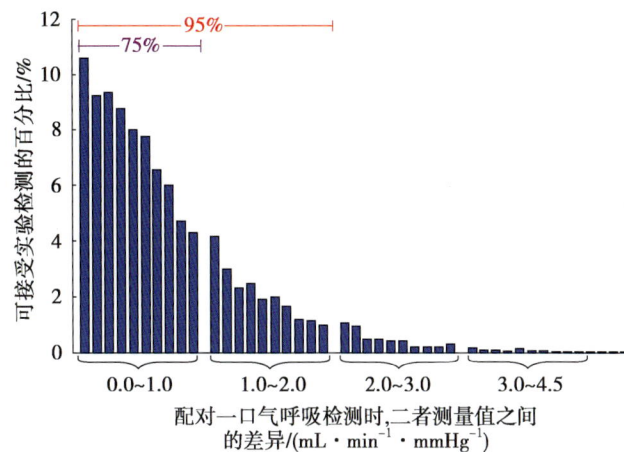

图 16-4　$D_{L_{CO}}$ 对在 4 732 例接受 $D_{L_{CO}}$ 治疗的患者中的差异。图中的条形图包括 75% 的配对测量（紫色）的差异和 95% 的配对测量（红色）的差异。资料来源：WISE RA，TEETER JG，JENSEN RL，et al. Standardization of the single breath diffusing capacity in a multicenter clinical trial. Chest，2007，132：1191.

大多数实验室要求在测量患者 $D_{L_{CO}}$ 之前一段时间禁止吸烟，避免 CO 在血液中积聚增多。碳氧血红蛋白升高以两种方式降低 $D_{L_{CO}}$ 测量值。第一，碳氧血红蛋白的存在会产生功能性贫血，降低血红蛋白结合 O_2 或 CO 的能力，减少了 $D_{L_{CO}}$ 的 $\theta_{CO} V_c$ 成分。其次，计算 $D_{L_{CO}}$，假定毛细血管中 CO 的压力为零，CO 的转移梯度等于 $P_{A_{CO}}$。血中碳氧血红蛋白产生的实际肺泡-毛细血管 PCO 梯度低于计算公式中的假定值，从而导致 $D_{L_{CO}}$ 计算值降低。Graham 等人测定了正常人实验中碳氧血红蛋白升高的影响。用单次呼吸计算得到的 $D_{L_{CO}}$ 值，血液碳氧血红蛋白每升高 1.0%，在其真实值的基础上减少约 1.5%。尽管可以使用算法来校正观察到的 $D_{L_{CO}}$ 碳氧血红蛋白效应，但优选在没有碳氧血红蛋白显著升高的情况下进行测量，至少在吸烟的患者中禁止吸烟 12h，因为在吸烟后立即观察到碳氧血红蛋白水平高达 6%～12%。

■ 有关 $D_{L_{CO}}$ 定义的争议

如前所述，$D_{L_{CO}}$ 受到多种因素的影响，由于在大多数临床实验室测量时使用标准的吸入 P_{O_2} 和坐姿，因此肺泡 P_{O_2} 和体位不存在较大问题。如果需要，可以纠正方程中肺泡 P_{O_2}。经验公式还可以调节 $D_{L_{CO}}$ 的预测值，以代偿贫血或红细胞增多症。

测量过程中心输出量和肺泡容积的变化具有更多显著的问题。在运动过程中 $D_{L_{CO}}$ 的增加是心输出量大幅度增加的结果。心输出量的增加和毛细血管床的扩大不仅增加 V_c，而且增加 Dm，因为毛细血管体积和肺泡-毛细血管膜的表面积是相关的变量。$D_{L_{CO}}$的临床测量是在静息条件下完成的,最大限度地减少但不能消除心输出量的变化。此外,疾病可以改变肺内血流的分布,其分布模式与弥散特性的分布不匹配。不幸的是,在临床实验室中肺血流及其分布的测量并不方便。因此,心输出量对$D_{L_{CO}}$的影响在常规测定中可能不被理解。唯一可行的替代方法是将改变肺部血流的条件最小化。

疾病导致肺泡体积减小是解释$D_{L_{CO}}$的最大错误源头。通过报告$D_{L_{CO}}/V_A$比值来纠正改变肺泡容积的影响。然而,这种用肺泡容积来标准化测量会导致误差,因为$D_{L_{CO}}/V_A$并不随着肺泡容积的变化而变化。Stam等人报道了正常人在不同肺泡容量下的$D_{L_{CO}}$和$D_{L_{CO}}/V_A$值。他们建议对肺泡容量减少的患者使用$D_{L_{CO}}$或$D_{L_{CO}}/V_A$预测值,这与在相同肺泡体积减小的正常受试者中测量的值相等。该假设为在减少患者肺泡容量的疾病过程与在正常人中自动减少的肺泡容量具有相同的变化。在随后的报告中,他们证实了在接受博来霉素治疗恶性肿瘤之前、期间和之后肺功能测试正常的患者就是这种情况。在这些患者中,随着博来霉素引起肺损伤,不同肺泡容积测定的$D_{L_{CO}}/V_A$线性关系平行向下移动。由于$D_{L_{CO}}/V_A$与V_A的斜率在肺损伤前后是相同的,这一发现支持在正常人肺泡体积减小的基础上调整预测值。这些数据是通过测量肺损伤前后不同肺泡容积处的$D_{L_{CO}}$获得的,这种情况在临床实践中几乎是不可能的。结节病患者获得的数据也支持使用正常人下肺容积预测值。然而,不同临床条件下的其他报告表明,某些疾病可能不会以与正常人的自主改变相同的方式影响$D_{L_{CO}}$。这些不确定性导致有关$D_{L_{CO}}/V_A$比值存在实质性争议。最后的定论仍需要在各种疾病状态下收集大量的数据。不管该争议结果如何,显然,如果$D_{L_{CO}}/V_A$用于解释$D_{L_{CO}}$的测量,必须对$D_{L_{CO}}/V_A$的预测值进行调整以反映肺泡容积的减少。$D_{L_{CO}}/V_A$,无论是表示为两个相关测量值的比率还是表示为CO吸收速率常数(K_{CO}),基本上是相同的。使用任一种表达的临床应用都是不确定的。

Dm_{CO}和V_c的测量在仔细控制的研究环境中是有用的,但是单独使用这两个参数的辅助诊断和临床管理几乎没有价值。Dm_{CO}和V_c的计算涉及文献中针对特定临床环境的许多假设和数据推理。目前确实缺乏足够的数据来验证这些测量值在临床实践中的应用。

李胜男　译
陈亚红　审校

参考文献

[1] BIDANI A. Analysis of abnormalities of capillary CO_2 exchange in vivo. J Appl Physiol, 1991, 70:1686–1699.

[2] KLOCKE RA. Carbon dioxide transport//FARHI LE, TENNEY SM. Handbook of physiology. Vol 4. Section 3, the respiratory system. Bethesda, MD: American Physiological Society, 1987, 173–197.

[3] SCHUNEMANN HJ, KLOCKE RA. Influence of CO_2 kinetics on pulmonary carbon dioxide exchange. J Appl Physiol, 1993, 74: 715–721.

[4] KLOCKE RA. Carbon dioxide//LAUENT GJ, SHAPIRO SD. Encyclopedia of respiratory medicine. Oxford: Elsevier; 2006, 320–324.

[5] BIDANI A, CRANDALL ED, FORSTER RE. Analysis of postcapillary pH changes in blood in vivo after gas exchange. J Appl Physiol, 1978, 44:770–781.

[6] GEERS C, GROS G. Carbon dioxide transport and carbonic anhydrase in blood and muscle. Physiol Rev, 2000, 80:681–715.

[7] WIETH JO, ANDERSEN OS, BRAHM J, et al. Chloride-bicarbonate exchange in red cells: physiology of transport and chemical modification of binding sites. Philos Trans R Soc Lond B Biol Sci, 1982, 299:383–399.

[8] ROUGHTON FJ, FORSTER RE. Relative importance of diffusion and chemical reaction rates in determining rate of exchange of gases in the human lung, with special reference to true diffusing capacity of pulmonary membrane and volume of blood in lung capillaries. J Appl Physiol, 1957, 11:290–302.

[9] PHANSALKAR AR, HANSON CM, SHAKIR AR, et al. Nitric oxide diffusing capacity and alveolar microvascular recruitment in sarcoidosis. Am J Respir Crit Care Med, 2004, 169: 1034–1040.

[10] BORLAND CD, DUNNINGHAM H, BOTTRILL F, et al.Significant blood resistance to nitric oxide transfer in the lung. J Appl Physiol, 2010, 108:1052–1060.

[11] MACINTYRE N, CRAPO RO, VIEGI G, et al. Standardization of the single-breath determination of carbon monoxide uptake in the lung. Eur Respir J, 2005, 26:720–735.

[12] CARLIN JI, HSIA CC, CASSIDY SS, et al. Recruitment of lung diffusing capacity with exercise before and after pneumonectomy in dogs. J Appl Physiol, 1991, 70:135–142.

[13] HSIA CC. Recruitment of lung diffusing capacity. Chest, 2002, 122: 1774–1783.

[14] STAM H, HRACHOVINA V, STIJNEN T, et al. Diffusing capacity dependent on lung volume and age in normal subjects. J Appl Physiol, 1994, 76:2356–2363.

[15] VAN DEN LEE I, ZANEN P, VAN DEN BOSCH JM, et al. Pattern of diffusion disturbance related to clinical diagnosis: the K_{CO} has no diagnostic value next to the $D_{L_{CO}}$. Respir Med, 2006, 100:101–109.

[16] PUNJABI NM, SHADE D, PATEL AM, et al. Measurement variability in single-breath diffusing capacity of the lung. Chest, 2003, 123:1082–1089.

[17] WISE RA, TEETER JG, JENSEN RL, et al. Standardization of the single-breath diffusing capacity in a multicenter clinical trial. Chest, 2007, 132:1191–1197.

[18] GRAHAM BL, MINK JT, COTTON DJ. Effects of increasing carboxyhemoglobin on the single breath carbon monoxide diffusing capacity. Am J Respir Crit Care Med, 2002, 165:1504–1510.

[19] STAM H, SPLINTER TA, VERSPRILLE A. Evaluation of diffusing capacity in patients with a restrictive lung disease. Chest, 2000, 117: 752–757.

[20] HUGHES JM, PRIDE NB. Examination of the carbon monoxide diffusing capacity ($D_{L_{CO}}$) in relation to its K_{CO} and VA components. Am J Respir Crit Care Med, 2012, 186:132–139.

[21] PLUMMER A. The carbon monoxide diffusing capacity: clinical implications, coding and documentation. Chest, 2008, 134:663–667.

第 17 章

酸-碱平衡

Stanley Goldfarb Kumar Sharma

[H^+]的调节对于维持正常细胞功能至关重要。正常的[H^+]值在 40nEq/L 左右。即使[H^+]发生微小变化,细胞内蛋白得到或失去[H^+]均会导致电荷分布的变化,从而影响分子结构和蛋白功能。体液中的氢离子浓度在很大程度上受二氧化碳和碳酸氢盐浓度比值的调节。这种关系在 Henderson-Hasselbalch 公式中可表达为:

$$pH = pKa + \frac{[HCO_3^-]}{0.03P_{CO_2}} \quad (1)$$

其中,$pH = -\log[H^+]$(H^+浓度以摩尔每升表示)以及 $pKa = 6.10$。肺负责调节动脉 P_{CO_2},肾脏主要负责调节血浆中碳酸氢根浓度。同时,这些器官可以维持稳定的细胞外酸碱平衡,并且很容易通过监测动脉 pH 进行评估。

正常内环境维持在比较狭窄的范围内:动脉血 pH 接近 7.40,碳酸氢盐浓度维持在 24.5mEq/L 左右,P_{CO_2} 维持在 40mmHg 左右。pH 的偏差以及伴随 P_{CO_2} 和[HCO_3^-]的变化可导致如表 17-1 所示的 4 种主要酸碱失衡类型。代谢性酸中毒的主要特点为血浆中[HCO_3^-]减少导致酸血症(pH<7.35)。代谢性碱中毒的特征是血浆中[HCO_3^-]升高引起的碱血症(pH>7.45)。呼吸性酸中毒是由于低通气导致 P_{CO_2} 增加(高碳酸血症)及 pH 降低,而呼吸性碱中毒是由于过度通气导致 P_{CO_2} 下降(低碳酸血症)及 pH 升高。

在本章中,我们首先回顾了肾脏和肺在维持酸碱平衡中的基本生理作用,并讨论了它们在原发性酸碱紊乱中的适应特点。接下来的部分会重点介绍临床医生遇到酸碱平衡问题时一些生理学概念的临床应用。

表 17-1 酸碱平衡紊乱中 P_{CO_2} 和 HCO_3^- 的改变

紊乱类型	初始异常	代偿反应	预期代偿值
代谢性酸中毒	pH 降低,[HCO_3^-]降低	P_{CO_2} 降低	$P_{CO_2} = 1.5 \times [HCO_3^-] + 8 \pm 2$(Winter 公式)
代谢性碱中毒	pH 升高,[HCO_3^-]升高	P_{CO_2} 升高	[HCO_3^-]每增加 1mEq/L,P_{CO_2} 增加 0.6mmHg
呼吸性酸中毒	pH 降低,P_{CO_2} 升高	[HCO_3^-]升高	急性期:P_{CO_2} 每增加 10mmHg,[HCO_3^-]增加 1mEq/L
			慢性期:P_{CO_2} 每增加 10mmHg,[HCO_3^-]增加 3.5mEq/L
呼吸性碱中毒	pH 升高,P_{CO_2} 升高	[HCO_3^-]降低	急性期:P_{CO_2} 每减少 10mmHg,[HCO_3^-]下降 2mEq/L
			慢性期:P_{CO_2} 每下降 10mmHg,[HCO_3^-]下降 5mEq/L

肾脏在酸碱平衡中的基本生理作用

每天人体正常代谢产生大量挥发性酸(CO_2)和非挥发性酸。每天碳水化合物和脂肪完全代谢可产生 15 000mmol CO_2。CO_2 与 H_2O 结合形成碳酸(H_2CO_3)。由于挥发部分在呼吸时由肺排出,因此不会发生酸积累。非挥发性或"固定"部分以每天 1mEq/kg 的速率产生。非挥发性酸部分的主要来源是食物中的含硫蛋白质氧化成硫酸。如果不能排出非挥发性酸,则会出现危及生命的代谢性酸中毒。因此,在正常人体中肾脏必须每天排出 50~100mEq 的非挥发性酸来维持酸碱平衡。

增加的 50~100mEq 酸需要在排出之前进行初始缓冲。全身缓冲能力由相互作用的缓冲系统组成:碳酸氢盐和非碳酸盐缓冲液(Buf^-),主要由血红蛋白,蛋白质和磷酸盐组成。缓冲阴离子[HCO_3^-]和[Buf^-]的总和是总缓冲碱,代表了全身缓冲能力。由于身体所有缓冲系统均处于平衡状态,血清[HCO_3^-]的变化反映了其他身体缓冲系统的变化。由于碳酸氢盐与二氧化碳关系密切,因此它在缓冲中具有重要作用。H^+ 离子被 HCO_3^- 缓冲会导致[HCO_3^-]的减少,同时[CO_2]会增加。由于[CO_2]可以通过肺排泄以维持恒定的[CO_2],这将大大增加碳酸氢盐的缓冲能力。由于肾脏在控制[HCO_3^-]中起主要作用,并且在血清中容易测量[HCO_3^-],因此 HCO_3^- 阴离子是评估肾脏对酸负荷反应的有用参数。

通过血液碳酸氢盐和非碳酸氢盐缓冲液滴定硫酸解离释放的 H^+ 离子。

$$H_2SO_4 + 2NaHCO_3 \longrightarrow Na_2SO_4 + 2H_2CO_3$$
$$\longrightarrow 2H_2O + CO_2 \qquad (2)$$

尽管多余 H^+ 的排出是通过肺排出 CO_2 来完成,但这是以消耗 $[HCO_3^-]$ 为代价。为了补充消耗的碱,碳酸氢盐被肾脏重吸收并返回血液中。因为酸的连续代谢产生会消耗可用碱,该过程不能由其他碱替代。肾脏再生碱的过程,需要肾脏在不排出尿碳酸氢盐的情况下排泄酸或 H^+ 离子。每有 1 个 H^+ 离子排出,就会有 1 个碳酸氢盐重吸收。如果尿中有碳酸氢盐,则会有 H^+ 的净增加。因此,肾脏在这方面具有两个主要功能:①重吸收所有滤过的碳酸氢盐,主要发生在近端小管中;②代谢过程消耗的碱必须在尿液排酸过程中被生成,此过程发生在肾单元的远端部分,远端集合小管和集管中。

碳酸氢盐重吸收

近端小管负责重吸收 70% ~ 90% 滤过的碳酸氢盐。可以通过在近端小管处直接进行碳酸氢盐重吸收或通过质子分泌到肾小管管腔中发生,后一机制是主要途径。近端小管顶端膜的酸排泄是通过 Na^+/H^+ 逆向转运蛋白(NHE_3)发生,少部分是通过质子泵发生。分泌的质子进入管腔液体中并与过滤的碳酸氢根离子结合,形成碳酸。在碳酸酐酶催化作用下分裂成 CO_2 和 H_2O。二氧化碳弥散到细胞中,再次被水化成碳酸,然后分裂成氢离子和碳酸氢盐。碳酸氢根离子在基底外侧膜通过 $3HCO_3^-/Na$($NBCe1$)同向转运体从细胞进入间质,而质子分泌到腔内。维持细胞内较低钠浓度的基底外侧膜 Na^+/K^+ ATP 酶逆向转运蛋白进一步增强 NHE_3 的活性。

总之,碳酸氢盐的重吸收是一种循环现象,需要碳酸酐酶参与,与钠重吸收密切相关。

生化研究表明,慢性呼吸性酸中毒可上调总 NHE3 和 NBCe1 蛋白的含量。然而,血清碳酸氢盐升高的主要机制是 P_{CO_2} 持续升高刺激酸和铵的排泄(图 17-1)。最重要的是这个过程中回收过滤后的碳酸氢盐不会导致碳酸氢盐的净增。在近端小管末端管腔 pH 从 7.26 降至 6.70,碳酸氢盐浓度从 24mEq/L 降至 8mEq/L。输送至远端小管的液体 pH 和碳酸氢盐浓度与离开近端小管时相同。剩余碳酸氢盐的重吸收发生在髓袢升支粗段和髓外集合小管。在集合小管中,H^+ 分泌主要通过腔膜上的 H^+ ATP 酶发生,碳酸氢盐进入血液通过基底外侧膜上的 Cl^-/HCO_3^- 交换体发生。

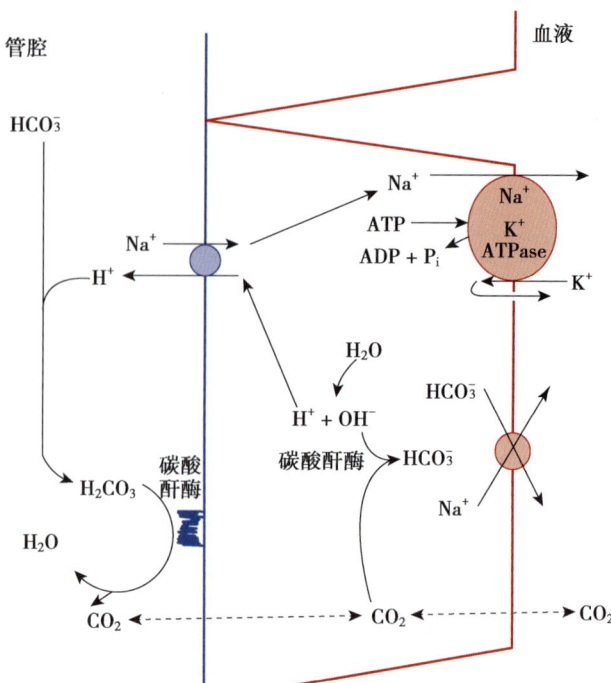

图 17-1 滤过碳酸氢盐在近端小管重吸收示意图。在管腔中,滤过的碳酸氢盐与分泌的 H^+ 反应,产生碳酸,它可通过刷状缘的碳酸酐酶脱水。细胞通过 H^+-Na^+ 交换分泌 H^+。H^+ 的来源是水,由于细胞内 CA 的存在,水又产生 OH^-,而细胞内碳酸酐酶又可产生碳酸氢盐。碳酸氢盐以某种方式与 Na^+ 在细胞基底外侧连接,钠也被积极地泵出细胞。

碳酸酐酶抑制剂(乙酰唑胺)的主要作用是消耗碳酸氢盐,产生和维持代谢性酸中毒。碳酸氢盐重吸收过程中最重要的生理调节因子是患者的 pH、P_{CO_2} 和细胞外体积状态。在酸中毒的状态下,管腔 Na^+/H^+ 交换可以随细胞内 H^+、转运体以及在基底外侧膜 Na^+/HCO_3^- 协同转运蛋白介导活性的增加而增加。P_{CO_2} 的升高将促进近端小管 CO_2 浓度增加,导致细胞内酸中毒,从而使更多 H^+ 分泌和碳酸氢盐重吸收。如果出现容量不足,近端小管对 Na^+ 有大量的再吸收,以换取 H^+,从而重吸收更多的碳酸氢盐。其他重要因素还包括管腔碳酸氢盐浓度,管内液体流速和血清钾。

肾脏的净酸排泄

酸的净排泄主要发生在远端肾单位,主要由活性分泌泵 H^+-K^+ ATP 酶和 H^+ ATP 酶介导。后者似乎在某种程度上与 Cl^- 重吸收以保持电中性有关。由定义可以看出,为了产生净 H^+ 排泄,分泌的 H^+ 将会在不消耗碳酸氢盐的过程中排泄。

为了实现质子在远端肾单位的管腔液中的净分泌,需要将质子与除碳酸氢盐之外的尿液中的缓冲液联系在一起。尽管分泌的质子将尿液 pH 降低至 4.5，导致与动脉 pH 相差 3 个 pH 单位（H⁺浓度增加 1 000 倍），但作为游离 H⁺排出的酸的量是微不足道的。例如，每天排泄约 2L pH 为 5 的尿液，仅排出 0.02mEq 的解离 H⁺，而不是每天从饮食中产生 50～100mEq H⁺。尿中存在的净酸排泄作用的非碳酸氢盐缓冲剂是可滴定的缓冲剂，主要是磷酸盐，占净酸排泄量的 40%，剩余部分为氨。

磷酸盐在尿液中作为质子受体的能力基于其 pKa 为 6.8。当尿液 pH 低于 6.8pKa 时，HPO₄⁻ 转化为 H₂PO₄，这种转换持续到尿液 pH 达到 5.5，此时几乎所有的磷酸盐都是以 H₂PO₄ 形式存在。该系统的其他组分是尿酸（pKa = 5.75）和肌酸酐（pKa = 4.97）。

尽管可滴定缓冲液占净酸排泄量的相当大一部分，但由于磷酸盐排泄量取决于磷酸盐的摄入而不是合成，同样氨也是这样，因此在酸负荷的情况下它们不能相应增加酸的排泄量。

然而，铵（NH₄⁺）的产生和排泄速率可根据生理需要而变化。氨（NH₃）与 H⁺结合形成铵，铵被收集在集合小管腔中并通过尿液排泄。该反应的 pKa 为 9.0。大多数氨在肾小管细胞中通过谷氨酰胺的酶促分解作用合成。谷氨酰胺被顶端和基底外侧膜的近端小管主动吸收并转运至线粒体。谷氨酰胺酶脱酰胺形成铵和谷氨酸。后者通过谷氨酸脱氢酶进一步代谢，形成铵和 α-酮戊二酸。α-酮戊二酸在肝脏代谢成碳酸氢盐，进而返回系统循环中（图 17-2）。

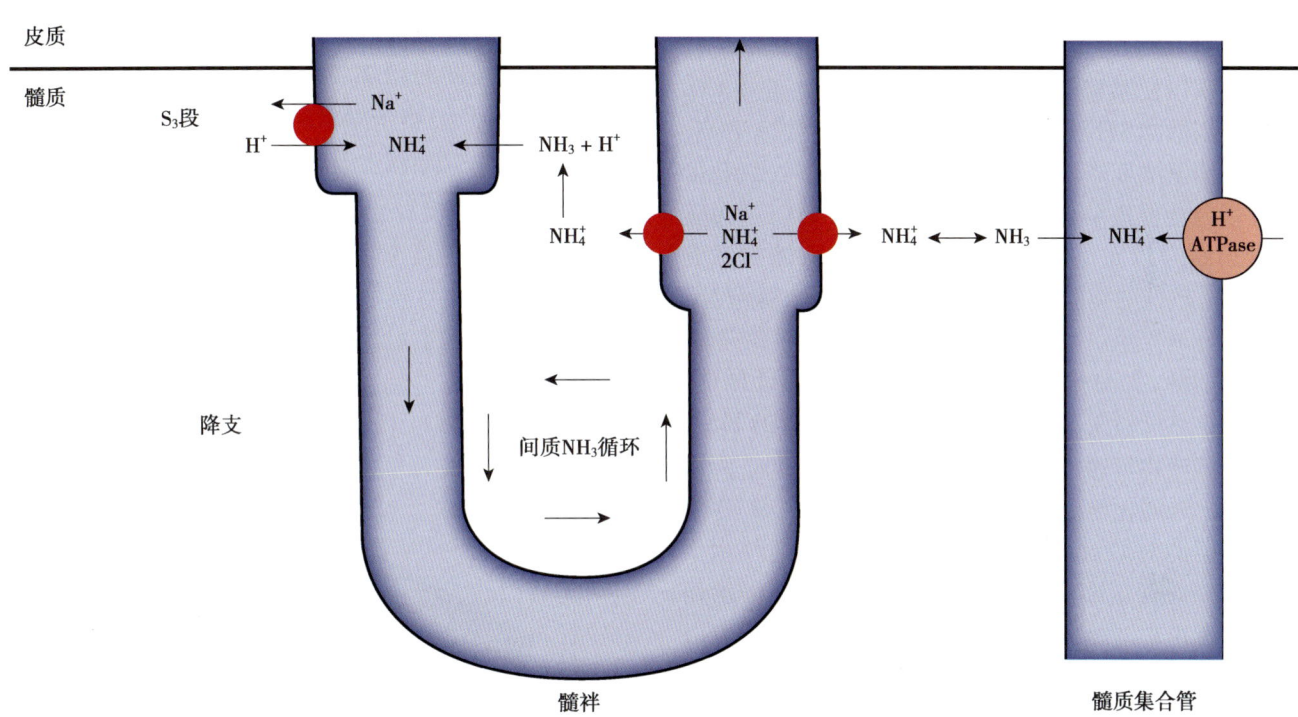

图 17-2　肾髓质氨循环示意图。NH₄⁺的产生主要发生在近端小管，大部分 NH₄⁺在髓袢升支粗段被重吸收，替换管腔膜中 Na⁺-K⁺-2Cl⁻ 载体上的 K⁺。部分在较少的酸性管状细胞中解离成 NH₃ 和 H⁺。NH₃ 向髓质间质弥散，达到相对较高的浓度；然后弥散回 pH 最低且梯度最有利的节段：近端小管的 S3 段，更重要的是髓质集合管，其中分泌的 NH₃ 被转换为 NH₄⁺ 排出体外。获授权引自：ROSE B. Clinical physiology of acid-base and electrolyte disorders. 4th ed. New York：McGraw-Hill，1994.

形成的铵通过 Na⁺-H⁺逆向转运蛋白输送到近端管腔中，在这种情况下为 Na⁺-NH₄⁺逆向转运蛋白。通过在 Na⁺-K⁺-2Cl⁻ 载体 NH₄⁺取代 K⁺，使铵在髓袢升支粗段被吸收。升支粗段细胞内铵离解成氨和 H⁺。氨积聚在髓质间质中并最终分泌到髓质集合管腔中。在该位点，由于管腔中 pH 较低（4.5～5），氨结合 H⁺形成 NH₄Cl 并在尿液中排出。

氨系统的重要性在于它可以通过全身酸碱状态来调节。在开始的 2h 内酸负荷增加铵排泄，这是由于形成酸性尿增加了氨从集合管弥散至管腔中。5～6d 后，由于谷氨酰胺摄取增加和磷酸盐依赖性谷氨酰胺酶和谷氨酸脱氢酶活性增加，在近端小管中产生更多的铵，因此具有最大的 NH₄⁺排泄。这可能是由近端肾小管细胞酸中毒引起。净效应是 NH₄⁺排泄可以从约 30mEq/d 增加到严重代谢性疾病的 300mEq/d。血浆钾是氨合成的重要调节剂，因为高钾血症会增加 K⁺与 H⁺跨细胞交换，导致细胞内 H⁺浓度降低，引起细胞内碱中毒，抑制氨合成。低钾血症会产生相反的效果。尿酸化也非常重要，因为不能降低尿液 pH 导致集合管腔中 NH₃ 捕获减少和铵形成受到抑制。尿液酸化

233

不足也会抑制 H_2PO_4 的形成。

呼吸对酸碱平衡的影响

肺在酸碱平衡中的主要作用是排出有氧代谢过程中产生的 CO_2，并通过改变通气的频率和幅度来代偿代谢性酸碱紊乱。组织产生的 CO_2 弥散到外周毛细血管血浆中，并在血液中以 3 种形式存在。部分 CO_2 保留在气相中，但其量受 CO_2 溶解度系数（0.03mM/mmHg）的限制。CO_2 也可能与蛋白质的氨基反应生成氨基甲酸酯化合物。大多数 CO_2 是携带在红细胞中的。红细胞含有碳酸酐酶，使 CO_2 水化，形成碳酸，碳酸离解成 H^+ 和 HCO_3^-。质子可被血红蛋白缓冲，在外周毛细血管和静脉血中血红蛋白在低氧张力下对 H^+ 亲和力增加。红细胞中产生的碳酸氢盐离开细胞以换取氯化物。这种氯转移是对血液中 CO_2 浓度升高的典型反应，导致碳酸氢盐浓度快速升高，从而血清氯浓度降低。当血液进入肺循环时，氧化的血红蛋白会促进结合 H^+ 的释放。H^+ 和 HCO_3^- 通过碳酸酐酶结合以重新形成 CO_2，被动地从血液弥散到 CO_2 张力较低的肺间质中。随后，CO_2 会进入肺泡腔。

每分通气量由两组化学感受器控制：脑干呼吸中枢和颈动脉、主动脉弓分叉处的颈动脉和主动脉体。中枢化学感受器受 P_{CO_2} 增加或代谢性酸中毒的刺激，这两种刺激均可通过中枢周围脑间质液 pH 的下降而被感知。外周化学感受器主要受低氧血症刺激，尽管它们也可能对酸血症有反应。肺泡或有效通气水平随总每分通气量而变化。总通气水平随代谢需求而变化。在正常情况下，根据以下方程式关系，P_{CO_2} 可以控制在 38~42mmHg：

$$P_{CO_2} = \frac{\dot{V}_{CO_2}}{\dot{V}_A} \quad (3)$$

其中，$\dot{V}_{CO_2}$ 是 CO_2 产生量（反映代谢率），$\dot{V}_A$ 是肺泡通气量（反映 CO_2 清除率）。

在基础条件下，代谢产生的挥发性酸或 CO_2 被肺完全清除。针对 CO_2 升高的呼吸中枢的调节机制仍是大家激烈讨论的话题，本节将不再重点讨论（见第 11 章的详细讲解）。我们观察到针对 pH 变化的颅内调节与酸中毒对肾脏中的近端肾小管细胞的影响具有相似性。脑脊液（CSF）中 CO_2 浓度增加导致细胞内酸中毒，CSF 中碳酸氢盐浓度增加，氯化物浓度等摩尔减少。随着脑细胞碳酸氢盐浓度增加，缓冲也增加，脑细胞内 pH 恢复正常。负责酸碱调节的中枢神经系统（CNS）中的主要细胞群是神经胶质细胞和脉络丛细胞。这些细胞含有碳酸酐酶，它将细胞内 CO_2 和 H_2O 转化为 H^+ 和 HCO_3^-。在血液侧 H^+ 交换 Na^+，使细胞内 pH 增加。脑室内给予乙酰唑胺阻断了高碳酸血症导致的 CSF 碳酸氢盐的增加。除了 CSF 中碳酸氢盐浓度随高碳酸血症的变化外，氨的水平也有变化。高碳酸血症时脑和 CSF 中氨增加，氨起到增强 H^+ 缓冲作用，从而防止碳酸氢盐浓度下降。

呼吸性酸中毒的急性和慢性适应性反应

图 17-3 描绘了急性高碳酸血症分级过程中 P_{CO_2}，血浆碳酸氢盐浓度和氢浓度之间的急性稳态关系。这些观察结果是通过将未经麻醉的正常人类志愿者连续暴露在不断增加的 CO_2 浓度的室内环境中获得的。高碳酸血症程度的增加与血浆碳酸氢盐浓度曲线上升有关，较高 P_{CO_2} 水平导致碳酸氢盐浓度的增量变化较小。碳酸氢盐急剧上升主要是因为前面所述的氯化物交换。由于碳酸氢盐的适度增加，血浆 $[H^+]$ 的上升水平限制在每毫米汞柱（mmHg）上升 0.75nEq/L，而不是血浆碳酸氢盐浓度没有改变时 1nEq/mmHg 的

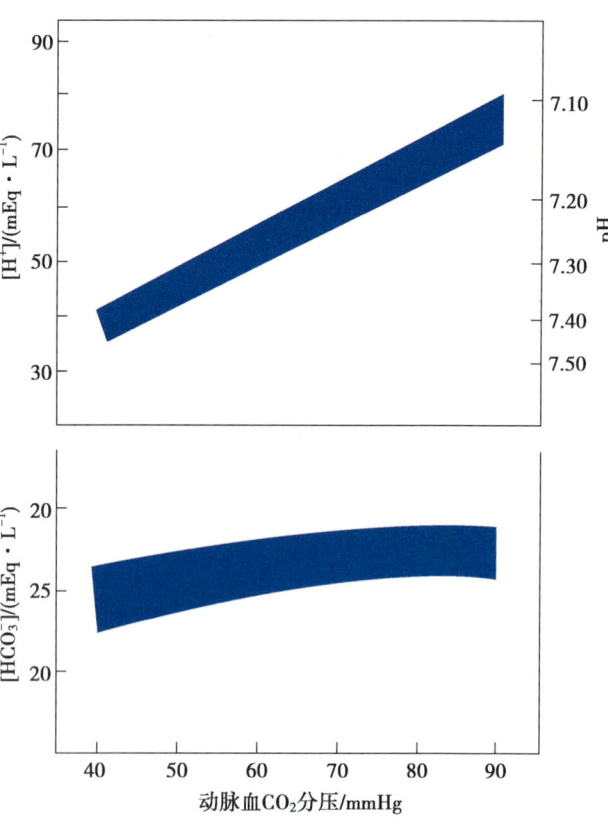

图 17-3 正常人出现急性高碳酸血症时血浆氢离子和碳酸氢盐浓度的 95% 置信区间。获授权引自：BRACKETT NC JR，COHEN JJ，SCHWARTZ WB. Carbon dioxide titration curve of normal man：effect of increasing degrees of acute hypercapnia on acidbase equilibrium. New Engl J Med，1965，272：6-12.

上升。

针对急性高碳酸血症的适应性反应的定量方面受到酸碱平衡基础状态的显著影响。急性高碳酸血症对已存在低碳酸氢钠血症(无论是代谢性酸中毒还是慢性呼吸性碱中毒)动物的血浆碳酸氢盐和 H^+ 离子浓度的诱导作用大于已存在高碳酸氢钠血症(无论是代谢性碱中毒还是慢性呼吸性酸中毒)的动物。该研究表明能控制 P_{CO_2} 急剧上升产生的碳酸氢盐量不仅有 pH,还有初始碳酸氢盐浓度。尽管针对高碳酸血症的碳酸氢盐的增加限制了 pH 急剧下降,但是排除由 P_{CO_2} 升高导致的 H^+ 增加需要肾脏代偿调节。

在呼吸性酸中毒的最初阶段,肾脏代偿需要 3～5d,在此期间,近端肾小管碳酸氢盐的重吸收增强,H^+ 分泌增加,氨生成增加。

这些过程会导致总血清碳酸氢盐浓度增加和系统 pH 恢复至正常。然而,当达到稳定状态,P_{CO_2} 稳定存在时,氨生成不再增加。随着滤过的碳酸氢盐的增加,近端 H^+ 分泌增强,细胞内 pH 正常化,从而消除了促进氨合成的刺激。

呼吸性碱中毒的肾脏适应性反应

呼吸性碱中毒的适应性反应包括两个不同的步骤,与呼吸性酸中毒类似。低碳酸血症会降低碳酸浓度并导致 H^+ 的急剧下降。这种碱血症会很快通过血浆碳酸氢盐浓度的继发适应性降低而得到改善,其主要源于非碳酸氢盐体内缓冲液的滴定。在长期低碳酸血症期间,肾脏适应机制是血浆碳酸氢盐的进一步减少从而更好地改善碱血症。

当发生单纯急性呼吸性碱中毒时,P_{CO_2} 每降低 1mmHg,血浆碳酸氢盐浓度下降约 0.2mEq/L。因此,在 P_{CO_2} 降低至 20～25mmHg 后的数分钟内,血浆碳酸氢盐的减少量为 3～4mEq/L。P_{CO_2} 每下降 1mmHg,血浆 H^+ 浓度的变化约为 0.75mEq/L,类似于急性高碳酸血症中 P_{CO_2} 和 H^+ 之间的关系。

当低碳酸血症持续存在超过急性期时,血浆碳酸氢盐浓度的额外减少是肾适应性反应的结果,反映了肾小管对氢离子分泌的抑制。因此,发生净酸排泄的瞬时抑制时主要表现为铵排泄量下降和净碳酸氢盐排泄量增加。这些变化导致正氢离子平衡和身体碳酸氢盐储存的减少。可通过持续肾小管管腔氢离子分泌和碳酸氢盐重吸收的抑制来解释持续存在的低碳酸血症。

慢性低碳酸血症时酸的适应性保留通常伴随着尿液中钠的流失;由此导致的细胞外体积减小促进氯离子滞留和慢性呼吸性碱中毒的典型高氯血症。当达到新的稳定状态时,酸的净排泄量恢复到控制水平,并且细胞外液(extracellular fluid,ECF)的阴离子浓度改变,即低碳酸血症和高氯血症,通过减少碳酸氢盐重吸收和增强氯化物重吸收来维持。平均而言,细胞缓冲液和肾脏代偿的综合作用促使新的稳定状态,即 P_{CO_2} 每降低 10mmHg,血浆 HCO_3^- 浓度下降约 4mEq/L。对持续性低碳酸血症的肾脏适应似乎由 P_{CO_2} 本身的一些直接作用介导,而不是 pH。动物体内,在适应持续低碳酸血症之前通过 HCl 负荷降低血浆碳酸氢盐,即使这种适应的净效应是 pH 的明显下降,但对 P_{CO_2} 初次降低的肾反应与正常个体是相同的。

代谢性酸中毒的呼吸调节

代谢性酸中毒刺激中枢和外周化学受体来增加肺泡通气和减少 P_{CO_2},从而限制 pH 下降——尽管外周化学感受器似乎起着很小的作用,因为在动物实验中,具有完整的外周化学感受器的动物和已切除外周化学感受器的动物可发生相同程度的呼吸代偿。在 1～2h 内通气量开始增加,并在 12～24h 达到最大值。比较典型的为急性糖尿病酮症酸中毒患者中的 Kussmaul 呼吸,其特征为潮气量较大,每分通气量可增加 35L。而对其他正常代谢性酸中毒患者的研究表明,血浆中 HCO_3^- 每降低 1.0mEq/L,P_{CO_2} 下降 1.2mmHg,P_{CO_2} 最低可至 10～15mmHg。

另一方面,未能对代谢性酸中毒进行预期的通气反应是呼吸失代偿的重要指标。Daniel 等人对 140 例代谢性酸中毒的危重创伤患者使用传统的慢性代谢性酸中毒患者的公式,结果显示那些 Pa_{CO_2} 超过预期值 2mmHg 或以上的患者实行插管的可能性是预期值的 4.2 倍,补偿性状态是显著低血压发作后 60min 插管的独立预测因素。

代谢性碱中毒的呼吸调节

当呼吸道化学感受器感知到代谢性碱中毒时会出现肺泡通气量下降和 P_{CO_2} 升高。血浆 HCO_3^- 浓度平均每增加 1.0mEq/L,P_{CO_2} 升高 0.7mmHg。与预测值显著不同时表明同时伴有呼吸性酸中毒或碱中毒。然而,目前尚不清楚这种反应是否帮助维持 pH 值。在动物实验中,代谢性碱中毒时 P_{CO_2} 的升高增加了

H^+ 净排泄,从而导致 HCO_3^- 浓度增加。若干天后的效果是动脉 pH 与没有呼吸代偿的情况相同。

除了酸碱平衡以外,还有很多因素显著影响通气。这些因素包括体温、循环儿茶酚胺的增加、脑血流量的变化、全身血压的变化、不同器官(如肝脏)代谢活动的变化以及肺本身的生理状态。结合最终结果显示,通过通气代偿来保护慢性代谢性酸碱失衡并没有起到很大的作用。

酸碱平衡的不同概念

前面的讨论假定人体 pH 是影响肾脏和呼吸对酸碱失衡的最终因素;但是,目前该问题还没有得到解决。肾脏近端肾小管细胞的作用往往是基于 P_{CO_2},而非动脉 pH,其作用更容易预测。如果 P_{CO_2} 升高,无论是否存在全身性碱中毒或酸中毒,近端肾小管细胞都会分泌质子并重吸收碳酸氢盐。如果 P_{CO_2} 升高导致细胞内酸中毒并且细胞对其内部环境做出适当反应,则可以解释这一点。同样,在呼吸的中枢控制中,关于是否是 CSF pH、间质 pH、P_{CO_2} 或碳酸氢盐浓度的变化来刺激通气代偿变化还是有争议的。

除了前面提到的观察结果外,盐和水平衡的变化可能会影响酸碱状态。例如,Schwartz 的研究小组发现,摄入恒定量水的狗摄入少量氯化钠会导致通气不足、P_{CO_2} 增加和 HCO_3^- 浓度增加。针对狗的研究结果表明,摄入固定水的狗增加每日粮中的 NaCl 可以增加体液的酸度,减少日粮中的 NaCl 则会降低体液的酸度。

Stewart 最初提出的理论提供了另一种理解酸碱失调和肺肾调节反应的观点。基于物理化学,Stewart 重点提出 H^+、HCO_3^- 以及弱酸的酸性和阴离子形式实际上是溶液中因变量的重要原理。三个独立的变量 P_{CO_2}、强离子差(SID)和总弱阴离子浓度可以在外部进行操作,用于确定因变量 H^+ 和 HCO_3^- 的浓度。血浆中弱阴离子的主要成分是白蛋白和无机磷酸盐的浓度。SID 是所有强阳离子和所有强阴离子之差:

$$[SID] = [Na^+] + [K^+] + [Ca^{2+}] + [Mg^{2+}] - [Cl^-] - [其他的强阴离子] \quad (4)$$

该公式的基本原理如下:①电中性;②所有未完全解离物质的解离平衡;③质量守恒。这个概念似乎更好地解释了各种状态下影响酸碱平衡的肾脏和通气反应的基础。实际上,血浆 SID 主要由肾脏调节,而 P_{CO_2} 由肺泡通气调节。弱阴离子浓度通常不受调控,通常认为是稳定的。

研究人员主要使用这一概念来研究中枢的通气调节。由于 CSF 中不存在白蛋白和其他蛋白质,因此决定弱解离电解质 H^+、OH^- 和 HCO_3^- 浓度的是 SID 和 P_{CO_2}。在分析各种酸碱失衡时,CSF 中 SID 的变化可以预测 CSF 碳酸氢盐的浓度。

在评估许多物种的酸碱平衡时,pH 和体温之间存在反比关系,而 CO_2 含量保持稳定。为了解释这种关系,Reeves 及其同事证明了组氨酸的咪唑环结构与 pH-温度关系有关。这是因为咪唑环的 pKa 在生理范围(7.00),较为普遍,总电离能(7kcal/mol)。为了将酸碱调节与受体功能和呼吸控制相结合,Reeves 和 Rahn 提出了这样的假设:它本身不是动脉或细胞内 pH 调节,而是全身蛋白质中含有的组氨酸咪唑部分分解的恒定性。

α-咪唑定义为未质子化咪唑(Im)与总咪唑(HIm+Im)的绝对量之比:

$$\alpha\text{-Imidazole} = \frac{Im}{HIm + Im} \quad (5)$$

α-咪唑调节(alphastat 调节)具有维持细胞蛋白质电荷状态和酶功能恒定的作用。它还可以在所有条件下保持 OH^-/H^+ 比率恒定。还有证据表明,alphastat 调节直接影响通气状态。例如,将咪唑阻滞剂应用于猫的髓质化学敏感区域可阻止局部应用酸引起的通气增加。因此,反映肺泡通气的 P_{CO_2} 变化可通过维持髓质化学敏感区中维持细胞膜中的 OH^-/H^+ 比恒定 alphastat 调节来决定。

使用这些概念的困难在于相关分子的实际测量。例如,尽管组氨酸的咪唑部分被认为是最重要的细胞内缓冲剂,但其 pKa 和电离总能量可能因其掺入分子局部构型的影响而发生变化。由于 pKa 和电离焓随温度变化难以测量,因此即使在诸如不同温度下的鱼类等低等动物中,基于 alphastat 模型的计算也不能准确地预测酸碱失衡。

同样,对血浆 SID 的测量也存在问题,常被"SID 效应"所取代,其大致等于碳酸氢盐浓度加白蛋白和无机磷酸盐。阴离子间隙的计算(AG)-$[Na^+]$-$[Cl^-]$-$[HCO_3^-]$ 考虑了强离子 Na^+ 和 Cl^- 以及碳酸氢盐,但不考虑无机磷酸盐或血浆蛋白的作用。虽然严格来说碳酸氢盐浓度可能不是一个自变量,但 AG 计算确实表明了未测量阴离子的数量,因此是 SID 的间接量度。如果考虑血清蛋白和无机磷酸盐在未测量的阴离子池中的影响,AG 在评估酸碱失衡方面提供了非常有用的参数。许多研究对 SID 与校正 AG(校正血清白蛋白水平)的有效性进行了比对,发现 SID 在诊断上不准确。一项针对重症监护病房患者的研究报道称,Stewart 的方法诊断出 22 名(在该研究中总共 152 名患者中)具有正常血浆碳酸氢盐水平的代谢性酸中毒患者。然而,当 AG 校正低蛋白血症时,所有正常碳酸氢盐的样本均升高,这表明传统方法的有效性。在另一项具有 935 例 ICU 患者的研究中,Stewart 方法检测到 14% 正常碳酸氢盐水平患者有代谢性酸中毒,而传统方法诊断出约 13% 的患者。最近对脓毒性休克和肝移植患者的研究发现 SID 与校正 AG 之间有较好的相关性。

因此,将在以下部分中详细描述,AG 的使用仍然是临床中确定代谢性酸中毒不同代谢病因的最有用工具。

酸碱平衡紊乱患者的管理策略

在本节中,我们将研究酸碱失衡的诊断方法,特别强调通气反应及其在减轻或加剧酸碱失调中的作用。我们还将回顾患有复杂酸碱失调患者的治疗方法。

■ 临床信息的分析

表 17-1 总结了 4 种典型酸碱平衡紊乱中动脉血酸碱参数异常的模型。它还显示出了初始酸碱平衡紊乱时在肺或肾功能中诱导的生理或代偿反应。

碱剩余和碱缺失的表示

碱剩余和碱缺失是用于确定对酸碱代谢紊乱反应适当性的分析方法的术语。碱剩余和碱缺失是通过测量血液在环境 P_{CO_2} 与 40mmHg 的 P_{CO_2} 时的 pH 值来确定的。当 P_{CO_2} 为 40mmHg 时,计算的 HCO_3^- 低于 25,且原始 pH 偏低时,表明存在碱缺失。与环境 P_{CO_2} 相比,在 P_{CO_2} 为 40mmHg 时,碱缺失的大小表示为使血清碳酸氢盐恢复到 25mEq/L 所需的碳酸氢盐 mEq 的数量。在医学文献中已经讨论过有关碱缺失和碱过量的应用。这种术语在评估手术室中的酸碱状态时是有利的,因为 P_{CO_2} 和 HCO_3^- 的急剧变化可以用这个方法简单地评估。然而,对慢性呼吸性碱中毒或酸中毒可能会产生一种误解,因为慢性呼吸性碱中毒患者被划分为碱缺失类型是由于 P_{CO_2} 降低诱导血清中碳酸氢根代偿性下降。事实上,这种"碱缺失"是对慢性 P_{CO_2} 下降一种正常生理反应。不幸的是,由于缺乏对酸碱紊乱完整分析模式的理解,导致一些人把重点放在"碱缺失"和"碱过量"这两个名称上,以指导碳酸氢盐或酸治疗慢性呼吸系统疾病。此外,血浆、

血液和全身缓冲特性之间的差异也被认为是评估酸碱紊乱系统的潜在弱点,该系统依赖于体外 CO_2 滴定方法。因此,我们建议对患者的生理学评价基于酸碱紊乱的分析模式,而不是强调推导出的公式。

列线图的使用

如前所述,体内缓冲系统和肾脏以可预测的方式对 P_{CO_2} 的变化做出反应,同样针对 $[HCO_3^-]$ 变化的通气反应也是可预测的。而且,碳酸氢盐和 pH 是随时间变化的,因此在数天内发生的变化比开始的数小时要大。图 17-4 显示了 P_{CO_2} 或 HCO_3^- 针对主要酸碱紊乱的变化置信区间。任何偏差都可以解释为过程反应而不是代偿反应。例如,在患有慢性阻塞性气道疾病的患者中,影响酸碱平衡的其他因素包括血浆中钾的浓度、ECF 体积的大小、氯耗竭、利尿剂、肾灌注不足和共存的肾脏疾病。在下一节中讨论了碱中毒的特殊情况。

在评估酸碱平衡失调时,既往史和查体对于评估特殊病理过程的意义很大。血液的组成,即血电解质和血气可用来检测是否和临床一致。然而,在使用酸碱图时(图 17-4),要记得该图中的数据是在患者有一种酸碱平衡紊乱时得出的。因此该图并不适用于多重酸碱平衡紊乱。例如,具有慢性阻塞性气道疾病的患者,有脓性痰,并出现恶心、呕吐,可以表现为代谢性碱中毒和急性呼吸酸中毒共存。然而,将患者的动脉血气值(如 pH = 7.25 和 P_{CO_2} = 75mmHg)错误地应用到酸碱图中,会导致得出慢性呼吸性酸中毒的错误结论。因此,临床医生需要将实验室数据和临床评估综合起来分析临床酸碱平衡紊乱。

■ 代谢性酸中毒患者的管理策略

ECF 中 H^+ 浓度的增加将导致一系列可预测的反应,这使临床医生确定对于紊乱的机体稳态反应的适当性。代谢性酸中毒和系统 pH 防御反应中的病理生理学基础在早些时候已经在描述新引入的酸缓冲[参见公式(1)]和如酸碱列线图(图 17-4)所示的针对代谢性酸中毒通气反应正常置信区间中定义。

代谢性酸中毒发病机制的一个关键临床特征是酸中毒产生的快慢。如果代谢性酸中毒的病因仅仅是持续从蛋氨酸残基代谢产生的各种固定酸如 H_2SO_4 的饮食[参见公式(2)]中摄取,那么血清 HCO_3^- 将缓慢下降,因为只有饮食产生的没有被排泄的 50 ~ 100mEq H^+ 每天被添加到液体中。然而,如果由于酸负荷的急剧增加,如乳酸酸中毒,肾脏会很快变得不堪重负,血清碳酸氢盐含量也会急剧下降。关于代谢性酸中毒的常见原因见表 17-2。

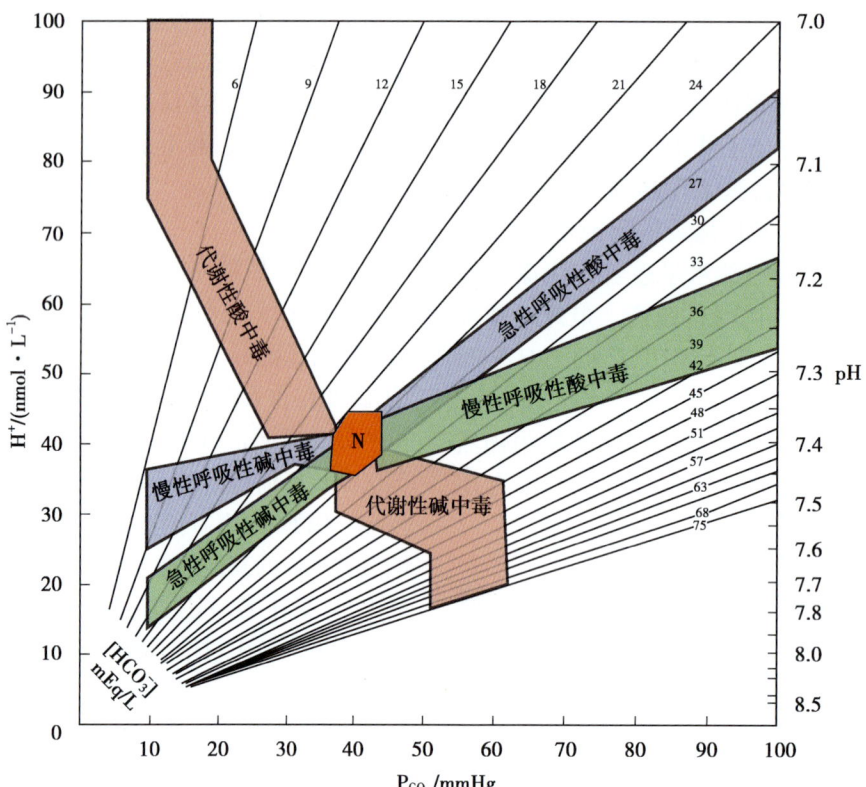

图 17-4　急性或慢性呼吸和代谢酸碱紊乱的正常范围(N)和置信区间的酸碱图。坐标是 CO₂ 分压和氢离子活度,分别以 nmol/L 和 pH 为单位。碳酸氢盐浓度以等压线形式表示,单位为 mEq/L。获授权引自:GOLDBERG M,GREEN SB,MOSS ML,et al. Computer-based instruction and diagnosis of acid-base disorders. A systematic approach. JAMA, 1973,223(3):269-278.

表 17-2　代谢性酸中毒的常见原因
未能产生新的碳酸氢盐代替缓冲饮食中酸负荷消耗的碳酸氢盐
NH₄⁺的产生和分泌减少
肾功能减退
慢性高钾血症
慢性醛固酮缺乏症
H⁺分泌减少(原发性)
远端肾小管酸中毒
H⁺产生增加
乳酸酸中毒
酮症酸中毒
毒物摄入
碳酸氢盐或等量体液丢失
肾近端 RTA,碳酸酐酶抑制剂
胃肠道腹泻、绒毛状腺瘤、瘘管

阴离子间隙的应用

如公式(6)所示,有机酸的缓冲将导致酸盐 NaA 的产生。

$$NaHCO_3 + HA \longrightarrow NaA + H_2CO_3^- + H^+$$
$$\longrightarrow CO_2 + H_2O + NaA \qquad (6)$$

如果肾脏能够排泄这种盐,或者,在生产有机酸如乳酸盐的情况下,如果肝脏能够将阴离子代谢为 HCO_3^-,那么在 ECF 中不会积累阴离子。通常,与强有机酸相关的阴离子不是用常规的电解质测定来测量的,而是形成阴离子间隙(anion gap,AG)。血浆 AG 的测定主要用于代谢性酸中毒的鉴别诊断。然而,AG 在其他条件中也发生变化,这一发现具有一定的诊断意义。

根据实验室常规测定,从下列公式计算血浆 AG:

$$AG = (阳离子) - (阴离子)$$

由于 Na^+ 是主要的阳离子,而 Cl^- 和 HCO_3^- 是主要的阴离子:

$$AG = [Na^+] - ([Cl^-] + [HCO_3^-]) \qquad (7)$$

正常值为(12±2)mEq/L。

AG 的增加可以通过未测量的阴离子的增加或未测量的阳离子的减少产生。低钾血症、低钙血症或低镁血症只能使 AG 升高几个 mEq/L,因为这些离子只能偏离正常值一个 mEq/L 或更小,并维持生理状态。

主要的细胞外未测量的阴离子实际上是白蛋白，每个分子有许多负电荷位点。因此，在例如代谢性碱中毒中，白蛋白浓度或白蛋白的电荷特性发生改变的情况下，AG 可出现轻度升高。在这种情况下，许多因素可能对 AG 的增加有影响，包括由于细胞外体积减小和血浆成分的缩小引起血浆白蛋白浓度的增加，每个白蛋白分子的负电荷数量的增加是由细胞外的 pH 从白蛋白分子上滴定质子的上升和全身碱血症诱导乳酸产生增加的趋势引起的。后一种反应起到了有利的稳态作用。

在代谢性酸中毒中细胞外碳酸氢盐缓冲过量的盐酸，那么

$$HCl + NaHCO_3 \longrightarrow NaCl + H_2CO_3 \longrightarrow CO_2 + H_2O \, (8)$$

在等摩尔基础上用氯化物代替碳酸氢根，AG 没有变化；由于血浆氯离子浓度升高，这种紊乱也称为高氯性酸中毒。腹泻和 2 型（近端）肾小管酸中毒均可导致 $NaHCO_3$ 丢失。肾脏通过保留 NaCl 来保持容量，其净效应是氯与碳酸氢盐的等摩尔交换。

如果保留的酸不是 HCl，而是不能常规测量的有机酸等阴离子，如乳酸，那么未测量的乳酸阴离子的增加将提高 AG。需要强调的是，酸中毒是由于质子的保留；阴离子与酸碱状态或系统 pH 的变化无关，但它是一项极其重要的诊断工具。导致高 AG 代谢性酸中毒的主要原因包括表 17-2 中列出的导致 H^+ 产生增加的疾病。虽然肾衰竭由于 H^+ 排泄和碳酸氢盐生成失败而导致酸中毒，但大多数严重肾衰竭患者仍保留氢和阴离子，如硫酸盐、磷酸盐和尿酸盐，因此 AG 较高。

当 AG>20mEq/L 时，AG 的诊断效用最大；在这种情况下，肾衰竭、乳酸性酸中毒或毒性物质摄入的证据都是存在的。当 AG<20mEq/L 时，通常不能有助于识别轻度升高的阴离子。

尿阴离子浓度

尿氨含量的估计对于代谢性酸中毒的病因学可能是有用的线索，在肾功能影响酸碱平衡的疾病中，该值将增加，但在这些疾病中，碳酸氢盐从体液中流失。尿 AG 的计算公式为（9）：

$$尿\, AG = (尿[Na^+] + 尿[K^+]) - 尿[Cl^-] \quad (9)$$

一般值为负数，介于 -25mEq/L 和 -50mEq/L 之间，因为尿液中的铵含量通常在此范围内，并且铵是尿液中阳离子和阴离子之差。在由于腹泻或慢性酸摄入引起的代谢性酸中毒的状态下，当刺激产生铵时，该值将>50mEq/L。

在某些情况下，尿 AG 在代谢性酸中毒时会非常低甚至是正值。在所有形式的肾功能不全中，肾脏产生的氨都会缺乏，导致尿 AG 明显降低，从而加重了代谢性酸中毒。在 I 型远端 RTA 中，不能在远端肾小管腔和集合管中维持质子的陡峭梯度导致管腔中氨的缺乏，因此氨的排泄速率降低。这又导致代谢性酸中毒，低氨排泄和异常低尿 AG。最后，在 IV 型 RTA 中发现有高钾血症和轻度肾功能不全，高钾血症抑制肾氨产生，伴有低尿 AG。

在与低钾血症相关的任何病症中，细胞内质子积累增加（由细胞外质子和细胞内钾交换引起）将导致肾脏中氨的产生增加。因此，在尿液中使用 AG 对于区分经典 I 型 RTA 与低钾血症和由于腹泻引起的酸中毒特别有用，前者将显示非常低的尿 AG。通常，详细的病史记录将会引出关键信息，并且尿液 AG 的测量也是确认性的。

代谢性酸中毒的临床评估

在接触代谢性酸中毒的患者时，临床医生应首先评估病史和临床情况。例如，肾衰竭或未控制的糖尿病患者可能被认为患有代谢性酸中毒，直到经实验室分析证实。下一步是评估血清电解质以确定血清 HCO_3^- 的水平和 AG>（12±2）mEq/L。如果两者都存在，那么必须考虑图 17-2 列出的导致继发酸增多的代谢性酸中毒的其他可能因素，如果 HCO_3^- 减少但血清 AG 正常，在处理呼吸性碱中毒或代谢性酸中毒时，肾脏代偿产生 HCO_3^- 以代偿酸排泄减少或 HCO_3^- 丢失增多造成的损失的能力降低。

此时应评估动脉血气以确定 pH 和通气反应。pH 降低可确定代谢性酸中毒的诊断，参考酸碱图（图 17-4）将验证临床反应是否与具有正常通气反应的简单代谢性酸中毒或是否存在其他通气障碍一致。

■ 针对代谢性碱中毒患者的诊断方法

代谢性碱中毒涉及两个独立的过程：内源性或外源性产生的过量碱（表 17-3）和维持血浆中异常高浓度的碳酸氢盐。在高碳酸血症期间，碱负荷过高是肾脏代偿和重新产生碳酸氢盐的结果；碱中毒主要特点是血浆中的碳酸氢盐水平维持在较高的水平，如下图所述。

代谢性碱中毒的产生

代谢性碱中毒的原因主要是从体内去除 H^+，也包括向体液中加入过量碱。H^+ 可以从胃肠道或尿液中丢失。每 mEq 的氢损失产生 1mEq 的碳酸氢盐，因此产生和分泌质子的细胞中氢离子来源是：

表 17-3 代谢性碱中毒的原因

胃肠道氢离子丢失
胃液丢失
肾脏氢离子丢失
原发性盐皮质激素分泌增多
袢或噻嗪类利尿剂
高碳酸血症后碱中毒
细胞内氢转移
低钾血症
碱服用
浓缩性碱中毒

$$H_2O \rightarrow H^+ + OH^- + OH^- + CO_2 \rightarrow HCO_3^- \quad (10)$$

当呕吐或胃管引流阻止胃酸到十二指肠与胰腺分泌释放 HCO_3^- 结合时，体液中碳酸氢盐的净平衡为正数，血清 HCO_3^- 开始上升。

肾脏酸损失增加可能是由于远端氢分泌增加所致。醛固酮通过直接刺激分泌型 H^+ ATP 酶泵和钠重吸收，使管腔具有更多负电荷，有利于氢离子的分泌。远端肾单位钠输送和重吸收增加进一步刺激氢离子分泌，因为伴随的阴离子不易被重吸收，因此远端肾单位管腔带有更多负电荷，盐皮质激素的过量分泌可通过该途径导致代谢性碱中毒。在用袢利尿剂或噻嗪类利尿剂治疗的患者中，通常远端小管钠排泄和醛固酮分泌增加，氢离子分泌增多从而增加肾碳酸氢盐的产生，这会导致代谢性碱中毒的发生。

慢性呼吸性酸中毒导致肾脏氢分泌的继发性增加，随后血浆碳酸氢盐浓度的升高使 pH 恢复正常作为代偿性反应。如果患者接受治疗，如通过机械通气快速降低 P_{CO_2}，则随着患者体内血浆碳酸氢盐浓度升高，会发生高碳酸血症后碱中毒。

低钾血症在代谢性碱中毒患者中较为常见，它可能是引起代谢性碱中毒发生的因素之一，也可能实际上诱发了代谢性碱中毒的倾向。胃液引流，利尿剂和盐皮质激素过量都分别通过胃肠道和肾脏导致钾和氢的丢失。低钾血症也诱导跨细胞移位，其中钾以电中性方式交换 ECF 中的氢离子。这种交换直接提高细胞外 pH，降低细胞内 pH，并减轻低钾血症。肾小管细胞中的细胞内酸中毒促进氢分泌并因此促进碳酸氢盐重吸收（参见"碳酸氢盐重回收"相关内容）。

由于尿液排泄迅速，给予大量碱不会使正常人出现代谢性碱中毒，但如果有多种因素维持肾脏 HCO_3^- 高重吸收，则可能会导致起始阶段代谢性碱中毒。当

存在大量无碳酸氢盐的液体流失时，则会出现"浓缩性碱中毒"的代谢性碱中毒形式。在明显水肿患者中使用袢利尿剂诱导快速的液体丢失是导致浓缩性碱中毒的最常见原因。因为在相对恒定量的细胞外碳酸氢盐周围存在细胞外体积的收缩，血浆碳酸氢盐浓度在这种情况下上升，从细胞缓冲液释放氢离子使血浆碳酸氢盐浓度降低至基线值。如前所述，利尿剂促进过量的肾脏氢离子分泌，即使碱中毒也可能依赖于肾碳酸氢盐生成的增加。

代谢性碱中毒的维持阶段

代谢性碱中毒的维持需要增加肾小管对碳酸氢盐的重吸收。已知四种因素在代谢性碱中毒的维持阶段非常重要：细胞外溶液减少、氯化物耗竭、低钾血症和过量的盐皮质激素。

ECF 体积的减少以及继发于细胞外体积减小的肾小球滤过率（glomerular filtration rate，GFR）的下降是增加近端碳酸氢钠重吸收的主要刺激因素。近端肾小管碳酸氢盐重吸收增加可能是最重要的因素。这种重吸收受到细胞外容量减小的刺激，是代谢性碱中毒的常见伴发疾病。增强近端肾小管对钠离子的重吸收是提高质子分泌速率的主要因素，这是碳酸氢盐近端肾小管重吸收途径的关键因素。在近端小管腔膜中活性增强的钠-质子交换器是转运系统的重要组成部分。

此外，远端肾单位在通过氯化物耗竭、细胞外体积减小和低钾血症等继发因素维持代谢性碱中毒中发挥了重要作用。皮质集合管中的细胞重新吸收或分泌碳酸氢盐具体取决于内环境的稳态。例如，在摄入过量的碳酸氢盐时，分泌过程占主导地位，过量的碳酸氢盐会丢失到尿液中。氯化物消耗通过降低 A 型插入细胞的腔膜上的阴离子交换位点处的氯化物可用性来增强碳酸氢盐重吸收途径。这种交换过程通常允许碳酸氢盐进入尿液中以换取氯化物吸收。因此，氯化物消耗会阻止碳酸氢盐的损失。

低钾血症可通过几种机制促进碳酸氢盐重吸收。首先，ECF 中钾的丢失导致质子转移到细胞中而钾离子离开细胞。因此，细胞内 pH 下降，肾小管碳酸氢盐重吸收增加。严重缺钾导致管腔液体氯化物重吸收缺陷，就像缺乏氯化物一样。最后，过量的盐皮质激素，由于原发性产生过多或由于多种继发的高肾素状态，刺激皮质集合小管 H^+ 分泌，从而刺激肾小管碳酸氢盐产生增加，有助于维持代谢性碱中毒。

通常四种情况都可存在于继发性呕吐或置入胃管后胃引流所引起的代谢性碱中毒患者中。如果患

有代谢性碱中毒的患者存在其中任何一个因素,在消除所有因素之前,治疗仅可能会取得一部分效果。

在代谢性碱中毒患者中的通气抑制是对血清碳酸氢盐升高的正常生理反应,但临床上难以评估,正如前所述许多患者可能无法发现。

高碳酸血症后代谢性碱中毒

正如前所述,当存在持续性高碳酸血症时,尿液中氢离子的排泄增加和酸分泌过程碳酸氢盐产生增加了血浆中碳酸氢盐的浓度。在此过程中,身体的总钠含量与 ECF 体积一样保持稳定(除非有容量异常的个别原因,如右心室衰竭和使用利尿剂)。例如,如果使用机械通气纠正高碳酸血症但未替代氯化钠,含碳酸氢钠的尿量可能会滞后数小时或数天。伴随 ECF 体积的消耗时则更甚。近端小管为了维持血液中的高碳酸氢盐浓度,对溶质(包括碳酸氢钠)的重吸收增加。该过程类似于前面描述的代谢性碱中毒的维持阶段;其他过程也可以持续到这种过度的高碳酸状态,并在纠正高碳酸血症后产生持续的代谢性碱中毒。

■ 混合型酸碱平衡紊乱患者的分析方法

临床上不只存在一种酸碱平衡失调的混合型酸碱平衡失调患者,由于没有计算图,碱基过量或缺乏的计算或其他公式可以让临床医生解析病生理学疾病,对管理策略提出了更大的挑战,然而综合临床评估、期待代偿反应的应用、AG 的评估、生理原则的联合应用共同促进成功的分析。

为了确定混合或复杂酸碱失调的存在,临床医生必须严格遵循将临床观察与各种实验室参数评估相结合的方法,因为没有单个模型图或其他快捷设备可以满足这一需求。最初的步骤是进行询问病史和体格检查,以寻找可能导致酸碱失调的过程。例如,任何呕吐的患者都有可能发生代谢性碱中毒,任何患有慢性肾衰竭的患者肯定患有代谢性酸中毒,这是一个需要持续代偿的过程。此外,许多临床疾病通常以存在多种并发症为特征。严重肝衰竭患者通常会因肝性脑病而出现呼吸性碱中毒,因此与这些患者可能出现的酸碱平衡异常相关的任何其他疾病都会导致混合性酸碱失调。感染性休克与由于乳酸产生引起的呼吸性碱中毒和代谢性酸中毒的混合病症有关。在心脏骤停后,患者会立即出现呼吸和代谢性酸中毒。经过胃引流的肾衰竭患者将由于潜在的病症会表现出代谢性碱中毒和代谢性酸中毒。在解读实验室结果时,临床医生就必须要考虑这些预期的酸碱平衡异常。

该过程的第二步是评估静脉血的电解质、血尿素氮(BUN)、肌酸酐和指示肝功能的其他参数。在这里,$[HCO_3^-]$ 的评估和 AG 的分析是非常重要的,$[HCO_3^-]$ 的减少或升高都会提示身体缓冲系统的紊乱。如前所述,如果 AG 升高,提示是否存在代谢性酸中毒。分析 AG 和静脉 $[HCO_3^-]$ 可以提供重要信息。因为大多数形式的有机酸中毒(乳酸性酸中毒、酮酸中毒、大量有毒物质摄入)中累积的阴离子可以通过 Kreb 循环在肝脏中代谢为碳酸氢盐,将未测量的阴离子浓度添加到当前的血浆 HCO_3^- 浓度表示了在出现代谢性酸中毒前 $[HCO_3^-]$ 的水平。

举例说明

以下例子说明了不同酸碱平衡紊乱患者的临床管理流程。

■ 代谢性酸中毒

一个 75 岁的患者具有 7d 间断腹泻和 5kg 体重下降病史,其他既往史未提供。体格检查仅提示消瘦。

实验室结果如下所示:

$$[BUN] = 18mg/dL$$
$$[Na^+] = 138mEq/L$$
$$[K^+] = 3.0mEq/L$$
$$[Cl^-] = 110mEq/L$$
$$[HCO_3^-] = 13mEq/L$$

此时,未升高的 AG(12mEq/L)和碳酸氢盐浓度降低共同表明患者存在非 AG 型呼吸性碱中毒或代谢性酸中毒可能,即氯化物浓度上升,碳酸氢盐已用于缓冲反应或从体液中丢失。腹泻史表明代谢性酸中毒是该疾病的罪魁祸首。相对较低的 BUN 支持腹泻而非肾功能不全是主要病因。

获得的动脉血气为:

$$pH = 7.24$$
$$P_{CO_2} = 27mmHg$$
$$P_{O_2} = 100mmHg$$
$$[HCO_3^-] = 13mEq/L$$

与动脉血 pH 降低相关的低血清碳酸氢盐表明患者患有代谢性酸中毒。通气产生的 CO_2 分压为27mmHg,与 Winter 公式计算的预期 CO_2 分压(27.5±2)mmHg 一致(表 17-1)。由于 pH、P_{CO_2} 和 $[HCO_3^-]$ 的值落在代谢性酸中毒的置信区间中,酸碱性列线图(图 17-4)提示了该计算的图形等效值。这种非 AG 代谢性酸中毒的其他可能病因包括轻度肾功能不全,其中 GFR 的下降尚未达到未测量阴离子如 SO_4^{2-} 开始在血浆中积累的水平,以及摄入在肝脏中代谢的尿素和盐酸等盐,如氯化铵。尿电解质分析证实了这一诊断:

$$[Na^+] = 50mEq/L$$
$$[K^+] = 20mEq/L$$
$$[Cl^-] = 140mEq/L$$
$$尿量 = 2L$$
$$尿\ AG = -70mEq/L$$

尿阳离子总量与负阴离子之间的差异表明,在这种情况下排泄到尿液中未测量的阳离子为铵。与氨相关的质子排泄允许肾脏排泄累积的酸负荷和身体代偿产生的 HCO_3^-。如果该值不大于 $-50 \sim -20mEq/L$,则可能存在氨生成或排泄缺陷,如可能出现在肾功能不全或肾小管酸中毒。在这种情况下,尿阳离子间隙较大表明腹泻是罪魁祸首。

■ 代谢性碱中毒

一名 65 岁的患者经历了 4d 严重的持续性呕吐,既往有消化性溃疡病史,自服抗酸剂治疗,但仍有持续呕吐。既往无其他特殊病史。体格检查显示中度静脉性低血压,因为坐位时血压从仰卧的 100/70mmHg 下降到 90/60mmHg。除了腹部压痛外,其余的检查结果并不显著。

实验室结果显示如下:

$$[BUN] = 28mg/dL$$
$$[Na^+] = 43mEq/L$$
$$[K^+] = 3.0mEq/L$$
$$[Cl^-] = 85mEq/L$$
$$[HCO_3^-] = 39mEq/L$$

HCO_3^- 的升高与代谢性碱中毒或伴有肾脏代偿的慢性呼吸性酸中毒一致。临床表明由于患者有持续呕吐,胃液中失去胃酸盐时体液中会产生新的碱,从而形成临床上典型的代谢性碱中毒。呕吐引起的 ECF 体积和体液氯化物含量的缺乏可能通过刺激肾近端小管碳酸氢盐转运增快和抑制远端肾单位碳酸氢盐分泌来帮助维持代谢性碱中毒。

获得的动脉血气如下所示:

$$pH = 7.52$$
$$P_{CO_2} = 46mmHg$$
$$[HCO_3^-] = 36mEq/L$$

这些结果证实了该诊断。通气不足的反应是适度的,低钾血症的程度往往会使细胞内液体酸化并刺激通气。纠正这种异常将需要用钠、氯化物和充足的钾摄入的替代使酸碱平衡完全恢复正常。

■ 混合的酸碱平衡失调

持续呕吐若干天的胰岛素依赖性糖尿病患者发生糖尿病酮症酸中毒。获得以下一组电解质:

$$[Na^+] = 140mEq/L$$
$$[K^+] = 5mEq/L$$
$$[Cl^-] = 90mEq/L$$
$$[HCO_3^-] = 15mEq/L$$
$$阴离子间隙(AG) = 35mEq/L$$

由于正常 AG 为 (12 ± 2) mEq/L,该个体利用 23mEq/L 的 HCO_3^- 来缓冲酮酸。如果通过胰岛素给药停止酮酸的产生并恢复肝脏代谢,那么可以向体液中加入 23mEq/L 的 HCO_3^-。新的电解质组将是:

$$[Na^+] = 140mEq/L$$
$$[K^+] = 5mEq/L$$
$$[Cl^-] = 90mEq/L$$
$$[HCO_3^-] = 38mEq/L$$
$$阴离子间隙(AG) = 12mEq/L$$

通过评估值(AG 增量超过 12mEq/L)+(血清 $[HCO_3^-]$)并找到大于 30 的值,可以推断即使当前环境总二氧化碳水平低于正常水平,先前的某些过程已将碳酸氢盐含量提高到正常水平以上。因此,代谢性碱中毒或呼吸性酸中毒是酸碱失调的一个组成过程。相反,发现当值小于 20 时表明患者在有机酸中毒发作之前存在代谢性酸中毒或呼吸性碱中毒。最后,临床医生可以评估肺泡-动脉 O_2 梯度,以确定初始评估呼吸气体交换的氧合作用的有效性。

此时,临床医生可以进行经验性诊断,查动脉血气推断该过程。检测血气将显示对呼吸紊乱的代谢紊乱(代谢性碱中毒或代谢性酸中毒)或代谢(肾)反应的呼吸反应是否符合预期。如果对临床状况的初步评估和 AG 支持该结论,则酸碱失调仍然可以被标记为简单的酸碱平衡紊乱。参考的酸碱图(图 17-4)为每次紊乱提供预期的代偿反应。在前面提到的糖尿病酮症酸中毒患者和最初增加的(AG+总 CO_2)浓度的病例中,获得了以下动脉血气:

$$pH = 7.18$$
$$P_{CO_2} = 38mmHg$$
$$[HCO_3^-] = 15mEq/L$$

在单纯代谢性酸中毒中,对 $[HCO_3^-]$ 降至 15mEq/L 的通气反应为 P_{CO_2} 为 25mmHg(表 17-1 和图 17-4)。在

该实例中,对于有单纯代谢性酸中毒且 HCO_3^- 值降低15mEq/L 的患者,P_{CO_2} 会高于预期值。因此,该患者表现出 3 种混合的酸碱平衡紊乱,代谢性酸中毒(低 HCO_3^-,高 AG),代谢性碱中毒[(HCO^-+AG 增量超过12)>30mEq/L]和呼吸性酸中毒(由于酸碱图或预期代偿公式确定的 HCO_3^- 水平降低,P_{CO_2} 高于预期值)。对该患者的治疗需要了解这些不同的过程,因为去除多种异常中的单一因素,可能导致剩余异常因素出现更严重表现。

李胜男　译

陈亚红　审校

参考文献

[1] MOE OW, RECTOR FC, ALPERN RJ. Renal regulation of acid-base metabolism//NARINS RG. Maxwell & Kleeman's clinical disorders of fluid and electrolyte metabolism, 5th ed. New York, NY: McGraw-Hill, 1994, 203–242.

[2] ARONSON PS, NEE J, SUHM MA. Modifier role of internal H^+ in activating the Na^+-H^+ exchanger in renal microvillus membrane vesicles. Nature, 1982, 299:161–163.

[3] ALPERN RJ, MOE OW, PREISIG PA. Chronic regulation of the proximal tubular Na/H antiporter: from HCO_3 to SRC. Kidney Int, 1995, 48:1386–1396.

[4] REEVES RB, RAHN H. Patterns in vertebrate acid-base regulation//WOOD S, LENFANT C. Evolution of the respiratory process: a comparative approach. New York, NY: Dekker, 1979, 225–252.

[5] KASSIRER JP, SCHWARTZ WB. The response of normal man to selective depletion of hydrochloric acid. Factors in the genesis of persistent gastric alkalosis. Am J Med, 1966,40:10–18.

[6] ROSE B. Clinical physiology of acid–base and electrolyte disorders, 4th ed. New York, NY: McGraw-Hill, 1994.

[7] KAZEMI H, HITZIG B. Control of ventilation: central chemical drive//NARINS RG. Maxwell & Kleeman's clinical disorders of fluid and electrolyte metabolism, 5th ed. New York, NY: McGraw-Hill, 1994, 175–186.

[8] WICHSER J, KAZEMI H. CSF bicarbonate regulation in respiratory acidosis and alkalosis. J Appl Physiol, 1975, 44:504–511.

[9] GIACOBINI E. Cytochemical study of the localization of carbonic anhydrase in the nervous system. J Neurochem, 1962, 9:169–177.

[10] GOLDBERG M, GREEN SB, MOSS ML, et al. Computer-based instruction and diagnosis of acid–base disorders. A systematic approach. JAMA, 1973, 223:269–278.

[11] BRACKETT NC Jr, COHEN JJ, SCHWARTZ WB. Carbon dioxide titration curve of normal man: effect of increasing degrees of acute hypercapnia on acid-base equilibrium. N Engl J Med, 1965, 272:6–12.

[12] BRUNO CM, VALENTI M. Acid-base disorders in patients with chronic obstructive pulmonary disease: a pathophysiological review. J Biomed Biotechnol, 2012, 2012:915150.

[13] BATLLE DC, HIZON M, COHEN E, et al. The use of the urine anion gap in the diagnosis of hyperchloremic metabolic acidosis. N Engl J Med, 1988, 318:594–599.

[14] ADROGUÉ HJ, MADIAS NE. Influence of chronic respiratory acid-base disorders on acute CO_2 titration curve. J Appl Physiol, 1985, 58:1231–1238.

[15] TRIVEDI B, TANNEN RL. Effect of respiratory acidosis on intracellular pH of the proximal tubule. Am J Physiol, 1986, 250:F1039–F1045.

[16] ARBUS GS, HEBERT LA, LEVESQUE PR, et al. Characteristics and clinical application of the "significance band" for acute respiratory alkalosis. N Engl J Med, 1969, 280:117–123.

[17] GENNARI FJ, GOLDSTEIN MB, SCHWARTZ WB. The nature of the renal adaptation to chronic hypocapnia. J Clin Invest, 1972, 51:1722–1730.

[18] MADIAS NE, ADROGUE HJ, COHEN JJ, et al. Effect of natural variations in P_{CO_2} on plasma $[HCO_3^-]$ in dogs: a redefinition of normal. Am J Physiol, 1979, 236:F30–F35.

[19] GENNARI FJ, KASSIRER JP. Respiratory alkalosis//COHEN JJ, KASSIRER JP. Acid-Base. Boston, MA: Little, Brown and Co., 1982, 349–376.

[20] ALBERT MS, DELL RB, WINTERS RW. Quantitative displacement of acid-base equilibrium in metabolic acidosis. Ann Intern Med, 1967, 66:312–322.

[21] DANIEL SR, MORITA SY, YU M, et al. Uncompensated metabolic acidosis: an underrecognized risk factor for subsequent intubation requirement. J Trauma, 2004, 57:993–997.

[22] JENNINGS DB. The physicochemistry of $[H^+]$ and respiratory control: roles of P_{CO_2}, strong ions, and their hormonal regulators. Can J Physiol Pharmacol, 1994, 72:1499–1512.

[23] FENCL V, LEITH DE. Stewart's quantitative acid-base chemistry: applications in biology and medicine. Respir Physiol, 1993, 91: 1–16.

[24] STEWART PA. How to understand acid-base balance// A quantitative acid-base primer for biology and medicine. New York, NY: Elsevier, 1981.

[25] CAMERON JN. Acid-base status of fish at different temperatures. Am J Physiol, 1984, 246:R452–R459.

[26] REEVES RB. The interaction of body temperature and acid-base balance in ectothermic vertebrates. Ann Rev Physiol, 1977, 39:559–586.

[27] NATTIE EE. Intracisternal diethylpyrocarbonate inhibits central chemosensitivity in conscious rabbits. Respir Physiol, 1986, 64:161–176.

[28] FENCL V, JABOR A, KAZDA A, et al. Diagnosis of metabolic acid-base disturbances in critically ill patients. Am J Respir Crit Care Med, 2000, 162:2246–2251.

[29] DUBIN A, MENISES MM, MASEVICIUS FD, et al. Comparison of three different methods of evaluation of metabolic acid-base disorders. Crit Care Med, 2007, 35:1264–1270.

[30] ALI Y, ABOUELNAGA S, KHALAF H, et al. Physical chemical approach versus traditional technique in analyzing blood gases and electrolytes during liver transplant surgery. Transplant Proc, 2010, 42:861–864.

[31] SEVERINGHAUS JW. Acid-base balance nomogram: a Boston Copenhagen detente. Anesthesiology, 1976, 45:539–541.

[32] MCCURDY DK. Mixed metabolic and respiratory acid-base disturbances: diagnosis and treatment. Chest, 1972,62:35S–44S.

[33] GABOW PA. Disorders associated with an altered anion gap. Kidney Int, 1985, 27:472–484.

[34] SABATINI S, KURTZMAN NA. The maintenance of metabolic alkalosis: factors which decrease bicarbonate excretion. Kidney Int, 1984, 25:357–361.

[35] GALLA JH, BONDURIS DN, LUKE RG. Effects of chloride and extracellular fluid volume on bicarbonate reabsorption along the nephron in metabolic alkalosis in the rat. Reassessment of the classic hypothesis on the pathogenesis of metabolic alkalosis. J Clin Invest, 1987, 80:41–52.

[36] JAVAHERI S, KAZEMI H. Metabolic alkalosis and hypoventilation in humans. Am Rev Respir Dis, 1987, 136:1011–1016.

[37] SCHWARTZ WB, HAYS RM, POLAK A, et al. Effects of chronic hypercapnia on electrolyte and acid-base equilibrium: recovery, with special reference to the influence of chloride intake. J Clin Invest, 1961, 40:1238–1249.

第3部分 呼吸系统对不同生理状态的反应

第18章

呼吸系统对运动的生理反应

Jerome A. Dempsey

Anthony J. Jacques

与任何其他生理应激相比,全身运动增加肌肉耗氧量($\dot{V}_{O_2}$)和二氧化碳产生量($\dot{V}_{CO_2}$),对维持肺部气体交换带来更严峻的挑战。本章将讨论健康呼吸系统对运动的反应,主要集中在以下几个问题:什么样的神经化学机制调节运动时呼吸反应,以及这种过度呼吸对工作和呼吸肌肉疲劳的后果是什么? 在运动过程中,肺泡和动脉氧分压(P_{O_2})差变大的机制是什么? 肺循环特征如何决定其对运动的反应? 呼吸作用如何影响心血管对运动的反应? 在什么情况下呼吸系统会限制 O_2 输送和/或运动表现? 我们主要在年轻正常体重的健康成年人中讨论这些问题,也涉及受过高度训练运动员的特殊情况和正常衰老的反应、高海拔所带来的低氧血症和体育训练。

运动性过度呼吸

生理情况下,健康人的呼吸受到精细的调控。因此,无论轻微运动还是较强的活动,体循环动脉血中的氧分压和二氧化碳分压、酸碱度都受到机体精密调节。

这些关系将显示在如下肺泡气体方程中,肺泡气体分压和代谢需要与肺泡通气比值大致相等。

$$P_{A_{CO_2}} = [\dot{V}_{CO_2} \div \dot{V}_A] \cdot K \qquad (1)$$

$$P_{A_{O_2}} = P_{I_{O_2}} - [\dot{V}_{O_2} \div \dot{V}_A] \cdot K \qquad (2)$$

其中,$P_{A_{CO_2}}$ 和 $P_{A_{O_2}}$ = 肺泡二氧化碳分压和氧分压($P_{A_{CO_2}} \approx$ 动脉 P_{CO_2})

$\dot{V}_{CO_2}$ 和 $\dot{V}_{O_2}$ = CO_2 产生量和氧气消耗量

$\dot{V}_A$ = 肺泡通气量

$P_{I_{O_2}}$ = 吸入氧分压

K = 常数(0.863);该常数能够保证从以上公式中计算出肺泡气体量($\dot{V}_{CO_2}$ 和 $\dot{V}_{O_2}$ 以 mL/min 表示,$\dot{V}_A$ 以 L/min 计算)。

表 18-1 展示了从静息状态到运动这些变量之间的关系。当运动时,随着机体代谢率增加,肺泡通气量增多有助于调节动脉血中气体分压达到或接近静息水平。由于潮气量(V_T)增加,胸腔内气道牵拉和扩张,健康人的无效腔通气(V_D)会出现轻度增加(但与 V_T 增加不成比例);因此,运动时 V_D/V_T 减低至静息状态 1/2 左右。为了精确地控制 $P_{A_{CO_2}}$,总每分通气量($\dot{V}_E$)一定要按照这样的调控以代偿性增加 CO_2 产生和 V_D/V_T 减少。因此,轻中度运动时,$\dot{V}_E$ 与 $\dot{V}_{CO_2}$ 比值将会下降,而 $\dot{V}_E : \dot{V}_{CO_2}$ 比值和动脉 P_{CO_2} 维持相对稳定状态;而当活动强度进一步增加时,这两个比值将会上升,$P_{A_{CO_2}}$ 将会下降。值得注意的是,未经训练者从静息到运动状态 $\dot{V}_{O_{2max}}$ 会增加 20 倍,而训练者 $\dot{V}_{O_{2max}}$ 会增加 30 倍,这一过程中需要大幅度通气反应以维持动脉 P_{CO_2} 处于平稳状态。

运动性呼吸过度的调节

对该问题长达一个多世纪的研究发现运动诱发的过度通气主要是受三大刺激调节完成。图 18-1 展示了通气控制系统中这三大刺激组成:延髓中央节律发生、整合器;整合器的机械、化学反馈和前馈传入;上气道、胸腹壁肌肉效应传出的控制。

CO_2 流

调节运动性呼吸过度的主要可能机制包括以 CO_2 向肺部流动为形式的体液刺激或血流中产生的 CO_2 和混合后的静脉血 CO_2 组分。虽然目前仍有许多争议之处,然而有充足证据支持这一反馈机制的重要作用。研究表明,静息状态下动物吸入体外 CO_2 流增加(或减少),肺泡通气量会随着 $\dot{V}_{O_2}$ 成比例地发生变化,并出现通气同步增加(或减少)。在四肢瘫痪患者中,通过电刺激肌肉,肌肉收缩引起肌肉产生 CO_2 增多也会增加肺部通气量。类似情况还有:静息状态下增加碳酸氢盐摄入,增加 $\dot{V}_{CO_2}$ 和呼吸商也会增加 $\dot{V}_A$。而且,当正弦运动疗法频率改变时,通气反应随着 $\dot{V}_{CO_2}$ 改变而变化,而不是随着运动频率本身发生变化。不支持单纯体液反馈刺激机制介导运动后过度通

表 18-1 未受过训练和受过训练的健康受试者对稳态运动心肺反应的组平均值

指标	未受过训练组 相对运动强度（最大耗氧量百分比）								受过训练 A 组 相对运动强度（最大耗氧量百分比）100%	受过训练 B 组 相对运动强度（最大耗氧量百分比）100%
	静息	15%	30%	45%	60%	75%	90%	100%		
$\dot{V}_{O_2}/(L \cdot min^{-1})$	0.24	0.45	0.9	1.35	1.8	2.25	2.7	3	5.25	5.25
$\dot{V}_{CO_2}/(L \cdot min^{-1})$	0.19	0.4	0.77	1.21	1.71	2.31	3	3.3	6.04	6.04
$\dot{V}_{E}/(L \cdot min^{-1})$	6	14	22	35	51	75	100	115	183	168
$\dot{V}_{A}/(L \cdot min^{-1})$	4	9	18	28	41	60	81	94	150	138
V_T/L	0.6	0.9	1.2	1.6	2.2	2.5	2.6	2.6	3.1	2.9
fR（呼吸次数/min）	10	15	18	22	23	30	38	44	59	58
V_D/V_T	0.35	0.28	0.21	0.2	0.19	0.18	0.18	0.18	0.18	0.18
EELV/%TLC	0.5	0.49	0.46	0.45	0.44	0.43	0.42	0.42	0.48	0.48
气体交换										
$Pa_{O_2}/mmHg$	95	95	93	93	92	94	94	94	90	70
$P_{A_{O_2}}/mmHg$	101	101	101	101	107	112	114	117	117	112
$Pa_{CO_2}/mmHg$	41	41	41	41	39	35	33	31	31	38
A-aDO$_2$/mmHg	6	6	8	8	15	18	20	23	27	42
pH	7.40	7.40	7.38	7.36	7.34	7.30	7.29	7.28	7.25	7.25
$Sa_{O_2}/\%$	97	97	97	97	96	96	95	95	93	86
$\dot{V}_{A}/\dot{Q}$	0.8	1.3	2	2.5	2.9	3.5	4.1	4.5	4.7	4.3
肺循环										
$\dot{Q}(L \cdot min^{-1})$	5	7	9	11	14	17	20	21	32	32
PCBV/mL	83	95	107	119	137	155	173	180	180	180
传输时间/s	1	0.81	0.71	0.65	0.59	0.55	0.52	0.51	0.33	0.33
PAP/mmHg	13	15	17	20	23	27	29	32	30	35
PAWP/mmHg	8	9	10	12	13	15	17	21	14	18
PVR/$(mmHg \cdot min^{-1} \cdot s^{-1})$	60	51.4	46.7	43.7	42.8	42.4	36	31.4	30	33

$\dot{V}_{O_2}$:耗氧量；$\dot{V}_{CO_2}$:呼出气 CO_2；$\dot{V}_E$:每分通气量；$\dot{V}_A$:肺泡通气量；V_T:潮气量；fb:呼吸频率；V_D/V_T:无效腔与潮气量比值；EELV:呼气末肺容量占肺总量的百分比；Pa_{O_2}:动脉 P_{O_2}；$P_{A_{O_2}}$:肺泡 P_{O_2}；Pa_{CO_2}:动脉 P_{CO_2}；A-aDO$_2$:肺泡与动脉氧分压差；Sa_{O_2}:动脉氧饱和度；$\dot{V}_A/\dot{Q}$:通气与灌注比；$\dot{Q}$:心输出量；PCBV:肺毛细血管容积；传输时间:平均肺毛细血管传输时间；PAP:平均肺动脉压；PAWP:肺动脉楔压；PVR:肺静脉阻力。表中显示了高强度训练受试者的两列值，两者具有相等的最大耗氧量。A 组在高强度运动中经历少量动脉低氧血症，B 组经历大量低氧血症。

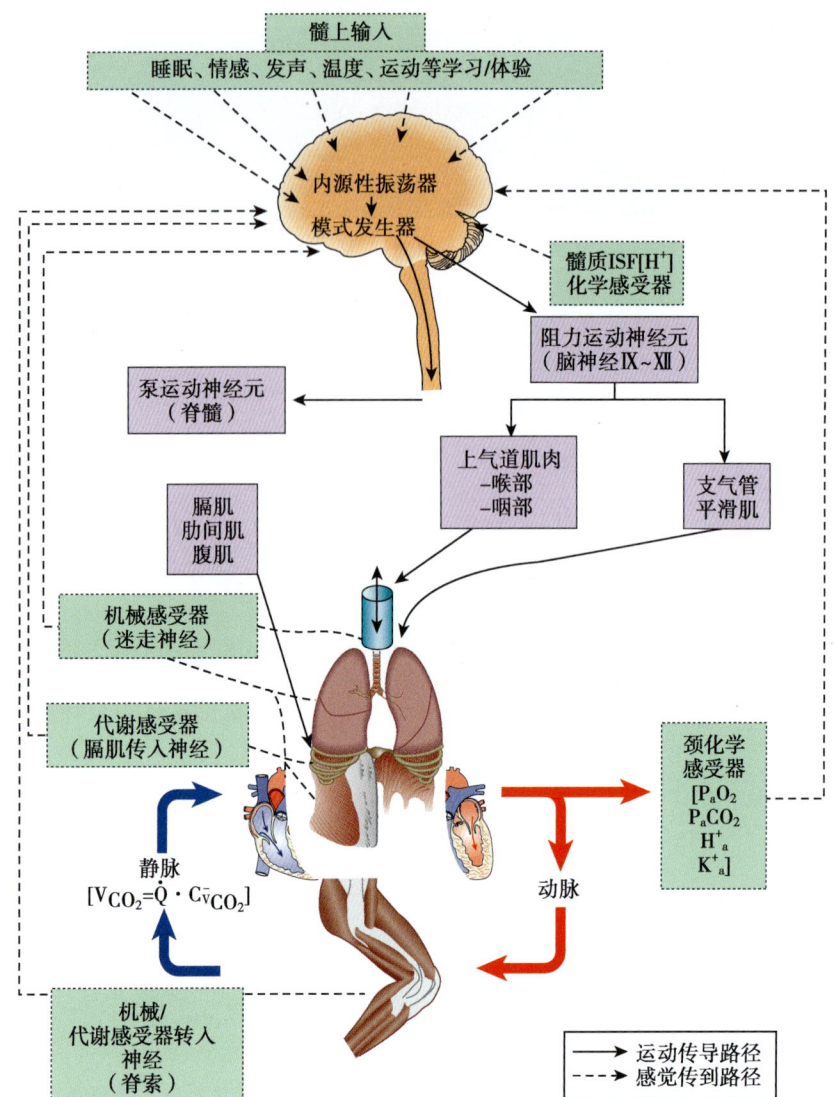

图 18-1　示意图描绘了有助于控制呼吸的多种结构。假设呼吸节律起源于脑干振荡器,其激活脑干模式产生神经元,正常顺序激活呼吸泵(膈肌、肋间和腹部)和气道(喉部和咽部)肌肉。这些脑干神经元在运动过程中接受来自多个来源的兴奋性和抑制性输入,包括髓上中枢指令和机械/代谢感受器引发的来自肢体和呼吸骨骼肌的脊髓传入。此外,脑干控制神经元接收颈动脉和颅内化学感受器(RTN,后梯形核)和迷走神经机械感受器输入,这些输入对满足适当通气和呼吸模式对运动的反应至关重要。获授权引自:TAYLOR N. Physiological bases of human performance during work and exercise. New York:Churchill Livinstone,2008.

气的情况在于这一理论主要在静息水平附近非常狭小范围内的 $\dot{V}_{CO_2}$ 验证得来,依然没有确定刺激的具体性质、作用位点。近年来研究认为肺间质中 c-纤维受体可能参与其中;静脉 CO_2 含量增高影响血浆渗透压,血流量增加影响肺毛细血管压,从而血浆中的水转运至肺间质。因此,推测 $\dot{V}_{CO_2}$ 在静息时的呼吸调节中发挥重要的作用;但是它可能并不能为运动后过度通气提供足够强的驱动力。

■ 中枢性指令

　　传入至延髓呼吸控制中心的神经元前馈传入纤维

起源于运动皮层和下丘脑延髓上区,并与控制局部肌肉运动的运动纤维平行走形。动物模型中用药物或者电刺激延髓上区表现出明显的心肺过度活动反应,甚至在缺乏神经反馈机制的局部肌肉瘫痪亦有类似表现。而且,在处于催眠状态人群中,经过运动暗示(虽然仍然是静息状态),也可以诱发出心肺通气反应,同步 PET 显像研究发现其皮层运动控制区的血流增加。另一方面,电刺激肢体诱发的"类运动"通气反应显示中枢指令前馈作用并不一定出现过度通气;运动所诱发的正常通气反应在去皮层动物中也可以观察到,而这种模型缺乏下丘脑心肺通气中枢指令的关键区域。

■ 肌肉传入反馈

运动时肌肉的代谢环境、力学变形和血管扩张这些轻微的无髓鞘传入,主要通过脊髓灰质后角→孤束核→脊髓心肺控制神经元进行。利用肌肉电刺激研究它们在通气中的独立作用时,会发现 $\dot{V}_E$ 出现成比例升高。然而,在完整人体中有许多方面不利于研究肌肉传入,包括在运动恢复中施加的血管阻断可引起肌肉代谢物累积、脊髓损害改变呼吸对肌肉刺激的反应,以及硬膜外麻醉以降低对节律性运动的通气反应。另一方面,如果阻断传入装置,如鞘内应用芬太尼阻断肌肉传入只保留运动传出通路,在轻至中度运动中会出现通气不足,但这并不包括在运动稳定期肌肉传入在呼吸过度中的作用(图 18-2)。在 COPD 和 CHF 患者同样可见肌肉传入在运动时呼吸过度中被抑制现象。有趣的是,在 COPD 患者运动期间的肌肉传入阻断会降低 V_D 通气量,抑制呼吸困难感觉,这实际上提高了运动能力。

总之,运动性过度呼吸环节的复杂之处在于这 3 种刺激中均支持中强度运动中等 CO_2 过度通气的机制,但又有相反的证据表明任何一个环节都不能成为主要负责的角色。因此,如果这些主要机制阻断后足以导致一过性 CO_2 潴留,大多数模型都说明在运动稳态下运行的呼吸过度机制或强调颈动脉或中央化学感受器的补偿性反馈机制十分重要。也有人认为反馈机制不会带来什么结果,相反,对运动通气反应主要取决于运动皮层在成熟过程中反复试验和错误下对适当呼吸反应形成的"储存记忆"。我们的假设尽管直接证据有限,但所有这 3 个机制都发挥着重要作用,在所有生理状态下 CO_2 流到肺都会提供必要的通气支撑,而且前馈(中央指令)和反馈(从肌肉传入)机制相互作用,提供主要的"运动"刺激。这样的证据需要合适的实验工具,如阿片受体激动剂(图 18-2),来验证特定的机制而非改变控制系统的其他部分。

最后,我们需要强调的是,这一假设只适用于在轻至中度运动中达到等 CO_2 过度通气水平。对于高强度过度呼吸反应,需要增加其他机制:颈动脉化学感受器以及响应剧烈运动时动脉血的变化(如钾离子、去甲肾上腺素、温度等)重要输入,中枢指令以响应满足在疲劳运动肌肉情况下募集更多运动单位,以及肌肉传入来响应对肌肉间质累积的离子反应。甚至颈动脉化学感受器和对强烈运动的过度通气反应等作用,也受到了这样的一个事实挑战:即使避免剧烈运动中血液多度酸化(通过消耗肌肉糖原和阻止酸

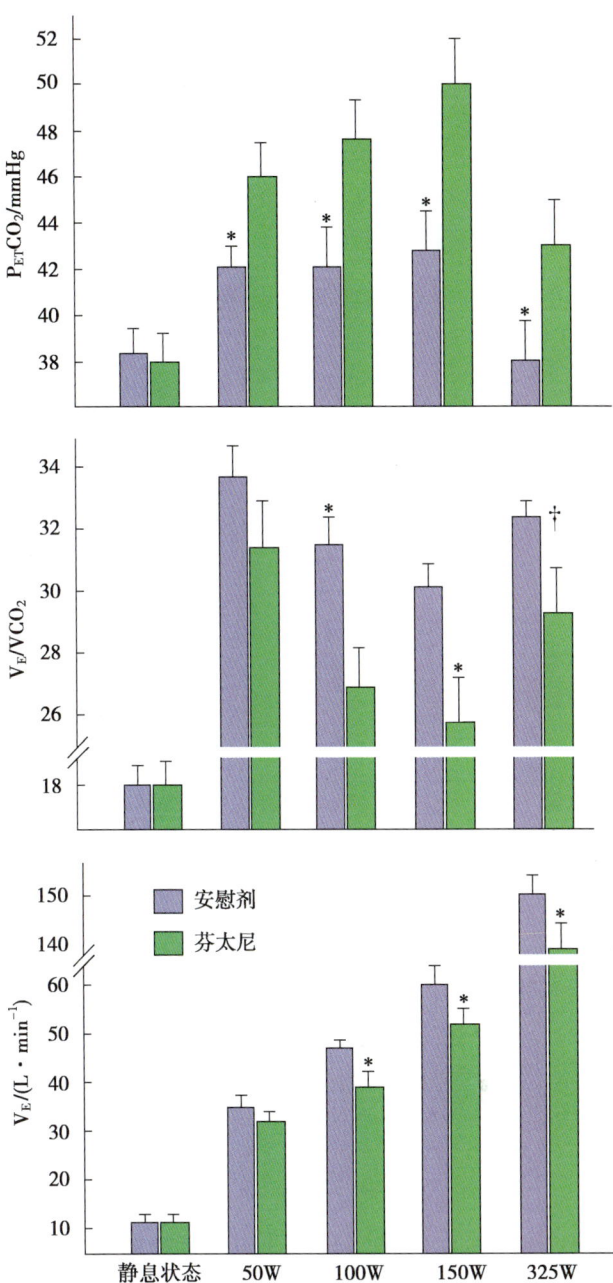

图 18-2 通过鞘内注射芬太尼阻断 μ-阿片类敏感的 Ⅲ~Ⅳ型肌肉传入神经对四种工作效率中的每一种循环运动的稳态通气反应的影响($^*P<0.05$, $^†P<0.08$)。芬太尼诱导的通气不足原因是呼吸频率降低。在每种工作负荷下,心率、平均动脉血压和 $\dot{V}_E$ 显著降低。考虑到芬太尼减少运动时 $\dot{V}_E$ 加上伴随 $P_{ET_{CO_2}}$ 升高的通气当量,在 100W、150W 和 325W 时,估计肌肉传入的部分阻塞占总运动性过度呼吸的 47%、45% 和 15%。获授权引自:AMANN M,BLAIN GM,PROCTOR LT,et al. Group Ⅲ and Ⅳ muscle afferents contribute to ventilatory and cardiovascular response to rhythmic exercise in humans. J Appl Physiol,2010,109(4):966-976.

生成)也不能阻止过度通气反应。显然,还有其他细微机制在发挥作用。这种过度通气反应之所以非常重要,就在于一方面可以部分消减剧烈运动中由于乳酸水平增加引起的代谢性酸增多,并可以通过增加肺泡 P_{O_2} 弥补肺泡-动脉 P_{O_2} 差增大的不足,维持动脉 P_{O_2} 相对稳定。

■ 运动中的呼吸模式

在低至中等强度运动中,V_T 和呼吸频率(breath-ing frequency,fb)增加与强度成正比,而在高强度运动时,V_T 会达到一个平台期,$\dot{V}_E$ 进一步增加则通过增加 fb 实现(图 18-3)。增加 fb 通过缩短吸气时间(T_I)和呼气时间(T_E)实现。然而,T_I 与总呼吸循环持续时间(T_{TOT})的比率,也就是所谓的责任周期(T_I/T_{TOT}),在运动期间只会略有增加(T_I/T_{TOT} 在静息状态下 ~0.40,在高强度运动时为 ~0.50)。因为,长期横膈肌收缩阻碍膈肌血液供应,会导致横膈过度疲劳,因此,上述机制非常重要,而且是有益的。

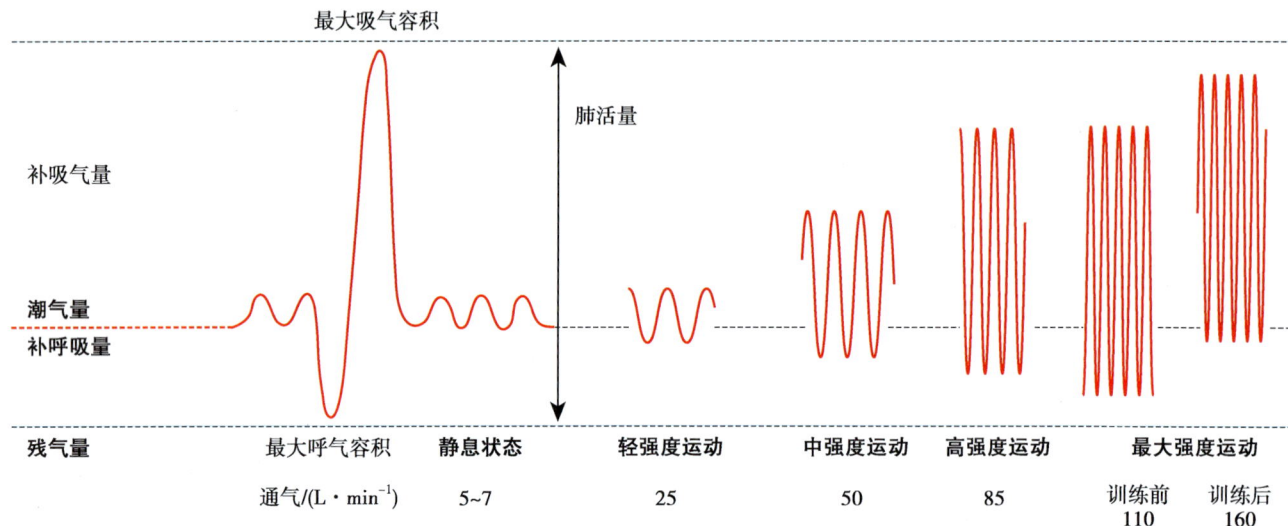

图 18-3 运动时呼吸模式的变化。左边的呼吸描记器显示的是正常的潮气量,最大呼气至残气量,然后最大吸气至肺总量。通过轻到高的运动(在未训练和训练有素的受试者中),通过增加呼吸频率和潮气量来增加通气量。通过侵占呼气和吸气储备量来增加潮气量。在正常健康的受试者中,减少的呼气末肺容量维持在最大运动[最大耗氧量($\dot{V}_{O_2 max}$)45mL/(kg·L·min)]。在受过训练的受试者[$\dot{V}_{O_2 max}$=75ml/(kg·L·min)]中,通气、呼吸频率和潮气量均较高,由于呼吸流量限制,最大运动时呼气末肺容量增加至接近静息值。获授权引自:FARRELL PA,JOYNER MJ,CAIOZXO V. ACSM's advanced exercise physiology,2nd ed. Philadelphia,PA:Lippincott Williams & Wilkins,2012.

在运动开始时,增加 V_T 是通过增加吸气末肺容量(end-inspiratory lung volume,EILV)和降低呼气末肺容量(end-expiratory lung volume,EELV)实现的。然而,随着运动强度增加,EILV 增加通常不会超过 TLC 的 85%~90%。超过这一点,肺顺应性就会明显下降,并且在特定体积变化中所需的呼吸压力非常大。这种低效率肺容量导致神经机械解耦联,引起吸气所需"力量"和实际吸入空气不匹配。这种恶性循环(仅次于呼吸流量受限)是许多运动呼吸困难的基础,如COPD 患者吸气费力。健康人由于兴奋的呼气肌肉多,EELV 在各种程度运动中均降低,并且其降低与运动强度成正比。EELV 下降在压力-容积关系曲线的线性部分维持了肺容积,从而弱化了呼吸系统顺应性降低和形成高肺容积相关的呼吸困难。EELV 降低还

可以舒展横膈,使其处于更理想的长度-张力关系范围内。因此,在潮气呼吸过程中,通过提高吸气肌肉的最大动能,只需产生约 1/2 的力量就可以使得在未经训练情况下进行最大限度锻炼(图 18-3)。减少 EELV 还会降低克服吸气开始时因胸廓肋骨向外扩张的回缩力,从而减少吸气肌肉做功。

在最大自主流量-容积范围内绘制运动潮气流量-容积曲线,提供了一个简单而有用的方法来分析运动过程中的流速、V_T 和肺容积变化(图 18-4)。在正常情况下,未受过训练的健康年轻人,在任一设定容积下获得的最大流速通常比达到所有运动强度的自主潮气流速要大很多。因此,如图 18-4 所示($\dot{V}_{Emax}$ 在 100~200L/min 范围内),通常情况下即使在最强运动中,$\dot{V}_E$ 储备也能增加不少。

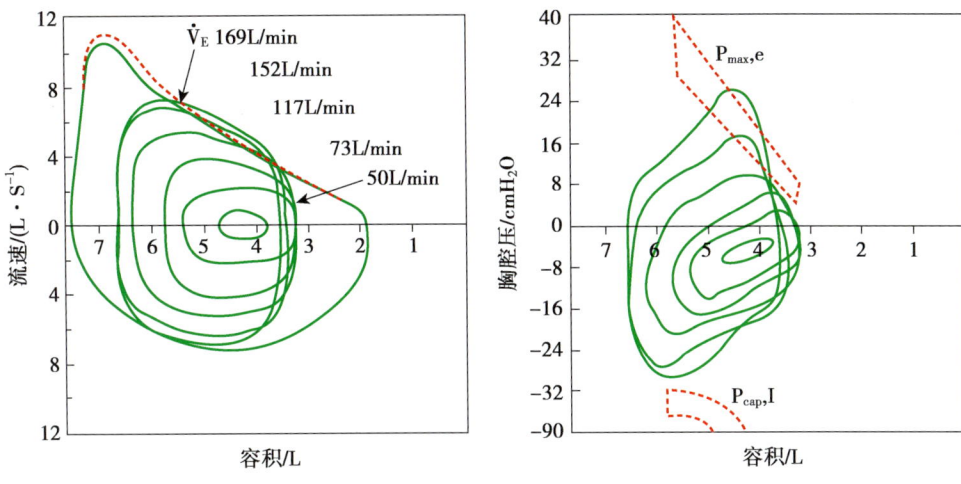

图 18-4　年轻健康成人在静息和运动期间的流量-容积和压力-容积关系。最大（外层）流量-容积关系是通过尽最大力吸气和呼吸获得，在实线之前和紧接在运动之后（虚线）获得的。对于压力-容积关系，仅显示从休息到最大运动时的潮气呼吸。此外，最大吸气胸膜压力（P_{cap},I）显示在特定峰值容量和在剧烈运动中潮气呼吸期间的流量。对于每分通气量高达 115L/min，近似于未经训练成年人峰值运动，吸气肌最大力量仅激活 40%~50%。受过更多训练的受试者在更高代谢率下可实现每分通气量>150L/min。在这种条件下，潮气流量-容积环通常达到最大流量-容积环，呼气末肺容容积增加，吸气肌肉接近其力量输出的 90%并且速度缩短。呼气侧虚线区域表示任何特定肺容积（P_{max},e）时的呼气压力，超过该压力，额外呼气肌压力也不会产生更高流速。在几乎所有情况下，通气量为 150L/min 时，很难超过这个临界呼气压力，但对训练有素运动员而言，最大运动时会略微超过这个压力。获授权改编自：JOHNSON BD，SAUPE KW，DEMPSEY JA. Mechanical constraints on exercise hyperpnea in endurance athletes. J Appl Physiol，1992，73（3）：874-886.

运动时控制呼吸道口径

■ 上气道管径

　　上气道由鼻、口、咽和喉组成，是静息和运动时产生气流阻力的主要部位。此外，上气道的每个部分都有可能改变运动过程中的气道阻力。如果在运动过程中不采取适当的机制来降低上气道气流阻力，那么要获得运动所需气流增加就会变得特别费力。

　　首先，当 $\dot{V}_E$ 达到约 30L/min 时，气流主要从鼻变换到口鼻呼吸。其次，在运动时，由于鼻黏膜血管调节性收缩，鼻的阻力在强度和时间依赖上也都有所降低。再次，鼻扩张肌和咽喉区骨骼肌收缩，略早于吸气肌肉或与其收缩同步，驱动增加上气道肌肉收缩，降低吸气阻力，使上气道直径增宽变直塌陷，从而增加 $\dot{V}_E$。最后，在运动期间，正常呼气相表现狭窄的声门由于喉展肌收缩也有增宽，使其在整个呼吸周期都保持开大。因此，在身体进行运动时增加气流所需的功，通过对上气道进行一系列调整，减少气流阻力，能使做功最小化。

■ 支气管管径

　　在健康人中，对运动时支气管扩张已经有了不少记载。此外，支气管舒张剂的作用在运动开始时发生，并且非常强大。如哮喘患者吸入组胺后，在静息时表现得吸气阻力很大，而在运动时可防止肺阻力增加。此外，在健康人和哮喘患者运动开始后，第一秒用力呼气容积（FEV_1）和最大流速会立即增加。有多种机制参与运动时支气管舒张剂效应，包括神经、机械和局部介质释放。

　　运动引起气道口径增加的主要原因是在运动一开始，迷走副交感神经活动停止导致气道平滑肌松弛。胆碱能神经活动停止被认为是部分由肌肉机械-化学感受器传入调节的（同样，也认为肌肉传入参与运动引起的肌肉收缩和通气反应）（图 18-2）。肺扩张增加和激活慢适应肺扩张受体（在运动时增加 EILV 发生）可能会促使迷走神经张力降低。

　　在运动过程中，机械影响也会对气道口径产生很大作用。气道由肺实质连接开放，运动时 EILV 增加和肺容积变化将会增大气道口径，这是气道-肺实质相互依赖的结果。此外，在运动时，肺实质作用于气道使向外的径向力增加，可能会导致支气管舒张，这是由支气管平滑肌横桥水平上的另一个机制引起的。气道伸展调节支气管平滑肌桥形成，从而降低支气管平滑肌僵硬程度，使平滑肌松弛。最后，气道肥大细胞、巨噬细胞、中性粒细胞、嗜酸性粒细胞、上皮细胞和平滑肌细胞会释放多种化学介质以使气道口径增大。

呼吸功、代谢和循环成本

在运动时,吸气和呼气肌肉克服肺、腹壁和胸腔做功。肺的做功主要是弹性做功,即 V_T、顺应性和气道阻力,后者包括气道口径和流速。在吸气时横膈下降,做功是针对腹壁顺应性。在运动时这项做功占呼吸总做功 25%,但在呼气流量限制的情况下,腹部肌肉收缩持续到吸气,这将显著增加横膈对腹部脏器做功。如图 18-5 所示,呼吸总做功增加在轻至中度运动中与等 CO_2 通气呈线性关系,其在高强度运动中呈非线性随过度通气而增加。

呼吸机做功数倍增加需要相应增加呼吸肌 $\dot{V}_{O_2}$ 和血流。如果以最大值 $\dot{V}_{O_2}[\sim45mL/(kg \cdot min)]$、心输出量($\sim20L/min$)和 $\dot{V}_E$($100 \sim 200L/min$)计算,未经训练者呼吸需 8% ~ 10% $\dot{V}_{O_2}$ 和心输出量,高度训练者的呼吸则需 14% ~ 16% $\dot{V}_{O_2}$ 和心输出量($\dot{V}_{O_{2max}} \sim 65mL/kg$,$\dot{V}_E > 150L/min$,$CO > 30L/min$,见表 18-1)。呼吸肌血流量是由通过在运动动物中使用注入微球分布直接确定的;在人体中,当使用机械通气来进行最大限变

锻炼时,肌肉的做功减少,间接通过减少心输出量和增加血流量来测量呼吸肌肉血流量(图 18-6)。

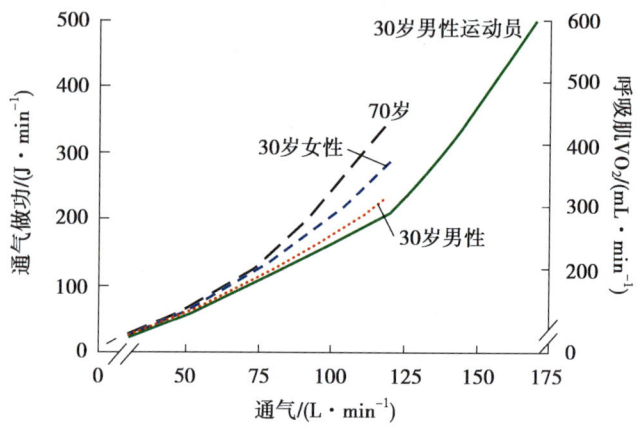

图 18-5　对于静坐男性、活动女性以及训练有素青年和老年男性,在运动过程中通气功和呼吸肌 $\dot{V}_{O_2}$ 与 $\dot{V}_E$ 呈函数随运动强度的增加而增加。对青年成年男性,通过测定在次大和最大运动期间受试者模拟的压力-容积环、呼吸频率、工作循环和通气,同时测其静息平静呼吸时 $\dot{V}_{O_2}$ 变化,来确定运动性呼吸过度时的 O_2 消耗。获授权引自:HARMS CA, DEMPSEY JA. Cardiovascular consequences of exercise hyperpnea. Exerc Sport Sci Rev,1999,27:37-62.

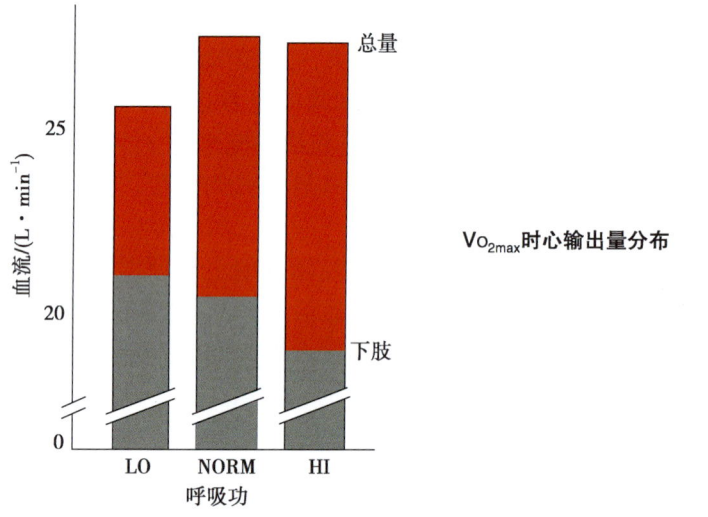

Vo_{2max}时心输出量分布

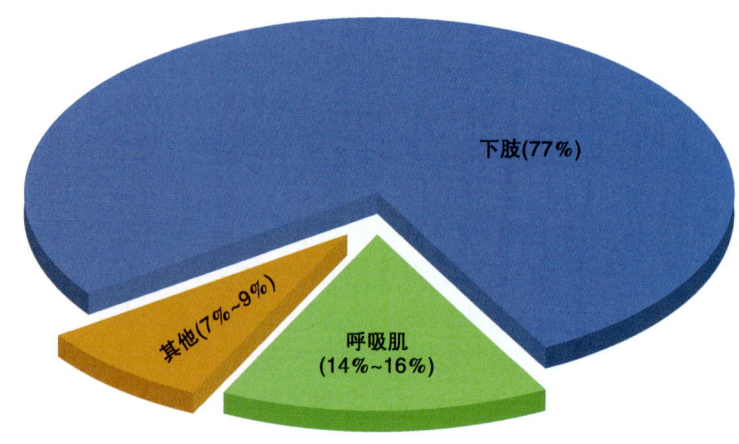

图 18-6　非常健康成年男性受试者在骑自行车运动期间,当 $\dot{V}_{O_{2max}}[\dot{V}_{O_2} = 65mL/(kg \cdot min)$ 和心输出量 $= 28L/min]$ 时,呼吸肌功能对心输出量的影响及分布,"LO、NORM、HI"是指在正常生理条件下高强度运动期间("NORM"),增加阻力负荷("HI")和在呼吸肌卸荷行机械通气("LO")时的呼吸功相对水平。每个条形图顶部表示总的心输出量,每个条形图被划分为流向四肢和身体其他部分血流。饼图中显示了估计的肢体运动和呼吸肌血流量分布。这些预计值有 3 个来源:①最大限度运动时呼吸耗氧量;②马最大运动期间基于微球分布到呼吸肌肉的测量值;③最大运动量时,卸荷呼吸肌肉引起心输出量和肢体肌肉血流量的变化。插入图中显示了最大运动时呼吸肌卸荷对肢体血流和总心输出量的影响。注意,随着呼吸肌做功减少,即卸荷,总心输出量下降,肢体肌肉血流量(和血管传导)上升;然而,随着呼吸肌负荷和最大运动时呼吸功增加,最大心输出量保持不变,而肢体血流(和血管传导)减少。获授权引自:FARRELL PA,JOYNER MJ,CAIOZXO V. ACSM's advanced exercise physiology. 2nd ed. Philadelphia PA:Lippincott Williams & Wilkins,2012.

有几项证据支持这样的理论:在剧烈运动过程中,代谢反射是由膈肌触发的,在膈神经传入纤维中上传,以增加延髓中交感神经元传出神经释放血管收缩介质。例如,测量健康人肌肉微神经和肢体肌肉多普勒血流的研究表明,肌肉交感神经活动增加,同时增加气道阻力负荷,意志性呼吸过度引起的吸气或呼气肌疲劳可导致肢体血管传导和血流减少。动物实验中,将膈肌特定性酸化或向膈肌导入药理学刺激引起肢体肌肉血管收缩,并且通过神经节阻滞防止了这些作用。研究发现血管收缩发生在运动中的肌肉血管,而非膈肌交感神经传出增加。支持这项研究的证据是膈肌中滋养动脉在去甲肾上腺素诱导下血管收缩明显少于从肢体肌肉中分离的血管在同样条件下发生的收缩。显然,这些反射机制和血管反应特征相结合,以保护剧烈运动期间血液流向呼吸肌。

■ 运动引起呼吸肌疲劳

呼吸肌的结构和功能特性似乎非常符合运动时的实际通气需求。例如,人能够在静息状态下自主将膈肌压力提高 6~8 倍,并持续 10~15min,而不会引起膈肌明显疲劳或衰竭。此外,当受试者处于静息状态并且自主增加通气时,需要膈肌所承受短缩的压力和速度是力竭运动引起膈肌疲劳时压力和速度的 1.5~2 倍以上。尽管如此,在负荷一定、全身耐力运动在 $\dot{V}_{O_{2max}}$ >85% 至耗竭时,在恒定刺激频率(1~100Hz)和肺容量(残气量和 TLC)之间的跨膈压对双侧超强膈神经刺激反应降低了 15%~50%。最近研究表明,在高强度运动期间选择多个时间点刺激膈神经,结果显示在运动时间周期的早期阶段实际上已经出现膈肌明显疲劳。运动引起膈肌疲劳的程度部分取决于导致运动性呼吸过度的膈肌做功。因此,使用呼吸机成比例辅助通气在耐力运动期间可大大降低膈肌产生的压力,防止膈肌疲劳。全身运动本身似乎也降低了疲劳所需的膈肌输出力阈值,这可能是因为必须将有限的血流供给运动和呼吸肌。O_2 对膈肌供需之间的这种差异似乎发生在不同适应水平受试者中,但这仅在超过 $\dot{V}_{O_{2max}}$ 最大量85%工作负荷或当动脉 O_2 饱和度降低时出现。

■ 胸腔内压力的心血管效应

通过胸腔内和心室内压力变化,呼吸对运动期间每搏输出量和心输出量具有重要且复杂的影响。已经在人体和动物研究中通过在运动期间控制吸气和呼吸压力证明了这一点。在吸气期间,胸腔内产生的负压加大了右心壁的压力梯度,从而通过降低心腔内压力和增加心脏前负荷,从而增加从四肢静脉回流血液的心室充盈。相反,在呼气期间,由于胸腔内压(intrathoracic pressure,ITP)的正向移动导致静脉回流压力梯度减小,心室充盈受到心室跨壁压力梯度变窄的阻力。在稳定状态下,ITP 的这种调节作用受限于心脏心室相互依赖的内在"自动调节"机制,称之为室间依赖,通过该机制,一个心室充盈将共同的壁——室间隔向另一侧心室移位,从而限制其填充。尽管如此,在运动过程中,特别是在剧烈运动 ITP 强负压时,如果引入正压机械通气,则可减少每搏输出量和心输出量,可能是由于此时吸气时 ITP 负压降低,限制了心脏前负荷,即心脏舒张期间减少心室跨壁压力。或者,在剧烈运动中主动呼气,特别是在伴有呼气流量限制呼气正压过高的情况下,心室跨壁压降低,舒张期充盈受损,每搏输出量和心输出量受限。

肺循环和气体交换

肺是唯一接受从心脏泵出所有血液的器官,因此,肺必须适应运动期间心输出量的整体增加。在运动期间,肺循环受有限的肾上腺素能或内皮控制,因此,由于其独特的串联关系,肺循环与下游左心室功能紧密耦合。同时,肺微循环已被设计成使气体交换效率最大化,决定了血管壁非常薄、坚固且可扩张的特点。相应地,肺血管阻力和灌注压约为体循环静息时所显示压力的 1/5。

直立运动时,静脉回心血量增加,导致血容量向胸腔流动。这增加了右心室和左心室充盈压,有助于维持或增加舒张末期容积和每搏输出量,尽管运动引起心动过速所致的充盈时间减少。运动期间决定肺动脉压的主要因素是左心室充盈压。

肺动脉和肺毛细血管楔压升高随着运动状态下募集平时未灌注的肺毛细血管,并使之扩张,从而增加毛细血管血容量,降低肺血管阻力。这增加了气体弥散的表面积,并有助于维持完成气体交换所需的红细胞毛细血管通过时间(>0.25s)。[平均肺毛细血管通过时间(s)等于肺毛细血管血容量和血流(心输出量)的比率]。在未经训练受试者的运动高峰中,尽管肺血流量(心输出量)比静息时增加了 4 倍,由于肺毛细血管血容量加倍,最大运动时的毛细血管运输时间降为静息时的 1/2 左右(表 18-1)。

肺部保持相对干燥对进行气体交换非常重要。在静息时,从毛细血管到肺泡壁的间质存在少许向外的血浆流动(10~20mL/h)。血浆进入肺血管周围和支气管周围间隙,淋巴系统再将这种液体输送到肺门淋巴结。随着运动,由于增加肺毛细血管压力和毛细血管表面积,胸部淋巴流量显著增加。此外,由于运动增加通气也增加了淋巴流量,起到消减肺泡或肺间质水肿的作用。因此,淋巴系统对于防止运动期间液体流渗入肺泡至关重要。

肺内 O_2 气体交换效率被定义和量化为肺泡气体和动脉血液之间 P_{O_2} 差值,即肺泡和动脉之间 P_{O_2} 差($A\text{-}aDO_2$)。如果肺内气体交换是理想状态,$A\text{-}aDO_2$ 将等于零。然而,在年轻健康人中,$A\text{-}aDO_2$ 通常在静息时达到 $5\sim10mmHg$。在运动过程中,气体交换效率以强度依赖性方式降低,$A\text{-}aDO_2$ 在最大运动时增加至 $15\sim25mmHg$ 或更高(表 18-1)。相反,与运动时第一分钟相比,工作负荷固定的耐力运动不会导致气体交换的时间依赖性恶化,这表明 $A\text{-}aDO_2$ 大小主要由代谢率而不是运动持续时间决定。

$A\text{-}aDO_2$ 是一个复杂的生理变量,在静息和运动时由多种机制决定。运动期间气体交换效率降低主要是由于静息状态时存在的机制被放大了。静息和运动时 $A\text{-}aDO_2$ 主要归因于肺泡通气($\dot{V}_A$)和肺血流($\dot{Q}$),即是通气血流比值($\dot{V}_A/\dot{Q}$)(见第 14 章 $\dot{V}_A/\dot{Q}$ 的详细讨论)。$\dot{V}_A/\dot{Q}$ 可以划分为在肺区域中发生的(如区域间,主要取决于重力)和肺等平面内的比率(如区域内,或独立于重力的影响)。$\dot{V}_A$ 和 $\dot{Q}$ 分布既往被认为是由重力决定的,然而,最近研究已经认识到在肺等重力平面内也存在大量肺血流异质性。据推测,肺泡通气也存在很多区域内的异质性。这些区域内不均匀性可能仅仅归因为血管和气道直径的正常解剖结构、顺应性和特定肺区域内阻力等异质性。

在运动期间,通过多重惰性气体清洗技术(一种不能将 $\dot{V}_A/\dot{Q}$ 分为单独的区域内和区域间分布的技术)测量整体 $\dot{V}_A/\dot{Q}$,发现不均匀性略有增加。尽管这种不均匀性有所增加,但 $\dot{V}_A$ 和 $\dot{Q}$ 从肺尖到基底部更均匀,也使区域间 $\dot{V}_A/\dot{Q}$ 更均匀。因此,运动期间观察到的总体 $\dot{V}_A/\dot{Q}$ 不均匀性增加几乎完全归因于区域内 $\dot{V}_A/\dot{Q}$ 分布不均,这会使在增加运动强度时气体交换效率降低(即增大 $A\text{-}aDO_2$)。在运动期间抵消 $\dot{V}_A/\dot{Q}$ 分布不均匀,实际上是在增加运动强度时,整体 $\dot{V}_A/\dot{Q}$ 增加(表 18-1)。因此,尽管 $\dot{V}_A/\dot{Q}$ 分布变得更不均匀,总体上进一步增大 $\dot{V}_A/\dot{Q}$ 可确保肺低通气区域会明显减少(如果有的话,如 $\dot{V}_A/\dot{Q}<0.8$)。因此,肺泡 P_{O_2} 在整个肺部保持高水平,这确保了维持末端毛细血管 P_{O_2} 接近静息水平,即使在混合静脉 O_2 含量进行性降低的情况下也是如此。

影响 $A\text{-}aDO_2$ 的第二个因素是血液分流(如不通过通气肺泡的静脉血液)与动脉血液混合。有两种类型分流可能有助于健康状态下的 $A\text{-}aO_2$。第一种类型被称为肺外分流,并且在健康人中主要是由来自冠状动脉循环的 Thebesian 静脉回流组成,其将未氧合血液直接排入左心室。在中等强度运动期间,有 $1\%\sim2\%$ 心输出量的肺外分流约占 $A\text{-}aO_2$ 的 $1/2$。重要的是,由于 Thebesian 流出物 O_2 含量降低(由于心肌 O_2 消耗增加)以及总 Thebesian 流量增加,预计这些分流导致的总混合静脉随着运动强度增加而增加。

第二类增加 $A\text{-}aDO_2$ 分流是肺内分流,是肺动脉和静脉血管之间解剖学直接连接的结果。已经证明这些动静脉连接存在可能是区域性的或弥漫分布于整个肺脏,随着运动强度加大,$P_{\overline{v}_{O_2}}$ 下降,预计会对 Pa_{O_2} 产生更大的影响。迄今为止,只有间接检测方法,即使用延迟可视化多普勒检测左心房静脉输注微泡,支持健康人体内运动时肺内分流通路开放的概念。虽然这种分流通路扩张性可能会改变运动期间肺动脉压升高,但没有证据表明它会影响肺部 O_2 交换。

小结:精心营造健康的呼吸系统

根据我们迄今为止对未经训练的健康成人呼吸系统运动反应进行了讨论。事实上,呼吸系统是一个"精心营造"并精确调节的系统,以满足静息水平 $10\sim12$ 倍时的代谢需求,似乎很少有例外。支持性证据主要有:

- 至少有 3 个主要和次要相互关联的前馈和反馈机制,以及颈动脉化学感受器参与高强度运动,以确保近似成比例通气反应,以满足代谢时产生的 CO_2 量增加 $10\sim12$ 倍,即高度精确的化学感受器和压力感受器保证通气反应恰到好处。
- 运动引起支气管舒张可最大限度地减少气流阻力和呼吸肌做功增加,精确调节 V_T 和 f 增加及降低 EELV,最大限度地减少弹性做功和 V_D 通气增加。
- 使用不到 50% 吸气肌肉动力,需要不到 10% 最大 $\dot{V}_{O_2}$ 和心输出量,以及健康气道最大流速潮气量和容积完美契合于最大流速:容积轨迹,实现 $\dot{V}_E$ 增加 20 倍。
- 尽管存在轻微整体 $\dot{V}_A/\dot{Q}$ 分布不均和不饱和混合静脉血小分流导致肺泡和动脉血 P_{O_2} 差增大,这在某种程度上意味着运动期间肺气体交换效率降低。然而,整体高 $\dot{V}_A/\dot{Q}$ 可以有效升高肺泡 P_{O_2},避免发生严重低 $\dot{V}_A/\dot{Q}$ 区域,并预防动脉低氧血症。
- 肺循环的毛细血管网薄壁、广泛,运动期间呈现"被动"调节,结合肺间质中高容量胸腔淋巴"抽水泵",意味着即使心输出量和肺血流量增加4倍,也不会导致平均红细胞转运时间明显缩短或肺泡腔内水肿液积聚。

健康肺实质、气道、血管系统和呼吸肌的这些结构特征和神经调节的结果说明,呼吸系统的贡献在于运动时将O_2运输到运动肌肉的同时,并不会明显感知其中不适症状,因此,不会明显限制$\dot{V}_{O_{2max}}$,能够完成耐力运动。

例外情况——呼吸系统的不足之处

据报道,越来越多的报道显示健康状态下呼吸系统对急性运动时的反应似乎不足或低效,从而导致运动受限。对于训练有素的运动员来说,反复高强度运动甚至可能导致不利于适应的结果。

- 大量训练有素的运动员发生运动引起的动脉性低氧血症(exercise-induced arterial hypoxemia, EIAH)(静息至运动时的Sa_{O_2}为−10%～−5%),继发于肺泡至动脉O_2分压差过度增大,并且通常过度通气反应有限(图18-7和表18-1)。预防这种低氧血症(通过增加$F_{I_{O_2}}$)可以提高$\dot{V}_{O_{2max}}$(高达15%)或者使用时间更长的耐力型运动可以降低肢体运动肌肉疲劳的发展速度并延长运动时间。在高做功率下,还报道了肺泡中水肿液和红细胞积聚,这是由于肺毛细血管静水压过高导致肺泡-毛细血管屏障破坏。围绕EIAH有许多一直未解的谜团,包括为什么A-aDO_2过大,是弥散、分流和/或$\dot{V}A:\dot{Q}$不均匀?……为什么低氧血症首先发生在次极量运动中?……为什么在同等强度健身水平受试者中发生明显异质性?

- 许多年轻训练有素的运动员在高通气时,甚至在健康老年人和女运动员不那么高的通气时,都会出现由大量运动引起的呼吸流量限制,并伴有一定程度过度充气(参见下文"健康老龄化"的例子)。这引起呼气流量和通气受限,导致吸气和呼气肌做功增加(图18-4,右图)和高水平呼气ITP,从而影响正常每搏输出量和心输出量。通过呼吸低密度气体(如He:O_2)可防止呼气流量限制,增加最大流速-容量环,并增加对剧烈运动的通气反应。

- 当耐力运动员在运动中心输出量超过25L/min时,由于肺动脉血管相对于全身血管而言,降低自身血管阻力的能力有限,肺动脉压通常会超过35～40mmHg。因此,对右心室壁产生了很大的压力,这大大超过了左心室壁压力。这在长时间高强度运

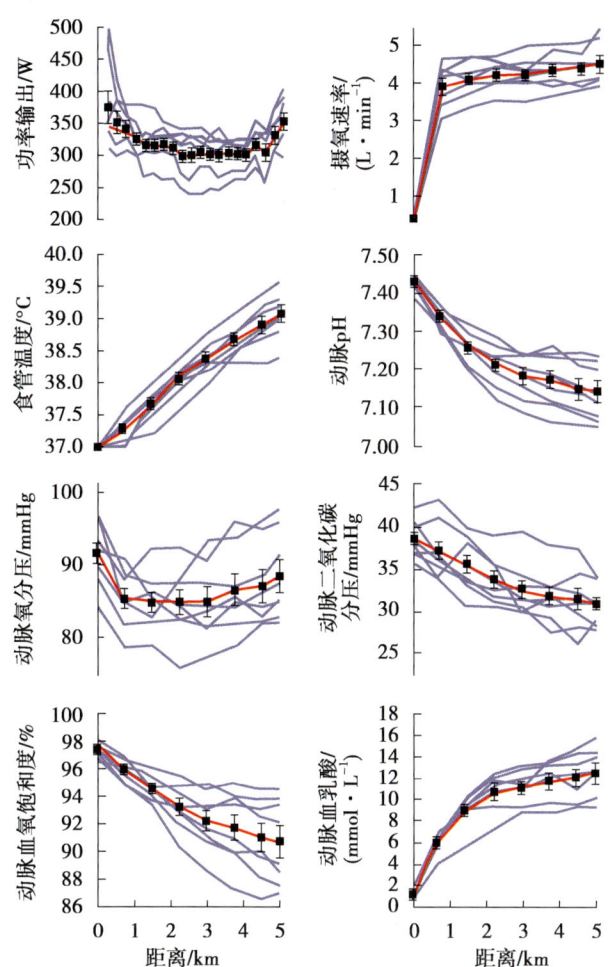

图18-7 常压环境中5km计时试验(自行车测力计)对训练有素的自行车手生理反应的影响。蓝线是单个数据(n=8),红线表示平均响应。平均表现时间为483.4±7.5s(范围:437.5~478.4s)。血红蛋白浓度为14.4±0.5g/L,静息时动脉氧含量为19.8±0.8mL O_2/10mL,5km时动脉氧含量为16.4±0.7mLO_2/mL或20.9±1.0mL O_2/100mL。注意动脉血红蛋白O_2饱和度的逐渐降低,这是由于运动早期Pa_{O_2}降低,然后是进行性代谢性酸中毒和血液温度升高。还要注意受试者在动脉P_{O_2}、Sa_{O_2}和P_{CO_2}调节方面的显著异质性。获授权改编自:AMANN M, ELDRIDGE M W, LOVERING A T, et al. Arterial oxygenation influences central motor output and exercise performance via effects on peripheral locomotor muscle fatigue in humans. J Physiol, 2006, 575(Pt 3): 937-952.

动中,高强度血管负荷会导致RV功能下降(但LV不变),正如马拉松或铁人三项比赛后报道的那样。

- 如果持续高强度运动,膈肌和呼吸肌就会出现明显疲劳,从而促进交感神经血管收缩活动增加和肢体血管传导及血流减少。在运动过程中使用正压机械通气,可以防止呼吸肌疲劳,还可以降低肢体肌肉疲劳发展的速度,提高耐力表现。

■ 呼吸系统限制运动表现的特殊情况

健康老龄化 从生命的第二个10年开始,健康非吸烟肺即开始失去弹性回缩力(图18-8A)。这在运动

期间导致呼气流量受限——如前描述的结果,如通气受限、吸入通气分布不均、每搏输出量受限及普遍的动脉低氧血症(图 18-8B)。如前所述,高强度训练的年轻运动员进行高强度或最大强度运动时,也会出现呼气流量受限及相关后果,但随着年龄增长,这种情况在新陈代谢和通气量非常低时就会发生,比年轻人要低很多(图 18-8B,与图 18-4 对比)。弹性回缩力丧失也影响肺脏通气分布,导致老年人 V_D/V_T 偏高。

V_D/V_T 在运动期间会出现正常下降,但 V_D/V_T 绝对值更高。这意味着健康老年人必须增加其 $\dot{V}_E$,不仅与 $\dot{V}_{CO_2}$ 升高成比例,而且还要适应 V_D 升高。值得注意的是,确实会发生这种"额外"过度呼吸,Pa_{O_2} 在静息状态受到调节,但对高强度健身的老年人而言,这种稳态调节就意味着伴随更大通气功和更高流速,从而增加了流量受限的可能性——特别是在高强度运动期间。

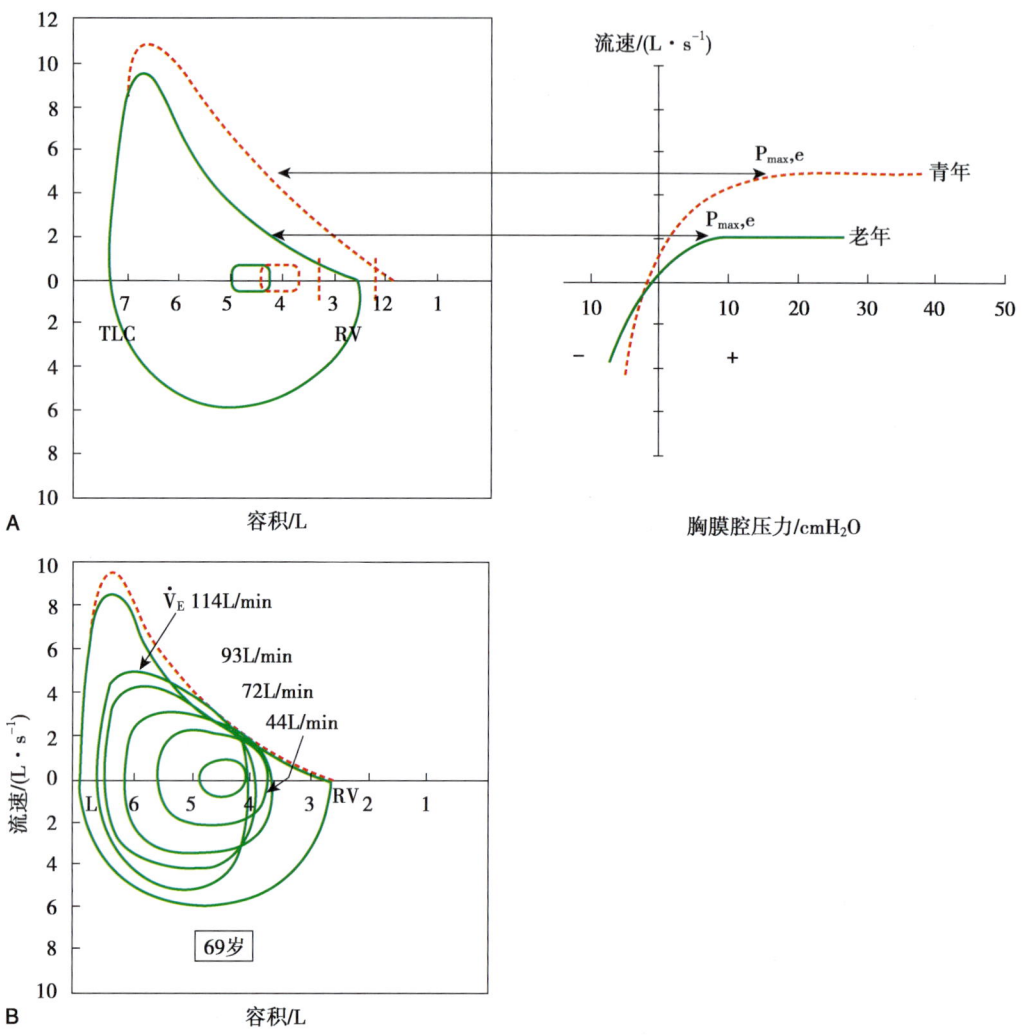

图 18-8　A.最大流量-容积环和等容积压力:30 岁(虚线)和 70 岁非吸烟男性(实线)。注意在年长受试者中,在最大流速-容量环呼气段"下陷",表明在用力呼气的大部分时间内,发生气道收缩,降低了用力呼气过程中任何特定肺容积时的流速。右图显示,呼气流量随着呼气用力的增加而增加,直到临界闭合压力(P_{max},e),在这一点上,尽管有额外呼吸用力,气道变窄和关闭,没有实现流速增加。注意,在年龄较大受试者中,P_{max},e 要低很多。同时注意在左图中呼气末容积在老年人中较高,气道闭合容积也较高(实线)。随着年龄的增长,由于肺弹性回缩力减少,流速-容积环、气道闭合容积和临界关闭气道压力发生了变化。B.69 岁健身老人在进行稳态运动时,随着通气水平增加,流速-容积之间的关系。与图 18-4 中年轻受试者相对比。图中显示最大流速-容量环是通过在静息状态、运动前(实线)和运动后(虚线)最大用力呼吸检测时描记的,并且在最大环内的流速-容量环源于静息和增加运动强度期间的潮气呼吸。可见老年受试者呼气流量限制运动通气(70L/min 或更少)在开始就挺显著,远低于年轻受试者(>100L/min)。还要注意在老年受试者中,随着潮气呼吸与最大呼气流速-容积环发生交叉,呼气末肺容量增加甚至可以超过静息状态时的水平。获授权引自:JOHNSON BD,REDDAN WG,SEOW KC,et al. Mechanical constraints on exercise hyperpnea in a fit aging population. Am Rev Respir Dis,1991,143(5 Pt 1):968-977.

性别差异 运动引起呼气流量限制在年轻健康女性比男性中更为普遍，并且发生于较低代谢和通气需求水平。这种性别差异之一（基于CT证据）是气道结构局限性，即所谓气道发育不良，即女性在任何既定肺容积下，肺叶内气道内直径都会变窄。这种性别差异降低了对剧烈运动的通气反应，也可能导致通气分布不良。这至少可以解释为什么训练有素的女性运动员有时在较低水平做功时，比训练有素的男性运动员更容易发生A-aO$_2$增大和低氧血症。

运动物种差异 $\dot{V}_{O_{2max}} > 160mL/(kg \cdot min)$或是最佳健身者2倍以上$\dot{V}_{O_{2max}}$的纯种马是呼吸系统局限性的缩影，如显著动脉降氧血症和CO$_2$潴留、肺动脉高压以及这些马在运动过程中出现的肺泡毛细血管屏障破坏。因此，这些了不起的"运动员"的肺在接受高心输出量和大的心血管和运动肌肉驱动的代谢需求所需的通气能力等方面，似乎真的是"先天不足"。这种呼吸系统对运动限制与其他高氧动物形成了鲜明对比，比如角羚，其$\dot{V}_{O_{2max}}$几乎是纯种马的2倍，这主要是因为它的肺泡毛细血管表面积有明显增大，能够适应高代谢需求。

胸外、上气道气流受限 越来越多的报道表明，一些运动员在高强度、高速度运动中，突然发病，声门孔径变窄[声带功能障碍（vocal cord dysfunction, VCD）]。这一事件立即导致气流受限、CO$_2$潴留、缺氧和呼吸困难。一系列证据显示，这些VCD病例中有很大一部分被错误地诊断为哮喘，应对措施不当，常常是多年来给予吸入大量皮质类固醇。运动诱发性VCD不分性别地发生于竞争激烈的年轻成年或青少年耐力运动员。对一大组优秀的耐力运动员研究结果显示约5%运动员在高强度训练中发生过吸气相喉鸣，其中大约1/2显示VCD和运动诱发的哮喘并存。

检测运动诱发VCD的关键是要了解这个问题涉及吸气和呼气时胸腔外气道狭窄，它通常只发生在高强度运动期间，当气流高速时突然发作。在立即停止运动后，由于气道内气流急剧降低，胸外气道直径通常不再受到影响。因此，适当（无创）测试VCD是检查运动时每次呼吸、潮气流速：容量环的特征——因为在运动前和/或运动后检测最大用力呼吸参数通常会错过这一事件。呼气末P$_{CO_2}$突然增加和Sa$_{O_2}$突然减少也是诊断VCD的有用标志。出于诊断目的，特别需要高气体流速高强度运动。

描述这些的出发点是让临床医生认识到并不是所有运动引起运动员呼吸短促的症状都归因于胸内气道。此外，如果常规肺活量测定法或急性支气管舒张剂或气道激发试验检测无法诊断哮喘，可能不仅仅

是由于这些试验中的个体内和个体间存在高变异性，还要考虑上气道因素。

训练对呼吸系统的影响——一个未解谜 前面提出马和人类运动员呼吸系统局限性的例子，即为什么呼吸系统没有（显然地）适应高度训练人所增加的最大代谢需求问题。总之，有足够的证据表明在成熟人和犬肺中，肺泡和毛细血管生长对慢性缺氧有反应。即使通过再喂养和部分肺切除术限制热量摄入，也会在啮齿动物肺弥散表面继发引起代偿性生长。相反，有大量证据表明，慢性体育锻炼并不能增强肺气道、弥散面或肺血管的结构或功能。即使是正常的年龄依赖性肺弹性回缩力和弥散能力丧失，以及运动诱发呼气流量受限，也不能由慢性习惯性体育训练所改变，这是通过对长跑运动员在他们60、70岁时纵向研究证明的。相反，越来越多证据显示，气道呈反应性哮喘在经过耐力训练的精英运动员中非常普遍。此外，纵向训练研究（包括对优秀越野滑雪运动员进行反复气道活检）显示，这种超敏反应的大部分原因可能是过度呼吸引起上皮性气道损伤及其随后气道修复和重塑造成的（图18-9）。持续高强度运动后反复发生的气道脱水、剪切应力和跨壁压力梯度增加可能是上皮损伤的原因。高强度体育训练对气道的负面影响与有证据表明通过中等强度训练可减轻轻度哮喘患儿气道高反应性形成鲜明对比。导致这些训

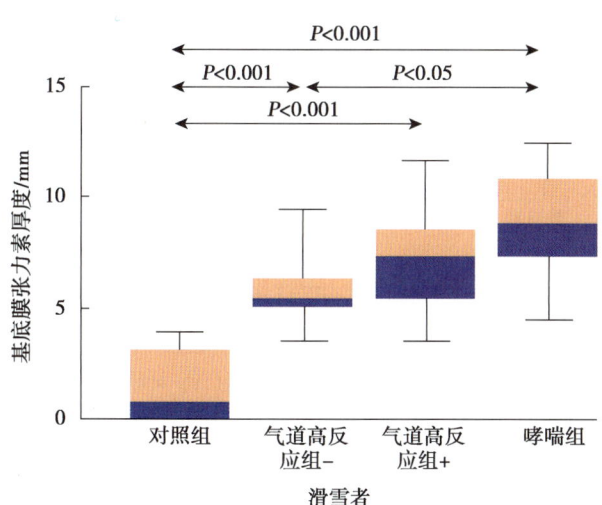

图18-9 对照组、具有（+）和无（-）支气管高反应性（bronchial hyperresponsiveness, BHR）的越野滑雪者以及哮喘患者中，血管上皮下基底膜区肌腱蛋白免疫反应条带的厚度。横杠=中位数。与对照组相比，所有滑雪者基底膜厚度均有增加，表明慢性运动训练导致气道重塑。此外，哮喘样气道高反应性滑雪者往往重塑程度更大。获授权引自：KARJALAINEN EM, LAITINEN A, SUE-CHU M, et al. Evidence of airway inflammation and remodeling in ski athletes with and without bronchial hyperresponsiveness to methacholine. Am J Respir Crit Care Med, 2000, 161: 2086-2091.

练引起的气道反应性下降的一个潜在机制可能是由于过度呼吸诱发气道反复伸展导致气道平滑肌张力下降。这种对气道积极训练的效果在非哮喘性久坐不动的儿童中也有类似发现。

与肺部不同,胸壁吸气肌在全身训练或特定呼吸肌训练诱导的高强度训练中,其力量和有氧代谢能力的确发生了实质性改变。这种对呼吸肌的训练效果可能会改善健康和疾病方面的运动效果。之所以能够改善,其中机制之一是可能涉及在长时间高强度运动中膈肌疲劳延迟,这可能会减少对交感神经、血管收缩剂的代谢反射效应,并且防止血流和向肢体运动肌输送氧气下降。但这一假设尚未在全身运动中得到验证。

低氧环境 即使是海拔轻度升高,如只有 1 000m 左右,对 $\dot{V}_{O_{2max}}$ 和耐受性也会有明显损害。对于训练有素的运动员,即使在海平面上也有可能发生或非常接近动脉血氧饱和度显著降低;地处海拔较低时,运动员也会发生弥散限制和严重氧饱和度降低(图 18-10)。因高海拔发生急性和长期低氧时,有 3 个主要

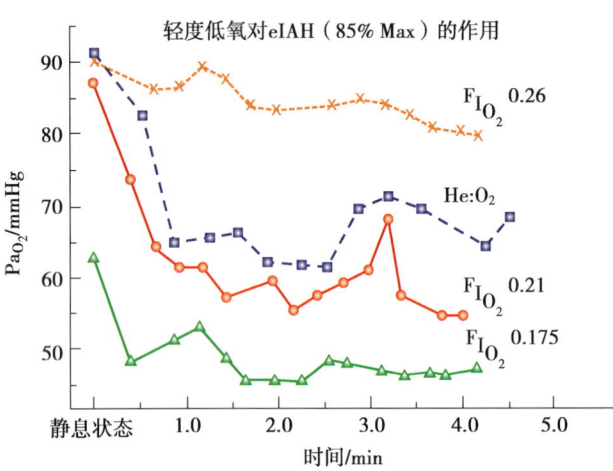

图 18-10 在 15miles/h(1mile = 1.609 344km)(0 度坡度)的恒速跑步机上,改变 $F_{I_{O_2}}$ 和常压氦气对 $P_{a_{O_2}}$ 的影响。例如,一个健身受试者以 1mile/4min 的速度($\dot{V}_{O_2}$ = 4.54L/min,或 97%的 $\dot{V}_{O_{2max}}$)。×:O_2:N_2 为 0.26;○:O_2:N_2 为 0.209;△:O_2:N_2为 0.175;□:O_2:He 为0.21。(b)随着 He:O_2呼吸(相对于空气)$P_{a_{O_2}}$ 增加反映通气率更高,因此低空气密度气体降低了气道阻力,扩大了最大流速-容积环,从而减少了运动时呼气流量限制。(c)在运动中预防动脉低氧血症,伴有轻微高氧($F_{I_{O_2}}$:0.26),表明低氧血症并非继续在肺外分流。注意运动中明显动脉低氧血症伴有轻度急性缺氧($F_{I_{O_2}}$:0.175)。获授权改编自:DEMPSEY JA,HANSON PG,HENDERSON KS. Exercise-induced arterial hypoxaemia in healthy human subjects at sea level. J Physiol, 1984, 355: 161-175.

因素对运动发挥限制作用。第一,运动引起的动脉 O_2 饱和度降低和 O_2 运输减少会加剧肢体运动肌肉疲劳,进而通过肢体传入反馈抑制皮质运动输出,即"外周"导致"中枢"疲劳。第二,在低氧状态下,运动引起明显过度通气反应对于减少动脉 O_2 饱和度至关重要,但同时也是以增加呼吸肌做功为代价。这种呼吸肌做功增加就可能加速发作膈肌疲劳,呼吸肌代谢反射激活触发交感神经介导的运动肌血管收缩。因此,相当比例心输出量将用于呼吸运动肌肉血流和肢体疲劳加剧。第三,中枢神经系统缺氧本身会抑制大脑神经递质转换,抑制运动肌肉运动输出,也就是所谓的"中枢疲劳"。

因此,在低氧环境中,运动诱导的动脉 O_2 饱和度降低和呼吸肌需要更多血流量,都会通过影响运动肌肉 O_2 输送("外周"疲劳)和大脑 O_2 输送("中枢"疲劳),会明显限制运动表现。随着低氧血症严重程度加剧,CNS 缺氧本身似乎有助于加剧运动限制。

小结

几乎毫无例外,我们可以安全地概括说,健康的呼吸系统(特别是青年人和在海平面时)在实现真正的"精心营造"后,便可有效地满足运动所带来的大量气体运输需求。确保这种稳态,呼吸系统的关键反应包括防止动脉 O_2 饱和度降低、呼吸做功最小化、代谢和循环成本。反过来,这些适中的呼吸反应由气道、肺实质、肺血管和呼吸肌这些特定的解剖结构以及通过多方面自主控制系统组成,来保证通气与代谢需求相匹配的精确度。在呼吸系统能力接近正常、但心血管和运动能力超常、训练有素的耐力运动员中,对系统 O_2 输送的高要求(在极少数情况下)确实超过了肺的气体交换能力。通常在训练有素的人群中,高通气要求需要呼吸肌过度做功和足够血流。但在这些情况下,呼吸系统便会使运动受限。然而,即使在这些情况下,心血管系统受限仍然是输送 O_2 的主要"薄弱环节"。最后,有些情况下健康呼吸系统明显不足,难以满足运动肌肉 O_2 输送、运动表现,包括正常老化和性别对强烈运动中肺弹性回缩和/或气道阻力及上气道通畅的影响。同样,训练有素的人更容易受到这些严重的呼吸限制,因为他们对 O_2 输送的需求很高。最后,通过其对肺弥散和通气限制产生的缺氧环境,也极大限制了呼吸系统对 O_2 输送和运动性质。

骆琼珍 译

高占成 审校

参考文献

[1] DEMPSEY JA, FORSTER HV, AINSWORTH DM. The regulation of hyperpnea, hyperventilation and respiratory muscle recruitment during exercise//DEMPSEY JA, Pack AI. The regulation of breathing. New York, NY: Marcel Dekker, 1995,1065–1134.

[2] KAUFMAN MP, FORSTER HV. Reflexes controlling circulating ventilatory and airway responses to exercise//ROWELL LB, SHEPHERD JT. Handbook of physiology. New York, NY: Oxford University Press, 1996,381–447.

[3] WALDROP TG, ELDRIDGE FL, IWAMOTO GA, et al. Central neural control of respiration and circulation during exercise//ROWELL LB, SHEPARD JT. Exercise: regulation and integration of multiple systems. New York, NY: Oxford University Press, 1996,333–380.

[4] WARD SA. Peripheral and central chemoreceptor control of ventilation during exercise in humans. Can J Appl Physiol, 1994,19:305–333.

[5] PHILLIPSON EA, DUFFIN J, COOPER JD. Critical dependence of respiratory rhythmicity on metabolic CO_2 load. J Appl Physiol Respir Environ Exerc Physiol, 1981,50:45–54.

[6] LUIJENDIJK SCM. Osmotic state of blood plasma as a stimulus for breathing; a model study. Maastricht, The Netherlands: Universitaire Pers Maastricht, 2012.

[7] FORSTER HV, HAOUZI P, DEMPSEY JA. Control of breathing during exercise. Compr Physiol, 2012,2:743–777.

[8] ELDRIDGE FL, MILLHORN DE, WALDROP TG. Exercise hyperpnea and locomotion: parallel activation from the hypothalamus. Science, 1981,211:844–846.

[9] THORNTON JM, GUZ A, MURPHY K, et al. Identification of higher brain centres that may encode the cardiorespiratory response to exercise in humans. J Physiol, 2001,533:823–836.

[10] AMANN M, BLAIN GM, PROCTOR LT, et al. Group III and IV muscle afferents contribute to ventilatory and cardiovascular response to rhythmic exercise in humans. J Appl Physiol (1985), 2010,109:966–976.

[11] AMANN M, BLAIN GM, PROCTOR LT, et al. Implications of group III and IV muscle afferents for high-intensity endurance exercise performance in humans. J Physiol, 2011,589(Pt 21):5299–5309.

[12] GAGNON P, BUSSIERES JS, RIBEIRO F, et al. Influences of spinal anesthesia on exercise tolerance in patients with COPD. Am J Respir Crit Care Med, 2012,186:606–615.

[13] DEMPSEY JA. New perspectives concerning feedback influences on cardiorespiratory control during rhythmic exercise and on exercise performance. J Physiol, 2012,590:4129–4144.

[14] SOMJEN GG. The missing error signal–regulation beyond negative feedback. News Physiol Sci, 1992,7:184–185.

[15] DEMPSEY JA, WAGNER PD. Exercise-induced arterial hypoxemia. J Appl Physiol, 1999,87:1997–2006.

[16] BELLEMARE F, GRASSINO A. Effect of pressure and timing of contraction on human diaphragm fatigue. J Appl Physiol Respir Environ Exerc Physiol, 1982,53:1190–1195.

[17] O'DONNELL DE, REVILL SM, WEBB KA. Dynamic hyperinflation and exercise intolerance in chronic obstructive pulmonary disease. Am J Respir Crit Care Med, 2001, 164:770–777.

[18] HENKE KG, SHARRATT M, PEGELOW D, et al. Regulation of end-expiratory lung volume during exercise. J Appl Physiol (1985), 1988,64:135–146.

[19] JOHNSON BD, SAUPE KW, DEMPSEY JA. Mechanical constraints on exercise hyperpnea in endurance athletes. J Appl Physiol (1985), 1992,73:874–886.

[20] DEMPSEY JA, ADAMS L, AINSWORTH D, et al. Airway, lung and respiratory muscle function during exercise//ROWELL LB, SHEPHERD JT. Handbook of physiology. New York: Oxford University Press, 1996,448–515.

[21] FORSYTH RD, COLE P, SHEPHARD RJ. Exercise and nasal patency. J Appl Physiol Respir Environ Exerc Physiol, 1983,55:860–865.

[22] CONNEL DC, FREGOSI RF. Influence of nasal airflow and resistance on nasal dilator muscle activities during exercise. J Appl Physiol (1985), 1993,74:2529–2536.

[23] ENGLAND SJ, BARTLETT D Jr. Changes in respiratory movements of the human vocal cords during hyperpnea. J Appl Physiol Respir Environ Exerc Physiol, 1982,52:780–785.

[24] WARREN JB, JENNINGS SJ, CLARK TJ. Effect of adrenergic and vagal blockade on the normal human airway response to exercise. Clin Sci (Lond), 1984,66:79–85.

[25] STIRLING DR, COTTON DJ, GRAHAM BL, et al. Characteristics of airway tone during exercise in patients with asthma. J Appl Physiol Respir Environ Exerc Physiol, 1983,54:934–942.

[26] CORDAIN L, RODE EJ, GOTSHALL RW, et al. Residual lung volume and ventilatory muscle strength changes following maximal and submaximal exercise. Int J Sports Med, 1994,15:158–161.

[27] GAUVREAU GM, RONNEN GM, WATSON RM, et al. Exercise-induced bronchoconstriction does not cause eosinophilic airway inflammation or airway hyperresponsiveness in subjects with asthma. Am J Respir Crit Care Med, 2000,162:1302–1307.

[28] KAUFMAN MP, RYBICKI KJ, MITCHELL JH. Hindlimb muscular contraction reflexly decreases total pulmonary resistance in dogs. J Appl Physiol (1985), 1985,59:1521–1526.

[29] FREDBERG JJ, INOUYE D, MILLER B, et al. Airway smooth muscle, tidal stretches, and dynamically determined contractile states. Am J Respir Crit Care Med, 1997,156:1752–1759.

[30] MANOHAR M. Blood flow in respiratory muscles during maximal exertion in ponies with laryngeal hemiplegia. J Appl Physiol (1985), 1987,62:229–237.

[31] HARMS CA, BABCOCK MA, MCCLARAN SR, et al. Respiratory muscle work compromises leg blood flow during maximal exercise. J Appl Physiol (1985), 1997,82:1573–1583.

[32] HARMS CA, WETTER TJ, MCCLARAN SR, et al. Effects of respiratory muscle work on cardiac output and its distribution during maximal exercise. J Appl Physiol (1985), 1998,85:609–618.

[33] SHEEL AW, DERCHAK PA, PEGELOW DF, et al. Threshold effects of respiratory muscle work on limb vascular resistance. Am J Physiol Heart Circ Physiol, 2002,282:H1732–H1738.

[34] HUSSAIN SN, CHATILLON A, COMTOIS A, et al. Chemical activation of thin-fiber phrenic afferents. 2. Cardiovascular responses. J Appl Physiol (1985), 1991,70:77–86.

[35] RODMAN JR, HENDERSON KS, SMITH CA, et al. Cardiovascular effects of the respiratory muscle metaboreflexes in dogs: rest and exercise. J Appl Physiol(1985), 2003,95:1159–1169.

[36] AAKER A, LAUGHLIN MH. Diaphragm arterioles are less responsive to alpha1-adrenergic constriction than gastrocnemius arterioles. J Appl Physiol (1985), 2002,92:1808–1816.

[37] BABCOCK MA, PEGELOW DF, MCCLARAN SR, et al. Contribution of diaphragmatic power output to exercise-induced diaphragm fatigue. J Appl Physiol, 1995,78: 1710–1719.

[38] BABCOCK MA, PEGELOW DF, JOHNSON BD, et al. Aerobic fitness effects on exercise-induced low-frequency diaphragm fatigue. J Appl Physiol (1985), 1996,81:2156–2164.

[39] BABCOCK MA, PEGELOW DF, TAHA BH, et al. High frequency diaphragmatic fatigue detected with paired stimuli in humans. Med Sci Sports Exerc, 1998,30:506–511.

[40] BABCOCK MA, PEGELOW DF, HARMS CA, et al. Effects of respiratory muscle unloading on exercise-induced diaphragm fatigue. J Appl Physiol (1985), 2002,93:201–206.

[41] JOHNSON BD, BABCOCK MA, SUMAN OE, et al.Exercise-induced diaphragmatic fatigue in healthy humans. J Physiol, 1993,460:385–405.

[42] WALKER DJ, WALTERSPACHER S, SCHLAGER D, et al. Characteristics of diaphragmatic fatigue during exhaustive exercise until task failure. Respir Physiol Neurobiol, 2011,176:14–20.

[43] BABCOCK MA, JOHNSON BD, PEGELOW DF, et al. Hypoxic effects on exercise-induced diaphragmatic fatigue in normal healthy humans. J Appl Physiol (1985), 1995,78:82–92.

[44] MILLER JD, SMITH CA, HEMAUER SJ, et al. The effects of inspiratory intrathoracic pressure production on the cardiovascular response to submaximal exercise in health and chronic heart failure. Am J Physiol Heart Circ Physiol, 2007,292:H580–H592.

[45] STARK-LEYVA KN, BECK KC, JOHNSON BD. Influence of expiratory loading and hyperinflation on cardiac output during exercise. J Appl Physiol (1985), 2004,96:1920–1927.

[46] KANE DW, TESAURO T, KOIZUMI T, et al. Exercise-induced pulmonary vasoconstriction during combined blockade of nitric oxide synthase and beta adrenergic receptors. J Clin Invest, 1994,93:677–683.

[47] DUNCKER DJ, STUBENITSKY R, TONINO PA, et al. Nitric oxide contributes to the regulation of vasomotor tone but does not modulate O(2)-consumption in exercising swine. Cardiovasc Res, 2000,47:738–748.

[48] LINDENFELD J, REEVES JT, HORWITZ LD. Low exercise pulmonary resistance is not dependent on vasodilator prostaglandins. J Appl Physiol Respir Environ Exerc Physiol,1983,55:558–561.

[49] MANOHAR M, GOETZ TE. L-NAME does not affect exerciseinduced pulmonary hypertension in thoroughbred horses. J Appl Physiol (1985), 1998,84:1902–1908.

[50] MERKUS D, HOUWELING B, ZARBANOUI A, et al. Interaction between prostanoids and nitric oxide in regulation of systemic, pulmonary, and coronary vascular tone in exercising swine. Am J Physiol Heart Circ Physiol, 2004,286:H1114–H1123.

[51] NEWMAN JH, BUTKA BJ, BRIGHAM KL. Thromboxane A2 and prostacyclin do not modulate pulmonary hemodynamics during exercise in sheep. J Appl Physiol (1985), 1986,61:1706–1711.

[52] FLAMM SD, TAKI J, MOORE R, et al. Redistribution of regional and organ blood volume and effect on cardiac function in relation to upright exercise intensity in healthy human subjects. Circulation, 1990,81:1550–1559.

[53] REEVES JT, GROVES BM, CYMERMAN A, et al. Operation everest II: cardiac filling pressures during cycle exercise at sea level. Respir Physiol, 1990,80:147–154.

[54] REEVES JT, DEMPSEY JA, GROVER RT. Pulmonary circulation during exercise//WEIR EK, REEVES JT. Pulmonary vascular physiology and pathophysiology. New York, NY: Marcel Dekker, Inc., 1989,107–133.

[55] JOHNSON RLJ, SPICER WS, BISHOP JM, et al. Pulmonary capillary blood volume, flow and diffusing capacity during exercise. J Appl Physiol, 1960,15:893–902.

[56] COATES G, O'BRODOVICH H, JEFFERIES AL, et al. Effects of exercise on lung lymph flow in sheep and goats during normoxia and hypoxia. J Clin Invest, 1984,74:133–141.

[57] KOIZUMI T, ROSELLI RJ, PARKER RE, et al. Clearance of filtered fluid from the lung during exercise: role of hyperpnea. Am J Respir Crit Care Med, 2001,163: 614–618.

[58] DEMPSEY JA, HANSON PG, HENDERSON KS. Exercise-induced arterial hypoxaemia in healthy human subjects at sea level. J Physiol, 1984,355:161–175.

[59] WETTER TJ, ST CROIX CM, PEGELOW DF, et al. Effects of exhaustive endurance exercise on pulmonary gas exchange and airway function in women. J Appl Physiol (1985), 2001,91:847–858.

[60] GLENNY RW, BERNARD S, ROBERTSON HT, et al. Gravity is an important but secondary determinant of regional pulmonary blood flow in upright primates. J Appl Physiol (1985), 1999,86:623–632.

[61] WAGNER PD, GALE GE, MOON RE, et al. Pulmonary gas exchange in humans exercising at sea level and simulated altitude. J Appl Physiol (1985), 1986,61:260–270.

[62] GLEDHILL NC, FROESE AB, DEMPSEY JA. Ventilation to perfusion distribution during exercise in health//DEMPSEY JA, REED CE. Muscular exercise and the lung. Madison: University of Wisconsin Press, 1977,325–344.

[63] BRYAN AC, BENTIVOGLIO LG, BEEREL F, et al. Factors affecting regional distribution of ventilation and perfusion in the lung. J Appl Physiol, 1964,19:395–402.

[64] RAVIN MB, EPSTEIN RM, MALM JR. Contribution of thebesian veins to the physiologic shunt in anesthetized man. J Appl Physiol, 1965,20:1148–1152.

[65] KITAMURA K, JORGENSEN CR, GOBEL FL, et al. Hemodynamic correlates of myocardial oxygen consumption during upright exercise. J Appl Physiol, 1972,32:516–522.

[66] LOVERING AT, STICKLAND MK, KELSO AJ, et al. Direct demonstration of 25- and 50-micron arteriovenous pathways in healthy human and baboon lungs. Am J Physiol Heart Circ Physiol, 2007,292:H1777–H1781.

[67] TOBIN CE. Arteriovenous shunts in the peripheral pulmonary circulation in the human lung. Thorax, 1966,21:197–204.

[68] ELDRIDGE MW, DEMPSEY JA, HAVERKAMP HC, et al. Exercise-induced intrapulmonary arteriovenous shunting in healthy humans. J Appl Physiol (1985), 2004,97: 797–805.

[69] LALANDE S, YERLY P, FAORO V, et al. Pulmonary vascular distensibility predicts aerobic capacity in healthy individuals. J Physiol, 2012, 590:4279–4288.

[70] HARMS CA, MCCLARAN SR, NICKELE GA, et al Exercise-induced arterial hypoxaemia in healthy young women. J Physiol, 1998,507(Pt 2):619–628.

[71] AMANN M, ELDRIDGE MW, LOVERING AT, et al. Arterial oxygenation influences central motor output and exercise performance via effects on peripheral locomotor muscle fatigue in humans. J Physiol, 2006,575: 937–952.

[72] HARMS CA, MCCLARAN SR, NICKELE GA, et al. Effect of exercise-induced arterial O_2 desaturation on $\dot{V}_{O_2 max}$ in women. Med Sci Sports Exerc, 2000,32: 1101–1108.

[73] HOPKINS SR, JOHNSON EC, RICHARDSON RS, et al. Effects of inhaled nitric oxide on gas exchange in lungs with shunt or poorly ventilated areas. Am J Respir Crit Care Med, 1997,156:484–491.

[74] DEMPSEY JA, AMANN M, HARMS CA, et al. Respiratory system limitations to performance in the healthy athlete: some answers, more questions! Dtsch Z Sportmed, 2012,63:157–162.

[75] MCCLARAN SR, HARMS CA, PEGELOW DF, et al. Smaller lungs in women affect exercise hyperpnea. J Appl Physiol (1985), 1998,84:1872–1881.

[76] LA GERCHE A, MACISAAC AI, BURNS AT et al. Pulmonary transit of agitated contrast is associated with enhanced pulmonary vascular reserve and right ventricular function during exercise. J Appl Physiol (1985), 2010,109:1307–1317.

[77] LA GERCHE A, HEIDBÜCHEL H, BURNS AT et al. Disproportionate exercise load and remodeling of the athlete's right ventricle. Med Sci Sports Exerc, 2011,43:974–981.

[78] LA GERCHE A, BURNS AT, MOONEY DJ,et al. Exercise-induced right ventricular dysfunction and structural remodelling in endurance athletes. Eur Heart J, 2012,33:998-1006.

[79] HARMS CA, WETTER TJ, ST CROIX CM, et al. Effects of respiratory muscle work on exercise performance. J Appl Physiol (1985), 2000,89:131-138.

[80] ROMER LM, LOVERING AT, HAVERKAMP HC, et al. Effect of inspiratory muscle work on peripheral fatigue of locomotor muscles in healthy humans. J Physiol, 2006,571:425-439.

[81] JOHNSON BD, REDDAN WG, SEOW KC, et al. Mechanical constraints on exercise hyperpnea in a fit aging population. Am Rev Respir Dis, 1991,143:968-977.

[82] MCCLARAN SR, WETTER TJ, PEGELOW DF, et al. Role of expiratory flow limitation in determining lung volumes and ventilation during exercise. J Appl Physiol, 1999,86:1357-1366.

[83] SHEEL AW, GUENETTE JA, YUAN R, et al. Evidence for dysanapsis using computed tomographic imaging of the airways in older ex-smokers. J Appl Physiol (1985), 2009,107:1622-1628.

[84] BAYLY WM, HODGSON DR, SCHULZ DA, et al. Exercise-induced hypercapnia in the horse. J Appl Physiol (1985), 1989,67:1958-1966.

[85] LINDSTEDT SL, HOKANSON JF, WELLS DJ, et al. Running energetics in the pronghorn antelope. Nature, 1991,353:748-750.

[86] FALLON KE. Upper airway obstruction masquerading as exercise induced bronchospasm in an elite road cyclist. Br J Sports Med, 2004,38:E9.

[87] MCFADDEN ER JR, ZAWADSKI DK. Vocal cord dysfunction masquerading as exercise-induced asthma. A physiologic cause for "choking" during athletic activities. Am J Respir Crit Care Med, 1996,153:942-947.

[88] HAVERKAMP H, MILLER J, RODMAN J, et al. Extrathoracic obstruction and hypoxemia occurring during exercise in a competitive female cyclist. Chest, 2003,124:1602-1605.

[89] RUNDELL KW, SPIERING BA. Inspiratory stridor in elite athletes. Chest, 2003,123:468-474.

[90] CERNY FC, DEMPSEY JA, REDDAN WG. Pulmonary gas exchange in nonnative residents of high altitude. J Clin Invest, 1973,52:2993-2999.

[91] ad hoc Statement Committee, American Thoracic Society. Mechanisms and limits of induced postnatal lung growth. Am J Respir Crit Care Med, 2004,170:319-343.

[92] MASSARO D, MASSARO GD. Invited review: pulmonary alveoli: formation, the "call for oxygen," and other regulators. Am J Physiol Lung Cell Mol Physiol, 2002,282:L345-L358.

[93] DEMPSEY JA. J.B. Wolffe memorial lecture. Is the lung built for exercise? Med Sci Sports Exerc, 1986,18:143-155.

[94] ROSS KA, THURLBECK WM. Lung growth in newborn guinea pigs: effects of endurance exercise. Respir Physiol, 1992,89:353-364.

[95] WAGNER PD. Why doesn't exercise grow the lungs when other factors do? Exerc Sport Sci Rev, 2005,33:3-8.

[96] MCCLARAN SR, BABCOCK MA, PEGELOW DF, et al. Longitudinal effects of aging on lung function at rest and exercise in healthy active fit elderly adults. J Appl Physiol (1985), 1995,78:1957-1968.

[97] KIPPELEN P, FITCH KD, ANDERSON SD, et al. Respiratory health of elite athletes-preventing airway injury: a critical review. Br J Sports Med, 2012,46:471-476.

[98] KIPPELEN P, ANDERSON SD. Airway injury during high-level exercise. Br J Sports Med, 2012,46:385-390.

[99] KARJALAINEN EM, LAITINEN A, SUE-CHU M, et al. Evidence of airway inflammation and remodeling in ski athletes with and without bronchial hyperresponsiveness to methacholine. Am J Respir Crit Care Med, 2000,161: 2086-2091.

[100] SCICHILONE N, MORICI G, ZANGLA D, et al. Effects of exercise training on airway closure in asthmatics. J Appl Physiol (1985), 2012,113:714-718.

[101] ROSENKRANZ SK, ROSENKRANZ RR, HASTMANN TJ, et al. High-intensity training improves airway responsiveness in inactive nonasthmatic children: evidence from a randomized controlled trial. J Appl Physiol, 2012,112:1174-1183.

[102] POWERS SK, LAWLER J, CRISWELL D, et al. Aging and respiratory muscle metabolic plasticity: effects of endurance training. J Appl Physiol (1985), 1992, 72:1068-1073.

[103] PATEL MS, HART N, POLKEY MI. CrossTalk proposal: training the respiratory muscles does not improve exercise tolerance. J Physiol, 2012,590:3393-3395.

[104] MCCONNELL AK. CrossTalk opposing view: respiratory muscle training does improve exercise tolerance. J Physiol, 2012, 590:3397-3398.

[105] AMANN M, RUNNELS S, MORGAN DE, et al. On the contribution of group III and IV muscle afferents to the circulatory response to rhythmic exercise in humans. J Physiol, 2011, 589:3855-3866.

[106] AMANN M, PEGELOW DF, JACQUES AJ, DEMPSEY JA. Inspiratory muscle work in acute hypoxia influences locomotor muscle fatigue and exercise performance of healthy humans. Am J Physiol Regul Integr Comp Physiol, 2007, 293:R2036-R2045.

[107] AMANN M, ROMER LM, SUBUDHI AW, et al. Severity of arterial hypoxaemia affects the relative contributions of peripheral muscle fatigue to exercise performance in healthy humans. J Physiol, 2007, 581:389-403.

[108] AARON EA, SEOW KC, JOHNSON BD, et al. Oxygen cost of exercise hyperpnea: implications for performance. J Appl Physiol (1985), 1992, 72:1818-1825.

[109] HARMS CA, DEMPSEY JA. Cardiovascular consequences of exercise hyperpnea. Exerc Sport Sci Rev, 1999, 27:37-62.

[110] MANOHAR M. Blood flow to the respiratory and limb muscles and to abdominal organs during maximal exertion in ponies. J Physiol, 1986, 377:25-35.

第 19 章

呼吸系统的衰老

Edward J. Campbell

美国人口增长最快的部分由 65 岁以上的人组成。在 2010 年人口普查中,这部分人占总人口的 16%。自 20 世纪 50 年代以来,美国人口的平均年龄增加了 20 岁。

年龄调整死亡率下降幅度最大的是老年患者。随着人类寿命延长,有必要了解老龄化对健康人群呼吸系统的影响。也许更重要的是,由于与年龄有关的呼吸系统功能减退可被疾病所掩盖,因此老年人尤其要注意以下方面:①肺部疾病的易感性增强;②呼吸系统功能储备下降,降低患者应对疾病、损伤和手术压力的能力;③与年轻患者相比,他们对治疗的反应可能有所不同。

即使是健康状态良好的人,呼吸系统的功能也会随着年龄的增长而明显下降。这些变化随着健康人年龄增长而逐渐发生,并且在 60 岁以后最为明显。横断面研究表明,在呼吸系统组成部分的结构和功能方面,老年人和年轻人之间存在明显差异(表 19-1)。但是,正如我们将要看到的,必须谨慎地将观察到的变化仅归因于年龄。还需要注意的是,很难对"健康"个体一直跟踪到老年进行纵向研究。但有些特殊情况下,描述了现有横断面研究方法学方面的问题。

功能分化	组成成分	功能	随衰老的变化
传导气道	所有不涉及气体交换的气道(口腔至终末细支气管)	气体在环境和肺泡空间之间运动	孔径轻微变化;钙化;腺体肥大
肺实质	气体交换气道和血管;结缔组织框架	肺泡腔和毛细血管血液之间的气体交换	末端气腔增大;通气/灌注不匹配
风箱装置	胸壁和呼吸肌	提供通气机械力	胸壁僵硬度增加;呼吸肌强度下降
通气控制	呼吸控制中心(脑桥和髓质);颈动脉和主动脉体	通过改变通气来维持体内平衡以匹配代谢需求	高碳酸血症和低氧血症反应显著降低
心血管系统	心脏和全身血管	血液运输和呼吸气体组织交换	最大心率和心输出量降低;对低氧血症的反应降低

表 19-1　呼吸系统:功能随衰老的分化和变化

尽管年龄相关的变化可以很容易通过客观测试来检测,但是重要的是要注意,健康老年人的日常活动不受呼吸系统功能下降的限制。年轻人的呼吸系统功能潜力远远超过了平静或应激时代谢所需的量(生理储备),但随着年龄增长呼吸系统功能减弱,这一储备逐渐派上了用场。因此,随着年龄增长,其生理储备会减少,尤其是肺泡气体交换储备。这使得老年人容易受到应激、疾病和损伤的困扰,而这些对年轻人可能并不算事。

呼吸系统的变化是由衰老引起的还是与年龄相关的其他方面所致

几十年来,对纯粹由老龄化解释的现象一直要求满足特定的原则。根据 Hayflick 的说法,这些变化必须是:①内在的(与环境相对);②普遍的;③进行性的;④通常对机体是有害的。由于肺是一个暴露于环境的开放系统,随着时间推移,要了解肺的变化非常复杂。它遭受呼吸道感染和持续不断的微粒及其他空气污染物的攻击。此外,肺通常暴露于烟草烟雾、职业粉尘和烟雾以及吸入物的影响。有时,随着时间的推移,还发现呼吸系统会遭受环境影响而发生变化。重要的是需要区分哪些改变与衰老有关,哪些改变与老年人相关的改变有关。单纯的年龄变化是一种生物现象,是不可逆转的。与年龄相关的其他变化则有可能是可预防、可治疗和/或可逆的。

上呼吸道变化

老年人误吸风险明显增加,这被认为是许多与年龄相关因素的结果,包括合并疾病、衰弱、药物治疗及衰老过程本身。关于单纯与年龄相关的变化,集中在咳嗽和吞咽反射上,这两种反射都可以防止误吸。在过去,这些反射被认为主要由脑干控制,但现在有证据表明,皮层和皮层下结构在其控制中发挥关键作用。实际上,反射性咳嗽和吞咽会激活大脑皮层的感觉和运动区域。感觉部分,包括反射回路中的感觉皮层,似乎比运动部分(包括运动皮层)更容易衰老。因此,有效恢复咳嗽和吞咽反射的策略应侧重于补偿感觉部分的功能。

随着年龄增长,多多少少地吸入口咽内容物(食物颗粒、唾液和口咽部微生物)以及胃内容物(食物颗粒和胃分泌物,包括胃酸)越来越常见。误吸在老年人中尤其普遍。由于前面讨论过的感觉改变,吸入性疾病在老年人中症状很少或无症状。

胃食管反流是导致误吸的一个重要潜在因素。根据早期讨论的感觉障碍。反流性食管炎的严重程度随着年龄增长而增加,而"胃灼热"的严重程度随着年龄增长而减轻。随着年龄增长,食管运动异常可能加重胃食管反流后果。老年人反复吸入胃内容物可导致气道炎症、支气管扩张和肺炎。

肺结构变化

对肺衰老的研究表明,随着前后径增大,肺的形状发生了变化,变成了"圆形"。这些变化可能继发于周围胸廓形状的变化,在75岁以后很常见。通过研究来自75~93岁个体的100张X线胸片发现,25%患有严重脊柱后凸(>50°),43%患者因椎体骨折发生中度脊柱后凸(35°~50°)。

■ 传导性气道

传导性气道包括从口腔到呼吸性细支气管水平的空气通道。其体积包括解剖无效腔,其几何形状是气道阻力的主要决定因素。较大的软骨气道随着年龄增长显示略有增大,导致解剖无效腔轻微但可能在功能上不显著增大,虽然高龄时可见中央气道壁软骨钙化和支气管黏液腺肥大,但这些肺实质外传导性气道的改变似乎不影响或很少有生理意义。

在60岁以上受试者中,纤毛运动性显著降低,这可能进一步增加下呼吸道感染和炎症的风险。

■ 肺实质

30岁或40岁以后,呼吸性细支气管和肺泡管逐渐增大(图19-1)。这种变化称为"管状扩张",因为肺泡管明显增大。肺泡导管组成的肺占比增加,肺泡间隔缩短,肺泡呈"扁平"状。随着几何形状改变,肺泡壁之间的距离[形态学家称之为平均线性截距(mean linear intercept, MLI)]增加,而肺表面积与体积比减少。与年龄相关的终末呼吸单位增大也会导致肺泡内实质空气含量下降。这些结构最终变化的结果是到70岁时肺泡表面积减少约15%。

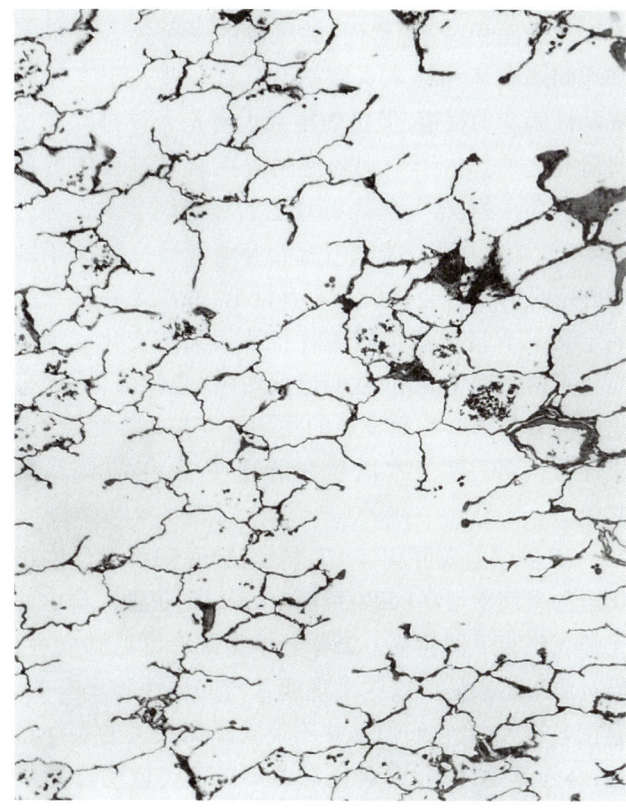

A

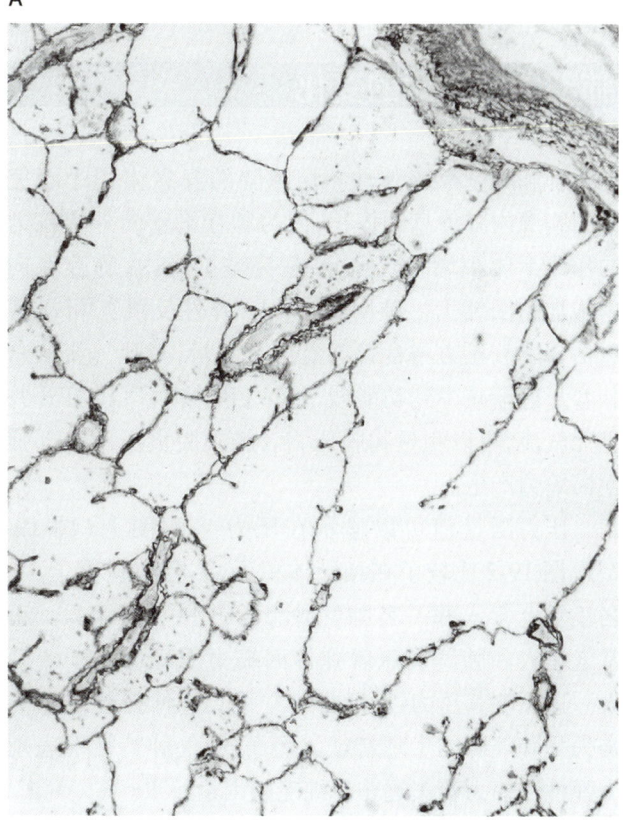

B

图 19-1 老龄肺的组织学变化。A. 一名 36 岁女性的正常肺组织。B. 一名 93 岁女性的肺组织。在 B 中,肺泡管扩张,肺泡间隔缩短。(经 Mayo 基金会许可使用,显微照片经 Clarles Kuhn III 医生许可使用。)

肺气肿的另一个特征是终末气腔空间增大、MLI 增加及表面积减小；然而，肺气肿的一个显著特征是肺泡间隔破坏和终末气腔融合。有一些关于老年肺气肿性病变的报道，但不确定吸烟者是否被排除在这些研究之外。由于个别肺泡间隔在衰老过程中的命运一直存在争议，一些人将衰老的肺组织学改变称为"老年性肺气肿"。美国国家心肺血液研究所关于肺气肿定义的研讨会权衡了现有证据，并决定在肺气肿的定义下不包括肺实质随着年龄相关的变化。为了简化术语并避免混淆，他们建议使用"老龄肺"一词来描述随着年龄增长而发展的均匀气腔扩大。尽管"老年性肺气肿"这个术语还在继续使用，但应该尽量避免。

75 岁以上人群胸部 CT 显示，肺底胸膜下呈网格状影的患病率很高（60%），而 55 岁以下正常人群中并无肺底胸膜下网格影。25% 老年受试者可见肺囊肿，但对照组均未见。这些发现通常与间质性肺病有关，但在老年人中，它们似乎并不反映临床相关的疾病过程，必须谨慎行事，以避免对老年患者类似的影像学发现反应过度。

肺部力学性质的变化

肺和胸壁都有弹性。切除肺的静息体积小于完整的胸廓内肺静息的体积，因为肺在胸壁向外牵拉力的作用下体积增大。因此，在完整胸腔内，肺存在向内施加的回缩力。肺回缩力，或"弹性反跳"，可以通过估计胸腔压力与食管球囊进行测量，当肺气流从总肺容量逐渐减少到功能残气量（FRC）时，气道打开并且无气流，可以测量胸膜压力。胸膜腔负压由肺部弹性回缩力产生。

压力测量值可以显示在压力-容积图上（图 19-2）。图 19-2 比较了在相同体积下，一名年轻男子、一名正常老年人和一名肺气肿患者的弹性回缩力。正常老年人和肺气肿患者弹性回缩力下降均大于年轻人。这反映其压力-容积曲线左移。这种弹性回缩力丧失是肺气肿的生理特征。然而，肺气肿特征性表现为弹性回缩力丧失远非单纯老龄因素所致。

关于衰老对肺顺应性的影响存在一些分歧（Δ 体积/Δ 压力；即压力-容积关系斜率见图 19-2）。问题是压力-容积曲线是否随着年龄存在平行左移（顺应性无变化），或者说，像肺气肿，除了移位（表示顺应性增加）之外，还有斜率变陡。在老年人中，静态

压力-容积曲线略微陡峭，相对于压力轴呈凹形。但普遍认为，肺顺应性随年龄的变化在生理上并不重要。

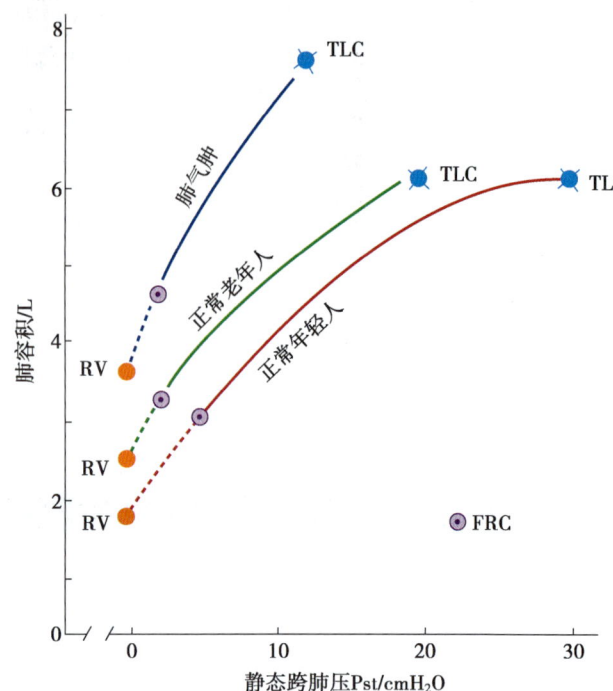

图 19-2　肺压力-容积曲线。肺静态回缩力，表示为在不同肺容积下的跨肺压力，在纵坐标上绘制肺容积。请注意，在任何肺容积中，老年人肺回缩力小于年轻正常对照者，导致压力-容积曲线向上和向左移动。为了比较，显示了肺气肿患者的曲线。在肺气肿中，回缩力降低更多，肺顺应性（压力-容积关系斜率）明显异常。获授权引自：PRIDE NB. Pulmonary distensibility in age and disease. Bull Physiopathol Respir, 1974, 10（1）：103-108.

肺实质中有两种力形成肺弹性回缩力。弹性回缩力的最大部分是源于小气道和肺泡曲面气液界面的表面张力。第二种回缩力是肺的纤维骨架（主要是弹性纤维）被拉伸时产生的回缩力。

■ 表面张力的变化

随着年龄增长，大部分肺回缩力丧失可能与肺表面积减少有关。随着年龄增长，肺表面积减少可以减少气液界面的面积，从而减少表面张力，最终减少肺的总弹性回缩力。无论是气液界面丧失，还是由于肺结构大分子改变，弹性回缩力减少对肺实质内气道功能有重要影响，并最终影响肺泡气体交换和用力呼气流量（见"肺功能检查"相关内容）。

■ 大分子结构变化

Weibel 从肺门到胸膜的"整体纤维连续体"进行了精细研究。这包括轴向纤维延伸到肺泡间隔，从间

隔纤维延伸到胸膜。尽管肺中的大多数蛋白质相对较快地转化，但肺纤维网络中的结构蛋白、弹力蛋白和胶原蛋白为肺组织提供了一个非常稳定、长久的骨架结构。

弹性纤维主要由一种极疏水性、交联性强、极具弹性的大分子（弹性蛋白）组成。这些纤维被认为是肺弹性的重要组成部分。通过对全肺分析显示，随着年龄增长，弹性蛋白含量实际上在增加（而非减少）。最近证据表明，肺弹性蛋白增加是由胸膜弹性蛋白增加引起的，而肺实质弹性蛋白并不改变。

对肺实质弹性纤维的细致研究表明，这些纤维在出生后肺生长后非常稳定。长寿蛋白质中的某些生化变化（氨基酸变成镜像结构，或外消旋化）提供了一种"生物钟"，可以估计蛋白质自合成以来经历的时间。由于蛋白质合成机制控制严格，只有L-氨基酸被掺入新合成的蛋白质中。然而，随着在体温条件下岁月流逝，很容易测量D-天冬氨酸的积累量。当一起检测所有肺蛋白时，可发现最小量的D-天冬氨酸。然而，在纯化后的肺弹性蛋白中，D-天冬氨酸积累与年龄有关，这表明肺弹性蛋白的转换非常缓慢（图19-3）。还

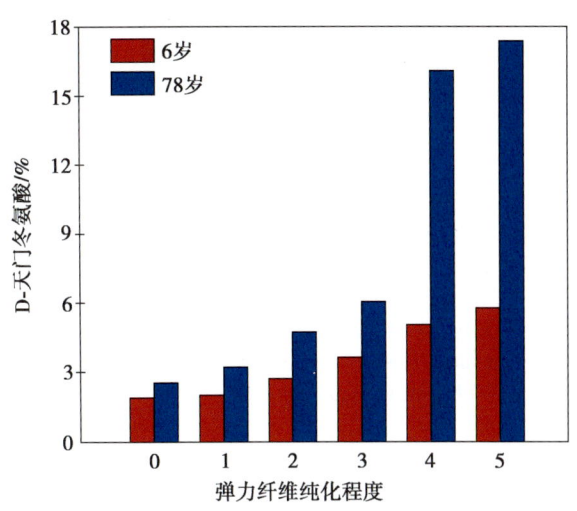

图19-3 人体肺实质蛋白的寿命，通过体内天冬氨酸外消旋化证明。每对条形图显示的结果来自两个死亡时年龄相差很大的个体。弹性蛋白纯化的步骤0代表全肺实质，步骤5是纯化的弹性蛋白。在6岁标本中检测到的D-天冬氨酸可归因于在分析过程中发生的外消旋化，而年轻和年老个体之间D-天冬氨酸的流行率差异是由体内外消旋化引起。注意，全肺水解物（步骤0）结果对两个样本相似，反映了它们的蛋白质组成，主要是快速更新。然而，从最古老的标本中纯化的弹性蛋白在体内已广泛外消旋，表明它是在死亡前几十年合成的。这些弹性蛋白数据与其他长寿蛋白的结果非常一致。获授权引自：SHAPIRO SD, ENDICOTT SK, PROVINCE MA, et al. Marked longevity of human lung parenchymal elastic fibers deduced from prevalence of D-aspartate and nuclear weapons-related radiocarbon. J Clin Invest, 1991, 87 (5): 1828-1834.

可以通过测量从大气核武器试验中掺入碳14（^{14}C）的弹性纤维来估计肺弹性蛋白转换。例如，在核时代之前，如果个体已完成了出生后肺部生长，肺弹性蛋白中无过量的^{14}C，则表明没有新的弹性蛋白合成。相比之下，在后核武器试验时代，则可在个体生长肺的弹性蛋白中发现适当过量^{14}C。放射性碳数据建模表明，弹性蛋白"平均碳停留时间"为74年。

总而言之，氨基酸外消旋化和放射性碳数据表明，肺实质弹性蛋白在人的一生中是稳定的，肺实质弹性蛋白的含量不仅不随年龄变化，而且每一个体的弹性蛋白至少可以保持数十年。

其他对肺弹性纤维的研究表明，随着年龄增长，个体弹性纤维的位置和方向也会发生变化，弹性蛋白的交联也会发生变化。因此，一些作者认为，在不替代弹性纤维的情况下，可能发生肺结构重塑。但无论如何，目前年龄相关性结缔组织变化并不能充分诠释老龄人肺弹性回缩力下降。

通过羟脯氨酸测定人体肺泡壁胶原蛋白的研究，发现在衰老过程中胶原蛋白的含量与年龄变化并不一致。虽然对人类的研究还没有完成，但对啮齿动物和鸟类的研究表明，肺胶原纤维和弹性纤维一样，存在很长时间。最后，虽然在衰老过程中胶原蛋白发生了一些质的变化（如溶解性降低、分子间交联增加），但这些变化似乎与肺弹性回缩力的改变无关。

虽然有确凿的证据显示人在肺切除术后保留肺会发生代偿性缓慢生长（在许多年内），但更常见的是，肺似乎通过重排其纤维骨架而不是改变分子重塑来适应胸廓空间的变化。

■ 胸壁的变化

有充分的证据表明，随着年龄增长，胸壁变得越来越僵硬。如图19-4所示，胸壁静压-体积曲线随着年龄增长向右偏移，不再那么陡峭。肋骨与胸骨及脊柱关节可能钙化，肋骨关节顺应性降低。肋骨关节的变化可能因骨质疏松症引起脊柱逐渐后凸而加剧。由于胸壁顺应性下降，呼吸肌需要做更多的功。例如，70岁时，大约70%总的弹性呼吸功消耗在胸壁上，而在20岁时，这个值仅为40%。

图19-4还表明，由于胸壁力学性能的改变超过了肺弹性回缩力下降，导致总呼吸系统顺应性随着年龄的增长而降低。

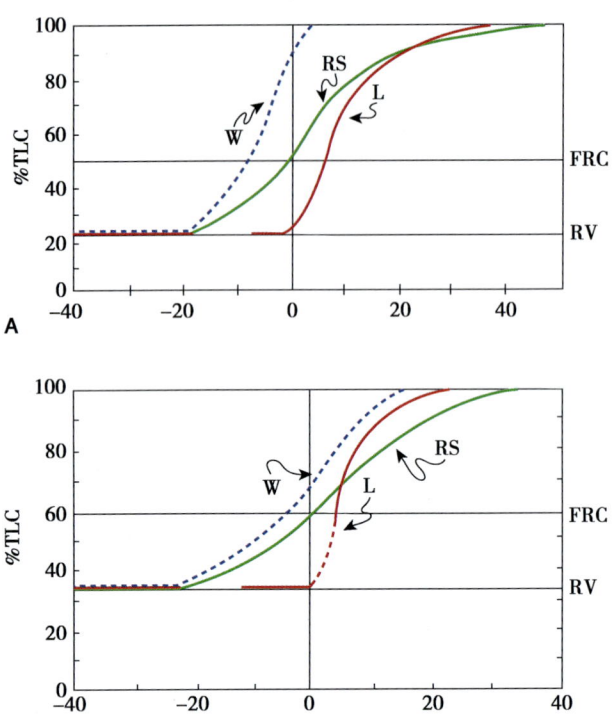

图 19-4 呼吸系统各组成部分的静态顺应性关系。(L:肺;W:胸壁;RS:总呼吸系统。)A. 一名 20 岁男性。B. 一名 60 岁男性。注意,老年人胸壁静态顺应性明显降低(斜率减小),而功能残气量(呼吸系统的静息容积,或该点时呼吸系统的压力梯度为零)增加。如图 18-2 所示,在年龄较大的受试者中,肺的静态回缩力也明显降低。资料来源:MITTMAN C, EDELMAN NH, NORRIS AH, et al. Relationship between chest wall and pulmonary compliance and age. J Appl Physiol, 1965, 20:1211-1216;TURNER JM, MEAD J, WOHL ME. Elasticity of human lungs in relation to age. J Appl Physiol, 1968, 25:664-671.

呼吸肌变化

与年龄相关的非呼吸性骨骼肌变化包括由于肌肉能量效率改变、代谢、运动单元萎缩和肌电图异常而导致其工作能力下降。似乎可以基于其他骨骼肌关联的结果,发现与年龄有关的呼吸肌异常。

Black 和 Hyatt 的一项早期研究通过测量 120 名年龄在 20~70 岁的正常人(包括吸烟者和非吸烟者)的最大吸气压力($P_{I_{max}}$)和最大呼气压力($P_{E_{max}}$),证实呼吸肌肉功能减退与年龄有关。女性的最大呼吸压力为男性的 65%~70%。55 岁以下人群未发现与年龄明显相关。男性和女性的 $P_{I_{max}}$ 和 $P_{E_{max}}$ 随着年龄增长都有降低的趋势。随着研究男性人数的增加,未发现男性的 $P_{I_{max}}$ 随年龄发生具有显著统计学意义的改变。

最近,McElvaney 和他的同事对 104 名 55 岁以上健康人进行了类似研究,得出了不同的结论。他们发现个体与个体之间的最大呼吸压力存在很大差异(如 Black 和 Hyatt 研究所示),但与年龄无显著相关性。

相比之下,第三组 160 名年龄在 16~75 岁健康人群,Chen 和 Guo 发现最大呼吸压力存在显著的性别差异,而 $P_{I_{max}}$ 和 $P_{E_{max}}$ 均随年龄增长而减少,与性别无关。在同样样本量的研究中,男性 $P_{E_{max}}$ 与年龄的相关性无统计学意义。当将 40 名年龄年轻组(16~30 岁)与 40 名年长组(61~75 岁)相比时,$P_{I_{max}}$ 的减量为 32%~36%,而 $P_{E_{max}}$ 的减量为 13%~23%。图 19-5 显示了女性最大呼吸压力的代表性结果。

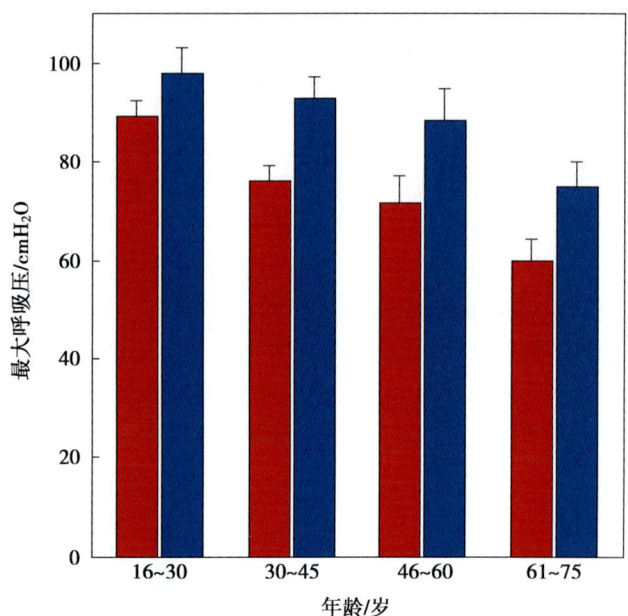

图 19-5 女性最大呼吸压力年龄的典型变化。分别在残气量和肺总量下进行吸气和呼气测量。最大吸气压力(空心杆)和最大呼气压力(阴影杆)。误差线是均值的标准误差。虽然在数量上是适中的,但随着年龄的变化两种测量都具有统计学意义。资料来源:CHEN HS,KUO CS. Relationship between respiratory muscle function and age, sex, and other factors. J Appl Physiol, 1989, 66(2):943-948.

Chen 和 Kuo 还测量了吸气肌在阻力负荷下的耐力,并发现随着年龄的增长,耐力显著下降。运动状态男性比静坐状态男性吸气肌的耐力更大。

综上所述,当研究不同年龄的健康人群时,似乎可以发现呼吸肌力量和耐力下降与年龄呈中度相关。这些研究定义健康仅仅是没有疾病,无活动量对照。因个体差异显著导致结果变得更加复杂,而且缺乏纵向研究报道。与其他骨骼肌相比,呼吸肌持续性活动可能更好地保持呼吸肌功能训练。最后,体力活动可能起到一个额外的训练效果,增强所有年龄组吸气肌耐力。

呼吸控制

年轻人的每分通气量与代谢需求相匹配,从而,能够维持动脉血气值从平静状态到剧烈运动之间的各种活动呈稳定状态,只是耗氧量和 CO_2 排放量会有很大变化。肺部疾病或充血性心力衰竭时,气体交换的效率下降,通过适当增加每分通气量减轻高碳酸血症和/或低氧血症。通气控制系统在第 11 章中有详细描述。

通气控制机制通常是通过监测增加呼吸系统张力、诱导低氧血症或高碳酸血症时的通气参数(通常还包括心脏参数)来确定的。这些测试显示,年轻人和老年人在通气和心脏反应方面存在显著差异。

■ 对高碳酸血症的通气反应降低

Kronenberg 和 Drage 比较了 8 例年轻人(平均年龄 25.6 岁)和 8 例老年人(平均年龄 69.6 岁)对高碳酸血症的通气反应。在试验过程中,要求受试者呼吸 5% CO_2,同时通过补充氧气将 P_{AO_2} 维持在 200mmHg 以上,以消除低氧通气驱动。在 P_{ACO_2} 升高至 65mmHg 时进行测量。尽管各组之间的个体差异相当大且部分重叠,通过衡量通气和 P_{ACO_2} 之间关系斜率,发现老年人对高碳酸血症的通气反应明显减弱。

■ 通气对缺氧的反应减弱

当 Kronenberg 和 Drage 在恒定 CO_2 浓度下测量缺氧通气反应时,他们发现年轻人和老年人之间的差异更加显著(图 19-6)。例如,P_{AO_2} 为 40mmHg 时,年龄较大受试者的通气反应均较小,两组之间无重叠,年轻组、老年组平均每分通气量分别为 40.1L/min 和 10.2L/min。

■ 口腔阻断压反应降低

Peterson 等证实了之前讨论的观察结果,并表明老年受试者对高碳酸血症和低氧的反应差异是由于潮气量的增加较少,而通气频率能正常增加。由于这一观察结果也可能由呼吸肌强度差异或胸壁僵硬度增加导致,因此作者测量了气道阻断压力,这一指标对检测呼吸驱动颇有价值,不受呼吸肌强度或呼吸力学影响。测量(P_{100})口腔的负压值,即检测吸气开始后 100ms 气道闭塞后产生的负压。与 9 名年轻对照组受试者(平均年龄 24.4 岁)相比,Peterson 研究的 10 名老年受试者(平均年龄 73.3 岁)对缺氧和高碳酸血症的口腔阻断压力反应显著降低(图 19-7)。虽然老年人的呼吸肌张力降低(均值,最大静态吸气压力下降 24%),但当把这些差异进行标准化后,口腔阻断压力的差异依然存在。

前面提到的关于通气控制的开创性研究因其概念重要且具有突破性,将对相关内容进行详细讨论。尽管随后的研究结果有一些混淆,这可能与研究方法

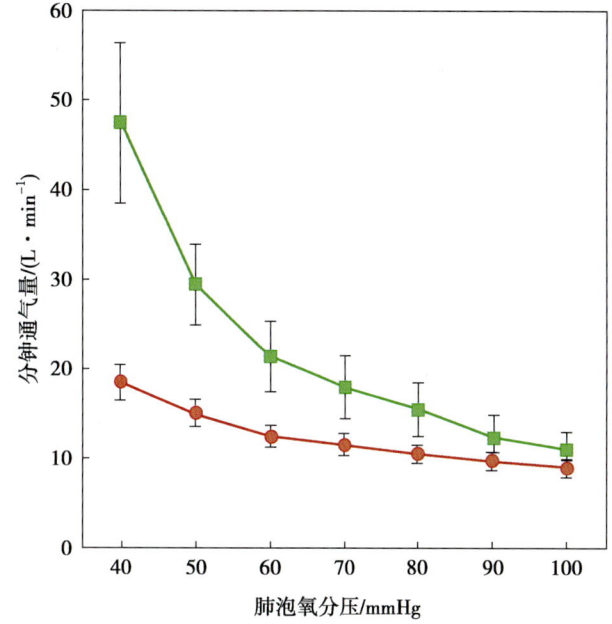

图 19-6 缺氧呼吸反应随年龄的变化。通过再呼吸法对 8 名年龄 64~73 岁的正常男性(圆圈表示)和 8 名年龄 22~30 岁的对照组(正方形表示)进行等渗性缺氧。数据值是均值,误差线显示的是均值的标准误差。请注意,老年人和对照组之间的通气反应有显著差异。获授权转自:KRONEN-BERG RS,DRAGE CW. Attenuation of the ventilatory and heart rate responses to hypoxia and hypercapnia with aging in normal men. J Clin Invest,1973,52(8):1812-1819.

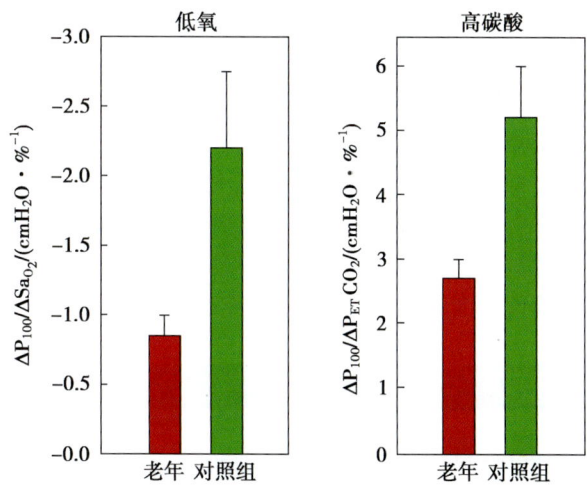

图 19-7 随着年龄增长,口腔阻断压力对缺氧和高碳酸血症的反应。所示数据是阻塞压力反应与 Sa_{O_2} 或呼气末 P_{CO_2} 之间的斜率;误差线是均值标准误差。老年人在对缺氧和高碳酸血症的反应中阻断压力显著降低。两组差异有统计学意义,$P<0.01$。获授权引自:PETERSON DD,PACK AI,SILAGE DA. Effects of aging on the ventilatory and occlusion pressure responses to hypoxia and hypercapnia. Am Rev Respir Dis,1981,124(4):387-391.

不同、研究对象的年龄和样本量不足有关。然而,在 Lalley 回顾的 16 项研究中,有 14 项发现老年人通气反应异常。

综上所述,随着年龄增长,潮气量对低氧血症或高碳酸血症的反应性降低显然是由于呼吸动力或呼

吸中枢神经输出的反应性降低所致。呼吸动力减弱是由于化学受体功能改变还是呼吸中枢功能改变,目前尚不清楚。Kronenberg Drage 通过观察发现,老年受试者心率对 40 托(Torr;1Torr＝1mmHg)肺泡氧张力的反应仅增加 11%,而年轻受试者的反应增加 34%,因此他们倾向于发生了受体功能改变。

■ 呼吸负荷补偿和呼吸困难

呼吸机械负荷变化的反射性补偿(如肺部疾病、姿势变化和口鼻呼吸)通常是能够在变化期间保持通气稳定。Akiyama 等测量了年轻人和老年人对吸气流阻力负荷反应,发现有显著差异。年轻对照组中,吸气负荷能够引起每个诱导性高碳酸血症水平的 P_{100} 升高,与无吸气负荷反应相比,吸气负荷并不改变对高碳酸血症的通气反应。与此形成鲜明对比的是,老年组 P_{100} 在吸气负荷增加时并无变化。在通气驱动无代偿性改变的情况下,老年组在吸气负荷期间对高碳酸血症的通气反应降低。

在每个 P_{CO_2} 水平,老年人对吸气负荷的呼吸困难感知强度大于对照组。因此,老年人呼吸困难的感知是完整的或增强的,而他们的代偿反应却减弱。这表明,老年人可能比有类似病理生理病变的年轻人对呼吸困难主诉更明显。

■ 阿片类药物和镇静剂对呼吸抑制的敏感性

老年人对阿片类药物和镇静剂更敏感,可引起明显呼吸抑制。对非插管老年患者使用这些药物时,需要格外警惕。药物效应增强是多因素的,尽管所涉及的各种机制超出了本章范畴,但其药效强、作用持久的危险性真实存在,并具有潜在灾难性。

肺循环

肺动脉导管介入性生理学研究通常存有偏倚,仅仅是一些因体征和症状进行心导管检查的患者亚群,他们不可能代表"健康"人群。此外,肺循环中与年龄相关的变化很难也不可能区别因心脏病或年龄相关的心功能变化。

Ehrsam 等报道对 125 名无症状受试者进行右心导管介入术的回顾性分析研究,这些受试者年龄范围是 14～68 岁。在调整性别、体重和身高后,最高年龄组所观察到的右心房、肺动脉和肺动脉楔压等压力有轻度增加的区别消失。在心输出量、每搏输出量和摄氧量方面均未发现与年龄存在显著相关。通过多因素回归分析,年龄因素仅占血流动力学和压力总变量的 10%或更少。然而,在使用自行车测力计做仰卧运

动时,肺动脉和楔压随着年龄增长而增加,特别是 45 岁以上受试者。这些变化非常显著,在多因素回归分析中,年龄占总变化的 12%～30%。最后,无论在休息时还是在运动期间,测量的肺动脉阻力随着年龄增长而呈现出显著增加,年龄对肺动脉阻力的总变化贡献 12%～27%。虽然所研究的队列对象都无症状,且自动体位,但有些受试者可能存在无症状性冠状动脉疾病,且随着年龄增长,冠状动脉疾病患病率预计会增加。此外,年轻患者多因心脏杂音就诊,而进行"肺部检查"就诊的老年患者则包括肺局灶性病变、肺门淋巴结肿大、"既往肺浸润"和吸烟。因没有讨论吸烟史,因此,从严格意义而言,还不确定年轻患者和老年患者之间是否具有可比性。

最近,Davidson 和 Fee 报道了 47 例正常受试者在静息时行右心导管介入的研究结果,这些受试者无冠状动脉疾病且左心室收缩功能正常,但包括吸烟者在内。研究人员发现,肺动脉平均压力、肺血管压力和肺/全身血管阻力比例随年龄增长显著升高,但量值仅轻度增加,未发现肺动脉楔压与年龄相关差异。作者认为,肺动脉压和肺血管阻力与年龄的相关最大可能主要是肺血管床异常,但还不能排除因左心室功能细微异常造成的影响。

总之,肺血流动力学随着年龄增长的相关研究受多重限制,包括回顾性设计、患者选择偏移和吸烟等。据报道,运动期间肺血管阻力和年龄相关的肺动脉楔压有轻微增加,但这些与年龄相关的变化可能不具有生理学意义。

肺功能检查

肺功能和运动能力随着年龄的增长而下降,伴随着许多其他生理、形态和生化变化。与年龄有关"正常"变化的描述被越来越多的疾病、慢性疾病、药物使用和静坐状态的生活方式所混淆。此外,实际年龄与仅近似于生理年龄二者之间有很大不同,用实际年龄作为衡量衰老指数变化的标准并不完美。希望仅探究生物衰老自身独立的影响(在没有疾病的情况下衰老),那基本上是不可能的。最佳研究的策略是进行纵向研究,可以随时间变化跟踪,从而避免了横断面研究的明显偏差。然而,纵向研究本身就存在方法学上的问题和偏差,偏颇最明显的是用健康老年人代表健康生存人群。如果作为一个群体,他们的肺功能高于平均水平,那么他们就不能代表一般老年人人群。

■ 肺容积

图 19-8 显示了基于横断面研究的典型肺容积随年龄变化。除了肺活量外,衰老对肺容积的影响是基

于横断面而非纵向数据,因为几乎没有关于静态肺容积的纵向研究。肺总量(TLC),即最大吸气结束时肺气体量,以呼吸系统产生的回缩压力与呼吸肌产生的最大吸气压力完全抵消为标志。由于呼吸系统顺应性(肺和胸壁结合)和最大吸气压力随年龄增长而下降,TLC可能也会下降。然而,在欧洲煤钢共同体总结的7项TLC横断面研究中,有4项男性研究和3项女性研究未发现显著的年龄系数。其余研究发现TLC随年龄增长仅有小幅下降,为-19~-8mL/年。当这些研究结果被合并为平均方程时,男性和女性都没有显著的年龄系数。McClaran等人对18位健康男性进行了两次肺容积测量。第一次测量的平均年龄为67岁,第二次是6年后。虽然平均TLC下降25mL/年,但变化无统计学意义。该研究样本量小,间隔时间短。

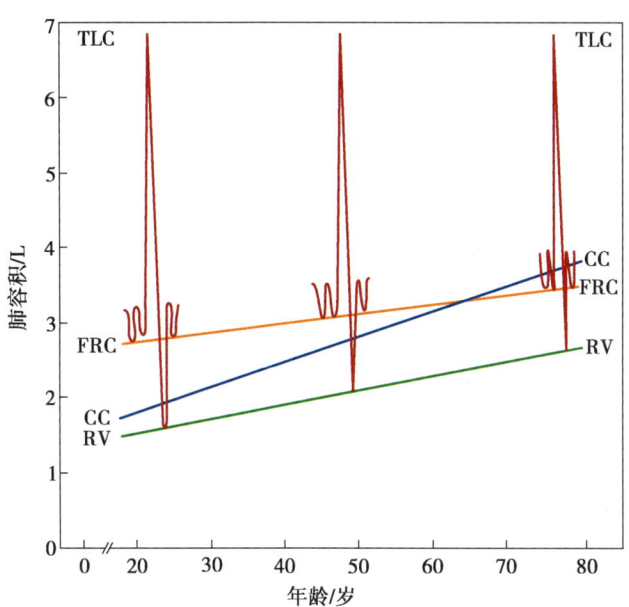

图19-8 根据坐位个体的横断面研究,肺容积随年龄变化示意图。(TLC:肺总量;FRC:功能残气量;RV:残气量;CC:闭合容量。)虽然没有标记,肺活量(VC)即是TLC减去RV。最一致的变化是RV增加和VC减少。获授权引自:PETERSON DD,FISHMAN AP. Aging of the respiratory system//FISHMAN AP. Pulmonary diseases and disorders. New York:McGraw-Hill, 1992:1-17.

综上所述,目前横断面研究表明,TLC要么不随年龄下降,要么下降得非常缓慢。有趣的是推测TLC横断面研究可能会混淆,因为它们通常将TLC指数与年龄和身高联系起来。人的身高会随着年龄增长而逐渐下降,而一生中最高身高似乎会随着连续几代而增加。作者认为,TLC随年龄的纵向研究可能会出现小幅但显著下降。

慢性和用力肺活量(FVC)随着年龄的增长而下降,男性比女性下降得更快。每年肺活量平均减少的量差别很大;在横断面研究中,男性每年减少范围为21~33mL/年,女性为18~28mL/年。理论上,纵向研

究应该能更好地评估衰老对肺功能的影响。Ware等人在一项包含纵向和横断面计算的研究中发现,横断面中男性和女性FVC下降分别为-34mL/年和-27.8mL/年,纵向计算分别为-40mL/年和-31.3mL/年。这项研究与通常认为的纵向研究FVC下降幅度比横断面研究有一定差别。目前,还不确定纵向研究是否与横断面研究在描述FVC和FEV_1下降方面有很大不同。纵向研究显示,随着年龄增长,FVC和FEV_1的损失率会加快。

残气量(RV)和RV/TLC比值横断面研究一致显示随年龄增长而增加。在年轻时,RV(即最大呼气结束时肺含气体量)是呼吸系统向外的静态弹力与呼吸肌施加的最大压力相平衡时的体积。年龄较大受试者的呼气流量从未完全降为零,RV的确定部分取决于个体可以维持呼吸的时间长度。导致RV随年龄增长而增加的其他因素包括肺回缩力丧失、胸壁顺应性下降、呼气肌力下降以及肺相关区域小气道闭合(气体陷闭)增加。在解释随年龄增长RV增加的原因时,呼气时间和气体陷闭增加可能比肺和胸壁顺应性的变化更重要。

FRC还取决于肺和胸壁弹性回缩力平衡;但是,在这种情况下,平衡发生在呼气末静止(非强制)时。由于随着年龄增长,肺弹性回缩力下降且胸壁变僵硬,因此FRC预期会增加。然而,横断面研究的结果并不一致,大多数研究显示FRC随年龄增长并没有变化。有的研究发现,FRC随年龄增长而增加,其年龄系数在7~16mL/年之间呈较小的正相关。McClaran纵向研究发现FRC每年增加40mL,同样这一变化并不显著。尽管数据相互矛盾,但人们普遍认为FRC随着年龄增长而增加。

肺回缩力丧失也会改变气道闭合时的容积。当成年人呼气完全时,肺相关区域终末细支气管区域小气道闭合。闭合开始时测量的肺容积为闭合容积,如果加入RV,则为闭合容量。闭合容积随年龄增长而呈线性增加,从20岁时约为TLC的5%~10%,70岁时约为TLC的30%。肺弹性回缩力丧失、肺内气道回缩力下降,以及小气道直径减少可解释CV的变化。

受试者仰卧时,闭合容积影响到潮气量约为44岁;在约65岁,坐位时闭合容积就会影响潮气量(图19-8)。潮气呼吸期间气道闭合可以说明随年龄增长动脉氧分压($P_{A_{O_2}}$)下降的大部分原因,而且有可能导致年龄相关的频率依赖顺应性增加。

■ 气流

在最大呼气动作期间测量的呼吸流量基本随着年龄的增长而减少,而且在肺容积较低时下降最为明

显(图 19-9)。Nunn 和 Gregg 在一项对非吸烟者 225 名男性和 228 名健康女性的研究中报道,随着年龄增长,呼气流量峰值(PEF)出现一定的非线性下降(图

19-10),在 30~35 岁时达到峰值;在 45 岁左右时,明显下降。50 岁以后,男性每年平均下降约 4L/min,女性每年约 2.5L/min。

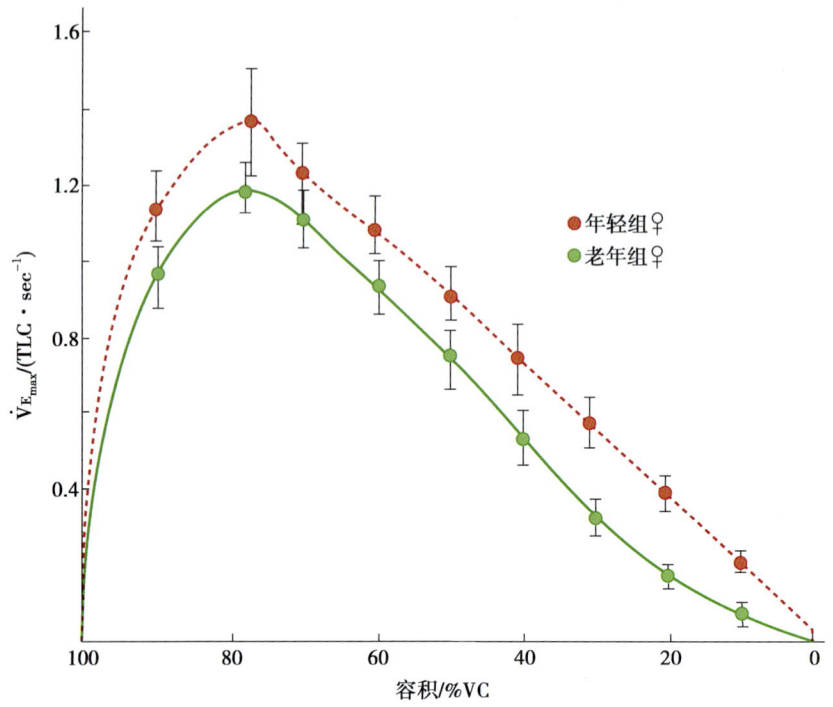

图 19-9　健康"老年"女性(平均年龄 63 岁)和健康年轻女性(平均年龄 25 岁)的最大流速-容积曲线。尽管所有流速都会随着衰老而降低,但流速降低在肺容积较低时最为明显,肺流速-容积曲线明显凹向容积轴。获授权引自:PETERSON DD, FISHMAN AP. Aging of the respiratory system//FISHMAN AP. Pulmonary diseases and disorders. New York:McGraw-Hill,1992:1-18.

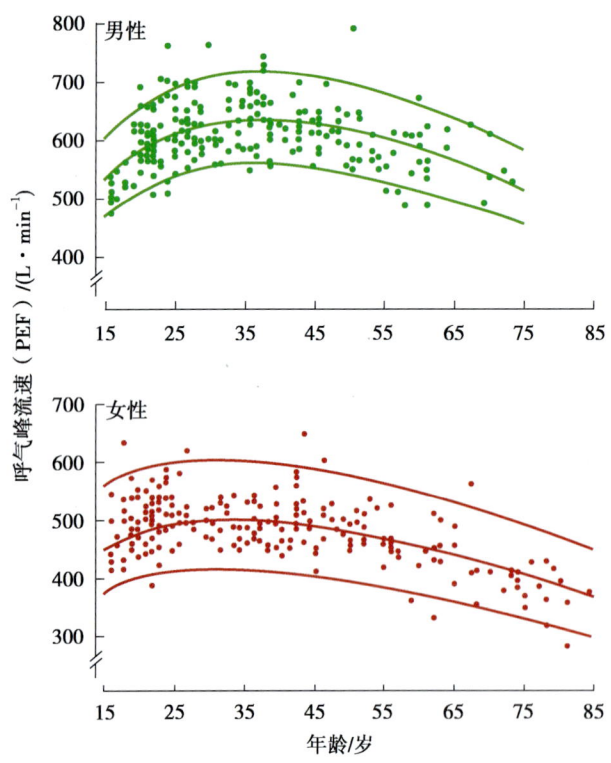

图 19-10　健康肺吸烟者 225 名男性和 228 名女性呼气峰流速的变化。中心线是代表平均数据的回归曲线,双侧边界是 90% 置信区间。获授权引自:NUNN AJ, GREGG I. New regression equations for predicting peak expiratory flow in adults. Br Med J,1989,298(6680):1068-1070.

Paoletti 等报道的图 19-11 显示了 FEV_1 在生长、成熟和衰老过程中的变化。FVC 变化有相似之处。在一个衰老模型中,FVC 和 FEV_1 在生长阶段逐渐增加直至大约 12 岁。在成熟期(青春期),这些参数增加加速。FVC 和 FEV_1 增加在女性 20 岁达峰值,男性约为 25 岁;即使在体细胞停止生长后,肺容量也会增加。在开始下降之前,FVC 和 FEV_1 似乎处于平台期,几乎或没有变化。然而,Robbins 等人的研究表明,虽然平台期代表了平均数据,但肺功能通常在个体中增加或减少(图 19-12)。其研究证实疑似的"平台期"代表着某些受试者与成熟相关的 FVC 和 FEV_1 增长较慢,而另一些受试者则略有下降。在下降阶段,随着年龄增长,FVC 和 FEV_1 的损失率似乎加快。然而,并不是所有的研究都发现老年人心率加速下降。随着年龄增长,FEV 和 FEV_1 在以下群体中下降速度趋于更高:①男性;②身高较高的个体;③基线值较大的个体;④气道反应性增加的个体。

■ 气道阻力

FRC 时测量的气道总阻力不随年龄变化。随着年龄增长,上气道增宽,小气道直径减小,故外周气道

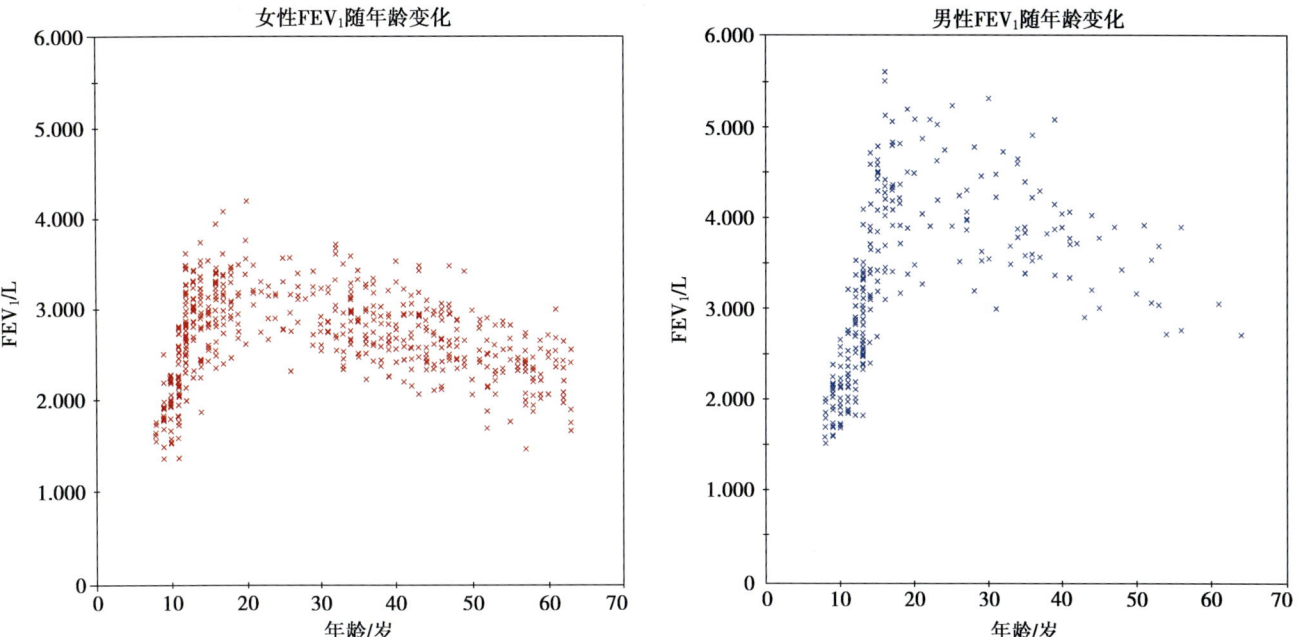

图 19-11　从 3 289 名受试者的大型研究中挑选出 538 名女性和 263 名男性的"正常"FEV$_1$ 随年龄的变化。FVC 的变化同 FEV$_1$
相似。获授权引自：PAOLETTI P，PISTELLI G，FAZZI P，et al. Reference values for vital capacity and flow-volume curves from a general population study. Bull Eur Physiopathol Respir，1986，22（5）：451-459.

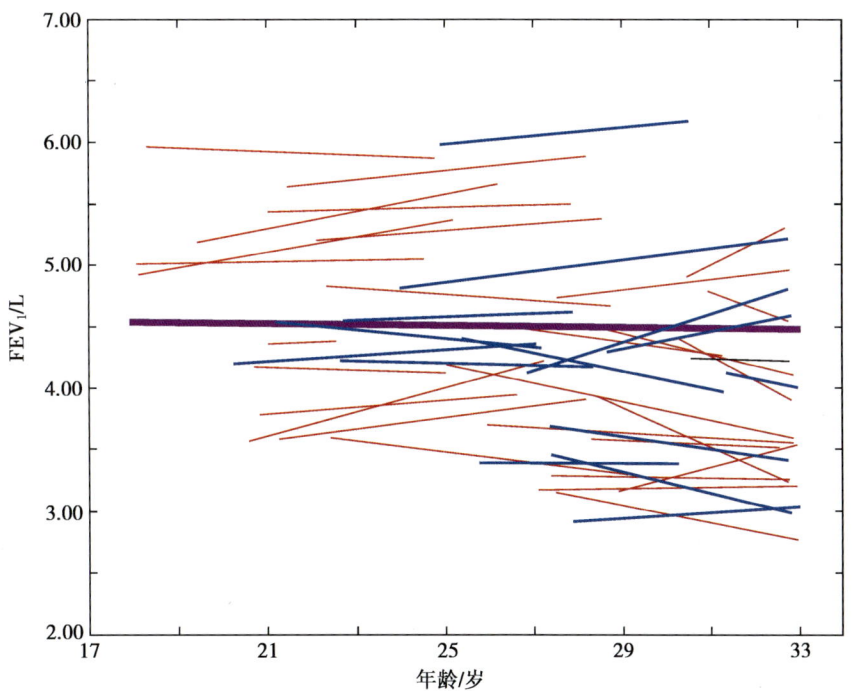

图 19-12　基于纵向数据的线性回归，预测 44 人的 FEV$_1$ 轨迹。不吸烟者（红细线）和吸
烟者（蓝细线）。紫粗线是基于整个组的数据。虽然该组的数据显示没有随年龄的变化，
但单个数据显示，在此期间，随着年龄的增长和下降，肺功能理论上处于平台期。获授权
引自：ROBBINS DR，ENRIGHT PL，SHERRILL DL. Lung function development in young
adults：is there a plateau phase？ Eur Respir J，1995，8（5）：768-772.

阻力增大,中心气道阻力减小。气道总阻力不随年龄变化可能是这种变化平衡作用的结果。然而,由于大约90%总气道阻力位于上气道,周围气道阻力即使有显著变化也不容易反映出总气道阻力中。随着年龄增长,外周气道阻力显著增加与肺容积较低时观察到的最大流速显著下降相一致。

■ 气体交换

一氧化碳弥散能力($D_{L_{CO}}$),也称转移因子($T_{L_{CO}}$),随着年龄增长而下降。早期横断面研究报道男性$D_{L_{CO}}$线性下降约为-0.2mL CO/min·mmHg·年,女性为-0.15mL CO/min·mmHg·年。这些下降大约每年0.5%。美国成年男性的大型代表性样本中,Neas 和 Schwartz 发现 $D_{L_{CO}}$ 几乎呈线性下降。然而,在女性中,他们发现 $D_{L_{CO}}$ 随年龄呈非线性、二次方型下降。47岁以后,非线性部分不显著,$D_{L_{CO}}$ 下降与早期研究相同。$D_{L_{CO}}$ 下降与年龄无关,与种族无关。

随着年龄增长,$D_{L_{CO}}$ 下降并不是由于气体分布不均匀性增加所致。如果静脉血红蛋白浓度减少,即使肺泡 P_{O_2} 增加,测得的 $D_{L_{CO}}$ 也会有下降。无论是肺泡 P_{O_2} 还是血红蛋白浓度都会不随年龄变化,并不能以此解释 $D_{L_{CO}}$ 会因衰老下降。$D_{L_{CO}}$ 下降的幅度与已知的年龄相关性肺表面积下降的幅度相当。

$D_{L_{CO}}$ 由膜扩散能力(Dm)和肺毛细血管血容积(Vc)组成。Dm 和 Vc 都随着年龄的增长而下降。一项对54名男性和36名女性健康非吸烟者横断面参考值的研究发现,Dm 和 Vc 下降与年龄呈线性关系。男性和女性的膜弥散能力每年下降约0.6%。肺毛细血

管血容积以每年0.3%的速度下降。

尽管肺泡氧分压($P_{A_{O_2}}$)随年龄增长而保持不变,但动脉 P_{O_2}(Pa_{O_2})降低,肺泡-动脉氧分压梯度($P_{A-a_{O_2}}$)随年龄增长(图 19-13)。当研究对象为平卧而不是直立时,Pa_{O_2} 随年龄增长而下降得更为明显。随着年龄增长,Pa_{O_2} 下降最可能的机制是在潮气呼吸过程开始时即发生气道闭合,且通气与血流($\dot{V}_E/\dot{Q}$)匹配失衡增加。$\dot{V}_E/\dot{Q}$ 匹配失衡增加也与生理无效腔增加有关。由于 Pa_{CO_2} 和 pH 不随年龄变化,低通气也不会导致 Pa_{O_2} 随年龄下降(图 19-13)。

运动能力

在静坐状态和运动的个体中,$\dot{V}_{O_2}$ 峰值($\dot{V}_{O_{2peak}}$)和最大工作能力随着衰老而降低。$\dot{V}_{O_{2peak}}$(L/min)逐渐增加,至约20岁达峰值。在25岁左右,男性和女性的 $\dot{V}_{O_{2peak}}$ 即开始下降,并以每年1%的速度持续(图 19-14)。如果将一个人的 $\dot{V}_{O_{2peak}}$ 表示为体重的函数[L/(kg·min)],那么这种下降会发生得更早,也许出现在生命的第一个10年。$\dot{V}_{O_{2peak}}$ 下降的幅度在纵向研究中往往大于横断面研究,静坐状态个体下降的速度大约是经常运动个体的2倍。尽管由于影响运动能力的数量和类型不同,预计会出现非线性下降,大多数(但不是全部)研究报道 $\dot{V}_{O_{2peak}}$ 随年龄增长呈线性下降。

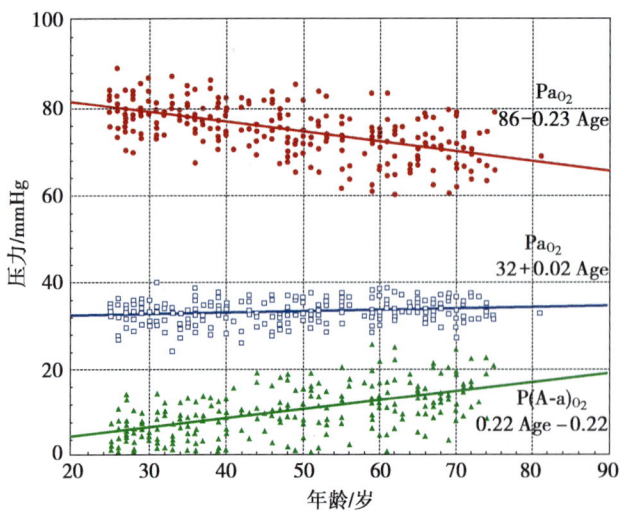

图 19-13 Pa_{O_2}、Pa_{CO_2}、A-a 压力差 $P(A-a)_{O_2}$ 随年龄的变化。数据来自居住在犹他州盐湖城(海拔1 400m)的200名健康男性和女性。海平面数据相似,Pa_{O_2} 和 Pa_{CO_2} 略有上移。

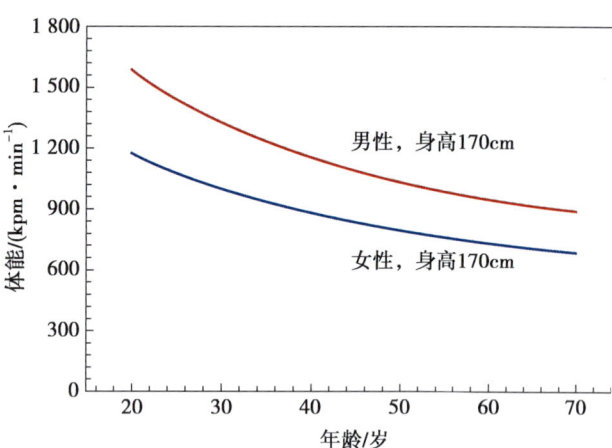

图 19-14 随着年龄的增长,最大运动能力下降。运动能力随年龄呈非线性下降。最大做功能力与最大摄氧量密切相关。获授权引自:JONES NL, SUMMERS E, KILLIAN KG. Influence of age and stature on exercise capacity during incremental cycle ergometry in men and women. Am Rev Respir Dis,1989,140(5):1373-1380.

随着年龄的增长,运动耐力下降是正常衰老的结果,但是生活方式问题加速了这种下降。衰老与身体

塑性的显著变化有关。具体而言,总体重增加,主要表现是增加了脂肪量,因为无脂肪体块(主要是肌肉量)随着年龄增长而减少。这种变化在静坐状态的个体中最为明显。肌肉体块减少,主要是Ⅱ型肌纤维优先萎缩,并且与肌肉毛细血管化和氧化活性降低有关。肌肉力量在20~70岁以每年2%的速度下降。表19-2列出了与随年龄增长丧失运动能力有关的变量。

表 19-2 与运动能力随年龄下降相关的变量

变量	注释
肌肉质量减少	这些变化尤其影响每公斤体重 $\dot{V}_{O_2}$
脂肪质量增加	
组织氧气输送减少 最大心率降低 每搏输出量降低 最大 $C(a-\bar{v})_{O_2}$ 差值降低	由于心输出量减少和最大 $C(a-\dot{v})_{O_2}$ 减少,氧输送和摄取减少;心输出量减少的主要原因与年龄相关的运动能力下降有关
最大自主通气量	
增加每次做功负荷通气	在每次做功负荷下,与年轻人相比,老年人对每次克服呼吸的努力和做功更多;然而,这一效果并没有随着年龄增长导致运动能力下降
增加呼气氧气消耗	
静坐状态的生活方式	生活方式问题在运动能力随年龄增长而丧失的速度中发挥着重要作用;好消息是,与其他被排除的群体一样,老年人对运动训练的反应良好
活动人群训练强度降低	
在测试过程中希望降低最大做功水平	

虽然运动能力随年龄的增长而下降,但很明显,即使是高龄,也能很好地保持对运动调节的反应能力。老年人对耐力和阻力训练的反应与年轻人相似。$\dot{V}_{O_{2peak}}$、肌肉质量、肌肉组织毛细血管化、肌肉氧化活性和肌肉总体强度都有相应增加。

肺和气道炎症

近年来,人们极为关注老年人肺部炎症及其控制,这已成了一个难解之题。已发现老龄人群存在多种炎症介质水平定量异常,主要源于肺实质和气道炎症增加。然而,与年轻受试者不同,老年人咳嗽能力减弱,胃食管反流增多,纤毛清除的有效性降低。所有这些异常都可能导致下呼吸道颗粒物和微生物负荷增加和/或误吸发作。有一个研究气道炎症的突出例子,是支气管肺泡灌洗液中中性粒细胞的平均数量和百分比在老年人中增加,但许多研究显示老龄受试者和年轻正常人并无明显差异。老龄人群平均值增加受亚群中异常高值的影响很大,因此推测这并不是衰老的直接影响。

睡眠

老年患者主诉睡眠不良是临床医师面临的一个难题,他们必须确定这些主诉是否与正常衰老过程、睡眠健康问题或病理存在有关。老年人普遍存在睡眠问题,25%~40%的人抱怨睡眠困难,没有证据证实人们所普遍认为的观点,即随着年龄的增长对睡眠的需求下降。然而,睡眠质量下降,各种原发性睡眠障碍频率增加。睡眠模式中最常见的与年龄相关的变化是夜间觉醒次数显著增加,导致总睡眠时间和睡眠效率(总睡眠时间/卧床时间)降低。睡眠潜伏期是否随着年龄增长而变化尚不确定。第一阶段非快速眼动(NREM 或浅睡眠)时间随着年龄而增加。夜间总睡眠时间减少与白天不必要的小憩增加有关。老年人睡眠中断在很大程度上是由医学和心理问题以及白天缺乏有计划的身体和社会活动造成的。慢性疾病、夜尿症、药物和饮酒、周期性腿部运动、丧亲丧友和抑郁症也有一定的影响。毫不奇怪,老年人更倾向使用镇静剂或催眠药,老年妇女较老年男性更常用。虽然催眠药和镇静剂偶尔也是必需的,但长期使用它们会造成睡眠中断并加重某些睡眠障碍,如睡眠呼吸暂停。自主活动增加、对外部刺激的敏感性增加(环境因素可能会增加觉醒)、暴露在户外光线下的时间减少、不活动、白天打盹,这些都是老年人睡眠中断的原因。内源性昼夜节律的变化,如温度、皮质醇或促甲状腺激素(thyroid stimulating hormone, TSH)水平等也可能导致老年人睡眠中断。

与其他大多数系统一样,调节睡眠的神经系统受衰老过程的影响,并且在没有任何病理过程的情况下老年人的睡眠会受到干扰。第三期和第四期睡眠(慢波睡眠或δ波睡眠)随着年龄的增长而减少,尽管有些人认为衰老导致下降主要是与如何定义δ波振幅有关的技术问题。慢波睡眠的变化似乎很早就显现出来,可能在 20 岁左右。关于 REM 睡眠时间是否随年龄增长而减少还存在争议。关于 REM 和衰老持续争论表明,如果 REM 睡眠确实随着衰老改变,那么由于下降幅度是如此之小,仍不足以掩盖研究中混淆的因素。

睡眠呼吸暂停、具有周期性肢体运动的不宁腿综合征等睡眠障碍,在老年人中更为普遍,而且养老院居民比独立老人更为明显。例如,以 5 次/h 呼吸暂停指数为阈值,一项研究发现 42% 老年疗养院居民有睡眠呼吸暂停,而独居老人这一比例为 24%。一项针对 71~87 岁人群的社区研究显示,多导睡眠图检测显示 55% 人患有睡眠呼吸障碍,其中 38% 为阻塞性睡眠呼吸暂停和 17% 为中枢型睡眠呼吸暂停。然而,对这些个体的纵向随访并未显示与心血管疾病或死亡率独立相关性。

解读老年人肺功能测试

Vaz Fragoso 和 Gill 评论指出,有几个问题使诠释老年人肺功能检查复杂化。在大多数列举有参考值的文献中,老年人群的代表性不足,通常 60 岁以上研究对象的数量会显著减少,80 岁以上的受试者人数就会更少,因此从回归方程上计算的平均值基本上是源于年轻人推断的数据。这意味着平均值或"预测值"对老年人的代表性可能不如中年人。随年龄增大,样本量下降可能反映了参与研究候选人总数减少,以及未能通过筛选标准的人数增多。在参考值研究中,所选择筛查的个体进行肺功能检测时,需要其无症状和疾病。这些筛选标准可能会淘汰一些年龄较大的候选人,因为其本身患病率明显增加。此外,测试质量也经过精心标准化,认知障碍可能会影响测试质量。因此,老龄人可能更难以满足测试质量标准,增加了将他们排除在外的可能性,这样就可能增加了老龄人参考数据的可变性。总之,筛选过程可能导致参与研究的老龄人群难以代表真正参加临床肺功能测试的群体。

因此,对确定被测个体是否在"正常"值范围内,会受这些因素的影响。通常用高斯分布来定义假设数据分布的极限值。虽然很少对这一假设进行检验,但我们有理由怀疑这并不适用于老年人。即使避免使用数据分布假设的方法来定义"正常"范围,常常会将老龄人群的数据与年轻人的数据混在一起,其结果可能是所确定的"正常"范围存在错误。所有这些有关参考值的问题表明,要审慎诠释老龄个体肺功能检查指标。对于年龄 80 岁以上以及数据接近"正常"范围极限值的老年人而言,更需要谨慎对待。

骆琼珍　译
高占成　审校

参考文献

[1] HAYFLICK L. Biological aging is no longer an unsolved problem. Ann NY Acad Sci, 2007, 1100:1–13.

[2] BROOKS SM. Perspective on the human cough reflex. Cough, 2011, 7:10. http://www.coughjournal.com/content/7/1/10.

[3] EBIHARA S, EBIHARA T, KOHZUKI M. Effect of aging on cough and swallowing reflexes: implications for preventing aspiration pneumonia. Lung, 2012, 190:29–33.

[4] BECHER A, DENT J. Systematic review: ageing and gastro-oesophageal reflux disease symptoms, oesophageal function and reflux oesophagitis. Aliment Pharmacol Ther, 2011, 33:442–454.

[5] EDGE J, MILLARD F, REID L, et al. The radiographic appearance of the chest in persons of advanced age. Br J Radiol, 1964, 37: 769–774.

[6] HOUTMEYERS E, GOSSELINK R, GAYAN-RAMIREZ G, et al. Regulation of mucociliary clearance in health and disease. Eur Respir J, 1999, 13:1177–1188.

[7] RYAN SF, VINCENT TN, MITCHELL RS. Ductectasia; an asymptomatic pulmonary change related to age. Med Thorac, 1965, 22:181–187.

[8] VERBEKEN EK, CAUBERGHS M, MERTENS I, et al. The senile lung. Comparison with normal and emphysematous lungs. 1. Structural aspects. Chest, 1992, 101:793–799.

[9] THURLBECK WM, ANGUS GE. Growth and aging of the normal human lung. Chest, 1975, 67:3S–7S.

[10] The definition of emphysema. Report of a National Heart, Lung, and Blood Institute, Division of Lung Diseases workshop. Am Rev Respir Dis, 1985, 132:182–185.

[11] COPLEY SJ, WELLS AU, HAWTIN KE, et al. Lung morphology in the elderly: comparative CT study of subjects over 75 years old versus those under 55 years old. Radiology, 2009, 251:566–573.

[12] PIERCE JA. The elastic performance of the lungs in health and disease. Biochem Clin, 1964, 4:9–16.

[13] FRANK NR, MEAD J, FERRIS BG. The mechanical behavior of the lungs in healthy elderly persons. J Clin Invest, 1957, 36:1680–1687.

[14] KNUDSON RJ, CLARK DF, KENNEDY TC, et al. Effect of aging alone on mechanical properties of the normal adult human lung. J. Appl Physiol: Respirat Environ Exercise Physiol, 1977, 43: 1054–1062.

[15] GELB AF, ZAMEL N. Effect of aging on lung mechanics in healthy nonsmokers. Chest, 1975, 68:538–541.

[16] BODE FR, DOSMAN J, MARTIN RR, et al. Age and sex differences in lung elasticity, and in closing capacity in nonsmokers. J. Appl Physiol, 1976, 41:129–135.

[17] WEIBEL ER. It takes more than cells to make a good lung. Am J Respir Crit Care Med, 2013, 187:342–346.

[18] SHAPIRO SD, ENDICOTT SK, PROVINCE MA, et al. Marked longevity of human lung parenchymal elastic fibers deduced from prevalence of D-aspartate and nuclear weapons–related radiocarbon. J Clin Invest, 1990, 87:1828–1834.

[19] LANG MR, FIAUX GW, GILLOOLY M, et al. Collagen content of alveolar wall tissue in emphysematous and non-emphysematous lungs. Thorax, 1994, 49:319–326.

[20] PIERCE JA, RESNICK H, HENRY PH. Collagen and elastin metabolism in the lungs, skin, and bones of adult rats. J Lab Clin Med, 1967, 69:485–492.

[21] BUTLER JP, LORING SH, PATZ S, et al. Evidence for adult lung growth in humans. N Engl J Med, 2012, 367:244–247.

[22] MITTMAN C, EDELMAN NH, NORRIS AH, et al. Relationship between chest wall and pulmonary compliance and age. J Appl

Physiol, 1965, 20:1211–1216.

[23] BLACK LF, HYATT RE. Maximal respiratory pressures: normal values and relationship to age and sex. Am Rev Respir Dis, 1969, 99: 696–702.

[24] MCELVANEY G, BLACKIE S, MORRISON NJ, et al. Maximal static respiratory pressures in the normal elderly. Am Rev Respir Dis, 1989, 139:277–281.

[25] CHEN H, KUO C. Relationship between respiratory muscle function and age, sex, and other factors. J Appl Physiol, 1989, 166:943–948.

[26] KRONENBERG RS, DRAGE CW. Attenuation of the ventilator and heart rate responses to hypoxia and hypercapnia with aging in normal men. J Clin Invest, 1973, 52:1812–1819.

[27] PETERSON DD, PACK AI, SILAGE DA, et al. Effects of aging on ventilatory and occlusion pressure responses to hypoxia and hypercapnia. Am Rev Respir Dis, 1981, 124:387–391.

[28] LALLEY PM. The aging respiratory system—Pulmonary structure, function, and neural control. Respir Physiol Neurobiol, 2013, 187: 199–210.

[29] AKIYAMA Y, NISHIMURA M, KOBAYASHI S, et al. Effects of aging on respiratory load compensation and dyspnea sensation. Am Rev Respir Dis, 1993, 148:1586–1591.

[30] MANN C, POUZERATTE Y, ELEDJAM JJ. Postoperative patient-controlled analgesia in the elderly: risks and benefits of epidural versus intravenous administration. Drugs Aging, 2003, 20:337–345.

[31] FREYE E, LEVY JV. Use of opioids in the elderly—Pharmacokinetic and pharmacodynamic considerations. Anasthesiol Intensivmed Notfallmed Schmerzther, 2004, 39:527–537.

[32] DOWLING GJ, WEISS SRB, CONDON TP. Drugs of abuse and the aging brain. Neuropsychopharmacology, 2008, 33:209–218.

[33] EHRSAM RE, PERRUCHOUD A, OBERHOLZER M, et al. Influence of age on pulmonary hemodynamics at rest and during supine exercise. Clin Sci, 1983, 65:653–660.

[34] DAVIDSON WR, FEE E. Influence of aging on pulmonary hemodynamics in a population free of coronary artery disease. Am J Cardiol, 1990, 65:1454–1458.

[35] QUANJER PH, TEMMELLING GJ, COTES JE, et al. Lung volumes and forced ventilatory flows: report working party standardization of lung function tests, European Community for Steel and Coal. Official statement of the European Respiratory Society. Eur Respir J, 1993, Suppl 16:5–40.

[36] MCCLARAN SR, BABCOCK MA, PEGELOW DF, et al. Longitudinal effects of aging on lung function at rest and exercise in healthy active fit elderly adults. J Appl Physiol, 1995, 78: 1957–1968.

[37] WARE JH, DOCKERY DW, LOUIS TA, et al. Longitudinal and cross–sectional estimates of pulmonary function decline in never-smoking adults. Am J Epidemiol, 1990, 132: 685–700.

[38] LEITH DE, MEAD J. Mechanisms determining residual volume of the lungs in normal subjects. J Appl Physiol, 1967, 23:221–227.

[39] BODE FR, DOSMAN J, MARTIN RR, et al. Age and sex differences in lung elasticity, and in closing capacity in nonsmokers. J Appl Physiol, 1976, 41:129–135.

[40] HOLLAND J, MILIC-EMILI J, MACKLEM PT, et al. Regional distribution of pulmonary ventilation and perfusion in elderly subjects. J Clin Invest, 1968, 47:81–92.

[41] EDELMAN NH, MITTMAN C, NORRIS AH, et al. Effects of respiratory pattern on age differences in ventilation uniformity. J Appl Physiol, 1968, 24:49–53.

[42] NUNN AJ, GREGG I. New regression equations for predicting peak expiratory flow in adults. BMJ, 1989, 298:1068–1070.

[43] PAOLETTI P, PISTELLI G, FAZZI P, et al. Reference values for vital capacity and flow-volume curves from a general population study. Bull Eur Physiopathol Respir, 1986, 22:451–459.

[44] ROBBINS DR, ENRIGHT PL, SHERRILL DL. Lung function development in young adults: is there a plateau phase? Eur Respir J, 1995, 8:768–772.

[45] NEAS LM, SCHWARTZ J. The determinants of pulmonary diffusing capacity in a national sample of U.S. adults. Am J Respir Crit Care Med, 1996, 153:656–664.

[46] CRAPO RO, MORRIS AH, GARDNER RM. Reference values for pulmonary tissue volume, membrane diffusing capacity, and pulmonary capillary blood volume. Bull Europ Physiopathol Resp, 1982, 18:893–899.

[47] SORBINI CA, GRASSI V, SOLINAS E, et al. Arterial oxygen tension in relation to age in healthy subjects. Respiration, 1968, 25:3–13.

[48] RAINE JM, BISHOP JM. A-a difference in O_2 tension and physiological dead space in normal man. J Apppl Physiol, 1963, 18:284–288.

[49] WAGNER PD, LARAVUSO RB, UHL RR, et al. Continuous distributions of ventilation-perfusion ratios in normal subjects breathing air and 100 per cent O_2. J Clin Invest, 1974, 54:54–68.

[50] COUSER JI, GUTHMANN R, ABDULGANY HM, et al. Pulmonary rehabilitation improves exercise capacity in older elderly patients with COPD. Chest, 1995, 107:730–734.

[51] MALBUT KE, DINAN S, YOUNG A. Aerobic training in the 'oldest old.' The effect of 24 weeks of training. Age Ageing, 2002, 31:255–260.

[52] VAITKEVICIUS PV, EBERSOLD C, SHAH MS, et al. Effects of aerobic exercise training in community-based subjects aged 80 and older: a pilot study. J Am Geriatr Soc, 2002, 30:2009–2013.

[53] MEYER KC, ROSENTHAL NS, SOERGEL P, et al. Neutrophils and low-grade inflammation in the seemingly normal aging lung. Mech Ageing Dev, 1998, 104:169–181.

[54] GISLASON T, REYNISDOTTIR H, KRISTBJARNSON H, et al. Sleep habits and sleep disturbances among the elderly: an epidemiological survey. J Intern Med, 1993, 234:31–39.

[55] PRINZ PN, VITELLO MV, RASKIND MA, et al. Geriatrics: sleep disorders and aging. N Engl J Med, 1990, 323:520–526.

[56] JOHANSSON P, ALEHAGEN U, SVANBORG E, et al. Clinical characteristics and mortality risk in relation to obstructive and central sleep apnea in community-dwelling elderly individuals: a 7-year follow-up. Age Aging, 2012, 41:468–474.

[57] VAZ FRAGOSO CA, GILL TM. Respiratory impairment and the aging lung: a novel paradigm for assessing pulmonary function. J Gerontol A Biol Sci Med Sci, 2011, 67:264–275.

第 4 部分 肺脏免疫学

第 20 章

肺脏的先天性与适应性免疫

Charles S. Dela Cruz

Jonathan L. Ko

肺不断暴露于各种外界因子,因此,面临的挑战是将周围空气中的非致病性部分与源自微生物的潜在致病性抗原区分开。如无特殊说明,我们使用"致病原"一词来指代感染性物质、变应原、毒素和其他吸入性抗原。肺脏具有相应的局部组织结构来保护自己,如黏液层、纤毛阶梯和平滑肌。它还具有复杂的先天性和适应性免疫防御机制。免疫应答需要能够识别并对各种刺激物做出反应。它们必须能够识别并清除有害致病原,以保护肺脏结构不受感染侵害。而另一方面,它们不能对吸入性刺激物反应过度,以避免产生潜在的过度炎症和肺损伤。需要有效地控制应答的强度和时长,以保护正常的肺脏结构,尤其要保护维持气体交换所需的高度血管化且脆弱的肺泡上皮表面。这些肺脏保护机制的变化,导致了内科医生在其患者中所面对的多种肺脏疾病。因此,了解肺脏先天性和适应性免疫应答,对于我们深入了解病理生理学和改进多种肺脏疾病的临床管理具有深远的意义。本章将回顾总结肺脏的解剖学和免疫学防御机制。

解剖学机制

由于肺部表面积很大,因此它面临许多吸入的环境挑战,因为我们呼吸的空气中含有传染性物质,有毒气体和细颗粒物(图 20-1)。肺泡-毛细血管屏障对于气体交换非常重要,需要有效抵御有毒和感染性致病原的伤害作用。如果这些暴露的不良后果不能得到有效控制,就会导致过度的炎症反应、肺水肿甚至是传染性病原体的繁殖蔓延。这些还将依次引发肺泡破坏、异常纤维修复以及气体交换恶化。空气在进入胸腔之前通过鼻或口吸入气管的胸外部分。当气流通过鼻甲时,鼻腔会过滤并调节吸入的空气,使之达到合适的湿度和温度。鼻毛也会作为屏障来阻挡较大的吸入颗粒物。气道黏膜上所覆盖的鼻腔分泌物中含有多种物质,比如溶菌酶、免疫球蛋白[如分泌型免疫球蛋白 A(secretory immunoglobulin A,sIgA)]和能够附着于侵袭微生物上并使其失活的抗微生物蛋白。例如,sIgA 占上呼吸道分泌物中总蛋白的 15%,并在中和和预防侵入病毒和细菌的上皮黏附方面具有重要的作用。在传导性气道的黏膜上也被覆着酸性的黏滞液体以及由 Clara 细胞、杯状细胞和支气管淋巴结分泌的黏液(图 20-1)。该液体构成了重要的气道表面衬里,被覆着支气管上皮,并在外界和肺实质之间形成一道屏障。

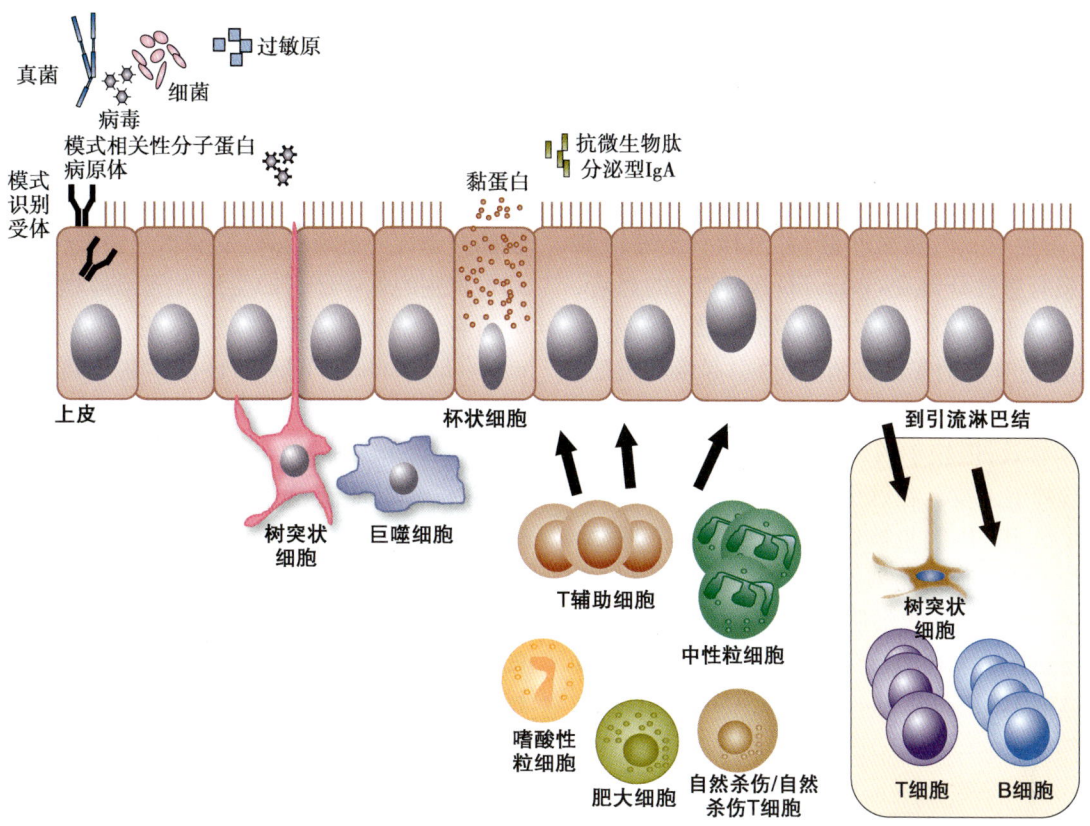

图 20-1　气道上皮对病原体或 PAMPs 的固有识别能力。诸如真菌、病毒或细菌［或其相关的模式相关性分子蛋白（pattern-associated molecular proteins，PAMPs）］这样的病原体，以及环境中的变应原会首先被膜结合型、细胞质型和/或胞内体型固有感受器或模式识别受体（pattern recognition receptors，PRRs）识别。呼吸道上皮细胞为气道腔抗原和黏膜下呼吸道组织之间提供了一道物理屏障，以控制免疫防御及免疫耐受。特殊的上皮细胞具有纤毛，能产生黏膜层并分泌抗微生物蛋白和分泌型 IgA（sIgA），以避免上皮细胞暴露抗原。树突状细胞（dendritic cells，DCs）还有组织巨噬细胞将突触伸入上皮之间或匍匐于其附近，都能够将进入的抗原采样并摄取消化。固有免疫受体对识别抗原会诱导产生前炎症细胞因子和趋化因子，并募集中性粒细胞、T 细胞、NK 细胞、NKT 细胞、嗜酸性粒细胞以及肥大细胞等免疫细胞。活化的 DCs 能够携带吸入性抗原迁徙到邻近引流的淋巴结。在淋巴结内，DCs 协助将源于吸入性物质和固有免疫反应信号与引导适应性免疫系统的细胞信号整合。DCs 与相应幼稚型 CD4$^+$T 细胞相遇后，诸如抗原呈递细胞（antigen-presenting cells，APCs）表型因子和细胞因子介质可以调节 CD4$^+$T 细胞亚群分化，并表达相应的细胞因子谱和功能模式。这些免疫细胞功能和产生的细胞因子决定了发生的究竟是一种活化性反应还是一种耐受性反应。

肺脏固有免疫

在多细胞生物中，固有免疫应答显然是一种在进化上保守的宿主防御系统。在宿主与致病原长年不断的对抗中，固有免疫系统存在的目的是提供一种快速应答，相比之下适应性免疫系统则是为了提供更为特异的应答，但是需要更长的时间来建立（详见"肺部适应性免疫反应"相关内容）。由于人类每天呼吸10 000L 左右的空气（12~15 次/min×500mL 潮气量），我们持续暴露于各种致病原（如病毒、细菌和真菌）、变应原（如房间尘螨、皮屑）和毒素（如香烟烟雾和污染物）。固有免疫能让人类对这些刺激物做出应答，即使在此之前并未暴露在这些物质之中。

由于持续暴露于环境之中，类似其他黏膜表面（如肠道和皮肤），固有免疫系统必须保持应答平衡。在理想状态下，这需要包括：①致病原的识别；②引发恰当的应答，典型表现为炎症反应；③炎症的消退。不能有效调节的先天性应答会导致多种肺脏疾病的发生，如哮喘、肺气肿和间质性肺病。

固有免疫系统最重要的特质就是：即使未曾有前期暴露，仍然能对致病原做出反应。这样一来，就并不需要抵抗致病原的适应性免疫记忆。可以将先前提到的防止感染和损伤的解剖结构和抗菌结构视为先天性应答的一部分。因此，肺脏固有免疫系统的重要角色之一就是作为吸入性致病原的屏障。肺脏的上皮表面在相邻细胞之间形成紧密连接的屏障，从而阻止病原体进入（图 20-1）。除了这样的屏障功能，上皮还有用于清除吸入致病原的一套协同系统。杯状细胞和分泌性腺体能够产生包围黏附致病原的黏液。纤毛细胞构成的协同系统能够通过黏膜纤毛"阶梯"将黏液向上移动,以便在咳嗽时将其咳出。这项基本功能如果出现异常,就会导致严重的病理状态。在原发性纤毛运动障碍(primary ciliary dyskinesia,PCD)的患者中,个别患者就会因为纤毛功能受损,发展成支气管扩张症,并且伴有复发性细菌感染。患有囊性纤维化(cstic fibrosis,CF)的患者,因上皮氯离子通道功能异常导致气道表面液体发生变化,不能进行有效的黏液廓清,进而引起慢性炎症、支气管扩张和复发性细菌感染。黏膜纤毛"阶梯"主要对大颗粒有效,但较小的颗粒(<5μm)则能够直接沉降到远端肺泡上皮。在这里,分泌性表面活性蛋白(特别是 SP-A 和 SP-D,也被称为肺胶原凝集素)就会取代黏膜纤毛的清理功能来处理微粒,这些蛋白起调理素的作用,并协助巨噬细胞参与吞噬作用。最后,上皮细胞还会产生多种固有免疫性抗微生物分子,激活肺泡巨噬细胞(alveolar macrophages,AMs)来杀灭致病原。

■ 识别致病原

固有免疫应答能使宿主对多种致病原做出反应。然而,这些宿主用于识别致病原的机制直到 20 世纪 80 年代才被逐渐揭开面纱。当时,人们对免疫系统认识的开创性的进展就是:发现宿主会监测并通过一系列可识别的保守序列的受体对病原体做出应答,该序列被称为病原体相关分子模式(pathogen-associated molecular patterns,PAMPs),仅存在于病原体内,而非宿主之中(图 20-2)。1996 年果蝇实验确认模式识别受体(pattern recognition receptors,PRRs)能够识别 PAMPs,有力地支持了先天性受体的概念。随后,PRRs 在人体内被发现,近年来还发现 PRRs 能识别损伤细胞中释放的内源性分子——损伤相关分子模式(damage-associated molecular patterns,DAMPs)。PRRs 的主要类型将在"Toll 样受体""RIG-Ⅰ样受体""NOD 样受体"和"C 型外源性凝集素"部分进行描述。

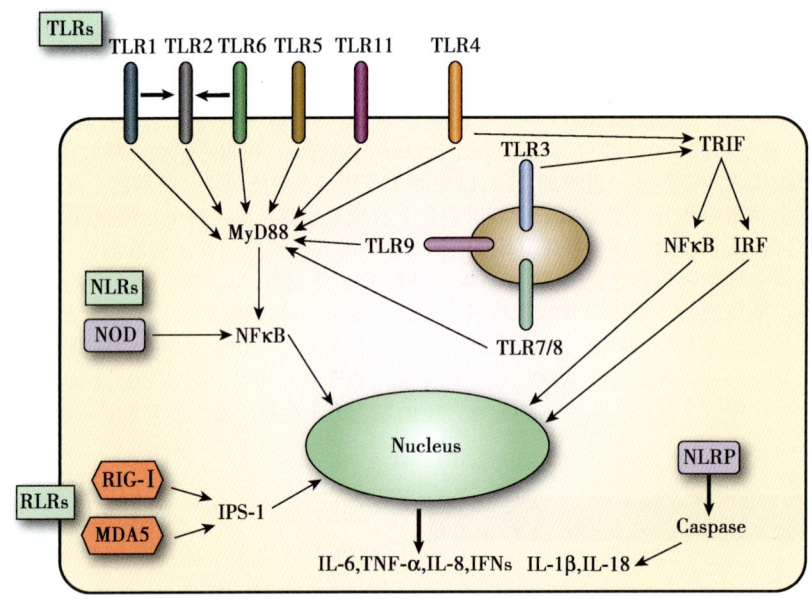

图 20-2 模式识别受体(pattern recognition receptors,PRRs)。PRRs 的类型包括 Toll 样受体(Toll-like receptors,TLRs)、维 A 酸诱导型基因Ⅰ样受体(retinoic acid-inducible gene-Ⅰ-like receptors,RLRs)和核酸寡聚结构域样受体(nucleotide oligomerization domain-like receptors,NLRs)。C 型凝集素受体(C-type lectin receptors,CLRs)未在图中显示。TLRs、RLRs(如 RIG-Ⅰ、MDA5 和其他感受器)和 NLRs(如 NOD1、NOD2、NLRP3 等)是固有免疫感受器,能够识别来自病原体(PAMPs)、受损细胞(DAMPs)或细胞表面相关核酸的危险信号,无论是在内置溶酶体还是在细胞质中。由这些感受器所产生的信号能够促进转录因子(IRFs、NKκB 和 AP-1)活化和核酸易位,进而驱动细胞因子(IFN-α/β、TNF 和 pro-IL-1β)表达,或者促进半胱天冬酶-1 炎症小体组装以及后续 IL-1β 从 pro-IL-1β 成熟。IFN:干扰素(interferon);IL:白细胞介素;IRFs:干扰素调节因子;MDA5:黑色素瘤分化相关基因 5;NFκB:细胞核因子 κB;NLRP:带有热蛋白结构域的 NLR;NOD:核酸寡聚结构域;RIG-Ⅰ:维 A 酸诱导型基因Ⅰ;TNF:肿瘤坏死因子;TRIF:含有 TIR 结构域转换器诱导型干扰素 β。

Toll 样受体

哺乳动物的 Toll 样受体(TLR)家族因果蝇 Toll 基因而得名。涉及 Toll 基因操作的早期研究结果显示,固有免疫应答有显著缺陷(表 20-1,图 20-2)。由于这一发现,TLRs 被认为是原型 PRR 分子。现在已经知道,有些 TLRs 存在于细胞表面,其他的则在核内体中(细胞内囊泡)。整体而言,它们的特征在于 N 末端富含亮氨酸的重复序列,该重复序列可识别病原体,跨膜区域以及与 IL-1 受体和 IL-18 受体高度同源的细胞质区。截至目前,人体内已有 11 个 TLRs 得到确认,不同的 TLRs 识别不同的 PAMPs。一般而言,PAMPs 的 TLR 识别是基于细胞的区室化。TLR3、TLR7 和 TLR9 在核内体中识别病毒 RNA 和 DNA,而 TLR2 和 TLR4 已被证实可识别病毒蛋白。剩下的 TLRs 则识别细菌、寄生虫和宿主蛋白(如 DAMPs),而 TLR7 和 TLR9 还识别细菌或原虫的 DNA。

表 20-1 Toll 样受体

TLRs	PAMPs	细胞位置
TLR1	脂蛋白(细菌)	细胞膜
TLR2	脂蛋白(如细菌、病毒、寄生虫、宿主损伤)	细胞膜
TLR3	dsRNA	核内体
TLR4	LPS(细菌、病毒、宿主损伤)	细胞膜
TLR5	鞭毛蛋白(细菌)	细胞膜
TLR6	脂蛋白(细菌、病毒)	细胞膜
TLR7(人类为 TLR8)	ssRNA(细菌、病毒、宿主损伤)	核内体
TLR9	CpG-DNA(病毒、细菌、原生动物、宿主损伤)	核内体
TLR10	不详	核内体
TLR11	抑制蛋白样分子(原生动物)	细胞膜

TLR 信号通路

PAMPs 的 TLR 识别激活信号通路,最终导致基因转录的激活和蛋白质生成。引发的应答反应具有细胞类型的特异性。它们还使用两种不同的通路,基于使用的两种适配分子:髓样分化初级应答基因 88(MyD88)和包含 TIR 区域的适配诱导干扰素 β(TRIF)。除了 TLR3 和 TLR4 的一条下游通路,MyD88 是 TLRs 信号下游传导所必需的。MyD88 与 IL-1R 相关激酶(IRAK)-4 和其他 IRAK 家族成员相互作用,然后在与 MyD88 解离前与 TNFR 相关因子 6(TRAF6)相

互作用。IκB 激酶(IKK)-β 和 MAP 激酶被激活,导致 IKK 分子的另一种复合物降解并释放活化 B 细胞的核因子 κ 轻链增强子(NF-κB)。NF-κB 是炎症反应中 TLR 诱导基因的关键转录因子。此外,MAP 激酶级联反应激活会导致另一种细胞因子激活相关转录因子 AP-1 形成。现已发现,TRIF 依赖性信号发送与 TLR3 信号有关,近期,TRIF 还被发现与 TLR4 有关。TRIF 与 TRAF3 和 TRAF6 相互作用,从而形成 TNF 受体相关性死亡区域蛋白(TNF receptor-associated death domain protein,TRADD),最终导致 NF-κB 的激活。有趣的是,TLR4 还被发现能在细胞膜表面激活 MyD88,而 TRIF 的激活则发生在 TLR4 位于核内体期间。TRIF 的下游是干扰素调节因子(interferon regulatory factors,IRFs)的激活,随后会造成干扰素的生成和干扰素依赖性基因的激活。

RIG-Ⅰ 样受体

RIG-Ⅰ 样受体(RIG-Ⅰ-like receptor,RLR)家族目前包括 3 名成员:维 A 酸可诱导基因-Ⅰ(retinoic acid-inducible gene-Ⅰ,RIG-Ⅰ)、黑色素瘤分化相关基因 5(melanoma differentiation-associated gene 5,MDA5)、遗传学与生理学实验室 2(laboratory of genetics and physiology 2,LGP2)(表 20-2)。RLRs 在所有有核细胞中都有基础水平的表达,表明其先天免疫识别和对病毒感染的应答中的核心作用。在病毒逃逸或抑制 RLRs 的机制演化过程可以体现其重要性。20 世纪 50 年代,人们发现干扰素是由细胞被病毒感染后出现关键抗病毒先天免疫反应而产生的,并且在识别和杀死被病毒感染的细胞的自然杀伤(natural killer,NK)细胞和淋巴细胞的募集和激活中发挥重要作用。虽然在 1969 年有人假设 dsRNA 细胞内 TLR 受体的存在,并随后对其进行了确认,但是 RLR 的发现引入了 PRR 的第二家族,它们是病毒核酸的细胞质传感器,通过诱导干扰素产生而帮助抗病毒宿主防御。RIG-Ⅰ 在 1997 年被发现,最初被认为是急性早幼粒细胞性白血病细胞在受到维 A 酸刺激后诱导生成的。数年之后,人们又发现 RIG-Ⅰ 可以被干扰素激活。与此类似的,MDA5 在 1999 年被发现,随后也发现其会被干扰素所诱导生成。LGP2 被认为具备抑制 RIG-Ⅰ 的功能,在抗病毒的固有免疫应答中发挥调节作用,但是近期的实验表明 LGP2 能修饰病毒 RNA 以协助 RIG-Ⅰ 和 MDA5 识别 dsRNA。3 种基因在小鼠和人体内都编码 RLRs,而且都共享一个保守的解旋酶区域。简而言之,RIG-Ⅰ 和 MDA5 是由两个 N 末端半胱天冬酶募集区(caspase recruitment domains,CARDs)、一个中央

DEAD 盒解旋酶/ATP 酶区域和一个 C 末端调节区域组成。LGP2 保留解旋酶区域但缺乏 CARD 区域。它们的细胞质位置有利于 dsRNA 病毒的识别, dsRNA 的中介物在 ssRNA 病毒复制期间产生。除此之外, 有证据表明, 有的病毒即使不能产生足够大量的 dsRNA 也能检测出 ssRNA。重要的是, 真核细胞避免了线粒体中 RNA 引起的 RLR 自身活化, 并且将释放到细胞质中的 RNA 包装起来以避免 RLRs 的识别。

表 20-2　RIG-Ⅰ样受体

RLRs	PAMP	细胞位置
RIG-Ⅰ	短 dsRNA	细胞质
MDA5	长 dsRNA	细胞质
LGP2	不详	细胞质

在人类的肺脏中, 已经发现 RLRs 能识别一系列呼吸道病毒, 从鼻病毒(普通感冒病毒)到流感病毒。在对病毒的应答中, 细胞内信号的激活最终导致干扰素的产生和干扰素依赖性基因的激活。RLR 信号依赖于 CARDs, 而 CARDs 与干扰素 β 启动子刺激物 1 (interferon-β-promoter stimulator 1, IPS-1; 也称 MAVS、CARDIF 或 VISA)相互作用。IPS-1 位于线粒体膜上。IPS-1 激活 TRAF3 和 TRADD, 这些都是 IFN 诱导基因表达的常见分子。此外, NF-κB 信号通路对此也有影响。

NOD 样受体

20 世纪 90 年代发现的核苷酸寡聚结构域(nucleotide oligomerization domain, NOD)样受体(NLRs)是另一类细胞质病原体感受器家族(表 20-3)。简而言之, NLRs 的分子结构包括一个中央核苷酸结合域和一个 C 末端亮氨酸富集重复域。绝大部分 NLRs 的 N 末端部分包括蛋白结合基序 [如 CARDs、一个热蛋白结构域和一个杆状病毒凋亡抑制蛋白重复(baculovirus inhibitor of apoptosis protein repeat, BIR)区域]。NLRs 激活由 NF-κB 和 MAP 激酶介导的重要信号通路, 同时激活半胱氨酸天冬氨酸蛋白酶。其结果就是多个信号通路被激活, 进而引发固有免疫应答。

表 20-3　NOD 样受体

NLRs	PAMP	细胞位置
NOD1	革兰氏阴性>革兰氏阳性细菌	细胞质
NOD2	革兰氏阴性细菌、革兰氏阳性细菌、分枝杆菌	细胞质
NLRP 1-14	病毒、细菌、分枝杆菌	细胞质

NOD1 和 NOD2 通过识别革兰氏阴性细菌、革兰氏阳性细菌和分枝杆菌上的肽聚糖, 来辨识细菌性 PAMPs。有证据显示, NOD 的多态性与遗传性过敏症、湿疹、哮喘以及其他炎症疾病(如克罗恩病、结核病、肺癌)的严重程度有关, 以此凸显了 NLRs 的重要性。这说明细菌清除的缺陷可能会影响宿主微生物组和随之而来的疾病的病理生理学。有一组 NLRs 与 NOD1 和 NOD2 不同, 这一组 NLRs 激活半胱天冬酶, 如半胱天冬酶-1。半胱天冬酶-1 是典型的半胱天冬酶, 已经被证实作用于炎症激酶(IL-1β、IL-18)的分裂和加工过程, 以使它们成为活化形式。该信号通路目前通常被称为"炎性小体", 已发现其在应对各种不同微生物病原体、肿瘤、炎症、代谢和自身免疫疾病的固有免疫应答中具有关键作用。特别是对肺而言, 炎性小体在很多重要病原体的免疫应答中至关重要, 如甲型流感病毒、链球菌、铜绿假单胞菌、结核分枝杆菌。除此之外, 炎性小体的激活已被认为在哮喘、慢性阻塞性肺疾病(chronic obstructive pulmonary disease, COPD)和肺纤维化的发病机制中发挥着作用。

C 型凝集素受体

C 型凝集素受体(CLRs)在 20 世纪初期被发现, 代表了一个种类繁多的家族, 含有超过一千个成员。CLRs 最初的特点被认为是 Ca^{2+} 依赖性(C 型)糖类结合(凝集素)蛋白, 但是随后发现有些 CLRs 并不结合糖类配体或并不需要 Ca^{2+} 依赖性信号。目前, CLRs 被归类为 17 个组别。结构方面, CLRs 的特征是一个高度保守的糖类识别域(carbohydrate-recognition domain, CRD)。尽管存在这个保守的 CRD 结构, CLRs 已经广泛涉及细胞功能的多个方面, 如黏附、修复、入胞作用、吞噬作用以及固有免疫病原体识别。CLRs 能识别很多病原体上的糖类, 包括病毒、细菌和真菌。有些规范的 CLRs 包括树突状细胞相关性 C 型植物血凝素、甘露糖结合凝集素(mannose-binding lectin, MBL)受体、表面活性蛋白(surfactant protein, SP)。树突状细胞相关性 C 型植物血凝素 1 和树突状细胞相关性 C 型植物血凝素 2 都是真菌识别过程中的重要 PRRs。在识别真菌 PAMPs 方面, 细胞内信号通路涉及 NF-κB 和 MAP 激酶的激活。MBL 受体通过识别病原体上的糖类基序来充当 PRR, 从而导致补体激活。MBL 能识别大量病原体, 包括革兰氏阳性和阴性细菌、酵母菌、寄生虫、分枝杆菌以及病毒。SP 是最早被发现的重要的磷酸酯, 能维持肺泡顺应性, 防止肺不张。尽管如此, 在发现 MBLs 之后的 20 世纪 80 年代, SP 的测序结果显示出显著的结构相似性。与这些相似性相同, 由肺泡上皮分泌的 SP-A 和 SP-D,也被发现在对病毒、细菌、分枝杆菌和真菌的应答中能够发挥与凝集素、调理素和炎症调节剂相似的作用。

■ 病原体诱导的固有免疫应答

吸入性病原体可以规避气道上皮的黏液纤毛"阶梯",而该结构凭借解剖位置和分布范围,成为应对病原体的首个代表性关卡。抗原呈递细胞(APCs),如树突状细胞(DCs),可以将突触从上皮细胞之间伸入气道内以获取环境中的样本,因而在病原体识别中扮演着至关重要的角色。无论是气道上皮还是 DCs,它们都有充足数量的 PRRs 用以识别病原体。在识别 PAMPs 方面,PRRs 激活信号通路,引发随后的免疫应答。这种炎症反应的一个重要组成部分就是产生炎症趋化因子,从而募集造血细胞(如中性粒细胞、嗜酸性粒细胞、巨噬细胞和淋巴细胞,包括 NK 细胞和 NKT 细胞),这些都是炎症起始和解决的关键性效应细胞。除了产生炎症趋化因子,PRR 的激活还会刺激大量细胞因子的产生[如 TNF-α、IL-1β、IL-6、TGF-β、IL-10],这些细胞因子可用于激活效应细胞,并有助于调节肺部的先天性和适应性免疫应答。PRR 的激活会影响肺内氧化和蛋白酶的平衡。重要的是,氧化的调节异常已经被证实会在 COPD 的发病机制中产生作用,而抗蛋白酶的缺陷,其中最好的例子就是 α_1 抗胰蛋白酶缺乏,则是哮喘、支气管扩张和肺气肿发病的主要危险因素。响应 PRR 的激活,上皮细胞和募集的造血细胞也产生抗微生物肽(图 20-1)。在人类当中,有两种主要的抗菌多肽,抗菌肽和防御素。这些短小的阳离子多肽具有针对革兰氏阴性和革兰氏阳性菌、真菌、寄生虫和病毒的抗微生物活性。上皮细胞和造血细胞都能产生抗菌肽和防御素,除了抗微生物特性之外,这些多肽还会涉及炎症诱导、影响适应性免疫应答和损伤修复。因此,抗菌多肽是固有免疫应答的绝佳范例,从 PRR 识别病原体或 PAMPs 开始,随后出现保护性应答,调节炎症反应,并衔接先天性和适应性免疫。最近,研究人员发现一组被称为先天性淋巴样细胞(innate lymphoid cells,ILCs)的固有免疫细胞,缺乏特异性抗原受体,但是能够生成一系列效应性细胞因子。这些 ILCs 具有淋巴样细胞的形态学特征,并能够对一系列信号做出应答,并在应对微生物、组织内稳态和损伤组织修复的免疫反应中扮演重要的角色。现已鉴定出 3 种 ILCs 的亚型:ILC1s 包括 IL-15 依赖性 NK 细胞;ILC2s 具有产生 T 辅助细胞(T helper,Th)2 种细胞因子(IL-5 和 IL-13)的特点;ILC3s 表达核激素受体、维 A 酸受体相关性受体(ROR)γt,且生成细胞因子 IL-17 和 IL-22。这些细胞在固有免疫中非常重要,而且很有可能在有效适应性免疫的过程中发挥作用。

肺脏细胞应答

当病原体绕过最初的肺黏膜屏障时,宿主的免疫系统会在精心组织的防御系统中做出反应,该防御系统涉及许多专门针对威胁的细胞,将其中和,并清除残余物以防止组织损伤。巨噬细胞起吞噬细胞的作用,吞噬病原体(有活力和无活力的微生物)以及凋亡和坏死的细胞,这些细胞经历了生理或病理细胞死亡。最终,肺部必须以选择性的方式完成这些任务,以避免不必要的且会导致持续性组织破坏的炎症反应。如前所述,固有免疫系统由体液免疫(乳铁蛋白、溶菌酶、sIgA、SPs、MBLs 和防御素)和细胞免疫(AMs、DCs、中性粒细胞、ILCs 等)组成,表达大量 PRRs 和/或吞噬受体,有益于实现其多种重要功能。

■ 巨噬细胞

最初发现于 19 世纪 80 年代的巨噬细胞是一种大型单核吞噬细胞。基于其吞噬吸入性颗粒、维持组织内稳态、作为抗原呈递细胞以协助获得性体液性和细胞介导性免疫应答等功能,该细胞在宿主防御中扮演重要角色。巨噬细胞前体起源于骨髓内的定向造血干细胞,随后以单核细胞形式进入循环,接着在进入肺脏之后分化为巨噬细胞和树突状细胞(DCs)。基于其局部解剖部位,定植于组织的巨噬细胞形成了一个专门的群体。肺泡巨噬细胞(AMs)因其在肺泡中的存在而得名,经常包含各种外源物质的颗粒,过去,因其吞噬微粒的能力曾经被称为尘埃细胞。一个例子就是吸烟者和长期城市居民肺内的像黑色炭末一样的微粒物。常规支气管肺泡灌洗会识别出定植于气道和肺泡的巨噬细胞。尽管如此,来自肺组织的肺间质巨噬细胞只能采用组织分散技术来搜集。值得注意的是,AMs 与 DCs 相比属于较低等级的 APCs。

AMs 分泌大量产物(如细胞因子、炎症趋化因子和多肽类),并通过多种表面受体的表达来直接影响其他细胞和分子。AMs 具有多种功能,包括对正在凋亡或坏死的细胞进行吞噬,清除摄入的病原体或微粒,常规清除表面活性剂,以及抑制针对吸入无害抗原而引起的不恰当炎症免疫反应。巨噬细胞摄入并吞噬微生物或环境中的微粒,随后将其装入细胞内的囊状吞噬体中,接着与一级或二级溶酶体融合,成为吞噬溶酶体。在这些 AMs 的空泡中,细胞内的清理工作已经开始,其机制包括抗菌蛋白、降解酶、氧化反应、活性氧中介物生成以及"呼吸爆发",即烟酰胺腺嘌呤二核苷酸磷酸(NADPH)氧化酶降解。巨噬细胞促进很多固有免疫识别功能,因为它们表达多种PRRs(如TLRs、NLRs和CLRs)以帮助宿主对抗入侵的病原体。对入侵病原体的识别和清除也发生在通过Fcγ受体进行的调理素介导性吞噬作用之中。这些受体使巨噬细胞能够有针对性地选择被吞噬的病原体,以减少对正常细胞的损伤作用,且限制对气道内常见的无害性颗粒的反应。

由于AMs比其他吞噬细胞具有更强的呼吸爆发能力,所以有些特定生物已经进化出具备逃避AMs的能力,以确保自身成长和存活。例如,分枝杆菌会防止吞噬体和溶酶体的融合,以逃避溶酶体水解酶的损伤作用,以此耐受巨噬细胞的攻击。有些诸如结核分枝杆菌这样的吸入性病原体,和诸如二氧化硅这样的环境颗粒,对AM的功能已经耐受,伴随巨噬细胞的一生都会待在细胞内溶酶体囊泡内。巨噬细胞也会生成炎症细胞因子和趋化因子以募集其他的特异性细胞来协助PRR识别和宿主防御,反过来帮助形成随之而来的适应性免疫反应。

驻留肺内的AMs由于在肺泡腔内的独特位置而持续不断地遇到吸入性物质(图20-1)。由于所处位置可能对周围脆弱且敏感的肺结构(如肺泡上皮)造成损伤,AMs通常保持休眠状态,以限制它们在接触无害抗原时,对邻近的结构性Ⅰ型和表面活性剂分泌性Ⅱ型肺泡上皮细胞造成不必要的炎症和损伤。与AMs相比,DCs的吞噬能力较弱,诸如CD11b这样的细胞吞噬性受体表达水平更低。与此相反,AMs生成较低水平的前炎症细胞因子,并通过对邻近DCs和T细胞的作用来抑制适应性免疫反应。现已发现,AMs的消耗会导致肺内炎症反应过度,即使对无害抗原也是如此。这些AMs在体外与DCs混合后,能通过释放多种因子(如NO、IL-10、TGF-β和多种前列腺素)来抑制T细胞功能。

■ 树突状细胞

如果固有免疫系统的相对非特异性机制出现失败,还有高度成熟的DCs网络负责动员适应性免疫反应,特别是面对侵入性病原体和有害抗原时。DCs也是重要的吞噬细胞,并且通常是比巨噬细胞更加优秀的APCs。DCs在先天性和适应性免疫的衔接方面至关重要,因为它们广泛延伸的树突状触角能够接触到呼吸道上皮内和上皮下的多种细胞,以形成紧密的监测网络。通过该网络,DCs能够持续不断地对肺所遇

到的物质进行采样。由于它们的这种分布,理想情况下,它们能够参与决定某种吸入性成分应该导致肺部免疫反应还是免疫耐受。DCs表达主要组织相容性复合物(major histocompatibility complex,MHC)和辅助分子,如CD80、CD86和CD40,这些使它们对即将到来的初始T细胞而言,是出色的专职APCs。它们还会表达大量的固有免疫受体,如TLRs、NLRs和CLRs,用于识别吸入性抗原和病原体中的多种模式框架。肺DCs还会表达能影响迁徙行为和细胞成熟的前列腺素受体。它们还会表达炎症受体,能够检测DAMP蛋白,如尿酸、ATP和高迁移率族蛋白(high mobility group box,HMGB)-1。它们具有感知、获取、处理外来分子和迁移到邻近引流淋巴结进行抗原呈递的能力,这让DCs在肺内能够成为连接先天性和适应性免疫的桥梁。在淋巴结中,DCs向幼稚T细胞上的T细胞受体(T cell receptor,TCR)呈递MHC肽抗原复合物,在其细胞表面共刺激分子和局部微环境内细胞因子的恰当作用之下,幼稚T细胞被激活并开始增殖。在缺乏合适的共刺激或细胞因子的情况下,DC和T细胞的相互作用能够导致对某种抗原的耐受,这种机制可以使机体避开对无害抗原产生的有害免疫反应。

根据其细胞表面蛋白表达、来源、部位和专业功能,DCs被分为多个亚群。在小鼠中,现已发现DCs有3个主要的亚群:常驻的传统DCs(cDCs)、类浆细胞DCs(pDCs)和炎症DCs。驻留的cDCs表达CD11c标志物,并分为表达CD11b和CD11b阴性两类。在基线状态下,表达MHC和CD11c的cDCs分布于传导性气道内,其突触能够从紧密连接之间延伸到气道管腔内。在鼠类模型中,这些cDCs还会表达朗格罕特异蛋白和黏膜整联蛋白CD103。cDCs具有良好的抗原呈递功能。迁移性cDCs亚群在气道内捕获吸入性抗原后迁移到邻近淋巴结,同时常驻性cDCs留存在淋巴结和脾脏内,对引流淋巴管输送过来的抗原做出反应。pDCs的特征在于表达表面标志物Siglec-H(一种骨髓基质抗原-1)和充裕的先天性胞内体受体TLR7和TLR9,由于它们在对病毒和细菌DNA反应时能产生Ⅰ型干扰素,这就使得pDCs成为重要且独特的抗病毒效应器。常驻于肺泡腔内的是肺泡型DCs,通常表达Ⅱ类MHC和CD11c,也会有CD103亚群。现已发现这些肺泡型CDs与人类朗格罕细胞相似。

为了应对先天性和炎症性刺激,DCs能通过快速募集来增加其数量。这些DCs具有相似的能力,都能进行抗原加工,并迁移至引流淋巴结,然后调节幼稚T细胞的激活或耐受状态。炎症性DCs在肺内通常不会出现。尽管如此,在炎症和/或感染的情况

下,循环中的单核细胞衍生性 CD11b$^+$ 的 DCs 上调 CD11c,保留 Ly6C,并能够快速被募集到肺部,作为炎症 cDCs 对刺激做出应答。在人类的肺脏里已经发现存在相似的 DCs 亚群,比如髓样 DC 既能表达血液树突状细胞抗原(blood dendritic cell antigen, BD-CA)1 或 BDCA3,也能表达 HLA-DR,还有 pDCs 能够表达 BDCA2 和 CD123。

总而言之,DCs 依赖于邻近的结构细胞,如气道上皮细胞,来影响抗原特异性免疫应答的类型。肺内的这种上皮-DC 相互作用在免疫稳态方面具有重要意义,与免疫系统从先天性到抗原特异性适应性免疫的起始和转化同样重要。有人还提出包裹上皮细胞和 DC 的细胞外基质会产生特定的趋化因子,得以激发 DCs 的活跃特性。由 AMs 和 DCs 等 APCs 所介导的抗原呈递是激活 T 淋巴细胞必要的引发事件。

■ 中性粒细胞

中性粒细胞源自骨髓,需要粒细胞集落刺激因子(granulocyte colony-stimulating factor, G-CSF)来完成增殖并分化为成熟形态。在应激或感染期间,中性粒细胞从骨髓移动到血流中并最终到达感染部位,如肺脏。在此过程中,中性粒细胞被激活,产生自由基,释放颗粒内容物,并参与吞噬和降解入侵的微生物。中性粒细胞是最早被募集到急性肺部疾病部位的吞噬细胞之一,但它们从骨髓中释放后的寿命有限,并且在数小时内就会随着炎症消退或疾病过程而被清除。尽管如此,在慢性肺部疾病中,中性粒细胞能够持续地被募集到肺部。募集而来的组织型中性粒细胞被认为比循环型中性粒细胞能存活更长的时间,多达数天之久。这些中性粒细胞受局部微环境所调节,在抗病原体的免疫应答中极其重要,但当它们聚集时间过久且不受节制地释放有毒颗粒内容物时,就会导致显著的肺组织损伤。中性粒细胞能够对大量的颗粒性和可溶性刺激物做出应答。例如,中性粒细胞能够被有些刺激物,如 IL-8、粒细胞-巨噬细胞集落刺激因子、血小板活化因子、活性氧优先或提前激活。该过程通过延长中性粒细胞生命周期、上调细胞表面整合素(如 CD11b)、优化 NADPH 氧化酶反应、延长中性粒细胞功能寿命,来为其随后与病原的接触做好准备。中性粒细胞在对感染的固有免疫应答中具有重要作用,这些吞噬细胞还具有一系列其他抗微生物武器来对抗入侵的病原体,如毒性氧自由基和蛋白水解酶。中性粒细胞的局部浸润和组织积累是由趋化因子介导,通常由炎症组织产生。在炎症部位,诸如 IL-1 或 TNF-α 这样的介质介导或增加内皮细胞和循环粒细胞上黏附分子的表达。血管内循环的中性粒细胞流速降低,沿着管壁翻滚,接着锚定在内皮细胞上,随后依次进入肺间质和肺泡腔。最终,炎症反应将会终止,并且随着病原体被成功遏制,通常会出现炎症的吸收。这种炎症的吸收包括损伤愈合和肺正常结构和功能的修复。组织炎症吸收的机制还未得以完全明确,但至少包括一些要件,比如神经鞘氨醇 1-磷酸能在内毒素损伤之后修复内皮细胞屏障和血管通透性,或者源自 ω-3 等必需脂肪酸的自然介质,具有抗炎和促进炎症吸收的特性。IL-10、TGF-β 和 IL-1 受体拮抗剂也已经被认为在炎症吸收中是重要的介质。如果炎症反应无法吸收,那么就会导致肺部的慢性炎症,正如有一些肺病所表现的那样。

肺部适应性免疫反应

成功的宿主免疫反应的先决条件是区分出自己和非己。适应性免疫反应,也被称为适应性免疫反应,是指抗原特异性免疫反应,通常需要数天成熟并发展出针对某种特定抗原的靶向反应。最终,这种适应性反应的目标就是与特定抗原进行反应并随后将其清除。这种类型的免疫反应一旦形成将持续终生,这也是对有些流感病毒或肺炎链球菌等导致肺部感染的病原体进行预防接种的前提。从免疫学的观点来看,抗原被定义为能够与抗体分子或淋巴细胞表面的抗原受体进行反应的物质。例如,B 细胞能够通过特异性 B 细胞受体(B Cell Receptor, BCR)识别抗原[这种情况下是免疫球蛋白(immunoglobulin, Ig)],同时 T 细胞通过特异性 TCR 识别抗原。这种识别是通过抗原上的特异性抗原决定簇进行的。为了让 T 细胞通过 TCR 识别抗原决定簇,只有当 APCs(如 DCs 和巨噬细胞)在恰当的 MHC 分子环境中呈递之后,才让细胞识别该肽段。适应性免疫反应通常分为两个主要分支:体液免疫和细胞介导免疫反应。体液免疫反应依赖于应对抗原时的抗体生成并且由 B 淋巴细胞介导。细胞介导免疫反应涉及多种免疫细胞,如 T 淋巴细胞、细胞毒性淋巴细胞、活化巨噬细胞和/或活化 NK 细胞。活化巨噬细胞和 NK 细胞破坏细胞内病原体并刺激邻近的结构细胞分泌细胞因子,以影响免疫系统的其他细胞。细胞毒 T 淋巴细胞(通常是 CD8$^+$ 细胞)能够破坏在细胞表面表达外来抗原的宿主细胞,如被病毒或胞内细菌感染的细胞或表达肿瘤抗原的肿瘤细胞。

适应性免疫反应依赖于 B 淋巴细胞和 T 淋巴细胞的特异性抗原识别。这些细胞因其受体而具备高度的特异性,这就使得免疫系统能够识别大量抗原。适应性免疫的功能是基于特异性基因重排,使得 T 细胞和 B 细胞表面能够生成超过 10^{11} 种不同类型的抗原受体。除此之外,该防御体系还针对已经发展出逃逸或者抵消固有免疫反应作用的病原体。所以,适应性免疫反应的建立,既受到固有免疫反应的影响,也影响了固有免疫反应,导致我们免疫系统之中先天性和适应性两者之间产生繁杂强大的相互作用。适应性免疫不仅仅保护肺脏免受大量病原体的侵害,还可以阻挡来自环境吸入物质,如香烟烟雾、尘土,甚至变应原的侵害。适应性免疫具有功能多样的特点是取决于其高度的特异性以及强大的免疫记忆效应。这一点在面对空气中飘浮的抗原时尤为明显。据估计,人体具有识别约 10^7 种或更多的抗原决定簇的能力,并能够产生多达 10^9 种不同的抗体,且每种抗体都具有不同的特异性。这些抗原决定簇是抗原的一部分,能够被 B 细胞生成的抗体识别,或者被 B 细胞和 T 细胞表面的受体所识别。为了识别大量的抗原决定簇,人体会产生超过 10^7 个 B 淋巴细胞和 T 淋巴细胞的克隆,且每个克隆都分别具有其独特的 BCR 和 TCR。在大量的 BCRs 和 TCRs 中,至少会有一个受体具有能够识别免疫系统面对的所有抗原的抗原决定簇结合位点。因此,人体就能识别出可能需要面对的任何一种抗原,从而进行适应性免疫反应。尽管如此,只有很少一部分 B 细胞和/或 T 细胞能够识别任何一种抗原决定簇,而且这些细胞需要适当的刺激才能进行快速增殖。这一过程通常需要数天才能进行。在此期间,为了达到有效和成熟的适应性免疫反应,侵入的病原体可能造成相当可观的损伤,这也是为什么固有免疫反应在感染早期如此重要,除非宿主在此之前已经接触过该抗原,并形成了针对该抗原的特异性适应性免疫反应。在这种情况下,如果反复接触某种抗原,已经建立起相应的免疫记忆的适应性免疫反应只需要很短的时间即可动员适应性效应细胞前来应对侵入的抗原。

绝大部分 T 淋巴细胞表达带有 αβ 可变链的 TCR,这使得它们能够识别抗原决定簇上的短肽。通常,前体 αβT 细胞从骨髓离开后被募集到胸腺。在胸腺中它们会进行正向选择,随后进行负向选择,以确保选择出来的 T 细胞能够对自身 MHC 环境中的短肽反应适度,不会严重到引起具有潜在损伤的自身免疫反应。在这个胸腺成熟期当中,T 细胞还会获得 CD4(识别由 Ⅱ 类 MHC 呈递的肽链)或 CD8(识别由 Ⅰ 类 MHC 呈递的肽链)的表达。值得注意的是,仅有很少部分,<5%的前体 T 细胞能够完成胸腺教育和成熟的

过程。这些细胞成为幼稚 T 细胞,进入宿主的循环中接触特异性抗原以获得抗原刺激。非胸腺依赖型 T 细胞确实存在并且在肠道中被检测出,但在肺中的情况却仍然不明。尽管如此,这些细胞的多样性和再循环能力受到限制,并不能补偿胸腺依赖型 T 细胞的缺乏。

分化自骨髓的幼稚 T 细胞前体在胸腺聚集,随后发育成熟。这些 T 细胞在开始时都是双阴性细胞(CD4 和 CD8 阴性)。在获得成功的 α-和 β-TCRs 重排,同时表达 CD4 和 CD8(使得它们成为双阳性细胞)之后,这些发育期间的 T 细胞会进行阳性和阴性选择。由于 TCRs 仅在 MHC 分子的环境下识别抗原,所以 T 细胞必须"接受教育",即首先识别宿主 MHC。在阳性选择期间,能够识别自体 MHCs 的双阳性 T 细胞被选出增殖,而不能识别自体 MHCs 的 T 细胞则通过程序性细胞凋亡通路被清除。阳性选择还会确保恰当的 TCR 选择与合适的 CD4 或 CD8 相关联。例如,特别针对 Ⅱ 类 MHC 的 TCRs 需要保留 CD4 并去除 CD8。如果出现相反的情况,则会通过程序性细胞凋亡予以清除。同样的道理适用于特别针对 Ⅰ 类 MHC 的 T 细胞,其需要保留 CD8 并去除 CD4。单阳性的胸腺细胞(CD4$^+$ 或 CD8$^+$)会经历阴性选择来移除有可能出现自体反应的细胞。那些与自体 MHCs 表达的自身蛋白具有高亲和力的 T 细胞会被诱导上调细胞凋亡的驱动基因,从而在胸腺内被清除。然而,一旦它们逃逸了此次清除过程,它们随后可能与自体抗原产生反应,最后导致自身免疫反应。阳性选择识别出能够与自体 MHC 和自身抗原反应的 T 细胞。阴性反应清除与自体 MHC 和自身抗原反应剧烈的细胞。因此,成功的 T 细胞分化会选择出 MHC,限制 TCRs 与自身抗原仅有较低的亲和力。

适应性免疫反应能允许系统识别宿主所面对的几乎无限量的抗原,其基本前提就是通过基因易位和重组过程形成的抗原受体多样性。该过程有助于形成各种受体(T 细胞上的 TCRs 或者 B 细胞上的 BCRs 或 Igs)。TCRs 具有 α 和 β 链,上面有很多不同的 V 和 J 基因能够形成 TCR 的 α 链,还有很多 V、D 和 J 基因能重组形成 TCR 的可变 β 链。类似的,BCR 也具有相似的基因重组,包括连接多样性和体细胞高频突变,有助于产生很大范围的 BCR 多样性。最后,无论 T 细胞还是 B 细胞都会表达独特的受体来识别其独特的抗原。对 B 细胞来说,BCR(Ig)识别抗原的特定表位。对 T 细胞来说,CD8$^+$ 或 CD4$^+$T 细胞将会表达同源的互补成型蛋白,分别与 Ⅰ 类或 Ⅱ 类 MHC 分子结合。

一次免疫反应的产生

T 细胞在通过 APCs 表面 MHC 分子呈递的抗原/短肽进行同源识别时,激活的淋巴细胞会快速增殖以生成大量克隆群体(如图 20-3)。循环的记忆 T 细胞能够在宿主体内存在很长时间,并当再次与同样的抗原接触时被动员和激活。随后的这次抗原暴露会导致更快更持久的效应细胞生成,这一过程被称为克隆扩增。这使得具有恰当抗原识别能力和特异性但数量有限的 T 细胞数量,能在需要的时候快速扩增。在适应性免疫过程中,在黏膜表面、肺内和气道黏膜上所遇到的病原体,都会被转运至引流的淋巴样器官,其中抗原被幼稚型 B 淋巴细胞和 T 淋巴细胞识别,并引起细胞活化。这些活化的 B 细胞和 T 细胞增殖并分化为效应细胞。

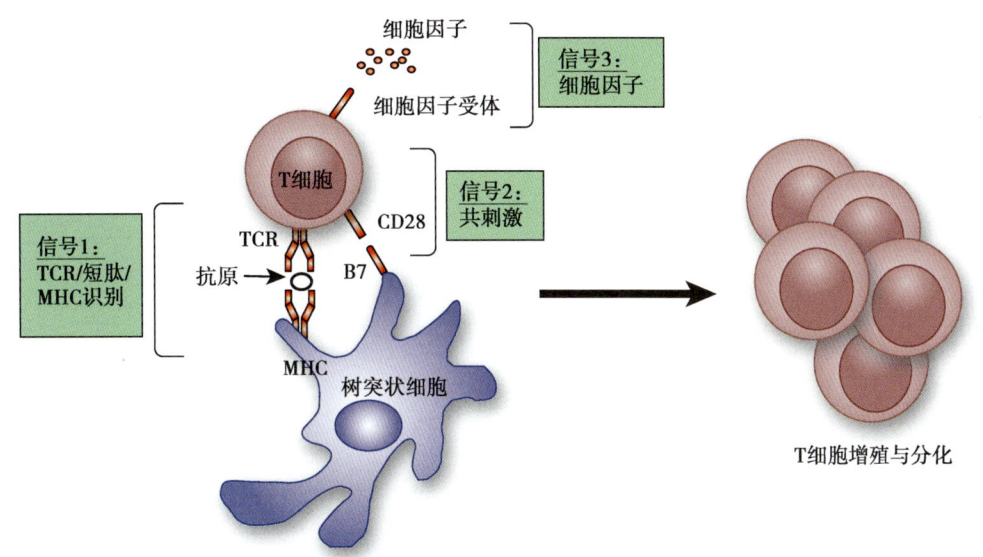

图 20-3　免疫反应的产生。树突状细胞(DCs)和其他抗原呈递细胞(如巨噬细胞)连接固有和适应性免疫反应。DCs 源于固有免疫系统,可将抗原呈递于局部引流淋巴结的幼稚型 T 细胞,呼吸道内引流的幼稚型 T 细胞源于纵隔淋巴结。由 DCs 提呈抗原(如病原、过敏原和毒素)形成的 MHC 相关短肽分子,与 T 细胞受体(TCR)进行连接反应之后提供"信号 1"。淋巴细胞上的共刺激分子 CD28 与 DCs 表达的 CD80 和 CD86 相结合(信号 2),引发 T 细胞活化和细胞系分化。"信号 3"由来自邻近固有免疫细胞和局部组织环境的极化细胞因子信号提供。根据所表达的抗原类型和微环境中细胞因子的特性,先天性 DC 细胞引导不同 T 辅助淋巴细胞系发育,后者在适应性免疫系统中发挥至关重要的作用。

幼稚型 T 淋巴细胞在胸腺发育并成熟,然后随循环进入黏膜表面和淋巴结来应对抗原。APCs(如来自固有免疫系统的巨噬细胞和 DCs)将在淋巴结内吞进来的外来抗原在局部的引流淋巴结呈递给幼稚型 T 淋巴细胞。APCs 将来自病原体的 II 类 MHC 相关短肽呈递给 CD4+T 细胞,以表达针对特定抗原肽/MHC 复合物的特异性 TCR。TCR-CD3 复合物与 APC 上的抗原肽 MHC 复合物相结合,该相互作用触发了提供激活 T 细胞第一信号的细胞内信号通路,即"信号 1"。随后再次接触同样的抗原时,记忆性 T 细胞通过同样的 TCR 信号通路被激活。同时需要第二信号,即"信号 2",用于确保幼稚型 T 细胞能够对外源性抗原做出反应。该过程涉及将淋巴细胞表面 CD28 结合到仅由活化 APCs 表达的共刺激分子 CD80 和 CD86。"信号 2"引发 T 细胞系的分化。如果在最初的抗原暴露期间没有"信号 2",T 细胞就会失去反应活性和与后续抗原接触反应的能力,而这恰恰是一个避免或减少自身反应细胞生成的过程,避免产生针对自体抗原的自身免疫反应。一旦 T 细胞被这两个信号所激活,只有"信号 1"会参与后续的反应;其中的一个示例就是记忆 T 细胞会加快免疫反应。在两个信号激活之后,Th 细胞增殖并生成大量细胞因子,其中包括通过上调 IL-2 受体 CD25,以产生 IL-2 用于自分泌活化。"信号 3"涉及极化来自固有免疫反应细胞的细胞因子信号,以便于发展特殊类型的免疫反应。如 IL-12 这样的炎症细胞因子能够和抗原与 IL-2 一起直接作用于幼稚型 T 细胞以提供第三信号,并以最优的方式激活细胞分化和克隆扩增。CD4+Th 细胞在通过释放细胞因子在介导多种免疫反应类型中发挥重要作用。还有其他并不是 Th 细胞却仍表达 CD4 的 T 细胞,如一些细胞毒 T 细胞、NKT 细胞和调节型 T 细胞(Treg)。

■ 幼稚型辅助性 T 细胞的激活

CD4+T 细胞在适应性免疫反应中发挥着重要作

用。增殖期的 T 细胞发育为效应性 Th 细胞可以分化为多种细胞系(图 20-4)。根据呈递的抗原类型、TCR 信号的强度和微环境中细胞因子的性质,先天性 APCs (以 DCs 为代表)引导了多种 Th 淋巴细胞系的发育。每种 CD4⁺T 细胞亚型的分化与特异性转录因子的表达有关,而这些转录因子会产生一系列细胞因子以协助进行特异性宿主反应。CD4⁺ Th 细胞,基于它们细胞因子的生成情况,协助支配反应的类型。研究最多也最确定的 Th 亚型是截然不同的 1 型和 2 型反应,分别被称为 1 型 T 辅助细胞和 2 型 T 辅助细胞反应。

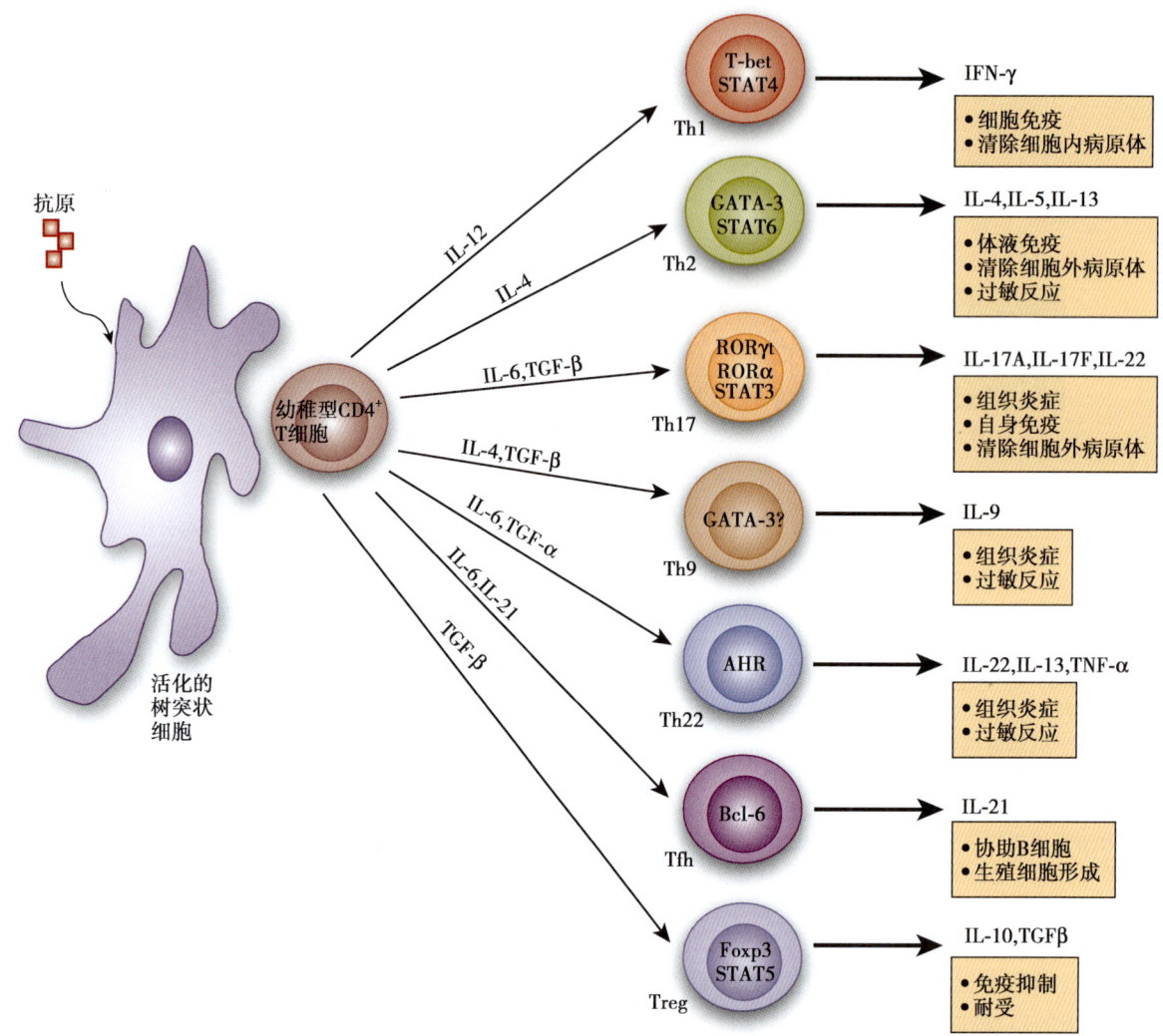

图 20-4 T 细胞分化。幼稚型 CD4⁺T 细胞分化为其他数种 T 辅助(Th)细胞系之一,这一般是基于固有免疫细胞信号,由活化 DCs 呈递的抗原性和炎症性刺激所诱导。已分化 T 细胞的生成产物随后能协助调整免疫反应以应对暴露不同种类抗原发生的情况。通常认为 T 细胞分化是两种主要细胞类型的,即 Th1 和 Th2 分化方法。Th1 细胞产生 IFN-γ 作为标志性细胞因子,主要涉及对抗细胞内病原体的细胞介导性免疫。与之相反,Th2 不产生 IFN-γ,而产生 IL-4、IL-5 和 IL-13。Th2 细胞是 B 细胞分化和抗体生成的有效激活物,介导清除细胞外病原体,也介导过敏类型的炎症反应。Th17 细胞已经被描述为一个单独的 Th 亚群,以产生 IL-17A、IL-17F 和 IL-22 为特征,在宿主对抗细胞外病原体(特别是黏膜表面)和自身免疫疾病的发病过程中发挥作用。最近,报道有更多种 Th 细胞,如 Th9 和 Th22,参与了过敏类型的免疫反应。其他刺激会导致 CD4⁺T 细胞成为调节性 T(Treg)细胞,有助于抑制炎症反应。还有的刺激使 CD4⁺T 细胞驻留在淋巴结内,分化为滤泡辅助性 T 细胞,有助于 B 细胞的效应功能。多种 Th 亚群需要特异性主调节因子转录因子活化,如 T-bet、GATA-3、RORγt、Bcl-6 和 Foxp3,还有多种 STAT 分子,用于如图所示的分化过程。Bcl-6:B 细胞淋巴瘤-6;Foxp3:叉头框 p3;ROR:维 A 酸相关性孤儿受体;AHR:芳香烃受体;STAT:信号转导和转录激活因子。

Th1 细胞会促进细胞介导免疫反应,并参与针对病毒和细胞内病原体的宿主免疫反应。Th1 反应特征通常是分泌 IFN-γ、IL-12、IL-10 和 TNF-α/β,以及对经典的巨噬细胞的激活以处理细胞内病原体。这些细胞因子能够促进巨噬细胞激活、产生一氧化氮和细胞毒性 T 淋巴细胞增殖,导致微生物病原体被细胞吞噬以及摧毁。肺内的 Th1 反应非常重要,因为 AMs 遇到抗原后会激活这些特异性效应器反应。幼稚型 CD4⁺T

细胞的 IL-27 信号会诱导 Th1 特异性转录因子 T-bet 的 STAT1 依赖性表达,而该因子会促进 IFN-γ 和 IL-12 受体的表达。随后的激活会刺激 STAT4 依赖性 IFN-γ 的产生和 Th1 分化。尽管 Th1 细胞对于细胞内病原体的清除非常关键,反应过度的 Th1 反应却会导致肺损伤(如自身免疫疾病、间质性肺疾病和慢性阻塞性肺疾病)。Th2 反应通常以 IL-4、IL-5、IL-9、IL-13 和 IL-25 的生成为特征,这些细胞因子有助于抗体生成和类型转换为 IgG 与 IgE。Th2 细胞参与体液免疫,并在协调针对细胞外病原体的免疫反应中起到重要作用。Th2 分化发生于 IL-4 以及 IL-2、IL-7 或胸腺基质淋巴细胞生成素(Thymic Stromal Lymphopoietin, TSLP)任意之一存在的情况下。IL-4 刺激幼稚 CD4+T 细胞来诱导 STAT-6 依赖性 GATA-3 表达,而这是 Th2 细胞的转录调节因子,能促进 IL-5 和 IL-13 表达,刺激 Th2 细胞的扩增,同时抑制其他 T 细胞亚型的分化。除了 IL-4 诱导性 GATA-3 激活,IL-2、IL-7 或者 TSLP 也会参与 Th2 分化并激活 STAT5,后者与 GATA-3 协同促进 T 细胞 IL-4 生成。IL-4 调节 Th2 细胞的克隆扩增,并且与 IL-13 一起促进 B 细胞的 IgE 生成以及选择性巨噬细胞激活。Th2 细胞还会生成 IL-5 以刺激嗜酸性粒细胞活化与存活,或者生成 IL-9 以促进肥大细胞活化。Th2 反应一般来说是针对细胞外病原体的重要宿主免疫反应,如寄生虫和蠕虫。尽管如此,过度的 Th2 信号已经涉及慢性过敏性炎症反应和哮喘的发生之中。

T 辅助 17 细胞(Th17)参与针对特殊真菌和细胞外细菌的免疫反应。Th17 细胞在 TGF-β 和 IL-6 的环境中从幼稚 CD4+T 细胞发育而来,这些细胞因子会诱导 STAT3-依赖性 IL-21 和转录因子 RORγt 的表达。IL-21 和 23 有助于 Th17 细胞的建立、调节和发育(通过克隆扩增)。RORγt 诱导性基因表达引发 IL-17A、IL-17F 和 IL-22 的分泌。Th17 细胞分泌的细胞因子会刺激固有细胞的趋化因子分泌,导致中性粒细胞和巨噬细胞在炎症区域的募集。这些细胞产生额外的细胞因子和蛋白酶会进一步增强免疫反应。为了人类 Th17 分化,Th17 极化过程需要 IL-1β、IL-6、IL-21 和 IL-23 的参与,并且较少依赖于 TGF-β。尽管 Th17 细胞在清除有害微生物中处于核心地位,然而 Th17 细胞因子的持续分泌会促进慢性炎症,并涉及肺部疾病例如慢性阻塞性肺疾病(简称"慢阻肺")、结节病和肉芽肿性疾病。细胞因子极化在肺部疾病中的作用已在转基因动物模型系统中得到研究,在此系统中可以有特殊细胞因子的过度表达,或者 GATA-3 和 T-bet 这样的细胞因子受体以及转录因子的修饰。这些研究已帮助阐明了单独细胞因子的效应功能及其

肺内的病理生理结果。

T 辅助 9(Th9)细胞分泌高水平的 IL-9、CCL17、CCL12,并在小鼠中的 IL-10 中分泌。Th9 分化需要 TGF-β 和 IL-4,用于诱导转录因子 PU.1/Spi-1 和调节 IL-9 的 IRF4。诸如 IL-1β、IL-6、IL-21 和 I 型干扰素等细胞因子都会增强 Th9 的分化,IL-2 和 IL-25 会促进 IL-9 分泌。与 Th2 细胞不同,Th9 细胞不表达 IL-4、IL-5 和 IL-13。Th9 细胞对于寄生虫和蠕虫感染的宿主防御非常重要,但它们还与慢性过敏性炎症、气道重构和自身免疫疾病的进展有关。T 辅助 22(Th22)主要分泌 IL-22、IL-13 和 TNF-α。与 Th17 细胞类似,Th22 细胞表达 IL-22,但是相比之下,它们表达一些成纤维细胞生长因子(FGFs),但并不表达 IL-17、IL-4(Th2 标志物)或 INF-γ(Th1 标志物)。Th22 细胞在 IL-6 和 TNF-α 存在下分化,而 TGF-β 可抑制分化过程。Th22 细胞能够被芳香烃受体(aryl hydrocarbon receptor, AHR)转录因子所调节。Th22 细胞分泌的 IL-22 主要影响上皮和基质细胞,对缺乏功能性 IL-22 受体的造血细胞影响较小。Th22 细胞有助于肺内过敏性炎症反应,但在皮肤免疫中的作用则更为明确。

CD4+T 辅助细胞的另一个亚型是滤泡型辅助性 T 细胞(Tfh),用于调节抗原特异性 B 细胞免疫的发育。这些 Tfh 细胞协助 B 细胞生成产生抗体的浆细胞和长期记忆性 B 细胞。Tfh 细胞由 Bcl-6(一种转录因子)表达和 IL-21 分泌进行识别。IL-6 和自分泌 IL-21 信号诱导 Th 细胞表达 Bcl-6,后者能控制 Tfh 分化并抑制 Th1、Th2 和 Th17 的分化。这些 Tfh 细胞与多种自身免疫疾病相关,包括系统性红斑狼疮和干燥综合征。Th 细胞的活动由 Treg 细胞进行平衡,这是 CD4 表达细胞的一个亚类,专职于抑制 T 细胞介导型免疫反应。Treg 由 CD25 和转录因子 Foxp3 的表达进行识别。Treg 细胞能够调节并抑制免疫反应。它们产生诸如 TGF-β 和 IL-10 这样具有免疫抑制活性的细胞因子。值得注意的是,如果不能激活恰当的 T 细胞反应,将会导致慢性炎症,而过于强烈的 T 细胞反应能够导致过度的组织损伤,与炎症疾病和自身免疫疾病有关。在肺部感染期间,Th1 能够在对感染做出反应的同时介导肺损伤。这样,下调这样的 Th1 反应能有助于保护肺的完整性。已经知道 Th2 反应在损伤修复过程中至关重要,但是如果该反应过于持久且失去控制,则可能加重损伤并导致纤维化。

考虑到 Th 细胞在免疫系统中发挥着多种重要作用,这些细胞能够在很多肺部疾病中影响免疫反应也就不足为奇了。Th 细胞可能偶发会出现一些失误或产生被认为有害的反应。在最坏的情况下,Th 细胞反

应可能是灾难性的,甚至对宿主可能是致命性的。幸运的是,这样的情况很少发生。适应性免疫反应必须达到对外来抗原适当反应的敏感性平衡,同时不与宿主抗原反应并损伤自身。当免疫系统对极少量抗原做出了反应,而其并不应该做出反应时,就会发生超敏反应,如气道过敏症和自身免疫肺疾病。现已知有四种类型的超敏反应:1 型反应,如哮喘和过敏性肺疾病,涉及 IgE 抗体和 Th2 反应;2 型和 3 型反应涉及自身免疫和低亲和力抗体的作用(在有些例子中,似乎 Th2 的细胞因子促进了这样的病变);4 型反应也被称为迟发型超敏反应,是慢性炎症反应和淋巴细胞与巨噬细胞被激活的结果,通常是一种 Th1 细胞因子反应。另一种 T 细胞亚型近来被越来越多地提及但研究仍不够深入,被称为 γδT 细胞亚群。这些 T 细胞具有携带 γδ 链 TCR,而并非传统 TCR 链。它们代表了 1%~5%循环淋巴细胞,通常被发现位于黏膜表面,如气道。γδTCRs 的多样性较为局限,有时被认为不会变化,因为它们只能识别有限的抗原类型。这些 γδT 细胞已被证明在维持正常气道反应和张力中非常重要,还有它们在肺部多种感染和非感染疾病中具有重要的免疫调节作用。

结论

肺脏是一个由传导性气道、肺泡和组织实质组成的巨大器官,能够高度特异地获取我们吸入的多种抗原样本。肺脏具有一套完美协作的免疫系统,用于清除颗粒性碎片,消灭吸入的病原体和毒物,以保护对于气体交换至关重要的毛细血管-肺泡屏障系统。肺部的免疫系统已经进化出复杂多样的先天性和适应性免疫反应,以实现宿主免疫防御的重要功能。

周德训　译
高占成　审校

参考文献

[1] THOMPSON AB, ROBBINS RA, ROMBERGER DJ, et al. Immunological functions of the pulmonary epithelium. Eur Respir J, 1995, 8(1):127–149.

[2] HIROTA JA, KNIGHT DA. Human airway epithelial cell innate immunity: relevance to asthma. Curr Opin Immunol, 2012, 24(6):740–746.

[3] CORTHÉSY B. Role of secretory immunoglobulin A and secretory component in the protection of mucosal surfaces. Future Microbiol, 2010, 5(5):817–829.

[4] BARTLETT JA, FISCHER AJ, MCCRAY PB Jr. Innate immune functions of the airway epithelium. Contrib Microbiol, 2008, 15:147–163.

[5] STORM VAN'S GRAVESANDE K, OMRAN H. Primary ciliary dyskinesia: clinical presentation, diagnosis and genetics. Ann Med, 2005, 37(6):439–449.

[6] HARTL D, GAGGAR A, BRUSCIA E, et al. Innate immunity in cystic fibrosis lung disease. J Cyst Fibros, 2012, 11(5):363–382.

[7] LOBO J, ROJAS-BALCAZAR JM, NOONE PG. Recent advances in cystic fibrosis. Clin Chest Med, 2012, 33(2):307–328.

[8] MCCORMACK FX, WHITSETT JA. The pulmonary collectins, SP-A and SP-D, orchestrate innate immunity in the lung. J Clin Invest, 2002, 109(6):707–712.

[9] HICKMAN-DAVIS JM, FANG FC, NATHAN C, et al. Lung surfactant and reactive oxygen-nitrogen species: antimicrobial activity and host-pathogen interactions. Am J Physiol Lung Cell Mol Physiol, 2001, 281(3):L517–L523.

[10] JANEWAY CA Jr. Approaching the asymptote? Evolution and revolution in immunology. Cold Spring Harb Symp Quant Biol, 1989, 54 Pt 1:1–13.

[11] MEDZHITOV R. Approaching the asymptote: 20 years later. Immunity, 2009, 30(6):766–775.

[12] LEMAITRE B, NICOLAS E, MICHAUT L, et al. The dorsoventral regulatory gene cassette spätzle/Toll/cactus controls the potent antifungal response in Drosophila adults. Cell, 1996, 86(6):973–983.

[13] MEDZHITOV R, PRESTON-HURLBURT P, JANEWAY CA Jr. A human homologue of the Drosophila Toll protein signals activation of adaptive immunity. Nature, 1997, 388(6640):394–397.

[14] CASANOVA JL, ABEL L, QUINTANA-MURCI L. Human TLRs and IL-1Rs in host defense: natural insights from evolutionary, epidemiological, and clinical genetics. Annu Rev Immunol, 2011, 29:447–491.

[15] KOVACH MA, STANDIFORD TJ. Toll like receptors in diseases of the lung. Int Immunopharmacol, 2011, 11(10):1399–1406.

[16] PUEL A, YANG K, KU CL, et al. Heritable defects of the human TLR signalling pathways. J Endotoxin Res, 2005, 11(4):220–224.

[17] POLTORAK A, HE X, SMIRNOVA I, et al. Defective LPS signaling in C3H/HeJ and C57BL/10ScCr mice: mutations in Tlr4 gene. Science, 1998, 282(5396):2085–2088.

[18] NETEA MG, VAN DER MEER JW. Immunodeficiency and genetic defects of pattern-recognition receptors. N Engl J Med, 2011, 364(1):60–70.

[19] TAKEUCHI O, AKIRA S. Pattern recognition receptors and inflammation. Cell, 2010, 140(6):805–820.

[20] KAGAN JC, SU T, HORNG T, et al. TRAM couples endocytosis of Toll-like receptor 4 to the induction of interferon-beta. Nat Immunol, 2008, 9(4):361–368.

[21] LOO YM, GALE M Jr. Immune signaling by RIG-I-like receptors. Immunity, 2011, 34(5):680–692.

[22] GERLIER D, LYLES DS. Interplay between innate immunity and negative-strand RNA viruses: towards a rational model. Microbiol Mol Biol Rev, 2011, 75(3):468–490, second page of table of contents.

[23] ISAACS A, LINDENMANN J. Virus interference. I. The interferon. Proc R Soc Lond B Biol Sci, 1957, 147(927):258–267.

[24] COLBY C, CHAMBERLIN MJ. The specificity of interferon induction in chick embryo cells by helical RNA. Proc Natl Acad Sci U S A, 1969, 63(1):160–167.

[25] SUN YW. RIG-I, a human homolog gene of RNA helicase, is induced by retinoic acid during the differentiation of acute promyelocytic leukemia cell [Thesis]. Shanghai: Shanghai Second Medical University, 1997.

[26] BARRAL PM, SARKAR D, SU ZZ, et al. Functions of the cytoplasmic RNA sensors RIG-I and MDA-5: key regulators of innate immunity. Pharmacol Ther, 2009, 124(2):219–234.

[27] YONEYAMA M, KIKUCHI M, NATSUKAWA T, et al. The RNA

helicase RIG-I has an essential function in double-stranded RNA-induced innate antiviral responses. Nat Immunol, 2004, 5(7):730–737.

[28] HUANG F, ADELMAN J, JIANG H, et al. Differentiation induction subtraction hybridization (DISH): a strategy for cloning genes displaying differential expression during growth arrest and terminal differentiation. Gene, 1999, 236(1):125–131.

[29] KANG DC, GOPALKRISHNAN RV, WU Q, et al. mda-5: an interferon-inducible putative RNA helicase with double-stranded RNA-dependent ATPase activity and melanoma growth-suppressive properties. Proc Natl Acad Sci U S A, 2002, 99(2):637–642.

[30] KOMURO A, HORVATH CM. RNA- and virus-independent inhibition of antiviral signaling by RNA helicase LGP2. J Virol, 2006, 80(24):12332–12342.

[31] TAKEUCHI O, AKIRA S. Innate immunity to virus infection. Immunol Rev, 2009, 227(1):75–86.

[32] SETH RB, SUN L, EA CK, et al. Identification and characterization of MAVS, a mitochondrial antiviral signaling protein that activates NF-kappaB and IRF 3. Cell, 2005, 122(5):669–682.

[33] INOHARA N, NUÑEZ G. The NOD: a signaling module that regulates apoptosis and host defense against pathogens. Oncogene, 2001, 20(44):6473–6481.

[34] KANNEGANTI TD, LAMKANFI M, NÚÑEZ G. Intracellular NOD-like receptors in host defense and disease. Immunity, 2007, 27(4):549–559.

[35] HYSI P, KABESCH M, MOFFATT MF, et al. NOD1 variation, immunoglobulin E and asthma. Hum Mol Genet, 2005, 14(7):935–941.

[36] HUGOT JP, CHAMAILLARD M, ZOUALI H, et al. Association of NOD2 leucine-rich repeat variants with susceptibility to Crohn's disease. Nature, 2001, 411(6837):599–603.

[37] KLEINNIJENHUIS J, OOSTING M, JOOSTEN LA, et al. Innate immune recognition of Mycobacterium tuberculosis. Clin Dev Immunol, 2011, 2011:405310.

[38] KUTIKHIN AG. Association of polymorphisms in TLR genes and in genes of the Toll-like receptor signaling pathway with cancer risk. Hum Immunol, 2011, 72(11):1095–1116.

[39] DAVIS BK, WEN H, TING JP. The inflammasome NLRs in immunity, inflammation, and associated diseases. Annu Rev Immunol, 2011, 29:707–735.

[40] THOMAS PG, DASH P, ALDRIDGE JR Jr, et al. The intracellular sensor NLRP3 mediates key innate and healing responses to influenza A virus via the regulation of caspase-1. Immunity, 2009, 30(4):566–575.

[41] ICHINOHE T, LEE HK, OGURA Y, et al. Inflammasome recognition of influenza virus is essential for adaptive immune responses. J Exp Med, 2009, 206(1):79–87.

[42] HARDER J, FRANCHI L, MUÑOZ-PLANILLO R, et al. Activation of the Nlrp3 inflammasome by Streptococcus pyogenes requires streptolysin O and NF-kappa B activation but proceeds independently of TLR signaling and P2×7 receptor. J Immunol, 2009, 183(9):5823–5829.

[43] DELA CRUZ CS, LIU W, HE CH, et al. Chitinase 3-like-1 promotes Streptococcus pneumoniae killing and augments host tolerance to lung antibacterial responses. Cell Host Microbe, 2012, 12(1):34–46.

[44] SUTTERWALA FS, MIJARES LA, LI L, et al. Immune recognition of Pseudomonas aeruginosa mediated by the IPAF/NLRC4 inflammasome. J Exp Med, 2007, 204(13):3235–3245.

[45] MASTER SS, RAMPINI SK, DAVIS AS, et al. Mycobacterium tuberculosis prevents inflammasome activation. Cell Host Microbe, 2008, 3(4):224–232.

[46] KOOL M, WILLART MA, VAN NIMWEGEN M, et al. An unex-

pected role for uric acid as an inducer of T helper 2 cell immunity to inhaled antigens and inflammatory mediator of allergic asthma. Immunity, 2011, 34(4):527–540.

[47] DOZ E, NOULIN N, BOICHOT E, et al. Cigarette smoke-induced pulmonary inflammation is TLR4/MyD88 and IL-1R1/MyD88 signaling dependent. J Immunol, 2008, 180(2):1169–1178.

[48] GASSE P, MARY C, GUENON I, et al. IL-1R1/MyD88 signaling and the inflammasome are essential in pulmonary inflammation and fibrosis in mice. J Clin Invest, 2007, 117(12):3786–3799.

[49] ZELENSKY AN, GREADY JE. The C-type lectin-like domain superfamily. FEBS J, 2005, 272(24):6179–6217.

[50] KERRIGAN AM, BROWN GD. Syk-coupled C-type lectins in immunity. Trends Immunol, 2011, 32(4):151–156.

[51] SAIJO S, IWAKURA Y. Dectin-1 and Dectin-2 in innate immunity against fungi. Int Immunol, 2011, 23(8):467–472.

[52] GEIJTENBEEK TB, GRINGHUIS SI. Signalling through C-type lectin receptors: shaping immune responses. Nat Rev Immunol, 2009, 9(7):465–479.

[53] FRASER IP, KOZIEL H, EZEKOWITZ RA. The serum mannose-binding protein and the macrophage mannose receptor are pattern recognition molecules that link innate and adaptive immunity. Semin Immunol, 1998, 10(5):363–372.

[54] PATTLE RE. Properties, function and origin of the alveolar lining layer. Nature, 1955, 175(4469):1125–1126.

[55] DRICKAMER K, DORDAL MS, REYNOLDS L. Mannose-binding proteins isolated from rat liver contain carbohydrate-recognition domains linked to collagenous tails. Complete primary structures and homology with pulmonary surfactant apoprotein. J Biol Chem, 1986, 261(15):6878–6887.

[56] KUROKI Y, TAKAHASHI M, NISHITANI C. Pulmonary collectins in innate immunity of the lung. Cell Microbiol, 2007, 9(8):1871–1879.

[57] PARKER D, PRINCE A. Innate immunity in the respiratory epithelium. Am J Respir Cell Mol Biol, 2011, 45(2):189–201.

[58] BARNES PJ. Chronic obstructive pulmonary disease. N Engl J Med, 2000, 343(4):269–280.

[59] CARRELL RW, LOMAS DA. Alpha1-antitrypsin deficiency–a model for conformational diseases. N Engl J Med, 2002, 346(1): 45–53.

[60] GANZ T. Defensins: antimicrobial peptides of innate immunity. Nat Rev Immunol, 2003, 3(9):710–720.

[61] YANG D, BIRAGYN A, HOOVER DM, et al. Multiple roles of antimicrobial defensins, cathelicidins, and eosinophil-derived neurotoxin in host defense. Annu Rev Immunol, 2004, 22:181–215.

[62] TECLE T, TRIPATHI S, HARTSHORN KL. Review: defensins and cathelicidins in lung immunity. Innate Immun, 2010, 16(3): 151–159.

[63] SPITS H, CUPEDO T. Innate lymphoid cells: emerging insights in development, lineage relationships, and function. Annu Rev Immunol, 2012, 30:647–675.

[64] WALKER JA, MCKENZIE A. Innate lymphoid cells in the airways. Eur J Immunol, 2012, 42(6):1368–1374.

[65] SPITS H, ARTIS D, COLONNA M, et al. Innate lymphoid cells–a proposal for uniform nomenclature. Nat Rev Immunol, 2013, 13(2):145–149.

[66] PLÜDDEMANN A, MUKHOPADHYAY S, GORDON S. Innate immunity to intracellular pathogens: macrophage receptors and responses to microbial entry. Immunol Rev, 2011, 240(1):11–24.

[67] WYNN TA, CHAWLA A, POLLARD JW. Macrophage biology in development, homeostasis and disease. Nature, 2013, 496(7446):445–455.

[68] PEDACE EA, BACHMANN AE, RUIZ-MORENA G. Contribution to the study of the reticulo endothelial origin of dust cells or alveolar

macrophagi. VI. Some histochemical aspects in the lungs of normal guinea pigs, and others submitted to acetylcholine, histamine, or ana-phylactic shock, and so-called experimental asthma. J Allergy, 1952, 23(3):265–276.

[69] LEHNERT BE, VALDEZ YE, HOLLAND LM. Pulmonary macro-phages: alveolar and interstitial populations. Exp Lung Res, 1985, 9(3–4): 177–190.

[70] GUILLIAMS M, LAMBRECHT BN, HAMMAD H. Division of labor between lung dendritic cells and macrophages in the defense against pulmonary infections. Mucosal Immunol, 2013, 6(3): 464–473.

[71] LAMBRECHT BN. Alveolar macrophage in the driver's seat. Immunity, 2006, 24(4):366–368.

[72] STAFFORD JL, NEUMANN NF, BELOSEVIC M. Macrophage-me-diated innate host defense against protozoan parasites. Crit Rev Microbiol, 2002, 28(3):187–248.

[73] POOLE JA, GLEASON AM, BAUER C, et al. CD11c(+)/CD11b(+) cells are critical for organic dust-elicited murine lung inflammation. Am J Respir Cell Mol Biol, 2012, 47(5):652–659.

[74] STRICKLAND DH, THEPEN T, KEES UR, et al. Regulation of T-cell function in lung tissue by pulmonary alveolar macrophages. Immunology, 1993, 80(2):266–272.

[75] WEBB TJ, SUMPTER TL, THIELE AT, et al. The phenotype and function of lung dendritic cells. Crit Rev Immunol, 2005, 25(6):465–491.

[76] LAMBRECHT BN, HAMMAD H. Lung dendritic cells in respiratory viral infection and asthma: from protection to immunopathology. Annu Rev Immunol, 2012, 30:243–270.

[77] HAMMAD H, LAMBRECHT BN. Dendritic cells and airway epi-thelial cells at the interface between innate and adaptive immune responses. Allergy, 2011, 66(5):579–587.

[78] LAMBRECHT BN, HAMMAD H. Biology of lung dendritic cells at the origin of asthma. Immunity, 2009, 31(3):412–424.

[79] POLLARD AM, LIPSCOMB MF. Characterization of murine lung dendritic cells: similarities to Langerhans cells and thymic dendritic cells. J Exp Med, 1990, 172(1):159–167.

[80] DEMEDTS IK, BRUSSELLE GG, VERMAELEN KY, et al. Identification and characterization of human pulmonary dendritic cells. Am J Respir Cell Mol Biol, 2005, 32(3):177–184.

[81] VAN POTTELBERGE GR, BRACKE KR, JOOS GF, et al. The role of dendritic cells in the pathogenesis of COPD: liaison officers in the front line. COPD, 2009, 6(4):284–290.

[82] IWASAKI A. Mucosal dendritic cells. Annu Rev Immunol, 2007, 25: 381–418.

[83] BARATELLI FE, HEUZÉ-VOURC'H N, KRYSAN K, et al. Prostaglandin E2-dependent enhancement of tissue inhibitors of metalloproteinases-1 production limits dendritic cell migration through extracellular matrix. J Immunol, 2004, 173(9):5458–5466.

[84] NATHAN C. Neutrophils and immunity: challenges and opportuni-ties. Nat Rev Immunol, 2006, 6(3):173–182.

[85] PARKIN J, COHEN B. An overview of the immune system. Lancet, 2001, 357(9270):1777–1789.

[86] ABRAHAM E. Neutrophils and acute lung injury. Crit Care Med, 2003, 31(4 Suppl):S195–S199.

[87] RICEVUTI G. Host tissue damage by phagocytes. Ann N Y Acad Sci, 1997, 832:426–448.

[88] SWAIN SD, ROHN TT, QUINN MT. Neutrophil priming in host defense: role of oxidants as priming agents. Antioxid Redox Signal, 2002, 4(1):69–83.

[89] DELEO FR, RENEE J, MCCORMICK S, et al. Neutrophils exposed to bacterial lipopolysaccharide upregulate NADPH oxidase assembly.

J Clin Invest, 1998, 101(2):455–463.

[90] LEE A, WHYTE MK, HASLETT C. Inhibition of apoptosis and prolongation of neutrophil functional longevity by inflammatory mediators. J Leukoc Biol, 1993, 54(4):283–288.

[91] LEVY BD, VACHIER I, SERHAN CN. Resolution of inflammation in asthma. Clin Chest Med, 2012, 33(3):559–570.

[92] SPRENT J, CHO JH. Self/non-self discrimination and the problem of keeping T cells alive. Immunol Cell Biol, 2008, 86(1):54–56.

[93] SIOUD M. Innate sensing of self and non-self RNAs by Toll-like receptors. Trends Mol Med, 2006, 12(4):167–176.

[94] BRACIALE TJ, SUN J, KIM TS. Regulating the adaptive immune response to respiratory virus infection. Nat Rev Immunol, 2012, 12(4):295–305.

[95] KRISHNA S, MILLER LS. Innate and adaptive immune responses against Staphylococcus aureus skin infections. Semin Immunopathol, 2012, 34(2):261–280.

[96] STROMINGER JL. Developmental biology of T cell receptors. Science, 1989, 244(4907):943–950.

[97] KREUWEL HT, SHERMAN LA. The T-cell repertoire available for recognition of self-antigens. Curr Opin Immunol, 2001, 13(6): 639–643.

[98] HERZOG S, JUMAA H. Self-recognition and clonal selection: auto-reactivity drives the generation of B cells. Curr Opin Immunol, 2012, 24(2):166–172.

[99] MEDZHITOV R, JANEWAY CA Jr. Innate immune recognition and control of adaptive immune responses. Semin Immunol, 1998, 10(5):351–353.

[100] TURNER SJ, LA GRUTA NL, KEDZIERSKA K, et al. Functional implications of T cell receptor diversity. Curr Opin Immunol, 2009, 21(3):286–290.

[101] GOUD SN, KAPLAN AM, SUBBARAO B. Primary antibody responses to thymus-independent antigens in the lungs and hilar lymph nodes of mice. Infect Immun, 1990, 58(7):2035–2041.

[102] KOCH U, RADTKE F. Mechanisms of T cell development and trans-formation. Annu Rev Cell Dev Biol, 2011, 27:539–562.

[103] CIOFANI M, ZÚÑIGA-PFLÜCKER JC. A survival guide to early T cell development. Immunol Res, 2006, 34(2):117–132.

[104] CIOFANI M, ZÚÑIGA-PFLÜCKER JC. Determining γδ versus αß T cell development. Nat Rev Immunol, 2010, 10(9):657–663.

[105] STARR TK, JAMESON SC, HOGQUIST KA. Positive and negative selection of T cells. Annu Rev Immunol, 2003, 21:139–176.

[106] NISHANA M, RAGHAVAN SC. Role of recombination activating genes in the generation of antigen receptor diversity and beyond. Immunology, 2012, 137(4):271–281.

[107] BRETSCHER P. The two-signal model of lymphocyte activation twenty-one years later. Immunol Today, 1992, 13(2):74–76.

[108] ROTHENBERG EV. Cell lineage regulators in B and T cell develop-ment. Nat Immunol, 2007, 8(5):441–444.

[109] KEPPLER SJ, ROSENITS K, KOEGL T, et al. Signal 3 cytokines as modulators of primary immune responses during infections: the interplay of type I IFN and IL-12 in CD8 T cell responses. PLoS One, 2012, 7(7):e40865.

[110] ZHU J, PAUL WE. Heterogeneity and plasticity of T helper cells. Cell Res, 2010, 20(1):4–12.

[111] DAMSKER JM, HANSEN AM, CASPI RR. Th1 and Th17 cells: adversaries and collaborators. Ann N Y Acad Sci, 2010, 1183: 211–221.

[112] PAUL WE. What determines Th2 differentiation, in vitro and in vivo? Immunol Cell Biol, 2010, 88(3):236–239.

[113] KUCHROO VK, AWASTHI A. Emerging new roles of Th17 cells.

Eur J Immunol, 2012, 42(9):2211–2214.

[114] DELA CRUZ CS, KANG MJ, CHO WK, et al. Transgenic modelling of cytokine polarization in the lung. Immunology, 2011, 132(1):9–17.

[115] TAN C, GERY I. The unique features of Th9 cells and their products. Crit Rev Immunol, 2012, 32(1):1–10.

[116] STASSEN M, SCHMITT E, BOPP T. From interleukin-9 to T helper 9 cells. Ann N Y Acad Sci, 2012, 1247:56–68.

[117] AKDIS M, PALOMARES O, VAN DE VEEN W, et al. TH17 and TH22 cells: a confusion of antimicrobial response with tissue inflammation versus protection. J Allergy Clin Immunol, 2012, 129(6):1438–1449; quiz1450–1431.

[118] ZHANG N, PAN HF, YE DQ. Th22 in inflammatory and auto-immune disease: prospects for therapeutic intervention. Mol Cell Biochem, 2011, 353(1–2):41–46.

[119] CROTTY S. Follicular helper CD4 T cells (TFH). Annu Rev Immunol, 2011, 29:621–663.

[120] KING C. New insights into the differentiation and function of T follicular helper cells. Nat Rev Immunol, 2009, 9(11): 757–766.

[121] OHKURA N, KITAGAWA Y, SAKAGUCHI S. Development and maintenance of regulatory T cells. Immunity, 2013, 38(3):414–423.

[122] SHEVACH EM. Biological functions of regulatory T cells. Adv Immunol, 2011, 112:137–176.

[123] BORN WK, LAHN M, TAKEDA K, et al. Role of gammadelta T cells in protecting normal airway function. Respir Res, 2000, 1(3):151–158.

[124] HAAS W, PEREIRA P, TONEGAWA S. Gamma/delta cells. Annu Rev Immunol, 1993, 11:637–685.

[125] CARDING SR, EGAN PJ. Gammadelta T cells: functional plasticity and heterogeneity. Nat Rev Immunol, 2002, 2(5):336–345.

第 21 章

淋巴细胞和巨噬细胞介导的肺部炎症

Praveen Govender

Frederic F. Little

Kevin C. Wilson

David M. Center

引言

呼吸过程中肺会连续不断地接收到来自外界的感染性或非感染性抗原。与肠道、泌尿生殖道和皮肤一样,肺脏也是一个人体与外界环境直接接触的无菌部位,其免疫防御系统和炎症机制之间的平衡维持着这一稳定状态。本章我们将考虑两种关键造血细胞的炎症和免疫作用:肺淋巴细胞和肺巨噬细胞。

尽管这两种细胞相互作用十分广泛,甚至在很多情况下被认为是相互依赖,但它们却代表了炎症反应的两个不同方面。巨噬细胞作为一种吞噬细胞,具有古老的系统发育谱系。它是先天性免疫系统的前哨。就其本身而言,它并非抗原特异性,而是通过很多炎症刺激经特异性和模式性识别受体来触发。淋巴细胞仅存在于脊椎动物中,并通过识别和适应特定抗原以及区分自身和非自身的能力,在炎症反应中表现出明显精细化。因新近发现的先天淋巴样衍生免疫细胞以及炎症反应中巨噬细胞多种功能这些热门问题,免疫系统的这两个方面的功能区别而变得模糊。

巨噬细胞或树突状细胞(DC)将抗原以最佳的方式呈递给淋巴细胞,随后以最佳的方式激活淋巴细胞并生成细胞因子。反之,巨噬细胞的微生物清除功能和花生四烯酸及其氧气代谢产物的释放,都受到活化 T 淋巴细胞释放的细胞因子影响,吞噬作用在 B 淋巴细胞生成的抗体影响下得到了显著增强。这两种细胞类型之间的协作已成为肺部抵抗非感染性抗原和微生物感染的基石。由中性粒细胞介导的急性肺部炎症将在另一章进行讨论。本章我们将对人体肺脏内的淋巴细胞和巨噬细胞进行一个简要的概述,包括它们的功能和相互作用,以及它们在肺部炎症和疾病中所占有的综合地位。

我们会呈现免疫学的基础知识。尽管如此,本章会使用恰当的专业名词解释。基于功能的不同,很多免疫细胞表达的表面受体一般有很多名字。在过去 30 年间,为了达到命名系统标准化的目的,这些名词已经被集中成为一个标准化系列"分化簇"(cluster of differenciation,CD)。本章会提到 CD 标志物列表,在表 21-1 中可以看到它们其他的名称和公认的功能。

表 21-1 本章所讨论的分化抗原簇和表面分子

名称/CD 标记	功能
CD1	APCs 上抗原呈递的辅助分子
绵羊红细胞受体/CD2	T 淋巴细胞活化的辅助分子,黏附受体(配体 LFA-3)
CD3	TCR 信号亚单位
αβTCR	T 细胞抗原受体
γδTCR	T 细胞抗原受体另一形式
CD4	T 细胞共受体(MHC Ⅱ型配体);辅助/诱导性细胞的标记

表 21-1　本章所讨论的分化抗原簇和表面分子（续）

名称/CD 标记	功能
CD8	T 细胞共受体（MHC Ⅰ型配体）；细胞毒性细胞的标记
CD11a,b,c	β2 整合素 α 链/CD18；CD11a（LFA-1）；CD11b（Mac-1/CR3）；CD11c（CR4）
CD14	脂多糖巨噬细胞受体
CD18	β2 整合素链
CD25	p55 IL-2 受体、T 细胞活化抗原（T-cell activation antigen，TAC）
HLA-DR	MHC Ⅱ型、在 APCs 上表达、T 细胞活化抗原
CD28	T 淋巴细胞刺激性辅助分子（配体 B7-1/CD80、B7-2/CD86）
CTLA-4/CD152	T 淋巴细胞抑制性辅助分子（配体 B7-1/CD80、B7-2/CD86）
CD29	β1 整合素的普遍性 β 链
VLA-1-6/CD49a-f	黏附分子、β1 整合素 α 链（配体 ECM 蛋白）
VLA-4/α4β1 整合素	黏附分子（配体内皮细胞表达的 VCAM-1、纤维蛋白）
α4β7 整合素	黏附分子（配体 VCAM-1、纤维蛋白）
HML-1/αEβ7 整合素	黏附分子（配体上皮细胞碳水化合物抗原）
ICAM-1/CD54	细胞间相互作用的细胞黏附分子（配体 LFA-1/CD11a/CD18）
B7-1/CD80、B7-2/CD86	T 细胞活化辅助分子、配体 CD28（扩增）、CTLA-4（抑制）
CD95/Fas	Fas 配体受体，诱导凋亡
VCAM-1/CD106	活化内皮细胞表达的黏附分子（配体 α4 整合素）
CCR3	CCL11/嗜酸性粒细胞活化趋化因子的化学趋化因子受体（Chemokine Receptor，CKR）
CCR4	针对 CCL17/胸腺和活化调节性趋化因子（thymus and activation-regulated chemokine，TARC）的 CKR
CCR5	针对 CCL4 的 CKR
CCR7	针对 CCL21/次级淋巴样组织趋化因子（secondary lymphoid-tissue chemokine，SLC）/T 细胞活化素 4（T-cell activation 4，TCA4）的 CKR

肺内淋巴细胞

　　肺内淋巴细胞的数量远比既往认为的要多得多。最近对来自正常人肺组织切片中的 CD3+ 染色细胞进行估计，发现常驻 T 细胞池大约为 100 亿个 T 细胞，与人类血液中的 T 细胞数量相近。这些常驻 T 细胞已经被详细地检查过，而且主要是常驻型效应器表型的记忆 T 细胞（rTem）。在正常肺里，这些淋巴细胞分布在 4 个区域之中（图 21-1）。

　　这些区域包括上皮表面的淋巴细胞（lymphocytes at the epithelial surface，LES）（包括在支气管肺泡腔中的部分）、淋巴细胞会聚区上皮相关的淋巴细胞［又称支气管相关淋巴样组织（BALT）］、间质和上皮内淋巴细胞（intraepithelial lymphocyte，IEL）以及血管内池。尽管 BALT 在正常人肺中的存在尚存争议，但是很明显，BALT 会存在于感染环境中或可能在合并慢性气道炎症的环境下出现。每个区域都有独特的表型和功能集合。目前尚不清楚是否有淋巴细胞从血液/血管内池依次流入间质或 BALT，最后到达上皮表面，或者淋巴细胞从成熟和/或激活之时起，是否注定要留在这些池中的一个或另一个中。肺部传入淋巴管缺乏表明血管内池是发往某个肺区域内淋巴细胞的原始来源。正常肺淋巴细胞确切的流入和周转性质尚未明确。尽管如此，器官和肺特异性归巢趋化性细胞因子（趋化因子）的同类受体具有选择性分布，将其识别之后很可能每个区域的细胞群来源都会特别清晰，也为了推动区域间的细胞交换，一定会存在区域特异性信号，用以转化原位趋化因子受体集合。

■ 上皮表面淋巴细胞

　　上皮表面淋巴细胞（lymphocyte at epithelial surface，LES）和 IELs 作为来自支气管肺泡腔的淋巴胞，可通过支气管肺泡灌洗（bronchoalveolar lavage，BAL）从肺脏进行获取，研究也甚为充分。尽管在正常的非吸烟个体中，BAL 回收液每毫升大约含有 10^5 个细胞，而淋巴细胞仅占的 5%～15%，但在炎症反应中淋巴细胞数量可能会出现惊人的增长。LES 与血液淋巴细胞显著不同，则提示可能存在选择偏倚或者在血液和肺之间发生器官特异性成熟过程（表 21-2）。

　　约 70% 的 LES 是 T 细胞；T 细胞的 CD4/CD8 比例与血液中大致相同，尽管分散程度在个体之间差别较大。超过 70% 的支气管肺泡灌洗液 T 细胞具有已经预先活化的记忆类型，这是由其表达低分子量形式的白细胞常规抗原 CD45（CD45RO）决定的，还有很多是通过 α1β1 整合素的表达缓慢活化。支气管肺泡灌洗

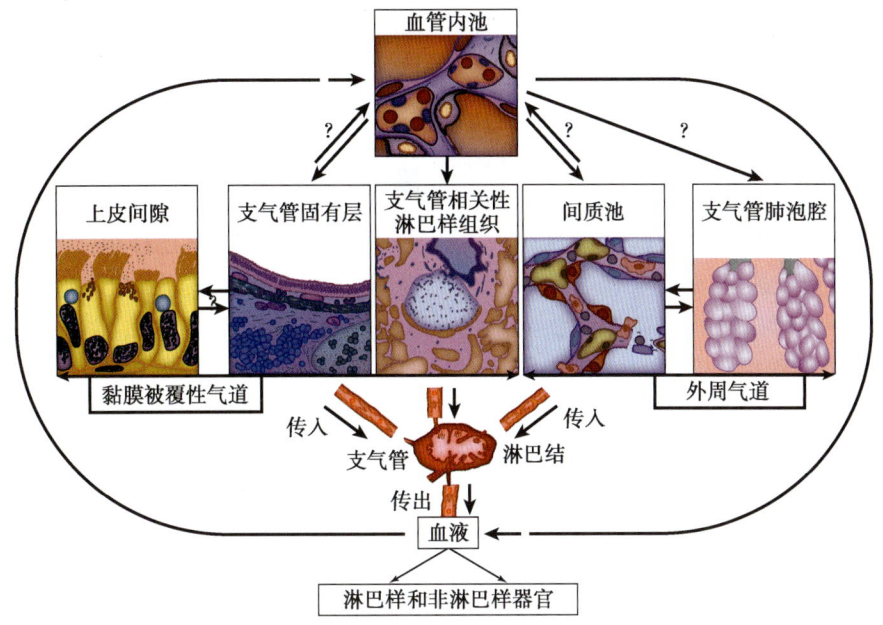

图 21-1　肺内特殊部位所见的淋巴细胞。这些包括 LES（含支气管肺泡表面部位）；作为气道内抗体生产中心的间质与上皮内淋巴细胞（intraepithelial lymphocyte，iELs）和支气管相关淋巴样组织（BALT）；以及血管内池。淋巴细胞从淋巴结中前行至血液内，并通过与肺内皮细胞的细胞相互作用进入肺。箭头提示了从一个肺内区间到另一个区间的假设路径。有些来自多个区间的淋巴细胞可能会脱离肺组织回到淋巴结，其他则逐渐衰老并死亡。进一步的解释详见正文。获授权引自：PABST R. Is BALAT a major component of the human lung immune system? Immunology Today, 1992, 13(4):119-122.

表 21-2　肺内淋巴细胞的特征[a]

部位	数量	细胞类型	注释
上皮表面	10^4/mL 支气管肺泡灌洗,总量约 10^8	CD4/CD8 与血液相同 70%T 细胞 >90%记忆细胞 40%表达 $\alpha_E\beta7$ 整合素 (70%的 CD8$^+$) 记忆性 CTL 存在 NK 表型,功能减退	专职用于同上皮细胞,进行相互作用,第一道防线?
支气管相关性淋巴样组织	不详,如果存在于人类正常(非炎症)肺脏内。	中心区域 B 细胞 T 细胞散在分布于中心区和周边滤泡	局部抗原取样和抗体生成
间质	10^7/g 肺组织,总量约 6×10^9	CD4/CD8 小于血液 >90%记忆性 T 细胞 大量 NK 活性	在血管内,与全血淋巴细胞池相当
血管内	不详,人类的特征	不详	可能移动的细胞以进入肺的形式保持平衡

CD:分化聚类(cluster of differentiation);CTL:细胞毒 T 淋巴细胞(cytotoxic T lymphocyte)。[a] 为进一步了解,请查询参考文献。

液中 T 细胞的平衡处于原生态,基于它们所表达的趋化因子受体之一 CCR7,而 CCR7 主要识别尚未与其同源抗原接触的 T 细胞。与 LES 相比,目前尚不清楚 BAL 中的 T 细胞表达是 IEL 的哪个部分。LES 与血液 T 细胞相比更倾向于表达活化抗原 HLA-DR,且 CD8$^+$

(细胞毒/抑制剂)和 LES 更倾向于表达与细胞毒细胞功能相关的标志物。记忆性细胞毒细胞中有一个不正常的亚群,缺乏附件分子 CD28,但也被描述为正常 LES。在初生啮齿动物的肺中,大部分 T 细胞表达 γδT 细胞受体,占成年小鼠常驻(全肺)肺 T 细胞的 20%,

该百分比在感染期间会显著上调。相比之下,绝大多数人类T细胞上皮表面是 $\alpha^-\beta^+$。一小部分人类 $\gamma\text{-}\delta$LES的T细胞功能仍然不清楚,但是同源小鼠细胞的功能相似则提示:其主要作用是调节初次免疫反应。正如在微生物和抗原攻击区域所预期的那样,在该区域中存在数量可变的NK(包括NK-T)细胞。尽管如此,肺内大量NK活性被发现存在于间质群体中。B细胞也出现在经BAL获取的LES群体中。它们已经被证明为可以产生所有类型的抗体,而它们的主要作用是通过分泌IgA提供黏膜免疫所需的抗体。目前还不清楚在LES中是否存在选定的B细胞。

这些T细胞和B细胞的来源和命运尚未知晓。上皮表面T细胞(和其他肺T细胞)从循环中出现,并在肺中局部增殖并进一步分化,然后死亡或再循环,这些假设似乎也合乎情理。已经发现被标记的血液T细胞进入LES池后可以再出现在循环中。上皮表面和间质内的T细胞具有强烈的记忆性表型,提示这样的分化早在进入肺部之前就已经发生了。曾经在上皮区域时,支气管IEL的T细胞表现出具有在上皮长期生存数月的潜力,而与之相比在固有层的淋巴细胞却仅有很短的生命周期。

很多LES通过表达独特的黏附分子(HML-1/$\alpha e\beta 7$整合素),黏附气道上皮细胞并与之发生反应。该整合素在40%的LES和间质性淋巴细胞上表达(60%CD8$^+$细胞是HML-1$^+$,而CD4$^+$细胞表达较少),但只有很少在血液或肺间质的淋巴细胞上。似乎局部影响会导致该分子在LES上表达,如转化生长因子(TGF)$\beta 1$这样的上皮衍生性细胞因子。上皮细胞被细菌直接刺激后,根据不同微生物和致病性释放特异性趋化因子和细胞因子,如IL-8、MIP2α(CXCL2)、MIP3α(CCL20)、IL-7、IL-15。这些配体能够与邻近LES表面的趋化因子和细胞因子受体相结合,提示这些细胞并非一定是疲弱或死亡的细胞,而它们通常在气道中被黏液纤毛阶梯清除并随痰液咳出。确切地说,它们包括了一类特殊化的淋巴细胞群,在气道免疫监视和上皮细胞相互作用中均有所参与。LES再次进入间质和淋巴样组织的可能性已经在大鼠实验中得到证实。除了它们与气道上皮细胞的相互作用之外,LES直接作用于黏膜DCs,其表型进一步引导T细胞表型进化(参见随后的肺内淋巴细胞活化)。

LES经刺激之后能够增殖,产生细胞因子和抗体,并具有细胞溶解功能。尽管如此,与血液T细胞相比,甚至与肺间质的记忆性T细胞相比,它们通常对增殖或抗原及有丝分裂原的抗体反应呈现低反应状态。该现象的原因尚未明确,但可能会与气道内免疫抑制影响因素有关,包括肺泡巨噬细胞(alveolar macrophages,AMs)、局部TGF$\beta 1$的产生、肺泡表面活性物质或蛋白的免疫抑制活性,以及可能存在诸如IL-10和IL-16这样的免疫调节细胞因子。

■ 支气管相关性淋巴样组织

支气管相关性淋巴样组织(BALT)用于描述气道内局限性上皮下聚集的淋巴细胞,属于次级淋巴样组织,并且与其他类型的黏膜相关性淋巴样组织类似(由Berman等人回顾,其中Randall进行了深度回顾)。BALT出现在正常啮齿类动物气道中,其数量随着年龄增长而增加。现有证据表明,这些淋巴样组织在成年人中非常少见或者不存在,但却出现于儿童中,并可能在稍后时期对感染或慢性炎症做出应答期间出现并增殖。这些数据提示炎症或感染会诱导人类淋巴样聚集组织发育,并将其称为可诱导性BALT(inducible BALT,iBALT),以区别于在啮齿类动物中的经典定义BALT,后者被认为并不依赖抗原即可形成。

经典定义的BALT在外表上与肠相关性淋巴样组织相似(gut-associated lymphoid tissue,GALT;如派尔集合淋巴结),与上皮和血管相互关联,存在淋巴样组织特有的特殊立方体或高内皮微静脉,还存在一种特殊的薄的覆盖上皮能让抗原更容易通过支气管腔进入和离开淋巴细胞及其产物。免疫组织化学技术揭示了B细胞染色在IgM、IgG和IgA的优势,其中大约有20%T细胞零散分布,特别是在聚集组织内部和周围的CD4$^+$细胞。BALT缺乏结构完整的生发中心,但在其他次级淋巴样组织中却可见。BALT和GALT之间的相似性,以及肺相关与肠相关淋巴样组织的淋巴细胞循环模式的相似性,均已得到证实,这些结构展现了一种共同的黏膜免疫系统。在这种模式下,再循环血液中的淋巴细胞离开循环进入到这些结构中,而这些结构能够提供来自环境抗原的有效暴露。此时激活的记忆细胞成为局部抗体产生的来源,它们可能通过循环扩散到其他黏膜区域,并将免疫记忆广泛扩散。

尽管在啮齿动物中观察到以上这些结果,但仍有一些问题限制了我们对于人类BALT功能的推断。这些问题包括:BALT在正常人类气道中几乎缺失,以及观察到其有限地存在于无菌实验动物中。实际上,因为BALT在人类和小鼠中并不常见,也有人怀疑BALT是否真的是一个重要的次级淋巴样器官。尽管如此,越来越多的证据显示,iBALT在针对感染的适应性免疫应答中发挥作用。在这个新模式里,感染和炎症通过募集和激发幼稚淋巴细胞,触发了这些区域化淋巴样组织的生发,以此在原位生成抗原特异性淋巴细胞。与此同时,感染和炎症激活了局灶性抗原呈递细胞,并迁移至传统的次级淋巴样器官(如淋巴结),便于对效应细胞进行富集和激活。因此,这些局灶性淋巴样组织就不仅能扩增富集在传统次级淋巴样器官中的效应细胞,还能在原位启动初级免疫反应。为了支持这个模式,切除脾的淋巴毒素 α 缺乏小鼠在缺乏形成任何次级淋巴样器官能力的情况下,仍然能够对感染作出反应,生成 iBALT,这表明存在另一种机制在管理这些淋巴样组织。

与啮齿类动物的构成型 BALT 相比,结构上的差异突出了 iBALT 在人和小鼠中的独特性。iBALT 的组织形式变化多样,从小簇的 B 细胞、T 细胞和 DCs,到发育完备的滤泡聚集体,并且不像构成型 BALT 那样可在啮齿动物的上呼吸道中发现,iBALT 常见于血管周围、支气管周围,甚至下呼吸道的肺间质区域。在人类中,被覆的特异性上皮尚未得到细致描述。在 iBALT 中发现的 B 细胞滤泡,集中于 CD21 表达的滤泡样树突状细胞(follicular dendritic cells,FDCs),并且被含有固有 CD11c$^+$ 的 DCs 和 CD4$^+$CD8$^+$ 的 T 细胞的滤泡间区分隔开。淋巴细胞归巢趋化因子 CXCL13 和 CCL21 在 HEVs 中被用于招募幼稚淋巴细胞,但与传统淋巴样器官不同,其分泌似乎独立于 LTα。IL-17 生成型 T 细胞和 CCR7 依赖性 Tregs 已经被证明在 iBALT 的发展过程中非常重要。

关于 iBALT 在肺内作用的相关知识仍在不断更新。BALT 的发展看起来像是针对感染性抗原的正常免疫反应的一部分。BALT 在诸如过敏性肺炎、慢性阻塞性肺疾病和间质性肺纤维化等多种慢性肺疾病中凸显的意义仍还不太明朗。

■ 间质淋巴细胞

淋巴细胞在人类正常肺组织学切片中很少见,而且目前也还没有成熟的技术将这些细胞作为一个独有、纯粹的群体进行研究。然而,一些研究者将收获的人类肺脏在充分冲洗掉上皮细胞后,通过切碎组织和酶消化的方式制备淋巴细胞。正常人类肺内浸润的淋巴细胞数量与从正常 BAL 中提取的淋巴细胞数量有所不同。具体来说,每克湿润的肺组织中大约可发现 $20×10^6$ 个单核细胞;其中 70% 是淋巴细胞,90% 淋巴细胞是 CD2$^+$T 淋巴细胞。其中记忆 T 细胞的富集与在 LES 中观察到的类似,但是白细胞介素(IL)T 细胞里 CD4/CD8 比值低于在血液或 LES 中的 CD4/CD8 比值。来自间质区域的记忆性 T 淋巴细胞能够

在受到刺激后生成细胞因子,并对 IL-2 会出现增殖反应,尽管其对有丝分裂原的增殖反应有所下降。大多数(如果不是全部的话)肺内的 NK 活性被局限于肺间质区域。然而,间质性淋巴细胞确切的起源、命运和功能尚不清楚。

■ 血管内淋巴细胞

在动物体内,尤其是在猪体内存在的血管内淋巴细胞池已经十分明确。包括肺灌注研究在内的实验数据结果显示,在清除红细胞后,淋巴细胞可以从肺中通过缓慢持续洗脱而获得。人类血管内淋巴细胞池的存在并未被直接证实。尽管如此,将淋巴细胞标记后注射进人体,发现这些细胞被"拦截"在肺内,无论是经静脉注射还是经动脉注射(由 Berman 等人审阅)。这些数据证实,最近检测到淋巴细胞表面存在归巢受体,符合同源器官特异性趋化因子表达。因此,这一现象很可能代表淋巴细胞在毛细血管内由于黏附分子作用而存在贴边现象。人体内这种细胞池的完整表型表征并不明确,存在于间质和上皮的淋巴细胞当中的细胞池的尺寸和作用也是如此。

■ 肺内淋巴细胞募集

淋巴细胞通过一系列复杂的过程在血管外部位被募集,涉及内皮细胞(endothelial cells,ECs)黏附、黏附释放、跨内皮迁徙、细胞基质相互作用、与局部生成的化学性吸引物进行反应。这一系列过程是以一种初始捕获步骤为特征,通常由选择素和整合素介导,随后由趋化因子和细胞因子受体及其他整合素介导进行捕获/激活。趋化因子在组织特异性淋巴细胞归巢和保存的调节中发挥中心作用。有些低分子量蛋白能够在 N 末端附近分享半胱氨酸重复序列(如 C-C 或 C-X-C)。这些同类型的蛋白具有阳离子电荷,并可以此结合肝素。趋化因子的功能通过同源的 7 个跨膜受体介导,其受体与其配体之间的结合呈明显的随机混杂性,任何一个特定的趋化因子都可能有多个配体,反之亦然。由于它们的理化特性,趋化因子可能会与 EC 膜受体的肝素样区域结合,从而防止血流稀释局部产生的趋化因子信号,有利于形成浓度梯度,这种现象称为趋触性。现已发现趋化因子能够增强 ECs 的黏附性以及多种类型白细胞的跨内皮迁徙,包括 T 细胞亚群和单核细胞。近期还发现趋化因子能作为 T 淋巴细胞的辅助生长因子。尽管 CXCL15(肺因子)似乎在小鼠肺内存在选择性表达,然而似乎并不存在独特的人肺特异性淋巴细胞介导的趋化因子模式。尽管如此,特定的趋化因子(见下文)在肺内的

TH1 型和 TH2 型免疫反应中可优先表达。

血液 T 细胞上表达的黏附分子与 EC 上的补体黏附分子之间的相互作用，是 T 细胞从血液中迁出的决定性的第一步。这一步在黏附分子表达层面上，由不同发育阶段的 T 细胞和 T 细胞活化后瞬间增强的黏附分子功能进行近距离调节。相似的是，EC 的黏附分子表达可能会因为器官部位或致炎细胞因子而出现明显增加，特别是 TNF-α、IL-1 和 IFN-γ。EC 联合这些细胞因子治疗可以大大改变 EC 对包括某些 T 细胞亚群在内的白细胞的黏附性。类似这样通过局部生成细胞因子和其他因子导致 EC 活化，使 T 细胞从血液中释放外移后并非随机迁徙，而是被严格地限于淋巴样组织、黏膜部位和炎症组织部位等区域。

涉及 T 细胞跨内皮迁徙的特异性事件已经在细胞水平进行了剖析，而它们在人类肺中的特点还未完全明了。T 淋巴细胞首先表现为沿着内皮细胞"滚动"，这种相互作用需要通过 T 细胞 α4β1 整合素/内皮细胞 VCAM-1 和 P 选择素/PSGL-1 进行松散的黏附作用，并需要一个信号通过其他整合素分子来产生正式的"捕获"，特别是淋巴细胞 LFA-1（αFA-整合素）与 ICAM-1 或者内皮上其他配体相互作用。之后的系列信号会增强整合素对配体的亲和力，强化黏附作用。其他相互作用，包括整合素亲和力的衰减、T 细胞和内皮 PECAM（CD31）在 EC 连接处的同型相互作用以及基质降解酶的释放，都会导致紧密黏附解除，T 细胞迁移进入基质。TH2 细胞迁徙的初步证据提示，该步骤分别由 T 细胞 CCR3/内皮 CCR11 和 CCR4/CCL17 进行介导。

T 细胞持续不断地从血液进入组织再反复循环，在血液中的平均半衰期仅有约 18h。除此之外，T 细胞在体内迁徙的部位看起来与幼稚型/处女型细胞非常不同，这一点与预先激活的记忆细胞恰恰相反。由于高水平的 CCR7 表达，幼稚型细胞优先进入淋巴样组织，更容易接触到抗原，而记忆细胞则进入如皮肤或肺等非淋巴样组织。

正常肺血管可能具有能够促进循环淋巴细胞驻留的特性。无论是经静脉注射还是经动脉注射，标记淋巴细胞在肺内的数量与其在其他器官里的数量并不相称。因此，这并非仅仅只是一个毛细血管通道的"首过"清除作用。有些研究人员已经发现，针对黏附分子抗体，特别是淋巴细胞功能相关性抗原（lymphocyte function-associated antigen，LFA）-1，会减少肺内淋巴细胞滞留。然而，毛细血管大小可以决定是否能捕获活化细胞，因为与活化同时发生的细

胞骨架改变会削弱细胞的变形能力；业已证实，这在肺脏捕获活化中性粒细胞和单核细胞过程中是具有突出的效力。淋巴细胞也会变大，并随着活化而失去变形性，但该过程在肺滞留淋巴细胞当中的地位尚未明确。

淋巴细胞趋化因子是调节被黏附或被捕获的 T 细胞从毛细血管循环中移出的另一环节。如前所述，已发现很多种与肺相关的 T 细胞趋化因子，其中有很多还能改变 T 细胞的生长和活化（相关综述见章末参考文献）。一部分已知的趋化因子可见表 21-3。

表 21-3　淋巴细胞趋化因子[a]

白细胞介素	活化刺激素
IL-1	抗体结合 T 细胞受体（T 细胞）
IL-2	
IL-6	抗表面免疫球蛋白（B 细胞）
IL-10	
IL-15	佛波酯
IL-16	
IL-33	
趋化因子趋化物	**生长因子**
CXCL8/IL-8	胰岛素
CCL5/RANTES	IGF-1
CCL3/MIP-1α，CCL4/MIP-1β	TGFβ1
CCL2/MCP-1，CCL8/MCP-2，CCL7/MCP-3	
CXCL10/IP-10	
CL11/嗜酸细胞活化趋化因子	
基质蛋白	**其他趋化物**
层粘连蛋白	溶血卵磷脂
纤维连接蛋白	fMLP、分枝杆菌脂阿拉伯甘露糖
淀粉样蛋白 AA	
1-磷酸鞘氨醇	酪蛋白/变性蛋白

[a]：并非完整列表。IL：白细胞介素；RANTES：调节活化正常 T 细胞表达和分泌因子；MCP：单核细胞趋化多肽；IGF：胰岛素样生长因子；TGF：转化生长因子。详见参考文献。

在肺脏疾病中，多种 T 细胞趋化因子能在 BAL 或组织标本中被检测到，包括趋化生长因子 IL-2、IL-16、IL-33、胰岛素样生长因子 I[13]、C-X-C 趋化因子 IL-8（CXCL8），以及 C-C 趋化因子巨噬细胞趋化蛋白（macrophage chemotactic protein，MCP）-1（CCL2）、RANTES（CCL5）和巨噬细胞炎症蛋白（macrophage inflammatory protein，MIP)-1α(CCL3)。这些趋化因子具有多种细胞来源，包括巨噬细胞、ECs，以及上皮细胞。IL-2被推测具有淋巴细胞来源，而 IGF-1 和 IL-16 具有多种潜在的细胞来源，包括 T 细胞、嗜酸性粒细胞和上皮细胞。IL-33 是一种上皮衍生的预警蛋白，除了通过ST2/IL2RAcP 受体对 TH2 细胞具有趋化作用之外，还吸引 ILC2、嗜酸性粒细胞和肥大细胞。现在逐渐认识到，它在哮喘的 TH2 免疫偏差中发挥着中心作用，针对上皮细胞坏死的反应会导致不同程度的损伤。另外还注意到，CXCL9、10 和 11 在肺内显现 TH1 反应中非常重要，其表达可能会诱导更多的干扰素 γ，而非与肺相关的现象。

淋巴细胞沿着趋化梯度募集至肺是一个很复杂的现象，涉及多种趋化因子、梯度和反应性细胞受体。所以淋巴细胞群落在任何区域的最终情况就是每个表型反应性的总和，表型会循序反应并从趋化梯度中释放后再次进行反应。反应的层次结构涉及受体表达和反应性调节，还有一种现象被称为趋化因子受体交叉脱敏。这能解释 T 细胞（缺乏反应性趋化受体）的滞留和再定位（对诱发型或组成型趋化梯度产生序贯反应）。这些调节步骤的实例都出现在人和鼠的所有 T 细胞表现型中，很可能这是主要因子之一，用于感染和炎症期间在胸腔和肺内的组织化淋巴样组织内（如淋巴结肿大）积累 T 细胞。此外，趋化梯度和受体脱敏能够由感染源的外源性趋化因子所诱发，并能够以此反过来调节对内源性趋化因子的反应。例如，HIV-1 的 gp120 能够下调胸腔淋巴结淋巴细胞对磷酸鞘氨醇的反应，导致缺乏正常的排出通道。

■ 肺内淋巴细胞功能

肺内淋巴细胞有四大功能：①产生抗体；②细胞毒活性，包括对病毒感染细胞、结合抗体的细胞和肿瘤细胞的溶胞作用；③生成细胞因子；④免疫耐受。这些功能总结见表 21-4 和章末参考文献。

B 淋巴细胞在肺内产生抗体作用，结合抗原后可促进生物活性物质失活与巨噬细胞吞噬作用。黏膜IgA 在活化支气管腔跨上皮转运方面具有特殊的重要性。肺内 B 细胞的抗体生成已经在小鼠肺内得到了广泛研究。激发之后，抗原被运动型吞噬细胞（巨噬细胞和 DCs）搬运到局部淋巴结，在此 T 细胞和 B 细胞被充分激活。活化的细胞重新进入循环，并迁徙到肺内的炎症区域，在局部生成抗体。抗原再激发会导致来源于驻留记忆细胞发生更快的局部反应。虽然肺部记忆淋巴细胞的生存周期尚未明确，但循环 B 细

表 21-4　肺淋巴结亚群的功能[a]

细胞类型	功能	分泌产物
TH1 细胞	细胞内微生物（如细胞内细菌、抗病毒和抗真菌防御），肉芽肿形成，移植物排斥	IL-2，IFN-γ，IL-3，IL-6，IL-12，IL-16，GM-CSF，TGFβ1
TH2 细胞	过敏性炎症，抗寄生虫（如蠕虫）防御	IL-2，IL-4，IL-5，IL-9，IL-10，IL-3，IL-13，IL-16，GM-CSF，TGFβ1
TH17 细胞	细胞外细菌和特定真菌；嗜中性炎症	IL-17A（IL-17），IL-17F，IL-21，IL-22，TNF-α，GM-CSF，IL-26（人类 TH17）
细胞毒 T 淋巴细胞（CD8 细胞）	对病毒或分枝杆菌感染的巨噬细胞或上皮细胞进行抗原限制性溶解；真菌、肿瘤细胞的溶解	TH1 细胞因子，穿孔素，IL-4
T 调节细胞	外周性耐受（多种表型）；维持不成熟的 DC	IL-10，TGF-β1，IL-35
NK 细胞	对病毒感染或肿瘤细胞进行非抗原限制性溶解	穿孔素，颗粒酶，α 防御素，IFNγ，TN-Fα/β，CCL3，CCL4，CCL5，还有 IL-17A 和 IL-22
B 细胞	抗体生成	IgM，IgG 亚型 1-4，IgE，IgA，IL-10

[a]：并非完整列表。所列内容是在体外环境或肺部疾病情况下所产生的细胞因子及其他产物。TH1：辅助 T 细胞 1 型；TH2：辅助 T 细胞 2型；NK：自然杀伤；IL：白细胞介素；GM-CSF：粒细胞-巨噬细胞克隆刺激因子；TGFβ1：转化生长因子β1；DC：树突状细胞。详见相关文献。

胞能够在没有抗原的情况下持续存活 100d，同样的还有记忆性 CD4[+] 和 CD8[+]T 细胞。

肺里包含有多种类型的细胞毒性细胞，包括 NK 细胞（非抗原限制性）、抗原限制性细胞毒性细胞以及表现出抗体依赖性的细胞毒性细胞。肺细胞毒性细胞的一个不寻常方面是具有 NK 活性（非抗原受体介导的肿瘤细胞靶点杀伤）的超级卓越的 CD3[+] 细胞毒性 T 细胞。这与血液相比不同，在血液里表达 NK 活性的大部分细胞都是 CD3[-]。这些自然杀伤 T 细胞（natural killer T cells，NKT 细胞）在人类外周血 T 细胞中只占不到 0.2%，并且与早期报道相反的是，其在健康和疾病状态下的支气管组织和 BAL 中数量都很低。在哮喘患者中，据估计它们在支气管组织和 BAL 中分别仅占 1.7% 和 0.2%。它们具有不变的 TCRα 受体链受体[小鼠中为可变（V）和连接链（J）Vα14Jα18，人类

中为 Vα24Jα18]，并结合了有限但不变的 TCRβ 链组成（Vβ8.2，Vβ7 或小鼠 Vβ2 和人 Vβ11），通常称为 iNKT 或 1 型 NKT 细胞。它们识别外源性和自身的糖脂类抗原，由 I 类 MHC 样 CD1d 抗原呈递分子进行呈递（由 Godfray、Stankovic 和 Baxter 等人进行了回顾）。尽管 iNKT 细胞在针对大量感染性抗原（如新生隐球菌）的宿主免疫反应和哮喘炎症反应调节当中被提示具有重要地位，其功能细节尚未明了。

NK 活性被发现存在于肺间质中，T 细胞和 NK 细胞出现于 LES，并大约占组织淋巴细胞的 10%。在人类中，绝大部分（80%）的表型是细胞毒性亚群（CD56 较低表达 CD16 较高表达），而其他肺内 NK 细胞在功能上被发现是无效的。BAL 和肺组织中肺 NK 细胞的细胞毒能力修复被认为是由 TGFβ 等细胞因子和其他介质的抑制作用所造成的，如来自 AMs 的前列腺素、肺泡表面活性物质、呼吸系统上皮产物 IL-15 等。肺内 NK 细胞调节作用的重要性在特定的基因缺陷疾病中得到验证，这些缺陷会导致 NK 细胞慢性活化并发展为肉芽肿性炎症，或者导致累及上下呼吸道且反复发作的病毒和细菌感染。

肺内 T 辅助细胞（T helper，TH）生成的细胞因子已经成为研究肺内炎症的主要焦点。与 B 细胞的抗体生成不同，T 细胞产生细胞因子。已经证实，大量不同类型的细胞因子在炎症疾病中由肺内 T 细胞不断生成（表 21-4）。总而言之，炎症反应的整体情况与 T 细胞产生的细胞因子有关，提示 T 细胞参与协调很多炎症反应。

活化的 T 辅助（T-helper，TH）细胞产生大量类型各异的细胞因子。单个 T 细胞产生细胞因子的整体能力看起来有所局限且似乎墨守成规，这取决于活化时的环境。根据小鼠实验积累的数据，幼稚型 T 细胞受到刺激后主要产生 IL-2。在增殖并转化为记忆细胞表型之后，T 细胞分化并产生四类主要效应性细胞因子中的一类，以 TH1（干扰素-γ、IL-2）、TH2（IL-4、IL-5、IL-10、IL-13）、TH17（IL-17、23、25）和 Treg（TGFβ、IL-10、PGE）。这些 TH 表型分享了相互之间排他性的转录程序，分别由转录因子 T-bet（TH1）以及 GATA-3（TH2）、RORγ/STAT3（TH17）以及 FoxP3（Treg）进行调节。

历史上，TH1 和 TH2 表型的区分是由互相排除的类型交替来获得的，这会导致这些表型之间的区分混乱，特别是在人类中，这些表型并非像在小鼠模型中那样可预测。这两种主要表型大致符合细胞介导免疫反应的极化表达：肉芽肿形成伴有单核巨噬细胞活化和调理型 IgG2 抗体（TH1）产生；或者最佳抗体反应，包括 IgE 形成，通常还伴有相关的嗜酸性粒细胞（TH2）。

肺内特定的免疫反应主要由 TH1 或 TH2 进行支配，而其他器官里则两者同时进行。举例来说，在人类哮喘中，T 细胞产生的 TH2 细胞因子占优势，但是产生 IFN-γ 的细胞也被发现存在于气道内，提示可能存在混合型反应。与之相反，皮肤上结核菌素反应部位的肉芽肿就足以证明产生的是 IFN-γ 和 IL-2 而非 IL-4。在麻风或利什曼病中，无效的宿主反应与 TH2 反应相关，有效的肉芽肿反应与 TH1 反应相关。除此之外，使用 IFN-γ 对无效反应的利什曼病进行治疗已经被报道，能够增加化学治疗的有效性。在结节病中，气道和肉芽肿细胞，特别是活化的 CD4+（HLA-DR+）T 细胞，已经被发现能够产生 IL-2 和 IFN-γ，这提示 TH1 反应占主导地位。即使在确保产生这些细胞因子后，TH1 和 TH2 亚型仍存在相当多的交叉调节，从而导致免疫应答及其终止的特征可能取决于 TH1 或 TH2 应答的顺序优势。确实，TH1 和 TH2 细胞之间的功能区别在人类中不像在小鼠中那样明显。就像早些时候的研究结论所提示那样，现已明确其他 T 细胞表型已经参与到肺内所有炎症事件当中，而非 TH1 和 TH2 之间传统的对立关系。

首先，T 细胞（尤其是调节性 T 细胞）在介导黏膜耐受和免疫稳态方面具有重要作用。这一功能位于黏膜，直接与黏膜 DCs 相互作用。尽管这些细胞的表型分类在不断发展，但调节性 T 细胞（Tregs）的周围池却是天然胸腺来源的 Tregs（nTregs）和诱导性 Tregs（iTregs）的混合物，它们源自低水平抗原刺激或细胞因子主要是转化生长因子 β（TGFβ）刺激作用下的幼稚 CD4+ T 细胞。虽然尚不清楚每种类型的 Treg 对免疫抑制和体内平衡的相关作用，但它们的 TCR 组成不同，表明存在非冗余的互补作用。Treg 细胞群中存在多种表型，且具有相互重叠的活化机制。尽管如此，转录因子叉头框蛋白3（forkhead box protein 3，Foxp3）似乎是抑制该 T 细胞亚群免疫功能的基础。在小鼠（Scurfy 鼠）和人类（IPEX 综合征）中，是由于 Foxp3 的缺失导致致命性自身免疫和炎症状态，强调了 Tregs 在免疫稳态和 IL-2 在 Tregs 生长和扩增中的重要作用。但是，大多数研究 T 细胞在炎症性肺疾病中的调节潜力的研究都是在小鼠体内进行的，包括离体操作、耗竭和过继转移实验。在肺实质内（即黏膜或间质）的人类 Treg 细胞并无直接证据，但是它们特征性地存在于上皮中，为维持肺部外周耐受和对吸入抗原的系统耐受性的要求为推测它们存在于上皮中提供了基础。除此之外，使用免疫调节细胞因子 IL-16 对小鼠进行气管内治疗,会诱导 CD4$^+$CD25$^+$T 细胞增殖。

iTregs 的发育需要 TGFβ 参与,但是 TGFβ 与 IL-4 或 IL-6(人类是 IL-1L)的双重刺激能够改变外周 T 细胞的细胞因子轮廓,从抑制性 Tregs 分别变成促炎性 TH9 或 TH17 细胞。与 TH1 和 TH2 的发育过程相似,TH9/TH17 与 Treg 的细胞发育在转录因子层面存在交叉调节,对维持外周免疫稳态是一个很重要的机制。在功能层面,需要有 TGFβ 对 Foxp3$^+$ 的 Tregs 细胞和 TH17 细胞进行诱导,这就形成了在耐受和免疫之间获取有效平衡的体系。在这种稳定状态下,TGFβ 诱导 Foxp3 和 Tregs,抑制炎症反应,并维持自身耐受,可一旦固有免疫细胞在微物诱因触发下产生 IL-6,就会阻碍 Treg 的产生,并且 nTregs 的功能会被抑制,而与此同时 TH17 细胞则被诱导产生强烈的前炎症反应,表现出特征性的中性粒细胞增多症。

虽然目前还不清楚主要分泌 IL-9 的 TH9 细胞在肺内特殊的功能作用,但已经知道 TH17 细胞因子簇(IL-17A、IL-17F、IL-22 和 IL-21)能够协助保护肺脏对抗细胞外细菌和真菌的侵袭。然而,观察到的哮喘病人的痰、血和 BAL 中 IL-17A 和 IL-17F 的升高,提示 TH17 细胞也会作用于慢性炎症疾病。TH17 细胞,与 TH1 和 TH2 一样,通过募集粒细胞-单核细胞系来发挥相关作用,即 TH1 细胞募集单核细胞/巨噬细胞,TH2 细胞募集嗜酸性粒细胞、嗜碱性粒细胞和肥大细胞,而更重要的是 TH17 募集中性粒细胞。鉴于多达 50% 的哮喘患者是非特应性的,并且 IL-17 介导中性粒细胞性炎症,了解 TH17 在难治性哮喘中的作用就变得很有意思。有趣的是,体外实验已经证明,中性粒细胞性气道炎症和 TH17 导致的支气管高反应对糖皮质激素耐药,与临床表型一致。尽管结节病通常被认为是 TH1 疾病,产生 IL-17 的细胞在这些病人的外周血和支气管肺泡液体当中也会升高。此外,单独 IL-17A$^+$ 和双重 IL-17/IFNγ$^+$ 细胞已经在结节样肉芽肿性组织中被报道。因此 TH17 细胞因子簇有助于理解肺内经典 TH1 和 TH2 疾病的异质性。

然而,T 细胞并非 IL-17 的唯一来源,诸如 NKT 细胞、NK 细胞和 γδ 细胞等先天性淋巴样细胞(innate lymphoid cells,ILCs)也会产生 IL-17。了解 ILCs 对肺内免疫稳态和病理学方面的作用有着重大意义。定义 ILCs 有 3 个特征:重组激活基因(recombination-activating gene,RAG)依赖性重排抗原受体的缺失;缺乏髓样细胞和 DC 表型标志物;以及具有淋巴样形态学。虽然 ILCs 的原型是 NK 细胞(参见前一节),最近在其他一些不同的 ILC 细胞群中也被发现,它们似乎都起源于共同的淋巴样(Id2$^+$)前体细胞,而且与传统 T 细胞一样,都能产生细胞因子。

造成混淆的一个特殊原因是用来描述这些 ILC 细胞群的名称不同。例如,产生 TH2 细胞相关细胞因子的 ILCs 在不同情况下被称为自然辅助细胞、核细胞、先天性辅助 2(Ih2)细胞,而且并无独特性的明确证据。近年来提出了一个基于细胞因子生成的功能性命名系统:第一组 ILCs 产生 IFNγ,第二组 ILCs 产生 2 型细胞因子(包括 IL-5 和 IL-13),第三组 ILCs 产生 IL-17 和 IL-22。ILCs 正在改变我们对于淋巴细胞在肺内炎症中所发挥功能的认识。例如,ILC2 在卵清蛋白诱导肺内炎症的小鼠模型和 IL-13$^{-/-}$ 小鼠中,能够产生 IL-13 而非 IL-14,而这些小鼠对过敏性肺内炎症存在抵抗,病毒诱导性气道高反应能够转化表达 IL-13 的 ILC2,这足以使这两种模型恢复其气道高反应。现已在慢性鼻窦炎患者中找到了 ILCs 在人体中的等效物。

近年来,B 淋巴细胞的生物学也取得了长足进展,目前已经认识到 B 细胞是由不同细胞群组成,并证明其功能具有多效性(关于目前肺内 B 细胞谱系认识详见章末参考文献)。简而言之,小鼠中绝大部分 B 细胞是 B2 型 B 细胞,起源于成体骨髓前体细胞,通过外周淋巴样组织进行交通,与同源抗原相互作用,并在激活后发育为记忆性 B 细胞或抗体分泌型浆细胞。在人肺内,绝大部分 B 细胞是成熟的幼稚性 B2 型 B 细胞,它们存留在 BALT(见上一节)或引流淋巴结中。在小鼠中,存在一个先天样 B 细胞家族:边缘区 B 细胞、B1α 型和 B1β 型 B 细胞,主要用于对抗病原菌和其他刺激产生的快速免疫反应。B1 型 B 细胞是一小部分能够自我更新的 B 细胞亚群,起源于新生儿肝脏,并且在缺乏抗原刺激时分泌大部分(如果不是全部的话)天然抗体(IgM 和 IgA 同种型)。天然抗体通常具有多重反应性,并且会同外来抗原和自身组分(不包括类风湿因子)相结合,在早期病原体识别和维持组织稳态中发挥重要作用。B1 型 B 细胞在脾脏和次级淋巴样组织中所占比例较小,但在胸膜腔和腹膜腔中数量丰富。目前尚不清楚驻留于胸膜腔中的 B1 型 B 细胞是否会迁移至肺内。人类 B1 型 B 细胞确实存在,并且发现存在 CD20$^+$CD27$^+$CD43$^+$CD70$^-$ 的标志物表型,可以是 CD5$^+$ 或 CD5$^-$。

B 细胞的核心作用是产生免疫球蛋白,无论是在肺实质内还是输出到气道黏膜表面,通常以聚合型 IgA 和 IgM 的形式表达。除此之外,现在还发现 B 细胞具有抗原呈递细胞以及炎症性和调节性细胞因子[例如 IL-10 产生型 B 调节细胞(B-regulatory cells,B-regs)]生成细胞的功能。目前还不知道这些功能是否存在于肺内 B 细胞。很多疾病的肺内免疫病理都是基于 T 细胞生物学,但现在已经发现 B 细胞在疾病中发挥越来越多的作用,如过敏性肺炎、COPD、自身免疫性结缔组织病以及特发性肺间质纤维化(详情请见 Keto 等人的综述回顾)。但整体而言,所有这些疾病都阐明了肺内产生丰富 B 细胞对吸入性或自身均具有抗原反应的潜力。

■ 肺内淋巴细胞活化

　　T 淋巴细胞活化的前置条件是需要特殊(抗原性)信号刺激,将其涉及范围限制在炎症期间,以应对抗原覆盖黏膜纤毛转运以及巨噬细胞和中性粒细胞的防御能力。淋巴细胞在抗原受体参与之后被活化,该抗体通常具有极其精细的特异性。该受体专一针对某组特定的淋巴细胞克隆,由抗体(B 细胞)或 T 细胞受体基因片段重组后产生。B 细胞受体包括单次跨膜抗体分子,具有与 B 细胞相同的特异性,而 T 细胞则具有异质二聚体受体(α 和 β 链或 γ 和 δ 链的二聚体)。T 细胞受体具有高度的抗原特异性,与免疫球蛋白具有结构同源性。T 细胞通过膜抗体的交联作用被活化,或者通过抗原受体的介入活化,该抗原结合在抗原呈递细胞(APCs)表面的主要组织相容性复合物(MHC)分子之上,其中 APCs 也被称为辅助细胞。APCs 为 T 细胞的活化提供了很多"辅助作用",包括:①抗原能结合的 MHC 分子来源;②内化并"处理"抗原,包括经蛋白酶消化成为抗原片段;③多种细胞黏附分子能够结合 T 细胞上的互补黏附分子,并用于增强 T 细胞辅助细胞反应且转换用于优化淋巴细胞激活的活化信号;④产生增强活化的细胞因子,如 IL-1(由 Cruikshank 等人进行系统回顾)。

　　肺内的 APCs 包括所有不同类型的肺巨噬细胞,然而 DCs 和朗格汉斯细胞对执行此类功能最有效率(详见下文)。这些细胞表达重要的"辅助"细胞黏附分子使辅助细胞完成其功能,包括 ICAM-1、LFA-2、LFA-3 和 CD28 配体 B7-1、B7-2 和 CTLA-4。其他细胞可能被诱导表达 Ⅱ 类 MHC 分子,也可作为表现较弱的辅助细胞。这些细胞包括局部 B 细胞、上皮细胞、平滑肌细胞和成纤维细胞。未定型的幼稚 T 细胞需要强烈的辅助细胞反应才能被抗原激活,而此前已被活化的(记忆型)T 细胞仅需要输入少量辅助细胞,并且可能受这种较弱的辅助细胞反应影响。由于幼稚型 CCR7⁺T 细胞并不能跨过毛细血管后静脉,如前所述大部分 T 细胞都是记忆型细胞,这提示相对较弱的肺辅助细胞可能确实对肺炎症反应的 T 细胞活化发挥了重要作用(见表21-5)。

表21-5　肺部巨噬细胞群的功能

细胞类型	细胞吞噬作用	微生物杀灭	抗原呈递	细胞因子生成
肺泡巨噬细胞	++++	++++	+/-(抑制)	++++
间质巨噬细胞	++	++	++	++
树突状细胞	+	+	++++	++
朗格汉斯细胞	++	+	++++	++
血单核细胞	++	++	+++	+++

　　资料来源:ERLE DJ,BROWN T,CHRISTIAN D,et al. Lung epithelial lining fluid T cell subsets defined by distinct patterns of beta 7 and beta 1 in-tegrin ex-pression. Am J Respir Cell Mol Biol, 1994, 10: 237 244; FORD WL,SIMMONDS SJ. The tempo of lymphocyte recirculation from blood to lymph in the rat. Cell Tissue Kinet, 1972, 5: 175-189; JOHNSTON RB JR. Current concepts: immunology. Monocytes and macrophages. N Engl J Med,1988,318:747-752.

　　如同前文所述,已证实肺包含大量免疫抑制成分,这些成分可能用于防止体内某些区域 T 细胞不恰当或过量活化,通常以抗原持续不断暴露为特征。这些影响包括表面活性类脂物质抑制 T 细胞活化、增殖和细胞因子产生;有效免疫抑制细胞因子 TGF-β1 的基础产生(也许是上皮细胞产生);AM 的抑制作用。在不同的疾病状态下,这些抑制作用可能会减轻、减少或增强。DC 表型及其成熟度在导向 T 细胞活化与耐受中的作用,正在成为肺部 T 细胞分化的决定性环节。DCs 能够被广泛描述为具有活化性或耐受原性,该特性似乎与 DC 的成熟度有关,功能上则与细胞表面共刺激分子的表达(如 CD80、CD86、CD40)有关。通常,DCs 处理吸入性抗原,并迁移至引流淋巴结,以便向幼稚型 T 细胞呈递抗原。(该过程中 BALT 的作用尚不清楚,详见此前的讨论)此后,经过处理的抗原的性质和浓度决定了同源 T 细胞的命运:TH1、TH2、TH17 或 Treg。据推测,在次级淋巴组织中暴露抗原的 TH 细胞获得细胞表面标志物,这些标志物可直接归巢并允许毛细血管后迁移至肺间质和上皮成为调节细胞或效应细胞。有证据表明,DC 和 T 细胞之间的交流并非排他性地针对 T 细胞;已分化 T 细胞通过细胞因子和细胞表面标志物与局部 DC 进行交流,从而改变 DC 表型。该现象已在一种小鼠糖尿病模型中得到描述,并在啮齿类动物过敏性气道炎症中被提出。根据 DC 在免疫性肺疾病中表现的核心地位以及对其适应性的了解日益深入,未来的研究方向可能涉及调节 DC 的表型和功能,并将其作为治疗靶点。

■ 肺内淋巴细胞的清除和死亡

　　淋巴细胞在稳态期间或炎症反应之后移出肺或被清除的方式在很大程度上还不明确。当然,细胞凋亡和自噬在清除衰老细胞时会发挥作用,但对专注于在肺部疾病中激活这些通路的信号还所知甚少。目前还不清楚记忆T细胞或B细胞在肺内各区域内驻留多长时间,也不知道淋巴细胞通过淋巴管到淋巴结或进入循环的范围有多大。尽管如此,从小鼠实验的研究中已经明确,程序性细胞死亡,或称凋亡,已经参与到抗原诱导性炎症反应的终结过程中。在淋巴细胞中,这种需要能量的细胞死亡形式导致细胞核和DNA的断裂,可能源于以下3种情况之一:①"忽视"或缺失刺激;②脱离环境或缺乏恰当次级信号(如CD28或基质相互作用)的刺激;③通过Fas(CD95)及其配体介入的信号输出。一旦抗原被清除,这样的细胞死亡调节看起来似乎对于炎症反应的终结过程极其重要,能够防止活化的淋巴细胞出现聚集。

肺内巨噬细胞

巨噬细胞驻留于很多器官内。然而,它们在肺内数量尤其显著,并且会执行很多功能。巨噬细胞摄取吸入性颗粒或抗原,随后移动到运动黏膜纤毛上。它们还能发挥"专业"APCs的作用,移动到区域淋巴结,并在那里致敏T或B淋巴细胞。肺巨噬细胞释放多种不同的细胞因子,并在生物学上活化花生四烯酸代谢产物,以此影响邻近细胞的功能,包括T细胞、B细胞、ECs和成纤维细胞。最终,巨噬细胞摄取微生物,并在受到刺激时使用多种方式杀灭它们,其中包括使用毒性氧化代谢物和一氧化氮。

巨噬细胞或巨噬细胞样细胞被发现存在于肺内多个区域之中,包括上皮衬液、间质、上皮以及血管内空间。这些细胞具有多种功能集合,通常被分别归类为AMs、间质性巨噬细胞(interstitial macrophages,IMs)、DCs、朗格汉斯细胞、血液单核细胞或血液巨噬细胞。每一种细胞类型、募集方式及其活化过程都将在下文进行讨论。

■ 巨噬细胞类型

肺泡巨噬细胞

最初一项实验提出肺泡巨噬细胞(alveolar macrophages,AMs)由血液单核细胞衍生形成。在该实验中,尽管原位增殖和细胞稳定性增强,但AM的数量在骨髓照射消融后20~30d也下降了。相反地,在一项类似的实验中发现,如果骨髓照射消融过程中防护胸部,即使到了8个月,肺泡巨噬细胞腔室仍能维持稳定状态,说明骨髓单核细胞对肺巨噬细胞生产的贡献并不大。现在在小鼠中已经发现,至少肺巨噬细胞存在

嵌合起源,即来自胎儿卵黄囊和骨髓来源血单核细胞,而且某些特殊亚型甚至会持续伴随小鼠的整个生命周期。衍生自血单核细胞的AM,其细胞分化主要由组织微环境进行调节。尽管如此,这些分化过程的分子细节很大程度上仍然不明确。

如果数量意味着重要性,那么可以想象AMs一定在肺内对抗外来物的过程中发挥着举足轻重的作用。在整个肺内的含气腔隙中,据估计无论是吸烟者还是非吸烟者,巨噬细胞在肺泡腔内占了细胞总数的90%。尽管如此,AM的绝对数量在吸烟者中大约是非吸烟者的四倍。AMs在吸烟者中增加的数量看起来是由于血液单核细胞从骨髓中的募集,以及向AMs方向的分化。在一项研究中,AMs暴露于环境颗粒中,并搜集其表面衬液。对表面衬液的分析显示存在大量炎症介质,包括粒细胞巨噬细胞集落刺激因子(GM-CSF)、巨噬细胞集落刺激因子(macrophage colony-stimulating factor,M-CSF)、巨噬细胞炎症蛋白(macrophage inflammatory protein,MIP)-1β(CCL4)、单核细胞趋化性蛋白(monocyte chemotactic protein,MCP)-1(CCL2)、IL-6以及ICAM-1。已知很多这些介质会增加单核细胞在骨髓内循环,并增强它们被募集到外周组织的能力。

AMs具有多种多样的保留功能。最重要的一点是其发挥对抗吸入性抗原和病原体的第一道防线的作用。正因如此,它们具有发育良好的细胞吞噬能力,在受到调理素作用或炎症信号(如IFN-γ)激活时这种能力会增强。活化的AMs能释放更多的炎症介质,并且比没有受到刺激的AMs具有更强的微生物杀伤力。与肺内其他巨噬细胞相比,无法准确评估AM的吞噬和杀灭微生物能力,因为许多可取得的AM由于早先已经活化,可能已经耗尽了其部分功能。总而言之,较小的AMs在细胞吞噬和微生物杀伤方面比较大的AMs更有效。较小的AM可能代表更年轻且刚刚迁徙就位的吞噬细胞,而较大的AM则代表此前已经活化的AM。

AMs释放多种炎症介质,包括花生四烯酸产物、细胞因子和酶(详见表21-6)。

这些介质会影响细胞外基质、纤维蛋白沉积,以及白细胞和其他炎症部位肺内细胞的功能。很多介质还在肺部疾病的发病过程中扮演关键性角色。例如,IFN-γ诱导性蛋白10(IFN-γ-Inducible Protein 10,IP-10;CXCL10)、IFN-γ诱导的单核因子(Monokine Induced by IFN-γ,MIG;CXCL9)和IFN诱导性的T细胞α趋化因子(IFN-inducible T-cell α Chemoattractant,I-TAC;CXCL11)都由AMs释放,并在肺气肿的发病中刺激基质金属蛋白酶-9和-12释放。

表 21-6 肺巨噬细胞释放的细胞因子和其他生物活性物质[a]

花生四烯酸代谢物	细胞因子	
血栓素 A_2	IL-1[b]	IL-10[v]
PGE_2, D_2, $F_{2\alpha}$	IL-1RA	IL-12[b]
LTB_4	IL-6[b]	IL-15
5-HETE	TNF-α[b]	IL-23[b]
IFN-α/β	MIF	
	Ym1,2[v]	TGF-β[v]
活性氧代谢物[h]	**一氧化氮[b]**	
超氧阴离子(O_2^-)	基本分子	
H_2O_2	可诱导?	
羟自由基(OH^-)		
趋化因子		
酶[b]	CCL3,4,5[b]	
金属蛋白酶	IL-8(CXCL8)[b]	
弹性蛋白酶	IP-10(CXCL10)[b]	
促凝血活性	CCL17,18,22[v]	

[a]:并非完整列表;[b]:经典活化巨噬细胞相关的生物活性物质对比选择活化巨噬细胞相关的生物活性物质。

PG:前列腺素(prostaglandin);LT:白三烯(leukotriene);IL:白细胞介素;HETE:羟基四聚体酸(hydroxy tetraenoic acid);TNF:肿瘤坏死因子;IFN:干扰素;MIF:巨噬细胞迁徙抑制因子(macrophage migration inhibitory factor);TGF:转移生长因子;CCL:趋化因子(C-C框架)配体[chemokine(C-C motif)ligand];CXCL:趋化因子(CXC框架)配体[chemokine(CXC-motif)ligand];IP-10:干扰素γ诱导蛋白10kd(interferon gamma-induced protein 10kd);Ym1:几丁质酶3样蛋白3(chitinase 3-like protein 3);Ym2:几丁质酶3样蛋白4(chitinase 3-like protein 4)。

AMs会表达大量不同类型的受体,其中大部分会介导AM活化、迁徙或细胞吞噬作用。其中最重要的就是Toll样受体(TLRs),它是一种模式识别受体,用于识别感染微生物的细胞壁脂质、DNA重复序列以及其他部分,其固有免疫系统的识别功能与CD14及后续炎症细胞因子释放(如IL-1、IL-6、TNF-α分泌)相关(由Basu和Fenton进行系统回顾)。这些细胞因子在控制细胞内微生物感染(如结核分枝杆菌)方面至关重要。例如,AMs表达TLR-2,被激活后会诱导杀伤位于细胞内的结核分枝杆菌。MARCO是一种由AMs表达的清道夫受体,能促进对未受到调理作用颗粒的吞噬作用。在MARCO缺失的情况下,肺部感染和炎症反应会显著性增加。AMs表达的其他受体包括趋化因子受体、细胞因子受体、能够识别调理化抗体的Fc受体、能够促进吞噬作用的补体受体、凝集素受体、细菌内毒素(CD14)受体以及甘露糖受体(详见表21-7)。

表 21-7 由肺泡巨噬细胞受体识别的配体[a]

免疫球蛋白(Fc受体)	补体受体
IgG1,IgG2a(鼠类)	C3b,iC3b,C4b,C3d,C5a
IgG2b,IgG3(鼠类)	
IgG1,IgG3 单体(人类)	
IgE,IgA(鼠类,人类)	
蛋白,细胞因子,和基质受体	**脂蛋白受体**
纤维连接蛋白 R	低密度脂蛋白
纤维蛋白 R	β 极低密度脂蛋白
乳铁蛋白 R,转铁蛋白 R	
GM-CSF R	
IFN-γR, IL-2R, IL-4R, IL-1R, IL-1RA	
胰岛素	
趋化因子受体	
其他受体和黏附分子	**凝集素受体**
Ⅱ型 MHC(HLA-DR,-DP,-DQ)	α 连接型半乳糖残基
CD4	N 乙酰半乳糖胺残基
β2 整合素(CD18;CD11a,b,c)	N 乙酰半乳糖胺残基
β1 整合素(CD29;CD49a,b,c,e,f)	α 连接型岩藻糖残基
CD54(ICAM-1)	N 乙酰神经氨酸残基
CD14(脂多糖受体)	甘露糖残基(甘露糖体)

[a]:并非完整列表

Fc:免疫球蛋白的补体结合片段;Ig:免疫球蛋白;R:受体;GM-CSF:粒细胞巨噬细胞集落刺激因子;IFN:干扰素;IL:白细胞介素;RA:受体拮抗剂;MHC:主要组织相容性复合物抗原;CD:分化簇。

资料来源:HUNNINGHAKE GW, BEDELL GN, ZAVALA DC, et al. Role of interleukin-2 release by lung T-cells in active pulmonary sarcoidosis. Am Rev Respir Dis, 1983, 128; 634-638; PALECANDA A, PAULAUSKIS J, AL-MUTAIRI E, et al. Role of the scavenger receptor MARCO in alveolar macrophage binding of unopsonized environmental particles. J Exp Med, 1999, 189; 1497-1506.

在特定环境下,AMs具有APCs功能,并促进记忆性T淋巴细胞活化。这种能力在诸如HIV感染、移植物排异以及结节病等疾病状态下会得以增强。在其他情况下,AM可能影响免疫突触以抑制T淋巴细胞活化。这种推测已在一个动物模型实验中得到了证实,在此模型中耗竭AM能够增强淋巴细胞活化,这表明AMs在正常肺稳态中能够抑制T淋巴细胞活化。

间质巨噬细胞

间质巨噬细胞(interstitial macrophages, IMs)是一组在肺间质而非气道管腔内发现的巨噬细胞。它们可能是AMs从血管转移到肺泡腔期间的前体。对人类 IMs 还所知甚少,因为它们并不容易获得并用于研究。在小鼠模型中,IMs 已被证实在功能上与 AMs 有很大不同,这表明 IMs 在维持肺内稳态方面具有独特的作用,主要能够防止针对非致病性环境过敏原产生异常免疫反应,在有前炎症性刺激的情况下也是如此。为此,与 AM 相比,IM 已显示出比杀微生物制剂更强的免疫调节作用,并且推测具有一种机制抑制 DC 成熟和迁移。事实上,IMs 通过将颗粒抗原预处理为更小的肽,然后装载到邻近 DCs 的表面上,从而对肺部 DC 免疫功能产生支持性影响。

DCs 与朗格汉斯细胞

DCs 是强效的 APCs,驻留在气道上皮和肺间质内。像 AMs 一样,它们很可能起源于骨髓,在血液中迁徙(0.5% 的血液单核细胞是 DCs),随后移位进入组织。尽管已经证实趋化因子和其他因子诸如 IL-16 对 DCs 具有趋化作用,但对肺 DCs 移位的准确刺激尚不明确。DCs 在大气道上皮内数量最多,随着气道越来越小其数量也逐渐减少。沿着气道长轴的组织切片显示,DC 的网状结构能够以最佳状态进行抗原采样与 T 细胞相互作用等过程。在小鼠 BALT 中也发现了类似的网状结构。目前还不清楚 DCs 是否能在肺内进行增殖。

DCs 具有很强的移动能力,能够从气道移动到局部淋巴结,并在那里与淋巴细胞进行相互作用。DCs 在将抗原呈递给幼稚型 T 淋巴细胞方面的能力比单核细胞强 10 倍甚至 100 倍。DCs 表达细胞表面蛋白,对于抗原呈递和淋巴细胞活化至关重要,包括 MHC、细胞间黏附分子(如 ICAM/CD54、LFA-3/CD58、β1 和 β2 整合素)、CD4 以及 CD28 配体。具有细胞膜独特反折的一种特殊 DCs 被称为朗格汉斯细胞,也存在于肺内,特别是在吸烟者中。像 DCs 一样,朗格汉斯细胞也是强有力的 APCs,但与巨噬细胞相比,朗格汉斯细胞在吞噬作用、杀灭微生物和细胞因子分泌等方面能力较弱。在小鼠肺内,已经证明朗格汉斯细胞特异蛋白阳性 DCs 能够对气道腔内容物进行取样,同时通过表达紧密连接蛋白密封蛋白-1、密封蛋白-7 和小带蛋白-2 来维持上皮屏障功能的完整性,这些蛋白能够配合气道上皮细胞形成紧密连接。

DCs 在肺部疾病发病机制中的重要性通过鼠模型得到了验证,在该模型中,变应原试验期间 CD11c + DC 消耗导致哮喘反应嗜酸性粒细胞炎症、杯状细胞增生和支气管反应性的特征消失。它们在肺中对 T

细胞驯育中的作用已在前面讨论。对于感兴趣的读者,建议回顾肺中 DC 的相关综述。

血液单核细胞和血管内巨噬细胞

如前所述,血液单核细胞可能是肺巨噬细胞(肺泡和间质)和血管内巨噬细胞的前体细胞,其分化主要由微环境诱导。观察结果也支持这一观点,如果在恰当的微环境中培养一段时间,血液单核细胞在体外能够被诱导表达具有 AM 特征性的受体。单核细胞在循环中平均停留 1~3d,随后离开循环分化为巨噬细胞。在有炎症反应时,从血液到组织的易位现象会增加。

血管内巨噬细胞被发现存在于肺内血管中。它们位于毛细血管后小静脉中,具有很强的黏附力,并且面对血液流动。像 IMs 一样,这些细胞也不容易获得,因此很难进行研究。据推测,它们可能是血管内炎症的哨兵,摄取微生物、红细胞、纤维蛋白、细胞碎片和免疫细胞抗原,并释放介质,对通过血流抵达肺部的炎症刺激做出反应。

■ 单核细胞和巨噬细胞募集

单核细胞是一种运动型细胞,能够黏附在 ECs 上并以超常的效率迁徙。单核细胞沿血管壁"滚动"可促进单核细胞对 EC 的黏附,从而增加其 β2 整合素(αLβ2,αMβ2 和 4β1)与 EC 选择素结合的可能性。黏附后,易位进入肺实质。单核细胞进入组织后,它们会分化为 IM,并继续通过其 β1 整合素进行迁移。分化和迁徙都会受到局部组织特异性因子的影响,包括趋化因子、细胞因子、基质成分、补体片段、抗原以及产生与其他细胞的相互作用。

单核细胞对多种趋化性影响因素都会产生反应,包括补体片段(如 C5a)、细菌肽 f-MLP、白三烯 B_4 以及趋化因子 CCL2、CCL3、CCL4 和 CXCL8(IL-8)。一项研究调查了 CCR2(CCL2 受体、MCP-1 受体)缺失对肺肉芽肿性炎症小鼠模型的影响,结果表明了趋化因子对单核细胞迁移的重要性。CCR2 缺失之后,肉芽肿显著缩小,引流淋巴结中的干扰素-γ 水平也有巨幅下降。这些发现提示,CCL2 对于单核细胞/巨噬细胞迁徙至炎症部位至关重要。

AMs 和 DCs 的运动性也得到了研究。当被标记的 DCs 和 AMs 被诱导进入气道时,在引流淋巴结中容易发现 DCs 而非 AMs,这表明 DCs 比 AMs 具有更强的运动性。DC 的迁徙可能是由趋化因子介导的。在一系列实验中，IL-13 和 IFNγ 经鼻孔给药后，导致 DCs 在引流淋巴结中聚集数量明显升高，这与之前的实验结果相似。与未处理的小鼠相比，处理过的小鼠会表达更多的趋化因子，包括 CCL5、CCL2 和 CCL7（MCP-3）。除此之外，趋化因子受体的表达也明显增加，包括 CCR2、CCR5 以及 CCR10。

■ 肺内巨噬细胞活化

组织巨噬细胞的一个主要特征是其能够被"活化"的能力。巨噬细胞活化是肺部炎症级联反应中的关键事件，并定义了一种功能状态，其特征在于伪足挤出、细胞大小增加以及膜起皱，有些刺激能够与巨噬细胞表面受体相互作用以诱导活化。这些刺激包括抗原-抗体复合物（通过巨噬细胞的 Fc 受体）、补体片段（通过巨噬细胞的补体受体）以及细胞因子（如干扰素-γ）和 TLR 配体（如 LPS 脂多糖）。当巨噬细胞被激活时，其吞噬作用、受体表达以及毒性氧化代谢产物生成都得到显著增强。活化的巨噬细胞是一种分泌细胞，能够释放细胞因子、毒性氧化代谢产物和酶。最终，抗原呈递在活化的巨噬细胞内得到优化，但也会增加 Ⅱ 类 MHC 表达。

在使用多种表面标志物的情况下，活化的巨噬细胞能够进一步表现以 M1 表型（典型的活化型巨噬细胞，通常以 IFNγ 诱导）或 M2 表型为特征（替代的活化型巨噬细胞，通常以 IL-4/IL-13 诱导）。M1 巨噬细胞一般与 TH1（和 TH17）免疫反应、活性氧中间体产生、前炎症细胞因子以及强大的抗菌活性相关联。M2 巨噬细胞与 TH2 免疫反应、寄生虫免疫反应、组织愈合、胶原生成和纤维化相关联（详见表 21-6）。但是，这种关于巨噬细胞激活及其与 TH1 和 TH2 谱系的功能比对的二元视图过于简单化，还有第三类巨噬细胞，称为"调节性巨噬细胞"。这些巨噬细胞能够在免疫球蛋白 G（IgG）免疫复合物、凋亡细胞和前列腺素存在的情况下被 TLR 激动剂活化，并且被免疫抑制细胞因子产物 IL-10 和 TGF-β1 所确认。这些细胞抗原呈递能力较低，具有诱导 TH2 的倾向，也有人认为是调节 T 细胞反应。与其说是的稳定亚群，许多研究已证明巨噬细胞的表达具有灵活性，巨噬细胞可以响应新的微环境信号，能够从一种功能表型轻松切换至另一种功能表型。

这些信号会导致活化的巨噬细胞在很多肺病中发挥重要作用。尽管还不清楚巨噬细胞活化是肺病的因还是果，但很可能是两者兼备互为因果。例如，在肺气肿中，巨噬细胞活化始于烟草暴露，并导致炎症介质和对肺实质释放毒副产物。这些炎症介质反过来，又继续活化其他巨噬细胞，形成一个巨噬细胞活化和肺实质破坏的恶性循环。

肺内淋巴细胞-巨噬细胞相互作用

图 21-2 总结了淋巴细胞和巨噬细胞之间的相互作用，以及它们对肺内炎症细胞和肺内炎症的作用。肺内巨噬细胞和淋巴细胞各司其职，并且影响多种细胞的分化和功能。肺内巨噬细胞和淋巴细胞还会在 T 细胞活化期间通过直接的细胞间接触进行相互作用，具有相互依赖性。支气管 DCs 是相当高效的 APCs，且抗原呈递能力强于巨噬细胞，但其相互作用还不清晰，如前所述，DCs 在肺内炎症调节方面的主要活动是在迁徙到区域淋巴结之后发生的。

AM 和相关细胞是固有免疫反应的前哨，吞噬并消除入侵的抗原和微生物。特别是在压倒性入侵的情况发生之后，可与入侵的微生物相互作用，肺内巨噬细胞通过 TLRs 和 CD14 以及其他受体被激活（详见表 21-6），随后引起炎症介质释放，并以此激活 ECs 黏附分子的表达，并促进血液白细胞的迁徙与激活，包括多形核中性粒细胞（polymorphonuclear neutrophil，PMNs）、单核细胞、淋巴细胞和嗜酸性粒细胞（表 21-2 左半部分）。储存于上皮内 Weibel-Palade 小体内的选择素分子进行快速诱导，导致中性粒细胞和单核细胞的滚动黏附。这些白细胞迁徙的快速调控可能是通过花生四烯酸产物的快速释放实现的，如 LTB4、短肽 f-MLP 细菌产物、补体片段以及趋化因子。优化黏附分子表达往往需要更多的时间，以增强淋巴细胞进入，特别是 VCAM 以及趋化因子和趋化细胞因子的表达。但仍有一个例外，就是在对肥大细胞来源的组胺进行反应期间，IL-16 从上皮或固有 T 细胞中释放可长达数小时。

驻留或浸润性 T 细胞与 APC（主要是 DC，朗格汉斯细胞和单核细胞）的相互作用能够优化 T 细胞活化并产生细胞因子，从而作用于多种带有细胞因子受体的细胞（表 21-2 右半部分）。这将导致内皮细胞活化、最优 B 细胞抗体生成、细胞毒效应性 T 细胞产生、基于细胞因子的自身特性生成延迟型超敏反应，或肉芽肿型（1 型细胞因子）、过敏型（2 型细胞因子）以及其他 T 细胞免疫反应，包括嗜中性 TH17 炎症。纤维化或修复也可能受到 AM 产生的中性蛋白酶的影响，或受到 T 细胞精心合成的纤维化细胞因子 TGFβG 以及其他依赖于 TH 扭曲作用的影响。"关闭"肺内巨噬细胞-淋巴细胞炎症通路的方式，在未来将具有特别的意义。用于控制和/或解决炎症以预防肺损伤的网络很

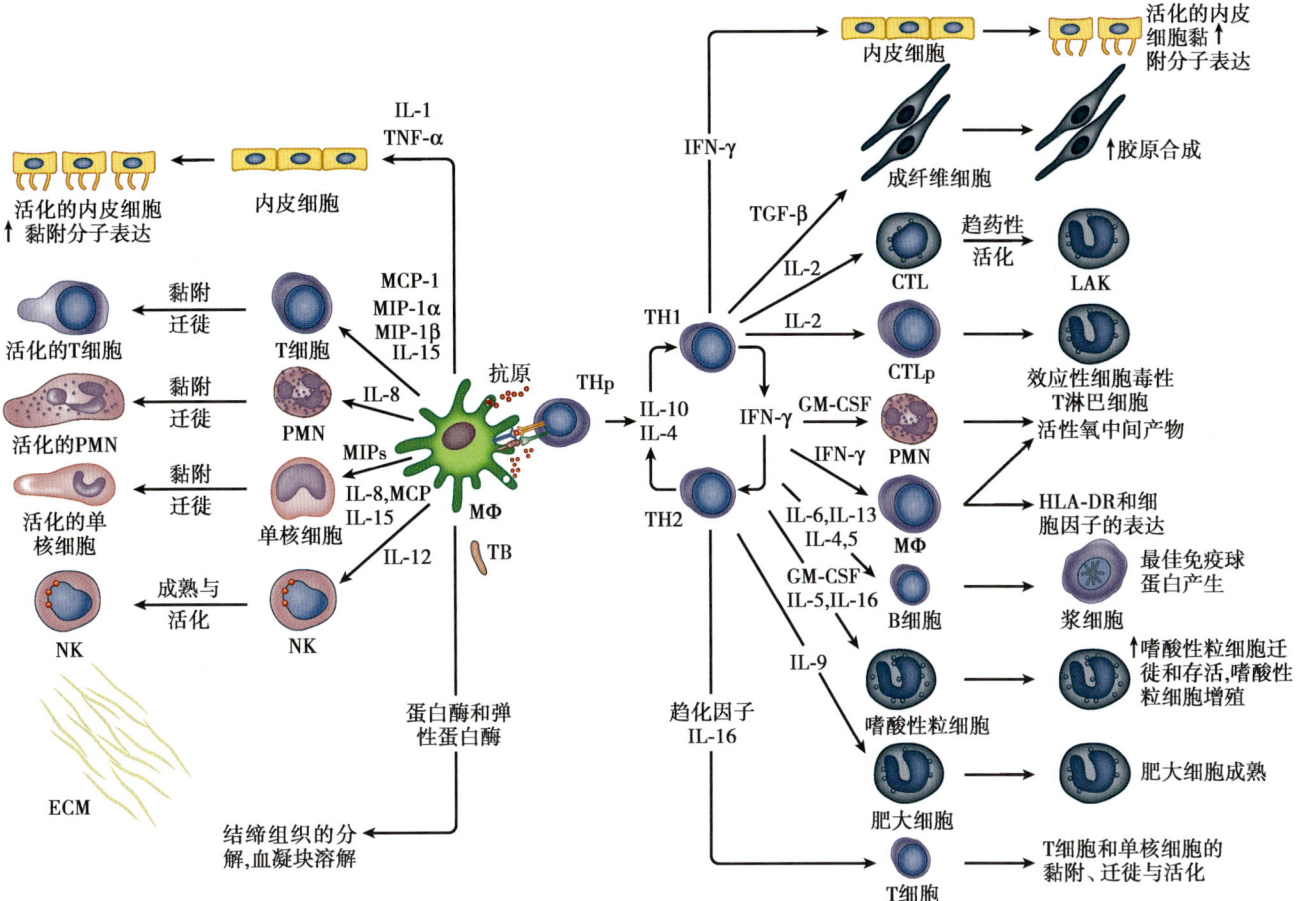

图 21-2 肺部炎症中的淋巴细胞和巨噬细胞相互作用。淋巴细胞和巨噬细胞直接和间接的相互作用会影响肺部炎症。如图所示,这些相互作用非常复杂,图中显示了这些过程不完全的必要部分。淋巴细胞和巨噬细胞会在淋巴细胞活化过程中发生直接相互作用;巨噬细胞也会在某些环境中具有免疫抑制作用。活化的 T 淋巴细胞表达大量细胞因子,能与多种效应细胞相互作用;B 淋巴细胞产生抗体。T 淋巴细胞还能与感染的上皮或吞噬细胞进行相互作用,或与肿瘤细胞相互作用以产生细胞溶解作用。巨噬细胞也会产生大量类似的细胞因子,能够改变很多细胞的功能。巨噬细胞还会释放花生四烯酸代谢物、活性氧、氮氧化物,以及大量的蛋白酶,能够改变周围细胞的功能,杀灭入侵微生物,并降解基质蛋白。进一步的解释详见正文。获授权引自:AGOSTINI C,CHILOSI M,ZAMBELLO R,et al. Pulmonary immune cells in health and disease:lymphocytes. Eur Respir J,1993,6(9):1378-1401.

可能会如同在感染或非感染肺部疾病中发动炎症反应的网络一样非常复杂。

　　总而言之,哺乳动物肺脏通过独特的平衡特性将分布于各种解剖空间的单核细胞/巨噬细胞和淋巴细胞构成网络,保护下呼吸道环境及其基本气体交换单元。它们协同整合早期针对微生物感染进行固有免疫反应,随后发展为保护器官的特异性适应性免疫反应(如针对病毒)。在特定非感染性或自身免疫性肺病中,与感染发生的炎症反应相似,只不过这些反应的结果是发生损伤,并无获益。因此,了解控制肺内固有和适应性免疫反应的途径对于开发合适且针对炎症性肺病的治疗措施至关重要。但也的确存在负向效应。使用 TNF-α 抗体控制类风湿关节炎或炎症性肠病时,对处于潜伏性结核分枝杆菌存在再激活的风险,而这种感染性疾病明显是由早期固有免疫和晚期适应性免疫所控制。对免疫抑制个体或免疫系统遭受感染,或自身抗原侵袭的个体而言,了解这些处理步骤的更多细节,如何对其进行定量调节,以及如何替换关键要素,都明显需要调节,从而达到平衡。

周德训　译
高占成　审校

参考文献

[1] PURWAR R, CAMPBELL J, MURPHY G, et al. Resident memory T cells (T(RM)) are abundant in human lung: diversity, function, and antigen specificity. PLoS One, 2011, 6:e16245.

[2] SATHALIYAWALA T, KUBOTA M, YUDANIN N, et al. Distribution and compartmentalization of human circulating and tissue-resident memory T cell subsets. Immunity, 2013, 38:187–197.

[3] PABST R, GEHRKE I. Is the bronchus-associated lymphoid tissue (BALT) an integral structure of the lung in normal mammals,

including humans? Am J Respir Cell Mol Biol, 1990, 3:131–135.

[4] TSCHERNIG T, PABST R. What is the clinical relevance of different lung compartments? BMC Pulm Med, 2009, 9:39.

[5] AGOSTINI C, CHILOSI M, ZAMBELLO R, et al. Pulmonary immune cells in health and disease: lymphocytes. Eur Respir J, 1993, 6:1378–1401.

[6] BERMAN JS, BEER DJ, THEODORE AC, et al. Lymphocyte recruitment to the lung. Am Rev Respir Dis, 1990, 142:238–257.

[7] MEYER KC, RAGHU G, BAUGHMAN RP, et al. An official American Thoracic Society clinical practice guideline: the clinical utility of bronchoalveolar lavage cellular analysis in interstitial lung disease. Am J Respir Crit Care Med, 2012, 185:1004–1014.

[8] HARBECK RJ. Immunophenotyping of bronchoalveolar lavage lymphocytes. Clin Diagn Lab Immunol, 1998, 5:271–277.

[9] DOMINIQUE S, BOUCHONNET F, SMIEJAN JM, et al. Expression of surface antigens distinguishing "naive" and previously activated lymphocytes in bronchoalveolar lavage fluid. Thorax, 1990, 45:391–396.

[10] UPHAM JW, MCMENAMIN C, SCHON-HEGRAD MA, et al. Functional analysis of human bronchial mucosal T cells extracted with interleukin-2. Am J Respir Crit Care Med, 1994, 149:1608–1613.

[11] KALLINICH T, SCHMIDT S, HAMELMANN E, et al. Chemokine-receptor expression on T cells in lung compartments of challenged asthmatic patients. Clin.Exp.Allergy, 2005, 35:26–33.

[12] SAUKKONEN JJ, KORNFELD H, BERMAN JS. Expansion of a CD8+ CD28-cell population in the blood and lung of HIV-positive patients. J Acquir Immune Defic Syndr, 1993, 6:1194–1204.

[13] SIM GK, RAJASERKAR R, DESSING M, et al. Homing and in situ differentiation of resident pulmonary lymphocytes. Int Immunol, 1994, 6:1287–1295.

[14] LAHN M. The role of gammadelta T cells in the airways. J Mol Med, 2000, 78:409–425.

[15] AINSLIE MP, MCNULTY CA, HUYNH T, et al. Characterisation of adhesion receptors mediating lymphocyte adhesion to bronchial endothelium provides evidence for a distinct lung homing pathway. Thorax, 2002, 57:1054–1059.

[16] SALLUSTO F, MACKAY CR, LANZAVECCHIA A. Selective expression of the eotaxin receptor CCR3 by human T helper 2 cells. Science, 1997, 277:2005–2007.

[17] TSCHERNIG T, HOFFMANN A, PABST R. Local proliferation contributes to lymphocyte numbers in normal lungs. Exp Toxicol Pathol, 2001, 53:187–194.

[18] GOTO E, KOHROGI H, HIRATA N, et al. Human bronchial intraepithelial T lymphocytes as a distinct T-cell subset: their long-term survival in SCID-Hu chimeras. Am J Respir Cell Mol Biol, 2000, 22:405–411.

[19] SCHUSTER M, TSCHERNIG T, KRUG N, et al. Lymphocytes migrate from the blood into the bronchoalveolar lavage and lung parenchyma in the asthma model of the brown Norway rat. Am J Respir Crit Care Med, 2000, 161:558–566.

[20] CEPEK KL, SHAW SK, PARKER CM, et al. Adhesion between epithelial cells and T lymphocytes mediated by E-cadherin and the alpha E beta 7 integrin. Nature, 1994, 372:190–193.

[21] FELS AO, COHN ZA. The alveolar macrophage. J Appl Physiol, 1986, 60:353–369.

[22] ERLE DJ, BROWN T, CHRISTIAN D, et al. Lung epithelial lining fluid T cell subsets defined by distinct patterns of beta 7 and beta 1 integrin expression. Am J Respir Cell Mol Biol, 1994, 10:237–244.

[23] PABST R, BINNS RM, LICENCE ST, et al. Evidence of a selective major vascular marginal pool of lymphocytes in the lung. Am Rev Respir Dis, 1987, 136:1213–1218.

[24] PICKER LJ, MARTIN RJ, TRUMBLE A, et al. Differential expression of lymphocyte homing receptors by human memory/effector T cells in pulmonary versus cutaneous immune effector sites. Eur J Immunol, 1994, 24:1269–1277.

[25] HAYDAY A, VINEY JL. The ins and outs of body surface immunology. Science, 2000, 290:97–100.

[26] PABST R, BINNS RM. Lymphocytes migrate from the bronchoalveolar space to regional bronchial lymph nodes. Am J Respir Crit Care Med, 1995, 151:495–499.

[27] THEPEN T, KRAAL G, HOLT PG. The role of alveolar macrophages in regulation of lung inflammation. Ann NY Acad Sci, 1994, 725:200–206.

[28] YAMAUCHI K, MARTINET Y, BASSET P, et al. High levels of transforming growth factor-beta are present in the epithelial lining fluid of the normal human lower respiratory tract. Am Rev Respir Dis, 1988, 137:1360–1363.

[29] HUNNINGHAKE GW, BEDELL GN, ZAVALA DC, et al. Role of interleukin-2 release by lung T-cells in active pulmonary sarcoidosis. Am Rev Respir Dis, 1983, 128:634–638.

[30] RANDALL TD. Bronchus-associated lymphoid tissue (BALT) structure and function. Adv Immunol, 2010, 107:187–241.

[31] MOYRON-QUIROZ J, RANGEL-MORENO J, CARRAGHER DM, et al. The function of local lymphoid tissues in pulmonary immune responses. Adv Exp Med Biol, 2007, 590:55–68.

[32] Pabst R. IS BALAT a major component of the human lung immune system? Immunology Today, 1992, 13(4):119–122.

[33] RANGEL-MORENO J, CARRAGHER DM, DE LA LUZ GARCIA-HERNANDEZ M, et al. The development of inducible bronchus-associated lymphoid tissue depends on IL-17. Nat Immunol, 2011, 12:639–646.

[34] RICHMOND I, PRITCHARD GE, ASHCROFT T, et al. Bronchus associated lymphoid tissue (BALT) in human lung: its distribution in smokers and non-smokers. Thorax, 1993, 48:1130–1134.

[35] TSCHERNIG T, PABST R. Bronchus-associated lymphoid tissue (BALT) is not present in the normal adult lung but in different diseases. Pathobiology, 2000, 68:1–8.

[36] MOYRON-QUIROZ JE, RANGEL-MORENO J, KUSSER K, et al. Role of inducible bronchus associated lymphoid tissue (iBALT) in respiratory immunity. Nat Med, 2004, 10:927–934.

[37] PABST R, TSCHERNIG T. Bronchus-associated lymphoid tissue: an entry site for antigens for successful mucosal vaccinations? Am J Respir Cell Mol Biol, 2010, 43:137–141.

[38] WOODLAND DL, RANDALL TD. Anatomical features of anti-viral immunity in the respiratory tract. Semin Immunol, 2004, 16:163–170.

[39] KOCKS JR, DAVALOS-MISSLITZ AC, HINTZEN G, et al. Regulatory T cells interfere with the development of bronchus-associated lymphoid tissue. J Exp Med, 2007, 204:723–734.

[40] CARRAGHER DM, RANGEL-MORENO J, RANDALL TD. Ectopic lymphoid tissues and local immunity. Semin Immunol, 2008, 20:26–42.

[41] HOLT PG, ROBINSON BW, REID M, et al. Extraction of immune and inflammatory cells from human lung parenchyma: evaluation of an enzymatic digestion procedure. Clin Exp Immunol, 1986, 66:188–200.

[42] MARATHIAS KP, PREFFER FI, PINTO C, et al. Most human pulmonary infiltrating lymphocytes display the surface immune phenotype and functional responses of sensitized T cells. Am J Respir Cell Mol Biol, 1991, 5:470–476.

[43] JONJIC N, JILEK P, BERNASCONI S, et al. Molecules involved in the adhesion and cytotoxicity of activated monocytes on endothelial cells. J Immunol, 1992, 148:2080–2083.

[44] WEISSLER JC, NICOD LP, LIPSCOMB MF, et al. Natural killer cell function in human lung is compartmentalized. Am Rev Respir Dis, 1987, 135:941–949.

[45] CAMPBELL DJ, DEBES GF, JOHNSTON B, et al. Targeting T cell responses by selective chemokine receptor expression. Semin Immunol, 2003, 15:277–286.

[46] PICKER LJ. Control of lymphocyte homing. Curr Opin Immunol, 1994, 6:394–406.

[47] SPRINGER TA. Traffic signals for lymphocyte recirculation and leukocyte emigration: the multistep paradigm. Cell, 1994, 76: 301–314.

[48] WARDLAW AJ, GUILLEN C, MORGAN A. Mechanisms of T cell migration to the lung. Clin Exp Allergy, 2005, 35:4–7.

[49] MILLER MD, KRANGEL MS. Biology and biochemistry of the chemokines: a family of chemotactic and inflammatory cytokines. Crit Rev Immunol, 1992, 12:17–46.

[50] TAUB DD, PROOST P, MURPHY WJ, et al. Monocyte chemotactic protein-1 (MCP-1), -2, and -3 are chemotactic for human T lymphocytes. JClinInvest, 1995, 95:1370–1376.

[51] BEVILACQUA MP. Endothelial-leukocyte adhesion molecules. Annu Rev Immunol, 1993, 11:767–804.

[52] POBER JS. Warner-Lambert/Parke-Davis award lecture. Cytokine-mediated activation of vascular endothelium. Physiology and pathology. Am J Pathol, 1988, 133:426–433.

[53] SHIMIZU Y, NEWMAN W, TANAKA Y, et al. Lymphocyte interactions with endothelial cells. Immunol Today, 1992, 13:106–112.

[54] VAN DINTHER-JANSSEN AC, VAN MAARSSEVEEN TC, ECKERT H, et al. Identical expression of ELAM-1, VCAM-1, and ICAM-1 in sarcoidosis and usual interstitial pneumonitis. J Pathol, 1993, 170:157–164.

[55] KIM CH, ROTT L, KUNKEL EJ, et al. Rules of chemokine receptor association with T cell polarization in vivo. J Clin Invest, 2001, 108:1331–1339.

[56] MIOTTO D, CHRISTODOULOPOULOS P, OLIVENSTEIN R, et al. Expression of IFN-gamma-inducible protein; monocyte chemotactic proteins 1, 3, and 4; and eotaxin in TH1- and TH2-mediated lung diseases. J Allergy Clin Immunol, 2001, 107:664–670.

[57] FORD WL, SIMMONDS SJ. The tempo of lymphocyte recirculation from blood to lymph in the rat. Cell Tissue Kinet, 1972, 5: 175–189.

[58] VON ANDRIAN UH, MEMPEL TR. Homing and cellular traffic in lymph nodes. Nat Rev Immunol, 2003, 3:867–878.

[59] EBERT LM, SCHAERLI P, MOSER B. Chemokine-mediated control of T cell traffic in lymphoid and peripheral tissues. Mol Immunol, 2005, 42:799–809.

[60] TAUB DD, TURCOVSKI-CORRALES SM, KEY ML, et al. Chemokines and T lymphocyte activation: I. Beta chemokines costimulate human T lymphocyte activation in vitro. J Immunol, 1996, 156:2095–2103.

[61] KORNFELD H, BERMAN JS, BEER DJ, et al. Induction of human T lymphocyte motility by interleukin 2. J Immunol, 1985, 134:3887–3890.

[62] CRUIKSHANK WW, LONG A, TARPY RE, et al. Early identification of interleukin-16 (lymphocyte chemoattractant factor) and macrophage inflammatory protein 1 alpha (MIP1 alpha) in bronchoalveolar lavage fluid of antigen-challenged asthmatics. Am J Respir Cell Mol Biol, 1995, 13:738–747.

[63] PREFONTAINE D, LAJOIE-KADOCH S, FOLEY S, et al. Increased expression of IL-33 in severe asthma: evidence of expression by airway smooth muscle cells. J Immunol, 2009, 183:5094–5103.

[64] PREFONTAINE D, NADIGEL J, CHOUIALI F, et al. Increased IL-33 expression by epithelial cells in bronchial asthma. J Allergy Clin Immunol, 2010, 125:752–754.

[65] CAR BD, MELONI F, LUISETTI M, et al. Elevated IL-8 and MCP-1 in the bronchoalveolar lavage fluid of patients with idiopathic pulmonary fibrosis and pulmonary sarcoidosis. Am J Respir Crit Care Med, 1994, 149:655–659.

[66] STANDIFORD TJ, ROLFE MW, KUNKEL SL, et al. Macrophage inflammatory protein-1 alpha expression in interstitial lung disease. J Immunol, 1993, 151:2852–2863.

[67] BELLINI A, YOSHIMURA H, VITTORI E, et al. Bronchial epithelial cells of patients with asthma release chemoattractant factors for T lymphocytes. J Allergy Clin Immunol, 1993, 92:412–424.

[68] LIM KG, WAN HC, BOZZA PT, et al. Human eosinophils elaborate the lymphocyte chemoattractants. IL-16 (lymphocyte chemoattractant factor) and RANTES. J Immunol, 1996, 156:2566–2570.

[69] BORISH L, STEINKE JW. Interleukin-33 in asthma: how big of a role does it play? Curr Allergy Asthma Rep, 2011, 11:7–11.

[70] GROTENBOER NS, KETELAAR ME, KOPPELMAN GH, et al. Decoding asthma: translating genetic variation in IL33 and IL1RL1 into disease pathophysiology. J Allergy Clin Immunol, 2013, 131:856–865.

[71] LE GOFFIC R, ARSHAD MI, RAUCH M, et al. Infection with influenza virus induces IL-33 in murine lungs. Am J Respir Cell Mol Biol, 2011, 45:1125–1132.

[72] PITMAN N, ASQUITH DL, MURPHY G, et al. Collagen-induced arthritis is not impaired in mast cell-deficient mice. Ann Rheum Dis, 2011, 70:1170–1171.

[73] BARNES PJ, COSIO MG. Characterization of T lymphocytes in chronic obstructive pulmonary disease. PLoS Med, 2004, 1:e20.

[74] GREEN DS, CENTER DM, CRUIKSHANK WW. Human immunodeficiency virus type 1 gp120 reprogramming of CD4+ T-cell migration provides a mechanism for lymphadenopathy. J Virol, 2009, 83:5765–5772.

[75] MASHIKIAN MV, RYAN TC, SEMAN A, et al. Reciprocal desensitiza-tion of CCR5 and CD4 is mediated by IL-16 and macrophage-inflammatory protein-1 beta, respectively. J Immunol, 1999, 163:3123–3130.

[76] RAHANGDALE S, MORGAN R, HEIJENS C, et al. Chemokine receptor CXCR3 desensitization by IL-16/CD4 signaling is dependent on CCR5 and intact membrane cholesterol. J Immunol, 2006, 176:2337–2345.

[77] VAN DRENTH C, JENKINS A, LEDWICH L, et al. Desensitization of CXC chemokine receptor 4, mediated by IL-16/CD4, is independent of p56 lck enzymatic activity. J Immunol, 2000, 165:6356–6363.

[78] STUMBLES PA, UPHAM JW, HOLT PG. Airway dendritic cells: co-ordinators of immunological homeostasis and immunity in the respiratory tract. APMIS, 2003, 111:741–755.

[79] CURTIS JL, KALTREIDER HB. Characterization of bronchoalveolar lymphocytes during a specific antibody-forming cell response in the lungs of mice. Am Rev Respir Dis, 1989, 139:393–400.

[80] MARUYAMA M, LAM KP, RAJEWSKY K. Memory B-cell persistence is independent of persisting immunizing antigen. Nature, 2000, 407:636–642.

[81] SPRENT J, SURH CD. Cytokines and T cell homeostasis. Immunol Lett, 2003, 85:145–149.

[82] AKBARI O, FAUL JL, HOYTE EG, et al. CD4+ invariant T-cell-receptor+ natural killer T cells in bronchial asthma. N Engl J Med, 2006, 354:1117–1129.

[83] VIJAYANAND P, SEUMOIS G, PICKARD C, et al. Invariant natural killer T cells in asthma and chronic obstructive pulmonary disease. N Engl J Med, 2007, 356:1410–1422.

[84] GODFREY DI, STANKOVIC S, BAXTER AG. Raising the NKT cell family. Nat Immunol, 2010, 11:197–206.

[85] BOYTON R. The role of natural killer T cells in lung inflammation.

J Pathol, 2008, 214:276–282.

[86] THOMAS SY, CHYUNG YH, LUSTER AD. Natural killer T cells are not the predominant T cell in asthma and likely modulate, not cause, asthma. J Allergy Clin Immunol, 2010, 125:980–984.

[87] CARREGA P, FERLAZZO G. Natural killer cell distribution and trafficking in human tissues. Front Immunol, 2012, 3:347.

[88] ROBINSON BW, PINKSTON P, CRYSTAL RG. Natural killer cells are present in the normal human lung but are functionally impotent. J Clin Invest, 1984, 74:942–950.

[89] WANG J, LI F, ZHENG M, et al. Lung natural killer cells in mice: phenotype and response to respiratory infection. Immunology, 2012, 137:37–47.

[90] WILSHER ML, HUGHES DA, HASLAM PL. Immunomodulatory effects of pulmonary surfactant on natural killer cell and anti-body-dependent cytotoxicity. Clin Exp Immunol, 1988, 74:465–470.

[91] CULLEY FJ. Natural killer cells in infection and inflammation of the lung. Immunology, 2009, 128:151–163.

[92] HANNA J, MUSSAFFI H, STEUER G, et al. Functional aberrant expression of CCR2 receptor on chronically activated NK cells in patients with TAP-2 deficiency. Blood, 2005, 106:3465–3473.

[93] MOINS-TEISSERENC HT, GADOLA SD, CELLA M, et al. Association of a syndrome resembling Wegener's granulomatosis with low surface expression of HLA class-I molecules. Lancet, 1999, 354:1598–1603.

[94] ZIMMER J, DONATO L, HANAU D, et al. Activity and phenotype of natural killer cells in peptide transporter (TAP)-deficient patients (type I bare lymphocyte syndrome). J Exp Med, 1998, 187:117–122.

[95] MOSMANN TR, SAD S. The expanding universe of T-cell subsets: Th1, Th2 and more. Immunol Today, 1996, 17:138–146.

[96] ROMAGNANI S. Lymphokine production by human T cells in disease states. Annu Rev Immunol, 1994, 12:227–257.

[97] SEDER RA, PAUL WE. Acquisition of lymphokine-producing phenotype by CD4+ T cells. Annu Rev Immunol, 1994, 12: 635–673.

[98] RENGARAJAN J, SZABO SJ, GLIMCHER LH. Transcriptional regulation of Th1/Th2 polariza tion. Immunol Today, 2000, 21: 479–483.

[99] SZABO SJ, SULLIVAN BM, STEMMANN C, et al. Distinct effects of T-bet in TH1 lineage commitment and IFN-gamma production in CD4 and CD8 T cells. Science, 2002, 295:338–342.

[100] ZHENG W, FLAVELL RA. The transcription factor GATA-3 is necessary and sufficient for Th2 cytokine gene expression in CD4 T cells. Cell, 1997, 89:587–596.

[101] ROBINSON DS, HAMID Q, YING S, et al. Predominant TH2-like bronchoalveolar T-lymphocyte population in atopic asthma. N Engl J Med, 1992, 326:298–304.

[102] KRUG N, MADDEN J, REDINGTON AE, et al. T-cell cytokine profile evaluated at the single cell level in BAL and blood in allergic asthma. Am J Respir Cell Mol Biol, 1996, 14:319–326.

[103] TSICOPOULOS A, HAMID Q, VARNEY V, et al. Preferential messenger RNA expression of Th1-type cells (IFN-gamma+, IL-2+) in classical delayed-type (tuberculin) hypersensitivity reactions in human skin. J Immunol, 1992, 148:2058–2061.

[104] JOSEFOWICZ SZ, LU LF, RUDENSKY AY. Regulatory T cells: mechanisms of differentiation and function. Annu Rev Immunol, 2012, 30:531–564.

[105] SAKAGUCHI S, YAMAGUCHI T, NOMURA T, et al. Regulatory T cells and immune tolerance. Cell, 2008, 133:775–787.

[106] KUIPERS H, LAMBRECHT BN. The interplay of dendritic cells, Th2 cells and regulatory T cells in asthma. Curr Opin Immunol, 2004, 16:702–708.

[107] RUTELLA S, LEMOLI RM. Regulatory T cells and tolerogenic dendritic cells: from basic biology to clinical applications. Immunol Lett,

2004, 94:11–26.

[108] HARIBHAI D, WILLIAMS JB, JIA S, et al. A requisite role for induced regulatory T cells in tolerance based on expanding antigen receptor diversity. Immunity, 2011, 35:109–122.

[109] SUTO A, NAKAJIMA H, KAGAMI SI, et al. Role of CD4(+) CD25(+) regulatory T cells in T helper 2 cell-mediated allergic inflammation in the airways. Am J Respir Crit Care Med, 2001, 164:680–687.

[110] D'ALESSIO FR, TSUSHIMA K, AGGARWAL NR, et al. CD4+ CD25+ Foxp3+ Tregs resolve experimental lung injury in mice and are present in humans with acute lung injury. J Clin Invest, 2009, 119:2898–2913.

[111] ZULEGER CL, GAO X, BURGER MS, et al. Peptide induces CD4(+) CD25+ and IL-10+ T cells and protection in airway allergy models. Vaccine, 2005, 23:3181–3186.

[112] CRUIKSHANK WW, LIM K, THEODORE AC, et al. Center DM. IL-16 inhibition of CD3-dependent lymphocyte activation and proliferation. J Immunol, 1996, 157:5240–5248.

[113] PINSONNEAULT S, EL BS, MAZER B, et al. IL-16 inhibits IL-5 production by antigen-stimulated T cells in atopic subjects. J Allergy Clin Immunol, 2001, 107:477–482.

[114] MCFADDEN C, MORGAN R, RAHANGDALE S, et al. Preferential migration of T regulatory cells induced by IL-16. J Immunol, 2007, 179:6439–6445

[115] KORN T, BETTELLI E, OUKKA M, et al. IL-17 and Th17 Cells. Annu Rev Immunol, 2009, 27:485–517.

[116] WEAVER CT, ELSON CO, FOUSER LA, et al. The Th17 pathway and inflammatory diseases of the intestines, lungs, and skin. Annu Rev Pathol, 2013, 8:477–512.

[117] BULLENS DM, TRUYEN E, COTEUR L, et al. IL-17 mRNA in sputum of asthmatic patients: linking T cell driven inflammation and granulocytic influx? Respir Res, 2006, 7:135.

[118] KAWAGUCHI M, ONUCHIC LF, LI XD, et al. Identification of a novel cytokine, ML-1, and its expression in subjects with asthma. J Immunol, 2001, 167:4430–4435.

[119] MCKINLEY L, ALCORN JF, PETERSON A, et al. TH17 cells mediate steroid-resistant airway inflammation and airway hyperresponsiveness in mice. J Immunol, 2008, 181:4089–4097.

[120] FACCO M, CABRELLE A, TERAMO A, et al. Sarcoidosis is a Th1/Th17 multisystem disorder. Thorax, 2011, 66:144–150.

[121] TEN BERGE B, PAATS MS, BERGEN IM, et al. Increased IL-17 A expression in granulomas and in circulating memory T cells in sarcoidosis. Rheumatology (Oxford), 2012, 51:37–46.

[122] MORO K, YAMADA T, TANABE M, et al. Innate production of T(H)2 cytokines by adipose tissue-associated c-Kit(+)Sca-1(+) lymphoid cells. Nature, 2010, 463:540–544.

[123] NEILL DR, WONG SH, BELLOSI A, et al. Nuocytes represent a new innate effector leukocyte that mediates type-2 immunity. Nature, 2010, 464:1367–1370.

[124] PRICE AE, LIANG HE, SULLIVAN BM. Systemically dispersed innate IL-13-expressing cells in type 2 immunity. Proc Natl Acad Sci U S A, 2010, 107:11489–11494.

[125] SPITS H, ARTIS D, COLONNA M, et al. Innate lymphoid cells–a proposal for uniform nomenclature. Nat Rev Immunol, 2013, 13:145–149.

[126] BARLOW JL, BELLOSI A, HARDMAN CS, et al. Innate IL-13-producing nuocytes arise during allergic lung inflammation and contribute to airways hyperreactivity. J Allergy Clin Immunol, 2012, 129:191–198. e1–e4.

[127] KLEIN WOLTERINK RG, KLEINJAN A, VAN NIMWEGEN M, et al. Pulmonary innate lymphoid cells are major producers of IL-5 and IL-13 in murine models of allergic asthma. Eur J Immunol, 2012,

42:1106–1116.

[128] CHANG YJ, KIM HY, ALBACKER LA, et al. Innate lymphoid cells mediate influenza-induced airway hyper-reactivity independently of adaptive immunity. Nat Immunol, 2011, 12:631–638.

[129] MJOSBERG JM, TRIFARI S, CRELLIN NK, et al. Human IL-25- and IL-33-responsive type 2 innate lymphoid cells are defined by expression of CRTH2 and CD161. Nat Immunol, 2011, 12: 1055–1062.

[130] KATO A, HULSE KE, TAN BK, et al. B-lymphocyte lineage cells and the respiratory system. J Allergy Clin Immunol, 2013, 131:933–957; quiz 958.

[131] BAUMGARTH N. The double life of a B-1 cell: self-reactivity selects for protective effector functions. Nat Rev Immunol, 2011, 11:34–46.

[132] GRIFFIN DO, HOLODICK NE, ROTHSTEIN TL. Human B1 cells in umbilical cord and adult peripheral blood express the novel phenotype CD20+ CD27+ CD43+ CD70. J Exp Med, 2011, 208:67–80.

[133] HANCE AJ. Pulmonary immune cells in health and disease: dendritic cells and Langerhans' cells. Eur Respir J, 1993, 6:1213–1220.

[134] NICOD LP, EL HABRE F. Adhesion molecules on human lung dendritic cells and their role for T-cell activation. Am J Respir Cell Mol Biol, 1992, 7:207–213.

[135] JOHNSTON RB Jr. Current concepts: immunology. Monocytes and macrophages. N Engl J Med, 1988, 318:747–752.

[136] KREMLEV SG, UMSTEAD TM, PHELPS DS. Effects of surfactant protein A and surfactant lipids on lymphocyte proliferation in vitro. Am J Physiol, 1994, 267:L357–L364.

[137] WEISSLER JC, MENDELSON C, MOYA F, et al. Effect of interstitial lung disease macrophages on T-cell signal transduction. Am J Respir Crit Care Med, 1994, 149:191–196.

[138] BACH JF. Regulatory T cells under scrutiny. Nat Rev Immunol, 2003, 3:189–198.

[139] GEORGE TC, BILSBOROUGH J, VINEY JL, et al. High antigen dose and activated dendritic cells enable Th cells to escape regulatory T cell-mediated suppression in vitro. Eur J Immunol, 2003, 33:502–511.

[140] SERRA P, AMRANI A, YAMANOUCHI J, et al. CD40 ligation releases immature dendritic cells from the control of regulatory CD4+CD25+ T cells. Immunity, 2003, 19:877–889.

[141] FAINARU O, WOOLF E, LOTEM J, et al. Runx3 regulates mouse TGF-beta-mediated dendritic cell function and its absence results in airway inflammation. EMBO J, 2004, 23:969–979.

[142] WILLIAMS GT. Apoptosis in the immune system. J Pathol, 1994, 173:1–4.

[143] BITTERMAN PB, SALTZMAN LE, ADELBERG S, et al. Alveolar macrophage replication. One mechanism for the expansion of the mononuclear phagocyte population in the chronically inflamed lung. J Clin Invest, 1984, 74:460–469.

[144] JANSSEN WJ, BARTHEL L, MULDROW A, et al. Fas determines differential fates of resident and recruited macrophages during resolution of acute lung injury. Am J Respir Crit Care Med, 2011, 184:547–560.

[145] MURPHY J, SUMMER R, WILSON AA, et al. The prolonged lifespan of alveolar macrophages. Am J Respir Cell Mol Biol, 2008, 38:380–385.

[146] WYNN TA, CHAWLA A, POLLARD JW. Macrophage biology in development, homeostasis and disease. Nature, 2013, 496:445–455.

[147] YONA S, KIM KW, WOLF Y, et al. Fate mapping reveals origins and dynamics of monocytes and tissue macrophages under homeostasis. Immunity, 2013, 38:79–91.

[148] LOHMANN-MATTHES ML, STEINMULLER C, FRANKEULL-MANN G. Pulmonary macrophages. Eur Respir J, 1994, 7:1678–1689.

[149] NAITO M, UMEDA S, YAMAMOTO T, et al. Development, differentiation, and phenotypic heterogeneity of murine tissue macrophages. J Leukoc Biol, 1996, 59:133–138.

[150] WU HM, JIN M, MARSH CB. Toward functional proteomics of alveolar macrophages. Am J Physiol Lung Cell Mol Physiol, 2005, 288:L585–L595.

[151] NATHAN CF. Secretory products of macrophages. J Clin Invest, 1987, 79:319–326.

[152] ADAMS DO, HAMILTON TA. The cell biology of macrophage activation. Annu Rev Immunol, 1984, 2:283–318.

[153] ISHII H, HAYASHI S, HOGG JC, et al. Alveolar macrophageepithelial cell interaction following exposure to atmospheric particles induces the release of mediators involved in monocyte mobilization and recruitment. Respir Res, 2005, 6:87.

[154] MOSSER DM, EDWARDS JP. Exploring the full spectrum of macrophage activation. Nat Rev Immunol, 2008, 8:958–969.

[155] BASU S, FENTON MJ. Toll-like receptors: function and roles in lung disease. Am J Physiol Lung Cell Mol Physiol, 2004, 286:L887–L892.

[156] THOMA-USZYNSKI S, STENGER S, TAKEUCHI O, et al. Induction of direct antimicrobial activity through mammalian toll-like receptors. Science, 2001, 291:1544–1547.

[157] PALECANDA A, PAULAUSKIS J, AL-MUTAIRI E, et al. Role of the scavenger receptor MARCO in alveolar macrophage binding of unopsonized environmental particles. J Exp Med, 1999, 189:1497–1506.

[158] ARREDOUANI M, YANG Z, NING Y, et al. The scavenger receptor MARCO is required for lung defense against pneumococcal pneumonia and inhaled particles. J Exp Med, 2004, 200:267–272.

[159] BEDORET D, WALLEMACQ H, MARICHAL T, et al. Lung interstitial macrophages alter dendritic cell functions to prevent airway allergy in mice. J Clin Invest, 2009, 119:3723–3738.

[160] FRANKE-ULLMANN G, PFORTNER C, WALTER P, et al. Characterization of murine lung interstitial macrophages in comparison with alveolar macrophages in vitro. J Immunol, 1996, 157:3097–3104.

[161] VERMAELEN K, PAUWELS R. Pulmonary dendritic cells. Am J Respir Crit Care Med 2005;172:530–551.

[162] HAVENITH CE, VAN MIERT PP, BREEDIJK AJ, et al. Migration of dendritic cells into the draining lymph nodes of the lung after intratracheal instillation. Am J Respir Cell Mol Biol, 1993, 9:484–488.

[163] GEURTSVANKESSEL CH, LAMBRECHT BN. Division of labor between dendritic cell subsets of the lung. Mucosal Immunol, 2008, 1:442–450.

[164] VAN RIJT LS, JUNG S, KLEINJAN A, et al. In vivo depletion of lung CD11 c+ dendritic cells during allergen challenge abrogates the characteristic features of asthma. J ExpMed, 2005, 201:981–991.

[165] OHGAMI M, DOERSCHUK CM, GIE RP, et al. Monocyte kinetics in rabbits. J Appl Physiol, 1991, 70:152–157.

[166] DEHRING DJ, WISMAR BL. Intravascular macrophages in pulmonary capillaries of humans. Am Rev Respir Dis, 1989, 139:1027–1029.

[167] SCHNEBERGER D, AHARONSON-RAZ K, SINGH B. Pulmonary intravascular macrophages and lung health: what are we missing? Am J Physiol Lung Cell Mol Physiol, 2012, 302:L498–L503.

[168] WARNER AE, BRAIN JD. The cell biology and pathogenic role of pulmonary intravascular macrophages. Am J Physiol, 1990, 258: L1–L12.

[169] SPRINGER TA. Traffic signals on endothelium for lymphocyte recirculation and leukocyte emigration. Annu Rev Physiol, 1995, 57:827–872.

[170] WARMINGTON KS, BORING L, RUTH JH, et al. Effect of C-C chemokine receptor 2 (CCR2) knockout on type-2 (schistosomal

antigen-elicited) pulmonary granuloma formation: analysis of cellular recruitment and cytokine responses. Am J Pathol, 1999, 154:1407–1416.

[171] THOMAS ED, RAMBERG RE, SALE GE, et al. Direct evidence for a bone marrow origin of the alveolar macrophage in man. Science, 1976, 192:1016–1018.

[172] GALLI SJ, BORREGAARD N, WYNN TA. Phenotypic and functional plasticity of cells of innate immunity: macrophages, mast cells and neutrophils. Nat Immunol, 2011, 12:1035–1044.

[173] SHAPIRO SD. Elastolytic metalloproteinases produced by human mononuclear phagocytes. Potential roles in destructive lung disease. Am J Respir Crit Care Med, 1994, 150:S160–S164.

第 22 章

肥大细胞和嗜酸性粒细胞

Edward S. Schulman

Peter H. S. Sporn

引言

一个多世纪以来,医师们发现肥大细胞(mast cell,MC)活化与之后嗜酸性粒细胞在循环和组织中出现存在明确联系。然而,近年来人们才对这种细胞间共谋的机制有所认知。为了更好地阐述这种联系,本章我们将人体 MCs 和嗜酸性粒细胞作为整体加以讲述。

19 世纪 70 年代,MCs 和嗜酸性粒细胞被同一人——Paul Ehrlich 发现。他注意到,当使用甲苯胺蓝或阿尔新蓝等苯胺类染料孵育细胞时,部分细胞呈现出异常的染色形态。他使用"metachromasie"或"metachromasia"(德语,异染性)来描述这种颜色改变,并用德语中意为饱食的、肥大的"mastzellen"(德语,吃胖的、肥胖的)来描述我们现在所称的肥大细胞。但是,第二个称谓现在被证明是错误的,因为肥大细胞细胞质颗粒并非吞噬形成,而是在细胞生长过程中以及颗粒再形成期间合成的。Ehrlich 还注意到用酸性染料伊红孵育时一些细胞呈现深染。因此,这些细胞被称作嗜酸性粒细胞。随后数年,对这两种细胞的研究揭示了它们在生物学中的作用,并强调了这两类细胞在不同物种之间以及它们在同一物种甚至单个器官内异质性的差别。

肥大细胞

人类 MC 在局部能够迅速释放出强大的化学介质颇具战略意义,这使其成为人体免疫反应网络中独特

的成员。尽管绝大部分情况下,都是讨论 MC 在超敏免疫反应的环境中,但 MC 也会参与正常的生理过程,如胃酸分泌、血管形成、脂质清除等。越来越多的证据支持 MCs 在先天免疫反应中发挥作用,尤其是在抵御细菌时。MCs 也参与非变应性病理生理过程,如炎症性肠病、关节炎、硬皮病、肿瘤、肺间质纤维化、动物毒素中毒以及动脉粥样硬化。多年来,在一些情况下嗜碱性粒细胞常与肥大细胞混淆。这种混淆在一定程度上是因为两种细胞有一些相似性,包括两者均表达 FcRI(IgE 抗体 Fc 段的高亲和力受体)、释放已形成的组胺以及呈现异染性。然而,MCs 属于单核细胞,并且几乎仅分布于组织中。与此相反的是,嗜碱性粒细胞是循环中的多形核细胞,并且在组织反应(包括迟发性过敏反应)中偶尔出现。此外,这两种细胞在细胞谱系、超微结构、递质释放生化特性、递质形成结构、药理作用、表面抗原特性等方面存在明显不同。

解剖学定位

MCs 存在于所有器官中,但在鼻、皮肤、胃肠道和肺内尤为丰富。它们主要分布于血管附近、动脉外膜内以及淋巴管和神经附近。人肺内肥大细胞(human lung MCs,HLMCs)的估测浓度范围在 500 ~ 4 000/mm³。在非哮喘患者中,HLMCs 分布于结缔组织黏膜下层,而非上皮或平滑肌。尽管在哮喘患者中 MCs 数量较非哮喘患者是否有所增加仍存在争议,确定的是 MCs 分布于以下 3 个主要部位:支气管上皮、气道黏液腺和平滑肌内。上皮内少量 HLMCs 释放的递质可能促进初始抗原识别,并且还能有策略性地对高渗透压等非抗原性信号以及细胞外腺苷和 5' 单磷酸腺苷等"内源性"递质等做出应答。在空气变应原存在时,上皮 MC 递质造成通透性增加,并能进一步强化抗原的穿透性,更容易进入深部气道平滑肌和黏液腺,进而分别促进支气管收缩和黏液分泌。在哮喘患者气道平滑肌层内发现了 HLMC,这应该是一项常见而关键的发现。但这在非哮喘患者和嗜酸细胞性支气管炎患者中却非常少见。不同于 MC 在 ASM 中的分布,后

两者存在与哮喘实质上相同的结构重构改变,但是这种变化与气道阻塞或者气道高反应性(airway hyperresponsiveness,AHR)无关。在肺外周,数量丰富的 MCs 定居于小气道内和肺泡隔中,距离肺泡腔数微米。支气管肺泡灌洗(bronchoalveolar lavage,BAL)液中的少量 MCs(≤细胞总数的 0.1%)很可能来自上皮脱落细胞。

肥大细胞起源

MCs 被认为是起源于多能造血干细胞。类胰蛋白酶阴性的 MC 集落生成细胞离开骨髓进入循环,其表面抗原表型为:CD34+、c-kit(CD117)+、LY−、CD14− 以及 CD17−。其前体细胞以组织特异性方式归巢,在此过程中,它们会响应微环境因素(包括成纤维细胞基质和趋化因子、内皮细胞、气道平滑肌细胞以及可能的 T 细胞)进行分化、成熟和合成颗粒蛋白酶。在趋化性、分化、黏附、增殖、成熟和存活中最关键的微环境因子是干细胞因子(stem cell factor,SCF)或 c-kit 配体,它是 c-kit 酪氨酸激酶受体的配体。该受体在其整个生命周期中都在 MC 表面表达。

肥大细胞异质性

人体 MC 在形态学、T 细胞依赖性、原位蛋白聚糖以及对促泌剂和药物的反应等方面都存在显著差异。这种异质性的个体发生学,以及肥大细胞在生理和疾病中的不同作用目前尚处于推测阶段。

目前最常见的用于区分人类 MC 的系统是基于通过单克隆抗体进行免疫组化染色鉴定其蛋白酶表达模式。根据该系统,丝氨酸蛋白酶类胰蛋白酶(tryptase,T)几乎在所有人类 MCs 中表达,并且在肠黏膜下层和皮肤以及哮喘气道平滑肌中重新分布的亚类也表达糜蛋白酶(chymase,C)和多种其他蛋白酶,包括羧肽酶 A 和组织蛋白酶 G。那些仅表达类胰蛋白酶的细胞被归类为 MC_T 型,同时表达其他蛋白酶的细胞被归为 MC_{TC} 型。两种类型的细胞在同一器官(比如肺)内的数量都较为显著,因此不能仅仅通过组织分布来判定蛋白酶类型。在肺内,只有 8%~35% 的 MCs 为 MC_{TC},1% 是 MC_C,其余细胞为 MC_T。由此可见,蛋白酶系统的分布和功能确实遵照一定的规律。MC_T 偏好分布于支气管、细支气管的黏膜表面、肺泡实质、固有层、T 细胞渗透区域,在免疫缺陷综合征中会减少。MC_{TC} 表型看起来并非免疫相关,而是更常见于肺血管和胸膜。免疫组化染色发现,这一亚型更多选择性表达白细胞介素(IL)-4(85% MC_{TC} 对 15% MC_{TC})。而 IL-5 和 IL-6 则几乎仅见于 MC_T 亚型。在人类肺部的不同分区,下述成分呈现位点特异性表达:FcεRIα、IL-9 受体、组胺脱羧酶(支气管中的 MC_T 较肺泡中的 MC_T 表达量高)、5-脂氧合酶、白三烯 C_4(LTC_4)合成酶、血管内皮生长因子(VEGF)、碱性成纤维细胞生长因子(basic fibroblast growth factor,FGF)和肾素等。

HLMC 的直径为 8~18μm,多数为 12~15μm。组胺含量为 2.5~10pg/MC,并随着细胞直径的变化而变化。HLMC 的密度为 1.053~1.123g/mL,多数(65%)情况下密度在 1.077~1.088g/mL 之间。这些基于直径和密度的亚型在介体含量和功能方面也很不同。MC 的分布也影响功能:气道和肺实质的 MC 其释放能力不同。在超微结构水平上,也发现存在显著的异质性(参见下文形态学部分)。最终,HLMC 上存在至少两种蛋白聚糖:以硫酸软骨素 E 为主的硫酸软骨素,以及肝素。HLMCs 在肝素敏感性染料硫酸小檗碱染色中呈现阴性和阳性;而胃内 MCs 仅合成硫酸软骨素 E,并不形成肝素。

形态学

所有 MCs 都是拥有异质性细胞质颗粒的单核细胞(图 22-1)。每个细胞中呈现出多种多样的颗粒填

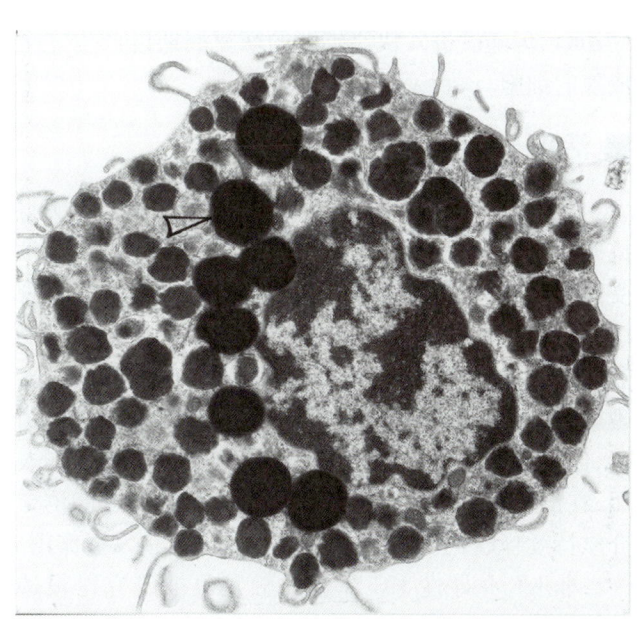

图 22-1 纯化后的人肺肥大细胞超微结构。肥大细胞是一种单核细胞,含有多种密度以及不同大小和形状的细胞质颗粒。8 个电子致密性脂质体(空心无尾箭头所指)成串置于细胞核附近(×15 000 倍)。获授权引自:DVORAK AM. Recovery of human lung mast cells from anaphylactic degranulation utilizes a mixture of conservation and synthetic mechanisms//GALLI SJ, AUSTEN KF. Mast cell and basophil differentiation and function in health and disease. New York:Raven,1989.

充形式:涡卷、晶体、颗粒(纯种形式中最少见)以及混合型(多种混杂)。不同形式的表型受到截面方式的影响。颗粒由颗粒周膜勾勒出轮廓。细胞膜因短而窄的表面折叠显现。

■ 脱颗粒和颗粒再生的形态学

在 IgE 介导的(变应原性)HLMC 激活后,颗粒肿胀并且颗粒周膜融合形成微管,通过多个孔向细胞外部开放。活化后 20min 之内,颗粒基质物质在胞质间通道内溶解并排空。在 HLMC 内,很少观察到非可溶性颗粒被排出。脂质小体是电子致密的非膜结合型细胞器,仍然和这些通道毗连。它们看起来是花生四烯酸的贮藏室,偶尔也会向脱颗粒通道内释放脂质。在体内,有一种称为"分段脱颗粒"的过程比过敏性脱颗粒更常见。该过程涉及小囊泡从颗粒膜中出芽并向细胞表面移动。在慢性哮喘患者中观察到的持续 MCs 释放可能是更典型的零碎脱颗粒。

取决于不同细胞脱颗粒的程度,可以观察到两种脱颗粒形式中的一种或两者结合。在部分脱颗粒细胞中,通道膜(此前是颗粒周膜)再利用,颗粒再形成类似于脱颗粒的反向过程。在具有更完全脱粒的细胞中,通道膜与质膜连续放置并外置。这些过多的褶皱可以被内部化或脱落。脱落导致细胞初期很小(7μm),但随后进入快速扩展的恢复周期以产生完全成熟的细胞。

■ 活化

MC 的免疫激活是研究最多的一个机制。它源自抗原特异性细胞表面 IgE 分子和与之结合的高亲和性受体(FcεRI)聚集的抗原交联活化。受体二聚化是实现 IgE 介导活化的最低交联要求。在体外,免疫活化可能通过抗体直接作用于人 IgE 或者 FcεRI 受体本身来实现。涉及哮喘的特征性慢性 HLMC 活化机制尚不明确,但是很可能反映了低水平抗原活化。新近证据表明,在没有抗原存在的情况下,单体 IgE 自身也能诱导介质持续释放,上述机制可能在哮喘气道中发挥作用。

非 IgE 介导性 MC 释放的触发也被研究得很透彻。总体而言,从人肠道和滑膜中脱出的 MC 物质分布与 HLMC 相似,但是与皮肤中的 MC 不同。这些非 IgE 介导性促泌素包括离子载体、高渗刺激以及源于人体肺泡巨噬细胞和其他细胞的"组胺释放活动"。纯化的过敏毒素 C5a,是一种人类嗜碱性粒细胞和皮肤 MC,通常在 HLMC 中并未活化,尽管 CD88 即 C5 的受体,已经被报道存在于 MC_{TC}。皮肤内非 HLMC 的持续脱颗粒物质包括 P 物质、吗啡、诸如化合物 48/80 以

及 SCF。即使在肺分区内,对触发物的反应性也可能不同。据报道,化合物 48/80 能促使 BAL 中的 MC 脱颗粒,尽管来自肺实质的物质仅会造成很小的反应。迄今为止,已经证明神经肽在 HLMC 脱颗粒方面并无活性。蜂毒磷脂酶(phospholipase,PL)A_2 和来自尘螨、蟑螂、花粉和真菌孢子的抗原都包含磷脂酶和蛋白酶,能够通过蛋白酶活化受体(protease-activated receptor,PAR)导致 MC 释放。最后,小鼠 MC 和人类祖细胞来源 MC 表达具有多种先天性模式识别受体,包括 Toll 样受体-2(TLR-2)和 TLR-4。TLR 的表达及其对 HLMC 活化的影响尚不明确。据报道,源于人类外周血培养的 MC 在暴露于双链 RNA 和/或病毒后会产生 I 型干扰素,前者提示存在 TLR-3 表达。

■ 活化调节物

尽管不像直接释放的触发物那样活跃,在 MC 微环境中大量的内源性化学物质仍能够影响活化。细胞外 ATP 及其分解产物腺苷,是 HLMC 脱颗粒的有力调节物,但二者在体外都不会直接活化 HLMC。在哮喘患者中,腺苷雾化会诱发支气管收缩,而该作用并未在其他肺病患者或正常人群中发现。抗组胺药对这种反应的抑制能力已经直接涉及由腺苷介导的过敏性气道 MC 的活化过程。局部结缔组织基质的成分(如纤维连接蛋白)也会调节 MC 反应性。

■ HLMC 活化的生物化学分析

在啮齿动物 MC 或细胞系中所完成的细致的研究对 IgE 介导的活化后的生化事件进行了定义。评估 HLMC 活化的相似性和差异性仍需进一步的研究。已确认有两种 IgE 受体。MC 和嗜碱性粒细胞上的高亲和力 IgE 受体(FcεR I)以四聚体形式(αβγ2)表达,在抗原呈递细胞上则是以三聚体形式(αγ2)呈现。IgE 的 Fc 片段结合在 FcεRI 的 α 链上。表达 β 链能增强信号。一种低亲和力 IgE 受体(FcεR II;CD23)在 B 细胞上表达而非 MC 或嗜碱性粒细胞。血清 IgE 水平与嗜碱性粒细胞 FcεR I 的表达相关,提示 IgE 具有稳定细胞表面 FcεR I 的作用。如前所述,受体二聚体化是通过 FcεR I 实现抗原介导性抗原活化的最低交联要求。在受体聚集之后,多种信号传导通路被激活。由于 FcεR I 并不具有固有的酪氨酸激酶活性,因此有两种酪氨酸激酶对后续的活化至关重要,与 β 链相关的 lyn 和 syk。Lyn 与 β 链相关的免疫受体酪氨酸活化基序(immunoreceptor tyrosine-based activation motifs,ITAMs)相结合,后者在 FcεR I 聚集后磷酸化。为了促使脱颗粒过程继续进行,syk 随后与 γ 链连接

ITAM 相结合,促使后者在受体聚集后磷酸化。lynsyk 驱动的通路直接或间接刺激多个衔接蛋白酪氨酸磷酸化,尤其包括用于 T 细胞跨膜衔接分子的 T 细胞活化连接物(linker for activation of t cells,LAT)。这些事件导致三磷酸肌醇(inositol triphosphate,IP₃)产生,以诱导 Ca²⁺ 从细胞内粗面内质网(rough endoplasmic reticulum,RER)储备中转移,同时还有磷酸酶 C-γ1 和 PLC-γ2 被激活。在这种背景下,在 FcεRⅠ聚集 2min 之后,通过 CRACM 通道[Ca²⁺ 释放活化性 Ca²⁺(Ca²⁺ release-activated Ca²⁺,CRAC)调节物 1]发生细胞外钙内流,而该通道是随后 5~20min 内发生脱颗粒的先决

条件。其他"早期时相"颗粒相关性和脂质介质(如花生四烯酸代谢物)也在 20min 后被释放。在随后的 1~24h 内,选择性细胞因子的 mRNAs 生成,继之发生相应的蛋白质合成和释放。

■ 化学介质

MC 介导性反应的临床表现能反映个别介质,或在一定情况下,能反映这些细胞释放的多种介质之间的相互影响(表 22-1)。

释放的时间顺序似乎对抗原激发后早期时相和晚期时相反应的形成至关重要(图 22-2)。

表 22-1　人肥大细胞和嗜酸性粒细胞介质

	肥大细胞	嗜酸性粒细胞		肥大细胞	嗜酸性粒细胞
颗粒相关性(预制型)介质	组胺 肝素 硫酸软骨素 E TNF-α	MBP ECP EDN EPO CLC 蛋白	细胞因子	IL-4,IL-5,IL-13 IL-6,IL-8 TNF- TGF8 bFGF	IL-1α、IL-2、IL-3 IL-4、IL-5、IL-6、IL-8 IL-10、IL-12、IL-13 IL-16、IL-17 TNF- TGF1 TGF1 SCF NGF PDGF VEGF
酶	类胰蛋白酶 糜蛋白酶 组织蛋白酶 G 弹性蛋白酶 羧肽酶 A	EPO ECP、EDN 胶原酶 MMP-9 吲哚胺 2,3-加双氧酶			
酸性水解酶	β 氨基己糖苷酶 β 葡萄糖醛酸酶 芳基硫酸酯酶	β 葡萄糖醛酸酶 芳基硫酸酯酶 B	趋化因子		CCL3 CCL5 CCL13 CCL11
脂质介质(非预制型)	PGD₂ LTC₄ LTB₄ PAF 血栓素 A₂	LTC₄ 15-HETE 5-oxo-ETE PAF	活性氧产物	未检出	O₂⁻、H₂O₂、OH HOBr、HOCl

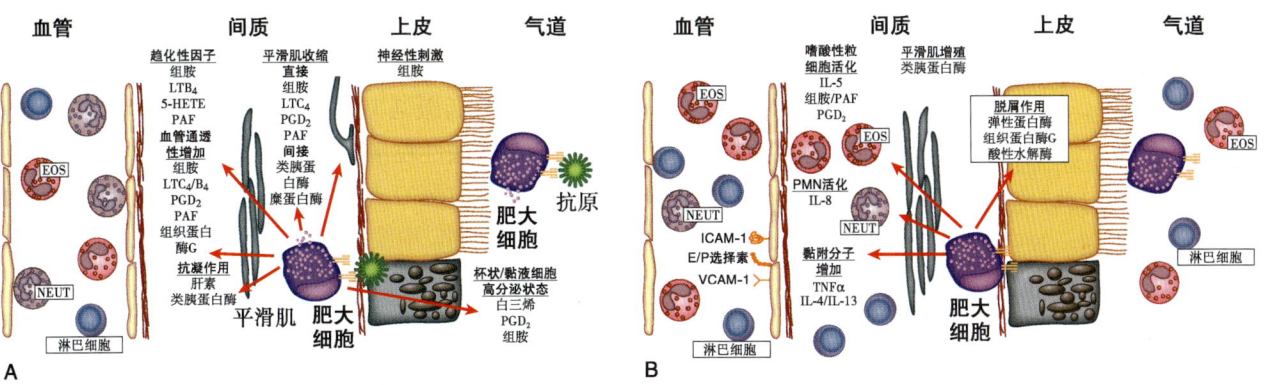

图 22-2　气道抗原刺激之后肥大细胞介质在早期时相和晚期时相反应中的作用。A. 早期时相:抗原与细胞表面抗原特异性 IgE 交联之后数分钟内,释放介质。持续 30~60min 的初始气流阻塞机制包括平滑肌收缩、血管通透性所致水肿形成、神经刺激,以及来自杯状细胞和黏膜下腺体的黏液高分泌状态。B. 晚期时相:数小时之内,新合成和释放的细胞因子介质产生的作用与早期时相介质的延迟作用一起形成反复气道阻塞。肥大细胞介质和细胞因子能够增加内皮细胞黏附分子的表达,募集并活化白细胞(特别是嗜酸性粒细胞),参与上皮脱屑作用,并刺激平滑肌增殖。EOS:嗜酸性粒细胞(eosinophil);NEUT:中性粒细胞(neutrophil)。

某些介质实际上是 MC 特有的(如类胰蛋白酶、糜蛋白酶、肝素),而其他介质则是与一种或多种其他细胞共享的(如组胺、LTC4 以及 IL-5)。

活化后数分钟内被释放的介质被分为预制型或分泌型、颗粒相关性介质(如组胺),和非预制型或新合成介质(如脂类)。现在已经知道肿瘤坏死因子-α(TNF-α)既可能是预制型也可能是新合成的。其他细胞因子介体,包括 IL-5 和 IL-13,只能在数小时内被检测到,可能对"晚期"反应的发展至关重要。

■ 预制型介质

巨噬细胞含有大量预制型介质。在下文中将分别对各种介质进行讨论。

组胺

测量组胺已经成为 MC 介导性事件的经典标志物。组胺的多态性效应是通过差异性表达、调节和由四种不同受体(H1、H2、H3 和 H4)诱发的不同细胞间信号通路所介导的。虽然在气道抗原刺激后,支气管哮喘患者支气管肺泡灌洗液中的组胺水平是正常的很多倍,血浆中的组胺水平上升 3~5 倍,但组胺在哮喘中的确切作用目前仍不明确。大部分组胺诱发的过敏性气道反应是通过 H1 组胺受体亚类所介导,能够增强血管通透性,促进黏液生成,诱发神经源性反射和支气管平滑肌收缩。H1 受体阻断剂在哮喘中存在边际价值的原因在于局部组织组胺浓度过高,超出了这些药物的抑制能力,以及/或者额外的组胺与释放的多种其他介质共同作用。

蛋白聚糖

MC 蛋白聚糖是细胞异染性着色特性的主要决定因素,并形成与组胺、中性蛋白酶等预制型介质结合的颗粒骨架。HLMC 合成肝素和硫酸软骨素 E 两种蛋白聚糖,比例大约为 2:1。在人体,肝素似乎是 MC 所独有的。肝素除了具有抗凝活性外,还具有抗炎和免疫调节特性。肝素可能限制皮肤、鼻、肺内的过敏反应,在运动诱发型哮喘(exercise-induced asthma, EIA)中发挥保护作用。这种抑制作用可能与多种介质的细胞外结合和抑制相关,包括组胺和细胞因子。

趋化性因子

在 MC 激活后的数小时内,组织水平的气道炎症反应(迟发时相反应)以白细胞浸润为特征。这种反应主要为嗜酸性粒细胞性,也包含中性粒细胞,随着时间推移,还会包含淋巴细胞。趋化性介质可能直接

来源于 MC 和/或通过继发性刺激来源于其他细胞。肥大细胞早期时相来源的有嗜酸性粒细胞性趋化活性的包含白三烯 B4(LTB4)、血小板活化因子(platelet-activating factor, PAF)和组胺。HLMCs 稳健地表达 IL-8 与 LTB4,并吸引中性粒细胞。同时,MCs 也对其他细胞释放的趋化因子做出应答。气道平滑肌分泌很多趋化因子,包括 CXCL-8、-10、-11 和-12。在哮喘气道中观察到,似乎是 CXCR3/CXCL10 轴主要介导 HLMC 向气道平滑肌迁移。

蛋白酶

MC 中含有大量中性蛋白酶,构成了分泌颗粒中的主要蛋白组分。蛋白酶包括类胰蛋白酶、糜蛋白酶、组织蛋白酶 G、羧肽酶 A 和弹性蛋白酶。

类胰蛋白酶是 MC 颗粒中主要的中性蛋白酶。它是一个四聚体,通过与蛋白聚糖的结合变得稳定。肺部 MC 内类胰蛋白酶的浓度为 11pg/MC。由于循环嗜碱性粒细胞中类胰蛋白酶的浓度(α 胰蛋白酶,见下文)可以忽略不计,因此反应的特征是在反应位点或循环中存在组胺而不是类胰蛋白酶,这表明嗜碱性粒细胞而非 MC 介导了这种反应。目前发现了两种类胰蛋白酶(α 和 β)。α 类胰蛋白酶以非活性形式持续分泌,反映系统性 MC 负荷。活化的 β 型胰蛋白酶被装配入分泌颗粒中,在过敏反应中快速生成。类胰蛋白酶在病理生理学方面的假定作用还有待确认。已经发现的多种作用包括神经肽血管活性肠肽(vasoactive intestinal peptide, VIP)脱颗粒、平滑肌和上皮细胞的丝裂原作用以及促凝血蛋白失活。

糜蛋白酶与肝素的关系类似类胰蛋白酶与肝素的关系。糜蛋白酶在哮喘和其他疾病中的作用尚不明确。糜蛋白酶可能在组织重构中发挥作用。底物包括血管紧张素 I(糜蛋白酶将其转化为血管紧张素 II)、VIP(失活)、P 物质、缓激肽,以及胰激肽(失活)。其他活性包括激活基质金属蛋白酶和刺激组织中性粒细胞和嗜酸性粒细胞。

组织蛋白酶 G 是一种拥有糜蛋白酶特性的中性蛋白酶。HLMC 中组织蛋白酶 G 的浓度大致为 100~700ng/10^6 个细胞。HLMC 释放的弹性蛋白酶似乎与人类中性粒细胞弹性蛋白酶相当。测量 40~170ng/10^6 个细胞就可以假设所有 HLMC 都含有这种酶,尽管它可能位于 HLMC 亚型中。在羧肽酶中,MC 羧肽酶 A,一种金属外肽酶,是独一无二的。颗粒相关酸性水解酶包括 β-氨基己糖苷酶、β-葡萄糖醛酸酶和芳基硫酸酯酶。

■ 非预制型介质

花生四烯酸代谢产物在 MC 激活后的数分钟内产生,在哮喘早期时相反应中发挥着关键作用。环氧合酶在 MC 中代谢产生大量前列腺素(prostaglandin,PG)D_2 和少量血栓素 A。PGD_2 是环氧合酶代谢产物中最强效的支气管收缩剂。PGD_2 的其他活性包括诱导嗜酸性粒细胞、嗜碱性粒细胞和 Th2 细胞的趋化性;增加毛细血管通透性和血管舒张功能。虽然所有组织中的 MCs 均产生 PGD_2,但并非所有 MCs 都能产生大量 5-脂氧合酶产物(如肺>皮肤)。HLMC 主要的 5-脂氧合酶途径产物为 LTC_4 和 LTB_4,少量为 5-HETE。在 IgE 介导的人类肺部反应中,MCs 构成了 LTC_4 释放的主要来源。

PAF 是由一个分子家族所构成早期时相的磷酸酯支气管收缩剂。与其他脂质介质相比,MCs 似乎在细胞内保存 PAF,或对释放的介质进行快速再摄取。

HLMCs 合成并释放 TH2 型细胞因子,包括 IL-5 和 IL-13,感觉上应是迟发时相反应进展的枢纽。其他多功能细胞因子,包括 IL-3、IL-6、IL-8、转化生长因子 β(TGFβ)、碱性成纤维细胞生长因子(basic fibroblast growth factor,bFGF)以及 TNF-α,也都是由 HLMC 所合成。总而言之,细胞因子蛋白产物在抗原活化后 1~24h 内被释放。IL-4(一种实质上定义 Th2 免疫的细胞因子)通过免疫定位于 HLMC,后者表面具有丰富的 IL-4 受体。尽管如此,IL-4 的 mRNA 生成和蛋白释放已经被一些研究者报道。TNF-α 以预制型形式储存在 MC 颗粒中,在过敏和先天性免疫中处于独一无二的地位,以发挥其宿主多样性的防御作用。新近研究提示,HLMC 中升高的 TNF-α 高表达可能在哮喘气道炎症中发挥作用,并与哮喘严重程度相关。

双向调节因子是上皮生长因子家族的一个成员,是在 FcεR I 介导性活化之后分泌的。其作用包括提高黏蛋白基因表达,后者可能作用于上皮细胞化生和哮喘黏液高分泌状态。

■ 药物调节肥大细胞功能

仅有有限数量的药物在体外能对 HLMC 活化与分泌方面进行检测。总的来说,这些药物是对人类肺实质 MC 进行测试而非支气管或存在于 BAL 中的 MC。此外,通过评估其在过敏性脱颗粒中的抑制性能力,而非分段脱颗粒,后者则更具备哮喘的特征性。多种抑制 MC 活化的受体含有免疫受体酪氨酸抑制基序(immunoreceptor tyrosine-based inhibition motifs,IT-IMs)。抑制性受体活化之后,这些区域被磷酸化,随后募集对关键信号分子去磷酸化的磷酸酶。用于临床实践中的常见抗过敏和/或抗哮喘药物类型已经得到充分应用。截至目前,以非诺特罗和沙美特罗为代表的 β 受体激动剂药物,被认为是最有效的 HLMC 介质释放广泛抑制剂,能抑制组胺释放浓度达 $\leq 10^{-8}$M 的 50%(IC_{50})。效果较弱的抑制剂包括茶碱样磷酸二酯酶抑制剂异丁基甲基黄嘌呤(IC_{50}=0.5mM)和 PGE_2(IC_{50}=10^{-5}M)。尽管被广泛称为"MC 稳定剂",但色甘酸钠和奈多克罗米钠最近被证明是 G 蛋白耦联受体 35(G-protein-coupled receptor 35,GPR35)的激动剂,对纯化的 HLMC 组胺的释放几乎没有抑制作用。据报道,这些试剂对 BAL 中 MC 激活的抑制作用更为显著。

糖皮质激素对 MC 的作用是多种多样的,包括对选择性基因转录的刺激性和抑制性作用。体外早期时相介质(如组胺和 LTC_4)的释放和体内急性气道反应都不受这些药物短期预处理(直到 24h)的影响。相反,IgE 介导的 TH2 型晚期细胞因子 mRNA 和蛋白质(如 IL-5、-13)的生成受到抑制($IC50$=10^{-9}~10^{-8}M)。

FK-506 是一种能够结合特异性结合蛋白的大环内酯物,能够在低浓度(0.1~300nM)抑制 HLMC 介质释放。与亲环蛋白结合的环孢菌素 A 和金诺芬(一种可口服吸收的金化合物)均能抑制 HLMC 介质的释放。

白三烯生成的特异性抑制剂包括直接 5-脂氧合酶抑制剂,如 A-60477(齐留通),以及间接抑制剂,如能够结合 5-脂氧合酶活化蛋白(5-lipoxygenase-activating protein,FLAP)的 MK-886。值得注意的是,通过抑制 FLAP 能明显提升 PGD_2 释放。这一现象已经被称为反向分流效应。总体来说,5-脂氧合酶通路抑制剂并不影响 HLMC 组胺释放。环氧化酶 1 的抑制能力在"阿司匹林过敏性"哮喘患者的特定亚组中具有关键作用(见下文)。诸如吲哚美辛这样的药物能有效抑制 HLMC 生成 PGD_2(IC_{50}=5.5×10^{-10}M),同时还能显著促进 LTC_4 释放。

■ 肥大细胞在肺部疾病中的作用

MC 已经涉及多种肺部疾病,这在很大程度上取决于它们在患病组织中的存在数量和/或百分比增加,以及在 BAL 液中 MC 衍生介质(尤其是组胺)恢复增加的浓度。涉及的肺部疾病包括哮喘、特发性肺间质纤维化、结节病、外源性过敏性肺泡炎和慢性支气管炎。

哮喘

气道上皮内 MCs 处于一个理想的前哨位置,能暴露在吸入性刺激原中。上皮内 MCs（IEMCs）表达类胰蛋白酶，但除了严重哮喘以外很少有糜蛋白酶，并且在传统上被认为代表了经典的 MC_T 表型。最近的报道认为，"Th2 升高型"哮喘中的上皮间 MC_T 也会表达羧肽酶 A3（carboxypepetidase A3，CPA3），以前认为该酶只会与 MC_{TC} 相结合。在基线时，即使是非常轻微的哮喘患者，也显示有支气管黏膜中有 MC 持续脱粒及 BAL 中组胺含量增加。对变态反应激发的特应性受试者和哮喘患者的 BAL 进行分析表明，组胺、类胰蛋白酶和 PGD_2 的释放增加。并注意到腔内 MC 数量不断增加，并且与介质含量、气流阻塞、嗜酸性粒细胞数量和支气管高反应性有关。总而言之，哮喘的 MCs 超微结构显示出其脱颗粒证据。在非致命性哮喘中，气道平滑肌和黏液腺基质之间的 MC 有显著增加。多种过剩的 MC 介质似乎能增加黏液腺分泌和平滑肌收缩。在慢性糖皮质激素治疗后，过敏反应有所减弱，这与上皮和黏膜下层中 MC 的消耗有关。

尽管哮喘气道活化的 IgE 介导机制已经引起广泛关注，但似乎还有多种其他 MC 触发机制在许多免疫、职业和环境相关条件情况下发挥作用。一种可能的机制为：EIA 与气道冷却以及在干燥的气道表面产生高渗而导致 MC 脱粒有关。

多达 10% 的哮喘患者不能耐受阿司匹林和其他非结构相关性非甾体抗炎药（non-steroidal anti-inflammatory drugs，NSAIDs）。在体外使用吲哚美辛对人类气道组织进行预处理，会导致 IgE 介导的刺激后 LTC_4 生成增加。MCs 是在阿司匹林加重型哮喘患者气道中表达 LTC_4 合成酶的主要细胞，而且这些患者表达 Cox-2 的支气管 MC 数量也有所增加。

纤维化

弥漫性纤维化反应的细胞成分包括明显增加的 MC 数量。MCs 合成并释放纤维化中重要的介质，包括 TGFβ 和 hFGF。动物模型支持 MC 及其介质对纤维化反应的发展至关重要的假说，其中在博来霉素、电离辐射和石棉引起的肺纤维化中，常常发现 MC 增生。伴有上皮下纤维化的支气管重构也成为哮喘气道的突出特征。尚不清楚 MC 增殖和活化是否驱动和/或继发于纤维化过程。后面这一机制能够受 SCF 成纤维细胞生成的影响，促进 MC 增殖、趋化以及抑制凋亡。

嗜酸性粒细胞

虽然嗜酸性粒细胞像 MC 一样被认为是白细胞，事实上它们主要存在于组织中。组织和血液中嗜酸性粒细胞的比例估计为 100∶1 甚至更高。正常情况下，酸性粒细胞主要分布在胃肠道固有层。嗜酸性粒细胞也存在于胸腺以及女性的子宫和发育中的乳腺里。在没有疾病的情况下，肺部仅有很少的嗜酸性粒细胞。另一方面，在过敏性疾病、蠕虫感染或其他特定病理状态下，大量嗜酸性粒细胞会进入肺和其他组织。

■ 嗜酸性粒细胞的发育

嗜酸性粒细胞由骨髓中的造血干细胞前体细胞发育而来。所见的嗜酸性粒细胞前体细胞是一种常见的嗜酸-嗜碱性粒细胞。向嗜酸性粒细胞系特异性分化涉及转录因子、GATA-1、PU.1、C/EBP 之间的协调表达。在这些因子当中，GATA-1 具有核心作用，如果敲除 GATA-1 启动子（ΔdblGATA1 小鼠）中的 GATA 高亲和力结合位点，小鼠将完全缺失嗜酸性粒细胞，而并不会缺失其他造血细胞系。IL-3、粒细胞-巨噬细胞/集落刺激因子（granulocyte-macrophage/colony-stimulating factor，GM-CSF）和 IL-5 等细胞因子会刺激骨髓中嗜酸性粒细胞的生长和分化。IL-5 是上述细胞因子中唯一的嗜酸性粒细胞特异性细胞因子，在刺激骨髓中嗜酸性粒细胞产生和触发嗜酸性粒细胞释放入循环中发挥着重要作用。IL-5 由骨髓中的淋巴细胞和内皮细胞产生，也可由肺和其他组织中的淋巴细胞和实质细胞产生。IL-5 在嗜酸性粒细胞产生中十分重要，过表达 IL-5 的转基因小鼠在血液和组织中会产生大量嗜酸性粒细胞，另外，IL-5 基因敲除小鼠的嗜酸性粒细胞数量基线水平会显著降低，并且难以在变应原致敏和激发下出现嗜酸性粒细胞增多。这些发现为发展 IL-5 和 IL-5 受体靶向单抗治疗哮喘和其他嗜酸性粒细胞性疾病提供了原动力，后文将进行详述。

■ 形态和结构

成熟的人类嗜酸性粒细胞直径为 $12\sim17\mu m$，比中性粒细胞略大。细胞核通常为双叶，细胞质内含特有的黄粉色嗜伊红颗粒。电镜下可观察到嗜酸性粒细胞颗粒的显著特征（图 22-3）。

初级颗粒出现于早幼粒细胞的发育阶段，为圆形、包含 Charcot-Leyden 晶体（Charcot-Leyden crystal，CLC）蛋白的膜限制性结构。次级颗粒（也叫特异性或细胞质晶体）在嗜酸性粒细胞分化过程中出现。这些次级颗粒数量更多，呈椭圆形或瘦长的包膜结构，含有致密晶核和相对疏松的基质。次级颗粒的晶核包含主要碱性蛋白（major basic protein，MBP），而其他颗

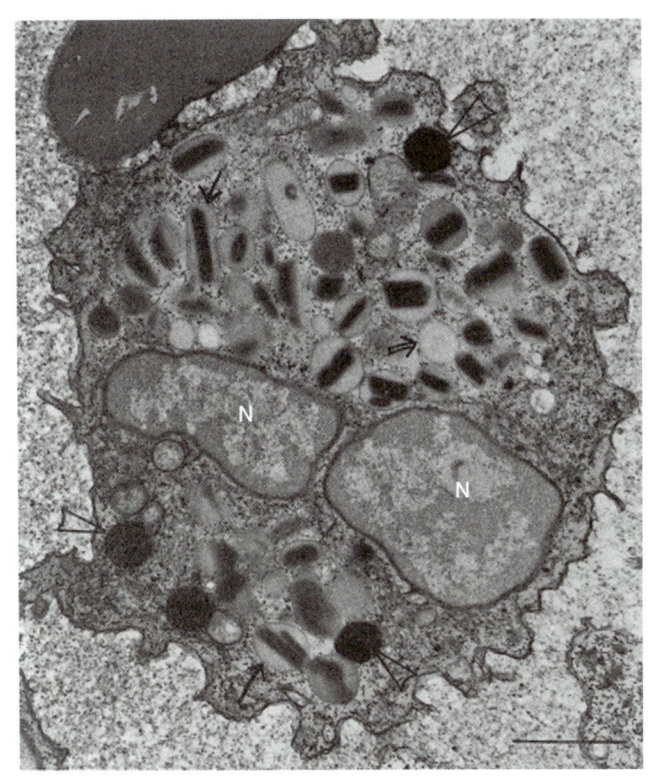

图 22-3 人血液中成熟嗜酸性粒细胞超微结构。可见双叶细胞核（N）、特异性颗粒（实心箭头所指）、初级颗粒（空心箭头所指）、脂质体（空心无尾箭头所指）、线粒体以及不规律表面突起。深色的细胞质微粒表示糖原。获授权引自：DVORAK AM, ACKERMAN SJ, WELLER PF. Subcellular morphology and biochemistry of eosinophils//HARRIS JR. Megakaryocytes, platelets, macrophages, and eosinophils. vol 2. New York：Plenum Press，1991.

粒蛋白则在基质中。脂质体是无膜包被、富含脂质的细胞器，集中了花生四烯酸代谢酶，可作为合成类花生酸的场所。

■ 颗粒蛋白

嗜酸性粒细胞包含大量阳离子颗粒，对于蠕虫、RNA 病毒和宿主细胞均有毒性效应。此外，多种其他蛋白（包括酶和细胞因子）都储存于嗜酸性粒细胞颗粒中，并从其中释放。MBP 是一种高度碱性的蛋白，占嗜酸性粒细胞颗粒蛋白的 1/2 以上，主要分布在特异性颗粒的晶核里。MBP 是以前体蛋白的形式合成，在嗜酸性粒细胞成熟过程中被剪切为 13.8kD 的高度阳离子颗粒。前体多肽是阴离子，被认为可以保护成熟中的嗜酸性粒细胞免于高度阳离子化 MBP 的毒性效应。MBP 在嗜碱性粒细胞中低水平表达，其近缘关系与嗜酸性粒细胞关系一致。MBP 对血吸虫、旋毛虫和其他蠕虫的幼虫有直接毒性效应，发挥着保护宿主对抗寄生虫的作用。许多证据表明，MBP 可能是哮喘的重要介质。MBP 会抑制纤毛功能并对于呼吸道上

皮细胞有毒性效应。当用于猴子的气道时，MBP 会导致一过性的支气管收缩并继发持续性支气管气道高反应性。此外，MBP 可与毒蕈碱样乙酰胆碱受体 M2 结合，并抑制其功能，从而增加豚鼠中迷走神经介导的支气管收缩。另一方面，缺乏 MPB 的小鼠在变应原诱导的哮喘模型中，并不会表现出气道组织病理学变化的衰减，提示至少在小鼠中，MBP 在过敏性气道疾病中并不扮演重要角色。

嗜酸性粒细胞阳离子蛋白（eosinophil cationic protein，ECP）和嗜酸性粒细胞来源性神经毒素（eosinophil-derived neurotoxin，EDN）是在特殊颗粒的基质中存在的高度碱性蛋白。ECP 和 EDN 是同源蛋白（67% 氨基酸序列相同），基因复制的结果也与人类胰腺的核糖核酸酶（ribonuclease，RNase）A 相似。其实，EVP 和 EDN 都是具有活性的 RNase，具有令 RNA 病毒[如呼吸道合胞病毒（respiratory syncytial virus，RSV）]失活的能力。EDN 在最初也被描述为神经毒性物质，因为其可以对有髓神经元细胞造成损伤，ECP 也具有这一特性。这种活性会导致嗜酸性粒细胞增多综合征（hypereosinophilic syndrome，HES）和 CSF 嗜酸性粒细胞增多患者中神经功能异常。与 MBP 一样，ECP 和 EDN 也具有蠕虫毒性。业已发现，ECP 水平在哮喘患者的血液、支气管肺泡灌洗液和痰中增高，并与疾病活动程度相关。因此，哮喘临床试验中常常通过监测血液或痰中的 ECP 水平，评估治疗应答。

嗜酸性粒细胞过氧化物酶（eosinophil peroxidase，EPO）是特异性颗粒基质中的一种高度碱性蛋白。EPO 是一种独特的过氧化物酶，仅在嗜酸性粒细胞中表达。在存在 H_2O_2 的情况下，EPO 氧化卤素离子形成高度活化的次卤酸。溴化物是首选底物，形成次溴酸（hypobromous acid，HOBr），一种非常强力的氧化剂，可损伤 DNA 和其他关键的细胞靶点。EPO 联合 H_2O_2 和卤素离子可以杀死多种寄生虫、细菌、分枝杆菌以及肥大细胞和肿瘤细胞。有研究在小鼠模型中通过靶向敲除 EPO，探索 EPO 基因在过敏性气道疾病中的潜在作用。在这项研究中，虽然肺部蛋白中溴氧化显著减少，EPO 缺失并未导致变应原诱导的气道炎症或者气道高反应性降低，结果提示 EPO 并不是过敏性肺部疾病发生的必要因素。

CLC 蛋白分布于初级嗜酸性颗粒中，也在嗜碱性粒细胞中表达。这种蛋白容易晶体化形成双锥形 CLCs，常见于受累组织中，被认为是嗜酸性粒细胞相关性疾病的显著标志。此前认为 CLC 具有溶血磷脂酶活性，后来被发现其属于半乳糖结合凝集素家族（半乳凝素）并且易与甘露糖结合。虽然已经发现

CLCs 与组织中嗜酸性粒细胞浸润关系密切,但 CLC 蛋白在嗜酸性粒细胞相关性疾病中的病理作用尚不明确。

嗜酸性粒细胞的颗粒中包含多种其他酶,包括 β-葡萄糖醛酸酶、芳基硫酸酯酶 B、基质金属蛋白酶-9(matrix metalloproteinase-9,MMP-9),也有预制型的细胞因子和趋化因子,后者能够以规定的形式释放,下文将会具体讨论。

■ 化学介质

嗜酸性粒细胞可产生许多重要的化学介质,下文将逐一讨论。

脂质介质

一旦受到刺激,嗜酸性粒细胞便会产生大量 5-脂氧合酶来源的类花生酸 LTC_4。嗜酸性粒细胞中 LTC_4 的合成发生在核膜和细胞质脂质体。分泌之后,LTC_4 在胞外转化为 LTD_4 和 LTE_4。这些半胱氨酰白三烯通过 $cysLT_1$ 和 $cysLT_2$ 受体发挥作用,导致支气管收缩、刺激黏液分泌、促进 Th2 细胞因子合成以及参与气道重构。阻断这些作用的能力是 cysLT 受体拮抗剂和白三烯合成抑制剂在哮喘中的有益作用的基础。其他由嗜酸性粒细胞大量产生的生物活性脂质包括 15-HETE、5-oxo-ETE 以及 PAF。然而,这些产物在哮喘和其他嗜酸性粒细胞相关性疾病中的作用仍然不明。

细胞因子和趋化因子

传统认为,嗜酸性粒细胞是炎症反应的终末效应细胞,通过分泌颗粒蛋白和紧急释放其他介质来发挥作用。现在已经认识到嗜酸性粒细胞合成多种细胞因子和趋化因子,将它们组织起来参与和调节免疫及炎症反应。嗜酸性粒细胞表达的主要细胞因子和趋化因子列在表 22-1 中。值得注意的是,其中很多因子对嗜酸性粒细胞本身具有自分泌或旁分泌作用。而且由活化的 T 淋巴细胞和其他细胞(包括 MCs 和嗜酸性粒细胞)产生 IL-3、GM-CSF 和 IL-5,能在体外和体内增强嗜酸性粒细胞存活并激活嗜酸性粒细胞功能。另外嗜酸性粒细胞和其他细胞的产物 IL-16,能触发嗜酸性粒细胞快速释放 CCL5(RANTES)。CCL5 能产生自分泌信号来促进 LTC_4 和 IL-4 分泌。很多由嗜酸性粒细胞合成的细胞因子和趋化因子被储存在颗粒里。当细胞受到刺激后,这些预制的细胞因子就通过涉及分段脱颗粒的固定流程释放,这将在后文进一步描述。

嗜酸性粒细胞来源的细胞因子似乎参与和调节嗜酸性粒细胞相关性疾病中的炎症反应,并且驱动特异性病理生理反应。例如,交互产生的 Th2 细胞因子会强化过敏反应,并使宿主在防御寄生虫和肺纤维化中发挥重要作用。嗜酸性粒细胞释放的 TGFα 是通过气道上皮细胞合成黏蛋白的有效刺激物,有助于哮喘和其他嗜酸性气道疾病。越来越多的证据指出,源自嗜酸性粒细胞的 TGFβ 是哮喘中气道重构的驱动因素,并且提示与肺纤维化也存在关联。解析人类疾病中嗜酸性粒细胞的细胞因子角色进行,将有助于研发针对特异性细胞因子靶点的治疗性药物,其受体和下游信号通路将在临床试验中得到验证。

活性氧代谢产物

像中性粒细胞一样,嗜酸性粒细胞通过 NADPH 氧化酶的作用来合成超氧阴离子($\cdot O_2^-$)和 H_2O_2。尤其是 NADPH 氧化酶成分在嗜酸性粒细胞中比中性粒细胞具有更高的表达还更容易被激活,这使得受刺激的嗜酸性粒细胞具有更大的能力去产生 $\cdot O_2^-$ 和 H_2O_2。如前所述,嗜酸性粒细胞通过 EPO 对溴化物和 H_2O_2 作用来产生 HOBr。在涉及 HOCl 和 $\cdot O_2^-$ 的反应中,EPO 还催化形成羟基($\cdot OH$),这是所有氧化代谢产物中最活跃的反应物。如前所述,EPO 衍生出的氧化剂会杀灭寄生虫及其他微生物,因此可能对宿主防御至关重要。相比之下,EPO 似乎并不在小鼠的过敏性气道疾病中发挥重要作用。嗜酸性粒细胞来源的氧化剂在人类健康和疾病中的重要性目前仍不确定,需要进一步研究。

嗜酸性粒细胞募集

目前关于嗜酸性粒细胞在组织中募集机制的认识主要基于对哮喘和过敏性疾病的研究,但这些机制可能在其他嗜酸性粒细胞性疾病中也发挥作用。嗜酸性粒细胞募集的初始环节是启动,即将静息细胞转化为黏附细胞,以及迁移和激活敏感表型。引发准备似乎由对 IL-3、IL-5、GM-CSF 和 CCL11(嗜酸细胞活化趋化因子-1)这样的趋化因子暴露而形成,特别是在过敏个体中,这些因子在其循环中大大升高。TNF-α、白三烯及其他炎症介质也可能启动嗜酸性粒细胞。一旦启动,嗜酸性粒细胞会接触血管壁,并开始滚动,由内皮细胞上的 E-和 P-选择素(能够由 IL-1 和 TNF-α 上调)以及 L-选择素(嗜酸性粒细胞上结构性表达)所介导。滚动会活化嗜酸性粒细胞整合素,通过高亲和力结合内皮细胞黏附分子介导紧密连接。嗜酸性粒细胞整合素 VLA-4(α4β1 或 CD49d/CD29)和 CD11b/CD18 分别与内皮细胞相对配体 VCAM-1 和 ICAM-1 结合,组成了重要的结合对,用于对血管壁的紧密连接。IL-4 和 IL-3 增加了 VCAM-1 在内皮细胞上的表达。由于 VLA-4 这种 VCAM-1 的结合伴侣在嗜酸性粒细胞而非中性粒细胞上呈现高表达,所以这也说明了选择性嗜酸性粒细胞募集到过敏性炎症部位的机制。整合素介导的紧密连接之后即是细胞渗出,或者穿过内皮细胞的迁移。嗜酸性粒细胞进一步由内皮细胞迁移活化,增加了它们的存活能力。基于体外实验结果,嗜酸性粒细胞能够大约在组织中存活 2 周甚至更久。

进入组织后,嗜酸性粒细胞在趋化因子[如 CCL24(eotaxin-2)]的影响下,从 β_1-转化为 β_2 整合素主导的相互作用,并沿趋化因子梯度迁移。多种因子都能对嗜酸性粒细胞产生趋化作用,包括 PAF、LTB$_4$、补体因子 C3a 和 C5a、GM-CSF、IL-3、IL-5、IL-16 以及趋化因子 CCL3(MIP-1α)、CCL5、CCL7(MCP-3)、CCL11、CCL24、CCL26(嗜酸细胞活化趋化因子-3)和 CXCL8(IL-8)。其中,IL-5 和嗜酸细胞活化趋化因子(CCL11、CCL24 和 CCL26)对嗜酸性粒细胞具备高程度的选择性,使它们具有足够的吸引力成为潜在的治疗靶点。实际上,最近已报道或正在进行针对哮喘患者的涉及 IL-5、CCL11 及其受体的药物的临床试验。这些研究的一些结果将在本章末尾讨论。

嗜酸性粒细胞活化和脱颗粒

募集嗜酸性粒细胞所需要的启动过程也代表了嗜酸性粒细胞活化的起始时期。IL-5 是体内嗜酸性粒细胞促发的最重要细胞因子。IL-5 结合到嗜酸性粒细胞表面的异质二聚体受体,由一个配体特异性 α 链以及一个寻常型 β 链组成,IL-3 和 GM-CSF 受体组成与之类似。IL-5 与其受体结合会触发多种细胞内信号级联反应,能增强多种嗜酸性粒细胞功能,包括对趋化性因子的反应、整合素介导性黏附、激动剂刺激性 LTC$_4$ 和超氧化物生成、细胞吞噬作用以及蠕虫毒素活性。IL-3 和 GM-CSF 也具备增强这些功能的能力。如前所述,IL-5、IL-3 和 GM-CSF 也能延长嗜酸性粒细胞的存活。3 种细胞因子的作用都能被糖皮质激素所拮抗,糖皮质激素还会诱导嗜酸性粒细胞凋亡。

循环中嗜酸性粒细胞的趋向性在哮喘患者和高嗜酸性粒细胞状态中增强。对这些个体血液中的嗜酸性粒细胞进行体外研究时,会比来自正常对照组的细胞具有更强的功能性反应。将抗原放置在过敏性个体肺内(节段性抗原刺激),通过获取 BAL 中的嗜酸性粒细胞证明了其在体内的趋向性。

嗜酸性粒细胞表达能够介导细胞活化表面受体的全副装备。这包括免疫球蛋白(IgA、IgG 和 IgE)受

体、补体成分(C3a 和 C5a)、类花生酸(LTB$_4$、半胱氨酰白三烯和 PGD$_2$)和 PAF 以及很多细胞因子和趋化因子。启动过程能够上调细胞表面表达和/或活化特异性受体,且可以诱导静止嗜酸性粒细胞上并不常规出现的新受体表达,如高亲和力 IgE 受体 FcϵR I。与这些受体结合的配体能够触发反应包括脱颗粒、脂质介质合成和活性氧的产生。各种配体激活细胞内不同信号的级联效应,导致嗜酸性粒细胞效应器功能形成刺激-特异性活化。

与 MC 一样,颗粒相关蛋白从人类嗜酸性粒细胞中释放的主要模式是分段脱颗粒。该过程涉及不连续小囊泡中的颗粒分泌特定内容物,而不需要颗粒与颗粒或颗粒与质膜的融合。图 22-4 展示了一个正在体外进行分段脱颗粒的嗜酸性粒细胞。电子显微镜研究显示,分段脱颗粒与排空颗粒中复杂的囊管状网络有关。有趣的是,已经发现颗粒和分泌性囊泡里的细胞内细胞因子受体,在转运和引导其同源性细胞因子的选择性分泌中扮演着关键性角色,允许阳离子颗粒蛋白进行刺激特异性、选择性和连续性释放,并储存细胞因子和趋化因子。此外,半胱氨酰白三烯受体已经被证明存在于嗜酸性粒细胞颗粒膜上,它们能介导颗粒内容物在应答内源性生成 LTC$_4$ 时从完整细胞中分泌,或由细胞外 LTD$_4$ 触发的无细胞颗粒性分泌。

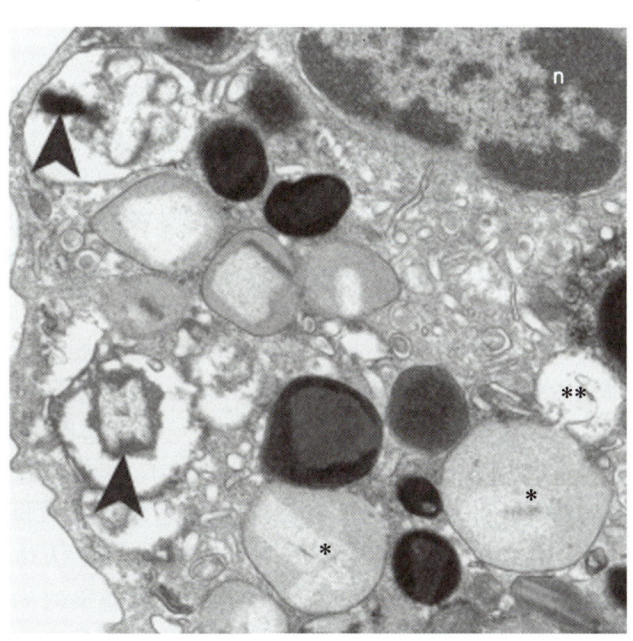

图 22-4　人血液嗜酸性粒细胞在体外被 CCL11(嗜酸细胞活化趋化因子)活化后的超微结构。正在进行分段脱颗粒的特异性颗粒在其核心和/或基质内呈现透明区域。可见带有残留核心的颗粒(实心无尾箭头所指)、内部电子密度减低区域(＊)和空膜腔(＊＊)。获授权引自:MELO RCN, PEREZ SAC, SPENCER LA, et al. Intragranular vesiculotubular compartments are involved in piecemeal degranulation by activated human eosinophils. Traffic, 2005, 6(10): 866-879.

除了分段脱粒之外，整个颗粒的分泌（也称为化合物胞吐作用）过程在体内并不常见。化合物胞吐作用涉及 SNARE 家族转运对接和囊泡融合蛋白。溶细胞脱颗粒是一个术语，用于解释在某些嗜酸性粒细胞疾病组织中存在的镜下可见的无细胞嗜酸性颗粒。这一过程是否受到调节，还是炎症部位嗜酸性粒细胞坏死所致，尚不清楚。

■ 肥大细胞-嗜酸性粒细胞相互作用

自发现 MC 后不久，人们就已经认识到 MC 和嗜酸性粒细胞可以归巢到许多相同的组织中，特别是在过敏性疾病和其他炎症性疾病的环境中。研究者们已经确认这两种细胞类型之间存在很多相互合作发挥作用。例如，嗜酸性粒细胞颗粒蛋白 MBP 和 ECP 能够触发组胺、PGD_2 和细胞因子从人类 MC 中释放。嗜酸性粒细胞还会产生重要的 MC 存活和活化因子，如 SCF 和神经生长因子（nerve growth factor，NGF）。反过来说，MC 来源的 TNF-α 会诱导嗜酸性粒细胞 GM-CSF 释放和自分泌存活性增强，而且 MC 类胰蛋白酶会诱导嗜酸性粒细胞 IL-6 和 IL-8 的分泌。同样，MC 介质包括组胺和 PGD_2 已经被证明能增强人类嗜酸性粒细胞中 LTC_4 的合成。除此之外，MC 糜蛋白酶会抑制嗜酸性粒细胞凋亡，并增加黏附分子表达、化学趋化现象以及促使人类嗜酸性粒细胞的细胞因子与趋化因子释放。然而，并非所有的 MC-嗜酸性粒细胞相互作用都是促炎症反应的，因为已经发现 MC 类胰蛋白酶能够分解并使嗜酸性粒细胞趋化因子 CCL5 和 CCL11 失活。所以，MCs 和嗜酸性粒细胞以复杂的方式进行双向交流，可能会增强或潜在调节炎症反应。

■ 嗜酸性粒细胞和宿主防御

多年前，根据组织活检标本中嗜酸性粒细胞周围垂死的蠕虫的组织病理学证据提出以下假设：嗜酸性粒细胞在对多种细胞内寄生虫的免疫反应中起作用。随后证明，在抗体或者补体存在的情况下，嗜酸性粒细胞能在体外杀死寄生虫，而且纯化的嗜酸性粒细胞颗粒蛋白也具有同样作用。流行病学研究显示，人体高嗜酸性粒细胞数量与血吸虫治疗后再次感染时的抵抗相关，也为嗜酸性粒细胞对宿主防御蠕虫感染的作用提供了进一步证据。此外，对通过 IL-5 中和或基因靶向敲除了嗜酸性粒细胞的小鼠模型进行的实验性蠕虫感染的研究表明，IL-5 和嗜酸性粒细胞对于抵抗多种寄生虫的先天性免疫具有重要意义，尽管结果并不一致。其他在缺乏 CCL11 或者应用针对 CCR3（CCL11 和其他嗜酸性粒细胞活化的趋化因子受体）

靶向单克隆抗体治疗小鼠模型的研究也表明，嗜酸性粒细胞在体内对清除寄生虫很重要。最近的一项研究显示，利用嗜酸性粒细胞缺乏小鼠（PHIL 小鼠）以及缺乏 MBP 或 EPO 小鼠模型，通过表达受 EPO 启动子控制的白喉毒素 A 基因，其结果提示嗜酸性粒细胞通过 MBP 依赖性机制杀死了早期粪类圆线虫感染过程中的寄生虫幼虫。这些研究一致认为，在原发性寄生虫感染期间嗜酸性粒细胞在宿主防御中起着重要作用，而对于保护性继发性免疫的适应性反应而言，嗜酸性粒细胞似乎并非必需。最近其他研究表明，在基因敲除嗜酸性粒细胞的小鼠中，旋毛虫的存活显著减少，当通过静脉注射使突变小鼠重建嗜酸性粒细胞时，又能恢复模型中寄生虫的生长和存活；在这个模型中，嗜酸性粒细胞通过促进 Th2 淋巴细胞聚集、阻断病变部位巨噬细胞和中性粒细胞中可诱导性 NO 合成酶的诱导作用来增强寄生虫的存活。因此，虽然大量实质性证据表明嗜酸性粒细胞在针对多种寄生虫的先天性免疫中有保护作用，但它们在蠕虫感染中所起到的作用很复杂，并且取决于与其他免疫细胞之间的相互作用。

如前所述，人类 ECP 和 EDN 都是 RNA 酶，在体外可以使 RSV 失活。小鼠嗜酸性粒细胞表达多种嗜酸性粒细胞相关性 RNA 酶（eosinophil-associated RNases，EARs），具有灭活小鼠肺炎病毒（pneumonia virus of mice，PVM）的能力，而 PVM 是啮齿动物中一种与 RSV 紧密相关的主要病原体。最近的研究证明，高嗜酸性粒细胞 IL-5 转基因小鼠感染 RSV 时，表现出更强的病毒清除能力，而在变应原诱导的气道疾病模型中，向肺部募集的活化嗜酸性粒细胞具有更强的抗病毒作用，并且提高在其他致死性 PVM 感染中的存活率。因此，尽管它们促成小鼠过敏性气道疾病的病理生理，但在相同的情况下，活化的嗜酸性粒细胞具有介导有效的抗病毒宿主防御的能力。仍需进一步研究来确认嗜酸性粒细胞在人类针对病毒感染的免疫反应中的确切作用。

人类 MBP 和 ECP 也具有杀菌活性，多种细菌可在体外诱导嗜酸性粒细胞脱颗粒。此外，人类嗜酸性粒细胞在体外能够通过涉及 NADPH 氧化酶生成和 EPO 生成氧化剂的机制杀死大肠埃希菌。尽管已有上述发现，但涉及嗜酸性粒细胞在宿主体内对抗细菌感染的数据仍非常有限。

■ 嗜酸性粒细胞的免疫调节能力

最近的研究已经证实，人类和小鼠的嗜酸性粒细胞均可以处理抗原，表达主要组织相容性复合体 Ⅱ

(major histocompatibility complex Ⅱ, MHC-Ⅱ）和共刺激分子，并发挥"专业"抗原提呈细胞的功能。在小鼠中，气道腔内的嗜酸性粒细胞可以迁移至局部淋巴结，刺激抗原特异性 T 细胞复制。此外，正如在多种变应原诱导气道疾病和寄生虫感染的小鼠模型中所表明的那样，嗜酸性粒细胞合成、储存、分泌 Th2 细胞因子和趋化因子，赋予它们开始 CD4+ T 细胞向 Th2 分化的能力，以及募集 Th2 细胞至感染或者过敏部位的能力。目前大量主要来自鼠类模型的证据表明，嗜酸性粒细胞在主导 Th2 细胞免疫反应中发挥核心作用。这些发现强调，除了它们的细胞毒性和破坏能力，嗜酸性粒细胞还可以通过多种复杂的方式参与宿主防御和过敏性疾病的病理生理过程。

■ 嗜酸性粒细胞-疾病相关性

外周血嗜酸性粒细胞增多和嗜酸性粒细胞性肺部炎症在多种肺部疾病中都很常见，可见表 22-2 中所列内容。本书将在其他部分详细探讨此类疾病的临床表现和治疗。在嗜酸性粒细胞性肺部疾病中，哮喘是目前最为常见也是研究最多的疾病。多年来，已经积累了大量证据支持嗜酸性粒细胞在哮喘发病中的作用。在众多针对这个问题的动物研究中，最引人瞩目的是那些涉及基因敲除嗜酸性粒细胞缺乏（ΔdblGATA1 和 PHIL）小鼠的研究，这些小鼠可防止出现变应原诱发的气道高反应性、过敏性气道炎症、黏膜高分泌状态、支气管周围胶原沉积。在哮喘患者中，在哮喘自发加重期间和实验性变应原刺激后，气道腔内和气道壁内嗜酸性粒细胞及其特异性产物（如ECP）都会增加。痰液中嗜酸性粒细胞数量和 ECP 水平也与哮喘严重程度相关。当哮喘缓解时（无论是自发性或对治疗后的反应），嗜酸性粒细胞及其产物均减少。哮喘最有效的治疗药物皮质类固醇有对抗嗜酸性粒细胞的强大能力。而且，与基于标准哮喘指南的治疗方法相比，吸入性皮质类固醇治疗策略对直接减少痰液中嗜酸性粒细胞数量具有特殊作用，得到更显著更好的哮喘控制效果。最后，如下一部分所讨论的，在高嗜酸性粒细胞水平的口服糖皮质激素依赖性重症哮喘患者中，应用 IL-5 中和性单克隆抗体进行特异性的嗜酸性粒细胞靶向治疗，可减少急性加重并促进类固醇减量。

HES 是一种罕见疾病，其特征是持续显著的血液中嗜酸性粒细胞增多（>1 500/μL），或者在排除寄生虫、病毒感染、过敏、药物、肾上腺功能减退等因素引起的嗜酸性粒细胞增多症的前提下出现明显的组织中嗜酸性粒细胞增多，并有嗜酸性粒细胞诱导性器官

损害或功能失调。50%的病例可见肺部受累。根据病理生理学，HES 可分为骨髓增殖性和淋巴细胞性两类。在骨髓增殖性 HES 中，以携带 FIP1L1-PGDFRA 融合基因的患者为例，该基因可产生结构性活化的酪氨酸激酶，驱动嗜酸性粒细胞过度增殖，表现为骨髓增殖性肿瘤。酪氨酸激酶抑制剂甲磺酸伊马替尼可有效治疗此类患者。在淋巴细胞性 HES 中，嗜酸性粒细胞增殖是由 T 细胞过度产生 IL-5 和/或嗜酸性粒细胞红细胞生成素驱动。类固醇激素是此类患者的一线治疗用药。抗 IL-5 单克隆抗体美泊利也被证实在需要激素治疗的淋巴细胞性 HES 中有效。

除了表 22-2 列出的疾病之外，嗜酸性粒细胞还可能在一些通常认为原本并非嗜酸性粒细胞源性肺部疾病的发病过程中发挥作用。其中包括特发性肺间质纤维化，在一些研究里，该病的支气管肺泡灌洗液中嗜酸性粒细胞数量增加与预后不良相关。这与体外和动物实验中的情况一致，证明嗜酸性粒细胞具有促进组织纤维化的能力。另一个例子是囊性纤维化，在其中阳离子性嗜酸性粒细胞颗粒蛋白升高与肺部功能恶化相关，这很可能是由于这些蛋白对肺部细胞的毒性效应。

表 22-2　嗜酸性肺部疾病
哮喘
变应性支气管肺曲霉病/真菌病
嗜酸性肉芽肿性多血管炎（Churg-Strauss 综合征）
单纯肺嗜酸性粒细胞增多症
慢性嗜酸性粒细胞性肺炎
急性嗜酸性粒细胞性肺炎
蠕虫感染
药物超敏反应
嗜酸性粒细胞增多综合征

■ 嗜酸性粒细胞的药理调节

多年以来，皮质类固醇一直是嗜酸性粒细胞疾病的主要药物治疗手段。皮质类固醇能直接或通过抑制促存活性细胞因子 IL-5、IL-3 和 GM-CSF 形成的方式诱导嗜酸性粒细胞凋亡。这导致绝大部分接受治疗患者的循环和组织中嗜酸性粒细胞快速减少，临床症状改善。白三烯受体拮抗剂和抗 IgE 单克隆抗体奥马珠单抗是两种其他类型的药物，用于治疗哮喘和过敏性疾病，已经证明能够减少循环中嗜酸性粒细胞数量并使其凋亡。当然，这些类别的药物并非专门针对嗜

酸性粒细胞,因此其抗嗜酸性粒细胞活性对其获益作用的贡献程度尚不确定。

近年来,高选择性抗嗜酸性粒细胞治疗已经得到长足进展,并进入临床试验验证阶段。迄今为止,被研究得最好的新药是抗 IL-5 单克隆抗体美泊利,在减少哮喘患者循环中嗜酸性粒细胞水平方面具有很好的效果。尽管这并未改善轻度、中度哮喘患者的临床终点,美泊利仍然被证实能降低口服类固醇依赖性哮喘患者和痰液嗜酸性粒细胞增多患者的急性加重率,促进皮质类固醇减量,并改善哮喘相关性生活质量。如前所述,美泊利还在一项淋巴细胞性 HES 患者的随机试验中显示有临床改善并促进类固醇减量。在一项美泊利对嗜酸性肉芽肿合并多血管炎(Churg-Strauss 综合征)的开放性试验中也发现有类似获益。在临床开发的早期阶段,其他嗜酸性粒细胞选择性疗法包括靶向 IL-5 受体、CCL11、CCR3、IL-13 和 IL-4 受体 α 链单克隆抗体以及反义寡核苷酸或小分子抑制剂。一种针对临床前期开发的抗嗜酸性粒细胞策略涉及靶向 Siglec-8 也有一定前景。Siglec-8 是一种在人嗜酸性粒细胞和 MC 表面表达的唾液酸结合免疫球蛋白样凝集素。Siglec-8 与交联抗体或聚糖配体结合可触发嗜酸性粒细胞的选择性凋亡,并抑制炎症介质的合成和 MC 释放(不影响其生存),这提示凭借其靶向抑制驱动发生过敏性呼吸系统疾病关联的两种主要细胞功能,Siglec-8 信号激活剂可能是特别有效的治疗剂。

正在进行且涉及较早列出的针对嗜酸性粒细胞的新型疗法以及未来其他疗法的研究,有望为嗜酸性粒细胞呼吸道疾病带来安全的和全新的治疗。此类研究肯定还会对嗜酸性粒细胞在人类健康和疾病中所起的复杂作用提出新的见地。

周德训　译
高占成　审校

参考文献

[1] NAKAMURA E, KATAOKA T, FURUTANI K, et al. Lack of histamine alters gastric mucosal morphology: comparison of histidine decarboxylase-deficient and mast cell-deficient mice. Am J Physiol Gastrointest Liver Physiol, 2004, 287(5):G1053–G1061.

[2] PUXEDDU I, RIBATTI D, CRIVELLATO E, et al. Mast cells and eosinophils: a novel link between inflammation and angiogenesis in allergic diseases. J Allergy Clin Immunol, 2005, 116(3):531–536.

[3] SHAIK-DASTHAGIRISAHEB YB, VARVARA G, MURMURA G, et al. Vascular endothelial growth factor (VEGF), mast cells and inflammation. Int J Immunopathol Pharmacol, 2013, 26(2):327–335.

[4] MARONE G, DE CRESCENZO G, FLORIO G, et al. Immunological modulation of human cardiac mast cells. Neurochem Res, 1999, 24(9):1195–1202.

[5] LAINE P, KAARTINEN M, PENTTILA A, et al. Association between myocardial infarction and the mast cells in the adventitia of the infarct-related coronary artery. Circulation, 1999, 99(3):361–369.

[6] KOVANEN PT. Mast cells in atherogenesis: actions and reactions. Curr Atheroscler Rep, 2009, 11(3):214–219.

[7] SCHULMAN ES, QUINN TJ, POST TJ, et al. Low density lipoprotein (LDL) inhibits histamine release from human mast cells. Biochem Biophys Res Commun, 1987, 148:553–559.

[8] GONEN B, O'DONNELL P, POST TJ, et al. Very low density lipoproteins (VLDL) trigger the release of histamine from human basophils. Biochem Biophys Acta, 1987, 917: 418–424.

[9] ST JOHN AL, ABRAHAM SN. Innate immunity and its regulation by mast cells. J Immunol, 2013, 190(9):4458–4463.

[10] BISCHOFF SC, LORENTZ A, SCHWENGBERG S, et al. Mast cells are an important cellular source of tumour necrosis factor alpha in human intestinal tissue. Gut, 1999, 44(5):643–652.

[11] BISCHOFF SC, WEDEMEYER J, HERRMANN A, et al. Quantitative assessment of intestinal eosinophils and mast cells in inflammatory bowel disease. Histopathology, 1996, 28(1):1–13.

[12] NIGROVIC PA, LEE DM. Mast cells in inflammatory arthritis. Arthritis Res Ther, 2005, 7(1):1–11.

[13] GRUBER BL. Mast cells in scleroderma. Clin Dermatol, 1994, 12(3): 397–406.

[14] IRANI AM, GRUBER BL, KAUFMAN LD, et al. Mast cell changes in scleroderma. Presence of MCT cells in the skin and evidence of mast cell activation. Arthritis Rheum, 1992, 35(8):933–939.

[15] CHANEZ P, LACOSTE JY, GUILLOT B, et al. Mast cells' contribution to the fibrosing alveolitis of the scleroderma lung. Am Rev Respir Dis, 1993, 147:1497–1502.

[16] WYGRECKA M, DAHAL BK, KOSANOVIC D, et al. Mast cells and fibroblasts work in concert to aggravate pulmonary fibrosis: role of transmembrane SCF and the PAR-2/PKC-alpha/Raf-1/p44/42 signaling pathway. Am J Pathol, 2013, 182(6):2094–2108.

[17] CHA SI, CHANG CS, KIM EK, et al. Lung mast cell density defines a subpopulation of patients with idiopathic pulmonary fibrosis. Histopathology, 2012, 61(1):98–106.

[18] VEERAPPAN A, O'CONNOR NJ, BRAZIN J, et al. Mast cells: a pivotal role in pulmonary fibrosis. DNA Cell Biol, 2013, 32(4):206–218.

[19] METZ M, PILIPONSKY AM, CHEN CC, et al. Mast cells can enhance resistance to snake and honeybee venoms. Science, 2006, 313(5786):526–530.

[20] AKAHOSHI M, SONG CH, PILIPONSKY AM, et al. Mast cell chymase reduces the toxicity of Gila monster venom, scorpion venom, and vasoactive intestinal polypeptide in mice. J Clin Invest, 2011, 121(10):4180–4191.

[21] RIBATTI D, VACCA A, NICO B, et al. The role of mast cells in tumour angiogenesis. Br J Haematol, 2001, 115(3):514–521.

[22] RIBATTI D, CRIVELLATO E. Mast cells, angiogenesis, and tumour growth. Biochim Biophys Acta, 2012, 1822(1):2–8.

[23] KOVANEN PT. Mast cell granule-mediated uptake of low density lipoproteins by macrophages: a novel carrier mechanism leading to the formation of foam cells. Ann Med, 1991, 23(5):551–559.

[24] KOVANEN PT. Role of mast cells in atherosclerosis. Chem Immunol, 1995, 62:132–170.

[25] SIRACUSA MC, KIM BS, SPERGEL JM, et al. Basophils and allergic inflammation. J Allergy Clin Immunol, 2013, 132(4):789–801.

[26] BRADLEY BL, AZZAWI M, JACOBSON M, et al. Eosinophils, T-lymphocytes, mast cells, neutrophils, and macrophages in bronchial biopsy specimens from atopic subjects with asthma: comparison with biopsy specimens from atopic subjects without asthma and

normal control subjects and relationship to bronchial hyperrespon-siveness. J Allergy Clin Immunol, 1991, 88(4):661–674.

[27] BALZAR S, FAJT ML, COMHAIR SA, et al. Mast cell phenotype, location, and activation in severe asthma. Data from the Severe Asthma Research Program. Am J Respir Crit Care Med, 2011, 183(3):299–309.

[28] CARROLL NG, MUTAVDZIC S, JAMES AL. Distribution and degranulation of airway mast cells in normal and asthmatic subjects. Eur Respir J, 2002, 19(5):879–885.

[29] DOUGHERTY RH, SIDHU SS, RAMAN K, et al. Accumulation of intraepithelial mast cells with a unique protease phenotype in T(H)2-high asthma. J Allergy Clin Immunol, 2010, 125(5):1046–1053.

[30] CARROLL NG, MUTAVDZIC S, JAMES AL. Increased mast cells and neutrophils in submucosal mucous glands and mucus plugging in patients with asthma. Thorax, 2002, 57(8):677–682.

[31] BRIGHTLING CE, BRADDING P, SYMON FA, et al. Mast-cell infiltration of airway smooth muscle in asthma. N Engl J Med, 2002, 346(22):1699–1705.

[32] EL SHAZLY A, BERGER P, GIRODET PO, et al. Fraktalkine pro-duced by airway smooth muscle cells contributes to mast cell recruit-ment in asthma. J Immunol, 2006, 176(3):1860–1868.

[33] SIDDIQUI S, MISTRY V, DOE C, et al. Airway wall expression of OX40/OX40 L and interleukin-4 in asthma. Chest, 2010, 137(4):797–804.

[34] BERRY M, MORGAN A, SHAW DE, et al. Pathological features and inhaled corticosteroid response of eosinophilic and non-eosinophilic asthma. Thorax, 2007, 62(12):1043–1049.

[35] EGGLESTON PA, KAGEY-SOBOTKA A, SCHLEIMER RP, et al. Interaction between hyperosmolar and IgE-mediated histamine release from basophils and mast cells. Am Rev Respir Dis, 1984, 130(1):86–91.

[36] PETERS SP, SCHULMAN ES, SCHLEIMER RP, et al. Dispersed human lung mast cells. Pharmacologic aspects and comparison with human lung tissue fragments. Am Rev Respir Dis, 1982, 126:1034–1039.

[37] SCHULMAN ES, MACGLASHAN DW JR, PETERS SP, et al. Human lung mast cells: purification and characterization. J Immunol, 1982, 129:2662–2667.

[38] SCHULMAN ES, GLAUM MC, POST T, et al. ATP modulates anti-IgE-induced release of histamine from human lung mast cells. Am J Respir Cell Mol Biol, 1999, 20(3):530–537.

[39] SIDDIQUI S, MISTRY V, DOE C, et al. Airway hyperres-ponsiveness is dissociated from airway wall structural remodeling. J Allergy Clin Immunol, 2008, 122(2):335–341, 341.

[40] FORSYTHE P, MCGARVEY LP, HEANEY LG, et al. Adenosine induces histamine release from human bronchoalveolar lavage mast cells. Clin Sci (Colch), 1999, 96(4):349–355.

[41] GURISH MF, BOYCE JA. Mast cells: ontogeny, homing, and recruit-ment of a unique innate effector cell. J Allergy Clin Immunol, 2006, 117(6):1285–1291.

[42] ASHMAN LK, CAMBARERI AC, TO LB, et al. Expression of the YB5.B8 antigen (c-kit proto-oncogene product) in normal human bone marrow. Blood, 1991, 78(1):30–37.

[43] ASHMAN LK. The biology of stem cell factor and its receptor C-kit. Int J Biochem Cell Biol, 1999, 31(10):1037–1051.

[44] BRADDING P, OKAYAMA Y, HOWARTH PH, et al. Heterogeneity of human mast cells based on cytokine content. J Immunol, 1995, 155:297–307.

[45] DE PAULIS A, CICCARELLI A, MARINO I, et al. Human synovial mast cells. II. Heterogeneity of the pharmacologic effects of antiin-flammatory and immunosuppressive drugs. Arthritis Rheum, 1997, 40:469–478.

[46] SCHULMAN ES, KAGEY-SOBOTKA A, MACGLASHAN DW JR, et al. Heterogeneity of human mast cells. J Immunol, 1983, 131:1936–1941.

[47] SCHULMAN ES, POST TJ, VIGDERMAN RJ. Density heterogeneity of human lung mast cells. J All Clin Immunol, 1988, 82:78–86.

[48] SHANAHAN F, MACNIVEN I, DYCK N, et al. Human lung mast cells: distribution and abundance of histochemically distinct subpop-ulations. Int Arch All Appl Immunol, 1987, 83:329–331.

[49] SCHULMAN ES, POLLACK RB, POST TJ, et al. Histochemical heterogeneity of dispersed human lung mast cells. J Immunol, 1990, 144(11):4195–4201.

[50] WEIDNER N, AUSTEN KF. Heterogeneity of mast cells at multiple body sites. Fluorescent determination of avidin binding and immu-nofluorescent determination of chymase, tryptase, and carboxypepti-dase content. Pathol Res Pract, 1993, 189(2):156–162.

[51] ANDERSSON CK, ANDERSSON-SJOLAND A, MORI M, et al. Activated MCTC mast cells infiltrate diseased lung areas in cystic fibrosis and idiopathic pulmonary fibrosis. Respir Res, 2011, 12:139.

[52] IRANI AA, SCHECHTER NM, CRAIG SS, et al. Two types of human mast cells that have distinct neutral protease compositions. Proc Natl Acad Sci U S A, 1986, 83:4464–4468.

[53] IRANI AM, GOLDSTEIN SM, WINTROUB BU, et al. Human mast cell carboxypeptidase. Selective localization to MCTC cells. J Immunol, 1991, 147:247–253.

[54] IRANI AM, CRAIG SS, DEBLOIS G, et al. Deficiency of the trypt-ase-positive, chymase-negative mast cell type in gastrointestinal mucosa of patients with defective T lymphocyte function. J Immunol, 1987, 138(12):4381–4386.

[55] ANDERSSON CK, MORI M, BJERMER L, et al. Novel site-spe-cific mast cell subpopulations in the human lung. Thorax, 2009, 64(4):297–305.

[56] THOMPSON HL, SCHULMAN ES, METCALFE DD. Identification of chondroitin sulfate E in human lung mast cells. J Immunol, 1988, 140:2708–2713.

[57] GILEAD L, LIVNI N, ELIAKIM R, et al. Human gastric muco-sal mast cells are chondroitin sulphate E-containing mast cells. Immunology, 1987, 62(1):23–28.

[58] DVORAK AM, SCHLEIMER RP, SCHULMAN ES, et al. Human mast cells use conservation and condensa-tion mechanisms during recovery from degranulation. In vitro studies with mast cells purified from human lungs. Lab Invest, 1986, 54:663–678.

[59] DVORAK AM, SCHULMAN ES, PETERS SP, et al. Immuno-globulin E-mediated degranulation of isolated human lung mast cells. Lab Invest, 1985, 53:45–56.

[60] DVORAK AM, HAMMEL I, SCHULMAN ES, et al. Differences in the behavior of cytoplasmic granules and lipid bodies during human lung mast cell degranulation. J Cell Biol, 1984, 99:1678–1687.

[61] DVORAK AM, GALLI SJ, SCHULMAN ES, et al. Basophil and mast cell degranulation: ultrastructural analysis of mechanisms of media-tor release. Fed Proc, 1983, 42: 2510–2515.

[62] PETERS SP, DVORAK AM, SCHULMAN ES. Mast Cells in Lung Biology // MASSARO D. Lung biology in health and disease. Vol. 41. New York, NY: Marcel Decker, Inc., 1989, 345–399.

[63] HAMMEL I, DVORAK AM, PETERS SP, et al. Differences in the volume distributions of human lung mast cell granules and lipid bod-ies: evidence that the size of these organelles is regulated by distinct mechanisms. J Cell Biol, 1985, 100:1488–1492.

[64] DVORAK AM, DVORAK HF, PETERS SP, et al. Lipid bodies: cyto-plasmic organelles important to arachidonate metabolism in macro-phages and mast cells. J Immunol, 1983, 131:2965–2976.

[65] GREINEISEN WE, SHIMODA LM, MAAETOFT-UDSEN K, et al. Insulin-containing lipogenic stimuli suppress mast cell degranulation

potential and up-regulate lipid body biogenesis and eicosanoid secretion in a PPARgamma-independent manner. J Leukoc Biol, 2012, 92(3):653–665.

[66] DICHLBERGER A, SCHLAGER S, LAPPALAINEN J, et al. Lipid body formation during maturation of human mast cells. J Lipid Res, 2011, 52(12):2198–2208.

[67] DVORAK AM, MORGAN ES, MONAHAN-EARLEY RA, et al. Analysis of mast cell activation using diamine oxidase-gold enzyme-affinity ultrastructural cytochemistry. [Review]. Int Arch All Immunol, 1995, 107:87–89.

[68] RIVERA J, FIERRO NA, OLIVERA A, et al. New insights on mast cell activation via the high affinity receptor for IgE. Adv Immunol, 2008, 98:85–120.

[69] ISHIZAKA T, CONRAD DH, SCHULMAN ES, et al. IgE-mediated triggering signals for mediator release from human mast cells and basophils. Fed Proc, 1984, 43:2840–2845.

[70] ISHIZAKA T, CONRAD DH, SCHULMAN ES, et al. Biochemical analysis of initial triggering events of IgE- mediated histamine release from human lung mast cells. J Immunol, 1983, 130:2357–2362.

[71] CRUSE G, KAUR D, YANG W, et al. Activation of human lung mast cells by monomeric immunoglobulin E. Eur Respir J, 2005, 25(5):858–863.

[72] FOX CC, KAGEY-SOBOTKA A, SCHLEIMER RP, et al. Mediator release from human basophils and mast cells from lung and intestinal mucosa. Int Arch Allergy Appl Immunol, 1985, 77(1–2):130–136.

[73] CHURCH MK, CLOUGH GF. Human skin mast cells: in vitro and in vivo studies. Ann Allergy Asthma Immunol, 1999, 83(5):471–475.

[74] SCHULMAN ES, LIU MC, PROUD D, et al. Human lung macrophages induce histamine release from basophils and mast cells. Am Rev Respir Dis, 1985, 131:230–235.

[75] BROIDE DH, SMITH CM, WASSERMAN SI. Mast cells and pulmonary fibrosis. Identification of a histamine releasing factor in bronchoalveolar lavage fluid. J Immunol, 1990, 145(6):1838–1844.

[76] MACDONALD SM. Potential role of histamine releasing factor (HRF) as a therapeutic target for treating asthma and allergy. J Asthma Allergy, 2012, 5:51–59.

[77] KASHIWAKURA JC, ANDO T, MATSUMOTO K, et al. Histamine-releasing factor has a proinflammatory role in mouse models of asthma and allergy. J Clin Invest, 2012, 122(1):218–228.

[78] SCHULMAN ES, POST TJ, HENSON PM, et al. Differential effects of the complement peptides, C5a and C5a des Arg on human basophil and lung mast cell histamine release. J Clin Invest, 1988, 81:918–923.

[79] FUREDER W, AGIS H, WILLHEIM M, et al. Differential expression of complement receptors on human basophils and mast cells. Evidence for mast cell heterogeneity and CD88/C5aR expression on skin mast cells. J Immunol, 1995, 155:3152–3160.

[80] OSKERITZIAN CA, ZHAO W, MIN HK, et al. Surface CD88 functionally distinguishes the MC_{TC} from the MC_T type of human lung mast cell. J Allergy Clin Immunol, 2005, 115(6):1162–1168.

[81] DUDLER T, MACHADO DC, KOLBE L, et al. A link between catalytic activity, IgE-independent mast cell activation, and allergenicity of bee venom phospholipase A2. J Immunol, 1995, 155:2605–2613.

[82] MACHADO DC, HORTON D, HARROP R, et al. Potential allergens stimulate the release of mediators of the allergic response from cells of mast cell lineage in the absence of sensitization with antigen-specific IgE. Eur J Immunol, 1996, 26: 2972–2980.

[83] KULKA M, ALEXOPOULOU L, FLAVELL RA, et al. Activation of mast cells by double-stranded RNA: evidence for activation through Toll-like receptor 3. J Allergy Clin Immunol, 2004, 114(1): 174–182.

[84] OKUMURA S, KASHIWAKURA J, TOMITA H, et al. Identification of specific gene expression profiles in human mast cells mediated by

Toll-like receptor 4 and FcεRI. Blood, 2003, 102(7): 2547–2554.

[85] PEACHELL PT, COLUMBO M, KAGEY-SOBOTKA A, et al. Adenosine potentiates mediator release from human lung mast cells. Am Rev Respir Dis, 1988, 138: 1143–1151.

[86] CRIMI N, PALERMO F, OLIVERI R, et al. Protective effects of inhaled ipratropium bromide on bronchoconstriction induced by adenosine and methacholine in asthma. Eur Res J, 1992, 5:560–565.

[87] RAFFERTY P, BEASLEY R, HOLGATE ST. The contribution of histamine to immediate bronchoconstriction provoked by inhaled allergen and adenosine 5' monophosphate in atopic asthma. Am Rev Respir Dis, 1987, 136:369–373.

[88] TAYLOR DA, JENSEN MW, AIKMAN SL, et al. Comparison of salmeterol and albuterol-induced bronchoprotection against adenosine monophosphate and histamine in mild asthma. Am J Respir Crit Care Med, 1997, 156(6):1731–1737.

[89] KRUGER-KRASAGAKES S, GRUTZKAU A, KRASAGAKIS K, et al. Adhesion of human mast cells to extracellular matrix provides a co-stimulatory signal for cytokine production. Immunology, 1999, 98(2):253–257.

[90] RIVERA J, OLIVERA A. A current understanding of Fc epsilon RI-dependent mast cell activation. Curr Allergy Asthma Rep, 2008, 8(1):14–20.

[91] RIVERA J, GILFILLAN AM. Molecular regulation of mast cell activation. J Allergy Clin Immunol, 2006, 117(6):1214–1225.

[92] ACHARYA M, BORLAND G, EDKINS AL, et al. CD23/ FcεRII: molecular multi-tasking. Clin Exp Immunol, 2010, 162(1):12–23.

[93] BENHAMOU M, SIRAGANIAN RP. Protein-tyrosine phosphorylation: an essential component of Fc epsilon RI signaling. Immunol Today, 1992, 13(6):195–197.

[94] BENHAMOU M, RYBA NJ, KIHARA H, et al. Protein-tyrosine kinase p72syk in high affinity IgE receptor signaling. Identification as a component of pp72 and association with the receptor gamma chain after receptor aggregation. J Biol Chem, 1993, 268(31):23318–23324.

[95] RIVERA J. Molecular adapters in Fc(epsilon)RI signaling and the allergic response. Curr Opin Immunol, 2002, 14(6):688–693.

[96] JOUVIN MH, ADAMCZEWSKI M, NUMEROF R, et al. Differential control of the tyrosine kinases Lyn and Syk by the two signaling chains of the high affinity immunoglobulin E receptor. J Biol Chem, 1994, 269:5918–5925.

[97] HUNDLEY TR, GILFILLAN AM, TKACZYK C, et al. Kit and FcεRI mediate unique and convergent signals for release of inflammatory mediators from human mast cells. Blood, 2004, 104(8):2410–2417.

[98] TKACZYK C, OKAYAMA Y, METCALFE DD, et al. FCγ receptors on mast cells: activatory and inhibitory regulation of mediator release. Int Arch Allergy Immunol, 2004, 133(3):305–315.

[99] TKACZYK C, HOREJSI V, IWAKI S, et al. NTAL phosphorylation is a pivotal link between the signaling cascades leading to human mast cell degranulation following Kit activation and Fc epsilon RI aggregation. Blood, 2004, 104(1):207–214.

[100] SIRAGANIAN RP. Mast cell signal transduction from the high-affinity IgE receptor. Curr Opin Immunol, 2003, 15(6):639–646.

[101] KINET JP. A new strategy to counter allergy. N Engl J Med, 2005, 353(3):310–312.

[102] VIG M, DEHAVEN WI, BIRD GS, et al. Defective mast cell effector functions in mice lacking the CRACM1 pore subunit of store-operated calcium release-activated calcium channels. Nat Immunol, 2008, 9(1):89–96.

[103] ASHMOLE I, DUFFY SM, LEYLAND ML, et al. The contribution of Orai(CRACM)1 and Orai(CRACM)2 channels in store-operated Ca2+ entry and mediator release in human lung mast cells. PLoS One, 2013, 8(9):e74895.

[104] BARAM D, RASHKOVSKY M, HERSHKOVIZ R, et al. Inhibitory

effects of low molecular weight heparin on mediator release by mast cells: preferential inhibition of cytokine production and mast cell-dependent cutaneous inflammation. Clin Exp Immunol, 1997, 110(3):485–491.

[105] MOLINARI JF, CAMPO C, SHAKIR S, et al. Inhibition of antigen-induced airway hyperresponsiveness by ultralow molecular-weight heparin. Am J Respir Crit Care Med, 1998, 157(3 Pt 1): 887–893.

[106] VANCHERI C, MASTRUZZO C, ARMATO F, et al. Intranasal heparin reduces eosinophil recruitment after nasal allergen challenge in patients with allergic rhinitis. J Allergy Clin Immunol, 2001, 108(5):703–708.

[107] FREELAND HS, SCHLEIMER RP, SCHULMAN ES, et al. Generation of leukotriene B4 by human lung fragments and purified human lung mast cells. Am Rev Respir Dis, 1988, 138:389–394.

[108] ROMAGNANI P, DE PAULIS A, BELTRAME C, et al. Tryptase-chymase double-positive human mast cells express the eotaxin receptor CCR3 and are attracted by CCR3-binding chemokines. Am J Pathol, 1999, 155(4):1195–1204.

[109] BRIGHTLING CE, AMMIT AJ, KAUR D, et al. The CXCL10/CXCR3 axis mediates human lung mast cell migration to asthmatic airway smooth muscle. Am J Respir Crit Care Med, 2005, 171(10):1103–1108.

[110] MEIER HL, HECK LW, SCHULMAN ES, et al. Purified human mast cells and basophils release human elastase and cathepsin G by an IgE-mediated mechanism. Int Arch All Appl Immunol, 1985, 77:179–183.

[111] PETERS SP, MACGLASHAN DW JR, SCHULMAN ES, et al. Arachidonic acid metabolism in purified human lung mast cells. J Immunol, 1984, 132:1972–1979.

[112] MACGLASHAN DW JR, SCHLEIMER RP, PETERS SP, et al. Generation of leukotrienes by purified human lung mast cells. J Clin Invest, 1982, 70:747–751.

[113] JAFFE JS, GLAUM MC, RAIBLE DG, et al. Human lung mast cell IL-5 gene and protein expression: temporal analysis of upregulation following IgE-mediated activation. Am J Respir Cell Mol Biol, 1995, 13:665–675.

[114] JAFFE JS, RAIBLE DG, POST TJ, et al. Human lung mast cell activation leads to IL-13 mRNA expression and protein release. Am J Respir Cell Mol Biol, 1996, 15:473–481.

[115] BRADDING P, FEATHER IH, HOWARTH PH, et al. Interleukin 4 is localized to and released by human mast cells. J Exp Med, 1992, 176:1381–1386.

[116] BRADDING P, ROBERTS JA, BRITTEN KM, et al. Interleukin-4, -5, and -6 and tumor necrosis factor-alpha in normal and asthmatic airways: evidence for the human mast cell as a source of these cytokines. Am J Respir Cell Mol Biol, 1994, 10(5):471–480.

[117] BERRY MA, HARGADON B, SHELLEY M, et al. Evidence of a role of tumor necrosis factor alpha in refractory asthma. N Engl J Med, 2006, 354(7):697–708.

[118] BABU SK, PUDDICOMBE SM, ARSHAD HH, et al. Tumor necrosis factor alpha (TNF-α) autoregulates its expression and induces adhesion molecule expression in asthma. Clin Immunol, 2011, 140(1):18–25.

[119] OKUMURA S, SAGARA H, FUKUDA T, et al. FcεRI-mediated amphiregulin production by human mast cells increases mucin gene expression in epithelial cells. J Allergy Clin Immunol, 2005, 115(2):272–279.

[120] SCHLEIMER RP, SCHULMAN ES, MACGLASHAN DW JR, et al. Effects of dexamethasone on mediator release from human lung fragments and purified human lung mast cells. J Clin Invest, 1983, 71:1830–1835.

[121] BEGUERET H, BERGER P, VERNEJOUX JM, et al. Inflammation of bronchial smooth muscle in allergic asthma. Thorax, 2007, 62(1):8–15.

[122] DJUKANOVIC R, LAI CK, WILSON JW, et al. Bronchial mucosal manifestations of atopy: a comparison of markers of inflammation between atopic asthmatics, atopic nonasthmatics and healthy controls. Eur Respir J, 1992, 5(5):538–544.

[123] KARRA L, LEVI-SCHAFFER F. Down-regulation of mast cell responses through ITIM containing inhibitory receptors. Adv Exp Med Biol, 2011, 716:143–159.

[124] YANG Y, LU JY, WU X, et al. G-protein-coupled receptor 35 is a target of the asthma drugs cromolyn disodium and nedocromil sodium. Pharmacology, 2010, 86(1):1–5.

[125] FOX CC, WOLF EJ, KAGEY-SOBOTKA A, et al. Comparison of human lung and intestinal mast cells. J Allergy Clin Immunol, 1988, 81(1):89–94.

[126] PEARCE FL, AL LAITH M, BOSMAN L, et al. Effects of sodium cromoglycate and nedocromil sodium on histamine secretion from mast cells from various locations. Drugs, 1989, 37(Suppl 1):37–43.

[127] GLAUM MC, JAFFE JS, GILLESPIE DH, et al. IgE-dependent expression of interleukin-5 mRNA and protein in human lung: modulation by dexamethasone. Clin Immunol Immunopathol, 1995, 75:171–178.

[128] GRUBER BL. Mast cells in the pathogenesis of fibrosis. Curr Rheumatol Rep, 2003, 5(2):147–153.

[129] LIEBLER JM, QU Z, BUCKNER B, et al. Fibroproliferation and mast cells in the acute respiratory distress syndrome. Thorax, 1998, 53(10):823–829.

[130] SEPPER R, KONTTINEN YT, KEMPPINEN P, et al. Mast cells in bronchiectasis. Ann Med, 1998, 30(3):307–315.

[131] BALLARIN A, BAZZAN E, ZENTENO RH, et al. Mast cell infiltration discriminates between histopathological phenotypes of chronic obstructive pulmonary disease. Am J Respir Crit Care Med, 2012, 186(3):233–239.

[132] CAI Y, BJERMER L, HALSTENSEN TS. Bronchial mast cells are the dominating LTC$_4$S-expressing cells in aspirin-tolerant asthma. Am J Respir Cell Mol Biol, 2003, 29(6):683–693.

[133] SOUSA A, PFISTER R, CHRISTIE PE, et al. Enhanced expression of cyclo-oxygenase isoenzyme 2 (COX-2) in asthmatic airways and its cellular distribution in aspirin-sensitive asthma. Thorax, 1997, 52(11):940–945.

[134] INOUE Y, KING TE JR, TINKLE SS, et al. Human mast cell basic fibroblast growth factor in pulmonary fibrotic disorders. Am J Pathol, 1996, 149(6):2037–2054.

[135] YU C, CANTOR AB, YANG H, et al. Targeted deletion of a high-affinity GATA-binding site in the GATA-1 promoter leads to selective loss of the eosinophil lineage in vivo. J Exp Med, 2002, 195:1387–1395.

[136] ROBOZ GJ, RAFII S. Interleukin-5 and the regulation of eosinophil production. Curr Opin Hematol, 1999, 6:164–168.

[137] TOMINAGA A, TAKAKI S, KOYAMA N, et al. Transgenic mice expressing a B cell growth and differentiation factor gene (interleukin 5) develop eosinophilia and autoantibody production. J Exp Med, 1991, 173:429–437.

[138] FOSTER PS, HOGAN SP, RAMSAY AJ, et al. Interleukin 5 deficiency abolishes eosinophilia, airways hyperreactivity, and lung damage in a mouse asthma model. J Exp Med, 1996, 183:195–201.

[139] DVORAK A, LETOURNEAU L, LOGIN G, et al. Ultrastructural localization of the Charcot-Leyden crystal protein (lysophospholipase) to a distinct crystalloid-free granule population in mature human eosinophils. Blood, 1988, 72:150–158.

[140] MUNIZ VS, WELLER PF, NEVES JS. Eosinophil crystalloid granules: structure, function, and beyond. J Leukoc Biol, 2012, 92:281–288.

[141] BOZZA PT, YU W, PENROSE JF, et al. Eosinophil lipid bodies: specific, inducible intracellular sites for enhanced eicosanoid formation. J Exp Med, 1997, 186:909–920.

[142] PETERS MS RM, GLEICH GJ. Localization of human eosinophil granule major basic protein, eosinophil cationic protein, and eosinophil-derived neurotoxin by immunoelectron microscopy. Lab Invest, 1986, 54:656–652.

[143] MALIK A, BATRA JK. Antimicrobial activity of human eosinophil granule proteins: involvement in host defence against pathogens. Crit Rev Microbiol, 2012, 38:168–181.

[144] HASTIE AT, LOEGERING DA, GLEICH GJ, et al. The effect of purified human eosinophil major basic protein on mammalian ciliary activity. Am Rev Respir Dis, 1987, 135:848–853.

[145] HISAMATSU K GT, NAKAZAWA T, MURAKAMI Y, et al. Cytotoxicity of human eosinophil granule major basic protein to human nasal sinus mucosa in vitro. J Allergy Clin Immunol, 1990, 86:52–63.

[146] GUNDEL RH, LETTS LG, GLEICH GJ. Human eosinophil major basic protein induces airway constriction and airway hyperresponsiveness in primates. J Clin Invest, 1991, 87:1470–1473.

[147] EVANS CM, FRYER AD, JACOBY DB, et al. Pretreatment with antibody to eosinophil major basic protein prevents hyperresponsiveness by protecting neuronal M2 muscarinic receptors in antigenchallenged guinea pigs. J Clin Invest, 1997, 100:2254–2262.

[148] DENZLER KL, FARMER SC, CROSBY JR, et al. Eosinophil major basic protein-1 does not contribute to allergeninduced airway pathologies in mouse models of asthma. J Immunol, 2000, 165: 5509–5517.

[149] KOH GCH, SHEK LPC, GOH DYT, et al. Eosinophil cationic protein: is it useful in asthma? A systematic review. Respir Med, 2007, 101:696–705.

[150] JIANGUO W, ARNE S. Role of eosinophil peroxidase in host defense and disease pathology. Arch Biochem Biophys, 2006, 445:256–260.

[151] DENZLER KL, BORCHERS MT, CROSBY JR, et al. Extensive eosinophil degranulation and peroxidase-mediated oxidation of airway proteins do not occur in a mouse ovalbumin-challenge model of pulmonary inflammation. J Immunol, 2001, 167:1672–1682.

[152] ACKERMAN SJ, LIU L, KWATIA MA, et al. Charcot-Leyden crystal protein (galectin-10) is not a dual function galectin with lysophospholipase activity but binds a lysophospholipase inhibitor in a novel structural fashion. J Biol Chem, 2002, 277:14859–14868.

[153] BROCK TG, ANDERSON JA, FRIES FP, et al. Decreased leukotriene C4 synthesis accompanies adherence-dependent nuclear import of 5-lipoxygenase in human blood eosinophils. J Immunol, 1999, 162:1669–1676.

[154] COWBURN AS, HOLGATE ST, SAMPSON AP. IL-5 increases expression of 5-lipoxygenase-activating protein and translocates 5-lipoxygenase to the nucleus in human blood eosinophils. J Immunol, 1999, 163:456–465.

[155] BANDEIRA-MELO C, PHOOFOLO M, WELLER PF. Extranuclear lipid bodies, elicited by ccr3-mediated signaling pathways, are the sites of chemokine-enhanced leukotriene c4 production in eosinophils and basophils. J Biol Chem, 2001, 276:22779–22787.

[156] PETERS-GOLDEN M, HENDERSON WR. Leukotrienes. N Engl J Med, 2007, 357:1841–1854.

[157] LOPEZ AF, WILLIAMSON DJ, GAMBLE JR, et al. Recombinant human granulocyte-macrophage colonystimulating factor stimulates in vitro mature human neutrophil and eosinophil function, surface receptor expression, and survival. J Clin Invest, 1986, 78:1220–1228.

[158] YAMAGUCHI Y, HAYASHI Y, SUGAMA Y, et al. Highly purified murine interleukin 5 (IL-5) stimulates eosinophil function and prolongs in vitro survival. IL-5 as an eosinophil chemotactic factor. J Exp Med, 1988, 167:1737–1742.

[159] ROTHENBERG ME, OWEN WF Jr, SILBERSTEIN DS, et al. Human eosinophils have prolonged survival, enhanced functional properties, and become hypodense when exposed to human interleukin 3. J Clin Invest, 1988, 81:1986–1992.

[160] KITA H, WEILER DA, ABU-GHAZALEH R, et al. Release of granule proteins from eosinophils cultured with IL-5. J Immunol, 1992, 149:629–635.

[161] NAKAMURA Y, OZAKI T, KAMEI T, et al. Factors that stimulate the proliferation and survival of eosinophils in eosinophilic pleural effusion: relationship to granulocyte/macrophage colony-stimulating factor, interleukin-5, and interleukin-3. Am J Respir Cell Mol Biol, 1993, 8:605–611.

[162] OHNISHI T, SUR S, COLLINS DS, et al. Eosinophil survival activity identified as interleukin-5 is associated with eosinophil recruitment and degranulation and lung injury twenty-four hours after segmental antigen lung challenge. J Allergy Clin Immunol, 1993, 92:607–615.

[163] ADACHI T, MOTOJIMA S, HIRATA A, et al. Eosinophil viability-enhancing activity in sputum from patients with bronchial asthma, Contributions of interleukin-5 and granulocyte/macrophage colony-stimulating factor. Am J Respir Crit Care Med, 1995, 151:618–623.

[164] SEDGWICK JB, QUAN SF, CALHOUN WJ, et al. Effect of interleukin-5 and granulocyte-macrophage colony stimulating factor on in vitro eosinophil function: comparison with airway eosinophils. J Allergy Clin Immunol, 1995, 96:375–385.

[165] BANDEIRA-MELO C, SUGIYAMA K, WOODS LJ, et al. IL-16 promotes leukotriene C4 and il-4 release from human eosinophils via cd4- and autocrine CCR3-chemokine-mediated signaling. J Immunol, 2002, 168:4756–4763.

[166] BURGEL PR, LAZARUS SC, TAM DC, et al. Human eosinophils induce mucin production in airway epithelial cells via epidermal growth factor receptor activation. J Immunol, 2001, 167: 5948–5954.

[167] KARIYAWASAM HH, ROBINSON DS. The role of eosinophils in airway tissue remodelling in asthma. Curr Opin Immunol, 2007, 19:681–686.

[168] HUAUX F, LIU T, MCGARRY B, et al. Eosinophils and T lymphocytes possess distinct roles in bleomycin-induced lung injury and fibrosis. J Immunol, 2003, 171: 5470–5481.

[169] DECHATELET L, SHIRLEY P, MCPHAIL L, et al. Oxidative metabolism of the human eosinophil. Blood, 1977, 50: 525–535.

[170] MOSER R, FEHR J, OLGIATI L, et al. Migration of primed human eosinophils across cytokine-activated endothelial cell monolayers. Blood, 1992, 79:2937–2945.

[171] SEHMI R, WARDLAW A, CROMWELL O, et al. Interleukin-5 selectively enhances the chemotactic response of eosinophils obtained from normal but not eosinophilic subjects. Blood, 1992, 79:2952–2959.

[172] SCHWEIZER R, WELMERS B, RAAIJMAKERS J, et al. RANTES- and interleukin-8-induced responses in normal human eosinophils: effects of priming with interleukin-5. Blood, 1994, 83:3697–3704.

[173] SHAHABUDDIN S, PONATH P, SCHLEIMER RP. Migration of eosinophils across endothelial cell monolayers: interactions among Il-5, endothelial-activating cytokines, and C-C chemokines. J Immunol, 2000, 164:3847–3854.

[174] DOBRINA A, MENEGAZZI R, CARLOS TM, et al. Mechanisms of eosinophil adherence to cultured vascular endothelial cells. Eosinophils bind to the cytokine-induced ligand vascular cell adhesion molecule-1 via the very late activation antigen-4 integrin receptor. J Clin Invest, 1991, 88:20–26.

[175] WELLER PF, RAND TH, GOELZ SE, et al. Human eosinophil adherence to vascular endothelium mediated by binding to vascular cell adhesion molecule 1 and endothelial leukocyte adhesion molecule 1. Proc Natl Acad Sci U S A, 1991, 88: 7430–7433.

[176] HENRIQUES G, MIOTLA J, CORDEIRO S, et al. Selectins mediate eosinophil recruitment in vivo: a comparison with their role in neutrophil influx. Blood, 1996, 87: 5297–5304.

[177] ULFMAN LH, KUIJPER PH, VAN DER LINDEN JA, et al. Characterization of eosinophil adhesion to TNF-α-activated endothelium under flow conditions: α4 integrins mediate initial attachment, and E-selectin mediates rolling. J Immunol, 1999, 163:343–350.

[178] BLEASE K, SEYBOLD J, ADCOCK IM, et al. Interleukin-4 and lipopolysaccharide synergize to induce vascular cell adhesion molecule-1 expression in human lung microvascular endothelial cells. Am J Respir Cell Mol Biol, 1998, 18: 620–630.

[179] TERADA N, HAMANO N, HOHKI G, et al. The potential role of interleukin-13 in eosinophilic inflammation in nasal mucosa. Allergy, 1998, 53:690–697.

[180] BOCHNER BS, LUSCINSKAS FW, GIMBRONE MA, et al. Adhesion of human basophils, eosinophils, and neutrophils to interleukin 1-activated human vascular endothelial cells: contributions of endothelial cell adhesion molecules. J Exp Med, 1991, 173: 1553–1557.

[181] YAMAMOTO H, SEDGWICK JB, VRTIS RF, et al. The effect of transendothelial migration on eosinophil function. Am J Respir Cell Mol Biol, 2000, 23:379–388.

[182] TACHIMOTO H, BURDICK MM, HUDSON SA, et al. CCR3-Active chemokines promote rapid detachment of eosinophils from VCAM-1 In vitro. J Immunol, 2000, 165:2748–2754.

[183] SAMPSON AP. IL-5 priming of eosinophil function in asthma. Clin Exper Allergy, 2001, 31:513–517.

[184] ADACHI T, ALAM R. The mechanism of IL-5 signal transduction. Am J Physiol, 1998, 275:C623–C633.

[185] HER E, FRAZER J, AUSTEN KF, et al. Eosinophil hematopoietins antagonize the programmed cell death of eosinophils. Cytokine and glucocorticoid effects on eosinophils maintained by endothelial cell-conditioned medium. J Clin Invest, 1991, 88: 1982–1987.

[186] HALLSWORTH MP, LITCHFIELD TM, LEE TH. Glucocorticoids inhibit granulocyte-macrophage colonystimulating factor-1 and interleukin-5 enhanced in vitro survival of human eosinophils. Immunology, 1992, 75:382–385.

[187] BRACKE M, COFFER PJ, LAMMERS JW, et al. Analysis of signal transduction pathways regulating cytokine-mediated fc receptor activation on human eosinophils. J Immunol, 1998, 161: 6768–6774.

[188] RAJAKULASINGAM K, TILL S, YING SU, et al. Increased expression of high affinity igE (FcεRI) receptor- α chain mRNA and protein-bearing eosinophils in human allergen-induced atopic asthma. Am J Respir Crit Care Med, 1998, 158:233–240.

[189] MELO R, WELLER P. Piecemeal degranulation in human eosinophils: a distinct secretion mechanism underlying inflammatory responses. Histol Histopathol, 2010, 25:1341–1354.

[190] MELO RC, PEREZ SA, SPENCER LA, et al. Intragranular vesiculotubular compartments are involved in piecemeal degranulation by activated human eosinophils. Traffic, 2005, 6:866–879.

[191] MELO RC, SPENCER LA, PEREZ SA, et al. Vesicle-mediated secretion of human eosinophil granule-derived major basic protein. Lab Invest, 2009, 89:769–781.

[192] SPENCER LA, MELO RC, PEREZ SA, et al. Cytokine receptor-mediated trafficking of preformed IL-4 in eosinophils identifies an innate immune mechanism of cytokine secretion. Proc Natl Acad Sci U S A, 2006, 103:3333–3338.

[193] NEVES JS, RADKE AL, WELLER PF. Cysteinyl leukotrienes acting via granule membrane-expressed receptors elicit secretion from within cell-free human eosinophil granules. J Allergy Clin Immunol, 2010, 125:477–482.

[194] LOGAN MR, ODEMUYIWA SO, MOQBEL R. Understanding exocytosis in immune and inflammatory cells: the molecular basis of mediator secretion. J Allergy Clin Immunol, 2003, 111: 923–932.

[195] PATELLA V, DE CRESCENZO G, MARINÒ I, et al. Eosinophil granule proteins activate human heart mast cells. J Immunol, 1996, 157: 1219–1225.

[196] PILIPONSKY AM, GLEICH GJ, NAGLER A, et al. Non-IgE-dependent activation of human lung- and cord blood-derived mast cells is induced by eosinophil major basic protein and modulated by the membrane form of stem cell factor. Blood, 2003, 101:1898–1904.

[197] HARTMAN M-L, PILIPONSKY AM, TEMKIN V, et al. Human peripheral blood eosinophils express stem cell factor. Blood, 2001, 97:1086–1091.

[198] LEVI-SCHAFFER F, TEMKIN V, MALAMUD V, et al. Mast cells enhance eosinophil survival in vitro: role of TNF-α and granulocyte-macrophage colonystimulating factor. J Immunol, 1998, 160:5554–5562.

[199] TEMKIN V, KANTOR B, WEG V, et al. Tryptase activates the mitogen-activated protein kinase/activator protein-1 pathway in human peripheral blood eosinophils, causing cytokine production and release. J Immunol, 2002, 169: 2662–2669.

[200] RAIBLE DG, SCHULMAN ES, DIMUZIO J, et al. Mast cell mediators prostaglandin-D$_2$ and histamine activate human eosinophils. J Immunol, 1992, 148:3536–3542.

[201] WONG CK, NG SS, LUN SW, et al. Signalling mechanisms regulating the activation of human eosinophils by mast cell derived chymase: implications for mast celleosinophil interaction in allergic inflammation. Immunology, 2009, 126:579–587.

[202] PANG L, NIE M, CORBETT L, et al. Mast cell β-tryptase selectively cleaves eotaxin and RANTES and abrogates their eosinophil chemotactic activities. J Immunol, 2006, 176:3788–3795.

[203] REVITAL S, JASON JX, LISA AS. Eosinophils in innate immunity: an evolving story. Cell Tissue Res, 2010, 343:57–83.

[204] HAGAN P, BLUMENTHAL UJ, CHAUDRI M, et al. Resistance to reinfection with Schistosoma haematobium in Gambian children: analysis of their immune responses. Trans R Soc Trop Med Hyg, 1987, 81:938–946.

[205] SASAKI O, SUGAYA H, ISHIDA K, et al. Ablation of eosinophils with anti-IL-5 antibody enhances the survival of intracranial worms of Angiostrongylus cantonensis in the mouse. Parasite Immunol, 1993, 15:349–354.

[206] OVINGTON KS, MCKIE K, MATTHAEI KI, et al. Regulation of primary Strongyloides ratti infections in mice: a role for interleukin-5. Immunology, 1998, 95:488–493.

[207] HERBERT DB, LEE JJ, LEE NA, et al. Role of IL-5 in innate and adaptive immunity to larval strongyloides stercoralis in mice. J Immunol, 2000, 165:4544–4551.

[208] HERNDON FJ, KAYES SG. Depletion of eosinophils by anti-IL-5 monoclonal antibody treatment of mice infected with Trichinella spiralis does not alter parasite burden or immunologic resistance to reinfection. J Immunol, 1992, 149: 3642–3647.

[209] SIMONS JE, ROTHENBERG ME, LAWRENCE RA. Eotaxin-1-regulated eosinophils have a critical role in innate immunity against experimental Brugia malayi infection. Eur J Immunol, 2005, 35:189–197.

[210] GALIOTO AM, HESS JA, NOLAN TJ, et al. Role of eosinophils and neutrophils in innate and adaptive protective immunity to larval strongyloides stercoralis in mice. Infect Immun, 2006, 74:5730–5738.

[211] LEE JJ, DIMINA D, MACIAS MP, et al. Defining a link with asthma in mice congenitally deficient in eosinophils. Science, 2004, 305:1773–1776.

[212] O'CONNELL AE, HESS JA, SANTIAGO GA, et al. Major basic protein from eosinophils and myeloperoxidase from neutrophils are required for protective immunity to strongyloides stercoralis in mice.

Infect Immun, 2011, 79:2770–2778.

[213] FABRE V, BEITING DP, BLISS SK, et al. Eosinophil deficiency compromises parasite survival in chronic nematode infection. J Immunol, 2009, 182:1577–1583.

[214] GEBRESELASSIE NG, MOORHEAD AR, FABRE V, et al. Eosinophils preserve parasitic nematode larvae by regulating local immunity. J Immunol, 2012, 188:417–425.

[215] ROSENBERG HF, DOMACHOWSKE JB. Eosinophils, eosinophil ribonucleases, and their role in host defense against respiratory virus pathogens. J Leukoc Biol, 2001, 70:691–698.

[216] PHIPPS S, LAM CE, MAHALINGAM S, et al. Eosinophils contribute to innate antiviral immunity and promote clearance of respiratory syncytial virus. Blood, 2007, 110:1578–1586.

[217] PERCOPO CM, DYER KD, OCHKUR SI, et al. Activated mouse eosinophils protect against lethal respiratory virus infection. Blood, 2013, 123(5):743–752.

[218] PRAVEEN A, HAIBIN W, PETER FW. Eosinophils as antigen-presenting cells in allergic upper airway disease. Curr Opin Allergy Clin Immunol, 2010, 10:14–19.

[219] KITA H. Eosinophils: multifaceted biological properties and roles in health and disease. Immunol Rev, 2011, 242:161–177.

[220] SHI H-Z, HUMBLES A, GERARD C, et al. Lymph node trafficking and antigen presentation by endobronchial eosinophils. J Clin Invest, 2000, 105:945–953.

[221] SPENCER LA, WELLER PF. Eosinophils and Th2 immunity: contemporary insights. Immunol Cell Biol, 2010, 88:250–256.

[222] HUMBLES AA, LLOYD CM, MCMILLAN SJ, et al. A critical role for eosinophils in allergic airways remodeling. Science, 2004, 305:1776–1779.

[223] WALSH ER, SAHU N, KEARLEY J, et al. Strain-specific requirement for eosinophils in the recruitment of T cells to the lung during the development of allergic asthma. J Exp Med, 2008, 205:1285–1292.

[224] WOOLLEY KL, ADELROTH E, WOOLLEY MJ, et al. Effects of allergen challenge on eosinophils, eosinophil cationic protein, and granulocytemacrophage colony-stimulating factor in mild asthma. Am J Respir Crit Care Med, 1995, 151:1915–1924.

[225] KOH YY, KANG H, KIM CK. Ratio of serum eosinophil cationic protein/blood eosinophil counts in children with asthma: comparison between acute exacerbation and clinical remission. Allergy Asthma Proc, 2003, 24:269–274.

[226] PIZZICHINI E, LEFF J, REISS T, et al. Montelukast reduces airway eosinophilic inflammation in asthma: a randomized, controlled trial. Eur Respir J, 1999, 14:12–18.

[227] LÖNNKVIST K, HELLMAN C, LUNDAHL J, et al. Eosinophil markers in blood, serum, and urine for monitoring the clinical course in childhood asthma: impact of budesonide treatment and withdrawal. J Allergy Clin Immunol, 2001, 107: 812–817.

[228] WALSH G, SEXTON D, BLAYLOCK M. Corticosteroids, eosinophils and bronchial epithelial cells: new insights into the resolution of inflammation in asthma. J Endocrinol, 2003, 178: 37–43.

[229] GREEN RH, BRIGHTLING CE, MCKENNA S, et al. Asthma exacerbations and sputum eosinophil counts: a randomised controlled trial. Lancet, 2002, 360:1715–1721.

[230] HALDAR P, BRIGHTLING CE, HARGADON B, et al. Mepolizumab and exacerbations of refractory eosinophilic asthma. Engl J Med, 2009, 360:973–984.

[231] PAVORD ID, KORN S, HOWARTH P, et al. Mepolizumab for severe eosinophilic asthma (DREAM): a multicentre, double-blind, placebo-controlled trial. Lancet, 2012, 380:651–659.

[232] SIMON H-U, ROTHENBERG ME, BOCHNER BS, et al. Refining the definition of hypereosinophilic syndrome. J Allergy Clin Immunol, 2010, 126:45–49.

[233] ROTHENBERG ME, KLION AD, ROUFOSSE FE, et al. Treatment of patients with the hypereosinophilic syndrome with mepolizumab. Engl J Med, 2008, 358:1215–1228.

[234] MEYER KC, RAGHU G, BAUGHMAN RP, et al. An official American Thoracic Society clinical practice guideline: the clinical utility of bronchoalveolar lavage cellular analysis in interstitial lung disease. Am J Respir Crit Care Med, 2012, 185: 1004–1014.

[235] KOLLER DY, GÖTZ M, EICHLER I, et al. Eosinophilic activation in cystic fibrosis. Thorax, 1994, 49:496–499.

[236] HOLGATE ST, DJUKANOVIĆ R, CASALE T, et al. Anti-immunoglobulin E treatment with omalizumab in allergic diseases: an update on antiinflammatory activity and clinical efficacy. Clin Exp Allergy, 2005, 35:408–416.

[237] FLOOD-PAGE P, SWENSON C, FAIFERMAN I, et al. A study to evaluate safety and efficacy of mepolizumab in patients with moderate persistent asthma. Am J Respir Crit Care Med, 2007, 176:1062–1071.

[238] NAIR P, PIZZICHINI MM, KJARSGAARD M, et al. Mepolizumab for prednisone-dependent asthma with sputum eosinophilia. N Engl J Med, 2009, 360:985–993.

[239] KIM S, MARIGOWDA G, OREN E, et al. Mepolizumab as a steroid-sparing treatment option in patients with Churg-Strauss syndrome. J Allergy Clin Immunol, 2010, 125:1336–1343.

[240] FULKERSON PC, ROTHENBERG ME. Targeting eosinophils in allergy, inflammation and beyond. Nat Rev Drug Discov, 2013, 12:117–129.

[241] KIWAMOTO T, KAWASAKI N, PAULSON JC, et al. Siglec-8 as a drugable target to treat eosinophil and mast cell-associated conditions. Pharmacol Ther, 2012, 135:327–336.

第 23 章

肺疾病与白细胞募集

Nicholas W. Lukacs

Peter A. Ward

引言

炎症/免疫反应期间产生的介质可决定肺病的严重程度和反应强度。炎症组织中积累的炎性白细胞群体分布是由细胞因子诱导的血管内皮细胞黏附分子表达引起的。内皮黏附分子包括细胞内黏附分子(intracellular adhesion molecule, ICAM)-1、血管细胞黏附分子(vascular cell adhesion molecular, VCAM)-1 以及 E-和 P-选择素,它们一样能够引发或在部分情况下介导白细胞迁徙进入组织。随后白细胞黏附内皮细胞,继之白细胞迁徙进入炎症组织,由趋化性分子引导进入炎症/免疫反应部位。事实上无论是否是感染,这些早期反应介质的上调对于诱发物质早期的事件来说都至关重要。然而,由于对疾病特异性白细胞群的持续募集和活化,这些介质持续过度产生会导致破坏性的病理结果。在人类肺中,炎症引起的损伤可在大量炎症疾病中发现,包括急性和慢性的疾病。本章,我们将研究促进肺部炎症疾病的介质,并简要描述这些特殊的白细胞群是如何作用于肺部病理的。

白细胞黏附和向肺内迁徙

下面将讨论白细胞黏附和向肺内迁徙的生物学重要内容。

■ 肺部炎症中的选择素和黏附分子

早期反应介质的释放导致选择素(E 和 P)及其他炎症区域内血管内皮细胞表面的黏附分子(ICAM-1、VCAM-1 等)上调。初期,选择素分子(P 和 E)在血管内皮上快速上调,并通过 Ca^{2+} 依赖的唾液酸化 Lewis X 家族细胞表面碳水化合物和识别相关寡糖,使白细胞在内皮细胞上"滚动"。初始快速表达的选择素分子会导致循环血流中白细胞速度下降,从而使得其他相互作用持续进行,通过这样的相互作用

最终使白细胞牢固地黏附于内皮细胞。一旦白细胞开始进行选择素介导性滚动作用,它们就必须通过一系列的活化事件以使自己牢牢黏附在黏附分子上。最终,白细胞通过细胞表面的 β 整合素受体与血管内皮牢固结合,使得结合亲和力快速提升,并在血管内皮炎症反应期间上调其他参与分子。多种 β 整合素黏附分子在迁徙过程中发挥重要作用,而且它们在不同亚群白细胞上有差异性表达。已经明确在单核细胞和嗜酸性粒细胞上表达的 β1α4 整合素(VLA-4)主要与血管细胞黏附分子 1(vascular cell adhesion molecule-1, VCAM-1)结合,而在所有白细胞上均表达 β2-整合素(CD11/CD18),并与不同细胞内黏附分子-1,2,3(ICAM-1,2,3)结合,其中 ICAM-1 在内皮细胞上高度表达。这些黏附分子家族能够促进白细胞与内皮细胞结合,并能进一步训导这部分白细胞结合并从血管渗出进入炎症组织。例如,尽管中性粒细胞依赖于 CD11/CD18 与 ICAM-1 的结合,但嗜酸性粒细胞却依赖于 VLA-4/VCAM-1 相互作用后牢固黏附在内皮细胞表面。一旦紧密黏附,白细胞就随着趋化因子梯度,通过一系列分离/再次黏附事件进入组织,这些事件通常是以特异性整合素的极性表达作为特征,该整合素专门用于结合间质来源细胞表面的黏附分子。

炎症事件期间的细胞间交流是由细胞因子介导,用于启动、维持并调节炎症反应,指导炎症反应的强度。早期反应的细胞因子,IL-1 和 TNF 可能通过启动细胞因子级联反应诱导炎症反应。大量产生的 IL-1 和 TNF 可能导致多系统损伤和全身并发症,如败血性休克综合征所表现的那样。如前所述,IL-1 和 TNF 开始上调选择素(E-选择素)和其他黏附分子(ICAM-1 和 VCAM-1),是白细胞渗出血管进入组织的第一步。除此之外,IL-1 和 TNF 上调其他细胞因子(如 IL-6)参与白细胞进入炎症组织的趋化反应。另外,表达的细胞因子类型能够指示基于诱导黏附分子的自然炎症反应。例如,尽管 TNF 和 IL-1 对于促进中性粒细胞和单核细胞黏附的 ICAM-1 上调至关重要,但是在变态反应期间产生的 IL-4 优先上调 VCAM-1。该黏附分子介导嗜酸性粒细胞黏附。因此,肺中的炎性/免疫细胞因子环境可以针对特定的白细胞募集概况裁定起始和黏附相互作用。需要一种趋化因子产物让白细胞从血管内区域迁移到肺内的血管外区域。我们随后将特征性地描述趋化性介质的功能,这些介质通常

在特殊疾病状态下在肺内表达。

■ 白细胞黏附中的趋化因子与 GPCR 信号

β 整合素亲和力的快速改变依赖于两个事件：①开始结合到活化 Syk 和 MAPK 的选择素分子，使得 β 整合素达到中度亲和力状态；②在细胞表面表达 G 蛋白耦联受体（G-protein coupled receptor，GPCR）的白细胞活化。GPCR 的配体通常是通过黏多糖（glyco-saminoglycans，GAGs）结合内皮上的趋化因子，启动快速 Ca^{2+} 依赖性 β 整合素活化。β 整合素活化会导致细胞外区域的构象改变，使得所推测的黏附分子能够接触到活化结合部位。如果黏附分子也能够被上调并在活化的血管内皮上表达，白细胞就能够由额外的肌动蛋白多聚合作用，快速而牢固地黏附并分布在内皮表面，而该作用就是在趋化因子-GPCR 活化事件期间被诱导出来的。于是，白细胞从滚动状态非常迅速地转变为牢固黏附的细胞，导致随后向组织内迁移。除了 GPCR 信号，看起来白细胞所承受的剪切应力也会在紧密黏附事件的发展中发挥重要作用。这些相互作用过程如图 23-1 所示。

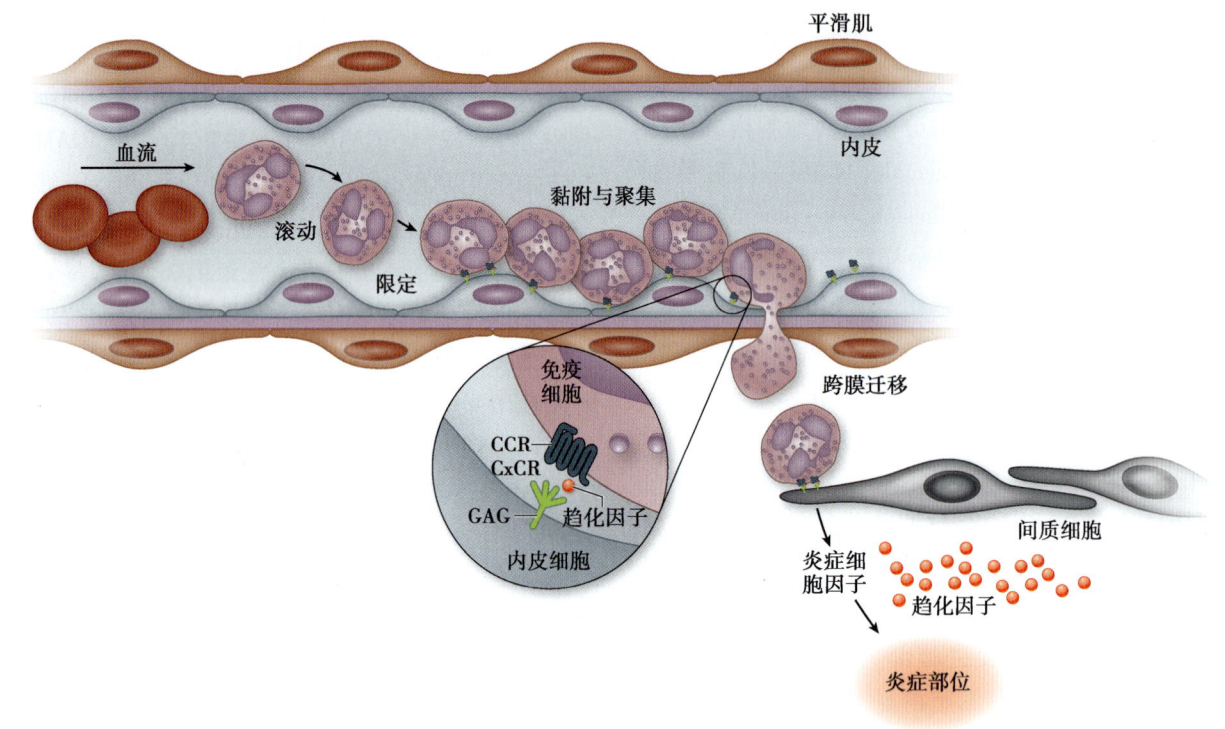

图 23-1　白细胞迁徙需要黏附分子和趋化分子之间协调的相互作用。

近年来进行的大量研究定义了白细胞迁徙早期发生的关键性信号事件，包括选择素介导性滚动、GPCR 介导性整合素结合、肌动蛋白多聚合作用以及白细胞极化作用。在白细胞从滚动到紧密黏附再到脱离血管这一过程中，最重要的一个事件就是内皮结合性趋化因子配体与合适的 GPCR 相交联。趋化因子结合能够活化 Gi 耦联蛋白介导性磷脂酶 C（phospho-lipase C，PLC），随后导致肌醇 1，4，5 三磷酸（inositol-1，4，5 phosphate，IP_3）和甘油二酯（diacylglycerol，DAG）形成，引发细胞内 Ca^{2+} 从 ER 中移位之后浓度升高。该信号级联反应引发了 Rho GTP 酶、Rap-1 和 Talin1 活化，随后介导了整合素对其黏附分子配体的亲和力升高，并在结合后形成细胞聚集。沿该活化途径中任何阶段的阻断事件均可抑制 β-整合素介导的黏附，并中断与活化内皮的牢固黏附。

■ 趋化物和入肺迁徙

下面将讨论各种趋化物在免疫应答中对病原体的作用，包括补体、花生四烯酸及其衍生物以及趋化因子。

补体

补体活化级联反应在机体对抗病原体的先天性免疫反应中发挥重要作用，但在炎症或感染反应中持续或过度活化则会导致严重的组织损伤。启动补体级联反应能够通过多种机制被完成，包括抗体-抗原复合物、细菌产物、毒素以及凝集素（图 23-2）。作为补体活化产物，来自 C3 和 C5 的片段对炎症反应具有举

白细胞群	趋化因子受体
中性粒细胞	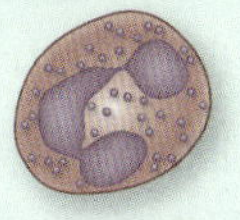 CxCR1 (仅限于人类) CxCR2 CCR1
单核细胞	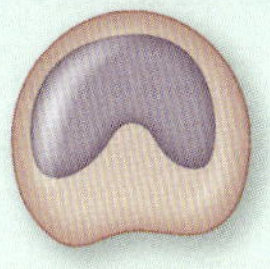 CxCR2 (炎症) Cx3CR1(稳态) CCR1 CCR5
树突状细胞	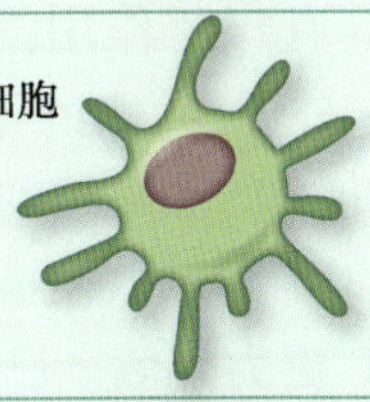 CCR1 CCR2 CCR6 (静态) CCR7 (活化的/成熟的) CxCR4
嗜碱性粒细胞	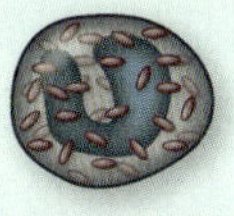 CCR2 CCR3
嗜酸性粒细胞	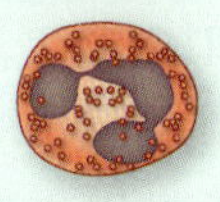 CCR1 CCR3
Th1细胞	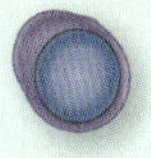 CCR1 CCR5 CxCR3
Th2细胞	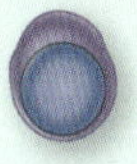 CCR3 CCR4 CCR8
Th17细胞	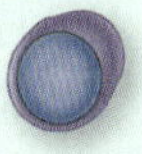 CCR6
调节性T细胞	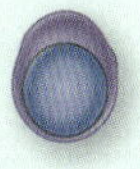 CCR4 CCR8

图 23-2 白细胞亚群上趋化因子受体优先表达能够导致肺部疾病期间具有倾向性募集。

足轻重的作用。C3 的分裂产物 C3a 和 C3b,都是由 C3 转化酶产生[C3 的其他分裂产物(iC3b、C3d、C3g)在炎症通路里具有重要的活化作用]。C3a 是一种过敏毒素,能够诱导肥大细胞/嗜碱性粒细胞活化,导致介质释放,所有这些似乎都对血管通透性具有直接和间接影响。C3b 作为一个有效的调理化成分,能够通过中性粒细胞和巨噬细胞表面的 C3b 受体[Mac-1(CD11b/CD18)]与细菌结合并加速对病原体的吞噬作用和清除作用。C5 裂解产物 C5a 和 C5b 可通过 C3b 和 C5 转化酶序贯性参与诱导产生。C5a 与 C3a 相似但更为有效,作为一种过敏毒素能够与其两种受体(C5aR 和 C5L2)相互作用,导致肥大细胞和嗜碱性粒细胞脱颗粒以及中性粒细胞活化,这些都会立即诱

导血管通透性发生改变。除此之外,C5a 刺激血管平滑肌收缩,同时具有中性粒细胞趋化性和活化特性,能够促进这些白细胞沿着浓度梯度进行定向迁徙。C5a 还能刺激中性粒细胞氧化代谢物、颗粒释放、血管内皮黏附性以及中性粒细胞表面 NADPH 氧化酶(NADPH Oxidase, NOX2)装配。C5a 能够直接以 G 蛋白受体依赖性方式刺激内皮细胞,以引发信号传导事件导致细胞内 Ca^{2+} 升高、过氧化物(O_2^-)诱导以及 P 选择素表达。C3a 缺乏这些活性。总而言之,C3 和 C5 裂解产物的功能提示它们是强有力的炎症介质。

血浆中补体成分水平升高已被报道多种肺部疾病,包括结节病、特发性肺间质纤维化(idiopathic pulmonary fibrosis, IPF)、急性呼吸窘迫综合征(ARDS)以及慢性阻塞性肺疾病(COPD)。补体不仅能启动 GPCR 介导性白细胞迁徙,而且补体活化产物还能引导免疫反应发展。这能在炎症反应的早期通过数条通路及 IL-12 生成调节得以实现。具体来说,C3a 驱动 IL-12 产生,后者可促进 1 型免疫反应,而 C5a 则可下调 IL-12 并促使诱导 IL-4 介导 2 型免疫反应。最近 C3$^{-/-}$ 小鼠研究结果已经显示,Th17 反应也是通过补体进行调节的。相比之下,另一个研究则提示,当 C5aR 被阻断,就会出现过敏反应恶化加重,也会依赖于升高的 IL-17 水平,提示之前关于 C3$^{-/-}$ 小鼠的研究是由于抑制了下游的 C5a 活化。这样,尽管早期补体诱导性反应对于局限感染病原非常关键,这对多种抗原致敏也特别重要,能够决定肺部免疫反应的表型,并决定疾病结局的严重程度。

在过去几年里,C3a 和 C5a 受体一直是热门的研究对象,并再次唤起了对肺部疾病期间阻断潜在特异性受体研究的兴趣。这些受体的分布展示了它们在先天性和适应性免疫反应中的广泛作用。C3aR 和 C5aR 都会存在于肺泡巨噬细胞、DCs 以及肥大细胞,也存在于肺内的前哨细胞群,能够对是否决定启动并延长有效免疫反应提供重要的线索。特别是,这些细胞群的活化已经在 C3a 和 C5a 的差异性活化结果方面得到了评估。与此同时,C5aR 在中性粒细胞上的表达使其迅速而有效地迁移到肺部,并在炎症部位活化。C5aR 也出现在涉及慢性免疫反应的细胞表面,如过敏反应期间被募集的嗜酸性粒细胞。因此,补体系统的活化能够对急性和慢性炎症反应发挥强有力的作用,这两者都能导致长期肺部功能障碍。有一种次级 C5a 受体 C5L2,能够非常有效地结合 C5a 和 C5a des arg,但 C5L2 与 G 蛋白并无关联。该次级受体在炎症期间通过完全结合 C5a 来调节 C5a 介导性反应,

其可能的意义尚待进一步研究,这也是多家实验室的关注要点。尽管关于次级 C5a 受体的功能仍然存有争议,C5L2 看起来能够介导多种病理事件,包括脓毒症,可能还有糖尿病。

肺部反应中花生四烯酸及其产物的角色

花生四烯酸(arachidonic acid,AA)生成后经酶处理产生大量脂质介质。长期以来这些介质被认为与肺部急性和慢性炎症反应有关。磷脂酶 A2 对 AA 的降解作用将使其裂解为血小板活化因子(platelet activation factor,PAF),能够被 5-LO 立即加工为 5-HPETE,随后被 5-LO 进一步加工为白三烯 A4(如图 23-3 所示)。5-HPETE 能够被过氧化物酶替代加工成为 5-HETE。白三烯 A4 能够被 LTA4 水解酶加工为 LTB4,或被 LTC4 加工为 LTD4,并进一步反应成为 LTD4,最后生成 LTE4,随后的代谢物如 C4、D4 和 E4 都被认为是半胱氨酰白三烯,人们所熟知的作用就是导致气道收缩,能在哮喘等大气道疾病中引起肺功能下降。如果以阻碍半胱氨酰白三烯作为治疗靶点,则会对特定亚群的哮喘患者产生显著的缓解作用。

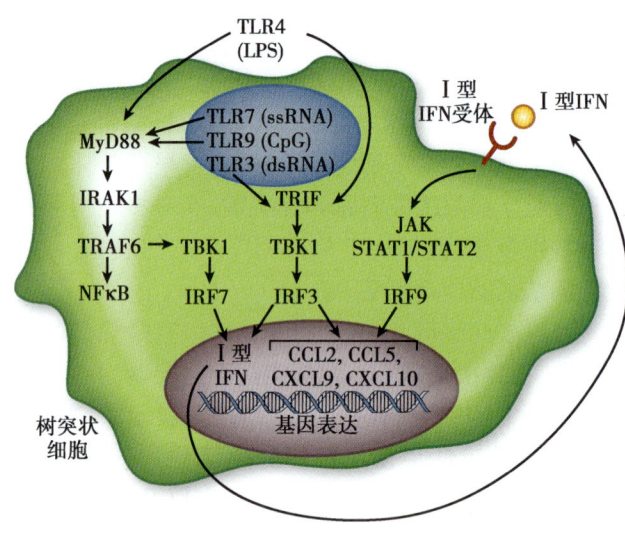

图 23-3 由 TLR 和 Ⅰ 型 IFN 介导的炎症基因活化导致白细胞募集增强。

作为 AA 的代谢物,PAF 和 LTB4 具有趋化物活性的特征,能够促进白细胞迁徙进入炎症部位。这些介质最初被鉴定为强效的嗜中性趋化物,并与急性炎症诱导性气道损伤相关。PAF 在诱导白细胞趋化能力上具有广泛的特异性,因为它不但能募集白细胞,还能募集单核细胞、淋巴细胞和嗜酸性粒细胞。在过敏疾病期间,PAF 可能在增强嗜酸性粒细胞反应方面发挥作用。PAF 在内皮细胞上的活动表明,PAF 在选择素和黏附分子上调方面具有直接作用,并能够诱导释

放超氧阴离子(O_2^-)。PAF 进入到人类、猴子、豚鼠的气道内,会即刻诱发 LTC4 非依赖性支气管收缩反应,表明其可能在哮喘反应的病生理过程中发挥作用。总而言之,这些研究表明 PAF 提供的信号并非只具有趋化性,还能够参与到肺内免疫/炎症通路的放大增强作用之中。尽管过去几年中,已经开发了数种特异性 PAF 抑制剂,但它们并不能在人类肺里显示出有效阻断或削弱炎症反应的效果。

白三烯通常对炎症反应具有广泛作用,而 LTB4 是已知最为强效的嗜中性趋化分子,并能诱导 O_2^- 生成。LTB4 也能够招募其他白细胞群,如单核细胞和嗜酸性粒细胞。在嗜酸性趋化实验中,LTB4 在嗜酸性粒细胞活化和脱颗粒方面比 PAF 更为有效。已经发现 LTB4 存在于多种疾病状态中,包括银屑病、细菌性腹膜炎、炎症性肠病以及哮喘。LTB4 在受到细菌 LPS 或 fMLP 刺激之后由吞噬细胞快速表达。最近,LTB4 受体 BLT1 不仅涉及肺部过敏反应 Th2 型 T 淋巴细胞的优势募集,还涉及与移植排斥反应和啮齿类替代肺的闭塞性细支气管炎发展相关的 T 淋巴细胞募集。因此,与急性肺损伤中强效的中性和单核细胞趋化物这一传统角色相比,LTB4 和 BLT1 现在被认为是肺部慢性炎症反应的新治疗靶点。

趋化因子和免疫细胞迁徙

趋化因子(第 26 章中详述)基于其序列同源性和起始的两个半胱氨酸残基即 C-x-C(alpha)和 C-C(beta),被分为两个主要家族。还有两个小家族,每个家族只有一个成员,即 C 和 Cx3C 家族。我们对趋化因子的认识大多集中在其在介导白细胞募集到肺部炎症部位或在稳态过程中特异性引导白细胞再循环方面的作用。与此同时,很多研究结果已经表明,这些家族的很多成员也在多种免疫和非免疫细胞群的活化和分化当中具有多种多样的职能。尽管趋化因子家族成员的功能是多种多样的,但多个成员之间具有单一受体以及能够结合多个趋化因子的特异性受体之间的混杂结合关系,凸显了我们对趋化因子家族生物学的了解仍不完善。特别是,通常要了解数量如此庞大的趋化分子(有些还是同时产生)是如何整合炎症反应,颇有些难度。最近的一些研究显示,产生的趋化因子整体模式可能决定了炎症细胞反应,导致白细胞聚集在损伤和感染部位。在急性炎症反应(如细菌感染)中可以最好地展现后一方面,此时浸润的细胞主要是中性细胞,而且结合 CxCR1 和 CxCR2 的趋化因子介导了这一过程。同样的,当更多潜伏病原体存在而且急性炎症机制并不能有效控制感染进程,免

疫细胞因子(如 IFN 和 IL-4),就会倾向于驱使产生趋化因子,让单个核细胞、巨噬细胞以及淋巴细胞聚集在感染部位,导致更有效的免疫反应以增强对病原体的清除。因此,尽管在每次炎症反应中会生成很多趋化因子,其反应的整体模式会受细胞募集支配,这些细胞能够以最恰当的方式处理特定刺激。这些由趋化因子介导的"微调"反应还取决于迁移白细胞的趋化因子受体谱(图 23-2)。例如,当很多白细胞比如 PMNs 和巨噬细胞倾向于具有相对固定的趋化因子受体表达时(CxCR2 用于 PMNs,CCR2 用于炎症巨噬细胞),T 细胞亚群(Th1、Th2、Th17 和 Treg 细胞)会表达不同的趋化因子受体模式,可以优先允许募集特殊类型的炎症/免疫反应。这些方面将会在后续章节中进行讨论。

白细胞聚集与肺脏病理

不同白细胞可以在肺内聚集。下面将逐一讨论各种白细胞。

■ 中性粒细胞

在肺内聚集的中性粒细胞(PMNs)是对抗感染性微生物的第一道防线。PMNs 在正常的循环中数量巨大,并且能够在炎症反应或急性肺损伤时从骨髓中被快速动员。一旦在炎症部位活化,PMN 就会执行吞噬和杀伤细菌/真菌的功能,从而促进细菌和真菌病原体的清除。它们还能释放大量的酶(如蛋白酶等),这些酶对于局部肺组织具有损伤作用,如果未经严格控制,则会导致生理性功能障碍。患者如果具有任何一种 PMNs 在成形、募集以及活化方面的功能缺陷,常常会发生严重的反复感染,包括细菌性和真菌性。如前所述,PMNs 通过初期黏附事件进入肺内,该事件通过选择素介导性滚动,随后经由 β_2 整合素(CD11b/CD18)/ICAM-1 介导紧密黏附得以进行。尽管动物模型证据仍存争议,但通过肺泡血管结构进入到肺内可能并不要求完整的黏附过程,因为这一过程中的剪切应力很低,能够让白细胞在低阻力状态下迁移进入肺泡腔。这是由于中性粒细胞的直径大致和毛细血管相同,细胞难以翻滚。然而,在肺泡血管结构中,第 II 节描述的黏附分子仍然存在并发挥功能,并最终用于 PMN 迁移。毋庸置疑,大量趋化性因子能够快速动员,并介导 PMN 迁移进入炎症组织。这些因子包括细菌产物,例如 fMLP——一种 N-甲酰化 3 氨基酸肽,由多种细菌产生。fMLP 结合在一种 GPCR(fMLPR)上。由宿主在早期病原体反应时产生的其他趋化性因子

包括 C3a 和 C5a,以及主要的脂质介质 LTB$_4$,都会与 PMNs 表面的特异性 GPCR 信号发生相互作用。通常,PMN 早期迁移至肺部很可能是由于后者作为介质在细胞(如肥大细胞颗粒)中迅速裂解或储存,并在病原性或伤害性刺激下很容易被活化或释放。随后,在速发型应答(> 4h)之外,肺环境延长活化会导致细胞因子级联反应,从而引起更多且更有效的趋化因子蛋白介质迁移,包括 CxCL1(GROα)、CxCL5(ENA-78)和 CxCL8(IL-8)。CxC 家族趋化因子由免疫性和非免疫性细胞群产生。在肺部炎症疾病时主要通过其位于 PMNs 的同源受体 CxCR1 和 CxCR2 提供相对特异的 PMN 聚集能力。肺部严重炎症反应中总能发现数量不断增长的 PMNs,也有可能产生非特异性损伤,并引起肺功能障碍。一些阻断黏附和趋化性受体的治疗策略目前正由多家制药公司进行研发。

■ 嗜酸性粒细胞

从进化角度来说,嗜酸性粒细胞的作用与慢性寄生虫疾病相关,实现清除寄生虫相关的保护性杀伤反应。然而,当人体内寄生虫负荷大幅下降后出现免疫反应,特别是位于黏膜表面的免疫反应,会引起对寄生虫惰性抗原的慢性有害反应。这会引起大量过敏性炎症疾病,特别是肺部的过敏性哮喘。嗜酸性粒细胞来源于骨髓,主要由 Th2 型反应提供系统性 IL-5,随后反馈给骨髓,引导嗜酸性粒细胞成熟并释放进入循环。嗜酸性粒细胞向肺及其他组织迁徙及进入组织空间,依赖于不同的黏附和趋化性因子亚群。尽管迁徙性黏附通路尚未完全明晰,看起来它还依赖于选择素与 β 整合素介导性黏附事件的初期联合作用,随后就是对肺内趋化性介质进行反应。虽然嗜酸性粒细胞能够使用 CD11b/CD18-ICAM-1 介导性迁徙通路,但是 VLA-4 β 整合素介导性 VCAM-1 黏附迁徙通路似乎更优化,效率更高。由于肺内 VCAM-1 在 Th2 细胞因子介导性反应期间(如哮喘)显著上调,类似可能与炎症细胞环境有关,以刺激骨髓内嗜酸性粒细胞成熟(IL-5 介导)。嗜酸性粒细胞与内皮细胞黏附之后,其在肺内的迁徙和聚集也能受趋化性因子的调节,趋化性因子可能以此优先募集嗜酸性粒细胞。尽管 C5a 以及脂类介质 LTB$_4$ 和 PAF 都能分别提供这种迁徙性刺激,但似乎趋化因子才是对嗜酸性粒细胞主要的迁徙性刺激物。特别是,CCR3 配体在其中最为有效,包括 CCL5(RANTES)、CCL11(嗜酸细胞活化趋化因子-1)、CCL24(嗜酸细胞活化趋化因子-2)以及 CCL26(嗜酸细胞活化趋化因子-3)。CCR3 是嗜酸性粒细胞表达的一种特征性趋化因子受体,尽管它们还可能表达

CCR1，但在慢性疾病中的募集作用有限。与 PMN 相似，嗜酸性粒细胞能够在脱颗粒并释放蛋白酶和其他酶之后，引起局部肺损伤。此外，嗜酸性粒细胞还涉及疾病重构过程，一般与成纤维细胞的相互作用有关。嗜酸性粒细胞有能力将正常成纤维细胞转变成基质生成型肌成纤维细胞。嗜酸性粒细胞已经被确认是 TGFG、FGF 以及其他促纤维化因子的重要来源，涉及慢性过敏性和炎症性疾病的严重重构过程。因此，在慢性肺病期间，特别是哮喘，需要针对嗜酸性粒细胞迁徙进行持之以恒的深入研究。

■ 单核细胞/巨噬细胞

驻留巨噬细胞群在肺内发挥重要作用，提供初始保护作用，对抗病原性和有害损伤。驻留在气道内和气道周围的肺泡性和间质性巨噬细胞似乎非常适应这一部位，既能最有效吞噬并杀灭微生物，又能产生调节水平的炎症细胞因子。巨噬细胞还能发挥摄取吸入性颗粒的功能。吞噬作用需要具有完整的细胞骨架，并在 Fc 受体介导时发挥最强的作用。补体和诸如 MACRO 这样的清道夫受体也是介导清除微生物的重要机制。在对感染和炎症刺激进行反应期间，从血液迁徙而来的单核细胞也能在清除刺激物方面起到重要作用。在人类中，似乎有两个不同的循环单核细胞亚群，即具有高 CCR1、CCR2 和 CxCR2 表达，低 Cx3CR1 表达的 CD14⁺单核细胞，以及具有高 Cx3CR1 和低 CCR2 表达水平的单核细胞 CD16⁺群体。在小鼠中也存在相似的亚群，尽管并非完全一样，但也使得它们一旦被募集到炎症部位，就会呈现不同角色，显示不同的特征性，因此通过这一现象也能推测人类相关疾病。缺乏 CCR2⁺炎症性单核细胞小鼠对于单核细胞增多性李斯特菌和结核分枝杆菌高度易感，表明浸润性单核细胞对于清除细胞内细菌是重要的效应细胞。在烟曲霉和隐球菌感染期间，以相应的方式抑制了渗透进入肺内的炎症性巨噬细胞的作用，导致这些微生物形成长期有害的感染。

循环 CCR2⁺单核细胞群似乎是炎症性树突状细胞（DCs）的前体，能够表达 CD11b/CD11c。DC 具有一套完全不同的发育程序，并为了固定在表达 CCR6 配体 CCL20 的气道上皮表面，会上调 CCR6 表达。这一完全不同的 DC 亚群，在动物模型中似乎对适当的 T 细胞活化非常关键，以应对感染性病原体，介导 Th1 型反应（产生 IFNg）以清除结核分枝杆菌、刚地弓形虫以及新型隐球菌感染。相比之下，慢性过敏性疾病期间炎症性 DC 募集迁徙到肺内（通过 CCR2）可能会导致 Th2 细胞因子相关性疾病的发生。因此，炎症性单核细胞聚集的作用可能取决于刺激物究竟是细胞内病原体还是常常被忽视（免疫耐受）的非感染性刺激，如变应原。所以，试图通过针对 CCR2 及其配体或炎症性单核细胞自身来调节慢性炎症疾病，可能导致肺内炎症反应出现偏差，这也是有害的。

■ 先天性淋巴样细胞

近期，一个新类型的细胞因子生成细胞因其能够在缺乏特异性抗原刺激时对炎症环境做出反应而被命名。先天性淋巴样细胞（innate lymphoid cell，ILC）被进一步细分为 3 个类型，ILC1（IFNγ 生成细胞）、ILC2（IL-5/IL-13 生成细胞）和 ILC3（IL17/IL22 生成细胞）。这些亚群在肺内出现的数量相对较少，能够与先天性细胞因子信号进行反应，现如今也只是刚刚开始研究探索关于它们在疾病期间聚集的信息。ILC1 直接与 IL-12 反应并表达 t-bet，与 NK 和 Th1 细胞相似，最近也被发现以更多的数量驻留于克罗恩病患者的炎症肠道之中。ILC1 看起来与 NK 细胞有所区别，因为它们并不表达颗粒酶 B 和其他 NK 细胞标志物。

ILC2（又称核细胞）或先天性辅助细胞，能够与上皮细胞来源的 IL-33 和 IL-25 反应，表达 GATA3 转录因子，还含有 Sca1⁺、c-kit⁺、Lin⁻和 ST2⁺（IL-33R）等表面标志物。ILC2 已被确认参与清除肠道寄生虫，近期又被确认在哮喘和流感诱导性疾病的模型中发挥一定的作用。ILC2 已经成为最具有广泛特征的细胞，尽管基线状态下似乎仅有数千个细胞驻留在小鼠肺部，它们却能在细胞因子刺激下产生高水平的 Th2 型细胞因子（IL-5 和 IL-13），特别是 IL-33。新近研究数据表明，ILC2 循环池存在于人类哮喘患者中，但需要进行深入研究探索来确定它们在人类肺部疾病中的关系。早期研究提示 ILC2（Nuo 细胞）能表达 CCR2 和 CCR3，但还需要进一步研究来确定这些受体是否介导了这些细胞在肺部的聚集。

■ CD4⁺T 淋巴细胞亚群

肺部疾病的严重性和慢性经过取决于多种因素，包括持续刺激、病原体或抗原性攻击以及免疫反应表型。如前面一些章节所述，肺部疾病期间所产生的介质可能是决定炎症发展类型的关键因素。由细胞因子生成物集群定义的 CD4⁺淋巴细胞亚群，对于选择性响应各种感染病原和/或免疫应答的不同阶段至关重要。

幼稚型淋巴细胞从血液到淋巴结的转运是维持有效免疫监视的关键。然而，为了调节使人衰弱的慢性炎症性疾病达到治疗目的，如何破译炎症过程中淋巴细胞募集涉及的机制在药物学中更具吸引力。观察研究已证实,T细胞存在功能差异,幼稚型T细胞活化后分化为Th0型细胞,产生不同的细胞因子组合。随后,这些细胞会根据Th0细胞暴露的细胞因子环境,进一步分化为Th1型细胞(IL-2和IFN)、Th2型细胞(IL-4、IL-5和IL-13)、Th17型细胞(IL-17和IL-22)或Th9型细胞(IL-9)。现已明确某些疾病以产生的Th细胞因子表型为特征。例如,过敏和哮喘反应已经被确定为一种主要的Th2型疾病,IL-4、IL-5和IL-13能够促进这一致病表型。尽管如此,传统观点已经开始分崩离析,而我们逐渐明白,一个急性加重的疾病表型,如病毒或细菌感染,应该是一种经过复杂混合的Th细胞因子表型。特别是,细菌和病毒诱导的急性加重似乎都能通过促进IL-17的生成来增强病理损伤,这在应对致病攻击时,还能够形成慢性疾病,如组织重构和黏膜高分泌反应。

尽管很多趋化性介质已经参与淋巴细胞迁徙,趋化因子介质似乎能优先吸引特异性淋巴细胞亚群,一方面基于不同的受体方式,另一方面基于特定疾病期间产生于肺内的趋化因子配体。例如,Th1型反应期间产生的IFN和TNF诱导CCL3和CCL5与Th1型细胞上的CCR1和CCR5结合。其他Th1相关性趋化因子CxCL9、10和11都能与CxCR3特异性结合,该受体在Th1型细胞上呈高表达,与在CD8[+]细胞毒性T细胞上相同。因此,这些趋化因子生成谱系对于病毒和细胞内细菌感染最为合适。同样,还有CC趋化因子能够通过Th2细胞因子(IL-4和IL-13)优先上调,而并非通过包括CCL1、CCL11、CCL17和CCL22在内的Th1型细胞因子。这些趋化因子介质优先结合于Th2细胞上的CCRs,包括CCR8、CCR3和CCR4。由此可见,细胞因子环境能够通过募集额外的具有产生与过敏/哮喘反应相关的趋化因子的T细胞,对自身进行强化。最近的数据还确认了其他趋化因子受体表型,包括与Th17细胞迁徙有关的CCR6/CCL20受体系统。值得注意的是,CCL20(LARC)由支气管上皮细胞高水平表达,并吸引炎症性DC和Th17型细胞,增加CCR6表达。所以,研究者们仍然需要不断努力,研发相关化合物抑制特殊慢性疾病反应中的特异性趋化因子受体GPCRs。

细菌性感染和脓毒症

在应对细菌感染时,对感染病原的早期反应最为重要,可以通过预防定植菌并迅速消除诱因来逆转细菌感染。细菌一旦立足,就会以指数级的速度增殖,很快超过机体清除细菌的能力。这些事件能够快速摧毁由肺部巨噬细胞群建立的局部前哨防御。早期清除细菌的一个关键步骤就是尽早有效地从血液中募集吞噬细胞(PMNs和单核细胞)。这种情况下开始的第一步反应就是活化补体系统,快速产生C3a和C5a。这一反应引发了第一波早期的白细胞浸润,应该足以清除入侵的病原体。在一个平行进行的新型全程合成过程中,细菌的持续存在会快速引起粒细胞释放LTB$_4$、肥大细胞脱颗粒以及巨噬细胞产生LTB$_4$。LTB$_4$释放能有效维持PMNs炎症性内流,以应对存在的细菌。随后,巨噬细胞群产生活化的细胞因子(IL-1和TNF),介导内皮细胞上的黏附分子表达和趋化因子生成,如IL-8和MCP-1,以促进吞噬细胞内流。与细菌诱导的炎症反应相关的关键机制已证实是炎症小体活化,其诱导半胱天冬酶介导的过程,该过程将IL-1前体剪切为活性IL-1,并激活NFkB途径,导致诱导趋化反应,加剧炎症。针对炎症小体活化,特别是IL-1,能够显著减轻炎症疾病。现有证据提示,这些活化通路是多种炎症性疾病(如IBD)的核心。同时还表明,肺部疾病也会受炎症小体活化的影响。因此,产生一系列运转协调且层面多样的趋化物来促进急性炎症反应以控制细菌性感染。除了引起白细胞迁徙之外,这些趋化物还能活化PMNs和巨噬细胞,用于促进强化细胞吞噬和杀伤作用。

尽管如此,强力且持久的PMNs和巨噬细胞募集的结果就是损伤,其中一项就是释放导致组织损伤和上皮细胞坏死的物质。吞噬细胞在应对细菌性刺激和细胞吞噬活动时,会释放蛋白水解酶、活性氧代谢产物以及其他活化性细胞因子,能够在小气道和大气道内对血管和基质细胞造成损伤。值得一提的是,PMNs释放的弹性蛋白酶可能对组织具有毁灭性作用。有报道称,气道内PMN来源的弹性蛋白酶水平能够反映PMN聚集的强度,并与进展为ARDS的发生率相关。导致PMN活化的因素有很多,包括创伤、出血、烧伤等,所有这些都能导致致命ARDS的发生。

ARDS是ICU中常见的一种疾病,涉及脓毒症患者,与细菌诱导性疾病或"无菌性"炎症综合征有关。细菌性感染会释放危险相关性分子模式(danger associated molecular patterns,DAMP),如脂多糖或脂磷壁酸,能与TLRs进行相互作用。无菌性炎症是指环境中并无细菌性刺激物的状态。这种反应会导致大量不同种类的内源性产物释放,通常被称为"警报素"。这些产物与NOD受体进行相互作用,有时会导致炎症因子风暴、多器官功能衰竭,甚至死亡。ARDS就是这样一种势不可挡的炎症反应("细胞因子风暴"),发生后要想对此进行控制为时已晚。这些无法控制的过度炎症反应与 PMN 相关的炎症有关。于是，目前绝大部分在治疗方面的努力已经集中在试图减少 PMNs 源源不断的流入和活化。许多研究已经检验了通过用抗体阻断 CD18（Mac-1）来阻断 PMN 积累的潜在作用。这些研究大部分都以失败告终，从而说明我们对于肺部炎症反应的认识还远远不足。

考虑到在有些模型中缺乏黏附分子依赖性 PMN 聚集的必要条件，趋化性分子的作用已经得到了广泛研究。在急性肺损伤动物模型中，阻断 C5a 和/或其受体 C5aR，会减轻肺损伤，保护重要的肺功能。研究人员热衷于开发阻断补体活化级联反应的新型疗法和抑制急性炎症反应的治疗性抗体。然而，由于补体和 LTB₄ 介质被首先考虑会涉及炎症早期阶段，可能只是构成趋化性环境的一部分，所以其他更多的稳定介质，特别是趋化因子也已经成为研究目标。大量文献已经描述了 CxC 家族中 PMN 相关性趋化因子呈显著升高。它们已经在 ALI 和 ARDS 患者的气道中被发现，在介质存在的情况下与炎症反应的严重程度相关联。很多动物模型研究已经证明，包括针对性处理 CxCR2 或其配体，或使用功能惰性 CxCL8（IL-8）的同系物，能够实现削弱炎症反应的严重程度。这促使人们进行药学方面的研究，尝试开发有效且安全的化合物和生物制剂，直接针对趋化因子配体及其受体 CxCR2。CxCR2 拮抗剂可能并非仅仅用于 ALI 或 ARDS，也在很多可能具有 PMN 浸润的肺部疾病中也能发挥作用，包括 COPD、重症哮喘，甚至囊性纤维化。所以，控制 PMN 浸润和活化可能是保护肺功能的核心。

肺部疾病病毒感染加重

研究人员已经发现许多原因可以解释潜在的肺部疾病病情加重，特别是哮喘和 COPD。病毒感染似乎是最常见的原因，如流感病毒、鼻病毒（rhinovirus，RV）、腺病毒以及呼吸道合胞病毒（respiratory syncytial virus，RSV）。肺部疾病加重可能存在一些常见途径，而病毒病原体活化趋化因子可能是最普遍的机制。

大约 10% 的成年人和多达 30% 的儿童会受到哮喘疾病的影响，使其成为最常见的慢性呼吸疾病，而 COPD 则是在大多数情况下与吸烟相关的诱导性疾病，主要发生于老年人。病毒加重慢性肺病应答的机制尚不清楚，但证据表明增加白细胞募集、炎性细胞活化和 T 细胞分化起了关键作用。哮喘的症状包括黏液产生增加和上皮细胞损伤，随后可能还会发生气道重构增加和平滑肌细胞增生。尽管很多病毒都

是导致哮喘和 COPD 急性加重的诱因，最常见的病毒 RV、RSV 和流感病毒都似乎通过很多常见途径发挥功能。在感染期间，CxCL8 上调在痰液样本中有显著增加。CxCL8 是与急性加重相关的最常见介质。该介质的存在与中性粒细胞数量相关，并能决定急性加重的严重程度。PMN 聚集和活化会导致大量蛋白酶和 MPO 局部释放，而且弹性蛋白酶具有显著增强气道内黏液生成的作用。除此之外，在病毒诱导急性加重过程中，还检测出其他炎症介质，包括 IL-6、LTB₄、LTC₄/D₄ 和组织胺。其他出现的趋化因子包括 CCL11（嗜酸细胞活化趋化因子）和 CCL5（RANTES）。两者都有招募嗜酸性粒细胞的能力，可进一步强化肺内炎症环境。

这些不同种类 RNA 病毒之间反应的共性似乎起源于 Toll 样受体（TLRs）活化。受病毒感染的上皮细胞和先天性免疫细胞分别通过 dsRNA 活化 TLR3，以及通过 ssRNA 活化 TLR7/8，对病毒核酸做出快速反应。这些 TLR 通路的活化激活了多种重要的介质通路，包括引导 IRF3 的 TRIF 衔接通路，和引导 NFkB 针对 TLR3 和 TLR7 的 MyD88 衔接通路（如图 23-3）。

NFkB 通路介导大量活化性和趋化性蛋白生成，而 TRIF 通路主要上调 I 型 IFN 并与 RANTES 这样的趋化因子相关。然而，不同病毒在诱导不同介质水平的能力方面不同，特别是 I 型 IFN。已经认识到流感病毒会在动物模型中促进高水平 I 型 IFN 表达，通常伴随继发性细菌感染。相比之下，由于病毒产生的非结构（nonstructural，NS）蛋白特异性抑制了活化通路，RSV 只能促进相对较低水平的 I 型 IFN。由于 I 型 IFN 能够配合流感病毒的细胞溶解，并诱导额外的趋化因子，这就能够解释流感病毒带来的炎症反应强度能够超过 RV 和 RSV 感染。其他病原体识别通路，包括解旋酶（RIG-I）和 NOD/炎症小体通路，在这些反应中也有所发现，并显著参与影响了这些反应的炎症结局。

除了趋化因子增加外，其他重要介质也可能在哮喘和 COPD 的病毒性急性加重的过程中优先表达。IL-17A 和/或 IL-25（IL-17E）都能在病毒感染期间被诱导表达。新加入的两个 IL-17 家族成员分享一个共同的受体链（IL-17RA），可对致病环境产生显著影响。两种类型的感染都会诱导类固醇耐药反应。至于 IL-17，会通过 CxC 家族趋化因子活化来诱导嗜中性炎症，而 IL-25 似乎会诱导嗜酸性粒细胞聚集和 Th2 细胞因子反应，自行促进形成多黏液性致病环境。这两个新加入的细胞因子可能成为这些慢性气道反应中的重要靶点，在这样的反应中重症患者往往会出现类固醇耐药性。如图 23-4 中所示，病毒加重肺部疾病严

重程度的能力是整体炎症反应不断增加的结果,在此期间有多种趋化性介质通过 PAMP 介导性通路被活化,也有额外的细胞因子反应活化。类似反应在细菌诱导性疾病急性加重期间大致相同。尽管本节强调了几种关键性介质,其他通路在整体疾病表型中同样重要。

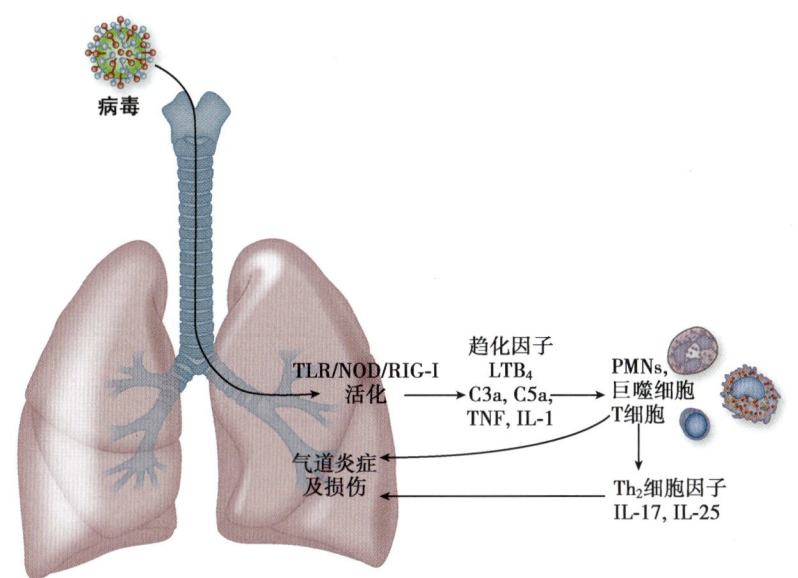

图 23-4 肺部疾病的病毒暴发会增加趋化因子和炎症性细胞因子的生成,进而加重疾病的严重程度。

致谢

本项工作由 HL114858(NWL)、AI036302(NWL)、GM-29507(PAW)以及 GW-61656(PAW)提供支持。我们诚挚地感谢 Robin Kunkel 为本章提供了精美的绘图。

周德训　译
姜　宁　审校

参考文献

[1] HARARI OA, MCHALE JF, MARSHALL D, et al. Endothelial cell E- and P-selectin up-regulation in murine contact sensitivity is prolonged by distinct mechanisms occurring in sequence. J Immunol, 1999, 163(12):6860-6866.

[2] BLESS NM, TOJO SJ, KAWARAI H, et al. Differing patterns of P-selectin expression in lung injury. Am J Pathol, 1998, 153(4): 1113-1122.

[3] BORGSTROM P, HUGHES GK, HANSELL P, et al. Leukocyte adhesion in angiogenic blood vessels. Role of E-selectin, P-selectin, and beta2 integrin in lymphotoxin-mediated leukocyte recruitment in tumor microvessels. J Clin Invest, 1997, 99(9):2246-2253.

[4] MIZGERD JP, MEEK BB, KUTKOSKI GJ, et al. Selectins and neutrophil traffic: margination and Streptococcus pneumoniae-induced emigration in murine lungs. J Exp Med, 1996, 184(2):639-645.

[5] MULLIGAN MS, POLLEY MJ, BAYER RJ, et al. Neutrophil-dependent acute lung injury. Requirement for P-selectin (GMP-140). J Clin Invest, 1992, 90(4):1600-1607.

[6] XU H, GONZALO JA, ST PIERRE Y, et al. Leukocytosis and resistance to septic shock in intercellular adhesion molecule 1-deficient mice. J Exp Med, 1994, 180(1):95-109.

[7] MARLIN SD, SPRINGER TA. Purified intercellular adhesion molecule-1 (ICAM-1) is a ligand for lymphocyte function-associated antigen 1 (LFA-1). Cell, 1987, 51(5):813-819.

[8] LEY K. Pathways and bottlenecks in the web of inflammatory adhesion molecules and chemoattractants. Immunol Res, 2001, 24(1): 87-95.

[9] LEY K. Molecular mechanisms of leukocyte recruitment in the inflammatory process. Cardiovasc Res, 1996, 32(4):733-742.

[10] SMITH CW. Endothelial adhesion molecules and their role in inflammation. Can J Physiol Pharmacol, 1993, 71(1):76-87.

[11] LUKACS NW, WARD PA. Inflammatory mediators, cytokines, and adhesion molecules in pulmonary inflammation and injury. Adv Immunol, 1996, 62:257-304.

[12] LUO BH, CARMAN CV, SPRINGER TA. Structural basis of integrin regulation and signaling. Annu Rev Immunol, 2007, 25:619-647.

[13] SPRINGER TA. Adhesion receptors of the immune system. Nature, 1990, 346(6283):425-434.

[14] LARSON RS, SPRINGER TA. Structure and function of leukocyte integrins. Immunol Rev, 1990, 114:181-217.

[15] KUNKEL SL, REMICK DG, STRIETER RM, et al. Mechanisms that regulate the production and effects of tumor necrosis factor-alpha. Crit Rev Immunol, 1989, 9(2):93-117.

[16] LARRICK JW, KUNKEL SL. The role of tumor necrosis factor and interleukin 1 in the immunoinflammatory response. Pharm Res, 1988, 5(3):129-139.

[17] TRACEY KJ, CERAMI A. Tumor necrosis factor: a pleiotropic cytokine and therapeutic target. Annu Rev Med, 1994, 45:491-503.

[18] TRACEY KJ, LOWRY SF, CERAMI A. Cachectin: a hormone that triggers acute shock and chronic cachexia. J Infect Dis, 1988, 157(3):413-420.

[19] CERAMI A, BEUTLER B. The role of cachectin/TNF in endotoxic

shock and cachexia. Immunol Today, 1988, 9(1):28–31.

[20] SCHURPF T, SPRINGER TA. Regulation of integrin affinity on cell surfaces. EMBO J, 2011, 30(23):4712–4727.

[21] LEFORT CT, HYUN YM, SCHULTZ JB, et al. Outside-in signal transmission by conformational changes in integrin Mac-1. J Immunol, 2009, 183(10):6460–6468.

[22] SALAS A, SHIMAOKA M, PHAN U, et al. Transition from rolling to firm adhesion can be mimicked by extension of integrin alphaLbeta2 in an intermediate affinity state. J Biol Chem, 2006, 281(16):10876–10882.

[23] CHIGAEV A, BURANDA T, DWYER DC, et al. FRET detection of cellular alpha4-integrin conformational activation. Biophys J, 2003, 85(6):3951–3962.

[24] CHAN JR, HYDUK SJ, CYBULSKY MI. Detecting rapid and transient upregulation of leukocyte integrin affinity induced by chemokines and chemoattractants. J Immunol Methods, 2003, 273(1–2):43–52.

[25] LEY K. Integration of inflammatory signals by rolling neutro-phils. Immunol Rev, 2002, 186:8–18.

[26] KUWANO Y, SPELTEN O, ZHANG H, et al. Rolling on E- or P-selectin induces the extended but not high-affinity conformation of LFA-1 in neutrophils. Blood, 2010, 116(4):617–624.

[27] GONZALEZ-AMARO R, SANCHEZ-MADRID F. Cell adhesion molecules: selectins and integrins. Crit Rev Immunol, 1999, 19(5–6): 389–429.

[28] ALLAIN F, VANPOUILLE C, CARPENTIER M, et al. Interaction with glycosaminoglycans is required for cyclophilin B to trigger integrin-mediated adhesion of peripheral blood T lymphocytes to extracellular matrix. Proc Natl Acad Sci U S A, 2002, 99(5):2714–2719.

[29] HIROSE J, KAWASHIMA H, YOSHIE O, et al. Versican interacts with chemokines and modulates cellular responses. J Biol Chem, 2001, 276(7):5228–5234.

[30] DEANE JA, FRUMAN DA. Phosphoinositide 3-kinase: diverse roles in immune cell activation. Annu Rev Immunol, 2004, 22: 563–598.

[31] MELLADO M, RODRIGUEZ-FRADE JM, MANES S, et al. Chemokine signaling and functional responses: the role of receptor dimerization and TK pathway activation. Annu Rev Immunol, 2001, 19:397–421.

[32] SOTSIOS Y, WARD SG. Phosphoinositide 3-kinase: a key biochemical signal for cell migration in response to chemokines. Immunol Rev, 2000, 177:217–235.

[33] BOSMANN M, WARD PA. Role of C3, C5 and anaphylatoxin receptors in acute lung injury and in sepsis. Adv Exp Med Biol, 2012, 946:147–159.

[34] KLOS A, TENNER AJ, JOHSWICH KO, et al. The role of the anaphylatoxins in health and disease. Mol Immunol, 2009, 46(14):2753–2766.

[35] ERDEI A, KEREKES K, PECHT I. Role of C3a and C5a in the activation of mast cells. Exp Clin Immunogenet, 1997, 14(1):16–18.

[36] YAN C, GAO H. New insights for C5a and C5a receptors in sepsis. Front Immunol, 2012, 3:368.

[37] WARD PA. Role of C5 activation products in sepsis. Scientific WorldJournal, 2010, 10:2395–2402.

[38] WOODRUFF TM, AGER RR, TENNER AJ, et al. The role of the complement system and the activation fragment C5 a in the central nervous system. Neuromolecular Med, 2010, 12(2):179–192.

[39] WARD PA. Functions of C5a receptors. J Mol Med (Berl), 2009, 87(4):375–378.

[40] WARD PA. Sepsis, apoptosis and complement. Biochem Pharmacol, 2008, 76(11):1383–1388.

[41] WETSEL RA. Expression of the complement C5a anaphylatoxin

receptor (C5aR) on non-myeloid cells. Immunol Lett, 1995, 44(2–3):183–187.

[42] SCHEID CR, WEBSTER RO, HENSON PM, et al. Direct effect of complement factor C5a on the contractile state of isolated smooth muscle cells. J Immunol, 1983, 130(5):1997–1999.

[43] KILGORE KS, WARD PA, WARREN JS. Neutrophil adhesion to human endothelial cells is induced by the membrane attack complex: the roles of P-selectin and platelet activating factor. Inflammation, 1998, 22(6):583–598.

[44] FOREMAN KE, GLOVSKY MM, WARNER RL, et al. Comparative effect of C3a and C5a on adhesion molecule expression on neutrophils and endothelial cells. Inflammation, 1996, 20(1):1–9.

[45] FOREMAN KE, VAPORCIYAN AA, BONISH BK, et al. C5a-induced expression of P-selectin in endothelial cells. J Clin Invest, 1994, 94(3):1147–1155.

[46] SARMA VJ, HUBER-LANG M, WARD PA. Complement in lung disease. Autoimmunity, 2006, 39(5):387–394.

[47] REGAL JF. Role of the complement system in pulmonary disorders. Immunopharmacology, 1997, 38(1–2):17–25.

[48] KARP CL, WILLS-KARP M. Complement and IL-12: yin and yang. Microbes Infect, 2001, 3(2):109–119.

[49] KAWAMOTO S, YALCINDAG A, LAOUINI D, et al. The anaphylatoxin C3 a downregulates the Th2 response to epicutaneously introduced antigen. J Clin Invest, 2004, 114(3):399–407.

[50] WITTMANN M, ZWIRNER J, LARSSON VA, et al. C5a suppresses the production of IL-12 by IFN-gamma-primed and lipopolysaccharide-challenged human monocytes. J Immunol, 1999, 162(11): 6763–6769.

[51] MA Q, LI D, NURIEVA R, et al. Reduced graft-versus-host disease in C3-deficient mice is associated with decreased donor Th1/Th17 differentiation. Biol Blood Marrow Transplant, 2012, 18(8): 1174–1181.

[52] GRAILER JJ, BOSMANN M, WARD PA. Regulatory effects of C5 a on IL-17A, IL-17F, and IL-23. Front Immunol, 2012, 3:387.

[53] WEAVER DJ JR, REIS ES, PANDEY MK, et al. C5a receptor-deficient dendritic cells promote induction of Treg and Th17 cells. Eur J Immunol, 2010, 40(3):710–721.

[54] PENG Q, LI K, SACKS SH, et al. The role of anaphylatoxins C3a and C5a in regulating innate and adaptive immune responses. Inflamm Allergy Drug Targets, 2009, 8(3):236–246.

[55] OHNO M, HIRATA T, ENOMOTO M, et al. A putative chemoattractant receptor, C5L2, is expressed in granulocyte and immature dendritic cells, but not in mature dendritic cells. Mol Immunol, 2000, 37(8):407–412.

[56] RITTIRSCH D, FLIERL MA, NADEAU BA, et al. Functional roles for C5 a receptors in sepsis. Nat Med, 2008, 14(5):551–557.

[57] FISETTE A, MUNKONDA MN, OIKONOMOPOULOU K, et al. C5L2 receptor disruption enhances the development of diet-induced insulin resistance in mice. Immunobiology, 2013, 218(1):127–133.

[58] ZHANG X, SCHMUDDE I, LAUMONNIER Y, et al. A critical role for C5L2 in the pathogenesis of experimental allergic asthma. J Immunol, 2010, 185(11):6741–6752.

[59] LEE H, WHITFELD PL, MACKAY CR. Receptors for complement C5a. The importance of C5aR and the enigmatic role of C5L2. Immunol Cell Biol, 2008, 86(2):153–160.

[60] CHEN NJ, MIRTSOS C, SUH D, et al. C5L2 is critical for the biological activities of the anaphylatoxins C5a and C3a. Nature, 2007, 446(7132):203–207.

[61] MCMILLAN RM. Leukotrienes in respiratory disease. Paediatr Respir Rev, 2001, 2(3):238–244.

[62] HOLTZMAN MJ. Arachidonic acid metabolism. Implications of biological chemistry for lung function and disease. Am Rev Respir Dis,

1991, 143(1):188–203.

[63] FEUERSTEIN G, HALLENBECK JM. Leukotrienes in health and disease. FASEB J, 1987, 1(3):186–192.

[64] SINGH RK, GUPTA S, DASTIDAR S, et al. Cysteinyl leukotrienes and their receptors: molecular and functional characteristics. Pharmacology, 2010, 85(6):336–349.

[65] PEPLOW PV. Regulation of platelet-activating factor (PAF) activity in human diseases by phospholipase A2 inhibitors, PAF acetylhydrolases, PAF receptor antagonists and free radical scavengers. Prostaglandins Leukot Essent Fatty Acids, 1999, 61(2):65–82.

[66] LIU L, MUL FP, KUIJPERS TW, et al. Neutrophil transmigration across monolayers of endothelial cells and airway epithelial cells is regulated by different mechanisms. Ann N Y Acad Sci, 1996, 796:21–29.

[67] KAY AB. Leucocytes in asthma. Immunol Invest, 1988, 17(8–9):679–705.

[68] OHNISHI H, MIYAHARA N, GELFAND EW. The role of leukotriene B(4) in allergic diseases. Allergol Int, 2008, 57(4):291–298.

[69] MCMILLAN RM, FOSTER SJ. Leukotriene B4 and inflammatory disease. Agents Actions, 1988, 24(1–2):114–119.

[70] OSHER E, WEISINGER G, LIMOR R, et al. The 5 lipoxygenase system in the vasculature: emerging role in health and disease. Mol Cell Endocrinol, 2006, 252(1–2):201–206.

[71] PETERS-GOLDEN M. Expanding roles for leukotrienes in airway inflammation. Curr Allergy Asthma Rep, 2008, 8(4):367–373.

[72] MIYAHARA N, MIYAHARA S, TAKEDA K, et al. Role of the LTB4/BLT1 pathway in allergen-induced airway hyperresponsiveness and inflammation. Allergol Int, 2006, 55(2):91–97.

[73] LEFF AR. Regulation of leukotrienes in the management of asthma: biology and clinical therapy. Annu Rev Med, 2001, 52:1–14.

[74] MEDOFF BD, SEUNG E, WAIN JC, et al. BLT1-mediated T cell trafficking is critical for rejection and obliterative bronchiolitis after lung transplantation. J Exp Med, 2005, 202(1):97–110.

[75] BACON K, BAGGIOLINI M, BROXMEYER H, et al. Chemokine/chemokine receptor nomenclature. J Interferon Cytokine Res, 2002, 22(10):1067–1068.

[76] VINADER V, AFARINKIA K. A beginner's guide to chemokines. Future Med Chem, 2012, 4(7):845–852.

[77] KOBAYASHI Y. Neutrophil infiltration and chemokines. Crit Rev Immunol, 2006, 26(4):307–316.

[78] PALMQVIST C, WARDLAW AJ, BRADDING P. Chemokines and their receptors as potential targets for the treatment of asthma. Br J Pharmacol, 2007, 151(6):725–736.

[79] ESCHE C, STELLATO C, BECK LA. Chemokines: key players in innate and adaptive immunity. J Invest Dermatol, 2005, 125(4):615–628.

[80] SABROE I, LLOYD CM, WHYTE MK, et al. Chemokines, innate and adaptive immunity, and respiratory disease. Eur Respir J, 2002, 19(2):350–355.

[81] DONNELLY LE, BARNES PJ. Chemokine receptors as therapeutic targets in chronic obstructive pulmonary disease. Trends Pharmacol Sci, 2006, 27(10):546–553.

[82] PEASE JE. Asthma, allergy and chemokines. Curr Drug Targets, 2006, 7(1):3–12.

[83] PROUDFOOT AE, POWER CA, WELLS TN. The strategy of blocking the chemokine system to combat disease. Immunol Rev, 2000, 177:246–256.

[84] CASCIERI MA, SPRINGER MS. The chemokine/chemokine-receptor family: potential and progress for therapeutic intervention. Curr Opin Chem Biol, 2000, 4(4):420–427.

[85] SCHMIDT S, MOSER M, SPERANDIO M. The molecular basis of leukocyte recruitment and its deficiencies. Mol Immunol, 2013, 55(1):49–58.

[86] NAUSEEF WM. How human neutrophils kill and degrade microbes: an integrated view. Immunol Rev, 2007, 219:88–102.

[87] KONRAD FM, REUTERSHAN J. CXCR2 in acute lung injury. Mediators Inflamm, 2012, 2012:740987.

[88] ZHOU X, DAI Q, HUANG X. Neutrophils in acute lung injury. Front Biosci, 2012, 17:2278–2283.

[89] GUO RF, WARD PA. Role of C5a in inflammatory responses. Annu Rev Immunol, 2005, 23:821–852.

[90] WARD PA, WARREN JS, JOHNSON KJ. Oxygen radicals, inflammation, and tissue injury. Free Radic Biol Med, 1988, 5(5–6): 403–408.

[91] JACOBSEN EA, TARANOVA AG, LEE NA, et al. Eosinophils: singularly destructive effector cells or purveyors of immunoregulation? J Allergy Clin Immunol, 2007, 119(6):1313–1320.

[92] KLION AD, NUTMAN TB. The role of eosinophils in host defense against helminth parasites. J Allergy Clin Immunol, 2004, 113(1):30–37.

[93] VELAZQUEZ JR, TERAN LM. Chemokines and their receptors in the allergic airway inflammatory process. Clin Rev Allergy Immunol, 2011, 41(1):76–88.

[94] TRIVEDI SG, LLOYD CM. Eosinophils in the pathogenesis of allergic airways disease. Cell Mol Life Sci, 2007, 64(10): 1269–1289.

[95] LECKIE MJ. Anti-interleukin-5 monoclonal antibodies: preclinical and clinical evidence in asthma models. Am J Respir Med, 2003, 2(3):245–259.

[96] PEASE JE, WILLIAMS TJ. Eotaxin and asthma. Curr Opin Pharmacol, 2001, 1(3):248–253.

[97] BUSSE WW. Leukotrienes and inflammation. Am J Respir Crit Care Med, 1998, 157(6 Pt 2):S210–S213; discussion S247–S218.

[98] HENRICKS PA, BLOEMEN PG, NIJKAMP FP. Adhesion molecules and the recruitment of eosinophils to the airways. Res Immunol, 1997, 148(1):18–28.

[99] BARTHEL SR, JOHANSSON MW, MCNAMEE DM, et al. Roles of integrin activation in eosinophil function and the eosinophilic inflammation of asthma. J Leukoc Biol, 2008, 83(1): 1–12.

[100] XISTO DG, FARIAS LL, FERREIRA HC, et al. Lung parenchyma remodeling in a murine model of chronic allergic inflammation. Am J Respir Crit Care Med, 2005, 171(8):829–837.

[101] OHNO I, NITTA Y, YAMAUCHI K, et al. Transforming growth factor beta 1 (TGF beta 1) gene expression by eosinophils in asthmatic airway inflammation. Am J Respir Cell Mol Biol, 1996, 15(3): 404–409.

[102] TANAKA H, KOMAI M, NAGAO K, et al. Role of interleukin-5 and eosinophils in allergen-induced airway remodeling in mice. Am J Respir Cell Mol Biol, 2004, 31(1):62–68.

[103] ZHANG K, FLANDERS KC, PHAN SH. Cellular localization of transforming growth factor-beta expression in bleomycin-induced pulmonary fibrosis. Am J Pathol, 1995, 147(2):352–361.

[104] DAHL M, BAUER AK, ARREDOUANI M, et al. Protection against inhaled oxidants through scavenging of oxidized lipids by macrophage receptors MARCO and SR-AI/II. J Clin Invest, 2007, 117(3):757–764.

[105] ARREDOUANI MS, PALECANDA A, KOZIEL H, et al. MARCO is the major binding receptor for unopsonized particles and bacteria on human alveolar macrophages. J Immunol, 2005, 175(9):6058–6064.

[106] ARREDOUANI M, YANG Z, NING Y, et al. The scavenger receptor MARCO is required for lung defense against pneumococcal pneumonia and inhaled particles. J Exp Med, 2004, 200(2): 267–272.

[107] PALECANDA A, PAULAUSKIS J, AL-MUTAIRI E, et al. Role of the scavenger receptor MARCO in alveolar macrophage binding

of unopsonized environmental particles. J Exp Med, 1999, 189(9): 1497–1506.

[108] ANCUTA P, RAO R, MOSES A, et al. Fractalkine preferentially mediates arrest and migration of CD16+ monocytes. J Exp Med, 2003, 197(12):1701–1707.

[109] AN JL, ISHIDA Y, KIMURA A, et al. Immunohistochemical detection of CCR2 and CX3CR1 in sepsis-induced lung injury. Forensic Sci Int, 2009, 192(1–3):e21–e25.

[110] JAKUBZICK C, TACKE F, GINHOUX F, et al. Blood monocyte subsets differentially give rise to CD103+ and CD103- pulmonary dendritic cell populations. J Immunol, 2008, 180(5):3019–3027.

[111] SERBINA NV, PAMER EG. Monocyte emigration from bone marrow during bacterial infection requires signals mediated by chemokine receptor CCR2. Nat Immunol, 2006, 7(3):311–317.

[112] KURIHARA T, WARR G, LOY J, et al. Defects in macrophage recruitment and host defense in mice lacking the CCR2 chemokine receptor. J Exp Med, 1997, 186(10):1757–1762.

[113] BLEASE K, MEHRAD B, STANDIFORD TJ, et al. Enhanced pulmonary allergic responses to Aspergillus in CCR2-/- mice. J Immunol, 2000, 165(5):2603–2611.

[114] HUFFNAGLE GB, TRAYNOR TR, MCDONALD RA, et al. Leukocyte recruitment during pulmonary Cryptococcus neoformans infection. Immunopharmacology, 2000, 48(3):231–236.

[115] SCANLON ST, MCKENZIE AN. Type 2 innate lymphoid cells: new players in asthma and allergy. Curr Opin Immunol, 2012, 24(6): 707–712.

[116] WONG SH, WALKER JA, JOLIN HE, et al. Transcription factor RORα is critical for nuocyte development. Nat Immunol, 2012, 13(3): 229–236.

[117] KOYASU S, MORO K. Innate Th2-type immune responses and the natural helper cell, a newly identified lymphocyte population. Curr Opin Allergy Clin Immunol, 2011, 11(2):109–114.

[118] NEILL DR, WONG SH, BELLOSI A, et al. Nuocytes represent a new innate effector leukocyte that mediates type-2 immunity. Nature, 2010, 464(7293):1367–1370.

[119] SAENZ SA, SIRACUSA MC, PERRIGOUE JG, et al. IL25 elicits a multipotent progenitor cell population that promotes T(H)2 cytokine responses. Nature, 2010, 464(7293):1362–1366.

[120] CHANG YJ, KIM HY, ALBACKER LA, et al. Innate lymphoid cells mediate influenza-induced airway hyper-reactivity independently of adaptive immunity. Nat Immunol, 2011, 12(7):631–638.

[121] SPITS H, DI SANTO JP. The expanding family of innate lymphoid cells: regulators and effectors of immunity and tissue remodeling. Nat Immunol, 2011, 12(1):21–27.

[122] YASUDA K, MUTO T, KAWAGOE T, et al. Contribution of IL-33-activated type II innate lymphoid cells to pulmonary eosinophilia in intestinal nematode-infected mice. Proc Natl Acad Sci U S A, 2012, 109(9):3451–3456.

[123] PRICE AE, LIANG HE, SULLIVAN BM, et al. Systemically dispersed innate IL-13-expressing cells in type 2 immunity. Proc Natl Acad Sci U S A, 2010, 107(25):11489 11494.

[124] EBERT LM, SCHAERLI P, MOSER B. Chemokine-mediated control of T cell traffic in lymphoid and peripheral tissues. Mol Immunol, 2005, 42(7):799–809.

[125] SCHAERLI P, MOSER B. Chemokines: control of primary and memory T-cell traffic. Immunol Res, 2005, 31(1):57–74.

[126] KIM V, CRINER GJ. Chronic bronchitis and chronic obstructive pulmonary disease. Am J Respir Crit Care Med, 2013, 187(3): 228–237.

[127] JACKSON DJ, JOHNSTON SL. The role of viruses in acute exacerbations of asthma. J Allergy Clin Immunol, 2010, 125(6):1178–1187; quiz 1188–1179.

[128] SCHALLER M, HOGABOAM CM, LUKACS N, et al. Respiratory viral infections drive chemokine expression and exacerbate the asthmatic response. J Allergy Clin Immunol, 2006, 118(2):295–302; quiz 303–304.

[129] HANSBRO PM, BEAGLEY KW, HORVAT JC, et al. Role of atypical bacterial infection of the lung in predisposition/protection of asthma. Pharmacol Ther, 2004, 101(3):193–210.

[130] YAMAYA M, SASAKI H. Rhinovirus and asthma. Viral Immunol, 2003, 16(2):99–109.

[131] WEDZICHA JA. Mechanisms of exacerbations. Novartis Found Symp, 2001, 234:84–93; discussion 93–103.

[132] ZHAO Y, ZHANG YH, DENNEY L, et al. High levels of virus-specific CD4+ T cells predict severe pandemic influenza A virus infection. Am J Respir Crit Care Med, 2012, 186(12): 1292–1297.

[133] MUKHERJEE S, LINDELL DM, BERLIN AA, et al. IL-17-induced pulmonary pathogenesis during respiratory viral infection and exacerbation of allergic disease. Am J Pathol, 2011, 179(1): 248–258.

[134] LUKACS NW, MILLER AL, HOGABOAM CM. Chemokine receptors in asthma: searching for the correct immune targets. J Immunol, 2003, 171(1):11–15.

[135] LUKACS NW. Role of chemokines in the pathogenesis of asthma. Nat Rev Immunol, 2001, 1(2):108–116.

[136] KIM CH. Chemokine-chemokine receptor network in immune cell trafficking. Curr Drug Targets Immune Endocr Metabol Disord, 2004, 4(4):343–361.

[137] KAPLAN AP. Chemokines, chemokine receptors and allergy. Int Arch Allergy Immunol, 2001, 124(4):423–431.

[138] CAMPBELL JD, HAYGLASS KT. T cell chemokine receptor expression in human Th1- and Th2-associated diseases. Arch Immunol Ther Exp (Warsz), 2000, 48(6):451–456.

[139] SYRBE U, SIVEKE J, HAMANN A. Th1/Th2 subsets: distinct differences in homing and chemokine receptor expression? Springer Semin Immunopathol, 1999, 21(3):263–285.

[140] KIM CH. Migration and function of Th17 cells. Inflamm Allergy Drug Targets, 2009, 8(3):221–228.

[141] BONIFACE K, BLOM B, LIU YJ, et al. From interleukin-23 to T-helper 17 cells: human T-helper cell differentiation revisited. Immunol Rev, 2008, 226:132–146.

[142] GUO RF, WARD PA. Mediators and regulation of neutrophil accumulation in inflammatory responses in lung: insights from the IgG immune complex model. Free Radic Biol Med, 2002, 33(3): 303–310.

[143] BAILIE MB, STANDIFORD TJ, LAICHALK LL, et al. Leukotriene-deficient mice manifest enhanced lethality from Klebsiella pneumonia in association with decreased alveolar macrophage phagocytic and bactericidal activities. J Immunol, 1996, 157(12):5221–5224.

[144] BALAMAYOORAN G, BATRA S, FESSLER MB, et al. Mechanisms of neutrophil accumulation in the lungs against bacteria. Am J Respir Cell Mol Biol, 2010, 43(1):5–16.

[145] STRIETER RM, BELPERIO JA, KEANE MP. Host innate defenses in the lung: the role of cytokines. Curr Opin Infect Dis, 2003, 16(3): 193–198.

[146] MOORE TA, STANDIFORD TJ. The role of cytokines in bacterial pneumonia: an inflammatory balancing act. Proc Assoc Am Physicians, 1998, 110(4):297–305.

[147] RATHINAM VA, VANAJA SK, FITZGERALD KA. Regulation of inflammasome signaling. Nat Immunol, 2012, 13(4):333–332.

[148] FRANCHI L, MUNOZ-PLANILLO R, NUNEZ G. Sensing and reacting to microbes through the inflammasomes. Nat Immunol, 2012, 13(4): 325–332.

[149] FRANCHI L, EIGENBROD T, MUNOZ-PLANILLO R, et al. The inflammasome: a caspase-1-activation platform that regulates

immune responses and disease pathogenesis. Nat Immunol, 2009, 10(3): 241–247.

[150] DINARELLO CA, SIMON A, VAN DER MEER JW. Treating inflammation by blocking interleukin-1 in a broad spectrum of diseases. Nat Rev Drug Discov, 2012, 11(8):633–652.

[151] DINARELLO CA. Interleukin-1 in the pathogenesis and treatment of inflammatory diseases. Blood, 2011, 117(14):3720–3732.

[152] DE NARDO D, LATZ E. NLRP3 inflammasomes link inflammation and metabolic disease. Trends Immunol, 2011, 32(8): 373–379.

[153] ZAKI MH, LAMKANFI M, KANNEGANTI TD. The Nlrp3 inflammasome: contributions to intestinal homeostasis. Trends Immunol, 2011, 32(4):171–179.

[154] DOS SANTOS G, KUTUZOV MA, RIDGE KM. The inflammasome in lung diseases. Am J Physiol Lung Cell Mol Physiol, 2012, 303(8): L627–L633.

[155] MORTAZ E, MASJEDI MR, ALLAMEH A, et al. Inflammasome signaling in pathogenesis of lung diseases. Curr Pharm Des, 2012, 18(16):2320–2328.

[156] BIRRELL MA, ELTOM S. The role of the NLRP3 inflammasome in the pathogenesis of airway disease. Pharmacol Ther, 2011, 130(3):364–370.

[157] DORING G. The role of neutrophil elastase in chronic inflammation. Am J Respir Crit Care Med, 1994, 150(6 Pt 2):S114–S117.

[158] MORAES TJ, CHOW CW, DOWNEY GP. Proteases and lung injury. Crit Care Med, 2003, 31(4 Suppl):S189–S194.

[159] GADEK JE, PACHT ER. The interdependence of lung antioxidants and antiprotease defense in ARDS. Chest, 1996, 110(6 Suppl):273S–277S.

[160] TOLLE LB, STANDIFORD TJ. Danger-associated molecular patterns (DAMPs) in acute lung injury. J Pathol, 2013, 229(2):145–156.

[161] BALAMAYOORAN T, BALAMAYOORAN G, JEYASEELAN S. Review: Toll-like receptors and NOD-like receptors in pulmonary antibacterial immunity. Innate Immun, 2010, 16(3):201–210.

[162] ALLEGRETTI M, MORICONI A, BECCARI AR, et al. Targeting C5a: recent advances in drug discovery. Curr Med Chem, 2005, 12(2): 217–236.

[163] WARD PA. Role of complement, chemokines, and regulatory cytokines in acute lung injury. Ann N Y Acad Sci, 1996, 796:104–112.

[164] STRIETER RM, KEANE MP, BURDICK MD, et al. The role of CXCR2/CXCR2 ligands in acute lung injury. Curr Drug Targets Inflamm Allergy, 2005, 4(3):299–303.

[165] MACKAY AJ, HURST JR. COPD exacerbations: causes, prevention, and treatment. Med Clin North Am, 2012, 96(4):789–809.

[166] JACKSON DJ, SYKES A, MALLIA P, et al. Asthma exacerbations: origin, effect, and prevention. J Allergy Clin Immunol, 2011, 128(6):1165–1174.

[167] MALLIA P, JOHNSTON SL. How viral infections cause exacerbation of airway diseases. Chest, 2006, 130(4):1203–1210.

[168] SEEMUNGAL TA, WEDZICHA JA. Viral infections in obstructive airway diseases. Curr Opin Pulm Med, 2003, 9(2):111–116.

[169] HOLTZMAN MJ, BYERS DE, BENOIT LA, et al. Immune pathways for translating viral infection into chronic airway disease. Adv

Immunol, 2009, 102:245–276.

[170] CELLI BR, BARNES PJ. Exacerbations of chronic obstructive pulmonary disease. Eur Respir J, 2007, 29(6):1224–1238.

[171] TRAVES SL, PROUD D. Viral-associated exacerbations of asthma and COPD. Curr Opin Pharmacol, 2007, 7(3):252–258.

[172] CARAMORI G, ITO K, CONTOLI M, et al. Molecular mechanisms of respiratory virus-induced asthma and COPD exacerbations and pneumonia. Curr Med Chem, 2006, 13(19):2267–2290.

[173] RAYMOND T, SCHALLER M, HOGABOAM CM, et al. Toll-like receptors, Notch ligands, and cytokines drive the chronicity of lung inflammation. Proc Am Thorac Soc, 2007, 4(8):635–641.

[174] CHAUDHURI N, DOWER SK, WHYTE MK, et al. Toll-like receptors and chronic lung disease. Clin Sci (Lond), 2005, 109(2): 125–133.

[175] ZEYTUN A, CHAUDHARY A, PARDINGTON P, et al. Induction of cytokines and chemokines by Toll-like receptor signaling: strategies for control of inflammation. Crit Rev Immunol, 2010, 30(1):53–67.

[176] XAGORARI A, CHLICHLIA K. Toll-like receptors and viruses: induction of innate antiviral immune responses. Open Microbiol J, 2008, 2:49–59.

[177] THITITHANYANONT A, ENGERING A, EKCHARIYAWAT P, et al. High susceptibility of human dendritic cells to avian influenza H5N1 virus infection and protection by IFN-alpha and TLR ligands. J Immunol, 2007, 179(8):5220–5227.

[178] DIEBOLD SS, MONTOYA M, UNGER H, et al. Viral infection switches non-plasmacytoid dendritic cells into high interferon producers. Nature, 2003, 424(6946):324–328.

[179] SLUIJS KF, OBREGON C, GEISER TK, et al. Monocyte differentiation toward regulatory dendritic cells is not affected by respiratory syncytial virus-induced inflammatory mediators. Am J Respir Cell Mol Biol, 2011, 44(5): 655–664.

[180] OSHANSKY CM, KRUNKOSKY TM, BARBER J, et al. Respiratory syncytial virus proteins modulate suppressors of cytokine signaling 1 and 3 and the type I interferon response to infection by a toll-like receptor pathway. Viral Immunol, 2009, 22(3):147–161.

[181] LIU P, JAMALUDDIN M, LI K, et al. Retinoic acid-inducible gene I mediates early antiviral response and Toll-like receptor 3 expression in respiratory syncytial virus-infected airway epithelial cells. J Virol, 2007, 81(3): 1401–1411.

[182] SPANN KM, TRAN KC, CHI B, et al. Suppression of the induction of alpha, beta, and lambda interferons by the NS1 and NS2 proteins of human respiratory syncytial virus in human epithelial cells and macrophages [corrected]. J Virol, 2004, 78(8):4363–4369.

[183] TAKEUCHI O, AKIRA S. Innate immunity to virus infection. Immunol Rev, 2009, 227(1):75–86.

[184] PANG IK, IWASAKI A. Inflammasomes as mediators of immunity against influenza virus. Trends Immunol, 2011, 32(1):34–41.

[185] MCKINLEY L, ALCORN JF, PETERSON A, et al. TH17 cells mediate steroid-resistant airway inflammation and airway hyperresponsiveness in mice. J Immunol, 2008, 181(6):4089–4097.

[186] PETERSEN BC, BUDELSKY AL, BAPTIST AP, et al. Interleukin-25 induces type 2 cytokine production in a steroid-resistant interleukin-17RB+ myeloid population that exacerbates asthmatic pathology. Nat Med, 2012, 18(5): 751–758.

第 24 章

抗体介导的肺防御与体液免疫缺陷

Homer L. Twigg III

抗体介导的免疫,又称体液免疫,是宿主抵抗呼吸道病原菌的主要方式。体液免疫缺陷在人群中较为常见,却没有受到相应的重视。从呼吸道系统来看,存在体液免疫受损患者易患反复细菌性鼻窦-肺感染和支气管扩张。免疫接种能够有效抵抗呼吸道病原菌的主要作用机制也是抗体反应。本章主要内容包括 B 细胞在肺内的正常环境、抗原激发后产生的正常抗体反应、肺部体液免疫受损相关的疾病状态,以及免疫接种诱导肺部反应。

B 细胞发育概述（个体发生学）

B 淋巴细胞是体液免疫反应的主要功能细胞。抗体反应产生包括两个阶段。第一阶段为不依赖抗原的淋巴细胞增生阶段,与其他免疫细胞产生相同,骨髓中的多能干细胞经过一系列分化过程最终形成细胞表面表达 IgM 和 IgD 的成熟初始 B 细胞(图 24-1)。整个第一阶段都发生在骨髓中(在胚胎阶段第一阶段发生于肝脏),参与这一过程的重要细胞因子包括白细胞介素-7(IL-7)、ckit-配体(干细胞因子)和白细胞介素-11(IL-11)等。成熟 B 细胞于细胞表面表达 CD19、CD20、CD21 和 CD72 等细胞受体,其中 CD20 是利妥昔单克隆抗体的靶向分子,二者相互作用,常用于清除某些疾病中的 B 淋巴细胞,包括 B 细胞淋巴增生性疾病(B cell lymphoproliferative disorders)和产生病态自身抗体的自身免疫性疾病。

淋巴细胞增生阶段完成后,表达 IgM 的 B 细胞转移到不同淋巴器官,如肺内淋巴结,来等待抗原激发和免疫增生。因此,与淋巴细胞增生不同,免疫增生是抗原依赖性的,免疫增生的结果是产生了分泌抗体浆细胞和长时间存活记忆 B 细胞,其中记忆 B 细胞能够在再次暴露抗原时分泌免疫球蛋白。免疫增生过程中,淋巴细胞会进行类别转换重组(class switch recombination)和体细胞高频突变(somatic hypermutation),从而促使分泌 IgM 的前体细胞分化为分泌 IgA 和 IgG 细胞,具体细节见本章后续部分。抗原活化 T 细胞能够分泌细胞因子和细胞表面活化信号刺激 B

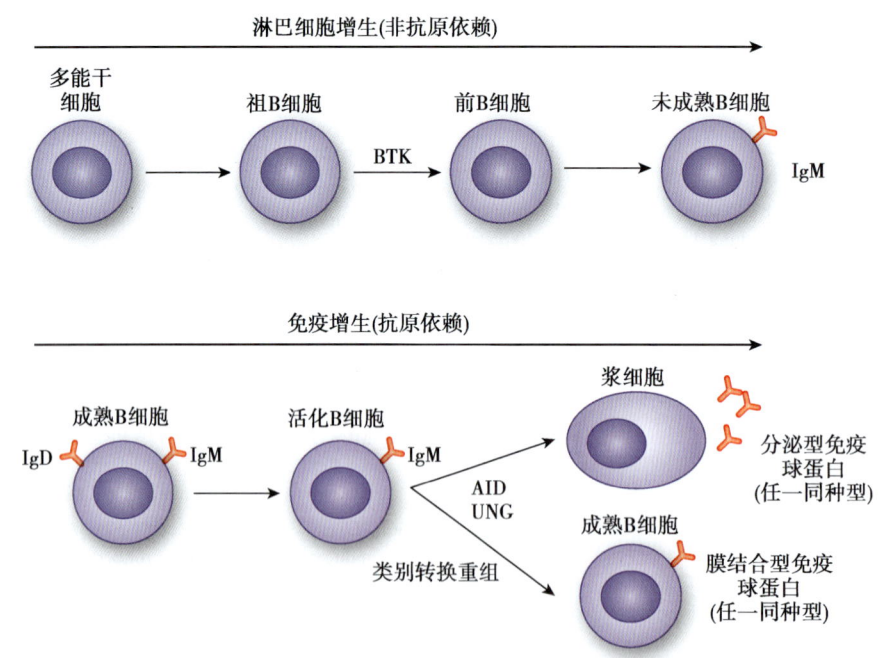

图 24-1　B 细胞发生。淋巴细胞增殖一般发生于骨髓或胚胎肝脏,是不依赖抗原的多能干细胞分化为 IgM 表达的不成熟 B 细胞后转移到淋巴组织的过程。免疫增生起始于抗原刺激(因此是抗原依赖性)最终产生分泌抗体的浆细胞和抗体表达的记忆 B 细胞。活化的 IgM 表达 B 细胞进行免疫球蛋白类别转换重组从而产生不同类别免疫球蛋白(IgG、IgA、IgE)。BTK:Bruton 酪氨酸激酶(Bruton's tyrosine kinase);AID:活化诱导胞甘脱氨酶(activation-induced cytidine deaminase);UNG:尿嘧啶糖苷酶(uracil-N-glycosylase)。

淋巴细胞免疫增生从而提高免疫增生效率,其中最主要的活化信号是通过活化 T 细胞表面 CD40L 分子与 B 淋巴细胞表面 CD40 分子结合产生的,若此信号通路缺失(CD40 或 CD40L 基因突变),B 细胞将无法进行类别转换重组,导致 IgM 分泌细胞大量积累,从而形成高免疫球蛋白 M 综合征(hyperimmunoglobulin M syndromes),详细内容见本章后续部分。

免疫球蛋白的产生及结构

本部分将重点讨论免疫球蛋白的基础结构和肺内免疫球蛋白的主要特点。

■ 基础结构

免疫球蛋白(Ig)分子是由两条相同的重链和两条相同的 κ 轻链或 λ 轻链组成。免疫球蛋白重链基因位于 14 号染色体,轻链基因中 κ 轻链基因位于 2 号染色体,而 λ 轻链基因位于 22 号染色体。免疫球蛋白重链蛋白包括可变区(variable region)和恒定区(constant region),可变区序列决定抗原和免疫球蛋白的结合,恒定区序列则负责与细胞 Fc 受体和补体结合。成熟免疫球蛋白轻链也包括可变区和恒定区,每一个可变区内包括数个高变区(hypervariable region)和骨架区(framework region),高变区是抗原结合免疫球蛋白的位点,高变区之外序列相对少变的区域则组成骨架区。

重链蛋白的可变区基因包括 3 组基因片段:V(variable)基因(易变基因)、D(diversity)基因(差异基因)和 J(junctional)基因(连结基因)。这三组基因片段需要进行序列重排才能表达重链蛋白。轻链蛋白的可变区基因包括两组基因片段——V 基因和 J 基因。这两组基因需要序列重排才能够转录有功能的蛋白。重链基因 VDJ 和轻链基因 VJ 的基因重排清除了无用 VDJ 基因序列和 DNA 非编码区或内含子序列,且随机基因片段重排能够产生大量不同的可变区基因,从而编码大量不同抗原特异性的免疫球蛋白分子。

■ 类别转换

一旦激活免疫增生,抗体同种异型转换(isotype switching)立即开始,B 细胞产生的同种型(isotype)抗体也随之发生改变。这种改变是通过重链免疫球蛋白基因的类别转换重组形成的。类别转换重组时,IgM 重链可变区基因被易位到恒定区编码 IgG、IgA 或 IgE 基因旁的转换区(switch region),这种易位既保留了抗原特异性,又产生了更多不同功能的免疫球蛋白

亚型。活化诱导胞甘脱氨酶(AID)为类别转化重组过程中一种必需的酶,也是体细胞高频突变中重要酶之一。快速增殖的活化 B 细胞可变区基因存在高概率点突变从而产生大量不同抗原亲和力抗体,这一过程称为体细胞高频突变。体细胞高频突变在一定程度上改变了 B 细胞表面 IgG 抗体结合抗原的亲和力,从而扩大了抗体多样性。表面抗体对抗原亲和力低的 B 细胞较表面抗体亲和力高(能够结合更多的抗原)的 B 细胞抗原识别信号低,这种低信号状态会诱导 B 细胞凋亡,存活率低。因而在不断筛选中,抗体亲和力不断升高,特异性也不断增强。AID 缺陷为高免疫球蛋白 M 综合征的病因之一也进一步证实了 AID 在 B 细胞分化中的重要作用。不同类型免疫球蛋白结构见图 24-2。

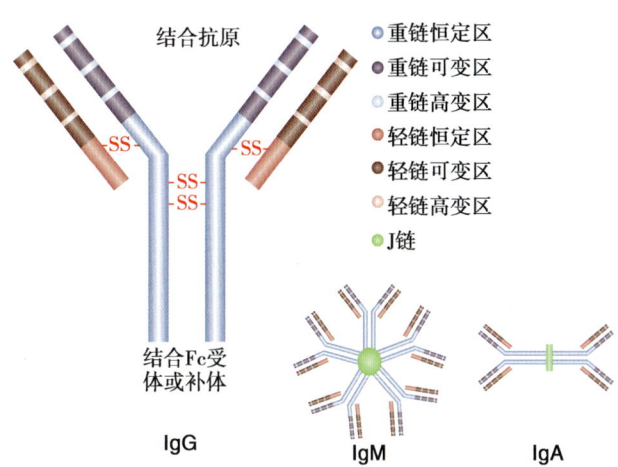

	○ 重链恒定区
结合抗原	● 重链可变区
	○ 重链高变区
	● 轻链恒定区
	● 轻链可变区
	○ 轻链高变区
	● J链

结合Fc受体或补体

IgG   IgM   IgA

图 24-2 免疫球蛋白基础结构。免疫球蛋白分子有两条相同的重链蛋白和两条相同的轻链蛋白通过二硫键连接组成。重链和轻链蛋白都包括了一个可变区和一个恒定区。每个可变区内包括数个高变区(抗原结合位点)。IgM 通常以五聚体形式存在,而 IgA 通常为二聚体形式存在。

■ 肺免疫球蛋白

肺支气管肺泡灌洗液(BALF)内含量最高的蛋白为白蛋白,其次则为免疫球蛋白。下呼吸道内免疫球蛋白亚型主要为 IgG;而上呼吸道免疫球蛋白亚型则主要为 IgA,是 IgG 的 2.5 倍。正常人 BAL 中可持续发现存在少量 IgE。

■ IgG

血液循环中存在的免疫球蛋白多数为 IgG。正常人 BAL 中 IgG 含量与血清中含量比例相同,说明在未活化状态下,多数肺内 IgG 是从血液循环中渗出而来。IgG 分子量较小(150 000D)也支持这一观点。IgG 的 4 个亚型在 BALF 中的比例和血清中的比例基本相

同。BALF 总 IgG 中 IgG_1 占 60% ~ 70%，IgG_2 占 20% ~ 25%，IgG_3 和 IgG_4 只占很少部分（<5%）。不同抗原诱导不同亚型免疫球蛋白反应，蛋白质抗原主要诱导 IgG_1 和 IgG_3 分泌，而多糖抗原则主要诱导 IgG_2 分泌。

IgG 的主要功能是调理并清除病原菌，主要作用方式为吞噬细胞吞噬或补体结合。IgG_1 和 IgG_3 与补体结合较 IgG_2 更强。抗体还能够通过与吞噬细胞表面 Fc 受体结合介导摄取。3 种主要 Fc 受体为 FcR Ⅰ、FcR Ⅱ 和 FcR Ⅲ。IgG_1 和 IgG_3 与 FcR Ⅲ 的结合力类似并且优于 IgG_2。IgG_1 与其他 Fc 受体结合力较其他 IgG 亚类更强。抗原抗体复合体与 Fc 受体结合可能是一把双刃剑。一方面能够加强病原菌吞噬，强化吞噬溶酶体的细胞内消化作用。比如，结核分枝杆菌若通过 Fc 受体被吞噬，则会被吞噬溶酶体消化杀死，若通过其他受体（如甘露糖受体）被吞噬，则会逃脱细胞内消化。另一方面，Fc 受体介导的病原菌调理作用会诱导"炎症清除"，在肺内分泌大量炎症介质，可能会破坏肺的内环境。

■ IgA

与 IgG 不同，BALF 中 IgA 与白蛋白比例较血清中的高，因此 IgA 更可能是局部产生的。IgA 存在形式包括单体和多聚体。多聚体中以二聚体常见，由两个单体及连接两个单体的 J 链组成。肺内多数 IgA 是分泌型 IgA（sIgA）二聚体，内含 J 链和分泌成分（secretory component，SC）。IgA 二聚体分子量（385 000D）较大，不支持 IgA 是通过渗出从循环系统进入肺部这一说法，且肺内 IgA 上包含的分泌成分也支持 IgA 为局部产生。

IgA 有两种亚类：IgA_1 和 IgA_2。血清 IgA 中 IgA_1 占近 80%，而 IgA_2 在黏膜免疫中起重要作用，所以分泌物 IgA 中 IgA_2 水平占近 50%。IgA 的保护机制有 3 种：第一，IgA 作为免疫屏障能够阻止微生物与黏膜表面结合；第二，IgA 自上皮细胞基底部向顶端转移可能会有效中和细胞内病原菌；第三，IgA 结合病原菌后能够被呼吸道巨噬细胞吞噬，发挥其保护作用。

■ IgM

正常人呼吸道分泌物中 IgM 含量非常低。IgM 以五聚体形式存在，分子量极大（900 000D），限制了正常情况下向肺内渗出。但由于 BAL 中 IgM 含量超出预期，说明可能存在 IgM 局部分泌。有研究证实下呼吸道炎症性疾病患者呼吸道中可检测到 IgM，此时的 IgM 多半是炎症介导渗出的。

■ IgE

正常情况下 BALF 中 IgE 含量低于 IgG、IgA 和 IgM。出现 IgE/白蛋白比值提示局部有 IgE 分泌。肥大细胞、嗜碱性粒细胞和嗜酸性粒细胞表面高度亲和 IgE 受体（FcR Ⅰ）与 IgE-抗原复合物结合能够诱发速发型超敏反应。IgE 是宿主通过嗜酸性粒细胞抵抗寄生虫的重要机制。然而，在发达国家，IgE 的肺内免疫主要是在过敏性疾病及哮喘性疾病的发病机制中发挥重要作用，哮喘或过敏的严重程度与血清 IgE 含量相关，所以制备抗 IgE 抗体，有助于治疗顽固性 IgE 相关性疾病患者。值得注意的是，IgE 与低亲和力受体（FcR Ⅱ）结合会抑制 IgE 合成并有效减少炎症。因此，IgE 也有可能作为下调免疫反应的信号之一发挥作用。

抗体分泌细胞产生所需细胞间相互作用

抗体分泌依赖于很多重要细胞间相互作用。

■ B1 和 B2 细胞

B 淋巴细胞占肺淋巴细胞数量的 1% ~ 10%。B 淋巴细胞可分为两类，一类为分泌 IgG 和其他亚类免疫球蛋白的浆细胞，另一类为再次暴露于特异性抗原后分泌免疫球蛋白的记忆 B 细胞。B 细胞进一步分为 B1 细胞和 B2 细胞亚型。B1 细胞首次是在消化道系统中被描述的，它是一种不需要 T 细胞辅助分化的 IgM^+CD5^+ 细胞。B1 细胞分布于腹腔和胸腔，常见细菌抗原刺激后在固有层进行类别转换重组，成为 IgA 分泌细胞，是黏膜中产生 IgM 和 IgA 分子对抗病原菌的重要元素。目前认为，B1 细胞在保守细菌抗原激活的固有免疫中具有重要作用。同时，因为它们能够自主分泌抗体，所以认为 B1 细胞可能与自身免疫性疾病相关。这些细胞在正常肺部难以发现。如前述，虽然 B1 细胞不需要 T 细胞辅助即可分泌抗体，但是研究表明存在 T 细胞能够扩大免疫反应。

与 B1 细胞不同，B2 细胞分化需要 T 细胞辅助。T 细胞辅助主要通过分泌细胞因子 IL-4、IL5、IL6 和 B 细胞表面 CD40 与 T 细胞表面 CD40L 信号分子结合来诱导 B2 细胞分化。T 细胞依赖性抗体反应起始于抗原呈递细胞（accessory cells，AC）摄取抗原并将抗原呈递给 T 细胞。AC 包括单核巨噬细胞（单核细胞、巨噬细胞）或树突状细胞。肺内主要抗原呈递细胞可能是黏膜下树突状细胞。B 细胞本身也能够作为 T 细胞活化的抗原呈递细胞。肺内 B 细胞表面存在 IgG 和 IgM,抗原诱导 B 细胞表面 IgG 和 IgM 交联能够部分激活 B 细胞,部分激活的 B 细胞能分泌 IL-2 受体和 MHC Ⅱ类分子,从而具有抗原呈递细胞激活 T 细胞的能力。在适当 T 细胞辅助下,B 细胞最终分化成为寿命较短的产抗体浆细胞或 CD20 及 CD27 共表达的记忆 B 细胞。其他提示 B 细胞激活和分化的分子标志包括 CD69、CD80 和 CD86。CD80 和 CD86 能够分别与 T 细胞表面 CD28 及 CTLA4 作用,增强辅助 T 细胞的增殖能力。B2 细胞激活后产生 CD38⁺CD138⁺浆细胞,分泌 IgM(初级免疫反应)或其他类型的免疫球蛋白(次级免疫反应)。

同源反应和非同源反应

活化 T 细胞能够对同源和非同源 B 细胞提供辅助作用,同源辅助 B 细胞是指 TCR-MHC Ⅱ类分子/抗原复合物途径激活辅助 T 细胞之后,辅助 T 细胞反之激活呈递特异性抗原的 B 细胞,因此具有抗原和 MHC 分子限制性。最初认为,同源反应中只有 B 细胞能够作为必需抗原呈递细胞,因为 T 细胞和 B 细胞接触这一过程是通过 MHC Ⅱ类分子/抗原复合物激活 B 细胞和通过 TCR 激活 T 细胞实现的。然而,当 T 细胞通过有别于 B 细胞的其他抗原呈递细胞或独立的非抗原呈递细胞通路(即通过固定抗 CD3)激活,T 细胞辅助则无 MHC 分子及抗原限制性(非同源),能够诱导多种 B 细胞分泌免疫球蛋白。这种现象导致抗原特异性 B 细胞和其他非特异性 B 细胞("旁观"B 细胞)被同时激活,产生多克隆抗体。之后的研究证实,旁观者效应只存在于 T 细胞高度激活和/或分化时,如受

到 IL-4 和 IL-6 刺激后。这也解释了为何 IL-6 分泌增加和非特异性高 γ 球蛋白血症在一些疾病中存在关联,如人类免疫缺陷病毒(human immunodeficiency virus,HIV)感染。另外有研究证实,旁观者效应是通过 B 细胞上 LFA-1(CD11a/CD18)及活化 T 细胞上的 ICAM-1(CD54)介导的。

细胞因子分泌

未活化 T 细胞基本不对 B 细胞提供辅助作用,受抗原刺激的 T 细胞根据能够分泌的细胞因子种类大致分为两类:Th1 和 Th2 细胞。Th1 细胞主要分泌干扰素 γ(IFN-γ)和 IL-2,主要介导细胞免疫。Th2 细胞分泌 IL-4、IL-5 和 IL-10 并促进体液免疫。辅助 B 细胞的 Th2 细胞被称为"效应"细胞。T 细胞辅助 B 细胞主要通过两种形式进行:细胞间直接接触和细胞因子分泌。抗体诱导产生过程中,T 细胞和 B 细胞必须进行直接接触,而 Th1 和 Th2 细胞与 B 细胞的接触都能够提供这一信号,不同的是二者分泌的细胞因子不同。IL-4 一般被认为是 T 细胞辅助 B 细胞增殖的早期信号分子,IL-6 则是 T 细胞辅助 B 细胞增殖并分泌抗体的晚期信号分子,而 IFH-γ 能够下调多数免疫球蛋白分泌。因此,Th2 细胞分泌的细胞因子更有助于产生免疫球蛋白,但唯一例外的是 IgG2 分泌依赖于 IFH-γ 刺激。

B 细胞及 T 细胞相互作用相关受体及 B 细胞反应下调

严格调节抗体的产生和分泌有助于在不需要时能够快速抑制抗体生成,并防止产生自身抗体(图 24-3)。

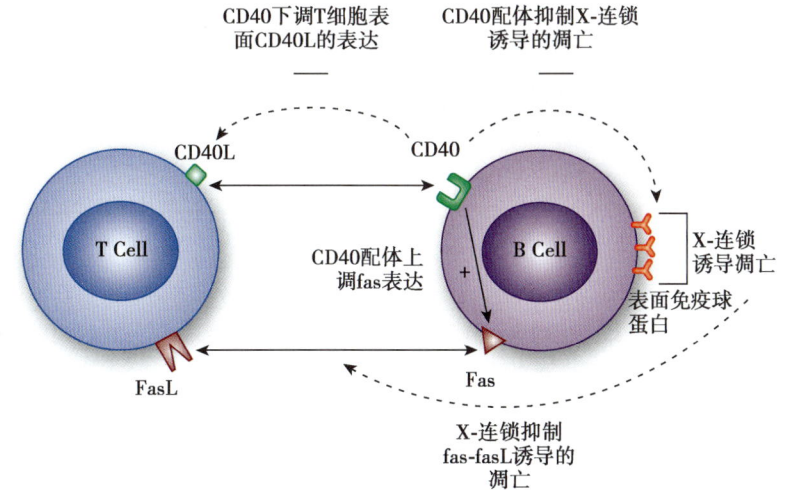

图 24-3 体液免疫反应产生时 T 细胞与 B 细胞的相互作用。T 细胞和 B 细胞之间存在多种信号分子的相互作用,根据 B 细胞表面免疫球蛋白是否交联抗体,T 细胞能够诱导 B 细胞增殖或诱导 B 细胞凋亡。

这种调节是通过 T 细胞和 B 细胞之间相互作用的信号通路进行的, CD40L 是 CD4 T 细胞活化诱导分子, 能够结合 B 细胞表面的特异性受体 CD40 传递信号。高度活化的 T 细胞能够上调 CD40L 表达, 相反 B 细胞的 CD40 能下调活化 T 细胞 CD40L 表达。CD40L 下调后, T 细胞则不能够继续激活未活化的 B 细胞, 从而抑制非同源免疫球蛋白产生。CD40 及 CD40L 结合对于同源反应同样至关重要, 因此, 若 B 细胞表面免疫球蛋白交联同时存在 CD40 及 CD40L 结合, 则 B 细胞将不会凋亡; 单纯 B 细胞表面免疫球蛋白交联能够诱导 B 细胞凋亡; 而单纯 CD40 与 CD40L 结合而无抗体交联, 则能够诱导 B 细胞表达 Fas, 且 Fas 表达不被 B 细胞因子(如 IL-2、IL-4 和 IL-10) 抑制。因此, CD40 结合 CD40L 能够刺激特异性抗原激活的 B 细胞, 同时增加未交联特异性抗原 B 细胞凋亡的敏感性, 导致抗原特异性抗体反应。

Fas/FasL 相互作用能够调节免疫反应已经得到广泛认可。激活 T 细胞能够同时上调 Fas 和 FasL 表达, 目前认为这是控制 T 细胞活化速度的机制之一。Fas/FasL 相互作用时也能调节 B 细胞反应。如前述, B 细胞经 CD40 刺激能够上调 Fas 表达, 更易结合活化 T 细胞表面 FasL 而凋亡; 而当 B 细胞同时存在 CD40 刺激及抗原诱导的细胞表面抗体交联时, 则抑制凋亡。因此在暴露病原菌时, B 细胞仍保留其产生保护性抗体的特性。

抗原暴露时肺内抗体的产生

肺部针对病原菌的免疫反应分为固有免疫和适应性免疫应答。多数进入肺泡区的病原菌能够通过固有免疫由肺泡吞噬细胞清除(吞噬作用为主要的固有免疫方式之一)。吞噬细胞在没有抗体调理情况下吞噬病原菌, 称为"无炎症清除"。此种情况下, 只有极少量炎症介质分泌, 能够极大地保护肺部结构和功能。如果吞噬作用发生过多, 则会诱发适应性免疫, B 细胞及 T 细胞相互作用产生抗原特异性免疫细胞, 并诱发体液免疫反应。在肺部, 适应性免疫反应分为 3 个阶段(图 24-4): 进入肺部的抗原经过处理被转移到局部淋巴结, 抗原被呈递到成熟淋巴细胞, 活化 T 细胞和成熟 B 细胞重新转移回到最初抗原激发的部位。肺部适应性免疫反应使得肺衬液存在抗原特异性免疫球蛋白, 增强特定吞噬细胞的效能, 如肺泡巨噬细胞和中性粒细胞。

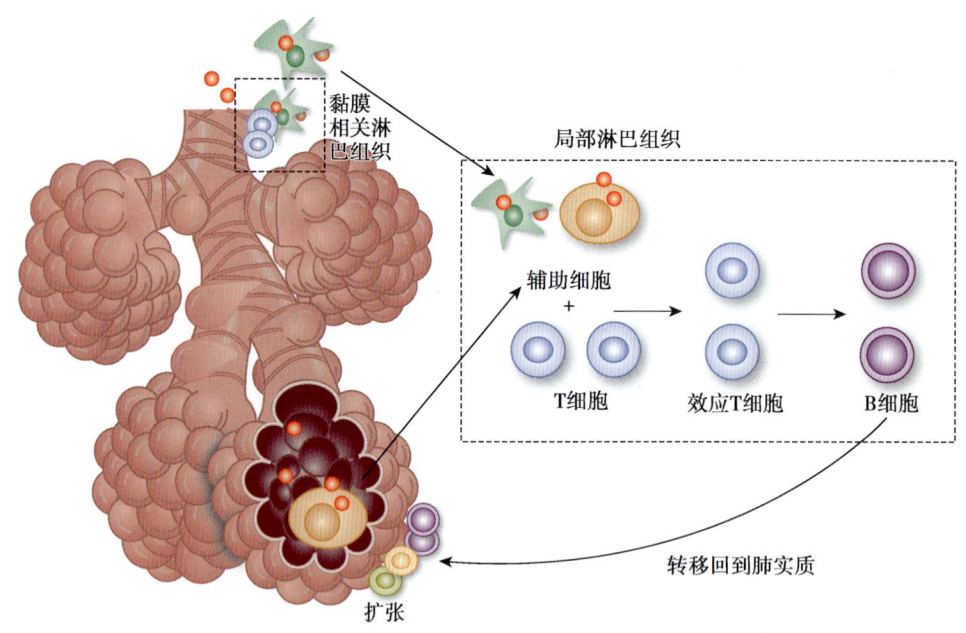

图 24-4 肺部抗原特异性免疫反应生成通路。外来抗原经抗原呈递细胞摄取后传递至局部淋巴结。局部淋巴结开始产生初始细胞和体液免疫反应。效应细胞再转移回到肺内抗原被摄取的位点。B 细胞进而分化成为分泌抗体的浆细胞和记忆 B 细胞。这个通路在黏膜相关淋巴组织中会大大缩短。

适应性免疫产生 IgG 和 IgA 的过程类似。IgA 产生的通路可能较 IgG 短很多。IgA 的产生不需要将抗原转移到局部淋巴结, 可以在黏膜下方的一种特殊淋巴组织中直接产生, 这种组织称为黏膜相关淋巴组织(mucosal-associated lymphoid tissue, MALT), 说明分泌 IgA 的浆细胞能够在局部产生, 而局部产生的 IgA 也能够直接扩散回到呼吸道。上呼吸道中的黏膜相关淋巴组织被称为鼻相关淋巴组织(nasal-associated lymphoid tissue，NALT)，见于多数动物，包括人类。下呼吸道的黏膜下淋巴组织被称为支气管相关淋巴组织(bronchus-associated lymphoid tissue，BALT)，已被证实见于小鼠呼吸道中，但在正常人类呼吸道中很难发现。有研究表明，存在 BALT 的个体通常患有肺部炎症。近期有研究引入诱导性支气管相关淋巴组织的概念(inducible bronchus-associated lymphoid tissue，iBALT)，很好地诠释了上述两种看似矛盾的现象。缺乏次级淋巴组织(脾脏、淋巴结)的小鼠感染流感病毒后能够产生强保护性的初次免疫应答 T 细胞和 B 细胞，免疫反应由黏膜下组织滤泡树突状细胞旁的 B 细胞滤泡诱导产生。因此有人认为，BALT 是黏膜下淋巴组织中抗原呈递细胞、B 细胞和 T 细胞的集结部位，只有在受到抗原激发下才能够被检测到。

一旦产抗体 B 细胞在次级淋巴组织或 MALT 中形成，这些细胞就重新转移回到病原菌入侵的位点。许多学者对淋巴细胞转移回黏膜这一过程进行了深入研究，目前认为这个过程分为四个阶段。第一阶段为黏附，淋巴细胞上 L-选择素(selectin)与内皮细胞上的地址素(addressins)作用来减慢淋巴细胞在毛细血管内流动。在 NALT，与选择素作用的内皮受体为 PNAd，在肺中则是 ICAM-1。黏附后淋巴细胞在驱化因子及其受体介导下发生活化，同时 LFA-1 与 ICAM-1 结合和 $\alpha_4\beta_7$ 整合素与 MADCAM-1 结合加强了淋巴细胞对于内皮细胞的黏附作用。最后，在上述诸多受体-配体作用下，淋巴细胞从血管渗出。

上述过程最终结果为初始感染部位聚集大量分泌抗体的浆细胞，一旦入侵病原菌被清除，浆细胞则会消失，并被替换成为记忆 B 细胞。正常肺部中大部分 B 细胞是成熟的记忆 B 细胞，这也说明肺内存在大量记忆 T 细胞，而且肺部能够快速对抗原产生免疫反应。正常个体存在分泌 IgG、IgM 和 IgA 的 B 细胞，然而肺泡灌洗液中生产免疫球蛋白的细胞数和免疫球蛋白水平只呈现弱相关性。不吸烟群体肺泡灌洗液中的 IgG 与血清中比例相同，故可以推测肺内大部分 IgG 是源于血浆中渗透而来。以上两种现象能充分说明在正常状态下肺内主要为记忆 B 细胞，局部极少产生抗体，而一旦受到抗原刺激，局部抗体水平即开始增加。在肺炎链球菌感染后，肺泡灌洗液中特异性抗体与总抗体的比值升高也证明了在相应刺激后抗体能够在肺局部产生。

体液免疫缺陷和肺部疾病

无论是抗体数量还是质量的缺陷都可能会导致

体液免疫相关疾病从而导致相关肺部疾病。除此之外，肺部疾病也被认为与自身抗体产生有一定关系。

■ 简介

总体来说，体液免疫缺陷能够使个体更易患细菌感染，包括反复发作鼻窦炎、支气管炎、肺炎、中耳炎，甚至脑膜炎。体液免疫缺陷患者尤其易感染有荚膜包裹微生物，如流感嗜血杆菌(*Haemophilus influenzae*)、肺炎链球菌(*treptococcus pneumoniae*)、金黄色葡萄球菌(*Staphylococcus aureus*)和奈瑟菌(*Neisseria*)。而反复感染则可能会诱发一些慢性疾病，如支气管扩张和阻塞性肺疾病。抗体缺陷分为数量缺陷(明显减少或缺失)和质量缺陷(抗原特异性低和(或)调理功能弱)。除此之外，对宿主本身作用的抗体也能够导致自身免疫性疾病。图 24-5 显示了一些已知导致免疫球蛋白缺陷的分子机制。下文大多数选择性免疫球蛋白缺陷的原因还处于未知阶段。

■ 数量缺陷

IgA 缺乏症(IgA deficiency)是人类免疫缺陷疾病中最常见的一种，发病率约为 1/500。IgA 缺乏症的主要表现为血清 IgA 低于 5mg/dL，且其他种类免疫球蛋白含量正常。IgA 缺乏症患者同时易合并哮喘，IgE 介导的过敏性疾病和自身免疫性疾病。约 1/3 的 IgA 缺乏症患者会发展为反复发作的鼻窦、肺、胃肠道感染，感染细菌则通常为荚膜包裹性细菌。若不合并相关性 IgG 亚类缺陷，一般不会导致结构性肺疾病，此类患者一般不需要免疫球蛋白替代治疗。若 IgA 和 IgG 亚类同时出现缺陷，则患者需要相应的免疫球蛋白注射治疗。然而 IgA 缺乏症患者注射血液制品包括免疫球蛋白有很高的过敏风险，因为高达 60% 患者体内会存在抗 IgA 的 IgG 抗体。因此，给 IgA 和 IgG 亚类同时出现缺陷患者注射免疫球蛋白时，应当选用低 IgA 的免疫球蛋白。

与 IgA 缺乏症不同，IgG 亚类缺陷患者，无论是否并发 IgA 缺乏症，通常都表现为鼻窦和呼吸道系统感染反复发作，致病菌通常为荚膜包裹的微生物。IgG_1 缺乏最为常见，也经常并发 IgG_2 和 IgG_3 缺乏。与 IgA 缺陷患者不同，IgG 亚类缺陷能够诱发慢性支气管扩张，对不明原因反复感染出现结构性肺疾病的患者，标准诊断流程应包括检测免疫球蛋白水平来分析感染原因。IgG_2 缺乏患者对多糖抗原的免疫反应存在缺陷，因此标准多糖肺炎链球菌免疫接种对此类患者效用很低。当 IgG 亚类缺陷合并 IgA 缺乏时，相关肺疾病较单一免疫球蛋白缺陷更为严重。

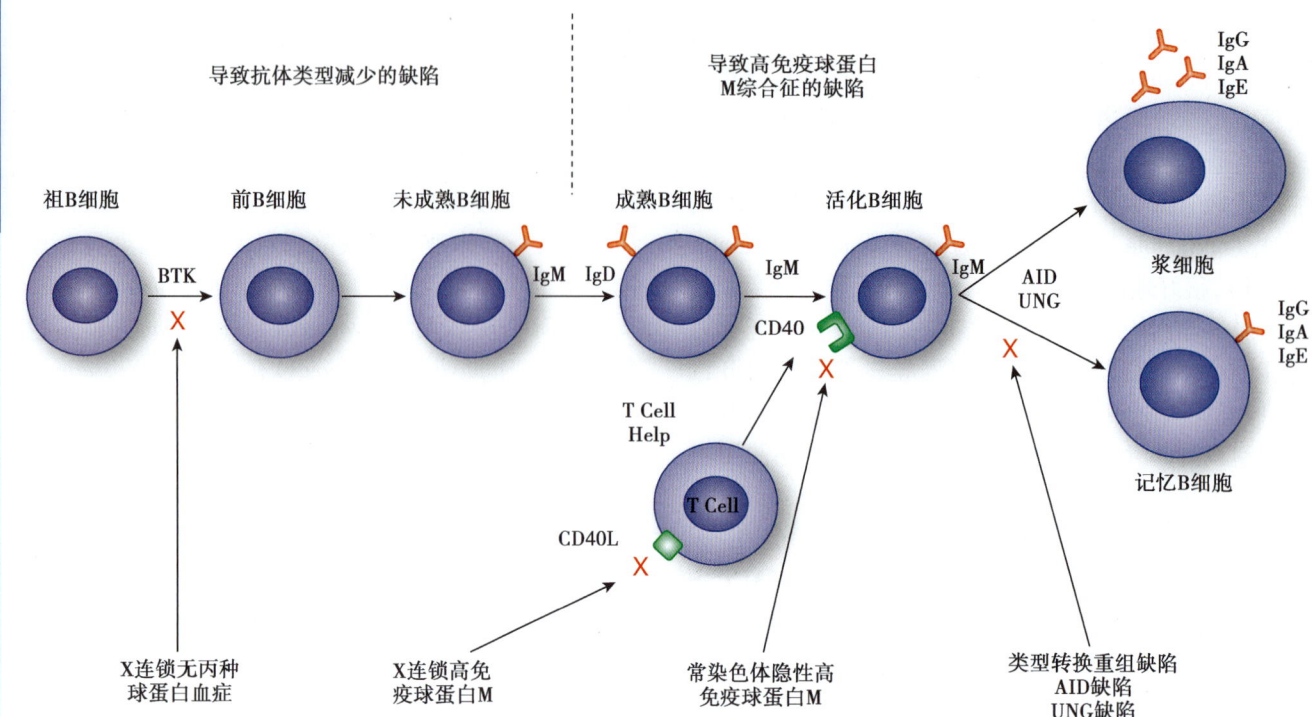

导致抗体类型减少的缺陷　　　　导致高免疫球蛋白M综合征的缺陷

祖B细胞　　前B细胞　　未成熟B细胞　　成熟B细胞　　活化B细胞　　浆细胞　　记忆B细胞

X连锁无丙种球蛋白血症　　X连锁高免疫球蛋白M　　常染色体隐性高免疫球蛋白M　　类型转换重组缺陷　AID缺陷　UNG缺陷

图24-5　导致免疫球蛋白缺陷的分子缺陷。在成熟B细胞阶段之后发生的缺陷多导致高免疫球蛋白M综合征,而在此阶段之前的缺陷多导致全部免疫球蛋白类型的缺失。BTK:Bruton酪氨酸蛋白激酶(Bruton's tyrosine kinase);AID:活化诱导胞苷脱氨酶(activation-induced cytidine deaminase);UNG:尿嘧啶糖苷酶(uracil-N-glycosylase)。

多种免疫球蛋白缺陷导致的疾病更加严重。此种类别疾病中,最为常见的是普通变异型免疫缺陷病(common variable immunodeficiency,CVID)。CVID发病率约为1/25 000,主要表现为低免疫球蛋白血症,抗原特异性抗体反应降低,反复发作鼻窦肺感染,通常导致慢性肺疾病。IgG一般低于300mg/dL,同时合并IgA和IgM水平降低;某些常见抗原(破伤风类毒素及肺炎链球菌)的特异性抗体水平低;可能出现细胞免疫缺陷,主要表现为CD4:CD8淋巴细胞比例正常或降低,淋巴细胞减少,因此患者除荚膜包裹类细菌感染外,经常会出现T细胞缺陷相关的感染(真菌、分枝杆菌);强效分裂素诱导的B细胞和T细胞增殖通路受损,因此CVID被认为是T细胞辅助缺陷或B细胞本身缺陷而导致的B细胞无法正常实现最后分化的结果。CVID患者免疫反应及免疫监控缺陷,可能与此类患者自身免疫性疾病、肿瘤和胃肠道吸收障碍的发病率增加有关。

X连锁无丙种球蛋白血症(X-linked agammaglobulinemia,又称Bruton's agammaglobulinemia)患者缺乏早期淋巴细胞增生的重要作用酶Bruton酪氨酸激酶(Bruton's tyrosine kinase,BTK),无法产生任何一种类型的免疫球蛋白。此病患者幼年即会出现反复发作的中耳、鼻窦、肺部、关节、骨和中枢神经系统感染。

几乎所有患者最后都出现慢性肺疾病,包括支气管扩张、肺纤维化和肺动脉高压。IgG含量一般低于200mg/dL,其他免疫球蛋白亚类可能缺如。与CVID不同的是,此类患者的淋巴组织发育不良。

高免疫球蛋白M综合征是表现为IgG、IgA和IgE浓度降低,IgM浓度正常或升高的一组疾病,其病因为分泌IgM的B细胞无法进行类别转换重组。其中,最常见的疾病为X连锁高免疫球蛋白M综合征,病因为T细胞辅助的共刺激分子CD40L表达缺失。B细胞表面的CD40缺失导致高免疫球蛋白M综合征也有少量报道。上述任何一种疾病患者的T细胞依赖性抗体产生都存在严重缺陷。其他高免疫球蛋白M疾病病因可能为一些类别转换重组中必需酶发生基因突变,如AID及UNG基因突变。

免疫球蛋白替代治疗能够预防反复感染并减轻IgG缺乏症的一些长期后遗症。在判断是否需要进行治疗时,标准应该是能否生成特定抗体而非低IgG水平(或低IgG亚类水平)。当怀疑免疫球蛋白缺乏时,应检测IgG、IgA和IgM总浓度及IgG亚类浓度;检测淋巴细胞表型确定是否存在T细胞和B细胞数量减少;若抗体滴度降低,则应继续检测某些常见特异性抗体滴度,如破伤风类毒素及肺炎链球菌抗体滴度。破伤风类毒素抗体代表机体对蛋白抗原的反应能力,而肺炎链球菌抗体代表机体对多糖抗原的反应能力。若特异性抗体滴度低，则患者须接受破伤风或者肺炎链球菌疫苗接种，并在 4 周后再次测定抗体滴度，若抗体滴度无法升高至"保护"范围则证明免疫球蛋白缺陷确实存在，并需要进行免疫球蛋白替代治疗。免疫球蛋白制品有数种，若 IgA 缺乏，则应选用低 IgA 制剂来避免过敏风险。一般免疫球蛋白剂量为 400mg/kg 一支，1 次/月，治疗目标为下一次注射免疫球蛋白前免疫球蛋白低谷水平为 500mg/dL。

■ 质量缺陷

肺内抗体一旦产生，则必须能够有效清除入侵病原菌，但仅有很强的抗体反应还是不够的。以下几种疾病多是由抗体功能低下导致。

20 世纪 80 年代，临床首次发现选择性抗体缺陷伴免疫球蛋白正常（selective antibody deficiency with normal immunoglobulins，SADNI），主要表现为针对多糖抗原的抗体反应低下，而 IgG、IgG 亚类、IgM 和 IgA 浓度均正常。很多之前发现的免疫缺陷疾病也存在针对多糖抗原的抗体反应低下，然而 SADNI 是只存在此种症状的疾病。SADNI 是年龄较大儿童和成人中最常见的免疫缺陷性疾病之一，发病率为 5% ~ 10%，表现为反复发作的鼻窦肺感染。与其他免疫球蛋白缺陷相同，此病患者合并过敏性疾病概率较高。SADNI 诊断为排除性诊断，IgG、IgG 亚类、IgM 和 IgA 浓度需处在正常水平；为证明多糖抗原无法诱发免疫反应，需首先测定基础肺炎链球菌抗体滴度，之后注射 23 价多糖肺炎链球菌疫苗，4 周后再次测定肺炎链球菌抗体滴度，70% 正常人的血清型检测抗体滴度不低于 1.3μg/mL。某些患者对免疫接种抗体反应正常，但之后 6 个月会出现抗体滴度骤降，亦诊断为 SADNI。之所以要区分开 SADNI 和其他类型的免疫缺陷是因为其治疗手段不同。SADNI 患者应该注射 13 价共轭肺炎链球菌疫苗。13 价共轭肺炎链球菌疫苗内含有多糖抗原及一种蛋白质载体半抗原，所以提升了此种免疫接种的免疫原性。与其他体液免疫缺乏患者不同，只有少数 SADNI 患者需要进行免疫球蛋白替代治疗。

HIV 病毒感染能够造成细胞免疫严重受损广为人知，事实上，HIV 感染也会导致抗体缺乏。AIDS 患者一年内出现两次细菌感染性肺炎很常见。HIV 感染主要表现为肺泡内肺炎链球菌特异性抗体和总抗体数量增加，且患者普遍存在肺炎链球菌感染性疾病。感染 HIV 病毒的马拉维人为感染肺炎链球菌概率极高的一个群体，其肺泡灌洗液中肺炎链球菌特异性 IgG 的含量为非 HIV 感染个体的 4 倍；荚膜特异性 IgG 水平在近期患肺炎链球菌性疾病的 HIV 感染患者组别中最高，说明尽管 HIV 感染患者体内可发生多克隆 IgG 反应，还存在适当的免疫反应，但是 HIV 感染患者较正常人体内由肺泡灌洗液提纯的 IgG 结合肺炎链球菌能力有所降低。其他研究也显示，HIV 感染患者免疫球蛋白的调理功能受损，其中包括针对肺炎链球的调理作用。因此，HIV 感染患者肺泡内存在无功能的肺炎链球菌抗体，此现象发生的具体原因还未可知，可能与 HIV 患者体内 IgG 结构异常或抗原反应多样性降低有关（如 HIV 感染患者只针对几种肺炎链球菌抗原产生抗体，而正常人产生的抗体更具多样）。这些发现进一步证明，检测宿主针对自然感染或接种免疫疫苗所产生的免疫反应不应该仅依靠抗体的浓度，而应该找到更好的相关方法。

■ 肺疾病相关自身抗体

自身抗体相关的肺部疾病有很多种，通常此类患者患有血管炎如 Goodpasteur 综合征（Goodpasteur's syndrome）或肉芽肿性血管炎［又称韦格纳肉芽肿（Wegener granulomatosis）］和其他结缔组织病。这些疾病相关知识超出了本章范畴，但现阶段自身抗体在一些常见肺部疾病中的作用越来越受到关注。

慢性阻塞性肺疾病（COPD）近来被认为可能是自身免疫病之一。COPD 患者肺内弹性蛋白自身抗体、细胞角蛋白自身抗体和抗上皮细胞及内皮细胞自身抗体滴度升高。肺气肿患者支气管壁及周围软组织内发现由 B 细胞、滤泡树突状细胞和毗邻 T 细胞组成的淋巴滤泡证明肺内局部能够产生一些自身抗体。研究表明，这些部位的 B 细胞特异性种类有限（寡克隆），进一步证明了自身抗体是局部产生的。而肺气肿患者肺内免疫复合体和 C3 沉积也进一步证明了这些自身抗体可能具有致病性。小鼠动物模型证明，吸烟能够诱发抗针对细胞外基质蛋白产生自身抗体，将抗内皮细胞抗体注射到大鼠体内能够反过来导致肺气肿发生。这些都证明免疫抑制性药物可能对 COPD 患者有效。事实上，静脉注射或吸入糖皮质激素能够减少 COPD 患者肺部淋巴样增生，而呼吸道内 B 细胞减少的利弊取决于 B 细胞分泌的抗体为损害性自身抗体，还是发挥保护性抗微生物功效。

肺纤维化（pulmonary fibrosis）是另一种可能由自身抗体引起的肺部疾病。肺纤维化现有的发病机制为肺上皮细胞或微血管损伤导致过度炎症反应和纤维化反应。大量文章都关注肺内炎症反应和纤维化反应，而很少有研究关注引起炎症反应及纤维化反应的诱因。结缔组织病相关的肺纤维化患者体内有大量自身抗体产生,包括抗-SSA 抗体、抗 RNP 抗体和抗 Jo-1 抗体。特发性肺纤维化(idiopathic pulmonary fibrosis,IPF)的致病因素是否同样是自身抗体,还未可知。早期研究表明,IPF 患者肺内 IgG 含量升高,高达 30%IPF 患者体内能够检测到抗核抗体或类风湿因子却无其他自身免疫性疾病的症状,很多 IPF 患者体内还能够检测到抗磷脂抗体及抗内皮细胞抗体,81%IPF 患者体内能够检测到抗胶原蛋白抗体,IPF 患者体内亦常可检测到抗细胞角蛋白抗体,而 IPF 患者预后则与热休克蛋白 70 抗体相关,热休克蛋白 70 阳性者预后较差。综合上述多种证据,体液免疫缺陷可能是肺纤维化疾病的致病因素之一。

体液免疫失调在肺移植排异反应(transplant rejection)中也起到重要的作用。移植排异主要表现为支气管肺泡灌洗液中 IgG_2 上调,使得支气管肺泡灌洗液中 IgG_2/IgG_1 比例大于 1,而血清中比例正常,这种表现也提示了排异患者肺内局部分泌 IgG_2。肺排异时会产生肺内病理改变,造成闭塞性细支气管炎(obliterative bronchiolitis)。研究显示,这些病变区域存在大量产 IgG_2 B 细胞,此发现进一步证明了上述推论。后续动物模型和人体研究表明激发肺移植排异中抗体反应的主要抗原为胶原蛋白 V 和 k-α 微管蛋白,而在循环系统内检测到抗胶原蛋白 V 抗体则预示移植后发生原发性移植功能不全(primary graft dysfunction)。利妥昔单抗或静脉内注射免疫球蛋白疗法能够减轻闭塞性细支气管炎综合征症状,并降低体内自身抗体浓度。以上研究证实了自身抗体可能与肺移植排异有关。目前认为,移植过程中缺血性损害暴露了正常情况下被隐藏的胶原蛋白 V 抗原决定簇,导致自身免疫反应,发生肺移植排异。近期研究发现,闭塞性细支气管炎损伤部位胶原蛋白 V 表达上调,而肺移植排异患者肺内存在胶原蛋白 V 抗体,进一步支持了这一假说。

免疫接种诱导肺抗体反应

常见病原菌免疫接种诱发的肺部抗体反应在疾病预防中起重要作用。

■ 系统性免疫接种及黏膜免疫接种

针对肺内病原菌免疫接种是常见的能够有效抵抗多种疾病的预防方式,然而免疫接种的有效作用机制还不是非常明了。理论上,IgA 及 IgG 均能在免疫接种注射后起到保护性作用。存在病原菌特异性 IgA 抗体能够通过限制病原菌与呼吸道上皮细胞黏附,降低呼吸道细菌定植。细菌在呼吸道定植通常是诱发细菌性肺炎的首要因素,因此减少细菌定植能够降低肺炎的发生率。在病原菌到达肺泡腔时,IgG 能调理病原菌被吞噬细胞吞噬。因此,IgG 和 IgA 同时产生是抵抗细菌感染最有效的免疫反应。尽管如此,免疫接种的不同形式却影响着免疫反应类型。通常系统性接种蛋白抗原能够引起 IgG 在循环系统中产生后扩散到上皮衬液层,而黏膜接种抗原则会导致接种局部产生大量 IgA。

尽管局部抗体产生对于肺部抵抗病原菌有着重要作用,系统免疫接种(标准免疫接种方式)后呼吸道内体液免疫反应相关数据并不多。黏膜免疫的相关研究数据目前主要来源于动物模型。肺支原体(Mycoplasma pulmonis)黏膜免疫模型中,抗原沉积的位点在很大程度上能够影响抗体反应和继发的保护性免疫反应。鼻黏膜接种抗原后,鼻黏膜下 IgA 抗体分泌细胞增多,且鼻腔灌洗液中支原体特异性 IgA 抗体增多,肺内只见少量 IgA 抗体分泌细胞和支原体特异性 IgA 抗体产生。若在鼻黏膜和肺内同时接种抗原,则能够使鼻和肺内 IgA 抗体分泌细胞和支原体特异性 IgA 抗体增多。鼻疫苗接种和鼻-肺疫苗接种可在循环系统内诱导等量抗原特异性 IgA 和 IgG 产生。在试验性接种支原体后,IgG 和 IgA 免疫反应都能够显著降低支原体在鼻内种植。然而,接受鼻-肺免疫接种动物的肺内微生物明显少于只接受鼻内免疫接种的动物,因此证明,就抵抗肺内病原菌的效力而言,循环系统抗体效力低于局部产生的抗体。

另一种针对肺部病原菌卡他莫拉菌(Moraxella catarrhalis)的动物免疫模型研究了鼻内和皮下抗原接种后特异性抗体的产生位点和保护作用。鼻内接种卡他莫拉菌表面蛋白能够导致鼻腔灌洗液和肺泡灌洗液中抗原特异性 IgA 和 IgG 浓度升高,IgA 浓度在鼻腔和肺泡内浓度都远高于 IgG,且 IgA 在鼻腔灌洗液和肺泡灌洗液的浓度显著高于血清浓度,而 IgG 的血清浓度均高于两种黏膜灌洗液中的浓度。鼻内抗原接种活卡他莫拉菌后,免疫系统清除细菌效率显著升高。与预想的相同,皮下接种相同疫苗产生的抗原特异性 IgG 远高于 IgA,肺泡灌洗液中莫拉菌特异性 IgG 浓度几乎是鼻腔灌洗液浓度的 20 倍。皮下免疫接种能够诱导较强的系统性 IgG 反应,但是不能够诱导血清、肺泡灌洗液或鼻腔灌洗液中抗原特异性 IgA 产生。

值得关注的是,尽管皮下免疫注射能够诱发更加强烈的系统性和肺内 IgG 免疫反应,但是鼻内接种微生物更有助于细菌清除。这些数据都进一步支持系统性免疫接种能够诱导系统性抗原特异性 IgG 产生,并能够被动扩散到肺表皮衬液层,然而局部产生的 IgA 抗体才是抵抗细菌感染强有力的保护机制。

有的研究对比了小鼠模型中鼻内及肌内接种多糖肺炎链球菌免疫接种的效力。鼻内免疫接种注射伴随 IL-12 摄入(上调 IF-γ)能够上调血清抗肺炎链球菌 IgG$_2$ 产生,与 IF-γ 能够刺激 IgG2 的产生理论一致,且能够上调支气管肺泡灌洗液中肺炎链球菌特异性 IgA。血清抗体主要作用是调理吞噬作用。其中,肌内免疫接种较鼻内免疫接种可以更有效抵抗肺炎链球菌腹膜腔内感染模型,然而尽管肌内免疫接种能够诱导更多血清 IgG 产生,鼻内免疫接种较肌内注射免疫接种能够更有效降低鼻咽内细菌种植。最后,IgA 基因敲除小鼠也证明了免疫接种及鼻腔内抗原刺激后,IgA 是降低肺炎链球菌定植的重要因素。这些结果再次强调系统性免疫能够更加有效针对系统性刺激产生保护作用,而黏膜免疫能够更加有效地针对黏膜刺激产生保护作用。

人体内免疫接种后肺内反应的相关研究非常有限。其中之一对比了口腔及鼻腔霍乱毒素 B 亚单位免疫接种。鼻内免疫接种诱导特异性 IgA 抗体在肺泡灌洗液中升高 5 倍,而口腔免疫接种则未见明显特异性 IgA 相关反应。鼻内免疫接种的个体中,特异性 IgG 抗体浓度在肺泡灌洗液中升高了 8 倍,而目前认为这些抗体可能是源自血清渗出,而非局部产生。一些研究对比了儿童接受系统性免疫接种后循环系统及唾液中肺炎链球菌特异性抗体滴度:婴儿出生后 2、4、6、15 个月接受 7 价共轭肺炎链球菌免疫接种,在 7 个月时血浆 IgG 反应明显,而此时唾液中 IgG 及 IgA 的浓度却最低,并且只有在第 15 个月强化免疫接种后才会出现。还有其他研究表明,唾液中 IgG 来自血清,而 IgA 则为局部产生。同一研究团队证明,在 4~5 岁时,唾液中仍可检测到抗肺炎链球菌 IgA(尤其是 IgA1)。但接受免疫接种和未接受免疫接种的 4~5 岁儿童肺炎链球菌特异性抗体的滴度无显著性差异,说明自然暴露同样能够诱导发生黏膜免疫。有研究证明,肺炎链球菌多糖免疫接种同样也能够上调成人唾液中的肺炎链球菌特异性 IgG 和 IgA。其他研究显示,尽管不存在免疫相关性,肺炎链球菌系统性免疫接种能够降低鼻咽内疫苗同种血清型肺炎链球菌的携带率。

总体来说,系统性免疫接种主要诱导 IgG 反应,而黏膜免疫接种主要诱导 IgA 反应(图 24-6)。尽管系统性免疫接种能够刺激肺局部产生 IgA,但还是抗原直接进入呼吸道刺激产生的黏膜免疫反应最强。鼻内和吸入性免疫接种能够潜在改善局部免疫,同时在较少抗原激发时能产生大量抗体。流感病毒疫苗为灭活的流感病毒颗粒,鼻内吸入流感疫苗的安全试验证实能够刺激产生大量血清特异性 IgG 和鼻灌洗液中特异性 IgA。与之相似的是,吸入性麻疹疫苗也能够在大多数儿童体内诱导出现免疫反应(血清检测麻疹特异性的 IgG 证实能够诱导免疫反应)。

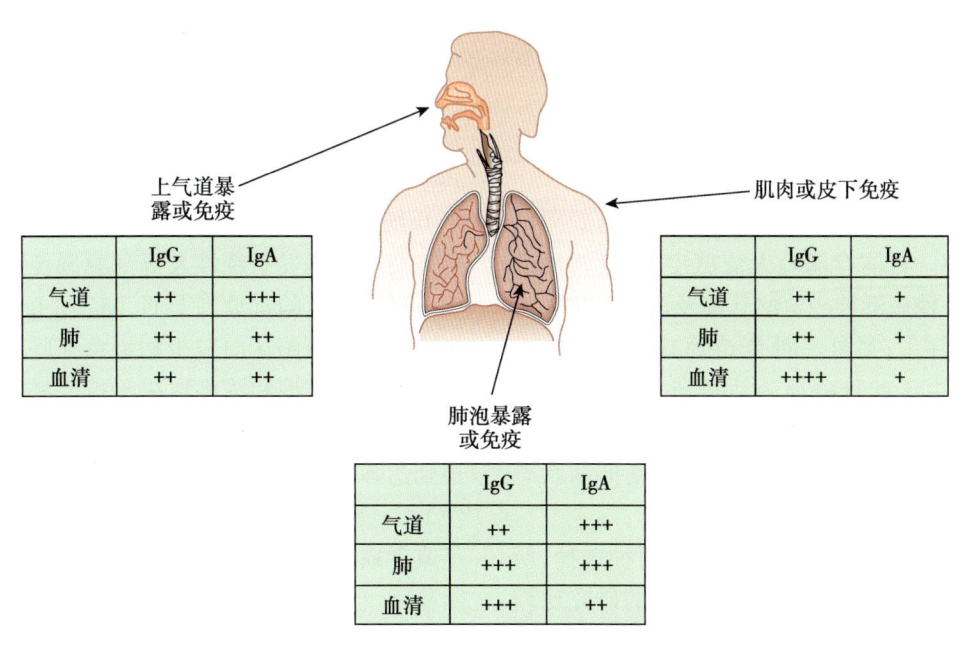

上气道暴露或免疫

	IgG	IgA
气道	++	+++
肺	++	++
血清	++	++

肌肉或皮下免疫

	IgG	IgA
气道	++	+
肺	++	+
血清	++++	+

肺泡暴露或免疫

	IgG	IgA
气道	++	+++
肺	+++	+++
血清	+++	++

图 24-6　上呼吸道、下呼吸道及系统性直接或通过疫苗接种暴露于病原菌时 IgG 及 IgA 的浓度。

■ 肺炎链球菌疾病预防接种

目前存在两种肺炎链球菌疾病疫苗：23价肺炎链球菌多糖疫苗（23-valent pneumococcal polysaccharide vaccine，23-PPV）及13价肺炎链球菌共轭疫苗。因为共轭疫苗内含有蛋白质与多糖相连，抗原性更强，理论上能够诱导T细胞来辅助抗体分泌。23-PPV是由90种肺炎链球菌血清型中选取23种血清型的荚膜多糖组成。根据血清型间的免疫交叉反应和肺炎链球菌疾病的流行病学，若此疫苗内抗原免疫原性适当，在世界范围内应该对90%以上的暴发事件有效。

肺炎链球菌疫苗已被证明能够有效降低肺炎链球菌相关疾病的发病率及病死率。然而疫苗影响呼吸道相关抗体浓度的文章还很少。多数肺炎链球菌疫苗诱发免疫反应的研究大多关注血清及唾液中的抗体滴度，只有少数研究尝试分析疫苗诱发的肺内反应。一项研究发现，系统免疫接种共轭肺炎链球菌疫苗后1个月和6个月时，肺泡灌洗液IgG对肺炎链球菌的调理作用无显著性差别。另外一个研究比较了肌内注射和吸入23价疫苗的区别，分别采集两组人群疫苗接种后1个月时的肺泡灌洗液并进行分析。肌内注射能够显著提升肺泡灌洗液中肺炎链球菌特异性IgG滴度，且提高血清内肺炎链球菌特异性IgA_1滴度，但不影响肺泡灌洗液内IgA_1滴度。以上现象支持IgA局部产生需要在黏膜局部接受抗原刺激这一学说，然而吸入疫苗个体却未见任何血清中或肺泡灌洗液中抗体滴度发生变化。另外两个研究发现，吸入肺炎链球菌疫苗能够诱发系统性IgG轻度反应。后两项研究没有进行肺内相关检测。因此现有证据说明，抵抗肺炎链球菌的有效免疫反应，更需要系统性免疫接种（肌内注射）。

■ 流感病毒预防接种

与肺炎链球菌疫苗类似，流感疫苗能够有效降低发病率及病死率。目前有两种人流感疫苗：最常见的三价疫苗含有3株病毒神经氨酸苷酶及血球凝集素抗原，通常为肌内注射；另外一种疫苗为减毒活疫苗且多为鼻内接种，由于此种疫苗为活疫苗，因此不能给免疫不成熟或免疫受损个体接种。因此，第二种鼻内接种疫苗的受者为2~49岁现无潜在免疫抑制状态（包括妊娠）个体。

因为流感疫苗存在系统及鼻部接种两种选择，所以接种此种疫苗后，对肺部免疫反应相关的研究比较多。有研究对比儿童肌内注射灭活流感疫苗和鼻内接种减毒活疫苗后的初始免疫反应，结果证明鼻内接

种减毒活疫苗能够诱发长期保护性抗体浓度升高。鼻分泌型IgA几乎只存在于鼻内免疫接种的个体，鼻IgG在鼻内预防接种及肌内注射疫苗个体中均能发现。总体来说，多个研究证明三价疫苗系统性接种能够诱发强IgG反应，但极少产生黏膜流感特异性IgA。而减毒活疫苗鼻内接种则能够诱发强黏膜IgA反应，因活疫苗能够诱发轻微感染，鼻内接种还能够诱发特异性细胞免疫反应（杀伤性T细胞）。尽管两种疫苗存在较大差异，但它们均能有效降低发病率及病死率。

近期疫苗接种策略的发展方向是加强人群免疫策略，并给予抗体反应弱者免疫原性强的疫苗。在一项临床对照实验中发现，65岁以上个体（对疫苗反应弱的群组）对高剂量三价流感疫苗较正常剂量疫苗免疫原性强。而共轭疫苗同样能够增强免疫反应。人体应用共轭疫苗MF59能够改善使用三价疫苗的个体免疫反应。另外一种新型疫苗的尝试方向为靶向流感病毒更保守的抗原区域，从而避免一年一次注射流感疫苗。然而，很多保守区抗原免疫原性较差，这就需要应用新的载体转运方式诱发广泛免疫反应。一项动物研究显示，核蛋白壳和基质蛋白都不具有免疫原性，却在加入佐剂番木瓜花叶病毒（papaya mosaic virus）包裹的纳米颗粒时，可以诱导产生保护性抗体。近期正有人利用动物研究探索腺病毒载体是否能够改变保守区流感疫苗的免疫原性。因此，近期疫苗研究的发展导向是研发覆盖更广的抗原谱，同时诱导体液免疫和细胞免疫，能够在世界范围内提供长时效高抵抗病原菌的新型流感疫苗。

总结

体液免疫反应是宿主抵抗细菌的重要免疫方式。暴露病原菌后，呼吸道内的抗体反应能够通过两种方式生成，若之前暴露于此种抗原，则通过激活局部记忆B细胞快速产生抗体；若之前未暴露于此种抗原，则需要同时诱发系统性及局部黏膜免疫，此种方式较前者慢。产生的抗原特异性IgG和IgA共同作用，可清除入侵病原菌从而减少病原菌在呼吸道上皮定植。抗体产生的类型和浓度取决于抗原暴露位点，抗原暴露于上呼吸道主要诱发IgA反应，若抗原通过上呼吸道到达肺部则会诱发系统反应，包括增加病原菌特异性IgG。肺部有效的抗体反应非常重要，抗体产生不足或者缺陷会导致相关疾病高发病率。同时，证据不断显示，自身免疫抗体可能在很多常见肺部疾病中起重要作用。最后，抗呼吸道病原菌免疫接种依赖于完好的体液免疫系统，系统性免疫接种能够有效产生系

统性 IgG 反应和部分黏膜 IgA 反应，但可能较黏膜表面免疫接种效率低。原因是黏膜免疫接种能够在局部和系统诱导产生大量 IgA 和 IgG，这与抗原局部产生和疫苗接种部位相关。未来的研究方向可以考虑关注细菌激发后肺体液免疫反应，并优化疫苗，使致病菌导致的呼吸道疾病负担降到最低。

王　颖　译
高占成　审校

参考文献

[1] BANCHEREAU J, ROUSSET F. Human B lymphocytes: phenotype, proliferation, and differentiation. Adv Immunol, 1992, 52:125–262.

[2] MUEGGE K, VILA MP, DURUM SK. Interleukin-7: a cofactor for V(D)J rearrangement of the T cell receptor beta gene. Science, 1993, 261(5117):93–95.

[3] KENT D, COPLEY M, BENZ C, et al. Regulation of hematopoietic stem cells by the steel factor/KIT signaling pathway. Clin Cancer Res, 2008, 14(7):1926–1930.

[4] PAUL SR, BENNETT F, CALVETTI JA, et al. Molecular cloning of a cDNA encoding interleukin 11, a stromal cell-derived lymphopoietic and hematopoietic cytokine. Proc Natl Acad Sci U S A, 1990, 87(19):7512–7516.

[5] LIBERG D, SIGVARDSSON M. Transcriptional regulation in B cell differentiation. Crit Rev Immunol, 1999, 19(2):127–153.

[6] UCKUN FM. Regulation of human B-cell ontogeny. Blood, 1990, 76(10):1908–1923.

[7] LEGET GA, CZUCZMAN MS. Use of rituximab, the new FDA-approved antibody. Curr Opin Oncol, 1998, 10(6):548–551.

[8] GURCAN HM, KESKIN DB, STERN JN, et al. A review of the current use of rituximab in autoimmune diseases. Int Immunopharmacol, 2009, 9(1):10–25.

[9] LEBIEN TW, TEDDER TF. B lymphocytes: how they develop and function. Blood, 2008, 112(5):1570–1580.

[10] MELCHERS F. The pre-B-cell receptor: selector of fitting immunoglobulin heavy chains for the B-cell repertoire. Nat Rev Immunol, 2005, 5(7):578–584.

[11] TSIAGBE VK, LINTON PJ, THORBECKE GJ. The path of memory B-cell development. Immunol Rev, 1992, 126:113–141.

[12] ALT FW, BLACKWELL TK, YANCOPOULOS GD. Development of the primary antibody repertoire. Science, 1987, 238(4830):1079–1087.

[13] MARKET E, PAPAVASILIOU FN. V(D)J recombination and the evolution of the adaptive immune system. PLoS Bio, 2003, 1(1):E16.

[14] FRIED AJ, BONILLA FA. Pathogenesis, diagnosis, and management of primary antibody deficiencies and infections. Clin Microbiol Rev, 2009, 22(3):396–414.

[15] DIAZ M, CASALI P. Somatic immunoglobulin hypermutation. Curr Opin Immunol, 2002, 14(2):235–240.

[16] NOTARANGELO LD, LANZI G, PERON S, et al. Defects of class-switch recombination. J Allergy Clin Immunol, 2006, 117(4):855–864.

[17] The BAL Cooperative Group. Proteins in bronchoalveolar lavage fluid. Am Rev Respir Dis, 1990, 141:S183–S188.

[18] MERRILL WW, NAEGEL GP, OLCHOWSKI JJ, et al. Immunoglobulin G subclass proteins in serum and lavage fluid of normal subjects. Quantitation and comparison with immunoglobulins A and E. Am Rev Respir Dis, 1985, 131(4):584–587.

[19] REYNOLDS HY, MERRILL WW. Airway changes in young smokers that may antedate chronic obstructive lung disease. Med Clin North Am, 1981, 65(3):667–689.

[20] SIBER GR, SCHUR PH, AISENBERG AC, et al. Correlation between serum IgG-2 concentrations and the antibody response to bacterial polysaccharide antigens. N Engl J Med, 1980, 303(4):178–182.

[21] STEVENS R, DICHEK D, KELD B, et al. IgG1 is the predominant subclass of in vivo- and in vitro- produced anti-tetanus toxoid antibodies and also serves as the membrane IgG molecule for delivering inhibitory signals to anti-tetanus toxoid antibody-producing B cells. J Clin Immunol, 1983, 3(1):65–69.

[22] BROOKS WS, LEE YY, ABELL E, et al. Comparison of IgG subclasses and complement binding activity of autoantibodies from patients with bullous pemphigoid and pemphigus. J Clin Lab Anal, 1989, 3(5):307–311.

[23] BRUHNS P, IANNASCOLI B, ENGLAND P, et al. Specificity and affinity of human Fcgamma receptors and their polymorphic variants for human IgG subclasses. Blood, 2009, 113(16):3716–3725.

[24] ZHANG J, TACHADO SD, PATEL N, et al. Negative regulatory role of mannose receptors on human alveolar macrophage proinflammatory cytokine release in vitro. J Leukoc Biol, 2005, 78(3): 665–674.

[25] CANETTI C, HU B, CURTIS JL, et al. Syk activation is a leukotriene B4-regulated event involved in macrophage phagocytosis of IgG-coated targets but not apoptotic cells. Blood, 2003, 102(5):1877–1883.

[26] REYNOLDS HY, FULMER JD, KAZMIEROWSKI JA, et al. Analysis of cellular and protein content of bronchoalveolar lavage fluid from patients with idiopathic pulmonary fibrosis and chronic hypersensitivity pneumonitis. J Clin Invest, 1977, 59(1):165–175.

[27] PILETTE C, OUADRHIRI Y, GODDING V, et al. Lung mucosal immunity: immunoglobulin-A revisited. Eur Respir J, 2001, 18(3):571–588.

[28] COLACICCO G, RAY AK, HENDRICKSON HR, et al. Isolation of secretory IgA from a lung surfactant fraction. Prep Biochem, 1976, 6(6):443–477.

[29] MERRILL WW, GOODENBERGER D, STROBER W, et al. Free secretory component and other proteins in human lung lavage. Am Rev Respir Dis, 1980, 122(1): 156–161.

[30] MAZANEC MB, NEDRUD JG, KAETZEL CS, et al. A three-tiered view of the role of IgA in mucosal defense. Immunol Today, 1993, 14(9):430–435.

[31] BURNETT D. Immunoglobulins in the lung. Thorax, 1986, 41(5): 337–344.

[32] SUTTON BJ, GOULD HJ. The human IgE network. Nature, 1993, 366(6454):421–428.

[33] DOMBROWICZ D, LIN S, FLAMAND V, et al. Allergy-associated FcRbeta is a molecular amplifier of IgE- and IgG-mediated in vivo responses. Immunity, 1998, 8(4): 517–529.

[34] ERB KJ. Helminths, allergic disorders and IgE-mediated immune responses: where do we stand? Eur J Immunol, 2007, 37(5): 1170–1173.

[35] SHERRILL DL, LEBOWITZ MD, HALONEN M, et al. Longitudinal evaluation of the association between pulmonary function and total serum IgE. Am J Respir Crit Care Med, 1995, 152(1):98–102.

[36] ERICSSON CH, SVARTENGREN M, MOSSBERG B, et al. Bronchial reactivity, lung function, and serum immunoglobulin E in smoking-discordant monozygotic twins. Am Rev Respir Dis, 1993, 147(2):296–300.

[37] BUSSE W, CORREN J, LANIER BQ, et al. Omalizumab, anti-IgE recombinant humanized monoclonal antibody, for the treatment of severe allergic asthma. J Allergy Clin Immunol, 2001, 108(2): 184–190.

[38] BETTLER B, HOFSTETTER H, RAO M, et al. Molecular structure and expression of the murine lymphocyte low-affinity receptor for IgE (Fc epsilon RII). Proc Natl Acad Sci U S A, 1989, 86(19):7566–7570.

[39] BAO S, BEAGLEY KW, MURRAY AM, et al. Intestinal IgA plasma cells of the B1 lineage are IL-5 dependent. Immunology, 1998, 94(2): 181–188.

[40] FAGARASAN S, HONJO T. T-Independent immune response: new aspects of B cell biology. Science, 2000, 290(5489):89–92.

[41] BLUESTONE JA, ABBAS AK. Natural versus adaptive regulatory T cells. Nat Rev Immunol, 2003, 3(3):253–257.

[42] BONDADA S, WU H, ROBERTSON DA, et al. Accessory cell defect in unresponsiveness of neonates and aged to polysaccharide vaccines. Vaccine, 2000, 19(4–5):557–565.

[43] BUCHANAN RM, ARULANANDAM BP, METZGER DW. IL-12 enhances antibody responses to T-independent polysaccharide vaccines in the absence of T and NK cells. J Immunol, 1998, 161(10): 5525–5533.

[44] DULLFORCE P, SUTTON DC, HEATH AW. Enhancement of T cell-independent immune responses in vivo by CD40 antibodies. Nat Med, 1998, 4(1):88–91.

[45] DEFRANCE T, VANBERVLIET B, BRIERE F, et al. Interleukin 10 and trans-forming growth factor beta cooperate to induce anti-CD40-activated naive human B cells to secrete immunoglobulin A. J Exp Med, 1992, 175(3): 671–682.

[46] CONSTANT SL, BROGDON JL, PIGGOTT DA, et al. Resident lung antigen-presenting cells have the capacity to promote Th2 T cell differentiation in situ. J Clin Invest, 2002, 110(10):1441–1448.

[47] LINDELL DM, BERLIN AA, SCHALLER MA, et al. B cell antigen presentation promotes Th2 responses and immunopathology during chronic allergic lung disease. PloS One, 2008, 3(9): e3129.

[48] TANGYE SG, LIU YJ, AVERSA G, et al. Identification of functional human splenic memory B cells by expression of CD148 and CD27. J Exp Med, 1998, 188(9): 1691–1703.

[49] CROFT M, SWAIN SL. Analysis of CD4+ T cells that provide contact-dependent bystander help to B cells. J Immunol, 1992, 149(10): 3157–3165.

[50] RAUTONEN J, RAUTONEN N, MARTIN NL, et al. Serum interleukin-6 concentrations are elevated and associated with elevated tumor necrosis factor-alpha and immunoglobulin G and A concentrations in children with HIV infection. AIDS, 1991, 5(11):1319–1325.

[51] TOHMA S, HIROHATA S, LIPSKY PE. The role of CD11a/CD18-CD54 interactions in human T cell-dependent B cell activation. J Immunol, 1991, 146(2):492–499.

[52] TOHMA S, LIPSKY PE. Analysis of the mechanisms of T cell-dependent polyclonal activation of human B cells. Induction of human B cell responses by fixed activated T cells. J Immunol, 1991, 146(8):2544–2552.

[53] STREET NE, MOSMANN TR. Functional diversity of T lymphocytes due to secretion of different cytokine patterns. Faseb J, 1991, 5(2): 171–177.

[54] NOELLE RJ, DAUM J, BARTLETT WC, et al. Cognate interactions between helper T cells and B cells. V. Reconstitution of T helper cell function using purified plasma membranes from activated Th1 and Th2 T helper cells and lymphokines. J Immunol, 1991, 146(4):1118–1124.

[55] CROFT M, SWAIN SL. B cell response to fresh and effector T helper cells. Role of cognate T-B interaction and the cytokines IL-2, IL-4, and IL-6. J Immunol, 1991, 146(12):4055–4064.

[56] CROFT M, SWAIN SL. B cell response to T helper cell subsets. II. Both the stage of T cell differentiation and the cytokines secreted determine the extent and nature of helper activity. J Immunol, 1991, 147(11):3679–3689.

[57] YELLIN MJ, SIPPEL K, INGHIRAMI G, et al. CD40 molecules induce down-modulation and endocytosis of T cell surface T cell-B cell activating molecule/CD40-L. Potential role in regulating helper effector function. J Immunol, 1994, 152(2):598–608.

[58] KEHRY MR. CD40-mediated signaling in B cells. Balancing cell survival, growth, and death. J Immunol, 1996, 156(7):2345–2348.

[59] GARRONE P, NEIDHARDT EM, GARCIA E, et al. Fas ligation induces apoptosis of CD40-activated human B lymphocytes. J Exp Med, 1995, 182(5):1265–1273.

[60] KOVACS B, TSOKOS GC. Cross-linking of the Fas/APO-1 antigen suppresses the CD3-mediated signal transduction events in human T lymphocytes. J Immunol, 1995, 155(12):5543–5549.

[61] SCOTT DW, GRDINA T, SHI Y. T cells commit suicide, but B cells are murdered! J Immunol, 1996, 156(7):2352–2356.

[62] RUBINS JB. Alveolar macrophages: wielding the double-edged sword of inflammation. Am J Respir Crit Care Med, 2003, 167(2): 103–104.

[63] XIA W, PINTO CE, KRADIN RL. The antigen-presenting activities of Ia+ dendritic cells shift dynamically from lung to lymph node after an airway challenge with soluble antigen. J Exp Med, 1995, 181(4):1275–1283.

[64] HOLT PG. Antigen presentation in the lung. Am J Respir Crit Care Med, 2000, 162(4 Pt 2):S151–S156.

[65] GORDON SB, IRVING GR, LAWSON RA, et al. Intracellular trafficking and killing of Streptococcus pneumoniae by human alveolar macrophages are influenced by opsonins. Infect Immun, 2000, 68(4):2286–2293.

[66] MCKENZIE BS, BRADY JL, LEW AM. Mucosal immunity: overcoming the barrier for induction of proximal responses. Immunol Res, 2004, 30(1):35–71.

[67] PABST R. Is BALT a major component of the human lung immune system? Immunol Today, 1992, 13(4):119–122.

[68] TSCHERNIG T, PABST R. Bronchus-associated lymphoid tissue (BALT) is not present in the normal adult lung but in different diseases. Pathobiology, 2000, 68(1):1–8.

[69] MOYRON-QUIROZ JE, RANGEL-MORENO J, KUSSER K, et al. Role of inducible bronchus associated lymphoid tissue (iBALT) in respiratory immunity. Nature Medicine, 2004, 10(9):927–934.

[70] CSENCSITS KL, JUTILA MA, PASCUAL DW. Mucosal addressin expression and binding-interactions with naive lymphocytes vary among the cranial, oral, and nasal-associated lymphoid tissues. Eur J Immunol, 2002, 32(11):3029–3039.

[71] TANG ML, FISCUS LC. Important roles for L-selectin and ICAM-1 in the development of allergic airway inflammation in asthma. Pulm Pharmacol Ther, 2001, 14(3):203–210.

[72] BERLIN C, BERG EL, BRISKIN MJ, et al. Alpha 4 beta 7 integrin mediates lymphocyte binding to the mucosal vascular addressin MAdCAM-1. Cell, 1993, 74(1):185–195.

[73] SALTINI C, KIRBY M, TRAPNELL BC, et al. Biased accumulation of T lymphocytes with "memory"-type CD45 leukocyte common antigen gene expression on the epithelial surface of the human lung. J Exp Med, 1990, 171(4): 1123–1140.

[74] LAWRENCE EC, BLAESE RM, MARTIN RR, et al. Immunoglobulin secreting cells in normal human bronchial lavage fluids. J Clin Invest, 1978, 62(4):832–835.

[75] GORDON SB, MILLER DE, DAY RB, et al. Pulmonary immunoglobulin responses to Streptococcus pneumoniae are altered but not reduced in human immunodeficiency virus-infected Malawian adults. J Infect Dis, 2003, 188(5):666–670.

[76] ROSEN FS, COOPER MD, WEDGWOOD RJ. The primary immunodeficiencies (1). N Engl J Med, 1984, 311(4):235–242.

[77] AYTEKIN C, TUYGUN N, GOKCE S, et al. Selective IgA deficiency: clinical and laboratory features of 118 children in Turkey. J Clin Immunol, 2012, 32(5):961–966.

[78] BJORKANDER J, HAMMARSTROM L, SMITH CI, et al. Immunoglobulin prophylaxis in patients with antibody deficiency syndromes and anti-IgA antibodies. J Clin Immunol, 1987, 7(1):8–15.

[79] FERREIRA A, GARCIA RODRIGUEZ MC, LOPEZ-TRASCASA M, et al. Anti-IgA antibodies in selective IgA deficiency and in primary immunodeficient patients treated with gamma-globulin. Clin Immunol Immunopathol, 1988, 47(2): 199–207.

[80] UMETSU DT, AMBROSINO DM, QUINTI I, et al. Recurrent sinopulmonary infection and impaired antibody response to bacterial capsular polysaccharide antigen in children with selective IgG-subclass deficiency. N Engl J Med, 1985, 313(20):1247–1251.

[81] WATTS WJ, WATTS MB, DAI W, et al. Respiratory dysfunction in patients with common variable hypogammaglobulinemia. Am Rev Respir Dis, 1986, 134(4): 699–703.

[82] CUNNINGHAM-RUNDLES C, BODIAN C. Common variable immunodeficiency: clinical and immunological features of 248 patients. Clin Immunology, 1999, 92(1):34–48.

[83] QUINTI I, SORESINA A, SPADARO G, et al. Long-term follow-up and outcome of a large cohort of patients with common variable immunodeficiency. J Clin Immunol, 2007, 27(3):308–316.

[84] MELLEMKJAER L, HAMMARSTROM L, ANDERSEN V, et al. Cancer risk among patients with IgA deficiency or common variable immunodeficiency and their relatives: a combined Danish and Swedish study. Clin Exp Immunol, 2002, 130(3):495–500.

[85] CONLEY ME. Molecular basis of immunodeficiency. Immunol Rev, 2005, 203:5–9.

[86] LEDERMAN HM, WINKELSTEIN JA. X-linked agammaglobulinemia: an analysis of 96 patients. Medicine (Baltimore), 1985, 64(3):145–156.

[87] BRUTON OC. Agammaglobulinemia. Pediatrics, 1952, 9(6):722–728.

[88] CHUN JK, LEE TJ, SONG JW, et al. Analysis of clinical presentations of Bruton disease: a review of 20 years of accumulated data from pediatric patients at Severance Hospital. Yonsei Med J, 2008, 49(1):28–36.

[89] WINKELSTEIN JA, MARINO MC, OCHS H, et al. The X-linked hyper-IgM syndrome: clinical and immunologic features of 79 patients. Medicine (Baltimore), 2003, 82(6):373–384.

[90] LOUGARIS V, BADOLATO R, FERRARI S, et al. Hyper immunoglobulin M syndrome due to CD40 deficiency: clinical, molecular, and immunological features. Immunol Rev, 2005, 203:48–66.

[91] QUARTIER P, BUSTAMANTE J, SANAL O, et al. Clinical, immunologic and genetic analysis of 29 patients with autosomal recessive hyper-IgM syndrome due to activation-induced cytidine deaminase deficiency. Clin Immunol, 2004, 110(1):22–29.

[92] IMAI K, SLUPPHAUG G, LEE WI, et al. Human uracil-DNA glycosylase deficiency associated with profoundly impaired immunoglobulin class-switch recombination. Nat Immunol, 2003, 4(10):1023–1028.

[93] BUSSE PJ, RAZVI S, CUNNINGHAM-RUNDLES C. Efficacy of intravenous immunoglobulin in the prevention of pneumonia in patients with common variable immunodeficiency. J Allergy Clin Immunol, 2002, 109(6):1001–1004.

[94] STIEHM ER. Human intravenous immunoglobulin in primary and secondary antibody deficiencies. Pediatr Infect Dis J, 1997, 16(7): 696–707.

[95] AMBROSINO DM, SIBER GR, CHILMONCZYK BA, et al. An immunodeficiency characterized by impaired antibody responses to polysaccharides. N Engl J Med, 1987, 316(13):790–793.

[96] HIDALGO H, MOORE C, LEIVA LE, et al. Preimmunization and postimmunization pneumococcal antibody titers in children with recurrent infections. Ann Allergy Asthma Immunol, 1996, 76(4): 341–346.

[97] EPSTEIN MM, GRUSKAY F. Selective deficiency in pneumococcal antibody response in children with recurrent infections. Ann Allergy Asthma Immunol, 1995, 75(2):125–131.

[98] ORANGE JS, BALLOW M, STIEHM ER, et al. Use and interpretation of diagnostic vaccination in primary immunodeficiency: a working group report of the Basic and Clinical Immunology Interest Section of the American Academy of Allergy, Asthma & Immunology. J Allergy Clin Immunol, 2012, 130(3 Suppl):S1–24.

[99] SORENSEN RU, LEIVA LE, GIANGROSSO PA, et al. Response to a heptavalent conjugate Streptococcus pneumoniae vaccine in children with recurrent infections who are unresponsive to the polysaccharide vaccine. Pediatr Infect Dis J, 1998, 17(8):685–691.

[100] SCHNEIDER E, WHITMORE S, GLYNN KM, et al. Revised surveillance case definitions for HIV infection among adults, adolescents, and children aged <18 months and for HIV infection and AIDS among children aged 18 months to <13 years–United States, 2008. MMWR Recomm Rep, 2008, 57(RR-10):1–12.

[101] FAHY RJ, DIAZ PT, HART J, et al. BAL and serum IgG levels in healthy asymptomatic HIV-infected patients. Chest, 2001, 119(1):196–203.

[102] EAGAN R, TWIGG HL III, DAY RB, et al. Purified lung IgG from HIV-infected subjects demonstrates an impaired ability to opsonize pneumococci [abstract]. Proc Am Thorac Soc, 2005, 2:A453.

[103] JANOFF EN, O'BRIEN J, THOMPSON P, et al. Streptococcus pneumoniae colonization, bacteremia, and immune response among persons with human immunodeficiency virus infection. J Infect Dis, 1993, 167(1):49–56.

[104] TAKAHASHI H, OISHI K, YOSHIMINE H, et al. Decreased serum opsonic activity against Streptococcus pneumoniae in human immunodeficiency virus-infected Ugandan adults. Clin Infect Dis, 2003, 37(11):1534–1540.

[105] WISNEWSKI A, CAVACINI L, POSNER M. Human antibody variable region gene usage in HIV-1 infection. J Acquir Immune Defic Syndr Hum Retrovirol, 1996, 11(1):31–38.

[106] LEE LH, FRASCH CE, FALK LA, et al. Correlates of immunity for pneumococcal conjugate vaccines. Vaccine, 2003, 21(17–18):2190–2196.

[107] AGUSTI A, MACNEE W, DONALDSON K, et al. Hypothesis: does COPD have an autoimmune component? Thorax, 2003, 58(10): 832–834.

[108] LEE SH, GOSWAMI S, GRUDO A, et al. Antielastin autoimmunity in tobacco smoking-induced emphysema. Nat Med, 2007, 13(5):567–569.

[109] KUO YB, CHANG CA, WU YK, et al. Identification and clinical association of anti-cytokeratin 18 autoantibody in COPD. Immunol Lett, 2010, 128(2):131–136.

[110] FEGHALI-BOSTWICK CA, GADGIL AS, OTTERBEIN LE, et al. Autoantibodies in patients with chronic obstructive pulmonary disease. Am J Respir Crit Care Med, 2008, 177(2):156–163.

[111] KARAYAMA M, INUI N, SUDA T, et al. Antiendothelial cell antibodies in patients with COPD. Chest, 2010, 138(6):1303–1308.

[112] VAN DER STRATE BW, POSTMA DS, BRANDSMA CA, et al. Cigarette smoke-induced emphysema: A role for the B cell? Am J Respir Crit Care Med, 2006, 173(7):751–758.

[113] BRUSSELLE GG, DEMOOR T, BRACKE KR, et al. Lymphoid follicles in (very) severe COPD: beneficial or harmful? Eur Respir J,

2009, 34(1):219–230.

[114] BRANDSMA CA, TIMENS W, GEERLINGS M, et al. Induction of autoantibodies against lung matrix proteins and smoke-induced inflammation in mice. BMC Pulm Med, 2010, 10:64.

[115] TARASEVIENE-STEWART L, SCERBAVICIUS R, CHOE KH, et al. An animal model of autoimmune emphysema. Am J Respir Crit Care Med, 2005, 171(7):734–742.

[116] HOGG JC, CHU FS, TAN WC, et al. Survival after lung volume reduction in chronic obstructive pulmonary disease: insights from small airway pathology. Am J Respir Crit Care Med, 2007, 176(5): 454–459.

[117] HEDGPETH MT, BOULWARE DW. Interstitial pneumonitis in antinuclear antibody-negative systemic lupus erythematosus: a new clinical manifestation and possible association with anti-Ro (SS-A) antibodies. Arthritis Rheum, 1988, 31(4):545–548.

[118] BERNSTEIN RM, MORGAN SH, CHAPMAN J, et al. Anti-Jo-1 antibody: a marker for myositis with interstitial lung disease. Br Med J (Clin Res Ed), 1984, 289(6438):151–152.

[119] WIENER-KRONISH JP, SOLINGER AM, WARNOCK ML, et al. Severe pulmonary involvement in mixed connective tissue disease. Am Rev Respir Dis, 1981, 124(4): 499–503.

[120] WEINBERGER SE, KELMAN JA, ELSON NA, et al. Bronchoalveolar lavage in interstitial lung disease. Ann Intern Med, 1978, 89(4): 459–466.

[121] RAGHU G, BROWN KK. Interstitial lung disease: clinical evaluation and keys to an accurate diagnosis. Clin Chest Med, 2004, 25(3): 409–419, v.

[122] MAGRO CM, ALLEN J, POPE-HARMAN A, et al. The role of microvascular injury in the evolution of idiopathic pulmonary fibrosis. Am J Clin Pathol, 2003, 119(4):556–567.

[123] NAKOS G, ADAMS A, ANDRIOPOULOS N. Antibodies to collagen in patients with idiopathic pulmonary fibrosis. Chest, 1993, 103(4):1051–1058.

[124] DOBASHI N, FUJITA J, MUROTA M, et al. Elevation of anti-cytokeratin 18 antibody and circulating cytokeratin 18: anti-cytokeratin 18 antibody immune complexes in sera of patients with idiopathic pulmonary fibrosis. Lung, 2000, 178(3):171–179.

[125] KAHLOON RA, XUE J, BHARGAVA A, et al. Patients with idiopathic pulmonary fibrosis with antibodies to heat shock protein 70 have poor prognoses. Am J Respir Crit Care Med, 2013, 187(7): 768–775.

[126] WILKES DS, HEIDLER KM, NIEMEIER M, et al. Increased bronchoalveolar IgG2/IgG1 ratio is a marker for human lung allograft rejection. J Investig Med, 1994, 42(4):652–659.

[127] YOUSEM SA, MARTIN T, PARADIS IL, et al. Can immunohistological analysis of transbronchial biopsy specimens predict responder status in early acute rejection of lung allografts? Hum Pathol, 1994, 25(5):525–529.

[128] WILKES DS, SIDNER RA, MATHUR PN, et al. Preferential production of IgG2 antibodies by parenchymal lung B-lymphocytes during lung allograft rejection. Transplant Proc, 1997, 29(3):1891–1895.

[129] IWATA T, PHILIPOVSKIY A, FISHER AJ, et al. Anti-type V collagen humoral immunity in lung transplant primary graft dysfunction. J Immunol, 2008, 181(8):5738–5747.

[130] HACHEM RR, TIRIVEEDHI V, PATTERSON GA, et al. Antibodies to K-alpha 1 tubulin and collagen V are associated with chronic rejection after lung transplantation. Am J Transplant, 2012, 12(8):2164–2171.

[131] BHARAT A, SAINI D, STEWARD N, et al. Antibodies to self-antigens predispose to primary lung allograft dyfunction and chronic rejection. Am J Transplant, 2010, 90(4):1094–1101.

[132] SUMPTER TL, WILKES DS. Role of autoimmunity in organ allograft rejection: a focus on immunity to type V collagen in the pathogenesis of lung transplant rejection. Am J Physiol Lung Cell Mol Physiol, 2004, 286(6):L1129–L1139.

[133] VITTAL R, FAN L, GREENSPAN DS, et al. IL-17 induces type V collagen overexpression and EMT via TGF-betadependent pathways in obliterative bronchiolitis. Am J Physiol Lung Cell Mol Physiol, 2013, 304(6):L401–L414.

[134] HODGE LM, SIMECKA JW. Role of upper and lower respiratory tract immunity in resistance to Mycoplasma respiratory disease. J Infect Dis, 2002, 186(2):290–294.

[135] JIAO X, HIRANO T, HOU Y, et al. Specific immune responses and enhancement of murine pulmonary clearance of Moraxella catarrhalis by intranasal immunization with a detoxified lipooligosaccharide conjugate vaccine. Infect Immun, 2002, 70(11): 5982–5989.

[136] LYNCH JM, BRILES DE, METZGER DW. Increased protection against pneumococcal disease by mucosal administration of conjugate vaccine plus interleukin-12. Infect Immun, 2003, 71(8):4780–4788.

[137] RUDIN A, RIISE GC, HOLMGREN J. Antibody responses in the lower respiratory tract and male urogenital tract in humans after nasal and oral vaccination with cholera toxin B subunit. Infect Immun, 1999, 67(6):2884–2890.

[138] NURKKA A, AHMAN H, KORKEILA M, et al. Serum and salivary anti-capsular antibodies in infants and children immunized with the heptavalent pneumococcal conjugate vaccine. Pediatr Infect Dis J, 2001, 20(1):25–33.

[139] NURKKA A, LAHDENKARI M, PALMU A, et al. Salivary antibodies induced by the seven-valent PncCRM conjugate vaccine in the Finnish Otitis Media Vaccine Trial. Vaccine, 2004, 23(3):298–304.

[140] NIEMINEN T, KAYHTY H, VIROLAINEN A, et al. Circulating antibody secreting cell response to parenteral pneumococcal vaccines as an indicator of a salivary IgA antibody response. Vaccine, 1998, 16(2–3):313–319.

[141] KLUGMAN KP. Efficacy of pneumococcal conjugate vaccines and their effect on carriage and antimicrobial resistance. Lancet Infect Dis, 2001, 1(2):85–91.

[142] LEVINE MM. Can needle-free administration of vaccines become the norm in global immunization? Nat Med, 2003, 9(1): 99–103.

[143] GLUECK R. Pre-clinical and clinical investigation of the safety of a novel adjuvant for intranasal immunization. Vaccine, 2001, 20(Suppl 1):S42–S44.

[144] DILRAJ A, CUTTS FT, DE CASTRO JF, et al. Response to different measles vaccine strains given by aerosol and subcutaneous routes to schoolchildren: a randomised trial. Lancet, 2000, 355(9206):798–803.

[145] HAUSDORFF WP, BRYANT J, KLOEK C, et al. The contribution of specific pneumococcal serogroups to different disease manifestations: implications for conjugate vaccine formulation and use, part II. Clin Infect Dis, 2000, 30(1):122–140.

[146] HAUSDORFF WP, BRYANT J, PARADISO PR, et al. Which pneumococcal serogroups cause the most invasive disease: implications for conjugate vaccine formulation and use, part I. Clin Infect Dis, 2000, 30(1):100–121.

[147] BUTLER JC. Epidemiology of pneumococcal serotypes and conjugate vaccine formulations. Microb Drug Resist, 1997, 3(2):125–129.

[148] CHRISTENSON B, LUNDBERGH P, HEDLUND J, et al. Effects of a large-scale intervention with influenza and 23-valent pneumococcal vaccines in adults aged 65 years or older: a prospective study. Lancet, 2001, 357(9261):1008–1011.

[149] CORNU C, YZEBE D, LEOPHONTE P, et al. Efficacy of pneumococcal polysaccharide vaccine in immunocompetent adults: a meta-analysis of randomized trials. Vaccine, 2001, 19(32):4780–4790.

[150] TAM JC, GRANT NL, FREIRE-MORAN L, et al. Opsonic function

of bronchoalveolar lavage IgG after pneumococcal vaccination in HIV-infected and uninfected adults. J Allergy Clin Immunol, 2009, 123(6):1420–1421.

[151] GORDON SB, MALAMBA R, MTHUNTHAMA N, et al. Inhaled delivery of 23-valent pneumococcal polysaccharide vaccine does not result in enhanced pulmonary mucosal immunoglobulin responses. Vaccine, 2008, 26(42):5400–5406.

[152] MENZEL M, MUELLINGER B, WEBER N, et al. Inhalative vaccination with pneumococcal polysaccharide in healthy volunteers. Vaccine, 2005, 23(43):5113–5119.

[153] MEYER P, MENZEL M, MUELLINGER B, et al. Inhalative vaccination with pneumococcal polysaccharide in patients with chronic obstructive pulmonary disease. Vaccine, 2006, 24(31–32):5832–5838.

[154] BRIDGES CB, THOMPSON WW, MELTZER MI, et al. Effectiveness and cost-benefit of influenza vaccination of healthy working adults: a randomized controlled trial. JAMA, 2000, 284(13):1655–1663.

[155] NICHOL KL, LIND A, MARGOLIS KL, et al. The effectiveness of vaccination against influenza in healthy, working adults. N Engl J Med, 1995, 333(14):889–893.

[156] Centers for Disease Control and Prevention(CDC). Prevention and control of influenza with vaccines: recommendations of the Advisory Committee on Immunization Practices (ACIP)–United States, 2012–13 influenza season. MMWR Morb Mortal Wkly Rep, 2012, 61(32):613–618.

[157] COX RJ, BROKSTAD KA, OGRA P. Influenza virus: immunity and vaccination strategies. Comparison of the immune response to inactivated and live, attenuated influenza vaccines. Scand J Immunol, 2004, 59(1):1–15.

[158] JOHNSON PR Jr, FELDMAN S, THOMPSON JM, et al. Comparison of long-term systemic and secretory antibody responses in children given live, attenuated, or inactivated influenza A vaccine. J Med Virol, 1985, 17(4):325–335.

[159] FALSEY AR, TREANOR JJ, TORNIEPORTH N, et al. Randomized, double-blind controlled phase 3 trial comparing the immunogenicity of high-dose and standard-dose influenza vaccine in adults 65 years of age and older. J Infect Dis, 2009, 200(2):172–180.

[160] BANZHOFF A, NACCI P, PODDA A. A new MF59-adjuvanted influenza vaccine enhances the immune response in the elderly with chronic diseases: results from an immunogenicity meta-analysis. Gerontology, 2003, 49(3):177–184.

[161] KAMINSKI DA, LEE FE. Antibodies against conserved antigens provide opportunities for reform in influenza vaccine design. Front Immunol, 2011, 2:76.

[162] EKIERT DC, BHABHA G, ELSLIGER MA, et al. Antibody recognition of a highly conserved influenza virus epitope. Science, 2009, 324(5924):246–251.

[163] SAVARD C, GUERIN A, DROUIN K, et al. Improvement of the trivalent inactivated flu vaccine using PapMV nanoparticles. PloS One, 2011, 6(6):e21522.

[164] VITELLI A, QUIRION MR, LO CY, et al. Vaccination to conserved influenza antigens in mice using a novel simian adenovirus vector, panAd3, derived from the bonobo pan paniscus. PloS One, 2013, 8(3):e55435.

第 5 部分　肺脏损伤与修复

第 25 章

肺脏 T 淋巴细胞

Lauren. E. Cohn

对于所有呼吸空气的物种,肺脏是暴露于外部环境最主要的部位。肺部免疫功能已经发展为识别病原体、激活适应性应答、缓解非暴露病原的炎症反应,以及在消除危险信号后免疫反应关闭。由于 CD4 T 细胞和 CD8 T 细胞诱导的适应性免疫,T 细胞免疫在肺部免疫中占有至关重要的作用。长记忆 CD4、CD8 T 细胞对于宿主抵御病原体入侵至关重要,但是也有可能驱动慢性疾病状态,如哮喘。本章将阐述健康和疾病状态下,T 细胞基础生物学及其相关内容。

T 淋巴细胞亚群

淋巴细胞占人类血液白细胞的 10%,肺脏正常白细胞的 70%。这两个部位都是以 T 淋巴细胞为主。淋巴细胞包括 T 细胞、B 细胞,在休眠状态下呈高核浆比的小单核细胞。T 细胞来源于胸腺。T 细胞对于获得免疫反应是必需的,适应性免疫反应需经过数天到数周时间通过对病原体感染或者入侵因素进行微调产生免疫反应。多数 T 细胞表面表达 α/β T 细胞受体(TCR)。α/β TCR 由两条多肽链组成,这两条多肽链形成可变抗原结合区域、恒定区和细胞膜锚定区。胸腺发育过程中,T 细胞经过 TCR 基因重排产生带有抗原结合结构的受体。每一个成熟 T 细胞承担着特异性抗原结合的作用。每个个体可以衍生出近 10^6 种不同的 T 细胞。在暴露新抗原后,TCR 通过一个称为亲和力成熟的过程发展出更加精细的抗原结合能力。

T 细胞亚群表达具有相似的多样性和抗原识别能力受体,包括自然杀伤 T 细胞和同样表达 α/β TCR 的黏膜相关不变 T 细胞和 γ/δ T 细胞受体表达细胞。这些 T 细胞亚群在病原暴露部位分布更明显,如黏膜表面,其表达前体受体与普通病原组分结合,这种预设能力与病原结合后使 T 细胞有能力快速反应,及时释放细胞因子。NKT、MAIT 和 γ/δ T 是固有免疫中负责对病原体和其他向 CD4+、CD8+T 细胞发出信号的部分,直接启动 CD4/CD8 细胞产生获得性免疫功能。

除了 α/β TCR 之外,T 淋巴细胞表达 CD4/CD8 共同受体。CD4 称为辅助性 T(Th)细胞,通过产生细胞因子刺激其他免疫细胞。另外一种亚群称为调节 T(Treg)细胞,负责下调免疫反应。CD8 T 细胞,传统意义上的细胞毒 T(Tc)细胞,释放破坏感染细胞的效应分子前体,同时也分泌细胞因子辅助局部免疫。CD4 T 细胞表面的 TCR 受体,识别并结合 MHC Ⅱ 类分子抗原,呈递给抗原呈递细胞(APCs)。CD8 T 细胞识别内源性抗原结合到 MHC Ⅰ 类分子上。MHC Ⅰ 类分子在所有有核细胞表面均有分布,而 MHC Ⅱ 类分子只在 APC 表面表达,包括树突状细胞(DCs)、B 细胞和巨噬细胞。外源性蛋白抗原,如胞外病原体和环境中物质,被 APC 摄取识别,在胞内小体中处理抗原肽,并提呈于细胞表面与 MHC Ⅱ 分子结合。胞内抗原,如病毒等细胞内病原,则由 MHC Ⅰ 类分子呈递。

■ CD4⁺T 细胞

CD4⁺T 细胞活化

成熟未活化 CD4 T 细胞来源于胸腺,释放入循环系统,通过特殊的血管高内皮化小静脉进入淋巴结。CD4⁺T 细胞表达 L 选择素(CD62L),与淋巴组织中间充质细胞产生的化学因子一起通过 HEV 黏附和转移至淋巴结。这一过程在肺部发生于引流气管、支气管和肺实质的淋巴结中。

抗原和进入肺部的病原体被 APC 识别,DC 是黏膜表面的主要 APC。DC 在气道壁和肺泡腔的上皮细胞层下形成致密网络,随着移行突入气腔中,捕获外来抗原。巨噬细胞通过胞吞作用吞入大颗粒物和病原体。但一般来说,这些刺激物对适应性免疫反应的作用很弱,主要是消除病原体或诱导调节反应,而不是激活免疫。APC 摄取抗原后,在胞内小体分解病原体形成肽类片段,肽类结合到 MHC Ⅱ 类蛋白分子上,转运至细胞表面。抗原呈递同时,APC 增加了共刺激分子表达,并在肺内迁移引流至淋巴结。

在淋巴结的 T 细胞区,未活化 CD4⁺T 细胞在移动中遇到抗原表达 APC 时,发生 TCR 和 MHC Ⅱ 类抗原相互作用。当 CD4⁺T 细胞 TCR 与 APC 特异性抗原相互作用时,便停止进一步迁移。T 细胞活化始动依赖于:①TCR 识别 MHC Ⅱ类分子(信号 1);②来自 APC 的共刺激信号(信号 2)(图 25-1)。APC 细胞表面表达的主要共刺激分子是 CD80(B7-1)和 CD86(B7-2),二者都与 T 细胞表面的 CD28 相互作用。T 细胞在接收信号 1 和信号 2 后,遂进入细胞周期的 G1 期,开始合成白细胞介素 2(IL-2),并进行单克隆增生,从而引起与母代细胞具有特异性相同的 TCR 效应细胞大量增生。

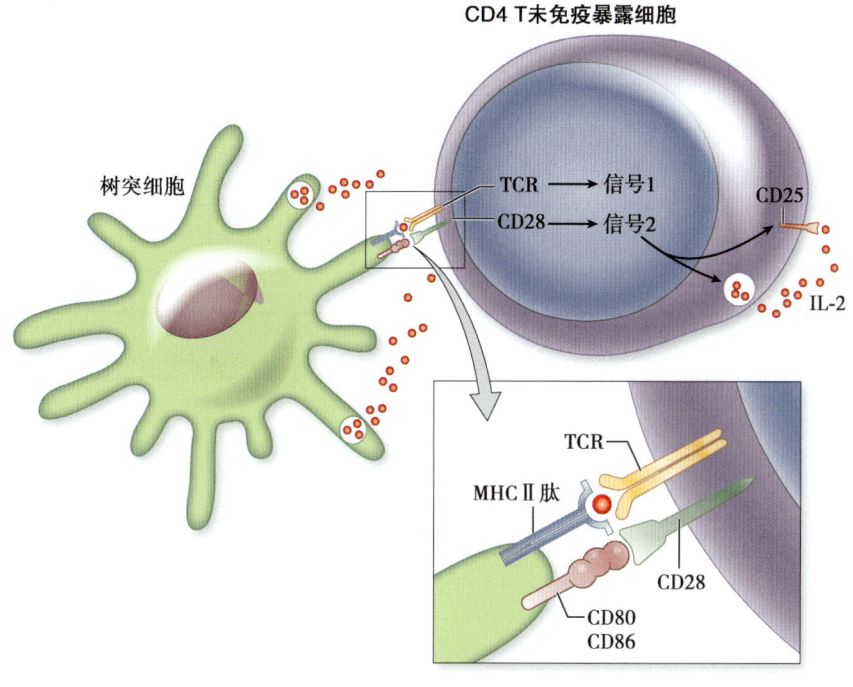

CD4 T未免疫暴露细胞

图 25-1 CD4 T 细胞活化的双信号机制。抗原呈递细胞(APC)摄取蛋白质抗原,呈递到主要组织相容性复合物(MHC)Ⅱ类分子上。信号 1 需要 CD4 T 细胞活化,由 T 细胞抗原受体(TCR)识别,与 MHC Ⅱ类分子结合。信号 2 是 T 细胞表面的 CD28 与 APC 表面的 CD80 或 CD86 相互作用,称为共刺激。这些信号刺激 IL-2 合成、IL-2 受体表达,并诱导 CD4 T 细胞增生。

CD4 辅助性 T 细胞分化

原发免疫反应 抗原活化 CD4$^+$T 细胞分化成不同的效应细胞。通过分泌不同细胞因子分化为 CD4 T 细胞亚群,细胞因子的类型决定其功能(表 25-1)。1 型辅助性 T(Th1)细胞分泌巨噬细胞活化因子、干扰素-γ 和淋巴毒素(LT 或 TNF-β)。2 型辅助性 T 细胞(Th2)合成白细胞介素 4、5 和 13。17 型辅助性 T 细胞(Th17)合成白细胞介素 17A、17F、22。IL-10 是一种炎性细胞因子,最初定义为 2 型辅助性 T 细胞因子,但是现在认为可以由适当活化后的所有辅助性 T 细胞亚群合成。调节 T 细胞(Treg)产生白介素 10 或 TGF-β1。由于 Treg 细胞抑制 T 细胞分化和 APC 激活,它们不被认为是效应细胞。Th1 细胞刺激强细胞介导免疫反应,尤其是针对细胞内病原体。Th2 细胞产生 IL-4、IL-13,是 B 细胞,尤其是产生 IgE 抗体的有效激活剂。IL-5 由 Th2 细胞分泌,对嗜酸细胞分化成熟至关重要。免疫反应过程中,Th2 细胞产生需要强的体液组成和抗寄生虫反应。Th17 细胞刺激中性粒细胞动员和募集,释放抗微生物多肽类,并产生最关键的宿主免疫反应功能。有效的免疫反应通常会导致 Th1、Th2 和 Th17 平衡,提供强烈的细胞和体液免疫。

CD4$^+$ Treg 亚群由胸腺产生(自然性 Treg)或在次级淋巴组织诱导形成[诱导型(i)Treg],产生 IL-10 和/或 TGF-β1,表达转化因子 Foxp3。它们通常经过高表达 CD25 和 Foxp3 来确定。CD4 Treg 细胞通过作用 APC、未分化 T 细胞和效应 T 细胞等抑制 Th1、Th2、Th17 亚群生成。Treg 细胞的抑制作用是通过分泌细胞因子,包括 TGF-β1 和/或 IL-10,通过细胞接触导致细胞毒性作用或代谢紊乱或抑制 APCs 等实现的。

CD4 Th 细胞分化的分子机制 天然 CD4 T 细胞分化成为 Th1、Th2、Th17 或 Treg 需要在 TCR、共刺激分子和细胞因子受体的刺激作用下,诱导多种分子信号共同协调作用完成(图 25-2)。在这些过程中,主要因子是关键连结决定分子,这对于刺激 T 细胞分化、反向表型同步抑制、T 细胞增生、染色质结构的表观遗传重建和胞嘧啶甲基化,以及关键转录因子表达等多个方面是至关重要的。

表 25-1　T 细胞亚群及功能

T 细胞		激活/分化信号		细胞因子和产生介质	主要功能
		细胞因子	转化因子		
CD4, 经肽-Ⅱ型 MHC 激活	Th1	IFN-γ、IL-12	T-bet	IFN-γ、淋巴毒素	抗病毒和分枝杆菌作用, 活化巨噬细胞杀灭细胞内病原体
	Th2	IL-4	GATA-3	IL-4、IL-5、IL-13	抗寄生虫反应, 刺激 IgE 和其他抗体产生, 促进嗜酸细胞增生
	Th17	IL-6、TGF-β1、IL-1β(人)	RORγt	IL-17A、IL-17F、IL-22	抗细菌和真菌作用, 募集和活化中性粒细胞
	Treg	TGF-β1、IL-10	Foxp3	TGF-β1、IL-10	抑制 T 细胞活化, 抑制 APC 功能
CD8		MHC Ⅰ 类抗原肽		IFN-γ、TNF-α、颗粒酶穿孔素	感染细菌或病毒细胞的细胞毒作用
NKT		糖脂		已合成的多种细胞因子迅速释放	形成拮抗病原体的适应性免疫
MAIT		维生素 B 族		IFN-γ、TNF-α、IL-17、颗粒酶	抗微生物反应
γ/δ		分枝杆菌脂质、热休克蛋白		已合成的多种细胞因子迅速释放	抗微生物反应、免疫监视

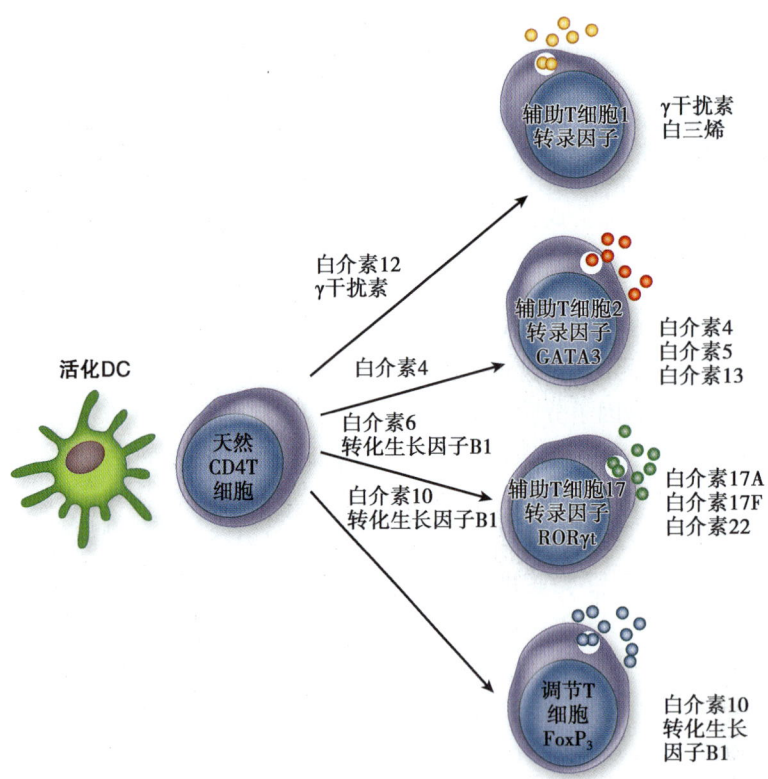

图 25-2　来自一个天然 CD4⁺T 细胞的 1 型、2 型和 17 型辅助性 T 细胞(Th1、Th2、Th17)和调节 T 细胞(Treg)的生成。一个天然 CD4⁺T 细胞分泌细胞因子的水平非常低。在抗原提呈细胞将抗原提呈于主要组织相容性复合体(MCH)相关 T 细胞受体, 或 CD80/CD86 和 CD28 共刺激分子连接后传递一个次级信号后, 触发 Th1、Th2、Th17 和 Treg 的分化。树突细胞(DCs)代表了作用于天然 CD4⁺T 细胞的关键 APC。固有免疫反应产生的细胞因子能够活化 DC, 产生细胞因子, 直接分化 Th 细胞, 从而诱导产生关键谱系决定分子, 即与 Th1 相关的 T-bet、与 Th2 相关的 GATA-3、与 Th17 相关的 RORγt 和与诱导型(i)Treg 相关的 Foxp3。每个 CD4 T 细胞亚群产生的细胞因子如图所示。

T-bet 是 Th1 细胞分化需要的谱系决定分子之一，属于调节多种发育过程的转录因子 T-box 家族。T-bet 在 Th1 细胞内表达水平上调是通过 IL-12 效应和活化 STAT4、IFN-γ 和 STAT1 实现的。在体内外诱导表达 T-bet 可促进 IFN-γ 表达，所以 T-bet 驱使 Th1 细胞发育。T-bet 还可以通过反向调节 GATA-3 促进 Th1 诱导分化。

转录因子 GATA-3 是 Th2 分化的关键调节因素。同时，GATA-3 在天然 CD4⁺T 细胞中表达程度非常低，在分化成 Th2 细胞系时显著上调，在分化 Th1 细胞途径时则显著下调。天然 T 细胞分化成 Th1 和 Th2 的途径分别伴随着大量 IFN-γ 或 IL-4、IL-5、IL-13 位点染色体重组。GATA-3 是 IL-4 位点周围染色质重组的下游关键调节因素。

孤儿核受体 RORγt 诱导天然 CD4⁺T 细胞分化成 Th17 细胞。小鼠 IL-6、TGF-β 和人类 IL-1β 应答过程中，IL-17 和相关基因 IL-17F 表达需要 RORγt。

通过刺激关键谱系决定分子产物，细胞因子成为影响 CD4 Th 细胞分化的主要因子。细胞因子产生于固有免疫反应调节的过程，调节获得性免疫的发展。IFN-γ 和 IL-12 导致 Th1 细胞诱导分化。IL-4 和 IL-13 驱动 Th2 细胞生成。IL-10 通过抑制 Th1 细胞诱导增强 Th2 细胞发育。IL-6、IL-1β、IL-23 和 TGF-β 促进 Th17 发育。

其他影响 CD4 分化形成亚群的因素通过 TCR 作用于信号质量。抗原的剂量和结构影响 APC-TCR 相互作用，并且表现出通过特定途径驱动 Th 分化。如果 APC 表面的 MHCⅡ类分子肽类复合物与 TCR 具有高亲和性，产生以 Th1 为主的分化结果。反之，低亲和性的相互作用主要产生 Th2。极低剂量的可溶蛋白抗原倾向于刺激 Th2 为主的反应，而高剂量抗原水平表现为 Th1 反应，意味着抗原剂量影响 APC-T 细胞之间的相互作用。这可能对细胞凋亡具有重要影响，业已证实普通变应原的暴露剂量非常小，以至于不超过 1μg/年。其他研究表明，高亲和性相互作用更容易使 Th2 细胞传代。更多最近研究发现，Th 分化是抗原剂量和 TCR-MHCⅡ类分子结合的作用。最终，有质量的信号通过影响 TCR 传递至 T 细胞决定了活化的 Th 亚群。

效应/记忆 CD4 T 淋巴细胞

在淋巴结中，天然 CD4 T 细胞分化成效应细胞需要 4~5d。与分化相关的是改变了细胞表面选择素、整合素和趋化受体表达，允许成熟 T 细胞离开淋巴结，募集于炎症部位。随着分化，淋巴结归巢受体 CD62L 表达缺失，获得组织归巢受体功能。皮肤和小肠的效应 CD4 T 细胞具有特异性配体，通过与血管内皮细胞[皮肤、表皮淋巴组织抗原（cutaneous lymphocyte-associated antigen，CLA）、小肠、调节素 α4β7]连结来确定其在组织中的定位，像这样的肺部表面特异性标记尚未发现。人肺部效应 CD4 T 细胞富集表达 CCR5、CCCR6、细胞因子（C-X-C 模体）受体 3（CXCR3）和调节素 VLA1（α1β1）、CD103（αEβ7）和 VLA4（α4β1）。除对特异信号反应引导成熟 T 细胞到达相应组织的受体表达之外，效应 CD4 T 细胞亚群表达不同群组的细胞因子受体，使它们履行不同的功能。入侵的病原体或者不同损伤类型导致介质释放，诱导募集适当的效应 CD4 T 细胞，解决特定的问题。人 Th1 细胞通常表达 CCR5 和 CXCR3，Th17 表达 CCR6，Th2 表达 CCR4 和 CCR8、前列腺素 D2 的化学黏附受体 DP2（CRTH2）。

淋巴结中被活化的效应细胞到达肺炎症病灶，并在局部增殖和产生细胞因子。CD4⁺T 细胞的主要功能是产生炎症因子募集炎性细胞并调节局部宿主保护反应。在这种反应风暴之后，多数活化的效应 T 细胞通过细胞凋亡或者坏死程序死亡。少部分 CD4 T 细胞成为记忆细胞。

CD4 记忆 T 细胞再次暴露于特异抗原中，会快速产生持续时间很长的反应。基于组织定位和循环模式、细胞表面标记和功能差别，可确定不同的记忆 T 细胞亚群。人血液和非淋巴组织中，如肝脏、肺部，都可以发现效应记忆（T_EM）细胞。中心记忆 T 细胞（T_CM）通过次级淋巴器官、淋巴组织、血液中循环，产生高水平 IL-2，增殖水平远高于 T_EM 细胞。第三个记忆 CD4 T 细胞亚群，组织记忆细胞（T_RM）组成皮肤和黏膜组织中最大的细胞池，包括肺。T_RM 留在组织间隔中，并不会重新进入循环。T_RM 负责屏障保护，表达活性标记 CD69，不需要进入淋巴结，就可以在组织局部被激活，针对感染提供权宜之计。

CD4 调节 T 细胞

CD4 Treg 组成胸腺生发的（天然 Treg）细胞亚群，或者在次级淋巴组织中诱导分化[诱导（i）Treg]，产生 IL-10 和/或 TGF-β1，并高表达 CD25 和转录因子 Foxp3。它们占外周血 CD4 T 细胞 5%~10%。CD4 Treg 细胞产生的细胞因子通过作用于 APC、天然和效应 T 细胞抑制 Th1、Th2 和 Th17 发育。CD4 Treg 细胞对于抑制初始免疫反应作用于自身有至关重要的作用，有证据表明，小鼠和人功能性 Foxp3 蛋白缺失者会患有自身免疫性疾病。Treg 在不同的炎症环境中，通过呈现不同的免疫负向机制完成免疫抑制机制。

■ CD8 T 细胞

病原体进入肺部，激活组织局部的树突细胞（DCs），迁移至淋巴结，并活化 CD8 T 细胞。CD8 T 细胞通过与树突细胞相互作用活化，并具备了两条必需的活化信号、I 类 MHC 分子和共刺激分子呈递的抗原肽，分化成为效应细胞。病毒和细胞内细菌是经典的 CD8$^+$T 细胞活化物。DC 分泌的细胞因子驱动 CD8 T 细胞增殖和分化，并获得成为 CD8 效应 T 细胞的能力，活化的 CD8 T 细胞是最常见的分泌 IFN-γ 和 TNF-α 细胞，并因为产生毒性颗粒 B 和穿孔蛋白而具有细胞毒能力。效应 CD8 T 细胞分化成为分泌 IL-4、IL-5 和 IL-13 的 Tc2 细胞亚群和产生 IL-17 的 Tc17 亚群。CD8 记忆细胞由一小部分被固有免疫反应激活的细胞发育而来。像 CD4 记忆 T 细胞一样，CD8 记忆 T 细胞包括 T_{CM}、T_{EM} 和 T_{RM} 亚群。当 CD8 和 CD4 呈现出之前介绍 CD4 T 细胞一样的镜面特点，如不同的归巢模式、记忆功能和表面标记。例如，CD8 T_{RM} 细胞像 CD4 T_{RM} 细胞一样不会再循环，在肺组织中提供快速组织特异性记忆反应。

■ 具有限制性 TCR 多样性的 T 淋巴细胞

TCR 多样性较少的 T 淋巴细胞聚集在肺部。对于不同抗原而不是 α/β CD4 和 CD8 T 细胞反应。它们在组织中的数量很少，不同于传统的 α/β CD4 和 CD8 T 细胞，对不同抗原做出反应，它们可以不需要进一步分化而迅速活化。因此，它们不仅参与固有免疫，而且一些亚群在接触暴露源会进一步增殖、适应。所以，这些 T 淋巴细胞是连结固有免疫和获得免疫的桥梁。有两小群 α/β T 细胞，iNKT 细胞和 MAIT 细胞，呈 α 链半变量。因此，它们在胸腺内进行体细胞突变，但是这种突变的多样性是有限的。iNKT 和 MAIT 细胞在黏膜组织中比较多。

自然杀伤 T 细胞

由于 TCR α 链 V 区恒定和 β 链 V 区受限较窄的 TCR 谱，I 型或不变性 NKT 细胞是一小群 α/β T 细胞。人的 Vα24-Jα18 只与 Vβ11 配对，而小鼠 Vα14-Jα18 只与有限的 Vβ 链配对。iNKT 细胞针对脂多糖抗原反应，是非多肽蛋白家族的成员之一，而不是肽类抗原，在树突细胞、B 细胞和巨噬细胞均有表达。

iNKT 细胞一旦成熟就离开胸腺，迁移到组织中。小鼠 iNKT 细胞高度富集在肝脏和脾脏，人 iNKT 细胞富集在网膜中，但是并不是在所有组织中都能特征化得很好。在正常个体支气管肺泡灌洗液中，iNKT 占淋巴细胞的比例低于 1%。在小鼠中，iNKT 占肺部淋巴细胞 5%~10%。小鼠研究表明 iNKT 细胞迁徙于肺组织后，多数不会再迁移到其他器官。iNKT 细胞在静止状态时，也聚集在肺部微小血管中，直到暴露于吸入脂质，被活化，移行出血管进入肺实质，参与肺炎症反应。

iNKT 细胞被活化的标志是快速形成一系列细胞因子和趋化因子，包括 IFN-γ、TNF-α、TGF-β、GM-CSF、IL-2、IL-4、IL-5、IL-6、IL-10、IL-13、IL-17、IL-21、RANTES、嗜酸细胞活化趋化因子/CCL11、MIP-1α/CCL3 和 MIP-1β/CCL4。组织中早期活化的 iNKT 细胞对于形成恰到好处的获得免疫非常重要。

MAIT 细胞

MAIT 细胞是另外一个表达多样性有限的 TCR α/β T 淋巴细胞亚群。MAIT 细胞表达半恒定 α 链、Vα7.2-Jα33，与一定数量 Vβ 链配对。MAIT 细胞出现在人外周血、小肠固有层和肺。MAIT 细胞活化需要与非多态性 I 类 MHC 分子相互作用，如 MR-1。MR-1 与维生素 B 族代谢产物特异性结合，形成一个核黄素合成物前体，激活 MAIT 细胞。由于只有特定的细菌、真菌、酵母菌可以合成这类维生素 B，MAIT 在暴露于这些可以产生核黄素的微生物后早期就被活化。活化的 MAIT 细胞释放细胞因子，如 IFN-γ、TNF-α、IL-17 和颗粒胞外吞噬导致细胞凋亡，并传递抗细菌肽类。MAIT 细胞刺激效应 CD4、CD8 获得免疫功能。MAIT 细胞在肺部感染，例如结核病时在肺部更加富集，可达血液中的 5 倍。

γ/δ T 细胞

γ/δ T 细胞是一群具有 γ 和 δ 链 TCR 的 T 细胞。γ/δ TCR 是由 VDJ 重组产生的，但是不同于 α/β TCR，γ-和 δ-链重组导致 TCR 谱多样性更小。一旦从胸腺中释放，γ/δ T 细胞进入组织，包括肺、皮肤、小肠和子宫。γ/δ T 细胞在血液、淋巴结和脾脏中被发现。在不同组织中，γ/δ T 细胞表达某一种类的单克隆 TCR。γ/δ T 细胞识别不同抗原，包括一系列不同抗原，无论大小无论自体还是异体，肽类还是非肽类，包括分枝杆菌脂类和热休克蛋白。γ/δ T 细胞不能识别 I 类或 II 类 MHC 抗原抗体复合物，而是只识别抗原。γ/δ TCR 可以识别的抗原还没有完全清楚。γ/δ T 细胞分泌多种细胞因子和化学趋化因子，其中许多能快速产生募集炎性细胞。由于在组织间隙中的 TCR 多样性有限，以及其对刺激物的快速反应能力，导致他们无需增殖即能快速克隆激活。这表明 γ/δ T 在免疫监视和保护中发挥重要作用,成为固有免疫和获得免疫反应之间的介导媒介。

肺脏中的 T 淋巴细胞

■ 肺脏分布 T 淋巴细胞

正常人肺脏中,T 淋巴细胞存在于气道和肺泡腔、肺脏实质和间质、血管间隙、淋巴结,但在这些部位的数量并不相同。成人肺内淋巴细胞并非组织形成的典型淋巴样结构,如支气管相关淋巴组织(BALT)。BALT 在健康儿童、吸烟者和其他慢性感染和炎性疾病患者、正常动物(如兔子和大鼠)中更常见。近期研究表明,淋巴细胞并不是随机分布于肺组织的每一种结构中,而是在病原体入侵的部位聚集起来。T 淋巴细胞在肺部很有可能以多维度形式存在,包括与树突、上皮、巨细胞密切相关,但是它们之间如何相互作用尚不清楚。近些年,针对 BAL 的研究才得以分析气道和肺泡腔中淋巴细胞组成。组织病理分析相比于二维分析可以更好地研究这一问题。进一步研究将显示 T 淋巴细胞在肺内的三维组织形式,两种结构细胞之间相互作用细节,包括上皮细胞、内皮细胞和神经元、血细胞。动力学研究发现淋巴细胞是如何在肺部各个部分之间转移至次级淋巴结和其他组织的。

淋巴细胞包括 T 细胞和 B 细胞,占人肺组织白细胞 7%。已经证实气道内和肺泡腔淋巴细胞数量在 $(2\sim4)\times10^8$,比正常人肺实质内高 20 倍。从肺实质内分离的淋巴细胞是肺间质和血管间隙的重要组成部分。

肺实质内淋巴细胞主要是 T 淋巴细胞,其中主要是 CD4 T 细胞(T:B 比例为15:1,CD4:CD8 比例为 2:1),其中记忆 CD4 T 细胞是主要组成。CD8 记忆细胞占 CD8 T 细胞的 1/2。随着年龄增长,记忆淋巴细胞数量和比例均有所增加。在肺泡灌洗液中,CD4 T 细胞在年轻人占 4%,年长成人占 20%。在肺实质中,记忆 CD4 T 细胞在年轻人占 65%,成人占 80%。所以,抗原活化 CD4 T 细胞比例增长反映了一个人呼吸道随年龄增加,暴露抗原也呈累积效应。

■ 肺部感染中的 T 淋巴细胞

细菌、病毒、真菌通过呼吸道进入人体后,宿主 T 淋巴细胞在防御中扮演重要作用。这一关键作用在 HIV 感染者中已经得到证实。功能性 T 淋巴细胞减少者更容易发生肺部感染,感染细菌如金黄色葡萄球菌、肺炎链球菌、流感嗜血杆菌和分枝杆菌属,病毒例如流感病毒,真菌诸如组织胞浆菌、新型隐球菌和耶氏肺孢子菌(pneumocystis jiroveci pneumonia,PJP)。

免疫正常宿主通过活化 NKT、MAIT 和 γ/δ T 细胞,以及其他首先有反应的细胞比如巨噬细胞、中性粒细胞和上皮细胞,应对病原体入侵。这些固有免疫细胞快速活化、分泌细胞因子,有助于局限病原体,提供能活化 CD4、CD8 T 细胞的信号。固有免疫细胞分泌的细胞因子趋化了 CD4 细胞和 CD8 细胞模式,使其诱导分化有利于控制入侵病原体。针对病原的初始反应,在原发感染后数日内,抗原特异性 CD4 和 CD8 效应 T 细胞即从肺内的次级淋巴器官移行到病灶。

在肺部感染时,CD4 T 细胞的主要功能是产生细胞因子,最终消除病原体。CD8 T 细胞还有一个功能——消灭被感染的细胞。原发感染导致病原体特异性 T 细胞亚群发育和募集,包括 CD4 Th1、Th2、Th17、CD8 细胞。每个细胞亚群都在这个复杂抗微生物的免疫反应中有特殊作用。不过,在某些感染中,有一细胞亚群对于获得免疫非常重要。清除多数病原体必需 Th1 细胞及 Th1 产物 IFN-γ。由于存在大量抗菌功能,IFN-γ 在呼吸道感染的免疫中极为重要,包括巨噬细胞活化、刺激产生杀菌效应分子和抗病毒酶。Th1 细胞对于宿主抵御分枝杆菌感染和其他细胞内病原体如肺炎支原体、土拉热弗朗西丝菌、流感病毒、RSV,革兰氏阴性杆菌如肺炎克雷伯菌,真菌感染如球孢子菌、隐球菌、组织胞浆菌。Th2 细胞对于蠕虫寄生虫感染非常重要;Th17 细胞则是杀灭革兰氏阴性杆菌如肺炎克雷伯菌、铜绿假单胞菌,衣原体、肺炎支原体以及各种真菌包括念珠菌感染等病原的基础。

初始感染后,一些发展生成病原体特异性记忆 CD4 和 CD8 T 细胞,仍然以 T_{RM} 形式留在肺内,并且将持续终生。动物实验表明记忆 CD4 T 细胞在初始感染后的一年时间内需要从血液循环中募集新的细胞。但是记忆细胞是否需要以一定的速度持续被替换还不明确,很可能存在一个感染后记忆 T 细胞群体变化的动态过程。

记忆 T_{RM} 细胞通过表面表达的组织特异归巢分子保留在肺部。动物研究表明,不同物种 CD4 和 CD8 T 细胞从一个物种的肺分离后再重新注射回另外一个动物体内,会重新回到肺部。其中一个定位信号是表达在抗原特异 T 细胞表面的 CD103。在小鼠和人,CD4、CD8 记忆细胞的特征是表达 CD69,它们停留在肺部,并不进入循环。流感特异 CD4 和 CD8 T_{RM} 细胞被支气管周边的支气管血管屏障隔开。所以，CD4 T_{RM} 可以在局部有助于形成 DC 细胞组成的网络，并在上皮细胞表面下由特殊抗原迅速活化。上皮细胞分泌化学趋化因子导致肺毛细血管内或附近可见病毒特异记忆性 CD8 T 细胞。肺重新暴露抗原后，CD4 和 CD8 T_{RM} 细胞在局部活化，而不是通过再循环进入局部淋巴结。人 T_{RM} 细胞活化后产生 IFN-γ 和 IL-2，可以确保在感染部位既抗细菌又有增殖信号。因此，在肺部暴露关键部位，T_{RM} 细胞确保快速募集、重新活化、增殖，并倾向发展为 1 型记忆表型。

■ 慢性肺部疾病中的 T 淋巴细胞

T 淋巴细胞在宿主抵御特殊病原体过程中发挥至关重要的作用，并作为记忆细胞留在肺部。当对非病原体如变应原或自身抗原发生免疫反应，也可以导致慢性疾病。过敏性哮喘对非病原体或自身抗原的免疫反应是免疫失调的一个例子。哮喘是研究最广泛的 T 细胞驱动肺部疾病，许多其他慢性肺部疾病的发生和持续就是由 T 淋巴细胞驱动的，包括结节病、过敏性肺炎、自身免疫性肺疾病、特发性肺间质纤维化、肺动脉高压和肺癌等。

过敏性哮喘中的 T 淋巴细胞

长期抵御病原体反应对于宿主免疫气道起保护作用。在过敏性哮喘中，针对变应原的长程记忆淋巴细胞是有害的，并且持续终生。T 淋巴细胞驱使这些气道慢性疾病持续发展。许多 T 淋巴细胞亚群在哮喘发生和持续中发挥作用。

CD4 Th2 细胞在哮喘中的作用 CD4$^+$T 细胞是浸润气道最主要的细胞，其表达活性是哮喘个体的标志。在 BAL 和气道活检标本中发现 CD4$^+$T 细胞产生 IL-4、IL-5、IL-13，在轻度或无症状哮喘患者中这些细胞因子分泌到气道中。在哮喘患者气道中，GATA-3 表达增加提示存在 Th2 细胞。抗原激发哮喘患者时，通常会导致 Th2 淋巴细胞增加。哮喘患者气道高反应（AHR）和气道嗜酸性粒细胞与 CD4 T 细胞产生 IL4 或 IL5 或表达 GATA-3 有关，这些研究结果支持 Th2 细胞驱动特征性哮喘炎症反应导致哮喘这一假说。

动物研究表明，气道中 CD4 Th2 细胞导致哮喘的病理特征。嗜酸性气道炎症反应和气道高反应都依赖于 CD4 T 细胞。应用从抗原诱导的 AHR 动物模型中获得的 CD4 T 细胞进行适应性移植，结果显示可以导致受体小鼠气道炎症和高反应性，从而研究表明 CD4 T 细胞可以从多方面影响疾病发展。CD4 Th1 T

细胞诱导气道嗜酸性粒细胞浸润、黏液高分泌和 AHR，而 Th1 细胞所致中性粒细胞为主的炎症反应并无哮喘的任何特征。

基因相关性研究也支持 Th2 细胞在哮喘中的作用。人染色体 5q31 和 16p12 上的细胞因子基因簇被证实是相关标记，这一段染色体包括 IL-4、IL-13 和 IL-4Rα 基因。IL-4 启动子区变异与凋亡有关，同样还有 IL-4Rα 多态性、IL-4 和 IL-13 受体、IL-13R 变异等。所以，IL-4 和/或 IL-13 或者它们信号修饰和 Th2 细胞功能增加与特异质和哮喘有关。

CD4 Th1 细胞在哮喘中的作用 哮喘患者气道中也存在 Th1 细胞，但究竟是提供保护作用还是病理作用还不清楚。IFN-γ 在重症哮喘患者中水平升高，而在其他哮喘患者中降低。一些研究表明，Th1 细胞活化能抑制气道过敏性炎症反应，不过有些研究则显示 Th1 细胞增强哮喘炎症反应，通过 Th1 细胞因子促炎症反应。

人和动物研究表明，Th1 细胞因子在肺 Th2 反应产生之前或早期增强时可能阻止哮喘的进展。幼年时期发生以 IFN-γ 为主导的病毒或分枝杆菌感染相关免疫反应与哮喘发生率下降成正相关。入住幼儿园，暴露于其他兄弟姐妹对于幼儿喘息性支气管炎有保护作用，也支持呼吸道感染获益假说。同样，小鼠表现 Th1 型环境暴露刺激免疫小鼠可减轻抗原诱导的嗜酸性粒细胞气道炎症和 AHR。所以，减少 Th2 细胞产生似乎可以降低过敏性炎症。另外，频发病毒感染引起的喘息性支气管炎是导致发生儿童哮喘的强预测因子，这预示早期感染的时机和特点都很关键。

Th1 细胞也可以抑制正在进行的 Th2 细胞反应，Th1 细胞通过产生 IFN-γ，在体外显示出抑制 Th2 因子产生和 Th2 细胞增生的特点。老鼠的 Th1 细胞因子 IFN-γ 对于 Th2 诱导的气道嗜酸性粒细胞炎症和 AHR 具有抑制作用。当吸入病原体后，IFN-γ 减少了 CD4$^+$T 细胞数量，并减少了 Th2 细胞的分泌。这些效应可能是由于 IFN-γ 抑制 Th2 细胞的募集。一旦 Th2 细胞出现在呼吸道中，IFN-γ 促进气道内嗜酸性粒细胞的溶解和 Th2 细胞因子产物的受抑制。Th1 细胞通过作用于 IFN-γ 的产物可以抑制气道嗜酸性粒细胞、黏膜产物和气道高反应。尽管许多研究支持 Th1 细胞和 IFN-γ 是 Th2 型反应的抑制者，其他研究表明 Th1 细胞增强了炎症反应，对疾病没有改善。有证据支持 Th1 的促炎症效应与呼吸道病毒感染有关，并且诱导 Th1 反应，加重哮喘患者的症状。最终，Th1 细胞对于气道过敏反应的影响依赖于 Th1、Th2 细胞相对活化时间和哮喘的亚表型。

哮喘中的 CD4 Th17 细胞 Th17 细胞、IL-17A 和 IL-17F 在哮喘患者的气道内、痰中、血液中均有增加。鉴于哮喘气道炎症的异质性和 IL-17A、IL-17F 在中性粒细胞募集中的作用，Th17 细胞可能是中性粒细胞性、非过敏性哮喘的致病原因。但是，目前发现 IL-17 和 IL-5，以及 IL-17 与过敏性哮喘之间存在明确的关联，而和非过敏性哮喘之间没有关系。正如我们所想，IL-17A 水平与痰液的中性粒细胞数量相关，与嗜酸性粒细胞水平无关，说明 Th17 细胞可能驱使哮喘中性粒细胞亚型发生。

关于 Th17 细胞功能的研究还没有确定 Th17 和 IL-17A 在哮喘动物模型中的作用。一些试验表明，Th17 细胞、IL-17A 和 IL-17 受体对于 Th2 细胞功能优化、AHR、嗜酸性粒细胞炎症反应非常重要。而且，与非 AHR 小鼠模型相比，IL-17A 是小鼠发生 AHR 和易感性的主要决定因素。其他研究者发现中和 IL-17 后可能导致疾病恶化。Th17 和 Th2 细胞之间复杂的相互作用受到高度重视，研究显示 IL-13 可抑制 IL-17A 产生，IL-17A 产物继之抑制 IL-25 驱动的 Th2 功能。这些研究提示哮喘的发病机制可能是由于包括 IL-17 在内的细胞因子严重失衡导致的。

调节 T 细胞在哮喘中的作用 Foxp3⁺ Treg 细胞能决定变应原早期致敏，在一些针对罕见免疫调节障碍、多发内分泌疾病、肠道疾病、X 连锁综合征［如 IPEX（immune dysregulation, polyendocrinopathy, enteropathy, X-linked）综合征］的研究中发现，这些疾病都是由 X 染色体上 *Foxp3* 基因突变，导致 Foxp3⁺Treg 细胞明显减少或缺失。患病的年轻男性都有严重自身免疫疾病和过敏症状。这些患者 T 细胞表现为 Th2 表型滞后。携带 *Foxp3* 基因突变小鼠也证实存在严重多器官炎症，包括过敏性气道疾病、高水平 IgE，嗜酸性粒细胞血症、Th1 和 Th2 细胞因子反应失调，但是并不表现出 IPEX 患者出现的 Th2 滞后。

正常人和过敏患者外周血 CD4⁺ CD25⁺ T 细胞数量比较研究结果显示并无显著差异。然而由于方法学限制，一些早期测定 Treg 细胞的早期结果对于诠释这个问题并不全面。不过还是有些数据表明，CD4⁺ CD25^high Foxp3 Treg 细胞受损。与慢性咳嗽患儿相比，哮喘患儿肺泡灌洗液 CD4⁺ CD25^high T 细胞数量下降，但是外周血中正常。有研究报道，哮喘患儿的 Foxp3 mRNA 水平偏低，气道中 CD4⁺ CD25^high T 细胞与肺功能临床数据呈相关性，糖皮质激素治疗后有所回升。成人哮喘患者经过吸入糖皮质激素治疗后 Foxp3 mRNA 水平上升。表达 Foxp3 的 Treg 是重要的哮喘负性调节因子。Treg 细胞表达 IL-10 或 TGF-β1 或者共同表达，这是在各种耐受性诱导模型中限制气道炎症所必需的。总之，Treg 反应受损显然有助于发生发展为哮喘和过敏性疾病。

哮喘中的 CD8 T 细胞 通过活检病理结果比较非哮喘、非过敏性疾病健康人群和过敏性哮喘患者 CD8 T 细胞水平，过敏性哮喘患者 CD8 T 细胞水平上升。而且，气道内活检组织 CD8 细胞数量与 FEV₁ 下降相关。在哮喘急性加重和致死哮喘状态中，气道内 CD8 T 细胞数量明显增加，说明 CD8 T 细胞在哮喘中具有损伤作用。动物研究也支持这些结果，说明 CD8 T 细胞通过产生 IFN-γ，诱导 IL-12 产物生成抑制过敏性气道疾病。最有可能的是，CD8 T 细胞在不同的个体中，不同环境下，发挥的作用不同。

CD8 T 细胞识别内源性抗原，例如病毒抗原，而不是变应原。由于哮喘加重多见于病毒感染，所以病毒特异性 CD8 T 细胞募集和停留于肺。所以，CD8 T 细胞的出现反映了肺部近期发生感染。

像 CD4 T 细胞一样，CD8 T 细胞极化并分化为相应亚型。1 型细胞毒性 T 细胞（Tc1）在病毒感染时被激活，并且产生 IFN-γ 和淋巴毒素，这便是经典的 CD8 细胞。小部分 CD8 细胞产生其他细胞因子组群。例如，当被 IL-4 激活时，CD8 细胞毒 T 细胞 2 型被诱导产生 IL-4、IL-5 和 IL-13。动物研究表明，Tc2 细胞保留了细胞毒功能，刺激嗜酸性粒细胞募集，有助于 B 细胞产生 IgE，促进气道高反应。一些气道感染可能刺激 CD8 Tc2 反应，驱动和加重局部过敏反应，这已成定论。

闫　涵　译
曹　洁　高占成　审校

参考文献

[1] HOLT PG, ROBINSON BW, REID M, et al. Extraction of immune and inflammatory cells from human lung parenchyma: evaluation of an enzymatic digestion procedure. Clin Exp Immunol, 1986, 66(1): 188-200.

[2] DENUCCI CC, MITCHELL JS, SHIMIZU Y. Integrin function in T-cell homing to lymphoid and nonlymphoid sites: getting there and staying there. Crit Rev Immunol, 2009, 29(2):87-109.

[3] EBERT LM, SCHAERLI P, MOSER B. Chemokine-mediated control of T cell traffic in lymphoid and peripheral tissues. Mol Immunol, 2005, 42(7):799-809.

[4] SCHON-HEGRAD MA, OLIVER J, MCMENAMIN PG, et al. Studies on the density, distribution, and surface phenotype of intraepithelial class II major histocompatibility complex antigen (Ia)-bearing dendritic cells (DC) in the conducting airways. J Exp Med, 1991, 173(6):1345-1356.

[5] SHARPE AH. Mechanisms of costimulation. Immunol Rev, 2009,

229(1):5–11.

[6] SARAIVA M, CHRISTENSEN JR, VELDHOEN M, et al. Interleukin-10 production by Th1 cells requires interleukin-12-induced STAT4 transcription factor and ERK MAP kinase activation by high antigen dose. Immunity, 2009, 31(2):209–219.

[7] CHEN X, OPPENHEIM JJ. Resolving the identity myth: key markers of functional CD4+FoxP3 +regulatory T cells. Int Immunopharmacol, 2011, 11(10):1489–1496.

[8] RAY A, KHARE A, KRISHNAMOORTHY N, et al. Regulatory T cells in many flavors control asthma. Mucosal Immunol, 2010, 3(3):216–229.

[9] VIGNALI DA, COLLISON LW, WORKMAN CJ. How regulatory T cells work. Nat Rev Immunol, 2008, 8(7):523–532.

[10] RAO A, AVNI O. Molecular aspects of T-cell differentiation. Br Med Bull, 2000, 56(4):969–984.

[11] SZABO SJ, KIM ST, COSTA GL, et al. A novel transcription factor, T-bet, directs Th1 lineage commitment. Cell, 2000, 100(6):655–669.

[12] USUI T, PREISS JC, KANNO Y, et al. T-bet regulates Th1 responses through essential effects on GATA-3 function rather than on IFNG gene acetylation and transcription. J Exp Med, 2006, 203(3): 755–766.

[13] ZHANG DH, COHN L, RAY P, et al. Transcription factor GATA-3 is differentially expressed in Th1 and Th2 cells and controls Th2-specific expression of the interleukin-5 gene. J Biol Chem, 1997, 272:21597–21603.

[14] ZHENG WP, FLAVELL RA. The transcription factor GATA-3 is necessary and sufficient for Th2 cytokine gene expression in CD4 T cells. Cell, 1997, 89:587–596.

[15] AGARWAL S, RAO A. Modulation of chromatin structure regulates cytokine gene expression during T cell differentiation. Immunity, 1998, 9:765–775.

[16] IVANOV II, MCKENZIE BS, ZHOU L, et al. The orphan nuclear receptor RORgammat directs the differentiation program of proinflammatory IL-17+ T helper cells. Cell, 2006, 126(6):1121–1133.

[17] ZHU J, YAMANE H, PAUL WE. Differentiation of effector CD4 T cell populations (*). Annu Rev Immunol, 2010, 28:445–489.

[18] LEE HJ, O'GARRA A, ARAI K, et al. Characterization of cis-regulatory elements and nuclear factors conferring Th2-specific expression of the IL-5 gene: a role for a GATA-binding protein. J Immunol, 1998, 160:2343–2352.

[19] CONSTANT SL, BOTTOMLY K. Induction of Th1 and Th2 CD4+ T cell responses: the alternative approaches. Annu Rev Immunol, 1997, 15:297–322.

[20] SPERLING AI, BLUESTONE JA. The complexities of T-cell co-stimulation: CD28 and beyond. Immunol Rev, 1996, 153:155–182.

[21] TUBO NJ, PAGAN AJ, TAYLOR JJ, et al. Single naive CD4+ T cells from a diverse repertoire produce different effector cell types during infection. Cell, 2013, 153(4):785–796.

[22] ISLAM SA, LUSTER AD. T cell homing to epithelial barriers in allergic disease. Nat Med, 2012, 18(5):705–715.

[23] SHIN H, IWASAKI A. Tissue-resident memory T cells. Immunol Rev, 2013, 255(1):165–181.

[24] TORGERSON TR, OCHS HD. Immune dysregulation, polyendocrinopathy, enteropathy, X-linked: forkhead box protein 3 mutations and lack of regulatory T cells. J Allergy Clin Immunol, 2007, 120(4):744–750; quiz 751–752.

[25] SERGEJEVA S, IVANOV S, LOTVALL J, et al. Interleukin-17 as a recruitment and survival factor for airway macrophages in allergic airway inflammation. Am J Respir Cell Mol Biol, 2005, 33(3): 248–253.

[26] CHAUDHRY A, RUDENSKY AY. Control of inflammation by integration of environmental cues by regulatory T cells. J Clin Invest, 2013, 123(3):939–944.

[27] RUSS BE, DENTON AE, HATTON L, et al. Defining the molecular blueprint that drives CD8(+) T cell differentiation in response to infection. Front Immunol, 2012, 3:371.

[28] COX MA, HARRINGTON LE, ZAJAC AJ. Cytokines and the inception of CD8 T cell responses. Trends Immunol, 2011, 32(4):180–186.

[29] KAECH SM, CUI W. Transcriptional control of effector and memory CD8+ T cell differentiation. Nat Rev Immunol, 2012, 12(11): 749–761.

[30] BRENNAN PJ, BRIGL M, BRENNER MB. Invariant natural killer T cells: an innate activation scheme linked to diverse effector functions. Nat Rev Immunol, 2013, 13(2):101–117.

[31] LYNCH L, O'SHEA D, WINTER DC, et al. Invariant NKT cells and CD1 d(+) cells amass in human omentum and are depleted in patients with cancer and obesity. Eur J Immunol, 2009, 39(7):1893–1901.

[32] MUTALITHAS K, CROUDACE J, GUILLEN C, et al. Bronchoalveolar lavage invariant natural killer T cells are not increased in asthma. J Allergy Clin Immunol, 2007, 119(5):1274–1276.

[33] THOMAS SY, SCANLON ST, GRIEWANK KG, et al. PLZF induces an intravascular surveillance program mediated by long-lived LFA-1-ICAM-1 interactions. J Exp Med, 2011, 208(6):1179–1188.

[34] SCANLON ST, THOMAS SY, FERREIRA CM, et al. Airborne lipid antigens mobilize resident intravascular NKT cells to induce allergic airway inflammation. J Exp Med, 2011, 208(10):2113–2124.

[35] GOLD MC, CERRI S, SMYK-PEARSON S, et al. Human mucosal associated invariant T cells detect bacterially infected cells. PLoS Biol, 2010, 8(6):e1000407.

[36] KJER-NIELSEN L, PATEL O, CORBETT AJ, et al. MR1 presents microbial vitamin B metabolites to MAIT cells. Nature, 2012, 491(7426): 717–723.

[37] GOLD MC, EID T, SMYK-PEARSON S, et al. Human thymic MR1-restricted MAIT cells are innate pathogen-reactive effectors that adapt following thymic egress. Mucosal Immunol, 2013, 6(1): 35–44.

[38] DUSSEAUX M, MARTIN E, SERRIARI N, et al. Human MAIT cells are xenobiotic-resistant, tissue-targeted, CD161hi IL-17-secreting T cells. Blood, 2011, 117(4):1250–1259.

[39] LE BOURHIS L, MARTIN E, PEGUILLET I, et al. Antimicrobial activity of mucosal-associated invariant T cells. Nat Immunol, 2010, 11(8): 701–708.

[40] BORN WK, REARDON CL, O'BRIEN RL. The function of gammadelta T cells in innate immunity. Curr Opin Immunol, 2006, 18(1):31–38.

[41] VANTOUROUT P, HAYDAY A. Six-of-the-best: unique contributions of gammadelta T cells to immunology. Nat Rev Immunol, 2013, 13(2):88–100.

[42] RANDALL TD. Bronchus-associated lymphoid tissue (BALT) structure and function. Adv Immunol, 2010, 107:187–241.

[43] TSCHERNIG T, PABST R. Bronchus-associated lymphoid tissue (BALT) is not present in the normal adult lung but in different diseases. Pathobiology, 2000, 68(1):1–8.

[44] TURNER DL, BICKHAM L, THOME JJT, et al. Lung niches for the generation and maintenance of tissue-resident memory T cells. Mucosal Immunol, 2014, 7(3):501–510.

[45] HUNNINGHAKE GW, GADEK JE, KAWANAMI O, et al. Inflammatory and immune processes in the human lung in health and disease: evaluation by bronchoalveolar lavage. Am J Pathol, 1979, 97(1):149–206.

[46] HUNNINGHAKE GW, KAWANAMI O, FERRANS VJ, et al. Characterization of the inflammatory and immune effector cells in the lung parenchyma of patients with interstitial lung disease. Am Rev Respir Dis, 1981, 123 (4 Pt 1):407–412.

[47] PABST R, TSCHERNIG T. Lymphocytes in the lung: an often neglected cell. Numbers, characterization and compartmenta-liza-tion. Anat Embryol (Berl), 1995, 192(4):293–299.

[48] SATHALIYAWALA T, KUBOTA M, YUDANIN N, et al. Distribution and compartmentalization of human circulating and tissue-resident memory T cell subsets. Immunity, 2013, 38(1):187–197.

[49] MEYER KC, SOERGEL P. Variation of bronchoalveolar lymphocyte phenotypes with age in the physiologically normal human lung. Thorax, 1999, 54(8):697–700.

[50] BURASTERO SE, BORGONOVO B, GAFFI D, et al. The repertoire of T-lymphocytes recovered by bronchoalveolar lavage from healthy nonsmokers. Eur Respir, 1996, 9(2):319–327.

[51] BALBI B, PIGNATTI P, CORRADI M, et al. Bronchoalveolar lavage, sputum and exhaled clinically relevant inflammatory markers: values in healthy adults. Eur Respir J, 2007, 30(4):769–781.

[52] RAJU R, PETERS BS, BREEN RA. Lung infections in the HIV-infected adult. Curr Opin Pulm Med, 2012, 18(3):253–258.

[53] SCHRODER K, HERTZOG PJ, RAVASI T, et al. Interferon-gamma: an overview of signals, mechanisms and functions. J Leukoc Biol, 2004, 75(2):163–189.

[54] CHEN K, KOLLS JK. T cell-mediated host immune defenses in the lung. Annu Rev Immunol, 2013, 31:605–633.

[55] ANDERSON KG, SUNG H, SKON CN, et al. Cutting edge: intra-vascular staining redefines lung CD8 T cell responses. J Immunol, 2012, 189(6):2702–2706.

[56] BINNS RM, LICENCE ST, PABST R. Homing of blood, splenic, and lung emigrant lymphoblasts: comparison with the behaviour of lymphocytes from these sources. Int Immunol, 1992, 4(9):1011–1019.

[57] TEIJARO JR, TURNER D, PHAM Q, et al. Cutting edge: tissue-retentive lung memory CD4 T cells mediate optimal protection to respiratory virus infection. J Immunol, 2011, 187(11):5510–5514.

[58] PIET B, DE BREE GJ, SMIDS-DIERDORP BS, et al. CD8(+) T cells with an intraepithelial phenotype upregulate cytotoxic function upon influenza infection in human lung. J Clin Invest, 2011, 121(6):2254–2263.

[59] HOLT PG, SCHON-HEGRAD MA. Localization of T cells, macrophages and dendritic cells in rat respiratory tract tissue: implications for immune function studies. Immunology, 1987, 62(3):349–356.

[60] ELY KH, COOKENHAM T, ROBERTS AD, et al. Memory T cell populations in the lung airways are maintained by continual recruitment. J Immunol, 2006, 176(1):537–543.

[61] ROBINSON DS, HAMID Q, YING S, et al. Predominant TH2-like bronchoalveolar T-lymphocyte population in atopic asthma. N Engl J Med, 1992, 326(5):298–304.

[62] RAY A, COHN L. Th2 cells and GATA-3 in asthma: new insights into the regulation of airway inflammation. J Clin Invest, 1999, 104(8):985–993.

[63] WALKER C, KAEGI MK, BRAUN P, et al. Activated T cells and eosinophilia in bronchoalveolar lavages from subjects with asthma correlated with disease severity. J Allergy Clin Immunol, 1991, 88(6):935–942.

[64] COHN L, ELIAS JA, CHUPP GL. Asthma: mechanisms of disease persistence and progression. Annu Rev Immunol, 2004, 22:789–815.

[65] OBER C, HOFFJAN S. Asthma genetics 2006: the long and winding road to gene discovery. Genes Immun, 2006, 7(2):95–100.

[66] VERCELLI D. Discovering susceptibility genes for asthma and allergy. Nat Rev Immunol, 2008, 8(3):169–182.

[67] SHANNON J, ERNST P, YAMAUCHI Y, et al. Differences in airway cytokine profile in severe asthma compared to moderate asthma. Chest, 2008, 133(2):420–426.

[68] WOODRUFF PG, MODREK B, CHOY DF, et al. T-helper type 2-driven inflammation defines major subphenotypes of asthma. Am J Respir Crit Care Med, 2009, 180(5):388–395.

[69] HOLT PG, VAN DEN BIGGELAAR AH. 99th Dahlem conference on infection, inflammation and chronic inflammatory disorders: the role of infections in allergy: atopic asthma as a paradigm. Clin Exp Immunol, 2010, 160(1):22–26.

[70] ERB KJ, HOLLOWAY JW, SOBECK A, et al. Infection of mice with Mycobacterium bovis-Bacillus Calmette-Guerin (BCG) suppresses allergen-induced airway eosinophilia. J Exp Med, 1998, 187(4):561–569.

[71] MARTINEZ FD. Viral infections and the development of asthma. Am J Respir Crit Care Med, 1995, 151(5):1644–1647; discussion 1647–1648.

[72] FERNANDEZ-BOTRAN R, SANDERS VM, MOSMANN TR, et al. Lymphokine-mediated regulation of the proliferative response of clones of T helper 1 and T helper 2 cells. J Exp Med, 1988, 168:543–558.

[73] IWAMOTO I, NAKAJIMA H, ENDO H, et al. Interferon g regulates antigen-induced eosinophil recruitment into the mouse airways by inhibiting the infiltration of CD4+ T cells. J Exp Med, 1993, 177:573–576.

[74] COYLE AJ, TSUYUKI S, BERTRAND C, et al. Mice lacking the IFN-g receptor have an impaired ability to resolve a lung eosinophilic inflammatory response associated with a prolonged capacity of T cells to exhibit a Th2 cytokine profile. J Immunol, 1996, 156:680–2685.

[75] COHN L, HOMER RJ, NIU N, et al. T helper 1 cells and interferon gamma regulate allergic airway inflammation and mucus production. J Exp Med, 1999, 190(9):1309–1318.

[76] HANSEN G, BERRY G, DEKRUYFF RH, et al. Allergen-specific Th1 cells fail to counterbalance Th2 cell-induced airway hyperreactivity but cause severe airway inflammation. J Clin Invest, 1999, 103(2):175–183.

[77] AL-RAMLI W, PREFONTAINE D, CHOUIALI F, et al. T(H)17-associated cytokines (IL-17 A and IL-17 F) in severe asthma. J Allergy Clin Immunol, 2009, 123(5):1185–1187.

[78] HASHIMOTO T, AKIYAMA K, KOBAYASHI N, et al. Comparison of IL-17 production by helper T cells among atopic and nonatopic asthmatics and control subjects. Int Arch Allergy Immunol, 2005, 137 Suppl 1:51–54.

[79] BULLENS DM, TRUYEN E, COTEUR L, et al. IL-17 mRNA in sputum of asthmatic patients: linking T cell driven inflammation and granulocytic influx? Respir Res, 2006, 7:135.

[80] ALCORN JF, CROWE CR, KOLLS JK. TH17 cells in asthma and COPD. Annu Rev Physiol, 2010, 72:495–516.

[81] LAJOIE S, LEWKOWICH IP, SUZUKI Y, et al. Complement-mediated regulation of the IL-17 A axis is a central genetic determinant of the severity of experimental allergic asthma. Nat Immunol, 2010, 11(10):928–935.

[82] HELLINGS PW, KASRAN A, LIU Z, et al. Interleukin-17 orchestrates the granulocyte influx into airways after allergen inhalation in a mouse model of allergic asthma. Am J Respir Cell Mol Biol, 2003, 28(1):42–50.

[83] LIN W, TRUONG N, GROSSMAN WJ, et al. Allergic dysregulation and hyperimmunoglobulinemia E in Foxp3 mutant mice. J Allergy Clin Immunol, 2005, 116(5):1106–1115.

[84] LLOYD CM, HAWRYLOWICZ CM. Regulatory T cells in asthma. Immunity, 2009, 31(3):438–449.

[85] HARTL D, KOLLER B, MEHLHORN AT, et al. Quantitative and functional impairment of pulmonary CD4+CD25hi regulatory T cells in pediatric asthma. J Allergy Clin Immunol, 2007, 119(5):1258–1266.

[86] KARAGIANNIDIS C, AKDIS M, HOLOPAINEN P, et al. Glucocorticoids upregulate FOXP3 expression and regulatory T cells in asthma. J Allergy Clin Immunol, 2004, 114(6):1425–1433.

[87] RUBTSOV YP, RASMUSSEN JP, CHI EY, et al. Regulatory T cell-derived interleukin-10 limits inflammation at environmental interfaces. Immunity, 2008, 28(4):546–558.

[88] CAMPBELL JD, BUCKLAND KF, MCMILLAN SJ, et al. Peptide immunotherapy in allergic asthma generates IL-10-dependent immunological tolerance associated with linked epitope suppression. J Exp Med, 2009, 206(7):1535–1547.

[89] OSTROUKHOVA M, QI Z, ORISS TB, et al. Treg-mediated immunosuppression involves activation of the Notch-HES1 axis by membrane-bound TGF-beta. J Clin Invest, 2006, 116(4):996–
1004.

[90] LEWKOWICH IP, HERMAN NS, SCHLEIFER KW, et al. CD4+ CD25+ T cells protect against experimentally induced asthma and alter pulmonary dendritic cell phenotype and function. J Exp Med, 2005, 202(11):1549–1561.

[91] AZZAWI M, BRADLEY B, JEFFERY PK, et al. Identificaiton of activated T lymphocytes and eosinophils in bronchial biopsies in stable atopic asthma. Am Rev Respir Dis, 1990, 142:1407–1413.

[92] VAN RENSEN EL, SONT JK, EVERTSE CE, et al. Bronchial CD8 cell infiltrate and lung function decline in asthma. Am J Respir Crit Care Med, 2005, 172(7):837–841.

[93] BETTS RJ, KEMENY DM. CD8+ T cells in asthma: friend or foe? Pharmacol Ther, 2009, 121(2):123–131.

第26章

肺脏细胞因子、脂肪素和生长因子

Marcus W. Butler

Paul McLoughlin

Michael P. Keane

无论是在子宫内,还是在发育成熟至成年过程,以及整个健康生命周期中,器官系统(包括肺部)的正常发育,需要持续不断地有效抵御千变万化的环境刺激,需要不同组织之间进行错综复杂的信号交换,具备多样性特点,同时适应细胞内外环境改变。参与如此复杂细胞信号通路和许多肺疾病的相关介质主要是细胞因子和生长因子。此外,人们还逐步认识了更多源于脂肪组织的复合物,即脂肪素,作为系统性生物活性介质影响肺部健康。其中一些介质不仅在疾病进展中发挥作用,对组织稳态通常也非常重要,是治疗中具有挑战性的目标系统。不过,现在是生物靶向治疗全面发展的时代,这为应对难治性肺部疾病的不同病理过程(包括急性或慢性炎症、纤维化、血管重塑和肿瘤生成等)提供了潜在方法。

趋化细胞因子和炎症反应

炎症的显著特征是白细胞浸润。这些被募集的白细胞通过协调一系列细胞因子参与慢性炎症发病机制,促进纤维化形成。维持炎症过程中白细胞持续募集需要表达细胞表面黏附分子,产生趋化分子,如趋化因子。这些趋化因子可以分成4个家族——CXC、CC、C和CXXXC。它们表现出对中性粒细胞、嗜酸性粒细胞、嗜碱性粒细胞、单核细胞、肥大细胞、树突状细胞、NK细胞、T细胞和B细胞(表26-1)强力的趋化因子作用。这些趋化因子家族中有近20%~40%异体同型。趋化因子由一系列细胞产生,包括单核细胞、肺泡巨噬细胞、中性粒细胞、嗜酸性粒细胞、肥大细胞、T细胞和B细胞、NK细胞,以及不同类型结构细胞,包括角蛋白细胞、肾小球系膜细胞、上皮细胞、肝细胞、成纤维细胞、平滑肌细胞、间皮细胞、内皮细胞。免疫或非免疫细胞产生的趋化因子产物支持这些细胞因子在形成特定慢性炎症的过程中占有重要作用。

表26-1 人类 C、CC、CXC 和 CXXXC 趋化因子家族

命名	人类配体命名
C 趋化因子	
XCL1	淋巴细胞趋化因子
XCL2	SCM-1β
CC 趋化因子	
CCL1	I-309
CCL2	单核细胞趋化蛋白-1(MCP-1)
CCL3	巨噬细胞炎症蛋白-1α(MIP-1α)
CCL4	巨噬细胞炎症蛋白-1β(MIP-1β)
CCL5	活化正常 T 细胞的表达和分泌调节因子(RANTES)
CCL7	单核细胞趋化蛋白-3(MCP-3)
CCL8	单核细胞趋化蛋白-2(MCP-2)
CCL9	巨噬细胞炎症蛋白-1δ(MIP-1δ)
CCL11	嗜酸性粒细胞趋化因子
CCL13	单核细胞趋化蛋白-4(MCP-4)
CCL14	HCC-1

表 26-1 人类 C、CC、CXC 和 CXXXC 趋化因子家族(续)

命名	人类配体命名
CCL15	HCC-2
CCL16	HCC-4
CCL17	胸腺和活化调节趋化因子(TARC)
CCL18	DC-CK-1
CCL19	巨噬细胞炎症蛋白-1β(MIP-1β)
CCL20	巨噬细胞炎症蛋白-1α(MIP-1α)
CCL21	6Ckine
CCL22	MDC
CCL23	MPIF-1
CCL24	MPIF-2
CCL25	TECK
CCL26	嗜酸性粒细胞趋化因子-3
CCL27	CTACK
CCL28	MEC
CXC 趋化因子	
CXCL1	生长相关原癌基因 α(GRO-α)
CXCL2	生长相关原癌基因 β(GRO-β)
CXCL3	生长相关原癌基因 γ(GRO-γ)
CXCL4	血小板因子-4(PF4)
CXCL5	表皮中性粒细胞活化蛋白-78(ENA-78)
CXCL6	粒细胞趋化蛋白-2(GCP-2)
CXCL7	中性粒细胞活化蛋白-2(NAP-2)
CXCL8	白细胞介素-8(IL-8)
CXCL9	单核因子诱导干扰素-γ(MIG)
CXCL10	干扰素-γ 诱导蛋白(IP-10)
CXCL11	干扰素诱导 T 细胞 α 趋化蛋白(ITAC)
CXCL12	间充质细胞衍生因子-1(SDF-1)
CXCL13	B 细胞亲和趋化因子-1(BCA-1)
CXCL14	BRAK/Bolekine
CXCL16	
CXXXC 趋化因子	
CXC3CL1	Fractalkine(译者注:趋化因子 CX3C 亚家族的唯一成员,其受体 CX3CR1 主要表达在单核-巨噬细胞、T 细胞和 NK 细胞上,介导其表达细胞对上述细胞的趋化作用)

■ CXC 细胞因子

CXC 细胞因子根据结构和功能组成是否包含 3 个氨基酸残余(Glu-LeuArg,ELR 模块体)分成两组。

ELR⁺CXC 趋化因子是趋化中性粒细胞的趋化物,是有效的血管生成因子。相反,ELR⁻CXC 趋化因子能被干扰素有效诱导表达,作为趋化单核细胞的有效趋化物,能强有力抑制血管生成(表 26-2)。

表 26-2 不同血管生成活性的 CXC 趋化因子

含 ELR 模体的 CXC 趋化因子	
CXCL1	生长相关原癌基因 α(GRO-α)
CXCL2	生长相关原癌基因 β(GRO-β)
CXCL3	生长相关原癌基因 γ(GRO-γ)
CXCL5	表皮中性粒细胞活化蛋白-78(ENA-78)
CXCL6	粒细胞趋化蛋白-2(GCP-2)
CXCL7	中性粒细胞活化蛋白-2(NAP-2)
CXCL8	白细胞介素-8(IL-8)
缺乏 ELR 模体的 CXC 趋化因子	
CXCL4	血小板因子-4(PF4)
CXCL9	干扰素-γ 诱导的单核细胞因子(MIG)
CXCL10	干扰素-γ 诱导蛋白(IP-10)
CXCL11	干扰素诱导 T 细胞 α 趋化物(ITAC)
CXCL12	间充质细胞衍生因子-1(SDF-1)

趋化因子活性是通过 G 蛋白耦联受体介导的。已经发现 7 个 CXC 趋化因子受体(表 26-3)。ELR⁺趋化因子与 CXCR1 和 CXCR2 受体结合,可见于中性粒细胞、T 淋巴细胞、单核细胞/巨噬细胞、嗜酸性粒细胞、嗜碱性粒细胞、角蛋白细胞、肥大细胞和内皮细胞。CXCR3 是 CXCL9、CXCL10 和 CXCL11 受体,在活化 T 淋巴细胞上表达。CXCR3 也以细胞周期依赖的方式表达于人类脐静脉内皮细胞(human umbilical vein endothelial cells,HUMVECs)。CXCR4 是 CXCL12

表 26-3 CXC 趋化因子受体

受体	配体
CXCR1	CXCL6、CXCL7、CXCL8
CXCR2	CXCL1、CXCL2、CXCL3、CXCL5、CXCL6、CXCL7、CXCL8
CXCR3A	CXCL9、CXCL10、CXCL11
CXCR3B	CXCL4、CXCL9、CXCL10、CXCL11
CXCR4	CXCL12
CXCR5	CXCL13
CXCR6	CXCL16
CXCR7	CXCL11、CXCL12

特异受体,也是 HIV-1 共同作用因子。与 CXCR3 相反,CXCR4 在静止 T 淋巴细胞表面表达。两个其他细胞因子受体结合趋化因子,而不需要发生后续信号耦合事件。DARC 受体与其他化学因子受体相似,不需要与其他信号耦联就可以结合 CXC 和 CC 趋化因子。这些受体最初发现于人红细胞表面,被认为是趋化因子的"水池"。次级非信号趋化因子受体是 D6 受体,能与 CC 趋化因子(包括 CCL2、CCL4、CCL5 和 CCL7)高亲和性结合。

CXC 趋化因子在肺部炎症中的作用

在内毒素和细菌激发反应中,CXC 趋化因子对介导中性粒细胞在肺实质和胸膜腔浸润中发挥着重要的作用。CXCL8 可见于社区获得性肺炎、院内获得性肺炎和多种肺炎动物模型。在烟曲霉菌肺炎模型中,中和 TNF 可导致 CXCL1 和 CXCL2/3 表达显著减少,中性粒细胞浸润减少,死亡率增加。对于经气道内建立的肺炎克雷伯菌感染动物模型,给予 TNF 激发多肽可导致 CXCL2/3 水平显著上升,以及中性粒细胞浸润增加。研究表明,呼吸机相关性肺损伤可继发肺泡牵拉性诱导释放趋化因子,继之发生炎症反应和中性粒细胞募集。CXCR2$^{-/-}$ 小鼠能耐受低氧性肺损伤。其他研究中,肺部产生 CXCL5 与中性粒细胞依赖性肺损伤有关,用 CXCL5 中和抗体进行被动免疫可明显减轻肺损伤。

一些研究证明,CXCL8 水平与 ARDS 发生和死亡有关。早期在肺泡灌洗液内出现 CXCL8 增多具有发生 ARDS 的危险,也证明在发生中性粒细胞浸润之前,肺泡内巨噬细胞是 CXCL8 重要来源。而且,ARDS 患者肺泡灌洗液中,ELR$^+$(CXCL1、CXCL5、CXCL8)和 ELR-CXC(CXCL10、CXCL11)趋化因子之间表达是不平衡的。这种不平衡与血管生成、I 型胶原蛋白前体和 III 型胶原蛋白前体有关。这些发现提示 CXC 趋化因子通过调节血管生成在 ARDS 纤维增殖期具有重要作用。

CXC 趋化因子在肺纤维化中的作用

IPF 是以间质进行性胶原沉积和肺组织结构破坏为特征的疾病。细胞损伤机制和经典炎性细胞作用仍不明确。与正常人、结节病患者相比,CXCL8 在 IPF 中显著升高,并且与 BALF 中出现中性粒细胞相关。肺泡内巨噬细胞是 CXCL8 的重要来源。在 BALF 中 CXCL8 水平与不良预后相关。

肺纤维化血管重塑:CXC 趋化因子的作用

1963 年,Turner-Warwick 首次发现了 IPF 新血管

生成,证明在肺纤维化部分的肺循环微血管和系统大循环之间通过新血管生成连接。利用博来霉素诱导肺纤维化小鼠模型,在肺纤维化病理研究中发现许多新血管生成证据。动物模型和 IPF 患者组织标本中都证实,由于血管生成趋化因子(CXCL5、CXCL8)与血管抑制趋化因子(CXCL9、CXCL10、CXCL11)失衡,有利于血管形成网状结构(图 26-1)。Renzoni 证实 IPF 和系统性硬化相关肺泡纤维化中均存在血管重塑。Cosgrove 等研究发现 IPF 纤维化病灶中相关血管缺失,进一步支持 IPF 血管重塑概念。这与 IPF 纤维化病灶中色素表皮衍生因子表达增加有关。同时,他们也注意到在纤维化部分周围存在显著血管化,伴有大量异常血管。这些发现与 Renzoni 研究结果相似,支持局部血管异质性的概念。这种异质性并不少见,像寻常型间质性肺炎一样,病理特征定义为 IPF,存在区域和时相上的异质性。

肺动脉高压与 CXC 趋化因子

最早注意到 CXCL12/CXCR4/CXCR7 轴在肺动高压中潜在的作用,是因为发现肺动脉高压小鼠和特发性肺动脉高压(idiopathic pulmonary arterial hypertension,IPAH)患者 CXCR7 表达增加。CXCL12 在肺动脉高压(pulmonary artery hypertension,PAH)患者血浆中升高,但是在另外一个研究中没有重复出类似的结果。血管重塑时,特别是在血管丛状损伤时,CXCL12 表达增加,这些表现也见于 IPAH 受体肺标本。

因肺动脉高压受体肺标本中,可见 CXCR7 最主要在肺动脉内皮细胞表达,业已证实它具有白细胞趋化作用,所以在刺激内皮增生、内皮细胞趋化方面具有关键作用。在血管重塑时募集前祖细胞是 PAH 肺的明显特征。阻断 CXCR4 后,可减轻低氧诱导小鼠体内前祖细胞募集形成肺血管重塑;而在阻断 CXCR7 后,则不表现出这种特点。

利用功能性阻断抗体抑制 CXCL12 活性的啮齿动物模型中,或者选择性抑制 CXCR4 信号通路或 CXCR7 信号通路,均可减轻低氧性肺动脉高压。这些数据整体说明了 CXCL12 信号的重要作用,在肺动脉高压发病机制中需要结合这两种受体同时发挥作用。

■ 趋化因子和肺纤维细胞迁徙

1994 年首次在外周血中发现纤维细胞,占循环池中白细胞的极小比例(不到 1%),其典型标志性表达包括 I 型胶原蛋白(collagen,Col)和 CD45。后续研究

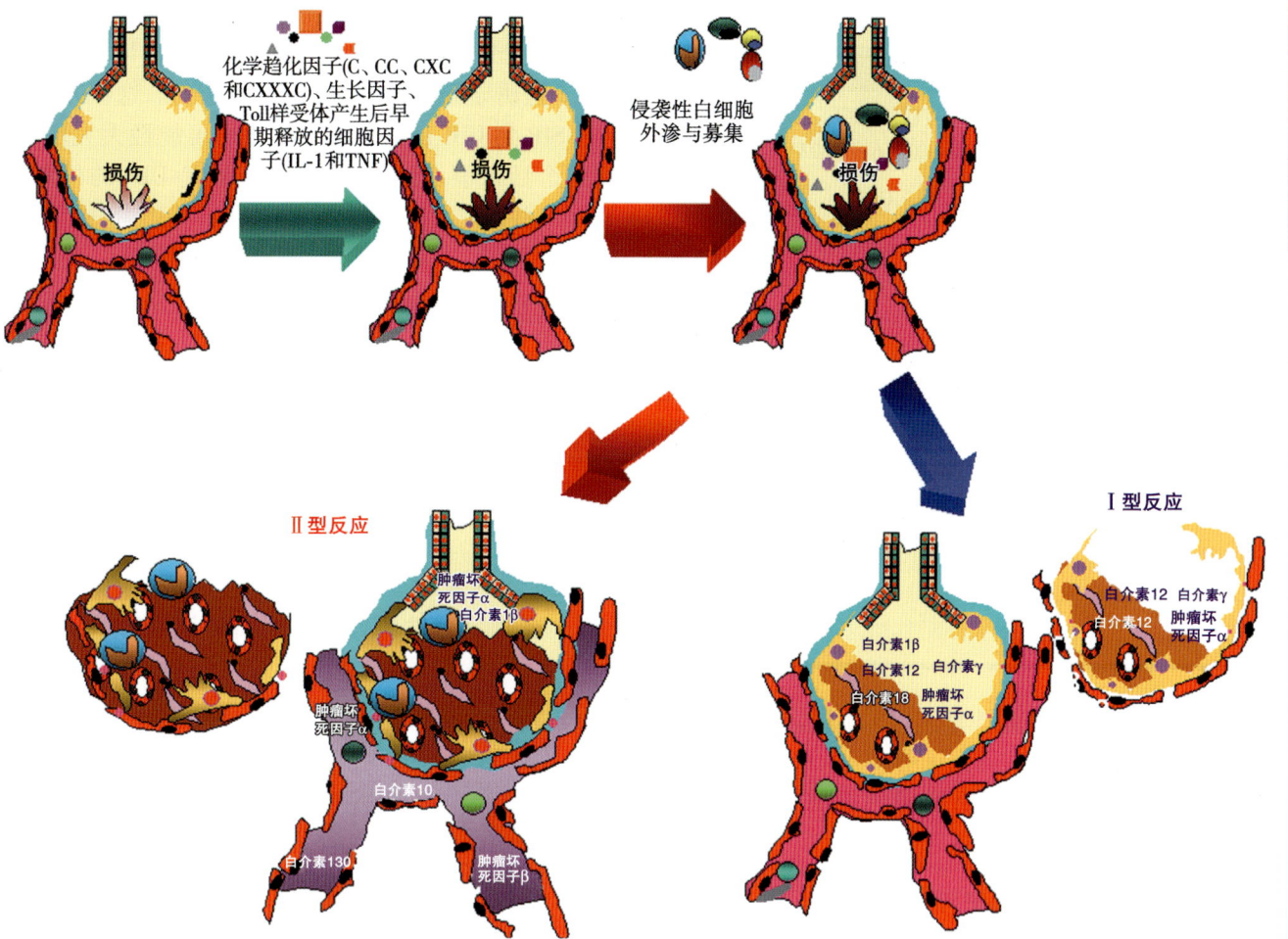

图 26-1 肺损伤的炎症反应。细胞因子是由在肺损伤时炎性细胞产生,决定了损伤的最终结果。炎症的极化导致了Ⅰ型反应,与肺损伤和感染的消散有关,相反慢性炎症(如结核)和慢性炎症疾病(如特发性肺纤维化)与Ⅱ型反应有关。

揭示,循环中纤维细胞表达趋化因子受体,如 CXCR4、CCR7 和细胞外基质(extracellular matrix,ECM)蛋白,如Ⅰ型和Ⅲ型胶原蛋白前体。博来霉素诱导肺纤维化模型中,CXCL12 可使纤维细胞反应性迁移到肺部。用特异性 CXCL12 中和抗体治疗博来霉素暴露的动物模型可以抑制纤维细胞向肺内聚集,减轻肺纤维化过程。与对照组相比,IPF 稳定期患者循环中 CD45$^+$ Col1$^+$ 细胞水平增加,急性加重期表现为一过性上升,并可以预测生存期。这些发现对成纤维细胞和肌成纤维细胞是从肺内组织纤维细胞池内产生这一固有观念提出挑战。

■ CC 趋化因子

CC 趋化因子(表 26-1)是单核细胞、T 淋巴细胞、B 淋巴细胞、NK 细胞、树突状细胞、嗜碱性粒细胞、肥大细胞和嗜酸性粒细胞的趋化物。CC 趋化因子由多种细胞产生,包括单核细胞、肺泡巨噬细胞、中性粒细胞、血小板、嗜酸性粒细胞、肥大细胞、T 细胞、B 细胞、NK 细胞以及结构细胞如角蛋白细胞、间质细胞、表皮

细胞、肝细胞、纤维细胞、平滑肌细胞、间充质细胞和内皮细胞。

CC 趋化因子受体

CC 趋化因子受体结构具有同质性,特异性配体结合位点一致(表 26-4)。天然 T 细胞表达 CXCR4 和 CCR7,并响应 CXCL12 和 CCL19 完成迁移。CXCR3、CXCR6 和 CCR5 在Ⅰ型细胞高水平表达高于Ⅱ型细胞,而 CCR3、CCR4 和 CCR8 在Ⅱ型细胞的表达更具特征性。

CC 趋化因子与肺部炎症

目前认为,CC 趋化因子 CCL2、CCL3、CCL4、CCL5 是介导肺部感染时宿主固有防御反应的。一些研究证明,CC 趋化因子配体/受体生物学行为在宿主固有免疫和肺部炎症发展中扮演着重要角色,对于清除微生物非常重要。

Mehrad 等发现了 CCL3 和单核细胞募集在清除入侵肺部曲霉菌入侵方面的作用。他们证明了免疫功

表 26-4　CC 趋化因子受体

受体	配体
CCR1	CCL2、CCL3、CCL3LI、CCL4、CCL5、CCL7、CCL8、CCL13、CCL14、CCL15、CCL16、CCL23
CCR2	CCL2、CCL7、CCL8、CCL13、CCL16
CCR3	CCL5、CCL7、CCL8、CCL11、CCL13、CCL15、CCL16、CCL24、CCL26、CCL28
CCR4	CCL17、CCL22
CCR5	CCL3、CCL3LI、CCL4、CCL5、CCL7、CCL8、CCL11、CCL13、CCL14、CCL16
CCR6	CCL20
CCR7	CCL19、CCL21
CCR8	CCL1
CCR9	CCL25
CCR10	CCL27、CCL28

能正常和中性粒细胞减少的 CCL3 小鼠,易发生气道内吸入霉菌感染。这些研究证明 CCL3 和单核细胞介导粒细胞减少在宿主抵御霉菌感染的过程中至关重要。

肺纤维化与 CC 趋化因子

博来霉素诱导的肺纤维化等动物模型已经被证实存在 CC 趋化因子,并有助于发生纤维化作用。CCL2 是刺激成纤维细胞产生胶原蛋白和诱导 TGF-β1 表达的重要共同因子。抑制 CCL2 或 CCL3 可导致博来霉素治疗动物模型肺部细胞浸润细胞减少。

日前,已经证明 CCL2 可以刺激 IL-4 产生,表明可能参与了 II 型极化。IL-13 通过 CCL6 完成促进博来霉素诱导纤维化形成。在博来霉素模型中,CCL17、CCL22 及其受体 CCR4 明显增高,CCL17 经抗体中和后可显著减轻肺纤维化。所以,趋化因子在形成 II 型纤维化中具有重要作用。

CCR1 和 CCR2 在博来霉素诱导肺纤维化小鼠模型发病机制中具有重要作用。用 CCR1 抗体治疗可以减少炎性细胞浸润,减慢纤维化发展。同样,CCR2−/− 小鼠受保护,博来霉素不能诱导肺纤维化形成。另外,CCR2−/− 小鼠肺泡上皮细胞抑制成纤维细胞增生。CCL2 和 CCR2 在抑制 PGE2 的重要作用,从而促进纤维增生。与之相似,ILD 患者肺泡灌洗液和肺组织中 CCL2 和 CCL3 升高。因此,趋化因子受体可能是抑制肺部纤维化的有效方法。

Choi 等描述了与 NSIP 患者相比,IPF 患者肺组织趋化因子 CCL7 和 CCL22 表达增强。另外,他们描述

NSIP 患者中 CCL5 表达增加。值得注意的是,NSIP 患者 CCL5 蛋白比 UIP 患者水平高。最值得关注的是,CCL5 是诱导 CCL7 产生的主要刺激物。这些发现使从 NSIP 到 UIP 是一个系列变化的可能性大大增加。另一个具有争议性的观点是 NSIP 是 UIP 的早期表现。一些研究证明 UIP 和 NSIP 在一些患者身上同时出现,说明可能存在重叠综合征。Choi 等发现说明 CCL5 到 CCL7 的转变,进一步支持这一观点。我们也要关注,既往认为 CCL7 可能是 CCR5 受体的天然拮抗物,其实 CCL7 可能在调节其自身产物中扮演重要角色。

脂质素和肺部炎症

20 世纪,肥胖是一种流行病,与系统代谢失调有关,一系列针对性研究旨在全面了解脂肪组织的功能。这些主要蛋白质内分泌因子最初被称为脂质因子,之后命名为脂质素。具有促炎和抗炎活性,并且也与肺部疾病相关,包括哮喘、阻塞性睡眠呼吸暂停综合征、慢性阻塞性肺疾病、PAH、各种肺部感染和肺癌。脂质素主要来源是皮下和腹腔脂肪组织,发展成肥胖可以提高心脏、肾脏、骨髓、血管、肺部的脂肪含量。有证据表明,不同饮食调节刺激下,脂质素分泌和功能结局不同可能导致脂质堆积的不同部位。白色脂肪组织是人体内脂肪的主要形式,主要由含脂脂肪细胞组成,其他成分还包括脂肪细胞前体细胞、形成 ECM 支架的成纤维细胞、为分泌的脂肪因子提供系统通道的血管(平滑肌和内皮)细胞,以及影响免疫表型的巨噬细胞和 T 细胞。脂肪组织细胞沉积在不同体重条件下会发生改变,尤其是在大量脂肪组织相关性毛细血管稀少和脂肪组织缺氧的条件下,巨噬细胞会迁徙至脂肪组织中。

■ 促炎脂肪因子

脂肪除了对于呼吸机制、气体交换、呼吸驱动、呼吸做功的"单纯"作用外,越来越多证据显示肥胖、脂肪素和肺部疾病状态具有炎症相关的特征。多数脂肪素被证明具有一定促进炎症作用(表 26-5)。一些重要的脂肪素因其他作用而被众所周知,比如 TNF-α、IL-6、CCL2 和 CXCL5 等,将不再讨论。

瘦素

瘦素由 17 号染色体 ob 基因编码,是一个 16KD 蛋白质激素,主要由脂肪细胞分泌,主要受食物摄入的调节,禁食时瘦素水平下降,进食时 ob 基因表达一

表 26-5 　与肺部疾病相关的脂肪素

脂肪素	肺部来源	受体	肺部疾病状态
促炎脂肪素			
瘦素	肺泡Ⅱ型上皮细胞、肺泡巨噬细胞、支气管上皮细胞、肺内皮细胞	瘦素受体	OSAHS、OHS、COPD、哮喘、NSCLC、PAH
Apelin	肺内皮细胞	Apelin 受体	PAH
烟酰胺磷酸核糖转移酶	肺内皮细胞	未知	ALI
抵抗素	未知	未知	哮喘
抗炎脂肪素			
脂肪细胞因子	支气管上皮细胞	脂肪细胞因子受体 1 和 2,T-钙黏蛋白	COPD、哮喘、ALI、PAH

OSAHS:阻塞性睡眠呼吸暂停低通气综合征（obstructive sleep apnea-hypopnea syndrome）；OHS:肥胖低通气综合征（obesity hypoventilation syndrom）；COPD:慢性阻塞性肺疾病；NSCLS:非小细胞肺癌（non-small-cell lung cancer）；PAH:肺动脉高压；ALI:急性肺损伤（acute lung injury）。

过性增加,所以瘦素最开始被认为是与饱腹有关的激素。它也在人类外周肺部组织表达,包括肺部Ⅱ型上皮细胞、肺泡巨噬细胞和支气管上皮细胞,并且受性别、脓毒症状态、儿茶酚胺、糖皮质激素和胰岛素调节。现在我们很清楚瘦素具有多种作用,包括通过单核细胞刺激 TNF 和 IL-6 产生,通过巨噬细胞刺激 CCL3~5 产生,刺激产生氧化应激反应、细胞增生和迁移。除此之外,瘦素在细胞发育中也扮演重要作用,体外研究大鼠胎鼠肺泡分化发育过程中,发现部分瘦素由成纤维细胞表达,并且可以刺激胎鼠肺泡表面蛋白合成,但体内研究胎羊和小鼠肺部观察到的结果则相反。

很多研究工作发现瘦素与呼吸系统疾病有关,其中最重要的发现就是阻塞性睡眠呼吸暂停低通气综合征、COPD、哮喘、肺炎和其他肺部感染。一些数据说明瘦素具有刺激通气的作用。例如,*ob/ob* 突变小鼠缺乏功能性瘦素、体型肥胖、过度摄食、低静息代谢率,表现为与肥胖无关的动脉 CO_2 分压增加,引入外源性瘦素后这一现象迅速消失。有人认为 OSAHS 患者存在瘦素抵抗状态,不过针对瘦素及其受体和 CPAP 的研究也有不同发现。

针对 COPD 假说,研究发现了 COPD 患者恶病质、死亡率上升可能与瘦素功能有关。就昼夜节律而言,研究发现这些患者循环中瘦素水平的表现异常,与体重正常 COPD 患者相反,这可能是瘦素在恶病质患者中的作用之一。不过仍然需要进一步数据支持。重复验证研究发现在 COPD 急性加重期,由于急性炎症反应和给予全身性糖皮质激素的影响,血清瘦素水平升高,作为系统性炎症的示踪性标记物,正常瘦素反馈体系紊乱可导致摄食调节和能量守恒失衡,这可能是 COPD 发生恶病质的原因。野生型小鼠长期暴露于

香烟时,支气管上皮细胞瘦素水平表达增加。*Ob/ob* 小鼠（缺乏功能瘦素）短时间或者长期暴露于香烟烟雾中,与香烟暴露的野生型小鼠比较,可见肺泡灌洗液和肺组织中白细胞、$CD4^+$、$CD8^+$ 和树突状细胞增多,说明瘦素具有调节固有免疫和获得免疫及募集免疫细胞的作用。与非吸烟者相比,既往吸烟者无论伴有或者不伴有 COPD,其气道上皮细胞和肺泡巨噬细胞内瘦素表达均增加,而且瘦素还可以降低肺泡上皮细胞转化因子 STAT3 磷酸化水平,支持其在这些细胞中具有信号通路功能的观点。

肥胖被认为是哮喘的危险因素,但是肥胖是否为哮喘的主要发病原因之一,仍有一些争议。值得注意的是,针对严重哮喘患者无偏聚类研究发现肥胖相关的临床哮喘表型,主要表现为肥胖、女性、迟发哮喘,无 Th2 介导的嗜酸性粒细胞炎症。*Ob/ob* 小鼠,是瘦素功能缺失模型,出现了肺阻力增加,对臭氧和乙酰甲胆碱反应增高,尽管这也许与这些小鼠模型肺体积较小发生的机械偏移有关。有趣的是,当一组肥胖女性哮喘患者和一组肥胖女性对照进行减重手术,哮喘患者的瘦素表达和巨噬细胞炎症在网膜脂肪组织都有增加,并且与气道反应性有关,但与 BMI 无关。尽管这些患者气道上皮细胞瘦素受体表达增加,但与气道炎症无明显相关,结果提示瘦素表达对于气道上皮细胞有直接作用而不是间接增强气道炎症是肥胖哮喘患者重要的发病机制之一。可见,这些观察结果与既往的相关假说大相径庭,并不支持瘦素仅仅是哮喘患者控制不佳时气道炎症的标志物。

Nampt（PBEF/内脏脂肪素）

烟酰胺磷酸核糖转移酶基因编码前 B 细胞集落增强因子（pre-B cell colonyenhancing factor,PBEF）也

称内脏脂肪素,目前已确定有多种细胞分泌,包括脂肪素细胞,尤其是内脏网膜;与皮下脂肪细胞截然相反,Nampt 作为内脏脂肪素被重新发现后引起了医学家们极大的兴趣,其生物合成限速酶是氧化还原共反应因子 NAD。在中性粒细胞和肺微血管内皮细胞中,Nampt 可由内毒素、TNF-α、IL-1β 诱导产生;在单核细胞中,Nampt 可诱导 IL-1β、TNF-α 和 IL-6 产生,以及表面共刺激物分子 CD54、CD40 和 CD80 表达。与这种呼吸爆发的催化背景相反,业已证明 Nampt 在急性肺损伤患者中具有促炎和免疫调节能力,无论在血清还是肺泡灌洗液中均具有较高浓度。还有一些独立的候选基因关联研究支持 Nampt 启动子基因变异在 ALI 发病机制中的作用。

■ 抗炎性脂因子

脂联素

脂联素是内脏脂肪素中最具抗炎作用,也是在炎症肺部疾病中担当重要角色的内脏脂肪素,围绕它所进行的研究也最为深入,其与补体因子 C1q 具有共同的某些相似结构,形成一个三聚体,再形成稳定六聚体,或者呈一种高分子量形式,这些都可以在血液中检测到。循环脂联素水平在肥胖时下降,尤其是内脏肥胖、非酒精性脂肪性肝病和 2 型糖尿病,并与胰岛素抵抗呈负相关。脂联素会被促炎因子抑制,如 TNF、IL-6、低氧和氧化应激。脂联素与肺部疾病之间的关联非常值得关注,3 种脂联素受体(AdipoR1、AdipoR2 和 T-钙联蛋白)在肺部表达,AdipoR1 在肺部上皮细胞表达。重要的是,敲除目标脂联素基因后的小鼠基线表型逐渐出现了肺气肿样扩大的肺泡腔和肺泡腔巨噬细胞活化。相同脂联素缺乏小鼠模型形成了肺动脉高压,并伴有血管周围炎症。给予脂联素可拮抗 LPS 诱导模型爆发急性肺损伤。

研究进一步证实了脂联素的抗炎功能。脂联素与凋亡细胞结合后促进了巨噬细胞的胞吞作用,与胶原凝集素家族其他成员相似,如 C1q 和表面活性蛋白 A、D。由于脂联素在气道疾病病理过程中发挥直接作用,一系列研究报道 COPD 患者循环脂联素水平升高,在 COPD 患者 BALF 水平升高,在气道上皮细胞中也呈高表达。脂联素受体 AdipoR1 在肺上皮细胞中也具有一定功能,存在脂联素时有助于释放 IL-8。动物和人的相关数据表明短时间暴露于香烟烟雾可下调脂联素水平,而 COPD 患者则表达增加。相反,与正常肥胖个体相比,AdipoR2 在肥胖哮喘患者气道内高表达,T-钙联受体低表达。小鼠模型中,过敏原降低肺部所

有 3 种脂联素受体表达,T-钙联受体具有转运脂联素的作用。脂联素信号在哮喘中的确切作用还需进一步研究。

■ 脂肪素和肺动脉高压

过去认为肥胖个体肺动脉高压发生率高是阻塞性睡眠呼吸暂停和肥胖低通气综合征产生低氧导致的。然而,最近有证据表明,可能是这 3 种特异脂肪素(脂联素、Apelin 和瘦素)变化直接引起血管功能失调的结果。

对于肥胖个体来说,虽然脂肪组织增多,但是脂联素浓度反而下降。脂联素缺乏小鼠随着年龄增长通常会发生肺动脉高压、血管重塑和血管周围组织炎症浸润。相反,组织结构过度表达脂联素可保护小鼠不发生低氧诱导性和炎性诱导性(卵蛋白激发)肺动脉高压。这些说明脂联素浓度下降与肺血管功能紊乱直接相关,这主要是由于发生了血管稳态失调。

Apelin 由脂肪细胞分泌产生,与其受体结合产生功能。血浆 Apelin 浓度在肥胖个体中升高。Apelin 缺乏小鼠会发展为重度缺氧导致的肺动脉高压,与内皮细胞功能失调相关。瘦素浓度在特发性 PAH 患者和硬皮病相关 PAH 患者中升高。然而,Apelin 和瘦素在肥胖患者肺循环中的准确功能还不十分清楚。

生长因子

■ 转化生长因子-β

哺乳动物转化生长因子-β(TGF-β)属于超基因家族,存在 3 种同源(72% ~ 80%)二聚同型异构体:TGF-β₁、TGF-β₂ 和 TGF-β₃。尽管 TGF-β 三种同型异构体的生物活性方面有交叉,其中主要同型异构体是 TGF-β₁。有 3 种 TGF-β 受体和信号通过 Smad 蛋白转导到核内。Smad 1、2、3、4、5、8 和 9 是激活信号,而 Smad 6 和 7 是抑制信号。

TGF-β 由一系列细胞产生,包括血小板、中性粒细胞、嗜酸性粒细胞、单核细胞、成纤维细胞和内皮细胞。TGF-β 是一种多效性细胞因子,可以调节炎症和免疫反应、精准协调纤维化和组织修复。TGF-β 是有效抑制 IL-1 依赖性淋巴细胞增生的介质。

TGF-β 是成纤维细胞的趋化因子,可以通过 PDGF-B 表达、自分泌和旁分泌间接诱导成纤维细胞增生。TGF-β 可能是 ECM 产生的最强、最有效的启动子,可以诱导 ECM 多种组分的基因表达和蛋白质产生。另外,它可抑制金属蛋白酶产生,增加金属蛋白

酶组织抑制物（tissue inhibitors of metalloproteinases，TIMP）表达。

一过性过度表达活性 TGF-β_1 可导致间质和胸膜纤维化延长和加重。是由于部分诱导 TGF-β_1 表达，TNF-α 或粒细胞巨噬细胞集落刺激因子（GM-CSF）转化可诱导大鼠肺纤维化。而且，利用腺病毒载体一过性表达 IL-1β 可以导致与 TGF-β_1 水平持续增高相关的进行性纤维化。Smad3$^{-/-}$ 小鼠较少发生博来霉素相关性肺纤维化。相反，通过介导 Smad7 信号，IL-7 下调 TGF-β 产生来抑制博来霉素诱导的肺纤维化。

在 IPF 患者的支气管上皮细胞、蜂窝上皮细胞和增殖性 II 型肺泡上皮细胞中发现 TGF-β 表达增加。在培养的支气管上皮细胞中加入患者 BALF 可诱导细胞凋亡，在加入 TGF-β_1 抗体后可抑制这一作用。在博来霉素模型体内给予 TGF-β_1 可增强 Fas 介导的上皮细胞凋亡和肺损伤。这些研究结果支持 TGF-β 是与人肺纤维化相关的重要介质这一论点。

TGF-β 超家族和肺动脉高压

TGF-β 超家族成员信号紊乱在肺动脉高压形成中至关重要。骨形态发生蛋白（bone morphogenetic proteins，BMPs）及其受体形成部分 TGF-β 超家族，其活性包括重要的血管生成倾向和血管重塑效应。BMPs 类似于 TGF-β 超家族配体，结合到跨膜受体，由异源二聚受体 1 型和 2 型形成，许多在正常肺部表达，形成大量不同的异源受体，结合特殊 BMP 配体。BMP 信号进一步受细胞外分泌糖蛋白家族调节，这些辅助蛋白直接与 BMPs 结合，阻止或者增强其与 BMPs 相互作用。

BMPR2 基因突变的杂合子遗传是罕见的遗传性肺动脉高压的根本原因，相当比例（10%～40%）的 IPAH 患者没有家族史，这也首次证明了正常的 BMP 功能维持健康的肺循环的必要性。这些突变消减肺内正常细胞对 BMPs 的反应，BMP2 和 BMP4 信号通过 BMP1 型受体（BMPR1）和 BMPR2 异源二聚体在正常血管稳态或形成肺动脉高压中扮演重要角色。实验诱导 BMPR2 突变功能缺失小鼠或表达明显阴性 BMPR2 结构单一因素即可形成肺动脉高压或增加其他易感因素发生 PH 的可能性。相反，BMPR2 过度表达可保护小鼠避免发生低氧诱导的肺动脉高压。这些数据表明减少 BMP 信号通路可导致肺动脉高压或提高其他肺动脉高压易感性的作用效力。

尽管机制尚不清楚，但后来研究报道，BMP 信号通路减弱可见于许多常见的形式肺动脉高压，包括低氧性肺动脉高压。最近研究表明糖蛋白修饰的 BMP

阻断剂 gremlin 小分子在低氧小鼠和人 PAH 中选择性显著增加。基因改造小鼠（单倍体缺失）使 gremlin 小分子表达减少，能够形成部分保护效应，拮抗低氧性肺动脉高压，提示 gremlin 小分子上调和 BMP 信号通路下降是肺动脉高压发病机制的重要组成。而且常氧基线状态下肺部表达小分子 gremlin 水平比其他器官高，使其更容易失去 BMP 信号，这有助于解释为什么遗传性肺动脉高压血管异常仅限于肺循环，尽管所有血管床都普遍表达突变 BMPR2。

在一些类型肺动脉高压，可见 TGF-β 在肺部表达 1 型 TGF-β 受体（TGF-βR1）ALK1、ALK5 和 2 型 TGF-β 受体，从而增加 TGF-β 信号。而且一种遗传性毛细血管扩张症亚型可发展为 PAH，患者携带一种 1 型 TGF-β 受体和激活素样受体激酶 1（activin receptor-like kinase 1，ALK1）杂合子突变。编码 TGF-β 共同受体的内皮素（endoglin，ENG）基因杂合子突变也与自发发生的肺动脉高压相关。ENG$^{+/-}$ 小鼠发生肺动脉高压与成年小鼠发生外周血管床消失有关，但这一现象并不发生于出生早期阶段。所有这些数据表明，需要正常 TGF-β 信号防止肺动脉高压发生。

■ 表皮生长因子

表皮生长因子（epidermal growth factor，EGF）是多肽配体家族原型，与 ERBB 家族的 4 个酪氨酸激酶受体[ERBB1～4，也叫人表皮生长因子受体（human epidermal growth factor receptor，HER）1～4]互相作用。所有 13 个 EGF 细胞外配体，包括转化生长因子 α、肝素连结 EGF、双调蛋白、表皮调节素和 β 细胞素，包括保守 EGF 域，组成跨膜蛋白，然后被细胞表面蛋白酶剪切（又称胞外域脱落），释放成熟生长因子与 ERBB 连接，如 EGF 与 HER1/EGFR 连接。在无关蛋白中，包括 ECM 和细胞黏附蛋白、血液凝集因子和免疫反应蛋白中也发现了 EGF 基序。ERBB 家族信号控制许多级联的信号传递，包括特异性细胞配体模式和受体表达，亚细胞受体和配体离散，以及细胞内受体连接蛋白的多样性，增强或消减受体信号和转录因子活化。随着细胞输出信号不同，发生细胞增生、黏附、迁移、分化或凋亡等多种过程。因此，由于 EGF-ERBB 信号在肺组织中功能失调，会导致肺部肿瘤发生和肺损伤。

EGFR（ERBB1/HER1）在许多 NSCLCs 患者体内过表达，这与预后不良相关。NSCLCs 通常表达 EGFR 同源配体 EGF 和 TGF-α，使受体能以自分泌方式提高活性。酪氨酸激酶抑制剂吉非替尼和厄罗替尼通过竞争性抑制 ATP 结合的激酶活性位点，靶向作用于 EGF-ERBB 复合体。药物疗效好的病例中，体细胞

EGFR 激酶域突变频率高,这些突变在非吸烟者、女性、亚裔血统和腺癌更多见。

肺上皮细胞增殖、迁移、分化这些信号事件有序协调并具有一定重叠,在肺损伤和修复过程中这些事件较为活跃。EGF 基序信号通路的重要性在 HB-EGF$^{-/-}$ 肺发育不全表型小鼠模型中体现得更加明显,这种小鼠模型以肺泡发育不全和肺泡表面活性物质较少为特征。与之相似,EGFR 敲除小鼠也会出现肺泡萎陷、肺泡形成减少、表面活性物质缺失,引起类似新生儿呼吸窘迫综合征的表现。外源性 EGF 可以拯救 EGFR$^{-/-}$ 胎羊的表型改变。此后,体外肺泡上皮损伤修复和哮喘患者支气管上皮细胞修复均显示 EGFR 信号通路的证据。一系列证据表明肺纤维化的发病机制是 EGFR 信号通路受损。例如,TGF-α$^{-/-}$ 小鼠可防止博来霉素引起的肺纤维化,与暴露于博来霉素野生型小鼠给予吉非替尼拮抗的表现类似。鉴于 ERBB 酪氨酸激酶抑制剂也可以导致肺纤维化,ERBB 信号通路复合体是否为肺纤维化的最佳治疗策略,仍需要考证。

■ 血管内皮生长因子

血管内皮生长因子(vascular endothelial growth factor, VEGF)最初因为促进内皮细胞生长而命名,肺组织中的许多细胞种类都可表达,通过血管发生、淋巴管发生和造血功能在肺部发育和维持组织整合方面具有重要作用。VEGF 由内皮细胞、成纤维细胞、中性粒细胞、外周血单核细胞(peripheral blood mononuclear cells, PBMCs)和巨噬细胞产生,有 5 个家族成员 VEGF A、B、C、D 和胎盘生长因子(placenta growth factor, PLGF),根据生物活性多样性进一步分成同型异构体,包括 VEGFA121、VEGFA145、VEGFA165、VEGFA189 和 VEGFA206,由编码氨基酸的数量命名。低氧环境、IL-1β 和其他生长因子如血小板衍化生长因子、TGF-α 和-β、胰岛素生长因子 1、纤维细胞生长因子和 FGF7[角蛋白细胞生长因子(keratinocyte growth factor, KFG)]等均可诱导 VEGF 转录。VEGF 家族有 3 类受体,其中 VEGFA 结合 VEGFR1 和 VEGFR2。VEGFR2$^{-/-}$ 小鼠可发生致死性静脉和血管生成缺陷。一系列观察结果表明,VEGF 在肺部发育中的作用十分复杂,许多研究均给予高度重视。当培育豚鼠胚胎肺时,最初 VEGF 呈弥散表达,随着时间和上皮下基质空间受限,VEGF 仅在气道发育的分支起点局部表达。VEGF 低表达或者过度表达会出现肺部形态发育异常。支气管肺异常,发育不全相关疾病和低氧有关,有证据表明 VEGF、VEGFR1、Tie-2 在肺部表达减少与肺部血管受损有关。

有一些证据表明,VEGF 在阻止肺气肿发生中有重要作用。使用重组腺相关 cre 酶病毒使部分或一过性 VEGF 基因失活和条件 VEGF 敲除小鼠,VEGFloxP 导致肺泡和支气管细胞凋亡、气腔扩大、弹性下降,肺气肿形成。慢阻肺患者肺气肿组织中 VEGF 表达水平下降,可能主要是由于控制 VEGF 表达的上游因子,即低氧诱导因子(hypoxiainducible factor, HIF)-1α,表达减少。

VEGF 和肺动脉高压

在肺动脉高压中,报道称 VEGF 水平可有升高、降低或不变的情况,尚无一致的结论。然而,关于 VEGF 受体抑制或刺激相关的研究结果却非常一致。使用小分子抑制剂阻断 VEGFR2 可加剧低氧相关肺动脉高压,减少肺部 VEGFR2 表达,增加内皮细胞凋亡,说明 VEGFR2 在维持血管床扩张方面发挥着关键作用。尽管之后恢复正常氧水平,或撤除 VEGFR2 阻断,但肺动脉高压仍然在进展,最终发展为致死性肺动脉高压。在延长该模型时间后,发现肺血管集丛状综合异常与人 PAH 相似。在应用 VEGFR2 阻断剂后,小鼠也表现出进行性低氧性肺动脉高压。值得注意的是,接受 VEGF 抑制剂作为肿瘤化疗方案的患者偶有发生肺动脉高压。

利用腺病毒载体在大鼠肺内过度表达 VEGFA 可防止其发展为肺动脉高压,但尚无关于针对毛细血管和叶内小血管(≤50μm)的相关研究,所以并不能确定这种保护机制是否基于血管生长。Louzier 等发现 VEGFB 在低氧大鼠肺部过表达可防止发展为肺动脉高压,并能增加肺血管密度。所以,业已明确保持 VEGF 家族成员激动剂和抑制剂之间平衡对于肺循环能够适应低氧并维持正常非常必要,尽管 VEGF 通路在人肺动脉高压中的准确机制仍有待阐明。

■ 成纤维细胞生长因子

成纤维细胞生长因子(fibroblast growth factor, FGF)家族包含 18 个分泌型多肽配体,通过结合靶细胞表面 4 种 FGF 受体(FGF receptor, FGFR)中的其中一种发挥作用,即酪氨酸激酶受体(FGFR1~4),由于外显子跳跃和可变剪接,产生了多种同型异构体,后者常呈组织特异性。FGF 亚家族聚集性是由于共同拥有同源序列和种系发生。FGF 调节不同的生物学过程,包括血管发生和器官发生,后者包括组织依赖性增殖、细胞迁移、旁分泌现象。两个 FGF 配体具有肺特异性,都属于 FGF7 亚群,分别是 FGF7(KGF)

和 FGF10。

FGF7 由间充质细胞表达，包括成纤维细胞和血管平滑肌细胞，只结合上皮细胞受体 FGFR2-Ⅲb，提示上皮间充质相互作用的旁分泌环路效应。使用显性负性突变体来抑制 FGFR2-Ⅲb 可引起小鼠肺发育分支形态发生缺失，FGF7 过表达能导致支气管气腔扩大和乳头状囊腺瘤。各种试验数据表明在急性肺损伤后，FGF7 表达增加，当提前预防性用于多种可能导致表面损伤的原因，如低氧、放射、移植物抗宿主病、酸、博来霉素时，FGF7 发挥保护性作用；在暴露刺激性损伤后，FGF7 也可能部分阻止气道上皮细胞屏障功能损失，提示 FGF7 可能具有强有力的治疗干预潜能。重组 FGF7(帕利福明)能够明显通过细胞增殖促进伤口愈合，FDA 已批准其用于化放疗引起的口腔黏膜炎。除了 FGF7，鉴于 FGF10⁻/⁻ 小鼠在肺和其他器官的分支形成发育缺陷，说明 FGF10 在肺部发育中扮演重要作用。FGF10 过表达可以减轻博来霉素诱导的小鼠肺纤维化。值得关注的是，具有三价血管激酶抑制剂尼达尼布(BIBF1120)能抑制 VEGFR(1~3)、血小板衍生因子受体 α 和 β，以及 FGFR1~3，正在对 IPF 患者进行Ⅱ期临床试验，能够明显延缓用力肺活量的下降，具有临床意义。

■ 粒细胞-巨噬细胞集落刺激因子

粒细胞-巨噬细胞集落刺激因子(GM-CSF)是由各种细胞包括巨噬细胞、内皮细胞、T 细胞、自然杀伤细胞、肥大细胞和成纤维细胞产生的糖化分泌型蛋白，使体内骨髓前体细胞通过增生、分化进入成熟髓细胞集落，作为前炎症细胞因子发生作用。关注肺部发育是源于初始研究发现 GM-CSF 缺乏小鼠并不影响肺血管形成过程，却意外发现肺泡腔内巨噬细胞发育不成熟，因其不能清除肺泡腔中的表面活性物质，导致形成肺泡蛋白沉着症(pulmonary alveolar proteinosis，PAP)。人 PAP 的主要形式是自身免疫性(或原发性) PAP，90% 以上的病例属于此类型。自身免疫性 PAP 是以 GM-CSF IgG 抗体异常升高为特征，并与 GM-CSF 高亲和结合，中和了 GM-CSF 功能，导致肺泡巨噬细胞功能持续异常，清除有效下降，同时伴有中性粒细胞功能失调，发生机会性感染。目前全肺灌洗仍然是治疗 PAP 最有效的方法，针对中和 GM-CSF 的靶向干预治疗正在积极探索中，如给予重组 GM-CSF(皮下注射或吸入)、利妥昔单抗或血浆置换措施。

■ 结缔组织生长因子

结缔组织生长因子(connective tissue growth fac-

tor，CTGF)在结构上与 CCN(ctgf/cyr61/nov)基因家族有关，这个基因家族包含 6 个基因：ctgf、cyr61、nov、elm1、cop1 和 WISP-3。CTGF 由血管平滑肌细胞、成纤维细胞、内皮细胞、上皮细胞生成，被一系列细胞因子激活，特别是 TGF-β。CTGF 具有体外活性，包括成纤维细胞增殖、纤维形成和 ECM 产生。文献报道，CTGF 见于系统性硬化皮肤破损、瘢痕瘤、瘢痕组织和嗜酸性粒细胞筋膜炎，也见于 IPF、结节病患者 BALF 中，它可以诱导哮喘气道平滑肌 ECM 生成。在大鼠模型中一过性高表达 CTGF 可以导致一种中等程度的可逆的肺纤维化，并与 TIMP 水平升高有关。TGF-β 能引起 CTGF 和 TIMP-1 同时增加，提示 CTGF 可能促进纤维化形成的共同作用因子。CTGF 可能发挥 TGF-β 下游的作用，并且是治疗肺间质疾病的潜在靶点。

结论

细胞因子、脂质素和生长因子被认为在肺发育、维持肺健康和以炎症或肺纤维化为特征的肺部疾病中具有基石作用，有些因子受体重指数影响。其产生的复杂交错的信号网络也是各种急慢性肺部疾病的发病机制和缓解治愈所必需的。研究表明，这些细胞因子、脂质素和生长因子是介导肺部炎症的重要环节，正在引领新靶向治疗难治性肺疾病的方向。

闫　涵　译
薛　青　高占成　审校

参考文献

[1] THELEN M, STEIN JV. How chemokines invite leukocytes to dance. Nat Immunol, 2008, 9(9):953–959.

[2] STRIETER RM. Interleukin-8: a very important chemokine of the human airway epithelium. Am J Physiol Lung Cell Mol Physiol, 2002, 283(4):L688–L689.

[3] KOELINK PJ, OVERBEEK SA, BRABER S, et al. Targeting chemokine receptors in chronic inflammatory diseases: an extensive review. Pharmacol Ther, 2012, 133(1):1–18.

[4] STRIETER RM, POLVERINI PJ, KUNKEL SL, et al. The functional role of the ELR motif in CXC chemokine-mediated angiogenesis. J Biol Chem, 1995, 270(45):27348–27357.

[5] STRIETER RM, BURDICK MD, MESTAS J, et al. Cancer CXC chemokine networks and tumour angiogenesis. Eur J Cancer, 2006, 42(6):768–778.

[6] DAWSON TC, LENTSCH AB, WANG Z, et al. Exaggerated response to endotoxin in mice lacking the Duffy antigen/rece-ptor for chemokines (DARC). Blood, 2000, 96(5):1681–1684.

[7] ROT A. In situ binding assay for studying chemokine interactions with endothelial cells. J Immunol Methods, 2003, 273 (1–2):63–71.

[8] MEHRAD B, STRIETER RM, STANDIFORD TJ. Role of TNF-alpha in pulmonary host defense in murine invasive aspergillosis. J Immunol, 1999, 162(3):1633–1640.

[9] LAICHALK LL, BUCKNELL KA, HUFFNAGLE GB, et al. Intra-pulmonary delivery of tumor necrosis factor agonist peptide augments host defense in murine gram-negative bacterial pneumonia. Infect Immun, 1998, 66(6):2822–2826.

[10] GROMMES J, SOEHNLEIN O. Contribution of neutrophils to acute lung injury. Mol Med, 2011, 17(3–4):293–307.

[11] COLLETTI LM, KUNKEL SL, WALZ A, et al. Chemokine expression during hepatic ischemia/reperfusion-induced lung injury in the rat. The role of epithelial neutrophil activating protein. J Clin Invest, 1995, 95(1):134–141.

[12] KEANE MP, DONNELLY SC, BELPERIO JA, et al. Imbalance in the expression of CXC chemokines correlates with bronchoalveolar lavage fluid angiogenic activity and procollagen levelsin acute respiratory distress syndrome. J Immunol, 2002, 169(11):6515–6521.

[13] KATZENSTEIN AL, MYERS JL. Idiopathic pulmonary fibrosis: clinical relevance of pathologic classification. Am J Respir Crit Care Med, 1998, 157(4 Pt 1):1301–1315.

[14] RAGHU G, COLLARD HR, EGAN JJ, et al. An official ATS/ERS/JRS/ALAT statement: idiopathic pulmonary fibrosis: evidence-based guidelines for diagnosis and management. Am J Respir Crit Care Med, 2011, 183(6):788–824.

[15] MUKAIDA N. Pathophysiological roles of interleukin-8/CXCL8 in pulmonary diseases. Am J Physiol Lung Cell Mol Physiol, 2003, 284(4):L566–L577.

[16] SOUTHCOTT AM, JONES KP, LI D, et al. Interleukin-8. Differential expression in lone fibrosing alveolitis and systemic sclerosis. Am J Respir Crit Care Med, 1995, 151(5):1604–1612.

[17] TURNER-WARWICK M. Precapillary systemic-pulmonary anastomoses. Thorax, 1963, 18:225–237.

[18] KEANE MP, BELPERIO JA, ARENBERG DA, et al. IFN-gamma-inducible protein-10 attenuates bleomycin-induced pulmonary fibrosis via inhibition of angiogenesis. J Immunol, 1999, 163(10):5686–5692.

[19] KEANE MP, BELPERIO JA, BURDICK MD, et al. ENA-78 is an important angiogenic factor in idiopathic pulmonary fibrosis. Am J Respir Crit Care Med, 2001, 164(12):2239–2242.

[20] RENZONI EA. Neovascularization in idiopathic pulmonary fibrosis: too much or too little? Am J Respir Crit Care Med, 2004, 169(11):1179–1180.

[21] COSGROVE GP, BROWN KK, SCHIEMANN WP, et al. Pigment epithelium-derived factor in idiopathic pulmonary fibrosis: a role in aberrant angiogenesis. Am J Respir Crit Care Med, 2004, 170(3):242–251.

[22] COSTELLO CM, HOWELL K, CAHILL E, et al. Lung-selective gene responses to alveolar hypoxia: potential role for the bone morphogenetic antagonist gremlin in pulmonary hypertension. Am J Physiol Lung Cell Mol Physiol, 2008, 295(2):L272–L284.

[23] COSTELLO CM, MCCULLAGH B, HOWELL K, et al. A role for the CXCL12 receptor, CXCR7, in the pathogenesis of human pulmonary vascular disease. Eur Respir J, 2012, 39(6):1415–1424.

[24] GAMBARYAN N, PERROS F, MONTANI D, et al. Targeting of c-kit+ haematopoietic progenitor cells prevents hypoxic pulmonary hypertension. Eur Respir J, 2011, 37(6):1392–1399.

[25] TOSHNER M, VOSWINCKEL R, SOUTHWOOD M, et al.Evidence of dysfunction of endothelial progenitors in pulmonary arterial hypertension. Am J Respir Crit Care Med, 2009, 180(8):780–787.

[26] MONTANI D, PERROS F, GAMBARYAN N, et al. C-kit-positive cells accumulate in remodeled vessels of idiopathic pulmonary arterial hypertension. Am J Respir Crit Care Med, 2011, 184(1):116–123.

[27] YOUNG KC, TORRES E, HATZISTERGOS KE, et al. Inhibition of the SDF-1/CXCR4 axis attenuates neonatal hypoxia-induced pulmonary hypertension. Circ Res, 2009, 104(11):1293–1301.

[28] SARTINA E, SUGUIHARA C, RAMCHANDRAN S, et al. Antagonism of CXCR7 attenuates chronic hypoxia-induced pulmonary hypertension. Pediatr Res, 2012, 71(6):682–688.

[29] BUCALA R, SPIEGEL LA, CHESNEY J, et al. Circulating fibrocytes define a new leukocyte subpopulation that mediates tissue repair. Mol Med, 1994, 1(1):71–81.

[30] PHILLIPS RJ, BURDICK MD, HONG K, et al. Circulating fibrocytes traffic to the lungs in response to CXCL12 and mediate fibrosis. J Clin Invest, 2004, 114(3):438–446.

[31] MOELLER A, GILPIN SE, ASK K, et al. Circulating fibrocytes are an indicator of poor prognosis in idiopathic pulmonary fibrosis. Am J Respir Crit Care Med, 2009, 179(7):588–594.

[32] MEHRAD B, STRIETER RM. Fibrocytes and the pathogenesis of diffuse parenchymal lung disease. Fibrogenesis Tissue Repair, 2012, 5(Suppl 1):S22.

[33] LUSTER AD, ALON R, VON ANDRIAN UH. Immune cell migration in inflammation: present and future therapeutic targets. Nat Immunol, 2005, 6(12):1182–1190.

[34] KEELEY EC, MEHRAD B, STRIETER RM. Chemokines as mediators of tumor angiogenesis and neovascularization. Exp Cell Res, 2011, 317(5):685–690.

[35] MANTOVANI A, SICA A, SOZZANI S, et al. The chemokine system in diverse forms of macrophage activation and polarization. Trends Immunol, 2004, 25(12):677–686.

[36] DAWSON TC, BECK MA, KUZIEL WA, et al. Contrasting effects of CCR5 and CCR2 deficiency in the pulmonary inflammatory response to influenza A virus. Am J Pathol, 2000, 156(6):1951–1959.

[37] STRIETER RM, BELPERIO JA, KEANE MP. Cytokines in innate host defense in the lung. J Clin Invest, 2002, 109(6):699–705.

[38] MEHRAD B, MOORE TA, STANDIFORD TJ. Macrophage inflammatory protein-1 alpha is a critical mediator of host defense against invasive pulmonary aspergillosis in neutropenic hosts. J Immunol, 2000, 165(2):962–968.

[39] PHADKE AP, MEHRAD B. Cytokines in host defense against Aspergillus: recent advances. Med Mycol, 2005, 43(Suppl 1): S173–S176.

[40] SMITH RE, STRIETER RM, PHAN SH, et al. Production and function of murine macrophage inflammatory protein-1 alpha in bleomycin-induced lung injury. J Immunol, 1994, 153(10):4704–4712.

[41] SMITH RE, STRIETER RM, PHAN SH, et al. C-C chemokines: novel mediators of the profibrotic inflammatory response to bleomycin challenge. Am J Respir Cell Mol Biol, 1996, 15(6):693–702.

[42] HOGABOAM CM, LUKACS NW, CHENSUE SW, et al. Monocyte chemoattractant protein-1 synthesis by murine lung fibroblasts modulates CD4+ T cell activation. J Immunol, 1998, 160(9):4606–4614.

[43] BELPERIO JA, DY M, BURDICK MD, et al. Interaction of IL-13 and C10 in the pathogenesis of bleomycin-induced pulmonary fibrosis. Am J Respir Cell Mol Biol, 2002, 27(4):419–427.

[44] BELPERIO JA, DY M, MURRAY L, et al. The role of the Th2 CC chemokine ligand CCL17 in pulmonary fibrosis. J Immunol, 2004,173(7):4692–4698.

[45] TOKUDA A, ITAKURA M, ONAI N, et al. Pivotal role of CCR1-positive leukocytes in bleomycin-induced lung fibrosis in mice. J Immunol, 2000, 164(5):2745–2751.

[46] MOORE BB, PAINE R III, CHRISTENSEN PJ, et al. Protection from pulmonary fibrosis in the absence of CCR2 signaling. J Immunol, 2001, 167(8):4368–4377.

[47] MOORE BB, PETERS-GOLDEN M, CHRISTENSEN PJ, et al. Alveolar epithelial cell inhibition of fibroblast proliferation is regulated by MCP-1/CCR2 and mediated by PGE2. Am J Physiol Lung Cell Mol Physiol, 2003, 284(2):L342–L349.

[48] BELPERIO JA, KEANE MP, BURDICK MD, et al. Critical role for

the chemokine MCP-1/CCR2 in the pathogenesis of bronchiolitis obliterans syndrome. J Clin Invest, 2001, 108(4):547–556.

[49] STANDIFORD TJ, ROLFE MW, KUNKEL SL, et al. Macro phage inflammatory protein-1 alpha expression in interstitial lung disease. J Immunol, 1993, 151(5):2852–2863.

[50] ANTONIADES HN, NEVILLE-GOLDEN J, GALANOPOULOS T, et al. Expression of monocyte chemoattractant protein 1 mRNA in human idiopathic pulmonary fibrosis. Proc Natl Acad Sci U S A, 1992, 89(12):5371–5375.

[51] CHOI ES, JAKUBZICK C, CARPENTER KJ, et al. Enhanced monocyte chemoattractant protein-3/CC chemokine ligand-7 in usual interstitial pneumonia. Am J Respir Crit Care Med, 2004, 170(5): 508–515.

[52] DU BOIS R, KING TE Jr. Challenges in pulmonary fibrosis x 5: the NSIP/UIP debate. Thorax, 2007, 62(11):1008–1012.

[53] TRAVIS WD, HUNNINGHAKE G, KING TE Jr, et al. Idiopathic nonspecific interstitial pneumonia: report of an American Thoracic Society project. Am J Respir Crit Care Med, 2008, 177(12): 1338–1347.

[54] KATZENSTEIN AL, ZISMAN DA, LITZKY LA, et al. Usual interstitial pneumonia: histologic study of biopsy and explant specimens. Am J Surg Pathol, 2002, 26(12):1567–1577.

[55] BLANPAIN C, MIGEOTTE I, LEE B, et al. CCR5 binds multiple CC-chemokines: MCP-3 acts as a natural antagonist. Blood, 1999, 94(6):1899–1905.

[56] OUCHI N, PARKER JL, LUGUS JJ, et al. Adipokines in inflammation and metabolic disease. Nat Rev Immunol, 2011, 11(2): 85–97.

[57] FUNAHASHI T, NAKAMURA T, SHIMOMURA I, et al. Role of adipocytokines on the pathogenesis of atherosclerosis in visceral obesity. Intern Med, 1999, 38(2):202–206.

[58] SOOD A. Obesity, adipokines, and lung disease. J Appl Physiol, 2010, 108(3):744–753.

[59] TAKAOKA M, NAGATA D, KIHARA S, et al. Periadventitial adipose tissue plays a critical role in vascular remodeling. Circ Res, 2009, 105(9):906–911.

[60] TILG H, MOSCHEN AR. Adipocytokines: mediators linking adipose tissue, inflammation and immunity. Nat Rev Immunol, 2006, 6(10):772–783.

[61] PASARICA M, SEREDA OR, REDMAN LM, et al. Reduced adipose tissue oxygenation in human obesity: evidence for rarefaction, macrophage chemotaxis, and inflammation without an angiogenic response. Diabetes, 2009, 58(3):718–725.

[62] ZHANG Y, PROENCA R, MAFFEI M, et al. Positional cloning of the mouse obese gene and its human homologue. Nature, 1994, 372(6505):425–432.

[63] SALADIN R, DE VOS P, GUERRE-MILLO M, et al. Transient increase in obese gene expression after food intake or insulin administration. Nature, 1995, 377(6549):527–529.

[64] HALAAS JL, GAJIWALA KS, MAFFEI M, et al. Weight-reducing effects of the plasma protein encoded by the obese gene. Science, 1995, 269(5223):543–546.

[65] VERNOOY JH, DRUMMEN NE, VAN SUYLEN RJ, et al.Enhanced pulmonary leptin expression in patients with severe COPD and asymptomatic smokers. Thorax, 2009, 64(1):26–32.

[66] BRUNO A, PACE E, CHANEZ P, et al. Leptin and leptin receptor expression in asthma. J Allergy Clin Immunol, 2009, 124(2): 230–237, 237.e1–4.

[67] FRIEDMAN JM, HALAAS JL. Leptin and the regulation of body weight in mammals. Nature, 1998, 395(6704):763–770.

[68] MALLI F, PAPAIOANNOU AI, GOURGOULIANIS KI, et al. The role of leptin in the respiratory system: an overview. Respir Res,

2010, 11:152.

[69] TORDAY JS, SUN H, WANG L, et al. Leptin mediates the parathyroid hormone-related protein paracrine stimulation of fetal lung maturation. Am J Physiol Lung Cell Mol Physiol, 2002, 282(3):L405–L410.

[70] KIRWIN SM, BHANDARI V, DIMATTEO D, et al. Leptin enhances lung maturity in the fetal rat. Pediatr Res, 2006, 60(2): 200–204.

[71] SATO A, SCHEHR A, IKEGAMI M. Leptin does not influence surfactant synthesis in fetal sheep and mice lungs. Am J Physiol Lung Cell Mol Physiol, 2011, 300(3):L498–L505.

[72] O'DONNELL CP, SCHAUB CD, HAINES AS, et al. Leptin prevents respiratory depression in obesity. Am J Respir Crit Care Med, 1999, 159(5 Pt 1):1477–1484.

[73] POPKO K, GORSKA E, WASIK M, et al. Frequency of distribution of leptin receptor gene polymorphism in obstructive sleep apnea patients. J Physiol Pharmacol, 2007, 58(Suppl 5)(Pt 2): 551–561.

[74] HANAOKA M, YU X, URUSHIHATA K, et al. Leptin and leptin receptor gene polymorphisms in obstructive sleep apnea syndrome. Chest, 2008, 133(1):79–85.

[75] HOYOS CM, KILLICK R, YEE BJ, et al. Cardiometabolic changes after continuous positive airway pressure for obstructive sleep apnoea: a randomised shamcontrolled study. Thorax, 2012, 67(12):1081–1089.

[76] CHIN K, SHIMIZU K, NAKAMURA T, et al. Changes in intra-abdominal visceral fat and serum leptin levels in patients with obstructive sleep apnea syndrome following nasal continuous positive airway pressure therapy. Circulation, 1999, 100(7):706–712.

[77] TAKABATAKE N, NAKAMURA H, MINAMIHABA O, et al. A novel pathophysiologic phenomenon in cachexic patients with chronic obstructive pulmonary disease: the relationship between the circadian rhythm of circulating leptin and the very low-frequency component of heart rate variability. Am J Respir Crit Care Med, 2001, 163(6):1314–1319.

[78] CREUTZBERG EC, WOUTERS EF, VANDERHOVEN-AUGUSTIN IM, et al. Disturbances in leptin metabolism are related to energy imbalance during acute exacerbations of chronic obstructive pulmonary disease. Am J Respir Crit Care Med, 2000, 162(4 Pt 1): 1239–1245.

[79] VERNOOY JH, BRACKE KR, DRUMMEN NE, et al. Leptin modulates innate and adaptive immune cell recruitment after cigarette smoke exposure in mice. J Immunol, 2010, 184(12):7169–7177.

[80] WENZEL SE. Asthma phenotypes: the evolution from clinical to molecular approaches. Nat Med, 2012, 18(5):716–725.

[81] FIGUEROA-MUNOZ JI, CHINN S, RONA RJ. Association between obesity and asthma in 4–11 year old children in the UK. Thorax, 2001, 56(2):133–137.

[82] MOORE WC, MEYERS DA, WENZEL SE, et al. Identification of asthma phenotypes using cluster analysis in the Severe Asthma Research Program. Am J Respir Crit Care Med, 2010, 181 (4): 315–323.

[83] SIDELEVA O, SURATT BT, BLACK KE, et al. Obesity and asthma: an inflammatory disease of adipose tissue not the airway. Am J Respir Crit Care Med, 2012, 186(7):598–605.

[84] BEUTHER DA. Obesity and asthma. Clin Chest Med, 2009, 30(3): 479–488, viii.

[85] LUK T, MALAM Z, MARSHALL JC. Pre-B cell colonyenhancing factor (PBEF)/visfatin: a novel mediator of innate immunity. J Leukoc Biol, 2008, 83(4):804–816.

[86] MOSCHEN AR, KASER A, ENRICH B, et al. Visfatin, an adipocytokine with proinflammatory and immunomodulating properties. J Immunol, 2007, 178(3):1748–1758.

[87] YE SQ, SIMON BA, MALONEY JP, et al. Pre-B-cell colony-enhancing

factor as a potential novel biomarker in acute lung injury. Am J Respir Crit Care Med, 2005, 171(4):361–370.

[88] BAJWA EK, YU CL, GONG MN, et al. Pre-B-cell colony-enhancing factor gene polymorphisms and risk of acute respiratory distress syndrome. Crit Care Med, 2007, 35(5):1290–1295.

[89] O'MAHONY DS, GLAVAN BJ, HOLDEN TD, et al. Inflammation and immune-related candidate gene associations with acute lung injury susceptibility and severity: a validation study. PLoS One, 2012, 7(12):e51104.

[90] SUMMER R, LITTLE FF, OUCHI N, et al. Alveolar macrophage activation and an emphysema-like phenotype in adiponectin-deficient mice. Am J Physiol Lung Cell Mol Physiol, 2008, 294(6): L1035–L1042.

[91] MILLER M, CHO JY, PHAM A, et al. Adiponectin and functional adiponectin receptor 1 are expressed by airway epithelial cells in chronic obstructive pulmonary disease. J Immunol, 2009, 182(1):684–691.

[92] SUMMER R, FIACK CA, IKEDA Y, et al. Adiponectin deficiency: a model of pulmonary hypertension associated with pulmonary vascular disease. Am J Physiol Lung Cell Mol Physiol, 2009, 297(3):L432–L438.

[93] KONTER JM, PARKER JL, BAEZ E, et al. Adiponectin attenuates lipopolysaccharide-induced acute lung injury through suppression of endothelial cell activation. J Immunol, 2012, 188(2): 854–863.

[94] TAKEMURA Y, OUCHI N, SHIBATA R, et al. Adiponectin modulates inflammatory reactions via calreticulin receptor-dependent clearance of early apoptotic bodies. J Clin Invest, 2007, 117(2):375–386.

[95] BREYER MK, RUTTEN EP, LOCANTORE NW, et al. Dysregulated adipokine metabolism in chronic obstructive pulmonary disease. Eur J Clin Invest, 2012, 42(9):983–991.

[96] SHORE SA, TERRY RD, FLYNT L, et al. Adiponectin attenuates allergen-induced airway inflammation and hyperresponsiveness in mice. J Allergy Clin Immunol, 2006, 118(2):389–395.

[97] GOLBIN JM, SOMERS VK, CAPLES SM. Obstructive sleep apnea, cardiovascular disease, and pulmonary hypertension. Proc Am Thorac Soc, 2008, 5(2):200–206.

[98] MOKHLESI B, TULAIMAT A. Recent advances in obesity hypoventilation syndrome. Chest, 2007, 132(4):1322–1336.

[99] HAQUE AK, GADRE S, TAYLOR J, et al. Pulmonary and cardiovascular complications of obesity: an autopsy study of 76 obese subjects. Arch Pathol Lab Med, 2008, 132(9):1397–1404.

[100] ARITA Y, KIHARA S, OUCHI N, et al. Paradoxical decrease of an adipose-specific protein, adiponectin, in obesity. Biochem Biophys Res Commun, 1999, 257(1):79–83.

[101] WENG M, RAHER MJ, LEYTON P, et al. Adiponectin decreases pulmonary arterial remodeling in murine models of pulmonary hypertension. Am J Respir Cell Mol Biol, 2009, 45(2):340–347.

[102] CASTAN-LAURELL I, DRAY C, ATTANE C, et al. Apelin, diabetes, and obesity. Endocrine, 2011, 40(1):1–9.

[103] BOUCHER J, MASRI B, DAVIAUD D, et al. Apelin, a newly identified adipokine up-regulated by insulin and obesity. Endocrinology, 2005, 146(4):1764–1771.

[104] CHANDRA SM, RAZAVI H, KIM J, et al. Disruption of the apelin-APJ system worsens hypoxia-induced pulmonary hypertension. Arterioscler Thromb Vasc Biol, 2011, 31(4):814–820.

[105] HUERTAS A, TU L, GAMBARYAN N, et al. Leptin and regulatory T-lymphocytes in idiopathic pulmonary arterial hypertension. Eur Respir J, 2012, 40(4):895–904.

[106] TONELLI AR, AYTEKIN M, FELDSTEIN AE, et al. Leptin levels predict survival in pulmonary arterial hypertension. Pulm Circ, 2012, 2(2):214–219.

[107] LI MO, WAN YY, SANJABI S, et al. Transforming growth factor-beta regulation of immune responses. Annu Rev Immunol, 2006, 24:99–146.

[108] ROBERTS AB, SPORN MB. The transforming growth factor-betas // SPORN MB, ROBERTS AB. Peptide growth factors and their receptors. Handbook of experimental pharmacology. Vol 95. Berlin: Springer-Verlag, 1990, 419–472.

[109] RUBTSOV YP, RUDENSKY AY. TGFbeta signalling in control of T-cell-mediated self-reactivity. Nat Rev Immunol, 2007, 7(6): 443–453.

[110] WYNN TA. Fibrotic disease and the T(H)1/T(H)2 paradigm. Nat Rev Immunol, 2004, 4(8):583–594.

[111] BRUIJN JA, ROOS A, DE GEUS B, et al. Transforming growth factor-beta and the glomerular extracellular matrix in renal pathology. J Lab Clin Med, 1994, 123(1):34–47.

[112] SIME PJ, XING Z, GRAHAM FL, et al. Adenovector-mediated gene transfer of active transforming growth factor-beta1 induces prolonged severe fibrosis in rat lung. J Clin Invest, 1997, 100(4):768–776.

[113] SIME PJ, MARR RA, GAULDIE D, et al. Transfer of tumor necrosis factor-alpha to rat lung induces severe pulmonary inflammation and patchy interstitial fibrogenesis with induction of transforming growth factor-beta1 and myofibroblasts. Am J Pathol, 1998, 153(3):825–832.

[114] KOLB M, MARGETTS PJ, ANTHONY DC, et al. Transient expression of IL-1beta induces acute lung injury and chronic repair leading to pulmonary fibrosis. J Clin Invest, 2001, 107(12):1529–1536.

[115] ZHAO J, SHI W, WANG YL, et al. Smad3 deficiency attenuates bleomycin-induced pulmonary fibrosis in mice. Am J Physiol Lung Cell Mol Physiol, 2002, 282(3):L585–L593.

[116] HUANG M, SHARMA S, ZHU LX, et al. IL-7 inhibits fibroblast TGF-beta production and signaling in pulmonary fibrosis. J Clin Invest, 2002, 109(7):931–937.

[117] HAGIMOTO N, KUWANO K, INOSHIMA I, et al. TGF-beta 1 as an enhancer of Fas-mediated apoptosis of lung epithelial cells. J Immunol, 2002, 168(12):6470–6478.

[118] EICKELBERG O, MORTY RE. Transforming growth factor beta/bone morphogenic protein signaling in pulmonary arterial hypertension: remodeling revisited. Trends Cardiovasc Med, 2007, 17(8):263–269.

[119] MORRELL NW. Pulmonary hypertension due to BMPR2 mutation: a new paradigm for tissue remodeling? Proc Am Thorac Soc, 2006, 3(8):680–686.

[120] HUMBERT M, MORRELL NW, ARCHER SL, et al. Cellular and molecular pathobiology of pulmonary arterial hypertension. J Am Coll Cardiol, 2004, 43(12 Suppl S):13S–24S.

[121] LONG L, CROSBY A, YANG X, et al. Altered bone morphogenetic protein and transforming growth factor-{beta} signaling in rat models of pulmonary hypertension: potential for activin receptor-like kinase-5 inhibition in prevention and progression of disease. Circulation, 2009, 119(4):566–576.

[122] DE JESUS PEREZ VA, ALASTALO TP, WU JC, et al. Bone morphogenetic protein 2 induces pulmonary angiogenesis via Wnt-beta-catenin and Wnt-RhoA-Rac1 pathways. J Cell Biol, 2009, 184(1):83–99.

[123] COSTELLO CM, CAHILL E, MARTIN F, et al. Role of gremlin in the lung: development and disease. Am J Respir Cell Mol Biol, 2010, 42(5):517–523.

[124] GAZZERRO E, CANALIS E. Bone morphogenetic proteins and their antagonists. Rev Endocr Metab Disord, 2006, 7(1–2):51–65.

[125] MACHADO RD, PAUCIULO MW, THOMSON JR, et al. BMPR2 haploinsufficiency as the inherited molecular mechanism for primary pulmonary hypertension. Am J Hum Genet, 2001, 68(1):92–102.

[126] DENG Z, MORSE JH, SLAGER SL, et al. Familial primary pulmo-

nary hypertension (gene PPH1) is caused by mutations in the bone morphogenetic protein receptor-II gene. Am J Hum Genet, 2000, 67(3):737–744.

[127] LANE KB, MACHADO RD, PAUCIULO MW, et al. Heterozygous germline mutations in BMPR2, encoding a TGF-beta receptor, cause familial primary pulmonary hypertension. Nat Genet, 2000, 26(1):81–84.

[128] ANDERSON L, LOWERY JW, FRANK DB, et al. Bmp2 and Bmp4 exert opposing effects in hypoxic pulmonary hypertension. Am J Physiol Regul Integr Comp Physiol, 2010, 298(3):R833–R842.

[129] FRANK DB, ABTAHI A, YAMAGUCHI DJ, et al. Bone morphogenetic protein 4 promotes pulmonary vascular remodeling in hypoxic pulmonary hypertension. Circ Res, 2005, 97(5):496–504.

[130] HONG KH, LEE YJ, LEE E, et al. Genetic ablation of the BMPR2 gene in pulmonary endothelium is sufficient to predispose to pulmonary arterial hypertension. Circulation, 2008, 118(7):722–730.

[131] MORTY RE, NEJMAN B, KWAPISZEWSKA G, et al. Dysregulated bone morphogenetic protein signaling in monocrotaline-induced pulmonary arterial hypertension. Arterioscler Thromb Vasc Biol, 2007, 27(5):1072–1078.

[132] SONG Y, JONES JE, BEPPU H, et al. Increased susceptibility to pulmonary hypertension in heterozygous BMPR2-mutant mice. Circulation, 2005, 112(4):553–562.

[133] LONG L, MACLEAN MR, JEFFERY TK, et al. Serotonin increases susceptibility to pulmonary hypertension in BMPR2-deficient mice. Circ Res, 2006, 98(6):818–827.

[134] WEST J, HARRAL J, LANE K, et al. Mice expressing BMPR2R899X transgene in smooth muscle develop pulmonary vascular lesions. Am J Physiol Lung Cell Mol Physiol, 2008, 295(5):L744–L755.

[135] REYNOLDS A, XIA W, HOLMES M, et al. Bone morphogenetic protein type 2 receptor gene therapy attenuates hypoxic pulmonary hypertension. Am J Physiol Lung Cell Mol Physiol, 2007, 292 (5): L1182–L1192.

[136] TAKAHASHI K, KOGAKI S, MATSUSHITA T, et al. Hypoxia induces alteration of bone morphogenetic protein receptor signaling in pulmonary artery endothelial cell. Pediatr Res, 2007, 61(4):392–397.

[137] CAHILL E, COSTELLO CM, ROWAN SC, et al. Gremlin plays a key role in the pathogenesis of pulmonary hypertension. Circulation, 2012, 125(7):920–930.

[138] NEWMAN JH, PHILLIPS JA, LOYD JE. Narrative review: the enigma of pulmonary arterial hypertension: new insights from genetic studies. Ann Intern Med, 2008, 148(4):278–283.

[139] HARRISON RE, BERGER R, HAWORTH SG, et al. Transforming growth factor-beta receptor mutations and pulmonary arterial hypertension in childhood. Circulation, 2005, 111(4):435–441.

[140] HARRISON RE, FLANAGAN JA, SANKELO M, et al. Molecular and functional analysis identifies ALK-1 as the predominant cause of pulmonary hypertension related to hereditary haemorrhagic telangiectasia. J Med Genet, 2003, 40(12):865–871.

[141] TOPORSIAN M, JERKIC M, ZHOU YQ, et al. Spontaneous adult-onset pulmonary arterial hypertension attributable to increased endothelial oxidative stress in a murine model of hereditary hemorrhagic telangiectasia. Arterioscler Thromb Vasc Biol, 2010, 30 (3):509–517.

[142] CITRI A, YARDEN Y. EGF-ERBB signalling: towards the systems level. Nat Rev Mol Cell Biol, 2006, 7(7):505–516.

[143] HAYMAN MJ, RAMSAY GM, SAVIN K, et al. Identification and characterization of the avian erythroblastosis virus erbB gene product as a membrane glycoprotein. Cell, 1983, 32(2):579–588.

[144] HARRIS RC, CHUNG E, COFFEY RJ. EGF receptor ligands. Exp Cell Res, 2003, 284(1):2–13.

[145] SCHNEIDER MR, WOLF E. The epidermal growth factor receptor ligands at a glance. J Cell Physiol, 2009, 218(3):460–466.

[146] FINIGAN JH, DOWNEY GP, KERN JA. Human epidermal growth factor receptor signaling in acute lung injury. Am J Respir Cell Mol Biol, 2012, 47(4):395–404.

[147] VEALE D, ASHCROFT T, MARSH C, et al. Epidermal growth factor receptors in non-small cell lung cancer. Br J Cancer, 1987, 55(5):513–516.

[148] SHARMA SV, BELL DW, SETTLEMAN J, et al. Epidermal growth factor receptor mutations in lung cancer. Nat Rev Cancer, 2007, 7(3):169–181.

[149] GETTINGER S, LYNCH T. A decade of advances in treatment for advanced non-small cell lung cancer. Clin Chest Med, 2011, 32(4):839–851.

[150] MIETTINEN PJ, BERGER JE, MENESES J, et al. Epithelial immaturity and multiorgan failure in mice lacking epidermal growth factor receptor. Nature, 1995, 376(6538):337–341.

[151] SUNDELL HW, GRAY ME, SERENIUS FS, et al. Effects of epidermal growth factor on lung maturation in fetal lambs. Am J Pathol, 1980, 100(3):707–726.

[152] KHERADMAND F, FOLKESSON HG, SHUM L, et al. Transforming growth factor-alpha enhances alveolar epithelial cell repair in a new in vitro model. Am J Physiol, 1994, 267(6 Pt 1):L728–L738.

[153] PUDDICOMBE SM, POLOSA R, RICHTER A, et al. Involvement of the epidermal growth factor receptor in epithelial repair in asthma. Faseb J, 2000, 14(10):1362–1374.

[154] MADTES DK, ELSTON AL, HACKMAN RC, et al. Transforming growth factor-alpha deficiency reduces pulmonary fibrosis in transgenic mice. Am J Respir Cell Mol Biol, 1999, 20(5):924–934.

[155] ISHII Y, FUJIMOTO S, FUKUDA T. Gefitinib prevents bleomycin-induced lung fibrosis in mice. Am J Respir Crit Care Med, 2006, 174(5):550–556.

[156] INOUE A, SAIJO Y, MAEMONDO M, et al. Severe acute-interstitial pneumonia and gefitinib. Lancet, 2003, 361(9352):137–139.

[157] VOELKEL NF, VANDIVIER RW, TUDER RM. Vascular endothelial growth factor in the lung. Am J Physiol Lung Cell Mol Physiol, 2006, 290(2):L209–L221.

[158] OLSSON AK, DIMBERG A, KREUGER J, et al. VEGF receptor signalling - in control of vascular function. Nat Rev Mol Cell Biol, 2006, 7(5):359–371.

[159] SHALABY F, ROSSANT J, YAMAGUCHI TP, et al. Failure of blood-island formation and vasculogenesis in Flk-1-deficient mice. Nature, 1995, 376(6535):62–66.

[160] HEALY AM, MORGENTHAU L, ZHU X, et al. VEGF is deposited in the subepithelial matrix at the leading edge of branching airways and stimulates neovascularization in the murine embryonic lung. Dev Dyn, 2000, 219(3):341–352.

[161] AKESON AL, GREENBERG JM, CAMERON JE, et al. Temporal and spatial regulation of VEGF-A controls vascular patterning in the embryonic lung. Dev Biol, 2003, 264(2):443–455.

[162] GERBER HP, HILLAN KJ, RYAN AM, et al. VEGF is required for growth and survival in neonatal mice. Development, 1999, 126(6):1149–1159.

[163] BHATT AJ, PRYHUBER GS, HUYCK H, et al. Disrupted pulmonary vasculature and decreased vascular endothelial growth factor, Flt-1, and TIE-2 in human infants dying with bronchopulmonary dysplasia. Am J Respir Crit Care Med, 2001, 164(10 Pt 1):1971–1980.

[164] TANG K, ROSSITER HB, WAGNER PD, et al. Lung-targeted VEGF inactivation leads to an emphysema phenotype in mice. J Appl Physiol, 2004, 97(4):1559–1566; discussion 1549.

[165] KASAHARA Y, TUDER RM, COOL CD, et al. Endothelial cell death and decreased expression of vascular endothelial growth factor and

vascular endothelial growth factor receptor 2 in emphysema. Am J Respir Crit Care Med, 2001, 163(3 Pt 1):737–744.

[166] YASUO M, MIZUNO S, KRASKAUSKAS D, et al. Hypoxia inducible factor-1 alpha in human emphysema lung tissue. Eur Respir J, 2011, 37(4):775–783.

[167] TARASEVICIENE-STEWART L, KASAHARA Y, ALGER L, et al. Inhibition of the VEGF receptor 2 combined with chronic hypoxia causes cell death-dependent pulmonary endothelial cell proliferation and severe pulmonary hypertension. FASEB J, 2001, 15(2):427–438.

[168] ABE K, TOBA M, ALZOUBI A, et al. Formation of plexiform lesions in experimental severe pulmonary arterial hypertension. Circulation, 2010, 121(25):2747–2754.

[169] CIUCLAN L, BONNEAU O, HUSSEY M, et al. A novel murine model of severe pulmonary arterial hypertension. Am J Respir Crit Care Med, 2011, 184(10):1171–1182.

[170] GARCIA AA, HIRTE H, FLEMING G, et al. Phase II clinical-trial of bevacizumab and low-dose metronomic oral cyclophosphamide in recurrent ovarian cancer: a trial of the California, Chicago, and Princess Margaret Hospital phase II consortia. J Clin Oncol, 2008, 26(1):76–82.

[171] PARTOVIAN C, ADNOT S, RAFFESTIN B , et al. Adenovirus-mediated lung vascular endothelial growth factor overexpression protects against hypoxic pulmonary hypertension in rats. Am J Respir Cell Mol Biol, 2000, 23(6):762–771.

[172] LOUZIER V, RAFFESTIN B, LEROUX A, et al. Role of VEGF-B in the lung during development of chronic hypoxic pulmonary hypertension. Am J Physiol Lung Cell Mol Physiol, 2003, 284(6): L926–L937.

[173] BEENKEN A, MOHAMMADI M. The FGF family: biology, pathophysiology and therapy. Nat Rev Drug Discov, 2009, 8(3):235–253.

[174] WARE LB, MATTHAY MA. Keratinocyte and hepatocyte growth factors in the lung: roles in lung development, inflammation, and repair. Am J Physiol Lung Cell Mol Physiol, 2002, 282(5): L924–L940.

[175] PETERS K, WERNER S, LIAO X, et al. Targeted expression of a dominant negative FGF receptor blocks branching morphogenesis and epithelial differentiation of the mouse lung. EMBO J, 1994, 13(14):3296–3301.

[176] SIMONET WS, DEROSE ML, BUCAY N, et al. Pulmonary malformation in transgenic mice expressing human keratinocyte growth factor in the lung. Proc Natl Acad Sci U S A, 1995, 92(26): 12461–12465.

[177] WELSH DA, SUMMER WR, DOBARD EP, et al. Keratinocyte growth factor prevents ventilatorinduced lung injury in an ex vivo rat model. Am J Respir Crit Care Med, 2000, 162(3 Pt 1):1081–1086.

[178] GOMPERTS BN, BELPERIO JA, FISHBEIN MC, et al. Keratinocyte growth factor improves repair in the injured tracheal epithelium. Am J Respir Cell Mol Biol, 2007, 37(1):48–56.

[179] SADOVSKI J, KUCHENBUCH T, RUPPERT C, et al. Keratinocyte growth factor prevents intra-alveolar oedema in experimental lung isografts. Eur Respir J, 2008, 31(1):21–28.

[180] CROSBY LM, WATERS CM. Epithelial repair mechanisms in the lung. Am J Physiol Lung Cell Mol Physiol, 2010, 298(6):L715–L731.

[181] SAVLA U, WATERS CM. Barrier function of airway epithelium: effects of radiation and protection by keratinocyte growth actor. Radiat Res, 1998, 150(2):195–203.

[182] SPIELBERGER R, STIFF P, BENSINGER W, et al. Palifermin for oral mucositis after intensive therapy for hematologic cancers. N Engl J Med, 2004, 351(25):2590–2598.

[183] KATO S, SEKINE K. FGF-FGFR signaling in vertebrate organogenesis. Cell Mol Biol (Noisy-le-grand), 1999, 45(5):631–638.

[184] GUPTE VV, RAMASAMY SK, REDDY R, et al. Overexpression of fibroblast growth factor-10 during both inflammatory and fibrotic phases attenuates bleomycin-induced pulmonary fibrosis in mice. Am J Respir Crit Care Med, 2009, 180(5):424–436.

[185] RICHELDI L, COSTABEL U, SELMAN M, et al. Efficacy of a tyrosine kinase inhibitor in idiopathic pulmonary fibrosis. N Engl J Med, 2011, 365(12):1079–1087.

[186] HAMILTON JA, STANLEY ER, BURGESS AW, et al. Stimulation of macrophage plasminogen activator activity by colony-stimulating factors. J Cell Physiol, 1980, 103(3):435–445.

[187] BURGESS AW, METCALF D. Serum half-life and organ distribution of radiolabeled colony stimulating factor in mice. Exp Hematol, 1977, 5(6):456–464.

[188] HAMILTON JA. Colony-stimulating factors in inflammation and autoimmunity. Nat Rev Immunol, 2008, 8(7):533–544.

[189] DRANOFF G, CRAWFORD AD, SADELAIN M, et al. Involvement of granulocyte-macrophage colony-stimulating factor in pulmonary homeostasis. Science, 1994, 264(5159):713–716.

[190] INOUE Y, TRAPNELL BC, TAZAWA R, et al. Characteristics of a large cohort of patients with autoimmune pulmonary alveolar proteinosis in Japan. Am J Respir Crit Care Med, 2008, 177(7):752–762.

[191] GREENHILL SR, KOTTON DN. Pulmonary alveolar proteinosis: a bench-to-bedside story of granulocyte-macrophage colony-stimulating factor dysfunction. Chest, 2009, 136(2):571–577.

[192] BORIE R, DANEL C, DEBRAY MP, et al. Pulmonary alveolar proteinosis. Eur Respir Rev, 2011, 20(120):98–107.

[193] MOUSSAD EE, BRIGSTOCK DR. Connective tissue growth factor: what's in a name? Mol Genet Metab, 2000, 71(1–2):276–292.

[194] ALLEN JT, SPITERI MA. Growth factors in idiopathic pulmonary fibrosis: relative roles. Respir Res, 2002, 3:13.

[195] BRIGSTOCK DR. The connective tissue growth factor/cysteine-rich 61/nephroblastoma overexpressed (CCN) family. Endocr Rev, 1999, 20(2):189–206.

[196] JOHNSON PR, BURGESS JK, GE Q, et al. Connective tissue growth factor induces extracellular matrix in asthmatic airway smooth muscle. Am J Respir Crit Care Med, 2006, 173(1):32–41.

[197] BONNIAUD P, MARGETTS PJ, KOLB M, et al. Adenoviral gene transfer of connective tissue growth factor in the lung induces transient fibrosis. Am J Respir Crit Care Med, 2003, 168(7):770–778.

第27章

肺疾病中的氧化还原信号和氧化应激

Jessy Deshane
Victor J. Thannickal

介绍

分子氧是所有生物生命存在的必需条件。人肺脏具有的巨大表面积和丰富血供使其成为气体交换的器官。氧气在人类生命活动中占有重要的作用,但高浓度氧及其代谢产物,通常是指活性氧(reactive oxygen species,ROS),具有潜在导致细胞损伤的能力和促进疾病病理过程的作用。ROS系统最具杀伤力的形式是自由基。自由基是指任何包含一个或多个未配对电子的原子或分子集团。这些未配对电子赋予活性自由基反应活性,可诱发导致细胞损伤的化学反应。分子氧(2个氧原子)本身就是一个基于其外轨道存在不对称电子形式基团,但由于电子平行旋转限制了反应活性。氧分子加入1个电子即可以形成超氧自由基阴离子($O_2^{\bullet-}$),使其旋转轨道不再受限,成为一个具有高度活性基团$O_2^{\bullet-}$。氧光动力反应可以导致形成单分子氧,经过还原激活形成过氧化氢(H_2O_2)或高活性羟自由基($^\bullet OH$)。当两个自由基具有共同未配对电子,会产生低活性形式。所以,ROS同时形成自由基和非自由基团。

一氧化氮($NO^\bullet$)是另外一个可以作为重要的信号分子的小气体分子,参与一系列生理过程,包括血管舒张和免疫调节。这些调节产生的$NO^\bullet$对维持肺部内环境至关重要。然而,有些报道提出,$NO^\bullet$和$O_2^{\bullet-}$反应形成活性氮产物(reactive nitrogen species,RNS),如过氧亚硝酸盐($ONOO^-$),引起慢性肺疾病病理生理过程。

ROS和RNS共同在调节细胞增生、分化和存活中起重要作用。ROS/RNS可以使包括抗蛋白酶在内的酶失活,诱导凋亡、调节细胞增生和肺部及其他组织免疫-炎症反应。ROS/RNS被认为通过激活转录因子、蛋白激酶通路、染色质重塑和炎症调节因子的基因表达,导致肺部初始炎症反应。在正常生理条件下,产生和排除ROS/RNS平衡维持氧化还原敏感信号蛋白级联反应的功能,调节细胞表型。在这一章

中,如何区分ROS/RNS在氧化应激和氧化还原信号中的作用十分重要。相反,ROS/RNS化学反应性显然具有在稳态调节和细胞生理中作为共同作用信号分子的功能。

细胞和组织的氧化还原稳态调节氧化产物和抗氧化系统以维持平衡,包括酶代谢和非酶代谢途径。然而,如果氧化产物增加超过细胞或组织去氧化或清除反应基团的承受能力导致氧化应激。氧化应激通过一种独特的典型途径,引起细胞成分损伤。这种状态在出现中介金属离子时会加速,如铁和铜、和/或特殊单氧化酶或氧化酶。同时,对认识促进肺疾病氧化还原信号通路异常或氧化应激也很关键。这一章,我们将回顾ROS和RNS生理、细胞抗氧化系统、氧化应激的作用和氧化-还原信号,在各种急慢性肺部疾病的发生发育中的作用。

活性氧/氮代谢

■ ROS酶代谢与非酶代谢源

主要ROS包括超氧阴离子($O_2^{\bullet-}$)、过氧化氢和羟自由基,可以从酶和非酶途径产生。人体肺部暴露于空气中,其中可能含有能诱导ROS发生的环境毒物。ROS也可能在一系列代谢酶催化下的氧化应激反应中,通过外源性物质在线粒体和内质网(endoplasmic reticulum,ER)中的电子转移反应产生。主要内源性ROS/RNS及其产生的主要机制总结于表27-1中。

表 27-1　氧和氮的关键反应

反应物质	成分		化学反应
超氧	$O_2^{\bullet-}$	$NADPH+2O_2$	$\leftrightarrow NADP++2O_2^{\bullet-}+H^+$
		$2O_2^{\bullet-}+H^+$	$\rightarrow O_2+H_2O_2$
过氧化氢	H_2O_2	次黄嘌呤$+H_2O+O_2$	$\rightleftarrows$ 黄嘌呤$+H_2O_2$
		黄嘌呤$+H_2O+O_2$	$\rightleftarrows$ 尿酸$+H_2O_2$
羟自由基	$^\bullet OH$	$Fe^{2+}+H_2O_2$	$Fe^{3+}+OH^-+^\bullet OH$
次氯酸	$HOCl$	$H_2O_2+Cl^-$	$\rightarrow HOCl+H_2O$
超氧自由基	$ROO^\bullet$	$R^\bullet+O_2$	$\rightarrow ROO^\bullet$
过氧亚硝基	$ONOO^-$	$O_2^{\bullet-}+NO$	$\rightarrow ONOO^-$
		$H_2O_2+NO_2^-$	$\rightarrow ONOO^-+H_2O$

高度活性 $O_2^{\bullet-}$ 由分子氧附加电子形成,半衰期只有毫秒级,极不稳定。它主要存在于线粒体中,这也是任何细胞产生 ATP 的主要部位。在线粒体电子传递过程中,1% ~ 3%分子氧电子释放后形成 $O_2^{\bullet-}$。$O_2^{\bullet-}$ 携带负电荷,在线粒体中的形成后,不能透过细胞膜,而是释放到线粒体基质中,在线粒体基质中作用于靶蛋白血红素根或铁硫基团,导致蛋白和酶功能丧失。通过解毒酶,$O_2^{\bullet-}$ 浓度常在线粒体内维持在非常低的稳定水平。ER 是另外一个细胞内组成分,在氧化不饱和脂肪酸和外源性毒物的过程中,其中有关酶可以对脂溶性药物和其他毒性代谢产物进行解毒反应,也减少分子氧产生 $O_2^{\bullet-}$ 和/或 H_2O_2。

NADPH 氧化酶(NADPH oxidase,NOX)基因家族包含酶类,主要功能是调节 ROS 产生。NOX 形成一个膜结合多组分复合体,见于肺巨噬细胞和非巨噬细胞中。NOX 在真核生物的宿主防御、信号传导、激素合成中发挥关键作用。哺乳动物的 NOX 有 7 种同型异构体,分别是 NOX1 ~ 5、DUPX1 和 DUPX2。其中,NOX2 最具特点,是巨噬细胞杀伤微生物所必需。NOX2 被激活后,与活化 NOX2 复合体整合协调作用,产生 ROS。这一复合体包含膜相关黄细胞色素 B558(gp91^{phox})、p22^{phox} 和各种细胞溶质辅助因子(p47^{phox}、p67^{phox}、p40^{phox} 和 GTP 酶 Rac1)。然后,这一复合体主要通过 NADPH 电子供体还原 O_2 分子,并介导跨膜电子传导,获得 $O_2^{\bullet-}$ 和 H_2O_2。

类似 NOX2,激活 NOX1 和 NOX3 同样也需要 p22^{phox} 辅助,由 Rac1 和细胞溶质辅助因子 p47^{phox}、p67^{phox} 及其同分异构体 NOX 组织者 1(NOXO1)、NOX 激活体(NOXA1)募集。NOX4 也需要 p22^{phox},但其结构活性和功能活化独立于其他共同因子。在成纤维细胞等非巨噬细胞中表达 NOX1 和 NOX4 可以增加 $O_2^{\bullet-}$ 和 H_2O_2 二者的水平,提示不同于巨噬细胞 NOX2,具有内源性基线活性。NOX5 和 DUOX1/2 不同于其他 NOX 同分异构体,包含细胞内额外 Ca^{2+}-结合 EF 臂结构域部分,由 Ca^{2+} 信号调节,独立于 p22^{phox} 或其他胞浆内因子。双重氧化酶类 DUOXs 的组成包括:NOX 类似域 C-端、两个 EF-臂、一个膜螺旋域和一个过氧化物酶类似域 N-端。DUOXs 活性并不需要胞质调节因子的作用。然而,跨膜成熟因子 DUOXA1 和 DUOXA2 对从 ER 到高尔基体转变、成熟以及作用于 DUOXs 成为胞膜的功能复合物等非常重要。尽管 DUOX1 和 DUOX2 最初是在甲状腺中发现,但它们是气道上皮细胞中 H_2O_2 产物的主要来源。NOX/DUOX 异构体在肺内广泛表达,从近端气管、大气道到远端终末细支气管和肺泡均存在(表 27-2)。

表 27-2 ROS 和 RNS 酶来源

酶	在肺部分布	肺部细胞类型
DUOX1、DUOX2、NOX2、NOX4	气管和上气道	气道上皮细胞
NOX1、NOX2、NOX4	肺血管	肺动脉内皮细胞
NOX4	肺血管	肺动脉平滑肌细胞
DUOX1、DUOX2、NOX2、NOX4	下气道/肺泡	气道上皮细胞
NOX3	支气管肺泡	内皮细胞
NOX4	支气管肺泡	肌纤维细胞
NOX2、NOX4	肺泡腔/血液	单核细胞、巨噬细胞、中性粒细胞、嗜酸性粒细胞
NOS1(神经元)	气道、支气管、气道	气道上皮细胞、中性粒细胞、神经元
NOS2(诱导型)	气道、肺泡、肺泡腔/血液	气道和血管平滑肌细胞,Ⅱ型肺泡上皮细胞、成纤维细胞、巨噬细胞、单核细胞、中性粒细胞、嗜酸性粒细胞、肥大细胞
NOS3(内皮型)	气道、肺血管	气道上皮细胞、Ⅱ型肺泡上皮细胞、肺动脉平滑肌细胞、内皮细胞和巨噬细胞

在生物系统中,$O_2^{\bullet-}$ 歧化反应通过自发进行或者经超氧化物歧化酶发生的酶促反应生成 H_2O_2。$O_2^{\bullet-}$ 产生可以通过钼羟化酶反应实现,其中包括黄嘌呤、亚硫酸盐、醛氧化酶、二氢乳清酸、黄素蛋白脱氢酶、色氨酸加加氧酶和花生四烯酸等代谢。某种氧化酶例如单胺氧化酶和氨基酸氧化酶可以产生 H_2O_2 不需要形成 $O_2^{\bullet-}$ 中间产物。在肺部慢性炎症反应中,肺组织固有细胞和炎性细胞反应都能产生 H_2O_2。炎性细胞过氧化物酶,如髓过氧化物酶(myeloperoxidase,MPO)和/或嗜酸粒细胞过氧化物酶,可以扩大 H_2O_2

的氧化潜能反应。羟基根是羟化物阴离子的中性形式。对细胞成分具有高度反应活性，比 $O_2^{\bullet-}$ 和 H_2O_2 反应活性更强。这一基团增强了大多数由 $O_2^{\bullet-}$ 和 H_2O_2 参与的一系列经金属阴离子催化的瞬时反应。过剩 $O_2^{\bullet-}$ 以含 Fe-S 簇结构的酶为目标，以 Fenton 化学模式，通过还原游离铁（从 Fe^{3+} 到 Fe^{2+}）催化 H_2O_2 产生 $^{\bullet}OH$（表 27-1）。MPO 和 EPO 酶代表体内羟基根形成的另一途径。MPO 利用 Cl^- 底物生次氯酸，而 EPO 利用 Br^- 产生溴化物。然后，次卤酸通过与 $O_2^{\bullet-}$ 反应产生 $^{\bullet}OH$。这两种酶都能加速蛋白质的氧化修饰过程，特别是溴化和氯化反应。

■ RNS 酶促和非酶促来源

肺部一种重要的 RNS 是 $NO^{\bullet}$，是由特异性一氧化氮合成酶（nitric oxide synthases，NOSs）催化内源性产生。这些 NOS 酶通过 5 步电子氧化反应代谢 L-精氨酸产生 $NO^{\bullet}$ 和 L-瓜氨酸。这些化学反应需要二聚酶、氧气、NADPH 和辅因子、黄素腺嘌呤二核苷酸（flavin adenine dinucleotide，FAD）、黄素单核苷酸（flavin mononucleotide，FMN）、四氢生物蝶呤（tetrahydrobiopterin，BH_4）、钙调蛋白和铁原卟啉。活性 NOS 酶以二聚体形式存在，每一个单体 N 末端氧化酶域与亚铁血红素、BH4 和精氨酸底物结合。辅因子 FAD、FMN 和 NADPH 与 C 末端 NOS 单体结合。NOS 有 3 种存在形式，都在肺部表达，包括诱导型 iNOS 或 NOS2、神经元型 NOS 或 NOS1 和内皮型 NOS 酶 NOS3（表 27-2）。NOS1 和 NOS3 酶呈钙依赖性，产生皮摩尔级别 NO；而钙依赖性 iNOS 可产生纳摩尔水平 NO。调节 iNOS 合成 $NO^{\bullet}$ 与是否存在 L-精氨酸底物和辅因子 BH_4 有关。电子从羧基还原酶结构域转移至氧化酶亚铁血红素铁离子结构域，然后结合氧和氧化 L-精氨酸产生终末产物 $NO^{\bullet}$ 和瓜氨酸。NOS 酶解耦联有助于 $O_2^{\bullet-}$ 形成。精氨酸浓度降低时，NADPH 被酶氧化产生 $O_2^{\bullet-}$。精氨酸酶是与 NOSs 竞争性获取 L-精氨酸的一种酶，能降低精氨酸生成 NOS 的利用率。精氨酸酶是尿素循环中的一种关键酶，使精氨酸转化为鸟氨酸，进而生成尿素，还可以促进 NOSs 解耦联产生 $O_2^{\bullet-}$。大约高达 40% 高度活化 $NO^{\bullet}$ 在化学反应中被消耗，在代谢的过程中产生氧化反应中介产物。$NO^{\bullet}$ 与 O_2 反应生成亚硝酸盐（NO_2^-），亚硝酸盐再循环引起生物活性 $NO^{\bullet}$ 再生成。NO_2^- 也是亚铁血红素过氧化酶的底物，MPO 和 EPO 氧化亚硝酸盐形成二氧化氮自由基（$NO_2^{\bullet}$）。$NO^{\bullet}$ 也可以通过与氧化血红蛋白氧化反应形成高铁血红蛋白和 NO_3^-。$NO^{\bullet}$ 与 $O_2^{\bullet-}$ 反应形成过

氧亚硝基（$ONOO^-$），能够介导酪氨酸硝基化，导致相关种类蛋白质功能丢失或增加。在酸性环境中，$ONOO^-$ 质子化形成 ONOOH（过氧亚硝酸）的形式存在，然后经 $^{\bullet}OH$ 介导分解为 NO_3^- 和 NO_2。ONOOH 也与硫醇残基反应，形成多种 S-亚硝基硫醇（SNOs），这种反应称之为 S-亚硝化或 S-亚硝基化作用。许多蛋白质包括激酶、通道蛋白、转录因子都容易发生亚硝基化。SNOs 是呼吸系统重要的 $NO^{\bullet}$ 生物活性信号分子。SNOs 以微摩尔浓度水平存在于气道上皮细胞衬液中，可以影响气道张力。有报道称 iNOS 特异性与环氧化酶（COX-2）和 S-亚硝基化 COX-2 结合，上调其催化活性，提高前列腺素 E2 生成。因此，S-亚硝基化代表了 $NO^{\bullet}$ 的一种重要信号通路。在生理条件下，酶的金属中心和亚硝基之间的互相作用是 $NO^{\bullet}$ 发挥其生物活性的重要机制。在生命系统中，NO_2^- 的水平是 $10^{-11} \sim 10^{-10} M$，NO 是 $10^{-9} \sim 10^{-7} M$。在这种条件下，$NO^{\bullet}$ 和 $O_2^{\bullet-}$ 反应按 1:1 计量比反应生成 $ONOO^-$ 时，其反应速率实际上处于非常低的水平。然而，病理条件下，$ONOO^-$ 及其衍生物形成较高水平，可能对呼吸链产生不可逆转损伤，抑制 ATP 合成，诱导细胞色素 C 释放和半胱天冬酶依赖性凋亡。RNS 也可以介导脂质过氧化、蛋白氧化和硝化反应、酶灭活甚或细胞坏死。

ROS/RNS 解毒机制

ROS/RNS 在慢性肺疾病相关的炎症始动、扩展和持续中发挥重要作用。与 ROS/RNS 形成类似，毒物清除和去氧化也涉及酶解过程和非酶过程参与。非酶系统组成对 ROS/RNS 的一线防御机制。低分子量非酶化抗氧化物包括谷胱甘肽、维生素 C 和 E、胡萝卜素、尿酸、硫醇和氨基乙磺酸。大分子量抗氧化物包括乳铁蛋白、白蛋白、血浆铜蓝蛋白和转铁蛋白；这些分子通过与重金属离子结合介导，发挥抗氧化功能，使其不能参与 Fenton 反应产生诸如羟基根的自由基。非酶类参与的抗氧化反应范围较广，即从通过亲水性淬灭自由基和保护蛋白质关键巯氢基到抑制脂质过氧化等多个方面。

尽管作为一线防御机制，非酶类抗氧化物参与了针对不同 ROS 的抗氧化过程，但数种酶抗氧化物通过与非酶类抗氧化物协同作用，形成了紧密的调节抗氧化物网络体系。肺部酶类抗氧化防御系统的主要组分包括 SODs、过氧化氢酶、谷胱甘肽过氧化物酶。过氧化还原酶（peroxiredoxins，PRXs）、硫氧还蛋白（thioredoxinsTRXs）、谷氧还蛋白、血红素加氧酶和还原酶

也涉及肺组织细胞适应性和抗氧化应激。图 27-1 总结了催化消除 ROS/RNS 的酶促反应。

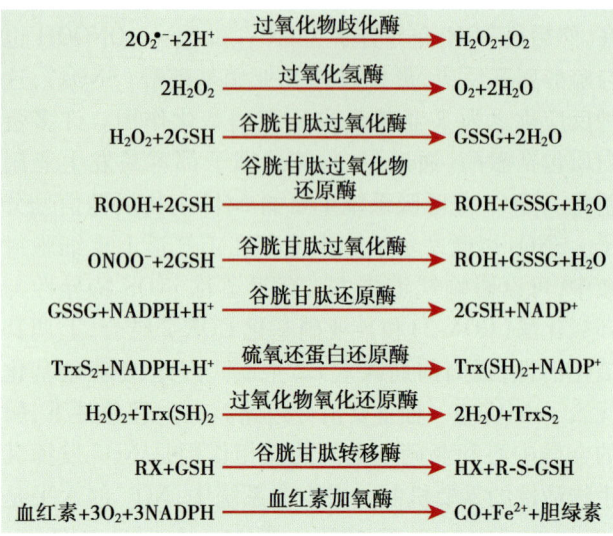

超氧化物歧化酶：$O_2^{\bullet-}$ 自由基是慢性肺部炎症主要的一种氧化物，参与了 H_2O_2、$^{\bullet}OH$ 和 $ONOO^-$ 等其他代谢反应产物生成。SODs 代表了正常和炎症状态下的关键防御机制。SODs 普遍存在，可催化 $O_2^{\bullet-}$ 自由基歧化，形成 H_2O_2 弱氧化物（图 27-1）。SOD 的功能拓展并不局限于催化 $O_2^{\bullet-}$ 歧化反应，还参与调节正常细胞稳态。由 SOD 催化反应产生的 H_2O_2 在低浓度水平上可以作为一种信号分子。通过与 $NO^{\bullet}$ 反应生成 $ONOO^-$，减少了稳定状态的 $O_2^{\bullet-}$ 浓度，SOD 可能具有促进血管反应和减少炎症的功能。

哺乳动物 SOD 同工酶有 3 种：细胞内铜-锌 SOD（CuZn-SOD）、线粒体锰 SOD（manganese SOD，Mn-SOD）和细胞外 SOD（extracellular SOD，EC-SOD）。这些 SOD 同分异构酶的结构和催化特性已在表 27-3 予以重点标识。鉴于人类肺部存在多种不同细胞类型的复杂性，可以预见这些酶类在肺部特殊细胞内亚细胞组分的表达存在差异（表 27-4）。

图 27-1 解毒活性氧和氮化物的酶学代谢机制

表 27-3 超氧化物歧化酶的特征

SOD	结构	金属离子	酶活性形式	细胞内 SOD 活性/%
MN-SOD	同源四聚体	Mn 和 Zn	$O_2^{\bullet-}$ 歧化	10
CUZN-SOD	同源二聚体	Cu 和 Zn	$O_2^{\bullet-}$ 歧化、过氧化、硝基化	90
EC-SOD	同源四聚体	Cu 和 Zn	$O_2^{\bullet-}$ 歧化、过氧化	0

表 27-4 清除 ROS、RNS 或脱毒性酶机制

抗氧化酶	缩写	肺部细胞抗氧化酶的表达	细胞分布
超氧化物歧化酶	SOD		
MN-SOD		II 型肺泡上皮细胞、肺泡导管中隔、小动脉附近气道、肺泡巨噬细胞	线粒体
EC-SOD		支气管上皮、肺泡上皮、肺内气道内衬上皮细胞、ECM、动脉和静脉内皮细胞、肺泡巨噬细胞	细胞质膜
CUZN-SOD		支气管上皮、肺泡上皮、间充质细胞、成纤维细胞、微动脉、毛细血管内皮细胞	溶酶体、细胞核、胞液、过氧化物酶体
过氧化氢酶	CAT	气道和肺泡上皮细胞、II 型肺泡上皮细胞、肺泡巨噬细胞	过氧化物酶体、线粒体
谷胱甘肽过氧化物酶-1	GSH-Px	气道上皮细胞、支气管上皮细胞、肺泡巨噬细胞	胞液、线粒体
硫氧还蛋白	TRX1 和 2	支气管上皮、肺泡上皮、巨噬细胞	胞液、线粒体
硫氧还蛋白过氧化物酶	TRXPrx	支气管上皮细胞，II 型肺泡上皮细胞，巨噬细胞	胞液
硫氧还蛋白还原酶	TRR	支气管上皮、肺泡上皮、巨噬细胞	胞液、线粒体
谷氧还蛋白	Glrx	支气管上皮、肺泡巨噬细胞	细胞质膜、细胞质液泡、细胞核
谷氧还蛋白 S 转移酶	GST	支气管 Clara 细胞和 II 型肺泡细胞、支气管上皮细胞	细胞质膜、胞液微粒体、线粒体
过氧化物酶还原蛋白	PRX	支气管上皮、肺泡上皮、巨噬细胞	胞液、细胞核基质、过氧化物酶体、线粒体
血红素加氧酶	HO	II 型肺泡细胞、肺成纤维细胞、单核细胞、肺泡巨噬细胞	微粒体、线粒体、内质网

除了金属 Cu^{2+} 离子环氧化-还原使 $O_2^{\bullet-}$ 根歧化失活以外，CuZn-SOD 展现出过氧化物酶活性。高浓度时，H_2O_2 可以使 Cu^{2+} 还原为 Cu^+-O 或 Cu^{2+}-OH，继而氧化组氨酸残基形成单体和失活的或者氧化肺部蛋白质。CuZn-SOD 也经过氧亚硝基对蛋白质中的酪氨酸残基进行硝基化处理，催化亚硝基硫醇释放 NO。尽管 Mn-SOD 具有相似的歧化酶活性，但它不能引起过氧化或硝基化，可以被酪氨酸硝基化失活，而不是被过氧化氢或氰化物灭活。

EC-SOD 是肺部主要的细胞外 SOD，含有 Cu 和 Zn 离子。EC-SOD 与 CuZn-SOD 相似，具有 H_2O_2 和氰化物可以抑制的活性位点。在 EC-SOD 的 C-末端有一个富含精氨酸和赖氨酸的肝素-基质结合域，维持其在多种肺细胞和细胞外基质中的细胞外定位依赖于这一蛋白域、肝素和肝素硫化糖蛋白的互相作用。这种肝素/基质-结合的多聚碱性区域对蛋白水解敏感，导致 EC-SOD 对 ECM 亲和力下降，增加 EC-SOD 在血浆中释放。EC-SOD mRNA 和蛋白质水平在肺组织中丰富。如表 27-4 所示，EC-SOD 广泛的细胞分布与其在人肺组织中的高效活性相一致（相当于肝脏活性 8 倍以上、脑部活性 6 倍以上、心脏活性 2~3 倍或以上、肾脏活性 1~2 倍或以上）；通过比较，CuZn-SOD 和 Mn-SOD 活性非常低。与代谢活性较高的肝脏和肾脏细胞相比，CuZn-SOD 和 Mn-SOD 在肺部活性越低提示肺细胞胞质中 $O_2^{\bullet-}$ 产物越低。肺部气道和血管网络密度和直接暴露外部环境具有较高潜在可能导致的细胞外炎性事件使 EC-SOD 在肺部处于高水平状态。尽管在肺部局部水平高，EC-SOD 并不能作为肺全部细胞外环境中 $O_2^{\bullet-}$ 唯一的清除者。CuZn-SOD 和 Mn-SOD 的功能依旧是 $O_2^{\bullet-}$ 自由基的主要清除者，肺部相对较高的 EC-SOD 浓度及其结合的特异性可以提供对肺基质的保护。

CuZn-SOD 缺陷小鼠缺少异常提示这一突变会产生病理性后果，这很可能是由于包括过氧化物酶或硝基化反应导致相关酶获得补偿功能，并不仅仅是由于 SOD 活性完全缺失所致。EC-SOD 过度表达小鼠只是部分保护超氧化诱导的肺部损伤，例如流感、博来霉素和失血性休克，提示 EC-SOD 系统在超负荷的状态下，可能不足以减轻氧化应激。在过度氧化情况下，小鼠缺乏 EC-SOD 表现出寿命缩短和过度肺损伤。这样，尽管在稳态条件下其他抗氧化酶可以在炎性应激过程中代偿 EC-SOD 缺失，但 EC-SOD 是保护肺脏和限制损伤的基础。在 CuZn-SOD 中发现 90 种以上遗传多态性，其中一些与神经退行性疾病相关。普通人群中 4%~6% 发现 EC-SOD 中精氨酸 213-甘氨酸多态性（R213G），与慢性阻塞性肺疾病和急性肺损伤相关。

过氧化氢酶：H_2O_2 可以由过氧化氢酶（catalase，CAT）和谷胱甘肽过氧化物酶还原生成水（图 27-1）。CAT 是金属蛋白氧化还原酶，在肺细胞中广泛表达（表 27-4）。存在过多 H_2O_2 时，CAT 在亚铁血红素的活化位点接受另一种二价氧化和还原反应。过氧化氢酶降解 H_2O_2 为 O_2 和水。尽管过氧化氢酶是 H_2O_2 的主要清除者，但无法代谢大分子过氧化物，包括脂质过氧化物。过氧化物酶基因不能由氧化应激诱导表达。然而，CAT 翻译后酪氨酸磷酸化可以上调其活性；反之，酪氨酸残基氧化可抑制 CAT 活性。

谷胱甘肽过氧化物酶（glutathione peroxidases，GSH-Pxs）：是含硒代半胱氨酸的四聚体酶，四聚体酶能利用还原性谷胱甘肽（glutathione，GSH），一种小分子三肽，来提供电子，催化多种有机物和无机过氧化物生物转化，包括 H_2O_2 和脂质过氧化物，生成反应产物乙醇。GSH-Pxs 对过氧化物的解毒反应是通过双向次级动力学和一种饱和度限制过程实现的。GSH-Px1、GSH-Px2、GSH-Px3 和 GSH-Px4 是四种谷胱甘肽过氧化物酶。GSH-Px1 是一种普遍存在于细胞内和主要的同分异构形式，催化清除无机过氧化物、脂过氧化物和羟氧化物。同分异构体 GSH-Px2 存在于胃肠道上皮细胞，其底物特异性与 GSH-Px1 相似。GSH-Px3 是能够还原脂质过氧化物的一种分泌形式。这种细胞外同分异构体占上皮衬液 GSH-Px 活性的 57%，其中 GSH-Px1 占 40%。第 4 种异构体 GSH-Px4 是一种细胞内过氧化物酶，倾向于特异性催化磷脂羟基过氧化物的过氧化过程。

硫氧还蛋白类（thioredoxins，TRXs）：含有半胱氨酸活性位点，在作为氧化还原传感器的同时可以还原 H_2O_2。H_2O_2 使 TRX 中的二巯基化物基团（—SH HS—）氧化形成二硫键（—S—S—）。TRXs 通过与半胱氨酸巯基二硫化物相互作用，能够还原蛋白质二硫键（—SH）和蛋白次磺酸中间产物（—SO_3H）。有两种人源性 TRXs 在肺部细胞广泛表达（表 27-4）。除了直接抗氧化功能外，TRX 与 PRX 协作，增强了包括 SOD 在内的其他抗氧化酶基因表达。TRXs 通过还原存在于 DNA 结合部位的半胱氨酸，参与氧化蛋白再折叠和转录因子活化。TRX 可以被低氧、脂多糖、H_2O_2、微生物感染和光化学物活化。所以，TRX 是有力的氧化还原调节剂，保护细胞免受氧化应激损伤，参与细胞增生和存活。

谷氧还蛋白类（glutaredoxins，GRXs）：是巯基二硫化物氧化还原酶，在人肺组织中具有抗氧化能力（表

27-4)。GRX 通过协调蛋白谷胱甘肽化调节细胞氧化还原状态和氧化还原依赖性信号通路,还能够调节细胞内和细胞外谷胱甘肽化蛋白和 GSH 稳态。这些酶利用谷胱甘肽辅因子,催化谷胱甘肽与蛋白疏基基团进行可逆性交换反应(化学反应见图 27-1)。GRX 酶类的活性依赖于 GSH/GSSG 浓度水平。

谷胱甘肽-S-转移酶(glutathione-S-stransferases, GSTs):是一类解毒酶,其催化活性依赖于细胞内 GSH。这些抗氧化酶类使代谢物失活,例如不饱和醛类、环氧化物和氢过氧化物。目前主要发现了三种 GSTs 家族,即胞质 GST、线粒体 GST 和膜相关微粒体 GST(表 27-4)。GSTs 调节类二十烷和谷胱甘肽代谢物。在氧化应激条件下,胞质 GST 与 PRX 互相作用。GST 家族酶类主要是在正常肺组织的气道中表达。它们保护细胞免受一系列氧化物质的作用。GSTs 具有高度遗传学多样性,影响了吸烟相关的非恶性和恶性疾病发生发展。

过氧化物酶(glutathione-S-transferases, PRXs):是广谱过氧化物酶,可以解毒或还原 H_2O_2、过氧亚硝酸盐和有机氢过氧化物(ROOH)。这些非硒基过氧化物酶的抗氧化特性依赖于半胱氨酸的氧化还原活性。业已发现人肺组织中有 6 种不同 PRXs(表 27-4)。这些 PRXs 针对 H_2O_2、脂质和磷酸酯过氧化物的反应区别各异。PRX V 和 PRX VI 具有过氧亚硝基还原酶的功能,可以保护 ROS/RNS 介导的肺损伤。PRXs 也调节过氧化物介导的与细胞增生、分化、凋亡有关的信号级联反应。

血红素氧化酶(heme oxygenase, HO):催化分解前氧化亚铁血红素,产生等摩尔分子数一氧化碳、二价铁和胆绿素(图 27-1)。胆绿素由胆绿素还原酶转换成胆红素,形成 HO 反应的抗氧化终末产物。运输到肺部的 CO 具有扩张血管和抗凋亡作用。用于细胞内血红素合成的铁则需要血红素蛋白或运输到骨髓和其他组织。有 3 种 HO 异构体,即可诱导 HO-1 和 HO-2、HO-3 组分形式。在氧化应激状态下,转化活性能快速诱导 HO-1。HO-1 的这种适应性反应对炎症和氧化应激具有保护作用。HO-1 在肺内广泛表达(表 27-4)。与 HO-1 抗氧化产物一致,HO-1 缺乏小鼠对氧化应激更易感。在几种慢性肺疾病模型中,HO-1 过表达或诱导生成能抑制相关炎症反应。

ROS/RNS 的细胞来源和调节

■ 免疫细胞

炎症是对感染和非感染组织损伤的适应性反应,募集的炎性细胞从肺部微循环迁移到气腔,随之活化后产生 ROX/RNS。

$NO^•$ 参与巨噬细胞杀死病原体过程,也能延缓吞噬体与溶酶体融合,有助于形成功能吞噬溶酶体,增强吞噬细胞抗原处理和呈递过程。巨噬细胞清除内源性死亡细胞。对死亡细胞的吞噬作用需要坏死细胞分泌警戒素,吸引和预活化吞噬细胞;死亡细胞提供的这些信号保证特异识别和吞噬作用、胞吞作用,这些过程都涉及对氧化还原过程的调节。

除了 $NO^•$ 和 ROS 之间的化学作用协同清除病原外,这些氧化还原活化的生物分子调节细胞代谢、炎症和组织修复功能。$NO^•$ 产生需要细胞为 iNOS 活化供应底物/辅因子,包括精氨酸。然而,在缺乏精氨酸或 BH_4 时,未耦合的 NOS 转变为 $O_2^{•-}/H_2O_2$ 发生器。在缺乏精氨酸时,iNOS、eNOS 和 nNOS 还原酶结构域的核黄素结合位点是生成 $O_2^{•-}$ 的来源。因此,控制精氨酸和 BH_4 代谢通路在决定 $NO^•$-$O_2^{•-}$ 平衡中发挥重要作用。细胞精氨酸水平依靠摄取和转运机制,以及 NOS-精氨酸酶系统活化。精氨酸活化产生鸟氨酸,这是多胺产物的初始代谢物,维持 DNA 稳定性、离子通道转运和细胞增生的关键分子。NOS 和 NOX 活性高低可以调节精氨酸酶;N-羟精氨酸作为 NOS 的一种产物,可抑制精氨酸酶,同时 $O_2^{•-}$ 可增加精氨酸酶活性。精氨酸酶高活性与增加 ROS 和降低 $NO^•$ 流向有关。$NO^•$ 通过活化 PPARγ 拮抗 NOX2 聚集,继之,抑制活化 NOX2 所必需的 p47 亚单位表达。所以,当 NOS 活化和 $NO^•$ 水平升高时可以抑制 $O_2^{•-}$ 产生。$NO^•$ 也能抑制 COX2 活性,减少 COX-2 依赖性 ROS 产物。随着 $NO^•$ 水平下降,可以通过多种机制增加 ROS 产物。

$NO^•$ 和 ROS 之间的平衡在炎症发生和消退中起到关键作用。RNS 和 ROS 主动控制固有和适应性免疫信号通路。已确认髓系细胞如单核细胞、巨噬细胞、中性粒细胞存在氧化还原功能,这些细胞所产生的 RNS 和 ROS 参与诱导、维持和/或终止促炎和抗炎信号通路。在病原体清除方面,与 $NO^•$ 的作用类似,$NO^•$ 相关谱系在时间和空间上的浓度是免疫介导过程的决定性因素。$NO^•$ 稳态水平增加之间的关系与相关谱系小鼠和人类巨噬细胞系的肿瘤抑制基因 p53 表达调节和凋亡密切关联。$NO^•$ 相关功能谱系的浓度依赖性和时间依赖性改变根据 NO 介导的细胞存活蛋白信号级联反应得到确证。

尽管巨噬细胞的氧化爆发强度比中性粒细胞弱,但仍主要是依赖 NOX2 复合体产生 ROS。对诱导的早期炎症的固有免疫反应是免疫活化过程的早期反应。

这一过程被定义为巨噬细胞的"经典活化"(也称 M1 巨噬细胞),不仅与 RNS 和 ROS(包括 NO$\cdot$ 和 O$_2$$\cdot^-$)有关,还与促炎症因子、蛋白酶包括 MMP-9、转录因子如 NF-κB 的释放和产生有关。除了在病原体清除方面的作用外,局部 ROS/RNS 水平可以影响整合信号通路、免疫活化类型以及确定细胞表型;ROS/RNS 也可以调节促炎反应和消除炎症之间的交叉反应。经典(促炎)巨噬细胞活化是继抗炎愈合过程/组织修复期之后发生,是固有免疫反应的理想结果。固有免疫反应的这些阶段是由病原体感染或组织损伤触发,但是由于巨噬细胞能迅速以自分泌方式提高释放抗炎因子的作用,这些细胞因子随之启动下调促炎期和诱导组织修复或组织重塑期。

NO$\cdot$ 也影响 T 淋巴细胞功能。低水平 NO$\cdot$ 浓度能促进由 cGMP 活化介导产生 IFN-γ 的 Th1 细胞(T 辅助细胞 1 型)分化。在免疫修复/重塑期,IL-4、IL-13、IL-10 和 TGF-β 多种因子的整体活性可抑制 iNOS 表达,降低 NO$\cdot$,有利于向 ROS 转化。已确认 NO$\cdot$ 对精氨酸酶的一种独立作用是分化活化吞噬细胞的另一种方式。尽管精氨酸在巨噬细胞中的表达明显与 Th2 细胞相关,其部分功能就是将精氨酸与效应 T 细胞相分隔,降低 Th2 细胞反应;用外源性精氨酸重构后可以阻断 Th2 细胞反应下降。总的来说,低水平 NO$\cdot$ 有利于 Th2 反应,高水平 NO$\cdot$ 促进 Th1 反应,提示 NO$\cdot$/ROS 平衡在免疫极化中发挥关键性决定作用。幼稚淋巴细胞暴露于高微摩尔浓度 NO$\cdot$ 能够在淋巴样组织内影响调节性 T 细胞扩展和增生。

通过 NO$\cdot$ 浓度依赖调节可见于异质性幼稚髓系细胞导致的免疫抑制,这些细胞称之为髓系来源抑制细胞(myeloid-derived suppressor cell,MDSCs)。源于 MDSCs 亚群的自由基是调节过敏性气道炎症的关键因子。产生于细胞的 NO$\cdot$ 可以抑制 T 细胞增生和气道高反应(airway hyperresponsiveness,AHR),而 O$_2$$\cdot^-$ 可以增强 T 细胞活化,导致 AHR 加重。MDSCs 导致的免疫抑制也发生在肿瘤微环境中,NO$\cdot$ 可介导增加 cGMP 活化,有助于与细胞毒淋巴细胞结合,并抑制其增生。在不同 MDSC 亚群中的 NADPH 氧化酶、精氨酸酶和 iNOS 联合协调产生过氧亚硝基和 H$_2$O$_2$。在 T 细胞中,这些分子可以驱动几种分子模块,包括 TCRζ 链表达缺失、干扰 IL-2 受体介导的信号传导和硝基化以及激发的 TCR 去敏感化。信号转导和活化转录因子 3(signal transducer and activator of transcription 3,STAT3)是 MDSCs 的关键调节因子。STAT3 介导 NADPH 氧化酶上调和 ROS 水平增强 MDSCs 的抑制潜力。

炎性体活化是针对病原体的固有免疫反应,并随之发展为自身免疫和慢性炎症疾病。炎性体是感知许多种危险信号的多组分平台,包括细菌、病毒、致病晶体等;通过 NLR 家族聚集,并与半胱天冬酶-1 组成活化促炎细胞因子的处理过程。炎性体活化始于最初信号激活。针对 ROS 清除因子的研究提示 ROS 在炎性体激活过程中扮演的作用。

■ 上皮细胞

气道和肺泡上皮细胞常暴露于高水平氧气和其他种类氧化分子环境中。尽管 RNS/ROS 主要由炎性细胞产生,但为调节 RNS 和 ROS 生成,肺部固有细胞,如上皮细胞,具备自身的酶系统。DUOX 酶类是气道上皮细胞主要 H$_2$O$_2$ 来源。DUOXs 由纤毛上皮细胞表达,但上气道的非纤毛细胞和基底细胞并不表达 DUOXs。DUOX1 和 DUOX2 表达水平由细胞因子选择性调节,其中 Th1 细胞因子调节 DUOX2,Th2 细胞因子调节 DUOX1。高水平 DUOX2 介导宿主针对感染和炎症反应,而 DUOX1 在非炎症气道持续表达;DUOX2 在固有免疫、细胞信号、黏膜保护中发挥重要作用。参与固有免疫反应的气道上皮细胞通过分泌免疫效应物,如黏蛋白、抗菌肽和 ROS,捕获或杀灭入侵的微生物。上皮细胞利用微生物模式识别受体使固有免疫系统识别来区别异己。上皮细胞释放的细胞因子、化学因子能够诱导中性粒细胞募集和激活转录因子,促进炎症反应。乳酸过氧化氢酶(lactoperoxidase,LPO),一种含亚铁血红素的过氧化物酶,与由 DUOX 生成的 H$_2$O$_2$ 协调产生次氯酸,杀死病原体。气道 DUOX/LPO 系统和噬菌细胞 NOX2/MPO 系统的功能区别在于噬菌细胞系统只有在呼吸爆发过程中被激活,而 DUOX 则会持续产生 H$_2$O$_2$。

■ 内皮细胞

内皮细胞(endothelial cells,ECs)也参与固有免疫与免疫细胞之间交流。ECs 在炎症诱导血管功能紊乱中的重要性依赖其产生和对 ROS 和 RNS 反应的能力。炎症可能改变细胞内(和周围)NO$\cdot$ 和 O$_2$$\cdot^-$ 的平衡,这对于维持正常血管功能非常必要。内皮细胞产生的 ROS 在血管病理中具有重要作用,ROS 能够淬灭 NO$\cdot$ 并介导促炎信号。针对 ROS 淬灭酶催化反应和 EC 中的 SOD 能减轻过多 ROS 毒性作用,抑制促炎机制,包括内皮细胞因子激活和屏障破坏。肺内皮细胞源性 ROS 在 EC 活化和功能中扮演关键作用。EC 表型改变与血管张力、渗透性和炎症反应密切相关,影响许多肺部疾病,包括肺动脉高压、缺血再灌注(ischemia reperfusion,IR)损伤和成人呼吸窘迫综合征。对

比 NOS 同分异构体之间在 IR 损伤过程中的不同作用,eNOS 具有保护功能,iNOS 则是负面有害的。在稳态条件下,由 eNOS 产生的低水平 NO 能通过清除 ROS 防止白细胞募集和相关组织损伤。然而,当 iNOS 表达增加时,NO˙水平增加,诱导组织损伤。这样,特殊 NOS 异构体的有益作用依赖于原发性损伤事件的类型。

■ 成纤维细胞

　　成纤维细胞和成纤维细胞样间充质细胞参与固有免疫和组织修复。此类细胞存在于成年人肺内;然而,研究报道成纤维细胞源于骨髓细胞或上皮细胞,后者则是众所周知上皮细胞-间充质转化(epithelial-to-mesenchymal transition,EMT)过程。EMT 是调节细胞可塑性的过程,使上皮细胞去极化和失去特殊连接结构,历经细胞骨架重组,获得间充质样细胞的形态和功能。肌成纤维细胞是组织重建和肺纤维化的主要"效应器"细胞。NADPH 氧化酶同分异构体 NOX4 活化,在对 TGF-β1 反应时,能介导 H_2O_2 生成、肌成纤维细胞分化、收缩和 ECM 生成。此外,NOX4 可能通过诱导肺上皮细胞凋亡表现其促纤维化作用,而肌成纤维细胞自身则获得一种抗凋亡表型。由活化肌成纤维细胞旁分泌 H_2O_2 间接介导上皮细胞死亡,从而支持这一概念,即 NOX4 可能既作用于肌成纤维细胞活化,也作用于上皮细胞修复失败。

不同肺部疾病的氧化应激

　　氧化应激是急、慢性炎症和纤维化肺疾病的主要发病机制,仅在此讨论部分发病机制(图 27-2)。

■ 哮喘

　　哮喘是一种慢性气道炎症疾病,ROS 和 RNS 在哮喘的发病机制中发挥作用。导致氧化应激和其防御路径紊乱与哮喘发病和严重性密切相关。在哮喘患者气道中,可观察到炎性细胞募集和 ROS 生成。在抗原激发部位的气道细胞中可以观察到生成 $O_2^{˙-}$ 的浓度最高。白细胞活化诱导 NADPH 氧化酶和 $O_2^{˙-}$ 和 H_2O_2 产生,与哮喘患者 FEV_1 呈负相关。除了气道巨噬细胞和嗜酸性粒细胞,血液嗜酸性粒细胞和单核细胞是 ROS 的主要来源。

　　哮喘患者气道炎症相关氧化应激可以诱导蛋白或脂质氧化修饰,业已在支气管肺泡灌洗液和支气管组织中确认嗜酸性粒细胞和中性粒细胞数量增加与活化嗜酸粒细胞过氧化物酶和其他标志物高表达有

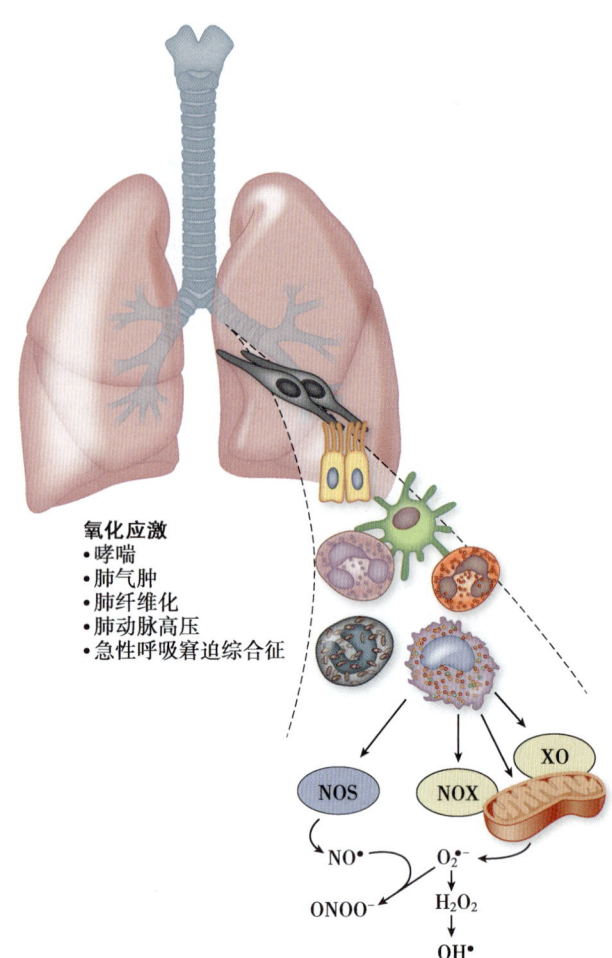

氧化应激
- 哮喘
- 肺气肿
- 肺纤维化
- 肺动脉高压
- 急性呼吸窘迫综合征

图 27-2　氧化物通过许多复杂机制触发一系列病理过程,导致肺急、慢性炎性疾病的病理过程。肺固有细胞和募集的炎性细胞在多水平过程中通过调节酶通路共同协调以平衡氧化物的生成和代谢。

关。与对照组相比,哮喘患者体内活化中性粒细胞/嗜酸性粒细胞的氧化产物 3-溴酪氨酸和 MPO 介导氧化物,如氯酪氨酸,有所增加;这些都与严重哮喘的病理生理密切相关。其他活化产物包括丙二醛、硫代巴比妥酸反应产物和 8-异前列腺素,一种脂类过氧化物生物标志物,在成人和儿童哮喘患者呼出气冷凝液中升高。ROS 加重哮喘的具体机制仍不明显,可能与气道平滑肌、黏蛋白分泌和 T 细胞应答有关。ROS 可以降低 β 肾上腺素能功能,提高气道平滑肌对乙酰胆碱诱导收缩的敏感性。H_2O_2 可以激活线粒体活化激酶,刺激气管平滑肌细胞收缩。ROS 也能够刺激黏蛋白分泌,促进 Th2 细胞分化,以及通过精氨酸酶和 NADPH 氧化酶通路促进 T 细胞增生。促炎细胞因子在气道炎症中升高,激活氧化酶,导致 ROS 升高,靶目标包括受体激酶、磷酸酶、磷酸酯或非受体酪氨酸激酶。

　　ROS 另外一个靶目标是 NO˙。哮喘时,NO˙代谢明显紊乱。哮喘和相关气道炎症疾病患者呼出气

NO˙增加。尽管在气道内表达和分布 3 种 NOS 酶,但呼出气 NO˙主要是由 iNOS 生成。诱导 iNOS 转录和表达水平可见于在糖皮质激素初治患者。轻症哮喘患者下气道中 NO˙、硝酸盐和 SNOs 有所增加。在激发抗原后,NO˙水平下降,硝酸盐水平升高,但并不会影响亚硝酸盐和 SNOs 水平。NO˙水平降低与 NO˙和 O₂˙⁻反应后硝酸酪氨酸生成增加有关。可见,在炎症过程中形成的过氧化硝酸盐,具有微生物毒性,但是也同样能导致 AHR。硝酸盐可以生成过氧化物酶介导的 RNS 产物。SNOs 是迟发哮喘反应的主要形式。ROS 和 NO˙持续增加导致 RNS 形成,继而发生蛋白氧化和硝酸化,有助于哮喘气道炎症失调。NO˙合成可降低气道阻力,介导支气管舒张产物 S-亚硝基谷胱甘肽(S-nitrosoglutathione,GSNO)生成增加。归纳 NO˙信号通路有效作用的两种机制是:①转化 NO˙成为更稳定的形式,如 GSNOs;②可能通过潜在增加细胞外间隙抗氧化酶浓度,减少 ROS 的局部浓度。在肺氧化还原状态变化过程中,NO˙浓度升高也归结于 GSNO 储蓄池大量分解代谢的降解增加。GSNOR,一种谷胱甘肽依赖性甲醛脱氢酶降解 GSNO 成为羟胺,经过氧化氢酶转化为 NO。GSNOR 缺陷小鼠可以保护过敏原致敏和激发后对乙酰胆碱的高反应,提示 GSNO 可以控制气道高反应。

高水平 ROS 有可能破坏抗氧化防御,引起哮喘患者抗氧化活性明显缺失。由于 SOD 缺乏、循环 SOD 活性丧失或通过氧化修饰使 SOD 失活,引起总体 SOD 活性丧失,哮喘患者则表现为氧化应激增加。同时,发现哮喘患者氧化修饰介导的过氧化氢酶活性下降。尽管哮喘患者气道中谷胱甘肽增加,谷胱甘肽氧化与还原比例增加反映了一种氧化微环境。由于吸入外源性 ROS 和 RNS 可见于直接暴露或环境污染物,包括臭氧、柴油挥发物和烟草氧化产物,这对哮喘患者而言,都可增强氧化应激、气道高反应性和炎症。

■ 肺气肿

肺气肿是慢性阻塞性肺疾病的主要表型,是以气腔病理性扩大和肺泡间隔破坏为特征。引起病理性肺气肿的重要原因包括炎症、肺泡上皮细胞损伤/凋亡、蛋白酶-抗蛋白酶和氧化-抗氧化失衡。炎性细胞募集于肺泡环境中,释放蛋白酶、细胞因子和氧化物继之加重上皮损伤和炎症形成交替的恶性循环。除了炎症之外,吸烟引起的氧化应激是肺气肿重要的发病机制。烟雾中含有 $O_2^{˙-}$、˙OH 和 H_2O_2。慢性炎症也产生 ROS,这是肺气肿的特征,在戒烟后会仍然持续。活化的巨噬细胞和中性粒细胞在肺气肿肺组织中数量增多,是产生 ROS 的主要来源。氧化应激源于吸烟组分或炎性细胞产物,可以抵消肺组织的抗氧化能力,削弱抗蛋白酶的防御作用。氧化应激主要影响转录因子核因子-κB(NF-κB)活化,激活促炎细胞因子转录。吸烟也会抑制组胺脱乙酰酶,促进促炎细胞因子释放。因此,氧化损伤和肺部炎症能够共同作用,增加肺泡破坏或损害肺泡结构维持和修复能力。抗氧化防御是肺气肿易感性的决定因素。已在肺气肿组织中发现,Nrf2 是一个起保护角色的转录因子,可以调节多种关键抗氧化酶。SOD 类似物可以阻断小鼠模型中肺泡细胞凋亡和肺气肿。这种通过阻断凋亡防止氧化应激和肺气肿的策略,进一步支持氧化应激和细胞凋亡之间的相互关联。

■ 肺纤维化

肺纤维化可能由多种感染和非感染损伤所致;迄今为止,特发性肺纤维化(IPF)依然是最致命的。IPF 的特征是大量 ECM 沉积、组织牵拉和(肌)成纤维细胞去凋亡,并伴 II 型肺泡上皮细胞有凋亡倾向和分化异常。这种上皮-间充质稳态和信号交换缺失是 IPF 发病的关键。肌成纤维细胞是组织修复和纤维化的关键效应细胞,典型病灶包括成纤维细胞灶,是 IPF 病理标志。异常损伤愈合的慢性炎症和退行性老龄化过程均被认为参与了 IPF 发病机制。氧化应激在这些过程中非常常见,并提示与 IPF 病理发生有关。IPF 肺组织和支气管肺泡灌洗液证实存在氧化损伤蛋白标志物谱。

NOX 酶是肺纤维化产生 ROS 的主要来源。有几种 NOX 同分异构体,包括 NOX1、NOX2 和 NOX4,提示存在组织纤维化。除了 NOX 酶以外,另一种与肺纤维化相关的 ROS 潜在来源是线粒体。上皮细胞死亡是 IPF 肺的主要特征。在小鼠急性肺损伤模型中,由内皮细胞和上皮细胞产生的 NOX1 介导的 ROS 可以发生诱导细胞死亡。IPF 患者肺泡过度增生的 II 型肺泡上皮细胞表达 NOX4,并且可能通过促进肺泡上皮细胞死亡介导纤维化效应。NOX4-缺乏小鼠通过体内调节上皮细胞凋亡防止博来霉素诱导的肺纤维化。EMT 被认为与肺纤维化成肌纤维细胞聚集有关。ROS 也显示其促 EMT 生成作用。NOX4 也具有介导肌成纤维细胞分化和肺纤维化效应。NOX4 mRNA 表达是由促纤维细胞因子诱导的,如转化生长因子 β1,而其他 NOX/DUOX 异构体则不参与这一过程。NOX4 依赖性 ROS 生成,尤其是 H_2O_2,需要 TGF-β1 诱导肌成纤维细胞分化、ECM 生成和肺肌成纤维细胞收缩。

radicals are formed on reaction between the neutrophil-derived species superoxide anion and hypochlorous acid. FEBS Lett, 1993, 333(1–2):151–153.

[36] SCHMITT D, SHEN Z, ZHANG R, et al. Leukocytes utilize myeloperoxidase-generated nitrating intermediates as physiological catalysts for the generation of biologically active oxidized lipids and sterols in serum. Biochemistry, 1999, 38(51):16904–16915.

[37] HAZEN SL, HSU FF, GAUT JP, et al. Modification of proteins and lipids by myeloperoxidase. Methods Enzymol, 1999, 300:88–105.

[38] HAZEN SL, ZHANG R, SHEN Z, et al. Formation of nitric oxide-derived oxidants by myeloperoxidase in monocytes: pathways for monocyte-mediated protein nitration and lipid peroxidation in vivo. Circ Res, 1999, 85(10):950–958.

[39] BARNES PJ. Nitric oxide and asthma. Res Immunol, 1995, 146(9): 698–702.

[40] GASTON B, KEITH JF III. Nitric oxide and bleeding time. Pediatrics, 1994, 94(1):134–135.

[41] GUO FH, ERZURUM SC. Characterization of inducible nitric oxide synthase expression in human airway epithelium. Environ Health Perspect, 1998, 106(suppl 5):1119–1124.

[42] GUO FH, DE RAEVE HR, RICE TW, et al. Continuous nitric oxide synthesis by inducible nitric oxide synthase in normal human airway epithelium in vivo. Proc Nat Acad Sci U S A, 1995, 92(17):7809–7813.

[43] GUO FH, COMHAIR SA, ZHENG S, et al. Molecular mechanisms of increased nitric oxide (NO) in asthma: evidence for transcriptional and post-translational regulation of NO synthesis. J Immunol, 2000, 164(11):5970–5980.

[44] KOBZIK L, BREDT DS, LOWENSTEIN CJ, et al. Nitric oxide synthase in human and rat lung: immunocytochemical and histochemical localization. Am J Respir Cell Mol Biol, 1993, 9(4):371–377.

[45] LUNDBERG JO, LUNDBERG JM, SETTERGRENG, et al. Nitric oxide, produced in the upper airways, may act in an 'aerocrine' fashion to enhance pulmonary oxygen uptake in humans. Acta Physiol Scand, 1995, 155(4):467–468.

[46] POU S, TSAI P, PORASUPHATANA S, et al. Spin trapping of nitric oxide by ferro-chelates: kinetic and in vivo pharmacokinetic studies. Biochim Biophys Acta, 1999, 1427(2):216–226.

[47] POU S, KEATON L, SURICHAMORN W, et al. Mechanism of superoxide generation by neuronal nitric-oxide synthase. J Biol Chem, 1999, 274(14):9573–9580.

[48] POU S, POU WS, BREDT DS, et al. Generation of superoxide by purified brain nitric oxide synthase. J Biol Chem, 1992, 267(34):24173–24176.

[49] IGNARRO LJ, BUGA GM, WEI LH, et al. Role of the arginine-nitric oxide pathway in the regulation of vascular smooth muscle cell proliferation. Proc Nat Acad Sci U S A, 2001, 98(7):4202–4208.

[50] XU W, KANEKO FT, ZHENG S, et al. Increased arginase II and decreased NO synthesis in endothelial cells of patients with pulmonary arterial hypertension. FASEB J, 2004, 18(14):1746–1748.

[51] ANDREADIS AA, HAZEN SL, COMHAIR SA, et al. Oxidative and nitrosative events in asthma. Free Radic Biol Med, 2003, 35(3):213–225.

[52] HUNT JF, FANG K, MALIK R, et al. Endogenous airway acidification. Implications for asthma pathophysiology. Am J Respir Crit Care Med, 2000, 161(3 Pt 1):694–699.

[53] GASTON B, SINGEL D, DOCTOR A, et al. S-nitrosothiol signaling in respiratory biology. Am J Respir Crit Care Med, 2006, 173(11): 1186–1193.

[54] DWEIK RA, COMHAIR SA, GASTON B, et al. NO chemical events in the human airway during the immediate and late antigen-induced asthmatic response. Proc Nat Acad Sci U S A, 2001, 98(5):2622–2627.

[55] DWEIK RA. The promise and reality of nitric oxide in the diagnosis and treatment of lung disease. Cleve Clin J Med, 2001, 68(6): 486, 488, 490, 493.

[56] FOLKERTS G, NIJKAMP FP. Nitric oxide in asthma therapy. Curr Pharm Des, 2006, 12(25):3221–3232.

[57] RICCIARDOLO FL, DI STEFANO A, SABATINI F, et al. Reactive nitrogen species in the respiratory tract. Eur J Pharmacol, 2006, 533(1–3):240–252.

[58] NADEEM A, MASOOD A, SIDDIQUI N. Oxidant–antioxidant imbalance in asthma: scientific evidence, epidemiological data and possible therapeutic options. Ther Adv Respir Dis, 2008, 2(4): 215–235.

[59] BOWLER RP, CRAPO JD. Oxidative stress in allergic respiratory diseases. J Allergy Clin Immunol, 2002, 110(3):349–356.

[60] RAHMAN I, MACNEE W. Oxidative stress and regulation of glutathione in lung inflammation. Eur Respir J, 2000, 16(3):534–554.

[61] KINNULA VL, CRAPO JD. Superoxide dismutases in the lung and human lung diseases. Am J Respir Crit Care Med, 2003, 167(12): 1600–1619.

[62] BARTOSZ G. Superoxide Dismutase and catalase. The hand-book of environmental chemistry, 2005, 2 part O:109–149.

[63] FRIDOVICH I. Superoxide dismutases. Adv Enzymol Relat Areas Mol Biol, 1986, 58:61–97.

[64] FRIDOVICH I, FREEMAN B. Antioxidant defenses in the lung. Ann Rev Physiol, 1986, 48:693–702.

[65] SINGH RJ, GOSS SP, JOSEPH J, et al. Nitration of gamma-tocopherol and oxidation of alpha-tocopherol by copper-zinc superoxide dismutase/H2O2/NO2-: role of nitrogen dioxide free radical. Proc Nat Acad Sci U S A, 1998, 95(22):12912–12917.

[66] CHANG LY, CRAPO JD. Inhibition of airway inflammation and hyperreactivity by an antioxidant mimetic. Free Radic Biol Med, 2002, 33(3):379–386.

[67] COMHAIR SA, RICCI KS, ARROLIGA M, et al. Correlation of systemic superoxide dismutase deficiency to airflow obstruction in asthma. Am J Respir Crit Care Med, 2005, 172(3):306–313.

[68] CRAPO JD, OURY T, RABOUILLE C, et al. Copper, zinc superoxide dismutase is primarily a cytosolic protein in human cells. Proc Nat Acad Sci U S A, 1992, 89(21):10405–10409.

[69] CLYDE BL, CHANG LY, AUTEN RL, et al. Distribution of manganese superoxide dismutase mRNA in normal and hyperoxic rat lung. Am J Respir Cell Mol Biol, 1993, 8(5):530–537.

[70] DE RAEVE HR, THUNNISSEN FB, KANEKO FT, et al. Decreased Cu,Zn-SOD activity in asthmatic airway epithelium: correction by inhaled corticosteroid in vivo. Am J Physiol, 1997, 272 (1 Pt 1):L148–L154.

[71] ERZURUM SC, DANEL C, GILLISSEN A, et al. In vivo antioxidant gene expression in human airway epithelium of normal individuals exposed to 100% O_2. J Appl Physiol, 1993, 75(3):1256–1262.

[72] FATTMAN CL, SCHAEFER LM, OURY TD. Extracellular superoxide dismutase in biology and medicine. Free Radic Biol Med, 2003, 35(3):236–256.

[73] LAKARI E, PAAKKO P, KINNULA VL. Manganese superoxide dismutase, but not CuZn superoxide dismutase, is highly expressed in the granulomas of pulmonary sarcoidosis and extrinsic allergic alveolitis. Am J Respir Crit Care Med, 1998, 158(2):589–596.

[74] MARKLUND SL. Expression of extracellular superoxide dismutase by human cell lines. Biochem J, 1990, 266(1):213–219.

[75] MARKLUND SL, KARLSSON K. Extracellular-superoxide dismutase, distribution in the body and therapeutic applications. Adv Exp Med Biol, 1990, 264:1–4.

[76] MARKLUND SL. Analysis of extracellular superoxide dismutase in

tissue homogenates and extracellular fluids. Methods Enzymol, 1990, 186:260–265.

[77] OURY TD, DAY BJ, CRAPO JD. Extracellular superoxide dismutase: a regulator of nitric oxide bioavailability. Lab Invest, 1996, 75(5):617–636.

[78] OURY TD, CRAPO JD, VALNICKOVA Z, et al. Human extracellular superoxide dismutase is a tetramer composed of two disulphide-linked dimers: a simplified, high-yield purification of extracellular superoxide dismutase. Biochem J, 1996, 317(Pt 1): 51–57.

[79] OURY TD, DAY BJ, CRAPO JD. Extracellular superoxide dismutase in vessels and airways of humans and baboons. Free Radic Biol Med, 1996, 20(7):957–965.

[80] ALVAREZ B, DEMICHELI V, DURAN R, et al. Inactivation of human Cu,Zn superoxide dismutase by peroxynitrite and formation of histidinyl radical. Free Radic Biol Med, 2004, 37(6):813–822.

[81] SINGH RJ, HOGG N, GOSS SP, et al Mechanism of superoxide dismutase/H(2)O(2)-mediated nitric oxide release from S-nitrosoglutathione–role of gltamate. Arch Biochem Biophys, 1999, 372(1):8–15.

[82] GOSS SP, SINGH RJ, KALYANARAMAN B. Bicarbonate enhances the peroxidase activity of Cu,Zn-superoxide dismutase. Role of carbonate anion radical. J Biol Chem, 1999, 274(40):28233–28239.

[83] BECKMAN JS, ISCHIROPOULOS H, ZHU L, et al. Kinetics of superoxide dismutase- and iron-catalyzed nitration of phenolics by peroxynitrite. Arch Biochem Biophys, 1992, 298(2):438–445.

[84] ISCHIROPOULOS H, ZHU L, CHEN J, et al. Peroxynitrite-mediated tyrosine nitration catalyzed by superoxide dismutase. Arch Biochem Biophys, 1992, 298(2):431–437.

[85] KOPPENOL WH, MORENO JJ, PRYOR WA, et al.Peroxynitrite, a cloaked oxidant formed by nitric oxide and superoxide. Chem Res Toxicol, 1992, 5(6):834–842.

[86] ISCHIROPOULOS H, ZHU L, BECKMAN JS. Peroxynitrite formation from macrophage-derived nitric oxide. Arch Biochem Biophys, 1992, 298(2):446–451.

[87] CROW JP, YE YZ, STRONG M, KIRK M, et al.Superoxide dismutase catalyzes nitration of tyrosines by peroxynitrite in the rod and head domains of neurofilament-L. J Neurochem, 1997, 69(5):1945–1953.

[88] JUNGAS T, MOTTA I, DUFFIEUX F, et al. Glutathione levels and BAX activation during apoptosis due to oxidative stress in cells expressing wild-type and mutant cystic fibrosis transmembrane conductance regulator. J Biol Chem, 2002, 277(31):27912–27918.

[89] KARLSSON K, MARKLUND SL. Heparin-, dextran sulfate- and protamine-induced release of extracellular-superoxide dismutase to plasma in pigs. Biochim Biophys Acta, 1988, 967(1):110–114.

[90] KARLSSON K, SANDSTROM J, EDLUND A, et al. Turnover of extracellular-superoxide dismutase in tissues. Lab Invest, 1994, 70(5):705–710.

[91] BOWLER RM, GYSENS S, HARTNEY C, et al. Increased medication use in a community environmentally exposed to chemicals. Ind Health, 2002, 40(4):335–344.

[92] BOWLER RP, CRAPO JD. Oxidative stress in airways: is there a role for extracellular superoxide dismutase? Am J Respir Crit Care Med, 2002, 166(12 Pt 2):S38–S43.

[93] BOWLER RP, NICKS M, WARNICK K, et al. Role of extracellular superoxide dismutase in bleomycin-induced pulmonary fibrosis. Am J Physiol Lung Cell Mol Physiol, 2002, 282(4):L719–L726.

[94] BOWLER RP, NICKS M, OLSEN DA, et al. Furin proteolytically processes the heparin-binding region of extracellular superoxide dismutase. J Biol Chem, 2002, 277(19):16505–16511.

[95] OURY TD, SCHAEFER LM, FATTMAN CL, et al. Depletion of pulmonary EC-SOD after exposure to hyperoxia. Am J Physiol Lung

Cell Mol Physiol, 2002, 283(4): L777–L784.

[96] GILES BL, SULIMAN H, MAMO LB, et al. Prenatal hypoxia decreases lung extracellular superoxide dismutase expression and activity. Am J PhysiolLung Cell Mol Physiol, 2002, 283(3):L549–L554.

[97] LOENDERS B, VAN MECHELEN E, NICOLAI S, et al. Localization of extracellular superoxide dismutase in rat lung: neutrophils and macrophages as carriers of the enzyme. Free Rad Biol Med, 1998, 24(7–8):1097–1106.

[98] FOLZ RJ, CRAPO JD. Extracellular superoxide dismutase (SOD3): tissue-specific expression, genomic characterization, and computer-assisted sequence analysis of the human EC SOD gene. Genomics, 1994, 22(1):162–171.

[99] REAUME AG, ELLIOTT JL, HOFFMAN EK, et al. Motor neurons in Cu/Zn superoxide dismutase-deficient mice develop normally but exhibit enhanced cell death after axonal injury. Nat Genet, 1996, 13(1):43–47.

[100] JUUL K, TYBJAERG-HANSEN A, MARKLUND S, et al. Genetically increased antioxidative protection and decreased chronic obstructive pulmonary disease. Am J Respir Crit Care Med, 2006, 173(8):858–864.

[101] DAHL M, BOWLER RP, JUUL K, et al. Superoxide dismutase 3 polymorphism associated with reduced lung function in two large populations. Am J Respir Crit Care Med, 2008, 178(9):906–912.

[102] ARCAROLI JJ, HOKANSON JE, ABRAHAM E, et al. Extracellular superoxide dismutase haplotypes are associated with acute lung injury and mortality. Am J Respir Crit Care Med, 2009, 179(2):105–112.

[103] RAHMAN I, ADCOCK IM. Oxidative stress and redox regulation of lung inflammation in COPD. Eur Respir J, 2006, 28(1):219–242.

[104] DEISSEROTH A, DOUNCE AL. Catalase: physical and chemical properties, mechanism of catalysis, and physiological role. Physiol Rev, 1970, 50(3):319–375.

[105] MURTHY MR, REID TJ III, SICIGNANO A, et al. Structure of beef liver catalase. J Mol Biol, 1981, 152(2):465–499.

[106] REID TJ III, MURTHY MR, SICIGNANO A, et al. Structure and heme environment of beef liver catalase at 2.5 A resolution. Proc Nat Acad Sci U S A, 1981, 78(8): 4767–4771.

[107] CAO C, LENG Y, KUFE D. Catalase activity is regulated by c-Abl and Arg in the oxidative stress response. J Biol Chem, 2003, 278(32):29667–29675.

[108] COMHAIR SA, ERZURUM SC. The regulation and role of extracellular glutathione peroxidase. Antioxid Redox Signal, 2005, 7(1–2):72–79.

[109] RHEE SG, YANG KS, KANG SW, et al. Controlled elimination of intracellular H(2)O(2): regulation of peroxiredoxin, catalase, and glutathione peroxidase via post-translational modification. Antioxid Redox Signa, 2005, 7(5–6):619–626.

[110] CANTIN AM, FELLS GA, HUBBARD RC, et al. Antioxidant macromolecules in the epithelial lining fluid of the normal human lower respiratory tract. J Clin Invest, 1990, 86(3):962–971.

[111] CANTIN AM, LARIVEE P, BEGIN RO. Extracellular glutathione suppresses human lung fibroblast proliferation. Am J Respir Cell Mol Biol, 1990, 3(1):79–85.

[112] HOSHINO T, OKAMOTO M, TAKEI S, et al. Redox-regulated mechanisms in asthma. Antioxid Redox Signal, 2008, 10(4):769–783.

[113] XU J, LI T, WU H, et al. Role of thioredoxin in lung disease. Pulm Pharmacol Ther, 2012, 25(2):154–162.

[114] HOLMGREN A. Thioredoxin and glutaredoxin systems. J Biol Chem, 1989, 264(24):13963–13966.

[115] ICHIKI H, HOSHINO T, KINOSHITA T, et al. Thioredoxin suppresses airway hyperresponsiveness and airway inflammation in

asthma. Biochem Biophys Res Commun, 2005, 334(4):1141–1148.

[116] BURKE-GAFFNEY A, CALLISTER ME, NAKAMURA H. Thioredoxin: friend or foe in human disease? Trends Pharmacol Sci, 2005, 26(8): 398–404.

[117] NAKAMURA H. Thioredoxin and its related molecules: update 2005. Antioxid Redox Signal, 2005, 7(5–6):823–828.

[118] NAKAMURA T, NAKAMURA H, HOSHINO T, et al. Redox regulation of lung inflammation by thioredoxin. Antioxid Redox Signal, 2005, 7(1–2):60–71.

[119] FILOMENI G, ROTILIO G, CIRIOLO MR. Cell signalling and the glutathione redox system. Biochem Pharmacol, 2002, 64(5–6): 1057–1064.

[120] ZHANG J, LI YD, PATEL JM, et al. Thioredoxin overexpression prevents NO-induced reduction of NO synthase activity in lung endothelial cells. Am J Physiol, 1998, 275(2 Pt 1):L288–L293.

[121] REYNAERT NL, WOUTERS EF, JANSSEN-HEININGER YM. Modulation of glutaredoxin-1 expression in a mouse model of allergic airway disease. Am J Respir Cell Mol Biol, 2007, 36(2):147–151.

[122] MIEYAL JJ, GALLOGLY MM, QANUNGO S, et al. Molecular mechanisms and clinical implications of reversible protein S-glutathionylation. Antioxid Redox Signal, 2008, 10(11):1941–1988.

[123] SHELTON MD, MIEYAL JJ. Regulation by reversible S-glutathionylation: molecular targets implicated in inflammatory diseases. Mol Cells, 2008, 25(3):332–346.

[124] LILLIG CH, HOLMGREN A. Thioredoxin and related molecules-from biology to health and disease. Antioxid Redox Signal, 2007, 9(1):25–47.

[125] MEYER Y, BUCHANAN BB, VIGNOLS F, et al. Thioredoxins and glutaredoxins: unifying elements in redox biology. Annu Rev Genet, 2009, 43:335–367.

[126] RUSHMORE TH, PICKETT CB. Glutathione S-transferases, structure, regulation, and therapeutic implications. J Biol Chem, 1993, 268(16):11475–11478.

[127] SALINAS AE, WONG MG. Glutathione S-transferases–a review. Curr Med Chem, 1999, 6(4):279–309.

[128] YAN F, CHEN C, JING J, et al. Association between polymorphism of glutathione S-transferase P1 and chronic obstructive pulmonary disease: a meta-analysis. Respir Med, 2010, 104(4):473–480.

[129] PIACENTINI S, POLIMANTI R, SIMONELLI I, et al. Glutathione S-transferase polymorphisms, asthma susceptibility and confounding variables: a meta-analysis. Mol Biol Rep, 2013, 40(4): 3299–3313.

[130] POLIMANTI R, CARBONI C, BAESSO I, et al. Genetic variability of glutathione S-transferase enzymes in human populations: functional inter-ethnic differences in detoxification systems. Gene, 2013, 512(1):102–107.

[131] SHUKLA RK, KANT S, MITTAL B, et al. Polymorphism of cytochrome p450, glutathione-s-transferase and N-acetyltransferases: influence on lung cancer susceptibility. Niger J Med, 2010, 19(3):257–263.

[132] RHEE SG, KANG SW, CHANG TS, et al. Peroxiredoxin, a novel family of peroxidases. IUBMB Life, 2001, 52(1–2):35–41.

[133] KINNULA VL, VUORINEN K, ILUMETS H, et al. Thiol proteins, redox modulation and parenchymal lung disease, 2007, 14(2):213–222.

[134] KINNULA VL, LEHTONEN S, SORMUNEN R, et al. Overexpression of peroxiredoxins I, II, III, V, and VI in malignant mesothelioma. J Pathol, 2002, 196(3):316–323.

[135] KINNULA VL, LEHTONEN S, KAARTEENAHO-WIIK R, et al. Cell specific expression of peroxiredoxins in human lung and pulmonary sarcoidosis. Thorax, 2002, 57(2):157–164.

[136] MUTLAK H, ZACHAROWSKI K. Role of peroxiredoxin 6 in acute

lung injury: potential target? Crit Care Med, 2011, 39(4):899–900.

[137] RHEE SG, CHAE HZ, KIM K. Peroxiredoxins: a historical overview and speculative preview of novel mechanisms and emerging concepts in cell signaling. Free Rad Biol Med, 2005, 38(12):1543–1552.

[138] RHEE SG, KANG SW, JEONG W, et al. Intracellular messenger function of hydrogen peroxide and its regulation by peroxiredoxins. Curr Opin Cell Biol, 2005, 17(2): 183–189.

[139] MANTA B, HUGO M, ORTIZ C, et al. The peroxidase and peroxynitrite reductase activity of human erythrocyte peroxiredoxin 2. Arch Biochem Biophys, 2009, 484(1):146–154.

[140] DUBUISSON M, VANDER STRICHT D, CLIPPE A, et al. Human peroxiredoxin 5 is a peroxynitrite reductase. FEBS Lett, 2004, 571(1–3): 161–165.

[141] DESHANE J, WRIGHT M, AGARWAL A. Heme oxygenase-1 expression in disease states. Acta Biochim Pol, 2005, 52(2):273–284.

[142] JARMI T, AGARWAL A. Heme oxygenase and renal disease. Curr Hypertens Rep, 2009, 11(1):56–62.

[143] ZHOU H, LIU H, PORVASNIK SL, et al. Heme oxygenase-1 mediates the protective effects of rapamycin in monocrotaline-induced pulmonary hypertension. Lab Invest, 2006, 86(1):62–71.

[144] HILL-KAPTURCZAK N, CHANG SH, AGARWAL A. Heme oxygenase and the kidney. DNA Cell Biol, 2002, 21(4):307–321.

[145] RAVAL CM, LEE PJ. Heme oxygenase-1 in lung disease. Curr Drug Targets, 2010, 11(12):1532–1540.

[146] RYTER SW, OTTERBEIN LE, MORSE D, et al. Heme oxygenase/carbon monoxide signaling pathways: regulation and functional significance. Mol Cell Biochem, 2002, 234–235(1–2):249–263.

[147] MORSE D, CHOI AM. Heme oxygenase-1: the "emerging molecule" has arrived. Am J Respir Cell Mol Biol, 2002, 27(1):8–16.

[148] MORSE D, SETHI J. Carbon monoxide and human disease. Antioxid Redox Signal, 2002, 4(2):331–338.

[149] MORSE D, SETHI J, CHOI AM. Carbon monoxide-dependent signaling. Crit Care Med, 2002, 30(1 suppl):S12–S17.

[150] DECALUWE K, PAUWELS B, VERPOEST S, et al. Divergent mechanisms involved in CO and CORM-2 induced vasorelaxation. Eur J Pharmacol, 2012, 674(2–3):370–377.

[151] RAHMAN I, YANG SR, BISWAS SK. Current concepts of redox signaling in the lungs. Antioxid Redox Signal, 2006, 8(3–4):681–689.

[152] SIKORSKI EM, HOCK T, HILL-KAPTURCZAK N, et al. The story so far: molecular regulation of the heme oxygenase-1 gene in renal injury. Am J Physiol Renal Physiol, 2004, 286(3):F425–F441.

[153] POSS KD, TONEGAWA S. Reduced stress defense in heme oxygenase 1-deficient cells. Proc Nat Acad Sci U S A, 1997, 94(20):10925–10930.

[154] POSS KD, TONEGAWA S. Heme oxygenase 1 is required for mammalian iron reutilization. Proc Nat Acad Sci U S A, 1997, 94(20):10919–10924.

[155] WINK DA, HINES HB, CHENG RY, et al. Nitric oxide and redox mechanisms in the immune response. J Leukoc Biol, 2011, 89(6):873–891.

[156] KOTSIAS F, HOFFMANN E, AMIGORENA S, et al. Reactive oxygen species production in the phagosome: impact on antigen presentation in dendritic cells. Antioxid Redox Signal, 2013, 18(6):714–729.

[157] BRUNE B, DEHNE N, GROSSMANN N, et al. Redox control of inflammation in macrophages. Antioxid Redox Signal, 2013, 19(6):595–637.

[158] MAARSINGH H, ZAAGSMA J, MEURS H. Arginine homeostasis in allergic asthma. Eur J Pharmacol, 2008, 585(2–3):375–384.

[159] MAARSINGH H, ZAAGSMA J, MEURS H. Arginase: a key enzyme in the pathophysiology of allergic asthma opening novel therapeutic

perspectives. Br J Pharmacol, 2009, 158(3):652–664.

[160] MAARSINGH H, ZUIDHOF AB, BOS IS, et al. Arginase inhibition protects against allergen-induced airway obstruction, hyperresponsiveness, and inflammation. Am J Respir Crit Care Med, 2008, 178(6):565–573.

[161] MAARSINGH H, PERA T, MEURS H. Arginase and pulmonary diseases. Naunyn Schmiedebergs Arch Pharmacol, 2008, 378(2):171–184.

[162] HARDY SJ, FERRANTE A, POULOS A, et al. Effect of exogenous fatty acids with greater than 22 carbon atoms (very long chain fatty acids) on superoxide production by human neutrophils. J Immunol, 1994, 153(4):1754–1761.

[163] MESSMER UK, ANKARCRONA M, NICOTERA P, et al. p53 expression in nitric oxide-induced apoptosis. FEBS Lett, 1994, 355(1):23–26.

[164] MESSMER UK, BRUNE B. Modulation of inducible nitric oxide synthase in RINm5 F cells. Cell Signal, 1994, 6(1):17–24.

[165] SANDAU KB, GANTNER F, BRUNE B. Nitric oxide-induced F-actin disassembly is mediated via cGMP, cAMP, and protein kinase A activation in rat mesangial cells. Exp Cell Res, 2001, 271(2):329–336.

[166] SANDAU KB, ZHOU J, KIETZMANN T, et al. Regulation of the hypoxia-inducible factor 1alpha by the inflammatory mediators nitric oxide and tumor necrosis factor-alpha in contrast to desferroxamine and phenylarsine oxide. J Biol Chem, 2001, 276(43):39805–39811.

[167] SANDAU KB, FANDREY J, BRUNE B. Accumulation of HIF-1alpha under the influence of nitric oxide. Blood, 2001, 97(4):1009–1015.

[168] BRUNE B, ZHOU J, VON KNETHEN A. Nitric oxide, oxidative stress, and apoptosis. Kidney Int Suppl. 2003(84):S22–S24.

[169] BRUNE B, ZHOU J. The role of nitric oxide (NO) in stability regulation of hypoxia inducible factor-1alpha (HIF-1alpha). Curr Medic Chem, 2003, 10(10):845–855.

[170] FORMAN HJ, TORRES M. Reactive oxygen species and cell signaling: respiratory burst in macrophage signaling. Am J Respir Crit Care Med, 2002, 166(12 Pt 2):S4–S8.

[171] FORMAN HJ, TORRES M, FUKUTO J. Redox signaling. Mol Cell Biochem, 2002, 234–235(1–2):49–62.

[172] ILES KE, FORMAN HJ. Macrophage signaling and respiratory burst. Immunol Res, 2002, 26(1–3):95–105.

[173] RIDNOUR LA, THOMAS DD, DONZELLI S, et al. The biphasic nature of nitric oxide responses in tumor biology. Antioxid Redox Signal, 2006, 8(7–8):1329–1337.

[174] THOMAS DD, RIDNOUR LA, ESPEY MG, et al. Superoxide fluxes limit nitric oxide-induced signaling. J Biol Chemi, 2006, 281(36):25984–25993.

[175] BRUNE B. The intimate relation between nitric oxide and superoxide in apoptosis and cell survival. Antioxid Redox Signal, 2005, 7(3–4):497–507.

[176] ZHOU J, BRUNE B. NO and transcriptional regulation: from signaling to death. Toxicology, 2005, 208(2):223–233.

[177] NIEDBALA W, CAI B, LIEW FY. Role of nitric oxide in the regulation of T cell functions. Ann Rheum Dis, 2006, 65(Suppl 3):iii37–iii40.

[178] MILLS CD, KINCAID K, ALT JM, et al. M-1/M-2 macrophages and the Th1/Th2 paradigm. J Immunol, 2000, 164(12):6166–6173.

[179] KING MR, ISMAIL AS, DAVIS LS, et al. Oxidative stress promotes polarization of human T cell differentiation toward a T helper 2 phenotype. J Immunol, 2006, 176(5):2765–2772.

[180] NAGARAJ S, COLLAZO M, CORZO CA, et al. Regulatory myeloid suppressor cells in health and disease. Cancer Res, 2009, 69(19):7503–7506.

[181] GABRILOVICH DI, NAGARAJ S. Myeloid-derived suppressor cells as regulators of the immune system. Nat Rev Immunol, 2009, 9(3):162–174.

[182] DESHANE J, ZMIJEWSKI JW, LUTHER R, et al. Free radical-producing myeloid-derived regulatory cells: potent activators and suppressors of lung inflammation and airway hyperresponsiveness. Mucosal Immunol, 2011, 4(5):503–518.

[183] ARORA M, POE SL, ORISS TB, et al. TLR4/MyD88-induced CD11b+Gr-1 int F4/80+ non-migratory myeloid cells suppress Th2 effector function in the lung. Mucosal Immunol, 2010, 3(6): 578–593.

[184] LU T, GABRILOVICH DI. Molecular pathways: tumor-infiltrating myeloid cells and reactive oxygen species in regulation of tumor microenvironment. Clin Cancer Res, 2012, 18(18):4877–4882.

[185] GABRILOVICH DI, OSTRAND-ROSENBERG S, BRONTE V. Coordinated regulation of myeloid cells by tumours. Nat Rev Immunol, 2012, 12(4):253–268.

[186] RUBARTELLI A. Redox control of NLRP3 inflammasome activation in health and disease. J Leukoc Biol, 2012, 92(5):951–958.

[187] MARTINON F. Signaling by ROS drives inflammasome activation. Eur J Immunol, 2010, 40(3):616–619.

[188] GROSS O, THOMAS CJ, GUARDA G, et al. The inflammasome: an integrated view. Immunol Rev, 2011, 243(1):136–151.

[189] AZIZ M, JACOB A, YANG WL, et al. Current trends in inflammatory and immunomodulatory mediators in sepsis. J Leukoc Biol, 2012, 93(3):329–342.

[190] MATSUDA A, JACOB A, WU R, et al. Novel therapeutic targets for sepsis: regulation of exaggerated inflammatory responses. J Nippon Med Sch, 2012, 79(1):4–18.

[191] FISCHER H. Mechanisms and function of DUOX in epithelia of the lung. Antioxid Redox Signal, 2009, 11(10):2453–2465.

[192] LETO TL, GEISZT M. Role of Nox family NADPH oxidases in host defense. Antioxid Redox Signal, 2006, 8(9–10):1549–1561.

[193] RADA B, LETO TL. Oxidative innate immune defenses by Nox/Duox family NADPH oxidases. Contrib Microbiol, 2008, 15: 164–187.

[194] MORAND S, UEYAMA T, TSUJIBE S, et al. Duox maturation factors form cell surface complexes with Duox affecting the specificity of reactive oxygen species generation. FASEB J, 2009, 23(4):1205–1218.

[195] KALINOWSKI L, MALINSKI T. Endothelial NADH/NADPH-dependent enzymatic sources of superoxide production: relationship to endothelial dysfunction. Acta Biochim Pol, 2004, 51(2):459–469.

[196] SILVA BR, PERNOMIAN L, BENDHACK LM. Contribution of oxidative stress to endothelial dysfunction in hypertension. Front Physiol, 2012, 3:441.

[197] HAN J, SHUVAEV VV, MUZYKANTOV VR. Targeted interception of signaling reactive oxygen species in the vascular endothelium. Ther Deliv, 2012, 3(2):263–276.

[198] SCHRAMM A, MATUSIK P, OSMENDA G, et al. Targeting NADPH oxidases in vascular pharmacology. Vascul Pharmacol, 2012, 56(5–6):216–231.

[199] LEE R, CHANNON KM, ANTONIADES C. Therapeutic strategies targeting endothelial function in humans: clinical implications. Curr Vasc Pharmacol, 2012, 10(1):77–93.

[200] VAN EEDEN S, LEIPSIC J, PAUL MAN SF, et al. The relationship between lung inflammation and cardiovascular disease. Am J Respir Crit Care Med, 2012, 186(1):11–16.

[201] LUCAS R, VERIN AD, BLACK SM, et al. Regulators of endothelial and epithelial barrier integrity and function in acute lung injury. Biochem Pharmacol, 2009, 77(12):1763–1772.

[202] SEDORIS KC, OVECHKIN AV, GOZAL E, et al. Differential effects of nitric oxide synthesis on pulmonary vascular function during lung

ischemia-reperfusion injury. Arch Physiol Biochem, 2009, 115(1):34–46.

[203] LAMA VN, SMITH L, BADRI L, et al. Evidence for tissue-resident mesenchymal stem cells in human adult lung from studies of transplanted allografts. J Clin Invest, 2007, 117(4):989–996.

[204] HASHIMOTO N, JIN H, LIU T, et al. Bone marrow-derived progenitor cells in pulmonary fibrosis. J Clin Invest, 2004, 113(2):243–252.

[205] WILLIS BC, LIEBLER JM, LUBY-PHELPS K, et al. Induction of epithelial-mesenchymal transition in alveolar epithelial cells by transforming growth factor-beta1: potential role in idiopathic pulmonary fibrosis. Am J Pathol, 2005, 166(5):1321–1332.

[206] HINZ B, PHAN SH, THANNICKAL VJ, et al. The myofibroblast: one function, multiple origins. Am J Pathol, 2007, 170(6):1807–1816.

[207] GRIFFITH B, PENDYALA S,HECKER L, et al. NOX enzymes and pulmonary disease. Antioxid Redox Signal, 2009, 11(10):2505–2516.

[208] TOMASEK JJ, GABBIANI G, HINZ B, et al. Myofibroblasts and mechano-regulation of connective tissue remodelling. Nat Rev Mol Cell Biol, 2002, 3(5):349–363.

[209] HECKER L, VITTAL R, JONES T, et al. NADPH oxidase-4 mediates myofibroblast activation and fibrogenic responses to lung injury. Nat Med, 2009, 15(9):1077–1081.

[210] WAGHRAY M, CUI Z, HOROWITZ JC, et al. Hydrogen peroxide is a diffusible paracrine signal for the induction of epithelial cell death by activated myofibroblasts. FASEB J, 2005, 19(7):854–856.

[211] HORWITZ RJ, BUSSE WW. Inflammation and asthma. Clin Chest Med, 1995, 16(4):583–602.

[212] BUSSE WW, KIECOLT-GLASER JK, COE C, et al. NHLBI Workshop summary. Stress and asthma. Am J Respir Crit Care Med, 1995, 151(1):249–252.

[213] CALHOUN WJ, REED HE, MOEST DR, et al. Enhanced superoxide production by alveolar macrophages and air-space cells, airway inflammation, and alveolar macrophage density changes after segmental antigen bronchoprovocation in allergic subjects. Am Rev Respir Dis, 1992, 145(2 Pt 1):317–325.

[214] JARJOUR NN, BUSSE WW, CALHOUN WJ. Enhanced production of oxygen radicals in nocturnal asthma. Am Rev Respir Dis, 1992, 146(4):905–911.

[215] COMHAIR SA, BHATHENA PR, FARVER C, et al. Extracellular glutathione peroxidase induction in asthmatic lungs: evidence for redox regulation of expression in human airway epithelial cells. FASEB J, 2001, 15(1):70–78.

[216] COMHAIR SA, BHATHENA PR, DWEIK RA, et al. Rapid loss of superoxide dismutase activity during antigen-induced asthmatic response. Lancet, 2000, 355(9204):624.

[217] COMHAIR SA, XU W, GHOSH S, et al. Superoxide dismutase inactivation in pathophysiology of asthmatic airway remodeling and reactivity. Am J Pathol, 2005, 166(3):663–674.

[218] POSTMA DS, RENKEMA TE, NOORDHOEK JA, et al. Association between nonspecific bronchial hyperreactivity and superoxide anion production by polymorphonuclear leukocytes in chronic air-flow obstruction. Am Rev Respir Dis, 1988, 137(1):57–61.

[219] BUSSE WW. Determinants of risk factors for asthma. Can Respir J, 1999, 6(1):97–101.

[220] GERN JE, LEMANSKE RF Jr, BUSSE WW. Early life origins of asthma. J Clin Invest, 1999, 104(7):837–843.

[221] BUSSE W, ELIAS J, SHEPPARD D, et al. Airway remodeling and repair. Am J Respir Crit Care Med, 1999, 160(3):1035–1042.

[222] JARJOUR NN, CALHOUN WJ. Enhanced production of oxygen radicals in asthma. J Lab Clin Med, 1994, 123(1):131–136.

[223] SANDERS SP. Nitric oxide in asthma. Pathogenic, therapeutic, or diagnostic? Am J Respir Cell Mol Biol, 1999, 21(2):147–149.

[224] SANDSTROM J, NILSSON P, KARLSSON K, et al. 10-fold increase in human plasma extracellular superoxide dismutase content caused by a mutation in heparin-binding domain. J Biol Chem, 1994, 269(29):19163–19166.

[225] OLSEN RL, LITTLE C. Purification and some properties of myeloperoxidase and eosinophil peroxidase from human blood. Biochem J, 1983, 209(3):781–787.

[226] WARDLAW AJ, SYMON FS, WALSH GM. Eosinophil adhesion in allergic inflammation. J Allergy Clin Immunol, 1994, 94(6 Pt 2):1163–1171.

[227] WU W, SAMOSZUK MK, COMHAIR SA, et al. Eosinophils generate brominating oxidants in allergen-induced asthma. J Clin Invest, 2000, 105(10):1455–1463.

[228] JATAKANON A, UASUF C, MAZIAK W, et al. Neutrophilic inflammation in severe persistent asthma. Am J Respir Crit Care Med, 1999, 160(5 Pt 1):1532–1539.

[229] MONTUSCHI P, CORRADI M, CIABATTONI G, et al. Increased 8-isoprostane, a marker of oxidative stress, in exhaled condensate of asthma patients. Am J Respir Crit Care Med, 1999, 160(1):216–220.

[230] MONTUSCHI P, MARTELLO S, FELLI M, et al. Ion trap liquid chromatography/tandem mass spectrometry analysis of leukotriene B4 in exhaled breath condensate. Rapid Commun Mass Spectrom, 2004, 18(22):2723–2729.

[231] MONDINO C, CIABATTONI G, KOCH P, et al. Effects of inhaled corticosteroids on exhaled leukotrienes and prostanoids in asthmatic children. J Allergy Clin Immunol, 2004, 114(4):761–767.

[232] DWORSKI R, MURRAY JJ, ROBERTS LJ 2nd, et al. Allergen-induced synthesis of F(2)-isoprostanes in atopic asthmatics. Evidence for oxidant stress. Am J Respir Crit Care Med, 1999, 160(6): 1947–1951.

[233] PAVORD ID, WARD R, WOLTMANN G, et al. Induced sputum eicosanoid concentrations in asthma. Am J Respir Crit Care Med, 1999, 160(6):1905–1909.

[234] MORROW JD, ZACKERT WE, YANG JP, et al. Quantification of the major urinary metabolite of 15-F2t-isoprostane (8-iso-PGF2alpha) by a stable isotope dilution mass spectrometric assay. Anal Biochem, 1999, 269(2):326–331.

[235] SUGIURA H, ICHINOSE M. Oxidative and nitrative stress in bronchial asthma. Antioxid Redox Signal, 2008, 10(4):785–797.

[236] PARK HS, KIM SR, LEE YC. Impact of oxidative stress on lung diseases. Respirol, 2009, 14(1):27–38.

[237] THANNICKAL VJ, DAY RM, KLINZ SG, et al. Ras-dependent and -independent regulation of reactive oxygen species by mitogenic growth factors and TGF-beta1. FASEB J, 2000, 14(12):1741–1748.

[238] FINLAY GA, THANNICKAL VJ, FANBURG BL, et al. Transforming growth factor-beta 1-induced activation of the ERK pathway/activator protein-1 in human lung fibroblasts requires the autocrine induction of basic fibroblast growth factor. J Biol Chem, 2000, 275(36):27650–27656.

[239] KHATRI SB, OZKAN M, MCCARTHY K, et al. Alterations in exhaled gas profile during allergen-induced asthmatic response. Am J Respir Crit Care Med, 2001, 164(10 Pt 1):1844–1848.

[240] BRENNAN ML, WU W, FU X, et al. A tale of two controversies: defining both the role of peroxidases in nitrotyrosine formation in vivo using eosinophil peroxidase and myeloperoxidase-deficient mice, and the nature of peroxidase-generated reactive nitrogen species. J Biol Chem, 2002, 277(20):17415–17427.

[241] GASTON B, DRAZEN JM, JANSEN A, et al. Relaxation of human bronchial smooth muscle by S-nitrosothiols in vitro. J Pharmacol Exp Ther, 1994, 268(2):978–984.

[242] GASTON B, DRAZEN JM, LOSCALZO J, et al. The biology of nitrogen oxides in the airways. Am J Respir Crit Care Med, 1994, 149(2 Pt

1):538–551.

[243] GASTON B. Expired nitric oxide in pediatric asthma: emissions testing for children? J Pediatr, 1997, 131(3):343–344.

[244] FANG K, RAGSDALE NV, CAREY RM, et al. Reductive assays for S-nitrosothiols: implications for measurements in biological systems. Biochem Biophys Res Commun, 1998, 252(3):535–540.

[245] GASTON B, SEARS S, WOODS J, et al. Bronchodilator S-nitrosothiol deficiency in asthmatic respiratory failure. Lancet, 1998, 351(9112):1317–1319.

[246] DIAZ M, ACHKOR H, TITARENKO E, et al. The gene encoding glutathione-dependent formaldehyde dehydrogenase/GSNO reductase is responsive to wounding, jasmonic acid and salicylic acid. FEBS Lett, 2003, 543(1–3):136–139.

[247] QUE LG, LIU L, YAN Y, et al. Protection from experimental asthma by an endogenous bronchodilator. Science, 2005, 308(5728): 1618–1621.

[248] CELLI BR. Roger s. Mitchell lecture. Chronic obstructive pulmonary disease phenotypes and their clinical relevance. Proc Am Thorac Soc, 2006, 3(6):461–465.

[249] HALBERT RJ, NATOLI JL, GANO A, et al. Global burden of COPD: systematic review and meta-analysis. Eur Respir J, 2006, 28(3):523–532.

[250] TUDER RM, YOSHIDA T, FIJALKOWKA I, et al. Role of lung maintenance program in the heterogeneity of lung destruction in emphysema. Proc Am Thorac Soc, 2006, 3(8):673–679.

[251] TUDER RM, YOSHIDA T, ARAP W, et al. State of the art. Cellular and molecular mechanisms of alveolar destruction in emphysema: an evolutionary perspective. Proc Am Thorac Soc, 2006, 3(6):503–510.

[252] CHURG A, ZHOU S, PREOBRAZHENSKA O, et al. Expression of profibrotic mediators in small airways versus parenchyma after cigarette smoke exposure. Am J Respir Cell Mol Biol, 2009, 40(3):268–276.

[253] CHURG A, COSIO M, WRIGHT JL. Mechanisms of cigarette smoke-induced COPD: insights from animal models. Am J Physiol Lung Cell Mol Physiol, 2008, 294(4):L612–L631.

[254] TARASEVICIENE-STEWART L, VOELKEL NF. Molecular pathogenesis of emphysema. J Clin Invest, 2008, 118(2):394–402.

[255] YOSHIDA T, TUDER RM. Pathobiology of cigarette smoke-induced chronic obstructive pulmonary disease. Physiol Rev, 2007, 87(3): 1047–1082.

[256] PRYOR WA. Cigarette smoke radicals and the role of free radicals in chemical carcinogenicity. Environ Health Perspect, 1997, 105(Suppl 4):875–882.

[257] DAHLGREN C, KARLSSON A. Respiratory burst in human neutrophils. J Immunol Methods, 1999, 232(1–2):3–14.

[258] KEATINGS VM, BARNES PJ. Granulocyte activation markers in induced sputum: comparison between chronic obstructive pulmonary disease, asthma, and normal subjects. Am J Respir Crit Care Med, 1997, 155(2):449–453.

[259] RUSSELL RE, THORLEY A, CULPITT SV, et al. Alveolar macrophage-mediated elastolysis: roles of matrix metalloproteinases, cysteine, and serine proteases. Am J Physiol Lung Cell Mol Physiol, 2002, 283(4):L867–L873.

[260] RUSSELL RE, CULPITT SV, DEMATOS C, et al. Release and activity of matrix metalloproteinase-9 and tissue inhibitor of metalloproteinase-1 by alveolar macrophages from patients with chronic obstructive pulmonary disease. Am J Respir Cell Mol Biol, 2002, 26(5):602–609.

[261] LACOSTE JY, BOUSQUET J, CHANEZ P, et al. Eosinophilic and neutrophilic inflammation in asthma, chronic bronchitis, and chronic obstructive pulmonary disease. J Allergy Clin Immun, 1993, 92(4):537–548.

[262] GWINN MR, VALLYATHAN V. Respiratory burst: role in signal transduction in alveolar macrophages. J Toxicol Environ Health, 2006, 9(1):27–39.

[263] SHARAFKHANEH A, HANANIA NA, KIM V. Pathogenesis of emphysema: from the bench to the bedside. Proc Am Thorac Soc, 2008, 5(4):475–477.

[264] KIM V, ROGERS TJ, CRINER GJ. Frontiers in emphysema research. Semin Thorac Cardiovasc Surg, 2007, 19(2):135–141.

[265] TARASEVICIENE-STEWART L, DOUGLAS IS, NANA-SINKAM PS, et al. Is alveolar destruction and emphysema in chronic obstructive pulmonary disease an immune disease? Proc Am Thorac Soc, 2006, 3(8):687–690.

[266] KARRASCH S, HOLZ O, JORRES RA. Aging and induced senescence as factors in the pathogenesis of lung emphysema. Respir Med, 2008, 102(9):1215–1230.

[267] CHO HY, REDDY SP, KLEEBERGER SR. Nrf2 defends the lung from oxidative stress. Antioxid Redox Signal, 2006, 8(1–2):76–87.

[268] BOUTTEN A, GOVEN D, BOCZKOWSKI J, et al. Oxidative stress targets in pulmonary emphysema: focus on the Nrf2 pathway. Expert Opin Ther Targets, 2010, 14(3):329–346.

[269] BOUTTEN A, GOVEN D, ARTAUD-MACARI E, et al. NRF2 targeting: a promising therapeutic strategy in chronic obstructive pulmonary disease. Trends Mol Med, 2011, 17(7):363–371.

[270] GOVEN D, BOUTTEN A, LECON-MALAS V, et al. Altered Nrf2/Keap1-Bach1 equilibrium in pulmonary emphysema. Thorax, 2008, 63(10):916–924.

[271] HILLAS G, NIKOLAKOPOULOU S, HUSSAIN S, et al. Antioxidants and mucolytics in COPD management: when (if ever) and in whom? Curr Drug Targets, 2012, 14(2):225–234.

[272] MORISSETTE MC, PARENT J, MILOT J. Alveolar epithelial and endothelial cell apoptosis in emphysema: what we know and what we need to know. Int J Chron Obstruct Pulmon Dis, 2009, 4:19–31.

[273] CALABRESE F, GIACOMETTI C, BEGHE B, et al. Marked alveolar apoptosis/proliferation imbalance in end-stage emphysema. Respir Res, 2005, 6:14.

[274] DIKALOV S. Cross talk between mitochondria and NADPH oxidases. Free Rad Biol Med, 2011, 51(7):1289–1301.

[275] DING Q, LUCKHARDT T, HECKER L, et al. New insights into the pathogenesis and treatment of idiopathic pulmonary fibrosis. Drugs, 2011, 71(8):981–1001.

[276] CANTIN AM, NORTH SL, FELLS GA, et al. Oxidant-mediated epithelial cell injury in idiopathic pulmonary fibrosis. J Clin Invest, 1987, 79(6):1665–1673.

[277] KINNULA VL, FATTMAN CL, TAN RJ, et al. Oxidative stress in pulmonary fibrosis: a possible role for redox modulatory therapy. Am J Respir Crit Care Med, 2005, 172(4):417–422.

[278] CRYSTAL RG. Oxidants and respiratory tract epithelial injury: pathogenesis and strategies for therapeutic intervention. Am J Med, 1991, 91(3 C):39S–44S.

[279] MAIER K, LEUSCHEL L, COSTABEL U. Increased levels of oxidized methionine residues in bronchoalveolar lavage fluid proteins from patients with idiopathic pulmonary fibrosis. Am Rev Respir Dis, 1991, 143(2):271–274.

[280] KUWANO K, NAKASHIMA N, INOSHIMA I, et al. Oxidative stress in lung epithelial cells from patients with idiopathic interstitial pneumonias. Eur Respir J, 2003, 21(2):232–240.

[281] KUWANO K, HAGIMOTO N, MAEYAMA T, et al. Mitochondria-mediated apoptosis of lung epithelial cells in idiopathic interstitial pneumonias. Lab Invest, 2002, 82(12):1695–1706.

[282] LENZ AG, COSTABEL U, MAIER KL. Oxidized BAL fluid proteins in patients with interstitial lung diseases. Eur Respir J, 1996, 9(2):

307–312.

[283] VON LOHNEYSEN K, NOACK D, WOOD MR, et al. Structural insights into Nox4 and Nox2: motifs involved in function and cellular localization. Mol Cell Biol, 2010, 30(4):961–975.

[284] LALEU B, GAGGINI F, ORCHARD M, et al. First in class, potent, and orally bioavailable NADPH oxidase isoform 4 (Nox4) inhibitors for the treatment of idiopathic pulmonary fibrosis. J Med Chem, 2010, 53(21):7715–7730.

[285] CARNESECCHI S, DEFFERT C, DONATI Y, et al. A key role for NOX4 in epithelial cell death during development of lung fibrosis. Antioxid Redox Signal, 2011, 15(3):607–619.

[286] HECKER L, CHENG J, THANNICKAL VJ. Targeting NOX enzymes in pulmonary fibrosis. Cell Mol Life Sci, 2012, 69(14):2365–2371.

[287] CUI W, MATSUNO K, IWATA K, et al. NOX1/nicotinamide adenine dinucleotide phosphate, reduced form (NADPH) oxidase promotes proliferation of stellate cells and aggravates liver fibrosis induced by bile duct ligation. Hepatology, 2011, 54(3):949–958.

[288] PAIK YH, IWAISAKO K, SEKI E, et al. The nicotinamide adenine dinucleotide phosphate oxidase (NOX) homologues NOX1 and NOX2/gp91(phox) mediate hepatic fibrosis in mice. Hepatol, 2011, 53(5):1730–1741.

[289] WANG P, TANG F, LI R, et al. Contribution of different Nox homologues to cardiac remodeling in two-kidney two-clip renovascular hypertensive rats: effect of valsartan. Pharmacol Res, 2007, 55(5):408–417.

[290] LOOI YH, GRIEVE DJ, SIVA A, et al. Involvement of Nox2 NADPH oxidase in adverse cardiac remodeling after myocardial infarction. Hypertension, 2008, 51(2):319–325.

[291] MASAMUNE A, WATANABE T, KIKUTA K, et al. NADPH oxidase plays a crucial role in the activation of pancreatic stellate cells. Am J Physiol. Gastrointest Liver Physiol, 2008, 294(1):G99–G108.

[292] STAS S, WHALEY-CONNELL A, HABIBI J, et al. Mineralocorticoid receptor blockade attenuates chronic overexpression of the renin-angiotensin-aldosterone system stimulation of reduced nicotinamide adenine dinucleotide phosphate oxidase and cardiac remodeling. Endocrinol, 2007, 148(8):3773–3780.

[293] WHALEY-CONNELL A, HABIBI J, NISTALA R, et al. Attenuation of NADPH oxidase activation and glomerular filtration barrier remodeling with statin treatment. Hypertension, 2008, 51(2): 474–480.

[294] AMARA N, GOVEN D, PROST F, et al. NOX4/NADPH oxidase expression is increased in pulmonary fibroblasts from patients with idiopathic pulmonary fibrosis and mediates TGFbeta1-induced fibroblast differentiation into myofibroblasts. Thorax, 2010, 65(8):733–738.

[295] MITCHELL C, ROBIN MA, MAYEUF A, et al. Protection against hepatocyte mitochondrial dysfunction delays fibrosis progression in mice. Am J Pathol, 2009, 175(5):1929–1937.

[296] JAIN M, RIVERA S, MONCLUS EA, et al. Mitochondrial reactive oxygen species regulate transforming growth factor-beta signaling. J Biol Chem, 2013, 288(2):770–777.

[297] CHERESH P, KIM SJ, TULASIRAM S, et al. Oxidative stress and pulmonary fibrosis. Biochim Biophys Acta, 2012, 1832(7):1028–1040.

[298] LIU G, BERI R, MUELLER A, et al. Molecular mechanisms of asbestos-induced lung epithelial cell apoptosis. Chem Biol Interact, 2010, 188(2):309–318.

[299] THANNICKAL VJ, HOROWITZ JC. Evolving concepts of apoptosis in idiopathic pulmonary fibrosis. Proc Am Thorac Soc, 2006, 3(4): 350–356.

[300] CARNESECCHI S, DEFFERT C, PAGANO A, et al. NADPH oxidase-1 plays a crucial role in hyperoxia-induced acute lung injury in mice. Am J Respir Crit Care Med, 2009, 180(10):972–981.

[301] KIM KK, KUGLER MC, WOLTERS PJ, et al. Alveolar epithelial cell mesenchymal transition develops in vivo during pulmonary fibrosis and is regulated by the extracellular matrix. Proc Nat Acad Sci U S A, 2006, 103(35):13180–13185.

[302] TANJORE H, XU XC, POLOSUKHIN VV, et al. Contribution of epithelial-derived fibroblasts to bleomycin-induced lung fibrosis. Am J Respir Crit Care Med, 2009, 180(7):657–665.

[303] CANNITO S, NOVO E, DI BONZO LV, et al. Epithelial-mesenchymal transition: from molecular mechanisms, redox regulation to implications in human health and disease. Antioxid Redox Signal, 2010, 12(12):1383–1430.

[304] RADISKY DC. Epithelial-mesenchymal transition. J Cell Sci, 2005, 118(Pt 19):4325–4326.

[305] PACHE JC, CARNESECCHI S, DEFFERT C, et al. NOX-4 is expressed in thickened pulmonary arteries in idiopathic pulmonary fibrosis. Nat Med, 2011, 17(1):31–32; author reply 32–33.

[306] STRAUSZ J, MULLER-QUERNHEIM J, STEPPLING H, et al. Oxygen radical production by alveolar inflammatory cells in idiopathic pulmonary fibrosis. Am Rev Respir Dis, 1990, 141(1):124–128.

[307] MANOURY B, NENAN S, LECLERC O, et al. The absence of reactive oxygen species production protects mice against bleomycin-induced pulmonary fibrosis. Respir Res, 2005, 6:11.

[308] WANG CL, KANG J, LI ZH. [Increased expression of NADPH oxidase p47-PHOX and p67-PHOX factor in idiopathic pulmonary fibrosis]. Zhonghua Jie He He Hu Xi Za Zhi, 2007, 30(4):265–268.

[309] CUI Y, ROBERTSON J, MAHARAJ S, et al. Oxidative stress contributes to the induction and persistence of TGF-beta1 induced pulmonary fibrosis. Int J Biochem Cell Biol, 2011, 43(8):1122–1133.

[310] TABIMA DM, FRIZZELL S, GLADWIN MT. Reactive oxygen and nitrogen species in pulmonary hypertension. Free Radic Biol Med, 2012, 52(9):1970–1986.

[311] WONG CM, BANSAL G, PAVLICKOVA L, et al. Reactive oxygen species and antioxidants in pulmonary hypertension. Antioxid Redox Signal, 2012, 18(14):1789–1796.

[312] LIU JQ, ZELKO IN, ERBYNN EM, et al. Hypoxic pulmonary hypertension: role of superoxide and NADPH oxidase (gp91phox). Am J Physiol Lung Cell Mol Physiol, 2006, 290(1): L2–L10.

[313] FRESQUET F, POURAGEAUD F, LEBLAIS V, et al. Role of reactive oxygen species and gp91phox in endothelial dysfunction of pulmonary arteries induced by chronic hypoxia. Br J Pharmacol, 2006, 148(5):714–723.

[314] FIKE CD, SLAUGHTER JC, KAPLOWITZ MR, et al. Reactive oxygen species from NADPH oxidase contribute to altered pulmonary vascular responses in piglets with chronic hypoxia-induced pulmonary hypertension. Am J Physiol Lung Cell Mol Physiol, 2008, 295(5):L881–L888.

[315] MITTAL M, ROTH M, KONIG P, et al. Hypoxia-dependent regulation of nonphagocytic NADPH oxidase subunit NOX4 in the pulmonary vasculature. Circ Res, 2007, 101(3):258–267.

[316] SHARMA S, GROBE AC, WISEMAN DA, et al. Lung antioxidant enzymes are regulated by development and increased pulmonary blood flow. Am J Physiol Lung Cell Mol Physiol, 2007, 293(4):L960–L971.

[317] SHARMA S, KUMAR S, SUD N, et al. Alterations in lung arginine metabolism in lambs with pulmonary hypertension associated with increased pulmonary blood flow. Vasc Pharmacol, 2009, 51(5–6):359–364.

[318] SHARMA S, SMITH A, KUMAR S, et al. Mechanisms of nitric oxide synthase uncoupling in endotoxin-induced acute lung injury: role of asymmetric dimethylarginine. Vasc Pharmacol, 2010, 52(5–6):182–190.

[319] HOSHIKAWA Y, ONO S, SUZUKI S, et al. Generation of oxidative stress contributes to the development of pulmonary hypertension

induced by hypoxia. J Appl Physiol, 2001, 90(4):1299–1306.

[320] SPIEKERMANN S, SCHENK K, HOEPER MM. Increased xanthine oxidase activity in idiopathic pulmonary arterial hypertension. Eur Respir J, 2009, 34(1):276.

[321] JANKOV RP, KANTORES C, PAN J, BELIK J. Contribution of xanthine oxidase-derived superoxide to chronic hypoxic pulmonary hypertension in neonatal rats. Am J Physiol Lung Cell Mol Physiol, 2008, 294(2):L233–L245.

[322] TUDER RM, CHACON M, ALGER L, et al. Expression of angiogenesis-related molecules in plexiform lesions in severe pulmonary hypertension: evidence for a process of disordered angiogenesis. J Pathol, 2001, 195(3):367–374.

[323] STURROCK A, CAHILL B, NORMAN K, et al. Transforming growth factor-beta1 induces Nox4 NAD(P)H oxidase and reactive oxygen species-dependent proliferation in human pulmonary artery smooth muscle cells. Am J Physiol Lung Cell Mol Physiol, 2006, 290(4):L661–L673.

[324] ISMAIL S, STURROCK A, WU P, et al. NOX4 mediates hypoxia-induced proliferation of human pulmonary artery smooth muscle cells: the role of autocrine production of transforming growth factor-{beta}1 and insulin-like growth factor binding protein-3. Am J Physiol Lung Cell Mol Physiol, 2009, 296(3):L489–L499.

[325] SEKO Y, NISHIMURA H, TAKAHASHI N, et al. Serum levels of vascular endothelial growth factor and transforming growth factor-beta1 in patients with atrial fibrillation undergoing defibrillation therapy. Jpn Heart J, 2000, 41(1):27–32.

[326] ZHENG W, SEFTOR EA, MEININGER CJ, et al. Mechanisms of coronary angiogenesis in response to stretch: role of VEGF and TGF-beta. Am J Physiol Heart Circ Physiol, 2001, 280(2):H909–H917.

[327] BONNET S, MICHELAKIS ED, PORTER CJ, et al. An abnormal mitochondrial-hypoxia inducible factor-1alpha-Kv channel pathway disrupts oxygen sensing and triggers pulmonary arterial hypertension in fawn hooded rats: similarities to human pulmonary arterial hypertension. Circulation, 2006, 113(22):2630–2641.

[328] ARCHER SL, MICHELAKIS ED, THEBAUD B, et al. A central role for oxygen-sensitive K+ channels and mitochondria in the specialized oxygen-sensing system. Novartis Found Symp, 2006, 272: 157–171; discussion 171–175, 214–217.

[329] SCHACH C, XU M, PLATOSHYN O, et al. Thiol oxidation causes pulmonary vasodilation by activating K+ channels and inhibiting store-operated Ca2+ channels. Am J Physiol Lung Cell Mol Physiol, 2007, 292(3):L685–L698.

[330] OISHI P, SHARMA S, GROBE A, et al. Alterations in cGMP, soluble guanylate cyclase, phosphodiesterase 5, and B-type natriuretic peptide induced by chronic increased pulmonary blood flow in lambs. Pediatr Pulmonol, 2007, 42(11):1057–1071.

[331] LAKSHMINRUSIMHA S, WISEMAN D, BLACK SM, et al. The role of nitric oxide synthase-derived reactive oxygen species in the altered relaxation of pulmonary arteries from lambs with increased pulmonary blood flow. Am J Physiol Heart Circ Physiol, 2007, 293(3):H1491–H1497.

[332] OISHI PE, WISEMAN DA, SHARMA S, et al. Progressive dysfunction of nitric oxide synthase in a lamb model of chronically increased pulmonary blood flow: a role for oxidative stress. Am J Physiol Lung Cell Mol Physiol, 2008, 295(5):L756–L766.

[333] ZICKUS MA, FONSECA FV, TUMMALA M, et al. Identification of the tyrosine nitration sites in human endothelial nitric oxide synthase by liquid chromatography-mass spectrometry. Eur J Mass Spectrom (Chichester, Eng), 2008, 14(4):239–247.

[334] ZHAO YY, ZHAO YD, MIRZA MK, et al. Persistent eNOS activation secondary to caveolin-1 deficiency induces pulmonary hypertension in mice and humans through PKG nitration. J Clin Invest, 2009, 119(7):2009–2018.

[335] SHARMA S, SUD N, WISEMAN DA, et al. Altered carnitine homeostasis is associated with decreased mitochondrial function and altered nitric oxide signaling in lambs with pulmonary hypertension. Am J Physiol Lung Cell Mol Physiol, 2008, 294(1):L46–L56.

[336] MAARSINGH H, BOSSENGA BE, BOS IS, et al. L-arginine deficiency causes airway hyperresponsiveness after the late asthmatic reaction. Eur Respir J, 2009, 34(1):191–199.

[337] MAARSINGH H, LEUSINK J, ZAAGSMA J, et al. Role of the L-citrulline/L-arginine cycle in iNANC nerve-mediated nitric oxide production and airway smooth muscle relaxation in allergic asthma. Eur J Pharmacol, 2006, 546(1–3):171–176.

[338] KHONG SM, ANDREWS KL, HUYNH NN, et al. Arginase II inhibition prevents nitrate tolerance. Br J Pharmacol, 2012, 166(7): 2015–2023.

[339] WELLS SM, HOLIAN A. Asymmetric dimethylarginine induces oxidative and nitrosative stress in murine lung epithelial cells. Am J Respir Cell Mol Biol, 2007, 36(5):520–528.

[340] ROE ND, REN J. Nitric oxide synthase uncoupling: a therapeutic target in cardiovascular diseases. Vasc Pharmacol, 2012, 57(5–6): 168–172.

[341] BERNARD GR, ARTIGAS A, BRIGHAM KL, et al. Report of the American-European Consensus conference on acute respiratory distress syndrome: definitions, mechanisms, relevant outcomes, and clinical trial coordination. Consensus Committee. J Crit Care, 1994, 9(1):72–81.

[342] BERNARD GR, ARTIGAS A, BRIGHAM KL, et al. The American-European Consensus Conference on ARDS. Definitions, mechanisms, relevant outcomes, and clinical trial coordination. Am J Respir Crit Care Med, 1994, 149(3 Pt 1):818–824.

[343] WARE LB, MATTHAY MA. The acute respiratory distress syndrome. N Engl J Med, 2000, 342(18):1334–1349.

第28章

成纤维细胞在肺稳态和疾病状态的作用

Yong Zhou

Victor J. Thannickal

介绍

　　成纤维细胞是合成和重塑细胞外基质(extracellular matrix，ECM)的主要细胞来源。这些细胞通过与微环境交联，在维持肺部稳态中发挥关键作用。肺损伤后，成纤维细胞被激活，并分化为肌成纤维细胞。肌成纤维细胞是损伤后肺部修复的关键效应细胞。除成纤维细胞外，骨髓(bone marrow，BM)来源的外周血管周细胞和间充质干细胞(mesenchymal stem cells，MSCs)也有助于肌成纤维细胞形成。有证据表明，Ⅱ型肺泡上皮细胞可以通过上皮-间充质转化(epithelial-mesenchymal transition EMT)在体外分化为肌成纤维细胞，但EMT在体内纤维化中的作用仍存在争议。肌成纤维细胞通过表达α-平滑肌肌动蛋白(α-smooth muscle actin，α-SMA)，形成强健的肌动蛋白纤维，获得收缩能力。肌成纤维细胞的功能和行为受周边微环

境中生化和物理因素调节。肌成纤维细胞的命运是决定损伤修复或者进展为纤维化的关键因素。ECM破坏或异常重塑是许多肺部疾病的共同特征，包括肺纤维化、哮喘、慢性阻塞性肺疾病(COPD)以及肺癌。针对肌成纤维细胞和组织重塑的靶向治疗可能为治疗许多慢性肺部疾病提供新颖有效的策略。

成纤维细胞概述

■ 什么是成纤维细胞

　　早在19世纪末，就有人根据其位置和显微镜下表现描述了成纤维细胞。这些细胞在生长过程中伸长后在形态上呈梭形。成纤维细胞可见于全身各种组织和器官，并与其他细胞如上皮细胞交流(图28-1)。尽管已被发现了一个多世纪，目前仍然缺乏一种能可靠鉴定成纤维细胞的特异性分子标志物。既往研究中已经发现了多种标志物(如成纤维细胞特异蛋白-1、波形蛋白、脯氨酰4-羟化酶、Iα2前胶原蛋白等)。但没有一个对成纤维细胞具有特异性，或都能在所有成纤维细胞中表达。目前，都是通过其对弹力纤维的黏附性，以及缺乏其他细胞谱系的标志物来鉴定成纤维细胞。显然，需要有好的绝对特异性的成纤维细胞标志物来研究其来源、分化以及表型

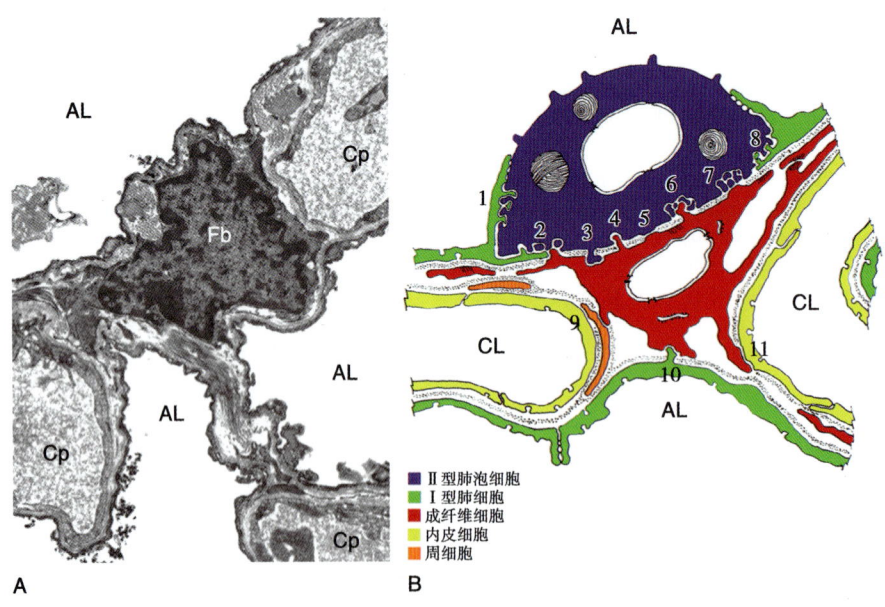

■ Ⅱ型肺泡细胞
■ Ⅰ型肺泡细胞
■ 成纤维细胞
■ 内皮细胞
■ 周细胞

图28-1　肺泡壁间质成纤维细胞。(A)透射电子显微镜图像显示的犬肺泡壁组织结构图。Fb:成纤维细胞；Cp:毛细血管；AL:肺泡腔；(B)人和兔子肺泡壁成纤维细胞(红色)与Ⅰ型肺泡上皮细胞(绿色)和Ⅱ型肺泡上皮细胞(紫色)、毛细血管内皮细胞(黄色)、周细胞(橘色)的关系。获授权引自：BURNS AR，SMITH CW，WALKER DC. Unique structural features that influence neutrophil emigration into the lung. Physiol Rev，2003，83(2)：309-336.

可塑性。

组织特异性纤维母细胞和成纤维细胞异质性

不同组织中分离出的成纤维细胞在组织表型和活性上均表现出了相当程度的特异性。不同解剖位置分离的成纤维细胞之间的差异性和特异性基因表达模式证明了这种多样性。例如,胚胎皮肤成纤维细胞表达高浓度Ⅰ和Ⅴ型胶原蛋白,而胚胎肺成纤维细胞则缺乏Ⅰ型和Ⅴ型胶原蛋白表达。相反,胚胎肺成纤维细胞只表达肺特异性叉头框家族转录因子FOXF1和FOXP1。组织特异性成纤维细胞可以提供特定解剖部位起源的特异性信号,也可以为伤口修复和组织再生提供局部特异性信号。除不同解剖来源的成纤维细胞不同外,源自单一组织的成纤维细胞也通常由不同亚群构成。例如,自肺部分离的成纤维细胞亚群,会表达不同的表面标志物,如Thy-1、细胞骨架组成、脂质含量和细胞因子谱。从活动期纤维化性疾病个体肺部,如特发性肺纤维化(IPF)患者肺部成纤维细胞灶中分离的成纤维细胞,其形态和功能上与从正常肺部分离的成纤维细胞不同,提示特殊成纤维细胞亚群的选择性扩增与该病的发病机制有关。

■ 成纤维细胞功能

成纤维细胞的重要功能包括 ECM 沉积、炎症调节和伤口修复。成纤维细胞可产生 ECM-降解蛋白酶如基质金属蛋白酶(matrix metalloproteinases,MMPs)和其抑制因子,即金属蛋白酶组织抑制因子(tissue inhibitors of metalloproteinases,TIMPs),进一步支持其在调节 ECM 代谢和稳态中的重要作用。

ECM 生成

成纤维细胞的一个主要功能是产生 ECM。肺部 ECM 为细胞增生和分化提供了必要的支架,也提供了肺通气必需的张力和弹力。肺部 ECM 由纤维蛋白、糖蛋白、蛋白多糖和多糖组成,每一种都有不同的生化和生物力学特性;包括胶原蛋白、弹力蛋白、纤连蛋白、蛋白聚糖(proteoglycans,PGs)、透明质酸(hyaluronan,HA)、层粘连蛋白、玻连蛋白和凝血酶敏感蛋白。Ⅰ型和Ⅲ型胶原蛋白是肺间质含量最高的胶原蛋白[比例为(3~6):1]。Ⅳ型骨胶原主要位于基底膜。据估计,一个成纤维细胞每天可以合成约 350 万个前胶原蛋白分子。根据组织类型和年龄不同,合成的前胶原蛋白 10%~90% 会在细胞内被溶酶体酶(如组织蛋白酶 B、D 和 L)降解。因此,推测通过调节前胶原

蛋白的降解速率成为一种重要的机制,不需要从头合成新蛋白,即可使机体快速分泌胶原蛋白以应对肺损伤。

蛋白水解酶的分泌和抑制因子

ECM 是持续重塑的动态结构。ECM 重塑受复杂机制的调控,包括来自肺内 ECM 周围环境内细胞分泌的刺激和抑制调节因子。成纤维细胞通过合成一系列蛋白水解酶和抑制因子,控制 ECM 组装和代谢。MMPs 要么由成纤维细胞以无活性酶原的形式分泌,要么锚定于细胞表面。蛋白剪切或蛋白酶原的构象变化会破坏其前结构域和催化域之间的相互作用,导致 MMPs 的活化。MMPs 的功能是降解大部分 ECM 蛋白。MMPs 对 ECM 大分子蛋白水解可释放未知细胞碎片和新抗原决定表位,促进血管生成和细胞迁移。MMPs 在其他蛋白翻译后调控中也扮演着关键作用,包括存储于 ECM 的潜在生长因子、膜受体和其他蛋白酶。因此,MMPs 通过调节细胞-基质相互作用和调节其他信号分子影响细胞行为。MMPs 本身又被内源性抑制因子 TIMPs 调节。TIMPs 通过非共价结合于 MMP 活性位点以阻断 MMP 活性。MMP 蛋白酶解和 TIMP 表达之间需要保持紧密平衡,以维持肺部内环境稳态。

固有免疫功能

成纤维细胞能够合成多种炎性细胞因子,最初认为这些细胞因子仅由炎症细胞产生。成纤维细胞源性细胞因子在放大和维持免疫应答中起重要作用。成纤维细胞可产生组分型和细胞因子诱导型 C-C 和 C-X-C 趋化因子,并将炎症细胞和免疫细胞募集于损伤部位。肺部成纤维细胞分泌的粒细胞巨噬细胞集落刺激因子可促进嗜酸性粒细胞存活,从而促进肺纤维化反应。成纤维细胞和 T 细胞之间的直接接触可促进 T 细胞产生黏附分子和细胞因子。成纤维细胞和肥大细胞之间的相互作用会促进机体重新合成嗜酸性粒细胞趋化因子。成纤维细胞和炎性细胞之间的相互作用具有双向性。Th2 细胞产生 IL-4,可识别成纤维细胞特异受体,调节成纤维细胞增生和生物合成能力。嗜酸性粒细胞释放分裂素,促进成纤维细胞增生和胶原蛋白合成。ECM 蛋白主要由成纤维细胞产生。由于 ECM 成分会影响炎症细胞和免疫细胞的多种功能和特性,提示成纤维细胞可通过对 ECM 的影响,在固有免疫应答中发挥进一步调节作用。

组织间隙液体压力和微血流动力学调节

成纤维细胞通过产生肌动蛋白衍生力,并经跨膜

整合素将力传送到 ECM,来调节组织间隙液体容量、压力和微血流动力学。成纤维细胞和基质之间的机械作用受可溶性因子的调节,如 PDGF 增加间质液体压力,TNF-α 降低间质液体压力。成纤维细胞表达的胞外-5'-核酸酶(CD73)和可溶性鸟苷酸环化酶共同影响血流动力学,提示成纤维细胞在微循环中的调节作用。

肌成纤维细胞:组织修复效应细胞

■ 历史背景

肌成纤维细胞最初在愈合伤口的肉芽组织中被鉴定为成纤维细胞,其具有肌细胞样强力收缩纤维。这些细胞出现在重塑增加的器官中,例如发育期、炎症状态、纤维化、肿瘤侵犯和转移。肌成纤维细胞含有丰富的细胞质肌动蛋白微丝(应力纤维)(图 28-2)。它们通过黏附和缝隙连接彼此相连,并通过黏着斑(focal adhesion,FA)复合物与 ECM 连接。可根据细胞骨架纤维中是否存在波形蛋白、结蛋白或 α-SMA 将肌成纤维细胞进一步分成不同亚型。这些蛋白的表达根据不同组织类型而变化,并受环境因子调节。或者,也可将肌成纤维细胞简单地分成两个亚群,原肌成纤维细胞和成熟肌成纤维细胞。原肌成纤维细胞部分分化为肌成纤维细胞,包含 α-SMA 阴性肌动蛋白应力纤维;而成熟肌成纤维细胞具有广泛的 α-SMA 阳性应力纤维网络和较大的 FAs(称为超成熟 FAs)。α-SMA 是应用最广泛的肌成纤维细胞标志物(图 28-2)。另外,研究还发现了一些其他肌成纤维细胞标志物和调节物(表 28-1)。然而,具有特异性和普适性的肌成纤维细胞标志物仍有待确定。

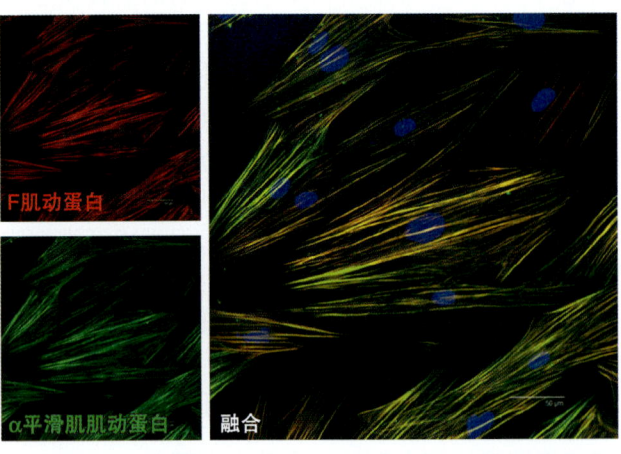

图 28-2 肌成纤维细胞特征是重新合成 α-SMA,并将其与丝状肌动蛋白应力纤维相连。扫描宽度:50μm。

表 28-1 肌成纤维细胞标志物

标记	重叠细胞
细胞骨架成分	
α-SMA	平滑肌细胞
结蛋白	肝星状细胞、心肌细胞
丝切蛋白	平滑肌细胞
GB42-抗原	平滑肌细胞
Paladin 4Ig	平滑肌细胞
原肌球蛋白-1	心肌细胞
细胞膜受体	
血管紧张素 Ⅱ 型 1 受体(AT1R)	心肌细胞、平滑肌细胞
整合素 $\alpha_{11}\beta_1$	骨骼肌细胞
THY-1	脂质成纤维细胞
内皮唾液酸蛋白	心肌细胞、平滑肌细胞、脂肪细胞
钙黏着蛋白-11	腱细胞、内皮细胞、间充质细胞
卷曲蛋白-2	平滑肌细胞
细胞外蛋白	
胶原蛋白 Ⅰ、Ⅲ、Ⅳ、Ⅴ、Ⅵ	各种细胞
生腱蛋白 C	平滑肌细胞
纤维连接蛋白 ED-A	平滑肌细胞
骨桥蛋白	成骨细胞、骨细胞、软骨细胞
骨膜蛋白	前成骨细胞、心肌细胞

■ 肌成纤维细胞来源

现在仍不清楚成肌纤维细胞的确切来源。研究表明,局部成纤维细胞、血管周细胞、BM 来源 MSCs、组织 MSCs 和上皮/内皮细胞(通过上皮/内皮-间充质转化)是肌成纤维细胞的潜在细胞来源。

肺内固有成纤维细胞——间充质干细胞

普遍认为成纤维细胞是肌成纤维细胞的来源。成纤维细胞从外周组织涌入损伤部位,对细胞外包括生化和物理在内刺激的指引做出反应,分化为肌成纤维细胞。这些刺激引起了基因表达内在改变和形成应力纤维,成为肌成纤维细胞分化的特征性反应。

驻留在组织中的 MSC 缺乏造血细胞和白细胞标志物,但可能表达 α-SMA。组织 MSC 被认为存在于包围毛囊的纤维鞘中,有形成上皮干细胞倾向。这些MSC参与乳头再生,并在受环境侵害时分化为肌成纤维细胞。有报道提出来源于皮下脂肪的MSCs引起瘢痕组织胶原蛋白聚集,肺损伤后可发现成肌纤维细胞起源于血管周围和支气管周围。成人肺中很可能存在组织MSCs,肺损伤它会被激活并分化为肌成纤维细胞。为支持这一观点,已有研究证明可从不同器官(包括肝脏、肾脏和肺)中分离到出生后MSCs。

周细胞

周细胞是血管外周的细胞,位于微血管内皮细胞外侧。这些细胞与成纤维细胞具有共同的发育起源,但与成纤维细胞不同的是,周细胞在解剖学上通过毛细血管基底膜内的细胞突起与内皮细胞相连,而成纤维细胞并不直接与内皮细胞接触。周细胞的正常功能包括通过表达收缩微纤维(肌动蛋白、肌球蛋白)和中间丝(结蛋白、波形蛋白)来调节血管张力和血流量。弥漫性硬皮病患者微血管周细胞分化为肌成纤维细胞,提示微血管损伤和皮肤纤维化有一定关联。近期研究利用遗传命运图谱,清晰地阐明了周细胞是急性肌肉、皮肤和肾脏损伤动物模型中肌成纤维细胞的主要来源。此外,肝内周细胞样细胞HSCs是小鼠酒精性和毒性肝硬化模型中肌成纤维细胞主要祖细胞来源。

骨髓间充质细胞

骨髓来源的间充质细胞是可自我更新的多能祖细胞,具有分化为不同细胞系能力,形成骨、软骨、脂肪、肌腱和肌肉等。与造血干细胞比较,MSCs抵御射线能力更强,主要存在于骨髓间充质中。骨髓来源的MSCs不表达造血标志物,可以用Lin-CD45-CD31-CD34-CD133-Sca-1+维生素A进行细胞分离。40多年前即有体外证据,首次提出了肌成纤维细胞起源于骨髓。将骨髓细胞置于培养皿中培养,可发现其中形成了由细长或多边形胞质和清晰细胞核组成的细胞集落。体内移植研究中,利用Y染色体或绿色荧光蛋白(green fluorescent protein,GFP)作为供体细胞标志物,可显示受伤皮肤、肺纤维化和间质纤维化中的(肌)成纤维细胞可能来源于骨髓。有证据表明,至少在某些情况下,单核细胞可能代表了主要的BM来源细胞群,这些细胞群在纤维化病变中有助于肌成纤维细胞生成。

循环纤维细胞表达造血干细胞(CD34)、白细胞(CD11b、CD13和CD45)和成纤维细胞产物(Ⅰ型、

Ⅲ型胶原蛋白和纤维连接蛋白)的标志物。由于这些细胞系缺乏特异标记,它们有别于单核巨噬细胞、树突状细胞和B细胞。循环成纤维细胞会迁移至受伤组织,在许多纤维化情况下可对其加以鉴定。研究已证实纤维细胞具有参与伤口修复和病理性瘢痕形成的潜能。然而,在伤口愈合和纤维化过程中,纤维细胞对肌成纤维细胞的直接作用仍存在争议。支持和反对纤维细胞向肌成纤维细胞分化的证据均存在。更倾向于循环纤维细胞可能通过产生促纤维化旁分泌介质作用于组织常驻细胞,而不是直接分化为成肌纤维细胞。

上皮-间充质转化

EMT是指完全分化的上皮细胞失去其上皮特征(如顶尖-基底极化、多边形细胞形状和紧密连接及黏着链接),获得间充质细胞特性的过程(如细长细胞形状、活动能力和收缩性增加)。EMT过程中,上皮细胞下调上皮细胞标记(如E-钙黏蛋白和ZO-1)表达,同时损伤上皮中出现间充质细胞标记(如FSP-1和α-SMA)表达上调。大量证据表明,体外培养的原代上皮细胞在可溶性生长因子(如TGF-β、EGF和HGF)或ECM组分(如胶原蛋白)刺激下会出现EMT。然而,各种肾脏、肺部和肝脏纤维化动物模型中新的上皮细胞系追踪研究成果,对体内纤维生成EMT概念提出了挑战。

■ 调节成纤维细胞活化和肌成纤维细胞分化的因素

与从正常器官分离出的成纤维细胞相比,从修复伤口或从分泌较高水平ECM组分的纤维化组织中分离的成纤维细胞具有更强的增生能力。这种活性增加称为"成纤维细胞活化"。活化的成纤维细胞表达α-SMA,称为"肌成纤维细胞"。成纤维细胞活化及分化为肌成纤维细胞受各种刺激因素的调节,包括生化因子、来自ECM的生物物理因素和表观遗传修饰。

生长因子和细胞因子介导的活化

成纤维细胞会被受损上皮细胞、浸润单个核细胞(如单核细胞和巨噬细胞)以及ECM释放的细胞因子(如TGF-β1、PDGF和FGF2)激活。TGF-β1是多潜能细胞因子,在纤维化形成发展中起关键作用。TGF-β1在ECM中以休眠形式独立存在(称为潜在TGF-β1)。损伤应答时,潜伏TGF-β1以空间和时间调节的方式被激活。活化的TGF-β1与膜受体(TGF-βRⅠ和TGFβRⅡ)结合,并通过 Smad 依赖通路和非 Smad 依赖途径促进纤维化基因表达。活化的 TGF-β1 也增加了提高细胞收缩力所需的应力纤维和 FAs 组装结合。另外,由 CD4[+]T 细胞产生的原型细胞因子(如 IL-13/IL-4 和 IL-17),对成纤维细胞有促进作用,在纤维化发展中扮演重要角色。

血管系统/凝血系统的组分

促凝蛋白酶(如Ⅹa因子和凝血酶等)通过高亲和力凝血酶受体、蛋白酶介导受体(proteinase-activated receptor,PAR)-1 引起的受体介导效应激活成纤维细胞。PAR-1 信号通过自分泌生成 PDGF 和 TGF,促进成纤维细胞增殖,并通过 αvβ5 依赖的 TGF-β 活化驱动成纤维细胞分化为肌成纤维细胞。凝血酶上调纤维蛋白溶解抑制因子、纤溶酶原激活抑制剂(plasminogen activator inhibitor,PAI)-1 表达,导致纤维蛋白基质增加。纤维蛋白基质抑制表面活性物质的功能,导致肺泡塌陷,并牵拉其他气腔(形成蜂窝)。溶血磷脂酸(lysophosphatidic acid,LPA)是一种血液凝固时的血小板衍生分子,通过 LPA 受体激活潜伏 TGF-β1,可促进成纤维细胞活化和肺纤维化。内皮素-1(endothelin-1,ET-1)是一种外源性凝血级联反应激活物,对成纤维细胞产生有效的促有丝分裂和促纤维化作用。已证明表达人源性 ET-1 基因的转基因小鼠,会发展为进行性肺纤维化。

活性氧

越来越多的证据表明,氧化应激和活性氧(ROS)产物的主要形式为超氧化物和过氧化氢,在肌成纤维细胞分化中扮演重要作用。NOX 家族的 NAD(P)H 氧化酶已被鉴定为成纤维细胞应答损伤时产生 ROS 的主要酶系统,被认为是肺纤维化中肌成纤维细胞分化和基质聚集的关键介质。Nox4 是肺部含量最高的 Nox 同分异构体,被认为是"组成型活性"酶,意味着 Nox4 酶活性主要在基因表达水平上调。TGF-β1 会增加肺成纤维细胞中 Nox4 表达和 ROS 产生,从而介导 TGF-β1 依赖性成肌纤维细胞分化。在心肌成纤维细胞、肾脏成纤维细胞和肾小球系膜细胞中也证实了类似的肌成纤维细胞分化机制。Nox4 还与 TGF-β1 诱导的肺成纤维细胞的细胞收缩力以及血管平滑肌细胞和内皮细胞的细胞骨架重构有关。总之,这些结果提示,Nox 衍生的 ROS 可调节成纤维细胞的形态、收缩力和分化。

机械应力

成纤维细胞对机械信号的反应,包括外部作用力、间质液体流动和通过内部生成力感测到的基质刚度。外力(如牵张力)可刺激多种成纤维细胞信号应答,包括激活丝裂原活化蛋白激酶(mitogen-activated protein,MAP)、Akt 和黏着斑激酶(focal adhesion kinase,FAK)。研究表明牵张力可增强 TGF-β 释放和信号转导,促进肌成纤维细胞显示表型。细胞产生的力与基质对细胞力的抵抗力之间持续相互作用会增强细胞与基质接触,并形成具有表征肌成纤维细胞分化的 α-SMA 阳性应力纤维。正常肺成纤维细胞生长在硬度等级类似于纤维化肺的聚丙烯酰胺凝胶上,会出现肌成纤维细胞分化。基质僵化效应可能通过 TGF-β 依赖的内源性和/或 TGF-β 依赖的外源性机械力转导对肌成纤维细胞分化产生影响(见"肌成纤维细胞机械传导"相关内容)。在缺乏外源性介质时,间质液流动可诱导成纤维细胞增生、胶原蛋白排列和成纤维细胞-肌纤维细胞分化。$\alpha_1\beta_1$ 整合素在组织间质液流动特异性应答中扮演重要角色。总而言之,这些结果提示成纤维细胞具有机械敏感性,可在机械刺激下参与基质产生、收缩和分化。

表观遗传调节

研究发现肌成纤维细胞基因表达谱的特殊标记在传代过程中有"记忆",提示表观遗传修饰可能参与了肌成纤维细胞分化调控。肌成纤维细胞表型的表观遗传调节涉及 DNA 甲基化、组蛋白修饰和序列特异性微小 RNAs(miRNAs)。CpG 岛 DNA 甲基化与肺部细胞表达肌成纤维细胞标志物 α-SMA 有关。不表达 α-SMA 的Ⅱ型肺泡上皮细胞,在编码 α-SMA 蛋白 ACTA2 基因调控区的 3 个 CpG 岛上呈现出高水平甲基化,而肺(肌)成纤维细胞在这些位点 DNA 甲基化处于明显低水平状态。抑制 DNA 甲基转移酶(DNA methyltransferase,DNMT)可诱导 α-SMA 表达,而 DNMT 过表达则抑制肺成纤维细胞 α-SMA 表达。抑制 DNA 甲基化会激活 PPAPγ 和 NF-κB,即抑制 ACTA2 基因表达的转录因子,提示 DNA 甲基化修饰也可能通过使 PPARγ 和 NF-κB 失活而间接调节 α-SMA 表达。已证明组蛋白乙酰化可以调节肌成纤维细胞分化。研究表明,组蛋白去乙酰化酶(histone deacetylase,HDAC)4 是 TGF-β1 诱导皮肤成纤维细胞-肌成纤维细胞分化的重要表观遗传调节因子。HDAC8 结合 α-SMA,可能调节肌动蛋白细胞骨架衍生细胞收缩力。

miRNAs 是针对多种 mRNAs 为目标的单链 RNA 分子,可诱导多个转录产物沉默。研究表明,miR-21 通过靶向一种 TGF-β1 信号传导主要抑制剂 Smad7,介导 TGF-β1 诱导肺肌成纤维细胞分化。相反,通过

TGF-β 下调 miRNA let-7d 表达,可导致多种上皮细胞系间充质基因表达增加(如 ACTA2),也即出现 EMT。miR-132 抑制 MeCP2 和 PPAPγ 表达,导致肺成纤维细胞中 α-SMA 表达增加。

其他因子

Wnt 配体诱导成纤维细胞活化和胶原蛋白合成。β-连环蛋白是 Wnt 信号转录因子和下游信号转导子,已发现其在 IPF 肺成纤维细胞灶的细胞核中蓄积。选择性抑制 β-连环蛋白介导转录,可减轻博来霉素诱导小鼠模型肺纤维化。这些研究提示 Wnt/β-连环蛋白信号通路在成纤维细胞活化和肺纤维化中的关键作用。整合素与原肌成纤维细胞分化为成熟型肌成纤维细胞有关。整合素 α5β1 与肌成纤维细胞分化过程中 α-SMA 表达有关。成熟肌成纤维细胞的 FA 中存在大量 α5β1 簇。此外,有报道称,环境刺激包括缺氧和高血糖以及成纤维细胞与白细胞之间直接接触,也与成纤维细胞活化有关。

■ 成肌纤维细胞的机械特性

成肌纤维细胞的收缩力

获得类似平滑肌细胞收缩力是肌成纤维细胞的典型特征。肌成纤维细胞通过腺苷三磷酸(adenosine triphosphate,ATP)驱动的肌动蛋白-肌球蛋白丝滑动产生细胞内收缩力。与平滑肌细胞 Ca²⁺-调节的快速可逆性收缩相比,肌成纤维细胞收缩力相对缓慢、持续且不可逆。肌成纤维细胞收缩性主要受 Rho 家族性小 GTP 酶(Rho、Rac 和 Cdc42)和下游靶点调节,主要是肌球蛋白轻链激酶(myosin light-chain kinase,MLCK)和肌球蛋白轻链磷酸酶(myosin light-chain phosphatase,MLSP)。α-SMA 表达及 α-SMA 与应力纤维结合,有助于肌成纤维细胞产生收缩力。然而,α-SMA 调节肌成纤维细胞收缩力形成的机制尚不清楚。肌成纤维细胞的收缩性通过限制和关闭伤口暴露表面,促进伤口正常愈合。当成功完成正常修复过程时,伤口处成肌纤维细胞就会消失。肌成纤维细胞持续存在与伤口修复异常有关,会导致组织纤维化/瘢痕形成。越来越多的证据表明,肌成纤维细胞收缩力可能提供了一种维持纤维化的前馈机制(也就是机械传导;详见"成肌纤维细胞的机械传导"相关内容)。可通过作用于 Rho/Rho 激酶(Rho/Rho kinase,ROCK)/肌动蛋白细胞骨架信号通路,抑制肌成纤维细胞收缩,选择性激活肌成纤维细胞线粒体依赖性的内源性凋亡途径,缓解博来霉素诱导的小鼠肺纤维化。

感知性基质硬化

健康器官内 ECM 在生理情况下具有明确的机械性能。在诸如纤维化和肿瘤等病理状态下,产生基质硬化改变,会对细胞形态、增生、迁移和基因表达产生重大影响。正常肺和纤维化肺基质的机械特征表明,IPF 患者和实验性肺纤维化模型中肺基质硬度都有增加。尽管确切的机制还不太清楚,但有理由相信蛋白交联酶如赖氨酰氧化酶(LOXL2)和组织谷氨酸转移酶(TG2)和/或基质降解酶如 MMPs 可调节 ECM 硬度。成纤维细胞通过细胞-基质黏附感知基质硬度的变化。位于 FAs 的跨膜整合素通过提供细胞内肌动蛋白细胞骨架和 ECM 生理连接,作为细胞膜上的直接机械感受器。整合素的胞质结构域与 FA 位点的信号分子相互作用(如 FAK 和 c-Src)。这样,整合素也可通过调节 FA 信号间接作用于机械感受器,调节细胞功能和行为。感受基质硬度在很大限度上依赖于细胞收缩力和肌动蛋白细胞骨架的完整性。成纤维细胞收缩力产生的细胞骨架张力,可用于传递来自 ECM 的机械信息。干扰肌动蛋白细胞骨架介导的收缩性,可阻断基质硬化诱导的肌成纤维细胞分化。

肌成纤维细胞的机械传导

机械传导是细胞感知机械刺激,将机械信号转化为生物化学信号的过程。近期研究提示,肌成纤维细胞的机械传导具有延长细胞存活、抗凋亡的作用,可能为纤维化进展(如 IPF)提供了前反馈机制。有报道表明,肺肌成纤维细胞收缩促进了细胞外间隔潜在 TGF-β 活化,这是迄今为止最有效的促纤维化细胞因子(图 28-3)。在这个过程中,肌成纤维细胞中的肌动肌球蛋白装置产生收缩力,并将力跨细胞膜传导到 ECM。力学传导导致 ECM 结合休眠 TGF-β1 复合体构象改变,导致休眠状复合物释放/暴露活性 TGF-β1。这些发现提示了一种外源性机械传导通路,即源自细胞内应力纤维的机械力传导至 ECM,转化为能够调节纤维化过程的 TGF-β1 纤维生成信号。

与 TGF-β 介导的外源性机械传导途径相反,一种内源性机械传导途径显示成肌纤维细胞收缩信号经转录因子共激活巨核细胞白血病蛋白(megakaryocytic leukemia protein,MKL)1(也称 MAL/MRTF-A)转化为核信号(图 28-3)。MKL 是一种血清反应因子(serum response factor,SRF)共激活物,组成性结合到胞质的单体显性 G-肌动蛋白。基质硬化过程中,正常肺成纤维细胞会经历广泛的肌动蛋白细胞骨架重塑,并产生

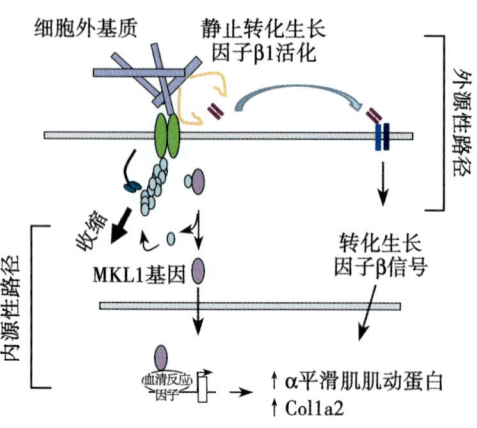

图28-3 收缩力通过内源性和外源性机械传导途径，促进肌成纤维细胞分化。在内源性机械传导途径中，来自硬化/纤维化 ECM 的机械刺激促进 G-肌动蛋白聚合成为 F-肌动蛋白。这导致 MKL1 释放及其核移位。MKL1 与血清应答因子（serum response factor, SRF）结合，形成反式激活复合物，激活肌成纤维细胞分化特殊纤维基因表达。在外源性机械传导途径中，肌动蛋白肌球蛋白生成的收缩力牵拉硬化/纤维化 ECM。这导致休眠 TGF-β1 复合体构象改变，继之从休眠分子中释放出活化 TGF-β1。活化 TGF-β1 随后与细胞膜上受体结合，启动 TGF-β1 信号传导，促进纤维化基因表达。

收缩力。这使肌动蛋白细胞骨架动力发生变化，有利于 G-肌动蛋白多聚化形成 F-肌动蛋白。G-肌动蛋白多聚化形成 F-肌动蛋白后，引起 G-肌动蛋白释放 MKL1。释放的 MKL1 进入细胞核，结合 SRF 并靶向 ACTA2 基因和 col1a2 基因启动子区域的 CArG 序列，导致基因活化。TGF-β 中和抗体并不能阻断 MLK1 介导的 α-SMA 表达，提示 MKL1 介导内源性机械传导独立于 TGF-β 依赖的外源性机械传导。除感应机械刺激外，整合素对于机械传导也十分重要，它可以进行双向传导，将外力转化为细胞内应答（外向内信号转导）和将内力（例如，应力纤维衍生收缩力）转换为细胞外和/或 FA 信号（内向外信号转导）。除整合素外，牵张激活性离子通道，受体酪氨酸激酶（receptor tyrosine kinases, RTKs）、CD44 和多配体聚糖-4 也是潜在的机械传导介质。然而，机械应力也能通过非机械传导机制调节成纤维细胞基因表达。研究表明，在培养的成纤维细胞中，周期性应变可在 1h 内增加腱糖蛋白 C 的 mRNA 水平，并且这种诱导不需要合成新的蛋白质。

组织稳态和损伤修复中的肌成纤维细胞

肌成纤维细胞在调节邻近上皮细胞分化和稳态中具有重要作用。这种间充质-上皮相互作用对于形态发生和器官发生至关重要。肌成纤维细胞通过分泌可溶性生长因子和产生基底膜分子调节上皮细胞。

肌成纤维细胞在正常和异常伤口修复中都起到重要作用。前文提到，肌成纤维细胞收缩性有助于伤口愈合。在愈合期，肌成纤维细胞产生 MMPs 和 TIMPs，将局部微环境从有利于 ECM 沉积的平衡，改变为基质降解。成纤维细胞间的缝隙连接使得循环离子运动产生的电信号可以经合胞体和细胞所在器官内传递。即使最初的损伤已经好转，但肌成纤维细胞仍能够在纤维化/过度增生瘢痕中维持活性状态。处于这种持续激活状态下的成肌纤维细胞会继续分泌 ECM 成分、生长因子和细胞因子。这导致自我维持自分泌环路，进一步刺激肌成纤维细胞分化，不利于组织损伤正常恢复。除纤维化/过度增生瘢痕外，肌成纤维细胞相关疾病还包括炎性假瘤、肿瘤转移和肌成纤维细胞自身肿瘤转化。

■ 肌成纤维细胞的命运

肌成纤维细胞的命运是决定正常修复和纤维化的关键因素。在正常伤口修复过程中，伤口闭合后肌成纤维细胞逐渐消失。持续性肌成纤维细胞分化与病理性伤口愈合和纤维化有关。了解活化成纤维细胞的生理清除机制，对于制定持续性/进行性纤维化如 IPF 治疗策略尤其重要。

凋亡

凋亡被认为是从修复伤口清除成肌纤维细胞，并逆转纤维化的一种可能。一项早期研究已观察到肌成纤维细胞在血管化皮瓣移植的肉芽组织中发生凋亡。生长因子减少和 MMP 表达增加似乎与肌成纤维细胞死亡有关。此外，使用 RGD 肽类或可溶性纤维连接蛋白干扰细胞-基质相互作用，可促进肌成纤维细胞失巢凋亡，这是一种由细胞与基质相互作用不足或不当诱导的细胞凋亡。在可逆性肝纤维化恢复期，HSC 衍生成肌成纤维细胞会在 HSCs 总数减少的同时发生凋亡。肝脏肌成纤维细胞凋亡似乎是由 Fas 配体（APO-1/CD95)-介导外源途径引发的。ROCK 药物抑制剂抑制肌动蛋白聚合，下调 IPF 肺成纤维细胞中抗凋亡蛋白 Bcl-2 组成表达；这导致线粒体释放细胞色素 c，触发线粒体依赖的内源性凋亡途径。而且，法索地尔诱导的肌成纤维细胞凋亡，可改善博来霉素诱导的小鼠肺纤维化。这项研究表明，针对肌成纤维细胞的机械感受信号干预，可以为治疗纤维化疾病提供有效的方案（图28-4）。

去分化

近期一项研究表明，在四氯化碳诱导的小鼠肝纤

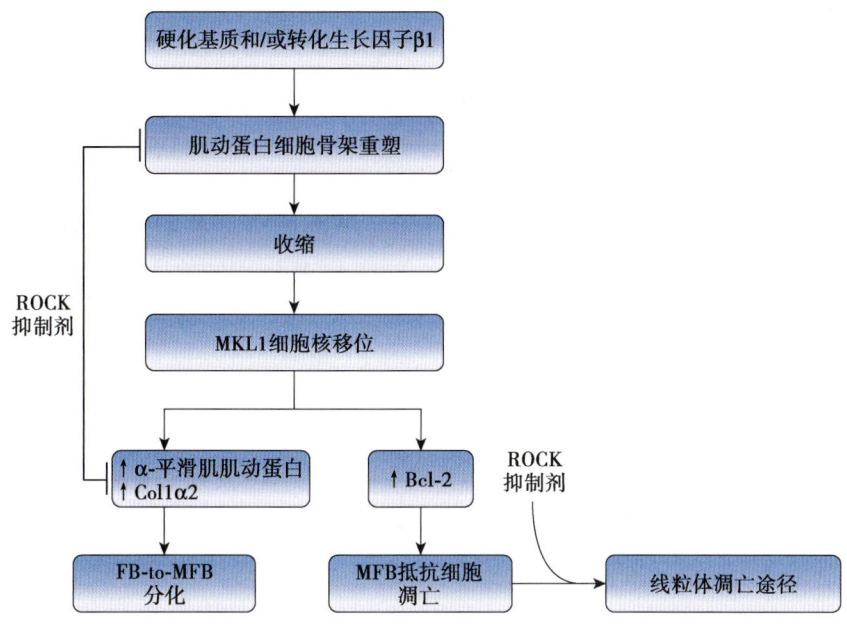

图28-4 肌成纤维细胞机械感受信号通路作为抗纤维化治疗靶点。对细胞外生物力学和生物生化刺激做出反应,例如基质硬化和活化 TGF-β1,肌动蛋白细胞骨架重塑和肌动肌球蛋白收缩系统活化的肺纤维化,导致 MKL1 从胞质移位至细胞核,然后活化促进肌成纤维细胞分化的纤维生成基因。抑制 ROCK 可以阻断肌动细胞骨架重塑,阻止成纤维细胞获得收缩能力和出现 MKL1 细胞核移位,阻止成纤维细胞分化为肌成纤维细胞。抑制 ROCK 活性干扰了肌动蛋白细胞骨架,从而影响肌成纤维细胞收缩。这会使肌成纤维细胞结构性活化的 MKL1 信号通路失活,导致抗凋亡蛋白 Bcl-2 下调,激活内源性凋亡路径。

维化模型中,HSC 衍生成肌成纤维细胞在去除纤维化刺激后会退化至休眠状态。这一发现表明,将肌成纤维细胞逆转为静态形式,可能是清除这些细胞的第二种可能。然而,如果这些休眠 HSCs 在随后刺激中会被更迅速活化(与自然状态 HSCs 相比),并导致更严重的肝脏纤维化,提示肌成纤维细胞退化可能是消除纤维化的中间步骤。尽管逆向转化为无活性前体细胞可以限制肌成纤维细胞活性,但这似乎并不能完全排除再活化的潜能。

衰老

细胞衰老与细胞失去复制基因组能力,以及在 G1/G0 细胞周期进入生长持续停滞有关。尽管衰老的成纤维细胞对有丝分裂原无应答,但其仍然具有代谢活性,可以对抗凋亡。细胞衰老通常是由于端粒缩短和随后 p53 和 p21 活化和/或 pRB 失活和 p16 活化。衰老也能被其他细胞损伤激发,包括氧化应激、DNA 损伤、原癌基因激活。通过限制具有纤维生成的成纤维细胞增殖能力和/或调节细胞微环境,肌成纤维细胞衰老也认为是一种抗纤维增生机制。然而,这种基础研究证据与临床所见的纤维化疾病风险随着年龄增长增加并不符合。这充分说明了细胞衰老在组织损伤修复过程中的复杂性,支持衰老细胞的可塑性和其命运可能随衰老而改变,并最终决定了组织修复反应的结局。

肺部发育和疾病中的肌成纤维细胞

■ 肺泡发育

肺部发育是一个涉及中胚层间质和内胚层上皮之间相互作用的复杂过程。肺泡肌成纤维细胞存在于在肺泡发育时期,但不存在于成人肺部。肌成纤维细胞在肺部发育假腺期包围远端的肺上皮小管和管芽。肺泡肌成纤维细胞缺乏会使随后的间隔形成缺失和肺泡发育障碍。尽管肺泡肌成纤维细胞在肺泡间隔形态发生中发挥至关重要的作用,但在肺泡生成过程中涉及肺泡肌成纤维细胞存活和清除过程的具体机制仍不清楚,需要进一步研究。

■ 肺纤维化

肺纤维化的特征是 ECM 蛋白在肺实质中过度合成和沉积,导致气体交换障碍。IPF 是最常见的致死性弥漫性纤维化性肺部疾病,死亡率超过很多肿瘤。当前并没有 FDA 批准的有效药物治疗。IPF 的发病机制尚不清楚。当前观点认为肺泡上皮细胞反复损伤和持续肌成纤维细胞活化是 IPF 进展的主要原因。无论起源如何,从 IPF 肺中分离的肌成纤维细胞与正常肺细胞相比,都具有更好的迁移活性、ECM 沉积能力和存活/抗凋亡能力。异常肌成纤维细胞存活与否是决定纤维化进展或消退的关键因素。已发现 IPF 肌成纤维细胞存活受多种抗凋亡信号调控,这包括对生长因子和纤维化细胞因子应答增加;环氧化酶-2 表达受损和前列腺素 E2 产生相应减少;小窝蛋白 1(caveolin 1,CAV1)和 PTEN 表达减少;抗凋亡蛋白以及细胞外微环境信号表达增加。自纤维化肺分离的肌成纤维细胞可诱导上皮细胞的细胞毒反应。肺上皮细胞和肌成纤维细胞共培养会导致上皮细胞出现 FAS-Fas 配体依赖和非依赖性机制凋亡。上皮细胞凋亡可进一步导致肺损伤,加重肺纤维化。肌成纤维细胞会产生作用于上皮细胞的细胞因子和生长因子,导致肺泡基底膜损伤,防止再上皮化。肌成纤维细胞产生化学趋化因子促进免疫细胞和纤维细胞募集,主动参与纤维化进程。

■ 哮喘

哮喘患者气道重塑引起气道结构改变,导致持续气流受限。平滑肌细胞、成纤维细胞和成纤维细胞都影响气道重塑的病理过程。哮喘患者损伤的易感性和异常损伤修复过程,导致成纤维细胞活化和肌成纤维细胞分化,引起上皮下纤维化。抗白三烯治疗能减少气道重塑,部分是由于减少哮喘气道中的肌成纤维细胞。病毒感染是哮喘急性发作的主要诱发因素。哮喘患者病毒感染的易感性不限于上皮细胞。鼻病毒可在上皮下细胞包括成纤维细胞中检出,可能是由于上皮细胞受损和炎症。自哮喘患者分离的成纤维细胞可增强鼻病毒复制能力,继之产生 IL-6、IL-8,导致强烈的促炎症反应。TGF-β 可促进哮喘患者成纤维细胞中鼻病毒复制。

■ 肺气肿

肺气肿以肺泡进行性破坏为特征。绝大部分肺气肿病例与吸烟导致的慢性肺损伤有关。慢性烟草暴露可诱导炎症反应、蛋白酶/抗蛋白酶失衡、氧化应激以及细支气管和肺泡上皮和内皮细胞死亡。吸烟会降低肺成纤维细胞增生和迁移,诱导成纤维细胞凋亡。除细胞毒反应外,吸烟也可以抑制胎儿肺内成纤维细胞弹性蛋白的合成和交联。肺气肿患者肺内成纤维细胞和肺泡上皮细胞的相互作用显著下降,提示成纤维细胞修复和再生能力受损。肺气肿成纤维细胞呈现出肌成纤维细胞分化的特点,且具有细胞形态增大、细胞周期停滞等衰老细胞的特征。

■ 非小细胞肺癌

肿瘤相关成纤维细胞(carcinoma-associated fibroblasts,CAFs)是反应性肿瘤基质的主要组成部分。CAFs 表达 α-SMA 和高水平胶原蛋白及 ED-A FN,说明这些细胞具有肌成纤维细胞的特点。CAFs 是肿瘤周围 ECM 沉积的原因,这认为是肿瘤生长的防御机制。在确诊的肿瘤组织中,CAFs 合成细胞因子/生长因子(如 TGF-β1)和 ECM 降解蛋白酶(如 MMPs)、促进血管生成、炎性细胞募集、肿瘤细胞增生、侵袭和转移。业已发现非小细胞肺癌(NSCLC)中 CAF 相关的预后因子。已发现腺癌患者 CAFs 中碳酸酐酶Ⅸ表达,是比其在肿瘤细胞中表达更好的预后预测因子。CAFs 中淋巴管、内皮细胞标志物平足蛋白的表达,与 NSCLC 患者生存期缩短相关。鳞癌患者 CAFs 中 MMP-2 表达被认为是重要的不良预后因子。肿瘤细胞表达 PDGF-B、PDGF-C 和 PDGFR-α 与阴性预后相关,但 CAFs 表达 PDGF-A、PDGF-B、PDGF-D 和 PDGFR-α 是提示预后良好的指标。此外,还发现基质表达 PDGF-B、PDGF-D 和 PDGFR-α 与淋巴结转移较少有关。既往研究评估了 TGF-β 和 FGF 在 NSCLC 中临床预后的价值,由于结果不一致,尚不能明确 TGF-β 和 FGF2 对 NSCLC 预后的作用。

针对肌成纤维细胞和基质重塑治疗肺疾病

损伤引起组织重塑是包括 IPF 在内的许多肺部疾病常见的病理特征。成纤维细胞功能和基质代谢失调对 IPF 肺部损伤修复十分关键。现在尚无针对 IPF 肌成纤维细胞相关病理过程的特异性治疗。

吡非尼酮可抑制小鼠成纤维细胞增生和胶原蛋白合成,能够减轻博来霉素诱导的肺纤维化。最近刚刚完成两个关于吡非尼酮治疗 IPF 患者的随机双盲对照研究(CAPACITY)。一个研究结果显示,与安慰剂组相比,吡非尼酮组 IPF 患者所有时间点 FVC 下降均显著减少。另一项临床试验显示,48 周时可观察到吡非尼酮对 IPF 患者 FVC 预计值变化有显著效应。然而,72 周时组间差异并不显著。这些数据说明吡非尼酮具有良好的获益风险比,是 IPF 潜在的治疗方式。

PDGF 是有效的成纤维细胞有丝分裂原和化学趋化因子,可在体外诱导成纤维细胞产生前胶原蛋白。已证明甲磺酸伊马替尼可预防博来霉素诱导的小鼠肺纤维化,它是一种酪氨酸激酶抑制剂,靶点为 PDGF 受体。然而,随机对照试验显示伊马替尼不能改善轻度和中度 IPF 的生存率和肺功能。

迄今为止,TGF-β1 是成纤维细胞产生 ECM 最有效的诱导物,促进成纤维细胞向肌成纤维细胞分化。目前已开发几种阻断 TGF-β 的治疗药物,包括抗体、可溶性受体、细胞内信号通路抑制剂和靶向细胞表面 TGF-β 受体(TGF-βR I/II)的药物。已经开始在 IPF 患者中开展 TGF-β 中和抗体(Genzyme)的 I 期临床试验。研究显示口服活性 TGF-βR I 激酶抑制剂可减轻博来霉素诱导的小鼠肺纤维化。由于 TGF-β 在调节免疫反应和肿瘤抑制中具有重要的稳态维持功能,直接给予阻断 TGF-β 的治疗策略有可能会发生难以预料的不良反应。另外,选择靶向休眠 TGF-β 活化更有利于抗纤维化治疗。整合素是激活体内休眠 TGF-β 的重要介质。$\alpha_v\beta_6$ 整合素具有调节上皮细胞休眠 TGF-β1 活性的重要作用。小鼠模型研究发现,抑制 αvβ6 整合素可阻断博来霉素和射线诱导的肺纤维化,这种整合素在人类纤维化疾病也会出现调节异常。Stromedix 是 αvβ6 整合素人源化单克隆抗体,目前正在 IPF 患者中进行 II 期临床试验。$\alpha_v\beta_6$ 整合素调节肺(肌)成纤维细胞中机械张力诱导的休眠 TGF-β1 激活。这种整合素与 α-SMA 在成肌纤维细胞内共表达,但并不在 IPF 成纤维细胞病灶过度增生的上皮细胞中表达。GPI 连锁 Thy-1,可能通过干扰休眠 TGF-β1 与 αvβ6 整合素结合,阻断机械张力诱导激活休眠 TGF-β1。

抑制过度 ECM 生成、沉积和稳定,增加基质降解已成为药物治疗的重要靶点。包括 CTGF、PDGF、ET-1 和 IGF 在内的多种细胞因子可诱导成纤维细胞、肌成纤维细胞活化和调节基质生成。抑制这些细胞因子可以在体内多种纤维化模型中抑制肺纤维化。尽管尚不清楚 MMPs 在肺纤维化发病机制中的确切作用,MMPs 包括 MMP-1、3、7 等均与肺纤维化的发病机制有关。基质交联酶参与调节 ECM 的稳定性。交联使基质具有更强的抗降解能力,可能促进纤维化进展。TG2 诱导胶原蛋白和纤维连接蛋白交联,使基质更稳定。肺纤维化的人类和小鼠肺部 TG2 水平上升。抑制细胞外 TG2 交联功能,会抑制肺内 ECM 生成和交联。已开发出对 TG2 不可逆性抑制剂,并有多种商业来源。另一种基质交联蛋白 LOXL2,可催化胶原蛋白和弹力纤维交联过程的第一步。LOXL2 与胶原蛋白纤维交联,使其对稳态转化具有更高的抵抗性。LOXL2 由 TGF-β 诱导,会上调 IPF。LOXL2 单克隆抗体(AB0023)可显著改善博来霉素诱导的小鼠肺纤维化,可用于预防或者治疗。目前正在用 LOXL2 抑制剂 GS-6624 进行 II 期临床试验,主要针对原发性硬化性

胆管炎、非酒精性脂肪型肝炎、丙肝和/或 HIV 继发的肝硬化患者。

结论和展望

过去几十年里,我们对成纤维细胞生理和病理的理解取得了很大进展。成纤维细胞和肌成纤维细胞在人类健康和疾病中的重要作用受到日益关注。尽管如此,许多基本问题尚无清晰解答,而且肌成纤维细胞的来源仍有待阐明。目前尚不清楚不同来源的肌成纤维细胞在损伤修复过程中是否会表现出不同的特性和功能。如果能鉴定出成纤维细胞的特殊标记,会使我们能特异性分离成纤维细胞,并能在体内和体外更精确地探讨其特征。此外,建立特殊标记可以使我们针对这种细胞进行动物遗传学研究。细胞因子、ECM 和机械力在调节成纤维细胞和肌成纤维细胞结构和功能中的独立和相互作用,仍需要更精确的阐述。

鉴定肌成纤维细胞是纤维化疾病(如 IPF)的关键细胞和潜在治疗靶点,针对这些细胞的治疗策略可能取得很大进展。针对肌成纤维细胞和 ECM 靶向治疗的意向方法,包括通过诱导肌成纤维细胞凋亡或将其转化为非纤维源性细胞表型,以终止其持续存在状态,通过控制蛋白交联酶(如 LOXL2 和 TG2)干扰胶原蛋白交联和 ECM 硬化,利用 miRNAs 作为潜在治疗靶点。我们相信这些新的治疗策略终究会为肺纤维化患者带来更有效的治疗。

闫　涵　译
高占成　审校

参考文献

[1] HEKTOEN L. The fate of the giant cells in healing tuberculous tissue, as observed in a case of healing tuberculous meningitis. J Exp Med, 1898, 3:21-52.

[2] TARIN D, CROFT CB. Ultrastructural features of wound healing in mouse skin. J Anat, 1969, 105:189-190.

[3] KALLURI R, ZEISBERG M. Fibroblasts in cancer. Nat Rev Cancer, 2006, 6:392-401.

[4] IRWIN CR, PICARDO M, ELLIS I, et al. Inter- and intrasite heterogeneity in the expression of fetal-like phenotypic characteristics by gingival fibroblasts: potential significance for wound healing. J Cell Sci, 1994, 107(Pt 5):1333-1346.

[5] CHANG HY, CHI JT, DUDOIT S, et al. Diversity, topographic differentiation, and positional memory in human fibroblasts. Proc Natl Acad Sci U S A, 2002, 99:12877-12882.

[6] JELASKA A, STREHLOW D, KORN JH. Fibroblast heterogeneity in physiological conditions and fibrotic disease. Springer Semin Immunopathol, 1999, 21:385-395.

[7] PHAN SH. Fibroblast phenotypes in pulmonary fibrosis. Am J

Respir Cell Mol Biol, 2003, 29:S87–S92.

[8] PHIPPS RP, BORRELLO MA, BLIEDEN TM. Fibroblast hetero-geneity in the periodontium and other tissues. J Periodontal Res, 1997, 32: 159–165.

[9] HAGOOD JS, PRABHAKARAN P, KUMBLA P, et al. Loss of fibroblast Thy-1 expression correlates with lung fibrogenesis. Am J Pathol, 2005, 167:365–379.

[10] PARSONAGE G, FILER AD, HAWORTH O, et al. A stromal address code defined by fibroblasts. Trends Immunol, 2005, 26:150–156.

[11] SIMIAN M, HIRAI Y, NAVRE M, et al. The interplay of matrix metalloproteinases, morphogens and growth factors is necessary for branching of mammary epithelial cells. Development, 2001, 128:3117–3131.

[12] AYAD S, BOOT-HANDFORD R, HUMPHRIES M, et al. The extra-cellular matrix factsbook. 2nd ed. San Diego: Academic Press, 1998.

[13] MCANULTY RJ, CAMPA JS, CAMBREY AD, et al. The effect of transforming growth factor beta on rates of procollagen synthesis and degradation in vitro. Biochim Biophys Acta, 1991, 1091:231–235.

[14] BARNES PJ, DRAZEN JM, RENNARD SI, et al. Asthma and COPD: basic mechanisms and clinical management. Amsterdam, Boston: Academic Press, 2002.

[15] MURPHY G, STANTON H, COWELL S, et al. Mechanisms for pro matrix metalloproteinase activation. APMIS, 1999, 107:38–44.

[16] XU J, RODRIGUEZ D, PETITCLERC E, et al. Proteolytic exposure of a cryptic site within collagen type IV is required for angiogenesis and tumor growth in vivo. J Cell Biol, 2001, 154:1069–1079.

[17] SCHOR SL, ELLIS IR, JONES SJ, et al. Migration-stimulating factor: a genetically truncated oncofetal fibronectin isoform expressed by carcinoma and tumorassociated stromal cells. Cancer Res, 2003, 63:8827–8836.

[18] STERNLICHT MD, WERB Z. How matrix metalloproteinases reg-ulate cell behavior. Annu Rev Cell Dev Biol, 2001, 17:463–516.

[19] LÖFFEK S, SCHILLING O, FRANZKE CW. Series "matrix metal-loproteinases in lung health and disease": Biological role of matrix metalloproteinases: a critical balance. Eur Respir J, 2011, 38: 191–208.

[20] JORDANA M, SÄRNSTRAND B, SIME PJ, et al. Immune-inflammatory functions of fibroblasts. Eur Respir J, 1994, 7: 2212–2222.

[21] LUKACS NW, KUNKEL SL, ALLEN R, et al. Stimulus and cell-spe-cific expression of C-X-C and C-C chemokines by pulmonary stro-mal cell populations. Am J Physiol, 1995, 268:L856–L861.

[22] HÄLLGREN R, BJERMER L, LUNDGREN R, et al. The eosinophil component of the alveolitis in idiopathic pulmonary fibrosis. Signs of eosinophil activation in the lung are related to impaired lung func-tion. Am Rev Respir Dis, 1989, 139:373–377.

[23] VANCHERI C, GAULDIE J, BIENENSTOCK J, et al. Human lung fibroblast-derived granulocyte-macrophage colony stimulating factor (GM-CSF) mediates eosinophil survival in vitro. Am J Respir Cell Mol Biol, 1989, 1:289–295.

[24] BOMBARA MP, WEBB DL, CONRAD P, et al. Cell contact between T cells and synovial fibroblasts causes induction of adhesion mole-cules and cytokines. J Leukoc Biol, 1993, 54:399–406.

[25] JOSE PJ, GRIFFITHS-JOHNSON DA, COLLINS PD, et al. Eotaxin: a potent eosinophil chemoattractant cytokine detected in a guinea pig model of allergic airways inflammation. J Exp Med, 1994, 179: 881–887.

[26] SEMPOWSKI GD, BECKMANN MP, DERDAK S, et al. Subsets of murine lung fibroblasts express membranebound and soluble IL-4 receptors. Role of IL-4 in enhancing fibroblast proliferation and col-lagen synthesis. J Immunol, 1994, 152:3606–3614.

[27] SHOCK A, RABE KF, DENT G, et al. Eosinophils adhere to and stimulate replication of lung fibroblasts 'in vitro'. ClinExp Immunol, 1991, 86:185–190.

[28] BIRKLAND TP, CHEAVENS MD, PINCUS SH. Human eosinophils stimulate DNA synthesis and matrix production in dermal fibro-blasts. Arch Dermatol Res, 1994, 286:312–318.

[29] ADAIR-KIRK TL, SENIOR RM. Fragments of extracellular matrix as mediators of inflammation. Int J Biochem Cell Biol, 2008, 40:1101–1110.

[30] BOLLYKY PL, FALK BA, WU RP, et al. Intact extracellular matrix and the maintenance of immune tolerance: high molecular weight hyaluronan promotes persistence of induced CD4+CD25+ regulatory T cells. J Leukoc Biol, 2009, 86:567–572.

[31] WIIG H, RUBIN K, REED RK. New and active role of the intersti-tium in control of interstitial fluid pressure: potential therapeutic consequences. Acta Anaesthesiol Scand, 2003, 47: 111–121.

[32] HEUCHEL R, BERG A, TALLQUIST M, et al. Plateletderived growth factor beta receptor regulates interstitial fluid homeostasis through phosphatidylinositol-3' kinase signaling. Proc Natl Acad Sci U S A, 1999, 96:11410–11415.

[33] KRISTENSEN CA, NOZUE M, BOUCHER Y, et al. Reduction of interstitial fluid pressure after TNF-alpha treatment of three human melanoma xenografts. Br J Cancer, 1996, 74:533–536.

[34] KAISSLING B, LE HIR M. The renal cortical interstitium: morpho-logical and functional aspects. Histochem Cell Biol, 2008, 130:247–262.

[35] MAJNO G, GABBIANI G, HIRSCHEL BJ, et al. Contraction of gran-ulation tissue in vitro: similarity to smooth muscle. Science, 1971, 173:548–550.

[36] GABBIANI G. The biology of the myofibroblast. Kidney Int, 1992, 41:530–532.

[37] EYDEN BP. Brief review of the fibronexus and its significance for myofibroblastic differentiation and tumor diagnosis. Ultrastruct Pathol, 1993, 17:611–622.

[38] POWELL DW, MIFFLIN RC, VALENTICH JD, et al. Myofibroblasts. II. Intestinal subepithelial myofibroblasts. Am J Physiol, 1999, 277:C183–C201.

[39] TOMASEK JJ, GABBIANI G, HINZ B, et al. Myofibroblasts and mechano-regulation of connective tissue remodelling. Nat Rev Mol Cell Biol, 2002, 3:349–363.

[40] DARBY I, SKALLI O, GABBIANI G. Alpha-smooth muscle actin is transiently expressed by myofibroblasts during experimental wound healing. Lab Invest, 1990, 63:21–29.

[41] BALLARDINI G, FALLANI M, BIAGINI G, et al. Desmin and actin in the identification of Ito cells and in monitoring their evolution to myofibroblasts in experimental liver fibrosis. Virchows Arch B Cell Pathol Incl Mol Pathol, 1988, 56:45–49.

[42] PHO M, LEE W, WATT DR, et al. Cofilin is a marker of myofibro-blast differentiation in cells from porcine aortic cardiac valves. Am J Physiol Heart Circ Physiol, 2008, 294:H1767–H1778.

[43] KOHNEN G, CASTELLUCCI M, HSI BL, et al. The monoclonal antibody GB 42–a useful marker for the differentiation of myofibro-blasts. Cell Tissue Res, 1995, 281:231–242.

[44] RÖNTY MJ, LEIVONEN SK, HINZ B, et al. Isoform-specific reg-ulation of the actin-organizing protein palladin during TGF-beta1-induced myofibroblast differentiation. J Invest Dermatol, 2006, 126:2387–2396.

[45] RUHS S, NASS N, SOMOZA V, et al. Maillard reaction products enriched food extract reduce the expression of myofibroblast pheno-type markers. Mol Nutr Food Res,2007, 51:488–495.

[46] SUN Y, RAMIRES FJ, ZHOU G, et al. Fibrous tissue and angiotensin II. J Mol Cell Cardiol, 1997, 29:2001–2012.

[47] CARRACEDO S, LU N, POPOVA SN, et al. The fibroblast integrin alpha11beta1 is induced in a mechanosensitive manner involving activin A and regulates myofibroblast differentiation. J Biol Chem, 2010, 285:10434–10445.

[48] KIS K, LIU X, HAGOOD JS. Myofibroblast differentiation and survival in fibrotic disease. Expert Rev Mol Med, 2011, 13:e27.

[49] CHRISTIAN S, WINKLER R, HELFRICH I, et al. Endosialin (Tem1) is a marker of tumor-associated myofibroblasts and tumor vessel-associated mural cells. Am J Pathol, 2008, 172:486–494.

[50] EHRLICH HP, ALLISON GM, LEGGETT M. The myofibroblast, cadherin, alpha smooth muscle actin and the collagen effect. Cell Biochem Funct, 2006, 24:63–70.

[51] CLEUTJENS JP, BLANKESTEIJN WM, DAEMEN MJ, et al. The infarcted myocardium: simply dead tissue, or a lively target for therapeutic interventions. Cardiovasc Res, 1999, 44:232–241.

[52] HINZ B. Formation and function of the myofibroblast during tissue repair. J Invest Dermatol, 2007, 127:526–537.

[53] YOSHIMURA H, MICHISHITA M, OHKUSU-TSUKADA K, et al. Appearance and distribution of stromal myofibroblasts and tenascin-C in feline mammary tumors. Histol Histopathol, 2011, 26:297–305.

[54] SERINI G, BOCHATON-PIALLAT ML, ROPRAZ P, et al. The fibronectin domain ED-A is crucial for myofibroblastic phenotype induction by transforming growth factor-beta1. J Cell Biol, 1998, 142: 873–881.

[55] LENGA Y, KOH A, PERERA AS, et al. Osteopontin expression is required for myofibroblast differentiation. Circ Res, 2008, 102:319–327.

[56] VI L, FENG L, ZHU RD, et al. Periostin differentially induces proliferation, contraction and apoptosis of primary Dupuytren's disease and adjacent palmar fascia cells. Exp Cell Res, 2009, 315: 3574–3586.

[57] GRINNELL F. Fibroblasts, myofibroblasts, and wound contraction. J Cell Biol, 1994, 124:401–404.

[58] GABBIANI G. The myofibroblast in wound healing and fibrocontractive diseases. J Pathol, 2003, 200:500–503.

[59] HINZ B, PHAN SH, THANNICKAL VJ, et al. Recent developments in myofibroblast biology: paradigms for connective tissue remodeling. Am J Pathol, 2012, 180:1340–1355.

[60] GHARZI A, REYNOLDS AJ, JAHODA CA. Plasticity of hair follicle dermal cells in wound healing and induction. Exp Dermatol, 2003, 12:126–136.

[61] HOOGDUIJN MJ, GORJUP E, GENEVER PG. Comparative characterization of hair follicle dermal stem cells and bone marrow mesenchymal stem cells. Stem Cells Dev, 2006, 15:49–60.

[62] VAN DEN BOGAERDT AJ, VAN DER VEEN VC, VAN ZUIJLEN PP, et al. Collagen cross-linking by adipose-derived mesenchymal stromal cells and scar-derived mesenchymal cells: Are mesenchymal stromal cells involved in scar formation? Wound Repair Regen, 2009, 17:548–558.

[63] ZHANG K, REKHTER MD, GORDON D, et al. Myofibroblasts and their role in lung collagen gene expression during pulmonary fibrosis. A combined immunohistochemical and in situ hybridization study. Am J Pathol, 1994, 145:114–125.

[64] LAMA VN, SMITH L, BADRI L, et al. Evidence for tissueresident mesenchymal stem cells in human adult lung from studies of transplanted allografts. J Clin Invest, 2007, 117:989–996.

[65] DA SILVA MEIRELLES L, CHAGASTELLES PC, NARDI NB. Mesenchymal stem cells reside in virtually all post-natal organs and tissues. J Cell Sci, 2006, 119:2204–2213.

[66] ALLT G, LAWRENSON JG. Pericytes: cell biology and pathology. Cells Tissues Organs, 2001, 169:1–11.

[67] KIDA Y, DUFFIELD JS. Pivotal role of pericytes in kidney fibrosis. Clin Exp Pharmacol Physiol, 2011, 38:467–473.

[68] HERMAN IM, D'AMORE PA. Microvascular pericytes contain muscle and nonmuscle actins. J Cell Biol, 1985, 101:43–52.

[69] RAJKUMAR VS, HOWELL K, CSISZAR K, et al. Shared expression of phenotypic markers in systemic sclerosis indicates a convergence of pericytes and fibroblasts to a myofibroblast lineage in fibrosis. Arthritis Res Ther, 2005, 7: R1113–R1123.

[70] HUMPHREYS BD, LIN SL, KOBAYASHI A, et al. Fate tracing reveals the pericyte and not epithelial origin of myofibroblasts in kidney fibrosis. Am J Pathol, 2010, 176:85–97.

[71] DULAUROY S, DI CARLO SE, LANGA F, et al. Lineage tracing and genetic ablation of ADAM12(+) perivascular cells identify a major source of profibrotic cells during acute tissue injury. Nat Med, 2012, 18:1262–1270.

[72] KISSELEVA T, CONG M, PAIK Y, et al. Myofibroblasts revert to an inactive phenotype during regression of liver fibrosis. Proc Natl Acad Sci U S A, 2012, 109:9448–9453.

[73] CAPLAN AI. Mesenchymal stem cells. J Orthop Res, 1991, 9: 641–650.

[74] SIMMONS PJ, PRZEPIORKA D, THOMAS ED, et al. Host origin of marrow stromal cells following allogeneic bone marrow transplantation. Nature, 1987, 328:429–432.

[75] FRIEDENSTEIN AJ, CHAILAKHJAN RK, LALYKINA KS. The development of fibroblast colonies in monolayer cultures of guinea-pig bone marrow and spleen cells. Cell Tissue Kinet, 1970, 3:393–403.

[76] HASHIMOTO N, JIN H, LIU T, et al. Bone marrow-derived progenitor cells in pulmonary fibrosis. J Clin Invest, 2004, 113:243–252.

[77] BINAI N, O'REILLY S, GRIFFITHS B, et al. Differentiation potential of CD14+ monocytes into myofibroblasts in patients with systemic sclerosis. PLoS One, 2012, 7:e33508.

[78] BUCALA R, SPIEGEL LA, CHESNEY J, et al. Circulating fibrocytes define a new leukocyte subpopulation that mediates tissue repair. Mol Med, 1994, 1:71–81.

[79] METZ CN. Fibrocytes: a unique cell population implicated in wound healing. Cell Mol Life Sci, 2003, 60:1342–1350.

[80] ROUFOSSE C, BOU-GHARIOS G, PRODROMIDI E, et al. Bone marrow-derived cells do not contribute significantly to collagen I synthesis in a murine model of renal fibrosis. J Am Soc Nephrol, 2006, 17:775–782.

[81] KAGE H, BOROK Z. EMT and interstitial lung disease: a mysterious relationship. Curr Opin Pulm Med, 2012, 18:517–523.

[82] SAVAGNER P. The epithelial-mesenchymal transition(EMT) phenomenon. Ann Oncol, 2010, 21(Suppl 7):vii89–vii92.

[83] QUAGGIN SE, KAPUS A. Scar wars: mapping the fate of epithelial-mesenchymal-myofibroblast transition. Kidney Int, 2011, 80: 41–50.

[84] CASTOR CW, WILSON SM, HEISS PR, et al. Activation of lung connective tissue cells in vitro. Am Rev Respir Dis, 1979, 120: 101–106.

[85] STRUTZ F, ZEISBERG M, HEMMERLEIN B, et al. Basic fibroblast growth factor expression is increased in human renal fibrogenesis and may mediate autocrine fibroblast proliferation. Kidney Int, 2000, 57:1521–1538.

[86] ALVAREZ RJ, SUN MJ, HAVERTY TP, et al. Biosynthetic and proliferative characteristics of tubulointerstitial fibroblasts probed with paracrine cytokines. Kidney Int, 1992, 41:14–23.

[87] ALPERS CE, SEIFERT RA, HUDKINS KL, et al. PDGF-receptor localizes to mesangial, parietal epithelial, and interstitial cells in human and primate kidneys. Kidney Int, 1993, 43:286–294.

[88] ZEISBERG M, STRUTZ F, MÜLLER GA. Role of fibroblast activa-

tion in inducing interstitial fibrosis. J Nephrol, 2000, 13(Suppl 3): S111–S120.

[89] GIACOMINI MM, TRAVIS MA, KUDO M, et al. Epithelial cells utilize cortical actin/myosin to activate latent TGF-β through integrin α(v)β(6)-dependent physical force. Exp Cell Res, 2012, 318:716–722.

[90] LO RE S, LECOCQ M, UWAMBAYINEMA F, et al. Platelet-derived growth factor-producing CD4+ Foxp3+ regulatory T lymphocytes promote lung fibrosis. Am J Respir Crit Care Med, 2011, 184: 1270–1281.

[91] BARRON L, WYNN TA. Fibrosis is regulated by Th2 and Th17 responses and by dynamic interactions between fibroblasts and macrophages. Am J Physiol Gastrointest Liver Physiol, 2011, 300: G723–G728.

[92] CHAMBERS RC. Procoagulant signalling mechanisms in lung inflammation and fibrosis: novel opportunities for pharmacological intervention? Br J Pharmacol, 2008, 153(Suppl 1):S367–S378.

[93] BLANC-BRUDE OP, ARCHER F, LEONI P, et al. Factor Xa stimulates fibroblast procollagen production, proliferation, and calcium signaling via PAR1 activation. Exp Cell Res, 2005, 304:16–27.

[94] CHAMBERS RC, LEONI P, BLANC-BRUDE OP, et al. Thrombin is a potent inducer of connective tissue growth factor production via proteolytic activation of protease-activated receptor-1. J Biol Chem, 2000, 275:35584–35591.

[95] OLMAN MA, MACKMAN N, GLADSON CL, et al. Changes in procoagulant and fibrinolytic gene expression during bleomycin-induced lung injury in the mouse. J Clin Invest, 1995, 96:1621–1630.

[96] TAGER AM, LACAMERA P, SHEA BS, et al. The lyso-phosphatidic acid receptor LPA1 links pulmonary fibrosis to lung injury by mediating fibroblast recruitment and vascular leak. Nat Med, 2008, 14:45–54.

[97] FONSECA C, ABRAHAM D, RENZONI EA. Endothelin in pulmonary fibrosis. Am J Respir Cell Mol Biol, 2011, 44:1–10.

[98] THANNICKAL VJ. Mechanisms of pulmonary fibrosis: role of activated myofibroblasts and NADPH oxidase. Fibrogenesis Tissue Repair, 2012, 5(Suppl 1):S23.

[99] HECKER L, VITTAL R, JONES T, et al. NADPH oxidase-4 mediates myofibroblast activation and fibrogenic responseto lung injury. Nat Med, 2009, 15:1077–1081.

[100] CUCORANU I, CLEMPUS R, DIKALOVA A, et al. NAD(P)H oxidase 4 mediates transforming growth factor-beta1-induced differentiation of cardiac fibroblasts into myofibroblasts. Circ Res, 2005, 97:900–907.

[101] BONDI CD, MANICKAM N, LEE DY, et al. NAD(P)H oxidase mediates TGF-beta1-induced activation of kidney myofibroblasts. J Am Soc Nephrol, 2010, 21:93–102.

[102] CLEMPUS RE, SORESCU D, DIKALOVA AE, et al. Nox4 is required for maintenance of the differentiated vascular smooth muscle cell phenotype. Arterioscler Thromb Vasc Biol, 2007, 27:42–48.

[103] HU T, RAMACHANDRARAO SP, SIVA S, et al. Reactive oxygen species production via NADPH oxidase mediates TGF-beta-induced cytoskeletal alterations in endothelial cells. Am J Physiol Renal Physiol, 2005, 289:F816–F825.

[104] BOUDREAULT F, TSCHUMPERLIN DJ. Stretch-induced mitogen-activated protein kinase activation in lung fibroblasts is independent of receptor tyrosine kinases. Am J Respir Cell Mol Biol, 2010, 43:64–73.

[105] PATERNO J, VIAL IN, WONG VW, et al. Akt-mediated mechanotransduction in murine fibroblasts during hypertrophic scar formation. Wound Repair Regen, 2011, 19:49–58.

[106] MAEDA T, SAKABE T, SUNAGA A, et al. Conversion of mechanical force into TGF-β-mediated biochemical signals. Curr Biol, 2011, 21:933–941.

[107] LU F, OGAWA R, NGUYEN DT, et al. Microdeformation of three-dimensional cultured fibroblasts induces gene expression and morphological changes. Ann Plast Surg, 2011, 66:296–300.

[108] HINZ B, GABBIANI G. Mechanisms of force generation and transmission by myofibroblasts. Curr Opin Biotechnol, 2003, 14:538–546.

[109] HUANG X, YANG N, FIORE VF, et al. Matrix stiffness-induced myofibroblast differentiation is mediated by intrinsic mechanotransduction. Am J Respir Cell Mol Biol, 2012, 47:340–348.

[110] WIPFF PJ, RIFKIN DB, MEISTER JJ, et al. Myofibroblast contraction activates latent TGF-beta1 from the extracellular matrix. J Cell Biol, 2007, 179:1311–1323.

[111] NG CP, HINZ B, SWARTZ MA. Interstitial fluid flow induces myofibroblast differentiation and collagen alignment in vitro. J Cell Sci, 2005, 118:4731–4739.

[112] NG CP, SWARTZ MA. Mechanisms of interstitial flow-induced remodeling of fibroblast-collagen cultures. Ann Biomed Eng, 2006, 34:446–454.

[113] BALESTRINI JL, CHAUDHRY S, SARRAZY V, et al. The mechanical memory of lung myofibroblasts. Integr Biol (Camb), 2012, 4:410–421.

[114] HU B, GHARAEE-KERMANI M, WU Z, et al. Epigenetic regulation of myofibroblast differentiation by DNA methylation. Am J Pathol, 2010, 177:21–28.

[115] MANN J, CHU DC, MAXWELL A, et al. MeCP2 controls an epigenetic pathway that promotes myofibroblast transdifferentiation and fibrosis. Gastroenterology, 2010, 138:705–714, 714.e1–714.e4.

[116] GLENISSON W, CASTRONOVO V, WALTREGNY D. Histone deacetylase 4 is required for TGFbeta1-induced myofibroblastic differentiation. Biochim Biophys Acta,2007, 1773:1572–1582.

[117] WALTREGNY D, GLÉNISSON W, TRAN SL, et al. Histone deacetylase HDAC8 associates with smooth muscle alpha-actin and is essential for smooth muscle cell contractility. FASEB J, 2005, 19:966–968.

[118] LIU G, FRIGGERI A, YANG Y, et al. miR-21 mediates fibrogenic activation of pulmonary fibroblasts and lung fibrosis. J Exp Med, 2010, 207:1589–1597.

[119] PANDIT KV, CORCORAN D, YOUSEF H, et al. Inhibition and role of let-7 d in idiopathic pulmonary fibrosis. Am J Respir Crit Care Med, 2010, 182:220–229.

[120] SALAZAR KD, LANKFORD SM, BRODY AR. Mesenchymal stem cells produce Wnt isoforms and TGF-beta1 that mediate proliferation and procollagen expression by lung fibroblasts. Am J Physiol Lung Cell Mol Physiol, 2009, 297:L1002–L1011.

[121] KÖNIGSHOFF M, BALSARA N, PFAFF EM, et al. Functional Wnt signaling is increased in idiopathic pulmonary fibrosis. PLoS One, 2008, 3:e2142.

[122] HENDERSON WR Jr, CHI EY, YE X, et al. Inhibition of Wnt/beta-catenin/CREB binding protein (CBP) signaling reverses pulmonary fibrosis. Proc Natl Acad Sci U S A, 2010, 107:14309–14314.

[123] DUGINA V, FONTAO L, CHAPONNIER C, et al. Focal adhesion features during myofibroblastic differentiation are controlled by intracellular and extracellular factors. J Cell Sci, 2001, 114:3285–3296.

[124] CLAYTON A, EVANS RA, PETTIT E, et al. Cellular activation through the ligation of intercellular adhesion molecule-1. J Cell Sci, 1998, 111(Pt 4):443–453.

[125] QI W, CHEN X, PORONNIK P, et al. The renal cortical fibroblast in renal tubulointerstitial fibrosis. Int J Biochem Cell Biol, 2006, 38:1–5.

[126] SANGER JW, SANGER JM, JOCKUSCH BM. Differences in the stress fibers between fibroblasts and epithelial cells. J Cell Biol, 1983, 96:961–969.

[127] DESMOULIERE A, CHAPONNIER C, GABBIANI G. Tissue repair, contraction, and the myofibroblast. Wound Repair Regen, 2005, 13:7–12.

[128] HINZ B, CELETTA G, TOMASEK JJ, et al. Alpha-smooth muscle actin expression upregulates fibroblast contractile activity. Mol Biol Cell, 2001, 12:2730–2741.

[129] ZHOU Y, HUANG X, HECKER L, et al. Inhibition of mechanosensitive signaling in myofibroblasts ameliorates experimental pulmonary fibrosis. J Clin Invest, 2013, 123:1096–1108.

[130] CHEN WL, SIMMONS CA. Lessons from (patho)physiological tissue stiffness and their implications for drug screening, drug delivery and regenerative medicine. Adv Drug Deliv Rev, 2011, 63:269–276.

[131] LIU F, MIH JD, SHEA BS, et al. Feedback amplification of fibrosis through matrix stiffening and COX-2 suppression. J Cell Biol, 2010, 190:693–706.

[132] BOOTH AJ, HADLEY R, CORNETT AM, et al. Acellular normal and fibrotic human lung matrices as a culture system for in vitro investigation. Am J Respir Crit Care Med, 2012, 186:866–876.

[133] CHIQUET M. Regulation of extracellular matrix gene expression by mechanical stress. Matrix Biol, 1999, 18:417–426.

[134] INGBER D. Integrins as mechanochemical transducers. Curr Opin Cell Biol, 1991, 3:841–848.

[135] ZHOU Y, HAGOOD JS, LU B, et al. Thy-1-integrin alphav beta5 interactions inhibit lung fibroblast contraction-induced latent transforming growth factor-beta1 activation and myofibroblast differentiation. J Biol Chem, 2010, 285:22382–22393.

[136] MIRALLES F, POSERN G, ZAROMYTIDOU AI, et al. Actin dynamics control SRF activity by regulation of its coactivator MAL. Cell, 2003, 113:329–342.

[137] SMALL EM, THATCHER JE, SUTHERLAND LB, et al. Myocardin-related transcription factor-a controls myofibroblast activation and fibrosis in response to myocardial infarction. Circ Res, 2010, 107:294–304.

[138] BURRIDGE K, CHRZANOWSKA-WODNICKA M. Focal adhesions, contractility, and signaling. Annu Rev Cell Dev Biol, 1996, 12: 463–518.

[139] HU H, SACHS F. Stretch-activated ion channels in the heart. J Mol Cell Cardiol, 1997, 29:1511–1523.

[140] YONEDA A, COUCHMAN JR. Regulation of cytoskeletal organization by syndecan transmembrane proteoglycans. Matrix Biol, 2003, 22:25–33.

[141] GIGANT-HUSELSTEIN C, HUBERT P, DUMAS D, et al. Expression of adhesion molecules and collagen on rat chondrocyte seeded into alginate and hyaluronate based 3D biosystems. Influence of mechanical stresses. Biorheology, 2004, 41:423–431.

[142] RUWHOF C, VAN DER LAARSE A. Mechanical stress-induced cardiac hypertrophy: mechanisms and signal transduction pathways. Cardiovasc Res, 2000, 47:23–37.

[143] MAIER S, LUTZ R, GELMAN L, et al. Tenascin-C induction by cyclic strain requires integrin-linked kinase. Biochim Biophys Acta, 2008, 1783:1150–1162.

[144] CHIQUET M, SARASA-RENEDO A, TUNÇ-CIVELEK V. Induction of tenascin-C by cyclic tensile strain versus growth factors: distinct contributions by Rho/ROCK and MAPK signaling pathways. Biochim Biophys Acta, 2004, 1693:193–204.

[145] HOGAN BL, YINGLING JM. Epithelial/mesenchymal interactions and branching morphogenesis of the lung. Curr Opin Genet Dev, 1998, 8:481–486.

[146] FRIES KM, BLIEDEN T, LOONEY RJ, et al. Evidence of fibroblast heterogeneity and the role of fibroblast subpopulations in fibrosis. Clin Immunol Immunopathol, 1994, 72:283–292.

[147] PILCHER BK, WANG M, QIN XJ, et al. Role of matrix metalloproteinases and their inhibition in cutaneous wound healing and allergic contact hypersensitivity. Ann N Y Acad Sci, 1999, 878:12–24.

[148] POWELL DW, MIFFLIN RC, VALENTICH JD, et al. Myofibroblasts. I. Paracrine cells important in health and disease. Am J Physiol, 1999, 277:C1–C9.

[149] DESMOULIÈRE A, REDARD M, DARBY I, et al. Apoptosis mediates the decrease in cellularity during the transition between granulation tissue and scar. Am J Pathol, 1995, 146:56–66.

[150] RUDOLPH R. Inhibition of myofibroblasts by skin grafts. Plast Reconstr Surg, 1979, 63:473–480.

[151] DARBY IA, BISUCCI T, PITTET B, et al. Skin flap-induced regression of granulation tissue correlates with reduced growth factor and increased metalloproteinase expression. J Pathol, 2002, 197:117–127.

[152] FRISCH SM, SCREATON RA. Anoikis mechanisms. Curr Opin Cell Biol, 2001, 13:555–562.

[153] SAILE B, KNITTEL T, MATTHES N, et al. CD95/CD95 L-mediated apoptosis of the hepatic stellate cell. A mechanism terminating uncontrolled hepatic stellate cell proliferation during hepatic tissue repair. Am J Pathol, 1997, 151: 1265–1272.

[154] ZHANG H. Molecular signaling and genetic pathways of senescence: its role in tumorigenesis and aging. J Cell Physiol, 2007, 210:567–574.

[155] KRIZHANOVSKY V, YON M, DICKINS RA, et al. Senescence of activated stellate cells limits liver fibrosis. Cell, 2008, 134:657–667.

[156] JUN JI, LAU LF. The matricellular protein CCN1 induces fibroblast senescence and restricts fibrosis in cutaneous wound healing. Nat Cell Biol, 2010, 12:676–685.

[157] YAMADA M, KURIHARA H, KINOSHITA K, et al. Temporal expression of alpha-smooth muscle actin and drebrin in septal interstitial cells during alveolar maturation. J Histochem Cytochem, 2005, 53:735–744.

[158] BOSTRÖM H, WILLETTS K, PEKNY M, et al. PDGF-A signaling is a critical event in lung alveolar myofibroblast development and alveogenesis. Cell, 1996, 85:863–873.

[159] DING Q, LUCKHARDT T, HECKER L, et al. New insights into the pathogenesis and treatment of idiopathic pulmonary fibrosis. Drugs, 2011, 71:981–1001.

[160] THANNICKAL VJ, HOROWITZ JC. Evolving concepts of apoptosis in idiopathic pulmonary fibrosis. Proc Am Thorac Soc, 2006, 3:350–356.

[161] GOLAN-GERSTL R, WALLACH-DAYAN SB, AMIR G, et al. Epithelial cell apoptosis by fas ligand-positive myofibroblasts in lung fibrosis. Am J Respir Cell Mol Biol, 2007, 36:270–275.

[162] AOSHIBA K, YASUI S, TAMAOKI J, et al. The Fas/Fas-ligand system is not required for bleomycin-induced pulmonary fibrosis in mice. Am J Respir Crit Care Med, 2000, 162:695–700.

[163] YAGI Y, ANDOH A, INATOMI O, et al. Inflammatory responses induced by interleukin-17 family members in human colonic subepithelial myofibroblasts. J Gastroenterol, 2007, 42:746–753.

[164] ABE R, DONNELLY SC, PENG T, et al. Peripheral blood fibrocytes: differentiation pathway and migration to wound sites. J Immunol, 2001, 166:7556–7562.

[165] HUAUX F, LIU T, MCGARRY B, et al. Dual roles of IL-4 in lung injury and fibrosis. J Immunol, 2003, 170: 2083–2092.

[166] HOLGATE ST. The airway epithelium is central to the pathogenesis of asthma. Allergol Int, 2008, 57:1–10.

[167] KELLY MM, CHAKIR J, VETHANAYAGAM D, et al. Montelukast treatment attenuates the increase in myofibroblasts following low-dose allergen challenge. Chest, 2006, 130:741–753.

[168] MILLER EK. New human rhinovirus species and their significance in asthma exacerbation and airway remodeling. Immunol Allergy Clin

North Am, 2010, 30:541–552, vii.

[169] GHILDYAL R, DAGHER H, DONNINGER H, et al. Rhinovirus infects primary human airway fibroblasts and induces a neutrophil chemokine and a permeability factor.J Med Virol, 2005, 75:608–615.

[170] BEDKE N, HAITCHI HM, XATZIPSALTI M, et al. Contribution of bronchial fibroblasts to the antiviral response in asthma. J Immunol, 2009, 182:3660–3667.

[171] THOMAS BJ, LINDSAY M, DAGHER H, et al. Transforming growth factor-beta enhances rhinovirus infection by diminishing early innate responses. Am J Respir Cell Mol Biol, 2009, 41:339–347.

[172] TUDER RM, PETRACHE I. Pathogenesis of chronic obstructive pulmonary disease. J Clin Invest, 2012, 122:2749–2755.

[173] NAKAMURA Y, ROMBERGER DJ, TATE L, et al. Cigarette smoke inhibits lung fibroblast proliferation and chemotaxis. Am J Respir Crit Care Med, 1995, 151:1497–1503.

[174] ISHII T, MATSUSE T, IGARASHI H, et al. Tobacco smoke reduces viability in human lung fibroblasts: protective effect of glutathione S-transferase P1. Am J Physiol Lung Cell Mol Physiol, 2001, 280:L1189–L1195.

[175] LAURENT P, JANOFF A, KAGAN HM. Cigarette smoke blocks cross-linking of elastin in vitro. Am Rev Respir Dis, 1983, 127: 189–192.

[176] GAO S, CHEN K, ZHAO Y, et al. Transcriptional and posttranscriptional inhibition of lysyl oxidase expression by cigarette smoke condensate in cultured rat fetal lung fibroblasts. Toxicol Sci, 2005, 87:197–203.

[177] SIRIANNI FE, MILANINEZHAD A, CHU FS, et al. Alteration of fibroblast architecture and loss of Basal lamina apertures in human emphysematous lung. Am J Respir Crit Care Med, 2006, 173:632–638.

[178] MÜLLER KC, WELKER L, PAASCH K, et al. Lung fibroblasts from patients with emphysema show markers of senescence in vitro. Respir Res, 2006, 7:32.

[179] MILARA J, SERRANO A, PEIRÓ T, et al. Aclidinium inhibits cigarette smoke-induced lung fibroblast to myofibroblast transition. Eur Respir J, 2013, 41:1264–1274.

[180] DE WEVER O, DEMETTER P, MAREEL M, et al. Stromal myofibroblasts are drivers of invasive cancer growth. Int J Cancer, 2008, 123:2229–2238.

[181] NAKAO M, ISHII G, NAGAI K, et al. Prognostic significance of carbonic anhydrase IX expression by cancer-associated fibroblasts in lung adenocarcinoma. Cancer, 2009, 115:2732–2743.

[182] KAWASE A, ISHII G, NAGAI K, et al. Podoplanin expression by cancer associated fibroblasts predicts poor prognosis of lung adenocarcinoma. Int J Cancer, 2008, 123:1053–1059.

[183] ISHIKAWA S, TAKENAKA K, YANAGIHARA K, et al. Matrix metalloproteinase-2 status in stromal fibroblasts, not in tumor cells, is a significant prognostic factor in non-small-cell lung cancer. Clin Cancer Res, 2004, 10:6579–6585.

[184] DONNEM T, AL-SAAD S, AL-SHIBLI K, et al. Prognostic impact of platelet-derived growth factors in non-small cell lung cancer tumor and stromal cells. J Thorac Oncol, 2008, 3:963–970.

[185] DONNEM T, AL-SAAD S, AL-SHIBLI K, et al. Co-expression of PDGF-B and VEGFR-3 strongly correlates with lymph node metastasis and poor survival in non-small-cell lung cancer. Ann Oncol, 2010, 21:223–231.

[186] HASEGAWA Y, TAKANASHI S, KANEHIRA Y, et al. Transforming growth factor-beta1 level correlates with angiogenesis, tumor progression, and prognosis in patients with nonsmall cell lung carcinoma. Cancer, 2001, 91: 964–971.

[187] GUDDO F, FONTANINI G, REINA C, et al. The expression of basic fibroblast growth factor (bFGF) in tumor-associated stromal cells

and vessels is inversely correlated with non-small cell lung cancer progression. Hum Pathol, 1999, 30:788–794.

[188] IWASAKI A, KUWAHARA M, YOSHINAGA Y, et al. Basic fibroblast growth factor (bFGF) and vascular endothelial growth factor (VEGF) levels, as prognostic indicators in NSCLC. Eur J Cardiothorac Surg, 2004, 25:443–448.

[189] BOLDRINI L, CALCINAI A, SAMARITANI E, et al. Tumour necrosis factor-alpha and transforming growth factor-beta are significantly associated with better prognosis in non-small cell lung carcinoma: putative relation with BCL-2-mediated neovascularization. Br J Cancer, 2000, 83:480–486.

[190] HEWITSON TD, KELYNACK KJ, TAIT MG, et al. Pirfenidone reduces in vitro rat renal fibroblast activation and mitogenesis. J Nephrol, 2001, 14:453–460.

[191] IYER SN, WILD JS, SCHIEDT MJ, et al. Dietary intake of pirfenidone ameliorates bleomycin-induced lung fibrosis in hamsters. J Lab Clin Med, 1995, 125: 779–785.

[192] NOBLE PW, ALBERA C, BRADFORD WZ, et al. Pirfenidone in patients with idiopathic pulmonary fibrosis (CAPACITY): two randomised trials. Lancet, 2011, 377:1760–1769.

[193] AONO Y, NISHIOKA Y, INAYAMA M, et al. Imatinib as a novel antifibrotic agent in bleomycin-induced pulmonary fibrosis in mice. Am J Respir Crit Care Med, 2005, 171:1279–1285.

[194] DANIELS CE, LASKY JA, LIMPER AH, et al. Imatinib treatment for idiopathic pulmonary fibrosis: randomized placebo-controlled trial results. Am J Respir Crit Care Med, 2010, 181: 604–610.

[195] FLECHSIG P, DADRICH M, BICKELHAUPT S, et al. LY2109761 attenuates radiation-induced pulmonary murine fibrosis via reversal of TGF-β and BMP-associated proinflammatory and proangiogenic signals. Clin Cancer Res, 2012, 18:3616–3627.

[196] SIME PJ, O'REILLY KM. Fibrosis of the lung and other tissues: new concepts in pathogenesis and treatment. Clin Immunol, 2001, 99:308–319.

[197] HIGASHIYAMA H, YOSHIMOTO D, KAISE T, et al. Inhibition of activin receptor-like kinase 5 attenuates bleomycin-induced pulmonary fibrosis. Exp Mol Pathol, 2007, 83:39–46.

[198] SHEPPARD D. Integrin-mediated activation of latent transforming growth factor beta. Cancer Metastasis Rev, 2005, 24:395–402.

[199] MUNGER JS, HUANG X, KAWAKATSU H, et al. The integrin alpha v beta 6 binds and activates latent TGF beta 1: a mechanism for regulating pulmonary inflammation and fibrosis. Cell, 1999, 96:319–328.

[200] SCOTTON CJ, KRUPICZOJC MA, KÖNIGSHOFF M, et al. Increased local expression of coagulation factor X contributes to the fibrotic response in human and murine lung injury. J Clin Invest, 2009, 119:2550–2563.

[201] BONNIAUD P, MARGETTS PJ, KOLB M, et al. Adenoviral gene transfer of connective tissue growth factor in the lung induces transient fibrosis. Am J Respir Crit Care Med, 2003, 168:770–778.

[202] PILEWSKI JM, LIU L, HENRY AC, et al. Insulin-like growth factor binding proteins 3 and 5 are overexpressed in idiopathic pulmonary fibrosis and contribute to extracellular matrix deposition. Am J Pathol, 2005, 166:399–407.

[203] BARLO NP, VAN MOORSEL CH, KAZEMIER KM, et al. Potential role of endothelin-1 in pulmonary fibrosis: from the bench to the clinic. Am J Respir Cell Mol Biol, 2010, 42:633.

[204] PARDO A, SELMAN M, KAMINSKI N. Approaching the degradome in idiopathic pulmonary fibrosis. Int J Biochem Cell Biol, 2008, 40: 1141–1155.

[205] OLSEN KC, SAPINORO RE, KOTTMANN RM, et al. Transglutaminase 2 and its role in pulmonary fibrosis. Am J Respir Crit Care Med, 2011, 184:699–707.

[206] KAGAN HM, LI W. Lysyl oxidase: properties, specificity, and

biological roles inside and outside of the cell. J Cell Biochem, 2003, 88: 660–672.

[207] KOSLOWSKI R, SEIDEL D, KUHLISCH E, et al. Evidence for the involvement of TGF-beta and PDGF in the regulation of prolyl 4-hydroxylase and lysyloxidase in cultured rat lung fibroblasts. Exp

Toxicol Pathol, 2003, 55:257–264.

[208] BARRY-HAMILTON V, SPANGLER R, MARSHALL D, et al. Allosteric inhibition of lysyl oxidase-like-2 impedes the development of a pathologic microenvironment. Nat Med, 2010, 16:1009–1017.

第3篇

呼吸系统疾病症状和体征

第 6 部分 临床路径

第 29 章

呼吸系统症状

Michael A. Grippi
Robert M. Senior
Jeffrey P. Callen

呼吸系统疾病最常见的主诉是呼吸急促和咳嗽,其次是咯血和胸痛。在任何病情评估中,详尽的病史和全面的查体至关重要。曾经非常盛行进行常规胸部 X 线平片检查,以期发现需要治疗的无症状病灶,但由于其并不能降低死亡率以及降低成本,现已不作为常规使用。X 线胸片检查目前通常只针对具有临床表现的患者;系列 X 线胸片检查经常能为潜在的疾病诊断提供重要线索。更加复杂的影像技术[包括计算机断层扫描(computed tomography,CT)]和肺功能检查有助于进行更全面的临床判断。

病史

尽管经验丰富的临床医生擅长迅速发现诊断线索,但全面采集病史是病情评估的核心。病史应该包括可能导致肺部损伤的有害气体暴露史,其中最常见的就是吸烟史,并且需要将暴露情况量化。

有害气体暴露通常发生在工作场所。甚至 20 年前的有毒气体暴露史也可能解释目前某种类型的肺或胸膜疾病。如果临床症状在周末或脱离工作的其他时间能得到改善,可能提示疾病为职业暴露引起。对于某些难以解释的疾病,新安装的家用加湿器或空调系统中含有不干净的水源可能为其提供线索。短暂居住在隐球菌流行地区(美国西南部)或组织胞浆菌流行地区(美国南部和中西部)有助于鉴别与结核类似的其他疾病。近期探访南美或中美洲国家可能会导致更少见的病原体感染(如南美芽生菌病)(图 29-1)。

病史应包括对既往疾病和目前情况的全面评估。风湿免疫疾病,如系统性硬化症(硬皮病)可能与间质性肺疾病、食管受累导致吸入性肺炎或肺血管病有关。某些恶性肿瘤常转移至肺(如乳腺癌、结肠癌),或易发生静脉血栓栓塞(如胰腺癌)。人类免疫缺陷病毒(human immunodeficiency viru,HIV)感染也不能被忽视,因为肺部并发症通常为获得性免疫缺陷综合

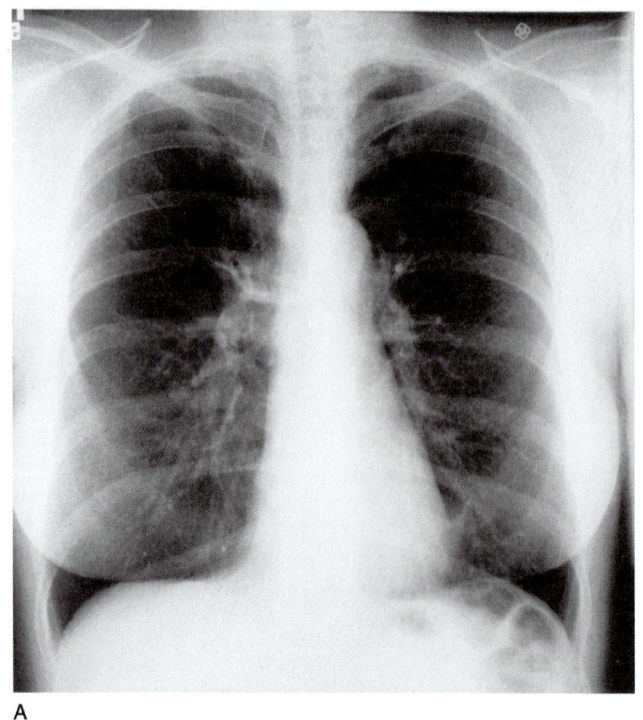

A

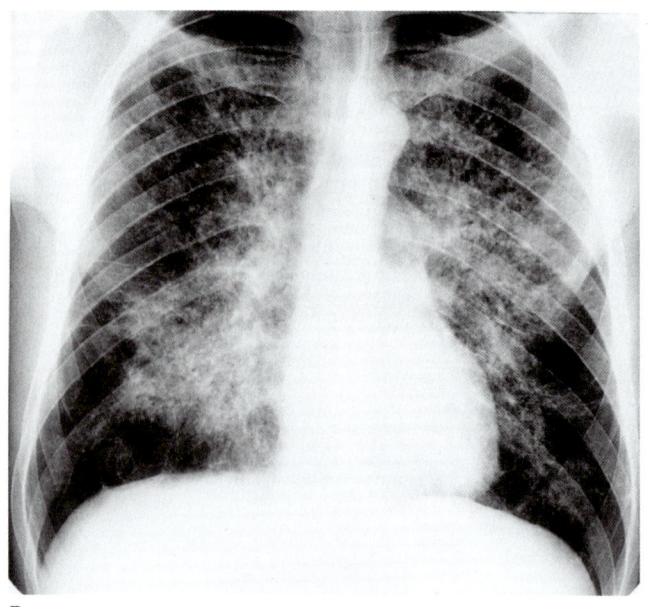

B

图 29-1　暴露于流行区域。A. 肺野清晰;B. 南美芽生菌病。(获 Dr. Nelson Porto 授权使用。)

征(acquired immunodeficiency syndrome,AIDS)的首发表现。其他原因所导致的免疫缺陷,如血液系统恶性肿瘤或化疗后,需要考虑感染和药物肺毒性引起的呼吸系统症状。

事实上,包括化疗药和非化疗药等多种药物均有引起肺损伤的可能(见第65章和第66章),具有代表性的药物包括博来霉素、呋喃妥英和甲氨蝶呤(图29-2)。应用于心脏疾病治疗的β受体阻滞可能引起支气管痉挛。即使像阿司匹林一样的常用药,也可能在罕见情况下引起严重肺部疾病(如肺水肿)。

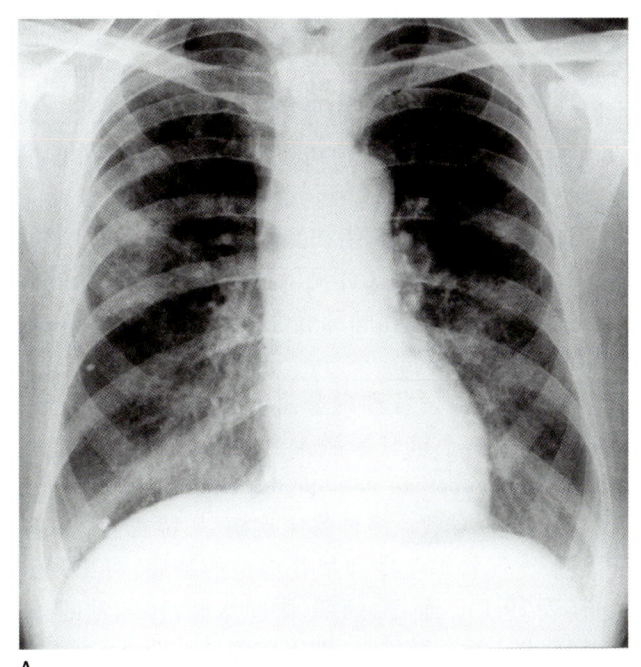

A

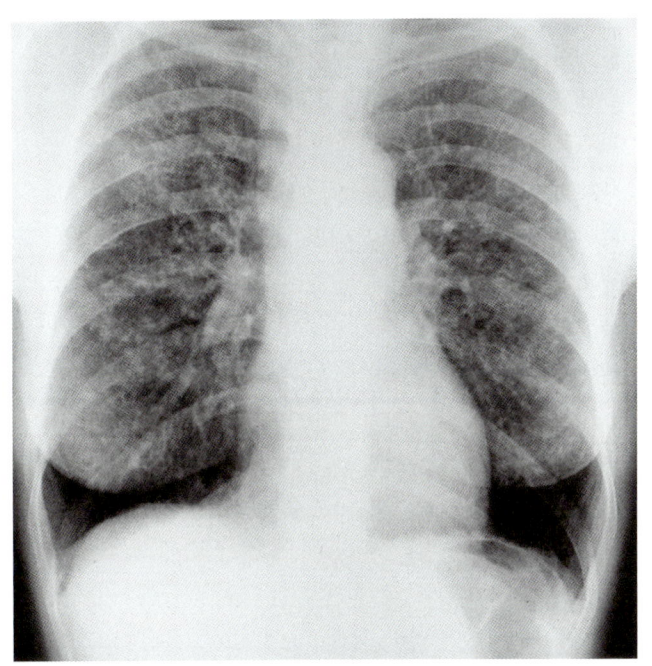

图29-2 呋喃妥英导致的过敏性肺炎。应用呋喃妥英后出现累及双肺间质及肺泡的斑片影。

最后,家族史是医疗记录的重要部分,可以提示遗传性肺部疾病(如囊性纤维化、α_1-抗胰蛋白酶缺乏症、肺泡微结石病和遗传性毛细血管扩张症)。

体格检查

在X线胸片广泛应用之前,查体和病史在肺部疾病诊断中具有至关重要的作用。X线胸片和胸部CT出现弱化了体格检查的重要性。尽管如此,体格检查对于胸部疾病来说仍是很有价值的诊断手段。

■ 一般情况

在肺部查体之前经常会获得一些重要线索。比如忽略牙齿溢脓可引起坏死性吸入性肺炎。舌咬伤提示曾出现过抽搐,也可能引起误吸(图29-3)。在慢性阻塞性肺疾病(COPD)患者中可能看到呼气时缩唇

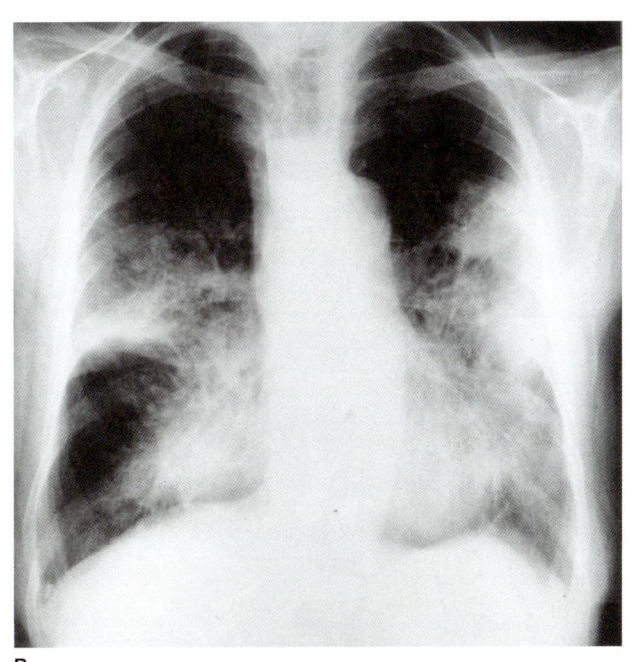

B

图29-3 慢性吸入性肺炎。A. 72岁老年男性住院行疝修补术期间发生慢性吸入性肺炎,双肺可见斑片影,无呼吸系统症状,病因为贲门失弛缓症;B. 18个月后出现持续性咳嗽及呼吸困难。

样动作("缩唇呼吸")。意识和协调性的细微变化可能提示原发性肺癌已经发生了脑转移。COPD患者出现感觉异常或性格改变可能提示动脉血CO_2分压急性升高。

皮肤视诊经常可以为胸部疾病提供线索。呼吸系统疾病的特征性皮肤改变将随后在本章进行详细讨论。眼睛、皮肤改变可协助肺结节病诊断。皮肤瘀点、瘀斑、坏死和/或溃疡可能提示系统性血管炎。

I 型多发性神经纤维瘤病（von Recklinghausen 病）的皮肤损害提示椎旁区域孤立的肺结节可能是神经纤维瘤。皮肤微小脓肿可能导致多发肺脓肿。药物成瘾者肘前静脉的特殊瘢痕可以协助鉴别肺部陈旧病变以及新发肺脓肿的病因。结节性红斑常见于结节病，但也可见于肺结核、组织胞浆菌病或球孢子菌病。Birt-Hogg-Dube 综合征（详见下面部分的肺-皮肤综合征）的皮肤丘疹可能比肺部囊性变和气胸等肺部表现早数十年出现。

肺癌可能伴发各种内分泌综合征。精神状态的异常可能是由于抗利尿激素分泌异常综合征（syndrome of inappropriate antidiuretic hormone, SIADH）引起的低钠血症导致。多种临床疾病，如特发性肺间质纤维化、支气管扩张症和某些类型的肺癌，可出现杵状指（表 29-1）。面部、颈部、眼睑水肿，伴随颈部、肩部、胸部和上臂静脉扩张（即上腔静脉综合征）可能是肺部恶性肿瘤导致上腔静脉阻塞的首发临床表现。尽管上腔静脉综合征的病因诸多，但其中至少 80% 由原发性肺癌引起（图 29-4）。对于恶性肿瘤引起体循环静脉压快速升高从而导致的急性症状和体征（如喉头水肿），早期诊断和及时治疗肿瘤可以挽救生命。

肺癌患者出现 Horner 综合征-单侧睑下垂、瞳孔缩小及面部无汗提示肺上沟癌侵犯了胸腔内同侧的交感神经（图 29-5）。

表 29-1　与杵状指相关的临床疾病
肺与胸廓
原发性肺癌
支气管扩张症
囊性纤维化
肺脓肿
肺纤维化
肺动静脉畸形
脓胸
间皮瘤
神经源性横膈肿瘤
心脏
先天性心脏病
亚急性细菌性心内膜炎
胃肠道与肝脏
肝硬化
慢性溃疡性结肠炎
局限性小肠炎（克罗恩病）

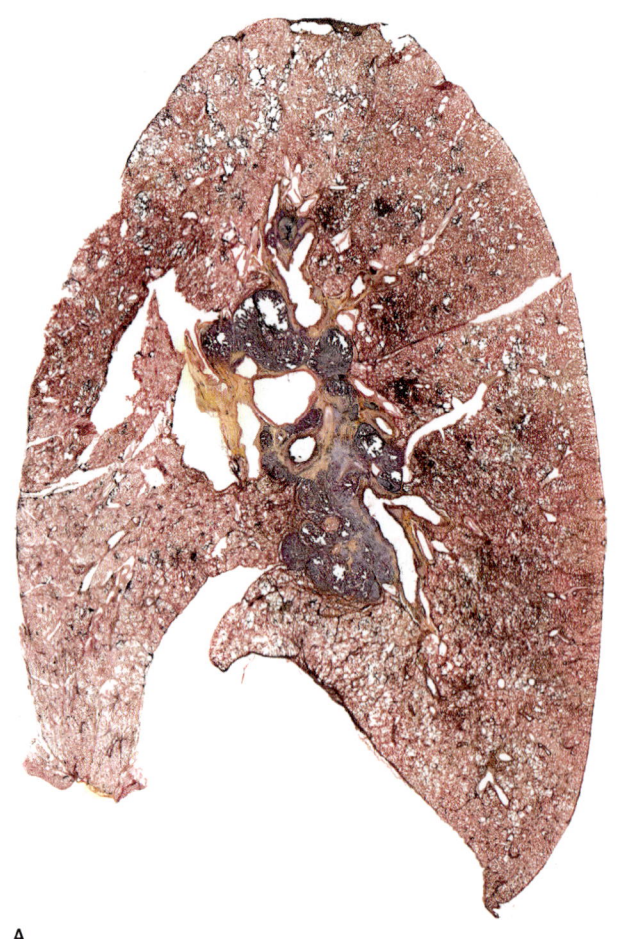

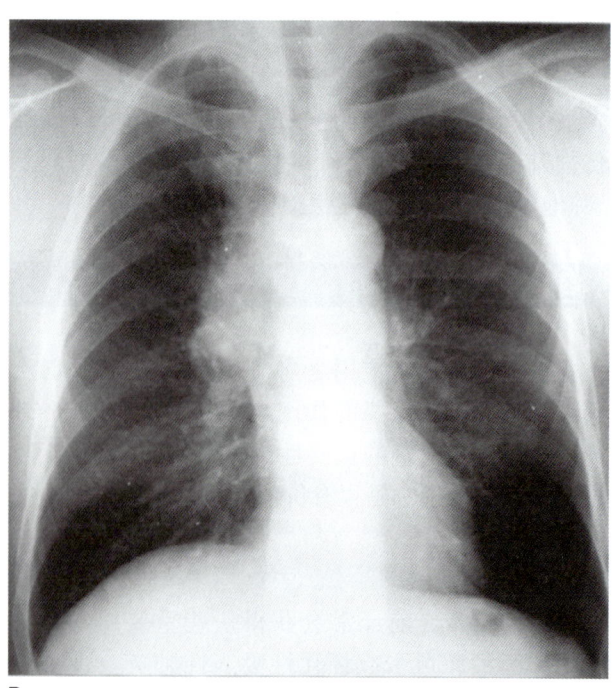

图 29-4　肺癌的局部侵犯。A.肺矢状面切片显示肺门附近的肿瘤（蓝色）。B.X 线胸片显示右肺门肿物。

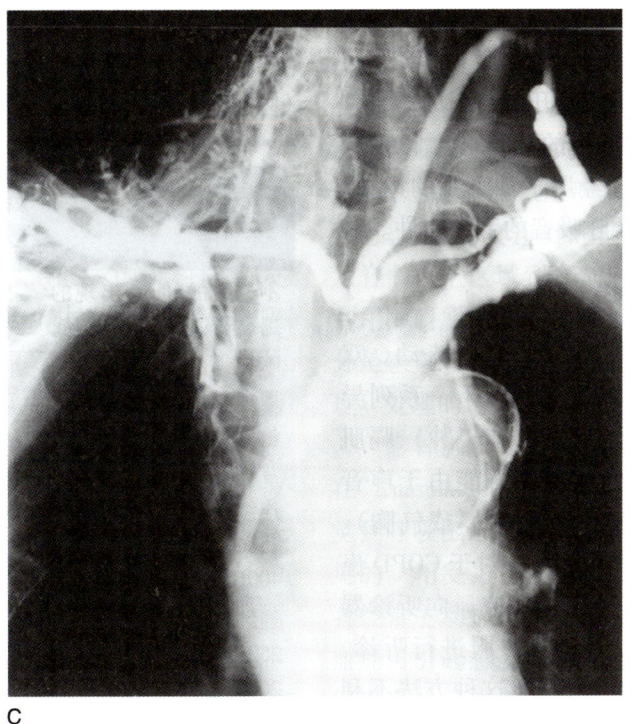

图 29-4(续) C.血管造影提示阻塞及广泛的侧支循环形成。

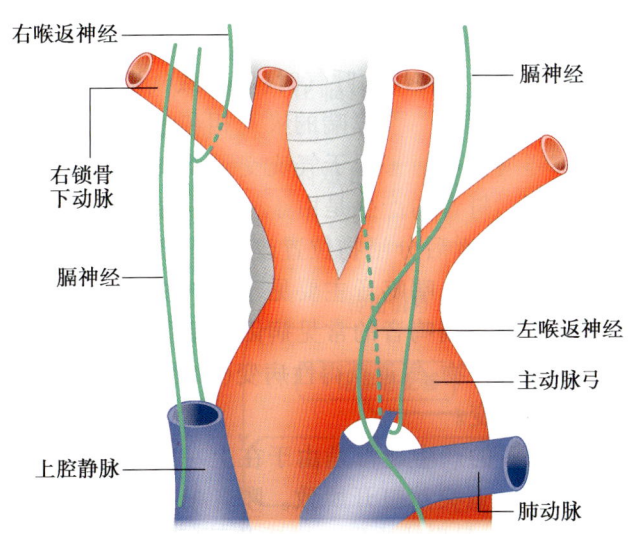

图 29-5 喉返神经走行。肺癌侵犯或压迫神经引起声带麻痹。

■ 胸部视诊

站在床尾观察胸部:一侧胸腔扩张滞后于对侧,提示胸腔积液、肺部感染或膈肌瘫痪。观察呼吸模式:严重气流阻塞的患者通常采取深慢呼吸,而浅快的呼吸常见于限制性通气功能障碍,如间质性肺疾病或脊柱侧弯。仰卧位胸腹部视诊若观察到胸腹矛盾运动则提示呼吸肌无力。

■ 胸部触诊

多年来,胸部触诊的价值被普遍低估。尽管如此,触诊还是能提供有用的诊断线索,同时能帮助证实其他体征。例如,胸骨上窝气管位置的触诊有助于提示有无上纵隔的横向移位。心尖冲动点和心脏浊音界的位置改变是提示下纵隔移位的有用指标。肋骨压痛可能提示肋骨骨折、肿瘤转移或胸腔积液。右心室扩大可在剑突下触及。Hoover 征可用于发现由胸膜炎或胸腔积液所引起的单侧胸廓运动滞后。检查时,两手轻轻放在患者两侧胸壁,开始吸气时双手拇指在剑突下接触,在患者深吸气时比较检查者双手与中线的距离。

锁骨上窝触及异常肿物或饱满感可能提示肿瘤或淋巴结受累,同时提供了诊断性活检的合适位置。

肺实变时声音传导增加,可通过语音震颤(即触觉语颤)进行检查。当患者反复发音"1、2、3"时,检查者双手手掌在双侧胸壁规律地移动,病变区域可以检查到语音震颤增强。相反,声音传导减弱,语音震颤也相应减弱,如胸腔积液。在某些情况下,还可以触到胸膜摩擦感。

■ 胸部叩诊

叩诊作为查体的一部分,源于 Auenbrugger 通过叩击啤酒桶确定液面位置。当胸壁下不是充满气体的肺,而是其他病变时,叩诊会提示异常。叩诊浊音常见于肺实变、肺不张、胸腔积液、胸膜增厚或肺表面的大肿块。广泛的过清音可见于肺气肿,而局限的过清音可见于气胸或肺大疱。

疾病患者中,呼吸困难可能仅意味着从潜意识层面轻松的呼吸过程转变为能意识到的需要耗费呼吸肌肉力量的呼吸过程。健康的运动员完成短跑冲刺所经历的呼吸急促是令人振奋的,并非不舒适。哮喘患者常用"胸部紧缩感"来形容呼吸困难。COPD 患者实际的呼吸困难程度常比通过气流阻塞所预计的程度更轻,可能反映了其对慢性气流阻塞或 CO_2 潴留的适应性。

患者可能使用不同的词汇来描述各种原因导致的呼吸困难。在某些情况下这些描述可能有助于鉴别诊断和评估对治疗的反应。哮喘或心肌缺血的患者通常主诉为"胸部紧缩感"。肺水肿患者可能会感觉"缺氧"或"窒息"。COPD 和过度通气患者通常无法进行深大、有效的呼吸。病情恶化的患者可能会主诉"呼吸沉重"。但以上描述没有足够的灵敏度或特异度来单独用于确定患者呼吸困难的原因。在不同种族、性别人群中,有关呼吸困难描述及感觉的差异已有报道。

■ 临床表现

呼吸困难可以呈急性、慢性或阵发性(表 29-3)。

表 29-3 急性和慢性呼吸困难的常见原因[a]

急性
肺水肿
哮喘
胸壁和胸内结构损伤
自发性气胸
肺栓塞
肺炎
急性呼吸窘迫综合征
胸膜渗出
肺出血
异物吸入
声带功能障碍
慢性、进展性
慢性阻塞性肺疾病
左心衰竭
弥漫性肺间质纤维化
哮喘
胸膜渗出
肺血栓栓塞性疾病
肺血管病
心因性呼吸困难
严重贫血
气管插管后气管狭窄
过敏性疾病

[a]:许多慢性疾病(如左心衰竭、哮喘和 COPD)可能出现急性加重。

急性呼吸困难

儿童急性呼吸困难的常见病因与成人不同。在儿童中,上呼吸道感染(如会厌、喉炎或急性喉气管支气管炎)是常见病因。在成人中,急性呼吸困难的病因更多(表 29-3)。其中最常见的病因是急性左心衰竭、肺栓塞、肺炎和自发性气胸。少见但并不罕见的病因是由于不能清除气道内黏稠的分泌物(如慢性支气管炎或哮喘)所导致的一侧肺大面积塌陷或哮喘首次发作。

慢性呼吸困难

慢性呼吸困难几乎总是进行性加重的。通常,这种类型的呼吸困难始于劳力性呼吸困难,随时间推移进展至静息状态下的呼吸困难。呼吸科医生会处理 COPD 患者的呼吸困难;而心内科医生更常处理慢性充血性心力衰竭患者的呼吸困难。在老年患者中,鉴别呼吸困难的病因来源于心脏还是来源于肺或心脏和肺的因素,区别这些类型在呼吸困难中所占的权重也是很困难的。

哮喘是反复发作性呼吸困难的常见原因,常伴有咳嗽和喘鸣。心功能不全是支气管痉挛急性发作的另一种原因,特别容易出现在中年或老年人群中。

■ 呼吸困难相关生理学

从历史上看,对呼吸困难生理基础的研究演化成 4 种不同的路径:通气功能、呼吸力学、化学感受和运动试验。运动试验将在第 34 章中介绍。

通气能力

早期研究认为呼吸困难与每分通气量相关。研究发现呼吸困难与每分通气量过大有关,而每分通气量与耗氧量水平相关。通气量增加大多数情况下是由于呼吸频率增加,特别是对于肺顺应性差的患者。对于因为耗氧量增加而导致持续通气增加的患者(如慢性左心衰竭患者),呼吸困难的感觉逐渐减弱,表明机体对持续刺激产生适应。

已证实与呼吸困难相关的另一项通气测量指标是最大自主通气量(maximum voluntary ventilation,MVV)。在患有肺、气道或胸壁疾病时 MVV 下降。MVV 越小,出现呼吸困难的可能性越大。

第三种历史悠久的测量方法是"呼吸储备"。这项指标是指 MVV 和实际每分通气量之间的差值。一般来说,任何增加通气的行为所导致的呼吸困难都可能与其用于呼吸系统做功的通气量占最大通气量(即

MVV)的比例有关。因此,每分通气量越接近最大通气量,越容易出现呼吸困难的主诉。事实上,当实际通气量占最大通气量的比例达到 30%~40% 时,呼吸困难是不可避免的。然而,与慢性支气管炎、COPD 或急性左心衰竭时的呼吸困难相比,呼吸储备与正常人运动时出现的呼吸困难相关性更强。因此,在 COPD 患者中,每分通气量可能占 MVV 较大比例(>50%),而不会引发呼吸困难。相反,在急性左心衰竭患者中,即使通气量轻度增加,MVV 接近正常,也可能出现严重呼吸困难。

呼吸力学

从目的论的观点看,呼吸困难可认为是一种能促进无意识做功的感觉,以最小化呼吸做功、能量消耗和呼吸用力。从这个角度看,呼吸困难可以保护呼吸系统避免过度劳累和无效做功。这种思路引导人们去探究呼吸困难与呼吸功或耗氧量之间的关系。

呼吸功、耗氧量及呼吸效率

目前尚无法确定可导致呼吸困难时呼吸功的临界水平。然而,将呼吸功分解为弹性、阻力、惯性三部分,有助于将生理学异常与特定疾病联系起来。例如,伴有肺淤血的慢性二尖瓣狭窄患者的弹性做功明显增加(图29-7),而在阻塞性气道疾病中主要是阻力做功。此外,这些观察结果证实,在呼吸过程中呼吸模式可通过呼吸肌自动调整,以最大限度减少呼吸做功。

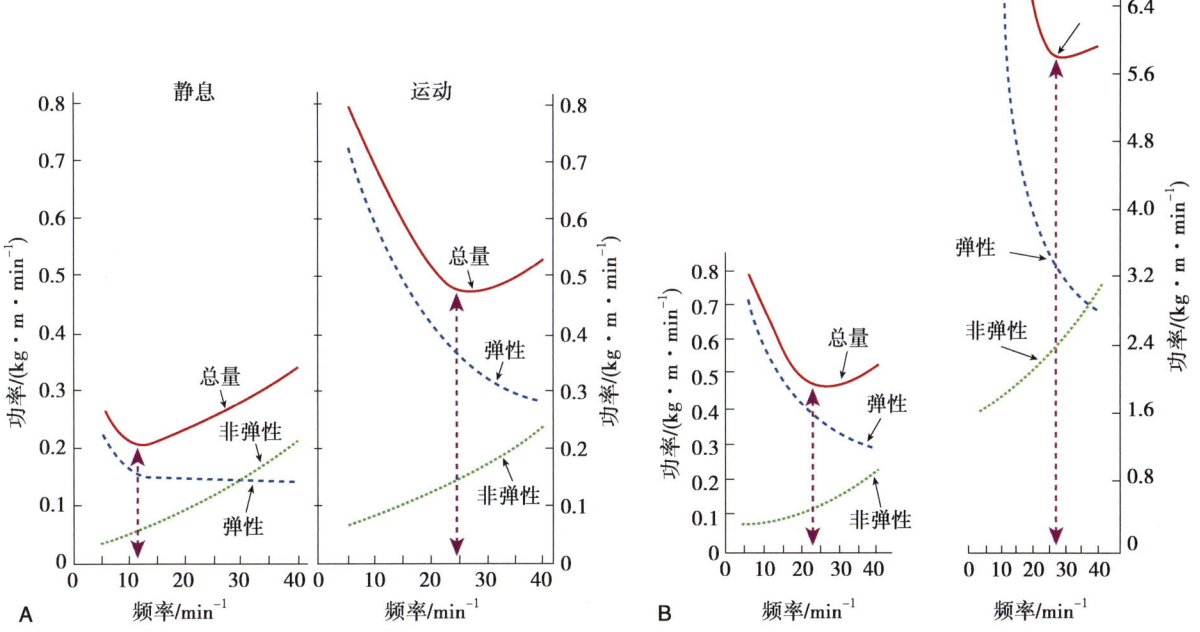

图 29-7 静息和运动状态下肺淤血和肺水肿时的呼吸功。A. 正常。静息状态下呼吸功最小时的呼吸频率为 12 次/min;运动期间呼吸功最小时呼吸频率更快(25 次/min)。B. 二尖瓣狭窄。静息状态下,呼吸功最小时的呼吸频率异常升高(22 次/min);运动期间进一步升高至 28 次/min。每张图中的垂直虚线(带箭头)表示呼吸功最小时的呼吸频率。获授权引自:CHRISTIE RV. Dyspnea in relation to the visco-elastic properties of the lung. Proc R Soc Med, 1953, 46(5): 381-386.

通气量与呼吸肌耗氧量呈曲线相关(图 29-8)。在 COPD 或胸壁疾病患者中,呼吸耗氧量显著增加。事实上,在 COPD 患者中,如果呼吸做功量太大,输送到呼吸肌的氧气可能无法满足其有氧需求,导致无氧代谢和乳酸酸中毒。尽管呼吸耗氧量越大,呼吸困难发生的可能性越大,但对于呼吸困难的机制理解,耗氧量并不比呼吸功更有优势。计算呼吸效率(即耗氧量相关呼吸功)也没有能进一步阐明呼吸困难机制。

长度-张力不匹配

"长度-张力不匹配"的概念将呼吸困难解释为中枢向呼吸肌发出的运动指令(即大脑发出的运动信号)与该指令所引起的呼吸肌收缩不匹配(如根据中枢运动指令所产生的胸廓扩张度不理想)。实际上,这个概念意味着呼吸肌在机体呼吸驱动增强、需求增加的情况下,应答能力降低,而不是提高。

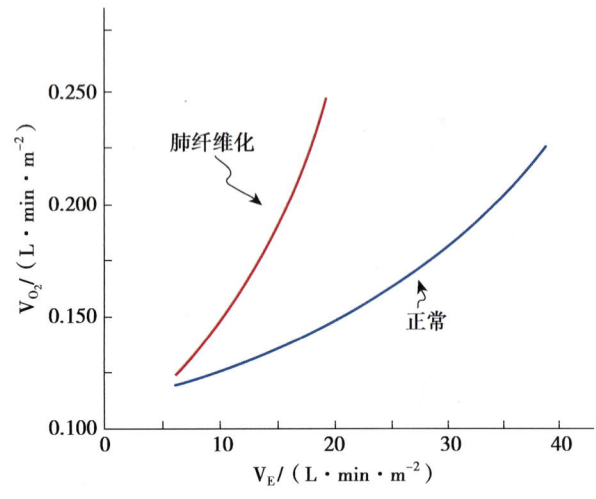

图 29-8　限制性肺疾病的呼吸耗氧量。肺纤维化患者通气量与耗氧量之间的关系。在不同通气水平上,肺纤维化患者比正常人群呼吸做功更多、消耗能量更多。

化学感受

　　脊髓的化学感受器感受 pH 和 Pa_{CO_2} 变化(见第11章)。位于主动脉弓和颈动脉体的外周感受器会感受 Pa_{O_2} 变化。通常急性缺氧、高碳酸血症和酸中毒可刺激通气。例如,在进入高海拔地区时,急性缺氧可以刺激通气达到可觉察的水平,导致活动时不适。如果刺激持续不减,其对于呼吸的影响将会降低。此外,即使通气量增加,某些副作用会降低出现呼吸困难感觉的可能性,如慢性 CO_2 潴留导致感受器钝化。在呼吸力学异常的患者中,出现血气异常事件(如在运动时)可能会加重或促进呼吸困难。一般来说,急性高碳酸血症对呼吸困难的影响强于急性低氧。

■ 量表

　　多种量表可用于量化运动及各种实验条件下的呼吸困难。有些量表使用数字和描述性术语来描述感觉强度的变化("感觉阈值检测方法"),如 Borg 分类量表(表 29-4)。其他一些量表依赖视觉模拟量表,即长度通常为 10cm 的直线,从"无呼吸困难"的一端延伸至"极度呼吸困难"的另一端。患者在线上标出由外部刺激引起呼吸困难的强度,如在阻力负荷或运动实验时。评分以"无呼吸困难"到患者标记之间的长度来衡量。美国胸科协会发布的呼吸困难量表(表29-5)也通过各种形式予以应用,特别是在流行病学研究中。最近一种方法是使用患者描述来量化呼吸困难严重程度,该方法适用于多种疾病并且具有较好的可重复性。

表 29-4　改良 Borg 分类量表

分级	感觉强度
0	一点也没有
0.5	非常非常轻(刚好能注意到)
1	非常轻
2	轻
3	中度
4	有点严重
5	严重
6	
7	非常严重
8	
9	非常非常严重(几乎达到极限)
10	已经达到极限

表 29-5　美国胸科协会呼吸困难量表

描述	分级	程度
平地快走或爬山时无呼吸困难	0	无
平地快走或爬山时感到呼吸困难	1	轻度
平地行走时因呼吸困难比同龄人慢,或按自己的速度行走时不得不停下来休息	2	中度
平地行走 100 码(约 91m)或数分钟后须停下休息	3	严重
因呼吸困难不能离开家;穿脱衣服时出现呼吸困难	4	非常严重

阻塞性和限制性肺部疾病引起的呼吸困难

　　以呼吸困难为主要表现的肺部疾病按照病理生理可分为两大常见类型:慢性阻塞性气道疾病和限制性肺疾病。

■ 慢性阻塞性气道疾病

　　多种慢性阻塞性气道疾病与呼吸困难相关,包括 COPD 和哮喘。

慢性阻塞性肺疾病

　　慢性阻塞性肺疾病(COPD)是指一系列以气流阻塞为常见表现的气道疾病(见第 39、40 章)。吸烟是 COPD 的主要原因(见第 41 章)。其范围包括从慢性支气管炎到肺气肿的一系列疾病。大多数 COPD 患者的表现在这个范围以内(即出现慢性支气管炎和肺气肿的混合表现,其程度各不相同)(图 29-9)。

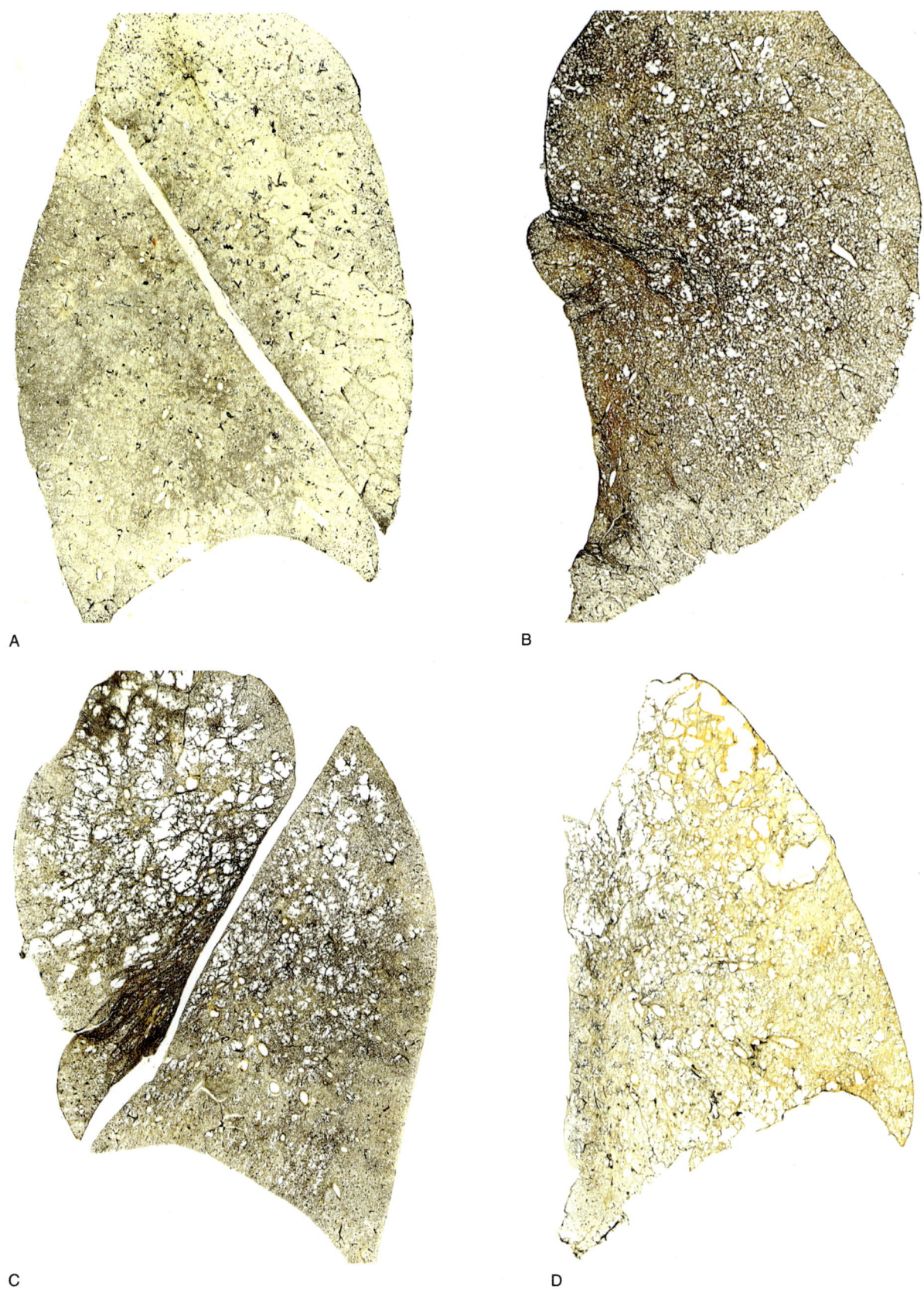

图 29-9　慢性阻塞性肺疾病。矢状位切片显示肺气肿的类型。A. 死于不相关疾病患者的正常肺组织。B. 小叶中心型肺气肿为主。C. 小叶中心型肺气肿和全小叶型肺气肿为主。D. 全小叶型肺气肿为主，而小叶中心型肺气肿不明显。3 例肺气肿患者(B、C、D) 也有慢性支气管炎的临床表现，并由组织切片证实。

COPD患者的呼吸力学、肺容积及气体交换出现异常。虽然在静息状态下每分通气量仅轻度增加,但却占据了最大呼吸容量的很大比例(即"呼吸储备"低)。

呼吸力学异常主要表现如下:气道阻力高;胸腔处于过度充气状态,使吸气肌运动不良;呼吸做功显著增加。呼吸耗氧量也相应增加。无效腔通气增加和肺泡-毛细血管气体交换紊乱增加了传入刺激。由于呼吸力学和气体交换紊乱,胸腔内压力波动(施加在肺部力大小的一种测量方法)大,且呼吸肌做功大;正常通气时每分通气量每增加1L,氧气摄入量增加约1mL,而COPD患者氧气摄入量明显增加(高达25mL/min)。如果输送至过度劳累呼吸肌的氧气不足,疲劳和耗竭的神经和化学信号将会自己传递给大脑。最终,如果患者肺水过多,毛细血管旁感受器(J感受器)发出额外的感觉传入信号至中枢整合。如上所述(参见"长度-张力不匹配"),这些不同刺激汇合至感觉运动皮层,可能向呼吸肌发出过度的运动指令,而这样的指令并不能充分地扩张胸腔以产生足够的胸腔内压力供通气所需。

即使COPD患者在常规肺功能检查中的异常程度相同,但却仍然存在不同的通气水平,其原因还不得而知。伴有呼吸性酸中毒和动脉低氧血症的CO_2潴留患者通常通气量低于血气接近正常的非CO_2潴留患者。一种解释是CO_2潴留患者保持较低的通气会使得呼吸困难减少。然而,这种解释并不能很好诠释其内在生理机制。

COPD患者的治疗旨在降低气道阻力,使动脉血气恢复正常。然而,支气管扩张剂通常作用有限,肺和气道的呼吸力学异常仍然存在。因此,药物干预并不能减轻呼吸肌负担。处理策略还包括如何改善呼吸肌疲劳。采取的训练方法通常需要能够促进呼吸肌适应性变化,增加肌肉力量和耐力。COPD患者进行运动康复已经被证明可以减少呼吸困难的症状,主要原因是以下三种具有相互作用的机制:①增加锻炼肌肉的做功效率,从而减少通气需求;②改善呼吸肌功能;③增加对传入至大脑"呼吸困难"感觉的耐受性。尝试让呼吸肌休息的方法并不能持续改善呼吸困难。

哮喘

哮喘具有不同种类,不仅是在临床表现上,还因为它通常是偶发的,并且经常与过敏表现相关,容易在年轻人中发病(第45~47章)。

之前描述的COPD呼吸困难机制也适用于哮喘。然而,这些机制并不能解释"胸部紧缩感",也不能解释伴随哮喘气短所出现的呼吸费力。

■ 限制性通气功能障碍

限制性通气功能障碍是由各种原因引起的,从肺部疾病到影响胸膜腔的疾病,以及影响胸廓功能的神经肌肉疾病(表29-6)。弥漫性间质性肺疾病有许多不同的病因,可能是急性的也可能是慢性的(表29-7)。一般情况下,间质性肺疾病表现为弥散功能下降,伴有肺总量和肺活量显著下降,以及功能残气量和残气量轻度下降(见第33章)。类似的表现出现在严重脊柱侧弯或胸膜增厚引起肺受限的患者中(图29-10)。相反,在肺血管病中,如特发性肺动脉高压虽然弥散功能降低,但肺容积正常。神经肌肉疾病影响呼吸肌导致最大吸气压减少,可使肺活量和肺总量降低,同时功能残气量和残气量增加。

表29-6 限制性通气功能障碍的常见原因

原因	举例
间质来源	
肺间质纤维化和/或间质浸润	寻常型间质性肺炎/特发性肺间质纤维化
肺水肿	左心衰竭
胸膜来源	
胸膜疾病	纤维胸
胸廓和腹部疾病	
神经肌肉疾病	脊髓灰质炎
骨科疾病	严重脊柱侧弯
肥胖	显著超重

表29-7 弥漫性间质性肺疾病的部分类型

病因	举例	常见特征
	急性	
感染	粟粒性肺结核、组织胞浆菌病、肺孢子菌感染、巨细胞病毒感染、真菌感染	机会性暴露于病原体,免疫抑制状态
肺水肿	麻醉药物过量、二氧化氮暴露(silo-filler's disease)、尿毒症	特殊病史
吸入	棉纤维吸入性肺炎	周一早晨出现哮喘和发热

表 29-7　弥漫性间质性肺疾病的部分类型（续）

病因	举例	常见特征
误吸	意识丧失后	酒精中毒、癫痫病史
免疫性	肺出血肾炎综合征	肾脏、肺受累
肺癌	原位腺癌或微浸润性腺癌（既往称为肺泡细胞癌）	
慢性		
吸入	肺尘埃沉着病（尘肺）	无机粉尘暴露史
放疗	乳腺切除术后	治疗后逐渐进展
淋巴管播散	乳腺癌、肺癌、胃癌、胰腺癌	原发肿瘤证据
药物	博来霉素、白消安、环磷酰胺	病史，胸部影像学提示
系统性疾病	结节病、结缔组织病、嗜酸性肉芽肿、淀粉样变、结节性硬化	多器官受累，活检
特发性	特发性肺间质纤维化	除外已知病因

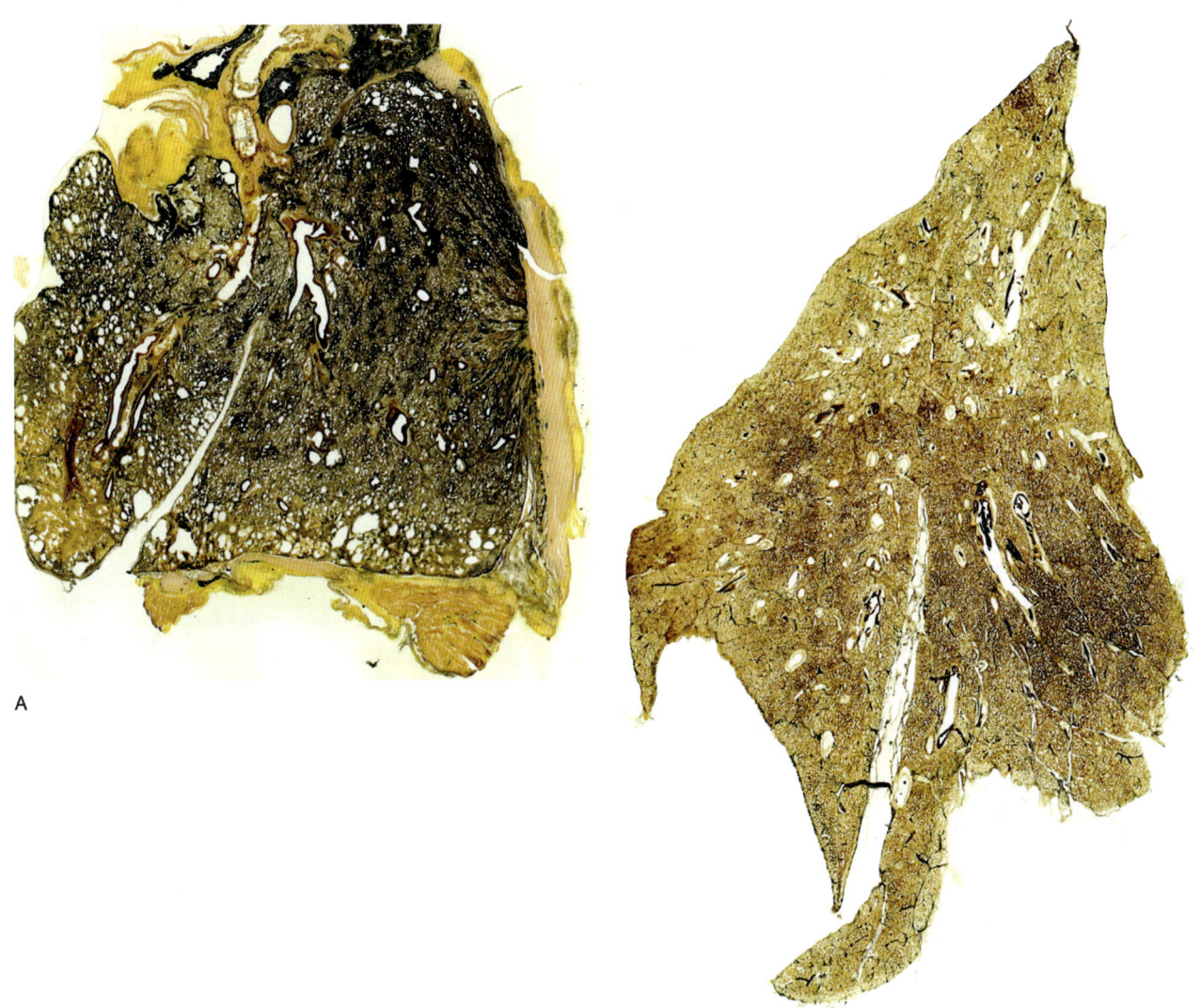

A

B

图 29-10　限制性通气功能障碍。A. 石棉肺伴有胸膜显著增厚，包裹压迫肺组织。同时可见弥漫性肺间质纤维化。B. 脊柱侧弯患者肺部受压、扭曲，但肺组织正常。在这种情况下，限制是由胸壁施加，而不是肺内或胸膜疾病导致的。

弥漫性肺纤维化患者在静息和活动状态下呼吸频率和每分通气量均高于正常人群。肺顺应性差时呼吸做功和耗氧量增加。呼吸肌对顺应性差的肺进行通气并维持高的呼吸频率需要进行大量做功,从而导致呼吸困难。在活动状态下呼吸困难可能会难以耐受。

慢性心脏病所致呼吸困难

心脏疾病产生呼吸困难的机制多样,其程度因肺顺应性程度而异。

呼吸困难发生在许多与肺淤血无关的心脏疾病中。单纯肺动脉狭窄是一个很好的例子。症状可能与活动状态下心输出量不足相关。在法洛四联症中,呼吸困难有时很严重并且可通过下蹲位缓解。在这一类及其他种类的发绀型心脏病中,在活动状态下会出现呼吸困难和乏力,这时动脉血氧饱和度明显低于静息水平。

心源性呼吸困难与肺部淤血及肺水增多相关,常见于左心衰竭和二尖瓣狭窄,二者都伴有肺静脉和毛细血管压力升高。肺循环充盈伴有间质和肺泡水肿,使得肺变硬(即顺应性降低),并通过"J"受体刺激通气。慢性左心衰竭、肺纤维化、长期间质性肺水肿均可导致肺顺应性下降。气道黏膜水肿使气道阻力增加。

由于肺顺应性降低、气道阻力增加,在呼吸周期中胸膜腔压力波动较大,呼吸做功和能量消耗增加。通常轻度的低氧血症也可能会增加呼吸驱动。活动会加重肺淤血和肺水肿,加重动脉和混合静脉低氧血症,加重呼吸困难。

肺淤血和肺水肿患者在静息状态下的常见表现包括呼吸急促,该症状在活动时加重。虽然呼吸急促是持续的,但其通常为中等程度,可能不能解释呼吸困难的全貌。乏力是低心输出量的常见伴随症状,可能是由于输送至呼吸肌的氧气不足,导致呼吸不畅。

■ 端坐呼吸和其他体位相关呼吸困难

端坐呼吸是指平卧位呼吸困难,但直立或半卧位不出现;通常通过头部和背部下方放置2~3个枕头可缓解。仰卧呼吸是指直立位出现呼吸困难,通过卧位可缓解。

仰卧呼吸可见于以下情况,如果肺基底部存在动静脉畸形,直立位时由于重力作用使血流增加,从而加重右向左分流;它可以伴随直立位低氧血症-即患者直立时动脉血氧饱和度下降。

端坐呼吸是肺淤血的标志,可使肺变硬(即降低肺顺应性)。平卧时肺顺应性降低是由于更多的肺组织位于或低于心脏平面。在平卧时,胸膜腔压力波动、呼吸功和呼吸频率均增加。呼吸频率的增加是自主调节的过程,以最大限度减少顺应性更差的肺的通气做功。

一些慢性肺部疾病或哮喘患者也不能耐受平卧位。他们的不适来源于平躺后胸廓的有效运动变得更加困难。

最后,肺部病变不对称的患者可能会出现侧卧呼吸,即在患侧卧位时出现呼吸困难,患侧卧位会加重通气灌注不匹配(第14章)及由此导致的低氧血症。

■ 阵发性夜间呼吸困难

阵发性夜间呼吸困难(paroxysmal nocturnal dyspnea,PND)发作时,患者从睡眠中觉醒,出现喘憋,必须坐位或站位呼吸;可伴有大量出汗。有时患者会打开窗户以试图缓解窒息带来的压迫感。胸部倾向于固定在强迫吸气的体位。发作时可闻及呼吸双相哮鸣音,与典型哮喘相似。在某些情况下出现明显肺水肿,伴有吸气相湿啰音。有时夜间会有多次发作,迫使患者在椅子上直立睡觉。

PND发作提示严重的左心衰竭,其原因与产生端坐呼吸的因素一致(见上文),由全身静脉回流增加引起的肺血容量增加所导致。抬高肢体可使外周水肿向心脏转移,从而增加全身静脉回流。肺血容量急剧增加会导致肺毛细血管压力增加,从而加重肺水肿,而静脉回流的增加会给左心室带来额外负担。

多种因素可引起PND发作:咳嗽、腹胀、Cheyne-Stokes呼吸的高碳酸血症期(见下文),突然的噪声,或任何可导致心率加快并进一步增加肺毛细血管压力和静脉压力的因素。症状可通过直立位、深呼吸缓解。咳嗽是肺淤血的重要表现,经常在PND发作期间出现。

■ 心源性哮喘

在肺淤血患者中经常可闻及哮喘样喘息,被命名为心源性哮喘。喘息是气管支气管水肿的表现,通常伴有明显的肺水肿征象。除了气道管腔缩小、支气管壁水肿增厚外,为了克服呼气时的阻塞需要更高的胸腔内压,而胸腔内压升高会进一步使气道缩窄。在吸气与呼气时气流阻力均会增加,肺顺应性显著下降,可低至正常值的1/10。从肺水肿的急性发作恢复后,气道阻力和肺顺应性恢复至正常,除非之前的发作遗留了肺纤维化。

贫血相关呼吸困难

运动或激动时出现的呼吸困难是严重贫血的常见症状(如血红蛋白含量低于 $6\sim7g/dL$)。相对于慢性贫血,它在急性贫血中更常见。通常,呼吸困难与头晕或晕眩相关,并且患者总是表现出高心输出量和低外周阻力(即洪脉,皮肤温暖和收缩期心脏杂音)的体征。虽然呼吸困难的发病机制尚不清楚,但目前认为是由于呼吸肌供氧不足所致。

代谢异常和药物

CO_2 产生增加需要通气的增加来保持代谢平衡,因此可能会导致呼吸困难。为了代偿酸中毒,患有糖尿病酮症酸中毒的患者可能需要明显增加的每分通气量来降低 Pa_{CO_2}。甲状腺功能亢进、发热、感染和怀孕也会引起每分通气量增加,药物如阿司匹林和黄体酮也会导致其增加。

其他疾病

肌肉骨骼疾病患者呼吸困难并不少见。通常的解释是为了刺激衰弱的呼吸肌,使得呼吸驱动增强。在重症监护室中,不恰当的流量和潮气量设置可能无法满足患者的内源性呼吸驱动,从而产生呼吸困难的感觉。

异常呼吸模式

有时通过床边观察患者的呼吸模式可以提供肺部疾病的重要线索。观察的内容包括呼吸频率、呼吸节律、呼吸深度以及呼吸费力程度。正常人在静息状态呼吸频率为 $12\sim15$ 次/min,潮气量为 $400\sim800mL$。因此,每分通气量通常 $>5L/min$。正常呼吸节律非常规律,除了偶尔会有缓慢、深大的呼吸,同时正常呼吸应该是毫不费力的。

严重的骨骼畸形以及严重肥胖会限制胸廓运动导致肺泡低通气(第 83 章)。重症肌无力或吉兰-巴雷综合征等疾病所导致的神经肌肉衰弱也可能发生同样的情况,不仅是由于呼吸肌广泛衰弱导致的通气减少,还由于呼吸肌的超负荷工作(如脊髓灰质炎的后遗效应)(第 83 和 84 章)。气胸、胸腔积液或纤维胸所导致的单侧胸膜腔受累可限制患侧胸廓运动。巨大胸部创伤可导致连枷胸。

COPD 的典型特征是呼吸频率减慢和大潮气量。

这种呼吸模式可能有助于减少呼吸做功。而经常出现的缩唇呼吸是自身诱导的一种正压通气的呼吸模式。相反,限制性通气功能障碍的呼吸模式以小潮气量和呼吸频率增快为特征,通常表面上看没有呼吸费力的表现。这种模式见于肺部或胸廓扩张度降低或其他任何原因导致潮气量减少的患者。在运动过程中,每分通气量增加与摄氧量增加不成比例,且呼吸频率增加幅度超过潮气量。

膈肌和肋间肌疲劳使其收缩变得不协调,可能引起矛盾呼吸,这预示着发生呼吸衰竭。

■ Cheyne-Stokes 呼吸

在公元前 4 世纪,希波克拉底将一个发热、大汗和黑尿的终末期患者的呼吸模式描述为"整个呼吸就像一个人在不断纠正自己,呼吸模式罕见且幅度很大"。由此推测,他可能观察到了 Cheyne-Stokes 呼吸,而 William Stokes 在 2 000 年后(1854 年)更为形象化地对其进行了描述,具体如下:

"我们所讨论的症状(之前由 Cheyne 博士描述)是由一系列下述事件组成,首先吸气,吸气量逐渐增加到最大,然后吸气量和吸气时间逐渐下降,直到出现明显的呼吸暂停。呼吸暂停可能维持很长时间,以至于让看护者认为他已经去世了,而当之后出现一次微弱的吸气,继而又出现一次更明显的吸气时,标志着一次新的吸气上升又下降的周期开始了。"

Cheyne-Stokes 呼吸的特点是通气不足和过度通气交替出现(图 29-11)。其典型表现如下:持续 $15\sim60s$ 的呼吸暂停之后,潮气量随着每次呼吸增加至峰值水平然后逐渐降低至呼吸暂停阶段。在呼吸暂停开始时,肱动脉或股动脉血中的 CO_2 分压最低。随着呼吸暂停的持续,CO_2 分压逐渐增加以刺激呼吸。CO_2 分压持续增加,直至达到最大通气,之后通气逐渐减少,直至再次出现呼吸暂停。动脉血氧饱和度以相反的方式变化,在呼吸暂停开始时最高,在过度通气中期最低。在循环周期中,CO_2 分压的变化可高达 $14mmHg$,血氧饱和度的变化可高达 18%。

在患有充血性心力衰竭的患者中,呼吸幅度的变化可归因于血液循环减慢,使得到达大脑呼吸中枢的血气与肺毛细血管中的血气时相相差 $180°$。这种机制已通过实验验证,通过体外循环延长血液从心脏到大脑的循环时间,可引发狗的 Cheyne-Stokes 呼吸。

Cheyne-Stokes 呼吸期间可出现精神状态、脑电图波形的波动以及神经系统功能异常,是由于脑血流量的波动所导致。在神经系统疾病中,Cheyne-Stokes 呼

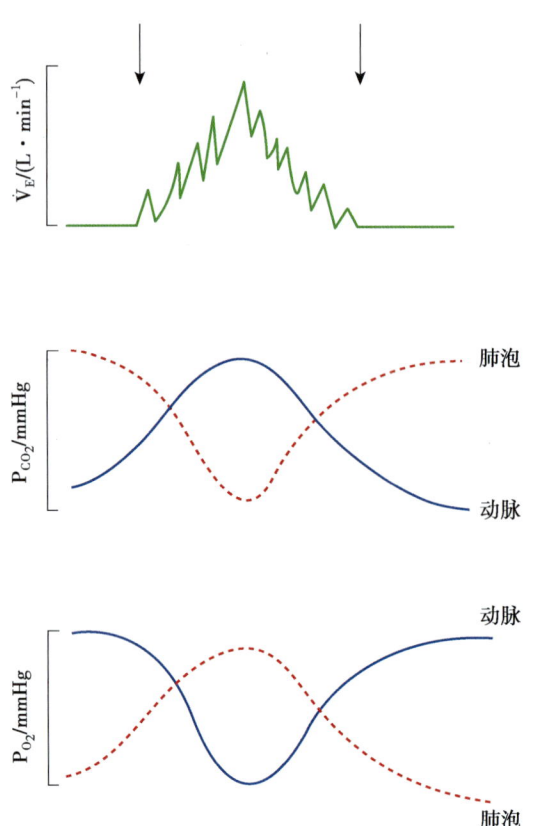

图29-11　Cheyne-Stokes 呼吸中,呼吸暂停和过度通气期间通气量与血液、肺泡中气体压力的变化关系。获授权引自:CHERNIACK NS, FISHMAN AP. Abnormal breathing patterns. Dis Mon, 1975:1-45.

吸可能是由于脊髓以上中枢的功能障碍引起的,特别是在脑桥被盖部破坏性损伤的患者中。

虽然不如在心力衰竭或神经系统疾病中常见,但Cheyne-Stokes 呼吸也可发生于正常婴儿、健康老年人和在高海拔地区的正常人群。在使用呼吸抑制剂(如吗啡)后偶尔也会出现,通常伴有颅内压升高、尿毒症或昏迷。曾经认为,在 Cheyne-Stokes 呼吸时呼吸中枢是受抑制的。随后这个假说被证明是错误的,因为已经有证据显示在 Cheyne-Stokes 呼吸时呼吸对吸入CO_2的反应强于正常人。呼吸性碱中毒是常见的表现,动脉CO_2分压在呼吸暂停和过度通气的时相都保持在低于正常的水平。

■ Kussmaul 呼吸

1874 年,Kussmaul 描述了 3 名糖尿病酮症酸中毒的患者,他们表现为"空气饥饿感":他们呼吸的潮气量很大且频率很快,使得每次呼吸之间几乎没有停顿。实际上,他们在静息时呼吸就好像在活动一样;呼吸时并没有明显费力的表现。从那以后,在其他类型的严重代谢性酸中毒(如酒精性酮症酸中毒)中亦可观察到这种呼吸模式。通常这种呼吸模式是由肾功能异常、血浆碳酸氢盐进行性下降以及随之出现的酸中毒所导致。Kussmaul 描述的通气"代偿性"增加减轻了血浆碳酸氢盐下降所引起的系统性 pH 下降(见第 17 章)。

■ 其他异常呼吸模式

叹气样呼吸是严重脑缺氧的特征。这种呼吸模式表现为不规则的、快速的吸气伴有颈部伸展,继而出现长的呼气暂停。它常见于休克或与心输出量严重减少相关的其他疾病。

过度通气常见于没有结构性肺病的焦虑患者。在其中一些患者的呼吸模式中深叹气占主要地位。

评估呼吸困难的诊断性试验

正如前述部分提到,关注病史和体格检查会有助于疾病的初步诊断。在大多数情况下,初步诊断印象可以通过少量检查得以确认或排除,可由此采取适当的治疗或继续寻找病因(表 29-8)。

胸部 X 线平片可用于证实 COPD 改变(胸部过度充气、肺大疱)。血管淤血、心界扩大、肺间质改变和胸腔积液可能提示左心衰竭。

肺活量测量可用于识别气道阻塞;给予支气管扩张剂后该指标可出现改善。当怀疑存在肺间质病变或其他限制性疾病(如肌肉无力)时,可以检测肺容积或弥散功能。检测静息和活动时的动脉血氧饱和度很重要。虽然氧饱和度下降并不能提示病因,但是衡量疾病严重程度的重要指标。超声心动图可用于评估心室或瓣膜功能并估测肺动脉压。

全血细胞计数可能会提示贫血或感染。血清电解质检测可以提示是否存在酸中毒或肾功能不全。脑钠肽(brain natriuretic peptide, BNP)测定有助于排除可导致急性呼吸困难的心力衰竭。

除非经初步检查后呼吸困难的原因仍不明确,否则通常不需要进行额外检查。进一步检查通常包括胸部 CT,可能会显示 X 线平片或肺功能检查难以发现的肺气肿或间质改变。CT 也有助于进一步鉴别在 X 线平片上所发现的间质改变。心肺运动试验(第 34 章)可能有助于区分呼吸困难的病因来源于心血管系统还是呼吸系统,或排除任一系统的显著异常。有必要进行动脉血气分析来确定血氧水平,或鉴别过度通气或高碳酸血症。如果诊断仍不明确,可进行更多的侵入性检查,包括心脏导管或肺活检(通过支气管镜或外科手术),其结果有助于指导治疗或提示预后。

表 29-8　评估呼吸困难的常见检查

检查	可能的异常表现	可能的诊断
胸部 X 线平片	心界扩大	充血性心力衰竭
	血管增粗	肺动脉高压
	异常间质改变	肺纤维化
	胸腔积液	恶性胸腔积液
	过度通气	COPD
	结节/肿块	肿瘤
肺功能检查		
肺容积	阻塞性通气功能障碍（FEV_1/FVC 下降）	哮喘
		COPD
	限制性通气功能障碍	间质性肺疾病
弥散功能	下降	间质性肺疾病
		肺血管病
	升高	肺泡出血
吸气压、呼气压	下降	呼吸肌无力
CT	异常间质改变	间质性肺疾病
	囊性变	大疱性肺疾病
	淋巴结肿大	结节病
	血管充盈缺损	肺栓塞
	磨玻璃影	肿瘤
血液检验	白细胞升高	感染
	贫血	贫血
	BNP	心力衰竭
	肌酐	肾衰竭
		呼吸性酸中毒或代谢性酸中毒
	ABG	酸中毒或碱中毒（呼吸性或代谢性）

COPD：慢性阻塞性肺疾病；FEV_1/FVC：第 1 秒用力呼气容积/用力肺活量；BNP：脑钠肽；ABG：动脉血气（arterial blood gas）。

咳嗽

咳嗽是就诊的最常见原因之一。患者经常担心可能出现严重的潜在疾病。他们也可能因咳嗽的并发症而感到困扰，包括肋间肌拉伤导致的胸痛甚至肋骨骨折。他们也可能受到咳嗽引起尿失禁或大便失禁的困扰。还可能出现社交孤立，源于他人经常会害怕患者咳嗽具有传染性。

咳嗽是一种有爆发力的呼气动作，可保护肺部免于误吸，促进分泌物和其他气道成分向口腔移动。它是肺部自我清洁和防护机制中的一个关键因素——咳嗽反射通常是由喉与二级支气管之间的某处支气管黏膜受到刺激所引起，但并不全是由这种刺激所引起。在极少数情况下是由远处部位的病因所诱发，如外耳道中的耳垢或胸膜炎症（见下文"机制"部分）（图 29-12）。能引起咳嗽的刺激多种多样：包括吸入颗粒、气道黏液、气道或肺实质中的炎性渗出、气道新生物或异物或支气管受到外压等。

如果人们试图控制无意识的咳嗽，则咳嗽可以是自发的、非自发的或两者的结合。非自发性咳嗽通常来自 3 种刺激：机械性、炎症性和心因性。机械性和化学性病因包括吸入刺激物（如烟雾或灰尘），以及由肺纤维化或肺不张所导致的气道扭曲。大多数情况下，咳嗽是由于气管支气管炎症引起的。由于潜在的慢性咽炎、喉炎和气管支气管炎，吸烟者特别容易因吸入的颗粒和烟雾而导致咳嗽加剧。通常来说，咳嗽代表器质性疾病。但有时心理因素可以导致与焦虑有关的干咳。

心理压力还会加重器质性因素所引起的咳嗽。咳嗽的起源部位和意义有时可以通过特定的体征和症状来确定（表 29-9）。例如，急性气管炎引起的咳嗽通常伴有胸骨后"灼热感"。急性喉炎通常表现为声音嘶哑、咽痛及咳嗽。喉结核不仅出现吞咽疼痛，而且通常还伴有肺结核的确切证据。在哮喘中，咳嗽是气流阻塞一系列表现的一部分。

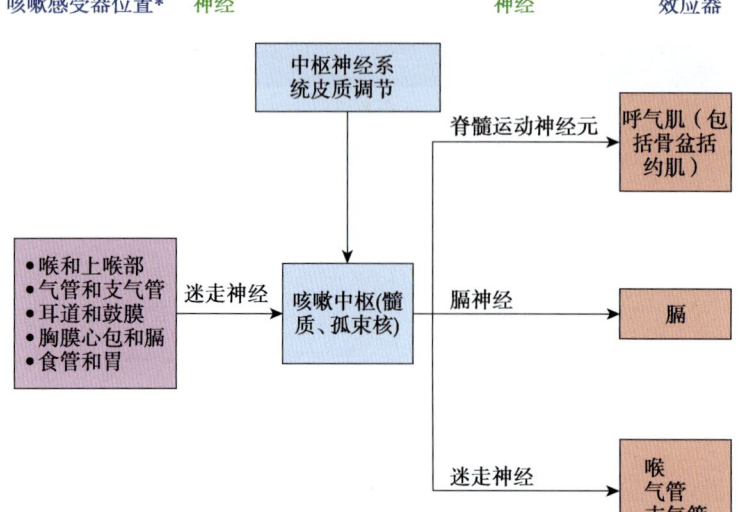

图 29-12　咳嗽发生的神经通路。获授权引自：SILVESTRI RC，WEINBERGER SE. Evaluation of subacute and chronic cough in adults.∥UpToDate，POST TW. UpToDate，Waltham，MA.（Accessed on November 18，2014）Copyright © 2014 UpToDate，Inc.

表 29-9　咳嗽的部分病因及特点

病因	临床特点
鼻窦炎、鼻咽炎	上呼吸道症状或鼻窦症状出现后咳嗽；感觉需要清嗓子；鼻后滴漏
急性肺部感染	
气管支气管炎	咳嗽伴咽痛、流涕及流泪
大叶性肺炎	咳嗽常先于上呼吸道感染症状；干咳，最初伴有疼痛；后出现咳痰
支气管肺炎	干咳或咳痰，通常以急性支气管炎起病
支原体和病毒性肺炎	阵发性咳嗽，咳黏痰或血痰，伴流感样症状
慢性支气管炎急性加重	黏痰变为脓性痰
慢性肺部感染	
支气管炎	咳嗽、咳痰每次持续 3 个月以上，并连续超过 2 年；急性加重时黏痰变为黏脓痰
支气管扩张症	大量咳嗽、咳脓臭痰，通常从儿时出现；痰液静置分层
肺结核或真菌感染	持续数周至数个月的咳嗽，通常伴有血痰
肺部炎症性疾病	
间质纤维化和间质浸润	持续性干咳，取决于病因
吸烟和吸入刺激物	咳嗽通常与咽部刺激有关；持续性咳嗽，晨起为著，通常咳痰不多除非合并慢性支气管炎
肿瘤	
支气管肺癌	干咳或咳痰数周至数个月；常反复发生少量咯血
原位腺癌或微浸润腺癌	类似于支气管肺癌的咳嗽，除了在少量情况下，可出现咳大量水样、黏痰
气道良性肿瘤	干咳，偶尔咯血
纵隔肿瘤	咳嗽通常伴有呼吸困难，由气管和支气管受压引起
主动脉瘤	咳嗽有金属声
胃肠道	
胃食管反流	干咳通常在饭后或平卧时出现；伴或不伴胃食管反流的其他症状（如胃灼热、口苦、嗳气）
异物	
时间短，异物仍在上呼吸道	咳嗽伴有进行性加重的窒息
时间长，异物卡顿在下呼吸道	持续性干咳伴有固定性的哮鸣音
心血管	
左心衰竭	平卧位咳嗽加剧，同时伴有呼吸困难加重
肺梗死	咳嗽伴咯血，通常伴有胸腔积液
药物性	
血管紧张素转换酶抑制剂	干咳，在女性中更常见，可能在任何时候发生（开始用药后不久或使用多年后）

咳嗽的重要性取决于与之相关的临床特征。需要考虑的是：它是急性的还是慢性的？是干咳还是伴有咳痰？它持续了多长时间？患者的一般情况如何，以及存在哪些合并症？例如，急性发作的干咳伴有鼻塞、咽痛、乏力、出汗及发热通常提示病毒性上呼吸道感染。哮喘急性发作可能以咳嗽和喘息开始。相反，持续性咳嗽，即使容易被患者忽视，也可能是严重疾病（如肺癌）的预兆。在吸烟者中，咳嗽的性质由干咳变为有痰可能提示出现严重的气管支气管感染或肺炎。

咳脓痰通常是气管支气管树或肺部感染的可靠征象。当这种症状呈急性病程时，痰液的特征非常有助于诊断。铁锈色痰，与黄色脓性痰中带血不同，既往常见于肺炎球菌肺炎；由于抗生素的广泛使用，目前已不太常见。肺炎克雷伯菌肺炎痰液的经典描述为红色胶冻样；这种痰液同样含有血液成分，但它为亮红色，比肺炎球菌肺炎的痰液更透明且更黏稠。脓性痰伴有恶臭通常提示厌氧菌感染，常见于链球菌或拟杆菌感染引起的肺脓肿。持续性咳嗽伴咳脓痰常见于慢性支气管炎、支气管扩张症和各种其他化脓性疾病。黏痰可能是支气管长期受刺激的结果。大量黏痰（支气管黏液溢）可能是原位腺癌（adenocarcinoma in situ，AIS）或微浸润性腺癌（minimally invasive adenocarcinoma，MIA）的表现，以前称为细支气管肺泡癌。

■ 机制

咳嗽开始于快速吸气，紧接着是声门关闭，腹部和胸部呼气肌收缩，胸膜和肺内压力突然增加，声门突然开放，然后气体从口腔排出（图 29-13）。胸腔内压很高，通常超过 100~200mmHg，通过气道的气流速度增加，通过气道分泌物、气管支气管壁和邻近肺实质的振动，加速外源性颗粒的排出并产生咳嗽的声音（图 29-14）。

咳嗽的传入刺激起源于刺激性受体，并由迷走神经、舌咽神经、三叉神经和膈神经传递至中枢（图 29-12）。对于特发性、持续性干咳人群，推测其原因是存储在气道传入神经中的神经肽导致其敏感性增加。

迷走神经不仅接受来自喉部、气管和支气管的神经冲动，还接受来自胸膜和胃的神经冲动。气道中的受体最多集中在喉部，在传导气道中受体减少，在远端气道中完全消失，使得分泌物在外周聚集。舌咽神经接受来自咽部的刺激；三叉神经接受来自鼻窦和鼻旁窦的刺激；膈神经接受来自心包和横膈的刺激。运动神经元反射通路更加广泛，不仅包括脑神经和膈神经，还包括肋间肌和辅助肌肉的神经。此外，来源于食管的化学感受器感受刺激后也通过膈神经传入。

咳嗽发生时的肺容积对咳嗽的有效性有很大的影响。如本卷其他部分所示，咳嗽只能让颗粒物向口腔移动（从"等压点"向"下游"移动）。在肺容积高的健康人

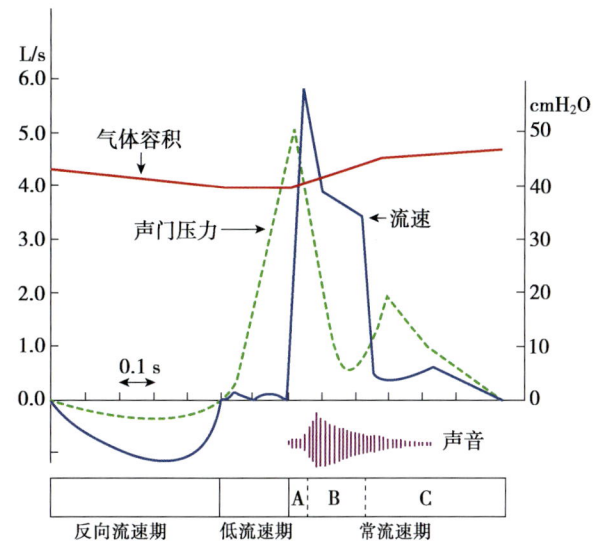

图 29-13 咳嗽期间的生理变化。正常受试者在一次咳嗽期间获得的同步记录。咳嗽的 3 个时相见图底部的方框标识。3 个时相分别对应：①初始深吸气；②通过呼气肌的强力收缩、声带关闭以及喉部开放来将空气压缩在肺部和气道中；③突然爆发性呼气，随后声门收缩，喉部恢复到正常的吸气位置。获授权引自：YANAGI-HARA N，VON LEDEN H，WERNER-KUKUK. The physical parameters of cough；the larynx in a normal single cough. Acta Otolaryngol，1966，61（6）：495-510.

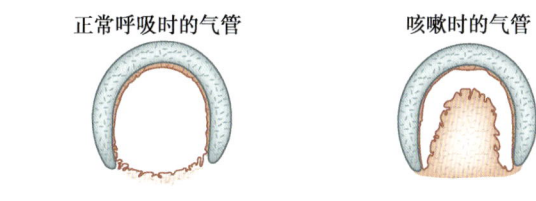

	正常呼吸时的气管	咳嗽时的气管
胸膜腔内压/cm H_2O	−4	+150
横截面积/cm^2	1.5	0.25
流量/（L·s^{-1}）	1	7
线速度/（cm·s^{-1}）	667	28 000

图 29-14 咳嗽时气管狭窄的影响。咳嗽期间的用力呼气通过胸腔内压升高引起胸内气管的膜部内陷。气流以高速度通过非常狭窄的气管，从而清除肺内物质并将其推入咽喉部。获授权引自：COMROE JR. Physiology of Respiration. St. Louis：Mosby-Year Book，1965.

群中，等压点位于较大的气道中；当肺容积减少时，等压点会向肺泡（"上游"）移动。一连串没有任何吸气的咳嗽使得等压点更接近小气道，有助于肺的深部廓清。

反射通路中的任何节点受到干扰或钝化都会使得咳嗽反射受损。刺激性受体可能会因为局部的毁损性病变而受损（如支气管扩张症），而麻醉药物也可以降低其敏感性。

神经系统疾病中咳嗽反射通路也可能会受损。气管切开术使声门不能闭合，降低了肺内峰压。各种疾病、高龄或神经肌肉疾病会导致呼吸肌无力从而影

响其收缩。一般来说,只要患者的最大呼气压能超过 $60cmH_2O$,气道峰流速就足以产生有效的咳嗽。

■ 对循环的影响

咳嗽时胸腔内压增加会对循环产生很大的影响。然而,由于胸腔内压增加会伴随同等程度的血管(和脑脊液)压力上升,而心脏、肺和其他重要器官的血管扩张压力不变,因此跨壁压力的明显波动通常不会造成不良的后果。

胸腔内压的增加会伴随全身动脉和静脉的反射性血管扩张,从而导致心输出量降低。在肺心病和右心衰竭患者中,咳嗽会阻碍全身静脉回流并可能导致晕厥。

■ 咳嗽后晕厥

100多年前,Charcot认识到在没有潜在心肺疾病的人群中会发生咳嗽后晕厥的综合征。最初被认为是癫痫的一种形式或喉反射的后果,现在同样将其归因于正常人咳嗽所引起的胸腔内压升高对循环造成的不良后果。然而,咳嗽性晕厥的患者大都比正常人咳嗽更剧烈,时间也更长。

晕厥通常在咳嗽发作后数秒内发生,并在咳嗽停止后迅速恢复。恢复意识后没有后遗症,除非患者跌倒并在晕厥期间受伤。咳嗽后晕厥几乎总是发生于男性,这可能是因为男性咳嗽时的胸腔内压更高,心输出量降低的程度比女性更加明显。目前尚不清楚为什么这种晕厥在平卧位和直立位均可发生;这种现象表明咳嗽后晕厥的原因更多是脑血流量减少,不只是影响心输出量。反射性血管扩张需要到什么样的程度才会导致咳嗽后晕厥尚不清楚。将咳嗽性晕厥与癫痫和猝倒区分开来是非常重要的。

■ 病因学

慢性咳嗽咳痰(定义为持续时间超过8周)的最常见原因是鼻后滴漏、胃食管反流病(gastroesophageal reflux disease,GERD)和哮喘。在一项针对71例患者的研究中,97%的患者能确定咳嗽病因,其中单一病因的患者占38%,2种病因的患者占36%,3种病因的患者占26%。病因包括鼻后滴漏(40%)、哮喘(24%)、GERD(15%)和支气管炎(11%)。

在接受血管紧张素转换酶抑制剂(angiotensin-converting enzyme inhibitor,ACEI)治疗的患者中,该药通常是慢性咳嗽的原因(即使是单纯使用多年后才发生咳嗽)。咳嗽和ACEI类药物的关系具有一定的种族差异。

全面评估可以确定绝大多数患者咳嗽的原因。通常,诊断仅通过特定干预后咳嗽症状消失即可确定(图29-15)。例如,抗组胺药和鼻喷激素治疗过敏性

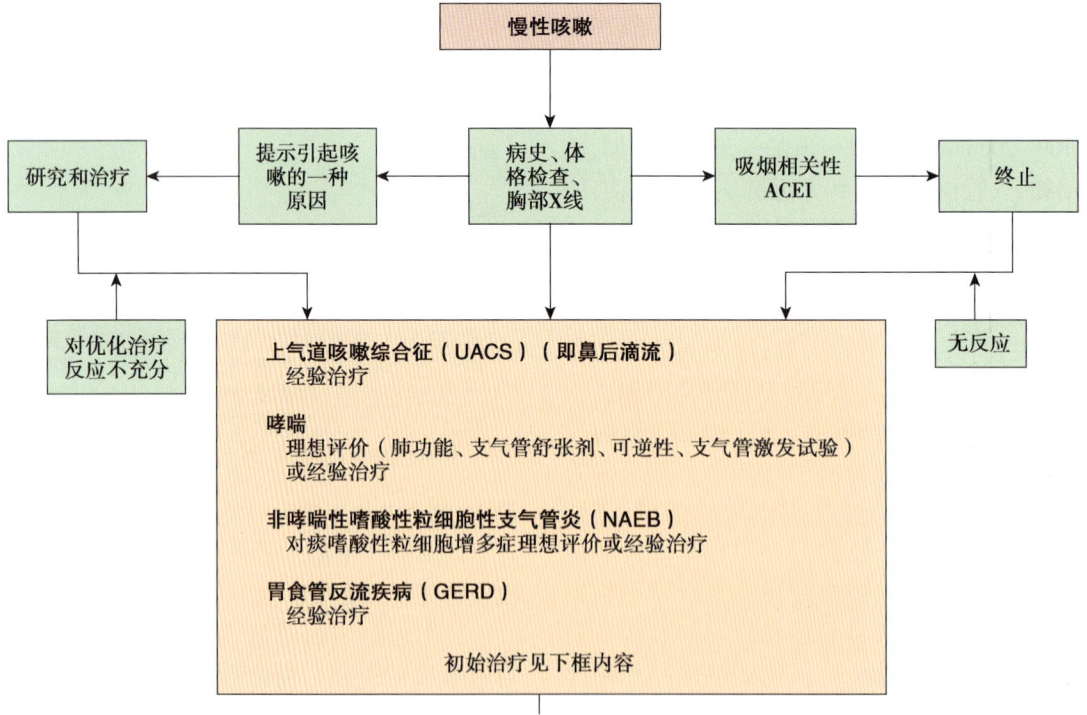

图29-15 成人持续8周以上慢性咳嗽的评估流程。ACEI:血管紧张素转换酶抑制剂;BD:支气管扩张剂;LTRA:白三烯受体拮抗剂(leukotrienes receptor antagonist);PPI:质子泵抑制剂(proton pump inhibitor);ICS:吸入激素(inhaled corticosteroid);A/D:抗组胺药/减充血剂(antihistamine/decongestant)。获授权引自:IRWIN RS,BAUMANN MH,BOLSER DC,et al. Diagnosis and management of cough executive summary:ACCP evidence-based clinical practice guidelines. Ches,2006,129(1 Suppl):S-23S.

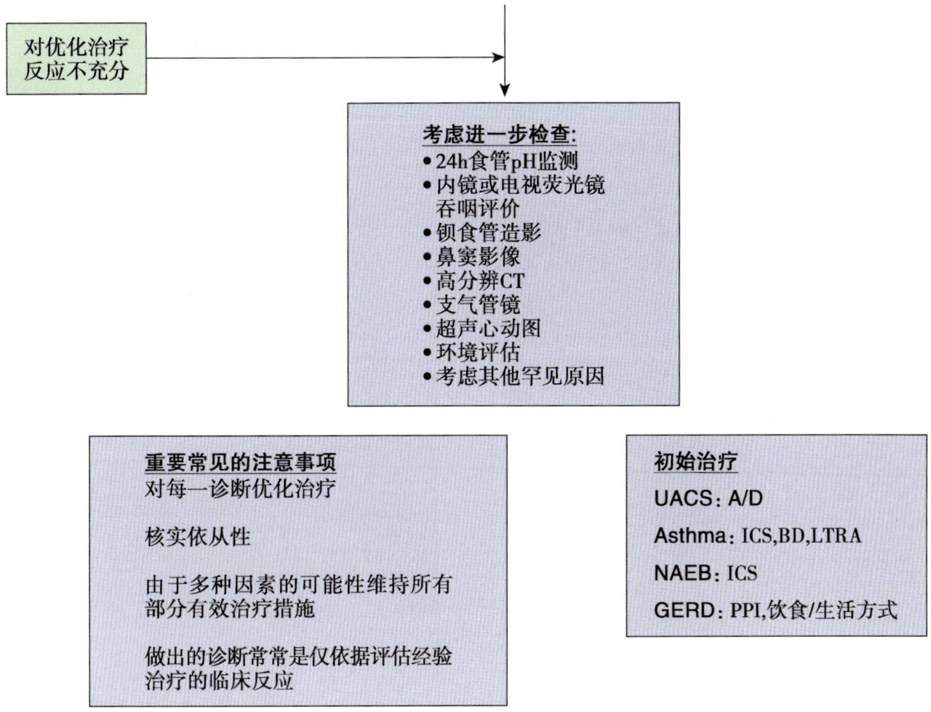

对优化治疗
反应不充分

考虑进一步检查:
- 24h食管pH监测
- 内镜或电视荧光镜
  吞咽评价
- 钡食管造影
- 鼻窦影像
- 高分辨CT
- 支气管镜
- 超声心动图
- 环境评估
- 考虑其他罕见原因

重要常见的注意事项
对每一诊断优化治疗

核实依从性

由于多种因素的可能性维持所有
部分有效治疗措施

做出的诊断常常是仅依据评估经验
治疗的临床反应

初始治疗
UACS: A/D
Asthma: ICS,BD,LTRA
NAEB: ICS
GERD: PPI,饮食/生活方式

图 29-15(续)

鼻炎后咳嗽消失提示鼻后滴漏。同样,在治疗 GERD (如使用 H_2 受体阻滞剂)或治疗哮喘(使用吸入支气管扩张剂和糖皮质激素)后咳嗽消失提示咳嗽由上述疾病引起。停止使用 ACEI 类药物后咳嗽好转提示咳嗽可能是由药物引起。尽管慢性咳嗽的病因通常是良性的,但在初始评估时行 X 线胸片检查可除外某些严重疾病。

咯血

经咳嗽动作排出血液被称为咯血。咯血的性质和量从痰中带血丝到咯大量鲜血不等。不同大咯血的定义根据咯血量有所不同,但出现大咯血提示病情进展可能危及生命,须立即进行评估和治疗。

临床医生面对咯血主诉时,首先应判断血是否来源于呼吸道。呼吸道的任何部位均可能发生出血,包括主支气管、肺、鼻或咽喉。有时鼻或咽部的出血吸入呼吸道后也可被咳出,因此须谨记不要忽视鼻腔及咽喉部的出血。

另外临床医生需要鉴别咯血和呕血(经消化道呕出的血液)。即使血液是通过误吸后咯出,通常也可以区分患者出血来源于呼吸道还是消化道。咯出血性物质的外观有助于区分咯血和呕血:来源于呼吸道的出血通常为鲜红色,混有泡沫痰,pH 为碱性,有充满含铁血黄素的肺泡巨噬细胞;相反,胃出血通常为暗红色,pH 为酸性,混有食物残渣,常见于有长期胃病史

的患者。

由于支气管动脉的灌注压高于肺循环,因此支气管动脉来源的出血常表现为大咯血。支气管循环的出血很可能危及生命,如支气管扩张症患者的血管常变得迂曲并容易破裂。支气管 Dieulafoy 病在支气管和肺动脉之间存在黏膜下瘘,该病是导致大咯血的罕见病因。

咯血的鉴别诊断包括气道和肺实质的病变。炎症性疾病(如支气管炎和支气管扩张症)和肿瘤是导致气道出血最常见的原因。肺实质疾病中常见的病因是感染,如肺结核、肺炎、曲霉菌感染或肺脓肿。累及肺的炎症性疾病也是导致咯血的重要原因,如肉芽肿性多血管炎(以前称为 Wegner 肉芽肿)或 Goodpasture 综合征(图 29-16)。咯血的原因也可能是医源性的,如肺活检后或骨髓移植化疗后引起的弥漫性肺泡出血。其他的鉴别诊断还应考虑血管病变,包括肺栓塞、动静脉畸形和二尖瓣狭窄。慢阻肺患者可出现不明原因的咯血,通常不会反复发作。

引起咯血的病因多种多样(表 29-10)。患者的临床情况通常有助于明确病因。中年之前发生的咯血通常考虑与感染相关;40~45 岁之后出现咯血,或者有吸烟史则首先考虑支气管肺癌。在肺部疾病治愈后遗留下空洞的患者中(如肺结核),以及肺部真菌病流行区域,咯血发作有时是疾病的首发症状。若患者有明确的诱因,如口服避孕药或慢性心力衰竭,则必须要考虑肺栓塞的可能。

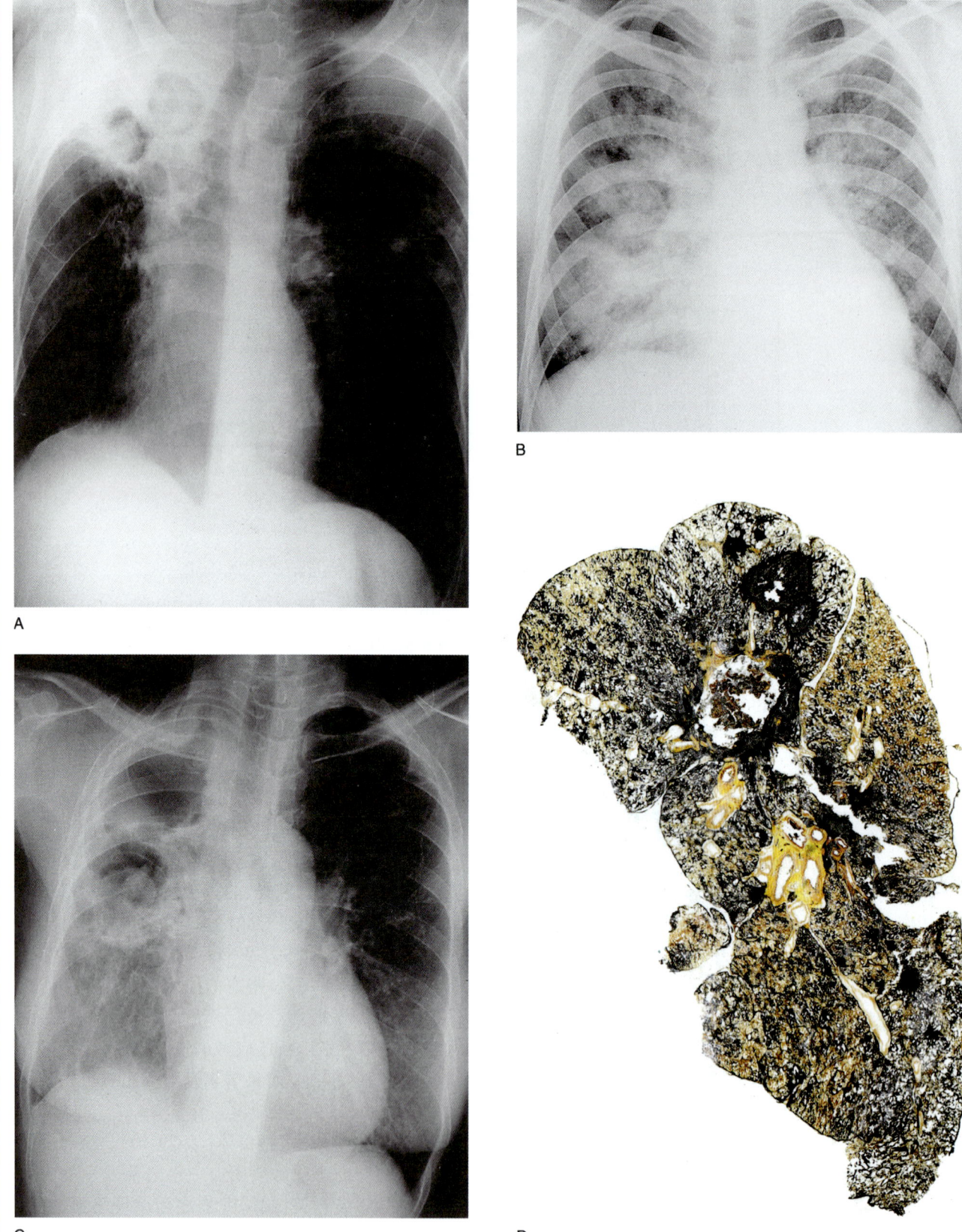

A

B

C

D

图 29-16　咯血的病因。A. 右肺尖可见陈旧性结核空洞，为控制咯血症状进行手术切除。B. Goodpasture 综合征。C. 煤肺尘埃沉着病患者肺内的真菌球（J. Gough 已授权该图片的使用）。D. 肺矢状面切片。可见陈旧肺结核空洞内的曲霉菌球，通过手术切除右肺上叶治疗其反复出现的咯血。

表 29-10　咯血的部分病因
感染
支气管炎
肺结核
肺部真菌感染
肺炎
肺脓肿
支气管扩张症
肿瘤
支气管肺癌
支气管腺瘤
心血管系统疾病
肺栓塞引起的肺梗死
二尖瓣狭窄
创伤
异物
血液系统/免疫系统疾病
凝血功能障碍
Goodpasture 综合征

对咯血的评估包括详细病史、体格检查和 X 线胸片检查。初次评估还应包括全血细胞计数。贫血的严重程度可能会影响进行进一步检查的时间，血小板减少也可能是咯血的诱因。根据临床情况及病变异常的程度不同，可以决定是否需要立即输注相应的血制品以迅速纠正贫血、血小板减少或凝血功能障碍。因此，凝血功能指标的检测也非常重要。如果考虑存在引起肺-肾综合征的全身性疾病时，需要进行肾功能及尿液检查。临床医生还应该收集患者的痰液，并根据情况进行微生物培养、染色或细胞学检查。根据是否确定了咯血的病因以及是否存在可导致出血性严重疾病的危险因素，临床医生可以通过进一步检查以明确出血来源。

由于寻找出血病因和来源的过程通常令患者感到不适且花费较多，因此需要根据情况决定检查的多少。例如，对急性支气管炎、肺炎或支气管肺脓肿诊断明确的患者，几乎不用明确其出血部位。但通常情况下，除非病因明确，否则进行全面检查是必要的。

咯血伴有吸烟史、年龄在 40 岁以上或咯血持续超过 1 周的患者出现严重疾病的风险更大，需要进一步检查以明确病因。如果患者没有吸烟史，或 X 线胸片提示肺实质异常（如支气管扩张或动静脉畸形），进一

步检查通常需要高分辨率 CT（HRCT）。如果有吸烟史或存在肿瘤的其他危险因素，需要纤维支气管镜检查（第 35 章）。在临床上，如果 X 线胸片上病变不明显，HRCT 和支气管镜检查通常是有利的补充。对于患有慢性支气管炎且发生恶性肿瘤风险低的患者、胸片正常或咯血原因明确的患者（如肺炎），通常可以先按支气管炎进行治疗，并随访观察咯血症状是否好转。但如果咯血再次发作，则需要对其进行进一步评估。

■ 肿瘤

支气管肺癌患者通常不会出现大咯血（<500mL/24h）；而少见情况下肺癌也可导致大咯血。吸烟者因肺癌引起咯血的可能性显著增加。通常咯血前常伴有咳嗽和胸部隐痛。病变与气道相通是出现咯血的必要条件。大多数情况下，出血是由于肿瘤进展形成溃疡所引起；有时是阻塞性病变后出现炎性病变或脓肿所引起。肺部转移瘤（主要是肾癌和结肠癌）很少引起咯血。

肺部良性肿瘤（如支气管类癌）也会引起咯血。

咯血可伴有呼吸道任何部位的严重感染。常见的病毒性或细菌性肺炎中咯血并不多见。相反，肺炎合并支气管肺癌，或肺炎由葡萄球菌、流感病毒或克雷伯菌感染引起时，咯血较常见。

感染病原体可以决定咯出血性物质的外观和组成。如前所述，对于肺炎链球菌引起的大叶性肺炎，发病时可出现特征性的铁锈色痰，但有时也会是淡血性痰或大量血痰。对于葡萄球菌肺炎，咯出的血液与脓液混合。对于克雷伯菌肺炎，血性痰液呈胶冻样。咯血常见于肺脓肿，表现为血液中混有大量恶臭脓液。肺坏疽患者咯出的血液中可见坏死肺组织。

支气管扩张症是咯血的常见病因。因为出血大多来源于支气管动脉，因此通常出血很迅速。虽然大多数出血可以自行停止，但此类咯血有复发倾向并可能危及生命。

肺部真菌感染也可能导致咯血（图 29-16）。与肺结核一样，咯血通常是由持续的坏死性溃疡性炎症或支气管扩张所导致的。与咯血有关的最常见的真菌性疾病是"真菌球"，它存在于已治愈的结核灶、支气管扩张区域或结节病遗留的囊状病变中。曲霉菌是常见的致病菌，其他真菌感染（如毛霉菌）引起咯血较少见。

活动性结核空洞曾经是咯血最常见的原因。尽管肺结核发病率有所增加，但由于有效的抗结核治疗，患者已经很少出现咯血。如果肺结核已进展到广泛纤维化以及空洞形成阶段，或者合并支气管扩张，

则咯血会变得难治且持续时间长。咯血也可能是由拉斯穆森（Rasmussen）动脉瘤引起，这种动脉瘤是由于中小肺动脉侵蚀至邻近的结核空洞。

"右中叶综合征"常与咯血相关。其发生机制为右中叶支气管部分或完全阻塞，从而导致右中叶肺不张或肺炎。这种阻塞通常是由于瘢痕或炎症引起，而不是由于肿大的淋巴结造成了管腔压迫。"右中叶综合征"的病因通常为感染性疾病，如结核病。

在阿米巴病流行区域，阿米巴肺脓肿穿孔连通气道后会出现咯血，这时咳出的痰液为酱油色。

■ 心血管疾病

肺淤血和肺泡性肺水肿患者有时会表现为痰中带血。对于继发于左心衰竭或二尖瓣病变的慢性肺淤血患者，痰中的肺泡巨噬细胞通常充满含铁血黄素（"心衰细胞"）。严重肺淤血和肺水肿时，痰液常为粉红色泡沫痰。临床医生通常不难识别出左心功能不全是出现血性痰液的病因。

肺栓塞伴有肺梗死时可能出现咯血（图29-17）。肺梗死的咯血常伴有胸膜性胸痛，也常伴有少量胸腔积液，这是由于梗死位于肺的外周。

重度二尖瓣狭窄有时首先表现为难以控制地咯

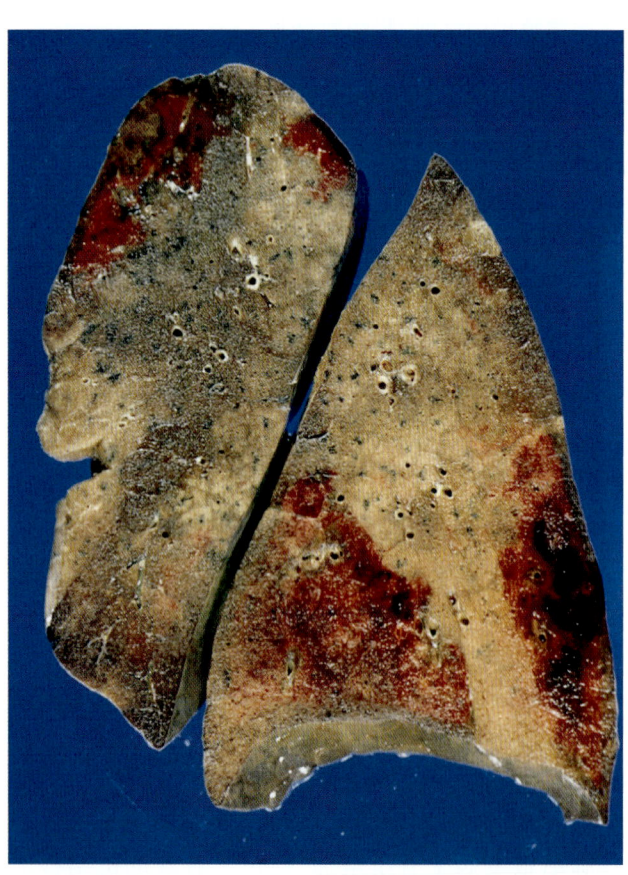

图29-17　出血性肺梗死。图中清晰可见几处胸膜下梗死区域。

大量鲜血。出血来源于黏膜下支气管静脉，而在二尖瓣狭窄时黏膜下支气管静脉大量增殖。二尖瓣狭窄导致的大咯血是临床急症，也是行外科手术以减轻二尖瓣阻塞的指征。

其他循环系统疾病导致咯血并不常见。在少见情况下，主动脉瘤穿透气管支气管树，会引起咯血和窒息从而导致死亡。值得注意的是，动静脉瘘与小气道相通引起的咯血通常极难控制。

■ 外伤

各种胸部创伤会引起咯血，如肋骨骨折导致肺刺伤、胸部严重钝挫伤导致肺挫伤、吸入烟雾导致气管支气管树内膜坏死。汽车碰撞时由方向盘造成的钝挫伤有时会使气管支气管树撕裂或断裂；刺伤或枪伤通常会撕裂肺或气道；少数情况下，严重咳嗽也可能引起黏膜撕裂而出现咯血。

肺叶切除或全肺切除（目前已较少见）术后，大量血胸有时会进入气道。这是一个值得警惕的临床不良事件。通常情况下，患者会先出现一阵咳嗽后咳出血性痰。血胸需要及时处理并通过手术修补支气管。肺切除术后数周至数月内出现的咯血有多种原因，包括肿瘤复发、肉芽组织增生或支气管缝合处出血。积极进行支气管镜检查有助于准确评估。

■ 其他

表29-10列出了其他导致咯血的原因。它们在病情严重程度、紧急程度和预后方面差异很大。有时咯血病因并不明确，如临床偶见的咯血伴随月经周期发生（月经性咯血）。吸入的异物损伤黏膜会导致出血；若异物滞留在呼吸道内某处，有时会引起支气管扩张，继而也会导致出血。此外，无论是肺实质还是淋巴结内的钙化灶，都有可能穿透支气管而引起咯血。

血小板减少性紫癜、血友病以及长期接受抗凝治疗是少见的导致咯血的原因。

Goodpasture综合征（图29-16）及特发性含铁血黄素沉着症引起的咯血可能会危及生命。

■ 大咯血的处理

处理致命性咯血的首要任务是保护气道并预防窒息。临床医生应考虑气管插管和选择性（非出血侧）支气管内插管，以防止血液从另一侧支气管（出血侧）溢入该侧支气管。当出血部位已知时，一项简单的初始床旁操作是患侧卧位，以保护健侧肺。应及时行支气管镜检查以确定出血来源（第35和36章）。同时也可以进行支气管镜下的介入治疗，例如放置球囊导管以隔离受累的肺段,用冰盐水灌洗或局部使用肾上腺素(1:20 000)止血。此外,支气管镜定位也有助于指导血管造影栓塞术以止血。在以上方法均不能有效止血时,需要进行手术探查。众所周知,咯血越危急,则病死率越高。以上提及的处理方法并没有进行严格的临床研究,因此选择不同处理方法常由病情的紧急程度、当地的经验和能否进行支气管镜检查来决定。

发绀

发绀是指由于毛细血管下静脉丛中还原血红蛋白量增加而引起皮肤变紫的现象,常见于耳垂、口唇和甲床。对于黑皮肤患者,黏膜和视网膜是判断是否存在发绀的重要部位。除非皮肤血流速度减慢(如心力衰竭患者),发绀提示存在动脉低氧血症。一氧化碳中毒或严重贫血时不会出现发绀,尽管其动脉氧含量极低。这是由于还原血红蛋白量不足,使得发绀不能被肉眼所见。若患者血液中存在异常色素,如高铁血红蛋白或胆红素,鉴别发绀则变得更为复杂。

■ 毛细血管 O_2 含量

与全身其他部位类似,皮肤毛细血管中还原血红蛋白量增加是由于动脉血氧含量不足、氧气从毛细血管中过度清除(如当血管收缩或心输出量极低时血液循环变慢)或者协同作用引起。当皮肤毛细血管中还原血红蛋白的浓度达到约 5g/dL 时,可出现肉眼可见的发绀。因此,在严重贫血时,血红蛋白浓度极低(3~4g/dL),虽然事实上通过皮肤毛细血管的所有血红蛋白均被还原,但还原血红蛋白量不足以产生肉眼可见的发绀。另一方面,红细胞增多症患者在动脉血氧饱和度高于正常人的情况下仍会出现发绀。

■ 发绀的原因

根据发病机制不同可将发绀分为几种类型,包括周围性发绀、肺源性发绀、混合静脉血引起的发绀以及血液中异常色素引起的发绀。

周围性发绀

周围性发绀继发于血液通过周围毛细血管时的 O_2 异常过度消耗。最常见的原因是心输出量减少伴有外周血管收缩。对于严重心力衰竭患者,不仅是手、脚、鼻尖处的皮肤也会变紫,顽固性心力衰竭患者甚至可能出现鼻尖坏死。

外周血管收缩本身也会引起甲床发绀,如雷诺病。

肺源性发绀

通气-灌注失衡是慢性支气管炎和肺气肿患者的典型表现。其中一些患者会出现动脉低氧血症。而对于弥漫性间质纤维化患者,静息状态下动脉氧合正常,但运动时会出现动脉低氧血症且偶尔出现发绀。引起动脉低氧血症的另一个原因是肺泡低通气综合征,这些患者的肺部无异常。在上述情况下,如果患者继发心力衰竭并导致通过皮肤的血流速度减慢(即 O_2 输送速度下降),均会造成发绀进一步加重。

混合静脉血引起的发绀

存在心脏从右向左分流的患者中,其发绀为动、静脉血混合所致。如果混合静脉血的 O_2 含量极低,则患者可表现为明显发绀,如某些类型的先天性心脏病和严重心力衰竭。通常发绀还会继发红细胞增多症。有时区域性发绀具有诊断价值。例如动脉导管未闭的患者血液逆流表现为差异性发绀,即下肢发绀较重,而上肢颜色基本正常。

血液中异常色素引起的发绀

高铁血红蛋白血症是引起发绀的少见原因。其血液呈巧克力棕色,血液分光光度检测可显示特征性色素,而动脉血氧分压正常。

高铁血红蛋白血症的病因分为遗传性(即由于血红蛋白 M 的存在或高铁血红蛋白还原酶的缺乏)和获得性(如暴露于苯胺染料、氯酸盐、硝酸盐和亚硝酸盐等化学试剂),其中获得性高铁血红蛋白血症更常见。某些药物,如氨苯砜、硝酸甘油、非那西丁或伯氨喹也可能引起高铁血红蛋白血症。硝酸盐是引起高铁血红蛋白血症的常见原因。肠道中的细菌将硝酸盐还原成亚硝酸盐,因此过量使用硝酸甘油(一种有机硝酸盐)会导致高铁血红蛋白血症。

高铁血红蛋白血症患者血液中的二价铁被氧化成三价铁,导致血红蛋白分子不能结合 O_2 或 CO_2。尽管高铁血红蛋白可在正常红细胞中持续生成,但由于胞内还原机制的存在,其胞内水平很低(<2%)。遗传学异常(如高铁血红蛋白还原酶缺乏)、暴露于药物或化学物质使红细胞的氧化速率增加超过其还原速率,从而导致高铁血红蛋白水平升高。高铁血红蛋白在血液中的浓度不同,其临床表现也不同。高铁血红蛋白浓度在 10%~25% 时表现为无症状性发绀,若超过这一水平,则患者会出现头晕、疲乏和头痛。

杵状指(趾)

杵状指(趾)是医学界的一个经典发现,可追溯到希波克拉底意识到指尖的特征性变化与脓胸之间存在相关性。杵状指（趾）有时能为临床症状不明显的肺及胸膜疾病提供诊断线索。杵状指（趾）定义为软组织增生引起的手指（脚趾）远端指节杵状膨大（图 29-18）。尽管杵状指（趾）通常是无痛性的，但它仍具有重要的临床价值，其存在提示患者可能患有严重的疾病。

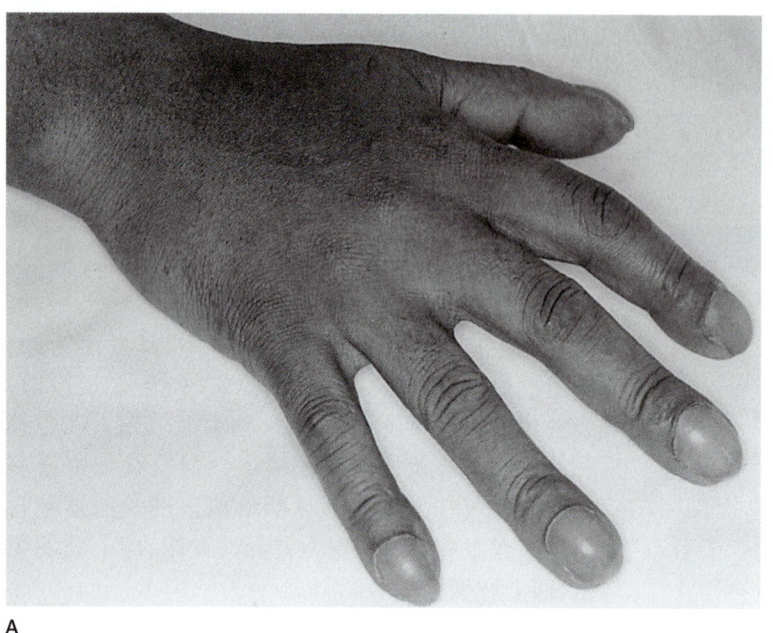

A

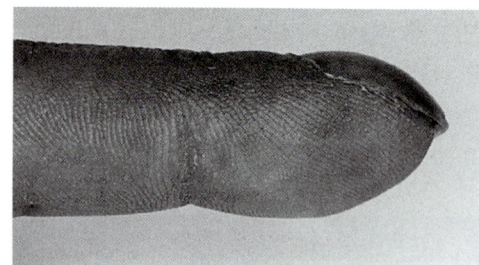

B

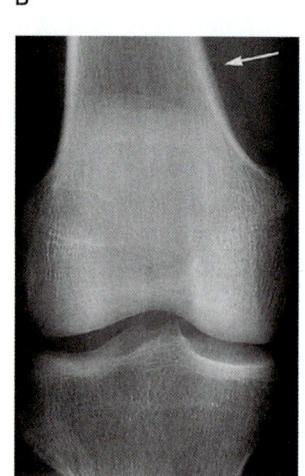

D

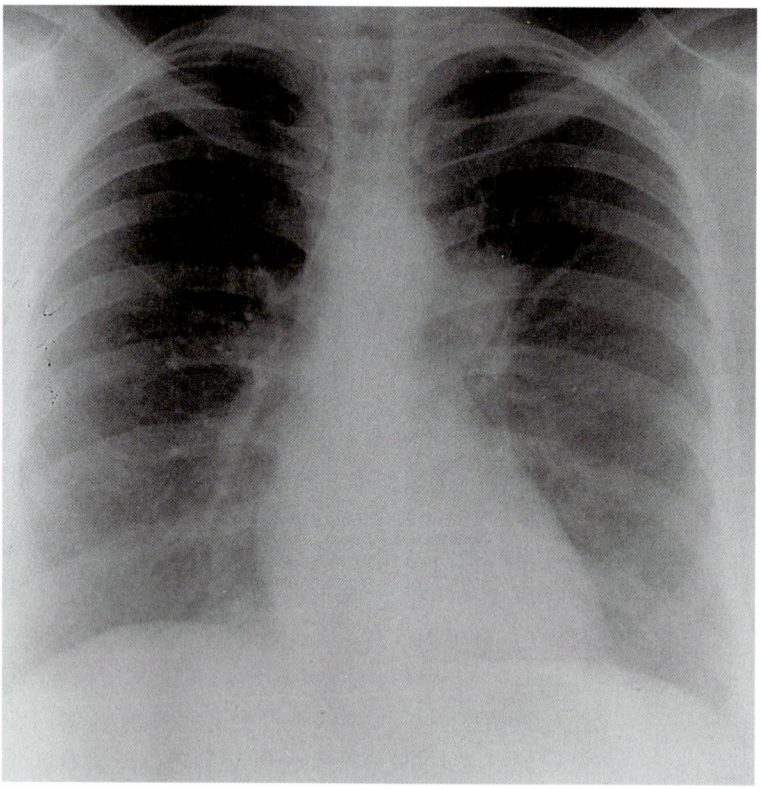

C

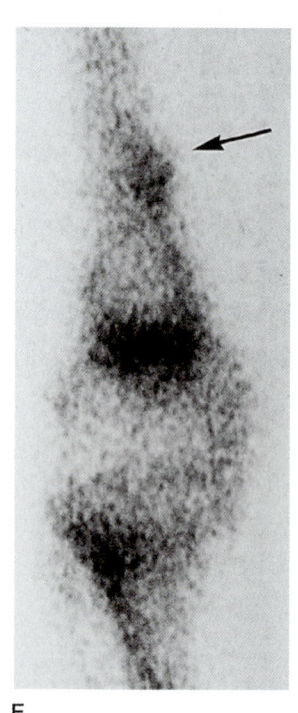

E

图 29-18　杵状指和肥大性骨关节病。一名 40 岁的女性出现指尖肿胀及刺痛，伴双膝关节肿痛。她有重度吸烟史（36 包/年），既往有 8 个月的干咳病史。A. 所有手指均为杵状指。B. 示指。C. 左肺门肿块，最后确诊为原发性肺腺癌。D. 股骨干内侧可见骨膜下新生骨质形成。E. 使用^{99m}Tc 亚甲基二磷酸盐进行骨扫描，在新骨形成区域（箭头所示）可见异常同位素浓聚。

典型的杵状指（趾）很容易识别：①指甲（特别是示指）在纵向和冠状面上异常弯曲；②从侧面看甲床角变为钝角，通常伴随着指甲根部的软化和海绵化；③末端指节根部呈杵状膨大。杵状指（趾）早期表现不明显，通常很难诊断。一般情况下，需要将杵状指（趾）与单纯的指甲弯曲鉴别，在少数情况下还需要与慢性甲沟炎及 Heberden 结节鉴别。尽管临床上已经提出了多种方法对杵状指（趾）进行定量描述（如对指尖的膨大进行测量），但目前仍无一种方法得到广泛认可。

杵状指（趾）一般是后天获得的，但也可以是遗传的。获得性杵状指（趾）可见于胸内和胸外的各种疾病（表 29-1）。

需要注意的是并非所有的慢性肺部疾病都可以引起杵状指（趾）。例如，慢性阻塞性肺疾病不会引起杵状指（趾）。若慢阻肺患者出现杵状指（趾），临床医生应警惕患者可能合并其他疾病，通常为肺癌。一般情况下，杵状指（趾）是双侧对称的，手和脚同时受累；有时局部病变可能会导致局限于单个手指的杵状指，例如手指或正中神经损伤。在罕见情况下，杵状指可局限于单侧手的手指（如同侧肺上沟癌侵犯臂丛神经或导致偏瘫时）。在某些类型的先天性心脏病中，杵状指（趾）的分布特点具有重要的诊断价值。例如，对于动脉导管未闭伴有逆向分流的患者，杵状指（趾）仅累及脚趾。

■ 发病机制

杵状指（趾）的发病机制尚不清楚，且除了灵长类以外的其他物种都没有手指，因此尚无适于研究的动物模型。所有杵状指（趾）发病机制的共同特征似乎均是指尖血管扩张，包括动静脉分流形成。其结果是毛细血管和小静脉的静水压增加，促进液体转移到组织间隙中。但引起这种血管扩张的原因尚未明确。一种比较流行的观点认为体液中某种物质从肺毛细血管灭活逃逸，从而导致血管扩张。在发绀型先天性心脏病、引起支气管循环血管增殖的各种肺部疾病、存在肺动静脉分流及右向左分流的肝硬化患者中出现的杵状指（趾）可用这一理论解释。亚急性细菌性心内膜炎患者中杵状指（趾）的发生率也很高，但用该理论就很难解释。

目前还不能用一元论来解释亚急性细菌性心内膜炎、肺癌、偏瘫、慢性高原病和通便药滥用等多种疾病引起的杵状指（趾）。事实上，杵状指（趾）似乎是不同疾病产生的同一临床结果，这些疾病均会导致显著的指端血管扩张和软组织间隙水肿。

肥大性骨关节病

有时杵状指（趾）可伴有肥大性骨关节病（hypertrophic osteoarthropathy，HOA），它是一种具有独立临床和影像特征的疾病。HOA 的临床表现为长骨和管状骨远端软组织的疼痛和肿胀。其影像学特征是在四肢长骨骨干的远端骨膜下形成新骨（图 29-18）。

肺癌是最常见的伴有 HOA 的疾病。HOA 在肺癌中的发生率约为 5%，且除小细胞肺癌很少合并 HOA 外，HOA 的发生率与肺癌类型无关；周围型肺癌发生 HOA 的概率比中央型肺癌稍多。约 1/3 的患者在出现肿瘤局部征象之前会出现关节症状，其间隔有时可长达 2 年。肺部转移瘤患者很少出现 HOA。肺结核很少合并 HOA。CF 和特发性肺间质纤维化可伴有 HOA。妊娠是发生 HOA 的罕见原因，分娩后其症状会立即消失。

与杵状指（趾）类似，关于 HOA 发病机制的理论也同样集中在其他部位产生的体液因素。然而，神经调节理论也被提出，主要是基于以下两项观察结果：①少数不能手术切除的肺癌患者在进行迷走神经切断术后，其肺癌症状可缓解，且其骨骼病变亦可好转；②与在上述患者中观察到的现象一致，对狗进行迷走神经切断术后通常会导致流向四肢的血流减少。

杵状指（趾）通常是无痛性的，但不同的是，肺癌相关 HOA 常导致严重的风湿症状。在肺癌切除术后，即使患者常会遗留杵状指（趾），但 HOA 引起的风湿症状则会消失。而对于不能手术切除、接受放疗的肺癌患者，放疗亦可显著减轻关节周围疼痛，即使肿瘤在肺内或其他部位发生转移，其关节症状通常也不会复发。

胸痛

胸痛是一个常见的临床症状，其疼痛可能来自胸腔内（心脏、心包、肺、胸膜、胸壁）或是来源于其他部位（如膈下）。其疼痛的特点和伴随症状有助于明确胸痛的来源。

当患者出现胸痛时，一般首先考虑的是心肌缺血引起的胸痛。但根据疼痛的性质，通常容易将心源性胸痛与其他类型的胸痛区分开；其典型特点为疼痛可

肿大或 EN)。此外,肺尘埃沉着病通常也不伴发热,除非合并肺内纤维化病灶坏死或合并肺结核。其他不会引起发热(且无其他系统性主诉)的肺部疾病包括特发性肺间质纤维化、淋巴管癌病、肺多发转移瘤、肺泡蛋白沉积症、特发性肺含铁血黄素沉积症和肺泡微结石病。

肺-皮肤综合征

皮肤检查可以为肺部疾病患者的诊断和治疗提供重要线索。部分皮肤损害是肺部疾病的伴随表现,或会影响治疗的过程;同时累及皮肤和肺的系统性疾病偶尔可能以皮肤病变为首发症状。

本节着重介绍存在显著皮肤表现的疾病,而这些皮肤病变可能会影响肺部疾病的处理。关于皮肤病变的诊断及鉴别诊断不属于本章讨论的范畴,但这些内容可以在皮肤病学教科书中找到。

■ 特应性皮炎

特应性疾病是包括哮喘、过敏性鼻炎和特应性皮炎在内的一组疾病。该病患者可存在免疫和药物的异常反应。患有特应性疾病的患者通常有一种或多种特应性疾病家族史。特应性皮炎是一种常见的疾病,在美国的发病率为 1%~3%。85%的患者在 5 岁以前出现过皮肤损害。患者成年后其皮炎可能会缓解;成年患者的临床表现可能以皮肤损害为主,也可能以呼吸系统症状为主,存在广泛的个体差异。

婴儿的皮肤损害最初表现为干燥的颊部红斑,伴明显抓痕和脱屑。对于年龄较大的儿童,病变常位于皮肤皱褶处;主要以苔藓样变和表面脱屑的丘疹为典型表现(图 29-20)。成人的皮损常累及手和四肢。特应性疾病患者还可能伴有下眼睑明显皱褶、眶周色素沉着伴面色苍白、全身皮肤干燥和白色皮肤划痕症。皮肤瘙痒可见于任何年龄的患者,可导致皮损部位继发细菌感染(细菌性脓疱病)。

特应性皮炎的病因尚不清楚。其发病机制很可能为多因素共同参与,包括免疫调节紊乱。特应性皮炎患者通常伴有 IgE 水平升高;并可能伴有 CD30、巨噬细胞来源趋化因子、白细胞介素(IL)-12、-16、-18、-31 以及胸腺和活化调节趋化因子异常。此外,患者可能存在丝聚合蛋白基因突变。这些生物标志物尚未被证实可用于诊断或指导预后。对于特应性皮炎患者,细胞介导的免疫功能异常和淋巴细胞功能异常会增加罹患播散性病毒感染的风险,尤其是单纯疱疹病毒感染。食物或环境抗原暴露对特应性皮炎的诱

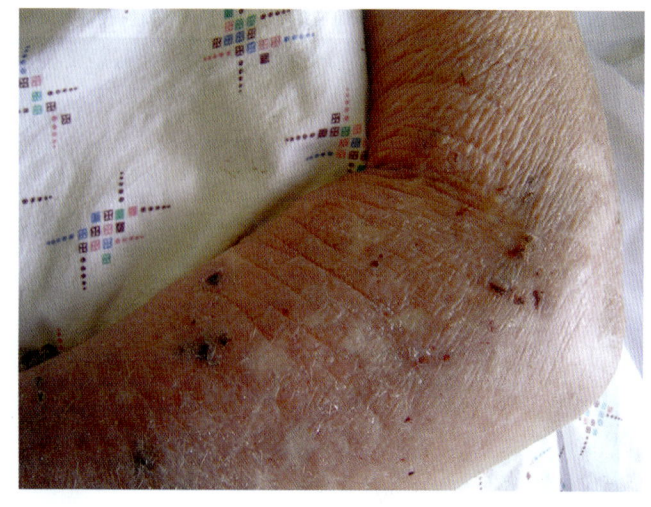

图 29-20　以苔藓样变、抓痕和轻度脱屑为特征的特应性皮炎。

发作用尚不明确,但已知抗原暴露可以诱发哮喘发作。

特应性皮炎与肺部疾病之间的关系尚不明确。尽管脱敏治疗对哮喘患者有效,但对特应性皮炎患者常无效甚至可能有害。此外,对哮喘患者治疗有效的奥马珠单抗对特应性皮炎患者的治疗效果并不确切。最新证据显示使用 IL-4 和 IL-13 拮抗剂 dupilumab 单抗可能对特应性皮炎患者有效,也对与之相关的哮喘有治疗效果。

■ 胶原血管疾病

本节内容将讨论常见的胶原血管疾病。这些疾病,尤其是皮肌炎(dermatomyositis,DM)和硬皮病,可能同时合并肺部表现。

皮肌炎

DM 是一种特发性炎症性肌病,其临床特征为近端肌肉对称性渐进性肌无力,伴有特征性皮肤损害。特征性皮肤损害包括"向阳疹"(眶周紫红色皮疹,可伴有眶周水肿)(图 29-21),以及 Gottron 丘疹(手背骨性突起部位的红色丘疹)(图 29-22)。患者还可能出现分布于接受光照部位的皮肤颜色改变(图 29-23)、甲襞变化和紫红色鳞屑性脱发。明显瘙痒也是 DM 患者常见的主诉。

DM 患者还可能有其他全身表现,包括关节炎、食管疾病和心肺疾病;部分患者合并恶性肿瘤。部分伴有特征性皮肤损害的 DM 患者肌力正常,且无肌酶升高表现。若患者仅有皮肤损害而无肌力改变且肌酶正常持续 2 年或 2 年以上,且既往无超过 1 个月的系统性免疫抑制剂或激素治疗史,被称为无肌病性皮肌炎。

15%~65%的典型皮肌炎和无肌病性皮肌炎患者

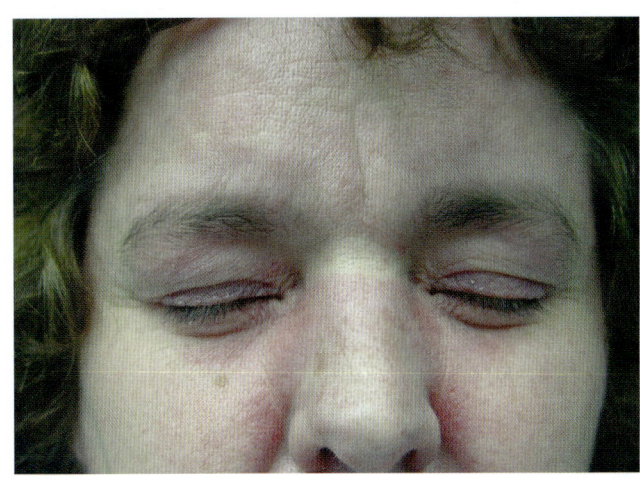

图 29-21　皮肌炎患者的"向阳疹"。

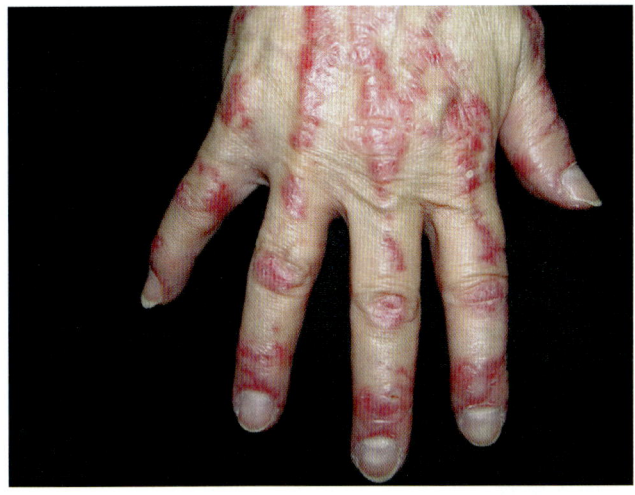

图 29-22　皮肌炎的 Gottron 丘疹：红色到紫色病变在关节处最明显。此外，这个病人出现了皮肌炎常见的表皮和甲周改变。

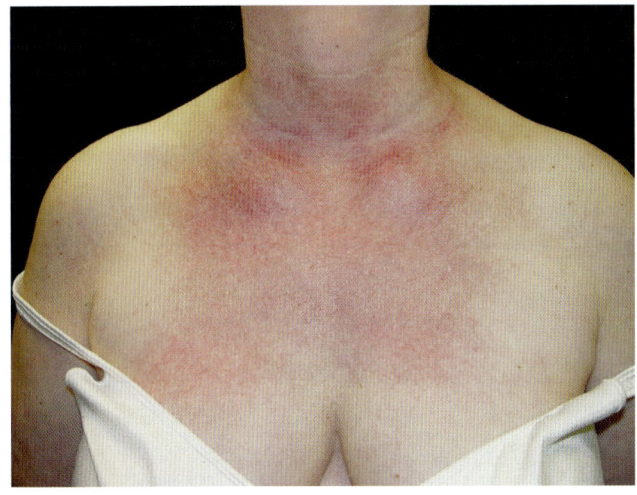

图 29-23　皮肌炎患者分布于接受光照部位的皮肤颜色改变。

可合并肺部疾病。间质性肺炎是多发性肌炎或皮肌炎患者最常见的肺部受累类型。间质性肺疾病也可发生于无肌病性皮肌炎的患者，对于这部分患者来

说，其生存率往往较差。

肺部受累在食管功能障碍的患者中更为常见。肺部疾病也可能是肌肉疾病直接的并发症，如吞咽困难的患者容易发生通气不足或误吸。此外肺部疾病也可能由治疗所导致，如机会性感染或药物诱发的过敏性肺炎。

肺部疾病在东南亚、中国和日本的患者中似乎更为常见；但在美国也有许多不同种族的患者并发肺部疾病，特别是肺间质纤维化，以及其他进展迅速、有时甚至是致命性的疾病。抗合成酶抗体阳性的多发性肌炎患者更容易出现肺部受累，尤其是 Jo-1 抗体。但皮肌炎患者很少出现 Jo-1 抗体阳性。近期研究发现，抗黑色素瘤分化基因 5 抗体能导致肺部受累风险增加。

皮肌炎合并间质性肺疾病患者的治疗通常很有难度。最近几项研究建议使用霉酚酸酯进行治疗。

硬皮病

硬皮病以皮肤变硬为主要表现。该病可以局限于皮肤，也可以是系统性疾病。局灶性硬皮病分为斑块状硬斑病、泛发性硬斑病、深在性硬斑病和线状硬皮病。硬斑病和线状硬皮病的患者通常很少合并间质性肺炎。

进行性系统性硬化（progressive systemic sclerosis，PSS）有两种主要类型，即局限性硬皮病（肢端硬化症）和弥漫性硬皮病。肢端硬化症在这两种类型中更为常见，其典型表现是手指皮肤硬化（指端硬化）（图 29-24）和雷诺现象（图 29-25）。CREST 综合征是该病的一种特殊表现形式，表现为钙质沉着、雷诺综合征、食管运动障碍、指端硬化和毛细血管扩张。

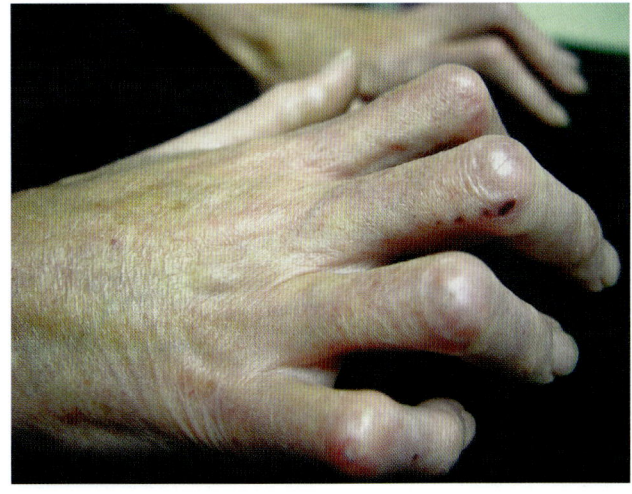

图 29-24　肢端硬化症的典型表现为手指显著挛缩及指端硬化。

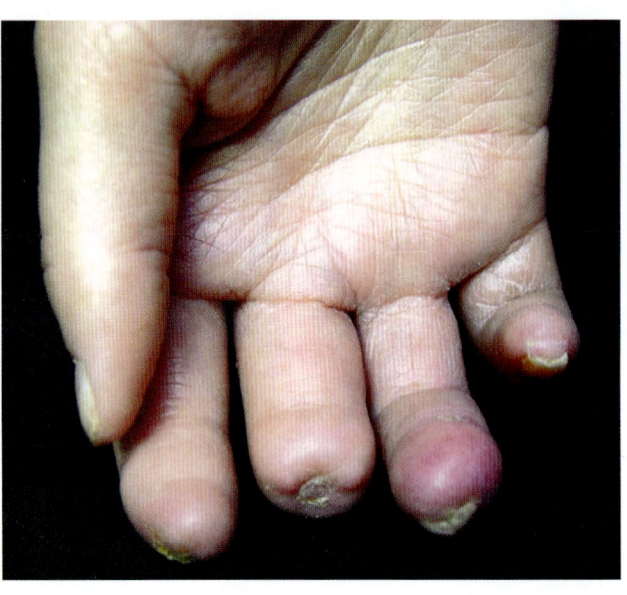

图 29-25 雷诺现象严重到出现末端指节自行离断。

相比之下,弥漫性硬皮病患者会出现超出指端硬化,累及范围广泛且皮肤硬化。弥漫性硬皮病的预后比指端硬化症差。这两种类型的硬皮病往往都会出现雷诺现象、弥漫性关节疼痛或关节炎的前驱症状。其皮肤表现最初是反复出现手部短暂性肿胀,逐渐进展为手指变细变亮伴皮肤变硬(指端硬化)。随着疾病进展,患者的足、胸部、面部及头皮也会受累,皮肤会变得紧绷,从而导致大小关节挛缩,并最终导致"爪形手"畸形。

硬皮病还可能伴随各种色素异常的表现,包括类似于肾上腺皮质功能不全的广泛皮肤色素沉着、局部色素沉着或色素脱失,以及类似于白癜风的毛囊周围色素沉着(图 29-26)。雷诺现象会导致指尖小点状瘢痕或溃疡,伴或不伴手指、脚趾、指关节及踝关节坏疽,尤其是踝关节坏疽。

硬皮病患者的面部常出现特征性改变,表现为眼

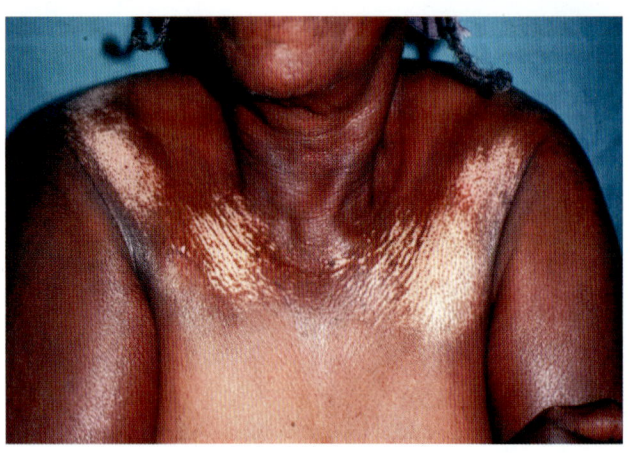

图 29-26 进行性系统性硬化患者出现白癜风样皮肤色素沉着异常。

球注视时不灵活及前额不能起皱纹。随着面部组织收缩,会出现鼻部皮肤发紧、脸颊凹陷、嘴距变窄、嘴唇变薄的表现。弥漫性硬皮病患者的皮肤硬化常伴有皮肤黄褐色改变,从胸部一直延伸至头部和四肢。而毛细血管扩张通常出现在面部、颊黏膜、口唇及手部。

PSS 通常合并间质性肺炎,弥漫性病变患者发生间质性肺炎的概率高于局灶性病变患者。CREST 综合征患者还可出现肺动脉高压的表现(详见第 72章)。

■ 感染

多种肺部感染会出现皮肤受累。以下是几种典型的疾病。

芽生菌病

在芽生菌病患者中,皮肤损害与肺部病变一样常见。其皮肤病变通常是由小而不明显的肺部病灶播散引起。典型的皮肤表现为面部、腕部、手或脚上出现的孤立性结节、多发丘疹或多发结节,可破溃排出脓液(图 29-27)。在几个月的时间内,病灶向外周生长而其中央逐渐萎缩,最终形成弓形或波浪形皮损,伴有突起的疣状边界。沿着病灶边界可有粟粒样脓肿。该病除皮肤受累外,还可能伴发溶骨性损害。

球孢子菌病

球孢子菌病通常表现为肺部感染。其急性期通常伴随皮肤症状,大约 20% 的患者出现结节性红斑(erythema nodosum,EN)。EN 常伴有发热、关节炎和嗜酸性粒细胞增多;在肺部疾病进展期和广泛播散的患者中,通常伴有皮肤受累;同时有皮下肉芽肿形成,随后出现坏死及溃疡。数个月后,皮损变为疣状。第三种类型是以皮肤损害为主要表现,常发生于农民和实验室工作人员,表现为孢子菌播散引起的下疳样皮损。这种类型极其罕见。

放线菌病

这种疾病累及肺部表现为肺实质的病变,有时会再伴随多发窦道形成。诊断该病通常很困难,但在分泌物中检测到硫磺颗粒则有助于诊断。

结核病

结核病皮肤受累可来源于皮肤或黏膜的结核分枝杆菌直接侵犯,或者呼吸道结核病灶引起的广泛播散。

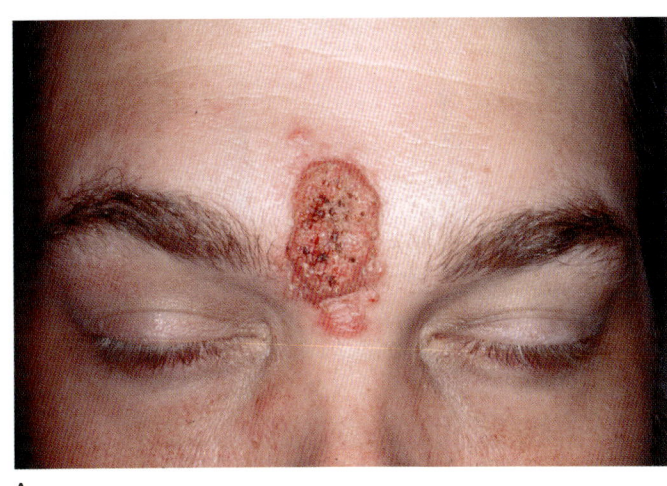
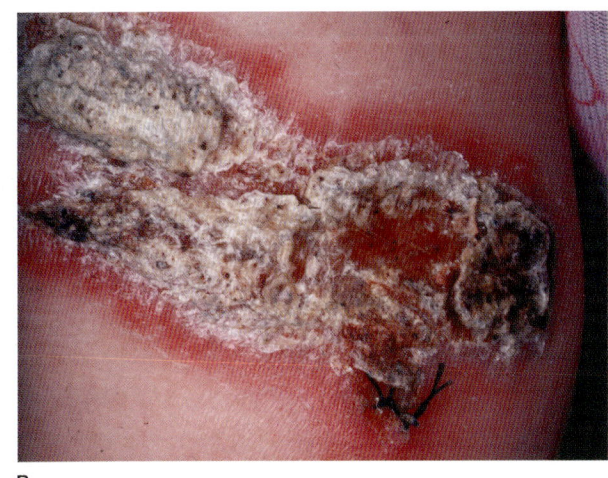

A   B

图 29-27 芽生菌病。面部（A）及躯干部（B）的疣状皮损。

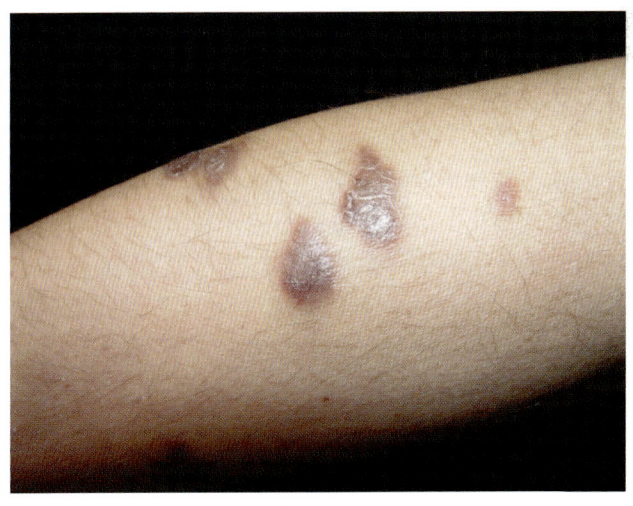

图 29-28 HIV 感染者的卡波西肉瘤。

对于既往无结核暴露史的患者,当结核分枝杆菌通过污染的注射器或伤口经皮肤或黏膜侵入时,通常会在损伤部位形成结节。在数周内,结节可演变成下疳性的、边界清楚的溃疡。特别是在机体防御机制受损的患者中,这些通常局限在四肢的下疳样皮损将会引起相应部位的淋巴结炎,随后出现全身播散。

既往曾感染过结核的患者在结核分枝杆菌经皮肤侵犯后更容易形成皮肤疣状结核。其典型特征为丘疹或脓疱,可变为疣状。有时,该病会引起四肢皮肤斑片状皮损,表现为疣状硬化性丘疹伴红晕。

皮肤寻常狼疮是一种最常见的皮肤结核,由结核分枝杆菌直接侵犯、经淋巴或血行播散所导致。该病的典型皮损为由黄色小结节所包绕的红褐色斑块,以颈部或四肢为著。皮损倾向于向外周进展,而中心则逐渐萎缩。此外,患者的鼻黏膜、颊黏膜和结膜也可出现乳头状突起。从组织学上来说,寻常狼疮一般表现为上皮样结节伴有干酪样坏死。慢性皮损可逐渐消退,局部遗留明显瘢痕。抗结核药物对治疗皮损有效。

播散性粟粒性肺结核也可导致斑疹、丘疹或水疱。在儿童中,特别是免疫力低下儿童,会出现皮下结节或树胶样肿,随后破溃,并最终形成窦道,尤其易于发生在四肢及躯干部位。颈部结节坏死后形成的瘰疬性皮肤结核,会引起相应皮肤组织瘘管和窦道的形成。

结核皮损被认为是机体对结核分枝杆菌的超敏反应或是对非典型分枝杆菌的栓塞反应。此外,EN也与原发性结核病相关。

HIV 感染

在 HIV 感染流行初期,卡波西肉瘤（Kaposi's sar-coma, KS）的发病率很高。然而随着 HAART 治疗方案的应用,KS 发病率下降。KS 可发生于任何免疫抑制宿主,无论其免疫功能低下是由于 HIV 感染、年龄或移植后免疫抑制。

人类疱疹病毒-8（human herpesvirus-8, HHV-8）被证实与所有类型的 KS 相关。此外 HHV-8 病毒血症与经典型和地方型 KS 的疾病进展有关。在老年人群中 KS 病程隐匿且主要出现在下肢。疾病初期,皮损表现为深蓝色、紫色或红色丘疹、斑疹和结节（图 29-28）。数月至数年后,皮肤斑疹进展为从胫骨中部至踝关节皮肤增厚及淋巴水肿。对于免疫缺陷患者,包括 AIDS 患者,KS 通常侵袭性更强且皮肤受累更广泛。

KS 所致的系统性受累中,呼吸道受累的发生率仅次于胃肠道。肿瘤可累及喉、气管、支气管、肺实质和胸膜。因此,呼吸道受累的局部表现包括声音嘶哑、气道阻塞、咳嗽、咯血以及呼吸困难。当肺实质受累时,X 线胸片通常可见多发小结节;偶尔会出现广泛的肺实质浸润。支气管镜下支气管和气管病变表现为蓝色小结节。该病很少出现血性胸腔积液。

■ 肺癌

　　肺癌患者可能会出现副肿瘤综合征。一般而言，皮肤病变并非肺癌所独有，其他部位的肿瘤也可能出现皮肤受累。以下表现常提示患者可能存在肺部恶性肿瘤。

　　牛肚掌是副肿瘤综合征的一种，表现为手掌皱纹增多、增厚，偶尔累及脚底（图29-29）。患者常同时合并黑棘皮病（acanthosis nigricans，AN）。牛肚掌和AN同时存在通常提示患者患有胃肠道腺癌；然而，当患者仅有牛肚掌而无AN时，通常提示其患有肺鳞癌。

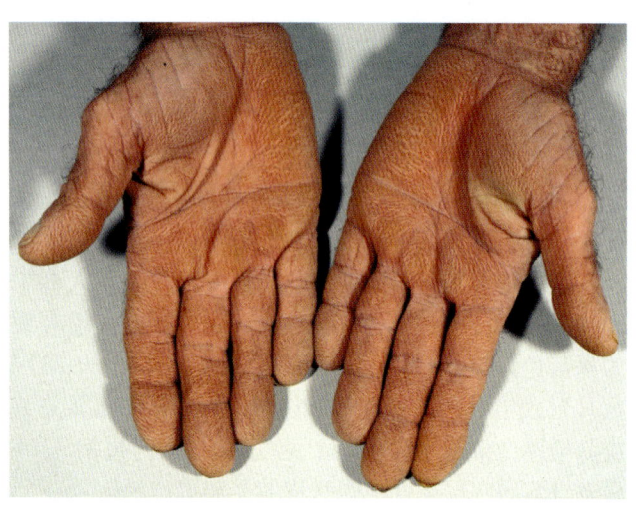

图 29-29　牛肚掌（Jon Dyer 博士已授权该图片的使用）。

　　Bazex 综合征（副肿瘤性肢端角化症）表现为红色或紫色银屑病样皮疹，以肢端皮肤为著（图29-30）。耳、鼻、脸颊、手、脚和膝盖为最常见受累部位，同时可伴有指甲营养不良的表现，在疾病晚期手掌和脚底皮肤会出现角化。该病可分阶段逐步进展，主要与上呼吸道和消化道肿瘤（喉、咽、气管、支气管和/或食管上段）相关；诊断该病的同时通常可发现恶性肿瘤。如果肿瘤得到有效控制则皮疹可消退，但肿瘤复发时其皮肤病变也可能复发。

　　异位促肾上腺皮质激素（adrenocorticotropic hormone，ACTH）分泌肿瘤可引起许多库欣综合征的典型症状及体征。明显的色素沉着仅发生于 6%~10% 的库欣综合征患者，但该体征在异位 ACTH 分泌肿瘤的患者中广泛存在，这时临床医生应警惕患者可能存在激素分泌型肿瘤。虽然皮肤色素沉着的原因尚不清楚，但可能与肿瘤产生 β-促脂素肽段相关，其 91 个氨基酸序列内含有 β-MSH 的 22 个氨基酸序列。重症肌无力样综合征表现为显著的近端肌肉无力，也是异位

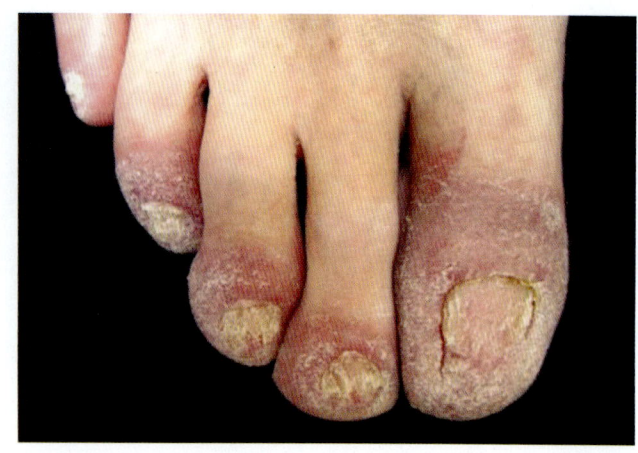

图 29-30　副肿瘤性肢端角化症（Bazex 综合征）。在确诊为扁桃体鳞状细胞癌之前，患者被误认为患有银屑病。

ACTH 分泌肿瘤的特征性表现，反映了潜在的低钾血症或多肌炎。异位 ACTH 综合征最常见于小细胞肺癌，有报道其他恶性肿瘤也可发生。

　　类癌综合征也是由非内分泌肿瘤引起的激素相关综合征。该病最常见的原因是肿瘤细胞产生激肽释放酶，将激肽原转化为包括缓激肽在内的血管活性肽。此外，在罕见的转移性胃类癌中，血液中组胺水平升高也在类癌综合征的发生中起重要作用。类癌综合征最显著的皮肤表现是反复发作的皮肤潮红，最初可持续 10~30min，且仅累及躯体的上半部；皮肤潮红消退后可遗留漩涡状匍行红斑。随着病情反复发作，可出现更广泛的皮肤受累，且皮肤潮红会伴有青紫，最终导致更持久的面部青紫样潮红及毛细血管扩张，类似于红斑痤疮。面部持续水肿和红斑可引起狮面样改变。部分患者由于色氨酸代谢异常，会出现糙皮病样改变。皮肤潮红伴随的全身症状还包括腹痛伴水样便、气短和高血压。

　　类癌常见于阑尾或小肠；肠外类癌可发生于胆管、胰腺、胃、卵巢或支气管。类癌综合征主要发生于肠类癌肝转移或肠外类癌的患者。肝脏触诊、触及腹部转移病灶、饮酒、灌肠、情绪紧张或体温突然变化均可诱发皮肤潮红。在支气管腺瘤（类癌的一种）引起的类癌综合征中，患者常表现为更持久的皮肤潮红，并常伴有发热、焦虑、定向障碍、大汗、流涎和流泪。

　　迁移性血栓性浅静脉炎和多发深静脉血栓也见于肿瘤患者，尤其常见于胰腺、肺、胃、前列腺或造血系统来源的肿瘤。颈部、胸部、腹壁、骨盆和四肢为最常见的受累部位。

■ 淋巴瘤样肉芽肿病

　　淋巴瘤样肉芽肿病被归类为恶性潜能不明确的 B

细胞淋巴组织增殖性疾病。该病的发生与 EB 病毒（Epstein-Barr 病毒）感染有关，且在接受免疫抑制剂治疗的自身免疫性疾病患者中更常见，特别是使用硫唑嘌呤和甲氨蝶呤治疗的患者。皮肤是最常见的肺外受累部位，见于 40%~50% 的患者。

10%~25% 患者的首发临床表现是皮肤损害；皮肤病变先于肺部病变 2 周至 9 年出现。由于皮肤病变经常反复发作，对于怀疑患有淋巴瘤样肉芽肿病的患者，应当进行皮肤活检，完善相应的组织病理学检查以及进行详细的皮肤病学检查。

该病的特征性皮损表现为 1~4cm 的红色或紫色丘疹或皮下结节，伴或不伴溃疡。病变常发生于臀部、大腿和下肢（图 29-31），但也可能发生在其他任何部位。皮损愈合后往往遗留瘢痕和色素沉着。

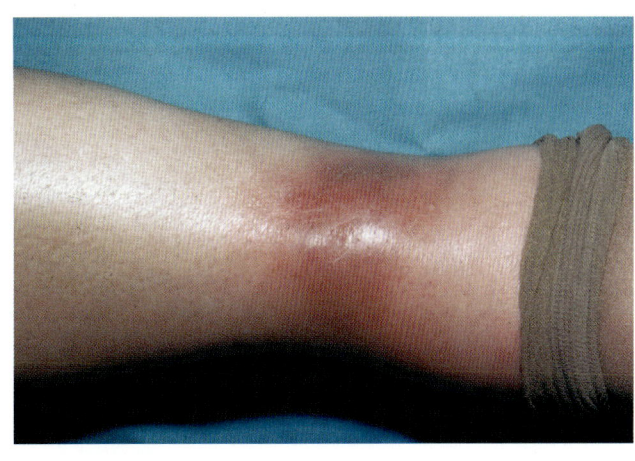

图 29-32　结节性红斑。腿部红色、痛性的皮下结节。

发热、乏力或关节痛。随着病情进展，该皮损会出现瘀斑样表现。该病在 4~6 周内可痊愈，且不遗留瘢痕。病变也很少形成溃疡。尽管 EN 通常是急性病程，但对于慢性或复发性 EN 的患者，目前临床上已经用"慢性 EN""迁徙性 EN""亚急性结节性游走性脂膜炎"（Vilanova 病）或"间隔性肉芽肿性脂膜炎"等术语进行描述。慢性或复发性 EN 最常见于中年女性，这种疾病通常会持续数年，以腿部皮肤受累多见。

大约 50% 的 EN 患者存在潜在病因或合并疾病。EN 相关疾病可分为三大类：感染、药物或系统性疾病（通常为炎症性疾病）。EN 相关感染主要累及呼吸道或胃肠道，最常见于细菌或真菌感染。最常见引起 EN 的药物是抗生素和口服避孕药。妊娠期也可出现 EN，尤其是孕中期，且 EN 会在再次妊娠或口服避孕药时复发。白塞病（Behcet 病）也可出现 EN 样病变，但可同时伴有口腔及生殖器溃疡、过敏反应、葡萄膜炎或中枢神经系统表现或其他系统性表现。

结节病的一种特殊类型与 EN 相关，被称为 Löfgren 综合征。该病呈急性、自限性病程，临床表现为 EN 伴有双侧肺门淋巴结肿大、关节炎和前葡萄膜炎。肉芽肿性结肠炎（克罗恩病）、局限性肠炎和溃疡性结肠炎均可出现 EN。且在炎性肠病的患者中，EN 的表现与肠道病情的活动度平行。至少半数的 EN 无法确定相关病因或潜在病因。

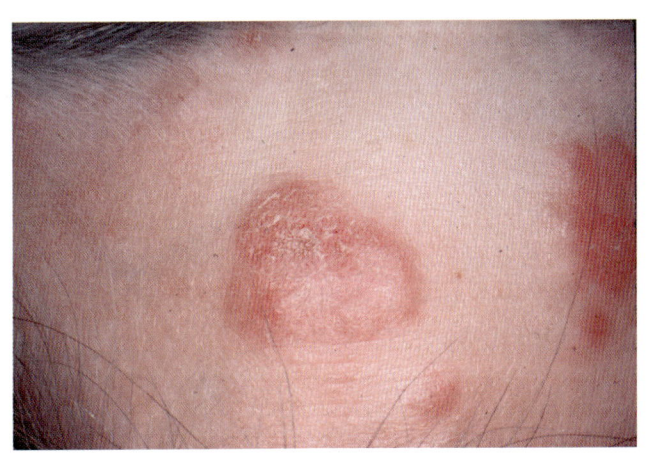

图 29-31　淋巴瘤样肉芽肿病。该年轻女性面部突然出现多发红斑，伴呼吸困难和发热。她在发病后 1 个月内死于肺部疾病。

皮肤病变的组织病理学特征与肺部病变类似，表现为显著以血管为中心的血管破坏性淋巴组织细胞浸润，浸润细胞以 CD4 阳性 T 细胞为主。病灶内经常可发现 EBV 阳性的 B 细胞。

■ 反应性皮肤病

此类疾病中的两种疾病值得重视，即骨膜增生性厚皮症和结节性红斑（EN）。

骨膜增生性厚皮症是一种综合征，表现为肥大性骨关节病（HOA）伴有面部和四肢的皮肤病变，其皮肤病变与肢端肥大症相似。尽管该病一般是良性病变，但其偶尔也可见于支气管肺癌患者。

EN 是一种相对常见的疾病，通常表现为急性病程并具有自限性。其典型的临床表现为胫前突然出现一个或多个痛性结节性红斑，相比于肉眼观察，该皮损更易被触及（图 29-32）。皮疹的前驱症状包括

■ 中性粒细胞性皮肤病：Sweet 综合征和坏疽性脓皮病

尽管 Sweet 综合征（图 29-33）和坏疽性脓皮病（图 29-34）是两种不同的皮肤病，但它们仍有着共同的联系，且常使用类似的方案进行治疗。此外，发生于手背部位的中性粒细胞性皮肤病（图 29-35）通常具有皮

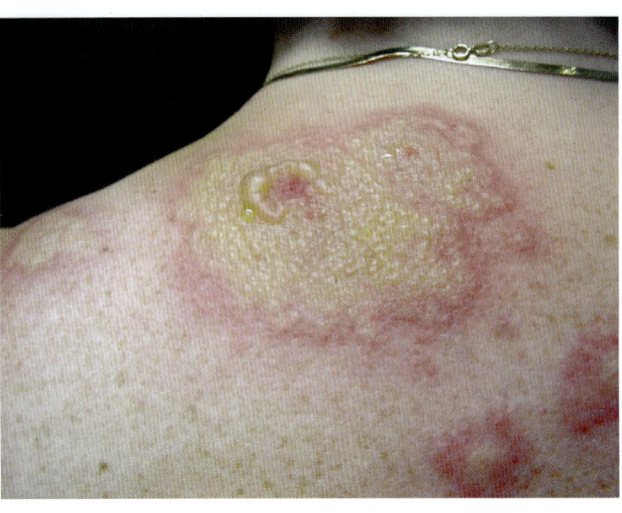

图 29-33　伴发热的急性中性粒细胞性皮肤病（Sweet 综合征）。红斑伴表面水疱形成。

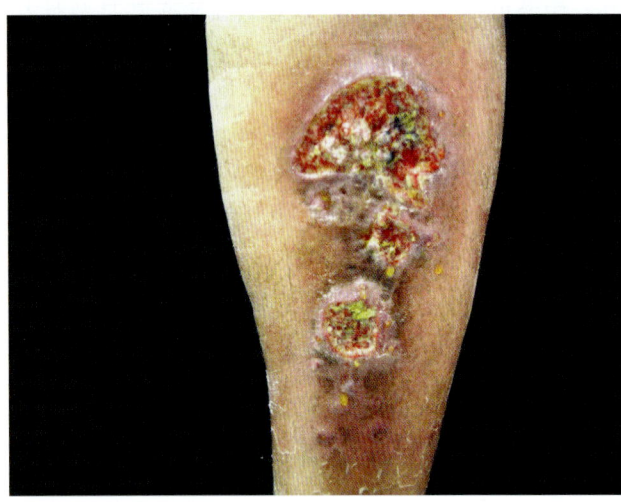

图 29-34　坏疽性脓皮病。腿部大面积溃疡，边界不清，呈紫色。该患者为克罗恩病活动期。

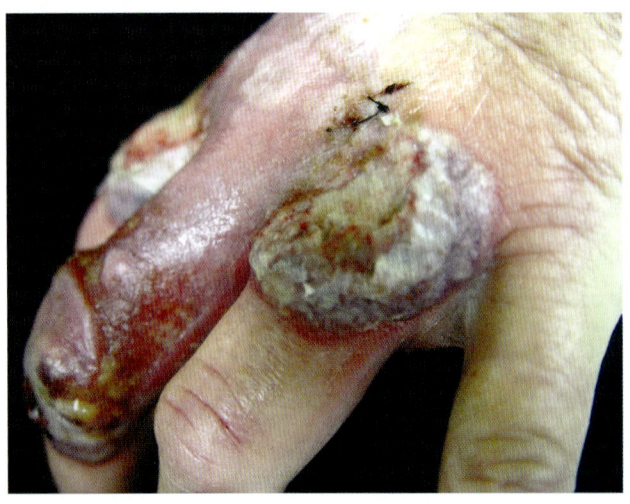

图 29-35　手背部位的中性粒细胞性皮肤病（也被称为非典型性坏疽性脓皮病）。这些患者通常患有血液系统恶性肿瘤或癌前病变。

肤型坏疽性脓皮病（也称为非典型坏疽性脓皮病）和 Sweet 综合征相重叠的临床表现。与中性粒细胞性皮肤病相关的疾病包括炎症性肠病、类风湿性关节炎、骨髓恶性肿瘤及其癌前病变。有报道皮肤外的中性粒细胞炎症可累及多个器官，其中肺是最常见的受累器官。炎症反应可导致肺浸润，包括空洞形成。需要注意的是，在开始使用激素或其他免疫抑制剂治疗之前，应进行恰当的病原学检查以排除感染。

■ 瘙痒

瘙痒是许多皮肤病的伴随症状，但也可能出现在系统性疾病中。无明显瘙痒原因的患者需要进行包括 X 线胸片在内的系统评估。瘙痒的原因通常难以明确，但在检查过程中可能会发现 Hodgkin 淋巴瘤或其他恶性肿瘤。对恶性肿瘤的有效治疗可使瘙痒消失。

■ 荨麻疹

荨麻疹是一种反应性皮肤病，表现为一过性荨麻疹样皮损。急性荨麻疹几乎均是由于食物或药物过敏引起，皮疹通常会在数天内自行消退。慢性荨麻疹则需要进行全面评估，有时肺部检查可发现感染、炎症或肿瘤的证据（<25%的患者）。

■ 血管炎综合征

本节将讨论累及皮肤和肺部（第 60 章）的一些重要的血管炎综合征：Churg-Strauss 综合征、肉芽肿性多血管炎（旧称 Wegener 肉芽肿）、结节性多动脉炎和荨麻疹性血管炎。

Churg-Strauss 综合征

Churg-Strauss 综合征表现为过敏性鼻炎、哮喘、外周血嗜酸性粒细胞增多、肺部浸润伴有系统性血管炎。组织学表现为坏死性肉芽肿和组织嗜酸性粒细胞浸润并非该病所特有，同样的组织学表现可见于多种系统性疾病，包括变应性肉芽肿病、肉芽肿性多血管炎（详见下文）、类风湿性关节炎和淋巴增殖性疾病。

70%Churg-Strauss 综合征患者可出现一种或多种类型的皮损，其中最常见的皮损是四肢可触及性紫癜；其皮损的组织学特征显示坏死性血管炎而无肉芽肿形成。1/3 患者的皮损是非特异性的，即表现为红斑和荨麻疹。而另外 1/3 患者的皮损是特异性的，即红色或紫色痛性硬结，直径 0.5~2cm，逐渐进展为中央结痂或坏死。这些结节最常出现在头皮部位或对称地出现在四肢伸侧。其组织学特征最有可能表现为坏死性肉芽肿性血管炎和嗜酸性粒细胞浸润；免疫荧光染色显示血管内纤维蛋白和补体沉积。

肉芽肿性多血管炎

约45%的肉芽肿性多血管炎患者具有皮肤表现，最常见表现为小血管炎。有时，皮肤活检可提示肉芽肿性血管炎。此外，皮肤受累通常表明疾病处于活动期且存在系统性受累；因此，应对这些患者进行仔细评估和积极治疗。

结节性多动脉炎

结节性多动脉炎患者常合并皮肤损害。与肉芽肿性多血管炎类似，该病的皮肤损害可表现为小血管炎，也可表现为中等血管炎。中等血管炎的临床表现为网状青斑或溃疡。

荨麻疹性血管炎

患有小血管炎的患者可以出现荨麻疹样病变。荨麻疹性血管炎最早是用来描述4名反复发作红斑性荨麻疹及出血性皮肤损害的患者，患者同时伴有滑膜炎和间断腹部不适。这些患者均未患系统性红斑狼疮或副蛋白血症，但他们均存在低补体血症，其中两名患者患有肾炎。

荨麻疹也可能是典型的可触及性紫癜的早期临床表现。近年来，荨麻疹性血管炎的疾病谱也涵盖了以哮喘或阻塞性肺疾病为特征的肺部疾病。合并低补体血症的荨麻疹性血管炎患者常患有阻塞性肺疾病，而大部分补体水平正常的慢性荨麻疹和血管炎患者则很少出现系统性受累。

该病的治疗通常为使用激素或其他免疫抑制剂。尽管这些药物对控制皮肤病变有效，但它们似乎不能改善肺部病情的进展。

■ 中毒性表皮坏死松解症

中毒性表皮坏死松解症（toxic epidermal necrolysis，TEN）是皮肤病急症之一。该病的病因大多与药物相关且进展迅速。患者在出现前驱症状后，很快进展为广泛的皮肤受累伴水疱形成（图29-36）。病变可累及全身多处黏膜（图29-37）。疾病的预后取决于表皮水疱的严重程度、年龄及合并疾病。

TEN累及肺部的情况并不常见，但肺部受累患者通常需要入住重症监护病房或烧伤病房，并常需要呼吸机辅助通气。感染是常见的并发症并可导致死亡，特别是肺炎。

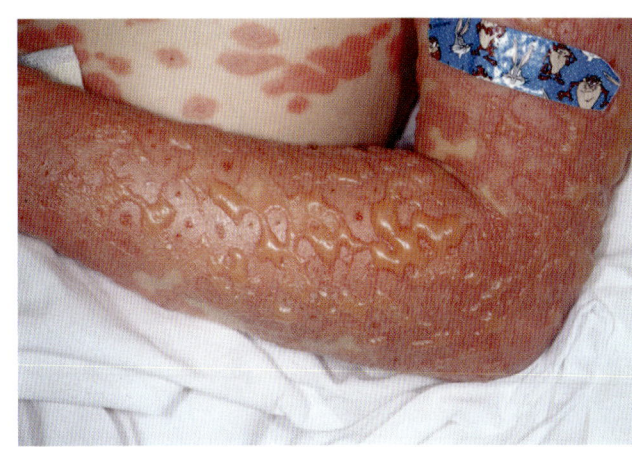

图29-36　Stevens-Johnson 综合征或中毒性表皮坏死松解症。

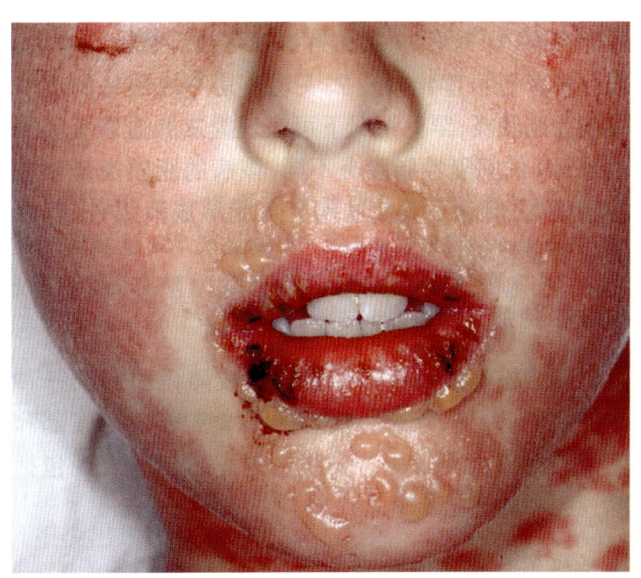

图29-37　Stevens-Johnson 综合征或中毒性表皮坏死松解症的黏膜病变。

■ 黄甲综合征

黄甲综合征患者表现为所有20个指甲均增厚、变黄（图29-38）。尽管指甲增厚，但无甲床剥离和甲下碎片的表现，据此可与甲癣相鉴别。此外，指甲也不表现为杵状，患者也无潜在的骨骼异常。该病几乎总与肺部病变相关，包括胸腔积液、淋巴瘤和睡眠呼吸暂停。目前并无针对指甲病变的治疗方法，但肺部病变的改善可以缓解其指甲病变。

■ 其他疾病

肺-皮肤综合征包括许多先天性遗传病和后天获得性疾病。

α₁-抗胰蛋白酶缺乏症

α_1-抗胰蛋白酶缺乏症是一种遗传性疾病，通常与

[31] KILLIAN KJ, GANDEVIA SC, SUMMERS E, et al. Effect of increased lung volume on perception of breath-lessness, effort, and tension. J Appl Physiol Respir Environ Exerc Physiol, 1984, 57:686–691.

[32] YORKE J, MOOSAVI SH, SHULDHAM C, et al. Quantification of dyspnoea using descriptors: development and initial testing of the Dyspnoea-12. Thorax, 2010,65:21–26.

[33] CHENG TO. Platypnea-orthodeoxia syndrome: etiology, differential diagnosis, and management. Catheter Cardiovasc Interv, 1999,47:64–66.

[34] MAHLER D, HOROWITZ MB. Clinical evaluation of exertional dyspnea. Clin Chest Med, 1994,15:259–269.

[35] MAISEL AS, KRISHNASWAMY P, NOWAK RM, et al. Rapid measurement of B-type natriuretic peptide in the emergency diagnosis of heart failure. N Engl J Med, 2002,347:161–167.

[36] IRWIN RS, BAUMANN MH, BOLSER DC, et al. Diagnosis and management of cough executive summary: ACCP evidence-based clinical practice guidelines. Chest, 2006,129(1 Suppl): 1S–23S.

[37] BARNES PJ, KING TE Jr. Evaluation of subacute and chronic cough in adults. UpToDate, Wellesley, MA, 2012.

[38] JEGOUX F, LEGENT F, BEAUVILLAIN DE MONTREUIL C. Chronic cough and ear wax. Lancet, 2002,360:618

[39] IRWIN RS, GLOMB WB, CHANG AB. Habit cough, tic cough, and psychogenic cough in adult and pediatric populations: ACCP evidence-based clinical practice guidelines. Chest, 2006,129 (1 Suppl):174S–179S.

[40] SMYRNIOS NA, IRWIN RS, CURLEY FJ. Chronic cough with a history of excessive sputum production. The spectrum and frequency of causes, key components of the diagnostic evaluation, and outcome of specific therapy. Chest, 1995,108:991–997.

[41] TSENG DS, KWONG J, REZVANI F, et al. Angiotensin-converting enzyme-related cough among Chinese-Americans. Am J Med, 2010,123:183, e11–e15.

[42] WEINBERGER SE. Etiology and evaluation of hemoptysis in adults. In: MATHUR PN, ed. UpToDate. Wellesley, MA, 2013.

[43] KOLB T, GILBERT C, FISHMAN EK, et al. Dieulafoy's disease of the bronchus. Am J Respir Crit Care Med, 2012,186:1191.

[44] DELAGE A, TILLIE-LEBLOND I, CAVESTRI B, et al. Cryptogenic hemoptysis in chronic obstructive pulmonary disease: characteristics and outcome. Respiration, 2010,80: 387–392.

[45] CAHILL BC, INGBAR DH. Massive hemoptysis. Assessment and management. Clin Chest Med, 1994,15:147–167.

[46] MEISEL J, COTTRELL D. Differential diagnosis of chest pain in adults. In: ARONSON MD, ed. UpToDate. Wellesley, MA, 2013.

[47] BONICA J. The management of pain. Philadelphia, PA: Lea & Febiger, 1990:1043–1061.

[48] RICHTER JE. Gastroesophageal reflux disease as a cause of chest pain. Med Clin North Am, 1991,75:1065–1080.

[49] MARTINA B, BUCHELI B, STOTZ M, et al. First clinical judgment by primary care physicians distinguishes well between nonorganic and organic causes of abdominal or chest pain. J Gen Intern Med, 1997,12:459–465.

[50] BÖSNER S, BECKER A, HAASENRITTER J, et al. Chest pain in primary care: epidemiology and pre-work-up probabilities. Eur J Gen Pract, 2009,15:141–146.

[51] BOLOGNIA JL. Dermatology. Edinburgh: Mosby, 2003.

[52] CALLEN JP. Dermatological signs of internal disease. 3rd ed. London: Saunders, 2003.

[53] FREEDBERG IM. Fitzpatrick's dermatology in general medicine. 6th ed. New York, NY: McGraw-Hill, 2003.

[54] EICHENFIELD L, TOM WL, CHAMLIN SL, et al. Guidelines of care for the management of atopic dermatitis: section 1. Diagnosis and assessment of atopic dermatitis. J Am Acad Dermatol, 2014,70(2):

338–351. In press.

[55] BECK LA, THAÇI D, HAMILTON JD, et al. Dupilumab treatment in adults with moderate-to-severe atopic dermatitis. N Engl J Med, 2014,371(2):130–139.

[56] FEMIA AN, VLEUGELS RA, CALLEN JP. Cutaneous dermatomyositis: an updated review of treatment options and internal associations. Am J Clin Dermatol, 2013,14:291–313.

[57] CHEN Z, CAO M, PLANA MN, et al. Utility of anti-melanoma differentiation-associated gene 5 antibody measurement in identifying patients with dermatomyositis and a high risk for developing rapidly progressive interstitial lung disease: a review of the literature and a meta-analysis. Arthritis Care Res (Hoboken), 2013,62:1316–1324.

[58] MORGANROTH PA, KREIDER ME, OKAWA J, et al. Interstitial lung disease in classic and skin-predominant dermatomyositis: a retrospective study with screening recommendations. Arch Dermatol, 2010,146:729–738.

[59] MORGANROTH PA, KREIDER ME, WERTH VP. Mycophenolate mofetil for interstitial lung disease in dermatomyositis. Arthritis Care Res (Hoboken), 2010,62:1496–1501.

[60] SAKETKOO LA, ESPINOZA LR. Experience of mycophenolate mofetil in 10 patients with autoimmune-related interstitial lung disease demonstrates promising effects. Am J Med Sci, 2009,337: 329–335.

[61] ZULIAN F, VALLONGO C, WOO P, et al. Localized scleroderma in childhood is not just a skin disease. Arthritis Rheum, 2005,52: 2873–2881.

[62] STEEN VD. The lung in systemic sclerosis. J Clin Rheumatol, 2005,11: 40–46.

[63] TRENT JT, KIRSNER RS. Identifying and treating mycotic skin infections. Adv Skin Wound Care, 2003,16:122–129.

[64] FAZELI MS, BATENI H. Actinomycosis: a rare soft tissue infection. Dermatol Online J, 2005,11:18.

[65] AKOGLU G, KARADUMAN A, BOZTEPE G, et al. A case of lupus vulgaris successfully treated with antituberculous therapy despite negative PCR and culture. Dermatology, 2005,211:290–292.

[66] SERRAINO D, ANGELETTI C, CARRIERI MP, et al. Kaposi's sarcoma in transplant and HIV-infected patients: an epidemiologic study in Italy and France. Transplantation, 2005,80:1699–1704.

[67] PELLET C, KEROB D, DUPUY A, et al. Kaposi's sarcoma-associated herpesvirus viremia is associated with the progression of classic and endemic Kaposi's sarcoma. J Invest Dermatol, 2006,126: 621–627.

[68] WANG J, ZHU X, LI R, et al. Paraneoplastic pemphigus associated with Castleman tumor: a commonly reported subtype of paraneoplastic pemphigus in China. Arch Der-matol, 2005,141: 1285–1293.

[69] PATEL A, TEIXEIRA F, REDINGTON AE. Palmoplantar keratoderma ("tripe palms") associated with primary pulmonary adenocarcinoma. Thorax, 2005,60:976.

[70] WEBB KG, MALONE JC, CALLEN JP. Acral psoriasiform eruption in a man with squamous cell carcinoma of the tonsillar pillar. Arch Dermatol, 2005,141:389–394.

[71] SCNIRER II, YAO JC, AJANI JA. Carcinoid: a comprehensive review. Acta Oncol, 2003,42:672–692.

[72] KATZENSTEIN AL, DOXTADER E, NARENDRA S. Lymphomatoid granulomatosis: insights gained over 4 decades. Am J Surg Pathol, 2010, 34: e35–e48.

[73] BEATY MW, TORO J, SORBARA L, et al. Cutaneous lymphomatoid granulomatosis: correlation of clinical and biologic features. Am J Surg Pathol, 2001,25:1111–1120.

[74] REQUENA L, YUS ES. Erythema nodosum. Dermatol Clin, 2008,26: 425–438 .

[75] ENGLISH JC 3rd, PATEL PJ, GREER KE. Sarcoidosis. J Am Acad Dermatol, 2001,44:725–743.

[76] BROWN TS, MARSHALL G, CALLEN JP. Cavitating pulmonary infiltrate in an adolescent with pyoderma gangrenosum: a rarely recognized extracutaneous manifestation of a neutrophilic dermatosis. J Am Acad Dermatol, 2000,43:108–112.

[77] SCHADT CR, CALLEN JP. Management of neutrophilic dermatoses. Dermatol Ther, 2012,25:158–172.

[78] YOSIPOVITCH G, BERNHARD JD. Clinical practice. Chronic pruritus. N Engl J Med, 2013,368:1625–1634.

[79] GUILLEVIN L, PAGNOUX C, MOUTHON L. Churg-strauss syndrome. Semin Respir Crit Care Med, 2004,25:535–545.

[80] LYNCH JP 3rd, WHITE E, TAZELAAR H, et al. Wegener's granulomatosis: evolving concepts in treatment. Semin Respir Crit Care Med, 2004,25:491–522.

[81] MCDUFFIE FC, SAMS WM Jr, MALDONADO JE, et al. Hypocomplementemia with cutaneous vasculitis and arthritis. Possible immune complex syndrome. Mayo Clin Proc, 1973,48:340–348.

[82] SEKULA P, DUNANT A, MOCKENHAUPT M, et al. Comprehensive survival analysis of a cohort of patients with Stevens-Johnson syndrome and toxic epidermal necrolysis. J Invest Dermatol, 2013,133:1197–1204.

[83] PIRACCINI BM, URCIUOLI B, STARACE M, et al. Yellow nail syndrome: clinical experience in a series of 21 patients. J Dtsch Dermatol Ges, 2014,12(2):131–137.

[84] PATTERSON CC, ROSS P Jr, POPE-HARMAN AL,et al. Alpha-1 anti-trypsin deficiency and Henoch-Schönlein purpura associated with antineutro-phil cytoplasmic and anti-endothelial cell antibodies of immunoglobulin-A isotype. J Cutan Pathol, 2005,32:300–306.

[85] ORTIZ PG, SKOV BG, BENFELDT E. Alpha-1-antitrypsin deficiencyassociated panniculitis: case report and review of treatment options. J Eur Acad Dermatol Venereol, 2005,19:487–490.

[86] HARRIS RB, HEAPHY MR, PERRY HO. Generalized elastolysis (cutis laxa). Am J Med, 1978,65:815–822.

[87] FRADIN MS, KALB RE, GROSSMAN ME. Recurrent cutaneous vasculitis in cystic fibrosis. Pediatr Dermatol, 1987,4:108–111.

[88] SAFDAR Z, O'SULLIVAN M, SHAPIRO JM. Emergent bullectomy for acute respiratory failure in Ehlers-Danlos syndrome. J Int Care Med, 2004,19:349–351.

[89] GUPTA N, SEYAMA K, MCCORMACK FX. Pulmonary manifestations of Birt-Hogg-Dubé syndrome. Fam Cancer, 2013,12:387–396.

[90] COWPER SE, BOYER PJ. Nephrogenic systemic fibrosis:an update. Curr Rheumatol Rep, 2006,8:151–157.

[91] MOLINARI E, DE QUATREBARBES J, ANDRE T, et al. Cetuximab-induced acne. Dermatology, 2005,211:330–333.

第7部分 诊断方法

第30章

现代胸部影像诊断

Eduardo J. Mortani Barbosa Jr.
Warren B. Gefter

引言

本章不准备就胸部影像的所有内容进行全面回顾，如有必要可参考详细的放射学专用书籍。此外，本章也不会提供全面指引，去解读胸部影像学研究。本章着重强调近十年来现代胸部影像学可以为临床医师在诊断和管理常见临床情况中应该提供什么样的帮助。目标是提出一种策略方法，将胸部影像学应用于临床，从广泛的临床疾病类型开始解决以下临床核心问题：鉴别诊断是什么及如何确定诊断？预后怎么样以及怎样才能最好地监测疾病进展和治疗效果？

每一小节的开始部分为成像技术，随后阐述广泛的诊断类别，旨在通过提供一种实用的、合乎逻辑的和循证方法来回答这些问题，强调应该选用哪些成像技术以及从中能得到什么。通常情况下，影像学检查结果在合适临床情况下对诊断有特异性或高度特征性价值，足以用于指导临床诊断和治疗。在有些情况下，就可能需要进行组织取样或进行额外的实验室检查以确定诊断；本文对此进行了概述，并讨论了选择组织取样的方法，包括影像引导经皮活检、经支气管镜和手术活检。另外，文中还涉及不久的将来应用现代功能和定量放射影像技术可能影响胸部成像领域的模式，将有效的临床应用与未来几十年有可能成为有用的临床工具应用研究区别对待。

最后，由于放射学（特别是胸部成像）在现代医学中发挥着如此重要的核心作用，我们的最终目标是使执业呼吸专科医师能够同质、明智、高效和有效使用放射成像资源。

技术综述：诊断性和介入性技术

放射学领域起源可以追溯到 1895 年，Wilhelm Röntgen 偶然发现了 X 射线，并随后生成了第一张 X 线片。在短短几年内，放射学就成为一个新的医学领域。胸部 X 线摄影是最早的临床应用之一，虽然目前已有 100 多年历史，但它仍然是世界上最常用的影像检查，也是大多数胸部疾病患者初始影像学评估的基石。尽管如此，过去 40 年来，随着超声（ultrasound，US）、计算机断层扫描（CT）、磁共振成像（magnetic resonance imaging，MRI）、正电子发射断层扫描（PET）和融合成像扫描仪（PET/CT 和 PET/MR）应用，我们见证了技术创新和发展的爆炸式增长，它们极大地扩展了现代成像技术的能力，能够准确诊断最小或最早的疾病过程，彻底改变了医学实践。

最近，计算机对医学图像采集、分发、可视化和后处理的广泛影响巩固了放射学的核心作用。为了使患者的预后更好，我们推测将来影像学主要发展趋势可能包括定量成像、功能成像、分子诊断和价值评估。后续章节中，我们将介绍影像学目前的临床应用、每种检查模式的优缺点，以及根据临床情况预约每个测试的适宜标准。

胸部 X 线检查

胸部 X 线检查有两种基本类型，即床边便携式前后位 X 线胸片和后前位联合侧位 X 线胸片。补充体位包括斜位、前凸位、侧卧位和呼气相 X 线胸片。对于大多数临床情况，应该先用 X 线胸片评估，这一检查仍然是诊断各种常见临床疾病最经济有效的影像学检查。此外，X 线胸片普遍使用，即使患者不能移动进行高级扫描（如重症监护患者）也能完成检查。然而，在许多临床情况下，需要进一步高级影像学成像来明确影像学发现或获得更精确的疾病类型，通过影像学特征判断疾病严重程度（图 30-1~图 30-4）。

尽管放射线照相的基本物理原理在一个世纪以来没有改变，但由于从模拟到数字技术的转变，近几十年 X 线胸片的质量和临床实用性得到了极大的提高。数字成像提供了更好的图像对比度，降低了次优或非诊断性检查数量，使用图像传输和显示软件使检查结果更直接迅速，为临床所用。

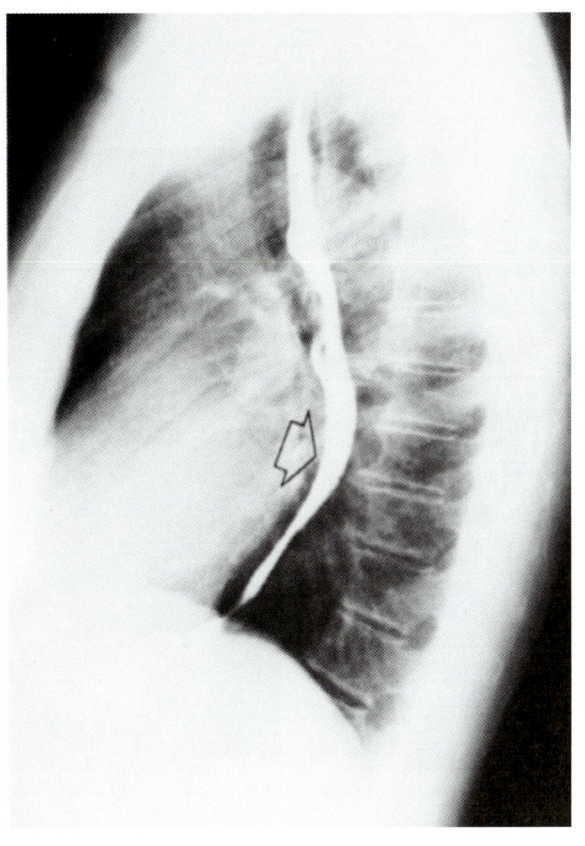

图 30-1　钡餐对比后的胸部侧位 X 线片。这种技术不仅对评估食管非常有用,而且还能够通过继发性造影剂柱状显影的后移显示左心房扩大(箭头)。

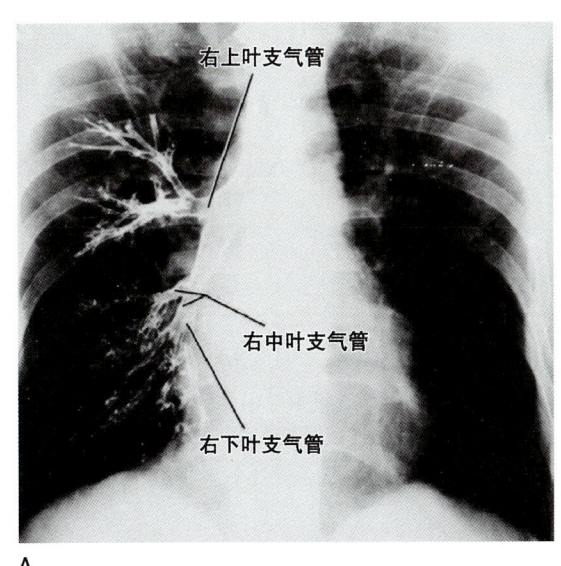

A

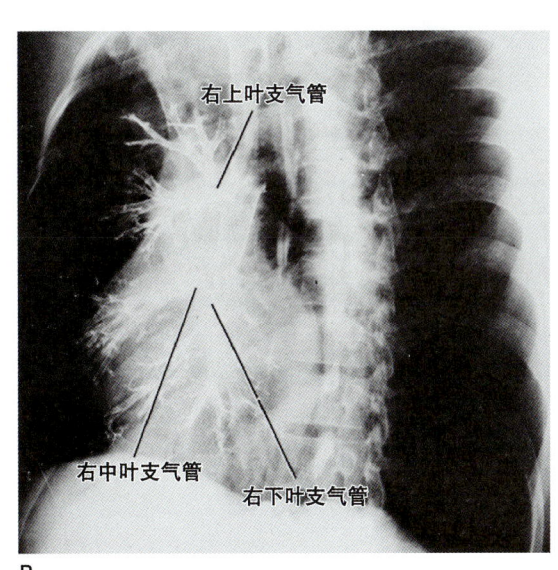

B

图 30-2　正常支气管造影。后前位(A)、斜位(B)和侧位。

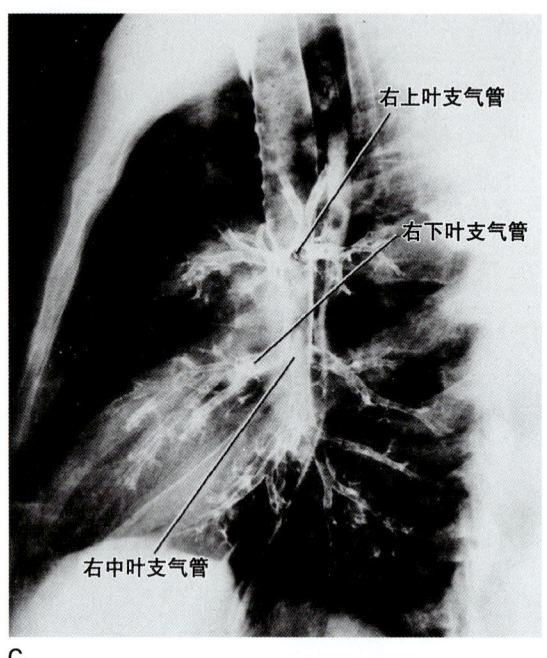

C

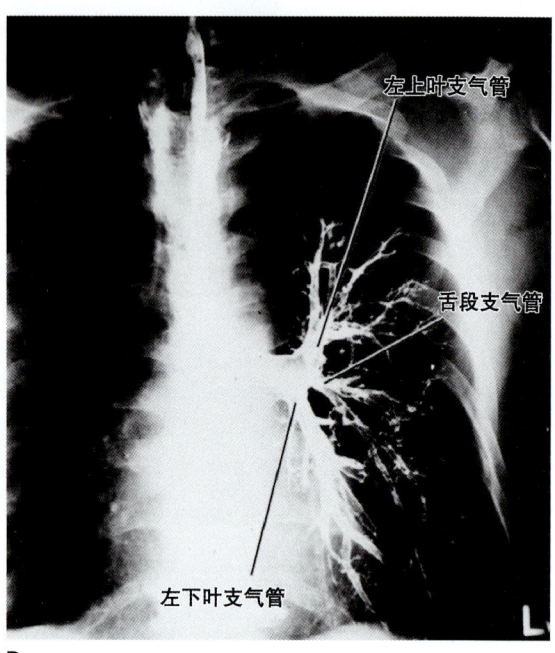

D

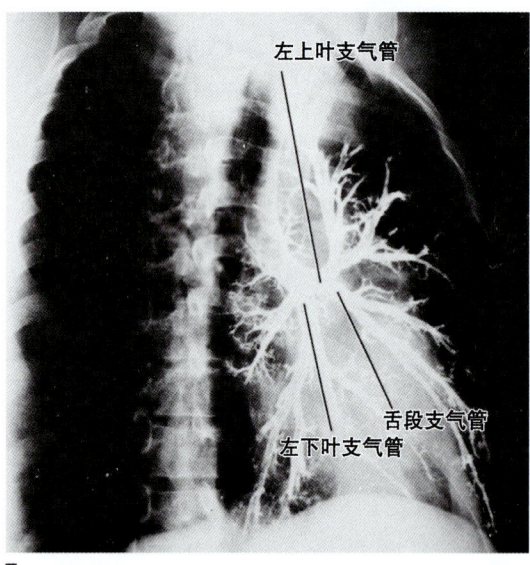

E

图 30-2(续) （C）投影显示右肺正常支气管解剖结构。后前位（D）和斜向（E）投影显示左肺相应解剖结构；后者可见支气管扩张。支气管造影虽然在显示支气管解剖和病变上有价值，但是已经被淘汰，被 CT 和气道重建技术所取代。

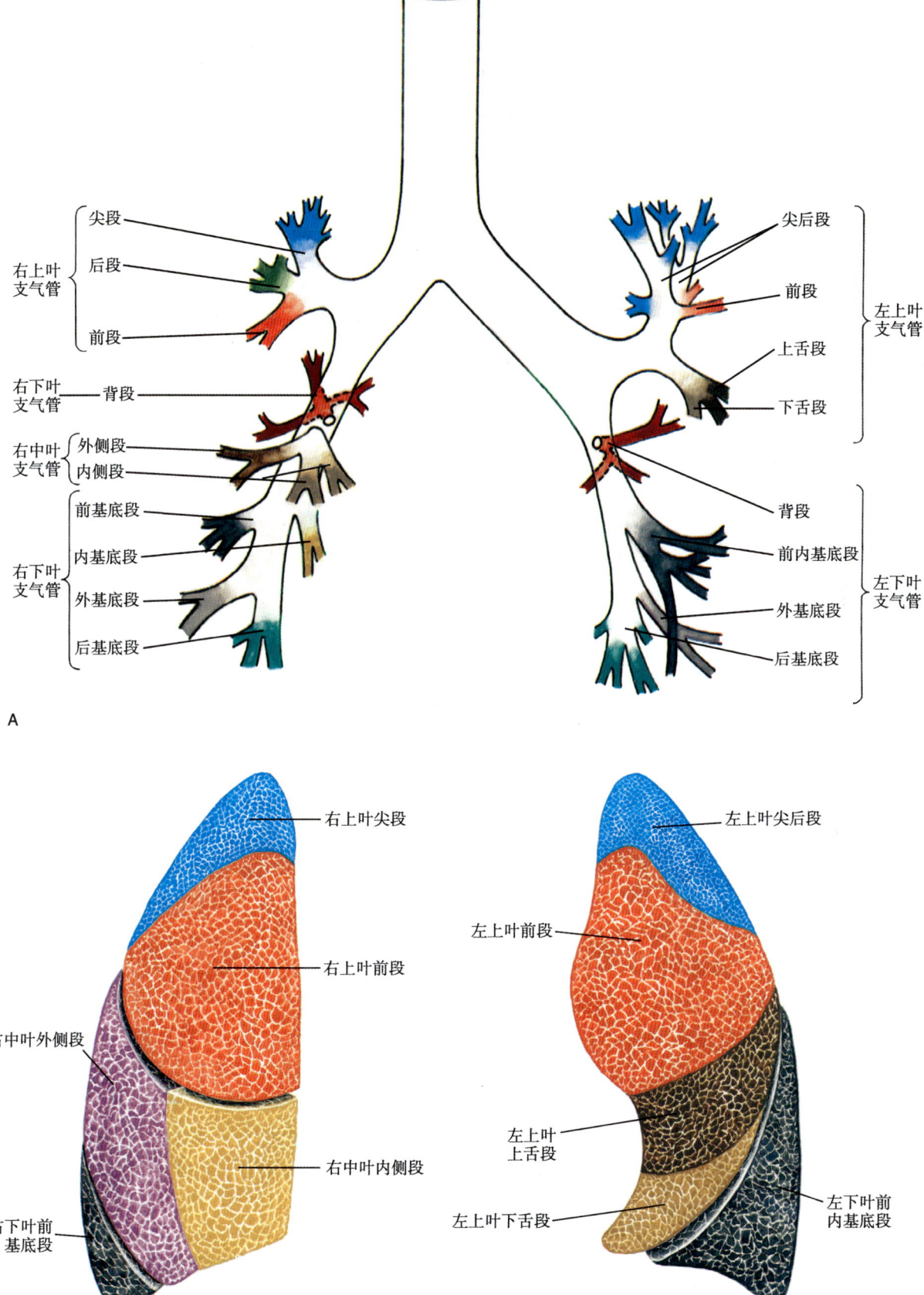

尖段
后段
前段
右上叶支气管
右下叶支气管 — 背段
右中叶支气管 外侧段 内侧段
前基底段
右下叶支气管 内基底段
外基底段
后基底段

尖后段
前段
上舌段
下舌段
左上叶支气管
背段
前内基底段
外基底段
后基底段
左下叶支气管

A

右上叶尖段
右上叶前段
右中叶外侧段
右中叶内侧段
右下叶前基底段

左上叶尖后段
左上叶前段
左上叶上舌段
左上叶下舌段
左下叶前内基底段

B   C

图 30-3 气管支气管树和相应肺段的解剖区域图。A. 气管支气管树。B. 右肺段。C. 左肺段。目前,CT 是精确进行肺及气道解剖分界的最佳方式。

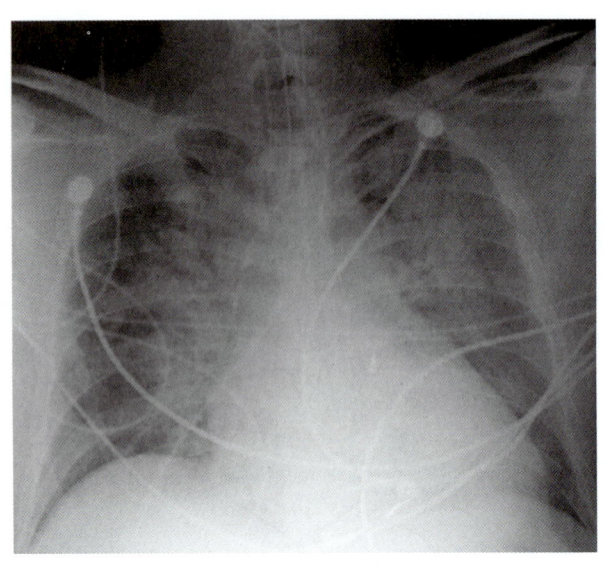

图 30-4 一名 ICU 患者的便携式前后位投影胸片,显示多种生命支持置管和管线以及典型的心源性肺水肿形态,即以肺门为中心的双侧对称性实变。

目前,数字 X 射线摄影的标准有两种:计算机放射成像系统(computed radiography,CR)和数字放射成像系统(digital radiography,DR),它们在图像采集过程中各不相同。CR 利用光敏发光暗盒,类似于胶片技术,然而潜在的图像通过激光读取,从模拟信号转换为数字信号,而不是转印到胶片。DR 绕过这一环节,利用平板探测器,通过集成的薄膜晶体管读出系统直接将 X 射线信号转换为数字图像。从实际上,DR 图像往往更清晰,具有更好的空间分辨率,可以更好地显示细节。此外,DR 简化了常规图像的工作流程,并提供了调整辐射剂量的可能性。

基于成本考虑,大多数现代设备都使用 CR 和 DR 单元组合。CR 和 DR 技术组合的主要优势是处理获取图像的过程中强调特定的解剖区域(如肺实质、软组织、骨骼)的能力,从而大大减少了由于 X-射线束穿透过度或不足而需要重复检查。现在已有从图像中"去除"肋骨的数字方法,可以使用骨骼抑制的后处理软件或双能量采集技术。这些方法可以获得一个不受干扰的肺部图像,以更好地检测结节和其他肺部异常。此外,计算机辅助诊断技术现在可以帮助放射科医师检测肺部细微病变。

在直立位获得的后前位(PA)X 线胸片是标准的放射摄影视图,显示了胸部解剖结构和大多数胸部病理过程。后前位 X 线胸片尤其可以用于评估肺部肿块和实变、弥漫性肺疾病、胸腔积液、气胸、纵隔病变以及肋骨和肩胛骨异常。

侧位视图通过更好地显示膈肌后部、肺脏后侧基底部、心影后左肺基底部、前纵隔和胸椎,从而提供更多的信息。

前后位视图提供了与后前位视图相似的信息,但受到空间和对比分辨率较低以及纵隔结构放大的限制。此外,前后位视图对于少量气胸和胸腔积液的检测不太敏感。前后位视图通常检测仰卧位卧床患者,特别是那些术后或 ICU 患者。前后位便携式胸部 X 线片对于评估输液管路、置管和医疗设备的位置非常有帮助。也可以使用更新的数字图像处理算法来提高医疗设备的性能。

除非有特定的临床需求,否则不需要常规进行辅助体位检查。过去,通过前凸位避开锁骨和第一肋骨阴影,针对肺尖获得更好的观察效果。但其作用在很大程度上已经被 CT 所取代。呼气相 X 线胸片对检测少量气胸较敏感,尤其适用于近期有肺部介入手术的患者。侧卧位 X 线胸片虽然现在很少使用,但有助于确定在常规体位 X 线胸片中看到的胸部片状影是游离性胸腔积液、包裹性积液还是胸膜肿块。当患者胸部片状影处于下垂侧,游离性胸腔积液往往处于单侧胸腔的最下方,并由于重力作用形成清晰的水平线。如果在胸部或腹部出现非下垂的透亮区域,若同时与正常解剖结构有清晰的边界线,可以诊断为少量气胸或气腹。最后,斜位片有助于确定在正位片看到的异常是真实存在还是伪影,并确定其在胸部的位置。如果运用得当,补充体位可以提高胸部 X 线摄影的诊断准确性和临床实用性,有时可以避免因为需要做胸部 CT 所带来的较高的检查成本和辐射暴露。

过去广泛使用的许多射线照相技术(如断层摄影术、支气管造影术、空气对比检查和荧光透视法)已经被其他技术所淘汰,现在仅限于其历史意义。但评估膈肌运动的透视除外("吸气试验"),这个检查中患者在平静呼吸、深呼吸和用力深吸气("sniff")时进行成像。单侧膈肌麻痹时在用力深吸气时呈反向向上运动。结合钡餐,透视也可用于评估食管疾病。

胸部 CT

CT 是目前先进的胸部成像的基石。它是一种数字断层成像技术,利用患者周围旋转的 X 射线源,这些射线源与碘化钠探测器成对设置在环状结构直径两端。扫描机架旋转时,依据选择患者扫描的解剖结构,在不同角度产生多组不同衰减频率的 X 射线。采集扫描数据后,通过数学方法(滤波反向投影或近期的迭代重建),将投影数据转化为一个图像,患者解剖结构的每个小体积(体素)相对密度与其对 X 射线吸收系数成正比,范围从−1 000 至>+1 000HU(Hounsfield 单位,0 代表水的吸收系数,−1 000 代表空气的吸收系数)。因为它克服了射线照相技术的主要缺点,即将三维(3D)结构投影到二维图像中,CT 可以非常精确定位病变。此外,CT 对比分辨率的优越性可以详细评估纵隔和胸壁软组织对这些射线易衰减结构,这是 X 线摄影所不及的。CT 在检测肺部小病灶及其特征上也优于胸部 X 线片(图 30-5,图 30-6)。

早期 CT 机只有一排探测器和一个 X 射线源,在扫描仪移动之前获得一个轴向图像再移动以获取下一个图像。这样的过程单单完成胸部 CT 检查就需要

耗费超过 30min。大多数现代扫描仪有 64 排到 320 排探测器,一或两个 X 射线管,可以非常快速连续旋转,并完成同步信号转换,因此可以进行螺旋式图像采集,扫描整个胸部所需时间<1s。现代 CT 机能够产生高质量、亚毫米水平且分辨率各向同性的图像,可以在任意平面上重建图像而不丢失细节。利用计算机算法的后处理技术还允许三维重建,例如容积再现和最大密度投影图像可以用来演示复杂的三维血管或气管解剖和病理。

一个重要的概念是胸部高分辨率 CT(high-resolution CT,HRCT)。从历史上看,早期 CT 机仅限于采集胸部相对较厚的轴向切片(7~10mm),难以充分评估肺实质细节。采用轴向而非螺旋模式获取一系列薄层(1mm)解剖图像可以实现这一目的。这需要非连续断层(即具有间隙的断层,通常 20mm 宽),而不是连续断层。这些图像也使用高空间频率算法进行重

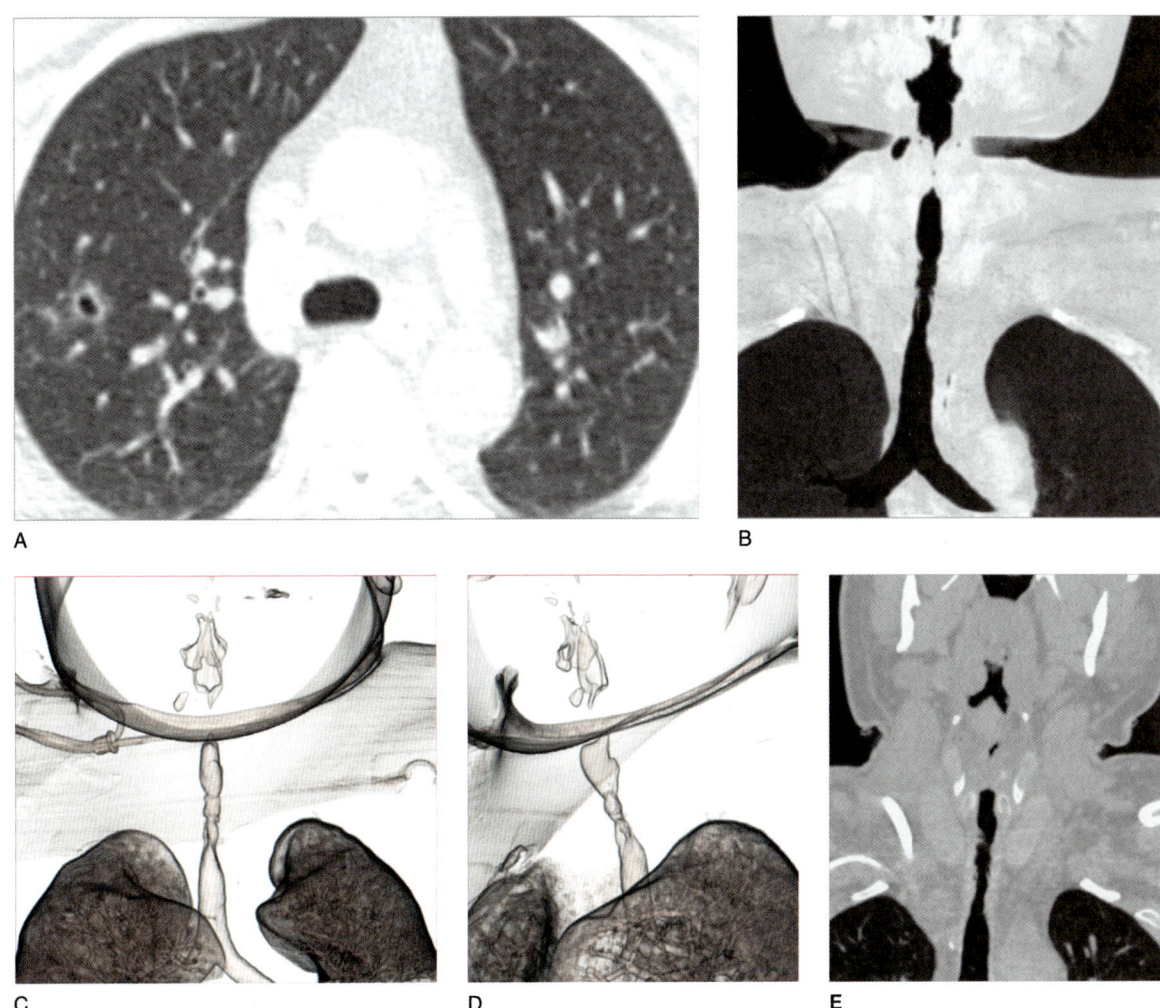

图 30-5 CT 提供了对肺实质和气道的最佳成像评估,而先进的后处理技术可以提供对疾病分布和扩散的精细观察。肉芽肿性多血管炎(以前称为韦格纳肉芽肿病)累及肺和气道。A. 右上叶空洞结节。B. 显示上段和中段气管不规则长段狭窄的最小强度投影图像。(C)和(D)三维容积再现气道重建的两个不同投影展示了狭窄气管段的复杂构型。E. 描绘气道狭窄伴气管壁增厚的冠状重建图像。

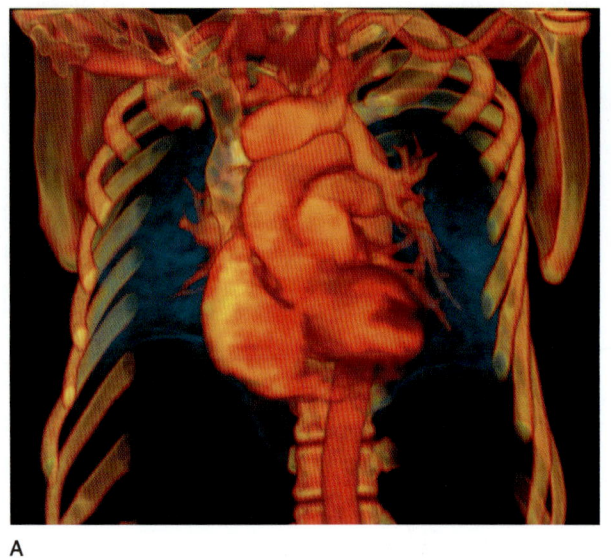
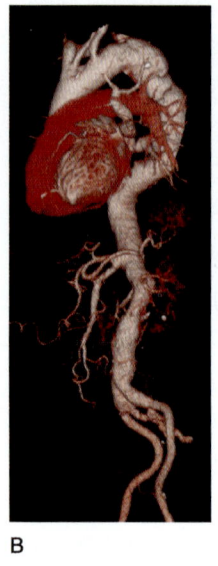
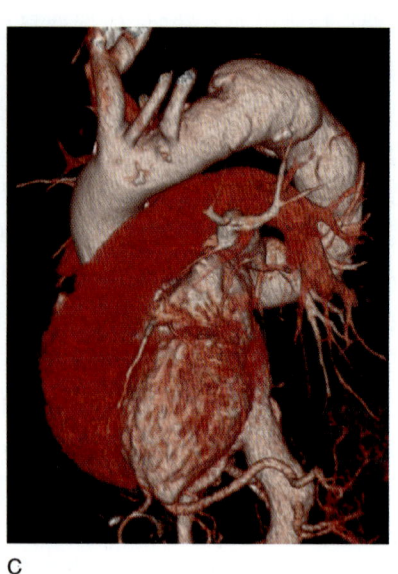

图 30-6 CT 允许采集各向同性的容积图像，可以进行先进的 3D 后处理以展示高度详细的复杂疾病过程。**A**. 容积测量（volume rendering，VR）重建显示左上叶至左头臂静脉的部分异常肺静脉连接。（**B**）和（**C**）VR 以不同旋转角度重建，显示了胸主动脉瘤的复杂结构。这些图像对于治疗计划是非常有价值的。

构，锐化边缘并改善细节的可视化。结果就能够衍生出一组高空间分辨率、薄层肺实质图像，有利于观察一些肺部疾病。这被称为胸部"高分辨率 CT"或"HRCT"，有别于"标准"胸部 CT，后者整个胸部以连续螺旋模式获得较厚的层面（即没有间隙）。一般来说，这两种扫描类型只能二选一，因为这两种扫描类型不能同时进行。标准 CT 用于总体评价肺部较大病变以及纵隔、骨骼和胸壁病变。胸部高分辨率 CT 检查用于评估肺实质疾病，如支气管扩张症、间质性疾病和小结节病变。

随着 CT 技术的进步，目前可以通过一次屏气在胸部获取容积性、各向同性的薄层（1mm）图像，并可使用软组织和高分辨率算法在任何平面上重建这些图像（典型轴位、矢状位和冠状位）。因此，现在每个胸部 CT 既是一个标准的也是一个高分辨率 CT，在一种方法中实现优势融合。这简化了临床医师的预约流程。目前，在预约胸部 CT 时，临床医师只需作出两个决定：①是否包括呼气相成像；②本次检查是否注射静脉造影剂（这些将在下面详细讨论）。

第一个重要的决定是是否采集呼气相图像。注意通常情况下，胸部 CT 是在充分吸气后采集的。避免为每位患者常规进行呼气相检查的原因是为了减少医疗上不必要的辐射暴露。如果临床上怀疑存在阻塞性肺疾病（如哮喘、COPD 或小气道疾病）或有发生闭塞性细支气管炎的可能（如肺或骨髓移植相关的）（视频 30-1A、B）才会预约呼气相 CT。呼气相 CT 也可用于评估大气道疾病，如气管支气管软化症。呼气相 CT 是目前最好的显示小气道空气潴留的影像学

检查，因此它是评估 CT 上"马赛克征"潜在原因的一种非常有用的工具（详见下文针对特定疾病章节）。

视频 30-1 **A**. 吸气相采集的肺窗轴位电影图像。这份 CT 气道检查可见支气管扩张、马赛克征和支气管周围淡片状阴影，符合闭塞性细支气管炎的诊断。理想情况下，吸气相采集应反映肺总量（total lung capacity，TLC）状态下的肺部表现。**B**. 与视频 30-1A 为同一患者。这次 CT 气道检查在肺窗呼气相采集的轴向电影图像更早地发现了相同的异常，加上部分气管和中心支气管的动态塌陷，符合气管支气管软化症合并闭塞性细支气管炎。注意呼气相成像在确定气管支气管软化症的诊断和提高反映小气道病变的马赛克征显著性上的价值。呼气相影像能理想地反映残气量（residual volume，RV）水平肺部表现。

第二个重要的决定是是否需要静脉注射造影剂。为了减少医学上不必要的辐射暴露，同时联合增强和非增强胸部 CT 的指征不多（即有和没有静脉造影），这些将在下面讨论。绝大多数胸部 CT 是在静脉注射或不注射造影剂中二选一。一般来说，为了评估肺实质和气道，不需要静脉造影。通常评估骨损伤时静脉注射造影剂也没有意义。但另一方面，静脉造影大大提高血管和心脏的评估效果。此外，纵隔和肺门病变（包括淋巴结肿大）以及颈部和胸壁肿块使用静脉造影后可以显示得更加清晰并提高评价效果。对于某些胸部肿瘤，增强模式能增加诊断特征的相关信息。最后，使用静脉造影剂增强扫描也可以提高对胸膜疾病评估。

需要强调的是，由于碘化 CT 静脉造影剂主要由肾脏排泄，肾功能严重受损可能妨碍静脉造影剂给药，并可能增加肾毒性风险。与静脉注射造影剂相关

的其他风险包括与注射部位造影剂外渗有关的局部反应和过敏反应,临床表现从无明显症状到危及生命的呼吸或心血管衰竭;由于目前使用的是低渗透性造影剂,故后者非常罕见。

在进行增强胸部 CT 时,告知放射科医师临床指征很重要。总体而言,增强可以使用三种不同的基本方案:①标准对比增强 CT;②观察主动脉或冠状动脉 CT 血管造影(CT angiography,CTA);③用于观察肺动脉 CTA["肺栓塞(pulmonary embolism,PE)方案"]。

对于标准的对比增强 CT,注射造影剂的注射速率和图像采集是根据实质器官和软组织最大强化程度定制的,选择造影剂分布的静脉相或平衡阶段获取图像。这是常规对比增强胸部 CT 的标准操作方法。

主动脉 CTA 和冠状动脉 CTA 是专门针对这些血管的增强检查,本章不做进一步介绍。特别是心脏 CTA 得到了广泛应用,通常需要结合心电图心率门控以补偿心脏运动。肺动脉 CTA 已成熟地应用于临床,也是目前诊断肺栓塞的参考标准(视频 30-2A、B)。采用这种 CT 技术,优化造影剂注射速度和成像采集,以最大限度地增强肺动脉。这需要通过大口径外周静脉通道(理想情况下>20G)进行高速注射(4~6mL/s,而常规对比增强 CT 为 2mL/s),同时非常快速地进行体积成像采集,通常使用弹丸式造影剂追踪来最大化肺动脉造影峰值扫描的概率。若操作得当,这项检查可以通过血管充盈缺损表现直接确定肺栓塞诊断,甚至是小的亚段肺栓塞。它还可以准确评估肺血管管径和分布,以诊断肺动脉高压、慢性血栓栓塞性疾病和血管炎。

视频 30-2 A. 使用软组织窗(纵隔窗)的轴位电影图像,显示骑跨主肺动脉分叉的大块鞍状栓子。请注意,凝块延伸到双肺下叶;可见右下叶血供减少。还要注意右室扩大和室间隔左偏,结果符合右心室压力增高。B. 与视频 30-2A 为同一患者。全彩色冠状位三维 VR(容积再现)厚层电影(由前至后),强调心血管结构。这种类型的重建提供了血管解剖学的精细细节和大面积肺栓塞程度。

肺动脉 CTA 已经取代了传统的肺血管造影(治疗应用除外),也大部分取代了肺通气-灌注扫描,尽管后者在特定的临床情况下仍然具有重要作用,如妊娠、胸部影像学正常的年轻患者或肾功能不全患者。这种先进的 CTA 技术不仅可以诊断 PE 和可能的并发症,如肺梗死,还可以准确反映血栓总负荷和右心室压力增高的征象,而这二者都是重要的预后指标。

CT 在胸部检查中的另外一个特殊应用是评估气道。CT 气道成像方案是在充分吸气后或呼气末使用薄层(1mm)、容积性和各向同性的图像。图像是从舌根到基底段支气管,包括整个气管支气管树和喉部。常规使用 3D 后期处理技术,即容积再现、最小密度投影和虚拟支气管镜(视频 30-3A、B)。可以准确描述整体、区域和局部大气道病变,包括气管支气管软化症、气道狭窄、浸润性和阻塞性肿瘤以及炎症状况。

视频 30-3 全彩色冠状三维 VR,围绕气管长轴旋转 360°,突出显示中心气道。A. 垂直和水平轴低倍放大显示空间位置。B. 无坐标轴高放大倍数。图像显示涉及气管上部的不规则节段性狭窄区域。患者还存在多发性肺结节,其中至少一个是含空洞的。通过气管活检确诊为肉芽肿性多血管炎(granulomatosis with polyangiitis,GPA)。

对于 CT 医学辐射暴露问题的考虑最近受到很多关注。CT 作为使用 X 射线的一种成像模式,使患者暴露于电离辐射,而电离辐射的随机效应已知是致癌因素,并且在非常高剂量时可能有确定损伤作用。要了解与诊断性胸部 CT 辐射暴露相关风险的真实大小,关键要了解辐射剂量的测量方式以及如何根据最佳的现有证据去定量地评估风险。

电离辐射剂量当量[考虑到吸收的能量(J/kg)和特定类型辐射的生物效应]用西弗 Sieverts(Sv)表示。每个人都受到来自自然和人为背景辐射来源的大约 3mSv/y。而胸部 X 线片带来辐射是 0.1~0.2mSv,而使用标准方案进行的胸部 CT 辐射为 5~20mSv。2 000mSv 以下的急性暴露很少发现有确定性损伤效应。虽然难以量化随机效应的幅度,但国际辐射防护委员会(International Commission of Radiological Protection,ICRP)估算的风险系数(辐射暴露引起的额外癌症)为 0.000 05/mSv 暴露(即每 1 000mSv 约 5%)。总之,CT 带来的辐射剂量低,但也不能忽视,如果以谨慎的态度和医学上使用方式合理,不太可能造成有害的生物效应。

尽管风险相对较小,但是放射科医师、工程师和物理学家已经取得重大进展,开发了重建算法和方案优化技术,可降低胸部 CT 的辐射剂量,达到最低水平,同时兼顾获得诊断质量图像。近来已经广泛使用降低剂量方法是迭代重建技术,结合管电流和电压调制。综合效应可以明显减少辐射剂量直至亚 mSv(<1mSv)水平。这对低剂量筛查 CT 特别有用,后面将详细讨论(参见肺癌评估)。

最后,CT 在指导胸腔介入操作中也具有重要作用,这将进一步详细描述。

胸部 MR

磁共振(magnetic resonance,MR)是在胸部成像中使用的另一种先进断层技术。MR 物理学原理背景颇为复杂,超出了本章的讨论范围。MR 基本原理是使用超导线圈产生的非常强的静态磁场(主磁场),结合射频辐射脉冲序列和可变磁场(梯度场),引起氢质子核自旋的振荡,继之经检测和测量产生射频信号,通过空间定位可以在任意平面产生获得图像。MR 对比图像取决于成像组织的物理特性以及所使用的特定脉冲序列(图 30-7)。

MR 与 CT 相比较有利有弊。MR 的主要优点是没有电离辐射。CT 利用高能 X 射线,而 MR 利用低能量射频辐射,其生物效应微弱且无电离效应。MR 对比分

辨率也比 CT 好,对水和脂肪检测尤其灵敏。因此 MR 比 CT 能更大程度提供软组织特征。对软组织密度分辨率高的疾病可见于识别支气管囊肿中蛋白质样液体(在 CT 上表现为实性),另外,在确认胸腺增生是否为前纵隔肿块时,可以通过存在脂肪与淋巴瘤相鉴别。MR 超过 CT 的另一个优势是不使用含碘造影剂,避免了 CT 造影剂过敏的潜在问题。过去,MR 也具有内在多平面成像优势,但是现在多探测器 CT 也有类似功能。

MR 的不足之处包括检查时间延长,更易受伪影影响,空间分辨率更低,肺实质信噪比一般很低,不适用于肺实质评估。然而,应该指出的是,最近开发的快速质子 MR 序列适用于需要进行多次系列影像学检查的患者,以及累积辐射暴露尤其受到关注的年轻患者(如囊性纤维化患者),可能有一定应用前景。

从临床角度来看,MR 不是评估肺部疾病的一线检查,但是它是评估心脏和大血管、纵隔、胸壁肿块组

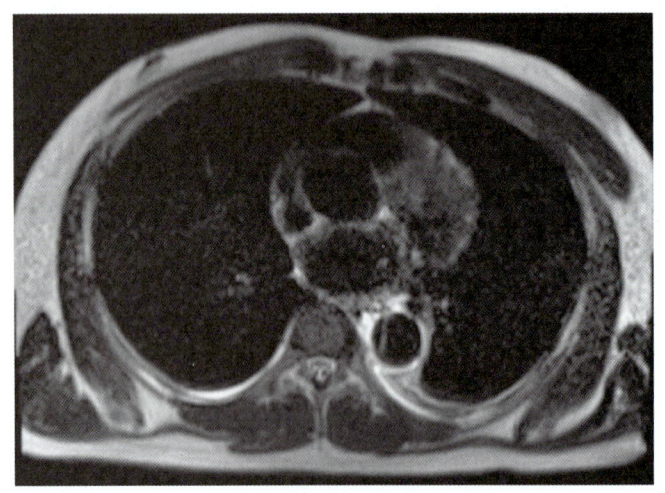

A

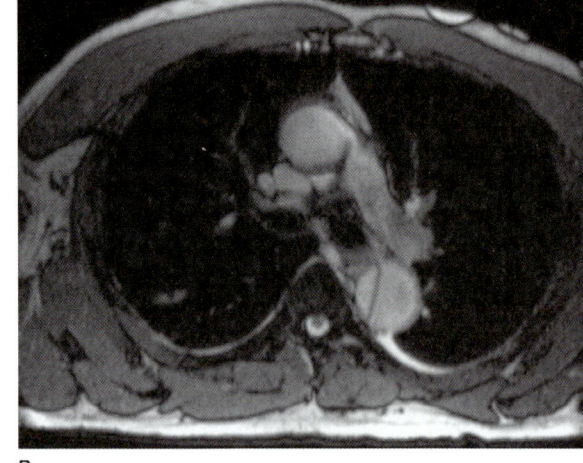

B

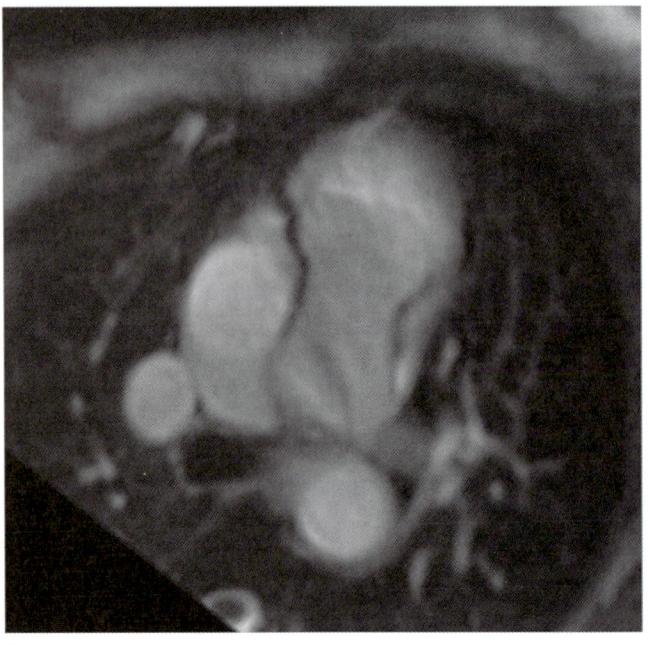

C

图 30-7 MR 相对于 CT 空间分辨率较低,但对比分辨更好,并能通过利用多种脉冲序列突出组织组成的特定方面,显示组织的特征。例如,图 A 和 B 显示了降主动脉解剖。A. 血池呈黑色,因此被称为"黑血"序列(典型的自旋回波序列)。相反,(B)显示血池明亮,因此被称为"亮血"序列(典型的稳态自由进动梯度回波序列)。C. 患有动脉导管未闭(patent ductus arteriosus,PDA)的另一位患者,可见线性流动伪影(从主动脉到左肺动脉的暗带)。

织特征以及动态评估胸壁和膈肌运动非常有用的技术。除前所述，目前 MR 的应用还包括臂丛神经、上沟癌局部分期、神经源性肿瘤和涉及胸椎病变以及评估心脏或心外膜肿块。

近来，利用氦-3 和氙-129 在内的超极化气体应用 MR 成像催生了相当大的兴趣。超极化气体 MR 能够提供肺部通气的详细图像，超过 CT 分辨率对肺部微结构显示的信息。后者包括测量肺泡大小和肺泡毛细血管膜厚度。尽管如此，超极化气体 MR 的应用仍在研究过程中。

PET、PET/CT 和 PET/MR

PET 是一种核医学放射断层摄影技术（见第 32 章），其中静脉注射的放射性核素［通常是与脱氧葡萄糖耦联的 ^{18}F（^{18}F coupled to deoxyglucose，FDG）］通过正电子发射衰减，产生湮灭事件（当正电子与电子碰撞时同时产生两个反平行 511keV 光子）。湮灭事件尤其适合探测器记录，并在体内定位发生位点。由于 FDG 在生物分布和药代动力学与葡萄糖非常相似，因此 FDG 有效地集中在因具有高代谢率而葡萄糖摄取增加的组织中，即大脑、心脏（非禁食状态）和许多肿瘤；此外，FDG 在代谢和排泄器官集中，包括肝脏、肾脏和泌尿系统。FDG-PET 图像本质上反映了体内葡萄糖的生物学分布。通过精细成像扫描仪（PET/CT 和最近 PET/MR）融合，CT 和 MR 可以与 PET 几乎同时进行。这些检查模式有较高的空间分辨率，有助于在融合成像分析中定位 PET 异常信号（图 30-8）。

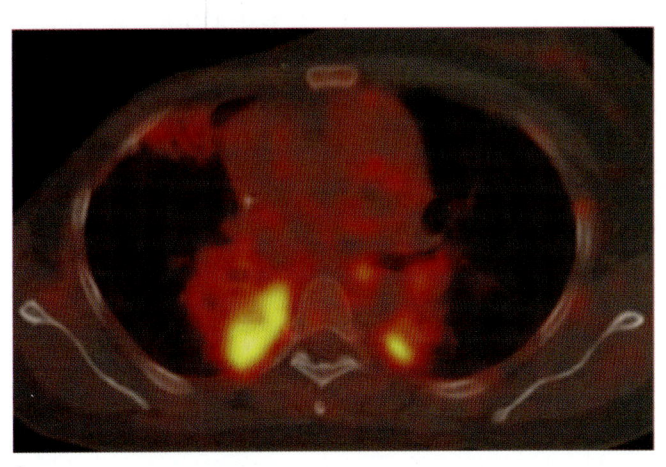

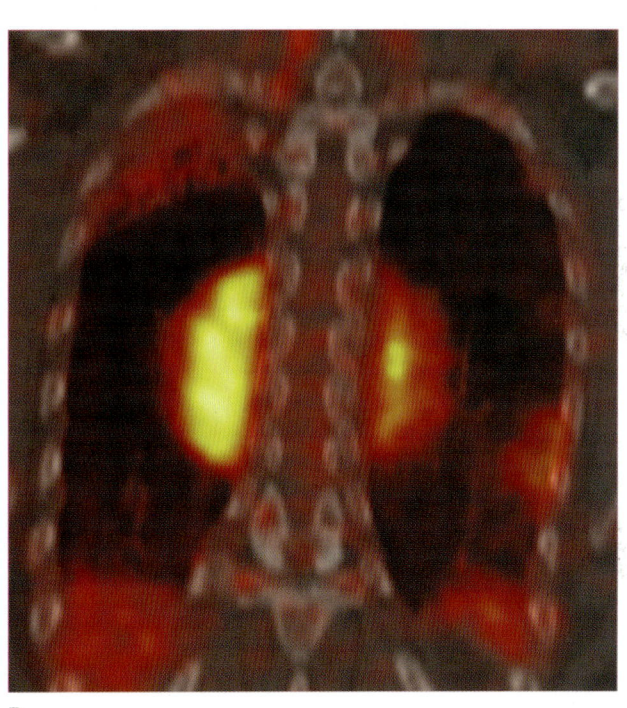

A

B

图 30-8　多灶性 MALT 肺淋巴瘤患者的 CT 和 PET 数据的融合图像。（A）轴位和（B）冠状位图像显示肺脏后内侧的实变区域显示出高的 FDG 摄取，因此在配色方案中呈现明亮的黄色，这是代谢活性淋巴瘤的典型特征。

认为 PET/CT 对癌症诊断具有特异性并不完全正确。事实上，许多正常组织和炎性或感染过程也具有高代谢率和高葡萄糖摄取特点，在 PET 图像上也是明亮颜色。此外，许多癌症不具有高代谢活性或不嗜 FDG，PET 成像可能难以发现。典型胸部疾病是惰性原位腺癌（indolent adenocarcinoma in situ，AIS），以前称为细支气管肺泡癌（bronchioloalveolar cell carcinoma，BAC）。

PET/CT 的优势在于如果原发性肿瘤具有 FDG 高嗜性，它能够准确进行恶性肿瘤分期。在这种情况下它优于 CT 或 MR，它可能发现在大小正常的结构中的小转移灶，特别是淋巴结，而 CT 或 MR 都无法检测到。因此，PET/CT 常用于恶性肿瘤分期，如肺癌、淋巴瘤、头颈部癌和食管癌。

超声

超声在胸部成像的应用方面受到更多限制。主要原因是胸廓和肺作为反射界面阻止了超声机械波穿透。然而，业已证明超声在某些特殊方面非常有用，如检测气胸或肺炎以及评价胸腔积液和胸壁病变。此外，它在指导影像介入操作方面也很有用。第

31 章将详细讨论胸部超声。

影像学引导的介入措施

影像学引导的介入措施极大地改变了需要组织取样进行病理证实胸部疾病的诊断状况。对许多良恶性疾病治疗有很大影响。越来越多影像引导下穿刺活检方法用于肿瘤基因分型指导更具靶向性的个性化治疗。半个世纪以前,要从肺、纵隔或胸壁获取组织必须通过外科手术。外科手术活检可能需要住院,费用更昂贵,而且虽然并发症和死亡很少,但仍会时有发生。目前,大多数诊断操作可以采用经皮或经支气管镜微创方式进行。支气管镜检查和支气管内介入将在第 35 和 36 章进行描述(图 30-9)。

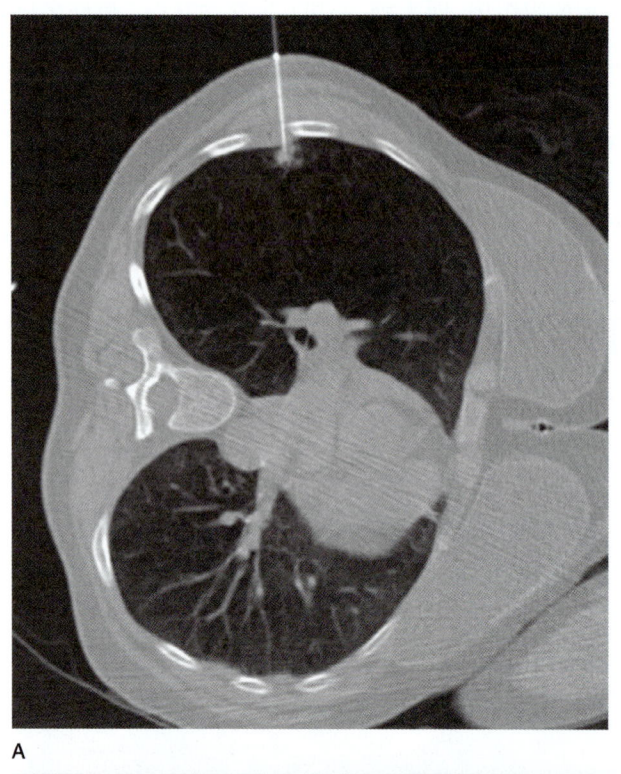
A

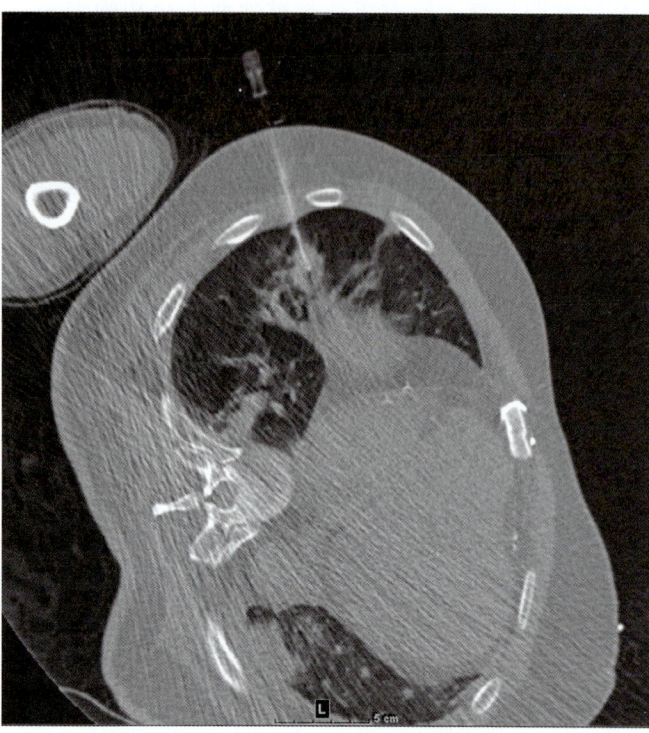
B

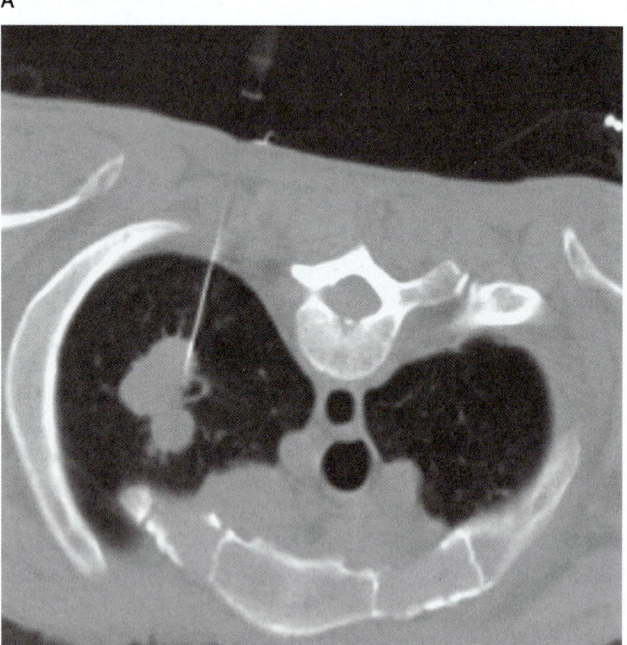
C

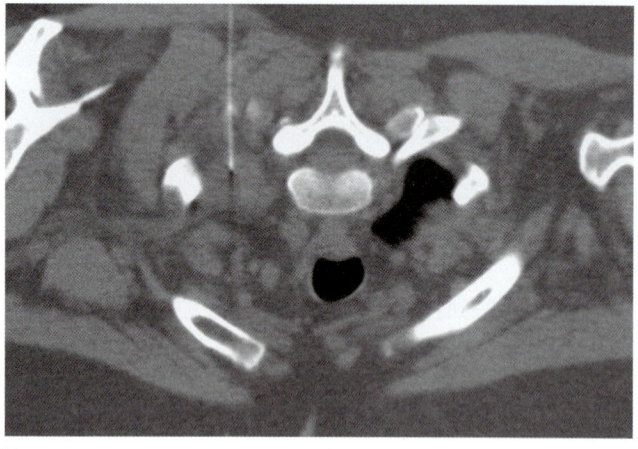
D

图 30-9 CT 为图像引导的经皮细针活检提供精确的近实时局部病灶定位。A. CT 引导下穿刺活检—右上肺带毛刺小结节(直径 0.8cm),活检证实为腺癌。B. CT 引导下穿刺活检—略大右中叶结节(1.8cm×2.2cm),活检证实为小细胞癌。C. CT 引导下左上肺分叶状肿块活检(3cm×4.2cm),活检证实为腺癌。D. CT 引导下左上沟软组织肿块活检,活检证实为恶性神经源性肿瘤。

经皮穿刺肺活检术（percutaneous transthoracic biopsy，PTB）可通过各种成像导引系统引导下进行，最常见的是CT，但也有透视或超声（视频30-4和视频30-5A、B）。根据临床问题和病变特点可以选择穿刺针的针型、长度和口径。作为一般规则，浅胸壁病变可通过超声或CT引导；胸腔、肺和前纵隔病变可通过CT引导；中心肺门区和纵隔深部肿块经PTB则难以获取。

视频30-4 使用自定义窗口的四维视频。用依次在同一水平获得的图像指导经胸细针穿刺抽吸活检（transthoracic fine-needle aspiration，TTNA）。穿刺针完全进入了右上叶的一个小结节（9mm×7mm）。患者最终诊断为原发性腺癌。

视频30-5 使用自定义窗口四维视频。A.肺窗。B.反相肺窗。在同一水平用依次在同一水平获得的图像指导经胸细针穿刺抽吸活检（TTNA）。穿刺针完全进入了左上叶的一个结节（14mm×13mm）。最终诊断为肾细胞癌转移。

PTB有两种基本类型：细针抽吸（fine-needle aspiration，FNA）和自动芯穿刺活检（core needle biopsies，CNBs）。在FNA中，通过CT引导将小口径细针（25~22G）穿过胸壁插入病灶中。针头进入病变部位内部。通过注射器施加负压（抽吸），抽取液体或细胞群。通过FNA获得的标本经细胞病理学技术处理，进行特定染色和分子测试。

与此不同，CNB使用更大的同轴系统，其中19G导引器（外芯）空心针前进至胸膜或接近病变边缘，随后导入20G自动化内核活检针进入病变部位。继之激活一个自动结构，快速向前移动针头，圆柱状组织核心即填充针头槽或浅接收器。外鞘即刻向前移动，切割组织并保持其在槽内。该过程重复多次从而获得多个组织芯。通过CNB获得的标本进行手术病理学技术处理。FNA和CNB均可为微生物学检查提供标本，包括涂片和培养。

从诊断角度来看，虽然CNB在诊断良性疾病方面优于FNA，但对于诊断恶性疾病FNA与CNB几乎同样精确。FNA对诊断肺癌的敏感性为80%~95%，如果有现场细胞病理学评估并且由有经验的放射科医师认可和操作，FNA敏感性则更高。FNA的局限性包括诊断惰性或低度恶性肿瘤（为了确信病理诊断需要更多组织或组织结构）以及炎性或传染性疾病——这

些情况下CNB更有优势。相对CNB而言，FNA的优点是并发症发生率较低，能够对其他方法不能获取微小病灶进行取样。

病变位置、病变大小和患者体质是放射科医师决定最佳活检技术的主要决定因素。在所有其他因素相同情况下，肺部大肿块（直径>3cm）、胸膜肿块、胸壁肿块和大的前纵隔肿块最好通过CNB进行活检。另一方面，肺结节小（小至直径0.8cm）、活动幅度大的区域（肺叶后基底段或前基底段）的肺结节和小淋巴结最好使用FNA进行。

PTB的并发症相对较少，但偶尔也会危及生命。纵隔、胸壁和胸膜活检的主要风险是出血，之后按发病率依次为感染和术后疼痛。大血管损伤罕见，但是有纵隔肿块活检合并该并发症的报道。对于肺活检，主要风险是气胸，其次是出血、感染，罕见空气栓塞。虽然空气栓塞是最罕见的并发症，报告发生率为0.05%~0.10%，但由于其性质难测且治疗困难，可能是其中最危及生命的并发症。气胸发生率在不同机构的差异很大，据报道估计为5%至50%不等。绝大多数术后气胸量小，临床意义不大；然而，高达5%~10%患者中会出现大量气胸或有症状，需要胸腔置管治疗。

建议采取以下预防措施，尽量减少与PTB相关的风险：①临床评估活检的必要性，以及PTB是否是最佳方法；②术前全面实验室评估，确保血小板数量和功能正常及凝血功能正常。经过与转诊医师协商后停用抗凝药和抗血小板药；③由有经验的放射科医师执行或监督该操作过程；④术前认真计划，选择患者体位和进针轨迹，尽量减少血管损伤风险，并减少进针点到病变的距离；⑤活检技术适当，有目的、快速、准确地进针，每次穿刺针移动时通过成像确认在针移动之前和之后针的位置、深度及其与病灶的关系；⑥通过追踪胸壁运动，在呼吸周期同一阶段进针，使患者呼吸运动带来的影响最小化。

经皮影像引导治疗性介入技术被接受和应用得越来越多。这些技术包括经皮胸管或引流管放置，利用微波或冷冻消融技术消除肿瘤。所描述影像引导下PTB原理同样适用于经皮介入治疗。鉴于其复杂性，且仅作为常规治疗选择（如手术或放射治疗）的替代方案，因此最好有保留地应用于经多学科讨论后选定的患者。

阻塞性肺疾病（着重COPD）

与肺灌注一样，肺通气在肺部分布是不均匀的；

它受重力、气道口径和胸壁力学影响。由于吸气时肺容量区域性变化更大，因此在直立位的基底部通气量较大，但从肺尖到基底部的通气梯度比灌注梯度小（注意基底部灌注量也较大）。因此，直立位患者肺尖通气-灌注比（V/Q）较大。尽管程度较轻，仰卧位患者从位于上方的肺脏前部到下方肺脏后部也有类似的梯度变化。通气的相对变化影响肺实质的相对体积和平均密度，可以通过成像方式加以描述。

慢性阻塞性肺疾病（COPD，简称慢阻肺）是一组复杂的疾病，其特征在于慢性、渐进性不完全可逆的气流受限，并与一系列肺脏病理变化相关（第39章和第40章）。另外，可以发现由慢性炎症和结构改变引起显著的肺外效应。慢性气流受限是由小气道疾病（阻塞性细支气管炎）和肺实质破坏（肺气肿）共同引起的。此外，大气道炎症伴有痰量增加和咳嗽是慢性支气管炎的标志，是慢性阻塞性肺疾病病变中的一部分。这些病变成分的相对影响因人而异。每种病理改变出现及其程度都有可能影响患者的临床表现、疾病严重程度、预后和治疗反应。慢阻肺与吸烟密切相关。它已成为美国第三大死因。

另一种临床上流行的阻塞性肺部疾病是哮喘，这是一种主要影响小气道的炎性疾病，伴黏液产生增加、气道壁炎症和管腔口径减小（第44章~第46章）。哮喘与慢阻肺的不同之处在于临床表现通常是间歇性和可逆性的，除了严重的长时间哮喘外，过度充气程度往往较轻。

胸部X线片在诊断阻塞性肺疾病方面并不特别有用。在疾病早期X线胸片通常是正常的，就像大多数哮喘患者一样。在严重或晚期阶段肺脏会发生过度充气，可以通过X线胸片检测到。过度充气的典型胸部放射线表现为肺透射度增加、膈肌低平、垂位心、胸廓前后径增大和胸骨后间隙增大。在所有这些标准中，膈肌低平可能是支持慢阻肺诊断最可靠的表现，因为它可能与重度肺气肿相关。然而，仅此诊断慢阻肺必须谨慎，因为当健康人做最大吸气努力时可以表现为类似影像学上的过度通气状态。瘦长体型人的肺脏也可以表现为过度充气。因此，仅根据过度充气的影像学表现诊断肺气肿不是明智之举（图30-10，图30-11）。

评估肺血管影像学也可以支持肺气肿诊断。慢性支气管炎和肺气肿患者出现两种明显不同的血管模式：肺纹理稀疏和肺纹理增重。表现为肺纹理稀疏模式的患者常有全小叶型肺气肿，临床表现为"红喘型"。肺纹理增多的患者常有小叶中心型肺气肿，临床表现为"紫肿型"。值得注意的是，这些影像学表现

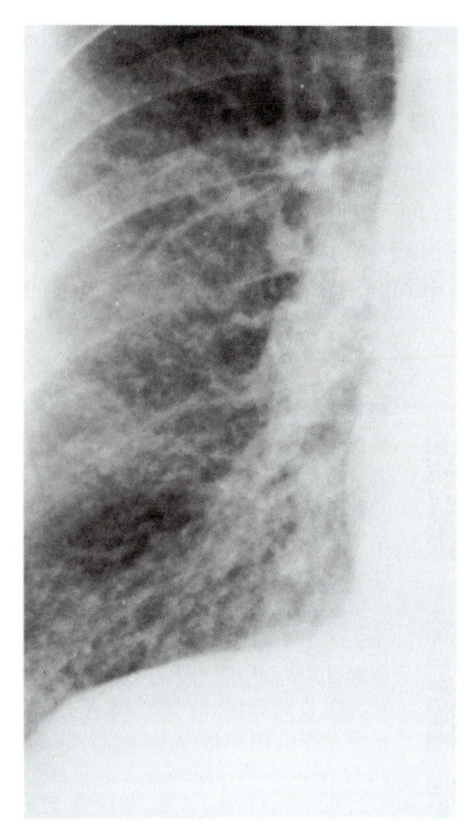

图30-10　后前位X线胸片中肺实质细节图像，显示支气管血管束增强，在整个中心肺野尤其突出。患者患有慢性支气管炎为主的慢阻肺，过度通气很轻微。

在肺气肿的临床过程中发生得相对较晚。此外，这些发现并不特异，必须结合患者的临床背景综合考虑。

同样，慢性支气管炎是临床诊断，基于慢性咳嗽和咳痰的病史，并结合肺功能的特征性异常。影像学对该病无诊断价值。有时整个肺野的肺纹理增重，但这个表现是非特异性的。

另一方面，CT能够显示与COPD相关的病理变化，包括大小气道炎症和肺实质破坏（肺气肿）。通过CT可检测出3种基本类型肺气肿：小叶中心型肺气肿、间隔旁肺气肿和全小叶型肺气肿。

小叶中心型肺气肿的特征是在次级肺小叶中心局灶性透亮区，并且外周看不到壁。小叶动脉和支气管结构存在，表现为所累及次级肺小叶内的小点。这些特征有助于区分小叶中心型肺气肿与肺囊肿，因为后者具有薄壁且没有内部结构。

间隔旁肺气肿发生在外周，毗邻脏层胸膜，并邻近支气管血管间质。尽管两种形式对肺气肿总量的贡献大不相同，但是小叶中心型肺气肿和间隔旁肺气肿都与吸烟有关，倾向于同时存在。除非疾病严重，肺气肿通常以双上肺为主。隔旁肺气肿的极端形式是明显的大疱性疾病，其中囊性空间可能变得很大，其占位效应能影响肺的机械力学。

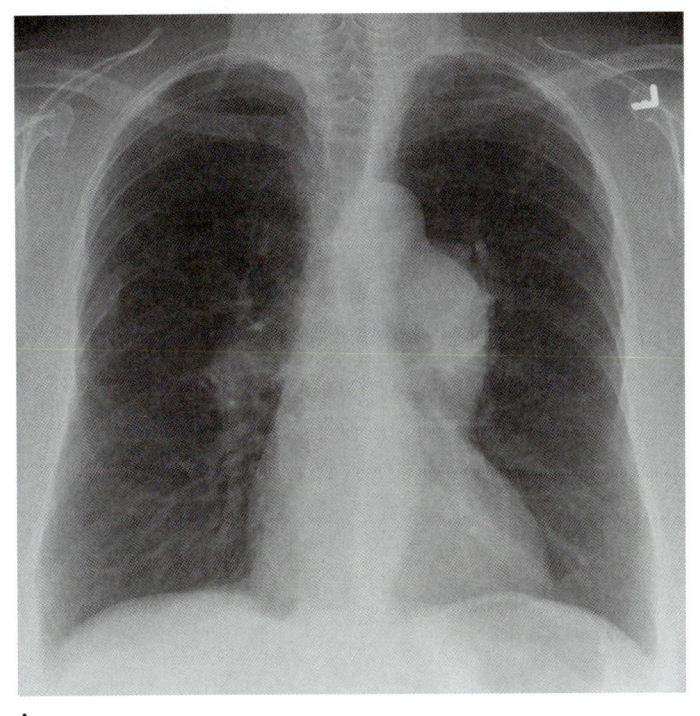
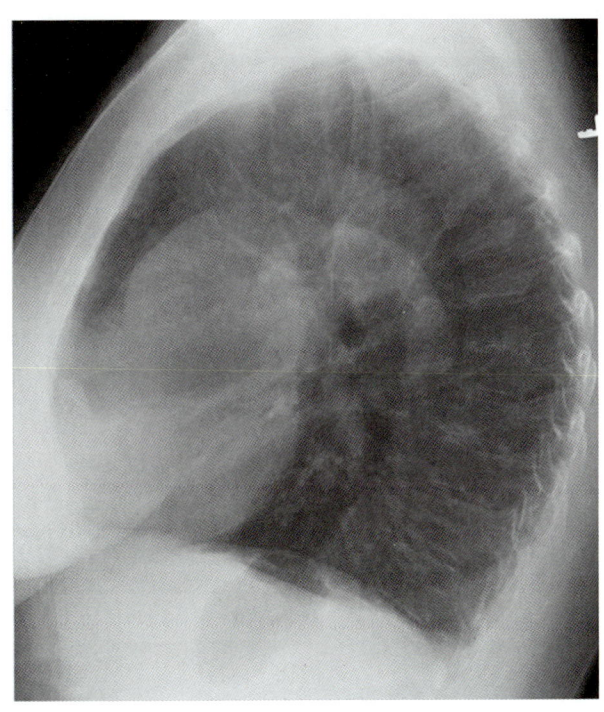

A   B

图 30-11　以严重肺气肿为主的 COPD 患者后前位(A)和侧位(B)X 线胸片。突出的特征是过度充气(表现为膈肌变平、胸腔上下径和前后径增大)以及肺实质透过度增强。还要注意中心肺动脉增宽,符合肺动脉高压。

　　最后,全小叶型肺气肿是一个独特的实体,弥漫性透过度增加,血管稀少,缺少间质纹理,病变常以基底部为主。因为不像小叶中心型肺气肿那样存在散在的孔洞样异常,因此即使患有明显的全小叶型肺气肿,上述这些重要发现也可能被忽略。这一类型肺气肿一般与吸烟无关,多与 α1-抗胰蛋白酶缺乏症相关,是一种遗传性疾病,吸烟可加剧其病情(图 30-12,图 30-13)。

　　大气道炎症作为慢性支气管炎的表现,存在气道壁增厚可以提示该疾病诊断,虽然一些研究也描述了计算机辅助气道壁厚度定量测量方法,但依据这一点诊断慢性支气管炎还是有些主观。黏液嵌塞是气道炎症的可靠标志,但对 COPD 并不特异,也可见于哮喘、急性支气管炎或支气管肺炎。

　　既往 COPD 患者小气道炎症是影像学诊断最困难的部分。尽管仍不可能直接对远端气道炎症进行成像,但现在呼气相 CT 提供了间接诊断小气道疾病的最佳技术。存在小气道疾病可以通过呼气相“气体潴留征”来推断。通常,由于所含空气的平均容积减少,充气肺实质的平均 CT 衰减在呼气相增加。相反,在空气潴留的情况下,看不到呼气相肺部衰减增加。因此,存在小气道疾病时,在呼气末获得的 CT 图像上显示“马赛克征”,其中较暗(较低衰减)区域对应的就是空气潴留区域。近 25% 健康受试者肺脏可能会(通常在肺脏基底部)出现空气潴留;严重空气潴留与肺功

能降低一致,如残气量(RV)或功能残气量(FRC)等参数异常(图 30-14,图 30-15)。

　　COPD 成像未来的主要趋势是开发用于疾病表型分型的计算机辅助定量技术,即检测和测量肺气肿和大小气道疾病的严重程度,及其对整体临床表现和功能状态影响占比。过去 10 年,这方面已经有许多研究成果发表。对于定量成像,需要对扫描技术严格标准化。也需要对 CT 获取的薄层各向同性容积数据进行计算机精密计算,并根据衰减特性和几何约束精确地区分肺实质、中心气道、中心脉管系统、纵隔和胸壁结构。多种计算方法可以用来检测几种疾病模式,将其程度和分布特征化,用于疾病诊断和疾病定量,并能更好评估预后和疗效。

　　参考病理学标准,已经确定将肺段实质分割出低衰减体素(不包括中心气道)的“衰减掩模”(如<-950HU 区域)可以准确地量化肺气肿体积。这种肺气肿 CT 测量结果与提示阻塞性肺功能指标(如 FEV_1/FVC%)密切相关。此外,可以测量中心气道厚度(至第 5 或 6 级支气管)作为慢性支气管炎的量化指标。此外,小气道疾病可以通过测量呼气相空气潴留间接量化,这可以通过几种不同技术实现。最简单的方法是在呼气相使用衰减掩模。呼气相 CT 值低于-856HU 被认为是空气潴留区域。这一衰减阈值已经在多个出版物中得到验证。现已包含更复杂的技术,考虑了每个体素在充分吸气和呼气末之间(RV 位,

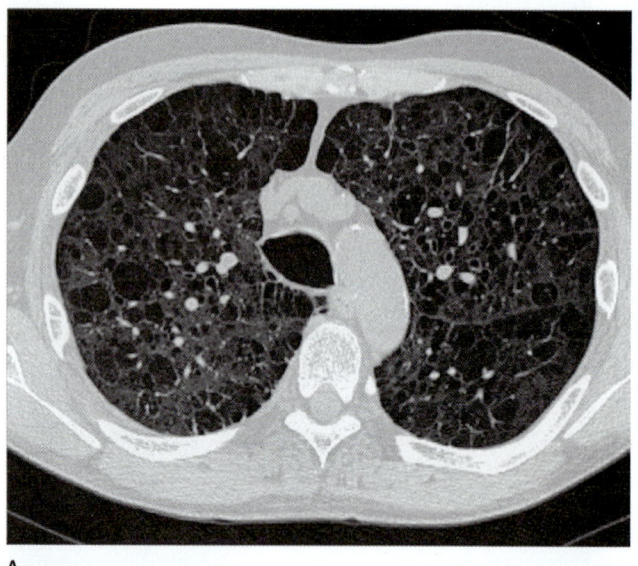

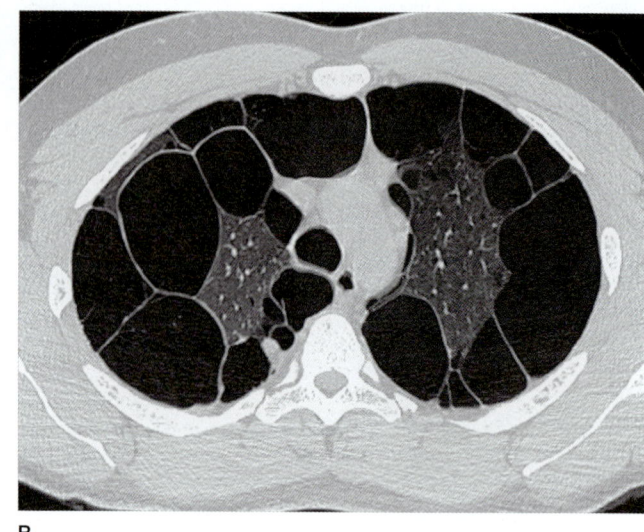

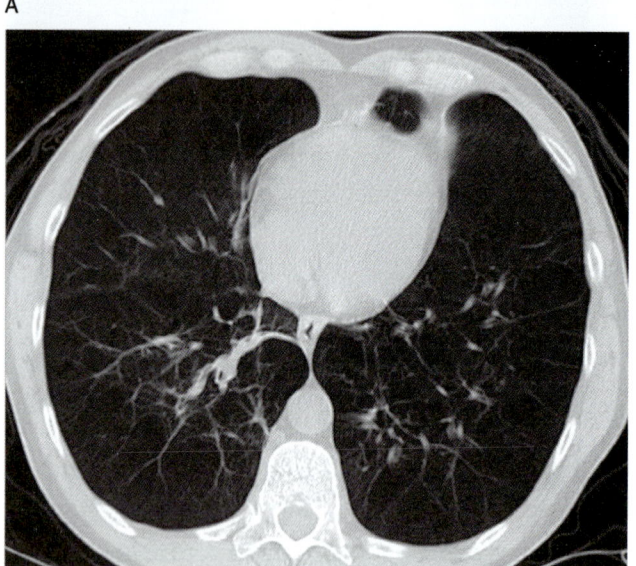

图 30-12　肺气肿的 3 种表型。A. 小叶中心型。B. 间隔旁型。C. 全小叶型。图像显示肺实质破坏的不同构型和解剖分布。(A)和(B)通常与吸烟有关,而(C)患者具有 α1-抗胰蛋白酶缺乏症。

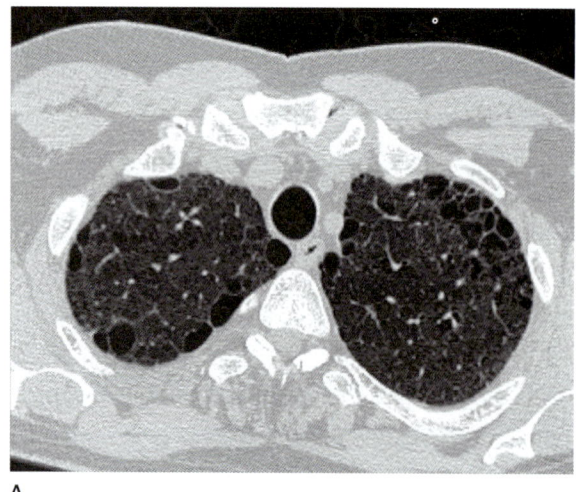

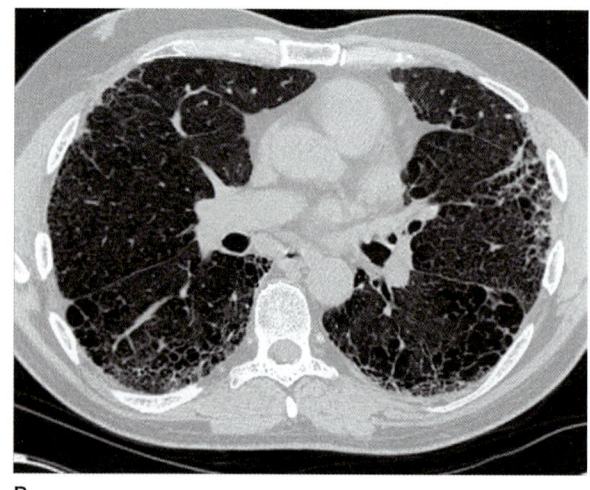

图 30-13　一名长期吸烟者严重肺气肿和肺纤维化。A. 累及上肺野间隔旁和小叶中心型肺气肿。B. 牵拉性支气管扩张,周围网状影和蜂窝影,均为肺纤维化特点。与慢阻肺伴发的吸烟相关性肺纤维化,影像学上与寻常型间质性肺炎(usual interstitial pneumonia,UIP)相似。

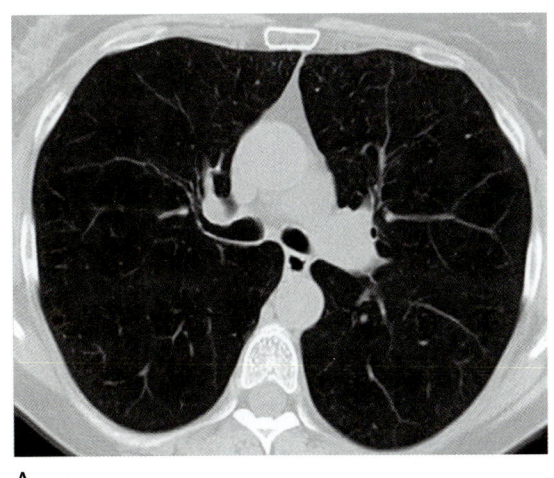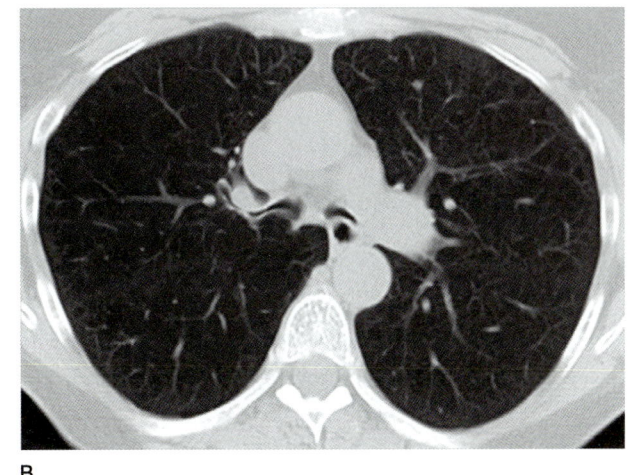

图 30-14　在主干支气管水平吸气相(A)和呼气相(B)CT 影像,表明中心气道呼气相动态陷闭,提示支气管软化症,COPD 常见的一种伴发疾病。

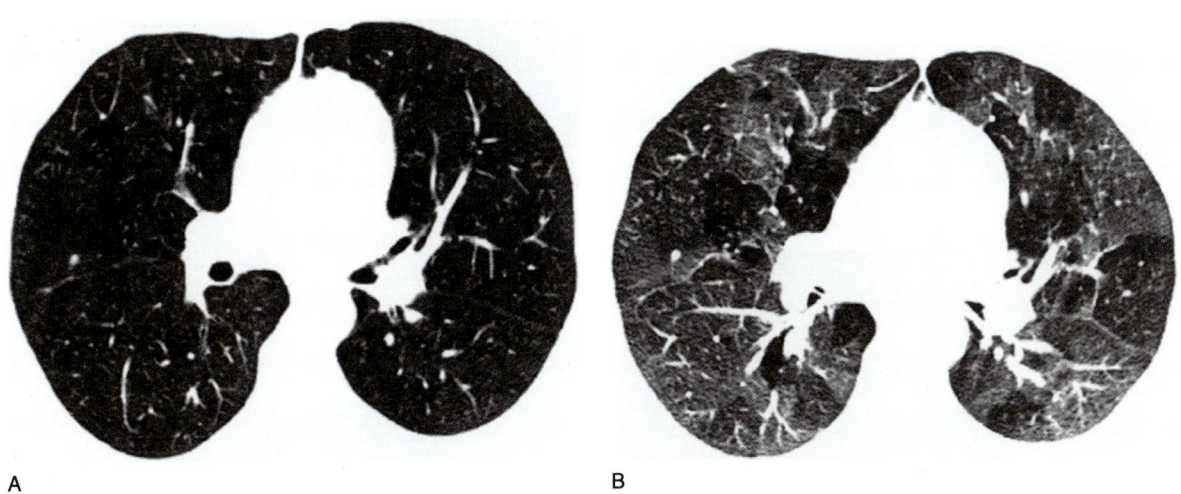

图 30-15　(A)吸气相和(B)呼气相 CT 图像表明存在马赛克征(即呼气相低衰减的肺实质地图样区域散布在正常、高衰减区域中),这是空气潴留特征。该患者诊断为闭塞性细支气管炎。

译者按:原文为 FVC,即功能残气量;实际上充分呼气末应该是在残气位,即 RV)的衰减量变化。后一种方法需要数学而非绝对配准技术来跟踪单个体素运动和两个不同时间点采集区域体积数值变化,使肺像素在吸气相和呼气相之间相互匹配。

虽然这些复杂的定量应用在很大程度上仍处于研究阶段,他们可能会在 10 年内应用于临床领域。研究进一步证实定量成像优于胸部成像的标准定性评估,定量成像与疾病严重程度和功能障碍相关性更好。这终将提供更好的工具来评估预后并监测治疗效果。

间质性肺疾病

间质性肺病(interstitial lung disease,ILD)是一个广泛和复杂的主题,许多独特和不相关的临床类型可能导致类似的影像学模式。其详细的病理生理学将在其他章节描述。这里讨论的重点是影像学成像对 ILD 鉴别诊断的作用,重点强调最常见的和临床相关的疾病。

间质病的胸部影像学模式与肺泡疾病不同,病变的影像模式往往是离散、边缘清晰、不模糊、不规则;病灶倾向于弥漫,而不是局限化。此外,病灶融合不是 ILD 中的典型特征,特征性的小阴影包括结节状、网状或线状。大的肿块或实变不是间质病特征性影像学的常见模式(图 30-16)。

胸部 X 线片本身对间质病模式的特定诊断并不特异。通常需要进行 CT 检查以进一步确定特征。然而,可能为疑似诊断提供有用信息的两个临床观察是疾病的时间进程和病变分布特点。

大多数间质性疾病病程呈慢性渐进性。对急性间质病变,即数小时或数天发展和快速演变,强烈提

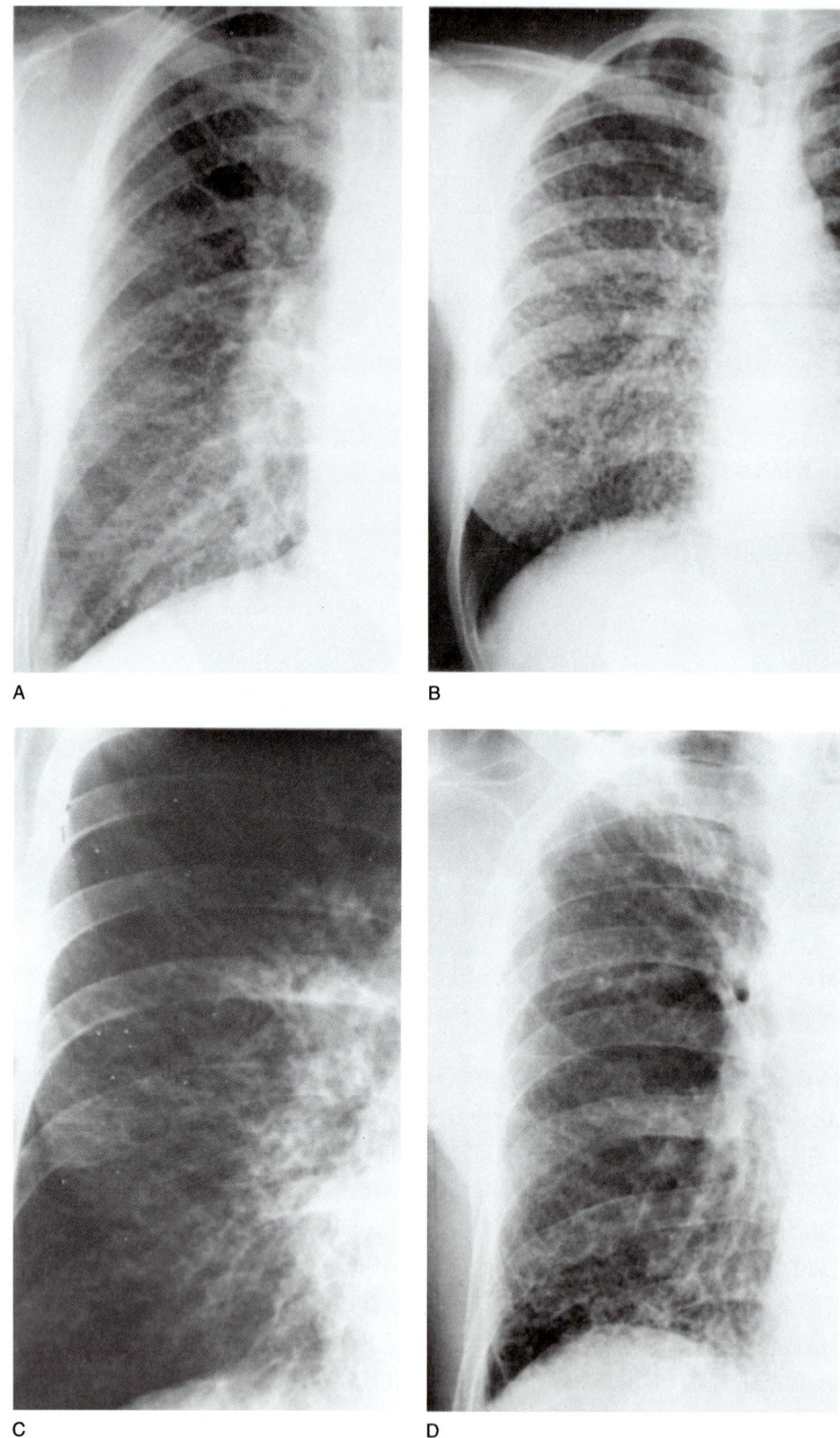

图 30-16　间质性病变的胸部 X 线片。A. 由间质性肺水肿产生的线状间质模式。这种表现是由肺部水平方向间隔中,特别是叶间裂中液体形成。B. 由结节病导致的结节状间质模式。散在多发小结节弥漫地累及双肺。无淋巴结肿大。C. 肿瘤淋巴管播散。由胰腺转移癌引起的线状间质模式。D. 网状肺间质模式。该模式在基部最显著,是特发性肺纤维化或胶原血管疾病(特别是硬皮病,如该患者)的特征。

示间质性肺水肿。如果存在充血性心力衰竭或容量超负荷附加因素（如心脏扩大、胸腔积液和纵隔血管蒂变宽），则更可能是间质性肺水肿。偶尔，迅速进展的间质病变模式见于肺孢子菌、巨细胞病毒或支原体引起的非典型肺炎。急性间质性疾病通常在放射线片中表现为线状或网状，其中特征性是全肺野可见 Kerley 线。

1951 年，Kerley 描述 X 线胸片上肺组织细小实影与左心室衰竭相关。起初，Kerley 线被认为是代表肿胀的肺部淋巴管。现在认为 Kerley 线通常代表肺间质内的水肿性间隔，共存有 3 种模式。Kerley B 线是最为人熟悉的，在肺基部特别突出，分布于外周，呈细直线，长度约 1cm，平行于膈肌。Kerley A 线表示肺内深部间隔，从肺门向外周辐射，但比中心血管细。Kerley C 线可能代表 A 和 B 线融合，难以识别。

慢性 ILD 可能由多种疾病引起，包括特发性间质性肺炎、结缔组织病、肺尘埃沉着病（简称尘肺）、结节病、恶性肿瘤淋巴管扩散、感染、朗格汉斯细胞组织细胞增多症（Langerhans cell histiocytosis，LCH）和淋巴管平滑肌瘤病（lymphangioleiomyomatosis，LAM）。值得注意的是，LCH 和 LAM 本身并不是间质性疾病，在 X 线胸片上表现为间质型特征的囊性肺病，在 CT 上囊性特征更明显。

间质性疾病在 X 线胸片上表现为结节状、网状或线状模式，可能有助于鉴别诊断，许多 ILD 表现这 3 种模式之一。但除此之外，影像学检查结果不足以作为特定的诊断依据。尽管如此，按病变分布特点分为两大类可能会对鉴别诊断有所帮助——上肺优势型与基底优势型。

上肺优势分布支持气道相关病变，吸入性疾病如感染、LCH 和尘肺占主要地位。此外，典型结节病也以上肺分布为主，这一发现与该疾病由吸入致病的假设相一致，其确切原因仍不明确。另一方面，基底优势型分布支持特发性间质性肺炎和结缔组织疾病肺损伤，其中血流量增加和大区域容积变化或许可以解释下肺优势的原因。影像学评估的下一步诊断步骤一般是 CT 检查。

CT 为公认的评估慢性 ILD 最佳成像技术。CT 通常可以识别胸部 X 线片上看不到的间质性疾病，并提供更好的疾病模式特征，以协助识别潜在病因，并更好地定性或定量评估疾病严重程度。ILD 的 CT 图像模式在一定程度上与胸部 X 线片上所见是一致的；然而，CT 可以更确定地区分网状、线状和结节影。此外，也可以发现辅助特征，如蜂窝、牵拉性支气管扩张、磨玻璃状阴影和囊性病变，所有这些特征对胸部 X 线片

而言，都是颇具挑战性或不可能发现的。需要强调的是，如前所述，当前使用现代扫描仪进行的每一次胸部 CT 都可以作为高分辨率检查。因此，标准胸部 CT 和高分辨率胸部 CT 的区别已成为过去，目前所有的胸部 CT 检查都可以对间质性病变特征进行详细评估。

在评估 ILD 时 CT 的详细分析包括 3 个步骤。通过 CT 诊断 ILD 的第一步是排除间质性肺水肿。急性病程合并心脏增大、双侧胸腔积液和中心血管增粗等辅助发现强烈提示间质性肺水肿。CT 表现包括双肺对称性（支气管血管束周围）和小叶间隔增厚，以中心和基底部病变为主。可能存在磨玻璃影，提示伴随肺泡水肿。重要的是要记住肿瘤淋巴管扩散可能呈现类似 CT 模式；然而，该病病程不是急性的，CT 表现往往是不对称的且表现更多结节，并伴有其他恶性肿瘤特征，如肺部肿块和肺门或纵隔淋巴结肿大。

第二步是确定寻常型间质性肺炎（UIP）是否是最可能的病因。UIP 与特发性肺纤维化的病理类型相关，但也可能与结缔组织病和石棉肺有关。如果存在与石棉接触相关的其他发现，如胸膜斑块，则应考虑后者。鉴别 UIP 是非常重要的，因为它通常比其他病因所致的 ILD 预后要差得多，且典型的 CT 特征很可能足以明确诊断而不需要手术肺活检。UIP 的 CT 表现包括对称性、双下肺为主的网格状阴影、外周簇状小囊肿（蜂窝）和牵拉性支气管扩张（视频 30-6）。影像学发现的蜂窝对诊断 UIP 最具提示性和特异性。如果存在上述一系列表现，那么这个影像学模式可以确定诊断为典型 UIP，可以避免手术活检。

视频 30-6　使用肺窗的轴位电影图像，展示了纤维化型间质性肺炎中典型的寻常型间质性肺炎（UIP）模式。本患者是特发性的，归类为特发性肺纤维化（IPF）。

第三步是确定是否有纤维化特征，但不是典型 UIP。在没有蜂窝情况下，网格状、结构紊乱和牵拉性支气管扩张的组合表明存在纤维化。如果存在纤维化，鉴别诊断相对有限，包括非典型 UIP、纤维化型 NSIP 以及结节病和慢性过敏性肺炎（chronic hypersensitivity pneumonitis，CHP）晚期。如果以中心病变而不是外周病变为主，且不存在蜂窝和磨玻璃影，纤维化型 NSIP 可能性大于非典型 UIP。此外，NSIP 早期阶段可表现为多灶性双侧对称的磨玻璃影，无纤维化或实变，提示为早期炎症改变［细胞型非特异性间质性肺炎（nonspecific interstitial pneumonia，NSIP）］（视频

30-7)。虽然细胞型 NSIP 一般对类固醇等抗炎药物治疗有反应,但未经治疗的细胞型 NSIP 通常进展为纤维化型 NSIP。尽管如此,纤维化型 NSIP 和非典型 UIP 之间有明显重叠。两者都可能是特发性的或与结缔组织病有关。通常需要根据临床相关性和实验室检查排除结缔组织疾病。值得注意的是,存在食管扩张可能是 CREST 综合征或系统性硬化症的诊断线索(图 30-17,图 30-18)。

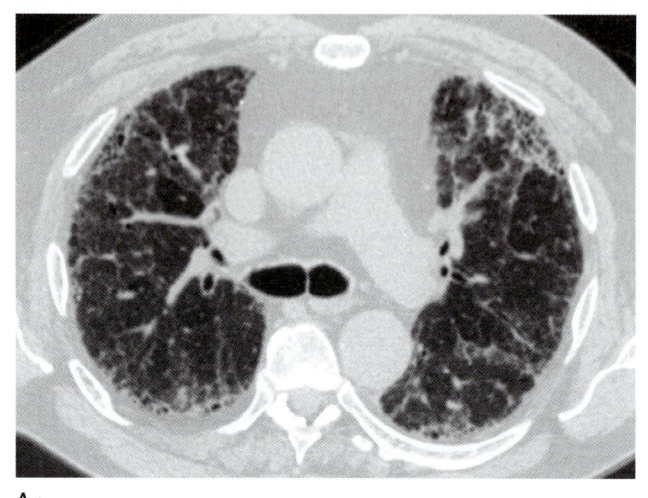
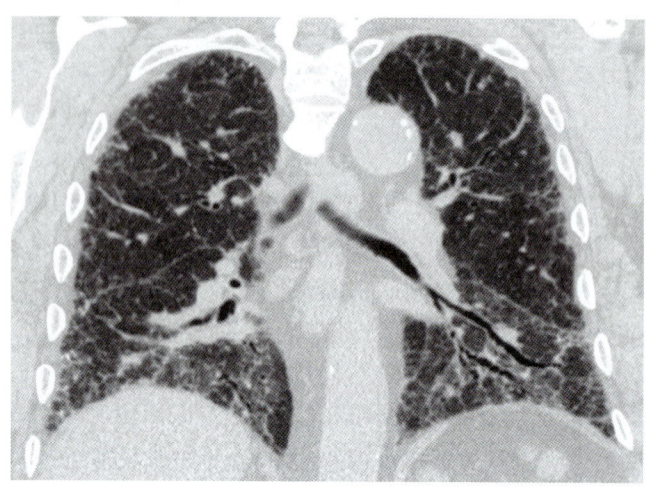

图 30-17　(A)轴位和(B)冠状位 CT 图像显示典型的寻常型间质性肺炎(UIP)模式,表现为对称、基底和周边为主的网格状阴影、牵拉性支气管扩张和蜂窝征。UIP 模式是间质性疾病中预后最差的疾病,临床诊断一般为特发性肺纤维化(IPF)。

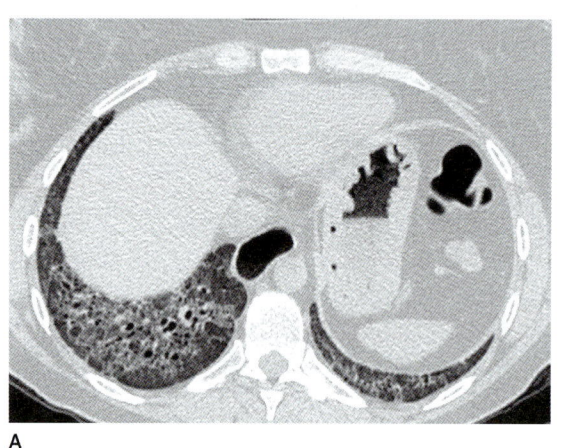
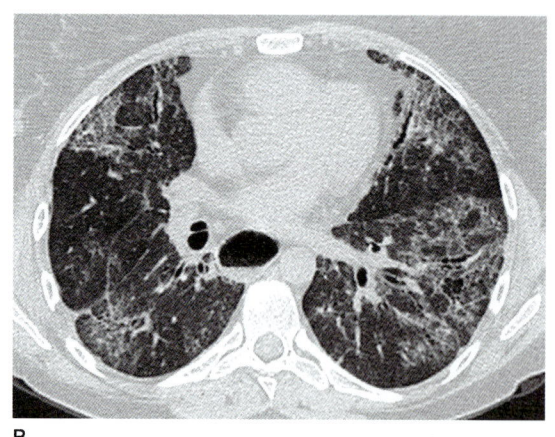

图 30-18　(A)非特异性间质性肺炎(NSIP)模式的患者轴向基底和(B)轴向中肺野 CT 图像。这种模式与 UIP 区别在于没有蜂窝,网状纤维化分布以中心型(或支气管血管束周围)为主。也可见到牵拉性支气管扩张症。患者临床诊断为硬皮病。

视频 30-7　使用肺窗的轴位电影图像,展示了轻度间质性肺病,其特征为主要累及肺基底部的磨玻璃影,没有明显纤维化特征,可能提示细胞型非特异性间质性肺炎(NSIP)。该患者的这些发现最终归因于结缔组织病(可能是由于硬皮病)。

当出现下面一系列表现时应怀疑结节病:病变以上肺为主并呈双侧对称、轴向分布伴有小叶间隔增厚,可见沿淋巴结管分布的多发微结节(见下文肺结节和肺癌部分)以及相关纵隔和肺门淋巴结肿大。也可能存在空气潴留的马赛克征。存在纤维化特征提示疾病晚期(放射学分期 Ⅳ 期)。鉴别诊断包括间质

性肺水肿和肿瘤淋巴管扩散,这三种疾病都会出现小叶间隔增厚。

CHP 经常可见马赛克征,呼气相更明显,提示小气道空气潴留不均一。另外,CHP 主要累及上肺并可导致多发微结节。除非患者合并哮喘或慢阻肺,肺纤维化不符合典型 UIP 或结节病特征时,表现空气潴留对于诊断 CHP 有一定特异性(图 30-19～图 30-21)。

尘肺,特别是硅肺和铍中毒,可能伴有间质小叶间隔和轴向间质增厚以及淋巴管周结节——这种表现与结节病无法区分。钙化结节和存在纵隔或肺门

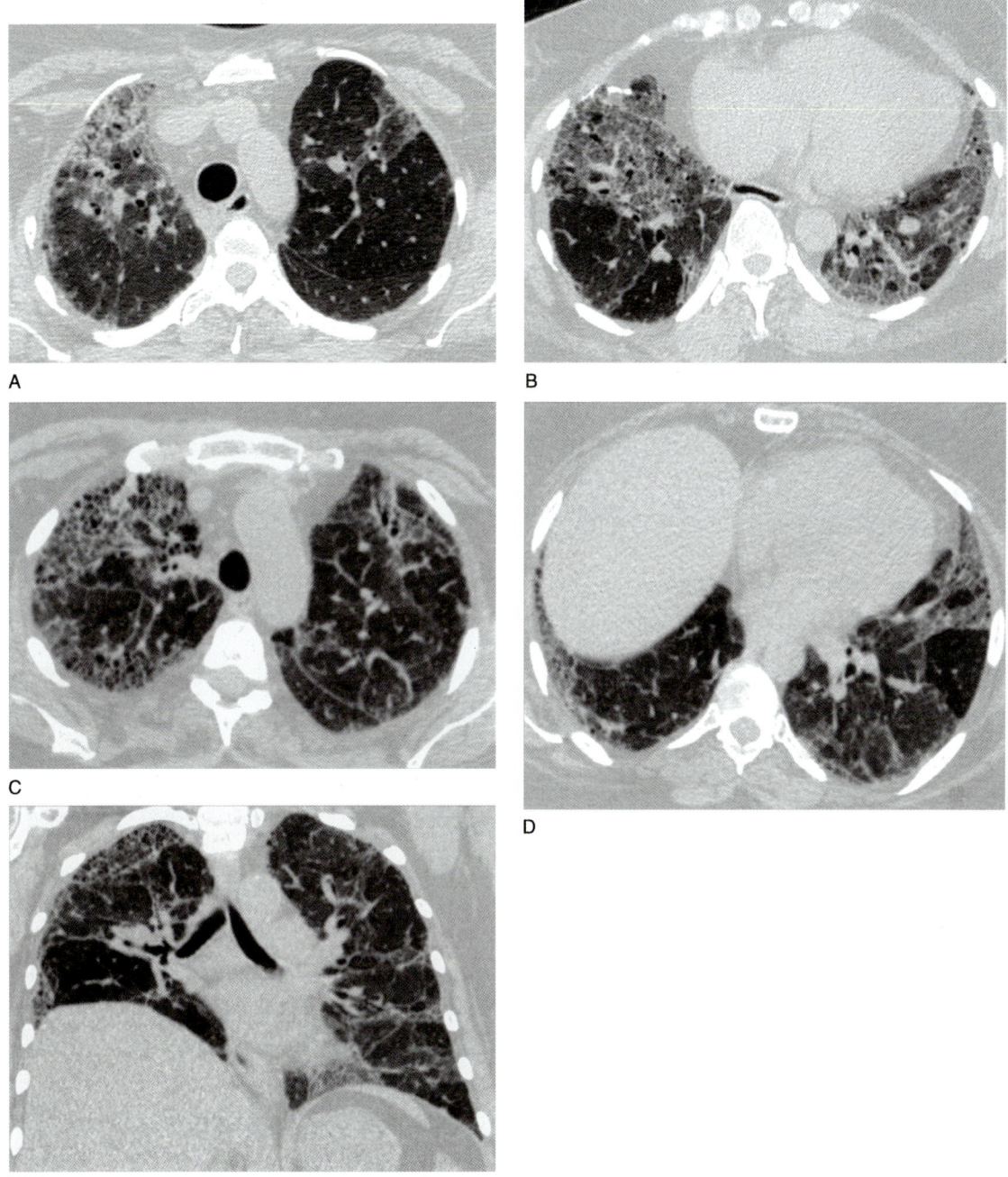

A

B

C

D

E

图 30-19　(A) 和 (B) 是活检证实 CHP (慢性过敏性肺炎) 患者轴向肺尖和轴向基底 CT 图像。(C)、(D) 和 (E) 是同一诊断的另一例患者的轴向肺尖、轴向基底和冠状位 CT 图像，但表现更为严重。CHP 是纤维化型间质性肺病的鉴别诊断之一。它与 UIP 和 NSIP 不同之处在于主要累及上肺、呈斑片状 (或非均态性) 分布，存在空气潴留表现 (注意马赛克征)。

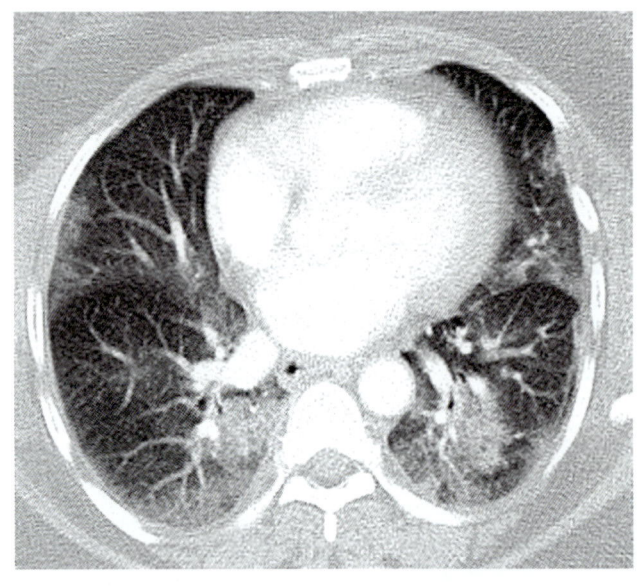

图 30-20　隐源性机化性肺炎（cryptogenic organizing pneumonia，COP）患者多灶性气腔内实变和磨玻璃样阴影。最主要的鉴别诊断是感染。

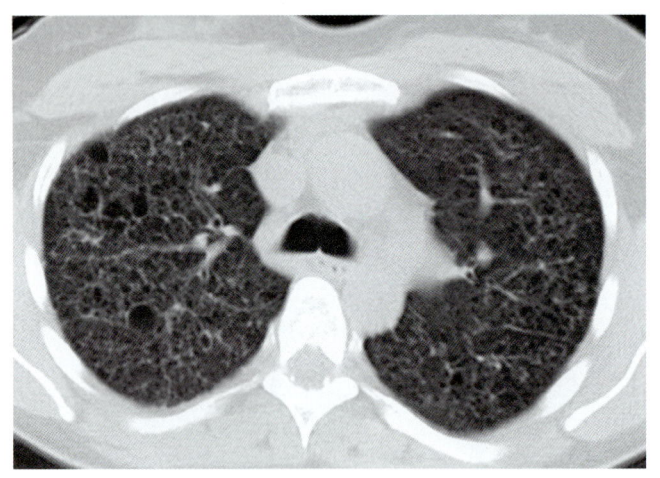

A

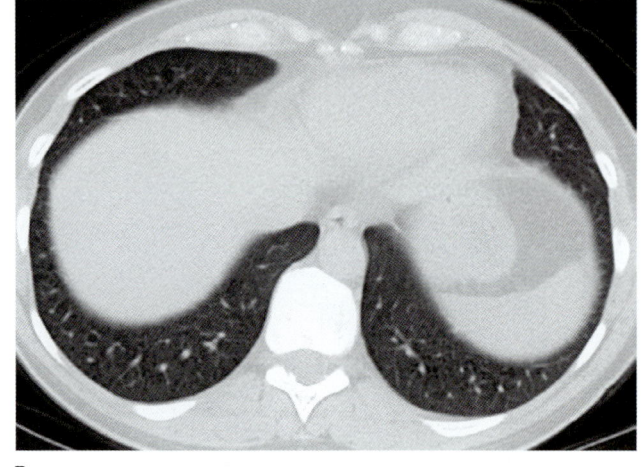

B

图 30-21　（A）和（B）是朗格汉斯细胞组织细胞增多症（LCH）患者肺尖和基底部 CT 轴位图像。虽然 LCH 不被认为是间质性肺病（相反，它被归类为囊性肺病），但是这种疾病在胸部 X 线片上确实引起了间质病变模式的表现。其主要特点是主要累及上肺囊肿，偶尔表现为结节和伴发过度通气。通常是大量吸烟引起的。

淋巴结钙化支持尘肺诊断，但这些发现也可见于结节病。当然，特定的环境暴露史对于提示尘肺诊断至关重要。

目前，ILD 严重程度评估常规通过对 CT 上疾病程度的主观分析进行，同时通过肺功能检查评估其限制程度。目前正在进行的研究已经显示计算定量成像技术在这方面的应用前景，该技术不仅能够基于成像模式进行准确诊断，而且还能够对每个成像特征（如磨玻璃影和间隔增厚）占比进行量化。这种技术为未来发展用于医疗试验定量替代成像生物标记物、监测疾病进展、预测预后提供了更好的工具。

肺结节和肺癌

肺结节非常常见，在医院进行 CT 检查可能会有 50% 病例出现肺部结节。此外，鉴别诊断非常广泛，而影像学表现往往是非特异的。因此，肺结节管理是非常具有挑战性的。我们的目的是提出一个实用的、以证据为基础的方法，主要回答 4 个关键问题：①结节是否可能是恶性的？如果可能是恶性，组织取样最好的办法是什么？②如果不是，结节是否需要随访？如果需要随访，需要多久随访一次和随访多长时间？③如果不像恶性，结节是否可能是感染或炎症过程，且需要病理证实才能正确处理？④结节是否具有任何特征可以进行特定诊断或可靠的良性疾病诊断？可以参考第 110 章进一步讨论。

肺结节的讨论始于其定义，但也并不总是一直如此。毫无疑问，边界清楚的圆形或卵圆形阴影称为结节，但结节与局灶性实变和间质阴影的区别有时可能是模糊的,特别是当考虑到界限不清结节或磨玻璃样结节时。作为一般规则,任何大多具有凸出边界和可被描述为圆形或卵形阴影均应被归类为结节。这有鉴别诊断意义(图 30-22,图 30-23)。

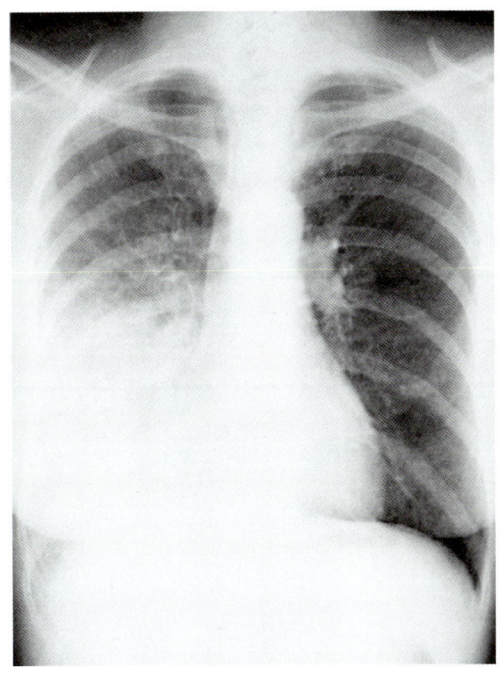
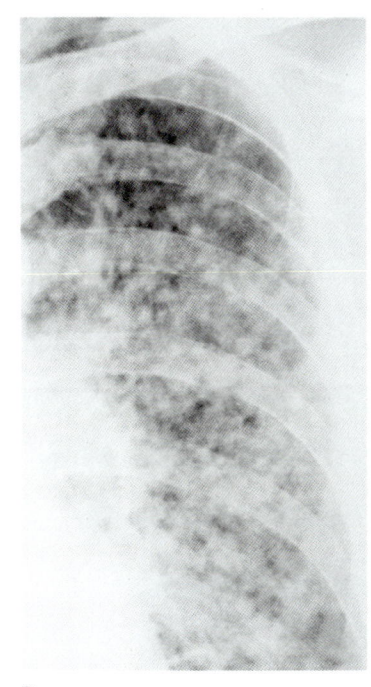

A

B

图 30-22 腺癌 X 线片。A. 右下叶大面积实变。肺泡模式提示肺炎,但用抗生素治疗未能改善,最终发现是腺癌。B. 多个边界不清结节。转移性腺癌患者结节边缘模糊、不规则,这是肺泡结节而非间质结节的特征。

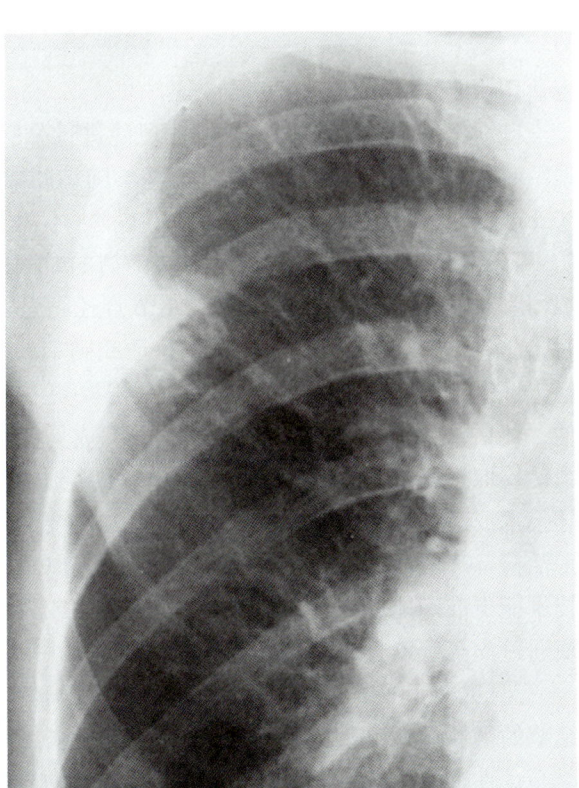
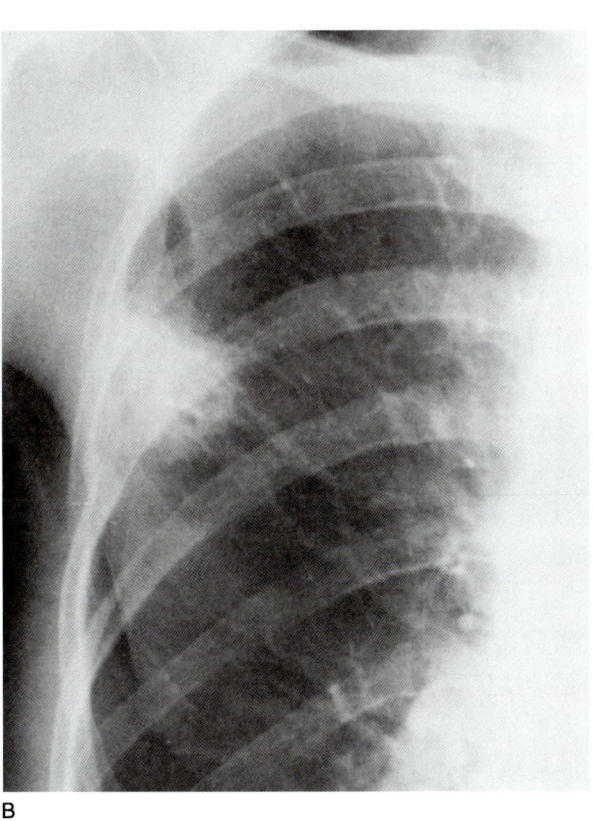

A

B

图 30-23 A、B:倍增时间长的肺癌。(A)和(B)之间的时间间隔为 18 个月,在此期间右上叶病变轻度增大,证实为原发性鳞癌。

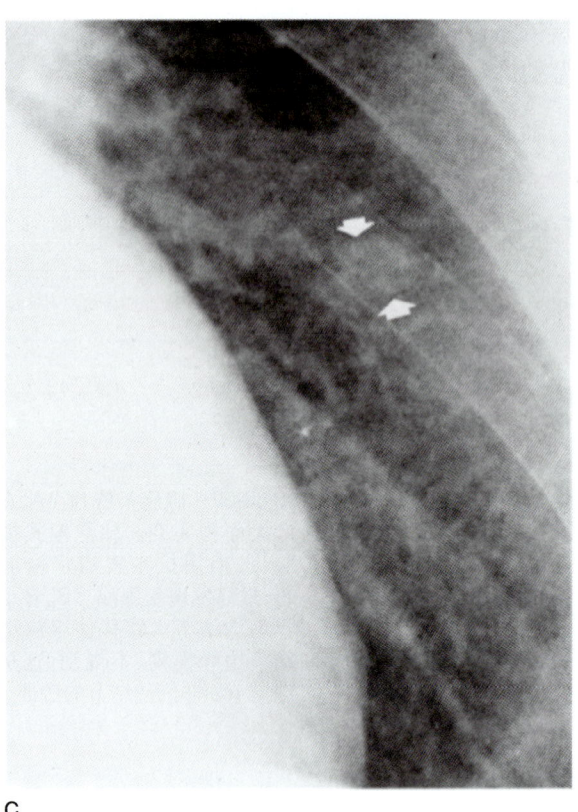

C

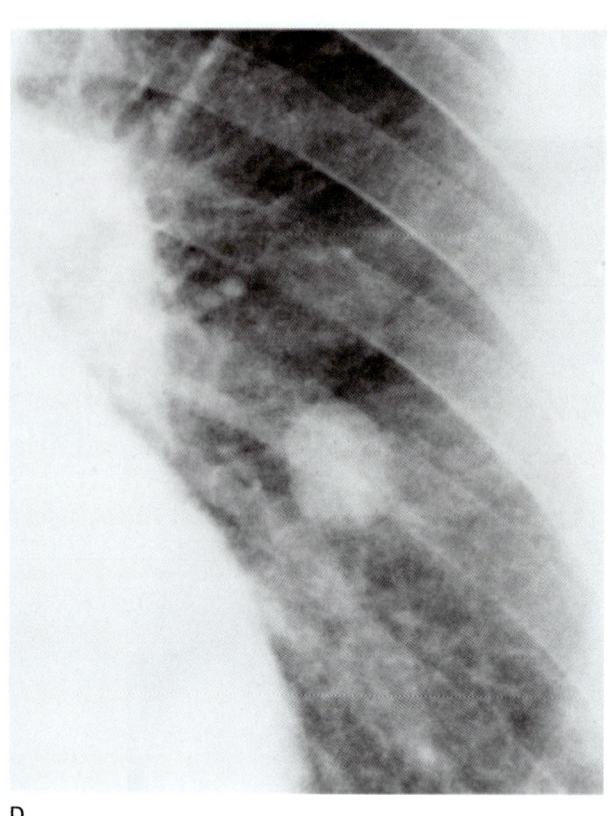

D

图 30-23(续) C、D：倍增时间短的肺癌，(C)和(D)之间的间隔为 4 个月。在第一张 X 线片上没有检测到结节(C)。本病例被证明是原发性小细胞肺癌。

从成像的角度来看，以下描述将结节归到特定的鉴别诊断类别很重要：数量（孤立或多个）、大小、边界、CT 值和分布（如果是多个）。下面将对每个类别进行描述，强调结合临床表现和 CT 发现，讨论诊断和管理的策略。

为了回答第一个问题，即结节可能是恶性的，必须认识到临床概率预测。年龄很重要，患者越年长，肺结节就越可能是恶性的。吸烟史和慢阻肺是肺癌的主要危险因素，应予以考虑。恶性肿瘤的病史也使患者发生肺转移癌的风险更高。

CT 结节的特征对于提示恶性肿瘤具有相当重要的意义。对于一个孤立结节，其直径越大，恶性的可能性越高，并提示原发性支气管肺癌。相对于良性病变，边界不清与原发性支气管癌相关性更高，虽然感染性疾病（如真菌性肺炎）在有些临床背景下也需要鉴别。结节密度混合存在时，即同时存在实性和磨玻璃成分的亚实性结节，诊断原发性支气管肺癌的可能性更大。边界清楚、大小不一、以基底部为主的多发结节，强烈提示转移性疾病（图 30-24 ~ 图 30-32）。

Fleischner 学会发表了处理孤立性实性肺结节的最佳循证指南。虽然最初仅描述孤立结节，但该指南也适用于多发结节。

Fleischner 学会指南对恶性肿瘤风险进行分层，根据结节大小和临床危险因素推荐影像学随访间隔（表 30-1）。患者肺结节直径<4mm，为低风险，不需要随访；而患者结节再大时，风险高，需要随访的时间间隔短（最长 12 个月，最短 3 个月）。结节直径超过 8mm 时，大多数缺乏明确的良性影像学特征或确定的临时稳定证据，则有可能是恶性的，因此，需要更积极评估。评估可包括缩短 CT 随访间隔、PET 成像以及组织活检取样，这些活检取样可以通过微创经胸 CT 引导技术或经支气管镜技术完成，或者偶尔需要通过手术活检。一般而言，周边较小结节使用经胸 CT 引导技术能更准确地取样，而位于中心气道近端或较大肿块通过支气管镜技术活检更安全。

业已显示，只有两个 CT 特征通常可以确信实性结节的良性诊断：良性钙化，至少 2 年内不增长。

良性钙化包括以下任何一种：中心性、同心性、弥漫性或粗糙性（"爆米花"状钙化）。另一方面，点状或偏心钙化的性质并不确定，良性和恶性结节都可以出现。因此，识别良性钙化非常重要，确认后可以避免不必要的影像学随访或干预，减轻患者和临床医师的焦虑。

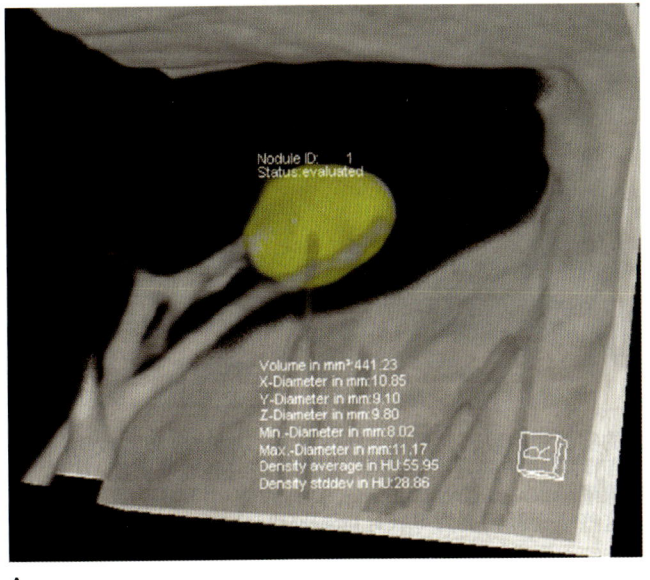
A

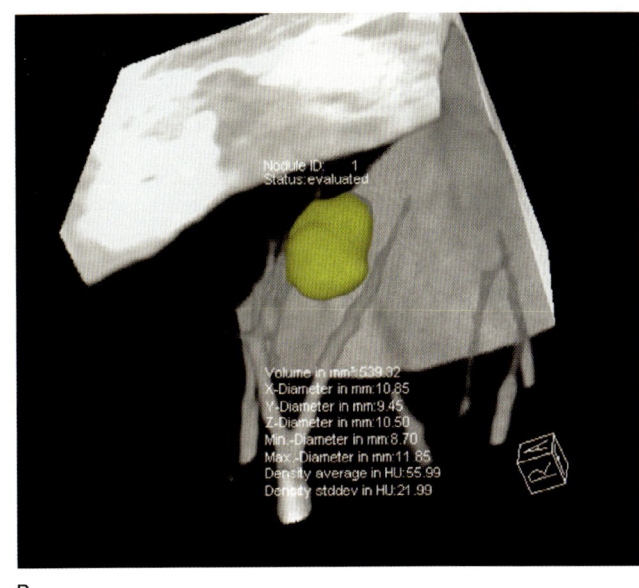
B

图 30-24　CT 可以进行准确的容积测量,这对于胸部 X 线片来说是不可能的,使用后处理软件对结节进行叶段定位和体积计算。7 个月内该结节从 441mm³(A)增加到 539mm³(B),增长了 19%;后来证实为结肠癌转移。

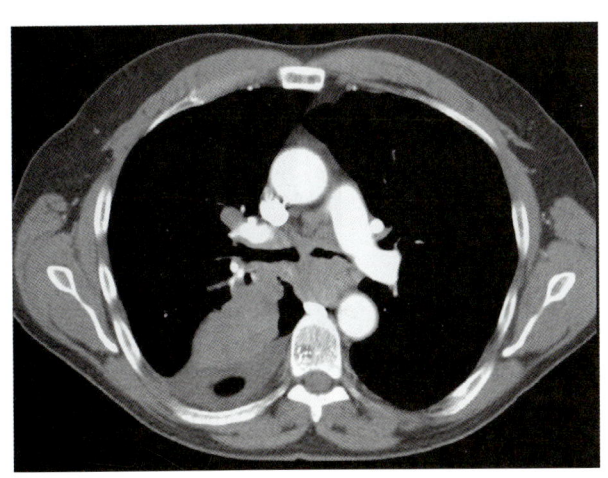
A

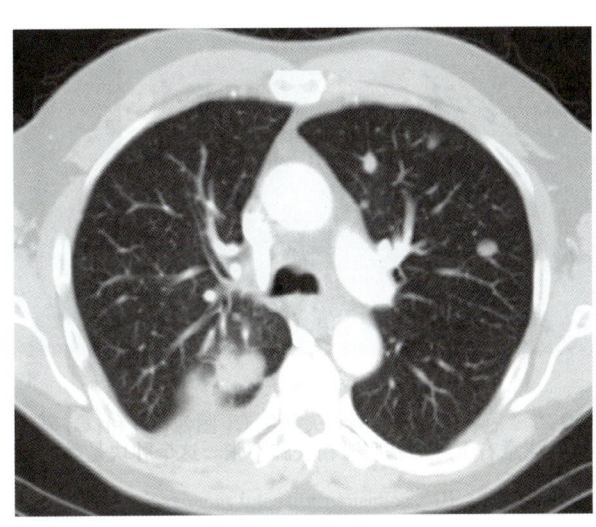
B

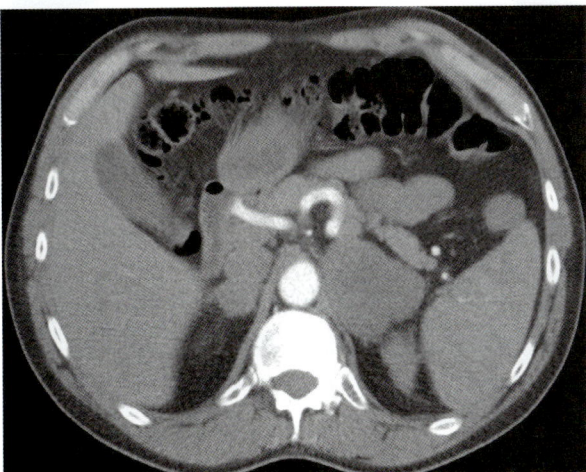
C

图 30-25　晚期肺癌。右下叶肿块被证明为小细胞肺癌。A.软组织窗轴位 CT 显示原发性右下叶肿块、右侧恶性胸腔积液和纵隔淋巴结肿大。B.肺窗轴位 CT 显示左肺多发转移性结节。C.软组织窗轴位 CT 显示双侧肾上腺转移。这一系列发现表明肿瘤分期为Ⅳ期。

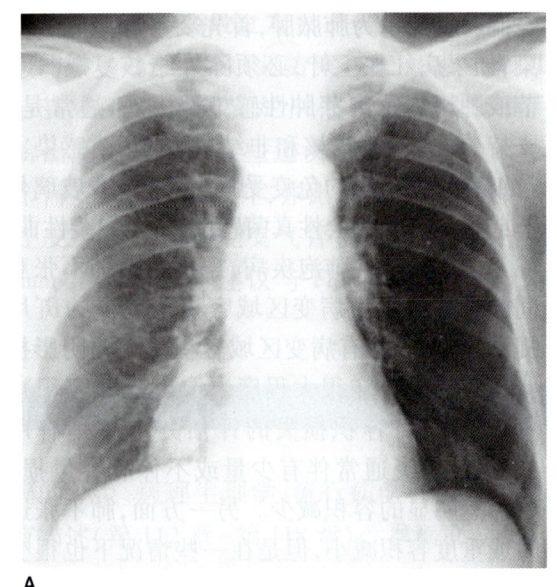

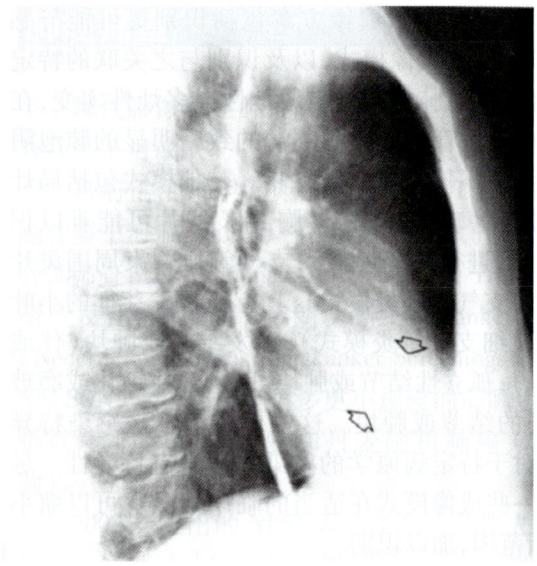

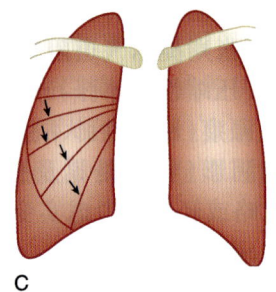

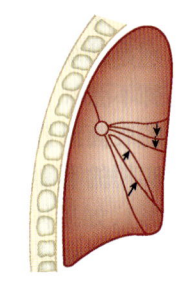

图 30-34　继发于右中叶综合征的右中叶肺不张。A. 后前位视图。右中叶不张,紧贴心脏右缘。B. 侧位视图。横裂和斜裂被牵拉在一起(箭头),形成了覆盖心影的阴影。C. 右中叶肺不张示意图。

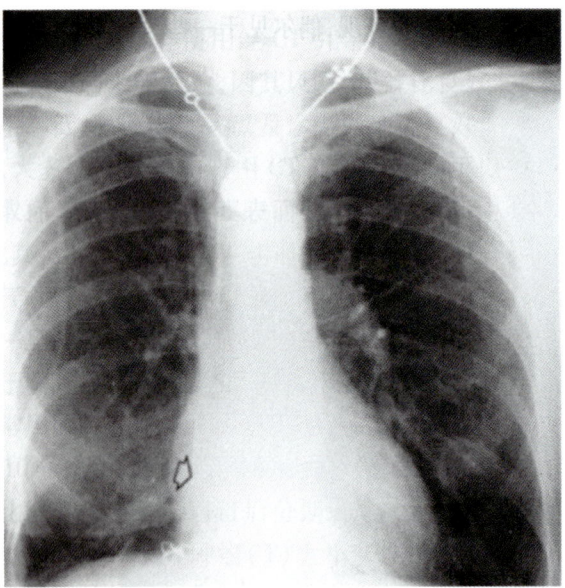

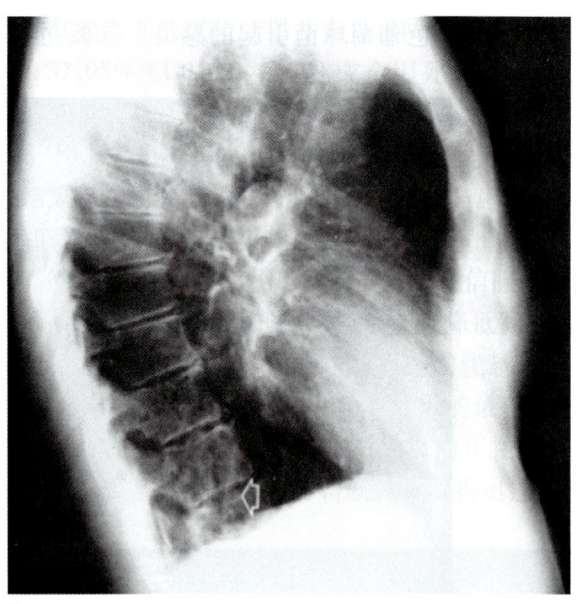

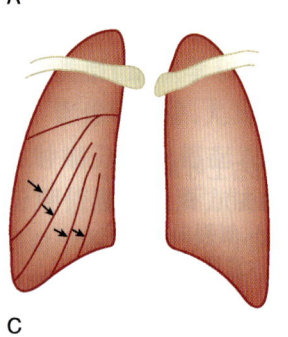

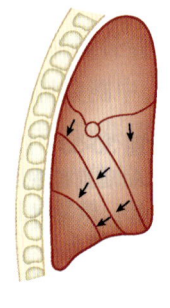

图 30-35　慢性炎性疾病引起右下叶不张(重度)。A. 后前位视图。右肺可见肺不张的继发性征象:单侧胸腔变小、肺血管牵拉、肺过度充气和肺门减小。在这种情况下,这些继发性征象对于怀疑肺不张是很重要的。另外,右肺门向下移位,透过右心缘(如箭头所示)隐约可见不张的肺下叶。B. 侧位视图。整个右下叶只表现为脊椎前方的弥漫性不透明阴影(如箭头所示)。右侧膈肌后部无法识别(轮廓征)。C. 右下叶肺不张的示意图。

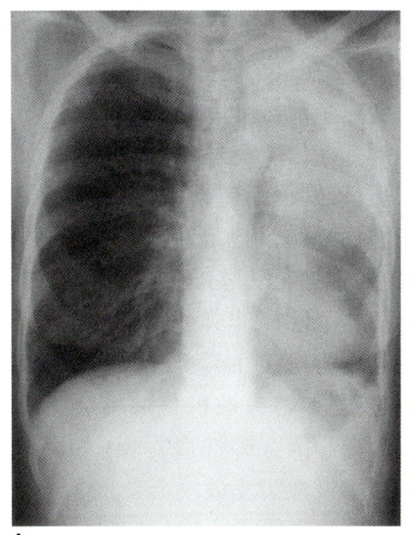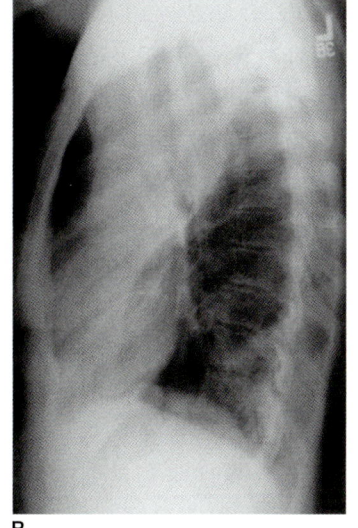

A

B

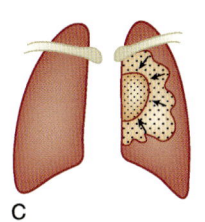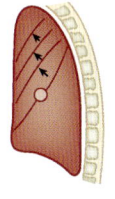

C

图 30-36　继发于支气管病变的左上叶肺不张。A.后前位视图。由于左上叶内侧不张，左上纵隔和心脏左缘模糊不清。B.侧位视图。不张的肺被看作横裂前面的不透明阴影，并向前移位。C.左上叶肺不张示意图。

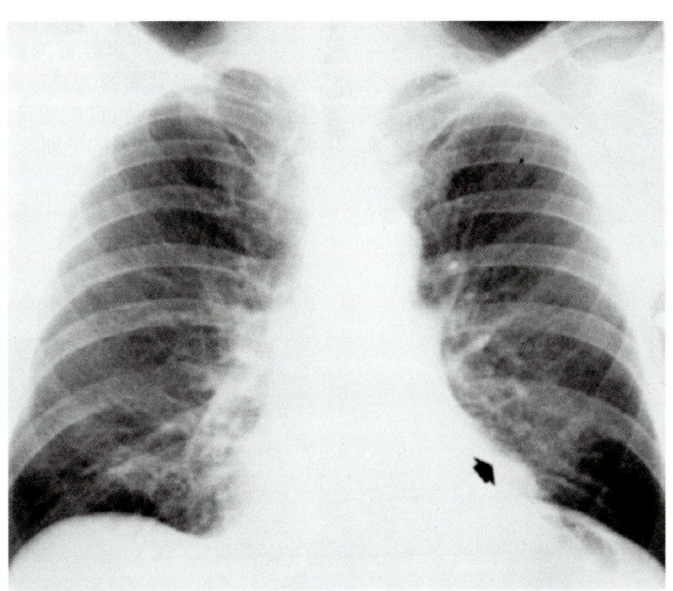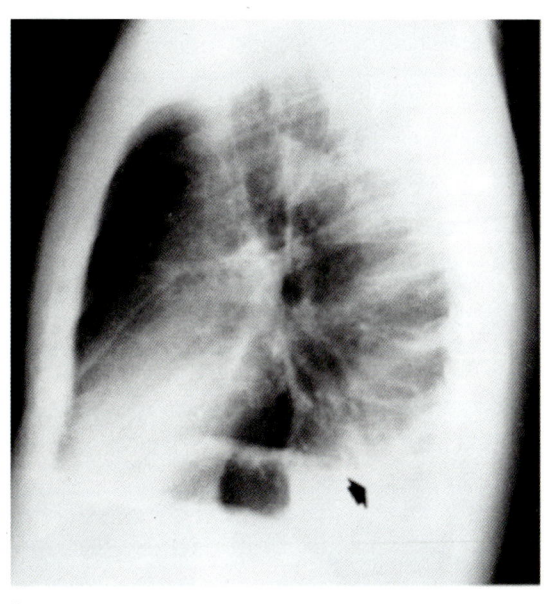

A

B

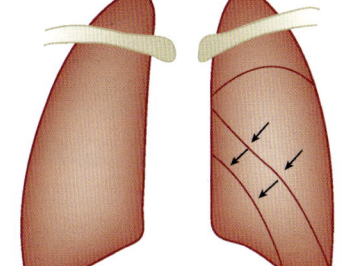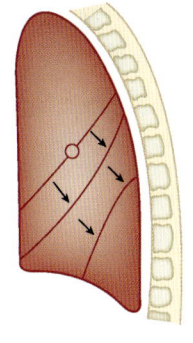

C

图 30-37　左下叶肺不张（术后）。A.后前位视图。在左心脏边界后面可见呈一直线表现（箭头所示）不张的左肺下叶。心影内看不到脉管结构，且左侧膈肌内侧边界被不张的左肺下叶（箭头）所遮挡。B.侧位视图。脊柱前可见不透明阴影，并且左后膈肌不可见。这与胸腔积液难以区分。C.左下叶肺不张示意图。

术后患者肺不张也常见（所谓"坠积性肺不张"），大概是由于受影响部分肺脏通气不足和呼吸道分泌物清除不足所致。在这种情况下，可能仅有轻微的或没有容积损失。气道炎症性疾病或异物误吸也可导致肺不张。胸腔积液和气胸也总是伴有肺不张。胸腔积液时肺不张在胸腔积液附近是最明显的。球形肺不张是一种以位于周边卵圆形阴影为特征的亚型，与潜在慢性胸膜疾病有关（表现为包裹性胸腔积液或胸膜增厚）。通往球形肺不张支气管血管束结构扭曲和聚拢（"彗星尾征"）。识别球形肺不张的典型特征很重要，因为它可能与肺部肿瘤混淆。

免疫功能健全宿主中，大多数急性实变是细菌性肺炎，一般在 4~6 周内通过治疗可以获得完全缓解；影像学消散要比临床改善滞后数周。因此，在成年患者中，在这个时间段结束时完善胸部 X 线片以证实实变完全消散非常重要。尽管经过最佳经验治疗仍持续存在（>1 个月）的任何实变都应该考虑到肿瘤的可能；鉴别诊断包括肺黏液腺癌（以前分类为支气管肺泡癌）、肺淋巴瘤（MALT 型，表示低度恶性结外淋巴瘤）或血行转移灶（如来自乳腺、肾细胞癌或初级黑素瘤）。此外，非典型感染（如真菌或分枝杆菌感染）可表现为持续性实变，另外还有几种非感染性或炎症性过程，如隐源性机化性肺炎（COP）、嗜酸性粒细胞性肺炎和肉芽肿性血管炎（如肉芽肿性多血管炎）。大多数慢性实变最终需要胸部 CT 和组织取样（经胸腔镜或支气管镜活检）进行确诊（图 30-38 ~ 图 30-43）。

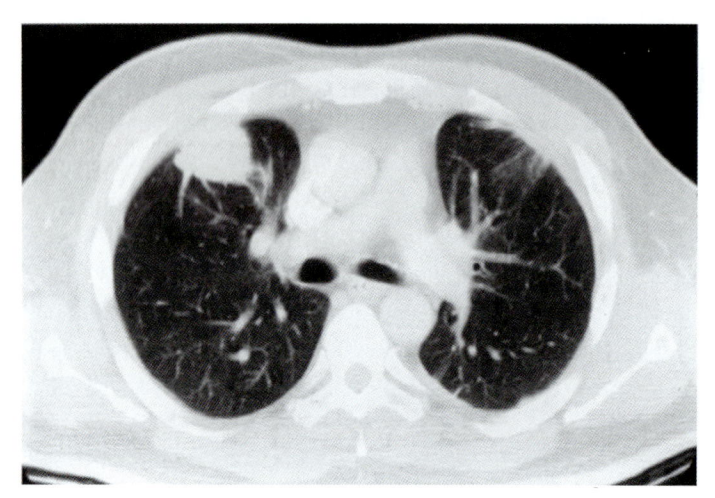

图 30-38　轴位 CT 显示圆形肺不张。在右上叶的前段可以看到有"尾巴"的块状影。左侧可见胸膜增厚，经肺韧带延伸至左上叶。右侧块状影为圆形肺不张，这种发现通常与石棉暴露或慢性胸膜疾病有关。左侧的变化可能代表了圆形肺不张发展的早期阶段。

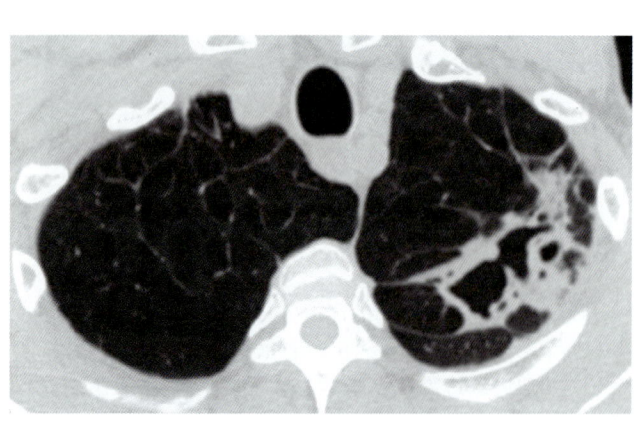

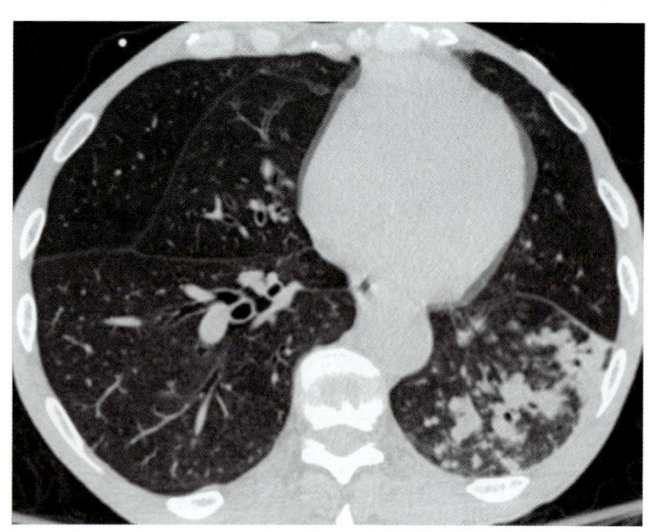

A　　　　　　　　　　　　　　　　　　　B

图 30-39　A. 轴位 CT 图像显示左上叶有一个不规则空腔，周围肺实质结构扭曲。B. 在较低水平轴位 CT 显示左下叶支气管扩张、黏液嵌塞和支气管周围实变以及一些小叶中心型结节。

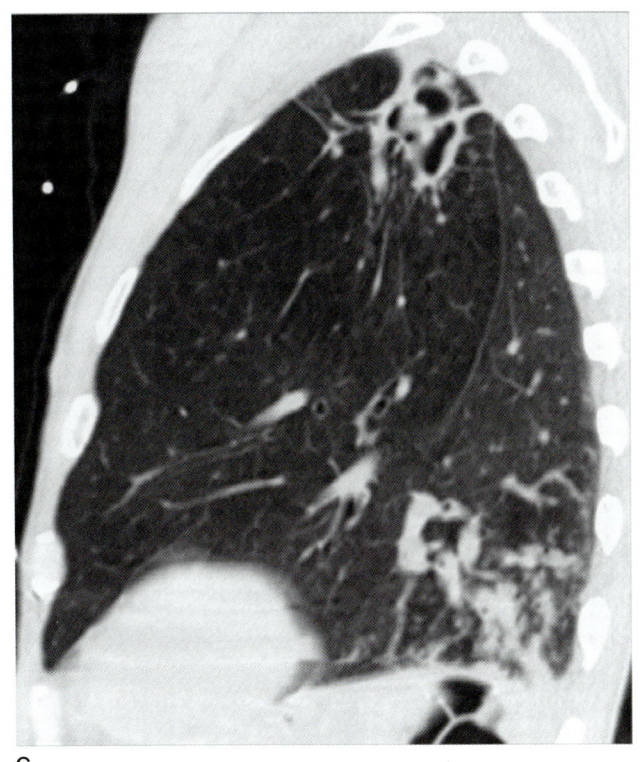

图30-39（续） C.左中肺野的矢状位CT显示了两种疾病过程。这一系列的发现是复发性结核病非常有特征性的表现,并且高度提示该诊断,这在该病例中得到了证实。左下叶渗出影反映了左上叶腔内分枝杆菌支气管内扩散。

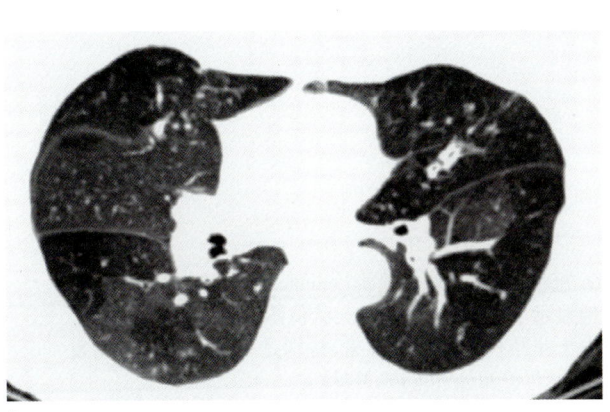

A

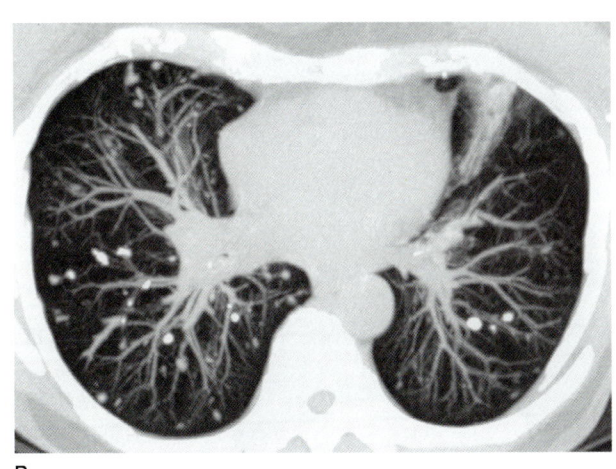

B

图30-40 A.轴位CT图像显示左上叶支气管扩张伴管壁增厚,以及醒目的马赛克征提示存在空气潴留。B.轴位CT最大密度投影（maximum intensity projection,MIP）重建和(C)冠状CT MIP重建显示多发钙化和非钙化小结节。

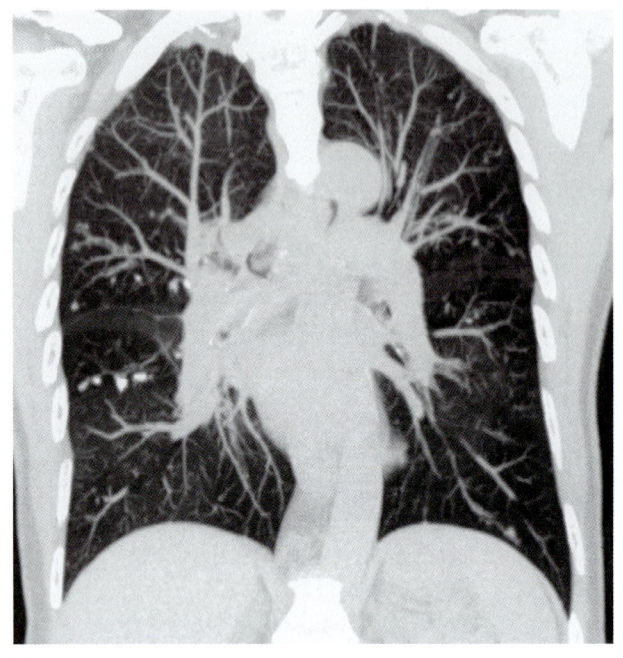

C

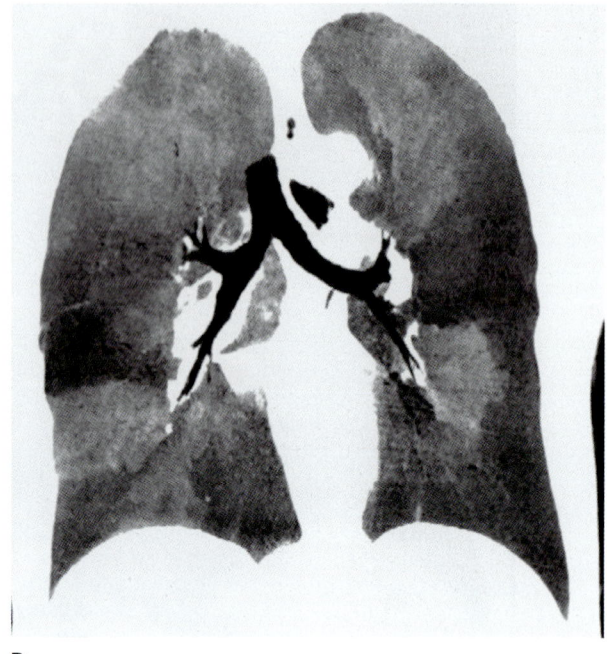

D

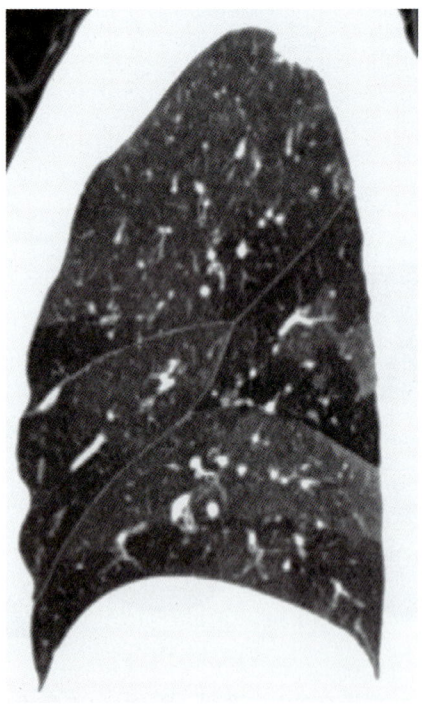

E

图 30-40（续）　D.冠状 CT 最小密度投影（minimum intensity projection，MinIP）重建清楚地显示了马赛克征，这在矢状位图像（E）中也很明显。这一系列表现是由于非结核分枝杆菌感染，特别是鸟胞内分枝杆菌复合群（*Mycobacterium avium-intracellulare*，MAI）。

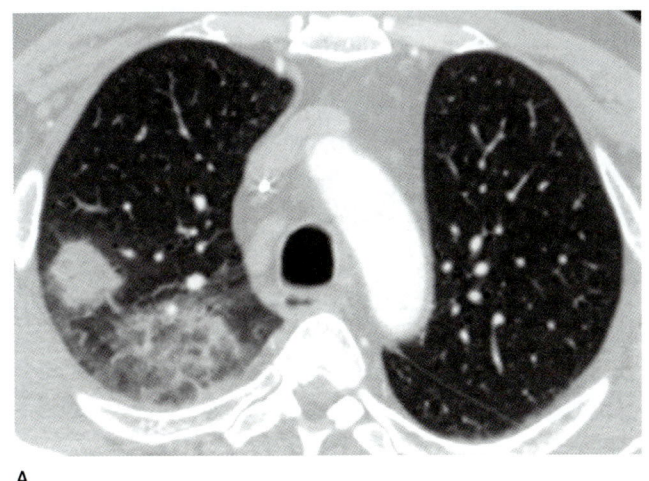

A

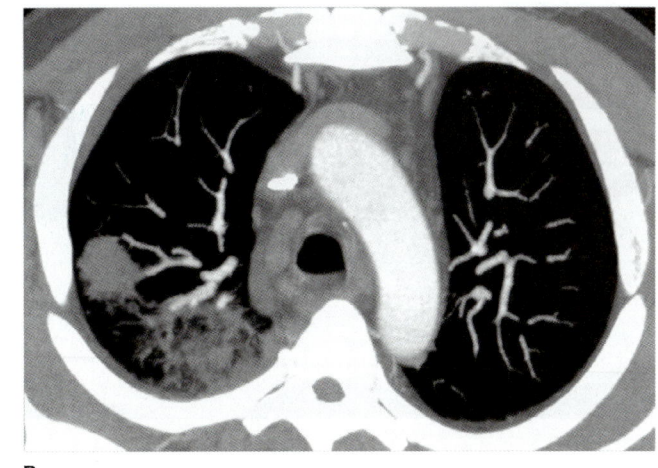

B

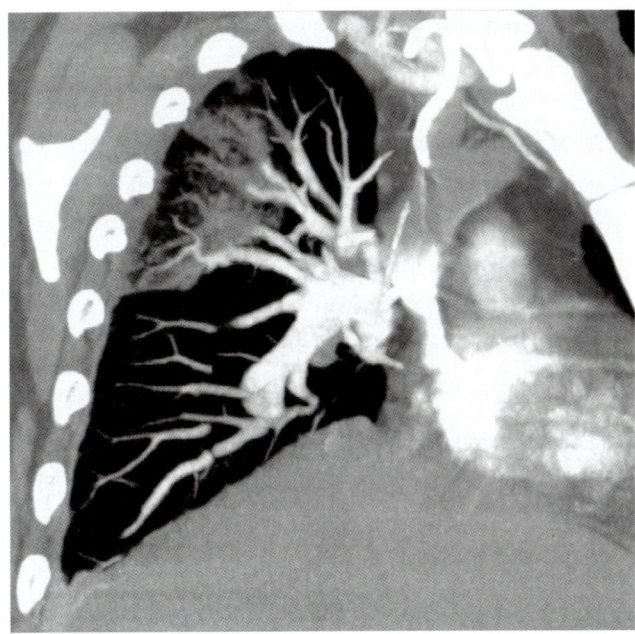

C

图 30-41　免疫受损患者（骨髓移植后）中性粒细胞减少和发热。A. 轴位 CT 显示右上叶实变和磨玻璃阴影。（B）轴向 MIP 重建和（C）弯曲 MIP 重建，对比增强 CT 显示右上肺动脉在右上叶实变内"截断"，结合临床背景这一发现提示血管侵袭性曲霉菌病。

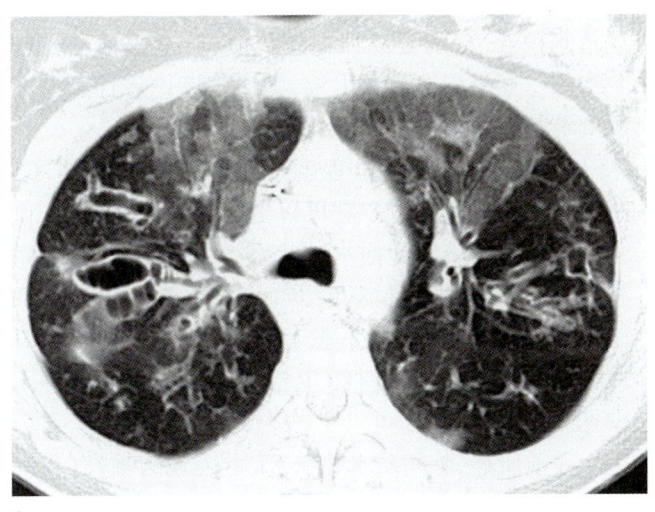

A

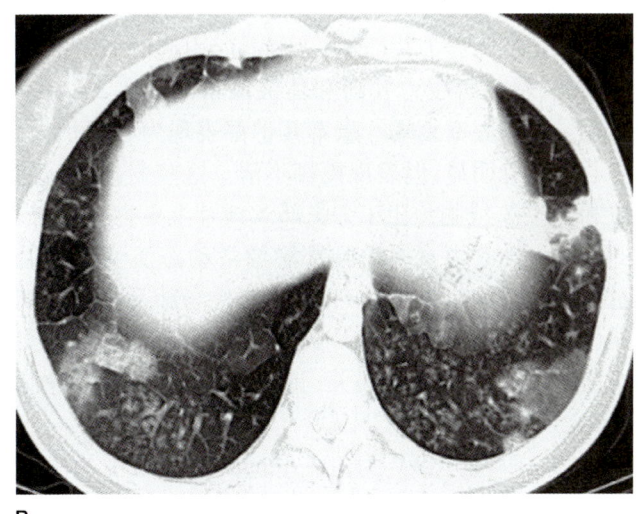

B

图 30-42　A. 通过隆突水平的轴向 CT 显示了广泛支气管扩张。B. 在较低水平轴向 CT 显示多个实变区域和众多的小叶中心型结节。该患者被诊断为囊性纤维化，合并铜绿假单胞菌反复感染。

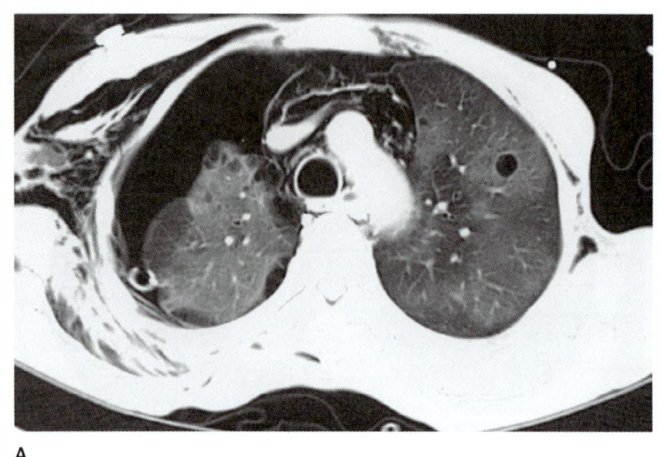 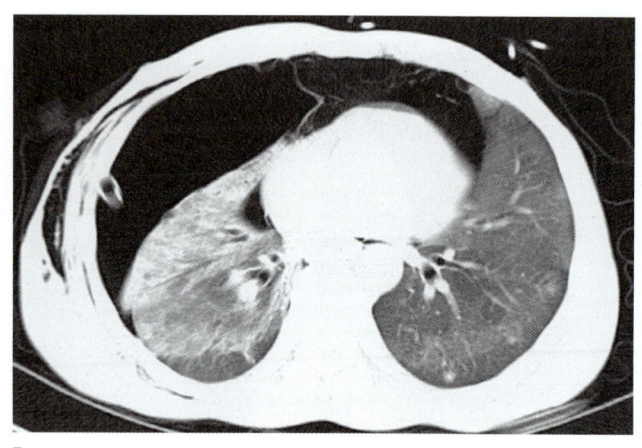

A   B

图30-43　A.通过上肺野轴向CT显示右侧大量气胸,可见一部分胸腔内置管。肺实质可见弥漫但不均质的磨玻璃样阴影以及散在囊肿。B.在较低水平轴位CT显示弥漫性磨玻璃样阴影、小结节和斑片状实变影。该患者患艾滋病合并耶氏肺孢子菌肺炎。自发性气胸是本病一种并发症。

心源性和非心源性肺水肿

影像学成像可以全面展示心肺系统解剖和功能。X线胸片可以显示心脏的大小和形态,血管蒂的宽度,以及肺动脉和静脉的粗细和分布。肺动脉和静脉一般可以通过胸部X线片的解剖位置进行区分。与肺动脉相比,肺静脉更加水平,更靠肺门的下方和外侧。但这一区别在X线胸片中意义不大,一般统称为肺血管和肺血管系统。CT和磁共振成像(MRI)能更好地描绘肺动脉和静脉。肺动脉起源于肺动脉主干,而肺静脉则进入左心房,即使没有静脉造影,横截面成像也容易区分。此外,CT和MRI可以准确评估心脏结构和功能,特别是心脏MRI,能提供定量指标评估心室和瓣膜功能。

充血性心力衰竭是一种常见的以左心室收缩和/或舒张功能障碍为特征的临床病症,引起舒张期充盈压增加、左心房压力升高和体液潴留。最终,左心室衰竭导致右心室衰竭。患者几乎都表现为心脏扩大,中心肺血管明显,但表现模糊不清。这些变化在后前位和侧位X线胸片比床旁胸部X线片上更容易识别。

充血性心力衰竭的胸部影像学动态演变可以通过直立位后前位X线片充分展示,并与肺毛细血管楔压(pulmonary capillary wedge pressure,PCWP;反映左心房压力)增加密切相关,证明存在进行性肺静脉充血。

第一阶段PCWP为13~18mmHg,其特征为患者直立位时血管蒂宽度和血管再分布;上肺血管的直径相对于下肺血管增加(头向化),并可见心影增大。

第二阶段PCWP为18~25mmHg,该阶段进一步出现特征性的肺间质水肿——这在胸部X线摄影中表现为Kerley线、叶间裂增厚和支气管周围的袖套征伴中心血管轮廓模糊。如前所述,Kerley B线代表细小的(1~2cm)线性阴影,处于周边并垂直于胸膜表面,反映了受累的小叶间隔水肿。

最后,第三阶段PCWP>25mmHg,其特征为另外出现肺泡性肺水肿,表现为云雾状(棉絮样)对称性气腔实变,以中下肺为著。Ⅱ期或Ⅲ期通常可见胸腔积液,如果存在右心室功能不全或中心容量负荷过量,胸腔积液则出现更早,例如患有肺动脉高压或叠加慢性肾脏或肝脏疾病。

胸腔积液常伴有双心室功能衰竭。然而,肺部充血通常经治疗迅速好转,但是胸腔积液常在肺血管恢复正常大小后仍需要较长时间才能缓解。充血性心力衰竭的胸腔积液可能是单侧或双侧的,但它们通常是双侧的。此类胸腔积液几乎都是漏出液。因此,出现单侧积液,特别是单独左侧积液,应考虑诊断性胸腔穿刺。如果积液是渗出液,则应该考虑恶性肿瘤或感染等其他原因(图30-44,图30-45)。

根据左心功能不全程度不同和PCWP增加,CT所见和进展方式一致。它可以更好评估心腔大小、血管管径和肺间质或肺泡水肿状态。综合临床、实验室和影像学检查结果通常足以确定充血性心力衰竭的诊断,所以在这种情况下患者并不需要常规进行CT检查,但因其他原因进行CT检查确定该诊断者并不少见。

如前所述,肺间质水肿在CT上表现为轴性(支气管血管束周围)和间隔性增厚(小叶间和小叶内间隔);这些增厚通常是对称光滑的,而且以下肺野为主。鉴别诊断包括结节病和肿瘤淋巴管扩散,特别是间质增厚表现为结节性、分布以上肺为主或不对称

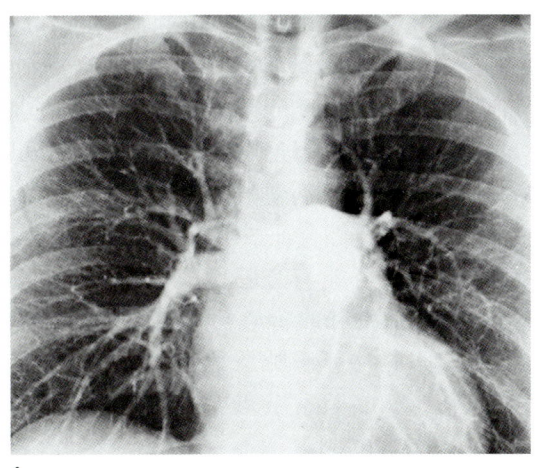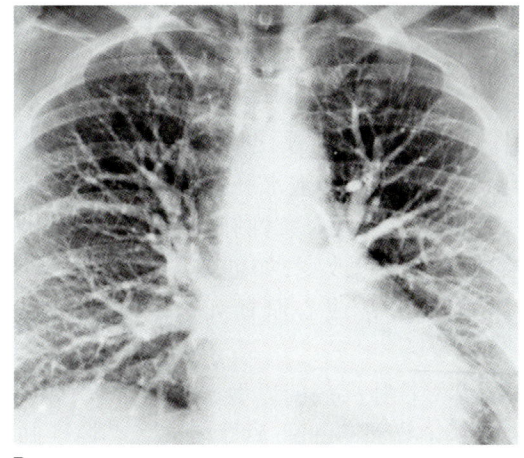

图 30-44 肺动脉和静脉：A.肺血管造影早期阶段描绘了肺动脉正常走向和管径。B.晚期相显示了肺静脉正常走向和管径。静脉比动脉走行更平，在动脉下方进入肺门。

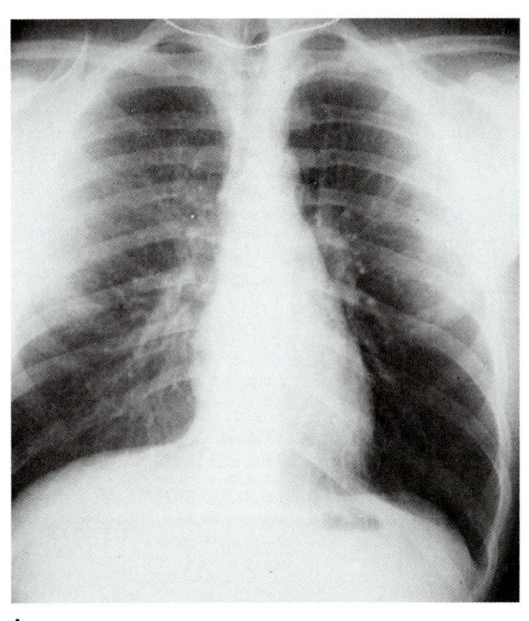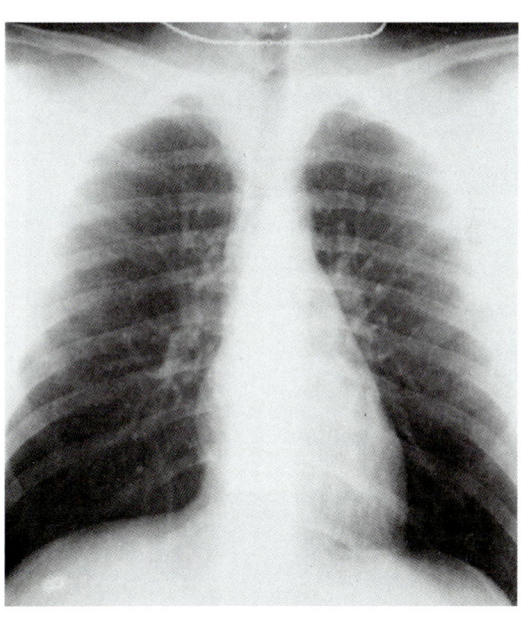

A

B

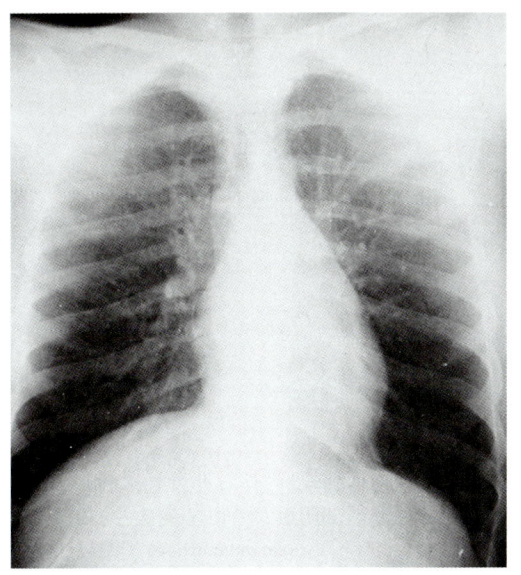

C

图 30-45 重力对肺血管系统的影响。正常人直立位、仰卧位和倒立位的血管模式对比。A.直立位。血管的形态在基底部更为突出。B.仰卧位。血管形态较均一。C.倒立位。肺尖处的血管形态更显著。

者。肺泡水肿表现为气腔不透明阴影（磨玻璃或实变），腺泡结构内充满液体；阴影双侧对称、边界不清、互相融合，以肺脏中心和下部肺野为主。肺泡水肿常同时伴有肺间质水肿，反之则不尽然。而急性肺泡水肿则是个例外，其肺泡水肿发展迅速，没有足够的时间表现出间质水肿。急性肺泡水肿可能发生在血管内液体容量突然改变，如创伤患者液体复苏后，或发生于心律失常或心肌梗死后心功能突然改变。

肺水肿是弥漫性肺疾病的原型。从病因学上讲，它可以大致分为心源性和非心源性疾病。心源性肺水肿是由充血性心力衰竭引起的。非心源性水肿是肺毛细血管通透性增加的一种表现，其心脏功能相对正常。主要鉴别诊断包括急性超敏反应、吸入毒素、溺水、败血症，以及导致弥漫性肺泡损伤（diffuse alveolar damage，DAD）病理学诊断的几种疾病过程，特别是急性呼吸窘迫综合征（ARDS）。从影像学角度，心源性肺水肿更可能与心脏增大和心室功能障碍有关，并且在利尿剂和改善心功能治疗之后一般能快速好转。非心源性肺水肿一般吸收缓慢，并且经常需要综合临床和实验室结果寻找病因学的相关特征（图30-46~图30-48）。

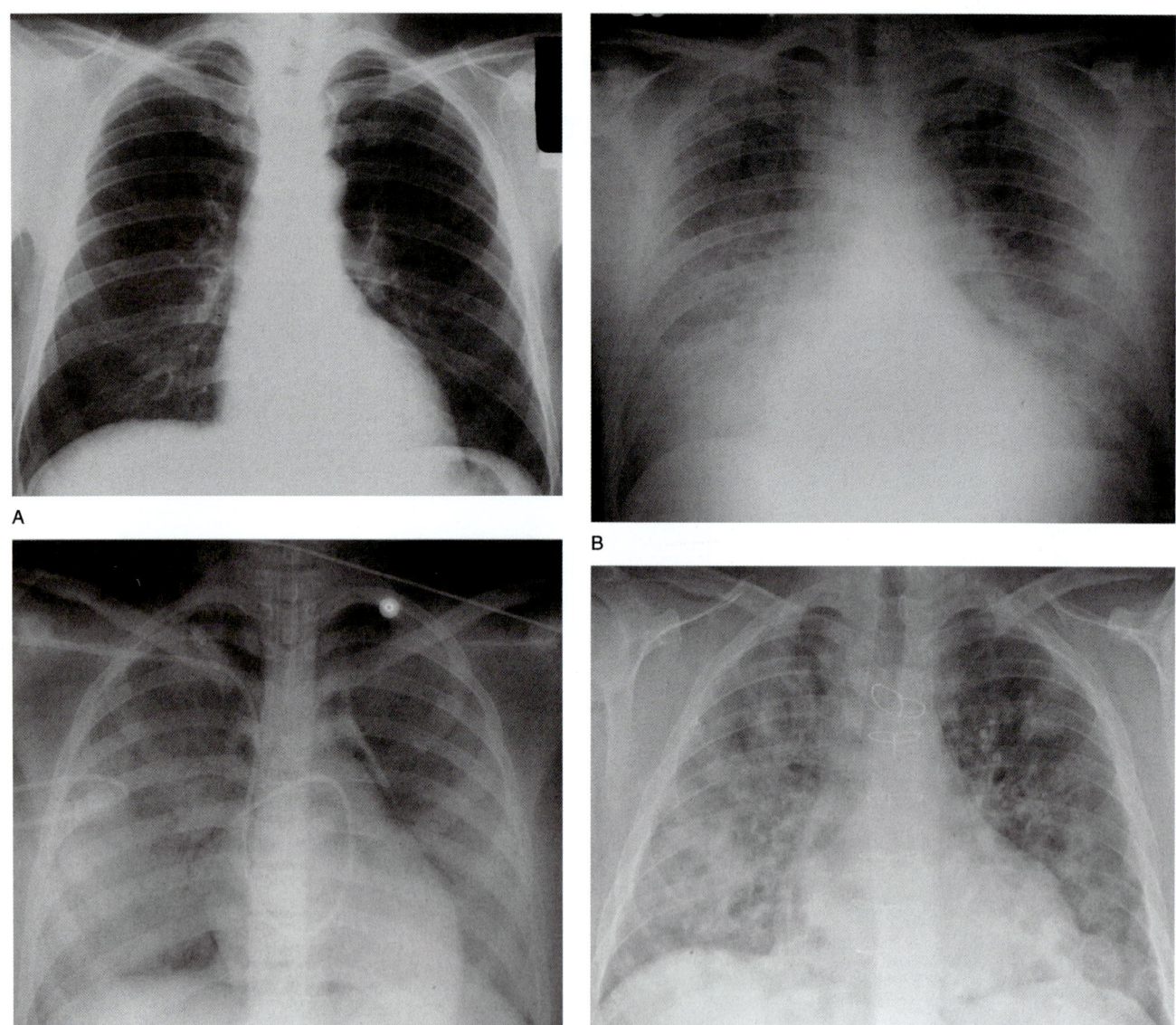

图 30-46 弥漫性肺泡病变模式。A. 正常后前位 X 线胸片供对比用。B. 心源性肺水肿，伴有严重对称的基底部为主的肺部阴影，伴有心影增大和可疑少量积液。C. 非心源性水肿，伴严重对称的弥漫肺部阴影；然而，心影大小是正常的，不伴有胸腔积液。该患者是急性呼吸窘迫综合征（ARDS）。D. 弥漫性肺泡出血（diffuse alveolar hemorrhage，DAH），可见斑片状，但相对弥漫肺部阴影，心影大小处于临界状态。这名患者患有系统性红斑狼疮。需要注意的是这种模式难以区分弥漫性肺炎和肺水肿，通常需要结合临床。

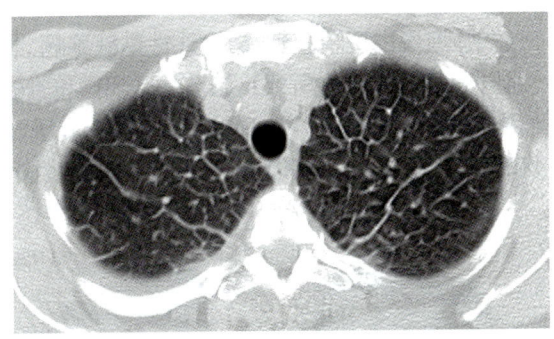

A

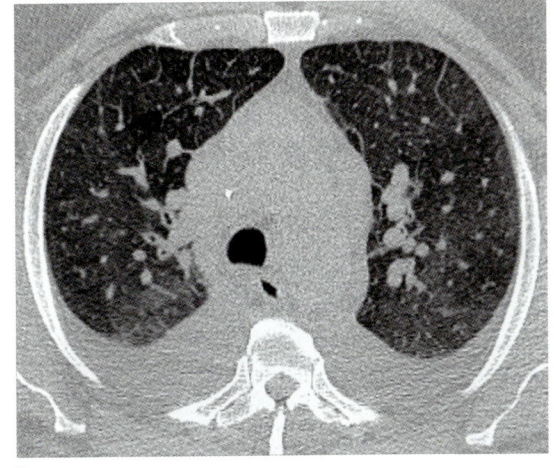

B

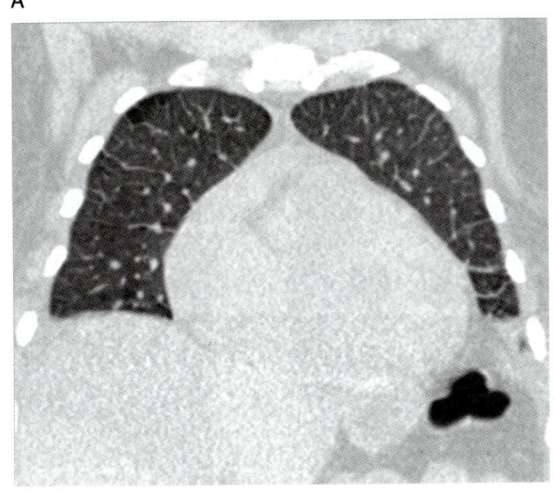

C

图30-47　肺间质水肿CT表现。A.轴向CT在肺尖显示典型的平滑小叶间隔增厚,是间质水肿标志。B.轴向CT在隆突水平可见附加轴向(支气管周围)间质增厚和血管怒张,表明肺间质水肿。同时可见双侧胸腔积液,与心力衰竭和容量超负荷一致。C.冠状CT清楚显示光滑小叶间隔增厚,是由于间质水肿所致,呈弥漫性。

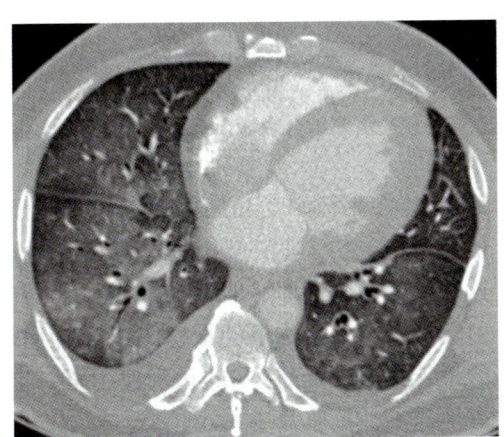

A

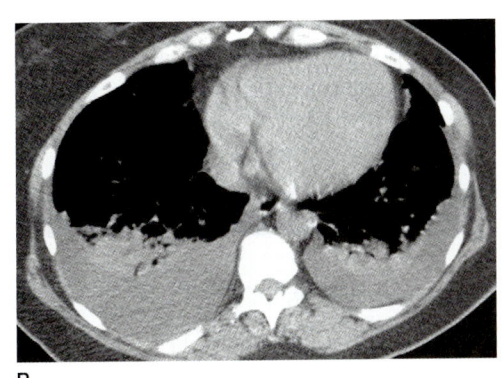

B

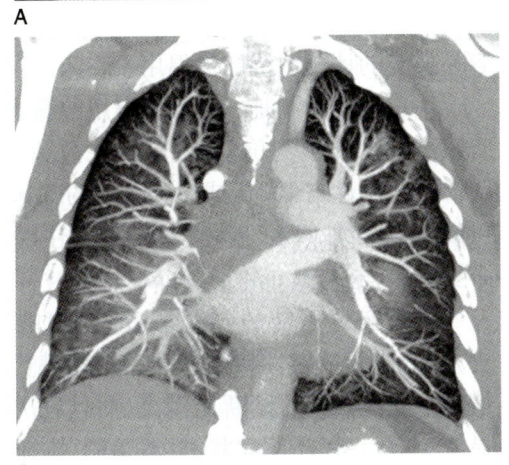

C

图30-48　肺泡水肿CT表现。A.轴向CT在肺底部可见弥漫磨玻璃阴影,反映了肺泡水肿。注意图中左心室扩张。B.轴向CT同一水平纵隔窗显示双侧胸腔积液,与心功能衰竭相一致。C.冠状MIP CT重建清楚地显示弥漫性磨玻璃阴影,沿支气管血管束更为突出,这是肺泡水肿特征。

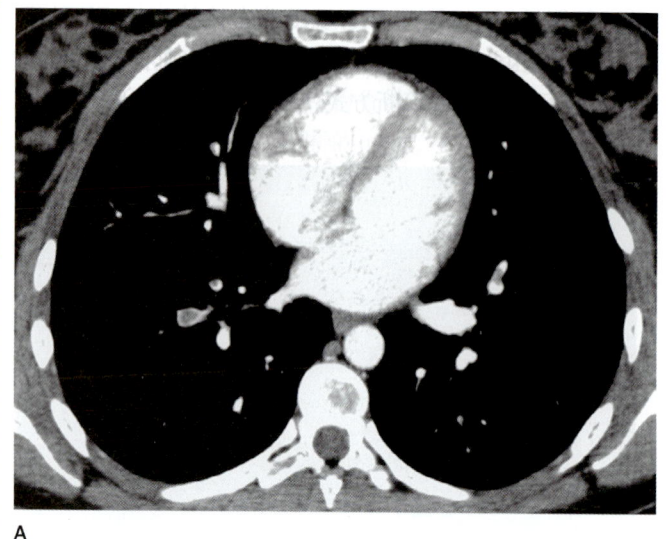
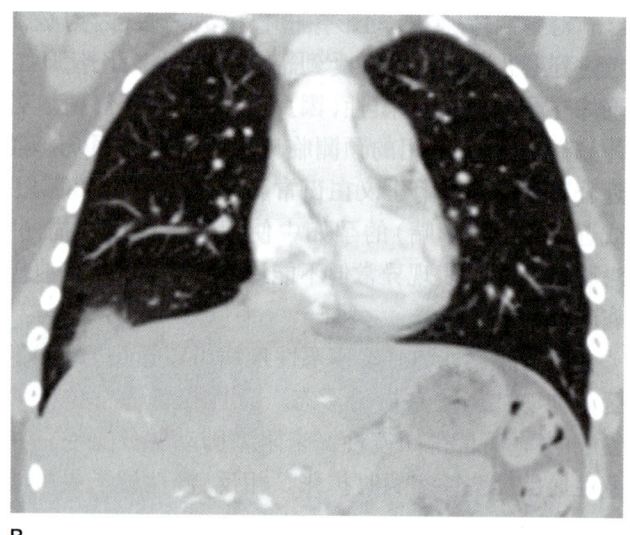

A   B

图 30-52　急性肺栓塞。A.肺底部轴位 CT 显示右下叶多发段动脉和左下叶前基底段动脉充盈缺损,符合急性 PE。B.冠状 CT 图像显示右下叶周边肺实变,形态符合肺梗死。

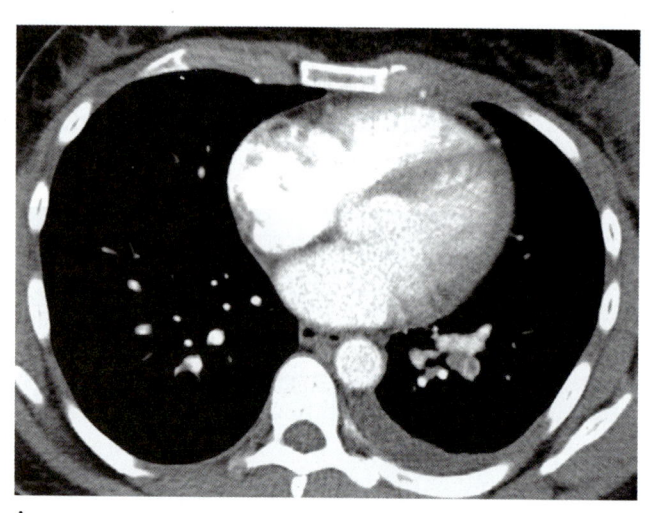
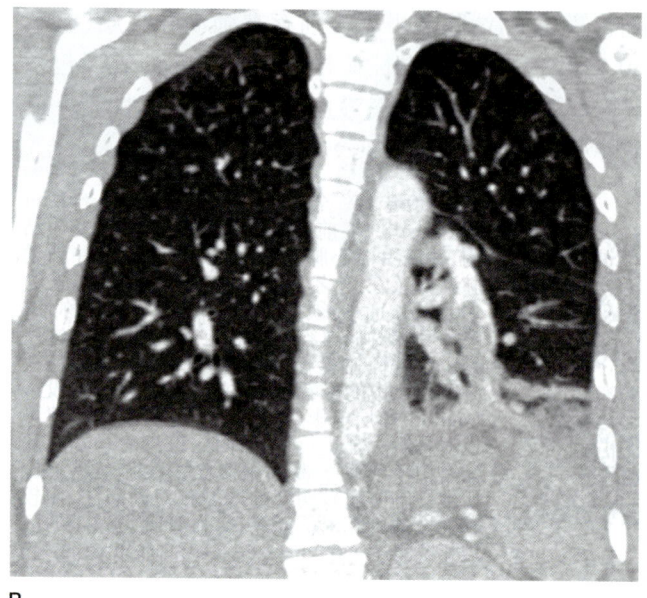

A   B

图 30-53　急性肺栓塞。A.肺底部的轴向 CT 显示左下叶各段动脉充盈缺损,与急性 PE 相符。注意存在少量左侧胸腔积液。B.冠状 CT 图像显示左下肺周围性实变,符合肺梗死。

■ 肺动脉高压

　　由于肺脏有双重血供(体循环和肺循环系列),肺血量略高于 100% 心输出量(经由肺循环为 100%,经主动脉起源的体循环支气管动脉为 1% ~ 2%),远远超过大脑、心脏、肝脏或肾脏(这些器官组成了高灌注器官组)。此外,肺循环是一种低压、低阻、高流量系统,生理适应能力较强,如组织缺氧时血管收缩(体内其他脏器的动脉反应与此相反,通常缺氧时血管舒张)以及通过最小的压力变化适应最大的流量变化能力。肺血管的管径和分布特点提供了深入研究心肺系统

病理生理学的机会,可以使用成像方法来探讨肺血管疾病。

　　正常人直立位肺血流量分布并不均匀。而且,血流分布模式随着运动过程中姿势的变化而变化,在各种心肺疾病中也不同。正常肺循环,由于肺血管阻力在整个肺脏是相对均匀的(体循环平均血管阻抗 1/10),重力和距心脏的距离是血流模式的主要决定因素。假设直立位成年人中正常平均肺动脉压为 15mmHg,在肺尖(2 ~ 3mmHg)和基底部(25mmHg)之间存在 22 ~ 23mmHg 的压力梯度。由于肺部的血管阻抗均较小,所以流向基底部的血流量大约是流向肺尖

10 倍。仰卧位时这些差异大大减小，后肺和前肺之间的压力梯度则要小很多；因此，仰卧位时肺部血流分布更为均匀。在健康人运动可以使心输出量和肺血流量增加 5 倍，由于肺血管阻抗降低，因此肺血管压力变化很小。毛细血管开放和血管扩张增加后，可降低肺血管阻抗。

在肺动脉或静脉压力增加或肺泡压升高的病理状态下，重力作为肺血流分布的主要决定因素的重要性也就有所下降。此外，气体交换和通气受损可能引起肺泡缺氧，并通过小动脉缺氧后收缩进一步干扰肺血流量分布。

肺"灌注区域"的概念是根据肺动脉、肺静脉和肺泡压力之间的关系将肺分为 3 个功能区域。在 1 区，平均肺泡压>动脉压>静脉压，灌注最小。在 2 区，平均动脉压>肺泡压>静脉压，灌注呈随脉搏波动性。在 3 区，平均动脉压>静脉压>肺泡压，灌注是连续的。正常健康人不会表现出 1 区的生理学特征；然而，进行高水平呼气末正压（positive end-expiratory pressure，PEEP）机械通气患者或 COPD 和空气潴留患者可能出现大面积 1 区生理特征的灌注区。此外，以左室功能不全为特征的心脏疾病表现为左心房以及肺静脉压力升高。在短期内，可能会导致血管重新分布（肺血管头向化）或肺水肿（如果急性和更严重）。从长远来看，肺动脉循环和右心室的适应机制，包括血管阻抗增加和右心室肥厚扩张，最终导致肺动脉压升高；随后发生肺动脉高压。了解基础病理生理学对于诠释肺动脉高压的影像学表现很重要。

从广义上讲，肺动脉高压是一种肺血流动力学改变的病理生理状态，包括肺血管阻抗增加和随后平均肺动脉压增加超过 25mmHg（目前的诊断标准）。病理生理学、目前 WHO 分类和肺动脉高压治疗会在第 72 章进行描述。

诊断肺动脉高压的参考标准是右心导管检查，一种允许直接测量右心室压力和肺动脉压的有创诊断方式，同时间接测量整个心动周期的肺静脉压。尽管超声心动图可通过多普勒技术测量心脏收缩期间通过三尖瓣反流的射流速度来估计肺动脉压力，但无创成像测试不能直接测量压力。根据颈部静脉扩张的物理评估估计，右心房压力通常被认为是中心静脉压力加上 7~8mmHg。多普勒超声不能直接测量这些压力。

然而，从诊断的角度来看，影像学检查对肺动脉高压存在与否和潜在病因可能会提供重要线索。前

毛细血管肺动脉高压（定义为平均肺动脉压>25mmHg，PCWP<15mmHg）和毛细血管后肺动脉高压（定义为平均肺动脉压>25mmHg，PCWP>15mmHg）血流动力学特征一般可以由先进的成像技术区分。前毛细血管肺动脉高压包括肺动脉高压、肺实质性疾病导致的肺动脉高压、慢性血栓栓塞性肺动脉高压和其他原因所致的肺动脉高压（WHO Ⅰ、Ⅲ、Ⅳ、Ⅴ类）。毛细血管后肺动脉高压包括与左心疾病相关的肺静脉高压（WHO Ⅱ类）。

影像学检查对区分导致肺动脉高压的不同病因很重要，包括肺实质疾病、左心室衰竭和慢性血栓栓塞性肺病，因为这些疾病的治疗有很大差异。

胸部 X 线片虽然对肺动脉高压早期诊断不敏感，但有助于对疑似肺动脉高压进行初步评估。其价格低廉，且可普遍应用，可提供评估心脏大小和肺血管管径和分布依据，并提示充血性心力衰竭或弥漫性肺实质疾病。研究结果表明，直立后前位 X 线胸片，PCWP 如果在 13~18mmHg，通常有血管重新分布，上肺野血供相对增多；如果在 18~25mmHg，出现间质性肺水肿；如果>25mmHg，通常有肺泡水肿和胸腔积液。如果在这些临床情况中存在肺动脉高压，强烈提示左心室衰竭是可能的致病因素。

胸部 CT 和 MRI 越来越多建议用于诊断检查，用于提供关于肺实质、心脏解剖和功能以及肺血管系统状态的相关详细信息，这些检查带给患者的风险很小。

胸部 CT 在评估疑似肺动脉高压患者中发挥重要作用，是显示肺实质疾病最好的影像学检查。肺动脉高血患者胸部 CT 上肺实质表现正常能够有效排除 COPD 或 ILD 导致肺动脉高压的可能性，提示应该寻找其他可能的病因。

此外，胸部 CT 也可用于直接评估疑似肺动脉高压患者的肺动脉情况。据报道，距离肺动脉瓣 2cm 处测量的主肺动脉口径>29mm 判断肺动脉高压的敏感度为 84%、特异性为 75%，通过有创成像证实其阳性预测值为 97%。另外，如果主动脉最大横径大于近端升主动脉，则存在肺动脉高压，其敏感性为 70%，特异性为 92%，阳性预测值为 96%。需要注意在进行这些测量时应该首先确定升主动脉不是动脉瘤。

另一项提示肺动脉高压的胸部 CT 表现为段肺动脉增宽，即段肺动脉直径大于伴行支气管直径 1.25 倍。阳性发现的综合判断增加了诊断的可信度。例如，主肺动脉扩张（>29mm）同时伴 4 个段肺动脉中 3 个（动脉直径/支气管直径>1.25）增大，对诊断肺动脉

高压特异性非常高(100%)。但是,如果存在肺纤维化或肺气肿,则肺动脉直径与肺动脉高压严重程度之间的相关性大大减弱。此时,结合这些发现足以提示诊断。

一项比较右心导管检查和胸部 CT 的前瞻性研究表明,在非 ILD 患者中通过 CT 测量到的主肺动脉直径(main pulmonary artery diameter,MPAD)与肺动脉高压相关性[MPAD>31.6mm,阳性预测值(positive predictive value,PPV)为 90.0%,阴性预测值(negative predictive value,NPV)为 58.3%]明显高于 ILD 患者的测量结果(MPAD > 25mm,PPV 为 46.3%,NPV 为 83.8%),尽管两组肺动脉高压患者 MPAD 均明显高于无肺动脉高压患者。其结论是基础诊断为 ILD 患者,即使是肺动脉直径正常,也很可能存在肺动脉高压。在肺动脉高压中还可以看到支气管动脉增宽直径超过 1.5mm,这种征象可能在慢性肺血栓栓塞性疾病中更为常见。

几种肺实质病变表现与肺动脉高压相关,但并不能单独用于诊断,并不具有足够的敏感性或特异性。首先是马赛克征,更常见于慢性肺血栓栓塞性疾病引起的肺动脉高压,但也可见于其他存在小气道疾病而无肺动脉高压的情况。可表现为弥漫小叶中心型磨玻璃微结节,类似于在过敏性肺炎中所观察到的微结节,病理上认为是胆固醇肉芽肿或大的丛状动脉病变,7%~47%肺动脉高压患者中曾有描述有这种表现。

MRI 目前用于评估先天性心脏病的参比标准,它能准确描述结构改变、心脏位置、心内分流、心房-心室及心室-血管之间的关系和血管大小,以及室壁运动和瓣膜异常。它是评估右心室解剖和功能最有用的方式,而右心室解剖和功能是决定肺动脉高压预后的一个关键因素。此外,MRI 通过延迟的对比增强,能够独特地检测与此前是否存在梗死、心肌炎或心肌浸润性疾病相关的心肌瘢痕及其程度,这些发现可能与左心室功能障碍和肺静脉高压有关。与多普勒超声心动图相似,MRI 可用于使用相位对比成像来定量测量血流速度,从而可以估计动脉内压和心内压。然而,与超声心动图相比,MRI 的主要优势在于可以设置任意平面而不受声窗限制,准确性更高和可重复性强。随着 MRI 技术发展将进一步增加其临床实用性。可以想象,今后先进的 CT 和 MRI 技术组合能够对疑似肺动脉高压患者的心肺单位提供全面的解剖和功能评估,相当比例患者不需要侵入性右心导管术(图 30-54~图 30-56)。

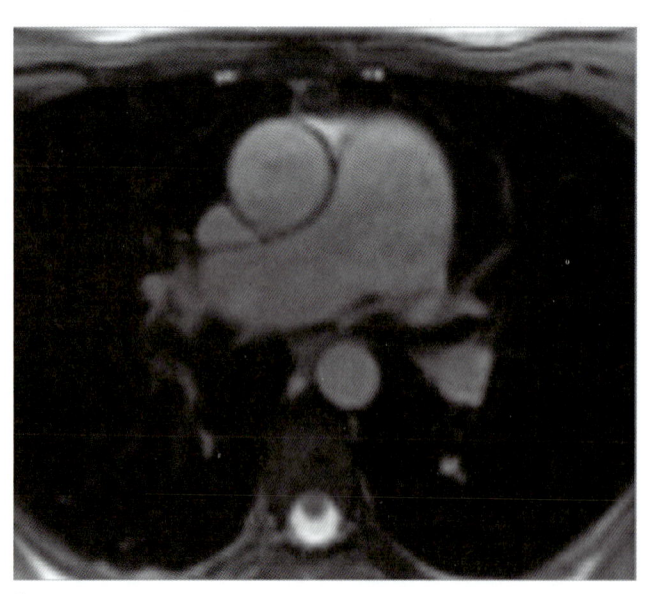
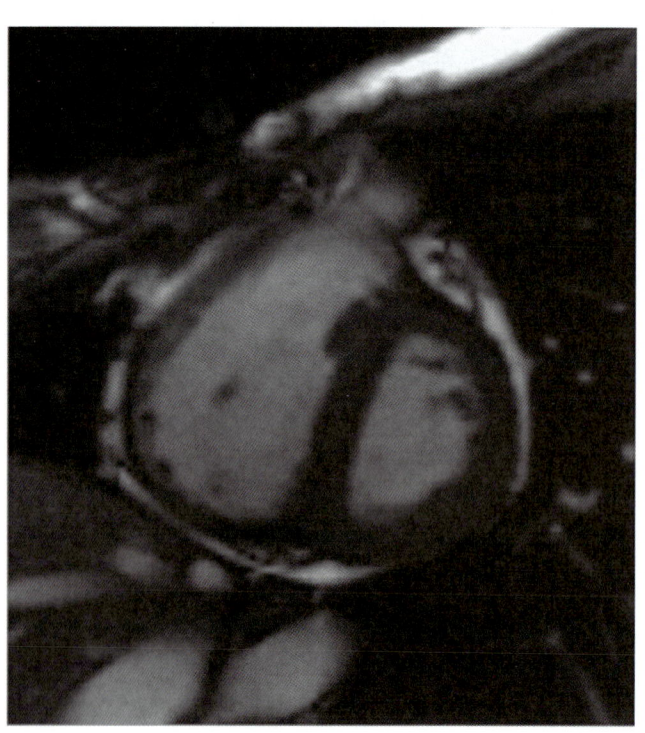

A

B

图 30-54　肺动脉高压和右心室张力增高。A. 稳态自由进动轴位 MR 图像("亮血")显示中心肺动脉扩张,主肺动脉直径大于升主动脉,符合肺动脉高压表现。B. 心脏短轴 SSFP MR 图像显示右心室扩张和室间隔平直,表明右心室张力增高。由于通常左心室压力较高,室间隔通常凸向右室。

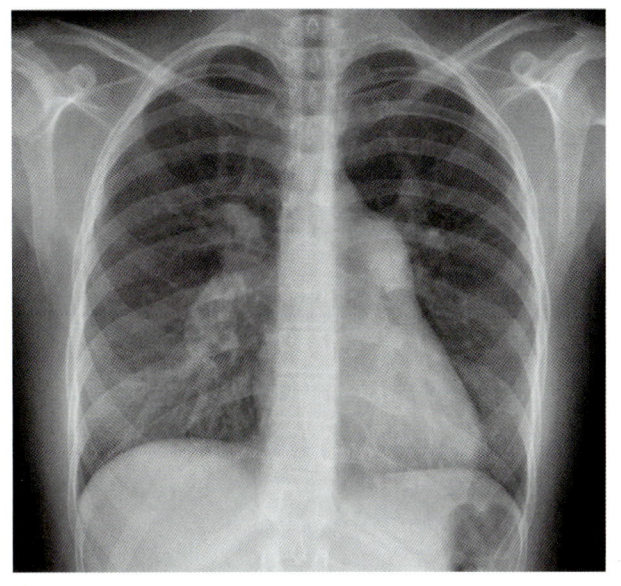

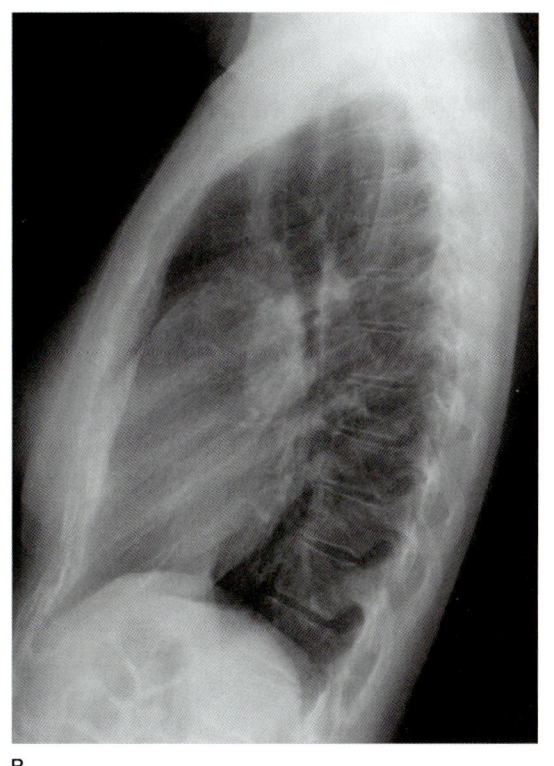

A B

图 30-55　心脏分流引起的肺动脉高压。(A)后前位、(B)侧位 X 线胸片显示中心肺动脉中度扩张,继发于长期未纠正的房间隔缺损(atrial septal defect,ASD)。

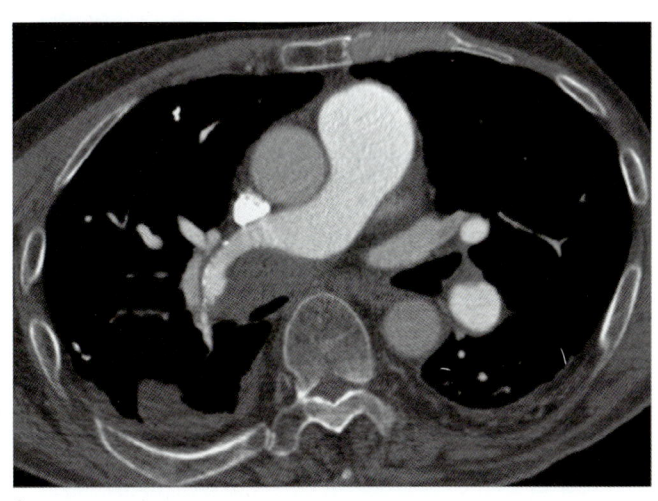

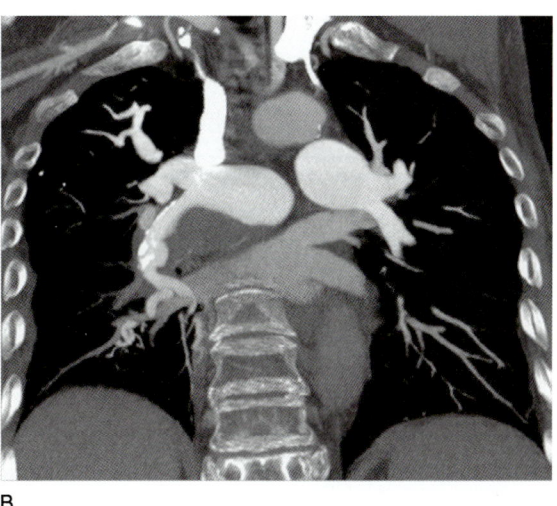

A B

图 30-56　慢性血栓栓塞性肺动脉高压(CTEPH):(A)轴位 CT 图像和(B)冠状 MIP CT 图像显示中心肺动脉明显扩张,右主肺动脉部分闭塞性充盈缺损、肺动脉扭曲以及血管直径不对称。这一系列的发现提示 CTEPH。

胸膜、膈肌和胸壁疾病

　　胸膜间隙、膈肌和胸壁的影像学检查在诊断和评估涉及这些结构的常见临床重要疾病中具有重要作用。

■ 胸膜疾病

　　从影像学角度,胸膜病变可以大致分为三大类:气胸、胸腔积液以及胸膜增厚、结节或肿块。这些将在下文描述。

气胸

　　虽然通常将气胸归于胸膜疾病的亚组中,但其特征是在胸膜腔内出现气体,将壁层与脏层胸膜分隔,这很少与胸膜本身的疾病过程有关(另见第 31 章)。相反,其发生往往与肺或胸壁病变有关。尽管如此,气胸是一个非常重要的临床诊断,因为如果未检测出或没有得到适当治疗,它可能会并发很多病变甚至死亡。

影像学在气胸诊断中一般非常准确。唯一的例外是在仰卧位床旁 X 线胸片对检测小气胸相对不敏感。在这种情况下,如果在单侧胸腔的最上方(仰卧位时前外侧肋膈角)透过度增加,称为"深沟征",则应该怀疑气胸。这个发现提示应该拍摄侧卧位 X 线胸片,让患者怀疑气胸的一侧处于上方;阳性发现为上方半侧胸腔可见边缘锐利的透过度增高区。

另一方面,直立后前位 X 线胸片对气胸非常敏感,甚至可以发现非常少量的气胸,表现为肺尖外侧和上方的新月形透过度增高区,与肺实质之间有一条细细的胸膜线分隔。如果对是否存在非常少的气胸存在疑问,呼气相 X 线胸片通过增加气胸的显著性有助于鉴别。因为呼气时肺体积会减小而气胸体积保持不变,导致气胸在半侧胸腔所占体积的比例增加。另外,肺实质密度相对于气胸会轻度增加。

最后,CT 是检测气胸最准确的方式,甚至可以显示出 X 线胸片无法检测到的微小气胸(<1%)。

特殊情况包括张力性和局限性气胸。诊断张力性气胸临床需要紧急治疗。张力性气胸在 X 线胸片上表现为显著肺萎陷、纵隔向对侧移位和同侧膈肌下移。它通常会导致呼吸和心血管功能衰竭,需要紧急减压。局限性气胸发生在壁层和脏层胸膜之间有炎性或肿瘤性粘连时,导致气体局限性非重力梯度积聚分布于胸膜腔不同间隙。

影像学检查也可以用于监测气胸,例如决定是否以及何时放置胸腔导管,同时查找病因。大多数气胸是创伤性的(肋骨骨折或肺撕裂伤)或者医源性的(肺、纵隔或胸壁介入性操作过程中,包括经皮、经支气管镜或手术)。CT 是显示肋骨骨折和肺裂伤的最佳成像方式。有时候,患者会出现自发性气胸,这在大多数情况下与肺大疱破裂有关,可发生于 COPD 或囊性肺病患者;在某些情况下,有些病因不清。

慢性气胸通常伴有胸腔积液,导致液气胸。液气胸通常与外科手术、恶性肿瘤或严重感染如脓胸有关。因为在胸膜腔内发生产气感染非常罕见,慢性气胸提示可能存在支气管胸膜瘘(图 30-57,图 30-58)。

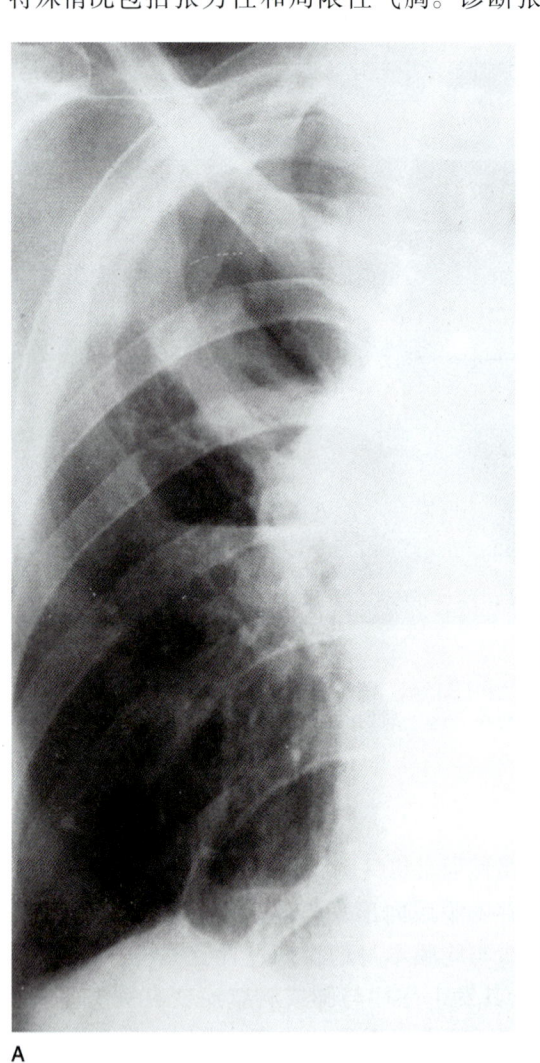
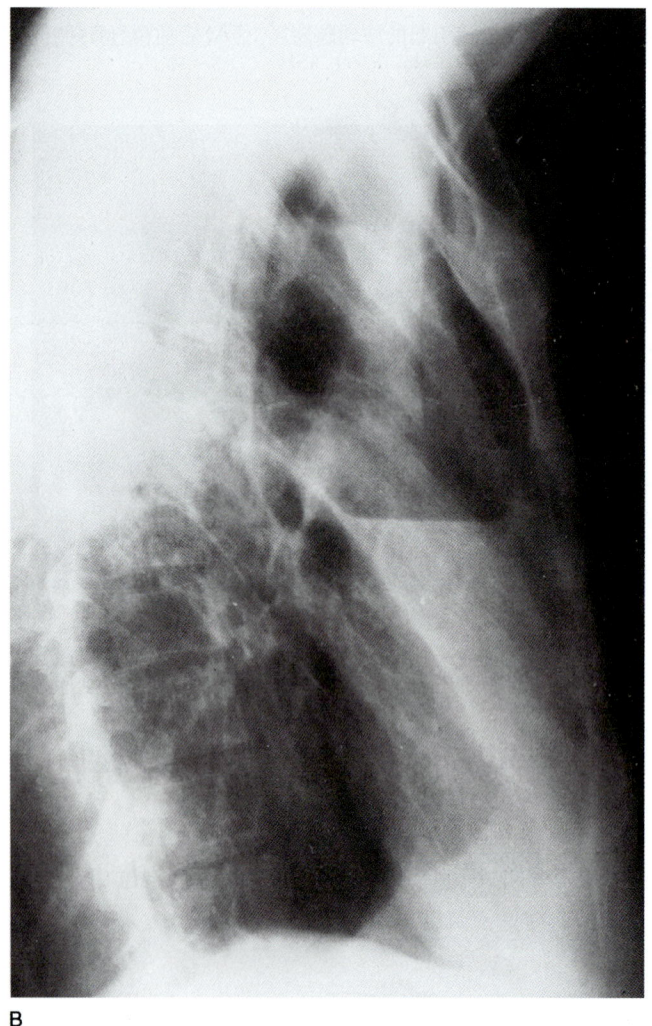

A   **B**

图 30-57　液气胸。A. 后前位视图。可见明显的气液平面重叠于右肺门上。B. 侧位视图。液体和空气在肺门前。这些发现很难与肺空洞病变相区分,但边缘非常薄表明病变在胸腔内。这是一例继发于术后支气管胸膜瘘的液气胸。

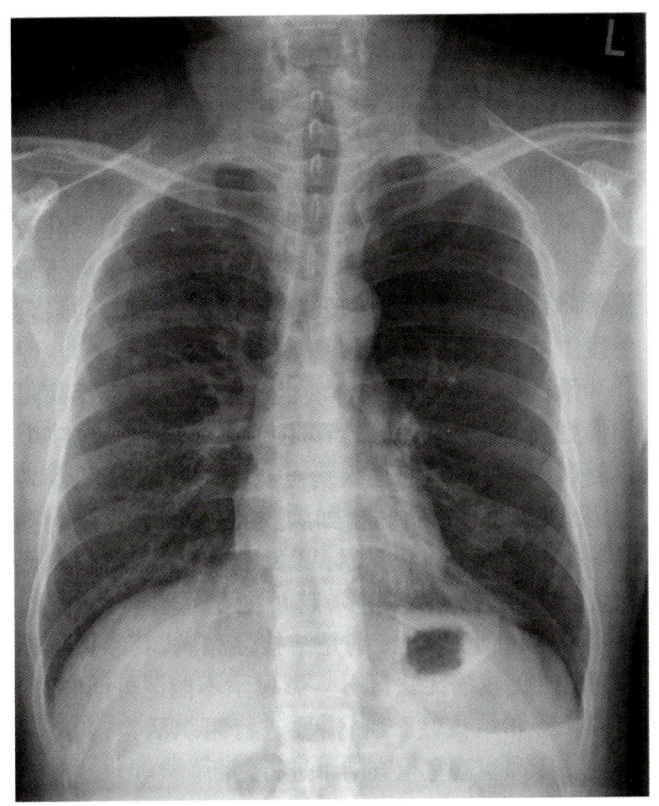

A

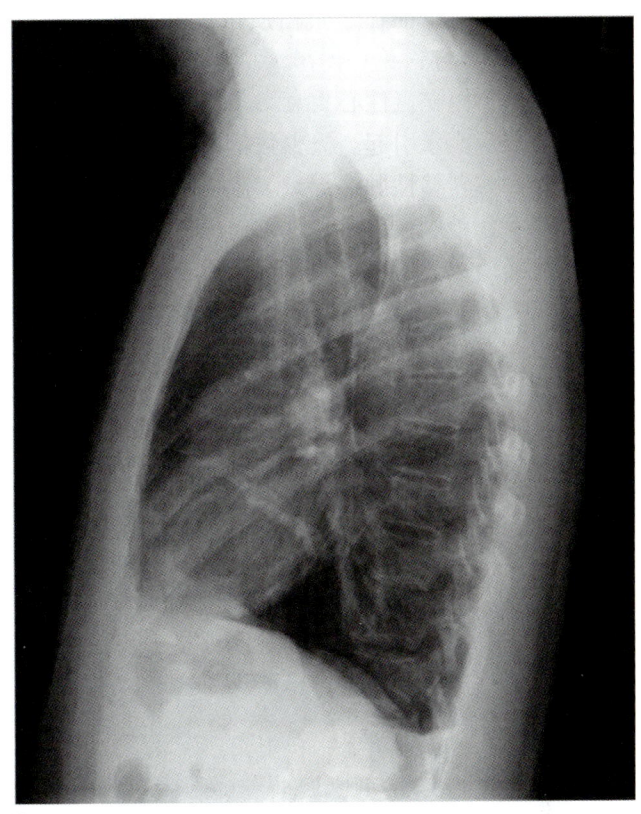

B

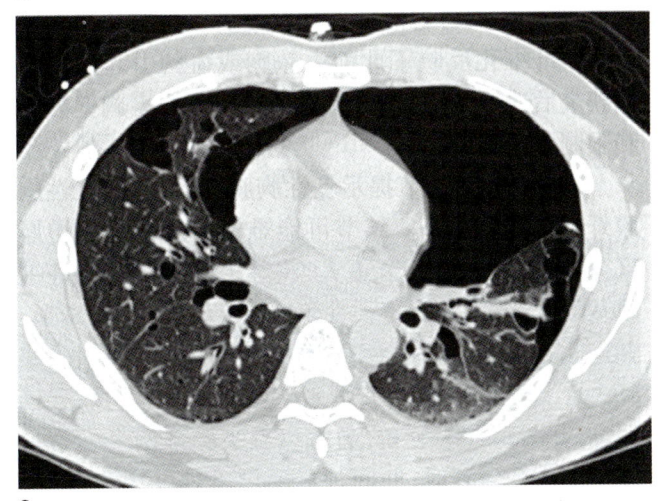

C

图 30-58　双侧气胸。(A) 后前位和 (B) 侧位胸部 X 线片显示双侧气胸,右侧约 20%,左侧约 40%。患者为自发性气胸。C. 肺底部周围 CT 检查证实双侧气胸,同时显示病因为多发性肺囊肿。患者为 Birt-Hogg-Dubé 综合征,这是一种导致肺囊肿的遗传性疾病,该病易出现复发性自发性气胸。

胸腔积液

胸膜腔中的液体 X 线胸片上呈现为均匀的阴影,通常处于胸膜腔下垂部位。在后前位胸片上几乎不可察觉或易被忽略的少量胸腔积液在侧位胸片上常常显而易见,表现为后肋膈角钝。显示少量胸腔积液最佳的并非 CT 影像学检查而是侧卧位胸片,疑有胸腔积液的一侧位于下方。使用这种技术,可以检测到少至 25mL 积液。胸腔积液较多通常也使后前位 X 线胸片外侧的肋膈角变钝。

有时胸腔积液处于膈肌和肺部之间,即肺内或肺下部,使肺向上移位,外侧肋膈角依然保持锐利。如下情况应怀疑存在肺底积液:如果出现膈肌抬高,尤其是在正位 X 线胸片中膈肌侧方抬高;后肋膈角后方变钝;或者胃泡从清晰的左半膈圆顶分开超过数毫米(然而最后的发现通常是正常的)。CT 对确定胸部 X 线片可能无法检测到的少量胸腔积液特别敏感。在重症监护病房,许多床旁 X 线胸片仰卧位拍摄并未显示积液,而 CT 成像有助于发现较大量胸腔积液诊断。

胸腔积液可分为漏出液和渗出液两大类。漏出液的特征在于相对于血浆表现为蛋白质浓度低,细胞

行分类,不需要进行区域定位。例如,可通过 CT 或 MR 对不同病因进行准确鉴别,如脊柱旁肿块、神经源性肿瘤、血管病变和食管肿物(图 30-62,图 30-63),而不是将肿物简单分类为后纵隔肿物。

本节重点介绍淋巴结和胸腺疾病。心脏和血管疾病超出了本教材的范围,仅作简要介绍。肺血管疾病之前已经描述过。食管疾病和脊柱或脊柱旁疾病也作简要讨论(图 30-64)。

在讨论纵隔肿瘤之前,这里先重点强调 CT 在术后患者疑似纵隔感染时的评估作用。

纵隔炎是多种心胸外科手术的灾难性并发症,如果不能及时识别并积极治疗常常发生致命的后果。在心脏、中心血管、肺部或食管手术后短时间内,在纵隔内出现少量气体和液体可以的。这些气体和液体往往会在数小时或数天内消退。然而没有时间规律性可以协助判断哪些纵隔气肿或纵隔积液明确属于病理性,有一些一般原则有助于指导这些表现的决策

管理:①预计任何术后纵隔积液或积气都将随着时间的推移而减少,如果增多,则应怀疑出现纵隔炎的可能;②大量积液和积气(最小直径>2cm)几乎都是病理性的;③任何术后持续大于 1 周纵隔积液或积气可疑为病理性,如果出现如下情况怀疑指数增加:患者临床恶化、有支持感染的实验室结果(如白细胞增多伴核左移),以及 CT 有提示活动性炎症特征,如积液周边出现边缘强化。任何这些发现都提示应该通过经皮或手术引流积液并给予广谱抗生素进行积极治疗。

自发性纵隔气肿具有不同的临床意义,如果发生,则可能提示预后不良,如食管穿孔(需要紧急手术治疗),或与气压伤和远侧气道或腺泡撕裂相关的相对良性状态。临床相关方面及仔细临床观察对区分这些病因非常重要(图 30-65)。

前纵隔内肿块的典型鉴别诊断包括淋巴结肿大、胸骨下甲状腺肿或甲状腺肿瘤、胸腺增生和胸腺肿瘤以及生殖细胞肿瘤。可根据患者年龄、临床表现、其

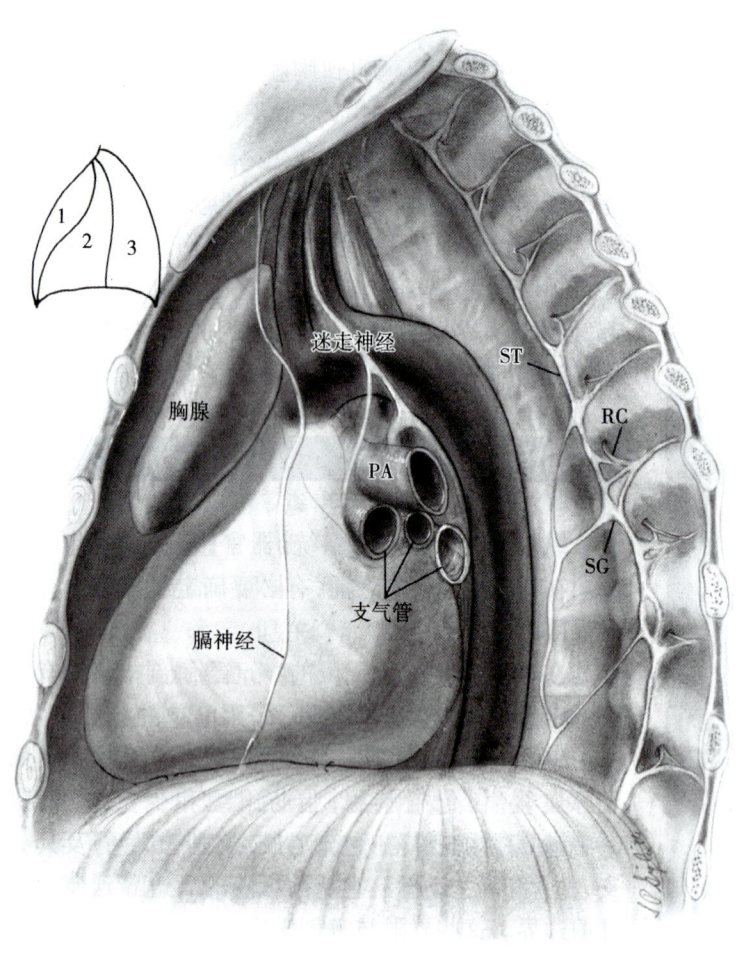

A

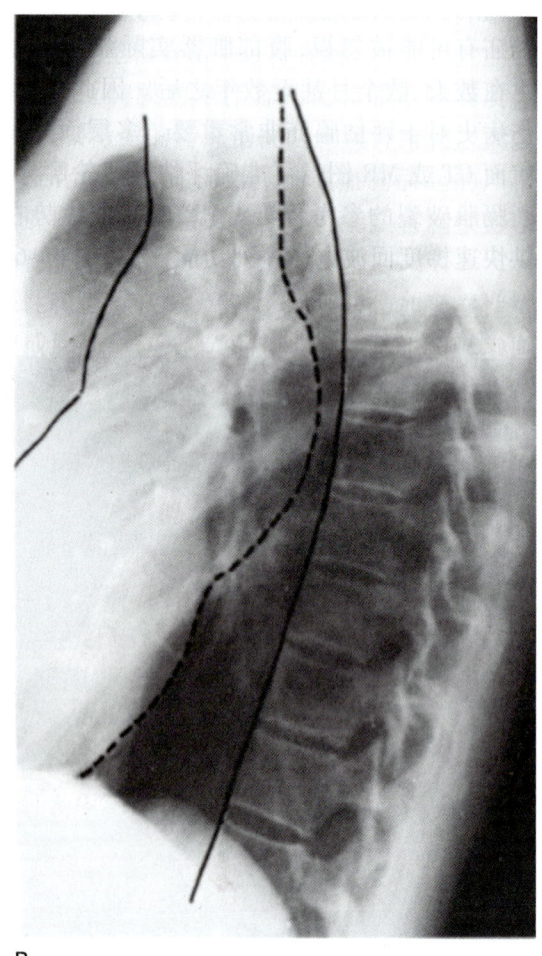

B

图 30-62 纵隔分区:A.纵隔分区解剖图。小示意图(左上)中进一步划分(1. 前;2. 中;3. 后)对应于 B 中黑色实线所指定的区域。PA:肺动脉(pulmonary artery);ST:交感神经干(sympathetic trunk);SG:交感神经节(sympathetic ganglion);RC:神经交通支(ramus communicans)。B.纵隔放射学分区。实线勾画出了前纵隔、中纵隔和后纵隔。虚线表示解剖学家常规使用的中后纵隔分割。获授权引自:JONES KW, PIETRA GG, SABISTON DC. Primary neoplasms and cysts of the mediastinum//Fishman AP(ed). Pulmonary diseases and disorders. New York:McGraw-Hill,1980:1490-1521.

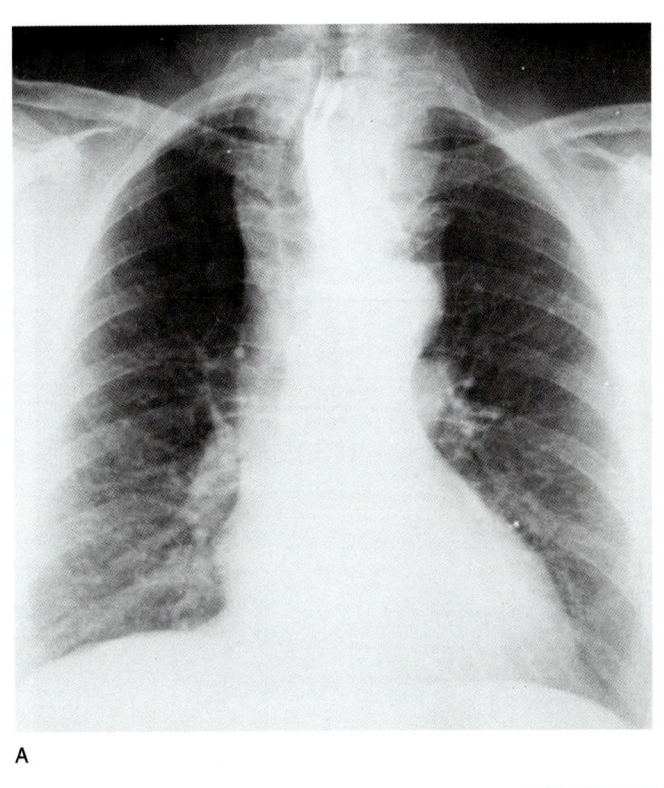

A

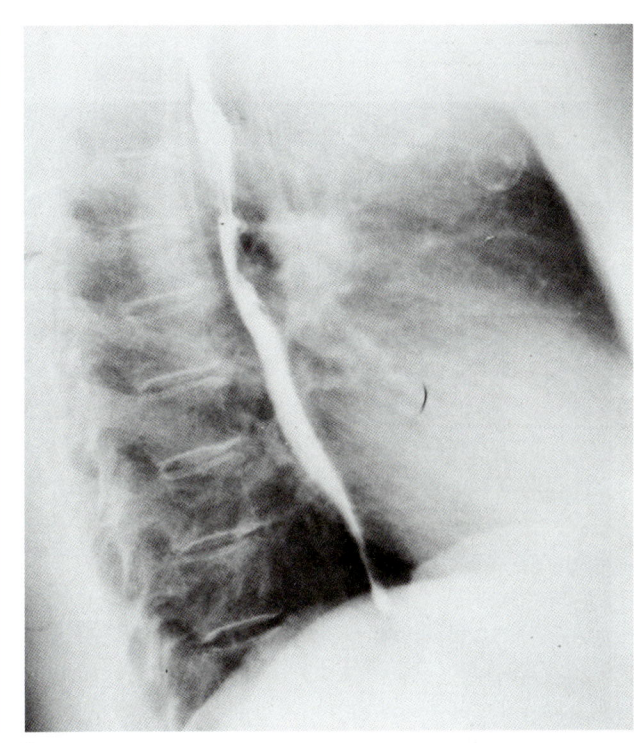

B

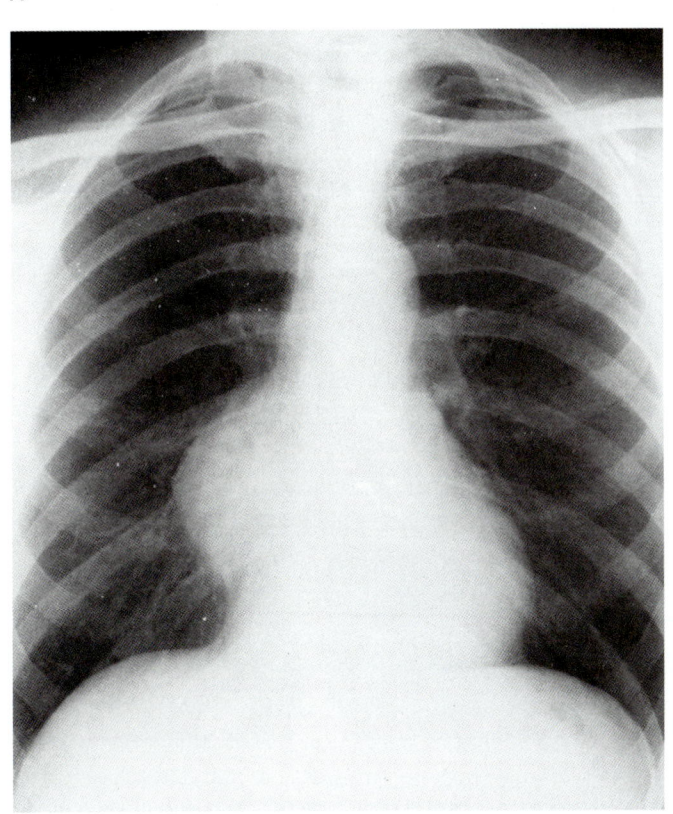

C

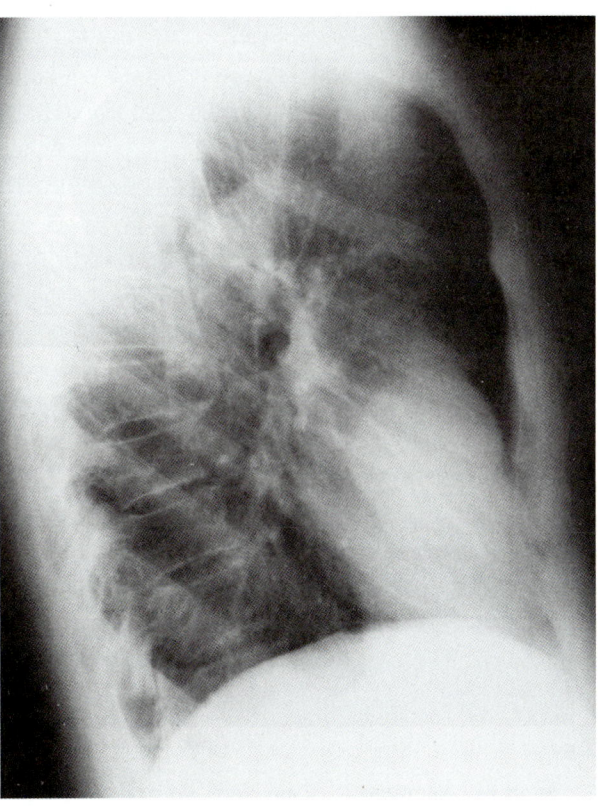

D

图 30-63　纵隔肿块影像学图:胸骨下甲状腺。A. 后前位视图。颈部大肿块向在锁骨下方延伸。气管和食管向右移位。B. 侧位视图。气管和食管也向后移位。肿块中可见几处钙化。C. 后前位视图位于右心边缘旁并与之分离肿块(胸腺瘤)。D. 侧位视图。肿块也覆盖心影前部。尽管在 X 线胸片上界限很清楚,但肿块可能是侵入性或非侵入性胸腺瘤,需要 CT 进一步了解详细特征。

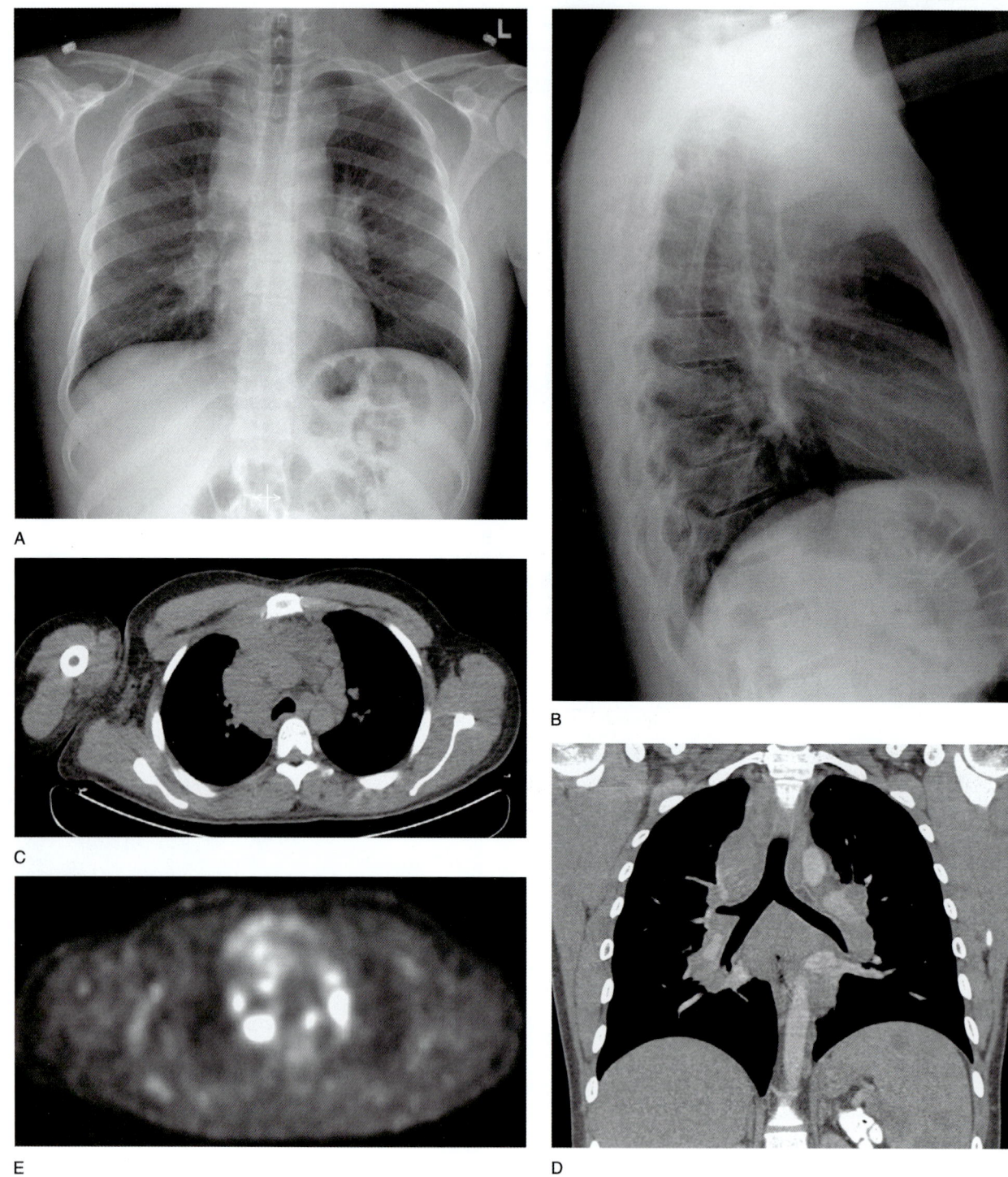

A

B

C

D

E

图 30-64　淋巴结肿大。(A)后前位和(B)侧位胸部 X 线片显示双侧气管旁纹理明显增粗,双侧肺门部轻度突出,符合纵隔和肺门淋巴结肿大。(C)轴位非增强 CT 和(D)冠状位增强 CT 更能显示纵隔和肺门淋巴结肿大的程度。病理证实为大 B 细胞淋巴瘤。E. 轴位 FDG-PET 上肺野水平显示增大的纵隔淋巴结内葡萄糖摄取增加,表明代谢活性增加。这项研究可以用于监测治疗反应。

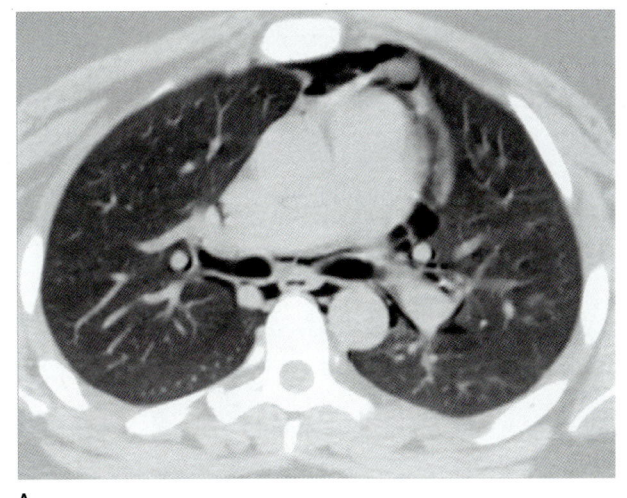
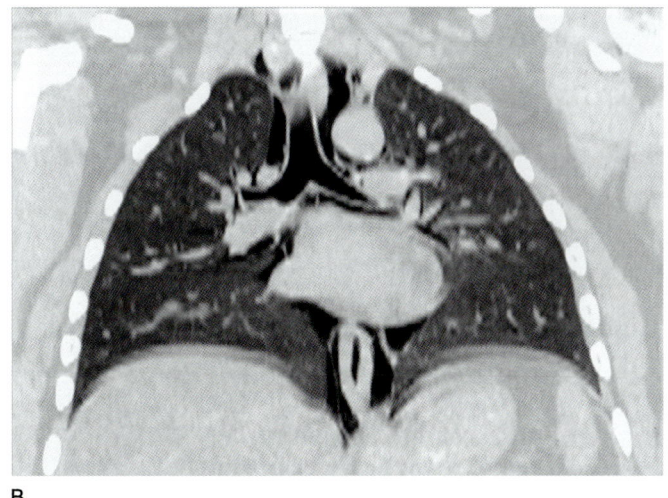

A　　　　　　　　　　　　　　　　　　　　B

图 30-65　纵隔气肿。A. 轴向 CT 在主支气管水平显示在前、中、后纵隔内存在气体,符合纵隔气肿。B. 冠状 CT 显示纵隔气肿的范围。注意没有气胸。还有轻度的肺间质性肺气肿,表现为平行于近端气道的线状透亮区。这名患者由于严重哮喘加重导致气压伤。

在前纵隔内的位置以及 CT 或 MR 上表现进行鉴别。

甲状腺肿物无一例外位于前纵隔上部,经常压迫气管和食管或导致二者移位。在 CT 上,甲状腺由于碘含量高在平扫时表现为特征性的高密度,多结节性甲状腺肿常常表现为非均质性组织,在实性甲状腺实质背景内含有囊性和钙化阴影。因此,CT 或 MR 上有这些成像特性的前上纵隔肿物,与甲状腺有明确连续性,被认为是甲状腺肿瘤或多结节性甲状腺肿,除非证明还有其他原因。

如果前纵隔肿块不是源自甲状腺,那么通过影像学检查对生殖细胞肿瘤、胸腺瘤和淋巴瘤进行鉴别诊断非常具有挑战性;这种情况下常需组织活检确诊。尽管如此,一些临床和影像学特征可能会提示特定诊断。例如生殖细胞肿瘤往往年轻患者多见,通常异质性大——特别是 CT 上前纵隔肿块内出现脂肪和钙化可以诊断为畸胎瘤。畸胎瘤也可能含有囊性成分。胸腺增生或肿瘤趋向于符合胸腺三角形(特别是良性胸腺瘤,尽管侵袭性胸腺瘤和胸腺癌外形可能相对不规则)。老年患者发生胸腺瘤,可能与重症肌无力有关。由于正常胸腺存在细胞内脂质,因此使用质子化学位移 MR 可以鉴别胸腺增生和胸腺瘤或淋巴瘤胸腺浸润,可在反相位序列中发现信号缺失。另外,淋巴瘤发病年龄范围宽(霍奇金病具有双峰分布),在 CT 和 MR 上通常是均一的,但治疗后可能出现不均一改变(图 30-66,图 30-67)。

胸部淋巴结肿大的鉴别诊断极为广泛,最好使用 CT 或 MR 进行评估。解剖学上,胸腔大淋巴结群可分为腋窝、锁骨上(包括下颈部)、纵隔和双侧肺门。较小淋巴结群包括胸内(乳房)、前心膈(或心旁)和膈脚

后。纵隔淋巴结站进一步细分为血管前、气管旁(上、下、左和右)、主动脉下(或主肺动脉窗)、隆突下、主动脉旁和食管旁。

CT 或 MR 上的正常淋巴结外形呈卵圆、肾形,有脂肪门,其最小直径小于 1cm。一个异常淋巴结往往是圆形的,失去了门的轮廓,并且其最小直径超过 1cm。重要的是强调早期肿瘤或感染性疾病在 CT 或 MR 上淋巴结可能是"正常"的,但 CT 或 MR 上"异常"淋巴结实际上从病理角度来看绝不会正常,即使诊断从临床角度并无明显意义。

从影像学角度来看,确定纵隔淋巴结肿大的病因需评估肿大淋巴结大小、形态、数量和位置。CT 或 MR 增强扫描的作用有限,但 PET/CT 检测 FDG 摄取可能有帮助。存在钙化也是缩小鉴别诊断的重要标志。

纵隔和胸部淋巴结肿大的总体评估应采用以下流程。

在排除其他诊断后,融合的聚集性巨大(> 2 ~ 3cm)淋巴结病通常是恶性的,考虑的病因包括淋巴结转移和淋巴瘤,特别是高级别大 B 细胞淋巴瘤或霍奇金病。前纵隔、血管前淋巴结肿大倾向于淋巴瘤。对诊断不明确或未确定的病例,如果医师认识典型的淋巴引流通路,那么疾病的分布可能有助于阐明原发性肿瘤的起源。例如,肺癌常见同侧肺门、隆突下和气管旁淋巴结肿大;头颈部鳞状细胞癌常累及锁骨上淋巴结;乳腺癌常累及同侧腋窝和胸内淋巴结;肝细胞癌通常累及前心膈淋巴结(心旁淋巴结)。

播散性淋巴结肿大受累的淋巴结数量增多、分布对称并涉及多个淋巴结站以及淋巴结中重度增大提

513

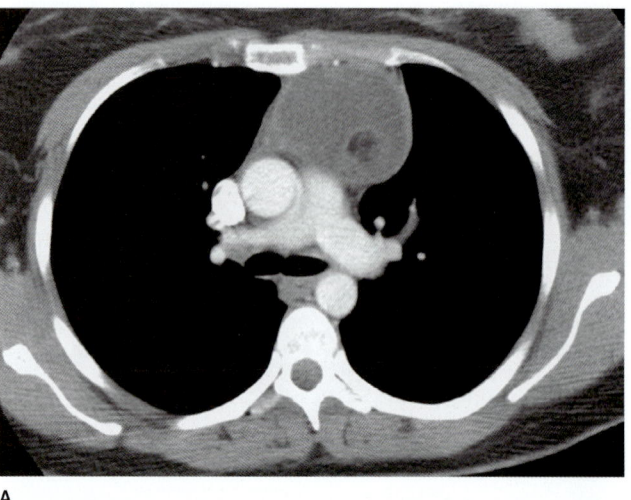

A

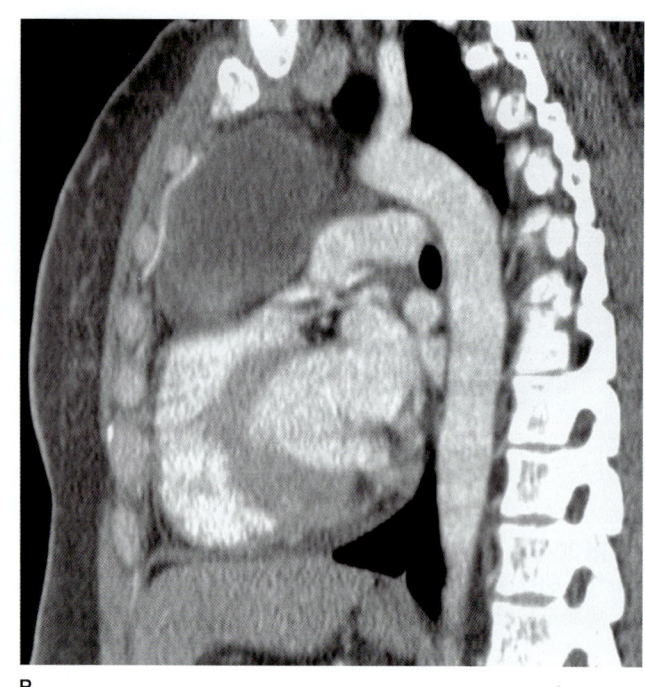

B

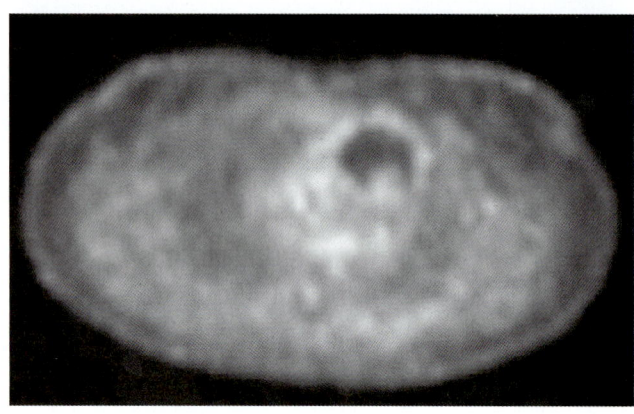

C

图 30-66　前纵隔肿块。(A)轴向增强 CT 和(B)矢状增强 CT 显示非均匀、边界清楚的前纵隔肿块。肿块大部分为囊性，结节具有脂肪密度成分。还可见到增强成分。C. 轴向 FDG-PET 显示肿块缺乏葡萄糖摄取。这一系列发现提示诊断成熟畸胎瘤，一种良性生殖细胞肿瘤。

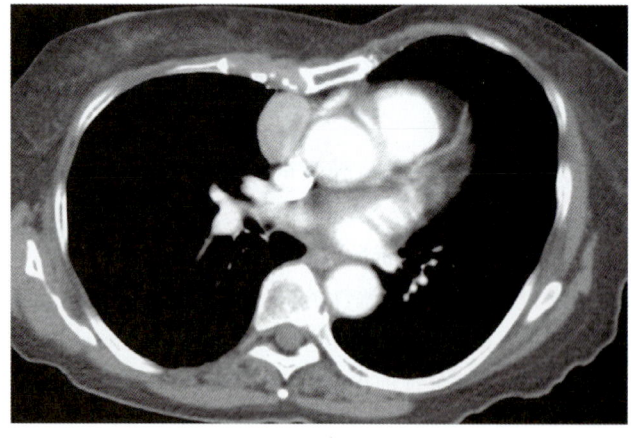

图 30-67　前纵隔肿块。轴向增强 CT 显示沿右前心缘的均匀、强化、边界清楚的前纵隔肿块。病理证实为胸腺瘤。

示为低分化淋巴增生性疾病，特别是慢性淋巴细胞白血病（chronic lymphocytic leukemia，CLL）/小淋巴细胞淋巴瘤（small lymphocytic lymphoma，SLL）。注意，疾病早期淋巴结可能表现为轻度肿大。

双侧肺门和下叶支气管旁轻度或中度肿大的淋巴结提示结节病。

结缔组织疾病（如系统性红斑狼疮）可见轻度、双侧以腋窝淋巴结为主的淋巴结肿大。

全身性感染可见轻度播散性淋巴结肿大，特别是 CMV 及相关感染引起的单核细胞增多症。

感染性淋巴结炎（特别是结核分枝杆菌感染）可见坏死性淋巴结肿大，但是在淋巴结转移也常见。

粗大钙化的淋巴结，特别是纵隔和肺门，提示肉芽肿性炎症后遗症，包括结节病和分枝杆菌或真菌感染；然而，鉴别诊断有些时候也应考虑到治疗后的恶性肿瘤和尘肺。

轻度淋巴结肿大可归因于"反应性"病因，包括既往感染、充血性心力衰竭或间质性肺疾病。反应性淋巴结肿大是一种排除性诊断。

中纵隔的其余结构是心脏和中心血管。胸部 X 线片看到纵隔增宽和主动脉轮廓突出提示主动脉或主动脉分支动脉瘤可能。确定诊断和详细特征需要 CT 或 MR，通常需要采用静脉造影。可能来自食管或气管支气管树的前肠重复囊肿也常见于中纵隔。这些局部肿物边缘光滑、边界清楚；一般来说，它们不含气体，且 CT 值低（通常只有液体密度），增强扫描没有强化。然而，含有高蛋白质液体的重复囊肿可能与软组织的 CT 值相当，像实体肿物。如前所述，MRI 在检查蛋白质流体方面是有用的，可用于类似诊断。气管源性囊肿通常发生在气管隆嵴或气管旁区域，而食管重复囊肿特征性地位于食管远端附近。食管和支气管源性囊肿都可能发生在中纵隔的任何地方。

X 线胸片上有时能发现扩张的食管，为中纵隔内一个长的管状肿块，通过 CT 很容易识别。食管扩张临床意义是与运动障碍相关，如贲门失弛缓症、CREST 综合征和老年性食管。食管或气管肿瘤也可以通过 X 线胸片显示为局限性纵隔肿块，通常需要 CT 进一步

识别。早期食管肿瘤可能主要累及黏膜，钡餐或内镜检查都难以明确，如同 CT 也不能很好地观察到。通过 CT 检查很容易诊断食管裂孔疝。食管壁增厚通常与临床有关。光滑和同心性食管壁增厚提示食管炎，特别是反流性食管炎；不规则和偏心性食管壁增厚与食管癌有关。

在后纵隔（脊柱旁），最常见的影像学异常是神经源性肿瘤。然而，脊柱肿瘤或感染也可能表现为后纵隔肿块。CT 或 MR 可以区分二者：神经源性肿瘤通常位于单侧和脊柱旁，病变侵蚀或破坏椎骨通常同时存在于脊柱两侧。MR 是诊断神经源性肿瘤的最佳检查（图 30-68，图 30-69）。后纵隔病变其他鉴别诊断包括外伤后脊柱血肿、罕见血红蛋白病髓外造血和骨髓增生性疾病或骨髓浸润。

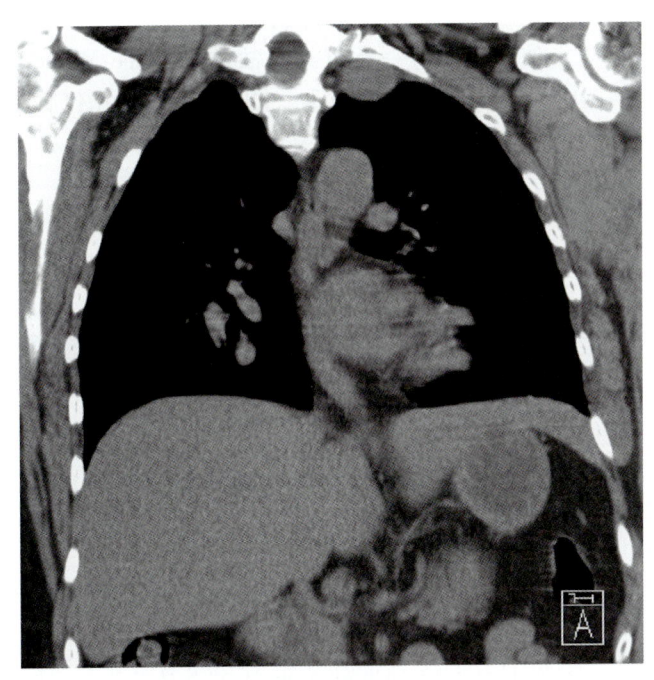

图 30-68　后纵隔肿块。冠状面非增强 CT 显示左上沟内侧均匀、边界清楚的后纵隔肿块。注意 CT 缺乏侵袭性特征。病理证实为神经源性肿瘤（神经鞘瘤）。

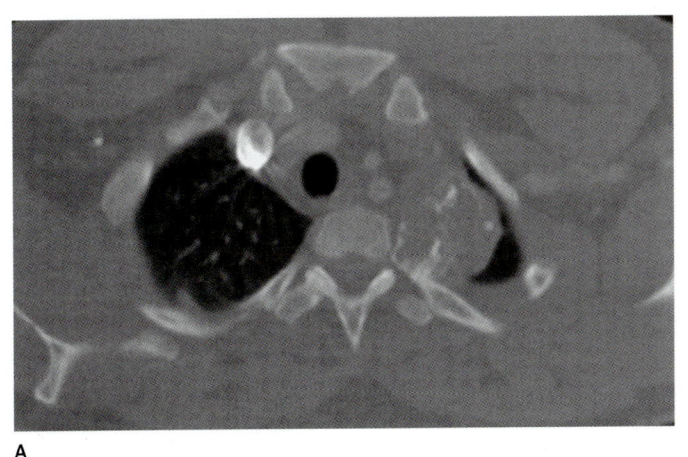
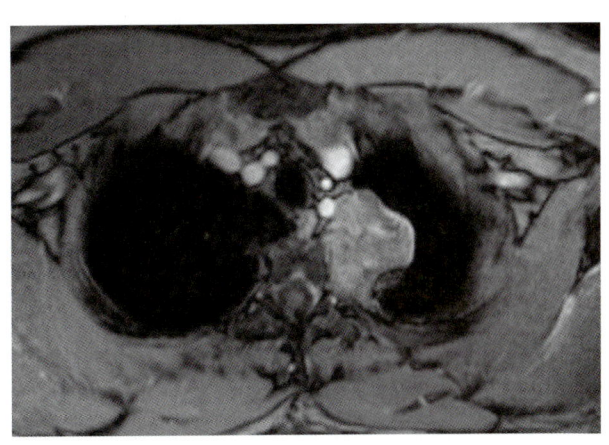

图 30-69　后纵隔肿块。A. 轴向平扫 CT 显示一个巨大的左后纵隔肿块，似乎是源自第二肋骨左后部，可见扩张和皮质破坏。注意肿块内不规则钙化。B. 轴向 T1 加权后对比 MR 显示整个病灶中度增强。这一系列发现提示具有软骨分化的原发性骨肿瘤。病理证实为软骨肉瘤。

未来展望

本章对于影像学在胸部疾病诊断和管理中广泛应用和发挥的核心作用进行当前循证医学回顾。目前,如果没有放射科医师和他们基础或先进的成像医疗设备的不断支持,想从事胸部医学和手术都是不可思议的。

单单预测长远未来往往是徒劳无益的,但在明确大趋势背景下,我们能够尝试预测未来十年在胸部影像领域可能的创新和变化。

最重要的趋势正证明基于影像学的诊断和治疗方法有利于患者管理,改善发病率和死亡率,并降低整体医疗成本。这种趋势是由当前全球经济环境和提高医疗保健系统效率的要求所决定的,后者主要通过减少浪费、冗余和去除不会对患者结果产生重大影响的程序来实现。未来的临床试验将强调影像学功能,使从业人员能够更早、更快、更少创伤地诊断胸部疾病。此外,研究将解决提供更有效、更低成本并有助于改善患者预后和生活质量的治疗方法。

另一重要趋势是将功能和解剖信息整合于单一的成像模式中。PET/CT 通过结合解剖和代谢成像实现了这种功能。MR 和 CT 在使用 4D 电影序列时,可以提供对胸壁、中心气道和肺机械力学的深入了解,并且可以检测与小气道疾病有关的气体潴留。用特定脉冲序列进行 MR 可以体现组织特征。胸腔肿瘤学将极大地受益于新的分子成像剂,后者以癌症发生相关的重要细胞和亚细胞生物化学途径为靶向。此外,分子成像将允许体内实时评估心脏、肺和纵隔在多种病理状况下的遗传和表观遗传过程,从而实现更有针对性、个性化和行之有效的治疗。

定量成像将是另一个趋势,其目标在于提供更好的疾病严重程度评估,特别是弥漫性肺疾病,如 COPD 和 ILD。放射科医师不是简单地报告特定疾病的存在,并主观地将疾病的严重程度进行分类,而是利用计算机图像分析工具来提供精确的疾病量化,以反映生理学指标并与之高度相关。因此,利用计算机辅助检测和量化,CT、MR 和 PET/CT 上疾病特异性成像模式定量成像将发展生物标志物,以在疾病早期能更准确反映预后和治疗反应。未来的药物试验将特别受益于这种方法。

将来利用模式识别和发展计算机分类辅助诊断技术,将使放射科医师和临床医师能够提高诊断的准确性,特别是在复杂的弥漫性疾病或有并存疾病的情况下,更是如此。

最后,考虑一下普通胸部 X 线片在未来将发挥什么作用(如果有的话)更有意义。从实际和经济的角度考虑 X 线胸片不会很快消失,因为它们成本低、辐射剂量很低、普遍可用、便携而且能解决基本临床问题。不过,我们设想这个已有百年的技术将不会再持续一个世纪,有可能在未来几十年被更新一代 CT 扫描仪所替代,这些扫描仪将提供类似便携性和超低辐射剂量,同时极大地提高了诊断准确性和 4D 成像能力。

无论今后有多少不确定因素,其前景既有挑战,又颇令人兴奋。不可否认,胸部影像将继续成为临床医师处理胸部疾病患者不可缺少的助手,也是现代肺脏医学的重要内容。

致谢

作者们将这一章献给已故的 Wallace Miller Sr.,MD,他创作了此前的版本。Miller 博士给几代胸部放射学家和肺科医师带来了启发,是他们的主要灵感来源。

公丕花　程　瑾　译
高占成　审校

参考文献

[1] SCHAEFER-PROKOP C, NEITZEL U, VENEMA HW, et al Digital chest radiography: An update on modern technology, dose containment and control of image quality. Eur Radiol, 2008, 18(9):1818–1830.

[2] BAE KT. Optimization of contrast enhancement in thoracic MDCT. Radiol Clin North Am, 2010, 48(1):9–29.

[3] HAMBERG LM, RHEA JT, HUNTER GJ, et al. Multi-detector row CT: radiation dose characteristics. Radiology, 2003, 226 (3):762–772.

[4] WALLACE AB, GOERGEN SK, SCHICK D, et al. Multidetector CT dose: clinical practice improvement strategies from a successful optimization program. J Am Coll Radiol, 2010, 7(8):614–624.

[5] VAN BEEK EJ, HOFFMAN EA. Functional imaging: CT and MRI. Clin Chest Med, 2008, 29(1):195–216.

[6] WIELPÜTZ M, KAUCZOR HU. MRI of the lung: state of the art. Diagn Interv Radiol, 2012, 18(4):344–353.

[7] MAWLAWI O, PAN T, MACAPINLAC HA. PET/CT imaging techniques, considerations, and artifacts. J Thorac Imaging, 2006, 21(2):99–91.

[8] LAL H, NEYAZ Z, NATH A, et al. CT-guided percutaneous biopsy of intrathoracic lesions. Korean J Radiol, 2012, 13(2):210–226.

[9] WU CC, MAHER MM, SHEPARD JA. CT-guided percu-taneous needle biopsy of the chest: preprocedural evaluation and technique. AJR Am J Roentgenol, 2011, 196(5):W511–W514.

[10] RODRIGO GJ, RODRIGO C, HALL JB. Acute asthma in adults: a review. Chest, 2004, 125:1081–1102.

[11] SILVA CI, COLBY TV, MÜLLER NL. Asthma and asso-ciated conditions: high-resolution CT and pathologic findings. AJR Am J Roentgenol, 2004, 183:817–824.

[12] THURLBECK WM, MÜLLER NL. Emphysema: definition, imaging, and quantification. AJR Am J Roentgenol, 1994, 163:1017–1025.

[13] GOLDIN JG. Imaging the lungs in patients with pulmonary emphysema. J Thorac Imaging, 2009, 24:163–170.

[14] LITMANOVICH D, BOISELLE PM, BANKIER AA. CT of pulmonary emphysema—current status, challenges, and future directions. Eur Radiol, 2009, 19:537–551.

[15] MADANI A, DE MAERTELAER V, ZANEN J, et al. Pulmonary emphysema: radiation dose and section thickness at multidetector CT quantification–comparison with macroscopic and microscopic morphometry. Radiology, 2007, 243:250–257.

[16] MANNINO DM. COPD: epidemiology, prevalence, morbidity and mortality, and disease heterogeneity. Chest, 2002, 121: 121S–126S.

[17] MATSUOKA S, YAMASHIRO T, WASHKO GR, et al. Quantitative CT assessment of chronic obstructive pulmonary disease. Radiographics, 2010, 30(1):55–66.

[18] BARBOSA EM Jr, SONG G, TUSTISON N, et al. Computational analysis of thoracic multidetector row HRCT for segmentation and quantification of small airway air trapping and emphysema in obstructive pulmonary disease. Acad Radiol, 2011, 18(10):1258–1269.

[19] WEBB WR. Thin-section CT of the secondary pulmonary lobule: anatomy and the image–the 2004 Fleischner lecture. Radiology, 2006, 239(2):322–338.

[20] HANSELL DM, BANKIER AA, MACMAHON H, et al. Fleischner Society: glossary of terms for thoracic imaging. Radiology, 2008, 246(3):697–722.

[21] American Thoracic Society, European Respiratory Society. American Thoracic Society/European Respiratory Society International Multidisciplinary Consensus Classification of the idiopathic interstitial pneumonias. This joint statement of the American Thoracic Society (ATS), and the European Respiratory Society (ERS) was adopted by the ATS board of directors, June 2001 and by the ERS Executive Committee, June 2001. Am J Respir Crit Care Med, 2002, 165:277–304.

[22] CHURG A, MÜLLER NL. Cellular vs fibrosing interstitial pneumonias and prognosis: a practical classification of the idiopathic interstitial pneumonias and pathologically/radiologically similar conditions. Chest, 2006, 130:1566–1570.

[23] KIM DS, COLLARD HR, KING TE Jr. Classification and natural history of the idiopathic interstitial pneumonias. Proc Am Thorac Soc, 2006, 3:285–292.

[24] CAPOBIANCO J, GRIMBERG A, THOMPSON BM, et al.Thoracic manifestations of collagen vascular diseases. Radiographics, 2012, 32(1):33–50.

[25] CRIADO E, SÁNCHEZ M, RAMÍREZ J, et al. Pulmonary sarcoidosis: typical and atypical manifestations at high-resolution CT with pathologic correlation. Radiographics, 2010, 30(6):1567–1586.

[26] SILVA CI, MÜLLER NL, LYNCH DA, et al. Chronic hypersensitivity pneumonitis: Differentiation from idiopathic pulmonary fibrosis and nonspecific interstitial pneumonia by using thin-section CT. Radiology, 2008, 246:288–297.

[27] MUELLER-MANG C, GROSSE C, SCHMID K, et al. What every radiologist should know about idiopathic interstitial pneumonias. Radiographics, 2007, 27(3):595–615.

[28] EDEY AJ, HANSELL DM. Incidentally detected small pulmonary nodules on CT. Clin Radiol, 2009, 64(9):872–884.

[29] KHAN A. ACR Appropriateness criteria on solitary pulmonary nodule. J Am Coll Radiol, 2007, 4(3):152–155.

[30] MACMAHON H, AUSTIN JH, GAMSU G, et al. Guidelines for management of small pulmonary nodules detected on CT scans: a statement from the Fleischner Society. Radiology, 2005, 237(2): 395–400

[31] AUSTIN JH. The incidental small pulmonary nodule and the Fleischner criteria 5 years later: have we learned anything more? J Thorac Imaging, 2011, 26(2):88–89.

[32] NAIDICH DP, BANKIER AA, MACMAHON H, et al. Recommendations for the management of subsolid pulmonary nodules detected at CT: a statement from the Fleischner Society. Radiology, 2013, 266(1):304–317.

[33] TRAVIS WD, BRAMBILLA E, NOGUCHI M, et al. International association for the study of lung cancer/American thoracic society/European respiratory society international multidisciplinary classification of lung adenocarcinoma. J Thorac Oncol, 2011, 6(2):244–285.

[34] GOULD MK, DONINGTON J, LYNCH WR, et al. Evaluation of individuals with pulmonary nodules: when is it lung cancer? Diagnosis and management of lung cancer, 3rd ed: American College of Chest Physicians evidence-based clinical practice guidelines. Chest, 2013, 143(5 Suppl):e93S–e120S.

[35] PELOSI G. The new taxonomy of lung adenocarcinoma stemming from a multidisciplinary integrated approach: novel pathology concepts and perspectives. J Thorac Oncol, 2011, 6(2):241–243.

[36] LABABEDE O, MEZIANE M, RICE T. Seventh edition of the cancer staging manual and stage grouping of lung cancer: quick reference chart and diagrams. Chest, 2011, 139(1):183–189.

[37] UYBICO SJ, WU CC, SUH RD, et al. Lung cancer staging essentials: the new TNM staging system and potential imaging pitfalls. Radiographics, 2010, 30(5):1163–1181.

[38] The National Lung Screening Trial Research Team, ABERLE DR, ADAMS AM, et al. Reduced lung-cancer mortality with low-dose computed tomographic screening. N Engl J Med, 2011, 365:395–409.

[39] The National Lung Screening Trial Research Team, CHURCH TR, BLACK WC, et al. Results of initial low-dose computed tomographic screening for lung cancer. N Engl J Med, 2013, 368:1980–1991.

[40] NAIR A, HANSELL D. European and North American lung cancer screening experience and implications for pulmonary nodule management. Eur Radiol, 2011, 21:2445–2454.

[41] BOISELLE P. Computed tomography screening for lung cancer. JAMA, 2013, 309(11):1163–1170.

[42] REYNOLDS JH, MCDONALD G, ALTON H, et al. Pneumonia in the immunocompetent patient. Br J Radiol, 2010, 83(996): 998–1009.

[43] HEROLD CJ, SAILER JG. Community-acquired and nosocomial pneumonia. Eur Radiol, 2004, 14(Suppl 3):E2–E20.

[44] LUTFIYYA MN, HENLEY E, CHANG LF, et al. Diagnosis and treatment of community-acquired pneumonia. Am Fam Physician, 2006, 73:442–450.

[45] SHARMA S, MAYCHER B, ESCHUN G. Radiological imaging in pneumonia: recent innovations. Curr Opin Pulm Med, 2007, 13:159–169.

[46] WASHINGTON L, PALACIO D. Imaging of bacterial pulmonary infection in the immunocompetent patient. Semin Roentgenol, 2007, 42:122–145.

[47] OSTENDORF U, EWIG S, TORRES A. Nosocomial pneumonia. Curr Opin Infect Dis, 2006, 19:327–338.

[48] PORZECANSKI I, BOWTON DL. Diagnosis and treatment of ventilator-associated pneumonia. Chest, 2006, 130:597–604.

[49] HEUSSEL CP, KAUCZOR HU, ULLMANN AJ. Pneumonia in neutropenic patients. Eur Radiol, 2004, 14:256–271.

[50] MAKI DD. Pulmonary infections in HIV/AIDS. Semin Roentgenol, 2002, 35:124–139.

[51] OH YW, EFFMAN EL, GODWIN JD. Pulmonary infections in immunocompromised hosts: the importance of correlating the conventional radiologic appearance with the clinical setting. Radiology, 2000, 217:647–656.

[52] HARISINGHANI MG, MCLOUD TC, SHEPARD JA, et al. Tuberculosis from head to toe. Radiographics, 2000, 20(2):449–470.

[53] ERASMUS JJ, MCADAMS HP, FARRELL MA, et al. Pulmonary nontuberculous mycobacterial infection: radiologic manifestations. Radiographics, 1999, 19(6):1487–1505.

[54] CHONG S, LEE KS, YI CA, et al. Pulmonary fungal infection: imaging findings in immunocompetent and immunocompromised patients. Eur J Radiol, 2006, 59:371–383.

[55] GLUECKER T, CAPASSO P, SCHNYDER P, et al. Clinical and radiologic features of pulmonary edema. Radiographics, 1999, 19(6):1507–1531; discussion 1532–1533.

[56] WARE LB, MATTHAY MA. Clinical practice: acute pulmonary edema. N Engl J Med, 2005, 353:2788–2796.

[57] BERNARD GR. Acute respiratory distress syndrome: a historical perspective. Am J Respir Crit Care Med, 2005, 172:798–806.

[58] DESAI SR. Acute respiratory distress syndrome: imaging of the injured lung. Clin Radiol, 2002, 57:8–17.

[59] FAN E, NEEDHAM DM, STEWART TE. Ventilatory management of acute lung injury and acute respiratory distress syndrome. JAMA, 2005, 294:2889–2896.

[60] GATTINONI L, CAIRONI P, PELOSI P, et al. What has computed tomography taught us about the acute respiratory distress syndrome? Am J Respir Crit Care Med, 2001, 164:1701–1711.

[61] RUBENFELD GD, CALDWELL E, PEABODY E, et al. Incidence and outcomes of acute lung injury. N Engl J Med, 2005, 353:1685–1693.

[62] ROSSI SE, ERASMUS JJ, MCADAMS HP, et al. Pulmonary drug toxicity: radiologic and pathologic manifestations. Radiographics, 2000, 20(5):1245–1259.

[63] MAMLOUK MD, VANSONNENBERG E, GOSALIA R, et al. Pulmonary embolism at CT angiography: implications for appropriateness, cost, and radiation exposure in 2003 patients. Radiology, 2010, 256(2):625–632.

[64] AGNELL G, BECATTINI C. Acute pulmonary embolism. N Engl J Med, 2010, 363(3):266–274.

[65] ANDERSON DR, KAHN SR, RODGER MA, et al. Computed tomographic pulmonary angiography vs ventilation-perfusion lung scanning in patients with suspected pulmonary embolism: a randomized controlled trial. JAMA, 2007, 298:2743–2753.

[66] LEUNG AN, BULL TM, JAESCHKE R, et al. An official American Thoracic Society/Society of Thoracic Radiology clinical practice guideline: evaluation of suspected pulmonary embolism in pregnancy. Am J Respir Crit Care Med, 2011, 184(10):1200–1208.

[67] WOOD KE. Major pulmonary embolism: review of pathophysiologic approach to the golden hour of hemodynamically significant pulmonary embolism. Chest, 2002, 121:877–905.

[68] VAN DER MEER RW, PATTYNAMA PM, VAN STRIJEN MJ, et al. Right ventricular dysfunction and pulmonary obstruction index at helical CT: prediction of clinical outcome during 3-month follow-up in patients with acute pulmonary embolism. Radiology, 2005, 235:798–780.

[69] NURAL MS, ELMALI M, FINDIK S, et al. Computed tomographic pulmonary angiography in the assessment of severity of acute pulmonary embolism and right ventricular dysfunction. Acta Radiol, 2009, 50:629–637.

[70] ARAOZ PA, HARAMATI LB, MAYO JR, et al. Panel discussion: pulmonary embolism imaging and outcomes. AJR Am J Roentgenol, 2012, 198(6):1313–1319.

[71] GHAYE B, GHUYSEN A, BRUYERE PJ, et al. Can CT pulmonary angiography allow assessment of severity and prognosis in patients presenting with pulmonary embolism? What the radiologist needs to know. RadioGraphics, 2006, 26:23–40.

[72] REMY-JARDIN M, PISTOLESI M, GOODMAN LR, et al. Management of suspected acute pulmonary embolism in the era of CT angiography: a statement from the Fleischner Society. Radiology, 2007, 245(2):315–329.

[73] TAN RT, KUZO R, GOODMAN LR, et al. Utility of CT scan evaluation for predicting pulmonary hypertension in patients with parenchymal lung disease. Chest, 1998, 113:1250–1256.

[74] ALHAMAD EH, AL-BOUKAI AA, AL-KASSIMI FA, et al. Prediction of pulmonary hypertension in patients with or without interstitial lung disease: reliability of CT findings. Radiology, 2011, 260:875–883.

[75] HOEY ET, MIRSADRAEE S, PEPKE-ZABA J, et al. Dual-energy CT angiography for assessment of regional pulmonary perfusion in patients with chronic thromboembolic pulmonary hypertension: initial experience. AJR Am J Roentgenol, 2011, 196:524–553.

[76] CHAMPION HC, MICHELAKIS ED, HASSOUN PM. Comprehensive invasive and non-invasive approach to the right ventricle-pulmonary circulation unit: state of the art and clinical and research implications. Circulation, 2009, 120:992–1007.

[77] BARBOSA EJ Jr, GUPTA NK, TORIGIAN DA, et al Current Role of Imaging in the diagnosis and management of pulmonary hypertension. AJR Am J Roentgenol, 2012, 198(6):1320–1331.

[78] AUGER WR, KIM NH, TROW TK. Chronic thromboembolic pulmonary hypertension. Clin Chest Med, 2010, 31:741–758.

[79] BAUMANN MH, STRANGE C, HEFFNER JE, et al. Management of spontaneous pneumothorax: an American College of Chest Physicians Delphi consensus statement. Chest, 2001, 119:590–602.

[80] O'CONNOR AR, MORGAN WE. Radiological review of pneumothorax. BMJ, 2005, 330(7506):1493–1497.

[81] ENGLISH JC, LESLIE KO. Pathology of the pleura. Clin Chest Med, 2006, 27:157–180.

[82] QURESHI NR, GLEESON FV. Imaging of pleural disease. Clin Chest Med, 2006, 27:193–213.

[83] PORCEL JM, LIGHT RW. Diagnostic approach to pleural effusion in adults. Am Fam Physician, 2006, 73:1211–1220.

[84] BONOMO L, FERAGALLI B, SACCO R, et al. Malignant pleural disease. Eur J Radiol, 2000, 34:98–118.

[85] WANG ZJ, REDDY GP, GOTWAY MB, et al. Malignant pleural mesothelioma: evaluation with CT, MR imaging, and PET. RadioGraphics, 2004, 24:105–119.

[86] AQUINO SL. Imaging of metastatic disease to the thorax. Radiol Clin North Am, 2005, 43:481–495.

[87] GIERADA DS, SLONE RM, FLEISHMAN MJ. Imaging evaluation of the diaphragm. Chest Surg Clin North Am, 1998, 8:237–280.

[88] EREN S, CIRIS F. Diaphragmatic hernia: diagnostic approaches with review of the literature. Eur J Radiol, 2005, 54:448–459.

[89] VERHEY PT, GOSSELIN MV, PRIMACK SL, et al. Differentiating diaphragmatic paralysis and eventration. Acad Radiol, 2007, 14:420–425.

[90] GIBBS JM, CHANDRASEKHAR CA, FERGUSON EC. Lines and stripes: where did they go?—From conventional radiography to CT. RadioGraphics, 2007, 27:33–48.

[91] ZYLAK CM, STANDEN JR, BARNES GR, et al. Pneumomediastinum revisited. RadioGraphics, 2000, 20:1043–1057.

[92] EXARHOS DN, MALAGARI K, TSATALOU EG, et al. Acute mediastinitis: spectrum of computed tomography findings. Eur Radiol, 2005, 15:1569–1574.

[93] WEBER AL, RANDOLPH G, AKSOY FG. The thyroid and parathyroid glands: CT and MR imaging and correlation with pathology and clinical findings. Radiol Clin North Am, 2000, 38:1105–1129.

[94] DREVELEGAS A, PALLADAS P, SCORDALAKI A. Mediastinal germ cell tumors: a radiologic-pathologic review. Eur Radiol, 2001, 11:1925–1932.

[95] NISHINO M, ASHIKU SK, KOCHER ON, et al. The thymus: a comprehensive review. Radiographics, 2006, 26(2):335–348.

[96] SHARMA A, FIDIAS P, HAYMAN LA, et al. Patterns of lymphadenopathy in thoracic malignancies. Radiographics, 2004, 24(2):419–434.

[97] BOISELLE PM, PATZ EF Jr, VINING DJ, et al. Imaging of mediastinal lymph nodes: CT, MR, and FDG PET. RadioGraphics, 1998, 18:1061–1069.

[98] DE LANGEN AJ, RAIJMAKERS P, RIPHAGEN I, et al. The size of mediastinal lymph nodes and its relation with metastatic involvement: a meta-analysis. Eur J Cardiothorac Surg, 2006, 29:26–29.

[99] KORST RJ, ALTORKI NK. Imaging for esophageal tumors. Thorac Surg Clin, 2004, 14:61–69.

[100] LEE JY, LEE KS, HAN J, et al. Spectrum of neurogenic tumors in the thorax: CT and pathologic findings. J Comput Assist Tomogr, 1999, 23:399–406.

[101] TANAKA O, KIRYU T, HIROSE Y, et al. Neurogenic tumors of the mediastinum and chest wall: MR imaging appearance. J Thorac Imaging, 2005, 20:316–320.

第 31 章

胸部超声检查

Lisa Chen

Paul H. Mayo

引言

胸部超声检查是可应用的一种无创影像学方法，对呼吸和重症监护医生十分有用。其技术简单易学，在胸膜及肺脏相关疾病中应用广泛。由于超声影像技术便携、便捷、易于应用，便于临床医生在床旁完成实时超声检查，降低了对胸部 CT 及 X 线平片等传统胸部影像技术的依赖程度。

本章主要阐述肺部超声技术在胸膜及肺脏相关疾病诊断及管理中的应用，并着重强调呼吸专科医生所关注的相关领域。许多胸部超声技能不仅用于肺部疾病检查，对危重症医学同样实用。本章节着重阐述与肺脏病相关的内容，有关危重症胸部超声相关的不多。而且，本章的目的是便于呼吸内科医生能独立操作、获得图像、解释图像及床边检查，这有别于一般情况下依赖超声影像科医生对胸部超声图像诠释的模式。这种方式在成本及临床效果方面是有优势的，但是需要操作者具备一定的操作技能和相关知识。由临床医生操作的另一个优势就是能在床旁实时完成操作，医生可以对照已有的影像学结果，综合患者总体状态进行临床分析判断。其实，胸部超声检查通常需要结合临床其他方面综合分析，如病史、体格检查和实验室检查等。而超声检查仅是胸膜肺疾病诊断和管理的一种辅助诊断方法。

胸部超声检查培训

胸部超声检查培训的目标是使受训者具有临床操作的能力。这种"能力"可以在以目标培训为导向和具有明确学习目的前提下加速提升，并建立一套切实可行的最简化标准进行有序培训。关于胸膜和肺部超声检查的培训目标，《危重症医学超声检查共识》给出了明确的定义。该共识对于有意愿参加培训的呼吸科医生来说是一个良好的开端，一旦开始学习就要明确大纲要求所具备的能力。

目前还没有权威的文献资料可以用来指导最佳的培训时间或所需最少实际操作的病例数，在该领域目前也还没有被广泛接受的学习课程以及正规的认证程序。

尽管有这些局限性，很多临床医生还是能胜任胸部超声检查，与复杂的心脏超声及腹部超声培训相比，胸部超声检查则简单易学。作者在培训住院医师和主治医师的胸部超声检查方面有丰富的经验，结果发现如果学习学员主动积极，则通过在数小时的正式教学即可掌握胸膜肺疾病超声检查的基本要领。培训包括练习图像采集，最初是在正常人模特身上练习，继而于病床边在患者身上练习。此外，训练还应该包括对于正常和异常图像的全面分析，使学习者在初次床旁检查时能够认识各种检查所见。如需深入学习，则可以通过阅读有关书籍和综述文章。对于更高级的培训，可参阅专业教科书，以及胸部超声检查的正规课程。另外，学习者也可以选择开发当地的培训资源，邀请一位当地的专家给予床旁训练指导。

设备要求

有许多类型超声仪器均可以用于胸部超声检查，用于心脏或腹部超声检查的仪器基本都能获得满意的图像质量。3.5～5.0MHz 心脏超声探头使用效果好，探头占用空间小，易于放置在肋间隙检查；为了能够显示胸腔更深部的结构，选择探头频率时要考虑到具备足够的穿透力。如需观察胸膜表面病变，则须使用 7.5～10.0MHz 线阵血管探头。探头频率越高,分辨率越高,但是超声信号的穿透力越差。

每一台超声机都有它自己的设计特点,所以操作者必须适应机器设置以优化图像质量。同样的机器设置在一台机器应用良好,用到另一台机器则不一定达到同样效果。有些机器对于胸部超声检查有预设功能,但这些预设不一定是胸部成像的最佳设置。因此,操作者可能要对机器预设的心脏、腹部或胸部显像条件标准做必要调整。20 世纪 90 年代以前的机器缺少大量的图像后处理程序,但常能获取很好的图像效果。现代的高端超声心动图仪心脏图像质量很好,但其近场图像通常较差。许多现代便携式超声机不仅有较好的成像质量,此外还有实时扫查的优势。

扫查技术

对呼吸科医师而言,胸部超声检查可以在坐位完成。对于危重患者来说,典型是选择仰卧扫查体位,但其缺点是不能扫查后胸部。进行长轴切面扫查时,探头标准定位要求探头指示标指向头侧。当屏幕指示标置于屏幕左边时,屏幕左侧的图像则代表头侧结构。

机器调节是采集优质图像的重要步骤,因此,总增益、近场及远场增益必须被调整到最优。深度设置应该使目标结构位于屏幕中央,调整焦点使目标结构图像质量达到最佳,使用足够的超声耦合剂并适当施以稳定压力,将探头置于肋间隙并垂直于胸壁进行操作。通过滑动探头到下一个肋间来完成邻近肋间隙的检查。以这种方式有序完成多个相邻的扫查线,从而检查整个胸部。应用这种方法,检查者可获得多个二维胸腔超声断层图像,逐步形成三维胸腔影像。如果局部发现异常,检查者可对异常区域做更详细的超声检查。

肺脏含气不能反射超声波显影,而超声波则可透过肝脏和脾脏组织。因此,为了查看膈肌周围区,需要调整探头角度,扫查平面透过肝脏或脾脏获取足够的声窗。此外,骨骼会阻挡超声波,当病变位于肋骨下方时,需要调整探头角度从肋骨上方或下方来观察。相反,胸腔积液和实变肺能够传导声波,并以之作为一个声窗,检查心脏、纵隔、胸腔积液及肺。虽然标准扫查平面是纵向的,但偶尔也会应用横断面扫查,为确定"肺点"或定位肺穿刺活检以及确定穿刺针进入肺肿物选择探头最佳角度。大多数胸部超声检查是用心脏或腹部探头完成的。如果需要详细检查胸膜结构,则首选线阵探头(血管探头)。

胸膜超声检查

超声检查对于识别胸腔积液特别有效,因为液体是无回声或相对于邻近软组织呈低回声的。体格检查对于发现胸腔积液既不特异也不敏感,然而超声检查可以发现少达 5mL 的胸腔积液。胸膜超声检查在识别胸腔积液、鉴别胸腔积液与胸膜增厚或肺不张方面优于胸片。与胸部 CT 相比较,胸膜超声检查用于识别胸腔积液的敏感性和特异性为 93%。X 线胸片(chest X radiography,CXR)显示单侧胸部完全高密度阴影时,超声检查对于识别胸腔积液的敏感性为 95%。

■ 识别胸腔积液

呼吸专科医生一般选择患者坐位进行检查。除非是包裹性积液,一般来说,胸腔积液由于重力作用分布在胸腔的坠积部位。因此,超声检查应侧重于下胸壁背部的坠积部位。

检查者确定存在胸腔积液时,可见 3 个特征性表现:①典型的解剖边界周边可见无回声或低回声区,这一区域即是胸腔积液。诊断胸腔积液的明确标识为典型的解剖边界包绕着相对无回声区(图 31-1,视频 31-1)。②具有典型的解剖边界,这需要明确识别胸壁、肺表面和横膈。在左侧胸腔心脏也会形成一个解剖边界。识别横膈则需要明确识别膈下脏器(包括肝脏、脾脏和肾脏)(图 31-2,视频 31-2)。③胸腔积液典型的动态改变(如后文所述)(视频 31-3)。

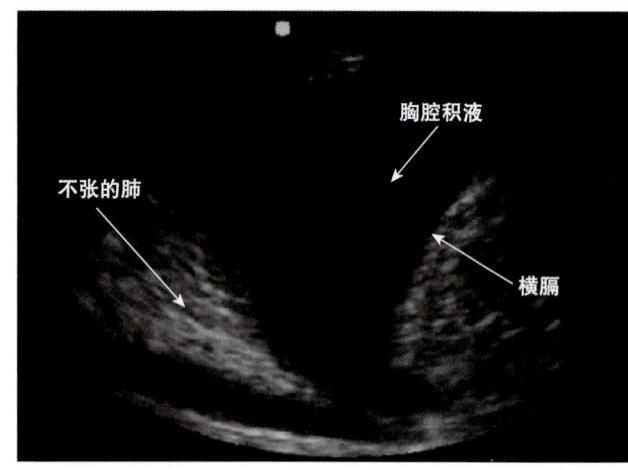

胸腔积液

不张的肺

横膈

图 31-1 典型的解剖边界围绕低回声胸腔积液周围。此图像由 3.5MHz 的超声探头采集。探头置于右侧第七肋间腋中线沿纵向、垂直于胸壁扫查。

视频31-1

视频 31-1 典型的解剖边界围绕低回声胸腔积液:胸壁、肺表面及横膈。此图像由 3.5MHz 超声探头采集。探头置于右侧第七肋间腋中线沿纵向、垂直于胸壁扫查。

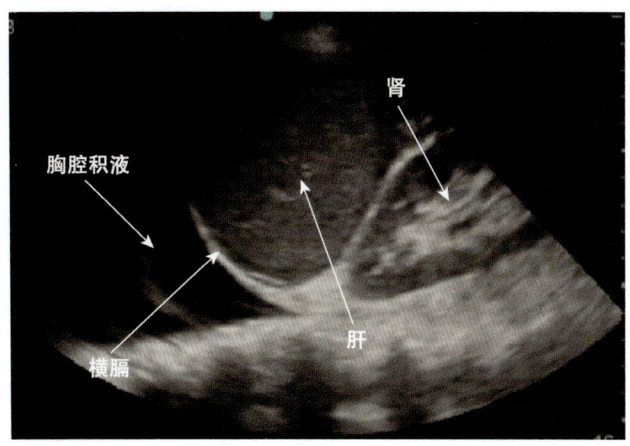

图 31-2　胸腔积液位于横膈、肝脏、肝肾间隙和肾脏的上方。在行胸腔穿刺术之前，必须明确识别上述结构，以免由于疏忽导致穿刺至膈下。此图像由 3.5MHz 的超声探头采集。探头置于右侧第八肋间腋中线沿纵向、垂直于胸壁扫查。

视频 31-2　胸腔积液位于横膈、肝脏、肝肾间隙和肾脏的上方。在行胸腔穿刺术之前，上述结构必须被明确识别，以免由于疏忽导致穿刺至膈下。此图像由 3.5MHz 的超声探头采集。探头置于右侧第八肋间腋中线沿纵向、垂直于胸壁扫查。

视频 31-3　胸腔积液典型动态表现，包括膨胀不全肺运动、膈肌运动和积液中回声点运动（浮游物征）。此图像由 3.5MHz 的超声探头采集。探头置于右侧第六肋间腋中线沿纵向、垂直于胸壁扫查。

一般而言，胸腔积液相对于肝脏或脾脏是低回声的。而复杂性胸腔积液的回声可以与上述器官相近。胸壁，作为一个"静止的"结构，不会随呼吸出现动态变化。邻近胸腔积液或被胸腔积液包绕的肺组织由于被积液压缩导致含气减少。膨胀不全的肺组织与软组织密度相似，在超声检查中表现为肺泡实变的形式，可见其在胸腔积液中"漂动"，并随着心跳和呼吸相运动，这是识别胸腔积液典型的动态改变之一。其他典型的动态改变包括积液中混旋的残渣以及随呼吸或心跳荡起的纤维蛋白条索。有时，如果患者在一段时间内不动的话，富含细胞的胸腔积液由于重力作用会分层，患者一旦活动会打乱液体-细胞分层界面。

识别横膈对于胸腔积液定位和提高胸腔穿刺术的安全性是必不可少的。穿刺针刺入膈下是胸腔穿刺术的一种严重并发症。

横膈是位于脾脏或肝脏上方的曲线样结构，它能够显示呼吸运动。经验不足的操作者可能会将肝肾间隙或脾肾间隙误认为横膈，因为它们都表现为类似横膈的曲线样结构。而其上的肝脏或脾脏则可能被误认为是回声密集的胸腔积液。在进行胸腔穿刺时，

通常会导致误穿刺膈下器官，而对患者造成潜在的灾难性后果（图 31-2，视频 31-2）。在扫查膈下时，明确识别肾脏有助于避免上述危险。胸腔穿刺时，应明确穿刺部位胸壁的深度。确认下方的肺脏所允许进针的最大深度，以避免损伤脏胸膜。

■ 胸腔积液的特征

超声检查有助于区分漏出液和渗出液。漏出液中缺少作为超声反射界面的组分，表现为无回声（图 31-3，视频 31-4）。虽然有些漏出性胸腔积液也可能是复杂性的，没有分隔的，但是无回声的胸腔积液主要提示为漏出液。尽管低回声漏出液在缓慢活动（旋转）时，也可表现为边界不清的非均质点状回声，但通常提示渗出性细胞性胸腔积液，例如与恶性肿瘤相关的积液。

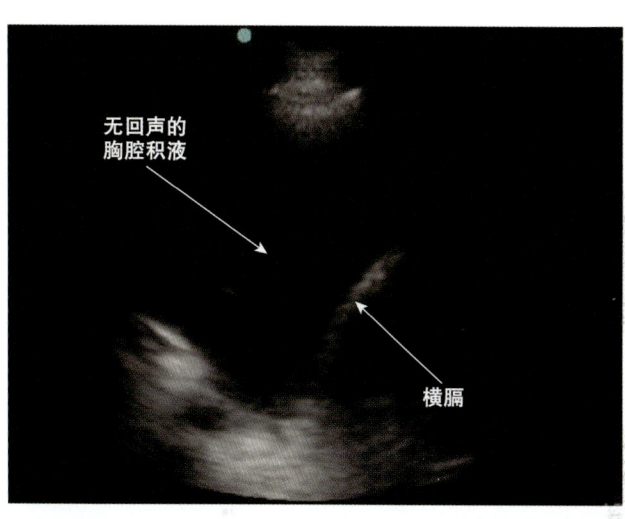

图 31-3　无回声胸腔积液，可能是漏出液。此图像由 3.5MHz 的超声探头采集。探头置于右侧第六肋间腋中线沿纵向、垂直于胸壁扫查。

视频 31-4　无回声的胸腔积液，很可能是漏出液。此图像由 3.5MHz 的超声探头采集。探头置于右侧第六肋间腋中线沿纵向、垂直于胸壁扫查。

不均匀回声型胸腔积液，伴有旋转点状回声、分隔、片状、线状回声通常见于渗出液。然而，细胞组分非常多的渗出液，如脓胸或血胸，也可以表现为均一型回声（图 31-4，视频 31-5）。渗出液通常是有回声的，但是偶尔也可以是无回声的。线状回声、残渣或分隔是肺炎旁积液或脓胸的特征表现。

视频 31-5　胸腔积液为回声均匀型并其内有移动的线状回声，提示为渗出液。经胸腔穿刺证实为血胸。此图像由 3.5MHz 超声探头采集。探头置于右侧第六肋间腋中线沿纵向、垂直于胸壁扫查。

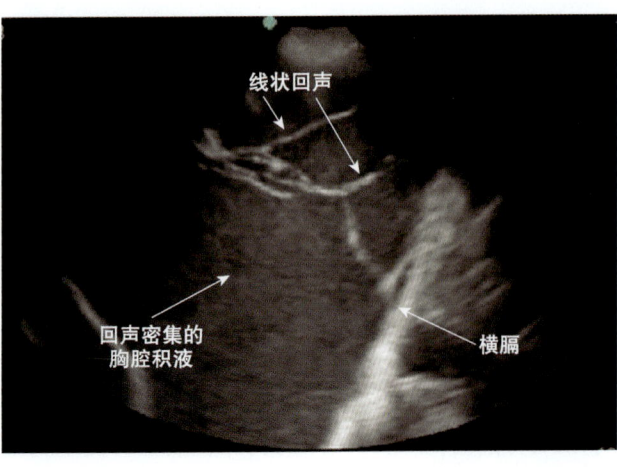

图 31-4　胸腔积液为回声均匀型并其内有移动的线状回声，提示为渗出液。经胸腔穿刺证实为血胸。此图像由3.5MHz超声探头采集。探头置于右侧第六肋间腋中线沿纵向、垂直于胸壁扫查。

与缺少回声复杂性的积液相比，超声图像表现为有分隔的积液，则需要纤维蛋白溶解或外科介入治疗、延长胸腔置管时间、更长的住院时间（图 31-5，视频 31-6）。在识别复杂性胸腔积液方面，胸部超声检查优于 CT。

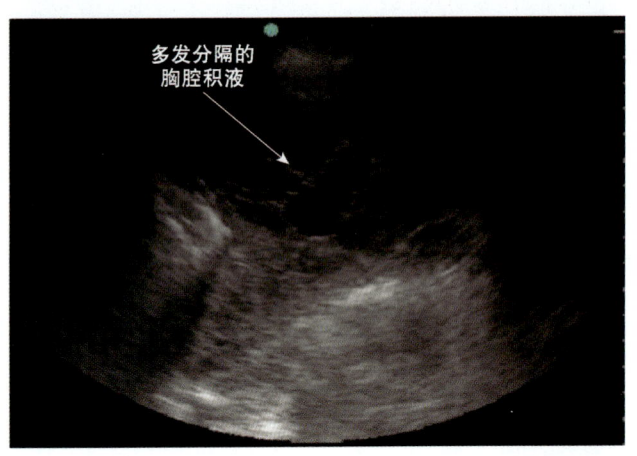

图 31-5　多分隔胸腔积液。这种类型积液符合复杂性肺炎旁积液或脓胸，通常需要纤维蛋白溶解治疗或外科引流。此图像由3.5MHz超声探头采集。探头置于左侧第四肋间腋中线沿纵向、垂直于胸壁扫查。

视频31-6

视频 31-6　多分隔胸腔积液。这种类型积液符合复杂性肺炎旁积液或脓胸，通常需要纤维蛋白溶解治疗或外科引流。此图像由3.5MHz的超声探头采集。探头置于左侧第四肋间腋中线沿纵向、垂直于胸壁扫查。

通过一系列限定测量，可以通过超声检查合理估算胸腔积液的容积。基于临床需要，一般将积液分为少量、中量和大量。最终，胸腔积液可以发展为包裹性积液，其特点以非坠积部位分布为特征，而且不随体位变化移动。这种包裹积液可以是厚壁的，包裹内

部通常呈复杂的高回声表现。

■ 胸腔穿刺术

胸腔超声有助于胸腔穿刺术实施。与体格检查联合胸部 X 线平片相比，胸部超声对于确定安全的穿刺点更有优势。一项荟萃分析显示在超声引导下胸腔穿刺术可以降低气胸风险。单纯胸腔穿刺术进针、放置导丝和置管等多种胸腔内操作术均需要超声检查，胸腔超声是胸腔介入术的重要组成部分。

胸腔超声可以确定安全穿刺进针位置、深度及角度。使用前面所述的扫查技术，操作者识别胸腔积液，确定穿刺针进针的最佳位置及路径，避免抽取液体时损伤穿刺针周围的其他组织结构。穿刺点可以用穿刺针帽压迹来标记。在准备皮肤消毒之前，操作者需重新扫查确认选择的穿刺点，确认需要进针的深度及角度。然后，用穿刺针及注射器沿一定角度进针完成穿刺操作，实际进针的角度与穿刺前最后一次扫查时确定的进针角度相同。在穿刺前最后一次扫查至完成进针期间，不允许患者活动，因为任何活动都会引起胸腔内积液运动。

对于呼吸科医生而言，胸腔穿刺通常取患者坐位完成。对于更复杂的操作，如置管引流或胸腔插管（如放置皮下隧道置管或胸腔引流置管），患者可以选择仰卧位或侧卧位。患者直立时，操作者可使用同样的扫查线技术，根据前文所述的超声诊断标准，识别胸腔积液。在开始穿刺皮肤消毒之前，再次确定进针位置、角度和深度，再次确认穿刺点能够确保安全进针，同时患者保持位置固定，完成穿刺操作。

超声检查有助于胸腔介入操作，但是也有不足。虽然在超声引导下的胸腔穿刺操作时气胸的发生率很低，操作者仍然应该在穿刺操作前后扫查前胸部有无肺滑动征，以发现有无气胸（见肺脏超声检查）。肺滑动征可以除外气胸。气胸是超声辅助胸腔穿刺术最常见的原因，可发现肺膨胀不全，但并不能找到损伤的脏胸膜。

在选择穿刺点时，操作者应意识到肺脏随呼吸时相运动。选择的穿刺点是否安全，取决于随呼吸时相运动的肺有无不断出现在穿刺路径上。当发现肺组织类似的运动，遂构成所谓的"窗帘征"时，则禁止在该位点进针。

在超声引导下胸腔穿刺时，尽管选择了很好的穿刺点，仍会有一些原因导致积液抽吸失败。

对水肿或肥胖患者，操作者可能会用一定的力度将探头按压在患者皮肤表面，这会引起压缩伪像。因为进针的深度是在探头压迫皮肤时测量的，当皮肤回

弹时,实际需要的进针距离大于先前预测的距离。

对皮肤松弛患者进行穿刺操作时,操作者在标记皮肤表面时会对局部皮肤实施一定的牵张力,会使皮肤与其皮下软组织发生错位。当松开局部皮肤牵张力后,胸壁上标记点可能回弹到一个新的位置,而这个位置并非最佳进针点。

在超声辅助的胸腔穿刺时没有必要都进行实时穿刺引导,当穿刺失败时,为了抽出液体,可以重新扫查选择合适的位置。偶尔,"干"抽是由于穿刺过程中组织嵌入针头或积液内分隔堵塞针头所致。

■ 胸膜病变

除了识别胸腔积液,超声检查还能发现多种胸膜病变。

许多胸膜病变会引起胸腔内回声异常。其中一些实性的胸膜病变可能合并胸腔积液。例如,转移性胸膜病变通常会合并胸腔积液,这种积液为观察转移性病变提供了声窗。转移瘤通常是高回声的,并且常常是多发的(图31-6,视频31-7)。它们大小不等、形态各异,如结节状、半球形、圆形等。这些转移瘤可能是宽基底的或分叶状的。病变侵犯胸壁或横膈时可以引起正常组织表面的连续性中断和肿瘤直接延伸进入邻近组织结构,二者均可在超声检查时显像。诊断侵袭性透胸壁病变时超声显像优于胸部CT。

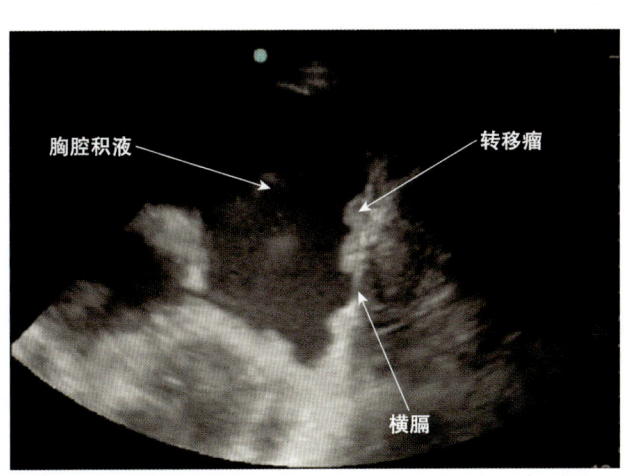

图31-6 乳腺癌胸膜腔转移引起膈胸膜结节伴胸腔积液。此图像由3.5MHz超声探头采集。探头置于左侧第五肋间腋中线沿纵向、垂直于胸壁扫查。

视频31-7 伴有横膈上胸膜肿物的胸腔积液。该患者乳腺癌胸腔转移。此图像由3.5MHz的超声探头采集。探头置于左侧第六肋间腋中线沿纵向、垂直于胸壁扫查。

胸膜良性肿瘤,如良性间皮瘤、软骨瘤、脂肪瘤或胸廓硬化症在胸膜超声中并不常见。它们通常呈高回声,有明显包膜,无侵犯邻近组织表现。超声形态学虽然不足以诊断病变,但是可以用之引导活检。

原发胸膜恶性病变,如恶性间皮瘤,其超声特征包括胸膜边界不清晰和边缘不规则增厚、胸膜结节以及胸壁或横膈受累征象。

累及胸膜腔的炎性疾病主要是由感染引起的。壁层和脏胸膜都增厚,呈高回声,其下方的肺组织可能表现为肺泡实变型。在胸腔积液中,可移动的线状回声自由飘动,随着时间延长,这些线状回声可能会增厚并将积液分隔成回声类型多样充满液体的多个腔隙。最后,感染的胸腔变成一个多房分隔的厚壁腔隙聚合体(图31-7,视频31-8)。脓液稠厚,回声均匀、密集,在此类胸腔积液中可能没有任何积液活动的表现,并且难以与位于下面的肝脏或脾脏鉴别。横膈作为胸腔置管定位的关键标志,在脓液时也难以辨识。

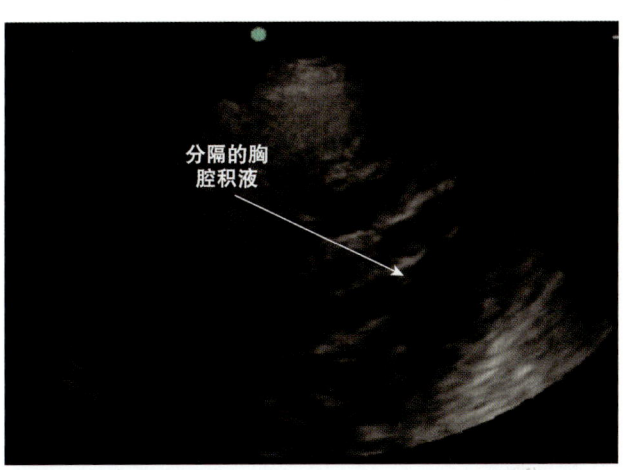

图31-7 脓胸引起的复杂多腔隙厚壁分隔胸腔积液。探头置于右侧第六肋间腋中线沿纵向、垂直于胸壁放置。

视频31-8 脓胸引起的复杂多腔隙厚壁分隔胸腔积液。检查者沿右侧腋中线将探头沿纵向、垂直于胸壁放置,在几个肋间移动探头显示积液的范围。

胸膜纤维化的声像图表现多种多样,有时难以与之同邻近的胸腔积液相鉴别。彩色多普勒有助于区分二者。纤维化区域通常没有彩色多普勒信号,但是由于一些小的声学界面在胸腔积液中移动,有时会出现彩色多普勒信号。

肺部超声检查

肺部超声检查应用与胸膜超声检查相同的设备和扫查技术。和胸膜超声检查一样,肺部超声检查的结果可以即刻得到,并且综合病史、体格检查、实验室结果等作为评估患者的标准工具。肺部超声检查是目标导向型的实时检查。

在一系列具有标志性文章中，Daniel Lichtenstein 阐述和证实了肺部超声检查领域的重要内容，目前支持肺部超声检查临床应用的文献越来越多。以下内容就是基于 Lichtenstein 的专业术语讨论的。

■ 肺部超声表现的基本征象

肺部超声表现的基本征象是应用超声诊断肺部疾病的核心，包括肺滑动征、肺搏动征、A 线、B 线以及实变等，上述每个征象都会在下文中逐一讨论。

肺滑动征

当探头垂直于胸壁置于肋间隙扫查时，胸膜线位于肋骨骨膜深方约 5mm 处。正常情况下，胸膜线的超声表现为随呼吸时相往返运动的强回声，这就是所谓的"肺滑动征"，是由呼吸时脏胸膜与壁胸膜之间相对运动形成的（图 31-8，视频 31-9）。

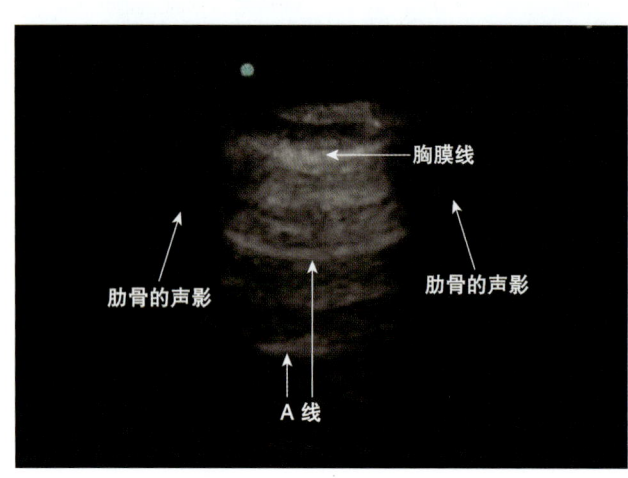

图 31-8　胸膜线、A 线以及与之相邻的肋骨声影。此图像由 3.5MHz 的超声探头采集。探头置于第二肋间锁骨中线沿纵向、垂直于胸壁扫查。

视频 31-9　这组视频演示了肺滑动征。胸膜线、A 线以及与之相邻的肋骨声影。此图像由 7.5MHz 的血管超声探头采集。探头置于第二肋间锁骨中线沿纵向、垂直于胸壁扫查。7.5MHz 较 3.5MHz 探头能获得更高分辨率，但是损失了穿透力（同见视频 78-1）。

发现肺滑动征就表明在这个检查点没有气胸，也就是说，胸腔内仅由肺组织填充。在前上胸壁多个肋间移动探头，很容易观察到肺滑动征。局限性气胸罕见，因此在仰卧位或直立位扫查患者的几个前肋间隙就足以排除气胸了。与积液向较低的位置流动不同，胸腔内的游离气体会上升至胸腔较高位置。由于肺膨胀受膈肌运动的影响，因此肺滑动征通常在肺底更加明显，而在肺尖部不易观察到。为了更好地观察肺滑动征，应该降低超声仪器增益，缩小深度，将胸膜线位置调整至屏幕中央。

肺搏动征是和肺滑动征相关的一个超声征象。正常人在屏气时，就暂时观察不到肺滑动征，但是由于心脏收缩力传导引起肺脏运动，胸膜线按心跳周期运动仍在继续。肺搏动征和肺滑动征的意义相同，即在检查位点出现时，说明该检查点无气胸。

肺搏动征和肺滑动征同时出现可以除外气胸，但其缺失却对诊断意义不大（视频 31-10）。肺滑动征缺失只能说明有气胸可能。引起肺滑动征缺失的其他原因包括：胸膜黏合术、呼吸暂停、主气管阻塞、巨大肺大疱以及严重的肺实质性疾病。因此，肺滑动征缺失要密切结合临床资料。例如，患者在同侧胸腔穿刺或中心静脉置管术前有肺滑动征，如果术后肺滑动征缺失，则表明术后气胸的可能性很大。另一方面，已经做过药物性胸膜固定术患者初始超声检查时也不表现肺滑动征。

视频 31-10　肺滑动征缺失。胸膜线、A 线以及与之相邻的肋骨声影。此图像由 7.5MHz 血管超声探头采集。探头置于第二肋间锁骨中线沿纵向、垂直于胸壁扫查。7.5MHz 较 3.5MHz 探头，虽然降低了穿透深度，但是获得了更高的分辨率（见视频 78-2）。

肺滑动征缺失只是提示有气胸可能性，然而应用肺超声在确定"肺点"后，如果缺失肺滑动征则可用于诊断气胸。

大多数气胸只导致受累肺组织部分萎陷，因此，这种部分萎陷的肺组织在一定程度上仍然能够贴近胸壁。在这种情况下，当肺组织没有膨胀到接触胸壁时，将探头置于前胸壁肋间隙就不会观察到肺滑动征。如果有部分压缩的肺组织接触到胸壁，探头向侧方移动时就可能显现肺滑动征。在含气肺与气胸界面上，会发现肺组织随呼吸相运动进入扫查平面（视频 31-11），这一界面被称为"肺点"。识别肺点可用于诊断气胸和评估气胸的范围。虽然"肺点"对诊断气胸的特异性是 100%，但是其敏感性则依赖于检查者的技术水平，而且，严重气胸时肺点消失。高频血管探头有助于检查肺点。

视频 31-11　肺点。气胸造成肺部分压缩，可见部分性压缩的肺在胸廓中呼吸运动。胸膜线、A 线以及与之相邻肋骨的声影。此图像由 7.5MHz 血管超声探头采集。探头置于右侧第五肋间腋前线沿横向、垂直于胸壁扫查（见视频 78-4）。

A 线

一旦确定了胸膜线,就将超声仪设置深度增加来检查胸廓内位置更深的组织。正常肺组织表现为 A 线,这是胸膜线深方一条或多条水平线(图 31-8,视频 31-9)。当出现多条水平线时,它们是等间距的;间距为胸膜与胸壁之间的距离。A 线是由于声波在胸膜线下方的气体与探头之间来回多重反射形成胸膜线混响伪像。当声波反射到达探头时,它在屏幕上表现的超声界面与胸膜线相似,但与探头的距离为探头与胸膜距离的两倍。A 线可能是单条或多条,但它们通常是等间距的。有肺滑动征时,A 线提示肺脏充气正常。当肺滑动征消失时,A 线提示可能存在气胸。A 线与胸 CT 上所见正常充气的肺组织密切相关。

B 线

应用标准的扫查技术和深度设置来观察位置更深结构时,可以看到 B 线,而非 A 线。B 线有几个明显的特征:①呈垂直方向;②每帧区域可以看到一条或多条;③它们可以延伸到屏幕最下部;④它们起源于胸膜表面;⑤它们随胸膜表面移动(如果胸膜可移动);⑥A 线和 B 线相交时,B 线会遮挡 A 线(图 31-9,视频 31-12)。B 线出现与间质型或肺泡异常病变相关,这些病变在 CT 上表现为网格样或磨玻璃样改变。

B 线的形成缘于肺间质渗出过程,如炎症、肿瘤、肺纤维化或肺水肿。基于疾病过程不同,B 线可能是局限性的、散在的或弥漫性分布的。X 线胸片上表现为结节型或在胸 CT 上表现为磨玻璃影病变与 B 线相关。

与任何放射影像学异常一样,产生 B 线的原因与临床相关疾病密切关系。例如,在检查正常人下侧肋间隙时,通常会产生 1~2 条无意义 B 线。当同一区域出现 2 条以上 B 线就有一定意义。肺炎可以见所累及肺叶或肺段局限性多条 B 线,肺纤维化可见散在 B 线,而心源性肺水肿则可在双侧产生弥漫分布的 B 线。胸膜的形态有助于区分与左心房压力升高相关或是与原发性肺病相关的 B 线。心源性肺水肿患者中观察到的 B 线通常胸膜表面平滑,原发性肺病患者出现 B 线则表现为胸膜表面不规则。由于 B 线起点于脏胸膜,因此发现 B 线存在可以除外气胸。

肺实变

实变肺组织在超声上表现为软组织密度。其回声水平与肝脏近似(超声下肺肝样变)(图 31-10,视频 31-13)。肺实变可能局限于特定的肺叶或肺段,也可能表现为胸膜下外周型肺实变。在实变肺组织中常看到小点状高回声灶,这是由于细支气管中还有空气残留。如果这些点状高回声灶随呼吸时相运动,则说明实变部分肺脏的支气管是通畅的(视频 31-14)。肺部超声诊断肺实变与胸部 CT 结果密切相关。

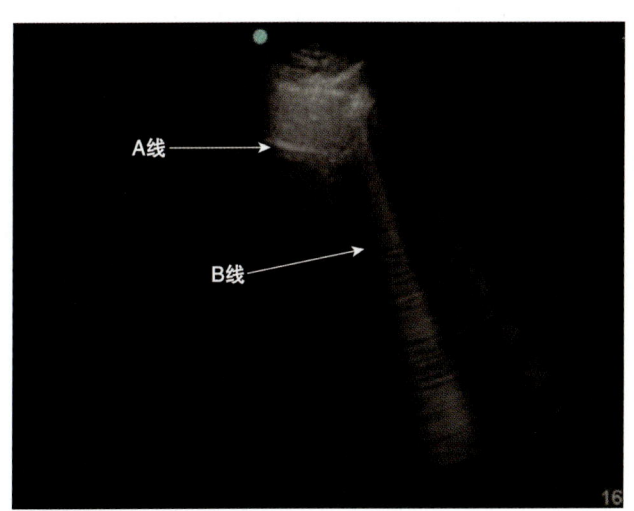

图 31-9 B 线。此图像由 3.5MHz 超声探头采集。探头置于锁骨中线第二肋间沿横向、垂直于胸壁扫查。

视频 31-12 B 线。此图像由 3.5MHz 超声探头采集。探头置于锁骨中线第二肋间沿横向、垂直于胸壁扫查(见视频 78-5)。

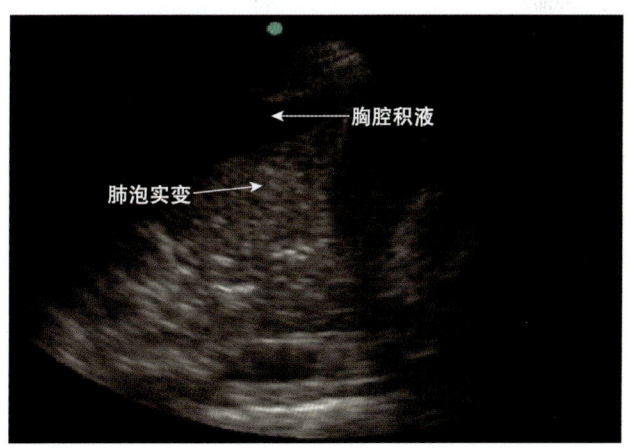

图 31-10 左下叶肺泡实变及胸腔积液。此图像由 3.5MHz 的超声探头采集。探头置于左侧腋后线第六肋间沿横向、垂直于胸壁扫查。

视频 31-13 左下肺叶肺泡实变及胸腔积液。此图像由 3.5MHz 的超声探头采集。探头置于左侧腋后线第六肋间沿横向、垂直于胸壁扫查。

视频31-14 肺泡实变区移动支气管征。降低增益可显示随呼吸运动的小点状高回声灶。这些高回声灶表明肺泡实变区细支气管内仍有空气。此图像由3.5MHz超声探头采集。探头置于右侧腋中线第六肋间沿横向、垂直于胸壁扫查。

与X线平片和CT比较，肺部超声检查对于肺泡实变的诊断价值不大。肺炎可能导致肺泡实变，继而发生肺不张（压缩、吸收、瘢痕形成）。肺水肿和一些浸润性病变（如肿瘤）时肺泡腔可完全消失，超声图像可显示肺实变。虽然肺部超声检查能发现肺实变，但其病因需要呼吸专科医生结合临床明确。

高级肺部超声影像学

前文已经描述了多种肺部超声表现。掌握肺部超声基本表现是培训呼吸专科医生的第一步。如果想对肺部超声进行系统学习，需要参考这方面的专业书籍。

肺部超声的局限性

任何局部病变若其周围被充气的肺组织包围就不会被肺部超声发现，如被正常肺组织包围的实性结节。与之相似，如果无实变的肺组织或胸腔积液作为适当声窗，那么经体表超声检查也无法显示纵隔结构。

X线平片及胸部CT结果可以无限期存档和做系列对比研究，与之相比，肺部超声结果存档是有挑战性的。虽然书写超声报告很重要，而且可以持久保存，但是要做系列对比研究还是有困难的。

临床应用

随着高质量便携式超声仪器的发展，肺部超声融入呼吸专科的临床及诊所诊疗实践中成为可能。肺部超声不能完全取代X线平片或肺部CT，它应该被当作一种补充性影像学检查。肺部超声主要用于重症监护，在呼吸专科的临床应用也逐渐增多。

超声介入

除了引导胸膜穿刺，肺部超声也可用于其他胸腔介入术。例如，对邻近胸膜的肿物进行定位。如前文所述，肺部超声不能观察被正常肺组织包围的肿物，但是如果肿物的一部分邻近胸膜，那么超声就能发现并评估其大小及回声特征（图31-11，视频31-15）。虽然肺部超声在明确肿物的病因学方面有局限性，但是在定位病变并设定安全穿刺活检路径方面仍有一定作用。此外，超声还可以作为CT引导下胸腔穿刺的另一选择。

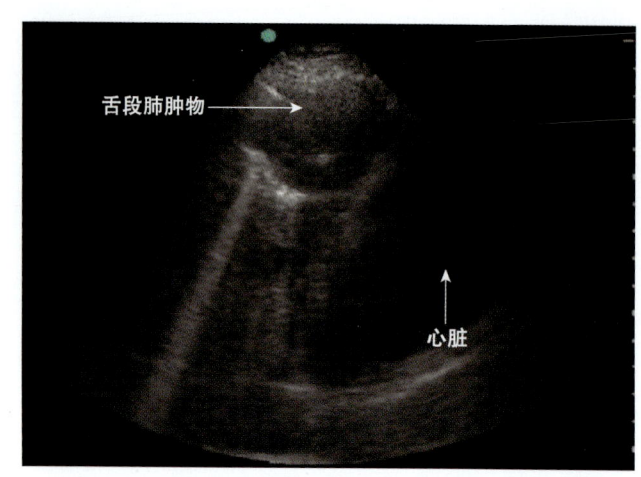

舌段肺肿物

心脏

图31-11 邻近胸壁和心脏的肺舌叶肿物。此图像由3.5MHz超声探头采集。探头置于左侧腋中线第五肋间沿横向、垂直于胸壁扫查。

视频31-15 邻近胸壁和心脏的肺舌叶肿物。此图像由3.5MHz超声探头采集。探头置于左侧腋中线第五肋间沿横向、垂直于胸壁扫查。

多种胸腔介入术均可发生气胸并发症，如支气管镜、胸腔穿刺、经胸腔针刺活检。对于发现气胸，超声显像优于X线平片，在术后评估中可以取代X线检查。

在胸腔引流术后，超声还可用于评估肺是否复张。此外，超声还有助于判断何时可拔除胸腔引流管，以及快速判断是否有空气持续进入胸腔。

评估膈肌功能

胸部超声检查可用于评估膈肌功能。膈肌在超声图像中易于识别，其功能特点，如速度、肌力、收缩幅度都能得到快速评价。

诊断特定疾病

肺部超声检查不仅有助于社区获得性肺炎的诊断和随访，还可用于肺栓塞诊断。另外，肺部超声检查在重症监护病房中也可用于评估呼吸困难，以及非急症情况下评估呼吸困难。

减少X线平片和胸部CT使用

与X线平片和胸部CT相比，胸部超声检查有许多适应证与胸部CT相似，并优于X线平片检查。

小结

对呼吸专科医师而言，胸部超声是一种有用的影像学工具,简单易学,实时且应用广泛。这项技术在提供实时临床信息的同时,还能够使呼吸专科医生减少使用 X 线平片及胸部 CT 检查。

于 萍 译

刘月洁 审校

参考文献

[1] MAYO PH, BEAULIEU Y, DOELKEN P, et al. American college of chest physicians/la société de réanimation de langue française statement on competence in critical care ultrasonography. Chest, 2009, 135:1050–1060.

[2] MAYO PH. Ultrasound evaluation of the lung // LEVITOV AB, MAYO PH, SLONIM AD. Critical care ultrasonography. New York, NY: McGraw Hill, 2009, 251–258.

[3] KOENIG SJ, NARASIMHAN M, MAYO PH. Thoracic ultra-sonography for the pulmonary specialist. Chest, 2011, 140:1332–1341.

[4] MAYO PH, DOELKEN P. Pleural ultrasonography. Clin Chest Med, 2006, 27:215–227.

[5] LICHTENSTEIN DA. Whole body ultrasonography in the critically ill. Berlin, Germany: Springer-Verlag, 2010:117–208.

[6] MATHIS G. Chest Sonography. Berlin, Germany: Springer-Verlag, 2011.

[7] DIACON AH, BRUTSCHE MH, SOLER M. Accuracy of pleural puncture site: a prospective comparison of clinical examination with ultrasound. Chest, 2003, 123:436–441.

[8] GRYMINSKI J, KRAKOWKA P, LYPACEQICQ G. The diagnosis of pleural effusion by ultrasonic and radiologic techniques. Chest, 1976, 70:33–37.

[9] KELBEL C, BORNER N, SCHADMAND S, et al. Diagnosis of pleural effusions and atelectasis: sonography and radiology compared. Rofo, 1991, 154:159–163.

[10] LICHTENSTEIN D, GOLDSTEIN I, MOURGEON E, et al. Comparative diagnostic performances of auscultation, chest radiography, and lung ultrasonography in acute respiratory distress syndrome. Anesthesiology, 2004, 100:9–15.

[11] CHEN HJ, TU CY, LING SJ. Sonographic appearances in transudative pleural effusions: not always an anechoic pattern. Ultrasound Med Biol, 2008, 34:362–369.

[12] CHIAN CF, SU WL, SOH LH, et al. Echogenic swirling pattern as a predictor of malignant pleural effusions in patients with malignancies. Chest, 2004, 126:129–134.

[13] YANG PC, LUH KT, CHANG DB, et al. Value of sonography in determining the nature of pleural effusion: analysis of 320 cases. AJR Am J Roentgenol, 1992, 159:29–33.

[14] TU CY, HSU WH, HSIA TC, et al. Pleural effusions in febrile medical ICU patients chest ultrasound study. Chest, 2004, 126:1274–1280.

[15] CHEN KY, LIAW YS, WANG HC, et al. Sonographic septation: a useful prognostic indicator of acute thoracic empyema. JIUM, 2000, 19:837–843.

[16] MCLOUD TC, FLOWER CD. Imaging the pleura: sonography, CT, and MR imaging. AJR Am J Roentgenol, 1991, 156:1145–1153.

[17] VIGNON P, CHASTAGNER C, BERKANE V, et al. Quantitative assessment of pleural effusion in critically ill patients by means of ultrasonography. Crit Care Med, 2005, 33(8):1757–1763.

[18] GORDON CE, FELLER-KOPMAN D, BALK EM, et al. Pneumothorax following thoracentesis: a systematic review and meta-analysis. Arch Intern Med, 2010, 170:332–339.

[19] HEIDECKER J, HUGGINS JT, SAHN SA, et al. Pathophysiology of pneumothorax following ultrasound-guided thoracentesis. Chest, 2006, 130:1173–1184.

[20] BANDI V, LUNN W, ERNST A, et al. Ultrasound vs. CT in detecting chest wall invasion by tumor: a prospective study. Chest, 2008, 133:881–886.

[21] WU RG, YUAN A, LIAW YS, et al. Image comparison of real-time gray-scale ultrasound and color Doppler ultrasound for use in diagnosis of minimal pleural effusion. Am J Respir Crit Care Med, 1994, 150:510–514.

[22] LICHTENSTEIN DA, MENU Y. A bedside ultrasound sign ruling out pneumothorax in the critically ill. Lung sliding. Chest, 1995, 108:1345–1348.

[23] LICHTENSTEIN D, MEZIÈRE G, BIDERMAN P, et al. The "lung point": an ultrasound sign specific to pneumothorax. Intensive Care Med, 2000, 26:1434–1440.

[24] LICHTENSTEIN D, GOLDSTEIN I, MOURGEON E, et al. Comparative diagnostic performances of auscultation, chest radiography, and lung ultrasonography in acute respiratory distress syndrome. Anesthesiology, 2004, 100:9–15.

[25] LICHTENSTEIN D, MEZIÈRE G. A lung ultrasound sign allowing bedside distinction between pulmonary edema and COPD: the comet-tail artifact. Intensive Care Med, 1998, 24:1331–1334.

[26] LICHTENSTEIN D, MÉZIÈRE G, BIDERMAN P, et al. The comet-tail artifact. An ultrasound sign of alveolar-interstitial syndrome. Am J Respir Crit Care Med, 1997, 156:1640–1646.

[27] AGRICOLA E, BOVE T, OPPIZZI M, et al. "Ultrasound comet-tail images": a marker of pulmonary edema: a comparative study with wedge pressure and extravascular lung water. Chest, 2005, 127:1690–1695.

[28] AGRICOLA E, PICANO E, OPPIZZI M, et al. Assessment of stress-induced pulmonary interstitial edema by chest ultrasound during exercise echocardiography and its correlation with left ventricular function. J Am Soc Echocardiogr, 2006, 19:457–463.

[29] JAMBRIK Z, MONTI S, COPPOLA V, et al. Usefulness of ultrasound lung comets as a nonradiologic sign of extravascular lung water. Am J Cardiol, 2004, 93:1265–1270.

[30] COPETTI R, SOLDATI G, COPETTI P. Chest sonography: a useful tool to differentiate acute cardiogenic pulmonary edema from acute respiratory distress syndrome. Cardiovasc Ultrasound, 2008, 6:1–10.

[31] LICHTENSTEIN DA, LASCOLS N, MEZIÈRE G, et al. Ultra-sound diagnosis of alveolar consolidation in the critically ill. Intensive Care Med, 2004, 30:276–281.

[32] LICHTENSTEIN D, MEZIÈRE G, SEITZ J. The dynamic air bronchogram. A lung ultrasound sign of alveolar consolidation ruling out atelectasis. Chest, 2009, 135:1421–1425.

[33] SHETH S, HAMPER UM, STANLEY DB, et al. US guidance for thoracic biopsy: a valuable alternative to CT. Radiology, 1999, 210:721–726.

[34] KREUTER M, EBERHARDT R, WENZ H, et al. Diagnostic value of transthoracic ultrasound compared to chest radiography in the detection of a post-interventional pneumothorax. Ultraschall Med, 2011, 32(Suppl 2):E20–E23.

[35] LICHTENSTEIN DA, MEZIÈRE G, LASCOLS N, et al. Ultra-sound diagnosis of occult pneumothorax. Crit Care Med, 2005, 33:1231–1238.

[36] GALBOIS A, AIT-OUFELLA H, BAUDEL JL, et al. Pleural ultra-sound compared with chest radiographic detection of pneumothorax resolution after drainage. Chest, 2010, 138:648–655.

[37] MATAMIS D, SOILEMEZI E, TSAGOURIAS M, et al. Sono-graphic evaluation of the diaphragm in critically ill patients. Technique and clinical applications. Intensive Care Med, 2013, 39:801–810.

[38] REISSIG A, COPETTI R, MATHIS G, et al. Lung ultrasound in the diagnosis and follow-up of community-acquired pneumonia: a prospective, multicenter, diagnostic accuracy study. Chest, 2012, 142: 965–972.

[39] PFEIL A, REISSIG A, HEYNE JP, et al. Transthoracic sonography in comparison to multislice computed tomography in detection of peripheral pulmonary embolism. Lung, 2010, 188:43–50.

[40] MATHIS G, BLANK W, REISSIG A, et al. Thoracic ultrasound for diagnosing pulmonary embolism: a prospective multicenter study of 352 patients. Chest, 2005, 128:1531–1538.

[41] LICHTENSTEIN DA, MEZIERE GA. Relevance of lung ultrasound in the diagnosis of acute respiratory failure. Crit Care Med, 2008, 134: 117–125.

[42] ZANOBETTI M, POGGIONI C, PINI R. Can chest ultrasonography replace standard chest radiography for evaluation of acute dyspnea in the ed? Chest, 2011, 139:1140–1147.

[43] XIROUCHAKI N, MAGKANAS E, VAPORIDI K, et al. Lung ultrasound in critically ill patients: comparison with bedside chest radiography. Intensive Care Med, 2011, 37:1488–1493.

第 32 章

应用传统成像技术与正电子发射断层扫描的肺脏疾病的生理和代谢研究

Ghassan El-Haddad

Søren Hess

Daniel Worsley

Abass Alavi

引言

自 20 世纪 50 年代中期,放射性药剂的应用使各种呼吸系统疾病的诊断评估成为可能。在 1955 年,氙-133(^{133}Xe)被引入局部肺通气的研究。此后不久,含 $^{15}O_2$ 的放射性吸入性二氧化碳(CO_2)或静脉注射溶解 ^{133}Xe 的盐溶液开始应用于局部肺血流量的评估。1964 年,静脉注射碘-131(^{131}I)大颗粒聚合白蛋白开始用于肺灌注显像。虽然这些技术在检测局部的异常通气和肺血流量方面迅速得到了广泛应用,但在实际临床中主要应用于可疑肺栓塞(pulmonary embolism,PE)患者的诊断评估。

核医学在呼吸内科中的作用日益增大,包括术前评估肺功能、炎症性肺病以及肺癌等疾病。正电子发射体层成像(PET)和一体化 PET/CT 的广泛应用,为肺癌患者的诊断、分期和治疗提供了强有力的工具。

放射性药物和技术在肺通气-灌注显像的应用

肺灌注显像和肺通气显像常用的放射性药物以及所采用的技术将在随后的章节中讨论。

■ 肺灌注显像剂和方法

肺灌注显像最早于 1964 年用于临床,当碘-131(^{131}I)标记的大颗粒白蛋白开始用于肺灌注评价时。目前应用于肺灌注显像的两种药物为锝-99m 标记的人血白蛋白微球(technetium 99m-labeled human albumin microspheres,^{99m}Tc HAM)和锝-99m 标记的大颗粒聚合白蛋白(technetium 99m-labeled macroaggregated albumin,^{99m}Tc MAA)。^{99m}Tc MAA 颗粒直径为 $10 \sim 150\mu m$;超过 90% 的注射颗粒直径为 $10 \sim 90\mu m$。^{99m}Tc HAM 的颗粒大小较为均匀,直径范围为 $35 \sim 60\mu m$。然而,^{99m}Tc MAA 是常规肺灌注显像的首选显像剂,是因为其易于获得,在肺中的生物半衰期短,而且成本相对较低。

当静脉注射放射性标记颗粒时患者取仰卧位,从而限制了重力对局部肺动脉血流的影响。^{99m}Tc MAA 注射后,颗粒与静脉血液混合均匀流向心脏;阻塞的肺毛细血管前小动脉,约占肺血管总量的 0.1%。通常给予放射剂量为 $74 \sim 185MBq$($2 \sim 5mCi$)(临床灌注扫描时通常注射 20 万 ~ 50 万个颗粒)。通常儿科使用的放射剂量在 $0.5 \sim 2.0MBq/kg$($20 \sim 80mCi/kg$),最低为 $7 \sim 8MBq$(约 $200mCi$)。

^{99m}Tc MAA 对肺毛细血管前小动脉的阻断作用只是一过性的;在肺内生物半衰期为 $2 \sim 8h$。^{99m}Tc 的物理半衰期为 6h。MAA 颗粒被酶水解为小颗粒后,被网状内皮细胞吞噬。在儿科患者和疑似或已诊右向左分流、严重肺动脉高压、呼吸功能差、妊娠、既往全肺切除或单肺移植的患者中,应减少注射颗粒数量。在婴儿和儿童中,可以根据体重计算后注射较低剂量的颗粒。注射时肺内颗粒分布与局部肺血流量成正比。常规灌注显像应包括至少 6 个肺部视图:前位、后位、右侧位和左侧位,以及右后斜位、左后斜位,使用大视野高分辨率 γ 相机拍摄。在某些病例中加做右前斜位和左前斜位对显像更有帮助。尽管采用多体位成

像,灌注显像仍可能低估灌注异常。例如,右下叶内侧基底段的一个孤立性节段性灌注缺损如果完全由正常肺组织包围,在平面灌注显像中则不能检测到该节段的灌注缺损。

常规肺灌注显像用来检查疑似肺栓塞的患者,然而,灌注显像对于诊断肺栓塞敏感性高,但特异性较低。几乎所有的肺部疾病[包括肿瘤、感染、哮喘和慢性阻塞性肺疾病(COPD)]都可能导致受累肺区的肺动脉血流减少。因此,联合应用灌注和通气检查可提高肺灌注显像诊断肺栓塞的特异性(图 32-1)。肺栓塞会导致灌注异常,而通气功能正常(肺灌注显像与肺通气显像呈不匹配性改变)(图 32-2)。相反,在肺实质疾病中,同一肺区显示通气和灌注均减少(肺灌注显像与肺通气显像呈匹配性改变)。某些情况下,通气异常可能大于灌注异常(反向不匹配),提示存在功能性右向左分流,包括气道阻塞、黏液栓、肺不张和

肺炎。呼气末正压通气(PEEP)可能会加剧患者的反向不匹配,因为在代谢性碱中毒患者或吸入沙丁胺醇治疗的患者中呼气末正压通气很难有效地向通气阻塞而灌注正常的区域传输。

■ 肺通气显像剂和方法

历史上,^{133}Xe 一直用于评估肺组织局部的通气功能。^{133}Xe 物理半衰期为 5.24d,相比^{99m}Tc 的 140keV 的 γ 射线辐射能量,其辐射能量偏低,为 81keV。但检测步骤过于复杂,包括 3 个阶段。因此,目前其他示踪剂,如氪-81m(^{81m}Kr),和^{99m}Tc 标记气溶胶-Technegas 和 Pertechnegas-正逐步取代它。

^{81m}Kr 是惰性气体,物理半衰期很短(13s)。因此,使用该试剂采集的图像只显示大气道的通气情况。然而,物理半衰期较短的^{81m}Kr 可在多体位成像生成与肺灌注图像相匹配的肺通气图像。^{81m}Kr 是从铷-81

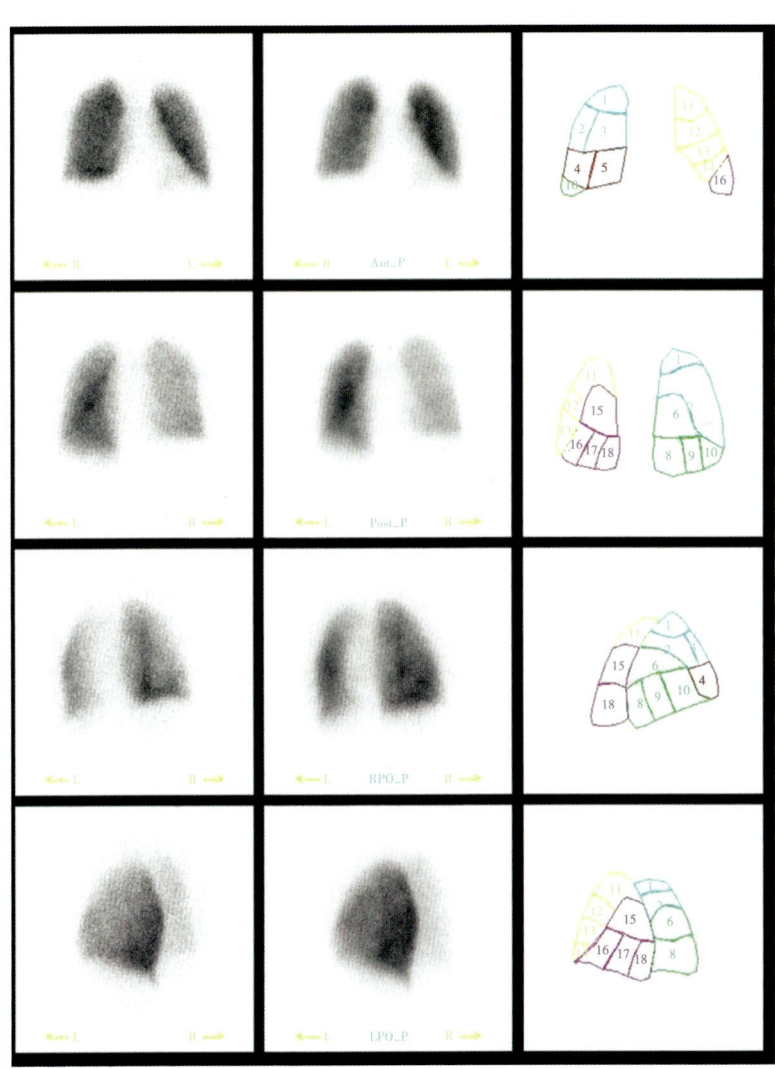

图 32-1　正常肺通气-灌注显像。用^{99m}Tc-Technegas$^{®}$气溶胶通气显像(左栏):双肺的气溶胶分布均匀。用^{99m}Tc 标记的大颗粒聚合白蛋白(^{99m}Tc-MAA)灌注显像(中间栏):颗粒在两肺分布均匀。

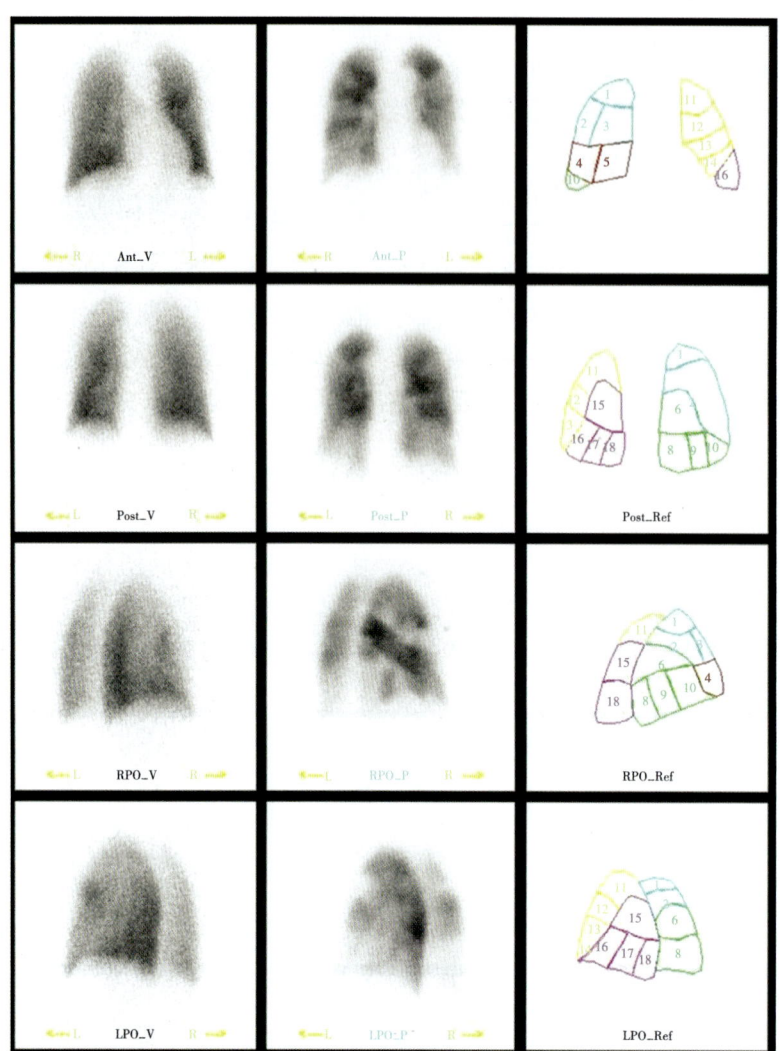

图 32-2 肺栓塞高度可能性的显像结果。用 ^{99m}Tc-Technegas® 气溶胶通气显像(左栏)在正常范围内。用 ^{99m}Tc-MAA 灌注显像(中间栏)显示双肺肺段灌注缺损。肺通气/肺灌注不匹配的征象符合肺栓塞。

（^{81}Rb）发生器产生。母体放射性核素的物理半衰期为 4.7h,这使得发生器的使用寿命仅为 1d。由于其能量高于 ^{99m}Tc,^{81m}Kr 显像通常在灌注显像后进行。

　　放射性气溶胶是将放射性药物雾化成细雾,随后受检者将其吸入。^{99m}Tc 标记的气溶胶检测可以在受检者吸入多次气溶胶后进行;^{99m}Tc DTPA（锝-99m 二乙烯三胺五乙酸）是最受欢迎和广泛使用的。^{99m}Tc 气溶胶的优点是可广泛获得,成本低廉,并具有 140keV 的能量光峰,这是 γ 相机成像的理想选择。但这种药物的局限性之一是在炎症状态下其从肺毛细血管吸收入血的速度相对较快,包括吸烟引起的炎症(典型的 ^{99m}Tc-DTPA 气溶胶生物半衰期约为 80min,而吸烟者为 20~30min)。由于 ^{99m}Tc DTPA 气溶胶通过跨上皮扩散从肺泡清除,因此清除率可作为肺泡-上皮细胞膜完整性的一个指标。

　　^{99m}Tc 标记的放射性气溶胶粒子直径为 0.5~

2μm,可以通过市售雾化器制备。患者一般用雾化器呼吸(氧气 8~10L/min)3~5min,或直到吸入的 37MBq(兆贝尔)[1mCi(毫居里)]放射性气溶胶颗粒沉积在肺部。只有 2%~10% 的放射性气溶胶颗粒进入肺部。放射性气溶胶在肺内的区域分布与局部通气量成正比。^{99m}Tc 标记的放射性气溶胶显像一般都是在灌注显像前进行。虽然不太可取,通气显像可以在灌注显像后进行,但置于雾化器内的剂量应增加到至少 1 665MBq(兆贝尔)[45mCi(毫居里)],而不是通常使用的 1 110MBq(兆贝尔)[30mCi(毫居里)]来屏蔽 ^{99m}Tc MAA 残留在肺里放射性活度。

　　采用多体位成像,与在随后的肺灌注显像中采集的图像相一致。使用 ^{99m}Tc 标记的放射性气溶胶进行通气显像需要患者配合的操作较少,在床旁甚至是机械通气的患者就可完成检查。^{99m}Tc 标记的放射性气溶胶的缺点包括采取呼气末正压通气、慢性阻塞性肺疾病或气道阻塞的患者放射性物质在中央气道沉积,以及需要处理沉积在雾化器中未使用的大量放射性物质。的确,^{99m}Tc 标记的气溶胶在慢性阻塞性肺疾病患者的中央气道沉积是使用气雾剂的主要缺点,现已研发出新的药物来克服这一缺陷,包括^{99m}Tc-Technegas 和^{99m}Tc-Pertechnegas。

肺显像在急性肺栓塞诊断中的应用

肺栓塞是一种常见的具有潜在致命性的疾病,如果在发病后很快就开始治疗,就可以有效降低死亡率和发病率。由于临床、实验室和影像学检查缺乏特异性,准确而迅速地诊断急性肺栓塞是很困难的。尽管诊断方法进展,肺栓塞的诊断延误仍然很常见,并且是一个重要的临床问题。

静脉血栓栓塞症(venous thromboembolism, VTE)和肺栓塞(PE)不再被认为是仅发作一次的临床事件,因为它们具有很高的复发率和死亡率。虽然过去 30 年间肺栓塞的发病率没有发生显著的变化,但肺栓塞的总死亡率已经大幅度下降(从 1998 年到 2009 年大致下降了 30%),这归因于更好的检测和治疗深静脉血栓(deep venous thrombosis, DVT)形成方法,危险因素的改变,以及肺栓塞诊断试验的改进。尽管早期开始抗凝治疗对肺栓塞是有效的而且能够降低死亡率,所以仍然是肺栓塞治疗的基石,但它也有使用风险,包括出血等并发症。因此,肺栓塞的准确诊断是至关重要的,不仅可以预防复发性栓塞所导致的死亡,还可以避免不必要抗凝治疗所致的并发症。

通气-灌注(V/Q)肺显像已被证明是一种安全、无创的评估局部肺功能的技术。该技术已广泛应用于疑似肺栓塞患者的评估。

第一项利用肺灌注显像作为诊断肺栓塞的筛选试验是尿激酶肺栓塞试验(urokinase pulmonary embolism trial, UPET)。在 90% 以上参加试验中,在静脉注射^{131}I 标记 MAA 后进行肺灌注显像,未进行通气显像。尽管使用次优的放射性药物和成像设备,UPET 研究仍使肺灌注成像成为一种有效的筛查肺栓塞和评估栓塞事件后肺血流量恢复情况的技术。75% ~ 80% 的灌注缺损在 3 个月后消退;那些仍未消退的可持续 1 年。该结果表明大多数急性肺栓塞患者临床转归为血栓完全溶解或者肺动脉部分再通。

前瞻性的、大规模的、基于临床预后的研究数据显示,V/Q 显像联合临床评估和无创性下肢检查,对疑似急性肺栓塞患者提供了重要的诊断信息。疑似肺栓塞患者,如果 V/Q 显像结果为中、低度可能性或

不能确定诊断,而且心肺功能正常,无创性下肢检查[通过阻抗容积描记(impedance plethysmography, IPG)测定]显示无近端静脉血栓形成,经过 3 个月的随访,未接受抗凝治疗的患者肺栓塞发生率仅 0.6%。疑似肺栓塞的患者如果临床评估为低度可能,无创性下肢检查阴性,V/Q 显像不能明确诊断,经过 3 个月的随访,肺栓塞发生率为 0.5%。如果临床评估为中度可能,仅有 0.4% 的患者发生肺栓塞。

这些研究表明,由于复发性肺栓塞的发生率很低,对于心肺功能良好患者,如果 V/Q 显像结果显示没有高度肺栓塞可能或无近端静脉血栓形成,抗凝治疗可以安全停用。然而,研究中使用的肺栓塞诊断分类标准("正常""非诊断"或"高")与肺栓塞诊断前瞻性研究(Prospective Investigation of Pulmonary Embolism Diagnosis, PIOPED)使用的标准不同,因此无法进行直接比较。在急性肺栓塞诊断中的前瞻性研究(Prospective Investigative Study of Acute Pulmonary Embolism Diagnosis, PISA-PED)中,单独使用灌注显像结合 X 线胸片,核素显像的敏感性和特异性分别为 92% 和 87%。肺栓塞患病率很高(39%)。当结合临床评估肺栓塞的可能性("很可能""可能"或"不可能"),灌注显像的阳性预测值(PPV)为 99%;结合临床评估肺栓塞可能性为低度,显像结果接近正常或无节段性充盈缺损异常,灌注显像的阴性预测值(NPV)为 97%。联合应用标准化临床评估和肺灌注显像,研究者能够准确地诊断或排除肺栓塞(PPV 96%, NPV 98%)。CT血管造影(CTA)仅在少数临床与核素显像结果不一致的病例中才需要应用。

■ 肺栓塞诊断的前瞻性研究

迄今为止,阐明 V/Q 显像在诊断肺栓塞中作用最全面的前瞻性研究是 PIOPED 研究。这项多中心研究旨在评估各种传统方法诊断急性肺栓塞的效能。特别是,PIOPED 研究侧重于评价肺显像诊断急性肺栓塞的敏感性和特异性。虽然肺栓塞的临床诊断不明确,但 PIOPED 研究强调了疑似急性肺栓塞患者诊断纳入临床评估的重要性。正如预期的那样,将临床评估和肺显像判读结果相结合可以提高显像技术诊断的准确性。

在 PIOPED 研究中 92% 的肺栓塞患者至少有以下危险因素之一:制动和近期手术(两个最常见的危险因素)、潜在恶性肿瘤、深静脉血栓或肺栓塞病史、使用雌激素或原有心脏疾病。研究中确诊肺栓塞的患者,>90% 有呼吸困难、心动过速或胸膜炎性胸痛。同样,虽然单纯胸部 X 线检查对肺栓塞诊断既不敏感也

当有两个肺段灌注显像-X线胸片不匹配(包括1个肺段和2个亚肺段不匹配,或4个亚肺段不匹配),诊断为肺栓塞。当灌注正常时,可排除肺栓塞。当非节段性灌注缺损小于相应的X线病变范围;或1~3个小的节段性缺损,中上肺中部孤立的灌注缺损伴相应的X线匹配的,条纹征,或≥1/3胸膜腔的胸腔积液不伴其他肺野的灌注缺损。其他显像结果均为非诊断性的。

当研究者采用综合评价标准对PIOPED Ⅱ研究中的肺灌注显像结果重新解读后[如果PIOPED Ⅱ中的患者是基于CTA或数字减影心血管造影术(digital subtraction angiography,DSA)、肺灌注显像和X线胸片以及Wells评分阳性进行肺栓塞诊断,则可纳入本研究]发现,如果使用修订PIOPED Ⅱ评价标准只有21%患者的结果为诊断不确定。在72%正常或接近正常X线胸片的患者中,只有11%患者的肺显像结果为诊断不确定。研究对象中肺栓塞的患病率为19%。如果采用修订的PIOPED Ⅱ评价标准,排除非诊断性肺显像结果,肺栓塞阳性诊断的敏感性可达到85%,肺栓塞阴性诊断的特异性则达到93%。当使用PISA-PED评价标准时,无一例患者的肺显像结果为诊断不确定。肺栓塞阳性诊断的敏感性为80%,肺栓塞阴性诊断的特异性为97%。基于这些研究结果,推测肺灌注显像联合X线胸片能以更低的成本提供类似CTA的诊断准确性,而且最重要的是该方法辐射剂量较低。

表32-3　核素肺显像修订的PIOPED评价标准[a]

高度可能性(≥80%)

　　≥2个肺段灌注缺损(每个肺段>75%),通气显像与X线胸片均未见异常

　　一个较大的肺段灌注缺损和≥2个亚肺段灌注缺损(每个肺段25%~75%),通气显像与X线胸片均未见异常

　　≥4个亚肺段灌注缺损,通气显像与X线胸片均未见异常

中度可能性(20%~79%)

　　一个亚肺段至<2个肺段灌注缺损,通气显像与X线胸片均未见异常

　　下肺区域的通气-灌注缺损同时合并X线胸片肺实质渗出影

　　单个、中等大小、匹配的通气-灌注缺损,X线胸片未见异常

　　匹配的通气-灌注缺损伴少量胸腔积液

　　难以归类为正常、低度或高度可能

低度可能性(<19%)

　　多个匹配的通气-灌注缺损,不论大小,X线胸片未见异常

　　上肺或中肺通气-灌注缺损,伴X线胸片肺实质渗出影

　　匹配的通气-灌注缺损伴大量胸腔积液

　　灌注缺损,同一部位的X线胸片异常,且异常的范围大于灌注缺损的范围

　　灌注正常的肺组织包绕在灌注缺损周围(条纹征)

　　>3个小的肺段灌注缺损(每个肺段<25%),X线胸片未见异常

　　不呈肺段或亚肺段分布的灌注缺损(心脏扩大,主动脉扩张,肺门增大)

极低概率

　　≥3个小的肺段灌注缺损(每个肺段<25%),X线胸片未见异常

正常灌注扫描

　　无灌注缺损;肺灌注显像的肺轮廓与X线胸片一致

[a]:前瞻性研究后形成的标准。

表32-4　核素肺显像的修订PIOPED Ⅱ评价标准和PISA-PED评价标准

诊断	修订PIOPED Ⅱ评价标准	PISA-PED评价标准
肺栓塞(+)	• 高度可能性(≥2个肺段灌注显像-X线胸片不匹配,或≥2个肺段不匹配,或1个肺段和2个亚肺段不匹配,或4个亚肺段不匹配)	• ≥1个楔形灌注缺损
肺栓塞(−)	• 正常灌注 • 极低可能性 　• 非肺段性的灌注缺损(如肺门突出、心脏扩大、膈肌抬高、线性肺不张、肋膈角积液且另一侧肺没有其他的灌注缺损) 　• 灌注缺损范围小于X线胸片病灶大小 　• 1~3个小肺段的灌注缺损 　• 局限于肺中叶或上叶单一肺段的Q/V匹配的灌注缺损 　• 在灌注缺损周围的条纹征(切线位最佳) 　• ≥1/3胸膜腔的胸腔积液,另一侧肺没有其他的灌注缺损	• 正常灌注 • 接近正常 　• 非肺段性的灌注缺损(由扩大的心脏、扩张的纵隔或抬高的横膈所致) • 灌注缺损,非楔形
非诊断性	• 所有其他表现	• 不能归类为肺栓塞阳性或阴性

资料来源:MINIATI M,PISTOLESI M,MARINI C,et al. Value of perfusion lung scan in the diagnosis of pulmonary embolism:results of the Prospective Investigative Study of Acute Pulmonary Embolism Diagnosis(PISA-PED). Am J Respir Crit Care Med,1996,154(5):1387-1393;SOSTMAN HD,MINIATI M,GOTTSCHALK A,et al. Sensitivity and specificity of perfusion scintigraphy combined with chest radiography for acute pulmonary embolism in PIOPED Ⅱ. J Nucl Med,2008,49(11):741-748.

■ SPECT V/Q 显像评价肺栓塞

单光子发射计算机断层扫描(single-photon emission computerized tomography,SPECT)具有平面成像的优点,分辨率较高,还可以避免正常组织结构重叠造成的小病灶被掩盖,特别是在肺基底部的病灶。在过去 20 年里,SPECT 技术已经取得了进展,SPECT 肺通气显像也开发出一些新的显像剂,如99mTc 气体。受美国以外 Tc 气体获取的限制,大多数 SPECT V/Q 扫描是在澳大利亚和欧洲完成的(图 32-3 和图 32-4)。

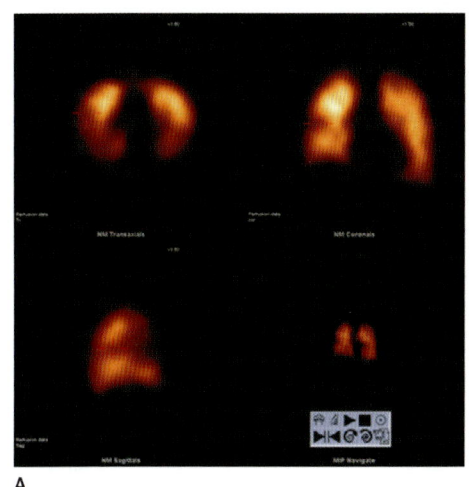
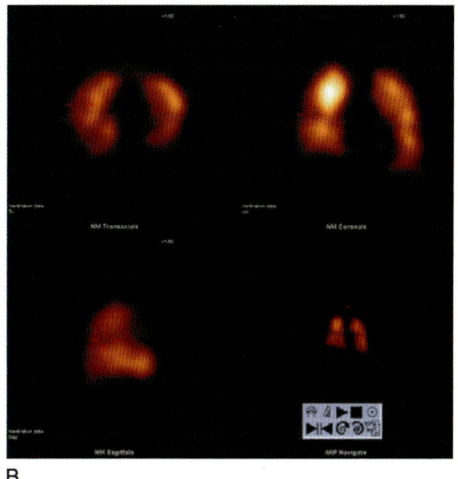

图 32-3　肺栓塞高度可能性的 SPECT 显像。在横轴位、冠状位和矢状位使用99mTc MAA 进行灌注显像,(A)显示双侧肺段灌注缺损。在横轴位、冠状位和矢状位使用99mTc 标记的气溶胶-Technegas®进行通气显像(B)在正常范围内。这种 V/Q 显像结果(不匹配)符合肺栓塞表现。

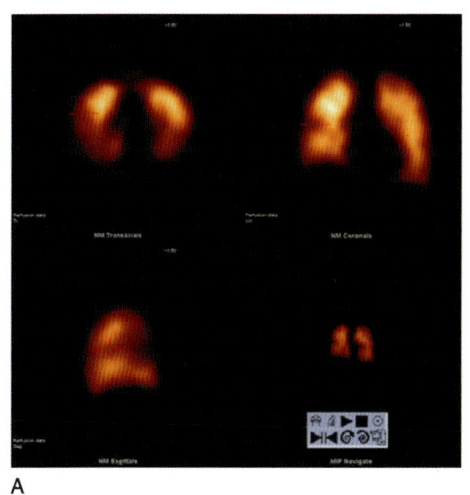
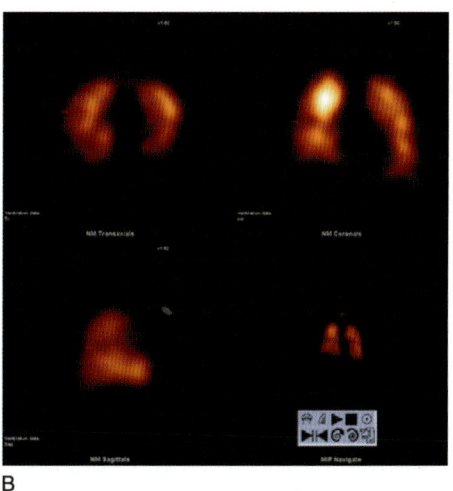

图 32-4　肺栓塞的 SPECT 显像。在横轴位、冠状位和矢状位使用99mTc MAA 进行灌注显像,(A)在横轴位、冠状位和矢状位使用99mTc 标记的气溶胶-Technegas®进行通气显像(B)显示匹配的灌注缺损。

SPECT 检查双头照相机的总采集时间为 20~30min。SPECT 在平面显像评价肺栓塞方面的优势在一些研究中已有报道。重要的是,大多数研究者报道采用 SPECT V/Q 显像仅有≤3%病例不能确定诊断。与 V/Q 平面显像相比,SPECT V/Q 显像能够更精确地显示不匹配的灌注缺损,而且可以进行更准确的量化,阅片者之间的变异也更少。

在大多数研究中,SPECT 显像的灵敏度(80%~100%)高于 V/Q 平面显像,但特异性(93%~100%)并不总是优于平面显像。一些研究者还建议联合应用 SPECT 显像和低剂量 CT 成像来提高诊断肺栓塞的准确性。然而,SPECT V/Q 显像的诊断评价标准尚未明确或广泛使用(也就是说,目前还不清楚修改后的 PIOPED 或 PISA-PED 评价标准是否可以简单地从 V/Q 平面显像转而应用到 SPECT V/Q 显像）。尽管 SPECT 有许多优点，但对可疑肺栓塞的患者采用 SPECT V/Q 显像替代 V/Q 平面显像仍存在争议。

目前研究者越来越关注使用放射性标记的抗体片段、合成肽类等新型显像剂形成的"血栓成像"，这种显像剂能够针对纤维蛋白和活化的血小板表面糖蛋白 Ⅱ b/Ⅲ a 受体两类靶抗原。^{99m}Tc 标记的 apcitide 是对活化的血小板膜上的糖蛋白 Ⅱ b/Ⅲ a 受体具有高度亲和力和特异性结合力的合成肽。这种显像剂的主要优点是能够区分急性和慢性深静脉血栓形成。

针对活化血小板的几个 ^{99m}Tc 标记的合成肽，目前正在用于对可疑肺栓塞患者的评估研究中。放射性标记的肽成像有可能作为评估 VTE（静脉血栓栓塞症）患者的综合检查方法。

最后，另一种处于研发中的试剂为 ^{99m}Tc 标记的抗D-二聚体（^{99m}Tc-DI-80 B3）单克隆抗体 Fab 片段，能够特异性结合于血栓。在最近的一项前瞻性多中心研究中，^{99m}Tc-DI-80 B3/SPECT 显像对于可疑急性肺栓塞患者诊断的敏感性为 76.2%，特异性为 90.5%。目前，新型放射性药物的进一步研究和发展充分实现了SPECT 显像的潜能。

■ 对于可疑肺栓塞 V/Q 显像和 CT 血管造影的使用建议

在过去 10 年中，CTA 和 V/Q 显像都有重大的技术改进。然而，可疑肺栓塞患者胸部 CTA 检查明显增加，显著超过了 V/Q 显像。尽管研究显示两种方法的诊断准确性相同，但 CTA 操作便捷，特别是发病数小时之后的肺栓塞患者，而且更侧重于解剖学而非功能成像，使 CTA 成为肺栓塞的首选诊断检查。

最近一项大型前瞻性随机研究中，对于临床评估为高验前概率和/或 D-二聚体阳性的肺栓塞患者，V/Q 显像和 CTA 假阴性率非常接近，分别为 1% 和 0.4%。尽管 CTA 比 V/Q 显像能发现更多的栓子，但在 CTA 应用时期，患者复发性肺栓塞和死亡的风险并未降低。事实上，新的复杂的多层螺旋 CT 成像对肺动脉亚段分支栓塞的检出率增加，给临床治疗带来了挑战，推动临床医生现在治疗那些偶发的无症状肺栓塞患者，然而其自然病程和最佳的治疗方法目前尚不明确（除了预后不良的癌症患者）。这些检查通常在急诊室进行，没有特定的预测诊断。V/Q SPECT 显像可能也面临同样的问题，因为目前还不清楚治疗小

的、外周性的肺栓塞是否会给患者带来获益，除非患者有严重的血栓负荷和较差的心功能。

在 X 线胸片正常的患者中，V/Q 肺扫描是一种有效的、无创性的筛查试验。然而，对于 X 线胸片明显异常的患者中，CTA 更可能为肺栓塞或其他诊断提供明确的诊断，还可以根据右心室大小和功能的评估对肺栓塞进行风险评估。此外，尽管会增加辐射暴露，CTA 和 CT 静脉造影的联合应用有可能对可疑 VTE 患者提供单独的全面评估。对于伴有造影剂过敏或肾功能衰竭的患者，V/Q 显像仍然是 CT 的重要替代检查。

V/Q 显像可以用于慢性血栓栓塞性疾病患者和肺栓塞患者治疗后随访。人们担心与胸部 CTA 有关的高辐射暴露，特别是对于女性乳腺。CTA 对体形适中女性的乳腺产生最低 20 毫戈瑞（mGy）的辐射剂量［2 拉德（rad）］，而 V/Q 扫描的乳腺辐射量 0.28~0.9 毫戈瑞。此外，人们关注的是，越来越多地使用 CTA 可能会导致未来辐射相关癌症的发病率增加。这种辐射暴露的潜在致癌作用目前尚不清楚。

作为美国内科医师"明智选择"运动的一部分，关注潜在不必要的或有害的医疗检查和试验。核医学学会建议避免用 CTA 来诊断胸部 X 线正常年轻女性的肺栓塞，并建议用 V/Q 显像来替代。关于 CTA 和 V/Q 显像对胎儿的辐射剂量存在相当大的争议。在妊娠期间，当仅用剂量为 50MBq 的 ^{99m}Tc MAA 进行肺核素显像时，胎儿吸收剂量是 0.1~0.2mGy。据估计，在妊娠早期，16 排螺旋 CT 检查中胎儿的吸收剂量为 0.24~0.66mGy。CTA 与 V/Q 显像评价肺栓塞的比较总结见表 32-5。

总之，根据前瞻性和预后相关的研究结果，关于使用 V/Q 显像和 CTA 评估疑似肺栓塞患者可以得出以下结论：

1. 无论使用哪种检测方法，正确的临床验前概率评分很重要，当 V/Q 显像或 CTA 的成像结果与临床验前概率不一致时，推荐使用补充的检查方法。

2. V/Q 显像正常排除了有临床意义的肺栓塞诊断。

3. V/Q 显像结果为具有极低可能或低度可能，且临床评估为低度可能的患者肺栓塞患病率较低（<5%），一般不需要进行肺动脉造影或抗凝治疗。

4. V/Q 显像结果为具有极低可能或低度可能，临床评估为中度或高度可能，且下肢的无创静脉超声结果为阴性的患者一般不需要抗凝治疗。在某些特定的情况下，CTA 有助于排除肺栓塞并提供其他可能的诊断。

表 32-5　CTA 和 V/Q 显像在肺栓塞评价中的应用比较

评价方法	优点	缺点
CTA	- 准确 - 阅片者之间一致性高 - 基于右心室大小和功能评估提供其他诊断和风险评估 - 急诊可行检查 - 高速图像采集 - 适合病情不稳定患者 - 报告结果为有或无（"肺栓塞明确"或"无肺栓塞"）	- 辐射暴露 - 造影剂过敏 - 肾毒性 - 相对花费高 - 对无临床症状且外周性的肺栓塞过度诊断
V/Q 扫描	- 对低验前概率患者的阴性预测值高 - 对高验前概率患者的阳性预测值高 - 低辐射 - 相对花费低 - 可进行随访比较	- 总特异性较低 - 阅片者之间一致性低 - 急诊可行检查 - 图像采集速度较慢 - 不适合病情不稳定的患者 - 明确其他诊断较为困难 - 诊断可能性的评价标准未广泛应用

资料来源：REID JH, COCHE EE, INOUE T, et al. Is the lung scan alive and well? Facts and controversies in defining the role of lung scintigraphy for the diagnosis of pulmonary embolism in the era of MDCT. Eur J Nucl Med Mol Imaging, 2009, 36（3）: 505-521.

5. 临床情况稳定且临床评估为中度可能的患者需要进行下肢无创性静脉检查；如果结果为阴性，需要行 CTA 来明确肺栓塞诊断。

6. 临床情况稳定，但 V/Q 显像结果为高度可能，而且临床评估为肺栓塞高度可能的患者，或怀疑有假阳性显像结果的患者，需要治疗；不需要行进一步检查来明确诊断。

7. 临床情况稳定，V/Q 显像结果为高度可能，临床评估为肺栓塞低度可能的患者，需要进行下肢无创性静脉检查；如果结果为阴性，可能需要行 CTA 来明确诊断。

8. V/Q 显像具有较高的阴性预测值，应特定用于需要低辐射剂量的情况，如 X 线胸片正常的年轻女性患者、临床评估为肺栓塞低度可能且 X 线胸片正常的门诊患者、临床评估为肺栓塞高度可能而 X 线胸片正常的患者、既往有造影剂过敏和强烈过敏史的患者、

有肾衰竭或多发性骨髓瘤的患者。由于在大多数患者中，基于正常灌注的核素显像可以排除肺栓塞，为了尽量减少对妊娠患者胎儿的辐射，建议采用 1~2d 方案。仅在第 1 天使用减低剂量 ^{99m}Tc MAA 进行灌注显像。

9. 肺栓塞随访以及肺动脉高压的病因研究应首选 V/Q 显像，而不是肺动脉 CTA。

10. 如果非工作时间内不能进行影像学检查，临床高度怀疑肺栓塞的患者，合理的治疗方案为给予单剂量的低分子肝素，第 2 天早上给患者行 V/Q 显像检查。特别建议对于年轻女性患者需要进行 V/Q 显像检查，同时为了避免与 CTA 相关的过度乳房辐射暴露，可采用以上的治疗策略。

11. 如果存在 V/Q 显像或 CTA 禁忌证，可以在技术较为成熟的中心进行肺动脉 MRA。虽然总有发生肾源性系统性纤维化/肾纤维化性皮肤病的担忧，但在应用含钆造影剂的肾功能不全患者中较少发生。

12. 尽可能将 V/Q 显像结果判读为"肺栓塞阳性""不能诊断的"或"没有肺栓塞证据"。

慢性血栓栓塞性肺动脉高压的评估

慢性血栓栓塞性肺动脉高压（chronic thromboembolic pulmonary hypertension, CTEPH）定义为在单发的或复发性肺栓塞后肺动脉高压（定义为平均肺动脉压 >25mmHg）（见第 73 章）持续存在。慢性血栓栓塞性肺动脉高压是一种严重的诊断被低估的疾病，也是引起肺动脉高压的唯一能够通过肺动脉内膜切除术（pulmonary endarterectomy, PEA）得到治愈的病因。在一次急性肺栓塞后有 0.5%~3.8% 的患者最终会发展为 CTEPH。在有复发性肺栓塞病史的患者中，高达 10% 患者可能发展为 CTEPH。

目前仍不完全清楚为什么一些有急性肺栓塞病史的患者会继续发展为慢性血栓栓塞性肺动脉高压。既往有肺栓塞病史、发病年龄较轻、灌注缺损范围较大以及就诊时为特发性肺栓塞的患者发展成 CTEPH 的风险增加。明确诊断是 CTEPH 患者生存的关键，如果没有接受合适的治疗方案，患者的长期预后很差。平均肺动脉压升高与死亡率正相关。然而，临床表现、实验室检查、X 线胸片、心电图以及超声心动图，在鉴别 CTEPH 为原发或继发方面可靠性并不高。

在大多数临床中心，常规肺动脉造影仍然是证实 CTEPH 诊断和确定手术治疗指征的影像学检查的金标准；如果需要，胸部 CTA 和 MRA 可提供进一步的诊断信息。

肺核素显像是一种安全、无创的检查手段,有助于筛选肺动脉高压患者进行肺动脉造影,以明确慢性肺栓塞的诊断。V/Q 显像仍然是帮助鉴别 CTEPH 与其他类型肺动脉高压最重要的检查方法之一。在回顾性分析中,V/Q 显像对诊断慢性血栓栓塞性疾病的敏感性为 97.4%,而 CTA 仅为 51%。

CTEPH 患者通常有至少一个、往往多个肺段或范围更大的不匹配灌注缺损。为预防肺动脉高压患者进行 V/Q 显像时受不良血流动力学效应影响,应减少 ^{99m}Tc-MAA 颗粒的给药剂量。V/Q 显像可能会低估慢性栓塞导致的中央血管闭塞程度,可以通过常规肺动脉造影或动脉血栓内膜剥脱术进行确诊。

大多数原发或继发非血栓栓塞性肺动脉高压患者肺核素显像结果为低度可能。^{99m}Tc-MAA 颗粒在肺内呈弥漫性非均匀分布。CTEPH 患者很少有为正常或极低可能性的肺核素显像结果。因此低度可能的 V/Q 显像结果能有效地排除慢性血栓栓塞为患者肺动脉高压的原因。在原发性肺动脉高压患者中,V/Q 显像上的反向不匹配区域与高分辨率 CT 成像上马赛克增强衰减区域相一致。在 55 例疑似 CTEPH 患者的小型研究中,CTA 对中心栓子的检出率与常规肺动脉造影相似,尽管常规肺动脉造影在检测肺段以下病变方面具有优势。

尽管在确定 CTEPH 梗阻段方面 SPECT 比 V/Q 平面显像更敏感,但该技术仍不能充分检测 CTEPH 血管闭塞的真实程度。虽然 CTA 和 MRA 可提供补充诊断信息,但它们经常会遗漏 CTEPH 的偏心性病变。因此,V/Q 扫描仍是 CTEPH 初筛的首选检查方法。任何不明原因的肺动脉高压患者都应评估是否存在 CTEPH;推荐 V/Q 显像作为首选的筛查方法。

肺通气-灌注显像的定量分析

对于肺切除术、经支气管镜肺减容术、肺移植的患者,定量 V/Q 肺显像是确定局部肺功能,并以此预测术后肺功能的有效方法(见第 103 章)。

目前,主要采用胸部 CT 的方法对肺气肿患者行术前评估以预测肺减容术(lung volume reduction surgery,LVRS)治疗对肺功能的影响,胸部 CT 不仅可以对肺气肿进行解剖学定位诊断,明确肺气肿的严重程度及病变位置,还可以发现提示肺减容术禁忌证的影像学表现。V/Q 显像有助于进一步了解肺气肿引起肺功能紊乱的异质性和病变位置。行肺减容术能得到最大治疗获益的是晚期以上叶为主型的肺气肿患者,灌注显像是反映局部肺功能、评估肺气肿分布的常用检查方法。将双肺前位、后位核素图像上 86 个矩阵划分为上部、中部、下部三等分,计算给定区域的几何平均值,以此表示该区域的灌注百分比。

对于准备行肺癌手术切除的患者,V/Q 显像可以预测术后肺功能,并可以评估临界肺功能患者的手术风险。通过术前 FEV_1 值乘以残余肺功能占全肺的比例来估算术后第 1 秒用力呼气容积(predicted postoperative forced expiratory volume in 1 second,ppo FEV_1)预测值(图 32-5)。

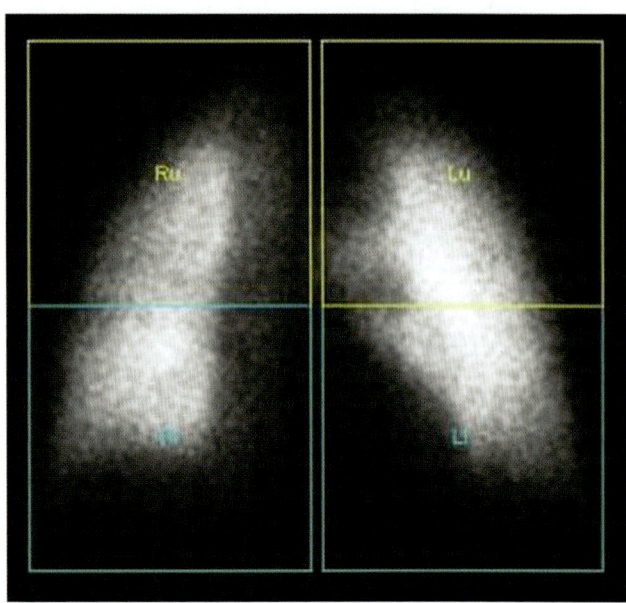

图 32-5 核素肺显像的定量分析。通过选取规则或不规则的目标区域,计算目标区域占总肺功能的百分比对区域灌注进行定量分析。图片上展示的是通过将左右肺分别分成两个相等的矩形来进行分析。

肺灌注显像可用于量化由卵圆孔未闭、房间隔缺损、右心压力升高或肝肺综合征(hepatopulmonary syndrome,HPS)导致的右向左分流的程度。可疑右向左分流的患者应减少注射 ^{99m}Tc-MAA 的剂量。正常情况下,<5% ^{99m}Tc-MAA 在脑内摄取,但在肝肺综合征患者体内,滞留在肺血管 MAA 颗粒较少,剩余的 MAA 颗粒进入体循环和不同器官(甲状腺、脾、肝、肾脏和大脑),导致脑内摄取的剂量>6%(图 32-6)。灌注显像的主要缺点不能区分右向左分流是心内还是肺内的。右向左分流分数的估计值通过以下公式计算:100×(TBC−TLC)/(TBC)。其中,TBC 是总体计数(total body count),TLC 是肺总量。右向左分流定量计算的一种不太精确的替代方法是,通过肾和/或脑活动度的测定来估算对总体计数的估计值。

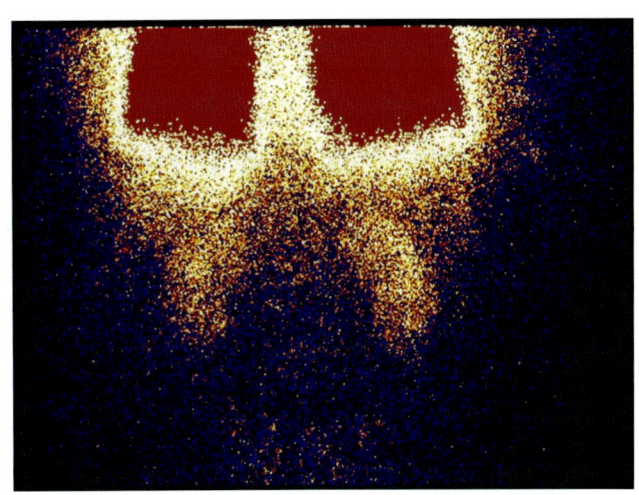

图 32-6 肝肺综合征患者的右向左分流。应用^{99m}Tc-MAA 灌注显像显示体循环中沉积于肾脏的颗粒。

肺泡-毛细血管膜通透性和黏液纤毛清除功能的评估

吸入^{99m}Tc-DTPA 气溶胶从肺部的清除率可通过使用 γ 照相机测定，还可以作为肺上皮通透性的指标。相对较小粒径的气溶胶（如^{99m}Tc-DTPA）主要沉积在小气道和肺泡；^{99m}Tc-DTPA 从肺部洗脱的正常半衰期约为 80min。在肺泡上皮损伤存在的情况下，^{99m}Tc-DTPA 的清除加速。此类损伤包括胺碘酮毒性、火灾时吸入性损伤、肺尘埃沉着病、特发性肺纤维化、胶原血管疾病、结节病、急性呼吸窘迫综合征和肺孢子菌肺炎。吸烟或生理因素，如体位和运动，也影响肺上皮清除。由于肺泡毛细血管膜通透性增加是相对非特异性的，^{99m}Tc-DTPA 气溶胶清除率测定仅用于评估已明确诊断的肺部疾病治疗效果。

黏液纤毛清除功能是一种重要的生理防御机制，保护肺部免受吸入颗粒物和微生物引起损伤。黏液纤毛清除功能可以通过吸入相对大粒径气溶胶颗粒后测定，然后用 γ 照相机测量清除率。黏膜纤毛清除率取决于纤毛活动和黏液分泌等因素。可吸入颗粒物，如^{99m}Tc-MAA 或^{99m}Tc 硫胶体，易沉积在近端气道。正常的黏液纤毛清除半衰期约为 24h。黏液纤毛清除功能延迟可见于存在气道炎症的患者（如囊性纤维化、COPD、哮喘或呼吸道病毒感染）、支气管手术后或放射后的患者。

肺泡-毛细血管膜的完整性和黏液纤毛清除功能显像评价尚未得到广泛应用，但它被用于经口吸入药物的研发中，通过评价其沉积方式、递送程度、进入肺的深度来进行吸入给药。此外，该技术还可以应用于量化新药对黏膜纤毛清除率的影响——这是评价研发中呼吸系统疾病治疗产品的关键生物标志物。

正电子发射断层扫描（PET）

PET 是用于评估胸部良性病变、肺部结节和已知或可疑的恶性肿瘤。以下是 PET 在评价人群炎症性肺疾病和免疫缺陷宿主感染中的基本原理和作用。与包括^{67}Ga 柠檬酸显像在内的其他诊断试验进行比较。PET 在评估肺结节和癌症方面的作用在另一章节讨论（见于正电子发射断层扫描在评估孤立性肺结节和肺癌中的作用）。

■ 基本原理

PET 是一种核医学成像方式，可提供人体内分子代谢等信息的三维图像。PET 显像探测正电子发射示踪剂发射的 γ 射线。临床中最常用的放射性药物是 2-[^{18}F]氟脱氧-D-葡萄糖（FDG），一种氟标记的葡萄糖类似物，半衰期为 110min。FDG 与葡萄糖竞争性转运进入细胞，并被己糖激酶进行酶促磷酸化。与葡萄糖不同，一旦被磷酸化为 6-磷酸-FDG，FDG 不会进一步代谢；而是被捕获在细胞内，而且它的净蓄积可以被 PET 检测到。

FDG 摄取与细胞的代谢活性成正比，肿瘤细胞的葡萄糖转运与代谢增加，己糖激酶的活性也增加。FDG 积聚还取决于多种因素，包括细胞有丝分裂率、缺氧水平（缺氧诱导因子-1-α 上调葡萄糖转运受体）和细胞分化程度（高分化肿瘤 FDG 摄取较低）。此外，炎性细胞与恶性细胞具有许多相同的特征。因此，FDG-PET 成像可以用来评估感染和炎症状态以及相关疾病。FDG-PET 成像是在空腹状态下进行，以尽量减少循环血浆中的葡萄糖对 FDG 摄取的竞争性抑制（高血糖可降低 FDG 在恶性肿瘤细胞或炎症细胞中的积累）。

PET 相对于传统成像技术的一个主要优点是能够对正常或疾病状态下的代谢活动进行精确定量。用于这一目的的最常用方法是测量标准摄取值（standardized uptake value，SUV），SUV 是在 PET 显像中指定的感兴趣区域（region of interest，ROI）中 FDG 累积强度的半定量指标。SUV 将 ROI 的 FDG 累积量根据总注入剂量和患者的体重来标化。SUV 通过 ROI（或体积）内的平均放射性活度（mCi/mL）除以注射剂量（mCi/kg）来计算的。SUV$_{max}$ 源于 ROI 内最高的摄取值，通常代表肿瘤或炎症过程中代谢最活跃的部分。然而，值得注意的是，SUV 受如下几个因素的影响,包括给药外渗、高血糖、呼吸运动、注射时间和 ROI 大小。

目前,PET 成像的主体是集成的 PET/CT 扫描仪,它可以将代谢和结构成像方式有机结合在一起,在同一个设备中进行。过去 10 年的数据表明,PET/CT 成像在评估多种疾病方面均优于单独 PET 和 CT。最新一代 PET/CT 扫描仪包含一台多达 128 层的最先进的多排螺旋 CT 机,以及融合飞行时间技术的 PET 成像技术,可利用较低 FDG 剂量和短扫描时间重建高质量图像,尤其适用于体形较大的患者。PET/CT 在衰减伪影方面有一定局限性,导致校正图像出现假阳性结果。此外,运动和 PET 与 CT 间的重合不良也能导致邻近心脏和膈肌区域的较大伪影。PET/MRI 组合系统现在已上市,但其潜在的临床获益尤其是在胸部疾病中尚未得到证实。

■ 正电子发射断层扫描在肺部炎症和感染中的作用

PET 已用于各种炎症性疾病患者的评估,包括静脉血栓栓塞性疾病、免疫缺陷宿主感染和其他非感染性炎症疾病。每一类疾病都将在后面的章节中讨论。

FDG PET 在可疑静脉血栓栓塞中的潜在价值

近年来,FDG-PET/CT 已应用于多种炎症性疾病。活化的炎性细胞显示,在多种细胞因子刺激下,细胞表面葡萄糖转运蛋白数量增加,FDG 摄取也增加。类似的生化改变也见于静脉血栓栓塞症(VTE)。

根据我们自己的经验和文献报道,PET 在评估静脉血栓栓塞中的潜在价值很明确。目前基于血栓结构检测的成像技术是有局限性的;深静脉血栓形成(DVT)和肺栓塞(PE)仅是静脉血栓栓塞的两种表现形式,血栓可能发生在静脉系统的其他部位(如在骨盆内),而传统的成像方法难以检测到。这种局限性也见于隐匿性疾病的检测(如癌症),但这类疾病往往是形成静脉血栓栓塞的重要病因之一(图 32-7)。此外,结构成像技术不能区分血栓形成的不同阶段,但这点在临床中是有治疗意义的。

我们相信,这些缺点将被 FDG-PET/CT 克服。已有一些病例报告表明癌症或菌血症患者可以通过 FDG-PET/CT 检查发现 VTE。炎症反应在非肿瘤性、非感染性 VTE 中也发挥了关键作用,具体来说是局部血管壁炎症反应和炎性成分,包括血栓本身活化的白细胞。

一个小型前瞻性概念验证的系列研究表明,FDG-PET/CT 可显示 DVT 和 PE。所有确诊的急性下肢 DVT 患者在血栓部位沿静脉壁均有明显的 FDG 摄取。以下情况的患者可采用超声明确诊断:症状少于 1 周;无肿瘤、感染或既往 DVT 病史;Wells' DVT 评分提示高度临床可能性。相反,对照组中可疑为 DVT 但后经证实排除诊断的患者中,没有 1 例在静脉血管任何部

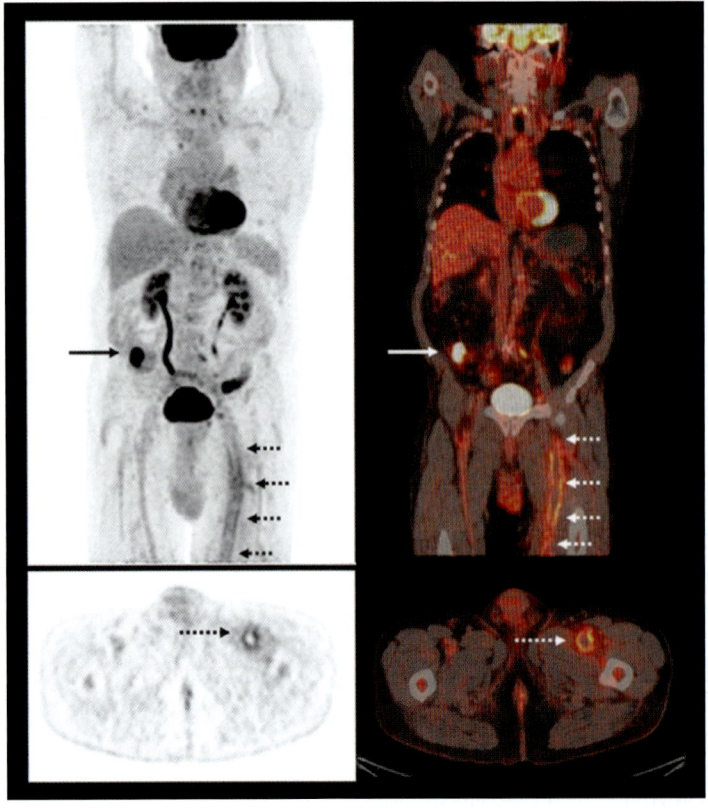

图 32-7　FDG-PET/CT 扫描显示左股骨血栓形成。静脉血栓栓塞患者,通过 FDG-PET/CT 发现潜在的恶性肿瘤,最大强度投影 PET 扫描(左上),横断 PET 扫描(左下),融合冠状位 PET/CT 扫描(右上),融合横断 PET/CT 扫描(右下)。急性静脉血栓形成时 FDG 摄取增加(虚线箭头),在盲肠中看到灶性 FDG 摄取增加(实心箭头)对应活检证实的结肠癌。

位有 FDG 摄取。以下情况的患者可通过超声阴性结果排除诊断:症状少于 1 周;无肿瘤、感染或既往 DVT 的病史;Wells' DVT 评分提示低度临床可能性。有些 PE 的检测结果却模棱两可,患者的 V/Q 显像提示有高度可能性,而 PET/CT 则显示肺动脉没有 FDG 摄取。可能是由于一些患者的症状持续时间(即数个月)明显延长。事实上,活动性血栓在 FDG-PET/CT 上可能的确表现为阴性,新近数据表明随时间增长 FDG 亲和力显著下降。

在一项纳入 12 例确诊为下肢近端血栓形成患者的重要研究中,研究者不仅发现 FDG-PET/CT 诊断特异性为 87.5%~100% 和敏感性为 87.5%~100%(根据 SUV_{max} 阈值),还发现 SUV_{max} 稳步下降而且 3 个月内可能恢复正常。这些研究发现符合静脉血栓栓塞症的病理生理学:急性血栓时,炎症细胞和炎症因子水平较高;亚急性血栓时,炎症逐渐消退和纤维化逐渐增加;最后是慢性血栓状态,即再通和炎症消失。这种病理生理学具有重要的临床意义,因为活动性的血栓需要治疗,而未溶解的陈旧性血栓不需要治疗。然而,相当一部分 VTE 患者会出现复发,并且有多达一半患者的形态学特征提示首次事件发生后血栓仍然存在数年。FDG-PET/CT 有可能区分新鲜的、活动性的血栓,与非活动性的、陈旧的血栓,从而便于制订个体化治疗方法。

虽然文献还不多,但 FDG-PET/CT 成像在 VTE 中非常有应用前景,该检查方法能够检测全身任何部位的血栓、早期诊断潜在的恶性肿瘤以及鉴别急性和慢性血栓,因而有重要的临床意义。

免疫缺陷宿主的胸部影像学表现

在过去 30 年,镓-67(^{67}Ga)枸橼酸和铟-111(^{111}In)标记的白细胞或 ^{99m}Tc 成为适用于肺部感染和炎症成像的显像剂。然而,由于图像质量差、标记技术烦琐以及注射后数天才能成像,现在认为用 ^{67}Ga 枸橼酸盐或放射性标记的白细胞进行成像已经过时。近年来,在许多解剖部位可疑感染或炎症的评估中,这些方法已被 FDG-PET/CT 代替。肺部也是如此,FDG-PET/CT 用于评估疑似肺部感染、免疫功能低下宿主的不明原因发热(图 32-8)、HIV 感染患者的机会性感染(图 32-9)以及多种炎症性疾病。尽管数据有限,早期的初步研究也表明 FDG-PET 可能有助于评价结核患者的治疗反应。

非感染性炎症性肺部疾病

^{67}Ga 枸橼酸肺成像已用于量化各种间质性肺疾

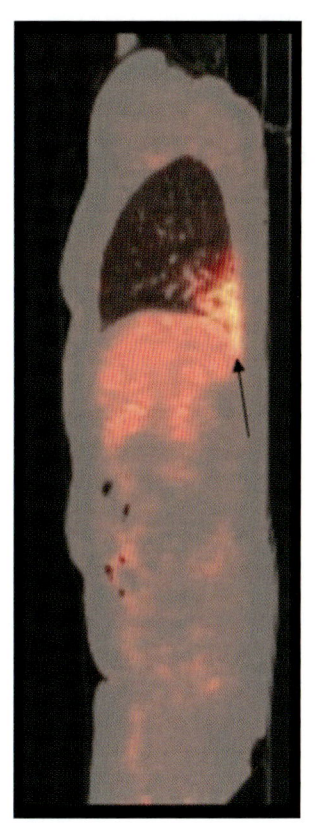

图 32-8　免疫功能低下的肾移植患者出现不明原因发热。常规 X 线胸片正常。融合矢状位 FDG-PET/CT 影像显示,与大叶性肺炎一致的典型右下肺 FDG 摄取增加(箭头所示)。

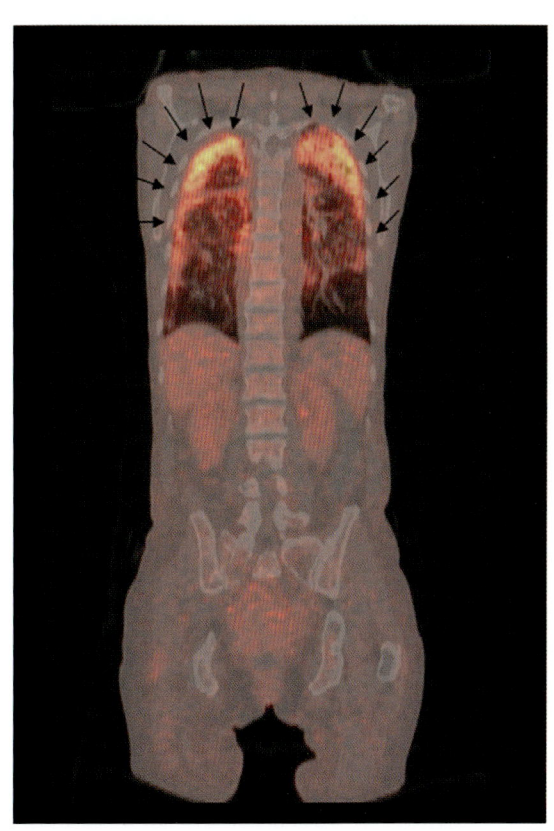

图 32-9　耶氏肺孢子菌肺炎。在人类免疫缺陷病毒患者中双肺 FDG 摄取弥漫性显著增加(箭头所示)。

病的肺泡炎症严重程度,特别是结节病和特发性肺纤维化。然而,在特发性肺纤维化中,[67]Ga 肺累积在预测治疗反应或评价预后方面并不准确。此外,在这些情况下,FDG-PET/CT 似乎明显优于[67]Ga。一个新的潜在指标是使用 FDG-PET/CT 评估 COPD 炎性疾病活动。即使在文献中鲜有报道,也有证据表明肺气肿的分布和严重程度与 FDG 摄取的程度相关,这对这类严重疾病患者的治疗有重要意义。

结节病是一种多系统炎性肉芽肿性疾病,90%的患者有肺部受累;该病可能影响身体的任何器官。[67]Ga 显像一直被推荐用于评估疾病的活动性,但近年来,该技术已被 FDG-PET 掩盖了光芒,FDG-PET 具备以下技术上的优势,包括低辐射暴露,注射和成像间隔时间较短,图像质量更高。因结节病的肺门和纵隔淋巴结(以及任何其他软组织)包含活动性肉芽肿而导致 FDG 累积(图 32-10)。虽然 FDG-PET 不能鉴别结节病与其他疾病,如霍奇金或非霍奇金淋巴瘤,但该技术在初步诊断后评价病灶范围方面是相当有效的,从而能够选择合适的部位进行成功活检。另外,FDG-PET 也是评估治疗效果的一种手段(图 32-11)。

在检测活动性结节病方面,FDG-PET(97%)比[67]Ga 枸橼酸显像(88%)更敏感。比较研究表明,相比[67]Ga 显像,FDG-PET 可检测出更多胸内和胸外病

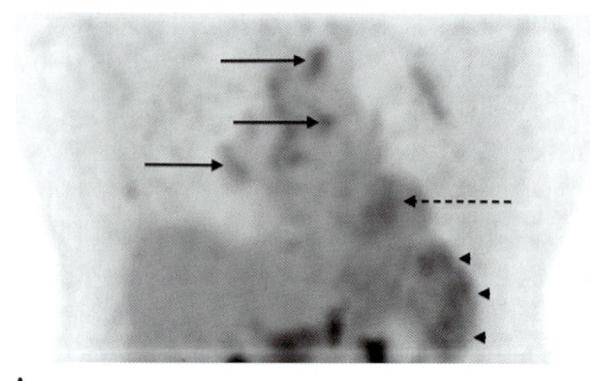

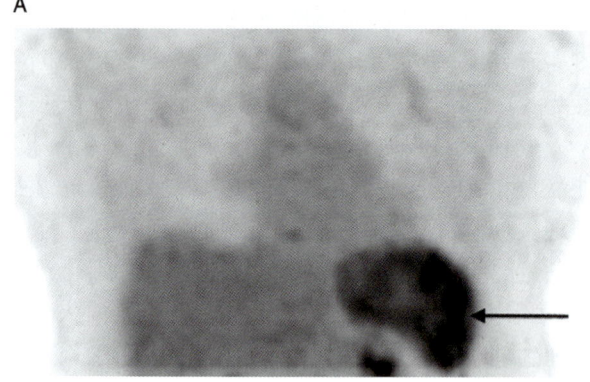

图 32-11 A. FDG-PET/CT 胸部和上腹部影像显示纵隔和肺门淋巴结(实线箭头)、心肌(虚线箭头)和脾(箭头)有明显的活动病灶。B. 治疗成功后,心脏和淋巴结受累部位有显著变化。然而,脾脏病变中的 FDG 摄取显著增加(实线箭头),这表明结节病发病过程在各器官中的生物学行为的复杂性。

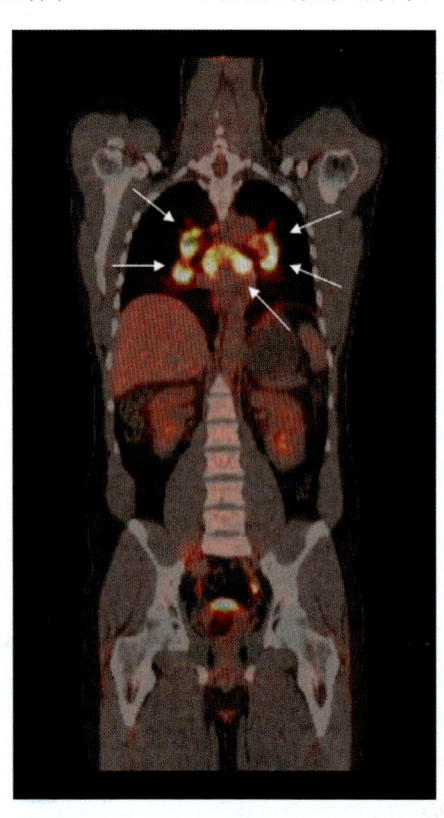

图 32-10 结节病。结节病的典型表现(箭头所示)在 FDG-PET/CT 上纵隔及肺门淋巴结 FDG 摄取明显增高。淋巴瘤患者也可见到类似的表现。

变,并具有更好的阅片者之间一致性。受累肺实质的高 FDG 摄取与支气管肺泡灌洗显示的疾病严重程度相关。FDG-PET 在评价这种严重疾病的疗效方面发挥越来越大的作用。最近一项研究纳入了 90 例慢性结节病和持续性症状的患者,结果表明 FDG-PET/CT 有助于检测活动性炎症部位,特别是对 ACE 水平正常者,有助于调整治疗方案。

肺尘埃沉着病是进行性加重的疾病,即使在停止接触粉尘暴露之后。吸入的颗粒激活肺巨噬细胞,分泌细胞因子介导炎症反应,诱导成纤维细胞增生和胶原沉积。FDG 由成纤维细胞和肺泡炎症细胞摄取。肺尘埃沉着病肺内摄取 FDG 的强度取决于在扫描时活动性炎症(摄取增加)还是终末期纤维化(摄取减少)占主导地位。此外,进行性大面积纤维化可引起 FDG 累积增加。FDG-PET 结果具有直接的临床意义,因为终末期纤维化治疗干预是无效的。

间质性肺疾病也可以表现为 FDG-过度摄取,但在这类疾病中 FDG-PET 的数据有限(图 32-12)。在一项 21 例患者的前瞻性研究中,FDG-PET 不能鉴别特发性肺纤维化还是非特发性肺纤维化。然而,双时间

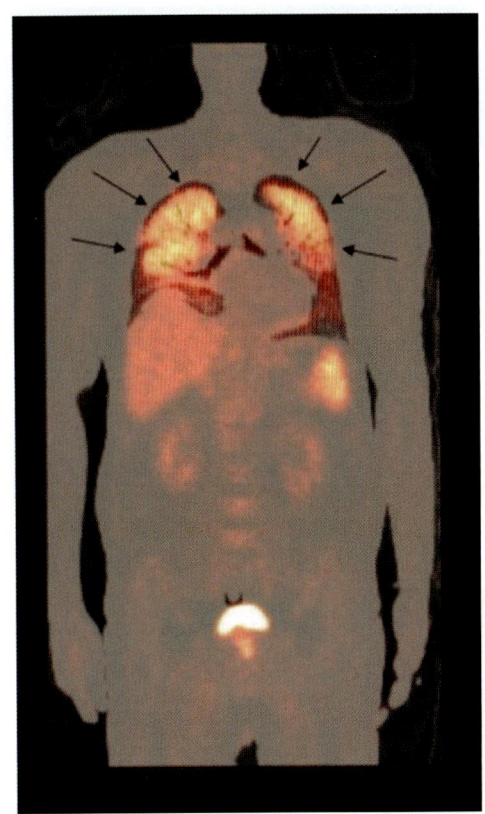

图 32-12　间质性肺疾病。患者表现为呼吸困难和间歇性发热，PET/CT 显示两肺弥漫性 FDG 摄取增加（箭头）。

点 FDG-PET 成像对特发性间质性肺炎的鉴别诊断和疾病预后评价方面仍有应用前景。

正电子发射断层扫描在孤立性肺结节和肺癌评估中的作用

目前 FDG-PET 显像在肺部恶性肿瘤的应用包括孤立性肺结节（solitary pulmonary nodule，SPN）的评估、肺癌（非小细胞、小细胞、间皮瘤）的分期以及对治疗效果的预测和监测。

■ 孤立性肺结节的评估

孤立性肺结节（SPN）定义为肺实质中的直径可达 3cm、与纵隔淋巴结肿大或肺不张（见第 110 章）无关的、一个圆形或椭圆形的不透明阴影（见第 110 章）。孤立性肺结节通常由 X 线胸片或 CT 扫描检出。在美国，每年大约 15 万例新发的 SPN；30%~50% 的 SPN 是恶性的，可能处于支气管肺癌的潜在可治愈阶段。因此，早期和准确的诊断对于及时干预至关重要，因为到目前为止，肺癌仍然是世界上男性和女性癌症患者死亡的主要原因。重要的是，患者的生存取决于癌症确诊时的分期。

肺癌最常见的类型是非小细胞肺癌（non-small cell lung cancer，NSCLC）（腺癌、鳞状细胞癌、大细胞癌），约占肺癌的 85%。10%~15% 的肺癌是小细胞，往往扩散很快；只有不到 5% 的肺癌是神经内分泌癌（类癌），肿瘤往往生长缓慢，很少扩散。大多数恶性 SPN 是腺癌（47%），其次是鳞状细胞癌（22%）和小细胞肺癌。良性 SPN 中，约有 80% 是由感染性肉芽肿所引起的。

虽然一些良性的 SPN 可能有着 CT 的特征表现，但仍有很多不能通过 CT 准确定性，往往需要进一步行有创评估才能准确诊断。吸烟史、结节的特征（大小、边缘不规则、毛刺、纯磨玻璃影、钙化）以及发现病变时的年龄等因素，是影响病变恶性可能性的临床特征。尽管应用了影像学和其他临床标准来鉴别良性和恶性病变，但良恶性病变仍存在相当大的重叠。胸部 X 线片和 CT 扫描在鉴别直径 1~3cm 范围的非钙化肺结节的良性、恶性方面并不准确。然而，良性钙化和 2 年以上的形态稳定性是最可靠的良性标志。贝叶斯分析可用于危险分层（根据临床资料和影像学特点）和 SPN 管理的指导。

FDG-PET 是评价 SPN 一种准确、无创的诊断方法，无组织活检的风险和相关费用。一项旨在评价 FDG-PET 在鉴别肺部良恶性结节诊断效能的前瞻性多中心研究结果显示，FDG-PET 的敏感性和特异性分别为 92%~98% 和 69%~100%（表 32-6）。假阳性结果见于由曲霉病、肺结核或结节病导致的活动性肉芽肿。假阳性结果也可能与注射技术有关（图 32-13）。假阴性结果见于高血糖、低代谢活性的肿瘤（如原位腺癌，以前称为支气管肺泡细胞癌或类癌瘤）及直径 < 8mm 的结节。在一项纳入 40 项研究的荟萃分析中，有 1 474 例患者的肺部病变使用 FDG-PET 进行评估（包括专用的 PETγ 相机），结果显示 FDG-PET 的平均敏感性为 97%，特异性为 78%。

总体来说，$SUV_{max} > 2.5$ 已被证明对于鉴别良恶性病变非常敏感和特异。一些研究表明，使用半定量分析 FDG 摄取值的 SUV 和基于定性视觉评估的结果之间没有显著差异。FDG 摄取高于肝脏或纵隔（通常 SUV 约为 2）是恶性肿瘤的特征。视觉分析对直径 < 1.5cm 的结节可能更敏感，但特异性较低。肉眼看不到 FDG 摄取的病灶恶性程度很低。

FDG-PET 评估 CT 上 "磨玻璃" 或 "混合密度" 结节的准确性较低，可能与这些病变中占优势的细胞类型有关，包括原位腺癌（细支气管肺泡细胞癌）或具有细支气管肺泡特征的腺癌。在一项纳入 344 例明确诊断患者的研究中（恶性肿瘤发生率为 53%，平均结节直径为 16mm），FDG-PET 的敏感性为 92%，而 CT 为

表 32-6　FDG-PET 评估孤立性肺结节

结节直径/cm	分析类型	敏感性		特异性		准确度/%
		%	95%置信区间	%	95%置信区间	
≤1.5	SUV	80	60~100	95	85~100	88
	Visual	100	100~100	74	55~93	
>1.5	SUV	96	90~100	80	55~100	93
	Visual	98	94~100	60	45~74	91
≤3	SUV	90	82~98	92	85~99	91
	Visual	98	94~100	69	56~82	88
总体	SUV	92	82~100	90	79~100	91
	Visual	98	82~100	69	57~81	89

　获授权改编自：LOWE VJ，FLETCHER JW，GOBAR L，et al. Prospective investigation of positron emission tomography in lung nodules. J Clin Oncol，1998，16(3)：1075-1084.

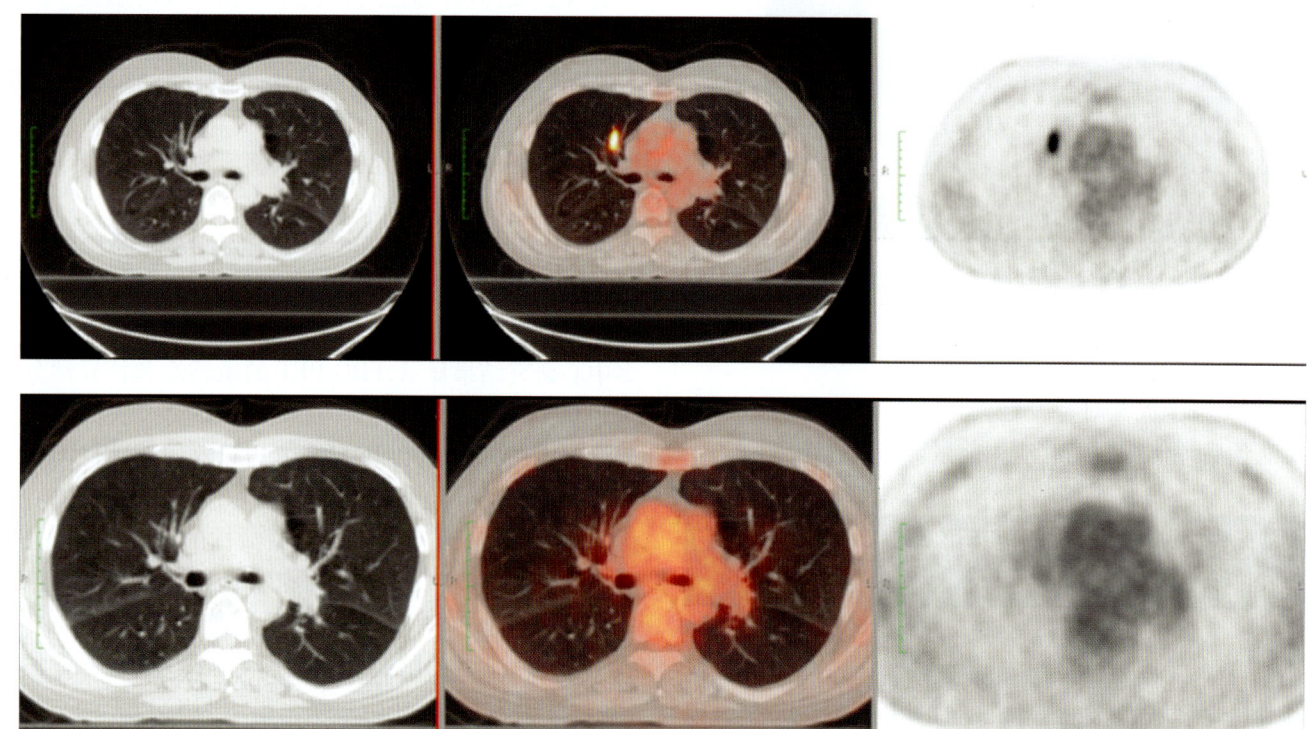

图 32-13　右肺上叶结节患者的图像。CT 横断，融合 PET/CT，与 PET 图像在基线（顶行）显示右上叶孤立的局灶性摄取增多。1 周后（底排）的重复扫描中没有出现增强的局灶摄取。这是一个注射技术所致的假阳性结果的病例。

96%，但 PET 的特异性明显优于 CT，分别为 82% 和 41%。

　　如前所述，FDG-PET 的敏感性受病变大小和呼吸运动度影响。在一项有关结节大小的研究中，FDG-PET 对直径为 5~10mm 恶性肿瘤的敏感度为 69%，直径>10mm 结节的敏感性为 95%。PET 的空间分辨率下限为 5~6mm，低于 CT 或 MRI。因此，不推荐 PET 用于直径小于 8mm 的 SPN。一种弥补该局限性的方法是基于 CT 成像测量的病变大小来校正常规测量中低估的 SUV 值。

　　肺癌的 FDG 摄取值范围很广。此外，虽然大多数

感染性或炎症性肺疾病的 FDG 摄取值通常较恶性肿瘤低，但仍存在重叠。在单一时间点测量值为 2.5 的 SUV 阈值，已被提议用于鉴别恶性（较高的 SUV）和良性（较低的 SUV）病变。基于动物和人体的研究，恶性肿瘤的 FDG 摄取随时间增加，而炎症组织随时间减少，双时间点的 FDG-PET 扫描被认为是一种提高良恶性疾病鉴别的潜在有效手段。

　　采用双时间点 FDG-PET 扫描，给药后 1h 及之后的一个时间点获得图像。一项研究中，SUV 的临界值为 2.5，并且以 SUV 增加 10%用作为恶性肿瘤的指标，结果显示单一时间点 FDG-PET 的敏感性和特异性分

别为 80% 和 94%；而双时间点 FDG-PET 的敏感性和特异性分别为 100% 和 89%。最近的荟萃分析比较 PET/CT 的诊断效能，结果表明双时间点 FDG-PET/CT 比单时间点 FDG-PET/CT 特异性更高。基线 SUV<1 的病变无须行双时间成像，因为这些病变的良性可能性高，双时间成像可能导致假阳性结果。即使 SUV_{max} <2.5 的结节，双时间成像技术也不能准确区分良性和恶性病变，特别是在肉芽肿性疾病高发的区域，因为假阳性结果与肉芽肿性炎症有关。

在一项比较 FDG-PET/CT 扫描与动态 CT 扫描针对肺结节诊断准确度的研究中，FDG-PET/CT 扫描较动态 CT 扫描更加敏感和准确。对于恶性肿瘤，动态 CT 扫描敏感性、特异性和准确性分别为 81%、93% 和 85%，而 PET/CT 扫描分别为 96%、88% 和 93%。FDG-PET 对肺部多发结节的评估有局限性，在活动性肉芽肿性疾病中，如肺结核、真菌病、结节病或类风湿性病变，FDG-PET 会出现假阳性结果。在这种情况下，联合应用 PET 和 CT，可提高对病变的识别。

美国胸科医师学会（American College of Chest Physicians，ACCP）指南推荐 FDG-PET 用于低度和中度（5%~60%）恶性可能性患者和直径在 8~10mm 以上性质不明的结节。目前美国国家综合癌症网络（National Comprehensive Cancer Network，NCCN）4.2014 版指南推荐 FDG-PET 用于诊断直径>8mm 实性的、非钙化性肺结节中可疑非小细胞肺癌。PET/CT 扫描不推荐作为健康个体的筛查检测，因为发现癌症的可能性极低，而且随着无害结果的检出发现可能导致更多的检查或有创操作，风险反而增加。

我们希望指出，文献中的数据是基于 FDG-PET 显示的病灶选定的标准 ROI 进行分析。然而，由于 PET 成像的空间分辨率有限，随着肺部病灶的呼吸运动，这种方法测定的 SUV 导致了数值被大量低估；低估程度与病灶大小和呼吸运动程度成正比。被称为"部分容积效应"的物理因素给 PET 研究的定量数据引入大量误差，特别是对肺结节评估中的定量数据。因此，可以采用校正部分容积效应的方法来精确测量被评估病灶的代谢活性。如果采用这种方法，大多数临床情况中 SUV 会出现显著变化。因此，完全依赖于文献信息导致对 SPN 患者严重处理不当。特别是，采用 SUV 2.5 作为阈值，来区分恶性和良性病变是非常错误的，应该放弃使用。许多<3cm 或 4cm 的病变很容易出现这种错误。

■ 正电子发射断层扫描在肺癌中的应用

首先讨论 FDG-PET 在非小细胞肺癌中的应用，随后讨论 FDG-PET 在小细胞肺癌中的应用。

非小细胞肺癌

FDG-PET 的主要作用之一是对非小细胞肺癌的分期。正确的肺癌分期非常重要，因为不同分期的治疗方案和预后有明显的差异。FDG-PET 成像通过识别未确定的病灶部位和指导活检部位的选择，从而对患者的治疗产生很大影响（图 32-14）。同样，如果 PET 扫描阴性则提示恶性肿瘤的可能性很低，那么建议患者采用保守治疗和随访（图 32-15）。I 期或 II 期非小细胞肺癌患者通常采用手术切除治疗，而 III 期或 IV 期疾病的患者几乎从不接受手术治疗，在这些晚期阶段的患者，可采用化疗或放疗，或两者兼有。

非小细胞肺癌分期基于 TNM 标准。对于 T（肿瘤）分期，CT 和 MRI 仍然是显示肿瘤局部范围及其与邻近器官和血管关系的最佳影像学检查。由于不能精确界定肿瘤的界限，FDG-PET 在肿瘤分期中的应用受限。然而，FDG-PET/CT 已经证明在某些情况下的 T 分期具有明显优势，尤其是在阻塞性肺不张或 CT 密度变化较低区域，因此基于这种情况 FDG-PET/CT 可能在未来取代 CT 和 MRI。

在一项纳入 50 例非小细胞肺癌（NSCLC）患者的前瞻性研究中，FDG-PET/CT 为 41% 的患者提供更多的诊断信息，并且在 TNM 分期中的准确性明显高于单独 PET 或 CT。通过对已知疾病的准确定位，对不持续累积 FDG 病灶的识别，如类癌和原位腺癌（细支气管肺泡细胞癌），PET/CT 提供了重要的临床信息。没有对比增强 CT 的 PET/CT 不能分辨出局限的、位于中央的肿瘤和直接侵犯纵隔结构的肿瘤。因此，临床医生仍然需要依靠增强 CT 扫描来明确纵隔血管侵犯与否。从预后的角度来看，非小细胞肺癌的 FDG 摄取与肿瘤生长速度、侵袭性和增殖能力有关，并且被认为是非小细胞肺癌尤其是早期疾病患者独立的预后因素。

纵隔淋巴结分期常常决定手术切除的可行性。CT 扫描的纵隔分期主要基于淋巴结大小的评估；短轴<1cm 为良性病变，而短轴>1cm 则有可能是恶性病变。然而，<1cm 的淋巴结中高达 21% 为恶性，>1cm 的淋巴结中高达 40% 为良性。一篇系统综述回顾分析了 CT 扫描对肺癌患者纵隔无创性分期准确性的医学文献，结果显示 CT 诊断的敏感性和特异性分别为 51% 和 86%。一项大型荟萃分析表明，CT 扫描鉴别恶性纵隔淋巴结的中位敏感性为 61%，特异性为 79%。这些结果与先前的一篇荟萃分析一致，后者报道的 CT 扫描的平均敏感性和特异性分别为 60% 和 77%（用横

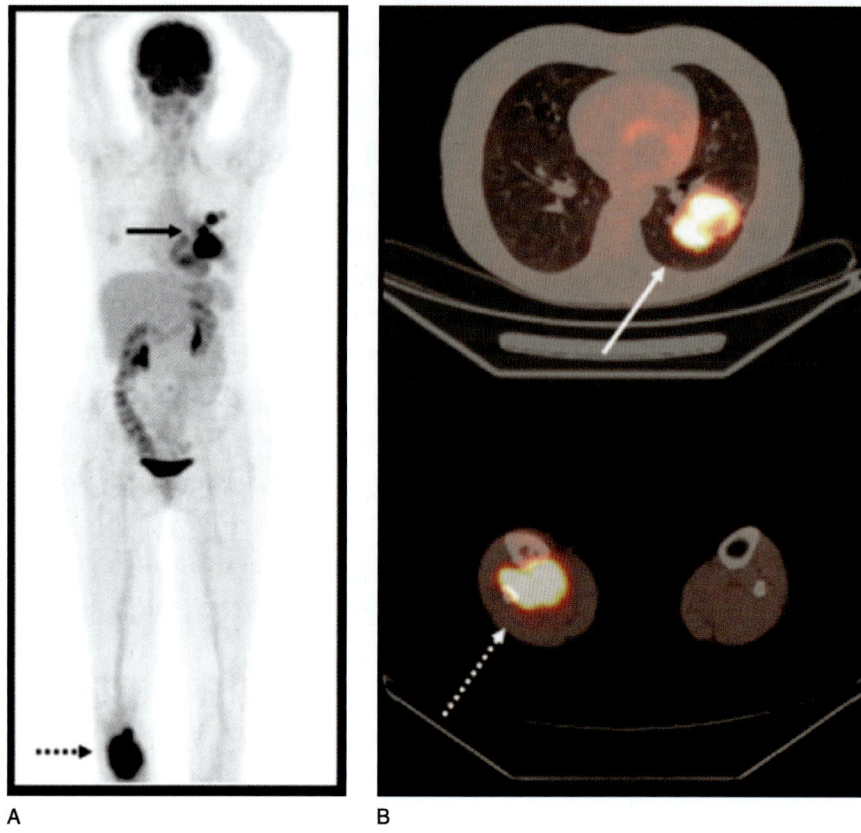

A   B

图 32-14   肺癌。左下叶肺癌患者根治性手术的术前评估。全身最大密度投影 PET（A）及融合横轴位 PET/CT（B）显示肺部肿瘤 FDG 摄取增加（实线箭头），及意外发现左侧胫骨近端软组织肿块的局灶性 FDG 摄取（虚线箭头），活检显示肺癌转移因而未行手术。

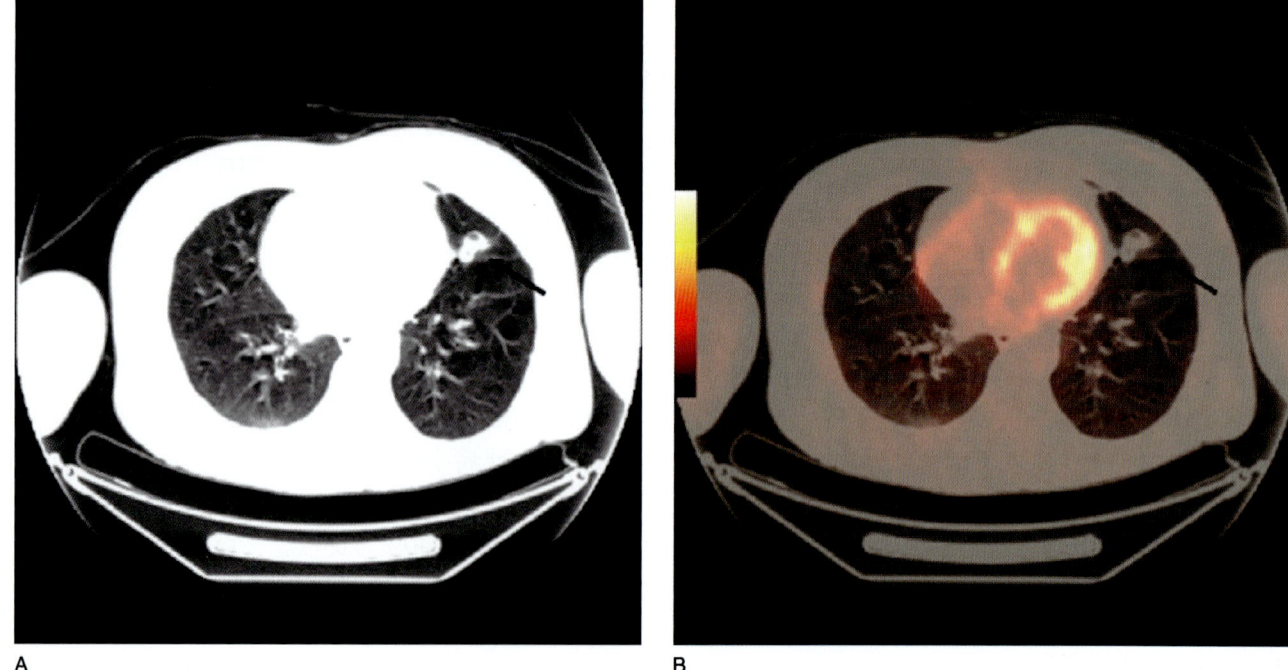

A   B

图 32-15   疑似肺癌。CT 扫描（A）显示疑似恶性肿瘤的肿块（箭头）。横轴位融合 PET/CT（B）显示肿块无异常 FDG 摄取（箭头），符合良性病变。CT 和 PET 图像之间有轻微的错位，但并不影响判读。

轴短轴>1cm）。在这项纳入 14 项（514 例患者）FDG-PET 研究和 29 项（2 226 例患者）FDG-PET/CT 研究的荟萃分析中，诊断非小细胞肺癌患者的淋巴结分期的敏感性和特异性均较高（敏感性和特异性分别为 79% 和 91%）。

FDG-PET 评价纵隔淋巴结的准确性取决于结节的大小。据一项纳入 39 项研究的大型荟萃分析报道，FDG-PET 对纵隔淋巴结肿大患者的敏感性和特异性分别为 100% 和 78%，对正常大小结节的患者 FDG-PET 的敏感性和特异性分别为 82% 和 93%。在这种情况下，阳性的 PET 结果应该通过直接活检证实，因为炎症或感染病变可导致假阳性结果。缺乏组织活检诊断可能导致原本可以手术切除的患者失去了根治性手术的机会。

单独使用 FDG-PET 是很难对 N1 或 N2 疾病准确分类的；CT 扫描作为 FDG-PET/CT 联合成像的一部分，提供的解剖定位是很重要的。PET/CT 扫描仪结合了这两者的优点，但目前评价该方法的准确性的研究很少。在一项研究中，应用 FDG-PET/CT 可以将纵隔淋巴结分期准确性从单独应用 FDG-PET 的 89% 提高到 93%，而 CT 的准确性为 63%；高达 15% 患者的治疗方案因此进行了调整。在另一项研究中，PET/CT 在淋巴结分期方面明显优于单用 CT：敏感性从 CT 的 70% 提高到 FDG-PET/CT 的 85%；特异性由 69% 提高到 84%；准确度由 69% 提高到 84%。FDG-PET 成为正常大小淋巴结患者最佳的检测肿瘤方法。

使用 SUV_{max}2.5 作为区分良性和恶性肿瘤的合理阈值，但由于部分容积效应，在<1cm 的淋巴结中 SUV 可能假性降低，而肉眼评估通常是准确的。含有钙化的淋巴结良性可能性更高，即使有 FDG 积聚。有趣的是，研究表明，与<1cm 的结节相比，FDG-PET/CT 对>1cm 的结节特异性和准确性更低，但对于大淋巴结，FDG-PET/CT 仍然优于 CT。基于 FDG-PET 的淋巴结分期，假阳性的发生率一般高于真阴性的发生率。Ⅱ期或Ⅲ期的患者，PET 假阴性结果的发生率高于纵隔镜检查（分别为 11.7% 和 3%）。这些研究结果提示 FDG-PET 的重要局限性。因此，目前 FDG-PET 并不作为确诊或排除非小细胞肺癌患者 N2/N3 期的"金标准"。

假阳性结果的变异性表明，对于可疑纵隔淋巴结转移，FDG-PET 结果并不能代替组织活检诊断。FDG-PET 阳性的淋巴结仍需病理检查进行确诊，通常采用纵隔镜进行取样。其他淋巴结取样方法包括经支气管、经胸或经食管穿刺或更大的手术。这些有创操作可在 PET 结果指导下完成，因为纵隔镜仅限于前纵隔；此外，接受开胸手术的患者中约 15% 被发现仍处于 N2 期。通过注射 FDG 后应用术中 FDG 敏感的 γ 探针来引导淋巴结取样可能更有帮助。

研究表明，纵隔镜发现的转移性肿瘤患者比只在手术中发现的 N2 期患者的预后更差，目前尚无前瞻性研究来以确定是术前 FDG-PET 显示纵隔淋巴结阴性的患者，是否与胸腔镜淋巴结阴性但开胸手术发现 N2 期的患者有着相似的预后。因此，纵隔镜检查仍然是纵隔分期标准方案的一部分。ACCP 指南推荐使用 FDG-PET 评估临床ⅠA 期，ⅠB 到ⅡB 期接受根治性治疗肺癌患者的纵隔和胸腔外疾病分期。FDG-PET 扫描异常的患者需要在外科切除原发肿瘤前先进行异常淋巴结活检。

除了作为评估肺癌患者的纵隔病变最准确的无创性影像学检查之外，全身 FDG-PET 显像还可以用于评估在胸外可能的转移性病变。FDG-PET 在检测远处转移方面明显优于传统成像技术。一项前瞻性研究显示，FDG-PET 单独检测远处转移的敏感性和特异性很高（分别为 92% 和 83%）；11% 的患者经 FDG-PET 检测到远处转移，而其他检测方式未能发现。6% 至 24% 的患者（平均概率约 13%）可发现意外的胸外转移灶，并且随患者分期的增加其意外转移的可能性也随之增加。这对于局部Ⅲ期的晚期肺癌患者尤其重要。在一项多中心试验中，常规检查中加入 FDG-PET 可避免 1/5 疑似 NSCLC 的患者接受不必要的手术，而且与常规检查相比，减少了 50% 的不必要开胸手术。高达 30% 的腺癌或大细胞癌的患者可能出现隐匿性转移性疾病，但较少见于鳞状细胞癌患者（15% 以下的患者）。

非小细胞肺癌两个最常见的转移部位是肾上腺和骨髓。研究表明，FDG-PET 对支气管肺癌患者转移性肾上腺病变定性的敏感性为 93%~100%（特异性为 80%~100%，准确性为 92%~100%）。坏死或出血性肾上腺转移瘤和小病灶可导致 FDG-PET 出现假阴性结果。尽管良性肾上腺腺瘤一般显示低于肝脏的轻度 FDG 摄取，但仍有可能出现假阳性结果。FDG-PET/CT 可以提高 SUV 值和 CT 衰减结合的特异性来改善肾上腺肿块的定性诊断。CT 值单位（HU）<10 提示肾上腺良性病变，即使 SUV>3.1。

在骨髓转移灶的检测中，与 ^{99m}Tc-亚甲基二磷酸盐（^{99m}Tc-MDP）标准骨显像相比，FDG-PET 的准确性更高（96% 与 66%）。FDG-PET 可在发生反应性骨形成之前或大体解剖异常之前检测到骨髓转移。与 ^{99m}Tc-MDP 和 ^{18}F-氟 PET（F-PET）相比，FDG-PET/CT 敏感性低于 F-PET，但优于 ^{99m}Tc-MDP。然而，PET/CT 有较高的特异性。

许多良性骨骼状态（包括创伤、感染、生理变异）可能会导致假阳性 FDG-PET 结果。最近一个 17 项研究的荟萃比较了 FDG-PET/CT、FDG-PET、MRI 与 ^{99m}Tc-MDP 的诊断效能。各检测方法检测骨髓转移的敏感性分别为 92%、87%、77% 和 86%，特异性分别为 98%、94%、92% 和 88%。

在 NSCLC 脑转移的初始评估中，FDG-PET 脑成像不提供更多的临床信息。ACCP 推荐临床ⅡA 和ⅡB 期非小细胞肺癌患者通过常规影像检查来评估胸外转移，包括头部 CT 或 MRI 检查加全身 FDG-PET 或骨扫描加腹部影像。

直到最近，放射治疗方案一直基于 CT 成像，因为 CT 成像出色的结构界定，能够精确分配体积辐射剂量。然而，大量的研究已经证明了 PET 在界定和完善

辐射治疗量的额外获益，PET 可以减少（或增加）辐射范围，还可以增加靶组织的剂量传递，减少对正常组织的暴露，以避免放疗的毒副作用。PET/CT 对肺癌伴肺不张患者的放射治疗特别有帮助。在一项 76 例患者的前瞻性研究中，其中 34% 的根据传统分期原本接受需要根治性放疗的患者，因为通过 FDG-PET/CT 检测到已经处于晚期，从而接受了姑息治疗作为替代治疗。FDG-PET/CT 可以频繁调整计划靶体积，而后者与良好的生存预后相关。

FDG-PET 成像可以比解剖成像更好地评估治疗反应，还可提供与接受治疗后与生存率密切相关的预后信息（图 32-16）。早期 FDG-PET 成像可改善预后评估，在化疗开始后 1 周和 3 周的扫描显示 SUV 下降了 50%，预示良好的治疗反应。

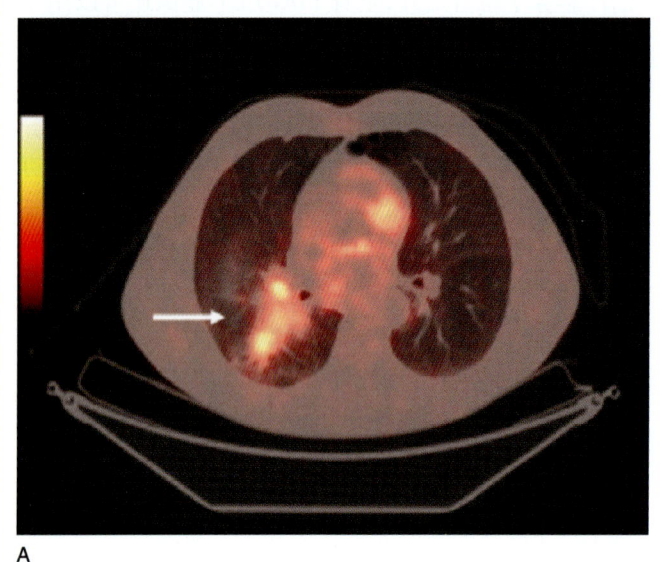
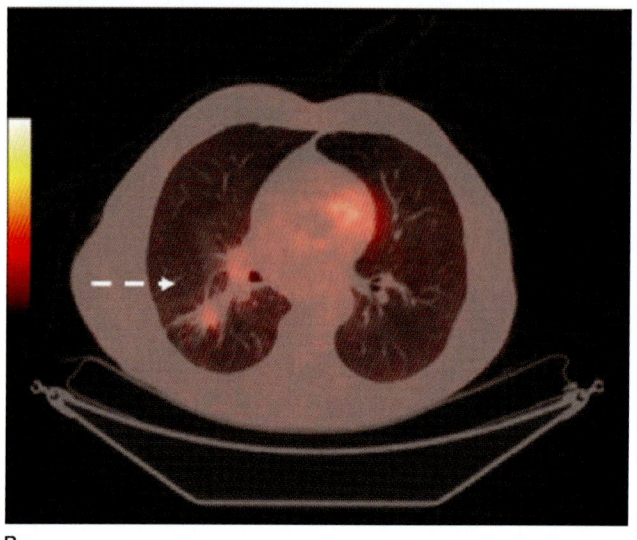

图 32-16　肺癌的治疗反应。融合横轴位 PET/CT 扫描在基线水平（A）显示在右肺门及纵隔淋巴结中的肿瘤有明显的 FDG 摄取（实线箭头）。3 个化疗周期后重复扫描（B）显示对治疗有明显反应（虚线箭头）。

对于肺癌放疗后残余肺实质病灶的患者，FDG-PET 扫描可以用于区分持续性或复发性肿瘤和放射性纤维化。在一项评价放射治疗后 FDG 摄取变化的研究中，原发肿瘤（界值 3.7）和淋巴结（界值 3.1）残留的 SUV_{max} 越高，预后越差。FDG-PET 也可以用于评估经皮射频消融治疗非小细胞肺癌的疗效。新的一体化 PET/MRI 检测方法正在兴起，在肺癌治疗中显示出巨大的潜力（图 32-17）。

小细胞肺癌

小细胞肺癌（small cell lung carcinoma，SCLC）占肺癌病例的 18%～25%。小细胞肺癌具有高增殖率，导致显著的 FDG 摄取增加。就诊时患者要么诊为处于疾病局限期（limited disease，LD），在这种情况下肿瘤

局限于单侧胸部；要么处于广泛期（extensive disease，ED），肿瘤已扩散到对侧胸或远处部位。60%～70% 的患者表现为 ED，而 30%～40% 的患者表现为 LD。除了极少数病例可以行手术，局限期 SCLC 患者主要接受化疗和放疗；ED 患者仅接受化疗。FDG-PET 在小细胞肺癌分期中的作用仍存在争议，但它可能会改变多达 37% 初始分期患者的治疗方案和 15% 复发患者的治疗方案。SCLC 患者接受治疗后的 FDG-PET 完全代谢缓解是一个重要的预后因素，与没有完全代谢缓解的患者相比，完全代谢缓解患者的总生存期显著延长。

间皮瘤

良性纤维性间皮瘤是一种罕见的、良性的、与石

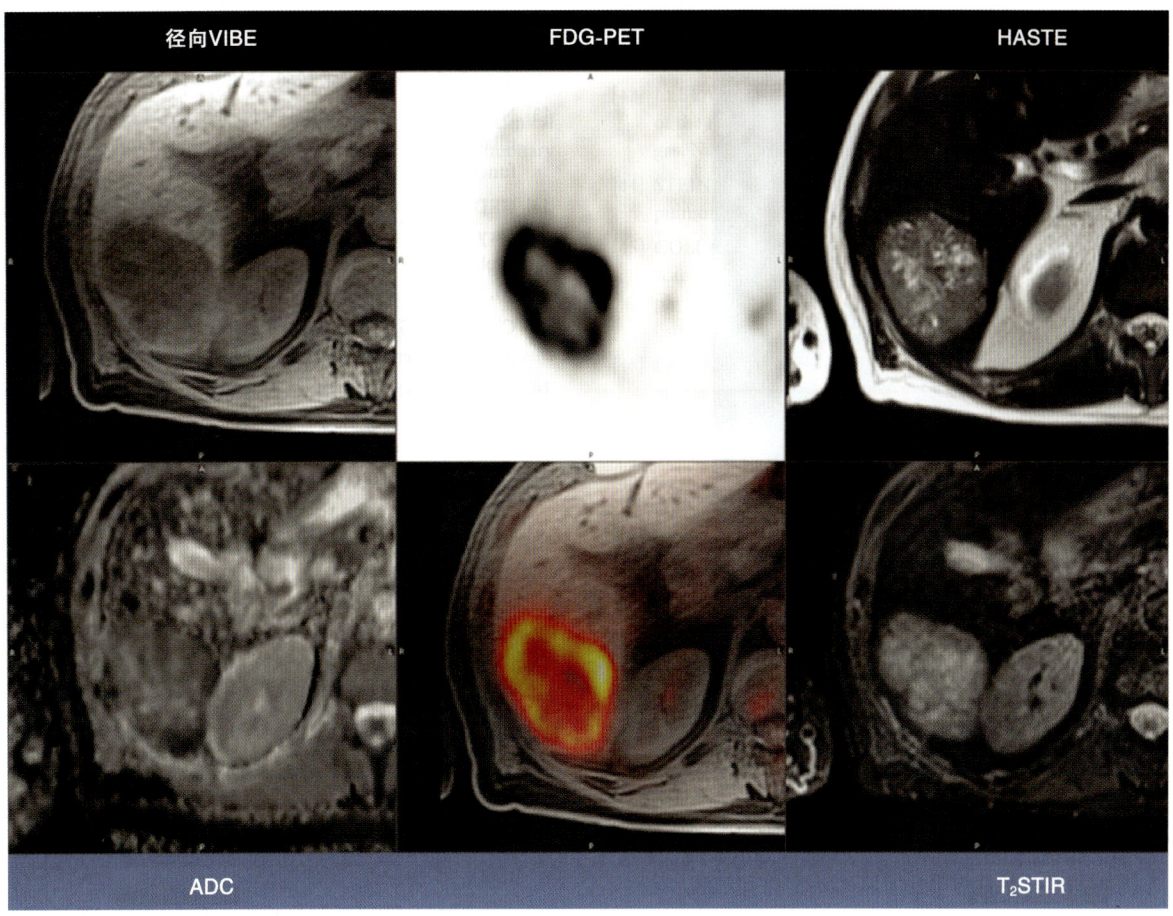

图 32-17 一名 72 岁男性肺癌肝转移患者。肝脏多序列 PET/MR 显示 PET 和多序列 MRI 良好的影像融合术。同时最大限度地提高图像融合的准确性，提高三位像素之间的相关性，以更好地定量成像。（经美国纽约大学医学放射科、核医学科院 Kent Friedman 博士许可使用。）

棉暴露无关的胸膜局部肿瘤。肿瘤可以通过手术切除治愈。相反，恶性胸膜间皮瘤（malignant pleural mesothelioma，MPM）是一种罕见的肿瘤，也是最常见的原发性胸膜肿瘤。恶性胸膜间皮瘤患者的中位生存期为 12～18 个月。因此，区分良性胸膜病变和 MPM 很重要。良恶性胸膜病变的影像学表现非常相似。超过 50% 的患者在确诊时已经有胸腔积液，但胸腔积液细胞学检查阳性率仅为 25%。反斜角穿刺活检和 CT 引导下经皮胸膜穿刺活检的敏感性很低，分别为 21%～43% 和 25%～60%。根据组织病理学标准进行鉴别也很困难。

目前，明确的诊断是基于电视胸腔镜手术（video-assisted thoracoscopic surgery，VATS）（敏感性为 90%），对于 MPM 而言，VATS 有沿手术路径种植肿瘤的风险。因此，术后对所有手术路径进行放射治疗。CT 和 MRI 不能区分良恶性胸膜病变，并且对 MPM 分期的价值有限。CT 和 MRI 的检查结果可与 FDG-PET 结果联合用于这些鉴别困难患者的诊疗（图 32-18）。

在 20 世纪 90 年代中期，FDG-PET 在间皮瘤的应用为这种严重肿瘤的患者带来了治疗模式的转变。

由于本病罕见，目前仅进行了为数不多的研究，但 FDG-PET 在鉴别 MPM 与良性胸膜疾病方面显示出有希望的结果。MPM 的 FDG 摄取较良性胸膜疾病显著增高。这种方法第一次将恶性病变与那些单纯与炎症反应有关的病变区分开来。这大大提高了临床医师确定这类患者活检部位的能力。病灶的代谢活性程度已被证明与预后相关；MPM 的 FDG 高摄取与生存期显著缩短相关。然而，使用单一 SUV 界值可能不是最佳的方法。与早期阶段显像（60min）相比，双时间点成像和 FDG-PET/CT 延迟期（120min）的 SUV_{max} 在诊断和预后评价方面更可靠。双时间点成像加强了 FDG-PET 在这一类患者的作用。这种方法可以鉴别恶性和炎症性病变。随着时间的推移，恶性病变表现出活性增加，而炎症性病变则呈下降趋势。近年来，利用现代定量技术进行全身疾病评估已成为可能。一般来说，这种定量技术提供了单一数值来表示全身疾病活动的总分，"全身疾病负荷"，而不是基于每个病变参数进行独立评估。所谓的"图像分割方法"能够根据 PET 图像更好地界定恶性病变的边界，并确定病变和全身代谢负荷。

[61] BECATTINI C, AGNELLI G, VEDOVATI MC, et al. Multidetector computed tomography for acute pulmonary embolism: diagnosis and risk stratification in a single test. Eur Heart J, 2011, 32(13): 1657–1663.

[62] BRENNER DJ, HALL EJ. Computed tomography-an increasing source of radiation exposure. N Engl J Med, 2007, 357(22): 2277–2284.

[63] EINSTEIN AJ, HENZLOVA MJ, RAJAGOPALAN S. Estimating risk of cancer associated with radiation exposure from 64-slice computed tomography coronary angiography. JAMA, 2007, 298(3): 317–323.

[64] PARKER MS, HUI FK, CAMACHO MA, et al. Female breast radiation exposure during CT pulmonary angiography. AJR Am J Roentgenol, 2005, 185(5): 1228–1233.

[65] Radiation dose to patients from radiopharmaceuticals (addendum 2 to ICRP publication 53). Ann ICRP, 1998, 28(3):1–126.

[66] The Society of Nuclear Medicine and Molecular Imaging. SNMMI Participates in Choosing Wisely Campaign. [2014-09-02]. http://www.snmmi.org/ClinicalPractice/content.aspx?ItemNumber =9914.

[67] SCARSBROOK AF, GLEESON FV. Investigating suspected pulmonary embolism in pregnancy. BMJ, 2007, 334(7590):418–419.

[68] HURWITZ LM, YOSHIZUMI T, REIMAN RE, et al. Radiation dose to the fetus from body MDCT during early gestation. AJR Am J Roentgenol, 2006, 186(3):871–876.

[69] KANAL E, BARKOVICH AJ, BELL C, et al. ACR guidance document for safe MR practices. AJR Am J Roentgenol, 2007, 188(6): 1447–1474.

[70] CHRYSOCHOU C, POWER A, SHURRAB AE, et al. Low risk for nephrogenic systemic fibrosis in nondialysis patients who have chronic kidney disease and are investigated with gadolinium-enhanced magnetic resonance imaging. Clin J Am Soc Nephrol, 2010, 5(3):484–489.

[71] PENGO V, LENSING AW, PRINS MH, et al. Incidence of chronic thromboembolic pulmonary hypertension after pulmonary embolism. N Engl J Med, 2004, 350(22):2257–2264.

[72] MINIATI M, MONTI S, BOTTAI M, et al. Survival and restoration of pulmonary perfusion in a long-term follow-up of patients after acute pulmonary embolism. Medicine (Baltimore), 2006, 85(5):253–262.

[73] RIEDEL M, STANEK V, WIDIMSKY J, et al. Long term follow-up of patients with pulmonary thromboembolism. Late prognosis and evolution of hemodynamic and respiratory data. Chest, 1982, 81(2):151–158.

[74] TUNARIU N, GIBBS SJ, WIN Z, et al. Ventilation-perfusion scintigraphy is more sensitive than multidetector CTPA in detecting chronic thromboembolic pulmonary disease as a treatable cause of pulmonary hypertension. J Nucl Med, 2007, 48(5):680–684.

[75] FEDULLO P, KERR KM, KIM NH, et al. Chronic thromboembolic pulmonary hypertension. Am J Respir Crit Care Med, 2011, 183(12):1605–1613.

[76] RYAN KL, FEDULLO PF, DAVIS GB, et al. Perfusion scan findings understate the severity of angiographic and hemodynamic compromise in chronic thromboembolic pulmonary hypertension. Chest, 1988, 93(6):1180–1185.

[77] ENGELER CE, KUNI CC, TASHJIAN JH, et al. Regional alterations in lung ventilation in end-stage primary pulmonary hypertension: correlation between CT and scintigraphy. AJR Am J Roentgenol, 1995, 164(4):831–835.

[78] BERGIN CJ, SIRLIN CB, HAUSCHILDT JP, et al. Chronic thromboembolism: diagnosis with helical CT and MR imaging with angiographic and surgical correlation. Radiology, 1997, 204(3): 695–702.

[79] SOLER X, HOH CK, TEST VJ, et al. Single photon emission computed tomography in chronic thromboembolic pulmonary hypertension. Respirology, 2011, 16(1): 131–137.

[80] WILKENS H, LANG I, BEHR J, et al. Chronic thromboembolic pulmonary hypertension (CTEPH): updated Recommendations of the Cologne Consensus Conference 2011. Int J Cardiol, 2011, 154(suppl 1):S54–S60.

[81] WANG SC, FISCHER KC, SLONE RM, et al. Perfusion scintigraphy in the evaluation for lung volume reduction surgery: correlation with clinical outcome. Radiology, 1997, 205(1):243–248.

[82] JAMADAR DA, KAZEROONI EA, MARTINEZ FJ, et al. Semiquantitative ventilation/perfusion scintigraphy and single-photon emission tomography for evaluation of lung volume reduction surgery candidates: description and pre-diction of clinical outcome. Eur J Nucl Med, 1999, 26(7):734–742.

[83] WILSON H, CARBY M, BEDDOW E. Lung volume reduction surgery for native lung hyperinflation following single-lung transplantation for emphysema: which patients? Eur J Cardiothorac Surg, 2012, 42(3):410–413.

[84] WASHKO GR, HOFFMAN E, REILLY JJ. Radiographic evaluation of the potential lung volume reduction surgery candidate. Proc Am Thorac Soc, 2008, 5(4):421–426.

[85] FISHMAN A, MARTINEZ F, NAUNHEIM K, et al. A randomized trial comparing lung-volume-reduction surgery with medical therapy for severe emphysema. N Engl J Med, 2003, 348(21): 2059–2073.

[86] CHENUEL B, HAOUZI P, OLIVIER P, et al. Effect of exercise on lung-perfusion scanning in patients with bronchogenic carcinoma. Eur Respir J, 2002, 20(3):710–716.

[87] KOTLOFF RM, HANSEN-FLASCHEN J, LIPSON DA, et al. Apical perfusion fraction as a predictor of short-term functional outcome following bilateral lung volume reduction surgery. Chest, 2001, 120(5):1609–1615.

[88] ZHU X, ZHAO M, LIU C, et al. Prediction of the postoperative pulmonary function in lung cancer patients with borderline function using ventilation-perfusion scintigraphy. Nucl Med Commun, 2012, 33(3):283–287.

[89] WERNLY JA, DEMEESTER TR, KIRCHNER PT, et al. Clinical value of quantitative ventilation-perfusion lung scans in the surgical management of bronchogenic carcinoma. J Thorac Cardiovasc Surg, 1980, 80(4):535–543.

[90] British Thoracic Society, Society of Cardiothoracic Surgeons of Great Britain and Ireland Working Party. BTS guidelines: guidelines on the selection of patients with lung cancer for surgery. Thorax, 2001, 56(2):89–108.

[91] KROWKA MJ, WISEMAN GA, BURNETT OL, et al. Hepatopulmonary syndrome: a prospective study of relationships between severity of liver disease, PaO(2) response to 100% oxygen, and brain uptake after (99 m)Tc MAA lung scanning. Chest, 2000, 118(3): 615–624.

[92] MADSEN PH, HESS S, MADSEN HD. A case of unexplained hypoxemia. Respir Care, 2012, 57(11):1963–1966.

[93] O'DOHERTY MJ, PETERS AM. Pulmonary technetium-99m diethylene triamine penta-acetic acid aerosol clearance as an index of lung injury. Eur J Nucl Med, 1997, 24(1):81–87.

[94] BEADSMOORE C, CHEOW HK, SZCZEPURA K, et al. Healthy passive cigarette smokers have increased pulmonary alveolar permeability. Nucl Med Commun, 2007, 28(2):75–77.

[95] REGNIS JA, ROBINSON M, BAILEY DL, et al. Mucociliary clearance in patients with cystic fibrosis and in normal subjects. Am J Respir Crit Care Med, 1994, 150(1):66–71.

[96] NEWMAN SP, WILDING IR, HIRST PH. Human lung deposition data: the bridge between in vitro and clinical evaluations for inhaled drug products? Int J Pharm, 2000, 208(1–2):49–60.

[97] PAVIA D, SUTTON PP, LOPEZ-VIDRIERO MT, et al. Drug effects on mucociliary function. Eur J Respir Dis Suppl, 1983, 128(Pt 1):304–317.

[98] DELBEKE D. Oncological applications of FDG PET imaging. J Nucl Med, 1999, 40(10):1706–1715.

[99] BOS R, VAN DER HOEVEN JJ, VAN DER WALL E, et al. Biologic correlates of (18)fluorodeoxyglucose uptake in human breast cancer measured by positron emission tomography. J Clin Oncol, 2002, 20(2):379–387.

[100] BENZ MR, EVILEVITCH V, ALLEN-AUERBACH MS, et al. Treatment monitoring by 18 F-FDG PET/CT in patients with sarcomas: interobserver variability of quantitative parameters in treatment-induced changes in histopathologically responding and nonresponding tumors. J Nucl Med, 2008, 49(7):1038–1046.

[101] LODGE MA, CHAUDHRY MA, WAHL RL. Noise considerations for PET quantification using maximum and peak standardized uptake value. J Nucl Med, 2012, 53(7):1041–1047.

[102] BRINK JA. PET/CT unplugged: the merging technologies of PET and CT imaging. AJR Am J Roentgenol, 2005, 184(5 suppl):S135–S137.

[103] EL FAKHRI G, SURTI S, TROTT CM, et al. Improvement in lesion detection with whole-body oncologic time-of-flight PET. J Nucl Med, 2011, 52(3):347–353.

[104] OSMAN MM, COHADE C, NAKAMOTO Y, et al. Clinically significant inaccurate localization of lesions with PET/CT: frequency in 300 patients. J Nucl Med, 2003, 44(2):240–243.

[105] KJAER A, LOFT A, LAW I, et al. PET/MRI in cancer patients: first experiences and vision from Copenhagen. MAGMA, 2013, 26(1):37–47.

[106] EL-HADDAD G, ZHUANG H, GUPTA N, . Evolving role of positron emission tomography in the management of patients with inflammatory and other benign disorders. Semin Nucl Med, 2004, 34(4):313–329.

[107] HESS S, MADSEN PH, BASU S, et al. Potential role of FDG PET/CT imaging for assessing venous thromboembolic disorders. Clin Nucl Med, 2012, 37(12): 1170–1172.

[108] NIELSEN AL, THOMASSEN A, HESS S, et al. Deep venous thrombosis and pulmonary embolism detected by FDG PET/CT in a patient with bacteremia. Clin Nucl Med, 2013, 38(4):276–277.

[109] KHANDELWAL AR, LI G, TAKALKAR AM. Incidental detection of unsuspected pulmonary embolism on oncologic FDG PET/CT imaging. Clin Nucl Med, 2011, 36(8):720–722.

[110] HESS S, MADSEN PH, IVERSEN ED, et al. FDG-PET/CT for venous thromboembolic disorders: Preliminary results. J Nucl Med, 2013, 54(suppl 2):2017.

[111] RONDINA MT, LAM UT, PENDLETON RC, et al. (18)F-FDG PET in the evaluation of acuity of deep vein thrombosis. Clin Nucl Med, 2012, 37(12):1139–1145.

[112] KWEE TC, TORIGIAN DA, ALAVI A. Nononcological applications of positron emission tomography for evaluation of the thorax. J Thorac Imaging, 2013, 28(1):25–39.

[113] SATHEKGE M, MAES A, KGOMO M, et al. Use of 18 F-FDG PET to predict response to first-line tuberculostatics in HIV-associated tuberculosis. J Nucl Med, 2011, 52(6):880–885.

[114] GRIJM K, VERBERNE HJ, KROUWELS FH, et al. Semiquantitative 67 Ga scintigraphy as an indicator of response to and prognosis after corticosteroid treatment in idiopathic interstitial pneumonia. J Nucl Med, 2005, 46(9):1421–1426.

[115] KEIJSERS RG, GRUTTERS JC, THOMEER M, et al. Imaging the inflammatory activity of sarcoidosis: sensitivity and inter observer agreement of (67)Ga imaging and (18)F-FDG PET. Q J Nucl Med Mol Imaging, 2011, 55(1):66–71.

[116] NISHIYAMA Y, YAMAMOTO Y, FUKUNAGA K, et al. Comparative evaluation of 18 F-FDG PET and 67 Ga scintigraphy in patients with sarcoidosis. J Nucl Med, 2006, 47(10):1571–1576.

[117] PRAGER E, WEHRSCHUETZ M, BISAIL B, et al. Comparison of 18F-FDG and 67Ga-citrate in sarcoidosis imaging. Nuklearmedizin, 2008, 47(1):18–23.

[118] BRAUN JJ, KESSLER R, CONSTANTINESCO A, et al. 18 F-FDG PET/CT in sarcoidosis management: review and report of 20 cases. Eur J Nucl Med Mol Imaging, 2008, 35(8): 1537–1543.

[119] KEIJSERS RG, GRUTTERS JC, VAN VELZEN-BLAD H, et al. (18) F-FDG PET patterns and BAL cell profiles in pulmonary sarcoidosis. Eur J Nucl Med Mol Imaging, 2010, 37(6):1181–1188.

[120] SOBIC-SARANOVIC D, GROZDIC I, VIDENOVIC-IVANOV J, et al. The utility of 18 F-FDG PET/CT for diagnosis and adjustment of therapy in patients with active chronic sarcoidosis. J Nucl Med, 2012, 53(10):1543–1549.

[121] ALAVI A, GUPTA N, ALBERINI JL, et al. Positron emission tomography imaging in nonmalignant thoracic disorders. Semin Nucl Med, 2002, 32(4):293–321.

[122] CHUNG SY, LEE JH, KIM TH, et al. 18 F-FDG PET imaging of progressive massive fibrosis. Ann Nucl Med, 2010, 24(1):21–27.

[123] NUSAIR S, RUBINSTEIN R, FREEDMAN NM, et al. Positron emission tomography in interstitial lung disease. Respirology, 2007, 12(6):843–847.

[124] UMEDA Y, DEMURA Y, ISHIZAKI T, et al. Dual-time-point 18 F-FDG PET imaging for diagnosis of disease type and disease activity in patients with idiopathic interstitial pneumonia. Eur J Nucl Med Mol Imaging, 2009, 36(7):1121–1130.

[125] OST D, FEIN AM, FEINSILVER SH. Clinical practice. The solitary pulmonary nodule. N Engl J Med, 2003, 348(25):2535–2542.

[126] GOULD MK, FLETCHER J, IANNETTONI MD, et al. Evaluation of patients with pulmonary nodules: when is it lung cancer?: ACCP evidence-based clinical practice guidelines (2nd edition). Chest, 2007, 132(3 suppl):108S–130S.

[127] American Cancer Society. Lung cancer (non-mall cell). [2014-09-02]. http://www.cancer.org/cancer/lungcancer-non-smallcell/detailed-guide/non-small-cell-lung-cancer-key-statistics.

[128] WINER-MURAM HT. The solitary pulmonary nodule. Radiology, 2006, 239(1):34–49.

[129] GURNEY JW. Determining the likelihood of malignancy in solitary pulmonary nodules with Bayesian analysis. Part I. Theory. Radiology, 1993, 186(2):405–413.

[130] LOWE VJ, FLETCHER JW, GOBAR L, et al. Prospective investigation of positron emission tomography in lung nodules. J Clin Oncol, 1998, 16(3):1075–1084.

[131] DANIELS CE, LOWE VJ, AUBRY MC, et al. The utility of fluorodeoxyglucose positron emission tomography in the evaluation of carcinoid tumors presenting as pulmonary nodules. Chest, 2007, 131(1):255–260.

[132] GOULD MK, MACLEAN CC, KUSCHNER WG, et al. Accuracy of positron emission tomography for diagnosis of pulmonary nodules and mass lesions: a meta-analysis. JAMA, 2001, 285(7): 914–924.

[133] ERASMUS JJ, MCADAMS HP, PATZ EF Jr, et al. Thoracic FDG PET: State of the art. Radiographics, 1998, 18(1):5–20.

[134] LOWE VJ, HOFFMAN JM, DELONG DM, et al. Semiquantitative and visual analysis of FDG-PET images in pulmonary abnormalities. J Nucl Med, 1994, 35(11): 1771–1176.

[135] NOMORI H, WATANABE K, OHTSUKA T, et al. Visual and semi-quantitative analyses for F-18 fluorodeoxyglucose PET scanning in pulmonary nodules 1 cm to 3 cm in size. Ann Thorac Surg, 2005, 79(3):984–988; discussion 989.

[136] HASHIMOTO Y, TSUJIKAWA T, KONDO C, et al. Accuracy of PET for diagnosis of solid pulmonary lesions with 18 F-FDG uptake below the standardized uptake value of 2.5. J Nucl Med, 2006, 47(3):426–431.

[137] LEE KS, KIM Y, HAN J, et al. Bronchioloalveolar carcinoma: clinical, histopathologic, and radiologic findings. Radiographics, 1997, 17(6):1345–1357.

[138] FLETCHER JW, KYMES SM, GOULD M, et al. A comparison of the diagnostic accuracy of 18 F-FDG PET and CT in the characterization of solitary pulmonary nodules. J Nucl Med, 2008, 49(2):179–185.

[139] BASTARRIKA G, GARCIA-VELLOSO MJ, LOZANO MD, et al. Early lung cancer detection using spiral computed tomography and positron emission tomography. Am J Respir Crit Care Med, 2005, 171(12):1378–1383.

[140] SILVESTRI GA, GOULD MK, MARGOLIS ML, et al. Noninvasive staging of non-small cell lung cancer: ACCP evidenced-based clinical practice guidelines (2nd edition). Chest, 2007, 132(3 suppl): 178S–201S.

[141] MATTHIES A, HICKESON M, CUCHIARA A, et al. Dual time point 18F-FDG PET for the evaluation of pulmonary nodules. J Nucl Med, 2002, 43(7):871–875.

[142] ZHANG L, WANG Y, LEI J, et al. Dual time point 18FDG-PET/CT versus single time point 18FDG-PET/CT for the differential diagnosis of pulmonary nodules: a meta-analysis. Acta Radiol, 2013, 54(7):770–777.

[143] CHEN CJ, LEE BF, YAO WJ, et al. Dual-phase 18F-FDG PET in the diagnosis of pulmonary nodules with an initial standard uptake value less than 2.5. AJR Am J Roentgenol, 2008, 191(2):475–479.

[144] YI CA, LEE KS, KIM BT, et al. Tissue characterization of solitary pulmonary nodule: comparative study between helical dynamic CT and integrated PET/CT. J Nucl Med, 2006, 47(3):443–450.

[145] National Comprehensive Cancer Network. NCCN Guidelines. [2014-09-02]. http://www.nccn.org/professionals/physician_gls/f_guidelines.asp.

[146] HICKESON M, YUN M, MATTHIES A, et al. Use of a corrected standardized uptake value based on the lesion size on CT permits accurate characterization of lung nodules on FDG-PET. Eur J Nucl Med Mol Imaging, 2002, 29(12):1639–1647.

[147] KWEE TC, CHENG G, LAM MG, et al. SUV of 2.5 should not be embraced as a magic threshold for separating benign from malignant lesions. Eur J Nucl Med Mol Imaging, 2013, 40(10):1475–1477.

[148] CHO A, HUR J, KANG WJ, et al. Usefulness of FDG PET/CT in determining benign from malignant endobronchial obstruction. Eur Radiol, 2011, 21(5):1077–1087.

[149] YI CA, SHIN KM, LEE KS, et al. Non-small cell lung cancer staging: efficacy comparison of integrated PET/CT versus 3.0-T whole-body MR imaging. Radiology, 2008, 248(2):632–642.

[150] CUARON J, DUNPHY M, RIMNER A. Role of FDG-PET scans in staging, response assessment, and follow-up care for non-small cell lung cancer. Front Oncol, 2012, 2:208.

[151] LARDINOIS D, WEDER W, HANY TF, et al. Staging of non-small-cell lung cancer with integrated positron-emission tomography and computed tomography. N Engl J Med, 2003, 348(25):2500–2507.

[152] HIGASHI K, UEDA Y, ARISAKA Y, et al. 18F-FDG uptake as a biologic prognostic factor for recurrence in patients with surgically resected non-small cell lung cancer. J Nucl Med, 2002, 43(1):39–45.

[153] DE LEYN P, VANSTEENKISTE J, CUYPERS P, et al. Role of cervical mediastinoscopy in staging of non-small cell lung cancer without enlarged mediastinal lymph nodes on CT scan. Eur J Cardiothorac Surg, 1997, 12(5):706–712.

[154] ANTOCH G, STATTAUS J, NEMAT AT, et al. Non-small cell lung cancer: dual-modality PET/CT in preoperative staging. Radiology, 2003, 229(2):526–533.

[155] TOLOZA EM, HARPOLE L, MCCRORY DC. Noninvasive staging of non-small cell lung cancer: a review of the current evidence. Chest, 2003, 123(1 suppl):137S–146S.

[156] GOULD MK, KUSCHNER WG, RYDZAK CE, et al. Test performance of positron emission tomography and computed tomography for mediastinal staging in patients with non-small-cell lung cancer: a meta-analysis. Ann Intern Med, 2003, 139(11):879–892.

[157] DWAMENA BA, SONNAD SS, ANGOBALDO JO, et al. Metastases from non-small cell lung cancer: mediastinal staging in the 1990s–meta-analytic comparison of PET and CT. Radiology, 1999, 213(2):530–536.

[158] SHIM SS, LEE KS, KIM BT, et al. Non-small cell lung cancer: prospective comparison of integrated FDG PET/CT and CT alone for preoperative staging. Radiology, 2005, 236(3):1011–1019.

[159] HELLWIG D, GRAETER TP, UKENA D, et al. 18F-FDG PET for mediastinal staging of lung cancer: which SUV threshold makes sense? J Nucl Med, 2007, 48(11):1761–1766.

[160] KIM BT, LEE KS, SHIM SS, et al. Stage T1 non-small cell lung cancer: preoperative mediastinal nodal staging with integrated FDG PET/CT–a prospective study. Radiology, 2006, 241(2):501–509.

[161] AL-SARRAF N, GATELY K, LUCEY J, et al. Lymph node staging by means of positron emission tomography is less accurate in non-small cell lung cancer patients with enlarged lymph nodes: analysis of 1,145 lymph nodes. Lung Cancer, 2008, 60(1):62–68.

[162] SHIRAKI N, HARA M, OGINO H, et al. False-positive and true-negative hilar and mediastinal lymph nodes on FDG-PET–radiological-pathological correlation. Ann Nucl Med, 2004, 18(1):23–28.

[163] BUNYAVIROCH T, COLEMAN RE. PET evaluation of lung cancer. J Nucl Med, 2006, 47(3):451–469.

[164] PIETERMAN RM, VAN PUTTEN JW, MEUZELAAR JJ, et al. Preoperative staging of non-small-cell lung cancer with positron-emission tomography. N Engl J Med, 2000, 343(4):254–261.

[165] DE LEYN P, SCHOONOOGHE P, DENEFFE G, et al. Surgery for non-small cell lung cancer with unsuspected metastasis to ipsilateral mediastinal or subcarinal nodes (N2 disease). Eur J Cardiothorac Surg, 1996, 10(8):649–654; discussion 654–655.

[166] NWOGU C, FISCHER G, TAN D, et al. Radioguided detection of lymph node metastasis in non-small cell lung cancer. Ann Thorac Surg, 2006, 82(5): 1815–1820; discussion 1820.

[167] VANSTEENKISTE JF, DE LEYN PR, DENEFFE GJ, et al. Survival and prognostic factors in resected N2 non-small cell lung cancer: a study of 140 cases. Leuven Lung Cancer Group. Ann Thorac Surg, 1997, 63(5):1441–1450.

[168] NAKANISHI R, OSAKI T, NAKANISHI K, et al. Treatment strategy for patients with surgically discovered N2 stage IIIA non-small cell lung cancer. Ann Thorac Surg, 1997, 64(2):342–348.

[169] MACMANUS MP, HICKS RJ, MATTHEWS JP, et al. High rate of detection of unsuspected distant metastases by pet in apparent stage III non-small-cell lung cancer: implications for radical radiation therapy. Int J Radiat Oncol Biol Phys, 2001, 50(2):287–293.

[170] VAN TINTEREN H, HOEKSTRA OS, SMIT EF, et al. Effectiveness of positron emission tomography in the preoperative assessment of patients with suspected non-small-cell lung cancer: the PLUS multicentre randomised trial. Lancet, 2002, 359(9315): 1388–1393.

[171] ERASMUS JJ, PATZ EF Jr, MCADAMS HP, et al. Evaluation of adrenal masses in patients with bronchogenic carcinoma using 18 F-fluorodeoxyglucose positron emission tomography. AJR Am J Roentgenol, 1997, 168(5):1357–1360.

[172] YUN M, KIM W, ALNAFISI N, et al. 18 F-FDG PET in characterizing adrenal lesions detected on CT or MRI. J Nucl Med, 2001, 42(12):1795–1799.

[173] KUMAR R, XIU Y, YU JQ, et al. 18F-FDG PET in evaluation of adrenal lesions in patients with lung cancer. J Nucl Med, 2004, 45(12):2058–2062.

[174] BRADY MJ, THOMAS J, WONG TZ, et al. Adrenal nodules at FDG PET/CT in patients known to have or suspected of having lung cancer: a proposal for an efficient diagnostic algorithm. Radiology, 2009, 250(2):523–530.

[175] BURY T, BARRETO A, DAENEN F, et al. Fluorine-18 deoxyglucose positron emission tomography for the detection of bone metastases in patients with non-small cell lung cancer. Eur J Nucl Med, 1998, 25(9):1244–1247.

[176] KRUGER S, BUCK AK, MOTTAGHY FM, et al. Detection of bone metastases in patients with lung cancer: 99mTc-MDP planar bone scintigraphy, 18 F-fluoride PET or 18F-FDG PET/CT. Eur J Nucl Med Mol Imaging, 2009, 36(11):1807–1812.

[177] QU X, HUANG X, YAN W, et al. A meta-analysis of [18]FDG-PET-CT, [18]FDG-PET, MRI and bone scintigraphy for diagnosis of bone metastases in patients with lung cancer. Eur J Radiol, 2012, 81(5):1007–1015.

[178] POSTHER KE, MCCALL LM, HARPOLE DH Jr, et al. Yield of brain 18F-FDG PET in evaluating patients with potentially operable non-small cell lung cancer. J Nucl Med, 2006, 47(10): 1607–1611.

[179] BRADLEY JD, PEREZ CA, DEHDASHTI F, et al. Implementing biologic target volumes in radiation treatment planning for non-small cell lung cancer. J Nucl Med, 2004, 45(suppl 1): 96S–101S.

[180] MAC MANUS MP, EVERITT S, BAYNE M, et al. The use of fused PET/CT images for patient selection and radical radiotherapy target volume definition in patients with non-small cell lung cancer: results of a prospective study with mature survival data. Radiother Oncol, 2013, 106(3):292–298.

[181] PATZ EF Jr, CONNOLLY J, HERNDON J. Prognostic value of thoracic FDG PET imaging after treatment for non-small cell lung cancer. AJR Am J Roentgenol, 2000, 174(3):769–774.

[182] NAHMIAS C, HANNA WT, WAHL LM, et al. Time course of early response to chemotherapy in non-small cell lung cancer patients with 18 F-FDG PET/CT. J Nucl Med, 2007, 48(5):744–751.

[183] LOPEZ GUERRA JL, GLADISH G, KOMAKI R, et al. Large decreases in standardized uptake values after definitive radiation are associated with better survival of patients with locally advanced non-small cell lung cancer. J Nucl Med, 2012, 53(2):225–233.

[184] SINGNURKAR A, SOLOMON SB, GONEN M, et al. 18 F-FDG PET/CT for the prediction and detection of local recurrence after radiofrequency ablation of malignant lung lesions. J Nucl Med, 2010, 51(12):1833–1840.

[185] KAMEL EM, ZWAHLEN D, WYSS MT, et al. Whole-body (18)F-FDG PET improves the management of patients with small cell lung cancer. J Nucl Med, 2003, 44(12):1911–1917.

[186] ZIAI D, WAGNER T, EL BADAOUI A, et al. Therapy response evaluation with FDG-PET/CT in small cell lung cancer: a prognostic and comparison study of the PERCIST and EORTC criteria. Cancer Imaging, 2013, 13:73–80.

[187] ADAMS RF, GLEESON FV. Percutaneous image-guided cutting-needle biopsy of the pleura in the presence of a suspected malignant effusion. Radiology, 2001, 219(2):510–514.

[188] WANG ZJ, REDDY GP, GOTWAY MB, et al. Malignant pleural mesothelioma: evaluation with CT, MR imaging, and PET. Radiographics, 2004, 24(1):105–119.

[189] BENARD F, STERMAN D, SMITH RJ, et al. Metabolic imaging of malignant pleural mesothelioma with fluorodeoxyglucose positron emission tomography. Chest, 1998, 114(3):713–722.

[190] KRAMER H, PIETERMAN RM, SLEBOS DJ, et al. PET for the evaluation of pleural thickening observed on CT. J Nucl Med, 2004, 45(6): 995–998.

[191] BENARD F, STERMAN D, SMITH RJ, et al. Prognostic value of FDG PET imaging in malignant pleural mesothelioma. J Nucl Med, 1999, 40(8):1241–1245.

[192] ABE Y, TAMURA K, SAKATA I, et al. Clinical implications of 18 F-fluorodeoxyglucose positron emission tomography/computed tomography at delayed phase for diagnosis and prognosis of malignant pleural mesothelioma. Oncol Rep, 2012, 27(2): 333–338.

[193] MAVI A, BASU S, CERMIK TF, et al. Potential of dual time point FDG-PET imaging in differentiating malignant from benign pleural disease. Mol Imaging Biol, 2009, 11(5):369–378.

[194] BASU S, SABOURY B, TORIGIAN DA, et al. Current evidence base of FDG-PET/CT imaging in the clinical management of malignant pleural mesothelioma: emerging significance of image segmentation and global disease assessment. Mol Imaging Biol, 2011, 13(5):801–811.

[195] NANNI C, CASTELLUCCI P, FARSAD M, et al. Role of 18 F-FDG PET for evaluating malignant pleural mesothelioma. Cancer Biother Radiopharm, 2004, 19(2):149–154.

[196] ERASMUS JJ, TRUONG MT, SMYTHE WR, et al. Integrated computed tomography-positron emission tomography in patients with potentially resectable malignant pleural mesothelioma: staging implications. J Thorac Cardiovasc Surg, 2005, 129(6): 1364–1370.

[197] TSUTANI Y, TAKUWA T, MIYATA Y, et al. Prognostic significance of metabolic response by positron emission tomography after neoadjuvant chemotherapy for resectable malignant pleural mesothelioma. Ann Oncol, 2013, 24(4):1005–1010.

第 33 章

肺功能检查

Michael A. Grippi

Gregory Tino

引言

人类肺功能的评估可以追溯到 17 世纪,那时最早记载了潮气容积的测量。1800 年,Humphry Davy 使用氢稀释技术测量自己的残气容积(residual volume, RV)。随后,John Hutchinson 在他的论文《肺容量和呼吸功能》中确定了肺容量的功能分类,并报道了 1 800 多名受试者的肺活量测量结果。他将这些测量值与受试者的身高、年龄和体重相关联,从而为确定正常值的范围奠定了基础。

肺功能检测技术在下个世纪进展缓慢。然而,在 20 世纪 50 年代,肺生理学家利用了不断发展的电子和计算机科学领域提供的工具。目前,已有许多技术用于评估心血管系统和呼吸系统及其各自组成部分的功能。本章重点介绍常用的肺功能检查方法。第 34 章介绍了综合肺和心血管功能的详细评估方法。尚未验证或非常规用于临床目的的其他检查方法不包括在讨论中。

肺容积及其分支

　　呼吸功能的重要定量指标是吸气和呼气时肺容积的变化,以及呼吸周期中的不同时间肺所容纳空气的净容积。这些容积指标和容积的变化将在后面章节中介绍。

■ 定义和评估

　　为了量化和比较,肺中气体总量通常分为不同的基础肺容积(肺容积)和两个或两个以上基础肺容积的组合(肺容量)。对于多数基础肺容积,呼气末容积是一个参考点,即正常呼气末残留在肺内的气体容

积。肺容积和容量的定义见表33-1,图33-1所示为直接描记的肺容积和容量,通过使用一种称为肺量计的仪器检测。图中突出显示了肺量计直接记录的肺容积和其他肺容积或容量,包括肺总量(TLC)、功能残气量(functional residual capacity,FRC)、残气容积(RV)和深吸气量(inspiratory capacity,IC)之间的关系。

　　肺量计,可测量肺容积或肺容积随时间的变化,现已广泛用于在肺功能实验室。容积、流量和时间之间的关系在以前需要通过人工计算得出,在现代可通过微处理器生成,是评价呼吸系统交换空气能力的测量指标。图33-2显示了两个具有历史意义的容积式肺量计的例子。下面将简要地讨论这两个例子,以强调它们在检测临床重要生理测量指标方面的独创性。

表 33-1　静态肺容积和肺容量的术语

术语	缩写(英文全称)	定义
容积		
残气容积	RV(residual volume)	深呼吸后肺内剩余的气体容积
补呼气容积	ERV(expiratory reserve volume)	平静呼气后用力呼气所能呼出的最大气体容积
潮气容积	TV(tidal volum)[a]	在平静时每次吸入或呼出的气体容积
补吸气容积	IRV(inspiratory reserve volume)	平静呼气后用力呼气所能呼出的最大气体容积
能力		
深吸气量	IC(inspiratory capacity)	平静呼气末所能吸入的最大气量(补吸气容积和潮气容积的总和)
肺活量	VC(vital capacity)	最大吸气末所能呼出的最大气量
吸气肺活量	IVC(inspiratory vital capacity)	最大呼气末所能吸入的最大气量
功能残气量	FRC(functional residual capacity)	平静呼气末肺内含气量(残气容积和补呼气容积的总和)
肺总量	TLC(total lung capacity)	最大深吸气后肺内所含总气体容量(所有基础肺容积之和)

　　[a]:符号 TV 通常用来表示静态肺容积中的潮气容积。然而,符号 V_T 用于代表气体交换公式中的潮气容积。

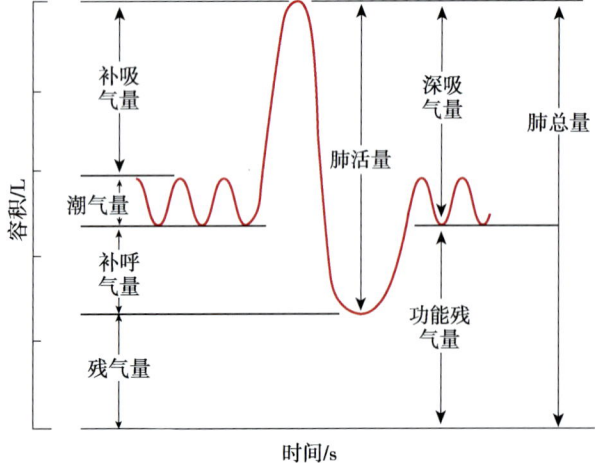

图 33-1　肺量计记录的肺容积构成部分。肺量计以容积为纵轴、时间为横轴在纸上生成的记录。容量这个术语用于两个或多个基础肺容积的组合。这些分类的定义见表33-1。

　　水封式肺量计(图33-2A)中,接口和管道相连,空气通过这个管道进入一个比较轻的浮筒,倒挂在水槽上方。呼气时,空气通过接口进入浮筒,使浮筒上升;反之,吸气时空气从装置内抽出,浮筒随之下落。肺容量随时间的变化可以记录在校准的旋转鼓上,也可以由计算机数字记录,并以图形和数字两种格式显示在屏幕上。

　　干式滚筒式肺量计(图33-2B)中,一个滚动隔样的密封器代替肺活量浮筒及其水密封。通过接口的气体运动会引起连接在变阻器上的活塞位置移动。反过来,活塞移动时产生的电压信号可反映移动量的变化,间接反映呼吸气体容量。这些信号是由计算机处理生成类似于水密封式肺量计的图形和数字输出。

　　目前,大多数肺功能实验室广泛使用的是流速测

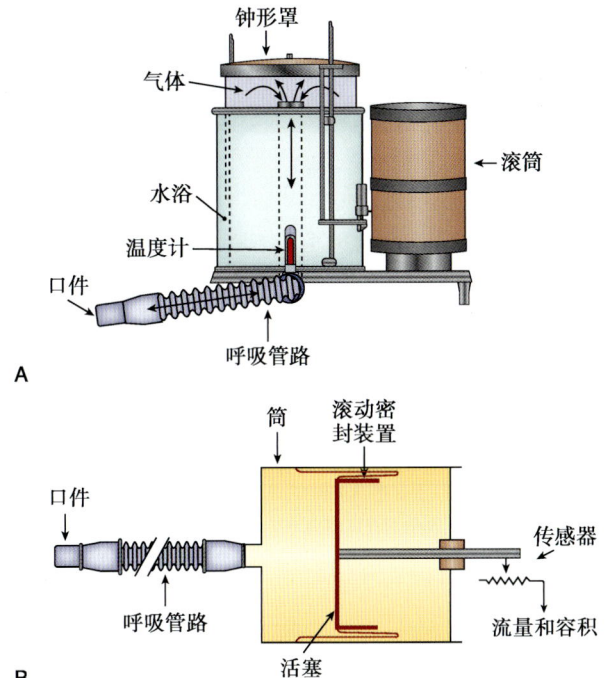

图 33-2　两种类型的肺量计:水封式肺量计(A)和干式滚筒式肺量计(B)。空气通过吸气/呼气管的运动导致浮筒(A)或活塞(B)发生移动。输出信号是机械的(记纹鼓上的记录笔)或电的(气体流速和流量产生电压变化)。这些仪器的主要设计标准是,气流的惯性和阻力必须保持在可忽略不计的水平,而且校准必须准确和稳定。

定型肺量计,这种肺量计通过流速记录仪或旋转式涡轮机来测定流量。常用的有两种类型:热敏式流量计和压差式流量计。在热敏式流量计中,空气流过热敏元件使导线冷却,从而改变其电阻,电阻的改变与气体流速的变化成正比。流速限制呼吸速度描记图包含由平行的毛细管(图 33-3)、金属丝网或纤维纸状元件组成的电阻元件。气流通过电阻元件会产生压力梯度,可以通过非常灵敏的压差计来测量。在图 33-3所示的模型中,毛细管网可保持气体以层流模式通过压差式流量计。因此,该设备的压力-流量特性可以用泊肃叶定律(Poiseuille's law)计算:

$$\Delta P = \dot{V}\,\frac{8\eta l}{\pi r^4}$$

公式中,ΔP＝电阻元件的压差(dyn/cm^2)

$\dot{V}$＝气体流量(cm^3/s)

η＝气体黏滞度(dyn s/cm^2)

l＝电阻元件长度(cm)

r＝电阻元件半径(cm)

因此,在层流条件下,每个管内的气体流速与管内的压力下降成正比。整个电阻元件总压降差是基于管阵列的平行排列来计算的。电阻元件上的压力下降通过压力传感器检测并转换成与流量成比例的

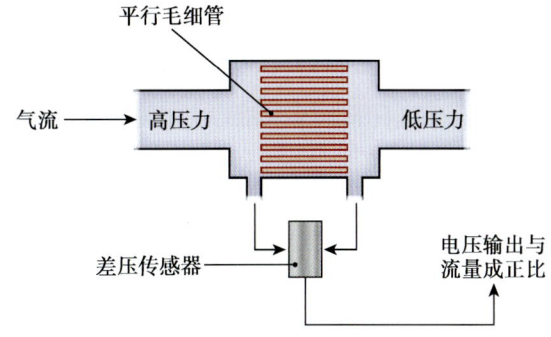

图 33-3　流速限制呼吸速度描记图原理。在单向气流中,由平行毛细管阵列构成的电阻元件上产生压降。压降的大小与气体流量有关,即泊肃叶定律(Poiseuille's law)所示的层流系统。将压降成比例地转换为可记录的电压信号输出。加热元件(图中未示出)保持呼出气体的温度接近体温。

电压输出。流量信号可以通过电子积分计算出容积。流量和容积的输出信号显示在监视器上并记录下来。美国胸科协会(American Thoracic Society,ATS)和欧洲呼吸学会(European Respiratory Society,ERS)制定了用于诊断目的或病情监测的肺量计最低标准(表 33-2)。

在疾病诊断中,肺量计可用于:①评价症状、体征或异常的实验室检查;②衡量疾病对肺功能的影响;③筛查有肺部疾病风险的人;④术前风险评估;⑤评估预后;⑥在参加剧烈体力活动项目之前评估健康状况。

另一方面,在患者病情监测中,肺量计可用于:①评估治疗干预措施,包括支气管扩张剂治疗、充血性心力衰竭的处理等;②评估影响肺功能的疾病(如阻塞性或间质性肺疾病、充血性心力衰竭或神经肌肉疾病)的病程;③监测从事职业或接受治疗药物者可能发生肺损伤的肺功能;④大范围人群的残疾评估;⑤为流行病学调查提供一部分数据。

一般来说,诊断用肺量计是用于评估患者的肺功能,与正常人群的期望值进行比较。监测用肺量计更便宜且更便携,用于评估患者的肺功能随时间的变化,以及用于大样本的流行病学调查或其他的大型临床研究。

■ 肺活量及其构成

有两种方法用于肺活量测定:闭合路径法和开放路径法。在闭合路径法中,患者取坐位,夹好鼻夹,平静地呼吸到肺量计中。经过几次呼吸来建立静息呼气末基线值,作为所有后续测量的参考,令患者尽力做最大限度深吸气后,随即作最大限度的呼气。呼气必须缓慢而均匀;阻塞性肺疾病患者的呼气肺活量往

表33-2 诊断性肺量测定法推荐最低标准

检测项目	测量范围/精确度(BTPS)	流量量程/(L·S⁻¹)	时间/s	阻力与回压	质控检测
VC	范围:0.5~8L 精确度:±3%或±0.050L(取较大者)	0~14	30		用3L定标筒校准
FVC	范围:0.5~8L 精确度:±3%或±0.050L(取较大者)	0~14	15	<1.5cmH₂O/(L·s)	24个标准波形,用3L定标筒校准
FEV₁	范围:0.5~8L 精确度:±3%或±0.050L(取较大者)	0~14	1	<1.5cmH₂O/(L·s)	24个标准波形校准
时间零点	FEVt测量起点			由外推容积决定	
PEF	精确度:±10%或±0.30L/s(取较大者) 重复性:±5%或±0.15L/s(取较大者)	0~14		在200、400、600L/s流量下,平均阻力应<2.5cmH₂O/(L·S)	26个标准波形校准
FEF₂₅%~₇₅%	范围:7.0L/s 精确度:±5%或±0.200L/s(取较大者)	±14	15	同FEV₁	24个标准波形校准
瞬间流量	精确度:±5%或0.200L/s(取较大者)	0~14		<1.5cmH₂O/(L·S)	制造商检验
MVV	范围:250L/min 精确度:在2L潮气量下,±10%或±15L/min(取较大者)	±14/±3%	12~15	<1.5cmH₂O/(L·S)	正弦波气泵校准

BTPS:正常体温、标准大气压及饱和水蒸气状态(body temperature and pressure,saturated with water vapor);VC:肺活量;FVC:用力肺活量(forced vital capacity);FEV₁:第1秒用力呼气容积;PEF:呼气峰值流量(peak expiratory flow);FEF₂₅%~₇₅%:25%~75%用力呼气流量(forced expiratory flow,25%~75%);MVV:最大通气量(maximal voluntary ventilation)。获授权引自:MILLER MR1,HANKINSON J,BRUSASCO V,et al. Standardisation of spirometry. Eur Respir J,2005,26(2):319-338.

往少于吸气肺活量,因为胸腔压力高导致气道动态塌陷(见第10章)。图33-1示意性说明这种放松或慢肺活量测定时的呼吸运动。在这个记录中可以计算潮气量、吸气量、补呼气容积(ERV)、肺活量和吸气量。受检者尽可能最大吸气后迅速和有力地呼气,可测量用力肺活量(FVC)。其他定时测量的呼气容积,如第1秒用力呼气容积(FEV₁),也可以通过这种方法测定(见动态呼吸力学)。

开放路径法测定肺活量时,患者最大限度地深吸气,口含咬口器,然后缓慢、持续地做最大限度地呼气。使用这种方法,不记录平静呼气末容积。因此,只能测量肺活量,而不能测基础容积。开放路径法具备一些优势。因为患者先吸入室内空气然后呼入肺量计,因此从受污染的空气中获得感染的可能性被降至最低。此外,开放路径法通常能在较短的时间内完成,在对大量研究对象进行流行病学研究时具备优势。

■ 功能残气量和残气容积

肺量计不能直接测量的肺总量(TLC)基础容积是残气容积(RV),即最大呼气末肺内残留的气体量。RV通过3个步骤来间接测定。①功能残气量(FRC)通常使用3种方法中的一种来测定:闭路氦稀释法、开

路氮冲洗法或体积描记法;②补呼气容积(ERV)采用肺量计测定;③残气容积(RV)通过FRC和ERV的差值来计算。原则上,可以在最大呼气末用氦稀释法或体积描记法测定RV。然而在临床实践中,与最大呼气末水平测定RV相比,平静呼气末的肺容积水平是确定FRC的更精确基线起点。

闭路氦稀释法

测定FRC的闭路氦稀释法是19世纪初首次使用的氢稀释法的一种变体。这两种方法都利用了测试气体在人体组织中实时不可溶性和质量守恒定律。这项试验的发展和简化是在20世纪中叶历时20年完成的。该技术的原理和使用的设备如图33-4所示。

当使用完全手动设备测量FRC时,另加入约2L空气和足够氦气,使设备中初始氦浓度达到约10%。患者夹好鼻夹,然后通过咬口器呼吸室内空气(图33-4A)。在经过一段平静呼吸之后,使患者熟悉咬口器、设备和环境,并待平静呼气末基线平稳后,开始试验。

在正常呼气末,转动三通阀连接患者和测试系统(图33-4B)。当患者从闭合回路重新呼吸时,鼓风机

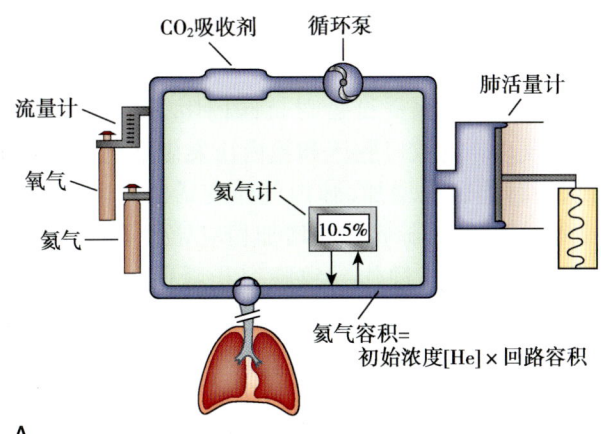

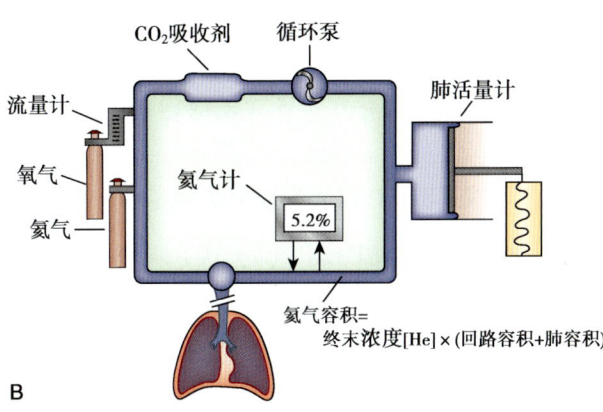

图 33-4　闭路氦稀释法测量 FRC。A. 在受试者开始通过回路呼吸前氦气充盈肺量计和管道系统。在呼气末,转换阀门,患者通过回路重新呼吸。呼出的 CO_2 被"清洗"出来,并加入 O_2 来补偿肺部持续的氧摄取。B. 在平衡过程中,测量氦浓度下降,反映了附加体积(即FRC)对肺量计回路的稀释效应。

使混合气体循环。CO_2 被碱石灰(CO_2 吸收剂)吸收,而 O_2 通过阀门和流量计以与受试者 O_2 消耗量相当的速率加入。当最初完全包含在仪器内部的氦与空气混合吸入肺内后,氦分析器监测氦的浓度下降。当氦浓度稳定,即变化小于 0.02% 并保持 30s 以上,提示氦浓度在全肺及呼吸回路系统中达到平衡;氦平衡完全时即到达试验终点,正常人为 7min。然而,在通气分布异常的患者,例如慢性阻塞性肺疾病(COPD)患者可能需要更长时间达到平衡。平衡后,应用以下基于质量守恒定律的公式:

$$F_{0He} \times V_0 = F_{F_{He}} \times V_F$$

这里,F_{0He}＝氦气初始浓度

V_0＝测试系统初始体积(L)

$F_{F_{He}}$＝氦气的最终浓度

V_F＝测试系统最终体积(L)

系统的初始体积是肺量计和回路管路的体积总和,而终末体积是初始体积与 FRC(功能残气量)之和。后一个值是前面公式中唯一的未知数。通常在

试验过程中对人体组织中溶解的少量氦,以及呼吸交换率不等于 1 引起的轻微体积变化进行校正。虽然这里描述的方法是基于手动操作的设备,但即使当所有的机械和计算步骤都是用计算机控制系统完成时,同样的原理仍然适用。

氮冲洗法

从概念上讲,氮洗脱法类似于前面介绍的氦稀释法;然而,它依赖于一个开放回路,而不是氦稀释法中使用的闭合回路。测定 FRC 的开路氮冲洗法,要求受试者吸入 $100\%O_2$,持续 7min;在此期间,监测呼出气体中 N_2 的浓度。当呼出的 N_2 浓度降至零时,O_2 呼吸开始时肺中所有的 N_2 已被"洗脱",测量呼出的气体总体积和呼出气体中 N_2 的浓度。

计算 FRC 是基于这样一个假设,测试开始时肺内 N_2 体积(即肺容积和肺中 N_2 浓度的乘积)与试验期间呼出并收集的 N_2 体积相等——即呼出气体总量与呼出 N_2 浓度的乘积:

$$F_{0_{N_2}} \times V_0 = F_{E_{N_2}} \times V_E$$

这里,$F_{0_{N_2}}$＝氮气在肺内的浓度

V_0＝肺内气体体积(L)

$F_{E_{N_2}}$＝呼出气体中氮气的浓度

V_E＝呼出气体体积(L)

由于测试是在平静呼气末开始的,肺内气体体积就是 FRC。这个体积是将 N_2 在肺中的初始浓度(在空腹状态下约为 0.81,在非空腹状态下为 0.79～0.80),及呼出气体体积值和呼出气体中 N_2 浓度带入上述公式进行计算。

身体体积描记法

身体体积描记法这个词来源于希腊语 plethysmos,意思是"扩大"。虽然通过记录胸部"扩大"期间身体体积变化来测量 FRC 的概念早在 1882 年已有描述,直到 1956 年 DuBois 和他的同事才发展出第一套基于波义耳定律的实用的体积描记技术,用于测定胸腔气体容积(thoracic gas volume,TGV)。

体积描记仪有 3 种类型:①压力型体积描记仪,其压力在呼吸周期中变化而容积恒定不变;②容积型体积描记仪,其容积在呼吸周期中变化而压力保持不变;③压力校正流量型体积描记仪,将压力型体积描记仪对高速气流的精确反应和容积型体积描记仪对气体容积剧烈变化的良好感知能力相结合。由于 3 种设备的工作原理是相似的,在这里只介绍应用最广

的——压力型体积描记仪。

压力型体积描记仪(图33-5)的核心部分由呼吸速率计、测定体积描记箱内压力和/或容积的传感器,两个分别用于测量口腔压(pressure at the mouth,Pm)和箱内压(pressure in the box,Pbx)的应变电阻式传感器和一个位于口器和体积描记箱之间的阻断器阀门结构组成。3个传感器与增益系统和监测系统连接,使箱内压力(或容积)和口腔压指标可以同时在终端的X轴和Y轴上显示出来(图33-6)。

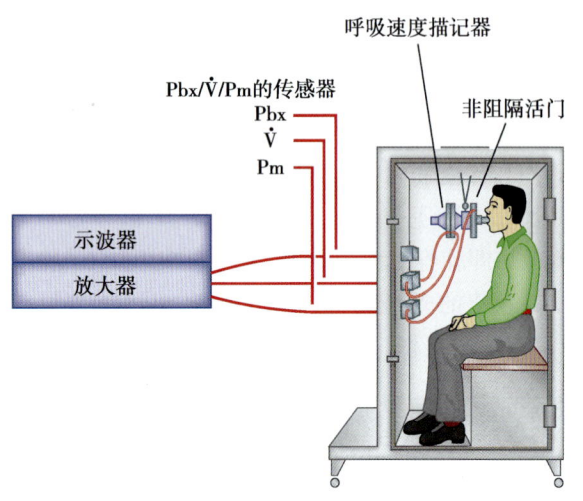

图33-5 用于测定功能残气量和气道阻力的压力型体积描记仪示意图。该体积描记仪容积恒定不变。与肺泡内压力变化相关的胸腔气体容积变化表现为体积描记仪内压力的变化。

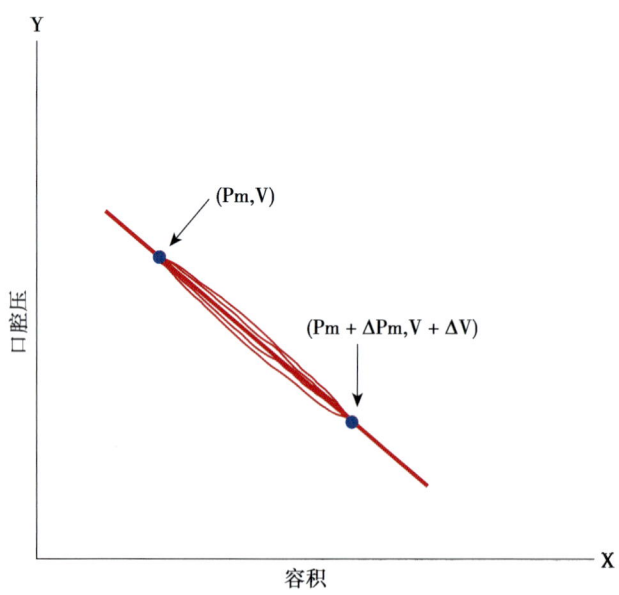

图33-6 通过体积描记仪获得的压力-容积环。口腔压代表肺泡压,箱内压反映了胸腔内压。阻断器在平静呼气末(Pm,V)关闭,同时受试者继续吸气动作,口腔压降低,同时箱内压升高。箱内压的增高反映了胸腔内气体容积的变化。曲线末端代表了吸气末水平(Pm-APm,V+AV)。曲线的斜率取决于阻断器关闭时肺内气体的容积(即FRC)。

在测定FRC时,受试者佩戴鼻夹,坐于体积描记箱中平静呼吸,在平静呼吸的呼气末,阻断器阀门关闭,此时操作者嘱受试者对抗阀门阻力进行呼吸动作。吸气动作导致口腔压和箱内压发生变化,口腔压降低,同时肺容积增加,肺内气体变稀薄。由于体积描记箱是密闭的,肺容积的增加相应导致了箱内压的增加。同理,呼气动作导致肺容积降低和箱内压降低。由于测定过程中阻断器阀门是关闭的,口腔压与肺泡压(alveolar pressure,P_A)相同。口腔压与箱内压或肺容积对应的函数关系可以在终端上表现为一条闭合曲线(图33-6)。通过测定闭合曲线的斜率可以计算出阻断器关闭时肺内气体的容积,即胸腔内气体容积TGV或V_{TG}。当阻断器关闭的时间点在平静呼吸的呼气末水平时,则可以波义耳定律计算出FRC(见下文)。

应用波义耳定律,以体积描记法测定的肺容积。

$$PV = (P + \Delta P)(V + \Delta V)$$

这里,P=呼气末肺内压力(大气压)(cmH_2O)

ΔP=用力呼吸时肺内压力变化(cmH_2O)

V=呼气末肺内气体容量(FRC)(L)

ΔV=用力呼吸时压缩(呼气时)和稀释(吸气时)时肺内气体体积的变化(L)

在压力型体积描记仪中,ΔV是感应到的箱内压力变化,ΔP由在用力呼吸中对抗阀门阻力时口腔压力变化。重排上述方程并求解V。

$$V = \frac{\Delta V}{\Delta P}(P + \Delta P)$$

然而,由于相比P(大气压),ΔP很小,它可以被忽略。方程就变成

$$V = P \times \frac{\Delta V}{\Delta P}$$

这里,V=功能残气量(L)

P=大气压(cmH_2O)

$\Delta V / \Delta P$=终端显示的闭合曲线斜率的倒数

在此方程式中,唯一的未知数V可由大气压和Pm与Pbox相关闭合曲线斜率($\Delta P / \Delta V$)的倒数计算出来。

ATS和ERS已经标准化了两种使用体积描记法测量静态肺容积的方法。一种方法是阻断器阀门在FRC关闭,做一次深呼气动作到RV,然后做一次深吸气动作,用力吸气到TLC;另一种方法是阻断器阀门在FRC关闭,做一次深吸气动作,努力吸气到TLC,然后深呼气用力呼气到RV。每种方法的应用可能产生不同的肺容积计算值。

方法比较

与氦稀释法和氮冲洗法相比,体积描记法是到目前为止用于测定 FRC 最快的方法。体积描记法可以在 1min 内进行多次测量。虽然体积描记法所需的设备比其他方法更昂贵,但在繁忙的实验室中,由于节省时间和而且该设备可以进行其他检查(如测量气道阻力,见气道阻力章节),这种方法通常更经济。从技术上讲,这种方法只比惰性气体稀释法稍难一些。

在比较体积描记法和气体稀释法测定结果之间差异时,需要注意来自体积描记法本身的系统误差。在慢性阻塞性肺疾病和哮喘患者,通过体积描记仪测得的 FRC 指标可能偏高,这是由于气道痉挛时,口腔压与肺泡压之间存在差异,而在阻断器关闭过程中测得的口腔压低于实际的肺泡压。因此,在气道阻塞时,口腔压力值可能低估了肺泡压力的变化。使用体积描记法对 TLC 估计过高在 $FEV_1 < 30\%$ 预测值患者中更为显著(见下文)。

惰性气体稀释法和冲洗法在原理和结果上都是相似的。这些方法得到的 FRC 值与体积描记法测定的结果是一致的,除了由于慢性阻塞性气道疾病导致大面积肺通气不佳的患者。这是由于这类患者肺内往往存在通气不良的区域,这使得惰性气体稀释或"冲洗"达到浓度平衡的速度大大减慢,在正常检测时间内,通气不良区域内不能达到惰性气体浓度平衡,导致 FRC 测定结果偏低。处理这个问题常用的一种策略是延长洗脱时间。这些方法相对于体积描记法的主要优点是,它们可以用于不能使用体积描记法测量的个体——例如伴有明显的肥胖、骨骼异常或有幽闭恐惧症的个体。

■ 温度参数校正

按照惯例,上述所有肺容积和流量(见下文)须为正常体温、标准大气压及饱和水蒸气状态(body temperature and pressure, saturated with water vapor, BTPS)值。这种做法可以直接比较不同环境温度和海拔下的实验室肺功能数据。需要应用换算系数(表 33-3),将当前环境条件下(即环境温度、气压、湿度或饱和水蒸气状态)肺量计测定的气体容积换算为 BTPS 状态。此前,通常假定空气进入肺量计后立即冷却至环境温度、大气压及饱和水蒸气状态(ambient temperature and remained saturated with water vapor, ATPS)。在这种假设下,在进行相关因素的校正时只需要考虑环境温度。然而,研究已经阐明了呼出气体立即冷却的假设存在问题,而且测算了温度校正后的实际结果。ATS

建议根据测试时测量的气体温度对容积式肺量计的结果进行温度校正。

表 33-3 在 760mmHg 大气压下容积由 ATPS 到 BTPS 的换算系数[a]

环境温度/℃	容积转换为 BTPS 换算系数[b]
20	1.101
21	1.096
22	1.091
23	1.085
24	1.080
25	1.074
26	1.069
27	1.062

[a]:以波义耳、查尔斯和道尔顿定律为基础。
[b]:ATPS 时的容积×容积换算系数=BTPS 时的容积。
ATPS:环境温度、大气压及饱和水蒸气状态;BTPS:正常体温、标准大气压及饱和水蒸气状态。

■ 肺容积的影像学评价

虽然最初记载了使用射线技术测量肺容积的报道可以追溯到四十多年以前,但这些方法在成年人群中没有得到广泛应用。更复杂的计算机断层扫描(CT)应用已证明与体积描记法及气体稀释法在正常人群中有良好的相关性。然而,COPD 患者中存在明显的差异,使用体积描记法得到的 TLC 测定值比 CT 扫描测定的 TLC 高出 2L 之多。

静态呼吸力学

对呼吸系统的顺应性及其对肺容积和呼吸功能的影响的探讨始于 20 世纪初。尽管工作基础早在百年前就已经奠定(Robert Hookes 在 1678 提出弹簧理论),但直到 1923—1956 年研究者才发表了大量有关呼吸系统顺应性及其组成和呼吸过程中克服这些弹性阻力所做工作的信息。

■ 静态肺顺应性

肺的顺应性包含肺内的空气容积变化与肺组织弹性阻力的相应变化。肺容积的变化最容易通过测定吸入或呼出的气体量来测量。这种测定肺顺应性的方法虽然很方便,但可能低估肺容积的变化,尤其考虑到使用这种方法测量时,需要受试者轻轻地呼气来对抗关闭的阀门,这实际上造成胸部气体的压缩。然而,采用体积描记仪对受试者检测则可以解决上述问题,体积描记法使用连接在描记仪上的肺量计来记录由于气体压缩引起的 TGV 变化。

肺组织弹性阻力,通过跨肺压来测量(图 33-7),是肺泡压(P_A)和胸腔内压(pleural pressures,Ppl)的差值。肺泡压为声门开放气流阻断时气道开口处(即口腔)压力(pressure at the airway opening,Pao)。胸腔内压是通过食管气囊导管测量食管内的压力来间接测定的。这种技术于 1949 年首次引入,并且多年来一直在改进,可准确测量除 FRC 以外的所有肺容积的胸腔压力变化。

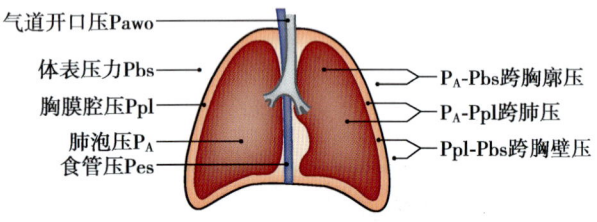

图 33-7　呼吸力学分析中使用的胸部压力和压差示意图。左侧为相对于大气压的单项压力测量的表达式。胸腔内压(Ppl)不通过常规的直接测量来测定,而是用气囊导管测量食管压力(esophageal pressure,Pes)来间接测定。

一个长约 10cm 的薄壁橡胶气囊放置在一个短径的聚乙烯导管上。导管末端部分的测压孔使压力从球囊通过导管传递给传感器。气囊位于食管的下 1/3,食管压力和气囊压力准确地反映了作用于肺表面的压力(胸腔内压)。使用细长的低容积气囊有助于减少食管收缩引起的压力变化。通过将口腔压力和食管压力输送至压差传感器的对侧,产生与两种压力之间差值成比例的输出信号——即跨肺压(P_A-Ppl)。

对于肺顺应性的检测,放置好食管气囊后,患者坐在一个封闭的体积描记仪中。然后患者通过管道呼吸周围的空气,直到体积描记仪记录的呼气曲线显示呼气末水平稳定。此时,指导患者首先慢慢吸气至 TLC 水平,然后慢慢呼气到呼气末静息水平(即 FRC)。然后重复这个动作;在第二次呼气时,打开阀门间歇性阻断气道。由于每次关闭阀门都短暂地中断了呼气,因此记录呼气容积随时间变化的曲线呈阶梯状(图 33-8A)。每次关闭阀门产生的平台期标志着呼气期间肺排空肺容积变化为零的周期。每个高峰代表的是相对应的跨肺压的高点。

容积变化与压力变化之间的关系代表每个记录的肺容积下测量肺组织的顺应性(图 33-8B)。所得曲线提供了肺顺应性的几个有用指标。在潮气量范围内曲线的斜率是静态肺顺应性。达到 TLC 的跨肺压是最大静态回缩压力。最大静态顺应性与最大肺容积的比值为回缩系数。然而,由于这些数值仅来自

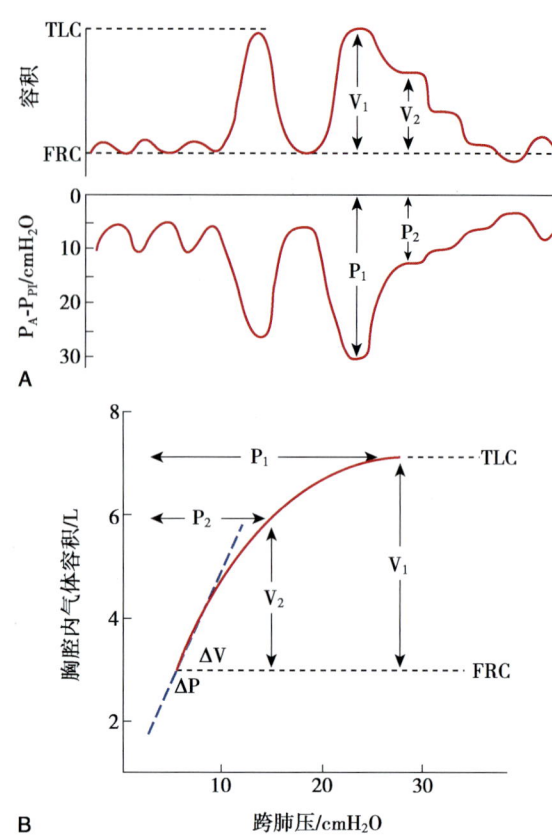

图 33-8　肺顺应性的测量。A. 采用文中所述的食管球囊技术记录肺容积和跨肺压(P_A-Ppl)的变化。同时测量肺容积从 TLC 到刚低于 FRC 的气流中断期间的容积和压力。B. 纵坐标为胸腔内气体容积,横坐标为跨肺压。使用图 A 中肺顺应性相关的数值绘制成曲线,该曲线潮气量范围内的斜率,$\Delta V/\Delta P$,为静态肺顺应性。

曲线的一小部分,因此检查总静态压力-容积曲线仍然是评估肺顺应性的最全面方法。

■ 静态胸壁顺应性

功能上,胸壁包括骨性胸廓、肋间肌肉及覆盖的软组织、胸膜和膈肌。胸壁可扩张,有其独特的顺应性。在呼吸系统的正常静息呼气末下,呼吸系统的静止位置(即 FRC),肺向内回缩与胸壁向外扩张之间的作用力平衡(图 33-9B)。在从 FRC 到 TLC 的吸气过程中,随着胸腔容积逐渐扩大,胸壁向外的扩张压力减少,在约 70% 的 TLC 时变为零;超过这个点,胸壁开始内向回缩(图 33-9C)。反之,当在呼气肌的作用下肺容积低于 FRC 时,胸壁开始向外扩张(图 33-9A)。

在实践中,胸壁顺应性的测定是通过首先确定呼吸系统整体的顺应性曲线,然后减去肺顺应性来计算的。对于一个给定的肺容积,跨壁压 Ppl-Pbs(图 33-7),简单地来说是跨胸压(P_A-Pbs)与跨肺压(P_A-Ppl)的差值。如上所述,Ppl 是通过食管气囊导管测定的。

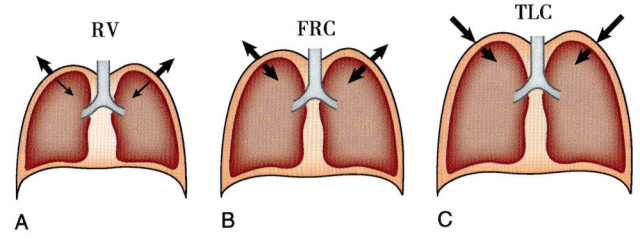

图 33-9　肺和胸壁顺应性的示意图,由充气程度决定。A. 在 RV 时,胸壁向外扩张的弹性阻力压增大,肺向内回缩的弹性阻力压减小。B. 在 FRC 时,肺和胸壁的弹性回缩力相等,方向相反。C. 在 TLC 时,两种弹性回缩力都是向内的,每一种力都对呼吸系统的总体回缩力都有很大的贡献。

■ 呼吸系统的总弹性特性

呼吸系统的总弹性特性是在呼吸肌完全放松时,通过测量作用于呼吸系统的压力(即跨胸压)变化引起的体积变化来测定的。

用于评估的第一种方法采用 Rahn 及其同事报道的放松法。由肺量计、阀门和连接到受试者一侧的压力传感器构成的装置中受试者平静呼吸(图 33-10)。一段时间平静呼吸后,令受试者最大限度地吸气;阀门在达到吸气峰值时关闭,然后要求受试者完全放松呼吸肌并保持声门开放。阀门定期打开,让受试者呼出少量的空气到肺量计;然后阀门再次关闭。重复这个动作直到达到 FRC。在气流中断期间,口腔压(Pao)等于肺泡压(P_A)。只要身体表面压力处于大气压下,呼吸肌完全处于放松状态,这个值就等于跨胸压。然而,在实践中,呼吸肌完全放松很困难,而且它们对气道开口压力的影响是不可避免的。

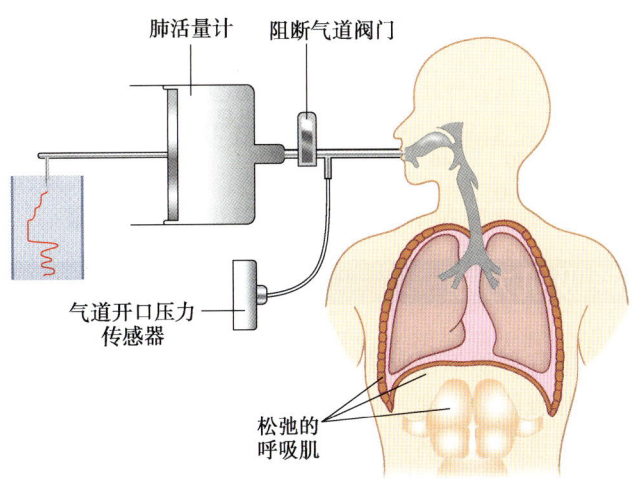

图 33-10　放松法测量呼吸系统的弹性回缩力。经过一段正常潮气量呼吸后,受试者吸气到 TLC 水平。关闭气道中的阀门,受试者放松呼吸肌。定期开启阀门,呼出经肺量计测定的少量空气。在关闭阀门时(即在没有气流时,当口腔压等于肺泡压时)记录气道压力。然后根据压力和体积的同步测量值绘制压力-容积曲线。

另一种更为实用的方法需要在自主呼吸期间对气道持续施加正压。受试者通过水封肺量计平静呼吸,直到达到恒定的潮气末水平。向肺量计浮筒上放置一个重物,以增加呼吸系统的压力,从而提高静息状态呼气末肺容积。使用几种不同重量的重物来重复这个过程,这样就可以绘制出整个呼吸系统的压力-容积曲线。

肺和胸壁各自的压力-容积曲线以及整个呼吸系统的复合压力-容积曲线如图 33-11 显示。如图所示,胸壁的弹性回缩力是通过总呼吸系统弹性回缩力减去肺弹性回缩力来得到的。胸壁弹性是影响肺容积和呼吸系统整体顺应性的重要因素;而后者又是呼吸做功的一个重要决定因素。

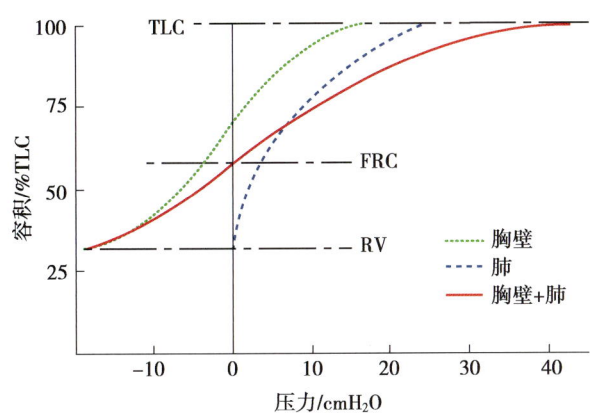

图 33-11　呼吸系统的压力-容积曲线及其组成部分。总呼吸系统(实线)在肺活量范围内的弹性回缩力是肺(短虚线)和胸壁(点虚线)的弹性回缩力之和。在 FRC,胸壁弹性回缩力抵消了肺的弹性回缩力。最终结果是系统的总弹性回缩力为 0。系统的总弹性回缩力是通过放松法或持续正压呼吸法测得的。胸壁弹性回缩力通过整个呼吸系统的弹性回缩力与肺的弹性回缩力之间的差值计算。

图 33-11 压力-容积关系显示的几个特点值得重视。当肺容积接近 RV 时,呼吸系统的弹性回缩力主要源于胸壁向外的弹性回缩力。在 RV,肺对呼吸系统弹性回缩力的贡献很小。在肺容积的另一个极值 TLC,由于肺和胸壁弹性回缩力的共同作用,总弹性回缩力很高且是向内的。在 FRC,向外的胸壁回缩力与向内的肺回缩力平衡,跨胸压为零(即 $P_A - Pbs = 0$)。事实上,因为在此容积下这些作用力互相平衡,因此系统"停"在 FRC 位。因为在 FRC 时,肺泡压为零,不存在气流压力梯度。因此,在此点上系统保持静止,直到感受到吸气或呼气肌的作用。

■ 健康或疾病状态下呼吸系统的弹性特性

呼吸系统的弹性特性被多种选择性地或共同地影响肺实质或胸壁疾病所改变。临床上静态顺应性

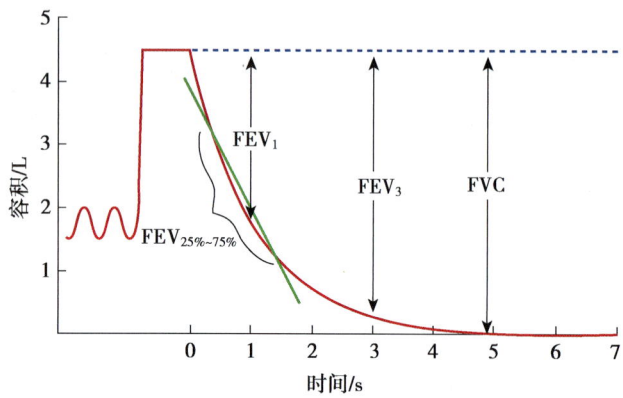

图 33-14　用力呼气肺活量检测。在潮气呼吸开始后,患者最大吸气到 TLC 位后,尽可能迅速而有力地呼气至肺量计内。描计线左侧显示一系列潮气量呼吸后,最大吸气到 TLC 位。用力呼气时间从 0 开始。在呼气动作的前 3s 几乎所有的呼气量都被呼出。根据最大吸气水平测量 FVC、FEV$_1$ 和 FEV$_3$ 的值,FEF$_{25\%\sim75\%}$ 是容积-时间曲线上对应 FVC 的 25% 和 75% 的点连接线的斜率。

用力呼气的起始并不清楚(图 33-15),部分由于患者的犹豫所致。当这种情况发生时,呼气开始时间("时间零点")是由"外推"法确定的(图 33-15)。通过曲线最陡斜率的切线外推到吸气末延长线;交叉点认为是开始呼气的时间。

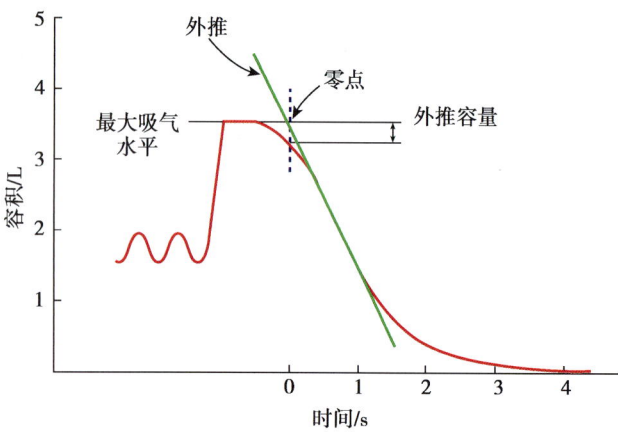

图 33-15　外推法在 FEV$_1$ 计算中确定时间零点。曲线的最大呼气流量斜率延长线和吸气末延长线的交点为时间零点。

通常根据 FVC 的容积-时间曲线来确定以下数值(表 33-6,图 33-14):①第 1 秒呼气容积,表示为绝对容积(FEV$_1$)或与 FVC 的百分比(FEV$_1$/FVC %);②第 3 秒呼气容积,表示为绝对容积(FEV$_3$)或与 FVC 的百分比(FEV$_3$/FVC %);③用力呼气中期流速(FEF$_{25\%\sim75\%}$)。FEF$_{25\%\sim75\%}$ 的测算方法是容积-时间曲线上对应于 FVC 的 25% 和 75% 两点,然后计算通过这两点的直线斜率。这条线的斜率代表 FVC 中期平均气流。

表 33-6　用力呼气容积-时间曲线测量值

指标	描述
FVC(BTPS)(L)	用力肺活量;呼出的总容积
FEV$_1$(BTPS)(L)	第 1 秒呼气容积
FEV$_1$/FVC%	第 1 秒呼气容积,以 FVC 百分比表示
FEV$_3$/FVC%	第 3 秒呼气容积,以 FVC 百分比表示
FEF$_{25\%\sim75\%}$(BTPS)(L/s)	用力呼气中期流量

BTPS:正常体温、标准大气压及饱和水蒸气状态。

虽然气道阻塞性疾病患者的放松或慢肺活量(即 VC)可正常或仅有轻度降低,但 FVC 法的容积-时间关系通常有明显异常(图 33-16A 和图 33-16B)。最明显的是,如果肺容积曲线斜率变平,则反映了气流减少。此外,用力呼气动作的持续时间延长。正常情况下,呼气时间在 6s 内完成;在阻塞性气道疾病中,呼气气流可持续 10~12s。呼气气流的这些变化降低了 FEV$_1$ 和 FEV$_3$、FEV$_1$/FVC %、FEV$_3$/FVC %、FEF$_{25\%\sim75\%}$。

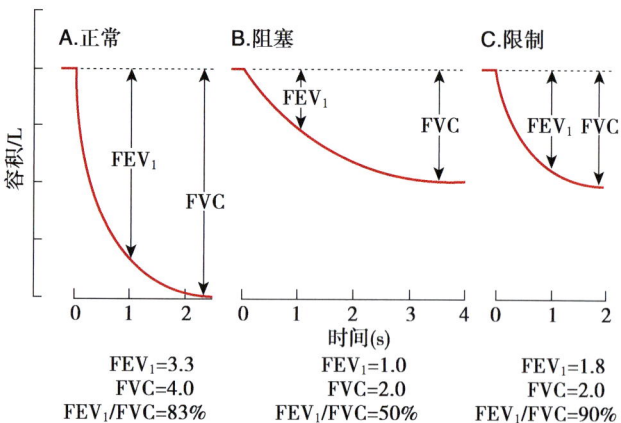

图 33-16　正常受试者(A),一个阻塞性肺疾病患者(B)和一个限制性肺疾病患者(C),的代表性肺量图,通过用力呼气肺活量检查所测得。正常受试者在 3s 内完成呼气,第 1 秒呼气量为 83%(FEV$_1$/FVC% = 83)。阻塞性疾病的患者,呼气期延长,且只有 1/2 的容量在第 1 秒呼出(FEV$_1$/FVC% = 50)。在限制性肺疾病患者,尽管呼气量减少程度与阻塞性肺疾病患者相同,但大部分的容量是在第 1 秒呼出(FEV$_1$/FVC% = 90)。

限制性肺病降低慢肺活量,但容量-时间关系可正常(图 33-16C)。虽然 FEV$_1$ 和 FEV$_3$ 由于肺活量的减少而降低,但 FEV$_1$/FVC % 和 FEV$_3$/FVC % 仍保持正常甚至超过正常值。通常情况下,由于肺活量减少,FEF$_{25\%\sim75\%}$ 也低于预测值。

用力吸气肺活量

用力吸气肺活量(forced inspiratory vital capacity,

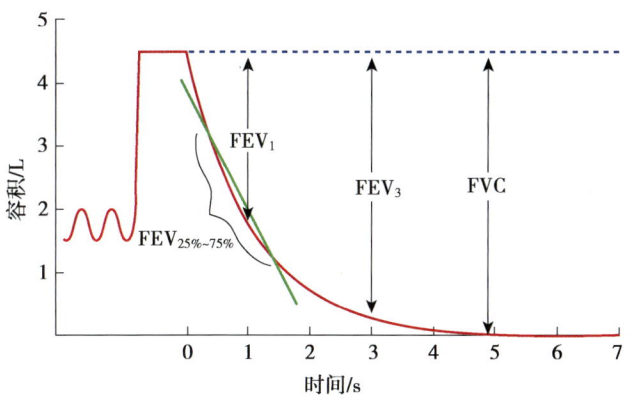

图 33-14　用力呼气肺活量检测。在潮气呼吸开始后,患者最大吸气到 TLC 位后,尽可能迅速而有力地呼气至肺量计内。描计线左侧显示一系列潮气量呼吸后,最大吸气到 TLC 位。用力呼气时间从 0 开始。在呼气动作的前 3s 几乎所有的呼气量都被呼出。根据最大吸气水平测量 FVC、FEV_1 和 FEV_3 的值,$FEF_{25\%-75\%}$ 是容积-时间曲线上对应 FVC 的 25% 和 75% 的点连接线的斜率。

用力呼气的起始并不清楚(图 33-15),部分由于患者的犹豫所致。当这种情况发生时,呼气开始时间("时间零点")是由"外推"法确定的(图 33-15)。通过曲线最陡斜率的切线外推到吸气末延长线;交叉点认为是开始呼气的时间。

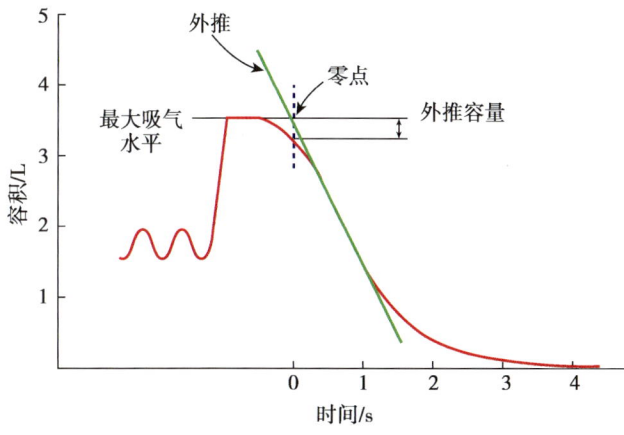

图 33-15　外推法在 FEV_1 计算中确定时间零点。曲线的最大呼气流量斜率延长线和吸气末延长线的交点为时间零点。

通常根据 FVC 的容积-时间曲线来确定以下数值(表 33-6,图 33-14):①第 1 秒呼气容积,表示为绝对容积(FEV_1)或与 FVC 的百分比(FEV_1/FVC %);②第 3 秒呼气容积,表示为绝对容积(FEV_3)或与 FVC 的百分比(FEV_3/FVC %);③用力呼气中期流速($FEF_{25\%-75\%}$)。$FEF_{25\%-75\%}$ 的测算方法是容积-时间曲线上对应于 FVC 的 25% 和 75% 两点,然后计算通过这两点的直线斜率。这条线的斜率代表 FVC 中期平均气流。

表 33-6　用力呼气容积-时间曲线测量值

指标	描述
FVC(BTPS)(L)	用力肺活量;呼出的总容积
FEV_1(BTPS)(L)	第 1 秒呼气容积
FEV_1/FVC%	第 1 秒呼气容积,以 FVC 百分比表示
FEV_3/FVC%	第 3 秒呼气容积,以 FVC 百分比表示
$FEF_{25-75\%}$(BTPS)(L/s)	用力呼气中期流量

BTPS:正常体温、标准大气压及饱和水蒸气状态。

虽然气道阻塞性疾病患者的放松或慢肺活量(即 VC)可正常或仅有轻度降低,但 FVC 法的容积-时间关系通常有明显异常(图 33-16A 和图 33-16B)。最明显的是,如果肺容积曲线斜率变平,则反映了气流减少。此外,用力呼气动作的持续时间延长。正常情况下,呼气时间在 6s 内完成;在阻塞性气道疾病中,呼气气流可持续 10~12s。呼气气流的这些变化降低了 FEV_1 和 FEV_3、FEV_1/FVC %、FEV_3/FVC %、$FEF_{25\%-75\%}$。

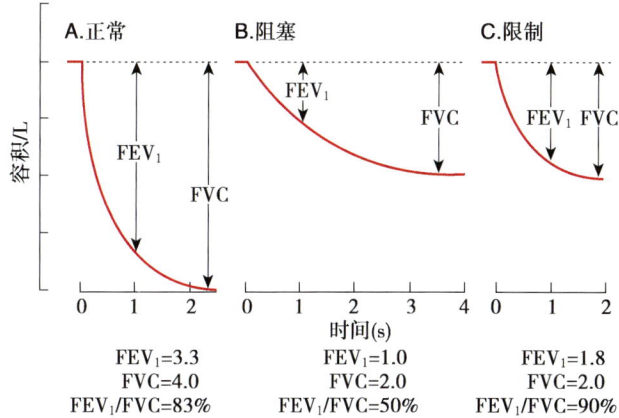

图 33-16　正常受试者(A),一个阻塞性肺疾病患者(B)和一个限制性肺疾病患者(C),的代表性肺量图,通过用力呼气肺活量检查所测得。正常受试者在 3s 内完成呼气,第 1 秒呼气量为 83%(FEV_1/FVC% = 83)。阻塞性疾病的患者,呼气期延长,且只有 1/2 的容量在第 1 秒呼出(FEV_1/FVC% = 50)。在限制性肺疾病患者,尽管呼气量减少程度与阻塞性肺疾病患者相同,但大部分的容量是在第 1 秒呼出(FEV_1/FVC% = 90)。

限制性肺病降低慢肺活量,但容量-时间关系可正常(图 33-16C)。虽然 FEV_1 和 FEV_3 由于肺活量的减少而降低,但 FEV_1/FVC % 和 FEV_3/FVC % 仍保持正常甚至超过正常值。通常情况下,由于肺活量减少,$FEF_{25\%-75\%}$ 也低于预测值。

用力吸气肺活量

用力吸气肺活量(forced inspiratory vital capacity,

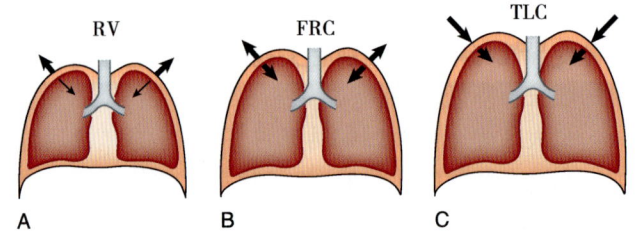

图 33-9　肺和胸壁顺应性的示意图，由充气程度决定。A. 在 RV 时，胸壁向外扩张的弹性阻力压增大，肺向内回缩的弹性阻力压减小。B. 在 FRC 时，肺和胸壁的弹性回缩力相等，方向相反。C. 在 TLC 时，两种弹性回缩力都是向内的，每一种力都对呼吸系统的总体回缩都有很大的贡献。

■ 呼吸系统的总弹性特性

　　呼吸系统的总弹性特性是在呼吸肌完全放松时，通过测量作用于呼吸系统的压力（即跨胸压）变化引起的体积变化来测定的。

　　用于评估的第一种方法采用 Rahn 及其同事报道的放松法。由肺量计、阀门和连接到受试者一侧的压力传感器构成的装置中受试者平静呼吸（图 33-10）。一段时间平静呼吸后，令受试者最大限度地吸气；阀门在达到吸气峰值时关闭，然后要求受试者完全放松呼吸肌并保持声门开放。阀门定期打开，让受试者呼出少量的空气到肺量计；然后阀门再次关闭。重复这个动作直到达到 FRC。在气流中断期间，口腔压（Pao）等于肺泡压（P_A）。只要身体表面压力处于大气压下，呼吸肌完全处于放松状态，这个值就等于跨胸压。然而，在实践中，呼吸肌完全放松很困难，而且它们对气道开口压力的影响是不可避免的。

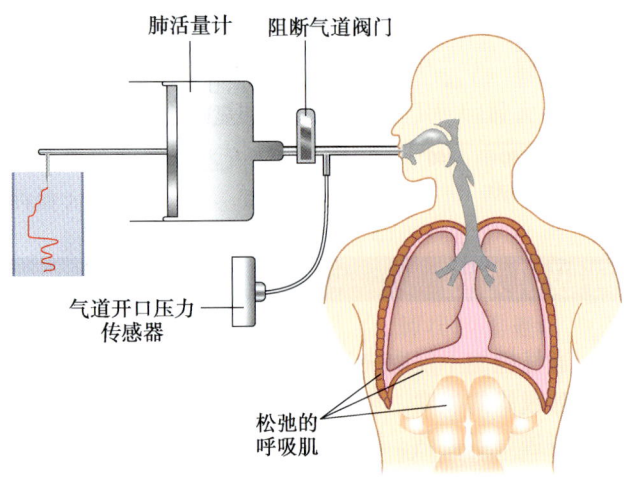

图 33-10　放松法测量呼吸系统的弹性回缩力。经过一段正常潮气量呼吸后，受试者吸到 TLC 水平。关闭气道中的阀门，受试者放松呼吸肌。定期开启阀门，呼出经肺量计测定的少量空气。在关闭阀门时（即在没有气流时，当口腔压等于肺泡压时）记录气道压力。然后根据压力和体积的同步测量值绘制压力-容积曲线。

　　另一种更为实用的方法需要在自主呼吸期间对气道持续施加正压。受试者通过水封肺量计平静呼吸，直到达到恒定的潮气末水平。向肺量计浮筒上放置一个重物，以增加呼吸系统的压力，从而提高静息状态呼气末肺容积。使用几种不同重量的重物来重复这个过程，这样就可以绘制出整个呼吸系统的压力-容积曲线。

　　肺和胸壁各自的压力-容积曲线以及整个呼吸系统的复合压力-容积曲线如图 33-11 显示。如图所示，胸壁的弹性回缩力是通过总呼吸系统弹性回缩力减去肺弹性回缩力来得到的。胸壁弹性是影响肺容积和呼吸系统整体顺应性的重要因素；而后者又是呼吸做功的一个重要决定因素。

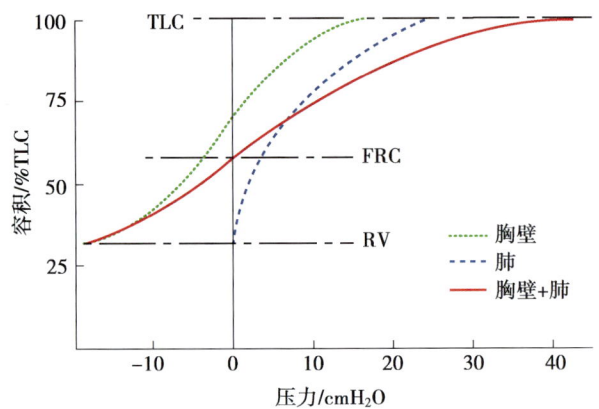

图 33-11　呼吸系统的压力-容积曲线及其组成部分。总呼吸系统（实线）在肺活量范围内的弹性回缩力是肺（短虚线）和胸壁（点虚线）的弹性回缩力之和。在FRC，胸壁弹性回缩力抵消了肺的弹性回缩力。最终结果是系统的总弹性回缩力为 0。系统的总弹性回缩力是通过放松法或持续正压呼吸法测得的。胸壁弹性回缩力通过整个呼吸系统的弹性回缩力与肺的弹性回缩力之间的差值计算。

　　图 33-11 压力-容积关系显示的几个特点值得重视。当肺容积接近 RV 时，呼吸系统的弹性回缩力主要源于胸壁向外的弹性回缩力。在 RV，肺对呼吸系统弹性回缩力的贡献很小。在肺容积的另一个极值 TLC，由于肺和胸壁弹性回缩力的共同作用，总弹性回缩力很高且是向内的。在 FRC，向外的胸壁回缩力与向内的肺回缩力平衡，跨胸压为零（即 $P_A - Pbs = 0$）。事实上，因为在此容积下这些作用力互相平衡，因此系统"停"在 FRC 位。因为在 FRC 时，肺泡压为零，不存在气流压力梯度。因此，在此点上系统保持静止，直到感受到吸气或呼气肌的作用。

■ 健康或疾病状态下呼吸系统的弹性特性

　　呼吸系统的弹性特性被多种选择性地或共同地影响肺实质或胸壁疾病所改变。临床上静态顺应性

FIVC)测量分为两个步骤:一是深呼气至 RV 位,然后以最大的努力、最快的速度吸气(图 33-17)。使用与之前 $FEF_{25\sim75\%}$ 所述类似的方法测定用力吸气肺活量($FIF_{25\sim75\%}$)中期的平均吸气流量。

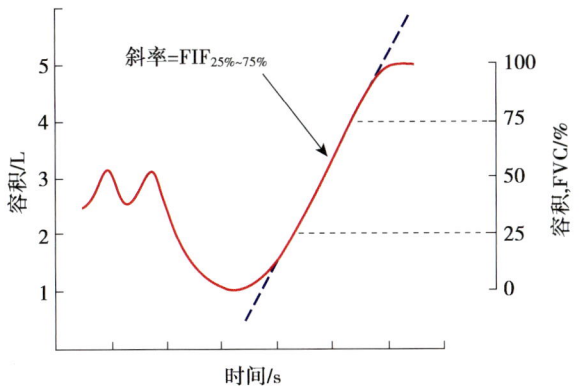

图 33-17 用力吸气容积-时间曲线。$FIF_{25\sim75\%}$ 是 25% 和 75% 吸气容积对应在曲线上的点之间的直线斜率。

在正常受试者中,$FIF_{25\sim75\%}$ 大于 $FEF_{25\sim75\%}$。由于吸气流量比呼气流量更依赖用力程度,相比 $FEF_{25\sim75\%}$,在呼吸肌功能障碍或爆发力不足方面,$FIF_{25\sim75\%}$ 的降低通常是一个更敏感的指标。当气道阻力增高,$FIF_{25\sim75\%}$ 相对于 $FEF_{25\sim75\%}$ 不成比例地下降提示存在胸腔外的气道阻塞部位(见章节常用的肺功能检查方法解释)。

■ 流量-容积关系

除了分析肺量图上容积和时间的关系,检测流量和容积之间的关系也为肺功能检查提供了有用的信息。图 33-18 所示为流量-容积曲线,显示了当用力呼气时肺容积与最大气流之间的关系。该检测包括对肺量计进行呼吸的 4 个阶段:①多次潮气呼吸;②深吸气到 TLC 位;③尽可能快、有力地最大呼气至 RV 位;④最大吸气努力至 TLC 位。横坐标为容积,纵坐标为流量。在口腔处的气流用肺量计来测量,通过整合呼气期间的肺量计记录或通过压力校正流量体积描记仪测定的 TGV 变化来测量容积。通过这两种技术测得的容积不同,因为体积描记仪可感知在用力呼气阶段胸腔内气体的压缩,而在肺量计测量的容积则没有(图 33-19)。使用两种方法测量容积曲线的差异在气道阻塞的患者中最明显,因为这些患者在用力呼气过程中出现了较大体积的气体闭陷。

为了便于比较,在相同的 FVC 操作方法中记录的流量-容积曲线和容积-时间曲线,都使用容积轴作为横坐标,如图 33-20 所示。选定的测量值在一个曲线

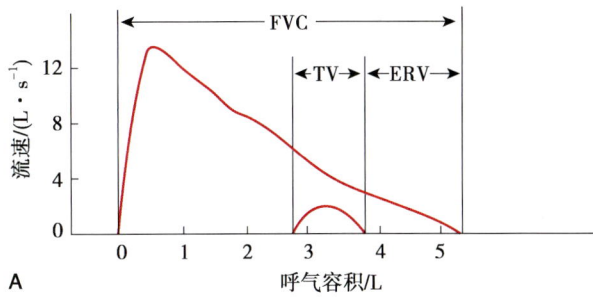

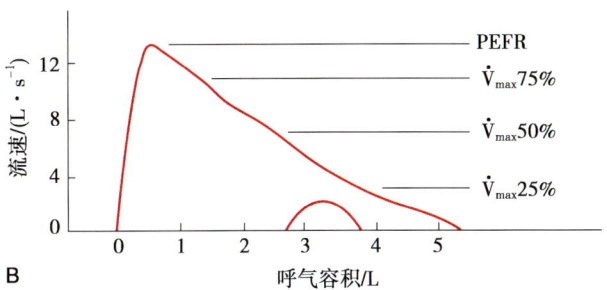

图 33-18 用力呼气时(外部曲线)和平静呼气时(内部曲线)的流速-容积图。A.肺容积的组成。B.常见的流速测量指标。PEFR=呼气峰流速;$\dot{V}_{max,75\%}$,$\dot{V}_{max,50\%}$,和 $\dot{V}_{max,25\%}$=肺活量的 75%、50% 和 25% 的流量。

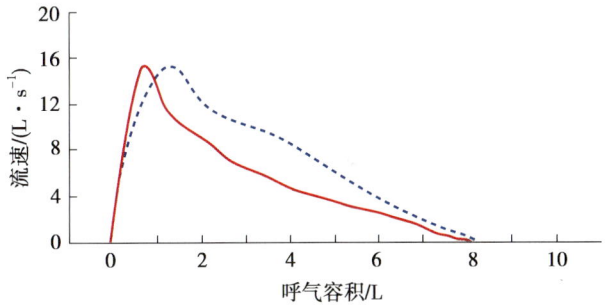

图 33-19 比较流速-呼气容积曲线(实线)与同时记录的流速-胸腔气体容积曲线(虚线)。这两条曲线的差异是由于用力呼气时肺内气体压缩造成的。

或者另一个曲线中更明显。例如,流量-容积曲线中的最大呼气流量,以及容量-时间曲线上的第 1 秒用力呼气容积(FEV_1)。

比较单个受试者的系列曲线或是不同受试者的曲线时,需要曲线在容积(水平)轴上对齐,使最大吸气或最大呼气点重合。如图 33-21A 所示,正常受试者和两名患者(一名患有肺纤维化,另一名患有阻塞性气道疾病)的典型曲线,这种呈现形式提供的信息是有局限性的;患者的肺活量和流量异常的低。局限性源于呼气期间容积的变化与最大吸气水平有关,而不是与肺内绝对的气体容积有关——即 RV 或 TLC。当已知 RV 或 TLC 时,可以在水平轴上绘制绝对体积(图 33-21B)。这样就可以进一步理解图 33-21A 中的

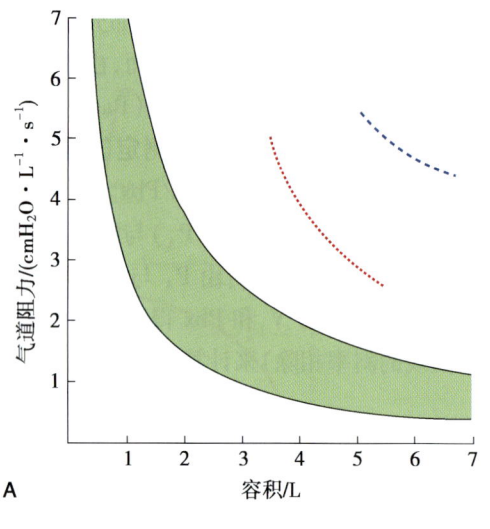

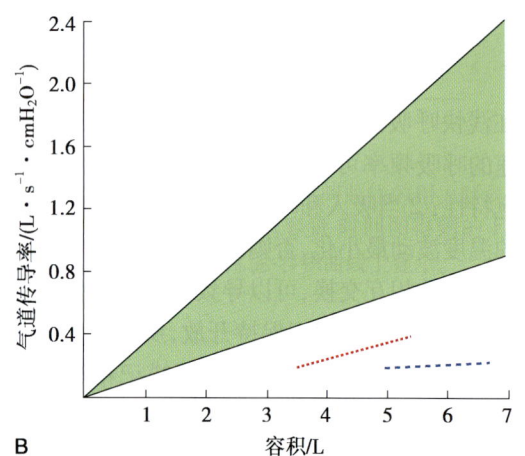

图 33-24 气道阻力（A）和气道传导率（B）之间的关系。阴影区域表示预测的正常范围。图上显示为哮喘患者应用支气管扩张剂治疗前（短线）和治疗后（点线）的数值。气道阻力随着肺容量的减少而增加。相反,气道传导率,则与气道阻力相反,随着肺容积的减少而减少。

有时,用力呼气流量和气道阻力值之间存在明显的矛盾。例如,虽然 FEV_1、$FEF_{25\%\sim75\%}$ 异常低下（提示一定程度的气道阻塞）,但 Raw 可在正常范围内（不提示明显的气道阻塞）。这种明显的矛盾产生是因为 Raw 是在吸气过程中测定的,气道因为其周围的胸膜负压而扩大,而 FEV_1 和 $FEF_{25\%\sim75\%}$ 是在用力呼气过程中测定的,气道被较高的胸膜正压压缩。因此,这种矛盾是可变型气道阻塞的一种表现,气道狭窄仅限于呼气时出现。

■ 呼出气一氧化氮的测定

在过去的 20 年中,一氧化氮（NO）已被证明在各种生物过程中均发挥重要作用。研究发现,NO 是气道炎症的生物标志物,因此在炎症性气道疾病的气道功能测定中具有潜在的作用。研究表明,尤其在哮喘

患者中,即使没有症状或肺功能没有明显变化,呼出气 NO 的水平在急性加重时也是升高的（当其他气道炎症指标显示炎症活动状态）。呼出的 NO 水平也有助于对哮喘的严重程度进行分类。吸入糖皮质激素使用后 NO 水平下降,随着类固醇皮质激素减量后 NO 水平升高。有学者推荐将呼出气 NO 的测定作为常规慢性哮喘治疗管理的一部分。

现已制定了呼出气 NO 水平的检测标准。虽然呼出气 NO 检测尚未列入"标准"的肺功能检测项目之中,但肺功能实验室可能会很快将该检测加入肺功能测试项目中。

气道反应性

此前介绍的气道功能动态测试旨在评估受试者静息时气道的固有特性。在许多临床情况下,如评估慢性咳嗽,则需要进行气道高反应性检测。本节介绍支气管激发试验（bronchoprovocation testing, BPT）,评估气道对特定药物或环境因素的反应性。

■ 背景

支气管反应试验已被纳入常规肺功能测试中,是在测定雾化吸入支气管扩张剂对气流的影响。然而,支气管激发试验的目的是量化在应用特定刺激后支气管的收缩程度。目前临床上应用了许多支气管激发试验（表 33-8）。用于吸入的激发试剂包括乙酰甲胆碱、组胺、卡巴胆碱,和根据患者病史选择的特异性抗原。除了使用药物的吸入作为激发试剂外,支气管激发试验还可以使用寒冷或干燥空气、二氧化碳过度通气或运动等刺激因素。

■ 支气管激发试验的适应证

BPT 的主要适应证是可疑环境因素或职业因素诱导的支气管痉挛病史患者,一般该项目包含在正常的肺功能测试中（包括在应用支气管扩张剂后气流的测定）。例如,比较给药（如乙酰甲胆碱或组胺）前后的 FEV_1,有助于明确哮喘的诊断。此外,吸入疑似特异性抗原有助于在当皮肤试验结果不明确时发现哮喘,或有助于证明哮喘与职业相关。在某些情况下,运动试验可以发现在安静状态下无支气管收缩者的气道高反应性。对乙酰甲胆碱气道高反应性预示着肺功能加速下降。然而,吸入支气管扩张剂或糖皮质激素等药物治疗在预防疾病进展方面的作用尚不清楚。

表 33-8　支气管激发试验

试验	参考文献
吸入激发试剂	
药物	
乙酰甲胆碱	CHAI, et al. J Allergy Clin Immunol, 1975,56:323-327.
组胺	CHAI, et al. J Allergy Clin Immunol, 1975,56:323-327.
氯化氨甲酰胆碱	OREHEK, et al. Br Med J. 1975, 1: 123-125.
特异性抗原	
甲苯二异氰酸酯	SALVAGGIO. J Allergy Clin Immunol, 1979,64:646-649.
枯草芽孢杆菌	SALVAGGIO. J Allergy Clin Immunol, 1979,64:646-649.
花粉	SPECTOR. J Allergy Clin Immunol, 1979,64:580-586.
霉菌	SPECTOR. J Allergy Clin Immunol, 1979,64:580-586.
屋尘	SPECTOR. J Allergy Clin Immunol, 1979,64:580-586.
运动诱发哮喘	
冷空气激发	STRAUS, et al. N Engl J Med, 1977, 297:743-747.
干空气激发	HAHN, et al. Am Rev Respir Dis, 1984,130:575-579.
二氧化碳过度通气	ESCHENBACHER, et al. Am Rev Respir Dis, 1985,131:894-901.

■ 支气管激发试验的方法

BPT 的几种检测方法在临床上广泛使用,包括乙酰甲胆碱激发试验、运动激发试验与过敏原激发试验,每种激发试验均在后面的章节中简要介绍。

吸入激发试剂:乙酰甲胆碱

吸入用乙酰甲胆碱激发试验由于技术标准化、试验的简便性和安全性以及检测哮喘的高敏感性,已经在临床上广泛使用。乙酰甲胆碱是一种合成的胆碱能药物,可引起气道平滑肌收缩。因为基线肺功能和呼吸模式影响吸入乙酰甲胆碱颗粒的沉积部位,从而影响气道反应性,因此使用标准化的药物雾化方法可保证获得可重复的试验结果。

一种常用的方法是间歇式气溶胶生成。标准的雾化方法需要以 20bl/in^2 的流量输送 0.6s 的脉冲气流至雾化器,进而将直径 0.3~4μm 的颗粒排入到气道中。使用碳酸氢盐缓冲生理盐水(含 0.4%苯酚)作

为稀释剂,制备浓度范围为 0.1~25mg/mL 的乙酰甲胆碱气溶胶。累计剂量以吸入单位表示。一个吸入单位相当于单次吸入 1mg/mL 的乙酰甲胆碱溶液(表 33-9)。

表 33-9　乙酰甲胆碱激发试验的乙酰甲胆碱累积剂量浓度

乙酰甲胆碱浓度/(mg·mL^{-1})	累积剂量(吸入单位)[a]
0.1	0.5
0.5	3
1.0	8
2.0	18
5.0	43
10.0	93
25.0	218

[a]:经过 5 次吸入含有 1mg/mL 浓度乙酰甲胆碱雾化溶液后。

首先,患者接受 5 次只含有雾化吸入稀释液的吸入给药。稀释剂步骤的必要性最近受到质疑。除了增加时间和费用,它还证明支气管高反应性所需的 FEV_1 绝对值下降幅度更大,FEV_1 下降到基线值 90% 以下(即激发前对照 FEV_1)明确为气道高反应性,试验终止。但是,如果 FEV_1 未下降至对照值的 90% 以下,则逐步增加乙酰甲胆碱浓度,每次增加 5 吸。患者从 FRC 位缓慢深吸气至 TLC 位。然后,每次吸入给药 1~1.5min 后检测 FVC。每次浓度递增的梯度保持在最小值,因为是根据累积激发剂量来判断气道反应性。FVC 检测呼气前的深吸气可以减少因乙酰甲胆碱导致气道狭窄的支气管张力。该作用持续长达 6min,从而限制了给药步骤之间最短的可接受时间间隔。如果激发后 FEV_1 下降到对照值的 80% 以下,或者如果患者在任何一个步骤中出现咳嗽或胸闷,则停止试验。支气管对吸入激发剂的收缩反应强度与基线 FEV_1 相关。基线 FEV_1(甚至在正常范围内)较低与支气管反应性增加有关。其他动态气道功能测量(如比气道传导率)可以提供进一步的数据,但也延长了试验时间。另一个给药选择是 2min 潮气吸入给药法。这种方法测定的结果通常和之前所述的结果一致。

结果绘制在 4 周期半对数坐标纸上:累积吸入剂量,以 FEV_1 占基线的百分比对数值来表示(图 33-25)。通过这些点构建曲线;FEV_1 为 80% 基线值的激发浓度,被指定为激发剂量或 $PD_{20}\ FEV_1$。

运动激发

无哮喘病史者,运动后出现咳嗽、喘息或呼吸困难提示可能有运动诱发性支气管痉挛(exercise-in-

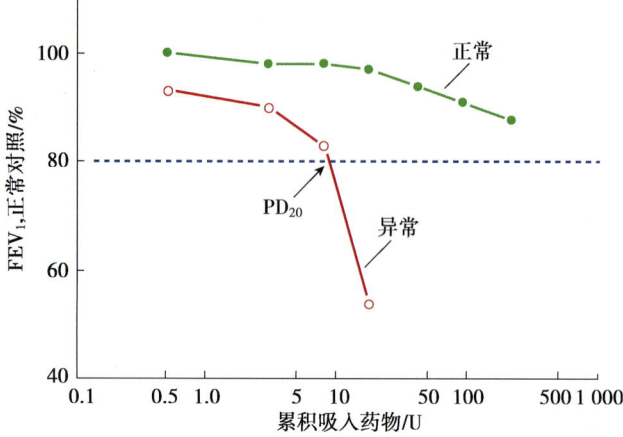

图33-25　正常受试者和气道高反应性受试者基线 FEV₁% 的累积吸入乙酰甲胆碱剂量（对数刻度）曲线图。PD₂₀ 是使 FEV₁ 较基线测量值下降 20% 时累积吸入激发剂的剂量（仅吸入稀释剂后）。在气道反应性正常的受试者中，累积吸入乙酰甲胆碱最大剂量未能引起 FEV₁ 下降 20%。

duced bronchospasm, EIB）。在这些患者中，运动试验有助于确诊。哮喘患者进行运动试验，有助于评估运动过程中损伤程度或治疗的影响。

应注意影响测试结果的几个因素。应严格控制实验室的温度和湿度。尤其是有些中心采用运动中干空气吸入方法。此外，需要监测试验的持续时间。EIB 测试目的是在目标心率和通气的情况下进行至少 4min 运动。运动不应持续超过 6~8min，为了避免"持续"支气管痉挛——即在试验结束时予以缓解。

运动类型也会影响测试结果。一般来说，运动强度越大，越有可能诱发支气管痉挛。自由跑步，对支气管痉挛的刺激作用最强，其次是跑步机、脚踏车、游泳、散步。哮喘患者虽然不适合在跑步机上运动，但是可以在同一运动强度下游泳。平板运动和踏车运动是正式检测的首选运动方式。

FEV₁ 是 EIB（运动性支气管痉挛）测试中最有用的检测指标。在运动前和运动终止后即刻以及 30min 内，每隔 5min 进行肺功能测定。FEV₁ 较基础值下降大于等于 10% 提示阳性结果。有学者建议下降 15% 更有诊断价值。假阳性可见于声带功能障碍或后杓状软骨运动异常的患者。

抗原激发试验

与相对安全的乙酰甲胆碱激发试验相比，使用特定抗原进行 BPT 是不可预测的，并且具有潜在危险。由于很难确定诱导支气管痉挛的所需最小剂量，因此给予的抗原有可能过量。迟发反应远比初始反应严重，通常在激发后 6h 左右出现。尽管对抗原激发试验

持保留意见，但在某些情况下仍需要进行检测：发现环境中引起支气管痉挛的特定抗原，明确职业性哮喘的诊断；对常规皮肤试验未能明确诊断的患者，证明其支气管痉挛由特定抗原引起，从而明确哮喘病因。抗原制备和抗原激发试验方法针对特异的抗原有不同建议，抗原查阅相关文献。这些试验应仅在 BPT 经验丰富的实验室中进行。

■ 注意事项及禁忌

虽然严重并发症的总体风险较低，但支气管激发试验对某些患者是不必要的和无意义的，甚至是危险的（表 33-10）。例如，患者在常规检测表现为明显气道阻塞，如果进行支气管激发试验可能会出现危及生命的气道狭窄。对于这样的患者，进行一项简单的支气管舒张试验则更为合适和更有意义。如果支气管舒张试验中支气管扩张剂不能逆转气道阻力增加，而且证明支气管高反应性对患者很重要，BPT 也可以另选一天进行，但要非常谨慎，需要仔细滴定抗原剂量，并且密切监测操作过程中的细节。

表 33-10　支气管激发试验：注意事项和禁忌

- 基线 FEV₁/FVC %<60（相对）或<50（绝对）
- 近期上呼吸道感染
- 近期接种流感疫苗
- 近期应用支气管扩张剂
- 试验前 6h 内摄入咖啡因
- 试验前 6h 内呼吸冷空气、过度通气、运动
- 近期急性心肌梗死或脑血管意外、未控制的高血压或主动脉瘤病史

绝对禁忌证包括重度气道阻塞（FEV₁<50% 预计值）、3 个月内发生心肌梗死或卒中、未控制的高血压或主动脉瘤病史。相对禁忌证包括中度气道阻塞、妊娠、哺乳期和同时使用胆碱酯酶抑制剂药物。

近期病毒性上呼吸道感染可引起正常受试者长达 6 周的气道高反应性。同样，在哮喘患者中，接种流感疫苗可提高气道对吸入性激发剂的反应性持续数天至 1 周。在这些情况下，在感染或疫苗接种的致敏作用消失之前不应进行 BPT。如果可能，在进行支气管激发试验前，应停用支气管扩张剂（包括咖啡因至少），以防止支气管反应性减弱。最后，在试验前至少 6h 应避免冷空气、过度通气和运动，以防止诱发不应期或迟发过敏反应，从而影响试验结果。

小气道功能

至此，已经以气管支气管为单位进行了对动态肺

功能测试的讨论。然而,在各种常见的临床疾病中,包括哮喘、慢性阻塞性肺疾病、吸烟、肺移植术后并发闭塞性细支气管炎综合征、急性呼吸窘迫综合征和囊性纤维化,气道结构(功能)的异常主要集中在小的、外周的气道——即直径为2mm或更小的气道。小气道对气道阻力的贡献较小,为10%~38%(相当于VC的50%肺容积),因此在常规静态或动态肺功能检测到异常结果之前,小气道已经出现较大的损伤。因此,采用能够早期发现小气道疾病的检测手段,以期早期干预并限制疾病的进展。

一旦发生外周气道阻塞性疾病,小气道对总阻力的贡献增加,其功能异常可通过特定检查(见下文)进行检测,或者在某些情况下,对呼气期VC运动的特定指标进行分析。特别是,$FEF_{25\%\sim75\%}$异常值结合FVC和FEV_1正常值,往往有助于识别小气道疾病。这种方法是在FVC用力呼气期间进行$FEF_{25\%\sim75\%}$对流量的检测,此时小气道对气道阻力有较大贡献。

在过去几十年中,已经研发了一些特定的小气道功能检测,其中一些已经在评估选定的患者人群中重新使用。在随后章节中将介绍其中几种检测以及相关的生理学基础。

■ 强迫振荡技术和脉冲振荡检测

强迫振荡技术(forced oscillation technique,FOT)和由FOT发展来的脉冲振荡法,是基于对呼吸阻抗及其组成部分-气道阻力的评估。使用连接气道开口的扬声器,并在振荡频率范围内测量压力和流量,从而检测呼吸阻抗,并将其划分成段反映大、中和小气道阻力的节段。在正常情况下,超过5~25Hz的振荡范围,呼吸阻力及其主要成分——气道阻力,是与频率无关的。随着气道阻塞的进展,呼吸阻力呈频率依赖性。此外,由于小气道狭窄或闭塞,阻力的一个组成部分阻抗(是指在振荡过程中压力和流量之间的"不同相"关系,这是由于能量储备,由呼吸系统的顺应性决定)显著受到影响,特别在呼吸的呼气相测量时。

■ 动态肺顺应性

动态肺顺应性,定义为通过一个给定的跨肺压变化产生气流过程中导致的肺容积变化,通常与呼吸频率无关。然而,在双肺通气不均匀的情况下,呼吸频率增加与动态顺应性下降有关。这种顺应性频率依赖性首先见于肺气肿患者中。

在测试过程中,食管气囊放置到位后,患者首先最大限度吸气到TLC位,然后呼气到平静呼气末位(FRC);患者以正常潮气量和呼吸频率(15次/min)呼

吸。为了使患者能够监测这些参数,在患者视野范围内示波器上显示潮气量和静息呼气末水平。同时,潮气量和跨肺压的变化都显示在另一个示波器上(图33-26)。在压力-容积曲线上连接吸气末和呼气末两点的直线斜率——即零气流点——就是动态肺顺应性。以30次/min和60次/min的呼吸频率重复此过程。不同呼吸频率下的动态肺顺应性(dynamic lung compliance,Cdyn,L)表示为动态肺顺应性与静态肺顺应性(Cst,L)的比值或在同一潮气量范围内静态肺顺应性(Cst,L)的百分比(图33-27)。

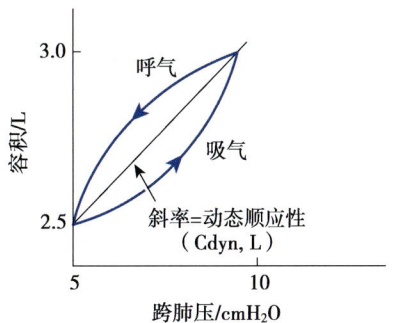

图33-26 动态肺顺应性的测量(Cdyn,L)。在呼吸周期的吸气相和呼气相,产生了一个容积和跨肺压相关的环。通过零气流点(吸气终点和呼气终点)得出的直线斜率是动态肺顺应性。可以在不同的呼吸频率下测定Cdyn,L,来评估肺顺应性的频率依赖性(图33-27)。

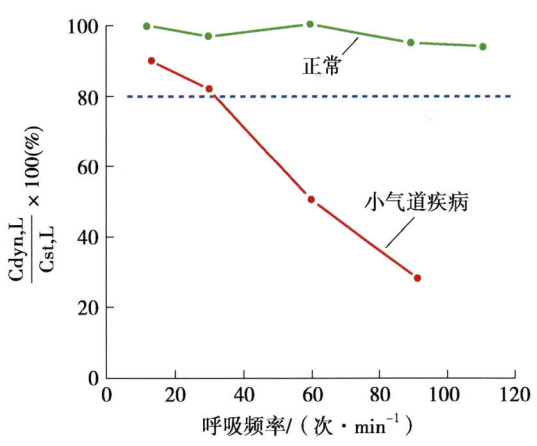

图33-27 动态肺顺应性的频率依赖性测定。动态肺顺应性的测量如图33-26所示,表示为在不同的呼吸频率下静态肺顺应性的百分比(Cdyn,L/Cst,L×100%)。正常情况下,Cdyn,L≥80% Cst,L,且与呼吸频率无关。在阻塞性气道疾病患者中,包括病变局限于小气道的患者,随着呼吸频率增加,Cst,L相对于Cdyn,L下降。

在正常人,Cdyn,L/Cst,L保持在0.8以上,即使呼吸频率超过60次/min。然而,在小气道阻塞性疾病的存在下,随着呼吸频率增加,Cdyn,L/Cst,L逐渐下降到0.8以下。值得强调的是,只有当静态顺应性和总体气道阻力正常时,才能解释小气道疾病顺应性的

频率依赖性。其他测量指标如果存在异常表明病变并不局限于小气道,而动态肺顺应性的频率依赖性则是另一种表现形式。随着呼吸频率增加,Cdyn,L/Cst,L下降的生理基础是双肺存在不等时间常数(见上文)。

■ 单次呼吸氮冲洗检测、重复呼吸氮冲洗检测及闭合容积

1949年,Fowler引入了单次呼吸氮冲洗试验来评估双肺的通气均匀性。在进行这项试验时,患者首先最大呼气至RV位,然后将100%的纯氧最大限度地吸入其肺内。在随后的呼气过程中,连续记录并绘制口部氮气浓度及呼出气体的体积曲线图。最初,关注重点在曲线的初始部分,记录呼出的氮气浓度随着呼出气体体积由最初的750mL到1 200mL时的变化。在

这个范围内,正常肺组织氮浓度的变化<2.5%。相反,当肺部或气管支气管树病变导致吸入气体在肺内异常分布时,氮浓度变化超过2.5%。

近20年后,Fowler试验被修改为在吸气开始时吸入氙气并记录下一次呼气期间氙气的浓度。呼气接近RV位时氙气浓度的突然变化,从而可以从曲线的末端部分获得关于小气道的重要信息。

这些与氙气有关的检测结果重新激起了学者们对Fowler原始试验的兴趣,并将关注点转移到了呼气末部分。该操作流程如图33-28所示。进行该检测时,患者取坐位连续两次深呼吸,然后再呼气到RV位。在最大呼气结束时,打开一个阀门,这样患者能呼吸100% O_2 到TLC位。然后患者缓慢呼气到RV位,同时 N_2 浓度和呼气容积被连续记录下来。

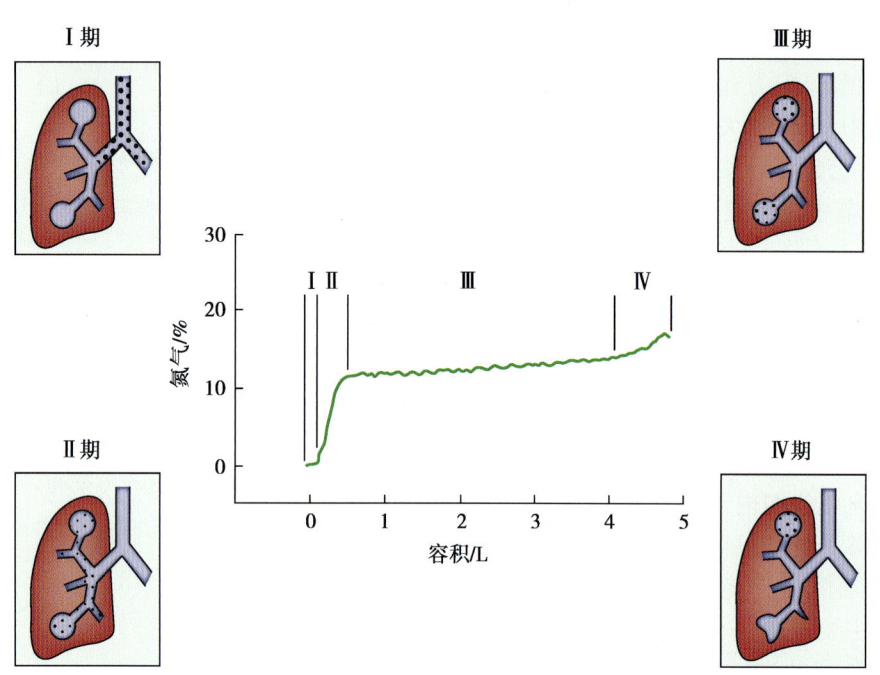

Ⅰ期　　　　　　　　Ⅲ期

Ⅱ期　　　　　　　　Ⅳ期

图 33-28　在单侧呼气氮冲洗试验中获得不同肺区对氮浓度-容积曲线的贡献。详见正文。

在 N_2 浓度与呼出容积相关的记录曲线中可以分为四个不同时相。第Ⅰ相,初始呼气,实际上不包含 N_2,因为它来源于含氧的解剖无效腔。第Ⅱ相,是代表无效腔和肺泡的混合气体。第Ⅲ相,是肺尖、中肺野和肺基底部肺泡内的混合气体。第Ⅳ相,以 N_2 浓度上升变化为特征,是由于在肺容量低时肺坠积部分肺泡闭合导致的。最后的呼出气体来自肺中上部肺泡的 N_2 浓度高于肺基底部。

这些阶段的划分以试验时呼吸动作期间气体在肺内分布情况为基础。正常人在直立位时,胸膜腔压力从肺尖到基底部均存在梯度,因此胸膜腔压力在肺尖部比肺基底部更小。因为在肺底部的肺泡在压力-

容积曲线的较低部分工作(图33-11),其扩张幅度大于胸腔压力单位变化时肺尖部肺泡扩张的幅度。然而,肺底胸膜负压较低和肺底弹性回缩力降低也会导致肺容积接近RV时小气道在呼气期间关闭。因此,胸腔压力从肺尖到肺底部的梯度导致正常直立时肺内气体不均匀分布。

在单次呼吸氮冲洗检测中,从RV位开始呼吸100% O_2。在RV位时,基底部小气道关闭。因此,在开始呼吸 O_2 时,随着100% O_2 逐渐取代无效腔中的空气,残留在无效腔的含氮空气优先进入肺中部和肺尖部。随着持续吸气,基底部的小气道开放。因为这些小气道的顺应性大于直立肺中部或肺尖部的顺应

性,因此吸入的 O_2 优先分布到基底部。

TLC 位呼气的期间分别显示了四个阶段,如上图所示,依次排空无效腔气体和无效腔与肺泡的混合气体,其次是不同部位的肺泡内混合气体,由先前肺内吸入 O_2 的分布确定。

从第Ⅳ相开始到呼气终点的容积称为闭合容积(closing volume,CV)。在健康年轻人中,正常闭合容积的平均值约为 VC 的 10%。外周小气道狭窄或阻塞导致闭合容积增加。随着年龄增长,闭合容积也在逐步增加,因此,到了 50 岁时,闭合容积有时可达到 VC 的 25%。吸烟者的闭合容积持续增加。在任何年龄的老年人和吸烟者中,肺顺应性减少是导致闭合容积增加的可能原因。

■ 氦-氧流速-容量曲线

1963 年,引入了气体密度和黏度变化对肺活量范围内最大呼气流量的影响。近 10 年后,气体密度相关和黏度相关概念被用于确定哮喘气道阻塞的部位。当其他肺功能测试在正常范围内时,这些原理被用于特定检测小气道阻塞。虽然在生理条件下氦-氧流量-容积曲线评估小气道功能是合理的,但很少在临床实践中进行该试验。

使用氦-氧混合气检测小气道疾病需要对比两种最大呼气流量-容积曲线,一条曲线是患者呼吸空气时测定的,另一条曲线是患者呼吸氦-氧混合气体时测定的(图 33-29)。至少有 3 条呼吸空气获得的最大呼气流量曲线和 3 条呼吸氦-氧混合气的呼气流量曲线。

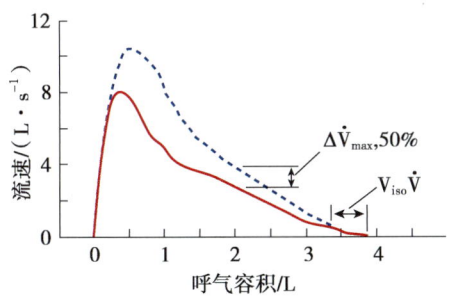

图 33-29 呼吸室内空气(实线)和呼吸氦-氧混合气(虚线)的最大呼气流速-容积曲线。呼吸密度较低的氦氧混合物获得的流量除最低肺容积之外均完全高于呼吸室内空气获得的流量。这两条曲线的第一个交点标定了等流量容积($V_{iso}\dot{V}$),当 50% 肺活量被呼出后所得到的流量之间的差异就是 $\Delta\dot{V}_{max,50\%}$。文中描述了这些作为小气道疾病的指标使用。

在正常受试者中,肺容积大于 10% VC 时,气流阻力主要来自于较大气道,在该部位气流是涡流,因此呈密度依赖性。在这些肺容积中,氦-氧混合气体所测得的流量高于空气测得的流量。在肺容积小于 10%

VC 时,阻力主要源于较小的气道,此处气流是层流的,因此不依赖于密度。在这种情况下,密度较低的氦-氧混合气体对流量没有影响(图 33-29)。在小气道疾病中,在较大肺容积时阻力的主要部位是从较大气道转移到较小气道。因此,密度较低气体的流动增强效应在容积远超过 VC 的 10% 之上时消失。

在临床实践中,测得两组最大呼气流量-容积曲线,其中一组是受试者呼吸空气后测定,另一组是在受试者 VC 呼吸 3 次氦-氧混合物,取代至少 95% 的肺泡内 N_2 后测定。然后对叠加曲线进行比较(图 33-29)。一个比较是在 50% VC 时,为了比较最大呼气流量($\Delta\dot{V}_{max,50\%}$);另一个是流量相同时的体积,即等流量容积($V_{iso}\dot{V}$)。只要每条曲线的肺活量在记录最大 VC 的 2.5% ~ 5.0% 范围内,则在 RV 或 TLC 处叠加曲线。

VC 50% 时呼吸氦-氧混合气体时的呼气流量相较于呼吸空气时的呼气流量百分比变化,$\Delta\dot{V}_{E_{max,50\%}}$ 计算公式为

$$\Delta\dot{V}_{E_{max,50\%}} = \frac{\dot{V}_{E_{max,50\%}}(\text{helium-oxygen}) - \dot{V}_{E_{max,50\%}}(\text{air})}{\dot{V}_{E_{max,50\%}}(\text{air})} \times 100$$

其中,$\Delta\dot{V}_{E_{max,50\%}}$(氦-氧)和 $\Delta\dot{V}_{E_{max,50\%}}$(空气)分别是在 50% VC 时呼吸氦-氧混合气体和空气的呼气流量。如前所述,等流量容积通常小于 10% VC;当它增加时,提示小气道阻塞。$\Delta\dot{V}_{E_{max,50\%}}$ 对诊断小气道疾病也有特异性,与闭合容积不同,它不受肺部顺应性变化的影响。然而,在评估小气道疾病时,流量密度依赖性试验的有效性和敏感性仍然存在问题。尽管在概念上很有吸引力,氦-氧流量-容积曲线在检测小气道疾病中的实际价值还是值得商榷的。

气体交换功能

肺的气体交换功能的传统测量指标包括氧摄取($\dot{V}_{O_2}$)、CO_2 的清除($\dot{V}_{CO_2}$)、呼吸无效腔(V_D)、肺泡气体组分($P_{A_{O_2}}$ 和 $P_{A_{CO_2}}$)、CO 弥散能力($D_{L_{CO}}$)和动脉血气张力($P_{A_{O_2}}$ 和 $P_{A_{CO_2}}$)。测定这些指标需要稳定的通气和循环状态,以及体内的恒定 O_2 和 CO_2 储存量。O_2 稳态意味着在口腔测量的 O_2 摄取速率等于肺泡膜 O_2 转运速率,反过来,这两个速率等于组织消耗 O_2 的速率。同样原理也适用于组织、肺泡毛细血管和口腔中 CO_2 交换。

■ 通气、氧摄取和二氧化碳清除

每分钟呼吸的总气量($\dot{V}_E$)为每分通气量。它等

于潮气量（V_T）和呼吸频率（f）的乘积。一般来说，每分通气量是通过测量相对于时间的呼出气体容积来确定的。当进行手动测量时，所需的设备包括气体收集袋、低阻力定向阀、秒表和测量气体体积的装置。在实践中，受试者夹上鼻夹，口含咬嘴器后呼吸至少3~5min，而呼出的气体排放到大气中。这个初步阶段是为了使患者放松，并达到稳定的呼吸和循环状态。当处于一个稳定的心率和呼吸状态时，在患者不知情的情况下转动阀门，收集3min的呼出气体。

每分通气量由肺量计收集的呼出气体总体积除以收集时间（3min）计算得到。平均潮气量是通过 $\dot{V}_E$ 除以每分钟呼吸次数得出。每分钟通气量和潮气量值的单位以正常体温、标准大气压及饱和水蒸气状态（BTPS）表示。在静息成人，每分钟通气量通常为6~8L/min，相应的潮气量为0.4~0.6L。

吸入空气中的 CO_2 含量可以忽略不计。因此，每分钟产生的 CO_2 量（$\dot{V}_{CO_2}$）可以通过呼出的通气量（$\dot{V}_E$）与呼出气中 CO_2 浓度（$F_{E_{CO_2}}$）的乘积得到：

$$\dot{V}_{CO_2} = \dot{V}_E \times F_{E_{CO_2}}$$

氧摄取量（$\dot{V}_{O_2}$）通过吸入和呼出气中 O_2 的差值得到：

$$\dot{V}_{O_2} = (\dot{V}_I \times F_{I_{O_2}}) - (\dot{V}_E \times F_{E_{O_2}})$$

这里，$\dot{V}_I$ = 吸入的通气量（L/min）

$F_{I_{O_2}}$ = 吸入气中 O_2 的浓度

$F_{E_{O_2}}$ = 呼出气中 O_2 的浓度

稳态时，肺泡毛细血管血液摄取的 O_2 超过肺泡毛细血管血的 CO_2 排出量。因此，呼出气体积小于相应的吸入气体积。由于 N_2 不在肺中进行交换，CO_2 排出量和 O_2 摄取量之间的差异导致呼出气中 N_2 浓度高于吸入气空气中的 N_2 浓度。根据氮浓度的变化，可根据通气呼出体积计算通气量：

$$\dot{V}_I = \dot{V}_E \frac{F_{E_{N_2}}}{F_{I_{N_2}}}$$

这里，$F_{E_{N_2}}$ = N_2 在呼出气中的浓度

$F_{I_{N_2}}$ = N_2 在吸入气中的浓度

正常静息受试者经过数小时禁食后，CO_2 排出量与 O_2 摄取量的比值，即呼吸交换率（respiratory exchange ratio，R）约为0.8。通过同时测定肺泡气体中的 P_{O_2} 和 P_{CO_2}，计算出任何时刻的呼吸交换率。如上所述，在稳态时，通过采集肺泡气所测定的 R 值等于

肺泡毛细血管内血的 R 值，而后者又等于组织中的 R 值。当肺泡气、血和组织均处于动态平衡时稳态的 R 值为呼吸商（respiratory quotient，RQ）。因此，在稳定状态下，当身体内储存的 O_2 和 CO_2 不变时，可以通过分析肺泡气体中 O_2 和 CO_2 来测定反映细胞代谢的 RQ。

与潮气量和通气量不同，潮气量和通气量以正常体温、标准大气压及饱和水蒸气状态（BTPS）表示，而 $\dot{V}_{O_2}$ 和 $\dot{V}_{CO_2}$ 以标准压力、温度和干燥状态（standard temperature and pressure, dry, STPD）表示。

■ 无效腔

并不是所有呼吸的空气都参与气体交换。每次呼吸的一部分空气留在口腔、鼻、咽、喉、气管、支气管和细支气管内。这个体积，即解剖无效腔，如果以毫升为单位与受试者以磅计的理想体重大致相等（如一个典型的成年男性约150mL）。吸入的空气到达未暴露于肺毛细血管的肺泡，也不参与气体交换。这个体积加上解剖无效腔等于生理无效腔。在正常人中，解剖无效腔和生理无效腔几乎相同，约占潮气量的1/3。

生理无效腔的测定在各种临床条件下都具有重要的实际意义。它的计算是基于每次呼吸（V_T）均包含无效腔（V_D）和参与气体交换的肺泡体积（V_A）：

$$V_T = V_D + V_A$$

生理无效腔可以通过修正的玻尔方程来计算，计算的前提为所有呼出的测试气体均源于两个部位：生理无效腔与肺泡通气量。如果我们使用 CO_2 作为标记气体，每分钟所排出的 CO_2 总量等于每分钟从无效腔产生的 CO_2 和每分钟来自肺泡腔的 CO_2 之和：

$$\dot{V}_E \times F_{E_{CO_2}} = (\dot{V}_D \times F_{I_{CO_2}}) + (\dot{V}_A \times F_{A_{CO_2}})$$

这里，$\dot{V}_E$ = 每分通气量（L/min）

$F_{E_{CO_2}}$ = 呼出气 CO_2 浓度

$\dot{V}_D$ = 每分无效腔通气量（L/min）

$F_{I_{CO_2}}$ = 吸入气 CO_2 浓度

$\dot{V}_A$ = 每分肺泡通气量（L/min）

$F_{A_{CO_2}}$ = 肺泡气 CO_2 浓度

由于受试者呼吸室内空气，$F_{I_{CO_2}}$ 几乎为零，最后一个公式通常简化如下：

$$V_E \times F_{E_{CO_2}} = V_A \times F_{A_{CO_2}}$$

这里 V_E 和 V_A 代表通气量而不是率。将 $V_A = V_T - V_D$ 代入公式替代分数浓度，关系式变为

$$V_E \times P_{E_{CO_2}} = (V_T - V_D) P_{A_{CO_2}}$$

$P_{E_{CO_2}}$ 和 $P_{A_{CO_2}}$ 分别是在混合呼出气和肺泡气中的 CO_2 分压。

假设动脉血和肺泡气体中 CO_2 处于平衡状态,当 $P_{A_{CO_2}}$ 代替 $P_{A_{CO_2}}$ 并重新排列公式,则成为

$$V_D = V_T \frac{Pa_{CO_2} - P_{E_{CO_2}}}{Pa_{CO_2}}$$

因此,如果在收集呼出气体时采集动脉血样,测定呼出气和动脉血中 CO_2 分压,就可以计算出生理无效腔。为了使生理无效腔从上述公式计算的总无效腔中分离出来,用总无效腔值减去仪器中的无效腔。

■ 肺泡气体分压

在正常受试者中,潮气末气体中 P_{O_2} 和 P_{CO_2} 的值近似为平均肺泡值。然而,当肺部疾病导致肺泡通气和血流失衡时,肺泡气体成分不均匀性往往使得潮气末气体张力不能作为平均肺泡气体分压的测量指标。

实际上,平均肺泡 P_{O_2}($\bar{P}_{A_{O_2}}$)和平均肺泡 P_{CO_2}($\bar{P}_{A_{CO_2}}$)通常是间接确定的。假定动脉 P_{CO_2} 与平均肺泡 P_{CO_2} 相等,因为跨肺 P_{CO_2} 动静脉差异较小,CO_2 溶解度高,肺毛细血管血假定类似于气压计的作用,用肺泡气体方程式计算平均肺泡 P_{O_2}:

$$\bar{P}_{A_{O_2}} = \bar{P}_{I_{O_2}} - \bar{P}_{A_{CO_2}} \left[F_{I_{O_2}} + \frac{1 + F_{I_{O_2}}}{R} \right]$$

肺泡气体方程以肺泡内气体的总压力等于各气体的分压之和为理论基础。这个方程式简单指出,平均肺泡 P_{O_2} 是吸入 P_{O_2} 和平均肺泡 P_{CO_2} 之间的差异,当呼吸交换率不等于 1 时,可通过校正系数进行校正。

■ 弥散能力

肺一氧化碳弥散能力(diffusing capacity of the lung for carbon monoxide,$D_{L_{CO}}$)可以由稳态法、重复呼吸法和单次呼吸法测定。最常用的方法是对单次呼吸法的改良方法,最初是在 1915 年提出,随后在 1957 年进行了改良。虽然单次呼吸法在不同实验室间的变异较大,但仍然证明是在多种疾病状态下评价肺功能的有价值测量方法。事实上,随着标准方案不断优化,变异性(高达 12% 或更高)有可能降低,但变异性很难降到肺活量测量的变异范围(约 4%)。

检测弥散能力的目的在于测定分子(通常是 CO)从肺泡气体扩散至肺毛细血管血液的速率。影响测量的因素包括试验气体的理化性质、肺泡毛细血管屏障的范围和厚度、红细胞膜的扩散阻力、试验气体和血红蛋白的结合速率以及肺毛细血管血容量。通常弥散能力被认为是肺泡毛细血管扩散表面积的指数。能够降低弥散能力的临床疾病包括肺实质疾病,特别是间质性肺疾病、肺气肿、肺动脉高压和贫血。另一方面,红细胞增多症和肺泡出血综合征可增加弥散能力。

一氧化碳因其与血红蛋白的亲和力较高而成为最常用的试验气体,CO 的弥散能力被定义为每分钟每毫米汞柱压力条件下 CO 传输量:

$$D_{L_{CO}} = \frac{\dot{V}_{CO}}{\bar{P}_{A_{CO}} - \bar{P}_{C_{CO}}}$$

这里,$D_{L_{CO}}$ = 肺 CO 弥散能力 [mL/(min·mmHg)] (STPD)

$\dot{V}_{CO}$ = 一氧化碳通气量(mL/min)

$\bar{P}_{A_{CO}}$ = 平均肺泡 CO 分压(mmHg)

$\bar{P}_{C_{CO}}$ = 平均毛细血管 CO 分压(mmHg)

因为在不吸烟者的血 P_{CO} 基本为零,因此 P_{CO} 通常被忽略。实际上,$D_{L_{CO}}$ 是通过吸入和呼出气样中 $\dot{V}_{CO}$ 的差异来确定,并估算平均肺泡 P_{CO}。通常使用这两种技术中的一种来测定 $D_{L_{CO}}$,即:单次呼吸法或稳态法。

单次呼吸法

单次呼吸法检测时,受试者先进行几次潮气呼吸,自然呼气到 RV 位,然后快速均匀吸气完全至肺总量位,将含有约 0.3% CO 和惰性气体——传统上为 10% 的氦气(一些较新的系统用甲烷)的混合气体吸入。屏气(10±2)s,然后迅速呼出。吸气时间少于 4s,样本收集时间不超过 3s。呼气时间较长和样本收集时间大于 3s 应记录在检测报告中。去除含无效腔气量的呼气初始部分;剩余部分被收集起来,测量 CO 和氦的浓度。市售的各种自动系统用于单次呼吸法测定。然而,所有系统中的基本组件包括吸入的特殊混合气体、测量吸入和呼出气体积的设备、测量气体浓度的快速反应分析仪(见下文)、计时器、收集呼出气体所需部分的适当阀门和收集装置。

肺一氧化碳弥散能力根据以下公式计算。

$$D_{L_{CO}} = \frac{V_A \times 60}{(\text{barometric perssure} - 47)} \times time \times \ln \frac{F_{A_{CO}}, initial}{F_{A_{CO}}, final}$$

这里,V_A = 肺泡容积

$F_{A_{CO}}$, initial = 屏气前肺泡气 CO 浓度

$F_{A_{CO}}$, final = 屏气后肺泡气 CO 浓度

屏气前肺泡气 CO 浓度($F_{A_{CO}}$, initial),是根据以下公式,基于 CO 的吸入浓度、氦气的吸入浓度和氦气的呼出浓度,来计算的:

$$F_{A_{CO}}, inital = \frac{F_{E_{He}}}{F_{I_{He}}} \times F_{I_{CO}}$$

这里,$F_{E_{He}}$ = 呼出气 He 浓度

$F_{I_{He}}$ = 吸入气 He 浓度

$F_{I_{CO}}$ = 吸入气 CO 浓度

屏气期结束时,肺泡中 CO 浓度($F_{A_{CO}}$, final)等于呼出气体中 CO 的浓度。测定肺泡容积(V_A)有两种方法。最初,V_A 计算为 RV(由之前介绍的闭路氦或体积描记法来测定)和吸入气体体积(由肺量计记录)的总和。之后,V_A 是根据测定 $D_{L_{CO}}$ 时氦气的单次呼吸稀释来计算。最后,屏气时间(s)通过记录呼吸动作的肺量计测量。

虽然单次呼吸法比较简单,具有不需要血液样本的优势,但屏气动作是人为操作的,对于呼吸困难患者难以完成屏气动作。因此,有时采用稳态法进行检测。

稳态法

在稳态法中,受试者吸入含有 0.1%CO 的混合气体,直到肺对 CO 摄取率恒定为止。CO 的摄取量是由吸入和呼出 CO 气体量之间的差异测定,使用类似于之前提出的计算 O_2 消耗公式得到。

单次呼吸法与稳态法的比较

单次呼吸法和稳态法之间的一些区别值得特别指出。单次呼吸法因其相对容易实施而更受欢迎;而且其操作更为标准化,与稳态法相比,受通气不均匀性的影响较小。然而,单次呼吸法的缺点之一是患者需要进行至少 88% VC 的吸气肺活量操作,并屏住呼吸 10s。另一个缺点是在运动过程中进行该测试非常困难。稳态法比单次呼吸法更具吸引力,是因为它不需要用力呼吸,而且可以在运动过程中完成。但它需要动脉血液样本(用于测定 P_{CO_2}),且在技术上更难执行。

对于静息受试者,稳态法测得的弥散能力往往较单次呼吸法测得的值更低。这种差异通常源于以下原因:稳态法采用安静的潮气呼吸,单次呼吸法则需要完全吸气至 TLC 位,因此稳态法的弥散表面积比在单次呼吸法更小。此外,在安静呼吸时,肺的某些区域通气量比在 TLC 位屏气时明显减少。

影响测试结果的非弥散因素

$D_{L_{CO}}$ 降低不一定表明存在弥散障碍。很多其他

呼吸和非呼吸因素可以增加或减少 $D_{L_{CO}}$。肺容量的减少可以降低 $D_{L_{CO}}$。因此,一些实验室通过 $D_{L_{CO}}$ 除以 V_A 来"标准化"肺容积的弥散能力——这种方法是基于假设 $D_{L_{CO}}$ 和 V_A 之间为线性关系,但事实并非如此。

贫血可降低这两种方法所测定的 $D_{L_{CO}}$,但血红蛋白浓度下降的影响可以通过进行血红蛋白校正来调整。相反,红细胞增多症和肺出血则可以增加 $D_{L_{CO}}$ 值。事实上,$D_{L_{CO}}$ 意外高值是影像学检测发现隐匿性肺出血的有用临床线索。

虽然 $D_{L_{CO}}$ 方程假设血液中 CO 背压可以忽略不计,重度吸烟者的血液有时含有碳氧血红蛋白高达 10%。这种高水平的碳氧血红蛋白伴有血浆中溶解的 CO 浓度明显升高。由此产生背压可降低 $D_{L_{CO}}$。可应用校正公式来调整该效应对 $D_{L_{CO}}$ 的影响。

海拔高度也会影响 $D_{L_{CO}}$。Pa_{O_2} 随海拔高度增加而下降。Pa_{O_2} 的减少使 CO 更迅速地弥散入血。吸气氧分压应进行具体调整。

弥散能力测量在多种肺部疾病患者的评估中非常有价值。已证明 $D_{L_{CO}}$ 降低可预测劳力性低氧血症。此外,$D_{L_{CO}}$ 水平与原发性肺动脉高压、特发性肺纤维化和与系统性硬化症相关的肺泡炎性疾病严重程度及预后相关。

■ 动脉血气分析

动脉 P_{O_2} 和 P_{CO_2} 测定可获得关于外部气体交换总效率的有用信息。在治疗急性呼吸衰竭方面,特别是在重症监护病房,对该检测的依赖程度很高。而且很重要的是,动脉 P_{O_2} 和 P_{CO_2} 测定可用于各种其他情况(如运动测试)和各种计算(如肺泡-动脉 O_2 梯度和呼吸无效腔)。

动脉血取样技术

通过留置动脉导管或经皮动脉穿刺采集动脉血标本。通过留置导管采血,可避免有时经皮穿刺引起的恐惧和疼痛而导致的急性通气改变。

通常有 3 个解剖部位用于采集动脉血标本:桡动脉、肱动脉和股动脉。由于以下多种原因,桡动脉是首选的采样部位。首先桡动脉在腕部位置表浅,因此易于触诊,且容易直接压迫,便于采样完成时止血。其次,桡动脉附近没有大静脉。此外,尺动脉通常提供足够的手部侧支循环,以防在罕见情况下出现采样后桡动脉血栓形成。

动脉血液标本在隔绝空气的条件下被抽取到涂有肝素的塑料或玻璃注射器中。由于海平面室内空

气的 P_{O_2} 约为 160mmHg 和 P_{CO_2} 约为 0mmHg,注射器中的气泡会人为地增加动脉 P_{O_2},并降低动脉 P_{CO_2}。血标本应立即分析或放置在冰上,以尽量减少血细胞(尤其是白细胞)的新陈代谢。如果结冰预警被忽略,分析延迟,则标本的 Pa_{CO_2} 增加,Pa_{O_2} 和 pH 下降;变化率取决于标本的温度和分析前的时间(表 33-11)。

表 33-11　37℃时动脉血气值的体外变化

检测指标	超过 10min 的变化
pH/单位	-0.01
P_{CO_2}/mmHg	+1.000
O_2 含量/体积%	-0.001

资料来源:KELMAN GR,NUNN JF. Nomograms for correction of blood P_{O_2},P_{CO_2},pH,and base excess for time and temperature. J Appl Physiol,1966,21:1484-1490.

结果分析

动脉血气分析是肺功能测定的一部分,主要是根据 Pa_{O_2}、Pa_{CO_2} 和 pH 来测定,通常可以直接测量这些指标。其他值,包括 O_2 饱和度、碳酸氢盐浓度和碱剩余(或不足),通常是计算出来的。本节主要讨论分析 Pa_{O_2}、Pa_{CO_2} 和 pH。对于动脉血气的其他分析,特别是酸碱平衡,见第 17 章。

动脉 P_{O_2}(Pa_{O_2})　正常 Pa_{O_2} 的生理决定因素已在其他章节介绍。例如,动脉 P_{O_2} 正常值取决于海拔高度(表 33-12)。因此,丹佛(海拔约 1 500m)地区的动脉 P_{O_2} 的正常值较海平面的正常值低约 20mmHg。

表 33-12　海拔高度对平均肺泡和动脉 O_2 分压的影响

海拔高度/ft	大气压力/mmHg	环境 P_{O_2}/mmHg	肺泡气 P_{CO_2}/mmHg
0	760	159	103
1 000	733	154	98
2 000	707	148	94
3 000	681	143	90
4 000	656	138	85
5 000	632	133	81
6 000	609	128	77
8 000	565	118	69
10 000	523	110	61
12 000	484	101	54

1ft≈0.304 8m。资料来源:WASSERMAN K. Cardiovascular manifestations of respiratory insufficiency. Clin Notes Respir Dis. Fall,1973,12(2):3-10.

动脉 P_{O_2} 也随着年龄的增长而减少。可以用以下回归方程来预测下降值:

$$Pa_{O_2} = 109 - 0.43(年龄以年计)$$

这个公式的标准差是±4.10mmHg。

第三个生理影响因素是体位。假设仰卧位会导致腹部内容物将膈肌推向头侧,从而导致肺底部小气道关闭,导致通气-灌注不匹配从而引起 Pa_{O_2} 下降。

许多比生理状态更严重的病理状态也可以降低 Pa_{O_2}。然而在每种病理状态下,低氧血症可以归因于以下一个或多个机制:肺泡低通气、通气灌注不匹配、弥散障碍和静脉混流("分流")。这些病理状态中的个别疾病以及导致低氧血症的机制见于本书的各个章节。

动脉血 P_{CO_2} 分压(Pa_{CO_2})和 pH　在稳定状态下,Pa_{CO_2} 水平反映肺泡通气水平。在没有酸碱代谢平衡紊乱的情况下,Pa_{CO_2} 增加或降低超过正常范围表明主要是肺泡通气方面发生异常。基于动脉血气分析对这些疾病进行了鉴别总结,详见表 33-13。

表 33-13　原发呼吸性酸碱失衡的分类

疾病	定义
急性呼吸性碱中毒(急性肺泡过度通气)	Pa_{CO_2} 低于正常值下限(<36mmHg),伴有碱血症(pH>7.44)
慢性呼吸性碱中毒(慢性肺泡过度通气)	Pa_{CO_2} 低于正常值下限,由于肾脏代偿 pH 正常(或接近正常)和血清碳酸氢盐的浓度降低(<19mEq/L)
急性呼吸性酸中毒(急性肺泡通气不足)	Pa_{CO_2} 高于正常上限(>44mmHg),伴酸血症(pH<7.36)
慢性呼吸性酸中毒(慢性肺泡通气不足)	Pa_{CO_2} 高于正常上限,由于肾脏代偿 pH 正常(或接近正常)和血清碳酸氢盐浓度升高(>30mEq/L)

急性呼吸性碱中毒,由肺泡过度通气所致,表现为低碳酸血症(Pa_{CO_2}<36mmHg)和 pH 轻度升高(>7.44)。持续一段时间(如 24h 或以上)后,肾脏开始代偿,血清中碳酸氢根浓度降低。如果肺泡过度通气仍持续,将导致慢性呼吸性碱中毒,进而出现部分或完全"代偿"。

低 Pa_{CO_2} 并不一定是肺泡通气障碍所致。相反,它可能是代谢性酸中毒呼吸代偿(部分或全部)的结果;低碳酸血症与低 pH(<7.36)共存表明了这种可能性。由于肾脏和呼吸系统不会过度代偿酸碱失衡,低

碳酸血症和酸血症并存提示混合性酸碱失衡。

急性呼吸性酸中毒,由肺泡通气不足引起,以 Pa_{CO_2}($>44mmHg$)异常增高和 pH(<7.36)低于正常为特征。同样,在一段时间内(24h 或更长),原发性呼吸性酸碱失衡的肾脏代偿可以恢复血清碳酸氢盐浓度并使血 pH 趋于正常。高 Pa_{CO_2} 值也可反映原发性呼吸性碱中毒的呼吸代偿($[HCO_3^-]>30mEq/L$)。然而,在这种情况下,血液 pH 将会异常升高(pH>7.44),而不是降低。一般来说,在代谢性碱中毒 Pa_{CO_2} 代偿性升高不超过 55mmHg。在代谢性碱中毒中 Pa_{CO_2} 超过该值表明可能同时并存原发性呼吸性酸中毒。

以上讨论主要限于原发性呼吸性酸中毒或碱中毒中动脉血气值的变化。代谢紊乱常常使情况更为复杂。这些疾病将在其他章节(第 17 章)讨论。

■ 航空旅行相关低氧血症的检测

乘坐商业喷气式客机通常会使乘客和机组人员暴露在海拔 6 000~8 000ft(1 828.8~2 438.4m)的环境中。对于肺通气正常的个体,Pa_{O_2} 下降在临床可接受的范围内。然而,对于许多有肺部疾病的患者,即使是在海平面时无须吸氧的患者,在此海拔下 Pa_{O_2} 下降也很可能超过临床正常范围。因此,对慢性肺病患者,尤其是 COPD 和间质性肺疾病的评估,已成为许多肺功能实验室提供的测试项目的一部分。航空旅行期间估算 Pa_{O_2} 的一种方法是使用回归方程(图 33-30)。根据患者在海平面的静息 Pa_{O_2} 及其 FEV_1% 预测值,可以估算预期的飞行中 Pa_{O_2}。一些专家建议使用列线图来确定哪些患者应该接受低氧吸入试验(hypoxia inhalation testing,HIT),而另一些专家则建议为所有旅行中有低氧风险的患者进行低氧激发试验。

HIT 是基于以下观察结果,即吸入低氧混合气体可以模拟真正高海拔低压下 Pa_{O_2}。15.1% 的氧暴露20min 能够可靠地重复在 8 000ft(约 2 438.4m)测得的 Pa_{O_2}。在测试过程中,患者夹好鼻夹,通过口嘴从一个储气囊呼吸。监测心电图,并在测试结束后获得动脉血气结果。然后根据检查结果滴定和开具辅助吸氧处方。

英国胸科协会(British Thoracic Society,BTS)已经发布了关于在空中旅行中使用辅助吸氧的建议,基于患者在海平面上的血氧饱和度以及是否存在危险因素。BTS 建议如果海平面上的氧饱和度>95%不需要在飞行中吸氧;如果氧饱和度是 92%~95%,如果存在其他危险因素包括:高碳酸血症、FEV_1<50%预计值、

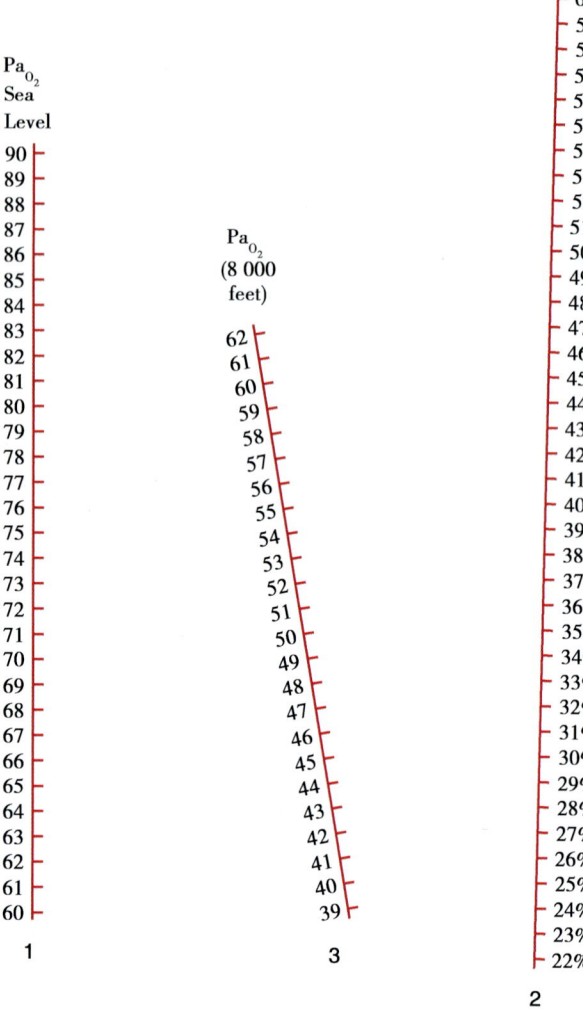

图 33-30 用于预测飞行氧分压的列线图。使用直尺,在海平面患者的静息 Pa_{O_2}(列 1)与他或她的 FEV_1% 预测值(列 2)对应。预计飞行 Pa_{O_2}(列 3)估算直线与中心刻度交叉的值为线穿过中心比例尺对应的值。资料来源:DILLARD TA,BERG BW,RAJAGOPAL KR,et al. Hypoxemia during air travel in patients with chronic obstructive pulmonary disease. Ann Intern Med,1989,111:362-367;KNUDSON RJ,SLATIN RC,LEBOWITZ MD,et al. The maximum expiratory flow-volume curve:Normal standards,variability,and effects of age. Am Rev Respir Dis,1976,113:587-600.

肺癌、间质性肺疾病伴纤维化、胸壁或呼吸肌疾病、需要机械通气、心脑血管疾病或内因慢性肺脏或心脏疾病急性加重后出院 6 周的患者,则需要在飞行中吸氧。如果氧饱和度<92%,或者患者在海平面上时需要吸氧,对于这样的患者建议在飞行中增加吸氧流量。

BTS 建议对于低氧激发试验 Pa_{O_2}<50mmHg(应用 15%吸氧浓度 20min)的患者也要在飞行中吸氧;对于 Pa_{O_2} 50~55mmHg 的患者可能也需要吸氧;在后一组中,进行步行测试应该有助于确定是否需要在飞行中吸氧。

呼吸调节

呼吸的频率、深度和模式反映了呼吸调节中神经体液和化学调节机制复杂的相互作用。用于评估呼吸调节的检测，是基于对高碳酸血症或低氧通气反应的评估，但在临床上很少应用。然而，由于这些检测凸显了影响通气水平和呼吸模式的重要生理机制，因此在后续章节中进行了总结。

■ 二氧化碳通气反应

Pa_{CO_2} 改变引起的通气反应在很大范围内是线性的（图 33-31）。测定高碳酸血症的通气反应通常是基于这两种方法之一：稳态法和重复呼吸法。

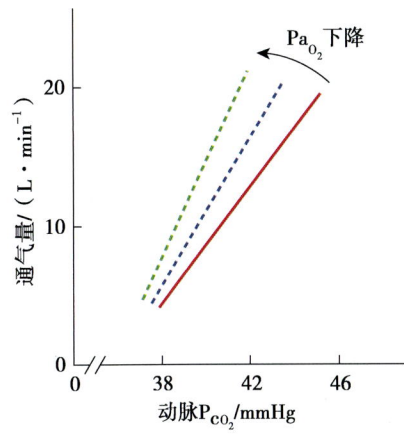

图 33-31 每分通气量（$\dot{V}_E$）与动脉 P_{CO_2} 之间的线性关系。虚线显示随 Pa_{O_2} 下降 $\dot{V}_E$ 与 P_{CO_2} 的斜率增加的关系。

稳态法

首先吸入不含 CO_2 的空气作为对照以建立基线，然后患者吸入两次或多次富含 CO_2 的空气。在每次吸入 CO_2 期间，都要注意达到通气和循环的稳定状态。特别是在吸入浓度较高的 CO_2 时，至少需要 $10\sim20\min$ 才能在肺泡、动脉血、脑脊液和脑化学感受区达到稳态。然后根据 $\dot{V}_E$ 与 Pa_{CO_2} 的曲线测定对 CO_2 的通气反应。无肺部基础疾病患者呼气末 CO_2 浓度常替代 Pa_{CO_2}。此外，为了消除 Pa_{O_2} 对 CO_2 通气反应的影响，在对照和测试期间，吸入的气体富含 O_2。

重复呼吸法

这种方法需要患者从一个储气袋里吸入富含 CO_2 的混合气体约 $4\min$。该方法的有效性是基于肺泡、动脉和混合静脉血，以及脑化学感受区中的 CO_2 快速平衡。开始时，用含 $7\%CO_2$ 的 O_2 混合气填充储气袋；

O_2 替代该混合气中的空气，以避免低氧刺激对通气驱动的干扰。

CO_2 重复吸入试验的结果通过以下两个测定参数来表示：①潮气末 P_{CO_2} 的变化导致通气反应变化之间的直线斜率（$\Delta\dot{V}_E/P_{CO_2}$），利用最小二乘法进行线性回归分析确定；②$\dot{V}_E$ 和潮气末 P_{CO_2} 的直线在 x 轴上的截距。

CO₂ 通气反应和影响因素

如上所述，吸入 CO_2 浓度的增加导致通气反应的生理性增加呈线性相关。通气反应被分为低度 [$1.5L/(\min\cdot mmHg)$]，中度 [$1.5\sim5L/(\min\cdot mmHg)$]，或高度 [$>5L/(\min\cdot mmHg)$]。大多数正常人（约 80%）有中度通气反应。多种因素，包括遗传和环境，会影响 CO_2 通气反应（表 33-14）。

表 33-14 影响 CO₂ 通气反应的相关因素

因素	参考文献
引起反应降低	
耐力训练	BYRNE-QUINN, et al. J Appl Physiol, 1971, 30: 91-98.
老龄化	PETERSON, et al. Am Rev Respir Dis, 1981, 124: 387-391.
遗传/种族倾向	BERAL, et al. Lancet, 1971, 2: 1290-1294.
代谢性碱中毒	KOBOYASHI, et al. Am Rev Respir Dis, 1993, 147: 1192-1198. HEINEMANN, Goldring. Am J Med, 1974, 57: 361-370.
麻醉药、巴比妥类和其他中枢神经系统抑制剂	LAMBERTSEN. Handbook of Physiology. Section 3: Respiration, vol I. Washington, DC: American Physiological Society, 1964: 545-555.
神经系统疾病（脑炎、脑干疾病）	PLUM BROWN. Ann NY Acad Sci, 1963, 109: 915-931.
黏液性水肿	Zwillich, et al. N Engl J Med, 1975, 292: 662-665. DURANTI, et al. Am J Med, 1993, 95: 29-37.
肥胖低通气综合征	ZWILLICH, et al. Am J Med, 1975, 59: 343-348.
慢性阻塞性肺疾病（COPD）	FLENLEY MILLAR. Clin Sci, 1967, 33: 319-334.
增强的反应	
代谢性酸中毒	HEINEMANN GOLDRING. Am J Med, 1974, 57: 361-370.
药物（如氨茶碱、水杨酸、甲状腺素、孕酮）	LAMBERTSEN. Handbook of physiology. Section 3: respiration, vol I. Washington, DC: American Physiological Society, 1964: 545-555

■ 缺氧通气反应

正常人的急性缺氧反应很大程度上取决于外周动脉化学感受器，只要缺氧程度是轻度到中度。即使在海平面上，正常人的 Pa_{O_2} 水平也可提供明显的化学感受器驱动，约占每分通气量的 10%。不同于 $\dot{V}_E$ 对渐进性高碳酸血症的线性反应，对低氧血症的通气反应呈曲线状（图 33-32）。对 Pa_{O_2} 降低的通气反应的强度取决于 Pa_{CO_2}，随着动脉血中 CO_2 浓度的增加而增加。

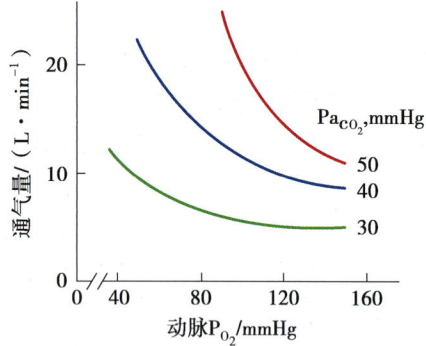

图 33-32　不同动脉 P_{CO_2} 水平，通气与动脉 P_{O_2} 的曲线关系。当 P_{CO_2} 为 40mmHg 时，P_{O_2} 为 60mmHg，通气量随 P_{O_2} 下降（斜率）的变化率急剧增加。当 P_{CO_2} 升高时，通气的急剧增加发生于较高的 P_{O_2} 水平，而当 P_{CO_2} 较低时，通气的急剧增加发生于较低的 P_{O_2} 水平。

从图 33-32 双曲线看出，在较低的氧合范围内（当 Pa_{O_2} 低于 60mmHg），通气的变化率更大。在图 33-32 中未显示由严重的低氧血症引起的通气抑制，这可能是由于严重缺氧对呼吸神经元的中枢抑制作用。

尽管评估低氧通气反应检测的标准化程度不及评估高碳酸血症反应的检测，也可以很方便地分为稳态法和非稳态法。在稳态法中，通过一系列 O_2 含量越来越低的低氧混合气体来测定连续的通气反应，每次至少吸气 10min；当低氧诱发的过度通气发生时，通过向吸入的气体混合物中加入 CO_2 使 Pa_{CO_2} 保持恒定。另一种方法是，当 P_{O_2} 从含氧量高的状态（至少 200mmHg）降到含氧量低的状态（40mmHg）时，测定了低氧对 $\dot{V}_E$ 相对 P_{CO_2} 斜率的影响。对吸入氧浓度降低的生理性反应的特点是敏感度（斜率）增加，而 CO_2 阈值没有变化。

目前正在使用 3 种非稳态法。在低氧重复呼吸法测试中，受试者重复呼吸含有 7% CO_2 的低氧混合气体。随着动脉低氧血症加剧，导致通气增加和 CO_2 在闭合回路中排出增加，通过将小部分呼出气体分流入 CO_2 吸收器，系统中的 P_{CO_2} 维持在预定水平。由于缺

氧反应受 P_{CO_2} 影响，通气反应是由两个或两个以上水平的 P_{CO_2} 测定。另一种重复呼吸法检测通过在 20min 内向吸入的混合气体中加入 N_2 来诱导进行性低氧症。最后，是一种相对简单的检测方法，患者通过吸入纯 N_2 来诱导 Pa_{O_2} 短暂下降。绘制 $\dot{V}_E$ 与 Pa_{O_2} 之间的曲线；该曲线斜率反映了对缺氧的敏感性。由于缺氧持续时间是短暂的，只有外周化学感受器受到刺激。在低氧刺激增加通气时，出现 P_{CO_2} 下降不做调整。

缺氧通气反应及影响因素

对急性缺氧的生理性通气反应因人而异。有一些因素会影响缺氧通气反应（表 33-15）。对 CO_2 的高通气反应可能与对缺氧的高度敏感性有关；此外，高水平动脉 P_{CO_2} 与较高的缺氧通气反应有关。有趣的是，试验前的长时间缺氧，例如，在高海拔地区的当地居民和伴有发绀的先天性心脏病患者对急性缺氧反应延迟。最后，多种临床疾病，包括黏液性水肿、甲状腺功能减退、自主神经系统功能障碍、慢性毒品成瘾和长期使用美沙酮的，都以缺氧通气反应降低为特征。

表 33-15　低氧通气反应的影响因素

因素	参考文献
引起反应降低	
长期缺氧	
高海拔居住	SEVERINGHAUS, et al. Respir Physiol, 1966, 1:308-334.
先天性发绀型心脏病	BLESA, et al. N Engl J Med, 1977, 296:237-241.
老龄化	KRONENBERG, et al. J Clin Invest, 1973, 52:1812-1819.
甲状腺功能减退症	ZWILLICH, et al. N Engl J Med, 1975, 292:662-665.
Riley-Day 综合征	EDELMAN, et al. J Clin Invest, 1970, 49:1153-1165.
长期使用美沙酮	MARKS. Am Rev Respir Dis, 1970, 108:1088-1093.
颈动脉内膜剥脱术后	WADE, et al. N Engl J Med, 1970, 282:823-829.
引起反应增强	
CO_2 通气反应过强	REBUKETAL. J Appl Physiol, 1973, 35:173-177.
高碳酸血症	REBUCK WOODLEY. J Appl Physiol, 1975, 38:16-19.

■ 通气驱动的非通气检测

通气器官（胸廓、膈肌、腹部肌肉、肺和气道）正常情况下，在急性缺氧或高碳酸血症时测定通气反应可有效反应通气情况。这种测定显然不适用于某些胸腔和膈肌异常活动的神经肌肉疾病。此外，该检测不适用于某些肺部疾病，尤其是阻塞性气道疾病，在这些疾病中即使呼吸器官及化学敏感性无异常，也无法进行正常的通气反应。在这种情况下，通气反应的降低可能是由于呼吸肌过度机械负荷造成的。

当通气器官不能提供可靠的通气驱动（从呼吸神经元传出放电）时，膈肌肌电图（electromyograph，EMG）或在阻断气道后用力吸气的第0.1秒内呼吸肌产生的压力（$P_{0.1}$）已用于呼吸驱动的临床评估。

膈肌电活动与膈神经的神经活动直接相关。因此，建立了一种测量膈神经传出神经电流的方法。通过将含有双极电极的食管导管头端放置在膈肌水平，可以在患者体内记录膈肌 EMG。

另一种评估通气驱动的非通气检测方法是测定 $P_{0.1}$，$P_{0.1}$ 是吸气肌肉在对阻塞气道后用力吸气前100ms 内产生的负压（吸气0.1s 末闭合气道压）。在此期间，呼吸肌实际上处于等长收缩，产生的力与膈肌肌电图记录的活动有关。

在进行检测时，呼吸回路的吸气气流在前一次呼气时随机中断。已证明 100ms 非常短暂以至于无法察觉，从而避免了受检者在呼吸时对气道闭塞做任何纠正。然而，$P_{0.1}$ 并不完美。一个影响检测的主要问题是，$P_{0.1}$ 受静息肺容积的影响：当 FRC 异常增高时，$P_{0.1}$ 降低，常见于气道阻塞性疾病。

综合功能评价：6 分钟步行试验

对有呼吸道症状患者的全面评估，除了传统的肺功能检测和影像学检查外，还需要评估运动能力。可以采用多种运动试验，包括心肺运动试验（第34章）、心脏负荷试验和运动激发试验。6 分钟步行试验（6-minute walk test，6MWT）是应用最广泛的方法之一。尽管简单，6MWT 已成为评估各种功能障碍患者功能状态和预后的有力工具。

■ 试验方法

6MWT 是在室内进行的。患者在椅子上休息至少10min，在此期间测量基线生命体征。然后让患者站起，用 Borg 分级评定运动前呼吸困难和全身疲劳（从1 到10）情况。患者以一个舒适的步伐行走，在30m

长的步行路线上完成一圈 60m 的行走路程。圆锥体用来标记转折点。对于需要吸氧的患者，吸氧速率按标准速率，或按照医嘱，或按试验方案确定。患者在测试期间不应携带或增加氧气源。记录圈数和试验结束后用 Borg 量表评估结果，如 6min 总步行距离（distance walked over 6 minutes，6MWD）。

虽然脉搏血氧饱和度在 6MWT 是可选检测指标，但很多医疗机构已将脉搏血氧饱和度作为标准检测指标。在某些情况下，脉搏血氧饱和度可以用来滴定患者吸氧的水平。因此，使用高质量的脉氧仪是必要的。

6MWT 存在系统误差。当在 1 周内完成两项测试时，也会有中度的训练效果影响。伴随用药也会影响6MWT 结果。例如，COPD 患者使用支气管扩张剂后试验结果会有所改善。身高较矮、女性、体重较高，均会引起测试结果降低。尽管存在这些影响因素，6MWT 仍然有良好的重复性，特别是在评价特定的临床疾病中，如特发性肺纤维化。6MWT 的几个修改版本目前也应用于临床。在往返步行试验中，患者在10m 的路程上来回步行，而步行速度每分钟都会提高，直到患者无法在规定时间内达到转折点。针对特发性肺纤维化患者建立定时步行试验，采用 3 种基于血氧饱和度变化的停止试验标准。

进行 6MWT 的绝对禁忌证包括在测试前 1 个月内发生的不稳定型心绞痛或心肌梗死。相对禁忌证包括静息心动过速>120 次/min、收缩压>180mmHg 或舒张压>100mmHg。如果患者出现胸痛、严重呼吸困难、下肢痉挛、出汗或严重的血氧饱和度下降，应终止试验。

■ 结果判读

虽然 6MWT 受限于不能客观测量功能能力，例如摄氧量，该试验仍提供了非常有用的临床信息。此外，它真实地反映了患者在体力活动中的功能能力，更密切地反映其日常活动能力。目前尚无建立健康受检者 6MWT 期间标准功能的可靠参考公式。

6MWT 有几种适应证，最值得注意的是，用于评估一些内科和外科治疗效果。肺康复治疗能明显改善COPD 患者的 6MWT 结果，而药物干预肺动脉高血压和心力衰竭的药物等疾病，也能改善试验结果。肺移植（单侧和双侧）和肺减容手术治疗肺气肿已被证明能显著提高 6MWT 结果。

6MWT 也可用于评估 COPD、囊性纤维化、心力衰竭、周围血管疾病患者的功能状态，以及确定肺移植指征和时机。在缺乏完善的参考标准情况下，在这些

■ 阻塞-限制混合性通气障碍肺功能检查结果的其他细节

有时,一组肺功能测试显示兼有阻塞性和限制性通气障碍的特点。大多数情况下,混合性通气障碍的特征是 $FEV_1/VC\%$(提示阻塞性气道疾病)和 VC 降低以及 TLC(提示共存的限制性疾病)减少。

许多疾病可以产生阻塞/限制性兼有的混合性通气障碍。当结节病和间质纤维化严重时,通常会导致这种混合性通气障碍,因为实质性疾病通过邻近的纤维化引起气流受限和狭窄,导致气道阻塞的体征。混合性通气障碍也发生在有多种原因的复杂情况下——例如大叶性肺炎或大量胸腔积液发生在有慢性支气管炎或肺气肿基础疾病的患者。

■ 单纯气体交换效率下降

$D_{L_{CO}}$ 单独减少表明两种可能的异常之一:①间质性肺疾病,病变较轻微,不影响气流或肺容积的测量结果;②广泛的肺微循环闭塞性疾病(如由于炎症病变或多个小栓子所致)。在闭塞性血管疾病中,气流和肺容积的检测结果通常是正常的。

虽然其他疾病也可以减少 $D_{L_{CO}}$,几乎无一例外,还引起气流或肺容积的降低,或两者兼有。在这些疾病中 $D_{L_{CO}}$ 降低程度的量化分类见于表 33-21。值得注意的是,实验室之间 $D_{L_{CO}}$ 测量的差异非常显著。

表 33-21　气体交换效率降低的分类:$D_{L_{CO}}$ 的测定

严重程度	$D_{L_{CO}}$,占预计值百分比/%
轻度	>60,但低于正常值下限
中度	40~60
重度	<40

获授权改编自:PELLEGRINO R,VIEGI G,BRUSASCO V. Interpretive strategies for lung function tests. Eur Respir J,2005,26(5):948-968.

■ 判读方法总结

肺功能检查旨在检测常见疾病。判读检查结果在很大程度上依赖于正确识别主要异常类型(表 33-22)。这些类型常提示发病机制,有助于临床医生作出诊断。异常程度提示了特定时间内定量检测病变受累程度。此外,重复检测有助于对疾病的进展速度进行量化以及评估治疗干预的效果。

表 33-22　不同异常类型肺功能检查的特征性改变

分类	气流 (FEV_1/ VC%)	对支气管扩张剂的气流反应	容积	肺 $D_{L_{CO}}$
阻塞性				
不可逆	↓	↔	↑	↔或↓
可逆	↓	↑	↑	↓
小气道疾病	↓	↔	↔	↔
上气道阻塞	↓	↔	↔或↑	↔
限制性				
实质性疾病	↔或↑	↔	↓	↓
手术切除	↔	↔	↓	↓
胸膜、胸壁疾病	↔	↔	↓	↔
呼气力量减少	↔	↔	↓	↔
阻塞-限制性混合性通气障碍	↓	↔或↑	↓	↓
单纯气体交换效率降低	↔	↔	↔	↓

↓:下降;↑:增加;↔:无变化或正常。

司淑一　译
姜　宁　审校

参考文献

[1] DAVY H. Researches, chemical and philosophical; chiefly concerning nitrous oxide, or dephlogisticated nitrous air, and its respiration. London. Johnson, 1800, 400-410.

[2] HUTCHINSON J. On the capacity of the lungs, and on the respiratory functions, with a view of establishing a precise and easy method of detecting disease by the spirometer. Med Chir Trans, 1846, 29:137-252.

[3] YEMAULT JC, PRIDE N, LASZLO G. How the measurement of residual volume developed after Davy (1800). Eur Respir J, 2000, 16: 561-564.

[4] RUPPEL GL, ENRIGHT PL. Pulmonary function testing. Respir Care, 2012, 57:165-175.

[5] MACINTYRE NR. The future of pulmonary function testing. Respir Care, 2012, 57:154-161.

[6] ATS Statement: single breath carbon monoxide diffusing capacity (transfer factor): recommendations for a standard technique—1995 update. Am J Respir Crit Care Med, 1995, 152: 2185-2198.

[7] HANKINSON JL, DAS MK. Frequency response of portable PEF meters. Am J Respir Crit Care Med, 1995, 152:702-706.

[8] ATS Statement: standardization of spirometry—1994 update. Am J Respir Crit Care Med, 1995, 152:1107-1136.

[9] CLAUSEN JL. Pulmonary function testing: guidelines and controversies. New York, NY: Academic Press, 1982.

[10] DARLING RC, COURNAND A, RICHARDS DW Jr. Studies on the intrapulmonary mixture of gases: III. An open circuit method for measuring residual air. J Clin Invest, 1940, 19:609-618.

[11] DUBOIS AB, BOTELHO SY, BEDELL GN, et al. A rapid plethysmograph method for measuring thoracic gas volume: A comparison with a nitrogen washout method for measuring functional residual capacity in normal subjects. J Clin Invest, 1956, 35:322–326.

[12] WANGER J, CLAUSEN JL, COATES A, et al. ATS/ERS Task Force. Standardisation of lung function testing. Standardisation of the measurement of lung volumes. Eur Respir J, 2005, 26:511–522.

[13] BORG BM, THOMPSON BR. The measurement of lung volumes using body plethysmography: A comparison of methodologies. Respir Care, 2012, 57:1076–1083.

[14] RODENSTEIN DO, STANESCU DC. Reassessment of lung volume measurement by helium dilution and by body plethysmography in chronic airflow obstruction. Am Rev Respir Dis, 1982, 126:1040–1044.

[15] SHORE S, MILIC-EMILI J, MARTIN JG. Reassessment of body plethysmographic technique for the measurement of thoracic gas volume in asthmatics. Am Rev Respir Dis, 1982, 126:515–520.

[16] O'DONNELL CR, BANKIER AA, STIEBELLEHNER L, et al. Comparison of plethysmographic and helium dilution lung volumes: which is best for COPD? Chest, 2010, 137:1108–1115.

[17] HANKINSON JL, VIOLA JO. Dynamic BTPS correction factors for spirometric data. J Appl Physiol, 1983, 55:1354–1360.

[18] PINCOCK AC, MILLER MR. The effect of temperature on recording spirograms. Am Rev Respir Dis, 1983, 128:894–898.

[19] HEUSSEL CP, HERTH FJF, KAPPES J, et al. Fully automatic quantitative assessment of emphysema in computed tomography: Comparison with pulmonary function testing and normal values. Eur Radiol, 2009, 19:2391–2402.

[20] GARFIELD JL, MARCHETTI N, GAUGHAN JP, et al. Total lung capacity by plethysmography and high-resolution computed tomography in COPD. Int J Chron Obstruct Pulmon Dis, 2012, 7:119–126.

[21] MILIC-EMILI J, MEAD J, TURNER JM, et al. Improved technique for estimating pleural pressure from esophageal balloons. J Appl Physiol, 1964, 19:207–211.

[22] RAHN H, OTIS AB, CHADWICK LE, et al. The pressure volume diagram of the thorax and lung. Am J Physiol, 1946, 146: 161–178.

[23] KNUDSON RJ, CLARK DF, KENNEDY TC, et al. Effect of aging alone on mechanical properties of the normal adult human lung. J Appl Physiol, 1977, 43:1054–1062.

[24] BLACK LF, HYATT RE. Maximal respiratory pressures: normal values and relationship to age and sex. Am Rev Respir Dis, 1969, 99:696–702.

[25] RINGQVIST T. The ventilatory capacity in healthy subjects: an analysis of causal factors with special reference to the respiratory forces. Scand J Clin Lab Invest, 1966, 18(Suppl 88):5–179.

[26] DAWSON A. Spirometry // WILSON AF. Pulmonary function testing indications and interpretations: a project of the California Thoracic Society. Orlando, FL: Grune & Stratton, 1985, 9–31.

[27] GANDEVIA B, HUGH-JONES P. Terminology for measurements of ventilator capacity. Thorax, 1957, 12:290–293.

[28] DUBOIS AB, BOTELHO SY, COMROE JH Jr. A new method for measuring airway resistance in man using a body plethysmograph: values in normal subjects and in patients with respiratory disease. J Clin Invest, 1956, 35:327–335.

[29] WILSON AF. Pulmonary function testing: indications and interpretations. Orlando, FL: Grune and Stratton, 1985.

[30] BRISCOE WA, DUBOIS AB. The relationship between airway resistance, airway conductance, and lung volume in subjects of different age and body size. J Clin Invest, 1958, 37:1279–1285.

[31] DWEIK RA, BOGGS PB, ERZURUM SC, et al. An official ATS clinical practice guideline: interpretation of exhaled nitric oxide levels (FE$_{NO}$) for clinical applications. Am J Respir Crit Care Med, 2011, 184:602–615.

[32] DUMMER JF, EPTON MJ, COWAN JO, et al. Predicting corticosteroid response in chronic obstructive pulmonary disease using exhaled nitric oxide. Am J Respir Crit Care Med, 2009, 180:846–852.

[33] OLIN AC, ROSENGREN A, THELLE DS, et al. Increased fraction of exhaled nitric oxide predicts new-onset wheeze in a general population. Am J Respir Crit Care Med, 2010, 181:324–327.

[34] MICHILS A, BALDASSARRE S, VAN MUYLEM A. Exhaled nitric oxide and asthma control: A longitudinal study in unselected patients. Eur Respir J, 2008, 31:539–546.

[35] VAN VEEN IH, TEN BRINKE A, STERK PJ, et al. Exhaled nitric oxide predicts lung function decline in difficult-to-treat asthma. Eur Respir J, 2008, 32:344–349.

[36] DWEIK RA, SORKNESS RL, WENZEL S, et al. Use of exhaled nitric oxide measurement to identify a reactive, at-risk phenotype among patients with asthma. Am J Respir Crit Care Med, 2010, 181: 1033–1041.

[37] SMITH L, MCFADDEN ER Jr. Bronchial hyperreactivity revisited. Ann Allergy Asthma Immunol, 1995, 74:454–470.

[38] REDDY C. Bronchoprovocation testing. Clinic Rev Allerg Immunol, 2009, 37:167–172.

[39] O'CONNOR GT, SPARROW D, WEISS ST. A prospective longitudinal study of methacholine airway responsiveness as a predictor of pulmonary-function decline: the normative aging study. Am J Respir Crit Care Med, 1995, 152:87–92.

[40] BIRNBAUM S, BARREIRO TJ. Methacholine challenge testing: Identifying its diagnostic role, testing, coding and reimbursement. Chest, 2007, 131:1932–1935.

[41] KATIAL RK, COVAR RA. Bronchoprovocation testing in asthma. Immunol Allergy Clin N Am, 2012, 32:413–431.

[42] TOWNLEY RG, BEWTRA AK, NAIR NM, et al. Methacholine inhalation challenge studies. J Allergy Clin Immunol, 1979, 64: 569–574.

[43] MALMBERG P, LARSSON K, SUNDBLAD BM, et al. Importance of the time interval between FEV1 measurements in a methacholine provocation test. Eur Respir J, 1993, 6:680–686.

[44] BRITTON J, PAVORD I, RICHARDS K, et al. Factors influencing the occurrence of airway hyperreactivity in the general population: the importance of atopy and airway calibre. Eur Respir J, 1994, 7:881–887.

[45] HORSLEY JR, STERLING IJ, WATERS WE, et al. How common is increased airway reactivity amongst the elderly? Gerontology, 1993, 39:38–48.

[46] PAOLETTI P, CARROZZI L, VIEGI G, et al. Distribution of bronchial responsiveness in a general population: Effect of sex, age, smoking, and level of pulmonary function. Am J Respir Crit Care Med, 1995, 151:1770–1777.

[47] ULRIK CS. Bronchial responsiveness to inhaled histamine in both adults with intrinsic and extrinsic asthma: the importance of prechallenge forced expiratory volume in 1 second. J Allergy Clin Immunol, 1993, 91:120–126.

[48] VERBANCK S. Physiologic measurement of the small airways. Respiration, 2012, 84:177–188.

[49] BURGEL P-R. The role of small airways in obstructive airway disease. Eur Respir Rev, 2011, 20:23–33.

[50] DOWNIE SR, SALOME CM, VERBANCK S, et al. Ventilation heterogeneity is a major determinant of airway hyperresponsiveness in asthma, independent of airway inflammation. Thorax, 2007, 62:684–689.

分通气量增加程度显著。对于没有经过体育锻炼的个体,运动时心输出量可增加至静息状态下的 4~5 倍。耗氧量每提高 100mL/min,心输出量会增加 600mL/min,我们认为这是心脏、心输出量和氧耗量之间"共赢"的结果。通过自身调节提高氧摄取和增加循环,从而保障了运动时机体 O_2 的供应量。机体通过神经反射和体液调节产生的血管收缩剂来减少低代谢组织的血供,以保证收缩的肌肉能够获得更多的血供。

心输出量增加的生理上限(即心功能储备)和氧摄取能力(75%~80% 的动脉氧含量)决定了在增加运动负荷时未经锻炼个体的有氧代谢能力。超出了这些生理上限后,额外增加的运动负荷将不再伴随 O_2 的提高,此时达到耗氧量的峰值,这一最大耗氧量水平称为最大氧摄取量(maximal oxygen uptake,$\dot{V}_{O_2max}$)。以下是一位 40 岁无明显心肺疾病男性的心肺功能运动试验的测定结果(包括 $\dot{V}_{O_2max}$)见图 34-1。图中显示了个体 $\dot{V}_{O_2}$、$\dot{V}_{CO_2}$、$\dot{V}_E$ 和心率对于逐渐增加的平板运动负荷的反应,测得的 $\dot{V}_{O_2max}$ 是 2 198mL/min[27.2mL/(min·kg)]。在试验进行 2.5 阶段后(即 5min),耗氧量将保持不变,这就是耗氧量峰值。

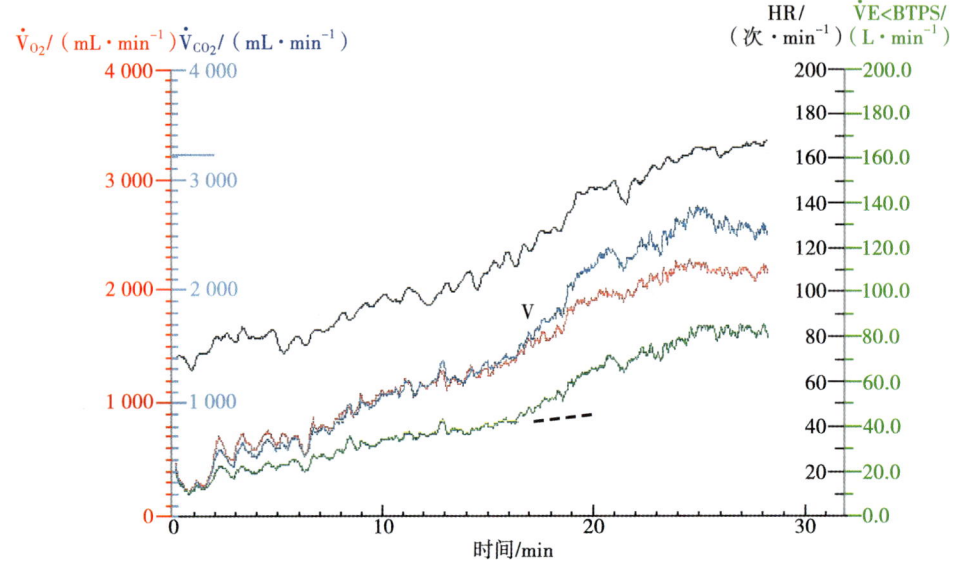

图 34-1　一位 40 岁无心肺疾病男性的心肺功能运动试验测定结果。图中所示先站立休息 2min,然后做增量式平板运动。个体反应(颜色编码)包括摄氧量(oxygen uptake,$\dot{V}_{O_2}$)、CO_2 产生量(carbon dioxide production,$\dot{V}_{CO_2}$)、每分通气量($\dot{V}_E$)和心率(heart rate,HR)。在 $\dot{V}_{CO_2}$ 曲线和 $\dot{V}_{O_2}$ 曲线交叉(箭头所示)后达到 $\dot{V}_{O_2}$ 的峰值,此为 O_2 最大摄取量($\dot{V}_{O_2max}$),即无氧阈(anaerobic threshold,AT),此后伴随着 $\dot{V}_E$ 的不成比例升高(虚线所示)。

$\dot{V}_{O_2max}$ 不等同于因出现症状而导致运动受限时的氧摄取量。$\dot{V}_{O_2max}$ 反映的是个体有氧运动能力——心血管系统的生理储备。一个中等身材未经锻炼个体的最大心输出量和动静脉氧含量差分别是 20L/min 和 12mL/dL,预计 $\dot{V}_{O_2max}$ 是 2 400mL/min。运动员有更大的心功能储备,通过骨骼肌的锻炼提高有氧代谢能力,从而获得更高的有氧运动能力。在心脏病患者中,其随着运动,心输出量的增加能力减弱,$\dot{V}_{O_2max}$ 也随之下降(如上所示)。

■ 二氧化碳产生量

右心收集全身代谢产生的 CO_2,并通过肺泡换气将其排出到周围的大气中。CO_2 作为一种呼吸刺激因子,可以维持正常的血碳酸水平。75%~80% 的 O_2 转换成 CO_2。静息状态下,CO_2 产生量平均为 190mL/min,

是体内 CO_2 的主要来源。静息状态下 $\dot{V}_{CO_2}/\dot{V}_{O_2}$ 的比值或呼吸商(R)一般为 0.75~0.85。R 的绝对值取决于饮食中碳水化合物和脂肪的比例。当机体运动时,只要有足够的氧气维持氧化代谢,$\dot{V}_{O_2}$ 和 $\dot{V}_{CO_2}$ 就会相互成比例增加。

肌肉紧张收缩时,耗氧量($\dot{V}_{O_2}$)增加到一定程度后,心脏将不能同步提供相应水平的 O_2 量。结果导致组织供 O_2 不足,此时收缩的骨骼肌为了获得能量,增加相对低效的无氧代谢。这导致收缩的骨骼肌产生过量的乳酸。乳酸迅速与碳酸氢盐通过缓冲作用产生 CO_2,这为 CO_2 的非代谢来源,产生的 CO_2 可以作为呼吸刺激因子。随之增加的 $\dot{V}_E$ 维持正常的血碳酸水平,并可以增加气体交换率至高于有氧代谢所需的水平。在剧烈运动试验中 $\dot{V}_E$、$\dot{V}_{CO_2}$ 和 $\dot{V}_{O_2}$ 不成比例的增加预示着无氧代谢的开始,此时的 $\dot{V}_{O_2}$ 水平称为无氧阈(anaerobic threshold, AT)。在无氧阈水平运动过程中，$\dot{V}_{CO_2}$ 超过 $\dot{V}_{O_2}$，$\dot{V}_E$ 不成比例增加，详见图 34-1。当达到个体的 60% 以上有氧代谢能力时，通常就会发生无氧代谢。如图 34-1 所示，一位 40 岁男性的运动反应，AT 发生在 $\dot{V}_{O_2}$ 达到 18.8mL/(min·kg) 或 69% 的 $\dot{V}_{O_2max}$ 时。

■ 心肺功能运动试验的临床应用

有轻至中度心血管或呼吸系统疾病的患者通常会出现一些影响活动的临床症状，如活动后乏力或气短。往往因生活质量受到影响而就医，以寻求进行医疗评估。在监测条件下让患者进行肌肉活动，可以评估此类症状的性质和严重程度，以及心肺功能异常的程度。心肺功能运动试验已经超过了静态心肺功能的检测方法，因为其仅可提供静息状态下测得的射血分数、肺容积或气流等信息。在逐渐递增运动负荷过程中，连续监测每一次呼吸的 $\dot{V}_{O_2}$、$\dot{V}_{CO_2}$、$\dot{V}_E$、呼吸频率和潮气量。图 34-1 所示的数据展示了整个测试过程。选择心肺功能运动试验(见上文)取决于临床疾病的性质和临床表现以及要解决的特定问题。大多数临床评估使用肌肉等张收缩的运动形式，这种运动形式对于心肺疾病患者来说，是可接受、可协调和可重复的。

然而，应当指出尽管无创伤的心肺功能运动试验虽然能够帮助确定有氧运动能力的降低程度、运动时通气功能的异常以及患者肺部疾病的严重程度，但这些参数并不是确定诊断所必需的。例如，$\dot{V}_{O_2max}$、AT 或运动时的 $\dot{V}_E$ 并不能区别导致该患者出现异常反应的(心肺)结构缺陷。这可能需要在进行 CPX 试验时进行侵入性监测以识别特定的血流动力学异常。还可能需要超声心动图和专门的肺功能检查。医生必须利用正确的临床判断和实验室辅助检查以确定心脏或肺部疾病的性质和严重程度。

■ 无创平板运动试验

散步是一种普通的日常活动，而非一项专门的技能。能够步行进入医生办公室或可在医院走廊散步的患者，就可以在无坡度的跑步机上按 1.0miles/h 或 1.5miles/h(1mile≈1.6km)的速度步行来进行平板运动试验。跑步机是可操控的。Bruce 方案，即通过在短时间内增加跑步机的速度和坡度来评估心肌缺血，这可能并不适合于运动耐量有限的患者。改进后的 Naughton 方案通过逐步提高运动强度的方式来增加心脏或肺部疾病患者的心肺功能单元负荷(表 34-2)，这些患者应具备一个宽谱范围内的运动耐量。在该方

案中，前两个级别的运动负荷非常低，对于有轻度心脏或肺部疾病的患者是一个热身阶段，但对于疾病程度重一些的患者则可能已接近极限运动量。

氧气最大摄取量($\dot{V}_{O_2max}$)指的是在增加运动负荷后，氧气消耗量保持不变时的耗氧量($\dot{V}_{O_2}$)[持续 30s 或以上变化仍<1mL/(min·kg)]。一般选取至少两个运动级别没有变化的 $\dot{V}_{O_2}$(图 34-1)。$\dot{V}_{O_2max}$ 紧随着无氧阈(AT)，其定义意味着已经达到无氧代谢水平，即无氧阈。AT 通常发生在达到患者最大有氧运动能力的 60% 时。与脚踏车运动试验相比，在逐渐增加运动负荷后，平板运动试验所获取的 $\dot{V}_{O_2max}$ 代表了更大的有氧运动能力，因为它动用了更多肌肉群。可以通过平板运动试验测得有氧运动能力来对功能损害进行分级(表 34-3)。$\dot{V}_{O_2max}$ 是一个客观衡量不同功能

表 34-2 改良的 Naughton 平板运动方案

阶段	速度/(miles·h⁻¹)	分级	机体活动
1	1.0	0	开车;坐位写字或进食
2	1.5	0	穿衣;针织;走到浴室;轻型汽车修理
3	2.0	3.5	在浴室刮胡子;清洗整个身体;食品购物
4	2.0	7.0	性生活;扫叶子;抹灰
5	2.0	10.5	堆柴火;修剪草坪(有动力的);下楼梯
6	3.0	7.5	擦洗地板;园艺;上楼梯
7	3.0	10.0	拎重物 65~80lb(29.5~36.3kg);木工;攀登山丘(不负重)
8	3.0	12.5	挖掘;铲雪;爬楼梯[负重20lb(9.1kg)]
9	3.0	15.0	超越上述水平,劳动负荷相当于非常剧烈的运动(如滑雪、篮球)
10	3.4	14.0	
11	3.4	16.0	
12	3.4	18.0	
13	3.4	20.0	
14	3.4	22.0	

1mile ≈ 1.6km。获授权引自：WEBER KT, JANICKI JS, MCELROY PA. Cardiopulmonary exercise(CPX)testing//WEBER KT, JANICKI JS. Cardiopulmonary exercise testing:physiologic principles and clinical applications. Philadelphia PA:Saunders,1986.

表34-3　心脏和循环衰竭分级

分级	严重程度	最大氧耗量/(mL·kg⁻¹·min⁻¹)	无氧阈/(mL·kg⁻¹·min⁻¹)	心脏指数的预计值/(L·m⁻²·min⁻¹)
A	无至轻度	>20	>14	>8
B	轻至中度	16~20	11~14	6~8
C	中至重度	10~16	8~11	4~6
D	中度	6~10	5~8	<4

获授权引自：WEBER KT. Gas transport and the cardiopulmonary unit//Weber KT, JANICKI JS. Cardiopulmonary exercise testing: physiologic principles and clinical applications. Philadelphia PA: Saunders, 1986.

状态的指标,而纽约心脏协会标准是基于患者和医生的主观意愿。运动平板 $\dot{V}_{O_2max}$ 的测定方法在有不同程度心血管疾病患者中的重复性好。$\dot{V}_{O_2max}$ < 20mL/(min·kg) 被定为是有氧运动能力受损的界定标准,成年男性和女性,包括老年人(65 岁以上),预期 $\dot{V}_{O_2max}$ > 20mL/(min·kg)。

无症状的平板运动时长不能等同于 $\dot{V}_{O_2max}$,平板运动时间并没有客观的可以量化的终点。在相同级别的平板运动试验中,步态和体重差异可以导致不同的有氧运动能力。因出现症状而导致运动停止时间受患者主观意愿和医生个人见解的影响。通过运动后心率峰值来衡量 $\dot{V}_{O_2max}$ 也不精确,尤其在心房纤颤的患者中更是如此。

可以通过一种或者多种标准来确定无氧阈(AT):①相对于 $\dot{V}_{O_2}$ 的 $\dot{V}_{CO_2}$、$\dot{V}_E$ 不成比例的增加。②呼气末 CO_2 相对于呼气末 O_2 不成比例增高。这些标准很好地利用每一次呼吸的呼吸气体交换数据。我们实验室采用一种较为简单的方法。在运动平板试验中 $\dot{V}_{O_2}$ 和 $\dot{V}_{CO_2}$ 曲线相交的点,也就是 R>1.0 的点获取的 $\dot{V}_{O_2}$,即是 AT。图 34-1 所示,随着平板运动强度的增加,监测每一次受试者呼吸中气体交换数据,描绘 $\dot{V}_{CO_2}$ 和 $\dot{V}_{O_2}$ 曲线的交叉情况,这一交叉点也就是 $\dot{V}_E$ 不成比例增高的点。对于很多有心脏或者循环衰竭的患者来说,间隔数天或数周分别通过这种非侵入性方法测定 AT,可重复性很好,而且与乳酸阈值相吻合(见上文)。

增加平板运动负荷后,正常的通气反应是呼吸频率和潮气量增加从而导致 $\dot{V}_E$ 增加。在常规肺功能检查中,最大自主通气量(maximal voluntary ventilation,MVV)和肺活量(vital capacity)所代表的通气储备只部分应用于正常人的轻度、中度和最大运动量。最大运动量时 $\dot{V}_E$ 与 MVV 的比值反映了这一通气储备的运用情况。正常个体和心血管疾病患者的运动 $\dot{V}_E$ 很少

超过 MMV 的 50%,并且最大运动潮气量和肺活量比值也是如此。限定这些通气反应与静息状态下保持通气呼吸做功后而不出现乏力和气短的表现密切相关。

脉氧监测仪,无论是置于耳垂还是手指,都可以实现非侵入性监测运动过程中动脉血氧饱和度。这是一个筛选可能存在血氧下降患者(如那些存在右向左分流的先天性心脏病、限制性或阻塞性肺疾病或肺血管疾病患者)的有效方法。正常人和慢性心脏循环功能衰竭患者在运动过程中不会出现低氧血症(动脉血氧饱和度低于 90% 以下)。建议对脉氧仪上脉氧饱和度下降明显的患者,在进行重复运动时直接行动脉血气分析以确定检查。

因此,增量平板运动试验可以用于确定:亚极量运动试验中的 AT、极量运动中的 AT 和 $\dot{V}_{O_2max}$,以及亚极量和极量运动时的通气反应和动脉氧饱和度的下降情况。

■ 有创运动平板试验

我们有必要通过侵入性血流动力学监测方法更好地确定潜在的心肺疾病的性质和严重性。三腔漂浮导管可以安全用于直立位运动期间的血流动力学监测。正常人增量运动平板试验血流动力学反应的特点是心输出量逐渐增加,而仅伴随左心室和右心室充盈压轻度增高。心脏输出量增加是因为心脏搏出量增加(在低中度负荷时最明显)和心率加快(伴随整个运动反应)。在运动量逐渐增加至超过最大运动负荷的 70% 过程中,全身氧摄取量逐步上升。当 O_2 摄取量超过 60% 和当受试者运动负荷氧耗量超过 60% 的 $\dot{V}_{O_2max}$ 时,对肺动脉血取样观察,发现混合静脉血乳酸浓度升高。

在直立运动时收缩压和平均动脉压上升。由于骨骼肌血管舒张,运动过程中动脉舒张压基本保持不变。在逐渐增加的等张运动过程中全身血管阻力下降 50%,约 600dynes·s·cm⁻⁵。在正常人中,肺动脉收缩压、平均压和舒张压在运动中仅轻度增加,仅在工作负荷较高时才显著增加。同全身血管阻力一样,在增量等张运动中肺血管阻力下降 50%,约 60dynes·s·cm⁻⁵。

慢性心力衰竭

从生理角度说,心力衰竭是指继发于心肌疾病而导致心脏输出功能受损,如缺血性心脏病和扩张型心

肌病等。$\dot{V}_{O_2max}$ 和 AT 都可以预测心功能储备以及心力衰竭的严重程度。这些参数有助于更客观地显示患者的功能状态，而这方面用心脏射血分数则难以预测，例如有的患者在射血分数 20% 以下时仍然可以游泳。

■ 收缩功能障碍

慢性心力衰竭患者的最大心输出量在增量平板运动试验中达到 $\dot{V}_{O_2max}$ 的过程中发挥重要作用。这个结论已被许多研究证实。有氧代谢能力障碍是通过对运动过程中的 AT 和 $\dot{V}_{O_2max}$ 进行衡量并进行功能分级，如表 34-3 所示。反过来这些参数可以用于预测最大心脏功能运动指数（或心脏储备）。图 34-2 是两位慢性心力衰竭患者的 $\dot{V}_{O_2max}$ 和 AT 实例（一例是 B 级，另一例是 C 级）。测定此类患者的 $\dot{V}_{O_2max}$ 时，他们必须运动到最大极限。AT 是在亚极量运动负荷时获取的，也可用于心功能不全分级。

平板运动试验过程中可以通过使用测定心输出量和混合静脉乳酸浓度的侵入性方法对这些参数进行校正。缺血性心脏病或者心肌病可引起不同程度（从 A 级到 D 级）的慢性心力衰竭。在每一个运动级别，在极限运动时动静脉血氧含量差增加至 ≥12mL/

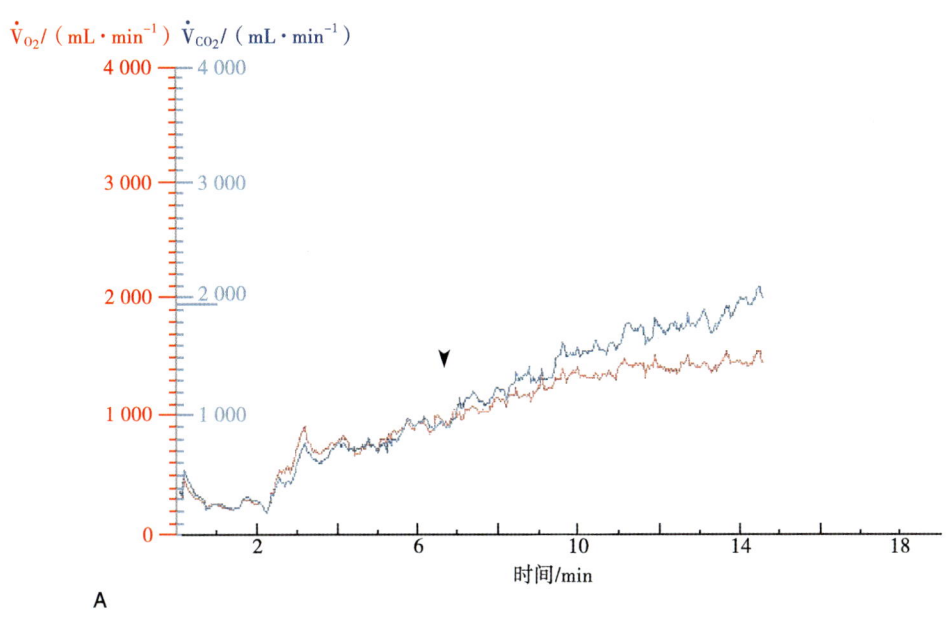

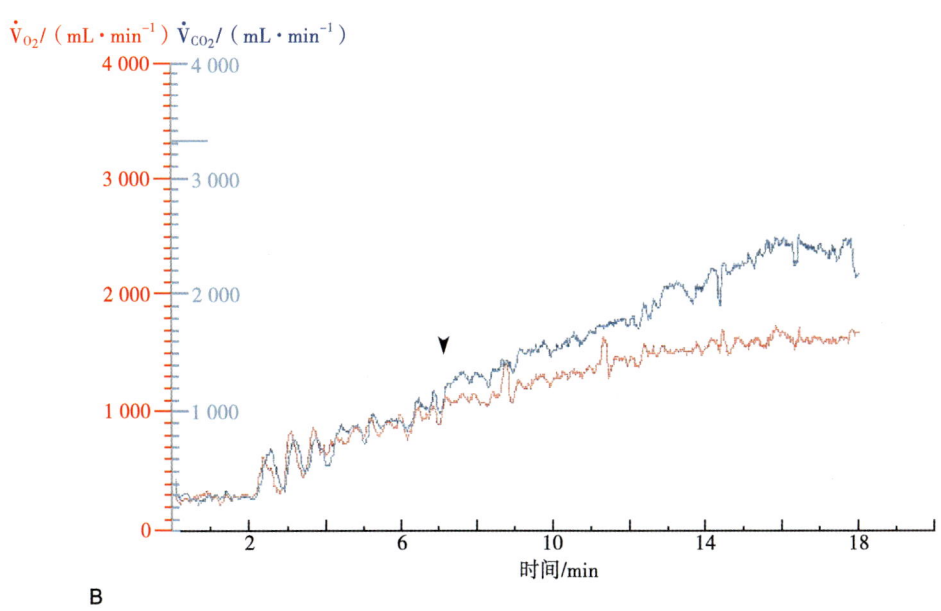

图 34-2　一位 45 岁女性（A）和一位 40 岁男性（B）的心肺功能运动测试结果，二者都患有缺血性心脏病和慢性心力衰竭。图中仅显示 $\dot{V}_{O_2}$ 和 $\dot{V}_{CO_2}$，以便更好地显示每位患者达到的 AT 和 $\dot{V}_{O_2max}$。上图（A）可见 $\dot{V}_{O_2}$ 11.6mL/（min·kg）时达到 AT，$\dot{V}_{O_2max}$ 为 16.5mL/（min·kg）。这表示患者功能分级为 B 级。下图（B）AT 和 $\dot{V}_{O_2max}$ 分别为 8.5mL/（min·kg）和 13.7mL/（min·kg）。对应的功能分级为 C 级。

dL,此时对应的组织氧摄取率超过70%,提示氧摄取量达到最大生理水平。因此慢性心脏病患者的有氧代谢能力降低主要是由于心脏储备能力受损。随着平板运动量的增加,心输出量-氧耗量的关系曲线见图34-3。每一个运动级别的最大心输出量可以由在静息状态下和每一个运动级别时最大氧耗量(定为100%)的百分数来表示。在每一个运动级别,$\dot{V}_{O_2}$每增加1dL/(min·m²),心输出量就增加600mL/(min·m²)。这证明了心脏对于组织氧需求量的反应与心力衰竭程度无关,而受限于它所能达到的最大心输出量。不同等级的心功能患者在最大运动量时所能达到的心输出量之间不同。心脏储备功能的进行性下降是导致这些患者有氧代谢能力不同的原因。因此$\dot{V}_{O_2max}$是运动时最大心输出量的非侵入性测定表示方法,表34-3中给出了不同心功能等级的 $\dot{V}_{O_2max}$。

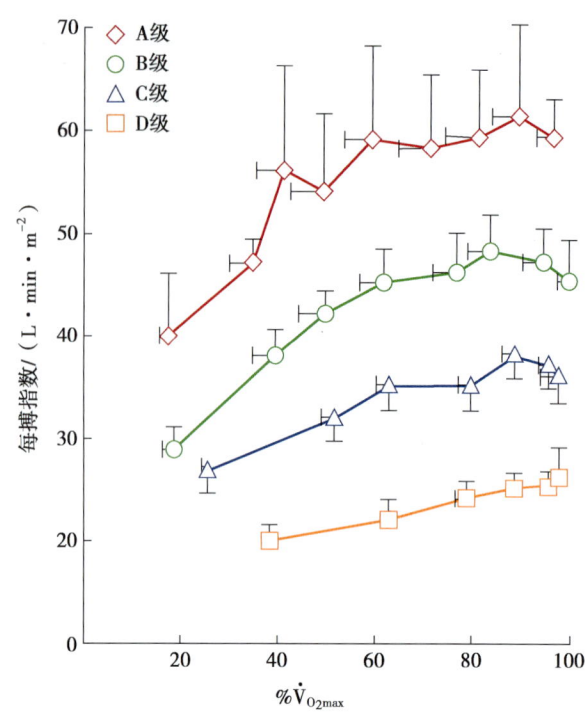

图34-4 不同严重程度(表示为功能分级)的慢性心力衰竭患者的平板运动每搏输出量指数与校正后的有氧运动能力之间的关系。获授权引自:WEBER KT, JANICKI JS. Cardiopulmonary exercise testing for evaluation of chronic cardiac failure. Am J Cardiol, 1985, 55 (2):22A-31A.

出量能增加25%,但心功能D级的患者运动后每搏输出量与静息状态下每搏量的差异不大。运动后每搏输出量是多方面因素决定的,包括心室壁张力、运动时可能出现的二尖瓣或三尖瓣反流以及心肌收缩力降低。

对于慢性心力衰竭的每个心功能等级,心率-$\dot{V}_{O_2}$对逐渐增加的直立位运动引起的变化可以通过心率-$\dot{V}_{O_2}$关系曲线的斜率来表示。平均斜率是$\dot{V}_{O_2}$每增加1mL/(min·kg)而心率增加3.6次/min。心率峰值是通过最大运动负荷的函数计算获得的。因此不同心功能等级对应的最大运动心率是不一样的。对于心功能D级的患者来说,心率升高是运动中增加心输出量的唯一机制。

一些慢性心力衰竭患者在静息状态和整个运动过程中或仅在运动过程中会出现窦性心动过速,从而偏离了这一心率-$\dot{V}_{O_2}$关系曲线。在射血分数降低和存在心室扩张时,快速心律失常进一步减低运动时心输出量和降低有氧运动能力。在这些情况下,β-肾上腺素能受体阻断剂可减轻静息或运动心率的变化。这种在运动状态时出现的功能失常(见下文)也可能发生在慢性心房颤动患者中。图34-5所显示的是一位房颤和不明原因扩张性心肌病的患者在增量平板运

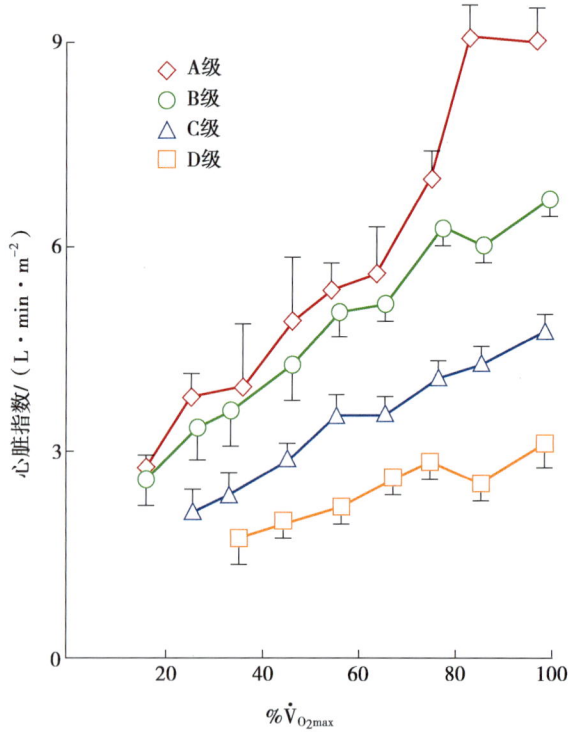

图34-3 不同病因和严重程度(根据各功能分级细分)的慢性心力衰竭患者的平板运动心脏指数与校正后的有氧运动能力之间的关系。获授权引自:WEBER KT, JANICKI JS. Cardiopulmonary exercise testing for evaluation of chronic cardiac failure. Am J Cardiol,1985,55(2):22A-31A.

心输出量对运动的反应是增加心脏每搏量和心率。慢性心力衰竭患者的每搏输出量对于不同运动级别的反应见图34-4。A级和B级心力衰竭患者在轻体力活动时每搏输出量上升50%,相当于不到60%的 $\dot{V}_{O_2max}$;再增加运动负荷时,每搏输出量的增加并不再明显。心功能C级的患者在亚极限运动时,每搏输

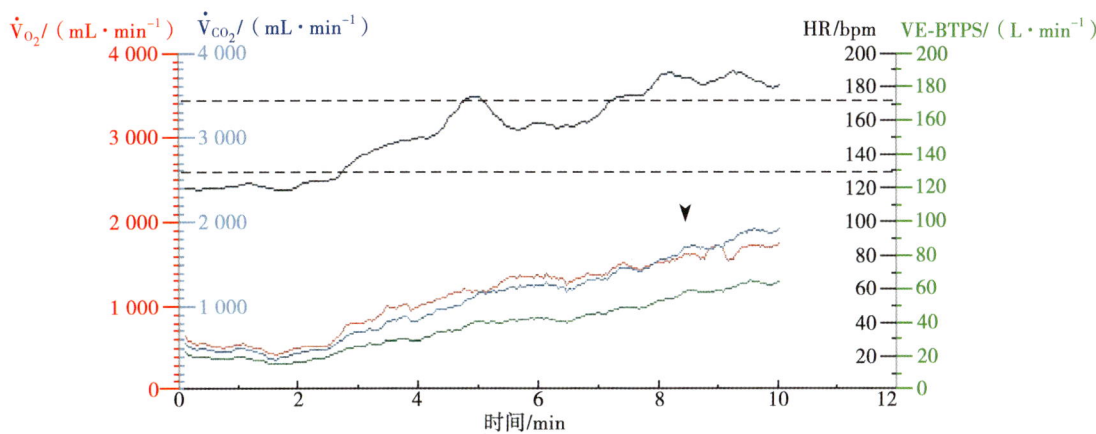

图 34-5 一位 48 岁心房颤动和扩张性(特发性)心肌病男性患者的运动心肺功能试验测试结果。监测到休息时和整个增量平板运动时的快速心率。虚线表示此患者最大心率的预测值范围。他在运动的第一阶段即达到了这个心率,并在运动的最后阶段超过了这个心率。说明这是一个不适当的心率反应。AT 为 $13mL/(min \cdot kg)$(箭头所示),符合功能分级的 B 级。他没有达到 $\dot{V}_{O_2max}$,只标记出 $15mL/(min \cdot kg)$ 的最大 $\dot{V}_{O_2}$ 值。

动试验(Naughton 方案)中出现不适当快速心律失常的例子。

如同正常人,当组织氧摄取量超过 60% 时,慢性心力衰竭患者体内也开始产生乳酸。当超过 $\dot{V}_{O_2max}$ 60% 或以上时,运动中混合静脉乳酸浓度增加,超过静息状态的正常值。考虑到不同运动级别的有氧运动能力差异,不同运动负荷与乳酸的阈值密切相关(图 34-6)。心功能 D 级患者的心输出量反应是有限的,乳酸阈值在很低的运动负荷时就会出现 $\dot{V}_{O_2}$ 5~8mL/$(min \cdot kg)$。心功能 C、B 和 A 级的患者出现乳酸升高对应的 $\dot{V}_{O_2}$ 数值则分别为 8~11mL/$(min \cdot kg)$、11~

14mL/$(min \cdot kg)$ 和高于 14mL/$(min \cdot kg)$。因此,乳酸阈值和 $\dot{V}_{O_2max}$ 反映慢性心力衰竭的严重程度,如表 34-3。如前所述,测量呼吸气体交换 AT 是非侵入性测定方法,与其相对应的有创测定方法是测量其乳酸水平。

在慢性心力衰竭患者中,通过测量阻塞性肺毛细血管楔压评估左心室充盈压在不同运动级别的上升程度(图 34-7)。对于心功能 A 级的患者来说,等张运动时肺毛细血管楔压升高很少超过 18mmHg。这类似于正常人的反应。在心功能 B 级的患者中,运动时肺毛细血管楔压增高比较明显,经常增加到 25mmHg 或

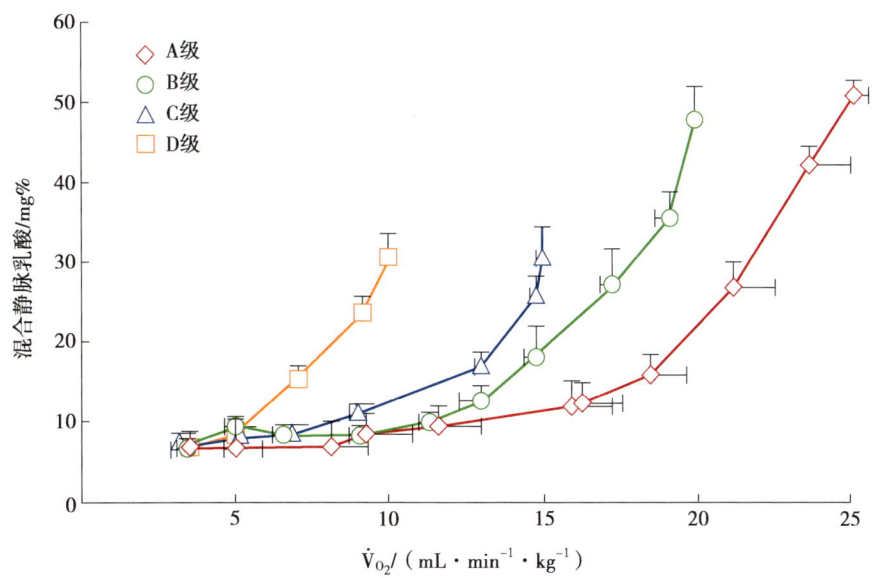

图 34-6 混合静脉乳酸浓度与不同严重程度慢性心力衰竭患者在增量平板运动试验中 $\dot{V}_{O_2}$ 之间的关系,按功能分级分组。获授权引自:WEBER KT,JANICKI JS. Cardiopulmonary exercise testing for evaluation of chronic cardiac failure. Am J Cardiol,1985,55(2):22A-31A.

存在右心室功能障碍。用超声心动图参数分析右室功能不全。存在右心室功能不全患者的氧耗量明显低于无右心室功能不全的下壁心肌梗死患者。

慢性循环衰竭

循环衰竭,在生理学上是指心脏不能根据当时的 $\dot{V}_{O_2}$ 相应地提高心输出量。导致这一结果的原因是心肌外的疾病,包括心脏瓣膜病、内源性肺动脉血管疾病、心包疾病和贫血。

■ 心脏瓣膜病

二尖瓣或主动脉瓣疾病可能会改变心肺功能单元的功能完整性,从而减弱心脏根据 $\dot{V}_{O_2}$ 增加心输出量的能力。慢性瓣膜病引起的心肺功能单元的病理生理改变,包括右心超负荷和肺血管、肺间质的结构重塑,决定了瓣膜置换术的临床过程和预后。术前心脏功能储备受损越明显,患者远期预后越差。同样,肺血管阻力增高越明显,恢复正常水平也就越晚,术后症状缓解也越慢。决定手术治疗前需要评估患者心肺功能状态,常通过无创手段进行评估,并需长期监测心脏储备功能有无下降。无创CPX试验可以实现这个目的。因为主动脉瓣狭窄患者在运动过程中发生晕厥、心肌缺血和心律失常的风险较高,所以这些患者在进行该项检查运动试验时需要高度警惕。

二尖瓣和主动脉瓣关闭不全是可能导致慢性循环衰竭的疾病。二者都能造成左心室容量超负荷。心室功能障碍通常是不可预知的,最初可能只出现在剧烈的体力活动中。随着功能障碍不断进展,最终在较低水平的活动中甚至休息时也可出现症状。

在二尖瓣或主动脉瓣关闭不全患者中,A、B、C或D级患者在静息状态下心输出量往往无明显差异。然而,由于心脏储备功能减少,有氧代谢能力(aerobic capacity)也相应下降,而全身氧摄取能力没有受损。因此,与慢性心力衰竭一样,任何有氧代谢能力的下降都是由于最大心输出量下降所致。在心输出量增加的情况下,不同级别的患者在运动过程中心输出量与 $\dot{V}_{O_2}$ 的关系保持不变,即 $\dot{V}_{O_2}$ 每升高 $1dL/(min \cdot m^2)$ 心输出量平均升高 $600mL/(min \cdot m^2)$。每个运动级别的心输出量和肺毛细血管楔压的反应见图34-8。如同慢性心力衰竭,C级和D级患者楔压明显升高;心功能B级的二尖瓣或主动脉瓣关闭不全患者亦是如此。然而,这些患者在运动后并不会出现肺淤血的临床表现,其呼吸困难与乳酸阈值有关。运动时的肺毛细血管楔压并不能反映这些患者的有氧代谢能力或

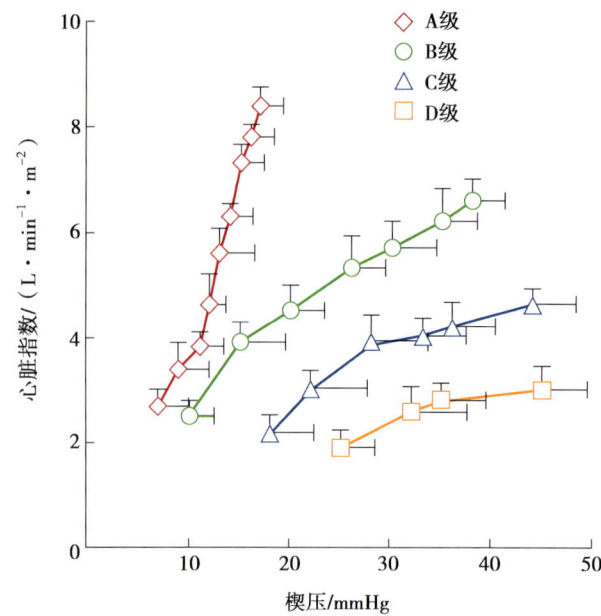

图34-8　慢性二尖瓣或主动脉瓣关闭不全患者的运动平板心脏指数与肺毛细血管楔压间的关系,按功能分级分组。获授权引自:WEBER KT, JANICKI JS. Cardiopulmonary exercise testing: physiologic principles and clinical applications. Philadelphia: WB Saunders, 1986.

功能分级。

在瓣膜功能不全而导致无法达到 $\dot{V}_{O_2max}$ 的患者中,AT可作为替代指标。乳酸阈值发生在 $60\% \sim 70\%$ 有氧代谢水平时,此时全身摄氧量 $\geq 60\%$。图34-9描绘了二尖瓣或主动脉瓣关闭不全患者在每个运动级别中混合静脉乳酸浓度作为评估有氧代谢功能的变化曲线。如同慢性心力衰竭患者,随着瓣膜疾病严重程度增加,乳酸阈值逐渐降低。侵入性方法测量的乳酸阈值与通过使用无创呼吸气体交换方法测量得到的结果有很好的相关性(见上文)。

风湿性二尖瓣狭窄后,缩窄的二尖瓣口面积导致左心房扩大、肺静脉高压和右心压力负荷过高,致使大多数患者肺血管阻力为 $200 \sim 600dynes \cdot s \cdot cm^{-5}$。二尖瓣狭窄是休息和运动时左室充盈减少的原因。运动相关的心率增加导致舒张期充盈时间缩短,进一步减少左心室充盈量。

二尖瓣狭窄引起慢性循环衰竭患者,心输出量不能随着运动负荷增加而相应增加。对于大多数有症状的患者而言,在症状限制的运动中,由于限制性的心搏量反应,并不能使心输出量成比例增加。全身氧摄取量随着运动加量而显著增加,肺毛细血管楔压和平均肺动脉压也显著增加。二尖瓣狭窄的术前评估不仅要计算二尖瓣面积,还包括通过心肺运动试验测得的心脏储备功能。手术的相关决策应该基于这些客观措施和临床判断,而不是仅仅取决于实验室测量

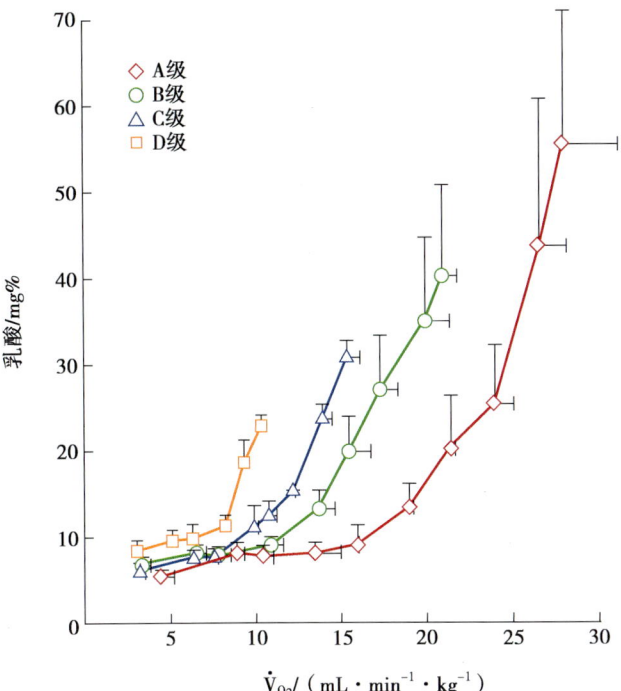

图 34-9 增量运动平板试验期间观察到的慢性二尖瓣关闭不全或主动脉瓣关闭不全患者混合静脉乳酸浓度与 $\dot{V}_{O_2}$ 之间的关系。与慢性心力衰竭患者类似,在不同的功能分级中乳酸阈值(乳酸>12mg/dL)出现在不同的 $\dot{V}_{O_2}$ 水平。获授权引自:WEBER KT, JANICKI JS. Cardiopulmonary exercise testing: physiologic principles and clinical applications. Philadelphia: WB Saunders, 1986.

的瓣膜面积减少值。

通过 CPX 试验对瓣膜手术患者进行术前评估可帮助预测术后恢复程度。进行手术治疗的二尖瓣和主动脉关闭不全患者术前 $\dot{V}_{O_2}$ 峰值 ≥ 19mL/(min·kg),术后 1 年心功能可恢复到 NYHA 分级 I 级的比例较高。$\dot{V}_{O_2max}$ 和 AT 可用于随访瓣膜手术患者术后康复训练的改善情况。当临床症状和超声心动数据之间存在差异时,运动参数有助于评估心脏瓣膜病患者的病情。在中重度二尖瓣狭窄患者中,$\dot{V}_{O_2max}$ 预测值 <75% 比 >75% 的患者在运动结束后的跨瓣压差和肺动脉压力更高。

在不存在肺动脉高压的二尖瓣置换术中,与不合并明显三尖瓣反流患者相比,存在明显三尖瓣反流患者的 $\dot{V}_{O_2max}$ 和 AT 更低,$\dot{V}_E/\dot{V}_{CO_2}$ 曲线更陡。

■ 肥厚型心肌病

众所周知,肥厚型心肌病是由基因决定的心血管疾病,以明显的左心室肥厚为特征,左心室肥厚可以是不对称性、同心性或局限性的(心尖)。这种疾病存在两个主要临床问题:猝死风险,以及在缺乏经典的不对称间隔肥厚和血流动力学表现时诊断困难。一般而言,运动

试验是一个简单但欠精确的筛选恶性心律失常的方法。CPX 试验已被用于区分运动员的生理性左室肥厚和肥厚型心肌病。$\dot{V}_{O_2}$ 峰值在运动员中明显增高。$\dot{V}_{O_2}$ 峰值高于 $\dot{V}_{O_2max}$ 预测值的 20% 以上就可以区分生理性心肌肥厚组和基因相关的肥厚型心肌病组。许多肥厚型心肌病患者有疲劳和呼吸困难的症状,但这些症状与血流动力学表现并不匹配。CPX 试验可以区分真正的功能异常和症状感知异常。$\dot{V}_{O_2}$ 峰值占预测的百分数结合生活质量问卷,似乎有帮助鉴别二者。

■ 阻塞性睡眠呼吸暂停

CPX 试验可以在睡眠呼吸暂停患者中安全地进行,评估气体交换的异常和患者对持续正压通气治疗的反应。中度或重度阻塞性睡眠呼吸暂停伴有运动功能受损的患者 $\dot{V}_{O_2}$ 峰值和 AT 降低。CPX 检测的异常参数可以通过持续正压通气治疗得到改善。在一项涉及严重睡眠呼吸暂停的研究中,经过 2 个月的经鼻持续正压通气治疗后,右心室射血分数、$\dot{V}_{O_2}$ 峰值、AT 和脉氧均提高。

在心力衰竭患者中,合并中枢性睡眠呼吸暂停的比没有合并的死亡率要高。心力衰竭患者通常缺乏中枢性睡眠呼吸暂停的典型症状,因此其发病率可能被低估。治疗心力衰竭患者的中枢性睡眠呼吸暂停对心脏功能恢复是有益的。伴有中枢性睡眠呼吸暂停的心力衰竭患者运动时通气反应明显增强。这表现在 $\dot{V}_E/\dot{V}_{CO_2}$ 斜率显著增加上,这一斜率与睡眠呼吸暂停的严重程度相关。因此,如果心力衰竭患者有 $\dot{V}_E/\dot{V}_{CO_2}$ 斜率增高,应完善睡眠相关检查以确定是否存在睡眠呼吸暂停。

■ 先天性心脏病

患有发绀型先天性心脏病患者的运动耐量是有限的。CPX 试验可以客观评估其运动功能受限和通气效率。

在一项对 25 名患发绀型先天性心脏病且未治疗的成年患者的研究中,疾病组摄氧量峰值和动脉氧分压与正常对照组相比明显降低,而 Pa_{CO_2} 只是略有降低。研究发现由 $\dot{V}_E/\dot{V}_{CO_2}$ 所代表的通气效率在休息和运动时均明显受损。$\dot{V}_E/\dot{V}_{CO_2}$ 比低氧血症和氧摄取量峰值与患者出现症状的相关性更强。相同 NYHA 心功能分级的成人先天性心脏病和心力衰竭患者在 $\dot{V}_{O_2}$ 峰值上无明显差异。

CPX 试验也被用来评估成人房间隔缺损经导管封堵术后的治疗反应。据报道封堵术后患者摄氧量

峰值、脉氧峰值和肺活量均得到了改善。在一项研究中，发现 $\dot{V}_{O_2}$ 斜率延长和 $\dot{V}_{CO_2}$ 斜率显著增加，使最大运动后功能恢复得到改善。

Ebstein 畸形患者行三尖瓣手术能降低右心室容积、增加肺血流量、增加左室充盈和心输出量。这可以通过增加 $\dot{V}_{O_2max}$ 来印证。

■ 肺动脉高压

肺动脉高压表现为静息或运动时肺动脉压力异常升高（见第 72 章）。慢性左心衰竭伴左心房压升高是肺静脉高压最常见的原因。肺动脉高压（pulmonary arterial hypertension，PAH）常因原发性肺血管疾病或由于内源性肺疾病引起的低氧血症致肺小动脉血管收缩引起。PAH 造成了右心室压力超负荷和左心室充盈障碍，导致运动心输出量受到损害，并且有氧运动能力下降。PAH 是引起慢性循环衰竭的一种疾病。

对 PAH 患者选择性使用三腔漂浮导管进行右心导管置管，随后通过运动试验进行研究。表 34-4 给出了患者在休息和最大平板运动时的血流动力学反应。休息时，右心和肺动脉压超出正常范围。静息时右心室收缩压超过 50mmHg，1/4 的患者接近或超过左心室（和全身动脉）收缩压。这些患者在静息状态下肺毛细血管楔压正常。对所有患者计算所得的肺血管阻力均超过正常上限（170dynes·s·cm^{-5}）；超过 1/3 的患者该数值高于 1 000dynes·s·cm^{-5}，接近全身血管阻力。

每个功能级别的最大运动负荷时的心输出量峰值（表 34-3）与在慢性心力衰竭和心脏瓣膜病中观察

表 34-4　非缺氧性肺血管病和肺动脉高压患者在休息、最大运动负荷时的血流动力学

指标	休息	运动
PA/mmHg	29±9	47±20
RVSP/mmHg	52±30	86±37
RVDP/mmHg	7±4	16±10
PCW/mmHg	10±3	22±14
PVR/(dynes·s·cm^{-5})	412±319	302±331
CO/(L·m^{-2}·min^{-1})	2.8±1.6	5.3±2.2
AP/mmHg	106±6	130±8
Art O$_2$ sat/%	97±2	96±2

PA：平均肺动脉压（mean pulmonary artery pressure）；RVSP：右心室收缩压（right ventricular systolic pressures）；RVDP：右心室舒张压（right ventricular diastolic pressures）；PCW：楔压（wedge pressure）；PVR：肺血管阻力（pulmonary vascular resistance）；CO：心输出量（cardiac output）；AP：平均动脉压（mean arterial pressure）。获授权引自：WEBER KT，JANICKI JS. Pulmonary hypertension//WEBER KT，JANICKI JS. Cardiopulmonary exercise testing：physiologic principles and clinical applications. Philadelphia PA：Saunders，1986.

到的结果相似。运动时心输出量减少与肺血管阻力升高的程度有关。静息状态下肺血管阻力明显升高的患者（>1 000dynes·s·cm^{-5}）证明其功能分级为 D 级。在存在原发性肺血管疾病患者的一组研究中，运动过程中没有观察到动脉血氧饱和度下降，显示出心脏储备功能的重要性，即当右心室不能产生足够的肺血流量以维持左室充盈时，也能保证全身血流量。PAH 患者常因呼吸困难和/或疲劳停止锻炼；但并没有出现胸骨后胸痛、头晕或晕厥；也未发生心律失常。在大多数情况下，$\dot{V}_{O_2max}$ 是可以确定的；最终，也可以获得 AT（见上文）。图 34-10 所示是一位 42 岁 PAH 女

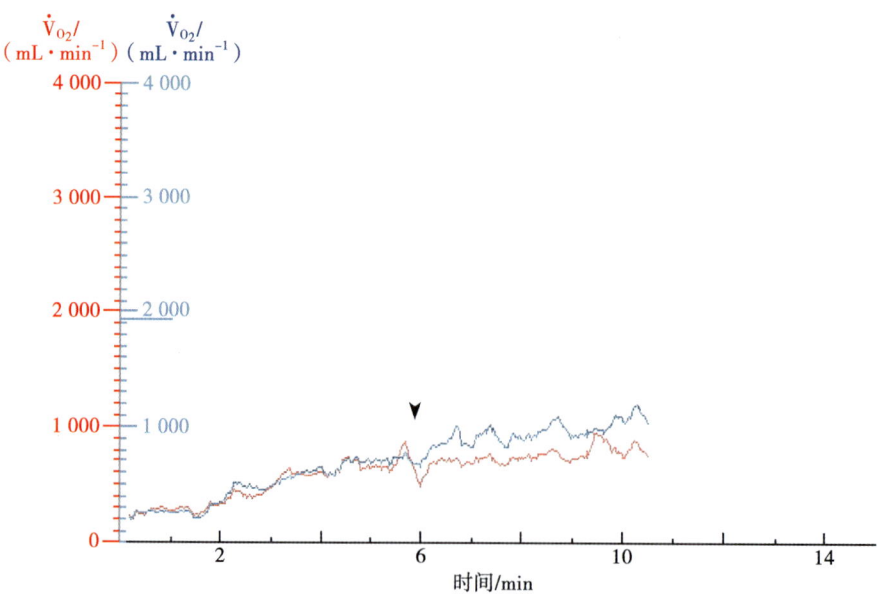

图 34-10　一名 42 岁不明原因肺动脉高血压女性患者的心肺运动功能试验结果。前 2min 代表站立休息。患者在第 2 阶段的运动中（1.5mph，0 级）达到的 AT 为 7mL/(min·kg)，$\dot{V}_{O_2max}$ 为 10mL/(min·kg)，对应功能等级 D。

患者的 CPX 试验结果。

PAH 患者有明显的通气-灌注不匹配,运动时通气量增加。这种通气效率异常反应能导致呼气末 CO_2 减少(pET_{CO_2})。呼气末 CO_2 浓度下降与 $\dot{V}_{O_2}$ 预计值下降和平均肺动脉压升高是成比例的。正常人 pET_{CO_2} 从静息状态到无氧阈水平逐渐升高,而 PAH 患者的 pET_{CO_2} 从静息到 AT 水平逐渐降低。在 CPX 试验中 CO_2 产生量和每分通气量之间的回归斜率也可以用来评估通气-灌注的不匹配。肺动脉高压患者的 $\dot{V}_E/\dot{V}_{CO_2}$ 斜率比同一 $\dot{V}_{O_2}$ 峰值水平的心功能不全患者的 $\dot{V}_E/\dot{V}_{CO_2}$ 斜率要高。反之,对于相同 $\dot{V}_E/\dot{V}_{CO_2}$ 斜率的肺动脉高压患者和左室功能不全患者而言,左心室功能障碍患者的 $\dot{V}_{O_2}$ 峰值更低。

测定肺动脉高压患者 CPX 参数既可靠又可重复,即使患者的运动耐量受限。这些参数和 $D_{L_{CO}}$ 及 NYHA 分级降低相关。甚至在肺高压患儿中,$\dot{V}_{O_2}$ 峰值与肺血管指数也密切相关。CPX 试验可用于 PAH 患者治疗策略安全性和有效性的客观评价。在这些患者中 $\dot{V}_{O_2}$ 峰值是关于存活的一个独立的强预测因子。

慢性肺疾病

一个正常个体在进行最大运动时,每分通气量很少超过 50% MVV;此外,潮气量一般不超过 50% 的肺活量。考虑到这一巨大的通气储备,运动通常不受通气的限制。但肺疾病患者的情况并非如此,其通气储备减少。许多因素可能限制肺部疾病患者的运动,包括肺力学改变、气体交换受损以及由此产生的低氧血症、肺动脉高压或呼吸肌疲劳。

■ 阻塞性肺疾病

活动耐量下降在慢性阻塞性肺疾病(chronic obstructive pulmonary disease,COPD)患者中很常见,呼吸困难导致体力活动受限。慢性阻塞性肺疾病患者在任何工作负荷下都有相对较高的通气量,这主要是由于无效腔通气量增加所致。由于 MVV 减少而运动 $\dot{V}_E$ 增加,这些患者运动时 $\dot{V}_E$/MVV 比值经常超过 75%。动用这样大比例的通气储备是不能持久的,因此最终会出现气短并终止运动。在中度或重度 COPD 患者中,这种情况通常在他们到达 AT 之前就已经发生,这意味着通气功能降低限制了运动,而不是心源性因素。运动终止后工作负荷量对应的是 $\dot{V}_{O_2}$;而不是患者的 $\dot{V}_{O_2}$ 峰值,但慢性心功能或循环衰竭的患者可以

达到 $\dot{V}_{O_2max}$,后者通气功能并不限制运动。

重度肺气肿患者的 $D_{L_{CO}}$ 降低与肺泡毛细血管破坏相关。在这些患者中,运动过程中经常出现动脉血氧饱和度显著下降。这与慢性支气管炎患者不同,后者动脉血氧饱和度甚至可能升高。在这些患者中,氧合能力改善是通气-灌注比例低的区域通气得到改善的结果。$D_{L_{CO}}$ 下降预示着运动会引起动脉血氧饱和度下降。$D_{L_{CO}}$ <55% 预计值的患者最有可能出现运动后低氧血症。动脉低氧血症限制了活动耐力,原因有以下方面:①运动肌肉的氧供减少,包括呼吸肌;②刺激呼吸的化学驱动增加,引起在一定工作负荷时出现不适当的每分通气量;③继发肺血管收缩。

通过 CPX 试验检测 COPD 患者的 $\dot{V}_{O_2}$ 峰值,是对其运动能力的一个客观评价。重度 COPD 患者 $\dot{V}_{O_2}$ 峰值与静息 FEV_1 占预计值的比值、总平板运动时间和总体代谢量相关。慢性阻塞性肺疾病患者因气短而申请残疾时,CPX 试验能比单独肺功能检查更好确定患者的呼吸受限程度。

慢性阻塞性肺疾病患者运动后呼吸能力的增加可以通过测量在 $\dot{V}_{O_2}$ 峰值时 $\dot{V}_E$/MVV 比值,也可以通过静息状态下肺功能测定的 FEV_1/FVC 进行预测。COPD 患者的 $\dot{V}_{O_2}$ 峰值可以应用患者行走的距离和肺功能测试通过公式进行估算。但是,测量和估算的 $\dot{V}_{O_2}$ 峰值难以预测患者的运动能力。如果将 $\dot{V}_{O_2}$ 峰值用于临床诊断,应该采用测量值,而不是估算值。慢性阻塞性肺疾病患者运动能力的降低被认为与骨骼肌功能异常有关。COPD 患者的 $\dot{V}_{O_2}$ 峰值与无脂肪体重(即肌肉组织生物阻抗指数)有关。COPD 患者通过 CPX 试验获得的生理参数对预后也有预测意义。基于多因素方差分析,动脉氧分压斜率(即 $\Delta Pa_{O_2}/\Delta\dot{V}_{O_2}$)与生存相关性最密切。同样,$Pa_{O_2max}$ 和 FEV_1 被认为是与死亡率相关的独立预测因素。总之,COPD 患者的 $\dot{V}_{O_2}$ 峰值和肺功能参数之间存在线性关系。

■ 限制性肺疾病

间质性肺疾病包括多种疾病病因,该病患者表现为活动后限制性呼吸困难,这可能是继发于通气储备降低或不断加重的动脉血氧饱和度下降。对出现与肺功能测试不匹配的呼吸困难的患者进行运动功能评价是有意义的。胸部影像学异常的患者可能在出现肺功能异常之前就已经出现劳力性呼吸困难。运动试验可在这些患者中有助于发现通气储备异常及其随时间的变化。在相同 $\dot{V}_{O_2}$ 水平的间质性肺病患者与正常人相比,一般呼吸频率偏高、潮气量偏低。这

因为患者的 MVV 减少,其运动能力受限,即使动用了近乎所有衰减的通气储备依然如此。

如同在气道疾病中的意义,$D_{L_{CO}}$ 是间质性肺疾病患者在运动时出现动脉血氧饱和度下降的一个很好的预测指标。大多数 $D_{L_{CO}}$ <60% 的患者运动时会出现氧饱和度下降。如果患者 $D_{L_{CO}}$ 正常,他或她是不可能出现运动后动脉血氧饱和度下降的。测量 $D_{L_{CO}}$ 可用于筛选患者可否进行运动试验。最后,运动过程中动脉血氧饱和度的下降程度与 $D_{L_{CO}}$ 的下降程度密切相关。

CPX 试验是检测换气异常的敏感试验。在一项对活检证实存在结节病的患者的研究中,发现 CPX 试验预测肺功能障碍早于体格检查、胸片和肺功能。在另一项对重症急性呼吸窘迫综合征幸存者的研究中,应用 CPX 检测可见其有氧代谢能力低于正常,但其中有 41% 的患者仅表现轻度肺功能异常,而这并不足以解释其发生运动耐力下降。CPX 试验已被用于评估间质性肺疾病患者的预后信息。在等待肺移植的肺实质性疾病患者中,$\dot{V}_{O_2}$ 峰值和 Pa_{O_2} 斜率已被用于预测生存率。其他肺实质性疾病,如囊性纤维化,可以应用 AT 的呼吸储备指数区分患者是否存在通气功能受限。

劳力性呼吸困难的评估

正常情况下,人体大约每次自主吸入 500~750mL 空气进出肺脏,10~15 次/min。$\dot{V}_{O_2}$ 增加常继发于正常或异常的化学刺激(如高碳酸血症、低氧血症和酸血症)或焦虑。当呼吸与体力活动水平不相宜时,我们就认为这是一种异常呼吸,称之为气短、呼吸急促或呼吸困难。劳力性呼吸困难在心脏病、肺实质或气道疾病和肺血管疾病患者中均很常见。胸廓畸形和呼吸肌无力相关的疾病也常伴有劳力性呼吸困难。呼吸困难可严重降低患者进行肌肉活动的能力,从而影响生活质量。评估呼吸困难必须包括必要的病史信息,包括性质、起病时间、严重程度、与运动的关系及患者基本身体状况和日常活动习惯,也必须考虑其他相关症状如心悸、胸痛、胸闷和头晕等。

可以通过运动试验对劳力性呼吸困难及其严重度进行客观可靠的评估。当 $\dot{V}_E$ 相对于 $\dot{V}_{O_2}$ 过高以及 $\dot{V}_E$ 由化学刺激或肺机械力学改变驱动时就会出现呼吸困难。当 $\dot{V}_E$ 占 MVV 比例过高时就会出现活动后呼吸困难。MVV 可以通过患者的 FEV_1 乘 35 估算出。由此推断,运动时潮气量接近于肺活量的状态并不能

持久。这种通气努力对呼吸肌造成了巨大的工作负荷。肺功能测试 MVV 的操作不能持续超过数秒,而超过 70%MVV 在正常个体持续不超过几分钟。因此,心肺疾病患者对引起呼吸困难的运动的通气反应是短时间、接近最大通气量的模式。

肺血管疾病或晚期肺间质疾病患者在运动时可能不能保持维持适当动脉血氧饱和度所需要的肺泡通气量。因此,低氧血症可能会加重患者的运动反应,并增强化学呼吸驱动。慢性阻塞性肺疾病时,需要驱动空气通过部分阻塞的气管支气管树增加了呼吸肌的工作负荷,此类患者的气道气流在静息状态时已经受损,随着运动还会增加,有可能会接近于在肺功能测试中通过最大努力达到的最大呼气流速。

轻度、中度或重度心脏或循环衰竭患者在极量运动时通气功能很少超过其通气储备的 50%,并且在他们运动过程中不会出现动脉血氧饱和度下降。如果根据 FEV_1 估计 MVV(如前所述),当 FEV_1 分别为 1L、2L 或 3L,MVV 预计值分别等于 35L、70L 或 105L。在慢性心脏或循环衰竭的患者中,从 A 级到 D 级患者运动最大的 $\dot{V}_E$ 范围分别为 62~29L/min。因此,除非有 MVV 明显下降(或 FEV_1 <3L),这些患者将不会因为通气不足而限制其运动,这些患者甚至能够超越其 AT。如果给予鼓励,也有可能达到他们的极限 $\dot{V}_{O_2}$ 峰值。通过监测运动过程中每次呼吸 $\dot{V}_{O_2}$ 和 $\dot{V}_{CO_2}$ 的变化,医生可以迅速确定患者何时达到了 AT 和 $\dot{V}_{O_2max}$。存在肺部疾病或合并心肺疾病的患者将无法达到这些终点,因为呼吸功能受损是他们运动功能受限的主要原因。表 34-5 总结了运动功能测试中用于鉴别劳力性呼吸困难病因的特征,以鉴别是原发性呼吸衰竭、心脏衰竭还是循环衰竭。

表 34-5　通气与心脏/循环衰竭是劳力性呼吸困难的主要原因

通气衰竭
1. 运动最大每分通气量>70%最大每分通气量
2. 运动相关动脉血氧下降
3. 无法超过无氧阈和获得最大氧耗量

心脏/循环衰竭
1. 超过无氧阈和获得最大氧耗量
2. 最大运动每分通气量不超过最大每分通气量 50%
3. 运动时不出现动脉血氧下降

心肺运动功能试验的其他应用

因为 CPX 试验具有预测心脏和呼吸储备功能的

作用,CPX 试验在许多情况下能够指导临床决策,包括评估接受心脏移植术候选者及其术前手术风险评估。

■ 心脏移植

慢性心脏病和循环衰竭的严重程度可以用 $\dot{V}_{O_2}$ 峰值和 AT 来衡量(表 34-3),二者也被用于预测运动时心功能储备。这种方法已应用于慢性缺血性心脏病或扩张型心肌病(简称心肌病)导致的收缩功能障碍患者,这些患者被认为是心脏移植的潜在候选者。射血分数或静息状态下血流动力学参数(如静息心脏指数或肺毛细血管楔压)均不能用于预测心力衰竭的严重程度或功能状态,不再是决策的主要因素。纽约心脏协会(New York Heart Association,NYHA)标准对功能状态的主观评估也是如此。增量运动试验以及其测定的 AT 和 $\dot{V}_{O_2}$ 峰值已经成为一个客观评估心脏储备和功能状态并预测生存的有效方法。事实上,根据临床标准结合基于运动试验结果的功能分级评估已推荐为器官移植共识。D 级患者仅有很少或没有心脏储备功能,1 年或 2 年生存率明显下降,因此是紧急心脏移植的候选人。其次是运动时心输出量中度增加的 C 级患者,作为很可能的移植候选者。而另一方面,A 级患者的心脏储备功能仍然完好,B 级患者心脏储备功能仅轻微受损,二者均无足够的移植指征。推迟移植决定,并通过一系列运动研究进一步评估应用优化药物治疗后患者是否康复或恶化。

增量运动试验(incremental exercise testing)在心脏移植后也能提供有用信息,包括心脏和通气储备功能的恢复。心脏移植后舒张性心功能不全对运动耐量限制的重要性此前已有回顾。由于心脏去神经支配,预期这些患者对运动后的心率反应迟钝。运动试验结果显示的这种变时性障碍见图 34-11。

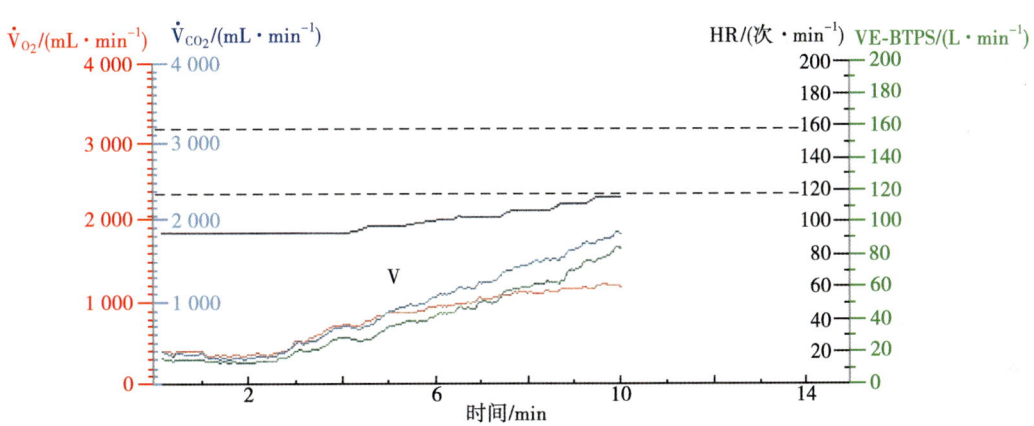

图 34-11　一名 62 岁接受心脏移植手术的男性患者的心肺运动试验结果。在增量平板运动试验期间,他达到的 AT 和 $\dot{V}_{O_{2max}}$ 分别是 8mL/(min·kg)和 11mL/(min·kg)。请注意迟钝的心率反应(预测的心率峰值范围显示为虚线)。

接受肺移植或心脏/肺移植的患者在心储备功能和换气功能方面的恢复程度不如单纯接受心脏移植的患者。尽管在静息状态下心肺功能正常,但这些患者存在相当大的运动受限和最大摄氧量下降。这样的限制可能是由于外周因素的作用,如外周循环和外周神经肌肉功能异常。CPX 试验可以用来预测肺移植患者的生存率。运动能力下降,即较低的 $\dot{V}_{O_2}$ 峰值预计值可能有预测价值。

■ 手术风险评估

术前增量运动负荷试验对评估拟进行胸内或者腹腔内大手术的老年人和存在潜在心肺疾病患者的术后并发症和死亡率是有用的。应用该试验检查的前提是可能意识到手术期间和手术后需要调用心脏和呼吸储备,即增加心输出量以维持氧气运输、增加 $\dot{V}_E$ 以防止出现低氧血症。几项研究已经证明了利用运动试验测定的 AT 和 $\dot{V}_{O_2}$ 峰值对确定这些患者的心肺储备功能和识别易发生术后并发症是有价值的。肺功能检查对预测术后并发症并不敏感。C 级和 D 级的患者,很少或根本没有心脏储备功能,比 A 级或 B 级患者出现术后并发症和死亡的发生率更高。A 级患者出现术后并发症的很少,无死亡病例。因此并发症的风险可以通过患者术前有氧代谢能力进行较好评估。利用 AT 或 $\dot{V}_{O_2}$ 峰值直接评估和预测心脏的储备功能,以及通过推断所得的通气储备功能,取代了与年龄相关的有氧代谢能力衰减值。

AT 是评估手术风险的一个特别重要的参数。它提供了独立于患者主观意识的客观评估,并且不需要过多运动量。在一项对老年患者接受大型腹部手术的大规模研究中,AT<11mL/(min·kg)伴随术前缺血与高死亡率相关。经 CPX 试验评估的 AT 不理想患者,大手术前可以选择性入住重症监护病房并优化血流动力学。基于 AT 的风险分层在预测患者有无不良事件风险时更为有效。

接受其他大手术的患者,如根治性食管切除术合并三区域淋巴结清扫术,也通过 CPX 试验进行风险分层。由于手术干预,在术后淋巴系统会出现大量液体转移。CPX 试验可以对这类患者的心肺储备功能进行全面评估。在一项涉及此类患者的研究中,$800mL/(min \cdot m^2)$ 的 $\dot{V}_{O_2}$ 峰值与低并发症风险相关。在另一项涉及腹主动脉瘤修补术患者的研究中,不良并发症发生率较高患者的 $\dot{V}_{O_2}$ 峰值低于 $20mL/(min \cdot kg)$。$\dot{V}_{O_2}$ 峰值也被用于肝移植患者的危险分层。与存活者相比,移植后 100d 内死亡患者的 $\dot{V}_{O_2}$ 峰值<60%预计值、AT<50% $\dot{V}_{O_2}$ 峰值预计值。

由于存在吸烟这种共同的危险因素,肺癌患者伴 COPD 和冠状动脉硬化性心脏病的可能性很大。手术治疗可能是这些患者治愈的唯一机会,意味着常须切除肺癌周围部分正常肺组织以确保根除肿瘤。对已有功能受损的心肺系统去除尚有功能的肺组织可能带来风险。在进行这种手术前,进行心肺储备功能术前评估非常必要(见第 103 章)。通过对正在考虑进行肺癌切除手术的患者进行术前 CPX 试验,可以对心肺储备功能进行客观评估。$\dot{V}_{O_2}$ 峰值、FEV_1 和 $D_{L_{CO}}$ 已用于患者的危险分层。通过体重校准的 $\dot{V}_{O_2}$ 峰值占预计值的百分比,提高了 $\dot{V}_{O_2}$ 峰值的预测能力。老年、女性和身材矮小患者的 $\dot{V}_{O_2}$ 峰值可能低于手术绝对临界值,但根据峰值 $\dot{V}_{O_2}$ 占预计值百分比他们仍可能有手术资格。

$\dot{V}_{O_2}$ 峰值在 FEV_1<70%患者中的预测意义更大。$\dot{V}_{O_2}$ 峰值<50%预测值与高并发症发生率有关。$\dot{V}_{O_2}$ 峰值> 50%预测值的患者可以接受手术治疗,而不会出现过高的死亡率。$\dot{V}_{O_2}$ 峰值<10mL/(min·kg)通常被认为是手术禁忌证。基于 $\dot{V}_{O_2}$ 峰值的风险分层特别适用于具有临界性(手术)肺功能(预计术后 FEV_1 或 $D_{L_{CO}}$<40%)患者进行肺切除术的风险评估。在这些患者中,$\dot{V}_{O_2}$ 峰值<15mL/(min·kg)与风险增加有关,$\dot{V}_{O_2}$ 峰值<10mL/(min·kg)的术后并发症风险非常高。

总结

CPX 试验可为患有心肺疾病和功能异常的患者提供充分评估。其所提供的诊断信息远远超出了休息时心肺功能测试或者标准运动心电图监测所获得的信息。建议参考关于 CPX 试验方面的文献深入了解诊断和预后分层。

公丕花　译

姜　宁　审校

参考文献

[1] WASSERMAN K. Exercise gas exchange in heart disease. Armonk, NY: Futura, 1996.

[2] WEBER KT, JANICKI JS. Cardiopulmonary exercise testing: physiologic principles and clinical applications. Philadelphia, PA: W.B. Saunders, 1986.

[3] PAGE E, COHEN-SOLAL A, JONDEAU G, et al. Comparison of treadmill and bicycle exercise in patients with chronic heart failure. Chest, 1994, 106:1002–1006.

[4] POLLOCK ML, WILMORE JH, FOX SM. Health and fitness through physical activity. New York, NY: Wiley, 1978.

[5] CLARK AL, POOLE-WILSON PA, COATS AJS. Effects of motivation of the patient on indices of exercise capacity in chronic heart failure. Br Heart J, 1994, 71:162–165.

[6] DICKSTEIN K, BARVIK S, AARSLAND T, et al. Reproducibility of cardiopulmonary exercise testing in men following myocardial infarction. Eur Heart J, 1985, 9:948–954.

[7] MATSUMURA N, NISHIJIMA H, KOJIMA S, et al. Determination of anaerobic threshold for assessment of functional state in patients with chronic heart failure. Circulation, 1983, 68:360–367.

[8] WEBER KT, KINASEWITZ GT, JANICKI JS, et al. Oxygen utilization and ventilation during exercise in patients with chronic cardiac failure. Circulation, 1982, 65:1213–1223.

[9] WEBER KT, KINASEWITZ GT, WEST JS, et al. Long-term vasodilation therapy with trimazosin in chronic cardiac failure. N Engl J Med, 1980, 303: 242–250.

[10] COHEN-SOLAL A. Cardiopulmonary exercise testing in chronic heart failure. In: Wasserman K, ed. Exercise gas exchange in heart disease. Armonk, NY: Futura, 1996, 17–38.

[11] FRANCIOSA JA, LEDDY CL, WILEN M, et al. Relation between hemodynamic and ventilatory responses in determining exercise capacity in severe congestive heart failure. Am J Cardiol, 1984, 53:127–134.

[12] METRA M, RADDINO R, DEI CAS L, et al. Assessment of peak oxygen consumption, lactate and ventilatory thresholds and correlation with resting and exercise hemodynamic data in chronic congestive heart failure. Am J Cardiol, 1990, 65: 1127–1133.

[13] SZLACHCIC J, MASSIE BM, KRAMER BL, et al. Correlates and prognostic implication of exercise capacity in chronic congestive heart failure. Am J Cardiol, 1985, 55:1037–1042.

[14] WILSON JR, FERRARO N. Exercise intolerance in patients with chronic left heart failure: relation to oxygen transport and ventilatory abnormalities. Am J Cardiol, 1983, 51:1358–1363.

[15] WEBER KT, JANICKI JS. Cardiopulmonary exercise testing for evaluation of chronic cardiac failure. Am J Cardiol, 1985, 55: 22A–31A.

[16] WEBER KT, JANICKI JS. Lactate production during maximal and submaximal exercise in patients with chronic heart failure. J Am Coll Cardiol, 1985, 6:717–724.

[17] MCELROY PA, JANICKI JS, WEBER KT. Physiological correlates of the heart rate response to upright isotonic exercise: relevance to rate-responsive pacemakers. J Am Coll Cardiol, 1988, 11:94–99.

[18] WEBER KT, LIKOFF MJ, MCCARTHY D. Low dose beta blockade in the treatment of chronic cardiac failure. Am Heart J, 1982, 104:877–879.

[19] SULLIVAN MJ, KNIGHT JD, HIGGINBOTHAM MB, et al. Relation between central and peripheral hemodynamics during exercise in patients with chronic heart failure. Muscle blood flow is reduced with maintenance of arterial perfusion pressure. Circulation, 1989, 80:769–781.

[20] LIPKIN DP, CANEPA-ANSON R, STEPHENS MR, et al. Factors determining symptoms in heart failure: comparison of fast and slow exercise tests. Br Heart J, 1986, 55: 439–445.

[21] SULLIVAN MJ, HIGGINBOTHAM MB, COBB FR. Increased exercise ventilation in patients with chronic heart failure: intact ventilatory control despite hemodynamic and pulmonary abnormalities. Circulation, 1988, 77:552–559.

[22] KITZMAN DW, SHEIKH KH, BEERE PA, et al. Age-related alterations of Dopp-ler left ventricular filling indexes in normal subjects are independent of left ventricular mass, heart rate, contractility and loading conditions. J Am Coll Cardiol, 1991, 18:1243–1250.

[23] KAO AC, VAN TRIGT P III, SHAEFFER-MCCALL GS, et al. Central and peripheral limitations to upright exercise in untrained cardiac transplant recipients. Circulation, 1994, 89:2605–2615.

[24] HIGGINBOTHAM MB. Diastolic dysfunction and exercise gas exchange // WASSERMAN K. Exercise gas exchange in heart disease. Armonk, NY: Futura, 1996, 39–54.

[25] TREESE N. Exercise gas exchange to evaluate cardiac pacemaker function // WASSERMAN K. Exercise gas exchange in heart disease. Armonk, NY: Futura, 1996, 257–270.

[26] KINDERMANN M, SCHWAAB B, FINKLER N, et al. Defining the optimum upper heart rate limit during exercise: a study in pacemaker patients with heart failure. Eur Heart J, 2002, 23:1301–1308.

[27] AURICCHIO A, KLOSS M, TRAUTMANN SI, et al. Exercise performance following cardiac resynchronization therapy in patients with heart failure and ventricular conduction delay. Am J Cardiol, 2002, 89:198–203.

[28] GARRIGUE S, BORDACHAR P, REUTER S, et al. Comparison of permanent left ventricular and biventricular pacing in patients with heart failure and chronic atrial fibrillation: prospective haemodynamic study. Heart, 2002, 87:529–534.

[29] GUAZZI M, ARENA R. The impact of pharmacotherapy on the cardiopulmonary exercise test response in patients with heart failure: a mini review. Curr Vasc Pharmacol, 2009, 7: 557–569.

[30] LIKOFF MJ, CHANDLER SL, KAY HR. Clinical determinants of mortality in chronic congestive heart failure secondary to idiopathic dilated or to ischemic cardiomyopathy. Am J Cardiol, 1987, 59:634–638.

[31] VAN DEN BROEK SAJ, VAN VELDHUISEN DJ, DE GRAEFF PA, et al. Comparison between New York Heart Association classification and peak oxygen consumption in the assessment of functional status and prognosis in patients with mild to moderate chronic congestive heart failure secondary to either ischemic or idiopathic dilated cardiomyopathy. Am J Cardiol, 1992, 70:359–363.

[32] MEJHERT M, LINDER-KLINGSELL E, EDNER M, et al. Ventilatory variables are strong prognostic markers in elderly patients with heart failure. Heart, 2002, 88:239–243.

[33] ARENA R, MYERS J, ASLAM SS, et al. Peak V_{O_2} and VE/V_{CO_2} slope in patients with heart failure: a prognostic comparison. Am Heart J, 2004, 147:354–360.

[34] GITT AK, WASSERMAN K, KILKOWSKI C, et al. Exercise anaerobic threshold and ventilatory efficiency identify heart failure patients for high risk of early death. Circulation, 2002, 106:3079–3084.

[35] GUAZZI M, REINA G, TUMMINELLO G, et al. Exercise ventilation inefficiency and cardiovascular mortality in heart failure: the critical independent prognostic value of the arterial CO_2 partial pressure. Eur Heart J, 2005, 26:472–480.

[36] ARENA R, PEBERDY MA, MYERS J, et al. Prognostic value of resting end-tidal carbon dioxide in patients with heart failure. Int J Cardiol, 2006, 109:351–358.

[37] SCHALCHER C, RICKLI H, BREHM M, et al. Prolonged oxygen uptake kinetics during low-intensity exercise are related to poor prognosis in patients with mild-to-moderate congestive heart failure. Chest, 2003, 124:580–586.

[38] QUEIROS MC, MENDES DE, RIBEIRO MA, et al. Recovery kinetics of oxygen uptake after cardiopulmonary exercise test and prognosis in patients with left ventricular dysfunction. Rev Port Cardiol, 2002, 21: 383–398.

[39] CORRÀ U, GIORDANO A, BOSIMINI E, et al. Oscillatory ventilation during exercise in patients with chronic heart failure: clinical correlates and prognostic implications. Chest, 2002, 121: 1572–1580.

[40] KOIKE A, SHIMIZU N, TAJIMA A, et al. Relation between oscillatory ventilation at rest before cardiopulmonary exercise testing and prognosis in patients with left ventricular dysfunction. Chest, 2003, 123:372–379.

[41] LEITE JJ, MANSUR AJ, DE FREITAS HF, et al. Periodic breathing during incremental exercise predicts mortality in patients with chronic heart failure evaluated for cardiac transplantation. J Am Coll Cardiol, 2003, 41:2175–2181.

[42] CICOIRA M, ZANOLLA L, ROSSI A, et al. Long-term, dose-dependent effects of spironolactone on left ventricular function and exercise tolerance in patients with chronic heart failure. J Am Coll Cardiol, 2002, 40:304–310.

[43] AGOSTONI P, MAGINI A, ANDREINI D, et al. Spironolactone improves lung diffusion in chronic heart failure. Eur Heart J, 2005, 26:159–164.

[44] DAYI SU, AKBULUT T, AKGOZ H, et al. Long-term combined therapy with losartan and an angiotensin-converting enzyme inhibitor improves functional capacity in patients with left ventricular dysfunction. Acta Cardiol, 2005, 60:373–377.

[45] ELLIS GR, NIGHTINGALE AK, BLACKMAN DJ, et al. Addition of candesartan to angiotensin converting enzyme inhibitor therapy in patients with chronic heart failure does not reduce levels of oxidative stress. Eur J Heart Fail, 2002, 4:193–199.

[46] CORRÀ U, MEZZANI A, BOSIMINI E, et al. Limited predictive value of cardiopulmonary exercise indices in patients with moderate chronic heart failure treated with carvedilol. Am Heart J, 2004, 147:553–560.

[47] TODA G, SHIBATA S, NAKAMIZO R, et al. Effect of physical exercise training on health-related quality of life and exercise tolerance in patients with left ventricular dysfunction. J Cardiol, 2004, 44:179–187.

[48] LEMAITRE JP, HARRIS S, HANNAN J, et al. Maximum oxygen uptake corrected for skeletal muscle mass accurately predicts functional improvements following exercise training in chronic heart failure. Eur J Heart Fail, 2006, 8: 243–248.

[49] KLOCEK M, KUBINYI A, BACIOR B, et al. Effect of physical training on quality of life and oxygen consumption in patients with congestive heart failure. Int J Cardiol, 2005, 103:323–329.

[50] BELARDINELLI R, LACALAPRICE F, CARLE F, et al. Exercise-induced myocardial ischaemia detected by cardiopulmonary exercise testing. Eur Heart J, 2003, 24:1304–1313.

[51] BIGI R, DESIDERI A, RAMBALDI R, et al. Angiographic and prognostic correlates of cardiac output by cardiopulmonary exercise testing in patients with anterior myocardial infarction. Chest, 2001, 120: 825–833.

[52] MOTOHIRO M, YUASA F, HATTORI T, et al. Cardiovascular adaptations to exercise training after uncomplicated acute myocardial infarction. Am J Phys Med Rehabil, 2005, 84:684–691.

[53] SMARZ K, ZABORSKA B, JAXA-CHAMIEC T, et al. Right ventricular dysfunction and exercise capacity after inferior (posterior) wall acute myocardial infarction. Am J Cardiol, 2012, 110:784–789.

[54] KIM HJ, AHN SJ, PARK SW, et al. Cardiopulmonary exercise testing before and one year after mitral valve repair for severe mitral regurgitation. Am J Cardiol, 2004, 93:1187–1189.

[55] KIM HJ, PARK SW, CHO BR, et al. The role of cardiopulmonary exercise test in mitral and aortic regurgitation: it can predict post-operative results. Korean J Intern Med, 2003, 18:35–39.

[56] YUDA S, NAKATANI S, KOSAKAI Y, et al. Mechanism of improvement in exercise capacity after the maze procedure combined with mitral valve surgery. Heart, 2004, 90:64–69.

[57] UESHIMA K, KAMATA J, KOBAYASHI N, et al. Effects of exercise training after open heart surgery on quality of life and exercise tolerance in patients with mitral regurgitation or aortic regurgitation. Jpn Heart J, 2004, 45:789–797.

[58] OMEDE P, BUCCA C, ROLLA G, et al. Cardiopulmonary exercise testing and exhaled nitric oxide in the assessment of patients with mitral stenosis. Minerva Cardioangiol, 2004, 52:29–35.

[59] GROVES PH, LEWIS NP, IKRAM S, et al. Reduced exercise capacity in patients with tricuspid regurgitation after successful mitral valve replacement for rheumatic mitral valve disease. Br Heart J, 1991, 66:295–301.

[60] SHARMA S, ELLIOTT PM, WHYTE G, et al. Utility of metabolic exercise testing in distinguishing hypertrophic cardiomyopathy from physiologic left ventricular hypertrophy in athletes. J Am Coll Cardiol, 2000, 36:864–870.

[61] HUFF CM, TURER AT, WANG A. Correlations between physician-perceived functional status, patient-perceived health status, and cardiopulmonary exercise results in hypertrophic cardiomyopathy. Qual Life Res, 2013, 22:647–652.

[62] OZTURK LM, METIN G, CUHADAROGLU C, et al. Cardiopulmonary responses to exercise in moderate-to-severe obstructive sleep apnea. Tuberk Toraks, 2005, 53:10–19.

[63] LIN CC, LIN CK, WU KM, et al. Effect of treatment by nasal CPAP on cardiopulmonary exercise test in obstructive sleep apnea syndrome. Lung, 2004, 182:199–212.

[64] ARZT M, HARTH M, LUCHNER A, et al. Enhanced ventilatory response to exercise in patients with chronic heart failure and central sleep apnea. Circulation, 2003, 107:1998–2003.

[65] GLASER S, OPITZ CF, BAUER U, et al. Assessment of symptoms and exercise capacity in cyanotic patients with congenital heart disease. Chest, 2004, 125:368–376.

[66] DILLER GP, DIMOPOULOS K, OKONKO D, et al. Exercise intolerance in adult congenital heart disease: comparative severity, correlates, and prognostic implication. Circulation, 2005, 112:828–835.

[67] GIARDINI A, DONTI A, FORMIGARI R, et al. Determinants of cardiopulmonary functional improvement after transcatheter atrial septal defect closure in asymptomatic adults. J Am Coll Cardiol, 2004, 43:1886–1891.

[68] GIARDINI A, DONTI A, SPECCHIA S, et al. Recovery kinetics of oxygen uptake is prolonged in adults with an atrial septal defect and improves after transcatheter closure. Am Heart J, 2004, 147: 910–914.

[69] KÜHN A, DE PASQUALE MEYER G, MÜLLER J, et al. Tricuspid valve surgery improves cardiac output and exercise performance in patients with Ebstein's anomaly. Int J Cardiol, 2011, 166(2): 494–498.

[70] YASUNOBU Y, OUDIZ RJ, SUN XG, et al. End-tidal PCO_2 abnormality and exercise limitation in patients with primary pulmonary hypertension. Chest, 2005, 127:1637–1646.

[71] MITANI R, HARAGUCHI M, TAKATA S, et al. Excessive ventilatory response during exercise in patients with non-hypoxic pulmonary hypertension. Circ J, 2002, 66:453–456.

[72] HANSEN JE, SUN XG, YASUNOBU Y, et al. Reproducibility of cardiopulmonary exercise measurements in patients with pulmonary arterial hypertension. Chest, 2004, 126:816–824.

[73] SUN XG, HANSEN JE, OUDIZ RJ, et al. Exercise pathophysiology in patients with primary pulmonary hypertension. Circulation, 2001, 104:429–435.

[74] YETMAN AT, TAYLOR AL, DORAN A, et al. Utility of cardiopulmonary stress testing in assessing disease severity in children with pulmonary arterial hypertension. Am J Cardiol, 2005, 95:697–699.

[75] HOEPER MM, FAULENBACH C, GOLPON H, et al. Combination therapy with bosentan and sildenafil in idiopathic pulmonary arterial hypertension. Eur Respir J, 2004, 24:1007–1010.

[76] HOEPER MM, HALANK M, MARX C, et al. Bosentan therapy for portopulmonary hypertension. Eur Respir J, 2005, 25: 502–508.

[77] WONISCH M, FRUHWALD FM, MAIER R, et al. Continuous haemodynamic monitoring during exercise in patients with pulmonary hypertension. Int J Cardiol, 2005, 101:415–420.

[78] WENSEL R, OPITZ CF, ANKER SD, et al. Assessment of survival in patients with primary pulmonary hypertension: importance of cardiopulmonary exercise testing. Circulation, 2002, 106: 319–324.

[79] YAZICI M, ARBAK P, BALBAY O, et al. Relationship between arterial blood gas values, pulmonary function tests and treadmill exercise testing parameters in patients with COPD. Respirology, 2004, 9:320–325.

[80] FINK G, MOSHE S, GOSHEN J, et al. Functional evaluation in patients with chronic obstructive pulmonary disease: pulmonary function test versus cardiopulmonary exercise test. J Occup Environ Med, 2002, 44:54–58.

[81] ONG KC, WANG YT. Factors associated with improvement in breathing capacity during exercise in patients with chronic obstructive pulmonary disease. Respirology, 2003, 8:332–338.

[82] CHUANG ML, LIN IF, VINTCH JR. Comparison of estimated and measured maximal oxygen uptake during exercise testing in patients with chronic obstructive pulmonary disease. Intern Med J, 2004, 34:469–474.

[83] GOSKER HR, LENCER NH, FRANSSEN FM, et al. Striking similarities in systemic factors contributing to decreased exercise capacity in patients with severe chronic heart failure or COPD. Chest, 2003, 123:1416–1424.

[84] HIRAGA T, MAEKURA R, OKUDA Y, et al. Prognostic predictors for survival in patients with COPD using cardiopulmonary exercise testing. Clin Physiol Funct Imaging, 2003, 23: 324–331.

[85] TOJO N, ICHIOKA M, CHIDA M, et al. Pulmonary exercise testing predicts prognosis in patients with chronic obstructive pulmonary disease. Intern Med, 2005, 44:20–25.

[86] EFREMIDIS G, TSIAMITA M, MANOLIS A, et al. Accuracy of pulmonary function tests in predicted exercise capacity in COPD patients. Respir Med, 2005, 99:609–614.

[87] MASCOLO MC, TRUWIT JD. Role of exercise evaluation in restrictive lung disease: new insights between March 2001 and February 2003. Curr Opin Pulm Med, 2003, 9:408–410.

[88] AKKOCA O, CELIK G, ULGER F, et al. Exercise capacity in sarcoidosis. Study of 29 patients. Med Clin (Barc), 2005, 124: 686–689.

[89] ONG KC, NG AW, LEE LS, et al. Pulmonary function and exercise capacity in survivors of severe acute respiratory syndrome. Eur Respir J, 2004, 24:436–442.

[90] MIKI K, MAEKURA R, HIRAGA T, et al. Impairments and prognostic factors for survival in patients with idiopathic pulmonary fibrosis. Respir Med, 2003, 97:482–490.

[91] KAWUT SM, O'SHEA MK, BARTELS MN, et al. Exercise testing determines survival in patients with diffuse parenchymal lung disease evaluated for lung transplantation. Respir Med, 2005, 99:1431–1439.

[92] SEXAUER WP, CHENG HK, FIEL SB. Utility of the breathing reserve index at the anaerobic threshold in determining ventilatory-limited exercise in adult cystic fibrosis patients. Chest, 2003, 124:1469–1475.

[93] COHN JN, RECTOR TS. Prognosis of congestive heart failure and predictors of mortality. Am J Cardiol, 1988, 62:25A–30A.

[94] MANCINI DM, EISEN H, KUSSMAUL W, et al. Value of peak exercise oxygen consumption for optimal timing of cardiac transplantation in ambulatory patients with heart failure. Circulation, 1991, 83:778–786.

[95] STEVENSON LW. Role of exercise testing in the evaluation of candidates for cardiac transplantation // WASSERMAN K. Exercise gas exchange in heart disease. Armonk, NY: Futura, 1996, 271–286.

[96] MUDGE GH, GOLDSTEIN S, ADDONIZIO LJ, et al. 24th Bethesda conference: cardiac transplantation. Task Force 3: recipient guidelines/prioritization. J Am Coll Cardiol, 1993, 22:21–31.

[97] SCHWAIBLMAIR M, REICHENSPURNER H, MÜLLER C, et al. Cardiopulmonary exercise testing before and after lung and heart-lung transplantation. Am J Respir Crit Care Med, 1999, 159:1277–1283.

[98] ARMSTRONG HF, GARBER CE, BARTELS MN. Exercise testing parameters associated with post lung transplant mortality. Respir Physiol Neurobiol, 2012, 181:118–122.

[99] BECHARD D, WETSTEIN L. Assessment of oxygen consumption as a preoperative criterion for lung resection. Ann Thorac Surg, 1987, 44:344–349.

[100] OLDER P, SMITH R, COURTNEY P, et al. Preoperative evaluation of cardiac failure and ischemia in elderly patients by cardiopulmonary exercise testing. Chest, 1993, 104:701–704.

[101] SMITH TP, KINASEWITZ GT, TUCKER WY, et al. Exercise capacity as a predictor of post-thoracotomy morbidity. Am Rev Respir Dis, 1984, 129:730–734.

[102] GILBRETH EM, WEISMAN IM. Role of exercise stress testing in preoperative evaluation of patients for lung resection. Clin Chest Med, 1994, 15:389–403.

[103] OLDER P, HALL A, HADER R. Cardiopulmonary exercise testing as a screening test for perioperative management of major surgery in the elderly. Chest, 1999, 116:355–362.

[104] NAGAMATSU Y, SHIMA I, YAMANA H, et al. Preoperative evaluation of cardiopulmonary reserve with the use of expired gas analysis during exercise testing in patients with squamous cell carcinoma of the thoracic esophagus. J Thorac Cardiovasc Surg, 2001, 121:1064–1068.

[105] NUGENT AM, RILEY M, MEGARRY J, et al. Cardiopulmonary exercise testing in the pre-operative assessment of patients for repair of abdominal aortic aneurysm. Ir J Med Sci, 1998, 167:238–241.

[106] EPSTEIN SK, FREEMAN RB, KHAYAT A, et al. Aerobic capacity is associated with 100-day outcome after hepatic transplantation. Liver Transpl, 2004, 10: 418–424.

[107] BOLLIGER CT. Evaluation of operability before lung resection. Curr Opin Pulm Med, 2003, 9:321–326.

[108] WIN T, JACKSON A, SHARPLES L, et al. Cardiopulmonary exercise tests and lung cancer surgical outcome. Chest, 2005, 127: 1159–1165.

[109] VILLANI F, DE MARIA P, BUSIA A. Exercise testing as a predictor of surgical risk after pneumonectomy for bronchogenic carcinoma. Respir Med, 2003, 97:1296–1298.

[110] SCHUURMANS MM, DIACON AH, BOLLIGER CT. Functional evaluation before lung resection. Clin Chest Med, 2002, 23:159–172.

[111] BECKLES MA, SPIRO SG, COLICE GL, et al. The physiologic evalua-tion of patients with lung cancer being considered for resectional surgery. Chest, 2003, 123(1 Suppl):105S–114S.

[112] BALADY GJ, ARENA R, SIETSEMA K, et al. Clinician's Guide to cardiopulmonary exercise testing in adults: a scientific statement from the American Heart Association. Circulation, 2010, 122:191–225.

[113] GUAZZI M, ADAMS V, CONRAADS V, et al. EACPR/AHA Scientific Statement. Clinical recommendations for cardiopulmonary exercise testing data assessment in specific patient populations. Circulation, 2012, 126:2261–2274.

第35章

诊断性支气管镜、经胸壁针吸活检及相关操作

Anil Vachani
Daniel H. Sterman

前言

1898年,Gustav Killian首次报道了使用支气管镜的经历。过去1个世纪的技术进步大大促进了支气管镜发展,使其成为肺脏医学中一项重要的诊断和治疗工具。尽管很多支气管食管病专家将硬质镜的应用更加精细化,但1967年Ikeda首次应用可弯曲纤维支气管镜,开辟了临床应用支气管镜的新纪元。近年来,大多由放射科医生在CT引导下完成的经胸壁针吸活检(transthoracic needle biopsy,TTNB)技术业已成了肺脏病医生新的诊断工具。

本章内容包括支气管镜概述、TTNB及相关技术。我们首先对支气管镜及其相关设备做基本介绍,阐述了支气管镜的适应证、患者术前准备和诊断性支气管镜具体操作技术,并评估了支气管镜的安全性及其并发症,最后介绍了TTNB技术。

基本设备

Killian 在欧洲最早设计的支气管镜,以及之后 Chevalier Jackson 在美国改进的支气管镜,都是一根硬质的金属管,允许患者进行自主呼吸或机械通气。随着纤维支气管镜及更先进的电子支气管镜的发展,可弯曲支气管镜在很大程度上取代硬质支气管镜完成绝大部分诊断性操作和部分治疗性操作。治疗性支气管镜介入技术,包括硬质支气管镜的使用将在第36章中阐述。

■ 可弯曲支气管镜及电视支气管镜

虽然早期纤维支气管镜的光学分辨率劣于硬质支气管镜,然而其可弯曲、操作简便、使用方便的优点,并可以在局麻条件下进行快速检查,使可弯曲支气管镜成为肺部疾病诊治中最主要的内镜技术。

与直径更大的硬质支气管镜不同,可弯曲支气管镜的直径各异,从可以为新生儿操作的超细支气管镜,到更大直径的成人治疗镜。经操作通道可满足分泌物吸引或经由孔道进行诊断操作(详见支气管镜技术)。在进行可弯曲支气管镜操作过程中,患者通气由支气管镜周围空隙的气流提供,在内镜外壁和气管支气管树之间流通。因此,选择合适的支气管镜外径很重要。

纤维内镜系统已经很大程度上被电视支气管镜系统所代替,电视支气管镜系统利用内镜前端的一个小型化摄像头,通过电子传输将图像传递到电视监视器上。尽管可弯曲支气管镜比硬质金属气管镜更易折断和损坏,但通过合理保养,安全操作,常规清洗和规范设备维护流程,能够延长设备的使用寿命并减少维修费用。

■ 超细支气管镜

镜外直径≤3mm 的超细支气管镜最早是为儿科使用设计的;但是现在配有更大操作通道的超细支气管镜,可用于诊断成人肺外周病变。与常规支气管镜相比,超细支气管镜可到达更周边支气管,实现对远端第6级到第8级支气管进行直视检查。超细镜与其他诊断设备联合使用更具价值,如联合导航和径向超声(详见径向超声小探头及导航支气管镜)。

诊断性支气管镜辅助设备

纤维或电视支气管镜的操作通道直径虽小,但也可以插入多种诊断及治疗性附件。

■ 活检钳

单纯观察到病变通常并不能确定诊断及指导治疗。往往需要通过活检进行病理诊断。目前已有多种器械能够改进远端控制(即在支气管镜前端外仍能控制的器械),保证组织切割及取出活检标本。

活检钳的切割杯可以是圆形或椭圆形,边缘可以光滑或呈锯齿状。使用无锯齿的活检钳似乎可以减少组织损伤及相应的出血风险。活检操作很简单,一般对可视病变进行活检并发症出现很少。即使对于支气管镜不可视的外周病变也可进行活检。对于弥漫性肺实质或间质性疾病,不需要 X 线引导即可进行活检。但是对于更小的或局限性病变,X 线引导下活检能够提高诊断阳性率。新型电磁导航及远端引导系统预期能进一步提高经支气管镜活检的诊断阳性率。

■ 支气管毛刷

活检钳无法到达的病变有时可使用支气管毛刷实现。支气管毛刷由中央的硬质导丝及周围的毛刷构成,其中组成毛刷的刷丝大小和形状不同,从而使支气管毛刷在对邻近组织往复移动时损伤轻,但能够采集到足够的样本进行细胞学或微生物学检查。

有些临床情况需获取下呼吸道无污染的标本进行微生物学检查。利用保护鞘和尖端保护性毛刷在经过支气管镜操作通道时可以避免污染(保护性毛刷取样会在稍后讨论)。在这种情况下,需要特别注意不应过多使用局部麻醉药物或盐水灌洗,因为这些溶液含有抑菌成分,可能会抑制微生物生长。诊断阳性率依赖于使用正确的取样技术、选择合适的毛刷,以及认真采集和保存样本。

■ 活检及细胞针

1958 年 Schieppati 首次报道通过硬质支气管镜进行经支气管镜针吸活检(transbronchoscopic needle aspiration,TBNA)。随后在 1978 年 Wang 等发明了一项通过纤维支气管镜应用可弯曲针吸活检的技术。最初多种细针被设计用于获取细胞学标本;随后,可以通过更大孔径的组织针获取支气管周围的纵隔和肺门淋巴结组织学标本。这些活检针也可用于诊断支气管内及黏膜下病变,可作为经皮细针穿刺活检肺外周结节或肿块的补充。

在插入及撤出操作通道时针尖回收在金属鞘里以避免损伤内镜。如果针尖突出暴露于鞘外可能会刺穿内镜的操作通道。诊断阳性率取决于两个因素：支气管镜前端最佳的弯曲度，以及准确地用针通过软骨环间隙穿透支气管壁。熟悉穿刺针的性能可以提高成功率。

尽管可能发生气胸和纵隔血肿，总体来说TB-NA是安全的。发生明显出血导致的临床事件罕见，特别是在使用22G穿刺针时，即便是误穿了大血管或罹患上腔静脉阻塞综合征，也很少发生临床意外。

支气管内超声

在呼吸科医生可用的新诊断技术中，支气管内超声（endobronchial ultrasound，EBUS）无疑具有最深远的影响。影响EBUS发展最主要的两个障碍为：超声探头的大小以及在含气结构中声波的传导。超声工程的进步已经解决了前一个缺陷。通过在EBUS探头上安装一个充满液体的球囊，在超声探头和气道壁之间建立了一个声波传导界面（即超声耦合），也破解了后一个难题。

超声频率是EBUS设备中的一项重要指标。低频穿透力强但分辨率低；高频空间分辨率高，但穿透深度浅。EBUS设备的超声频率范围为7.5~30MHz。目前有3种EBUS探头用于不同的临床应用：①径向小探头（20MHz和30MHz）；②径向球囊探头（20MHz）；③曲面探头或凸面探头（curvilinear EBUS，CP-EBUS）。每种探头的细节将在后续内容中阐述。

■ 径向小探头

小探头超声（ultraminiature EBUS，UM-EBUS）用于提高对肺外周病变的评价和取样准确性（图35-1A）。目前有两种径向小探头，直径分别为1.4mm及2.0mm，可以分别插入操作通道内径为2.0mm及2.6mm的支气管镜。当探头到达病变位置时，正常肺的"暴风雪"样超声表现变成了局限的异常超声改变，可以通过X线、引导鞘（guide sheath，GS）或X线联合GS确认位置（图35-1B及视频35-1）。当病变被定位后，GS保留在病变处，用于引导活检钳子、毛刷或活检针进行肺活检。

视频35-1　UM-EBUS探头通过可视纤维支气管镜操作通道，用以确定局灶性肺部病变。当探头到达病变位置时，超声图像发生变化，正常肺的"暴风雪"样表现转变成中央探头周围局限性密集病灶。

■ 径向球囊探头

为了克服在中央气道使用UM-EBUS探头超声耦合不良的问题，目前已经研究出另一种径向EBUS探头，探头前端带有一个球囊外鞘。当球囊充满盐水时，即可为探头及气道壁之间提供一个利于声波传导的液体界面。径向球囊EBUS（radial balloon EBUS，RB-EBUS）探头的分辨率<1mm，并能360°观察气管旁及支气管周围结构（图35-1）。使用RB-EBUS可以分辨出气管及近端支气管壁5~7层结构。

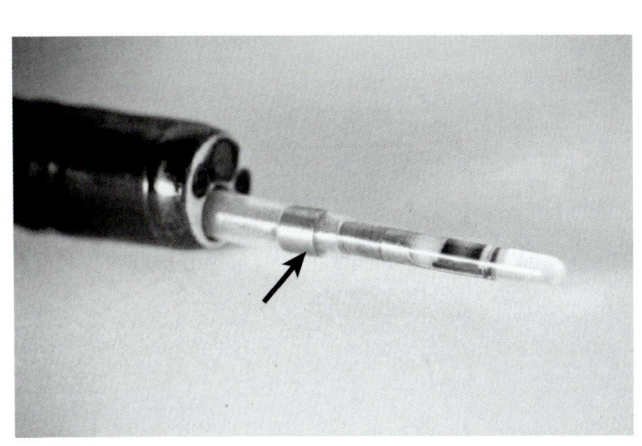

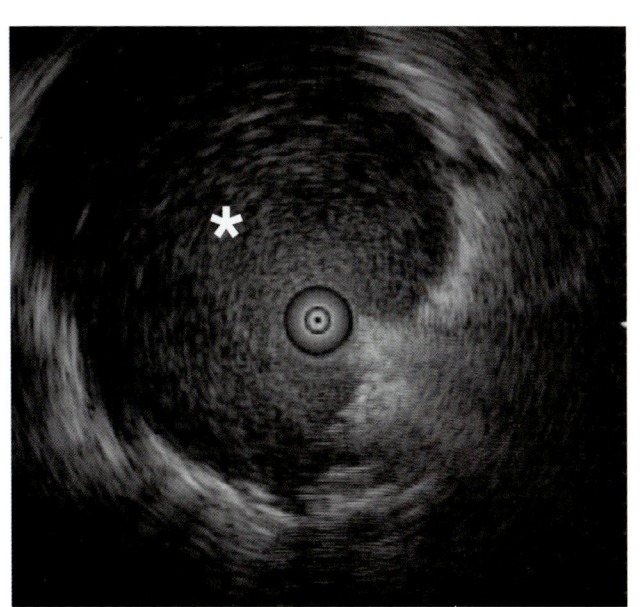

图35-1　A. UM-EBUS探头安装了一个环状超声晶体，贴紧整个气道腔壁时超声耦合良好，可以360°观察周围结构。探头插入一个引导鞘（箭头），当UM-EBUS探头撤出后鞘管仍留在气道内，用于引导活检。B. UM-EBUS图像显示探头周围的一个局灶性肺部病变（星号）。

■ 凸面探头 EBUS

2005 年发明了凸面探头 EBUS（CP-EBUS）支气管镜，该支气管镜前端有一个内嵌的曲面超声传感器，内镜前端直径达 6.9mm，比标准支气管镜粗。EBUS 支气管镜使用白光观察时呈 35°斜角，使 EBUS 能够在纵向 90°方位进行观察。专用活检针（21G 或 22G）通过 2mm 操作通道插入，对目标病灶进行穿刺（图 35-2A）。实时 EBUS 图像可以在活检过程中显示活检针穿透气管支气管壁进入目标病灶（图 35-2B）。由于超声耦合不良不能获得满意 EBUS 图像时，可以安装超声探头球囊套，充满盐水，可提高超声图像质量。另外，超声多普勒可用于鉴别血管结构，从而减少误穿血管的风险。

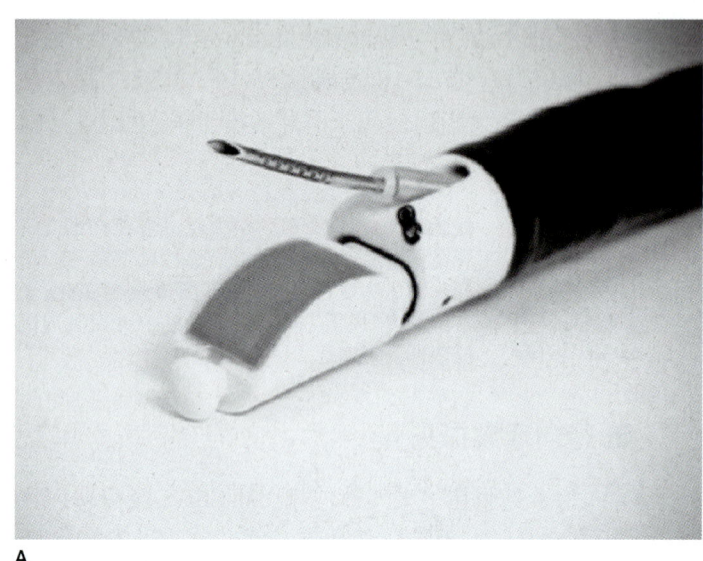
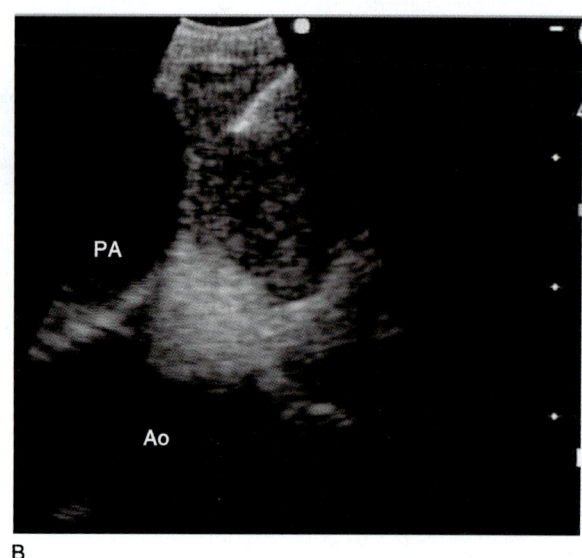

A

B

图 35-2　A.凸面探头 CP-EBUS TBNA（BF-UC160 F-OL8）电视支气管镜包含纵向垂直 90°扫描超声探头、35°斜向白光观察视角，以及 2.0mm 操作通道可用于专用活检针通过。活检针尖端的凹痕提供回声平面用于反射超声波，从而在超声图像上能看到活检针的位置。B.这幅 CP-EBUS 图像显示左侧气管旁淋巴结、升主动脉（Ao）、肺动脉（PA），以及位于淋巴结中的活检针。

导航支气管镜

导航技术是评估肺野外周病变、纵隔肺门淋巴结肿大的一项最新进展，如电磁导航支气管镜（electromagnetic navigational bronchoscopy，ENB）及虚拟支气管镜（virtual bronchoscopy，VB）（图 35-3）。

EMB 利用一块电磁板在患者周围形成磁场，还包含一个磁传感探头、一个扩展的操作通道，以及 CT 重建和支气管镜位置三维整合。这套系统的工作原理在本质上与全球定位系统采用的三角测量原理相同，引导操作者在气道内正确把握支气管镜走向，到达目标病灶。

VB 技术以 CT 为基础建立一个可以与实时支气管镜图像重合的"路线图"，从而实现虚拟导航。导航系统可以与超细支气管镜、径向 EBUS 探头、引导鞘联合使用，以保证能准确到达病灶，同时保证在获取诊断标本时位置不变。导航支气管镜在评估肺外周结节中的作用将在后续进行讨论。

除了用于诊断，导航支气管镜越来越多地用于肿瘤定向治疗，包括引导立体定向放疗、金标放置或置入放疗监测装置。

高昂的仪器成本和为熟练使用系统而产生的培训成本限制了导航支气管镜系统的广泛应用。目前这些技术主要是在顶尖医学中心里应用的经验最多和获益最大，很难在经验欠丰富的医疗中心进行复制。

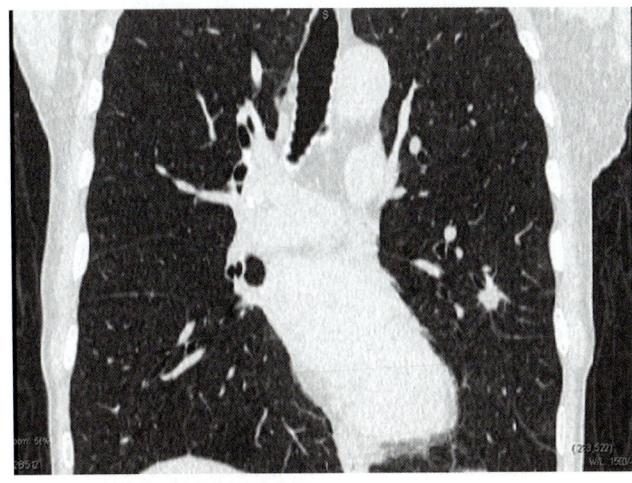

A

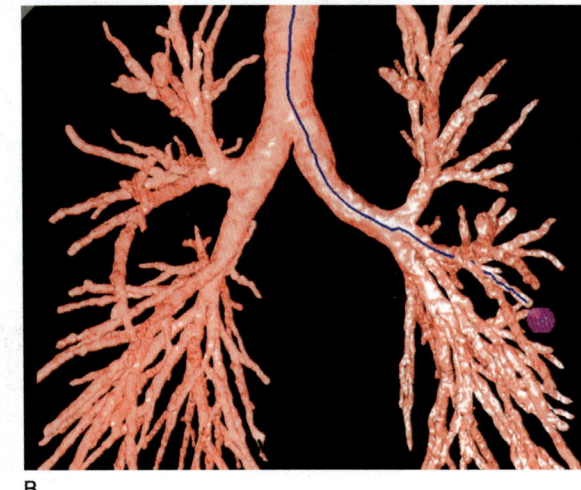

B

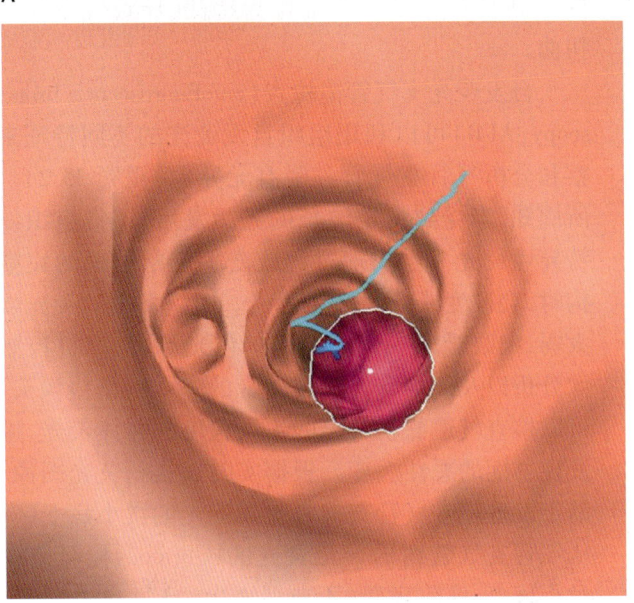

C

图 35-3　虚拟支气管镜导航系统的应用。A. 胸部 CT 显示左上叶带有毛刺的肺结节。B. 气管支气管树三维重建确定结节的位置。C. 虚拟支气管镜图像显示去往外周结节的路径。

术前准备和支气管镜术中监测

不管是诊断还是治疗,成功进行支气管镜检查在很大程度上依赖于恰当的术前准备,包括缓解焦虑、肌肉放松、抑制咳嗽以及充分麻醉。用足够时间达到上述目标非常值得,可以减少并发症的风险,增加操作过程的舒适度。与其他的操作一样,分析风险获益比有助于减少并发症的发生率。为保证支气管镜检查的安全性,在操作过程中及操作刚结束恢复期,需要对血流动力学参数(心率、心律及血压)、氧合以及通气状态进行监测。

大多数可弯曲支气管镜检查前需要术前给予患者镇静药物,并通过支气管镜注入利多卡因对上气道、喉部以及气管支气管树进行局部麻醉。大部分情况下,可以通过一种短效的苯二氮䓬类药物(如咪达唑仑)联合一种阿片类药物(如芬太尼)达到适度镇静。静脉给予丙泊酚也可以提供适度镇静,既能增加患者的舒适度,也不至于导致明显低氧,而且还具有恢复时间更快的优势。因为使用丙泊酚可导致深度镇静,因此使用该药时有必要给予患者系统监测。随着诊断性及治疗性支气管镜操作变得越来越复杂,操作时间也越来越长,应用深度镇静(即一种意识受到更深抑制的状态,气道功能及自主呼吸可能受到抑制)及全麻的概率日渐增多。

曾有建议使用抗胆碱能药物(如阿托品或格隆溴铵),以减少血管迷走反射的风险并减少气道分泌物,有利于气管支气管检查。在一项大型随机试验中,将这两种药物与安慰剂对比,格隆溴铵可以减少气道分泌物,而阿托品并无此作用。这两种药物均无显著减少咳嗽、不舒适感、氧饱和度下降或操作时间的作用,目前不推荐用于支气管镜检查。

支气管镜操作技术

以下内容为常规支气管镜技术的核心部分。

■ 评估气道解剖及功能

支气管镜检查始于上呼吸道,需要特别关注气道的完整性以及鼻咽和喉的功能。注意检查声带了解有无息肉、肿瘤以及声带麻痹。

上呼吸道检查结束后,需要对下呼吸道进行系统性检查。这对识别正常解剖、无临床意义的解剖变异和明显病理异常至关重要,也有助于确定下一步诊断性及治疗性操作。例如对发现的一个异常支气管分支可能没有任何临床意义,但这一异常分支可解释因局部通气受损及引流不畅导致局部反复出现感染。外科术后进行支气管镜检查需要掌握一些特别技术及观察经验,尤其是检查支气管成形术或肺移植术后的患者。

评估气道的完整性,同时特别注意在平静呼吸、用力呼气及咳嗽时气道直径的动态变化,决定实施恰当的可能治疗。对于上述评估可弯曲支气管镜优于硬质支气管镜。弹力结缔组织破坏可导致气管及主支气管膜部松弛及脱垂,造成呼气相梗阻急性加重。另外,如果发现局限性创伤后软骨软化,则提示应选择其他治疗策略。基于这些支气管镜检查结果,可以选择是否给予外科手术还是支气管镜下治疗。

支气管镜检查通常可以评估并定位先天性或手术后的气道是否完整,如气管食管瘘或支气管胸膜瘘。支气管镜观察并早期诊断胸部创伤后的支气管破裂对于后续治疗和预后也有重要的影响,对于评估气道重建手术或肺移植术后吻合口也同样重要。

对于需要长期气管插管或气管切开的危重症患者的气道管理业已取得长足进展,从而降低了气管损伤的发生率。然而,支气管镜检查证实的气管损伤并不少见。气管切开的重要并发症包括气管狭窄、气管软化以及气管-无名动脉瘘。经皮气管切开越来越多地用于重症监护病房,导致特殊的并发症包括软骨破坏凸入气管腔内,以及气管切开套管置入气管腔外。这些并发症对于临床预后有重要影响。

■ 评估气管支气管黏膜

细致检查黏膜表面对于鉴别诊断至关重要。肉芽组织快速增生通常与对异物的反应相关。虽然黏膜炎症反应并不具有独特的特征性,但需要考虑到分枝杆菌感染、非特异性病毒感染和非病毒感染,以及其他肉芽肿性疾病的可能,如结节病。

鉴别气管支气管树正常黏膜、浅粉色黏膜以及血管丰富黏膜可以提供重要的诊断线索。大部分情况下,黏膜颜色改变与支气管炎引起的炎症反应相关,但是小血管瘤或肿瘤性淋巴结肿大压迫引起的血管扩张与上述表现有很大区别。当外科手术、放疗、纤维化或恶性肿瘤引起淋巴管阻塞时,可以见到黏膜上的小淋巴管网。这种情况最常见于黏膜局部水肿,可导致气流阻塞。另外,Kaposi 肉瘤表现为独具特征性的黏膜褪色。

黏膜溃疡更提示 Wegener 肉芽肿或恶性肿瘤。有经验的支气管镜操作医生看到正常黏膜色泽丧失且表面粗糙时应警惕早期肿瘤浸润性病变。陈旧性病变以黏膜及黏膜下纤维化为特征,导致气道牵拉及扭曲。

自发荧光支气管镜检查(autofluorescence bronchoscopy,AFB)可以利用组织自发荧光的不同特征来观察和分析气管支气管黏膜有无异常(视频 35-2)。众所周知,当受到特定波长的光激发后,正常组织发出特异性荧光。当病理过程改变了正常组织的完整结构时,会改变或抑制自体荧光。组织发出的荧光强度太弱,肉眼难以识别。应用单色光源、计算机控制图像分析以及纤维支气管镜附带的一个精密摄像头,就可以检查气道黏膜发出的不同程度的自体荧光,用于发现早期的恶性病变。根据实时获得的荧光图像,有助于发现正常气管支气管黏膜荧光的微小病变区域。从气管支气管树的异常荧光区域进行活检可以提高对小病变、癌前病变(不典型增生)或早期癌变(原位癌)的检出率。对荧光可疑或异常的区域可通过直接支气管镜下活检进行确认,随后进行病理检查。

视频35-2

视频 35-2 白光和自荧光支气管镜(AFB)显示了左上叶舌段及固有段分嵴处的一处局灶病变。该病变显示为异常荧光,在 AFB 上呈为褐色。气道的其余部分显示正常绿色荧光。

虽然与白光支气管镜(white light bronchoscopy,WLB)相比,AFB 对于识别这些早期病变具有更高的敏感性,但是纵向研究证实仅有 0~9% 中度不典型增生及 0~32% 重度不典型增生进展为原位癌或浸润性癌,而 60%~65% 中重度不典型增生自发消退或吸收。鉴于中央气道不典型增生的自然病程存在不确定性,以及支气管镜无法到达的周围型腺癌发病率不断增加,把 AFB 作为大规模人群肺癌常规筛查的工具并不现实。

窄带成像(narrow band imaging,NBI)是利用一个特殊的过滤器去选择被血红蛋白特异性吸收的波长,用于发现微血管形成。因为新生血管在不典型增生及肿瘤性病变增生明显，与 WLB 或 AFB 相比，NBI 能更好识别早期不典型增生。早期关于 NBI 的研究证实，NBI 对发现高危人群 WLB 不可视病变的敏感性与 AFB 相似。最近一项研究对进行气道检查的患者同时进行 WLB、AFB 及 NBI 检查，发现 AFB 和 NBI 的敏感性相似，但 NBI 发现异常病变的特异性更高。虽然目前对于 AFB 和 NBI 的临床应用仍有局限性，但其在今后对疾病危险分层、预测或高危患者化学预防治疗试验中可能发挥一定作用。

另一项有前景的技术为光学相干断层成像（optical coherence tomography，OCT），这项技术与超声成像类似，只是成像使用的是红外线而不是声波。通过使用光波替代声波，OCT 克服了超声在肺脏应用的主要局限性，即不能穿过空气进行成像以及较差的空间分辨率。目前，OCT 可以分辨小至 $3\mu m$ 的结构，因此在发现气道微小病变方面，这项成像技术优于传统 CT 或核磁成像。能够实时获得如此精确的图像可以在不远的未来发挥重要临床意义。另一项类似的技术就是纤维共聚焦荧光显微镜（fibered confocal fluorescence microscopy，FCFM），基于共聚焦显微镜进行薄层成像，可通过纤维支气管镜插入可弯曲的纤维微型探头实现。这项技术并不像 OCT 一样依赖于光反射，而是依靠激光激发出的细胞及组织自荧光。这项技术为将来对肺外周病变进行"光学活检"提供了可能（视频 35-3）。

视频 35-3　该视频展示了使用共聚焦显微镜探头（Cellvizio™）进行"肺泡镜"检查的发现。细小探头通过可弯曲支气管镜的操作通道进入远端肺实质，能够显示肺结构的自体荧光图像。特别是在显示肺泡壁弹性蛋白后，可以直观展示肺泡结构，包括肺气肿肺泡壁破坏的区域。另外，肺泡内巨噬细胞会发出明显自体荧光，因此也能很容易地通过 Cellvizio™ 探头观察到。在视频上巨噬细胞表现为含有弹性蛋白的肺泡壁内移动着的细胞，但 I 型和 II 型肺泡上皮细胞还不能通过这项技术进行观察。

■ 评估支气管周围结构

气管和支气管被纵隔和实质性结构所包绕。在支气管镜检查过程中需要注意这些器官的发育情况或病理变化。增大的甲状腺或胸腺能够压迫上气道，导致气流阻塞。淋巴结肿大可引起结构改变，包括隆突下淋巴结肿大引起隆突增宽，以及其他支气管受压，如右肺中叶综合征。支气管周围淋巴结钙化可侵蚀支气管壁，形成支气管结石。这些病变是梗阻、感染或危险性咯血发生的潜在来源。

常规 TBNA 和 EBUS-TBNA 技术的发展为诊断和评估支气管周围结构提供了更多选择。与纵隔镜相比，这些技术风险小，并发症发生率小，另外价格也更便宜。

■ 支气管及肺实质活检操作

自 Chevalier Jackson 时代以来，支气管镜设备得到了很大改进，可以进行支气管内活检以及肺外周病变活检。认识基础疾病对选择特殊诊断性操作以及评估发生并发症风险具有重要影响。在弥漫性肺疾病中，如结节病，X 线引导被证实并不能提高经支气管活检（transbronchial biopsies，TBBs）诊断的阳性率。但是 X 线引导有助于了解活检钳距离胸膜的远近，并能够快速确定并发症诊断（如气胸）。

支气管镜所见的病变通常在活检时风险很小；即使出现出血，通常也很容易被控制（图 35-4）。支气管镜对于外周病变的诊断阳性率依赖于一系列因素，包括病变大小、在肺野的位置以及病变与支气管之间的关系等。肺外周病变在胸部 CT 上存在支气管充气征提示支气管镜的诊断阳性率更高。在这些病例中，X 线引导是必要的，用以确保支气管刷、活检钳或穿刺针到达合适的位置。应用径向 EBUS 评估肺外周结节是一个崭新的领域。径向 EBUS 探头有利于通过更少次数 TBB 获得足够活检组织，用于诊断；它也可以完全基于结节的结构鉴别其良恶性。未来，甚至不需要

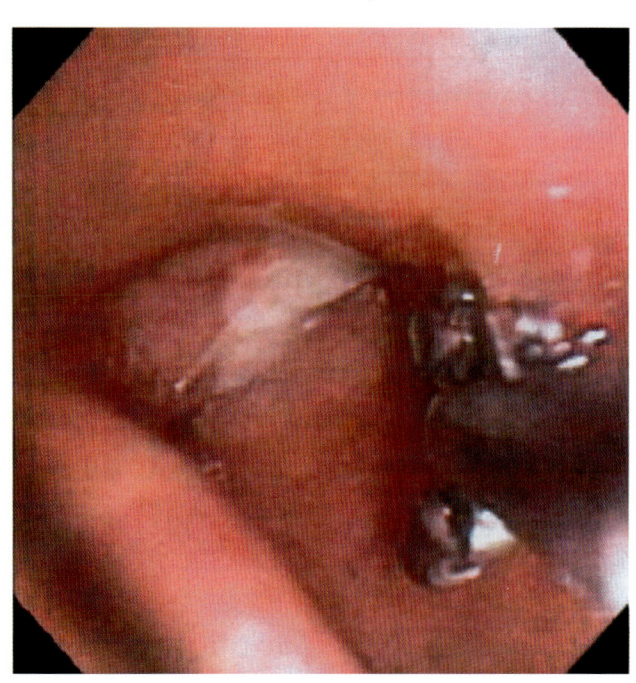

图 35-4　对支气管内血管丰富病变"热"钳检。对于糟脆的或血管丰富的支气管内病变（如支气管类癌）使用电凝钳是为了在活检时更加安全并可以止血，同时也能获得足够的组织活检标本用于病理诊断。

病理检查,可以根据外周 EBUS 结节特征就能诊断某些可疑结节的性质。

利用多种经支气管镜取样技术可以确诊多种感染性疾病。反复证实经支气管镜活检可以确定免疫抑制宿主感染病原,这对选择合理治疗至关重要。例如,支气管肺泡灌洗液(bronchoalveolar lavage,BAL)出现巨细胞病毒(cytomegalovirus,CMV)可能并不具有诊断意义,但活检标本中证实细胞内存在包涵体就可以明确诊断。简言之,经支气管镜组织活检经济实用,可避免更加复杂、昂贵及高风险的胸外科手术操作。

■ 气道及肺泡成分取样

经支气管镜检查获得气管支气管树及远端肺泡腔组织,既简便又相对安全。可以运用多种技术常规检测从气道和肺泡腔获标本。例如,对感染或可疑感染病例,可以送气道吸取分泌物行镜检及培养,确定致病微生物。对支气管镜获取标本进行细胞学分析,能够提供恶性肿瘤证据。对肺移植而言,其成功与否在很大程度上依赖于能否对免疫抑制宿主排异或感染做出早期诊断。经气道和肺泡腔取样,最常用的支气管镜技术包括"支气管冲洗"、支气管刷检及支气管肺泡灌洗(BAL)。

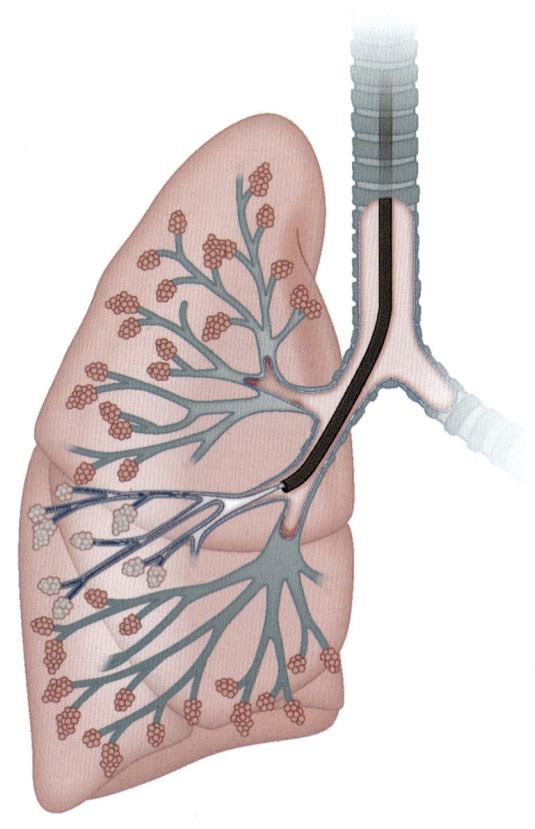

图 35-5 行支气管肺泡灌洗术时将支气管镜前端嵌顿在目标段支气管。将生理盐水注入远端肺泡腔,然后吸引回收入无菌容器。

■ 支气管肺泡灌洗

BAL 是一项非常有用的支气管镜技术。即使在危重症患者中因为出血风险不能进行活检或刷检时,BAL 也是安全的。将支气管镜"嵌顿"在支气管后,将不含抑菌溶剂的生理盐水注入远端肺泡腔,再通过内镜吸引通道回收(图 35-5)。通过这种方式回收的灌洗液从肉眼观察上可以发现是否存在肺泡出血。灌洗液也可以根据临床情况进行一系列检测:微生物检测、特殊细胞分类与计数、免疫学指标、多种与病理过程相关生化介质、组织标志物、聚合酶链反应、电镜检查、流式细胞学检查以及 DNA 探针。

总体来说,BAL 诊断阳性率取决于特定的患者特征、潜在的病理过程以及诸多技术性因素。

诊断性支气管镜检查的适应证

虽然诊断性支气管镜检查的适应证很多(表 35-1),但最常见的是用于评估肺结节、肿块以及肺癌的纵隔淋巴结分期。另外,还有很多潜在适应证,其中部分将在后续讨论。

■ 支气管肺癌

支气管镜检查对评估肺部肿块、结节及怀疑支气管肺癌者发挥着重要作用。

诊断

支气管镜检查最常用于评估可疑肺癌。它同时也是支气管肺癌最常用的诊断方式,并在疾病分期中发挥重要作用。中央型病变通过可弯曲支气管镜即可达到,且风险小。中央气道的支气管肺癌可以表现为外生型占位性病变伴支气管腔部分或完全阻塞,也可表现为支气管周围肿瘤伴气道外压、黏膜下肿瘤浸润,或同时具有上述表现。支气管周围肿瘤或黏膜下浸润病变的黏膜异常经常表现轻微,需要仔细观察气道,寻找特征性异常改变,如黏膜发红、支气管壁纹路消失以及黏膜表面结节。

对中央型病变取样通常会联合支气管内冲洗、刷检及活检。支气管镜可视病变检查的阳性率最高,诊断阳性率大约为 90%。需要尝试从可达到的病变部位获取活检标本。也可以考虑采用支气管内针吸活检(endobronchial needle aspiration,EBNA)来获取中央型肿瘤的"中心部位"标本,尤其对于坏死性病变(视频 35-4)。对于黏膜下病变,可以经斜向角度将细针穿入黏膜下区域进行 EBNA 操作;对于外压性支气管周围病变,可将细针穿透支气管壁进入病变。对所有上述适应证,EBNA 都已经显示出比传统取样手段更高的诊断阳性率。

表35-1 诊断性可弯曲支气管镜检查的适应证
症状及体征
咯血
喉鸣音
单侧哮鸣音
声音嘶哑
不能解释的慢性咳嗽
感染
免疫抑制宿主肺炎
吸收不良肺炎
空洞性病变
弥漫性肺疾病
间质性肺疾病
弥漫性肺泡损伤及肺泡出血
药物性肺病
恶性肿瘤
肺部结节或肿块
支气管内肿瘤
怀疑邻近肿瘤气道浸润(如食管癌及甲状腺癌)
肿瘤早期诊断(痰细胞学阳性/CT 阴性)
纵隔、肺门淋巴结肿大或占位
纵隔淋巴结分期或再分期
其他气道异常
黏液栓
异物吸入
良性气道狭窄[如先天性、肉芽肿性多血管炎(既往称韦格纳肉芽肿)、结节病或结核]
重症监护
支气管镜引导气管插管(困难气道)
确定气管插管位置
其他
肺移植
支气管胸膜瘘
呼吸道消化道瘘
胸部创伤
气道化学损伤及烧伤
肺切除术前及术后评估

获授权引自:CASAL RF, OST DE, EAPEN GA. Flexible bronchoscopy. Clin Chest Med,2013,34(3):341-352.

视频 35-4 该视频演示了利用标准 22G 王氏穿刺针对右主支气管内一处部分坏死病变进行取样。对支气管内病变进行支气管镜下针吸活检的优势包括:与支气管内活检或刷检相比降低出血风险;有利于获取位于病变中央组织,避免取到表面坏死组织;能够通过细胞病理学快速现场评价(rapid on-site evaluation, ROSE)得到实时反馈。

评估周围病变及肺部结节

评估肺外周病变或肺部结节对于呼吸科医生来说是一个普遍难题。必须平衡预测某种诊断可能性与相关活检手段发生并发症风险之间的平衡。外科活检诊断阳性率高,但费用及并发症增加。TTNB 诊断阳性率高,但有 15%～25% 患者发生气胸。虽然支气管镜检查的优势是出现并发症的风险低,然而其诊断阳性率也显著低于上述其他手段。

可弯曲支气管镜对诊断肺周围病变的阳性率显著低于中央型病变,其中肺外周病变定义为段支气管以下不可见的病变。基于联合应用 TBB、支气管刷、BAL 和 TBNA 指标的研究显示,常规支气管镜对于肺外周病变诊断的总敏感性为 78%。确诊依赖于多个因素,包括病变大小、与近端气道的距离,以及是否存在支气管充气征。CT 显示支气管充气征可以反映肿瘤与气道之间的关系,它被 Tsuboi 分为 4 种类型。Ⅰ型:支气管腔被肿瘤填充;Ⅱ型:支气管被肿瘤团块包裹;Ⅲ型:支气管受压、狭窄、被肿瘤挤压移位,但支气管黏膜完整;Ⅳ型:因为肿瘤黏膜下和支气管周围浸润或肿大淋巴结压迫导致近端支气管狭窄(图 35-6)。TBB 对于Ⅲ型或Ⅳ型病变诊断阳性率最低。在这些病例中,使用外周 TBNA 技术可以提高支气管镜检查诊断的总阳性率。

最近一项研究评价应用常规支气管镜检查诊断

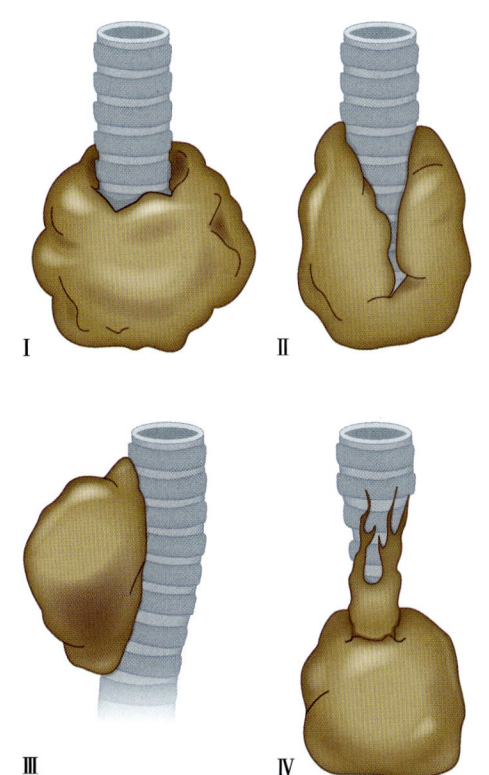

图 35-6 肿瘤-支气管关系的 Tsuboi 分型(详见正文)

影像学发现的结节，其诊断阳性率仅为13.5%，阴性预测值为47.6%。鉴于常规支气管镜检查的诊断效率如此低，难以用于评估肺野外周小结节。使用支气管镜引导技术（如导航支气管镜、UM-EBUS或超细支气管镜）能够显著提高诊断肺外周小病变的阳性率。一项随机研究比较了传统X线引导TBBs与UM-EBUS引导TBB的诊断率，发现病变超过3cm时，二者诊断率无统计学差异；当病变<3cm和2cm时，EBUS引导TBB诊断敏感性分别为75%和71%，但常规TBB诊断的敏感性可显著下降至31%和23%。也有报道使用EMB或VB系统同样能提高对肺外周病变的诊断率。

最近一项对于30个研究包括3 000个以上肺部结节的荟萃分析显示，所有应用支气管镜引导技术的综合诊断阳性率为70%。原发病灶大小影响诊断的阳性率，病灶<2cm时，诊断阳性率为61%；病灶>2cm时，诊断阳性率为82%。其他一些因素也会影响使用支气管镜引导技术获取诊断性组织的可能性：能否将UM-EBUS探头完全放置在病灶中央（与放置在病灶边缘相对应），CT扫描是否存在支气管充气征，病变是否在中叶或舌叶，以及病变与脏层胸膜之间的距离。对于UM-EBUS定位的病灶，在常规诊断操作（TBB和BAL）的基础上联合使用TBNA也能显著提高诊断阳性率。

对于小病灶而言，尽管逐渐体会到引导技术要优于常规支气管镜检查，但是很少有对比研究来指导如何选择特定的诊断技术。一项随机研究比较了单用EMB技术、单用UM-EBUS技术，以及EMB后再联合使用UM-EBUS进行确认3种方式，发现联合使用两种技术的诊断阳性率显著提高（联合，88%；单用UM-EBUS，69%；单用EMB，59%），提示联合使用不同诊断技术可以获得最高诊断率。然而，最近一项随机研究对比了超细支气管镜联合或不联合VB，虽然VB辅助下支气管镜检查对于右上叶病灶、胸部X线平片上不可见病灶以及肺野外1/3病灶的诊断更有优势，但在总体诊断阳性率上两者并没有显著差异（分别为67%和60%）。需要进一步研究来帮助确定联合多种技术诊断肺外周病变的效能和特定指征。

分期

支气管镜检查是确立肺癌分期的一项重要手段。对于具有潜在可切除肿瘤的患者，全面检查气道状态有助于确定是否存在伴随的及影像学未显示的病变。病变累及中央气道时，确定病变范围以及主支气管和隆突累及程度则显得非常重要。

使用CP-EBUS可以对肺门和纵隔淋巴结进行实时观察并进行TBNA操作（视频35-5）。使用EBUS-TBNA进行淋巴结活检目前已经普遍用于肺癌患者的淋巴结分期。这项技术通常能够同时建立诊断并进行淋巴结分期，排除对原发肺实质病灶进行活检的必要及相应风险。快速现场评价（ROSE）已证实对TBNA特别有帮助，细胞病理医师可以在支气管镜操作现场或附近实时评价标本。

视频35-5　该视频显示了使用22G的EBUS-TBNA穿刺针对左肺门淋巴结进行活检。凸面探头EBUS支气管镜用于确定左肺门淋巴结，且能够实时观察TBNA穿刺针进入淋巴结。从视频左上部分可以看到TBNA穿刺针进入左肺门淋巴结。穿刺针往复移动以收集吸取淋巴结组织。

总体来说，根据美国胸科医师协会（American College of Chest Physicians，ACCP）肺癌分期指南建议，肺癌患者胸部影像学特征可分为四种类型（图35-7）。A型表现为纵隔广泛浸润，包绕血管和气道。在这种情况下，对某些特定病例，我们可以预测肿瘤浸润导致的临床风险，确定诊断时要选择最安全的方式进行活检操作。B型表现为淋巴结非融合性肿大，可以通过CT测量淋巴结大小，且FDG摄取增高。在这种情况下，推荐进行淋巴结活检，因为纵隔受累的可能性大，需要确认。C型表现为中央型肿瘤或怀疑存在N1淋巴结转移，这时纵隔淋巴结受累的可能性相对较高（20%~25%），需要有创活检。最后一种类型（即临床分期为Ⅰ期周围型肿瘤），正电子断层扫描（PET）显示纵隔正常，不管远处转移还是纵隔转移的可能性都非常低（D型）。这时是否进行有创分期活检应该个体化考虑。

几项系统性回顾已经明确指出EBUS-TBNA的诊断敏感性等同于纵隔镜检查。最近针对241例具有潜在可切除NSCLC病灶患者进行了一项随机性研究，该研究比较了两种方式诊断肿瘤的敏感性，即单独进行纵隔镜检查，以及首先联合使用EBUS-TBNA和EUS-FNA，如果针吸技术不能确定是否存在淋巴结转移随后再进行外科分期。研究发现，先后进行针吸活检再进行纵隔镜检查诊断的敏感性与其他方式相比可显著提高（94%），同时也可以避免不必要的开胸手术。这种方式的一个局限是在很多中心并不能联合进行EBUS-TBNA和内镜下EUS-FNA操作。最近研究显示，EBUS-TBNA内镜既能从气道使用也能从食管使用，且能得到相似结果。ACCP指南现在推荐在进行纵隔淋巴结分期时应首先使用针吸技术。但鉴于其假阴性率相对较高，若针吸活检结果阴性，应当积极

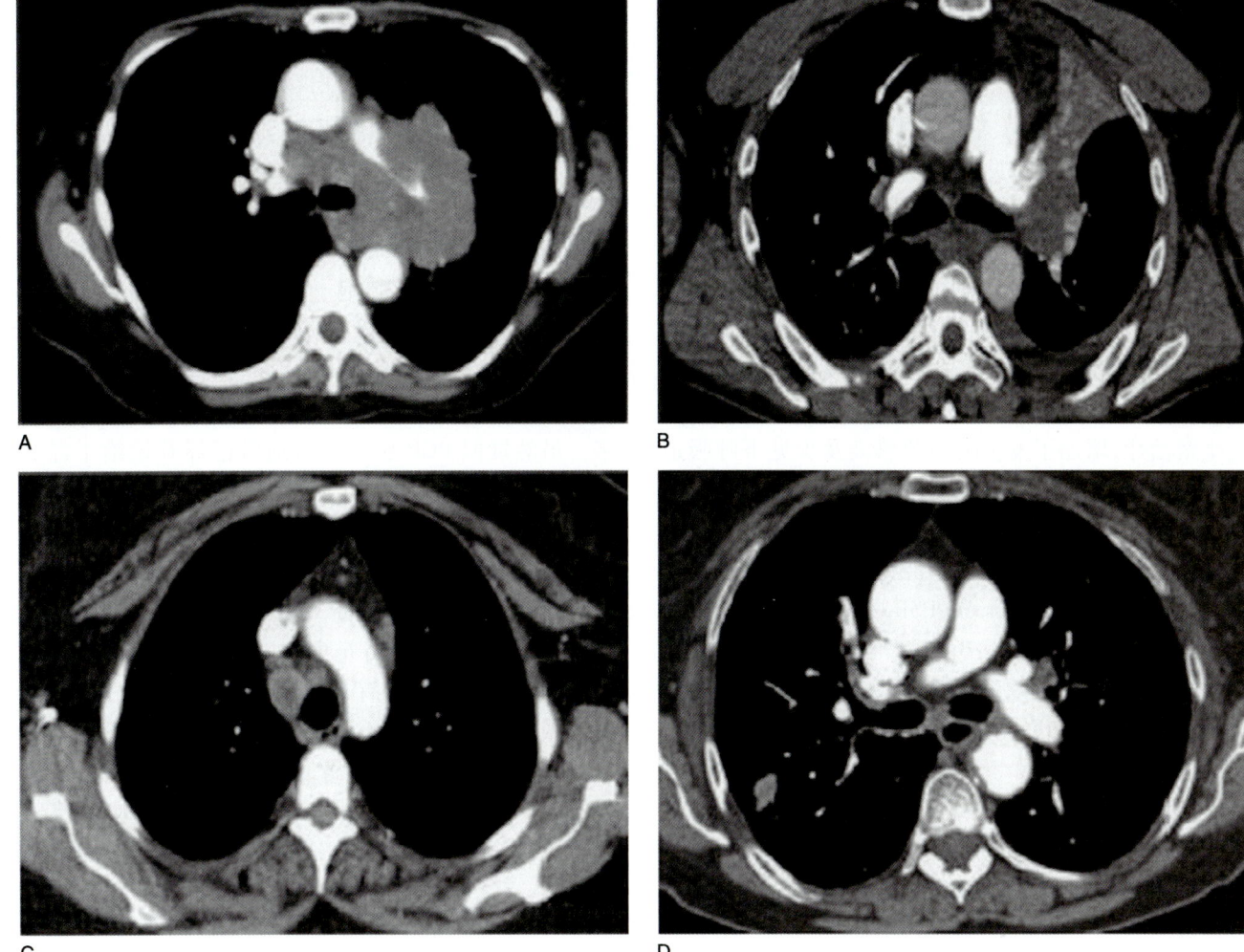

图 35-7　美国胸科医师协会肺癌胸部影像学(CT)分型(BC 与正文的 B 型、C 型顺序颠倒)。**A.** 肿瘤纵隔浸润。**B.** 中央型肿瘤或肿瘤伴 N1 淋巴结肿大,但纵隔正常。**C.** 相互独立的 N2、N3 肿大淋巴结。**D.** 周围型的小肿瘤(图左下角),淋巴结大小正常。获授权引自:SILVESTRI GA,GONZALEZ AV,JANTZ MA,et al. Methods for staging non-small cell lung cancer:diagnosis and management of lung cancer,3rd ed. American College of Chest Physicians evidence-based clinical practice guidelines. Chest,2013,143(5 Suppl):e211S-250S.

地考虑给予外科分期。

■ 评估咯血

支气管镜检查最常见的适应证之一就是咯血。支气管镜评估能够帮助确定出血的准确部位和来源。选择器械(硬镜或软镜)以及操作的时机需要根据临床情况来确定。研究显示早期支气管镜检查(48h 内)比延迟检查更容易观察到活动性出血及其部位。X 线胸片正常的咯血患者通常能看到血迹征象,但并不能确定出血的来源部位。在这种情况下,一旦使用治疗镜清除了近端气道血块,再使用超细支气管镜进行检查有助于确定在外周气道的出血部位。在某些情况下,支气管镜不仅是一种有用的诊断工具,也能够进行治疗操作(见第 36 章,支气管镜介入治疗)。

■ 肺部感染

支气管镜检查对于诊断肺部感染来说是一项有用的技术,它能够收集呼吸道标本用于特殊染色及培养。支气管镜检查可以在一些常见的临床领域中发挥重要的诊断作用,这将在随后进行阐述。

肺炎

社区获得性肺炎目前主要通过合适的抗生素进行经验性治疗,诊断一般不用支气管镜检查;但是,支气管镜检查很可能对无反应性肺炎病例有帮助,无反应性肺炎定义为经过至少 10d 的抗生素治疗后症状仍无改善或恶化,或 2~3 个月后影像学异常仍未吸收。发生横贯无反应性肺炎的原因多种多样,包括抗生素治疗不充分、病原体耐药或强侵袭力、宿主防御受损、支气管内病变引起阻塞或存在非感染因素。虽然仍存在争议，但在这些患者中需要考虑给予支气管镜检查。

呼吸机相关性肺炎

呼吸机相关性肺炎（ventilator-associated pneumonia，VAP）定义为气管插管及机械通气开始 48h 后出现的肺炎。当一个插管进行机械通气的患者出现感染征象以及 X 线胸片异常时通常需要怀疑是否存在 VAP。插管患者上下呼吸道存在院内微生物定植；因为黏膜纤毛清除机制异常，这些患者发生肺部感染的风险更大。另外，机械通气患者经常给予经验性广谱抗生素治疗，增加了发生耐药菌感染及少见下呼吸道病原体感染的风险。指南支持在病原诊断 VAP 中采用定量或半定量的策略。定量取样可以通过或不通过支气管镜检查收集气管内分泌物、BAL 或保护性毛刷（protected specimen brush，PSB）标本。

定量 BAL 需要进行 BAL 标准化操作，在肺亚段注入至少 120mL 盐水，并充分回收。对回收液进行定量培养，来确定菌落形成单位（colony-forming units，CFUs）的数量。

PSB 采用了双套管系统，外套管和末端可生物降解的保护栓能够避免内套管里的毛刷受到上气道分泌物以及支气管镜吸引通道污染。当支气管镜靠近目标段支气管开口时，将 PSB 内套管插入亚段支气管，末端保护栓被顶出后，将毛刷伸入外周，轻轻旋转，再收回至内套管。随后将内套管收入外套管，再将支气管镜撤出气道。用 70% 酒精对导管末端部分进行清洁，在无菌条件下将毛刷剪掉放入盐水中。然后，在 15min 内将 PSB 送去进行定量细菌培养。

使用 PSB 诊断 VAP 阈值为 10^3 CFU/mL。对于发现 VAP 来说 PSB 特异性比敏感性更高，即阳性结果极大地增加了存在肺炎的可能性。对于定量 BAL 培养，诊断 VAP 的阈值为 10^4 或 10^3 CFU/mL。定量 BAL 培养发现 VAP 敏感性为 40%~90%，特异性为 45%~100%。因为 BAL 样本中含有很大比例肺实质成分，因此 BAL 在 VAP 诊断上可能比 PSB 更好。但是，对上气道分泌物污染的样本（基于高比例的鳞状上皮细胞）进行解读时需要慎重。很多因素都可能影响支气管镜检查手段的诊断阳性率，如取样前调整抗生素、取样技术不恰当以及缺乏用于比对的金标准。

免疫抑制患者的感染

肺部感染是免疫抑制患者最常见的并发症，且对病死率有重要影响。随着化疗方案、实体器官移植和造血干细胞移植情况不断增加。肺部浸润的鉴别诊断范围很大，但是大部分病例是由感染引起，包括细菌、真菌、病毒和分枝杆菌。支气管镜检查是这些患者最常用的诊断手段，且应该尽早实施，因为诊断延迟超过 5d 会显著增加病死率。

支气管镜检查的敏感性依据所研究免疫抑制人群以及特定基础疾病的不同而不同。在非人类免疫缺陷病毒（human immunodeficiency virus，HIV）感染患者中，BAL 对于耶氏肺孢子菌肺炎［以往称为卡氏肺孢子虫肺炎（Pneumocystis carinii pneumonia，PCP）］的诊断率约为 80%，但对 HIV 阳性患者的诊断率超过 90%。这种区别是由于非 HIV 患者病原载量要低得多。虽然疑似 PCP 感染患者通常已经开始给予经验性治疗，但在大多数情况下仍需要进行支气管镜检查来证实诊断。经支气管镜肺活检可以在 BAL 基础上提高诊断 PCP 感染阳性率，特别是在非 HIV 感染人群中。支气管镜检查对诊断 CMV 感染的阳性率也有很高，但由于 BAL 标本培养 CMV 并不具有特异性，所以诊断 CMV 肺炎需具有 CMV 感染的病理学证据，即 BAL 或活检显示存在 CMV 包涵体。虽然支气管镜检查也有助于诊断曲霉菌病，敏感性约为 50%，但该病通常为外周、片状分布，因此，通常难以经 BAL 或支气管镜活检诊断。总而言之，对于存在肺浸润的免疫抑制患者，支气管镜检查诊断阳性率为 30%~80%，且受多种因素影响，如感染病原流行情况、支气管镜检查时机以及预防性使用抗生素。

分枝杆菌感染

对疑似肺结核患者，初始诊断评估包括一系列痰液检查，在涂片中寻找是否存在抗酸染色阳性细菌。理想情况下，需要获得诱导痰标本。如果痰液检查结果阴性，或患者不能咳痰，但仍怀疑结核，则需要进行支气管镜下 BAL 及活检。使用支气管镜有机会建立快速诊断（通过阳性涂片结果或组织病理学），从而有可能在等待培养结果期间做出早期干预及治疗的可能。在进行支气管镜检查时需要采取恰当控制感染预防措施，以减少院内传播风险。支气管镜检查可能导致患者操作后数日出现咳痰，应尽可能收集这些痰标本进行检测。

尽管培养的总体阳性率相当高，但文献中利用支气管镜检查进行快速诊断效能差异很大，诊断的阳性率为 30%~70%。一项研究显示，使用 UM-EBUS 引导下活检及冲洗能够将诊断阳性率从 58% 提高到 81%。尽管粟粒性肺结核患者痰涂片通常阴性，但支气管镜诊断则可将阳性率提高至约 70%。对支气管内结核或纵隔肺门淋巴结结核,支气管镜检查同样有用,在这种情况下可通过 TBNA 来获取诊断性组织标本。

人类免疫缺陷综合征

应用高效抗反转录病毒方案治疗(highly active antiretroviral therapy,HAART)HIV 感染患者,显著降低了机会性感染的发生率。不过,感染并发症仍然是这类人群需要进行支气管镜检查最常用的适应证之一。由于 PCP 仍是 HIV 阳性患者最常见的严重机会性感染,支气管镜收获 BAL 依旧是诊断 PCP 的首选技术。部分中心通过诱导痰也获得相对高的诊断阳性率,减少了支气管镜检查的必要性。我们在之前提到,经支气管镜肺活检可在 BAL 基础上提高诊断阳性率。患者疑似肺孢子菌感染时,常常就开始给予经验性治疗;如果 BAL 未在 24h 内进行,这种干预则会降低诊断阳性率。经依西酸喷他脒(戊烷脒)预防性治疗的患者,也会降低诊断阳性率,但在上叶进行取样影响不大。对灌洗液、诱导痰及漱口标本可进行多种 PCR检测;PCR 方法相对传统微生物检测方法来说,通常敏感性高,但特异性差。

支气管镜检查在 HIV 阳性患者出现下述感染时也能发挥重要诊断作用:分枝杆菌(包括结核)、非典型细菌性肺炎以及各种真菌感染。Kaposi 肉瘤由人类疱疹病毒 8 型(human herpesvirus type 8,HHV8)引起,可表现为支气管内紫红色斑块,典型的出现在气道分叉处;肺实质受累以肿瘤淋巴管浸润为特征,出现肺内结节和肿块。

■ 弥漫性肺疾病

各种不同急慢性肺部疾患均能够引起弥漫性肺间质损害。这些疾病包括感染、肿瘤、肺水肿、肺泡出血、肺泡蛋白沉积症、职业性肺病、药物性肺病以及不同类型特发或继发胶原血管病的间质性肺疾病。首先应当通过高分辨胸部 CT 来评估肺损伤类型,其有助于缩小鉴别诊断范围,事实上在某些情况下还能够诊断特定的疾病。在很多情况下,仍然有必要获取标本进行细胞学和组织学评价,用以确认某种诊断,并帮助排除其他可能的疾病。

最常用的支气管镜操作技术为 BAL 和 TBB 有助于建立弥漫性肺疾病的诊断。高分辨率 CT(high-resolution CT,HRCT)表现可决定进行 BAL 或 TBB 的最佳部位。对真正弥漫性肺疾病而言,选择右中叶和左舌叶是进行 BAL 的最佳部位;这些部位支气管镜容易到达且灌洗液回收充分。BAL 总共需要 100~200mL 生理盐水,分次注入,可获取理想的肺泡腔内标本,用于必要的细胞学分析等。

BAL 对于弥漫性肺实质疾病诊断价值是显而易见的,可用于诊断嗜酸细胞性肺炎、嗜酸细胞肉芽肿以及肺泡蛋白沉积症。BAL 结果通常能作为疑似某些间质肺疾病的支持诊断依据(表 35-2),并有助于排除潜在感染。诸如结节病、过敏性肺炎和机化性肺炎等疾病,BAL 联合经支气管镜肺活检经常能够明确诊断,可避免外科肺活检。例如,肺结节病联合 BAL 和活检结果通常能够得出诊断。BAL 能够用于除外结核和真菌感染,结节病可表现为特征性 CD4$^+$/CD8$^+$ 比例升高,经支气管镜活检标本可发现典型非干酪样肉芽肿。总体来说,应当在多个受累部位进行 TBB,需要取至少 5~6 块标本。TBB 诊断结节病的敏感性大约仅为 60%~70%,许多患者需要进一步侵入性检查,如外科肺活检。

表 35-2 弥漫性肺疾病 BAL 表现

弥漫性肺疾病	典型 BAL 细胞分类	T 淋巴细胞 CD4/CD8 比例	其他相关 BAL 表现
结节病	总细胞数↑ 淋巴细胞↑	↑	—
过敏性肺炎	总细胞数↑ 淋巴细胞↑	↓	近期抗原暴露时中性粒细胞可升高
慢性肺铍沉积症	总细胞数↑ 淋巴细胞↑	↑	铍盐引起 BAL 中淋巴细胞增生
石棉肺	中性粒细胞↑	↑	含铁小体
特发性肺间质纤维化	中性粒细胞↑ 淋巴细胞↓	—	—
隐源性机化性肺炎	中性粒细胞↑ 淋巴细胞↑	↓	泡沫状巨噬细胞

表 35-2 弥漫性肺疾病 BAL 表现（续）

弥漫性肺疾病	典型 BAL 细胞分类	T 淋巴细胞 CD4/ CD8 比例	其他相关 BAL 表现
肺泡蛋白沉积症	多样	–	牛奶样灌洗液，泡沫状巨噬细胞伴 PAS 染色阳性物质
药物性肺病	多样	↓	胺碘酮暴露引起泡沫状巨噬细胞
肺朗格汉斯组织细胞增生症	总细胞数↑ 分类多样	–	CD1⁺朗格汉斯细胞
嗜酸细胞性肺炎	嗜酸细胞↑↑	–	急性嗜酸细胞性肺炎中嗜酸细胞计数高于慢性嗜酸细胞性肺炎

获授权引自：CASAL RF，OST DE，EAPEN GA. Flexible bronchoscopy. Clin Chest Med，2013，34（3）：341-352.

对于纵隔及肺门淋巴结肿大的患者，需要考虑使用针吸技术进行淋巴结活检，因为 80%～90% 病例可通过该技术获得非干酪样肉芽肿诊断证据。最近一项随机性研究显示，与经支气管镜肺活检相比，超声内镜引导下针吸活检术诊断阳性率更高。患者怀疑结节病时，在 TBB 基础上联合 TBNA 操作可提高总体诊断阳性率。目前，数据表明所有怀疑结节病患者都应该进行淋巴结针吸活检术，但考虑到会增加气胸和出血风险，是否所有患者都需要行经支气管镜肺活检仍需商榷。纵隔及肺门淋巴结肿大，伴或不伴肺实质改变，也需要考虑淋巴瘤可能。在这些病例中，TBNA 标本应当同时进行流式细胞学检查来寻找克隆性增生的证据，用以除外淋巴瘤。

支气管镜检查对于特发性肺间质纤维化（idiopathic pulmonary fibrosis，IPF）的诊断价值有限。BAL 灌洗液可发现非特异性中性粒细胞、嗜酸性粒细胞及少见情况下淋巴细胞比例升高。IPF 组织学证据通常需要多部位与寻常型间质性肺炎相一致的病理改变来证实。而经支气管镜活检通常受限于获取的标本小、组织机械性挤压导致组织结构破坏，往往很难实现其诊断价值。冷冻活检可以获取较大块标本，显示更多肺泡实质结构，从而提高经支气管镜诊断 IPF 阳性率。根据临床和 HRCT 标准即可诊断 IPF 高度疑似或确定病例，不需要进行支气管镜检查（以及外科肺活检）。如果 HRCT 改变并非典型 IPF 表现，可行支气管镜检查来评估是否存在其他潜在疾病。对经 BAL 和 TBB 结果仍不能确定诊断时，需要考虑行外科肺活检。

支气管镜检查并发症

支气管镜检查是一项存在潜在风险的操作，出现并发症通常是因为患者术前准备不充分、局部或全身麻醉作用，以及应用多种器械操作所致。支气管镜操作者和支持团队的充分培训及操作经验对于减少并发症发生至关重要。

任何诊断性或治疗性操作都应当考虑到患者基础情况、目标区域定位以及胸腔内气道周围其他结构。支气管镜操作者有必要与团队中其他成员进行良好沟通。当支气管镜操作者全神贯注于操作时，通过支气管镜观察到的仅是二维图像，需要团队其他成员负责对患者进行监测（氧饱和度、血压、心律等），同时检查并保证辅助设备完备（吸引、供氧及相应附件，如钳子、球囊、导管和激光导光管）。如此可以降低操作风险，如在操作时要特别注意对支气管镜前端附件的操控。以下情况可导致支气管镜穿孔：过早地将活检针伸出，或支气管镜可弯曲部分内有器械时不恰当地弯曲内镜。导光管破裂时在支气管镜内激发激光，或导光纤维前端不恰当地伸出支气管镜，均可导致气道失火或患者严重烧伤。注意设备（包括附件）有关细节和合理维护，既能提升患者及工作人员安全性，也能提高诊断阳性率及治疗效果。总而言之，由经验丰富的支气管镜操作者进行操作，同时有良好训练团队的支持和性能良好的设备，支气管镜检查的病死率和并发症会非常低。

■ 麻醉和相关的血气异常

在诊断性支气管镜检查中危及生命的并发症有大约半数与局麻和镇静风险相关。老年人及存在严重伴随疾病患者风险显著增加。诱发因素包括心血管疾病、慢性肺部疾病、肾功能及肝功能不全、癫痫及精神异常。轻度镇静、抗焦虑、肌松及顺行性遗忘能增加患者配合度，使操作更快，创伤更小。如果存在基础器官功能不全，需要调整苯二氮䓬类、阿片类、丙泊酚及局麻药物剂量。如果过度镇静导致严重呼吸抑制，可给予氟马西尼和纳洛酮分别用于拮抗苯二氮草类和阿片类药物的作用。

局麻不充分会引起咳嗽、恶心及患者不适,增加支气管镜检查发生损伤的风险。但是,诸如利多卡因等最常用的局麻药物能通过呼吸道黏膜吸收入血,从而增加心脏或中枢神经系统毒性风险。虽然罕见,但这些并发症更可能发生于基础心输出量低、肝功能不全及口咽念珠菌病患者。

利多卡因过量另一种更少见并发症是高铁血红蛋白血症及其导致的组织缺氧。如果操作后出现发绀伴有氧饱和度降低,但实际 Pa_{O_2} 比根据发绀程度和低氧饱和度所预计的 Pa_{O_2} 更高时,需要怀疑这种情况。动脉血气的血液标本呈巧克力色外观。发生高铁血红蛋白血症是由于利多卡因导致血红蛋白氧化的速度超过了红细胞的还原能力,引起高铁血红蛋白蓄积。可依据碳氧血红蛋白监测仪诊断该病。当患者出现症状或高铁血红蛋白水平超过 30% 时需要给予亚甲蓝($1\sim2mg/kg$)治疗。

在全麻或清醒镇静联合局麻下进行支气管镜检查经常引起氧合下降及低通气,伴有 Pa_{CO_2} 明显升高。引起低氧血症的机制包括急性上呼吸道阻塞、低通气及通气灌注不匹配。患者存在慢性肺部疾病时,可发生严重低氧血症,引起致命性心律失常。熟练使用硬镜及可弯曲支气管镜能减少上气道损伤风险,而这种损伤在操作过程中或操作后可引起致命性喉痉挛。对于合并气道痉挛性疾病、上腔静脉阻塞综合征或有血管神经性水肿病史的患者,需要特别小心。

所有实施支气管镜检查的患者都应当给予持续监测(心电图、血压和氧饱和度,如果需要可监测呼出气 CO_2 浓度)。操作过程中应当常规给氧。如果在完全呼吸机支持及高浓度给氧条件下,仍不能保证患者足够氧合,则不宜予以支气管镜检查。

BAL 过程中可能会出现明显氧饱和度下降,氧饱和度下降的程度与操作持续时间及灌洗液体积直接相关。撤出支气管镜后氧饱和度恢复到支气管镜检查前的水平可能会有所延长,因此在操作过程中及操作后观察期应当持续给氧。

■ 发热及感染

据报道 5%~30% 的患者在支气管镜检查后出现暂时性发热,通常不需要任何治疗。对于高龄、存在基础慢性肺部疾病或支气管阻塞以及进行支气管镜下恶性肿瘤介入治疗的患者,发热发生率增加。当BAL 灌洗液总量和灌洗肺段数增加时,发热发生率增加,表现为肺浸润范围扩大。在大多数情况下,这些并发症 24h 内自发缓解。如果持续发热伴肺浸润影进展,则提示操作后肺炎,需要抗生素治疗。在免疫抑制宿主及存在慢性化脓性肺部疾病(如囊性纤维化)患者中,支气管镜检查后感染的发生率更高。也有在纵隔淋巴结或肿物进行 TBNA 后出现化脓性心包炎及纵隔炎的报道。

对于高危心脏病患者,包括置入人工瓣膜、既往心内膜炎、复杂发绀型心脏病或外科构建体-肺分流等,美国心脏协会指南指出在进行可弯曲支气管镜检查前可选择预防性抗感染治疗。

■ 气胸

大部分报道诊断性支气管镜检查相关严重并发症与进行 TBBs 操作相关。4%~5% 患者在 TBB 后出现气胸(图 35-8),最近一项基于人群的研究显示气胸发生率大约为 1%。X 线引导对于气胸发生率影响仍存在争议,一项对照研究结果并未发现 X 线引导 TBB 与无 X 线引导 TBB 在气胸发生率上存在差异。

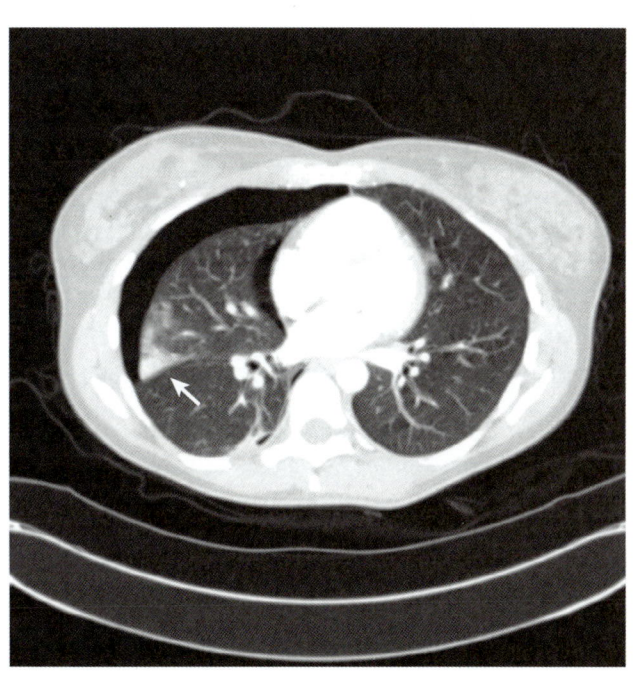

图 35-8 CT 证实经支气管肺活检后右肺出现气胸。在右上叶外侧段(白色箭头)也能看到活检导致的局部出血区域。

发生气胸风险与支气管镜活检钳大小无关,但在免疫抑制宿主中气胸发生率增加。这可能是因为 PCP 相关气胸发生风险增加。机械通气、外周肺活检以及存在大疱性肺疾病患者发生气胸的风险也会增加。在上述情况下,支气管镜检查后应常规进行呼气相 X 线胸片检查。在少见情况下,发生气胸可能会延迟,患者在出院后才出现气胸并发症。如果出现大量气胸,需要立刻进行胸腔置管以避免氧饱和度下降及张力性气胸。

■ 出血

出血是最常报道的与支气管镜检查相关的并发症之一。据报道诊断性支气管镜检查时 1%~4% 病例发生的出血具有临床意义，而在 TBB 及刷检后更容易发生出血。虽然 TBNA 可能误穿肺血管发生出血，但这是一个罕见的并发症。出血更易见于免疫抑制、血小板减少、尿毒症、肝脏疾病、肺动脉高压、同时使用抗凝剂及给予正压通气的患者。

据报道尿毒症患者行支气管镜检查后出血的发生率高达 45%。因此，血尿素氮（blood urea nitrogen，BUN）水平超过 30mg/dL 或肌酐水平超过 3mg/dL 应当视为支气管镜检查的相对禁忌证。血小板小于 50 000/mm³ 时，不应当进行 TBB 或刷检。如果活检很必要，血小板减少患者可以先接受血小板输注。同样，凝血功能异常患者在支气管镜检查及活检前应补充维生素 K、新鲜冰冻血浆或冷凝蛋白质。

需要支气管镜检查的患者中正接受抗血小板治疗者日益增多。重要的是，使用阿司匹林并未显示会增加出血风险，因此在诊断性支气管镜检查前通常不需要停用阿司匹林。相反，氯吡格雷治疗导致 TBB 后出血的风险非常高。如果很有必要进行 TBBs，操作前需要停用氯吡格雷 5~7d。我们同样建议在 TBNA 前停用氯吡格雷，尽管大出血的风险很低，且不停用该药的情况下也可能顺利完成 TBNA 操作。如果不能停用氯吡格雷治疗（如近期置入冠脉支架），应当仔细评估支气管镜检查的获益程度，以及明确 TBB 的必要性。

经胸壁针吸活检

业已证实 TTNB 对多种胸部影像学异常患者都是一项很有价值的诊断技术。

■ 适应证及禁忌证

早在 1883 年，Leyden 首次应用 TTNB 对 3 名肺炎患者进行活检，用于肺部疾病诊断。从此，有许多发表的文章阐述应用 TTNB 来诊断各种良恶性胸部疾病。活检的方法可采用针吸技术，或使用切割针获取组织学标本。组织学标本能增加诊断淋巴瘤的准确性，不管是霍奇金还是非霍奇金淋巴瘤，对于判定淋巴瘤类型、鉴别是克隆性肿瘤病变还是淋巴细胞炎性聚集，解剖结构都是很重要的。组织学标本也可提高肺错构瘤诊断的阳性率，存在软骨或脂肪组织为该病

的特征性表现。

TTNB 主要适应证包括评估孤立性肺结节及肿块（图 35-9）、纵隔及肺门病变、已知胸腔外恶性肿瘤肺转移、肺癌累及胸壁，以及可能由感染引起的肺部实变或浸润。

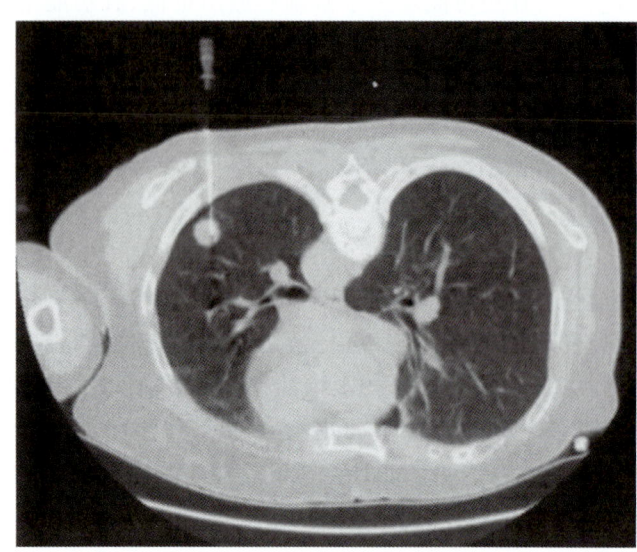

图 35-9 对肺部结节进行经胸壁针吸活检术。CT 扫描显示使用 22G 的 Westcott 针对右下叶大小为 2cm 的结节进行 TTNA。可看到细针进入结节。图片获 Ana Ko-lansky，MD 授权使用。

随着胸腔镜技术"再度应用"，且随着电视辅助及机器人辅助胸腔手术技术的发展，患者肺部结节能够更容易予以完整切除。过去，TTNB 仅用于肺内病变诊断初始操作，尤其是肺外周病变。目前医生面临是否直接让患者进行胸腔镜活检以明确疑难诊断，常用的策略有两种，即 PET 或定期随访 CT，可对是否能够诊断恶性肿瘤提供支持证据，对于 PET 阳性病变或在定期随访 CT 时体积增大的病变，可以避免进行 TTNB 操作，此类患者适应胸腔镜活检。

TTNB 绝对禁忌证很少，包括患者无法配合，或患者存在顽固性咳嗽，因为在穿刺针穿过胸膜时患者必须要能够屏气 5~10s。另外，疑似肺包虫病患者穿刺时存在包囊破裂及全身播散风险，是 TTNB 的绝对禁忌。相对禁忌证包括大疱性肺气肿、肺动脉高压以及凝血功能障碍或血小板减少。虽然大部分活检引起的气胸量都很小，可以保守治疗，但大疱性肺气肿患者在活检后出现症状性气胸或张力性气胸的风险增加。肺动脉高压患者进行 TTNB 时出现肺出血及大咯血的概率增高。

■ 操作技术

选择合适的技术进行 TTNB，对于获取足够标本

实现满意病理解读十分重要。除了穿刺及针吸技术以外，选择穿刺针型号以及适当标本处理都是整个操作的重要部分。

穿刺针选择

用于 TTNB 的穿刺针型号有很多种，其长度和直径都有区别。早在 20 世纪 60 年代，进行 TTNA 使用的是大孔径切割针，但有报道出现严重的出血并发症。最近，细针针吸活检已成了标准模式，细针直径从 18G 到 22G。同轴针系统可以从单一胸膜穿刺点获取多个标本进行组织学评价。

放射线引导及活检计划

TTNB 可经 X 线或超声引导下进行，但 CT 是目前最常用的影像学引导手段。CT 可以在操作过程中间断使用以引导穿刺针放置，或进行 CT 透视（CT fluoroscopy，CTF），可以近乎实时获取图像来指导调整穿刺针。基于 CT 的不同引导技术在诊断阳性率上大致相似。

诊断穿刺延伸至胸膜边缘的肺外周病变或纵隔肿物，应考虑采用超声引导活检。超声引导具有如下优点：病灶实时成像，便携，且医生和患者都无暴露电离辐射风险。

活检计划是一个重要步骤，应当在操作前进行。需要考虑的事项包括选择合适进针路径，避免穿过肺大疱、血管及支气管。同样应当避免穿过叶间裂，降低气胸风险。对于存在一个以上病灶者，应选择更靠近外周的病灶以减少进针穿过肺的体积。另外，因为上叶呼吸动度较小，所以上叶病灶比下叶病灶更易穿刺。

有许多不同活检针可供使用，长度、直径规格和活检原理均不同。总体来说，穿刺针可分为吸引针、用于组织学评价的切割针以及自动芯状活检针。选择活检针依赖于多种因素，包括病变特点、需要组织量多少以及操作者偏好。

进针

通过 CT 引导定位病灶，标记皮肤穿刺点，使用 1% 或 2% 利多卡因麻醉。穿刺针首先穿透皮肤进入皮下组织，然后穿刺针进入胸膜水平，再通过 CT 确认进针的位置和角度。接着穿刺针一次性穿透胸膜达到规定长度，并在活检前再次确认针的位置。

理想的针吸技术需要针尖尽可能靠近病灶中心。如果使用的是吸引针或切割针，应当撤除内芯，将注射器连接到针的接口处。进行吸引时，针尖在病灶 0.5~1cm 内往复运动，然后将针撤出胸壁，释放负压，将吸出的组织快速冲入标本容器中。可重复操作，获取数块标本来提高诊断阳性率。对坏死性占位，针吸活检应该取病灶外周部分组织，以获取存活细胞，减少出现假阴性结果概率。

同轴针技术也可用于穿刺活检，将一根粗大穿刺针穿入病灶，随后用一根较细的活检针通过大针针腔进入病灶内。这项技术可以使活检针多次进入病灶，而不需要在每次活检时重新定位。

■ 结果

TTNB 对诊断原发或转移性肺部恶性肿瘤的成功率很高，荟萃分析显示总体敏感性为 90%（95% CI 88%~91%），但病灶直径<1.5cm 时诊断阳性率较低。CT 引导比 X 线引导的诊断阳性率高。针吸活检的敏感性与组织针活检相似，但对于良性病变来说，针吸活检的确定诊断率较低。同时值得关注的是，分子鉴定在诊断肺癌患者中的需求越来越多，而针吸标本获得的组织标本常不足以满足这一需求。

恶性疾病出现假阴性结果的主要原因是病灶取材不充分，以及在坏死区域或阻塞性肺炎处进行取材。另外，小的中心型恶性病灶可能难以准确诊断。对血管源性肿瘤，如血管肉瘤、类癌或转移性肾细胞癌，进行针吸活检，可能仅取到血性标本，几乎没有恶性细胞。假阳性结果的可能性非常小（1%~2%），主要见于炎症性病变，如结核、放疗后纤维化、机化性肺炎及肺梗死。

如果不能确定良性疾病诊断，肺活检未发现恶性证据，仍不能除外肿瘤可能，特别是在活检不满意时更要注意。在特定临床情况下，依据疑似肿瘤程度的不同，决定 TTNB 阴性结果时所采取的下一步诊治计划。吸烟者是支气管肺癌高危人群，肺内病灶有必要计划实施电视胸腔镜活检；但对年轻的、既往健康非吸烟者，则优先选择定期行 CT 检查，密切随访观察。

■ 并发症

如前所述，TTNB 最常见的并发症是气胸；据文献报道，气胸发生率为 8%~61%。最近一项基于人群分析，气胸发生率为 15%，7% 活检操作发生的气胸需要胸腔置管引流。有基础肺部疾病，特别是大疱性肺气肿，是 TTNB 后出现气胸最重要的易感因素。操作后出现具有临床意义气胸患者，大部分都有慢性阻塞性肺疾病基础，其他危险因素包括结节较小、穿刺针穿过 2 个以上胸膜表面、穿刺针大小以及高龄。病灶距胸膜的深度及经胸壁进针次数增加是否为气胸的危险因素,仍有争议。

TTNB 不常见的并发症包括出血和咯血,据报道所有活检中的发生率约为 1%。虽然发生概率小,但一项大型研究报道 18% 出血病例需要输血。也有报道使用大孔径(18G)切割针穿刺后出现致命性出血的病例,气管支气管被血块阻塞后出现窒息。

空气栓塞是一种罕见的并发症,这是由于穿刺时在空气与肺静脉之间造成了交通。为了减少该风险,穿刺针在胸内时一定不要开放让空气进入,患者在操作过程中也应当被告知不要深呼吸、用力或咳嗽。如果患者咳嗽剧烈,应当停止操作并撤除穿刺针。如果怀疑出现了空气栓塞,应当通过非重复呼吸面罩给予 100% 纯氧,患者左侧卧位且头部放低:这种体位使空气流向右心的程度最大。患者应当被立即转往高压氧舱进行治疗。

总结

诊断性支气管镜检查技术的发展不断地提高了我们对于气管支气管树进行微创、准确评估的能力,也提高了我们进行日益增多的诊断操作水平。影像技术和辅助工具的不断发展也确实让许多我们之前提到诸多操作技术得到了改进提高。今后的发展包括改进视频和超声图像技术,以及其他新技术,如分子成像。这也伴随着进一步发展辅助工具,如诊断附件小型化以及进一步改良可操纵探头,使之更易到达肺外周区域。面对这些机遇,需要精心设计进行研究,以确保这些技术能够合理用于临床实践。

李 冉 译
高占成 审校

参考文献

[1] ROONEY CP, WOLF K, MCLENNAN G. Ultrathin bronchoscopy as an adjunct to standard bronchoscopy in the diagnosis of peripheral lung lesions. A preliminary report. Respiration, 2002, 69(1):63–68.

[2] YAMAMOTO S, UENO K, IMAMURA F, et al. Usefulness of ultrathin bronchoscopy in diagnosis of lung cancer. Lung Cancer, 2004, 46(1):43–48.

[3] WANG KP, TERRY P, MARSH B. Bronchoscopic needle aspiration biopsy of paratracheal tumors. Am Rev Respir Dis, 1978, 118(1):17–21.

[4] HAAS AR, VACHANI A, STERMAN DH. Advances in diagnostic bronchoscopy. Am J Respir Crit Care Med, 2010, 182(5):589–597.

[5] KURIMOTO N, MURAYAMA M, YOSHIOKA S, et al. Assessment of usefulness of endobronchial ultrasonography in determination of depth of tracheobronchial tumor invasion. Chest, 1999, 115(6):1500–1506.

[6] EBERHARDT R, GOMPELMANN D, HERTH FJ. Electromagnetic navigation in lung cancer: research update. Expert Rev Respir Med, 2009, 3(5):469–473.

[7] EBERHARDT R, KAHN N, GOMPELMANN D, et al. LungPoint-a new approach to peripheral lesions. J Thorac Oncol, 2010, 5(10):1559–1563.

[8] GILDEA TR, MAZZONE PJ, KARNAK D, et al. Electromagnetic navigation diagnostic bronchoscopy: a prospective study. Am J Respir Crit Care Med, 2006, 174(9):982–989.

[9] MAKRIS D, SCHERPEREEL A, LEROY S, et al. Electromagnetic navigation diagnostic bronchoscopy for small peripheral lung lesions. Eur Respir J, 2007, 29(6):1187–1192.

[10] ANANTHAM D, FELLER-KOPMAN D, SHANMUGHAM LN, et al. Electromagnetic navigation bronchoscopy-guided fiducial placement for robotic stereotactic radiosurgery of lung tumors: a feasibility study. Chest, 2007, 132(3):930–935.

[11] MCGUIRE FR, LIMING J, OCHRAN T, et al. Real-time endobronchial ultrasound guided implantation of radiotherapy monitoring devices. J Bronchology, 2007, 14(1):42–45.

[12] WAHIDI MM, JAIN P, JANTZ M, et al. American College of Chest Physicians consensus statement on the use of topical anesthesia, analgesia, and sedation during flexible bronchoscopy in adult patients. Chest, 2011, 140(5):1342–1350.

[13] MALIK JA, GUPTA D, AGARWAL AN, et al. Anti-cholinergic premedication for flexible bronchoscopy: a randomized, double-blind, placebo-controlled study of atropine and glycopyrrolate. Chest, 2009,136(2):347–354.

[14] GRUDEN JF, HUANG L, WEBB WR, et al. AIDS-related Kaposi sarcoma of the lung: radiographic findings and staging system with bronchoscopic correlation. Radiology, 1995,195(2):545–552.

[15] HANSON PJ, HARCOURT-WEBSTER JN, GAZZARD BG, et al. Fibreoptic bronchoscopy in diagnosis of bronchopulmonary Kaposi's sarcoma. Thorax, 1987, 42(4):269–271.

[16] STOVER DE, WHITE DA, ROMANO PA, et al. Diagnosis of pulmonary disease in acquired immune deficiency syndrome (AIDS). Role of bronchoscopy and bronchoalveolar lavage. Am Rev Respir Dis, 1984,130(4):659–662.

[17] CHHAJED PN, SHIBUYA K, HOSHINO H, et al. A comparison of video and autofluorescence bronchoscopy in patients at high risk of lung cancer. Eur Respir J, 2005, 25(6):951–955.

[18] EDELL E, LAM S, PASS H, et al. Detection and localization of intraepithelial neoplasia and invasive carcinoma using fluorescence-reflectance bronchoscopy: an international, multicenter clinical trial. J Thorac Oncol, 2009, 4(1):49–54.

[19] HAUSSINGER K, BECKER H, STANZEL F, et al. Autofluorescence bronchoscopy with white light bronchoscopy compared with white light bronchoscopy alone for the detection of precancerous lesions: a European randomised controlled multicentre trial. Thorax, 2005, 60(6):496–503.

[20] UENO K, KUSUNOKI Y, IMAMURA F, et al. Clinical experience with autofluorescence imaging system in patients with lung cancers and precancerous lesions. Respiration, 2007, 74(3):304–308.

[21] BOTA S, AULIAC JB, PARIS C, et al. Follow-up of bronchial precancerous lesions and carcinoma in situ using fluorescence endoscopy. Am J Respir Crit Care Med, 2001, 164(9):1688–1693.

[22] BREUER RH, PASIC A, SMIT EF, et al. The natural course of preneoplastic lesions in bronchial epithelium. Clin Cancer Res, 2005, 11(2 Pt 1):537–543.

[23] HOSHINO H, SHIBUYA K, CHIYO M, et al. Biological features of bronchial squamous dysplasia followed up by autofluorescence bronchoscopy. Lung Cancer, 2004, 46(2):187–196.

[24] HERTH FJ, EBERHARDT R, ANANTHAM D, et al. Narrow-band imag-ing bronchoscopy increases the specificity of bronchoscopic early lung cancer detection. J Thorac Oncol, 2009, 4(9):1060–1065.

[25] VINCENT BD, FRAIG M, SILVESTRI GA. A pilot study of narrow-band imaging compared to white light bronchoscopy for evaluation of normal airways and premalignant and malignant airways disease. Chest, 2007, 131(6):1794–1799.

[26] COXSON HO, QUINEY B, SIN DD, et al. Airway wall thickness assessed using computed tomography and optical coherence tomography. Am J Respir Crit Care Med, 2008, 177(11):1201–1206.

[27] HAN S, EL-ABBADI NH, HANNA N, et al. Evaluation of tracheal imaging by optical coherence tomography. Respiration, 2005, 72(5):537–541.

[28] LAM S, STANDISH B, BALDWIN C, et al. In vivo optical coherence tomography imaging of preinvasive bronchial lesions. Clin Cancer Res, 2008, 14(7):2006–2011.

[29] TSUBOI M, HAYASHI A, IKEDA N, et al. Optical coherence tomography in the diagnosis of bronchial lesions. Lung Cancer, 2005, 49(3):387–394.

[30] WHITEMAN SC, YANG Y, GEY VAN PITTIUS D, et al. Optical coherence tomography: real-time imaging of bronchial airways microstructure and detection of inflammatory/neoplastic morphologic changes. Clin Cancer Res, 2006, 12(3 Pt 1):813–818.

[31] WILLIAMSON JP, MCLAUGHLIN RA, PHILLIPS MJ, et al. Using optical coherence tomography to improve diagnostic and therapeutic bronchoscopy. Chest, 2009, 136(1):272–276.

[32] HARIRI LP, MINO-KENUDSON M, APPLEGATE MB, et al. Towards the guidance of transbronchial biopsy: identifying pulmonary nodules with optical coherence tomography. Chest, 2013, 144(4): 1261–1268.

[33] MICHEL RG, KINASEWITZ GT, FUNG KM, et al. Optical coherence tomography as an adjunct to flexible bronchoscopy in the diagnosis of lung cancer: a pilot study. Chest, 2010, 138(4): 984–988.

[34] MEYER KC. Bronchoalveolar lavage as a diagnostic tool. Semin Respir Crit Care Med, 2007, 28(5):546–560.

[35] TURNER-WARWICK M, HASLAM PL. Clinical applications of bronchoalveolar lavage. Clin Chest Med, 1987, 8(1):15–26.

[36] CASAL RF, OST DE, EAPEN GA. Flexible bronchoscopy. Clin Chest Med, 2013, 34(3):341–352.

[37] MAZZONE P, JAIN P, ARROLIGA AC, et al. Bronchoscopy and needle biopsy techniques for diagnosis and staging of lung cancer. Clin Chest Med, 2002, 23(1):137–158, ix.

[38] OST DE, GOULD MK. Decision making in patients with pulmonary nodules. Am J Respir Crit Care Med, 2012, 185(4):363–372.

[39] GOULD MK, DONINGTON J, LYNCH WR, et al. Evaluation of individuals with pulmonary nodules: when is it lung cancer? Diagnosis and management of lung cancer, 3rd ed: American College of Chest Physicians evidence-based clinical practice guidelines. Chest, 2013, 143(5 Suppl):e93S–e120S.

[40] WIENER RS, SCHWARTZ LM, WOLOSHIN S, et al. Population-based risk for complications after transthoracic needle lung biopsy of a pulmonary nodule: an analysis of discharge records. Ann Intern Med, 2011,155(3):137–144.

[41] WIENER RS, WIENER DC, GOULD MK. Risks of transthoracic needle biopsy: how high? Clin Pulm Med, 2013, 20(1):29–35.

[42] BAAKLINI WA, REINOSO MA, GORIN AB, et al. Diagnostic yield of fiberoptic bronchoscopy in evaluating solitary pulmonary nodules. Chest, 2000, 117(4):1049–1054.

[43] BABA M, IYODA A, YASUFUKU K, et al. Preoperative cytodiagnosis of very small-sized peripheral-type primary lung cancer. Lung Cancer, 2002, 37(3):277–280.

[44] BANDOH S, FUJITA J, TOJO Y, et al. Diagnostic accuracy and safety of flexible bronchoscopy with multiplanar reconstruction images and ultrafast Papanicolaou stain: evaluating solitary pulmonary nodules. Chest, 2003,124(5):1985–1992.

[45] BILACEROGLU S, KUMCUOGLU Z, ALPER H, et al. CT bronchus sign-guided bronchoscopic multiple diagnostic procedures in carcinomatous solitary pulmonary nodules and masses. Respiration, 1998, 65(1):49–55.

[46] COX ID, BAGG LR, RUSSELL NJ, et al. Relationship of radiologic position to the diagnostic yield of fiberoptic bronchoscopy in bronchial carcinoma. Chest, 1984, 85(4):519–522.

[47] GASPARINI S, ZUCCATOSTA L, ZITTI P, et al. Integration of TBNA and TCNA in the diagnosis of peripheral lung nodules. Influence on staging. Ann Ital Chir, 1999,70(6):851–855.

[48] KAWARAYA M, GEMBA K, UEOKA H, et al. Evaluation of various cytological examinations by bronchoscopy in the diagnosis of peripheral lung cancer. Br J Cancer, 2003, 89(10):1885–1888.

[49] LAM WK, SO SY, HSU C, et al. Fibreoptic bronchoscopy in the diagnosis of bronchial cancer: comparison of washings, brushings and biopsies in central and peripheral tumours. Clin Oncol, 1983, 9(1):35–42.

[50] MAK VH, JOHNSTON ID, HETZEL MR, et al. Value of washings and brushings at fibreoptic bronchoscopy in the diagnosis of lung cancer. Thorax, 1990, 45(5):373–376.

[51] MORI K, YANASE N, KANEKO M, et al. Diagnosis of peripheral lung cancer in cases of tumors 2 cm or less in size. Chest, 1989, 95(2):304–308.

[52] NAIDICH DP, SUSSMAN R, KUTCHER WL, et al. Solitary pulmonary nodules. CT-bronchoscopic correlation. Chest, 1988, 93(3):595–598.

[53] RADKE JR, CONWAY WA, EYLER WR, et al. Diagnostic accuracy in peripheral lung lesions. Factors predicting success with flexible fiberoptic bronchoscopy. Chest, 1979, 76(2):176–179.

[54] RIVERA MP, MEHTA AC, WAHIDI MM. Establishing the diagnosis of lung cancer: diagnosis and management of lung cancer, 3rd ed: American College of Chest Physicians evidence-based clinical practice guidelines. Chest, 2013, 143(5 Suppl):e142S–e165S.

[55] TRKANJEC JT, PEROS-GOLUBICIC T, GROZDEK D, et al. The role of transbronchial lung biopsy in the diagnosis of solitary pulmonary nodule. Coll Antropol, 2003, 27(2):669–675.

[56] WONGSURAKIAT P, WONGBUNNATE S, DEJSOMRITRUTAI W, et al. Diagnostic value of bronchoalveolar lavage and postbronchoscopic sputum cytology in peripheral lung cancer. Respirology, 1998, 3(2):131–137.

[57] ZAVALA DC. Diagnostic fiberoptic bronchoscopy: techniques and results of biopsy in 600 patients. Chest, 1975, 68(1):12–19.

[58] CORTESE DA, MCDOUGALL JC. Bronchoscopic biopsy and brushing with fluoroscopic guidance in nodular metastatic lung cancer. Chest, 1981, 79(5):610–611.

[59] TSUBOI E, IKEDA S, TAJIMA M, et al. Transbronchial biopsy smear for diagnosis of peripheral pulmonary carcinomas. Cancer, 1967, 20(5):687–698.

[60] VAN 'T WESTEINDE SC, HOREWEG N, VERNHOUT RM, et al. The role of conventional bronchoscopy in the workup of suspicious CT scan screen-detected pulmonary nodules. Chest, 2012, 142(2):377–384.

[61] PAONE G, NICASTRI E, LUCANTONI G, et al. Endobronchial ultrasound-driven biopsy in the diagnosis of peripheral lung lesions. Chest, 2005, 128(5):3551–3557.

[62] WANG MEMOLI JS, NIETERT PJ, SILVESTRI GA. Meta-analysis of guided bronchoscopy for the evaluation of the pulmonary nodule. Chest, 2012, 142(2):385–393.

[63] FIELDING DI, ROBINSON PJ, KURIMOTO N. Biopsy site selection for endobronchial ultrasound guide-sheath transbronchial biopsy of peripheral lung lesions. Intern Med J, 2008, 38(2):77–84.

[64] KURIMOTO N, MIYAZAWA T, OKIMASA S, et al. Endobronchial ultrasonography using a guide sheath increases the ability to diagnose peripheral pulmonary lesions endoscopically. Chest, 2004, 126(3):959–965.

[65] YAMADA N, YAMAZAKI K, KURIMOTO N, et al. Factors related to diagnostic yield of transbronchial biopsy using endobronchial ultrasonography with a guide sheath in small peripheral pulmonary lesions. Chest, 2007, 132(2):603–608.

[66] YOSHIKAWA M, SUKOH N, YAMAZAKI K, et al. Diagnostic value of endobronchial ultrasonography with a guide sheath for peripheral pulmonary lesions without X-ray fluoroscopy. Chest, 2007, 131(6):1788–1793.

[67] CHAO TY, CHIEN MT, LIE CH, et al. Endobronchial ultrasonography-guided transbronchial needle aspiration increases the diagnostic yield of peripheral pulmonary lesions: a randomized trial. Chest, 2009, 136(1):229–236.

[68] EBERHARDT R, ANANTHAM D, ERNST A, et al. Multimodality bronchoscopic diagnosis of peripheral lung lesions: a randomized controlled trial. Am J Respir Crit Care Med, 2007, 176(1):36–41.

[69] ASANO F, SHINAGAWA N, ISHIDA T, et al. Virtual bronchoscopic navigation combined with ultrathin bronchoscopy: a randomized clinical trial. Am J Respir Crit Care Med, 2013, 188(3):327–333.

[70] SILVESTRI GA, GONZALEZ AV, JANTZ MA, et al. Methods for staging non-small cell lung cancer: diagnosis and management of lung cancer, 3rd ed: American College of Chest Physicians evidence-based clinical practice guidelines. Chest, 2013, 143(5 Suppl):e211S–e250S.

[71] ADAMS K, SHAH PL, EDMONDS L, et al. Test performance of endobronchial ultrasound and transbronchial needle aspiration biopsy for mediastinal staging in patients with lung cancer: systematic review and meta-analysis. Thorax, 2009, 64(9):757–762.

[72] GU P, ZHAO YZ, JIANG LY, et al. Endobronchial ultrasound-guided transbronchial needle aspiration for staging of lung cancer: a systematic review and meta-analysis. Eur J Cancer, 2009, 45(8):1389–1396.

[73] VARELA-LEMA L, FERNANDEZ-VILLAR A, RUANO-RAVINA A. Effectiveness and safety of endobronchial ultrasound-transbronchial needle aspiration: a systematic review. Eur Respir J, 2009, 33(5):1156–1164.

[74] ANNEMA JT, VAN MEERBEECK JP, RINTOUL RC, et al. Mediastinoscopy vs endosonography for mediastinal nodal staging of lung cancer: a randomized trial. JAMA, 2010, 304(20):2245–2252.

[75] HERTH FJ, KRASNIK M, KAHN N, et al. Combined endoscopic-endobronchial ultrasound-guided fine-needle aspiration of mediastinal lymph nodes through a single bronchoscope in 150 patients with suspe-cted lung cancer. Chest, 2010, 138(4):790–794.

[76] HWANGBO B, LEE GK, LEE HS, et al. Transbronchial and transesophageal fine-needle aspiration using an ultrasound bronchoscope in mediastinal staging of potentially operable lung cancer. Chest, 2010, 138(4):795–802.

[77] DWEIK RA, STOLLER JK. Role of bronchoscopy in massive hemoptysis. Clin Chest Med, 1999, 20(1):89–105.

[78] GONG H Jr, SALVATIERRA C. Clinical efficacy of early and delayed fiberoptic bronchoscopy in patients with hemoptysis. Am Rev Respir Dis, 1981, 124(3):221–225.

[79] SAKR L, DUTAU H. Massive hemoptysis: an update on the role of bronchoscopy in diagnosis and management. Respiration, 2010, 80(1):38–58.

[80] JACKSON CV, SAVAGE PJ, QUINN DL. Role of fiberoptic bronchoscopy in patients with hemoptysis and a normal chest roentgenogram. Chest, 1985, 87(2):142–144.

[81] FEINSILVER SH, FEIN AM, NIEDERMAN MS, et al. Utility of fiberoptic bronchoscopy in nonresolving pneumonia. Chest, 1990, 98(6):1322–1326.

[82] KURU T, LYNCH JP 3rd. Nonresolving or slowly resolving pneumonia. Clin Chest Med, 1999, 20(3):623–651.

[83] American Thoracic Society, Infectious Diseases Society of America. Guidelines for the management of adults with hospital-acquired, ventilator-associated, and healthcare-associated pneumonia. Am J Respir Crit Care Med, 2005, 171(4): 388–416.

[84] CHASTRE J, FAGON JY. Ventilator-associated pneumonia. Am J Respir Crit Care Med, 2002, 165(7):867–903.

[85] KOENIG SM, TRUWIT JD. Ventilator-associated pneu-monia: diagnosis, treatment, and prevention. Clin Microbiol Rev, 2006, 19(4): 637–657.

[86] TORRES A, EL-EBIARY M. Bronchoscopic BAL in the diagnosis of ventilator-associated pneumonia. Chest, 2000, 117(4 Suppl 2): 198S–202S.

[87] KOTLOFF RM, AHYA VN, CRAWFORD SW. Pulmonary complications of solid organ and hematopoietic stem cell transplantation. Am J Respir Crit Care Med, 2004, 170(1):22–48.

[88] BROADDUS C, DAKE MD, STULBARG MS, et al. Bronchoalveolar lavage and transbronchial biopsy for the diagnosis of pulmonary infections in the acquired immunodeficiency syndrome. Ann Intern Med, 1985, 102(6):747–752.

[89] STOVER DE, ZAMAN MB, HAJDU SI, et al. Bronchoalveolar lavage in the diagnosis of diffuse pulmonary infiltrates in the immunosuppressed host. Ann Intern Med, 1984, 101(1):1–7.

[90] CAMPBELL JH, BLESSING N, BURNETT AK, et al. Investigation and management of pulmonary infi-ltrates following bone marrow transplantation: an eight year review. Thorax, 1993, 48(12):1248–1251.

[91] DUNAGAN DP, BAKER AM, HURD DD, et al. Bronchoscopic evaluation of pulmonary infiltrates following bone marrow transplantation. Chest, 1997, 111(1):135–141.

[92] FEINSTEIN MB, MOKHTARI M, FERREIRO R, et al. Fiberoptic bronchoscopy in allogeneic bone marrow transplantation: findings in the era of serum cytomegalovirus antigen surveillance. Chest, 2001, 120(4):1094–1100.

[93] MILBURN HJ, PRENTICE HG, DU BOIS RM. Role of bronchoalveolar lavage in the evaluation of interstitial pneumonitis in recipients of bone marrow transplants. Thorax, 1987, 42(10):766–772.

[94] PATEL NR, LEE PS, KIM JH, et al. The influence of diagnostic bronchoscopy on clinical outcomes comparing adult autologous and allogeneic bone marrow transplant patients. Chest, 2005, 127(4):1388–1396.

[95] WHITE P, BONACUM JT, MILLER CB. Utility of fiberoptic bronchoscopy in bone marrow transplant patients. Bone Marrow Transplant, 1997, 20(8):681–687.

[96] RANO A, AGUSTI C, JIMENEZ P, et al. Pulmonary infiltrates in non-HIV immunocompromised patients: a diagnostic approach using non-invasive and bronchoscopic procedures. Thorax, 2001, 56(5):379–387.

[97] JAIN P, SANDUR S, MELI Y, et al. Role of flexible bronchoscopy in immunocompromised patients with lung infiltrates. Chest, 2004, 125(2):712–722.

[98] BRODIE D, SCHLUGER NW. The diagnosis of tuberculosis. Clin Chest Med, 2005,26(2):247–271, vi.

[99] LIN SM, CHUNG FT, HUANG CD, et al. Diagnostic value of endobronchial ultrasonography for pulmonary tuberculosis. J Thoracic Cardiovasc Surg, 2009, 138(1):179–184.

[100] JULES-ELYSEE KM, STOVER DE, ZAMAN MB, et al. Aerosolized pentamidine: effect on diagnosis and presentation of Pneumocystis carinii pneumonia. Ann Intern Med, 1990, 112(10):750–757.

[101] READ CA, CERRONE F, BUSSENIERS AE, et al. Differential lobe lavage for diagnosis of acute Pneumocystis carinii pneumonia in patients receiving prophylactic aerosolized pentamidine therapy. Chest, 1993, 103(5): 1520–1523.

[102] BAUGHMAN RP, DOHN MN, SHIPLEY R, et al. Increased Pneumocystis carinii recovery from the upper lobes in Pneumocystis pneumonia. The effect of aerosol pentamidine prophylaxis. Chest, 1993, 103(2):426–432.

[103] COSTABEL U, OHSHIMO S, GUZMAN J. Diagnosis of sarcoidosis. Curr Opin Pulm Med, 2008, 14(5):455–461.

[104] TOURNOY KG, BOLLY A, AERTS JG, et al. The value of endoscopic ultrasound after bronchoscopy to diagnose thoracic sarcoidosis. Eur Respir J, 2010, 35(6):1329–1335.

[105] AGARWAL R, AGGARWAL AN, GUPTA D. Efficacy and safety of conventional TBNA in sarcoidosis: a systematic review and meta-analysis. Respir Care, 2012, 58(4):683–693.

[106] GARWOOD S, JUDSON MA, SILVESTRI G, et al. Endobronchial ultrasound for the diagnosis of pulmonary sarcoidosis. Chest, 2007, 132(4):1298–1304.

[107] IWASHITA T, YASUDA I, DOI S, et al. The yield of endoscopic ultrasound-guided fine needle aspiration for histological diagnosis in patients suspected of stage I sarcoidosis. Endoscopy, 2008,40(5):400–405.

[108] OKI M, SAKA H, KITAGAWA C, et al. Real-time endobronchial ultrasound-guided transbronchial needle aspiration is useful for diagnosing sarcoidosis. Respirology, 2007, 12(6):863–868.

[109] TOURNOY KG, ANNEMA JT, KRASNIK M, et al. Endoscopic and endobronchial ultrasonography according to the proposed lymph node map definition in the seventh edition of the tumor, node, metastasis classification for lung cancer. J Thorac Oncol, 2009, 4(12):1576–1584.

[110] WONG M, YASUFUKU K, NAKAJIMA T, et al. Endobronchial ultrasound: new insight for the diagnosis of sarcoidosis. Eur Respir J, 2007, 29(6):1182–1186.

[111] VON BARTHELD MB, DEKKERS OM, SZLUBOWSKI A, et al. Endosonography vs conventional bronchoscopy for the diagnosis of sarcoidosis: the GRANULOMA randomized clinical trial. JAMA, 2013, 309(23):2457–2464.

[112] RAGHU G, COLLARD HR, EGAN JJ, et al. An official ATS/ERS/JRS/ALAT statement: idiopathic pulmonary fibrosis: evidence-based guidelines for diagnosis and management. Am J Respir Crit Care Med, 2011, 183(6):788–824.

[113] EPSTEIN SK, WINSLOW CJ, BRECHER SM, et al. Polymicrobial bacterial pericarditis after transbronchial needle aspiration. Case report with an investigation on the risk of bacterial contamination during fiberoptic bronchoscopy. Am Rev Respir Disease, 1992, 146(2):523–525.

[114] HAAS AR. Infectious complications from full extension endobronchial ultrasound transbronchial needle aspiration. Eur Respir J, 2009, 33(4):935–938.

[115] ANDERSEN HA. Transbronchoscopic lung biopsy for diffuse pulmonary diseases. Results in 939 patients. Chest, 1978, 73(5 Suppl): 734–736.

[116] ASANO F, AOE M, OHSAKI Y, et al. Deaths and complications associated with respiratory endoscopy: a survey by the Japan Society for Respiratory Endoscopy in 2010. Respirology, 2012, 17(3):478–485.

[117] HERF SM, SURATT PM. Complications of transbronchial lung biopsies. Chest, 1978, 73(5 Suppl):759–760.

[118] HERNANDEZ BLASCO L, SANCHEZ HERNANDEZ IM, VILLENA GARRIDO V, et al. Safety of the transbronchial biopsy in outpatients. Chest, 1991, 99(3):562–565.

[119] HOPKINS PM, ABOYOUN CL, CHHAJED PN, et al. Prospective analysis of 1,235 transbronchial lung biopsies in lung transplant recipients. J Heart Lung Transplant, 2002, 21(10):1062–1067.

[120] IZBICKI G, SHITRIT D, YARMOLOVSKY A, et al. Is routine chest radiography after transbronchial biopsy necessary?: A prospective study of 350 cases. Chest, 2006, 129(6):1561–1564.

[121] O'BRIEN JD, ETTINGER NA, SHEVLIN D, et al. Safety and yield of transbronchial biopsy in mechanically ventilated patients. Crit Care Med, 1997, 25(3):440–446.

[122] SIMPSON FG, ARNOLD AG, PURVIS A, et al. Postal survey of bronchoscopic practice by physicians in the United Kingdom. Thorax, 1986, 41(4):311–317.

[123] FACCIOLONGO N, PATELLI M, GASPARINI S, et al. Incidence of complications in bronchoscopy. Multicentre prospective study of 20,986 bronchoscopies. Monaldi Arch Chest Dis, 2009, 71(1):8–14.

[124] TUKEY MH, WIENER RS. Population-based estimates of transbronchial lung biopsy utilization and complications. Respir Med, 2012, 106(11):1559–1565.

[125] ANDERS GT, JOHNSON JE, BUSH BA, et al. Transbronchial biopsy without fluoroscopy. A seven-year perspective. Chest, 1988, 94(3):557–560.

[126] CORDASCO EM Jr, MEHTA AC, AHMAD M. Bronchoscopically induced bleeding. A summary of nine years' Cleveland clinic experience and review of the literature. Chest, 1991, 100(4):1141–1147.

[127] WAHIDI MM, ROCHA AT, HOLLINGSWORTH JW, et al. Contraindications and safety of transbronchial lung biopsy via flexible bronchoscopy. A survey of pulmonologists and review of the literature. Respiration, 2005, 72(3):285–295.

[128] HERTH FJ, BECKER HD, ERNST A. Aspirin does not increase bleeding complications after transbronchial biopsy. Chest, 2002, 122(4):1461–1464.

[129] ERNST A, EBERHARDT R, WAHIDI M, et al. Effect of routine clopidogrel use on bleeding complications after transbronchial biopsy in humans. Chest, 2006, 129(3):734–737.

[130] CHANG YC, YU CJ, LEE WJ, et al. Imprint cytology improves accuracy of computed tomography-guided percutaneous transthoracic needle biopsy. Eur Respir J, 2008, 31(1):54–61.

[131] DE FILIPPO M, ONNIBONI M, RUSCA M, et al. Advantages of multidetector-row CT with multiplanar reformation in guiding percutaneous lung biopsies. Radiol Med, 2008, 113(7):945–953.

[132] GUPTA S, KRISHNAMURTHY S, BROEMELING LD, et al. Small (</ = 2-cm) subpleural pulmonary lesions: short- versus long-needle-path CT-guided Biopsy–comparison of diagnostic yields and complications. Radiology, 2005, 234(2):631–637.

[133] HIRAKI T, MIMURA H, GOBARA H, et al. Incidence of and risk factors for pneumothorax and chest tube placement after CT fluoroscopy-guided percutaneous lung biopsy: retrospective analysis of the procedures conducted over a 9-year period. AJR Am J Roentgenol, 2010, 194(3):809–814.

[134] KHAN MF, STRAUB R, MOGHADDAM SR, et al. Variables affecting the risk of pneumothorax and intrapulmonal hemorrhage in CT-guided transthoracic biopsy. Eur Radiol, 2008, 18(7):1356–1363.

[135] KOTHARY N, LOCK L, SZE DY, et al. Com-puted tomography-guided percutaneous needle biopsy of pulmonary nodules: impact of nodule size on diagnostic accuracy. Clin Lung Cancer, 2009, 10(5):360–363.

[136] SATOH S, OHDAMA S, MATSUBARA O, et al. CT-guided automated cutting needle biopsy by a combined method for accurate specific diagnosis of focal lung lesions. Radiat Med, 2005, 23(1):30–36.

[137] SCHAEFER PJ, SCHAEFER FK, HELLER M, et al. CT fluoroscopy guided biopsy of small pulmonary and upper abdominal lesions: efficacy with a modified breathing technique. J Vasc Interv Radiol, 2007, 18(10):1241–1248.

[138] YOSHIMATSU R, YAMAGAMI T, KATO T, et al. Percutaneous needle biopsy of lung nodules under CT fluoroscopic guidance with use of the "I-I device." Br J Radiol, 2008, 81(962):107–112.

[139] NG YL, PATSIOS D, ROBERTS H, et al. CT-guided percutaneous fine-needle aspiration biopsy of pulmonary nodules measuring 10 mm or less. Clin Radiol, 2008, 63(3):272–277.

[140] BIRCHARD KR. Transthoracic needle biopsy. Semin Intervent Radiol, 2011, 28(1):87–97.

[141] CHAM MD, LANE ME, HENSCHKE CI, et al. Lung biopsy: special techniques. Semin Respir Crit Care Med, 2008, 29(4):335–349.

[142] KAZEROONI EA, LIM FT, MIKHAIL A, et al. Risk of pneumothorax in CT-guided transthoracic needle aspiration biopsy of the lung. Radiology, 1996, 198(2):371–375.

[143] LI H, BOISELLE PM, SHEPARD JO, et al. Diagnostic accuracy and safety of CT-guided percutaneous needle aspiration biopsy of the lung: comparison of small and large pulmonary nodules. AJR Am J Roentgenol, 1996, 167(1): 105–109.

[144] SCHREIBER G, MCCRORY DC. Performance characteristics of different modalities for diagnosis of suspected lung cancer: summary of published evidence. Chest, 2003, 123(1 Suppl):115S–128S.

[145] GERAGHTY PR, KEE ST, MCFARLANE G, et al. CT-guided transthoracic needle aspiration biopsy of pulmonary nodules: needle size and pneumothorax rate. Radiology, 2003, 229(2):475–481.

[146] KO JP, SHEPARD JO, DRUCKER EA, et al. Factors influencing pneumothorax rate at lung biopsy: are dwell time and angle of pleural puncture contributing factors? Radiology, 2001, 218(2):491–496.

[147] LAURENT F, MICHEL P, LATRABE V, et al. Pneumothoraces and chest tube placement after CT-guided transthoracic lung biopsy using a coaxial technique: incidence and risk factors. AJR Am J Roentgenol, 1999, 172(4):1049–1053.

[148] POE RH, KALLAY MC, WICKS CM, et al. Predicting risk of pneumothorax in needle biopsy of the lung. Chest, 1984, 85(2): 232–235.

[149] COX JE, CHILES C, MCMANUS CM, et al. Transthoracic needle aspiration biopsy: variables that affect risk of pneumothorax. Radiology, 1999, 212(1):165–168.

第 36 章

支气管镜介入治疗

Andrew R. Haas

Daniel H. Sterman

前言

1897 年 Gustav Killian 首先进行了支气管镜介入治疗（在本章中也被称为支气管镜下治疗），他从一个患者的右主支气管中取出了一块猪骨头。在将近 70 年的时间里，支气管镜作为一种治疗性操作技术主要用于异物取出。两个事件转变了支气管镜治疗的范畴：肺癌爆发性增长以及 1967 年 Shigeto Ikeda 发明可弯曲支气管镜。随着肺癌发病率日益增加，恶性气道阻塞性疾病需要介入治疗比异物取出更为常见。因此，以微创支气管镜操作为基础，发明了新工具来进行恶性气道阻塞管理。另外还发明了基于支气管镜技术来治疗慢性阻塞性肺疾病（COPD）和哮喘。这些技术已经进入临床试验阶段，并且有可能会改变这些疾病的治疗选择。本章将对支气管镜介入治疗技术用于良恶性气道阻塞、COPD 以及哮喘进行概述。

支气管镜介入治疗的适应证

支气管镜介入治疗有许多潜在适应证，包括恶性气道阻塞、良性气道阻塞、异物取出等（表 36-1）。目

表 36-1 支气管镜介入治疗的适应证

咯血
分泌物栓引起的肺不张
异物取出
气管支气管树的肿瘤（原发性或转移性）
直接支气管镜肿瘤切除
激光治疗
电凝/氩等离子体凝固
冷冻治疗
近距离放疗
光动力治疗
支架置入
气道缩窄或狭窄
硬镜扩张
缩窄/狭窄切开
气管支气管球囊扩张成形术
支架替代
全肺灌洗（肺泡蛋白沉积症）
支气管镜引流：肺脓肿
气管插管及经皮气管切开术
气胸持续性漏气治疗
肺气肿介入治疗
严重哮喘支气管热成形术

前我们从事的大部分支气管镜下治疗是用于处理恶性气道阻塞，最常见于肺癌所致。据估计，高达 40% 肺癌患者在疾病进程中的某一时刻会出现症状性气道阻塞。虽然肺癌是恶性气道阻塞最常见的原因，任何胸部原发恶性肿瘤，或任何恶性肿瘤肺转移，均可能导致症状性气道阻塞。解除气道梗阻可以减轻呼吸困难症状及其他呼吸系统症状，可明显提高进展期

恶性肿瘤患者的生活质量。

良性气道阻塞的病因列在表 36-2 中，包含各种局部炎症及系统性病变。虽然气道病变的病因是良性过程而非恶性，但对患者来说，对这些复杂病变的干预和处理远非良性病变可比拟。支气管镜介入治疗技术通常能解除现有的症状；然而，气道狭窄和症状常常复发，患者可能需要反复进行介入治疗来保持气道通畅。部分患者可能需要进一步对气道良性狭窄的部分进行外科切除。

表 36-2　良性气管支气管狭窄的病因
气管插管
气管切开
肉芽肿性多血管炎（既往称为 Wegener 肉芽肿）
淀粉样变性
结节病
结核
炎症性肠病
特发性
创伤
肺移植
外科切除术后或气道修复
既往狭窄切除后再狭窄
袖状切除
体外放疗或高剂量-率近距离放疗（high dose-rate brachytherapy，HDRB）
光动力治疗
起火引起的烧伤
骨化性气管支气管病
全肺切除术后综合征
纵隔纤维化
大血管动脉瘤

大部分气道阻塞的患者具有临床症状；呼吸困难是患者最常见的主诉。根据气道阻塞的速度，呼吸困难可以急性发作，而更常见的是缓慢进展，患者的活动逐渐受到限制。常常是家庭其他成员比患者更早地意识到其出现活动受限。一旦气道阻塞加重，患者可逐渐表现端坐呼吸，这是发展为严重气道阻塞的前兆。也可伴有其他症状，如咳嗽、分泌物难以排出、胸部不适或阻塞性肺炎导致发热。早期干预非常重要，以避免出现呼吸窘迫加重或死亡。

术前准备、镇静及监测的特殊注意事项

所有支气管镜介入患者都需要给予完整的术前评估，包括病史、体格检查及胸部影像学。虽然并不需要常规实验室检查，但每一次评估都需要根据患者的基础情况和治疗计划个体化进行。其中，CT 扫描对于评价气道受累的程度及制订介入治疗计划十分重要。

患者给予支气管镜介入治疗时，需要仔细考虑其镇静和镇痛。患者能平卧且病情稳定时，可在中度镇静下进行支气管镜操作。如果患者表现中到重度呼吸窘迫或不能平卧，需要强烈考虑进行附加监测或麻醉程序性辅助用药。如果患者需氧条件高，则需要进行气管插管来减少在中度镇静时出现低氧性呼吸衰竭风险。此外，如果患者不能平躺，在全麻及支气管镜介入治疗前可能需要先予以直立位支气管镜检查，以最低镇静强度维持气道管径。

与诊断性支气管镜检查类似，如果患者能够耐受中度镇静，首先使用利多卡因对口咽部及气道局部麻醉，然后联合给予一种短效苯二氮䓬类药物（如咪达唑仑）及一种阿片类药物（如芬太尼）。患者在全麻下保留自主呼吸或使用高频喷射呼吸机通气，给予硬镜操作最为安全。避免在全身静脉用药基础上全麻时，再加用吸入药物（如七氟醚），以避免在通气回路开放时支气管镜操作者暴露吸入麻醉药物。通过适当规划和监测，绝大多数患者能够顺利完成支气管镜介入治疗，同时保证并发症发生率最低。

气道阻塞类型

图 36-1 展示了我们可能会遇到的 3 种气道阻塞主要类型：单纯腔内病变（A）、单纯腔外病变（B），以及腔内外混合病变（C）引起的气道阻塞。支气管镜操作者术前 CT 影像学阅片既能准确评估阻塞类型，又能够合理规划治疗方式。单纯腔内病变选择的治疗方式包括使用硬镜直接切除、热消融或圈套器切除，同时可置入或不置入支架。单纯腔外病变无可视的肿瘤需要切除，不宜套用单纯腔内病变所采用的治疗方法，否则可能出现气道穿孔。治疗腔外病变大多采用支气管球囊扩张成形术及腔内支架置入术。腔内外混合病变，则可能选择所有肿瘤切除技术、扩张术及支架置入术。

■ 气道腔内阻塞

气管支气管树腔内阻塞可以由多种良恶性病变引起。支气管内阻塞最常见的病因是进展期肺癌。对于无法手术的中心气道肿瘤者，恢复气道通畅不仅可以缓解症状，甚至可以延长生命，这特别适用于出现呼吸衰竭或阻塞性肺炎患者。

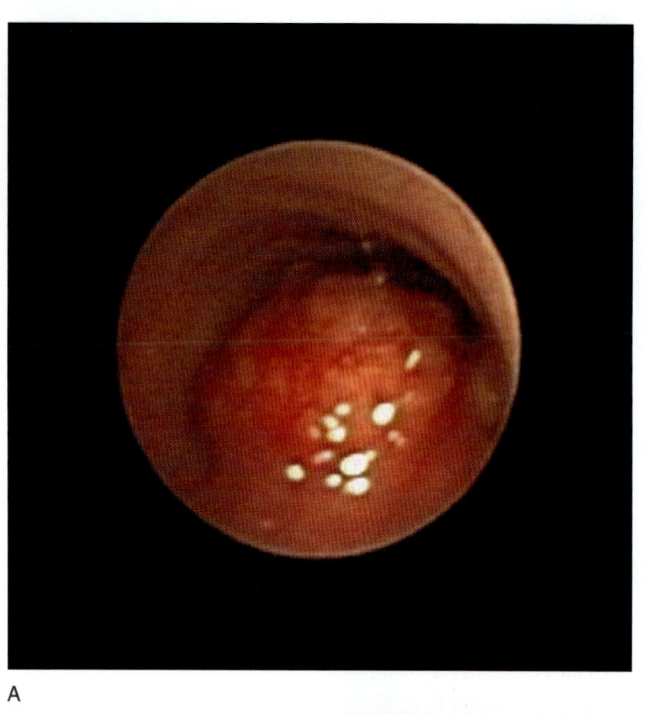

A

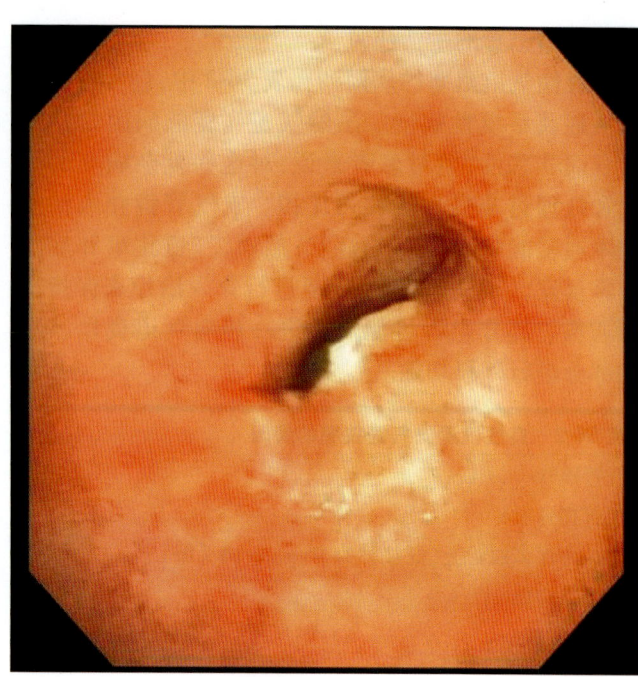

B

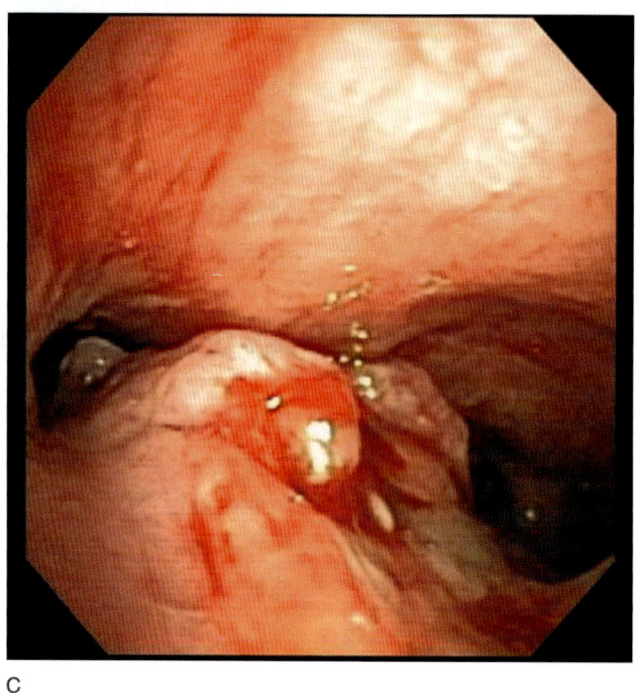

C

图 36-1　气道受压类型。单纯腔内病变(A)，单纯腔外病变(B)，腔内外混合病变(C)。

　　中心气道恶性肿瘤阻塞的症状和体征多种多样，常包括进行性呼吸困难和功能受限、喘息、咳嗽、喉鸣、声嘶、咯血及胸痛。术前应细致评估，以鉴别症状是由气管支气管的局部病变引起，还是由基础的阻塞性肺疾病或肺实质疾病引起，或是由两者共同所致。虽然肺功能检查及胸部影像学技术（如胸部 CT）对怀疑恶性气道阻塞患者的评估很有用，但不管是硬镜还是软镜，支气管镜检查仍然是诊断和治疗的"金标准"。另外，三维重建 CT 成像，即"虚拟支气管镜"，作为一种可靠的无创技术越来越多用于评估恶性气道

阻塞的性质和范围，从而有利于在术前制订干预计划。

　　经支气管镜处理恶性气道阻塞的方法取决于病变的部位、是否存在腔外压迫以及临床的紧急程度。当需要紧急开通气道时，推荐在硬镜下通过热消融进行肿瘤切除。如果支气管内阻塞伴明显腔外压迫，支架置入对之可能会有所帮助。

　　病变的复杂程度对于确定最佳的支气管镜介入治疗方式来说同样重要。良性气管蹼状网眼狭窄通常可以单用激光或电切进行处理，处理复杂的纤维性缩窄则可能需要联合应用硬镜或球囊扩张、热切开及

支架置入。对于局限性气管狭窄且并发症发生风险低患者,仍可选择外科切除术后一期吻合。

■ 气道外受压

气道外受压通常是由于恶性肿瘤侵犯中心气道邻近结构所致,如纵隔淋巴结或食管受累,但也可能与良性病变相关,如纵隔纤维化、结核、主动脉瘤样扩张或结节病。气道外受压的临床症状和体征通常与支气管腔内阻塞相似。如果支气管镜检查时发现气道明显狭窄,而无腔内肿物,可诊断气道外受压。

气道外受压的治疗手段很有限。支气管镜下消融治疗均为禁忌,如激光、冷冻、光动力及电凝,不仅没有获益,还存在气道穿孔风险。虽然部分恶性肿瘤患者可给予支气管腔内近距离放疗,但当患者有腔外气道压迫症状时,可选择气管支气管内支架置入姑息治疗方式。

支气管镜介入治疗类型

支气管镜介入治疗有很多种方法。后续内容将逐一进行阐述。

■ 硬质支气管镜

Killian 最早发明的支气管镜是一根硬质的金属管,后来由 Chevalier Jackson 改进,适用于自主通气或机械通气。数十年来,各种不同长度和直径的硬质支气管镜用于治疗儿童及成人。虽然可弯曲支气管镜在很大程度上代替硬镜用于大多数诊断及部分治疗,但硬质支气管镜仍是重要的治疗手段。

现代硬质支气管镜系统具有良好的光学性能,能够直接、放大、周边照明,获得良好操作视野。与可弯曲支气管镜相比,硬质支气管镜的主要优势是操作管径大,可以在给患者通气的同时使用多种治疗器械,进行多种安全、有效的治疗操作,如激光凝固、支气管内支架置入、球囊扩张、电凝、氩气刀凝固以及冷冻治疗。也许最重要的应用是,在恶性气道疾病或阻塞的情况下,硬质支气管镜比任何热治疗都更加迅速有效,能够直接铲除体积较大的气道内肿瘤(视频 36-1)。常见的一种做法是首先使用硬镜进行肿瘤切除,再使用热消融的方法烧灼残留的肿瘤部分。对于良性纤维性气道狭窄,应用硬质支气管镜可以有效切除部分狭窄组织并扩张狭窄段。对严重或危及生命的气管支气管阻塞者,可以在经验丰富的中心选择硬镜气道再通治疗。

视频 36-1 右侧气管旁占位的一位患者进行诊断性及治疗性支气管镜操作。腔内肿瘤沿着气管右侧壁生长。该视频展示了利用硬质支气管镜有效快速机械性铲除肿瘤。

硬镜操作最主要的并发症是硬镜挤压引起牙齿损伤或牙齿碎裂。其他可能并发症包括口咽部裂伤、杓状软骨关节脱位或声带损伤。插入硬镜时仔细防护至关重要,有可能避免这些并发症。也可能出现胸腔内并发症,如气道穿孔、肿瘤切除引起大出血、气胸或纵隔气肿,但如果技术熟练则发生率很低。

■ 球囊气管支气管成形术

对于处理良恶性气道阻塞,球囊扩张作为治疗方式之一,可选择替代硬质支气管镜治疗,特别适用于硬镜不能到达或管腔太窄硬镜无法安全通过的解剖部位。已有为气管支气管树专门设计不同长度和直径的高压球囊可供使用。球囊充满盐水或不透射线的造影剂,先通过支气管镜将球囊放至目标部位,再充水直至达到目标直径。

对于良性狭窄,通常会首先使用热治疗方式切开狭窄部位,以缓解狭窄处张力(图 36-2)。这种方法已经成功用于治疗支气管结核、先天性声门下狭窄以及移植后吻合口缩窄所引起的良性狭窄。单纯使用这种方法治疗伴有腔外压迫的气道狭窄成功率低,如果腔外压迫持续存在,气道狭窄经支气管镜治疗改善后通常会迅速恢复原状。气管支气管球囊扩张成形术的并发症包括支气管痉挛、胸痛、黏膜撕裂、气道穿孔、出血、操作后气道水肿、气胸以及纵隔气肿。

■ 支气管镜下激光治疗

激光凝固术或激光消融术可能是临床最熟悉的支气管镜下治疗技术。表 36-3 比较了激光技术与之后阐述的其他介入技术之间的不同特点。激光产生单色、相干光束,造成组织汽化、凝固、缺血及坏死。虽然支气管镜下激光治疗主要用于腔内恶性肿瘤消融,但也可用于其他气管支气管疾患,包括炎性狭窄、肉芽组织阻塞、淀粉样变性以及良性肿瘤,如错构瘤及脂肪瘤。

自从 1976 年 Laforet 报道了第一例用支气管内激光消融治疗恶性肿瘤阻塞以来,已经有多种类型激光用于治疗气管支气管阻塞。最早被耳鼻喉科医生所使用的二氧化碳(carbon dioxide,CO_2)激光组织穿透力弱(穿透深度 $0.1 \sim 0.5mm$),能进行非常精细的切割,但止血效果差。随着其他激光技术的发展,CO_2 激光目前主要用于喉部病变的处理,已经很少用于支气管内肿瘤消融。

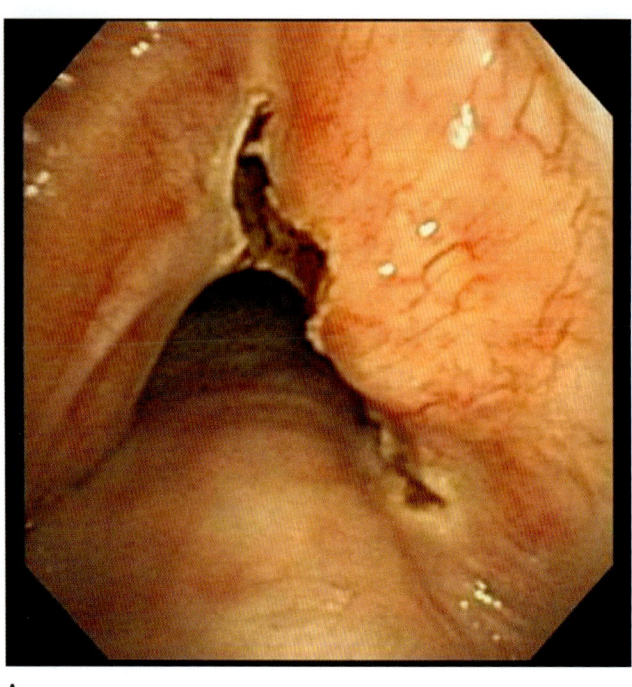
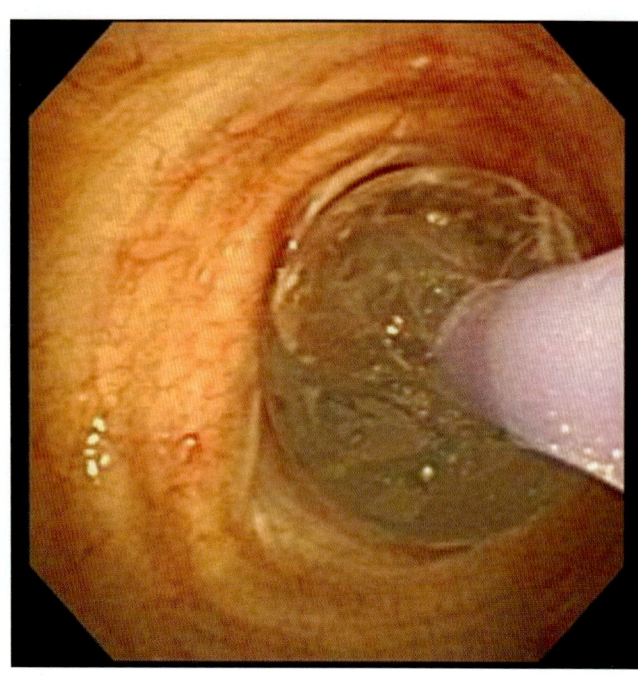

图36-2 在良性狭窄病变处进行电切（A）。切开后进行球囊扩张成形术（B）。

表36-3 支气管镜下消融治疗技术

治疗技术	适用病变类型	支气管镜类型	治疗见效的速度	可重复性
机械性切除	腔内或黏膜下	硬镜或软镜（硬镜更佳）	++++	+
激光	腔内	硬镜或软镜（硬镜更佳）	++++	++++
氩等离子体	腔内	硬镜或软镜	++++	++++
近距离放疗	腔内或黏膜下	软镜	+	+
冷冻	腔内	硬镜或软镜	++	+++
球囊扩张	腔内或黏膜下 伴腔外压迫	硬镜或软镜（硬镜更佳）	++++	++++
光动力治疗	腔内	软镜	++	+++
电凝	腔内	硬镜或软镜	+++	++++
支架	腔内病变伴 腔外压迫	硬镜或软镜（Dumon支架需要硬镜下操作；Wall 支架和Gianturco支架需要X线引导）	++++	+++

对于支气管镜下治疗，钕钇铝石榴石晶体（neo-dymium：yttrium-aluminum-garnet，Nd：YAG）激光消融最为常用（视频36-2）。Nd：YAG激光的组织穿透深度为3~5mm，凝固及止血效果更好，但切割精度有所下降。硬质支气管镜或可弯曲支气管镜均可实现Nd：YAG激光操作。利用全麻下硬镜或局麻及中度镇静下可弯曲支气管镜激光治疗操作，二者直接相关的治疗成功率及并发症无明显区别。

视频36-2

视频36-2 一名肺癌引起右主支气管新发阻塞患者。视频显示使用Nd：YAG激光进行肿瘤凝固及切除治疗。

对于大的中心气道内肿瘤阻塞，单独使用Nd：

YAG激光进行消融治疗，气道再通率＞90%；但是，其治疗肺外周病变或气道腔外压迫的成功率较低。对于气道内良性肿瘤引起的阻塞，Nd：YAG激光凝固术可以作为一种重要的治疗手段。钕铝酸钇晶体（neo-dymium：yttrium-aluminum-perovskite，Nd：Yap）激光具有1.34μm专有波长，这个波长据称具有更好的水吸收率，与传统Nd：YAG激光相比提高了功率-效率比，并降低了并发症发生风险。

一般而言，支气管内激光治疗安全、耐受性良好，但该治疗也可引起心律失常、气道穿孔、气胸、出血、低氧血症或支气管内起火等并发症。应用气道内激光需要仔细考虑病变的解剖部位以及与胸腔内重要结构的解剖关系。如果病变靠近食管或肺动脉，支气管内激光治疗存在瘘管形成的风险。对腔外压迫引起气管支气管狭窄的患者进行激光治疗可能会引起气道穿孔。有报道激光治疗在罕见情况下可引起肺水肿或致命性的肺静脉气体栓塞。患者应用标准硅胶气管插管或置入硅酮气管支气管支架,以及需要高浓度辅助供氧治疗,增加了支气管内起火的风险。支气管镜操作者需要确认吸入氧浓度,理想状态下应<40%,尤其是对于在操作过程中接受机械通气支持的患者。所幸,支气管内起火总体风险<0.1%。

■ 支气管内电凝及冷冻

电凝和冷冻治疗价格便宜,可替代激光治疗处理气管支气管病变及阻塞,电凝及冷冻设备价格也远远低于激光治疗,但其穿透深度和疗效稍逊激光治疗。

与Nd:YAG激光一样,电凝和冷冻治疗都可以通过硬质支气管镜或可弯曲支气管镜进行。电凝对组织的作用与Nd:YAG激光类似,通过凝固性坏死造成组织破坏(视频36-3)。氩等离子凝固术(argon plasma coagulation, APC)与电凝类似,不同的是它利用氩气来传导电流,而不是像电凝一样用接触式探头来传导。电凝和APC的穿透深度为1~3mm,因此更适合用于治疗表浅、扁平病灶(视频36-4)。

视频36-3 一位有肾癌病史患者出现呼吸困难及左肺不张。CT扫描提示左主支气管阻塞。本视频显示在硬镜下使用电凝圈套切除并取出一个大息肉状肾癌转移肿物。然后使用电凝对气道转移部位进行烧灼。

视频36-4 这名患者既往因少量咯血进行支气管镜检查;支气管内活检证实为原位癌。本视频展示了使用氩等离子体凝固技术对先前活检病变部位进行消融治疗。

与电凝或APC相比,冷冻治疗通过低温诱导细胞内结晶及微血栓形成,引起组织坏死。特殊设计的冷冻探头通过支气管镜插入直接接触到目标组织。冷冻探头激活后从探头小孔处加压释放液态一氧化二氮或液态氮,使冷冻探头快速降温,并在探头前端目标组织处形成一个"冰球"(温度约-20℃)。冷冻效应维持约20s,然后进行解冻,冷冻操作重复2~3次,使细胞内微结晶反复形成,从而引起细胞破裂导致坏死。

电凝、APC和冷冻已经成功用于解除气道梗阻,以及用于治疗良恶性气管支气管内肿瘤、息肉和肉芽组织所引起的咯血。这些技术也有效用于影像学不可见的仅累及黏膜的肺癌、原位癌以及黏膜不典型增生。冷冻治疗在冻取异物方面具有优势,可以将异物冻在探头上取出。冷冻技术也能很好地取出大气道内黏液栓或血块,而其他技术在这方面不占优势。由于冷冻治疗需要多次操作才能达到治疗效果,不适合用于快速解除症状性气道梗阻。

电凝和冷冻治疗所引起的并发症与之前讨论的激光治疗类似,最常见的并发症是由于组织凝固不完全和支气管内肿瘤破裂继发出血。电凝治疗患者需要临床干预处理出血的发生率预计为2.5%。罕见情况下,APC治疗患者可出现气体栓塞。

■ 支气管内近距离放射治疗

支气管内近距离放射治疗是指经支气管镜对局灶气道病变进行放射治疗(简称放疗),由于在病灶局部区域使用了高放射剂量,故通常称之为高剂量率近距离放射治疗(high dose-rate brachytherapy, HDRB)。这项技术的目的是对局限性病变进行治疗性照射,同时减少对非目标组织产生照射的风险。支气管内近距离放疗在支气管镜直视及X线引导下,通过支气管镜插入一根细的空心"后装"导管穿过目标区域(通常是恶性病变)。导管放置在患者气道的预定位置后,由肿瘤放疗科将放射性微珠通过导管放入目标部位,根据放射剂量率预先确定好照射时间。

HDRB的主要目标是解除气道阻塞,部分更晚期病变患者,可用联合HDRB及外照射进行根治性治疗。HDRB不能用于快速气道再通,其治疗起效多延迟14~21d。对于解除气道阻塞,HDRB是作为同时进行硬镜下肿瘤热消融治疗、支气管内支架置入或传统外照射的辅助治疗,或给予单独治疗。HDRB用于处理中央气道病变既安全又有效。HDRB治疗恶性气道阻塞的再通率为60%~90%,大部分患者呼吸困难减轻,咯血停止,咳嗽症状也能得到缓解。HDRB治疗影像学不可见的中心气道微浸润癌、原位癌或黏膜不典型增生也有一定疗效。此外,也有报道将HDRB用于治疗肺移植患者的良性肉芽组织形成,或治疗声门下狭窄。

HDRB可出现严重并发症,特别是大咯血,其原因为气道壁及邻近血管结构坏死继发支气管血管瘘形成。由于存在致命性出血风险,在进行HDRB治疗之前应当尽量排除中心型血管肿瘤。

■ 光动力治疗

光动力治疗(photodynamic therapy, PDT)目前被FDA批准用于减轻恶性气道阻塞,以及对部分微浸润中心型肺癌或原位癌作为外科手术的替代治疗。PDT工作原理是将特定化合物作为光敏剂,如血卟啉衍生物或氨基乙酰丙酸(aminolevulinic acid, ALA),可导致肿瘤细胞在受到单色光照射时易于破坏,通过形成氧自由基和释放血栓素A_2,介导缺血性血管坏死,肿瘤坏死。

通过与正常细胞对比,PDT 之所以显示其肿瘤细胞的选择性杀伤作用,是因为肿瘤细胞可以摄取和保留更多的光敏剂,但网状内皮细胞,特别是皮肤组织中的类似细胞,则是个例外。注射光敏剂 24~48h 内,肿瘤对光敏剂的相对选择性最为显著;因此,应在这个时间窗内,经支气管镜对目标病灶进行治疗。光照射 24~48h 后组织坏死最为严重,需要再次进行支气管镜操作清除治疗区域坏死和脱落的组织。PDT 因其疗效的延迟效应,并不适用于治疗气道阻塞进展引起急性呼吸窘迫患者。

PDT 理想的应用人群包括支气管内恶性占位引起气道阻塞且无明显腔外压迫及中心气道微浸润肿瘤的患者。虽然外科切除仍是早期肺癌的首选治疗,但部分患者拒绝手术或因为手术风险高而不能手术。PDT 可作为这些病例的一种恰当替代疗法。对于瘤体小和气道浸润深度浅的患者,治疗应答率最高。对于瘤体大者,支气管内 PDT 能够大幅度减轻梗阻,客观上表现为肺功能检测指标改善,主观上可缓解呼吸困难症状,改善生活质量;但 PDT 并非根治性治疗。另外,PDT 也可以成功治疗腔内转移性肿瘤。

PDT 并发症包括皮肤光敏性,以及广泛肿瘤坏死累及血管结构引起咯血。皮肤光过敏表现类似晒伤,在各种报道中发生率可高达 20%;充分防护日光照射可避免上述情况。注射光敏剂后对日光的敏感性可持续 6 周或更长时间。

■ 气管支气管支架置入

医学术语"支架"(stent)是指所有用于维持中空管道结构完整性而设计的装置,如气道、冠状动脉或食管支架。早在 1915 年就有尝试向气管支气管树内放置支架的个案报道。20 世纪 60 年代设计的 Montgomery T 管是最早的可靠的气道专用支架。然而,直到 1990 年,Jean Francois Dumon 报道了气道专用硅酮支架置入的安全性和便捷性,气管下段及支气管内支架置入才成为一种标准的治疗手段。

目前,我们所使用的支气管内支架主要有两种类型:硅酮支架及自膨胀金属支架(self-expanding metal stent,SEMS)。硅酮支架通常是在全麻下通过硬质支气管镜放置。与 SEMSs 价格(约 2 000 美元)相比,硅酮支架相对便宜(约 500 美元)。也有 Y 型硅酮支架可供选择,且已经成功用于处理恶性肿瘤压迫隆突、气管食管瘘及气管支气管软化症。

与硅酮支架不同,SEMSs 可通过可弯曲支气管镜放置,与硅酮支架置入相比技术要求相对容易。SEMS

的主要局限性是无覆膜裸支架可能会引起黏膜炎症及肉芽组织形成,可能需要反复进行支气管镜介入清理来保持气道通畅。由此,FDA 对 SEMSs 给予了黑盒警告,提醒不要将其用于良性气道狭窄,除非包括硅酮支架在内的其他所有治疗选择都已经尝试过且均告失败。但有一个例外,即肺移植后出现支气管吻合口裂开时可以使用 SEMS。在这种情况下,暂时性放置一枚金属裸支架跨过裂口处,利用局部肉芽组织增生来促进裂口闭合。

作为支气管镜下综合治疗良恶性气道阻塞的一部分,气道内支架置入具有重要的作用。局部晚期肺癌引起的气道阻塞,可以联合肿瘤热消融及支架置入进行治疗,通过防止肿瘤向内生长来恢复并保持气道管腔通畅(图 36-3)。对良性纤维性狭窄,可通过内镜下联合支架置入及球囊扩张处理。大部分关于气道内支架置入的大型研究都显示其具有良好疗效。

Dumon 及其同事报道恶性气道阻塞患者置入硅酮支架临床预后良好,并发症少;但其他疾病引起的气道狭窄治疗成功率较低。治疗成功泛指症状缓解,虽然早期试验均未使用客观指标来判断疗效,但有限的研究报道显示治疗成功率为 78%~98%。一项对因为无法切除气管支气管及纵隔病变继发呼吸衰竭插管患者的小型研究显示,支架置入可使大部分患者成功拔管。患者似乎在支架置入后存活数月至数年中能得以持续获益,这些长期随访的数据源于良性疾病患者,因为恶性气道阻塞患者的平均随访时间通常不会超过 3~4 个月。

气道内支架置入的并发症包括支架移位、肉芽组织形成、肿瘤生长过快、支架细菌定植及反复感染、支架断裂及支架内分泌物凝结阻塞。另外,支架侵蚀中心血管结构可引起大出血及致命性出血。

气管支气管软化症支架置入

弥漫性或局灶性气管支气管软化症可能是支气管镜介入医生所面临的最具挑战的疾病。气管支气管软化症是由于气道软骨环结构完整性丧失所致,表现为气管或主支气管在呼气相管腔塌陷。膜部或新月形气管支气管软化症,也被称为过度动态性气道塌陷(excessive dynamic airway collapse,EDAC),表现为虽然软骨环完整,但由于膜部松弛,在呼气时膜部出现不同程度前凸。这种情况常见于 COPD、哮喘、肥胖及慢性咳嗽。动态 CT 扫描可以提示气管支气管软化症或 EDAC,但可弯曲支气管镜检查仍是诊断的金标准评估患者自主呼吸时气道塌陷的程度。局灶气道软化也可是长期气管插管或肺移植后吻合口部位发

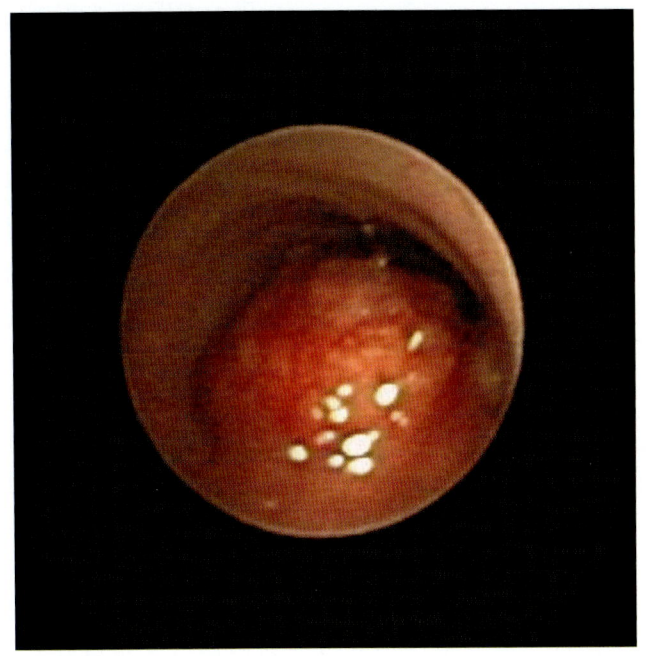
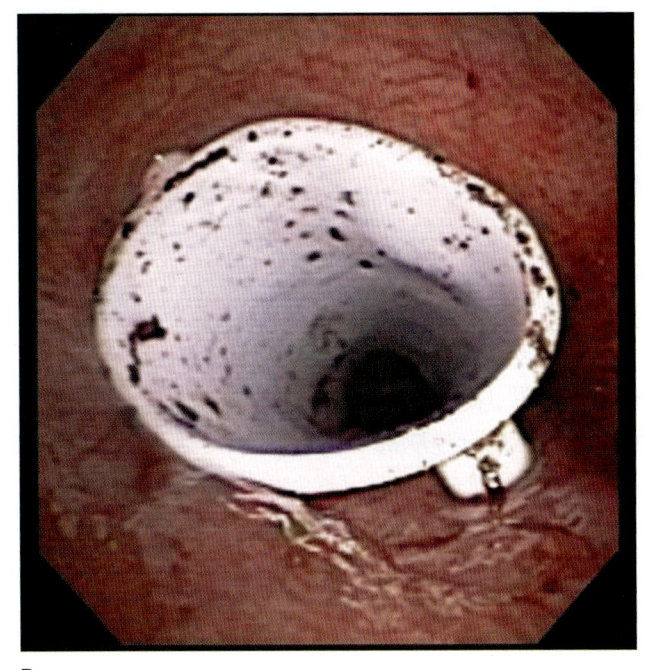

A   B

图 36-3　一个巨大肿瘤几乎完全阻塞了气管管腔(A)。使用硬镜机械性切除肿瘤使气道管径显著增加。在气管内置入一枚硅酮支架以防止气管再狭窄(B)。

生的并发症。

对气管支气管软化症或 EDAC 患者,内镜医生必须保持谨慎克制,避免过度介入干预。处理弥漫性气管支气管软化症需要着重于识别与治疗引起软骨炎症(如复发性多软骨炎)及气道塌陷的基础疾病。如果气管支气管软化症出现临床症状,经过系统治疗后仍有进展,需要考虑是否给予气管切开。如果气管切开后症状仍不缓解,或者症状在最初改善后又出现反复或进展,可着手评估能否置入 Y 型硅酮支架。这些患者可能同时需要夜间呼吸机支持。尝试置入硅酮支架也可能使 EDAC 患者获益,但支架置入不应当被作为决定性治疗手段。对于因呼吸系统症状减轻及肺功能改善而获益的患者,移除硅酮支架,随后对膜部进行外科折叠术或支撑术,能够获得满意的临床预后。对于很多局灶性气管软化患者,尤其是插管后损伤引起气管软化者,外科切除软化段并一期再吻合可能是最佳的治疗选择。如果患者不适合外科手术或不愿意手术,硅酮支架置入通常能保证必要的气道结构完整性以消除临床症状,但存在支架长期置入产生相应并发症的风险。

■ 咯血管理

支气管镜操作可能对咯血存在重要价值,主要有以下几个原因:确定出血部位、支气管镜下治疗减少出血或止血、清除血块避免影响气体交换、放置腔内堵塞装置以防止血块进一步阻塞气道。因为活动性

出血时视野不清,应当使用大吸引通道及吸引效率高的内镜。当存在大出血或需要清除大血块时,通常首选硬质支气管镜。

止血时,可向出血气道内注入冰盐水或肾上腺素溶液,或向靠近出血局部喷洒上述药物,使血管收缩。另外,可将球囊导管放置在出血气道进行填塞,使远端气道形成血凝块,以避免出血进入近端气道。目前已有大支气管腔内堵塞器用于堵塞整个右主支气管或左主支气管来控制出血。其他能有效控制气道近端可见出血灶的方法为各种热治疗,特别是对于支气管内肿瘤引起的出血,如 Nd:YAG 激光或 APC 治疗。新近报道证实了支气管内填充氧化再生纤维素的有效性,可通过可弯曲支气管镜或硬质支气管镜完成,该方法可隔离段或亚段支气管出血部位,并通过诱导纤维蛋白聚合促进支气管内凝血块形成。但这些常是暂时性措施,同时需要考虑决定性治疗,包括外科手术或支气管动脉栓塞术。

■ 异物取出

最早发明的支气管镜主要是用于异物取出;在肺癌患者大量增长之前的数十年中,异物取出是支气管镜操作的代表性指征。

儿童比成人更易发生异物吸入,大部分异物吸入见于 3 岁以下儿童。儿童吸入的异物最常停留于主支气管,成人吸入的异物则通常嵌顿在远端气道,最常见的嵌顿部位是右下叶。在支气管镜下异物取出术

发明以前,大部分异物吸入导致的患病率及病死率很高,通常是由阻塞性肺炎引起。目前,异物取出可通过可弯曲支气管镜或硬质支气管镜进行,具体方式取决于当地经验、异物大小和成分。如果可选用硬质支气管镜,它仍是异物取出的首选工具,主要是因为以下几个方面:操作通道大,可利用更大和更合适的异物钳取工具;保护声带,避免受到异物移出时损伤;可提供及维持通气。

已经发明多种器械用于支气管镜操作取出异物,包括抓取钳、球囊导管、异物网篮、圈套器以及磁力取物器。器械的选择取决于异物的材质、大小、形状,以及在气管支气管树中的位置。抓取钳可能用于取出表面不规则的坚硬物体。取出光滑的物体或有机物(如坚果、食物颗粒)可能需要使用可膨胀网篮,或联合使用球囊导管、吸引装置及抓取钳。球囊导管可将异物移向近端更大气道,便于其他器械取出。

■ 分泌物吸引

根据一项针对美国支气管镜操作者的调查显示,气道分泌物吸引是支气管镜下治疗操作的主要指征。用支气管镜吸引分泌物适用于呼吸肌无力患者(如存在基础神经肌肉疾病或手术后患者),这些患者不能充分咳嗽来清除气道分泌物。对于危重症患者或机械通气患者,使用可弯曲支气管镜通常能够快速地清除分泌物及黏液栓。为了便于分泌物吸出,选择使用大孔径吸引通道的可弯曲内镜比较理想。分泌物的量及黏稠度能提示需要再次进行支气管镜操作的时间间隔,以解除凝固黏液栓所导致的叶段不张。支气管镜下分泌物吸引不应当作为术后的常规操作,或在其他情况下,适当胸部物理疗法及保证充分肺清痰治疗可能会更有效。

有两种特殊疾病值得在支气管镜介入治疗章节中着重提出:肺泡蛋白沉积症(pulmonary alveolar proteinosis,PAP)和变应性支气管肺曲霉病(allergic bronchopulmonary aspergillosis,ABPA)。对于PAP患者,反复大容量支气管肺泡灌洗已经被用于治疗性清除主要由表面活性物质所组成的肺泡腔内物质。对于存在更广泛病变或气体交换受损患者,标准治疗方案是进行系列全肺灌洗。对于ABPA患者,使用盐水灌洗并不足以清除顽固的分泌物阻塞(被称为"塑性支气管炎"),支气管镜活检钳或圈套器能有助于清理阻塞分泌物。

■ 支气管胸膜瘘封堵

原发或继发性自发性气胸后可能会发生持续性漏气,特别是存在基础肺实质疾病的情况下,不过,持续性漏气更常见于肺切除术后。目前处理持续性漏气通常包括使用Heimlich阀延长胸管引流时间、尝试外科修复、胸膜血块修补或胸膜固定术。

支气管镜下介入治疗措施干预持续性漏气可能是一种很有效的辅助手段,可明确疑似支气管胸膜瘘或肺泡胸膜瘘诊断,并确定瘘的具体位置。最常用的方法是使用球囊导管对气道进行选择性阻塞,同时观察胸引管漏气的速率和量。根据瘘的位置和大小,可以尝试支气管镜下治疗,目标是阻塞并封闭支气管胸膜瘘。存在感染或恶性肿瘤复发区域发生瘘口时,封堵措施难度大。多种不同技术已经用于永久性瘘封堵。几种潜在有效的封堵方法包括外科胶封堵、自体血修补、注射凝血酶以形成纤维蛋白凝块以及其他多种方式。另外,有报道对小的气道近端支气管胸膜瘘周围进行激光凝固治疗或注射高渗盐水也有疗效。新近报道显示对各种原因导致的持续性漏气,支气管内单向活瓣置入可有效使大部分患者得到完全缓解或部分缓解(图36-4)。

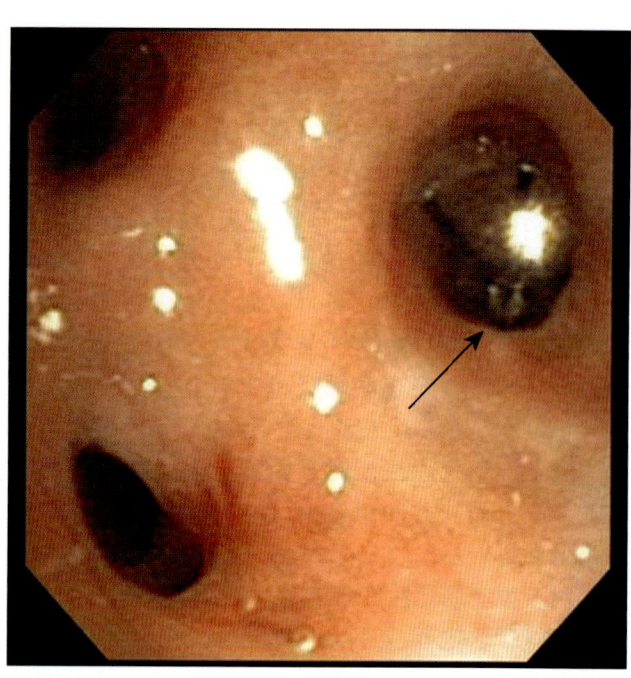

图36-4 一名严重肺气肿患者出现自发性气胸。左侧胸腔放置胸引管,但仍持续性漏气。通过球囊阻塞方法确定漏气部位在左上叶前段。在该部位置入一枚单向活瓣(箭头)后漏气完全停止。

常见良性肺部疾病的支气管镜下治疗

对高患病率肺部疾病开展试验性支气管镜下介入干预是过去10年支气管镜下治疗的主要进展之一,如针对哮喘及肺气肿的介入治疗。

■ 支气管镜下肺气肿治疗

国家肺气肿治疗试验（national emphysema treatment trial，NETT）研究证实了外科肺减容手术（lung volume reduction surgery，LVRS）的治疗作用，作为肺气肿最主要的外科干预手段，LVRS 能够改善患者症状，且可降低特定亚组人群的病死率。然而，外科手术获益的同时，也伴随着大约 5% 手术病死率及大量围术期并发症，包括持续性漏气及心律失常。这些因素进一步促进发展微创支气管镜下治疗，期望能达到与 NETT 研究相似的治疗效果，且出现并发症更少。

支气管镜下肺减容术（bronchoscopic lung volume reduction，BLVR）应用的一系列技术仍在评价中，包括使用硅酮栓气道封堵（支气管内 Watanabe 栓）；置入支气管内单向活瓣；在软骨性气道和肺气肿区域之间人工建立不可压缩通路（"气道旁路"）；注射生物胶促进瘢痕形成；对受累肺段进行热蒸汽治疗；以及支气管内置入线圈（视频 36-5）。

视频 36-5　该视频展示了在 X 线引导下进行试验性的支气管内线圈置入以治疗肺气肿。

针对支气管内活瓣的研究最为广泛，其设计原理是通过限制肺气肿最严重区域的通气，从而减少肺总量、残气量及动态肺过度充气。如果活瓣正确置入，它会使得被阻塞肺段内的分泌物及空气单向排出，但不允许空气通过活瓣进入（视频 36-6）。支气管活瓣的主要优势是可回收性；也就是说，活瓣通常是可以移除的，对患者的风险很小。初步研究显示通过不完整叶间裂产生的侧支通气可以降低支气管活瓣的有效性。

视频 36-6　一名重度异质性上叶为主的肺气肿患者入选进行支气管内活瓣治疗的临床试验。该视频展示了活瓣置入装置的定位及活瓣释放。

支气管内活瓣的首个随机性研究是一项针对 Zephyr 活瓣的双盲、非手术对照的多中心临床试验，研究结果显示活瓣置入 6 个月时第 1 秒用力呼气容积（FEV$_1$）及 6 分钟步行距离均有所增加；但与此同时，包括 COPD 急性加重和咯血等并发症的发生率也有所增加。这一活瓣已在欧洲和亚洲使用，但美国尚未批准使用。另一种方法是使用生物胶来诱导瘢痕形成和肺不张，但其主要缺陷之一是可导致肺组织永久性破坏，当出现肺功能恶化或发展为恶性肿瘤时无法逆

转。这些方法仍处于研究阶段。最关键的是要对适合患者选择最佳的治疗技术；试图将一项技术用于所有肺气肿患者是不可行的。

■ 支气管热成形术

慢性哮喘是一种高患病率疾病，可增加健康护理资源、费用及死亡率。支气管热成形术（bronchial thermoplasty，BT）是一种新的支气管镜下治疗技术，通过向支气管壁发出受控的射频能量，以达到抑制气道平滑肌收缩功能，并减少哮喘急性发作时支气管缩窄的目的。

BT 使用一个可向支气管壁发出热能的射频装置进行操作，可在门诊完成。操作分为三次，以便于对上叶、下叶直径为 3~10mm 的所有能进入的气道进行治疗（图 36-5）。最早的一项随机、多中心研究为气道射频介入治疗（airway intervention with radiofrequency，AIR）试验。该研究显示对于中到重度哮喘患者，与单纯给予标准药物治疗组相比，BT 治疗组的患者哮喘急性发作次数减少。AIR 研究之后又进行了一项随机、非手术对照的多中心试验（AIR2 研究），AIR2 研究显示研究主要终点，即哮喘相关的生活质量在 BT 治疗后显著改善。虽然 BT 治疗后早期出现需要急诊及住院治疗的哮喘急性发作次数增加，但是长期随访的数据显示与非手术患者相比，BT 治疗患者对哮喘相关健康护理资源的占用减少。基于以上数据，BT 在 2010 年 4 月得到 FDA 批准用于治疗重度哮喘患者，然而大

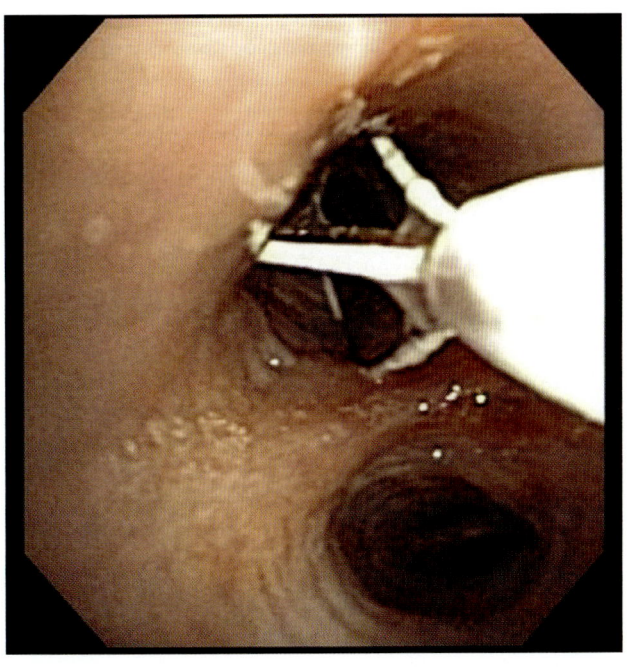

图 36-5　重度哮喘患者进行支气管热成形术时使用气道内射频导管

部分私人保险公司仍未覆盖治疗费用，不能报销。进一步研究正在进行以收集更多的安全性数据，并评估疗效持续的时间。

总结

支气管镜技术的发展不断地提高呼吸内科医生对气管支气管树进行微创而准确评估的能力，以及多种治疗性、姑息性气道介入操作的能力。随着支气管镜、辅助设备及成像技术进一步发展，支气管镜介入治疗的作用会随之提升，既往认为通过支气管镜不能治疗的肺部疾病，由于新技术涌现而得以救治。对于传统上只能通过外科手术治疗的疾病来说，支气管镜介入治疗也可能很快占有一席之地。将大量支气管镜新技术运用于常规临床实践，面临的主要挑战是要保证熟练的操作技能，以及缜密设计相关研究来确保合理应用每种介入技术。

李 冉 译

高占成 审校

参考文献

[1] D'ANDRILLI A, CICCONE AM, VENUTA F, et al. Long-term results of laryngotracheal resection for benign stenosis. Eur J Cardiothorac Surg, 2008, 33(3):440–443.

[2] PAWLOWSKI J. Moderate and deep sedation techniques. // ERNST A, HERTH FJF. Principles and practice of inter-ventional pulmonology. New York, NY: Springer, 2013, 63.

[3] PERRIN G, COLT HG, MARTIN C, et al. Safety of interventional rigid bronchoscopy using intravenous anesthesia and spontaneous assisted ventilation. A prospective study. Chest, 1992, 102(5):1526–1530.

[4] MARSH BR. Historic development of bronchoesophagology. Otolaryngol Head Neck Surg, 1996, 114(6):689–716.

[5] BOLLIGER CT, SUTEDJA TG, STRAUSZ J, et al. Therapeutic bronchoscopy with immediate effect: laser, electrocautery, argon plasma coagulation and stents. Eur Respir J, 2006, 27(6):1258–1271.

[6] SCHOKKENBROEK AA, FRANSSEN CF, DIKKERS FG. Dilatation tracheoscopy for laryngeal and tracheal stenosis in patients with wegener's granulomatosis. Eur Arch Otorhinolaryngol, 2008, 265(5):549–555.

[7] MAYSE ML, GREENHECK J, FRIEDMAN M, et al. Successful bronchoscopic balloon dilation of nonmalignant tracheobronchial obstruction without fluoroscopy. Chest, 2004, 126(2): 634–637.

[8] LAFORET EG, BERGER RL, VAUGHAN CW. Carcinoma obstructing the trachea Treatment by laser resection. N Engl J Med, 1976, 294(17):941.

[9] BOXEM T, MULLER M, VENMANS B, et al. Nd-YAG laser vs bronchoscopic electrocautery for palliation of symp-tomatic airway obstruction: a cost-effectiveness study. Chest, 1999, 116(4):1108–1112.

[10] RAMSER ER, BEAMIS JF Jr. Laser bronchoscopy. Clin Chest Med, 1995, 16(3):415–426.

[11] D'ALOIA A, FAGGIANO P, FIORINA C, et al. Cardiac arrest due to ventricular fibrillation as a complication occurring during rigid bronchoscopic laser therapy. Monaldi Arch Chest Dis, 2003, 59(1): 88–90.

[12] IACONO AT, MASCIANGELO TN, GRGURICH WF, et al. A new complication related to laser bronchoscopy in a single lung transplant recipient. Chest, 1994, 106(1):311–313.

[13] PEACHEY T, EASON J, MOXHAM J, et al. Systemic air embolism during laser bronchoscopy. Anaesthesia, 1988, 43(10): 872–875.

[14] CHOI HS, KIM SY, CHOI CW, et al. Use of bronchoscopic electro-cautery in removing an endotracheal metastasis. Lung Cancer, 2007, 58(2):286–290.

[15] ASIMAKOPOULOS G, BEESON J, EVANS J, et al. Cryosurgery for malignant endobronchial tumors: analysis of outcome. Chest, 2005, 127(6):2007–2014.

[16] LEE P, KUPELI E, MEHTA AC. Therapeutic bronchoscopy in lung cancer. Laser therapy, electrocautery, brachytherapy, stents, and photodynamic therapy. Clin Chest Med, 2002, 23(1):241–256.

[17] AU JT, CARSON J, MONETTE S, et al. Spray cryotherapy is effective for bronchoscopic, endoscopic and open ablation of thoracic tissues. Interact Cardiovasc Thorac Surg, 2012, 15(4):580–584.

[18] NOPPEN M, MEYSMAN M, VAN HERREWEGHE R, et al. Bronchoscopic cryotherapy: preliminary experience. Acta Clin Belg, 2001, 56(2):73–77.

[19] MATHUR PN, WOLF KM, BUSK MF, et al. Fiberoptic bronchoscopic cryotherapy in the management of tracheobronchial obstruction. Chest, 1996, 110(3):718–723.

[20] REDDY AJ, GOVERT JA, SPORN TA, et al. Broncholith removal using cryotherapy during flexible bronchoscopy: a case report. Chest, 2007, 132(5):1661–1663.

[21] FELLER-KOPMAN D, LUKANICH JM, SHAPIRA G, et al. Gas flow during bronchoscopic ablation therapy causes gas emboli to the heart: a comparative animal study. Chest, 2008, 133(4):892–896. doi: 10.1378/chest.07–2266.

[22] REDDY C, MAJID A, MICHAUD G, et al. Gas embolism following bronchoscopic argon plasma coagulation: a case series. Chest, 2008, 134(5):1066–1069.

[23] CHELLA A, AMBROGI MC, RIBECHINI A, et al. Combined nd-YAG laser/HDR brachytherapy versus nd-YAG laser only in malignant central airway involvement: a prospective randomized study. Lung Cancer, 2000, 27(3):169–175.

[24] SUTEDJA G, BARIS G, SCHAAKE-KONING C, et al. High dose rate brachytherapy in patients with local recurrences after radiotherapy of non-small cell lung cancer. Int J Radiat Oncol Biol Phys, 1992, 24(3):551–553.

[25] TENDULKAR RD, FLEMING PA, REDDY CA, et al. High-dose-rate endobronchial brachytherapy for recurrent airway obstruction from hyperplastic granulation tissue. Int J Radiat Oncol Biol Phys, 2008, 70(3):701–706.

[26] MADU CN, MACHUZAK MS, STERMAN DH, et al. High-dose-rate (HDR) brachytherapy for the treatment of benign obstructive endobronchial granulation tissue. Int J Radiol Oncol Biol Phys, 2006, 66(5):1450–1456.

[27] HALKOS ME, GODETTE KD, LAWRENCE EC, et al. High dose rate brachytherapy in the management of lung transplant airway stenosis. Ann Thorac Surg, 2003, 76(2):381–384.

[28] MOGHISSI K, DIXON K, THORPE JA, et al. Photodynamic therapy(PDT) in early central lung cancer: a treatment option for patients ineligible for surgical resection. Thorax, 2007, 62(5): 391–395.

[29] FREITAG L, ERNST A, THOMAS M, et al. Sequential photodynamic therapy (PDT) and high dose brachytherapy for endobronchial tumour control in patients with limited bronchogenic carcinoma. Thorax, 2004, 59(9):790–793.

[30] MINNICH DJ, BRYANT AS, DOOLEY A, et al. Photodynamic laser therapy for lesions in the airway. Ann Thorac Surg, 2010, 89(6):1744–1748. doi: 10.1016/j.athoracsur.2010.02.025.

[31] MONTGOMERY WW, MONTGOMERY SK. Manual for use of mon-tgomery laryngeal, tracheal, and esophageal prostheses. Ann Otol Rhinol Laryngol Suppl, 1986, 125:1–16.

[32] DUMON JF. A dedicated tracheobronchial stent. Chest, 1990, 97(2): 328–332.

[33] CHOUDHARY C, GILDEA TR, SALMAN R, et al. Management of tracheomediastinal fistula using self-ex-panding metallic stents. Ann Thorac Surg, 2008, 85(5):1800–1802.

[34] HUSAIN SA, FINCH D, AHMED M, at al. Long-term follow-up of ultraflex metallic stents in benign and malignant central airway obstruction. Ann Thorac Surg, 2007, 83(4): 1251–1256.

[35] SAAD CP, MURTHY S, KRIZMANICH G, et al. Self-expandable metallic airway stents and flexible bronchoscopy: long-term outcomes analysis. Chest, 2003, 124(5):1993–1999.

[36] MUGHAL MM, GILDEA TR, MURTHY S, et al. Short-term deployment of self-expanding metallic stents facilitates healing of bronchial dehiscence. Am J Respir Crit Care Med, 2005, 172(6):768–771.

[37] SAJI H, FURUKAWA K, TSUTSUI H, et al. Outcomes of airway stenting for advanced lung cancer with central airway obstruction. Interact Cardiovasc Thorac Surg, 2010, 11(4):425–428. doi: 10.1510/icvts.2010.238196.

[38] AMJADI K, VODUC N, CRUYSBERGHS Y, et al. Impact of interventional bronchoscopy on quality of life in malignant airway obstruction. Respiration, 2008, 76(4):421–428. doi: 10.1159/000152832.

[39] ERNST A, SIMOFF M, OST D, et al. Prospective risk-adjusted morbidity and mortality outcome analysis after therapeutic bronchoscopic procedures: results of a multi-institutional outcomes database. Chest, 2008, 134(3):514–519.

[40] NOPPEN M, STRATAKOS G, AMJADI K, et al. Stenting allows weaning and extubation in ventilator- or tracheostomy dependency secondary to benign airway disease. Respir Med, 2007, 101(1):139–145.

[41] LEE KS, SUN MR, ERNST A, et al. Comparison of dynamic expiratory CT with bronchoscopy for diagnosing airway malacia: a pilot evaluation. Chest, 2007, 131(3):758–764.

[42] CARDEN KA, BOISELLE PM, WALTZ DA, et al. Tracheomalacia and tracheobronchomalacia in children and adults: an in-depth review. Chest, 2005, 127(3):984–1005.

[43] ERNST A, ODELL DD, MICHAUD G, et al. Central airway stabilization for tracheobronchomalacia improves quality of life in patients with COPD. Chest, 2011, 140(5): 1162–1168. doi: 10.1378/chest.10–3051.

[44] ERNST A, MAJID A, FELLER-KOPMAN D, et al. Airway stabilization with silicone stents for treating adult tracheobronchomalacia: a prospective observational study. Chest, 2007, 132(2):609–616.

[45] MAJID A, GUERRERO J, GANGADHARAN S, et al. Tracheobronchoplasty for severe tracheobronchomalacia: a pro-spective outcome analysis. Chest, 2008, 134(4):801–807.

[46] MORICE RC, ECE T, ECE F, et al. Endobronchial argon plasma coagulation for treatment of hemoptysis and neoplastic airway obstruction. Chest, 2001, 119(3):781–787.

[47] REISZ G. Topical hemostatic tamponade: another tool in the treatment of massive hemoptysis. Chest, 2005, 127(6):1888–1889.

[48] NOGUEIRA CC, FERREIRA S, OLIVEIRA A, et al. Bronchoscopic hemostatic tamponade with oxidized regenerated cellulose for major hemoptysis control: two case reports. Rev Port Pneumol, 2010, 16(6):917–920.

[49] SHIGEMURA N, WAN IY, YU SC, et al. Multidisciplinary management of life-threatening massive hemoptysis: a 10-year experience.

Ann Thorac Surg, 2009, 87(3):849–853.

[50] CHENG SL, CHANG HT, LAU HP, et al. Pulmonary alveolar proteinosis: treatment by bronchofiberscopic lobar lavage. Chest, 2002, 122(4):1480–1485.

[51] UDWADIA ZF, PATEL DB, KAPADIA FN, et al. Pulmonary alveolar proteinosis with respiratory failure–therapeutic role of bronchoscopic and whole lung lavage. J Assoc Physicians India, 1998, 46(8):738–739.

[52] KAVURU MS, POPOVICH M. Therapeutic whole lung lavage: a stop-gap therapy for alveolar proteinosis. Chest, 2002, 122(4): 1123–1124.

[53] ANDREETTI C, D'ANDRILLI A, IBRAHIM M, et al. Submucosal injection of the silver–human albumin complex for the treatment of bronchopleural fistula. Eur J Cardiothorac Surg, 2010, 37(1):40–43.

[54] KODAMA H, YAMAKADO K, MURASHIMA S, et al. Intractable bronchopleural fistula caused by radiofrequency ablation: endoscopic bronchial occlusion with silicone embolic material. Br J Radiol, 2009, 82(983):e225–e227.

[55] TEDDE ML, SCORDAMAGLIO PR, MINAMOTO H, et al. Endobronchial closure of total bronchopleural fistula with occlutech figulla ASD N device. Ann Thorac Surg, 2009, 88(3):e25–e26.

[56] GILLESPIE CT, STERMAN DH, CERFOLIO RJ, et al. Endobronchial valve treatment for prolonged air leaks of the lung: a case series. Ann Thorac Surg, 2011, 91(1):270–273.

[57] ALEXANDER ES, HEALEY TT, MARTIN DW, et al. Use of endobronchial valves for the treatment of bronchopleural fistulas after thermal ablation of lung neoplasms. J Vasc Interv Radiol, 2012, 23(9):1236–1240. doi: 10.1016/j.jvir.2012.06.009.

[58] FERGUSON JS, SPRENGER K, VAN NATTA T. Closure of a bronchopleural fistula using bronchoscopic placement of an endobronchial valve designed for the treatment of emphysema. Chest, 2006, 129(2):479–481.

[59] TRAVALINE JM, MCKENNA RJ Jr, DE GIACOMO T, et al. Treatment of persistent pulmonary air leaks using endobronchial valves. Chest, 2009, 136(2):355–360. doi: 10.1378/chest.08–2389.

[60] FISHMAN A1, MARTINEZ F, NAUNHEIM K, et al. A randomized trial comparing lung-volume–reduction surgery with medical therapy for severe emphysema. N Engl J Med, 2003, 348(21):2059–2073. doi: 10.1056/NEJMoa030287.

[61] RENDINA EA, DE GIACOMO T, VENUTA F, et al. Feasibility and safety of the airway bypass procedure for patients with emphysema. J Thorac Cardiovasc Surg, 2003, 125(6):1294–1299.

[62] HERTH FJ, EBERHARDT R, INGENITO EP, et al. Assessment of a novel lung sealant for performing endoscopic volume reduction therapy in patients with advanced emphysema. Expert Rev Med Devices, 2011, 8(3):307–312. doi: 10.1586/erd.11.10.

[63] SNELL GI, HOPKINS P, WESTALL G, et al. A feasibility and safety study of bronchoscopic thermal vapor ablation: a novel emphysema therapy. Ann Thorac Surg, 2009, 88(6):1993–1998.

[64] SNELL G, HERTH FJ, HOPKINS P, et al. Bronchoscopic thermal vapour ablation therapy in the management of heterogeneous emphysema. Eur Respir J, 2012, 39(6):1326–1333.

[65] SLEBOS DJ, KLOOSTER K, ERNST A, et al. Bronchoscopic lung volume reduction coil treatment of patients with severe heterogeneous emphysema. Chest, 2012, 142(3):574–582.

[66] WOOD DE, MCKENNA RJ Jr, YUSEN RD, et al. A multicenter trial of an intrabronchial valve for treatment of severe emphysema. J Thorac Cardiovasc Surg, 2007, 133(1):65–73.

[67] WAN IY, TOMA TP, GEDDES DM, et al. Bronchoscopic lung volume reduction for end-stage emphysema: report on the first 98 patients. Chest, 2006, 129(3):518–526.

[68] FESSLER HE. Collateral ventilation, the bane of bronchoscopic volume reduction. Am J Respir Crit Care Med, 2005, 171(5):423–424.

[69] SCIURBA FC, ERNST A, HERTH FJ, et al. A randomized study of endobronchial valves for advanced emphysema. N Engl J Med, 2010, 363(13):1233–1244.

[70] COX G, THOMSON NC, RUBIN AS, et al. Asthma control during the year after bronchial thermoplasty. N Engl J Med, 2007, 356(13):1327–1337.

[71] CASTRO M, RUBIN AS, LAVIOLETTE M, et al. Effectiveness and safety of bronchial thermoplasty in the treatment of severe asthma: a multicenter, randomized, double-blind, sham-controlled clinical trial. Am J Respir Crit Care Med, 2010, 181(2):116–124.

[72] CASTRO M, RUBIN A, LAVIOLETTE M, et al. Persistence of effectiveness of bronchial thermoplasty in patients with severe asthma. Ann Allergy Asthma Immunol, 2011, 107(1):65–70.

第 37 章

诊断性胸外科手术：胸腔镜检查、电视胸腔镜手术及开胸术

Robert E. Merritt

前言

胸腔镜检查、电视胸腔镜手术（video-assisted thoracic surgery，VATS）及开胸术是业已成熟的外科技术，胸外科医生可用之诊断胸部良恶性疾病。

20 世纪初，胸腔镜最早作为一种诊断工具出现，当时治疗性气胸成为结核病外科治疗的首选措施。1910 年，Hans Christian Jacobaeus 在结核治疗中首次进行胸腔镜下胸膜腔内肺松解术用于肺萎陷疗法。他使用了一根带有光源的硬质膀胱镜进入胸膜腔并实施了肺松解术。随着有效抗结核治疗药物的发展，胸腔镜检查成为一种用于评估胸腔积液及胸膜疾病的有效诊断操作。在直接进行诊断性胸腔镜检查时，纤维纵隔镜或支气管镜通过一个小的肋间切口置入胸腔；胸腔积液可被吸出并进行化验分析（图 37-1）。另外，可以直接观察壁层胸膜、脏层胸膜、叶间裂、肺门及横膈。

直到 1990 年，胸腔镜检查发展成为 VATS，配置高分辨率摄像机及内镜线性机械吻合器，拓展了VATS 的应用范围，用于肺结节和间质性肺疾病（interstitial lung diseases，ILDs）的诊断及治疗。VATS 出现后，诊断性开胸术概率明显减少；但是，对不适合进行 VATS 的患者，如有必要，仍可给予诊断性开胸术（表 37-1）。

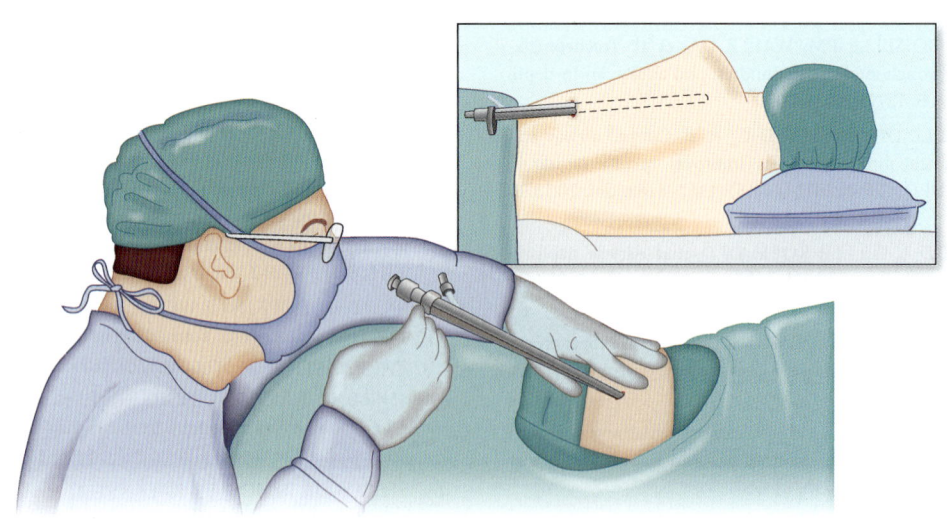

图 37-1　将一根硬质支气管镜作为胸腔镜使用

表 37-1　电视胸腔镜手术(VATS)禁忌证

严重缺氧
既往全肺切除术或双侧肺叶切除术
依赖性机械通气
严重慢性阻塞性肺疾病
胸膜粘连
既往胸膜固定术
凝血功能障碍
近期急性心肌梗死
严重肺动脉高压

技术问题

　　VATS 在手术室全麻状态下进行。插入双腔气管插管用于隔离双肺以建立单肺通气,这对于进行VATS 操作必不可少。使用单肺通气为单侧胸腔内操作创造了充分的空间,有利于按计划完成操作。也可向胸腔内注入二氧化碳(carbon dioxide,CO_2)气体,通过降低横膈的位置提供更大的操作空间。降低横膈位置可使肋膈角和肺下叶暴露更加充分。当使用 CO_2 时,最大注气压力需要维持在 6mmHg 以下,以避免右心静脉回流减少,发生相关低血压。

　　标准 VATS 操作需要 5~12mm 切口 3~4 个。切口通常排列成三角形,目标区域位于三角形中央(图 37-2)。直径 5mm 或 10mm 的纤维胸腔镜与摄像机相连,插入部位常选择最下方的 VATS 切口(图 37-3)。通过显示器可以清楚看到胸腔内情况,并能够直接观察壁层胸膜、脏层胸膜、肺门、横膈及纵隔。操作结束后,通过一个 VATS 切口在直视下置入一根胸腔引流管,以便于术后早期排出胸腔内气体及积液。通常单纯诊断性VATS 操作耐受性好,患者能够在术后 1~2d 出院。目前使用 VATS 进行疾病评估已在表 37-2 中列出。

表 37-2　目前电视胸腔镜手术(VATS)适应证

胸腔积液诊断
脓胸引流
胸膜固定术
可疑肺结节诊断
胸膜活检
间质性肺疾病诊断性肺活检
肺转移性结节切除
原发性肺癌切除
纵隔淋巴结活检
肺大疱切除治疗自发性气胸
心包积液引流

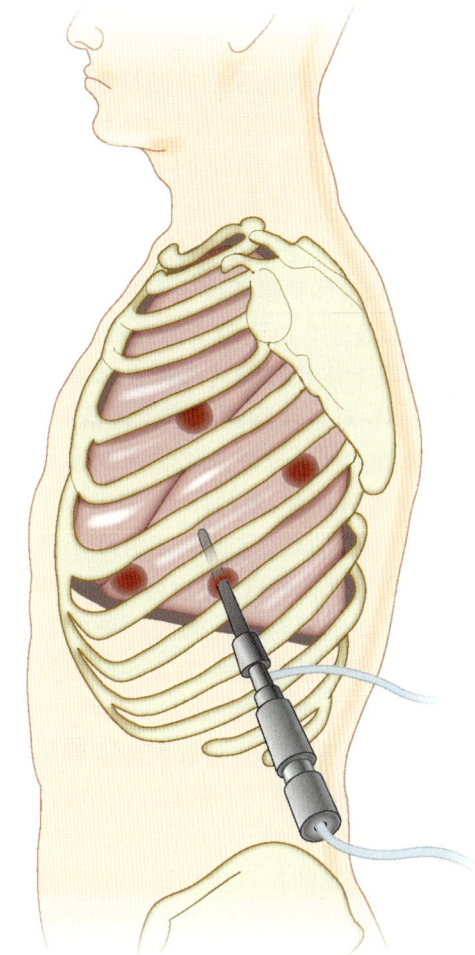

图 37-2　VATS 切口布局

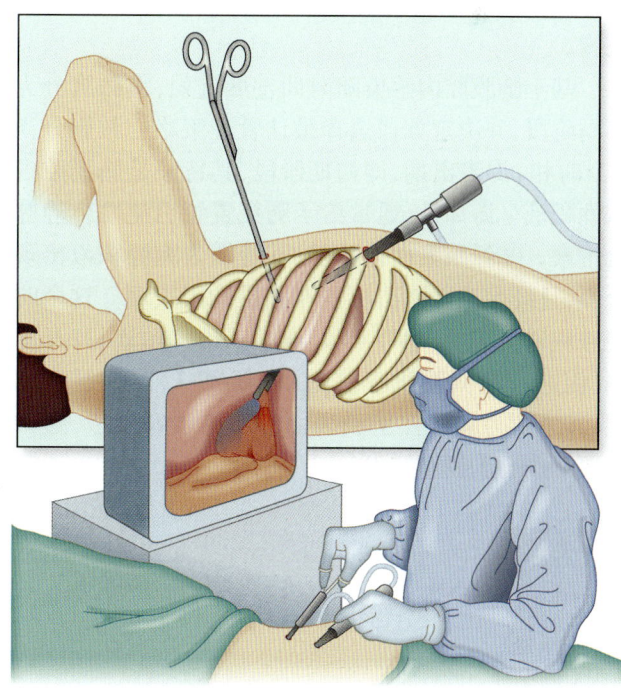

图 37-3　将胸腔镜通过最下方的 VATS 切口置入。摄像机连于胸腔镜,图像呈现在显示器上

■ 胸膜疾病管理

VATS 可用于良恶性胸膜疾病的诊断和治疗。未明确诊断的胸腔积液首选胸腔穿刺术（包括胸腔积液细胞学检查），但 VATS 操作的诊断阳性率更高（90%～100%），胸腔穿刺术诊断的阳性率为 60%～80%。如果胸穿后胸腔积液仍不能明确诊断，可通过 VATS 获取胸腔积液和胸膜活检标本进行确诊。

恶性胸腔积液通常由胸膜下淋巴管阻塞所致，晚期原发性肺癌或上皮性肿瘤转移累及肺胸膜组织时均可发生。VATS 对恶性胸腔积液管理既具有诊断，又具有治疗价值。可通过注入化学药物进行胸膜固定，如向胸腔注入滑石粉、多西环素、博来霉素或四环素以促进胸膜粘连形成。这项操作消除了壁层胸膜及脏层胸膜之间的潜在腔隙，防止胸腔积液聚积。据报道 VATS 胸膜固定术对恶性胸腔积液的有效率为 94%～96%，相关并发症发生率为 2.6%。总体而言，VATS 方法对恶性胸腔积液的诊断和治疗非常有效，可通过进入胸腔的微创措施获取积液或胸膜组织标本，且能够松解分隔粘连，以及注入化学药物，胸膜固定。

最常见累及胸膜的良性疾病是胸膜腔感染或脓胸。肺炎患者常伴有胸腔积液，即肺炎旁积液或脓胸（见第 76 章），二者可通过胸腔穿刺术抽取胸腔积液加以鉴别。如果胸腔积液革兰氏染色涂片或培养发现特定病原体，或胸腔积液 pH < 7.1，可以诊断为脓胸。

基于胸膜腔内感染随时间发展进程，将脓胸分为不同阶段，并决定如何选择最佳管理策略。脓胸分为3 个时相：①渗出期，即初期阶段，其特征是胸膜腔内脓性积液呈游离性，通常给予胸穿置管引流联合静脉抗生素。②纤维素性化脓期，其特征为胸腔积液出现分隔，且纤维素性渗出沉积在脏层胸膜表面。这个时相脓胸通常需要 VATS 或开胸术以松解粘连、打开分隔、促进脓性胸腔积液引流（视频 37-1）。③纤维化期，其特征为肺脏层胸膜表面形成厚层纤维板，通常需要开胸行胸膜剥脱术。

视频 37-1　用硬质支气管镜作为胸腔镜。

纤维素性化脓期行 VATS 方法进行早期胸膜剥脱术非常有效，可显著降低脓胸相关并发症。VATS 比单纯胸穿置管具有明显的优势，其原因在于：①因为在 VATS 过程中可以直接看到粘连并进行松解，可以彻底引流分隔的脓性积液；②直视下观察不张的肺是否复张；③术后可以将胸引管放置在利于引流的最佳位置。

利用 VATS 对脓胸相关的脓性积液进行充分引流能够显著改善患者的预后，防止进展至纤维胸阶段，从而避免开胸术治疗。

■ 评价肺实质疾病

应用 VATS 诊断孤立性肺结节是其最常用的适应证之一。一项被广泛引用的多中心随机研究证实，使用低剂量 CT 对肺癌高危患者进行肺结节筛查可使肺癌死亡率降低 20%，从而增加了筛查肺癌的积极性，并提高对性质不确定肺部结节的探查效率。

目前诊断性质不确定孤立性肺结节的手段包括高分辨率 CT、正电子断层扫描（PET）、CT 引导下细针穿刺活检（fine-needle aspiration，FNA）及 VATS。在一项评价孤立性肺结节的随机试验中，增强 CT 扫描的总体诊断准确率为 77%，敏感性为 98%，特异性为 58%。PET-CT 通常能够有助于确定肺结节是否为高代谢结节，而高代谢提示恶性肿瘤的可能性增加（见第 32 章）。在肉芽肿性疾病中，PET 扫描可能产生假阳性结果，因为炎症细胞也易于摄取核素显像剂，即 18-氟代脱氧葡萄糖（18-fluorodeoxyglucose，^{18}F-FDG）。据报道，PET-CT 扫描评价性质不确定孤立性肺结节的敏感性和特异性分别为 92% 和 90%。

对于评估性质不确定的孤立性肺结节，应用 VATS 提高了诊断阳性率。这项微创技术依从性好。与进行传统开胸手术相比，VATS 术后疼痛少，恢复快。

位于肺实质外 1/3 部位的肺结节是 VATS 楔形切除活检的理想适应证。肺部病灶小于 10mm 时，可在 VATS 操作前，CT 引导下经胸壁向病变区域置入金属标记帮助定位。另外，对于 VATS 术中难以定位的小结节，可应用支气管镜导航技术（见第 36 章）向靠近结节的位置注射染料或置入标记物。对肺结节使用 VATS 进行楔形切除的诊断阳性率接近 100%。此外，VATS 并发症发生率及病死率都非常低，这一技术对判别性质不确定肺部结节来说是理想选择（视频 37-2）。

视频 37-2　应用 VATS 评价肺部性质不确定结节。

虽然弥漫性 ILDs 通常在 CT 扫描上具有特征性表现，但是也常常需要组织学诊断确定恰当的治疗。有报道指出经外科肺活检的 ILDs 患者中，多达 84% 的患者根据活检结果更改了治疗疗程。

与以肺活检为目的的开胸术相比，VATS 技术引起的术后疼痛少，并发症发生率低。另外，一项随机对照的临床试验采用 VATS 及开胸术进行 ILDs 诊断，二者对于术后患者预后的影响没有区别。鉴于与开胸术诊断率相同，且根据笔者经验，VATS 相关的术后疼痛更少、住院时间更短且术后恢复更快，VATS 仍然是 ILDs 患者优先选择的诊断技术，但这些患者需要能够自主活动，且有足够的肺储备以耐受单肺通气。开胸术主要适用于呼吸机依赖以及严重缺氧无法耐受单肺通气的患者。

总结

对于评估胸膜和肺的良恶性疾病，胸腔镜检查、VATS 及开胸术均是很有价值的诊断措施。VATS 已经成为诊治恶性胸腔积液及脓胸的主要方法。另外，VATS 在评价性质不确定的孤立性肺结节方面能提高诊断阳性率。对于 ILDs 来说，因为 VATS 引起的术后疼痛更少，住院时间更短，且术后恢复更快，在很大程度上已经替代了诊断性开胸术。

李　冉　译

高占成　审校

参考文献

[1] BLOOMBERG AE. Thoracoscopy in perspective. Surg Gynecol Obstet, 1978, 147:433–443.

[2] JACOBAEUS HC. The cauterization of adhesions in artificial pneumothorax treatment of pulmonary tuberculosis under thoracoscopic control. Arch Radiol Electrotherapy, 1923, 28: 136–146.

[3] JACOBAEUS HC. The cauterization of adhesions in artificial pneumothorax treatment of tuberculosis. Surg Gynecol Obstet, 1921, 32: 493–500.

[4] BRAIMBRIDGE MV. The history of thoracoscopic surgery. Ann Thorac Surg, 1993, 56:610–614.

[5] LEWIS RJ, KUNDERMAN PJ, SISLER GE, et al. Direct Diagnostic Thoracoscopy. Ann Thorac Surg, 1976, 21:536–539.

[6] MACK MJ, ARONOFF RJ, ACUFF TE, et al. Present role of thorscoscopy in the diagnosis and treatment of diseases of the chest. Ann Thorac Surg, 1992, 54:403–409.

[7] HAZELRIGG SR, NUNCHUCK SK, LOCICERO J. Video assisted thoracic surgery study group data. Ann Thorac Surg, 1993, 56:1039–1044.

[8] COLLINS TR, SAHN SA. Thoracentesis: clinical value, complications, technical problems, and patient experience. Chest, 1987, 91: 817–822.

[9] BAUMGARTNER WA, MARK JB. The use of thoracoscopy in the diagnosis of pleural disease. Arch Surg, 1980, 115:420–421.

[10] KOHMAN LJ. Thoracoscopy for the evaluation and treatment of pleural space disease. Chest Surg Clin North Am, 1994, 4:467–479.

[11] YIM AP, CHUNG SS, LEE TW, et al. Thoracoscopic management of malignant pleural effusions. Chest, 1996, 109:1234–1238.

[12] MARRAZZ A, NOTO A, CASA L, et al. Video-thoracoscopic surgical pleurodesis in the management of malignant pleural effusion: the importance of an early intervention. J Pain Symptom Manage, 2005, 30:75–79.

[13] LANDRENEAU RJ, KEENAN RJ, HAZELRIGG SR, et al. Thoracoscopy for empyema and hemothorax. Chest, 1996, 109:18–24.

[14] The National Lung Screening Trial Research Team. Reduced lung-cancer mortality with low-dose computed tomographic screening. N Engl Med, 2011, 365:395–409.

[15] SWENSEN SJ, VIGGIANO RW, MIDTHUN DE, et al. Lung nodule enhancement at CT: multicenter study. Radiology, 2000, 214: 73–80.

[16] LOWE VJ, FLETCHER JW, GOBAR L, et al. Prospective investigation of positron emission tomography in lung nodules. J Clin Oncol, 1998, 16:1075–1084.

[17] LEE YC, WU CT, HSU HH, et al. Surgical lung biopsy for diffuse pulmonary disease: experience of 196 patients. J Thorac Cardiovasc Surg, 2005, 129:984–990.

[18] CHANG AC, YEE J, ORRINGER MB, et al. Diagnostic thoracoscopic lung biopsy: an outpatient experience. Ann Thorac Surg, 2002, 74:1942–1946.

[19] FERSON PF, LANDRENEAU RJ, DOWLING RD, et al. Comparison of open versus thoracoscopic lung biopsy for diffuse infiltrative pulmonary disease. J Thorac Cardiovasc Surg, 1993, 106: 194–199.

[20] MILLER JD, URSCHEL JD, COX G. A randomized, controlled trial comparing thorcoscopy and limited thoracotomy for lung biopsy in interstitial lung disease. Ann Thorac Surg, 2000, 70: 1647–1650.

第38章

呼吸系统损伤和残疾的评估

Akshay Sood

前言

管理慢性肺部疾病不仅仅是治疗。慢性肺部疾病患者需要得到呼吸系统损伤相关等其他方面的帮助和指导,包括诱因或归因;损伤占比;各种补偿制度的资格和准入条件;调整或搬离工作场所;职业康复及其他形式的康复。但大部分医生并未提供这些指导,常常会给患者带来巨大社会经济损失及不良医疗预后。

医生不愿意进行损伤鉴定的总体态度有许多原因,包括担心职业病相关法律制度,对这些制度缺乏理解,各种补偿制度普遍混乱,错误认为具有寻求损伤援助的人通常都是诈病者,缺乏损伤评估培训,以及因临床工作繁重不愿意再多付出无偿努力。本章尽可能阐述临床肺脏病学中这一复杂但易被忽略的领域。

术语

评估损伤与残疾这一领域是医学与法律之间关联的桥梁,其术语源自两个领域,可导致混淆。术语"损伤"(impairment)和"残疾"(disability)通常互换使用,但它们并非同义。1980年,世界卫生组织指出,"损伤"定义为"心理、生理、解剖学结构或功能的任何损失或异常","残疾"则定义为"由损伤导致人类正常范围活动出现的任何能力限制或能力缺乏"。由此产生的社交及职业缺陷被称为残障(handicap)。

对于慢性肺部疾病患者,评估呼吸系统损伤的目标是客观测定功能丧失的程度,主要是通过应用肺功能检测或运动试验。内科医生在损伤评估中发挥着关键作用。另一方面,呼吸系统损伤影响患者日常活动能力称为残疾,通常是由相关领域的专家根据行政及法律文书来决断。专家不仅依靠医生提供的损伤评估,同时也考虑到其他的社会和法律问题,以及从事职业的体能需求。损伤出现时可以不伴有残疾,而出现残疾时也可以没有可测量的损伤。此外,呼吸系统损伤完全一样的两个人对生活的影响可能不同,其残疾程度也可能不同。

呼吸系统损伤可以是"暂时性的"或"永久性的"。与暂时性损伤不同,永久性损伤不能随着时间或治疗而改善。残疾可以是"部分的"或"完全的"。完全残疾意味着一个人不具备从事任何工作的技能和资格。部分残疾意味着一个人能从事部分工作,但不能从事所有工作。

"诱因"或"归因"是指是否有某种暴露作为"根本"促进因素导致或加重肺部疾病。确定职业性肺病诱因所需标准与医学研究中通常应用的确定性标准有95%不同。对于职业性疾病来说,最普遍采用的确定性标准为:基于"相对于不是,可能性更大"的原则来确定疾病基本是由某种职业暴露所导致或加重,其确诊可能性>50%。

"损伤占比"是指多种因素各自导致呼吸系统总体损伤的相对大小。例如,慢性石棉吸入暴露及吸烟均是肺癌的诱发因素。对某种复杂的多因素相关性疾病,从科学的角度通常难以准确阐明引起疾病的多种暴露因素各自的相对比例。经常要求医生利用对该领域知晓程度的理解,陈述他们自己对"损伤占比"的观点。

美国常用损伤评估系统

寻求损伤评估的患者通常分为3种类型:①因肺部疾病进展,在社会保障损伤项目中申请伤残补助的患者;②在工伤补偿体系中申请赔偿的职业性肺病患者(也可以是其他项目,如针对煤矿工人的煤尘肺补助法案);③为某些特定雇主工作时发生肺部疾病的患者,如退伍军人管理局。美国最常参照的损伤指南是社会保障损伤项目以及工伤补偿体系。各项指南将在后续章节深入讨论。

■ 社会保障损伤项目

美国社会保障总署包含了两个为残疾人提供经济和康复补助的项目。这两个项目都需要利用社会保障法案中提出的医学标准来对残疾做出客观证明。

第一个项目是根据法案第二篇进行设计的,也被称为社会伤残保险。这个项目是针对为社会保障信托基金做出过贡献而投保的个人(通过在职业生涯中为工作收入支付联邦税收获得资格)。第二个项目是根据法案第十六篇进行设计的,也被称为补充保障收入(supplemental security income,SSI)。这个项目是针对收入或资金有限的残疾人,以及社会保障信托基金尚未覆盖的残疾人。对于成年人来说,不管是根据社会保障法案的第二篇还是第十六篇来申请补助,残疾的定义都一样。社会保障总署将残疾定义为:"由于任何医学可鉴定的生理或精神损伤,导致不能从事任何基本的可获报酬的工作,这种损伤预计可导致死亡,或已经持续超过 12 个月,或预计将持续超过 12 个月"。医生了解根据社会保障所采用的残疾评估方法十分重要,其原因有两方面:①社会保障所规定的残疾对于呼吸内科医生照顾的许多患者来说都是经济支持的基本和重要来源;②呼吸内科医生经常在帮助鉴定是否具有项目补助资格方面扮演着积极的角色。

根据社会保障进行残疾评估是一个分阶段的过程,首先要向当地社会保障办事处或残疾鉴定服务(disability determination services,DDS)办公室提出申请。DDS 办公室主要从经治医生那里收集客观的医学信息,而经治医生是首选的医学鉴定来源。如果可用信息对于鉴定残疾来说不够充分,DDS 可能会进行附加测试和/或邀请顾问(如呼吸内科医生)审查。

美国社会保障署认为,身体每一主要系统的某种严重特定损伤,导致患者不能从事任何带薪工作,可作为存在残疾的初步证据。这些损伤已被编列为"损伤表"。呼吸系统列表包含了疾病严重程度的具体分类,包括慢性呼吸系统紊乱、哮喘、囊性纤维化、尘肺病、支气管扩张症、分枝杆菌、真菌及其他肺部慢性持续性感染、慢性肺动脉高压导致肺源性心脏病、睡眠呼吸障碍以及肺移植。

即使申请者不能满足列表中的严重程度标准,申请者仍然可通过向 DDS 呈递相关医学信息获取一份补助资助,随后由 DDS 作出初步判断。但是申请者有权对裁定结果表达不满,提出质疑,可让 DDS 其他成员再次审核。如果决定仍不能令人满意,申请者可上诉至听证和诉讼办公室由一名行政法法官进行审查,他会在作出决定前要求有经验的医生提供证词。同样地,如果对决定还不满意,申请者可以请求由诉讼委员会再次审查。

社会保障项目有别于其他补偿项目,其不同之处在于:①如果存在气流阻塞,社会保障项目需要一份近期吸入支气管扩张剂后肺功能测定的容积-时间曲线的"纸质复印件"。②社会保障项目专门为肺功能设定了身高特异性折点来决定损伤状态,这些折点与种族、民族、年龄或性别无关。③在活动量达到 5 个代谢当量(metabolic equivalents,METs)的次极量运动稳定状态时进行动脉血气分析测定,社会保障项目将其换气功能损伤分级对待。④社会保障项目将患者定为损伤或非损伤状态,而不是区分其损伤的百分比程度。根据这种二分法标准,被社会保障项目认定为损伤状态的患者将有一年或以上的时间无法工作。⑤与工伤补偿项目不同,社会保障项目并不侧重于职业性损伤,获得补偿的唯一标准是申请者能否从事有薪酬工作。⑥社会保障项目对非肺部情况引起的损伤也有所考虑,如药物滥用。

2013 年 2 月,有关部门对社会保障损伤标准提出了一次重要修改。虽然这次修改还没有得到批准,但预计社会保障项目将会废弃对肺功能曲线复印件的要求,将年龄和性别加入肺功能标准中,并将身高和性别加入弥散功能测定标准中。一旦修改得到批准,将应用静息时呼吸室内空气或 6 分钟步行试验后的脉氧饱和度图形来评价换气功能受损程度,这也是首次将该评价方法用于判定重要损伤。

■ 工伤补偿体系

工伤补偿体系是一种"无过失"医疗服务和残疾保险体系,私营保险公司或自我担保雇主对遭受职业暴露损伤或疾病的雇员提供补偿。根据工伤补偿条例,雇员不能因损伤或疾病起诉雇主。

不同州之间的工伤补偿体系规则各不相同,但通常会遵循美国医学会(American Medical Association,AMA)永久性损伤评估指南的 6 个版本之一。不同版本 AMA 指南所包含的损伤评估推荐有显著差异,因此必须选择正确的版本。采用错误的版本可能会导致损伤分级评定错误。尽管互联网可以免费使用其他指南,但 AMA 指南仍为有酬使用。

第六版 AMA 指南采用标准化表格,包含了五种损伤严重程度。表格包含客观的、基于测试的关键标准用于确定损伤等级,同时包含其他标准用于在指定等级中对严重程度分级进行细微调整。在各种客观测试中,损伤等级取决于影响最严重的测试结果。

虽然美国胸科协会(Amercian Thoracic Society,ATS)也制定了共识指南用于对慢性呼吸系统疾病及哮喘引起的损伤分级评估,但这些指南并没有被现有特定的补偿项目所采纳。虽然 AMA 指南通常会遵循ATS 框架,但二者仍存在本质区别。

损伤评估的5个常规步骤

完成呼吸系统损伤评估过程需要5个步骤。

第一步是确定肺部疾病诊断。相对于有时临床实践做出的诊断而言，医生更确信法医学性质的医学诊断。换句话说，诊断要依据客观证据。

第二步是确定最大医学改善（maximal medical improvement，MMI）。MMI是指通过最大程度治疗，预计没有进一步临床或生理改善出现的时间节点（虽然有可能进一步恶化）。如果还未达到最大程度治疗，医生应当推迟损伤评估或仅给予临时分级。永久性损伤评估仅在达到MMI时或达到MMI后才能进行。

第三步是确定用于损伤分级的正确指南。如前所述，几种不同的补偿体系都有各自特定的指南。因此，确定患者究竟符合哪一补偿体系的条件至关重要，同时评估医生必须熟悉所选用的特定指南。对同时符合多个补偿项目条件的患者，可以同时申请多个补偿项目。

第四步是补充病史、体格检查及恰当的客观测试结果。这些测试需要严格按照ATS标准进行。

第五步，也就是最后一步，需要书写一个综合报告，包含患者的病史、体格检查以及客观测试概述。也就是说，评估需要对所问的问题提供清晰和准确的答案。评估需要陈述作出的诊断，以及是否已经达到MMI，且应当记录是否存在呼吸系统损伤及其严重程度。需要附上使用的特定损伤评估策略，以供参考，包括指南中的特定记录和表格。对职业相关的呼吸系统疾病，应按照要求，说明病因、影响因素所占比例以及工作限制。

呼吸系统损伤评估的常用方法

如前所述，当确定患者符合某一特定补偿体系的相关条件后，医生就会收集相关数据评估呼吸系统损伤分级。一般是基于病史、体格检查以及客观测试结果判定损伤标准。

病史着重于详细的既往和目前职业史、吸烟史及环境暴露，是否存在呼吸系统症状及其严重程度，如呼吸困难、咳嗽、咳痰、喘息以及用药史。体格检查的相关体征包括呼吸方式、胸廓形状、肺部啰音、发绀、杵状指以及肺源性心脏病等相关证据。

■ 静息肺功能检查

肺功能检查（pulmonary function tests，PFTs）（详见第33章）应当按照最新ATS标准，是呼吸系统损伤分级的基础。肺量计和弥散功能是PFTs最关键的指标，用于评估慢性呼吸系统疾病所致的损伤。当存在气流受限时给予吸入支气管扩张剂后进行肺量计测定。根据AMA指南，醋甲胆碱激发试验用于哮喘所致损伤的分级。

静息和运动相关的低氧血症在社会保障损伤体系中用于换气功能障碍分类，主要是依据校正海拔高度和动脉CO_2分压获得的动脉血气分析结果。但是，动脉血气分析需要在首次采样后3周到6个月内重复检测。虽然根据既往第五版AMA指南，存在低氧血症被确定为重度损伤，但由于低氧血症需要有创检查且难以被标准化，第六版指南并未将其纳入呼吸系统损伤分级标准。

大多数损伤指南推荐根据种族、民族及性别对PFTs进行校正，但需要注意的是社会保障损伤体系并没有上述推荐，它目前对所有人采用的是统一身高特异性折点，而不考虑种族、民族及性别。因此，根据这个体系，高龄女性比年轻男性更容易确认为残疾。

根据第六版AMA指南，对于美国白人、墨西哥裔美国人及非洲裔美国人应当采用特定的NHANES III参考标准进行肺量计测定。对于其他种族人群，尚无明确指南可参照。根据AMA指南、ATS指南及社会保障损伤指南，可使用校正后单次呼吸一氧化碳弥散量（carbon monoxide diffusing capacity，$D_{L_{CO}}$）评定损伤分级，但并未用于退伍军人管理局指南，$D_{L_{CO}}$测量值可对照参考Crapo标准。

各种损伤指南（表38-1~表38-3）的损伤分级折点是人为设定的，可能与其他专业机构推荐用于评估肺部疾病严重程度折点并不一致，如2005年ATS规定或慢性阻塞性肺疾病全球倡议（Global Initiative for Chronic Obstructive Lung Disease，GOLD）。一些研究者建议肺功能界值应该使用标准分值表示，标准分值是将原始测量值转化为以标准差为单位的标准化分值。这种策略虽然在学术上是有效的，但目前未被用于损伤评估。

根据AMA指南和ATS指南，乙酰甲胆碱支气管激发试验有助于评估气道高反应性以及哮喘所致损伤的分级。根据第6版AMA指南，乙酰甲胆碱PC_{20}（指激发试验阳性时的乙酰甲胆碱浓度，以mg/mL为单位，在该浓度时FEV_1比激发前的基线水平下降至少20%）是对哮喘所致损伤进行分级的关键参数，在检查中要严格遵循ATS指南的要求。

表 38-1 慢性肺部疾病呼吸系统损伤分级[采用美国医学会(AMA)第六版指南进行永久性损伤评估]

美国医学会分级	0 级	1 级:人体 2%~10%损伤	2 级:人体 11%~23%损伤	3 级:人体 24%~40%损伤	4 级:人体 45%~65%损伤
严重程度分级		A(2%),B(4%),C(6%),D(8%),E(10%)	A(11%),B(14%),C(17%),D(20%),E(23%)	A(24%),B(28%),C(32%),D(36%),E(40%)	A(45%),B(50%),C(55%),D(60%),E(65%)
客观测试					
FVC(占预计值%)	>80%预计值且	70%~79%预计值或	60%~69%预计值或	50%~59%预计值或	<50%预计值或
FEV$_1$(占预计值%)	>80%预计值且	65%~79%预计值或	64%~55%预计值或	45%~54%预计值或	<45%预计值或
FEV$_1$/FVC%	>正常低限和/或>75%预计值且	N/A	N/A	N/A	N/A
D$_{L_{CO}}$(占预计值%)	≥75%预计值	65%~74%预计值	55%~64%预计值	45%~54%预计值	<45%预计值
$\dot{V}_{O_2max}$/(mL·kg^{-1}·min^{-1})	>25 或	22~25 或	21~18 或	15~17 或	<15 或
METs	>7.1	6.1~7.1	5.1~6.0	4.3~5.0	<4.3
病史	目前无症状和/或间断呼吸困难但不需要治疗	经过间断或持续治疗可控制呼吸困难或经过持续治疗仍有间断轻度呼吸困难	经过持续治疗仍有持续轻度呼吸困难或经过持续治疗仍有间断中度呼吸困难	经过持续治疗仍有持续中度呼吸困难或经过持续治疗仍有间断重度呼吸困难	经过持续治疗仍有持续重度呼吸困难或经过持续治疗仍有间断极重度呼吸困难
体格检查发现	目前无疾病相关的体征	经过持续治疗后无阳性体征或间断出现轻度阳性体征	经过持续治疗后仍有持续轻度阳性体征或间断出现中度阳性体征	经过持续治疗后仍有持续中度阳性体征或间断出现重度阳性体征	经过持续治疗后仍有持续重度阳性体征或间断出现极重度阳性体征

FVC:用力肺活量;FEV$_1$:第 1 秒用力呼气容积;D$_{L_{CO}}$:一氧化碳弥散量;$\dot{V}_{O_2max}$:用于测定最大活动耐量;METs 或代谢当量是基础耗氧量的倍数,基础耗氧量约为 3.5mL/(kg·min);N/A:不适用。

获授权引自:American Medical Association. The pulmonary system//RONDINELLI RD. Guides to the evaluation of permanent impairment. 6th ed. American Medical Association;2008:77-99. Copyright 2008. American Medical Association. All Rights Reserved.

表 38-2 美国胸科协会(ATS)呼吸系统损伤分级

损伤分级	正常	轻度损伤	中度损伤	重度损伤
工作能力		通常能从事大部分工作	从事许多工作的能力下降	不能满足大部分工作对身体的要求,包括乘车上班
FVC(占预计值%)	≥80%	60%~79%	51%~59%	≤50%
FEV$_1$(占预计值%)	≥80%	60%~79%	41%~59%	≤40%
FEV$_1$/FVC	≥75%	60%~74%	41%~59%	≤40%
D$_{L_{CO}}$(占预计值%)	≥80%	60%~79%	41%~59%	≤40%
$\dot{V}_{O_2max}$	≥25mL/(kg·min)(或 7.1METs)			≤15(或 4.3METs)

FVC:用力肺活量;FEV$_1$:第 1 秒用力呼气容积;D$_{L_{CO}}$:一氧化碳弥散量;$\dot{V}_{O_2max}$:用于测定最大活动耐量;MET 或代谢当量是基础耗氧量的倍数,基础耗氧量约为 3.5mL/(kg·min)。

获授权引自:American Medical Association. The pulmonary system//RONDINELLI RD. Guides to the evaluation of permanent impairment. 6th ed. American Medical Association;2008:77-99. Copyright 2008. American Medical Association. All Rights Reserved. 这份文件出版于 1986 年,目前在修订中。这份文件的某些方面可能已经过时,需谨慎用于临床实践或其他用途。

表38-3 慢性阻塞性肺疾病损伤分级指南,采用社会保障指南、退伍军人管理局指南、美国医学会(AMA)指南以及美国胸科协会(ATS)指南

(A)社会保障		
脱鞋身高/cm	脱鞋身高/英寸	$FEV_1 \leqslant /L(BTPS)$
≤154	≤60	1.05
155~160	61~63	1.15
161~165	64~65	1.25
166~170	66~67	1.35
171~175	68~69	1.45
176~180	70~71	1.55
≥181	≥72	1.65
(B)退伍军人管理局		

慢性支气管炎

极显著(100%评级):静息时有大量咳嗽、咳痰及呼吸困难;肺功能提示重度慢性气道阻塞,伴有严重肺气肿相关症状或发绀,以及右心受累证据

重度(60%评级):轻微活动时有严重咳嗽、咳痰及呼吸困难,肺功能检查提示重度通气功能障碍

中等严重(30%评级):全天间断出现持续性咳嗽,大量咳痰,运动时严重呼吸困难,肺部弥漫性啰音,开始出现慢性气道阻塞

中度(10%评级):夜间或清晨出现大量咳嗽,运动时轻微呼吸困难,双肺散在啰音

轻度(0评级):轻微咳嗽,无呼吸困难,几乎没有啰音

肺气肿

极显著(100%评级):难治且导致完全能力丧失;伴有静息时呼吸困难,或轻微活动时出现显著呼吸困难及发绀;胸部X线及肺功能检查证实存在严重肺气肿

重度(60%评级):劳力性呼吸困难不能上一层楼或需要休息才能走过一个街区;肺功能检查证实存在重度通气功能障碍,伴有显著健康受损

中度(30%评级):上一层楼或平地走过一个以上街区后出现中度呼吸困难;肺功能检查符合中度肺气肿表现

轻度(10%评级):肺功能检查存在通气功能障碍证据和/或在持续活动后出现一定程度的呼吸困难

| (C)AMA指南及ATS指南 | | |

分别使用表中A部分和B部分所概括的标准

FEV_1:第1秒用力呼气容积;BTPS:体温及水蒸气饱和的气压状态下。

对于混合性通气功能障碍伴有换气功能障碍的肺部疾病,根据表38-3(A)、表38-6(A)或表38-7列出的任一标准评估。

社会保障损伤体系对于支气管扩张症患者具有单独的指南。

资料来源:Social Security Administration and Veterans Administration.

■ 运动试验

最大心肺运动试验实施难度大,不仅需要专业设备及经过专门培训的人员,而且试验价格昂贵、不容易获得,同时会对患者带来一定风险。试验应当严格遵照ATS指南。对于运动试验对评估呼吸系统损伤的作用还缺乏明确共识。一般来说,如果主观呼吸困难与静息状态肺功能结果不匹配,或者当患者配合不佳难以解读肺功能结果时,可以考虑进行心肺运动试验。该试验也有助于确定其他未发现的合并疾病,如心血管疾病或肺血管疾病等,也可能引起活动受限。

运动试验也有助于确定患者是否能够从事某项已知体能要求的工作。根据ATS指南,最大运动负荷时耗氧量(oxygen consumption at peak exercise,$\dot{V}_{O_2peak}$)

受损是基于一项未经检验而广泛使用的假设进行估测,该假设认为从事体力劳动的工作者能够在40% $\dot{V}_{O_2peak}$ 条件下长时间轻松工作(与普遍接受的无氧阈正常值低限相符合),而对 $\dot{V}_{O_2}$ 需求的不同决定受试者所能够从事的特定职业。患者 $\dot{V}_{O_2peak} \leqslant 15mL/(kg \cdot min)$ 时,则难以从事大部分工作,因为他们很难耐受往返于工作场所(表38-2)。遗憾的是,目前对于大部分现代工作场所都没有 $\dot{V}_{O_2}$ 需求的数据。此外,同样性质的工作在不同工作地点所需要的 $\dot{V}_{O_2}$ 可能会有相当大的差别。

根据社会保障损伤体系,如果患者不符合阻塞性或限制性通气功能障碍的标准,采用运动量约为17mL $O_2/(kg \cdot min)$(5METs)的次极量运动试验或运动量更小的试验可以维持在稳定状态,以便进行动脉血气

分析,评估换气功能障碍。然而目前其他损伤指南都没有推荐采用次极量运动试验。

■ 影像学

影像学检查十分有助于确定肺部疾病诊断,但对评估呼吸系统损伤分级影响不大,因为影像学异常与生理学功能障碍之间并没有完全相关性。

2011年国际劳工组织(International Labor Organization, ILO)制定的尘肺病影像学国际分类(也被称为"B版读本")对尘肺病X线胸片表现进行了分级。2011年标准拓展了使用数字胸部X线摄影分类的适用范围。根据肺实质小结节影的严重程度或密集度将其分为0级、1级、2级或3级。中间分级1/0(即小结节的密集度大于0级但小于1级)通常用于确定是否存在尘肺病。

某些呼吸系统损伤并不依靠肺功能检查来确定,而是基于相关环境诊断(如职业性哮喘或过敏性肺炎),且需要避免继续暴露于刺激因素。另外,评估损伤也可基于预后(如无法切除的肺癌)或公共卫生进行考虑(如肺结核)。

慢性呼吸系统疾病损伤评估所选检查的科学原理

慢性呼吸系统疾病损伤评估是基于静息及活动时的肺功能测定值,主要是取决于 $\dot{V}_{O_2peak}$ 能够恰当衡量劳动能力,而静息肺功能指标(如 FEV_1 和 $D_{L_{CO}}$)又能够恰当预测 $\dot{V}_{O_2peak}$ 值。

■ 最大运动负荷时耗氧量作为衡量劳动能力的金标准

绝大部分现有医学文献似乎都支持这样的观点:以 $mL/(kg \cdot min)$ 为单位的 $\dot{V}_{O_2peak}$ 值是损伤评估的"金标准"。在踏车测力计上运动,随着对外做功 $\dot{V}_{O_2}$ 呈线性增加,而 $\dot{V}_{O_2peak}$ 代表了一个人在一次短时间的活动中所能达到的最大活动量。部分学者提倡使用 $\dot{V}_{O_2peak}$ 占预计值百分比(即有氧运动能力损失量)代替以 $mL/(kg \cdot min)$ 为单位测定的 $\dot{V}_{O_2peak}$ 值(即有氧运动能力剩余量)来评估呼吸系统疾病患者损伤,因为后者高估了老龄及肥胖人群的损伤水平(图38-1)。另外,部分学者认为用达到无氧阈时的 $\dot{V}_{O_2}$ 测定值($\dot{V}_{O_2}$ at anaerobic threshold, $\dot{V}_{O_2}AT$)评估劳动能力比 $\dot{V}_{O_2peak}$ 更好。超过无氧阈值时,工作者很难维持正常的工作效率。然而,目前主要指南并未采用 $\dot{V}_{O_2peak}$ 占

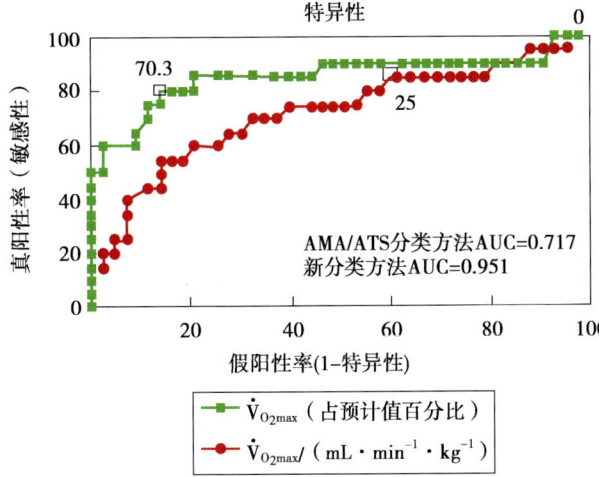

图38-1 两种分类方法的受试者工作特征(receiver operating characteristics, ROC)曲线(AMA/ATS指南对比Neder等提出的新分类方法),采用到达无氧阈时 $\dot{V}_{O_2}$ 测定值($\dot{V}_{O_2}AT$)作为"金标准"。空心方框代表了采用两种分类方法时正常 $\dot{V}_{O_2peak}$ 的临界值。Neder等提出用 $\dot{V}_{O_2peak}$ 占预计值百分比(即有氧运动能力损失量)代替以 $mL/(kg \cdot min)$ 为单位的 $\dot{V}_{O_2peak}$ 测定值(即有氧运动能力剩余量)来评估呼吸系统疾病患者损伤,因为后者高估了老龄及肥胖人群的损伤水平。AMA:美国医学会;ATS:美国胸科协会;AUC:ROC曲线下面积;$\dot{V}_{O_2}$:耗氧量。获授权引自:NEDER JA, NERY LE, BAGATIN E, et al. Differences between remaining ability and loss of capacity in maximum aerobic impairment. Braz J Med Biol Res, 1998, 31(5): 639-646.

预计值百分比或 $\dot{V}_{O_2}AT$ 评估损伤分级。

■ 静息肺功能检查与最大运动负荷时耗氧量之间的比较

静息肺功能指标(即 FEV_1 或 $D_{L_{CO}}$)测定值低时,提示 $\dot{V}_{O_2peak}$ 水平低、简易体能状况量表(用于评估下肢功能的测试)评分低、6分钟步行试验步行距离短,以及自我报告出现功能受限的风险大。

FEV_1 与 $\dot{V}_{O_2peak}$ 水平呈线性相关,但这一相关性在不同研究报道中差异很大,其变异范围为0.25~0.71。应用绝对值或占预计值百分比所得到的相关性相似。一些研究显示,FEV_1 与用力肺活量(forced vital capacity, FVC)对 $\dot{V}_{O_2peak}$ 预测价值相似[27],但大部分报道 FEV_1 较FVC的预测价值高。2005年ATS一项规范指出所有呼吸系统疾病损伤严重程度分级应当评估 FEV_1 占预计值百分比,而不是FVC。如果 FEV_1 联合其他指标,则可提高对 $\dot{V}_{O_2peak}$ 的预测能力。例如,$D_{L_{CO}}$、分钟通气量(minute ventilation, $\dot{V}_E$)或运动时测量的无效腔通气比率(V_D/V_T)。$D_{L_{CO}}$ 不能用于预测健

表 38-5C　美国胸科协会(ATS)哮喘损伤分级指南

(A)吸入支气管扩张剂后的 FEV_1

评分	FEV_1(占预计值%)
0	>正常低限
1	70~正常低限
2	60~69
3	50~59
4	<50

(B)FEV_1 可逆性或气道高反应性程度[a]

评分	FEV_1 变化%	PC_{20}(mg/mL)
0	<10	>8
1	10~19	8~>0.5
2	20~29	0.5~>0.125
3	≥30	≤0.125

(C)最低药物需要[b]

评分	药物
0	不需要用药
1	偶尔使用支气管扩张剂,但不需要每天使用,和/或偶尔使用色甘酸类药物,但不需要每天使用
2	每天使用支气管扩张剂,和/或每天使用色甘酸类药物,和/或每天使用低剂量吸入激素(<800μg 倍氯米松或其他等量激素)
3	按需使用支气管扩张剂,且每天使用高剂量吸入激素(>800μg 倍氯米松或其他等量激素)或偶尔需要使用全身激素(1~3 次/年)
4	按需使用支气管扩张剂,且每天使用高剂量吸入激素(>1 000μg 倍氯米松或其他等量激素),且每天使用全身激素

(D)损伤分级总结

损伤分级	A、B、C 部分评分总和
0	0
I	1~3
II	4~6
III	7~9
IV	10~11
V	经过最大程度治疗哮喘仍未控制,即虽然每天使用≥20mg 泼尼松,但 FEV_1 占预计值百分比仍<50%

FEV_1:第 1 秒用力呼气容积;PC_{20}:FEV_1 较基线水平下降 20%时乙酰甲胆碱激发浓度。

[a]:如果吸入支气管扩张剂后 FEV_1 值高于正常低限,应当测定 PC_{20} 值用于损伤分级;如果吸入支气管扩张剂后 FEV_1 占预计值百分比<70%,应使用可逆性程度进行分级;如果 FEV_1 占预计值百分比在 70%与正常低限之间,FEV_1 可逆性程度或 PC_{20} 均可使用。

[b]:最低药物需要应当由经治医生来证实,如既往有当药物减量时出现急性发作的记录。

获授权改编自:American Thoracic Society. Copyright © 2013 American Thoracic Society. Guidelines for the evaluation of impairment/disability in patients with asthma. American Thoracic Society. Medical Section of the American Lung Association. Am Rev Respir Dis,1993,147(4):1056-1061. Official journal of the American Thoracic Society. 这份文件在 1993 年发表,目前正在修订中。这份文件的某些方面可能已经过时,将其应用于临床实践或其他用途时需要谨慎。

过最佳哮喘治疗仍频繁出现严重急性发作的临床病史来进行分级；并不需要进行乙酰甲胆碱 PC_{20} 测定（表38-5A）。反之，AMA 指南和 ATS 指南没有将急性发作频率纳入哮喘损伤分级。就目前推荐治疗哮喘的有效性而言，频繁急诊就诊或住院通常提示治疗不充分，未能达到治疗目标。AMA 指南及 ATS 指南选用达到哮喘控制的最低药物需要进行分级，与应用哮喘急性发作频率评估相比，能在损伤评估中更好地反映疾病的严重程度。显而易见，为什么同一哮喘患者在不同补偿体系中进行损伤分级时会有明显差别。

对职业性哮喘进行损伤分级问题更多。对这些患者，需要同时进行短期及长期损伤评估。对过敏原诱导的职业性哮喘患者，在去除暴露因素后应当进行短期损伤评估。在过敏原诱导的职业性哮喘患者中，早期停止过敏原暴露就能改善预后。有时在早期停止暴露后，患者生理学检查即可以恢复正常，症状可能改善，就会减少治疗的机会，损伤评级为 0。这样一名患者应当永久性避免从事可能会暴露特定过敏原的工作，并视之为 100% 残疾。对于这样一名患者没有必要等到长期性损伤分级评估后再开始进行职业康复。长期性损伤评估时间是在停止暴露至少两年以后，采用为非职业性哮喘所设计的评级体系，此时疾病改善已经到达了平台期。

尘肺

根据 AMA 指南，尘肺病患者应当避免进一步暴露于相应粉尘，"特别是在相对年轻时就已经出现影像学改变，或出现相关生理学损伤时"。对于接近退休的老年患者，如果在长期暴露后影像学改变仍不明显，如果评估今后发展为致残性疾病的风险很小，可以选择继续留在工作岗位，并应当根据患者和医生之间的讨论酌情决定。虽然退伍军人管理局对于尘肺病的损伤分级有特定的指南，但社会保障体系的分级是基于对任何慢性呼吸系统疾病损伤评估的标准，已在表 38-3（A）、表 38-6（A）及表 38-7 中列出。

■ 煤工尘肺

1972 年，美国煤尘肺补助法案为煤矿工人及其幸存者制定了获取补助的申领标准。该法案把尘肺病定义为"一种慢性的由粉尘引起的肺部疾病及其后遗症，包括由从事煤矿工作引起的呼吸及肺损伤"。这个定义包含了两类煤尘相关的肺部疾病：医学上或"临床"意义的尘肺病，及法定或法律上的尘肺病。

表 38-6 限制性肺部疾病损伤分级指南，采用社会保障体系、退伍军人管理局、美国医学会（AMA）指南及美国胸科协会（ATS）指南

（A）社会保障体系

脱鞋身高/cm	脱鞋身高/英寸	肺活量 ≤/L（BTPS）
≤154	≤60	1.25
155～160	61～63	1.35
161～165	64～65	1.45
166～170	66～67	1.55
171～175	68～69	1.65
176～180	70～71	1.75
≥181	≥72	1.85

（B）退伍军人管理局

通过医生的判断进行分级，根据症状、病变解剖范围、肺功能和并发症

（C）AMA 指南和 ATS 指南

分别采用表 38-6A 和 B 中所概括的标准

BTPS：正常体温、标准大气压及饱和水蒸气状态。
对于严重脊柱后侧凸患者，应当测量双上肢外展 90° 时双手指尖之间的距离来替代身高。
对于混合性通气功能障碍伴有换气功能障碍的肺部疾病，根据表 38-3A、表 38-6A 或表 38-7 列出的任一标准进行评估。
资料来源：Social Security Administration and Veterans Administration。

表 38-7 社会保障损伤标准，用于评估临床证实的肺部疾病所引起慢性换气功能受损

（1）在静息时（呼吸室内空气，清醒状态，坐位或站位）采集动脉血气测定 Pa_{O_2} 值，同时测定 Pa_{CO_2}，临床稳定情况下在 6 个月时间内至少测定两次，每次测定时间间隔在 3 周及 3 周以上，等于或低于下面的规定值，或在稳定状态下呼吸室内空气进行运动时测定动脉血气值 [运动耗氧量 ≤17.5mL O_2/（kg·min）或 5METs]，等于或低于下面的规定值

Pa_{CO_2} mmHg 且	测定地点在海平面以上 < 3 000ft，Pa_{O_2} ≤/mmHg	测定地点在海平面以上 3 000～6 000ft，Pa_{O_2} ≤/mmHg	测定地点在海平面以上 > 6 000ft，Pa_{O_2} ≤/mmHg
≤30	65	60	55
31	64	59	54
32	63	58	53
33	62	57	52
34	61	56	51
35	60	55	50
36	59	54	49
37	58	53	48
38	57	52	47
39	56	51	46
≥40 或	55	50	45

（2）一氧化碳弥散量低于 10.5mL/（mmHg·min）（单次呼吸法）或低于正常预计值 40%（应当报告所有的测定方法、实际测定值、正常预计值及预计值计算方法）

资料来源：Social Security Administration。

医学上或"临床"意义的尘肺病包括肺脏病医生通常考虑为尘肺疾病（如煤工尘肺、炭末沉着病、煤硅肺、巨块肺纤维化、硅肺或硅肺结核）。法定或法律上的尘肺病包括任何由于从事煤矿工作引起的慢性限制性或阻塞性肺部疾病，包括慢性支气管炎及肺气肿。

申请煤尘肺补助的煤矿工人必须要证明他或她患有尘肺病，尘肺病是由于从事煤矿工作所造成，可导致"完全残疾"，完全残疾定义为没有能力进行日常煤矿工作。矿工需要提供尘肺病的医学证据，包括：①一张 X 线胸片，连同一份采用 ILO 分类系统对结果进行描述的报告；②一份医生的报告，详细描述职业史、用药史及吸烟史，以及所有慢性呼吸系统疾病的临床表现；③肺功能结果（包括 MVV）；④海拔校正的动脉血气结果；⑤在可能情况下，获得活检或尸检证据。

如果 X 线胸片结果显示存在密集度分级至少为 1/0 肺实质小的高密度影或大片高密度影，可诊断尘肺病。缺乏影像学证据则临床难以诊断尘肺病，但可见于法定或法律上的尘肺病。肺功能需要满足 1979 年 ATS 可重复性标准，要求重复测量 FVC 和 FEV_1 的最大误差在 5% 或 100mL 以内，以测得值较大者为准。可在静息时或运动时测定动脉血气分析。劳工部已经发布 FEV_1、FVC、MVV 及动脉血气测定值的详细表格，用以描述"完全残疾"标准。

■ 核武器工厂中美国能源部员工

美国能源职工职业病补偿法（Energy Employees' Occupational Illness Compensation Program Act，EEOIC-PA）的制定是为了给在核国防工业部门工作期间患病的员工提供补偿和医疗福利。符合条件的人群包括在核武器工厂中工作的能源部员工和前员工，以及这些地方的私人承包商和转包商。除了在铀矿提取过程中会暴露于二氧化硅、石棉或混合粉尘，许多员工也会暴露于铍（用于制造弹道导弹鼻锥体）和辐射。与评估煤尘肺的相比，EEOICPA 中的 E 部分采用了第 5 版 AMA 指南用于永久性损伤评估标准作为损伤分级的方法。

肺癌

根据 AMA 指南，损伤评估后 1 年之内诊断肺癌，则属于重度损伤。如果一年时再评估没有发现肿瘤证据，则需要基于其生理损伤程度重新进行损伤评价。另一方面，如果发现有肿瘤证据，患者仍然属于重度损伤。

根据社会保障体系，肺癌在以下情况可导致损伤：肿瘤无法切除、肿瘤不能被完全切除、肿瘤复发或转移、组织学为小细胞癌、鳞状细胞癌伴有超过肺门淋巴结的转移或鳞癌以外的其他组织学类型伴有肺门淋巴结转移。根据退伍军人管理局体系，损伤程度是基于医生判断，并未明确分类。

睡眠呼吸暂停

睡眠呼吸暂停的损伤分级存在不少问题，在不同补偿制度中差异很大。静态和动态肺功能检查无助于评价睡眠呼吸暂停相关的损伤分级。因此，AMA 指南推荐评估睡眠呼吸暂停并发症应根据相应器官系统的并发症进行分级，如是否存在肺源性心脏病或红细胞增多症。对呼吸系统损伤的任何"增补"都需要由睡眠医学专家严格定义，且不能超过总体损伤的 3%。根据社会保障体系，睡眠呼吸暂停根据肺源性心脏病、肥胖或器质性精神障碍的标准进行分级。

美国残疾人法案

很多医生将损伤评估视为受到伤害后的一种评价方式，或是终止雇佣关系，或是在肺部疾病进展期才开始进行的一项事务。实际上，在开始从事一项工作之前就进行评估也很重要。即使目前，还存在一种偏颇，认为在工作场所出现伤残员工是一种不利因素，因此存在身体损伤的患者在就业时仍常被拒绝。1992 年美国颁布了美国残疾人法案（Americans with Disabilities Act，ADA），该法案从根本上改变了人们在工作场所中对身体损伤雇员的看待方式。

ADA 所制定的许多法规条款都是用于除去伤残员工进入工作场所并从事工作的物理障碍。其他一些法规条款着重消除在获取工作机会方面所存在的偏见与成见。虽然 ADA 并没有改变医生所采用的损伤评估方法，但它的确对评估时机、评估的报告方式及其方法产生了重大影响。例如，在 ADA 颁布以前，雇主普遍会要求进行录用前体检，但现在已经不再允许这样做，因为一名合格的求职者可能会由于存在与工作要求关系极小或毫无关系的损伤而被拒绝录用。在给予一个工作机会前，不再允许雇主询问一名未来的雇员是否存在身体损伤，虽然他们可能会询问他或她是否有能力完成该项工作。一旦给予的工作机会被接受，可允许进行体检来确定能够以一种安全且可接受的方式得以开展这份工作。事实上，在法律上允许雇主在求职者通过体检的条件下才为其提供工作机会,前提是对同样工作类型的每一名员工都应要求同样的身体条件。这些检查项目,也被称为入职前体检,必须只能针对与工作相关的问题,且必须与业务需要相符。

对于决定工作相关的身体健康方面,另一项重要变化是在不妨碍基本工作标准基础上,要求企业为避免身体损伤做出"合理的"布局调整。但是,不要求雇主对工作区域做出不合理的重大改变,或"需要克服很大困难或代价"来适应一名合格求职者的需要。

李　冉　译
高占成　审校

参考文献

[1] WOOD PH. Appreciating the consequences of disease: the international classification of impairments, disabilities, and handicaps. WHO Chron, 1980, 34(10):376–380.

[2] United States Department of Health and Human Services. Social Security Administration: Disability Evaluation under Social Security . [2013-04-16] http://www.ssa.gov/disability/profes-sionals/bluebook/3.00-Respiratory-Adult.htm.

[3] SOCIAL SECURITY ADMINISTRATION. 20 CFR Parts 404 and 416. Revised medical criteria for evaluating respiratory system disorders; proposed rule. Federal Register, 2013, 78(23):7968–7985.

[4] American Medical Association. The pulmonary system // RONDINELLI RD. Guides to the evaluation of permanent impairment. 6th ed. American Medical Association, 2008, 77–99.

[5] American Thoracic Society. Evaluation of impairment/disability secondary to respiratory disorders. Am Rev Respir Dis, 1986, 133(6):1205–1209.

[6] American Thoracic Society, Medical Section of the American Lung Association. Guidelines for the evaluation of impairment/disability in patients with asthma. Am Rev Respir Dis, 1993, 147(4):1056–1061.

[7] MILLER MR, CRAPO R, HANKINSON J, et al. General considerations for lung function testing. Eur Respir J, 2005, 26(1):153–161.

[8] PELLEGRINO R, VIEGI G, BRUSASCO V, et al. Interpretative strategies for lung function tests. Eur Respir J, 2005, 26(5):948–968.

[9] MACINTYRE N, CRAPO RO, VIEGI G, et al. Standardisation of the single-breath determination of carbon monoxide uptake in the lung. Eur Respir J, 2005, 26(4):720–735.

[10] MILLER MR, HANKINSON J, BRUSASCO V, et al. Standardisation of spirometry. Eur Respir J, 2005, 26(2):319–338.

[11] HANKINSON JL, ODENCRANTZ JR, FEDAN KB. Spirometric reference values from a sample of the general U.S. population. Am J Respir Crit Care Med, 1999, 159(1):179–187.

[12] Veterans Administration Department of Medicine and Surgery. Chapter 5: Pulmonary diseases. Physician's Guide for Disability Evaluation Examinations, Volumes 11–56 of Veterans Admin. information bulletin, Veterans Administration, 1985, 5–1 to 5–7.

[13] RABE KF, HURD S, ANZUETO A, et al. Global strategy for the diagnosis, management, and prevention of chronic obstructive pulmonary disease: GOLD executive summary. Am J Respir Crit Care Med, 2007, 176(6):532–555.

[14] MILLER MR, PINCOCK AC. Predicted values: how should we use them? Thorax, 1988, 43(4):265–267.

[15] VAZ FRAGOSO CA, GILL TM. Respiratory impairment and the aging lung: a novel paradigm for assessing pulmonary function. J GerontolA Biol Sci Med Sci, 2012, 67(3):264–275.

[16] CRAPO RO, CASABURI R, COATES AL, et al. Guidelines for methacholine and exercise challenge testing-1999. This official statement of the American Thoracic Society was adopted by the ATS Board of Directors, 1999. Am J Respir Crit Care Med, 2000, 161(1):309–329.

[17] American Thoracic Society, American College of Chest Physicians. ATS/ACCP Statement on cardiopulmonary exercise testing. Am J Respir Crit Care Med, 2003, 167(2):211–277.

[18] PICHURKO BM. Exercising your patient: which test(s) and when? Respir Care, 2012, 57(1):100–110; discussion 110–103.

[19] FINK G, MOSHE S, GOSHEN J, et al. Functional evaluation in patients with chronic obstructive pulmonary disease: pulmonary function test versus cardiopulmonary exercise test. J Occup Environ Med, 2002, 44(1):54–58.

[20] RUSANOV V, SHITRIT D, FOX B, et al. Use of the 15-steps climbing exercise oximetry test in patients with idiopathic pulmonary fibrosis. Respir Med, 2008, 102(7):1080–1088.

[21] NEDER JA, NERY LE, BAGATIN E, et al. Differences between remaining ability and loss of capacity in maximum aerobic impairment. Braz J Med Biol Res, 1998, 31(5):639–646.

[22] EISNER MD, IRIBARREN C, YELIN EH, et al. Pulmonary function and the risk of functional limitation in chronic obstructive pulmonary disease. Am J Epidemiol, 2008, 167(9):1090–1101.

[23] PINEDA H, HAAS F, AXEN K, et al. Accuracy of pulmonary function tests in predicting exercise tolerance in chronic obstructive pulmonary disease. Chest, 1984, 86(4):564–567.

[24] BOGAARD HJ, WOLTJER HH, VAN KEIMPEMA AR, et al. Prediction of peak oxygen uptake in men using pulmonary and hemodynamic variables during exercise. Med Sci Sports Exerc, 2000, 32(3):701–705.

[25] ONG KC, ONG YY. Cardiopulmonary exercise testing in patients with chronic obstructive pulmonary disease. Ann Acad Med Singapore, 2000, 29(5):648–652.

[26] DILLARD TA, PIANTADOSI S, RAJAGOPAL KR. Determinants of maximum exercise capacity in patients with chronic airflow obstruction. Chest, 1989, 96(2):267–271.

[27] COTES JE, ZEJDA J, KING B. Lung function impairment as a guide to exercise limitation in work-related lung disorders. Am Rev Respir Dis, 1988, 137(5):1089–1093.

[28] DIMOPOULOU I, TSINTZAS OK, DAGANOU M, et al. Contribution of lung function to exercise capacity in patients with chronic heart failure. Respiration, 1999, 66(2):144–149.

[29] CARLSON DJ, RIES AL, KAPLAN RM. Prediction of maximum exercise tolerance in patients with COPD. Chest, 1991, 100(2):307–311.

[30] DIAZ O, VILLAFRANCA C, GHEZZO H, et al. Role of inspiratory capacity on exercise tolerance in COPD patients with and without tidal expiratory flow limitation at rest. Eur Respir J, 2000, 16(2):269–275.

[31] United States Government Printing Office. Part 718 - Standards for determining coal miners' total disability or death due to pneumoconiosis. [2013-04-16] http://www.ecfr.gov/cgi-bin/retrieveEC-FR?gp=1&SID=5c92730f5b89d3c7474009fc8605a504&ty=HTM-L&h=L&n=20y4.0.2.2.5&r=PART.

[32] FERRIS BG. Epidemiology Standardization Project (American Thoracic Society). Am Rev Respir Dis, 1978, 118(6Pt 2):1–120.

[33] FUKUSHIMA T, OHRUI T, ITABASHI S, et al. Prolonged hypoxemia after 10 min walking exercise in aged patients with chronic obstructive pulmonary disease. Tohoku J Exp Med, 1990, 162(4):345–353.

[34] BALDER B, LINDHOLM NB, LOWHAGEN O, et al. Predictors of self-assessed work ability among subjects with recent-onset asthma. Respir Med, 1998, 92(5):729–734.

[35] BOUDREAU D, STYHLER A, GRAY-DONALD K, et al. A comparison of breathlessness during spontaneous asthma and histamine-induced bronchoconstriction. Clin Invest Med, 1995, 18(1):25–32.

[36] BOULET LP, LEBLANC P, TURCOTTE H. Perception scoring of induced bronchoconstriction as an index of awareness of asthma symptoms. Chest, 1994, 105(5):1430–1433.

[37] PAGE CP, COTTER T, KILFEATHER S, et al. Effect of chronic theophylline treatment on the methacholine dose-response curve in allergic asthmatic subjects. Eur Respir J, 1998, 12(1):24–29.

[38] PERNG DW, HUANG HY, LEE YC, et al. Leukotriene modifier vs inhaled corticosteroid in mild-to-moderate asthma: clinical and anti-inflammatory effects. Chest, 2004, 125(5):1693–1699.

[39] SVENDSEN UG, FROLUND L, MADSEN F, et al. A comparison of the effects of nedocromil sodium and beclomethasone dipropionate on pulmonary function, symptoms, and bronchial responsiveness in patients with asthma. J Allergy Clin Immunol, 1989, 84(2):224–231.

[40] KANNIESS F, RICHTER K, BOHME S, et al. Montelukast versus fluticasone: effects on lung function, airway responsiveness and inflammation in moderate asthma. Eur Respir J, 2002, 20(4):853–858.

[41] BERKMAN N, AVITAL A, BARDACH E, et al. The effect of montelukast on bronchial provocation tests and exhaled nitric oxide levels in asthmatic patients. Isr Med Assoc J, 2003, 5(11):778–781.

[42] O'CONNOR BJ, TOWSE LJ, BARNES PJ. Prolonged effect of tiotropium bromide on methacholine-induced bronchoconstriction in asthma. Am J Respir Crit Care Med, 1996, 154(4Pt 1):876–880.

[43] OVERBEEK SE, RIJNBEEK PR, VONS C, et al. Effects of fluticasone propionate on methacholine dose-response curves in nonsmoking atopic asthmatics. Eur Respir J, 1996, 9(11):2256–2262.

[44] SILKOFF PE, MCCLEAN PA, SLUTSKY AS, et al. Exhaled nitric oxide and bronchial reactivity during and after inhaled beclomethasone in mild asthma. J Asthma, 1998, 35(6):473–479.

[45] DEROM EY, PAUWELS RA, VAN DER STRAETEN ME. The effect of inhaled salmeterol on methacholine responsiveness in subjects with asthma up to 12 hours. J Allergy Clin Immunol, 1992, 89(4):811–815.

[46] YATES DH, SUSSMAN HS, SHAW MJ, et al. Regular formoterol treatment in mild asthma. Effect on bronchial responsiveness during and after treatment. Am J Respir Crit Care Med, 1995, 152(4Pt 1):1170–1174.

[47] ZU WALLACK RL, KASS J, SHIUE ST, et al. Effect of inhaled triamcinolone on bronchial hyperreactivity and airways obstruction in asthma. Ann Allergy, 1990, 64(2Pt 2):207–212.

[48] VAN RENSEN EL, STRAATHOF KC, VESELIC-CHARVAT MA, et al. Effect of inhaled steroids on airway hyperresponsiveness, sputum eosinophils, and exhaled nitric oxide levels in patients with asthma. Thorax, 1999, 54(5):403–408.

[49] BEL EH, ZWINDERMAN AH, TIMMERS MC, et al. The protective effect of a beta 2 agonist against excessive airway narrowing in response to bronchoconstrictor stimuli in asthma and chronic obstructive lung disease. Thorax, 1991, 46(1): 9–14.

[50] JUNIPER EF, FRITH PA, HARGREAVE FE. Airway responsiveness to histamine and methacholine: relationship to minimum treatment to control symptoms of asthma. Thorax, 1981, 36(8):575–579.

[51] IP M, LAM WK, SO SY, et al. Analysis of factors associated with bronchial hyperreactivity to methacholine in bronchiectasis. Lung, 1991, 169(1):43–51.

[52] MALO JL, CARTIER A, GHEZZO H, et al. Patterns of improvement in spirometry, bronchial hyperresponsiveness, and specific IgE antibody levels after cessation of exposure in occupational asthma caused by snow-crab processing. Am Rev Respir Dis, 1988, 138(4):807–812.

[53] ATS statement–Snowbird workshop on standardization of spirometry. Am Rev Respir Dis, 1979, 119(5):831–838.

第4篇

阻塞性肺疾病

第8部分 慢性阻塞性肺疾病

第39章

慢性阻塞性肺疾病病理：诊断与鉴别诊断

Joanne L. Wright

Andrew Churg

慢性阻塞性肺疾病（简称慢阻肺，COPD）是一种慢性气流阻塞性疾病，通常与吸烟有关，也与长期暴露于生物燃料相关。慢阻肺病理包括气道、肺实质及肺血管的损伤，这些病理损伤在不同程度上与患者肺功能改变、临床表现相关。尽管气流阻塞病理机制复杂，但很大程度上源于全部或大部分气道结构异常改变导致的气道阻力显著增加。就某些病例而言，其病理生理异常并不一定与病理改变完全平行。最新的慢性阻塞性肺疾病全球倡议（Global Initiative on Obstructive Lung Disease，GOLD）修订版，仅依据气流阻塞程度进行慢阻肺分级，在某种程度上只能部分反映慢阻肺的病理特点。

本章主要介绍慢阻肺的病理特征及其如何与其他气流阻塞性疾病的病理改变进行鉴别。

慢阻肺病理学历史

肺气肿（emphysema）这一名称源于希腊语，意思是"吹入（to blow into）"，意味着"含气的（air-containing）"或是"充气的（inflated）"。Bonet 和 Morgagni 分别于 1679 年和 1769 年描述过"大体积肺（voluminous lungs）"和"过度充气性肺肿胀（lungs turgid particularly from air）"。而人肺气肿时气腔扩大，则是由 Ruysh 于 1721 年首次提出并辅以图示说明。后来，在 1807 年，Matthew Baillie 在清晰识别和诠释肺气肿的同时，还阐述了肺气肿结构破坏的特征。

18 世纪初，Laennec 在精准描述慢阻肺的病理改变方面做出了许多重大贡献。他首次准确地区分了间质性肺气肿和肺气肿，并将气腔扩大与肺气肿的临床表现相关联。他还发现，空气潴留和侧支通气是肺气肿的特征，外周小气道则是肺气肿气流阻塞的主要部位。他进一步地注意到除肺气肿外气腔还可以随着年龄增长而扩大，并首次描述了肺气肿与慢性支气管炎相关，同时清晰描述了支气管扩张症的病理改变。

在之后近 1 个半世纪内，肺气肿整体形态学内容几乎未获得重大增补。直到 1952 年，J. Gough 阐述了小叶中心型肺气肿及其与全小叶型肺气肿的区别。J. Gough 是肺气肿现代病理解剖的奠基人。他利用和 Wentworth 共同发明的纸张样切片技术，简化和实现了对膨胀全肺进行切片，从而在很大程度上推进了这一重大发现的进程（图 39-1）。随后，McLean 利用显微镜全面描述了肺气肿的各种表现，证实了细支气管炎症改变和结构损伤之间的关系，并讨论了相关受累血管发生的变化。

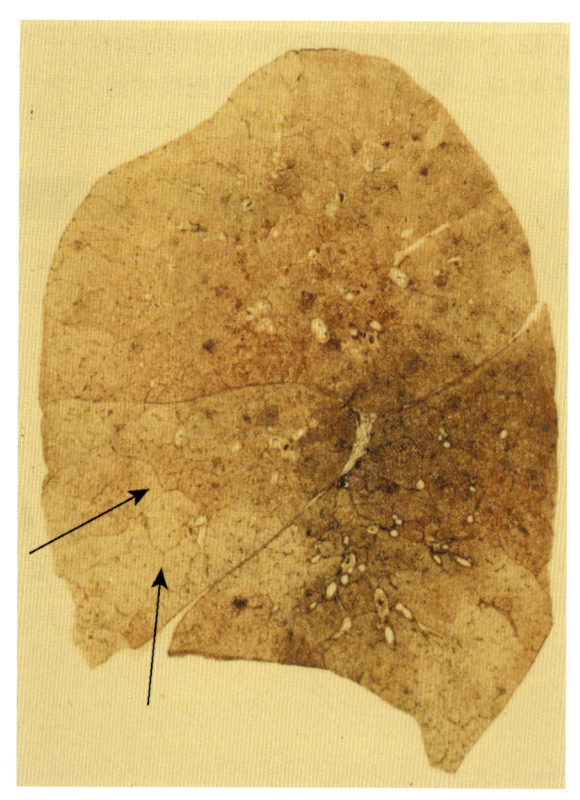

图 39-1 正常肺脏 Gough 矢状面，纸镶嵌切片。

慢阻肺的肺实质损伤：肺气肿

描述肺气肿病理特征的最大问题是缺乏一个能被普遍接受并易于广泛应用的定义。在 1959 年，Ciba Guest 论坛将肺气肿定义为"以终末细支气管远端的气腔异常扩大或腔壁破坏为特征，导致肺脏正常气腔异常增大的一种状态"。后来,把肺组织结构破坏作为定义肺气肿的必要条件,即肺气肿是以终末细支气管以远气腔异常的永久性扩大伴腔壁破坏为特征。这一必要条件区分了肺气肿与单纯气腔扩大不伴结构破坏二者之间的不同,后者现在称之为过度充气。

结构破坏同样难以用一种明确的方式来定义。美国国立卫生研究院委员会提出:因肺脏气腔不均匀性扩大导致肺腺泡单位顺序的完整性与腺泡成分遭到破坏或损失,可认为存在结构破坏。他们认为,肺气肿是气腔扩大的一种特殊类型。气腔扩大的定义为气腔容积大于正常肺脏的气腔容积。这个定义涵盖了终末细支气管以远肺泡气腔扩大的所有类型,适应于伴有或不伴有肺纤维化或结构破坏的各种状态。上述定义若严格应用,就会排除过度充气或肺泡间隔破坏所导致的气腔扩大,但不会排除由于气腔结构重构所导致的气腔扩大,如蜂窝肺。因此,在考虑肺气肿合并肺纤维化时,对概念的理解就会出现混淆(见后续章节)。

肺气肿分类

肺气肿定义是根据肺结构改变而命名的,并根据其结构改变将其分为几种类型。肺气肿肺脏受累的部位是肺小叶,这是终末细支气管(最末级膜性细支气管)远端的肺结构单位,由三级呼吸性细支气管及所属结构组成,即肺泡管、与肺泡管相连的肺泡囊和末端肺泡。肺泡管由肺泡围成,特征是其所属肺泡开口有平滑肌环绕。肺泡囊的囊壁完全由肺泡组成,缺乏平滑肌结构。肺泡 Kohn 孔(也称为肺泡口、肺泡孔或肺泡窗)是成人肺泡的正常结构,主要作用是旁路通气。这些孔状结构也许是肺气肿的初始结构破坏部位,特别是小叶中心型肺气肿。

肺腺泡是一种三维解剖结构,大体检查难以识别。但在肺脏切面上可以看到 Miller 次级肺小叶结构,其 4 个边由次级肺小叶间隔或胸膜环绕(图 39-1)。次级肺小叶大小差别很大,直径通常为 2~4cm,每个次级肺小叶包含 3~5 个肺小叶结构。终末细支气管及其远端呼吸性细支气管多位于肺小叶中央。所以,与"腺泡中心型肺气肿"和"全腺泡型肺气肿"相比,"小叶中心型肺气肿"与"全小叶型肺气肿"的命名更为合理准确,便于广泛应用(见后)。

腺泡结构受累的部位决定了肺气肿类型。目前已知肺气肿有 4 种类型(图 39-2):较均一累及肺腺泡(和肺小叶)的全腺泡型(全小叶型)肺气肿;如果肺腺

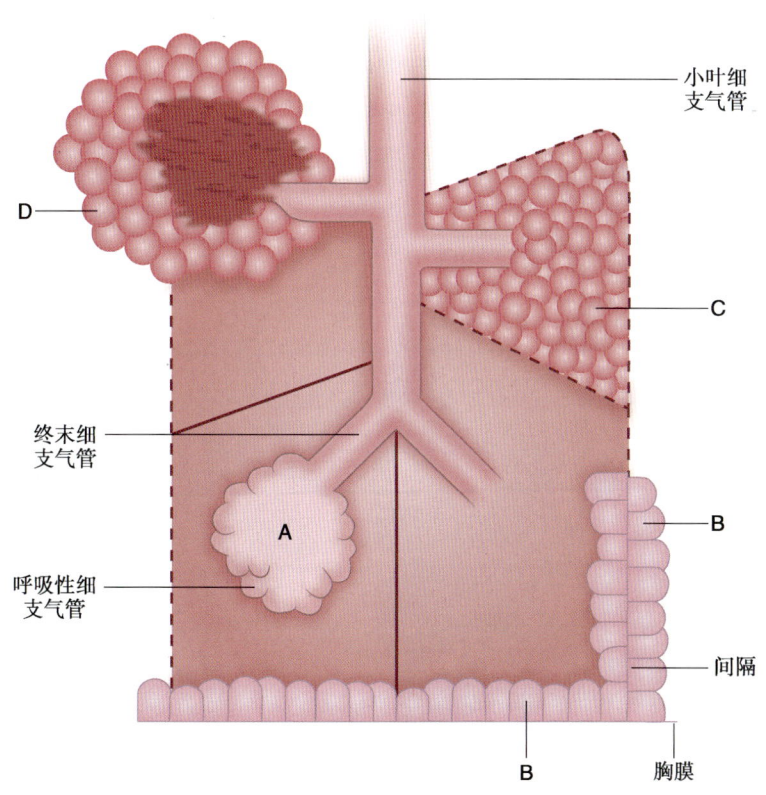

图 39-2　肺气肿的各种解剖变异。A. 小叶中心型肺气肿(腺泡中心型);B. 间隔旁肺气肿(远端腺泡型);C. 全小叶型肺气肿(全腺泡型);D. 不规则型肺气肿(瘢痕旁型)。图中虚线标记的是腺泡边缘。小叶中心型和全小叶型肺气肿常见于慢阻肺,间隔旁肺气肿可见于小叶中心型肺气肿的肺脏局部区域。

泡近端(小叶中心)为主要受累部位,定义为小叶中心型或腺泡中心型肺气肿,但这一损伤的最适定义应为近端腺泡型肺气肿;如果腺泡近端部位正常而远端(肺泡囊和肺泡管)主要受累,为远端腺泡型肺气肿,因为病变主要沿次级小叶间隔(腺泡结构周边部位),目前定义为间隔旁肺气肿;最后,腺泡受累可能并不规则,其邻近部位常存在明显瘢痕,形成不规则型肺气肿或瘢痕旁型肺气肿。

肺气肿形态学

■ 小叶中心型肺气肿

这一类型的呼吸性细支气管破坏性病变在肺脏的大体观上有很多特征。其典型病变表现为扩大和破坏的呼吸性细支气管成串或成行融合,形成多个边界清晰的气肿样空腔,腺泡周边(小叶间隔)不受累,肺泡管和肺泡囊结构和大小保持完好。气肿空腔壁及其毗邻组织以含有不同程度黑色素成分为特征。

即使在同一个肺脏,上述病变的性质和程度亦有不同,甚至在同一个肺叶内也是如此。通常上肺较下肺受累更常见、更严重(图 39-3A,图 39-4A、B)。最常受累的部位是上叶,特别是尖段和后段,以及下叶背段。一些

严重的小叶中心型肺气肿,病变可累及小叶周边,此时难以区别小叶中心型肺气肿和全小叶型肺气肿。

小叶中心型肺气肿中,肺泡孔的大小和形态异常,有时候还可能含有上皮细胞碎片和巨噬细胞。尽管在肺气肿区域内存在许多大小不一的孔,但在大体标本所谓的正常区域也有为数不少的孔,其中在肺小叶中心区域尤为明显。因此,Kohn 孔极有可能是小叶中心型肺气肿的初始破坏区域。

吸烟者肺泡壁的细胞成分增加。如果进行细胞分类计数,严重肺气肿的肺实质中增加的细胞成分包括中性粒细胞、巨噬细胞、嗜酸性粒细胞、CD4 和 CD8 T 淋巴细胞,气腔内同样类型的炎症细胞浸润也显著增加。尽管大体或普通染色很难发现,但通过免疫组化染色可发现小叶中心型肺气肿和全小叶型肺气肿的组织中均有胶原成分增多。

■ 全小叶型肺气肿

要识别轻度全小叶型肺气肿非常困难。如果通过立体显微镜观察,正常肺脏具有非常特殊的外观:多个肺泡形成一个多面体结构,肺泡管、呼吸性细支气管则形成一个较大的圆柱体管道式结构。在全小叶型肺气肿,肺泡管和肺泡的这种结构差别消失,这是由于肺泡失去了原有的边角,肺泡扩大,继之失去

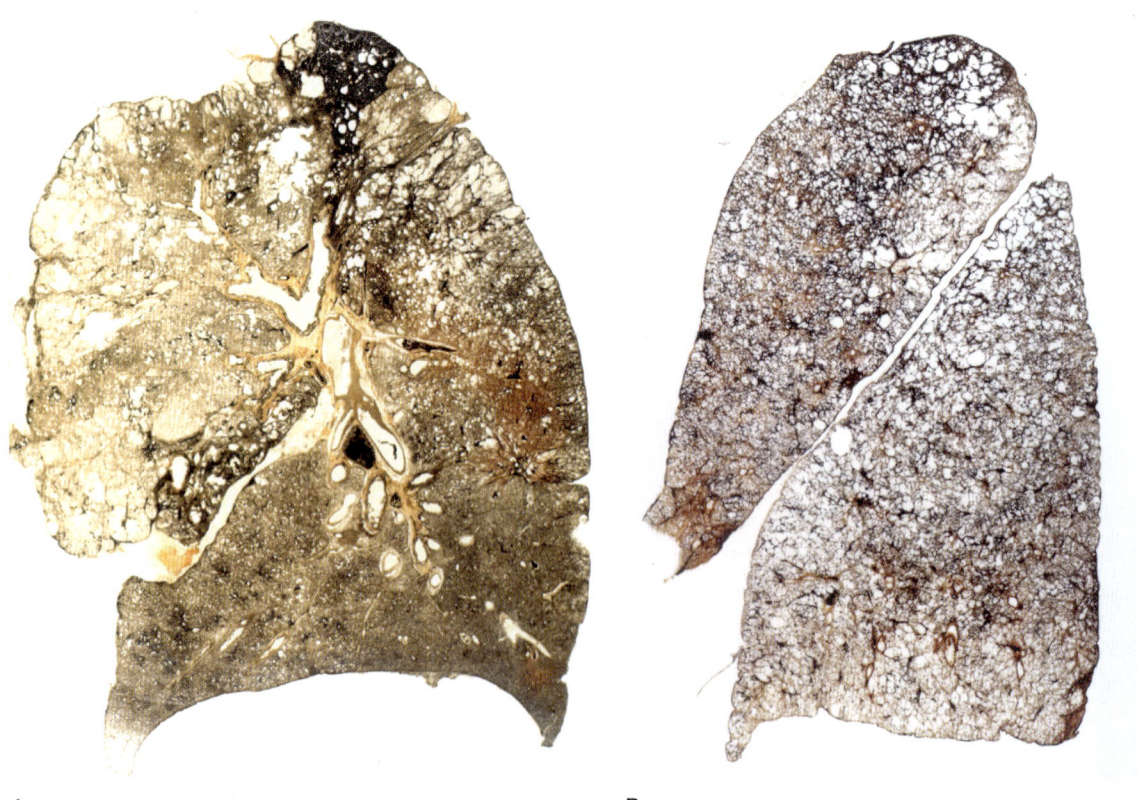

A   B

图 39-3　肺气肿病理分型。A. 腺泡中央为主的肺气肿:肺气肿在上叶更为严重;B. 全腺泡为主的肺气肿:肺气肿在下叶更为严重。

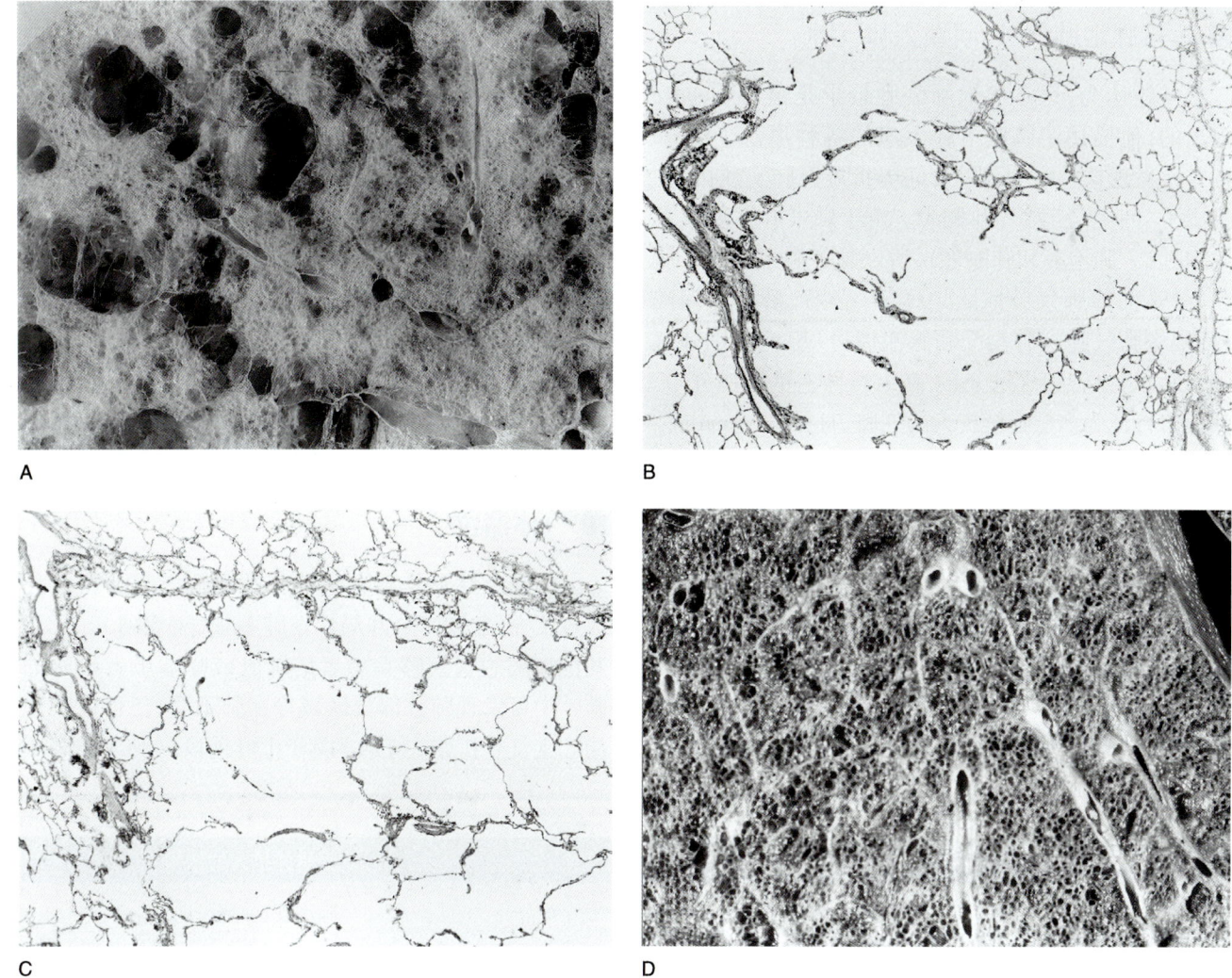

图 39-4　A 和 B：小叶中心型肺气肿大体及组织学；C 和 D：全小叶型肺气肿大体及组织学。A. 小叶中心型肺气肿大体标本切面：肺小叶中央可见多个孔洞，小叶周边肺实质相对正常；B. 小叶中心型肺气肿组织病理切片：气腔扩大，伴有呼吸性细支气管异常，与小叶中央相对应；同时，部分肺泡壁增厚及纤维化（H&E，×16）；C. 全小叶型肺气肿组织病理切片：小叶间隔附近气腔扩大的程度与小叶中心气腔扩大一致（H&E，×16）；D. 全小叶型肺气肿大体标本切面：整个肺小叶病变均匀。

了与管道形成鲜明对比的大小和形态，导致肺结构简化，形成一个小箱子样的结构。随着病情进展，这种结构紊乱进一步加重，肺脏的正常结构逐渐消失，最后除了一些主要的支持结构（血管、间隔、支气管等），其他的正常肺结构将所剩无几。大体观察全小叶型肺气肿的最佳途径是将肺脏切片浸入水或固定液，拿出后迅速观察。标本浸泡时，可以发现气腔扩大；从浸泡液体中拿出后，全小叶型肺气肿肺实质会从支撑结构"脱离"并稍突出于其表面。与小叶中心型肺气肿不同，全小叶型肺气肿通常累及肺下叶（图39-3B）。

组织标本检查是发现全小叶型肺气肿的一种敏感方法，可通过立体显微镜发现肺泡与肺泡管对比结构消失和肺脏结构简化（图 39-4C、D）。尽管全小叶型肺气肿结构破坏更广泛，但与小叶中心型肺气肿相比，其 Kohn 孔变化较均一且改变不明显。

全小叶型肺气肿是 α_1-抗胰蛋白酶缺乏症的特征表现类型，但也可以见于其他一些持续性小气道阻塞性疾病（闭塞性细支气管炎、缩窄性细支气管炎）。小气道阻塞性疾病大多会出现远端肺实质塌陷和阻塞部位近端支气管扩张，感染后支气管扩张就是由于这一过程的反复发生。但在某些情况下，肺脏实质非但没有塌陷，反而保持充分扩张并形成肺气肿样改变。支气管或细支气管闭塞后肺实质改变取决于闭塞的程度和与周围未发生闭塞气道远端肺泡侧支通气的状态。如果存在侧支通气，空气由侧支进入闭塞气道远端，这里的肺泡就会持续扩张，导致过度膨胀和肺实质的破坏。如果这一过程影响到单侧肺脏绝大部分区域，而不累及对侧肺，临床上称为 Swyer-James 或 MacLeod 综合征。

■ 远端腺泡肺气肿:间隔旁肺气肿

一般认为,远端腺泡肺气肿最早是由 Leoschcke 提出的,他描述了胸膜下肺大疱的各种形态。Heard 则首次发现这些病变是沿着间隔扩展至肺实质内,并提出了"间隔旁"肺气肿概念。由于肺气肿主要累及腺泡远端(肺泡囊和肺泡管),所以肺气肿主要见于胸膜下(表面型肺气肿或壁炉样肺气肿)、沿小叶间隔(间隔旁肺气肿)、肺小叶和腺泡周边(腺泡周围肺气肿)以及沿血管和气道分布,在纵切面上呈线性分布。其形态特征为多层连续扩大的气腔,直径<0.5mm 或>2cm 不等。

间隔旁肺气肿通常比较局限,最常沿着上叶前部和后部或下叶后部的表面分布。如果间隔旁肺气肿广泛,则通常在上半部分肺脏更为严重。Gough 指出间隔旁肺气肿与两个扩大气腔之间的组织纤维化有关,而且这是一种常见表现。间隔旁肺气肿常与小叶中心型肺气肿相关,但其与瘦长型青年成人自发性气胸的关系则更为让人熟知。

■ 不规则肺气肿

因腺泡受累无序,所以不规则肺气肿仅是一个逻辑性命名。不规则肺气肿几乎无一例外与肺部瘢痕相邻,所以又称瘢痕型肺气肿或瘢痕旁肺气肿。大多数肺内瘢痕灶都比较小,因此肺气肿比较局限。不规则肺气肿的严重程度取决于肺组织受损程度,肺脏内多个瘢痕可能会引起多灶性不规则肺气肿。

肺气肿的鉴别诊断

■ 气体潴留

哮喘急性发作患者的肺脏常出现空气潴留并导致过度充气,同时合并局灶性肺不张(表 39-1)。死于其他疾病的长期哮喘患者的肺脏或哮喘患者切除的肺叶中可发现肺脏部分区域存在肺不张,还可以发现局灶支气管扩张,特别多见于上叶前段。肺实质破坏

表 39-1 气腔扩大的鉴别诊断

气腔扩大原因	分布	受累并扩大的结构
小叶中心型肺气肿	上叶,小叶中央	肺泡管、肺泡
全小叶型肺气肿	下叶,小叶均匀受累	肺泡
间隔旁肺气肿	肺尖,与间隔相邻	肺泡
不规则肺气肿	无固定区域,与瘢痕相邻	肺泡
老年性肺气肿	全肺均匀受累	肺泡管
代偿性改变	全肺均匀受累	肺泡
阻塞性改变	病变区域	肺泡
遗传性改变	全肺均匀受累	缺乏间隔结构
哮喘	在急性发作期出现	肺泡
蜂窝肺	不固定,通常在胸膜下	全部重构

并非哮喘的特征性改变,因此,慢性哮喘患者肺组织无论是大体、显微镜还是形态学分析均正常。

■ 无肺气肿的气腔扩大

婴儿可见无肺气肿的气腔扩大,无需与慢阻肺相鉴别。先天性肺叶过度充气(肺气肿)肺叶表现为过度膨胀,并非肺气肿样改变,在某些情况下,也可能表现为肺泡增多。其他一些遗传性疾病也可以出现气腔扩大,但主要是由于间隔结构缺失导致结构简化,并非肺泡构架破坏。

老年性肺气肿这一名词曾用于描述老龄人肺脏气腔扩大。大体检查发现肺脏随着年龄增长变得圆大。Gough 分析显示,在 59 岁前,肺脏前后径、高度、周径及面积都处在增长状态,在 59 岁之后,只有前后

径仍持续增长,从而使肺脏形态"变圆"。这种改变是由于肺泡管内空气所占的容积比例增加、肺泡变扁平所致,这一过程又称为肺泡管扩张症。因为不存在肺结构破坏的证据,所以这种情况并不完全符合肺气肿诊断标准。

如果一部分肺脏塌陷或被切除,其他部分肺脏会代偿性膨胀以填充塌陷或切除肺脏原有的区域,这一过程被称为代偿性过度充气,其具体机制及代偿极限目前仍不清楚。然而,由于不存在组织破坏的证据,从定义上来说,这种情况也不是肺气肿。目前尚不清楚过度充气的肺脏可以扩张到什么程度,或者说,能达到的新的代偿体积究竟有多大。一般认为过度充气的程度不会特别严重,而且各部分腺泡的扩张程度基本一致。

阻塞性过度充气可以见于成人,其有两种机制。其一,支气管阻塞可能形成活瓣,空气在吸气时被吸入,但呼气时无法将空气排出;其二,支气管可能完全阻塞,如果存在侧支通气,则可以在阻塞气道远端出现空气潴留。无论是何种机制,肺脏均可出现明显扩张。阻塞性过度充气与代偿性过度充气均表现为肺单元和肺组织的含气量显著增加,但其发生机制存在诸多不同。

■ 蜂窝肺

隐源性纤维素性肺泡炎[普通型间质性肺炎(usu-al interstitial pneumonia,UIP)]以及其他类型肺纤维化也存在气腔扩大,有时可能与肺气肿相混淆。但蜂窝肺气腔扩大是肺实质重构、形成新的气腔的结果,并非正常气腔被破坏。因此,气腔壁厚、不规则,且不存在典型的腺泡结构,内覆支气管上皮细胞层,腔内常含有黏液。气腔壁富含胶原结缔组织,可能发现大量平滑肌细胞,有时也会含有脂肪组织。通常有不同程度淋巴细胞和浆细胞浸润,形成间质性炎症反应。

■ 肺气肿合并肺纤维化

肺气肿定义指出其可能存在有限的纤维化成分,但近年来通过对临床、放射及病理组分的关联研究,重新评估了肺纤维化和肺气肿混合存在的意义。吸烟者不仅可能发生呼吸性细支气管炎-间质性肺疾病(respiratory bronchiolitis-interstitial lung disease,RB-ILD),而且 UIP(特发性间质纤维化)的发生率也很高,二者合并肺气肿并不少见。如果出现肺气肿合并 UIP,则肺容量可能正常,但弥散功能会明显下降,还可发生肺动脉高压,预后不良。CT 一般可发现肺上叶出现小叶中心型肺气肿或小叶中心型肺气肿合并间隔旁肺气肿,而肺下叶则出现网格影及蜂窝肺。病理上,大体或显微镜检查均可在纤维化活动的区域发现肺气肿与间质纤维化,伴局灶性成纤维细胞形成。我们最近对这方面病理的鉴别诊断进行了综述(图 39-5A~D)。

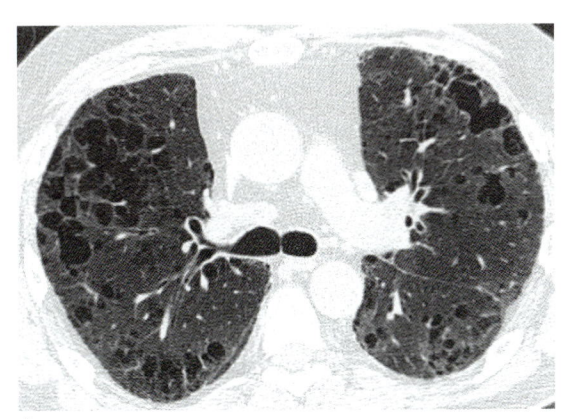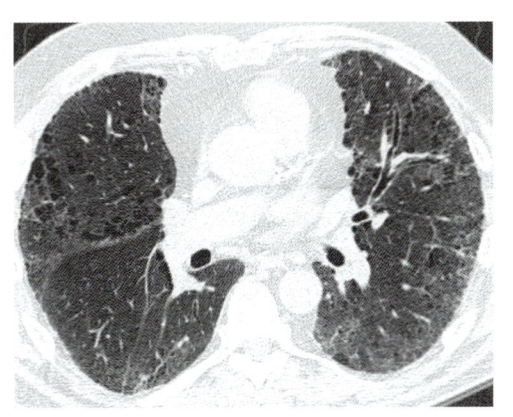

A

图 39-5 一例慢性(纤维化)过敏性肺炎纤维化合并肺气肿。A. CT 显示上肺区域肺气肿和部分网格影;中肺野区域显示广泛网格影,提示存在纤维化。

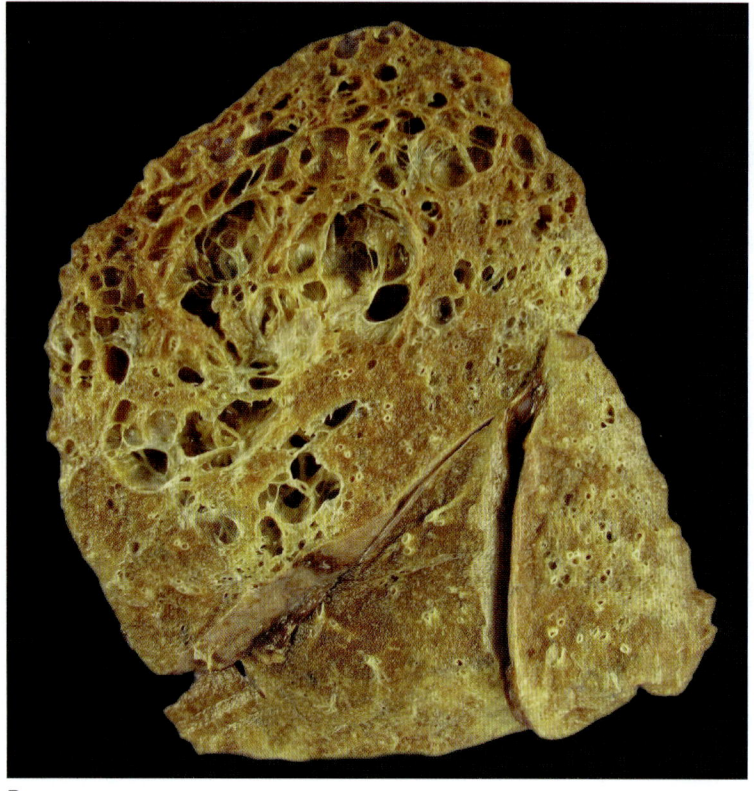

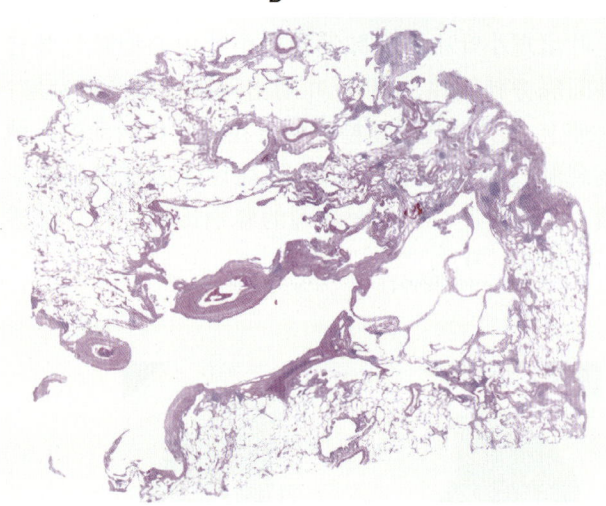

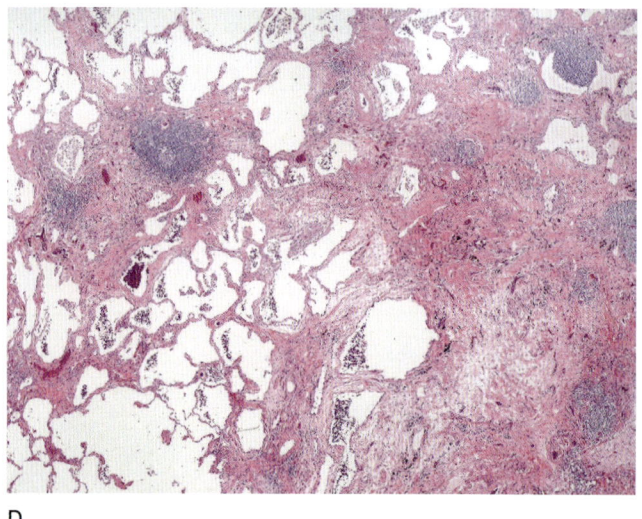

C   D

图 39-5（续）　B. 大体（矢状面）显示上肺区域明显肺气肿，上叶后部纤维化及下叶后部纤维化。C. 全上叶包埋组织病理：
可见大的肺气肿气腔，其中数个气腔周围伴广泛纤维化；高倍镜下，这些纤维化区域内有大量成纤维细胞灶（未显示），提
示这一过程实质上是在已有肺气肿基础上发生的间质纤维化。D. 下叶组织病理显示 UIP 样区域，这是慢性过敏性肺炎的
常见病理。在其他区域可见非干酪性肉芽肿（未显示）。获授权引自：WRIGHT JL，TAZELAAR H，CHURG A. Fibrosis with
emphysema. Histopathology，2011，58（4）：517-524.（这篇文章发表于 1993 年，文中的某些内容可能已经过时，在临床和其他
方面应用时需要谨慎）。

慢阻肺大气道病变

　　大多数慢阻肺大气道病变研究集中于出现临床
症状和体征的慢性支气管炎。

■ 大体表现

　　大气道病变大体难以发现。支气管壁上可发现

小窝，为一个或多个扩张的黏液腺体开口，这些扩张
的黏液腺开口常沿着软骨环边缘和气道分叉处分布。
无支气管炎人群中，正常的支气管小窝通过手持放大
镜或立体显微镜方可发现。慢性支气管炎时，由于腺
体导管被黏液填充而扩张以及黏液突出至支气管管
腔，这些腺体导管在肉眼下清晰可见，但它们是正常
腺体导管且不透过肌层，因此不是气管憩室。

支气管壁小窝扩张是慢阻肺所见的最显著病变，仔细检查肺脏标本可发现，此时支气管管腔并不会因为接近胸膜而逐渐变细，它们还表现出突起的环形皱襞，这可能与支气管平滑肌细胞增生有关。气道内可见大量黏液分泌，尤其是慢性支气管炎患者。

■ 显微镜下表现

慢阻肺患者气道管腔内可发现黏液分泌，黏液成分包含上皮细胞和各种急、慢性炎症细胞；慢阻肺急性加重期还可发现大量中性粒细胞。

详尽分析大气道镜下病理显示，慢阻肺存在气道全层变化（图39-6）。气道上皮病变程度轻，但存在明显个体差异，可有上皮细胞脱落，但在多数情况下，气道上皮层保持完整，仅有轻度杯状细胞或鳞状上皮细胞化生，有慢性支气管炎症状患者这两种改变较为明显，其网状基底膜厚度一般在正常范围内。

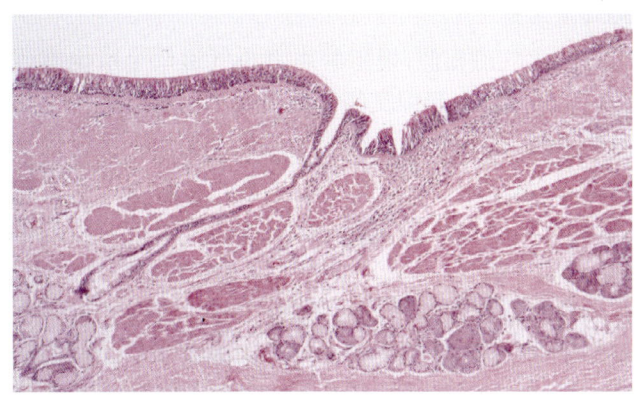

图 39-6　一例慢性支气管炎患者的大气道病理：气道壁全层增厚，伴炎症及纤维化，黏膜下可见大量平滑肌细胞及支气管黏液腺体。

慢阻肺患者黏液腺的厚度或面积一般会超过正常人群的平均值，特别是慢性支气管炎患者，但变异的范围非常广泛，可与正常人或哮喘患者黏液腺厚度或面积的分布特征相重叠。值得注意的是，这些腺体中浆液腺泡比例下降，这一特点并不见于哮喘（将在后面讨论）。

气道内壁增厚（内表面至肌层）是慢阻肺患者大气道增厚最主要和常见的原因，其形成一方面由于支气管壁水肿和充血，另一方面则是由于纤维组织或基质蛋白增加。

慢阻肺患者大气道肌层增厚程度并不一致，有些研究发现慢性支气管炎和气流受限患者主气管、叶支气管及段支气管气道平滑肌比例约为正常两倍，但有的研究则显示相当部分患者肌层厚度仍在正常范围内。

慢阻肺气道软骨环改变并不常见，部分研究显示慢性支气管炎和/或肺气肿软骨环有萎缩，或圆形排列软骨环在气道内延伸的距离比无慢性支气管炎人群的要短些，但有的研究并不支持这一结果。另外，软骨破坏的组织病理征象较为一致，表现为细胞或细胞周围异染，并出现空泡或空腔。

慢阻肺大气道存在轻度混合性炎症浸润。部分患者能发现支气管相关淋巴样组织（bronchus-associated lymphoid tissues，BALT），其中吸烟者比例（82%）明显高于非吸烟者（14%）。支气管黏膜活检常常发现CD8 T 细胞增加，在急性加重期还可以伴有嗜酸性粒细胞和中性粒细胞浸润（详见参考文献）。慢性炎症同样可以见于支气管腺体周围，尤其是慢性支气管炎患者。

鉴别诊断

■ 哮喘

哮喘通常不存在大气道扩张，但在致死性或濒死性哮喘患者中，大气道内黏液栓是哮喘特征表现，这些黏液可能一直延伸至黏液腺体导管内（表39-2）。支气管小窝并非哮喘的特征表现，气道壁可能会增厚，但小窝并不常见。

表 39-2　慢阻肺大气道病变病理鉴别诊断

疾病	扩张	结构扭曲	小窝	腺体	黏膜下纤维化	基底膜	上皮	管腔内黏液	软骨	肌肉
慢性支气管炎	√	纤维化及炎症	√	√	√	×	杯状细胞化生	√	√	√/×
哮喘	局灶性	局灶性	×	√	√	√	杯状细胞化生	√	×	√
支气管扩张症	√	纤维化及炎症	√/×	√	√	×	局灶性杯状细胞化生	√	√	√
气管支气管骨化症	√	骨性结节	×	×	×	×	×	×	√	√
巨大气管支气管症	√	×	憩室	×	×	×	×	×	×	×
复发性多软骨炎	√	×	×	×	×	×	×	×	√	×

√表示存在该特征；×表示不存在该特征。

哮喘患者大气道常表现为上皮脱屑性特征性改变,这一表现在持续哮喘比间歇哮喘更严重。细胞学标本可见脱落的上皮细胞聚集,形成 Creola 小体。哮喘和支气管扩张均可见杯状细胞化生,但程度各异,并不能用之鉴别慢阻肺、哮喘和支气管扩张。哮喘时,上皮细胞这种病理改变可导致整个上皮层增厚,而慢阻肺则无类似特点。此外,网状基底膜(网状层)增厚是哮喘的特征之一,可见于疾病早期,甚至在轻度或控制良好的哮喘仍持续存在。

哮喘大气道壁内层结构增厚极为严重,是慢阻肺大气道壁内层结构2倍。其原因主要包括纤维组织增生、炎症细胞浸润、组织水肿及血管增生。与正常人群或慢阻肺患者相比,重症或致命性哮喘患者肌层的组织学分析显示平滑肌数量显著增加,因其他原因死亡的哮喘患者平滑肌数量也有轻度增加(详见参考文献)。也有观点认为平滑肌含量早在哮喘患者儿童时期就已增加。

中性粒细胞是支气管扩张症患者气道黏液中的主要细胞,而嗜酸性粒细胞和 Charcot-Leyden 结晶则是哮喘患者气道黏液中的标志性成分,另外如前所述,严重软骨破坏可见于多软骨炎并与慢性炎症相关,由此可鉴别这两种疾病。支气管扩张症如果存在严重炎症反应,也可能出现软骨结构明显破坏。

在致死性或濒死性哮喘患者大气道中,还可以发现孤立的淋巴样细胞集落,其比例大致与慢阻肺相当。然而,不同于慢阻肺的是,哮喘气道炎症细胞主要包括活化的嗜酸性粒细胞、活化的 CD4 T 细胞(在黏膜下层),以及肥大细胞和中性粒细胞(在黏液腺中)。鲜有关于支气管扩张症气道炎症细胞浸润的报道,与哮喘相比,支气管扩张症嗜酸性粒细胞更少,但 CD45 淋巴细胞的比例相似,这两种细胞多募集在气道内层,气道外层浸润偏低。

■ 支气管扩张症

支气管扩张症的定义为支气管异常的永久性扩张,其扩张程度远大于慢阻肺,且常合并气道变形,可见平滑肌嵴增大和多个支气管腺窝形成,炎症和纤维化所致大气道壁增厚和/或不规则狭窄,以及浓缩黏液和真性脓液。

■ 其他疾病

气管支气管巨腔症(Mounier-Kuhn 综合征)以显著扩大的气管和主支气管管腔为特征,其直径超出正常5~10cm。该病可有多发的真性憩室形成,在两个软骨环之间可见膜样气管组织向外突出形成一个囊袋样结构,并伴弹力纤维萎缩或消失。

气管支气管骨化症患者可表现阻塞性通气功能障碍,与慢阻肺大气道病变不同的是,其在黏膜下层出现软骨和骨性结节。复发性多软骨炎依据其气道受累程度和部位,表现为可变的动态呼气和/或吸气气流受限,这源于上气道动态塌陷导致气道对炎症碎片廓清功能障碍及无效咳嗽,因其免疫学特征产生广泛纤维化和慢性炎症,形成气道扩张和气道壁增厚。另外,复发性多软骨炎所见软骨板广泛破坏尤为明显。

慢阻肺小气道病变

就慢阻肺而言,小气道是指内径在2mm以下的气道。慢阻肺的小气道管腔内可见黏液,黏液对小气道的阻塞程度与 FEV_1 密切相关。杯状细胞在正常小气道内罕见,但小气道中杯状细胞化生却是慢阻肺的一种常见表现。

与大气道相似,慢阻肺患者小气道壁全层也有改变(图39-7),引起细支气管内径变小。通过适形指数分析发现,这些改变可造成气道显著畸形。从三维重构中也可以获得与之类似的结果。详细测量气道壁显示,气道壁厚度增加是由于上皮层、上皮下纤维组织(黏膜下层、固有层)、平滑肌以及外膜的厚度增加,虽然缺乏直接证据,但上述改变导致气道闭塞也符合逻辑推测,这一过程可先于气流阻塞发生。一位严重气流阻塞患者,其保持开放小气道数量可能只有正常人的1/10左右(图39-8A、B)。尽管外膜也增厚,但气道壁附着的肺泡数量减少是引起呼气时气道壁早期塌陷的重要原因。

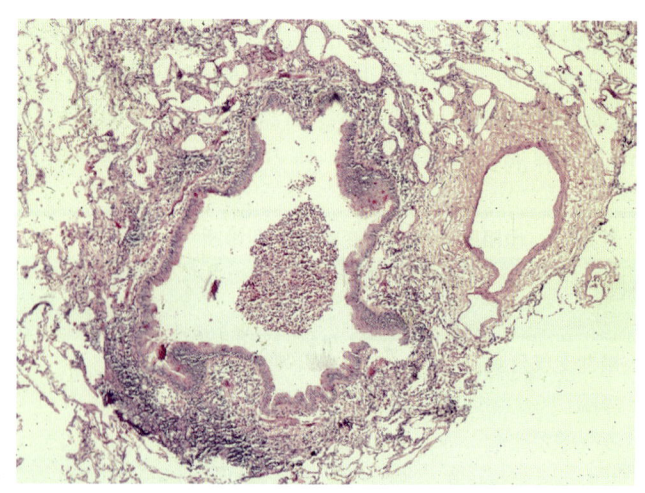

图39-7　慢阻肺患者小气道病理:管腔内可见黏液及炎症细胞碎片。上皮层杯状细胞化生。由于纤维组织及炎症细胞增多,导致上皮下层(黏膜下层)增厚。

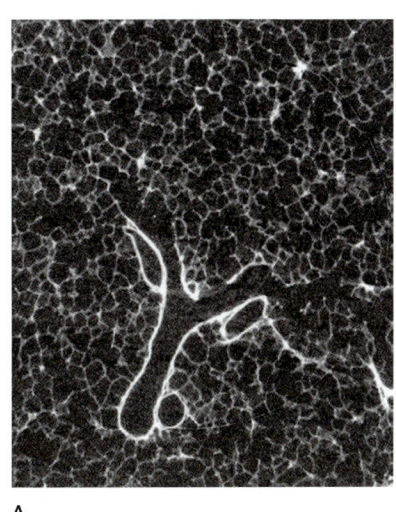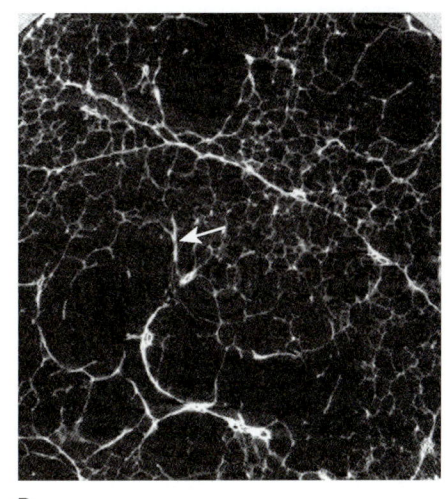

A   B

图 39-8　A.正常肺脏显微 CT:从膜性细支气管到呼吸性细支气管再到肺泡管规律出现。B.小叶中心型肺气肿显微 CT:气道不规则,形成一个小叶中心型空腔。箭头所指处为气道闭塞部分。(图片经 Dr. James Hogg 授权使用)。

在吸烟者中,最早期的病理改变是呼吸性细支气管管腔内巨噬细胞增加。然而,在慢阻肺患者中,膜性细支气管及呼吸性细支气管管壁内均可出现炎症浸润。随着 GOLD(全球慢阻肺诊断、管理和防治策略)分期从 2 级到 4 级加重,气道内中性粒细胞比例逐渐增加;而从 GOLD 0 级到 4 级,气道内巨噬细胞数量也呈进行性增加趋势。但气道内嗜酸性粒细胞比例并不随 GOLD 分期改变。同样,气道内 CD4、CD8 以及 B 细胞比例也随着 GOLD 分期增加,但如果分析其总量,则仅仅 B 细胞和 CD8 细胞有增加趋势。GOLD 3 级和 4 级慢阻肺气道的淋巴滤泡也显著增加。另外,组蛋白脱乙酰酶 2(histone deacetylase 2,HDAC2)在吸烟慢阻肺人群小气道中表达下调,HDAC2 系统下调与促炎症细胞因子谱密切相关,因此,这一发现可能具有重要意义。

鉴别诊断

■ 哮喘

哮喘患者小气道中黏液栓和杯状细胞增生明显增加,其增加程度通常远高于慢阻肺,而且,基底膜厚度大约比正常人或慢阻肺患者增加 20%。哮喘患者外周气道炎症浸润以淋巴细胞和嗜酸性粒细胞为特点,这些炎症细胞大多分布在外膜层而并非黏膜下层。关于黏膜下血管的研究结果并非一致,与慢阻肺相比,一些研究显示哮喘时黏膜下血管充血,但血管数量没有增加(有关讨论详见参考文献);而另一些研究则发现,血管数量增加,但血管床总面积减少。哮

喘小气道平滑肌数量增加,但大气道平滑肌增加的程度更明显。而且,支气管树上平滑肌数量的分布在哮喘人群中差异很大,一些患者所有气道的平滑肌数量均有增加,而另一些患者则仅大气道平滑肌数量增加。总体而言,与非哮喘归因死亡的哮喘患者相比,因哮喘死亡患者小气道上皮层下纤维组织、平滑肌及外膜层的纤维组织范围均有明显增大;另外,非哮喘归因死亡的哮喘患者小气道病变的范围也比慢阻肺小气道病变范围广泛。因此,虽然哮喘和慢阻肺存在相同的小气道病理改变,但哮喘和致命性哮喘患者小气道病变的程度更严重。致命性哮喘患者小气道周围附着的肺泡数量会减少,但其减少的程度仍低于慢阻肺。

■ 滤泡性细支气管炎

滤泡性细支气管炎以细支气管狭窄为特征,其主要是由外膜和上皮下淋巴滤泡增生伴淋巴浆细胞浸润所致,常见于类风湿关节炎和 IgA 缺乏症患者。其与严重慢阻肺小气道病变相似,但炎性浸润程度通常比慢阻肺明显,少见气道上皮内杯状细胞化生。

■ 泛细支气管炎

泛细支气管炎的特点为气道壁和管腔内出现泡沫状巨噬细胞,并累及肺泡管和肺泡。该病最早由日本人报道,现在世界各地均有发现。外周细支气管淋巴组织滤泡性增生很常见,而且在病变进展期可发生支气管扩张。

■ 缩窄性细支气管炎

缩窄性细支气管炎名称是由 Gosink 等人提出来

的,表现为气道上皮下(黏膜下)层进行性增厚而发生管腔闭塞。膜性及呼吸性细支气管均受累及,表现为管壁全层炎症细胞浸润,偶尔出现上皮坏死以及黏液栓塞。随着疾病进展,炎症反应逐渐消减,但支气管周围及上皮下出现大量纤维组织,最终导致气道管径变窄甚至闭塞。但常难以证实缩窄性细支气管炎小气道病变,特别是在炎症机化期,常需弹力纤维染色才能勾勒出闭塞的气道。因此,只能从缩窄受损程度加以区别慢阻肺和缩窄性细支气管炎。

矿物粉尘诱导气道疾病是缩窄性细支气管炎的一种特殊类型,是小气道对高浓度粉尘颗粒的一种特有的反应,与矿物粉尘的类型无关。病变表现为膜性及呼吸性细支气管管壁纤维化和增厚,有时也会累及远端肺泡管,可用以区别吸烟相关气道疾病,因为吸烟性疾病并不累及肺泡管。色素沉着的差异很大,并不能作为诊断特点。缩窄性细支气管炎还可能与毒物(守宫木)摄入有关,也可能与弥漫性神经内分泌细胞增生有关。

■ 增殖性细支气管炎

增殖性细支气管炎目前已被详细描述报道。在膜性及呼吸性细支气管腔内机化的成纤维细胞(肉芽)形成组织栓子。偶尔可见上皮溃疡,早期病变中可能含有纤维素。肉芽组织由一类白色细胞外基质和多个增殖的梭形细胞组成,并伴有慢性炎症细胞浸润。随时间延长,肉芽组织会逐渐收缩变小,但有些病例,细支气管细胞会覆盖肉芽组织,在其表面进行增殖,进而延伸至上皮下层区域,导致气道管腔不规整改变。

急性细菌性或病毒性细支气管炎因其广泛上皮破坏,易与慢阻肺的病变区别,但急性细支气管炎病变愈合期表现为非特异性气道纤维化、慢性炎症或残留增殖性细支气管炎。值得注意的是,隐性腺病毒感染可能是放大炎症反应,导致成人吸烟者细支气管出现气流阻塞的始动因素之一。其他疾病导致的气道疾病也需要和慢阻肺鉴别。例如,移植后细支气管炎或炎症性肠病(克罗恩病和溃疡性结肠炎)合并气道疾病,二者均可出现增殖性和缩窄性细支气管炎。另外,炎症性肠病还可能累及大气道。

慢阻肺血管病变

慢阻肺患者肺动脉系统的弹力(大)动脉改变并不相同。部分患者可发生动脉瘤,但除非存在肺动脉高压,否则慢阻肺患者肺动脉瘤发生率并不显著高于对照人群。

无论是否合并肺动脉高压,吸烟者肌性动脉中膜平滑肌厚度增加,伴有内膜纤维化,以及小动脉进行性肌化(参见参考文献)。内膜增厚与纵行平滑肌形成是慢阻肺患者肺血管病变的常见特征(图39-9)。从非吸烟者到吸烟不合并气流阻塞、再到吸烟合并气流阻塞,肌化小动脉数量增加、肌化小动脉中膜厚度所占百分比增加、内膜厚度所占百分比增加。

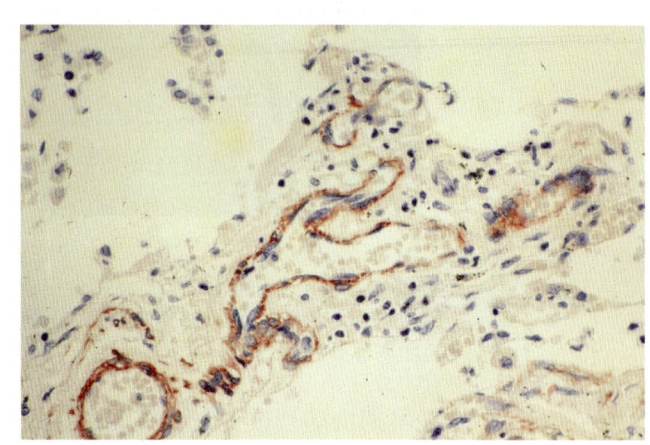

图39-9 一例慢阻肺患者肺小动脉病理:血管与肺泡管毗邻,正常时平滑肌含量很少,但在这例患者中,血管出现特有的环形平滑肌层。

原发性肺动脉高压和继发于血管分流的肺动脉高压均可出现内膜纤维化及中膜平滑肌厚度增加。内膜纤维化在早期以细胞成分为主,随着疾病进展,会逐渐发展为同心圆形的层状纤维化,并最终导致血管腔几近闭塞。原发性肺动脉高压中这些病变比继发于慢阻肺的肺血管病变更为严重。慢阻肺不会出现血管炎、纤维素性坏死及丛状病变。慢性血栓栓塞性疾病的病变则包括偏心性内膜增厚,还可有因血栓再通后形成的网状结构。

基于 CT 的慢阻肺非病理性组织学评价

CT 可以提供慢阻肺患者肺实质、气道及肺血管等多方面有用的信息。

■ 肺气肿

应用高分辨率 CT 不仅可以确诊轻度肺气肿,还能区分肺气肿和老年性气腔扩大。如果结合一般形态学测量原理,还可以对肺气肿定量,并监测肺气肿的进展情况。

■ 气道

对评价气道目前仍处于发展阶段,大部分研究工作是基于虚拟气道或动物模型大气道。薄层 CT 可显示慢阻肺或哮喘患者近端气道（5~6 级气道）的重塑情况，并以此推测远端气道病变。相关分析显示，CT 改变独立于肺气肿，与肺脏生理相关。

■ 肺动脉

增强 CT 可清晰显示肺动脉主干并测量相关参数，这些参数具有预测预后的价值，但评估小血管难度较大。初期研究工作显示，在严重肺气肿患者中，横截面积<5mm^2 的肺血管总横截面积与肺动脉压力呈明显负相关。

小结

慢阻肺的肺脏病理改变多种多样，可见于各级肺组织，包括肺实质、肺血管、大气道与小气道等。其病理改变可以与引起气流阻塞或肺部受累的其他疾病相重叠，因此，确定能够区分这些疾病的病理特征十分重要。虽然这些病理改变与肺功能障碍有一定相关，但各部位病理改变对功能损伤的独立作用机制仍不明确。因此，对于某一特定患者，我们有时很难根据临床分期（如 GOLD 分期）来推断或解释气流阻塞的机制或病理改变。CT 技术进展有利于评价和量化肺气肿进展程度，而且，随着这项技术不断深入，其评估气道和肺血管也成为可能。

梁　瀛　译

高占成　审校

参考文献

[1] Global strategy for the diagnosis, management and prevention of COPD, Global Initiative for Chronic Obstructive Lung Disease (GOLD) 2014. [2014-08-01] http://www.goldcopd.org/.

[2] BONET T. Sepulchretum Sive Anatomia Practica ex Cadaveribus morbo denatis, proponens historias observationes omnium pene humani corporis affectuum, ipsorumque causas reconditas revelans. Genevae:Sumptibus Leonardi Chonët & Socij, 1679.

[3] MORGAGNI GB. The seats and causes of disease. investigated by anatomy; in five books, containing a great variety of dissections, with remarks. London: Johnson and Payne, 1769.

[4] RUYSH F. Observationes Anatomica-Chirurgicae. Tractatio Anatomica. Amsterdam, [s.n.], 1721.

[5] BAILLIE M. A series of engravings, accompanied with explanations which are intended to illustrate the morbid anatomy of some of the most important parts of the human body divided into 10 fascicule. London: W. Bulmer and Co, 1799.

[6] BAILLIE M. The morbid anatomy of some of the most important parts of the human body. 3rd ed. London: W. Bulmer and Co, 1807.

[7] LAENNEC RTH. A treatise on the diseases of the chest and on mediate auscultation. London: T. and G. Underwood, 1834.

[8] GOUGH J. The pathological diagnosis of emphysema. Proc R Soc Med, 1952, 45:576–577.

[9] GOUGH J, WENTWORTH JE. The use of thin sections of entire organs in morbid anatomical studies. J R Microsc Soc, 1949, 69:231–235.

[10] MCLEAN KH. The histology of generalized pulmonary emphysema. I. The genesis of the early centrolobular lesion: focal emphysema. Australas Ann Med, 1957, 6:124–140.

[11] MCLEAN KH. The significance of pulmonary vascular changes in emphysema. Australas Ann Med, 1958, 7:69–84.

[12] Ciba Guest Symposium. Terminology, definitions, and clas-sification of chronic pulmonary emphysema and related conditions. Thorax, 1959, 14:286–299.

[13] World Health Organization. Chronic cor pulmonale: report of an expert committee: technical Report Series. Circulation, 1963, 27:594–615.

[14] American Thoracic Society. Chronic bronchitis, asthma, and pul-monary emphysema: a statement by the committee on diagnostic standards for nontuberculous respiratory diseases. Am Rev Respir Dis, 1962, 85:762–768.

[15] Medical Research Council. Definition and classification of chronic bronchitis for clinical and epidemiological purposes. Lancet, 1965, 1:775–779.

[16] SNIDER GL, THURLBECK WM, BENGALI ZH. The definition of emphysema. Report of a national heart lung and blood institute division of lung diseases workshop. Am Rev Respir Dis, 1985, 132:182–185.

[17] LEOPOLD JG, GOUGH J. The centrilobular form of hypertrophic emphysema and its relation to chronic bronchitis. Thorax, 1957, 12:219–235.

[18] WYATT JP, FISCHER VW, SWEET H. Centrilobular emphysema. Lab Invest, 1961, 10:159–177.

[19] SNIDER GL, BRODY JS, DOCTOR L. Subclinical pulmonary emphysema - Incidence and anatomic patterns. Am Rev Respir Dis, 1966, 21:155–166.

[20] THURLBECK WM. The incidence of pulmonary emphysema with observations on the relative incidence and spatial distribution of various types of emphysema. Am Rev Respir Dis, 1963, 87:206–215.

[21] HERNANDEZ JA, ANDERSON AE JR, HOLMES WL, et al. Macroscopic relations in emphysematous and aging lungs. Geriatrics, 1966, 21:155–166.

[22] BIGNON J, ANDRE-BOUGARAN J, BROUET G. Parenchymal, bronchiolar and bronchial measurements in centrilobular emphy-sema. Relation to weight of right ventricle. Thorax, 1970, 25: 556–567.

[23] MITCHELL RS, SILVERS GW, GOODMAN N, et al. Are centrilob-ular emphysema and panlobular emphysema two different diseases? Hum Pathol, 1970, 1:433–441.

[24] HEARD BE. Further observations on the pathology of pulmonary emphysema in chronic bronchitis. Thorax, 1959, 14:58–70.

[25] COSIO MG, SHINER RJ, SAETTA M, et al. Alveolar fenestrae in smokers. Am Rev Respir Dis, 1986, 133:126–131.

[26] NAGAI A, INANO H, MATSUBA K, et al. Scanning electronmi-croscopic morphometry of emphysema in humans. Am J Respir Crit Care Med, 1994, 150:1411–1415.

[27] EIDELMAN D, SAETTA M, GHEZZO H, et al. Cellularity of the alveolar walls in smokers and its relation to alveolar destruction. Am Rev Respir Dis, 1990, 141:1547–1552.

[28] RETAMALES I, ELLIOTT WM, MESHI B, et al. Amplification of inflammation in emphysema and its association with latent

adenoviral infection. Am J Respir Crit Care Med, 2001, 164:469–473.

[29] CARDOSO WV, SEKHON HS, HYDE DM, et al. Collagen and elastin in human pulmonary emphysema. Am Rev Respir Dis, 1993, 147:975–981.

[30] LANG MR, FIAUX GW, GILLOOLY M, et al. Collagen content of alveolar wall tissue in emphysematous and non-emphysematous lungs. Thorax, 1994, 49:319–326.

[31] LANG MR, FIAUX GW, HULMES DJ, et al. Quantitative studies of human lung airspace wall in relation to collagen and elastin content. Matrix, 1993, 13:471–480.

[32] KUHN C 3RD, TAVASSOLI F. The scanning electron microscopy of elastase-induced emphysema. Lab Invest, 1976, 34:2–9.

[33] LAURELL CB, ERIKSSON S. The electrophoretic a1-globulin pattern of serum in a1-antitrypsin deficiency. Scand J Clin Lab Invest, 1963, 15:132–140.

[34] LOESCHCKE H. Sotrungen des Luftgehalts. //HENKE F, LUBARSCH O. Atmungswege und Lungen: Handbuch der speziellen Pathologische anatomie und Histologie. Berlin: Springer-Verlag, 1928: 640–641.

[35] HEARD BE. A pathological study of emphysema of the lungs with chronic bronchitis. Thorax, 1958, 13:136–149.

[36] GOUGH J. The pathogenesis of emphysema//LIEBOW AA, SMITH DE. The lung. Baltimore, MD: Williams and Wilkins, 1968: 109–133.

[37] LINDSKOG GE, HALASZ NA. Spontaneous pneumothorax: a consideration of pathogenesis and management with review of seventy-two hospitalized cases. AMA Arch Surg, 1957, 75:693–698.

[38] TAPPER D, SCHUSTER S, MCBRIDE J, et al. Polyalveolar lobe: anatomic and physiologic parameters and their relationship to congenital lobar emphysema. J Pediatr Surg, 1980, 15:931–937.

[39] HISLOP A, REID LM. New pathological findings in emphysema of childhood. 2. Overinflation of a normal lobe. Thorax, 1971, 26:190–194.

[40] ANDERSON WF, ANDERSON AE, HERNANDEZ JA, et al. Topography of aging and emphysematous lungs. Am Rev Respir Dis, 1964, 90: 411–423.

[41] ANGUS GE, THURLBECK WM. Number of alveoli in the human lung. J Appl Physiol, 1972, 32:483–485.

[42] RYAN SF, VINCENT TN, MITCHELL RS, et al. Ductectasia; an asymptomatic pulmonary change related to age. Med Thorac, 1965, 22:181–187.

[43] COTTIN V, NUNES H, BRILLET PY, et al. Combined pulmonary fibrosis and emphysema: a distinct underrecognised entity. Eur Respir J, 2005, 26:586–593.

[44] KAWABATA Y, HOSHI E, MURAI K, et al. Smoking-related changes in the background lung of specimens rese-cted for lung cancer: a semiquantitative study with correlation to postoperative course. Histopathology, 2008, 53:707–714.

[45] WRIGHT JL, TAZELAAR H, CHURG A. Fibrosis with Emphysema. Histopathology, 2011, 58:517–524.

[46] RESTREPO GL, HEARD BE. Air trapping in chronic bronchitis and emphysema. Measurements of the bronchial cartilage. Am Rev Respir Dis, 1964, 90:395–400.

[47] WANG NS, YING WL. The pattern of goblet cell hyperplasia in human airways. Hum Pathol, 1977, 8:301–311.

[48] WANG NS, YING WL. Morphogenesis of human bronchial diverticulum. A scanning electron microscopic study. Chest, 1976, 69:201–204.

[49] AIKAWA T, SHIMURA S, SASAKI H, et al. Morphometric analysis of intraluminal mucus in airways in chronic obstructive pulmonary disease. Am Rev Respir Dis, 1989, 140:477–482.

[50] JEFFERY PK. Comparison of the structural and inflammatory features of COPD and asthma. Giles F. Filley Lecture. Chest, 2000, 117:251S–260S.

[51] TREVISANI L, SARTORI S, BOVOLENTA MR, et al. Structural characterization of the bronchial epithelium of subjects with chronic bronchitis and in asymptomatic smokers. Respiration, 1992, 59:136–141.

[52] THURLBECK WM, ANGUS GE. A distribution curve for chronic bronchitis. Thorax, 1964, 19:436–442.

[53] THURLBECK WM, ANGUS GE, PARE JP. Mucous gland hypertrophy in chronic bronchitis, and its occurrence in smokers. Br J Dis Chest, 1963, 57:73–78.

[54] TAKIZAWA T, THURLBECK WM. Muscle and mucous gland size in the major bronchi of patients with chronic bronchitis, asthma and asthmatic bronchitis. Am Rev Respir Dis, 1971, 104: 331–336.

[55] DUNNILL MS, MASSARELLA GR, ANDERSON JA. A comparison of the quantitative anatomy of the bronchi in normal subjects in status asthmaticus in chronic bronchitis and in emphysema. Thorax, 1969, 24: 176–179.

[56] JEFFERY PK. Remodeling in asthma and chronic obstructive lung disease. Am J Respir Crit Care Med, 2001, 164: 528–538.

[57] TIDDENS HA, PARE PD, HOGG JC, et al. Cartilaginous airway dimensions and airflow obstruction in human lungs. Am J Respir Crit Care Med, 1995, 152: 260–266.

[58] PARE PD, WIGGS BR, JAMES A, et al. The comparative mechanics and morphology of airways in asthma and in chronic obstructive pulmonary disease. Am Rev Respir Dis, 1991, 143:1189–1193.

[59] WRIGHT RR, STUART CM. Chronic bronchitis with emphysema: a pathological study of the bronchi. Med Thorac, 1965, 22:210–218.

[60] CARLILE A, EDWARDS C. Structural variation in the named bronchi of the left lung: a morphometric study. Br J Dis Chest, 1983, 77:344–348.

[61] NAGAI A, WEST WW, PAUL JL, et al. The National Institutes of Health intermittent positive pressure breathing trails: pathology studies. I. Interrelationship between morphologic lesions. Am Rev Respir Dis, 1985, 132:937–945.

[62] WRIGHT RR. Bronchial atrophy and collapse in chronic obstructive pulmonary emphysema. Am J Pathol, 1960, 37:63–77.

[63] THURLBECK WM, PUN R, TOTH J, et al. Bronchial cartilage in chronic obstructive lung disease. Am Rev Respir Dis, 1974, 109:73–80.

[64] TANDON MK, CAMPBELL AH. Bronchial cartilage in chronic bronchitis. Thorax, 1969, 27:607–612.

[65] GREENBERG SD, BOUSHY SF, JENKINS DE. Chronic bronchitis and emphysema: correlation of pathologic findings. Am Rev Respir Dis, 1967, 96:918–928.

[66] HARAGUCHI M, SHIMURA S, SHIRATO K. Morphome-tric analysis of bronchial cartilage in chronic obstructive pulmonary disease and bronchial asthma. Am J Respir Crit Care Med, 1999, 159: 1005–1013.

[67] RICHMOND I, PRITCHARD GE, ASHCROFT T, et al. Bronchus associated lymphoid tissue (BALT) in human lung: its distribution in smokers and non smokers. Thorax, 1993, 48:1130–1134.

[68] TURATO G, ZUIN R, SAETTA M. Pathogenesis and pathology of COPD. Respiration, 2001, 68:117–128.

[69] MULLEN JB, WRIGHT JL, WIGGS BR, et al. Reassessment of inflammation of airways in chronic bronchitis. Br Med J (Clin Res Ed), 1985, 291:1235–1239.

[70] CARROLL NG, MUTAVDZIC S, JAMES AL. Increased mast cells

and neutrophils in submucosal mucous glands and mucus plugging in patients with asthma. Thorax, 2002, 57:677–682.

[71] JEFFERY PK, WARDLAW AJ, NELSON FC, et al. Bronchial biopsies in asthma. An ultrastructural, quantitative study and correlation with hyperreactivity. Am Rev Respir Dis, 1989, 140:1745–1753.

[72] LAITINEN A, LAITINEN LA. Airway morphology: epithelium/ basement membrane. Am J Respir Crit Care Med, 1994, 150: S14–S17.

[73] HARAGUCHI M, SHIMURA S, SHIRATO K. Morphologic aspects of airways of patients with pulmonary emphysema followed by bronchial asthma-like attack. Am J Respir Crit Care Med, 1996, 153:638–643.

[74] THURLBECK WM, WRIGHT JL. Thurlbeck's Chronic Airflow Obstruction. 2nd ed. Hamilton, ON: B.C. Decker, 1999.

[75] ELLIOT JG, JENSEN CM, MUTAVDZIC S, et al. Aggregations of lymphoid cells in the airways of nonsmokers, smokers, and subjects with asthma. Am J Respir Crit Care Med, 2004, 169:712–718.

[76] FABBRI LM, ROMAGNOLI M, CORBETTA L, et al. Differences in airway inflammation in patients with fixed airflow obstruction due to asthma or chronic obstructive pulmonary disease. Am J Respir Crit Care Med, 2003, 167:418–424.

[77] HALEY KJ, SUNDAY ME, WIGGS BR, et al. Inflammatory cell distribution within and along asthmatic airways. Am J Respir Crit Care Med, 1998, 158:565–572.

[78] KATZ I, LEVINE M, HERMAN P. Tracheobronchiomegaly. The Mounier-Kuhn syndrome. Am J Roentgenol Radium Ther Nucl Med, 1962, 88:1084–1094.

[79] WOODRING JH, HOWARD RS 2ND, REHM SR. Congenital tracheobronchomegaly (Mounier-Kuhn syndrome): a report of 10 cases and review of the literature. J Thorac Imaging, 1991, 6:1–10.

[80] VAN SCHOOR J, JOOS G, PAUWELS R. Tracheobronchomegaly: the Mounier-Kuhn syndrome. Eur Respir J, 1991, 4:1303–1306.

[81] LUNDGREN R, STJERNBERG NL. Tracheobronchopathia osteochondroplastica. A clinical bronchoscopic and spirometric study. Chest, 1981, 80:706–709.

[82] LITTLEWOOD JM. Update on the United States epidemi-ology study. Postgrad Med J, 1996, 72:S6.

[83] MOHSENIFAR Z, TASHKIN DP, CARSON SA, et al. Pulmonary function in patients with relapsing polychondritis. Chest, 1982, 81:711–717.

[84] HOGG JC, CHU F, UTOKAPARCH S, et al. The nature of smallairway obstruction in chronic obstructive pulmonary disease. N Engl J Med, 2004, 350:2645–2653.

[85] WRIGHT JL, LAWSON LM, PARÉ PD, et al. The detection of small airways disease. Am Rev Respir Dis, 1984, 129:989–994.

[86] WRIGHT JL, LAWSON LM, PARE PD, et al. Morphology of peripheral airways in current smokers and ex-smokers. Am Rev Respir Dis, 1983, 127:474–477.

[87] SAETTA M, TURATO G, BARALDO S, et al. Goblet cell hyperplasia and epithelial inflammation in peripheral airways of smokers with both symptoms of chronic bronchitis and chronic airflow limitation. Am J Respir Crit Care Med, 2000, 161:1016–1021.

[88] MCDONOUGH JE, YUAN R, SUZUKI M, et al. Small-airway obstruction and emphysema in chronic obstructive pulmonary disease. N Engl J Med, 2011, 365:1567–1575.

[89] SAETTA M, GHEZZO H, KING M, et al. Loss of alveolar attachments in smokers. A morphometric correlate of lung function impairment. Am Rev Respir Dis, 1985, 132:894–900.

[90] NIEWOEHNER DE, KLEINERMAN J, RICE DB. Pathologic changes in the peripheral airways of young cigarette smokers. N Engl J Med, 1974, 291:755–758.

[91] PAUWELS RA, BUIST AS, CALVERLEY PM, et al. Global strategy for the diagnosis, management, and prevention of chronic obstructive pulmonary disease. NHLBI/WHO Global Initiative for Chronic Obstructive Lung Disease(GOLD) Workshop summary. Am J Respir Crit Care Med, 2001, 163 (5):1256–1276.

[92] ISAJEVS S, TAIVANS I, SVIRINA D, et al. Patterns of inflammatory responses in large and small airways in smokers with and without chronic obstructive pulmonary disease. Respiration, 2011, 81:362–371.

[93] AIKAWA T, SHIMURA S, SASAKI H, et al. Marked goblet cell hyperplasia with mucus accumulation in the airways of patients who died of severe acute asthma attack. Chest, 1992, 101:916–921.

[94] CARROLL N, COOKE C, JAMES A. The distribution of eosinophils and lymphocytes in the large and small airways of asthmatics. Eur Respir J, 1997, 10:292–300.

[95] HASHIMOTO M, TANAKA H, ABE S. Quantitative analysis of bronchial wall vascularity in the medium and small airways of patients with asthma and COPD. Chest, 2005, 127:965–968.

[96] CARROLL NG, ELLIOT J, MORTON A, et al. The structure of large and small airways in nonfatal and fatal asthma. Am Rev Respir Dis, 1993, 147:405–410.

[97] EBINA M, YAEGASHI H, CHIBA R, et al. Hyperreactive site in the airway tree of asthmatic patients revealed by thickening of bronchial muscles. Am Rev Respir Dis, 1990, 141:1327–1332.

[98] KUWANO K, BOSKEN CH, PARE PD, et al. Small airways dimensions in asthma and in chronic obstructive pulmonary disease. Am Rev Respir Dis, 1993, 148:1220–1225.

[99] MAUAD T, SILVA LF, SANTOS MA, et al. Abnormal alveolar attachments with decreased elastic fiber content in distal lung in fatal asthma. Am J Respir Crit Care Med, 2004, 170:857–862.

[100] WELLS AU, DEBOIS RM. Bronchiolitis in association with connective tissue disorders//KING TE. Bronchiolitis. Philadelphia, PA: W.B. Saunders, 1993: 655–666.

[101] IWATA M, SATO A, COLBY TV. Diffuse panbronchiolitis//EPLER GR. Diseases of the bronchioles. New York, NY: Raven, 1994: 153–180.

[102] KITAICHI M. Comparative pathology of inflammatory airways disease: a report made after the 1987 Milan congress. Sarcoidosis, 1992, 9:625–628.

[103] GOSINK BB, FRIEDMAN PJ, LIEBOW AA. Bronchiolitis obliterans. Roentgenologic pathologic correlation. Am J Roentgenol Radium Ther Nucl Med, 1973, 117:816–832.

[104] COLBY TV, MYERS JL. Clinical and histologic spectrum of bronchiolitis obliterans, including bronchiolitis obliterans organizing pneumonia. Sem Respir Med, 1992, 13:119–133.

[105] CHURG A, WRIGHT JL. Small airways disease caused by mineral dusts. Appl Occup Environ Hyg, 1998, 13:617–620.

[106] LAI RS, CHIANG AA, WU MT, et al. Outbreak of bronchiolitis obliterans associated with consumption of Sauropus androgynus in Taiwan. Lancet, 1996, 348:83–85.

[107] LIN TJ, LU CC, CHEN KW, et al. Outbreak of obstructive ventilatory impairment associated with consumption of Sauropus androgynus vegetable. J Toxicol Clin Toxicol, 1996, 34:1–8.

[108] GER LP, CHIANG AA, LAI RS, et al. Association of Sauropus androgynus and bronchiolitis obli-terans syndrome: a hospital-based case-control study. Am J Epidemiol, 1997, 145:842–849.

[109] HSIUE TR, GUO YL, CHEN KW, et al. Dose-response relationship and irreversible obstructive ventilatory defect in patients with consumption of Sauropus androgynus. Chest, 1998, 113:71–76.

[110] DAVIES S, GOSNEY J, HANSELL D, et al. Diffuse idiopathic pulmonary neuroendocrine cell hyperplasia: an under-recognised spectrum of disease. Thorax, 2007, 62:248–252.

[111] AGUAYO SM, MILLER YE, WALDRON JA, et al. Brief report: idiopathic diffuse hyperplasia of pulmonary neuroendocrine cells and airways disease. N Engl J Med, 1992, 327:1285–1288.

[112] ARMAS OA, WHITE DA, ERLANDSON RA, et al. Diffuse idiopathic pulmonary neuroendocrine cell proliferation presenting as interstitial lung disease. Am J Surg Pathol, 1995, 19:963–970.

[113] MILLER RR, MÜLLER NL. Neuroendocrine cell hyperplasia and obliterative bronchiolitis in patients with peripheral carcinoid tumors. Am J Surg Pathol, 1995, 19:653–658.

[114] MYERS JL, COLBY TV. Pathologic manifestations of bronchiolitis, constrictive bronchiolitis, cryptogenic organizing pneumonia, and diffuse panbronchiolitis. In: King TE, ed. Bronchiolitis. Philadelphia, PA: W.B. Saunders, 1993, 611–622.

[115] WRIGHT JL, CAGLE P, CHURG A, et al. Diseases of the small airways. Am Rev Respir Dis, 1992, 146:240–262.

[116] COLBY TV. Bronchiolar pathology//EPLER GR. Diseases of the bronchioles. New York, NY: Raven, 1994: 77–100.

[117] MATSUSE T, HAYASHI S, KUWANO K, et al. Latent adenoviral infection in the pathogenesis of chronic airways obstruction. Am Rev Respir Dis, 1992, 146:177–184.

[118] PARADIS I, YOUSEM S, GRIFFITH B. Airway obstruction and bronchiolitis obliterans after lung transplantation. In: King TE, ed. Bronchiolitis. Philadelphia, PA: W. B. Saunders, 1993, 750–764.

[119] CAMUS P, PIARD F, ASHCROFT T, et al. The lung in inflammatory bowel disease. Medicine (Baltimore), 1993, 72:151–183.

[120] DUNNILL MS. An assessment of the anatomical factor in cor pulmonale in emphysema. J Clin Pathol, 1961, 14:246–258.

[121] WRIGHT JL, LEVY RD, CHURG A. Pulmonary hypertension in chronic obstructive pulmonary disease: current theories of pathogenesis and their implications for treatment. Thorax, 2005, 60:605–609.

[122] NAEYE RL, GREENBERG D, VALDIVIA E. Small pulmonary vessels in advanced pulmonary emphysema. Arch Pathol Lab Med, 1974, 97:216–220.

[123] HICKEN P, HEATH D, BREWER DB, et al. The small pulmonary arteries in emphysema. J Pathol Bacteriol, 1965, 90:107–114.

[124] HALE KA, EWING SL, GOSNELL BA, et al. Lung disease in long-term cigarette smokers with and without chronic air-flow obstruction. Am Rev Respir Dis, 1984, 130: 716–721.

[125] GORBUNOVA V, JACOBS SS, LO P, et al. Early detection of emphysema progression. Med Image Comput Comput Assist Interv, 2010, 13: 193–200.

[126] GIERADA DS, BIERHALS AJ, CHOONG CK, et al. Effects of CT section thickness and reconstruction kernel on emphysema quantification relationship to the magnitude of the CT emphysema index. Acad Radiol, 2010, 17:146–156.

[127] BELLIA M, BENFANTE A, MENOZZII M, et al. Validation of lung densitometry threshold at CT for the distinction between senile lung and emphysema in elderly subjects. Monaldi Arch Chest Dis, 2011, 75:162–166.

[128] YUAN R, NAGAO T, PARE PD, et al. Quantification of lung surface area using computed tomography. Respir Res, 2010, 11:153.

[129] NAKANO Y, MURO S, SAKAI H, et al. Computed tomographic measurements of airway dimensions and emphysema in smokers. Correlation with lung function. Am J Respir Crit Care Med, 2000, 162:1102–1108.

[130] MAIR G, MACLAY J, MILLER JJ, et al. Airway dimensions in COPD: relationships with clinical variables. Respir Med, 2010, 104: 1683–1690.

[131] MATSUOKA S, WASHKO GR, YAMASHIRO T, et al. Pulmonary hypertension and computed tomography measurement of small pulmonary vessels in severe emphysema. Am J Respir Crit Care Med, 2010, 181:218–225.

[132] MATSUOKA S, WASHKO GR, DRANSFIELD MT, et al. Quantitative CT measurement of cross-sectional area of small pulmonary vessel in COPD: correlations with emphysema and airfiow limitation. Acad Radiol, 2012, 17:93–99.

第 40 章

慢性阻塞性肺疾病：流行病学、病理生理学、发病机制和 α_1-抗胰蛋白酶缺乏症

Robert M. Senior

Richard A. Pierce

Jeffrey J. Atkinson

　　慢性阻塞性肺疾病(COPD)是一种以不完全可逆气流阻塞为特征,并排除其他已知的引起气流阻塞病因的疾病。气流阻塞通常呈进行性,与肺组织对有害颗粒或有害气体的慢性炎症反应有关。根据 GOLD 指南的诊断标准,吸入支气管扩张剂后 $FEV_1/FVC<0.7$ 提示气流阻塞,阻塞的程度根据吸入支气管扩张剂后 FEV_1 占预计值的百分数进行分级(表 40-1)。然而,$FEV_1/FVC<0.7$ 作为判断气流阻塞的界值目前仍存在争议,因其应用于所有年龄段,可能会由于其值数过高,导致一些健康中老年误诊为慢阻肺。因此,有学者推荐应用 FEV_1/FVC 正常低限作为标准,但并不确定此标准能否显著改善慢阻肺检出率和老年人群的预后。最近对慢阻肺 GOLD 分组进行重新定义,加入呼吸困难严重程度自评分和急性加重史。在第 42 章将进一步讨论危险分层。

表 40-1　FEV₁/FVC<0.7 患者气流受限分级

严重程度分级	吸入支气管扩张剂后 FEV₁
1：轻度	FEV₁ 占预计值百分数≥80%
2：中度	50%≤FEV₁ 占预计值百分数<80%
3：重度	30%≤FEV₁ 占预计值百分数<50%
4：极重度	FEV₁ 占预计值百分数<30%

获授权改编自：VESTBO J, HURD SS, AUGUSTI AG, et al. Global strategy for the diagnosis, management, and prevention of chronic obstructive pulmonary disease. Am J Respir Crit Care Med, 2013, 187 (4): 347-365.

流行病学

慢阻肺是一个世界性的重大公共卫生问题，其发病率在各级发展水平的国家均呈增长趋势。吸烟者数量增加和人口老龄化是导致慢阻肺全球发病率急增的主要因素。一项加拿大的研究显示，80 岁以下的人群中，27.6% 在过去 14 年内被临床医师诊断为慢阻肺。世界许多地区，因为燃烧生物燃料采暖及烹饪而产生室内空气污染，也可导致非吸烟者慢阻肺，特别是女性。在发达国家，慢阻肺并不仅限于吸烟者。4 291 名来自 14 个发达国家的 40 岁以上非吸烟者中，5.6% 符合中到重度慢阻肺诊断标准，但漏诊率高达 81.2%。

目前，慢阻肺已成为美国第三大死因。与死亡率图表所预测的一致，问卷调查也显示慢阻肺高发病率。2011 年美国行为风险因素监测系统（Behavioral Risk Factor Surveillance System, BRFSS）以州为基础，对 18 岁以上成人进行电话问卷调查显示，6.3% 美国成人（估计约 1 500 万人）被医疗保健单位告知患有慢阻肺，而且有相当比例患者经肺功能检查确定。2010 年国民健康访问（2010 National Health Interview Survey）对近 27 000 名美国成人进行调查，根据其结果推测大约存在 500 万名肺气肿和 1 000 万名慢性支气管炎患者，但并非所有患者都存在气流阻塞。虽然这些数据已经让人触目惊心，但仍可能被低估，因为某些慢阻肺人群并不能予以及时诊断，诸如生活于乡间老年人群。对 1 575 名 30 岁以上吸烟指数超过 10 包年的吸烟人群研究结果显示，大约 20% 符合慢阻肺肺功能诊断标准。

在美国，慢阻肺导致的死亡率逐年攀升。在 2008 年，慢阻肺是 141 090 名美国人的主要死因，也是其他死因的重要合并症。死于慢阻肺的女性患者目前已超过男性，这个数字在过去数十年中翻倍。第三次全国健康和营养调查（Third National Health and Nutrition Examination Survey, NHANES Ⅲ）结果显示，年龄 65 岁患 GOLD 4 期的男性慢阻肺患者，预期寿命缩短 5.8 年，而且，如果这些患者持续吸烟，其预期寿命将进一步缩短 3.5 年。

病因

慢阻肺的危险因素包括环境因素与宿主因素（表 40-2）。在发达国家，吸烟是最主要的危险因素。但如前所述，一些从未吸烟者也可能发展为慢阻肺，且女性多见。在一些燃烧固体生物燃料的地区，室内空气污染很可能是最主要的危险因素。其他与慢阻肺相关的危险因素包括二手烟暴露、年龄、受教育程度、结核、在 10 岁前因呼吸道疾病住院、慢阻肺家族史以及长年从事高粉尘暴露职业等。某一患者中可能同时合并多种危险因素。

表 40-2　慢阻肺危险因素

环境因素	宿主因素
吸烟	遗传因素
室内空气污染	气道高反应性
职业接触	
低社会经济地位	

■ 环境因素

吸烟

在发达国家，80%~90% 慢阻肺患者有吸烟史。在美国，吸烟人群分布情况与慢阻肺的人群分布情况几乎重叠。欧洲一项研究共纳入 6 836 名肺功能正常、年龄 20~44 岁受试者，结果显示吸烟是这些人群在未来 10 年发生慢阻肺的最重要危险因素，FEV₁ 下降与吸烟的包年数相关。但就某一个体而言，并不能准确预测其吸烟量与发生慢阻肺风险的关系（图 40-1）。英国的一项百万妇女研究（Million Women Study），共纳入 232 461 例当前吸烟者、328 417 例既往吸烟者、619 774 例非吸烟者，随访超过 12 年，研究结果显示，吸烟的中年女性死于慢性肺部疾病（最主要为慢阻肺）的相对风险增加大约 35 倍。既往吸烟者的戒烟年龄直接影响其今后肺功能下降的速率。30 岁之前戒烟，肺功能下降的速度接近于非吸烟者；但即使在 40 岁以后戒烟，肺功能下降的速率也要低于持续吸烟者（图 40-2）。

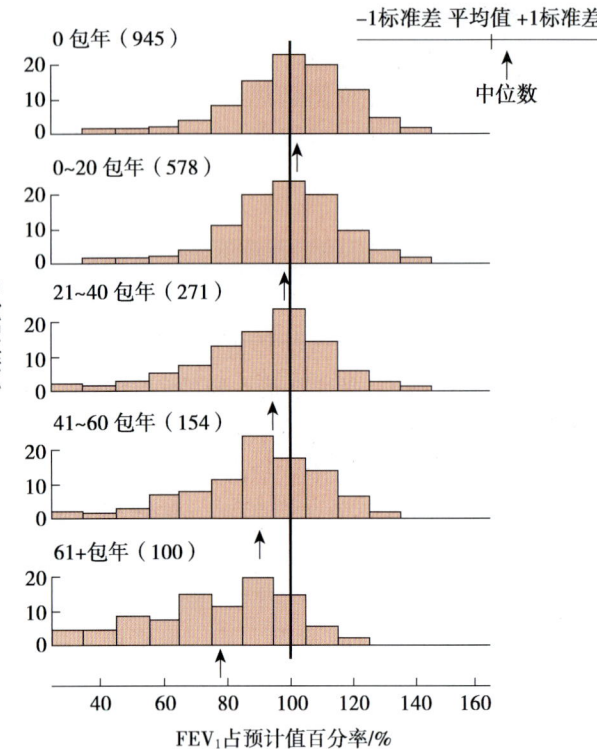

图 40-1　不同吸烟包年数 FEV_1 占预计值百分数的分布情况:排除 16 岁以下合并"呼吸问题"的患者。随着吸烟包年数增加,吸烟者中通气功能正常的比例逐渐减少。然而,许多吸烟者尽管大量吸烟,仍维持正常 FEV_1 水平。横轴显示各组数据均数、中位数、±标准差;括弧内数值为检测人群例数。获授权引自:BURROWS B, KNUDSON RJ, CLINE M, et al. Quantitative relationships between cigarette smoking and ventilatory function. Am Rev Respir Dis,1977,115:195-205.

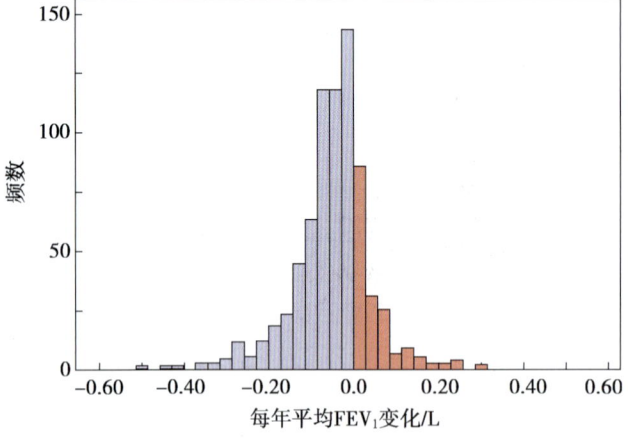

图 40-2　每年平均 FEV_1(L)下降速率柱状图:此项研究纳入 751 例慢阻肺患者,随访长达 10 年,中位随访时间 64 个月,平均每年检查 5.44 次,平均年龄 66 岁,92% 为男性,根据 ATS/ERS 及 GOLD 分期,将患者分为以下 4 组:32 例(4%)轻度($FEV_1\% \geqslant 80$);256 例(34%)中度($FEV_1\%$ 50~79);245 例(33%)重度($FEV_1\%$ 30~49);218 例(29%)极重度($FEV_1\% < 30$)。获授权引自:CASANOVA C, DE TORRES JP, AGUIRRE-JAÍME A, et al. The progression of chronic obstructive pulmonary disease is heterogeneous:the experience of the BODE cohort. Am J Respir Crit Care Med,2011,184(9):1015-1021.

性别在吸烟向慢阻肺发展中的作用目前尚不清楚。女性可能对吸烟引起的肺损伤更具有易感性。低烟草暴露时,女性发生慢阻肺早,且肺功能下降更严重,发生慢阻肺的非吸烟者也以女性为主。但对需要长期氧疗的严重慢阻肺患者,男性死亡率显著高于女性,这一差异与合并症无关。一些研究提示慢阻肺的发病风险存在种族差异,非裔美国人慢阻肺的严重程度与吸烟包年数较少的白种人相似,而西班牙裔则慢阻肺发生风险较低,可能有一定保护作用,使吸烟导致肺功能下降速率减缓。

据美国疾病预防控制中心(Center for Disease Control and Prevention,CDC)统计,2010 年,美国大约有 4 530 万吸烟者,占所有 18 岁以上成人 19.3%。这一比例在非裔美国人和白种人中相近,男性中吸烟者占 21%,女性中吸烟者为 17%。西班牙裔和亚裔吸烟者比例较低,分别为 12% 和 9%。美国印第安人/阿拉斯加原住民的吸烟比例最高,达到 27%。年龄 65 岁以上吸烟者比例为 9.5%。预计到 2025 年,全世界吸烟者将达到 15 亿~19 亿。因此,慢阻肺将变成一个全球性的重大公共卫生问题。

如果吸烟者已经出现 FEV_1 持续下降,再继续吸烟时对通气功能所造成的损伤比普通吸烟人群要明显严重。肺脏健康研究(The Lung Health Study)对中年吸烟者随访 11 年的研究,结果显示,入组时已存在 FEV_1 下降者,肺功能下降的速率会更迅速。尽管有上述众多研究结果,但 FEV_1 进行性降低并非一定发生于所有慢阻肺患者(图 40-3)。

环境烟草暴露或二手烟

环境烟草暴露(environmental tobacco smoke exposure,ETS)可能会使美国成人和儿童寿命缩短许多年,特别是非裔美国人的易感性更高,但慢阻肺是否为环境烟草暴露导致寿命缩短的原因,目前尚不清楚。对照研究提示,健康志愿者如果在短期内暴露于同等水平烟草环境,会对血清细胞因子水平及肺功能产生影响,如果反复或长期暴露则可能转变为慢阻肺。当排除吸烟及其他危险因素时,工作环境及家庭环境烟草暴露都会增加慢阻肺发生的风险,但胎儿时期环境烟草暴露者除外。关于母亲吸烟对宫内胎儿肺脏发育和今后儿童时期发生喘息或哮喘的影响已有数据证实,但胎儿时期暴露母亲吸烟,其暴露剂量对今后发展为慢阻肺究竟能产生多大影响,目前仍不确定。与囊性纤维化相似,具有高度遗传易感性的个体接触环

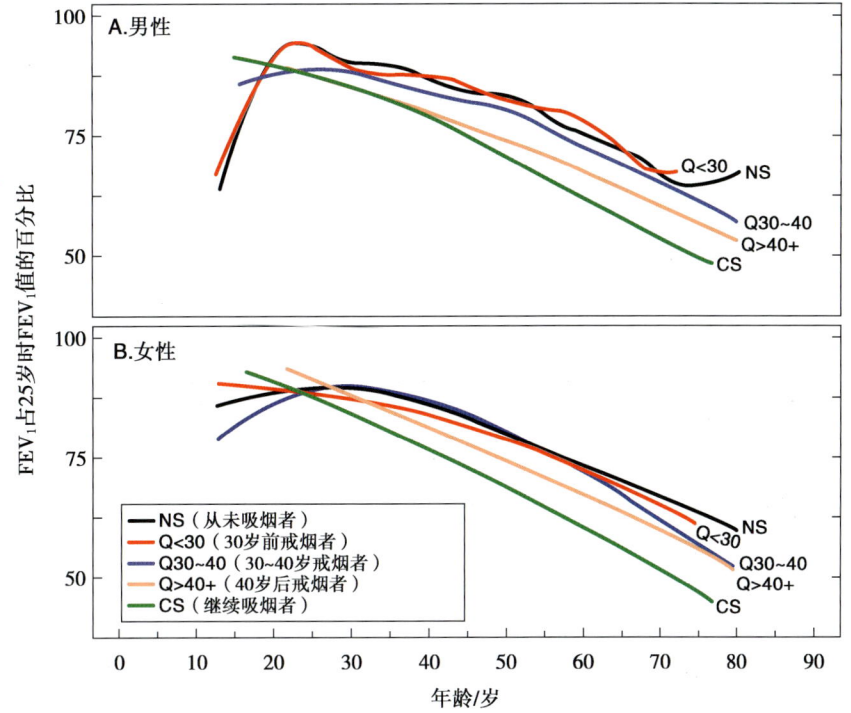

图 40-3　戒烟年龄对 FEV_1 影响：FEV_1 平均值（图中表述为占 25 岁时 FEV_1 百分数）在 30 岁以前戒烟（Q<30）、30~40 岁戒烟（Q 30~40）、40 岁以后戒烟（Q 40+）三组人群中的变化情况。另外两条曲线为非吸烟者（NS）与持续吸烟者（CS）。A. 男性。B. 女性。男性，30 岁以前戒烟组每年 FEV_1 下降的平均速率 15.5mL，30~40 岁戒烟组每年 FEV_1 下降的平均速率 24.0mL，40 岁以后戒烟组每年 FEV_1 下降的平均速率 28.9mL；女性，30 岁以前戒烟组每年 FEV_1 下降的平均速率 10.4mL，30~40 岁戒烟组每年 FEV_1 下降的平均速率 16.5mL，40 岁以后戒烟组每年 FEV_1 下降的平均速率 21.0mL。获授权引自：KOHANSAL R，MARTINEZ-CAM-BLOR P，AGUSTÍ A，t al. The natural history of chronic airflow obstruction revisited：an analysis of the Framingham offspring cohort. Am J Respir Crit Care Med，2009，180（1）：3-10.

境烟草暴露后可能会增加发生慢阻肺风险。时至今日，仍无确凿证据证实遗传与环境烟草暴露的相互作用。但这些数据并非表明环境烟草暴露是无害的，只是表明与长期主动吸烟或职业暴露相比，环境烟草暴露并不能确定为引起慢阻肺的独立危险因素。如果患者已存在明确肺部疾病，环境烟草暴露则明确与急性加重相关，应尽量避免之。我们认为不存在环境烟草暴露的安全剂量，环境烟草暴露并不仅仅与慢阻肺有关，还涉及许多相关疾病。

室内空气污染

如前所述，室内空气污染来源于采暖和烹饪时燃烧的固体燃料（如木头或动物粪便），这种情况在一些地区十分普遍。这会使妇女和儿童每天数小时均暴露于高浓度的可吸入颗粒及各种气体混合物环境，导致慢阻肺风险增加。如果这一危险因素与吸烟叠加，可进一步增加慢阻肺风险，这更常见于男性吸烟者。咳嗽、咳痰也可见于室内空气污染暴露人群，并与慢阻肺相关。控烟措施可以减轻支气管炎症状，也强烈提示吸烟可增加室内空气污染。世界卫生组织估计，每年约 100 万死于慢阻肺的患者是由于室内空气污染诱发加重所致。国际人权组织例如全球清洁炉灶联盟正在寻找方案控制室内空气污染。

职业

过去，职业相关有害颗粒和气体吸入可增加慢阻肺风险的观点一直不被接受，现在已经得到全世界的认同。这种认识水平延迟是因为对一些特殊职业工人来说，吸烟是一个混杂因素。工人们在开始从事导致肺病的高危职业时，其肺功能水平往往优于正常人群（"健康工人"现象），这种现象可能会掩盖职业暴露对青年人群肺脏的影响。另外，由于患慢阻肺工人会被不断辞退，在进行队列随访研究时，会低估继续从事劳动工人的职业暴露风险。

尽管存在上述各种缺憾，源于世界各地城市、乡镇、工作场地或社区的各类研究结果都明确提示，职业粉尘、气体及烟雾暴露均为慢阻肺的危险因素。美国胸科学会（ATS）估计，职业暴露对慢阻肺人群负担的贡献率达15%。除去一些广为人知的高危职业（有机或无机粉尘暴露），诸多相对"不为人知"的高危职业，如建筑、塑料制造及公共事业工人，均有慢阻肺高风险。不良职业暴露风险在吸烟或合并其他慢阻肺危险因素（如 α_1-抗胰蛋白酶缺乏症）工人中尤为重要。

儿童时期下呼吸道感染

幼儿时期的肺功能状态可预测多年以后的通气功能，因此，儿童时期下呼吸道感染很可能对肺功能产生不良影响并增加今后发生慢阻肺风险。儿童在2岁前发生肺炎后，10年之内并不常发生肺功能降低。如若发生通气功能下降，限制性通气功能障碍最常见。发生气流下降者的主要病因是腺病毒肺炎。值得注意的是，慢阻肺急性加重可能只对气流造成持续轻微的影响。肺脏健康研究对招募的持续吸烟者调查结果显示，每年发生1次急性加重对 FEV_1 每年下降的速率仅增加7mL；但已经戒烟者急性加重对 FEV_1 则无持续影响。

■ 低社会经济地位

社会经济地位低下是慢阻肺的危险因素之一，这可能与吸烟量增加和其他危险因素相关，包括缺乏有效的医疗条件治疗呼吸道感染、吸入粉尘的职业暴露、家庭变应原暴露增加等。其中，吸烟的重要性具有循证依据。2011年美国的一项调查显示，普通教育文凭人群有45%成人为吸烟者，而这个比例仅占大学文凭人群10%；欠发达地区吸烟人群占比为33%，而发达地区的吸烟人群占比为20%。

■ 人类免疫缺陷病毒感染

感染人类免疫缺陷病毒（HIV）吸烟人群发生慢阻肺或肺气肿的风险增加。这一风险增加很可能与肺泡巨噬细胞活化及基质金属蛋白酶（matrix metalloproteinases，MMPs）生成增加有关。虽然HIV可以感染巨噬细胞，但并不明确究竟是HIV感染的直接作用还是巨噬细胞对下游固有免疫功能改变（如慢性肺孢子菌感染）的一种反应。HIV病毒载量高、CD4细胞计数低的吸烟者更容易出现慢阻肺及肺动脉高压，但这并非抗反转录病毒治疗的不良反应。肺气肿一旦发生，

不可逆转，与病毒载量及CD4细胞计数恢复并无直接相关性。其他健康问题如营养不良也可能增加慢阻肺风险。美国国立卫生研究院资助的一项关于HIV感染者肺脏受累的多中心研究仍在进行中。

■ 宿主因素

遗传学

慢性阻塞性肺疾病遗传学相关研究领域发展迅速，有必要围绕这一主题，不断与时俱进。慢阻肺家族聚集性和慢阻肺双胞胎肺功能改变的一致性，均证实遗传易感性在其中的作用。而且，在早发慢阻肺患者，其一级亲属即使是非吸烟者，也会出现最大呼气流速下降，这个结果进一步证实了遗传因素与慢阻肺的相关性。吸烟者慢阻肺发生和发展在不同个体之间存在的显著差异，在这一方面也许最具说服力。但增加慢阻肺发病风险的特定遗传因素目前仍难以证实。如，在存在 α_1-抗胰蛋白酶缺乏症遗传危险因素的人群中，慢阻肺发病率仍有明显差异。

然而，功能性 α_1-抗胰蛋白酶缺乏症的确是广为人知的慢阻肺遗传危险因素（见后）。在这一模型中，尽管存在显著的遗传-环境相关作用，但小样本中发现的基因突变还是可以在较大样本的分析中复制出来。弹力纤维编码序列中的极罕见突变也会导致弹力纤维松弛，引起慢阻肺。尽管 Marfan 综合征和 Ehler-Danlos 综合征也可以引起肺实质空泡改变，而且在动物模型中也证实这两种疾病可发生气腔扩大，但还尚无人类队列研究明确证实其阻塞性肺疾病表型。

现有研究的候选基因显示，蛋白酶-抗蛋白酶平衡、抗氧化功能、炎症及免疫反应相关基因多态性与慢阻肺有关（表40-3）。然而，尚无基因多态性队列研究或大规模肺功能或慢阻肺全基因组关联分析（genome-wide association studies，GWAS）的研究结果之间能够彼此印证（表40-4）。一方面，既往研究存在一定缺陷；另一方面，还和慢阻肺表型的差异、种族背景及其他因素有关。GWAS研究中最小等位基因频率（minor allele frequency，MAF）<5%的罕见多态性候选基因会被排除，这可能导致结果可重复性差，罕见基因如 α_1-抗胰蛋白酶（SerpinA1）也可能产生很大影响（表40-3）。

表 40-3　候选基因方法研究的慢阻肺相关基因示例

基因	功能分类	染色体位点	多态性	MAF[a]
SERPINA1	抗蛋白酶	14q32	rs28929474 = A	0.01
MMP12	蛋白酶	11q22	rs2276109 = G	0.07
MMP1	蛋白酶	11q22	rs1799750 = del	0.45
SOD3	抗氧化	4p15	rs1799895 = G	0.02
HMOX1	抗氧化	22q13	rs3074372 (GT)$_n$>33	0.13[b]
EPHX1	清除毒素	1q42	rs2234922 = G	0.19
GSTM1	清除毒素	1p13	rs366631 = T	0.19
ADRB2	肾上腺能	5q32	rs1800888 = T	0.01
TGFB1	细胞因子	19q13	rs2241712 = A	0.35

SERPINA1（α_1-抗胰蛋白酶）基因包括所有通过候选基因方法或候选基因 meta 分析方法发现的候选基因等位基因频率。[a]：最小等位基因频率（minor allele frequency, MAF）来自 1 000 个基因组或[b]：未发表的研究。

表 40-4　肺功能（吸入支气管扩张剂前）全基因组关联研究显示的慢阻肺相关基因

基因	功能分类	染色体位点	多态性	MAF[a]	相关性
TNS1	细胞与基质黏附	2q35	rs2571445 = G	0.33	FEV$_1$
FAM13A	信号转导	4q22	rs7671167 = T	0.48	COPD, FEV$_1$/FVC
HHIP	肺脏发育	4q31	rs11100860 = G	0.39	COPD, FEV$_1$/FVC
HTR4	5-羟色胺受体	5q33	rs3995090 = C	0.47	COPD, FEV$_1$
AGER	糖基化受体	6p21	rs2070600 = T	0.07	FEV$_1$/FVC
THSD4	TGFβ 信号通路	15q23	rs12899618 = G	0.12	FEV$_1$/FVC
CHRNA3/5[b]	尼古丁成瘾	15q25	rs8034191 = T	0.21	COPD, FEV$_1$/FVC
IREB2[b]	铁稳态	15q25	rs2568594 = G	0.32	FEV$_1$/FVC
BICD1	端粒/衰老	12p11	rs10844154 = A	0.38	肺气肿
TMEM26	跨膜蛋白	10q21	10761570 = T	0.44	FEV$_1$ 下降

[a]：最小等位基因频率（minor allele frequency, MAF）来自 1 000 个基因组，多态性研究并非总是次等位基因。[b]：当只评估非吸烟者时，多态性不再与生理指标具有显著相关性。

肺气肿 CT 密度值、主观呼吸困难症状和 6 分钟步行距离等，都与 COPD 的预后独立相关。值得注意的是，基于影像学肺气肿特征分析与基于气道生理表型分析的基因位点之间似乎并不一致（表 40-4），这可能反映了将遗传评估扩展到其他可重复的定量表型的优势，对疾病特征的不同遗传易感性可能揭示更大 COPD 人群中的独立发病路径。

针对非吸烟者和不会患慢阻肺的年轻人群的慢阻肺生理特征（FEV$_1$、FEV$_1$/FVC）的超大规模 GWAS 研究说明存在遗传因素与环境因素之间的相互作用。例如，通过研究慢阻肺易感基因位点在非吸烟者或年轻人群中的共同特征，得出了肺脏发育和吸烟习惯对慢阻肺的作用。这一点很重要，因为难以量化终生暴露烟草造成的影响，有必要区分尼古丁成瘾（如 CHRNA3/5）与烟草暴露易感性之间的基因多态性。另一方面，主要与肺脏发育相关的基因多态性（如 HHIP）可以引起肺生理特征改变，即使非吸烟者也不例外，

并可增加对吸烟的易感性。然而，与其他疾病不同，不同遗传性分析方法在不同慢阻肺研究中并不能得到相互印证，即使是新近样本量非常大的 GWAS 研究都是如此。此外，尽管哮喘也用同样的检测方法，基于同样的生理学指标做出诊断，但哮喘患者基因多态性并不与慢阻肺的相关通路重叠。多年来利用小鼠动物模型已定义慢阻肺和哮喘是两种截然不同的基因构架，并确定这两种常见病各自存在多种特有的免疫路径。

气道高反应性

气道高反应性是指吸入支气管收缩药物（如乙酰甲胆碱或组胺）后出现最大呼气流速急性一过性下降。慢阻肺患者气道高反应性与 FEV$_1$ 的加速下降有关，这是一个不良预后因素。在肺脏健康研究（Lung Health Study）中，气道高反应性仅次于吸烟，是导致 FEV$_1$ 下降的决定因素，并与气流阻塞的起始程度无关。气道高反应性在女性吸烟者中更常见，戒烟可使

肺总量比值<25%的患者寿命显著低于该比值>25%患者,即使二者 FEV₁ 占预计值百分比相当。

■ 呼吸困难

慢阻肺患者就医的普遍原因为气促使活动受限和生活质量降低。FEV₁ 在降至预计值 60% 以前,几乎不会出现呼吸困难。但 FEV₁ 与活动受限的关系并不明显,某些患者尽管已经出现 FEV₁ 严重下降,也不一定表现呼吸困难。通常情况下,与呼吸相关的不适症状和吸气有关,而并非呼气。业已证实,考量呼吸困难颇为复杂,目前有很多相关判别指标。

相对于呼吸肌所能产生的最大肌力,自觉呼吸所需努力增加可作为慢阻肺产生呼吸困难的重要因素。由于过度充气,膈肌"长度-张力不协调"则是产生自觉呼吸困难的另一因素。如前所述,动态过度充气会加重呼吸肌的上述问题,同时,呼气过程中气道异常的、动态压缩也会加重呼吸困难。低氧和高碳酸血症在临床稳定期对产生呼吸困难的作用较小。氧疗可以通过降低运动时通气量而减轻气短的症状,还可以通过另一种目前未知的作用直接减轻气短症状,这种作用与通气量的变化无关。

生理-病理相互关系

早在 1968 年,Hogg 教授及其团队已经观察到内径≤2mm 的气道在正常情况下对气道总阻力作用占比只有一小部分,但这些气道却是慢阻肺患者气道阻力增加的关键部位。多年以来,普遍认为慢阻肺小气道阻力的生理基础是肺气肿导致小气道不稳定和塌陷与小气道管腔解剖异常狭窄共同作用的结果。由于肺气肿和小气道病变在慢阻肺患者中都很普遍,其各自对气流阻塞所起的作用很难区分。

气流固定受限与进展期慢阻肺患者小气道几方面特异性的病理改变有关(图 40-7)。慢阻肺患者小气道通常有杯状细胞化生、Clara 细胞被黏液分泌细胞替代、气道壁炎症细胞浸润,严重的病例还会看到淋巴滤泡增生,伴随气道壁上皮下和外膜结缔组织增多。小气道周围肺泡组织间隔结构附着于细支气管

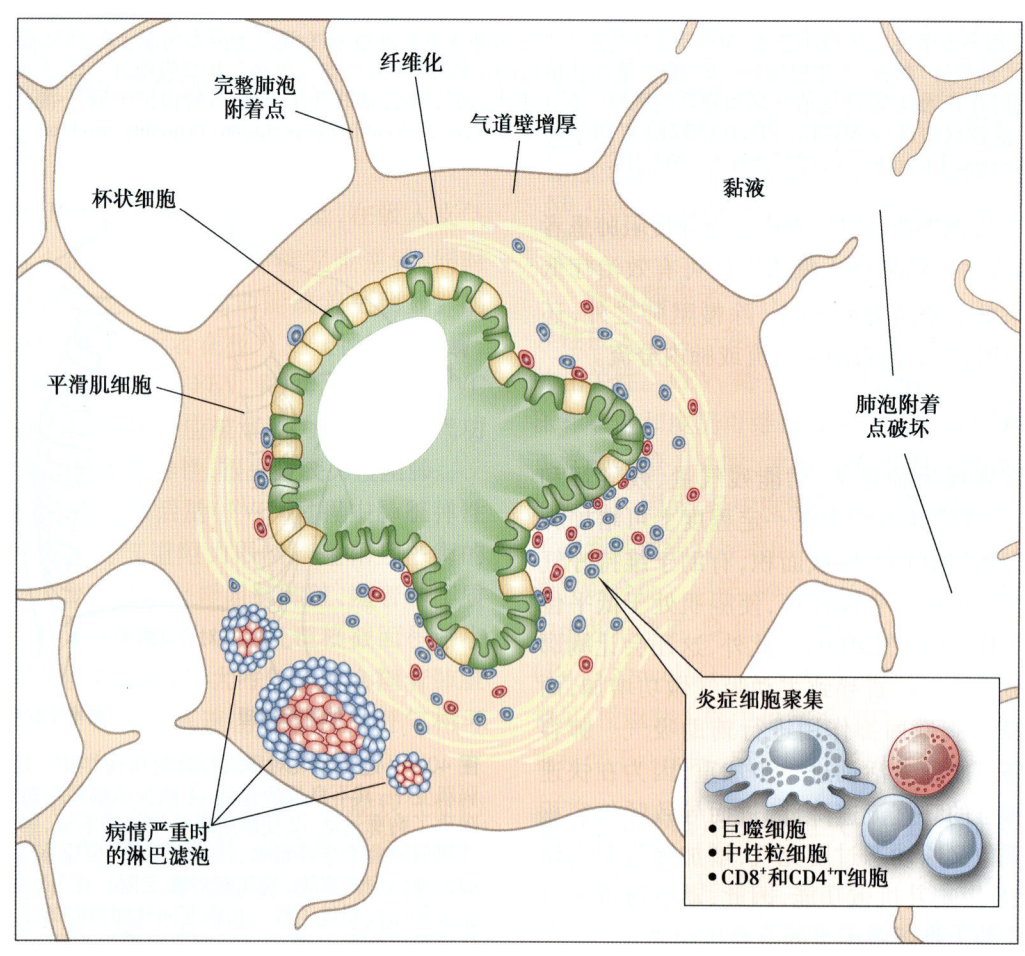

图 40-7　慢阻肺小气道病理改变:多种异常病变导致管腔部分闭塞、气道形状及机械特性改变。获授权引自:SENIOR RM,SILVERMAN EK. Chronic obstructive pulmonary disease//NABEL EG. ACP medicine:pulmonary. Hamilton,Canada:Decker Publishing,2011.

壁,在正常情况下对细支气管具有牵拉作用,以维持气道开放,但由于蛋白水解破坏,细支气管周围附着结构缺失导致气道扭曲、狭窄及不稳定。

病理学研究显示,尸检发现的肺实质小气道数量缺失并不足以使早期慢阻肺产生气道阻力增加。但最近影像学研究证实,在出现影像学肺气肿之前,肉眼所见的小气道(直径 2~2.5mm)已经发生显著缺失。极重度慢阻肺小气道缺失非常严重,可多达90%,疾病晚期大量终末气道病理性缺失会使小气道阻力显著增加。但在疾病早期,影像上小气道表面积减少究竟是由于病理破坏、严重管壁增厚还是黏液栓塞掩盖了管腔的影像,目前仍不清楚。不过,严重气流阻塞的确与气道壁全层增厚有关。在气道壁组分中,结缔组织富集的外膜层增厚最多,但在疾病晚期,上皮层、固有层和平滑肌层均有明显增厚,小气道内黏液栓塞也和气流受限显著相关。综上所述,与病理和影像学小气道缺失相比,肺气肿在慢阻肺发病的后期才会出现,对引起早期慢阻肺气流阻塞的作用有限。

发病机制

慢阻肺是肺泡组织和小气道结构与功能复杂病理改变的临床表征,这些病理改变涉及组织和细胞水平的许多病理过程,包括炎症、细胞增殖、凋亡、肺脏细胞表型变化及细胞外基质重塑(图 40-8),并与大量介质相关联,包括许多蛋白酶、氧化因子及细胞因子等。对转基因小鼠模型的研究有助于阐明慢阻肺的发病机制。

■ 炎症

天然免疫反应

由慢阻肺定义可见,在慢阻肺的发病机制中炎症发挥着核心作用。炎症反应的模式是香烟烟雾或其他吸入性刺激物引起肺脏和气道天然免疫细胞趋化募集,这些免疫细胞产物可损伤肺脏组织,使正常肺脏修复机制消失。在慢阻肺患者组织活检、外科标本及尸检标本中,气道及肺实质均可见明显炎症浸润。其他提示炎症的证据包括支气管肺泡灌洗液(BALF)及痰液中炎症细胞数量增加,呼出气冷凝液中炎症细胞挥发性产物增加等。全身炎症反应也出现在吸烟者中,表现为外周血白细胞、中性粒细胞增高或源于肝脏的急性期反应物增高。在肺脏内,与慢阻肺相关的炎症细胞主要有中性粒细胞、巨噬细胞,有时可见嗜酸性粒细胞,也可出现树突状细胞和淋巴细胞(见

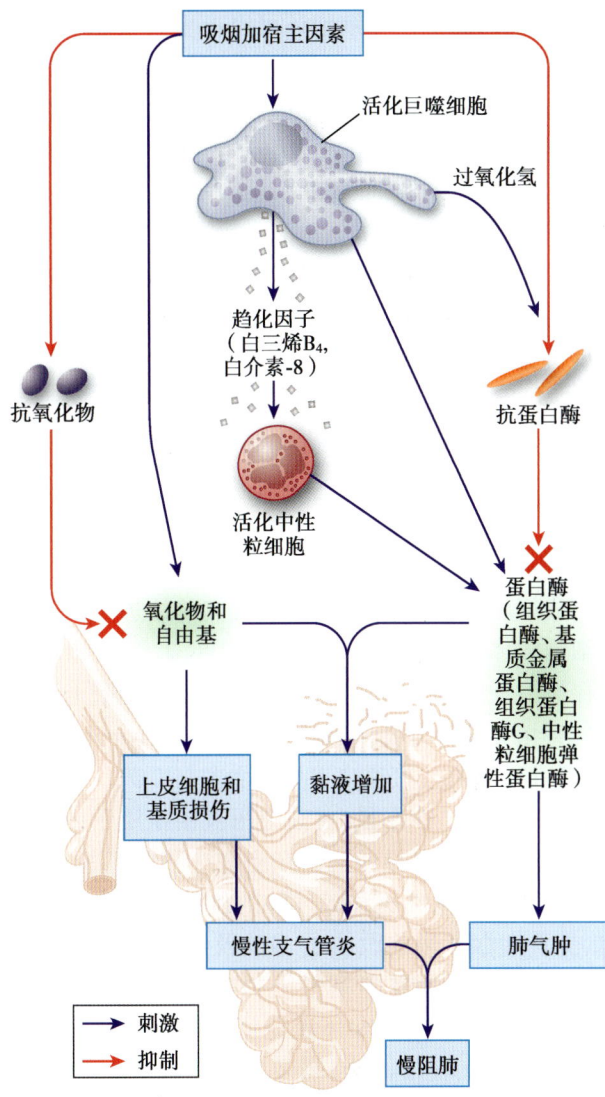

图 40-8 吸烟导致慢阻肺的发病机制:吸烟刺激固有细胞释放细胞因子诱导炎症细胞向肺脏趋化聚集。聚集于肺脏外周组织的多种炎症细胞可释放蛋白酶及氧化物破坏或降解肺泡壁、肺泡管和呼吸性细支气管管壁的细胞外基质。此外,烟雾中所含物质以及炎症细胞释放的一些物质还可以抑制蛋白酶抑制物(如 α_1-抗胰蛋白酶)的活性,并导致产生细胞外基质的肺脏细胞衰老及凋亡。被破坏的细胞外基质降解产物,如弹力纤维降解后产生的多肽,又变成炎症细胞趋化因子。因此,细胞外基质降解成为一条维持炎症反应的反馈通路。这些细胞外基质来源的产物也会诱导炎症反应导致细胞外基质进一步破坏。图中未显示可能促进肺脏组织变形的机械性力量。获授权引自:SENIOR RM,SILVERMAN EK. Chronic obstructive pulmonary disease//NABEL EG. ACP medicine:pulmonary. Hamilton,Canada:Decker Publishing,2011.

"获得性免疫反应"一节)。这种炎症反应一旦被吸烟启动,就会长期持续,即使停止吸烟仍会持续存在。戒烟后,外周血白细胞计数一般来说会在数周内下降,但活化的肺泡巨噬细胞可能会持续数年。

即使年轻吸烟者也可发现巨噬细胞聚集,特别是在呼吸性细支气管。而且,吸烟者 BALF 巨噬细胞计数高于非吸烟者数倍。除了释放蛋白酶降解肺脏细

胞外基质外,肺泡巨噬细胞还可以产生大量趋化因子诱导其他炎症细胞向肺脏募集,慢阻肺肺脏的结构细胞也可产生蛋白酶和炎症细胞趋化因子。例如,慢阻肺细支气管上皮细胞中白细胞介素-8(IL-8)、单核细胞炎症蛋白(macrophage inflammatory protein,MIP)-1α及单核细胞趋化蛋白(monocyte chemoattractant protein,MCP)-1表达上调。弹性蛋白多肽也有趋化炎症细胞的作用,还可能作为T细胞的抗原决定簇。小鼠模型可见遗传诱导细胞因子过度表达,如白细胞介素-13(IL-13)和干扰素γ在肺脏细胞中表达增加,并通过固有天然免疫应答反应与炎症细胞蛋白酶共同作用,产生肺气肿。

获得性免疫应答

戒烟后,肺气肿的发生机制或其持续进展可能还有细胞和体液免疫参与。CD4+、CD8+ T细胞和B细胞在慢阻肺肺泡和气道中聚集并在小气道壁上形成支气管相关淋巴组织(bronchus-associated lymphoid tissue,BALT)。在小气道中BALT增多与GOLD分期的严重程度有关。在小鼠,单独应用直接作用于内皮细胞的抗体就可以诱导肺泡壁细胞破坏和肺气肿形成。目前推测诱发免疫所致肺气肿的抗原包括病原微生物、受香烟烟雾影响改变的多肽及肺脏细胞外基质释放的多肽等,而要鉴别慢阻肺晚期气道病变究竟是微生物定植的细胞和体液免疫应答还是病理性自身介导免疫应答很困难,需要进一步研究;同时,使用靶向免疫抑制剂治疗进展期慢阻肺并未获益。HIV感染吸烟者肺气肿进展迅速,这可能与病毒感染诱导巨噬细胞改变有关,并非获得性免疫反应抑制的结果。

■ 蛋白酶-抗蛋白酶失衡

20世纪60年代,人们发现α₁-抗胰蛋白酶缺乏症与早发肺气肿有关,并在实验动物模型中使用弹性蛋白水解酶成功复制出肺气肿模型,人们逐渐认识到蛋白酶及其抑制物失衡是发生肺气肿的一个关键因素。尽管还有其他机制,如最近发现的凋亡、氧化应激等,但普遍认为蛋白酶过量是发生肺气肿的一个重要机制。

有几种生化类别蛋白酶及不同的特异性抑制物参与肺气肿的发病机制。目前研究最多的是丝氨酸蛋白酶,特别是中性粒细胞弹性蛋白酶和一些基质金属蛋白酶。中性粒细胞来源的中性粒细胞弹性蛋白酶和肺泡巨噬细胞来源的基质金属蛋白酶12(MMP-12)都与持续吸烟明显相关。正如前面讨论的遗传学

部分,许多这方面的基因研究是来自候选基因方法而并非全基因组相关性研究方法(表40-4和表40-5)。虽然中性粒细胞弹性蛋白酶及其主要抑制物α₁-抗胰蛋白酶在蛋白酶-抗蛋白酶失衡假说中最具说服力,但在小鼠模型、吸烟者和慢阻肺样本中,基质金属蛋白酶也显示其重要性。因此,蛋白酶-抗蛋白酶多位点失衡机制相结合,才最终导致肺结构持续破坏。

表40-5　作用于肺实质的蛋白酶

蛋白酶	细胞来源
中性粒细胞弹性蛋白酶	中性粒细胞(单核细胞)
蛋白酶3	中性粒细胞(单核细胞)
组织蛋白酶G	中性粒细胞(单核细胞、肥大细胞)
MMP-1ª	巨噬细胞、上皮细胞
MMP-9(明胶酶B)	巨噬细胞、中性粒细胞、嗜酸性粒细胞、成纤维细胞、上皮细胞
MMP-12(巨噬细胞弹性蛋白酶)	巨噬细胞
组织蛋白酶L	巨噬细胞
组织蛋白酶S	巨噬细胞

括号提示此种酶类小部分来源于括号中的细胞。ª:不具备弹性蛋白酶活性。

关于慢阻肺蛋白酶的作用有几个方面应予关注,不应仅简单认为其作用是对肺结构的直接破坏。除了破坏肺脏弹力纤维和其他基质成分,蛋白酶还参与细胞因子及其表面受体相关的炎症和免疫反应过程。炎症细胞并非蛋白酶的唯一来源,结构细胞也可以产生降解基质的蛋白酶。甚至在用弹性蛋白酶诱导的单纯性肺气肿动物模型中也存在复杂的炎症反应,而且这种炎症反应可以通过非蛋白酶相关机制发生改变,包括干细胞免疫反应。但是,目前对蛋白酶在慢阻肺小气道病变发病机制中的具体作用仍知之甚少,尽管有明确证据显示疾病晚期存在小气道闭塞,但关于蛋白酶与慢阻肺的所有研究都只适用于肺气肿发生机制。

■ 氧化-抗氧化失衡

香烟烟雾中的活性氧自由基或香烟烟雾刺激炎症细胞和结构细胞释放的活性氧自由基可导致肺损伤(见41章)。每吸一支烟会在吸烟者肺部沉积20mg焦油,这种焦油每克含有超过10¹⁷个长期稳定的自由基。每吸一口香烟烟雾将会吸入10¹⁵个有机自由基,虽然这类小的、以氧和碳为中心的自由基通常比颗粒相自由基寿命更短,但反应活性更强。此外,香烟烟

雾似乎"首先"刺激中性粒细胞及肺泡巨噬细胞产生更多的活性氧自由基,如过氧化氢、羟基自由基和超氧化物自由基。吸烟者肺组织比非吸烟者肺组织含有更多铁元素,这为过氧化氢产生更多羟基自由基提供了催化剂。值得关注的是,在慢阻肺吸烟者全基因组相关性研究中,也发现与铁结合蛋白相关联的基因多态性(IREB2)(表40-4)。吸烟者还表现为中性粒细胞髓过氧化物酶产生增加,这种酶具有产生氧化卤素(如次氯酸)的能力。氧化物可修饰并灭活蛋白质,如蛋白酶抑制物(α_1-抗胰蛋白酶及分泌性白细胞蛋白酶抑制物)和组蛋白去乙酰化酶2(histone deacetylase 2,HDAC2),后者参与糖皮质激素介导的抗炎反应。氧化物还可作用于脂类、DNA和一些特异性终末产物,如4-羟基-2-壬烯醛(4-hydroxy-2-nonenal,4-HNE)和8-羟基-2'-脱氧鸟苷(8-hydroxy-2'-deoxyguanosine,8-OHdG),这些都可能作为慢阻肺的生物标志物。

氧化物可以促进炎症反应和蛋白酶的表达,并通过增加基质分子对蛋白水解裂解作用的易感性易化蛋白酶介导的细胞外基质降解,还参与基质分子如Ⅰ型胶原的非酶促降解反应。在实验动物模型中,吸烟和弹性蛋白酶的共同作用较单一因素导致的肺气肿更为严重,提示这两种因素是通过不同的方式起作用。另外,抗氧化缺陷动物模型对香烟烟雾及弹性蛋白酶诱导的肺部疾病易感性也明显增加。

■ 细胞凋亡和衰老

与健康人肺脏相比,肺气肿标本显示更多的凋亡细胞和衰老细胞。关于肺气肿形成的一种早期理论认为,肺泡血管破坏早于肺泡组织损失发生。啮齿类动物模型中,对肺泡血管内皮细胞给予血管内皮生长因子(VEGF)信号通路阻滞剂或肺泡上皮细胞内遗传性下调VEGF可诱导细胞凋亡,并形成非炎症性肺气肿,这符合上述理论。在体外实验中,香烟烟雾可诱导几种类型肺脏细胞凋亡,细胞凋亡引起的肺气肿实验模型的一个重要特征是炎症轻。与肺气肿相关的BICD1基因多态性(表40-4)编码细胞是凋亡途径中的一种蛋白质。与肺气肿相反,目前关于慢阻肺小气道细胞凋亡的研究信息很少,有关凋亡在慢阻肺气道疾病的作用还有待于进一步研究。

肺脏细胞衰老也是引起肺气肿的病因,这一理论源于衰老和动物模型所发现的肺泡缺失,在动物模型中,加速衰老则会出现肺气肿样改变。从人类慢阻肺患者肺脏中分离的成纤维细胞也表现出很多衰老特点,而且这种衰老成纤维细胞无法维持正常细胞外基质结构。人类慢阻肺端粒的研究大部分与炎症细胞端粒缩短有关,端粒长度可作为慢阻肺患者长期慢性炎症过度的一个生物标志物。肺上皮细胞是否受到损伤相关复制性衰老的影响目前仍不得而知,但端粒功能缺陷性疾病和肺泡上皮过度凋亡更多是引起肺纤维化而并非慢阻肺。

■ 黏液高分泌

气道黏液在正常情况下是一种保护性屏障,正常人体气道的黏液会不断地产生并清除(见第6章)。黏糖蛋白是黏液中的主要成分,具有一个富含丝氨酸和苏氨酸的核心蛋白质,并有碳水化合物和半胱氨酸的残基附着。黏液通过黏膜下腺体和气道杯状细胞分泌。慢阻肺时,杯状细胞化生和腺体肥大,并伴有腺体黏液细胞和浆液细胞比例升高。慢阻肺的这种改变与黏蛋白(mucus proteins,MUCs)改变有关,慢阻肺的黏蛋白以MUC5B为主,而正常情况下应为MUC5AC为主,另外还有MUC2型表达增多,此型在正常肺脏黏液中不常见。慢阻肺黏液层的其他改变还包括酸度增加、黏蛋白糖基化减少及抗微生物多肽减少。黏液高分泌的介导因素包括各种蛋白酶、细胞因子、氧化物和表皮生长因子受体(EGFR)配体等。黏糖蛋白负电荷可吸附蛋白酶及挥发性碳氢化合物,并能维持纤毛层水化,这样可以保护肺脏并可能加强致癌物清除。另外,黏液高分泌症状是慢阻肺患者的常见主诉;黏液的产生量和部位对有症状的慢阻肺患者特别重要。

明确慢性咳嗽、咳痰与慢阻肺自然病程的关系比较困难。既往研究报道显示,咳嗽、咳痰症状与慢阻肺的进展、慢阻肺急性加重及死亡率之间的关联强弱不一。小气道慢性黏液高分泌与不良结局密切相关,慢阻肺小气道组织病理学分析显示小气道管腔被黏液阻塞的程度与GOLD分期正相关,与肺减容术后的生存时间呈负相关。黏糖蛋白究竟是作为一种保护性因子反映炎症反应的程度(即炎症生物标志物)还是作为一种病理性因子反映症状严重程度或疾病进展仍不清楚,这是一个重要的问题,因为治疗黏液高分泌时,如果不能充分地抑制激活的炎症反应可能就不会得到满意疗效。

肺气肿的发病机制

■ 基本概念

肺气肿的定义为"肺气肿以终末细支气管远端气腔异常的、永久性扩大为特征,伴有气道壁结构破坏,无明显纤维化"。然而,自这个定义提出后,一些研究显示每单位容积肺气肿组织气腔壁内胶原成分增加,并伴有弹性蛋白表达活性增加(图40-9)。因此,肺气肿应视为肺组织进行性重构的结果。活动性肺气肿的其他指标还包括大量炎症细胞浸润、细胞凋亡及衰老。

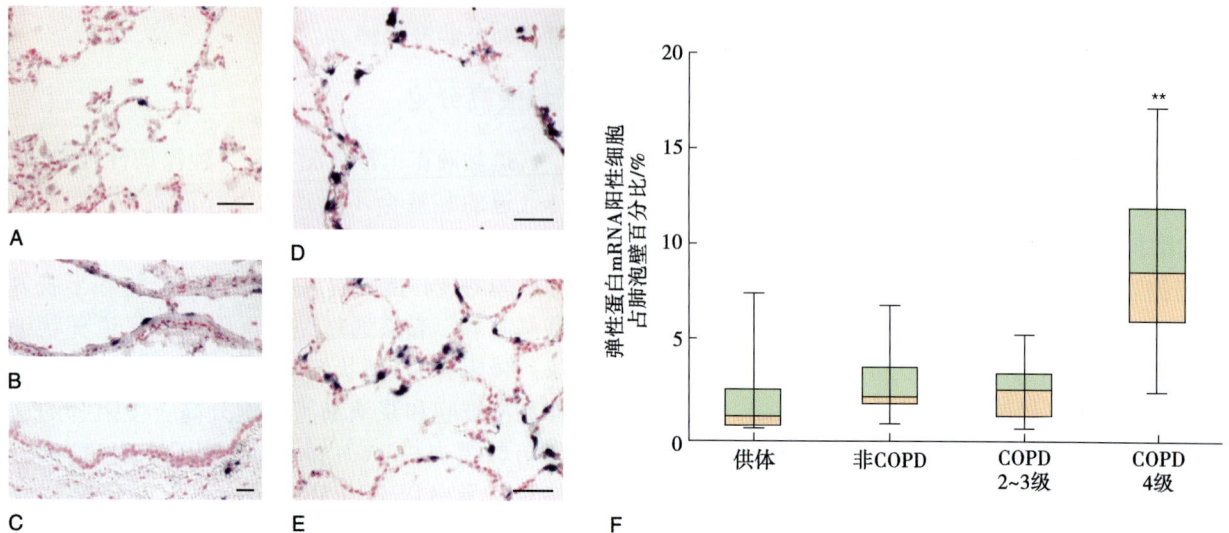

图40-9 进行肺移植的严重肺气肿肺脏标本,弹性蛋白表达活性增加。通过原位杂交的方法检测弹性蛋白 mRNA(蓝色信号)。在供体肺脏内,弹性蛋白 mRNA 基本检测不到:(A)肺实质;(B)小叶肺动脉;(C)气道。GOLD 4 级慢阻肺实质内,弹性蛋白 mRNA 在扩大的肺泡区域内清晰可见:(D)中度肺泡扩大;(E)重度肺泡扩大。(F)弹性蛋白 mRNA 阳性的细胞定量显示,与供体肺脏或 GOLD 2~3 级慢阻肺相比,GOLD 4 级慢阻肺肺泡壁上弹性蛋白 mRNA 阳性细胞比例显著增加。获授权引自:DESLEE G,WOODS JC,MOORE CM,et al. Elastin expression in very severe human COPD. Eur Respir J,2009,34(2):324-331.

由炎症细胞产生的弹性蛋白酶降解肺脏弹性蛋白可能是大部分吸烟者肺气肿产生的主要机制。然而,肺气肿的生物特性非常复杂,目前仍未完全清楚。这一过程包括炎症细胞聚集、蛋白酶-抗蛋白酶失衡、氧化-抗氧化失衡、肺脏细胞对炎症细胞产生的蛋白酶和氧化物反应以及肺脏细胞对香烟烟雾刺激的反应等;另外,还可能包括体液和细胞免疫反应参与。除弹性蛋白外的其他细胞外基质的降解,如胶原蛋白的降解,可能是未来肺气肿机制的研究点。在某些情况下,肺脏细胞凋亡可能出现在细胞外基质降解之前。最近证实,肺气肿时肺脏细胞衰老现象明显,尽管具体机制仍不清楚,但提示肺脏修复机制受抑制。

根据蛋白酶-抗蛋白酶假说,蛋白酶被持续或间断地释放入肺实质中,这些蛋白酶在中性 pH 时活性最高,导致肺气肿。这些蛋白酶大部分来自炎症细胞(表40-5)。正常情况下,循环中蛋白酶抑制物,特别是 α_1-抗胰蛋白酶,还有肺脏局部产生的其他蛋白酶抑制物,会渗透进入肺组织,并保护肺结构蛋白避免蛋白酶消化(表40-6)。如果打破这一平衡,蛋白酶释放增加或抗蛋白酶产生减少,则发生肺气肿。蛋白水解作用也发生于肺脏细胞相邻的微环境中。在测量大样本肺气肿组织时,未必会真实反映蛋白酶-抗蛋白酶平衡过程。

表40-6 肺蛋白抑制物

抑制物	细胞来源	蛋白酶抑制类别
α_1-抗胰蛋白酶	肝细胞(单核-巨噬细胞)	丝氨酸[a]
α_2-巨球蛋白	肝细胞、肺成纤维细胞(巨噬细胞)	丝氨酸、MMP[b]、半胱氨酸
TIMPs(1、2、3、4)[c]	肺结构细胞	MMP
SLPI[d]	肺结构细胞(巨噬细胞)	丝氨酸[e]
弹力素	大气道上皮细胞	丝氨酸
胱抑素 C	支气管上皮细胞(巨噬细胞)	半胱氨酸

括号提示对应蛋白酶抑制物少数来源于括号中的细胞。[a]:α_1-抗胰蛋白酶对中性粒细胞弹性蛋白酶具有最大的亲和力。[b]:基质金属蛋白酶。[c]:组织型基质金属蛋白酶抑制物。[d]:分泌型白细胞蛋白酶抑制物。[e]:SLPI 不能抑制蛋白酶3(proteinase 3,PR3)。

对蛋白酶和肺脏细胞外基质破坏理论的另一个重要补充源于对肺组织和蛋白水解作用的机械应力研究。蛋白水解损伤可造成肺组织结构完整性局灶缺失,同时增加了组织对蛋白酶的易感性。随着部分纤维组织损失,残留纤维组织应力负荷增加,继而引起机械性功能异常,就像一条绳子在应力作用下被机械性切断一样。在生化上,当肺组织被过度拉伸时,就显露了与蛋白酶结合的新位点,从而加快蛋白水解的速率。如此往复,形成了一个蛋白酶与组织破坏的恶性循环。

■ 肺弹力纤维

α_1-抗胰蛋白酶抑制中性粒细胞弹性蛋白酶,而木瓜蛋白酶具有潜在弹性蛋白酶活性,蛋白酶与肺气肿相关联的实验研究结果显示肺泡弹力纤维破坏是肺气肿形成的关键。肺气肿发病机制的蛋白酶-抗蛋白酶学说正是源于"弹性蛋白酶-抗弹性蛋白酶学说"。

从结构上看,肺脏的细胞外基质构成了 3 个相互依赖的网络系统。①一个中轴系统:由中央气道经外周气道一直延伸到肺泡管;②一个肺实质系统:由肺泡间隔的基质构成;③一个外周系统:由脏胸膜延伸进入次级小叶间隔,形成肺脏周边的纤维囊结构。自呼吸性细支气管远端,中轴系统形成一个环绕肺泡管的螺旋样结构,并延伸进入肺泡壁间质内。弹力纤维主要由弹性蛋白构成,弹力纤维环绕肺泡管,在肺泡开口处形成环形结构,然后一缕一缕地渗透进入肺泡间隔,它们大部分集中在肺泡间隔的弯曲部和连接部(图 40-10)。弹力纤维具有橡皮筋一样的可复性和延展性,在整个呼吸周期中受到张力作用并产生弹性回缩。与弹力纤维不同,肺泡间隔中的胶原纤维不具备延展性,但具有较高的抗拉强度,可将胶原纤维看作放松的绳索,在吸气相时被拉直,达到肺总量位时形成紧张状态。

弹性蛋白可耐受多种蛋白酶,特别是胶原蛋白酶,后者可分解间质中的胶原蛋白。然而,仍然有多

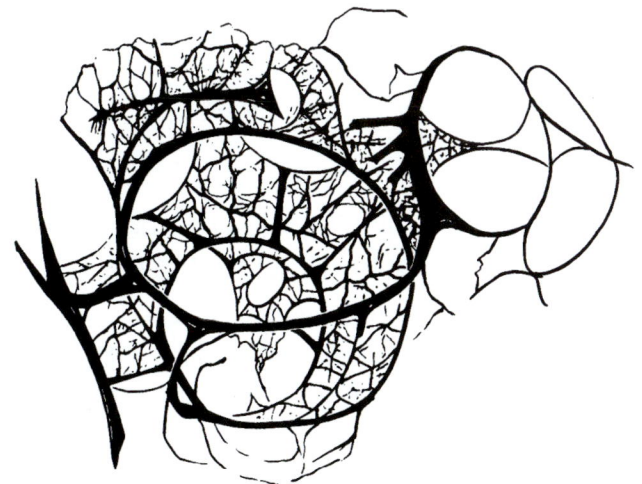

图 40-10　肺泡弹力纤维网结构模式图:可看出人类肺实质中的弹力纤维是如何围绕肺泡管形成螺旋结构及如何渗透进入肺泡间隔。获授权引自:PIERCE JA, EBERT RV. Fibrous network of the lung and its change with age. Thorax,1965,20(5):469-476.

种酶类可进入肺脏并降解弹性蛋白(表 40-5)。在正常情况下,肺脏的弹力纤维可终生存在。肺气肿的组织学研究支持肺气肿时弹力纤维紊乱假说。在 α_1-抗胰蛋白酶缺乏症,可见弹力纤维支离破碎;对伴有小叶中心型肺气肿的吸烟者,可见弹力纤维形态不良及丛状弹性蛋白,后一种变化可能是新生弹性蛋白合成异常的结果,这一现象可在弹性蛋白酶诱导的肺气肿实验模型中观察到。

弹性蛋白酶诱导的肺气肿动物模型研究显示,在气道内注射人中性粒细胞弹性蛋白酶后,会出现弹性蛋白快速缺失,随之出现包括弹性蛋白在内的细胞外基质合成突然增加。在数周之后,尽管肺脏内弹性蛋白含量恢复正常,但仍然出现了肺气肿。如同人类肺气肿的弹力纤维,此动物模型中新生的弹性纤维也是排列无序的。新生弹性蛋白基因表达在严重肺气肿患者中也存在(图 40-9)。然而,在成熟肺中有效修复受损的弹性纤维存在重大障碍。当弹力纤维破坏到一定程度失去作用,肺脏细胞没有机制去重建一个大小是细胞数倍的结构。损伤的成人肺缺乏在发育过程中启动肺泡形成的机械和形态发生素梯度,并无法协调表达合成功能性弹力纤维所必需的诸多组分。

■ 肺脏胶原转换

虽然认为肺气肿发病机制是基于蛋白水解,以弹力纤维破坏为主导形成的,但肺泡壁胶原蛋白降解、异常胶原蛋白在肺泡组织中沉积也参与其中。在一些肺气肿实验模型中也确实发现胶原降解是其重要过程。在肺脏组织表达人类 MMP-1(胶原水解酶)的转基因小鼠可发生典型肺气肿的结构改变,而这些改变是由于肺泡Ⅲ型胶原蛋白破坏所导致的。在这些模型中,并未见明显弹力纤维断裂及合成异常。在人类肺气肿组织内,肺泡上皮细胞表达 MMP-1 也符合胶原水解参与肺气肿形成的观点。

与弹性蛋白多肽促进香烟烟雾暴露小鼠肺气肿形成的机制相似,胶原蛋白衍生的一种多肽,即脯氨酸-甘氨酸-脯氨酸(proline-glycine-proline,PGP)多肽,是中性粒细胞的趋化因子,与慢阻肺及实验性肺气肿有关。PGP 由 MMP-8、MMP-9 及脯氨酰内肽酶连续降解胶原蛋白产生,阻断 PGP 可减少暴露于香烟烟雾小鼠产生肺气肿。

肺气肿时,Kohn 孔较正常的肺脏更大更多(图 40-11)。因为间质胶原蛋白和基底膜胶原蛋白是肺泡壁的主要成分,从而支持降解胶原结构会产生肺泡间孔洞。

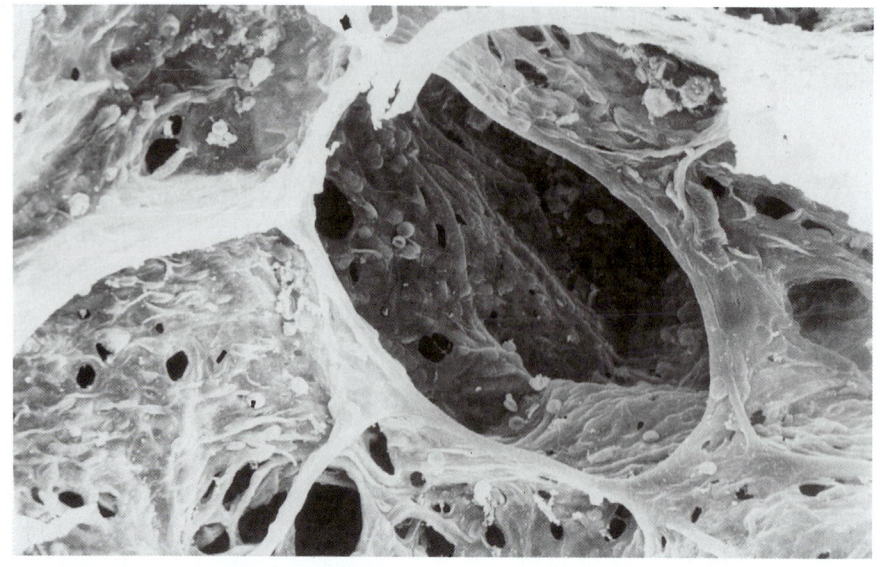

A

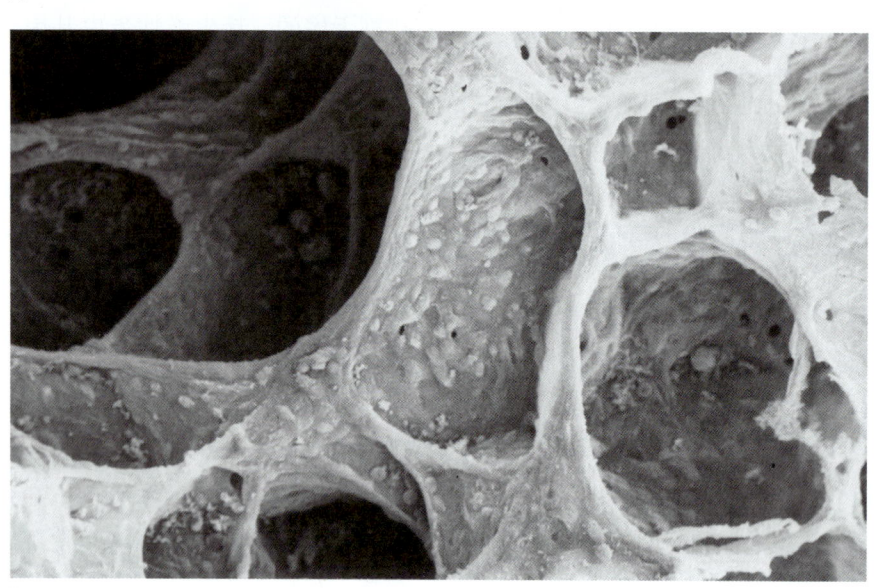

B

图 40-11　早期肺气肿肺泡壁孔洞。对手术切除的肺脏标本的肺泡壁进行电镜扫描：A. 轻度肺气肿；B. 无肺气肿。A 图中肺泡壁孔洞的数量较 B 图多。放大倍数：×250。获授权引自：NAGAI A, INANO H, MATSUBA K, et al. Scanning electron microscopic morphometry of emphysema in humans. Am J Respir Crit Care Med, 1994, 150(5 Pt 1): 1411-1415.

α₁-抗胰蛋白酶缺乏症

1963 年, Laurell 和 Erikson 描述了 α₁-抗胰蛋白酶缺乏症及其与慢阻肺的关系。从此, α₁-抗胰蛋白酶缺乏症在慢阻肺的临床及基础研究等多个方面发挥了重要作用。

■ 背景

人体血浆内至少含有 6 种具有蛋白酶抑制物功能的蛋白质。总的来说,它们占血浆总蛋白 10% 左右。成人的一种正常表型 Pi MM 中, α₁-抗胰蛋白酶血浆浓度为 100~273mg/dL(18~50μmol/L), 是血浆中浓度最高的蛋白酶抑制物。α₁-抗胰蛋白酶是丝氨酸蛋白酶抑制物家族的成员之一(SERPINA1)。

α₁-抗胰蛋白酶是一种 52kD 糖蛋白,主要由肝细胞合成,单核巨噬细胞和支气管上皮细胞也可以少量合成。α₁-抗胰蛋白酶由一条肽链、394 个氨基酸组成。碳水化合物侧链占 α₁-抗胰蛋白酶分子量的 12%。编码 α₁-抗胰蛋白酶的 *SERPINA1* 基因(长 12.2kb)位于蛋白酶抑制剂(proteinase inhibitor, PI)第 14 号染色体。α₁-抗胰蛋白酶基因具有 7 个外显子和 6 个内含子。外显子 4~7 负责编码成熟蛋白,第 1 个、第 2 个外显子和部分第 3 个外显子片段在巨噬细胞转录表达中进行编码,并非在肝细胞中编码。α_1-抗胰蛋白酶是一种急性期反应物,其血浆浓度可在创伤、雌激素治疗、应用避孕药及妊娠等因素下升高。但 α_1-抗胰蛋白酶严重缺乏时,即使存在上述因素,其水平也不能达到正常。

α_1-抗胰蛋白酶对中性粒细胞弹性蛋白酶和其他丝氨酸蛋白酶的抑制作用包括 α_1-抗胰蛋白酶上蛋氨酸和丝氨酸的活性位点裂解蛋白酶,形成一个酶-抑制物复合体从而使蛋白酶失活。因为这一复合体相当稳定,所以蛋白酶失活实际上是永久的。α_1-抗胰蛋白酶对中性粒细胞弹性蛋白酶的亲和力高于胰蛋白酶和其他丝氨酸蛋白酶。值得注意的是,α_1-抗胰蛋白酶上蛋氨酸残基一旦被氧化,与中性粒细胞弹性蛋白酶的结合速率将会降低 2 000 倍。α_1-抗胰蛋白酶除了抑制胰蛋白酶之外,还可以抑制多种丝氨酸蛋白酶,因此,有些学者将其称为 α_1-蛋白酶抑制物或 α_1-抗蛋白酶,但 α_1-抗胰蛋白酶的名称已经约定俗成。

除了对丝氨酸蛋白酶的抑制作用,α_1-抗胰蛋白酶还具有多种活性:包括促进免疫耐受、减少促炎症细胞因子生成、通过抑制半胱天冬酶从而保护多种细胞免于死亡。

基于遗传学观点,α_1-抗胰蛋白酶疾病是一种常染色体隐性遗传病,这就意味着,必须从父母双方各获得一个变异的 α_1-抗胰蛋白酶等位基因才可影响子代。因此,如果父母均为 MZ 杂合体,他们有 4 个孩子,那么平均下来将有 2 个孩子是 MZ 杂合体,1 个 MM 纯合体和 1 个 ZZ 纯合体。目前已知的 α_1-抗胰蛋白酶等位基因超过 120 种,但其中大部分单核苷酸多态性并不改变蛋白质表达及其功能,临床意义有限。用字母来代表等位基因的变异,最初选择字母是用来反映蛋白电泳迁移率的:F = fast(快速),M = medium(中等),S = slow(慢速),Z = ultraslow(超慢)。M 等位基因纯合子,即 Pi MM,在美国成人中大约占 95%。Z 等位基因纯合子,即 Pi ZZ,与严重 α_1-抗胰蛋白酶缺乏(<正常的 15%)有关,几乎见于所有严重 α_1-抗胰蛋白酶缺乏症患者。Pi ZZ 表型发生率在美国大约为 1/3 000,在世界范围内估计有 3 400 万严重 α_1-抗胰蛋白酶缺乏症患者,主要为 Pi ZZ 表型。

M 等位基因与 S 或 Z 等位基因杂合很常见。在美国,成人中 3%~8% 为 Pi MS 杂合,2%~4% 为 Pi MZ 杂合。Pi MS 和 Pi MZ 个体血液中 α_1-抗胰蛋白酶水平分别为正常的 75% 和 57%。Pi MS 杂合不会导致慢阻肺,也不增加慢阻肺发生风险。Pi MZ 杂合与慢阻肺的关系目前仍存在争议,但最近研究提示 Pi MZ 个体存在轻度气流受限,表现为 FEV$_1$/FVC 或 FEV$_1$/VC 比值轻度下降,而且,与匹配 Pi MM 个体相比,CT 显示肺气肿轻度增加。

Z 型 α_1-抗胰蛋白酶异常是第 342 位密码子单个核苷酸点突变所致,导致编码的氨基酸由谷氨酸变为赖氨酸。这种氨基酸替代改变了原有 α_1-抗胰蛋白酶 342 位点与 290 位点两个氨基酸之间正常电荷吸引作用,并阻碍了蛋白质分子形成折叠。随着三级结构改变,这种分子更易与另一个 α_1-抗胰蛋白酶分子形成二聚体,并在内质网中进一步形成 α_1-抗胰蛋白酶多聚体。多聚体会阻碍蛋白质从肝细胞中分泌,导致 α_1-抗胰蛋白酶在血浆和其他体液中水平降低。与 Z 型变异相反,α_1-抗胰蛋白酶 S 型变异则是由缬氨酸替代谷氨酸,多聚体形成速度比 Z 型变异低,而且不在肝脏内堆积。

Z 型 α_1-抗胰蛋白酶多聚体具有趋化性,可趋化中性粒细胞向肺脏募集。香烟烟雾暴露可氧化 α_1-抗胰蛋白酶,并促进 Z 型 α_1-抗胰蛋白酶聚合。由此可见,Pi ZZ 型吸烟者慢阻肺发生风险增加。在单核细胞和其他细胞内,未折叠蛋白反应(unfolded protein response,UPR)可能是 Pi ZZ 发生慢阻肺的另一途径。根据这一模式,UPR 活化发生在产生 ZZ 型 α_1-抗胰蛋白酶的细胞内,形成细胞因子生成增加的炎症表型,并激活 NF-κB 通路。因此,在上述两种通路中,关键特征是炎症反应增强,导致组织内蛋白酶增加和氧化应激增强。而且,与 M 型 α_1-抗胰蛋白酶相比,Z 型 α_1-抗胰蛋白酶与中性粒细胞弹性蛋白酶的结合速率更慢,最终效应是 Pi ZZ 个体产生的 α_1-抗胰蛋白酶活性远低于 M 型 α_1-抗胰蛋白酶。

血清 α_1-抗胰蛋白酶定量通常用免疫法。要通过免疫法确诊严重 α_1-抗胰蛋白酶缺乏症,需要专门实验室用等电聚焦法确定 α_1-抗胰蛋白酶表型(图 40-12)。要明确 α_1-抗胰蛋白酶基因型,需应用分子探针分析。

■ 临床表现

严重 α_1-抗胰蛋白酶缺乏症的成人可表现为慢性呼吸系统症状(慢阻肺、持续性哮喘、支气管扩张),肝脏疾病(慢性非病毒性肝炎、肝硬化、肝癌)或皮肤疾病(脂膜炎)。然而,在实际临床工作中,约 80% 患者是因为呼吸道症状就诊而被诊断,其他患者则通常是因为家庭成员被诊断 α_1-抗胰蛋白酶缺乏症后接受疾病筛查时确诊。合并慢性呼吸道症状的中年和老年患者,从症状发生到疾病诊断往往需要 5 年以上。

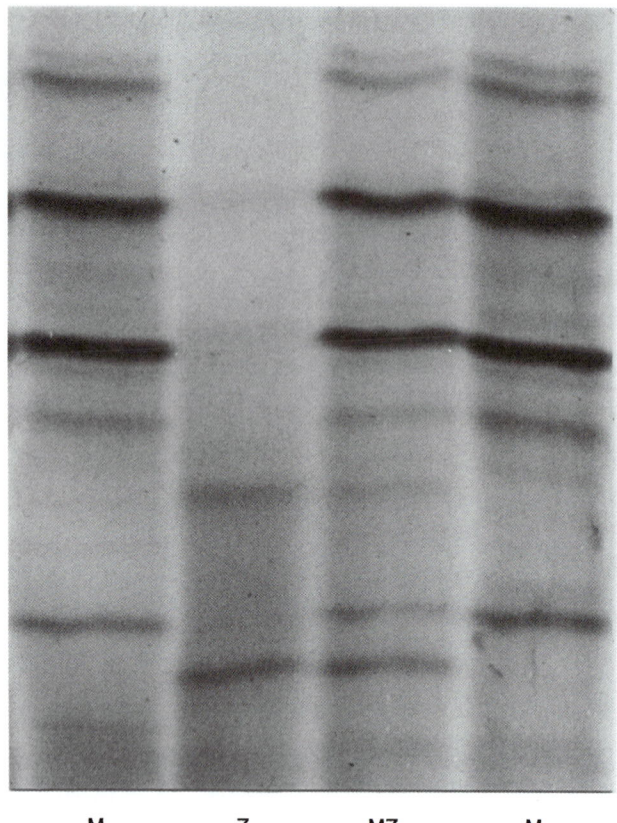

M   Z   MZ   M

图 40-12　Pi M、Pi Z 和 Pi MZ 型 α_1-抗胰蛋白酶在等电聚焦法中的表现：此方法显示，α_1-抗胰蛋白酶具有微观异质性，表现出多个条带。Pi M、Pi Z 各自具有独特的条带，而 Pi MZ 则兼有 Pi M 和 Pi Z 的条带。（获 John A. Pierce，MD 授权使用。）

肺脏疾病

经典 Pi Z 型 α_1-抗胰蛋白酶缺乏症患者表现为慢阻肺的典型症状，但通常更年轻，40 岁左右发病。患者肺总量增加，$D_{L_{CO}}$ 降低，影像学显示下肺野透光度增加，提示肺气肿主要发生于下肺（图 40-13）。典型患者相对其慢阻肺的严重程度而言，吸烟史较轻，且家族成员具有慢性呼吸道症状（父母、兄弟姐妹和其他亲属）。

然而，这种经典 Pi Z 型 α_1-抗胰蛋白酶缺乏症的临床表现也可能很多变。对标准治疗反应不佳的类似哮喘或慢性支气管炎的喘息、咳嗽和咳痰可能是主要症状。相对于气流阻塞的严重程度而言，影像学上肺气肿的程度可能并不重，而且可能以上肺分布为主；即使有同等水平的 α_1-抗胰蛋白酶缺乏的兄弟姐妹及其他家庭成员，也可能没有慢性呼吸道症状。与慢阻肺相关的单核苷酸多态性研究结果可能可以解释同为 Pi Z 表型但慢阻肺发生率却不同的现象。由于 α_1-抗胰蛋白酶缺乏症的肺部表现经常与典型表型并不一致，因此专家建议不仅对每一位诊断慢阻肺的

患者筛查 α_1-抗胰蛋白酶缺乏症，而且对一些特定的临床表现患者也应扩展筛查之（表 40-7）。

美国约有 1 万名确诊为严重 α_1-抗胰蛋白酶缺乏症的患者，但从基因频率估计，该数据至少为 10 万。这一现象表明许多严重 α_1-抗胰蛋白酶缺乏症患者临床表现轻微，即使患者有症状，临床医师也很少考虑到此诊断。不管确切数字如何，α_1-抗胰蛋白酶缺乏症漏诊很普遍。一项近期研究显示，美国 19 个医学中心纳入 3 457 名中度到重度固定性气流阻塞患者，0.63% 患有严重 α_1-抗胰蛋白酶缺乏症（ZZ 型和 SZ 型），10.88% 为 MS 或 MZ 杂合体。如果由此推算全国更大样本慢阻肺人群，则有可能检出大量严重 α_1-抗胰蛋白酶缺乏症患者。

吸烟可加速大多数严重 α_1-抗胰蛋白酶缺乏症患者肺气肿的发生。典型 Pi Z 型吸烟者通常不到 40 岁就会出现呼吸道症状。除了吸烟以外，性别为男与哮喘病史也和这部分患者肺功能恶化有关。特殊职业暴露史可能也会增加疾病的风险，但对非指数病例（nonindex cases）和筛查患者的研究均证实，吸烟是突出的与死亡风险增加相关的危险因素。

虽然肺气肿是与 Pi Z 型 α_1-抗胰蛋白酶相关的主要肺脏病变类型，但支气管扩张也并不少见。然而，这一发现并不具有普遍性，而且与正常 α_1-抗胰蛋白酶表型的慢阻肺患者相比，α_1-抗胰蛋白酶缺乏症的个体是否更易于出现支气管扩张尚不清楚。在非结核分枝杆菌感染导致的支气管扩张患者中，α_1-抗胰蛋白酶异常杂合体类型很常见，但由于大多数患者并无严重的 α_1-抗胰蛋白酶缺乏症，α_1-抗胰蛋白酶杂合体与支气管扩张二者是否关联仍不明确。

肝脏疾病

Pi Z 型 α_1-抗胰蛋白酶缺乏症可在婴儿期即表现出肝功能异常，可表现为无症状性黄疸甚至肝衰竭。大多数病例临床表现较轻且可自愈，但 α_1-抗胰蛋白酶缺乏症是儿童肝移植的主要指征之一。成人的肝功能异常可能只限于肝功能化验异常。然而，在年龄超过 60 岁的 Pi Z 型人群中，肝功能异常很常见而且可能多于呼吸道症状，有部分不吸烟或其他未知原因患者未出现肺功能显著下降，而肝硬化及其相关并发症反而成为这些患者的致死性疾病，在这些患者中，肝细胞癌的发生率也较高。

■ 治疗

α_1-抗胰蛋白酶缺乏症相关的慢阻肺治疗方法包括慢阻肺标准治疗——戒烟、吸入支气管扩张剂及吸

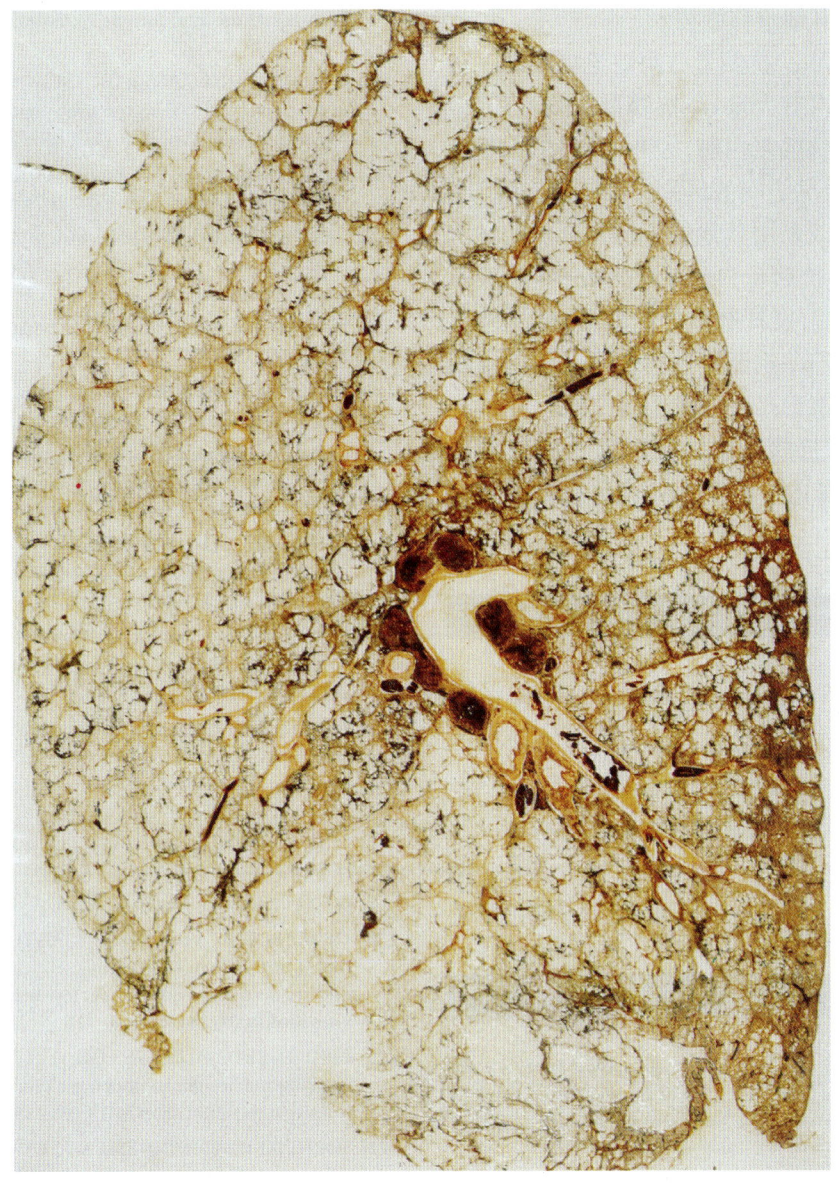

图40-13　Pi Z型α₁-抗胰蛋白酶缺乏症的肺脏病理：全小叶型肺气肿，在肺基底部最严重。本全肺切片为裱片。

表40-7　α₁-抗胰蛋白酶缺乏的临床评估
早发慢阻肺（45岁以下）
早发肺气肿（45岁以下）
无明确危险因素的肺气肿（吸烟、职业粉尘暴露等）
肺气肿以基底部透光度增加为主
哮喘合并气流阻塞且给予积极治疗后气流阻塞不完全可逆
无明确病因的支气管扩张
不能用其他病因解释的肝脏疾病
坏死性脂膜炎
抗蛋白酶-3阳性血管炎（c-ANCA阳性血管炎）
具有以下疾病的家族史：肺气肿、支气管扩张、肝脏疾病、脂膜炎

资料来源：American Thoracic Society/European Respiratory Society Statement：standards for the diagnosis and management of individuals with alpha-1 antitrypsin deficiency. Am J Respir Crit Care Med，2003，168（7）：818-900.

入糖皮质激素、肺康复、定期注射肺炎疫苗及流感疫苗、氧疗（见第42章）等。肺减容术未显示像正常α₁-抗胰蛋白酶患者一样有效。因为疾病进展缓慢，肺移植手术常为择期手术。

　　时至今日，唯一的特殊治疗也就是所谓的增补治疗，即每周静脉内输注从正常人血浆中分离出来的α₁-抗胰蛋白酶。这个疗法仅适用于严重α₁-抗胰蛋白酶缺乏症患者；由于药品短缺及费用昂贵，目前不推荐在MZ杂合体中应用。增补治疗的疗效在患者FEV₁已下降至预计值30%～65%时作用最为显著。吸入α₁-抗胰蛋白酶可能成为未来方便且效果好的疗法。基因治疗方法安全、有效，能永久性地纠正α₁-抗胰蛋白酶缺乏症，但这项技术尚未开展，目前正在努力开发能携带α₁-抗胰蛋白酶载体以及由干细胞分化、携带正常基因的肝细胞移植技术。

就肝脏疾病而言，α_1-抗胰蛋白酶缺乏症表现一种矛盾现象，虽然肝脏内有大量 α_1-抗胰蛋白酶堆积，但全身仍严重缺乏 α_1-抗胰蛋白酶，因此，肝脏中发生的情况和全身发生的情况之间的区别在临床上很重要。注射 α_1-抗胰蛋白酶或采用其他处于研究阶段的技术可迅速提升全身 α_1-抗胰蛋白酶水平，从而纠正严重 α_1-抗胰蛋白酶缺乏症，发挥肺脏保护作用，但这些手段并不能纠正或减轻 α_1-抗胰蛋白酶在肝细胞内堆积的问题。目前，肝移植仍是唯一的治疗手段。促进肝细胞内堆积 Z 型 α_1-抗胰蛋白酶降解的药物或阻断 α_1-抗胰蛋白酶在肝脏内形成多聚体的药物目前正处于研发阶段。

小结

加强对慢阻肺的认识势在必行。这种潜在致残和致死性疾病已在多个国家流行，而且，由于使用固体燃料和吸烟导致的室内空气污染加重，在未来 10 年内慢阻肺将成为一个全球性的流行疾病。

梁瀛 译
高占成 审校

参考文献

[1] VESTBO J, HURD SS, AGUSTI AG, et al. Global strategy for the diagnosis, management, and prevention of chronic obstructive pulmonary disease: GOLD executive summary. Am J Respir Crit Care Med, 2013, 187:347–365.

[2] HARDIE JA, BUIST AS, VOLLMER WM, et al. Risk of over-diagnosis of COPD in asymptomatic elderly never-smokers. Eur Respir J, 2002, 20:1117–1122.

[3] SWANNEY MP, RUPPEL G, ENRIGHT PL, et al. Using the lower limit of normal for the FEV1/FVC ratio reduces the misclassification of airway obstruction. Thorax, 2008, 63:1046–1151.

[4] ROBERTS SD, FARBER MO, KNOX KS, et al. FEV1/FVC ratio of 70% misclassifies patients with obstruction at the extremes of age. Chest, 2006, 130:200-206.

[5] GUDER G, BRENNER S, ANGERMANN CE, et al. GOLD or lower limit of normal definition? A comparison with expertbased diagnosis of chronic obstructive pulmonary disease in a prospective cohort-study. Respir Res, 2012, 13:13.

[6] LANGE P, MAROTT JL, VESTBO J, et al. Prediction of the clinical course of chronic obstructive pulmonary disease, using the new GOLD classification: a study of the general population. Am J Respir Crit Care Med, 2012, 186:975-981.

[7] BUIST AS, MCBURNIE MA, VOLLMER WM, et al. International variation in the prevalence of COPD (the BOLD Study): a population-based prevalence study. Lancet, 2007, 370:741-750.

[8] MANNINO DM, BUIST AS. Global burden of COPD: risk factors, prevalence, and future trends. Lancet, 2007, 370:765-773.

[9] KURMI OP, LAM KB, AYRES JG. Indoor air pollution and the lung in low- and medium-income countries. Eur Respir J, 2012, 40:239-254.

[10] GERSHON AS, WARNER L, CASCAGNETTE P, et al. Lifetime risk of developing chronic obstructive pulmonary disease: a longitudinal population study. Lancet, 2011, 378:991-996.

[11] SALVI SS, BARNES PJ. Chronic obstructive pulmonary disease in non-smokers. Lancet, 2009, 374:733-743.

[12] LAMPRECHT B, MCBURNIE MA, VOLLMER WM, et al. COPD in never smokers: results from the population-based burden of obstructive lung disease study. Chest, 2011, 139:752-763.

[13] MINIÑO AM. Death in the United States, 2009. NCHS Data Brief, 2011, (64):1-8.

[14] MINIÑO AM, MURPHY SL, XU J, et al. Deaths: final data for 2008. Natl Vital Stat Rep, 2011, 59:1-126.

[15] Centers for Disease Control and Prevention (CDC). Chronic obstructive pulmonary disease among adults–United States, 2011. MMWR Morb Mortal Wkly Rep, 2012, 61:938-943.

[16] SCHILLER JS, LUCAS JW, WARD BW, et al. Summary health statistics for U.S. adults: National Health Interview Survey, 2010. Vital Health Stat 10, 2012, 1-207.

[17] MINTZ ML, YAWN BP, MANNINO DM, et al. Prevalence of airway obstruction assessed by lung function questionnaire. Mayo Clin Proc, 2011, 86:375-381.

[18] SHAVELLE RM, PACULDO DR, KUSH SJ, et al. Life expectancy and years of life lost in chronic obstructive pulmonary disease: findings from the NHANES III Follow-up Study. Int J Chron Obstruct Pulmon Dis, 2009, 4:137-148.

[19] HOOPER R, BURNEY P, VOLLMER WM, et al. Risk factors for COPD spirometrically defined from the lower limit of normal in the BOLD project. Eur Respir J, 2012, 39:1343-1353.

[20] DE MARCO R, ACCORDINI S, ANTÓ JM, et al. Long-term outcomes in mild/moderate chronic obstructive pulmonary disease in the European community respiratory health survey. Am J Respir Crit Care Med, 2009, 180:956-963.

[21] PIRIE K, PETO R, REEVES GK, et al. The 21st century hazards of smoking and benefits of stopping: a prospective study of one million women in the UK. Lancet, 2013, 381:133-141.

[22] SØRHEIM IC, JOHANNESSEN A, GULSVIK A, et al. Gender differences in COPD: are women more susceptible to smoking effects than men? Thorax, 2010, 65:480-485.

[23] EKSTRÖM MP, JOGRÉUS C, STRÖM KE. Comorbidity and sex-related differences in mortality in oxygen-dependent chronic obstructive pulmonary disease. PLoS One, 2012, 7:e35806.

[24] CHATILA WM, WYNKOOP WA, VANCE G, et al. Smoking patterns in African Americans and whites with advanced COPD. Chest, 2004, 125:15-21.

[25] DRANSFIELD MT, BAILEY WC. COPD: racial disparities in susceptibility, treatment, and outcomes. Clin Chest Med, 2006, 27:463-471.

[26] BRUSE S, SOOD A, PETERSEN H, et al. New Mexican Hispanic smokers have lower odds of chronic obstructive pulmonary disease and less decline in lung function than non-Hispanic whites. Am J Respir Crit Care Med, 2011, 184:1254-1260.

[27] Centers for Disease Control and Prevention (CDC). Vital signs: current cigarette smoking among adults aged >/= 18 years–United States, 2005–2010. MMWR Morb Mortal Wkly Rep, 2011, 60:1207-1212.

[28] GUINDON GE, BOISCLAIR D. Past, Current and Future Trends in Tobacco Use. Geneva: WHO, 2003.

[29] DRUMMOND MB, HANSEL NN, CONNETT JE, et al. Spirometric predictors of lung function decline and mortality in early chronic obstructive pulmonary disease. Am J Respir Crit Care Med, 2012, 185:1301-1306.

[30] ANTHONISEN NR, CONNETT JE, MURRAY RP. Smoking and lung function of Lung Health Study participants after 11 years. Am J Respir Crit Care Med, 2002, 166:675-679.

[31] VESTBO J, EDWARDS LD, SCANLON PD, et al. Changes in forced expiratory volume in 1 second over time in COPD. N Engl J Med, 2011, 365:1184-1192.

[32] CASANOVA C, DE TORRES JP, AGUIRRE-JAÍME A, et al. The progression of chronic obstructive pulmonary disease is heterogeneous: the experience of the BODE cohort. Am J Respir Crit Care Med, 2011, 184:1015-1021.

[33] MAX W, SUNG HY, SHI Y. Deaths from secondhand smoke exposure in the United States: economic implications. Am J Public Health, 2012, 102:2173-2180.

[34] Office on Smoking and Health(US). The health consequences of involuntary exposure to tobacco smoke: a report of the surgeon general. Atlanta: Centers for Disease Control and Prevention(US), 2006.

[35] FLOURIS AD, METSIOS GS, CARRILLO AE, et al. Acute and short-term effects of secondhand smoke on lung function and cytokine production. Am J Respir Crit Care Med, 2009, 179:1029-1033.

[36] EISNER MD, ANTHONISEN N, COULTAS D, et al. An official American Thoracic Society public policy statement: novel risk factors and the global burden of chronic obstructive pulmonary disease. Am J Respir Crit Care Med, 2010, 182:693-718.

[37] EISNER MD, BALMES J, KATZ PP, et al. Lifetime environmental tobacco smoke exposure and the risk of chronic obstructive pulmonary disease. Environ Health, 2005, 4:7.

[38] COLLACO JM, VANSCOY L, BREMER L, et al. Interac-tions between secondhand smoke and genes that affect cystic fibrosis lung disease. JAMA, 2008, 299:417-424.

[39] HU G, ZHOU Y, TIAN J, et al. Risk of COPD from exposure to biomass smoke: a metaanalysis. Chest, 2010, 138:20-31.

[40] KURMI OP, SEMPLE S, SIMKHADA P, SMITH WC, AYRES JG. COPD and chronic bronchitis risk of indoor air pollution from solid fuel: a systematic review and meta-analysis. Thorax, 2010, 65:221-228.

[41] SMITH-SIVERTSEN T, DÍAZ E, POPE D, et al. Effect of reducing indoor air pollution on women's respiratory symptoms and lung function: the RESPIRE Randomized Trial, Guatemala. Am J Epidemiol, 2009, 170:211-220.

[42] World Health Organization. Fact sheet No292: indoor air pollution and health. Geneva: WHO, 2011.

[43] NAIDOO RN. Occupational exposures and chronic obstructive pulmonary disease: incontrovertible evidence for causality? Am J Respir Crit Care Med, 2012, 185:1252-1254.

[44] MEHTA AJ, MIEDINGER D, KEIDEL D, et al. Occupational exposure to dusts, gases, and fumes and incidence of chronic obstructive pulmonary disease in the Swiss Cohort Study on Air Pollution and Lung and Heart Diseases in Adults. Am J Respir Crit Care Med, 2011, 185:1292-1300.

[45] BALMES J, BECKLAKE M, BLANC P, et al. American Thoracic Society Statement: occupational contribution to the burden of airway disease. Am J Respir Crit Care Med, 2003, 167:787-797.

[46] HNIZDO E, SULLIVAN PA, BANG KM, et al. Association between chronic obstructive pulmonary disease and employment by industry and occupation in the US population: a study of data from the Third National Health and Nutrition Examination Survey. Am J Epidemiol, 2002, 156:738-746.

[47] MAYER AS, STOLLER JK, BUCHER BARTELSON B, et al. Occupational exposure risks in individuals with PI*Z alpha(1)-antitrypsin deficiency. Am J Respir Crit Care Med, 2000, 162:553-558.

[48] STERN DA, MORGAN WJ, WRIGHT AL, et al . Poor airway function in early infancy and lung function by age 22 years: a non-selective longitudinal cohort study. Lancet, 2007, 370:758-764.

[49] EDMOND K, SCOTT S, KORCZAK V, et al. Long term sequelae from childhood pneumonia; systematic review and meta-analysis. PLoS One, 2012, 7:e31239.

[50] KANNER RE, ANTHONISEN NR, CONNETT JE. Lower respiratory illnesses promote FEV(1) decline in current smokers but not ex-smokers with mild chronic obstructive pulmonary disease: results from the lung health study. Am J Respir Crit Care Med, 2001, 164:358-364.

[51] Centers for Disease Control and Prevention (CDC). Current cigarette smoking among adults-United States, 2011. MMWR Morb Mortal Wkly Rep, 2012, 61:889-894.

[52] GINGO MR, HE J, WITTMAN C, et al. Contributors to diffusion impairment in HIV-infected persons. Eur Respir J, 2013, 43(1): 195–203.

[53] SIGEL K, WISNIVESKY J, GORDON K, et al. HIV as an independent risk factor for incident lung cancer. AIDS, 2012, 26:1017-1025.

[54] CROTHERS K, HUANG L, GOULET JL, et al. HIV infection and risk for incident pulmonary diseases in the combination antiretroviral therapy era. Am J Respir Crit Care Med, 2011, 183:388-395.

[55] KANER RJ, SANTIAGO F, CRYSTAL RG. Up-regulation of alveolar macrophage matrix metalloproteinases in HIV1(+) smokers with early emphysema. J Leukoc Biol, 2009, 86:913-922.

[56] YEARSLEY MM, DIAZ PT, KNOELL D, et al. Correlation of HIV-1 detection and histology in AIDS-associated emphysema. Diagn Mol Pathol, 2005, 14:48-52.

[57] MORRIS A, SCIURBA FC, LEBEDEVA IP, et al. Association of chronic obstructive pulmonary disease severity and Pneumocystis colonization. Am J Respir Crit Care Med, 2004, 170:408-413.

[58] MORRIS A, GINGO MR, GEORGE MP, et al. Cardiopulmonary function in individuals with HIV infection in the antiretroviral therapy era. AIDS, 2012, 26:731-740.

[59] LARSON RK, BARMAN ML. The familial occurrence of chronic obstructive pulmonary disease. Ann Intern Med, 1965, 63:1001-1008.

[60] LEBOWITZ MD, KNUDSON RJ, BURROWS B. Family aggregation of pulmonary function measurements. Am Rev Respir Dis, 1984, 129:8-11.

[61] GOTTLIEB DJ, WILK JB, HARMON M, et al. Heritability of longitudinal change in lung function. The Framingham study. Am J Respir Crit Care Med, 2001, 164:1655-1659.

[62] DEMEO DL, CAREY VJ, CHAPMAN HA, et al. Familial aggregation of FEF(25-75) and FEF(25-75)/FVC in families with severe, early onset COPD. Thorax, 2004, 59:396-400.

[63] DEMEO DL, CAMPBELL EJ, BRANTLY ML, et al. Heritability of lung function in severe alpha-1 antitrypsin deficiency. Hum Hered, 2009, 67:38-45.

[64] CASTALDI PJ, DEMEO DL, HERSH CP, et al. Impact of non-linear smoking effects on the identification of gene-by-smoking interactions in COPD genetics studies. Thorax, 2011, 66:903-909.

[65] VAN MALDERGEM L, VAMOS E, LIEBAERS I, et al. Severe congenital cutis laxa with pulmonary emphysema: a family with three affected sibs. Am J Med Genet, 1988, 31:455-464.

[66] CORBETT E, GLAISYER H, CHAN C, et al. Congenital cutis laxa with a dominant inheritance and early onset emphysema. Thorax, 1994, 49:836-837.

[67] HADJ-RABIA S, CALLEWAERT BL, BOURRAT E, et al. Twenty patients including 7 probands with autosomal dominant cutis laxa confirm clinical and molecular homogeneity. Orphanet J Rare Dis, 2013, 8:36.

[68] DYHDALO K, FARVER C. Pulmonary histologic changes in Marfan syndrome: a case series and literature review. Am J Clin Pathol, 2011, 136:857-863.

慢性阻塞性肺疾病：流行病学、病理生理学、发病机制和 α_1 - 抗胰蛋白酶缺乏症

[69] LIMA BL, SANTOS EJ, FERNANDES GR, et al. A new mo-use model for marfan syndrome presents phenotypic variability associated with the genetic background and overall levels of Fbn1 expression. PLoS One, 2010, 5:e14136.

[70] NEPTUNE ER, FRISCHMEYER PA, ARKING DE, et al. Dysregulation of TGF-beta activation contributes to path-ogenesis in Marfan syndrome. Nat Genet, 2003, 33:407-411.

[71] MORGAN AW, PEARSON SB, DAVIES S, et al. Asthma and airways collapse in two heritable disorders of connective tissue. Ann Rheum Dis, 2007, 66:1369-1373.

[72] SMOLONSKA J, WIJMENGA C, POSTMA DS, BOEZEN HM. Meta-analyses on suspected chronic obstructive pulmonary disease genes: a summary of 20 years' research. Am J Respir Crit Care Med, 2009, 180:618-631.

[73] CASTALDI PJ, CHO MH, COHN M, et al. The COPD genetic association compendium: a comprehensive online database of COPD genetic associations. Hum Mol Genet, 2010, 19:526-534.

[74] BRØGGER J, STEEN VM, EIKEN HG, GULSVIK A, BAKKE P. Genetic association between COPD and polymorphisms in TNF, ADRB2 and EPHX1. Eur Respir J, 2006, 27:682-688.

[75] WILK JB, SHRINE NR, LOEHR LR, et al. Genome-wide association studies identify CHRNA5/3 and HTR4 in the development of airflow obstruction. Am J Respir Crit Care Med, 2012, 186:622-632.

[76] CHO MH, BOUTAOUI N, KLANDERMAN BJ, et al. Variants in FAM13 A are associated with chronic obstructive pulmonary disease. Nat Genet, 2010, 42:200-202.

[77] HANSEL NN, RUCZINSKI I, RAFAELS N, et al. Genome-wide study identifies two loci associated with lung function decline in mild to moderate COPD. Hum Genet, 2013, 132:79-90.

[78] SOLER ARTIGAS M, LOTH DW, WAIN LV, et al. Genome-wide association and large-scale follow up identifies 16 new loci influencing lung function. Nat Genet, 2011, 43:1082-1090.

[79] KONG X, CHO MH, ANDERSON W, et al. Genome-wide association study identifies BICD1 as a susceptibility gene for emphysema. Am J Respir Crit Care Med, 2011, 183:43-49.

[80] HARARI O, WANG JC, BUCHOLZ K, et al. Pathway analysis of smoking quantity in multiple GWAS identifies cholinergic and sensory pathways. PLoS One, 2012, 7:e50913.

[81] SOLER ARTIGAS M, WAIN LV, REPAPI E, et al. Effect of five genetic variants associated with lung function on the risk of chronic obstructive lung disease, and their joint effects on lung function. Am J Respir Crit Care Med, 2011, 184:786-795.

[82] MYERS RA, HIMES BE, GIGNOUX CR, et al. Further replication studies of the EVE Consortium meta-analysis identifies 2 asthma risk loci in European Americans. J Allergy Clin Immunol, 2012, 130:1294-1301.

[83] SLEIMAN PM, FLORY J, IMIELINSKI M, et al. Variants of DENND1B associated with asthma in children. N Engl J Med, 2010, 362:36-44.

[84] WAN YI, SHRINE NR, SOLER ARTIGAS M, et al. Genome-wide association study to identify genetic determinants of severe asthma. Thorax, 2012, 67:762-768.

[85] HIMES BE, SHEPPARD K, BERNDT A, et al. Integration of Mouse and Human Genome-Wide Association Data Identifies KCNIP4 as an Asthma Gene. PLoS One, 2013, 8:e56179.

[86] TASHKIN DP, ALTOSE MD, CONNETT JE, et al. Methacholine reactivity predicts changes in lung function over time in smokers with early chronic obstructive pulmonary disease. The Lung Health Study Research Group. Am J Respir Crit Care Med, 1996, 153:1802-1811.

[87] ANTHONISEN NR, LINDGREN PG, TASHKIN DP, et al. Bronchodilator response in the lung health study over 11 yrs. Eur Respir J, 2005, 26:45-51.

[88] BELLOFIORE S, EIDELMAN DH, MACKLEM PT, et al. Effects of elastase-induced emphysema on airway responsiveness to methacholine in rats. J Appl Physiol, 1989, 66:606-612.

[89] KHAN MA, ELLIS R, INMAN MD, et al. Influence of airway wall stiffness and parenchymal tethering on the dynamics of bronchoconstriction. Am J Physiol Lung Cell Mol Physiol, 2010, 299:L98-L108.

[90] NISHIMURA M, MAKITA H, NAGAI K, et al. Annual change in pulmonary function and clinical phenotype in chronic obstructive pulmonary disease. Am J Respir Crit Care Med, 2012, 185:44-52.

[91] HANANIA NA, SHARAFKHANEH A, CELLI B, et al. Acute bronchodilator responsiveness and health outcomes in COPD patients in the UPLIFT trial. Respir Res, 2011, 12:6.

[92] IYER VN, SCHROEDER DR, PARKER KO, et al. The nonspecific pulmonary function test: longitudinal follow-up and outcomes. Chest, 2011, 139:878-886.

[93] JONES PW, AGUSTI AG. Outcomes and markers in the assessment of chronic obstructive pulmonary disease. Eur Respir J, 2006, 27:822-832.

[94] RODRÍGUEZ DA, JOVER L, DRAKULOVIC MB, et al. Below what FEV1 should arterial blood be routinely taken to detect chronic respiratory failure in COPD? Arch Bronconeumol, 2011, 47:325-329.

[95] O'DONNELL DE, REVILL SM, WEBB KA. Dynamic hyperinflation and exercise intolerance in chronic obstructive pulmonary disease. Am J Respir Crit Care Med, 2001, 164:770-777.

[96] CASANOVA C, COTE C, DE TORRES JP, et al. Inspiratory-to-total lung capacity ratio predicts mortality in patients with chronic obstructive pulmonary disease. Am J Respir Crit Care Med, 2005, 171:591-597.

[97] MAHLER DA, HARVER A, LENTINE T, et al. Descriptors of breathlessness in cardiorespiratory diseases. Am J Respir Crit Care Med, 1996, 154:1357-1363.

[98] MAHLER DA. Mechanisms and measurement of dyspnea in chronic obstructive pulmonary disease. Proc Am Thorac Soc,2006,3:234-238.

[99] HOGG JC, MACKLEM PT, THURLBECK WM. Site and nature of airway obstruction in chronic obstructive lung disease. N Engl J Med, 1968, 278:1355-1360.

[100] HOGG JC, CHU F, UTOKAPARCH S, et al. The nature of small-airway obstruction in chronic obstructive pulmonary disease. N Engl J Med, 2004, 350:2645-2453.

[101] MCDONOUGH JE, YUAN R, SUZUKI M, et al. Small-airway obstruction and emphysema in chronic obstructive pulmonary disease. N Engl J Med, 2011, 365:1567-1575.

[102] MITZNER W. Emphysema–a disease of small airways or lung parenchyma? N Engl J Med, 2011, 365:1637-1639.

[103] RETAMALES I, ELLIOTT WM, MESHI B, et al. Amplification of inflammation in emphysema and its association with latent adenoviral infection. Am J Respir Crit Care Med, 2001, 164:469-473.

[104] HOGG JC, CHU FS, TAN WC, et al. Survival after lung volume reduction in chronic obstructive pulmonary disease: insights from small airway pathology. Am J Respir Crit Care Med, 2007, 176:454-459.

[105] LAPPERRE TS, WILLEMS LN, TIMENS W, et al. Small airways dysfunction and neutrophilic inflammation in bronchial biopsies and BAL in COPD. Chest, 2007, 131:53-59.

[106] LINDEN M, RASMUSSEN JB, PIITULAINEN E, et al. Airway inflammation in smokers with nonobstructive and obstructive chronic bronchitis. Am Rev Respir Dis, 1993, 148:1226-1232.

[107] SOLER N, EWIG S, TORRES A, et al. Airway inflammation and bronchial microbial patterns in patients with stable chronic obstructive pulmonary disease. Eur Respir J, 1999, 14:1015-1022.

[108] SETHI S, MALONEY J, GROVE L, et al. Airway inflammation and bronchial bacterial colonization in chronic obstructive pulmonary disease. Am J Respir Crit Care Med, 2006, 173:991-998.

[109] RUTGERS SR, TIMENS W, KAUFMANN HF, et al. Comparison of induced sputum with bronchial wash, bronchoalveolar lavage and bronchial biopsies in COPD. Eur Respir J, 2000, 15:109-115.

[110] ROPCKE S, HOLZ O, LAUER G, et al. Repeatability of and relationship between potential COPD biomarkers in bronchoalveolar lavage, bronchial biopsies, serum, and induced sputum. PLoS One, 2012, 7:e46207.

[111] SINGH D, EDWARDS L, TAL-SINGER R, et al. Sputum neutrophils as a biomarker in COPD: findings from the ECLIPSE study. Respir Res, 2010, 11:77.

[112] FENS N, DE NIJS SB, PETERS S, et al. Exhaled air molecular profiling in relation to inflammatory subtype and activity in COPD. Eur Respir J, 2011, 38:1301-1309.

[113] KOSTIKAS K, PAPATHEODOROU G, PSATHAKIS K, et al. Oxidative stress in expired breath condensate of patients with COPD. Chest, 2003, 124:1373-1380.

[114] COCKAYNE DA, CHENG DT, WASCHKI B, et al. Systemic biomarkers of neutrophilic inflammation, tissue injury and repair in COPD patients with differing levels of disease severity. PLoS One, 2012, 7:e38629.

[115] EAGAN TM, UELAND T, WAGNER PD, et al. Systemic inflammatory markers in COPD: results from the Bergen COPD Cohort Study. Eur Respir J, 2010, 35:540-548.

[116] FONTES JD, YAMAMOTO JF, LARSON MG, et al. Clinical correlates of change in inflammatory biomarkers: The Framingham Heart Study. Atherosclerosis, 2013, 228(1):217–223.

[117] MARQUES LJ, TESCHLER H, GUZMAN J, et al. Smoker's lung transplanted to a nonsmoker. Long-term detection of smoker's macrophages. Am J Respir Crit Care Med, 1997, 156:1700-1702.

[118] ASTHANA A, JOHNSON HM, PIPER ME, et al. Effects of smoking intensity and cessation on inflammatory markers in a large cohort of active smokers. Am Heart J, 2010, 160:458-463.

[119] FRÖHLICH M, SUND M, LÖWEL H, et al. Independent association of various smoking characteristics with markers of systemic inflammation in men. Results from a representative sample of the general population (MONICA Augsburg Survey 1994/95). Eur Heart J, 2003, 24:1365-1372.

[120] MATSUBA K, SHIRAKUSA T, KUWANO K, et al. Small airways disease in patients without chronic air-flow limitation. Am Rev Respir Dis, 1987, 136:1106-1111.

[121] CRAPO JD, BARRY BE, GEHR P, et al. Cell number and cell characteristics of the normal human lung. Am Rev Respir Dis, 1982, 126:332-337.

[122] RUSSELL RE, THORLEY A, CULPITT SV, et al. Alveolar macrophage-mediated elastolysis: roles of matrix metalloproteinases, cysteine, and serine proteases. Am J Physiol Lung Cell Mol Physiol, 2002, 283:L867-L873.

[123] HEGUY A, O'CONNOR TP, LUETTICH K, et al. Gene expression profiling of human alveolar macrophages of phenotypically normal smokers and nonsmokers reveals a previously unrecognized subset of genes modulated by cigarette smoking. J Mol Med (Berl), 2006, 84:318-328.

[124] POLISKA S, CSANKY E, SZANTO A, et al. Chronic obs-tructive pulmonary disease-specific gene expression signatures of alveolar macrophages as well as peripheral blood monocytes overlap and correlate with lung function. Respiration, 2011, 81:499-510.

[125] FUKE S, BETSUYAKU T, NASUHARA Y, et al. Chemokines in bronchiolar epithelium in the development of chronic obstructive pulmonary disease. Am J Respir Cell Mol Biol, 2004, 31:405-412.

[126] WITHERDEN IR, VANDEN BON EJ, GOLDSTRAW P, et al. Primary human alveolar type II epithelial cell chemokine release: effects of cigarette smoke and neutrophil elastase. Am J Respir Cell Mol Biol, 2004, 30:500-509.

[127] SENIOR RM, GRIFFIN GL, MECHAM RP. Chemotactic activity of elastin-derived peptides. J Clin Invest, 1980, 66:859-862.

[128] HOUGHTON AM, QUINTERO PA, PERKINS DL, et al. Elastin fragments drive disease progression in a murine model of emphysema. J Clin Invest, 2006, 116:753-759.

[129] GRUMELLI S, CORRY DB, SONG LZ, et al. An immune basis for lung parenchymal destruction in chronic obstructive pulmonary disease and emphysema. PLoS Med, 2004, 1:e8.

[130] ZHU Z, HOMER RJ, WANG Z, et al. Pulmonary expression of interleukin-13 causes inflammation, mucus hypersecretion, subepithelial fibrosis, physiologic abnormalities, and eotaxin production. J Clin Invest, 1999, 103:779-788.

[131] WANG Z, ZHENG T, ZHU Z, et al. Interferon gamma induction of pulmonary emphysema in the adult murine lung. J Exp Med, 2000, 192:1587-1600.

[132] MA B, KANG MJ, LEE CG, et al. Role of CCR5 in IFN-gamma-induced and cigarette smoke-induced emphysema. J Clin Invest, 2005, 115:3460-3472.

[133] TARASEVICIENE-STEWART L, SCERBAVICIUS R, CHOE KH, et al. An animal model of autoimmune emphysema. Am J Respir Crit Care Med, 2005, 171:734-742.

[134] GREENE CM, LOW TB, O'NEILL SJ, et al. Anti-proline-glycine-proline or antielastin autoantibodies are not evident in chronic inflammatory lung disease. Am J Respir Crit Care Med, 2010, 181:31-35.

[135] BRUSSELLE GG, DEMOOR T, BRACKE KR, et al. Lymphoid follicles in (very) severe COPD: beneficial or harmful? Eur Respir J, 2009, 34:219-230.

[136] AARON SD, VANDEMHEEN KL, MALTAIS F, et al. TNFa antagonists for acute exacerbations of COPD: a randomised double-blind controlled trial. Thorax, 2013, 68:142-148.

[137] RENNARD SI, FOGARTY C, KELSEN S, et al. The safety and efficacy of infliximab in moderate to severe chronic obstructive pulmonary disease. Am J Respir Crit Care Med, 2007, 175:926-934.

[138] ERIKSSON S. Pulmonary emphysema and alpha1-antitrypsin deficiency. Acta Med Scand, 1964, 175:197-205.

[139] GOLDRING IP, GREENBURG L, RATNER IM. On the production of emphysema in Syrian hamsters by aerosol inhalation of papain. Arch Environ Health, 1968, 16:59-60.

[140] FORONJY RF, OKADA Y, COLE R, D'ARMIENTO J. Progressive adult-onset emphysema in transgenic mice expressing human MMP-1 in the lung. Am J Physiol Lung Cell Mol Physiol, 2003, 284:L727-L737.

[141] FORONJY R, NKYIMBENG T, WALLACE A, et al. Transgenic expression of matrix metalloproteinase-9 causes adult-onset emphysema in mice associated with the loss of alveolar elastin. Am J Physiol Lung Cell Mol Physiol, 2008, 294:L1149-L1157.

[142] HAUTAMAKI RD, KOBAYASHI DK, SENIOR RM, et al. Requirement for macrophage elastase for cigarette smoke-induced emphysema in mice. Science, 2007, 277:2002-2004.

[143] SHAPIRO SD, GOLDSTEIN NM, HOUGHTON AM, et al. Neutrophil elastase contributes to cigarette smoke-induced emphysema in mice. Am J Pathol, 2003, 163:2329-2335.

[144] HUNNINGHAKE GM, CHO MH, TESFAIGZI Y, et al. MMP12, lung function, and COPD in high-risk populations. N Engl J Med, 2009, 361:2599-2608.

[145] DEMEO DL, HERSH CP, HOFFMAN EA, et al. Genetic determinants of emphysema distribution in the national emphysema treatment trial. Am J Respir Crit Care Med, 2007, 176:42-48.

[225] BANAUCH GI, BRANTLY M, IZBICKI G, et al. Accelerated spirometric decline in New York City firefighters with alpha(1)-antitrypsin deficiency. Chest, 2010, 138:1116-1124.

[226] WOOD AM, HARRISON RM, SEMPLE S, et al. Outdoor air pollution is associated with rapid decline of lung function in alpha-1-antitrypsin deficiency. Occup Environ Med, 2010, 67:556-561.

[227] TANASH HA, NILSSON PM, NILSSON JA, et al. Survival in severe alpha-1-antitrypsin deficiency (PiZZ). Respir Res, 2010, 11:44.

[228] PARR DG, GUEST PG, REYNOLDS JH, et al. Prevalence and impact of bronchiectasis in alpha1-antitrypsin deficiency. Am J Respir Crit Care Med, 2007, 176:1215-1221.

[229] CHAN ED, ISEMAN MD. Significance of bronchiectasis in patients with alpha1-antitrypsin deficiency. Am J Respir Crit Care Med, 2008, 178:208; author reply 208.

[230] CHAN ED, KAMINSKA AM, GILL W, et al. Alpha-1-antitrypsin (AAT) anomalies are associated with lung disease due to rapidly growing mycobacteria and AAT inhibits Mycobacterium abscessus infection of macrophages. Scand J Infect Dis, 2007, 39:690-696.

[231] LEWIS EC. Expanding the clinical indications for alpha(1)-antitrypsin therapy. Mol Med, 2012, 18:957-970.

[232] STOLLER JK, GILDEA TR, RIES AL, et al Lung volume reduction surgery in patients with emphysema and alpha-1 antitrypsin deficiency. Ann Thorac Surg, 2007, 83:241-251.

[233] SANDHAUS RA, TURINO G, STOCKS J, et al. alpha1-Antitrypsin augmentation therapy for PI*MZ heterozygotes: a cautionary note. Chest, 2008, 134:831-834.

[234] BRANTLY ML, CHULAY JD, WANG L, et al. Sustained transgene expression despite T lymphocyte responses in a clinical trial of rAAV1-AAT gene therapy. Proc Natl Acad Sci U S A, 2009, 106:16363-16368.

[235] YUSA K, RASHID ST, STRICK-MARCHAND H, et al. Targeted gene correction of alpha1-antitrypsin deficiency in induced pluripotent stem cells. Nature, 2011, 478:391-394.

[236] FLOTTE TR, TRAPNELL BC, HUMPHRIES M, et al. Phase 2 clinical trial of a recombinant adeno-associated viral vector expressing alpha1-antitrypsin: interim results. Hum Gene Ther, 2011, 22:1239-1247.

[237] SANDHAUS RA. Gene therapy meets stem cells. N Engl J Med, 2012, 366:567-569.

[238] HIDVEGI T, EWING M, HALE P, et al. An autophagy-enhancing drug promotes degradation of mutant alpha1-antitrypsin Z and reduces hepatic fibrosis. Science, 2010, 329:229-232.

[239] MARCINIAK SJ, LOMAS DA. Alpha1-antitrypsin deficiency and autophagy. N Engl J Med, 2010, 363:1863-1864.

[240] CHANG YP, MAHADEVA R, CHANG WS, et al. Small-molecule peptides inhibit Z alpha1-antitrypsin polymerization. J Cell Mol Med, 2009, 13:2304-2316.

第 41 章

吸烟与戒烟

Stephen I. Rennard

David M. Daughton

背景概要

在古代,美洲原住民发现了烟草(nicotiana tabacum)的用途。哥伦布抵达美洲时,整个西半球使用烟草已经非常普遍了,并且与美洲土著文化融为一体。烟草生产及其贸易是前哥伦布时代的主要经济活动。早期欧洲探险家从美洲原住民那里学会了如何使用烟草,到 17 世纪中叶,烟草已在欧洲广为流行。

尼古丁是烟草植物叶子中最重要的精神活性药物,但并非唯一。它是烟草植物的主要代谢产物,最初可能用于防止昆虫掠食。因为尼古丁是一种有效的昆虫神经毒素,遂用于杀虫剂产品。尽管烟草依赖比单纯尼古丁依赖更为复杂,但尼古丁仍是烟草中主要的成瘾物质。其他精神活性化合物也存在于香烟烟雾中,包括单胺氧化酶抑制剂,这些化合物可能直接作用或与其他精神药物相互作用。此外,习惯性条件反射行为和社交也是吸烟的重要驱动因素。

尼古丁是一种强烈的兴奋剂。1mol 尼古丁比等量可卡因、苯丙胺或吗啡这类诱导兴奋药物效果更强。尼古丁对中枢神经系统(central nervous system,CNS)的影响很复杂,下文将对此进行更详细讨论。尼古丁可以改善焦虑症,减轻疼痛感,缓解抑郁症状,在维持清醒状态的同时产生幸福感,因此吸烟现象十分普遍。与许多削弱认知功能的兴奋剂相比,尼古丁在控制剂量的前提下,可以提高工作效率以及延长集中注意力的时间,并可能有益于认知效应。

尽管烟草有一定益处,但吸烟一直以来备受争议。英国国王 James 在 1604 年写道:"(吸烟)是一种损坏眼睛、伤害鼻子、毒害大脑、危害肺脏的生活习惯,黑色并散发恶臭的烟雾犹如可怕的、无尽的深渊地狱。"1964 年,*The Surgeon General's Report* 概述了吸烟会引起健康问题的可靠证据。至此,越来越多的人控制烟草使用以及关注吸烟带来的健康问题,随着公众态度改变以及公共卫生改善,药物和非药物戒烟方法已取得了实际成效。本章重点介绍戒烟疗法。

尼古丁成瘾

尼古丁对"尼古丁(烟碱)"受体发挥生物学作用,烟碱受体是一种胆碱能受体,其内源性配体是乙酰胆碱。尼古丁受体是一种同型或异型五聚体,结合两个配体分子并形成一个离子通道。人体有 17 个基因编码不同的组件链，产生大量潜在的五聚体，但仅有少数被认为具有生物学作用。大脑内有 9 个 α 和 3 个 β 受体表达，这些受体主要由复合物 α4β2、α3β4 和 α7 等亚基组成。α4β2 复合物包含其他亚基，尤其是 α5、α6 或 β3，这些亚基可以调节包括尼古丁在内配体的作用。(α4)$_3$(β2)$_2$ 受体被认为是尼古丁成瘾的关键，β2 受体敲除小鼠会消除对尼古丁的行为反应，而 β$_2$ 基因突变则可显著提高对尼古丁的敏感性。另外，(α7)$_5$ 受体可以介导尼古丁的一些认知效应，包括感觉门控和学习。与之不同的是毒蕈碱受体，它是另一大类胆碱能受体，是单链 G 蛋白耦联受体，尼古丁对这些受体无作用。

烟碱受体是离子通道，结合尼古丁后，通道渗透性增加。例如尼古丁与 (α4)$_3$(β2)$_2$ 结合可允许钙内流，继之调节神经递质释放。尼古丁的行为反应很可能是多种神经递质相互作用的结果，其中多巴胺被认为是尼古丁效应的主要调节因子。多巴胺是产生愉悦感和奖励感的关键媒介，是强化动物模型自我觅药行为所必需的。因此，认为多巴胺能传导信号是许多成瘾和强迫行为发生的关键机制。另外，尼古丁还能调节其他神经递质的释放，包括谷氨酸和 γ-氨基丁酸（gamma amino butyric acid，GABA）。众所周知，GABA 可抑制多巴胺释放，长期应用尼古丁可使释放 GABA 神经元的敏感性降低；相比之下，谷氨酸可增加多巴胺释放，且敏感性不被尼古丁降低。因此，长期慢性尼古丁暴露可进一步促进多巴胺释放。此外，尼古丁可以使中枢神经系统发生非常持久的改变，如尼古丁对胚胎时期大鼠尼古丁受体的影响会持续到成年期。青春期大脑可能对由尼古丁引起的长期变化特别敏感，这也可能是青少年更容易成瘾的原因。大脑中的持续变化也解释了：即使戒烟后，吸烟者也有复吸的风险，而且一旦复吸，吸烟者会迅速恢复到以前的"稳定状态"，比初始形成吸烟习惯的时间要快得多。

烟草植物的叶子中含有尼古丁。尼古丁是一种弱碱，在酸性环境中会带电荷。许多烟草类型，如雪茄和咀嚼烟草，经碱化后就可以使尼古丁不含电荷，从而更容易通过颊黏膜吸收。因此，吸雪茄者不需要吸入就可达到血液所需的尼古丁水平。吸普通香烟的过程较为复杂，吸入的空气通过香烟燃烧端加热，在热气流穿过整支香烟时，其间的尼古丁会被加热挥发。当混合物冷却，凝结在烟雾颗粒上的尼古丁形成尼古丁气溶胶。传统设计的香烟可以使这些颗粒大小正好能到达肺泡结构。不带电荷的尼古丁呈脂溶性，可以经肺泡迅速吸收进入肺毛细血管，达动脉循

环。因此，吸入的尼古丁可在约 1/2 循环时间或 15～20s 内到达脑部。尼古丁以其中性形式很容易地穿过血脑屏障，发挥其精神活性作用。因此，香烟是非常有效地将尼古丁输送给大脑的方法，并允许吸烟者能够精准控制药物（即尼古丁）的剂量。

吸收后，尼古丁分布到全身各个部位，其浓度水平在动脉和静脉之间明显不同，并且在停止吸烟后迅速下降。在体内，尼古丁可通过几种酶分解代谢，其中 CYP2A6 最为重要，可将尼古丁氧化为可替宁，然后将可替宁转化为羟可替宁。尼古丁也可以被 CYP450 酶选择性氧化，并且可以通过葡糖醛酸化被灭活，排出体外。尼古丁代谢酶的基因变异会影响吸烟行为。在正常代谢过程中，尼古丁半衰期约为 2h。如果持续吸烟，尼古丁水平会持续上升。理论上，尼古丁水平不断增加可使烟碱受体完全饱和。在这种情况下，吸烟行为主要取决于条件反射，并非尼古丁本身的精神药理作用。相反，尼古丁水平在夜间下降，尼古丁水平下降可引起早期戒断反应。由于低水平尼古丁可以让烟碱受体处于未结合状态，因此，早上第一支香烟会产生很大的精神动力效应。这一点得到吸烟者的广泛认可，他们经常会说，"最愉快"的香烟是早上第一支香烟。因此，从晨起到开始吸第一支烟所需的时间可以作为衡量成瘾性标准，时间越短提示烟瘾越强。觉醒后 30min 内吸烟是 Fagerstrom 问卷中关于尼古丁依赖的关键问题。

一系列证据支持吸烟行为受遗传因素影响。双胞胎研究表明，在吸烟个体差异中，遗传因素占 50% 左右。值得注意的是，戒断症状似乎也显示遗传基础。候选基因研究和全基因组关联研究已经证明许多基因在其中发挥作用。虽然许多候选基因研究的结果并不一致，但均发现 15 号染色体的一个区域内有一个异常强烈的信号与吸烟行为有关，而且 15 号染色体包含了 3 种尼古丁受体基因。慢阻肺患者的这一区域也与吸烟强度（每天吸烟量）有关，这表明吸烟程度可能与成瘾强度相关。这个区域不仅与吸烟行为相关，还与几种吸烟相关的疾病风险紧密相关。候选基因不仅参与多巴胺通路，还参与其他神经递质通路以及与长期记忆和神经适应性有关的多种细胞黏附分子表达。

尼古丁代谢酶的遗传变异颇受关注，绝大多数研究业已证明，吸烟者 CYP2A6 发生变异后，尼古丁代谢会变得缓慢，使其吸烟量减少，即可维持体内较低水平可替宁和一氧化碳。与吸烟水平减少一致，一些研究已经表明尼古丁代谢缓慢者发生癌症的风险降低。类似研究也表明，吸烟数量相同情况下，具有代

谢缓慢单倍体基因个体的肺功能优于具有代谢迅速基因个体的肺功能。

就理论而言，血液中尼古丁水平下降缓慢与尼古丁代谢缓慢相关，使这些个体不太可能出现戒断症状。此外，尼古丁持续存在可能会降低吸烟"奖励感"，从而增加了代谢缓慢者戒烟的可能性；实际上，临床试验中代谢缓慢者戒烟率也较高。但是另一方面，尼古丁代谢缓慢吸烟者的尼古丁水平可能更高，也更持久。一项针对青少年的前瞻性研究结果显示，尼古丁代谢缓慢人群成为规律吸烟者的风险是尼古丁代谢正常人群的3倍。

吸烟比尼古丁成瘾更复杂，条件行为也起了关键作用。吸烟者一般每支烟吸10口，每天吸烟量1.5包者将吸烟300口，每年吸烟量可超过10万口。此外，吸烟经常会反复发生于类似场景，如饭后、情绪激动、无聊、悲伤或特定社会环境等。因此，吸烟会与这些情景相关联，可暗示诱导吸烟行为。而且，尼古丁既增加了条件反射的强度，也增加了它的持久性。因此，烟草依赖不仅涉及尼古丁成瘾，还涉及尼古丁促进的条件行为和养成的习惯。这些条件行为可能会持续很久，成了复吸的主要因素。

尽管吸烟常在成年后开始，但烟草成瘾最常开始于儿童后期或青春期。历史上，美国吸烟习惯的高峰是在青春期形成。在20岁之前没有养成吸烟习惯的人，也不太可能在成年后形成吸烟习惯。烟草制造业熟知吸烟启蒙人口学特点，精心设计了促进特定品牌香烟的营销活动，使包括幼儿园儿童在内的受众人群也能非常清晰地识别香烟品牌，促使美国青少年去选择特定品牌的香烟。目前禁止儿童可能看到的媒体上播放烟草广告正是因为儿童对这些营销活动的"易感性"。由于大多数吸烟尝试是发生在与同伴相关的社会环境中，吸烟的社会环境是吸烟启蒙的一个关键因素。

大多数儿童吸烟是始于偶然，但在几年之内，便可能形成固定习惯，其特点通常是每天只抽几支烟。如上所述，由于代谢缓慢者体内尼古丁含量更高和持久性更长，可能更容易成瘾。吸烟数量通常会在开始8~10年逐渐增加。个体之间存在重要差异，表明吸烟者之间存在生物差异。一些吸烟者很快就会达到"完全上瘾"，相比之下，约15%吸烟者被称为"社交吸烟者"，只是断断续续抽烟，可能不会完全上瘾。

吸烟在精神疾病患者中更普遍，包括抑郁症、焦虑障碍和认知障碍（如精神分裂症）以及其他药物依赖等。但吸烟和这些疾病的关系并不清楚，因为尼古丁具有一定的抗抑郁和抗焦虑作用，有人认为一些有情绪障碍者可能会用吸烟来"自我治疗"，也有人认为

吸烟和精神疾病可能有共同的遗传风险因素。另一种可能性是，早年吸烟可能导致中枢神经系统改变，引起精神疾病，吸烟常先于精神疾病首次发作，也支持这一理论。但无论是什么机制，精神障碍都可能使戒烟过程复杂化。

一旦吸烟者"完全"成瘾，香烟的消耗量通常保持不变。值得关注的是，吸烟者似乎会调整每次尼古丁的摄入量和吸烟数量。如果可以随时补充尼古丁，吸烟者往往会减少每次尼古丁的摄入量。如果吸烟受限，如减少香烟数量，吸烟者将改变其吸烟方式，如通过深大吸烟来维持相对稳定的尼古丁摄入量。与之类似，尿液酸化会增加尼古丁从尿液中排出，而碱化则减慢尼古丁在尿液中清除，相应地，体内尼古丁摄入量也会随之增加或减少，即使吸烟数量没有变化。当然，吸烟者还可以调整吸烟的方式，即吸烟深度、持续时间和数量，从而改变尼古丁摄入程度。由于尼古丁使用量存在自我调节，低尼古丁含量的香烟并不会降低尼古丁消耗，这说明尼古丁成瘾和条件反射性行为共同影响吸烟的复杂过程。

戒断症状的发病机制并未完全明了，但一般认为一些戒断症状与血液尼古丁水平降低到某阈值以下有关。尼古丁代谢波动影响症状发作的时间。例如，由于睡眠影响尼古丁摄入，一些吸烟者晚上可能会出现尼古丁戒断症状。尼古丁类似物可以通过维持尼古丁血液水平来减轻戒断症状，这也是应用尼古丁类似物作为辅助戒烟的理论基础。此外，某些特定症状的易感性可能也取决于遗传因素。

吸烟是公共健康问题

吸烟是一个重大的公共健康问题，也是大多数预防性疾病的重要危险因素。美国由吸烟导致的死亡人数估计每年超过40万人，并已持续多年。这一数据超过了其他特定原因造成的死亡人数。吸烟引起的健康负担与吸烟率相当。因此，在吸烟率普遍上升的发展中国家，尤其是青年和中年男性等特定人群，吸烟相关性疾病会越来越普遍。在美国，全面烟草控制计划已经降低了吸烟流行率，烟草相关疾病的负担也开始下降。吸烟可以通过多种机制引起疾病，其他章节将对此进行阐述。然而，一些病理生理效应在停止吸烟后仍然存在，因此，吸烟相关疾病仍将是未来几十年里的主要健康问题。

自从Luther Terry医生在1964年发表了第一份美国卫生局关于吸烟与健康的报告后，美国成人吸烟率已从40%下降到20%以下。控烟意识在世界范围内

有所增强,禁烟在公共建筑、工作场所和公共交通工具中已经变得普遍。1984 年,美国卫生局局长 C. Everett Koop 宣称,美国第一个卫生目标是到 2000 年实现无烟社会。尽管这一目标没有实现,但人们已逐渐认识到公共卫生举措的重要性。美国成人总体吸烟率在持续下降足以说明这一点。美国的"健康人民 2010"计划旨在实现更实际的目标,即将成人吸烟率减少到 12%。这个目标是否能达成还有待确定,不过它仍然强调了无烟社会的重要性。吸烟人数减少最多的是那些实施全面控烟计划的各州,这说明了现有干预措施是有效可行的。

控制吸烟相关疾病的公共卫生途径从社会因素着手,社会因素是吸烟启蒙和维持的关键。一个孩子最初尝试吸烟的经历与个体对吸烟的态度同样重要,吸烟者"形象"、同辈压力、父母吸烟以及香烟是否顺手可得对一个人的吸烟行为均有影响。社会态度可以非常有效降低某些人群的吸烟率,因此,要支持公共场所限制吸烟,并且努力使吸烟"非正常化"。

从美国早期开始,烟草制品的广泛使用已经很好地融入了全世界现代文化。烟草行业市值数十亿美元。在一些地区,烟草是重要的农业经济作物。另外,制造业中烟草也非常重要。烟草制品的制造、运输及销售在全球范围内雇用了许多员工。烟草制品税收已成为许多政府重要的支持手段。因此,烟草使用量的任何变化所产生的经济影响都可能远远超出其对卫生健康的影响。

烟草不仅具有经济作用,而且具有文化意义。在某些美洲原住民部落,烟草还具有宗教意义。在其他某些群体中,烟草使用也反映强烈的文化"形象",这种形象往往是烟草业直接推广其产品而形成的。广告宣传吸烟者常是粗犷型独立阳刚的男性形象或成熟独立的女性形象。这些吸烟形象虽然起源于广告宣传活动,但不可低估其对营销计划的影响效应。这些形象出现在电影等媒体中可能有助于促进吸烟宣传。因此,限制相关广告可作为公共卫生举措中烟草控制的组成部分。但无论怎样,香烟确实包含着特定的文化意义,试图将吸烟作为公共卫生问题加以管理时,必须考虑其相关的社会和经济影响。

美国为了解决烟草使用对公共卫生的影响,于 1998 年签署生效一项大和解协议(Master Settlement Agreement),以弥补各州因吸烟相关疾病导致的医疗补助支出的损失,并作为对烟草业欺诈行为的罚款措施。美国四家主要烟草公司同意在 25 年内向 46 个州支付 2 060 亿美元,供各州视情况使用。四个州此前已经分别实行了这一协议。然而,许多州从一开始就没有利用这笔资金进行烟草控制,而是利用它来填补预算赤字或支持其他计划。该协定还禁止宣传针对青年的香烟广告,并允许访问烟草业文件。基于目前对引起吸烟成瘾复杂因素的认识,这些方法具有其合理性,但由于其复杂性,也存在争议。随着社会和公共卫生干预措施的不断发展,引发的相关争论也会持续进行。

预防吸烟 如上所述,吸烟启蒙是一个常见的儿童问题。尽管存在社会和遗传因素,但一些儿童开始吸烟的确切原因仍不完全清楚。目前,多达 40% 美国儿童想尝试吸烟,其中 1/4 最终将在 12 年级前吸烟。这归结于许多因素,其中儿童所处的社会环境及其对吸烟的态度有很大影响,包括吸烟的父母、朋友和同龄人行为发挥的榜样作用。对吸烟的态度似乎是促使人们开始吸烟的重要因素,这至少在一定程度上取决于广告和营销计划,禁令广告的效力也在于此。然而,吸烟的原因并不完全是环境因素所致,一些调查研究(见上文)表明遗传学基础也是原因之一。这些概念为减少吸烟启蒙的干预措施提供了依据,诸如改变社会环境,参加体育活动也可降低吸烟率。

限制吸烟启蒙的第二种方法是限制向未成年人出售烟草制品。尽管许多州对烟草销售有法律限制,但这些法律在许多情况下没有得到执行。积极的执法会减少对未成年人香烟销售,从而降低年轻烟民尝试性吸烟和长期吸烟概率,但这些措施的总体效果还不明确。为了使这些措施行之有效,必须在社区内统一严格执行,必须使未成年人无法使用自动售货机获得烟草。另一个限制未成年人吸烟的方法是征税。增加香烟的价格可降低其消费,这可能主要对成瘾性小的吸烟者有效,但这种烟草"弹性"消费的做法目前存在争议。由于青少年可支配收入较少,这些措施在青少年中收效可能更大。一些分析结果也支持通过提高香烟价格,特别是税收,来减少吸烟启蒙和吸烟率,但很难从方法学上去评估其具体效力。

因为年轻成人仍存在开始吸烟的危险,限制向未成年人销售烟草的措施可推迟初始吸烟年龄;与此同时,如能采取相应平行措施来减少年龄较大的少年和年轻成人开始吸烟,可更有效推迟初始吸烟年龄。目前的数据表明,从开始努力减少吸烟启蒙以来,中学生的吸烟行为稳步下降(图 41-1)。同时,年长者吸烟率也没有相应增加,这支持了预防吸烟是一项合法且可实现的公共卫生目标。尽管很难确定具体公共卫生举措的有效性,但有证据表明,基于人群的预防措施可以降低吸烟率,这在方案全面实施的州已有很大获益。

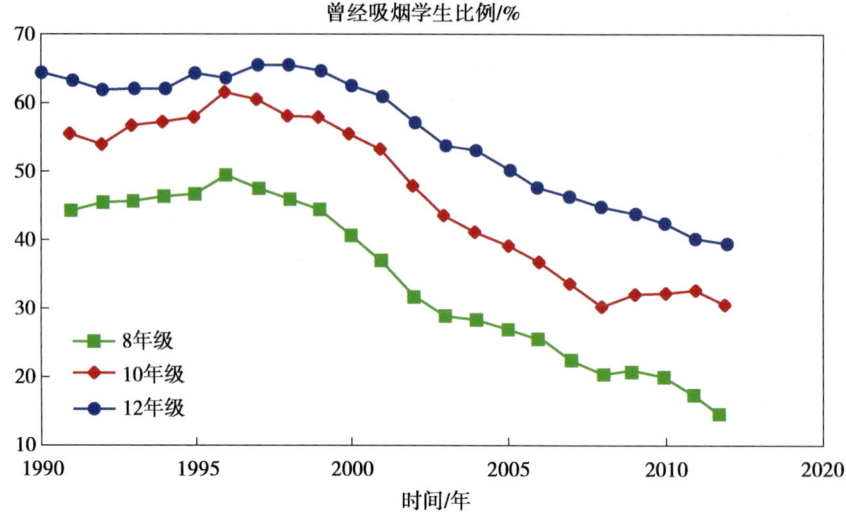

图 41-1　美国青年中曾经吸烟者的比例。资料来源：JOHNSTON LD，O'MALLEY PM，BACHMAN JG，et al. Decline in teen smoking continues into 2012. Monitoring the Future Press Release. Ann Arbor：University of Michigan News Service，2012.

戒烟

■ 背景与一般流程

不应把吸烟视为"习惯"或"生活方式的选择"，吸烟应视为成瘾性疾病。估计有75%的美国人希望戒烟，但只有3%能实现长期戒断，这表明成瘾的非自愿性。业已显示吸烟应视为慢性复发性疾病，"尝试戒烟"仅是一种诱导缓解方式，戒烟者始终存在复发危险，治疗目标就是尽可能延长缓解间期，临床医生需要时刻准备对复吸者进行重新诱导缓解。在这种情况下，"戒烟"者应积极监测，不应将复吸视为"治疗失败"。在这一模式下，吸烟的健康危害应被视为吸烟的次级效应。吸烟有害健康，戒烟有益健康，是"总医官报告（the Surgeon General's Report）"（2014）的主题。

目前建议患者每次访视时要评估吸烟和戒烟意愿。戒烟的成功可能与促使患者愿意考虑戒烟的急性事件有关（参见下文"变化期"相关内容）。即使急性事件与吸烟没有直接关系，这种急性动机也可能存在，临床医生应该好好利用这些机会。相反，不询问吸烟史会产生一些负面影响。如果不询问吸烟史，则被认为会传递3种信息：①医生不关心患者是否抽烟；②医生不能提供有效的干预；和/或③医生不认为患者能够成功戒烟。所有这些"无声信息"都会对做出决定的戒烟者产生负面影响。成功戒烟和避免复吸的关键在于对某一行为的认可和控制感。不询问吸烟史会无意中削弱患者的掌握感，产生不良后果。此外，许多患者并不知道现有的戒烟疗法，提供适当的

信息可以增加其尝试戒烟的动机。应尽可能鼓励不愿意戒烟的吸烟者戒烟，可提供一些具体信息，并提醒他们未来将会再次讨论这个问题。

尝试戒烟的方法

尝试戒烟的方法与诱导癌症缓解的方式相似。每位患者都应该给予最佳的、实现缓解的机会。一般来说，这需要两种干预措施，即非药物方法和药物治疗。这两种方法常需同时优化使用，以提高成功率。

评估

与任何复杂疾病的管理一样，吸烟者应给予初步有条理性的评估。应该评估戒烟的动机或理由，并评估患者对戒烟的信心，即自控力。对于目前对戒烟不感兴趣的患者，目标很简单：帮助他们转变观念，以便能够戒烟。对于一些人来说，提供有关健康风险的信息可能就可以了，而对于另一些人，则还需要提供有效干预措施的信息。

可以使用 Fagerstrom 尼古丁依赖测试量表来评估成瘾强度（表 41-1），其中最重要的问题是吸第一支香烟的时间。吸烟者在醒来后 30min 内吸烟，通常提示重度尼古丁依赖，这些患者和 Fagerstrom 评分≥7 者有可能从尼古丁替代疗法（nicotine replacement therapy，NRT）或伐尼克兰（varenicline）中获益。相比之下，如果 Fagerstrom 评分较低的患者能够长时间（>4h）面对无烟环境，而且不会引起不适戒断症状，则可能不需要 NRT，给予这些个体药物治疗是否获益尚不明了。

通过回顾过去的戒烟经验，可以发现许多患者会有一系列的预先尝试经历。有戒断症状者，戒烟难度

表 41-1　Fagerstrom 尼古丁依赖测试量表的项目与分值

问题	答案	分值
1. 在你睡醒后多长时间你会吸第一支香烟	5min 以内	3
	6~30min	2
	31~60min	1
	60min 以后	0
2. 在禁止吸烟场所(如教堂、图书馆、电影院等),你是否发现自己难以控制吸烟	是	1
	否	0
3. 哪一支香烟是你最讨厌戒掉的	早上第一支	1
	其他所有	0
4. 每天你吸入几支香烟	10 支以内	0
	11~20 支	1
	21~30 支	2
	31 支以上	3
5. 在睡醒后第一个小时内,你吸入的香烟量是否超过当天其他时间吸入的香烟量	是	1
	否	0
6. 如果你感觉非常不适,一天的大部分时间都在卧床,你是否还会吸烟	是	1
	否	0

获 K. O. Fagerstrom 授权使用。

较大,应该做好应对戒断症状的准备,可以应用药物来减轻戒断症状的强度。对使用某种方法戒烟后又复吸者,该方法可能再次成功,在这些情况下,干预措施应以减少复吸风险为指导原则。

■ 非药物方法

非药物方法为吸烟者提供了指导和支持,使他们的戒烟尝试取得进展。如果支持有效,可能会改善药物治疗的依从性,并对治疗发挥协同作用。此外,条件反射即暗示性驱动的行为,主要是通过完整的行为策略完成。这通常需要个人访谈来定义个人的吸烟模式,这些模式还可以帮助识别是否会增加复发风险。一般来说,戒烟成功率随着支持力度的增加而增加,但大多数吸烟者拒绝转向强化方案,只接受办公室环境下的支持。本节的其余部分概述了常用方法。

变化期和戒烟

变化期(Stages of Change)模型对指导行为支持非常有效。Prochaska 和 DiClemente 教授把戒烟分为 5 期:考虑前期、考虑期、准备期、实施期和维持期。对戒烟者而言,这些期是循序渐进的。考虑前期,吸烟者对于戒烟并不感兴趣,并对直接干预没有反应;考虑期,吸烟者开始考虑戒烟,并开始接受医生关于吸烟有害和戒烟获益的建议;准备期,吸烟者开始积极准备戒烟;实施期,包括最初的禁欲期和 6 个月的戒烟期;维持期,从戒烟后的 6 个月开始。在最初尝试戒烟过程中,很少有吸烟者能一次性成功通过上述各阶段。在实现完全戒烟之前,上述各阶段可能会重复若干次。因此临床医生必须持续鼓励患者并支持重复尝试戒烟。

美国癌症研究机构推荐的吸烟干预模型部分基于其支持的 5 个研究项目,纳入超过 30 000 位患者,并随后由公共健康服务机构进行推广。这种方法归纳为"5 个 A",强调医疗专业人士应询问(Ask)患者的吸烟状态,评估(Assess)他们对于戒烟的意愿度,建议(Advice)他们停止吸烟,帮助(Assist)他们努力戒烟,并安排(Arrange)随访来支持他们戒烟。这种方式主要利用简单的干预技巧,并强调医生在戒烟过程中要做好引导者的角色。

一些研究评价了单纯建议的作用,meta 分析显示,有限的干预对患者获益虽小但具有显著意义。医生的意见无论对门诊患者还是住院患者都是有用的,书信、电子邮件和电话都是有效的方式。

团体心理辅导

商业机构和志愿者健康组织对戒烟者提供了一些团体心理辅导。这些项目在内容和形式上都有相似之处,包含讲座、小组互动、对于某种习惯的自我认识,通过逐步减少吸烟数量直至某一天彻底戒烟、逐渐培养应对复吸的技能并给予预防复吸的建议。通常由志愿者健康组织赞助的一些集体心理辅导项目对吸烟者最具性价比。然而,这些项目一般只局限于为数不多的大城市。为期一年的团体咨询项目成功率通常为 15%~35%。戒烟高成功率很可能受选择偏倚的影响,也就是说,所招募的参与者可能更有戒烟意向。

吸烟逐减与骤停对比

逐渐减少吸烟量似乎更容易被吸烟者所接受,可能对部分吸烟者有效。然而,当吸烟者试图减少他们的香烟量,血液尼古丁达到阈值以下时,逐渐减少可能会给吸烟者带来压力,在这个阶段,吸烟者可能会开始出现戒烟症状。这时候,许多逐渐戒烟者不会长时间忍受因戒烟带来的不适感,而是会逐渐回到以前习惯吸烟的水平,从而导致戒烟失败。逐渐戒烟的负面影响之一是这种方法可以强化吸烟者对香烟潜在需求的信念,也就是说,它会削弱自我效能感。在这种情况下,联合使用药物达到快速戒烟可能有利于防止戒断发生,但 FDA 未批准所有戒烟药物应用于此方法。吸烟骤停往往是有压力的,并可能出现戒断症状。然而,在完全禁烟的几周内,骤停吸烟者对香烟的渴望比逐渐戒烟者要少,而且不易复发。逐渐减少吸烟通常是许多团体戒烟项目的组成部分,被用于通向目标戒烟日的准备期。

患者教育技巧

多年来,吸烟被认为是一种社会或心理习惯。因此,戒烟能力被视为衡量个人动机和心理意志力的一个指标。中止吸烟的动机,加上充足的心理干预,被视为成功戒烟的原动力。因此,如果吸烟者可以接受有关吸烟健康风险的教育,理论上他们可以有更足够的积极性和心理意愿来戒烟,但也不能对戒烟教育所带来的预期收益过于乐观和简单化。辅助戒烟的教育项目并不尽如人意,长期戒烟的失败率高。尽管如此,有关吸烟的教育仍被视为有益的活动,因为教育可以为患者提供一些信息,解决其所感兴趣的问题。在这方面,如上所述,成功的一个主要预测因素是"自我效能",即患者认为自己可能获得成功的感觉。提高自我效能的教育应该是一个治疗目标。

其他模式

戒烟催眠的目的是使吸烟者改变意识状态,提高戒烟能力。对照研究显示,催眠一般不能达到长期的戒烟疗效。荟萃分析结果显示催眠治疗对戒烟的效果不一,有的有效,有的无效。吸烟是一种习得反应,厌恶性条件反射可以通过创建吸烟与负面感觉之间的关联来消除这一反应。设计不佳的厌恶性条件反射会使吸烟者不适,因此现在很少应用这一方法,但仍不能排除其治疗获益。现在也提倡针灸治疗,但以"假"针灸为对照的临床试验尚未发现有明确疗效。荟萃分析尚无确定性结论,但提示可能有效。

可用的资源

用于支持戒烟的资源因社区而异。一些社区可以提供可用的团体戒烟项目,而有些社区则没有。目前,包括美国和加拿大在内的许多国家都能提供免费戒烟服务。电话咨询是一种有效的吸烟干预。因此,临床医生应该鼓励每位已有戒烟意愿者使用国家戒烟热线(如在美国 1-800-Quit-Now)。另外,通过互联网可以获得额外支持,吸烟者可以选择通过互联网获得即时消息或电话与专家交谈。这两种方法旨在为吸烟者提供个性化戒烟计划,大多数临床机构都具备

这些服务。

■ 药物治疗

目前有 3 类药物,即尼古丁替代品、安非他酮和伐尼克兰,被批准用于帮助戒烟。此外,有指南支持另外两种药物(可乐定和去甲替林)可作为二线用药,但属于超说明书用药。还有一些其他药物正在积极研究之中,并显示了良好前景。如上所述,非药物支持和药物治疗联合优化,提高了戒烟的成功率。本节其余部分总结了目前可用的药物疗法。

尼古丁替代疗法

5 种尼古丁替代疗法(nicotine replacement therapy,NRT)已批准用于帮助戒烟,其中含片、口香糖制剂和透皮给药系统为非处方药(over the counter,OTC),鼻腔喷雾剂和尼古丁吸入剂为处方药。其他尼古丁制剂,包括尼古丁牙签和电子香烟,已经作为消费品开发和销售。上述制剂在戒烟方面的有效性和安全性尚未确定。在使用 NRT 的同时吸烟可能会有潜在危害,FDA 最初警告在吸烟的同时慎用 NRT。但因为戒烟的好处大大超过了潜在危害,FDA 最近(2013 年 4 月)取消了同时应用 OTC 配方的警告。

NRT 通常在计划戒烟日开始,取代从香烟中吸收的尼古丁,从而减轻戒断症状。然而,吸烟者仍会经历低强度的戒断症状。临床试验显示,与安慰剂相比 5 种已批准的药在单独使用时,戒烟率可增加 2 倍。一项研究显示口香糖制剂、吸入剂和鼻喷雾剂之间的疗效相近,但其药代动力学存在一定差异。透皮给药系统提供最慢的尼古丁输送途径,但可以全天保持稳态水平,其他配方则需间断给药。一种常见的做法是将透皮给药系统与另一种制剂联合使用,组成"贴剂+"方案。这使得吸烟者在欲望强烈时可临时增加尼古丁用量。临床试验数据显示,与单药治疗相比,联合治疗的戒烟成功率更高。

尼古丁口香糖制剂 是第一个获得 FDA 批准的 NRT,现有 2mg 和 4mg 两种规格,为 OTC 药物。在尼古丁口香糖制剂中,尼古丁与含有缓冲剂的树脂结合,可减少尼古丁通过颊黏膜转运。咀嚼速度也会影响尼古丁的释放速度。另外,酸性食物或饮料可将尼古丁碱转化为带电荷的尼古丁盐,不穿透口腔黏膜。为了促进静脉循环吸收,含尼古丁的唾液必须尽可能长时间保留在口中。如果吞咽,尼古丁会引起胃部局部刺激。吸收进入门静脉循环后,肝脏的首过效应会降低血液中尼古丁水平。如果咀嚼正确,吸收逐渐发生,约 30min 后血液浓度达到高峰。使用 2mg 尼古丁

口香糖制剂与低于习惯性吸烟量 40% 所产生的血液尼古丁浓度相当。推荐 4mg 剂量用于重度吸烟患者或 2mg 剂量但出现戒断症状的人群。固定剂量方案通常比随意剂量方案更有可能获得成功，也许是因为前者可以使血液尼古丁水平更高。普遍的建议是，戒烟前 6 周，吸烟者每 1~2h 使用一片口香糖，6 周以后逐渐减量。许多吸烟者需要在长时间持续使用口香糖来缓解欲望，有些吸烟者可以使用足够口香糖来解决尼古丁成瘾。

尽管在临床试验中有效，但在临床实际情况中，尼古丁口香糖辅助戒烟的成功率并不高。这可能部分因为口香糖咀嚼的方法不规范。口香糖的不良反应包括局部不良反应：颞下颌关节疾病、口腔矫治器损伤、下颌疼痛、口腔刺激或溃疡，以及流涎过多；以及吞咽尼古丁的影响，如呃逆；吸收尼古丁后的全身不良反应，如恶心、呕吐、腹痛、便秘、腹泻、心悸和头痛。牙齿不好或有口腔矫治器损伤的人士不推荐使用。

尼古丁香糖含片 尼古丁香糖含片也可以用作"非处方药"。不需要咀嚼，但酸性食品和/或饮料会影响药物吸收。药物剂量、吸收和持续时间类似于尼古丁口香糖制剂，因为不需要咀嚼，所以含片不会引起颞下颌关节疾病或口腔矫治器损伤的问题，其他不良反应与口香糖相似。

尼古丁透皮给药系统 透皮贴剂的主要优点是既易于使用，又可控制药物输送速度。目前有几种非处方药。一般来说，它们产生的尼古丁血液浓度为习惯吸烟量 30 支/d 左右香烟产生尼古丁浓度的 40%~50%。尼古丁透皮给药系统已被多次证实可减少戒断症状，提高戒烟率。与尼古丁口香糖制剂不同，初级保健机构中应用尼古丁透皮给药和尼古丁含片均可提高戒烟成功率。这种差异可能是由于透皮贴剂易用。其疗程因产品而异，但可能需要至少 4 周以实现长期戒烟。

贴剂通常在夜间使用，这样当吸烟者醒来时会提供一定程度的尼古丁。通常情况下，清晨是复吸的高风险时间，因为低尼古丁水平不仅与戒断症状有关，并且可能增加吸烟效果。但是，夜间补充尼古丁可能会扰乱睡眠，特别是会产生一些十分生动的梦境或失眠。目前尚未观察到自发性长期使用透皮贴剂的病例，这表明使用该方案给予尼古丁非常缓慢，并不足以维持其成瘾性。此外，也许是由于部分替代尼古丁，大多数吸烟者在戒烟的头几天仍然会出现一些戒烟症状。与戒毒相比，这些戒断症状可能并不严重，有些患者会试图应用贴剂同时吸烟。曾有担心使用透皮贴剂同时吸烟会增加心脏病风险，但尚未得到证实，事实上，减少吸烟可能会减少心脏事件。

尼古丁吸入器 尼古丁吸入器是一个含尼古丁塑料准纳器，其形状与口腔相适应，大小与香烟相似，在吸入空气时，装置中的尼古丁便释放出来。由于颗粒直径太大，尼古丁不能有效地输送到肺部，而是通过沉积颊黏膜再吸收，产生与尼古丁含片类似的药代动力学。血液中尼古丁水平取决于吸入频率，一般是传统吸烟者的 1/3 左右。常用给药量是 6~16 支/d，连续 6~12 周，然后逐渐减少。因为使用吸入器涵盖了许多与吸烟有关的行为，包括准备装置、口腔刺激和吸入等，对于这些行为具有特别强烈条件反射的吸烟者来说，可能会特别有效。除了和尼古丁含片类似的不良反应之外，吸入器可能引起咽喉和口腔刺激，并可能引起气道敏感个体发生支气管痉挛。

尼古丁鼻喷剂 鼻腔喷雾将尼古丁输送到鼻腔黏膜并在此被吸收。它具有目前可用尼古丁替代制剂中最快速的药代动力学，但不能再现香烟的感觉，同时鼻腔刺激症非常普遍，尤其是在开始治疗时。推荐剂量是 1~2 次/h，喷雾 3 个月，最多 80 次/d。因为喷雾剂可以输送大量尼古丁，所以对于重度吸烟者可能特别有效。但是，它可能有尼古丁过量风险，并可能长期成瘾。

联合治疗 尽管没有被药物管理机构批准，尼古丁替代品的各种组合可以用于需要更高剂量的特定人群。业已证明透皮给药系统与即时给药相结合的方案可以增加戒烟成功率，因此，该方案在部分情况下被推荐为初始治疗方案。

安非他酮

安非他酮被批准作为一种抗抑郁药，它也可以作为戒烟的辅助药物。目前认为该药物通过多巴胺能和去甲肾上腺素能信号通路发挥作用。同一化学成分在治疗抑郁症和辅助戒烟方面的商品名不同，这具有临床实用性。首先，保险赔付往往需要适当的诊断；其次，要注意不要将其中一个商品名的安非他酮处方给已经服用其他商品名的安非他酮的患者，否则可能导致剂量过量。

在临床试验中，安非他酮的戒烟率是安慰剂的 2 倍。安非他酮可以使有抑郁症病史的受试者获益，尼古丁替代疗法则不能使他们获益，这表明安非他酮可能是这类人群的优先选择。尼古丁替代物与安非他酮联合治疗结果显示，联合治疗优于单独使用任一种药物。

目前推荐的剂量为 150mg/d，连续 3d，然后 2 次/d，每次 150mg,由于药物缓慢排出,6~7d 后达到稳定状态。因此,戒烟日期应安排在治疗 1 周后,以达到稳态血液浓度。由于 150mg 1 次/d 的剂量几乎与 150mg 2 次/d 的效果一样,许多临床医师常规使用较低剂量。目前合适的疗程尚不确定,临床试验批准的基础疗程为 7 周,但通常疗程仍为 12 周。随着治疗时间延长,戒烟率增加,治疗一年比治疗 7 周的戒烟率更高。

该药一般耐受性良好。最常见的不良反应是口干、失眠、烦躁和头痛。与尼古丁替代相结合,可能增加高血压风险。安非他酮降低了癫痫发作阈值,有报道称癫痫发作风险为 0.1%。由于癫痫发作阈值降低,安非他酮禁止用于癫痫发作患者、神经性厌食症或贪食症患者。

2008 年,FDA 首先指出,安非他酮和伐尼克兰(见下文)与自杀事件有"可能的联系"。由于考虑到戒烟的益处超过了潜在的风险,并未让药物退出市场。然而,这两个标签现在都标记了黑匣子警示,提示患者及其护理人员应该警惕神经精神症状,应监测患者的行为、敌意、激动、情绪低落、自杀意念和自杀企图等。大多数临床医师常规在患者戒烟日之后 3~7d 进行重新评估,主要为监测不良反应并为戒烟尝试提供额外的支持。第二次访问已经证明可以大大改善成功率。

伐尼克兰

伐尼克兰(varenicline)为(α_4)(β_2)烟碱受体的部分激动剂。因此,它可以部分激活受体,从而减轻戒断症状。另外,通过占据受体,可以削弱尼古丁的作用,从而降低与尼古丁相关的奖励和强化作用,这对防止戒烟后复吸格外重要。这两种效应均获得临床试验证据的支持。与安慰剂相比,伐尼克兰戒烟的成功率可以提高 2~4 倍。另外,与安非他酮相比,头对头试验已经证明了伐尼克兰的优越性。伐尼克兰与 NRT 对比数据更少,尽管最近的荟萃分析未能显示出差异,但仍不能排除伐尼克兰的优越性。

伐尼克兰通过口服给药。通常以 0.5mg 1 次/d 起始 3d;接着 0.5mg 2 次/d,持续 4d;然后 2 次/d,每次 1mg,持续 3 个月。治疗持续 3 个月后戒烟者,如果再延长服用 3 个月可更有效降低复发率。戒烟日期通常建议在用药 1 周后开始,但据报道,成功的戒烟时间范围更广,从 1 周到 5 周,且戒烟率相当。当患者因戒烟以外的其他原因就诊时,这种灵活性可能有利于启动戒烟。

最常见的不良反应是恶心、失眠、视力障碍、晕厥和皮肤反应。按上述剂量滴定,恶心的发生率降低。伐尼克兰最严重的问题是精神和心血管不良反应。伐尼克兰与安非他酮具有相同的重点警示,提示患者及其护理人员应警惕神经精神症状的可能性,应监测患者的行为、敌意、激动、抑郁情绪、自杀意念和自杀企图等。然而,临床试验并未证实精神方面的副作用,也不能完全排除。一项报告心血管事件显著增加的荟萃分析被认为存在方法学缺陷,因为它排除了没有事件的研究。随后一项纳入所有可用研究的荟萃分析发现伐尼克兰和安慰剂心血管事件发生率没有显著差异。目前,FDA 建议服用伐尼克兰的患者警惕心血管疾病新发症状或原有症状恶化。另外,由于伐尼克兰还与跌倒和车祸意外伤害有关,FDA 警示操作重型机械者需慎用伐尼克兰。

超说明书用药

可乐定 是一种在中枢神经系统中有活性的 α-肾上腺素能激动剂,用于治疗高血压。一些临床试验已经评估了其在戒烟中的疗效,尽管在单一试验中通常不具有统计学显著性,但是荟萃分析显示有疗效。美国卫生和人类服务部(Department of Health and Human Services,DHHS)指南推荐该药物应由经验丰富的临床医生使用。可乐定的主要不良反应是嗜睡、疲劳、口干和直立性低血压。

去甲替林 是一种三环类抗抑郁药,已经在几项研究中被评估戒烟疗效。个别研究和荟萃分析均支持其有益于辅助戒烟,并且也被 DHHS 指南推荐为二线用药。去甲替林的主要不良反应包括嗜睡和口干。与其他三环类抗抑郁药类似,可能发生中枢神经系统和心血管不良反应(包括心律失常)。

研发中的药物

其他被批准为其他用途的药物也已被评估用于戒烟,尚无指南推荐。有几个药品正在研究当中,抗癫痫药物托吡酯,已被评估用于多种成瘾(包括酒精和烟草成瘾)疾病;治疗帕金森病的辅助药物司来吉兰,也显示了辅助戒烟的前景。抗抑郁药选择性 5-羟色胺再摄取抑制剂(selective serotonin reuptake inhibitor,SSRI)已被证明是无益的。阿片拮抗剂和抗焦虑药一般无益。丁螺环酮的疗效研究结果不一,仍然存在争议。

尼古丁疫苗也正在研发中。将尼古丁与合适的载体结合,制成尼古丁抗体,与尼古丁可逆性结合。通过减缓尼古丁向大脑输送,改变香烟的药代动力学,可用于长期预防复吸或预防吸烟。但目前 3 期临床试验尚未显示临床获益。

■ 戒烟过程中关注的实际问题

方法

如上所述,第一步是让患者愿意尝试戒烟。目前的做法是优化每次尝试的成功机会。一般而言,这将通过非药物支持与药物治疗联合实现。非药物支持越积极,成功的可能性就越大。不过,患者在接受支持的类型上会有所不同,选择合适的药物疗法也很重要。许多临床医生初始使用 NRT 治疗经验更丰富,降低了不良反应的可能性。通常选择"透皮贴剂"与临时给药相结合的"贴剂+"方案。安非他酮可能更适合患抑郁者。伐尼克兰疗效最好,但通常用于诱导缓解吸烟的二线疗法。戒烟日期应该与药物治疗联系起来,通常在开始使用安非他酮或伐尼克兰后 1 周以及在启动 NRT 当天。应用伐尼克兰较灵活,可在开始治疗 1~5 周后确定戒烟日期。通常需在安非他酮或伐尼克兰治疗后 10d 左右进行随访,以了解其不良反应。随访阶段密切跟进,可增加成功率。这对于在医院开始的戒烟尝试尤其重要。

戒断症状

戒烟开始的前 3d 通常是最困难的。烟草戒断症状(表 41-2)通常在最初 72h 达到高值,然后在 3~4 周内逐渐消退。这些症状可能包括烦躁不安、焦虑、注意力不集中、易怒、沮丧、抑郁以及对香烟几乎无情的渴望。除了 NRT 之外,帮助吸烟者应对这些早期戒断症状常见的建议包括:①积极面对,增加体育活动可能会减少吸烟的渴求;②深呼吸练习,最简单的呼吸练习是长时间屏住呼吸,然后缓慢缩唇呼气;③戒烟前 3 周内避免进入吸烟高风险场所;④使用大量肉桂胶或咀嚼糖果;⑤克服对香烟的强烈渴求,无论别人吸烟与否,自己都要克制吸烟的欲望。

表 41-2　尼古丁戒断症状(DSM-Ⅳ)
烦躁或抑郁情绪
失眠
易激惹、挫败感、生气
焦虑
注意力集中困难
坐立不安
心率下降
食欲增加或体重增加

烟瘾

在所有与尼古丁戒断有关的症状中,渴望吸烟是最持久的。与其他症状不同,对香烟的渴求也可以在实现戒烟很长时间后再次出现。在戒烟第二周和第三周,渴望香烟的情绪冲击发生通常不那么频繁,但有时由于意想不到的强烈渴求会导致再次吸烟。由于吸烟频率的下降大于强度的下降,香烟渴望可能在戒烟沉寂数月和数年后,在特定的事件发生时重现。在这种情况下,渴望在某种程度上是对悲伤的反应。复吸通常与饮酒有关,这可能与酒精以及饮酒时状态有关,既导致对吸烟的渴望,又降低了对吸烟的抑制作用。戒烟者应该意识到此时存在复吸的危险。

抑郁

在戒烟的前 3 个月,一些吸烟者可能有抑郁表现。对于大多数人来说,这种抑郁症状是轻微和短暂的。对于少数吸烟者来说,戒烟可能会产生临床抑郁症,可能需要抗抑郁药物治疗、咨询或复吸。抑郁症状与复吸有关。

体重增加

戒断症状最令人沮丧的副作用之一是体重增加。戒烟的前 6~8 周,体重迅速增加,随后 6 个月时间体重可逐渐增加大约 4kg。停止吸烟后 10 年,男性体重平均增加 4.4kg,女性增加 5.0kg。尽管并不确定戒烟后体重增加相关的健康风险,但戒烟的健康获益仍远大于此。

■ 戒烟的风险

在特定情况下,戒烟可能与某些危害有关。尼古丁和香烟烟雾中的其他成分可能具有显著的抗抑郁作用,许多内源性抑郁患者可能凭经验发现吸烟有助于缓解其症状。普遍认为抑郁症状是尼古丁戒断综合征的表现之一。有时,这种抑郁症可能具有重要的临床意义。既往吸烟者可见溃疡性结肠炎加重,且在戒烟后病情会间断发展。但这些潜在的不良反应不应降低戒烟的重要性,临床医生应该做好必要的应对措施。有传闻说戒烟能使哮喘恶化,但实际上,吸烟通常使哮喘病情加重,并且对吸入糖皮质激素的治疗效果产生抗性。因此,哮喘症状通常随戒烟而改善。一些吸烟者提出,戒烟后数周内咳嗽增加,然而,慢性支气管炎患者戒烟后数月内咳嗽、咳痰症状明显减轻。

■ 特殊人群

特殊人群的戒烟方法与普通人群大致相同。在急性期,可以在医院开始戒烟治疗。戒烟成功与否将取决于充分的随访和支持。值得注意的是,戒断症状在医院可能特别轻微,也许是因为在医院几乎不存在吸烟的可能性。同时治疗精神疾病住院患者戒烟也会成功,不会影响精神问题的治疗。治疗吸烟孕妇也得到充分评估。

吸烟是慢阻肺的主要危险因素。所有三种已批准的治疗药物,即 NRT、安非他酮和伐尼克兰均显示在慢阻肺人群中有效。

减害

对于不愿意或难以戒烟的吸烟者来说,一种有争议的做法是减少烟雾毒素暴露,这可能会减轻部分健康问题。这种"减害"做法已经成为几份综述的主题,其中包括一份医学研究所报告。理论上可行的减害包括 4 种:①服用抵消吸烟影响的药物;②减少吸烟;③开发低毒的烟草产品;④替代性尼古丁给药系统。然而需要重点指出的是,并未证明这些方法有益于健康。

吸烟产生有害影响的部分致病机制已经明确,故可用之作为治疗干预的靶点。应用抗氧化剂改善由香烟烟雾引起的氧化剂诱导损伤,以及应用增强抗蛋白酶防御的蛋白酶抑制剂都是潜在疗法。但这仅停留于概念上的愿景,尚无数据表明这些方法对长期吸烟者有利。

药物辅助可能有助于减少吸烟。大多数吸烟者保持相对恒定的尼古丁摄入量这一观察结果表明尼古丁替代品可能有助于减少吸烟。几种尼古丁替代配方均可以减少吸烟,并有益生理。一组重度吸烟者使用尼古丁口香糖可促进短期内减少吸烟,通过支气管镜检查和支气管肺泡灌洗检查评估,发现该疗法有助于降低呼吸道炎症。心脏病患者减少吸烟可明显改善心脏功能,这主要与一氧化碳减少改善了心脏氧输送有关。

一些烟草公司在追求减少香烟烟雾中毒素释放的同时也为吸烟者提供令人满意的香烟的方法,这是开发过滤嘴香烟、低焦油和低尼古丁香烟的主要动机。难以置信的是,这些方法并未减少,甚至还增加了暴露于烟草来源毒素的概率。由于大多数吸烟者需要保持稳定的尼古丁摄入量,许多吸烟者只能单纯通过抽吸更多支香烟或改变吸烟方式来补偿烟雾成分的变化。由于吸烟策略改变,附过滤嘴和低尼古丁香烟可能会产生更多的毒素。

许多烟草来源的毒素是由于热分解产生。因此,不燃烧的烟草制品产生的毒素可能较少。基于此,已经开发了几款香烟。一种方式是将少量加工烟草与碳热源一起燃烧以获得与香烟相似的味道。另一种方式是用电加热烟草。目前,电子烟是否能有效取代香烟还有待商榷,同时对于广泛使用电子烟也颇有争议,随之出现了对这些产品的审查和立场声明。在保持标准化吸烟方式下,减害产品产生的毒素较少,但对生理影响的数据有限。一项研究结果显示换用减害产品的重度吸烟者下呼吸道炎症和气道上皮化生减少。不过这些产品与健康的相关性仍有待确定。

非燃烧烟草制品也可能具有优势。因其加工工艺具有低亚硝胺含量的湿鼻烟在瑞典已广泛使用了数十年。与传统吸烟相比,瑞典男性患有烟草相关疾病的数量明显减少,但与戒烟相比没有优势。

吸烟减害策略可能会出现此前未预见的问题。低风险产品或减少吸烟策略可能会鼓励吸烟者继续吸烟,从而减少了戒烟尝试。然而,现有数据显示的情况恰恰相反,使用减害产品或以药物辅助减少吸烟的吸烟者随后戒烟的比例增加。这可能是因为减少吸烟努力获得的把控感有助于吸烟者"能够"戒烟。与此同时,却出现了其他潜在危害,如低风险产品可能吸引一些人群开始吸烟,因为它们不仅更容易吸,而且不被认为具有很大风险。最后,使用低风险产品会削弱劝阻吸烟的社会氛围,反而会增加传统香烟的使用。

结论

吸烟是一个复杂的社会和医学问题。医生在控制吸烟方面具有特别重要的作用。医生不仅要作为一个公民尽力减少吸烟,而且要作为公共健康的保护者和医疗保健专业知识的拥护者,在促进公共卫生中发挥积极作用。这种作用包括阻止年轻人进行尝试性吸烟,鼓励和帮助吸烟者戒烟,并参与各种各样的旨在减少吸烟的社会工作。

临床医生需要将吸烟看作一种慢性复发性疾病,对其进行一系列有效的治疗,包括非药物和药物治疗,以及通过联合治疗优化治疗结果。

致谢

感谢 Lisa Hepp 女士协助编写本章前一版,Deborah A. R. Rennard 女士协助完成本章插图,Lillian Richards 女士提供文书帮助。

梁瀛 译
赵卉 高占成 审校

参考文献

[1] BENOWITZ NL. Pharmacology of nicotine: addiction, smoking-induced disease, and therapeutics. Annu Rev Pharmacol Toxicol, 2009, 49:57–71.

[2] BENOWITZ NL. Nicotine addiction. N Engl J Med, 2010, 362: 2295–2303.

[3] BALDWIN IT. An ecologically motivated analysis of plant herbivore interactions in native tobacco. Plant Physiol, 2001, 127: 1449–1458.

[4] FOWLER JS, LOGAN J, WANG GJ, et al. Monoamine oxidase and cigarette smoking. Neurotoxicology, 2003, 24:75–82.

[5] CHAUDHRI N, CAGGIULA AR, DONNY EC, et al. Complex interactions between nicotine and nonpharmacological stimuli reveal multiple roles for nicotine in reinforcement. Psychopharmacology, 2006, 184:353–366.

[6] DAVIS JA, GOULD TJ. Associative learning, the hippocampus, and nicotine addiction. Curr Drug Abuse Rev, 2008, 1:9–19.

[7] MYERS MG, GWALTNEY CJ, STRONG DR, et al. Adolescent first lapse following smoking cessation: situation characteristics, precipitants and proximal influences. Addict Behav, 2011, 36:1253–1260.

[8] MILLS AL, MESSER K, GILPIN EA, et al. The effect of smoke-free homes on adult smoking behavior: a review. Nicotine Tob Res, 2009, 11:1131–1141.

[9] HENNINGFIELD JE, MIYASATO K, JASINSKI DR. Abuse liability and pharmacodynamic characteristics of intravenous and inhaled nicotine. J Pharmacol Exp Ther, 1985, 234:1–12.

[10] POMERLEAU OF. Nicotine as a psychoactive drug: anxiety and pain reduction. Psychopharmacol Bull, 1986, 22:865–869.

[11] MCCLERNON FJ, HIOTT FB, WESTMAN EC, et al. Transdermal nicotine attenuates depression symptoms in nonsmokers: a double-blind, placebo-controlled trial. Psychopharmacology, 2006, 189: 125–133.

[12] HEISHMAN SJ, KLEYKAMP BA, SINGLETON EG. Meta-analysis of the acute effects of nicotine and smoking on human performance. Psychopharmacology, 2010, 210:453–469.

[13] STUART J. A counterblaste to tobacco. (2007-09-14). https://www.laits. utexas. edu/poltheory/james/blaste/blaste.html.

[14] U. S. Department of Health, Education and Welfare. Smoking and health: report of the advisory committee to the surgeon general of the public health service. U. S. Public Health Service. Office of the Surgeon General, 1964.

[15] GOTTI C, CLEMENTI F. Neuronal nicotinic receptors: from structure to pathology. Prog Neurobiol, 2004, 74:363–396.

[16] DRENAN RM, LESTER HA. Insights into the neurobiology of the nicotinic cholinergic system and nicotine addiction from mice expressing nicotinic receptors harboring gain-of-function mutations. Pharmacol Rev, 2012, 64:869–879.

[17] GOTTI C, CLEMENTI F, FORNARI A, et al. Structural and functional diversity of native brain neuronal nicotinic receptors. Biochem Pharmacol, 2009, 78:703–711.

[18] CHANGEUX JP. Nicotine addiction and nicotinic receptors: lessons from genetically modified mice. Nat Rev Neurosci, 2010, 11: 389–401.

[19] HAJÓS M, HURST RS, HOFFMANN WE, et al. The selective alpha7 nicotinic acetylcholine receptor agonist pnu-282987 [n-[(3 r)-1-azabicyclo[2.2.2]oct-3-yl]-4-chlorobenzamide hydrochloride] enhances gabaergic synaptic activity in brain slices and restores auditory gating deficits in anesthetized rats. J Pharmacol Exp Ther, 2005, 312:1213–1222.

[20] LESLIE FM, MOJICA CY, REYNAGA DD. Nicotinic receptors in addiction pathways. Mol Pharmacol, 2013, 83:753–758.

[21] MANSVELDER HD, MCGEHEE DS. Cellular and synaptic mechanisms of nicotine addiction. J Neurobiol, 2002, 53:606–617.

[22] MANSVELDER HD, MCGEHEE DS. Long-term potentiation of excitatory inputs to brain reward areas by nicotine. Neuron, 2000, 27:349–357.

[23] SLOTKIN TA, RYDE IT, SEIDLER FJ. Additive and synergistic effects of fetal nicotine and dexamethasone exposure on cholinergic synaptic function in adolescence and adulthood: implications for the adverse consequences of maternal smoking and pharmacotherapy of preterm delivery. Brain Res Bull, 2010, 81:552–560.

[24] GORIOUNOVA NA, MANSVELDER HD. Short- and long-term consequences of nicotine exposure during adolescence for prefrontal cortex neuronal network function. Cold Spring Harb Perspect Med, 2012, 2:a012120.

[25] BORGERDING M, KLUS H. Analysis of complex mixtures-cigarette smoke. Exp Toxicol Pathol, 2005, 57(Suppl 1):43–73.

[26] HENNINGFIELD JE, LONDON ED, BENOWITZ NL. Arterial-venous differences in plasma concentrations of nicotine after cigarette smoking. JAMA, 1990, 263:2049–2050.

[27] HUKKANEN J, JACOB P III, BENOWITZ NL. Metabolism and disposition kinetics of nicotine. Pharmacol Rev, 2005, 57:79–115.

[28] HEATHERTON TF, KOZLOWSKI LT, FRECKER RC, et al. The Fagerström Test for Nicotine Dependence: a revision of the Fagerström Tolerance Questionnaire. Br J Addict, 1991, 86: 1119–1127.

[29] LESSOV-SCHLAGGAR CN, PERGADIA ML, KHROYAN TV, et al. Genetics of nicotine dependence and pharmacotherapy. Biochem Pharmacol, 2008, 75:178–195.

[30] SCHNOLL RA, JOHNSON TA, LERMAN C. Genetics and smoking behavior. Curr Psychiatry Rep, 2007, 9:349–357.

[31] RAY R, TYNDALE RF, LERMAN C. Nicotine dependence pharmacogenetics: role of genetic variation in nicotine-metabolizing enzymes. J Neurogenet, 2009, 23:252–261.

[32] TOBACCO AND GENETICS CONSORTIUM. Genome-wide meta-analyses identify multiple loci associated with smoking behavior. Nat Genet, 2010, 42:441–447.

[33] PERGADIA ML, AGRAWAL A, LOUKOLA A, et al. Genetic linkage findings for DSM-IV nicotine withdrawal in two populations. Am J Med Genet B Neuropsychiatr Genet, 2009, 150B:950–959.

[34] LIU JZ, TOZZI F, WATERWORTH DM, et al. Meta-analysis and imputation refines the association of 15q25 with smoking quantity. Nat Genet, 2010, 42:436–440.

[35] SIEDLINSKI M, CHO MH, BAKKE P, et al. Genome-wide association study of smoking behaviours in patients with COPD. Thorax, 2011, 66:894–902.

[36] THORGEIRSSON TE, GELLER F, SULEM P, et al. A variant associated with nicotine dependence, lung cancer and peripheral arterial disease. Nature, 2008, 452:638–642.

[37] HUNG RJ, MCKAY JD, GABORIEAU V, et al. A susceptibility locus for lung cancer maps to nicotinic acetylcholine receptor subunit genes on 15q25. Nature, 2008, 452:633–637.

[38] AMOS CI, WU X, BRODERICK P, et al. Genome-wide association scan of tag SNPs identifies a susceptibility locus for lung cancer at 15q25.1. Nat Genet, 2008, 40:616–622.

[39] PILLAI SG, GE D, ZHU G, et al. A genome-wide association study in chronic obstructive pulmonary disease (COPD): identification of two major susceptibility loci. PLoS Genet, 2009, 5: e1000421.

[40] MALAIYANDI V, SELLERS EM, TYNDALE RF. Implications of cyp2a6 genetic variation for smoking behaviors and nicotine dependence. Clin Pharmacol Ther, 2005, 77:145–158.

[41] CARTER B, LONG T, CINCIRIPINI P. A meta-analytic review of the cyp2a6 genotype and smoking behavior. Nicotine Tob Res, 2004, 6: 221–227.

[42] FUJIEDA M, YAMAZAKI H, SAITO T, et al. Evaluation of cyp2a6 genetic polymorphisms as determinants of smoking behavior and tobacco-related lung cancer risk in male Japanese smokers. Carcinogenesis, 2004, 25:2451–2458.

[43] KAMATAKI T, FUJIEDA M, KIYOTANI K, et al. Genetic polymorphism of cyp2a6 as one of the potential determinants of tobacco-related cancer risk. Biochem Biophys Res Commun, 2005, 338:306–310.

[44] MINEMATSU N, NAKAMURA H, IWATA M, et al. Association of cyp2a6 deletion polymorphism with smoking habit and development of pulmonary emphysema. Thorax, 2003, 58: 623–628.

[45] LERMAN C, TYNDALE R, PATTERSON F, et al. Nicotine metabolite ratio predicts efficacy of transdermal nicotine for smoking cessation. Clin Pharmacol Ther, 2006, 79:600–608.

[46] O'LOUGHLIN J, PARADIS G, KIM W, et al. Genetically decreased cyp2a6 and the risk of tobacco dependence: a prospective study of novice smokers. Tob Control, 2004, 13:422–428.

[47] GUY EG, FLETCHER PJ. Nicotine-induced enhancement of responding for conditioned reinforcement in rats: role of prior nicotine exposure and alpha4beta2 nicotinic receptors. Psychopharmacology, 2013, 225:429–440.

[48] ESCOBEDO LG, ANDA RF, SMITH PF, et al. Sociodemographic characteristics of cigarette smoking initiation in the United States. JAMA, 1990, 264:1550–1555.

[49] DIERKER L, SWENDSEN J, ROSE J, HE J, et al. Transitions to regular smoking and nicotine dependence in the adolescent national comorbidity survey (ncs-a). Ann Behav Med, 2012, 43: 394–401.

[50] GILPIN EA, LEE L, EVANS N, et al. Smoking initiation rates in adults and minors: United States, 1944–1988. Am J Epidemiol, 1994, 140:535–543.

[51] NATIONAL CENTER FOR CHRONIC DISEASE PREVENTION AND HEALTH PROMOTION (US) OFFICE ON SMOKING AND HEALTH. Preventing tobacco use among youth and young adults: a report of the Surgeon General. Atlanta, GA: Centers for Disease Control and Prevention (US), 2012.

[52] FREEDMAN KS, NELSON NM, FELDMAN LL. Smoking initiation among young adults in the United States and Canada, 1998–2010: a systematic review. Prev Chronic Dis, 2012, 9:E05.

[53] BERNAT DH, KLEIN EG, FORSTER JL. Smoking initiation during young adulthood: a longitudinal study of a population-based cohort. J Adolesc Health, 2012, 51:497–502.

[54] FISCHER PM, SCHWARTZ MP, RICHARDS JW, et al. Brand logo recognition by children aged 3 to 6 years. JAMA, 1991, 266:3145–3148.

[55] PIERCE JP, WHITE VM, EMERY SL. What public health strategies are needed to reduce smoking initiation? Tob Control, 2012, 21:258–264.

[56] HEADEN SW, BAUMAN KE, DEANE GD, et al. Are the correlates of cigarette smoking initiation different for black and white adolescents? Am J Pub Health, 1991, 81:854–858.

[57] SHIFFMAN S. Tobacco "chippers"–individual differences in tobacco dependence. Psychopharmacology, 1989, 97:539–547.

[58] SHIFFMAN S, PATY JA, GNYS M, et al. Nicotine withdrawal in chippers and regular smokers: subjective and cognitive effects. Health Psychol, 1995, 14:301–309.

[59] LASSER K, BOYD JW, WOOLHANDLER S, et al. Smoking and mental illness: a population-based prevalence study. JAMA, 2000, 284:2606–2610.

[60] KALMAN D, MORISSETTE SB, GEORGE TP. Co-morbidity of smoking in patients with psychiatric and substance use disorders. Am J Addict, 2005, 14:106–123.

[61] MYLES N, NEWALL HD, CURTIS J, et al. Tobacco use before, at,

and after first-episode psychosis: a systematic meta-analysis. J Clin Psychiatry, 2012, 73:468–475.

[62] BENOWITZ NL, JACOB P III. Intravenous nicotine replacement suppresses nicotine intake from cigarette smoking. J Pharmacol Exp Ther, 1990, 254:1000–1005.

[63] BENOWITZ NL, JACOB P III, KOZLOWSKI LT, et al. Influence of smoking fewer cigarettes on exposure to tar, nicotine, and carbon monoxide. N Engl J Med, 1986, 315:1310–1313.

[64] BENOWITZ NL, JACOB P III. Nicotine renal excretion rate influences nicotine intake during cigarette smoking. J Pharmacol Exp Ther, 1985, 234:153–155.

[65] BENOWITZ NL, HALL SM, HERNING RI, et al. Smokers of low yield cigarettes do not consume less nicotine. N Eng J Med, 1983, 309:139–142.

[66] DAUGHTON DM, FIX AJ, ROBERTS DE, et al. Sleep disturbance smoking: a tobacco addiction syndrome? Am Rev Respir Dis, 1988, 137:A464.

[67] XIAN H, SCHERRER JF, MADDEN PA, et al. Latent class typology of nicotine withdrawal: genetic contributions and association with failed smoking cessation and psychiatric disorders. Psychol Med, 2005, 35:409–419.

[68] XIAN H, SCHERRER JF, MADDEN PA, et al. The heritability of failed smoking cessation and nicotine withdrawal in twins who smoked and attempted to quit. Nicotine Tob Res, 2003, 5:245–254.

[69] ROSTRON B. Smoking-attributable mortality in the United States. Epidemiology, 2011, 22:350–355.

[70] FENELON A, PRESTON SH. Estimating smoking-attributable mortality in the United States. Demography, 2012, 49:797–818.

[71] MOKDAD AH, MARKS JS, STROUP DF, et al. Actual causes of death in the United States, 2000. JAMA, 2004, 291:1238–1245.

[72] EZZATI M, LOPEZ AD. Measuring the accumulated hazards of smoking: global and regional estimates for 2000. Tob Control, 2003, 12:79–85.

[73] CENTERS FOR DISEASE CONTROL AND PREVEN-TION (CDC). Consumption of cigarettes and combustible toba-cco–United States, 2000–2011. MMWR Morb Mortal Wkly Rep, 2012, 61:565–569.

[74] CENTERS FOR DISEASE CONTROL AND PREVENTION (CDC). Current tobacco use among middle and high school students–United States, 2011. MMWR Morb Mortal Wkly Rep, 2012, 61:581–585.

[75] CENTERS FOR DISEASE CONTROL AND PREVENTION (CDC). Current cigarette smoking among adults-United States, 2011. MMWR Morb Mortal Wkly Rep, 2012, 61:889–894.

[76] KOOP CE. A smoke-free society by the year 2000. N Y State J Med, 1985, 85:290–292.

[77] Centers for Disease Control. Healthy People 2010 (2011-11-08). http://www.cdc.gov/nchs/healthy_people/hp2010.htm.

[78] SANTI S, BEST JA, BROWN KS, et al. Social environment and smoking initiation. Int J Addict, 1991, 25:881–903.

[79] PIERCE JP, LEE L, GILPIN EA. Smoking initiation by adolescent girls, 1944 through 1988. JAMA, 1994, 271:608–611.

[80] TOLL BA, LING PM. The Virginia Slims identity crisis: an inside look at tobacco industry marketing to women. Tob Control, 2005, 14:172–180.

[81] BRAUN S, MEJIA R, LING PM, et al. Tobacco industry targeting youth in Argentina. Tob Control, 2008, 17:111–117.

[82] GENDALL P, HOEK J, THOMSON G, et al. Young adults' interpretations of tobacco brands: implications for tobacco control. Nicotine Tob Res, 2011, 13:911–918.

[83] ALOISE-YOUNG PA, SLATER MD, CRUICKSHANK CC. Mediators and moderators of magazine advertisement effects on adolescent cigarette smoking. J Health Commun, 2006, 11:281–300.

[84] Tobacco Master Settlement Agreement. [2013-01-01]. https://en. wikipedia. org/wiki/Tobacco-Master-Settlement-Agreement.

[85] JOHNSTON LD, O'MALLEY PM, BACHMAN JG, et al. Monitoring the future national survey results on drug use. Michigan: University of Michigan, 2013:1975–2012.

[86] MERCKEN L, MOORE L, CRONE MR, et al. The effectiveness of school-based smoking prevention interventions among low- and high-SES European teenagers. Health Educ Res, 2012, 27: 459–469.

[87] AARON DJ, DEARWATER SR, ANDERSON R, et al. Physical activity and the initiation of high-risk health behaviors in adolescents. Med Sci Sports Exerc, 1995, 27: 1639–1645.

[88] CENTERS FOR DISEASE CONTROL AND PREVENTION (CDC). Estimates of retailers willing to sell tobacco to minors–California, August-September 1995 and June-July 1996. MMWR Morb Mortal Wkly Rep, 1996, 45:1095–1099.

[89] JASON LA, JI PY, ANES MD, BIRKHEAD SH. Active enforcement of cigarette control laws in the prevention of cigarette sales to minors. JAMA, 1991, 266:3159–3161.

[90] FICHTENBERG CM, GLANTZ SA. Youth access interventions do not affect youth smoking. Pediatrics, 2002, 109:1088–1092.

[91] RIGOTTI NA, DIFRANZA JR, CHANG Y, et al. The effect of enforcing tobacco-sales law on adolescents' access to tobacco and smoking behavior. N Engl J Med, 1997, 337:1044–1051.

[92] BIERER MF, RIGOTTI NA. Public policy for the control of tobacco-related disease. Med Clin North Am, 1992, 76:515–539.

[93] CHALOUPKA FJ, STRAIF K, LEON ME. Effectiveness of tax and price policies in tobacco control. Tob Control, 2011, 20:235–238.

[94] SEN A, WIRJANTO T. Estimating the impacts of cigarette taxes on youth smoking participation, initiation, and persistence: empirical evidence from Canada. Health Econ, 2010, 19:1264–1280.

[95] ZHANG B, COHEN J, FERRENCE R, et al. The impact of tobacco tax cuts on smoking initiation among Canadian young adults. Am J Prev Med, 2006, 30:474–479.

[96] WILSON LM, AVILA TANG E, CHANDER G, et al. Impact of tobacco control interventions on smoking initiation, cessation, and prevalence: a systematic review. J Environ Public Health, 2012, 2012:961724.

[97] FIORE MC, JAE'N CR, BAKER TB, et al. Treating tobacco use and dependence: 2008 update. Clinical practice guideline. Rockville, MD: US Department of Health and Human Services, Public Health Service, 2008.

[98] CENTERS FOR DISEASE CONTROL AND PREVENTION (CDC). Cigarette smoking among adults and trends in smoking cessation–United States, 2008. MMWR Morb Mortal Wkly Rep, 2009, 58:1227–1232.

[99] FIORE MC, BAILEY WC, COHEN SJ. Smoking Cessation. Guideline technical report no. 18. Rockville, MD: U.S. Department of health and human services, public health service, agency for health care policy and research, 1997.

[100] FIORE M, BAILEY W, COHEN S, et al. Treating tobacco use and dependence. Rockville, MD: U.S. Department Of Health and Human Services, 2000.

[101] DAUGHTON DM, SUSMAN J, SITORIUS M, et al. Transdermal nicotine therapy and primary care: importance of counseling, demographic and patient selection factors on one-year quit rates. Arch Fam Med, 1998, 7:425–430.

[102] GWALTNEY CJ, METRIK J, KAHLER CW, et al. Self-efficacy and smoking cessation: a meta-analysis. Psychol Addict Behav, 2009, 23:56–66.

[103] GULLIVER SB, HUGHES JR, SOLOMON LJ, et al. An investigation of self-efficacy, partner support and daily stresses as predictors of relapse to smoking in self-quitters. Addiction, 1995, 90:767–772.

[104] PROCHASKA JO, DICLEMENTE CC. Stages of change in the modification of problem behaviors. Prog Behav Modif, 1992, 28:183–218.

[105] NIAURA R. Nonpharmacologic therapy for smoking cessation: characteristics and efficacy of current approaches. Am J Med, 2008, 121:S11–S19.

[106] BORLAND R, BALMFORD J, HUNT D. The effectiveness of personally tailored computer-generated advice letters for smoking cessation. Addiction, 2004, 99:369–377.

[107] HOUSTON TK, COLEY HL, SADASIVAM RS, et al. Impact of content-specific email reminders on provider participation in an online intervention: a dental PBRN study. Stud Health Technol Inform, 2010, 160:801–805.

[108] STEAD LF, PERERA R, LANCASTER T. A systematic review of interventions for smokers who contact quitlines. Tob Control, 2007, 16(Suppl 1):i3–i8.

[109] CINCIRIPINI PM, WETTER DW, MCCLURE JB. Scheduled reduced smoking: effects on smoking abstinence and potential mechanisms of action. Addict Behav, 1997, 22:759–767.

[110] HUGHES JR, SOLOMON LJ, LIVINGSTON AE, et al. A randomized, controlled trial of NRT-aided gradual vs. abrupt cessation in smokers actively trying to quit. Drug Alcohol Depend, 2010, 111:105–113.

[111] LINDSON-HAWLEY N, AVEYARD P, HUGHES JR. Reduction versus abrupt cessation in smokers who want to quit. Cochrane Database Syst Rev, 2012, 11:CD008033.

[112] TAHIRI M, MOTTILLO S, JOSEPH L, et al. Alternative smoking cessation aids: a meta-analysis of randomized controlled trials. Am J Med, 2012, 125: 576–584.

[113] BARNES J, DONG CY, MCROBBIE H, et al. Hypnotherapy for smoking cessation. Cochrane Database Syst Rev, 2010, (10):CD001008.

[114] WHITE AR, RAMPES H, LIU JP, et al. Acupuncture and related interventions for smoking cessation. Cochrane Database Syst Rev, 2011, (1):CD000009.

[115] RENNARD SI, RIGOTTI NA, DAUGHTON DM. Pharmacotherapy for smoking cessation in adults. UpToDate, 2013.

[116] HAJEK P, WEST R, FOULDS J, et al. Randomized comparative trial of nicotine polacrilex, a transdermal patch, nasal spray, and an inhaler. Arch Intern Med, 1999, 159:2033–2038.

[117] RIGOTTI NA. Clinical practice. Treatment of tobacco use and dependence. N Engl J Med, 2002, 346:506–512.

[118] BOHADANA A, NILSSON F, RASMUSSEN T, et al. Nicotine inhaler and nicotine patch as a combination therapy for smoking cessation: a randomized, double-blind, placebo-controlled trial. Arch Intern Med, 2000, 160:3128–3134.

[119] SCHNEIDER NG, CORTNER C, GOULD JL, et al. Comparison of craving and withdrawal among four combination nicotine treatments. Human Psychopharmacol, 2008, 23:513–517.

[120] KILLEN JD, FORTMANN SP, NEWMAN B, et al. Evaluation of a treatment approach combining nicotine gum with self-guided behavioral treatments for smoking relapse prevention. J Consult Clin Psychol, 1990, 58:85–92.

[121] DAUTZENBERG B, NIDES M, KIENZLER JL, et al. Pharmacokinetics, safety and efficacy from randomized controlled trials of 1 and 2 mg nicotine bitartrate lozenges (nicotinell). BMC Clin Pharmacol, 2007, 7:11.

[122] SMITH SS, MCCARTHY DE, JAPUNTICH SJ, et al. Comparative effectiveness of 5 smoking cessation pharmacotherapies in primary care clinics. Arch Intern Med, 2009, 169:2148–2155.

[123] PICKWORTH WB, BUNKER EB, HENNINGFIELD JE. Transdermal nicotine: reduction of smoking with minimal abuse liability. Psychopharmacology, 1994, 115:9–14.

[124] Nicotine replacement therapy for patients with coronary artery disease. Working group for the study of transdermal nicotine in patients with coronary artery disease. Arch Intern Med, 1994, 154: 989–995.

[125] MAHMARIAN JJ, MOYE LA, NASSER GA. Nicotine patch therapy in smoking cessation reduces the extent of exercise-induced myocardial ischemia. J Am Coll Cardiol, 1997, 30:125–130.

[126] JOSEPH AM, NORMA SM, FERRY LH. The safety of transdermal nicotine as an aid to smoking cessation in patients with cardiac disease. N Engl J Med, 1996, 335:1792–1798.

[127] PIPER ME, SMITH SS, SCHLAM TR, et al. A randomized placebo-controlled clinical trial of 5 smoking cessation pharmacotherapies. Arch Gen Psychiatry, 2009, 66:1253–1262.

[128] HUGHES JR, STEAD LF, LANCASTER T. Antidepressants for smoking cessation. Cochrane Database Syst Rev. 2007(1):CD000031.

[129] HURT RD, SACHS DP, GLOVER ED, et al. A comparison of sustained-release bupropion and placebo for smoking cessation. N Engl J Med, 1997, 337:1195–1202.

[130] SWAN GE, MCAFEE T, CURRY SJ, et al. Effectiveness of bupropion sustained release for smoking cessation in a health care setting: a randomized trial. Arch Intern Med, 2003, 163:2337–2344.

[131] US Food and Drug Administration. The smoking cessation aids varenicline (marketed as chantix) and bupropion (marketed as zyban and generics): suicidal ideation and behavior. FDA Drug Saf Newslett, 2009, 2:1–4.

[132] COE JW, BROOKS PR, VETELINO MG, et al. Varenicline: an alpha-4beta2 nicotinic receptor partial agonist for smoking cessation. J Med Chem, 2005, 48:3474–3477.

[133] GONZALES D, RENNARD SI, NIDES M, et al. Varenicline, an alpha4beta2 nicotinic acetylcholine receptor partial agonist, vs sustained-release bupropion and placebo for smoking cessation: a randomized controlled trial. JAMA, 2006, 296:47–55.

[134] JORENBY DE, HAYS JT, RIGOTTI NA, et al. Efficacy of varenicline, an alpha4beta2 nicotinic acetylcholine receptor partial agonist, vs placebo or sustained-release bupropion for smoking cessation: a randomized controlled trial. JAMA, 2006, 296:56–63.

[135] TONSTAD S, TONNESEN P, HAJEK P, et al. Effect of maintenance therapy with varenicline on smoking cessation: a randomized controlled trial. JAMA, 2006, 296:64–71.

[136] CAHILL K, STEAD LF, LANCASTER T. Nicotine receptor partial agonists for smoking cessation. Cochrane Database Syst Rev, 2012, 4:CD006103.

[137] HUGHES JR, RUSS CI, ARTEAGA CE, et al. Efficacy of a flexible quit date versus an a priori quit date approach to smoking cessation: a cross-study analysis. Add-ict Behav, 2011, 36:1288–1291.

[138] RENNARD S, HUGHES J, CINCIRIPINI PM, et al. A randomized placebo- controlled trial of varenicline for smoking cessation allowing flexible quit dates. Nicotine Tobacco Res, 2012, 14:343–350.

[139] ONCKEN C, GONZALES D, NIDES M, et al. Efficacy and safety of the novel selective nicotinic acetylcholine receptor partial agonist, varenicline, for smoking cessation. Arch Intern Med, 2006, 166:1571–1577.

[140] GUNNELL D, IRVINE D, WISE L, et al. Varenicline and suicidal behaviour: a cohort study based on data from the general practice research database. BMJ, 2009, 339:b3805.

[141] SINGH S, LOKE YK, SPANGLER JG, et al. Risk of serious adverse cardiovascular events associated with varenicline: a systematic review and meta-analysis. CMAJ, 2011, 183:1359–1366.

[142] PROCHASKA JJ, HILTON JE. Risk of cardiovascular serious adverse events associated with varenicline use for tobacco cessation: systematic review and meta-analysis. BMJ, 2012, 344:e2856.

[143] FDA. FDA Drug Safety Communication: Safety Review Update of Chantix (varenicline) and Risk of Cardiovascular Adverse Events. Rockville, MD: US Food and Drug Administration, 2012.

[144] MOORE TJ, COHEN MR, FURBERG CD. Strong safety signal seen for new varenicline risks. Horsham, PA: Institute for Safe Medicine Practices, 2008.

[145] US Food and Drug Administration. Public health adrisory: important information on Chantix(varenicline).[2013-06-30].http://www.fda.gov/Drugs/DrugSafety/DrugSafety Podcasts/ucm077547. htm.

[146] GOURLAY SG, STEAD LF, BENOWITZ NL. Clonidine for smoking cessation. Cochrane Database Syst Rev, 2004, (3):CD000058.

[147] STEAD LF, LANCASTER T. Combined pharmacotherapy and behavioural interventions for smoking cessation. Cochrane Database Syst Rev, 2012, 10:CD008286.

[148] ANTHENELLI RM, BLOM TJ, MCELROY SL, et al. Preliminary evidence for gender-specific effects of topiramate as a potential aid to smoking cessation. Addiction, 2008, 103:687–694.

[149] DAVID S, LANCASTER T, STEAD LF, et al. Opioid antagonists for smoking cessation. Cochrane Database Syst Rev, 2006, (4):CD003086.

[150] HATSUKAMI DK, JORENBY DE, GONZALES D, et al. Immunogenicity and smoking-cessation outcomes for a novel nicotine immunotherapeutic. Clin Pharmacol Ther, 2011, 89:392–399.

[151] FAHIM RE, KESSLER PD, KALNIK MW. Therapeutic vaccines against tobacco addiction. Expert Rev Vaccines, 2013, 12: 333–342.

[152] JORENBY DE, LEISCHOW SJ, NIDES MA, et al. A controlled trial of sustained-release bupropion, a nicotine patch, or both for smoking cessation. New Engl J Med, 1999, 340:685–691.

[153] RIGOTTI NA, CLAIR C, MUNAFO MR, et al. Interventions for smoking cessation in hospitalised patients. Cochrane Database Syst Rev, 2012, 5:CD001837.

[154] ALLEN SS, HATSUKAMI DK, CHRISTIANSON D. Nicotine withdrawal and depressive symptomatology during short-term smoking abstinence: a comparison of postmenopausal women using and not using hormone replacement therapy. Nicotine Tob Res, 2003, 5:49–59.

[155] HIGUCHI LM, KHALILI H, CHAN AT, et al. A prospective study of cigarette smoking and the risk of inflammatory bowel disease in women. Am J Gastroenterol, 2012, 107:1399–1406.

[156] BROEKEMA M, TEN HACKEN NH, VOLBEDA F, et al. Airway epithelial changes in smokers but not in exsmokers with asthma. Am J Respir Crit Care Med, 2009, 180:1170–1178.

[157] POLOSA R, THOMSON NC. Smoking and asthma: dangerous liaisons. Eur Respir J, 2013, 41:716–726.

[158] BUIST AS, SEXTON GJ, NAGY JM, et al. The effect of smoking cessation and modification on lung function. Am Rev Respir Dis, 1976, 114:115–122.

[159] SWAN GE, HODGKIN JE, ROBY T, et al. Reversibility of airways injury over a 12-month period following smoking cessation. Chest, 1992, 101:607–612.

[160] ANTHONISEN NR, CONNETT JE, KILEY JP, et al. Effects of smoking intervention and the use of an inhaled anticholinergic bronchodilator on the rate of decline of FEV1. The Lung Health Study. JAMA, 1994, 272:1497–1505.

[161] TASHKIN D, KANNER R, BAILEY W, et al. Smoking cessation in patients with chronic obstructive pulmonary disease: a double-blind, placebo-controlled, randomised trial. Lancet, 2001, 357:1571–1575.

[162] TASHKIN DP, RENNARD S, HAYS JT, et al. Effects of varenicline on smoking cessation in patients with mild to moderate COPD: a randomized controlled trial. Chest, 2011, 139:591–599.

[163] Institute of Medicine (US) Committee to Assess the Science Base for Tobacco Harm Reduction, STRATTON K, SHETTY P, et al. Clearing the Smoke: Assessing the Science Base for Tobacco Harm Reduction. Washington, D.C.: National Academy Press, 2001.

[164] RODU B. The scientific foundation for tobacco harm reduction, 2006–2011. Harm Reduct J, 2011, 8:19.

[165] RENNARD SI, DAUGHTON D, FUJITA J, et al. Short-term smoking reduction is associated with reduction in measures of lower respiratory tract inflammation in heavy smokers. Eur Respir J, 1990, 3:752–759.

[166] MILLATMAL T, DAUGHTON D, THOMPSON AB, et al. Smoking reduction: an alternative approach for smokers who cannot quit. Monaldi Arch Chest Dis, 1994, 49:421–424.

[167] JARVIS MJ, BOREHAM R, PRIMATESTA P, et al. Nicotine yield from machine-smoked cigarettes and nicotine intakes in smokers: evidence from a representative population survey. J Natl Cancer Inst, 2001, 93:134–138.

[168] STRASSER AA, LERMAN C, SANBORN PM, et al. New lower nicotine cigarettes can produce compensatory smoking and increased carbon monoxide exposure. Drug Alcohol Depend, 2007, 86:294–300.

[169] RJ Reynolds Tobacco Company. New Cigarette Prototypes that Heat Instead of Burn Tobacco. Winston-Salem, NC: RJ Reynolds Tobacco Company, 1988.

[170] SCHRAUFNAGEL DE, BLASI F, DRUMMOND MB, et al. Electronic cigarettes. A position statement of the forum of international respiratory societies. Am J Respir Crit Care Med, 2014, 190:611–618.

[171] DRUMMOND MB, UPSON D. Electronic cigarettes. Potential harms and benefits. Annals of the American Thoracic Society, 2014, 11:236–242.

[172] RENNARD SI, UMINO T, MILLATMAL T, et al. Evaluation of subclinical respiratory tract inflammation in heavy smokers who switch to a cigarette-like nicotine delivery device that primarily heats tobacco. Nicotine Tob Res, 2002, 4:467–476.

[173] HANSSON J, GALANTI MR, HERGENS MP, et al. Use of snus and acute myocardial infarction: pooled analysis of eight prospective observational studies. Eur J Epidemiol, 2012, 27: 771–779.

[174] NORDENVALL C, NILSSON PJ, YE W, et al. Tobacco use and cancer survival: a cohort study of 40,230 Swedish male construction workers with incident cancer. Int J Cancer, 2013, 132:155–161.

[175] AREFALK G, HERGENS MP, INGELSSON E, et al. Smokeless tobacco (snus) and risk of heart failure: results from two Swedish cohorts. Eur J Prev Cardiol, 2012, 19:1120–1127.

[176] LEE PN. Summary of the epidemiological evidence relating snus to health. Regul Toxicol Pharmacol, 2011, 59:197–214.

第42章

慢性阻塞性肺疾病的病程与治疗

M. Bradley Drummond
Robert A. Wise

在过去几十年里,医生和患者对慢性阻塞性肺疾病(COPD)的治疗都抱有消极态度,认为它是进展性的、无法治疗和治愈的疾病。随着我们对慢阻肺流行病学及治疗价值的认识逐渐提高,这种态度有所改变。如糖尿病、类风湿关节炎和冠心病等其他慢性病一样,医生对慢阻肺的治疗意见也逐渐统一。现代的治疗理念是在诊断慢阻肺的同时要兼顾延长患者生存期、提高生活质量以及维持生活自理能力等。本章总结了慢阻肺的基本病程和最佳的治疗方案。

慢性阻塞性肺疾病概述

慢阻肺的特征之一是用力呼气时肺排空延迟,临床上通过第1秒用力呼气容积与用力肺活量(FEV_1/FVC)比值来测量,当FEV_1/FVC<0.70时定义为气流受阻。随着年龄增长肺排空速率下降,许多老年人出现气流阻塞,但临床上并不能诊断为慢阻肺,因此,气流阻塞的另一个诊断标准是以小于正常值低限来代替原有固定比值阈值。长期持续性哮喘、囊性纤维化、支气管扩张、闭塞性细支气管炎、淋巴管平滑肌瘤病、泛细支气管炎、硅肺、干燥综合征、弥漫性间质性疾病例如嗜酸性肉芽肿和结节病等均可导致慢性气流阻塞。慢阻肺诊断通常局限于吸烟者或吸入其他有毒有害气体的人群,这通常与其他原因导致的气流阻塞很好鉴别。最常见的与慢阻肺相关的疾病是肺气肿和慢性支气管炎。肺气肿的解剖学定义为肺泡间隔消失所导致的气腔扩张(见第39章)。这一改变可引起气道弹性消失,进而导致气流减慢、肺过度充气及空气潴留(见第40章)。慢性支气管炎的特点是慢性咳嗽、咳痰,约1/3早期慢阻肺患者有此表现。吸烟患者的慢性咳嗽、咳痰经常与慢性气道阻塞有关。当慢性黏液高分泌与气流阻塞相关时,称为慢性阻塞性支气管炎。与慢性支气管炎相关的解剖学改变主要是大、中气道的黏液腺体增生和杯状细胞化生。慢阻肺患者也有中、小气道受累,包括炎症、狭窄、扭曲、黏液栓塞和纤维化等,也可导致气流受限。随着疾病进展,小气道发生闭塞。一些哮喘病史较长的患者气道阻塞不完全可逆,并出现阵发性咳嗽、喘息及慢性咳痰等,这些个体通常被分类为慢性喘息性支气管炎的,往往预后更好。尽管临床病史相似,临床医生仍倾向于将女性诊断为哮喘,而把男性诊断为慢阻肺。

慢性阻塞性肺疾病自然病史

慢阻肺源于长时间肺功能逐渐下降。健康非吸烟成人 FEV₁ 下降率为 30mL/年,这主要与肺弹性随年龄下降有关。慢阻肺患者常在成年早期即肺功能低于正常,且肺功能下降速度更快。研究显示慢阻肺患者 FEV₁ 下降速度为 45~69mL/年(图 42-1A)。患者间存在异质性,肺功能随时间下降的程度也存在差异,这导致通气储备能力的隐匿缺失,这通常是无症

状的,并且难以被患者和医生发现。慢性支气管炎可能会被"吸烟者咳嗽"所掩盖,因为患者不能够意识到每天有痰是不正常的。随着通气储备量下降,轻度慢阻肺患者的重体力活动可能会受限,因此日常生活中出现呼吸困难并非疾病的早期症状。当通气储备量下降到爬楼梯、整理床铺、搬运杂货等轻度运动受限时,患者才会就医。有些患者最初症状也可能表现为与呼吸道感染或接触呼吸道刺激物相关的急性支气管痉挛、呼吸困难甚至呼吸衰竭。因此,慢阻肺尽管

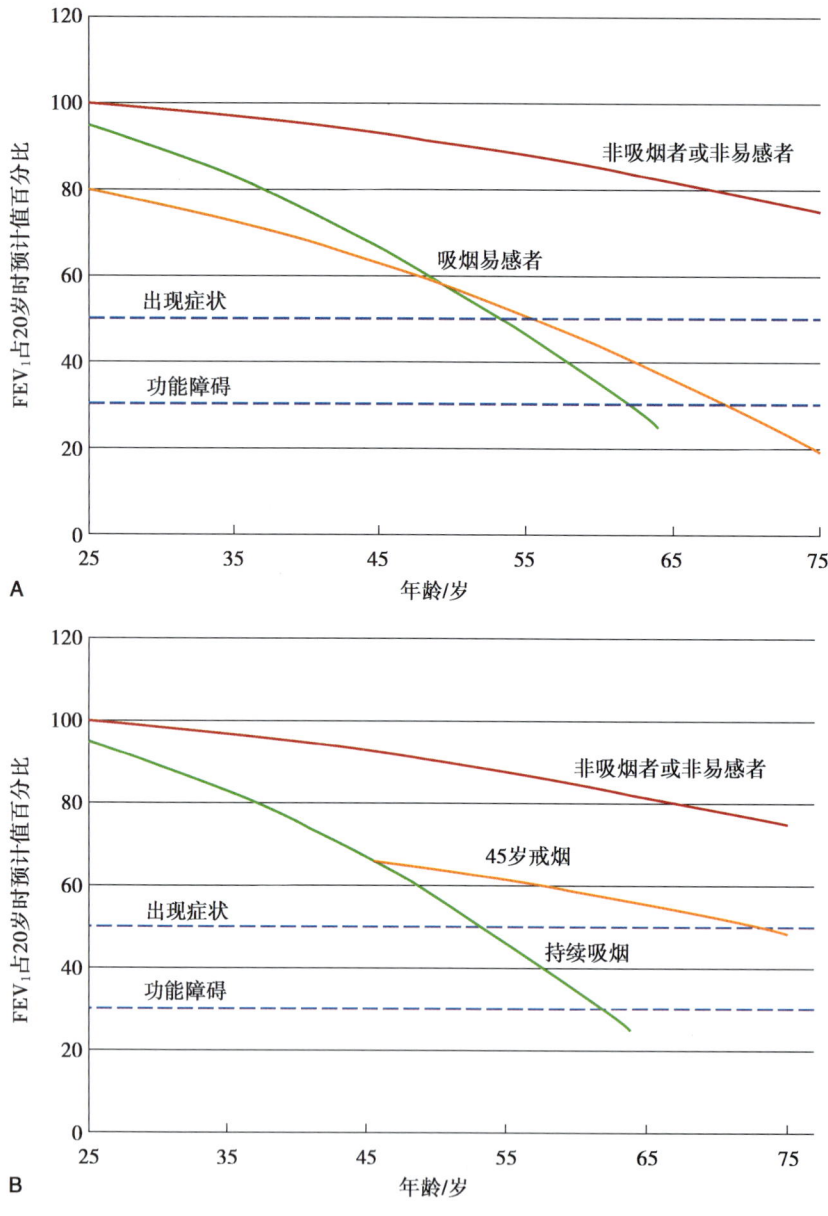

图 42-1 A. 3 种假想人群慢阻肺自然病程。肺功能被绘制为肺发育成熟的年轻人的肺功能预计值百分比。不吸烟或对吸烟不易感者终身肺功能下降约为年轻时的 25%。吸烟不良反应易感者或年轻时肺功能处于较低水平时,肺功能下降程度增加。虽然肺功能异常可能已存在多年,但是临床症状多于肺功能下降 50% 以上时出现(上面的虚线),常见于中年或以上年龄。如果疾病进展,可能导致症状出现后 10 年内出现功能障碍(下面的虚线)。B. 慢阻肺的假想自然病程分为持续吸烟者和 45 岁开始戒烟者两组。坐标各参数与曲线 A 一致。如果患者在慢阻肺无症状期戒烟,那么肺功能下降程度可以趋于正常,从这个角度来说,肺功能检测出异常和戒烟对延缓呼吸道症状发生具有潜在重要作用。这张图由 Fletcher 和 Peto 制作,通常称为 Fletcher 曲线。获授权引自:FLETCHER C,PETO R. The natural history of chronic airflow obstruction. Br Med J. 1977,1(6077):1645-1648.

会进展数十年,也可表现为急性发作。

戒烟可以阻止轻中度气流阻塞患者 FEV_1 快速下降,提高患者生存率(图 42-1B)。生存率能否改善主要取决于疾病分期。与未戒烟或疾病晚期才开始戒烟者相比,疾病早期就开始戒烟者的预后更好。一旦疾病进展,炎症反应持续存在,肺功能会明显下降。由于在临床症状出现之前就存在肺功能下降,无临床症状的患者通过用力肺功能检测可以诊断为慢阻肺,对于这部分患者应尽早实施戒烟计划。有呼吸道症状的吸烟患者应该检查肺功能。但是对所有吸烟患者应用肺功能筛查慢阻肺的价值仍存在争议。反对者认为肺功能检查结果正常会导致医生忽视劝戒行为,所有吸烟者均需尽早戒烟。也有人认为肺功能检查结果正常时,吸烟者可能产生自我满足感。支持者则认为这样可以早期发现慢阻肺,有助于积极干预吸烟行为、阻止疾病进展、延长生存期。肺功能异常时,可以促进患者和医护人员更积极参与戒烟。一些证据表明药物治疗对轻度至中度气流阻塞患者的肺功能下降减缓和生存期延长方面有益。尽管这些数据来源于归因分析,但这一结果特别值得期待和进一步确证。

随着慢阻肺病情进展,运动耐量逐渐下降。这是由于呼吸做功随着运动增加而增加。随着呼吸频率增加,患者出现动态过度通气,即在呼气末肺总量不能恢复到静态呼气末功能残气量(FRC)。过度通气导致呼吸功增加,呼吸困难加重。评估动态过度通气的指标是深吸气量(IC),随着通气增加 IC 进行性下降。一些措施可以通过降低动态过度通气、增加 IC 来改善运动肺功能,包括改变呼吸方式、吸氧以及吸入支气管扩张剂。

随着慢阻肺进展,通气-灌注不匹配使肺泡-动脉氧分压差增加。肺泡低氧导致肺动脉高压,最终发展为肺源性心脏病。肺泡低氧合并肺泡低通气时,表现为动脉高碳酸血症。肺源性心脏病体征可以出现静脉怒张和水肿,肺动脉高压及右心衰竭查体可以发现肺动脉第二心音亢进、右心室区抬举搏动、三尖瓣反流杂音、肝颈静脉回流征以及腹水。肺部影像可见中央肺动脉扩张。一旦出现肺源性心脏病,生存率会随着肺动脉压的升高而显著降低。慢性呼吸衰竭定义为慢性低氧血症($Pa_{O_2} \leq 60mmHg$ 或 8kPa),伴或不伴高碳酸血症($Pa_{CO_2} > 45mmHg$)。

晚期慢阻肺患者的活动严重受限,进入了床-椅(bed-and-chair)生活模式。这些限制会产生社会孤独感、抑郁及肌肉萎缩,从而使日常活动进一步下降,并且影响生活质量。由于呼吸困难导致营养摄入受限,影响蛋白质及能量摄入。由于基础氧耗增加、骨骼肌对氧利用能力下降、产生引起恶病质的细胞因子如肿瘤坏死因子-α(TNF-α)等,使营养不良进一步加重。

慢性阻塞性肺疾病诊断

查体及肺部影像学对诊断慢阻肺不敏感。肺过度通气体征,如横膈下降、呼吸音减弱、肺部叩诊过清音等,对于慢阻肺有较高的特异性,但是通常在疾病进展期才出现。有研究显示在 45 岁以上吸烟者中甲状软骨与胸骨切迹距离<4cm 高度提示慢阻肺。杵状指在慢阻肺中比较罕见,如果存在杵状指,可能患有其他疾病如支气管扩张、石棉肺、肺癌。高分辨率 CT(HRCT)可用于识别是否有肺气肿。HRCT 量化分析是发现早期肺气肿颇具前景的方法。α_1-抗胰蛋白酶缺乏症是一种不常见但也并非罕见的与早发性肺气肿相关的疾病。对肺气肿患者可以检测是否存在 α_1-抗胰蛋白酶缺乏症(见第 40 章或表 42-1),因为此类患者有现行治疗措施,有些专家建议所有慢阻肺患者均应该检测 α_1-抗胰蛋白酶缺乏症。HIV/AIDS 也可能与早发肺气肿及肺功能加速下降有关。对肺气肿合并 HIV 危险因素(如静脉吸毒或高危性活动)的人都应该筛查 HIV。

表 42-1　建议筛查 α_1-抗胰蛋白酶缺乏的情况

早发型肺气肿(年龄<45 岁)
非吸烟患者的肺气肿
肺气肿主要表现在肺底部(全小叶)
坏死性脂膜炎(Weber-Christian 病)
c-ANCA 阳性的血管炎(如韦格纳肉芽肿)
有早发型肺气肿或非吸烟相关肺气肿家族史
没有其他病因的支气管扩张

慢阻肺的诊断、严重程度分级、疾病进展情况都可以用肺功能来检测,这是一个简便、非侵入性、经济的检查方法。FEV_1/FVC 比值,可以反映肺排空情况,可用于定义是否存在阻塞性通气功能障碍,通常定义为 $FEV_1/FVC < 0.70$ 或低于正常值下限。一旦明确存在气流受限,其阻塞程度可通过与正常健康人群 FEV_1 参考值比较下降的比例来确定。表 42-2 中列出了目前广泛应用的基于 FEV_1 值的 GOLD 严重程度分级。慢阻肺患者通过体积描记法、氦气稀释法、氮气冲刷法或单次呼吸法测定肺容积,通常反映过度通气(肺总量升高)和气体潴留(残气量升高),这些都可以用于排除限制性通气功能障碍。CO 弥散率(D_{CO})是预

测肺气肿的一个指标,FEV_1 大于 1.0L 肺气肿患者中,D_{CO} 与肺气肿解剖扩张程度大致呈负相关。

表 42-2 慢阻肺气流受限程度分级

GOLD 分级	诊断标准
I 级:轻度 COPD[a]	$FEV_1 \geq 80\%$ 预测值
II 级:中度 COPD[a]	FEV_1 50%~79% 预测值
III 级:重度 COPD[a]	FEV_1 30%~49% 预测值
IV 级:极重度 COPD[a]	$FEV_1 < 30\%$ 预测值或 $FEV_1 < 50\%$ 预测值合并 $Pa_{O_2} < 60mmHg$(8.0kPa)(室内空气)

[a]:使用支气管扩张剂后 $FEV_1/FVC \leq 0.70$。资料来源:2011 GOLD 慢阻肺指南;CELLI BR, MACNEE W. ATS/ERS Task Force. Standards for the diagnosis and treatment of patients with COPD:a summary of the ARS/ERS position paper. Eur Respir J,2004,23(6):932-946.

慢性阻塞性肺疾病分组

慢阻肺分组包括症状评定和风险评估。症状评定主要使用标准化问卷(表 42-3),风险评估用气流受阻程度和急性发作史来定义。根据症状和发作风险将患者分成 4 组(图 42-2)。这个分组有利于评估患者预后及决定治疗。另有其他工具可量化 COPD 严重程度。

表 42-3 改良医学研究委员会呼吸困难评分(modified medical research council dyspnea scale,mMRC 呼吸困难评分)

分级	描述
0	除剧烈运动外,无气短
1	平地快速行走或爬缓坡时出现气短
2	因按自己步伐走路时气短或必须停下来休息,速度比正常同龄人慢
3	平地行走 100 码(约 91m)或数分钟后就需要停下休息
4	气短严重,不能离开房间,或者穿脱衣服时即有气短

资料来源:CELLI BR, MACNEE W. ATS/ERS Task Force. Standards for the diagnosis and treatment of patients with COPD:a summary of the ARS/ERS position paper. Eur Respir J,2004,23(6):932-946.

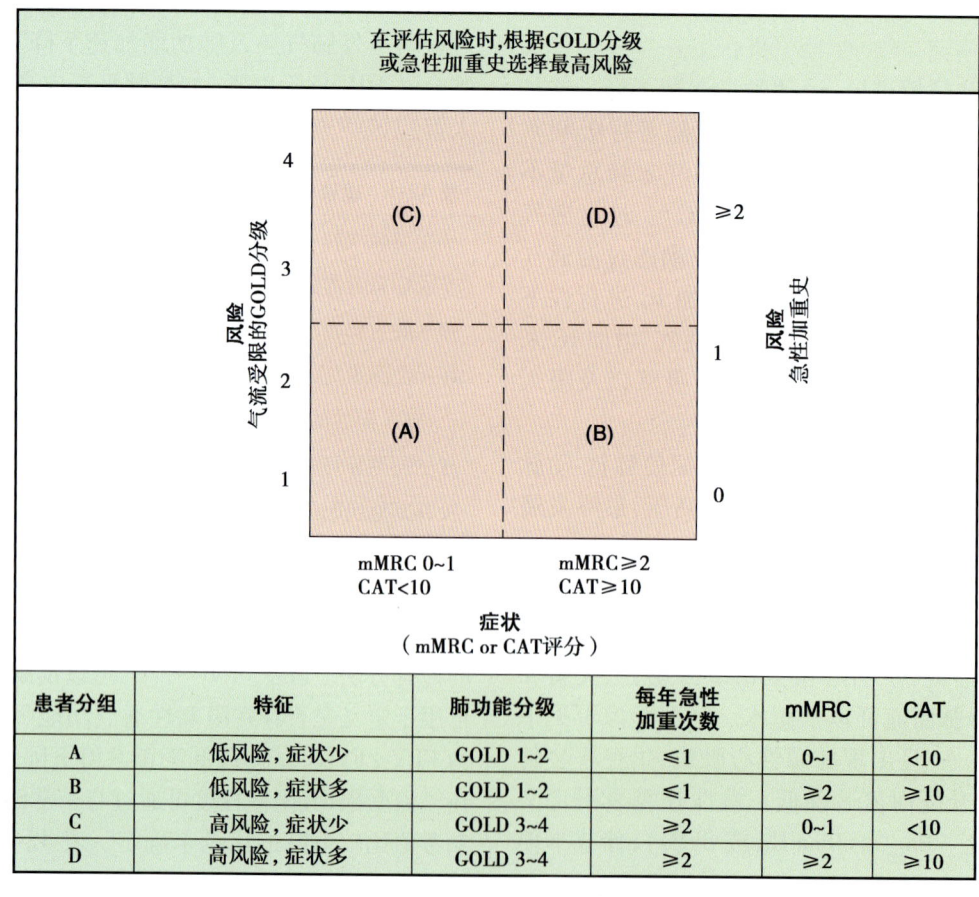

患者分组	特征	肺功能分级	每年急性加重次数	mMRC	CAT
A	低风险,症状少	GOLD 1~2	≤1	0~1	<10
B	低风险,症状多	GOLD 1~2	≤1	≥2	≥10
C	高风险,症状少	GOLD 3~4	≥2	0~1	<10
D	高风险,症状多	GOLD 3~4	≥2	≥2	≥10

图 42-2 COPD 综合评估。评估 COPD 患者应该综合评估症状和急性加重的风险。首先用 mMRC 评分或 CAT 量表评估症状,判断患者症状轻(mMRC<2 或 CAT<10)或症状重(mMRC≥2 或 CAT≥10)。然后通过既往急性加重病史和气流受限程度来判断未来急性加重风险,GOLD 分级 3~4 或既往每年急性加重≥2 次为高风险。根据这张图表,患者可以分为 4 组(A、B、C、D),来评估疾病负担以及潜在治疗方法。获授权引自:Global strategy for the diagnosis, management, prevention of COPD,© Global Initiative for Chronic Obstructive Lung Disease(GOLD),all rights reserved.

慢性阻塞性肺疾病预后

慢阻肺的预后差异很大。医生无法很好地预测慢阻肺的生存率,部分原因是疾病进展变异较大,另一部分原因是死亡可能由于病程中伴发疾病或其他吸烟相关的疾病,如肺癌等,而非呼吸衰竭加重。最近研究显示,肺功能下降有很大的异质性,有些慢阻肺患者 FEV_1 长期以来仅有轻度下降或没有下降。

业已发现数个预测慢阻肺生存率低的因素,包括低 FEV_1、主动吸烟、低氧血症、营养不良、肺源性心脏病、静息状态心动过速、运动耐量低、严重呼吸困难、健康相关生活质量低、贫血、频繁急性加重、合并症、D_{CO} 较低等。$FEV_1 <$ 预计值 35% 预示每年 10% 的死亡率。如果患者自述每走不到 100m 就会出现气短需要停下来,那么 5 年生存率只有 30%。BODE 指数是多维评估慢阻肺预后的量表,包括体重指数(body mass index,BMI)、阻塞性通气功能障碍严重程度、呼吸困难程度和运动耐量。表 42-4 用于计算 BODE 预后评分。具体内容分为 BMI[体重(kg)/身高²包括(m^2)]、FEV_1 占预测值比例、mMRC 呼吸困难评分(表 42-3)。BODE 分数>7,预示 2 年死亡率为 30%;5~6 分提示 2 年死亡率为 15%;BODE 分数<5,2 年死亡率<10%。由于测量 6 分钟步行不方便,ADO 指数也可以用来评估预后(年龄、呼吸困难及阻塞程度)(表 42-5)。ADO 指数

从 0~10 分,对长期严重慢阻肺患者而言,评分每增加 1 分,3 年死亡风险增加 42%。

慢性阻塞性肺疾病稳定期治疗

慢阻肺的治疗目标是阻止疾病进展、避免并发症发生、缓解症状、改善活动耐量、改善生活质量、治疗急性加重以及改善预后,标准化治疗指南一直在不断完善。

■ 患者教育

确诊慢阻肺对患者来说是一个重大事件,因此了解疾病的自然病程以及预后非常重要。患者对于慢阻肺对生活影响的认知存在较大差异,许多患者并不了解慢阻肺包含肺气肿和慢性支气管炎。表 42-6 列出了需要与慢阻肺患者共同讨论的问题。一次谈话不能对所有问题进行有效讲解,需要反复进行谈话、不断深入讲解列表中的问题。对于许多患者,有必要提供补充教育材料或推荐健康教育工作者,地方和国家志愿者健康组织提供有效的教材和团体教育课程。对于 α_1-抗胰蛋白酶缺乏的患者需要进行特殊咨询,以及确认他们家人是否需要进行基因检测。对于疾病晚期患者,需要讨论终末期护理计划及生命支持方案,患者与家属之间也可以进行讨论。应该鼓励患者分享他们从报纸、网络上获得的信息,因为有的信息有指导意义,而有的则不正确。医生需要应对患者的

表 42-4 BODE 指数计算表[a]

条目	BODE 指数评分			
	0	1	2	3
FEV_1(%预计值)	≥65	50~64	36~49	≤35
6 分钟行走距离/m	≥350	250~349	150~249	≤149
mMRC 呼吸困难评分	0~1	2	3	4
体重指数/(kg·m⁻²)	>21	≤21		

[a]:BODE 指数是将每一行分数相加。获授权引自:CELLI BR,COTE CG,MARIN JM,et al. The body mass index, airflow obstruction, dyspnea, and exercise capacity index in chronic obstructive pulmonary disease. N Engl J Med,2004,350(10):1005-1012.

表 42-5 ADO 指数计算表[a]

条目	ADO 指数评分					
	0	1	2	3	4	5
FEV_1/% 预计值	≥65	36~64	≤35	—	—	—
mMRC 呼吸困难评分	0~1	2	3	4	—	—
年龄/岁		40~49	50~59	60~69	70~79	80~89	≥90

[a]:ADO 指数是将每行的分数相加。获授权引自:PUHAN MA, GARCIA-AYMERICH J,FREY M,et al. Expansion of the prognostic assessment of patients with chronic obstructive pulmonary disease: the updated BODE index and the ADO index. Lancet,2009,374(9691):704-711.

表 42-6 慢阻肺管理中患者教育的内容

慢阻肺危险因素

关于戒烟的建议和说明

减少暴露有毒害环境

肺炎球菌及流感免疫接种

注意呼吸道卫生、避免感染

慢阻肺的自然病程及预后

药物治疗指征、剂量、获益、不良反应

正确使用吸入器和雾化器

提高处方治疗依从性

慢走、上肢支撑或其他训练来减轻呼吸困难

规律锻炼和社交互动的重要性

肺部康复计划

识别和及早治疗急性加重

吸氧指征

手术治疗适应证

指导终末期疾病护理

内疚心态,因为很多患者认为慢阻肺是自己导致的。医护人员需要解决的一个现实问题是,COPD 经常被患者本人、家属以及其他护理人员污名化。医生应该让患者明白尼古丁依赖是一种躯体成瘾,戒烟困难并非由于患者意志薄弱,应该提供客观且积极的信息。目前对慢阻肺的治疗能够改善患者生活质量、提高活动耐量、维持社会活动以及减少并发症。

■ 预防慢阻肺进展及并发症发生

目前尚无确定措施能够阻止持续吸烟的患者慢阻肺病情进展,而戒烟确实能够防止肺功能急速下降,并应该成为管理慢阻肺患者的首要目标。轻中度慢阻肺患者可能不知道其潜在的肺部疾病可以通过戒烟避免发生;有的患者则误认为戒烟为时已晚。有一些病情严重患者在静息时即有呼吸困难或需要持续吸氧,仍然继续吸烟或戒烟后很快复吸。因为许多患者不会主动提供吸烟史或戒烟后又再次吸烟,因此,患者每次就诊都应该询问其吸烟史。对吸烟者而言,戒烟应该是主要的和长期的治疗目标。戒烟的具体方法详见第 41 章。医生应该给出直接的、明确的、个体化的戒烟建议。宣教信息应该强调持续吸烟的害处、戒烟在生活中的益处,让患者了解戒烟是可以实现的目标。动机性访谈对改变患者健康行为成效显著。可以给戒烟患者提供辅助药物如尼古丁替代治疗、伐尼克兰或安非他酮。应该在每次就诊时记录吸烟情况,要不断强调戒烟的重要性。

应避免在工作环境和家里暴露呼吸道刺激物。虽然严重的职业粉尘暴露不是慢阻肺发病的主要原因,但是吸烟者暴露于职业粉尘会加速肺功能恶化,增加咳嗽、咳痰症状。在发展中国家,即使非吸烟者,暴露于大量生物燃料燃烧的烟雾也会发生慢阻肺。改善室内空气质量可能有益于缓解症状,并防止疾病进展。慢阻肺患者在严重粉尘环境需要佩戴呼吸防护设备。对这些患者,是否使用呼吸防护设备并不取决于 FEV₁ 水平,由于佩戴面罩时会增加无效腔和吸气阻力,患者会出现吸气困难。因此,如果慢阻肺患者不能耐受呼吸防护设备,则需要改变工作环境。如果慢阻肺合并过敏或过敏性哮喘,就需要监控环境。吸食大麻和可卡因可能会引起气道刺激,虽然没有足够证据表明这些可以加重慢阻肺,但是应该禁止慢阻肺使用以上毒品。

虽然缺乏肺炎球菌疫苗对慢阻肺具有特殊疗效的证据,仍推荐接种。每年接种流感疫苗可以预防或减轻潜在致命的流感感染。首选灭活疫苗,因为减毒活疫苗尚未批准用于老年人和患有肺部基础疾病的

患者。对于可能对疫苗免疫反应较弱的老年患者,推荐使用高效流感疫苗。流感流行期,在发病 48h 内应用神经氨酸苷酶抑制剂如扎那米韦(zanamivir)和奥司他韦(oseltamivir),可以降低感染的严重程度。这些制剂对甲型和乙型流感病毒均有效,并可能限制感染的传播。帕拉米韦是一种可以注射的神经氨酸苷酶抑制剂,可以用于呼吸衰竭患者。

对于 α₁-抗胰蛋白酶严重缺乏患者,可以应用 α₁-抗胰蛋白酶替代治疗。观察性研究显示肺功能中度降低(FEV₁ 35%~65%预计值)患者在肺功能保护和改善生存率方面获益最大。人血浆分离的 α₁-抗胰蛋白酶可以每周 60mg/kg 静脉注射。尽管替代治疗品来源于人血浆,但病毒传播风险很低,在开始治疗之前并不强制接种乙肝疫苗。

■ 药物治疗

在过去几十年里,随着药物治疗慢阻肺的循证医学证据增多,药物治疗被普遍认为有效。应用支气管扩张剂和抗炎药物抑制支气管痉挛、改善肺功能、改善生活质量、提高活动耐量及防止病情加重。最新的证据表明联合使用吸入性类固醇类药物和长效支气管扩张剂可以改善预后,减缓病情恶化。将来的药物治疗有可能改变慢阻肺进程,如细胞因子抑制剂、蛋白酶抑制剂、氧化应激抑制剂等。已有很多证据提示支气管扩张剂对肺功能改善和症状缓解之间的相关性很差,因此调整治疗方案时,需要关注患者的整体获益,不仅只是肺功能。小剂量支气管扩张剂能够减少动态过度充气从而明显提高肺活量,延缓疾病恶化,明显改善患者生活质量。

慢阻肺患者给药的方式通常是从最小剂量开始,逐渐增加剂量,使用最便捷的剂量方案,从具有最大获益、最佳耐受性和最经济的药物开始。图 42-3 提供了一种升阶梯治疗方法。吸入性支气管扩张剂是慢阻肺治疗的基础,可用于维持控制和临时缓解症状。大部分气短患者能够通过规律使用维持量支气管扩张剂获益。β 受体激动剂和抗胆碱能药物均有短效(4~6h)和长效(12~24h)两种类型(表 42-7)。如何选择支气管扩张剂类型和使用间隔取决于患者的选择和费用。联合不同支气管扩张剂比增加单药治疗剂量更加有效,使用复合吸入装置能够简化治疗。重度慢阻肺患者经常联合使用支气管扩张剂,包括长效维持量抗胆碱能药和 β 受体激动剂,有症状时可按需使用短效支气管扩张剂。急性加重患者可以联合使用吸入性糖皮质激素和长效支气管扩张剂。如果患者觉得吸入性药物费用太高不能接受时,可以使用

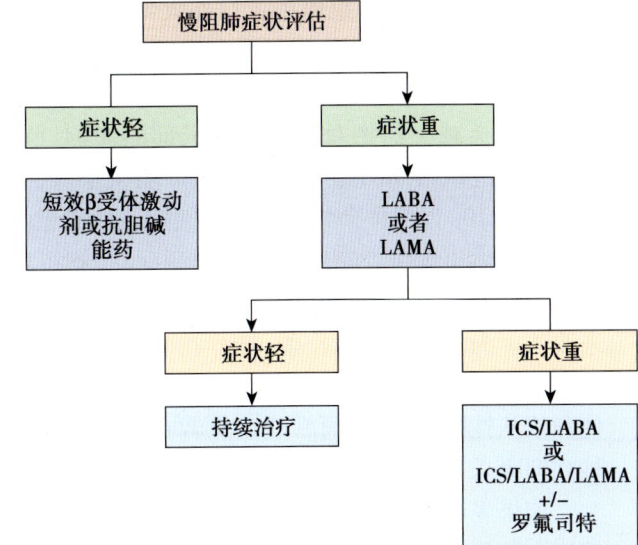

图 42-3 慢阻肺药物治疗流程。治疗依据症状的严重程度,评估症状要依据呼吸困难严重程度和慢阻肺急性加重风险。如果患者 6~12 个月病情稳定,可以考虑减少用药。除了药物干预,治疗还应该包括预防措施、戒烟咨询、肺功能康复和新型治疗等。LABA:长效 β 受体激动剂(long-acting beta agonist);LAMA:长效抗胆碱能药物(long-acting muscarinic antagonist);ICS:吸入性糖皮质激素(inhaled corticosteroid)。

表 42-7 吸入性支气管扩张剂

药物名称	剂量/频率	剂型
β 受体激动剂		
奥达特罗		软雾剂,5μg
沙丁胺醇	2 吸 q4~6h	定量吸入装置,90μg/喷
	3mL 雾化 q4~6h	雾化溶液,1.25~2.5mg/3mL
左旋沙丁胺醇	2 吸 q4~6h	定量吸入装置,45μg/喷
	3mL 雾化 t.i.d.	雾化溶液,0.63~1.25mg/3mL
沙美特罗	1 吸 b.i.d.	干粉吸入剂,50μg/吸
福莫特罗	1 胶囊吸入 b.i.d.	干粉吸入剂,12μg/胶囊
	2mL 雾化 b.i.d.	雾化溶液,20μg/2mL
阿福特罗	2mL 雾化 b.i.d.	雾化溶液,15μg/2mL
茚达特罗	1 胶囊吸入/d	干粉吸入剂,75μg/胶囊
抗胆碱能支气管扩张剂		
异丙托溴铵	2 喷 q4~6h	定量吸入装置,17μg/喷
	2.5mL 雾化 q6~8h	雾化溶液,0.5mg/2.5mL
噻托溴铵	1 吸/d	干粉吸入剂,18μg/吸
阿地溴铵	1 吸 b.i.d.	干粉吸入剂,400μg/吸
联合治疗(复合装置)		
异丙托溴铵/沙丁胺醇	1 喷 q6h	软雾剂,20μg/100μg
芜地溴铵/维兰特罗		干粉吸入剂,62.5μg/25μg

长效茶碱类口服药物。在不能耐受停用类固醇的情况下,应保留长期使用全身性糖皮质激素,以防出现频繁或危及生命的恶化。可以通过症状改善情况、功能状态、急性加重的频率和肺功能判断治疗反应。如果患者在 6~12 个月病情都比较稳定,那么可以试着减少一种药物,观察患者是否耐受。

吸入性糖皮质激素并不能有效延缓持续吸烟者慢阻肺进展,但对哮喘和慢阻肺重叠患者以及那些频繁急性加重的患者有效。吸入性糖皮质激素能够降低急性加重频率,延缓生活质量下降。对慢性支气管炎和阻塞性肺疾病患者,吸入性糖皮质激素能够改善肺功能,联合使用较单用长效支气管扩张剂效果更好。吸入糖皮质激素的疗效不能根据对口服糖皮质激素的反应来预测,因此在开始治疗之前没有必要进行口服类固醇试验。联合糖皮质激素和长效支气管扩张剂的吸入装置在美国和世界其他地方都常用,这能简化治疗。虽然吸入性糖皮质激素吸收少,但也可能导致易感人群出现相应不良反应,如白内障、毛细血管脆化、骨质疏松等。吸入大剂量糖皮质激素会增加肺炎风险。大部分患者在有效剂量下药物不良反应风险并不高,但是应谨慎开具有效的最低剂量。对于骨质疏松高危人群(如老年人、吸烟者、缺乏锻炼者等),应该建议辅助治疗,如补充钙和维生素 D。对于已经患有骨质疏松的患者,建议补充二磷酸盐。临床上用双能量 X 线吸收测量法(dual energy X-ray absorptiometry,DEXA)骨扫描来监测骨质疏松,但并不是所有应用吸入性糖皮质激素的患者都需要进行类似监测。

吸入性药物可产生不良反应。吸入性抗胆碱能药物一般是安全的,但也可能增加室上性心律失常和膀胱出口梗阻患者发生急性尿潴留的风险,若喷入眼睛可引发急性闭角型青光眼等。短效或长效 β 受体激动剂,可能导致震颤、心动过速、低钾血症等。

吸入剂通过定量吸入器(metered-dose inhaler,MDI)、干粉吸入器(dry powder inhaler,DPI),或作为雾化溶液使用。选择给药途径时主要考虑费用及其方便性。如果使用得当,这些方法疗效相似。很多患者发现MDI 很难配合,辅助一个储雾罐会比较方便。DPI 有多种类型,大部分患者需要给予具体指导和演示。雾化对患者来说更方便使用,但是每次治疗时间较长,还需要清洁装置。虽然雾化治疗更贵,但是大部分药物由医保覆盖,很多患者从经济方面考虑更愿意选择雾化。

患者使用吸入性药物依从性很差,尤其是当药物不能立即缓解症状的时候,大约有一半的患者不能够按剂量使用。造成这种情况的主要原因是缺乏对药物作用的认识、获益不明显、治疗方案复杂以及治疗费用贵等。许多患者不想告诉医生他们没有坚持用药,因此在不影响医患关系的前提下需要医生明确患者用药情况。例如,医生可以询问:"对有些患者来说记得所用的药物比较困难。这对你也是一个问题吗?"或"你能负担你所有的药物治疗吗?"或"你觉得你的药物治疗有效吗?"医生可以采取行动来帮助患者提高依从性,如简化治疗方案,给患者说明治疗获益,让患者养成固定时间用药习惯,如进餐时或刷牙时,或者用一些价格便宜一点的药物。

对于许多患者来说正确使用 MDI 比较困难。重复宣教和指导患者使用 MDI 对治疗慢阻肺和哮喘很

重要。吸入装置应该距离患者口部大约4cm,以最大限度地减少较大药物颗粒沉积在口腔中。患者应该呼气至 FRC 位,在约 5s 时间内慢慢吸气到 TLC 位。缓慢吸入会减少药物对口腔和咽喉部的影响。在吸气开始时应该给 MDI 装置装一次药。吸气末时,患者应该屏气 10s 以保证药物到达远端气道。如果患者在吸入治疗后出现声音嘶哑或口腔刺激症状,则可以通过加用储雾罐、减缓吸气速度,并在每次用药后漱口来改善。为了达到满意疗效,推荐在两次用药之间或不同 MDI 种类之间等待一段时间,但可能导致用药不便和依从性降低,因此通常建议患者在一次吸入后数秒立即吸入下一次药物。

如果患者使用 MDI 配合不佳,可以借助储雾罐。把这个装置放入口腔,可以在使用 MDI 后再吸气。与MDI 相比,DPI 通常不需要更多协调,但吸入装置有许多不同种类,有些装置使用起来也比较复杂。非常虚弱的患者可能没有足够吸气流量来有效地使用 DPI。每一种装置都需对患者进行讲解说明。

茶碱是长效口服制剂,1～2 次/d。虽然可以检测血药浓度,但是因为药物可以和蛋白结合,所以血药浓度与药效及药物不良反应相关性不大。茶碱是一种支气管扩张药物,可以改善动脉氧合及增加活动耐量。如果出现了典型的不良反应如恶心、呕吐、震颤、快速型心律失常等,应该调整用药剂量,不用考虑血药浓度。随着长效吸入性药物广泛使用,茶碱在慢阻肺中的应用逐渐减少。然而对于治疗有效或希望选择价格相对低的口服药物的患者,茶碱仍是一个有效的二线用药选择。对于慢阻肺患者茶碱可能有其他益处:改善膈肌收缩力,预防呼吸肌疲劳,增加通气驱动,增加儿茶酚胺功能,减少微血管渗透性,增加黏膜清除能力,减少晚期抗原反应,抑制肥大细胞释放组胺以及抑制白细胞活化等。有证据显示茶碱的抗炎作用是通过激活组蛋白脱乙酰酶(histone deacetylase,HDAC)增加类固醇效应来介导的,这一作用在 HDAC活性低的慢阻肺患者中可能更有效。

罗氟司特(roflumilast)是一种特异性磷酸二酯酶-4 抑制剂,有轻度支气管扩张和抗炎作用,在美国已上市。主要用于减少伴有慢性支气管炎的慢阻肺患者急性加重。

口服糖皮质激素可有效治疗慢阻肺急性加重。10%～20%慢性症状患者短期内肺功能有明显改善,但仅仅根据临床特征无法筛选出这些患者。由于长期应用全身性皮质类固醇药物有明显不良反应,大部分患者不应该长期服用或全身给药。长期口服糖皮质激素的慢阻肺患者通常可每周逐渐减相当于 5mg

泼尼松的剂量,同时避免急性加重。长期口服低剂量糖皮质激素有时候用于不能负担或难以耐受吸入性药物且频繁急性加重的患者,此类患者需要给予钙剂、维生素 D 和二磷酸盐预防骨质疏松,并应该告知当疾病急性发作时需要应用负荷剂量的糖皮质激素。

对于伴有支气管扩张的无症状慢阻肺患者,应慎用长期大环内酯类抗生素治疗。大环内酯类药物具有免疫调节的特点,可以减少急性加重频率。因此长期应用此类抗生素可能对频繁急性加重患者有意义。

使用化痰药物和高频胸壁震荡等物理手段来缓解黏液分泌过度,虽然有时候可以改善症状,但对于改善肺功能并没有效果。N-乙酰半胱氨酸是一种具有抗氧化作用的化痰药,但并不能阻止疾病恶化,也不能改变 FEV_1 下降速率。虽然机制还不清楚,但 N-乙酰半胱氨酸和羧甲司坦等抗氧化化痰制剂可能减轻急性加重。

阿片类药物可以有效缓解与慢性阻塞性肺疾病相关的呼吸困难。由于患者对阿片类药物反应不同并且阿片类药物可能有呼吸抑制作用,应首选短效药物,并从低剂量开始用起。虽然短效阿片类药物主要用于临终关怀医院中终末期患者,但对经药物治疗、吸氧及康复仍不能缓解呼吸困难症状的轻度肺损伤患者,也可以使用。

■ 锻炼和康复

推荐所有患者进行规律自主锻炼以防出现肌肉功能障碍。鼓励患者每周至少进行 3 次,每次 20 ~ 30min 低强度有氧锻炼,如散步。即使重度慢阻肺患者通常也能够以 1mile/h 的速度行走 30min(0.5mile/30min)。需要告诉患者锻炼的程度以整个锻炼过程能够耐受呼吸困难为准。患者应该知晓,呼吸困难本身不会导致心脏和肺损伤,但是患者应该尽量避免因严重呼吸困难中断和影响锻炼,因为这样不仅自己会出现恐慌,也会让周边人感到紧张。患者出现低氧状态时,需要在锻炼时给予吸氧。有些人即使没有明显的氧饱和度下降,吸氧也可能使其在运动能力和训练效果方面受益。许多患者尤其是有明显过度充气患者最好是使用手臂支撑的滑轮助行器走路,这样能提高颈部辅助呼吸肌的力量。

完整康复计划包括运动训练、患者教育、营养咨询、团队支持以及心理支持,但是这些不能完全由医生提供。康复计划对于慢阻肺患者是一个有效的管理办法,可提供给日常生活受限的患者。具体的康复内容参见第43章。

■ 营养支持

约一半严重慢阻肺患者(FEV_1 <35%预计值)有蛋白质-热量营养不良。其发生原因包括静息状态下代谢需求增高、食欲低下和呼吸困难导致能量摄入不足,与恶病质相关炎症性细胞因子如 TNF-α、IL-1、IL-6 等的生成。BMI 低于 90%正常值的患者死亡率高,运动耐量下降。BMI 正常的患者也会出现肌肉萎缩和骨量减少。虽然营养支持的临床试验结果并不理想,但仍建议慢阻肺患者加强监测体重,鼓励能量摄入,因为体重增加能够改善生存率。高脂肪饮食与高碳水化合物饮食相比,理论上能够提供更多能量,且产生更低 CO_2 ,但尚无有力证据说明这种饮食策略优于均衡饮食。患者病情较轻时要均衡饮食,避免超重或体重过低,尤其是轻中度患者戒烟后容易发胖,可能对肺功能有不利影响。

■ 慢阻肺患者睡眠障碍

睡眠紊乱,包括失眠和白天嗜睡,是慢阻肺患者常见的症状,并且由于过度关注气短和运动耐量问题,而经常被忽视。导致睡眠异常的原因很多,包括焦虑、抑郁、静息状态缺氧、夜间支气管痉挛、睡眠呼吸暂停和夜间低氧血症(nocturnal oxygen desaturation,NOD)。由于对睡眠时窒息或死亡的恐惧,慢阻肺患者经常失眠,这种情况下需要医生反复安抚患者,或认知治疗、使用小剂量抗抑郁抗焦虑药物等缓解患者的负面情绪。静息状态低氧患者低流量鼻导管吸氧可改善睡眠质量。夜间支气管痉挛在合并哮喘的患者中更为常见,可以应用长效支气管扩张剂,或者重新调整用药方案以在睡眠期间仍持续发挥治疗作用。存在胃食管反流者,可以通过抬高床头以及应用抑酸药物来治疗。睡眠呼吸暂停综合征在慢阻肺患者中不一定高于普通人群,但却是慢阻肺患者的严重并发症。同时患有慢阻肺和睡眠呼吸暂停综合征,即"重叠综合征"的患者,更容易发展成肺动脉高压和嗜睡症。因此,要观察慢阻肺患者是否表现睡眠呼吸暂停症状,如打鼾、间断呼吸及白天嗜睡。如出现上述症状,则应该进行睡眠监测并应用持续正压通气(continuous positive airway pressure,CPAP)治疗。慢阻肺患者在快速动眼睡眠期发生 NOD 很常见,其原因并不完全明确,可能与低通气、通气-灌注不匹配、呼吸肌功能障碍及上呼吸道阻力增加等有关。NOD 与睡眠质量差、肺动脉高压有关,是否与较差预后有关还有争议。小规模研究关于治疗 NOD 的效用尚无定论。

目前指南并没有推荐所有慢阻肺患者进行夜间

氧饱和度监测,也没有推荐 NOD 需要吸氧或夜间辅助通气。然而,大部分医生倾向于治疗有症状的患者,大多数保险公司也可报销这部分费用。对于在静息状态下呼吸室内空气时出现低氧血症的患者,应该在夜间给予与白天相同流量吸氧,通常不需要监测患者夜间氧饱和度。

■ 管理抑郁症

慢阻肺患者常合并抑郁症。抑郁症可能导致预后不良、增加疾病加重风险并且严重影响健康,有必要对之识别和治疗。没有证据显示慢阻肺患者的抑郁症治疗与其他人群不同,但肺功能康复锻炼可以减少慢阻肺患者抑郁的发生。

■ 航空旅行

慢阻肺患者可以乘坐飞机,但应该涉及医疗和监管问题。现代飞机舱内压力相当于海拔 5 000~8 000ft(1 524~2 438m),但有时会在没有提供应急氧气情况下加压到 10 000ft(3 048m)。许多慢阻肺患者能够耐受短时间飞行,无需补充氧气,但随着飞行距离延长、飞行高度升高,机舱内压力降低,跨越陆地或海洋飞行应该提供医疗设备。商业航空公司使用的一般经验指标是能够连续步行 50m 的患者乘坐飞机是安全的。更稳妥的办法是用高海拔模拟试验来评估飞行过程中 Pa_{O_2}。高海拔模拟试验通过面罩提供 15% 氧浓度气体或在 100% 氮气中用 40% 文丘里面罩来进行,如果患者氧饱和度<86% 或氧分压<50mmHg,则需

要吸氧。有公式可用于根据海平面室内空气血气估算高海拔低氧情况。图 42-4 提供了一个列线图用于根据海平面室内空气动脉氧分压来估计高海拔 Pa_{O_2}。如果估算 Pa_{O_2} 在 54mmHg 或更低,则需要提供氧气。如果患者在海平面需要吸氧,那么应该将吸氧浓度提高 2L/min。如果慢阻肺患者经常乘坐飞机,那么可以用价格经济的指氧仪调整氧流量。

各个航空公司在提供应急氧气方面政策不一致,因此需要在出行前询问航空公司服务台。美国联邦航空公司已经公布如果有医生证明乘客需要吸氧,乘客可以随身携带便携式储氧设备登机。

■ 长期氧疗

早期慢阻肺患者戒烟和给予存在日间低氧血症的患者吸氧,可延长慢阻肺患者生存期。长期氧疗有两个明确指征:①患者室内静息吸入空气状态下 Pa_{O_2} ≤55mmHg 或氧饱和度≤88%;②室内静息吸入空气状态下 Pa_{O_2} 在 56~60mmHg 或氧饱和度在 88%~89%,但是伴有慢性缺氧证据,如红细胞增多症、肺动脉高压、肺源性心脏病、心理障碍。一般采用鼻导管吸氧,氧流量维持静息状态下氧饱和度>90% 即可。有些患者伴有严重高碳酸血症,需要低流量吸氧,通常起始氧流量为 2L/min。对于一些合并肺间质病变或心脏病的慢阻肺患者,则需要高流量吸氧。

在家中最方便、成本最低的氧气来源是通过分子过滤从空气中获得氧气的制氧设备。患者出行时可

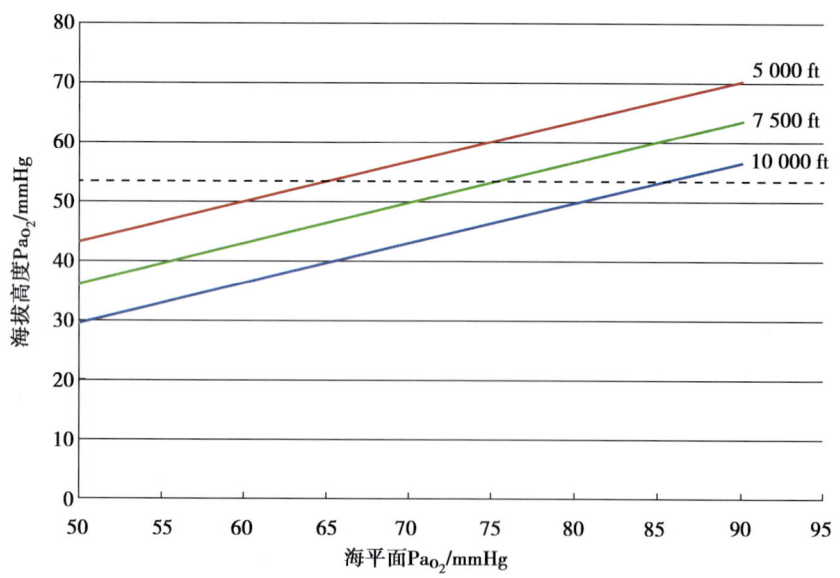

图 42-4 通过静息状态下海平面动脉血氧分压估算高海拔的 Pa_{O_2}。等分线描绘航空公司飞机机舱内压力的变化范围。虚线画在 54mmHg 是指航空旅行可能需要提供氧的阈值。资料来源:GONG H JR,TASHKIN DP,LEE EY, et al. Hypoxia-altitude simulation test. Evaluation of patients with chronic airway obstruction. Am Rev Respir Dis,1984,130:980-986.

以使用移动装置,如小体积压缩氧气筒、便携式储氧罐或液态氧储存罐等。一些装置,如储氧罐或按需阀可以保证持续供氧 10h 以上。对于使用电动制氧机的患者,应该提供压缩氧气筒或液态氧储存罐以便断电后应急使用。理想状态下,应该每天 24h 持续吸氧。已证明,每天吸氧时间>18h 比 12h 获益更大。如果患者在慢阻肺急性加重期持续吸氧,建议在 6 周以后复查动脉血气,许多患者此时可能不再需要吸氧。

鼻腔干燥或鼻塞是持续吸氧引起的常见症状。可以通过鼻导管交替放置两个鼻腔或短时间内放入口腔来缓解上述症状。鼻腔水样分泌物较多时可以用异丙托溴铵鼻腔喷雾剂,干燥、结痂的鼻黏膜可以每小时应用生理盐水鼻腔喷雾剂。

吸氧患者在吸烟或暴露于其他明火时有发生起火或气道烧伤的风险,在美国,这是一个常见的烧伤原因。据估计,高达 50% 的吸氧患者在一定程度上继续吸烟。如果患者坚持吸烟或明火做饭时需要停止吸氧。独居的认知障碍患者,如果家里没有识别烟雾的装置,会十分危险。

对于不能耐受其他给氧方式的患者,可给予经气管导管给氧,但需要定期护理气管导管。高流量加湿鼻导管吸氧可以用于需要高浓度氧气但不能耐受面罩的患者。

移动氧疗虽然不能够改善生存率,但是可在患者氧饱和度下降时供氧,部分患者肺功能改善、呼吸困难缓解。有证据显示,即使运动状态下氧饱和度没有下降的患者,吸氧也有可能获益,吸氧可以减少每分通气量和动力性过度通气。肺康复时吸氧可以有更大的运动强度,因此吸氧也是肺康复的辅助手段。

并发症

■ 慢阻肺急性加重

急性加重就是出现严重咳嗽、呼吸困难以及痰增多,且超过平时日间变异水平。上述症状与急性加重时肺功能的急骤恶化相关,且会加速肺功能进一步恶化。慢阻肺急性加重是住院、医疗费用增加、发病率和死亡率增加的主要原因。急性加重可能与呼吸系统病毒感染有关,包括鼻病毒、呼吸道合胞病毒、流感病毒、腺病毒、偏肺病毒等。细菌感染或二重感染也可以导致慢阻肺急性加重。最常见的病原体是流感嗜血杆菌、卡他莫拉菌和肺炎链球菌。对已经应用抗生素治疗的患者,可能还存在革兰氏阴性菌感染。严重空气污染,尤其是微粒、二氧化硫、臭氧、二氧化氮

等可增加慢阻肺患者的住院率。慢阻肺患者每年急性加重平均有 2~3 次,但是有较大个体差异,发作的频率主要与气道阻塞程度有关。预测急性加重的最佳因素就是既往急性加重的频率,这些在慢性咳嗽、咳痰患者中更常见。只有一半慢阻肺患者急性发作时会去就医,很多患者最后不经特殊治疗而自行缓解。急性加重的治疗取决于病情严重程度。住院指征见表 42-8。动脉血气分析和 X 线胸片有助于评估病因和病情严重程度。急性加重时的肺活量预测严重程度和持续时间意义不大。

表 42-8 慢阻肺患者住院指征

慢阻肺急性加重需住院的评估或治疗指征
突发新的或严重症状(如呼吸困难)
因为呼吸困难不能入睡或进食
重度或极重度慢阻肺
出现新体征(如水肿、发绀、生命体征改变)
对初始治疗无效
存在相关合并症(如心脏、肾脏、肝脏衰竭或糖尿病)
诊断不明确(如可疑肺炎或肺栓塞)
少见症状
年老或虚弱
家庭或社会支持不足
治疗依从性较差
慢阻肺急性加重收入 ICU 指征
严重呼吸困难,初始治疗无效
精神状态改变(如意识障碍、嗜睡、昏迷)
持续或进行性加重低氧血症、高碳酸血症或呼吸性酸中毒
需要镇静或麻醉镇痛管理

资料来源:2011 GOLD 慢阻肺指南和 2004 年 ATS/ERS 慢阻肺治疗标准。

居家治疗的轻度急性加重患者,在数天内增加短效支气管扩张剂应用的频率和剂量即有效。手持式吸入器和储雾罐通常有效,但是当患者不能配合或有严重呼吸困难时可以使用雾化器。呼吸困难加重,并伴有痰量增加或颜色改变,常提示细菌感染,需要尽快应用抗生素。选用何种抗生素取决于基础病的严重程度、可能病原体的耐药情况和治疗失败的可能性(表 42-9)。要根据痰培养结果调整抗生素。

门诊患者可给予糖皮质激素治疗一个疗程,相当于泼尼松 30~60mg 剂量,使用 7~14d,能够缩短病情加重患者的症状持续时间。

可能在肺大疱切除术后获益。

使用多种非手术技术诱导靶肺叶不张和肺容积减少的研究正在进行中。现有研究显示,严重气流阻塞、过度充气和异质性肺气肿的慢阻肺患者,经支气管镜活瓣肺减容术可轻度改善相关临床结局,但可能存在感染和慢阻肺恶化风险。选择适当解剖学适应证的患者是这些非手术方法成功的重要因素,这些方法最终可能替代手术 LVRS 治疗重度慢阻肺患者。

■ 肺移植

年龄较小的晚期疾病患者可考虑肺移植。慢阻肺患者肺移植标准是:年龄在 60~65 岁,FEV$_1$<25% 预计值,BODE 指数>5,高碳酸血症,静息性低氧血症,继发性肺动脉高压且 FEV$_1$ 加速下降。更多信息详见第107 章(肺移植)。

■ 长期呼吸机支持

一些患者在急性呼吸衰竭发作后仍需要长期呼吸机支持。大多数情况下,这些患者长期在呼吸机病房治疗,但有些患者也可以在家治疗。对某些患者,长期呼吸机支持的目标是通过呼吸护理、营养和运动使患者康复,最终完全脱离呼吸机或在一天中的大部分时间脱离呼吸机。对另一些无法恢复的患者,护理的目标是减轻痛苦和支持患者。无论目标是什么,医生、呼吸治疗师、物理治疗师、营养师、社会工作者、心理学家和护士都需要协调一致来照顾这些患者。长期呼吸机支持治疗的患者不同于在重症监护病房治疗急性呼吸衰竭的患者,家用呼吸机在通气和监测方面不如医用呼吸机精密,但便于携带。通常应用一种可漏气的无球囊气管切开术进行通气,避免在气管插管球囊处的并发症。通过无创监测氧合和患者舒适度来判断通气是否充分。小剂量镇静剂可缓解呼吸困难。与重症监护病房相比,针对这些患者的诊断性研究和侵袭性检查并不多。尽管长期呼吸机护理复杂而昂贵,但是长期呼吸机支持患者的生活质量与其他卧床慢性病患者的生活质量相似,而且长期机械通气治疗的慢阻肺患者比神经肌肉疾病患者生存率低,部分原因在于他们的高龄和合并症。

结论

慢阻肺病情进展隐匿。在症状发生之前,通过简单的肺功能测试很容易就能发现疾病,戒烟可以减缓甚至阻止疾病进展,并延长生存期。一旦疾病出现症状,全面合理的个性化治疗方案,包括药物和非药物治疗,可以改善肺功能、预防并发症、提高生活质量。慢阻肺急性加重可表现为轻症,重症者则危及生命。现有治疗可以缩短急性加重的持续时间,改善预后。疾病晚期的治疗,包括手术在内,旨在缓解症状和延长生存期。尽管我们对有症状慢阻肺患者的治疗方法有待改进,但目前治疗方法是有效的,完全没有必要对慢阻肺治疗采取消极态度。

梁瀛　译
高占成　审校

参考文献

[1] Global Initiative for Chronic Obstructive Lung Disease. Global strategy for the diagnosis, management and prevention of COPD. [2013-07-20]. http://www.goldcopd.org/.

[2] PELLEGRINO R, VIEGI G, BRUSASCO V, et al. Interpretative strategies for lung function tests. Eur Respir J, 2005, 26(5):948–968.

[3] HOGG JC, CHU F, UTOKAPARCH S, et al. The nature of small-airway obstruction in chronic obstructive pulmonary disease. N Engl J Med, 2004, 350(26):2645–2653.

[4] ANTHONISEN NR, CONNETT JE, MURRAY RP. Smoking and lung function of Lung Health Study participants after 11 years. Am J Respir Crit Care Med, 2002, 166(5):675–679.

[5] ANTHONISEN NR, CONNETT JE, KILEY JP, et al. Effects of smoking intervention and the use of an inhaled anticholinergic bronchodilator on the rate of decline of FEV1. The Lung Health Study. JAMA, 1994, 272(19):1497–1505.

[6] VESTBO J, EDWARDS LD, SCANLON PD, et al. Changes in forced expiratory volume in 1 second over time in COPD. N Engl J Med, 2011, 365(13):1184–1192.

[7] DRUMMOND MB, HANSEL NN, CONNETT JE, et al. Spirometric predictors of lung function decline and mortality in early chronic obstructive pulmonary disease. Am J Respir Crit Care Med, 2012, 185(12):1301–1306.

[8] ANTHONISEN NR, SKEANS MA, WISE RA, et al. The effects of a smoking cessation intervention on 14.5-year mortality: a randomized clinical trial. Ann Intern Med, 2005, 142(4):233–239.

[9] U.S. Preventive Services Task Force. Screening for chronic obstructive pulmonary disease using spirometry: U.S. Preventive Services Task Force recommendation statement. Ann Intern Med, 2008, 148(7):529–534.

[10] JENKINS CR, JONES PW, CALVERLEY PM, et al. Efficacy of salmeterol/fluticasone propionate by GOLD stage of chronic obstructive pulmonary disease: analysis from the randomised, placebo-controlled TORCH study. Respir Res, 2009, 10:59.

[11] DECRAMER M, CELLI B, KESTEN S, et al. Effect of tiotropium on outcomes in patients with moderate chronic obstructive pulmonary disease (UPLIFT): a prespecified subgroup analysis of a randomised controlled trial. Lancet, 2009, 374(9696):1171–1178.

[12] DUSSER D, BRAVO ML, IACONO P. The effect of tiotropium on exacerbations and airflow in patients with COPD. Eur Respir J, 2006, 27(3):547–555.

[13] O'DONNELL DE. Hyperinflation, dyspnea, and exercise intolerance in chronic obstructive pulmonary disease. Proc Am Thorac Soc, 2006, 3(2):180–184.

[14] EZZELL L, JENSEN GL. Malnutrition in chronic obstructive pulmonary disease. Am J Clin Nutr, 2000, 72(6):1415–1416.

[15] DONAHOE M, ROGERS RM, WILSON DO, et al. Oxygen consumption of the respiratory muscles in normal and in malnourished patients with chronic obstructive pulmonary disease. Am Rev Respir Dis, 1989, 140(2):385–391.

[16] BADGETT RG, TANAKA DJ, HUNT DK, et al. Can moderate chronic obstructive pulmonary disease be diagnosed by historical and physical findings alone? Am J Med, 1993, 94(2):188–196.

[17] STRAUS SE, MCALISTER FA, SACKETT DL, et al. Accuracy of history, wheezing, and forced expiratory time in the diagnosis of chronic obstructive pulmonary disease. J Gen Intern Med, 2002, 17(9):684–688.

[18] American Thoracic Society, European Respiratory Society. American Thoracic Society/European Respiratory Society statement: standards for the diagnosis and management of individuals with alpha-1 antitrypsin deficiency. Am J Respir Crit Care Med, 2003, 168(7):818–900.

[19] MORRIS A, CROTHERS K, BECK JM, et al. An official ATS workshop report: emerging issues and current controversies in HIV-associated pulmonary diseases. Proc Am Thorac Soc, 2011, 8(1):17–26.

[20] DRUMMOND MB, KIRK GD, ASTEMBORSKI J, et al. Association between obstructive lung disease and markers of HIV infection in a high-risk cohort. Thorax, 2012, 67(4):309–314.

[21] JONES PW, HARDING G, BERRY P, et al. Development and first validation of the COPD Assessment Test. Eur Respir J, 2009, 34(3):648–654.

[22] CHRISTAKIS NA, ESCARCE JJ. Survival of Medicare patients after enrollment in hospice programs. N Engl J Med, 1996, 335(3):172–178.

[23] BERRY CE, WISE RA. Mortality in COPD: causes, risk factors, and prevention. COPD, 2010, 7(5):375–382.

[24] ANTHONISEN NR, WRIGHT EC, HODGKIN JE. Prognosis in chronic obstructive pulmonary disease. Am Rev Respir Dis, 1986, 133(1): 14–20.

[25] NISHIMURA K, IZUMI T, TSUKINO M, et al. Dyspnea is a better predictor of 5-year survival than airway obstruction in patients with COPD. Chest, 2002, 121(5):1434–1440.

[26] CELLI BR, COTE CG, MARIN JM, et al. The body-mass index, airflow obstruction, dyspnea, and exercise capacity index in chronic obstructive pulmonary disease. N Engl J Med, 2004, 350(10): 1005–1012.

[27] PUHAN MA, GARCIA-AYMERICH J, FREY M, et al. Expansion of the prognostic assessment of patients with chronic obstructive pulmonary disease: the updated BODE index and the ADO index. Lancet, 2009, 374(9691):704–711.

[28] SIN DD, MCALISTER FA, MAN SF, et al. Contemporary management of chronic obstructive pulmonary disease: scientific review. JAMA, 2003, 290(17):2301–2312.

[29] SUTHERLAND ER, CHERNIACK RM. Management of chronic obstructive pulmonary disease. N Engl J Med, 2004, 350(26):2689–2697.

[30] SCHUNEMANN HJ, WOODHEAD M, ANZUETO A, et al. A guide to guidelines for professional societies and other developers of recommendations: introduction to integrating and coordinating efforts in COPD guideline development. An official ATS/ERS workshop report. Proc Am Thorac Soc, 2012, 9(5):215–218.

[31] A clinical practice guideline for treating tobacco use and dependence: A US Public Health Service report. The Tobacco Use and Dependence Clinical Practice Guideline Panel, Staff, and Consortium Representatives. JAMA, 2000, 283(24):3244–3254.

[32] LAI DT, CAHILL K, QIN Y, et al. Motivational interviewing for smoking cessation. Cochrane Database Syst Rev, 2010, (1): CD006936.

[33] COGGON D, NEWMAN TAYLOR A. Coal mining and chronic obstructive pulmonary disease: a review of the evidence. Thorax, 1998, 53(5):398–407.

[34] SALVI SS, BARNES PJ. Chronic obstructive pulmonary disease in non-smokers. Lancet, 2009, 374(9691):733–743.

[35] JOHNSON MK, SMITH RP, MORRISON D, et al. Large lung bullae in marijuana smokers. Thorax, 2000, 55(4): 340–342.

[36] VARKEY JB, VARKEY AB, VARKEY B. Prophylactic vaccinations in chronic obstructive pulmonary disease: current status. Curr Opin Pulm Med, 2009, 15(2):90–99.

[37] Survival and FEV1 decline in individuals with severe deficiency of alpha1-antitrypsin. The Alpha-1-Antitrypsin Deficiency Registry Study Group. Am J Respir Crit Care Med, 1998, 158(1): 49–59.

[38] NANNINI L, CATES CJ, LASSERSON TJ, et al. Combined corticosteroid and long acting beta-agonist in one inhaler for chronic obstructive pulmonary disease. Cochrane Database Syst Rev, 2004, (3):CD003794.

[39] CALVERLEY PM, ANDERSON JA, CELLI B, et al. Salmeterol and fluticasone propionate and survival in chronic obstructive pulmonary disease. N Engl J Med, 2007, 356(8):775–789.

[40] TASHKIN DP, CELLI B, SENN S, et al. A 4-year trial of tiotropium in chronic obstructive pulmonary disease. N Engl J Med, 2008, 359(15):1543–1554.

[41] RAM FS, SESTINI P. Regular inhaled short acting beta2 agonists for the management of stable chronic obstructive pulmonary disease: cochrane systematic review and meta-analysis. Thorax, 2003, 58(7):580–584.

[42] APPLETON S, POOLE P, SMITH B, et al. Long-acting beta2-agonists for chronic obstructive pulmonary disease patients with poorly reversible airflow limitation. Cochrane Database Syst Rev, 2002, (3):CD001104.

[43] RENNARD SI, TASHKIN DP, MCELHATTAN J, et al. Efficacy and tolerability of budesonide/formoterol in one hydrofluoroalkane pressurized metered-dose inhaler in patients with chronic obstructive pulmonary disease: results from a 1-year randomized controlled clinical trial. Drugs, 2009, 69(5):549–565.

[44] DRUMMOND MB, DASENBROOK EC, PITZ MW, et al. Inhaled corticosteroids in patients with stable chronic obstructive pulmonary disease: a systematic review and meta-analysis. JAMA, 2008, 300(20):2407–2416.

[45] RAM FS, JONES PW, CASTRO AA, et al. Oral theophylline for chronic obstructive pulmonary disease. Cochrane Database Syst Rev, 2002, (4):CD003902.

[46] ITO K, ITO M, ELLIOTT WM, et al. Decreased histone deacetylase activity in chronic obstructive pulmonary disease. N Engl J Med, 2005, 352(19):1967–1976.

[47] CALVERLEY PM, RABE KF, GOEHRING UM, et al. Roflumilast in symptomatic chronic obstructive pulmonary disease: two randomised clinical trials. Lancet, 2009, 374(9691):685–694.

[48] ALBERT RK, CONNETT J, BAILEY WC, et al. Azithromycin for prevention of exacerbations of COPD. N Engl J Med, 2011, 365(8):689–698.

[49] ZHENG JP, KANG J, HUANG SG, et al. Effect of carbocisteine on acute exacerbation of chronic obstructive pulmonary disease (PEACE Study): a randomised placebo-controlled study. Lancet, 2008, 371(9629):2013–2018.

[50] DECRAMER M, RUTTEN-VAN MOLKEN M, DEKHUIJZEN PN, et al. Effects of N-acetylcysteine on outcomes in chronic obstructive pulmonary disease (Bronchitis Randomized on NAC Cost-Utility Study, BRONCUS): a randomised placebo-controlled trial. Lancet, 2005, 365(9470):1552–1560.

[51] EMTNER M, PORSZASZ J, BURNS M, et al. Benefits of supplemental oxygen in exercise training in nonhypoxemic chronic obstructive pulmonary disease patients. Am J Respir Crit Care Med, 2003, 168(9):1034–1042.

[52] CANO NJ, ROTH H, COURT-ORTUNE I, et al. Nutritional deple-tion in patients on long-term oxygen therapy and/or home mechani-cal ventilation. Eur Respir J, 2002, 20(1):30–37.

[53] SCHOLS AM, WOUTERS EF. Nutritional abnormalities and sup-plementation in chronic obstructive pulmonary disease. Clin Chest Med, 2000, 21(4):753–762.

[54] FERREIRA I, BROOKS D, LACASSE Y, et al. Nutritional interven-tion in COPD: a systematic overview. Chest, 2001, 119(2): 353–363.

[55] WISE RA, ENRIGHT PL, CONNETT JE, et al. Effect of weight gain on pulmonary function after smoking cessation in the Lung Health Study. Am J Respir Crit Care Med, 1998, 157(3 Pt 1):866–872.

[56] COLLOP N. Sleep and sleep disorders in chronic obstructive pulmo-nary disease. Respiration, 2010, 80(1):78–86.

[57] WEITZENBLUM E, CHAOUAT A. Sleep and chronic obstructive pulmonary disease. Sleep Med Rev, 2004, 8(4):281–294.

[58] OWENS RL, MALHOTRA A. Sleep-disordered breathing and COPD: the overlap syndrome. Respir Care, 2010, 55(10):1333–1344; discussion 1344–1336.

[59] SHRIKRISHNA D, COKER RK. Managing passengers with stable respiratory disease planning air travel: British Thoracic Society rec-ommendations. Thorax, 2011, 66(9):831–833.

[60] VOHRA KP, KLOCKE RA. Detection and correction of hypoxemia associated with air travel. Am Rev Respir Dis, 1993, 148(5): 1215–1219.

[61] GONG H JR, TASHKIN DP, LEE EY, et al. Hypoxia-altitude simula-tion test. Evaluation of patients with chronic airway obstruction. Am Rev Respir Dis, 1984, 130(6):980–986.

[62] Long term domiciliary oxygen therapy in chronic hypoxic cor pulmo-nale complicating chronic bronchitis and emphysema. Report of the Medical Research Council Working Party. Lancet, 1981, 1(8222):681–686.

[63] CROCKETT AJ, CRANSTON JM, MOSS JR, et al. Domiciliary oxy-gen for chronic obstructive pulmonary disease. Cochrane Database Syst Rev, 2000, (4):CD001744.

[64] Continuous or nocturnal oxygen therapy in hypoxemic chronic obstructive lung disease: a clinical trial. Nocturnal Oxygen Therapy Trial Group. Ann Intern Med, 1980, 93(3):391–398.

[65] COOPER CB, WATERHOUSE J, HOWARD P. Twelve year clinical study of patients with hypoxic cor pulmonale given long term domi-ciliary oxygen therapy. Thorax, 1987, 42(2):105–110.

[66] HURST JR, VESTBO J, ANZUETO A, et al. Susceptibility to exacer-bation in chronic obstructive pulmonary disease. N Engl J Med, 2010, 363(12):1128–1138.

[67] NIEWOEHNER DE, ERBLAND ML, DEUPREE RH, et al. Effect of systemic glucocorticoids on exacerbations of chronic obstructive pul-monary disease. Department of Veterans Affairs Cooperative Study Group. N Engl J Med, 1999, 340(25):1941–1947.

[68] SINGH JM, PALDA VA, STANBROOK MB, et al. Corticosteroid therapy for patients with acute exacerbations of chronic obstructive pulmonary disease: a systematic review. Arch Intern Med, 2002, 162(22):2527–2536.

[69] MCCRORY DC, BROWN CD. Anti-cholinergic bronchodilators versus beta2-sympathomimetic agents for acute exacerbations of chronic obstructive pulmonary disease. Cochrane Database Syst Rev, 2002, (4):CD003900.

[70] RAM FS, PICOT J, LIGHTOWLER J, et al. Noninvasive positive pressure ventilation for treatment of respiratory failure due to exacerbations of chronic obstructive pulmonary disease. Cochrane Database Syst Rev, 2004, (3):CD-004104.

[71] CONNORS AF JR, DAWSON NV, THOMAS C, et al. Outcomes fol-lowing acute exacerbation of severe chronic obstructive lung disease. The SUPPORT investigators (Study to Understand Prognoses and Preferences for Outcomes and Risks of Treatments). Am J Respir Crit Care Med, 1996, 154(4 Pt 1):959–967.

[72] NAEIJE R. Pulmonary hypertension and right heart failure in chronic obstructive pulmonary disease. Proc Am Thorac Soc, 2005, 2(1):20–22.

[73] FISHER MR, CRINER GJ, FISHMAN AP, et al. Estimating pulmo-nary artery pressures by echocardiography in patients with emphy-sema. Eur Respir J, 2007, 30(5):914–921.

[74] CHAOUAT A, NAEIJE R, WEITZENBLUM E. Pulmonary hyper-tension in COPD. Eur Respir J, 2008, 32(5):1371–1385.

[75] DUIVERMAN ML, WEMPE JB, BLADDER G, et al. Two-year home-based nocturnal noninvasive ventilation added to rehabilita-tion in chronic obstructive pulmonary disease patients: a randomized controlled trial. Respir Res, 2011, 12:112.

[76] FISHMAN A, MARTINEZ F, NAUNHEIM K, et al. A randomized trial comparing lung-volume-reduction surgery with medical therapy for severe emphysema. N Engl J Med, 2003, 348(21): 2059–2073.

[77] SCIURBA FC, ERNST A, HERTH FJ, et al. A randomized study of endobronchial valves for advanced emphysema. N Engl J Med, 2010, 363(13):1233–1244.

[78] INGENITO EP, WOOD DE, UTZ JP. Bronchoscopic lung volume reduction in severe emphysema. Proc Am Thorac Soc, 2008, 5(4):454–460.

[79] ORENS JB, ESTENNE M, ARCASOY S, et al. International guide-lines for the selection of lung transplant candidates: 2006 update–a consensus report from the Pulmonary Scientific Council of the International Society for Heart and Lung Transplantation. J Heart Lung Transplant, 2006, 25(7):745–755.

[80] SCHONHOFER B, EUTENEUER S, NAVA S, et al. Survival of mechanically ventilated patients admitted to a specialised weaning centre. Intensive Care Med, 2002, 28(7):908–916.

第 43 章

慢阻肺和其他呼吸系统疾病的康复

Andrew L. Ries

慢阻肺患者的康复治疗已成为一种提高标准药物和其他措施疗效、控制和缓解症状、改善肺功能的方法。康复计划最主要的目的是使患者尽可能恢复到自身的最佳功能水平。要达成这一目标,需要帮助患者及其看护者学习更多关于疾病本质、治疗选择和应对策略的知识。鼓励患者积极参与自身医疗保健,在日常行为中更加独立,减少依赖卫生保健专业人士和医疗资源。康复的重点在于减少疾病造成的残疾,而不是仅仅扭转疾病的进程。

肺部疾病的康复计划在以往常用于慢阻肺患者,目前也成功用于其他慢性肺部疾病,如间质性疾病、囊性纤维化、支气管扩张和胸廓异常的患者,以及肺移植手术、肺减容手术等外科手术的评估和术前准备,以促进患者术后恢复。肺康复同样可促进患者从急性病程,如急性肺损伤、需要机械通气或紧急住院治疗的慢性肺部疾病加重中恢复,也适用于任何因呼吸道症状而致残的稳定期肺部疾病患者。即使是处于疾病晚期的患者,如果选择适当的康复计划,确立了合理的目标,也能受益。

本章将阐述肺康复定义,并概述患者选择和评估相关问题,阐述肺康复计划的主要组成部分,回顾康复计划结果。最后部分总结了康复治疗在肺部手术前后的作用。

定义

2006 年,美国胸科协会和欧洲呼吸学会对肺康复定义如下:

慢性呼吸系统疾病患者肺康复是一种以循证为依托,多学科、全面的干预措施,适用于有症状并常伴日常活动减少的患者。将肺康复整合于患者的个性化治疗中,旨在通过稳定或逆转疾病的全身表现来减轻症状、优化肺功能、增加患者参与度并降低医疗费用。

这个定义着重阐述了成功康复的 3 个重要特征。第一,康复计划是多学科的。肺康复计划利用各种医疗保健领域的专业知识,并将其纳入一个全面且紧密结合每位患者需求的计划中。第二,该计划是个体化方案。需要针对肺功能障碍患者个体化需求做评估,制订一个能够实现符合个人自身实际的目标。第三,该计划强调多维度结果,包括身体、心理、社会功能以及医疗保健利用度。

肺康复医疗专业人员的跨学科团队可包括内科医生、护士、呼吸和物理治疗师、心理医生、运动专家及其他相关领域的专家。团队的具体组成取决于医疗资源,但是通常情况下应包括至少一名全职成员。团队成员的责任是跨学科的。

在这个基本框架上,可通过不同形式对门诊及住院患者成功建立起肺部康复计划。成功的关键之一是团队成员要热心、有责任心,熟悉呼吸系统疾病,能够与呼吸疾病患者建立良好的关系,并给予鼓励。

患者的选择

任何一位有慢性肺部疾病症状的患者都是肺部康复候选人(表 43-1),肺康复适合于那些能意识到自身疾病所致功能障碍,并且能积极参与自身康复,从而去改善其健康状况的患者。轻度慢性疾病患者可能意识不到自己症状的严重性,不会主动实施一个全面的康复计划。另一方面,卧床不起的重病患者康复受益也很有限。

表 43-1　肺康复患者选择标准
慢性肺病伴有症状
标准疗法可稳定病情
存在疾病导致的功能限制
与初级保健提供者保持联系
积极参与和负责自己的医疗保健
没有其他干扰或不稳定的医疗条件
没有特定的肺功能参数或年龄标准

选择患者时,不应该把人为确定的肺功能指标或年龄单独作为标准。肺功能并不是症状、功能或康复后改善的有力预测指标。慢性肺部疾病患者常有导致功能受限的全身症状,但可能从康复中获益。总体来说,选择患者应该根据疾病的致残程度、改善潜力和主动参与自我保健项目动力来确定。另外,由于肺康复并不是主要的治疗方式,患者应坚持标准化药物治疗,不应该同时存在其他残疾或不稳定因素影响限

制他们参与康复计划,要保证患者能够专注实现必要的康复计划和任务。

肺部康复计划最理想的参与者是中重度肺部疾病、正在进行稳定的标准化治疗,且不存在其他严重疾病或病情不稳定的患者。为了从康复计划中获益,患者需愿意把时间和精力投入其中。

患者评估

第一步是筛选合适的患者,设定符合个人实际的康复计划目标。患者评估的流程包括以下步骤:进行面谈、医学评估、社会心理评估、诊断性测试和目标设定(表43-2)。

表 43-2 全面肺康复计划组成
患者评估
面谈
医学评估
心理评估
诊断测试
肺功能
运动
动脉血气/血氧测定
目标设定
计划内容
教育
呼吸和胸部理疗指导
支气管卫生
呼吸再训练
吸氧
锻炼
社会心理支持

■ 面谈

筛选面谈是重要的第一步。在面谈中,把康复计划介绍给患者、回顾患者的病史、确定患者的社会心理问题和需求。家庭成员及监护人应该与患者共同参与面谈。在康复计划开始之前,初级保健提供者需与患者进行沟通,这对于阐明患者的医学疑问和促进后续建议提出是非常重要的。细致用心去初步评估有助于设定符合每个人预期的和合理的计划目标。

■ 医学评估

回顾患者病史有助于了解患者的肺部疾病及严重程度,还有助于识别妨碍或延迟患者参与康复计划的其他疾病。应该复审实验室检查结果,包括肺功能和运动试验、平静和运动状态下血氧饱和度检查、胸部 X 线检查、心电图和相关血液检测。这样在决定康复计划开始前,医生可判断是否还需要患者提供额外的信息或接受其他治疗。

■ 社会心理评估

成功的康复不仅仅需要关注患者的身体状况,还需要关注心理、情感状态和社会问题。慢性病患者在努力应对他们可能不完全理想的症状时会遇到社会心理困难。

慢性肺部疾病患者常伴有精神心理损伤,其严重程度不能仅以年龄、抑郁程度或肺部疾病的严重程度来衡量。一般来说,慢性肺部疾病患者会表现为抑郁、恐惧、焦虑和过分依赖他人。进行性呼吸困难的症状令人恐惧,会导致"恐惧-呼吸困难"恶性循环。随着疾病进展,较低的运动量即会导致明显的呼吸困难症状,使患者感到恐惧和焦虑,继之呼吸困难更重。最后,患者就会避免做任何引起呼吸困难的体力活动。

为了解决这个问题,在最初评估患者的时候应该评价患者的社会心理状态,要关注能反映出患者社会心理状态的一些细节(如家庭与社会支持程度,患者的生活习惯、日常活动、爱好和就业潜力)。在初始面谈中,非语言交流也许能够明显提示出患者的情绪状态,如面部表情、肢体语言、手势和个人空间(谈话时与他人的距离)。评估也可以识别出患者是否存在认知障碍,而认知障碍会限制患者的康复计划。家庭成员和看护人也能提供有价值的信息,如果可能的话,也应该参与筛选评估的过程。

■ 诊断性测试

要制订一个合理的康复计划需要信息准确及时。诊断性测试的复杂度取决于患者本身状况、康复计划目标、检测设备及参与的专家。

肺功能检查用于检测肺部疾病特征和量化肺功能损害的程度。最常用的参数是肺活量和肺总量。其他检查项目按照需要进行选择(如肺弥散功能、最大呼吸压力时呼吸肌强度)。

运动测试可以协助评估患者的运动耐量和运动时动脉血气变化(如低氧血症或高碳酸血症),也可以发现其他并发症(如心脏病)。运动测试也有利于为随后的康复训练建立一个安全适当的方案。

尽管人们认为慢性肺病与导致劳累症状（如肌肉疲劳）的全身效应有关，实际上慢性肺病患者的最大运动量主要取决于其呼吸储备。简单的肺功能检查测定肺活量能评估患者运动时持续呼吸（最大通气量）的能力。第1秒用力呼气容积（FEV_1）是最有效的评价指标。然而，肺功能检查仅仅评估患者呼吸系统的最大呼吸功，运动耐量还取决于患者对呼吸困难的感知和耐受性。因此，通过运动测试方法评估患者的身体功能和症状耐受十分重要。

康复训练的相关项目可以实现运动评估（如平板走路训练项目）。运动试验主要有两种方法：①通过快速、渐进、递增的方式增加运动量，测定症状耐受的最大运动量；②持续稳定的运动量。前者可有效衡量运动耐量和最大运动量上限；后者可以用来评估康复训练的方法。一个简单的运动测试，如6分钟步行试验，在近年来被广泛应用于评估实验室环境以外的运动耐受，可以测定固定时间（如6min）内患者步行的最大距离。这些测试的优点在于需要的设备较少，技术要求也不高。但因为影响因素的变异程度很大，必须关注测试过程实施的细节，如患者行走路线、指导患者的方式、测试过程中的鼓励、使用氧气设备或监测设备以及测试次数等。另外，这些测试不像正规实验室运动测试一样，结果中不包括详细的生理指标数据。

因为运动诱发的缺氧频发且难以预测，有必要在静息和运动状态下测量动脉血氧。在运动中采集和检测动脉血过程复杂，可通过测定皮肤血氧饱和度这种非侵入性手段有效监测动脉血氧，但其准确性有限［95%CI±（4%~5%）］。

■ 目标

在评估患者病史、生理和心理状态之后，应该设立符合患者疾病、需求和预期的特定目标。设定的目标应符合实际。为了保证每个成员都清楚地了解患者能达到的康复效果，家庭成员及监护者应该参与其中。应记录患者在肺康复计划开展前后的运动耐量（如6分钟步行距离）、症状（如呼吸困难）和健康状态（如健康相关的生活质量）的变化。

康复计划组成

一个完整的肺康复计划由以下关键元素组成：教育、呼吸和胸部理疗指导、心理社会支持和运动训练（表43-2）。通常情况下，不同项目内容可同时进行，比如患者在运动训练期间可以在工作人员和其他患者的鼓励下学习和练习控制症状的呼吸方法。目前关于肺康复计划持续时间尚无共识，但常用的计划是持续6~12周，每周2~3次，每次包括数小时的运动训练课程，以及个人或集体教育和社会心理干预。

■ 教育

肺康复成功取决于患者对肺部疾病理解程度、积极参与以及其他相关人员提供的社会支持。教育是完整程序中不可或缺的部分，即使重症患者，仍然能够在接受教育的过程中更好地理解自己所患的疾病和学习具体的应对方法。可以单独或组成小组进行指导，根据患者的学习能力做相应调整。常规讨论的话题包括正常肺功能、慢性肺部疾病、用药、营养、旅行、减轻焦虑与放松、就诊原因以及计划日程。可以就相关的治疗设备和氧气、呼吸技术、支气管引流、背部叩击法、保存能量技术和自我看护技巧等方面提供个人指导和训练。总体理念是鼓励患者对自己的健康负责，在康复过程中成为医生可信赖的伙伴。

尽管教育很重要，但仅仅靠增加患者的知识来改善健康状况是不现实的，改变患者的态度和行为更难。患者需要特定的个体化治疗、指导和强化方案。因此，教育是肺康复的必要但不充分的组成部分。

■ 呼吸和胸部理疗技术

由于慢性肺部疾病患者对呼吸和胸部理疗技术不理解，导致他们使用可能不正确、也可能滥用这些技术并产生困惑。在肺康复中，应该评估每一位患者对呼吸管理技术的需求，并给予正确指导。这些技术包括胸部理疗以减少分泌物；呼吸再训练以减轻和控制呼吸困难、改善通气功能；正确使用和保养呼吸设备，包括雾化器、定量吸入器和吸氧装置。

■ 支气管卫生

慢性肺部疾病患者常合并肺部清除功能异常，造成分泌物潴留和继发感染。因此，康复计划中包括教导一系列控制分泌物潴留的胸部理疗技术（如咳嗽、体位引流、胸部振动和叩击）。这些技术对于急性加重期产生过多分泌物的患者很重要，同样对于慢性持续性咳痰的患者也很重要。黏液溶解药降低分泌物的黏度的益处目前还没有定论。

■ 呼吸再训练技术

肺部康复通常包括指导呼吸技术，如腹式呼吸或缩唇呼吸，旨在帮助患者减轻和控制呼吸困难，改善通气模式（减慢呼吸速率和增加潮气量），预防气道动态压缩,改善胸腹肌群同步性和改善气体交换。研究表明,与生理指标相比,症状改善与应用呼吸技术一致性较好。腹式呼吸技术是指患者在吸气时有意识地膨胀腹壁,在呼气相则通过缩唇缓慢进行呼气动作。该技术最主要的作用是减慢呼吸频率和增加潮气量。缩唇呼吸技术常用于肺部疾病患者,尤其是慢性阻塞性肺疾病患者。这项技术是 Laennec 于 1830 年发明的,在 20 世纪早期已被应用于肺部疾病的物理治疗。缩唇呼吸的做法是:在呼气时,嘴型缩小,保持嘴唇紧绷状态,目的是减慢呼吸速率,保持气道正压,使气道开放并预防肺泡塌陷。

■ 氧疗

当患者需要进行长期氧疗时,应该为患者选择适合其需求的最佳氧气输送方法。静息状态下有严重低氧血症的患者可以从氧疗中获益。已明确证实长期持续性氧疗可以提高存活率并减少慢阻肺患者血氧不足导致的致残率。对于非低氧血症患者和间断性低氧血症(如运动时或睡眠时)患者,吸氧的益处还不是十分明确。即使持续性氧疗安全可行,氧疗患者仍面临着一些问题。对于残疾和虚弱患者,手持吸氧设备较困难。因此,评估每位患者对氧气的需求和提供正确的指导是很重要的。

一些新技术改善了氧气输送系统效率和持续性氧疗的依从性。尤其是便携式吸氧装置中,与压缩气体相比,液态氧重量较轻,并可提供更多的气体量。氧气存储装置可以提高氧气运输效率,减少流量需求和延长便携式储气设备的有效期。经气管输氧可以提高依从性和避免鼻导管产生的问题,然而,必须详细地指导患者如何护理吸氧导管。

■ 运动

运动对于肺康复很重要。许多证据支持运动训练有益于慢性肺部疾病患者的身体功能和社会心理。尽管肺功能检查的客观指标无明显改善,但运动能够最大限度地增加患者的运动耐量和运动持续时间,患者也能学会如何更有效率地进行运动。对于患者来说,运动训练提供了一个理想的机会,能帮助其了解自身体力活动的能力,练习使用控制呼吸困难的方法(如呼吸和放松技巧)。肺康复项目的所有组成中,运动应该是最昂贵和需要人员配备的项目,需考虑人员、设备和所需的指导专家。肺部疾病患者的运动原则,应有别于肺功能正常或患其他疾病群体,因为他们运动受限的情况和训练中遇到的问题是不同的。

训练慢性肺部疾病患者方法有很多种。为了保证运动训练成功,运动项目应该按照患者的身体功能、兴趣、资源和环境进行个性化调整。一般情况下,所选设备要简单便宜。与正常人和其他患者一样,运动主要对训练中涉及的肌肉有益。患者往往在他们接受过培训的锻炼中做得最好。走路项目尤其有用,有益于扩大患者的社交范围。天气恶劣时,可以选择室内走路(如在购物中心)。其他运动类型(如骑自行车、游泳)也是很有效的方式。医生应该鼓励患者把常规运动融入他们喜爱的活动中(如打高尔夫球、园艺)。因为很多慢性肺部疾病患者运动耐受程度有限,在训练中应着重增加其耐受能力。康复中,改善耐受能力往往比改善最大运动能力更有效,可以使患者在其身体功能极限中发挥更多能力。当患者经验和自信增加后,也可改善其最大运动能力。在康复中也常常增加对抗性训练项目,这样能够显著提升肌肉能力,这对于很多日常活动来说是很重要的。

■ 运动处方

对于正常人或无肺基础疾病患者,通常会事先设定预计最大心率或耗氧($\dot{V}_{O_2}$)百分比作为训练目标。然而,对慢性肺部疾病患者,尚未找到最好的方法来选择合适处方。肺部疾病患者的运动耐受情况受限于最大通气量和呼吸困难程度,患者并不能达到他们心脏功能或肌肉能力的极限。

在设定慢性肺部疾病患者的训练强度时,会出现很多矛盾的情况。曾有人提倡用心率或最大氧耗量作为目标,但是现在认为用心率来设定训练强度对严重疾病患者并不妥当。肺部疾病患者的训练指标可以选取最大运动耐量的较高百分比,训练强度接近甚至可以超过最初运动测试时的最大强度水平。一项纳入 52 名中重度慢性阻塞性肺疾病患者的研究中,患者平均能够以他们基础最大运动强度的 95% 作为标准进行持续性运动训练。训练 8 周后,这些患者以基础最大值的 86% 进行训练。实际上,许多重度慢性阻塞性肺疾病患者的活动能超过他们基础最大运动强度的水平。另一项研究中,59 名中重度慢性阻塞性肺疾病患者以接近他们的最大通气极限的水平进行训练,在 12d 的训练和 3 个月后的随访中,患者平均最高运动通气量达到了 100% 最大自主通气量。这些结果提示即使患者处于疾病晚期,其训练强度也能够以接近或等于最大运动水平。

从以上结果来看,一些肺康复计划在制订训练目标和进程时,更多地以症状耐受当作参考指标,而不是以心率、运动强度或其他生理学参数作为指标。对症状(如气短)的程度进行分级可以指导患者在训练中达到呼吸不适的"目标"等级。典型的训练方法是：开始时让患者在数分钟内能够在无任何不适的情况下进行训练，然后根据症状耐受程度增加运动时间或加大运动强度。鼓励患者每天运动，以 15~30min 为基准持续增加运动时间。这种循序渐进的训练过程需要持续一段时间，以帮助患者改善日常活动的耐受程度。

■ 血液气体交换

在为肺部疾病患者计划一个安全的训练项目时，一个主要问题是训练会导致低氧血症变得更加严重。患者在静息时无低氧血症，运动时可能会出现动脉血氧变化，而这种改变无法用患者静息状态下肺功能或气体交换的检查方法预测。正常人在运动时不会引起低氧血症，但无法预测阻塞性肺疾病患者在运动时动脉血氧分压的变化。轻度慢性阻塞性肺疾病患者在运动时，动脉血氧分压一般不会改变，还可能会改善。然而，中重度慢性阻塞性肺疾病患者在运动时，动脉血氧分压可能上升、下降或保持不变。间质性肺疾病患者在运动时经常表现为低氧血症恶化。

根据以上观察，评估患者静息和运动时的血氧状况非常重要。这种测试也被用于决定患者在静息和运动时是否应用氧疗。因为有了便携式氧气输送装置，低氧血症不再是运动训练的禁忌证。

■ 其他运动训练类型

一般来说，肺部疾病患者的运动训练都是针对下肢的（如步行或骑自行车），因为运动主要改善其所涉及的肌肉，其他形式的运动训练可能对于慢性肺部疾病患者有特殊价值。

上肢训练

很多慢性肺部疾病患者陈述上肢日常活动（如举手和梳头）比下肢的活动更容易出现呼吸困难。与下肢活动相比，活动上肢对通气功能的需求更高。考虑此特殊性，训练上肢在帮助肺部疾病患者完成日常活动方面非常重要。

呼吸肌训练

呼吸肌疲劳是导致慢性肺部疾病患者呼吸衰竭和通气受限的潜在因素，所以也展开了针对呼吸肌的训练。二氧化碳过度通气、吸气阻力训练已被证实可以改善正常人和患者的呼吸肌功能。一般情况下，呼吸肌功能不会限制运动耐量；因此，针对特定呼吸肌进行训练，临床获益可能有限。很多研究结果并未证

明慢性阻塞性肺疾病患者训练呼吸肌与改善运动表现二者具有一致性。因此，呼吸肌训练并未当作常规组成部分纳入肺康复计划之中。

■ 社会心理支持

社会心理支持是肺康复计划中必要的组成部分，旨在帮助患者克服慢性进展性疾病带来的无助感。抑郁是慢性肺部疾病患者的普遍现象，表现为紧张（尤其是对缺氧焦虑）、拒绝、愤怒和疏远他人。患者表现为久坐不动，依赖家人、朋友和医护人员去满足他们的需求。他们过分地关注其他身体问题和心身问题。性功能障碍和恐惧是慢性肺部疾病患者不好言说的问题。患者还可能存在认知和神经心理学障碍，这可能与缺氧对大脑组织的影响有关。

社会心理支持最好由一位温暖、热情的工作人员来执行，他能够做到与患者顺畅地交流，并且能够投入相应的时间和精力去理解患者并鼓励他们。家庭成员和重要的其他人也应该纳入康复计划中，让他们能够理解患者的病症并帮助其从容应对。支持小组也非常重要。患有严重心理疾病者可以从个人心理咨询和心理治疗中获益。对于严重心理疾病的患者，应该考虑给予精神类药物。

肺康复益处

在慢性肺部疾病患者的管理中，越来越多的证据支持肺康复是有益的（表 43-3）。美国胸科医师协会（ACCP）和美国心血管和肺康复协会（American Association of Cardiovascular and Pulmonary Rehabilitation，AACVPR）于 1997 年联合发表了相关指南，并于 2007

表 43-3　肺康复治疗益处

降低的指标
医疗资源使用（如住院、急诊）
呼吸系统症状（如呼吸困难）
心理症状（如抑郁、恐惧）
提高的指标
生活质量
体力活动
运动耐量（耐力、日常活动最高水平、力量）
专业知识
独立性
可能回到工作岗位
肺功能无变化
可能延长生存期

年更新。ACCP/AACVPR 2007 版指南提出了肺康复相关的 26 条等级推荐意见。7 条因其强证据和有记录的效果,推荐级别最高,其中经 6~12 周干预后,下肢运动训练强度、缺氧状况和健康相关生活质量均有改善,但这一效果持续 12~18 个月后就逐渐减弱。强证据表明,在肺部疾病康复中,高强度和低强度力量和上肢训练均可增强肌肉力量和质量。中等证据支持高强度运动训练联合肺康复教育可以为慢性肺部疾病患者(不仅是慢性阻塞性肺疾病患者)带来社会心理的获益。应该注意的是,一旦患者经长期标准化药物治疗获得病情稳定,其肺功能(如呼气峰流速、肺总量)在肺康复后改变不大。

除了 ACCP/AACVPR 指南之外,其他一些综述也支持肺康复可获益。ATS/ERS 对肺康复共识进行了系统综述,在总结中指出,强证据显示肺康复能提高运动耐量、改善缺氧状态、提高生活能力和生活质量,并且减少医疗资源的使用。在 2006 年的一项循证医学综述中,Lacasse 等人分析了 31 个研究慢性阻塞性肺疾病患者的随机试验,结论指出康复是管理慢性阻塞性肺疾病患者非常重要的方法。他们指出,不论是统计学还是临床表现,患者肺康复后,其多方面(生活质量、呼吸困难、疲劳、精神状态和患者对疾病的控制)均有明显提高。运动耐量的改善略低于临床有意义的阈值。

肺康复可以使患者受益又能节省费用,这不仅仅能够在专业化医疗中心实现,也能在社区医疗卫生中心实现。一项纳入加利福尼亚州 10 个医疗中心共 647 名患者的协作性研究显示,在 18 个月内的跟踪随访期间,经肺康复训练的患者在呼吸困难、生活质量方面均有显著改善,且医疗资源利用显著下降(图 43-1)。另一项在康涅狄格州和纽约的 11 个中心 128 名患者的研究也得出了相似的结果:与参与肺康复之前的一年相比,参与肺康复计划后的一年里,住院率和急诊就医天数都显著下降。此外,在急性加重入院后进行肺康复会减少之后的再住院率和病死率。

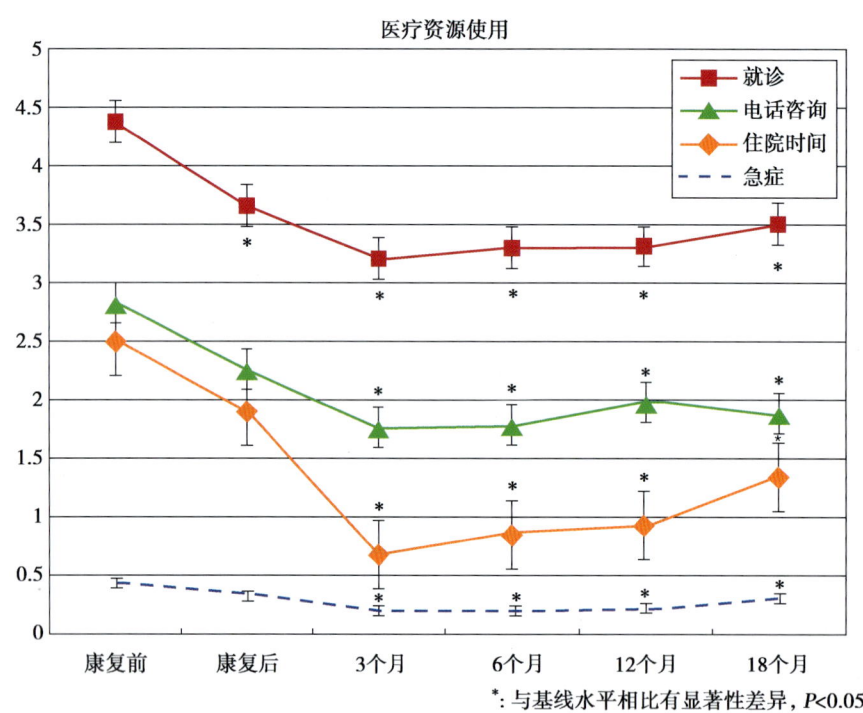

图 43-1　加利福尼亚州 10 个医疗中心共 647 名患者肺康复的协作性研究。肺康复后随访 18 个月的变化。结果以平均值±标准差表示。获授权引自:California Pulmonary Rehabflitation Collaborative Group. Effects of pulmonary rehabflitation on dyspnea, quality of life and health care costs in California. J Cardiopulmonary Rehabfl, 2004, 24:52-62.

肺康复计划与肺部手术

最近几年,越来越多的严重致残性肺部疾病患者选择手术治疗,对这些患者进行肺部手术的确是个新挑战,有可能进一步危及本来就降低的肺功能。肺康复计划有助于对这类患者术前准备和术后康复。

■ 肺移植

肺康复被推荐用于肺移植手术的术前准备阶段和术后康复阶段。即使肺部康复的大体策略一样,但每位患者康复计划的具体内容和目标并不相同(表 43-4)。

表43-4　肺移植患者肺康复目标
移植术前
维持和提高活动能力和运动耐量
监测疾病进展
预防并发症
提供以下教育
基础病
移植流程
自我照顾和自我评估
在患者和家属等待期间提供社会心理学支持
移植术后
提高体力活动耐受量
监测临床情况并评估症状和氧合
预防并发症
加强自我照顾和自我评估
鼓励医疗依从性
为适应新的需求和期望值提供社会心理支持

■ 肺移植前康复

患有晚期肺部疾病等待肺移植的患者，由移植团队进行评估，在肺移植申请批准后，要进行相应的肺康复。康复团队的成员进而评估患者的需求，并计划出等待移植期间适合患者康复的计划，这个计划可能持续数个月至数年。因为这些晚期肺部疾病患者的生存预期非常有限，所以手术前的康复计划与通常慢性肺部疾病不同。

肺移植手术前康复的目标是保持现有肺功能、监测疾病进展、预防并发症，并为患者培训肺部疾病和肺移植知识，为患者和家属提供社会心理支持，帮助他们减轻等候这一生命攸关手术的压力。即使患者在开始康复计划后，其运动耐量或运动耐力有所改善，对于这些患者的首要目标仍是维持运动能力。运动也是早期发现并监测疾病进展非常好的方法（如运动时出现频繁呼吸困难或动脉血氧下降）。

移植前期教育患者的目标是让他们认识患有的肺部疾病、肺移植过程和移植后的预期效果。患者也要学会自我照顾和自我评估疾病状况，这在术前和术后都有好处。移植等待期间的社会心理压力非常大，很多患者有自己生命被"挟持"的感觉，有一些患者可能住在移植中心附近，远离家庭和社会的支持。在此期间，医疗团队和其他患者要为患者及其家属提供一些正式或非正式的支持，帮助患者更好应对遇到的问题。

■ 肺移植后康复

在完成肺移植后，患者必须学会应对新肺功能、新预期和一系列新问题。在此期间，康复计划有利于患者身体恢复，帮助患者实行自我照顾和评估，还能帮助患者从社会心理上积极适应新的生活方式。

移植后的运动训练目标是提高活动耐量、持续评估患者的症状和血氧情况，及早地发现移植排斥和感染等并发症。教育的目标重点在于自我照顾、评估以及对新治疗周期用药的依从性。社会心理支持有助于患者适应新的压力，正确面对来自自身和身边重要的人对移植后的较高预期值。患者以往虚弱、活动不便、需要他人照顾，移植后则期待成为健康、独立、能够继续工作且能为他人提供支持的人。

■ 肺减容术

肺康复被推荐作为一种评估患者术前准备和术后恢复状况的重要疗法。这些患者患有严重致残性的慢性肺部疾病，必然是肺康复计划的合适人选。患者在术前进入康复计划有助于达到最佳的功能状态，改善机体及心理状况，更好地理解自身所患疾病和多种治疗方式，提升患者应对和积极共同管理疾病的能力。患者可以根据他们的最佳基线功能来决定是否接受手术治疗。与移植后一样，康复计划帮助患者在肺减容术后适应新的肺功能，重新评估症状和氧气的需求。

■ 肺切除术后康复

患者接受肺切除术后经常感觉肺功能下降，并出现相应症状，对慢性肺部疾病患者来说尤为如此。一般来说，肺切除术用于治疗适合手术的肺肿瘤患者。肺切除术后，患者要适应原有肺功能受限基础上新的低水平肺功能状态。

放疗之后，患者会经历与肺切除术后类似的状况。稳定期或在缓解期患者都是肺康复合适的人选。肺康复能改善患者的健康状态、心理状态、运动耐量、生活质量，减轻医疗负担。这些患者的生存与基础肺病和恶性肿瘤均相关。

肺康复总结和展望

对日益增多的慢性肺疾病患者而言，业已证实肺康复能够改善呼吸功能状态、减少致残和降低医疗经济负担。从广泛的康复医学视角来说，此类策略为有需求的功能障碍患者提供了跨学科专业知识。

大部分肺康复的经验来自慢性阻塞性肺疾病患者。同样,其他慢性肺疾病患者也能从康复中获益。肺康复在肺移植、肺减容术和肺切除术等外科手术患者术前评估、准备及术后恢复中也起到重要作用。在很多地方,肺康复在慢性肺部疾病患者中的广泛应用遇到了挑战,这主要与医疗政策制定者和保险公司对肺康复的获益及成本节约的认可程度相关。例如,在美国,为许多保险公司制定标准的政府主要资助的医疗保险项目 Medicare 最近实施了一项覆盖全国的肺康复政策。这是向前迈进的一大步,但目前赔付比例较低,并对现有其他项目的财政支持也产生一定威胁。期望随着时间推移和经验不断丰富,肺康复作为有效的预防性健康干预方式逐渐获得广泛认可。

梁　瀛　译

高占成　审校

参考文献

[1] American Association of Cardiovascular and Pulmonary Rehabilitation. Guidelines for Pulmonary Rehabilitation Programs. 4th ed. Champaign, IL: Human Kinetics, 2011.

[2] American Thoracic Society, European Respiratory Society. ATS/ERS statement on pulmonary rehabilitation. Am J Respir Crit Care Med, 2006, 173:1390–1413.

[3] RIES AL, BAULDOFF GS, CARLIN BW, et al. Pulmonary rehabilitation: joint ACCP/AACVPR evidence-based clinical practice guidelines. Chest, 2007, 131(suppl5):4S–42S.

[4] QASEEM A, WILT TJ, WEINBERGER SE, et al. Diagnosis and management of stable chronic obstructive pulmonary disease: a clinical practice guideline update from the American College of Physicians, American College of Chest Physicians, American Thoracic Society, and European Respiratory Society. Ann Intern Med, 2011, 155:179–191.

[5] FERREIRA A, GARVEY C, CONNORS GL, et al. Pulmonary rehabilitation in interstitial lung disease: benefits and predictors of response. Chest, 2009, 135:442–447.

[6] NAJI NA, CONNOR MC, DONNELLY SC, et al. Effectiveness of pulmonary rehabilitation in restrictive lung disease. J Cardiopulm Rehabil, 2006, 26:237–243.

[7] SALHI B, TROOSTERS T, BEHAEQEL M, et al. Effects of pulmonary rehabilitation in patients with restrictive lung diseases. Chest, 2010, 137(2):273–279.

[8] PALMER SM, TAPSON VF. Pulmonary rehabilitation in the surgical patient: lung transplantation and lung volume reduction surgery. Respir Care Clin N Am, 1998, 4(1):71–83.

[9] BIGGAR DG, MALEN JF, TRULOCK EP, et al. Pulmonary rehabilitation before and after lung transplantation //CASABURI R, PETTY TL. Principles and practice of pulmonary rehabilitation. Vol 1. Philadelphia, PA: WB Saunders, 1993, 459–467.

[10] RIES AL. Pulmonary rehabilitation and lung volume reduction surgery. // FESSLER HE, REILLY JJ Jr, SUGARBAKER DJ. Lung volume reduction surgery for emphysema. New York, NY: Marcel Dekker, 2004, 123–148.

[11] RIES AL, MAKE BJ, LEE SM, et al. The effects of pulmonary rehabilitation in the National Emphysema Treatment Trial. Chest, 2005, 128:3799–3809.

[12] RIES AL, SQUIER HC. The team concept in pulmonary rehabilitation//FISHMAN AP. Pulmonary rehabilitation. New York, NY: Marcel Dekker, 1996, 55–65.

[13] NIEDERMAN MS, CLEMENTE PH, FEIN AM, et al. Benefits of a multi-disciplinary pulmonary rehabilitation program: improvements are independent of lung function. Chest, 1991, 99:798–804.

[14] SPRUIT MA, PENNINGS HJ, JANSSEN PP, et al. Extrapulmonary features in COPD patients entering rehabilitation after stratification for MRC dyspnea grade. Respir Med, 2007, 101:2454–2463.

[15] EMERY CF, HUFFMAN MJ, BUSBY AK. Behavioral medicine in pulmonary rehabilitation: psychological, cognitive, and social factors.// HODGKIN JE, CELLI BR, CONNORS GL. Pulmonary rehabilitation: guidelines to success. St. Louis, MO: Mosby, 2009, 269–284.

[16] American Thoracic Society, American College of Chest Physicians. ATS/ACCP statement on cardiopulmonary exercise testing. Am J Respir Crit Care Med, 2003, 167:211–277.

[17] RIES AL. The role of exercise testing in pulmonary diagnosis. Clin Chest Med, 1987, 8:81–89.

[18] WASSERMAN K, HANSEN JE, SUE DY, et al. Principles of exercise testing and interpretation. 15th ed. Philadelphia, PA: Lippincott Williams & Wilkins, 2012.

[19] American Thoracic Society. ATS Statement: guidelines for the Six-Minute Walk Test. Am J Respir Crit Care Med, 2002, 166:111–117.

[20] RIES AL, FARROW JT, CLAUSEN JL. Pulmonary function tests cannot predict exercise-induced hypoxemia in chronic obstructive pulmonary disease. Chest, 1988, 93:454–459.

[21] RIES AL, FARROW JT, CLAUSEN JL. Accuracy of two ear oximeters at rest and during exercise in pulmonary patients. Am Rev Respir Dis, 1985, 132:685–689.

[22] RIES AL, BULLOCK PJ, LARSEN CA, et al. Shortness of breath, a guide to better living and breathing. 6th ed. St. Louis, MO: Mosby, 2001.

[23] ROCHESTER DF, GOLDBERG SK. Techniques of respiratory physical therapy. Am Rev Respir Dis, 1980, 122(suppl):133–146.

[24] JONES AP, ROWE BH. Bronchopulmonary hygiene physical therapy for chronic obstructive pulmonary disease and bronchiectasis. Cochrane Database Syst Rev, 2000, 2:CD00-0045.

[25] POOLE P, BLACK PN, CATES CJ. Mucolytic agents for chronic bronchitis or chronic obstructive pulmonary disease. Cochrane Database Syst Rev, 2012, 8:CD001287.

[26] BRESLIN E. Breathing retraining in chronic obstructive pulmonary disease. J Cardiopulmonary Rehabil, 1995, 15(1):25–33.

[27] GOSSELINK R. Breathing techniques in patients with chronic obstructive pulmonary disease (COPD). Chron Respir Dis, 2004, 1(3):163–172.

[28] Nocturnal Oxygen Therapy Trial Group. Continuous or nocturnal oxygen therapy in hypoxemic chronic obstructive lung disease: a clinical trial. Ann Intern Med, 1980, 93:391–398.

[29] Medical Research Council Working Party. Long-term domiciliary oxygen therapy in chronic hypoxic cor pulmonale complicating chronic bronchitis and emphysema. Lancet, 1981, 1: 681–686.

[30] STOLLER JK, PANOS RJ, KRACHMAN S, et al. Oxygen therapy for patients with COPD: current evidence and the Long-Term Oxygen Treatment Trial. Chest, 2010, 138(1):179–187.

[31] TIEP B, CARTER R. Oxygen conserving devices and methodologies. Chron Respir Dis, 2008, 5:109–114.

[32] RIES AL. The importance of exercise in pulmonary rehabilitation. Clin Chest Med, 1994, 15(2):327–337.

[33] CASABURI R. Exercise training in chronic obstructive lung disease. In: CASABURI R, PETTY TL, eds. Principles and Practice of Pulmonary Rehabilitation. 1st ed. Philadelphia, PA: WB Saunders, 1993, 204–224.

[34] O'SHEA SD, TAYLOR NF, PARATZ JD. Progressive resistance exercise improves muscle strength and may improve elements of performance of daily activities for people with COPD: a systematic review. Chest, 2009, 136:1269–1283.

[35] PUNZAL PA, RIES AL, KAPLAN RM, et al. Maximum intensity exercise training in patients with chronic obstructive pulmonary disease. Chest, 1991, 100:618–623.

[36] CARTER R, NICOTRA B, CLARK L, et al. Exercise conditioning in the rehabilitation of patients with chronic obstructive pulmonary disease. Arch Phys Med Rehabil, 1988, 69:118–122.

[37] COSTI S, CRISAFULLI E, ANTONI FD, et al. Effects of unsupported upper extremity exercise training in patients with COPD. Chest, 2009, 136:387–395.

[38] ACCP-AACVPR Pulmonary Rehabilitation Guidelines Panel. Pulmonary rehabilitation: joint ACCP/AACVPR evidence based guidelines. Chest, 1997, 112:1363–1396.

[39] LACASSE Y. Pulmonary rehabilitation for chronic obstructive pulmonary disease. Cochrane Database Syst Rev, 2006, (suppl 4): CD003793. doi:10.1002/14651858.CD003793.-pub2

[40] GRIFFITHS TL, PHILLIPS CJ, DAVIES S, et al. Cost effectiveness of an outpatient multidisciplinary pulmonary rehabilitation programme. Thorax, 2001, 56:779–784.

[41] California Pulmonary Rehabilitation Collaborative Group. Effects of pulmonary rehabilitation on dyspnea, quality of life and health care costs in California. J Cardiopulmonary Rehabil, 2004, 24:52–62.

[42] RASKIN J, SPIEGLER P, MCCUSKER C, et al. The effect of pulmonary rehabilitation on healthcare utilization in chronic obstructive pulmonary disease: the Northeast Pulmonary Rehabilitation Consortium. J Cardiopulmonary Rehabil, 2006, 26:231–236.

[43] PUHAN MA, GIMENO-SANTOS E, SCHARPLATZ M, et al. Pulmonary rehabilitation following exacerbations of chronic obstructive pulmonary disease. Cochrane Database Syst Rev, 2011 Oct 5;(10):CD005305. doi: 10.1002/14651858.CD005305.pub3.

[44] MATHUR S, HORNBLOWER E, LEVY RD. Exercise training before and after lung transplantation. Phys Sportsmed, 2009, 37(3):78–87.

[45] National Emphysema Treatment Trial Research Group. A randomized trial comparing lung-volume-reduction surgery with medical therapy for severe emphysema. New Engl J Med, 2003, 348: 2059–2073.

[46] GRANGER CL, MCDONALD CF, BERNEY S, et al. Exercise intervention to improve exercise capacity and health related quality of life for patients with nonsmall cell lung cancer: a systematic review. Lung Cancer, 2011, 72(2): 139–153.

[47] BENZO RP. Pulmonary rehabilitation in lung cancer. J Cardiopulm Rehabil, 2007, 27:61–64.

[48] BIRNBAUM S. Pulmonary rehabilitation: a classic tune with a new beat, but is anyone listening? Chest, 2011, 139:1498–1502.

第 9 部分 哮喘

第 44 章

哮喘的生物学

Matthew C. Bell

William W. Busse

哮喘以反复发作的气促和喘息为特征,其严重程度和频率因人而异。在美国,有超过 1 800 万成人和 700 万儿童受到影响,这使哮喘成为该国最常见的慢性病之一。该疾病潜在病理生理学作用的阐明,使人们认识到哮喘是一种异质性疾病,各种细胞类型和机制在每个患者身上起着不同但重要的作用。这种发病机制的多样性解释了该疾病的众多表型以及对治疗的反应差异。

根据最简单的定义,哮喘的发病机制涉及支气管收缩、气道炎症和气道高反应性。然而,这些因素之间的复杂相互作用决定了疾病的一般性和在个体患者中的特殊性。仔细研究这些机制中涉及的因素可以更好地了解这一复杂的疾病。

哮喘的急性炎症反应

急性炎症反应在哮喘发病机制中至关重要,对其特征最好的说明便是患者对吸入抗原的初始和随后反应。虽然稍后将更详细地描述那些重要的细胞和分子介质,但是对急性炎症反应的简要回顾可作为基础,以便引入深层次的概念来说明哮喘患者气道中发生的可变但持久的变化。当某种新抗原进入风险个体的气道后,最初会被困在气道内的黏液中。在这里它可以被抗原呈递细胞摄取,尤其是分布在气道上皮中的树突状细胞。摄取变应原后,树突状细胞移行至肺淋巴结,将抗原呈递给初始 CD4$^+$T 细胞。来自树突状细胞的信号决定将产生哪种类型的 CD4$^+$T 细胞。在此之前,树突状细胞会受到来自气道上皮细胞和其他类型局部细胞的复杂分子信号网络的影响。例如,在过敏性炎症中,来源于支气管上皮细胞的胸腺基质淋巴细胞生成素(thymic stromal lymphopoietin, TSLP)和粒细胞-单核细胞集落刺激因子(granulocyte-monocyte colony stimulating factor, GM-CSF),可诱导树突状细胞促进初始 CD4$^+$T 细胞的 T$_H$2 分化,从而建立一个有利于最终发生过敏性炎症的环境。用致敏抗原再次激发后,这些现在 T$_H$2 分化的 CD4$^+$T 细胞会被其他信号(如树突状细胞分泌的趋化因子 CCL17 和 CCL22)募集回气道。到达气道后,CD4$^+$T$_H$2 细胞成为 T$_H$2 细胞因子的关键来源,即 IL-4、IL-5 和 IL-13,它们是建立急性过敏性炎症框架的分子催化剂。

经抗原再次激发后,气道的局部环境现在富含 T$_H$2 细胞因子,它作用于存在或被募集到气道的其他类型细胞,以扩大急性过敏性炎症反应。当存在 IL-4 和 IL-13 时,B 细胞受到影响会产生抗原特异性 IgE,其与肥大细胞(mast cell, MC)上的高亲和力 IgE 受体(FcεRI)结合。当吸入抗原与肥大细胞膜结合的 IgE 交联时,肥大细胞会释放出各种预先形成和合成的介质,引起支气管收缩、气道水肿和局部组织损伤。肥大细胞还会释放趋化物质,如白三烯和细胞因子,可募集多种其他细胞,包括嗜酸性粒细胞、嗜碱性粒细胞、中性粒细胞和淋巴细胞,从而导致迟发性炎症反应。大多数情况下,嗜酸性粒细胞似乎是迟发性炎症反应中最重要和最丰富的炎症细胞,并可能导致随后的气流阻塞。本章稍后将会叙述嗜酸性粒细胞产生的大量介质。嗜酸性粒细胞产物可引起局部组织损伤、黏液分泌过多、血管通透性增加、平滑肌收缩和持续的炎症反应,从而将其他类型的细胞募集到炎症部位以使反应持续存在。目前尚不明确中性粒细胞和嗜碱性粒细胞在急性和迟发性过敏性炎症反应发病机制中的作用。

虽然针对变应原的急性过敏反应说明了哮喘中出现的炎症模式,但应该注意的是,其他形式的炎症也可以而且确实在哮喘中发挥重要作用。病毒性呼吸道感染,特别是人类鼻病毒(human rhinovirus, HRV),是哮喘急性发作的重要诱因。对 HRV 的反应主要是 T$_H$1 驱动反应,伴有 IL-8 和 IL-1β 产生增加,以及气道中性粒细胞浸润,这与变应原暴露后产生的强烈 T$_H$2 反应截然不同。有证据表明一些哮喘患者可能缺乏 I 型、III 型干扰素(抗病毒细胞因子),从而导致病毒性呼吸道感染风险增加,以及哮喘急性发作增加。

这种对抗原产生急性和迟发性炎症反应模式是哮喘的核心。慢性炎症是该疾病的后续发展,随后将会阐述。之前的段落简要介绍了哮喘中的多种细胞类型和炎症介质,现在将进一步展开讨论。

哮喘的细胞类型

任何复杂疾病发病机制的研究都始于细胞水平。免疫系统细胞(包括肥大细胞、嗜碱性粒细胞、CD4+ T细胞、嗜酸性粒细胞、中性粒细胞、巨噬细胞、树突状细胞和T淋巴细胞)以及它们分子介质的重要性,早已在炎症的发展和调节中得到认可。气道平滑肌细胞的作用,特别是与急性哮喘反应的关系,也有充分的文献记载。最近,气道上皮细胞已经成为大量研究的焦点,其对哮喘急性和慢性炎症的重要性日益显现。它们因在气道炎症中的作用,特别是在慢性哮喘气道重塑中的作用,越来越多地被认为是导致该疾病严重性的主要原因。

■ 哮喘中的免疫系统细胞

下面阐述上述每种免疫系统细胞类型在哮喘发病机制中的作用。

肥大细胞

人肥大细胞起源于相同的 CD34+/cKit+ 造血干细胞群,这个造血干细胞群也会产生嗜酸性粒细胞、嗜碱性粒细胞、中性粒细胞和单核细胞。肥大细胞是身体大多数组织中的常驻细胞,通常分布于血管、神经周围以及与外环境接触的表面。人体中存在两种类型的肥大细胞,可通过其免疫组织化学染色特性加以区分。MC_T 肥大细胞仅含有中性蛋白酶类胰蛋白酶,而 MC_{TC} 肥大细胞除类胰蛋白酶外还含有胃促胰酶、羧肽酶 A_3 和组织蛋白酶 G 样蛋白酶。在正常肺组织中,肥大细胞位于支气管、细支气管和肺泡壁的上皮下,几乎完全属于 MC_T 型。肥大细胞类型的这种分布也见于轻度哮喘。然而,在严重哮喘中,黏膜下层的肥大细胞数量减少,且主要是 MC_{TC} 型。MC_{TC} 肥大细胞也见于严重哮喘患者的气道上皮中,正常肺部或轻度哮喘中未见到这一发现。肥大细胞越来越多地浸润哮喘患者的气道平滑肌束,它们可能通过释放介质促进持续的支气管收缩。

虽然肥大细胞似乎在非过敏性哮喘中也具有一定的重要性,但它们更是许多哮喘患者中过敏(IgE介导)反应的重要组成部分。抗原特异性 IgE 分子与变应原结合并与肥大细胞表面的高亲和力 IgE 受体($Fc\varepsilon RI$)交联。这导致肥大细胞释放预先形成的介质,如组胺、类胰蛋白酶、胃促胰酶和肝素,以及某些情况下释放肿瘤坏死因子-α(TNF-α)和血管内皮生长

因子(VEGF)(图 44-1)。肥大细胞被激活之后,也会产生并释放新合成的介质,这有助于炎症环境持续。新合成的介质包括白三烯(主要是 LTC_4)、前列腺素(主要是 PGD_2)、血栓素 A_2、血小板活化因子(platelet activating factor,PAF),包括 GM-CSF、成纤维细胞生长因子-2 和 VEGF 在内的生长因子,以及各种其他细胞因子,包括 TNF-α、IL-4、IL-5、IL-8 和 IL-13(图 44-1)。

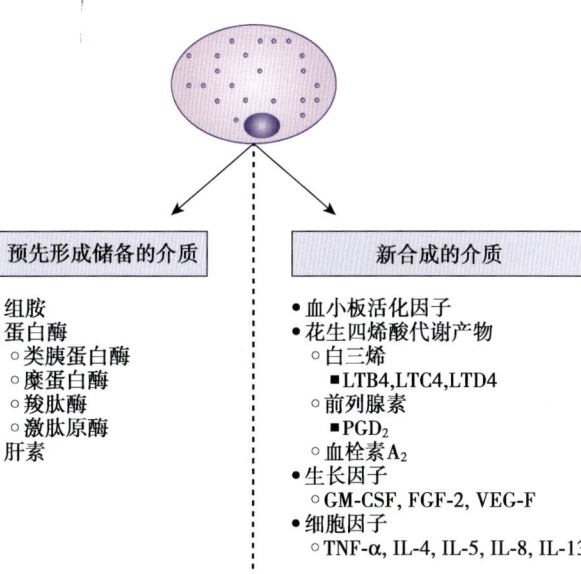

预先形成储备的介质
- 组胺
- 蛋白酶
  - 类胰蛋白酶
  - 糜蛋白酶
  - 羧肽酶
  - 激肽原酶
- 肝素

新合成的介质
- 血小板活化因子
- 花生四烯酸代谢产物
  - 白三烯
    - LTB4,LTC4,LTD4
  - 前列腺素
    - PGD_2
  - 血栓素 A_2
- 生长因子
  - GM-CSF, FGF-2, VEG-F
- 细胞因子
  - TNF-α, IL-4, IL-5, IL-8, IL-13

图 44-1 肥大细胞及其介质。GM-CSF:粒细胞-巨噬细胞集落刺激因子;FGF-2:成纤维细胞生长因子-2;VEGF:血管内皮生长因子;TNF-α:肿瘤坏死因子-α。

肥大细胞的介质释放影响哮喘反应的许多特征。组胺、白三烯和各种蛋白酶增加黏液产生。前列腺素、白三烯、血栓素 A_2 和组胺引起支气管收缩并增加血管通透性。各种蛋白酶引起局部组织损伤,并在各种蛋白质前体的活化中起重要作用。最后,合成的细胞因子有助于其他炎症细胞的募集、分化和活化,导致炎症反应的播散。

嗜碱性粒细胞

除源于共同的祖细胞外,嗜碱性粒细胞与肥大细胞还有许多相似之处,但嗜碱性粒细胞主要存在于外周循环中。这两种细胞表面均表达 $Fc\varepsilon RI$,与 IgE-抗原复合物交联后会释放预先形成的以及新合成的介质和细胞因子。嗜碱性粒细胞释放的主要预先形成的介质是组胺,还会释放预先形成的肝素和类胰蛋白酶,但其释放浓度低于肥大细胞。嗜碱性粒细胞在激活后合成并释放 LTC_4,但与肥大细胞不同,它们不产生 PGD_2。嗜碱性粒细胞经激活后产生大量的 IL-4 和 IL-13,它们是在 T_H2 分化中起重要作用的细胞因子,将在后面讨论。最近,已发现嗜碱性粒细胞在哮喘发病机制中的另外两个作用,这两个作用在 T_H2 分化中

也很重要。首先,嗜碱性粒细胞可通过表达主要组织相容性复合体(major histocompatibility complex,MHC)Ⅱ类分子和共刺激分子充当抗原呈递细胞;其次,嗜碱性粒细胞和嗜酸性粒细胞也是 IL-33 的主要靶标,而 IL-33 是过敏性炎症和 T_H2 极化的有效启动子。

嗜酸性粒细胞

嗜酸性粒细胞,与嗜碱性粒细胞和肥大细胞一样,是起源于 CD34$^+$ 造血干细胞的粒细胞。早期嗜酸性粒细胞的产生高度依赖于 GM-CSF 和 IL-3 的存在。由于细胞因子和趋化因子信号传导,嗜酸性粒细胞前体细胞被募集到哮喘患者的气道中,这些因子包括 IL-5、嗜酸性粒细胞趋化因子、调节活化正常 T 细胞表达

分泌因子(regulated upon activation normal T cell expressed and secreted,RANTES)、巨噬细胞炎症蛋白(macrophage inflammatory protein,MIP)-1α,以及巨噬细胞趋化因子(macrophage chemotactic factors,MCP)2、3 和 4。IL-5 对嗜酸性粒细胞的终末分化和从骨髓释放至关重要。

一旦进入气道,嗜酸性粒细胞就会被激活,并通过释放多种介质促进炎症反应,这些介质包括细胞因子(IL-1、IL-2、IL-3、IL-4、IL-5、IL-6、IL-8、IL-10、IL-12、IL-13、IL-16、IL-18)、肿瘤坏死因子-α(TNF-α)和转化生长因子-α 和 β(TGF-α 和 TGF-β)、趋化因子(MIP-1、MCP-2、RANTES 和嗜酸性粒细胞趋化因子)和脂质介质(PGE$_1$、PGE$_2$、血栓素 B$_2$、PAF、LTC$_4$)(图 44-2)。

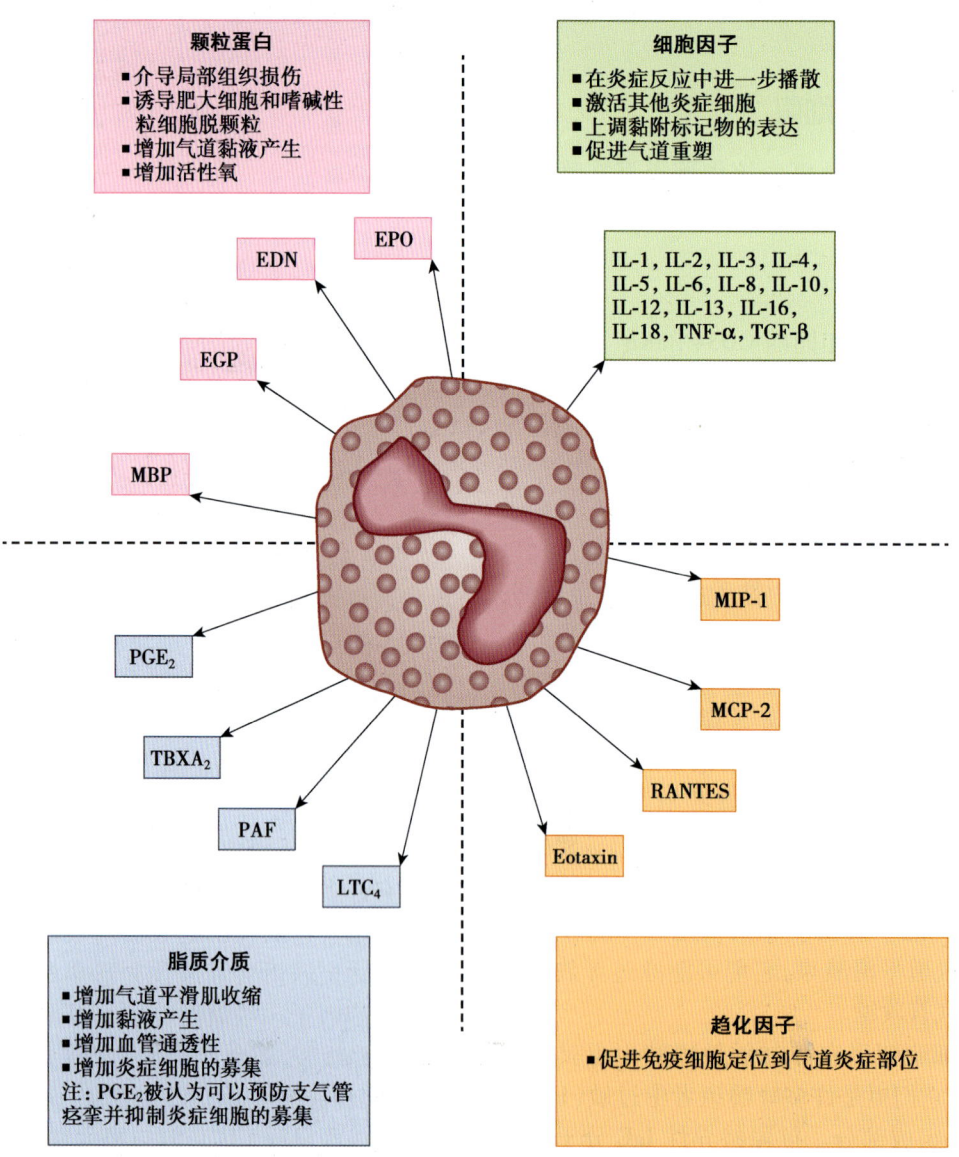

图 44-2　哮喘中的嗜酸性粒细胞产物。EPO:嗜酸性粒细胞过氧化物酶;EDN:嗜酸性粒细胞衍生神经毒素;ECP:嗜酸性粒细胞阳离子蛋白;MBP:主要碱性蛋白;PGE$_2$:前列腺素 E$_2$;TBXA$_2$:血栓素 A$_2$;PAF:血小板活化因子;LTC$_4$:白三烯 C$_4$;RANTES:调节激活正常 T 细胞表达和分泌因子;MCP-2:单核细胞趋化蛋白 2;MIP-1:巨噬细胞抑制蛋白 1;TNF-α:肿瘤坏死因子-α;TGF-β:转化生长因子-β。

嗜酸性粒细胞分泌颗粒蛋白,这些蛋白原本的作用是防御寄生虫,但也在哮喘的发病机制中起重要作用。嗜酸性粒细胞含有初级和次级颗粒。初级颗粒含有Charcot-Leyden晶体蛋白,而次级颗粒包含4种主要阳离子蛋白:主要碱性蛋白(major basic protein,MBP)、嗜酸性粒细胞阳离子蛋白(eosinophil cationic protein,ECP)、嗜酸性粒细胞衍生神经毒素(eosinophil-derived neurotoxin,EDN)和嗜酸性粒细胞过氧化物酶(eosinophil peroxidase,EPO)。这些阳离子蛋白在哮喘的发病机制中发挥着不同的作用,包括诱导肥大细胞和嗜碱性粒细胞脱颗粒(ECP和MBP),增加气道黏液(ECP)产生和活性氧(EPO)的形成(图44-2)。

过去30年来,人们在很大程度上重新评估了嗜酸性粒细胞在哮喘中的作用。自1879年Ehrlich发现嗜酸性粒细胞,以及后来发现Ehrlich细胞存在于哮喘患者痰中以来,嗜酸性粒细胞一直被认为是哮喘的主要效应细胞。研究表明外周血嗜酸性粒细胞增多是哮喘的特征,并且常常与疾病的严重程度相关,无论哮喘是否为导致死亡的主要原因,都能在哮喘患者的尸检中发现气道嗜酸性粒细胞浸润。后来的研究发现,抗原刺激后,支气管肺泡灌洗液中嗜酸性粒细胞和嗜酸性粒细胞产物增加。在21世纪的新疗法(包括IL-5的单克隆抗体)进入评估之前,嗜酸性粒细胞是哮喘主要效应物的观点未受到挑战。

之前人们已经注意到IL-5对嗜酸性粒细胞分化和存活的重要性。对哮喘患者IL-5单克隆抗体治疗的初步研究显示,痰和外周血嗜酸性粒细胞正如预期的那样减少,但在多种临床结果指标中,即症状或改善气流阻塞未能显示出显著益处。虽然缺乏对临床哮喘参数的影响令人惊讶,但随着人们认识到嗜酸性粒细胞在不同患者中发挥的作用可大可小,人们对哮喘异质性的研究兴趣日益增加。

后期的抗IL-5研究在吸入性糖皮质激素(ICS)治疗后仍有持续嗜酸性粒细胞增多的患者中进行,并在这些患者中发现了临床效果,即预防急性加重。嗜酸性粒细胞在哮喘的某些亚型中起重要作用,但其贡献由表型决定,未必能推广至整个哮喘人群。最后,嗜酸性粒细胞可能是慢性哮喘气道重塑的主要原因,本章稍后将对此进行讨论。

中性粒细胞

中性粒细胞是起源于CD34+造血干细胞的粒细胞,通常存在于血流以及包括肺在内的各种组织中。它们含有初级(嗜天青)和次级(特异性)颗粒,其中含有多种抗菌酶、中性蛋白酶和酸性水解酶。各种细胞

因子和趋化因子将中性粒细胞吸引到气道,包括IL-8、IL-17和粒细胞集落刺激因子(granulocyte colony stimulating factor,G-CSF)。气道中性粒细胞增多可见于多种呼吸系统疾病,如病毒性呼吸道感染、COPD和哮喘。

前面介绍了中性粒细胞在病毒性呼吸道感染反应中的作用。接种呼吸道病毒(如HRV)后,作为响应,树突状细胞和其他单核细胞会产生促炎性细胞因子和趋化因子,将中性粒细胞募集到气道。中性粒细胞通过分泌TNF-α、IL-1、IL-8和IL-18等细胞因子促成炎性环境,吸引其他炎症细胞,上调细胞因子的产生,引发气道炎症并增加支气管高反应性。中性粒细胞产物,如弹性蛋白酶,可对气道产生更直接的影响并导致黏液产生。此外,由于中性粒细胞存在于严重哮喘中,因此初步认为中性粒细胞在这种表型中发挥更突出的作用。在严重哮喘急性发作患者的痰中,非感染状态哮喘患者的支气管肺泡灌洗液中,以及急性致命性哮喘患者的气道尸检标本中,都发现了明显的中性粒细胞炎症。其他研究已经证实在慢性哮喘患者的某些亚组中,主要的炎症细胞类型是中性粒细胞而非嗜酸性粒细胞,这些患者通常更难以治疗,对皮质类固醇治疗的反应也较差。

淋巴细胞

与之前讨论的细胞类型不同,T细胞是淋巴细胞并且来自淋巴系祖细胞。已鉴定出许多T细胞亚群在哮喘中发挥重要作用,其中包括CD4+辅助T细胞及其亚群(T_H1、T_H2、T_H9和T_H17),CD8+细胞毒性T细胞和调节性T细胞(regulatory T cells,T_{REG})。

CD4+辅助T细胞识别抗原呈递细胞(antigen presenting cells,APCs)呈递的抗原,进而分泌细胞因子以影响炎症反应。树突状细胞是气道中最重要的APC,其作用将在后面描述。涉及细胞因子和各种转录因子的一系列复杂事件决定了CD4+T细胞会分化为T_H1细胞、T_H2细胞、T_H9细胞或T_H17细胞(图44-3)。

T_H2细胞被认为是哮喘和过敏性疾病中炎症反应的主要驱动者。当T_H2细胞遇到树突状细胞呈递的抗原时,会产生IL-4、IL-5和IL-13,这些都在哮喘发病机制中起关键作用,并且作为临床疾病的一部分,可经哮喘患者支气管肺泡灌洗液中这些细胞因子水平增高证实。IL-4使浆细胞产生IgE增加。如前所述,IL-5在嗜酸性粒细胞的终末分化和向气道归巢中起关键作用。IL-13也可以增加IgE的产生,并在气道高反应性和组织重塑中发挥重要作用。

T_H1细胞在哮喘中的作用不像T_H2细胞那样明

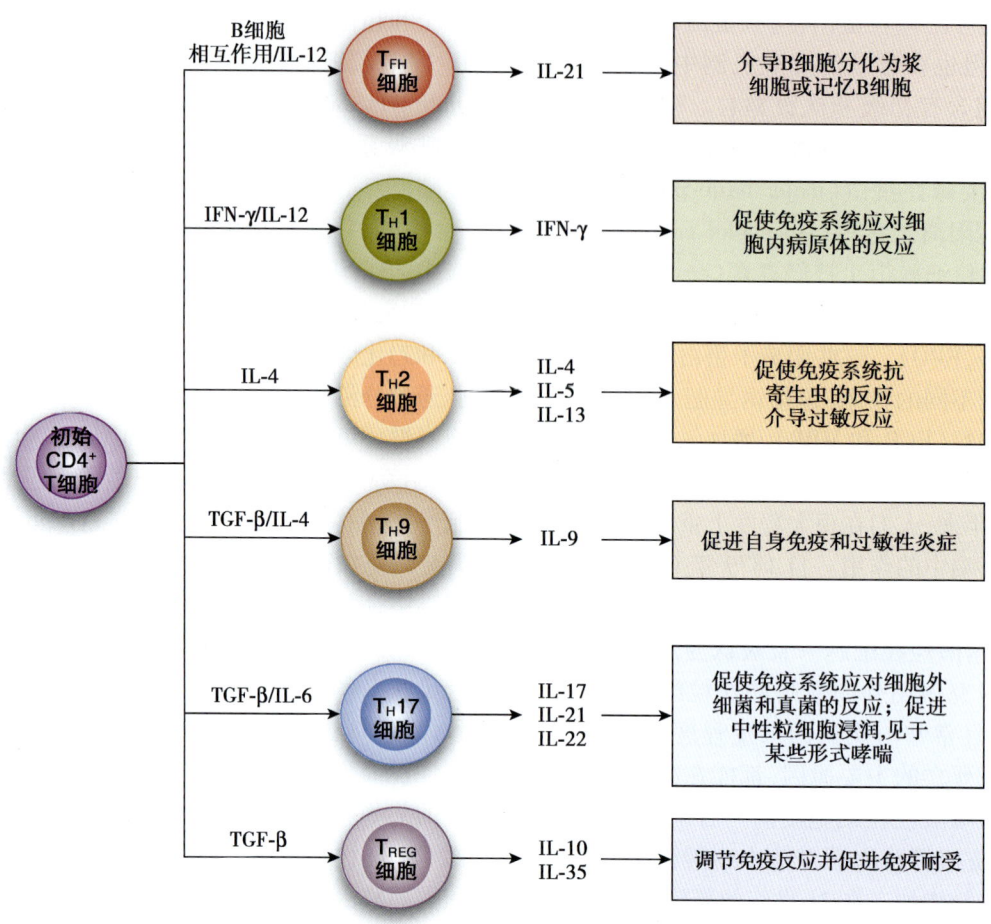

图 44-3　CD4$^+$ T 淋巴细胞亚群。IFN-γ：干扰素-γ；TGF-β：转化生长因子 β；T$_{FH}$ 细胞：滤泡辅助性 T 细胞；T$_{REG}$ 细胞：调节性 T 细胞。

确。虽然据推测 T$_H$1 细胞中和了 T$_H$2 细胞的哮喘诱导作用,但这可能是一种过度简化。在哮喘急性发作期间,T$_H$1 产物已显示出增加的趋势。一些研究还表明,T$_H$1 细胞可能在慢性重症哮喘中发挥更突出的作用,重症哮喘患者支气管肺泡灌洗液中主要的 T$_H$1 细胞因子——干扰素-γ(IFN-γ)水平升高就是证明。

T$_H$9 细胞是相对新定义的细胞群,其产生的主要细胞因子是 IL-9。T$_H$9 细胞的功能与 T$_H$2 细胞相似,它们会加重过敏性炎症。肥大细胞是主要的携带 IL-9 受体的细胞,T$_H$9 细胞是先前描述的导致哮喘患者肥大细胞活化增加的重要因素。由于肥大细胞也产生 VEGF 和成纤维细胞生长因子-2,T$_H$9 细胞可能会促进慢性哮喘患者的气道重塑。

T$_H$17 细胞在哮喘中的作用是一个深入研究领域。随着以中性粒细胞炎症为主的哮喘患者亚型的识别,IL-17(T$_H$17 细胞产生的主要细胞因子)在哮喘中的作用已引起相当大的关注。尽管在严重哮喘患者中发现了 IL-17 的表达增加,但在轻度哮喘(FEV$_1$>70% 预计值)患者中也发现了高浓度的 IL-17,其浓度与 PC$_{20}$

负相关。因此,T$_H$17 细胞肯定在中性粒细胞为主的哮喘患者中发挥一定作用,但它们在轻度哮喘中很可能也很重要。

CD8$^+$细胞毒性 T 细胞的主要功能是破坏被病毒或其他细胞内病原体感染的人体细胞。CD8$^+$ T 细胞也可能在哮喘中发挥作用,但尚未完全阐明其贡献。哮喘患者的气道中存在产生 IL-4 和 IL-5 的 CD8$^+$T 细胞。在病毒性呼吸道感染的情况下,CD8$^+$细胞 IL-5 的产量增加,且 CD8$^+$T 细胞的细胞因子总产量与哮喘严重程度相关。尚未确定 CD8$^+$T 细胞是否在哮喘恶化中发挥作用。

T$_{REG}$ 细胞似乎也在哮喘发展中起关键作用。T$_{REG}$ 细胞通过产生 IL-10 和 TGF-G 来限制炎症反应和促进免疫耐受。在哮喘和其他过敏性疾病患者中,T$_{REG}$ 细胞在限制 T$_H$2 型炎症上似乎不太有效。然而,在变应原免疫疗法后,鼻黏膜 T$_{REG}$ 细胞增多,并可能起到了促进免疫耐受的作用。有趣的是,婴儿期农场暴露与降低过敏性疾病和哮喘的发病率有关,这可能与生活在这种环境的婴儿 T$_{REG}$ 细胞数量增加和功能增强有关。

自然杀伤细胞（NK 细胞）是固有免疫系统的成员，并作为抵御感染的第一道防线。尚未完全阐明它们在哮喘发病机制中的作用。NK 细胞主要出现在对病毒性呼吸道感染的应答中，并在哮喘急性发作期间增加。NK 细胞能够产生多种细胞因子，包括 IFN-F、IL-4、IL-5 和 IL-13。来自变应性哮喘患者的 NK 细胞在激活后倾向于产生 IL-4 而非 IFN-γ。前列腺素 D2 是由肥大细胞产生的 T_H2 促进脂质介质，它会抑制 NK 细胞产生 IFN-γ。NK 细胞也可能通过杀死未成熟的树突状细胞在"树突状细胞编辑"中发挥作用，这可能会影响某种类型的 T_H 反应。

巨噬细胞和树突状细胞

巨噬细胞和树突状细胞是 CD34$^+$ 造血干细胞的后代，并且来自共同的前体细胞。巨噬细胞来自血液循环中的单核细胞，主要用于清除气道中的碎片和微生物，它们也可以作为抗原呈递细胞发挥作用，尽管这种作用可能不如树突状细胞重要。基于暴露的各种细胞因子和 Toll 样受体（TLR）激动剂，肺泡巨噬细胞可进一步分化成 M1 型或 M2 型亚群。M1 型巨噬细胞是"经典"巨噬细胞，可以清除来自气道的微生物。它们还产生细胞因子，如 IL-12、IL-6 和 TNF-α，以及高水平的一氧化氮（nitric oxide，NO）。传统上认为 M1 型巨噬细胞主要通过分泌 T_H1 细胞因子如 IL-12 来抑制过敏性炎症；这一问题尚未完全阐明。

分化为 M2 型巨噬细胞受富含 T_H2 细胞因子（如 IL-4 和 IL-13）环境的影响，这暗示了它们在哮喘中的作用。与 M1 型巨噬细胞相比，M2 型巨噬细胞清除细胞内病原体能力较差。它们释放细胞因子如 IL-13，因此可能导致气道高反应性。

树突状细胞是肺部 T 细胞抗原的主要呈递者。它们作为主要 APC 的作用将树突状细胞置于关键连接处，以决定哪种类型的 T 细胞反应将应答抗原（即 T_H1、T_H2）。人类存在两大类树突状细胞：髓样树突状细胞（myeloid dendritic cell，mDC）和浆细胞样树突状细胞（plasmacytoid dendritic cell，pDC）。虽然两种类型的树突状细胞都存在于人肺中，但对它们在肺内的解剖学定位却知之甚少。在气道中遇到抗原后，树突状细胞迁移到局部淋巴结，在那里它们将抗原呈递给 T 淋巴细胞。暴露于吸入变应原后，呼吸道中 pDC 和 mDC 水平均会增加（相应的，在血液中减少）。因为树突状细胞靠近上皮屏障，它们会接收到上皮细胞的大量信号，这会影响其对 T 细胞的作用。TSLP 由上皮细胞产生并促进树突状细胞诱导 T_H2 分化并募集 T_H2

细胞至气道。其他上皮细胞衍生因子，如 GM-CSF、TNF-α、CCL-20、IL-1β 和 TNF 相关凋亡诱导配体（TNF-related apoptosis-inducing ligand，TRAIL），都具有相似的 T_H2 促进作用。pDC 为肺部 IFN-α（一种有效的抗病毒细胞因子）的主要来源，并在病毒感染期间被募集到肺部。由于病毒感染通常先于哮喘急性发作，并且可能使婴儿易患哮喘，pDC 的这种作用不容忽视。最近的一项研究表明，儿童时期 pDC 水平的降低与病毒性呼吸道感染的发生和严重程度增加、喘息发作增加以及哮喘诊断增加直接相关，证明了 pDC 对哮喘发展的重要性。mDC 在人类哮喘中的作用并不被熟知，但两种树突状细胞类型在促进疾病发展和传播中的作用将继续成为哮喘研究的重要领域。

■ 气道的固有细胞

气道平滑肌细胞和气道上皮细胞在哮喘生物学中的作用如下所述。

气道平滑肌细胞

鉴于支气管痉挛和支气管收缩是哮喘的关键组成部分，那么很显然负责支气管痉挛和收缩的细胞类型，即气道平滑肌细胞，会是哮喘发病机制和病理生理学的关键因素。虽然其重要性似乎很明显，但与正常气道相比，哮喘患者气道平滑肌功能为何如此不同的细节却令人难以理解。已有充分证据证明，与非哮喘对照组相比，哮喘患者气道周围的平滑肌层更厚，这些差异源于平滑肌肥大和增生。可在哮喘气道的平滑肌束内发现增加的炎症细胞，包括肥大细胞，这些细胞与气道上皮和平滑肌层之间的相互作用是哮喘反应的重要决定因素。由气道平滑肌细胞和与之通信的其他类型细胞产生的多种细胞因子、趋化因子和生长因子参与这种相互作用。哮喘患者气道平滑肌细胞可产生大量此类细胞因子，并且这可能有助于它们比非哮喘患者更快地增殖。

长期以来，哮喘治疗一直集中于预防或逆转支气管平滑肌的收缩。β_2-激动剂，无论是短效还是长效，一直是治疗哮喘的关键，并且这些药物直接作用于气道平滑肌。最近，通过支气管热成形术减少气道平滑肌的疗法，已显示出对哮喘控制的改善，从理论上讲，这进一步支持了气道平滑肌在哮喘病理生理学中的作用。

气道上皮细胞

气道上皮层是一个深入研究的领域，其重要性超越了简单的解剖学范畴，正在得到越来越多的认可。

表 44-1 哮喘中的细胞因子和脂质介质(续)

细胞因子	细胞来源	细胞因子
		涉及的靶细胞/在哮喘中的作用
IL-18	树突状细胞,单核细胞,巨噬细胞,中性粒细胞,气道上皮细胞	嗜碱性粒细胞:增加细胞因子和组胺产生
		树突状细胞:增加细胞因子产生,上调 MHC 和共刺激分子
		巨噬细胞:增加细胞因子产生
		肥大细胞:增加细胞因子产生、脱颗粒和存活
		中性粒细胞:增加存活和蛋白酶释放
		NK 细胞:增加 IFN-γ 产生
		T 细胞:促进 T_H1 分化
IL-19	单核细胞	T 细胞:增加 T_H2 细胞因子产生,下调 IFN-γ 产生
IL-20	单核细胞	不清楚
IL-21	T 细胞	B 细胞:增加产 IgA、IgG、IgM 浆细胞增殖和减少产生 IgE 浆细胞
		T 细胞:增加向 T_H17 细胞分化,上调 T_H1 细胞因子产生
IL-22	T 细胞,NK 细胞	呼吸道上皮细胞:增加抗菌肽产量
IL-23	树突状细胞	巨噬细胞:增加 TNF-α 产生
		T 细胞:增加 IL-17 产生,促进 T_H17 分化
IL-24	单核细胞,T 细胞	不清楚
IL-25	气道上皮细胞,嗜酸性粒细胞,肥大细胞	T 细胞:增加 T_H2 细胞因子产生
IL-26	单核细胞,T 细胞	不清楚
IL-27	巨噬细胞,树突状细胞	T 细胞:增加向产 IL-10 T_{REG} 和 T_H1 细胞分化,减少 T_H2 和 T_H17 细胞发育
IL-28(IFN-λ2,λ3)	树突状细胞	抑制病毒复制
		树突状细胞:增加 T_{REG} 细胞刺激生产能力
IL-29(IFN-λ1)	树突状细胞	抑制病毒复制
		树突状细胞:增加 T_{REG} 细胞刺激生产能力
IL-31	T 细胞	气道上皮细胞:减弱上皮细胞增殖
IL-32	NK 细胞,气道上皮细胞,T 细胞	巨噬细胞:上调促炎性细胞因子
		气道上皮细胞:减少促血管生成因子产生
IL-33	内皮细胞,气道上皮细胞,死亡细胞	嗜碱性粒细胞:增加细胞因子和组胺产生
		树突状细胞:增加细胞因子产生,上调 MHC 和共刺激分子
		嗜酸性粒细胞:增加增殖、存活和趋化因子产生
		巨噬细胞:增加细胞因子产生
		肥大细胞:增加细胞因子产生、脱颗粒和存活
		中性粒细胞:增加存活和蛋白酶释放
		NK 细胞:增加 IFN-γ 和 T_H2 细胞因子
		T 细胞:促进 T_H2 分化,增强 T_H2 细胞因子释放
IL-35	T_{REG} 细胞	T 细胞:减少 T_H2 细胞因子产生,抑制 T 细胞增殖
IL-36	气道上皮细胞	T 细胞,增加 T_H1 细胞分化
IL-37	造血细胞	巨噬细胞:减少促炎性细胞因子分泌
		气道上皮细胞:减少促炎性细胞因子分泌

表 44-1　哮喘中的细胞因子和脂质介质（续）

细胞因子		
细胞因子	细胞来源	涉及的靶细胞/在哮喘中的作用
干扰素		
IFN-α	单核细胞/巨噬细胞	病毒感染细胞：抑制病毒复制
IFN-β	单核细胞/巨噬细胞	病毒感染细胞：抑制病毒复制
IFN-γ	T 细胞，NK 细胞	巨噬细胞：分化、活化和 Fcγ 受体表达；增加细胞因子产生 T 细胞：增加向 T_H1 细胞分化，增加 $CD8^+T$ 细胞的细胞毒性
IFN-λ	见上文	见上文
生长因子		
bFGF	内皮细胞	成纤维细胞：增殖和细胞外基质形成
G-CSF	单核细胞，成纤维细胞，气道上皮细胞	中性粒细胞：增殖和分化
GM-CSF	T 细胞，气道上皮细胞，巨噬细胞	树突状细胞：成熟 嗜酸性粒细胞：增加存活，脱颗粒 巨噬细胞：分化，增加存活，增加细胞因子产生 中性粒细胞：增加趋化性和存活
M-CSF	成纤维细胞，内皮细胞，巨噬细胞，气道平滑肌细胞	造血干细胞：单核细胞的分化
PDGF	血小板，单核细胞，巨噬细胞	成纤维细胞：增殖和趋化
SCF	骨髓基质干细胞，成纤维细胞	肥大细胞：趋化、诱导组胺释放、分化、增殖
TGF-β	嗜酸性粒细胞，T 细胞，巨噬细胞，气道上皮细胞细胞，内皮细胞，气道平滑肌细胞	成纤维细胞：趋化和增加向肌成纤维细胞转化，增加胶原蛋白合成 巨噬细胞：趋化 中性粒细胞：趋化 T 细胞：增加 T_{REG}、T_H9 和 T_H17 细胞分化，抑制 T_H1 和 T_H2 分化
VEGF	巨噬细胞，气道上皮细胞，T 细胞，嗜酸性粒细胞	气道平滑肌细胞：增生和增加气道高反应性 树突状细胞：增加增殖和活化 内皮细胞：增加血管生成和血管通透性 气道上皮细胞：增加增殖和黏液分泌 成纤维细胞：促进上皮下纤维化
其他		
TNF-α	单核细胞/巨噬细胞，树突状细胞，肥大细胞，嗜酸性粒细胞，中性粒细胞，B 和 T 细胞，气道上皮细胞，气道平滑肌细胞，成纤维细胞	气道上皮细胞：上调黏附分子表达 气道平滑肌细胞：增加气道高反应性 内皮细胞：上调黏附分子表达 嗜酸性粒细胞：趋化，增加活化 成纤维细胞：增加向肌成纤维细胞转化 巨噬细胞：趋化 肥大细胞：增加组胺释放 中性粒细胞：趋化 T 细胞：增加活化和细胞因子释放
TSLP	气道上皮细胞	树突状细胞：增加吸引 T_H2 细胞能力 嗜酸性粒细胞：诱导释放促炎性细胞因子和趋化因子 肥大细胞：增加 T_H2 细胞因子产生 T 细胞：增加向 T_H2 细胞分化

表 44-1 哮喘中的细胞因子和脂质介质（续）

		脂质介质	
介质	细胞来源	涉及的靶细胞/在哮喘中的作用	
白三烯			
二羟基酸白三烯（LTB$_4$）	树突状细胞,单核细胞/巨噬细胞,中性粒细胞	B 淋巴细胞:增加 CD23、CD54 和 CD105 表达 树突状细胞:募集,增加 T$_H$0 细胞向 T$_H$1 细胞极化 嗜酸性粒细胞:募集 肥大细胞:募集 单核细胞/巨噬细胞:增加 IL-6、TNF-α、MCP-1 产生 中性粒细胞:募集和激活 气道平滑肌细胞:增殖增加 T 淋巴细胞:募集	
半胱氨酰白三烯（LTC$_4$、LTD$_4$、LTE$_4$）	树突状细胞,嗜酸性粒细胞,肥大细胞,单核细胞/巨噬细胞	气道平滑肌细胞:支气管收缩 树突状细胞:增加向淋巴结的迁移 内皮细胞:增加血管通透性和上调黏附分子表达 嗜酸性粒细胞:募集 杯状细胞:增加黏液产量 肥大细胞:增加 IL-5、IL-8、TNF-α 和 MIP-1β 产生 单核细胞/巨噬细胞:增加 M CP-1、TNF-α 和 MMP-9 产生 T 淋巴细胞:增加 T$_H$2 免疫应答	
前列腺素			
PGD$_2$	肥大细胞	气道平滑肌细胞:支气管收缩 嗜酸性粒细胞:募集,增加脱颗粒 单核细胞/巨噬细胞:增加细胞因子产生 中性粒细胞:抑制活化 T 淋巴细胞:募集,增加 T$_H$2 细胞因子产生,抑制 IFN-γ 产生	
PGE$_2$	气道平滑肌细胞,气道上皮细胞,内皮细胞,巨噬细胞	气道平滑肌细胞:抑制变应原诱导的支气管收缩 嗜酸性粒细胞:抑制募集 单核细胞/巨噬细胞:减少细胞因子产生,下调 MHC Ⅱ类表达 T 细胞:减少增殖,减少 T$_H$2 细胞因子产生	
PGI$_2$（环前列腺素）	内皮细胞,单核细胞/巨噬细胞	内皮细胞:血管扩张 嗜酸性粒细胞:抑制募集 T 细胞:增加 IL-10 产生	
血栓素 A$_2$	血小板,内皮细胞,单核细胞/巨噬细胞	气道平滑肌细胞:支气管收缩 嗜酸性粒细胞:募集	

复杂细胞因子网络在气道中的整体效应取决于许多因素,包括各种细胞因子的相对丰度,它们募集和延续炎性细胞如嗜酸性粒细胞和淋巴细胞作用的能力,以及它们与结构细胞如成纤维细胞、内皮细胞和上皮细胞相互作用扩大或抑制炎症的能力。然而,毫无疑问,细胞因子是哮喘慢性炎症发病机制中的关键介质。

■ 趋化因子

趋化因子是 8~12kD 的小分子量蛋白质,根据蛋白质序列中特定半胱氨酸残基,可将其分为四类:XC、CC、CXC、CX$_3$C。趋化因子的主要功能是炎症细胞的募集或趋化。一些趋化因子也具有额外的信号传导功能。每类趋化因子都有相应的趋化因子受体家族。值得注意的是,趋化因子及其靶受体存在相当大的重叠和冗余。

由于炎性细胞向气道的定位在很大程度上依赖于趋化因子信号传导的趋化性,因此趋化因子受体已成为哮喘治疗的一个有吸引力的靶点。目前已有用于 CCR5 的趋化因子受体抑制剂,以及其他正在开发的潜在哮喘疗法。

■ IgE

IgE 与哮喘最初的关联基于几项流行病学研究。随着人们越来越认识到肥大细胞介质在哮喘发病机制中的作用，IgE 在触发肥大细胞活化和由此引起的气道炎症中的重要性得到重视。IgE 水平与哮喘之间的这种联系，以及其功能，促使人们开发用于哮喘治疗的抗 IgE 人源化单克隆抗体。已证明这种抗体（奥马珠单抗，omalizumab，Xolair®）可有效治疗重症哮喘，特别是可显著降低皮质类固醇的剂量和预防哮喘恶化，进一步支持了 IgE 在哮喘中的关键作用。

■ 白三烯

白三烯（LT）是花生四烯酸通过脂氧合酶途径代谢产生的脂质化合物家族（图 44-4）。这些化合物通常不会预先合成并储存在细胞中以在活化时释放；相反，它们在源细胞活化后迅速合成。LTC_4、LTD_4 和 LTE_4 是由几种类型的细胞（包括嗜酸性粒细胞和肥大细胞）产生的强效支气管收缩剂，而 LTB_4 是一种中性粒细胞趋化因子。白三烯还能够增加气道中的黏液分泌并促进血浆渗漏产生水肿。目前已有白三烯受体拮抗剂（如孟鲁司特，montelukast，Singulair®）用于治疗哮喘。虽然对部分患者有效，但白三烯调节剂在总体疗效方面存在局限性，由此提出了什么是白三烯占优势的情况或表型的问题。

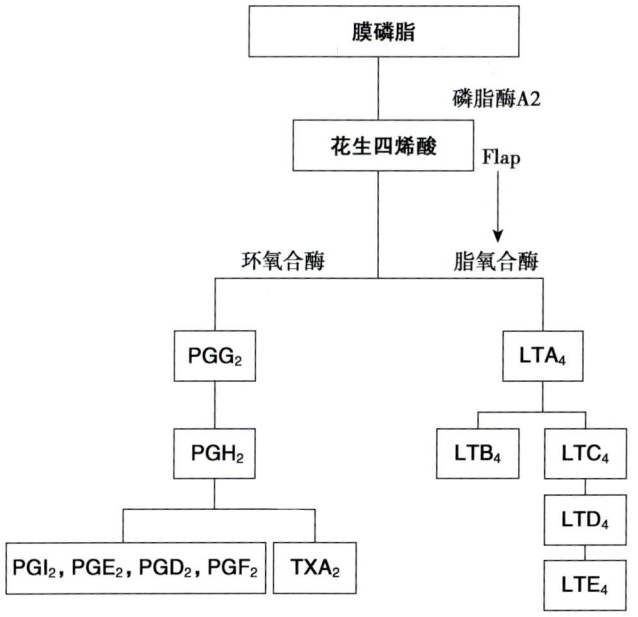

图 44-4　花生四烯酸代谢物构成。PG：前列腺素；TXA_2：血栓素 A_2；LT：白三烯；Flap：5-脂氧合酶激活蛋白（5-lipoxygenase activating protein）。

前列腺素

前列腺素类（prostanoids，PG）是由花生四烯酸通过环氧合酶途径代谢产生的脂质化合物家族（图 44-4）。大多数前列腺素，即 PGD_2、PGF_2 和 TXA_2，是有效的支气管收缩剂，它们由几种细胞类型产生，包括嗜酸性粒细胞和肥大细胞。然而，另一种前列腺素 PGE_2 具有支气管扩张作用和抗炎活性。尚未表明使用非甾体抗炎药抑制环加氧酶活性对气道炎症有明显影响。已观察到 PGD_2 是参与哮喘的主要前列腺素。因此，目前正在考虑应用特异性 PGD_2 受体拮抗剂改善哮喘中的支气管收缩。

■ 一氧化氮

尚不清楚一氧化氮（nitric oxide，NO）在哮喘发病机制中的作用。在正常受试者的气道中，NO 以低水平持续合成。呼吸道中 NO 的来源包括气道上皮细胞、平滑肌细胞、感觉神经、内皮细胞和巨噬细胞。低水平 NO 是支气管扩张剂和血管扩张剂，可拮抗内皮素并对气道有保护作用。因诱导型 NO 合酶表达增加，哮喘患者中出现了较高水平的 NO，可能对气道上皮有害。这可能由 NO 与炎症组织中的超氧阴离子反应产生生物氧化剂的能力所致，这些氧化剂会导致持续的组织损伤和慢性哮喘炎症。NO 的产生也被认为可反映气道炎症的水平或严重程度。因此，已成功将呼出气 NO 测量用作反映气道炎症程度的工具，以及评估哮喘控制的方法。

■ 颗粒蛋白

粒细胞，即肥大细胞、嗜碱性粒细胞、嗜酸性粒细胞和中性粒细胞，能够释放颗粒蛋白，其中许多颗粒蛋白被认为在哮喘的发病机制中发挥重要作用。

已经通过测量 BAL 中组胺和类胰蛋白酶，深入了解了肥大细胞介质的动力学和重要性。这些研究表明，肥大细胞活化是早期事件，在支气管内抗原激发后 12min 即可见 BAL 中组胺和类胰蛋白酶水平升高；抗原激发后 48h，类胰蛋白酶的水平恢复正常。48h 后组胺水平仍然升高，这提示非肥大细胞（如嗜碱性粒细胞）可能随后被募集并激活以在后期产生组胺，或肥大细胞可能在最初激活后随着时间的推移产生并持续释放组胺。此外，在过敏性哮喘患者的 BALF 中，基线时类胰蛋白酶水平仅有中度升高，但抗原激发后其浓度会进一步升高。

组胺能够诱导支气管收缩，增加血管通透性引起水肿，增加黏液分泌。尽管有数据表明类胰蛋白酶可以通过在细胞表面水解蛋白酶激活受体家族（protease activated receptors，PARs）来活化炎症细胞，如嗜酸性粒细胞、肥大细胞和上皮细胞，但它的作用还不是很明确。

主要碱性蛋白（MBP）是嗜酸性粒细胞颗粒的主要蛋白成分。它对上皮组织有毒性，可诱导气道高反应性，并导致嗜碱性粒细胞释放组胺。ECP 对上皮细胞的毒性比 MBP 更强，并通过形成膜孔破坏靶细胞。嗜酸性粒细胞源性神经毒素（eosinophilderived neurotoxin，EDN），顾名思义，会损害有髓神经元。EPO 不同于中性粒细胞和单核细胞髓过氧化物酶（monocyte myeloperoxidases，MPOs），它会导致 LTC_4 和 LTD_4 降解并诱发肥大细胞释放组胺。

中性粒细胞释放的 MPO 和中性粒细胞弹性蛋白酶可增强宿主防御功能，但也可能对包括气道上皮在内的正常组织有害。中性粒细胞的初级颗粒含有 MPO 和溶菌酶，还有水解酶和蛋白酶，它们对中性粒细胞的组织穿透性很重要。次级颗粒含有溶菌酶和胶原酶，它们也可能对气道组织造成损伤。目前认为中性粒细胞颗粒蛋白对气道上皮和组织具有毒性。

哮喘中的重塑

如同大多数慢性炎症性疾病都存在"损伤-修复"周期一样，组织重塑是哮喘的关键组成部分。哮喘气道重塑涉及上皮细胞改变，平滑肌质量增加，血管生成增加，成纤维细胞/肌成纤维细胞活性增加，纤维化增加，以及其他许多影响肺部大小气道结构和功能的重要变化。炎症细胞的长期浸润，以及其产生的细胞因子、趋化因子和生长因子，促成了这些结构变化，这些变化有助于定义某些患者的哮喘特征。

如前所述，气道上皮不仅可作为解剖学屏障，还在哮喘发病机制中起关键作用。气道上皮缺陷普遍存在于哮喘患者中，并且当损伤发生时，修复过程如同慢性伤口，由于重复和持续的损伤，伤口可能无法正常愈合。与其他类型的慢性伤口一样，机体试图通过促进下层间充质释放生长因子来治愈上皮损伤。这又导致细胞外基质沉积、纤维化以及气道平滑肌细胞的大小和数量增加。上述变化与上皮-间充质营养单位（epithelial-mesangial trophic unit，EMTU）的功能相同，是早期肺形态发育的关键组成部分，在某种意义上，它在慢性哮喘中被重新激活。长期上皮损伤的后果是促炎细胞因子和促纤维化生长因子如 TGF-β 的长期释放。当这些反应与因这种长期损害而募集到气道的免疫细胞所衍生的炎性环境相结合时，会导致气道形态变化和慢性气流阻塞，且其通常对药物治疗抵抗，可导致永久性气流阻塞。

哮喘的表型

最近的几项研究已经开始确定哮喘的表型或亚型。这些研究证实，哮喘是一种异质性很强的疾病。具体而言，英国的 Haldar 及其同事在研究中除测量特应性状态和其他特征外，还使用痰嗜酸性粒细胞是否增多来鉴别这些亚型。有趣的是，他们鉴别出一组有症状的患者，几乎没有嗜酸性粒细胞增多，并且缺乏特应性致敏的证据；其他组则更符合"经典"的哮喘模式，有嗜酸性粒细胞增多和特应性致敏的证据；还有部分组介于两者之间。这项研究和其他研究正致力于探讨疾病的异质性，并探索病程差异和患者对传统哮喘治疗反应差异的原因。

总结

哮喘是一种复杂的疾病，由许多不同的免疫细胞、结构细胞、分子介质和外部因子的共同作用产生急性和慢性炎症以及气流阻塞。对这些不同因素的研究使人们更深刻地理解和认识到这种疾病的广度，并认识到其复杂性和异质性。人们认识到哮喘存在不同的表型，基于特定表型的哮喘治疗成为了一种新兴的、可能更具体和有效的方法。在过去 10 年中，针对哮喘中特定炎症介质的治疗已经取得了许多新进展。这些疗法尚未普遍获得成功，说明了哮喘的异质性和冗余性。随着对哮喘发病机制和病理生理学的进一步深入研究，将有更多的靶标出现，从而有希望产生改善哮喘患者生活的新疗法，通过这些干预措施可以更深刻地理解个体介质的效应以及它们可能与什么相关。

杨冬红　译

马昕茜　审校

参考文献

[1] WORLD HEALTH ORGANIZATION. Office of Health Communications and Public Relations. Asthma. Geneva: World Health Organization, 2006.

[2] AKINBAMI LJ, MOORMAN JE, BAILEY C, et al. Trends in asthma prevalence, health care use, and mortality in the United States, 2001–2010. NCHS Data Brief, 2012, (94):1–8.

[3] NATIONAL ASTHMA EDUCATION AND PREVENTION PROGRAM. Expert panel report 3 (EPR-3): guidelines for the diagnosis and management of asthma-summary report 2007. J Allergy Clin Immunol, 2007, 120(5 Suppl):S94–S138.

[4] VERMAELEN KY, CARRO-MUINO I, LAMBRECHT BN, et al. Specific migratory dendritic cells rapidly transport antigen from the airways to the thoracic lymph nodes. J Exp Med, 2001, 193(1): 51–60.

[5] GILL MA. The role of dendritic cells in asthma. J Allergy Clin Immunol, 2012, 129(4):889–901.

[6] LAMBRECHT BN, HAMMAD H. The role of dendritic and epithelial cells as master regulators of allergic airway inflammation. Lancet, 2010, 376(9743):835–843.

[7] PEARLMAN DS. Pathophysiology of the inflammatory response. J Allergy Clin Immunol, 1999, 104(4 Pt 1):S132–S137.

[8] BUSSE WW, CALHOUN WF, SEDGWICK JD. Mechanism of airway inflammation in asthma. Am Rev Respir Dis, 1993, 147(6 Pt 2): S20–S24.

[9] BROOKS GD, BUCHTA KA, SWENSON CA, et al. Rhinovirus-induced interferon-gamma and airway responsiveness in asthma. Am J Respir Crit Care Med, 2003, 168(9): 1091–1094.

[10] GERN JE. Viral respiratory infection and the link to asthma. Pediatr Infect Dis J, 2008, 27(10 Suppl):S97–S103.

[11] KIRSHENBAUM AS, GOFF JP, SEMERE T, et al. Demonstration that human mast cells arise from a progenitor cell population that is CD34(+), c-kit(+), and expresses aminopeptidase N (CD13). Blood, 1999, 94(7):2333–2342.

[12] METCALFE DD, BARAM D, MEKORI YA. Mast cells. Physiol Rev, 1997, 77(4):1033–1079.

[13] IRANI AA, SCHECHTER NM, CRAIG SS, et al. Two types of human mast cells that have distinct neutral protease compositions. Proc Natl Acad Sci U S A, 1986, 83(12): 4464–4468.

[14] IRANI AM, GOLDSTEIN SM, WINTROUB BU, et al. Human mast cell carboxypeptidase. Selective localization to MCTC cells. J Immunol, 1991, 147(1):247–253.

[15] SCHECHTER NM, IRANI AM, SPROWS JL, et al. Identification of a cathepsin G-like proteinase in the MCTC type of human mast cell. J Immunol, 1990, 145(8):2652–2661.

[16] BALZAR S, FAJT ML, COMHAIR SA, et al. Mast cell phenotype, location, and activation in severe asthma. Data from the Severe Asthma Research Program. Am J Respir Crit Care Med, 2011, 183(3):299–309.

[17] BRIGHTLING CE, BRADDING P, SYMON FA, et al. Mast-cell infiltration of airway smooth muscle in asthma. N Engl J Med, 2002, 346(22):1699–1705.

[18] ROBINSON DS. The role of the mast cell in asthma: induction of airway hyperresponsiveness by interaction with smooth muscle? J Allergy Clin Immunol, 2004, 114(1):58–65.

[19] WILLIAMS CM, GALLI SJ. The diverse potential effector and immunoregulatory roles of mast cells in allergic disease. J Allergy Clin Immunol, 2000, 105(5):847–859.

[20] KEARLEY J, ERJEFALT JS, ANDERSSON C, et al. IL-9 governs allergen-induced mast cell numbers in the lung and chronic remodeling of the airways. Am J Respir Crit Care Med, 2011, 183(7):865–875.

[21] STONE KD, PRUSSIN C, METCALFE DD. IgE, mast cells, basophils, and eosinophils. J Allergy Clin Immunol, 2010, 125(2 Suppl 2): S73–S80.

[22] SOKOL CL, CHU NQ, YU S, et al. Basophils function as antigen-presenting cells for an allergen-induced T helper type 2 response. Nat Immunol, 2009, 10(7): 713–720.

[23] PECARIC-PETKOVIC T, DIDICHENKO SA, KAEMPFER S, et al. Human basophils and eosinophils are the direct target leukocytes of the novel IL-1 family member IL-33. Blood, 2009, 113(7):1526–1534.

[24] SANDERSON CJ. Interleukin-5, eosinophils, and disease. Blood, 1992, 79(12):3101–3109.

[25] WARDLAW AJ. Molecular basis for selective eosinophil trafficking in asthma: a multistep paradigm. J Allergy Clin Immunol, 1999, 104(5):917–926.

[26] ROTHENBERG ME, HOGAN SP. The eosinophil. Annu Rev Immunol, 2006, 24:147–174.

[27] GLEICH GJ. Mechanisms of eosinophil-associated inflammation. J Allergy Clin Immunol, 2000, 105(4):651–663.

[28] ABU-GHAZALEH RI, DUNNETTE SL, LOEGERING DA, et al. Eosinophil granule proteins in peripheral blood granulocytes. J Leukoc Biol, 1992, 52(6):611–618.

[29] WENZEL SE. Eosinophils in asthma-closing the loop or opening the door? N Engl J Med, 2009, 360(10):1026–1028.

[30] HORN BR, ROBIN ED, THEODORE J, et al. Total eosinophil counts in the management of bronchial asthma. N Engl J Med, 1975, 292(22):1152–1155.

[31] FILLEY WV, HOLLEY KE, KEPHART GM, et al. Identification by immunofluorescence of eosinophil granule major basic protein in lung tissues of patients with bronchial asthma. Lancet, 1982, 2(8288):11–16.

[32] WOOLLEY KL, ADELROTH E, WOOLLEY MJ, et al. Effects of allergen challenge on eosinophils, eosinophil cationic protein, and granulocyte-macrophage colony-stimulating factor in mild asthma. Am J Respir Crit Care Med, 1995, 151(6):1915–1924.

[33] LECKIE MJ, TEN BRINKE A, KHAN J, et al. Effects of an interleukin-5 blocking monoclonal antibody on eosinophils, airway hyper-responsiveness, and the late asthmatic response. Lancet, 2000, 356(9248):2144–2148.

[34] FLOOD-PAGE P, SWENSON C, FAIFERMAN I, et al. A study to evaluate safety and efficacy of mepolizumab in patients with moderate persistent asthma. Am J Respir Crit Care Med 2007;176(11):1062–1071.

[35] HALDAR P, BRIGHTLING CE, HARGADON B, et al. Mepolizumab and exacerbations of refractory eosinophilic asthma. N Engl J Med, 2009, 360(10):973–984.

[36] NAIR P, PIZZICHINI MM, KJARSGAARD M, et al. Mepolizumab for prednisone-dependent asthma with sputum eosinophilia. N Engl J Med, 2009, 360(10):985–993.

[37] BAINTON DF, ULLYOT JL, FARQUHAR MG. The development of neutrophilic polymorphonuclear leukocytes in human bone marrow. J Exp Med, 1971, 134(4):907–934.

[38] KELLY JT, BUSSE WW. Host immune responses to rhinovirus: mechanisms in asthma. J Allergy Clin Immunol, 2008, 122(4): 671–682; quiz 683–674.

[39] LINDEN A, HOSHINO H, LAAN M. Airway neutrophils and interleukin-17. Eur Respir J, 2000, 15(5):973–977.

[40] SIMS JE, SMITH DE. The IL-1 family: regulators of immunity. Nat Rev Immunol, 2010, 10(2):89–102.

[41] JATAKANON A, UASUF C, MAZIAK W, et al. Neutrophilic inflammation in severe persistent asthma. Am J Respir Crit Care Med, 1999, 160(5 Pt 1):1532–1539.

[42] FAHY JV, KIM KW, LIU J, et al. Prominent neutrophilic inflammation in sputum from subjects with asthma exacerbation. J Allergy Clin Immunol, 1995, 95(4):843–852.

[43] LAMBLIN C, GOSSET P, TILLIE-LEBLOND I, et al. Bronchial neutrophilia in patients with noninfectious status asthmaticus. Am J Respir Crit Care Med, 1998, 157(2):394–402.

[44] SUR S, CROTTY TB, KEPHART GM, et al. Sudden-onset fatal asthma. A distinct entity with few eosinophils and relatively more neutrophils in the airway submucosa? Am Rev Respir Dis, 1993, 148(3):713–719.

[45] GREEN RH, BRIGHTLING CE, WOLTMANN G, et al. Analysis of induced sputum in adults with asthma: identification of subgroup with isolated sputum neutrophilia and poor response to inhaled corticosteroids. Thorax, 2002, 57(10):875–879.

[46] SIMPSON JL, SCOTT R, BOYLE MJ, et al. Inflammatory subtypes in asthma: assessment and identification using induced sputum. Respirology, 2006, 11(1):54–61.

[47] ZHOU L, CHONG MM, LITTMAN DR. Plasticity of CD4+ T cell lineage differentiation. Immunity, 2009, 30(5):646–655.

[48] ROBINSON DS, HAMID Q, YING S, et al. Predominant TH2-like bronchoalveolar T-lymphocyte population in atopic asthma. N Engl J Med, 1992, 326(5):298–304.

[49] PRIETO J, LENSMAR C, ROQUET A, et al. Increased interleukin-13 mRNA expression in bronchoalveolar lavage cells of atopic patients with mild asthma after repeated low-dose allergen provocations. Respir Med. Aug 2000, 94(8):806–814.

[50] LLOYD CM, HESSEL EM. Functions of T cells in asthma: more than just T(H)2 cells. Nat Rev Immunol, 2010, 10(12): 838–848.

[51] CORRIGAN CJ, KAY AB. CD4 T lymphocyte activation in acute severe asthma. Int Arch Allergy Appl Immunol, 1991, 94(1–4): 270–271.

[52] SHANNON J, ERNST P, YAMAUCHI Y, et al. Differences in airway cytokine profile in severe asthma compared to moderate asthma. Chest, 2008, 133(2):420–426.

[53] CHANG Y, AL-ALWAN L, RISSE PA, et al. Th17-associated cyto-kines promote human airway smooth muscle cell proliferation. Faseb J, 2012, 26(12):5152–5160.

[54] BARCZYK A, PIERZCHALA W, SOZANSKA E. Interleukin-17 in sputum correlates with airway hyperresponsiveness to methacholine. Respir Med, 2003, 97(6):726–733.

[55] YING S, HUMBERT M, BARKANS J, et al. Expression of IL-4 and IL-5 mRNA and protein product by CD4+ and CD8+ T cells, eosin-ophils, and mast cells in bronchial biopsies obtained from atopic and nonatopic (intrinsic) asthmatics. J Immunol, 1997, 158(7):3539–3544.

[56] THURAU AM, STRECKERT HJ, RIEGER CH, et al. Increased num-ber of T cells committed to IL-5 production after respiratory syncytial virus (RSV) infection of human mononuclear cells in vitro. Clin Exp Immunol, 1998, 113(3):450–455.

[57] CHO SH, STANCIU LA, HOLGATE ST, et al. Increased interleu-kin-4, interleukin-5, and interferon-gamma in airway CD4+ and CD8+ T cells in atopic asthma. Am J Respir Crit Care Med, 2005, 171(3):224–230.

[58] SEROOGY CM, GERN JE. The role of T regulatory cells in asthma. J Allergy Clin Immunol, 2005, 116(5):996–999.

[59] LING EM, SMITH T, NGUYEN XD, et al. Relation of CD4+CD25+ regulatory T-cell suppression of allergen-driven T-cell activation to atopic status and expression of allergic disease. Lancet, 2004, 363(9409):608–615.

[60] GRINDEBACKE H, WING K, ANDERSSON AC, et al. Defective suppression of Th2 cytokines by CD4CD25 regulatory T cells in birch allergies during birch pollen season. Clin Exp Allergy, 2004, 34(9):1364–1372.

[61] RADULOVIC S, JACOBSON MR, DURHAM SR, et al. Grass pollen immunotherapy induces Foxp3-expressing CD4+ CD25+ cells in the nasal mucosa. J Allergy Clin Immunol, 2008, 121(6):1467–1472, 1472.e1.

[62] SCHAUB B, LIU J, HOPPLER S, et al. Maternal farm exposure mod-ulates neonatal immune mechanisms through regulatory T cells. J Allergy Clin Immunol, 2009, 123(4):774–782, e775.

[63] LIN SJ, CHANG LY, YAN DC, et al. Decreased intercellular adhesion molecule-1 (CD54) and L-selectin (CD62 L) expression on peripheral blood natural killer cells in asthmatic children with acute exacerba-tion. Allergy, 2003, 58(1):67–71.

[64] CULLEY FJ. Natural killer cells in infection and inflammation of the lung. Immunology, 2009, 128(2):151–163.

[65] CHEN Y, PERUSSIA B, CAMPBELL KS. Prostaglandin D2 sup-presses human NK cell function via signaling through D prostanoid receptor. J Immunol, 2007, 179(5):2766–2773.

[66] MORETTA A. Natural killer cells and dendritic cells: rendezvous in abused tissues. Nat Rev Immunol, 2002, 2(12):957–964.

[67] MOREIRA AP, HOGABOAM CM. Macrophages in allergic asthma: fine-tuning their pro- and anti-inflammatory actions for disease res-olution. J Interferon Cytokine Res, 2011, 31(6):485–491.

[68] KUGATHASAN K, ROEDIGER EK, SMALL CL, et al. CD11 c +antigen presenting cells from the alveolar space, lung parenchyma and spleen differ in their phenotype and capabilities to activate naive and antigen-primed T cells. BMC Immunol, 2008, 9:48.

[69] BRATKE K, LOMMATZSCH M, JULIUS P, et al. Dendritic cell sub-sets in human bronchoalveolar lavage fluid after segmental allergen challenge. Thorax, 2007, 62(2):168–175.

[70] UPHAM JW, DENBURG JA, O'BYRNE PM. Rapid response of circulating myeloid dendritic cells to inhaled allergen in asthmatic subjects. Clin Exp Allergy, 2002, 32(6):818–823.

[71] JAHNSEN FL, MOLONEY ED, HOGAN T, et al. Rapid dendritic cell recruitment to the bronchial mucosa of patients with atopic asthma in response to local allergen challenge. Thorax, 2001, 56(11):823–826.

[72] GILL MA, PALUCKA AK, BARTON T, et al. Mobilization of plasma-cytoid and myeloid dendritic cells to mucosal sites in children with respiratory syncytial virus and other viral respiratory infections. J Infect Dis, 2005, 191(7):1105–1115.

[73] GERN JE, ROSENTHAL LA, SORKNESS RL, et al. Effects of viral respiratory infections on lung development and childhood asthma. J Allergy Clin Immunol, 2005, 115(4):668–674; quiz 675.

[74] UPHAM JW, ZHANG G, RATE A, et al. Plasmacytoid dendritic cells during infancy are inversely associated with childhood respi-ratory tract infections and wheezing. J Allergy Clin Immunol, 2009, 124(4):707–713.

[75] JAMES AL, ELLIOT JG, JONES RL, et al. Airway smooth muscle hypertrophy and hyperplasia in asthma. Am J Respir Crit Care Med, 2012, 185(10):1058–1064.

[76] BORGER P, TAMM M, BLACK JL, et al. Asthma: is it due to an abnormal airway smooth muscle cell? Am J Respir Crit Care Med, 2006, 174(4):367–372.

[77] CASTRO M, RUBIN AS, LAVIOLETTE M, et al. Effectiveness and safety of bronchial thermoplasty in the treatment of severe asthma: a multicenter, randomized, double-blind, sham-controlled clinical trial. Am J Respir Crit Care Med 2010, 181(2):116–124.

[78] PAVORD ID, COX G, THOMSON NC, et al. Safety and efficacy of bronchial thermoplasty in symptomatic, severe asthma. Am J Respir Crit Care Med, 2007, 176(12):1185–1191.

[79] HOLGATE ST. Epithelium dysfunction in asthma. J Allergy Clin Immunol, 2007, 120(6):1233–1244; quiz 1245–1236.

[80] SHIJUBO N, ITOH Y, YAMAGUCHI T, et al. Serum levels of Clara cell 10-kDa protein are decreased in patients with asthma. Lung, 1999, 177(1):45–52.

[81] HAUBER HP, FOLEY SC, HAMID Q. Mucin overproduction in chronic inflammatory lung disease. Can Respir J, 2006, 13(6): 327–335.

[82] BUCCHIERI F, PUDDICOMBE SM, LORDAN JL, et al. Asthmatic bronchial epithelium is more susceptible to oxidant-induced apopto-sis. Am J Respir Cell Mol Biol, 2002, 27(2):179–185.

[83] WARK PA, JOHNSTON SL, BUCCHIERI F, et al. Asthmatic bron-chial epithelial cells have a deficient innate immune response to infection with rhinovirus. J Exp Med, 2005, 201(6):937–947.

[84] SOUMELIS V, RECHE PA, KANZLER H, et al. Human epithelial cells trigger dendritic cell mediated allergic inflammation by produc-ing TSLP. Nat Immunol, 2002, 3(7):673–680.

[85] YING S, O'CONNOR B, RATOFF J, et al. Thymic stromal lymph-opoietin expression is increased in asthmatic airways and correlates with expression of Th2-attracting chemokines and disease severity. J Immunol, 2005, 174(12):8183–8190.

[86] GOLDIE RG, HENRY PJ. Endothelins and asthma. Life Sci, 1999, 65(1):1–15.

[87] O'SHEA JJ. Jaks, STATs, cytokine signal transduction, and immuno-regulation: are we there yet? Immunity, 1997, 7(1):1–11.

[88] SCHENA FP, GESUALDO L, GRANDALIANO G, et al. Progression of renal damage in human glomerulonephritides: is there sleight of hand in winning the game? Kidney Int, 1997, 52(6):1439–1457.

[89] MATHUR SK, BUSSE WW. The biology of asthma // FISHMAN AP, ELIAS JA, FISH JA, et al. Fishman' s pulmonary disease and disorders. 4th ed. New York, NY: McGraw Hill, 2008: 773–785.

[90] BATRA V, KHURANA S, MUSANI AI, et al. Concentration of cytokines and growth factors in BAL fluid after allergen challenge in asthmatics and their effect on alpha-smooth muscle actin and collagen Ⅲ synthesis by human lung fibroblasts. Chest, 2003, 123(3 Suppl):398S–399S.

[91] KUPERMAN DA, HUANG X, KOTH LL, et al. Direct effects of interleukin-13 on epithelial cells cause airway hyperreactivity and mucus overproduction in asthma. Nat Med, 2002, 8(8):885–889.

[92] GARROOD T, LEE L, PITZALIS C. Molecular mechanisms of cell recruitment to inflammatory sites: general and tissue-specific pathways. Rheumatology (Oxford), 2006, 45(3):250–260.

[93] SUZAKI Y, HAMADA K, NOMI T, et al. A small-molecule compound targeting CCR5 and CXCR3 prevents airway hyperresponsiveness and inflammation. Eur Respir J, 2008, 31(4):783–789.

[94] FRYER AD, STEIN LH, NIE Z, et al. Neuronal eotaxin and the effects of CCR3 antagonist on airway hyperreactivity and M2 receptor dysfunction. J Clin Invest, 2006, 116(1):228–236.

[95] TURNER KJ, ROSMAN DL, O'MAHONY J. Prevalence and familial association of atopic disease and its relationship to serum IgE levels in 1,061 school children and their families. Int Arch Allergy Appl Immunol, 1974, 47(5):650–664.

[96] BURROWS B, MARTINEZ FD, HALONEN M, et al. Association of asthma with serum IgE levels and skin-test reactivity to allergens. N Engl J Med, 1989, 320(5):271–277.

[97] SEARS MR, BURROWS B, FLANNERY EM, et al. Relation between airway responsiveness and serum IgE in children with asthma and in apparently normal children. N Engl J Med, 1991, 325(15):1067–1071.

[98] PRESTA LG, LAHR SJ, SHIELDS RL, et al. Humanization of an antibody directed against IgE. J Immunol, 1993, 151(5):2623–2632.

[99] BUSSE W, CORREN J, LANIER BQ, et al. Omalizumab, anti-IgE recombinant humanized monoclonal antibody, for the treatment of severe allergic asthma. J Allergy Clin Immunol, 2001, 108(2):184–190.

[100] BUSSE WW. The role of leukotrienes in asthma and allergic rhinitis. Clin Exp Allergy, 1996, 26(8):868–879.

[101] WENZEL SE. The role of leukotrienes in asthma. Prostaglandins Leukot Essent Fatty Acids, 2003, 69(2–3):145–155.

[102] HORWITZ RJ, MCGILL KA, BUSSE WW. The role of leukotriene modifiers in the treatment of asthma. Am J Respir Crit Care Med, 1998, 157(5 Pt 1):1363–1371.

[103] O'BYRNE PM, GAUVREAU GM, MURPHY DM. Efficacy of leukotriene receptor antagonists and synthesis inhibitors in asthma. J Allergy Clin Immunol, 2009, 124(3):397–403.

[104] CHUNG KF, BARNES PJ. Role of inflammatory mediators in asthma. Br Med Bull, 1992, 48(1):135–148.

[105] MAIN IH. The Inhibitory actions of prostaglandins on respiratory smooth muscle. Br J Pharmacol Chemother, 1964, 22:511–519.

[106] MATHE AA, HEDQVIST P. Effect of prostaglandins F2 alpha and E2 on airway conductance in healthy subjects and asthmatic patients. Am Rev Respir Dis, 1975, 111(3):313–320.

[107] ROBINSON C, HARDY CC, HOLGATE ST. Pulmonary synthesis, release, and metabolism of prostaglandins. J Allergy Clin Immunol, 1985, 76(2 Pt 2):265–271.

[108] SCHMIDT J, BELL F, AKAM E, et al. Biochemical and pharmacological characterization of AZD1981, an orally available selective DP2 antagonist in clinical development for asthma. Br J Pharmacol, 2013, 168(7):1626–1638.

[109] SINGH D, CADDEN P, HUNTER M, et al. Inhibition of the asthmatic allergen challenge response by the CRTH2 antagonist OC000459. Eur Respir J, 2013, 41(1):46–52.

[110] BUSSE WW, WENZEL SE, MELTZER EO, et al. Safety and efficacy of the prostaglandin D2 receptor antagonist AMG 853 in asthmatic patients. J Allergy Clin Immunol, 2013, 131(2):339–345.

[111] RICCIARDOLO FL. Multiple roles of nitric oxide in the airways. Thorax, 2003, 58(2):175–182.

[112] BARNES PJ, DWEIK RA, GELB AF, et al. Exhaled nitric oxide in pulmonary diseases: a comprehensive review. Chest, 2010, 138(3):682–692.

[113] SEDGWICK JB, CALHOUN WJ, GLEICH GJ, et al. Immediate and late airway response of allergic rhinitis patients to segmental antigen challenge. Characterization of eosinophil and mast cell mediators. Am Rev Respir Dis, 1991, 144(6):1274–1281.

[114] WHITE MV. The role of histamine in allergic diseases. J Allergy Clin Immunol, 1990, 86(4 Pt 2):599–605.

[115] GUNDEL RH, LETTS LG, GLEICH GJ. Human eosinophil major basic protein induces airway constriction and airway hyperresponsiveness in primates. J Clin Invest, 1991, 87(4): 1470–1473.

[116] MOTOJIMA S, FRIGAS E, LOEGERING DA, et al. Toxicity of eosinophil cationic proteins for guinea pig tracheal epithelium in vitro. Am Rev Respir Dis, 1989, 139(3):801–805.

[117] DURACK DT, SUMI SM, KLEBANOFF SJ. Neurotoxicity of human eosinophils. Proc Natl Acad Sci U S A, 1979, 76(3):1443–1447.

[118] EVERSE J, EVERSE KE, GRISHAM MB. Peroxidases in Chemistry and Biology. Boca Raton, FL: CRC Press, 1991.

[119] MONTESEIRIN J. Neutrophils and asthma. J Investig Allergol Clin Immunol, 2009, 19(5):340–354.

[120] AL-MUHSEN S, JOHNSON JR, HAMID Q. Remodeling in asthma. J Allergy Clin Immunol, 2011, 128(3):451–462; quiz 463–454.

[121] DAVIES DE, WICKS J, POWELL RM, et al. Airway remodeling in asthma: new insights. J Allergy Clin Immunol, 2003, 111(2):215–225; quiz 226.

[122] KNIGHT DA, HOLGATE ST. The airway epithelium: structural and functional properties in health and disease. Respirology, 2003, 8(4):432–446.

[123] HALDAR P, PAVORD ID, SHAW DE, et al. Cluster analysis and clinical asthma phenotypes. Am J Respir Crit Care Med, 2008, 178(3):218–224.

[124] MOORE WC, MEYERS DA, WENZEL SE, et al. Identification of asthma phenotypes using cluster analysis in the Severe Asthma Research Program. Am J Respir Crit Care Med, 2010, 181(4):315–323.

第 45 章

哮喘的流行病学

Augusto A. Litonjua

Andrea J. Apter

Scott T. Weiss

哮喘是一种影响 2 500 万美国人的临床综合征，每年有 1 270 万人次因哮喘就诊。1/3 的哮喘患者是 18 岁以下的儿童。据估计，大约 1/2 患儿在 6 岁之前就被诊断为哮喘。因此认为哮喘的起源具有明确的基因组成分，并通常在儿童早期就表现出来。暴露对这种疾病的临床过程影响很大，包括呼吸道病毒、室内变应原、母亲吸烟以及环境的其他物理和社会因素。因此，这种临床疾病在儿童时期即产生严重影响，并且可能对成人阻塞性肺疾病产生重要影响。

哮喘是一种极为常见的临床问题，也是美国儿童住院治疗的最常见原因。在美国，哮喘治疗的预计年度总成本急剧上升，2007 年总计约 560 亿美元，较 2002 年增加了 30 亿美元。这包括医疗费每年 501 亿美元，因病旷课或旷工费用每年 38 亿美元，及过早死亡损失每年 21 亿美元。这种疾病的悖论是，尽管已在特征性气道炎症的病因环境因素和机制方面取得了重大进展，其患病率和发病率仍然高得令人无法接受。虽然在过去几年中哮喘发病率和死亡率一直保持稳定，但这一比率明显高于 25 年前，并且仍然居高不下，特别是对于城市少数群体、低收入人群和儿童。

本章目的是描述哮喘流行病学趋势，特别是患病率、住院率和死亡率。在此过程中，我们研究了这些趋势的潜在原因，以及最近关于基因和环境相互作用的问题。我们还研究了气道高反应性和过敏的中间表型与哮喘综合征的关系，并考虑了哮喘发生的各种危险因素。最后我们回顾了哮喘的自然病程以及当前趋势的影响。

定义和患病率

2007 年，国家哮喘教育和预防计划专家小组报告 3（National Asthma Education and Prevention Program Expert Panel Report 3，NAEPPR3）将哮喘定义为气道慢性炎症性疾病，其中许多细胞和细胞组分发挥作用，特别是肥大细胞、嗜酸性粒细胞、中性粒细胞（尤

其是在突然发作、致命性恶化、职业性哮喘和吸烟患者中）、T 淋巴细胞、巨噬细胞和上皮细胞。在易感个体中，这种炎症会引起反复发作的咳嗽（特别是在夜间或清晨）、喘息、呼吸困难和胸闷。这些发作通常与广泛但可变的气流阻塞相关，其通常可自发地或通过治疗缓解。

由于哮喘是一种临床综合征，故其诊断没有金标准。因此，医生采用非标准化算法进行诊断，例如通过喘息史或父母哮喘史，以及对支气管扩张剂的良好反应来识别哮喘患者。通常，年龄、性别和其他患者特征（如吸烟状况或对变应原的反应）可能会影响医生的诊断。在临床实践中很少将气道反应性试验用于有症状患者的筛查。

一般而言，流行病学调查往往依赖病史或问卷调查来识别哮喘患者。其通过医生或人群调查识别出哮喘病例，患者自己或代理人确定患者是否有哮喘，或者由患者的医生做出诊断报告。显然，这些鉴别哮喘患者的方法都有其固有的缺点。因此，必须假设在病例报告中存在一些偏倚，并且每种数据收集方法的偏倚是不同的。

全国健康访谈调查（National Health Interview Survey，NHIS）是一项年度随机人口家庭访谈调查，提供有关美国哮喘患病率的信息。其数据显示，过去 1/4 世纪的哮喘患病率几乎翻了一番，从 1981 年的 3.2/100 人增加到 1996 年的 5.5/100 人。1997 年，NHIS 修改了所用问题和方法学，限制了 1997 年前后患病率的比较。新版本不再询问受访者或家庭成员在过去 12 个月内是否患有哮喘，而是询问："是否曾有医生或其他健康专业人员告知您患有哮喘？"（终生患病率）。无法再从家庭成员或代理人那里获得有关成年人的信息。如果回答是肯定的，则会询问"发作"的问题："在过去的 12 个月中，您是否有哮喘或哮喘发作？"从 2001 年开始，如果终生患病率问题反馈为阳性，则会增加询问时点患病率或"当前"情况的问题："你还有哮喘吗？"来自"当前"问题的数据与以前的数据最具可比性，但并不完全相同。CDC 分析 NHIS 的最新数据显示，2001—2003 年哮喘患病率呈现平稳状态，但自那以后患病率持续上升（图 45-1）。18 岁以下儿童的患病率仍然高于成人，例如，在 2009 年，儿童患病率为 9.6/100 人，而成人则为 7.7/100 人（图 45-1）。

种族/人种组别的患病率存在差异。直到 1997 年，种族群体被分为黑种人或白种人，黑种人的 12 个月患病率略高。从 2003 年开始，种族和人种分类扩大到包含了西班牙裔。2009 年的最新数据显示，黑种人

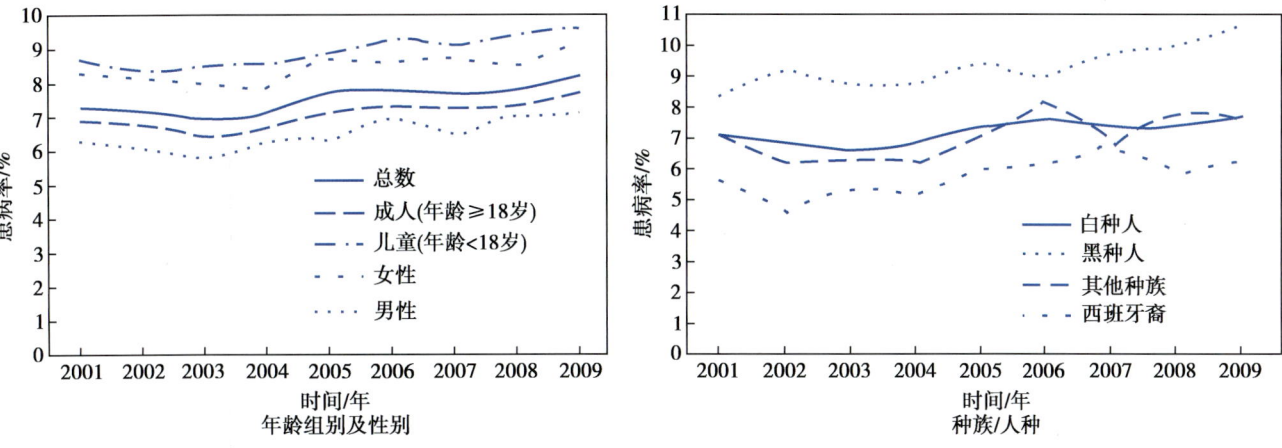

图45-1 目前的哮喘患病率来自美国的全国健康访谈调查(NHIS),按年龄组、性别和种族/人种分列。患病率统计包括对"是否曾有医生或其他健康专业人员告知(您/您的孩子)患有哮喘?"和"(您/您的孩子)是否仍患有哮喘?"回答"是"的人。获授权引自:Centers for Disease Control and Prevention. Vital signs:asthma prevalence,disease characteristics,and self-management education. United States,2001-2009. MMWR Morb Mortal Wkly Rep,2011,60(17):547-552.

非西班牙裔的患病率为 11.1/100 人,西班牙裔为 6.3/100 人,白种人非西班牙裔为 8.1/100 人。值得注意的是,波多黎各血统的西班牙裔患病率可达 14.2/100 人。

目前的数据显示,按性别划分的患病率有显著差异,男性往往在较年轻的年龄组中占主要地位,青春期男女比例相当,而女性在成年后的其余时间中占主要地位。例如,2009 年 18 岁以下男性的患病率为 11.3/100 人,而女性为 7.9/100 人,但 18 岁及以上成年女性的患病率(9.7/100 人)几乎是男性的两倍(5.5/100 人)。因此,年龄和性别在影响疾病患病率方面发挥着重要作用。此外,哮喘患病率似乎也存在一些区域差异。东北部的哮喘患病率最高(9.3%),其次是中西部(8.8%)、西部(7.7%)和南部(7.5%)。

哮喘的医疗保健

CDC 依据多个国家的调查数据进行的分析表明,在哮喘患病率逐渐上升的 2001—2009 年,其住院率和急诊(emergency department,ED)就诊率仍然保持稳定(图45-2)。在此期间,初级保健机构(定义为医生办公室和医院门诊部门)的哮喘就诊人数下降了。已知哮喘医疗保健的使用因人口特征而异。在 2001—2009 年,儿童所有医疗机构的哮喘医疗保健使用率均高于成人(图 45-3):儿童(0~17 岁)的门诊就诊率平均为 78.7/100 名哮喘患者,而成人则为 42.5/100 名哮喘患者;儿童急诊就诊率平均为 10.7/100 名哮喘患者,而成人平均为 7.0/100 名哮喘患者;两组患者的住院率相似(儿童为 2.1/100 名哮喘患者,成人为 1.9/100 名哮喘患者)。在性别方面,2001—2009 年,男性的

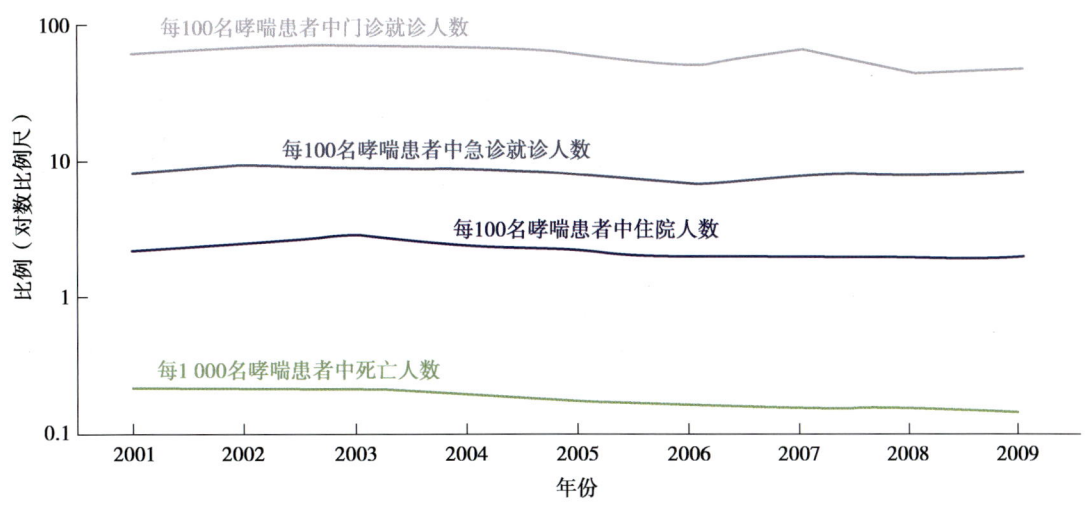

图45-2 2001—2009 年美国每 100 名哮喘患者中的哮喘临床就医人数和每 1 000 名哮喘患者中的哮喘死亡人数。获授权引自:AKINBAMI LJ,MOORMAN JE,BAILEY C,et al. Trends in asthma prevalence,health care use,and mortality in the United States,2001—2010. NCHS Data Brief,2012(94):1-8.

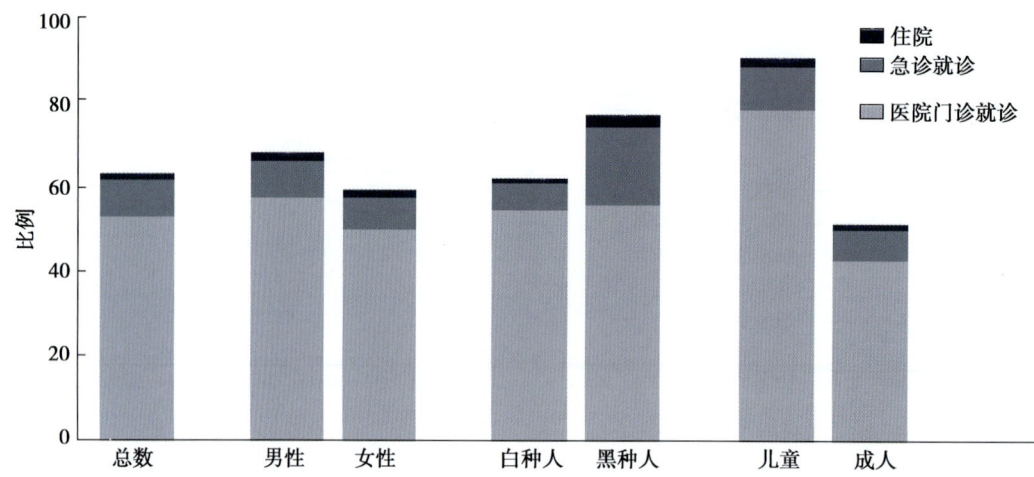

图 45-3　2001—2009 年每美国 100 名哮喘患者中的哮喘临床就医人数。黑种人因哮喘住院治疗的频率是白种人的 2 倍,而其急诊就诊频率几乎是白种人的 3 倍。儿童的医疗保健利用率高于成人。获授权引自:AKINBAMI LJ,MOORMAN JE,BAILEY C,et al. Trends in asthma prevalence,health care use,and mortality in the United States,2001-2010. NCHS Data Brief,2012,(94):1-8.

年平均门诊就诊率高于女性(男性为 57.6/100 名哮喘患者,女性为 49.8/100 名哮喘患者),而急诊就诊率和住院率男女差别不大(急诊就诊率男性为 8.7/100 名哮喘患者,女性为 7.6/100 名哮喘患者,住院率男性为 1.8/100 名哮喘患者,女性为 2.0/100 名哮喘患者)。在种族方面,黑种人(54.9/100 名哮喘患者)和白种人(56.0/100 名哮喘患者)哮喘门诊就诊率相似,但黑种人急诊就诊率(18.4/100 名哮喘患者)为白种人(6.1/100 名哮喘患者)的 3 倍,住院率黑种人(2.8 人/100 名哮喘患者)为白种人(1.3 人/100 名哮喘患者)的 2 倍。

哮喘死亡率的趋势

美国的哮喘死亡率非常低。最近的数据显示,

在 2007—2009 年,每 100 名哮喘患者的哮喘死亡率为 0.015。图 45-4 显示了 1980—2004 年美国哮喘死亡率的趋势。自 1998 年以来死亡人数总体下降,尽管 11% 的下降可归因于 1999 年制订的新编码。如图 45-2 所示,哮喘死亡率的下降一直持续到 2009 年。然而,全国哮喘死亡率的下降趋势掩盖了城市少数人口中非常高的患病率、发病率和死亡率。例如,在 2009 年,黑种人死于哮喘的可能性高于白种人($RR=1.93$)。

从绝对意义上讲,这些死亡率并不代表公共卫生问题,因为死亡人数仍然非常低。然而,这一比率确实表现出明显的公共卫生问题,因为几乎所有的哮喘死亡都是可以预防的,某些城市和少数地区的死亡率极高,这表明干预措施不足。

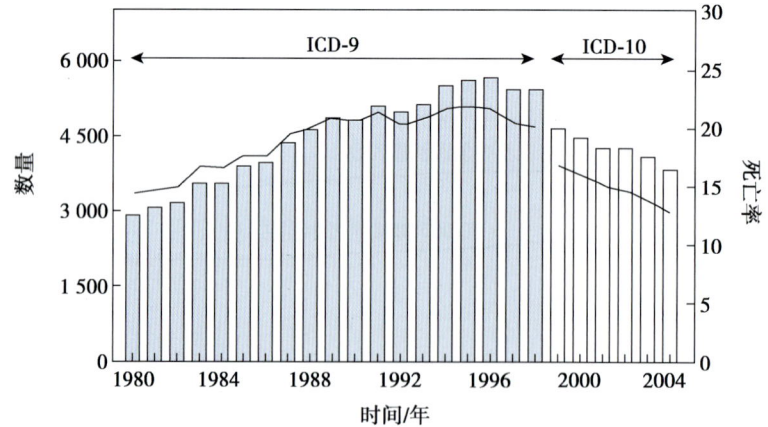

图 45-4　1980—2004 年美国哮喘死亡率趋势,按年份和国际疾病分类(International Classification of Diseases,ICD)。自 1980 年以来,哮喘死亡人数上升。从 1998 年开始,死亡总人数和死亡率明显下降。然而,1999 年实施了一项新的死亡率编码方案,大约 11% 的哮喘死亡率下降可能归因于新的编码方案。获授权引自:MOORMAN JE,RUDD RA,JOHNSON CA,et al. National surveillance for asthma-United States,1980-2004. MMWR Surveill Summ,2007,56(8):1-54.

中间表型

导致哮喘综合征的中间表型有两种:气道反应性和过敏反应。两者都有遗传成分,都受到环境因素的影响。我们将讨论这些表型和其相互关系,以及它们和哮喘的相互关系。

气道反应性

可通过量化由递增剂量的支气管收缩刺激物(例如组胺或乙酰甲胆碱)引起的肺功能下降来测量气道反应性(参见第 33 章)。当患者 FEV_1 较其初始值减少 20%,或在给予最大激发剂量后,测试终止。发生这种下降所需的剂量称为激发剂量(provocative dose, PD_{20})。低 PD_{20} 个体的气道反应性增加并且对吸入物具有高反应性。

许多不同国家对儿童和成人进行的横断面人口调查,使用各种技术测量气道反应性,结果表明,一般人群中气道高反应性的患病率高达 20%,女性气道高反应性的患病率高于男性。气道反应性增加的患病率比哮喘患病率高出 2~5 倍。

这些研究还表明,气道反应性在一般人群中呈对数正态分布。图 45-5 给出了一个例子,在这项基于人群的组胺气道反应性分布的研究中,有症状或哮喘受试者出现在较为敏感的一端,但与无症状受试者存在相当大的重叠。其他基于人群的研究证实,大量的无症状受试者表现出对该药剂的气道高反应性增加。

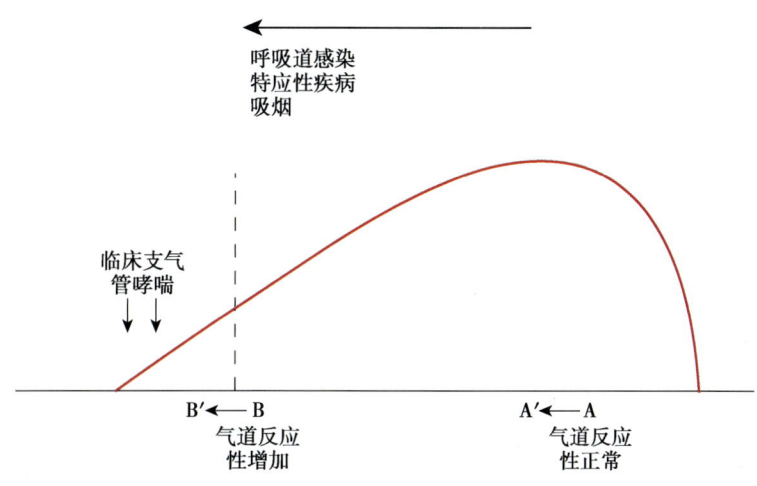

图 45-5　环境暴露对气道反应性人群分布的影响,其使人们向更敏感的方向移动。获授权引自:BROWN RW,WEISS ST. The influence of lower respiratory illness on childhood asthma:defining risk and susceptibility. Semin Respir Infect,1991,6(4):225-234.

儿童和成人的研究均已充分证明气道高反应性先于哮喘并可预测哮喘的发展。气道反应性增加使儿童和青年哮喘发病风险至少增加两倍。然而,气道反应性增加是哮喘发展的必要条件,但不是充分条件。有遗传倾向的受试者很有可能出现气道反应性增加,遇到环境刺激,产生气道炎症。炎症使他们反应性更高并出现呼吸道症状。该理论在图 45-5 中以图形方式描述。

各种机械因素影响气道反应性。首先,也是最重要的,就是肺功能水平。肺功能水平较差的个体更有可能出现气道反应性增加。在某种程度上,这是一种数学问题。由于气道反应性表示为相对于基线的百分比变化,显然基线值在确定个体反应水平(即 PD_{20})时很重要。可以通过一个简单的数学举例完美地解释这一点。FEV_1 为 5L 的男性需要将他的肺功能水平降低 1L 以达到 FEV_1 的 PD_{20};相比之下,一个 FEV_1 500mL 的男性只需要将他的 FEV_1 降低 100mL,就可以达到相当的 PD_{20}。其他因素,如吸入气溶胶的中心沉淀和分布,流速与气道半径的四次方成反比,以及基线支气管运动张力都影响肺功能与气道反应性的关系。因此,在极端年龄(即儿童和老年人)中可能会出现气道反应性增加,而 15~45 岁青壮年气道反应性降低。

过敏

过敏是指对环境抗原的速发型(1 型)超敏反应。其特征是对常见环境抗原皮肤测试有风团和红斑反应,通常具有相应的临床病史。特应性是过敏和家族聚集的表现。

二十多年前,Mosmann 及其同事最先描述了 Th1-Th2 分化有助于解释过敏反应的病理生理学。该模型也是了解哮喘发病的临床研究基础。抗原呈递细胞(APCs)在其细胞表面上展示抗原肽以便被初始 T 细胞识别(Th0),抗原肽可以是过敏性或者感染性的。

Th0 细胞向 Th1 或 Th2 细胞的分化,取决于抗原的性质、APC 的特征、局部细胞因子浓度以及其他尚不完全清楚的辅助因子。Th1 细胞分泌 IFN-γ,而 Th2 细胞分泌 IL-4 和 IL-5(见第 44 章)。例如,微生物产物活化 APC 并进一步导致 IL-12 产生和 Th0 细胞向 Th1 细胞分化。IL-4 的存在使 Th0 细胞分化为 Th2 细胞。Th2 细胞通过产生包括 IL-4、IL-5 和 IL-13 在内的细胞因子来促进过敏性炎症。IL-4 和 IL-13 诱导 B 淋巴细胞分化为产 IgE 浆细胞。Th2 细胞分泌的 IL-5 可促进嗜酸性粒细胞产生和抗细胞凋亡。Th1 应答可使巨噬细胞和自然杀伤细胞活化并产生 IgG_1,其可在补体结合和调节中发挥作用。Th1 和 Th2 细胞又相互调节,即 IFN-γ 抑制 Th2 增殖,IL-4 抑制 IFN-γ 诱导巨噬细胞活化。调节性 T(T-regulatory,Treg)细胞是最近发现的细胞,它具有抑制 Th1 和 Th2 细胞的功能,这些细胞以分泌 IL-10 和转化生长因子-β(TGF-β)为特征,并且通过 Foxp3 的表达导致其他 T 细胞的抑制或增殖。Tregs 还抑制过敏性炎症的效应细胞(如嗜碱性粒细胞、嗜酸性粒细胞和肥大细胞),并调节 IgE 产生。因此,Tregs 很可能在气道耐受性中发挥作用从而预防哮喘。

自从最初描述 Th1/Th2 分化以来,很明显哮喘和过敏反应的机制要复杂得多。上皮细胞和上游通路的作用变得更加清晰(如 Williams 等所述)。在变应原和/或病原体(损伤)相关的分子模式与 Toll 样受体相互作用后,上皮细胞发生初始活化。局部组织环境中会释放早期反应细胞因子,包括胸腺基质淋巴细胞生成素(thymic stromal lymphopoietin,TSLP)、IL-33 和 IL-25(以前称为 IL-17E)。这会引发一系列事件,包括树突状细胞极化为诱导 Th2 细胞分化的表型,以及固有免疫效应细胞白细胞的扩增,其分泌 IL-4、IL-5 和 IL-13,导致 Th2 炎症反应。目前认为其他细胞因子也在哮喘和过敏的急性反应和慢性炎症中发挥作用,包括 IL-9、IL-17、IL-22 等许多细胞因子。

■ 过敏的临床标志物

已将许多临床过敏标志物用于哮喘的流行病学研究。通过血清学检测或特异性变应原皮肤测试测量的总 IgE 或变应原特异性 IgE,可评估致敏性以及环境抗原暴露,并且经常用于确定过敏反应的发生率。皮试反应性取决于至少 3 个独立因素:①完整的免疫系统;②当暴露于抗原时,存在可释放介质的 IgE 致敏肥大细胞;③皮肤对组胺产生炎症反应,包括红斑和硬结。尽管过敏反应的这些表现依赖于先前对环境抗原的暴露,但它们不测量或考虑环境中的暴露水平。

尽管在流行病学研究中使用血清总 IgE,但其在特应性疾病诊断中的价值相对有限,变应性支气管肺曲霉病除外。总 IgE 和特异性 IgE 水平彼此相关并与皮肤测试结果相关,但无论总 IgE 为何种水平,都不能避免对很大一部分有或没有过敏性疾病患者的错误分类。这些测试对临床信息的限制,降低了它们在流行病学研究中的效用。

在男性和女性中,总 IgE 和特异性 IgE 测量值似乎相当。两者都随年龄增长,大约在 15 岁时达到峰值,在此之后逐渐下降。虽然皮肤试验反应性的下降超过了血清总 IgE 水平的降低,但这可能与皮肤中的局部因素有关。

人们认为,对吸入性变应原的 IgE 反应通常在幼儿期建立。在生命早期,免疫系统以不成熟的体液和细胞反应为特征。最初认为新生儿无免疫应答,事实上,新生儿的免疫应答强烈偏向于 Th2 型。随着新生儿的成长和免疫系统的成熟,健康个体的免疫反应会更加平衡。这种转变的过程是研究的热点。例如,众所周知特定的情况(例如感染)可以诱导新生儿产生强效的 Th1 应答。可以促进新生儿 Th1 免疫应答的免疫调节剂是当前研究的热点。因此,致敏作用,即环境抗原介导的 IgE 产生,不仅是遗传易感性和变应原暴露的剂量、时间以及持续时间的函数,而且还可能反映出对其他环境抗原的早期暴露,特别是细菌或病毒。一种关于特应性疾病发展的假设,即"卫生假说",指出预防 Th2 介导的疾病取决于早期接触传染性病原体。也就是说,呼吸道或胃肠道感染可以刺激巨噬细胞产生 IFN-α 和 IL-12,进而刺激 NK 细胞产生 IFN-γ,这将抑制 Th2 型反应的发展。Tucson 儿童呼吸系统研究是一项含 1 246 名受试者的出生队列研究,研究发现,出生后 9 个月内患有非喘息性下呼吸道疾病的儿童与未患下呼吸道疾病的儿童相比,9 个月和 6 岁时总 IgE 水平更低,这些儿童患特应性疾病的可能性也低于那些未患下呼吸道疾病的儿童。调查人员还发现,出生后 6 个月内在家中接触更多兄弟姐妹或接受日托的儿童,可能会受到更多感染,这可以防止 6~13 岁哮喘的发展。其他一些队列的调查结果也已经表明早期接触日托或更多兄弟姐妹对哮喘风险的类似影响。另一方面,其他几个出生队列研究发现,早期日托暴露对哮喘发展没有影响或者增加了儿童患哮喘和出现哮喘样症状的风险。这些研究证实了环境对免疫系统影响的复杂性。

■ 气道反应和过敏与哮喘的关系

特应性和气道反应性增加作为两个独立因素,都与哮喘表型有关。虽然哮喘患者的特应性疾病患病率高于非哮喘患者，但这种关联可能没有因果关系。系统评价显示，在人群水平上，特应性疾病患病率与哮喘患病率之间没有相关性。很可能有一些共同因素会增加患两种疾病的风险。使用聚类方法分析哮喘表型的研究表明，有些哮喘病例主要表现为特应性，即皮肤试验反应性、嗜酸性粒细胞增多和发病年龄较小，然而还有其他病例主要表现为非特应性，即中性粒细胞增多和发病年龄较大。

过敏和气道反应也可能同时发生。研究表明，对变应原敏感的个体在接触变应原时会出现支气管痉挛，但个体可能有气道高反应性而无特应性表现。引入奥马珠单抗（omalizumab），一种重组的人源化抗 IgE 抗体，有助于阐明气道反应性和过敏的关系。奥马珠单抗可降低血清总 IgE 水平并减少痰中的嗜酸性粒细胞。在一些研究中，它可减少皮质类固醇治疗量，但在另一些研究中，它并未能降低气道高反应性，这一现象支持气道高反应性和过敏有其他独立影响因素的观点。

自从首次报道较高浓度的尘螨变应原暴露与哮喘发生发展之间的纵向关系以来，研究人员已探讨了变应原暴露与后续哮喘发展之间的关系。出生队列设计被用于探索这种关系。需防止参与者失访，否则这些研究将难以进行。测量变应原的暴露量，即量化受试者的吸入量也很困难，同时还需考虑到暴露随时间和地点而出现的间歇和变化。大多数研究都调查了生命早期室内灰尘中变应原的暴露。此外，皮肤反应性测试、血清总 IgE 水平和外周血嗜酸性粒细胞计数之间存在不完全的相关性，这样就没有单一表型标记物可以完全定义特应性状态。这些纵向研究表明，生命早期高水平的变应原暴露会增加致敏和特应性疾病的风险。然而，其对哮喘的影响似乎取决于父母的特应性状态。在特应性疾病父母的孩子中，早年接触高水平的变应原会增加儿童患哮喘的风险，而在未选择父母特应性的队列研究中，早期接触变应原对儿童患哮喘风险没有显著影响。这些研究表明，哮喘和过敏症具有一些共同的决定因素，但可能是独立的疾病，遗传易感性可能与环境暴露相互作用，以决定哮喘发展的风险。

遗传易感性和基因-环境相互作用

遗传学家将哮喘描述为一种复杂的疾病，许多基因影响哮喘的发展和表型，而每种基因的影响都很小。自 2000 年完成人类基因组计划以来，人们在识别哮喘基因方面取得了显著进展。

遗传研究有两种主要类型：连锁研究和关联研究。关联研究会检查候选基因以确定基因多态性与哮喘表型之间的统计学关联；可以使用病例和对照或父母-子代的 trios 研究，这些研究集中于已知的病理生理学。候选基因关联研究的扩展是全基因组关联研究（genome-wide association study，GWAS）。GWAS 对一组标记物[通常为单核苷酸多态性（single nucleotide polymorphisms，SNPs），且数量为 500 000 至超过 200 万]进行基因分型，并进行关联分析以发现与哮喘表型的关联，这种类型的关联研究是无假设的，并超过已知的病理生理学范畴。

首先在具有明确表型特征的家族，如哮喘家族中，开展基因连锁研究。在家族内检测基因的连锁情况，这种共有的基因即可能是致病基因或位于致病基因附近。然后使用关联研究来跟踪和"精细定位"连锁峰。这些研究针对新基因。

迄今为止，已经通过连锁和精细定位鉴定了 5 种与哮喘相关的基因：ADAM 33、DPP10、PHF11、NPSR1 和 HLA-G。GWAS 已经鉴定出了一个哮喘相关基因 ORMDL3。现已经在欧洲和种族多样化的美国人群中进行了两次哮喘 GWAS 的大型荟萃分析，其结果具有惊人的一致性。在这两项研究中，四个基因座处或附近的 SNPs，其 P 值达到了全基因组显著：17q21 基因座（ORMDL3/GSDML）、IL1RL1/IL18R1 基因座、TSLP 和 IL33。

环境危险因素

下面我们介绍一些前面未讨论过的，对哮喘的发展或恶化最重要的环境危险因素。

■ 围产期因素

早产会增加患哮喘的风险。最近一项综述和荟萃分析显示，妊娠<37 周的婴儿患哮喘的风险高于足月儿。早产也与支气管肺发育不良有关，这种疾病以气道反应性增加和哮喘症状为特征。一些研究人员发现，与早产无关的低出生体重与哮喘风险有关。在非常年幼的儿童中，早产和/或低出生体重与哮喘或哮喘症状之间的关联性最强，但其影响随着时间的推移而减低。须注意黑种人早产率高于白种人，因此，早产可能与哮喘患病率和发病率的种族差异有关。尚未显示出低龄（即<20 岁）产妇与哮喘发展有独立关联性。尽管进行了大量研究，但没有确凿的证据表明母乳喂养会影响特应性致敏或哮喘的发展。

基于营养不良或过剩可能导致胎儿编程并影响成人期疾病发病，最近的研究主要关注孕期母亲的饮食及其对哮喘和过敏发展的影响。这些研究主要使用来自食物频率问卷的营养摄入量估计值，该问卷评估食用特定标准饮食的频率。然后将问卷的答复与食品营养成分数据库结合，计算特定时期内特定营养素的含量。一些研究检测了母体或脐带血中的特定营养素。一项荟萃分析发现，母亲摄入较高的维生素A、维生素 E 和锌对儿童哮喘的预防作用证据不足。

■ 维生素 D

从严格意义上讲，维生素 D 不是维生素，因为人类在暴露于来自太阳的 UVA 射线时能够在皮肤中产生这种化合物。虽然有关维生素 D 对哮喘和过敏影响的第一份报道出现在 1934 年，但直到最近 10 年人们才开始认真研究维生素 D 的影响。关于维生素 D 在哮喘中的作用，有两个相反的假设。Wjst 和 Dold 认为，维生素 D 配方食物以及儿童时期多种维生素的广泛使用增加了患哮喘和过敏症的风险。另一方面，鉴于研究显示人群中循环维生素 D 水平下降，Litonjua 和 Weiss 假定维生素 D 缺乏症患病率的增加导致了全球范围内哮喘患病率的增加。

四项队列研究已经报道了孕妇摄入维生素 D 可减少其子女发生哮喘或过敏。但是，其他研究没有复制出这一结果。更一致的结果是发现维生素 D 在疾病严重程度或治疗中的作用。这些研究表明，循环维生素 D 水平较高的哮喘患者的肺功能较好、急性发作风险较低，但通常疾病指数更高。补充维生素 D 以预防哮喘发展和急性发作的临床试验正在进行中。

■ 室内和室外变应原

室内变应原来源包括动物（猫、狗、啮齿动物）、昆虫（螨虫、蟑螂）和真菌。变应原是众所周知的引起哮喘急性加重和发病率增加的因素。近来有一些关于生命早期接触宠物是否有助于预防哮喘的调查，但最近对欧洲 11 个出生队列研究的汇总分析并没有发现养宠物对学龄期儿童的哮喘和过敏性鼻炎有任何影响。值得注意的是，动物变应原，尤其是猫变应原，可以在从不养猫的家中、学校教室和其他建筑物的循环空气和粉尘中被找到。

除气候非常干燥的地区外，室内尘螨普遍存在，对螨体及其粪便变应原的暴露和致敏与哮喘有关。螨虫在纺织品包括床垫、床上用品、地板覆盖物和软垫家具中滋生。全室地毯的使用增加了螨虫暴露。使用透气性细织物覆盖床垫和枕头，在热水（>30 华氏度）中清洗床上用品，每周吸尘，移除地毯尤其是卧室内的地毯，可以降低螨虫的水平。

减少暴露是否会改善哮喘结局一直是几项研究的焦点，其结果并不一致。一项 Cochrane 荟萃分析纳入了 54 项使用不同方法（物理方法、化学方法和组合方法）减少螨变应原的试验，结果显示，减少尘螨变应原没有产生临床益处。严格的尘螨暴露控制很困难，并且可能并不总是能有效地减少个人气源性变应原的暴露。除避免变应原暴露外，最近的研究主要集中在针对其他环境暴露［如环境烟草烟雾（ETS）］的多方面干预计划，这可能比单纯避免变应原暴露更有益。

现已证明对蟑螂的致敏作用与哮喘发展和哮喘发病率有关。尽管这种变应原不仅存在于低收入家庭，但尚未在更富裕的家庭中进行研究。去除这种变应原很困难，需要更多的研究来评估去除这种变应原对哮喘的影响。

家庭、学校和工作场所潮湿以及存在真菌与呼吸道症状报告有关，并且已经证明霉菌致敏与哮喘发病率增高有关。

室内变应原，包括宠物、昆虫和真菌，可能来源于日托机构。日托机构也可能是革兰氏阴性细菌内毒素和脂多糖的来源，它们诱导 Th1 活性并已被假定对过敏和哮喘的发展具有防护作用。然而，纵向研究并未始终支持这一观点。最近一项针对 3 963 名儿童的研究发现，早期日托对 8 岁时哮喘症状、气道高反应性和变应性致敏的发展没有影响。

室外变应原包括树木、草和杂草花粉。授粉期敏感个体的哮喘症状可能会加重。例如，美国东北部和中西部 5 月和 6 月的草授粉期，以及 8 月下旬和 9 月的豚草授粉期。与高危个体哮喘急性发作密切相关的花粉来自桦树、橡树和西部红雪松等树木，以及草和豚草。然而，最近的一项研究表明，哮喘患者无论致敏状态如何，都可能会对空气中传播的变应原产生反应，这还需要进一步研究。

■ 吸烟和环境烟草烟雾

孕妇吸烟是儿童出生第一年发生哮喘的主要危险因素。一项荟萃分析和一项汇总分析均表明，与不吸烟母亲所生的孩子相比，怀孕期间吸烟母亲所生孩子的哮喘发病风险高 40%～85%。这种效应似乎在 2 岁前最强。

ETS 加剧了所有年龄段儿童的哮喘。Wilson 及其同事评估了对照护者进行的可替宁反馈行为干预疗法，发现其成功降低了哮喘儿童在 1 年随访期内的 ETS 暴露和医疗保健使用率。然而，一项后续研究仅在有急性加重高风险的儿童中观察到这种效应。在成人中,吸烟与气道高反应性的发展有关,但难以确定这种高反应性是否代表哮喘或 COPD。哮喘患者吸烟会协同导致肺功能加速下降。此外,主动吸烟哮喘患者对皮质类固醇治疗的反应降低。

■ 其他污染物

与哮喘发展或急性加重有关的室外污染物包括臭氧、二氧化硫、悬浮微粒和机动车尾气排放的成分。衡量潜在污染物的暴露很困难,并且分析这种暴露与疾病症状和急性加重的相关性所需花费巨大。大多数污染物的监测来自固定的外部站。有时会使用替代方法监测污染物暴露,例如交通计数。虽然监测个人暴露可能更准确,但特别困难和昂贵。评估同时存在的室外吸入物中哪些可能影响哮喘发病率也是一项艰巨的任务。从这些数据中得出的结论可能是间接的,例如我们观察到低收入人群的哮喘发病率最高,是因为他们往往生活在那些交通量大且污染严重的不宜居地区。

人们对室内环境污染物,如二氧化氮、二氧化硫、挥发性有机化合物和悬浮微粒与哮喘的可能关联非常感兴趣,特别是在市中心的房子中。同室外污染研究难以评估随时间的变化类似,如何控制其他暴露,如变应原、感染病原体和健康的社会决定因素等,从而将症状和阳性体征与暴露相关联起来,也使研究充满了挑战性。

■ 种族/人种和社会经济地位

正如本章开头所讨论的,黑种人哮喘患病率,特别是发病率和死亡率高于白种人。虽然仍不明确哮喘患病率、住院率和死亡率的这些种族差异是否可完全归因于治疗不充分和获得医疗资源不足,但有证据表明,卫生专业人员对少数群体和低收入群体的治疗与他人不平等。此外,与贫困有关的环境因素,如城市拥挤、烟草烟雾或其他污染物或变应原暴露,有助于解释其原因。最近的一系列研究部分解释了哮喘的种族和社会经济差异,其重点是研究压力和暴力对哮喘发病机制和哮喘相关发病率的影响。这些研究表明,即使在校正社会经济状况后,暴露于压力或暴力也与儿童患哮喘有关。

目前关于社会和遗传效应和/或基因-环境相互作用相对重要性的讨论很多,这些相互作用可能解释了哮喘和其他疾病的健康差异。大多数研究对种族和人种的定义不明确,但社会经济因素往往与种族和人种密不可分。对个体种族的看法会影响其社会经历,包括那些与卫生系统有关的经历。最近的一项调查显示,黑种人和西班牙裔女性更有可能被医生诊断为哮喘,而不太可能被诊断为花粉热或湿疹。然而,这些女性的平均总 IgE 水平较高,并且更容易对空气变应原敏感。研究人员得出结论,这些发现可能表现出医务人员对患者的诊断不足(如较少转诊给过敏症专科医生或其他专科医生)或患者症状描述不充分。他们还得出结论,单凭遗传学不太可能解释敏感性的差异,这些差异更可能与住房和社区环境暴露的差异有关。

随着我们文化和种族多样性的增加,患者和医疗保健提供者之间的沟通变得更加复杂,更可能出现错误理解。此外,先前受到或感知到歧视的经历会导致患者对医护人员的不信任。这些可能导致患者不信任医疗建议,拒绝治疗或依从性不良,从而导致健康差异。一项研究发现,认为吸入类固醇风险超过益处的患者依从性较低。小组访谈发现患中度或重度哮喘的黑种人的依从性更依赖于他们自己对哮喘控制情况的评估,而不是医疗保健提供者的评估。他们对吸入类固醇治疗的不良反应表示担忧,有些人对其风险有误解。这种误解可以在医患沟通中得到解决。另外药物的花费或其自付率,以及保险公司的批准政策和限制性处方也对依从性产生了不利影响。

■ 肥胖

在美国,肥胖已达到流行比例,并且横断面和纵向研究证实其与哮喘相关。目前已提出许多针对这种相关性的机制。一些机制可能在生命早期即开始,从而增加了这两种疾病(肥胖和哮喘)的患病风险。肥胖患者潮气量和功能残气量减少导致平滑肌伸展能力下降,产生了一种机械效应,来应对运动时的呼吸变化。肥胖会增强胃食管反流,这是一种与哮喘相关的疾病。免疫效应也被假定与肥胖和哮喘相关。例如,脂肪细胞表达某些炎性细胞因子如肿瘤坏死因子-α(TNF-α)和 IL-6。哮喘急性发作期间 TNF 表达增加,并且其可能在放大哮喘炎症反应中起作用。IL-6 刺激 Th1 反应,这可能导致严重哮喘的炎症反应。瘦素是脂肪细胞的产物,是 IL-6 细胞因子家族的成员。尚不清楚瘦素是否在哮喘中起作用。因为成人哮喘在女性中更常见,并且肥胖患者雌激素水平增加,所以假设雌激素在哮喘和肥胖之间的联系中起作用,但是这种作用还没有得到证实。

由于哮喘和肥胖都是复杂疾病,因此可能共享一些遗传易感性(基因多效性)。有一些证据表明人类基因组某些区域与哮喘和肥胖均相关,如含有 TNF 基因的染色体 6p。或者,肥胖可能作为一种与哮喘有关的附带现象,也就是说,存在影响肥胖和哮喘的共同生活方式或社交暴露,例如体育锻炼或饮食。在哮喘更普遍的同一社会经济群体中,肥胖也更为普遍。目前还没有完成随机干预研究以表明减轻体重可以改善哮喘。显然,这需要更多的研究。

■ 对乙酰氨基酚

据推测,对乙酰氨基酚可能会由于其促氧化作用(通过消耗肺组织中的抗氧化剂谷胱甘肽)而增加患哮喘的风险。一些研究已经报道了怀孕期间、生命早期或成年期使用对乙酰氨基酚与哮喘的相关性。然而,对乙酰氨基酚这种非处方药的研究存在因适应证而混淆的可能性,这意味着这些人可能患有合并症(如呼吸道感染),为求解热或镇痛作用而服用对乙酰氨基酚。为了解决这个问题,墨尔本特应性队列研究的调查人员发现,当他们校正呼吸道感染频率后,对乙酰氨基酚使用与 6 或 7 岁时患哮喘的相关性消失了。因此,虽然需要做更多的研究,但是服用常规剂量的对乙酰氨基酚不太可能导致哮喘。

■ 呼吸系统疾病

许多流行病学研究显示,下呼吸道病毒感染与婴儿喘息性疾病之间存在显著关联,并增加了慢性儿童哮喘的风险。呼吸道合胞病毒(respiratory syncytial virus,RSV)因是儿童细支气管炎的主要病因,受到特别关注,并且 RSV 感染与 IgE 产生、气道炎症和气道反应性增加有关。人鼻病毒(human rhinoviruses,HRVs)是比 RSV 更常见的引起上呼吸道和下呼吸道感染的病因,也可引起细支气管炎,并与哮喘发病有关。新发现的 C 型鼻病毒尤其如此。婴儿期间副流感病毒、流感病毒和人偏肺病毒引起的呼吸道感染都与儿童喘息有关。

据推测,生命早期中与病毒感染相关的哮喘易感性由发育、遗传和环境因素的相互作用引起。在发育上,婴儿期是肺泡化的时期,也是免疫系统尚未达到完全成熟的时期。目前已有几项研究记录了变应原致敏和呼吸道感染在哮喘发病风险中的协同作用。Kusel 等发现,致敏儿童 6 岁时患哮喘的风险几乎是未致敏儿童的两倍。Jackson 及其同事发现,虽然 6 岁时 HRV 是哮喘发病的主要因素,但伴随变应原致敏时,其风险最高。

特应性状态和气道高反应性可能是影响 RSV、HRV 或其他呼吸道病毒感染是否会增加哮喘患病风险的重要遗传特征。大多数仅在出生后头两年喘息

的儿童,其 2 岁和 6 岁时肺功能水平较低。相比之下,对于生命早期开始喘息并且在 6 岁时仍然喘息的儿童,他们出生第一年的肺功能正常,但血清总 IgE 水平有统计学意义上的升高。当 6 岁再接受研究时,他们仍有 IgE 升高,但肺功能已恶化,并差于从未喘息过的个体。这引出了一个假设,即幼儿期有两种与下呼吸道感染相关的喘息综合征。一种喘息综合征出现在呼吸道口径小、无气道高反应性的儿童中,且预后良好。另一种综合征,表现为早发性哮喘,与过敏性标志物升高、支气管高反应性以及 6 岁前肺功能显著降低有关。

病毒性呼吸系统疾病可引发哮喘急性发作。许多研究表明,病毒感染和哮喘急性发作之间在个体和人群水平上均存在密切的时间关系。这些研究还表明:①哮喘患者可能比正常受试者对病毒性下呼吸道感染更敏感;例如,Dawood 及其同事在对 2003—2009 年流感季节和 2009 年流感大流行期间 530 万 ≤17 岁儿童进行的监测研究中发现,分别有 32% 和 44% 的住院儿童患有哮喘。②与病毒感染相反,细菌感染与哮喘急性发作无关,尽管诸如支原体和衣原体等病原体可能与哮喘的持续存在有关。③病毒导致更高比例的严重(与轻度相比)哮喘患者病情加重;在 2009 年流感大流行期间,更大比例的哮喘患者需要重症监护。④病毒感染可导致气道反应性和气道阻塞非特异性增加。

预后

Tucson 儿童呼吸系统研究的数据大体阐明了幼儿期哮喘的预后。这些研究者跟踪了一组儿童出生后前 6 年的情况。他们描述了 4 组儿童:"持续性喘息"组,在 3 岁之前和 3 岁之后均喘息;"短暂早期喘息"组,在 3 岁之前喘息,之后停止;"短暂晚期喘息"组,在 3 岁之后喘息但之前没有喘息;以及"从不喘息"组。Tucson 儿童呼吸研究队列中共有 40% 的儿童在出生后的第一年喘息。

持续性喘息和因此使儿童患慢性哮喘风险最高的重要预测因子包括低龄产妇、9 个月时 IgE 水平、父母患哮喘、子宫内时母亲烟草暴露、出生时肺功能异常以及男性。早期喘息可能主要是机械因素,较少由严重和慢性气道炎症导致。在幼儿期,变应原暴露似乎也不太可能是主要因素。

喘息大龄儿童的特征包括特应性、女性、主动和被动吸烟。在青春期前,特应性和环境变应原暴露是儿童喘息的重要危险因素。

大约 1/2 儿童哮喘患者的症状在青春期后期和成年早期减少或消失。提示预后良好的因素包括男性、病毒性呼吸道感染导致发作，以及气道和肺实质不匹配的儿童（即肺较大但气道较小）。这些孩子主要是男性，尽管经常有过敏症，但仍有可能随年龄增大出现哮喘减轻或消失。一项针对东波士顿儿童的纵向研究，对初始年龄为 5~9 岁的儿童随访了 13 年，发现哮喘对男孩和女孩肺部发育的影响是不同的。患有哮喘的男孩肺活量的增长高于没有哮喘的男孩，且他们往往为轻度哮喘。这与他们哮喘住院率低有关，尽管其患病率略高于女孩。相反，哮喘女孩的 FEV_1 持续减少，并且更容易因哮喘住院，尽管她们最初的患病率低于男孩。这些数据与男孩哮喘较轻微一致，因为男孩更容易随长大而"远离"哮喘。儿童哮喘管理项目（Childhood Asthma Management Program，CAMP）跟踪了 1 041 名轻度至中度持续性哮喘儿童（420 名女孩和 621 名男孩）的肺功能，这些儿童参加了哮喘治疗的临床试验。作者使用来自哈佛 6 城市研究的 5 415 名非哮喘儿童的肺功能数据作为对比。发现在 6~18 岁的男女儿童中，与非哮喘儿童相比，哮喘儿童的 FEV_1/FVC 比值显著降低，FVC 显著升高。与东波士顿的研究相反，男孩在 10~18 岁的 FEV_1 较低，而女孩没有显著差异。总之，这些研究表明，早年（即 6 岁之前）开始的哮喘会导致肺功能下降，并且这种情况在青春期持续存在。这已经在其他纵向研究中得到证实（由 Grad 和 Morgan 综述）。

在青少年和成人中，气道反应性可预测哮喘的发展，其早于肺功能下降，并可预测肺功能的加速下降。在纵向研究中，持续性症状和主动吸烟都能使肺功能下降速度更快。儿童期哮喘的严重程度可明确预测成人期哮喘的严重程度，儿童期和成年早期症状的持续存在与成年后期肺功能降低和更严重的疾病有关。

当前患病率、发病率、住院率和死亡率趋势的影响

虽然最近哮喘患病率、发病率和住院率尚保持稳定，但其绝对水平仍然高得令人无法接受，特别是在某些少数群体和低收入人群。诸如肥胖、早产、低龄产妇和吸烟等危险因素都与这些相同患者群体有关，说明社会和医疗保健资源的差异导致了这些危险因素。目前尚无弱势群体哮喘患病率和发病率的数据。当然，患者之间也存在遗传差异，必须更好地刻画这些差异。了解基因-基因和基因-环境间的相互作用至

关重要。必须仔细研究所有暴露因素的基因-环境间相互作用，特别是对社会经济地位和文化群体的暴露。

杨冬红　译
马昕茜　审校

参考文献

[1] BARNETT SB, NURMAGAMBETOV TA. Costs of asthma in the United States: 2002–2007. J Allergy Clin Immunol, 2011, 127(1):145–152.

[2] NATIONAL ASTHMA EDUCATION AND PREVENTION PROGRAM. Expert Panel Report 3 (EPR-3): guidelines for the Diagnosis and Management of Asthma-Summary Report 2007. J Allergy Clin Immunol, 2007, 120(5 Suppl):S94–S138.

[3] MANNINO DM, HOMA DM, AKINBAMI LJ, et al. Surveillance for asthma–United States, 1980–1999. MMWR Surveill Summ, 2002, 51(1):1–13.

[4] CENTERS FOR DISEASE CONTROL AND PREVENTION(CDC). Vital signs: asthma prevalence, disease characteristics, and self-management education: United States, 2001–2009. MMWR Morb Mortal Wkly Rep, 2011, 60(17):547–552.

[5] MOORMAN JE, ZAHRAN H, TRUMAN BI, et al. Current asthma prevalence—United States, 2006–2008. MMWR Surveill Summ, 2011, 60 (Suppl):84–86.

[6] AKINBAMI LJ, MOORMAN JE, BAILEY C, et al. Trends in asthma prevalence, health care use, and mortality in the United States, 2001–2010. NCHS Data Brief, 2012, (94):1–8.

[7] MOORMAN JE, RUDD RA, JOHNSON CA, et al. National surveillance for asthma–United States, 1980–2004. MMWR Surveill Summ, 2007, 56(8):1–54.

[8] RIJCKEN B, SCHOUTEN JP, WEISS ST, et al. The distribution of bronchial responsiveness to histamine in symptomatic and in asymptomatic subjects. A population-based analysis of various indices of responsiveness. Am Rev Respir Dis, 1989, 140(3):615–623.

[9] PAOLETTI P, CARROZZI L, VIEGI G, et al. Distribution of bronchial responsiveness in a general population: effect of sex, age, smoking, and level of pulmonary function. Am J Respir Crit Care Med, 1995, 151(6):1770–1777.

[10] RIJCKEN B, SCHOUTEN JP, WEISS ST, et al. The relationship between airway responsiveness to histamine and pulmonary function level in a random population sample. Am Rev Respir Dis, 1988, 137(4):826–832.

[11] WASSMER G, JÖRRES RA, HEINRICH J, et al. The association between baseline lung function and bronchial responsiveness to methacholine. Eur J Med Res, 1997, 2(2):47–54.

[12] CAREY VJ, WEISS ST, TAGER IB, et al. Airways responsiveness, wheeze onset, and recurrent asthma episodes in young adolescents. The East Boston Childhood Respiratory Disease Cohort. Am J Respir Crit Care Med, 1996, 153(1): 356–361.

[13] PORSBJERG C, VON LINSTOW ML, ULRIK CS, et al. Risk factors for onset of asthma: a 12-year prospective follow-up study. Chest, 2006, 129(2):309–316.

[14] PORSBJERG C, VON LINSTOW ML, ULRIK CS, et al. Outcome in adulthood of asymptomatic airway hyperresponsiveness to histamine and exercise-induced bronchospasm in childhood. Ann Allergy Asthma Immunol, 2005, 95(2):137–142.

[15] RASMUSSEN F, TAYLOR DR, FLANNERY EM, et al. Outcome in adulthood of asymptomatic airway hyperresponsiveness in childhood: a longitudinal population study. Pediatr Pulmonol, 2002, 34(3):164–171.

[97] GALE CR, ROBINSON SM, HARVEY NC, et al. Maternal vitamin D status during pregnancy and child outcomes. Eur J Clin Nutr, 2008, 62(1):68–77.

[98] MORALES E, ROMIEU I, GUERRA S, et al. Maternal vitamin D status in pregnancy and risk of lower respiratory tract infections, wheezing, and asthma in offspring. Epidemiology, 2012, 23(1):64–71.

[99] ROTHERS J, WRIGHT AL, STERN DA, et al. Cord blood 25-hydroxyvitamin D levels are associated with aeroallergen sensitization in children from Tucson, Arizona. J Allergy Clin Immunol, 2011, 128(5):1093–1099. e1–e5.

[100] CHINELLATO I, PIAZZA M, SANDRI M, et al. Serum vitamin D levels and exercise-induced bronchoconstriction in children with asthma. Eur Respir J, 2011, 37(6):1366–1370.

[101] LI F, PENG M, JIANG L, et al. Vitamin D deficiency is associated with decreased lung function in Chinese adults with asthma. Respiration, 2011, 81(6):469–475.

[102] BREHM JM, ACOSTA-PEREZ E, KLEI L, et al. Vitamin D insufficiency and severe asthma exacerbations in Puerto Rican children. Am J Respir Crit Care Med, 2012, 186(2):140–146.

[103] BREHM JM, SCHUEMANN B, FUHLBRIGGE AL, et al. Serum vitamin D levels and severe asthma exacerbations in the Childhood Asthma Management Program study. J Allergy Clin Immunol, 2010, 126(1):52–58, e5.

[104] BREHM JM, CELEDON JC, SOTO-QUIROS ME, et al. Serum vitamin D levels and markers of severity of childhood asthma in Costa Rica. Am J Respir Crit Care Med, 2009, 179(9):765–771.

[105] PHIPATANAKUL W, CELEDON JC, HOFFMAN EB, et al. Mouse allergen exposure, wheeze and atopy in the first seven years of life. Allergy, 2008, 63(11):1512–1518.

[106] ROSENSTREICH DL, EGGLESTON P, KATTAN M, et al. The role of cockroach allergy and exposure to cockroach allergen in causing morbidity among inner-city children with asthma. N Engl J Med, 1997, 336(19):1356–1363.

[107] CELEDON JC, LITONJUA AA, RYAN L, et al. Exposure to cat allergen, maternal history of asthma, and wheezing in first 5 years of life. Lancet, 2002, 360(9335): 781–782.

[108] LITONJUA AA, MILTON DK, CELEDON JC, et al. A longitudinal analysis of wheezing in young children: the independent effects of early life exposure to house dust endotoxin, allergens, and pets. J Allergy Clin Immunol, 2002, 110(5):736–742.

[109] REMES ST, CASTRO-RODRIGUEZ JA, HOLBERG CJ, et al. Dog exposure in infancy decreases the subsequent risk of frequent wheeze but not of atopy. J Allergy Clin Immunol, 2001, 108(4):509–515.

[110] LODRUP CARLSEN KC, ROLL S, CARLSEN KH, et al. Does pet ownership in infancy lead to asthma or allergy at school age? Pooled analysis of individual participant data from 11 European birth cohorts. PLoS One, 2012, 7(8):e43214.

[111] PERMAUL P, HOFFMAN E, FU C, et al. Allergens in urban schools and homes of children with asthma. Pediatr Allergy Immunol, 2012, 23(6):543–549.

[112] ABRAMSON SL, TURNER-HENSON A, ANDERSON L, et al. Allergens in school settings: results of environmental assessments in 3 city school systems. J Sch Health, 2006, 76(6):246–249.

[113] TRANTER DC, WOBBEMA AT, NORLIEN K, et al. Indoor allergens in Minnesota schools and child care centers. J Occup Environ Hyg, 2009, 6(9):582–591.

[114] CUSTOVIC A, SIMPSON A. The role of inhalant allergens in allergic airways disease. J Investig Allergol Clin Immunol, 2012, 22(6):393–401; quiz follow 401.

[115] FERNANDEZ-CALDAS E. Dust mite allergens: mitigation and control. Curr Allergy Asthma Rep, 2002, 2(5):424–431.

[116] HALKEN S, HOST A, NIKLASSEN U, et al. Effect of mattress and pillow encasings on children with asthma and house dust mite allergy. J Allergy Clin Immunol, 2003, 111(1):169–176.

[117] HORAK F JR, MATTHEWS S, IHORST G, et al. Effect of mite-impermeable mattress encasings and an educational package on the development of allergies in a multinational randomized, controlled birth-cohort study–24 months results of the Study of Prevention of Allergy in Children in Europe. Clin Exp Allergy, 2004, 34(8):1220–1225.

[118] GOTZSCHE PC, JOHANSEN HK. House dust mite control measures for asthma: systematic review. Allergy, 2008, 63(6):646–659.

[119] KLINNERT MD, LIU AH, PEARSON MR, et al. Outcome of a randomized multifaceted intervention with low-income families of wheezing infants. Arch Pediatr Adolesc Med, 2007, 161(8):783–790.

[120] MAAS T, DOMPELING E, MURIS JW, et al. Prevention of asthma in genetically susceptible children: a multifaceted intervention trial focussed on feasibility in general practice. Pediatr Allergy Immunol, 2011, 22(8):794–802.

[121] MAAS T, KAPER J, SHEIKH A, et al. Mono and multifaceted inhalant and/or food allergen reduction interventions for preventing asthma in children at high risk of developing asthma. Cochrane Database Syst Rev, 2009(3):CD006480.

[122] SCOTT M, ROBERTS G, KURUKULAARATCHY RJ, et al. Multifaceted allergen avoidance during infancy reduces asthma during childhood with the effect persisting until age 18 years. Thorax, 2012, 67(12):1046–1051.

[123] MORGAN WJ, CRAIN EF, GRUCHALLA RS, et al. Results of a home-based environmental intervention among urban children with asthma. N Engl J Med, 2004, 351(11):1068–1080.

[124] LITONJUA AA, CAREY VJ, BURGE HA, et al. Exposure to cockroach allergen in the home is associated with incident doctor-diagnosed asthma and recurrent wheezing. J Allergy Clin Immunol, 2001, 107(1):41–47.

[125] EGGLESTON PA, WOOD RA, RAND C, et al. Removal of cockroach allergen from inner-city homes. J Allergy Clin Immunol, 1999, 104(4 Pt 1):842–846.

[126] GERGEN PJ, MORTIMER KM, EGGLESTON PA, et al. Results of the National Cooperative Inner-City Asthma Study (NCICAS) environmental intervention to reduce cockroach allergen exposure in inner-city homes. J Allergy Clin Immunol, 1999, 103(3 Pt 1): 501–506.

[127] SEVER ML, ARBES SJ JR, GORE JC, et al. Cockroach allergen reduction by cockroach control alone in low-income urban homes: a randomized control trial. J Allergy Clin Immunol, 2007, 120(4):849–855.

[128] QUANSAH R, JAAKKOLA MS, HUGG TT, et al. Residential dampness and molds and the risk of developing asthma: a systematic review and meta-analysis. PLoS One, 2012, 7(11):e47526.

[129] GENT JF, KEZIK JM, HILL ME, et al. Household mold and dust allergens: exposure, sensitization and childhood asthma morbidity. Environ Res, 2012, 118:86–93.

[130] SALO PM, SEVER ML, ZELDIN DC. Indoor allergens in school and day care environments. J Allergy Clin Immunol, 2009, 124(2):185–192, 192 e181–e189; quiz 193–184.

[131] CANOVA C, HEINRICH J, ANTO JM, et al. The influence of sensitisation to pollens and moulds on seasonal variations in asthma attacks. Eur Respir J, 2013, 42(4):935–945.

[132] BURNEY PG, NEWSON RB, BURROWS MS, et al. The effects of allergens in outdoor air on both atopic and nonatopic subjects with airway disease. Allergy, 2008, 63(5):542–546.

[133] BURKE H, LEONARDI-BEE J, HASHIM A, et al. Prenatal and passive smoke exposure and incidence of asthma and wheeze: systematic review and meta-analysis. Pediatrics, 2012, 129(4):735–744.

[134] NEUMAN A, HOHMANN C, ORSINI N, et al. Maternal smoking in pregnancy and asthma in preschool children: a pooled analysis of eight birth cohorts. Am J Respir Crit Care Med, 2012, 186(10):1037–1043.

[135] GOLD DR. Environmental tobacco smoke, indoor allergens, and childhood asthma. Environ Health Perspect, 2000, 108(Suppl 4): 643–651.

[136] WILSON SR, YAMADA EG, SUDHAKAR R, et al. A controlled trial of an environmental tobacco smoke reduction intervention in low-income children with asthma. Chest, 2001, 120(5):1709–1722.

[137] WILSON SR, FARBER HJ, KNOWLES SB, et al. A randomized trial of parental behavioral counseling and cotinine feedback for lowering environmental tobacco smoke exposure in children with asthma: results of the LET'S Manage Asthma trial. Chest, 2011, 139(3):581–590.

[138] WEISS ST, UTELL MJ, SAMET JM. Environmental tobacco smoke exposure and asthma in adults. Environ Health Perspect, 1999, 107(Suppl 6):891–895.

[139] JAMES AL, PALMER LJ, KICIC E, et al. Decline in lung function in the Busselton Health Study: the effects of asthma and cigarette smoking. Am J Respir Crit Care Med, 2005, 171(2):109–114.

[140] LANGE P, PARNER J, VESTBO J, et al. A 15-year follow-up study of ventilatory function in adults with asthma. N Engl J Med, 1998, 339(17):1194–1200.

[141] GOWERS AM, CULLINAN P, AYRES JG, et al. Does outdoor air pollution induce new cases of asthma? Biological plausibility and evidence; a review. Respirology, 2012, 17(6):887–898.

[142] JACQUEMIN B, SCHIKOWSKI T, CARSIN AE, et al. The role of air pollution in adult-onset asthma: a review of the current evidence. Semin Respir Crit Care Med, 2012, 33(6):606–619.

[143] BRAUER M. How much, how long, what, and where: air pollution exposure assessment for epidemiologic studies of respiratory disease. Proc Am Thorac Soc, 2010, 7(2):111–115.

[144] BREYSSE PN, DIETTE GB, MATSUI EC, et al. Indoor air pollution and asthma in children. Proc Am Thorac Soc, 2010, 7(2):102–106.

[145] HULIN M, SIMONI M, VIEGI G, et al. Respiratory health and indoor air pollutants based on quantitative exposure assessments. Eur Respir J, 2012, 40(4):1033–1045.

[146] Institute of Medicine(US) Committee on Understanding and Eliminating Racial and Ethnic Disparities in Health Care. Unequal treatment: confronting racial and ethnic disparities in health care. Washington, DC: National Academy Press, 2003.

[147] FORNO E, CELEDON JC. Asthma and ethnic minorities: socioeconomic status and beyond. Curr Opin Allergy Clin Immunol, 2009, 9(2):154–160.

[148] WRIGHT RJ. Epidemiology of stress and asthma: from constricting communities and fragile families to epigenetics. Immunol Allergy Clin North Am, 2011, 31(1):19–39.

[149] YONAS MA, LANGE NE, CELEDON JC. Psychosocial stress and asthma morbidity. Curr Opin Allergy Clin Immunol, 2012, 12 (2):202–210.

[150] LITONJUA AA, CELEDON JC, HAUSMANN J, et al. Variation in total and specific IgE: effects of ethnicity and socioeconomic status. J Allergy Clin Immunol, 2005, 115(4):751–757.

[151] ARMSTRONG K, PUTT M, HALBERT CH, et al. Prior experiences of racial discrimination and racial differences in health care system distrust. Med Care, 2013, 51(2):144–150.

[152] SHOFF C, YANG TC. Untangling the associations among distrust, race, and neighborhood social environment: a social disorganization perspective. Soc Sci Med, 2012, 74(9):1342–1352.

[153] APTER AJ, BOSTON RC, GEORGE M, et al. Modifiable barriers to adherence to inhaled steroids among adults with asthma: it's not just black and white. J Allergy Clin Immunol, 2003, 111(6):1219–1226.

[154] SHORE SA. Obesity and asthma: possible mechanisms. J Allergy Clin Immunol, 2008, 121(5):1087–1093; quiz 1094–1085.

[155] FARAH CS, SALOME CM. Asthma and obesity: a known association but unknown mechanism. Respirology, 2012, 17(3): 412–421.

[156] JENSEN ME, WOOD LG, GIBSON PG. Obesity and childhood asthma—mechanisms and manifestations. Curr Opin Allergy Clin Immunol, 2012, 12(2):186–192.

[157] LITONJUA AA, GOLD DR. Asthma and obesity: common early-life influences in the inception of disease. J Allergy Clin Immunol, 2008, 121(5):1075–1084; quiz 1085–1076.

[158] MICHELI L, CERRETANI D, FIASCHI AI, et al. Effect of acetaminophen on glutathione levels in rat testis and lung. Environ Health Perspect, 1994, 102(Suppl 9):63–64.

[159] MCKEEVER TM, LEWIS SA, SMIT HA, et al. The association of acetaminophen, aspirin, and ibuprofen with respiratory disease and lung function. Am J Respir Crit Care Med, 2005, 171(9):966–971.

[160] SHAHEEN S, POTTS J, GNATIUC L, et al. The relation between paracetamol use and asthma: a GA2LEN European case-control study. Eur Respir J, 2008, 32(5):1231–1236.

[161] SHAHEEN SO, NEWSON RB, SHERRIFF A, et al. Paracetamol use in pregnancy and wheezing in early childhood. Thorax, 2002, 57(11):958–963.

[162] SHAHEEN SO, STERNE JA, SONGHURST CE, et al. Frequent paracetamol use and asthma in adults. Thorax, 2000, 55(4): 266–270.

[163] LOWE AJ, CARLIN JB, BENNETT CM, et al. Paracetamol use in early life and asthma: prospective birth cohort study. BMJ, 2010, 341:c4616.

[164] BUSSE WW, LEMANSKE RF JR, GERN JE. Role of viral respiratory infections in asthma and asthma exacerbations. Lancet, 2010, 376(9743):826–834.

[165] HOLT PG, STRICKLAND DH, SLY PD. Virus infection and allergy in the development of asthma: what is the connection? Curr Opin Allergy Clin Immunol, 2012, 12(2):151–157.

[166] MILLER EK, LU X, ERDMAN DD, et al. Rhinovirus-associated hospitalizations in young children. J Infect Dis, 2007, 195(6): 773–781.

[167] JACKSON DJ, GANGNON RE, EVANS MD, et al. Wheezing rhinovirus illnesses in early life predict asthma development in high-risk children. Am J Respir Crit Care Med, 2008, 178(7):667–672.

[168] KUSEL MM, DE KLERK NH, KEBADZE T, et al. Early-life respiratory viral infections, atopic sensitization, and risk of subsequent development of persistent asthma. J Allergy Clin Immunol, 2007, 119(5):1105–1110.

[169] CORNE JM, MARSHALL C, SMITH S, et al. Frequency, severity, and duration of rhinovirus infections in asthmatic and non-asthmatic individuals: a longitudinal cohort study. Lancet, 2002, 359(9309): 831–834.

[170] DAWOOD FS, KAMIMOTO L, D'MELLO TA, et al. Children with asthma hospitalized with seasonal or pandemic influenza, 2003–2009. Pediatrics, 2011, 128(1):e27–e32.

[171] MILLER EK, GRIFFIN MR, EDWARDS KM, et al. Influenza burden for children with asthma. Pediatrics, 2008, 121(1):1–8.

[172] PAPADOPOULOS NG, CHRISTODOULOU I, ROHDE G, et al. Viruses and bacteria in acute asthma exacerbations—a GA(2) LEN-DARE systematic review. Allergy, 2011, 66(4):458–468.

[173] CHEUNG D, DICK EC, TIMMERS MC, et al. Rhinovirus inhalation causes long-lasting excessive airway narrowing in response to methacholine in asthmatic subjects in vivo. Am J Respir Crit Care Med, 1995, 152(5 Pt 1):1490–1496.

[174] GERN JE, CALHOUN W, SWENSON C, et al. Rhinovirus infection preferentially increases lower airway responsiveness in allergic subjects. Am J Respir Crit Care Med, 1997, 155(6):1872–1876.

[175] XEPAPADAKI P, PAPADOPOULOS NG, BOSSIOS A, et al. Duration of postviral airway hyperrespon-siveness in children with asthma: effect of atopy. J Allergy Clin Immunol, 2005, 116(2):299–304.

[176] WEISS ST, TOSTESON TD, SEGAL MR, et al. Effects of asthma on pulmonary function in children. A longitudinal population-based study. Am Rev Respir Dis, 1992, 145(1):58–64.

[177] STRUNK RC, WEISS ST, YATES KP, et al. Mild to moderate asthma affects lung growth in children and adolescents. J Allergy Clin Immunol, 2006, 118(5):1040–1047.

[178] GRAD R, MORGAN WJ. Long-term outcomes of early-onset wheeze and asthma. J Allergy Clin Immunol, 2012, 130(2):299–307.

[179] PEAT JK, WOOLCOCK AJ, CULLEN K. Rate of decline of lung function in subjects with asthma. Eur J Respir Dis, 1987, 70(3):171–179.

[180] ULRIK CS, LANGE P. Decline of lung function in adults with bronchial asthma. Am J Respir Crit Care Med, 1994, 150(3):629–634.

[181] KELLY WJ, HUDSON I, RAVEN J, et al. Childhood asthma and adult lung function. Am Rev Respir Dis, 1988, 138(1):26–30.

第46章

哮喘的临床表现及管理

Omar S. Usmani

Peter J. Barnes

哮喘——一种异质性疾病

哮喘是一种以显著可变气流受限为特征的慢性气道炎症性疾病,其气流受限通常是可逆的,可自行缓解或通过治疗缓解。临床表现为易感患者反复发作的喘息、胸闷、咳嗽以及间断的呼吸困难,这些临床表现与气道对特异及非特异性刺激的反应性增高有关,这是哮喘的一大特征。气道高反应性表现为患者不耐受烟雾、灰尘、空气污染和强烈刺激性气味,而健康个体接触同样的物质不会诱发上述症状。哮喘本质上不是一种具有独特病因的单一疾病,而是一种临床综合征和异质性疾病。也就是说,哮喘包含多种症状相同但病理生理和由遗传及环境因素相互作用的发病机制不同的内型。哮喘表型的异质性是多维的,包含了区分不同哮喘患者的多种病理、临床、生理参数。

哮喘的危险因素

下面介绍几种哮喘的危险因素。

■ 过敏和变应原

诱发哮喘最重要的因素是过敏(表46-1)。根据变应原在发病中所起的作用,哮喘可分为过敏性(外源性)和非过敏性(内源性)。过敏性哮喘涉及以免疫球蛋白E(IgE)激活和肥大细胞脱颗粒为特征的免疫反应。过敏可通过皮肤点刺试验阳性或常见吸入性变应原如屋尘螨、草和树花粉、猫和狗毛皮、啮齿动物

表 46-1 哮喘的危险因素和诱因

内源性因素	环境因素	诱因
变应性	室内变应原	变应原(特别是屋尘螨,动物皮屑,蟑螂,室内真菌,常年存在的变应原和季节性花粉)
气道高反应性	室外变应原(真菌、花粉)	气候变化(冷空气、雷电)
种族	肥胖	药物(血管紧张素转换酶抑制剂、阿司匹林、β-受体阻滞剂、非甾体抗炎药)
性别	职业致敏物	运动和过度通气
遗传易感性	寄生虫感染 呼吸系统感染(幼龄儿童,病毒感染) 社会经济地位 吸烟(主动和被动)	情绪变化(大笑、紧张) 刺激物(家用喷雾剂、油漆) 呼吸系统感染 二氧化硫和污染气体 吸烟

(在实验室工作人员)和蟑螂(城市居民)特异性血清IgE阳性判定。尽管不同室内变应原在不同人群中的相关性不同,屋尘螨被公认为发达国家诱发哮喘的重要原因。过敏性哮喘患者通常合并其他过敏性疾病:超过80%的哮喘患者合并过敏性鼻炎,发病常有季节性(花粉症);其他还有过敏性结膜炎、过敏性皮炎(湿疹)。非过敏性哮喘患者(约10%)皮肤点刺试验阴性,血清IgE浓度正常,且通常发病年龄较晚(成年型哮喘)。这类患者的哮喘更严重、更持久,对阿司匹林敏感,常常伴有鼻息肉。这个分类虽然从病理学的角度来看是合适的,但对临床医生帮助不大,因为它无助于建立病因诊断和确定治疗策略。非哮喘患者的过敏性疾病患病率也很高,且很大一部分皮肤点刺试验阳性者没有过敏症状。发达国家约50%的哮喘可归因于过敏,哮喘患者中过敏的患病率主要取决于总

体人群中过敏患者的比率。此外，非特应性哮喘患者的支气管活检和痰液免疫病理学似乎与过敏性哮喘患者相同。因此，发现哮喘是过敏性的并不意味着该疾病本质上是过敏性的，或者是过敏引起的。此外，呼吸道病毒已经成为儿童和成人哮喘急性加重的最常见诱因，其可能在大多数急性发作的患者中扮演着比变应原更重要的角色。尘螨是最常见的室内变应原，从消化道排出的致敏颗粒中含有主要变应原——屋尘螨。室内吸入变应原的其他主要来源是猫狗皮毛和蟑螂（表 46-1）。虽然去除变应原通常会改善哮喘症状，但没有任何证据表明积极地规避变应原可降低引发哮喘的风险。

变应原是哮喘急性发作的重要诱发因素，变应原本身还可引发亚临床气道炎症，从而导致气道反应性增高和对其他诱因（如呼吸道病毒感染和运动）的易感性增高。因此，要理解诱发因素和致病因素之间的区别。诱发因素能够诱发或加剧哮喘，虽可引起症状，但仅针对已经具有潜在哮喘基础的易感人群。

■ 病毒感染

急性上呼吸道病毒感染是哮喘急性发作最常见的诱因，大部分是鼻病毒感染。病毒感染不仅会产生普通感冒的症状并引起急性鼻炎，还可能在哮喘发展中起作用，并且可能通过增加下呼吸道炎症引起气道重塑。尽管在没有过敏的情况下，病毒感染不是哮喘发展的危险因素，但哮喘在早年患有哮吼或下呼吸道感染的儿童中更为常见。与哮喘急性发作有关的病毒还有呼吸道合胞病毒、流感病毒和副流感病毒。支原体和衣原体感染也与哮喘急性发作相关，而其他细菌感染则不然。

■ 职业暴露

职业性哮喘约占所有成人哮喘的 5%，通常可根据病因进行分类。在这些情况下，特异性物质不仅诱发了哮喘，而且通常是哮喘的根本原因。

■ 运动诱发性哮喘

许多哮喘患者在体育锻炼时或之后症状恶化，另一类哮喘是运动诱发的，其中运动不是哮喘的病因，而是导致患有该疾病的患者出现症状的非免疫触发因素之一。运动诱发哮喘的原因是过度通气导致的气道黏膜干燥、渗透压变化诱导肥大细胞介质释放和支气管痉挛。

■ 肥胖

肥胖是哮喘的主要危险因素，腹型肥胖（腰围）和均匀肥胖（BMI）与新发哮喘的风险强烈相关。

■ 药物

可能恶化哮喘控制的药物包括 β-受体阻滞剂，以及血管紧张素转换酶（ACE）抑制剂、阿司匹林和非甾体抗炎药。

临床表现和诊断

哮喘是根据典型症状、诱因和可变气流受限这一客观证据支持的临床诊断。由于疾病的表现和严重程度不同，哮喘的临床特征在不同患者以及同一患者不同时间表现出很大的差异。且哮喘通常伴有不同的合并症，包括过敏性鼻炎、特应性皮炎、鼻窦炎、胃食管反流病、糖尿病、抑郁症、肥胖，这些都可能影响疾病的临床表现和严重程度。以下临床特征和实验室评估对于哮喘的诊断具有重要意义。

■ 病史

哮喘的典型症状是阵发性喘鸣、咳嗽、呼吸困难和胸闷，有时与接触变应原或运动有关。咳嗽可伴咳透明或黄色/绿色痰，其中后者可能是顽固且难以咳出的，反映了潜在的气道炎症而非感染。咳嗽可孤立于其他症状存在，也可能是哮喘发作的唯一表现。由于哮喘发作时肺动态过度充气，可出现呼吸困难，患者可能会主诉吸气困难。如果患者的自身活动能力受到风湿病或心脏病等其他健康状况的限制，则活动受限不明显，因此，哮喘在老年人群中易漏诊。非哮喘者很少主诉反复喘息，因此喘息常有提示意义，但任何单一的症状都不能诊断哮喘。在年轻患者中，胸闷的症状有助于诊断，因为它与哮喘相关的出现概率高于其他肺部或心脏疾病。症状发生的模式、加重因素，以及急性加重的特征是临床评价中的重要因素。

在哮喘控制不佳的患者中，症状可能在数天或数周内缓慢发展，或突然出现。症状发生的严重程度和频率在哮喘人群中差异很大。症状反复发作是哮喘的特征，且常可自行缓解或在治疗后缓解。夜间发作在成人哮喘患者中很常见，通常患者在凌晨出现症状而醒来。区分夜间症状是由于哮喘、心绞痛还是胃食管反流可能是困难的，但吸入性支气管扩张剂通常可以缓解凌晨哮喘症状，心血管症状可出现在夜间任何时候，而胃食管反流的症状往往在夜间卧位不久后即可出现。

肺部症状因季节而异，并伴有其他黏膜刺激症状，如结膜炎和鼻炎，这是过敏性哮喘的典型特征。

诱因如屋尘螨、蟑螂和动物皮屑蛋白等室内变应原更容易导致持久的症状，而花粉和一些霉菌孢子可能会引发季节性症状。鼻窦炎、鼻息肉、结膜炎或湿疹的存在，加上哮喘或特应性过敏家族史，可进一步支持哮喘的诊断。大量运动后的症状，特别是在冷空气中，高度提示运动性哮喘。通常，患者在运动结束后而不是在运动期间出现症状。运动后不伴喘息的剧烈咳嗽也可能是哮喘的征兆。患有哮喘的绝经前妇女可能会出现围绝经期哮喘控制的恶化。病史提示了哮喘的危险因素（表46-1），尤其是阿司匹林引起的症状或与患者职业相关的症状。

哮喘和阿司匹林敏感

哮喘与对阿司匹林或其他 NSAIDs 敏感的关系已经明确。阿司匹林敏感性哮喘占所有哮喘患者的 5%左右，在患有严重哮喘（约 20%）和经常住院治疗的患者中更为常见。临床表现为哮喘、鼻息肉、慢性肥厚性嗜酸性鼻窦炎和阿司匹林不耐受四联症。典型者以常年性鼻炎为首发症状，早于阿司匹林敏感出现，后期可伴有起源于鼻甲和鼻窦的鼻息肉，通常为双侧。即使是小剂量阿司匹林也会引起喘息、面部潮红、流涕和结膜刺激。尽管阿司匹林引起的哮喘发作类似于过敏反应，但没有证据表明免疫球蛋白 Ig-E 相关机制起作用。阿司匹林引起的哮喘与非甾体抗炎药阻断环氧合酶 1、白三烯产生增加和肥大细胞活化有关，但导致这些事件的细胞途径仍不清楚。阿司匹林敏感性的诊断是基于临床病史进行的，且可通过阿司匹林激发试验来证实，但该测试存在潜在的过敏风险。

阿司匹林敏感性哮喘通常对含有吸入糖皮质激素（ICSs）的标准疗法敏感，但也有部分患者表现为吸入和口服 CS 效果不佳的严重哮喘。理论上，抗白三烯治疗对于这些患者应该是有效的，但并未发现其疗效优于过敏性哮喘患者。阿司匹林脱敏须在专门的中心进行。所有阿司匹林敏感的哮喘患者应避免使用非选择性环氧合酶（cyclooxygenase，COX）抑制剂，当需要抗炎镇痛药时，选择性 COX-2 抑制剂通常是安全的。

职业性哮喘

职业性哮喘是既往无哮喘病史人群接触特定的病因物质后新发的哮喘。而工作加剧的哮喘被定义为哮喘恶化，此类患者既往有哮喘史，由工作场所的非特异性刺激物诱发哮喘。职业性哮喘可分为两类，一类是由工作场所致敏剂引起（致敏剂引起的哮喘），

特定致敏剂通过明确的免疫机制引起哮喘；另一类是暴露于刺激性化合物引起的哮喘（刺激性哮喘），表46-2 列出了这两类哮喘的常见病因。职业性哮喘的诊断基于哮喘症状与工作场所暴露之间明确的联系，以及与工作相关的肺功能可变性。典型的职业性哮喘往往是工作期间出现哮喘样症状，可在接触病因物质时发生，或者延迟到工作日后的傍晚或夜晚，周末或休假时症状改善。早期发现和避免职业性哮喘很重要，因为患者在出现症状的前 6 个月内脱离暴露，通常会完全恢复。

表 46-2　职业性哮喘的原因

工作场所致敏剂引起的哮喘	
病因物质	工种
丙烯酸酯	口腔科工作者、黏合剂使用者
酸酐	接触塑料制品原料环氧树脂者
动物蛋白	兽医、饲养动物者
谷类	烘焙师、谷物接触者、农民
染料	纺织者
酶	制药业、实验室工作人员
甲醛、戊二醛	医务工作者
树脂	地毯制作者
异氰酸盐	隔热材料安装人员，塑料、橡胶、泡沫制造者，喷漆工
乳胶	医务工作者、接触橡胶者
过硫酸盐	美发师
海鲜	买卖海鲜者
木尘	林业工人、锯木厂工人、木匠
刺激物诱发哮喘	
酸（乙酸、盐酸、硫酸）	
碱尘	
氨	
漂白剂	
氯气	
清洁剂	
柴油机废气	
内毒素	
甲醛溶液（福尔马林）	
芥末	
氧化物（钙）	
染料、涂料（加热）	

■ 体征

哮喘最典型的体征是听诊时闻及哮鸣音,通常由气流通过狭窄气道引起湍流所致。全肺野都可听到多音调的哮鸣音,以呼气相为主,吸气相亦可闻及。哮鸣音不是哮喘特有的,也不能衡量疾病的严重程度。当哮喘得到控制时,可能没有异常的体征;在气道阻塞非常严重的情况下,可能听不到呼吸音和哮鸣音。检查上呼吸道可能会发现鼻炎、鼻窦炎或鼻息肉的临床征象。

在哮喘急性发作期间,辅助呼吸肌参与和过度充气的体征提示通气增加。奇脉即吸气期间收缩压降低>10mmHg 提示严重气道阻塞。由于呼吸肌疲劳时通气代偿下降,可能无奇脉,但其缺失并不能排除严重的气道阻塞。喘鸣是一种高音调的吸气音,提示上呼吸道的气流紊乱。喘鸣应排除会厌炎或异物等引起的急性气道狭窄和上呼吸道肿瘤、气管-支气管狭窄、声带功能障碍/瘫痪以及由于甲状腺肿大引起的气道狭窄。

实验室检查

通过病史中可变和间歇性气道阻塞的症状以及肺功能和肺活量测定等客观检查通常可做出哮喘的诊断。临床病史提供关于症状与变应原暴露之间关系的相关信息,皮肤点刺试验和血清学检查可用于鉴定哮喘的特异性过敏性诱发因素。除非诊断存在不确定性,否则不常规进行胸部影像学检查、血液检查和体积描记术,这些检查可用来排除类似哮喘或使其临床表现复杂化的其他病症。

■ 肺功能检查

峰流速仪是患者实时测量呼气峰值流速(peak expiratory flow,PEF)的便携式设备。自发缓解或治疗后 PEF 变化幅度超过 20% 有助于哮喘的诊断。每天早晚两次测量,可发现哮喘患者典型的昼夜 PEF 变化,也是哮喘患者的特征性表现。

肺量计测定时受试者从深吸气末用力呼气,测定单位时间内呼出气量及流速。简单的肺量计测定对于客观地证实气流阻塞、确诊哮喘、评估疾病的严重程度以及监测治疗反应非常重要。哮喘患者 1 秒用力呼气容积(FEV_1)及 PEF 下降,用力肺活量(FVC)正常,$FEV_1/FVC \geqslant 0.7$。随着疾病进展,FEV_1 低于 60% 预计值,$FEV_1/FVC < 0.7$。家庭 PEF 监测可确认气流阻塞的昼夜变化,可用于诊断,尤其是对于就诊时肺功能测定正常的患者。肺量计测定还可显示呼气流速-容积曲线(F-V 环),可见最大呼气流速下降。

可逆性支气管扩张试验可评估气道平滑肌舒张程度。吸入短效 β_2-激动剂(short-acting β_2-agonist,SABA)后 15min 测量 FEV_1 较吸入前增加>12% 且其绝对值增加>200mL 通常被认为是可逆性气道阻塞的证据,但是,这个阈值是人为设定的,缺乏检测哮喘的敏感性或特异性。此外,症状控制的哮喘患者的可逆试验常不典型,因此它不是衡量哮喘严重程度或评价治疗反应的良好指标。在部分患者中,口服皮质类固醇(泼尼松或泼尼松龙 30~40mg/d)2~4 周前后的肺功能比较可提示支气管舒张试验阳性。支气管舒张试验阳性也可能发生在慢性阻塞性肺疾病(COPD)患者中,虽然哮喘和 COPD 是不同的疾病,但在两种疾病间存在重叠,即"重叠综合征"。

■ 体积描记法

体积描记法很少用于哮喘诊断,但可能对不能确定诊断的患者有所帮助。在稳定的哮喘患者中,肺容量测定显示残气量增加,提示气道闭合时的肺容量高于正常。气体潴留通常见于严重哮喘的患者,气道阻力特征性地增加,且在急性发作期间,还可以观察到功能残气量和肺总量增加。测量肺的弥散功能($D_{L_{CO}}$)也可以区分 COPD 患者和哮喘患者。在稳定的哮喘中,$D_{L_{CO}}$ 通常是正常的,部分患者可能会有少量增加。相比之下,COPD 患者通常 $D_{L_{CO}}$ 降低,反映了其肺气肿的特征:肺泡间隔破坏和肺毛细血管丧失。

■ 支气管激发试验

虽然在临床中不常规使用,但评估支气管高反应性(bronchial hyperresponsiveness,BHR)是一种有助于哮喘诊断的敏感工具,特别是在肺功能正常且存在不明原因胸部症状不能确定诊断时(见第 33 章)。支气管激发试验通过检测吸入支气管激发剂后的反应来评估哮喘患者异常增加的气道高反应性。激发物可分为直接和间接两类:直接刺激因子包括临床上常用的作用于气道平滑肌受体的组胺和乙酰甲胆碱;而间接刺激因子通过释放肥大细胞介质,和/或局部和中枢神经系统反射等中间途径起作用,包括单磷酸腺苷(adenosine monophosphate,AMP)、甘露醇、运动、高渗盐水和二氧化碳过度通气。

通常根据使 FEV_1 降低 20%(PC_{20})所须吸入的刺激因子浓度来界定 BHR,该测试标准灵敏度高但特异度低,因此,当 PC_{20} 诊断阈值 ≤8mg/mL 时,激发试验的阴性预测值高,即 PC_{20}>8mg/mL 时可基本排除哮喘的诊断。同样,阳性结果可符合但不能诊断哮喘。间断发作的哮喘患者在无症状时进行测试可出现假阴性。大约 5%~10% 的没有呼吸系统疾病的非过敏、非哮喘患者可出现异常的气道反应。对家族史、个人过敏史和合并症的了解可提高异常气道反应对哮喘发展的预测效力。

必须严格控制与测试相关的技术因素,并遵循标准操作程序,包括:抗原气溶胶的制备,吸入方法(间歇与连续),以及吸入后患者反应的测量和计算。β_2-激动剂、茶碱、长效毒蕈碱拮抗剂和 CSs 等药物可能影响测试并降低气道反应性。测量 BHR 也有益于哮喘的治疗。临床控制的患者可能仍有 BHR 和潜在的气道炎症,研究表明,与常规治疗相比,使用 AHR 指导 ICS 治疗可以进一步改善症状、肺功能和气道活检结果。

对于有运动诱发哮喘病史的患者,可采用骑自行车、跑步机或自由跑步等方式进行运动激发试验协助明确运动后支气管收缩。在职业运动员中,哮喘可能被低估或过度诊断,因此需要通过适当的客观检查如支气管舒张试验或运动激发试验来明确。变应原激发试验很少用于哮喘患者的常规检查,如果要确定特定的致病因素或职业致敏物,如阿司匹林,则只能由专科中心进行。

■ 血液检查

血液检查通常无助于确诊哮喘。外周血嗜酸性粒细胞计数在过敏时增高,有助于哮喘的诊断;然而,嗜酸性粒细胞计数正常不能除外过敏或哮喘。在接受 CSs 治疗的患者中,嗜酸性粒细胞计数可能正常或减少。由于其敏感性和特异性较差,不建议作为评估哮喘严重程度和反映气道炎症的常规监测指标。外周血嗜酸性粒细胞计数在热带嗜酸性粒细胞增多症、变应性支气管肺曲霉病(allergic bronchopulmonary aspergillosis,ABPA)、变应性肉芽肿性血管炎(Churg-Strauss 综合征)和嗜酸性细胞增多症伴游走性肺炎(Loeffler's syndrome)等疾病中明显增高(本卷其他部分讨论)。当嗜酸性粒细胞增多时,应行额外的血液检查以排除少见的引起哮喘症状的疾病如血管炎或 ABPA。

血清总 IgE 也是常用指标。流行病学研究已经证实哮喘与性别、年龄标化后的血清总 IgE 之间的相关性。皮肤试验阴性的患者血清总 IgE 仍然和哮喘相关。需要应用抗 IgE 抗体治疗哮喘时,还应根据总 IgE 水平计算抗 IgE 抗体-奥马珠单抗的剂量。应用放射过敏原吸附试验(radioallergosorbent testing,RAST)和 immunoCAP 检测吸入变应原特异性 IgE,可以帮助识别或确认对特定变应原的过敏,例如屋尘螨、蟑螂、曲霉菌种、花粉或动物皮屑。

在急性发作时,动脉血气显示低氧血症,动脉 Pa_{CO_2} 由于过度通气可能会降低。严重哮喘时,由于呼吸肌疲劳无法维持所需的肺泡通气,动脉 Pa_{CO_2} 可能会升高。

■ 皮肤试验

如果病史提示特定的气源性变应原是重要的诱因,或者患者的哮喘症状伴有其他过敏性疾病的典型症状,如结膜炎或鼻炎,皮肤点刺试验可能有助于确定患者是否过敏,并探究特定变应原对哮喘发作的影响。通过皮肤试验或体外血清抗体检测(参见上文)可以验证对特定变应原的敏感性,如屋尘螨、蟑螂、曲霉菌种或动物皮屑。检测时应避免使用抗组胺药和抗抑郁药,因为这些药物会干扰试验结果。皮肤点刺试验阳性有助于鼓励患者规避变应原,或帮助部分患者制订免疫治疗方案。

■ 胸部影像学检查

在轻度至中度哮喘患者中胸部 X 线表现多无明显异常;严重哮喘者可有如过度通气、肺门血管影增重和支气管壁增厚等非特异性表现。对于症状加重的患者,胸片可能有助于排除气胸。肺部实变影通常提示肺炎或 ABPA 患者嗜酸性粒细胞浸润。胸部高分辨率 CT(HRCT)可以识别严重哮喘患者的肺不张、支气管壁增厚或支气管扩张区域,但这些变化不能诊断哮喘。肺气肿很少见。在吸气相和呼气相进行的多探测器计算机断层扫描(multidetector computed tomography,MDCT)提供了整个呼吸周期中气管支气管树的更多信息。

■ 呼出气一氧化氮

呼出气一氧化氮(FeNO)是一种评估肺内嗜酸性粒细胞炎症的无创性测试。小型的便携式手持设备使床边和家庭监测 FeNO 成为可能。通常,与健康受试者相比,哮喘患者 FeNO 水平升高,升高的水平与痰中嗜酸性粒细胞的量相关。研究证明:ICS 和口服白三烯受体调节剂可降低 FeNO 水平;FeNO 可作为评估哮喘严重程度、治疗效果以及患者对哮喘治疗依从性的指标。FeNO 的测量也成功地用于确定维持哮喘控制所用的最小吸入激素剂量;因此,指南建议 FeNO 可以与其他临床措施结合使用以优化哮喘管理,即用最低剂量的药物实现疾病控制。在研究环境中,FeNO

可分为中央支气管/传导性气道产生或外周肺泡区产生,因此可对肺内不同部位的炎症水平进行评估。严重难治性哮喘患者的气道 NO 浓度高于轻度哮喘患者。

■ 痰液检查

痰液细胞分类计数有一定帮助。诱导痰嗜酸性粒细胞计数已被用作针对哮喘等嗜酸性粒细胞性肺病患者的治疗药物临床试验的观察终点。研究表明,痰嗜酸性粒细胞计数可用于评估减撤 CSs 时的治疗效果,特别是哮喘急性发作。诱导痰嗜酸性粒细胞计数也可指导哮喘患者最大限度地抑制嗜酸性粒细胞炎症的抗炎治疗。然而,诱导痰仍然是一种研究工具,因为它对患者来说是一个令人不愉快的过程,并且在痰嗜酸性粒细胞计数广泛用于临床之前,还需要进一步的研究。

鉴别诊断

哮喘的鉴别诊断很多(表 46-3)。通常,鉴别哮喘与引起喘息和呼吸困难的其他疾病并不困难。诊断准确度可能取决于患者的年龄,年轻人的诊断通常并不困难,因为其他模仿哮喘或混淆其症状的临床情况较为少见。随着年龄的增长,心血管疾病和其他慢性肺疾病更常见,因此发作性胸部症状的鉴别诊断更广泛。

表 46-3 哮喘的鉴别诊断

上呼吸道疾病	肺部疾病	心脏疾病	其他
异物	变应性支气管	心绞痛	贫血
鼻后滴漏	肺曲霉病	左心衰竭	类癌
上气道阻塞	支气管扩张	二尖瓣病变	功能性
声带功能障碍	变应性肉芽肿		胃食管反流
气管、支气管	性血管炎		过度通气
软化	COPD		肥大细胞增
	囊性纤维化		多症
	间质性肺疾病		肥胖
	肺癌		
	肺炎		
	气胸		
	结节病		

上呼吸道阻塞患者症状可类似严重哮喘,通常表现为局部哮鸣音和大气道的喘鸣。流速-容量环可见吸气流速和呼气流速均下降,支气管镜检查可见上呼吸道狭窄。声带功能障碍者鼻内镜检查可观察到声带异常运动,在患者有症状时观察到声带内收最有助于鉴别诊断。听诊闻及局限性持续性哮鸣音可能提示肺癌或异物引起的支气管阻塞。嗜酸性粒细胞肺炎和全身血管炎,包括变应性肉芽肿性血管炎和结节性多动脉炎也可出现喘息,但这些疾病合并的其他全身性临床表现可能有助于鉴别。

COPD 通常很容易与哮喘鉴别。COPD 患者的症状更为持久,变异性较小,进行性加重,且其气流受限是持续性的。文献强调了"重叠综合征",即 COPD 患者有哮喘的特征,表现为痰中嗜酸性粒细胞增多,并对口服糖皮质激素有反应,此类患者可能同时患有两种疾病。需要鉴别重要的心脏方面的因素包括左心衰竭,与哮喘的弥漫性哮鸣音相比,左心衰竭通常表现为双肺基底爆裂音。贫血也是呼吸困难的原因之一,尤其是在老年患者中。胃食管反流病(gastroesophageal reflux disease,GERD)的症状可能被误认为哮喘;然而重要的是要认识到 GERD 在哮喘患者中很常见,并已被确定为引发哮喘症状的潜在诱因。

哮喘的治疗

哮喘患者的治疗一般是明确的:运用有效和安全的药物,大多数哮喘患者现在由家庭医生管理,哮喘的成功治疗需要对该病的异质性即病因、临床表现、严重程度、自然史和治疗反应等方面进行评估,单一的管理方法不太可能适用于所有患者,因此,治疗应个体化。此外,患者的症状严重程度随着时间的推移而变化,缓解期也会出现急性发作,因此应定期监测患者,并应不断改进治疗,以满足患者当前的需要。哮喘患者的治疗目标见表 46-4,虽然药物治疗占主导地位,但也有一些重要的以患者为导向的方法,包括正确使用吸入器、强调自我管理行动计划、环境管理等。

表 46-4 哮喘治疗的目标

控制症状
减少急性发作
减少急诊就诊次数
维持肺功能水平尽可能接近正常
减少昼夜变化,特别是夜间症状
维持日常活动,包括运动能力
避免药物治疗的不良反应

■ 吸入器

通过吸入途径向肺部输送药物仍然是哮喘患者治疗的基础。吸入疗法旨在将药物直接输送入肺部,与系统疗法相比具有明显的治疗优势,使用的药物剂量小、起效快、不良反应少。临床使用的吸入器装置和给药系统有几种类型,包括压力定量气雾吸入器(pressurized metered-dose inhaler,pMDI)、储雾罐、干粉吸入器(DPIs)和雾化吸入器。现有多达250种装置药物组合,这导致了医疗从业者在开处方时的混乱。事实上,研究表明,不仅是患者,医护人员都不确定吸入器的正确使用方法,尤其是医生,这可能与他们在

培训期间缺乏关于吸入器使用的教育和指导有关。研究表明,对患者的吸入技术进行培训和咨询可以增加他们对装置使用的依从性,并且可以通过使用便携式手持测定仪测定吸入流量来评估患者是否适合某一吸入器。美国胸科医师学会(American College of Chest Physicians)的循证指南建议,医护人员在为患者选择吸入器时应考虑以下几点:临床情况及病情严重程度;是否有用于处方的吸入器装置;患者正确使用所选装置的能力;考虑对所有药物使用相同的装置类型;门诊、住院患者不同场景使用的便捷性;给药所需时间;成本和报销;以及患者和处方医生对吸入器的偏好。常见的吸入器装置类型的优缺点见表46-5。

表46-5 吸入装置的优缺点

吸入装置	优点	缺点
压力定量气雾吸入器(pMDI)	小巧便携 多剂量 起效快 药物密封 便宜	口咽沉积率高 吸入技巧不易掌握 推进剂会导致"冷氟利昂"效应并影响气候变化 难以评估是否用尽
干粉吸入器(DPI)	小巧便携 起效快 吸气驱动,操作简单	需要足够的吸气流速来驱动药物 口咽沉积率高 潮湿会导致药物降解 患者可能不耐受添加剂,如乳糖
雾化器	可大剂量给药 可在潮式呼吸时运用 适用于青年、老年及病情危重患者 许多药物均有雾化剂型	庞大、笨重、昂贵 吸入药物浪费严重 不同装置的气溶胶输出性能不同 耗时 需要驱动力 需要定期清洁维护

■ 压力定量气雾吸入器

pMDI将药物作为液体悬浮液或溶液与推进剂一起装在密封罐中,其他成分包括乙醇、化学防腐剂、调味剂、表面活性剂。大多数吸入剂中的含氯氟烃(chlorofluorocarbon,CFC)已被氢氟碳化物等不破坏臭氧层的推进剂所取代。在加压装置驱动下,液态推进剂迅速汽化,使药液雾化并提供了将药液高速推出的力。推进剂的汽化导致药物气溶胶的冷却,引起"冷氟利昂效应",部分患者可能有冷气溶胶击中口咽部的感觉,从而影响药物吸入,有时可引起反常的支气管痉挛。一些添加到pMDI的制剂成分可引起支气管痉挛、喘息和咳嗽。pMDI是小巧、便携和廉价的装置。pMDI的最新技术设计进展是添加计量器。

以持续5s的深慢吸气驱动以及吸气结束时屏气

10s可获得pMDI的最佳临床效果。未缓慢而深入地吸入是比患者吸入和驱动不协调更为常见的错误。但后一问题在老年患者中更为突出,附加储雾罐、手持装置和吸气驱动pMDI的开发克服了这一点。呼吸驱动的定量吸入器利用患者的吸气力来触发和激活吸入器装置,但呼吸驱动的pMDI对于正确使用常规pMDI吸入器的患者没有优势。呼吸协调装置与呼吸驱动计量吸入器的不同之处在于前者不依赖于患者的吸气来驱动,并且帮助患者实现与气溶胶吸入的协调。

■ 储雾罐

在pMDI上加用储雾罐可简化pMDI的使用,帮助患者将吸入的药物输送到肺部,减慢气溶胶的喷射速度来减少口咽沉积。储雾罐的塑料壁可滞留大颗粒,

减少口咽撞击,因此减少了局部不良反应,特别是 CSs 的局部不良反应,并且通过减少胃肠道药物沉积而减少全身不良反应。此外,以储雾罐作为 pMDI 装置的延伸附件,增加雾化药物输送的距离,减缓了气溶胶喷射速度,增加推进剂蒸发,从而获得相对较小的药物颗粒,因此药物沉积于肺部的可能性更大。储雾罐包括带有阀门的储存罐,其吸嘴中具有单向吸入阀,当患者吸气时仅允许气流单向通过;简单的扩展设备没有阀门,需要良好的协调能力;逆流装置则可将患者呼出的气溶胶喷雾收集入可压缩储存罐或袋中,外部空气可进入罐中以提供吸入的气流。

储雾罐的设计各不相同,且每个储雾罐-吸入器组合具有不同的气溶胶输出特性,应仅与它们兼容的 pMDI 配合使用。减少储雾罐中的静电电荷可显著提高药物肺内沉积率,在药物使用之前,应将储雾罐与 pMDI 连接好,并且做到单剂量给药,而不是同时多剂量给药。储雾罐应用离子洗涤剂清洗并风干。可以使用防静电储雾罐。

■ 干粉吸入器(DPI)

DPI 是不含推进剂的装置,包含凝结成松散聚合体的经过精细研磨的药物粉末,或与较大载体分子(如乳糖)结合的药物颗粒。DPI 装置是呼吸驱动的,并且严格依赖于患者的吸气做功以使药物与其载体颗粒解聚集以实现肺内的最佳传送和沉积。研究表明,DPI 的治疗效果高度依赖于患者的吸气流速,哮喘和 COPD 患者吸气流速不佳可导致肺部沉积率降低。

DPI 可以分为两类:单剂量传送系统需要在使用前将药物单独加到吸入器中,或者通过穿刺预先装载单次剂量的明胶胶囊给药;而多剂量给药 DPI 避免了重复上药的不便,并且可以分为"多剂量"或"多单位剂量"系统。多剂量系统从粉末储存器中取出相应剂量的药物,而多单位剂量装置中药物则密封在单个箔泡罩或可移动条带上的囊泡中。在潮湿的环境中药物可降解失效,因此所有装置都应该存放在干燥的环境中。新一代 DPI 对患者吸气做功的依赖更低,仅需较低的吸入流速来散开药物或者完全独立于患者的呼吸运动来递送药物。

■ 雾化器

临床上常用的雾化器主要类型可分为两类:超声雾化器和喷射雾化器。超声雾化器利用来自压电晶体的高频振动产生气溶胶,从而吸入液体药物。与喷射雾化器相比,超声雾化器更小且噪声更小,但通常不太稳固、昂贵,雾化悬浮液的效率较低。喷射雾化器使用压缩气体或电动压缩机来产生雾化颗粒。高速气流产生后经过狭窄的文丘里开口吹动雾化室内的液体药物溶液/悬浮液产生雾化液滴。

患者静息时潮式呼吸下即可有效使用雾化器,不需要太多的协调。然而,不同的雾化器装置输出的气溶胶存在很大的差异,并且吸入操作将影响药物输送到肺部,儿童哭泣、吞咽或快速吸气时药物吸入会大大减少。还应注意雾化器-面罩结合的紧密性,面罩不合适会导致药物沉积在面部和眼睛上,这对于儿童来说更为严重。通常,雾化器装置很大,不易携带,并且比传统吸入器治疗时间长。

新一代雾化器装置可以显著提高肺部给药的效率和精确度。与传统雾化器相比,这些装置成本更高,但通过减少雾化时尤其是呼气时药物的浪费可能成本效益更佳,使用药物剂量少但肺部输送效果更好。新的雾化器系统可控制患者的吸入方式从而保证吸入剂量的一致性,也有向患者提供反馈并评估患者依从性的系统面世。

药物治疗

多种药物可用于治疗哮喘。

■ 支气管舒张剂

支气管舒张剂主要通过舒张气道平滑肌,逆转哮喘的支气管收缩,迅速缓解症状。但支气管舒张剂不足以控制持续哮喘,因为其对气道炎症几乎没有影响。目前临床常用的支气管舒张剂包括 β_2-肾上腺素受体激动剂、抗胆碱能药和茶碱,其中 β_2-肾上腺素受体激动剂是最有效的。

β_2-肾上腺素受体激动剂

吸入 β_2-肾上腺素受体激动剂是缓解急性气道阻塞引起的呼吸道症状的首选药物。

作用方式 β_2-肾上腺素受体激动剂激活 β_2-肾上腺素受体,导致细胞内 cAMP 增加,从而使气道平滑肌细胞松弛。β_2-受体激动剂作为功能性拮抗剂,阻止和逆转气道平滑肌细胞的收缩,正是这种作用解释了其作为哮喘中支气管扩张剂的功效。这些药物还具有非支气管扩张剂作用,包括减少肥大细胞介质释放,抑制感觉神经活化和减少血浆渗出,这可能在临床上有一定疗效。

临床应用 SABAs,如沙丁胺醇和特布他林,能迅速起效并维持 3~6h。支气管扩张剂迅速起效的药代学特征允许这类药物作为按需使用的快速缓解药物或"缓解剂"。值得注意的是,频繁地使用 SABA 表明哮喘未控制,应重新对患者进行评估。在推荐剂量下,吸入 β_2-肾上腺素受体激动剂几乎没有不良反应,但通过雾化器以较高剂量使用时,患者可能会出现短暂的不良反应。长效 β_2-肾上腺素受体激动剂(LABA)包括福莫特罗和沙美特罗。两种药物每天通过吸入途径给药两次,舒张平滑肌的作用可维持 12h 以上。福莫特罗具有与沙丁胺醇一样快的起效时间,可用作 LABA 与 ICS 药物的固定剂量组合中的"缓解剂"部分。LABA 不能控制气道炎症,因此不能单独用于控制任何严重程度的哮喘,也不应在没有 ICS 治疗的情况下给予。LABA 与 ICS 复合制剂现在越来越多地用于哮喘的治疗,研究证明,联合治疗可以改善哮喘控制,减少疾病恶化,在维持哮喘控制的同时减少 CSs 剂量。研究还表明 LABA/ICS 复合制剂与两药分别使用两个独立吸入器给药的方式相比更有临床益处。福莫特罗和布地奈德以及近期的福莫特罗和二丙酸倍氯米松的组合已被证明在用作控制剂和缓解剂时是有效的,因此单一吸入装置给药可满足两种用途。

不良反应 β_2-肾上腺素受体激动剂最常见的不良反应是心悸和肌肉震颤,这在吸入给药时很少出现,常见于高剂量雾化器治疗的患者和老年患者。β_2-受体激动剂的安全性一直是人们关注的问题。已经证实使用 SABA 的剂量与哮喘死亡相关,但究其原因在于 SABA 的使用增加意味着哮喘控制不良,哮喘未控制本身就是哮喘死亡的危险因素。使用 LABA 的哮喘人群中死亡人数略有增加,但这很可能与未联合使用 ICS 有关,因为 LABA 单药治疗无法抑制哮喘气道炎症,因此在给予 LABA 时需要同时使用 ICS,最合适的方法是使用 ICS/LABA 吸入器组合。还应提醒患者避免使用 β-肾上腺素受体阻断药物,包括局部眼科制剂中所含的药物,因为它们可以引发严重的甚至危及生命的哮喘发作。因此,在哮喘急性发作期禁用 β-受体阻滞剂,在用于稳定的哮喘患者之前应评估风险-效益比。部分患者在吸入 β-受体激动剂治疗后哮喘控制恶化,可能的机制包括反常支气管痉挛、BHR 增加和耐药。长期使用该药可能会导致 β-受体下调,这可能会影响治疗效果即导致快速治疗耐药。事实上,研究证明 β-受体突变和基因多态性影响个体对吸入 β-受体激动剂的反应。

抗胆碱能药物

抗胆碱能药物是哮喘管理中需要考虑的另一类药物。

作用方式 毒蕈碱受体拮抗剂,如异丙托溴铵,通过阻断气道平滑肌上的毒蕈碱受体,降低迷走神经张力和抑制黏液分泌,从而舒张气道平滑肌。

临床应用 通常,抗胆碱能药物舒张支气管的作用比 β_2-受体激动剂弱。其阻断介导支气管收缩的胆碱能反射成分,而 β_2-受体激动剂抑制导致支气管收缩的所有环节。因此,抗胆碱能药仅倾向用于使用其他吸入疗法后仍未控制的哮喘患者。在急性重症哮喘的治疗中,可以通过雾化器给予高剂量的抗胆碱能药,但是仅在 β_2-激动剂治疗后给予,因为抗胆碱能药不具有快速的支气管舒张作用。沙丁胺醇和异丙托溴铵的组合制剂可用于雾化疗法。近年来,研究证明长效抗胆碱能药物噻托溴铵可能对哮喘治疗也是有效的,但该药目前尚未获得批准治疗哮喘。

不良反应 抗胆碱能药物进入体循环的量较小,因此通常不会引起不良反应。最常见的不良反应是口干,老年患者可出现青光眼和尿潴留。

茶碱

口服茶碱主要用作辅助支气管舒张剂治疗,但由于其治疗窗窄和不良反应,以及更安全和更有效的替代品的出现,茶碱现在很少用于哮喘患者。

作用方式 茶碱抑制气道平滑肌细胞中的磷酸二酯酶,增加细胞内 cAMP,从而舒张支气管。然而,支气管舒张所需的剂量通常会引起不良反应,不良反应的主要原因是直接抑制了磷酸二酯酶。茶碱已被证明可通过不同的分子途径产生抗炎作用,例如,茶碱可刺激关键核酶组蛋白脱乙酰酶-2,关闭已被激活的炎性基因。

临床应用 茶碱通常以口服缓释制剂给药,每天一次或两次,与标准茶碱片相比,缓释茶碱可获得更稳定的血浆浓度。在严重的哮喘患者中,茶碱可用作附加的支气管扩张剂治疗,但通常需要维持血药浓度在 $10\sim20mg/L$,该浓度常引起不良反应。然而,在低于传统治疗所需血药浓度时($10\sim20mg/L$)茶碱即可发挥抗炎作用,并且在低剂量时,药物耐受性更好。低剂量茶碱对 ICS 具有累加效应,对于严重的哮喘患者特别有用,茶碱的停用可能导致哮喘控制的明显恶化。目前静脉注射氨茶碱很少用于治疗哮喘,极少数会用于急性严重哮喘发作的患者。

不良反应 茶碱的不良反应与血浆中的药物水平直接相关,血药浓度低于 $10mg/L$ 时不良反应较少。监测血浆茶碱浓度可用于确定和指导正确的临床用量。头痛、恶心和呕吐是最常见的不良反应,由抑制磷酸二酯酶引起。心悸和利尿可能较为棘手,并且在血药浓度较高时,由于腺苷 A_1 受体拮抗作用,可出现癫痫发作、心律失常和死亡。口服茶碱通过胃肠道途径吸收,并且通过 CYP450 酶在肝脏中大部分失活,因此抑制 CYP450 活性的药物如别嘌呤醇和红霉素可能增加茶碱的血药浓度,更易出现不良反应。

■ 糖皮质激素

皮质类固醇(corticosteroids,CSs)是有效的抗炎药物,当通过吸入途径给药时,是治疗和控制哮喘的最有效疗法,并且极大地降低了西方世界哮喘的死亡率。

作用机制

CSs 减少气道炎症细胞的数量和活化。CSs 治疗可减少气道中嗜酸性粒细胞、活化 T 淋巴细胞和表面肥大细胞减少,从而有助于减轻气道高反应性。CSs 对气道炎症的作用有几种分子机制,主要途径是抑制转录因子 NF-κB 和 AP-1,从而关闭编码细胞因子、趋化因子、炎症酶和黏附分子等炎症蛋白的多种活化基因的转录。CSs 作用的另一个关键机制是抑制组蛋白去乙酰化酶-2 向炎症基因复合物的募集,逆转了与基因转录增加相关的组蛋白乙酰化。CSs 增加 $β_2$-受体的表达,这可能解释了 CSs 与 LABA 联合应用时观察到的协同效果。转录激活是 CSs 造成大部分内分泌和代谢不良反应的原因。

临床应用——吸入性糖皮质激素

吸入 CSs 是哮喘患者治疗的维持控制剂。ICS 可预防哮喘症状,降低严重急性发作率,改善肺功能,并降低气道高反应性。ICS 的早期及时运用避免了慢性哮喘气道功能的不可逆变化。运用 ICS 后稳定的持续性哮喘患者在停止 ICS 治疗时会出现急性加重,表明 ICS 可以抑制症状和炎症,但不能根治哮喘。ICS 适用于任何年龄和不同严重程度的哮喘患者。ICS 是持续性哮喘患者的一线治疗,每天给药两次,部分症状轻微的患者可每天吸入一次。ICS 的剂量-反应曲线相对平坦,这意味着较高剂量仅比低至中剂量稍好。如果低至中等剂量的 ICS 不能控制持续性哮喘症状,常需联合 LABA,优选通过单个复合吸入器装置给药。

临床应用——全身性糖皮质激素

口服 CSs 用于治疗哮喘急性发作。常用泼尼松龙或泼尼松 30～45mg/d,疗程 5～10d,治疗结束后,不需要逐渐减量。部分哮喘患者,尤其是重症患者,需要口服 CSs 维持治疗,鉴于较高剂量 CSs 更易出现不良反应,确定维持哮喘控制所需的最低剂量非常重要。CSs 用于治疗急性重症哮喘时也可静脉给药(甲泼尼龙或氢化可的松),但研究表明口服 CSs 同样有效且易于给药。

不良反应

ICS 可引起局部口咽部不良反应,如口腔念珠菌感染、发音困难和声音嘶哑,但可通过使用储雾罐减轻。咽下在口咽部沉积的 ICS 以及经肺部吸收的 ICS 有可能导致全身不良反应,取决于不同 CSs 的个体药代动力学特性,总体而言,研究表明 ICS 的全身不良反应较小。药物剂量较高时,ICS 可抑制血浆和尿皮质醇水平,并且在青春期前儿童中,ICS 持续降低身高,导致成年时身高降低,但不是渐进的或累积的,大约降低 1cm。最重要的是,ICS 可以有效控制哮喘症状和疾病,维持治疗时可减少口服 CSs 的需要和次数,从而减少 CSs 的全身不良反应。

口服 CSs 的全身不良反应比 ICS 严重,长期维持治疗时更为显著。不良反应包括瘀斑、糖尿病、向心性肥胖、骨质疏松症、十二指肠溃疡和胃溃疡、高血压、情绪和行为改变、近端肌病和白内障。如果患者接受长期口服 CSs 治疗,应评估和监测骨密度,骨密度水平临界或低下时,使用双膦酸盐预防性治疗骨质疏松症,绝经后妇女可加用雌激素。如果 CSs 不良反应不可忽视,可考虑使用能替代部分激素作用的药物。

■ 白三烯拮抗剂

白三烯通路抑制剂是一组改变白三烯(衍生于花生四烯酸的 5-脂氧合作用)病理生理作用的化合物。有两类药物可供选择:5-脂氧合酶抑制剂(齐留通)和半胱氨酰白三烯受体 1 型拮抗剂(孟鲁司特、扎鲁司特和普仑司特)。

作用机制

半胱氨酰白三烯受体 1 型拮抗剂抑制 cys-LT1-受体激活所致的支气管平滑肌收缩、微血管渗漏和嗜酸性粒细胞性气道炎症。这些药物主要作用于哮喘中肥大细胞产生的炎症介质,并且在较小程度上作用于嗜酸性粒细胞产生的介质。

临床应用

与 ICS 相比,白三烯调节剂抑制气道炎症的作用较弱,临床效果也相对较弱。ICS 比白三烯调节剂抗炎作用强,在控制哮喘方面更具有临床优势。对于使用低剂量 ICS 的轻度哮喘患者,抗白三烯治疗可用作联合疗法,但比联合 LABA 的疗法效果差。白三烯调节剂可用于 CSs 使用不耐受、患者不接受 CSs 或伴有鼻-鼻窦炎时,通常每天口服 1 次或 2 次。

不良反应

白三烯调节剂通常耐受性良好,但有时可引起胃肠道不适、肝毒性和超敏反应,包括过敏反应和血管性水肿。

■ 色甘酸钠

色甘酸钠和奈多罗米被归为哮喘控制药物。主要作用机制可能是抑制感觉神经和肥大细胞的活化,因此可有效阻断触发诱导性哮喘,如变应原或运动诱发的症状。然而,这些药物的作用持续时间短,每天需要多达 4 次吸入,因此对哮喘的长期控制益处较小。色甘酸钠和尼多酸钠在治疗儿童哮喘方面很受欢迎,因为它们非常安全,但临床疗效不如 ICS,且目前低剂量 ICS 因更有效且具有确定的安全性在儿童中更受青睐。

■ 皮质类固醇替代治疗

部分患者在 CSs 治疗中出现严重的不良反应,特别是口服 CSs 治疗的严重哮喘患者,为了尽量减少 CSs 剂量并减少患者需求可试用多种免疫调节治疗。许多药物已被用作类固醇替代疗法,包括硫唑嘌呤、秋水仙碱、环孢素 A、金剂、甲氨蝶呤和静脉注射丙种球蛋白,但这些治疗方法均未显示出长期疗效,且每种治疗方法都存在高风险不良反应,不建议用于代替 CSs。

■ IgE 单克隆抗体

奥马珠单抗(Omalizumab)是 IgE 的单克隆抗体,通过中和血清 IgE,阻断 IgE 与细胞表面 IgE 受体结合来抑制 IgE 介导的反应。可用作 CSs 依赖的特应性哮喘患者的辅助药物。对中度至重度 CSs 依赖性哮喘患者的研究显示奥马珠单抗可改善哮喘控制水平,减少哮喘发作次数,起到良好的类固醇替代作用。然而,抗 IgE 治疗非常昂贵并且仅适用于循环 IgE 水平升高并处在一定范围内且大剂量吸入和/或口服 CSs 治疗仍未控制的特定患者。通常每 2~4 周进行一次皮下注射,虽然偶尔会报道过敏反应,但相对安全且几乎没有明显的不良反应。治疗 3~4 个月后才可确定该治疗有无客观益处。

■ 免疫疗法

变应原免疫疗法对于具有明确变应原触发的哮喘患者有益。单一特定变应原触发哮喘症状和伴随鼻部症状的哮喘患者比具有多种过敏性触发因素的患者获益大。变应原特异性免疫疗法(allergen-specific immunotherapy,ASIT)即重复使用变应原以诱导对特定变应原的免疫和临床耐受性。ASIT 可以皮下给药,但存在过敏的风险。相比之下,舌下 ASIT 最近已被证明是季节性过敏患者的有效和安全的替代方案,但与哮喘有关的长期数据尚有不足。

■ 非药物治疗

对于部分患者来说,替代疗法可能很受欢迎并且更容易接受,包括针灸、呼吸训练、脊椎治疗、顺势疗法、催眠疗法和瑜伽。但安慰剂对照研究显示这些治疗方法缺乏疗效,不推荐临床运用。这些疗法可能会导致患者停药并破坏哮喘控制。但因为这些疗法是无害的,患者可将其作为常规药物疗法的辅助。

■ 未来治疗

虽然目前使用 CSs 和 β_2-受体激动剂可控制大多数患者的哮喘症状,但是在相当大比例的患者中,哮喘控制不佳仍然是一个问题。对控制剂治疗的依从性差导致哮喘控制不良,使用由单个吸入器装置提供的组合 LABA/ICS 治疗和/或将组合 LABA/ICS 治疗同时作为控制剂和缓解剂,可以部分地解决该问题。实际上,大多数吸入装置都是针对肺部大气道进行治疗,目前正在评估将吸入疗法定向于肺外周区域的临床意义,这部分区域的炎症未经治疗可能会导致患者临床症状不稳定。由于目前使用的终身治疗仅解决临床症状,但对哮喘相关的潜在结构改变几乎没有影响,因此哮喘治疗需求仍未满足,也迫切需要研发新疗法减轻使用系统性 CSs 的不良反应。

每天 1 次给药的超长效支气管舒张剂被批准用于 COPD 但不用于哮喘,这些治疗方法催生了包括每天 1 次 CSs 的多药复合制剂的研发。

CSs 耐药是重度哮喘患者的一大问题,几种可能的分子机制为新疗法提供了思路,包括通过茶碱和去甲替林等药物逆转耐药。新的治疗可用于特定的哮喘患者。在使用高剂量 CSs 治疗的严重嗜酸性粒细胞性哮喘患者(<5%的所有哮喘患者)中,白细胞介素-5 的阻断抗体已被证明可减少急性发作。抗 TNF-α 抗体尚未显示对严重哮喘患者有效。其他几种特定介质如前列腺素 D_2、IL-9 和 IL-13 的阻断剂,正在重症哮

喘亚型患者中进行临床试验。新的广谱抗炎治疗包括磷酸二酯酶-4、NF-κB 和 p38 MAP 激酶抑制剂正在临床开发中，但这些药物作用于许多免疫细胞常见的信号转导途径，并存在一定的不良反应，特别是通过肠胃外途径给药会产生不良反应，因此，通过吸入途径给药的可能性正在研究中。

在哮喘管理中，大环内酯类抗生素的类固醇替代作用尚不确定。大环内酯类药物可能会使一些非典型致病菌感染的患者受益，可能对中性粒细胞占主导的哮喘患者有效，但最近的结果并不令人鼓舞。

近期推荐支气管热成形术应用于特定重症哮喘患者，临床研究虽然有限，但已证实可改善预后。

哮喘的长期管理

哮喘的管理指南侧重于使用阶梯药物治疗方法来控制哮喘症状。近年来治疗观念已经从基于疾病严重程度转变为认识到哮喘的治疗并非永久保持在同一级别，其可能会在数月或数年内改变：哮喘的严重程度可能会因为变应原的存在、药物和治疗的不正确/正确使用以及缺乏对规定治疗方案的依从性等因素而时起时落。如果在某个治疗级别时症状控制不充分，则应将治疗升级。治疗的原则是：有效治疗应该实现更好的哮喘控制，患者严重程度下降，并使降级治疗成为可能。因此对于哮喘的长期管理，按控制水平进行分类可能更具相关性和实用性。表 46-2 列出了哮喘长期治疗的目标。

全球哮喘防治倡议（Global Initiative for Asthma，GINA）将患者哮喘控制水平分为 4 级：控制（维持或降级治疗）、部分控制（考虑升级治疗）、未控制（升级治疗直至达到症状控制）、急性发作（根据急性发作严重程度治疗）。有助于确定控制水平的特征包括评估以下内容：过去一周的白天症状；日常活动受限；过去一周的夜间症状或觉醒；需要使用缓解药或急救治疗；肺功能；以及过去一周和过去一年的急性发作次数（如果有的话）。

■ 分级治疗

哮喘管理的分级治疗即实现良好哮喘控制所需的治疗水平。有些患者可能出现哮喘控制的急性恶化，如同时伴有上呼吸道感染的患者，可能需要升级治疗。

第 1 级治疗

对于所有哮喘患者，均应备用计量吸入器按需吸入 SABA 缓解急性症状。每周使用缓解药物增加至 3 次以上或运动诱发症状，表明需要控制性药物治疗。哮喘管理中一个重要但经常被忽视的部分为控制环境触发因素。应该避免已知的诱发因素例如吸入性变应原或职业性致敏物，但有时难以做到。哮喘患者也可能有多种诱因，因此，避免单一诱因并非对所有患者均有效。但完全脱离室内尘螨暴露可降低哮喘严重程度和气道高反应性。

指南建议成人哮喘患者接种流感疫苗。然而，研究表明流感感染不太可能诱发哮喘急性发作，疫苗接种能否有效减少流感相关哮喘并发症或哮喘急性发作尚无确凿证据。如果没有其他禁忌证，哮喘患者，特别是老年人或伴有流感感染死亡风险的合并症患者，应接种灭活流感疫苗。美国疾病预防控制中心（CDC）建议 19～64 岁患有慢性疾病（包括哮喘）的成年人接种单剂量肺炎疫苗。

第 2~3 级治疗

当患者症状不再是间断性时，推荐加入长期控制性药物，首选减轻气道炎症的 ICS。通常以每天 2 次低至中等剂量 ICS 开始，如 200μg 丙酸倍氯米松（beclomethasone dipropionate，BDP）或等效剂量 BID 给药，如果 3 个月后症状达到控制，则应降低剂量。但若症状持续存在且未控制，则应将 LABA 与 ICS 联合，由单个吸入装置给药，因为研究显示这种方式与使用两个单独吸入器给药相比更具有临床优势。事实上，低剂量 ICS 联合 LABA 与高剂量 ICS 单药治疗同样有效。ICS 的剂量应根据缓解吸入治疗的需要和患者症状的控制来增减。此外，还可考虑 ICS 联合低剂量的缓释口服茶碱或白三烯调节剂，但这些疗法不如 LABA/ICS 组合有效。

第 4~5 级治疗

在症状恶化的患者中，高剂量 LABA/ICS 加低剂量缓释口服茶碱可能会有所帮助。近期研究表明，LABA/ICS 加 LAMA（噻托溴铵）用于治疗哮喘控制不佳的患者可显著减少哮喘急性发作，改善肺功能。重症哮喘患者如果未能实现症状控制，可能需要口服 CSs 维持治疗，并应注意滴定至维持哮喘控制的每天（或隔天）最低剂量。CSs 依赖并且未达控制的哮喘患者可尝试使用奥马珠单抗进行抗 IgE 治疗，但这种治疗仅适用于特定的患者。该级别还可考虑变应原特异性免疫治疗，但重症哮喘患者发生严重不良反应（包括死亡）的风险高。

喘发作患者的死亡至关重要，因此需要持续监测氧饱和度直到对治疗产生反应。

大剂量通过雾化器（氧气驱动）或 pMDI 吸入 SABA 是哮喘急性发作的一线治疗，并应尽早给予。虽然支气管扩张剂雾化一般耐受性良好，但偶尔会引起心律失常，需要持续的心电监护。对于不能使用吸入疗法或即将呼吸衰竭的重症患者，可静脉注射 β_2-受体激动剂。对于无反应的患者，可加用抗胆碱能雾化治疗（异丙托溴铵），因为它们可以提供额外的支气管扩张作用。所有重度急性加重患者，尤其是危重症患者，都应给予足够剂量的全身激素治疗至少 5d，起效后在两周内逐渐减量，不能口服 CSs 的患者，应该在急诊科静脉应用激素（如氢化可的松）。

吸入 β_2-受体激动剂加单次静脉注射硫酸镁亦是有效的。它的耐受性相对较好，可用于对吸入性支气管扩张剂疗效不佳的重度急性发作患者，或危及生命者。

急性严重或危及生命的哮喘对治疗无效，转诊至重症监护室进行气管插管和通气的指征为 PEF 下降、低氧血症加剧、Pa_{CO_2} 正常或升高、吸气无力、嗜睡或意识模糊。可以使用静脉注射氨茶碱，但毒性风险远大于使用吸入 β_2-肾上腺素受体激动剂。镇静剂可能会抑制通气应禁用。除非有肺炎的临床或影像学征象，否则不常规运用抗生素。

致谢

Omar Usmani 博士是英国国家卫生研究所（UK National Institute for Health Research，NIHR）职业发展奖学金的获得者。

陈　希　译
马艳良　审校

参考文献

[1] Global Initiative for Asthma(GINA). Global strategy for asthma management and prevention, updated 2012. [2013-02-10] https://ginasthma.org/.

[2] BORISH L, CULP JA. Asthma: a syndrome composed of heterogeneous diseases. Ann Allergy Asthma Immunol, 2008, 101(1):1-8.

[3] HALDAR P, PAVORD ID, SHAW DE, et al. Cluster analysis and clinical asthma phenotypes. Am J Respir Crit Care Med, 2008, 178:218-224.

[4] PEKKANEN J, LAMPI J, GENUNEIT J, et al. Analyzing atopic and non-atopic asthma. Eur J Epidemiol, 2012, 27:281-286.

[5] PEARCE N, PEKKANEN J, BEASLEY R. How much asthma is really attributable to atopy? Thorax, 1999, 54:268-272.

[6] RONCHETTI R, JESENAK M, RENNEROVA Z, et al. Relationship between atopic asthma and the population prevalence rates for asthma or atopy in children: atopic and nonatopic asthma in epidemiology. Allergy Asthma Proc, 2009, 30:55-63.

[7] JACKSON DJ, SYKES A, MALLIA P, et al. Asthma exacerbations: origin, effect, and prevention. J Allergy Clin Immunol, 2011, 128:1165-1174.

[8] PROUD D. Role of rhinovirus infections in asthma. Asian Pac J Allergy Immunol, 2011, 29:201-208.

[9] HOLT PG, SLY PD. Viral infections and atopy in asthma pathogenesis: new rationales for asthma prevention and treatment. Nat Med, 2012, 18:726-735.

[10] SHORE S. Obesity and asthma: location, location, location. Eur Respir J, 2013, 41:253-254.

[11] LEDFORD DK, LOCKEY RF. Asthma and comorbidities. Curr Opin Allergy Clin Immunol, 2013, 13:78-86.

[12] NIIMI A. Cough and asthma. Curr Respir Med Rev, 2011, 7:47-54.

[13] THORNTON J, LEWIS J, LEBRUN CM, et al. Clinical characteristics of women with menstrual-linked asthma. Respir Med, 2012, 106:1236-1243.

[14] VELAZQUEZ JR, TERAN LM. Aspirin-intolerant asthma: a comprehensive review of biomarkers and pathophysiology. Clin Rev Allergy Immunol, 2013, 45(1):75-86.

[15] HENNEBERGER PK, REDLICH CA, CALLAHAN DB, et al. An official American Thoracic Society statement: work-exacerbated asthma. Am J Respir Crit Care Med, 2011, 184:368-378.

[16] TARLO SM, LEMIERE C. Occupational asthma. N Engl J Med, 2014, 370:640-649.

[17] SORKNESS RL, BLEEKER ER, BUSSE W, et al. Lung function in adults with stable but severe asthma: air trapping and incomplete reversal of obstruction with bronchodilation. J Appl Physiol, 2008, 104(2):394-403.

[18] HANANIA NA, CELLI BR, DONOHUE JF, et al. Bronchodilator reversibility in COPD. Chest, 2011, 140:1055-1063.

[19] BARNES PJ. Against the Dutch hypothesis: asthma and chronic obstructive pulmonary disease are distinct diseases. Am J Respir Crit Care Med, 2006, 174:240-243.

[20] GIBSON PG, SIMPSON JL. The overlap syndrome of asthma and COPD: what are its features and how important is it? Thorax, 2009, 64:728-735.

[21] ANDERSON SD, BRANNAN JD. Bronchial provocation testing: the future. Curr Opin Allergy Clin Immunol, 2011, 11:46-52.

[22] SEARS MR. Predicting new and persistent asthma. Am J Respir Crit Care Med, 2012, 186:469-470.

[23] GREEN RH, BRIGHTLING CE, MCKENNA S, et al. Asthma exacerbations and sputum eosinophil counts: a randomised controlled trial. Lancet, 2002, 360:1715-1721.

[24] RANDOLPH C. Diagnostic exercise challenge testing. Curr Allergy Asthma Rep, 2011, 11:482-490.

[25] BARNES PJ, DWEIK RA, GELB AF, et al. Exhaled nitric oxide in pulmonary diseases: a comprehensive review. Chest, 2010, 138:682-692.

[26] USMANI OS, BARNES PJ. Assessing and treating small airways disease in asthma and chronic obstructive pulmonary disease. Ann Med, 2012, 44:146-156.

[27] PAREDI P, KHARITONOV SA, MEAH S, et al. A novel approach to partition central and peripheral airway nitric oxide. Chest, 2014, 145:113-119.

[28] REDDEL HK, TAYLOR DR, BATEMAN ED, et al. An official American Thoracic Society/European Respiratory Society statement: asthma control and exacerbations: standardizing endpoints for clinical asthma trials and clinical practice. Am J Respir Crit Care Med, 2009, 180:59-99.

[29] BALKISSOON R, KENN K. Asthma: vocal cord dysfunction (VCD) and other dysfunctional breathing disorders. Semin Respir Crit Care Med, 2012, 33:595–605.

[30] PACHECO-GALVÁN A, HART SP, MORICE AH. Relationship between gastro-oesophageal reflux and airway diseases: the airway reflux paradigm. Arch Bronconeumol, 2011, 47:195–203.

[31] BERGER W. Aerosol devices and asthma therapy. Curr Drug Deliv, 2009, 6:38–49.

[32] PLAZA V, SANCHIS J, ROURA P, et al. Physicians' knowledge of inhaler devices and inhalation techniques remains poor in Spain. J Aerosol Med Pulm Drug Deliv, 2012, 25:16–22.

[33] DOLOVICH MB, AHRENS RC, HESS DR, et al. Device selection and outcomes of aerosol therapy: evidence-based guidelines: American College of Chest Physicians/American College of Asthma, Allergy, and Immunology. Chest, 2005, 127:335–371.

[34] WILKES W, FINK J, DHAND R. Selecting an accessory device with a metered-dose inhaler: variable influence of accessory devices on fine particle dose, throat deposition, and drug delivery with asynchronous actuation from a metered-dose inhaler. J Aerosol Med, 2001, 14:351–360.

[35] AZOUZ W, CHRYSTYN H. Clarifying the dilemmas about inhalation techniques for dry powder inhalers: integrating science with clinical practice. Prim Care Respir J, 2012, 21:208–213.

[36] MUERS MF. Overview of nebulizer treatment. Thorax, 1997, 52:S25–S30.

[37] DOLOVICH M. Aerosol delivery to children: what to use, how to choose. Pediatr Pulmonol Suppl, 1999, 18:79–82.

[38] SMALDONE GC. Smart nebulizers. Respir Care, 2002, 47:1434–1441.

[39] BARNES PJ. Distribution of receptor targets in the lung. Proc Am Thorac Soc, 2004, 1:345–351.

[40] BARNES PJ. Scientific rationale for inhaled combination therapy with long-acting beta2-agonists and corticosteroids. Eur Respir J, 2002, 19:182–191.

[41] CHAPMAN KR, BARNES NC, GREENING AP, et al. Single maintenance and reliever therapy (SMART) of asthma: a critical appraisal. Thorax, 2010, 65:747–752.

[42] CHOWDHURY BA, DAL PAN G. The FDA and safe use of long-acting beta-agonists in the treatment of asthma. N Engl J Med, 2010, 362:1169–1171.

[43] MORROW T. Implications of pharmacogenomics in the current and future treatment of asthma. J Manag Care Pharm, 2007, 13:497–505.

[44] BARNES PJ. Theophylline. Am J Respir Crit Care Med, 2013, 188:901–906.

[45] LOUIS R, SCHLEICH F, BARNES PJ. Corticosteroids: still at the frontline in asthma treatment? Clin Chest Med, 2012, 33:531–541.

[46] ADCOCK IM, MANEECHOTESUWAN K, USMANI O. Molecular interactions between glucocorticoids and long-acting beta2-agonists. J Allergy Clin Immunol, 2002, 110:S261–S268.

[47] DERENDORF H, NAVE R, DROLLMANN A, et al. Relevance of pharmacokinetics and pharmacodynamics of inhaled corticosteroids

to asthma. Eur Respir J, 2006, 28:1042–1050.

[48] POLOSA R. Critical appraisal of antileukotriene use in asthma management. Curr Opin Pulm Med, 2007, 13:24–30.

[49] KUHL K, HANANIA NA. Targeting IgE in asthma. Curr Opin Pulm Med, 2012, 18:1–5.

[50] CAPPELLA A, DURHAM SR. Allergen immunotherapy for allergic respiratory diseases. Hum Vaccin Immunother, 2012, 8:1499–1512.

[51] HUNTLEY A, WHITE AR, ERNST E. Relaxation therapies for asthma: a systematic review. Thorax, 2002, 57:127–131.

[52] DEMOLY P, ANNUNZIATA K, GUBBA E, et al. Repeated cross-sectional survey of patient-reported asthma control in Europe in the past 5 years. Eur Respir Rev, 2012, 21:66–74.

[53] USMANI OS. Treating the small airways. Respiration, 2012, 84:441–453.

[54] BARNES PJ. Severe asthma: advances in current management and future therapy. J Allergy Clin Immunol, 2012, 129:48–59.

[55] WECHSLER ME, LAVIOLETTE M, RUBIN AS, et al. Bronchial thermoplasty: long-term safety and effectiveness in patients with severe persistent asthma. J Allergy Clin Immunol, 2013, 132:1295–1302.

[56] USMANI OS, ITO K, MANEECHOTESUWAN K, et al. Glucocorticoid receptor nuclear translocation in airway cells after inhaled combination therapy. Am J Respir Crit Care Med, 2005, 172:704–712.

[57] KERSTJENS HA, ENGEL M, DAHL R, et al. Tiotropium in asthma poorly controlled with standard combination therapy. N Engl J Med, 2012, 367:1198–1207.

[58] HAWKINS G, MCMAHON AD, TWADDLE S, et al. Stepping down inhaled corticosteroids in asthma: randomised controlled trial. BMJ, 2003, 326:1115–1118.

[59] COMPALATI E, RIDOLO E, PASSALACQUA G, et al. The link between allergic rhinitis and asthma: the united airways disease. Expert Rev Clin Immunol, 2010, 6:413–423.

[60] CORREN J, MANNING BE, THOMPSON SF, et al. Rhinitis therapy and the prevention of hospital care for asthma: a case-control study. J Allergy Clin Immunol, 2004, 113:415–419.

[61] CHAN WW, CHIOU E, OBSTEIN KL, et al. The efficacy of proton pump inhibitors for the treatment of asthma in adults: a meta-analysis. Arch Intern Med, 2011, 171:620–629.

[62] BARNES PJ. Corticosteroid resistance in patients with asthma and chronic obstructive pulmonary disease. J Allergy Clin Immunol, 2013, 131:636–645.

[63] TOUNGOUSSOVA O, FOSCHINO BARBARO MP, ESPOSITO LM, et al. Brittle asthma. Monaldi Arch Chest Dis, 2007, 67:102–105.

[64] Centers for Disease Control and Prevention. Vital signs-asthma in the US. (2011-05-03) [2013-02-10]. http://www.cdc.gov/vitalsigns/Asthmal.

[65] TATTERSFIELD AE, POSTMA DS, BARNES PJ, et al. Exacerbations of asthma: a descriptive study of 425 severe exacerbations. The FACET International Study Group. Am J Respir Crit Care Med, 1999, 160:594–599.

第47章

阿司匹林与运动诱发性哮喘

Jose L. Gomez

Geoffrey L. Chupp

Gregory P. Geba

众所周知,哮喘发作可以被某些特定的免疫因子诸如吸入性变应原诱发。但同样存在几种重要的非过敏性刺激因素可以引发哮喘样支气管阻塞,其中最重要的两个便是阿司匹林/相关非甾体抗炎药(nonsteroidal anti-inflammatory drugs, NSAIDs)和运动。二者既可以在由吸入性变应原诱导的哮喘中引起气道反应,也可以独立引起类似的反应。这两种非特异性的激发因素可能存在着共同的病理生理学机制,包括肥大细胞和白三烯相关途径,并且可能与血管反应介导的气道狭窄有关。

阿司匹林诱发性哮喘

阿司匹林诱发性哮喘(aspirin-induced asthma, AIA)由 Hirschberg 在 1902 年首次报道。60 年后,阿司匹林敏感、哮喘、鼻息肉三者间的关系在 Samter 和 Beer 的经典论文中被阐述。1928 年,van Leewen 突出描述了阿司匹林敏感的临床重要性,他发现在 100 名哮喘患者服用阿司匹林后,其中 16 人出现了支气管收缩的表现。另外一些研究也进行了相似的观察,由于研究涉及的哮喘患者特点(严重程度增加了风险)及诊断标准不同,结果发现在哮喘患者中阿司匹林敏感者超过 5%,甚至可以高达 30%。

阿司匹林是被认识到的第一个可以加重哮喘的药物。1950 年以后,随着化学合成的镇痛药以及 NSAIDs 的发展,人们发现另外一些药物也可以加重哮喘。一项研究对 781 名哮喘患者进行了为期 2 年的观察,10.5% 的患者在此期间发生过由药物引起的哮喘样气道反应。其中 77% 由 NSAIDs 引起,而阿司匹林则占到所有 NSAIDs 所引起哮喘发作的 2/3,或者说,占到药物诱导哮喘的约 50%。尽管阿司匹林既是 NSAIDs,也是所有药物中最常引起哮喘发作的药物,但其他 NSAIDs 在引起哮喘发作的药物中也是非常重要的。

■ 临床表现

机体对阿司匹林的不良反应分为两种不同的形式:一种表现在皮肤,最常表现为荨麻疹和血管源性水肿;另一种表现在呼吸系统,表现为鼻-结膜炎和支气管痉挛。服用 NSAIDs 后的皮肤反应包括荨麻疹伴或不伴血管源性水肿,可能发生于慢性荨麻疹病史的患者,也可发生于健康人;而引起这种皮肤反应的可能是某一个特定药物,也可能是多个 NSAIDs 中的一个。广泛的潜在影响因素表明引起这些临床表现的致病过程是多种多样的。大多数患者在出现荨麻疹前可以耐受相同的 NSAIDs,这表明 NSAIDs 只是与潜在的出疹倾向相作用,而并非直接或独立地引起皮疹。这也解释了为什么停用 NSAIDs 并不能使所有患者的荨麻疹消失。确认是单一药物还是多种 NSAIDs 引起的这些反应,是为这些患者制订治疗计划的基础,也是对患者提供用药指导的基础,以避免患者在治疗中选用刺激药物。

阿司匹林敏感的呼吸系统表现涉及上呼吸道(鼻)和下呼吸道(哮喘),而且这两者通常有时间上的关联性,有时,上呼吸道症状(典型表现为鼻炎)早于这些药物引发的下呼吸道症状。AIA 可以在已有的哮喘基础上发生,也可以在既往无哮喘症状的情况下发生。这一观察结果促使临床使用更为准确的词语对其进行描述,包括阿司匹林诱发性哮喘(AIA)和阿司匹林加重的呼吸系统疾病(aspirin-exacerbated respiratory disease, AERD),而后者是一个更大范畴的术语,它不仅包含下呼吸道表现(哮喘),也同样包含上呼吸道(鼻及鼻窦黏膜)表现。

这一综合征的典型表现为以与病毒感染相似的上呼吸道症状为首发表现。它一般在 30~40 岁最为高发。上呼吸道症状会一直持续并逐渐累及鼻黏膜和鼻旁窦。慢性鼻炎和鼻息肉患者的嗜酸性粒细胞数量会明显升高。有关服用阿司匹林和/或 NSAIDs 与上、下呼吸道症状之间关系的详尽病史,有助于明确这些药物与鼻息肉发生发展之间的联系。通常来说,减少或完全停止使用阿司匹林/NSAIDs 之后,即使症状有所改善,炎症反应也依然存在。

除 Samter 描述的鼻息肉、哮喘、阿司匹林敏感之外,累及一个或多个鼻旁窦的鼻窦炎几乎是所有此综合征患者都存在的临床特点。鼻和鼻窦的炎症经常伴有嗅觉丧失,反复发作的鼻窦感染则需要多次外科手术切除息肉以减轻慢性鼻窦堵塞。这类患者中 90% 可以在 X 线平片上看到一个或多个鼻窦透过度减低,而鼻窦 CT 则对慢性增生性嗜酸性粒细胞鼻窦炎所引起的黏膜增厚更为敏感,还能够发现液气平面。

特应性似乎不是 AIA 的主要致病机制。这一结论基于以下很多方面的证据,包括很多 AIA 患者并不是特应性体质;其中只有 30% ~ 60% 患者的皮肤变应原试验是阳性的,有很大比例患者的皮肤变应原试验是阴性的;他们的 IgE 水平是正常的。NSAIDs 特异性 IgE 抗体也并没有被成功证实存在,而在急性的吸入性变应原激发的过敏性哮喘中最常见到的外周血嗜酸性粒细胞增高、补体激活和血清组胺水平升高等现象并没有出现在急性阿司匹林激发的情况下。因此,术语"假变态反应"被用来描述部分 AIA 反应过程。

与过敏性哮喘相反,这些患者服用阿司匹林后的典型反应是缓慢发生(从 0.5h 到 4h 不等,平均时间为 50min)的鼻腔充血、大量鼻涕、累及颈部和头部的皮肤潮红、结膜炎以及支气管阻塞,后者通常表现为喘息。在实验室中由口服阿司匹林激发的典型反应过程如图 47-1 所示。在严重反应的病例中,头痛、恶心、呕吐、急性高碳酸性呼吸衰竭甚至死亡均可发生。伴有高循环状态的危及生命的反应在全身使用 NSAIDs (如酮咯酸)的患者中有过报道。皮肤和呼吸系统同时受累(真性荨麻疹伴哮喘)只发生于 3% 的患者。

■ 遗传学

经典的过敏性哮喘常常在幼年或青少年时发病,

AIA 则通常多见于 30 ~ 40 岁的人群。Lockey 最早描述了一个血缘家庭,提示该疾病为常染色体隐性遗传。而之后 Von Maur 的报道则显示该疾病为常染色体显性遗传。该病发病较晚则提示,环境因素的影响可能在疾病的发展中扮演着非常重要的角色。男性和女性都会发病,但女性的发病率要比男性更高。

尽管大多数病例均缺少家族相关性,但有一项研究确实显示在一部分患者中存在 HLA-DQW2 表达的增加。此后的一项研究则发现,在欧洲人中,相较于健康人及非阿司匹林诱发性哮喘患者,AIA 患者更多表达 HLA-DPB1*0301(OR:4.4 和 5.3),其 DPB*0401 的表达则较低(OR:0.42 和 0.48)。韩国学者证实,携带 HLA-DPB1*0301 基因会使患 AIA 的风险升高,而 HLA-DPB1*1302 和/或 DPB1*0609 的携带者则有更高的风险患阿司匹林性荨麻疹。

目前认为几个与花生四烯酸代谢通路相关的基因分子缺陷是该病的病因。在欧洲 AIA 患者中,白三烯 C_4 合酶基因中 rs730012(A-444C)的单核苷酸多态性与血中嗜酸性粒细胞基因表达上调相关,其患 AIA 的相对危险度增加(OR:2.62;95% CI:1.38 ~ 4.98)。对该人群的另一项研究则表明,在病情更严重的 AIA 患者中,会在 COX-2 启动子区域表达与功能和性别相关的 rs20417 单核苷酸多态性。日本的研究团队则发现 TBX21 基因(人小鼠 T-bet 基因类似物)的

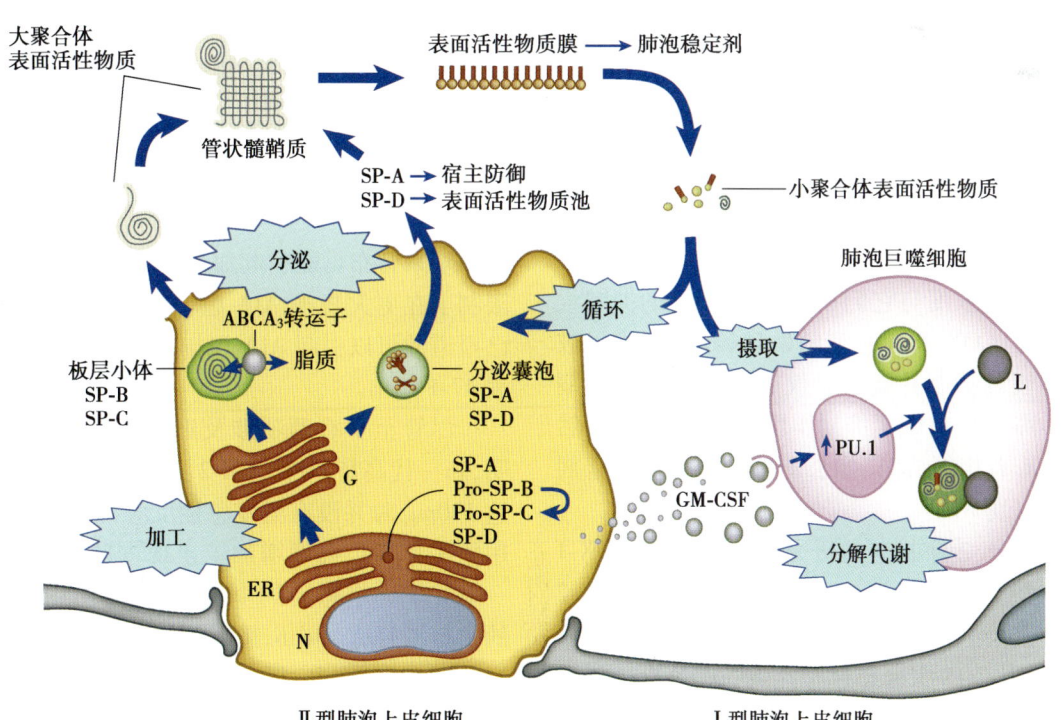

图 47-1　AIA 患者对阿司匹林的典型反应。图示为摄入阿司匹林或安慰剂后呼吸受损及眼鼻症状。资料来源:STEVENSON DD, SIMON RA. Aspirin sensitivity:respiratory and cutaneous manifestations//MIDDLETON E JR. Allergy:principles and practice. 4th ed. St. Louis:CV Mosby,1993:1747-1767.

rs4794067 SNP 缺失,会导致气道内嗜酸性粒细胞增多和气道高反应性。Rs4794067 多态性与外显子 1 的 390A-G SNP 同义编码不平衡连锁,并且与 AIA 有很高的相关性。另外一项研究则显示 AIA 患者存在 5-脂氧酶激活蛋白(5-lipooxygenase activating protein,ALOX5AP)基因的高转录或多态性。新的发现可能来源于近期的研究,这些研究发现了 AIA 患者选择性表达半胱氨酰白三烯-2 受体,而并非上气道浸润的炎症细胞所表达的半胱氨酰白三烯-1 受体,后者未能在患有阿司匹林敏感的过敏性鼻炎患者以及正常对照组中观察到。

随着高通量技术的出现,关于 AIA 遗传学研究在过去 10 年里快速进展。大多数研究都是利用正相关的候选基因策略,对于这些证据的解读表明 AIA 是多个基因多态性与环境相互作用的结果。然而,某些在特定人群中的发现并不能推广到所有患者中,这是因为不同等位基因的出现频率以及不同的环境危险因素导致了 AIA 表型的不同。

对合并鼻息肉 AIA 患者的基因表达谱分析发现这些患者存在骨膜蛋白更高水平表达;这一现象与上、下气道均密切相关,因为骨膜蛋白也可以由支气管上皮细胞分泌,并且与 TGF-β 的刺激和哮喘患者气道内细胞外基质沉积密切相关。

■ 交叉反应

Vanselow 和 Smith 在 1967 年首次发现了阿司匹林与其他 NSAIDs 存在交叉反应。其他与 NSAIDs 无结构相关性的过敏反应也在之后被报道,这一现象表明这些反应本质上并不是特应性的。随后的研究显示,这些药物刺激易感者发生哮喘的能力与其对环氧合酶(COX)的抑制能力相关,而这些药物与阿司匹林发生交叉反应的程度与它们在体外对 COX 的抑制程度相关。此后,COX 不同亚型的发现揭示了,可以被低剂量阿司匹林抑制并能引发气道反应的主要亚型是 COX-1。那些对 COX-1 抑制作用较弱的药物,虽然与阿司匹林有着相似结构(如水杨酸钠),按照临床剂量使用不会引发 AIA。

特异性 COX-2 抑制剂的研究使得 AIA 与 COX-1 亚型的关联得到进一步证实,在临床剂量下,COX-2 抑制剂几乎完全不会抑制 COX-1。两项独立的研究令人信服地表明,COX-2 选择性抑制剂(塞来昔布和罗非昔布)不会引起 AIA 的典型气道变化,研究的人群包括已知患有该疾病的患者及为诊断 AIA 而进行激发试验的患者。在使用塞来昔布(包括高剂量塞来昔布)的个体中,均未见到这些反应(图 47-2)。罗非昔

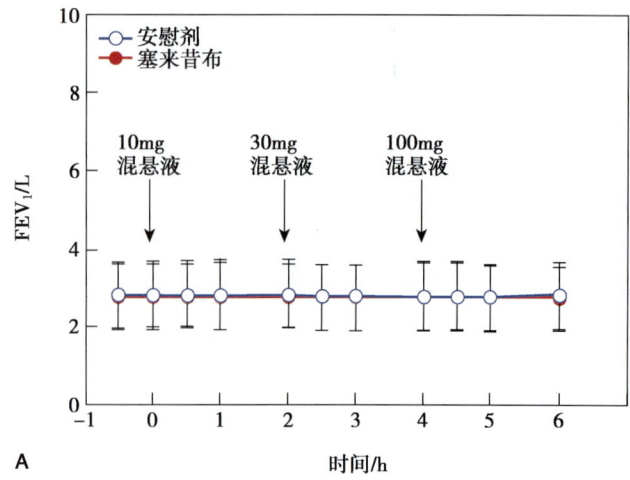

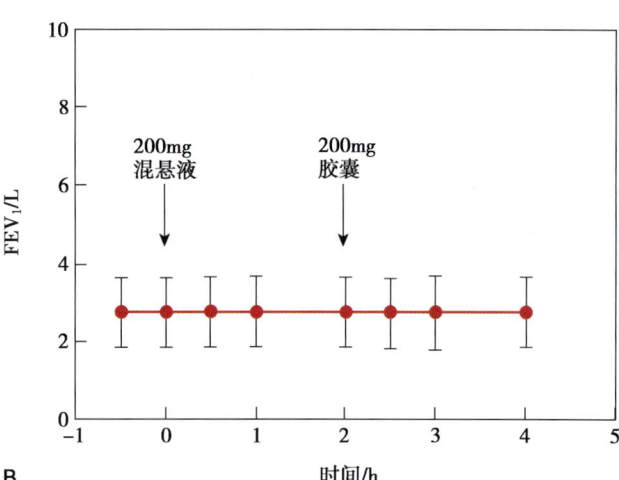

图 47-2 在 AIA 患者中增加 COX-2 抑制剂的剂量不会出现支气管狭窄的症状。口服药物前后测量 FEV$_1$。A. 双盲交叉药物刺激。B. 开放标签药物刺激。获授权引自:GYLLFORS P,BOCHENEK G,OVERHOLT J,et al. Biochemical and clinical evidence that aspirin-intolerant asthmatic subjects tolerate the cyclo-oxygenase 2-selective drug celecoxib. J Allergy Clin Immunol,2003,111(5):1116-1121.

布和塞来昔布可能引起血栓性心血管事件风险增加,限制了在更大规模 AIA 患者中进行相关评估。临床已报道的可以引起 AIA 和与 AIA 无关的 NSAIDs 已在表 47-1 列出。

尽管至少有两项涉及近 100 名受试者的研究表明,新一代高特异性 COX-2 抑制剂依托考昔在剂量高达 120mg 时并没有激发急性反应,另一项研究显示应用依托考替小幅度增加了出现皮肤反应的风险。在一篇关于一个患者的个案报道中,使用剂量为 60mg 的依托考替后 30min,患者的 FEV$_1$ 下降并且出现流鼻涕的现象。因此,尽管绝大多数 AIA 患者在给予 COX-2 抑制剂时可能不会出现症状,但通过正规测试确认耐受这些药物的能力可能是最安全的方法。

长期以来,人们认为 AIA 患者对许多其他类镇痛药具有良好的耐受性。它们也列在表 47-1 中。然而,

表 47-1	NSAIDs 与阿司匹林诱导的哮喘（AIA）

可以在 AIA 患者中引起气道缩窄的 NSAIDs

羧酸类

水杨酸类

　阿司匹林

乙酸类

　吲哚美辛

　舒林酸片

　托美丁

　双氯芬酸

　酮咯酸

　佐美酸

丙酸类

　布洛芬

　萘普生

灭酸类

　甲氯芬那酸

　甲酚那酸

烯醇酸类

　吡罗西康

AIA 患者可以耐受的 NSAIDs 和镇痛药

水杨酸钠

水杨酸胆碱

水杨酰胺

右旋丙氯酸

低剂量对乙酰氨基酚

选择性 COX-2 抑制剂

一些以前被认为对这些患者比较安全的镇痛药随后被证明能够在大剂量给药时引起支气管痉挛。例如，对乙酰氨基酚和水杨酸盐剂量通常 >1 000mg，而它们在剂量为 2 000mg 或更高时，可引起某些阿司匹林敏感型哮喘患者 FEV_1 显著下降。这些药物在高剂量发生的反应往往比阿司匹林的反应更轻。美洛昔康和尼美舒利这些选择性 COX-2 抑制剂也出现过类似的现象。在临床标准剂量下，它们在 AIA 患者中通常耐受良好；而在高剂量下，则可能观察到交叉反应。

关于 NSAID 特异性 IgE 抗体和在致敏一段时间后对 NSAID 过敏反应的记录比非 IgE 介导的反应少见得多，后者倾向于在第一次暴露后即可发生。然而，在适当的临床情况下，必须在鉴别诊断中考虑这些情况。避免使用特定的 NSAID 可以防止复发。

AIA 与氢化可的松敏感之间的相关性引人关注。在与此相关的几个病例报道之后，有两项研究表明，在静脉内或肌内注射氢化可的松（15~30min）后，一小

部分阿司匹林诱发性哮喘的患者可能出现急性支气管痉挛。氢化可的松制剂中使用的载体和稀释剂与反应性无关。其中一项研究显示静脉注射甲泼尼龙、地塞米松或倍他米松时没有支气管收缩反应，表明与氢化可的松具有不同侧链化学结构的强效抗炎类固醇制剂是安全的。发生这一反应的机制尚不清楚，可能与皮质类固醇可降低磷脂酶 PLA2 活性（通常降低类花生酸产生）并广泛抑制环氧合酶，尤其是 COX-2 有关。

发病机制

结合流行病学数据、遗传和基因组信息以及 COX-2 抑制剂在 AIA 患者中表现出相对安全特征的观察，可以发现 AIA 病理生理学的关键方面。主要理论认为：该反应是由白三烯和前列腺素之间的平衡关系发生改变所引起，这两种物质分别由花生四烯酸代谢中的脂氧合酶通路和 COX 依赖性通路产生（图 47-3）。其他对于本病一系列症状的解释均基于其他介质的释放，这些介质多来自肥大细胞、嗜碱性粒细胞或血小板。这些理论包括：①尚未确定的可影响肥大细胞膜的物质释放，导致肥大细胞-嗜碱性粒细胞介质上调；②阿司匹林诱发性哮喘患者嗜碱性粒细胞生成的组胺增加；③AIA 患者的嗜碱性粒细胞生成的前列腺素 E_2（PGE_2）减少，而白三烯 B_4（LTB_4）生成增加；④阿司匹林诱导 AIA 患者血小板释放的 5-羟色胺和其他介质增加。有人提出补体激活在这些过程中可能很重要。然而，因为有数据显示，口服阿司匹林激发的哮喘急性发作患者 CH50 和 C4 水平无明显变化，补体激活在 AIA 中的作用仍然受到质疑。

花生四烯酸代谢的改变似乎在 AIA 中起到了核心作用。花生四烯酸的 COX 和脂氧合酶代谢的主要途径如图 47-3 所示。花生四烯酸衍生自经磷脂酶 A_2 代谢的膜磷脂。然后通过 COX 途径代谢为前列腺素（COX-2>COX-1）和血栓素（COX-1>COX-2），或通过脂氧合酶途径代谢为硫化多肽（半胱氨酰）白三烯。白三烯具有多种作用，包括诱导支气管平滑肌的收缩。相反，前列腺素特别是 PGE_2，则是一种支气管扩张剂，并且可以抑制肺中 T 细胞介导的炎症反应。阿司匹林和引起 AIA 的其他 NSAIDs 抑制 COX-1 活性。这些代谢途径在应用阿司匹林或适当剂量的其他药物之后发生转变，大约 90% 花生四烯酸的代谢被分流到 5-脂氧合酶途径，减少前列腺素和血栓素的产生，增加白三烯的产生。与正常对照者相比，AIA 患者在阿司匹林摄入后会产生大量白三烯。AIA 患者产生更少的抗炎介质脂氧素及其 15-差向异构体，则可能会增强这种转变的效果。AIA 患者也可能比正常受试者

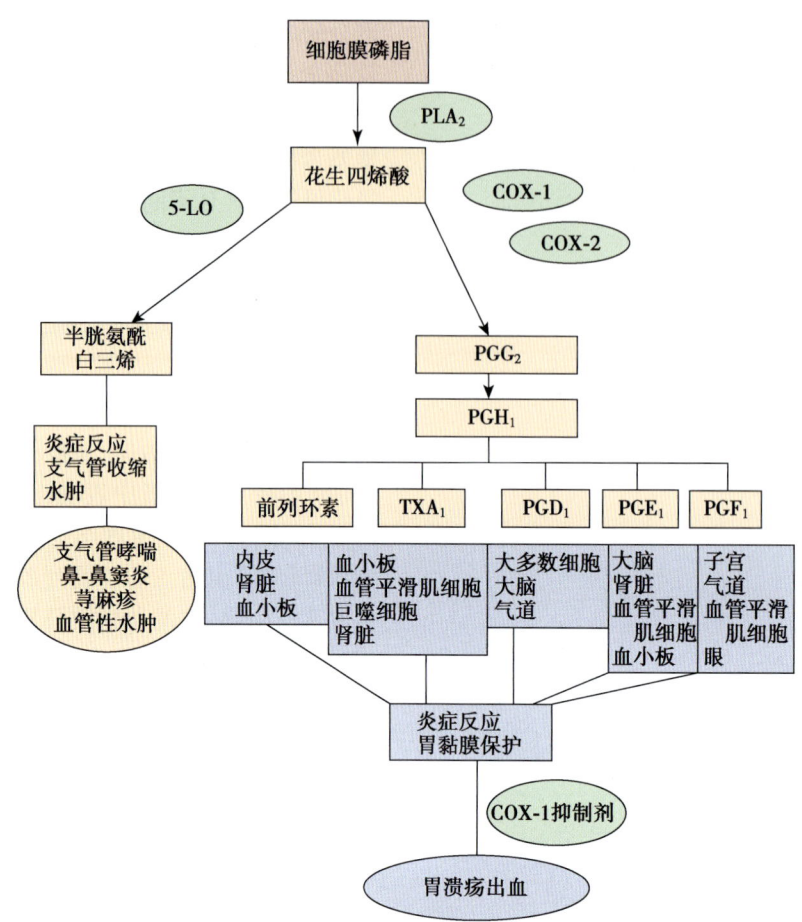

图 47-3 花生四烯酸酶促代谢途径。获授权引自：SANCHEZ-BORGES M，et al. Cutaneous reactions to aspirin and nonsteroidal anti-inflammatory drugs. Clin Rev Allergy Immunol，2003，24（2）：125-135.

对白三烯（特别是 LTE_4）的支气管收缩作用更敏感，更容易受 PGE_2 支气管扩张和潜在抗炎作用丧失的影响。支持这些结论的数据将简要总结如下。

几个研究小组分析了阿司匹林敏感和对照患者的鼻腔灌洗液，发现当 AIA 患者接受口服或鼻用阿司匹林刺激时，半胱氨酰白三烯和血浆蛋白的水平升高。一项研究发现 LTC4 和 LTD4 在正常受试者中不被诱导升高，但在过敏性鼻炎患者和孤立性鼻息肉患者中可被诱导而达到一定水平（分别比基线水平上升93%和69%）。同样，尽管组胺水平在 AIA 组显著上升（总蛋白质增加超过 3 倍），但在对照组中并没有明显上升。鼻腔灌洗液的分析显示乳铁蛋白和溶菌酶显著增加，表明在该过程中黏膜下腺受到刺激。

在一项随访研究中，研究者分析了阿司匹林摄入后的鼻腔灌洗液，并通过对肥大细胞类胰蛋白酶和嗜酸性粒细胞阳离子蛋白（eosinophil cationic protein，ECP）的研究，确定了这些鼻腔异常的细胞学来源。在这些患者中引起 AIA 后，可以观察到其鼻腔中类胰蛋白酶、组胺和半胱氨酰白三烯显著增加。ECP 的基线水平是可变的，并且在刺激后没有显著增加。另一项

类似研究发现，阿司匹林鼻内摄入前后 AIA 患者血管通透性的变化与嗜酸性粒细胞流入伴 ECP 的增加有关，也与提示肥大细胞活化的类胰蛋白酶增加有关。这些发现与早期研究所记录的血液类胰蛋白酶（4h）和尿液 LTE_4 水平（6h）的增加相一致；血液嗜酸性粒细胞计数的降低可能与阿司匹林激发后组织中的嗜酸性粒细胞募集有关。

花生四烯酸在肺中的代谢尚未进行广泛研究。现有数据显示鼻和血液循环中的发现有相似之处也有不同之处。例如，吸入阈值剂量的赖氨酸-阿司匹林后 30min 获得的支气管肺泡灌洗液（BALF）中 COX 依赖性介质，如 PGE_2、PGD_2、血栓素 B_2（TXB_2）和 $PGF_{2\alpha}$ 的水平均有所降低，而可以发现 LTE_4 和 5-羟基二十碳四烯酸（HETE）的水平有小幅增加。尽管基线嗜酸性粒细胞和 ECP 水平在 AIA 组中比在安慰剂治疗的非哮喘患者中更高，但赖氨酸-阿司匹林吸入不能导致 BALF 中类胰蛋白酶水平显著升高，并引起 ECP 水平显著下降。据此推测，AIA 患者肺部类花生酸的产生可能与其气道中的嗜酸性粒细胞炎症有关。

白三烯抑制剂的其他研究可以增进对 AIA 支气

管痉挛机制的进一步了解。一项研究在 6 个受试者中吸入特定的硫化肽白三烯受体拮抗剂，发现其中 5 个人阿司匹林诱发性哮喘减轻 43%～74%。随后进行的双盲、安慰剂对照、交叉研究显示在吸入激发阈值剂量赖氨酸-阿司匹林进行刺激前 1h，单次口服特异性白三烯受体拮抗剂，几乎可以完全阻断阿司匹林诱导的支气管痉挛效应。这一结果是在赖氨酸-阿司匹林之前未使用任何具有直接支气管扩张作用药物的前提下实现的，证实了白三烯受体拮抗剂可以有效预防镇痛药物（安乃近）所诱导的支气管痉挛。

白三烯在肺中的作用也可以通过阻断 5-脂氧合酶的活化来调节。这种方法的疗效在一项随机双盲交叉研究中得到了证实，应用 5-脂氧合酶抑制剂齐留通（阿司匹林刺激前 6～8d 给予 600mg 口服，4 次/d）可以使尿液 LTE4 排泄较基线减少超过 70%，阿司匹林刺激后 LTE4 的平均最大尿液浓度降低 60% 以上，并几乎完全抑制口服亚阈值和阈值剂量阿司匹林所引起的支气管痉挛。此外，鼻腔、眼、胃肠和皮肤表现降低至与安慰剂刺激产生症状相当的水平。应用半胱氨酰白三烯受体拮抗剂孟鲁司特和扎鲁司特也可以得到了类似的结果。

对从 AIA 患者体内分离的肥大细胞分析表明，这些细胞过多产生半胱氨酰白三烯的功能对 PGE2 的调节作用非常敏感，表明 AIA 中与 NSAIDS 相关的 COX 抑制存在过度敏感性仍需要其他分子机制来加以解释。最近的研究发现，AIA 患者中过量半胱氨酰白三烯的潜在来源是血小板和白细胞之间的交互作用发生了改变，其生物学机制被称为细胞间生物合成。

总之，虽然 AIA 的机制仍未完全阐明，但脂氧合酶产物在疾病的发病机制中有着明确的作用。现有数据表明，阿司匹林直接或间接地刺激肥大细胞，使其在鼻腔分泌物中大量释放白三烯介质，但在肺部的作用可能并不相同。嗜酸性粒细胞数量的增加和表型的改变可能与肺中的病理生理学更相关，并且可能与本病特征性的气道炎症有关。这可能提示嗜酸性粒细胞的募集继发于肥大细胞衍生介质（包括白三烯和细胞因子）的释放。

■ 诊断

尽管 AIA 具有特征性的临床表现，但仅基于临床病史会产生误诊和漏诊的情况，完整的诊断评估是必需的。几项体外试验已可以用于 AIA 患者，但它们作为诊断性测试的标准化和实用性尚未实现。这些检查涵盖了从细胞学分析到血清生物标志物、诱导痰和呼出气冷凝液以及唾液和尿液的分析。对疑诊本病

者应用阿司匹林/NSAIDS 激发试验（表 47-2）可以明确 AIA 诊断，操作流程可以使用单盲法或双盲法。

表 47-2 阿司匹林诱发性哮喘（AIA）：阿司匹林激发试验方案

单盲 3 天口服阿司匹林试验			
时间	测试日		
	1	2	3
0	安慰剂	阿司匹林 30mg	阿司匹林 100～150mg
3h	安慰剂	阿司匹林 45～60mg	阿司匹林 150～325mg
6h	安慰剂	阿司匹林 60～100mg	阿司匹林 325～650mg

双盲口服阿司匹林试验
测试者与患者均处于盲法中以消除潜在偏倚

赖氨酸-阿司匹林气管内给药	
时间/min	摄入药物［赖氨酸-阿司匹林/（mg·mL^{-1}）］
0	安慰剂
45	安慰剂
90	11.25
135	22.5
180	45
225	90
270	180
315	360
350	360（10 吸）

除非另有指示，否则所有剂量的赖氨酸阿司匹林均应分 4 次吸入

资料来源：STEVENSON DD. Aspirin and NSAID sensitivity. Immunol Allergy Clin N Am. 2004, 24：491-505；STEVENSON DD, SIMON RA. Sensitivity to aspirin and nonsteroidal antiinflammatory drugs//MIDDLETON E JR, REED CE, ELLIS EF. Allergy：principles and practice. 4th ed. St. Louis：CV Mosby, 1993；PHILLIPS GD, FOORD R, HOLGATE ST. Inhaled lysine-aspirin as a bronchoprovocation procedure in aspirin-sensitive asthma：its repeatability, absence of a late-phase reaction, and the role of histamine. J Allergy Clin Immunol, 1989, 84：232-241.

传统方案以 3mg 剂量的阿司匹林为起始剂量，尽管最近提倡更高的起始剂量（30mg），如果在该剂量下发生反应，则患者易于治疗。此后在接下来的 3d 时间内将剂量增加至最大即 650mg。出于对方案安全性的考虑，人们越来越多地在激发试验期间使用白三烯受体拮抗剂，以减少严重下呼吸道反应的发生。口服阿司匹林激发试验安全性的改善也使得诊断流程所需的时间从 3d 减少至 2d。在试验期间应用肺量仪监测肺功能以评估支气管阻塞的程度。因为阿司匹林不能持续改变乙酰甲胆碱的敏感性，气道对乙酰甲胆碱的反应性测定并不能替代肺量仪测定。阿司匹林激发试验应只在对其应用和不良反应有经验的中心进行。在欧洲

和其他地方的一些中心用于替代口服阿司匹林激发试验诊断 AIA 的方案是吸入稳定的赖氨酸-阿司匹林，然后进行连续肺功能测量，或用阿司匹林或赖氨酸-阿司匹林进行鼻激发试验，然后进行连续鼻测压或鼻声学测量。由于赖氨酸-阿司匹林在美国不能用于临床，因此我们提倡鼻内使用酮咯酸激发试验作为替代方案。

■ 治疗

鉴于 AIA 的特定病理生理学特征，AIA 患者的最佳治疗需要了解治疗阿司匹林引起的急性支气管症状和相关鼻腔、鼻窦病变的最佳方法。目前尚无特异性治疗方案可推荐作为 NSAID 引起急性支气管痉挛的常规治疗。糖皮质激素对阿司匹林吸收后的急性反应无效，茶碱和色甘酸钠也没有明确的作用。因此，吸收后急性症状的治疗主要依靠 β-肾上腺素受体激动剂来逆转支气管痉挛，局部血管收缩剂来改善鼻塞和眼部症状。在发生反应的 2～6h 持续时间内，为维持鼻腔和气道功能，通常必须频繁应用上述药物。AIA 的长期治疗取决于正确的诊断和避免阿司匹林及其他可能因交叉反应引起急性支气管痉挛的 COX 抑制剂。应告知患者许多非处方药都含有阿司匹林或其他能引起 AIA 发作的 NSAIDs，他们应该在使用任何药物之前仔细阅读包装说明书。

AIA 药物治疗应该关注的是治疗潜在的哮喘和严

格避免阿司匹林及能引起交叉反应的 NSAIDs 的应用。目前，全身性糖皮质激素或茶碱似乎均不能预防 AIA 的作用。一些研究者发现，抗组胺药如氯马斯汀和肥大细胞稳定剂如酮替芬、色甘酸和奈多罗米均具有预防功效。然而，这些药物并不能保护所有受试者在被阿司匹林激发后不发生支气管收缩。尽管之前另一项研究已经证明常规治疗方案中加入 5-脂氧合酶抑制剂齐留通时，可改善慢性哮喘症状，但并无更进一步研究证明其对预防 FEV_1 下降或改善由阿司匹林诱导的鼻、眼反应有明确效果。与之相反，半胱氨酰白三烯受体拮抗剂的效果虽有不同，但多数是有效的，而且在携带 LTC4S 等位基因变异为 C 的患者中更为有效。提前使用吸入或全身性糖皮质激素或接受长效 β-激动剂（沙美特罗）治疗至少可部分减弱阿司匹林诱导的肺功能下降。他克莫司（0.1mg/kg）（一种可能影响 T 细胞产生细胞因子反应并阻止肥大细胞组胺和白三烯释放的药物）对预防 AERD 患者服用阿司匹林后所引起呼吸症状无效，这表明，该药物不能用于预防阿司匹林的反应，也不能用于帮助 AERD 患者进行"无症状"阿司匹林脱敏。

在不能避免阿司匹林（或有交叉反应的 NSAIDs）的使用（如预防心血管疾病）或不能确保预防措施有效的情况下，可以考虑阿司匹林"脱敏"。在选定患者中进行脱敏的方案如图 47-4 所示。这些方法可以有

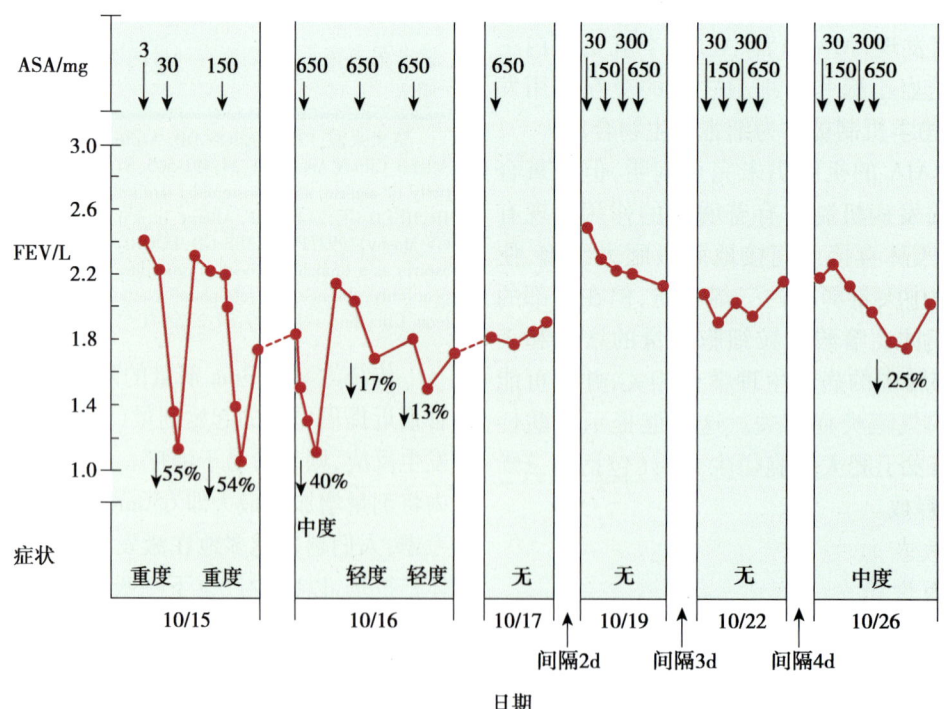

图 47-4　AIA 患者阿司匹林脱敏时的气道刺激。在摄入一系列阿司匹林剂量后呼吸功能及症状的时间走势。呼吸受损和症状在停药 4d 后重新出现表明持续摄入阿司匹林在维持脱敏状态中的必要性。资料来源：PLESKOW WW，STEVENSON DD，MATHISON DA，et al. Aspirin desensitization in aspirin-sensitive asthmatic patients：Clinical manifestations and characterization of the refractory period. J Allergy Clin Immunol，1982，69：11-19.

效地保护许多人避免在服用阿司匹林或 NSAIDs 后出现症状,并且只要阿司匹林在 325~650mg 的剂量下长期摄入,就会一直保持这种脱敏水平。在一项包含 25 例阿司匹林敏感哮喘患者的研究中,这种疗法显示鼻腔症状减少 67%,哮喘严重程度减少 48%。在同类研究中规模最大的一项研究中,172 例 AERD 患者进行了脱敏治疗,每天服用 1 300mg 阿司匹林持续 1~5 年的时间。在随后的 6 个月中,患者临床症状有所改善,包括全身用糖皮质激素剂量减少和整体评估好转,在研究的剩余时间内,这一现象始终保持但未能发现进一步的改善。大约 67%(172 个中的 115 个)的患者情况改善,16 个未能改善,24 个因阿司匹林相关副作用而终止试验,另有 17 人因其他原因退出。

值得注意的是,虽然有一些报道发现阿司匹林刺激后不久,患者的乙酰甲胆碱反应性会增加,但阿司匹林脱敏治疗似乎并不能降低患者基础的乙酰甲胆碱反应性。此外,没有确凿的证据表明阿司匹林脱敏可以减轻阿司匹林荨麻疹综合征患者的皮肤症状。

两项小规模研究证明,吸入型 PGE_2 可以预防大部分患者因吸入 L 赖氨酸-阿司匹林所产生的支气管收缩效应。在这两项研究中,应用米索前列醇(一种稳定的 PGE_1 类似物),在 L-赖氨酸-阿司匹林刺激之前 1h 给予 400μg,11 例患者中有 7 例($P = 0.024$)起到了保护作用;在预先确定的阿司匹林阈值剂量刺激之前给予 400μg,然后在刺激剂量的阿司匹林时给予 200μg,7 例患者中有 6 例显示出保护效果,且在摄入后 3h 具有显著的统计学差异。为了测试米索前列醇治疗后哮喘症状是否有所改善,另一个研究组进行了双盲交叉研究,结果显示米索前列醇给药 6 周(剂量为 800~1 600μg/d),对 17 例确诊 AIA 的患者鼻腔症状有微小改善,而对哮喘控制没有任何影响。因此,除了前文描述的脱敏疗法之外,其他控制 AIA 的特异性方法的疗效均未得到证实。幸运的是,对于那些需要阿司匹林预防疾病的患者,例如低剂量阿司匹林预防心血管事件,其引起气道和皮肤反应所需的阈值剂量高于心血管事件预防所需的剂量。

慢性鼻窦炎对加重哮喘的潜在促进作用已经确立。阿司匹林敏感、慢性鼻窦炎和鼻息肉在 AIA 中常常共同存在。因此,在 AIA 患者中必须考虑这些上呼吸道疾病的存在,一旦确定其存在,就须进行有效治疗。大剂量局部鼻内糖皮质激素可以收缩息肉组织,并防止鼻腔通道阻塞。对于慢性鼻窦炎,标准疗法包括使用局部血管收缩剂、抗组胺药和抗生素。鼻窦引流和息肉切除的手术已被证明在短期内是有效的;然而,鼻息肉和鼻窦炎经常会复发。在 AIA 中鼻息肉的

初始治疗是医学管理,其中阿司匹林脱敏在减少症状和改善经内镜下鼻窦手术患者的术后结局方面发挥着重要作用,但是,有关鼻息肉和 AIA 患者长期随访的数据仍十分有限。在阿司匹林主要引起鼻部症状的部分病例中,每周增加鼻内赖氨酸-阿司匹林的剂量可以成功使这些患者脱敏并防止息肉再生。更近的、更大规模的研究(尽管由于失访,低效能随机临床试验)在撤出鼻内糖皮质激素后采用了自身对照方案,更频繁地给予较低剂量的赖氨酸-阿司匹林(16mg,1 次/48h,鼻内给药),结果显示免疫组化方面的变化是令人鼓舞的,表现为来自鼻甲组织的黏膜下炎症细胞中 $CysLT_1$ 受体的表达降低,但并没有得到临床(每天鼻部及胸部症状评分)或鼻测量客观指标的改善。两项美国研究使用鼻内酮咯酸和改良阿司匹林激发试验,表明酮咯酸诱导鼻腔和下呼吸道反应的能力可以作为诊断要素的一部分。此外,在改良阿司匹林激发之前给予酮咯酸能够减轻 FEV_1 下降的严重程度、减少喉痉挛频率和其他肺外反应。该研究鼻内部位的部分至完全脱敏率估计为 77%。酮咯酸的另外一个优点是可以缩短脱敏治疗所需的时间。

尽管给予阿司匹林脱敏治疗并精心治疗鼻窦炎,仍有很大一部分 AIA 患者无法完全控制哮喘或鼻腔症状。据推测,这可能反映了存在永久性气道重塑或某些致敏诱因需要特殊的变应原控制手段及抗炎治疗。在这种情况下,充分评估以下措施的效果,包括严格脱离变应原接触、特异性变应原免疫疗法、强化鼻黏膜局部炎症管理和抗 IgE 治疗,有助于更好地阐明特应性在阿司匹林脱敏后症状持续存在中的作用。

运动诱发性哮喘

第一例运动诱发性哮喘(exercise-induced asthma,EIA)是在 1698 年由 John Floyer 报道的。近 300 年后,当人们认识到运动或过度通气可能引发哮喘发作时,医学界对这一情况的兴趣有所增加。EIA 可定义为在气道反应增高的个体中因剧烈体力活动激发了急性气道狭窄的情况。尽管 EIA 可能在哮喘的其他特征出现之前出现,但 EIA 似乎总是与哮喘体质相关。不同的报道表明 EIA 非常常见,占所有哮喘患者的 50%~90% 以及未诊断哮喘的过敏性鼻炎患者的 40%。一些人认为只要有足够的温度刺激,所有哮喘患者都可以表现出气道狭窄,无论是因为运动还是过度通气。其他易感人群为哮喘患者的一级亲属、特应性体质的"非哮喘患者"和囊性纤维化患者。大约 10% 的儿科患者可以发现 EIA,患病率高于临床哮喘患者。

优秀运动员可能更倾向于存在 EIA。在亚特兰大（夏季）和长野（冬季）奥运会对运动员进行的调查显示，EIA 患病率为 16% 和 17%。对于那些经常在冬季暴露于寒冷干燥空气中进行高每分通气量运动的人来说，患病率实际上可能更高。在一些研究中，EIA 在花样滑冰和冰球中报道的高患病率（均为 35%）可能是导致冬季运动中 EIA 总体发病率高达 23% 的原因。

临床表现

一些协会采用的 EIA 定义为临床哮喘的典型症状由运动引发。这一定义对于在没有哮喘的个体识别运动性支气管收缩（exercise-induced bronchoconstriction，EIB）十分重要。EIA 患者通常表现出一系列可预见的症状和肺功能改变，并可通过实验室检测进行评估（图 47-5）。正常人和哮喘患者通常在运动时首先表现为支气管扩张，这可能由儿茶酚胺的释放引起。这种反应是短暂的，并在运动中期达到峰值，随后在运动结束时恢复到气道张力正常的基线水平。在 EIA 患者中，短暂的支气管扩张之后即逆转为支气管收缩，同时伴有咳嗽、喘息、呼吸困难和胸闷等哮喘典型症状。通常，当他们的哮喘症状在实验室中被短时间剧烈运动激发时，支气管收缩的最大效应出现在运动停止后 5~10min 并持续 30~60min（图 47-4）。这种形式的支气管收缩很少会导致通气衰减，尽管它会限制训练有素的运动员的表现。

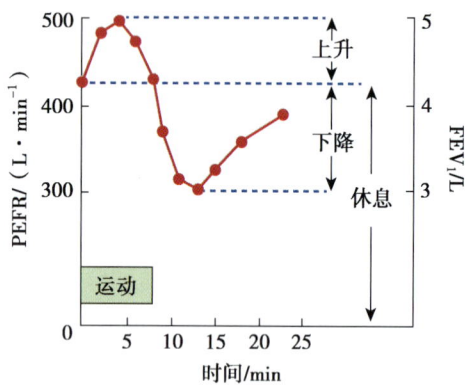

图 47-5 EIA 患者由运动诱导的典型肺功能变化曲线。说明运动中的短暂支气管扩张和运动后的支气管收缩。资料来源：ANDERSON SD. Is there a unifying hypothesis for exercise-induced asthma? J Allergy Clin Immunol，1984，73：660-665.

除运动后的哮喘外，许多运动员还描述了运动时的呼吸困难。如果这些运动员能够克服最初的气道阻塞继续运动，并增加其活动量，则其支气管收缩可以得到缓解。这就相当于通常描述为"穿越发作"的症状改善。运动期间呼吸困难的发生表面上与较低

运动强度（类似于运动后状态）后支气管收缩的发生有关，这可通过间歇性的更高强度训练来逆转（类似于运动状态）。这一现象反映了运动期间气道功能在支气管收缩剂和保护性支气管扩张剂的影响之间存在一个平衡，并且这种平衡可能因运动强度快速变化而发生改变。

EIA 的可重复性高度依赖于刺激物和患者相关因素的特征。运动强度、吸入空气温度和湿度、环境中是否存在变应原和污染物以及患者基线气道反应性是决定运动是否会导致支气管收缩的基础。如果哮喘得到更好的控制，EIA 可能更难以激发。如果气候条件不同，即使哮喘得不到很好的控制，EIA 可能也无法发生。经典的研究表明，在固定每分通气量的情况下，运动时吸入干、冷空气比温暖、潮湿的空气更容易引起 EIA。因此，冬季在户外慢跑比在室内游泳时更容易发生 EIA。最近一项针对儿童的研究表明，运动引起的喘息与急诊就诊率增加有关，与哮喘严重程度或社会经济因素无关，这表明 EIB 可能是哮喘控制不佳的潜在指标，而不是独立的哮喘表型。

值得注意的是，大约 50% 的 EIA 患者如果在 60min 内再次接受相同的刺激并不会表现为支气管收缩而显示其处于"不应答状态"。基础气道阻塞和运动诱发的气道阻塞程度均不能确定患者是否在重复运动刺激的时候不发生反应。此外，3h 之后，即使对反复刺激不应答的患者也会恢复运动时支气管收缩的能力。

病理生理

EIA 和支气管收缩中表现的反应具有异质性，受到运动类型和特定训练环境两方面的根本差异影响。尽管人们尝试将 EIA 归类为一个独立的群体，但事实上这基本是不可能的。已经提出了两种致病机制用于解释 EIA 中观察到的支气管收缩。这两个理论关注了以下两个方面的作用：①热交换、水分流失和气道复温；②气道炎症。炎症既是对这些刺激的反应，也可作为这两种病理生理途径增强剂，其作用可能与白三烯和相关脂氧合酶产物密切相关。

热交换和水分流失

在平静呼吸期间，热量（通过传导和蒸发）和水分（通过蒸发）从上呼吸道的黏膜转移到体内的空气中。由于运动时每分通气量明显增加，超过可通过鼻腔结构吸入的空气容量，使得空气直接经口腔进入体内，绕过鼻腔的正常加温和调节功能。而后下呼吸道黏膜试图代偿被绕过的鼻腔功能，首先发生的是热量和水分的流动，下呼吸道因而冷却并变得干燥，并由支

气管循环带来的温暖血液而复温。

在 20 世纪 70 年代后期,许多研究者假定 EIA 是气道热量损失增加所造成的。这是基于以下观察结果:与热的干燥空气相比,冷而干燥空气会使 FEV_1 下降幅度更大,热交换与支气管收缩程度之间具有明显的相关性。然而,其他研究表明,吸入气温度对于支气管收缩程度的影响并不重要,干燥空气的温度达 60℃ 仍然可能引起气道狭窄,提示气道蒸发水分丢失可能比气道冷却更为重要。目前推测水分的丢失预示气道壁细胞和细胞外组分的渗透压发生改变,刺激支气管血流增加,从而增加水的输送。此外,还有一种假说认为支气管壁高渗透压可增加定植于气道的免疫细胞(如肥大细胞)释放促炎介质,支持这一观点的工作成果显示,吸入空气湿度而非温度的变化决定了 EIA 发作的程度。应用具有不同载水能力的冷气混合物的研究为上述观点提供了进一步支持,该研究显示与气道反应之间存在显著相关性的是蒸发热损失,而非总热损失或气道的温度梯度。

与这些数据明显不同的是,有相当多的研究成果不支持渗透压改变会引起 EIA 这一假设。其中最重要的研究显示,在恒定湿度下增加每分通气量会加重 EIA 的程度。目前认为,包括气道冷却、气道脱水和渗透压改变在内的多重机制共同造成 EIA 的发病。

气道复温

McFadden 提出气道复温的过程在 EIA 气道狭窄的发病机制中发挥重要作用,但这一重要理论仍需进一步证实。该理论假定热量损失与短暂运动导致支气管血流减少,在运动结束时,支气管即出现以血管肿胀为特征的反应性充血,这将导致气道直径缩小及气道壁水肿。多项研究显示,通过调节运动期间的热梯度和运动后的复温速率可以控制 EIA 的严重程度,为该理论提供了强有力的支持。EIA 患者气道通透性指数升高与 EIB 严重程度相关,表明血管通透性异常的个体可能对较大的液体移位和与运动相关的气道生理变化更为敏感。摄入钠似乎也会影响血管容量并加重运动时的气道炎症。

总之,现有证据表明,运动诱发的支气管收缩由以下一系列事件所引起,包括热量损失、水分流失和气道复温。这些温度和水的变化在 EIA 发病机制的作用仍然是争论的焦点以及未来研究的主题。

炎症反应与 EIA

认为炎症介质在 EIA 发病机制中起作用的理论,在最近得到了新证据的支持,并且符合目前已为诸多证据证实的理论,即炎症在其他形式哮喘发病机制中起重要作用。新的运动相关信息表明那些倾向于患有 EIA 的人,特别是精英运动员,可能存在一定程度的之前没有认识到的气道炎症。虽然在选拔运动员时需要 EIA 发生率更低、潜在运动水平更高,事实却恰恰相反,优秀的运动员中虽然潜在临床哮喘的患病率不高,但其 EIA 发生率更高,气道炎症水平也明显升高。

关于炎症在 EIA 中作用的早期研究数据并不一定都支持这种相关性。一项研究分析了运动后 12min EIA 患者支气管肺泡灌洗(BAL)回收液的特征,发现其中组胺、类胰蛋白酶、LTC_4 和 PGD_2 水平并没有明显改变,即并未发现肥大细胞介质释放的证据。同样,运动后 1h 和 25h 进行的研究也未发现 BAL 细胞构成或组胺、类胰蛋白酶水平的显著差异。

相比之下,对优秀越野滑雪运动员的研究发现,与对照组相比,这些运动员气道 T 淋巴细胞和嗜酸性粒细胞水平明显升高。其他几个研究已经证实呼出气中 NO 通常会随着运动而减少,表明这种气体的基础值较高和通气清除水平与气道炎症相关,而另一个研究则观察到运动员运动后血浆腺苷水平有所增加。此外,另一个研究组表明 50% 的竞技运动员存在运动后迟发气道反应。最重要的是,Helenius 发现停止高水平训练并调节他们之后运动量的运动员,哮喘症状可以减轻,支气管对组胺的反应会减弱,因此他认为,上述炎症介质变化可能是由运动引起的,而不能反映那些表现出 EIA 的人的潜在炎症。呼出气冷凝物(exhaled breath condensate,EBC)的观察显示运动后半胱氨酰白三烯、调节活化正常 T 细胞表达分泌因子(RANTES)和嗜酸性粒细胞趋化因子升高。哮喘患儿在运动激发后,其 EBC 中的 RANTES 水平也有所上升。

白三烯在 EIA 中的作用 为了确定白三烯是否在 EIA 发病机制中起作用,LTD_4 受体拮抗剂和 5-脂氧合酶抑制剂均被用于研究。在运动前 20min,静脉输注 LTD_4 受体拮抗剂可以显著减轻支气管收缩,并缩短支气管收缩恢复的平均时间(治疗组为 8min,安慰剂为 33min),其他应用口服或吸入型白三烯拮抗剂时的研究也观察到类似结果。一般而言,尽管保护作用相对较小,但它的作用仍十分重要,并与吸入色甘酸的效力相当。

用肽类白三烯拮抗剂获得的结果与评价 5-脂氧合酶抑制剂对由干冷空气诱导的支气管收缩的作用时获得的结果一致。在最重要的一项研究中,5-脂氧合酶拮抗剂在增加呼吸热交换方面,与色甘酸或特布他林同样有效。因此,白三烯可能通过介导气道炎症而成为 EIA 发病过程中的重要一环。

遗传及基因组学

关于 EIA 的潜在遗传基础目前知之甚少,现将遗传学和基因组研究的一些观察结果总结如下。一个研究组应用微阵列分析,发现 5-脂氧合酶(5-lipooxygenase, ALOX5)和 5-脂氧合酶激活蛋白(ALOX5AP)基因的转录增强。最近的一项研究检查了运动后诱导痰的转录谱,并确定了转谷氨酰胺酶 2(transglutaminase 2, TGM2)(一种与分泌型磷脂酶 A2 活性增加相关的分子,磷脂酶 A2 是类花生四烯酸形成的限速酶)的上调。该研究者还描述了气道 MUC5AC 表达在运动激发哮喘中起主要作用。

其他研究者在韩国对大量哮喘儿童的研究中,提供了白三烯 C_4 合成酶(A-444C)启动子多态性与 EIA 更严重之间相关的证据。但是,在同一人群中随后进行的药物基因组学研究中,上述多态性的表达与孟鲁司特反应性无关。这些观察结果表明可能存在运动诱发支气管痉挛的疾病修饰基因。

鉴别诊断

通过采用已验证的运动方案结合肺功能检测,可以最准确地确定 EIA 的诊断。然而,通常根据患者病史和体格检查进行推定诊断。临床病史中的重点包括引发哮喘的运动水平和类型、症状发作的时间、改变症状发作的情况、环境条件和对所经历症状的精确描述。EIA 的许多症状可以与其他需要完全不同治疗方法的疾病相似(表 47-3)。例如,运动时胸闷应与冠状动脉缺血明确区分。其他与 EIA 表现相似的心脏疾病有心律失常、心肌病、心房黏液瘤和二尖瓣脱垂,所有这些都可以表现为呼吸困难和喘息。在体格检查中存在杂音、喀喇音或其他发现有助于识别这些疾病。运动引起的过敏反应也可以与 EIA 相似,但通常会出现皮肤表现(荨麻疹),而呼吸道症状相对不明显。据报道,与 EIA 相似的另外两种情况是固定的声门阻塞和气管阻塞,随着运动通气量的增加和运动引起的声带/杓状软骨功能障碍,阻塞的症状将变得明显,而在休息时则不表现出来。有些人还提出,惊恐障碍和与失调相关的过度通气可能与 EIA 相混淆,但这些情况引起的症状通常在运动期间发作,而不是运动之后由于 EIA 引起的气流限制达到峰值时最为严重。

运动性咳嗽是另一种与 EIA 相似的现象。两者都可以通过呼吸道渗透压的变化诱发,渗透压改变反

表 47-3 运动诱发性哮喘的鉴别诊断

心脏疾病	肺疾病	惊恐障碍
冠状动脉缺血	固定气道梗阻	全身疾病
二尖瓣脱垂	肺间质疾病	去适应作用
心房黏液瘤	运动诱发的咳嗽	贫血
心肌病	功能性异常	
心律失常	声带功能障碍	

映了运动期间呼吸道的水分流失,而吸入潮湿的空气也可以防止这两种现象。然而,EIA 和运动性咳嗽对 β-肾上腺素能激动剂的反应不同,这表明它们由不同的潜在机制所介导。据推测,运动性咳嗽是气道干燥引起的渗透压变化的直接结果,而 EIA 是由于气道干燥引起的介质释放引起。因此,尽管几乎所有 EIA 患者运动刺激下都会咳嗽,但仍有运动诱发咳嗽时没有支气管痉挛的患者,这些患者不能诊断 EIA。

生理学

因为简单的病史或咳嗽、喘息可能无法可靠地预测 EIA,特别对那些试验性预防措施不成功的患者,则需要进行正式的运动试验。临床医生需要记录在运动激发后、恢复期间气流阻塞达到的峰值。在运动员中,EIA 和 EIB 的存在对他们的运动表现和管理有重大影响。此外,各个学会制定了相应的实践指南,以协助诊断 EIA。支气管激发试验(bronchial provocation tests, BPT)用于识别气道高反应性,分为间接和直接的。间接测试包括运动、吸入干燥空气[等二氧化碳过度通气(isocapnic hyperventilation, ISH),也称为自主性过度呼吸]、吸入高渗盐水或甘露醇。直接方法包括乙酰甲胆碱、组胺、卡巴胆碱和 AMP 等物质吸入。

间接方法通过影响炎症介质释放和引起支气管收缩的不同机制触发气道高反应性。无论是在测力计还是跑步机上进行运动激发试验,都会导致心率、代谢率和氧气消耗的显著增加。运动而非 ISH,会造成循环中嗜碱性粒细胞数量的增加和儿茶酚胺、cAMP 的增加,后两个参数的差异可能解释了为什么特征性运动的支气管扩张反应不会由 ISH 激发。ISH 诱导的支气管收缩与运动诱发的支气管收缩在幅度、时间进程和不应期方面相类似;与运动相比,ISH 方案的两个主要优点包括 ISH 方案易于标准化以及不会增加氧气消耗和心率。因此,ISH 可用于区分 EIA 和隐匿性心脏病并且在评估老年人或心脏病患者时特别有价值。

在美国,最常用于诊断 EIA 的 ISH 方案由 O'Byrne 等人发表并由 Philips 等人修改(图 47-6)。该方案须

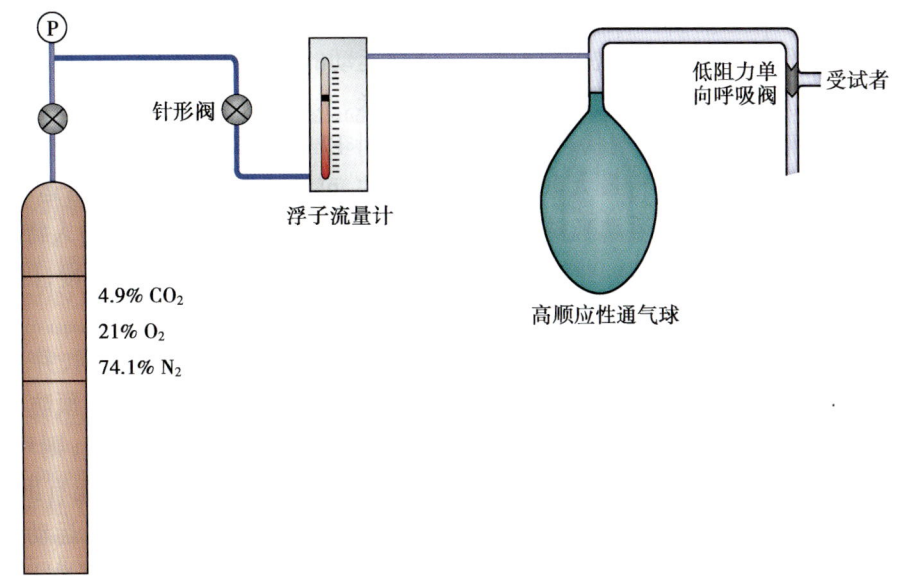

图 47-6　用来诊断 EIA 的等二氧化碳过度通气装置。资料来源：PHILLIPS YY,JAEGER JJ, LAUBE BL,et al. Eucapnic voluntary hyperventilation of compressed gas mixture:a simple method for bronchial challenge by respiratory heat loss. Am Rev Respir Dis,1985,131:31-35.

图中标注：
- 针形阀
- 浮子流量计
- 4.9% CO_2
- 21% O_2
- 74.1% N_2
- 高顺应性通气球
- 低阻力单向呼吸阀
- 受试者
- P

记录以不同通气频率呼吸干燥空气时肺功能的变化，此时呼吸的空气中二氧化碳含量（4.9%）保持恒定。每次通气激发进行3min，之后在不同的时间间隔进行肺量仪测定（通常在过度通气结束后2min、5min和10min进行）。过度通气量需要持续增加，直至达到最大自主通气。如果激发后 FEV_1 下降超过10%，则试验结果为阳性，并确定 EIA 的诊断。虽然有些人指出没有必要将空气的温度降到冰点以下来进行测试，但斯堪的纳维亚研究人员表示，评估对全身暴露在极冷空气时的支气管收缩反应，显著增加了表现为支气管收缩的哮喘患者的数量。其他人则指出，运动员应在他们参加比赛的场所进行评估，因为他们在实验室设置的运动刺激中可能没有 FEV_1 的显著下降。

为了优化运动试验对 EIA 诊断的有效性、可重复性和实用性，人们开展了多种试验方案。不幸的是，在这些研究中判断试验阳性的标准不同，导致各种方案难以进行标准化。尽管仍然缺乏评估 EIA 的最佳诊断流程，应用来自2002年冬奥会上运动员的测试数据，对等二氧化碳自主过度通气试验（eucapnic voluntary hyperventilation,EVH）与室外寒冷环境（20℃,湿度为45%）下的运动试验进行了比较，发现在评估 EIA 方面，呼吸寒冷干燥空气6min 的 EVH 试验的效果最佳。

甘露醇吸入试验依赖于气道流体对于这种高渗性干粉的剂量增加而发生的变化。该支气管激发剂于2010年获得 FDA 批准，适用于成人和6岁以上的儿童。FEV_1 下降≥10%被认为是阳性的。与之类似，吸入高渗盐水（4.5%）利用了相同的生理学原理来评估支气管收缩。因其标准化和可重复性，乙酰甲胆碱激发试验是目前最受欢迎的直接激发方法，并已被国际奥委会医学委员会批准使用。

除了对激发方案进行标准化本身存在困难之外，临床医生必须意识到那些可能导致假阴性的情况。特别需要提到的是，在评估前需停用所有可能减轻支气管收缩反应的药物——如钙通道阻滞剂、甲基黄嘌呤、色甘酸和 β-肾上腺素能激动剂，而且停用时间必须足够长，这是非常重要的。

■ 治疗

多种药物及非药物疗法已被用于治疗 EIA。

非药物治疗

EIA 的治疗受到引发这一反应的潜在过程的影响。对于有 EIA 的哮喘患者，优化哮喘治疗是第一步。吸入类固醇类药物在实验室进行激发试验时减弱 EIA 的程度，在临床上提高了 EIA 发生发展的临界值。防止 EIA 的预防措施包括避免患者在寒冷干燥空气中运动，并且建议患者在运动期间呼吸潮湿空气。患者运动中通过鼻子呼吸而不是通过口腔呼吸，这样可以减轻 EIA 的严重程度。对于许多难以在高强度运动中使用鼻子呼吸的人来说，佩戴口罩（如防寒口罩）是非常有效的方法。

目前尚不清楚体能训练和运动能力的提高能否缓解 EIA 的症状。训练至少在理论上应该是有效的，因为训练有素的运动员可能需要较低的指令分钟通气量——这可能导致气道水分损失更少且 EIA 更轻。

[38] PLESKOW WW, CHENOWETH DE, SIMON RA, et al. The absence of detectable complement activation in aspirin-sensitive asthmatic patients during aspirin challenge. J Allergy Clin Immunol, 1983, 72(5 Pt 1):462-468.

[39] SANAK M, LEVY BD, CLISH CB, et al. Aspirin-tolerant asthmatics generate more lipoxins than aspirin-intolerant asthmatics. Eur Respir J, 2000, 16(1):44-49.

[40] FISCHER AR, ROSENBERG MA, LILLY CM, et al. Direct evidence for a role of the mast cell in the nasal response to aspirin in aspirin-sensitive asthma. J Allergy Clin Immunol, 1994, 94(6 Pt 1):1046-1056.

[41] KOWALSKI ML, SLIWINSKA-KOWALSKA M, IGARASHI Y, et al. Nasal secretions in response to acetylsalicylic acid. J Allergy Clin Immunol, 1993, 91(2):580-598.

[42] KOWALSKI ML, GRZEGORCZYK J, WOJCIECHOWSKA B, et al. Intranasal challenge with aspirin induces cell influx and activation of eosinophils and mast cells in nasal secretions of ASA-sensitive patients. Clin Exp Allergy, 1996, 26(7):807-814.

[43] SLADEK K, DWORSKI R, SOJA J, et al. Eicosanoids in bronchoalveolar lavage fluid of aspirin-intolerant patients with asthma after aspirin challenge. Am J Respir Crit Care Med, 1994, 149(4 Pt 1):940-946.

[44] CHRISTIE PE, SMITH CM, LEE TH. The potent and selective sulfidopeptide leukotriene antagonist, SK&F 104353, inhibits aspirin-induced asthma. Am Rev Respir Dis, 1991, 144(4):957-958.

[45] DAHLÉN B, KUMLIN M, MARGOLSKEE DJ, et al. The leukotriene-receptor antagonist MK-0679 blocks airway obstruction induced by inhaled lysine-aspirin in aspirin-sensitive asthmatics. Eur Respir J, 1993, 6(7):1018-1026.

[46] ISRAEL E, FISCHER AR, ROSENBERG MA, et al. The pivotal role of 5-lipoxygenase products in the reaction of aspirin-sensitive asthmatics to aspirin. Am Rev Respir Dis, 1993, 148(6 Pt 1): 1447-1451.

[47] BERGES-GIMENO MP, SIMON RA, STEVENSON DD. The effect of leukotriene-modifier drugs on aspirin-induced asthma and rhinitis reactions. Clin Exp Allergy, 2002, 32(10):1491-1496.

[48] WANG XS, WU AY, LEUNG PS, et al. PGE suppresses excessive anti-IgE induced cysteinyl leucotrienes production in mast cells of patients with aspirin exacerbated respiratory disease. Allergy, 2007, 62(6):620-627.

[49] LAIDLAW TM, KIDDER MS, BHATTACHARYYA N, et al. Cysteinyl leukotriene overproduction in aspirin-exacerbated respiratory disease is driven by platelet-adherent leukocytes. Blood, 2012, 119(16):3790-3798.

[50] GABER F, DAHAM K, HIGASHI A, et al. Increased levels of cysteinyl-leukotrienes in saliva, induced sputum, urine and blood from patients with aspirin-intolerant asthma. Thorax, 2008, 63(12):1076-1082.

[51] WHITE A, LUDINGTON E, MEHRA P, et al. Effect of leukotriene modifier drugs on the safety of oral aspirin challenges. Ann Allergy Asthma Immunol, 2006, 97(5):688-693.

[52] CASADEVALL J, VENTURA PJ, MULLOL J, et al. Intranasal challenge with aspirin in the diagnosis of aspirin intolerant asthma: evaluation of nasal response by acoustic rhinometry. Thorax, 2000, 55(11):921-924.

[53] LEE RU, WHITE AA, DING D, et al. Use of intranasal ketorolac and modified oral aspirin challenge for desensitization of aspirin-exacerbated respiratory disease. Ann Allergy Asthma Immunol, 2010, 105(2):130-135.

[54] SZCZEKLIK A, SERWONSKA M. Inhibition of idiosyncratic reactions to aspirin in asthmatic patients by clemastine. Thorax, 1979, 34(5):654-657.

[55] SZCZEKLIK A, CZERNIAWSKA-MYSIK G, SERWONSKA M, et al. Inhibition by ketotifen of idiosyncratic reactions to aspirin. Allergy, 1980, 35(5):421-424.

[56] YOSHIDA S, SAKAMOTO H, ISHIZAKI Y, et al. Efficacy of leukotriene receptor antagonist in bronchial hyperresponsiveness and hypersensitivity to analgesic in aspirin-intolerant asthma. Clin Exp Allergy, 2000, 30(1):64-70.

[57] PAULS JD, SIMON RA, DAFFERN PJ, et al. Lack of effect of the 5-lipoxygenase inhibitor zileuton in blocking oral aspirin challenges in aspirin-sensitive asthmatics. Ann Allergy Asthma Immunol, 2000, 85(1):40-45.

[58] DAHLÉN B, NIZANKOWSKA E, SZCZEKLIK A, et al. Benefits from adding the 5-lipoxygenase inhibitor zileuton to conventional therapy in aspirin-intolerant asthmatics. Am J Respir Crit Care Med, 1998, 157(4 Pt 1):1187-1194.

[59] DAHLÉN SE, MALMSTRÖM K, NIZANKOWSKA E, et al. Improvement of aspirin-intolerant asthma by montelukast, a leukotriene antagonist: a randomized, double-blind, placebo-controlled trial. Am J Respir Crit Care Med, 2002, 165(1):9-14.

[60] STEVENSON DD, SIMON RA, MATHISON DA, et al. Montelukast is only partially effective in inhibiting aspirin responses in aspirin-sensitive asthmatics. Ann Allergy Asthma Immunol, 2000, 85(6 Pt 1):477-482.

[61] ASANO K, SHIOMI T, HASEGAWA N, et al. Leukotriene C4 synthase gene A(-444)C polymorphism and clinical response to a CYS-LT(1) antagonist, pranlukast, in Japanese patients with moderate asthma. Pharmacogenetics, 2002, 12(7):565-570.

[62] STEVENSON DD, MEHRA PK, WHITE AA, et al. Failure of tacrolimus to prevent aspirin-induced respiratory reactions in patients with aspirin-exacerbated respiratory disease. J Allergy Clin Immunol, 2005, 116(4):755-760.

[63] PLESKOW WW, STEVENSON DD, MATHISON DA, et al. Aspirin desensitization in aspirin-sensitive asthmatic patients: clinical manifestations and characterization of the refractory period. J Allergy Clin Immunol, 1982, 69(1 Pt 1):11-19.

[64] STEVENSON DD, PLESKOW WW, SIMON RA, et al. Aspirin-sensitive rhinosinusitis asthma: a double-blind crossover study of treatment with aspirin. J Allergy Clin Immunol, 1984, 73(4):500-507.

[65] BERGES-GIMENO MP, SIMON RA, STEVENSON DD. Long-term treatment with aspirin desensitization in asthmatic patients with aspirin-exacerbated respiratory disease. J Allergy Clin Immunol, 2003, 111(1):180-186.

[66] WASIAK W, SZMIDT M. A six week double blind, placebo controlled, crossover study of the effect of misoprostol in the treatment of aspirin sensitive asthma. Thorax, 1999, 54(10):900-904.

[67] KAMANI T, SAMA A. Management of nasal polyps in 'aspirin sensitive asthma' triad. Curr Opin Otolaryngol Head Neck Surg, 2011, 19(1):6-10.

[68] PATRIARCA G, BELLIONI P, NUCERA E, et al. Intranasal treatment with lysine acetylsalicylate in patients with nasal polyposis. Ann Allergy, 1991, 67(6):588-592.

[69] PARIKH AA, SCADDING GK. Intranasal lysine-aspirin in aspirin-sensitive nasal polyposis: a controlled trial. Laryngoscope, 2005, 115(8):1385-1390.

[70] WHITE A, BIGBY T, STEVENSON D. Intranasal ketorolac challenge for the diagnosis of aspirin-exacerbated respiratory disease. Ann Allergy Asthma Immunol, 2006, 97(2):190-195.

[71] FLOYER J. A treatise of the asthma. London: R. Wilkin and J. Innys, 1698.

[72] MCFADDEN ER. Exercise-induced airway obstruction. Clin Chest Med, 1995, 16(4):671-682.

[73] KAWABORI I, PIERSON WE, CONQUEST LL, et al. Incidence of exercise-induced asthma in children. J Allergy Clin Immunol, 1976, 58(4):447-455.

[74] CYPCAR D, LEMANSKE RF. Asthma and exercise. Clin Chest Med, 1994, 15(2):351-368.

[75] STORMS WW. Asthma associated with exercise. Immunol Allergy Clin North Am, 2005, 25(1):31–43.

[76] WILBER RL, RUNDELL KW, SZMEDRA L, et al. Incidence of exercise-induced bronchospasm in Olympic winter sport athletes. Med Sci Sports Exerc, 2000, 32(4):732–737.

[77] WEILER JM, BONINI S, COIFMAN R, et al. American Academy of Allergy, Asthma & Immunology Work Group report: exercise-induced asthma. J Allergy Clin Immunol, 2007, 119(6):1349–1358.

[78] ANDERSON SD. Exercise-induced asthma. 4th ed. St. Louis, MO: Mosby, 1993.

[79] ANDERSON SD, SCHOEFFEL RE, BLACK JL, et al. Airway cooling as the stimulus to exercise-induced asthma–a re-evaluation. Eur J Respir Dis, 1985, 67(1):20–30.

[80] ANDERSON SD. Is there a unifying hypothesis for exercise-induced asthma? J Allergy Clin Immunol, 1984, 73(5 Pt 2):660–665.

[81] MAINARDI TR, MELLINS RB, MILLER RL, et al. Exercise-induced wheeze, urgent medical visits, and neighborhood asthma prevalence. Pediatrics, 2013, 131(1):e127–e135.

[82] DEAL EC, MCFADDEN ER, INGRAM RH, et al. Role of respiratory heat exchange in production of exercise-induced asthma. J Appl Physiol, 1979, 46(3):467–475.

[83] HAHN A, ANDERSON SD, MORTON AR, et al. A reinterpretation of the effect of temperature and water content of the inspired air in exercise-induced asthma. Am Rev Respir Dis, 1984, 130(4):575–579.

[84] INGENITO E, SOLWAY J, LAFLEUR J, et al. Dissociation of temperature-gradient and evaporative heat loss during cold gas hyperventilation in cold-induced asthma. Am Rev Respir Dis, 1988, 138(3):540–546.

[85] MCFADDEN ER. Exercise-induced asthma. Assessment of current etiologic concepts. Chest, 1987, 91(6 Suppl):151S–157S.

[86] OTANI K, KANAZAWA H, FUJIWARA H, et al. Determinants of the severity of exercise-induced bronchoconstriction in patients with asthma. J Asthma, 2004, 41(3):271–278.

[87] MICKLEBOROUGH TD, LINDLEY MR, RAY S. Dietary salt, airway inflammation, and diffusion capacity in exercise-induced asthma. Med Sci Sports Exerc, 2005, 37(6):904–914.

[88] KARJALAINEN EM, LAITINEN A, SUE-CHU M, et al. Evidence of airway inflammation and remodeling in ski athletes with and without bronchial hyperresponsiveness to methacholine. Am J Respir Crit Care Med, 2000, 161 (6):2086–2091.

[89] VIZI E, HUSZÁR E, CSOMA Z, et al. Plasma adenosine concentration increases during exercise: a possible contributing factor in exercise-induced bronchoconstriction in asthma. J Allergy Clin Immunol, 2002, 109(3):446–448.

[90] CHHABRA SK, OJHA UC. Late asthmatic response in exercise-induced asthma. Ann Allergy Asthma Immunol, 1998, 80(4):323–327.

[91] HELENIUS I, RYTILÄ P, SARNA S, et al. Effect of continuing or finishing high-level sports on airway inflammation, bronchial hyperresponsiveness, and asthma: a 5-year prospective follow-up study of 42 highly trained swimmers. J Allergy Clin Immunol, 2002, 109(6):962–968.

[92] BIKOV A, GAJDÓCSI R, HUSZÁR É, et al. Exercise increases exhaled breath condensate cysteinyl leukotriene concentration in asthmatic patients. J Asthma, 2010, 47(9):1057–1062.

[93] ZIETKOWSKI Z, SKIEPKO R, TOMASIAK-LOZOWSKA MM, et al. RANTES in exhaled breath condensate of allergic asthma patients with exercise-induced bronchoconstriction. Respiration, 2010, 80(6):463–471.

[94] ZIETKOWSKI Z, SKIEPKO R, TOMASIAK-LOZOWSKA MM, et al. Eotaxin in exhaled breath condensate of allergic asthma patients with exercise-induced bronchoconstriction. Respiration, 2011, 82(2):169–176.

[95] MANNING PJ, WATSON RM, MARGOLSKEE DJ, et al. Inhibition of exercise-induced bronchoconstriction by MK-571, a potent leukotriene D4-receptor antagonist. N Engl J Med, 1990, 323(25):1736–1739.

[96] ISRAEL E, DERMARKARIAN R, ROSENBERG M, et al. The effects of a 5-lipoxygenase inhibitor on asthma induced by cold, dry air. N Engl J Med, 1990, 323(25):1740–1744.

[97] HALLSTRAND TS, WURFEL MM, LAI Y, et al. Transglutaminase 2, a novel regulator of eicosanoid production in asthma revealed by genome-wide expression profiling of distinct asthma phenotypes. PLoS One, 2010, 5(1):e8583.

[98] HALLSTRAND TS, DEBLEY JS, FARIN FM, et al. Role of MUC5AC in the pathogenesis of exercise-induced bronchoconstriction. J Allergy Clin Immunol, 2007, 119(5):1092–1098.

[99] KIM HB, LEE SY, SHIM JY, et al. The leukotriene C4 synthase (A-444C) promoter polymorphism is associated with the severity of exercise-induced asthma in Korean children. J Allergy Clin Immunol, 2006, 117(5):1191–1192.

[100] LEE SY, KIM HB, KIM JH, et al. Responsiveness to montelukast is associated with bronchial hyperresponsiveness and total immunoglobulin E but not polymorphisms in the leukotriene C4 synthase and cysteinyl leukotriene receptor 1 genes in Korean children with exercise-induced asthma (EIA). Clin Exp Allergy, 2007, 37(10):1487–1493.

[101] CARLSEN KH, ANDERSON SD, BJERMER L, et al. Exercise-induced asthma, respiratory and allergic disorders in elite athletes: epidemiology, mechanisms and diagnosis: part I of the report from the Joint Task Force of the European Respiratory Society (ERS) and the European Academy of Allergy and Clinical Immunology (EAACI) in cooperation with GA2LEN. Allergy, 2008, 63(4):387–403.

[102] FITCH KD, SUE-CHU M, ANDERSON SD, et al. Asthma and the elite athlete: summary of the International Olympic Committee's consensus conference, Lausanne, Switzerland, January 22–24, 2008. J Allergy Clin Immunol, 2008, 122(2):254–260, 260.e1–e7.

[103] O'BYRNE PM, RAMSDALE EH, HARGREAVE FE. Isocapnic hyperventilation for measuring airway hyperresponsiveness in asthma and in chronic obstructive pulmonary disease. Am Rev Respir Dis, 1991, 143(6):1444–1445.

[104] PHILLIPS YY, JAEGER JJ, LAUBE BL, et al. Eucapnic voluntary hyperventilation of compressed gas mixture. A simple system for bronchial challenge by respiratory heat loss. Am Rev Respir Dis, 1985, 131(1):31–35.

[105] RUNDELL KW, ANDERSON SD, SPIERING BA, et al. Field exercise vs laboratory eucapnic voluntary hyperventilation to identify airway hyperresponsiveness in elite cold weather athletes. Chest, 2004, 125(3):909–915.

[106] SCHNALL RP, LANDAU LI. Protective effects of repeated short sprints in exercise-induced asthma. Thorax, 1980, 35(11):828–832.

[107] EGGLESTON PA. Exercise-Induced Asthma. St. Louis, MO: Mosby, 1996.

[108] MICKLEBOROUGH TD, LINDLEY MR, TURNER LA. Comparative effects of a high-intensity interval warm-up and salbutamol on the bronchoconstrictor response to exercise in asthmatic athletes. Int J Sports Med, 2007, 28(6):456–462.

[109] STICKLAND MK, ROWE BH, SPOONER CH, et al. Effect of warm-up exercise on exercise-induced bronchoconstriction. Med Sci Sports Exerc, 2012, 44(3):383–391.

[110] GOTSHALL RW, MICKLEBOROUGH TD, CORDAIN L. Dietary salt restriction improves pulmonary function in exercise-induced asthma. Med Sci Sports Exerc, 2000, 32(11):1815–1819.

[111] FINNERTY JP, HARVEY A, HOLGATE ST. The relative contributions of histamine and prostanoids to bronchoconstriction provoked by isocapnic hyperventilation in asthma. Eur Respir J, 1992, 5(3):323–330.

[112] CARLSEN KH, ANDERSON SD, BJERMER L, et al. Treatment of exercise-induced asthma, respiratory and allergic disorders in sports and the relationship to doping: part II of the report from the Joint Task Force of European Respiratory Society (ERS) and European Academy of Allergy and Clinical Immunology (EAACI) in cooperation with GA(2)LEN. Allergy, 2008, 63(5):492–505.

[113] DUONG M, AMIN R, BAATJES AJ, et al. The effect of montelukast,

budesonide alone, and in combination on exercise-induced bronchoconstriction. J Allergy Clin Immunol, 2012, 130(2):535–539.e533.

[114] MORTON AR, FITCH KD. Australian association for exercise and sports science position statement on exercise and asthma. J Sci Med Sport, 2011, 14(4):312–316.

[115] ANDERSON SD, DAVISKAS E. The mechanism of exercise-induced asthma is. J Allergy Clin Immunol, 2000, 106(3):453–459.

第 48 章

变应性支气管肺曲霉病（真菌病）和真菌致敏性重症哮喘

Geoffrey L. Chupp

前言

变应性支气管肺曲霉病（ABPA）是肺脏的特发性炎性疾病，其特点是对烟曲霉或其他真菌在气道定植产生的超敏反应。该病于 1952 年由 Hinson 等人首次提出，然后在 1967 年 Scadding 发现了该病与肺部阴影（尤其上叶）和支气管扩张之间的关联。1968 年第一例成人 ABPA 病例在美国报道。尽管大多数病例都是与曲霉菌属过敏（特别是烟曲霉）相关，但是临床上发现白念珠菌属（最常见）、长蠕孢霉、链格孢属、月状弯孢菌、夏威夷德氏霉、葡柄霉、酿酒酵母菌及阿利什霉等也会引起一组与超敏反应相关的临床表现综合征，故一些人使用术语"过敏性支气管肺真菌病"来描述该综合征。由于 ABPA 主要的致病菌是烟曲霉，目前实验室检测主要针对烟曲霉，因此 ABPA 首先被作为诊断。此外，另一组疾病也逐渐被认识，它介于真菌过敏和 ABPA 之间：即真菌致敏性重症哮喘（severe asthma with fungal sensitivity，SAFS）。

ABPA 确切的患病率尚不清楚，可能是因各研究中采用的诊断标准存在差异、ABPA 与真菌敏感性哮喘之间难以区分以及慢性疾病患者的诊断延迟；然而，我们很清楚 ABPA 是一个相对常见的疾病。据估计，真正的 ABPA 并发于慢性糖皮质激素依赖性哮喘病例的比例为 7%～14%，在囊性纤维化（cystic fibrosis，CF）病例中这一比例为 7%～15%。

大多数 ABPA 患者在 30～50 岁逐渐被发现，而事实上他们的疾病可能在儿童时期即存在。在一些患者中，ABPA 在幼时发生，并且持续存在但未被发现，直至成年才得以诊断。值得注意的是，有研究报道了家族性病例，提示遗传因素可能是 ABPA 发病的基础。ABPA 临床表现多样，患者可能无症状、出现轻度至中度哮喘或呈严重消耗状态，以至于需要肺移植。但是，如果早期得到诊断并积极管理，ABPA 可以治疗并达到长期缓解；从而避免进行性肺组织破坏。

本章的讨论重点集中于 ABPA，但是临床医生需要谨记，当怀疑致病菌是非曲霉菌属时，应尽力对其他真菌进行相应的诊断性检测。此外，对先前提到的、重新定义的哮喘形式——SAFS，我们对也将进行讨论，并与 ABPA 进行鉴别。

发病机制

尽管 ABPA 的发病机制尚不清楚，但目前大都认为这是机体对长期定植于气道的曲霉菌（或其他相关真菌）产生了过度的免疫反应。曲霉菌属（Aspergillus spp.）是耐热真菌，它们在全球分布非常广泛，可以存在于腐烂的物质中，可定植在大多数室内环境中，包括地毯和空气管道系统。

人吸入空气里的曲霉菌孢子或分生孢子大多是免疫惰性的，并且在正常个体中可以通过固有免疫系统清除以维持气道稳态。然而，在易感个体中，分生孢子定植于气道，萌芽生长成体细胞菌丝，刺激慢性过敏性炎症反应，导致组织损伤，并最终表现出典型的临床特征。与真菌菌丝侵入肺实质的感染相比，真菌孢子的气道定植促进了 Th2 细胞介导的炎症反应，而没有明显的组织侵袭征象。目前对启动该炎症过程的详细机制知之甚少，但对曲霉菌定植的易感性和临床疾病进展取决于宿主因素，例如遗传背景、T 细胞对曲霉抗原的反应性、组织炎症反应的程度及环境暴露的曲霉菌水平。

ABPA 相关遗传风险因素的研究已经确定了几个候选基因，表明 ABPA 的发病机制需要宿主和环境因素共同作用。最典型的是 CF 跨膜传导调节因子（CF transmembrane conductance regulator, CFTR）基因突变与 ABPA 发病之间的关联。CFTR 突变在 ABPA 患者中比一般人群或仅患有严重哮喘而对烟曲霉无超敏反应的患者更常见。Th2 细胞对特定的曲霉抗原的反应性是由 MHC Ⅱ 类 DR2 或 DR5 等位基因决定的，另一个与 ABPA 发病相关的基因便与此相关，目前认为 DR5 可能会使人易患 ABPA，而 MHC DR2 等位基因则具有保护作用。此外，研究人员已经确定，与对照组或 SAFS 患者相比，ABPA 患者中病原体相关分子模式受体 Toll（TLR）9 的启动子区域的基因多态性明显增加。我们最近发现患有严重哮喘和 ABPA 的儿童更可能携带壳三糖苷酶 1（chitotriosidase 1，CHIT1）外显子 10 突变。具有外显子 10 突变的个体血清壳多糖酶水平较低或活性缺乏，不能降解壳质，而壳质是一种存在于低生命形式（如烟曲霉）生物细胞壁中的结构多糖，因此和 ABPA 发病相关。

病理上，ABPA 的特征是严重的嗜酸性粒细胞和单核细胞炎症反应，导致实质瘢痕形成，引起气道重塑和支气管扩张。免疫学研究表明 ABPA 患者存在 I 型超敏反应，表现为血清 IgE 水平和烟曲霉特异性 IgE 水平升高。此外，有证据表明 ABPA 患者还有严重 Ⅲ 型超敏反应，表现为在疾病加重过程中，出现烟曲霉特异性 IgG 抗体（通常称为"凝集素"）和循环免疫复合物产生。基于一些患者出现双相（速发型和迟发型）皮肤反应，体外烟曲霉抗原刺激可导致淋巴细胞转化，提示细胞介导的 Ⅳ 型免疫反应也可能起作用。

关于 ABPA 的免疫反应已经做了大量的研究，证明了这种具有破坏性的变异性哮喘发病机制中涉及几种细胞类型和通路。许多研究提出了辅助性 T 淋巴细胞可能是 ABPA 发病机制中的重要因素，包括：ABPA 患者的外周血中气道 Th2 细胞和可溶性白介素 2 受体水平升高（提示 T 细胞活化）；ABPA 患者外周血中存在 Th2 细胞因子产生模式的烟曲霉特异性 T 细胞克隆衍生；疾病过程中活化的 T 细胞数量、T 细胞衍生 IL-4 和 IL-5 水平与气道内嗜酸性粒细胞数量呈正相关；IL-5 在 ABPA 小鼠模型中起关键作用；与哮喘和对曲霉菌仅有皮肤反应的患者相比，ABPA 患者中 Th2 细胞对烟曲霉抗原的反应性增加。

除淋巴细胞外，嗜酸性粒细胞和嗜碱性粒细胞也可导致局部气道损伤，中性粒细胞在 ABPA 的气道炎症和组织破坏中发挥重要作用，相关证据包括：ABPA 患者痰液中 IL-8 水平与痰液中性粒细胞数和基质金属蛋白酶水平相关，也与其 FEV_1 相关。

另外，真菌本身也在 ABPA 的发病机制方面有很大贡献。烟曲霉衍生蛋白酶可能会导致上皮细胞损伤和气道保护性屏障破坏，通过诱导炎症或增加真菌抗原渗透到气道壁引发免疫超敏反应。曲霉菌衍生蛋白酶也可刺激前炎症细胞因子（如 IL-8）并释放生长因子；蛋白酶本身也可导致组织损伤，引起支气管扩张。

多种曲霉衍生抗原（包括细胞毒素和热休克蛋白）具有结合 ABPA 患者血液中 IgE 和 IgG 的能力，并可以驱动 IgE（超敏反应）和 IgG 免疫应答。具有抗体结合能力的烟曲霉衍生蛋白酶也可以放大炎症反应。烟曲霉抗原，如 Aspf1（一种细胞毒性蛋白）、Aspf2（纤维蛋白原结合蛋白）、Aspf5（金属蛋白酶）、Aspf6（锰超氧化物歧化酶）、Aspf8（核糖体蛋白）、Aspf13 和 Aspf18（丝氨酸蛋白酶），以及 Aspf3 和 Aspf4，都参与炎症反应过程。最后，宿主对烟曲霉抗原的反应包括表面活性蛋白 SPA 和 SPD，可通过干扰烟曲霉抗原和 IgE 之间的结合而起到保护性作用。但值得注意的是，SPD 水平与人类 ABPA 急性加重无关。

临床表现

尽管典型的 ABPA 患者往往具有难以控制的哮喘病史，但 ABPA 患者临床表现差异巨大，因此对任何难以控制的哮喘和对烟曲霉过敏的患者（表 48-1）都应该考虑到 ABPA。患者主诉通常缺乏特异性，如呼吸困难、喘息、哮喘控制不佳、咳嗽（有时咳出黏稠的棕色黏液栓）、低热以及偶尔咯血。部分患者可能之前有反复哮喘急性发作同时合并无细菌培养鉴定结果的肺炎病史。此外，过敏症如变应性鼻炎、药物过敏和/或过敏性结膜炎也较常见。通常情况下，患者在病程中往往会经历数周甚至数月内症状反复发作，且对标准治疗无反应之后，才考虑到该病。由于 SAFS 患者具有与之类似的临床表现，因此与 ABPA 鉴别主要是基于实验室检测和影像学资料。

■ 诊断指南

一般而言，ABPA 的诊断是基于临床表现并结合血清学和放射学的支持性结果共同确定的。虽然没有绝对的特异性诊断标准，但多个专家小组均已提出相类似的指南来帮助临床医生诊断 ABPA（表 48-1）。这些指南随着时间推移不断完善，并且最近几个学会均进行了更新。虽然促进 ABPA 筛查的临床标准未能达成一致，但在大多数哮喘中心，所有难治性哮喘患者，都会检查嗜酸性粒细胞计数、血清总 IgE 以及检测 22 种吸入性变应原（包括烟曲霉和链格孢属真菌）的放射性变应原吸附试验，以筛查 ABPA。

表 48-1　ABPA 诊断标准

血清型 ABPA（seropositive ABPA，ABPA-S）

　哮喘病史（几乎总是难以控制）

　总血清 IgE 升高（通常>1 000IU/mL）

　对烟曲霉产生速发型皮肤反应或对烟曲霉特异性 IgE 水平升高

　出现血清凝集反应（通过凝胶扩散）或烟曲霉特异性血清 IgG 水平升高

中央支气管扩张型 ABPA（ABPA central bronchiectasis，ABPA-CB）

　包括以上标准

　高分辨率 CT 或 CXR 确认存在中央支气管扩张

其他支持性临床发现

　外周血嗜酸粒细胞增多（通常无，尤其当患者口服或吸入皮质类固醇时）

　游走性片状浸润影（通常无，尤其当患者口服皮质类固醇时）

　咳出棕色黏液痰栓

　影像学提示支气管黏液阻塞

　痰培养烟曲霉阳性

根据 Patterson 标准（表 48-1），ABPA 被分为两种不同的形式：血清阳性型 ABPA（S）和中心性支气管扩张型 ABPA（CB）。

Greenberger 和 Patterson 提出对于 ABPA-S 型患者诊断标准如下：①有哮喘病史；②总 IgE>1 000IU/mL；③血清抗烟曲霉 IgE 和 IgG 升高（较作为对照组的单纯烟曲霉致敏性哮喘高两倍）；④烟曲霉皮肤速发型超敏反应试验阳性；和/或⑤血清对烟曲霉产生抗烟曲霉 IgG 抗体。当双相凝胶扩散、酶联免疫测定（enzyme-linked immunoassay，ELISA）或荧光酶免疫测定（fluorescent enzyme immunoassay，FEIA）任一方法检测抗烟曲霉 IgG 抗体呈阳性时，第 5 条均被视为阳性。

ABPA-S 患者胸部影像学检查基本正常，无支气管扩张的证据。而 ABPA-CB 患者具有疾病进展的典型特征（咳出黏液栓或痰培养烟曲霉阳性），并且满足之前列出的所有 ABPA-S 标准。ABPA-CB 患者在高分辨率 CT 或胸部 X 线检查中可见中央型支气管扩张。与 ABPA-CB 相比，ABPA-S 患者往往症状较少，血清 IgE 水平较低，气流阻塞较轻，并且急性发作次数更少。IgE 水平随着疾病活动而波动，对于未经治疗的有症状哮喘患者，如果血清 IgE 水平正常，基本上可排除 ABPA 诊断。目前尚不清楚 ABPA-S 是 ABPA 较轻微的一种疾病形式（如代表不同的宿主反应）抑或是疾病的早期阶段。痰中检出曲霉菌（或其他相关真菌），以及通过针刺或皮内注射曲霉菌诱发双相皮肤

反应（速发型和迟发型）也是 ABPA 常见的临床特征。据报道，也有罕见病例缺乏哮喘病史，但符合其他主要诊断标准。

■ 真菌致敏性重症哮喘

在患有真菌致敏性哮喘患者中，临床表现、实验室检查和影像学异常等表现的存在诸多不同，因而形成了真菌致敏性疾病的其他诊断类别。这些诊断最为相关的证据是对于既往哮喘控制不佳、符合部分 ABPA-S 的标准但未完全达到诊断标准的患者，抗真菌治疗是有效的，这部分患者被诊断为 SAFS。

目前仍不清楚 SAFS 是一种单独的疾病还是从哮喘到 ABPA 的过渡体。然而，主要区别在于 SAFS 患者的过敏反应较轻，并且缺乏 ABPA 患者的特异性 IgG 抗体升高。因此，SAFS 患者很难与 ABPA，尤其是 ABPA-S 患者区分开来，因为这两者的临床表现相似且影像学均无明显异常。

SAFS 的诊断基于曲霉特异性免疫学检测的结果，其诊断标准（表 48-2）与 ABPA-S 基本重叠，包括：①严重哮喘控制不佳［治疗要求>500μg/d 的氟替卡松（可等量换算）、连续口服糖皮质激素 6 个月或每年口服激素减量超过 2 次］；②对烟曲霉或其他真菌行皮肤点刺试验或 RAST 试验阳性；③总血清 IgE（<417IU/mL 或<1 000ng/mL）；④无烟曲霉特异性 IgG（通过 ELISA，凝胶扩散或 FEIA）。

表 48-2　真菌致敏性重症哮喘（SAFS）诊断标准

1. 哮喘控制不佳的病史（氟替卡松>500μg/d 或相当剂量，口服糖皮质激素>6 个月，或每年口服激素减量>2 次）
2. 总血清 IgE<1 000IU/mL
3. 烟曲霉皮肤试验阳性或血清烟曲霉特异性 IgE 升高
4. 血清凝集素阴性和烟曲霉特异性血清 IgG 无升高
5. 无支气管扩张或肺部浸润的影像学证据

一般而言，SAFS 患者通常影像学大致正常，免疫反应更轻微，可见于轻度哮喘患者。虽然目前尚不清楚 SAFS 患者是否处于从哮喘到 ABPA 的过渡状态或是有进展成典型 ABPA 的风险。但识别这类患者颇为重要，因为几项研究均发现抗真菌治疗可能显著改善这类患者的哮喘控制情况，并减少口服激素剂量。

ABPA 的鉴别诊断非常广泛，包括非 ABPA 的激素依赖性哮喘、SAFS、慢性阻塞性肺疾病（COPD）、慢性坏死性曲霉菌病、肺结核、寄生虫感染、过敏性肺炎、Churg-Strauss 综合征、急性嗜酸性粒细胞性肺炎（包括药物性肺炎）、慢性嗜酸性粒细胞性肺炎、淋巴瘤、特发性嗜酸性粒细胞增多症、自身免疫性疾病、吸

食可卡因、囊性纤维化及其他可引起支气管扩张的疾病。在霉菌致敏性哮喘和 CF 患者中诊断 ABPA 具有一定的难度。在哮喘患者中也是如此,因为两者都不存在支气管扩张。此外,高达 25% 的哮喘患者曲霉抗原速发型皮肤试验可能阳性,其中接近 10% 的患者存在曲霉菌血清凝集素,因此更难以区分哮喘和 ABPA-S。

霉菌致敏性哮喘或 ABPA 患者可能存在外周血嗜酸性粒细胞增多和/或血清总 IgE 水平升高。但是大多数 ABPA 患者的曲霉菌特异性 IgE 和血清总 IgE 水平可以比非 ABPA 的霉菌致敏性哮喘患者高 2 ~ 20 倍。当考虑 CF 患者合并 ABPA 时,诊断会更加困难,因为单纯 CF 患者也可以表现为慢性气流阻塞、反复发作伴感染和/或支气管痉挛、支气管扩张、肺部浸润影、慢性咳痰、气道曲霉菌定植及血清凝集素阳性。

鉴别 CF 患者是否合并 ABPA 至关重要,因为感染性 CF 急性加重和 ABPA 的治疗方法不同。ABPA 治疗所必需应用的糖皮质激素不利于感染的控制,而单独应用抗生素可能不足以控制 ABPA 相关性炎症反应。CF 患者合并 ABPA 的相关危险因素包括青少年、过敏症、严重肺病和气道内铜绿假单胞菌定植。CF 患者出现以下情况须怀疑 ABPA:临床表现恶化、血清总 IgE 增加超过 4 倍(特别是>1 000IU/mL)、曲霉菌速型皮肤反应阳性或曲霉菌特异性 IgE 或 IgG 增加、肺部影像学出现变化。因此建议 CF 患者每年监测血清 IgE,如果水平上升达到 500IU/mL 以上,应尽快行曲霉菌速发型皮肤反应试验或血清特异性抗曲霉菌 IgE 超敏反应测试。对纯化的曲霉菌变应原 Aspf3 和 Aspf4 产生的特异性 IgE 有助于在 CF 或非 ABPA 的烟曲霉变应性哮喘患者中识别 ABPA。

■ ABPA 临床分期

根据临床表现、血清学和影像学特点,可将 ABPA 分为 5 个临床阶段(表 48-3)。国际人类和动物真菌学会(International Society for Human and Animal Mycology,ISHAM)提出的修订版本尚未被广泛采用。

根据经典的分期系统,I 期急性期的特征是中至重度哮喘发作、血清总 IgE 升高(通常>1 000IU/mL)、烟曲霉特异性 IgE 升高或烟曲霉皮肤过敏试验阳性、X 线提示胸部浸润阴影(伴或不伴支气管扩张)、外周血嗜酸性粒细胞增多(常>2 000/mm³)以及对烟曲霉凝集试验阳性或抗烟曲霉 IgG 抗体(检测到阳性至少需要大于 5 倍的血清抗体浓度)。

II 期 ABPA 是缓解期。该期的特征在于症状改善,影像学病变吸收和总 IgE 水平下降并稳定。缓解

表 48-3 ABPA 临床分期

I 期:急性发作期
急性哮喘发作
血清 IgE 升高(>1 000IU/mL)
外周血嗜酸性粒细胞增多(当患者口服糖皮质激素时可能不高)
胸部 X 线片可见肺部游走性阴影(当患者口服糖皮质激素时可能无)
烟曲霉血清特异性 IgE、IgG,快速皮肤试验反应性或凝集素阳性对类固醇/抗真菌治疗有反应
II 期:缓解期
症状缓解
肺部浸润影消失
血嗜酸粒细胞和烟曲霉特异性血清学异常得到改善
III 期:加重/复发期
临床症状复发/恶化
肺部浸润影复发
IgE 水平上升
IV 期:激素依赖性哮喘期
难治性激素依赖性哮喘
血清 IgE 水平持续升高
持续升高的烟曲霉特异性血清学异常
V 期:肺纤维化期
难治性激素依赖性哮喘
肺纤维化(不可逆的阻塞性和限制性通气功能障碍,伴有弥散功能受损)
慢性支气管扩张症状(慢性咳痰、频繁发生感染)

期持续时间不等,可能数月至数年,甚至可能是永久性的,此时糖皮质激素就可以逐渐减量或者停药。

III 期 ABPA 指疾病复发或恶化期(图 48-1)。ABPA 这个阶段非常常见,其特征在于新发肺部浸润,并伴有血清 IgE 显著增加。在此期,IgE 升高可能先于临床症状和影像学;在没有生物标志物变化的情况下,单独支气管痉挛加重并不构成疾病恶化。虽然大多数疾病恶化都与症状加重有关,但是在没有任何症状加重的情况下也可能发生恶化。事实上,有高达 1/3 的患者发现影像学浸润但可能没有症状,进展性肺损伤可能一直未被发现。ABPA 一经诊断,每 1 ~ 2 个月应监测血清 IgE 水平持续至少 1 年,并应复查 X 线胸片。在疾病的急性期或恶化期,曲霉菌特异性 IgA 水平也可能升高。在霉菌数量很高的季节和环境中 ABPA 更容易发生加重和恶化。

IV 期 ABPA 是激素依赖性哮喘。在 IV 期中,尽管长期激素治疗,血清总 IgE、曲霉凝集素和曲霉菌特异性 IgE 和 IgG 仍然升高,此期疾病恶化的频率会大大增加。

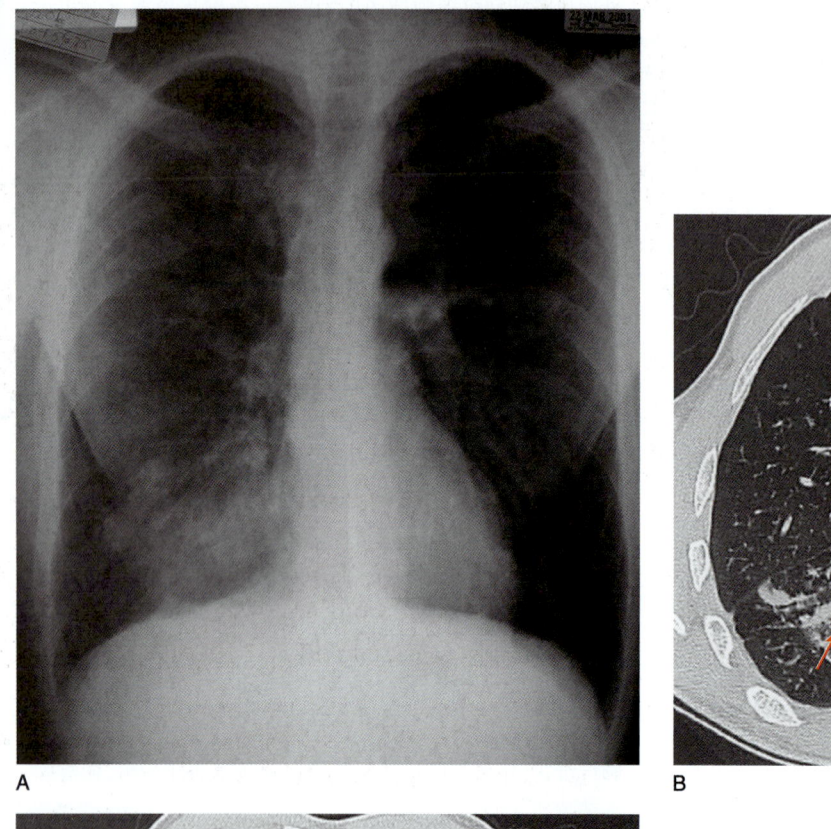

A

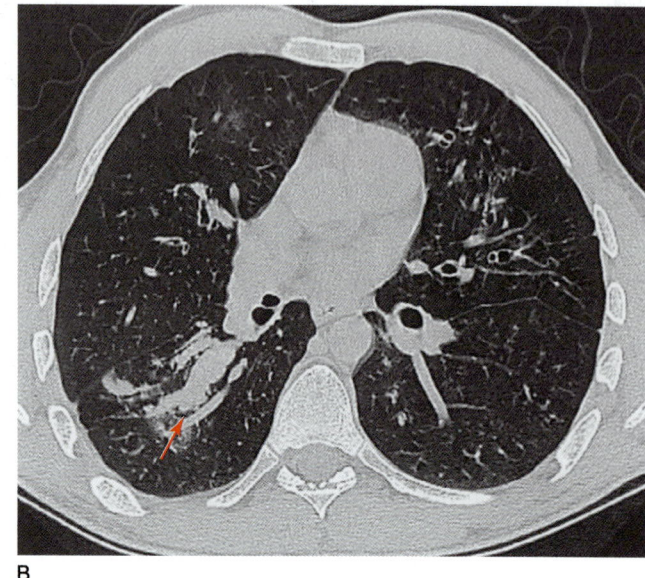

B

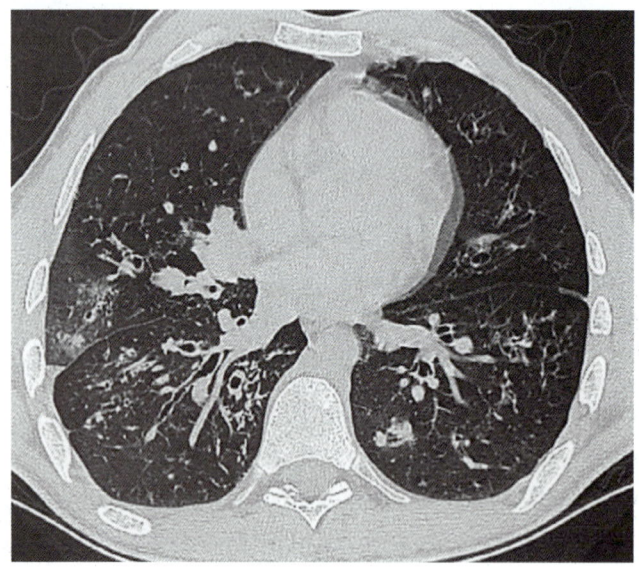

C

图 48-1　一名 27 岁男性,有中度哮喘病史,反复发作支气管炎和轻度咯血。血清学结果符合 ABPA 特点(IgE 9 490IU/mL),
影像学符合支气管扩张。A. 后前位胸部 X 线显示肺部过度充气、支气管扩张和右侧下叶渗出影似黏液栓塞。B. 高分辨率
CT 显示异常支气管(箭头)和慢性炎性改变。C. 扩张的中央支气管:柱状/环状支扩。

V期是肺纤维化期。患者有明显的呼吸困难症状；由于支气管持续痉挛往往须依赖激素；伴有慢性咳痰，反复呼吸道感染和不可逆的肺功能下降（阻塞性、限制性和/或弥散功能障碍），并可能伴有发绀或杵状指。Ⅳ期患者的血清学特征在V期持续存在。V期通常被认为是疾病长期存在而未及时诊治的后果，但偶尔也可能发生在提示诊断，但临床证据较少的患者中（图48-2）。

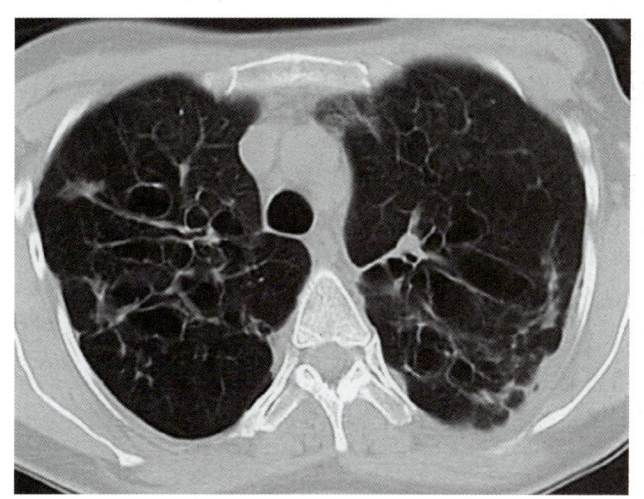

图48-2　一名41岁女性患者肺CT，该患者既往有长期轻度哮喘病史（IgE 1 500IU/mL），后发展为V期ABPA。肺功能显示严重的阻塞和限制性通气功能障碍。CT示双上叶纤维条索和肺气肿改变。

诊断

除了先前阐述的血清学异常之外，ABPA患者BALF也存在嗜酸性粒细胞中度增多（特别是在未使用糖皮质激素治疗的患者中），并且曲霉菌特异性IgE和IgA水平增加，IgG不高。支气管镜检查可见明显的黏液嵌塞，支气管刷检物可见黏液栓包含有嗜酸性粒细胞、真菌菌丝和嗜酸性粒细胞衍生的Charcot-Ley-den晶体。充满菌丝的黏液栓是ABPA具有诊断意义的特征。Ⅰ、Ⅲ、Ⅳ期及V期ABPA患者的肺功能检查通常为阻塞性通气功能障碍，这与支气管痉挛或黏液嵌塞有关，这种阻塞性通气功能障碍与ABPA或哮喘的持续时间无关。V期患者通常还会具有限制性通气缺陷和$D_{L_{CO}}$降低（图48-2）。

ABPA典型的影像学表现是肺实质浸润和支气管扩张（图48-1~图48-3）。实质浸润通常是不规则、游走性的（1~6周），可累及所有肺叶，但更好发于上叶。支气管扩张呈典型的柱形支扩和近端（中心性）支扩，好发生在肺近端2/3（图48-1B）。扩张支气管中的黏液嵌塞导致ABPA的特征性影像学特点，称为"指套

征"。"双轨征"（沿支气管走行的平行线状影，反映炎症水肿支气管的纵切面影像），"牙膏征"（代表支气管黏液嵌塞），"印戒征"（扩张的支气管伴炎症增厚的支气管壁在末端的表现），局部实变或肺叶塌陷也是常见的表现。小气道的病变可能导致小叶中心结节和"树芽征"（图48-1）。ABPA少见的影像学表现还包括肺大疱、气胸、胸腔积液、空洞结节病变、曲霉球（图48-2和48-3）和转移性实质渗出，其中一些呈磨玻璃样改变。高分辨率CT是检查近端支气管扩张最可靠的无创手段。

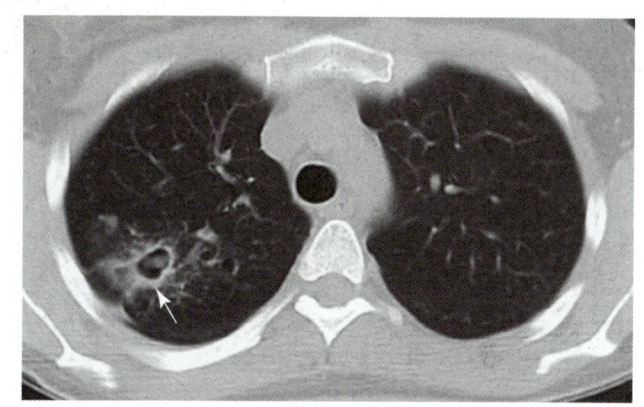

图48-3　一名21岁女性ABPA患者，对口服糖皮质激素和长期抗真菌治疗有反应，发展成曲霉球伴咯血（箭头所示）。该患者两性霉素治疗失败，后行右肺上叶切除术。

ABPA诊断通常不需要开胸肺活检来证实。组织病理学可发现明显的中心性支气管炎症，以嗜酸性粒细胞浸润为主、同时可见淋巴细胞、浆细胞和单核细胞增多。支气管可以被含有大量纤维蛋白、Charcot-Leyden晶体、Curschmann螺旋体和真菌菌丝的黏液填充。段和亚段支气管的扩张可能更明显。病理学也可能出现支气管中心性肉芽肿病、嗜酸性粒细胞性肺炎、嗜酸性粒细胞微脓肿、淋巴细胞性或脱屑性间质性肺炎、增生性或闭塞性细支气管炎、类脂性肺炎或间质纤维化。

治疗

ABPA患者的治疗目标是控制症状、预防加重、保持正常肺功能。

全身应用糖皮质激素是ABPA最重要的治疗方法。如果不进行治疗，ABPA会因支气管扩张和肺纤维化而导致严重的不可逆性肺损伤。因此，在疾病早期开始治疗非常关键。虽然大多数数据来自小规模的非对照研究，并且缺乏激素可预防支气管扩张进展

的明确证据,但回顾性研究表明,早期使用糖皮质激素进行治疗可预防发展为肺纤维化。

Ⅰ期或Ⅲ期疾病的治疗均应包括泼尼松,每天0.5~1mg/kg,持续2周,之后序贯隔天0.5mg/kg,持续6~8周。然后可以尝试在随后的3个月内逐渐减量(每两周减5~10mg)。治疗的持续时间必须以疾病的活动和严重程度为指导,同时以尽量减少全身性皮质类固醇的累积暴露为目的。某些病人可能需要长期低维持剂量(如5.0~7.5mg/d)来控制疾病活动并防止复发。

激素治疗可缓解症状,减少气流阻塞,降低血清IgE(>35%),减少外周血嗜酸性粒细胞计数,并减轻肺部炎症和浸润。在急性发作或恶化的几个月内应监测IgE水平,之后应每2个月检查一次。因为IgE水平升高,可能反映疾病活动,并可早于临床症状或在无临床症状情况下表现出来。如果IgE水平上升超过100%,应考虑升级激素治疗。在急性发作或恶化的第一年内应监测X线胸片,如果病变未见活动,那么此后可以每年检查一次。同时应密切监测肺功能。

目前认为治疗急性加重有助于预防ABPA进展为肺纤维化,但尚不清楚疾病发作的早期检测和治疗是否对疾病进展有任何影响。因此,不推荐在无症状个体中进行大剂量全身性皮质类固醇治疗。CF合并ABPA发作的患者可能从激素治疗中获得症状缓解或肺功能改善。然而,使用激素的CF患者应警惕发展侵袭性曲霉菌病,并予以严密随访。目前尚不清楚ABPA是否会改变CF疾病进展的过程。

尽管不主张吸入糖皮质激素作为主要治疗,但它可用于控制支气管痉挛,并可以将控制喘息所需的全身性激素剂量降至最低。它们偶尔会被用作减少激素用量的药物来治疗症状急性发作和肺部浸润,并可能有助于保持肺功能稳定。此外,支气管扩张剂和抗生素的辅助治疗有助于控制支气管痉挛和继发性呼吸道感染。

在过去10年中,口服抗真菌药物的开发为ABPA患者带来了新的希望。尽管目前认为ABPA不是典型的"感染",但支持在ABPA患者中使用抗真菌药物如伊曲康唑的证据越来越多。据推测,伊曲康唑可以最大限度地降低真菌定植。

一项随机对照研究指出,伊曲康唑(200mg,2次/d,共16周)可以显著减少激素用量,降低血清IgE水平,肺浸润影较前吸收,运动耐量和肺功能好转。一些临床研究表明,与安慰剂相比,伊曲康唑治疗也可降低曲霉菌抗体滴度和嗜酸性粒细胞水平。

通常建议对以下患者使用伊曲康唑治疗(200mg,每天或隔天1次):激素依赖、频繁复发,并且抗真菌治疗的成本和风险小于预期获益。业已证实伊曲康唑在CF相关ABPA中具有肯定的应用价值。使用伊曲康唑后,可在4h、1~2周后检查血药浓度,以评估药物吸收情况。

伊曲康唑会干扰几种药物的肝脏代谢,包括环孢素、口服降糖药、他克莫司、特非那定、西沙必利和咪哒唑仑,因此在服用任何这些药物的患者中应特别注意。此外,医生必须注意到,伊曲康唑联合吸入糖皮质激素的ABPA患者可能出现治疗相关性肾上腺皮质功能不全,因为伊曲康唑可能会降低糖皮质激素的清除率和/或可能直接抑制皮质类固醇的产生。在这类患者中应定期监测肾上腺皮质功能。相反,服用伊曲康唑的患者同时服用升高胃pH药物后,可能会降低其治疗ABPA的效果,因为随着胃pH升高,伊曲康唑吸收率明显降低。

其他抗真菌药物,包括制霉菌素、两性霉素B、咪康唑、克霉唑和那他霉素,通常对控制ABPA无效。酮康唑可能有效,但其肝脏毒性限制了其使用。伏立康唑对ABPA的功效目前尚未深入研究,但我们中心和其他中心的个别报告显示其与伊曲康唑有着类似的功效。

最后,抗IgE的新型生物制剂奥马珠单抗,可用作ABPA治疗的有益尝试,目前该制剂尚未进行大规模随机试验研究。其推荐剂量是基于患者体重和血清IgE水平决定的,许多ABPA患者超过了常规给药范围。也有多个病例报告和小型系列报告表明,常规剂量(每2周皮下注射375mg)给药可控制疾病活动并减少口服皮质类固醇剂量。

除了上述药物治疗之外,所有ABPA相关性支气管扩张的患者都应该实施标准的气道清除治疗,包括利用高张盐水和黏液清除阀或叩击排痰背心,具体可视疾病的严重程度决定。ABPA患者应避免暴露于霉菌含量高的区域和环境,如分解有机物质和发霉的室内环境。如果必须有这样的暴露,应该考虑使用HEPA过滤器。

预后

给予适当治疗后,ABPA可达到长期控制,并且大多数可达持久缓解。Ⅰ期患者使用糖皮质激素治疗通常可减少痰液产生,改善气道痉挛,8周内血清总IgE降低>35%,清除凝集素抗体,以及肺部浸润影消退。IgE水平通常不会完全正常,它们会降低至急性期峰值水平的1/2左右。如果Ⅳ期患者维持低剂量激素,可以预防进展为肺纤维化;大多数 V 期患者病情可在数年内保持稳定。FEV$_1$ 持续<0.8L 的患者预后较差。

除了严重气流阻塞和肺纤维化外,ABPA 的长期并发症还包括肺曲霉球(图 48-3)、慢性或复发性肺不张、过敏性曲霉菌鼻窦炎或曲霉组织侵袭和半侵袭性曲霉菌病。ABPA 患者可进行肺移植手术,但是,也有移植后 ABPA 复发的相关报道。

赵 瑞 译

董霄松 审校

参考文献

[1] HINSON KF, MOON AJ, PLUMMER NS. Broncho-pulmonary aspergillosis; a review and a report of eight new cases. Thorax, 1952, 7:317–333.

[2] MCCARTHY DS. Bronchiectasis in allergic bronchopulmonary aspergillosis. Proc R Soc Med, 1968, 61:503–506.

[3] PATTERSON R, GREENBERGER PA, LEE TM, et al. Prolonged evaluation of patients with corticosteroid-dependent asthma stage of allergic bronchopulmonary aspergillosis. J Allergy Clin Immunol, 1987, 80:663–668.

[4] CHOWDHARY A, AGARWAL K, KATHURIA S, et al. Allergic bronchopulmonary mycosis due to fungi other than Aspergillus: a global overview. Crit Rev Microbiol, 2013, 40(1):30–48.

[5] ANTONIU S. Itraconazole for severe asthma with fungal sensitivity. Expert Opin Pharmacother, 2009, 10:1231–1233.

[6] SHAH A, KALA J, SAHAY S, et al. Frequency of familial occurrence in 164 patients with allergic bronchopulmonary aspergillosis. Ann Allergy Asthma Immunol, 2008, 101:363–369.

[7] SHAH A, KHAN ZU, CHATURVEDI S, et al. Concomitant allergic Aspergillus sinusitis and allergic bronchopulmonary aspergillosis associated with familial occurrence of allergic bronchopulmonary aspergillosis. Ann Allergy, 1990, 64:507–512.

[8] WARK P. Pathogenesis of allergic bronchopulmonary aspergillosis and an evidence-based review of azoles in treatment. Respir Med, 2004, 98:915–923.

[9] AGARWAL R. Allergic bronchopulmonary aspergillosis: lessons learnt from genetics. Indian J Chest Dis Allied Sci, 2011, 53:137–140.

[10] RAPAKA RR, KOLLS JK. Pathogenesis of allergic bronchopulmonary aspergillosis in cystic fibrosis: current understanding and future directions. Med Mycol, 2009, 47(Suppl 1):S331–S337.

[11] KNUTSEN AP, SLAVIN RG. Allergic bronchopulmonary aspergillosis in asthma and cystic fibrosis. Clin Dev Immunol, 2011, 2011:843763.

[12] CHAUHAN B, SANTIAGO L, KIRSCHMANN DA, et al. The association of HLA-DR alleles and T cell activation with allergic bronchopulmonary aspergillosis. J Immunol, 1997, 159:4072–4076.

[13] CHAUHAN B, HUTCHESON PS, SLAVIN RG, et al. MHC restriction in allergic bronchopulmonary aspergillosis. Front Biosci, 2003, 8:s140–s148.

[14] CARVALHO A, PASQUALOTTO AC, PITZURRA L, et al. Polymorphisms in toll-like receptor genes and susceptibility to pulmonary aspergillosis. J Infect Dis, 2008, 197:618–621.

[15] VICENCIO AG, CHUPP GL, TSIRILAKIS K, et al. CHIT1 mutations: genetic risk factor for severe asthma with fungal sensitization? Pediatrics, 2010, 126:e982–e985.

[16] OBER C, CHUPP GL. The chitinase and chitinase-like proteins: a review of genetic and functional studies in asthma and immune-mediated diseases. Curr Opin Allergy Clin Immunol, 2009, 9:401–408.

[17] OBER C, TAN Z, SUN Y, et al. Effect of variation in CHI3L1 on serum YKL-40 level, risk of asthma, and lung function. N Engl J Med, 2008, 358:1682–1691.

[18] CHUPP GL, LEE CG, JARJOUR N, et al. A chitinase-like protein in the lung and circulation of patients with severe asthma. N Engl J Med, 2007, 357:2016–2027.

[19] DICKEY BF. Exoskeletons and exhalation. N Engl J Med, 2007, 357:2082–2084.

[20] AGARWAL R, CHAKRABARTI A, SHAH A, et al. ABPA complicating asthma ISHAM working group. Allergic bronchopulmonary aspergillosis: review of literature and proposal of new diagnostic and classification criteria. Clin Exp Allergy, 2013, 43:850–873.

[21] KNUTSEN AP. Immunopathology and immunogenetics of allergic bronchopulmonary aspergillosis. J Allergy, 2011, 2011:785983.

[22] SLAVIN RG, HUTCHESON PS, CHAUHAN B, et al. An overview of allergic bronchopulmonary aspergillosis with some new insights. Allergy Asthma Proc, 2004, 25:395–399.

[23] ARORA S, HERNANDEZ Y, ERB-DOWNWARD JR, et al. Role of IFN-gamma in regulating T2 immunity and the development of alternatively activated macrophages during allergic bronchopulmonary mycosis. J Immunol, 2005, 174:6346–6356.

[24] BROWN JE, GREENBERGER PA, YARNOLD PR. Soluble serum interleukin 2 receptors in patients with asthma and allergic bronchopulmonary aspergillosis. Ann Allergy Asthma Immunol, 1995, 74:484–488.

[25] RATHORE VB, JOHNSON B, FINK JN, et al. T cell proliferation and cytokine secretion to T cell epitopes of Asp f 2 in ABPA patients. Clin Immunol, 2001, 100:228–235.

[26] BANERJEE B, KURUP VP, GREENBERGER PA, et al. Cloning and expression of Aspergillus fumigatus allergen Asp f 16 mediating both humoral and cell-mediated immunity in allergic bronchopulmonary aspergillosis (ABPA). Clin Exp Allergy, 2001, 31:761–770.

[27] KURUP VP, RAJU R, MANICKAM P. Profile of gene expression in a murine model of allergic bronchopulmonary aspergillosis. Infect Immun, 2005, 73:4381–4384.

[28] HOGABOAM CM, GALLINAT CS, TAUB DD, et al. Immunomodulatory role of C10 chemokine in a murine model of allergic bronchopulmonary aspergillosis. J Immunol, 1999, 162:6071–6079.

[29] GRUNIG G, CORRY DB, LEACH MW, et al. Interleukin-10 is a natural suppressor of cytokine production and inflammation in a murine model of allergic bronchopulmonary aspergillosis. J Exp Med, 1997, 185:1089–1099.

[30] WANG JM, CHU HW, BOSSE M, et al. Dexamethasone and cyclosporin A modulation of cytokine expression and specific antibody synthesis in an allergic bronchopulmonary aspergillosis murine model. Eur J Clin Invest, 1996, 26:951–959.

[31] CHU HW, WANG JM, BOUTET M, et al. Immunohistochemical detection of GM-CSF, IL-4 and IL-5 in a murine model of allergic bronchopulmonary aspergillosis. Clin Exp Allergy, 1996, 26:461–468.

[32] CHU HW, WANG JM, BOUTET M, et al. Tumor necrosis factor-alpha and interleukin-1 alpha expression in a murine model of allergic bronchopulmonary aspergillosis. Lab Anim Sci, 1996, 46:42–47.

[33] KURUP VP, MAUZE S, CHOI H, et al. A murine model of allergic bronchopulmonary aspergillosis with elevated eosinophils and IgE. J Immunol, 1992, 148:3783–3788.

[34] KURUP VP. Murine monoclonal antibodies binding to the specific antigens of Aspergillus fumigatus associated with allergic bronchopulmonary aspergillosis. J Clin Lab Anal, 1989, 3:116–121.

[35] HERNANDEZ Y, ARORA S, ERB-DOWNWARD JR, et al. Distinct roles for IL-4 and IL-10 in regulating T2 immunity during allergic bronchopulmonary mycosis. J Immunol, 2005, 174:1027–1036.

[36] CHEN GH, OLSZEWSKI MA, MCDONALD RA, et al. Role of granulocyte macrophage colony-stimulating factor in host defense against pulmonary Cryptococcus neoformans infection during murine allergic bronchopulmonary mycosis. Am J Pathol, 2007, 170:1028–1040.

[37] ARORA S, HUFFNAGLE GB. Immune regulation during allergic bronchopulmonary mycosis: lessons taught by two fungi. Immunol Res, 2005, 33:53–68.

[38] MONOD M, JATON-OGAY K, REICHARD U. Aspergillus fumigatussecreted proteases as antigenic molecules and virulence factors. Contrib Microbiol, 1999, 2:182–192.

[39] VAID M, KAUR S, SAMBATAKOU H, et al. Distinct alleles of mannose-binding lectin (MBL) and surfactant proteins A (SP-A) in patients with chronic cavitary pulmonary aspergillosis and allergic bronchopulmonary aspergillosis. Clin Chem Lab Med, 2007, 45:183–186.

[40] GREENBERGER PA. When to suspect and work up allergic bronchopulmonary aspergillosis. Ann Allergy Asthma Immunol, 2013, 111:1–4.

[41] RICKETTI AJ, GREENBERGER PA, PATTERSON R. Varying presentations of allergic bronchopulmonary aspergillosis. Int Arch Allergy Appl Immunol, 1984, 73:283–285.

[42] KNUTSEN AP, BUSH RK, DEMAIN JG, et al. Fungi and allergic lower respiratory tract diseases. J Allergy Clin Immunol, 2012, 129:280–291; quiz 292–293.

[43] PATTERSON R, GREENBERGER PA, HALWIG JM, et al. Allergic bronchopulmonary aspergillosis. Natural history and classification of early disease by serologic and roentgenographic studies. Arch Intern Med, 1986, 146:916–918.

[44] GREENBERGER PA. Aspergillosis-clinical aspects. Zentralbl Bakteriol Mikrobiol Hyg A, 1986, 261:487–495.

[45] MENDELSON EB, FISHER MR, MINTZER RA, et al. Roentgenographic and clinical staging of allergic bronchopulmonary aspergillosis. Chest, 1985, 87:334–339.

[46] RICKETTI AJ, GREENBERGER PA, PATTERSON R. Serum IgE as an important aid in management of allergic bronchopulmonary aspergillosis. J Allergy Clin Immunol, 1984, 74:68–71.

[47] DENNING DW, O'DRISCOLL BR, POWELL G, et al. Randomized controlled trial of oral antifungal treatment for severe asthma with fungal sensitization: the Fungal Asthma Sensitization Trial (FAST) study. Am J Respir Crit Care Med, 2009, 179:11–18.

[48] AGARWAL R. What is the current place of azoles in allergic bronchopulmonary aspergillosis and severe asthma with fungal sensitization. Expert Rev Respir Med, 2012, 6:363–371.

[49] PASQUALOTTO AC, POWELL G, NIVEN R, et al. The effects of antifungal therapy on severe asthma with fungal sensitization and allergic bronchopulmonary aspergillosis. Respirology, 2009, 14:1121–1127.

[50] KNUTSEN A, SLAVIN RG. Allergic bronchopulmonary mycosis complicating cystic fibrosis. Semin Respir Infect, 1992, 7:179–192.

[51] GREENBERGER PA. Chapter 18: allergic bronchopulmonary aspergillosis. Allergy Asthma Proc, 2012, 33(1):S61–S63.

[52] WARK PA, HENSLEY MJ, SALTOS N, et al. Anti-inflammatory effect of itraconazole in stable allergic bronchopulmonary aspergillosis: a randomized controlled trial. J Allergy Clin Immunol, 2003,

111:952–957.

[53] DENNING DW, VAN WYE JE, LEWISTON NJ, et al. Adjunctive therapy of allergic bronchopulmonary aspergillosis with itraconazole. Chest, 1991, 100:813–819.

[54] STEVENS DA, SCHWARTZ HJ, LEE JY, et al. A randomized trial of itraconazole in allergic bronchopulmonary aspergillosis. N Engl J Med, 2000, 342:756–762.

[55] REDMANN S, CHARLES BG. A rapid HPLC method with fluorometric detection for determination of plasma itraconazole and hydroxy-itraconazole concentrations in cystic fibrosis children with allergic bronchopulmonary aspergillosis. Biomed Chromatogr, 2006, 20:343–348.

[56] CHISHIMBA L, NIVEN RM, COOLEY J, et al. Voriconazole and posaconazole improve asthma severity in allergic bronchopulmonary aspergillosis and severe asthma with fungal sensitization. J Asthma, 2012, 49:423–433.

[57] GLACKIN L, LEEN G, ELNAZIR B, et al. Voriconazole in the treatment of allergic bronchopulmonary aspergillosis in cystic fibrosis. Ir Med J, 2009, 102:29.

[58] ERWIN GE, FITZGERALD JE. Case report: allergic bronchopulmonary aspergillosis and allergic fungal sinusitis successfully treated with voriconazole. J Asthma, 2007, 44:891–895.

[59] BANDRÉS GIMENO R, MUÑOZ MARTÍNEZ MJ. Prolonged therapeutic response to voriconazole in a case of allergic bronchopulmonary aspergillosis. Archi Bronconeumol, 2007, 43:49–51.

[60] WONG R, WONG M, ROBINSON PD, et al. Omalizumab in the management of steroid dependent allergic bronchopulmonary aspergillosis (ABPA) complicating cystic fibrosis. Paediatr Respir Rev, 2013, 14:22–24.

[61] COLLINS J, DEVOS G, HUDES G, et al. Allergic bronchopulmonary aspergillosis treated successfully for one year with omalizumab. J Asthma Allergy, 2012, 5:65–70.

[62] ELMALLAH MK, HENDELES L, HAMILTON RG, et al. Management of patients with cystic fibrosis and allergic bronchopulmonary aspergillosis using anti-immunoglobulin e therapy (omalizumab). J Pediatric Pharmacol Ther, 2012, 17:88–92.

[63] SASTRE I, BLANCO J, MATA H, et al. A case of allergic bronchopulmonary aspergillosis treated with omalizumab. J Investig Allergol Clin Immunol, 2012, 22:145–147.

[64] TILLIE-LEBLOND I, GERMAUD P, LEROYER C, et al. Allergic bronchopulmonary aspergillosis and omalizumab. Allergy, 2011, 66:1254–1256.

[65] LIN RY, SETHI S, BHARGAVE GA. Measured immunoglobulin E in allergic bronchopulmonary aspergillosis treated with omalizumab. J Asthma, 2010, 47:942–945.

[66] RANDHAWA I, CHIN T, NUSSBAUM E. Resolution of corticosteroid-induced diabetes in allergic bronchopulmonary aspergillosis with omalizumab therapy: a novel approach. J Asthma, 2009, 46:445–457.

[67] LEBECQUE P, LEONARD A, ARGAZ M, et al . Omalizumab for exacerbations of allergic bronchopulmonary aspergillosis in patients with cystic fibrosis. BMJ Case Rep, 2009, 2009:bcrol.2008.0379.

[68] KANU A, PATEL K. Treatment of allergic bronchopulmonary aspergillosis (ABPA) in CF with anti-IgE antibody (omalizumab). Pediatr Pulmonol, 2008, 43:1249–1251.

[69] ZIRBES JM, MILLA CE. Steroid-sparing effect of omalizumab for allergic bronchopulmonary aspergillosis and cystic fibrosis. Pediatr Pulmonol, 2008, 43:607–610.

第 10 部分　其他阻塞性疾病

第 49 章

成人上气道阻塞

Christine Won

Gaetane Michaud

Meir H. Kryger

前言

上气道通常指自鼻腔至气管隆嵴的一段传导性气道,包括气管、喉、咽、鼻腔及口腔,其结构会随着周围压力和解剖异常发生改变,从而导致生理功能变化。因此,当上气道承受来自胸膜腔(即解剖上讲的胸腔内)和外界环境(即解剖上讲的胸腔外)不同的压力时,其生理功能会发生不同的变化。此外,人体姿势、睡眠/觉醒状态、周围组织结构和功能变化,均会影响胸腔外气道的功能状态。

人类上气道解剖结构的逐步进化使其能从事吞咽、呼吸和发音等多种生理功能,上气道多功能性也增加了其患病风险(如误吸、睡眠呼吸暂停等)。上气道的各种结构特性决定了本身的多功能性。软骨环有支撑气管的作用,鼻腔由坚硬的骨性结构组成,口腔也有一个坚硬的骨顶,即硬腭。而咽部却没有坚硬的支撑结构。咽部是一个可塌陷的管道,其开放状态由咽部肌肉维持,肌肉功能受觉醒状态(睡眠/觉醒状态,更具体地说是睡眠分期)、周围结构和姿势的影响。因此咽部气道在解剖学和生理学上可划分为鼻咽部、腭后口咽部、舌后口咽部和喉咽部。

临床上成人上气道任一部位都可能发生阻塞。上气道阻塞(upper airway obstruction,UAO)的常见病因包括肿瘤、瘢痕形成、面部骨骼畸形、感染、炎症性疾病、外伤、邻近结构病变引起的外源性压迫以及姿势和睡眠/觉醒状态相关的功能变化等。气道阻塞可分为外源性狭窄、内源性狭窄和混合性狭窄(图49-1)。

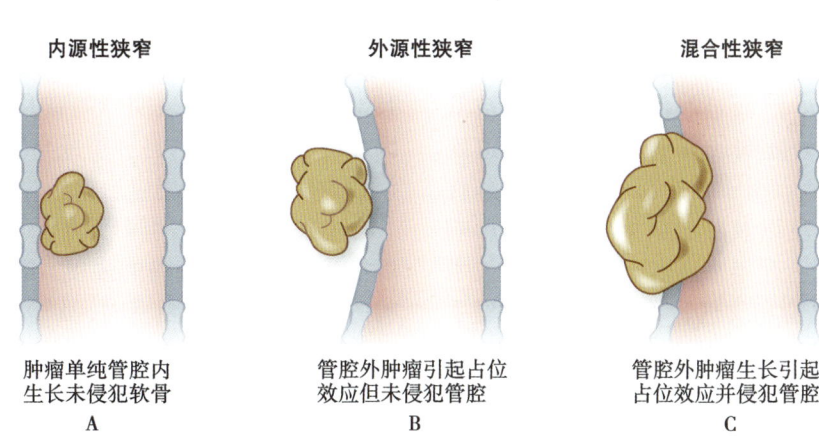

内源性狭窄　　外源性狭窄　　混合性狭窄

肿瘤单纯管腔内　　管腔外肿瘤引起占位　　管腔外肿瘤生长引起
生长未侵犯软骨　　效应但未侵犯管腔　　占位效应并侵犯管腔

　　A　　　　　　B　　　　　　C

图 49-1　肿瘤侵犯气道形成的狭窄分类:A 内源性狭窄,肿瘤呈单纯管腔内生长未侵犯软骨;B 外源性狭窄,管腔外肿瘤引起占位效应但未侵犯管腔;C 混合性狭窄,管腔外肿瘤生长引起占位效应并侵犯管腔。

上气道阻塞可表现为急性起病甚至危及生命,或呈慢性过程并表现出明显症状,某些甚至与呼吸系统症状无关。急性上气道阻塞的首要处理原则是保持气道通畅和维持患者稳定,常需要外科手术干预,有时需要经气管插管或气管造口术形成旁路以保证气道通畅。长期治疗措施最终取决于潜在病因和生理因素,可同时采取内科和外科干预措施。影像和介入肺脏病学的进一步发展提供了新的诊断和治疗模式。本章概述了成人急性和慢性上气道阻塞,重点介绍了临床表现、病情评估、病因学和治疗。涉及阻塞性睡眠呼吸暂停有关内容参见本书第 99 章。

历史回顾

急性上气道阻塞对患者及其周围人来说非常难以忍受,难怪早在 3 000 年前的古埃及木简以及古希腊和古罗马著作中,就有用气管造口术治疗急性上气道阻塞的记载。气管造口术可能导致灾难性的后果(如颈动脉破裂)或难以控制的感染,曾被认为是非常危险的操作,而希波克拉底就曾对此提出过风险警告。到 16 世纪中叶,气管造口术开始用于治疗咽喉脓肿引起的上气道阻塞。

到了 18 世纪,尽管气管造口术在医疗界已经广为人知,但仍被视为存在潜在巨大风险。美国第一任总统乔治·华盛顿,极有可能就是死于会厌炎导致的急性上气道阻塞,而他的医生(都非常熟悉气管造口术)仅对他实施了放血治疗。到 19 世纪,气管造口术开始用于治疗格鲁布性喉头炎和白喉引起的急性上气道阻塞。

到了 20 世纪初期,非手术方法开始用于治疗急性上气道阻塞,例如用硬质支气管镜取出气管异物。1966 年纤维支气管镜问世,之后的 40 年又开创了许多新的诊断和治疗模式:掺钕钇铝石榴石激光(Nd:YAG 激光)、电子支气管镜、气道支架、支气管内超声检查、高频电刀、冷冻疗法、氩激光凝固术、热激光光凝治疗、光动力治疗(photodynamic therapy,PDT)、近距离放射治疗以及经皮气管造口术等。

上气道阻塞的新发病因不断被发现,新的成像技术包括放射技术和内镜技术也不断涌现,实现了对上气道阻塞的检测和定量化分析。治疗策略也不断进步。恶性肿瘤及其导致的上气道阻塞的发病率在逐渐增高,其中一部分原因是烟草滥用和现代环境毒素暴露。据估计有 20%~30% 的肺癌患者可出现气道阻塞症状。然而,由于肺癌特别是晚期肺癌资料尚不完善,上气道阻塞的确切患病率仍是一个未知数。气管插管和气管造口术并发症已成为良性上气道狭窄和气道软化的公认病因。然而这些疾病很有可能被低估,许多患者被诊断为哮喘或其他慢性外周气道疾病,接受了不恰当治疗。用于治疗感染、炎症和恶性肿瘤等疾病的药物改良以及肿瘤放射学发展也影响着上气道阻塞的诊治。近年来麻醉药物和麻醉技术的进步以及涉及喉、气管和支气管等部位复杂重建手术的发展也对上气道阻塞的处理产生了重要影响。发展和引入新型内镜技术、成像技术以及介入肺脏病学技术都有利于处理上气道阻塞。

到 20 世纪 60 年代中期,医学界开始明确部分上气道阻塞问题可仅发生于睡眠中,而直到 20 世纪 80 年代中期,解决该问题唯一有效的方法仍然是气管造口术,即通过建立旁路来解决睡眠中的气道阻塞。当时人们对肺部疾病的实验室诊断主要集中在胸内阻塞性疾病,之后诊断上气道阻塞的重要性逐渐凸显,并确立了应用气道内正压克服上气道阻塞的治疗方法。

临床表现

上气道阻塞的临床症状(如气促、呼吸作响)和体征(如哮鸣音、呼吸音减弱等)可能与下气道阻塞类似。常见的下气道阻塞性疾病如哮喘和慢性阻塞性肺疾病,经常被误认为是引起患者症状的病因。

上气道阻塞患者可以在很长一段时期内处于无症状期,导致临床表现和诊断延迟,并可能发生严重后果。当上气道阻塞进展或病情急剧恶化时,患者可能在数分钟至数小时内发生窒息甚至死亡;而当疾病缓慢进展时,可能会延迟诊断甚至误诊,如果患者为上气道恶性肿瘤,则可能丧失治愈机会。

呼吸困难和呼吸作响是上气道阻塞患者最常见的症状,在运动时常很明显,并随体位变化加剧或缓解。患者常主诉仰卧位时呼吸费力,并可能出现阻塞性睡眠呼吸暂停或上气道阻力综合征等睡眠呼吸紊乱(见第 99 章)。因此白天嗜睡可能是上气道阻塞患者的显著特点之一。严重患者可以在睡眠和清醒时均发生慢性缺氧和高碳酸血症,进而导致肺心病,出现外周性水肿。

大多数病例先发生解剖学上的显著阻塞,然后才出现症状。当阻塞部位的气道直径缩窄至 8mm 时可出现劳力性呼吸困难,而气道直径狭窄至 5mm 时,往往在静息时也出现气短,且常听到喘鸣音。持续存在的高调、乐声样喘鸣常提示累及喉部或上段气管的胸腔外气道阻塞。

哮鸣音是弥漫性周围气道阻塞的特征,主要出现在呼气相。与之不同,喘鸣音通常出现在吸气相,而且在颈部最响亮,通常不用听诊器就能听到。尽管人们试图区别喘鸣音和来自下呼吸道的哮鸣音,然而经颈部和胸部的录音表明哮鸣音和喘鸣音的频率相似。因此可能出现误诊,将肿瘤或异物引起的上气道阻塞误诊为哮喘而进行相应治疗。

增加吸气气流的呼吸动作如用力吸气或主动过度换气可以加重喘鸣的强度。颈部屈曲可能改变喘鸣的响度。固定型阻塞时,吸气相和呼气相均可听到喘鸣音。有时患者的声音特征也可以提示上气道阻塞,如声音嘶哑提示喉部异常,失声则提示声带麻痹。

实验室检查

上气道阻塞必须发展到一定程度才出现症状,与此类似,只有发生严重气道阻塞时,肺功能测试才会出现明显的生理学异常。研究表明,受试者经不同直径的管道进行呼吸时,流速-容量环仅在气道直径 <8mm 时才出现异常,这意味着阻塞要超过气管正常直径中值的 80%。当气道狭窄至 6mm 时,第 1 秒用力呼气容积(FEV_1)仍然可以保持在对照值的 90% 以上。因此,尽管肺量仪常作为肺部症状的首选筛查工具,但并不能有效反应上气道异常。在检测上气道阻塞时,呼气峰流速(peak expiratory flow rate,PEFR)和最

大通气量（mMVV）比 FEV₁ 更敏感。值得注意的是，当气道存在分泌物、水肿或出血时，轻微阻塞即可能引起肺功能异常。

流速-容量环记录不同肺容积时的最大吸气和呼气流速，是诊断上气道阻塞的重要工具。正常人流速-容量环形状见图 49-2。在从肺总量（TLC）状态做用力呼气动作时，用力程度决定了用力肺活量前 25% 的最大流速，即驱动压力（用力程度）增加可导致流速增加。在剩下 75% 的用力肺活量中，流速则取决于肺的机械性能，而与用力程度无关。在这一部分用力呼气过程中，胸腔内气道的动态回缩导致流速曲线呈线性下降（图 49-3A）。用力程度增加和由此产生的胸膜腔压力增加会使胸内气道进一步受压，从而导致气流进一步受限。在较高肺容积时，流速受限可由上气道阻塞引起；而在低肺容积时，由于不依赖于用力程度的这部分曲线代表了周围气道的功能，流速变化则不会受上气道阻塞的影响。由于大部分 FEV₁ 反映的是低肺容积下的流速，因此并非诊断上气道阻塞的敏感指标，而 PEFR 反映的是较高肺容积下的流速，在上气道阻塞患者 FEV₁ 正常时即可能表现出异常。

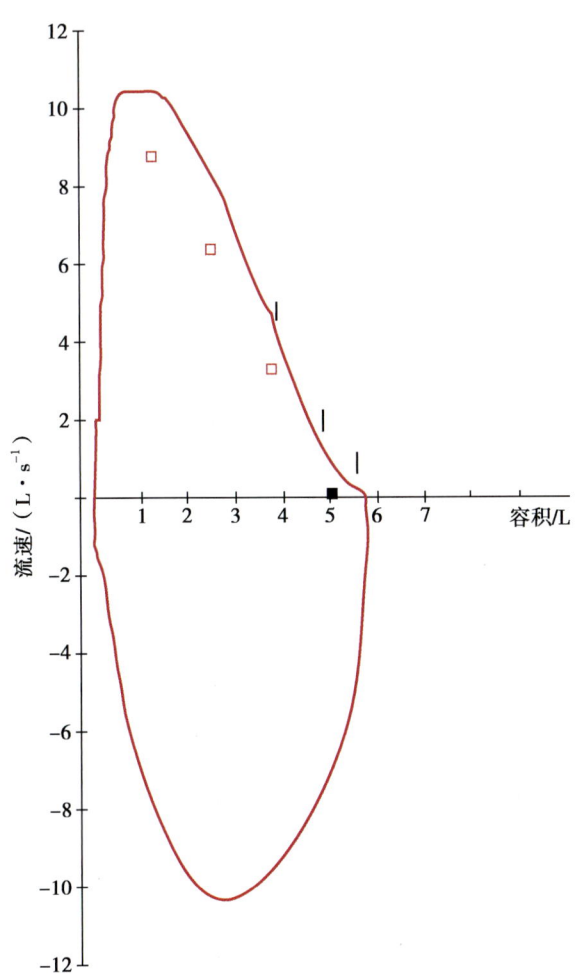

图 49-2　正常用力流速-容量环的呼气支（上）和吸气支（下），小垂直线代表秒。

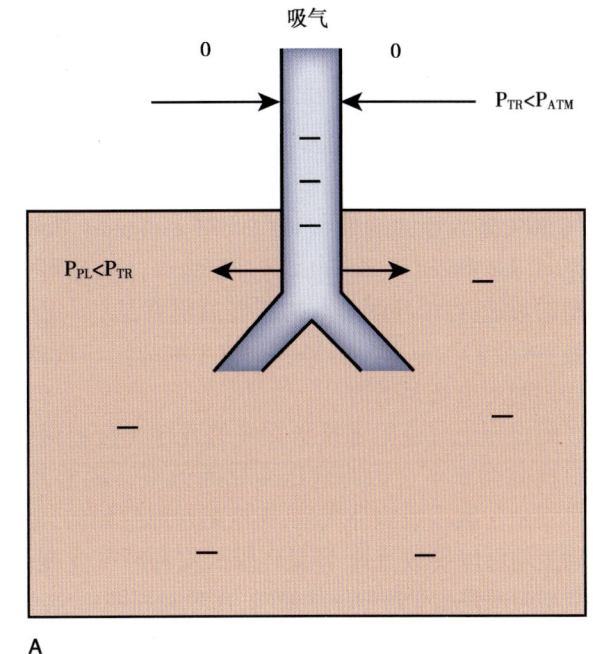

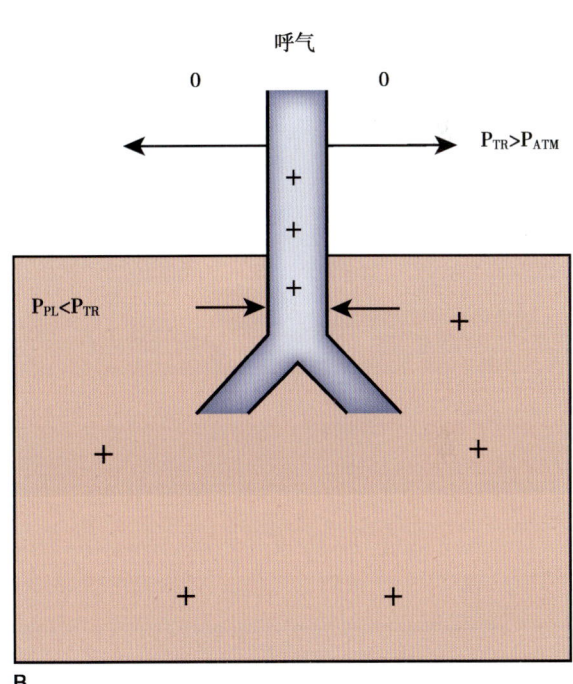

图 49-3　吸气和呼气时作用于胸内及胸外气道壁的压力。0 代表大气压，+ 代表正压，− 代表负压。A. 吸气时，胸外气管内压力（extrathoracic tracheal pressure，P_{TR}）低于大气压（atmospheric pressure，P_{ATM}），使得管腔变窄（箭标），而胸腔内压（intrapleural pressure，P_{PL}）负压增大，使胸内气道扩张（箭标）。B. 呼气时，胸外气管内压力（P_{TR}）变为正压，因此大于大气压（P_{ATM}），可使管腔扩张（箭标），而胸腔内压（P_{PL}）为正压，造成胸内气道动态压缩（箭标）。

在进行流速-容量环检查时，用力吸气流速在整个吸气过程中都受吸气努力程度的影响。吸气流速从残气容积开始逐渐增大，到接近吸气曲线中部时达到峰值，然后逐渐下降至达到肺总量水平。胸腔外上气道周围压力为大气压。用力吸气时的气体湍流会造成这部分气道内压力下降，使胸外气道发生轻度狭窄

（图 49-3B）。因此正常个体的吸气峰流速要低于呼气峰流速。由于呼气过程中存在对胸内气道的动态压缩，用力吸气中期流量即用力吸气 50%肺活量的瞬间流量（forced inspiratory flow at 50% of the forced vital capacity，FIF$_{50\%}$）通常要高于用力呼气中期流量即用力呼气 50%肺活量的瞬间流量（forced expiratory flow at 50% of the forced vital capacity，FEF$_{50\%}$）。由此可见，典型的流速-容量环图形取决于气道阻塞是"固定的"还是"可变的"，以及阻塞部位是位于胸廓出口或胸骨上切迹的上方还是下方。

固定型上气道阻塞是指在吸气或呼气过程中，上气道横截面积不会因跨壁压变化而改变。固定型阻塞可发生于胸内或胸外气道，无论阻塞部位如何，固定型病变均可以导致流速-容量环吸气支和呼气支变平。可变型阻塞是指受跨壁压的影响，在呼吸周期中会产生不同程度的气道阻塞。由于胸内气道及胸外气道所受压力不同，流速-容量环的变化与阻塞部位相关。

许多疾病可以导致上气道不可扩张性狭窄及固定型气道阻塞，常见于良性狭窄和恶性肿瘤。固定型气道阻塞患者的最大吸气和呼气流速-容量环中流速恒定，在吸气和呼气过程中均出现平台期（图 49-4A、B）。呼气曲线在靠近肺总量用力依赖部分呈现平台效应，而在靠近残气量非用力依赖部分变化不大。由于吸气曲线也呈类似表现，FEF$_{50\%}$ 和 FIF$_{50\%}$ 的比值正常（接近 1）。在固定型上气道阻塞患者中，第 1 秒用力吸气容积（forced inspiratory volume in 1 second，FIV$_1$）和 FEV$_1$ 几乎相等。

单侧声带麻痹是可变型胸外气道阻塞的常见病因。可变型胸外气道阻塞增加了吸气气流的湍流，使管腔内压力明显低于大气压。这会导致已经狭窄的气道在吸气时部分塌陷，产生流速-容量环吸气支平台（图 49-5A、B）。由于呼气过程中气道内明显正压可以减缓气道阻塞，呼气相流速-容量环变化不大。FEF$_{50\%}$ 和 FIF$_{50\%}$ 的比

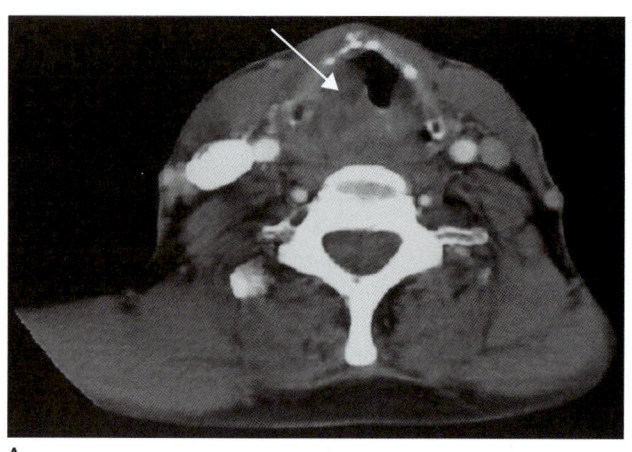

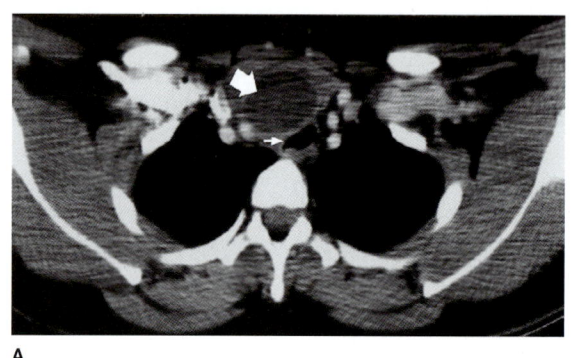

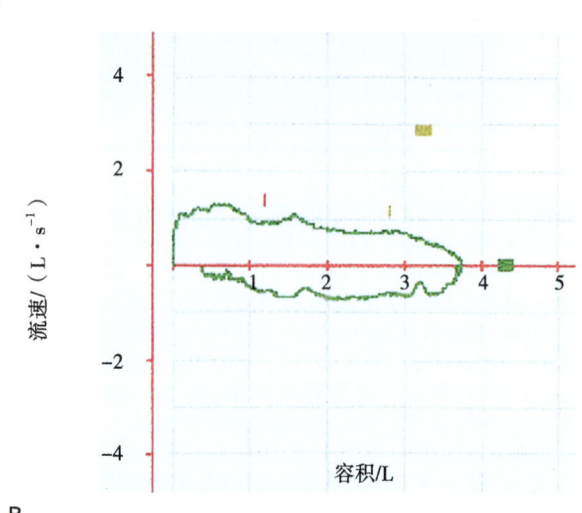

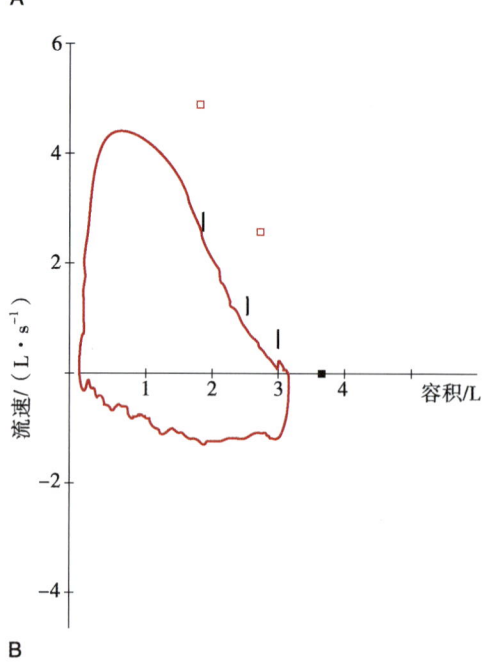

图 49-4 固定型上气道阻塞的流速-容量环。见于一名因哮喘急性发作行短期气管插管的 56 岁男性患者，3 个月来表现为持续性喘息、声音嘶哑和间断喘鸣。颈部 CT 可见喉脓肿明显波及喉部入口（A）；流速-容量环吸气相和呼气相均出现平台（B），FEF$_{50\%}$/FIF$_{50\%}$ 比值接近 1。

图 49-5 可变型胸外气道阻塞。见于一名劳力性呼吸困难的 32 岁女性甲状腺囊肿患者。A. 颈部 CT 可见甲状腺内一 10cm×4cm 囊性肿块（大箭标）压迫气管（小箭标）。B. 流速-容量环呈吸气相阻塞，FEF$_{50\%}$/FIF$_{50\%}$ 比值很大，吸气支呈扁平状。

值增大(常大于 2)。同样,FEV$_1$ 要大于 FIV$_1$。

可变型胸内气道阻塞恰恰相反,最大呼气流量显著下降而最大吸气流量相对正常。这种变化由用力呼气时产生的胸膜腔内正压及其导致的胸内气道动态压缩引起,致使胸腔内病变引起的气道阻塞进一步加重,在流速-容量环上出现呼气平台(图 49-6A、B)。流量平台的出现提示病变已使气道管腔达到了最小内径。在平台出现之前可能先有呼气峰流速,提示只有肺容积降到一定程度后气道阻塞才影响到流速。在吸气时,胸膜腔内呈显著负压,因此气道阻塞会减轻。FEF$_{50\%}$ 和 FIF$_{50\%}$ 比值非常小,可能接近 0.3。同样,FEV$_1$ 要远低于 FIV$_1$。尽管上气道阻塞患者的流速比值与慢阻肺和慢性哮喘患者类似,其流速-容量环形状还是有别于后两种疾病。因为慢阻肺和哮喘患者的主要变化在呼气曲线的非用力依赖部分,没有上气道阻塞患者用力呼气时的特征性平台(图 49-7)。

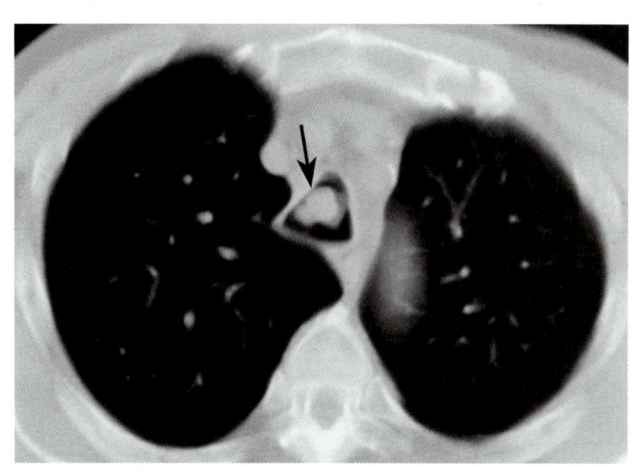

A

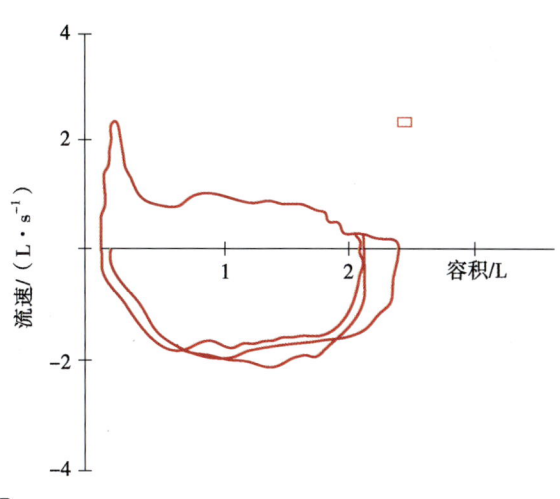

B

图 49-6 可变型胸内气道阻塞。见于一名气管鳞状上皮细胞癌患者。A. 胸部 CT 可见气管内病变(箭标),在胸部 X 线平片很难显影。B. 重叠流速-容量环,显示较高肺容量处峰流速之后的呼气流速平台。尽管用力吸气流量减小,但相对于用力呼气流量而言仍接近正常,FEF$_{50\%}$/FIF$_{50\%}$ 比值为 0.4。

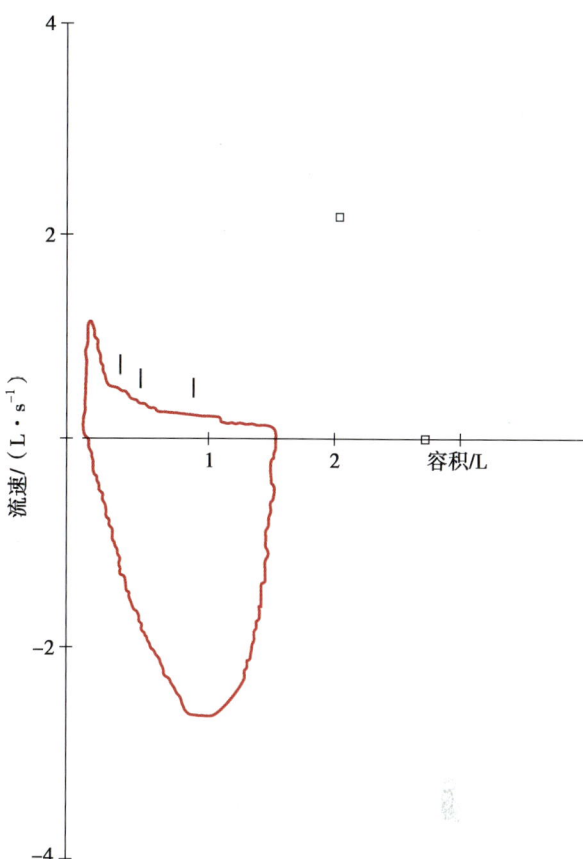

图 49-7 慢性阻塞性肺疾病患者典型的流速-容量环。FEF$_{50\%}$/FIF$_{50\%}$ 比值很小并呈代表性的曲线形状。

如果医院检查室或医生诊室没有进行流速-容量环检查的设备,其他方法如常规肺量仪也有助于诊断。当用力肺功能检查时出现 PEFR 下降与 FEV$_1$ 下降不成比例,应考虑上气道阻塞可能。其他诊断信息包括用力吸气量为 25%~75% 肺活量的平均流量实预比(the inspiratory flow between 25% and 75% of the inspired vital capacity,FIF$_{25\%-75\%}$)<1;用力呼气量为 25%~75% 肺活量的平均流量实预比(expiratory flow between 25% and 75% of the expired vital capacity,FEF$_{25\%-75\%}$)<1;另一个指标是 FEV$_1$ 与 FEF$_{25\%-75\%}$ 同等程度下降。由于 MVV 能够同时测量吸气和呼气流量,也是一个有用指标。在上气道阻塞患者中往往可以看到 MVV 与 FEV$_1$ 比值<25%。当 MVV 下降伴 FEV$_1$ 正常时,应当考虑上气道阻塞的诊断。

与弥漫性下气道阻塞性疾病(如慢阻肺、哮喘)不同,上气道阻塞患者肺内通气分布正常,没有通气-血流比例失调。除非气道阻塞非常严重,患者一般不会出现高碳酸血症,尽管可能出现夜间高碳酸血症但日间动脉血 CO_2 分压正常。除非运动并存在严重气流受限,患者一般也不会出现低氧血症,一旦发生低氧血症也可能伴有动脉血 CO_2 水平升高。除非患者合并小气道疾病,吸入支气管扩张剂并不能缓解上气道病变造成的气流阻塞,这一点不同于哮喘和慢阻肺患者。

影像学检查

对于由胸外气道异常造成急性气流受限的患者,急诊上胸部及颈部软组织 X 线检查有助于诊断(图 49-8),然而 CT 是胸外气道成像最重要的方法(图 49-9)。常规胸部 X 线检查通常不能确定上气道阻塞及其病因。偶有慢性气道阻塞患者,可出现广泛肺部过度充气;在排除哮喘或慢阻肺后,该征象提示可能存在中央气道隐匿性疾病。高质量的后前位(posteroanterior,PA)和侧位 X 线胸片可以清楚地显示气管,其通常位于正中线上,在主动脉弓水平可有适度偏移。然而由于多数常规 X 线片穿透不足,致使气管成为"盲区"。一项研究显示,仅有 13/53 例气管肿瘤患者由放射科医师通过常规后前位 X 线胸片发现。应用数字化摄影技术可避免上述不足,然而上气道影像学检查仍首选胸部 CT。

CT 对上气道病变的敏感性要优于常规胸部 X 线(97%对比 66%)。螺旋 CT(HCT)扫描可最大限度地减

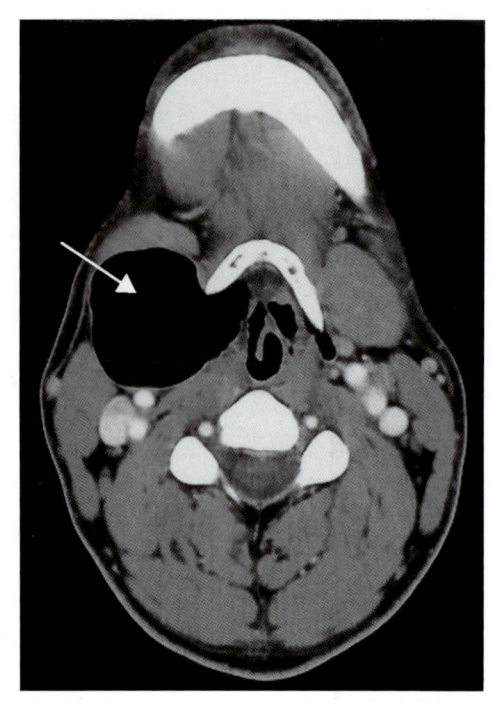

图 49-9　颈部 CT 示巨大喉气囊肿压迫喉侧壁(箭标)造成局部气流阻塞。

少呼吸运动造成的伪影,单次屏气时就能完成对整个胸腔的扫描。这项技术和常规 CT 相比对检查管腔内、黏膜下及管腔外病变更具优势(图 49-10A、B 和图

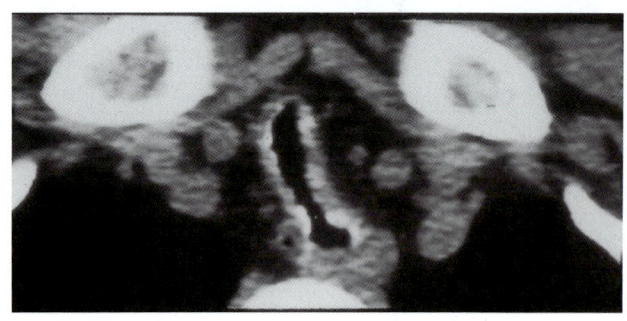

A

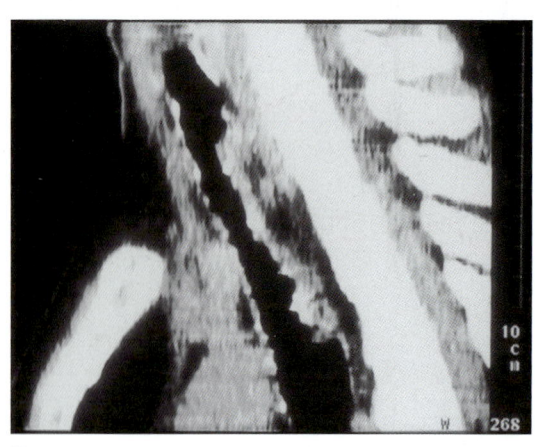

B

图 49-10　A. 胸部 CT 示腔内钙化结节状凸起造成的气管显著狭窄,见于一名骨化性气管病患者。B. 同一患者胸部 CT 示气管的矢状位多平面重建图像。

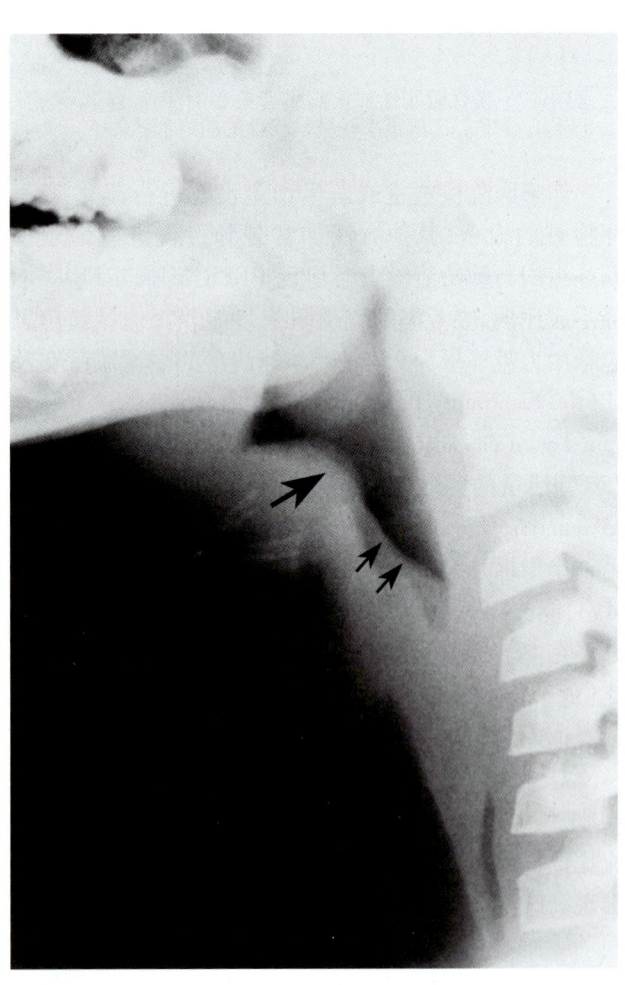

图 49-8　急性会厌炎。一位喘鸣患者的颈部软组织侧位 X 线片显示会厌肿大(大箭标),杓会厌襞因水肿而失去正常凸性(小箭标)。

49-11）。从 20 世纪 90 年代早期开始,HCT 就成为评估中心气道的首选非侵袭性检查。应用多层螺旋 CT 薄层扫描技术可以提供整个胸部的高分辨率图像、改善特殊分辨率、提高图像采集速度以及提供优良的图像对比。采用多平面和三维重建的 HCT 技术可提供胸部虚拟图像,从局部和整体解剖学角度提高

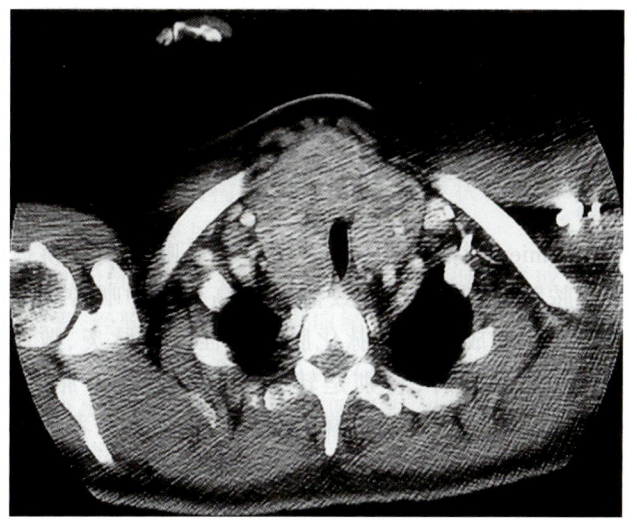

图 49-11　胸部 CT 示胸内甲状腺肿造成气管管腔外明显受压。

对上气道病变的认识(图 49-12）。这些图像还可以显示气管扩张或狭窄程度,显示病变位置和纵向范围,评估气道壁厚度,以及显示气道外相关病变等。

业已证实,对比吸气相和呼气相动态多层螺旋 CT 有助于诊断气管软化症。由于软化气管最显著的塌陷通常发生在呼气期间而非呼气末期,这使得动态呼气成像优于呼气末成像。如果在呼气时未显示出完全气道塌陷,则可通过定量测定呼气时气道管腔狭窄程度来确诊。气管软化通常定义为呼气相图像上管腔横截面面积减少超过 50%,但这个界值并不足以鉴别临床上所有的气管软化症。

另一项基于 CT 检查的新型成像技术是虚拟支气管镜检查。容积成像技术的应用实现了对气道管腔及其周围组织的三维重建,该技术在评估固定型气道病变的宽度、长度和轮廓方面有很高的精度,但不适用于诊断动态气道病变,如过度动态性气道塌陷。

磁共振成像(MRI)是另一种用于评价中央气道及周围纵隔结构的检查方法,此项技术不需要造影剂就能提供胸部的多平面图像。MRI 主要用于检查中央气道周围的血管结构,例如可能压迫气管的血管环、

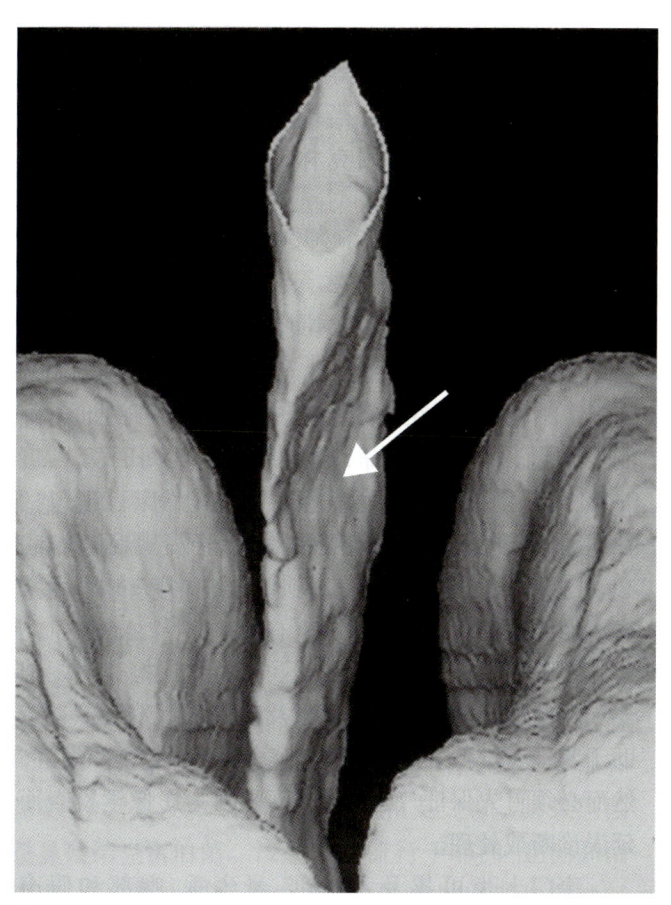

A

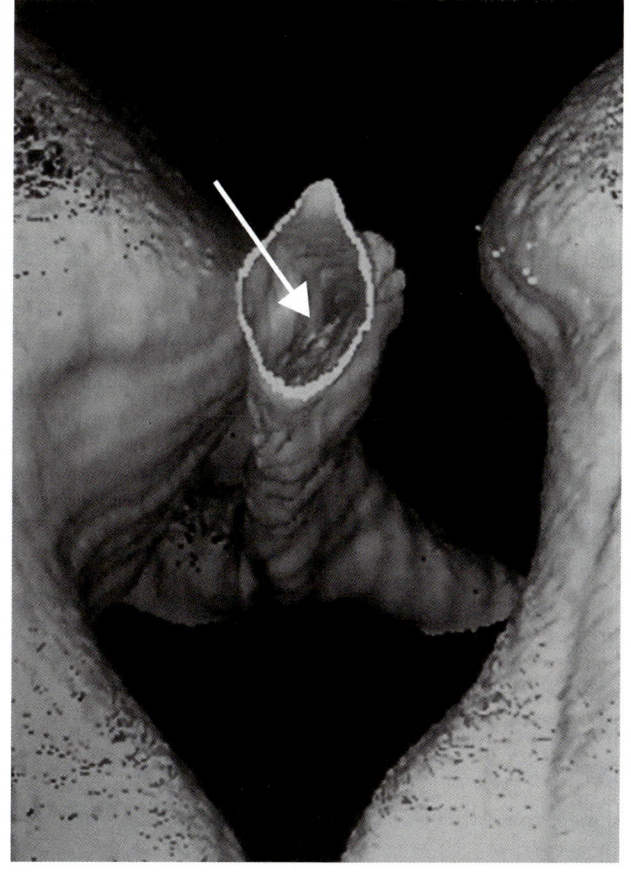

B

图 49-12　A.B.胸部螺旋 CT 上气道三维重建示局部气管受压(箭标）。

素,其他可能危险因素包括饮食中缺乏水果和蔬菜、人乳头瘤病毒(human papillomavirus, HPV)感染特别是 HPV-16 型感染。据观察,过去 30 年间美国头颈癌发病率下降了 23%。与 1976—1983 年每年每 10 万人口 14.6 例的发病率相比,2005—2009 年每年每 10 万人口的发病率为 10.8。

头颈癌的临床表现取决于肿瘤部位和分期。舌底部和咽壁癌具有隐匿性,这类癌症呈浸润性或外生性生长。由于舌底部缺乏疼痛纤维,这些部位的肿瘤往往到极晚期才出现临床症状。口咽部原发性肿瘤常位于前扁桃体弓或扁桃体,其症状包括声音嘶哑、咯血、咽喉痛和吞咽困难等,脑神经受累时出现耳痛,翼状肌受累时出现牙关紧闭,也可能出现致命性上气道阻塞。新发而未确诊的喉癌(头颈癌的一个亚类)患者中有 5% 可伴严重的呼吸困难或喘鸣,需要紧急行喉切除术或气管造口术。头颈癌患者在外科手术后发生阻塞性睡眠呼吸暂停的概率也较高。

■ 气管肿瘤

起源于气管的肿瘤少见,仅占全部上气道肿瘤的 2%,虽然少见,但一旦发生,约 80% 属于恶性。据报道原发性气管癌每年每 10 万人口发病率仅为 0.1。原发性气管恶性肿瘤主要见于腺样囊性癌和鳞状细胞癌。大多数鳞状细胞癌与吸烟有关,这些肿瘤生长迅速,而且近一半病例被发现时由于过大而无法切除。腺样囊性癌生长较慢,未发现与吸烟相关。男性和女性罹患风险相同,诊断年龄通常在 40 岁左右。气管肿瘤常见症状包括呼吸困难、咳嗽、咯血、哮鸣和喘鸣。外科手术仍然是最佳手段,在最终手术之前可能需要进行包括气道支架置入在内的紧急气道重建。术后放疗对原发性气管恶性肿瘤尤其是手术切缘病理阳性患者有益,对于存在手术禁忌的患者可行局部姑息性放疗。据报道,腺样囊性癌和鳞状细胞癌的五年生存率分别为 52% 和 39%。气道切缘病理阴性和腺样囊性病变的患者预后较好。

气管内恶性肿瘤更常见于原发性肺癌直接侵犯气管或区域淋巴结(图 49-14)。尽管已有乳腺癌、结直肠癌、肾癌、卵巢癌、甲状腺癌、子宫癌、睾丸癌、鼻咽癌和肾上腺癌,以及肉瘤、黑色素瘤和浆细胞瘤等转移至支气管的报道,非肺源性恶性肿瘤来源的中央气道转移少见。在一项超过 1 300 例患者的实体瘤尸检报告中,中央气道转移瘤发生率为 2%。纵隔淋巴结也是血液系统恶性肿瘤如淋巴瘤的常见受累

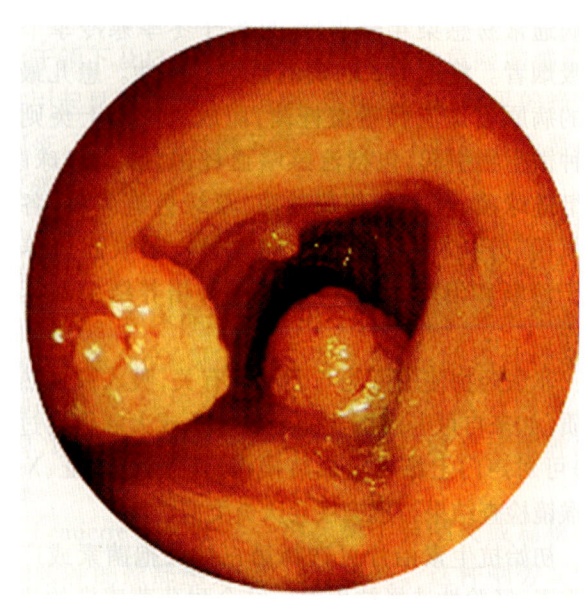

图 49-14 肺鳞状细胞癌

部位。

良性气管肿瘤包括错构瘤、乳头状瘤和软骨瘤(图 49-15)。软骨瘤最常见,该病起源于气管软骨环,随时间推移有恶变倾向。成人复发性呼吸道乳头状瘤由 6 型或 11 型(或更少见的 16 型或 18 型)人乳头状病毒引起,可导致上气道阻塞和死亡。病变最易累及喉部(图 49-16),也可累及气管支气管树,且好发于包括气管造口部位和气管损伤处等有黏膜损伤的区域。病变倾向于沿着气管支气管树向下蔓延,罕见肺实质受累,一旦受累则病情严重,可出现支气管扩张、肺结节和肺脓肿形成。该病也可发生恶变,病程难以预测。经常需要反复内镜下介入治疗(减瘤手术),伴随后期气道狭窄的风险。考虑到介入对气道的进一步损伤,除非临床上出现相关的气道阻塞,应尽量减少介入治疗次数。目前尚未开展关于抗病毒治疗作用的对照试验。现有数据表明病灶内注射西多福韦有益,另有报道应用干扰素 A 也取得良好疗效。对于确诊的恶性变可以进行化疗、放疗和靶向手术切除。

■ 喉及气管狭窄

喉及气管狭窄常见于气管插管和气管切开术后,此外还有多种其他原因。

气管插管及气管切开后狭窄

发生于喉或气管的向心性瘢痕可导致气道狭窄及气流阻塞,显著气道狭窄定义为阻塞超过管腔的 50%,可导致严重症状和功能受限。

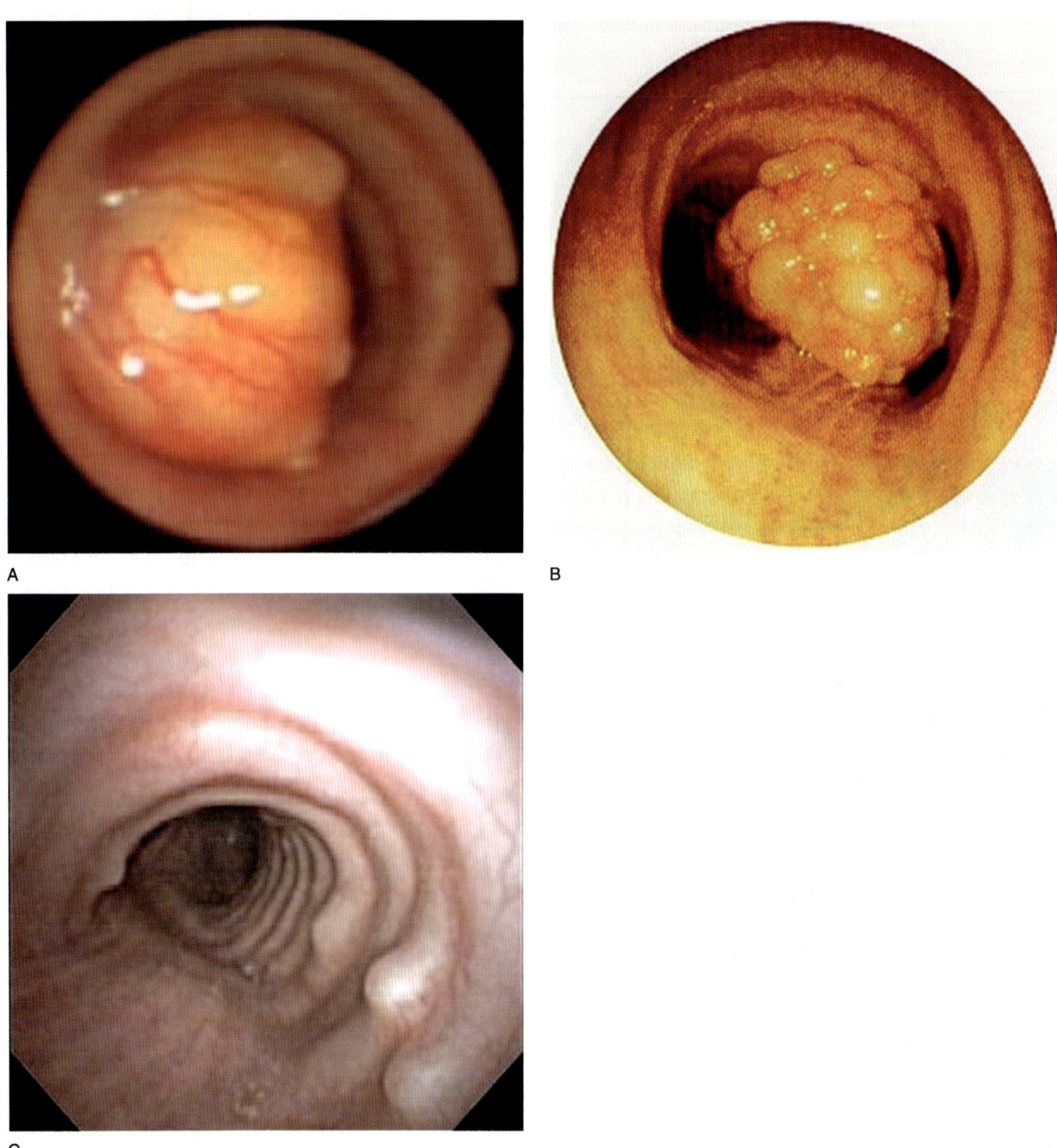

A

B

C

图 49-15　良性气管肿瘤。A. 错构瘤；B. 乳头状瘤；C. 软骨瘤。

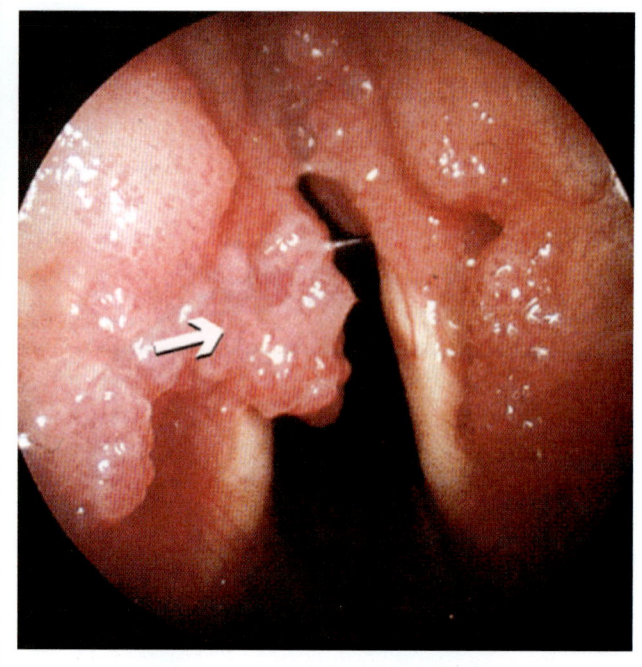

图 49-16　复发性喉乳头状瘤（箭标）

气管插管、气管造口术和喉气管检查术史是造成大多数喉气管狭窄的原因。文献报告气管造口术或喉气管插管后气管狭窄发生率差异很大（0.6%～65%）（图 49-17 和图 49-18）。尽管气管插管或气管造口术经常损伤喉和气管，但通过 X 线或支气管镜检查证实的症状性狭窄发病率很低（<2%）。最近 Lahey 诊所完成了一项历时 8 年的回顾性研究，发现了一些与气管插管及气管造口术后气道狭窄发生率增加有关的人口统计学数据，这些因素包括女性（75%）、肥

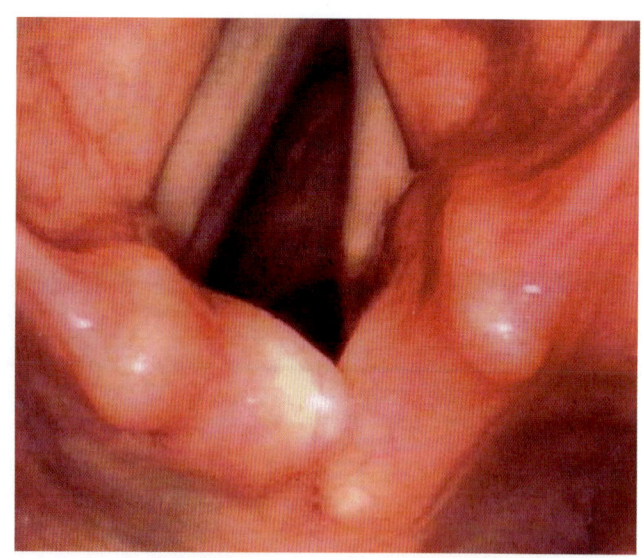

图 49-18　气管插管术后损伤

胖（66%）、糖尿病（35.4%）、高血压（51.6%）、心血管疾病（45.1%）和当前吸烟者（38.7%）。

发生于气管导管气囊部位的狭窄与气囊压力诱发的黏膜、软骨缺血性损伤有关，使用高容、低压气囊导管可以降低其发生风险。经喉气管插管保留时间也可影响喉气管狭窄的发生率和严重程度。

气管造口术后狭窄可发生于开口上、开口水平、气囊位置或套管尖端。气管造口上方软骨损伤是术后气道狭窄的常见原因。除缺血性黏膜损伤和缺血性软骨炎外，气管前壁和侧壁受损伴软骨"屈曲"骨折，也是一个重要因素。通过避免在手术中对软骨施加过大压力、选择恰当大小和长度的气管切开套管、避免感染、使用尽可能低的气囊压力等可以最大限度地降低骨折风险。

用经皮气管造口术替代传统标准操作已越来越普及，其理想解剖部位位于第二、三气管软骨环或第一、二气管软骨环（非声门下区域）之间。经皮气管造口术后症状性气管狭窄的发生率与开放性操作相当。如果将症状性气管狭窄和气管软化均列入长期并发症，文献报道其发生率不到 2.5%。

气管狭窄的其他病因

其他原因造成的喉及气管狭窄较少见，包括气道创伤如外伤、吸入性灼伤、辐射；气管感染如细菌性气管炎、结核感染、白喉；肉芽肿性多血管炎（旧称韦格纳肉芽肿）；结节病；淀粉样变；胶原血管病如复发性多软骨炎、多发性动脉炎；炎症性肠病和先天性疾病等。

16%～23% 的肉芽肿性多血管炎患者可并发声门下明显狭窄。声门下狭窄也可以是韦格纳肉芽肿的唯一表现，其临床过程不同于该病的其他表现。仅

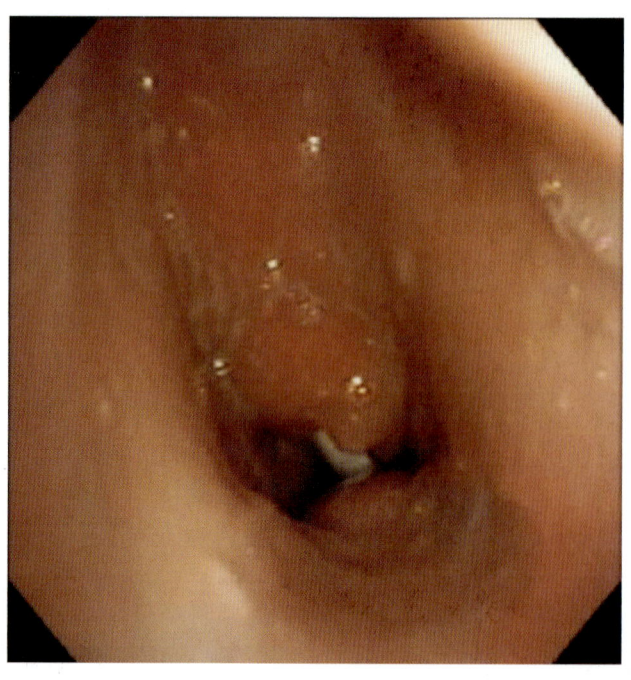

图 49-17　气管造口术后狭窄

5%～15%的病例可疑累及部位内镜活检结果呈阳性。

结节病可出现上气道肉芽肿浸润和阻塞（图49-19）。喉部受累更常见，也可出现气管狭窄。X线检查可显示弥漫性气管狭窄，给予皮质类固醇治疗后病情仍进展。支气管镜检查可显示广泛气管狭窄。

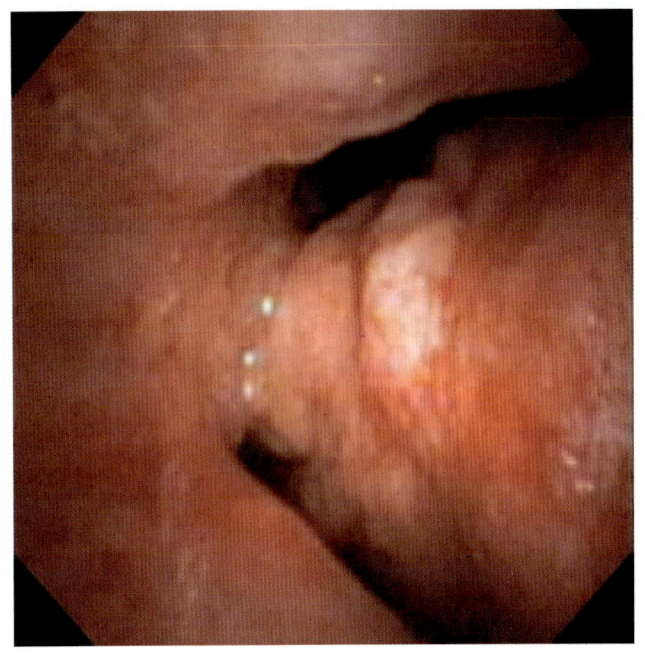

图49-19　气道结节病

肺淀粉样变可发生于气管支气管。胸部X线片显示弥漫性气管狭窄和大段气管管壁增厚。病变范围广而且呈环绕型，常伴有淀粉样蛋白沉着物骨化（图49-20）。支气管镜检查可显示多发气管壁斑块或

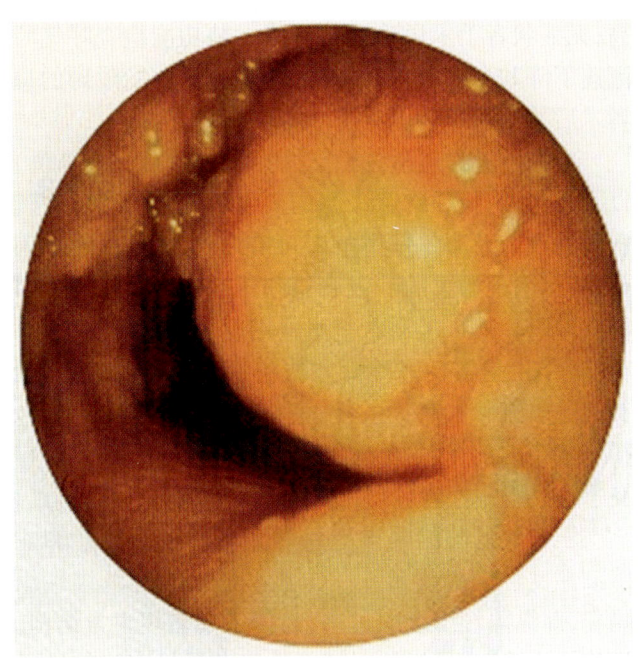

图49-20　淀粉样假瘤

局限性肿瘤样肿块。

复发性多软骨炎是一种罕见的全身性疾病，以反复发作的软骨炎为特点。呼吸系统表现通常很严重，甚至可能危及生命。炎症可累及所有类型的软骨，包括耳和鼻部的弹性软骨、所有外周关节的透明软骨和中轴部位的纤维软骨。最常见的临床症状是由耳郭软骨炎所致的外耳疼痛。呼吸道受累可见于耳郭软骨炎初次发病数年后，症状包括声音嘶哑、失音和窒息，也可能出现甲状软骨和喉软骨压痛。当气管受累时，内镜检查显示炎症和狭窄。CT检查显示软骨环破坏所致的大气道塌陷或炎症性水肿和纤维化引起的气道狭窄。CT也可发现弥漫性气管和近端支气管光滑增厚、软骨环增厚及密集钙化、气管壁结节和弥漫性气管支气管管腔狭窄，而气管后壁膜部基本正常。

骨化性气管病（或称骨化性气管支气管病、气管支气管骨化病）是一种罕见的气管和主支气管良性疾病，其管腔内有软骨或骨性结节凸起，常造成气道明显变形。不累及气管后壁膜部。病变可从喉部以下开始，但多数情况下位于气管下2/3段，也可延伸到近端主支气管。本病常发生于50岁以上人群，可造成严重气流阻塞。其病因未明。

极少数炎症性肠病会发生气管支气管狭窄和严重气流阻塞。类固醇激素在疾病早期治疗气道黏膜炎症有效。一旦出现纤维化，疗效有限。

咽喉反流可造成声门下狭窄，一旦确诊，应积极治疗。

在没有明确的潜在病因时，可考虑诊断特发性进行性声门下狭窄。该类患者多为女性，推测激素水平是其病因之一。然而雌激素受体的作用并未得到研究证实。

除内科治疗外，尤其是对那些不适宜手术或单纯网状狭窄的患者，可反复进行硬质和纤维支气管镜介入治疗以重建气道。对于网状狭窄，可采取保留后膜部的放射状切口，然后用球囊或硬质支气管镜筒扩张气道。针对复杂、有手术适应证的狭窄，内镜介入手段也是一个很好的过渡。有专家担心反复内镜介入可能会扩大瘢痕面积，而使潜在可切除的狭窄不再适合外科手术，而且病变气管的长度也会影响切除术和再吻合术的实施。因此，许多医学中心都采用由Brichet介绍的综合内科及外科的多学科诊治模式。

■ 气管软化症

气管软化是指气管坚固性丧失、易于塌陷。气管软化症可以呈弥漫性或局限于某段气管，受累部位可位于胸内，造成呼气时气流阻塞加重。颈部气管软化

导致的胸外气道阻塞较少见,吸气时气道阻塞明显。当累及主支气管时,则用气管支气管软化症这一术语来描述。

成人气管软化症分为先天性或获得性。先天性气管软化症更多见于儿童,与各种先天性疾病和相关综合征有关。本病可持续到成年,被称为"特发性巨气管""气管扩大症"或"Mounier-Kuhn 综合征"(图49-21)。患者常合并支气管扩张症和反复呼吸道感染,严重时可出现气管憩室。虽然已发现本病存在气管纵向弹性纤维和肌层萎缩,但病因未明。当气管或左、右主支气管直径超过正常上限的 3 个或 3 个以上标准差时考虑诊断本病。最近 O'Dell 发表的一篇文章认为,气道支架置入和气管支气管成形术可改善Mounier-Kuhn 综合征所致气管支气管软化症患者的临床症状。

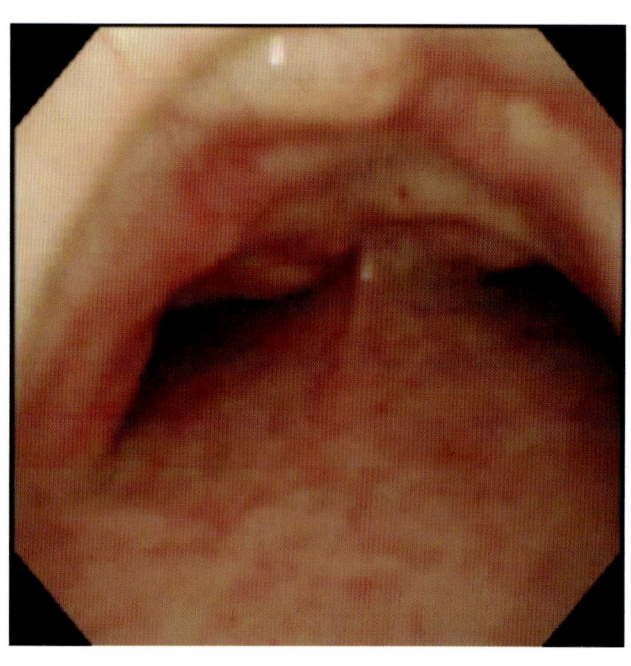

图 49-21 气管扩大症或 Mounier-Kuhn 综合征患者支气管镜下表现

成人获得性或继发性气管软化症可与多种疾病有关。气管造口术和气管插管可能是最常见的病因。患者通常出现局限性局部气管薄弱和过度动态气道塌陷,其形成可能与气管壁长期受压、支撑软骨或黏膜炎症、气管血供障碍或慢性感染有关。中央气道外伤或外科手术也可导致气管软化。

气管软化症的临床表现包括呼吸困难、阵发性犬吠样咳嗽、反复肺部感染,少数患者可出现呼吸衰竭。多数患者运动耐量下降,重症患者生活质量受损。

直视下支气管镜检查发现规律用力呼气时管腔显著狭窄可确诊气管软化症。应用呼气末动态三维

CT 成像评估中央气道也有助于诊断。据报道应用持续正压通气(continuous positive airway pressure,CPAP)可有助于维持气道开放。部分病例也可采用气管支气管成形术以改善生活质量和运动耐量。最佳治疗方案包括控制相关感染和治疗远端气道疾病等。

中央气道外源性压迫

涉及邻近组织结构的多种病变可造成上气道外源性压迫。压迫可累及胸内气管、胸外气管以及上气道其他部位。

纵隔肿物和淋巴结肿大

纵隔肿物很少导致急性或缓慢进展的严重气流受限,其常见的症状包括胸痛、发热、呼吸困难和咳嗽。一个大样本系列研究显示,大约40%的纵隔肿物属于恶性,25%呈囊性。纵隔恶性肿瘤好发于前上纵隔。最常见的恶性肿瘤为胸腺瘤和淋巴瘤,其次是神经源性肿瘤和畸胎瘤。霍奇金淋巴瘤和非霍奇金淋巴瘤均可因压迫气道,产生严重的呼吸道症状。来自支气管或其他部位的恶性肿瘤引起的纵隔淋巴结转移也可表现为类似的综合征。

由于存在急性上气道阻塞和其他呼吸道并发症风险,巨大纵隔肿物患者的围手术期管理极具挑战性。成年患者在麻醉诱导期罕见完全性气道阻塞,术中和术后发生严重肺部并发症的概率分别为 4% 和 7%。当患者仰卧于手术台上时,诱导麻醉期间或拔管后均可出现并发症。有严重症状(包括喘鸣)和气道阻塞超过管腔50%的患者出现呼吸并发症的风险很高;无症状者手术风险显著下降。肺功能检查呼气峰流速下降和存在阻塞-限制混合性通气功能障碍的患者术后并发症风险也有所增加。

中纵隔肿物包括各种支气管源性、肠源性(异位)以及心包、胸膜和胸腺来源的良性囊肿。大多数支气管囊肿没有症状,一些患者可有咳嗽、胸痛、呼吸困难,甚至出现严重的呼吸窘迫和压迫症状。囊肿内容物在 CT 或 MRI 上通常呈水样密度,而黏液样内容物在 CT 上可呈实性。治疗方法包括手术切除、经胸或支气管引流。有症状患者似乎应首选手术治疗,而包括手术在内的干预措施在无症状患者中的作用仍存在争议。肠源性囊肿通常采取手术切除。

压迫气道的纵隔淋巴结肿大可能由感染性和非感染性良性病因导致。一个典型的例子是纤维性纵隔炎,即纵隔纤维组织过多,易侵入和破坏正常结构。目前认为,该病是机体对感染性肉芽肿性疾病特别是组织胞浆菌病的一种反应,在组织胞浆菌病患者中的

发生率较低。最初感染数年后可能出现中央气道和血管收缩，并由此产生心肺功能受限。常见症状包括咯血、咳嗽、呼吸困难和胸痛。CT 成像显示纵隔纤维化、钙化和纵隔结构受压。支气管镜检查发现向心性气道狭窄和黏膜充血水肿。严重时，患者会反复咯血，且激素和抗真菌治疗无效。外科干预通常无效而且具有一定危险性。

颈部和甲状腺相关病因

弥漫性甲状腺肿延伸到胸骨后可导致胸外或胸内气道阻塞，高达 90% 的胸骨后甲状腺肿患者主诉有呼吸道症状。大约 1/3 的弥漫性甲状腺肿大患者和 14% 的单发甲状腺结节患者有呼吸不畅的感觉。胸内甲状腺肿患者常见端坐呼吸，肥胖可加重此症状。1/3 患者的流速-容量环检查证实存在上气道阻塞。有报道认为，阻塞症状和 CT 结果之间缺乏相关性。

喉气囊肿和喉囊肿即喉室小囊异常扩张，在临床上少见。通常而言，囊肿内充满黏液，而喉气囊肿与喉腔相通，在影像学上显示充气结构。喉气囊肿可以是喉内型（即局限于喉部）、喉外型（即延伸到甲状舌骨膜上方）或混合型。大多数患者无症状，部分可出现声音嘶哑、吞咽困难、疼痛、气道阻塞或感染征象。在进行 valsalva 手法检查时可查到颈部肿块。脓性囊肿形成（即感染性喉气囊肿）时可产生呼吸道阻塞、吸入性肺炎，或咽旁间隙感染。喉癌发病率与喉气囊肿相关，有必要密切评估患者。治疗上可采用内镜或外科手术方法。

甲状旁腺囊肿可位于颈部或纵隔。50% 的病例伴有临床甲状旁腺功能亢进。可能突发气道阻塞症状。治疗上可选择外科手术切除，疗效通常较好。

颈椎骨质增生常见于老年人，与退行性脊柱关节炎或弥漫性特发性骨肥厚相关；骨质增生可伴吞咽困难。此外还有骨质增生伴有气道狭窄和溃疡形成的报道。尽管术前对此类患者进行了充分评估，部分病例可因气道受压造成选择性气管插管困难。

最后，感染或恶性疾病累及颈部淋巴结、血肿或假性动脉瘤（外伤、外科手术、放置中心静脉导管或凝血异常等原因）、脓肿形成或其他病变蔓延至颈部软组织均可引起上气道明显受压。

食管疾病

食管癌晚期常累及气管、声门或声带，预后不良，估计其 1 年生存率 <10%。需要放置支架的气道阻塞患者植入支架后中位生存期为 1~4 个月。如果在有明显气管受累的部位放置食管支架，很容易造成气管阻塞。气管食管瘘意味着极其严重的并发症。

同时放置气管和食管支架可有效缓解气管食管瘘。当需要对气管食管瘘或气管食管同时阻塞的患者放置双支架时，应先放置气管支架以保持气道开放，然后再放置食管支架。姑息性体外或局部放射治疗、化疗或其他治疗模式（如光动力治疗）可能有效，无论患者是否需要同时进行气道介入治疗。需要注意的是在采取上述局部治疗措施后置入支架有食管破裂或断裂的风险。

贲门失弛缓症可造成多种肺部并发症，包括咳嗽、吸入性肺炎或脓肿形成，偶见上气道阻塞。膨大扩张的食管压迫气管是气道阻塞的常见病因。在紧急情况下，必须确保呼吸道通畅和降低食管压。

血管畸形

血管环是指主动脉弓或其分支异常造成的气管或食管受压，成人中很少见（发病率 <0.2%）。患者常合并呼吸道症状。

成人右侧主动脉弓发生率 <0.1%，可能伴有完全性血管环形成，而双主动脉弓、右位主动脉弓伴左锁骨下动脉异常是成人血管环最常见的病因。

右位主动脉弓通常跨越右主支气管，并向右或向左转向下方。这种血管环通常由主动脉降支、左锁骨下异常动脉或主动脉憩室形成的动脉韧带连接完成。在双主动脉弓时，左弓越过左主支气管并加入降主动脉形成血管环，而动脉韧带不参与血管环形成。由于受压气道软化及其产生的动态气道阻塞引起的症状，可被误诊为运动性哮喘。症状加重与运动时血压升高、静脉输液或解剖学退行性改变等造成的主动脉直径增大有关。有症状的患者可采取手术治疗。

起源于右肺动脉的左肺动脉异常，即肺动脉吊带畸形，在成人中很少见。这种疾病在新生儿中即有症状，如果不进行外科治疗可能危及生命。成年患者通常是在没有明显症状时经影像学检查偶然发现。这种疾病可能合并完全性气管环，形成"环-吊"复合体。在 X 线胸片上可表现为右侧气管旁肿块。

巨大主动脉瘤、无名动脉瘤或假性动脉瘤压迫气管可增加围手术期处理难度。手术修复可缓解症状。

■ 异物吸入

儿童比成人更容易发生异物吸入（成年人好发年龄高峰在 60 岁左右），可通过询问病史识别。异物常在通过气管后滞留于支气管中。成年人最常见的吸入物是食物。渗透或渗漏综合征是指在吸入异物后突发的窒息感和顽固性咳嗽,伴或不伴呕吐,随后可出现持续性咳嗽、发热、胸痛、呼吸困难和喘息等。误吸多见于正常气道保护机制受损患者,常见原因如神经系统疾病、外伤造成意识丧失、应用镇静剂或酗酒、牙列不良和高龄。紧急情况下使用食物排挤或 Heimlich 手法可挽救生命。虽然应备有硬质支气管镜,并且一些中心提倡首选硬质支气管镜,但通常使用纤维支气管镜即可成功处理异物。吸入蔬菜和坚果后可并发化学性支气管炎,影响操作视野和异物处理。某些坚果油也可引起明显的异物黏膜反应,导致肉芽组织增生,可能被误诊为支气管肿瘤。

■ 外伤

多种创伤可造成上气道阻塞。

面部外伤

在交通事故和各种挤压伤造成的面部外伤中,超过 6% 的患者需要紧急开放气道。当外伤及相关气道阻塞造成插管困难或不能插管时,必须考虑实施紧急环甲膜切开术或气管造口术。

喉气管损伤

闭合性与贯通性喉气管损伤少见,如果缺乏高度警觉性,临床医生可能会漏诊。贯通伤发生率在逐渐增加。

常见症状包括喘鸣、喘息、发声困难、咯血和相应的神经损害,也可表现为颈部捻发音及皮下气肿。发现颈部瘀斑和血肿、纵隔气肿和气胸时,应及时考虑喉气管损伤可能。

处理时要迅速确保气道通畅,但应该避免盲目气管插管,因其有可能造成气道完全阻塞。有专家提倡将气管造口术作为首要的气道管理策略。清醒状态下用纤维支气管镜引导插管可能有用。可弯曲光导纤维喉镜、硬质或纤维支气管镜和 CT 检查均有助于评估损伤程度,但喉气管损伤的死亡率仍然很高(20%~40%)。合并胸部损伤和闭合性颅脑损伤是影响其治疗和预后的常见原因。

吸入性损伤

上呼吸道发生热与化学性烧伤可导致严重后果,包括气道阻塞。而伴有吸入性损伤的烧伤患者死亡率也显著增加。吸入性损伤的症状可延迟出现,因此对合并吸入性损伤的患者进行早期识别和干预至关重要。患者伴发咳嗽、呼吸困难、声音嘶哑、意识丧失,发现鼻毛烧焦、炭质痰液,或面部烧伤等高度提示吸入性损伤。

及早进行可曲式支气管镜检查对评估和处理吸入性损伤患者仍有重要意义,可以评估损伤的范围和严重程度,获取细菌学检验标本,以及在必要时行支气管镜引导下气管插管。经喉气管插管是保护吸入性损伤气道的标准方法,一些医学中心则采用早期气管造口术。已出版的文献报告并不支持预防性应用糖皮质激素或抗生素。最初损伤后存活的患者,尤其是必须经喉气管插管或行气管造口者,后期可发生气管明显狭窄。

■ 气管插管相关损伤

患者因声门水肿、喉痉挛或喉气管狭窄等出现拔管后喘鸣是非常严重的事件。据报道,危重症患者由于气管插管相关性损伤导致上气道阻塞的再插管率为 4%~33%。"可接受的"再插管率为 5%~15%。气囊漏气试验并不能准确预测拔管成功或失败。临床实践中普遍应用糖皮质激素或消旋肾上腺素治疗拔管后喘鸣,尽管其有效性尚未经证实。

10%~15% 的经喉气管插管患者会发生声带麻痹,表现为单侧或双侧声带麻痹。患者可表现为声音嘶哑或气道阻塞。症状可在拔管后立即出现或延迟发生。声带麻痹的危险因素包括长期插管、使用大号气管导管(8 号或更大)、导管气囊位置靠近声带或气囊压力过高等。症状通常可在 10 周内自行缓解。

声带(接触性)肉芽肿可发生在气管插管 4~6 周后,其症状包括持续性声音嘶哑、劳力性呼吸困难和喘鸣等。使用抗反流药物、吸入和全身应用糖皮质激素、抗生素、注射肉毒杆菌毒素、言语疗法、戒烟和噤声等治疗措施通常有效。保守治疗失败时可以行手术治疗。

插管过程中有时会发生杓状软骨脱位。罹患累及环杓关节软骨的类风湿性关节炎是发生此并发症的一个危险因素。可以使用硬质支气管镜或外科手术进行复位。其他可能导致插管并发症的疾病包括强直性脊柱炎导致的颈椎骨质增生和系统性红斑狼疮引起的环杓关节病。

■ 神经肌肉疾病

神经肌肉疾病可影响延髓肌,其中许多肌肉环绕上气道周围(图 49-22)。患病时气流阻力增加,流速-容量环常出现可变型胸外上气道阻塞典型的吸气流速平台。另外也可见到吸气时流速振荡图形("锯齿状图形")。这种异常流速模式首先见于患有睡眠呼吸暂停的患者,常见于锥体外系疾病、重症肌无力和运动神经元病患者;也可见于功能性喘鸣和哮鸣患者（见"声带功能障碍"相关内容）。在锥体外系疾病中,流速振荡图形与声带震颤一致;在运动神经元疾病中,去神经支配肌肉引起不规则的肌束震颤,从而导致上气道肌肉颤动。

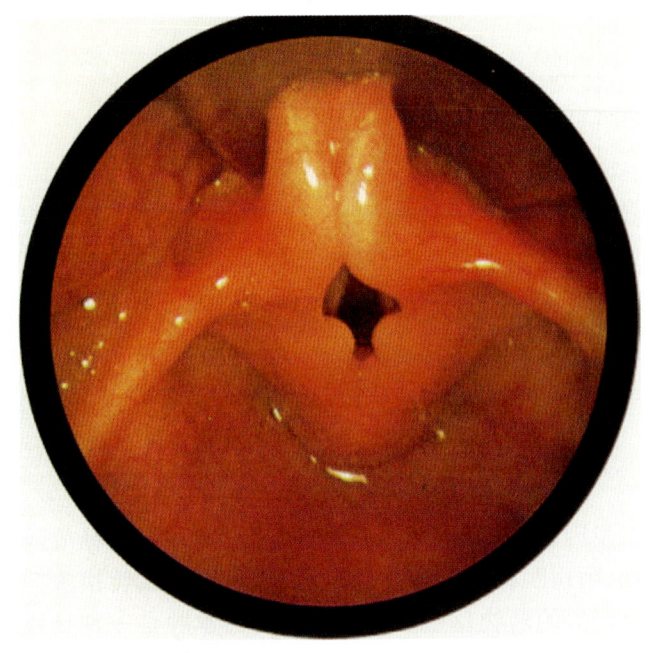

图 49-22　喉软骨软化病

Shy-Drager 综合征累及锥体外系和帕金森病均可出现上气道症状。患者可出现慢性呼吸困难或喘鸣以及呼吸衰竭,需要气管插管或气管造口术以缓解症状。双侧声带麻痹也可见于家族性脊髓延髓肌肉萎缩症、脊髓灰质炎后综合征、帕金森病、多发性硬化、急性脊髓灰质炎、肌萎缩侧索硬化、吉兰-巴雷综合征、脑干卒中、大脑半球卒中。抗精神病药物（如氟哌啶醇）引起的张力异常锥体外系反应也可能导致明显的上气道阻塞。这些药物的常见反应包括静坐不能、运动障碍、构音障碍和斜颈等张力障碍。喉-咽肌张力障碍可导致严重的上气道功能障碍,如果病情不能逆转,症状可持续数天,甚至发生呼吸骤停。

■ **双侧声带麻痹**

双侧声带麻痹是一种严重疾病,可导致夜间喘鸣、血氧饱和度下降、睡眠中断,严重时可发生急性呼吸衰竭（图 49-23）。甲状腺切除术是导致双侧喉返神经损伤最常见原因,其结果是双侧声带麻痹。如前所述,多种神经系统疾病可造成双侧声带麻痹。非神经科病因包括气管插管损伤、喉部外伤、感染、胸主动脉瘤等。双侧声带麻痹可导致吸气流量异常和独特的流速-容量环。

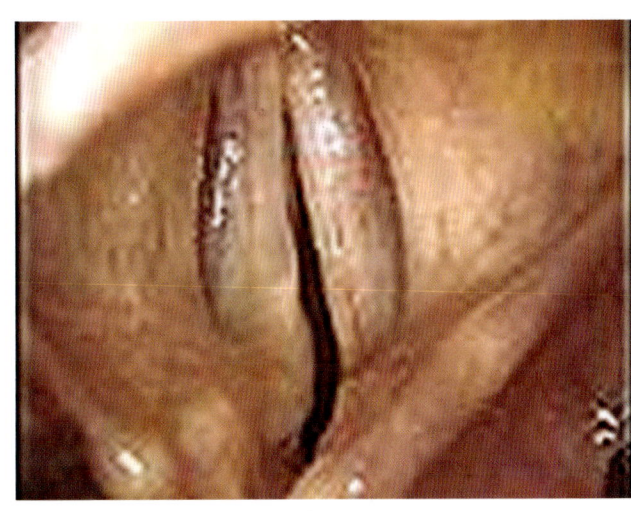

图 49-23　双侧声带麻痹

手术损伤喉返神经造成的声带活动障碍很少自然恢复。对于声带功能不能自主恢复的患者,可采取几种外科技术以扩大声门空间。CO_2 激光内镜手术可以缩短住院时间、提高患者依从性。内镜手术包括杓状软骨切除术,伴或不伴真假声带后部切除。手术目的是以最小的吞咽损伤来改善呼吸,提高发音质量。声门空间再狭窄是导致患者再次手术的主要原因。

■ **声带功能障碍**

声门在调节气流中具有重要作用,可以主动调节和通过喉部及肺内受体反射来控制。在一个正常呼吸周期中,吸气时声襞充分外展,呼气时则轻度内收。偶尔在没有器质性疾病时,声门可出现功能失调,通常称为声带功能障碍或声襞矛盾运动,其特点是吸气时声带间歇性矛盾性闭合。真声带形成的声门角可变成锐角,导致吸气和/或呼气时气流阻塞。其发生机制未明,可能由多种因素造成。喉部过敏与反流、上呼吸道感染、鼻后滴漏、刺激物、运动以及精神因素等有关。

声带功能障碍的症状和体征与喉头水肿、喉痉挛、声带麻痹或哮喘等类似。典型症状为哮鸣或喘鸣以及呼吸急促,它们表现很剧烈,常提示急性窒息和呼吸衰竭,经常需要气管插管和其他急救措施。然而症状往往短暂出现,不需要干预也可能缓解。体检发现哮鸣或喘鸣局限于气管,无外周气道呼气相哮鸣音具有鉴别意义;然而应该注意严重的哮喘发作也可出现类似体征。

声带功能障碍患者肺功能检查结果通常正常,没有阻塞性通气功能障碍。有些患者呈现可变型胸外气道阻塞模式,表现为 $FEF_{50\%}/FIF_{50\%}$ 比值增大。有些患者流速-容量环吸气支呈现出一种"锯齿状"或扑动模式,显示声带运动异常（图 49-24）。重复进行流速-

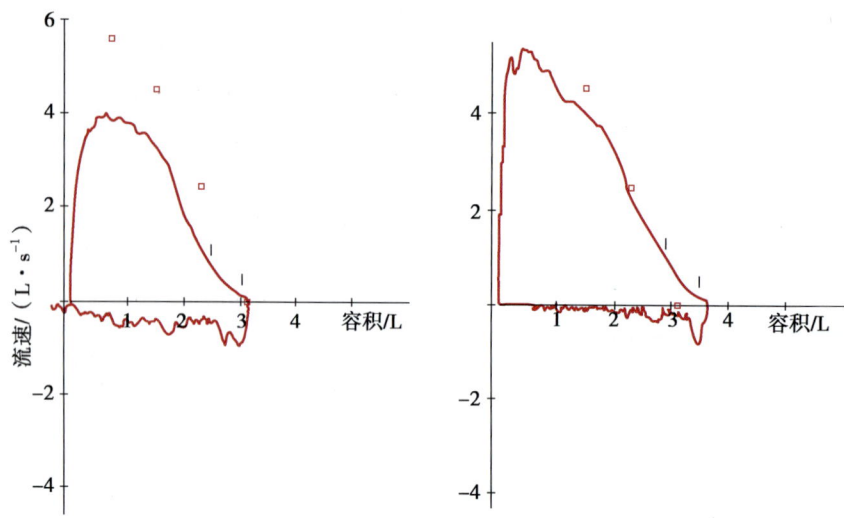

图 49-24 声带功能障碍导致的可变型胸外气道阻塞。见于一名伴有吸气性喘鸣的年轻女性患者。图示两个连续的流速-容量环,形状不同,提示吸气用力不同。$FEF_{50\%}/FIF_{50\%}$ 比值均很大,吸气支扁平并呈锯齿状。此模式也可见于睡眠呼吸暂停综合征和各种神经肌肉疾病患者。

容量环检查往往产生不同的结果。其他诊断线索包括肺泡-动脉血氧分压差正常且无气道高反应性。

发病时直视声带即可诊断声带功能障碍,表现为吸气时声襞的前 2/3 内收,声襞后部则呈菱形裂缝。

本病常被误诊为哮喘,因此其确切患病率不明,事实上很多患者可同时罹患该病和哮喘。误诊为哮喘的患者多为女性,平均误诊时间为 5 年。患者常口服大剂量糖皮质激素,历经反复急诊就医、住院和气管内插管。

精神疾病在这些患者当中很常见,通常可以发现严重精神障碍、人格障碍、性虐待和躯体虐待等。然而许多患者不知道自己诱发了哮鸣或喘鸣,也有一些患者似乎能从自身症状中获得快意,表现为人为虚构的疾病。当患者出现哮鸣、喘鸣或二者均存在且在颈部最响亮时应高度怀疑本病。尽管患者感到呼吸窘迫,但基本能够表达完整句子和屏住呼吸,做喘气动作时喉部声音可消失。

治疗措施包括和患者一起讨论诊断、停用不必要的药物、咨询言语治疗师或精神治疗师等。支气管扩张剂的疗效通常很差,吸入氦-氧混合气可以缓解急性发作症状。

■ 血管性水肿

血管性水肿的特征是脸部、口唇、舌、口鼻和咽喉黏膜部位出现界限清楚的肿胀。当喉部受累时可发生上气道阻塞,其中高达 25% 的患者可能致命。大多数情况下血管性水肿的病因不明,应怀疑曾经暴露过的常见过敏原,如药物、化学添加剂和昆虫叮咬等。

与推测相反,常见的血管性水肿并非由 IgE 触发。触发因素包括对麻醉剂和放射造影剂等组胺释放药物、阿司匹林等非甾体抗炎药、血管紧张素转换酶抑制剂等的药物反应。遗传性血管性水肿是一种导致上气道阻塞的罕见疾病,属于常染色体显性遗传病,可发生于各个种族。其可能的发病机制是 C_1 酯酶抑制剂产生不足或功能缺陷,它是一种调节补体、纤溶蛋白和激肽通路的血清蛋白酶抑制剂。遗传性血管性水肿的特点是面部及上气道无痛性非凹陷性水肿。这种疾病通常从童年开始发病,到青春期加剧。肿胀在数小时内进展,然后在 1~3d 内自行消退。尽管病情进展缓慢,但出现喉梗阻时可导致死亡。物理刺激(冷、热、压力)和循环免疫复合物病(如血清病或系统性红斑狼疮)也会导致血管性水肿。

急救时首先要保持气道通畅。过敏性血管性水肿患者可使用肾上腺素。尽管现有证据表明皮质类固醇和抗组胺药对激肽诱导的血管性水肿疗效欠佳,但临床上仍经常应用。对症治疗措施应用到水肿消失。针对激肽释放酶-激肽系统的治疗可提高疗效,如应用激肽释放酶抑制剂与缓激肽 2 型受体拮抗剂。这些药物也可能对缓激肽介导的药物性血管性水肿患者有益。

■ 其他病因

肺切除术后综合征是指右侧全肺切除术后,导致位于主动脉弓与左肺动脉之间的左主支气管受压。实施左侧全肺切除术后也可发生该综合征,有时患者同时伴发右位主动脉弓。纵隔假体复位术伴或不伴额外固定方法,可能对部分患者有效。

有报道气管内供氧管可形成黏液栓。尽管经气管供氧能分别减少休息时大约 50% 和活动时 30% 的供氧量,但易形成症状性黏液栓(发生于多达 1/3 的患者)是此项技术的一个主要缺点。已有继发于气道阻塞的危及生命事件和死亡病例报道。

上气道阻塞的处理

上气道阻塞的处理要点包括基本原则、确保气道通畅和特殊干预措施。

■ 一般处理

处理上气道阻塞患者的主要目标是确保充分氧合、保障通气和处理原发病。如果是部分气道阻塞,并且患者病情稳定,可以在严密监测下进行适当的诊断检查。根据潜在病因不同,在等待最终内科或外科处理时可暂时采取下列措施,包括在重症监护室密切观察、抬高床头、吸入加湿氧气、吸入氦-氧混合气(见下一段落)、全身应用皮质类固醇和吸入消旋肾上腺素等。

氦-氧气体混合物(氦氧混合气)对于暂时性和可逆性上气道阻塞有一定疗效,该治疗的生理学原理是通过吸入低密度气体来减少呼吸做功。氦氧混合气的密度低于氧气、室内空气或二者混合气,可使阻塞部位的气体由主要为湍流转变为层流模式。此外,由于层流相比湍流需要较小的压力梯度就能达到相同的流速,使得相应呼吸做功减少(见第 10 章)。这种疗法最大的不足是供气中氧浓度(inspiratory fraction of oxygen, $F_{I_{O_2}}$)不能超过 40%。与应用皮质类固醇或吸入肾上腺素治疗多种气道阻塞有确切疗效不同,尽管有生理学证据支持和临床有效性报道,但仍缺乏氦氧混合气治疗对改善患者预后的前瞻性、随机对照研究。

■ 保障气道通畅

尽管在可控情况下,全面的术前评估可鉴别出相当一部分所谓的困难气道和困难插管患者,但患者仍有发生气道阻塞的风险。在此情况下,一旦发生气道阻塞,首要问题是决定是否立即建立人工气道。无论使用何种人工气道,重点是确保通气和充分氧合。

可根据美国麻醉医师协会推荐的"困难气道管理指南"(参见第 146 章),判定出对于常规处理不安全的气道。困难气道定义为经过正规训练的麻醉师难以完成面罩通气、气管插管或两者兼有的临床情况。

紧急情况下保持气道通畅很具有挑战性,因为患者往往病情危重并很快恶化。可以采用 Mallampati 评分或修正评分评估喉暴露与气道可视充分性来估计是否有困难插管。

气道评估评分系统中包含许多参数,如张口度、下颌宽度、甲颏距离和颈部运动幅度;每项参数的敏感性和特异性有限。综合评分系统则提供了更好的预测精度。"三指法"是一个简单实用的床旁工具,即如果患者上下齿间距、下颌骨和舌骨间距以及甲状软骨和胸骨切迹间距均能够纳入检查者 3 个手指宽度(6~7cm),就预示可成功进行直接喉镜检查。在紧急处理上气道阻塞时,应由在场最有经验的医师保证呼吸道通畅,配备适当的设备和监测以及用于替代和侵入性气道管理的备用资源。

多种侵入性和非侵入性技术可替代标准喉镜引导下经口气管插管。侵入性方法包括外科和/或经皮气管造口术、外科和经皮气管(穿刺针)环甲膜切开术、经喉引导插管或"逆行引导"插管、纤维支气管镜引导下插管和硬质支气管镜的应用。非侵入性技术包括使用专业喉镜叶片、Glidescope™ 视频喉镜、导航和照明探针、头部可控气管导管和食管-气管(联合)导管或喉罩。在特定的情况下,也可以使用触觉插管、鼻气管插管或口腔气管盲插技术。

■ 环甲膜切开术

在其他保守方法治疗失败或有禁忌时,环甲膜切开术(手术或 Seldinger 技术)用于紧急开放气道由来已久。目前常由外科医生、麻醉师和重症监护专业人员来实施环甲膜切开术。早年的中长期随访中报道喉狭窄发生率较高,可能与喉部感染性疾病或大口径导管的使用有关。此外,长期插管患者出现声门下狭窄的风险也有所增高。因此,尽管本措施对于短期气道管理有益,但需要长期开放气道时应考虑气管造口术。

■ 气管造口术

气管造口术大多应用于 ICU 气管插管患者。经皮气管造口术正迅速成为 ICU 的首选方法,其术中及术后并发症发生率尚可接受。相对于传统操作而言,该技术的优点包括成本低、操作时间短、并发症发生率低、无须将危重患者运送到手术室等。也有在紧急情况下使用经皮操作技术的报道。

在一项纳入 1 100 例气管造口术患者的回顾分析中,需要长期机械通气的患者占 76%,上气道阻塞患者占 6%,广泛颌面部外伤者占 7%,头颈部或胸部手术者占 11%,而只有 0.26% 属于急救措施。总死亡率为 0.7%。

■ 介入性支气管镜技术

第 36 章讨论了介入性支气管镜检查。这些技术在处理上气道阻塞的地位已经得到明确,简要概述如下。

硬质支气管镜检查因允许通气和氧合,可用于各种诊断和治疗干预,包括清除阻塞性病灶、控制出血、清除异物等。其并发症包括麻醉意外、气压伤、牙齿损伤、口唇和牙龈损伤、气道穿孔、出血和黏膜损伤等。

在机械清创之前可以先用热疗方法使组织失活,也可以在斑块切除后对病变基底部进行烧灼处理。通过硬质或纤维支气管镜还可以实现电灼、激光(Nd:YAG、CO_2 即 YAP)、氩等离子体凝固和冷冻治疗等。副作用包括出血、穿孔、气道着火与软骨损伤等。

光动力治疗是基于全身注射光敏性化疗药后,药物在局部靶组织被激活,致使靶组织细胞凋亡的原理。其实质是在纤维支气管镜检查时用非热激光光线激活靶细胞所吸收的药物,从而产生光毒性细胞反应。此项技术的主要缺点是组织坏死发生在治疗后 48~72h,使得病变气道清除将延迟数天。其潜在并发症包括出血、肿瘤坏死阻塞和组织水肿。PDT 也可能导致气道穿孔。

标准冷冻疗法是基于反复冻融循环以实现细胞坏死和组织损伤,可用于上气道良性和恶性病变。冷冻疗法止血效果很好;穿孔或出血发生率低。由于冷冻疗法治疗效果延迟,很少在紧急情况下使用。近年来开发了一项冷冻活检技术,可将冷冻于探针部位的组织直接从表面进行剪切,不需要解冻循环。采用这种方式,冷冻疗法可用于气道阻塞的紧急治疗。此外由于软骨具有抗低温特性,冷冻疗法比其他热疗方式更具优势。

最后,外照射和近距离放射治疗是缓解气道阻塞和咯血的有效治疗方法。就外照射而言,对邻近结构不必要的辐射是限制其应用的一个因素,而出血、放射性支气管炎及周围结构瘘管均是已知的放疗并发症。所有放射治疗技术都需要延迟数天到数周才能达到最大疗效,并且在治疗期间也存在因气道水肿致使气道阻塞进一步恶化的风险。

■ 气道支架

气道支架是用于治疗良性和恶性气道阻塞的姑息手段,目前可用的气管支架包括可扩张金属支架、硅酮支架和混合假体支架。主要并发症包括支架移位、肉芽组织形成和黏液纤毛清除受损等。一项研究显示,在 1 500 多名由良性或恶性病变引起上气道阻塞而置入支架的患者中,并发支架移位占 9.5%,肉芽组织形成占 7.9%,气道阻塞占 3.6%。由于担心支架断裂,美国食品和药物监督管理局警告在良性疾病中慎用金属气道支架。目前金属支架仅推荐用于不适合硅酮支架或其置入试验失败的良性病患者。

安树昌　译

马昕茜　审校

参考文献

[1] DAVIDSON TM, SEDGH J, TRAN D, et al. The anatomic basis for the acquisition of speech and obstructive sleep apnea: evidence from cephalometric analysis supports The Great Leap Forward hypothesis. Sleep Med, 2005, 6(6):497–505.

[2] YAMASHIRO Y, KRYGER M. Is laryngeal descent associated with increased risk for obstructive sleep apnea? Chest, 2012, 141(6):1407–1413.

[3] CARROLL CM, PAHOR A. The history of tracheotomy. J Ir Coll Physicians Surg, 2001, 30(4):237–238.

[4] MORENS DM. Death of a president. N Engl J Med, 1999, 341 (24):1845–1849.

[5] AYERS ML, BEAMIS JF Jr. Rigid bronchoscopy in the twenty-first century. Clin Chest Med, 2001, 22(2):355–364.

[6] DU RAND IA, BARBER PV, GOLDRING J, et al. British Thoracic Society guideline for advanced diagnostic and therapeutic flexible bronchoscopy in adults. Thorax, 2011, 66 Suppl 3:iii1–iii21.

[7] KRYGER M, QUESNEY LF, HOLDER D, et al. The sleep deprivation syndrome of the obese patient. A problem of periodic nocturnal upper airway obstruction. Am J Med, 1974, 56(4):530–539.

[8] KRYGER M, BODE F, ANTIC R, et al. Diagnosis of obstruction of the upper and central airways. Am J Med, 1976, 61(1):85–93.

[9] SULLIVAN CE, ISSA FG, BERTHON-JONES M, et al. Reversal of obstructive sleep apnoea by continuous positive airway pressure applied through the nares. Lancet, 1981, 1(8225):862–865.

[10] OWENS GR, MURPHY DM. Spirometric diagnosis of upper airway obstruction. Arch InternMed, 1983, 143(7):1331–1334.

[11] BOISELLE PM, FELLER-KOPMAN D, ASHIKU S, et al. Tracheobronchomalacia: evolving role of dynamic multislice helical CT. Radiol Clin North Am, 2003, 41(3):627–636.

[12] BOISELLE PM, O'DONNELL CR, BANKIER AA, et al. Tracheal collapsibility in healthy volunteers during forced expiration: assessment with multidetector CT. Radiology, 2009, 252(1): 255–262.

[13] WANG LF, KUO WR, TSAI SM, et al. Characterizations of life-threatening deep cervical space infections: a review of one hundred ninety-six cases. Am J Otolaryngol, 2003, 24(2): 111–117.

[14] RIORDAN T, WILSON M. Lemierre's syndrome: more than a historical curiosa. Postgrad Med J, 2004, 80(944):328–334.

[15] AMES WA, WARD VM, TRANTER RM, et al. Adult epiglottitis: an under-recognized, life-threatening condition. Br J Anaesth, 2000, 85(5):795–797.

[16] MAYO-SMITH MF, SPINALE JW, DONSKEY CJ, et al. Acute epiglottitis. An 18-year experience in Rhode Island. Chest, 1995, 108(6):1640–1647.

[17] GAAFAR HA, GAAFAR AH, NOUR YA. Rhinoscleroma: an updated experience through the last 10 years. Acta Otolaryngol, 2011, 131(4):440–446.

[18] YENCHA MW, LINFESTY R, BLACKMON A. Laryngeal tuberculosis. Am J Otolaryngol, 2000, 21(2):122–126.

[19] DE SOUZA DL, DE CAMARGO CANCELA M, PEREZ MM, et al. Trends in the incidence of oral cavity and oropharyngeal cancers in Spain. Head Neck, 2012, 34(5):649–654.

[20] SANCHEZ MJ, MARTINEZ C, NIETO A, et al. Oral and oropharyngeal cancer in Spain: influence of dietary patterns. Eur J Cancer Prev, 2003, 12(1):49–56.

[21] D'SOUZA G, KREIMER AR, VISCIDI R, et al. Case-control study of human papillomavirus and oropharyngeal cancer. N Engl J Med, 2007, 356(19):1944–1956.

[22] GILLISON ML, KOCH WM, CAPONE RB, et al. Evidence for a causal association between human papillomavirus and a subset of head and neck cancers. J Natl Cancer Inst, 2000, 92(9):709–720.

[23] MORK J, LIE AK, GLATTRE E, et al. Human papillomavirus infection as a risk factor for squamous-cell carcinoma of the head and neck. N Engl J Med, 2001, 344(15):1125–1131.

[24] CARVALHO AL, NISHIMOTO IN, CALIFANO JA, et al. Trends in incidence and prognosis for head and neck cancer in the United States: a site-specific analysis of the SEER database. Int J Cancer, 2005, 114(5):806–816.

[25] SIKORA AG, TONIOLO P, DELACURE MD. The changing demographics of head and neck squamous cell carcinoma in the United States. Laryngoscope, 2004, 114(11):1915–1923.

[26] STEFFEN A, GRAEFE H, GEHRKING E, et al. Sleep apnoea in patients after treatment of head neck cancer. Acta Otolaryngol, 2009, 129(11):1300–1305.

[27] HONINGS J, VAN DIJCK JA, VERHAGEN AF, et al. Incidence and treatment of tracheal cancer: a nationwide study in the Netherlands. Ann Surg Oncol, 2007, 14(2):968–976.

[28] GAISSERT HA, GRILLO HC, SHADMEHR MB, et al. Long-term survival after resection of primary adenoid cystic and squamous cell carcinoma of the trachea and carina. Ann Thorac Surg, 2004, 78(6):1889–1896; discussion 1896–1887.

[29] BERKMAN N, BREUER R, KRAMER MR, et al. Pulmonary involvement in lymphoma. Leuk Lymphoma, 1996, 20(3–4):229–237.

[30] LORENZ RR. Adult laryngotracheal stenosis: etiology and surgical management. Curr Opin Otolaryngol Head Neck Surg, 2003, 11(6):467–472.

[31] GOLDENBERG D, ARI EG, GOLZ A, et al. Tracheotomy complications: a retrospective study of 1130 cases. Otolaryngol Head Neck Surg, 2000, 123(4):495–500.

[32] ZIAS N, CHRONEOU A, TABBA MK, et al. Post tracheostomy and post intubation tracheal stenosis: report of 31 cases and review of the literature. BMC Pulm Med, 2008, 8:18.

[33] KOST KM. Endoscopic percutaneous dilatational tracheotomy: a prospective evaluation of 500 consecutive cases. Laryngoscope, 2005, 115(10 Pt 2):1–30.

[34] ERNST A, RAFEQ S, BOISELLE P, et al. Relapsing polychondritis and airway involvement. Chest, 2009, 135(4):1024–1030.

[35] PEROTIN JM, JEANFAIVRE T, THIBOUT Y, et al. Endoscopic management of idiopathic tracheal stenosis. Ann Thorac Surg, 2011, 92(1): 297–301.

[36] ASHIKU SK, KUZUCU A, GRILLO HC, et al. Idiopathic laryngotracheal stenosis: effective definitive treatment with laryngotracheal resection. J Thorac Cardiovasc Surg, 2004, 127(1):99–107.

[37] GRILLO HC. Development of tracheal surgery: a historical review. Part 2: Treatment of tracheal diseases. Ann Thorac Surg, 2003, 75(3):1039–1047.

[38] ERNST A, FELLER-KOPMAN D, BECKER HD, et al. Central airway obstruction. Am J Respir Crit Care Med, 2004, 169(12): 1278–1297.

[39] BRICHET A, VERKINDRE C, DUPONT J, et al. Multidisciplinary approach to management of postintubation tracheal stenoses. Eur Respir J, 1999, 13(4):888–893.

[40] ODELL DD, SHAH A, GANGADHARAN SP, et al. Airway stenting and tracheobronchoplasty improve respiratory symptoms in Mounier-Kuhn syndrome. Chest, 2011, 140(4):867–873.

[41] CARDEN KA, BOISELLE PM, WALTZ DA, et al. Tracheomalacia and tracheobronchomalacia in children and adults: an in-depth review. Chest, 2005, 127(3):984–1005.

[42] MAJID A, GUERRERO J, GANGADHARAN S, et al. Tracheobronchoplasty for severe tracheobronchomalacia: a prospective outcome analysis. Chest, 2008, 134(4):801–807.

[43] TORCHIO R, GULOTTA C, PERBONI A, et al. Orthopnea and tidal expiratory flow limitation in patients with euthyroid goiter. Chest, 2003, 124(1):133–140.

[44] FREITAG L, TEKOLF E, STEVELING H, et al. Management of malignant esophagotracheal fistulas with airway stenting and double stenting. Chest, 1996, 110(5):1155–1160.

[45] LEVENT E, SARIMAN N. Analysis of obstructive sleep apnea patients with "sawtooth sign" on the flow-volume curve. Sleep Breath, 2011, 15(3):357–365.

[46] SHORE ET, MILLMAN RP. Abnormalities in the flow-volume loop in obstructive sleep apnoea sitting and supine. Thorax, 1984, 39(10):775–779.

[47] MU L, SOBOTKA S, CHEN J, et al. Alpha-synuclein pathology and axonal degeneration of the peripheral motor nerves innervating pharyngeal muscles in parkinson disease. J Neuropathol Exp Neurol, 2013, 72(2):119–129.

[48] ALFONSI E, VERSINO M, MERLO IM, et al. Electrophysiologic patterns of oral-pharyngeal swallowing in parkinsonian syndromes. Neurology, 2007, 68(8):583–589.

[49] YUMOTO E, MINODA R, HYODO M, et al. Causes of recurrent laryngeal nerve paralysis. Auris Nasus Larynx, 2002, 29(1):41–45.

[50] MAURIZI M, PALUDETTI G, GALLI J, et al. CO_2 laser subtotal arytenoidectomy and posterior true and false cordotomy in the treatment of post-thyroidectomy bilateral laryngeal fixation in adduction. Eur Arch Otorhinolaryngol, 1999, 256(6):291–295.

[51] ROVO L, JORI J, BRZOZKA M, et al. Airway complication after thyroid surgery: minimally invasive management of bilateral recurrent nerve injury. Laryngoscope, 2000, 110(1):140–144.

[52] CHRISTOPHER KL, WOOD RP 2nd, ECKERT RC, et al. Vocal-cord dysfunction presenting as asthma. N Engl J Med, 1983, 308(26):1566–1570.

[53] AGOSTONI A, CICARDI M. Hereditary and acquired C1-inhibitor deficiency: biological and clinical characteristics in 235 patients. Medicine, 1992, 71(4):206–215.

[54] TANAKA KA, SZLAM F, KATORI N, et al. Evaluation of a novel kallikrein inhibitor on hemostatic activation in vitro. Thromb Res, 2004, 113(5):333–339.

[55] Icatibant: HOE 140, JE 049, JE049. Drugs R D, 2005, 6(4): 239–244.

[56] SUE RD, SUSANTO I. Long-term complications of artificial airways. Clin Chest Med, 2003, 24(3):457–471.

[57] American Society of Anesthesiologists Task Force on Management of the Difficult Airway. Practice guidelines for management of the difficult airway: an updated report by the American Society of Anesthesiologists Task Force on Management of the Difficult Airway. Anesthesiology, 2003, 98(5):1269–1277.

[58] LIM JW, FRIEDMAN M, TANYERI H, et al. Experience with percutaneous dilational tracheostomy. Ann Otol Rhinol Laryngol, 2000, 109(9):791–796.

[59] CHAN KP, ENG P, HSU AA, et al. Rigid bronchoscopy and stenting for esophageal cancer causing airway obstruction. Chest, 2002, 122(3):1069–1072.

第50章

囊性纤维化

Judith A. Voynow

Maria Mascarenhas

Andrea Kelly

Thomas F. Scanlin

囊性纤维化(cystic fibrosis,CF)是一种常见的遗传性疾病,高加索人发病率高。CF 可累及所有的外分泌腺,临床表现通常以肺部和胰腺症状为主。虽然已经确定了导致 CF 发病的基因及基因表达产物(一种整合膜糖蛋白),但是两个方面因素使 CF 特别难于诊断和治疗。首先,不同患者器官受累程度和形式有很大差异。另外,我们对这种疾病分子和细胞水平发病机制的精确细节还知之甚少。本章重点介绍 CF 的病理生理学和治疗。突出我们目前在遗传学和基础分子生物学方面的认识。阐述本病并发症,并且简要讨论相关的社会心理学和生殖医学问题。最后叙述潜在的未来治疗方向。

遗传学

CF 表现为常染色体隐性遗传。在美国,高加索人发病率约为 1/3 000,西班牙裔为 1/6 000,非洲裔美国人为 1/10 000。估计有 1/26 的北欧人种为未受影响的 CF 突变基因杂合子携带者。

CF 是由囊性纤维化跨膜传导调节因子(cystic fibrosis transmembrane conductance regulator,CFTR)单基因突变所致。该基因通过一种被称为定位克隆的方法确定,该方法允许在预先不知道生化缺陷的情况下,通过多态性 DNA 标记对该基因进行定位。第一个被发现与 CF 连锁的遗传标记是对氧磷酶。1985 年,又证实了两个 DNA 标记 D7S15 和 D7S8,以及 met 原癌基因与 CF 的连锁关系,从而确定了 CF 基因位于 7号染色体长臂。随后经过一系列分子克隆试验,包括"染色体步移"和"跳跃",确定了候选基因。1989 年其被证实为 CF 基因,很大程度上是通过发现一个频繁的突变。

CF 基因长约230kb,包含 27 个外显子。其 mRNA长 6.5kb,可在多种组织中检测到,包括肺、胰腺和汗腺,这些组织在 CF 发病中受到显著影响。据推断该基因表达的多肽是一个包含 1 480 个氨基酸的整合膜糖蛋白(图 50-1)(参见下文"发病机制")。转录中几个主要和次要的剪接变异体在 CF 和非 CF 个体中均有描述。然而,在大多数情况下,选择性剪接的意义还不清楚。

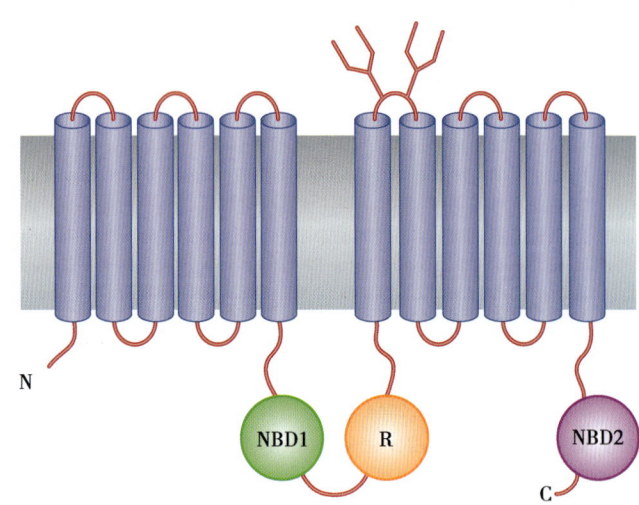

图 50-1 CFTR 的结构域模型。基于疏水作图法,CFTR具有 12 个连续的跨膜结构域、两个核苷酸(nucleotide,N)结合结构域和一个调节(regulatory,R)结构域。12个跨膜结构域形成离子通道"孔"。在关闭状态下,认为"R"结构域可阻塞通道。开放通道需要 2 个三磷酸腺苷(adenosine triphosphate,ATP)结合到核苷酸结合结构域。该模型与其他 ATP 结合盒转运蛋白类似,与ATP 结合并转运离子或微量营养素。获授权引自:RIORDAN J,ROMMENS JM,KEREM B,et al. Identification of the cystic fibrosis gene:cloning and characterization of complementary DNA. Science,245(4922):1066-1073.

最常见也是第一个被描述的 CF 突变是外显子 10的 3 个碱基缺失,导致 CFTR 糖蛋白第 508 位(ΔF508或 F508del)苯丙氨酸缺失。这一突变占 CF 突变的66%。然而,现在已经报道的 CF 突变超过 1 900 个,并且还在增加。另外,已有一些良性序列变异的描述。表 50-1 列出了最常见的突变及其相对频率。众多突变使得准确检测出令人满意的携带者比例极其困难,并且还没有推荐或实施针对一般人群的携带者筛查。针对 32 个最常见突变的检测已广泛开展;可检测出北欧后裔高加索人中大约 90% 的携带者。若家庭中有受影响个体和已知突变,用直接检测突变的方法做产前诊断和携带者检测是准确可行的。若家庭中有成员被诊断 CF,但未检测到突变,现在也可以进行完整 CFTR 编码区和关键内含子区测序,用于检测罕见突变。

表 50-1　美国最常见的 CFTR 突变

突变名称	频率/%	高发人群
ΔF508	66	
G542X	2.4	西班牙人
G551D	2.1	英格兰人
3120+1G→A	1.5	非洲裔美国人、阿拉伯人
W1282X	1.4	德系犹太人
N1303K	1.3	意大利人
R553X	0.9	西班牙裔
621+1G→T	0.9	多民族人群
1717−1G→A	0.7	意大利人
3849+10kbC→T	0.7	西班牙裔
R117H	0.7	
1898+1G→T	0.4	东亚人
ΔI507	0.3	西班牙裔
2789+5G→A	0.3	
G85E	0.3	
R347P	0.2	
R334W	0.2	多民族人群
R1162X	0.2	多民族人群
R560T	0.2	
3659delC	0.2	
A455E	0.2	
2184delA	0.1	
S549N	0.1	多民族人群
711+1G→T	0.1	
R75X	0.2	西班牙裔
406−1G→A	0.2	西班牙裔
I148T	0.2	西班牙裔/法国人
2307insA	0.2	非洲裔美国人
A559T	0.2	非洲裔美国人
ΔF311	0.2	非洲裔美国人
G480 C	0.2	非洲裔美国人
405+3A→C	0.2	非洲裔美国人
S1255X	0.2	非洲裔美国人

数据基于美国总体上最常见的突变。获授权改编自：BOBADILLA JL，MACEK M JR，FINE JP，et al. Cystic fibrosis：a worldwide analysis of CFTR mutations-correlation with incidence data and application to screening. Hum Mutat，2002，19（6）：575-606.

发病机制

发现 CF 基因以及描述其产物 CFTR，为在分子和细胞水平上理解该疾病的发病机制提供了必要基础。CFTR 是一种整合膜糖蛋白，约 170kD，表达于受累器官的上皮细胞。CFTR 包含 1 480 个氨基酸，排列在 12 个跨膜结构域、2 个核苷酸结合结构域和一个推定的调节结构域中（图 50-1）。最常见的突变 F508del 是 3 个碱基缺失，导致位于第一个核苷酸结合结构域的 508 位苯丙氨酸缺失。基于疏水作图法的原始结构模型已被证明主要特征基本正确。CFTR 与"三磷酸腺苷（ATP）结合盒"转运蛋白家族有许多共同结构特征，包括 P 糖蛋白以及许多细菌转运蛋白。已清楚显示 CFTR 作为气道上皮细胞顶膜氯离子通道发挥功能。

CFTR 定位于气道上皮细胞的顶面、黏膜下腺体细胞的纤毛管和黏膜下浆液细胞，并且 CFTR 作为顶面氯离子通道的作用恰好符合用来解释 CF 肺部疾病发病机制的最简单假设。气道上皮细胞分泌氯离子和水减少会导致黏液脱水（图 50-2）。然而，CFTR 可能具有其他功能，如调节其他离子通道，包括上皮细胞钠通道。CFTR 功能丧失会导致钠重吸收增加，上皮细胞钠通道活性增加单独改变了离子和水的调节，导致气道黏液阻塞。CFTR 转运碳酸氢盐；CFTR 功能

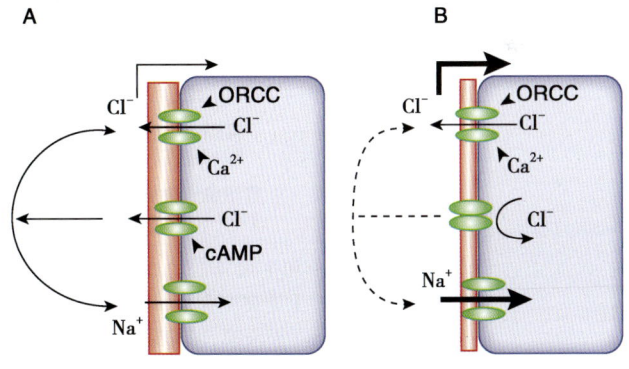

图 50-2　气道上皮细胞离子转运的简化模型。A. 具有多个顶面离子通道的正常气道细胞。顶部代表的是两个不同的 Cl⁻ 通道，即外向整流 Cl⁻ 通道（outwardly rectifying chloride channel，ORCC）和 Ca²⁺ 门控 Cl⁻ 通道。中间显示的是环磷酸腺苷（cyclic adenosine monophosphate，cAMP）门控 CFTR。底部的是顶面 Na⁺ 通道。试验数据表明 CFTR 与其他离子通道存在相互作用，尽管尚不明确相互作用的形式（实弧线）。B. 具有无功能的 cAMP 门控顶面 Cl⁻ 通道的 CF 细胞。其他通道的功能以未知的方式受到影响（虚弧线）。目前正在研究离子通道活性影响细胞周围液体组成（红色阴影区）的最终结果。仍存在许多关于气道中 CFTR 功能和离子转运的问题。

丧失可能导致小肠腔酸化,并且可能导致气道内衬液酸化。另外,CFTR 也可能在细胞内膜(如内质网、内体、吞噬体和网格蛋白包被囊泡)中起作用。细胞内膜结构中 CFTR 功能改变的结果可能解释了 CF 糖蛋白异常:呼吸道黏蛋白硫酸化增加,唾液酸化减少,还有分泌糖蛋白和膜糖蛋白岩藻糖基化增加。气道糖蛋白的糖基化改变可显著影响肺部细菌-上皮细胞相互作用和肺先天免疫功能。

CFTR 除了对上皮细胞离子通道和糖蛋白加工有影响外,其功能丧失还对先天免疫有负面影响,并加重炎症。CFTR 功能缺失与体外杀菌活性下降和包括 β-防御素 1、溶菌酶在内的抗菌剂功能缺陷有关。CFTR 功能缺失也与体外 IL-8 产生增多和 IL-10 产生减少有关。在 CF 患者的气道中,过量中性粒细胞弹性蛋白酶裂解补体和免疫球蛋白,干扰对细菌的调理作用。由于中性粒细胞炎症反应以及谷胱甘肽等抗氧化剂减少,CF 气道氧化应激反应增强。这些因素协

同增强了 CF 气道中的炎症反应。

缺乏完全合适的动物模型已经成为取得研究进展的长期阻碍。已经建立了许多 CF 的小鼠模型,尽管这些模型有助于理解疾病的某些特征(如炎症调节),但缺点是缺乏肺部疾病的自然发展过程。最近在雪貂和猪中开发的两种动物模型,在探索 CF 早期肺部疾病的某些特征方面显现出希望。

根据突变对蛋白质表达、加工和功能的影响,CFTR 突变可分为 5 类(图 50-3)。最常见的突变 F508del 是一个影响加工过程的突变,很少有突变蛋白到达顶面。然而,即使突变蛋白逃逸了正常的细胞内加工过程,F508del 蛋白在顶膜也能发挥正常功能。此外,只有 25% 的正常 CFTR 转录产物被准确加工并运送到细胞表面。其余 75% 在加工处理前就被降解。这些数据表明克服 CF 缺陷的一种治疗策略是破坏正常的细胞内加工处理机制。正在进行一项 III 期临床试验,以测试基于此概念的一种治疗性小分子。

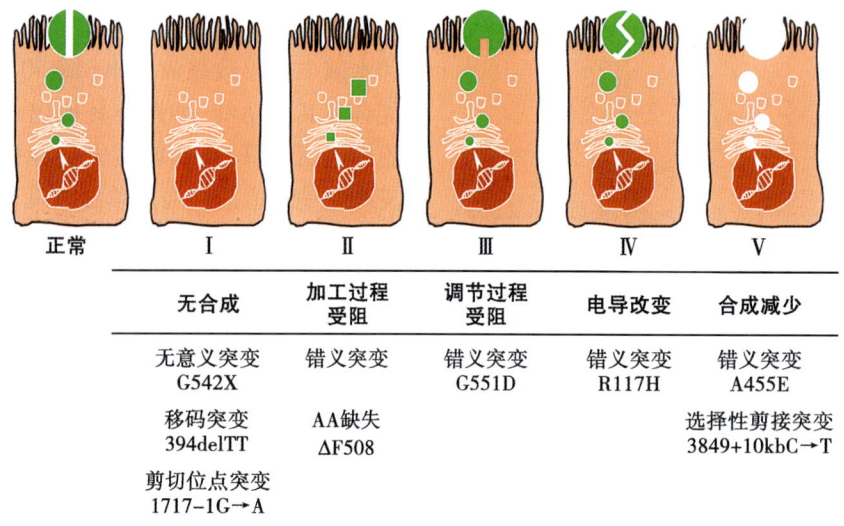

图 50-3 根据分子和生化异常对 CFTR 突变的分类。该图表描述了不同类型的 CFTR 突变对细胞内表达和功能的影响。I 类突变阻断 mRNA 转录。II 类突变阻止 CFTR 蛋白质的正常加工和定位。III 类突变允许 CFTR 定位于顶膜,但抑制氯离子通道电导。IV 类突变导致部分氯离子通道电导。V 类突变影响转录、翻译或蛋白质加工,导致 CFTR 在顶膜处表达减少。细胞模式图下面描述了每类突变的例子。上皮细胞模式图的指状突起描绘的是顶面的纤毛。完全加工的 CFTR 蛋白由嵌入细胞顶面纤毛中的绿色圆圈表示。获授权改编自:ZIELENSKI J1,TSUI LC. Cystic fibrosis:genotypic and phenotypic variations. Annu Rev Genet,1995,29:777-807.

病理生理

在 CF 中,似乎主要是所有外分泌腺受到影响,只是程度不同。由于外分泌腺在各种器官(如皮肤、呼吸道、胃肠道和生殖系统)中执行高度特殊的功能,因此,CF 可能出现相当多的症状和并发症。表 50-2 列出了 CF 在不同年龄组最常出现的并发症和症状。黏

稠分泌物阻塞外分泌腺导管在该病几乎所有表现的发病机制中都起着重要作用。10%~20% 的患者首发表现通常是胎粪性肠梗阻,即黏稠胎粪阻塞肠道。慢性肺病、胰腺功能不全和局灶性胆汁性肝硬化在疾病整个过程中逐渐进展,只是不同患者进展速度不同。除在汗腺发病机制中未涉及导管阻塞外,其他外分泌导管进行性阻塞是 CF 的基本特征。

表 50-2 CF 的症状和体征

婴儿	儿童	青少年/成人
产前 CF 突变检测阳性或超声检查显示肠道强回声	葡萄球菌和假单胞菌肺部感染	慢性支气管炎伴支气管扩张
新生儿 CF 筛查阳性	营养不良伴脂肪泻和胰腺功能不全	全组鼻窦炎
胎粪性肠梗阻	热衰竭伴低电解质血症和代谢性碱中毒	咯血
阻塞性黄疸	不典型哮喘伴杵状指和/或支气管扩张	复发性胰腺炎
水肿伴低蛋白血症和低凝血酶原血症	食管静脉曲张和/或脾功能亢进	胆石症
发育停滞	鼻息肉	慢性腹痛和便秘
咸味和/或失盐综合征		阻塞性呼吸暂停
直肠脱垂		CF 相关糖尿病
肠梗阻伴或不伴肠套叠/肠扭转		骨质疏松
复发性肺炎/细支气管炎		慢性呼吸衰竭

■ 呼吸道

在肺部,黏稠黏液分泌过多和慢性细菌感染共同导致了一种进行性、独特类型的慢性阻塞性气道疾病,最终导致弥漫性严重支气管扩张。病理损伤最早见于远端细支气管。仍不确定黏稠分泌物是原发性还是继发于慢性细菌感染。倾向于原发是由于证实患 CF 的新生儿气道黏膜下腺体导管有黏液阻塞,他们尚无任何气道细菌感染或慢性定植的迹象。使用复杂的培养方法,CF 患者的呼吸道几乎总能分离出细菌病原体。痰培养分离出最常见的病原体是金黄色葡萄球菌和铜绿假单胞菌。不常见的是大肠埃希菌、克雷伯菌和流感嗜血杆菌。在疾病后期,假单胞菌通常占主导地位。到成年时,超过 80% 的患者存在铜绿假单胞菌定植。铜绿假单胞菌慢性感染导致 CF 患者气道黏液栓内产生厌氧环境。厌氧培养条件下,可在 CF 患者痰中检测到大量厌氧菌,特别是普雷沃菌、韦荣球菌和丙酸杆菌,但在健康志愿者的诱导痰中未检测到。铜绿假单胞菌培养阳性与厌氧菌存在有相关性。CF 痰培养普遍可长期检出多重耐药菌(multi-drug-resistant organisms,MDROs),显然与为了抑制铜

绿假单胞菌而短期或长期使用抗生素有关。这些病原体包括嗜麦芽窄食单胞菌、木糖氧化无色杆菌和洋葱伯克霍尔德菌复合体。其他机会性病原体如曲霉菌和非结核分枝杆菌在 CF 痰培养中也更常见。关于多重耐药菌是积极促进 CF 肺部疾病的病因,还是存在于支气管扩张气道中的共生病原体,仍存在争议。

以中性粒细胞为主的下呼吸道炎症也在 CF 特征性中央型支气管扩张的发病机制中起主要作用。支气管肺泡灌洗液(BALF)会显示出中性粒细胞和各种细胞因子特别是 IL-8 的增加,甚至在婴儿无菌的 BALF 中也是如此。

通常,当已有铜绿假单胞菌长期定植的 CF 患者发生病毒性呼吸道感染时,呼吸道分泌物会增加。相应地,分泌物增加导致咳嗽逐渐加重、痰量逐渐增多,进而导致肺部疾病加重,通常表现为呼吸频率增快;吸气时胸部回缩和弥漫性吸气相粗湿啰音。常见白细胞增多。X 线胸片显示过度充气加重。支气管壁增厚、结节或囊状影比平时更加明显。肺功能检查显示较基线恶化。通常表现为 RV 增加;FVC 和 FEV_1 降低;$FEF_{25\sim75\%}$ 也降低。使用抗生素和胸部物理治疗通常成功将大多数患者的肺功能指标恢复到或接近基线水平。然而,痰培养中仍持续存在铜绿假单胞菌和葡萄球菌。

解释这种治疗反应形式最具吸引力的假设是治疗减少了致病菌数量负荷,并且有可能降低致病菌毒力。尽管患者在一次加重后看起来能恢复到基线水平,但反复发作的累积效应是进行性支气管扩张和/或肺不张,伴随肺功能的渐进和不可逆性降低。图 50-4 中尸体解剖标本显示显著破坏的气道和相对未受累的肺实质。图 50-5 是一个疾病演变过程的简化图表。

■ 胃肠道

尽管在出生时 CF 患者胰腺功能可能正常或异常,但因来自外分泌腺的黏稠分泌物进行性阻塞胰腺导管,大多数患者的胰腺功能逐渐变得异常;滞留在导管内的胰酶会导致胰腺的自身破坏。胰管破坏和闭塞循环往复导致阻塞部位近端胰管囊性扩张和胰腺纤维化。在疾病晚期,胰腺纤维化有时会导致胰岛消失,从而发生糖尿病。这一概念受到了质疑,有观点认为 CFTR 可能直接造成 β 细胞功能障碍,这将在下一节进行讨论。

CF 也可累及肝脏和胆管。其主要机制似乎也是肝内小胆管被异常的黏稠分泌物阻塞,导致毒性胆汁酸积聚,肝脏抗氧化物消耗,以致肝脏受损。CFTR 位

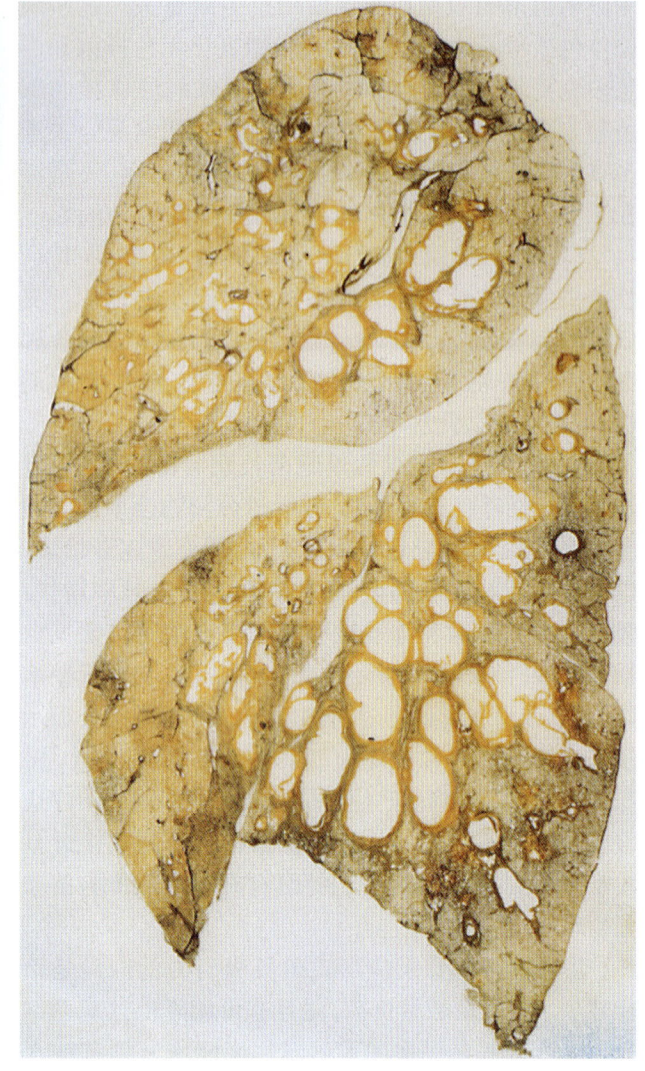

图 50-4 CF 患者尸检的肺切片显示显著扩张的大气道和分布其间的肺实质。（获 S. Moolten 博士授权使用。）

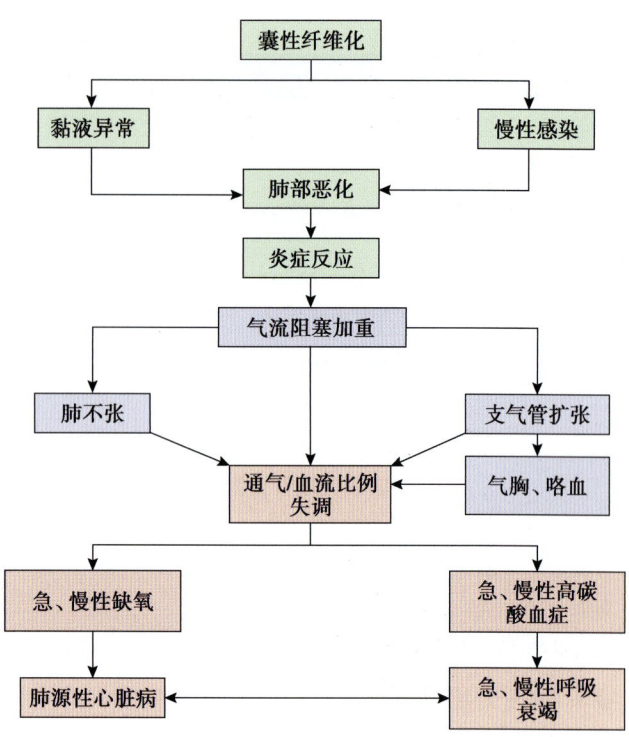

图 50-5 CF 肺部疾病发病机制和疾病进展的简化图表。

于胆管上皮细胞的顶面而非肝细胞。肝脏疾病的危险因素似乎包括男性、胎粪性肠梗阻、PiZ 杂合状态和转化生长因子 β_1（TGF-β_1）多态性。40%~50% 的 CF 患者可出现肝酶间歇性升高。肝脂肪变性常见，可能与营养不良和必需脂肪酸、胆碱和肉毒碱缺乏有关。也可见局灶性胆汁性肝硬化、多小叶性肝硬化和门静脉高压。一些新生儿 CF 患者会发生胆汁浓缩综合征，特点是出生 2~8 周开始出现持续性阻塞性黄疸，黄疸常未经治疗即消失。24%~50% 的患者可见胆囊异常，包括小胆囊、胆结石和胆囊功能障碍。肠道最显著的病理变化是黏液腺和杯状细胞增生。肠黏蛋白生化异常可能导致特殊营养素和胆汁酸吸收不良。CF 患者多数吸收不良可通过胰酶替代治疗（pancreatic enzyme replacement therapy，PERT）纠正。然而，黏蛋白异常可导致肠转运时间延长；肠转运时间延长合并食物消化不良，有时会导致回肠末端和回盲部粪便

嵌塞，这种情况称为类胎粪性肠梗阻或远端肠梗阻综合征。粪便嵌塞有时又会引起肠扭转或肠套叠（图 50-6）。

■ 内分泌异常

下面讨论重要的 CF 相关内分泌异常。

囊性纤维化相关糖尿病

糖尿病是 CF 常见的合并症，其发病率随年龄增长而增加。明尼苏达大学推荐年龄 ≥6 岁的所有患者每年进行囊性纤维化相关糖尿病（cystic fibrosis-related diabetes，CFRD）筛查，根据其数据，CFRD 影响 2% 的儿童、19% 的青少年和 40%~50% 的成人。同样，在对年龄大于等于 6 岁的 775 例患者进行了 15 年 CFRD 筛查后，研究者发现超过 1/3 的患者患有 CFRD。

值得强调的是，CFRD 与生存率降低、肺功能恶化和 BMI 降低相关。甚至在 CFRD 发病前就已观察到肺功能和营养状况下降。此外，血糖受损程度明显降低与儿童营养状况较上一年度大幅下降有关。这些发现表明，对于 CF 患者，更细微的血糖异常可能都与临床相关。CFRD 患者也可能出现微血管并发症，例如视网膜病变、肾病和神经病变，但可能仅限于空腹高血糖（fasting hyperglycemia，FH）患者。

幸运的是，CFRD 的早期识别和治疗似乎遏制了该病对生存率的影响。没有 FH 的 CFRD 成年患者进行胰岛素治疗可改善 BMI，并且小型研究发现，即使在

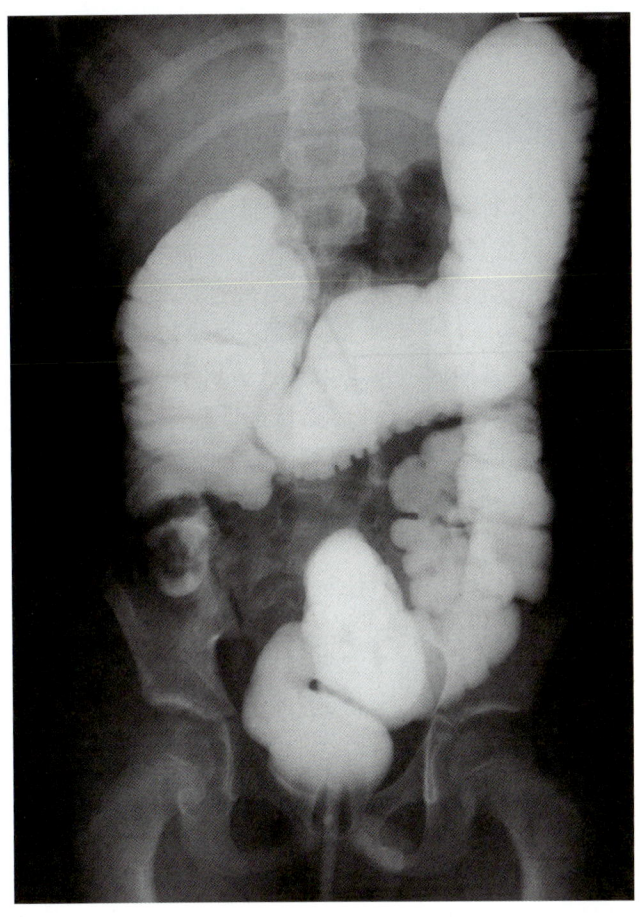

A

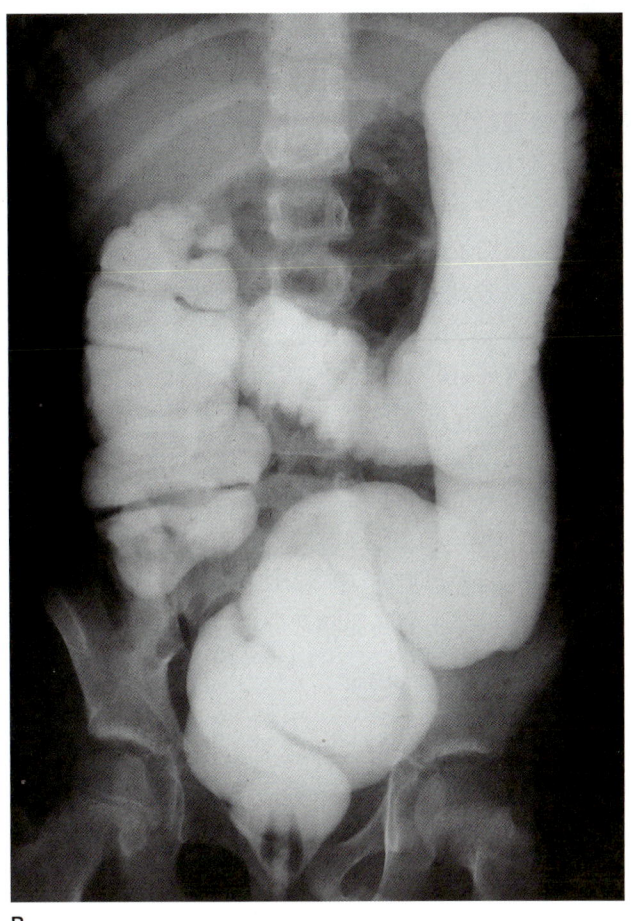

B

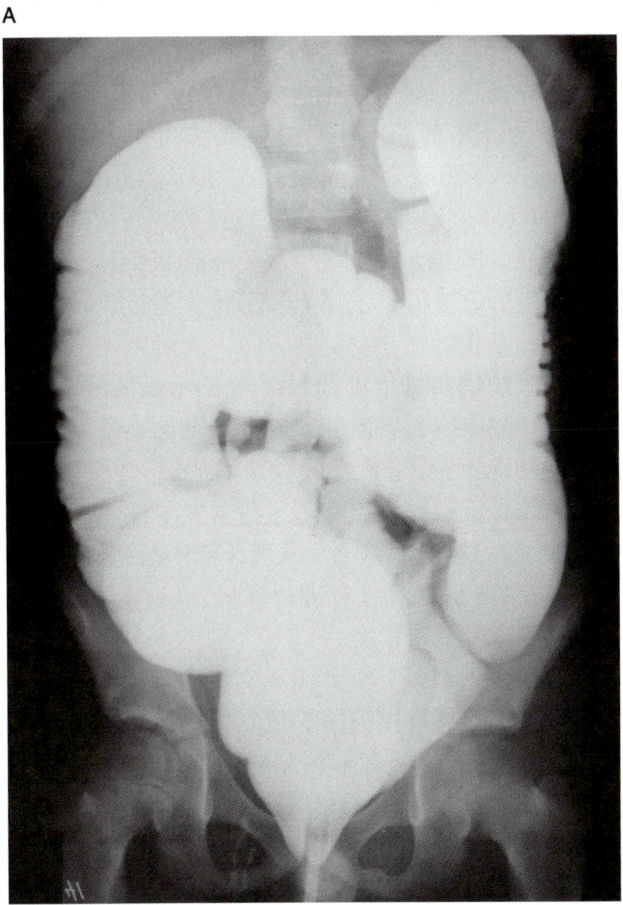

C

图 50-6　远端肠梗阻综合征。A. 图示 1 例腹部绞痛伴右下腹部包块男孩泛影葡胺灌肠的影像。显示粪便嵌塞伴肠套叠。B. 泛影葡胺灌肠后阻塞部分缓解。C. 彻底解决肠套叠和粪便嵌塞。

CFRD 发病前,胰岛素治疗也能改善患儿体重。

如上所述,CFRD 被认为是胰岛素缺乏状态。实际上,即使在葡萄糖耐量"正常"的 CF 患者中,也普遍存在对葡萄糖负荷或进餐的胰岛素分泌反应延迟和降低,并且这些异常随葡萄糖耐受性恶化而进展。传统上认为这种胰岛素分泌进行性下降是胰腺外分泌腺阻塞性损伤带来的"附带损伤"结果。

另外,"旁观者"模型近年来已经受到了挑战。动物模型显示 CFTR 可能在 β 细胞功能障碍方面发挥直接作用。例如,CFTR 敲除的雪貂模型证实新生雪貂即可存在血糖异常和胰岛素分泌缺陷。此外,全基因组关联研究(genome-wide association study, GWAS)2型糖尿病(type 2 diabetes mellitus, T2DM)易感基因 TCF7L2 可能导致 T2DM 胰岛素分泌缺陷,也是 CFRD 较强的危险因素。另外,CF 和 T2DM 中已有肠道分泌的促进胰岛素分泌的肠促胰素分泌/功能异常的报道。

骨质疏松/维生素 D 缺乏

CF 成年患者中骨密度降低发生率多达 85%。CF 患者骨质疏松起因是多因素的,可归因于胰腺功能不全、营养不良、发育缓慢、CFRD、维生素 D 和维生素 K 缺乏、钙缺乏、炎症细胞因子增多、青春期延迟、糖尿病和使用糖皮质激素等。临床稳定的 CF 成年患者行骨组织学检查对发现松质骨体积减小和连接性降低有重要意义。重要的是,CF 患者骨密度降低的后果包括椎骨和肋骨骨折风险增加,大约是一般人群的两倍,以及驼背风险增加。

■ 生殖器官

CF 女性患者除了宫颈黏液黏稠度增加和排卵期羊齿状结晶模式异常,生殖道无明显病理改变。然而,在男性患者生殖道中,出生时输精管不是闭锁就是缺失。虽然这种病变的发病机制还不明确,但是黏稠分泌物可能导致宫内阻塞,伴随输精管发育不良。精子生成和睾丸发育不受影响。由于输精管部分或完全阻塞,大约 98% 男性患者无精。

■ 汗腺

CF 患者的汗腺没有明显的组织学改变。然而,它们的功能并不正常。微穿刺试验显示无论是 CF 患者还是健康受试者,其汗腺分泌的前体溶液均与血浆等渗。在正常人中,当汗液流经汗腺导管时,钠和氯会被重吸收,因此到达皮肤表面汗腺开口处时,汗液渗透压以及钠和氯浓度低于血浆。对于 CF 患者,氯离子渗透性相对降低被认为是氯和钠浓度增加的原因,这是定量

毛果芸香碱离子电渗汗液诊断试验的基础,也是 CF 患者离体灌注汗腺之间电位差异特征性增加的原因。

诊断

CF 诊断需要患者有 CF 特征性病史和症状,汗液中钠和氯浓度异常升高。最显著的临床特征是慢性肺疾病和胰腺功能不全。诊断最有说服力的家族史是同胞中有 CF 患者。如果临床表现和/或家族史支持诊断,并且使用定量毛果芸香碱离子电渗法 2 次汗液试验阳性,可确诊 CF。除特征性临床表现外,确定有 2 个病理性突变的鉴定可作为诊断标准。然而,CF 是一种复杂的综合征(表 50-2),其临床表现有时并不明显。此外,家族史并不总是明确的。因此,有时需要对高度可疑患者进行一系列临床试验来确立诊断,特别是对于青少年或年轻人。

由于 CF 在一般人群中发病率较高,在诸多鉴别诊断中要对其甄别。虽然表 50-2 列出了不同年龄常出现的症状,但在任何年龄出现这些症状都应迅速想到 CF 的诊断。

CF 最一致的特征是汗液中钠和氯浓度异常升高。临床检测时推荐测定氯浓度。唯一可靠的汗液检测是基于毛果芸香碱离子电渗法,然后在充足、可检测的汗液中定量检测氯浓度。关于正确汗液检测方法的指南已经发表。通常认为儿童氯浓度低于 40mEq/L 是正常的。然而,正常人钠和氯浓度的均值约为 20mEq/L,CF 患者为 95mEq/L。一般认为儿童氯浓度在 40~60mEq/L 属临界性升高,这一水平的升高须进一步评估。根据最近新生儿 CF 筛查的经验,有人建议在出生后最初几个月,若汗液氯浓度超过 30mEq/L,可作为诊断指标。

汗液中钠和氯浓度随年龄增长而逐渐升高。除 CF 外,汗液中钠和氯浓度异常升高也见于营养不良、肾上腺功能不全、遗传性肾性尿崩症、外胚层发育不良和岩藻糖苷贮积症。除了一些营养不良的情况外,其他情况容易与 CF 鉴别。发现汗液中钠和氯浓度异常时,应自然想到对患者进行评估,以确定其他器官是否受累以及受累程度。

遗传分析可用于确诊 CF。对于症状轻微的患者,如果存在 2 个 CF 相关的等位基因,则可确定 CF 诊断。如前所述,由于有未检测的等位基因,对最常见的 32 个等位基因筛查的总敏感性可达 90%。因此,突变分析阴性结果不能除外 CF 诊断,不典型患者需要仔细随访。

新生儿筛查现在是美国的标准做法。初筛阶段

通常使用新生儿血斑来测定免疫反应性胰蛋白酶原的浓度。如果浓度升高，后续筛查在不同状态下有所不同，从重复免疫反应性胰蛋白酶原测定到 F508del 或 25~32 个突变筛查。筛查方法敏感性为 87%~99%。目前正通过评估筛查方法的风险获益比和相对成本来确定最佳方法。CF 新生儿筛查阳性的婴儿会被送往 CF 中心进行汗液检测确认。有人提出新生儿筛查阳性但未达到 CF 诊断标准的婴儿，应被称为"CFTR 代谢综合征"，并且至少应在 CF 中心随访，直到他们的状态得到明确。

临床评估

CF 患者评估包括胸部影像学检查、肺功能检查、痰培养，以及胰腺、内分泌、肝脏和生殖功能评估。以下将逐一分述。

■ 肺脏评估

肺脏评估包括胸部影像；肺功能检查，包括小气道功能检测；气体交换功能评估。

胸部影像

CF 患者 X 线胸片很少呈完全正常。肺部症状轻微的患者，可能会有可疑表现（如轻度过度充气和轻微支气管壁增厚）。然而，随着疾病逐渐加重，胸部影像异常更加明显。疾病早期通常在肺上叶支气管壁明显增厚，常会逐渐累及所有肺叶。在肺部疾病晚期，环状影、囊性病变和结节状密度影越来越明显，支气管扩张和肺不张区域也越发明显。疾病中期常见中心肺动脉增粗，但心影仍然在正常范围内，直到疾病进展至极晚期阶段。图 50-7 显示 3 例同胞 CF 患者 17 岁时 X 线胸片的变异性。

高分辨率 CT（HRCT）比平片更敏感。最常见的异常表现是支气管扩张、支气管壁增厚、马赛克灌注、气体陷闭和黏液栓。如图 50-8 所示，即使常规 X 线胸片正常，CT 也容易发现早期支气管扩张。CT 表现异常可早于肺功能变化。已经在经新生儿筛查诊断的无症状新生儿中发现了 CT 表现异常。由于这些研究有辐射暴露，目前尚没有标准的 CT 检查推荐。

肺功能

出生时 CF 患者肺脏的形态和功能通常正常。随着时间推移，几乎所有患者都会因气管支气管分泌物积聚和反复感染导致肺功能进行性受损。当该临床综合征充分进展时，可出现慢性支气管炎、肺气肿和

哮喘中能见到的所有肺功能异常。然而，CF 的一个常见合并症——支气管扩张，使肺功能受损。慢性局部感染和气道损伤会增加支气管扩张气道的顺应性，导致快速呼气或咳嗽时气道塌陷。CF 肺功能检查有两方面用途：追踪疾病自然病程和评价治疗干预的价值。

肺部疾病的最早期阶段最难量化。对于婴儿，检查几乎完全限于不需要患者理解和配合的项目。目前已设计出一系列婴儿肺功能检查方法；一种是增加容量的快速胸腹压缩技术，需要给婴儿镇静，但能提供与标准肺功能测定最近似的值，并且已经检测到 CF 婴儿肺功能降低。对于学龄前儿童，可采用重复呼吸氮冲洗法或肺清除指数检测，并且可检测出与肺量计检测到的气流阻塞相关的早期通气不均。6 岁以上儿童可以很容易进行起初为成人设计的肺功能检查。我们有信心把 CF 整个自然病程中肺功能的变化都描记下来。

小气道阻塞

小气道，也就是细支气管，在 CF 早期易于发生阻塞。在这个阶段，与吸烟者一样，小气道疾病的检测结果往往不正常，而针对大气道阻塞的检测结果依然正常。3 个因素相互作用，导致阻塞：①较小气道的内在疾病，通常伴随近端较大气道的支气管扩张；②黏稠分泌物、纤毛运动受损和咳嗽受损；③肺弹性回缩力进行性下降。

CF 肺弹性回缩力进行性下降主要是由于内在的气道疾病导致的过度充气，而非肺实质损失。这种机制不同于慢性支气管炎和肺气肿，后两者为肺实质破坏和过度充气共同导致肺弹性回缩力降低。肺气肿不是 CF 的常见特征。在一些患者中，肺气肿仅出现在疾病晚期（图 50-4）。

CF 气道平滑肌张力仅轻度增加。运动先引起支气管舒张，紧接着出现支气管收缩。CF 支气管舒张和收缩远不如哮喘。事实上，CF 患者支气管运动反应异常增加了其叠加哮喘的可能性。最大呼气流量——容积曲线有时有助于区分 CF 和哮喘引起的气道内在疾病对气道阻塞的影响。

由于 CF 早期损伤部位位于细支气管，呼吸频率依赖性试验（如动态肺顺应性）、容积依赖性试验（如闭合容积）和低肺容积时的最大呼气流量（maximal expiratory flow，Ve_{max}）有明显异常，尽管大气道功能（如 FEV_1 和气道阻力）检测结果仍然正常。

肺容积变化

与慢性支气管炎、肺气肿和哮喘一样，CF 患者的

肺病方面突出的中心已经将这种制剂作为长期治疗方案的标准部分,以辅助 CF 患者的气道清除治疗,但由于缺乏随机对照研究,其他中心不愿使用该制剂。一个在 CF 方面有突出成果的中心推荐使用 N-乙酰半胱氨酸联合色甘酸钠和沙丁胺醇(W. Warwick,个人交流)。我们继续推荐 CF 患者使用 N-乙酰半胱氨酸。值得关注的是,N-乙酰半胱氨酸被发现可以激活培养上皮细胞 CFTR 的氯离子电传导。

1994 年,在一项大型 III 期多中心临床试验结束后,阿法链道酶(pulmozyme)被批准用于 CF 患者,它是一种 DNA 裂解酶。超过 900 名患者入选为期 6 个月的研究。采用 3 种给药方案:安慰剂;2.5mg 吸入,1 次/d;2.5mg 吸入,2 次/d。结果显示治疗组 FEV_1 较安慰剂组改善 5%,同时 6 个月后下呼吸道感染加重相对风险略低。1 次/d 和 2 次/d 治疗组之间没有差异。第二项研究显示,对于 FEV_1 正常(≥85%)的年轻 CF 患者,在 96 周内 1 次/d 吸入阿法链道酶,能够维持肺功能,并且降低呼吸道疾病加重的相对风险。目前,该药物在 CF 中应用相当广泛。然而,关于这种昂贵药物的患者选择、给药时机和疗程的问题还没有答案。

气道表面液体稳态异常导致分泌物脱水和黏液纤毛清除功能受损。作为改善气道表面水化和气道清除的策略,我们对吸入高渗盐水疗法进行了评估。6 岁及以上 CF 患者给予支气管扩张剂后吸入 7% 高渗盐水,2 次/d 为期 48 周;结果显示 FEV_1 仅有适度改善,但肺部疾病加重次数、失学和误工天数显著减少。吸入 7% 高渗盐水并没有降低 CF 婴儿和年龄小于 6 岁儿童肺部疾病加重的频率,因此在该年龄组主要结果并不能维持治疗。然而,在受试婴儿的一个亚组,肺功能检查显示高渗盐水组 $FEV_{0.5}$ 有改善,表明该疗法或许有用,可考虑个体化使用。

支气管扩张剂和抗炎药 支气管扩张剂常用于治疗 CF 肺部疾病。其使用应该个体化。例如,对于许多患者,在疾病过程中某一点经支气管扩张剂治疗可逆的支气管痉挛,短时间后可能就难以治疗。一些患者使用支气管扩张剂后可出现肺功能恶化。对能听到哮鸣音的婴儿可试用支气管扩张剂。对于年长患者,肺功能检查能更加客观和定量地评价支气管扩张剂有效性。

对抗生素和支气管扩张剂无反应的严重阻塞性气道疾病的婴儿,以及 CF 肺部疾病合并严重哮喘或 ABPA 的患者,使用糖皮质激素可获得良好效果。初步观察结果表明,CF 患者可以从长期隔日使用糖皮质激素中获益,推断是基于糖皮质激素可以减轻气道炎

症反应。然而,在一项以两种剂量方案(1mg/kg 和 2mg/kg)隔日使用糖皮质激素的大型安慰剂对照多中心研究中,因产生了许多副作用,排除了推荐 CF 患者长期使用糖皮质激素治疗。亚组分析显示中度阻塞性气道疾病患者和慢性铜绿假单胞菌感染患者,可能在疗程短于 1 年的治疗中获益。有益效果足以促进对 CF 抗炎治疗的深入研究。一项为期 4 年的对照研究给予 40 例 CF 患者高剂量布洛芬,结果显示儿童肺功能下降速度有所改善。问题在于继续治疗产生的副作用是否还会证明获益。总之,这两项研究表明,未来开发一种全身不良反应较少、对肺部具有特异性的抗炎药或许能提供一个有前景的治疗途径。

抗生素 作为 CF 维持治疗的一部分,使用抗生素的两项重大创新已得到实施。首先,在北美和欧洲对 CF 患者进行的 3 项大型前瞻性研究中,已证实吸入治疗能成功根除铜绿假单胞菌的最初感染并推迟慢性定植。其次,长期吸入和/或口服抗生素治疗成功减缓了慢性铜绿假单胞菌感染相关肺部疾病的进展。除这些治疗外,重要的是强调铜绿假单胞菌和其他机会性致病菌人与人之间传播是慢性定植的另一个来源。建议在 CF 患者健康护理机构中,采取接触隔离措施。

铜绿假单胞菌慢性呼吸道定植或感染会促进肺部疾病进展。Hoiby 等人提倡对于痰培养铜绿假单胞菌阳性的患者,即使没有症状,也应尽早给予多黏菌素吸入、环丙沙星口服,以预防慢性定植。EPIC 研究测试了 4 种随机方案:循环治疗和培养驱动治疗;28d 妥布霉素溶液吸入联合或不联合 14d 环丙沙星口服。在研究期间(18 个月),大约 80% 患者保持铜绿假单胞菌阴性,规律循环治疗或者加环丙沙星治疗在肺部疾病首次加重的时间上没有差异。ELITE 研究是一项开放标签随机研究,比较 28d 和 56d 妥布霉素溶液吸入治疗,结果显示治疗结束时约 90% 的患者铜绿假单胞菌感染得到根除,到 27 个月研究结束时,66% 和 69% 患者铜绿假单胞菌培养阴性。此外,一项研究比较了多黏菌素吸入联合环丙沙星口服和妥布霉素溶液吸入联合环丙沙星口服,两种方案在 6 个月时铜绿假单胞菌培养阴性率分别为 62% 和 65%,无显著差异。因此,虽然 3 项研究的证据支持新发铜绿假单胞菌感染使用抗生素根除治疗,但是对于具体治疗方案还没有达成共识。

另一种被倡导的方法是通过每月交替循环吸入抗生素来抑制铜绿假单胞菌慢性定植。每天两次吸入不含防腐剂的妥布霉素溶液 300mg,用 28d 停 28d,在第 3 个治疗周期(20 周)结束时肺功能较安慰剂组

有改善（FEV$_1$ 增加 10%）。最近，在慢性铜绿假单胞菌感染患者中进行了一项吸入氨曲南 75mg 3 次/d 的每月循环方案开放标签研究。患者报告治疗期间症状和肺功能得到改善，在 18 个月的研究期间体重持续增加。目前，前瞻性临床试验正在比较持续交替吸入抗生素和间歇循环吸入抗生素的疗效。

另一种经过研究已经作为 CF 长期治疗的抗生素是阿奇霉素。已在铜绿假单胞菌定植的 CF 患者中进行了阿奇霉素（250mg 或 500mg，3 次/周）评估。治疗 6 个月后，阿奇霉素组患者的 FEV$_1$ 有适度改善（6.2%），体重增加，肺部疾病加重频率降低。尽管据报道大环内酯类抗生素有抗炎特性，但没有直接证据表明阿奇霉素在 CF 中具有抗炎活性。若将吸入妥布霉素、吸入氨曲南和口服阿奇霉素作为长期治疗，一个值得关注的问题是细菌耐药和多重耐药菌筛选的风险。此外，关于患者选择、治疗时机和疗程的问题还没有答案。

CFTR 增效剂和修正剂 CF 治疗中最令人振奋的突破在 2011 年宣布：通过概念验证证明，一种口服药物——依伐卡托（ivacaftor®），修正了 CFTR 突变 G551D 对生理的影响。G551D 突变的 CFTR 蛋白在细胞表面表达，但不进行氯离子转运或调节其他离子通道。依伐卡托是利用高通量筛选方法发现的。在一项 Ⅲ 期随机安慰剂对照双盲试验中，受试者为至少有一个拷贝 G551D 突变的 CF 患者，口服依伐卡托，150mg，2 次/d，为期 48 周，FEV$_1$% 预计值增加 10.6%，肺部疾病加重风险降低 55%，CF 生活质量（CF quality of life，CFQL）呼吸症状评分改善 8.6 分，汗液氯浓度降低 48mmol/L，体重平均增加 2.7kg。目前，正在将其他类似于 G551D 的突变作为潜在的依伐卡托作用靶位进行验证。重要的是，正在测试其他可能纠正 F508del CFTR 的化合物。据报道，一种先导化合物 VX-809，能以剂量依赖方式降低汗液氯浓度。VX-809 将与依伐卡托合用作为互补联合治疗，以增强纯合子患者 F508del CFTR 的加工和功能。

CF 支气管炎急性加重治疗

在 CF 治疗过去的数十年期间，抗生素已被证明是提高生存率的关键因素。需要一个合理的方法平衡抗生素过度使用的风险和未治疗感染导致气道进行性损伤和支气管扩张的风险。该方法以诊断时痰培养为依据，此后定期进行痰培养。

当症状和体征预示肺部感染加重（即咳嗽加重或痰量增加、呼吸困难、运动耐量下降、食欲减退），或体格检查发现新的异常（即呼吸频率增加，辅助呼吸肌参与呼吸，胸部听诊异常包括呼吸音减低、新出现湿啰音或干啰音，体重减轻），新发胸部影像异常，或肺功能检查指标降低时，要加强胸部物理治疗，给予恰当的抗生素口服，严重恶化的患者要静脉内给药。

目前，治疗葡萄球菌感染的有效药物包括双氯西林、头孢氨苄、第三代青霉素/克拉维酸复合制剂，以及大环内酯类。在肺部疾病早期，一小部分铜绿假单胞菌株可能对四环素、甲氧苄啶/磺胺甲噁唑或氯霉素敏感。有时，甚至根据实验室敏感试验结果考虑耐药的铜绿假单胞菌株对这些抗生素也有明显反应。已提出解释这一现象的机制，即虽然抗生素不能杀菌，但可以抑制细菌生长或抑制其产生外毒素和蛋白酶。环丙沙星是一种可以口服的喹诺酮衍生物，对许多铜绿假单胞菌株初始治疗有效，在门诊 CF 患者治疗中得到广泛应用。其使用的一个主要缺点是在几个疗程后往往产生耐药。

对于耐甲氧西林葡萄球菌导致的 CF 肺部疾病严重恶化，需要使用万古霉素或利奈唑胺。对于铜绿假单胞菌，通常静脉给予氨基糖苷类联合一种半合成青霉素治疗。认为这种联合对铜绿假单胞菌起协同作用，并且对任何一种抗生素都不易产生耐药。

目前最普遍使用的抗生素联合是妥布霉素和头孢他啶。为了使抗生素在气道和分泌物中达到高浓度，妥布霉素通常使用更高剂量，用 10mg/（kg·d）代替 7.5mg/（kg·d）。最近一项随机试验比较妥布霉素 1 次/d 和 3 次/d 给药方案，结果显示在儿童中 1 次/d 静脉给药提供同样效果，且肾毒性更小。应调整剂量使血清峰浓度达到 20~30mg/L，谷浓度达到 1mg/L 或更低。

第三代青霉素和头孢菌素：哌拉西林、头孢他啶；碳青霉烯类：亚胺培南、美罗培南；最新型 β-内酰胺类：氨曲南，对铜绿假单胞菌也是相当有效的。单药给药时，通常很快产生耐药性。这些药物通常与一种氨基糖苷类药物联合使用。由于铜绿假单胞菌药物敏感性和耐药性模式经常变化，所以在不同时间要尝试多种联合，临床医生依靠近期分离菌株敏感性来确定哪种联合对特定铜绿假单胞菌株最为有效。对于其他耐药的革兰氏阴性菌，例如洋葱伯克霍尔德菌、嗜麦芽窄食单胞菌和木糖氧化无色杆菌，可联合使用其他抗生素，包括头孢他啶、美罗培南、环丙沙星、米诺环素、氨曲南、氯霉素或甲氧苄啶/磺胺甲噁唑。

葡萄球菌、铜绿假单胞菌和其他革兰氏阴性菌，例如洋葱伯克霍尔德菌、木糖氧化无色杆菌和嗜麦芽窄食单胞菌，一旦在痰中找到，很少被根除。然而，在 2 周静脉使用抗生素的疗程中，肺部疾病加重的大多数其他表现减轻，如 X 线胸片阴影密度减低、白细胞计数降低、发热减轻、呼吸频率减慢，在加重之初恶化的肺功能指标恢复到之前基线水平。虽然许多患者 5~7d 后开始出现改善，但是为了减少复发、避免加重间隔时间缩短，大多数 CF 中心仍持续静脉使用抗生素至少 2 周。事实上，一些中心常规推荐静脉使用抗生素 3~4 周治疗肺部感染加重。静脉抗生素停用不久就复发或症状增加的偶尔住院患者，可通过使用肝素锁来长期静脉使用氨基糖苷类药物。该技术或许有助于患者在接受有效剂量氨基糖苷类药物治疗的同时可以回家。

营养支持 CF 患者应在诊断时进行详细营养评估，并按 CFF 指南每年评估一次。应在每次就诊时筛查营养状态。给患者开具高热量平衡膳食处方。CFF 推荐，婴幼儿（0~2 岁）体重/身高比值应该保持在第 50 百分位数水平；儿童和青少年（2~20 岁）BMI 保持在第 50 百分位数水平。尽管肺功能确实是决定 CF 并发症发生率和死亡率的重要因素，但越来越明确的是，患者总体状况与营养状态密切相关。重要的是，达到和维持正常营养状态与幼儿和成年人肺功能维持有关。卡路里目标通常是一般需要量的 110%~120%。在这些热量摄入情况下，蛋白质摄入量通常足以满足需要。鼓励患者摄入热量密集食物以达到卡路里目标。如果目标难以实现，推荐给予热量增强剂（植物油、黄油和奶酪），然后使用高热量补充剂（奶昔）。慢性肺病、吸收不良和慢性肝病患者热量需求可能会增加。为了积极地营养康复，可以短期内进行夜间鼻饲，对需要长期支持的患者放置胃造瘘管有助于护理。通常使用标准配方，但一些喂养不耐受和体重增加不良的患者可以从水解配方中获益。很少使用静脉或肠外营养，但胃肠手术患者可能需要。

应根据需要确定和监测胰腺功能状态（不足或充足）。PERT 是含有淀粉酶、蛋白酶和脂肪酶的肠溶胶囊，是治疗 CF 胰腺功能不全主要药物。应在进食含有蛋白质、脂肪和复合碳水化合物的食物前服用 PERT。CFF 发布了用药指南。结肠纤维化或结肠狭窄似乎是与使用超过 10 000 脂肪单位/（kg·d）的高剂量 PERT 有关的一种并发症，并且在引入高效胰酶后首先被注意到。大多数患者可以使用已发表指南中的胰酶剂量进行治疗。需要更高剂量胰酶的患者应由营养师和儿科胃肠病专家进行评估。

胰腺功能不全的患者存在脂溶性维生素缺乏的风险。也有补充维生素的指南和 CF 专用的维生素产品。建议每年监测脂溶性维生素状态，如果水平仍低可能需要额外的补充剂（维生素 D）。如果 CF 患者使用 CF 专用维生素，很少会发生维生素 A 缺乏。患者需要补盐以防止盐缺失。婴儿配方奶粉中加盐，鼓励儿童和成年人食物中多加盐，在天气炎热和体力活动时摄入含盐饮料和零食。

■ CFRD 管理

使用胰岛素是治疗 CFRD 的首选方法，理想情况下，方案制订应适合个体患者的需要。基础（长效）和团注（速效）胰岛素组合用于治疗空腹高血糖的 CFRD。在没有空腹高血糖情况下，餐前注射速效胰岛素是主要的治疗方法。CF 患者频繁进餐、吃零食和"放牧"式进食并不罕见，对于某些个体而言，需要每日多次注射可能无法实现。胰岛素泵具有灵活性，省却频繁注射。此外，尽管避免进食营养价值较低的食物（含糖苏打水或糕点）或避免这些食物与复合碳水化合物、蛋白质和脂肪同时摄入有助于避免过度高血糖，但 CFRD 患者不用限制热量。胰酶替代治疗似乎也可改善进食相关的血糖波动。治疗糖尿病前期及早期胰岛素缺乏，在保护胰腺 β 细胞功能、维持肺功能和保持营养状态方面的作用尚待明确。

自然病程和预后

CF 综合治疗方案明确改善了患者的总体生存率。50 年前，患者中位生存期仅有几岁。而在 2007—2011 年的 5 年期间，患者预期中位生存期是 36.8 年（CF Foundation Patient Registry，2011 年度数据报告，Bethesda，MD）。然而，由于 CF 是一种复杂疾病，对不同器官有不同程度的影响，因此很难为 CF 患者描述一个"典型病程"。一些患者在儿童期或青春期死亡，而另外一些患者可以活到 40 岁以上。

肺部疾病的严重程度及其进展速度是决定 CF 自然病程的一个重要因素。虽然治疗后大多数患者的情况有所改善，但是良好的治疗对于严重患者病程的影响并不大，而对轻微患者则不然。

已为 CF 设计了许多评分系统。由 Shwachman 和 Kulczycki 设计的临床评分系统，以及由 Brasfield 及其同事设计的胸部影像评分系统已得到广泛应用。然而，虽然这些及更复杂的评分系统在根据疾病严重程度对患者进行分类方面是有用的，但没有一个评分系统被证明在个体患者的病程预测方面有用。

由于 CF 是一种遗传性疾病，常会提到家族患病模式严重程度的问题。图 50-7 显示 3 个同胞 CF 患者的 X 线胸片：同一个家庭的个体分别患有轻度、中度和重度疾病；囊性病变也说明了所经历病程的不同。

CF 患者不仅可以根据疾病严重程度分类,还可根据生存情况分类。例如,1965 年以前接受手术治疗的胎粪性肠梗阻 CF 患者,超过半数在出生最初两个月内死亡。尽管到 1967 年这种情况已明显改善,但是有胎粪性肠梗阻的患者生存率仍然不及其他 CF 患者。此外,女性生存率较男性更低,特别是在青春期。近年来,这些患者群体之间的差异已经降低或消失。由于死亡率统计数据收集的改善,将现在的数据和几年前的数据比较有可能会产生误导,但是近几年患者的中位生存期并没有像 20 世纪 70 年代和 80 年代那样快速增加。此外,各个 CF 中心之间的结果也存在差异。

并发症

CF 病程常以肺功能逐渐下降为特征,在急性加重时会突然进一步下降。治疗后仍存在的营养不良通常与肺部疾病严重程度密切相关。然而,CF 病程可能会因疾病的某些并发症而突然改变。

■ 低电解质血症和代谢性碱中毒

低电解质血症和代谢性碱中毒是严重的并发症,特别容易发生在炎热天气中,此时钠和氯损失增加。电解质消耗可能危及生命,特别是对于婴幼儿(表 50-3)。用等渗盐水迅速补液至关重要。

表 50-3 两例 CF 患者的低电解质血症和代谢性碱中毒

患者	血清电解质/(mEq·L^{-1})				血 pH
	钠	钾	氯	二氧化碳	
例 1	123	2.2	49	48	7.60
例 2	125	2.4	55	41	7.63

获授权改编自:SCANLIN TF. Cystic fibrosis//FLEISHER G, LUDWIG S. Textbook of pediatric emergency medicine. Baltimore:Williams & Wilkins, 1983.

■ 肠梗阻

CF 患者肠梗阻可能与远端肠梗阻综合征(distal intestinal obstructive syndrome, DIOS)、肠扭转、肠套叠和之前的手术粘连有关。急性或慢性腹部绞痛可见于胰腺功能不全或胰腺功能正常的 CF 患者。这通常是由与肠动力障碍、肠内容物水化不良和吸收障碍有关的 DIOS 所致。典型表现是疼痛位于右下腹部,与粪便积聚于回肠末端、盲肠和升结肠有关。治疗包括摄入充足液体和电解质,使用聚乙二醇溶液和治疗吸收不良。如果梗阻不完全,并且单纯表现为右下腹部

质软包块,则可采用上述方法。鼻胃管注入聚乙二醇溶液也被成功地用于住院患者。如果这些措施不成功,或患者存在肠梗阻,则需要住院后由放射科医生给予高渗性造影剂灌肠。重要的是,出院前要确保患者水化良好,回肠末端粪便已清除,并且要进行腹部 X 线检查记录粪便清除情况。贴壁的粪便或黏液可能是肠扭转或肠套叠的前缘(图 50-6),可能需要外科会诊。术前和术后精细化管理对于避免麻醉后肺功能恶化至关重要。

■ 肝脏疾病

肝脏疾病通常无症状,可能在每年例行研究中进行肝功能评估时被发现。评估肝脏状态(合成功能)和解剖(腹部多普勒超声检查)对肝硬化和门静脉高压的诊断很重要。与儿童中见到的其他慢性肝脏疾病不同,只有一小部分有严重肝脏疾病的患者需要肝脏移植。推荐对需要确定 CF 肝脏疾病以外病因的患者进行肝活检。建议患者排除其他肝脏疾病原因,并且接受甲型和乙型肝炎疫苗接种。缺乏足够的数据支持 CF 相关肝脏疾病患者常规使用熊去氧胆酸。然而,通常将这种药物用作利胆剂来改善胆汁流动,剂量为 10~20mg/(kg·d)。持续肝大或脾大,或并发门静脉高压表明肝脏受累严重。由于门静脉高压,患者可能出现食管静脉曲张并伴有上消化道出血。一旦确定为曲张静脉出血并排除咯血,就需要内镜治疗(硬化治疗或结扎治疗)。对于并发门静脉高压的患者,经颈静脉肝内门体分流术或外科门体分流术可通过降低门静脉压力,有效缓解食管曲张静脉,作为肝移植的过渡。

对于许多 CF 终末期肝病患者,肝移植是另一种选择。适应证包括严重合成功能障碍,治疗无效或反复食管静脉曲张伴上消化道出血、腹水和脑病。患者需要由肝病专家进行评估。理想对象是那些 FEV$_1$ 至少达到 50% 预计值的患者。多耐药或泛耐药的假单胞菌株定植是移植的相对禁忌证。对于肺功能差或存在肺部耐药菌感染问题的患者,可考虑双器官(肝和肺)移植。尽管担心移植相关免疫抑制期间呼吸道感染恶化,但 CF 患者行肝移植不会使其肺部状况恶化。

■ 肺不张

CF 患者有时会出现肺段或肺叶不张。急性肺不张通常相关症状少(图 50-9A)。然而,如果不治疗,肺不张的最终结果是肺段或肺叶发生严重支气管扩张(图 50-9B)。给予积极胸部物理治疗联合抗生素治

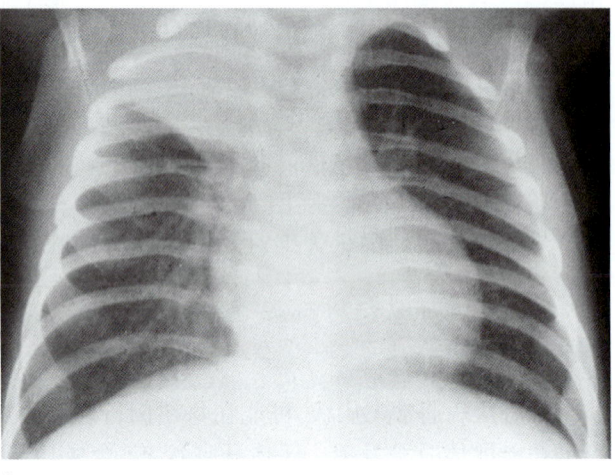

A

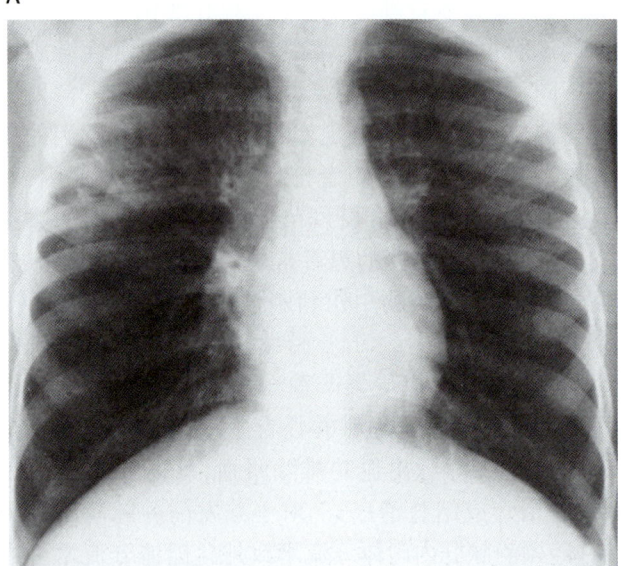

B

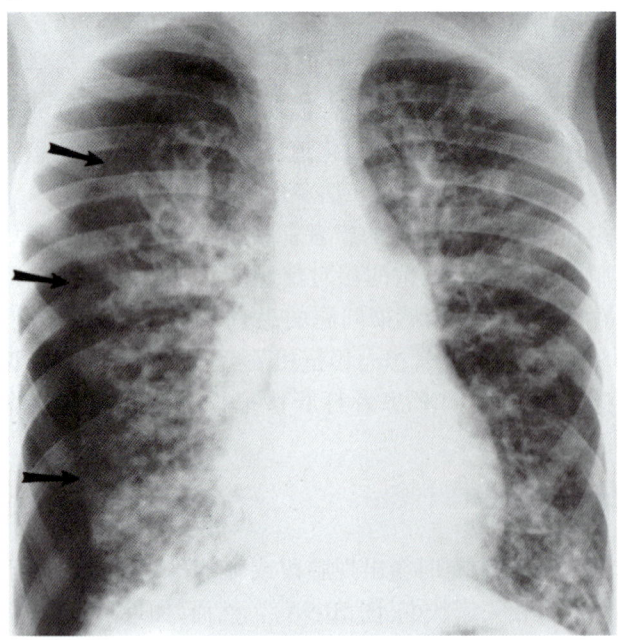

C

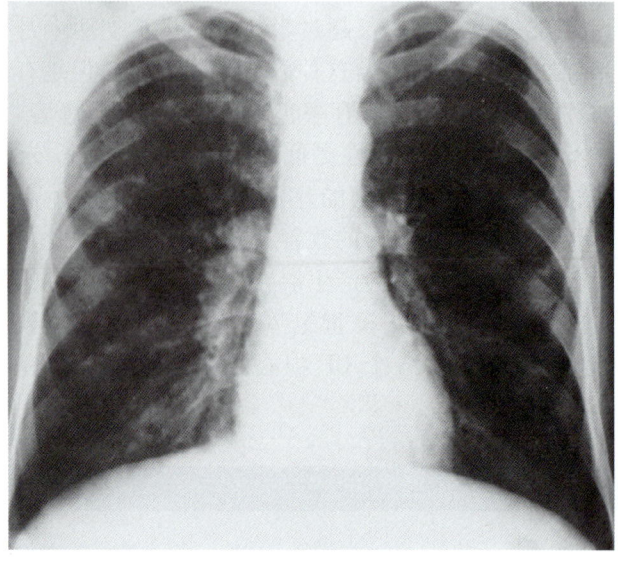

D

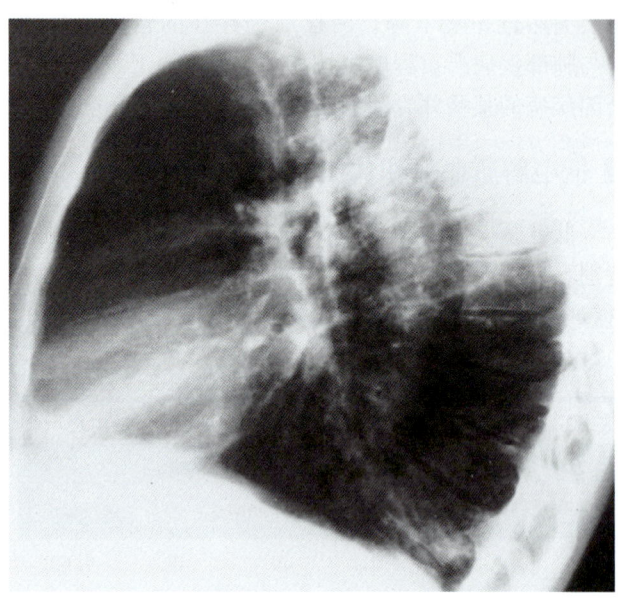

E

图 50-9　CF 患者肺部并发症的 X 线胸片。A. 一例 4 个月大的男孩右肺上叶不张。经抗生素和胸部物理治疗后解决了肺不张。B. 同一患者 9 岁时有轻度过度充气、中央型支气管扩张，右肺上叶浸润影消散。诊断为变应性支气管肺曲霉病，经泼尼松治疗后好转。C. 一例 13 岁男孩右侧气胸（箭头）。经胸腔闭式引流术和四环素硬化治疗后气胸得到解决。患者 3 年后死于呼吸衰竭伴充血性心力衰竭。气胸没有复发。D 和 E. 一例 43 岁男性患者表现为过度充气和弥漫性支气管壁增厚。X 线胸片拍摄于显著咯血期间，未见急性改变。

疗,通常可以使受累肺区成功复张。支气管镜检查偶尔有帮助。然而,支气管镜检查通常不比胸部物理治疗和肺部药物治疗更有效。选择切除某些持续不张或支气管扩张的肺叶的前提是要求其他肺叶段处于相对良好状态、总体肺功能尚可,同时也有确凿的证据显示所受累的这些肺叶与临床症状密切相关(如发热、咳嗽或咳痰)。

■ 气胸

复发性气胸常见于 CF 患者,特别是年龄较大的患者(图 50-9C)。高达 30% 的 CF 气胸患者为张力性气胸。当在后前位 X 线胸片上看到气胸量超过一侧胸腔的 10% 时,应该进行胸腔闭式引流。由于气胸复发率高,在初次气胸发生时可尝试给予化学或外科胸膜固定术。外科胸膜固定术防止气胸复发更加有效,不再被认为是肺移植的禁忌证。

■ 咯血

咳少量血丝痰在 CF 中相当常见,通常针对肺部感染加强家庭治疗即可。相比之下,即使 X 线胸片看起来没有变化,咯血(鲜血量至少 30~60mL)也需要住院治疗(图 50-9D)。CF 中大部分病例咯血的可能机制是局部感染侵蚀支气管血管。大咯血(失血量 240mL)在 CF 中不常见。然而,大咯血代表潜在危及生命的情况。可能需要支气管镜检查控制出血,有时需要进行胸部手术。支气管动脉栓塞已成功用于 CF 患者,若有擅长此项技术的医生,它是目前首选的治疗方法。

■ 不常见微生物感染

尽管疾病最初发生于细支气管,CF 患者也可能出现中央型支气管扩张。支气管扩张的气道常定植不常见微生物,包括曲霉菌、非典型分枝杆菌。与致病菌一样,根除气道中的这些微生物几乎是不可能的。治疗的重点方向是证实导致疾病恶化的病原体以及控制感染,而不是进行微生物学治愈。

分枝杆菌

因 CF 中非典型分枝杆菌感染的流行率高,要求患者至少每年进行一次痰培养监测这些微生物。一旦培养出非典型分枝杆菌,应当获得药敏结果。决定治疗分离出的非典型分枝杆菌是基于该微生物可能导致气道感染和肺功能下降。非典型分枝杆菌致病的临床线索包括多次分离到相同病原体、涂片阳性、存在胸部影像学进展、积极抗假单胞菌(或抗葡

萄球菌)治疗后肺部状况仍进一步恶化、持续盗汗和发热。很少推荐经支气管肺活检证明组织感染。CF 基金会已经建立了一个数据库来追踪 CF 患者非典型分枝杆菌感染治疗的结果。目前的标准治疗是几种抗生素联合治疗,发挥协同作用并且防止发生耐药。

曲霉菌

情况类似,可偶尔从 CF 患者中分离到霉菌,特别是曲霉菌。5%~15% 患者有 ABPA。由于两种疾病的症状有重叠,在 CF 患者中诊断 ABPA 有困难。ABPA 的诊断标准是:①可逆性气道阻塞;②近端支气管扩张;③肺部浸润史;④曲霉菌抗原皮试阳性;⑤烟曲霉血清沉淀抗体阳性;⑥血清总 IgE 升高;⑦血清曲霉菌特异性 IgE 和 IgG 升高;⑧外周血嗜酸性粒细胞增多。曲霉菌抗原皮试阴性可有效排除 ABPA 诊断。在 ABPA 活动期,可见到总 IgE 和嗜酸性粒细胞计数升高。对 ABPA 而言,曲霉菌特异性抗体(IgE 和 IgG)升高较血清沉淀素更具特异性。CF 患者诊断 ABPA 后使用皮质类固醇和伊曲康唑治疗。总 IgE 水平用于追踪疾病活动性。

革兰氏阴性菌

在 20 世纪 70 年代末和 80 年代初,人们认识到了洋葱伯克霍尔德菌(以前称为洋葱假单胞菌)的重要性。洋葱伯克霍尔德菌是一种革兰氏阴性、氧化酶阳性杆菌,对多黏菌素一致耐药,经常是泛耐药。分离洋葱伯克霍尔德菌时,需要将其接种在特殊氧化发酵多黏菌素 B 杆菌肽乳糖(oxidative fermentive polymyxin B bacitracin lactose,OFPBL)或 PC 琼脂平板上,以减慢其他革兰氏阴性杆菌生长,促进洋葱伯克霍尔德菌生长。平板必须保持至少 4d。洋葱伯克霍尔德菌定植与败血症有关,这种情况很少见于铜绿假单胞菌。感染洋葱伯克霍尔德菌后的临床过程有可能是爆发性的,数月内死亡。然而,大多数患者疾病遵循一个更加良性过程。需要仔细对照流行病学研究来更好地确定危险因素、确定洋葱伯克霍尔德菌的真正毒力。实验证据表明,至少有一种洋葱伯克霍尔德菌可能以流行性方式传播。结合感染洋葱伯克霍尔德菌后不良的临床过程和支持流行性传播的证据,感染洋葱伯克霍尔德菌的 CF 患者要按美国 CF 基金会和 CDC 的建议进行集中或隔离。

CF 患者除了定植铜绿假单胞菌和伯克霍尔德菌属外,也可能定植其他革兰氏阴性氧化酶阳性菌,如嗜麦芽窄食单胞菌、稻皮假单胞菌和木糖氧化无色杆

菌。这些都是和铜绿假单胞菌一样重要的致病菌。当病情急性加重的 CF 患者分离到这些致病菌时,应当针对性进行抗生素治疗。CF 患者长期、预防性、积极使用抗生素导致耐药菌出现。多重耐药假单胞菌指的是至少对两种不同种类的所有抗生素都耐药的菌。口服氟喹诺酮耐药出现在治疗大约 3 周后;如果停药,细菌偶尔恢复敏感性。

■ 呼吸衰竭

随着 CF 肺部疾病进展和缺氧程度加重,患者发生肺动脉高压和肺源性心脏病的风险增加。肺部疾病加重时常出现缺氧加重。在急性发作期间,要强化针对基础肺部疾病的抗生素治疗,并且辅助供氧治疗。预期监测和积极治疗夜间低氧血症(维持 $Sa_{O_2} \geq 95\%$)可预防肺源性心脏病发作。当 CF 患者发生呼吸衰竭,即除低氧血症外,还存在高碳酸血症($Pa_{CO_2} \geq 55mmHg$)时,治疗会变得极其困难。双水平气道正压无创机械通气已成功用于等待肺移植的终末期 CF 患者,可使其改善氧合,降低呼吸频率,并且成功过渡到家庭夜间使用。

机械通气通常用于急性发作,如病毒性肺炎或哮喘持续状态使患者迅速发生急性呼吸衰竭时。这种方法特别适用于在急性发作前肺功能良好的患者。如果患者以前经历过一次呼吸衰竭,机械通气就不太容易成功。当呼吸衰竭标志着进行性呼吸功能不全总体慢性过程的终末期时,尽管给予了充分的药物治疗,机械通气通常无效。机械通气的适应证和禁忌证都不是绝对的;然而,临床结果很大程度上取决于在护理 CF 患者方面有丰富经验和专业技能的重症监护团队。

■ 肺移植相关并发症

肺移植已经成为终末期 CF 患者的一种选择。尽管最初担心化脓性肺病患者免疫抑制的问题,但报道中 CF 患者的肺移植结局最好。肺移植时机已经随着采用肺分配评分(Lung Allocation Score,LAS)而改变,该评分考虑了移植与未移植的 1 年预测生存率和医疗紧急情况。这种器官分配系统使等待移植的患者人数急剧下降,并显著缩短了移植等待时间。

CF 患者肺移植术后的一个主要并发症是耐药菌感染风险。据报道,定植洋葱伯克霍尔德菌或快速生长的分枝杆菌(如脓肿分枝杆菌)会对生存造成负性影响。曲霉菌可以引起侵袭性肺实质或吻合口感染。其他并发症,包括急、慢性移植排斥反应,非 CF 患者所特有。急性移植排斥反应与针对供体 HLA 抗原的

体液免疫反应和补体激活有关。重要的是,急性移植排斥反应是慢性移植排斥反应的不良预后因素。慢性同种异体移植排斥反应的特点为移植后闭塞性细支气管炎。闭塞性细支气管炎是由炎症细胞和黏膜下纤维化导致的细支气管腔进行性闭塞。增强免疫抑制后,可见气流短暂改善。约 50% 移植患者在术后第二年发生闭塞性细支气管炎。疾病呈一进行性恶化的过程,从最初诊断算起中位生存期约为 2 年。

闭塞性细支气管炎预后差,对患者选择和移植时机确定有重要影响。首先,寻求肺移植的主要原因是改善生活质量,而不是提高生存率。其次,需要通过计算确定肺移植时机,使候选患者最适合移植,然而,考虑到有发展为闭塞性细支气管炎的风险,应推迟移植到绝对必要的时候。

临床研究结果可能有助于合理选择 CF 患者的肺移植时机。$FEV_1 < 30\%$ 预计值的严重气流阻塞的 CF 患者 2 年死亡率达 50%。其他用于确定移植时机的重要临床参数是存在低氧血症($Pa_{O_2} < 55mmHg$)和高碳酸血症($Pa_{CO_2} > 50mmHg$)。值得注意的是,在单因素和多因素分析中,女性性别都与相对风险增加相关,表明女性患者应该在更早阶段考虑肺移植。

由于 CF 是一种多系统疾病,对患者的治疗和恰当的选择比其他需要肺移植的疾病更加复杂。移植前 CF 患者面临最困难的挑战之一是下呼吸道微生物学。如前所述,多耐药的洋葱伯克霍尔德菌定植,特别是基因型 Ⅲ,与临床结果不佳有关。因不明原因,CF 患者药物代谢不同于其他患者,导致包括环孢素在内的药物给药剂量复杂化。难以获得药物最佳剂量可能与药物吸收不良或排泄增加有关。营养问题也使 CF 患者移植后治疗复杂化。30 岁以上的所有 CF 患者约 50% 有明显糖尿病,服用皮质类固醇能导致再增加 10% 的糖尿病。CF 患者维持适当的营养很重要,特别是对于术后快速恢复。最后,胃食管反流可能对移植后肺部情况产生负面影响。尽管 CF 患者给成功肺移植带来了各种特殊挑战,但他们的生存率相当高。中位生存期为 7.1 年,强调进行肺移植主要是为了改善生活质量。

社会心理问题

一些社会心理问题在 CF 患者治疗中很重要。应认识到患有这种疾病的成年人的特殊情况。

■ 一般情况

关注 CF 患者及其家属的情感、社交和经济状况,

对正向影响疾病进程具有相当大的价值。诊断疾病后，在对患者进行疾病和治疗方面教育时，保持乐观很重要。作为与患者早期接触的一部分，应认识到识别和增强家庭情感和经济实力，以及需要支持弱点的重要性。CF 患者医疗费用昂贵，特别是对于需要住院的患者。美国许多州都有残疾儿童计划，为患者和家庭提供支持。几个州也为 CF 成人患者制订了特别计划。

随着疾病的发展，有关疾病进展的咨询和反馈至关重要。当患者和家庭设定教育、职业和家庭目标时，他们需要现实计划的指导。医生培养和保持积极的态度至关重要。放弃希望的患者容易迅速恶化。相反，即使有严重肺部疾病的患者也可继续保持良好的功能和生产力。然而，在药物治疗无效的阶段，患者和家庭需要相当的情感支持来接受不可避免的结果。近年来，许多 CF 中心允许患者在家而不是在医院死亡。家庭需要关于如何为家中患者提供身心舒适照料的具体指导。通常，一些 CF 团队的成员需要进行家庭访视。并非所有家庭都有力量或资源照料患者在家中死亡。

■ 成人患者的特殊考虑

在 2007—2011 年的 5 年期间，CF 患者的平均预期寿命约为 37 岁（CF Foundation Patient Registry，2011 年度数据报告，Bethesda，MD）。当患者也必须开始管理自己的独立性并做出关于教育、婚姻、子女、职业、保险和自我照顾的人生决定时，慢性疾病管理变得更加复杂。需要对患者及其家庭给予大力支持。以与健康、年龄相仿的同龄人类似的方式，临床病情相对较轻的患者也可形成健康的和令人满意的关系。疾病晚期的 CF 患者则难形成亲密关系。目前认为，严重受病情影响的 CF 年轻患者难以形成亲密关系，原因包括身体形象差、活动减少和缺乏遇见合适伴侣的机会。

CF 成人患者面临独立的自我照顾问题。CF 患者的家庭提供了大量照顾，这对独立生活的成人而言既昂贵又耗时。当疾病发作时，患者必须在最不可能做到的时候"提升"他们的护理水平。如果患者需要康复，必须提供明智的住院治疗和家庭护理。家庭治疗时单纯静脉使用抗生素治疗肺部恶化的趋势，忽视了营养、清除气道分泌物和休息对缓解病情的明显贡献。

生殖问题

继发于双侧输精管缺如，超过 98% 男性 CF 患者不育。显微手术附睾精子抽吸术（microsurgical epididymal sperm aspiration，MESA），加上体外受精，已使一些精心挑选的患者成功妊娠。然而，不是所有男性 CF 患者均不育。除咨询外，还应为这些男性提供精液分析。

女性 CF 患者妊娠日益普遍，几个重要问题仍未解决。2004 年，有 191 例女性 CF 患者妊娠（CF Foundation Patient Registry，2004 年度数据报告，Bethesda，MD）。这与 1960—1966 年（数据来自 1994 年 CF Foundation Data Registry）记录的 10 例患者总计妊娠 13 次形成鲜明对比。

妊娠前的临床状况是影响孕产妇预后最重要的因素。在一项妊娠 38 次的 25 例女性患者研究中，妊娠前和妊娠后气体交换和营养状况无显著差异。但可注意到肺量计检查有一个很小但有统计学意义的降低。然而，这种降低没有超出疾病自然进展的预期降低范围。受影响较严重的女性患者妊娠期间临床状况出现了不可逆的下降。如果没有未妊娠的女性 CF 患者作恰当的匹配对照组，不可能确定是妊娠本身导致了肺功能受损，或者这种减损反映了疾病自然过程。对来自注册数据的 CF 女性患者妊娠和非妊娠匹配组的比较显示，组间下降速度没有差异。然而，妊娠患者接受了更多治疗和更严格的健康监测。

对受影响轻微或严重的女性患者妊娠问题有很明确的共识。对于中度肺功能受损（即 FVC 低于 50%~60% 预计值）的女性患者，虽然没有明确的指南推荐，但建议对临床状况进行总体评估。须注意，妊娠前 FVC<50% 预计值的女性患者胎儿早产发生率增加，因增加了体重，不建议有中到重度气流阻塞的患者妊娠。正在考虑妊娠的任何 CF 女性患者，都需要彻底评估和治疗营养不良和肺部状况恶化。频繁使用抗生素不可避免，而许多抗生素的致畸风险是未知的。尽管存在理论上的风险，但孕妇和胎儿良好的健康有赖于对肺部状况恶化的积极治疗，包括使用抗生素。最好在有高危产科计划的 CF 中心完成 CF 妊娠患者的治疗。欧洲共识小组已经发表了关于 CF 女性患者妊娠管理的详细指南。

对于选择 MESA 的 CF 男性患者和正在考虑妊娠的 CF 女性患者，所有后代必然是 CF 杂合子。这些后代需要被告知，如果不知道配偶的基因型，他们的子女患 CF 的风险约为 1/50。尽管不建议受影响父母的子女进行基因检测，但他们应该在青春期接受遗传咨询。患 CF 的父母也需要考虑父母早亡的伦理问题及其对家庭的影响。如果 CF 患者的配偶是已知的 CF 突变携带者，则通过在种植前进行遗传检测的体外受精方法,可避免 CF 患儿出生。

1989 年发现了 CF 基因,这为产前诊断可能最终降低该病发病率带来了希望。事实表明这种情况正在向积极的方向进行。

展望

为进一步提高 CF 患者的生存率,医生需要探究基础研究获得的成果。虽然需要做大量工作,但是许多工作已经完成,现实值得期待,CF 治疗方面很快将产生重大突破。

CF 治疗取得进展需要多学科参与。CF 肺部病变的治疗或许需要联合多种方法。然而,基于我们对 CFTR 结构和功能的分子细节方面认识取得最新进展的势头,期待特异性治疗会为 CF 患者带来更好的结果。如上所述,针对 CF 患者 G551D 突变的特异性单分子治疗已经成为现实。正在进行一项 III 期试验,是针对最常见 CF 突变 F508del 的 2 个小分子联合治疗。基于对 CFTR 结构和功能深入理解,开发的更新型化合物正处于从基础研究到临床研究的过程中。

陈济超　译

马昕茜　审校

参考文献

[1] RIORDAN JR, ROMMENS JM, KEREM B, et al. Identification of the cystic fibrosis gene: cloning and characterization of complementary DNA. Science, 1989, 245:1066–1073; erratum 1437.

[2] ROMMENS JM, IANNUZZI MC, KEREM B, et al. Identification of the cystic fibrosis gene: chromosome walking and jumping. Science, 1989, 245(4922):1059–1065.

[3] BOBADILLA JL, MACEK M Jr, FINE JP, et al. Cystic fibrosis: a worldwide analysis of CFTR mutations-correlation with incidence data and application to screening. Hum Mutat, 2002, 19:75–606.

[4] STOYKOVA LI, SCANLIN TF. Cystic fibrosis (CF), pseudomonas aeruginosa, CFTR and the CF glycosylation phenotype: a review and update. Curr Org Chem, 2008, 12:900–910.

[5] BRUSCIA EM, ZHANG PX, FERREIRA E, et al. Macrophages directly contribute to the exaggerated inflammatory response in cystic fibrosis transmembrane conductance regulator-/- mice. Am J Respir Cell Mol Biol, 2009, 40(3):295–304.

[6] SUN X, SUI H, FISHER JT, et al. Disease phenotype of a ferret CFTR-knockout model of cystic fibrosis. J Clin Invest, 2010, 120(9):149–3160.

[7] STOLTZ DA, MEYERHOLZ DK, PEZZULO AA, et al. Cystic fibrosis pigs develop lung disease and exhibit defective bacterial eradication at birth. Sci Transl Med, 2010, 2(29):29ra31.

[8] WELSH MJ, SMITH AE. Molecular mechanisms of CFTR chloride channel dysfunction in cystic fibrosis. Cell, 1993, 73:1251–1254.

[9] VOYNOW JA, SCANLIN TF. Cystic fibrosis//FISHMAN AP, ELIAS JA, FISHMAN JA, et al. Fishman's pulmonary diseases and disorders. Vol 1. 4th ed. New York, NY: McGraw Hill Medical, 2008,

863–885.

[10] WORLITZSCH D, TARRAN R, ULRICH M, et al. Effects of reduced mucus oxygen concentration in airway Pseudomonas infections of cystic fibrosis patients. J Clin Invest, 2002, 109(3):317–325.

[11] TUNNEY MM, FIELD TR, MORIARTY TF, et al. Detection of anaerobic bacteria in high numbers in sputum from patients with cystic fibrosis. Am J Respir Crit Care Med, 2008, 177(9):995–1001.

[12] KONSTAN MW, HILLIARD KA, NORVELL TM, et al. Bronchoalveolar lavage findings in cystic fibrosis patients with stable, clinically mild lung disease suggest ongoing infection and inflammation. Am J Respir Crit Care Med, 1994, 150:448–454.

[13] KHAN TZ, WAGENER JS, BOST T, et al. Early pulmonary inflammation in infants with cystic fibrosis. Am J Respir Crit Care Med, 1995, 151:1075–1082.

[14] ARMSTRONG DS, GRIMWOOD K, CARLIN JB, et al. Lower airway inflammation in infants and young children with cystic fibrosis. Am J Respir Crit Care Med, 1997, 156:1197–1204.

[15] FLASS T, NARKEWICZ MR. Cirrhosis and other liver disease in cystic fibrosis. J Cyst Fibros, 2012, S1569–S1993(12)00227-5.

[16] MORAN A, DUNITZ J, NATHAN B, et al. Cystic fibrosis-related diabetes: current trends in prevalence, incidence, and mortality. Diabetes Care, 2009, 32(9):1626–1631.

[17] SCHWARZENBERG SJ, THOMAS W, OLSEN TW, et al. Microvascular complications in cystic fibrosis-related diabetes. Diabetes Care, 2007, 30(5):1056–1061.

[18] MORAN A, HARDIN D, RODMAN D, et al. Diagnosis, screening and management of cystic fibrosis related diabetes mellitus: a consensus conference report. Diabetes Res Clin Pract, 1999, 45(1):61–73.

[19] FINKELSTEIN SM, WIELINSKI CL, ELLIOTT GR, et al. Diabetes mellitus associated with cystic fibrosis. J Pediatr, 1988, 112(3):373–377.

[20] MARSHALL BC, BUTLER SM, STODDARD M, et al. Epidemiology of cystic fibrosis-related diabetes. J Pediatr, 2005, 146(5):681–687.

[21] MILLA CE, WARWICK WJ, MORAN A. Trends in pulmonary function in patients with cystic fibrosis correlate with the degree of glucose intolerance at baseline. Am J Respir Crit Care Med, 2000, 162(3 Pt 1):891–895.

[22] LANNG S, THORSTEINSSON B, NERUP J, et al. Influence of the development of diabetes mellitus on clinical status in patients with cystic fibrosis. Eur J Pediatr, 1992, 151(9):684–687.

[23] KOCH C, RAINISIO M, MADESSANI U, et al. Presence of cystic fibrosis-related diabetes mellitus is tightly linked to poor lung function in patients with cystic fibrosis: data from the European Epidemiologic Registry of Cystic Fibrosis. Pediatr Pulmonol, 2001, 32(5):343–350.

[24] ROSENECKER J, HOFLER R, STEINKAMP G, et al. Diabetes mellitus in patients with cystic fibrosis: the impact of diabetes mellitus on pulmonary function and clinical outcome. Eur J Med Res, 2001, 6(8):345–350.

[25] HAMEED S, MORTON JR, JAFFE A, et al. Early glucose abnormalities in cystic fibrosis are preceded by poor weight gain. Diabetes Care, 2010, 33(2):221–226.

[26] MORAN A, PEKOW P, GROVER P, et al. Insulin therapy to improve BMI in cystic fibrosis-related diabetes without fasting hyperglycemia: results of the cystic fibrosis related diabetes therapy trial. Diabetes Care, 2009, 32(10):1783–1788.

[27] HAMEED S, MORTON JR, FIELD PI, et al. Once daily insulin detemir in cystic fibrosis with insulin deficiency. Arch Dis Child, 2012, 97(5):464–467.

[28] BIZZARRI C, LUCIDI V, CIAMPALINI P, et al. Clinical effects of early treatment with insulin glargine in patients with cystic fibrosis and impaired glucose tolerance. J Endocrinol Invest, 2006,

29(3):RC1–RC4.

[29] MOZZILLO E, FRANZESE A, VALERIO G, et al. One-year glargine treatment can improve the course of lung disease in children and adolescents with cystic fibrosis and early glucose derangements. Pediatr Diabetes, 2009, 10(3):162–167.

[30] LANNG S, THORSTEINSSON B, RODER ME, et al. Pancreas and gut hormone responses to oral glucose and intravenous glucagon in cystic fibrosis patients with normal, impaired, and diabetic glucose tolerance. Acta Endocrinol, 1993, 128(3):207–214.

[31] MOHAN V, ALAGAPPAN V, SNEHALATHA C, et al. Insulin and C-peptide responses to glucose load in cystic fibrosis. Diabete Metab, 1985, 11(6):376–379.

[32] MORAN A, DIEM P, KLEIN DJ, et al. Pancreatic endocrine function in cystic fibrosis. J Pediatr, 1991, 118(5):715–723.

[33] YUNG B, NOORMOHAMED FH, KEMP M, et al. Cystic fibrosis-related diabetes: the role of peripheral insulin resistance and beta-cell dysfunction. Diabet Med, 2002, 19(3):221–226.

[34] STALVEY MS, MULLER C, SCHATZ DA, et al. Cystic fibrosis transmembrane conductance regulator deficiency exacerbates islet cell dysfunction after beta-cell injury. Diabetes, 2006, 55(7):1939–1945.

[35] OLIVIER AK, YI Y, SUN X, et al. Abnormal endocrine pancreas function at birth in cystic fibrosis ferrets. J Clin Invest, 2012, 122(10):3755–3768.

[36] KUO P, STEVENS JE, RUSSO A, et al. Gastric emptying, incretin hormone secretion, and postprandial glycemia in cystic fibrosis–effects of pancreatic enzyme supplementation. J Clin Endocrinol Metab, 2011, 96(5):E851–E855.

[37] NAUCK M, STOCKMANN F, EBERT R, et al. Reduced incretin effect in type 2 (non-insulin-dependent) diabetes. Diabetologia, 1986, 29(1):46–52.

[38] VILSBOLL T, KRARUP T, DEACON CF, et al. Reduced postprandial concentrations of intact biologically active glucagon-like peptide 1 in type 2 diabetic patients. Diabetes, 2001, 50(3):609–613.

[39] KJEMS LL, HOLST JJ, VOLUND A, et al. The influence of GLP-1 on glucose-stimulated insulin secretion: effects on beta-cell sensitivity in type 2 and nondiabetic subjects. Diabetes, 2003, 52(2):380–386.

[40] NAUCK MA, HEIMESAAT MM, ORSKOV C, et al. Preserved incretin activity of glucagon-like peptide 1 [7–36 amide] but not of synthetic human gastric inhibitory polypeptide in patients with type-2 diabetes mellitus. J Clin Invest, 1993, 91(1):301–307.

[41] ARIS RM, MERKEL PA, BACHRACH LK, et al. Guide to bone health and disease in cystic fibrosis. J Clin Endocrinol Metab, 2005, 90(3):1888–1896.

[42] ELKIN SL, VEDI S, BORD S, et al. Histomorphometric analysis of bone biopsies from the iliac crest of adults with cystic fibrosis. Am J Respir Crit Care Med, 2002, 166(11):1470–1474.

[43] LEGRYS VA, YANKASKAS JR, QUITTELL LM, et al. Diagnostic sweat testing: the Cystic Fibrosis Foundation guidelines. J Pediatr, 2007, 151(1):85–89.

[44] RUDDY RM, SCANLIN TF. Abnormal sweat electrolytes in a case of celiac disease and a case of psychosocial failure to thrive. Review of other reported causes. Clin Pediatr, 1987, 26(2):83–89.

[45] FARRELL PM, ROSENSTEIN BJ, WHITE TB, et al. Guidelines for diagnosis of cystic fibrosis in newborns through older adults: Cystic Fibrosis Foundation consensus report. J Pediatr, 2008, 153(2):S4–S14.

[46] BOROWITZ D, PARAD RB, SHARP JK, et al. Cystic Fibrosis Foundation practice guidelines for the management of infants with cystic fibrosis transmembrane conductance regulator-related metabolic syndrome during the first two years of life and beyond. J Pediatr, 2009, 155(6 Suppl):S106–S116.

[47] BRODY AS, TIDDENS HA, CASTILE RG, et al. Computed tomography in the evaluation of cystic fibrosis lung disease. Am J Respir

Crit Care Med, 2005, 172(10):1246–1252.

[48] SLY PD, BRENNAN S, GANGELL C, et al. Lung disease at diagnosis in infants with cystic fibrosis detected by newborn screening. Am J Respir Crit Care Med, 2009, 180(2):146–152.

[49] LINNANE BM, HALL GL, NOLAN G, et al. Lung function in infants with cystic fibrosis diagnosed by newborn screening. Am J Respir Crit Care Med, 2008, 178(12):1238–1244.

[50] JENSEN R, STANOJEVIC S, GIBNEY K, et al. Multiple breath nitrogen washout: a feasible alternative to mass spectrometry. PLoS One, 2013, 8(2):e56868.

[51] LI Z, KOSOROK MR, FARRELL PM, et al. Longitudinal development of mucoid Pseudomonas aeruginosa infection and lung disease progression in children with cystic fibrosis. JAMA, 2005, 293(5):581–588.

[52] DASENBROOK EC, MERLO CA, DIENER-WEST M, et al. Persistent methicillin-resistant Staphylococcus aureus and rate of FEV1 decline in cystic fibrosis. Am J Respir Crit Care Med, 2008, 178(8):814–821.

[53] DASENBROOK EC, CHECKLEY W, MERLO CA, et al. Association between respiratory tract methicillin-resistant Staphylococcus aureus and survival in cystic fibrosis. JAMA, 2010, 303(23):2386–2392.

[54] ZLOSNIK JE, COSTA PS, BRANT R, et al. Mucoid and nonmucoid Burkholderia cepacia complex bacteria in cystic fibrosis infections. Am J Respir Crit Care Med, 2011, 183(1):67–72.

[55] WATERS V, YAU Y, PRASAD S, et al. Stenotrophomonas maltophilia in cystic fibrosis: serologic response and effect on lung disease. Am J Respir Crit Care Med, 2011, 183(5):635–640.

[56] MROUEH S, SPOCK A. Allergic bronchopulmonary aspergillosis in patients with cystic fibrosis. Chest, 1994, 105(1):32–36.

[57] MOSS RB. Allergic bronchopulmonary aspergillosis and Aspergillus infection in cystic fibrosis. Curr Opin Pulm Med, 2010, 16(6):598–603.

[58] OLIVIER KN, WEBER DJ, WALLACE RJ Jr, et al. Nontuberculous mycobacteria. I: multicenter prevalence study in cystic fibrosis. Am J Respir Crit Care Med, 2003, 167(6):828–834.

[59] GELFOND D, BOROWITZ D. Gastrointestinal complications of cystic fibrosis. Clin Gastroenterol Hepatol, 2013, 11(4):333–342.

[60] KALNINS D, WILSCHANSKI M. Maintenance of nutritional status in patients with cystic fibrosis: new and emerging therapies. Drug Des Devel Ther, 2012, 6:151–161.

[61] MORAN A, BRUNZELL C, COHEN RC, et al. Clinical care guidelines for cystic fibrosis-related diabetes: a position statement of the American Diabetes Association and a clinical practice guideline of the Cystic Fibrosis Foundation, endorsed by the Pediatric Endocrine Society. Diabetes Care, 2010, 33(12):2697–2708.

[62] O'RIORDAN SM, ROBINSON PD, DONAGHUE KC, et al. Management of cystic fibrosis-related diabetes in children and adolescents. Pediatr Diabetes, 2009, 10(Suppl 12):43–50.

[63] FROHNERT BI, ODE KL, MORAN A, et al. Impaired fasting glucose in cystic fibrosis. Diabetes Care, 2010, 33(12):2660–2664.

[64] ODE KL, FROHNERT B, LAGUNA T, et al. Oral glucose tolerance testing in children with cystic fibrosis. Pediatr Diabetes, 2010, 11(7):487–492.

[65] O'RIORDAN SM, ROBINSON PD, DONAGHUE KC, et al. Management of cystic fibrosis-related diabetes. Pediatr Diabetes, 2008, 9(4 Pt 1):338–344.

[66] CASTELLANI C, CUPPENS H, MACEK M Jr, et al. Consensus on the use and interpretation of cystic fibrosis mutation analysis in clinical practice. J Cyst Fibros, 2008, 7(3):179–196.

[67] RAMSEY BW, DAVIES J, MCELVANEY NG, et al. A CFTR potentiator in patients with cystic fibrosis and the G551D mutation. N Engl

J Med, 2011, 365(18):1663–1672.

[68] WRIGHT FA, STRUG LJ, DOSHI VK, et al. Genome-wide association and linkage identify modifier loci of lung disease severity in cystic fibrosis at 11p13 and 20q13.2. Nat Genet, 2011, 43(6):539–546.

[69] BLACKMAN SM, HSU S, RITTER SE, et al. A susceptibility gene for type 2 diabetes confers substantial risk for diabetes complicating cystic fibrosis. Diabetologia, 2009, 52(9):1858–1865.

[70] BARTLETT JR, FRIEDMAN KJ, LING SC, et al. Genetic modifiers of liver disease in cystic fibrosis. JAMA, 2009, 302(10):1076–1083.

[71] SUN L, ROMMENS JM, CORVOL H, et al. Multiple apical plasma membrane constituents are associated with susceptibility to meconium ileus in individuals with cystic fibrosis. Nat Genet, 2012, 44(5):562–569.

[72] BOMBIERI C, CLAUSTRES M, DE BOECK K, et al. Recommendations for the classification of diseases as CFTR-related disorders. J Cyst Fibros, 2011, 10(Suppl 2):S86–102.

[73] COHEN-CYMBERKNOH M, SHOSEYOV D, KEREM E. Managing cystic fibrosis: strategies that increase life expectancy and improve quality of life. Am J Respir Crit Care Med, 2011, 183(11):1463–1471.

[74] FLUME PA, O'SULLIVAN BP, ROBINSON KA, et al. Cystic fibrosis pulmonary guidelines: chronic medications for maintenance of lung health. Am J Respir Crit Care Med, 2007, 176(10):957–969.

[75] MOGAYZEL PJ Jr, NAURECKAS ET, ROBINSON KA, et al. Cystic fibrosis pulmonary guidelines. Chronic medications for maintenance of lung health. Am J Respir Crit Care Med, 2013, 187(7):680–689.

[76] BUTTON BM, HEINE RG, CATTO-SMITH AG, et al. Chest physiotherapy in infants with cystic fibrosis: to tip or not? A five-year study. Pediatr Pulmonol, 2003, 35(3):208–213.

[77] FLUME PA, ROBINSON KA, O'SULLIVAN BP, et al. Cystic fibrosis pulmonary guidelines: airway clearance therapies. Respir Care, 2009, 54(4):522–537.

[78] SCHECHTER MS. Evaluating the evidence for airway-clearance therapy in cystic fibrosis. Respir Care, 2009, 54(4):458–460.

[79] REISMAN JJ, RIVINGTON-LAW B, COREY M, et al. Role of conventional physiotherapy in cystic fibrosis. J Pediatr, 1988, 113:632–636.

[80] REAS HW. The effect of N-acetylcysteine on the viscosity of tracheobronchial secretions in cystic fibrosis of the pancreas. J Pediatr, 1963, 62:31–35.

[81] SUK JS, BOYLAN NJ, TREHAN K, et al. N-acetylcysteine enhances cystic fibrosis sputum penetration and airway gene transfer by highly compacted DNA nanoparticles. Mol Ther, 2011, 19(11):1981–1989.

[82] BEAR CE. 50 years ago in the Journal of Pediatrics: the effect of N-acetylcysteine on the viscosity of tracheobronchial secretions in cystic fibrosis of the pancreas. J Pediatr, 2013, 162(1):85.

[83] NASH EF, STEPHENSON A, RATJEN F, et al. Nebulized and oral thiol derivatives for pulmonary disease in cystic fibrosis. Cochrane Database Syst Rev, 2009(1):CD007168.

[84] VARELOGIANNI G, OLIYNYK I, ROOMANS GM, et al. The effect of N-acetylcysteine on chloride efflux from airway epithelial cells. Cell Biol Int, 2010, 34(3):245–252.

[85] FUCHS HJ, BOROWITZ DS, CHRISTIANSEN DH, et al. Effect of aerosolized recombinant human DNase on exacerbations of respiratory symptoms and on pulmonary function in patients with cystic fibrosis. N Engl J Med, 1994, 331:637–642.

[86] QUAN JM, TIDDENS HA, SY JP, et al. A two-year randomized, placebo-controlled trial of dornase alfa in young patients with cystic fibrosis with mild lung function abnormalities. J Pediatr, 2001, 139:813–820.

[87] ELKINS MR, ROBINSON M, ROSE BR, et al. A controlled trial of long-term inhaled hypertonic saline in patients with cystic fibrosis. N

Engl J Med, 2006, 354(3):229–240.

[88] ROSENFELD M, RATJEN F, BRUMBACK L, et al. Inhaled hypertonic saline in infants and children younger than 6 years with cystic fibrosis: the ISIS randomized controlled trial. JAMA, 2012, 307(21):2269–2277.

[89] EIGEN H, ROSENSTEIN BJ, FITZSIMMONS S, et al. A multicenter study of alternate-day prednisone therapy in patients with cystic fibrosis. Cystic Fibrosis Foundation Prednisone Trial Group. J Pediatr, 1995, 126(4):515–523.

[90] KONSTAN MW, BYARD PJ, HOPPEL CL, et al. Effect of high-dose ibuprofen in patients with cystic fibrosis. N Engl J Med, 1995, 332(13):848–854.

[91] TREGGIARI MM, RETSCH-BOGART G, MAYER-HAMBLETT N, et al. Comparative efficacy and safety of 4 randomized regimens to treat early Pseudomonas aeruginosa infection in children with cystic fibrosis. Arch Pediatr Adolesc Med, 2011, 165(9):847–856.

[92] RATJEN F, MUNCK A, KHO P, et al. Treatment of early Pseudomonas aeruginosa infection in patients with cystic fibrosis: the ELITE trial. Thorax, 2010, 65(4):286–291.

[93] TACCETTI G, BIANCHINI E, CARIANI L, et al. Early antibiotic treatment for Pseudomonas aeruginosa eradication in patients with cystic fibrosis: a randomised multicentre study comparing two different protocols. Thorax, 2012, 67(10):853–859.

[94] SAIMAN L, SIEGEL J, Cystic Fibrosis Foundation Consensus Conference on Infection Control Participants. Infection control recommendations for patients with cystic fibrosis: microbiology, important pathogens, and infection control practices to prevent patient-to-patient transmission. Am J Infect Control, 2003, 31(3 Suppl):S1–S62.

[95] HOIBY N, FREDERIKSEN B, PRESSLER T. Eradication of early Pseudomonas aeruginosa infection. J Cyst Fibros, 2005, 4:49–54.

[96] RAMSEY BW, PEPE MS, QUAN JM, et al. Intermittent administration of inhaled tobramycin in patients with cystic fibrosis. Cystic Fibrosis Inhaled Tobramycin Study Group. N Engl J Med, 1999, 340(1):23–30.

[97] OERMANN CM, RETSCH-BOGART GZ, QUITTNER AL, et al. An 18-month study of the safety and efficacy of repeated courses of inhaled aztreonam lysine in cystic fibrosis. Pediatr Pulmonol, 2010, 45(11):1121–1134.

[98] SAIMAN L, MARSHALL BC, MAYER-HAMBLETT N, et al. Azithromycin in patients with cystic fibrosis chronically infected with Pseudomonas aeruginosa: a randomized controlled trial. JAMA. 2003;290(13):1749–1756.

[99] SHINKAI M, HENKE MO, RUBIN BK. Macrolide antibiotics as immunomodulatory medications: proposed mechanisms of action. Pharmacol Ther, 2008, 117(3):393–405.

[100] ROGAN MP, STOLTZ DA, HORNICK DB. Cystic fibrosis transmembrane conductance regulator intracellular processing, trafficking, and opportunities for mutation-specific treatment. Chest, 2011, 139(6):1480–1490.

[101] CLANCY JP, ROWE SM, ACCURSO FJ, et al. Results of a phase IIa study of VX-809, an investigational CFTR corrector compound, in subjects with cystic fibrosis homozygous for the F508del-CFTR mutation. Thorax, 2012, 67(1):12–18.

[102] SMYTH A, TAN KH, HYMAN-TAYLOR P, et al. Once versus three-times daily regimens of tobramycin treatment for pulmonary exacerbations of cystic fibrosis–the TOPIC study: a randomised controlled trial. Lancet, 2005, 365(9459):573–578.

[103] FITZSIMMONS SC, BURKHART GA, BOROWITZ D, et al. High-dose pancreatic-enzyme supplements and fibrosing colonopathy in children with cystic fibrosis. N Engl J Med, 1997, 336(18):1283–1289.

[104] SULLI N, BERTASI S, ZULLO S, SHASHAJ B. Use of continuous

subcutaneous insulin infusion in patients with cystic fibrosis related diabetes: three case reports. J Cyst Fibros, 2007, 6(3):237–240.

[105] DEBRAY D, KELLY D, HOUWEN R, et al. Best practice guidance for the diagnosis and management of cystic fibrosis-associated liver disease. J Cyst Fibros, 2011, 10(Suppl 2):S29–S36.

[106] DOWMAN JK, WATSON D, LOGANATHAN S, et al. Long-term impact of liver transplantation on respiratory function and nutritional status in children and adults with cystic fibrosis. Am J Transplant, 2012, 12(4):954–964.

[107] HURT K, SIMMONDS NJ. Cystic fibrosis: management of haemoptysis. Paediatr Respir Rev, 2012, 13(4):200–205.

[108] LEUNG JM, OLIVIER KN. Nontuberculous mycobacteria in patients with cystic fibrosis. Semin Respir Crit Care Med, 2013, 34(1):124–134.

[109] KOTLOFF RM, THABUT G. Lung transplantation. Am J Respir Crit Care Med, 2011, 184(2):159–171.

[110] HADJILIADIS D. Special considerations for patients with cystic fibrosis undergoing lung transplantation. Chest, 2007, 131(4):1224–1231.

[111] MARTINU T, PAVLISKO EN, CHEN DF, et al. Acute allograft rejection: cellular and humoral processes. Clin Chest Med, 2011, 32(2):295–310.

[112] MCMULLEN AH, PASTA DJ, FREDERICK PD, et al. Impact of pregnancy on women with cystic fibrosis. Chest, 2006, 129(3):706–711.

[113] EDENBOROUGH FP, BORGO G, KNOOP C, et al. Guidelines for the management of pregnancy in women with cystic fibrosis. J Cyst Fibros, 2008, 7(Suppl 1):S2–S32.

[114] MASSIE J, CURNOW L, GAFFNEY L, et al. Declining prevalence of cystic fibrosis since the introduction of newborn screening. Arch Dis Child, 2010, 95(7):531–533.

[115] AMARAL MD, KUNZELMANN K. Molecular targeting of CFTR as a therapeutic approach to cystic fibrosis. Trends Pharmacol Sci, 2007, 28(7):334–341.

[116] RABEH WM, BOSSARD F, XU H, et al. Correction of both NBD1 energetics and domain interface is required to restore DeltaF508 CFTR folding and function. Cell, 2012, 148(1–2):150–163.

[117] MENDOZA JL, SCHMIDT A, LI Q, et al. Requirements for efficient correction of DeltaF508 CFTR revealed by analyses of evolved sequences. Cell, 2012, 148(1–2):164–174.

第51章

细支气管炎

Gary R. Epler

细支气管疾病

细支气管疾病可累及全程细支气管结构,从细支气管到肺泡管及肺泡(表51-1)。急性和慢性细支气管炎可累及靠近支气管的部位直至呼吸性细支气管;缩窄性细支气管炎主要累及中等细支气管,而弥漫性泛细支气管炎则发生于远端细支气管至呼吸性细支气管,吸烟者支气管炎累及呼吸性细支气管。闭塞性细支气管炎伴机化性肺炎(bronchiolitis obliterans organizing pneumonia,BOOP)发生于终末细支气管及肺泡,将于第57章另行讨论。

表51-1 细支气管炎的临床分类

气道疾病
- 急慢性细支气管炎
- 呼吸性细支气管炎
- 滤泡性细支气管炎
- 弥漫性泛细支气管炎
- 闭塞性细支气管炎

间质病
- 呼吸细支气管相关间质性肺病(RB-ILD)
- 闭塞性细支气管炎伴机化性肺炎(BOOP)

不断有新的细支气管疾病被报道,包括弥漫性泛细支气管炎和吸烟相关细支气管炎。也有导致闭塞性细支气管炎的新病因(包括肺移植、肺微结节癌、守宫木饮料和调料)的报道。本章将对细支气管气道疾病的病理、临床、影像学表现和治疗方法进行讨论。

细支气管解剖学

细支气管是无软骨支撑的小气道,直径不超过1mm,被称为连接支气管与肺泡的桥梁。细支气管可以有常见于支气管的软骨和黏液腺,同时存在纤毛上皮、平滑肌和克拉拉细胞。克拉拉细胞是柱状细胞,其顶端可分泌蛋白和表面活性物质。近端细支气管常见神经内分泌细胞。

气道远端有大约3万支终末细支气管,平均直径约0.6mm。这些细支气管管壁有环周平滑肌;随着向远端延伸,其表面纤毛逐渐消失。终末细支气管分支为22.4万呼吸性细支气管,与细支气管不同,呼吸性细支气管含2~3个肺泡结构其壁由立方形Ⅱ型细胞和鳞状Ⅰ型细胞的柱状细胞构成。这些结构连接终末端的1380万肺泡管和3亿肺泡。

细支气管疾病的临床分型

以下将对临床可见的各种细支气管疾病进行讨论。

■ 急慢性细胞性细支气管炎

急慢性细胞细支气管炎的病理学特征表现为不含纤维化组分的急性或慢性细支气管炎症。炎症可发生于黏膜下、细支气管壁或细支气管周围。临床上,这是一种常见的儿童呼吸道疾病,可由多种病原体(包括支原体、腺病毒、流感病毒、副流感病毒、疱疹病毒)感染所致。成人细支气管炎罕见,也可由相同的病毒引起。其症状与流感类似,可导致持续数周的干咳。一般不伴有喘息或气流阻塞,胸部X线表现可正常。该病通常会随时间消退。可给予止咳药,有时为缓解严重的咳嗽症状可短期应用糖皮质激素。若激素治疗无效或症状持续恶化,则可能是纤维缩窄性细支气管炎——一种具有不同临床病程和预后的疾病。

■ 呼吸性细支气管炎

由于烟草吸入常常是呼吸性细支气管炎的病因,故而有时又被称为吸烟者细支气管炎。其典型的组织学特征是吸烟者的呼吸性细支气管腔内可见棕褐色巨噬细胞聚集,并在相邻肺泡腔内也常有类似表现。例如,接受自发性气胸手术治疗的79名吸烟者中有70人(88.6%)发现呼吸性细支气管炎。这种呼吸性细支气管炎通常无临床症状。治疗方法为戒烟。

有时呼吸性细支气管炎会扩展至间质,被称为呼吸性细支气管相关间质性肺病(respiratory bronchiolitis-interstitial lung disease, RB-ILD)。患者可有气短、双肺爆裂音,胸部影像学可见网状结节影,其肺活量下降、弥散功能降低。治疗方法为戒烟,但常需要一段时间糖皮质激素治疗方可缓解。

■ 滤泡性细支气管炎

滤泡性细支气管炎的特征是淋巴组织增生形成直径为1~2mm的细支气管旁结节。滤泡性细支气管炎多为病理描述,没有对应的临床疾病。它发生于结缔组织疾病中,如类风湿性关节炎。一些患者可能有咳嗽、咳痰,X线胸片上可出现小线状影。

■ 弥漫性泛细支气管炎

弥漫性泛细支气管炎始载于20世纪60年代,其特征为呼吸性细支气管和相邻小叶中心区域的慢性炎症和淋巴滤泡,伴组织细胞、浆细胞及淋巴细胞浸润。在呼吸性细支气管壁及邻近的肺泡管和肺泡中还可有泡沫细胞聚集(图51-1)。这种疾病主要见于亚洲国家,但弥漫性泛细支气管炎在美国、澳大利亚、加拿大和西班牙也有报道。该病也可见于Kartagener综合征。近年来,日本的弥漫性泛细支气管炎的发生率和患病率似乎有大幅下降。

症状包括慢性咳嗽、咳痰、气短,几乎所有患者均合并慢性鼻窦炎。查体可闻及干湿啰音。影像学可见过度充气和双侧弥漫性小结节。肺功能检测提示气流阻塞,FEV_1及FEV_1/FVC下降。该病晚期可进展至高碳酸血症和肺源性心脏病。冷球蛋白滴度常常相应增加。主要易感基因可能位于6号染色体短臂上HLA-A与LA-B基因座之间。

病情呈持续性进展。过去,这种疾病是致命的,合并铜绿假单胞菌感染者10年存活率仅为20%。然而,长期应用低剂量红霉素和其他大环内酯类药物治

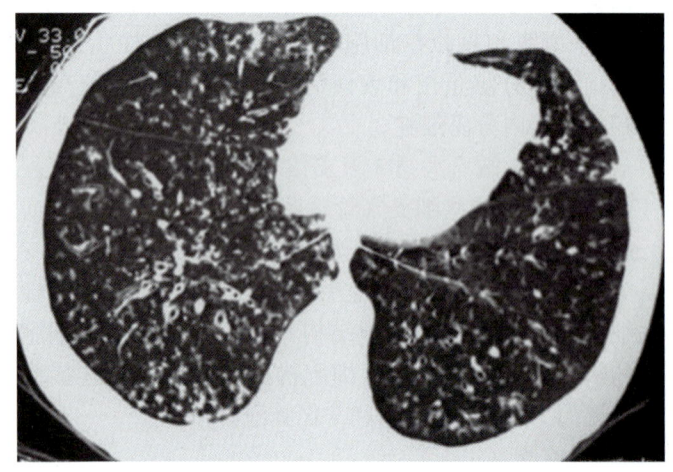

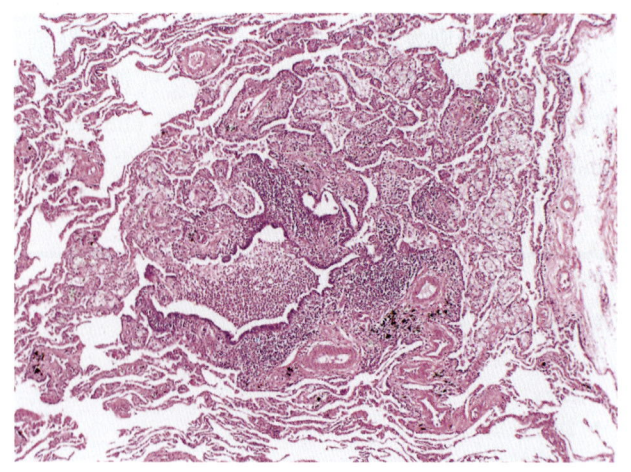

A   B

图51-1 弥漫性泛细支气管炎。A.胸部CT显示双侧小叶中心结节,伴典型的"树芽征"。B.病理可见呼吸性细支气管慢性炎症,伴呼吸性细支气管壁、相邻肺泡管和肺泡等间质泡沫细胞聚集。获Kenneth W. Tsang博士(Queen Mary Hospital, Hong Kong, China)和Thomas V. Colby博士(Lung Pathology, Mayo Clinic Scottsdale)授权使用。

疗大大提高了存活率。Li 等人的研究显示，在中国患者中，连续 3 个月每天服用 500mg 阿奇霉素或连续 6~12 个月每周 3 次服用 500mg，可以使 27.5% 的患者完全治愈，70.6% 的患者症状消除，5 年存活率可达 94.1%。大环内酯可以防止中性粒细胞移行入肺泡，降低 IL-8 水平，减弱铜绿假单胞菌的致病性。

■ 闭塞性细支气管炎

　　闭塞性细支气管炎是一种很重要的病变，因为它会严重致残甚至致命。传统上，闭塞性细支气管炎是一个临床术语，用于描述特发性或意外吸入有毒烟雾或病毒性肺炎继发细支气管的不可逆性纤维化。但后来，病理学家发现有两种不同的病变，其临床过程和治疗反应均不同。

　　组织学上，两种病变分别是增殖性细支气管炎和缩窄性细支气管炎（表 51-2）。病变严重程度不同，细支气管闭塞，闭塞性脉管炎等病变可存在或缺如。两种病变组织学上的区别在于缩窄性细支气管炎起源于细支气管壁外呈环形纤维化样病变，增殖性细支气管炎起源于细支气管壁内，呈炎症性病变。

　　本章中应用了术语"闭塞性细支气管炎"，因为一百余年来，它几乎总是被临床医生用于指代纤维性、缩窄性病变。增生性病变则通常是自限的，程度较轻，皮质类固醇治疗后可完全缓解。不会导致临床意义上的闭塞性细支气管炎。

表 51-2　细支气管炎的病理学发现
缩窄性细支气管炎
● 中段至远端细支气管的环形纤维化病变
● 病变围绕管腔，造成外源性狭窄和闭塞
● 管腔变形和黏液瘀滞
● 肌层早期肥厚，随后萎缩，终末期被纤维组织取代
● 可呈片状、灶状分布
● 晚期可出现牵拉性支气管和细支气管扩张
增殖性细支气管炎
● 管腔内可见来源于支气管壁的息肉样黏液样成纤维细胞组织
● 从细支气管到呼吸性细支气管及肺泡出现机化性息肉样肉芽组织
● 肺结构无破坏
● 无牵拉性支气管扩张

　　增殖性细支气管炎是一种炎症性细支气管炎，其特征是由黏液样成纤维组织形成的腔内息肉样结缔组织，类似于细支气管管腔内来源的肉芽组织。在这些息肉样组织的中央可发现单核炎症细胞簇。这种类型的细支气管炎包括远端支气管、呼吸性细支气管、肺泡管以及肺泡中的机化性息肉样肉芽肿性炎症，即闭塞性细支气管炎伴机化性肺炎（BOOP）。BOOP 相关的增殖性细支气管炎的特征性病理表现还包括无肺结构破坏、间质纤维化、牵拉性支气管扩张或组织学表现为蜂窝肺（图 51-2）。

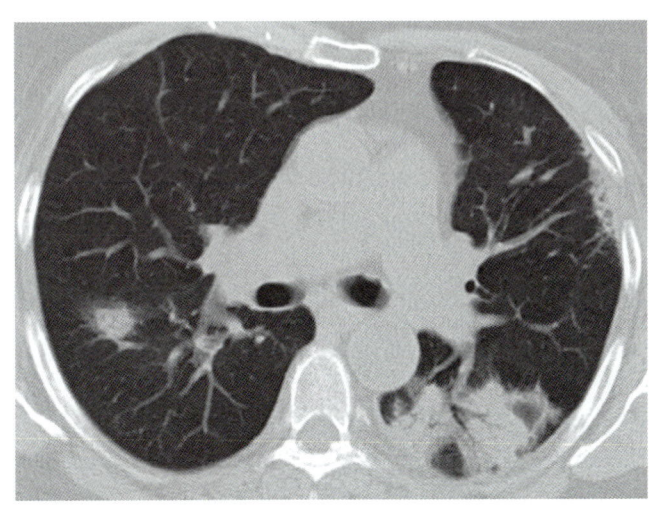
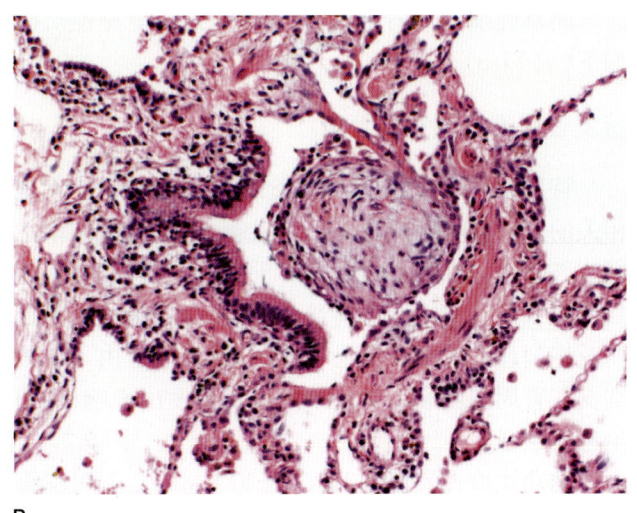

A　　　　　　　　　　　　　　　　B

图 51-2　闭塞性细支气管炎伴机化性肺炎。A. 胸部 CT 显示双侧斑片状磨玻璃影，支气管充气征，外周底朝胸膜的楔形病变。B. 组织病理显微照片显示机化的息肉样肉芽组织填充远端细支气管，并延伸至肺泡。获 Ritu R. Gill 博士（Chest Radiology，Brigham and Women's Hospital，Boston）和 Thomas V. Colby（Lung Pathology，Mayo Clinic Scottsdale）授权使用。

　　缩窄性细支气管炎一种纤维化性的环形细支气管炎病变，可伴或不伴细支气管完全闭塞（图 51-3）。这种病变通常见于细支气管的中段至远段，但不会延伸到呼吸细支气管或肺泡。病变的特征是细支气管周围纤维化，而不是管腔内充填，从而导致外源性压迫和气道闭塞。黏膜下胶原纤维化导致管壁增厚，并

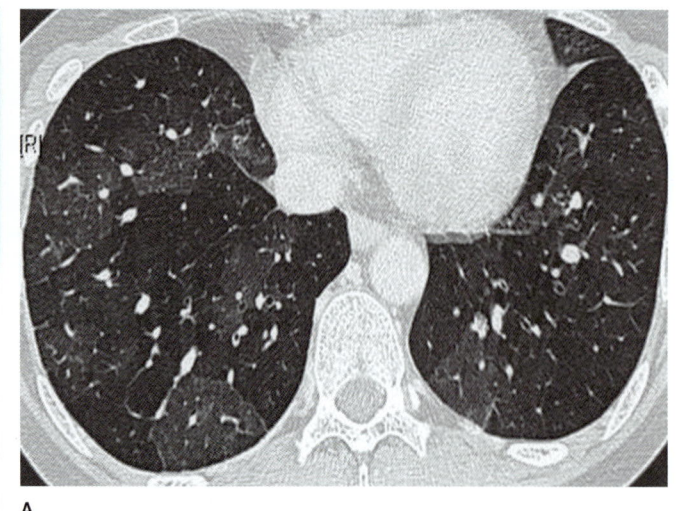
A

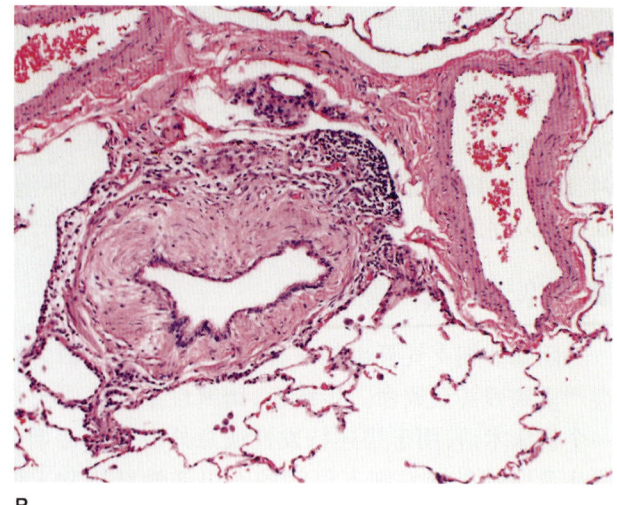
B

图51-3　缩窄性细支气管炎。A.呼气相胸部 CT 提示细支气管闭塞所致的空气潴留,呈马赛克征。B.病理显示细支气管管壁外纤维化,致环形缩窄及细支气管管腔闭塞。获 Ritu R. Gill 博士(Chest Radiology,Brigham and Women's Hospital,Boston)和 Thomas V. Colby 博士(Lung Pathology,Mayo Clinic Scottsdale)授权使用。

呈渐进性向心性狭窄,伴有管腔变形、黏液淤滞和慢性炎症。

在德国病理学文献中,缩窄性细支气管炎称为"纤维化性细支气管炎"。病变更易累及膜性细支气管,其特征为基质纤维化和环形管腔缩窄。肌层在病变早期中可能肥厚,在晚期萎缩,终末期被纤维组织取代。Visscher 和 Myers 指出缩窄性细支气管炎常呈片状或灶状分布,通过经支气管肺活检诊断困难;晚期病例由于活动性炎症及细支气管的消失更难以识别诊断。

闭塞性细支气管炎的病因及相关的全身性疾病如下(表51-3)。

特发性闭塞性细支气管炎

特发性闭塞性细支气管炎指无明显诱因或其他相关的全身性疾病者出现气流阻塞,组织学呈缩窄性细支气管炎。该病依然罕见。干咳可为首发症状,随后出现气短。查体无哮鸣音,但可能会于吸气相早期闻及爆裂音。爆裂音出现于吸气相早期,是由于中段细支气管周围瘢痕形成导致气道闭合发出声响,从而出现爆裂音。

肺功能检查表现为 FEV_1 及 FEV_1/FVC 不可逆降低,吸入支气管扩张剂后无改善。弥散功能则个体差异很大,可增加,也可正常或显著降低。

X 线胸片常正常或表现为过度充气。吸气及呼气相高分辨胸部 CT 有助于确诊(图51-1)。例如,一位罹患特发闭塞性细支气管炎的 65 岁女性患者,吸气相胸部 CT 正常,但呼气相 CT 则可见明显的小叶空气潴留。这些呼气相影像可见次级肺小叶分布的低

表51-3　闭塞性细支气管炎的临床分类
特发性
有毒烟雾
呼吸道感染后
结缔组织病
药物相关
器官移植
● 肺
● 骨髓和干细胞
误吸
神经内分泌增生
微小类癌
守宫木属(sauropus androgynus)
重症多形红斑(Stevens-Johnson 综合征)
原发性胆汁型肝硬化
其他
● 共济失调毛细血管扩张症
● IgA 肾病
● HIV
● 副肿瘤性天疱疮和副肿瘤性自身免疫多器官综合征(paraneoplastic autoimmune multi-organ syndrome,PAMS)
● Swyer-James 综合征
● 炎症性肠病

衰减区,从而形成典型的马赛克征,其低衰减区散在分布。薄层 CT 还可显示低衰减区域内肺血管收缩,呼气相气体潴留,支气管扩张,有时可见小叶中央结节或分支状线形高密度影。

治疗包括高剂量皮质类固醇,如给予泼尼松,初始剂量为60mg/d,继而低剂量治疗,有效者通常治疗1年。若治疗3个月仍无效,应停用皮质类固醇,或仅用于急性加重危及生命时。对于病情严重或危及生命者,可考虑免疫抑制剂治疗或肺移植。

在初次发作中幸存的患者可能会稳定几年,或进展为终末期气道疾病和肺源性心脏病。例如一位43岁女性患者,罹患特发性闭塞性细支气管炎已24年之久,其气道阻塞持续进展,曾因呼吸衰竭入院治疗19次。该患者的尸检显示其小气道完全闭塞,FEV$_1$从1.06L最终下降至0.40L。

Myong等报道了3例女性患者,年龄在41~54岁,出现咳嗽及渐进性气短6个月至10年,肺组织可见缩窄性细支气管炎及细支气管闭塞。薄层CT可见低衰减改变形成的马赛克征。3例患者对皮质类固醇治疗均无效。其中一名患者于诊断淋巴瘤后8个月死亡,另两例患者病情稳定。

有毒烟雾所致闭塞性细支气管炎

有毒烟雾所致闭塞细支气管炎可分为3期。通常于意外爆炸中暴露于有毒烟雾,常出现鼻、喉和眼睛刺激症状,而无明显呼吸道症状。第一期无症状潜伏期,为暴露后的6~12h。第二期始于突发急性呼吸衰竭和急性呼吸窘迫综合征。治疗成功后可以有7~10d的无症状潜伏期。随后,第三期出现缩窄性细支气管炎,表现为不可逆的气流阻塞,进行性气短及慢性呼吸衰竭。

该病发生于二氧化硫烟雾、硝酸烟雾和新填玉米仓中的二氧化氮等意外暴露后。偶然意外暴露于这些有毒烟雾可导致病变。例如,两个在锂电池厂工作的工人意外暴露于亚硫酰氯,其中一名工人随后发生了闭塞性细支气管炎。这种酸性化合物用于制造业,与水接触时可产生二氧化硫和盐酸烟雾。

一例23岁男子在其新房中睡觉时新房着火,后被诊断为烟雾吸入性闭塞性细支气管炎。他被救出时已经失去意识。复苏后出现咳嗽和轻度呼吸困难的症状。3年后因持续性呼吸困难返院。此时他已有杵状指,FEV$_1$仅0.90L,FEV$_1$/FVC 34%。用于建造房屋的合成材料燃烧后可产生含有丙烯醛、甲醛、乙醛、二氧化氮和二氧化硫的气体。

有报道称,一例37岁男子在一次化学战攻击中接触芥子气后14年来,出现咳嗽、咳痰、呼吸急促和气流阻塞,诊断为闭塞性细支气管炎。随后,研究人员对同一场芥子气攻击战中的其他暴露者应用胸部高分辨率CT以确诊闭塞性细支气管炎。其中18例患者使用支气管扩张剂治疗,另外18例患者使用干扰素γ-1b及7.5mg泼尼松龙治疗。两组患者的基线FEV$_1$占预计值百分比分别为49.3%和48.7%。两组患者在经过6个月的治疗后均有改善;但干扰素γ-1b治疗组患者改善更为显著,其治疗后FEV$_1$改善至66.3%,而支气管扩张剂组FEV$_1$改善至57.3%($P=0.001$)。

King等人报道了38名战后回国的士兵被诊断为缩窄性细支气管炎,其中28名均曾暴露于战争期间发生的一场硫矿井火灾。

一位42岁的警察于2001年一场事故中曾有烟尘暴露,2002年4月发现FEV$_1$和FEV$_1$/FVC降低。肺活检提示部分区域呈缩窄性细支气管炎表现。经过口服皮质类固醇治疗和阿奇霉素治疗,2003年4月,其肺功能指标已恢复正常值。

据报道,一例49岁女性患者存在严重的气流阻塞及缩窄性细支气管炎,其影像学呈现少见的散在肺囊性病变。

二乙酰是人造黄油香精工人罹患闭塞性细支气管炎的常见暴露物。据报道9名微波爆米花厂搅拌车间的工人出现了气流阻塞的症状,部分患者进行肺活检,病理提示缩窄性细支气管炎。有研究者报道了4名曾暴露于双乙酰的饼干厂工人出现了严重的持续性气流阻塞,其FEV$_1$为25%~44%。肺活检提示缩窄性细支气管炎及细支气管气道变形。

呼吸道感染后闭塞性细支气管炎

呼吸道感染后闭塞性细支气管炎可能发生于腺病毒肺炎、流感或副流感病毒肺炎、支原体肺炎后。在最初感染后的数天会出现咳嗽症状。早期X线胸片可能出现弥漫网状结节影,后期可表现正常或出现过度充气。高分辨呼气相CT可见马赛克征。病理组织学提示缩窄性细支气管炎,可见过度瘢痕形成导致细支气管阻塞,与临床表现的严重气流阻塞相符。此阶段,皮质类固醇药物治疗无效。肺移植已被用于治疗肺炎支原体感染后闭塞性细支气管炎。

结缔组织性闭塞性细支气管炎

结缔组织性闭塞性细支气管炎最常见于类风湿性关节炎,在硬皮病、红斑狼疮以及干燥综合征中也有报道。

类风湿性关节炎相关的缩窄性细支气管炎常常预后差。在25例类风湿关节炎合并闭塞性细支气管炎患者中,大多数患者的气道阻塞很严重,FEV$_1$<1L,且对皮质类固醇治疗无效。患者的结局很差,40%出现慢性呼吸衰竭,4例患者死亡。

药物相关闭塞性细支气管炎

据报道治疗类风湿性关节炎的青霉胺和金制剂可导致闭塞性细支气管炎。青霉胺所致药物相关闭塞性细支气管炎预后差,有时需要肺移植。一例罹患幼年类风湿性关节炎的 12 岁女童在肌注金制剂治疗 6 个月后出现了致命性闭塞性细支气管炎。虽然这些药物导致闭塞性细支气管炎的原因和作用都难以确定,但接受这些药物治疗的患者出现不明原因的咳嗽或呼吸困难,需要评估闭塞性细支气管炎的可能性。

骨髓移植闭塞性细支气管炎

随着异基因干细胞移植的普及,骨髓移植相关的闭塞性细支气管炎越来越少见。然而,9%的异基因骨髓移植受者可出现闭塞性细支气管炎。闭塞性细支气管炎仅发生于移植物抗宿主反应后,因此在自体骨髓移植后很少见到。慢性移植物抗宿主病的并发症多在术后 100d 出现,而闭塞性细支气管炎多见于移植后 6~12 个月。可能主要由供体 2 型辅助性 T 淋巴细胞介导。病理表现为同心圆样细支气管纤维化,呈典型的缩窄性细支气管炎。通常对激素治疗反应差,病死率为 40%~100%。活体肺叶移植已成功应用于骨髓移植闭塞性细支气管炎。

干细胞移植相关闭塞性细支气管炎

因为异基因造血干细胞移植已经越来越普遍,干细胞移植闭塞性细支气管炎已取代了骨髓移植闭塞性细支气管炎(见第 95 章)。闭塞性细支气管炎在异基因移植受体的患病率约为 2%~3%,而在慢性移植物抗宿主病的患者中可上升至 6%。上述数据应用 FEV_1 每年下降 5%的标准来诊断闭塞性细支气管炎会低估发病率。罹患慢性移植物抗宿主病的患者其发病率是 30%,但更为重要的是其 10 年病死率达 40%。慢性移植物抗宿主病是闭塞性细支气管炎的主要危险因素,高达 80%的闭塞性细支气管炎患者曾罹患慢性移植物抗宿主病。其他危险因素包括在 IgG 水平偏低,应用外周血造血干细胞,移植前肺功能差以及移植后 100d 内呼吸道感染。早期肺活检标本可见细支气管炎,呼吸细支气管的纤维性闭塞以及炎性细胞浸润;晚期可见缩窄性细支气管炎伴有环周纤维化。闭塞性细支气管炎的机制在于供体细胞毒 T 细胞参与的慢性排异反应。

干细胞移植闭塞性细支气管炎的预防性治疗包括早期积极治疗呼吸道感染和慢性移植物抗宿主病。

治疗包括全身性应用高剂量皮质类固醇及应用诸如钙调素抑制剂、西罗莫司、硫唑嘌呤和抗胸腺细胞球蛋白等免疫抑制剂。但积极治疗及对症支持依然难以改善预后,其 2 年总生存率为 44%,5 年总生存率仅为 13%。

一项研究自 1994 年到 2005 年共纳入了 2 087 例异基因造血干细胞移植受体,其中诊断闭塞性细支气管炎 57 例(2.8%)。从移植到罹患闭塞性细支气管炎的时间为 83~907d,中位时间为 335d。急性移植物抗宿主病并未提示为危险因素,但慢性移植物抗宿主病是重要的危险因素。闭塞性细支气管炎的发生与干细胞来源相关,采用外血周造血干细胞移植者患病率最高(3.83%)。无血缘异基因骨髓移植(2.91%)和脐血移植(2.65%)略低,血缘骨髓移植(1.62%)最低。这57 例患者中 8 例(16.7%)好转,10 例(21.7%)无变化,28 例(60.9%)死亡,其中 17 例(60.7%)死于呼吸衰竭。

异体干细胞移植所致的闭塞性细支气管炎患者的高分辨率胸部 CT 显示地图样低密度影及胸膜下为主的气体潴留。一些患者的地图样低密度区可超过双肺容积的一半。

体外光动力疗法已被用于治疗慢性移植物抗宿主病和闭塞性细支气管炎。这种治疗在干细胞移植闭塞性细支气管炎治疗中的作用尚未确定。一些患者的肺功能已经得到改善。

一例患者曾应用间充质干细胞治疗。该患者为 38 岁女性,接受姐姐的外周血造血干细胞移植后 8 个月发生了闭塞性细支气管炎,其 $FEV_1 < 0.7L$。她在移植后第 275 天和第 305 天分别接受了来源于姐姐的骨髓间充质干细胞试验性治疗,随后症状消失且肺功能得以改善。就个案而言,这可能是一种有效的治疗方法,但目前,仍有太多的未知因素而不能广泛应用。(如缺乏大样本临床研究,标准化间充质细胞源的获取,以及对潜在致癌作用的认识)

肺移植后闭塞性细支气管炎

20 世纪 80 年代中叶以来,肺移植后闭塞性细支气管炎已经成为肺移植受体的重要临床并发症,长期以来持续困扰着胸外科的医生和患者,其发生率和死亡率均变化甚微。(见第 107 章)

目前术语已更为闭塞性细支气管炎综合征(BOS),是一种基于 FEV_1 的临床分类。该分类的提出是由于 BOS 是肺移植受体的常见并发症。这种分类方法降低了对经支气管镜小块肺活检或其他侵入性操作以确定诊断的需求。且业已应用了一套临床严重程度分级标准。美国国立卫生研究院(NIH)也已推出了cGVHD后BOS的诊断标准(表51-4)。

表51-4　闭塞性细支气管炎综合征(BOS)分级标准

BOS 临床严重性分级

BOS 0:FEV_1>90%基线值,并且 $FEF_{25\%~75\%}$>75%基线值

BOS 0-p:FEV_1 占基线值 81%~90%,$FEF_{25\%~75\%}$≤75%基线值

BOS 1:FEV_1 占基线值 66%~80%

BOS 2:FEV_1 占基线值 51%~65%

BOS 3:FEV_1 占基线值 50%或更低

NIH 慢性移植抗宿主 BOS 诊断标准

1. FEV1 占预计值百分比<70%或 FEV_1/FVC<70%

2. 呼气相 HRCT 可见空气潴留,小气道增厚或支气管扩张,残气量占预计值百分比>120%,或病理提示缩窄性细支气管炎

3. 无现症呼吸道感染

距首次报道肺移植受体发生闭塞性细支气管炎已相隔多年,BOS 仍然是一种常见的且极具毁灭性的并发症。至少一半肺移植后存活 5 年以上的患者后来出现气流阻塞。BOS 的发病率无明显下降,也缺乏完全有效的治疗方法。

急性细胞排斥反应的频度及严重程度一直是主要的危险因素。比如,一项研究表明,在任意 12 个月内出现超过 3 次急性排斥反应的肺移植患者最终 100%发生闭塞性细支气管炎。两种类型的急性排斥反应均可出现,包括急性血管排斥反应和淋巴细胞性细支气管炎。

原发性移植功能障碍(primary graft dysfunction,PGD)是一个术语,用于描述在移植手术后初期发生肺水肿和急性呼吸衰竭。该并发症围术期死亡率很高,而且是随后发生闭塞性细支气管炎的危险因素。

基于氧合及是否出现肺水肿确立了 PGD 分级标准(表51-5)。

表51-5　原发性移植功能障碍(PGD)分级

PGD 0 级:$Pa_{O_2}/F_{I_{O_2}}$>300mmHg

PGD 1 级:$Pa_{O_2}/F_{I_{O_2}}$>300mmHg 合并肺水肿

PGD 2 级:$Pa_{O_2}/F_{I_{O_2}}$ 200~300mmHg 合并肺水肿

PGD 3 级:$Pa_{O_2}/F_{I_{O_2}}$<200mmHg 合并肺水肿

$Pa_{O_2}/F_{I_{O_2}}$:动脉氧合指数。

Daud 等研究显示,334 例肺移植受者中有 130 例(39%)发生 1 级 PGD,69 例(20%)发生 2 级 PGD,70 例(21%)发生 3 级 PGD。PGD 级别与罹患闭塞性细支气管炎危险程度增高有关,其风险比从 1 级的 1.73 到 3 级的 2.53。该危险因素独立于急性排斥反应。

固有免疫可能参与肺移植后闭塞性细支气管炎的发病。激活固有免疫系统的危险因素包括缺血时间延长、巨细胞病毒(cytomegalovirus,CMV)肺炎、曲霉菌定植、PGD、胃食管反流病(gastroesophageal reflux disease,GERD)和呼吸道病毒感染。

介导 BOS 发病的自身免疫被认为是双期排斥反应。第一期先是气道受侵导致反复发生组织损伤。第二期为隔离的自身抗原及片段释放至肺部,引发自身反应性 T 细胞增生和自身抗体产生。

Eberlein 等人发现同种异体移植物尺寸过大可能与病情改善相关,包括呼气流速更高,BOS 发生率更低。循环纤维细胞水平与肺移植后的 BOS 相关。KL-6 是一种高分子量的人 MUC1 基因黏蛋白,其含量在肺移植受者增高,且与 FEV_1 下降相关。Bourdin 等人的研究显示供体 Clara 细胞分泌蛋白多态性是 BOS 发生的一个危险因素。导致闭塞性细支气管炎的病因之一的胃食管反流病可见于 50%的肺移植受者,且早期胃底折叠术可能会改善闭塞性细支气管炎的发生率及存活率。

早期报道的病例常以慢性咳痰和气短为主要症状,但现在闭塞性细支气管炎的诊断比过去提前,这些症状可能尚未出现。渐进性呼吸困难是最常见的症状。听诊可闻及吸气相早期湿啰音。FEV_1 下降可由轻至重,甚至危及生命。

X 线胸片通常是正常的,但新近 FEV_1 下降结合呼气相 HRCT 提示马赛克征基本可明确诊断。

肺移植闭塞性细支气管炎的治疗起始于对急性器官排斥反应的早期,需积极干预,包括急性血管排斥反应和淋巴细胞性细支气管炎。闭塞性细支气管炎的治疗通常包括钙调神经磷酸酶抑制剂、嘌呤合成抑制剂和糖皮质激素。

钙调神经磷酸酶抑制剂他克莫司已经成为环孢素的替代物,患者存活率相近,但应用他克莫司者急性排斥反应发生次数减少。同时他克莫司药物耐受性优于环孢素。移植后新发糖尿病是他克莫司的一种主要并发症,另外感染风险增加。

嘌呤合成抑制剂中吗替麦考酚酯(mycophenolate mofetil,MMF)已普遍取代了硫唑嘌呤。同种免疫和异种免疫机制均参与了闭塞性细支气管炎的发生;因此,在移植后的任何时期都需要积极控制感染。

体外光分离置换疗法(extracorporeal photophere-sis,ECP)似乎对早期治疗 BOS 有效。它是指在光激活室内存在 8-甲氧基补骨脂素的条件下将患者的白

[33] AKPINAR-ELCI M, TRAVIS WD, LYNCH DA, et al. Bronchiolitis obliterans syndrome in popcorn production plant workers. Eur Respir J, 2004, 24:298–302.

[34] CAVALCANTI ZDO R, ALBUQUERQUE FILHO AP, PEREIRA CA, et al. Bronchiolitis associated with exposure to artificial butter flavoring in workers at a cookie factory in Brazil. J Bras Pneumol, 2012, 38(3):395–399.

[35] PENN CC, LIU C. Bronchiolitis following infection in adults and children. Clin Chest Med, 1993, 14:645–654.

[36] DAXBÖCK F, BRUNNER G, POPPER H, et al. A case of lung transplantation following Mycoplasma pneumoniae infection. Eur J Clin Microbiol Infect Dis, 2002, 21(4):318–322.

[37] WHITE ES, TAZELAAR HD, LYNCH JP. Bronchiolar complications of connective tissue diseases. Sem Resp Crit Care Med, 2003, 24(5):547–565.

[38] PARAMBIL JG, YI ES, RYU JH. Obstructive bronchiolar disease identified in the non-transplant population. Respirology, 2009, 14:443–448.

[39] DEVOUASSOUX G, COTTIN V, LIOTÉ H, et al. Characterisation of severe obliterative bronchiolitis in rheumatoid arthritis. Eur Respir J, 2009, 33:1053–1061.

[40] BOEHLER A, VOGT P, SPEICH R, et al. Bronchiolitis obliterans in a patient with localized scleroderma treated with D-penicillamine. Eur Respir J, 1996, 9:1317–1319.

[41] PEGG SJ, LANG BA, MIKHAIL EL, et al. Fatal bronchiolitis obliterans in a patient with juvenile rheumatoid arthritis receiving chrysotherapy. J Rheumatol, 1994, 21:549–551.

[42] MARRAS TK, CHAN CK. Obliterative bronchiolitis complication bone marrow transplantation. Sem Resp Crit Care Med, 2003, 24(5):531–542.

[43] SANO Y, DATE H, NAGAHIRO I,et al. Living-donor lobar lung transplantation for bronchiolitis obliterans after bone marrow transplantation. Ann Thorac Surg, 2005, 79:1051–1052.

[44] CHIEN JW, DUNCAN S, WILLIAMS KM,et al. Bronchiolitis obliterans syndrome after allogeneic hematopoietic stem cell transplantation– an increasingly recognized manifestation of chronic graft-versus-host disease. Biol Blood Marrow Transplant, 2010, 16(1 Suppl):S106-S114.

[45] NAKASEKO C, OZAWA S, SAKAIDA E, et al. Incidence, risk factors and outcomes of bronchiolitis obliterans after allogeneic stem cell transplantation. Int J Hematol, 2011, 93(3):375–382.

[46] SONG I, YI CA, HAN J, et al. CT findings of late-onset noninfectious pulmonary complications in patients with pathologically proven graft-versus-host disease after allogeneic stem cell transplant. AJR Am J Roentgenol, 2012, 199(3):581–587.

[47] PANDYA CM, SOUBANI AO. Bronchiolitis obliterans following hematopoietic stem cell transplantation: a clinical update. Clin Transplant, 2010, 24(3):291–306.

[48] LIANG W, XIA H, WANG Y, et al. Allogeneic mesenchymal stem cell injections for the treatment of bronchiolitis obliterans syndrome following allogeneic hematopoietic stem cell transplantation. J Cancer Sci Ther, 2012, 4(7):185–187.

[49] ESTENNE M, HERTZ MI. Bronchiolitis obliterans after human lung transplantation. Am J Respir Crit Care Med, 2002, 166(4): 440–444.

[50] FILIPOVICH AH, WEISDORF D, PAVLETIC S, et al. National Institutes of Health consensus development project on criteria for clinical trials in chronic graft-versus-host disease: I. Diagnosis and staging working group report. Biol Blood Marrow Transplant, 2005, 11(12):945–956.

[51] TODD JL, PALMER SM. Bronchiolitis obliterans syndrome. Chest, 2011, 140(2):502–508.

[52] KELLER CA, CAGLE PT, BROWN RW, et al. Bronchiolitis obliterans in recipients of single, double, and heart-lung transplantation. Chest, 1995, 107:973–980.

[53] BURTON CM, IVERSEN M, MILMAN N, et al. Outcome of lung transplanted patients with primary graft dysfunction. Eur J Cardiothorac Surg, 2007, 31(1):75–82.

[54] CHRISTIE JD, CARBY M, BAG R, et al. Report of the ISHLT Working Group on Primary Lung Graft Dysfunction part II: definition. A consensus statement of the International Society for Heart and Lung Transplantation. J Heart Lung Transplant, 2005, 24:1454–1459.

[55] DAUD SA, YUSEN RD, MEYERS B, et al. Impact of immediate primary lung allograft dysfunction on bronchiolitis obliterans syndrome. Am J Respir Crit Care Med, 2007, 175:507–513.

[56] SUMPTER TL, WILKES DS. Role of autoimmunity in organ allograft rejection: a focus on immunity to type V collagen in the pathogenesis of lung transplant rejection. Am J Physiol Lung Cell Mol Physiol, 2004, 286(6):L1129–L1139.

[57] EBERLEIN M, PERMUTT S, CHAHLA MF, et al. Lung size mismatch in bilateral lung transplantation is associated with allograft function and bronchiolitis obliterans syndrome. Chest, 2012, 141(2):451–460.

[58] LAPAR DJ, BURDICK MD, EMAMINIA A, et al. Circulating fibrocytes correlate with bronchiolitis obliterans syndrome development after lung transplantation: a novel clinical biomarker. Ann Thorac Surg, 2011, 92:470–477.

[59] OHSHIMO S, BONELLA F, SOMMERWERCK U, et al. Comparison of serum KL-6 versus bronchoalveolar lavage neutrophilia for the diagnosis of bronchiolitis obliterans in lung transplantation. J Heart Lung Transplant, 2011, 30:1374–1380.

[60] BOURDIN A, MIFSUD NA, CHANEZ B, et al. Donor clara cell secretory protein polymorphism is a risk factor for bronchiolitis obliterans syndrome after lung transplantation. Transplantation, 2012, 94:652–658.

[61] CANTU E, APPEL JZ, HARTWIG MG, et al. Early fundoplication prevents chronic allograft dysfunction in patients with gastroesophageal reflux disease. Ann Thorac Surg, 2004, 78:1142–1151.

[62] KNOLLMANN FD, KAPELL S, LEHMKUHL H, et al. Dynamic high-resolution electron-beam CT scanning for the diagnosis of bronchiolitis obliterans syndrome after lung transplantation. Chest, 2004, 126:447–456.

[63] FAN Y, XIAO YB, WENG YG. Tacrolimus versus cyclosporine for adult lung transplant recipients. Transplant Proc, 2009, 41: 1821–1824.

[64] CELIK MR, LEDERER DJ, WILT J, et al. Tacrolimus and azathioprine versus cyclosporine and mycophenolate mofetil after lung transplantation. J Heart Lung Transplant, 2009, 28:697–703.

[65] MORRELL MR, DESPOTIS GJ, LUBLIN DM, et al. The Efficacy of photopheresis for bronchiolitis obliterans syndrome after lung transplantation. J Heart Lung Transplant, 2010, 29:242–431.

[66] JAKSCH P, SCHEED A, KEPLINGER M, et al. A prospective interventional study on the use of extracorporeal photopheresis in patients with bronchiolitis obliterans syndrome after lung transplantation. J Heart Lung Transplant, 2012, 31:950–957.

[67] VERLEDEN GM, VOS R, DE VLEESCHAUWER SI, et al. Obliterative bronchiolitis following lung transplantation. Eur Soc Organ Transplant, 2009, 22:773–779.

[68] VERLEDEN GM, VOS R, DE VLEESCHAUWER S, et al. Neutrophilic reversible airways dysfunction after liver transplantation. Transplant Proc, 2011, 43:2078–2081.

[69] FEDERICA M, NADIA S, MONICA M, et al. Clinical and immunological evaluation of 12-month azithromycin therapy in chronic lung allograft rejection. Clin Transplant, 2011, 25:E381–E389.

[70] DE JONG PA, VOS R, VERLEDEN GM, et al. Thin-section computed tomography findings before and after azithromycin treatment of neutrophilic reversible lung allograft dysfunction. Eur Radiol, 2011, 21:2466–2474.

[71] NATHAN SD, SHLOBIN OA, REESE E, et al. Prognostic value of the 6 min walk test in bronchiolitis obliterans syndrome. Respir Med. 2009,103(12):1816–1821.

[72] NAWROT TS, VOS R, JACOBS L, et al. The impact of traffic air pollution on bronchiolitis obliterans syndrome and mortality after lung transplantation. Thorax, 2011, 66:748–754.

[73] EPLER GR. Miscellaneous causes of bronchiolitis obliterans//EPLER GR. Diseases of the bronchioles. New York, NY:Raven Press, 1994, 15–25.

[74] ELLIOTT CG, COLBY TV, KELLY TM, et al. Charcoal lung: bronchiolitis obliterans after aspiration of activated charcoal. Chest, 1989, 96(3):672–674.

[75] RINALDI M, MARTINELLI L, VOLPATO G, et al. Gastroesophageal reflux as cause of obliterative bronchiolitis: a case report. Transplant Proc, 1995, 27(3):2006–2007.

[76] MILLER RR, MÜLLER NL. Neuroendocrine cell hyperplasia and obliterative bronchiolitis in patients with peripheral carcinoid tumors. Am J Surg Pathol, 1995, 19:653–658.

[77] BROWN MJ, ENGLISH J, MÜLLER NL. Bronchiolitis obliterans due to neuroendocrine hyperplasia. AJR Am J Roentgenol, 1997, 168:1561–1562.

[78] ROWAN C, HANSELL DM, RENZONI E, et al. Diffuse cystic lung disease of unexplained cause with coexistent small airway disease. Am J Surg Pathol, 2012, 36:228–234.

[79] SHEERIN N, HARRISON NK, SHEPPARD MN, et al. Obliterative bronchiolitis caused by multiple tumourlets and microcarcinoids successfully treated by single lung transplantation. Thorax, 1995, 50:207–209.

[80] HSIUE TR, GUO YL, CHEN KW, et al. Dose-response relationship and irreversible obstructive ventilatory defect in patients with consumption of Sauropus androgynus. Chest, 1998, 113(1):71–76.

[81] OONAKAHARA K, MATSUYAMA W, HIGASHIMOTO I, et al. Outbreak of bronchiolitis obliterans associated with consumption of Sauropus androgynus in Japan. Respiration, 2005, 72:221.

[82] TSUNODA N, IWANAGA T, SAITO T, et al. Rapidly progressive bronchiolitis obliterans associated with Stevens-Johnson syndrome. Chest, 1990, 98(1):243–245.

[83] CHATTE G, STREICHENBERGER N, BOILLOT O, et al. Lymphocytic bronchitis/bronchiolitis in a patient with primary biliary cirrhosis. Eur Respir J, 1995, 8:176–179.

[84] CHORZELSKI T, HASHIMOTO T, MACIEJEWSKA B, et al. Paraneoplastic pemphigus associated with Castleman tumor, myasthenia gravis and bronchiolitis obliterans. J Am Acad Derm, 1999, 41:393–400.

[85] HASEGAWA Y, SHIMOKATA K, ICHIYAMA S, et al. Constrictive bronchiolitis obliterans and paraneoplastic pemphigus. Eur Resp J, 1999, 13:934–937.

[86] MALDONADO F, PITTELKOW MR, RYU JH. Constrictive bronchiolitis associated with paraneoplastic autoimmune multi-organ syndrome. Respirology, 2009, 14:129–133.

[87] IIDA K, YAMAGUCHI F, HIBI K, et al. Characterisation of inflammatory infiltrates in lesions of the oral mucosa, skin, and bronchioles in a case of paraneoplastic pemphigus. Eur J Dermatol, 2012, 22(1):154–155.

[88] SULAIMAN A, CAVAILLE A, VAUNOIS B, et al. Swyer-James-MacLeod syndrome; repeated chest drainages in a patient misdiagnosed with pneumothorax. Interact Cardiovasc Thorac Surg, 2009, 8:482–484.

[89] ITO M, NAKAGAWA A, HIRABAYASHI N, et al. Bronchiolitis obliterans in ataxia-telangiectasia. Virchows Arch, 1997, 430(2):131–137.

[90] HERNÁNDEZ JL, GÓMEZ-ROMÁN J, RODRIGO E, et al. Bronchiolitis obliterans and IgA nephropathy. Am J Respir Crit Care Med, 1997, 156:665–668.

[91] DÍAZ F, COLLAZOS J, MARTINEZ E, et al. Bronchiolitis obliterans in a patient with HIV infection. Resp Med, 1997, 91:171–173.

第 52 章

肺大疱性疾病

Fernando J. Martinez

定义

大疱是肺实质内的含气空腔,源于终末细支气管及远端气腔的破坏、扩张和融合,其直径>1cm(图 52-1)。其壁由变薄的肺实质压缩组成。大疱可见于多种临床情况:①合并气肿("大疱性肺气肿");②合并肺纤维化,如结节病或复杂性尘肺病晚期;③在所谓的"消失肺"中,其中肺实质被多发大疱迅速取代;④也可出现于正常肺中("大疱性肺部疾病"),因此,其机制可能不同于与肺气肿同时存在的大疱(表 52-1)。

肺大疱、气泡和囊的区别如表所示(表 52-2)。气泡是两层脏胸膜间空气的集聚,由于其表面薄壁破裂,空气得以进入而形成(图 52-1)。囊是有上皮覆衬的空腔,影像学上类似大疱。多属于发育异常的类别,包括正常存在于肺内间充质和上皮成分的混合物。这些囊性病变的病理特征反映于命名:"囊性腺瘤样畸形""外周支气管囊肿""先天性多囊性疾病"以及"不典型支气管肺隔离"。

术语大疱性疾病是指本来正常的肺内出现多发大疱。其在病因和发病机制上与潜在慢性阻塞性肺疾病(COPD)相关的大疱不同。两个疾病间偶尔出现混淆,因为一些病理学家认为大疱性疾病是全小叶性肺气肿的一个子集。然而,这一观点并不被认可,因为:①全小叶性肺气肿往往发生在下肺叶,而大疱性疾病则好发于上叶;②两种疾病的自然病程

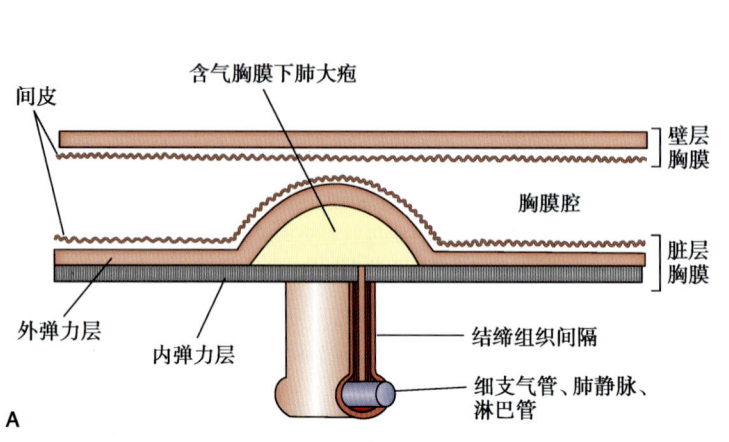

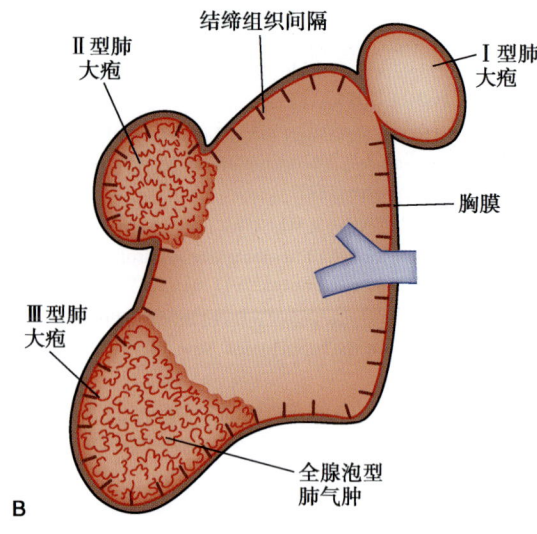

图 52-1 气泡和大疱。A.气泡的形成。气泡是胸膜内积聚的空气,而不是肺内由结缔组织分隔的密闭空气。自肺部逸出的空气向表面积聚,导致脏胸膜的内外两层弹力层分离。B. 不同类型的大疱。与气泡相比,大疱是肺部结缔组织分隔密闭而成,位于脏胸膜内弹力层深部。从胸腔切除的肺组织上可以见到 3 种不同类型的大疱。Ⅰ型大疱在尖部,Ⅱ型位于中部,Ⅲ型在基底部。短暗线表示结缔组织间隔。Ⅱ型和Ⅲ型肺大疱中可见到全小叶型肺气肿样的肺实质。获授权引自:REID L. The pathology of emphysema. Chicago:Year Book,1967:211-224.

差别很大;③相较于大疱性疾病,全小叶性肺气肿有一些独特之处。大疱不仅可以作为阻塞性肺部疾病的一部分,也可以是纤维化肺病的并发症(表52-1)。

表 52-1 大疱的分类

原发性

　消失肺综合征

　单个巨型大疱

　大疱性肺部疾病

继发性

　肺气肿

　　间隔旁

　　全小叶

　　小叶中央

肺纤维化

　结节病

　特发性肺纤维化

　进展性巨块型纤维化

　硅沉着病(硅肺)

　纤维性结核病

　其他纤维化性肺病

家族性疾病

　α_1-抗胰蛋白酶缺乏

　Ehlers-Danlos 综合征

　唾液酸贮积病

　马方综合征

　法布里病

　皮肤松弛症

表 52-2 气泡、大疱以及囊的特征

特征	气泡	大疱	囊
位置	脏胸膜内	次小叶内	肺实质或纵隔
大小	直径 1~2cm	1cm 至一侧肺的 75%	直径 2~10cm
边界	胸膜弹力层	结缔组织间隔	上皮
合并疾病	自发性气胸	支气管源性癌	呼吸系统感染

病因

大疱可发生于多种临床和病理情况:①合并远端腺泡肺气肿;②吸烟史;③与瘢痕组织形成相关,使部分正常肺组织受困,周围的完整肺泡牵拉导致气腔扩大,或使相邻未受损肺泡壁回缩或收缩;④静脉药物成瘾史;⑤由于终末和一级呼吸性细支气管的慢性炎症和破坏性变化,导致排空延迟,气腔扩张;⑥α_1-抗胰蛋白酶缺乏症。

分类

解剖学上,大疱分为 3 种主要类型(图 52-1B)。Ⅰ型肺大疱的特点是大疱与正常肺实质连接处狭窄呈瓶颈状。这种类型的大疱可能是一些有缺陷的肺组织过度充气导致的。Ⅰ型大疱的壁很薄,无内容物。Ⅰ型大疱通常位于肺尖及舌叶和中叶边缘，经常伴发间隔旁肺气肿。扫描电子显微镜下均可见特征性的窄颈，其外表面胸膜间皮细胞数量减少或完全消失；可见裸露的胶原纤维束，以小孔或缝隙相互隔开。

Ⅱ型大疱来源于胸膜下肺实质，其特征为含瓶颈的全小叶性肺气肿样肺组织。这些气腔的内部仍有残存肺结构，包括肺血管。与Ⅰ型大疱不同，Ⅱ型大疱的外壁由被覆完整间皮细胞的胸膜构成。虽然大疱内有结缔组织间隔残存，但在大疱壁上未发现。Ⅱ型大疱可能出现在肺部的任何部位，但最常见于肺上叶、中叶的前表面，以及膈肌上方。

Ⅲ型大疱由轻微过度充气的肺组织构成，基底部宽，与其余肺组织相连接。这种类型的肺泡被认为是肺气肿的一种萎缩形式。

发病机制

多年来，人们针对大疱是如何形成的提出了多种假说，尽管均尚未被证实。这些假说包括：①肺泡壁的薄弱处容易形成大疱，尤其是在胸腔负压最大的肺尖部。这种理论突出了大疱在上叶分布的特点，强调了机械力对有缺陷的肺组织的影响。②细支气管炎导致进行性空气潴留和"张力性气腔"。③异常旁路通气产生这种结果。④与广义肺气肿中肺大疱形成的原理相同。⑤潜在的间隔旁肺气肿形成大疱性疾病。

在所有假说中，潜在间隔旁肺气肿最为大家所接受。该假设认为与结缔组织间隔或胸膜邻近的肺泡易于破坏。与之相关的事实是，由于周边肺泡的小动脉和动脉网更为稀疏，毗邻结缔组织间隔的肺泡壁中的毛细血管少于其他地方，因此这些区域的腺泡血管较少，顺应性较好。

动态 CT 和大疱内气压测量对大疱由气腔内正压形成这一理论提出了质疑。大疱周围肺组织的顺应性较大疱本身更差，因此，使大疱周围的肺组织膨胀所需的压力大于使大疱充气所必需的压力。已发现巨大大疱中的压力与胸膜压力相同。因此，当大疱及其周围肺组织处于相同的胸膜压力时，在周围的肺膨胀之前，大疱会优先完全充满。吸气进一步增加了弹性反冲压力，从而对肺实质产生更大的回缩力，进一步扩大气腔。然而，从肺内将大疱切除时，大疱仍可保持其体积，提示大疱内存在正压。

完整胸腔内的大疱被紧压塑形，以适应邻近的解剖结构，但当限制去除（如从胸腔中取出来）后，大疱

在肺表面呈现为闪亮的气泡（图 52-2）。胸腔内，巨大的肺大疱可挤压相邻肺实质，导致大疱表面支气管等结构移位、拉伸、狭窄。特别大的气腔可以跨越中线，甚至扩张至颈部。大疱指的不仅是过度膨胀的肺泡，因为残余的细支气管及其伴行血管有时会在大疱中

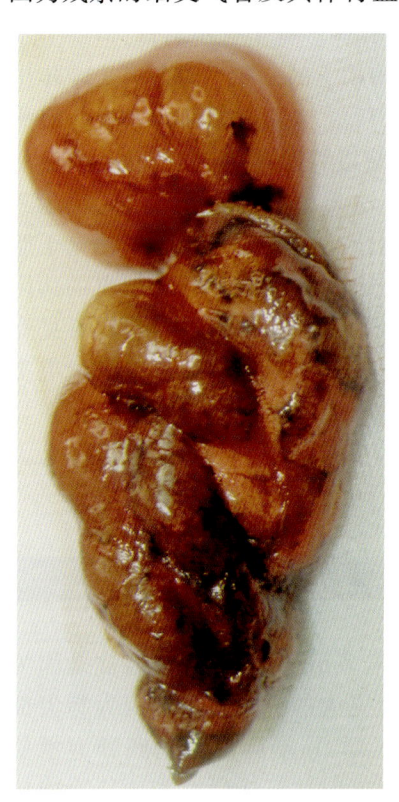

A

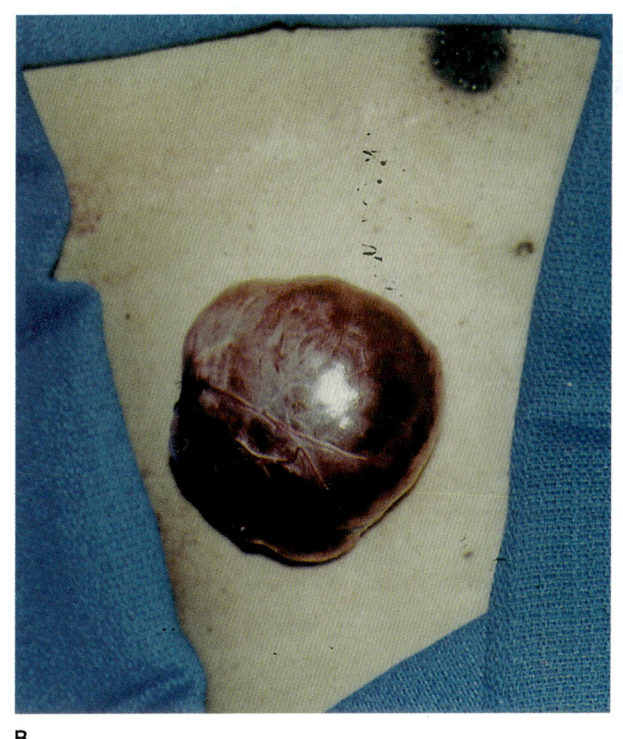

B

图 52-2　A. 手术切除标本，可见大疱突出于肺表面；B. 可见大疱自原胸引管插入部位突出于皮肤表面。

以小梁形式持续存在。当大疱由次级肺小叶内向外扩展时,小叶间隔可转化为气腔壁。

吸烟和 α_1-抗胰蛋白酶缺乏是大疱性肺气肿的两个重要的危险因素。许多大疱性肺气肿患者都是吸烟者,并且大多数大疱均与间隔旁或小叶中心肺气肿相关。虽然大疱性肺气肿多见于青年男性,但终生不吸烟的 α_1-抗胰蛋白酶缺乏的老年患者仍可于晚年出现肺大疱。大疱性肺气肿与多种罕见的家族性疾病有关,包括先天性结缔组织发育不全综合征、唾液酸贮积病、马方综合征、法布里病、皮肤松弛症,提示其存在遗传易感性。也曾有巨型大疱性肺气肿见于胎盘样变形的组织学改变的报道,这是一种罕见的病因不明的良性肺病,肺部表现为大疱性病变,偶可见囊肿或结节。肺部病理可见肺上皮周围与胎盘绒毛类似的乳头状结构。紧皮鼠的弹性蛋白酶基因存在显性突变,特征表现为多种结缔组织异常,可以作为大疱型肺气肿的独特模型。

大疱的分布

如上所述,肺大疱多出现在肺上叶,通常是因为肺尖比肺基底部承受更大的机械应力。因为肺尖部胸膜腔负压大于基底部,顶端肺泡比基底肺泡承受更大的扩张力。利用放射性气体研究和原位冷冻技术已经证明,上肺野的肺泡比下肺野的肺泡大得多。重力也起到了一定作用,直立的肺像一个螺旋弹簧,当悬挂在直立位置,顶部弹簧的间距要大于底部。

用于测定飞机内压力分布的工程技术,如今已经被应用于肺部应力的研究。研究显示肺尖所承受的较大膨胀应力主要是在垂直方向上,侧向应力只占较小部分。应力往往随着肺膨胀而增加,但是当肺容量低于功能残气量(FRC)时也会出现。低肺容量时肺尖压力的增加与肺容量接近残气量时肺的硬度增加有关。

评估和诊断

通过常规胸部影像学检查可以检测到无症状患者的肺大疱。小的肺大疱在常规 X 线胸片难以发现,但在 CT 则常轻易可见。通常,小的肺大疱不会引发症状、体征,也不会导致明显的肺功能改变。但是,一个或多个大疱的破裂则可能会导致自发性气胸(见下文)。部分患者的肺大疱可能会导致渐进性呼吸困难或胸痛(图 52-3A、B)。偶尔,大疱性肺病患者突发严重的呼吸困难,多继发于自发性气胸,或由于气体潴留导致大疱的体积突然增加。而且,在已知的大疱性疾病患者大疱内可出现感染(见下文),感染可通过影像学出现气-液平面判定(图 52-4A)。存在一个或多个大疱的患者通常可通过查体反映肺的整体状态。仅极少数情况下肺大疱体积达到一定程度,足以引起局部区域气流减少,导致呼吸音消失,叩诊过清音。

■ 实验室检查

评估大疱的常规实验室检验包括:测定血红蛋白和血细胞比容以判断是否因贫血导致呼吸道症状,以及是否存在慢性低氧血症导致的继发性红细胞增多症。通过检测 α_1-抗胰蛋白酶水平来诊断 α_1-抗胰蛋白酶缺乏症。严重呼吸功能不全或肺大疱切除术前评估时最终需要测定动脉血气,尽可能于患者呼吸室内空气时测定。如表 52-3 中,二氧化碳分压高于 45mmHg 被认为是肺大疱切除术的相对禁忌证。

■ 影像

评估大疱性肺病的影像检查技术包括 X 线胸片、CT、核医学检查。

X 线胸片

尽管常规 X 线胸片是检测肺大疱最实用的方法,但通常该技术对 CT 可识别的肺大疱检出率低于50%。就患者个体而言,数年连续监测 X 线片也无助于追踪疾病的演变过程。局部透光度增加,边缘可见界限清晰的细线状大疱壁,可提示存在肺大疱。这些线条或"细线影"由小叶间隔或胸膜压缩融合而成。因为这些细线影在 X 线胸片上显示不完全,仅能勾画部分大疱壁(图 52-3A)。一般区分肺大疱壁形成的细线和肺内壁较厚,有时与不规则空洞壁并不难区分。比较困难的是区分大疱与囊肿。若同时存在其他肺气肿或肺纤维化的影像征象提示囊性结构为大疱。与此类似,区分巨大肺大疱和气胸可能极具挑战。一般来说,巨大肺大疱的胸膜线是凹向侧胸壁的,而气胸的胸膜线相对于侧胸壁则是凸起的。同样,若观察到"双壁征"(即肺大疱壁两侧均存在空气)也有助于识别肺大疱。

用力呼气后行 X 线胸片检查有助于显示大疱的存在,由于呼气相气体潴留,大疱体积不变,而其周围的肺组织体积缩小,从而使大疱边界更清晰。巨型大疱有时可将纵隔挤向对侧,甚至压迫对侧的肺。

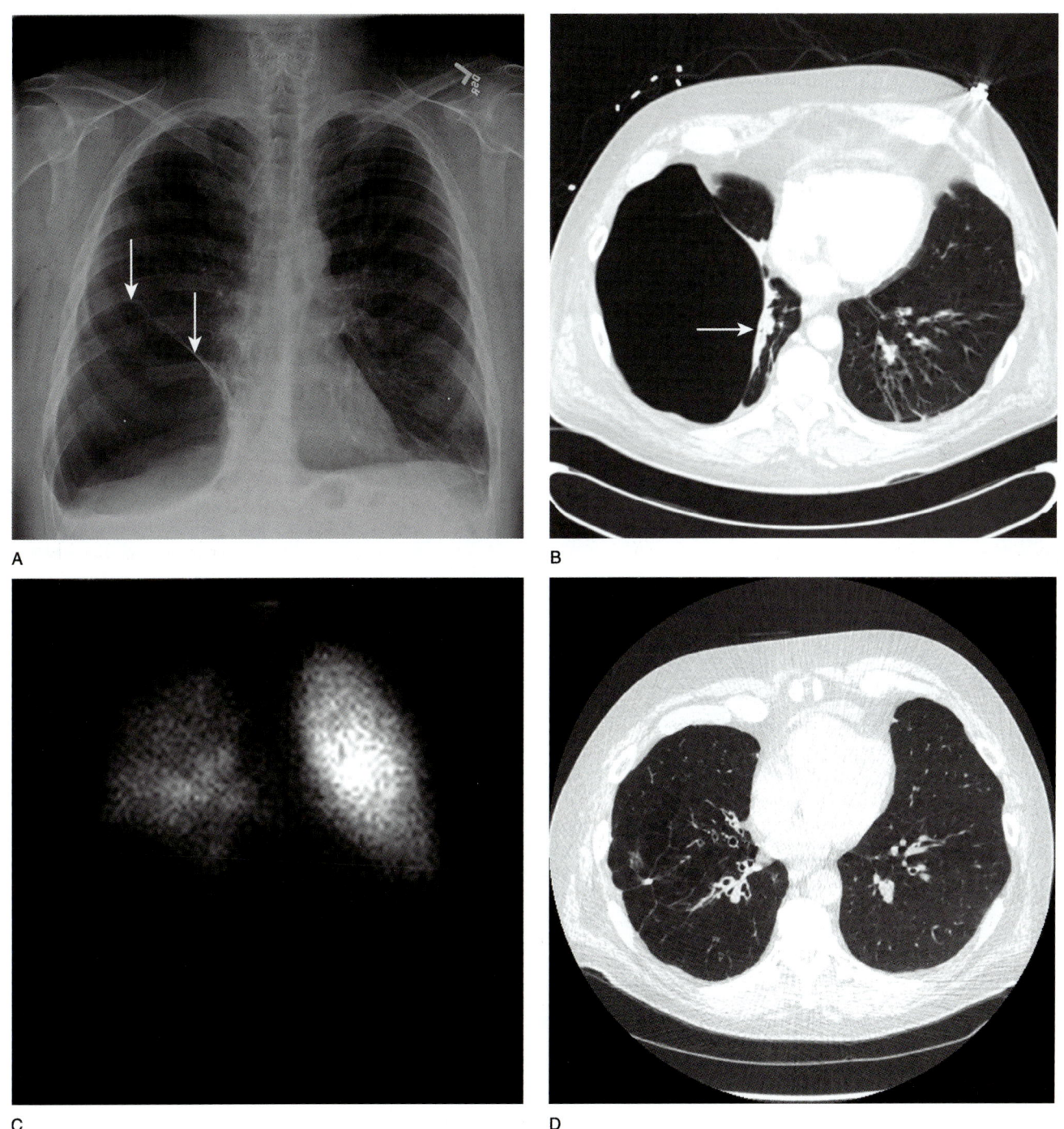

A

B

C

D

图 52-3　A. X 线胸片可见位于右肺下叶的大疱。注意其界限，或称"细线影"（箭头处）。B. 肺 CT 可见右肺下叶大疱及压缩的肺（箭头处）。C. 核素肺灌注显像显示右下肺灌注减低。D. 右下叶肺大疱切除术后 CT 影像。

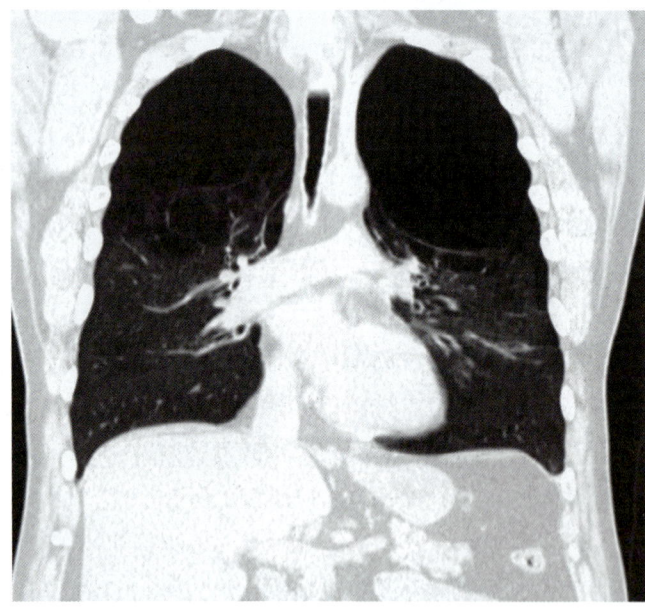

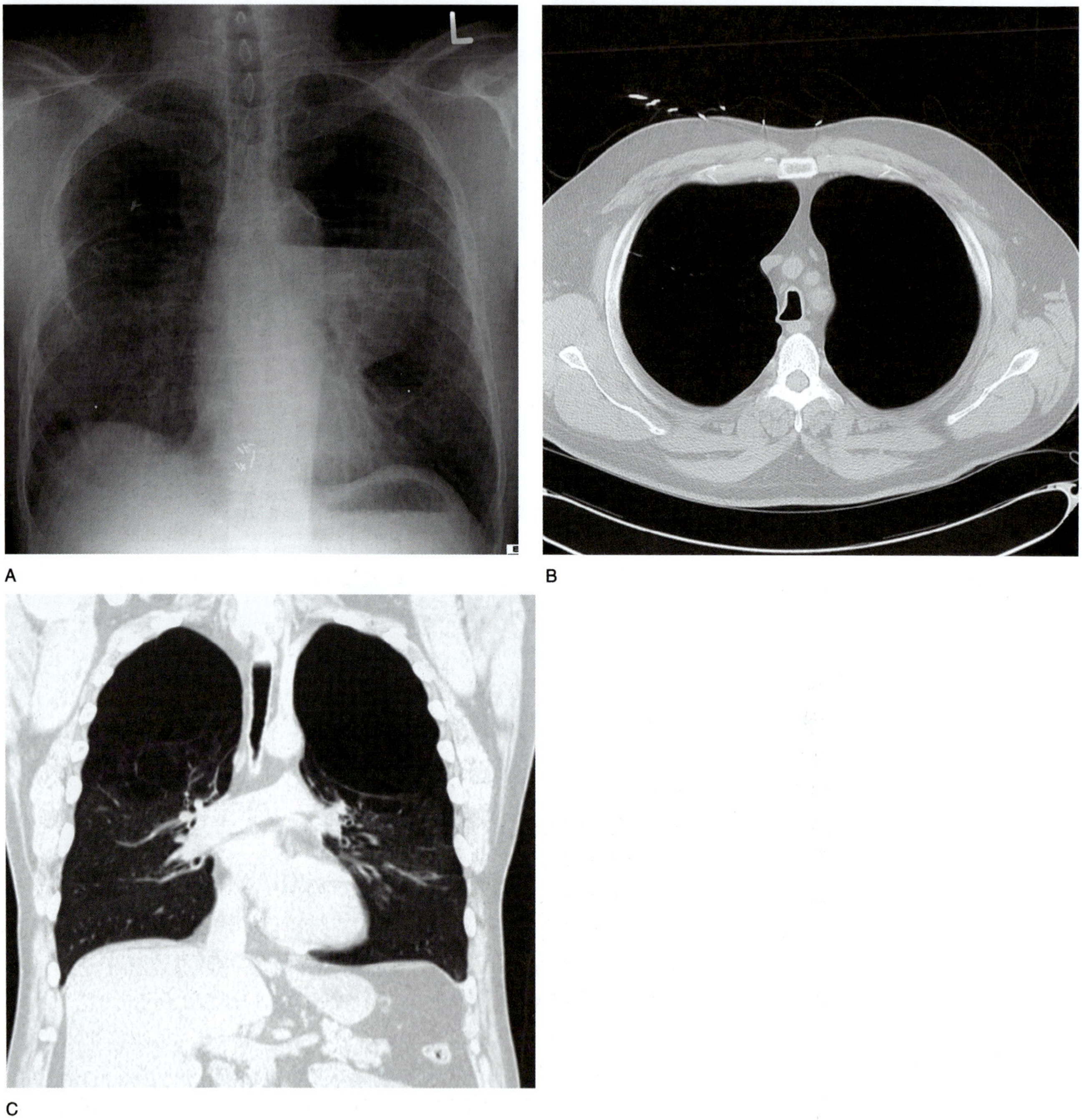

A

B

C

图 52-4　A. X 线胸片（前后位）显示双上肺透光度增强，左上叶肺大疱内可见气液平。B. 胸部 CT（轴位）可见双肺上叶肺大疱。C. 胸部 CT（冠状面）可见双肺上叶肺大疱。

表 52-3　经典肺大疱切除的适应证和禁忌证[a]

指标	适应证	禁忌证
临床	年轻(<50 岁) 虽已予最大药物治疗,但呼吸困难仍迅速进展 已戒烟者	年龄>50 岁 合并疾病 心脏病 肺动脉高压 体重减轻>10% 频繁呼吸道感染——慢性支气管炎 持续吸烟者
呼吸生理	FVC 正常或轻度降低 FEV_1>40%预计值 气道可逆性差 萎陷肺容量高 $D_{L_{CO}}$ 正常或接近正常 Pa_{O_2} 和 Pa_{CO_2} 正常	FEV_1 占预计值<35% 萎陷肺容量低 $D_{L_{CO}}$ 减低
影像	X 线胸片:大疱>1/3 的单侧肺 CT:大而局限的大疱,伴血管聚集,及周围正常肺组织压缩 血管造影:肺血管聚集,远端血管分支尚存 同位素扫描:通气灌注匹配异常区域局限,其余肺组织摄取洗脱正常	X 线胸片:消失肺综合征 大疱边界不清 CT:肺部有多个边界不清的大疱 血管造影:大疱模糊;其他部位血管结构破坏 同位素扫描:靶区缺失,残余肺洗脱不良

[a]:资料来源:www.thoracic.org/copd.

计算机断层扫描

计算机断层扫描(CT)可提供关于肺大疱的大小、数量、大疱间的相互关系、邻近肺的受压程度以及肺血管分布等有价值的解剖学信息(图 52-3B)。大疱呈有壁的无纹理区域,通常不含有血管。高分辨率 CT 可见巨大肺大疱不仅常伴有全小叶肺气肿,还可伴小叶中央型肺气肿——这类肺气肿通常与吸烟相关。

观察到的这些情况与假说相符,即周边的间隔旁肺气肿气腔可融合而成大的肺大疱并且挤压邻近的正常肺组织。此外,CT 还显示当肺大疱在广义肺气肿背景下出现时,大疱性肺气肿的程度与肺功能的相关性很差,呼吸功能的主要决定因素是无大疱部位肺气肿的严重程度。

在胸部 CT 中,巨型肺大疱主要位于肺上叶,并且通常在胸膜下。在 α_1-抗胰蛋白酶缺乏的患者中,肺大疱通常主要位于肺基底部。大约 1/2 的患者存在双侧肺大疱(图 52-4),有时纵隔结构可偏向健侧。CT 技术还可用于肺大疱的三维重建,随之可计算肺大疱的体积(图 52-5)。

核素成像

基于核素技术的肺部扫描可以用于大疱性肺病患者的术前评估。肺灌注扫描可以对局部血流进行半定量评价(图 52-3C);通气扫描的结果随着技术的变化而变化。利用氙气进行单次呼吸扫描常不能用于评估肺大疱的通气。但是连续通气扫描可见到肺大疱缓慢填充和排空。连续通气扫描各阶段均无充气则提示肺大疱和气道之间的气体交流完全阻断。

■ 肺生理学

临床上可以通过肺功能检查、呼吸力学、活动能力及肺循环等辅助手段来评估大疱性肺疾病。

肺功能检测

肺功能检测是非常实用的评估手段,可用于鉴别位于正常肺组织中的肺大疱(大疱性疾病)患者和局限性肺大疱合并气道阻塞性疾病(大疱性肺气肿)患者(表 52-4)。鉴别二者很重要,因为那些合并阻塞性气道疾病的患者常常由于肺功能受损而无法接受手术治疗。

对罹患大疱性疾病的患者,可以通过 X 线片、CT、体描仪及包括闭合回路(氦稀释)和开放回路(氮冲洗)技术等其他肺功能检测方法来估测肺容量。体积描记法与开放或闭合回路法所测得的功能残气量的

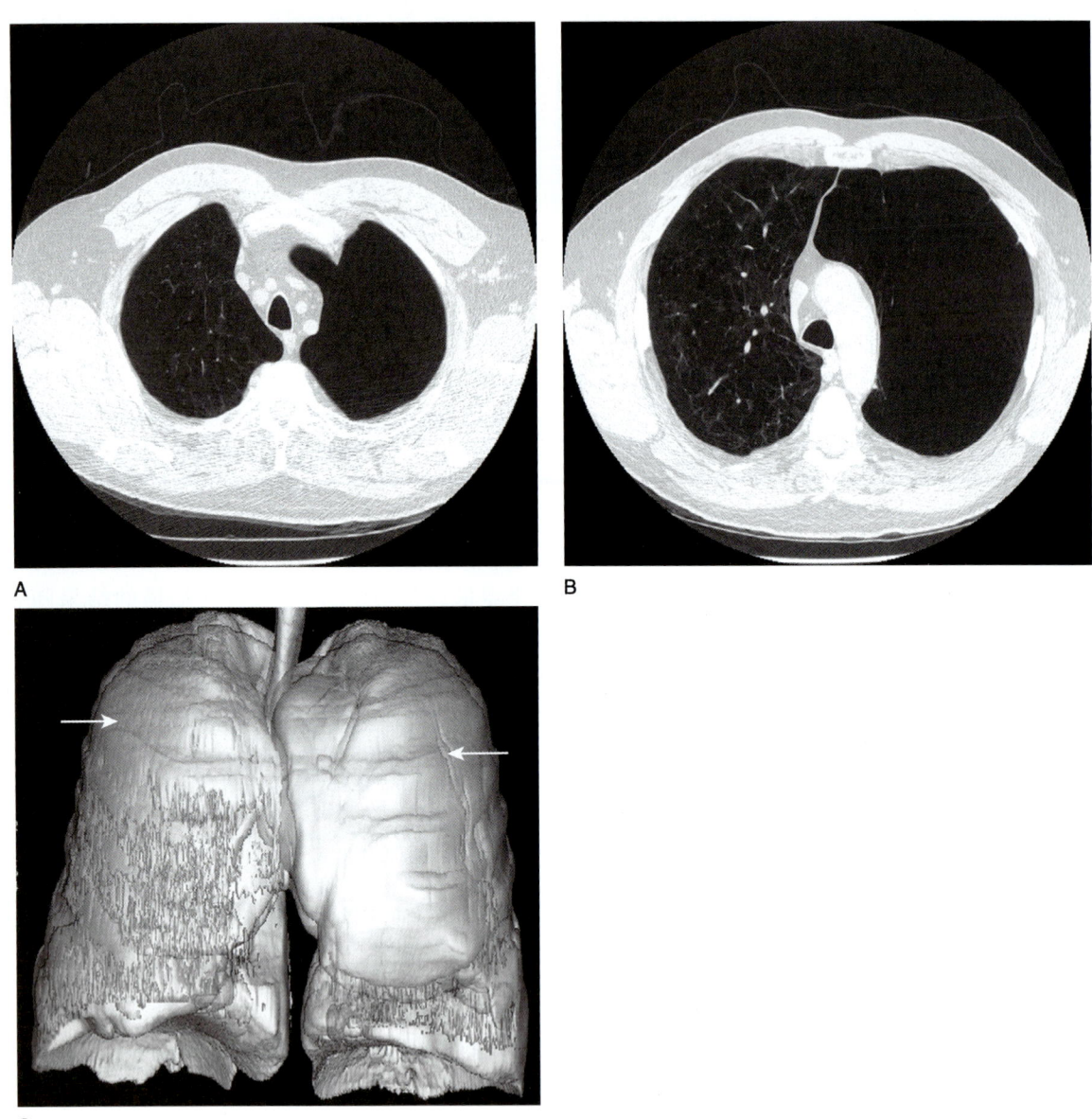

A

B

C

图 52-5　A.胸部 CT(轴位)可见双肺上叶肺大疱。B.胸部 CT(轴位)可见左上叶大疱显著大于右上肺。C.胸部 CT(冠状位,三维重建)可见双肺上叶肺大疱(箭头)。

表 52-4 肺功能检查

检查项目	大疱性疾病	阻塞性气道疾病合并肺大疱
TLC(L)	N	N↑
RV(L)	N	↑
FRC(L)	N	↑
FRC(L)ª	↑	↑
RV/TLC%	N	↑
FEV₁(L)	N↓	↓
FVC(L)	N↓	↓
FEV₁/FVC%	N	↓
MVV(L/min)	N	↓
$D_{L_{CO}}/V_A[(mL \cdot min^{-1} \cdot mmHg^{-1})/L]$	N	↓
Raw[cmH₂O/(L·s)]	N↑	↑
Cst,exp(L/cmH₂O)	N↑	↑
Pst,TLC(L)	N↓	↓

N:正常;↑:上升;↓:下降。
ª:FRC 用体积描记法测定。

差值,可以作为肺大疱内潴留的气体容量(表 52-4)。这种差异是由于环路中的气体相对而言无法进入大疱造成的。

肺力学

区分伴有大疱的广泛阻塞性气道疾病与肺大疱疾病具有现实意义,因为相对于不伴广泛阻塞性气道疾病的大疱摘除术,对伴广泛肺气肿的大疱进行手术切除,其疗效不太确定(表 52-3)。巨大肺大疱扩张初期可导致邻近肺组织弹性松弛;持续扩大时邻近肺被压缩。周围肺实质的松弛减少了对气道的径向牵拉,从而气流阻力增加。肺大疱切除术对呼吸力学的影响并不一致。一般来说,切除巨大肺大疱会使肺静态弹性回缩力增加(弹性肺实质的压缩减轻),降低气道阻力。

有助于鉴别广泛肺气肿和局灶肺大疱的指标是一氧化碳弥散量($D_{L_{CO}}$),而非肺的弹性回缩力,因为肺气肿会导致更广泛肺泡表面积丧失从而降低 $D_{L_{CO}}$。事实上,与其他大多数检测相比,一氧化碳弥散量与形态学估量的肺气肿程度相关性更高。虽然一氧化碳弥散量降低并且静态弹性回缩力减低更多见于广泛肺气肿而非局灶肺大疱,但是大疱周围肺组织压缩也可导致这两项指标下降(表 52-3)。通过测定最大吸气压和跨膈压,表明部分伴肺大疱的肺气肿患者行肺

大疱切除术后可改善呼吸肌力量。

运动试验

在仅有一些局灶大疱但是余肺正常的患者,运动测试时肺泡动脉氧分压差、无效腔与潮气量比值、$D_{L_{CO}}$以及动脉血氧仍可保持正常或接近正常。而合并全小叶性肺气肿的肺大疱患者静息或运动时肺泡动脉氧分压差均增大。后一组患者在运动过程中还可出现动脉低氧血症。动脉氧分压在运动或静息时在正常值下限徘徊,无效腔与潮气量的比值较干预肺正常的患者高。静息 $D_{L_{CO}}$ 也会降低,即使运动也不能攀升至正常。

肺大疱伴有慢性支气管炎的患者在静息时也可出现肺泡动脉氧分压差增大,和无效腔与潮气量比值增大。但是,这些患者运动时氧分压仅有轻度下降,即使在静息时氧分压也异常高,运动时还会进一步增高(表明进行性的肺泡通气不足)。

肺循环

总体来讲,大疱性肺病(即大疱如同"截断"的肺段)患者的静息肺动脉压和血流量在正常范围内;心输出量增加时可用的肺血管床有限。但如果肺大疱导致肺血管床严重破坏时,静息或运动时肺动脉压可能升高,有时还可出现肺动脉高压和肺心病。肺大疱患者运动时肺动脉压力常过度升高,因为有限的血管床不能有效承载增加的肺血流。潜在的肺疾病可进一步增加剧烈运动时的肺动脉压力。

并发症

大疱性肺病的主要并发症包括大疱内积液(包括感染)、自发性气胸、支气管源性癌症、胸痛、咯血。

■ 积液

要明确气-液平面在大疱内而不是在新形成的囊腔或空洞内,通常是基于在已知的大疱中新出现了液体或可见其他大疱(图 52-6)。胸部 CT 可明确气-液平确实出现在大疱内,还可提示周围肺炎,邻近肺结节或大疱壁厚度增加,这些有助于区分大疱内气液平和其他疾病:如肺结核、真菌病、肺脓肿或支气管源性肺癌空洞。这些疾病形成的典型腔壁明显更厚。

出现气-液平面的大疱,特别是当大疱位于胸膜下时,有时易被误诊为包裹性液气胸,CT 有助于鉴别这两种情况。

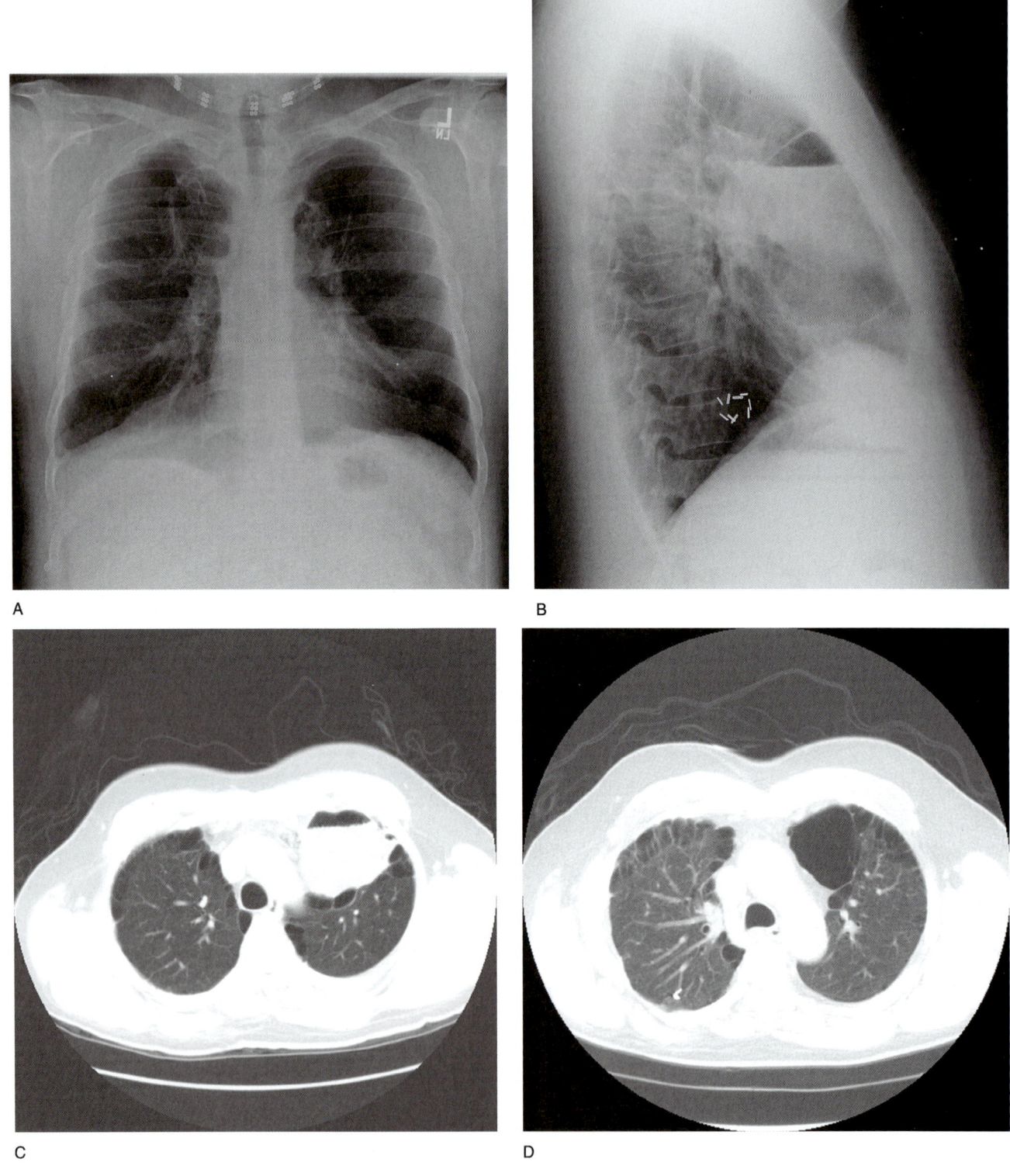

A

B

C

D

图 52-6　A.前后位 X 线胸片可见左上肺大疱内有气-液平。B.侧位 X 线胸片可见左上肺大疱内有气-液平。C.CT 可见左上叶肺大疱感染。D.接受长程抗生素治疗后的同一大疱 CT 影像。

良性无菌性大疱积液

大疱内良性无菌性积液可能源于邻近部位的肺炎，或是由于支气管引流功能差，导致正常形成的液体引流不畅。若患者无症状，其大疱壁薄，且胸部 CT 无周围肺炎或结节表现，应当密切观察，不需要特殊治疗。6~12 周进行密切的放射影像学评估，以确保无感染或支气管源性癌肿。对临床和影像上均表明存在邻近肺炎的患者，应给予抗菌药治疗。活动性感染解除后气-液平可能会持续数周至数月。

感染性大疱

大疱的严重感染临床上可表现为：发热、咳嗽、脓痰、呼吸困难、胸膜炎性胸痛。实验室检查可能出现白细胞增多、痰培养呈阳性。当临床和影像学提示肺大疱感染时，应给予经验性抗菌治疗，起始方案类似于合并慢性阻塞性肺疾病（COPD）的社区获得性肺炎患者。从感染的肺大疱中获取的菌种包括：耐甲氧西林金黄色葡萄球菌（methicillinresistant *Staphylococcus aureus*，MRSA）、拟杆菌、铜绿假单胞菌、分枝杆菌。由于大疱引流不畅必然延缓疾病病程，有时需要延长治疗疗程，还可能需要静脉和大疱内用药。由于部分肺大疱感染与支气管源性癌相关，因此感染病程中需要动态监测胸部影像学。经验性抗感染治疗无效，需要 CT 引导下经皮穿刺抽吸大疱内液体，以明确感染与否，并确定感染的病原体及药物敏感性。应当注意经皮穿刺抽吸可增加气胸和脓胸的风险。另外胸腔闭式引流术和内镜下穿刺引流也有应用。

■ 气胸

自发性气胸可以是间隔旁肺气肿的并发症，特别是在持续吸烟的患者。典型的表现是突发呼吸困难或原有呼吸困难突然加重，伴或不伴胸膜性胸痛。超微结构检测显示间皮细胞脱落可导致空气经大疱壁泄漏，而肺密度检测提示气体潴留有类似阀门的作用。一些病例报道曾描述了支气管肺癌侵蚀肺大疱壁后发生气胸的情况。

胸腔置管引流气体是常用治疗方法，是否采用取决于气胸量的多少和呼吸功能受损程度。肺大疱破裂的患者往往会持续漏气，并伴发胸腔和肺实质感染。后续治疗的目的是防止复发。对于有肺大疱和自发性气胸的患者，可以考虑通过电视胸腔镜手术（VATS）利用胸膜的机械磨损机制进行胸膜固定术。周围弥漫肺气肿程度较轻的患者，可在胸膜固定术的同时切除肺大疱；对弥漫性大疱性肺气肿的患者，则仅行胸膜固定术即可。

■ 支气管肺癌

据报道，原发性肺癌与大疱性肺病有关。可表现为气胸和咯血。肺癌发生率增加可能是由于其易发于纤维化的肺组织，而后者本身更易出现肺大疱。关于恶性肿瘤发病率增加的其他解释包括大疱性疾病引起肺实质营养不良，或通气不良的大疱内致癌物不易清除而持续存在。肺大疱伴发支气管肺癌的 CT 表现包括肺大疱壁的结节或团块，管腔内结节或团块，导致肺大疱壁增厚的软组织密度影，气胸和气-液平。

■ 胸痛和咯血

肺大疱可导致胸痛，与肺结构的过度牵拉有关。疼痛类似于心绞痛，位于胸骨后。这种症状有时非常严重，甚至需要手术干预。大疱壁内的血管破裂可导致咯血，有时可为大咯血。

治疗

许多肺大疱患者可以内科治疗。由于肺大疱的自然史不可预测，大疱性疾病的患者应该定期进行胸部影像学检查，以确保疾病状态维持稳定。偶尔，大疱会突发不明原因地快速增大，另外，也可能缩小或消失。

■ 内科治疗

无症状患者发现肺大疱时需要进一步确认，推荐每年进行胸部影像学检查，建议戒烟，警惕一旦出现症状需要尽快就诊。应当禁止可能促发肺大疱破裂的活动（比如接触性运动和深潜）。如合并慢性支气管炎、哮喘或者肺气肿，需要同时进行治疗。对于 α_1-抗胰蛋白酶缺乏的患者应当补充抗蛋白酶。也有经支气管镜放置支气管内活瓣（见第 36 章）的报道。

■ 手术治疗

虽然尚无巨型肺大疱切除术的随机临床试验，但一些病例系列研究已经表明选择性大疱切除术具有潜在益处。总体来讲，60%~90% 的患者可获得 5 年甚至更长时间的症状及功能显著改善。弥漫性肺气肿患者较无弥漫性肺气肿的患者恶化更快。一篇肺大疱切术的系统回顾指出相较于肺功能参数和 $D_{L_{CO}}$，低氧血症更容易得到改善。影像学提示肺组织压缩的患者更可能得到氧合改善。开胸大疱切除术患者的围手术期死亡率为 0~7%,合并弥漫性肺气肿的患者病死率似乎更高。死亡原因包括肺炎、呼吸衰竭、肺栓塞和心血管并发症。

■ 手术指征

肺大疱切除术最常见的适应证是单个肺大疱占据单侧胸腔 30% 以上导致严重的呼吸困难,或者自发继发性气胸。临床医生面临的重要挑战是选择适合的患者进行大疱切除术。如果影像学提示肺大疱占据单侧胸腔 50% 以上且挤压邻近的正常肺组织(表 52-3,图 52-3A、B),提示肺大疱切除术可能获益。已报道的肺大疱切除术最可能获益的患者适应证详细列于表 52-3。

如表 52-3 中所标注,报道认为呼吸生理数据可为是否手术提供有价值依据。大多数肺大疱患者的 FEV_1 占预测值百分比 $<80\%$ 但 $>40\%$,一些临床系列研究结论均支持上述阈值界定。同样,具有空气潴留征象的患者在手术中更可能获益,如肺总容量(TLC)$>$ 100% 预计值,残气量(RV)$>150\%$ 预测值。有人认为,体积描记法和氦稀释技术所测定的肺容积的差值可以用于估算无通气肺的体积。无通气肺的体积越大手术效果越好。

■ 禁忌证

如表 52-3 中所列不适合手术的相关指征包括:高龄、持续吸烟、明显合并症、肺功能低下(FEV_1 和 $D_{L_{CO}}$)、高碳酸血症、影像检查示大疱边界不清、肺动脉高压。同样,慢性咳痰或频繁肺部感染的患者术后改善可能较小。

■ 术前评估及治疗

术前评估包括之前提到肺功能及影像学检查。合并慢性阻塞性肺疾病(COPD)者应积极给予吸入药物和肺康复治疗。合并 COPD 患者心血管疾病风险增加,术前应评估心脏功能。

■ 麻醉

麻醉过程中的标准监测包括血压、脉氧饱和度、二氧化碳图、核心体温、持续心电监测。动脉和中心静脉压监测为非强制项目,但临床经常应用。手术通常在全身麻醉下进行。短效麻醉剂优于长效药物,利于早期拔管。严重肺大疱会影响吸入麻醉药的吸收和分布,故诱导麻醉通常使用静脉药物。通常会置入胸段硬膜外导管,以备术中和/或术后硬膜外给药。

诱导麻醉后,摆放合适体位,消毒,将单肺通气的气管插管置入非手术侧肺,使术侧肺萎陷。术后立即完善检查评估贫血、心肌缺血、电解质紊乱、高碳酸血症、低氧血症、肺复张不足等。若各项指标达标,患者可拔管;大多数情况下手术室内即可拔管。

■ 手术入路和技巧

尽管许多外科医生更愿意行开胸肺大疱切除,但 VATS 技术的应用已越来越多。行开胸手术时,一般后外侧入路用于单侧大疱性疾病,而正中入路常用于双侧肺大疱切除术。主要大疱之外的肺组织的切除量取决于尽量切除病变组织以优化复张压缩组织,和避免切除健康肺组织以减少缝线周围漏气,使二者之间达到最适度。对于单个的边界清楚有明确窄蒂的大疱,予以简单吻合器切除即可。而对于广基大疱或者许多大疱融合界限不清时,常需要应用广路吻合器楔形切除术。在一些特殊的情况下,可能需要用到肺叶切除和肺段切除。

肺大疱的消融和切除可以通过多种术式实现,包括折叠、激光消融、吻合器切除。后者在术中最为常见且应用得最为广泛。有许多方法可减少术后漏气,包括应用外源物质来加固短纤维缝线(例如,牛心包或聚四氟乙烯带)、术中空气泄漏区域使用纤维蛋白封闭剂,制造一个"胸腔帐篷"。布朗普顿术式或改良莫纳迪术式应用小切口胸廓切开术,使大疱可视化,用碘化滑石粉灌注大疱,利用 Foley 导管对大疱进行数天闭式引流。随后将滑石粉注入胸膜腔进行胸膜固定。

术后应密切关注呼吸状态,控制疼痛,减轻支气管痉挛及过度充气,监测气胸的发生或恶化,预防血栓栓塞性疾病。注意胸腔引流管引流情况是减小气胸负效应的关键。胸腔引流管一般留置到肺完全膨胀且无漏气征象时。对一些有持续缓慢漏气的患者,可留置胸腔细导管联合单向活瓣(如 Heimlich 瓣)以方便患者早日出院。术后疼痛管理至关重要,可以确保患者早期活动,及有效咳嗽从而减少并发症。

总结

对大疱性肺病的原因、分类及其病理生理的认识有重要的临床意义。经过仔细的临床、影像学以及生理学评估,可以识别出哪些患者的呼吸困难可通过各种内科、外科以及支气管镜干预治疗得以明显改善。

陈　琳　译
暴　婧　审校

参考文献

[1] MURPHY DM, FISHMAN AP. Bullous disease of the lung//FISHMAN AP. Fishman's pulmonary diseases and disorders. 4th ed. New York, NY: McGraw-Hill, 2008.

[2] LAURENZI GA, TURINO GM, FISHMAN AP. Bullous disease of the lung. Am J Med, 1962, 32:361–378.

[3] GAENSLER E, JEDERLINIC P, FITZGERALD M. Patient work-up for bullectomy. J Thorac Imaging, 1986, 1:75–93.

[4] CHANDRA D, ROSE SR, CARTER RB, et al. Fluid-containing emphysematous bullae: a spectrum of illness. Eur Respir J, 2008, 32(2):303–306.

[5] LEATHERMAN JW, MCDONALD FM, NIEWOHNER DE. Fluid-containing bullae in the lung. South Med J, 1985, 78(6):708–710.

[6] RICHARDSON MS, REDDY VD, READ CA. New air-fluid levels in bullous lung disease: a reevaluation. J Natl Med Assoc, 1996, 88(3):185–187.

[7] MORGAN MD, EDWARDS CW, MORRIS J, et al. Origin and behaviour of emphysematous bullae. Thorax, 1989, 44(7):533–538.

[8] MCCHESNEY T. Placental transmogrification of the lung: a unique case with remarkable histopathologic features. Lab Invest, 1979, 40:245–246.

[9] HORSLEY WS, GAL AA, MANSOUR KA. Unilateral giant bullous emphysema with placental transmogrification of the lung. Ann Thorac Surg, 1997, 64:226–228.

[10] ITO S, BARTOLAK-SUKI E, SHIPLEY JM, et al. Early emphysema in the tight skin and pallid mice: roles of microfibril-associated glycoproteins, collagen, and mechanical forces. Am J Respir Cell Mol Biol, 2006, 34(6): 688–694.

[11] BOUSHY SF, KOHEN R, BILLIG DM, et al. Bullous emphysema: clinical, roentgenologic and physiologic study of 49 patients. Dis. Chest, 1968, 54(4):17–24.

[12] MARTINEZ F. Evaluation and medical management of giant bullae in COPD//ROSE B. UpToDate. Waltham, MA: UpToDate, 2013.

[13] MIRELES-CABODEVILA E, SAHI H, FARVER C, et al. A young patient with a minimal smoking history presents with bullous emphysema and recurrent pneumothorax. Chest, 2007, 132(1):338–343.

[14] STOLLER JK, ABOUSSOUAN LS. A review of α1-antitrypsin deficiency. Am J Resp Crit Care Med, 2012, 185(3):246–259.

[15] MARTINEZ F, CHANG A. Surgical therapy for chronic obstructive pulmonary disease. Sem Respir Crit Care Med, 2005, 26(2):167–191.

[16] MITLEHNER W, FRIEDRICH M, DISSMANN W. Value of computed tomography in the detection of bullae and blebs in patients with primary spontaneous pneumothorax. Respiration, 1992, 59: 221–227.

[17] MOSTAFA M, MOSTAFA S. Role of the chest radiography, spirometry, and high resolution computed tomography in the early diagnosis of emphysema. Egypt J Radiol Nuc Med, 2919, 41:509–515.

[18] WAITCHES GM, STERN EJ, DUBINSKY TJ. Usefulness of the double-wall sign in detecting pneumothorax in patients with giant bullous emphysema. AJR Am J Roentgenol, 2000, 174(1765):1765–1768.

[19] WASEEM M, JONES J, BRUTUS S, et al. Giant bulla mimicking pneumothorax. J Emerg Med, 2005, 29(2):155–158.

[20] SHARMA N, JUSTANIAH AM, KANNE JP, et al. Vanishing lung syndrome (giant bullous emphysema): CT findings in 7 patients and a literature review. J Thorac Imaging, 2009, 24(3):227–230.

[21] MARTI-BONMATI L, CATALA FJ, RUIZ PERALES F. Computed tomography differentiation between cystic bronchiectasis and bullae. J Thorac Imaging, 1991, 7(1):83–85.

[22] MEYERS B, PATTERSON G. Chronic obstructive pulmonary disease. 10: bullectomy, lung volume reduction surgery, and transplantation for patients with chronic obstructive pulmonary disease. Thorax, 2003, 58:634–638.

[23] GOULD GA, REDPATH AT, RYAN M, et al. Parenchymal emphysema measured by CT lung density correlates with lung function in patients with bullous disease. Eur Respir J, 1993, 6:698–704.

[24] SUGA K, IWANAGA H, TOKUDA O, et al. Intrabullous ventilation in pulmonary emphysema: assessment with dynamic xenon-133 gas SPECT. Nucl Med Commun, 2012, 33(4):371–378.

[25] NAKAHARA K, NAKAOKA K, OHNO K, et al. Functional indications for bullectomy of giant bulla. Ann Thorac Surg, 1983, 35(5):480–487.

[26] TRAVALINE JM, ADDONIZIO VP, CRINER GJ. Effect of bullectomy on diaphragm strength. Am J Respir Crit Care Med, 1995, 152: 1697–1701.

[27] WADE JF 3rd, MORTENSON R, IRVIN CG. Physiologic evaluation of bullous emphysema. Chest, 1991, 100(4):1151–1154.

[28] HENAO-MARTINEZ AF, FERNANDEZ JF, ADAMS SG, et al. Lung bullae with air-fluid levels: what is the appropriate therapeutic approach? Respir Care, 2012, 57(4):642–645.

[29] MAHLER DA, GERSTENHABER BJ, D'ESOPO ND. Air-fluid levels within lung bullae associated with pneumonitis. Lung, 1981, 159(3):163–171.

[30] PETERS JI, KUBITSCHEK KR, GOTLIEB MS, et al. Lung bullae with air-fluid levels. Am J Med, 1987, 82(4):759–763.

[31] CHANDRA D, SOUBRA SH, MUSHER DM. A 57-year-old man with a fluid-containing lung cavity: infection of an emphysematous bulla with methicillin-resistant Staphylococcus aureus. Chest, 2006, 130(6):1942–1946.

[32] KOBASHI Y, YOSHIDA K, MIYASHITA N, et al. Infectious bulla of the lung caused by Mycobacterium intracellulare. J Infect Chemother, 2005, 11(6):293–296.

[33] CHON SH, SHINN SH, LEE CB. Giant fluid-filled bulla treated by instillation of antibiotics after percutaneous drainage. Thorac Cardiovasc Surg, 2010, 58(2):122–124.

[34] ASAI N, OHKUNI Y, MATSUNUMA R, et al. Infectious giant bulla associated with lung cancer. J Bras Pneumol, 2011, 37(3):404–408.

[35] KIRSCHNER LS, STAUFFER W, KRENZEL C, et al. Management of a giant fluid-filled bulla by closed-chest thoracostomy tube drainage. Chest, 1997, 111(6):1772–1774.

[36] TAKANAMI I. Endoscopic drainage of an infected giant bulla. Interact Cardiovasc Thorac Surg, 2006, 5(6):794–795.

[37] OHATA M, SUZUKI H. Pathogenesis of spontaneous pneumothorax. With special reference to the ultrastructure of emphysematous bullae. Chest, 1980, 77(6):771–776.

[38] SMIT HJ, GOLDING RP, SCHRAMEL FM, et al. Lung density measurements in spontaneous pneumothorax demonstrate airtrapping. Chest, 2004, 125(6): 2083–2090.

[39] OKADA D, KOIZUMI K, HARAGUCHI S, et al. Pneumothorax manifesting primary lung cancer. Jpn J Thorac Cardiovasc Surg, 2002, 50(3):133–136.

[40] TSCHOPP JM, RAMI-PORTA R, NOPPEN M, et al. Management of spontaneous pneumothorax: state of the art. Eur Respir J, 2006, 28(3):637–650.

[41] BAUMANN MH, STRANGE C, HEFFNER JE, et al. Manage-ment of spontaneous pneumothorax: an American College of Chest Physicians Delphi consensus statement. Chest, 2001, 119(2): 590–602.

[42] ISAKA M, ASAI K, URABE N. Surgery for secondary spontaneous pneumothorax: risk factors for recurrence and morbidity. Interact

Cardiovasc Thorac Surg, 2013, 17(2):247–252.

[43] FAROOQI AO, CHAM M, ZHANG L, et al. Lung cancer associated with cystic airspaces. Am J Roentgenol, 2012, 199(4):781–786.

[44] HIRAI S, HAMANAKA Y, MITSUI N, et al. Primary lung cancer arising from the wall of a giant bulla. Ann Thorac Cardiovasc Surg, 2005, 11(2):109–113.

[45] ARAB WA, ECHAVE V, SIROIS M, et al. Incidental carcinoma in bullous emphysema. Can J Surg, 2009, 52(3): E56–E57.

[46] ERNE BV, GRAFF M, KLEMM W, et al. Bulla in the lung. Lancet, 2012, 380(9849):1280.

[47] TSUTSUI M, ARAKI Y, SHIRAKUSA T, et al. Characteristic radiographic features of pulmonary carcinoma associated with large bulla. Ann Thorac Surg, 1988, 46(6):679–683.

[48] MAKI D, TAKAHASHI M, MURATA K, et al. Computed tomography appearances of bronchogenic carcinoma associated with bullous lung disease. J Comput Assist Tomogr, 2006, 30(3):447–452.

[49] KANEDA M, TARUKAWA T, WATANABE F, et al. Clinical features of primary lung cancer adjoining pulmonary bulla. Interact Cardiovasc Thorac Surg, 2010, 10(6):940–944.

[50] PARK HY, LIM SY, PARK HK, et al. Regression of giant bullous emphysema. Intern Med, 2010, 49(1):55–57.

[51] CHEN CW, PERNG WC, LI MH, et al. Hemorrhage from an enlarged emphysematous bulla during commercial air travel. Aviat Space Environ Med, 2006, 77(12):1275–1277.

[52] BYRD RP Jr, ROY TM. Spontaneous resolution of a giant pulmonary bulla: what is the role of bronchodilator and anti- inflammatory therapy? Tenn Med, 2013, 106(1):39–42.

[53] SHANTHAVEERAPPA HN, MATHAI MG, BYRD RP Jr, et al. Spontaneous resolution of a giant pulmonary bulla. J Ky Med Assoc, 2001, 99(12):533–536.

[54] STANESCU D, VERITER CL. Spontaneous regression of a giant pulmonary bulla. Thorax, 1996, 51(12):1283.

[55] SANTINI M, FIORELLO A, DI CRESCENZO VG, et al. Use of uni-directional endobron-chial valves for the treatment of giant emphysematous bulla. J Thorac Cardiovasc Surg, 2010, 139(1):224–226.

[56] SANTINI M, FIORELLI A, VICIDOMINI G, et al. Endobronchial treatment of giant emphysematous bullae with one-way valves: a new approach for surgically unfit patients. Eur J Cardiothorac Surg, 2011, 40(6):1425–1431.

[57] NOPPEN M, TELLINGS JC, DEKEUKELEIRE T, et al. Successful treatment of a giant emphysematous bulla by bronchoscopic placement of endobronchial valves. Chest, 2006, 130(5):1563–1565.

[58] MARTINEZ F. Bullectomy for giant bullae in COPD. In: ROSE B, ed. UpToDate. Waltham, MA: UpToDate, 2013.

[59] SNIDER GL. Reduction pneumoplasty for giant bullous emphysema. Implications for surgical treatment of nonbullous emphysema. Chest, 1996, 109(2):540–548.

[60] PALLA A, DESIDERI M, ROSSI G, et al. Elective surgery for giant bullous emphysema. A 5-year clinical and functional follow-up. Chest, 2005, 128:2043–2050.

[61] NEVIERE R, CATTO M, BAUTIN N, et al. Longitudinal changes in hyperinflation parameters and exercise capacity after giant bullous emphysema surgery. J Thorac Cardiovasc Surg, 2006, 132: 1203–1207.

[62] SCHIPPER P, MEYERS B, BATTAFARANO R, et al. Outcomes after resection of giant emphysematous bullae. Ann Thorac Surg, 2004, 78:976–982.

[63] FITZGERALD M, KEELAN P, ANGELL D. Long-term results of surgery for bullous emphysema. Surgery, 1974, 68:566–582.

[64] LAROS C, GELLISEN H, BERGSTEIN P, et al. Bullectomy for giant bullae in emphysema. J Thorac Cardiovasc Surg, 1986, 91:63–70.

[65] KINNEAR W, TATTERFIELD A. Emphysematous bullae: surgery is best for large bullae and moderately impaired lung function. BMJ, 1990, 300:208–209.

[66] SHAH SS, GOLDSTRAW P. Surgical treatment of bullous emphysema: experience with the Brompton technique. Ann Thorac Surg, 1994, 58(5):1452–1456.

[67] GUNSTENSEN J, MCCORMACK RJ. The surgical manage-ment of bullous emphysema. J Thor Cardiovas Surg, 1973, 65(6):920–929.

[68] NICKOLADZE G. Functional results of surgery for bullous emphysema. Chest, 1992, 101:119–122.

[69] AUGOUSTIDES JG, NEUMAN MD, AL-GHOFAILY L, et al. Preoperative cardiac risk assessment for noncardiac surgery: defining costs and risks. J Cardiothorac Vasc Anesth, 2013, 27(2):395–399.

[70] BRISTER NW, BARNETTE RE, KIM V, et al. Anesthetic considerations in candidates for lung volume reduction surgery. Proc Am Thorac Soc, 2008, 5(4):432–437.

[71] BOASQUEVISQUE CH, YILDIRIM E, WADDEL TK, et al. Surgical techniques: lung transplant and lung volume reduction. Proc Am Thorac Soc, 2009, 6(1):66–78.

[72] GREENBERG JA, SINGHAL S, KAISER LR. Giant bullous lung disease: evaluation, selection, techniques, and outcomes. Chest Surg Clin N Am, 2003, 13(4):631–649.

[73] TSUCHIDA M, NAKAYAMA K, SHINONAGA M, et al. Video-assisted thoracic surgery for thoracoscopic resection of giant bulla. Surg Today, 1996, 26(5):349–352.

[74] MENCONI GF, MELFI FM, MUSSI A, et al. Treatment by VATS of giant bullous emphysema: results. Eur J Cardiothorac Surg, 1998, 13(1):66–70.

[75] FITZPATRICK MJ, KITTLE CF, LIN TK, et al. Some physiologic changes associated with surgical excision of emphysematous bullae. Am J Med, 1957, 22:534–548.

[76] CHO S, HUH DM, KIM BH, et al. Staple line covering procedure after thoracoscopic bullectomy for the management of primary spontaneous pneumothorax. Thorac Cardiovasc Surg, 2008, 56(4):217–220.

[77] MOSER C, OPITZ I, ZHAI W, et al. Autologous fibrin sealant reduces the incidence of prolonged air leak and duration of chest tube drainage after lung volume reduction surgery: a prospective randomized blinded study. J Thorac Cardiovasc Surg, 2008, 136(4):843–849.

[78] BRUNELLI A, AL REFAI M, MUTI M, et al. Pleural tent after upper lobectomy: a prospe-ctive randomized study. Ann Thorac Surg, 2000, 69(6):1722–1724.

[79] VENUTA F, DE GIACOMO T, RENDINA EA, et al. Thoracoscopic pleural tent. Ann Thorac Surg, 1998, 66(5): 1833–1834.

[80] COOPER JD. Technique to reduce air leaks after resection of emphysematous lung. Ann Thorac Surg, 1994, 57(4):1038–1039.

[81] WANG H, XU Z, GAO W. A modified Brompton technique for the treatment of giant bulla in patients with diffuse emphysema. Thorac Cardiovasc Surg, 2012, 60(2):161–163.

[82] GOLDSTRAW P, PETROU M. The surgical treatment of emphysema. The Brompton approach. Chest Surg Clin N Am, 1995, 5(4):777–796.

第 53 章

支气管扩张

Alan F. Barker
Steven L. Brody

支气管扩张是一个形态学术语,用以描述支气管异常的不可逆的扩张及管壁增厚。由 1819 年 Laennec 最初描述病理标本中扩张支气管时首次使用了这一解剖学定义并沿用至今。支气管扩张症体现了引起支气管壁及其周围支持组织破坏的各种病理过程的终末期。病因包括先前的肺部感染、全身炎症性疾病和影响宿主防御功能的遗传性疾病,然而受累患者中仍有超过一半被认为是特发性的。临床表现包括慢性咳嗽、大量脓痰。支气管扩张症有许多和慢性支气管炎相似的特点,包括气道存在炎症并易于塌陷,肺功能提示气流阻塞,常出现急性加重。

患病率

支气管扩张症在抗生素前时代是一种常见的致残及致死性疾病,而今在世界上医疗资源匮乏地区仍然很普遍。总体来说,这是导致化脓性肺部疾病的重要原因,对感染人群的生活质量及卫生体系均有显著影响,患者频繁就诊、住院,使用高分辨率 CT(HRCT)明确诊断并应用静脉抗生素,消耗大量医疗资源。在美国,总体患病率估算为 52/10 万,但患病率随年龄而有所不同。18~34 岁年龄段患病率约为 4.2/10 万,但在 75 岁及以上的人群,估计患病率超过 272/10 万。据估计,美国有 110 000 名支气管扩张症患者,大多数病例研究中,60% 受累患者是女性。居住在偏远地区的某些种族人群的患病率较高,包括阿拉斯加的土著居民、新西兰和太平洋的毛利人以及澳大利亚中部的土著群体。在北美洲和欧洲,医疗服务的改善使发病率降低,因此,目前成人支气管扩张症患者中囊性纤维化(CF)和其他遗传疾病占比显著。

病理生理学

许多患者支气管扩张症的发病机制尚不清楚,其他患者则可能依病因而异,因此病理生理学常保持描述性特征。大体病理学反映了慢性病变,因此常难以发现导致气道阻塞的初始病变。支气管扩张中异常的支气管扩张主要影响中等大小的支气管,但通常延伸到远端支气管和细支气管。在手术切除或尸检的肺大体标本中,受累的支气管和细支气管病变显著,累及全程并延伸至胸膜表面。这些扩张膨胀的支气管通常充满脓性分泌物。受累支气管呈现透壁性炎症、黏膜水肿、穿孔、溃疡、新生血管形成。支气管上皮可因黏膜下肉芽肿形成和淋巴细胞聚集而呈现息肉样外观,因支气管平滑肌肥厚形成嵴样隆起,以及因支气管黏液腺扩张形成腺窝。严重病例可出现上皮层剥脱,其下的弹力纤维层、平滑肌和软骨破坏并且为纤维化组织替代。广泛支气管动脉-肺动脉瘘形成可导致支气管动脉迂曲扩张。

显微镜下,支气管扩张与气道上皮重塑有关,其特征是黏液细胞化生,纤毛细胞减少。在其他区域以柱状及鳞状细胞化生为主。支气管管壁普遍存在中性粒细胞、淋巴细胞和单核细胞的明显浸润。也可见到支气管腺体肥大和淋巴组织增生。

支气管阻塞后出现的支气管扩张现象目前有多种解释。支气管阻塞后,支气管内大气压和胸膜腔负压形成的压力差作用于塌陷部位近端的气道形成强大的扩张力。长时间的作用力可能导致受损的、有炎症的气道呈现永久的病理性气道扩张。周围肺组织纤维化、肺不张、肺容积减小,也会增加局部肺组织的收缩力。动物实验表明,阻塞可能通过影响气道廓清,促进细菌感染,支气管壁炎症破坏等机制促进支气管扩张形成。

人们早就认识到,不管是何种原发病导致的支气管扩张,其气道病理变化均与慢性细菌感染有关。Peter Cole 等人提出的反复感染及炎症损害的"恶性循环"概念早在三四十年前已被广为接受。该循环由具有遗传易感性的宿主出现感染和气道损害而启动。这种恶性循环理论认为慢性细菌性支气管感染和炎症可损伤或破坏黏膜纤毛防御功能,导致分泌物淤滞,反而使细菌感染进一步加重,呼吸道炎症加剧和支气管扩张形成。宿主防御功能的某些原发性缺陷(如 IgG 缺陷)也是病因之一。此外,仅有呼吸道急性细菌感染和慢性生物膜形成并不足以产生真正的支气管扩张症。呼吸道上皮细胞功能受损、免疫反应或其他全身炎症性状态导致的呼吸道廓清能力下降也是必备条件。一旦损伤发生,支气管扩张症患者的呼吸道内会出现慢性或反复发作的铜绿假单胞菌感染,导致呼吸道廓清功能和气道阻塞进一步恶化,健康相关生活质量(health-related quality of life,HQOL)和肺功能下降。这可能与该菌能释放毒力强的外毒素,在组织表面形成生物膜,容易繁衍出高突变的耐药菌株相关,这些因素均可使支气管损伤延续并强化。

尚未发现非囊性纤维化支气管扩张的特异性生化和分子标记物,也尚未构建出支气管扩张症的动物模型。早期生化改变与感染有关,反映了经典的宿主免疫反应。在疾病后期,则可检测出大量中性粒细胞、巨噬细胞和单核细胞及其产物。上述两个阶段,肿瘤坏死因子-α(TNF-α)和IL-8等细胞因子均可升高,提示了炎性细胞能被持续募集。痰中可检出大量中性粒细胞和巨噬细胞产生的弹性蛋白酶和蛋白酶,提示二者参与了气道损伤和随后发生慢性支气管扩张的病理过程。

临床特征

支气管扩张症的典型临床表现是每天咳嗽,咳黏液脓性痰。几乎所有患者均有咳嗽症状,而且可能是很多年唯一的症状。大多数患者咳脓性黏痰,早晨尤其明显(卧位睡眠时积聚的缘故)。也可表现为间断咳痰,受到反复感染、支气管堵塞和抗生素治疗的影响。"干性支气管扩张症"表现为咳嗽、少痰和/或偶发咯血。40%~70%的患者可能会出现咯血,患者可从痰中带血丝到咯大血块表现不等。咳嗽加重、呼吸困难、痰量增大、痰色变黑、发热、咯血及胸痛是急性加重的特征。患者通常有反复发作的肺部感染病史,但罹患一次严重的肺炎、肺结核或百日咳继发的肺炎也可导致支气管扩张。

查体肺部听诊可闻及吸气早期或中期的湿啰音,也可闻及弥漫性干啰音及呼气相延长。重症患者或并发肺炎的患者可闻及管状呼吸音。在抗生素应用以前杵状指和肥大性肺性骨关节病也是常见体征,但现在很少见到。晚期患者可出现呼吸衰竭和肺心病的体征。

易感因素或相关情况

儿童时期的呼吸道感染如肺炎、百日咳、难治性麻疹和肺结核等继发的支气管损伤,是支气管扩张的常见原因。然而,随着抗生素的早期使用及儿童免疫接种的普及,宿主内在防御功能缺陷已取代感染成为支气管扩张的主要病因。过去认为很难查到可治疗的病因,最近的研究也显示了不同的结果(表53-1)。多数综合医院的病例研究表明将近50%的患者可明确相关或致病病因。对免疫和其他呼吸道固有防御功能相关的基因进行仔细检查,减少了特发性病例的数量,可考虑给予针对性治疗的患者数量增加。严格筛查后可见成人支气管扩张的病因呈双峰分布:遗传性病因者多为儿童时期首发症状,老年患者则以特发性支气管扩张为主。

表53-1 不同文献报道的支气管扩张症的相关因素及病因

统计项目	Anwar 等,2013	Altenburg 等,2013	McShane 等,2012	Li 等,2005	Pasteur,2000
患者例数/例	189	83	106	136	150
平均年龄/岁	66	62	61	12	53
病因或相关因素/例					
免疫缺陷	2	2	18	52	12
感染后	46	28	10	5	44
误吸	2	1	12	25	6
原发性纤毛不动	2	1	3	20	4
α₁-抗胰蛋白酶缺乏	2	1	12	0	0
先天结构畸形	0	1	1	5	1
变应性支气管肺曲霉病	7	2	1	0	11
哮喘	6	14	0	0	0
类风湿性关节炎	9	0	13	0	6
血液学(干细胞移植)	0	0	15	0	1
炎症性肠病	5	0	3	0	2
特发性	82(43%)	27(17%)	7(6%)	35(26%)	80(53%)

■ 感染

许多肺部感染与支气管扩张的形成有关。腺病毒、疱疹病毒和金黄色葡萄球菌、肺炎克雷伯菌、铜绿假单胞菌等细菌所致的复杂感染，会导致严重的坏死性支气管肺炎。肺炎链球菌、流感嗜血杆菌、莫拉菌感染一般不引起支气管扩张，但这些病菌可长期定植于支气管扩张症患者的气道内。继发于慢性吸入或支气管阻塞的坏死性肺炎常伴有肺实质破坏和支气管扩张。肺结核可以通过几种机制导致支气管扩张。支气管扩张症可继发于支气管结核，也可由于结核感染后支气管壁缩窄继发阻塞性支气管损伤，以及淋巴结肿大导致的支气管外压性阻塞。

非结核分枝杆菌（nontuberculous Mycobacterium，NTM）与支气管扩张症的相关性也已广为证实。这些患者的 CT 表现相对特异，呈现为中叶或舌叶不规则小结节，但其他肺叶也可受累。虽然传统上，NTM 常被认为是免疫缺陷宿主的继发病原体或毁损肺脏的定植菌（大疱性肺气肿，肺空洞性病变），但目前认为 NTM 在正常宿主也会引起支气管扩张。最近的一项研究表明 NTM 感染的特发性支气管扩张与原发性纤毛运动障碍（primary ciliary dyskinesia，PCD）（纤毛摆动频率变缓、鼻一氧化氮水平降低）有一些共同特征，提示这部分患者可能存在潜在的遗传性或获得性缺陷。其中一种 NTM 相关支气管扩张的表型主要累及 50~70 岁有脊柱侧后凸畸形的苗条白种人女性。但并未发现这个亚群存在发现某个潜在的原发性肺部疾病或免疫缺陷。

■ 支气管阻塞

局部支气管扩张也可见于中叶综合征，通常继发于肿瘤、肿大的淋巴结、支气管及其分支结构异常所致的支气管腔内或腔外阻塞。有报道描述了支气管内腺瘤、纤维瘤、软骨瘤、下呼吸道乳头状瘤病等可导致气道不完全阻塞，并继发支气管扩张。

■ 误吸/吸入性气道损伤

误吸或吸入外来物质，如有毒气体或微粒进入呼吸道，可能导致支气管扩张。这可能与吸入的口咽分泌物中含有微需氧菌和厌氧菌可导致坏死性肺炎有关。含有食糜微粒，胃、胆、胰的分泌物和肠道微生物的食管或胃反流物可进入并破坏气道，尤其是大量或反复误吸时。感觉中枢功能受损（卒中、酗酒及滥用药物、癫痫、麻醉后），神经或脊髓功能障碍（肌萎缩性侧索硬化症，多发性硬化，脊髓空洞症），咽部功能缺陷（咽喉部术后、放射治疗后），食管疾病（运动障碍、贲门失弛缓症、气管食管瘘），胃疾病（幽门梗阻）等均会增加误吸的概率和频率。支气管扩张可于异物吸入（通常吸入并未被意识到）多年后出现，动物试验则显示支气管异物进入支气管后 2~8 周内即可出现支气管扩张。胃食管反流病是导致支气管扩张症（CCDC 蛋白家族异常）最常见的危险因素。

■ 囊性纤维化

囊性纤维化（CF）是美国和其他发达国家支气管扩张症的常见病因（见第 50 章）。这是一种常染色体隐性遗传单基因疾病，最常表现为儿童多系统损害。然而，3%~7% 的 CF 患者在成年后才被诊断，并且由于治疗措施改善，现在 CF 患者中 18 岁以上人数已经多于 18 岁以下人数。CF 是由囊性纤维化跨膜传导调节因子（cystic fibrosis transmembrane conductance regulator，CFTR）基因缺陷引起的。现已鉴定出大约 2 000 个 CF 基因突变。上叶受累及痰培养黏液型铜绿假单胞菌、金黄色葡萄球菌均提示 CF 可能是导致支气管扩张的原因。CF 诊断有赖于符合临床标准且汗液氯化物值在 40~60mmol/L。然而，部分临床表现和基因检测均证实 CF 患者汗液中的氯化物含量可能仅位于中介值或正常。在这种情况下，有必要筛查 CFTR 基因的其他突变。在专科中心可测定鼻上皮的电位差，有时也可辅助诊断。

■ 原发性纤毛运动障碍

PCD 是运动纤毛缺陷引起的一种遗传性异质性综合征。确切的患病率尚不清楚，估计在 1:20 000~1:100 000。运动纤毛细胞特异性的组织分布决定了其临床特征，包括慢性中耳炎、鼻窦炎、支气管扩张症、不孕和偏侧缺陷包括内脏转位。PCD 呈现常染色体隐性遗传模式，60% 的病例可归因为目前已发现的 30 多个基因突变。该病涉及的许多基因均与参与纤毛的组装、结构和功能的 2 000 多个蛋白相关。纤毛轴丝包含 9 对外围微管和 2 根中央微管，与动力蛋白相连成为经典的动力复合物结构，称为内、外动力蛋白臂。透射电镜下可观察到呼吸道上皮细胞纤毛的制备。与 PCD 发病相关的致病基因包括纤毛运动（如 DNAI1、DNAI2、DNAH5、DNAH11）、纤毛运动调节和结构组装（如 RSPH4 A、RSPH9、CCDC39、CCDC40）以及动力复合物预装配（如 DNAAF1、DNAAF2、HEATR2）相关蛋白的编码基因。

1933 年，Kartagener 描述了 PCD 综合征，即内脏转位、支气管扩张、鼻息肉或复发性鼻窦炎三联症，Afzelius 在 1976 年描述了纤毛动力蛋白臂超微结构的缺陷,揭示了这一综合征的发病基础。因此,其临床表现包括新生儿呼吸窘迫、反复呼吸道感染、支气管扩张、内脏转位、不孕,内脏转位约占 50%。胚胎早期一过性存在的中线结构胚胎节点含有纤毛,偏侧缺陷就是胚胎节点运动纤毛缺陷的后果。胚胎节点内液体的定向流动激活下游程序决定器官的左右位置。如无液体流动,会导致内脏正位(正常左右)、内脏异位(左右完全颠倒,功能性器官),或中间状态,从而引发心脏疾患。因此,患有先天性心脏病的患者也可能有纤毛功能障碍,心力衰竭时同时并发肺部疾病加重。脑室纤毛运动功能障碍引起的脑积水罕见。

Noone 等研究了来自 68 个家庭的 94 例患者,100% 的患者有咳嗽症状,还可有支气管扩张(98%)、鼻窦炎(47%)、中耳炎(92%)和内脏转位(46%)。虽然大多数 PCD 患者在儿童期被发现,但很多患者直到成年才可能被准确诊断。同 CF 一样,支气管扩张症多发生于儿童时期,并逐渐加重,但与 CF 相反,肺病没有那么严重,通常不影响寿命。

对 PCD 的精准检查在技术上要求很高,应该在专科中心进行。鼻一氧化氮(NO)是最敏感的筛查试验,与囊性纤维化共同的特点是鼻 NO 含量降低,除外 CF 后(如汗液检测正常),再联合鼻 NO 测定与临床特征诊断 PCD 的特异性较高。使用无菌细胞刷从下鼻甲或中鼻甲获取纤毛上皮细胞后,可应用数字高速视频成像来研究纤毛摆动模式和频率。这需要观察者有丰富经验。纤毛摆动异常与超微结构缺陷有关,但纤毛运动正常不能完全排除 PCD,因为某些突变时纤毛摆动频率接近正常。可以通过透射电子显微镜观察呼吸道纤毛轴丝结构,可能会见到动力臂、外周和中央微管、放射辐及基体的缺陷。这些研究在技术上具有挑战性,某些 PCD 病例也可能没有结构异常,特别是当突变涉及调节蛋白时。一些研究中心可进行基因检测。

■ 慢性阻塞性肺疾病和支气管扩张症

吸烟虽可导致慢性阻塞性肺疾病,但可能不是支气管扩张症的病因,尽管二者的临床特征存在重叠且影响预后和疾病管理。其临床表型可包括因频繁发作需急诊就诊,HRCT 显示同时存在肺气肿和支气管扩张者预后更差,肺功能提示阻塞性通气功能障碍,痰微生物学检查提示铜绿假单胞菌。

■ α_1-抗胰蛋白酶缺乏症

α_1-抗胰蛋白酶缺乏症(alpha-1 antitrypsin defi-

ciency,AATD)患者的中性粒细胞弹性蛋白酶可畅通无阻地直接破坏肺泡,导致肺气肿。气道内大量的弹性蛋白也会受到破坏。AAPD 可能是一组异质性肺疾病,而非单纯肺气肿形成。小宗病例报道证实部分 AATD 患者存在支气管扩张。Cuvelier 等测定了支气管扩张症确诊患者和健康献血者的抗胰蛋白酶等位基因。他们发现除了同时存在肺气肿和支气管扩张的患者外,其他支气管扩张症患者和对照组抗胰蛋白酶等位基因并无显著差异。同时合并肺气肿和支气管扩张的患者 α_1 等位基因异常更多。他们的结论是支气管扩张可能是肺气肿的后果。在 Parr 等对 74 例 α_1-抗胰蛋白酶缺乏症患者进行的研究中(PIZ 型),70 例在 HRCT 中发现有支气管扩张。他们把有临床意义的支气管扩张症定义为频繁咳痰且 HRCT 上累及 4 个及 4 个以上肺叶的支气管扩张。57 例患者有 4 个甚至更多的支气管肺段呈现支气管扩张。20 例患者(27%)符合有临床意义的支气管扩张症标准。一般来说,支气管扩张严重的患者肺气肿更严重。AATD 患者是否存在同时诱发肺气肿和支气管扩张症的共同机制,或肺气肿患者更容易罹患支气管扩张,尚不清楚。

■ 变应性支气管肺曲霉病

变应性支气管肺曲霉病(allergic bronchopulmonary aspergillosis,ABPA)是由一种由普遍存在的真菌烟曲霉引发的过敏性肺部疾病,通常是持续性哮喘或囊性纤维化的并发症之一。这些情况下黏液过度产生伴纤毛清除功能受损使吸入的曲霉菌孢子在气道内滞留并出芽生长,释放蛋白酶和其他真菌产物,进一步损害清除功能,破坏上皮细胞,并激活免疫反应。ABPA 的特点是局部和全身嗜酸性粒细胞明显增多,烟曲霉特异性 IgG 和 IgE 抗体,以及血清总 IgE 的非特异性升高。临床上 ABPA 表现为难以控制或反复发作的哮喘、肺浸润、中心性支气管扩张,可发展为肺纤维化。非囊性纤维化和囊性纤维化患者 ABPA 均有相应的诊断标准。

■ 炎症性疾病

多种风湿性疾病和自身免疫状态均可见大小气道的炎症和纤维化过程。20%~35% 行 HRCT 的类风湿关节炎(rheumatoid arthritis,RA)患者存在支气管扩张,有症状和无症状者中分别为 30% 和 8%,其发生与吸烟状态无关。支气管扩张可能先于或晚发于 RA,二者共存预示存活率降低。干燥综合征也可伴发支气管扩张,可能与气道分泌物凝结引起肺不张及支气管壁破坏有关。复发性多软骨炎在反复肺炎区域以及无感染区域均可并发支气管扩张。现在还不清楚是否软骨炎本身或反复感染致易发支气管扩张。炎症性肠病如慢性溃疡性结肠炎与支气管扩张有关。尽管已提出了自身免疫和免疫复合物沉积理论，但其发病机制仍不清楚。结肠切除术对这种类型的支气管扩张并无治疗作用，而且在结肠切除术后支气管扩张仍会出现或进展。结节病患者的支气管扩张常常是继发于肺实质或支气管周围纤维化的牵拉性支气管扩张。支气管内结节病可因梗阻、肺不张、支气管壁破坏导致局灶支气管扩张。

■ 免疫缺陷

支气管扩张症与细胞免疫和体液免疫缺陷均有关。HIV 和人 T 细胞嗜淋巴细胞病毒(human T-cell lymphotropic virus, HTLV)-1 感染患者可出现支气管扩张。它还与干细胞移植和化疗后的获得性免疫缺陷相关。体液免疫缺陷和低丙种球蛋白血症会导致反复呼吸道感染和支气管扩张。几种形式的抗体缺乏均可导致支气管扩张，包括 X 连锁无丙种球蛋白血症、普通变异型免疫缺陷病、IgA 缺乏症和 IgG 亚类缺陷(通常 IgG-G_2 和 IgG-G_4)。亚类缺陷(总 IgG 正常或接近正常)作为支气管扩张症的病因备受争议，因正常人免疫球蛋白亚类的正常值范围不一，并且精确测定这些指标也很困难。以激发体液免疫反应常用的细菌抗原如流感嗜血杆菌和肺炎链球菌荚膜多糖进行刺激试验，在 4~6 周后测定抗体滴度，可协助判断是否存在体液免疫缺陷。缺乏抗体反应提示存在体液免疫缺陷。早期诊断出这些疾病并给予静脉注射免疫球蛋白替代治疗可显著减少感染，预防支气管扩张，但对选择性 IgM、IgA 和 IgG 亚类缺陷患者应用替代治疗的疗效仍存在争议。成人标准剂量为静脉输注 300mg/kg 1 次/4 周，可以降低呼吸道感染率及其严重程度，部分患者应用 600mg/kg 高剂量治疗似乎能更有效地减少呼吸系统急性加重并保存肺功能。高 IgE 综合征患者伴有反复下呼吸道感染，导致支气管扩张和肺囊性损毁。呼吸道假单胞菌感染是死亡原因之一。

支气管扩张症的诊断

支气管扩张症的诊断有赖于病史、临床特征及影像学检查提示支气管扩张。这些患者进行诊断评估的目的大多是为了明确可治疗的导致支气管扩张的潜在原因(表 53-2)。胸部影像学明确后，应行血常规

及嗜酸性粒细胞计数，血清 IgG、IgA 和 IgM，汗液氯离子测定或遗传性 CF 检测，痰细菌、分枝杆菌以及真菌培养等重要的初始检查。然后根据病史提供的线索和其他疾病可能进行后续检查。

表 53-2　疑诊支气管扩张症患者的临床评估

项目	描述
病史	反复下呼吸道感染和/或上呼吸道感染、肺炎每天咳黏痰
初步评估	外周血细胞分类 胸部 X 线片 IgG、IgM、IgA 痰:细菌培养及药敏，分枝杆菌，真菌
确定诊断	胸部 CT(平扫)
其他评估	汗液氯离子检测和/或 CFTR 等位基因测定 变应性支气管肺曲霉病组合(IgE、沉淀素或皮肤测试) 支气管镜检查(用以培养，阻塞) 鼻一氧化氮测定 α_1-抗胰蛋白酶水平，表型 肺功能(支气管舒张剂使用前及使用后肺容量测定) 细菌抗原刺激后的血清抗体反应，如肺炎球菌疫苗

■ X 线胸片

X 线胸片可能存在异常，表现为肺纹理增多、环状结构、肺不张、气道扩张并支气管壁增厚(双轨征)和黏液栓塞(指套征)，也可以完全正常，即使确实存在支气管扩张。

■ 高分辨率 CT

高分辨率 CT(HRCT)是目前支气管扩张的确诊检查。HRCT 能准确诊断并定位支气管扩张，发现肺实质异常、细支气管异常及黏液栓塞。还能显示小气道病变导致的气体潴留区(马赛克征)。

气道扩张可在横断面上测量。若管腔直径大于伴行血管直径的 1.5 倍，可诊断支气管扩张(图 53-1 和图 53-2)。其他表现包括支气管壁增厚，小气道被坏死物堵塞(树芽征)(图 53-2 和图 53-3)。支气管扩张的分布和类型可提示特定病因。Cartier 等发现双肺上叶为主的支气管扩张多见于 CF、ABPA 和陈旧性结核。中叶分布的不规则磨玻璃结节是 NTM 的特征表现。其他原因导致的支气管扩张大多位于下叶。HRCT 评分系统可用于 CF 早期识别，严重程度判定和疾病进展监测，还可用作临床试验的终点指标。由于

支气管扩张 CT 表现类似,这些评分系统也可用于非 CF 支气管扩张。用其中一种评分系统对 PCD 儿童进行评估,发现其分值与肺功能相关,另外还与年龄和性别匹配的 CF 儿童和成人进行了比较。

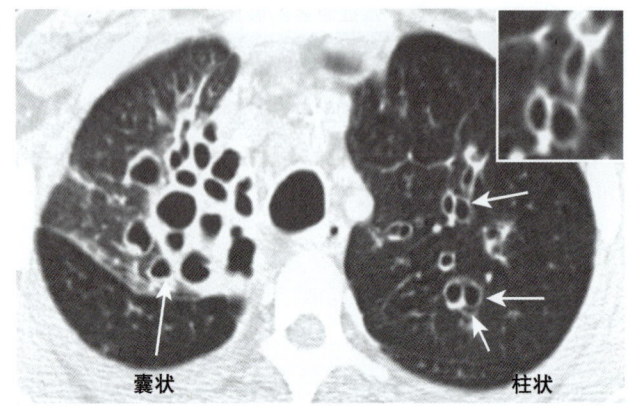

图 53-1 胸部 CT(左肺)柱状支气管扩张:气道扩张,管壁增厚(箭头和文字标识)。(右肺)囊状支气管扩张:显著扩张的气道集聚成囊腔或成簇(箭头)。

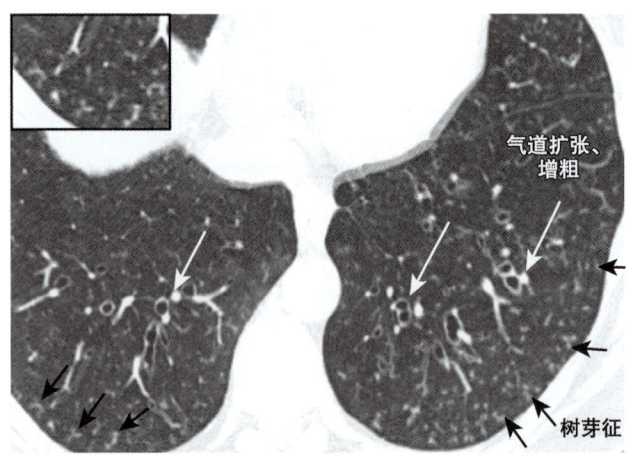

图 53-2 胸部 CT 可见广泛的外周分枝状结节,呈"树芽征"(黑色箭头)。扩张的气道管壁增厚(白箭头)。

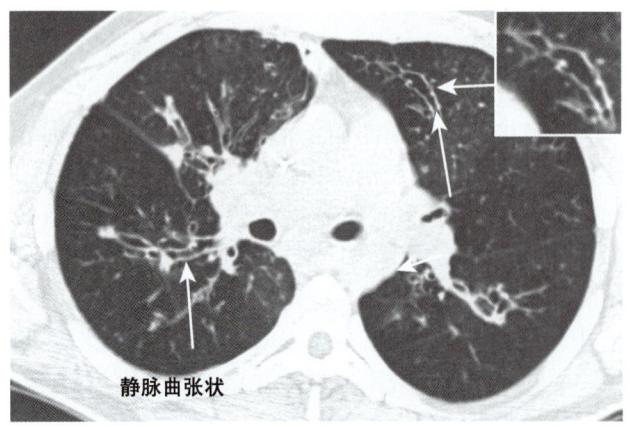

图 53-3 胸部 CT 可见静脉曲张样支气管扩张:气道扩张伴气道黏膜不规则增厚(箭头)。

支气管扩张可以通过病理特征和影像学表现进行分类。Reid 描述了支气管扩张病理改变和支气管造影术结果之间的相关性,之后,这一分类系统被广泛使用。柱状支气管扩张患者支气管轮廓突出(呈管状),直径扩大,管壁笔直,通常由于分泌物、角质层和炎症性管壁水肿阻塞周围支气管而导致支气管戛然中断而非逐渐缩窄。静脉曲张样支气管扩张(类似静脉曲张)呈不规则扩张,气道扭曲膨出。囊状支气管扩张的特点是远端气道囊性畸变,可以局灶分布也可广泛存在,呈簇状葡萄样改变(图 53-1 箭头和插图)。牵拉性支气管扩张是一个术语,用于描述见于弥漫性肺纤维化继发于纤维组织牵拉和胸腔负压增高的气道扩张,应当与常见的支气管扩张加以区别,因为缺乏气道病理学的改变并鲜有痰液排出。先天性支气管囊肿(中央型和周围型)指发育异常的支气管囊性结构,其内往往充满黏液,内衬呼吸道上皮细胞。通常与上级支气管和远端肺泡无关,感染时与气道相通类似局灶支气管扩张。叶内型肺隔离症也可出现感染并与支气管相通,类似局部支气管扩张。

■ 肺功能

患者多有肺功能异常。损害程度不仅取决于支气管扩张形态异常的性质和程度,还取决于是否合并慢性阻塞性肺疾病。因此,轻度局限性支气管扩张且无慢性支气管炎的患者肺功能检查可能正常。阻塞性通气功能障碍较为常见,用力肺活量(FVC)正常或下降,第 1 秒用力呼气容积(FEV_1)下降,FEV_1/FVC 比值降低。伴有肺不张和/或实质和胸膜瘢痕的患者则可见限制性或混合性通气功能障碍,表现为 FVC 下降,FEV_1/FVC 正常。肺清除指数(lung clearance index,LCI;多次呼吸氮冲洗法测定)是检测气流阻塞的另一种方法。LCI 已被用于检测 CF 患者早期气道阻塞,且可能比肺量计测定更敏感。在支气管扩张中,LCI 重复性好,与胸部 CT 异常的相关性优于 FEV_1。一氧化碳弥散能力起初可正常,但可随着疾病进展而减低。氧合障碍程度差异很大,很可能与患者疾病的解剖分布差异有关。

微生物学

支气管扩张症患者的痰液常可培养出潜在致病微生物(表 53-3)。最常分离到的微生物是流感嗜血杆菌、肺炎链球菌和铜绿假单胞菌,它们常被认为是导致急性加重的原因。支气管扩张症患者肺部菌群测序结果显示,无论在患者的稳定期还是急性加重

表53-3 不同文献报道的支气管扩张微生物学特征

统计项目	Li 等,2005	Angirll 等,2002	Pasteur 等,2000	Nicotra 等,1995
平均年龄/岁	12	53	58	57
患者数/例	136	42	150	123
微生物菌群/例				
流感嗜血杆菌	53(40%)	11(26%)	52(35%)	37(30%)
铜绿假单胞菌	15(11%)	4(9%)	46(31%)	38(31%)
肺炎链球菌	23(18%)	6(14%)	20(13%)	13(11%)
金黄色葡萄球菌	5(4%)	NA	NA	9(7%)
卡他莫拉菌	3(2%)	2(5%)	30(20%)	3(2%)
奴卡菌	0	NA	NA	4(3%)
厌氧菌	1(1%)	NA	NA	2(1%)
分枝杆菌	0	NA	NA	49(40%)
曲霉	1(1%)	1(2%)	3(2%)	6(5%)
两种或多种病原体	21	NA	NA	60

NA:无数据。

期,菌群分布均表现出多样性和以嗜血杆菌、假单胞菌和链球菌为主的特点。无论何种原因导致的支气管扩张症,铜绿假单胞菌定植均与更严重的肺功能损害、更强烈的炎症反应,和更广泛的肺部病变相关。可能需要特殊治疗的其他气道内定植菌包括星形诺卡氏菌、烟曲霉和非结核分枝杆菌。在对非 CF 支气管扩张患者的气道微生物群进行基因组筛查中还检出了厌氧菌,但对治疗无直接意义。

治疗

支气管扩张症治疗的目的是治疗潜在病因,控制感染,减轻炎症,净化气道,也可手术切除局部支气管扩张或病变严重的叶段。由于缺乏高质量的临床试验佐以参考,治疗往往需要根据患者的个体化需求、耐受性和意愿进行调整。

■ 控制感染

由于感染在支气管扩张的病因及持续存在中起重要作用,因此减少微生物负荷和相关炎症介质仍然是治疗的基石。抗菌药可用于急性加重期治疗。选择抗菌药时应覆盖常见的病原体,例如流感嗜血杆菌和铜绿假单胞菌。口服氟喹诺酮可用于初始治疗,疗程10~14d。如治疗失败或短期内频繁加重,应进行痰培养及药敏测试,以帮助选择抗菌药和/或鉴别诊断,例如非典型分枝杆菌或真菌感染。铜绿假单胞菌引起的严重急性加重需要静脉应用抗铜绿假单胞菌抗菌药物,可能需要住院治疗。

预防/抑制性抗菌治疗的作用仍存在争议。有几种抑菌治疗方法,可选择每天给药,或每个月给药1~2周,也可给予数周至数月的长疗程治疗。

对 CF 和弥漫性泛细支气管炎患者,给予 1 次/周、2 次/周和 3 次/周大环内酯类药物(红霉素、阿奇霉素),作为生物反应调节剂治疗,引起了对其在支气管扩张治疗中的作用的广泛关注。在 EMBRACE 和 BAT 试验中与安慰剂组相比,阿奇霉素组急性加重减少。但两组肺功能无显著性差异。BAT 试验中胃肠不耐受和大环内酯类耐药很常见。同样,在 BLESS 试验中,红霉素组急性加重次数减少,肺功能下降延缓,但也相应出现了大环内酯类抗生素耐药。大环内酯类抗生素具有多种与其抗菌性能无关的生物学效应,包括对核转录因子的影响从而发挥下调促炎细胞因子,抑制诱生型一氧化氮合成酶(inducible nitric oxide synthase,iNOS),减少黏附分子表达,减少嗜中性粒细胞趋化性和脱颗粒,对抗磷脂引发的细胞损伤,改善黏液流变学,减少支气管高反应性,影响假单胞菌生物被膜产生和群体效应功能等作用。

抗生素吸入治疗(主要是妥布霉素 300mg 2 次/d 雾化吸入和氨曲南 75mg 3 次/d)对 CF 患者是有效的。非 CF 支气管扩张的预实验业已证明吸入治疗可使部分患者气道假单胞菌密度降低甚至消除,但仍需警惕不良反应,包括咳嗽加重、喘息、呼吸困难、耳鸣、

[44] TUNNEY MM, EINARSSON GG, WEI L, et al. Lung microbiota and bacterial abundance in patients with bronchiectasis when clinically stable and during exacerbation. Am J Respir Crit Care Med, 2013, 187:1118–1126.

[45] NICOTRA MB, RIVERA M, DALE AM, et al. Clinical, pathophysiologic, and microbiologic characterization of bronchiectasis in an aging cohort. Chest, 1995, 108:955–961.

[46] WONG C, JAYARAM L, KARALUS N, et al. Azithromycin for prevention of exacerbations in non-cystic fibrosis bronchiectasis (EMBRACE): a randomised, double-blind, placebo-controlled trial. Lancet, 2012, 380:660–667.

[47] SERISIER DJ, MARTIN ML, MCGUCKIN MA, et al. Effect of long-term, low-dose erythromycin on pulmonary exacerbations among patients with non-cystic fibrosis bronchiectasis: the BLESS randomized controlled trial. JAMA, 2013, 309:1260–1267.

[48] RUBIN BK, HENKE MO. Immunomodulatory activity and effectiveness of macrolides in chronic airway disease. Chest, 2004, 125:70S–78S.

[49] BARKER AF, COUCH L, FIEL SB, et al. Tobramycin solution for inhalation reduces sputum Pseudomonas aeruginosa density in bronchiectasis. Am J Respir Crit Care Med, 2000, 162:481–485.

[50] WILSON R, WELTE T, POLVERINO E, et al. Ciprofloxacin dry powder for inhalation in non-cystic fibrosis bronchiectasis: a phase II randomised study. Eur Respir J, 2013, 41:1107–1115.

[51] MURRAY MP, GOVAN JR, DOHERTY CJ, et al. A randomized controlled trial of nebulized gentamicin in non-cystic fibrosis bronchiectasis. Am J Respir Crit Care Med, 2011, 183:491–499.

[52] GRIFFITH DE, AKSAMIT T, BROWN-ELLIOTT BA, et al. An official ATS/IDSA statement: diagnosis, treatment, and prevention of nontuberculous mycobacterial diseases. Am J Respir Crit Care Med, 2007, 175:367–416.

[53] WARK PA, HENSLEY MJ, SALTOS N, et al. Anti-inflammatory effect of itraconazole in stable allergic bronchopulmonary aspergillosis: a randomized controlled trial. J Allergy Clin Immunol, 2003, 111:952–957.

[54] HESS DR. Airway clearance: physiology, pharmacology, techniques, and practice. Respir Care, 2007, 52:1392–1396.

[55] O'DONNELL AE, BARKER AF, ILOWITE JS, et al. Treatment of idiopathic bronchiectasis with aerosolized recombinant human DNase I. rhDNase Study Group. Chest, 1998, 113:1329–1334.

[56] GJOERUP J, HILBERG O, BENDSTRUP E. Inhaled mannitol in the treatment of non-cystic fibrosis bronchiectasis in adults. Respirology, 2012, 17:927–932.

[57] TSANG KW, TAN KC, HO PL, et al. Inhaled fluticasone in bronchiectasis: a 12 month study. Thorax, 2005, 60:239–243.

[58] ZHANG P, JIANG G, DING J, et al. Surgical treatment of bronchiectasis: a retrospective analysis of 790 patients. Ann Thorac Surg, 2010, 90:246–250.

[59] TITMAN A, ROGERS CA, BONSER RS, et al. Disease-specific survival benefit of lung transplantation in adults: a national cohort study. Am J Transplant, 2009, 9:1640–1649.

[60] NEWALL C, STOCKLEY RA, HILL SL. Exercise training and inspiratory muscle training in patients with bronchiectasis. Thorax, 2005, 60:943–948.

第5篇

间质性及炎性肺疾病

第 11 部分　免疫与间质性肺病

第 54 章

间质性肺病：临床概况和策略

Danielle Antin-Ozerkis

引言

间质性肺病（interstitial lung disease，ILD）通常表现为活动后呼吸困难，胸部影像学表现为双肺弥漫浸润影，肺功能提示限制性通气功能障碍合并弥散功能障碍。对获得的组织病理，肺实质病变可能同时存在多病类型病变：炎症、纤维化和肉芽肿。许多间质性肺疾病罕见，但也有一些疾病如特发性肺纤维化（IPF）和结节病在日常呼吸专业诊疗中比较常见。临床上，类似的胸部影像学异常还可见于感染、肺水肿、恶性肿瘤等疾病，将 ILD 与上述疾病进行鉴别非常重要。

ILD 是一组具有类似的临床、影像学和病理学特点的异质性疾病，涵盖了一百多种不同肺部疾病。这些疾病又被称为弥漫性实质性肺病（diffuse parenchymal lung disease，DPLD），以强调并非仅仅间质受累。机化性肺炎或肺泡蛋白沉积症等疾病可导致肺泡填充。呼吸性细支气管炎和慢性过敏性肺炎的病变则以气道为中心，可同时累及肺泡。有时，单纯气道受累疾病如闭塞性细支气管炎可能由于影像学重叠表现，最初诊断为间质性肺病。诊断不同治疗可能大相径庭，故而有必要实施系统的诊断思路。

诊断要建立在详尽病史、仔细体格检查以及系统的实验室检查、肺功能及影像学基础上，有的病例还需要肺组织活检病理。多学科合作是诊断过程中的重要环节，可能对诊断以及治疗决定产生重大影响。每一位患者的诊断及治疗策略，都应该根据其呼吸状态、合并症以及就医途径等制订个体化方案。

间质性肺病的诊断思路

关于间质性肺病，目前已有几种分类方法，包括组织病理学及临床特征。ATS/ERS 于 2001 年发布了一套分类系统，并于近期更新（图 54-1）。

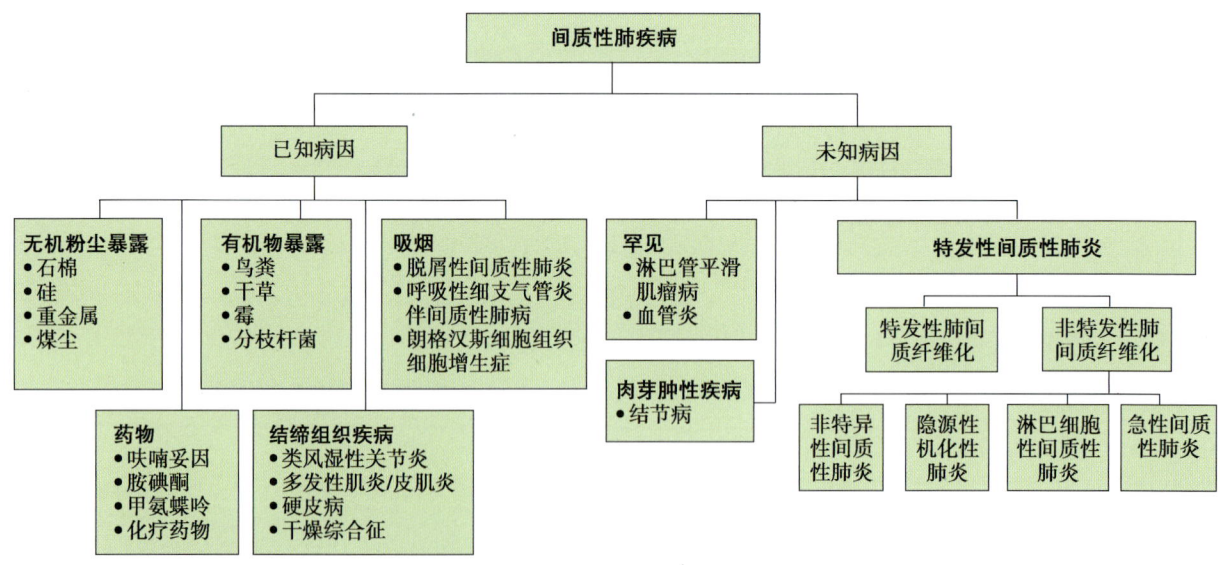

图 54-1　间质性肺病分类总览。DIP：脱屑性间质性肺炎（desquamative interstitial pneumonia）；RB-ILD：呼吸性细支气管间质性肺病（respiratory bronchiolitis interstitial lung disease）；LCH：朗格汉斯组织细胞增生症（Langerhans cell histiocytosis）；LAM：淋巴管平滑肌瘤病（lymphangioleiomyomatosis）；IPF：特发性肺纤维化（idiopathic pulmonary fibrosis）；NSIP：非特异性间质性肺炎（nonspecific interstitial pneumonia）；COP：隐源性机化性肺炎（cryptogenic organizing pneumonia）；LIP：淋巴细胞性间质性肺炎（lymphocytic interstitial pneumonia）；AIP：急性间质性肺炎（acute interstitial pneumonia）。资料来源：ATS/ERS classification，2001。

将病史、临床、影像及病理特点整合对任何患者常常都是有用的。重要的是首先鉴别已知病因的间质病(结缔组织病、职业或环境暴露、药物毒性)与不明原因间质病(IPF、结节病)。一些临床特征,如急性起病可能有助于疾病分类。比如,机化性肺炎患者亚急性病程与 IPF 患者隐匿起病的特点截然不同。IPF 影像学特征为双肺基底部牵拉性支气管扩张与蜂窝肺,而结节病则表现为上肺为主结节影,伴有牵拉及容积减少。组织病理学特征可以表现为炎症、肉芽肿或固定纤维化和胶原沉积。

需要指出的是将临床诊断术语与影像、病理术语相区别很重要。比如,IPF 是临床诊断表述形式,与胸部 CT 及病理学的普通间质性肺炎(usual interstitial pneumonia,UIP)类型密切相关。但是,仅有 UIP,并不能诊断 IPF,因为 UIP 同时可见于其他临床疾病,比如结缔组织病相关肺疾病。

病史

间质性肺病的典型表现无特异性,可能包括活动后呼吸困难、咳嗽等呼吸道症状,以及异常胸部影像学。一些病例的临床过程可能提示某些特定类型 ILD(表 54-1)。急性 ILD 必须与呼吸道感染、心力衰竭肺

表 54-1　疾病起病过程

急性
隐源性机化性肺炎
急性嗜酸细胞性肺炎
急性过敏性肺炎
弥漫性肺泡出血
急性间质性肺炎
特发性肺纤维化或其他间质病急性加重
亚急性至慢性
结缔组织病相关肺间质病
特发性肺纤维化
结节病
慢性过敏性肺炎
职业性肺病
非特异性间质性肺炎
脱屑性间质性肺炎
呼吸性细支气管间质性肺病
淋巴细胞性间质性肺炎
慢性嗜酸性粒细胞性肺炎

水肿相鉴别。

关注患者关键特征很重要。比如,呼吸困难且 X 线胸片提示弥漫性肺浸润的鉴别诊断思路在免疫正常患者与接受器官或骨髓移植、化疗后粒细胞减少或进展期 HIV 感染患者是不同的。免疫正常宿主常常于抗感染或利尿无效后即疑诊间质病。其他临床特征也可能会影响临床表现。老年人或活动受限患者因骨骼肌肉问题可能影响活动能力,呼吸困难可能成为一项晚期症状。合并其他心肺疾病的患者,相对早期或轻度 ILD 即可能导致呼吸困难而出现活动受限,因而能早期发现 ILD 存在。尝试用客观量化指标衡量呼吸困难的程度是有益的,比如出现气促前患者行走的距离或必须停下休息前能爬楼的最多阶梯数。

初次进行胸部影像学检查常常是由于呼吸道感染后持续咳嗽。其他症状相对不常见,但可有助于鉴别诊断。比如,喘息病史可提示气道中心病变,比如过敏性肺炎、嗜酸性粒细胞性肺炎或结节病。结节病患者常常伴有胸骨后痛。而胸膜性疼痛可能提示结缔组织病患者出现浆膜炎,或淋巴管平滑肌瘤病(LAM)、朗格汉斯组织细胞增生症(LCH)等囊性疾病出现气胸。咯血可能提示弥漫性肺泡出血,但多数病例可能无咯血。

全身性症状

结缔组织病是 ILD 的常见病因,患者就诊时可能已经诊断了某种免疫病。但是大多数患者可能并没有诊断,因此,医生有责任仔细寻找潜在的免疫性疾病线索,呼吸专科医师可能根据 ILD 发作而首次诊断免疫性疾病。一些患者仅有非特异性系统性症状,如夜间盗汗、发热、乏力或体重减轻,提示潜在炎症状态。而另一些患者,仅通过系统回顾就能得出特定诊断。比如,通过仔细问诊皮肤症状,如向阳疹、Gottron 征或技工手等,这些特征性表现,即可诊断皮肌炎。系统性硬化患者可出现皮肤变紧、变厚、毛细血管扩张、雷诺现象或指端凹陷。丘疹、冻疮样狼疮和结节性红斑可见于结节病。系统性红斑狼疮(systemic lupus erythematosus,SLE)患者可有颧部红斑、光过敏或脱发等症状。

消化道症状可能提示潜在的结缔组织病相关的食管动力问题,如系统性硬化和多发性肌炎,或者可能是 ILD 发生的根本病因。特别是酸反流症状(胃灼

热、胸闷、餐后咳嗽、反食）应仔细询问。慢性、间断误吸可导致反复肺损伤进而表现为进展性肺纤维化。患者描述进食时咳嗽或窒息以及注意到"食物流入错误管道"明确提示误吸，可能因此发现进展性神经肌肉疾病如肌萎缩侧索硬化（amyotrophic lateral sclerosis, ALS）、脑血管病事件或其他咽喉功能异常。其他胃肠道症状，比如腹胀、腹泻，可能提示炎症性肠病或系统性硬化患者肠道动力不足而导致细菌过度繁殖。

肌肉骨骼症状也有助于识别潜在的结缔组织病。特别是关节痛、晨僵、关节红肿，以及关节变形可能是某种潜在炎症性疾病的证据，比如类风湿关节炎、干燥综合征、混合性结缔组织病。手指肿胀（腊肠指）可见于系统性硬化或多发性肌炎患者。雷诺现象表现为手指遇冷变蓝/紫或变白。一些患者可以表现非常显著，并发生手指溃疡，极少情况下可出现坏疽。这最常提示潜在的系统性硬化、混合性结缔组织病、SLE以及抗合成酶综合征。

眼部症状可能提示特殊疾病诊断。对眼干或询问需要用眼药水可能发现干眼症，常见于干燥综合征或重叠综合征。有虹膜炎病史的患者可能有潜在狼疮或结节病。神经症状可能提示血管炎或结节病。

仔细回顾全身各系统症状可能发现ILD的长期表现。渐进性水肿、晕厥、活动性胸部不适可能提示严重间质性肺病和缺氧导致的严重肺动脉高压以及肺源性心脏病。另外，系统性硬化患者，这些症状可能提示另一主要疾病如存在肺动脉高压。结节病患者出现心悸或晕厥可能提示心脏结节病。

对全身各系统症状回顾也可能有助于诊断第二种相关疾病。活动性胸部不适的常见原因，比如心脏缺血，可能的确同时存在，并且可能加重活动缺氧。这点要特别强调其重要性，因为潜在免疫相关疾病患者冠心病风险相对增高。另外，胸膜性疼痛、下肢水肿以及渐进性呼吸困难应警惕急性肺栓塞，因为ILD患者肺栓塞风险增高。

既往史

前述提到，预先诊断的结缔组织病（系统性硬化、类风湿关节炎、SLE）对ILD患者非常重要。艾滋病患者常见到一些特殊类型的肺部疾病如淋巴细胞性间质性肺炎。既往急性或慢性肾脏病可能提示潜在血管炎、肺肾综合征或结缔组织病。肝病病史可能提示结节病、原发性胆汁性肝硬化，或潜在的基因异常导致端粒长度缩短。面神经瘫痪病史可能提示潜在结节病。

职业史

职业史应当仔细询问，包括既往曾经从事的所有工作。特别要注意暴露于无机或有机粉尘的任何职业（表54-2）。注意询问关于建筑工作包括拆除建筑、铅制品工业、电工等。应询问患者是否在工厂、制造

表54-2　职业性间质性肺病

职业	间质病类型	暴露物
电工 水管工 管道安装工 建筑工人 造船工 绝缘安装工	石棉肺	石棉
石头切割工 矿工 喷砂工	硅肺	硅结晶粉尘
金属研磨工	巨细胞间质性肺炎 重金属肺病	重金属 钴 钨 碳化物
金属工 相关工厂工人 　核武器 　飞机 　电业 　制陶业 　高尔夫俱乐部 　自行车框架	铍中毒	铍
煤矿工	煤工尘肺	煤尘
喷绘者 塑料工人	化工者肺	异氰酸酯
饲鸟者	饲鸟者肺	鸟排泄物 鸟毛
农民 　割干草者 　蘑菇堆肥者	农民肺 蘑菇肺	嗜热细菌
办公室人员	加湿器肺 空调肺炎	真菌/霉菌
救生员	热浴缸过敏性肺炎	分枝杆菌

业作坊、电厂、金属工业、石头切割以及矿业单位从事工作。临床医生应特别询问患者是否暴露于石棉硅、重金属、铍，因为工人常知道工作环境是否有这些物质。另外应追问患者密切接触家人的职业。比如配偶可能通过工人穿的衣服而接触到相当水平的尘粒吸入而患病。一旦发现可能的暴露，应进一步了解其工作职责，暴露的程度以及呼吸道防护情况。某些情况下，工友罹患呼吸道疾病可能提示疾病诊断可能。从职业暴露到出现症状或影像学改变可能有很长一段潜伏期，因此职业史可能需要追溯到很久以前的工作。农业相关职业应考虑到导致 ILD 的环境因素。暴露于发霉干草、鸟毛或鸟粪以及一些有机粉尘可能导致慢性过敏性肺炎。

环境暴露史

有机物暴露常常发生于室内或办公室环境。比如，加湿器可能被霉菌污染。热浴缸或温泉等水雾环境可导致与鸟分枝杆菌生长相关的肺疾病。暴露史应涵盖完整的关于家庭加热及湿化系统、水污染史或可见明显霉菌墙壁生长。评估水破坏的时间，与肺病起病时间是否有关联。家禽是常见鸟毛及鸟粪抗原的来源。鸟饲养者常常有多种鸟，而且饲养鸟很多年。这些鸟往往被珍视为家庭成员，可能在卧室或主要的生活空间饲养。另外同样应询问特殊的嗜好或使用某种物品历史。

吸烟史是一种最常见的环境暴露，它与一些 ILD 密切相关，包括脱屑性间质性肺炎（DIP）、呼吸性细支气管炎 ILD 以及 LCH。吸烟被认为是 IPF 的危险因素之一。

药物应用史

许多药物都与 ILD 发生有关，从急性肺炎到慢性纤维化性肺病（表 54-3）。应仔细询问一些常用的处方药。呋喃妥因用于治疗复发性尿道感染，可能导致严重 ILD。胺碘酮用于控制房性或室性心律失常，可导致肺毒性。非甾体抗炎药（NSAIDs）很常用，可导致嗜酸性细胞性或其他炎性肺病。普通人群中少见的近期化疗病史者应警惕药物相关性肺病。同样，如类风湿关节炎或克罗恩病等患者治疗中，免疫调节药物的应用须引起重视。如此多药物已报道与 ILD 相关，因此建议复习患者的所有用药史。法国第戎大学医

表 54-3　与间质性肺病相关的药物

抗生素	化疗药
硝基呋喃	全反式维 A 酸
米诺环素	α 干扰素
头孢菌素	抗胸腺肽球蛋白
抗心律失常药	博来霉素
胺碘酮	白消安
氨酰甲苯胺	氯化亚硝脲
抗炎药	苯丁酸氮芥
硫唑嘌呤	粒细胞巨噬细胞集落刺激
依那西普	因子（GM-CSF）
金制剂	环磷酰胺
英夫利昔单抗	阿糖胞苷
甲氨蝶呤	多西他赛
非甾体抗炎药	吉非替尼
青霉胺	吉西他滨
硫唑嘌呤	白细胞介素-2
神经/精神类药物	伊立替康
卡马西平	美法仑
苯妥英	丝裂霉素 C
成瘾药	紫杉醇
可卡因	丙卡巴肼
海洛因	长春瑞滨
滑石	**其他**
	卡介苗
	矿物油
	放射线

资料来源：CAMUS. Drug-induced and iatrogenic infiltrative lung disease. Clinics in Chest Med, 2004, 25: 479-519.

院和 d'Etudes de la 医源性肺病理损伤组（Groupe d'Etudes de la Pathologie Pulmonaire Iatrogène, GEPPI）成员在官网上汇总并且定期更新独立数据资料，列出所有可疑药物性肺病的报道，并且把影像学表现分类，对汇编的信息质量进行评估。

家族史

大多数 ILD 都没有遗传性，尽管其中的确有一些基因因素。当怀疑遗传病时，应同时考虑全身性疾病和原发肺部受累的疾病。特别要考虑患者合并用药史或家族成员用药史，可能会发现特异诊断的线索。一些胎儿期代谢性疾病是隐性遗传的（戈谢病、尼曼匹克病等），而另一些罕见疾病如 Hermansky-Pudlak 综合征、Burt-Hogg-Dube 综合征以及 Ⅰ 型神经纤维瘤病是常染色体显性遗传。肺囊性病变中，LAM 可能与结节性硬化（tuberous sclerosis complex, TSC）基因变异相关，可表现为全身错构瘤，肾

脏血管肌瘤高发。

端粒短缩综合征可导致先天性角化不良、遗传早现现象,表现为后代的端粒长度进行性缩短。这导致后代越来越早发生更为严重的疾病。家族性 IPF 病例可检测到 8%~15% 端粒酶基因变异,而散发病例仅有 1%~3%。还有一些其他基因也与 IPF 发生相关,包括参与表面蛋白 C 调节基因和 MUC5B。结节病可能存在家族聚集性,但是遗传表现更复杂,涉及基因与环境因素的相互作用。

体格检查

大多数肺纤维化患者查体可发现特征性的双肺基底部细小吸气相 Velcro 啰音,很多会有杵状指。相反,非纤维化肺病者肺部听诊呼吸音清。异常呼吸音位置可能提示潜在诊断,比如上肺病变见于硅沉着病(又称硅肺,曾称矽肺)和结节病,而下肺病变多见于 IPF。附加呼吸音如哮鸣音和吸气相湿啰音可提示气道疾病,有助于医生对气道中心疾病进行鉴别,如细支气管炎、结节病、过敏性肺炎。而这些附加呼吸音在 IPF 患者是不存在的。

另外应注意其他心肺表现。肺动脉高压和右心衰竭的体征包括 P2 亢进、右室抬举样搏动、颈静脉压增高以及下肢水肿。

皮肤及骨骼肌肉体征可见于结缔组织病,包括皮疹、指端硬化、皮肤增厚、指端溃疡、技工手、滑膜炎、关节变形、雷诺现象以及毛细管扩张,对于缩小鉴别诊断范围非常有意义。一些少见体征可作为疾病诊断的重要线索,需要仔细特意寻找,如皮下神经纤维瘤病患者的神经纤维瘤或咖啡牛奶斑、Hermansky-Pudlak 综合征的白化症,以及 TSC 的鲨革斑。

胸部影像学

胸部 X 线片和高分辨率 CT 所见在下文详述。

■ X 线胸片

X 线胸片异常经常作为潜在 ILD 的首发表现。其表现特征及分布范围常常有助于鉴别诊断思路(表 54-4),如结节病、硅沉着病、LCH 均为以上肺为主的疾病,而 IPF、结缔组织病相关 ILD、石棉肺则以下肺为主。外周肺泡斑片影是机化性肺炎和慢性嗜酸性粒细胞性肺炎的典型表现。X 线胸片也可帮助评估肺容

表 54-4　间质性肺病的分布和特征

间质性肺病分布特点	
上肺	**下肺**
结节病	寻常型间质性肺炎
硅沉着病	非特异性间质性肺炎
煤工肺尘埃沉着病	结缔组织病相关间质性肺炎
过敏性肺炎	石棉肺
朗格汉斯组织细胞增生症	脱屑性间质性肺炎
铍中毒	
慢性过敏性肺炎	

间质性肺病特征	
外周网格影	**磨玻璃影**
特发性肺纤维化/寻常型间质性肺炎	非特异性间质性肺炎
	隐源性机化性肺炎
非特异性间质性肺炎	嗜酸性粒细胞性肺炎
结节	肺水肿
结节病	感染(机会性感染或病毒)
铍肺	肺泡出血
过敏性肺炎	过敏性肺炎
朗格汉斯组织细胞增生症	脱屑性间质性肺炎
硅沉着病	结节病
转移瘤	肺泡蛋白沉积症
滑石肺	**囊性病变**
肉芽肿性多血管炎	淋巴管平滑肌瘤病
呼吸性细支气管间质性肺病	朗格汉斯组织细胞增生症
	淋巴细胞性间质性肺炎
	耶氏肺孢子菌肺炎(PCP)

资料来源:Diagnostic Thoracic Imaging. Miller W; McGraw Hill, 2006.

积。特别是 IPF 等纤维化肺病可导致肺野变小,而 LAM 和 LCH 等疾病肺容积正常甚至可呈过度含气状态。许多患者淋巴结肿大表现为肺门饱满,有助于进一步明确诊断,如结节病。

■ 高分辨率 CT

胸部高分辨率 CT(HRCT)显示 ILD 病变比 X 线胸片更敏感。HRCT 的特征性表现对诊断某些疾病相当特异。如 IPF 的 HRCT 特征性表现被称为 UIP,可协助确定预测肺活检病理表现为 UIP(表 54-5)。其表现包括外周、胸膜下以基底部分布为主的网格影和蜂窝状,不存在磨玻璃影、囊性病变或结节等提示其他形

表 54-5　寻常型间质性肺炎的影像学特征

"确定 UIP"

外周、胸膜下分布
下肺为著
网格影伴牵拉性支气管扩张
蜂窝影
无其他不符合的特征

非典型"UIP"

上肺或中肺为著
沿支气管血管束分布
磨玻璃病变
微结节病灶
多发、双侧、散在囊
弥漫双侧磨玻璃透光度减低或空气潴留
实变

资料来源：SCHMIDT. Respirology, 2009, 14(7): 934-939.

式 ILD 表现。如满足上述特征，患者可不需要外科活检而确诊 IPF（图 54-2）。

一些影像学特征有助于提供鉴别诊断线索（表54-4）。特别是一些外周基底部分布的网格影可能见于 IPF、NSIP 以及结缔组织病相关 ILD（图 54-3）。结节性病灶可见于结节病、过敏性肺炎和 LCH，结节的性质及分布可能提示有某种疾病倾向（图 54-4）。弥漫囊性病变可提示特异的鉴别诊断，包括 LAM、LCH 和 LIP。"磨玻璃影"指肺组织透光度减低，但仍可识别该区域肺组织、血管以及淋巴道结构。肺实变是一种密度更高的病变，有时见到支气管气影。许多 ILD 以磨玻璃影和肺实变为特征，若病变分布具有某种特征性可高度提示某种疾病诊断，比如分布于外周的斑片状肺实变，可见于隐源性机化性肺炎（COP）和慢性嗜酸性粒细胞性肺炎（图 54-5）。但是这类病变的影像学表现并无特异性，需要完善包括肺活检在内的其他检查。

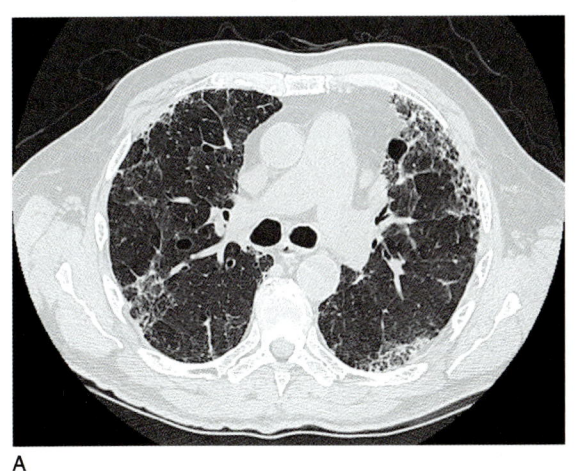
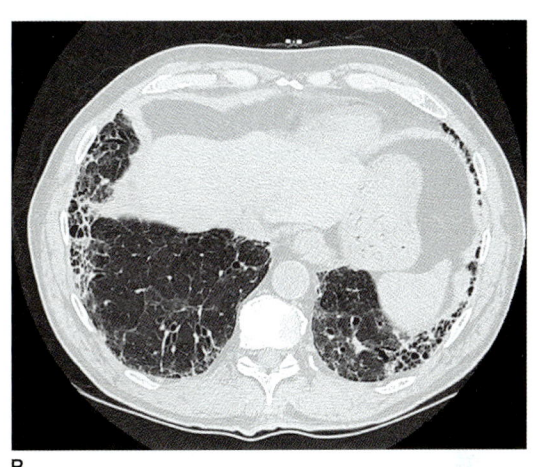

A　　　　　　　　　　　　　　　　　　B

图 54-2　一例 82 岁男性患者进行性呼吸困难影像学表现为寻常型间质性肺炎。高分辨率 CT（1.25mm 层厚）中胸部（A）和下胸部（B）可见外周分布网格影，伴有结构性改变，胸膜下小囊性变或蜂窝样变。不伴磨玻璃影或其他不符合 IPF 的影像学特征。该患者无特殊暴露史，无结缔组织病相关临床征象。最终诊断为特发性肺间质纤维化（IPF），基于 CT 标准可以诊断，未行肺活检。

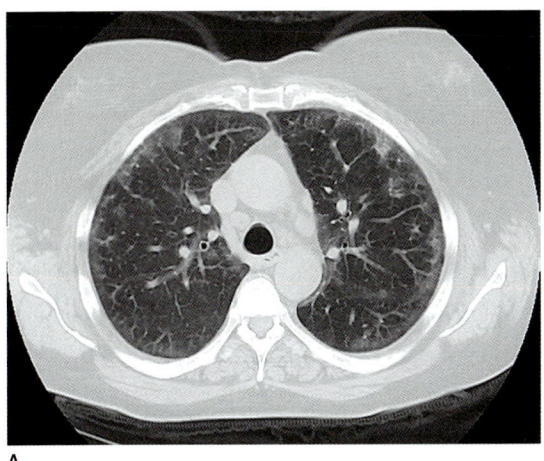
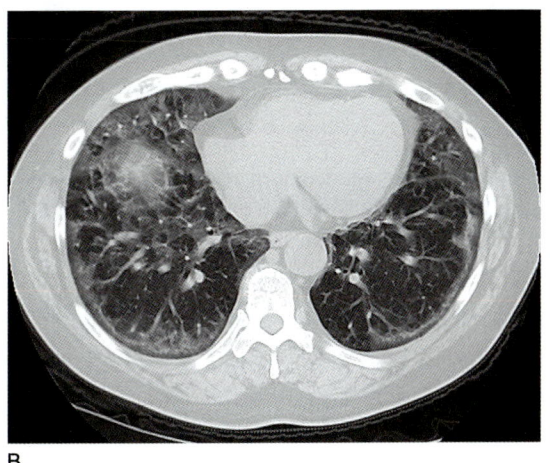

A　　　　　　　　　　　　　　　　　　B

图 54-3　一例 55 岁女性患者出现进行性活动后呼吸困难。患者手指肿胀并出现雷诺现象，抗核抗体 1∶2 560。中胸部（A）及下胸部（B）轴位 CT 显示外周分布的磨玻璃斑片影、网格影及轻度结构破坏，胸膜下病变少见。这些表现符合非特异性间质性肺炎表现。最终诊断为硬皮病相关肺病。

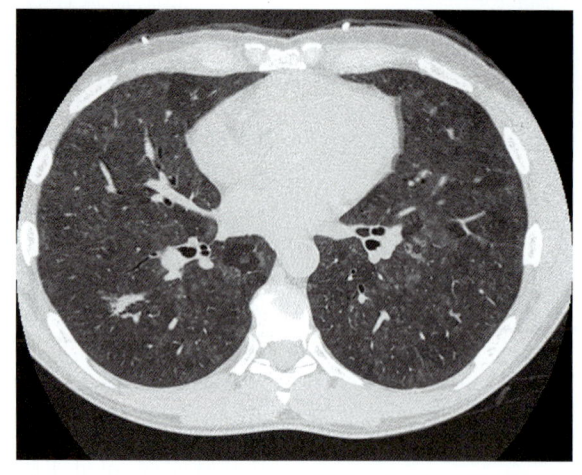

图 54-4　一例 47 岁男性运动健身后嗜浴缸热浴患者,出现呼吸困难和低氧血症。他脱离可疑环境后症状改善。高分辨率 CT 提示中胸部弥漫性小叶中央磨玻璃结节及小叶性透光度增强,提示空气潴留。这些表现符合亚急性过敏性肺炎。

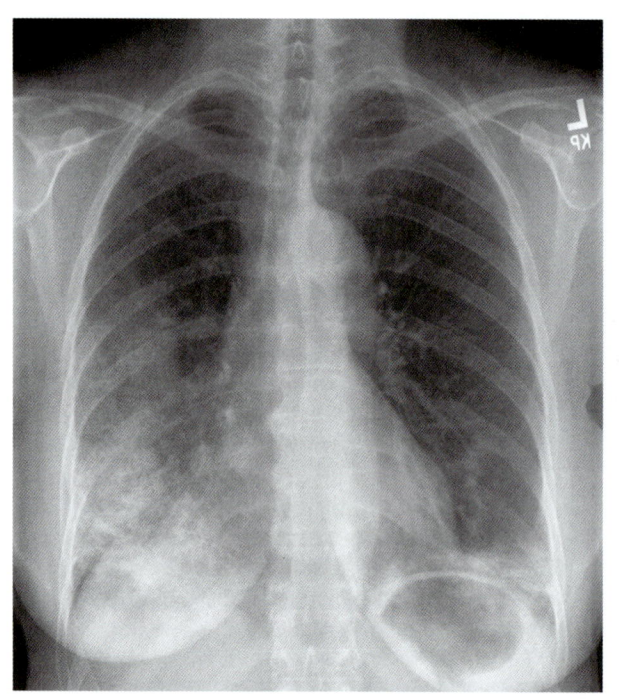

A

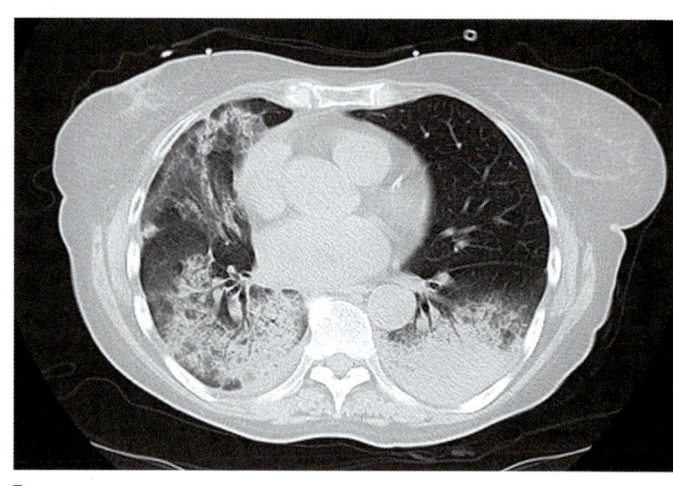

B

图 54-5　一例 58 岁女性乳腺癌放疗继发机化性肺炎。X 线胸片正位(A)显示肺泡磨玻璃斑片影。中胸部高分辨率 CT(B)提示磨玻璃影合并实变影。激素治疗后完全缓解。

实验室检查

　　常规实验室检查通常无异常,但有时也可提示之前未被发现的系统性疾病,或者提示潜在的肺部疾病。其重要性在于发现疾病的相关表现,比如结节病可有肝酶升高或高钙血症,肺肾综合征可有肾功能不全,一些结缔组织病可出现肾受累。还有外周血嗜酸性粒细胞升高可见于慢性嗜酸性粒细胞性肺炎、查格-施特劳斯综合征(Churg-Strauss syndrome,CSS)、药物反应及其他一些类型血管炎。贫血可加重 ILD 患

者呼吸困难的程度,提示潜在的溶血状态或炎症性肠病慢性胃肠道失血。除了提示 ILD 病因,了解潜在慢性器官功能不全有助于评估患者对治疗的耐受能力。

　　为明确潜在的结缔组织疾病,常常有必要进一步检查,包括进行相关血清学检测(表 54-6)。虽然无明确的标准,很多肺间质病中心应用列表中的许多检查对新发现弥漫性间质性肺病患者进行评估。而且,ILD 可能是结缔组织病唯一的或其中多种表现之一,须对患者进行仔细评估,确认是否尚存在未识别的自身免疫病。

表54-6　ILD 血清学检查

检查项目	疾病
ANA	硬皮病、系统性红斑狼疮、混合性结缔组织病
SSA	干燥综合征、多发性肌炎
SSB	干燥综合征
CK	多发性肌炎、皮肌炎
醛缩酶	
JO-1	
肌炎相关抗体	
Scl-70	硬皮病
抗着丝点抗体	
RF	类风湿关节炎
CCP	
RNP	混合性结缔组织病
抗组蛋白抗体	
p-ANCA,c-ANCA	ANCA 相关性血管炎

ANA：抗核抗体（antinuclear antibody）；SSA：抗 Ro 抗体（anti-Ro antibody）；SSB：抗 La 抗体（anti-La antibody）；CK：肌酸激酶（creatine kinase）；RF：类风湿因子（rheumatoid actor）；CCP：环瓜氨酸肽（cyclic citrullinated peptide）；RNP：核糖核蛋白（ribonucleoprotein）；ANCA：抗中性粒细胞胞质抗体（antineutrophil cytoplasmic antibody）。

肺功能检查

肺功能检查（pulmonary function test，PFT）是呼吸专业医师用于评估和管理 ILD 的主要方法之一。肺功能很重要，可用于评估许多类型疾病的严重程度，且有助于判断疾病预后。肺功能是一种相对无创的方法，用于了解疾病进展以及判定治疗反应。肺功能通常包括肺量计、容积测定以及弥散功能。运动能力检测，如6分钟步行试验，对间质肺患者尤为重要。

由于肺顺应性下降以及肺实质弹性回缩力增强，ILD 患者的肺功能典型表现为限制性通气功能障碍。若出现阻塞性通气功能障碍表现提示 ILD 患者合并阻塞性肺疾病，常常由于既往吸烟暴露；或提示存在气道中心性 ILD，如 LCH、LAM 或结节病。静态肺容积降低可用于确定限制性通气功能障碍。气道中心性疾病在肺容积测定中可能表现为气体陷闭或过度充气。

弥散功能降低表现为弥散量损减（$D_{L_{CO}}$），多见于 ILD 患者，且常常是最早的生理异常。$D_{L_{CO}}$ 下降反映存在纤维组织或炎性细胞（或二者同时）间质浸润，导致肺泡毛细血管膜损伤。弥散功能受损程度常低于

根据肺泡容积预测的数值。活动后缺氧是 ILD 患者的常见表现，可以预测某些 ILD 预后。6 分钟步行试验可以额外提供步行距离、心率反应以及导致活动终止的原因（包括腿部不适或胸痛）等，对评估患者活动能力很有帮助。若无法实现此项试验检测，通过检测步行走廊或攀登楼梯时的脉氧饱和度也可提供患者呼吸困难的原因及其严重程度等重要信息。

支气管镜检查

支气管镜检查是一项普遍耐受良好的检查，对诊断 DPLD 非常有帮助。可以通过气管镜观察上下气道，进行气道肺泡灌洗（BAL），完成经支气管肺活检。上述检查均可在门诊经轻度镇静状态下完成。

肺泡灌洗可以收集肺泡蛋白和细胞成分。肺泡灌洗液的常规检查包括细胞分类计数、细胞病理学以及一系列病毒检测及微生物培养，可根据临床情况选择。某些患者，仅凭肺泡灌洗液外观即可诊断，比如若出现逐渐加深的血性灌洗液可诊断弥漫性肺泡出血。同样，含有结晶碎片的奶白色或黄褐色灌洗液提示肺泡蛋白沉积症，高碘酸希夫（Periodic acid-Schiff，PAS）染色可协助确诊。

对肺泡灌洗液进行包括细胞计数及分类在内的针对性检测，结合某些临床背景资料可确诊。肺泡灌洗液嗜酸性粒细胞>25% 提示嗜酸性粒细胞炎症，如临床表现为急性呼吸衰竭、影像学提示双侧肺泡斑片浸润影，可诊断急性嗜酸性粒细胞性肺炎。典型淋巴细胞升高的灌洗液提示肉芽肿性间质性肺病，若淋巴细胞比例高于 50%，可提示过敏性肺炎、药物肺损伤或细胞性 NSIP。虽然并不作为确诊依据，但 $CD4^+$/$CD8^+$T 淋巴细胞比例升高对结节病可能比较特异，但缺乏敏感性。肺泡灌洗液中性粒细胞增多对特发性间质性肺病鉴别诊断尚未发现有特殊意义。值得注意的是，患者年龄可能影响肺泡灌洗液细胞分类比例，随年龄增加，淋巴细胞和中性粒细胞数量增加，因此须谨慎解读检查结果。

对肺泡灌洗液的特殊检查有时也非常重要值得考虑。肺泡灌洗液可明确职业暴露史，比如淋巴细胞增生检测慢性铍病，或对石棉肺患者检测存在石棉小体。流式细胞检查提示 CD1a 阳性细胞可有助于诊断 LCH，克隆性细胞群可能提示存在肺淋巴细胞性恶性肿瘤。许多研究致力于识别几种分子或细胞特征以评估疾病预后及其治疗反应，但目前仅限于研究，临床尚未广泛应用。

在 ILD 诊疗过程中获取肺泡灌洗液的一个重要原

因是为了排除感染,既可以作为弥漫性肺病的始动因素,也可以是免疫抑制治疗后的并发症。免疫功能受损宿主,肺泡灌洗液对细菌、病毒、真菌以及分枝杆菌等感染诊断敏感性很高。特殊染色可以帮助识别耶氏肺孢子菌感染、地方流行真菌感染以及分枝杆菌病。免疫荧光及聚合酶链反应(polymerase chain reaction,PCR)检测现已广泛应用,可显著增加临床获益。

经支气管镜肺活检是安全的,气胸风险近1%,明显出血<2%。活检钳经由可弯曲支气管镜和X线影像引导获取标本。一般需要多次穿刺,至少需要获取4块组织标本。尽管相比外科活检这些标本量少,但对诊断某些特定类型ILD,气管镜活检标本能满足需求,尤其是肉芽肿性疾病,比如结节病、过敏性肺炎、药物性肺损伤。

外科肺活检

尽管支气管镜肺活检能满足某些间质性肺病诊断,但对大多数特发性间质性肺炎(IPF、NSIP、LIP)还是不够,为了准确诊断,常需要手术肺活检。常用技术是电视胸腔镜手术(VATS),所选择性人群中的死亡率及发病率都比较低。VATS活检术应该由技术娴熟且对ILD诊断技术了解的医生操作。楔形活检需要从3个肺叶分别获取,包括看起来正常的肺。如果只活检病变最明显的部分,标本可能仅显示终末期蜂窝肺,这并不能明确诊断。VATS手术风险包括延时漏气、出血、感染以及切口部位疼痛。VATS术后住院时间一般为2~3d,也有一些中心对选择一些患者进行门诊手术。对大多数患者而言,肺功能不会有明显减低,但是偶有报道术后继发IPF急性加重。患者需要能耐受单肺通气及全麻。并发症及死亡危险因素包括表现为二氧化碳潴留或严重低氧性呼吸衰竭、明显肺动脉高压、凝血障碍以及免疫抑制宿主。年龄高于65岁者相比年轻人其发病率及死亡率无差异,但年龄高于75岁者发生漏气风险更高。术前应进行心脏评估,因为很多进行ILD肺活检的患者年龄比较高,或者有明显吸烟史。

综合分析临床病史、实验室检查、影像学表现等方面有助于判断是否需要获取病理确诊。如果导致ILD的特殊原因能被识别,比如结缔组织病或短暂药物暴露或环境暴露,病理可能并不改变其临床管理,则不一定值得冒手术风险。如果没有找到任何导致肺病的原因,影像学表现对判断是否需要手术很关键。活检能帮助回答的最重要问题是患者是否有特发性肺纤维化或其他特发性肺纤维化类型。HRCT的

一些特征高度提示IPF病理表现UIP(表54-5)。有经验的阅片者通过HRCT归类为"确定UIP"者结合相应临床资料则无须肺活检。如果表现大多数特征,却无蜂窝,这种影像被称为"可能UIP",对这类患者,外科肺活检最有助于诊断。这类患者的鉴别诊断包括NSIP、UIP、慢性过敏性肺炎,单纯影像学表现不能明确诊断。每一患者在肺活检前都需要个体化评估。一些病例不必要做,而另一些患者可能手术会有获益,但手术风险可能大于手术获益。

病理以及多学科会诊

特发性间质性肺炎中有几种主要的病理类型,包括肉芽肿性间质性肺病、UIP、NSIP以及机化性肺炎。但是,同样的病理类型在系统性疾病或其他原因导致的间质性肺病中也可以见到,因此病理解读必须结合临床及影像学资料。经过临床、影像、病理等相关科室集体讨论后最终诊断常常改变。专科医生与社区医生的诊断常常不同,专科医生诊断IPF比较少。

UIP类型具有其特殊征象,是IPF的组织病理学表现,包括一组纤维化、蜂窝与正常肺交织的异质性表现。这种改变以肺外周最常见,而不应主要累及气道。应存在纤维囊性结构,而不典型IPF也缺乏这些表现。最新的指南中病理学家将其分类为UIP、疑似UIP、可能UIP以及未分类纤维化、非UIP。这些表现结合HRCT以及临床特征,可以诊断为确定IPF、疑似IPF、可能IPF或者非IPF。然而由于UIP并非仅为IPF的特征表现,必须注意结合临床资料。比如,患者有鸟类暴露史,其HRCT表现为上叶为著的肺野气体陷闭,活检可能表现为UIP,但是最终诊断为慢性过敏性肺炎。患者表现为晨僵、关节变形,血清CCP抗体阳性,肺病理表现为UIP,其诊断为类风湿关节炎相关肺间质病。

一些特发性疾病如结节病可以见到肉芽肿组织,但也可以在其他类型ILD见到,包括药物性肺损伤、过敏性肺炎。除了ILD,也应注意鉴别一些弥漫性感染包括分枝杆菌病。肉芽肿的形态、分布以及周围组织表现均需要结合临床表现予以综合分析。例如,铍暴露病史以及结节性肉芽肿病理最终诊断为慢性铍病。弥漫性小叶中心磨玻璃结节,有加湿器应用史以及组织病理学表现为疏松肉芽肿,最可能的诊断是亚急性过敏性肺炎。

与UIP的非均质表现不同,非特异性间质性肺炎以均一的间质炎症及纤维化为特征。它可表现为以细胞性为主到以纤维化为主,间质增厚但无显著蜂窝

改变(图54-6)。这种类型可能是特发的,但更常见于结缔组织病相关肺病。比如,有雷诺综合征病史、皮肤增厚、HRCT表现为弥漫性磨玻璃影、病理表现为NSIP的患者,最可能的诊断是潜在的系统性硬化症。

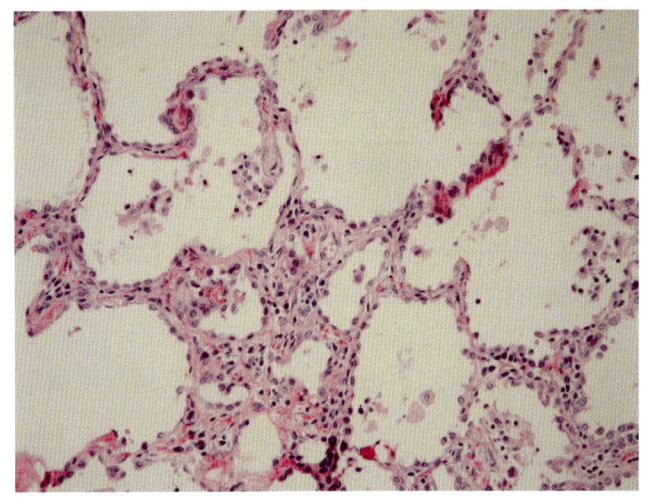

图54-6 非特异性间质性肺炎(NSIP)弥漫、均一小叶间隔纤维化伴有轻度单核细胞浸润,同时轻度弥漫Ⅱ型肺泡上皮细胞肥大。无机化性肺炎、成纤维细胞灶、肉芽肿或嗜酸性粒细胞浸润。无蜂窝形成。仅有轻度肺泡巨噬细胞在肺泡内聚集。×20。获Robert Homer博士(Yale School of Medicine)授权使用。

机化性肺炎的组织病理学特征是肺泡内可见肌纤维母细胞及结缔组织构成结节样组织(图54-7)。病理表现为机化性肺炎时,提示要努力寻找可能病

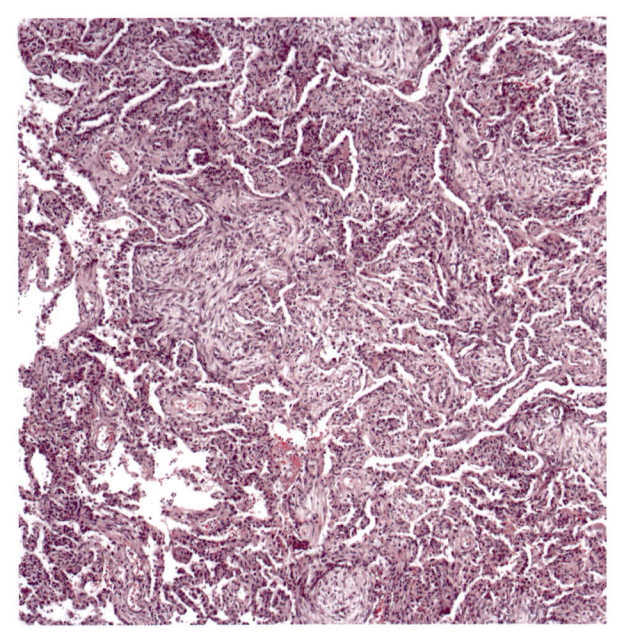

图54-7 机化性肺炎(OP)。肺泡管内可见纤维黏液样肉芽组织伴有淋巴浆细胞浸润。并无透明膜、坏死、中性粒细胞或嗜酸性粒细胞浸润,肉芽肿形成或明确纤维化等病变。×10。获Robert Homer博士(Yale School of Medicine)授权使用。

因,排除了其他病因才能诊断隐源性机化性肺炎(COP),一种特发性间质性肺病。比如,患者影像学表现为外周分布的斑片影,活检病理表现为机化性肺炎,患者有给予抗泌尿系感染长期应用硝基呋喃病史,则诊断可能是药物性肺损伤。同样表现为机化性肺炎的患者,如伴有肌肉无力、手部丘疹样病变、向阳疹,则患者诊断可能是皮肌炎相关肺病。

治疗

治疗主要包括一般治疗及特异性治疗。

■ 脱离暴露物

治疗ILD因病而异。如果找到任何可导致疾病的暴露因素,应当首先去除暴露因素。如果怀疑药物反应,则首先停用药物。如果存在环境暴露因素,可能需要加强补救。比如,除了把鸟从屋内移除,还需要着重打扫屋内饰物、窗户以及通风系统。患者本人不可进行此类清洁活动。即使用了这些方法,也不一定能去除所有残留抗原,患者可能需要搬离该地。如果遇到严重水污染以及真菌生长,可能需要彻底拆除并以及重新建筑。一些职业暴露者,可能需要更换工种、改变工作应用材料或者应用保护性呼吸工具,但是其他可能需要彻底脱离可疑暴露。患者可能常处境窘困,包括面临严重财务问题、致残以及劳务补偿。识别患者工作场所的风险可能会揭示公共卫生事件或者对其他同事的健康也有影响。与职业病医学专家协作非常必要,他们可协助恰当评估及治疗家庭及工作暴露。

■ 免疫抑制治疗

包括COP、结缔组织病相关ILD和结节病等在内的一些ILD均对糖皮质激素及免疫抑制剂反应良好。然而对IPF等疾病,虽然过去以激素联合硫唑嘌呤作为标准治疗,但现已表明该治疗不仅无益而且有害。当考虑是否应用这些药物时,应该事先对这些可能的治疗反应、相对危险及治疗获益等进行全面评估。

糖皮质激素有许多不良反应,包括糖耐量受损、骨质疏松、白内障以及情绪不稳定。感染风险显著增加。一些炎症性疾病比如COP、CEP和结节病可能对糖皮质激素很敏感,相对快速减量至小剂量可能比较容易而且有效。对结缔组织病相关肺疾病,预期治疗疗程更长、早期加用免疫抑制剂如硫唑嘌呤或霉酚酸酯类药物,可能减少激素用量。一些特殊类型ILD,包括硬皮病肺病、血管炎合并肺泡出血以及结缔组织病

相关严重肺疾病可能需要应用环磷酰胺,随之而来严重药物不良反应风险增加。这些药物只能由熟悉这些药物的毒性及应用的专科医师出处方。

在积极治疗ILD的同时,应当客观评估疾病转归,包括肺功能、运动血氧以及胸部影像学均应定期随访,以避免维持不必要的治疗。尤其是应用糖皮质激素时,常常早期情绪和精力都有提升,但这可能与实际肺转归并不相符。如果用药3~6个月未见临床改善,强烈建议停用免疫抑制治疗。

■ 抗纤维化药物

针对进行性纤维化性肺病,尤其是IPF,尚无充分的治疗选择,因而在不断寻求探索新的治疗方法。特别是吡非尼酮,一种小分子药物,似乎有抗纤维化特性,有助于稳定肺功能,已经在日本、欧洲、加拿大获批,正在美国评审中。多项针对IPF和硬皮病肺间质病的药物正在进行Ⅱ期、Ⅲ期临床试验。

■ 支持治疗

支持治疗旨在改善生活质量以及减轻呼吸系统症状,应当作为所有间质性肺病患者的临床管理之一。运动肺功能可以对氧需求进行标准化评估。然而,患者平地或者爬楼时运动脉氧仪检测可反映氧供需求。应鼓励ILD患者吸氧,不论休息还是运动状态都应维持脉氧>90%。尚无睡眠吸氧对ILD死亡率影响的相关数据,但有数据显示睡眠低氧会对生活质量有明显不良影响,常以此作为给予ILD吸氧的依据。患者应当使用家用以及可移动供氧系统,提高使用便利性及活动量。医生、患者以及氧疗师协作可帮助患者选用最理想的供氧系统。

肺康复的作用已经在慢性阻塞性肺疾病中有所研究,可以帮助增加肌肉力量,改善耐受性。在纤维性肺病中可能同样有作用。除了改善肌肉力量和活力外,ILD患者可能会从持续教育中获益,包括氧疗、呼吸节律技术以及社会支持等。慢性肺病患者常常存在焦虑、抑郁状态,肺康复可能会使患者意识到这些问题,转而进行适当的专家咨询。

■ 治疗合并症

应评估ILD患者是否存在一些常见的合并症。特别是,当存在呼吸困难时,应当评估是否存在潜在冠心病,因为IPF患者缺血性心脏病风险增高。由于先前烟草暴露,部分IPF患者肺癌发生风险增高。应当个体化评估肺内结节大小、形态以及生长情况。并没有特别建议对此类人群进行筛查。阻塞性睡眠呼吸暂停低通气的发病率在ILD患者似乎相当高,即使缺乏嗜睡或超体重等这些重要的评估指标。IPF患者胃食管反流常见,但仅有很少一部分人表现临床症状。研究表明胃食管反流可能涉及的IPF发病机制,与疾病密切相关。评估和治疗胃食管反流是治疗IPF的组成部分。基于现有研究数据,尚难确定对患者的治疗强度。如果患者有症状,应给予常规治疗。然而,是否对无症状胃食管反流患者应用侵入性操作进行评估以及是否对这类患者进行治疗仍不确定。

除了上述合并症外,还应评估一些治疗带来的不良反应。特别是应用激素可能导致体重增加、液体潴留、糖尿病和骨质疏松。在应用激素早期给予补充钙与维生素D可能能预防糖皮质激素导致的骨质疏松。评估骨折风险可以识别哪些患者需要应用双磷酸盐治疗。

相当一部分ILD患者可能发展为肺动脉高压,原因可能为慢性缺氧以及纤维化肺组织导致局部毛细血管破坏。肺动脉高压可加剧弥散障碍,加重呼吸衰竭。另外应该明确是否存在其他导致肺动脉高压的原因。比如硬皮病或混合性结缔组织病等同时合并肺动脉血管病,这些情况的肺动脉高压可以给予特异性治疗。还有其他引起肺动脉高压的常见原因,比如左心收缩或舒张功能障碍等。肺动脉导管检查可以鉴别不同肺动脉高压病因,由于超声心动在肺动脉高压人群的敏感性及特异性较差,常需要完善肺动脉导管检查。是否对ILD继发的肺动脉高压患者应用肺血管舒张剂治疗,目前尚无定论。应用此类药物可能会使通气血流不匹配恶化,但有些患者可能会改善症状和功能。

■ 姑息治疗

控制症状对各个阶段ILD患者都非常重要。应鼓励所有有症状的患者进行肺康复。晚期ILD所致的呼吸困难可给予氧疗、低剂量阿片类药物或抗焦虑药物治疗。顽固性咳嗽可能很难控制,可试用低剂量阿片类药物,在了解长期激素治疗风险后,偶尔可以给予低剂量糖皮质激素。当难治性咳嗽持续存在,应考虑评估是否存在酸反流或非酸性反流。

晚期ILD可适当建议姑息看护服务和临终关怀,重点以关注满足患者及其家属的体力、心理和精神为主。ILD预后视其疾病诊断、严重程度和进展速度不同存在不确定性。尤其要对IPF讨论其呼吸衰竭进展速度或加重急性后恶化状态,应该提出在生命最后时刻是否有必要予以机械通气。

肺移植

尽管肺移植相关致死率和致残率很高，但它仍是进展性纤维化性肺疾病患者一种重要的选择，有可能延长生命。大多数考虑肺移植 ILD 患者是 IPF 或者疾病晚期，移植后生存时间长于疾病自然病程。患者必须有相当强的社会支持体系，同时具有能耐受免疫抑制治疗的复杂医疗过程的身心准备。

ILD 患者肺移植等待时间列表很复杂，因为其进展情况很难预测，而且可能发生急剧加重。过去，移植等待名单中的 IPF 患者死亡率很高。应用新的优先系统以来，严重 IPF 患者常常很快可以进行移植，实施正确的移植等待排序很重要。总的来说，患者一氧化碳弥散率严重受损（<39%）以及 HRCT 显示严重纤维化时预后差，应该考虑优先移植。不论何种 ILD，严重的或进展性肺功能损害预示死亡更早。及早咨询肺移植中心有利于在疾病过程中进行充分评估和对患者进行移植早期教育。

结语

诊治 ILD 须详细采集病史和体格检查，以识别发生 ILD 病因的线索，还应完整了解家居环境、职业接触、药物暴露，并进行潜在的结缔组织病的系统检查。实验室检查、肺功能检查、影像学及肺组织活检可能是必需的。多学科会诊是诊断评估的重要环节。对诊断以及治疗方法的选择应当遵循个体化原则。

暴　婧　译

高占成　审校

参考文献

[1] NICHOLSON AG. Classification of idiopathic interstitial pneumonias: making sense of the alphabet soup. Histopathology, 2002, 41(5):381–391.

[2] TRAVIS WD, COSTABEL U, HANSELL DM, et al. An Official American Thoracic Society/European Respiratory Society Statement: Update of the International Multidisciplinary Classification of the Idiopathic Interstitial Pneumonias. American Journal of Respiratory and Critical Care Medicine, 2013, 188(6):733–748.

[3] SCHWARZ MI. Approach to the evaluation and diagnosis of interstitial lung disease. In: Schwarz MI, King TE, eds. Interstitial Lung Disease. 4th ed. London: BC Decker Inc, 2003, 1–30.

[4] JAMES D. Sarcoidosis of the respiratory system. Semin Respir Med, 1986, 8:1–111.

[5] LESLIE KO, TRAHAN S, GRUDEN J. Pulmonary pathology of the rheumatic diseases. Semin Respir Crit Care Med, 2007, 28(4): 369–378.

[6] FRANQUET T, GIMENEZ A, TORRUBIA S, et al. Spontaneous pneumothorax and pneumomediastinum in IPF. Eur Radiol, 2000, 10(1):108–113.

[7] MENDEZ JL, NADROUS HF, VASSALLO R, et al. Pneumothorax in pulmonary Langerhans cell histiocytosis. Chest, 2004, 125(3):1028–1032.

[8] LARA AR, SCHWARZ MI. Diffuse alveolar hemorrhage. Chest, 2010, 137(5):1164–1171.

[9] MARCHELL RM, JUDSON MA. Cutaneous sarcoidosis. Semin Respir Crit Care Med, 2007, 31(4):442–451.

[10] SORENSON EJ, CRUM B, STEVENS JC. Incidence of aspiration pneumonia in ALS in Olmsted County, MN. Amyotroph Lateral Scler, 2007, 8(2):87–89.

[11] CHATTERJEE S. Q: when do Raynaud symptoms merit a workup for autoimmune rheumatic disease? Cleve Clin J Med, 2013, 80(1): 22–25.

[12] ZOLLER B, LI X, SUNDQUIST J, et al. Risk of subsequent coronary heart disease in patients hospitalized for immune-mediated diseases: a nationwide follow-up study from Sweden. PLoS One, 2012, 7(3):e33442.

[13] SODE BF, DAHL M, NIELSEN SF, et al. Venous thromboembolism and risk of idiopathic interstitial pneumonia: a nationwide study. Am J Respir Crit Care Med, 2010, 181(10): 1085–1092.

[14] SWIGRIS JJ, OLSON AL, HUIE TJ, et al. Increased risk of pulmonary embolism among US decedents with sarcoidosis from 1988 to 2007. Chest, 2011, 140(5):1261–1266.

[15] KOCHAR R, FALLON MB. Pulmonary diseases and the liver. Clin Liver Dis, 2011, 15(1):21–37.

[16] HAMBURG BJ, SCHNEIDER F, WOODSKE ME. A 48-year-old woman with prior liver disease presenting with dyspnea and ground glass opacities. Chest, 2012, 141(5):1351–1355.

[17] ARMANIOS M, BLACKBURN EH. The telomere syndromes. Nat Rev Genet, 2012, 13(10):693–704.

[18] PAPADIMITRAKI ED, KYRMIZAKIS DE, KRITIKOS I, et al. Ear-nose-throat manifestations of autoimmune rheumatic diseases. Clin Exp Rheumatol, 2004, 22(4):485–494.

[19] KRADIN RL, DIGUMARTHY SR, BAGGISH AL, et al. Case records of the Massachusetts General Hospital. Case 12–2010. An 89-year-old man with progressive dyspnea. N Engl J Med, 2010, 362(16):1522–1531.

[20] FONTENOT AP, AMICOSANTE M. Metal-induced diffuse lung disease. Semin Respir Crit Care Med, 2008, 29(6):662–669.

[21] RAKE C, GILHAM C, HATCH J, et al. Occupational, domestic and environmental mesothelioma risks in the British population: a case-control study. Br J Cancer, 2009, 100(7):1175–1183.

[22] GREENBERGER PA. Mold-induced hypersensitivity pneu-monitis. Allergy Asthma Proc, 2004, 25(4):219–223.

[23] EMBIL J, WARREN P, YAKRUS M, et al. Pulmonary illness associated with exposure to Mycobacterium avium complex in hot tub water. Hypersensitivity pneumonitis or infection? Chest, 1997, 111(3):813–816.

[24] HARDAK E, BERGER G, KRIVOY N, et al. Nitrofurantoin pulmonary toxicity: neglected threat. Curr Drug Saf, 2010, 5(2):125–128.

[25] CAMUS P, MARTIN WJ 2ND, ROSENOW EC 3RD. Amiodarone pulmonary toxicity. Clin Chest Med, 2004, 25(1):65–75.

[26] GOODWIN SD, GLENNY RW. Nonsteroidal anti-inflam-matory drug-associated pulmonary infiltrates with eosinophilia. Review of the literature and Food and Drug Administration Adverse Drug Reaction reports. Arch Intern Med, 1992, 152(7):1521–1524.

[27] CAMUS P, KUDOH S, EBINA M. Interstitial lung disease associated with drug therapy. Br J Cancer, 2004, 91(Suppl 2):S18–S23.

[28] CAMUS P, BONNIAUD P, FANTON A, et al. Drug-induced and

iatrogenic infiltrative lung disease. Clin Chest Med, 2004, 25(3):479–519, vi.

[29] DEVINE MS, GARCIA CK. Genetic interstitial lung disease. Clin Chest Med, 2012, 33(1):95–110.

[30] VAN MOORSEL CH, VAN OOSTERHOUT MF, BARLO NP, et al. Surfactant protein C mutations are the basis of a significant portion of adult familial pulmonary fibrosis in a Dutch cohort. Am J Respir Crit Care Med, 2010, 182(11):1419–1425.

[31] SEIBOLD MA, WISE AL, SPEER MC, et al. A common MUC5B promoter polymorphism and pulmonary fibrosis. N Engl J Med, 2011, 364(16):1503–1512.

[32] RYBICKI BA, IANNUZZI MC, FREDERICK MM, et al. Familial aggregation of sarcoidosis. A case-control etiologic study of sarcoidosis (ACCESS). Am J Respir Crit Care Med, 2001, 164(11): 2085–2091.

[33] HUNNINGHAKE GW, LYNCH DA, GALVIN JR, et al. Radiologic findings are strongly associated with a pathologic diagnosis of usual interstitial pneumonia. Chest, 2003, 124(4):1215–1223.

[34] FLAHERTY KR, TOEWS GB, TRAVIS WD, et al. Clinical significance of histological classification of idiopathic interstitial pneumonia. Eur Respir J, 2002, 19(2):275–283.

[35] SCHMIDT SL, SUNDARAM B, FLAHERTY KR. Diagnosing fibrotic lung disease: when is high-resolution computed tomography sufficient to make a diagnosis of idiopathic pulmonary fibrosis? Respirology, 2009, 14(7):934–939.

[36] LYNCH DA, TRAVIS WD, MULLER NL, et al. Idiopathic interstitial pneumonias: CT features. Radiology, 2005, 236(1):10–21.

[37] STRANGE C, HIGHLAND KB. Interstitial lung disease in the patient who has connective tissue disease. Clin Chest Med, 2004, 25(3): 549–559, vii.

[38] EGAN JJ, MARTINEZ FJ, WELLS AU, et al. Lung function estimates in idiopathic pulmonary fibrosis: the potential for a simple classification. Thorax, 2005, 60(4):270–273.

[39] JEGAL Y, KIM DS, SHIM TS, et al. Physiology is a stronger predictor of survival than pathology in fibrotic interstitial pneumonia. Am J Respir Crit Care Med, 2005, 171(6):639–644.

[40] FLAHERTY KR, MUMFORD JA, MURRAY S, et al. Prognostic implications of physiologic and radiographic changes in idiopathic interstitial pneumonia. Am J Respir Crit Care Med, 2003, 168(5) 543–548.

[41] MARTINEZ FJ, FLAHERTY K. Pulmonary function testing in idiopathic interstitial pneumonias. Proc Am Thorac Soc, 2006, 3(4):315–321.

[42] HEGEWALD MJ. Diffusing capacity. Clin Rev Allergy Immunol, 2009, 37(3):159–166.

[43] LAMA VN, FLAHERTY KR, TOEWS GB, et al. Prognostic value of desaturation during a 6-minute walk test in idiopathic interstitial pneumonia. Am J Respir Crit Care Med, 2003, 168(9): 1084–1090.

[44] VILLALBA WO, SAMPAIO-BARROS PD, PEREIRA MC, et al. Six-minute walk test for the evaluation of pulmonary disease severity in scleroderma patients. Chest, 2007, 131(1):217–222.

[45] CAMINATI A, HARARI S. IPF: New insight in diagnosis and prognosis. Respir Med.104(Suppl 1):S2–S10.

[46] MEYER KC. Bronchoalveolar lavage as a diagnostic tool. Semin Respir Crit Care Med, 2007, 28(5):546–560.

[47] KANTROW SP, MEYER KC, KIDD P, et al. The CD4/CD8 ratio in BAL fluid is highly variable in sarcoidosis. Eur Respir J, 1997, 10(12):2716–2721.

[48] WELKER L, JORRES RA, COSTABEL U, et al. Predictive value of BAL cell differentials in the diagnosis of interstitial lung diseases. Eur

Respir J, 2004, 24(6):1000–1006.

[49] MEYER KC, ROSENTHAL NS, SOERGEL P, et al. Neutrophils and low-grade inflammation in the seemingly normal aging human lung. Mech Ageing Dev, 1998, 104(2):169–181.

[50] CORDEIRO CR, JONES JC, ALFARO T, et al. Bronchoalveolar lavage in occupational lung diseases. Semin Respir Crit Care Med, 2007, 28(5):504–513.

[51] AUERSWALD U, BARTH J, MAGNUSSEN H. Value of CD-1-positive cells in bronchoalveolar lavage fluid for the diagnosis of pulmonary histiocytosis X. Lung, 1991, 169(6):305–309.

[52] MEYER KC. The role of bronchoalveolar lavage in interstitial lung disease. Clin Chest Med, 2004, 25(4):637–649, v.

[53] RAMIREZ P, VALENCIA M, TORRES A. Bronchoalveolar lavage to diagnose respiratory infections. Semin Respir Crit Care Med, 2007, 28(5):525–533.

[54] LEE BE, ROBINSON JL, KHURANA V, et al. Enhanced identification of viral and atypical bacterial pathogens in lower respiratory tract samples with nucleic acid amplification tests. J Med Virol, 2006, 78(5):702–710.

[55] AZOULAY E, BERGERON A, CHEVRET S, et al. Polymerase chain reaction for diagnosing pneumocystis pneumonia in non-HIV immunocompromised patients with pulmonary infiltrates. Chest, 2009, 135(3):655–661.

[56] HERNANDEZ BLASCO L, SANCHEZ HERNANDEZ IM, VILLENA GARRIDO V, et al. Safety of the transbronchial biopsy in outpatients. Chest, 1991, 99(3): 562–565.

[57] ALZEER AH, AL-OTAIR HA, AL-HAJJAJ MS. Yield and complications of flexible fiberoptic bronchoscopy in a teaching hospital. Saudi Med J, 2008, 29(1):55–59.

[58] DESCOMBES E, GARDIOL D, LEUENBERGER P. Transbronchial lung biopsy: an analysis of 530 cases with reference to the number of samples. Monaldi Arch Chest Dis, 1997, 52(4):324–329.

[59] LESLIE KO, GRUDEN JF, PARISH JM, et al. Transbronchial biopsy interpretation in the patient with diffuse parenchymal lung disease. Arch Pathol Lab Med, 2007, 131(3):407–423.

[60] WALL CP, GAENSLER EA, CARRINGTON CB, et al. Comparison of transbronchial and open biopsies in chronic infiltrative lung diseases. Am Rev Respir Dis, 1981, 123(3):280–285.

[61] HUNNINGHAKE GW, ZIMMERMAN MB, SCHWARTZ DA, et al. Utility of a lung biopsy for the diagnosis of idiopathic pulmonary fibrosis. Am J Respir Crit Care Med, 2001, 164(2): 193–196.

[62] RILEY DJ, COSTANZO EJ. Surgical biopsy: its appropriateness in diagnosing interstitial lung disease. Curr Opin Pulm Med, 2006, 12(5):331–336.

[63] CHANG AC, YEE J, ORRINGER MB, et al. Diagnostic thoracoscopic lung biopsy: an outpatient experience. Ann Thorac Surg, 2002, 74(6):1942–1946; discussion 1946–1947.

[64] KREIDER ME, HANSEN-FLASCHEN J, AHMAD NN, et al. Complications of video-assisted thoracoscopic lung biopsy in patients with interstitial lung disease. Ann Thorac Surg, 2007, 83(3): 1140–1144.

[65] CARRILLO G, ESTRADA A, PEDROZA J, et al. Preoperative risk factors associated with mortality in lung biopsy patients with interstitial lung disease. J Invest Surg, 2005, 18(1):39–45.

[66] LETTIERI CJ, VEERAPPAN GR, HELMAN DL, et al. Outcomes and safety of surgical lung biopsy for interstitial lung disease. Chest, 2005, 127(5):1600–1605.

[67] HAZELRIGG SR, NUNCHUCK SK, LOCICERO J 3RD. Video Assisted Thoracic Surgery Study Group data. Ann Thorac Surg, 1993, 56(5): 1039–1043; discussion 1043–1034.

[68] JAKLITSCH MT, DECAMP MM JR, LIPTAY MJ, et al. Video-assisted

thoracic surgery in the elderly. A review of 307 cases. Chest, 1996, 110(3):751–758.

[69] JAKLITSCH M, BILLMEIER S. Preoperative evaluation and risk assessment for elderly thoracic surgery patients. Thorac Surg Clin, 2009, 19(3):301–312.

[70] KATZENSTEIN AL, MUKHOPADHYAY S, MYERS JL. Diagnosis of usual interstitial pneumonia and distinction from other fibrosing interstitial lung diseases. Hum Pathol, 2008, 39(9):12751294.

[71] FLAHERTY KR, THWAITE EL, KAZEROONI EA, et al. Radiological versus histologic diagnosis in UIP and NSIP: survival implications. Thorax, 2003, 58(2):143–148.

[72] SUMIKAWA H, JOHKOH T, COLBY TV, et al. Computed tomography findings in pathological usual interstitial pneumonia: relationship to survival. Am J Respir Crit Care Med, 2008, 177(4):433–439.

[73] FLAHERTY KR, KING TE JR, RAGHU G, et al. Idiopathic interstitial pneumonia: what is the effect of a multidisciplinary approach to diagnosis? Am J Respir Crit Care Med, 2004, 170(8):904–910.

[74] FLAHERTY KR, ANDREI AC, KING TE JR, et al. Idiopathic interstitial pneumonia: do community and academic physicians agree on diagnosis? Am J Respir Crit Care Med, 2007, 175(10): 1054–1060.

[75] RAGHU G, COLLARD HR, EGAN JJ, et al. An official ATS/ERS/JRS/ALAT statement: idiopathic pulmonary fibrosis: evidence-based guidelines for diagnosis and management. Am J Respir Crit Care Med, 2011, 183(6):788–824.

[76] CHEUNG OY, MUHM JR, HELMERS RA, et al. Surgical pathology of granulomatous interstitial pneumonia. Ann Diagn Pathol, 2003, 7(2):127–138.

[77] TRAVIS WD, HUNNINGHAKE G, KING TE JR, et al. Idiopathic nonspecific interstitial pneumonia: report of an American Thoracic Society project. Am J Respir Crit Care Med, 2008, 177(12):1338–1347.

[78] CRAIG TJ, HERSHEY J, ENGLER RJ, et al. Bird antigen persistence in the home environment after removal of the bird. Ann Allergy, 1992, 69(6):510–512.

[79] GIRARD M, LACASSE Y, CORMIER Y. Hypersensitivity pneumonitis. Allergy, 2009, 64(3):322–334.

[80] GLAZER CS, ROSE CS, LYNCH DA. Clinical and radiologic manifestations of hypersensitivity pneumonitis. J Thorac Imaging, 2002, 17(4):261–272.

[81] GOGALI A, WELLS AU. New pharmacological strategies for the treatment of pulmonary fibrosis. Ther Adv Respir Dis, 2010, 4(6):353–366.

[82] IDIOPATHIC PULMONARY FIBROSIS CLINICAL RESEARCH NETWORK, RAGHU G, ANSTROM KJ, et al. Prednisone, azathioprine, and N-acetylcysteine for pulmonary fibrosis. N Engl J Med, 2012, 366(21):1968–1977.

[83] MOGHADAM-KIA S, WERTH VP. Prevention and treatment of systemic glucocorticoid side effects. Int J Dermatol, 2010, 49(3):239–248.

[84] CUTOLO M, SERIOLO B, PIZZORNI C, et al. Use of glucocorticoids and risk of infections. Autoimmun Rev, 2008, 8(2):153–155.

[85] BRADLEY B, BRANLEY HM, EGAN JJ, et al. Interstitial lung disease guideline: the British Thoracic Society in collaboration with the Thoracic Society of Australia and New Zealand and the Irish Thoracic Society. Thorax, 2008, 63(Suppl 5):v1–58.

[86] CLARK M, COOPER B, SINGH S, et al. HUBBARD R. A survey of nocturnal hypoxaemia and health related quality of life in patients with cryptogenic fibrosing alveolitis. Thorax, 2001, 56(6):482–486.

[87] LAVIOLETTE L, BOURBEAU J, BERNARD S, et al. Assessing the impact of pulmonary rehabilitation on functional status in COPD. Thorax, 2008, 63(2):115–121.

[88] SWIGRIS JJ, BROWN KK, MAKE BJ, et al. Pulmonary rehabilitation in idiopathic pulmonary fibrosis: a call for continued investigation. Respir Med, 2008, 102(12):1675–1680.

[89] HOLLAND A, HILL C. Physical training for interstitial lung disease. Cochrane Database Syst Rev, 2008, (4):CD006322.

[90] NICI L, DONNER C, WOUTERS E, et al. American Thoracic Society/European Respiratory Society statement on pulmonary rehabilitation. Am J Respir Crit Care Med, 2006, 173(12):1390–1413.

[91] SINGER HK, RUCHINSKAS RA, RILEY KC, et al. The psychological impact of end-stage lung disease. Chest, 2001, 120(4):1246–1252.

[92] PONNUSWAMY A, MANIKANDAN R, SABETPOUR A, et al. Association between ischaemic heart disease and interstitial lung disease: a case-control study. Respir Med, 2009, 103(4):503–507.

[93] NATHAN SD, BASAVARAJ A, REICHNER C, et al. Prevalence and impact of coronary artery disease in idiopathic pulmonary fibrosis. Respir Med, 2010, 104(7):1035–1041.

[94] LANCASTER LH, MASON WR, PARNELL JA, et al. Obstructive sleep apnea is common in idiopathic pulmonary fibrosis. Chest, 2009, 136(3):772–778.

[95] MERMIGKIS C, STAGAKI E, TRYFON S, et al. How common is sleep-disordered breathing in patients with idiopathic pulmonary fibrosis? Sleep Breath, 2010, 14(4):387–390.

[96] RASCHE K, ORTH M. Sleep and breathing in idiopathic pulmonary fibrosis. J Physiol Pharmacol, 2009, 60(Suppl 5):13–14.

[97] TOBIN RW, POPE CE 2ND, PELLEGRINI CA, et al. Increased prevalence of gastroesophageal reflux in patients with idiopathic pulmonary fibrosis. Am J Respir Crit Care Med, 1998, 158(6):1804–1808.

[98] RAGHU G, FREUDENBERGER TD, YANG S, et al. High prevalence of abnormal acid gastro-oesophageal reflux in idiopathic pulmonary fibrosis. Eur Respir J, 2006, 27(1):136–142.

[99] RAGHU G, YANG ST, SPADA C, et al. Sole treatment of acid gastroesophageal reflux in idiopathic pulmonary fibrosis: a case series. Chest, 2006, 129(3):794–800.

[100] MARICIC M. Update on glucocorticoid-induced osteoporosis. Rheum Dis Clin North Am, 2011, 37(3):415–431, vi.

[101] PATEL NM, LEDERER DJ, BORCZUK AC, et al. Pulmonary hypertension in idiopathic pulmonary fibrosis. Chest, 2007, 132(3):998–1006.

[102] HASSOUN PM. Pulmonary arterial hypertension complicating connective tissue diseases. Semin Respir Crit Care Med, 2009, 30(4):429–439.

[103] CORTE TJ, WORT SJ, WELLS AU. Pulmonary hypertension in idiopathic pulmonary fibrosis: a review. Sarcoidosis Vasc Diffuse Lung Dis, 2009, 26(1):7–19.

[104] POOR HD, GIRGIS R, STUDER SM. World Health Organization Group III pulmonary hypertension. Prog Cardiovasc Dis, 2012, 55(2):119–127.

[105] MAHLER DA, SELECKY PA, HARROD CG, et al. American College of Chest Physicians consensus statement on the management of dyspnea in patients with advanced lung or heart disease. Chest, 2010, 137(3):674–691.

[106] LANKEN PN, TERRY PB, DELISSER HM, et al. An official American Thoracic Society clinical policy statement: palliative care for patients with respiratory diseases and critical illnesses. Am J Respir Crit Care Med, 2008, 177(8):912–927.

[107] NATHAN SD, SHLOBIN OA, WEIR N, et al. Long-term course and prognosis of idiopathic pulmonary fibrosis in the new millennium. Chest, 2011, 140(1):221–229.

[108] GEORGE TJ, ARNAOUTAKIS GJ, SHAH AS. Lung transplant in idiopathic pulmonary fibrosis. Arch Surg, 2011, 146(10):1204–1209.

[109] MERLO CA, ORENS JB. Candidate selection, overall results, and choosing the right operation. Semin Respir Crit Care Med, 2010, 31(2):99–107.

[110] MARTINEZ FJ, SAFRIN S, WEYCKER D, et al. The clinical course of patients with idiopathic pulmonary fibrosis. Ann Intern Med, 2005, 142(12 Pt 1):963–967.

[111] O'BEIRNE S, COUNIHAN IP, KEANE MP. Interstitial lung disease and lung transplantation. Semin Respir Crit Care Med, 2010, 31(2):139–146.

[112] MOGULKOC N, BRUTSCHE MH, BISHOP PW, et al. Pulmonary function in idiopathic pulmonary fibrosis and referral for lung transplantation. Am J Respir Crit Care Med, 2001, 164(1):103–108.

[113] LATSI PI, DU BOIS RM, NICHOLSON AG, et al. Fibrotic idiopathic interstitial pneumonia: the prognostic value of longitudinal functional trends. Am J Respir Crit Care Med, 2003, 168(5):531–537.

第55章

系统性结节病

David R. Moller

Edward S. Chen

结节病是一种多系统损害的疾病，以病变部位非干酪性肉芽肿性炎为特征。任何器官都可能受累，但肺和纵隔淋巴结最常受累。绝大多数结节病综合临床和影像学表现即可诊断，确诊可通过多个器官组织活检显示非干酪性上皮细胞肉芽肿，并排除其他已知原因的肉芽肿性疾病。临床、流行病学以及家族史支持一种假说：结节病可能是具有基因易感性的人暴露于某种微生物而触发。临床过程变异性大，死亡率<1%~5%。激素仍然是治疗器官衰竭或疾病进展患者的主要药物。

瑞典皮肤病学家 Jorgen Schaumann 的工作，他1914年提出 Besnier 命名的冻疮样狼疮和 Boeck 发现的多发良性皮肤肉瘤实际上是同一疾病，表现为"良性淋巴肉芽肿"，该病被认为是结核的一种变异型。1935年，Williams 和 Nickerson 报道在可疑结节病患者皮内接种结节病组织悬浮液可导致硬结。Ansgar Keveim 提出这些硬结活检病理含有结节病样肉芽肿。Louis Siltzbach 等表明国际研究中，这种 Kveim 反应在80%结节病患者中为阳性（表现为肉芽肿），并且对该病高度特异。瑞典 Sven Lofgren 于19世纪40年代提出结节病常常以无症状双侧肺门淋巴结增大或伴有急性红斑结节为首发表现。19世纪50年代，报道了糖皮质激素成功用于治疗结节病。近来，细胞及分子生物学使我们对结节病免疫、基因及病因基础的认识更加深入，但在更加安全有效治疗或治愈该病方面仍未有所突破。

历史回顾

Jonatha Hutchinson 于1887年首次描述结节病病例，一位患者出现面部及四肢皮肤病变，他将其命名为莫迪默病。1889年，巴黎 Besnier 描述了一例34岁男性表现为鼻部、耳郭以及面部中心区域紫罗兰色病变；他提出这类病变是红斑狼疮的一种变异型，因此命名为"冻疮样狼疮"。1899年 Caesar Boeck 首次在外周淋巴结肿大及皮肤结节病变患者中描述了非坏死性肉芽肿特征。他提出了"多发良性皮肤肉瘤"这一术语。因为他认为这些肉芽肿病变类似肉瘤组织。随后，眼部、骨、肺、腮腺等部位的肉瘤样病变陆续被报道描述，但将近二十余年，并未认识到结节病本质上是全身多系统性疾病。

结节病是一种系统性疾病，这一观点大致是基于

流行病学

结节病世界各地均有发病，但在不同地理区域发病率有所不同。确切的疾病流行病学尚不清楚，因为许多结节病患者无症状，而且也缺乏敏感且特异的诊断检查。北美、南欧以及日本曾报道大致患病率为10~40人/10万人。在瑞典、丹麦以及非洲裔美国人中患病率更高。80%以上病例于20~50岁发病，另一发病高峰为50岁以上女性。结节病在青春期前很罕见。在北欧日耳曼语系国家女性及男性发展为结节病的概率分别为1.4%和1.0%。而美国研究评估中西部城市女性及男性发展为结节病的概率，非洲裔美国人分别为2.7%和2.1%，白种人分别为1.0%及0.7%。尸检研究结果提示结节病的患病率很可能被低估了。由于过去数十年缺乏相关研究，因此结节病的发病率

是否在变化并不清楚。

结节病的临床表现在不同地区及种族的发生频度有所不同，而且受性别影响。结节性红斑在北欧日耳曼语系国家及爱尔兰很常见，但在非洲裔及日本患者中发生率不足 5%。相反，冻疮样狼疮在黑色人种更常见。日本超过 50% 患者可能存在心脏结节病。一些研究提出，种族是一个影响疾病严重程度非常重要的决定因素，非洲裔患者更可能出现疾病持续并且死亡率比白种人高。在美国，40%～80%结节病患者死亡源于进展性肺病，其中非洲裔患者及女性发生率更高。在瑞典和日本，心脏受累是结节病死亡的首要原因。总体来讲，基于不同研究结果，直接与结节病相关的死亡率<1%～5%。

病因

结节病的病因不清楚。因为最初被描述为结节病，是基于其与结核的相似性，研究者推测这种疾病源于感染。环境暴露与结节病也有相关，因为南北半球均可观察到冬季及早春多发的季节性病例聚集特点。地理位置及时区聚集性也支持环境因素对结节病的作用。有报道描述该病与医疗保健人员、消防员、军人和木工等职业相关。不到 5% 铍暴露者对铍产生免疫敏感后出现慢性铍病，表现为组织学上与结节病相同的肉芽肿性肺炎。然而，尚无证据表明铍是系统性结节病的病因之一。有报道世贸中心惨案中重度粉尘暴露的应急救援人员结节病样肺病风险增加；其中一小部分呈现多系统疾病，证实了其可能为多系统结节病的诊断。

美国的一项多中心结节病病例对照病因研究（A Case Control Etiologic Study of Sarcoidosis, ACCESS）（结节病研究）比较了 706 例新诊断活检确诊的结节病患者与年龄、性别、种族匹配的对照组，结果并未显示某种环境因素或职业因素与结节病风险正相关（OR>2.0），而且没有相关暴露史>5%者（预实验目标）。结果仅显示工作中杀虫剂、霉菌暴露以及蘑菇养殖、霉味与其弱相关（OR<1.5），提示富含微生物的环境显示可能与之相关。结节病与重金属暴露无相关性，包括铍、木屑、农村居住等先前假定的因素。ACCESS 研究提示吸烟与结节病强负相关，确证了以前的研究。尚未发现单一主要因素暴露与结节病发病风险相关，这与结节病基因-环境互相作用在发病中的重要性这一概念是相符的。

鉴于临床上与分枝杆菌疾病的相似性，许多研究直接检测了感染因子在结节病中的作用。一项针对 1980—2006 年发表文献的荟萃分析显示结节病组织中检测到分枝杆菌核酸（DNA、RNA）的概率是对照组的 10～20 倍。通过 Kveim 反应阳性皮肤的延迟反应肉芽肿，对患者结节病组织提取物，作者及其同事应用有限蛋白组学方法鉴定潜在的病原学抗原。应用结节病组织匀浆提取物进行质谱分析以及蛋白免疫印迹法分析，我们以分枝杆菌过氧化氢酶-过氧化物酶蛋白（mycobacterial catalaseperoxidase protein, mKatG）作为备选病原微生物抗原。一项先前假说认为检测到特定病原微生物或自体抗原支持分枝杆菌与结节病病因相关，但这项用无偏倚方法进行的研究并未显示该假说的预期结果。一些研究组已表明 70% 结节病患者肺和血液中存在针对包括 mKatG、结核 ESAT-6、Ag85、过氧化物歧化酶等分枝杆菌抗原的 T 细胞反应。有的研究报道结节病及结核感染患者外周血基因表达过度重叠，进一步支持分枝杆菌作为结节病的一项病因。

日本研究者报道日本及欧洲 80%～98%结节病组织中可发现痤疮丙酸杆菌 DNA，但对照组为 0～60%。有报道用痤疮丙酸杆菌诱导出肺肉芽肿性炎症动物模型。然而，丙酸杆菌在结节病中作用尚不明确，因为非结节病对照组也可常常检测到组织中有这些病原体、血中有针对这些共生病原的免疫反应。其他微生物，如伯氏疏螺旋体、肺炎衣原体、立克次体等，可在结节病组织或血清试验中检测到。但这些检测都缺乏广泛的确证。嗜淋巴细胞 DNA 病毒（EB 病毒、巨细胞病毒及人疱疹病毒 6）以及 HTLV1 高滴度抗体均在结节病患者中有阳性检测报道，但可能仅反映结节病中普遍 B 细胞活化，因为病毒培养或组织分析并未提示病毒持续存在。

尽管有些证据显示微生物与结节病病因有一定联系，但并没有组织病理或微生物学证据提示结节病组织中存在有活的分枝杆菌或其他病原微生物。细胞壁缺陷微生物被认为可能导致结节病，但没有独立的可重复性研究能证明这一点。目前尚未证实有直接的感染性病因，但许多研究者仍倾向于某些病原微生物触发了具有结节病遗传易感性患者的病程。

一些研究者则认为，其病因与自身免疫相关，可能是由于感染性病原通过分子模拟触发。如抗核抗体、类风湿因子、高 γ 球蛋白血症以及免疫复合物存在为结节病提供了具有免疫色彩的依据。尽管无特异性抗体存在,结节病患者常常表达某些低滴度无明确意义的自身抗体。近期一项研究发现一些潜在的自身抗原,如波形蛋白、ATP 合成酶、赖氨酸-tRAN 等衍生肽刺激结节病患者血或肺组织 Th1 淋巴细胞,提示此类反应可能有助于维持慢性炎症。

遗传学

家族及病例对照相关研究就遗传相关影响提供了强有力证据,有发展为结节病的风险,但并不能决定疾病的临床表现。家族聚集性结节病占 3% ~ 14%,黑种人发生率高于白种人。美国 ACCESS 研究发现兄弟姐妹结节病患病相关危险度(relative risk,RR)(OR~5.8)高于父母(OR~3.8)。白种人基因因素对结节病易感性的影响大于黑种人,美国 AC-CESS 研究和英国研究中均提示白种人家族性结节病校正患病风险显著增高,分别为 RR~18 和 RR~36~73,而英国研究中黑种人的家族性结节病相对风险度为 RR~2.8。

早期研究用血清技术检测了人白细胞抗原(human leukocyte antigen,HLA)-Ⅰ类等位基因。其中 HLA-B8 等位基因是最被公认的与疾病易感性相关因素,使美国和欧洲白种人结节病风险增高,而黑种人和日本人则不相关。

对 HLA-Ⅱ的作用也进行过研究。HLA-DR3 与结节病易感性相关,HLA-DR1 和-DR4 对斯堪的纳维亚人和欧洲人群与疾病保护相关。应用分子基因型,ACCESS 研究发现,HLA-DRB1*1101 在白种人和黑种人中与结节病均有显著相关性,而 HLA-DRB1*1501 只与白种人结节病风险相关。其他研究发现 HLA-DR17(DR3)单倍体以及特异性 HLA DRB 0301 或者与其密切相连的 DQB1*0201 等位基因对欧洲和日本人群提示预后良好(吕弗勒综合征、急性关节炎、X 线胸片提示Ⅰ期结节病或 2 年内缓解)。HLA-DRB1*1501 或其紧密关联的 DQB1*0602 等位基因在丹麦队列中表现与病情更重或病程慢性迁延相关。有研究显示,HLA-DPB1 和 DQB1 等位基因与疾病易感性相关,但连锁不平衡很难区分 HLA-DR 等位基因的影响。一项研究发现 4 个 DR 和 9 个 DQ 基因多态性与结节病发病相关。由于 HLA Ⅱ结构的序列决定了特异抗原肽结合,这与结节病中存在重要的致病抗原相一致。家族相关研究应用泛基因组微卫星分析确认

了 MHC 所在这些基因对结节病易感性的重要性。这些数据支持 MHCⅡ等位基因可能通过结合特异致病性抗原,成为不同种族人群结节病易感性不同的主要决定因素。

多项病例对照研究发现一些非 HLA 基因,但大多数跟结节病相关的候选基因缺乏重复性。一项荟萃分析显示位于 MHC 位点的肿瘤坏死因子(TNF)基因多态性与结节病风险增加 1.5 倍相关。研究显示,编码血管紧张素转化酶(angiotensin-converting enzyme,ACE)或维生素 D 受体的基因多态性与结节病风险增加无相关性。

家系及散发结节病的全基因组关联研究表明,多个染色体区域可能与基因易感性相关,多种小遗传因素可能影响结节病发病。德国和美国研究者报道了类嗜乳脂蛋白 2(BTNL2)基因与结节病风险相关,在白种人的相关性高于黑种人。除了疾病易感性危险因素,近期研究提示 BTNL2 多态性可能与该病慢性活动性表现相关。因为 BTNL2 是一种 B7 受体家族成员,该受体家族在 T 细胞共刺激中起作用,从而成为一种正向假说,即结节病易感性可能与 BTNL2 基因及 T 细胞免疫相关联。

德国研究者报道了染色体上新的基因位点 6p12.1 和 11q13.1 与结节病易感性相关。这个研究组发现克罗恩病相关的膜联蛋白 A11 也增加结节患病风险。另一些研究发现包括 10p12.2 在内的另一些位点与结节病和炎症性肠病相关。

病理

结节病病理的标志是离散的非干酪性上皮细胞肉芽肿形成(图 55-1)。中心区域的主要细胞是上皮细胞,是一种源于单核吞噬细胞的分化类型。CD4 淋巴细胞和成熟巨噬细胞主要散在分布于上皮细胞核心,CD4⁺、CD8⁺T 细胞核和 B 淋巴细胞可见于肉芽肿的外周区域。偶尔可见局灶纤维素样蛋白而非干酪性坏死。比如巨细胞内富含钙和铁 Schaumann 小体以及 Hamazaki-Weseberg 小体等包涵体,散在分布于炎症区域。这些特点并不是结节病特异的表现,诸如感染、铍中毒、克罗恩病、肿瘤附近的局灶结节性反应、异物或慢性炎症区域均可见。

在肺部,肉芽肿常常在血管周围、支气管周围及间隔区域形成,这些区域富含淋巴管。肺内,以淋巴细胞为主的单核细胞浸润常出现于间质结合区。结

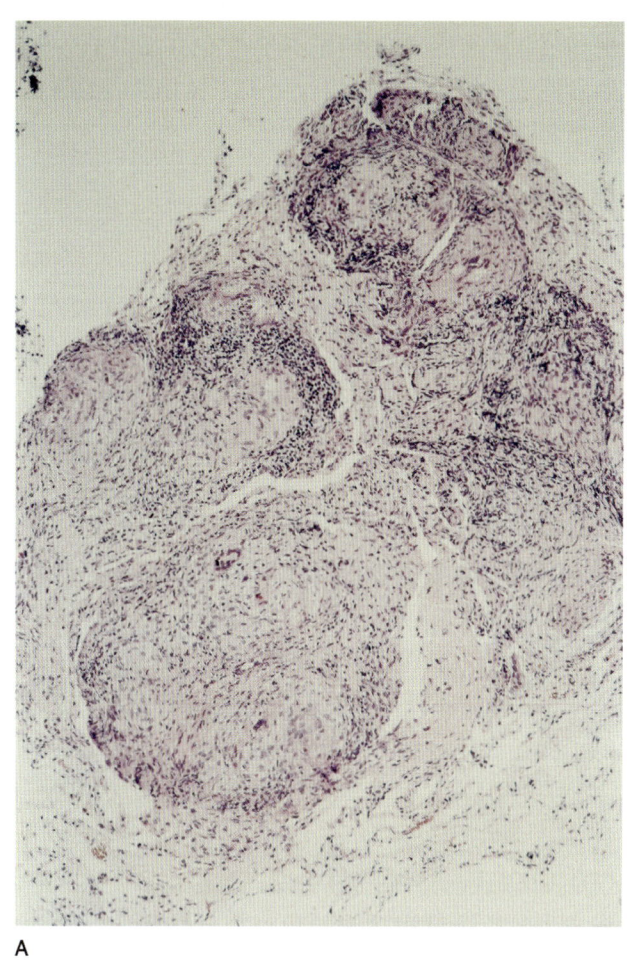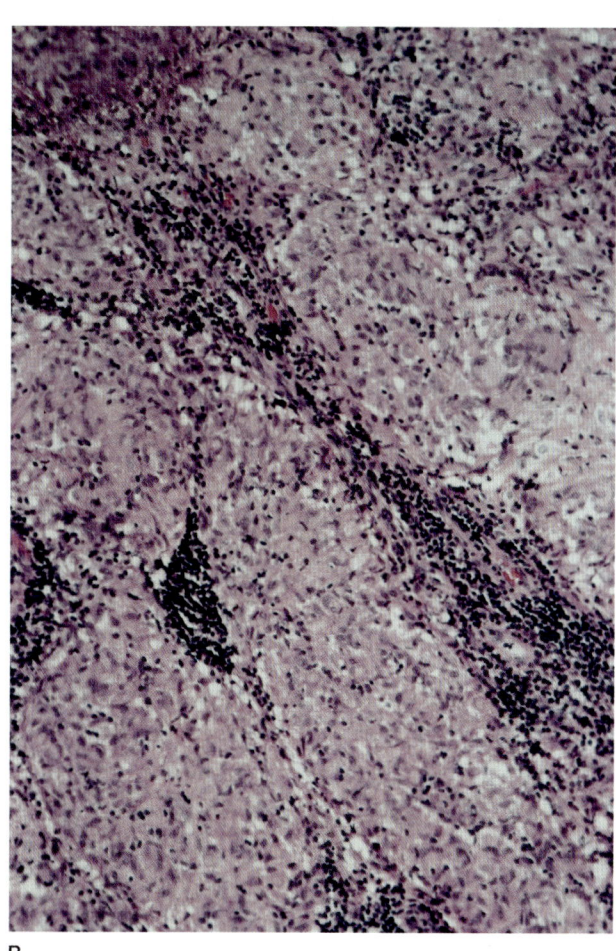

图 55-1 结节病非干酪样肉芽肿性炎的显微镜照片。A. 经胸肺活检显示肺实质广泛肉芽肿、多核巨细胞以及单核细胞炎症（×80）。B. 纵隔淋巴结活检提示典型离散的上皮样肉芽肿（×200）

节病肉芽肿可能吸收或发展为纤维化，留下星形瘢痕或者既往肉芽肿的透明区域。

病理生理学

结节病重要的病理生理因素讨论如下：

■ 免疫病理学

试验模型表明肉芽肿形成首先是不溶性抗原物质沉积。初始固有免疫反应为巨噬细胞、树突细胞等抗原呈递细胞募集和活化，其表面表达识别受体和 Toll 样受体（TLRs），导致细胞吞噬以及抗原蛋白降解，产生肽类物质：表达在细胞表面的 MHC 复合体，供 $CD4^+T$ 细胞分析。相应的适应性免疫反应以表达效应细胞因子为特征，主要包括 1 型辅助 T 细胞（Th1；IFNγ）、Th2（IL-4/IL-13）或 Th17（IL-17/IL-21/IL-22），取决于抗原特性及宿主遗传/表观遗传因素。肉芽肿形成有赖于一系列后续释放的细胞因子、化学

因子以及其他固有或适应性免疫细胞活化的各类因子。可通过清除抗原及阻断局部免疫细胞的转化生长因子 β（TGF-β）和 IL-10 等抗炎介质释放下调肉芽肿炎症。

结节病的免疫病理学总结见表 55-1。肉芽肿性炎部位比如肺含有活化 T 细胞及单核吞噬细胞，可表达与研究中相同的对肉芽肿形成起重要作用的促炎因子及化学因子。肺 T 细胞主要是 CD4 辅助细胞、CD45R0 记忆表型、表达活化标记物 VLA-1（延迟激活抗原 1，CD49a）和 HLA-DR 分子。结节病肺泡巨噬细胞自发产生 TNF、白细胞介素-6（IL-6）、IL-1α、IL-15、骨调素，以及 Th1 调节细胞因子、IL-12 和 IL-18，还有溶酶体、ACE 和活性氧基团增加。结节病肺泡巨噬细胞（alveolar macrophages，AMs）表达共刺激分子的密度增加，即 CD80、CD86 和 CD40，与其抗原呈递能力增加相关。树突细胞可能在调节局部免疫中起重要作用，但相关研究比较少。由于肺泡灌洗液细胞 TNF 释放增加与疾病持续相关，TNF 被认为是一种结节病形成

表 55-1　结节病的病理生物学特征
病理表现为非干酪性上皮样肉芽肿
HLA 基因 MCH 位点决定基因易感性
αβ+T 细胞的寡克隆扩展与抗原驱动的炎症一致
疾病部位 Th1 极化免疫同时 Th1 细胞因子及化学因子上调
Th17 免疫反应可能相关
调节 T 细胞功能下降
与分枝杆菌或丙酸杆菌生物体有关的微生物触发原理
肉芽肿内血清淀粉样蛋白 A 解聚可能是慢性发病机制

中的主要效应细胞因子(治疗靶标)。其他促炎细胞因子如 IL-1、巨噬细胞迁徙抑制因子、IL-6、骨调素在结节病中均上调。与促炎因子表达上调相一致,结节病患者肺中转录生长因子 NF-κB 的活性增加,而炎症抑制转录因子过氧化物酶增生活化受体 γ(peroxisome proliferator-activated receptor-γ,PPAR-γ)下调。

研究 T 细胞受体基因表达为结节病提供了抗原驱动的疾病证据。肺内(BAL T 细胞)、皮肤(Kveim 活检部位)和血中均发现了 T 细胞寡克隆增生表达 Vβ 或 Vα 特异 TCR 基因片段。研究最多的是 HLA-DRB1*0301 阳性的斯堪的纳维亚结节病患者 Vα2.3(AV2S3)+BAL T 细胞显著增生。尽管仍不确切是否特异性抗原驱动这些克隆 T 细胞群,但可能包含自身抗原如波形蛋白、微生物抗原比如 mKatG。这些研究为结节病寡克隆 T 细胞增生常规抗原驱动提供了证据。

■ TH1 和 TH17 免疫

有充足的研究结果提示结节病以炎症病灶区域 Th1 细胞因子生成为特征。多项研究确认,肺结节病与 Th1 因子 IFNγ、IL-12、IL-18 表达增强相关,但 IL-4 或 IL-5 表达低甚至不可测。Th1 的特征性反应,Th1 分化转录因子、T-bet(T-box,表达于 T 细胞内)以及 STAT-1 与其磷酸化型均在结节病中上调。与 Th1 极化一致,大多数支气管肺泡灌洗液 T 细胞表达具有功能高亲和力 IL-12 受体,以及化学因子受体 CXCR3 和 CCR5。Th1 极化无论在诊断时抑或诊断数年后都是结节病特征性的表现。

Th17 在结节病中的反应尚不确定。一些研究表明 Th17 反应在结节病血和组织中上调,释放 IL-17 和 IL-22,但其他研究显示相较于对照组,Th17 反应降低或无增加。尽管 Th17 效应 T 细胞在肉芽肿性多血管炎和结核中有明确的作用,是否它也在结节病中对预后发挥重要作用或者可以作为 Th1 极化反应的替代者尚需要进一步研究。

■ 免疫调节细胞

调节性 T 细胞(Regulatory T cells,Tregs)通过抑制抗原呈递细胞和效应 T 细胞的功能维持免疫稳态。一些研究组报道 FoxP3+ 自然调节性 T 细胞(natural Tregs,nTregs)在结节病肉芽肿性炎症部位聚集,但可能抑制促炎细胞因子表达和肉芽肿形成的功能有所下降。有研究报道免疫调节性自然杀伤 T(NKT)细胞数量减少,而且可能与慢性活动性结节病相关。nTreg 或 NKT 细胞功能受损是结节病原发缺陷还是继发于高 Th1 免疫反应,尚不清楚。

一个研究组研究了雾化血管活性肠肽(vasoactive intestinal peptide,VIP)对结节病的影响,发现它显著降低了支气管肺泡灌洗液细胞产生 TNF。这种效应与肺内 CD4+CD127-CD25+ 调节 T 细胞频率增加相关。因为 VIP 可在体外将幼稚 CD4+CD25-T 细胞转化为 CD4+CD25+FoxP3+ 调节 T 细胞,作者认为吸入 VIP 可能成为包括结节病在内的免疫介导肺病的一种治疗方式。

■ 肺纤维化的机制

结节病中促进肺纤维化的机制尚不清楚。IFNγ 有直接抗纤维化作用,但是这种多效细胞因子可能通过增强肺损伤而介导纤维化。有证据表明纤维化型肺结节病中肺泡巨噬细胞转化为一种 M2 促纤维化表型,上调 CCL18 等细胞因子的表达。结节病中没有证据显示 IL-4 上调,表明 IL-10 或 IL-13 可能参与培育这种促纤维化巨噬细胞表型。

结节病肺泡巨噬细胞 TGF-β、纤连蛋白、胰岛素样生长因子 1(IGF-1)、层粘连蛋白以及基质金属蛋白酶等表达增加可能通过募集和活化成纤维细胞促进慢性活动性结节病纤维化环境形成。结节病患者 TGF-β 增加与结构性肺病相关,其在结节病中的确切作用尚不清楚,因为它不只有促纤维化作用还有免疫调节作用。

■ 血清淀粉样蛋白 A 聚集异常假说

结节病中最大的问题是其发病时在结节病组织中没任何有活动结核或其他微生物感染证据,到底是什么驱动了慢性肉芽肿性炎症。在长期应用激素、免疫抑制剂和抗 TNF 治疗的情况下,结节病依然缺乏各种病原体感染证据。这些观察以及结节病组织中缺乏各种病原体如结核残存物或其他微生物 DNA 以及这些病原体相关的免疫反应,提示特异微生物可能触发了结节病,但是局部超极化 Th1 反应导致了对触发感染源持续的免疫控制。

作者及其同事近期报道了一种潜在的机制,慢性肉芽肿性炎症可能与宿主蛋白血清淀粉样物质 A(serum amyloid A,SAA)有关。我们研究 SAA 是基于之前以 Kveim 反应物中诱导肉芽肿成分识别为基础,这种成分的物理化学特性与淀粉或朊蛋白类似。SAA 是一种淀粉样蛋白前体以及急性时相反应蛋白,以前曾有报道作为炎症生物标记物在结节病患者血中浓度增高。我们报道 SAA 在结节病肉芽肿中高度浓缩,这与其他肉芽肿性疾病不同(图 55-2)。我们的研究表明 SAA 可以促进试验中肉芽肿性肺部炎症反应并刺激结节病患者肺泡灌洗液细胞 TNF、Th1-相关细胞因子及免疫调节 IL-10 表达,这些效应部分通过 TLR-2 介导。我们推断结节病的病理生理机制是由于诱导、错译以及不溶性 SAA 在肉芽肿中进行性聚集,类似淀粉样病变进程(图 55-3)。组织 SAA 及其释放肽随后促进肉芽肿部位后续前馈放大 Th1 对病原微生物的反应,导致以不溶性 SAA 为中心逐渐进展的慢性炎症,形成肉芽肿病灶。

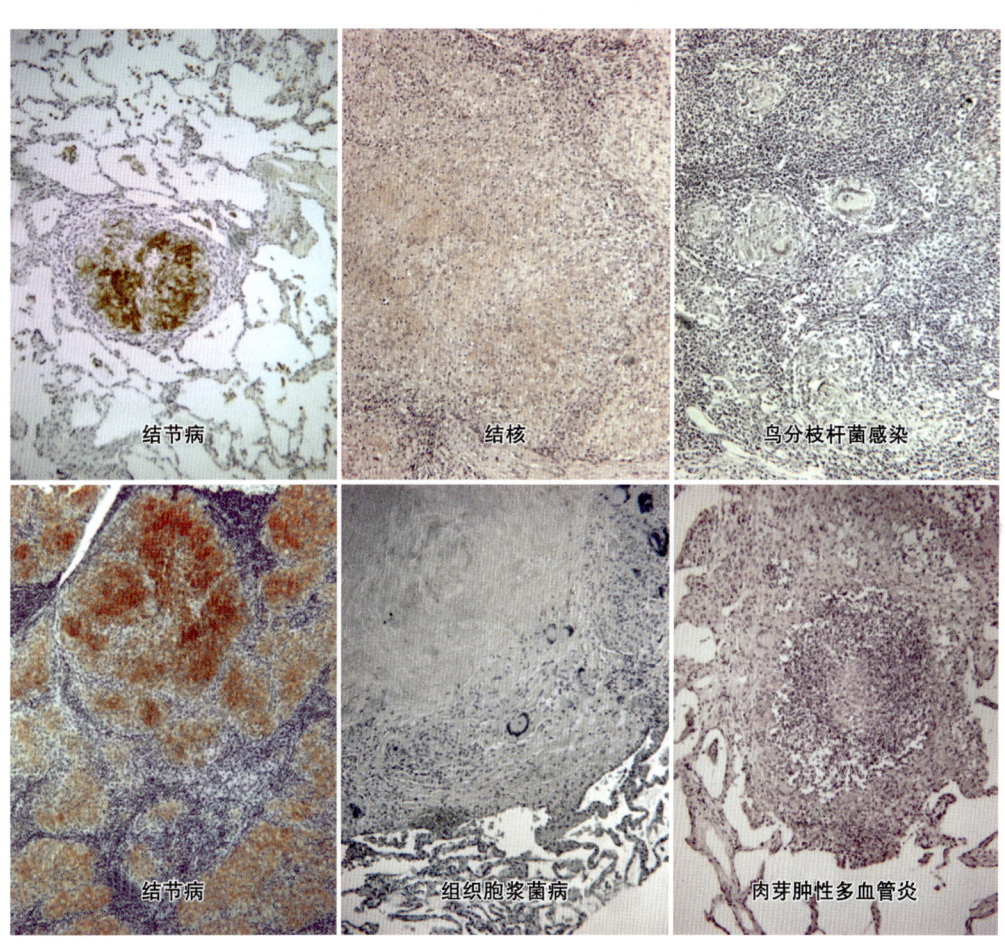

图 55-2 免疫组化提示结节病患者血清淀粉样物质 A 局灶沉积,而结核、鸟分枝杆菌复合群感染、组织胞浆菌病或肉芽肿性多血管炎极少或没有血清淀粉样物质 A 沉积。

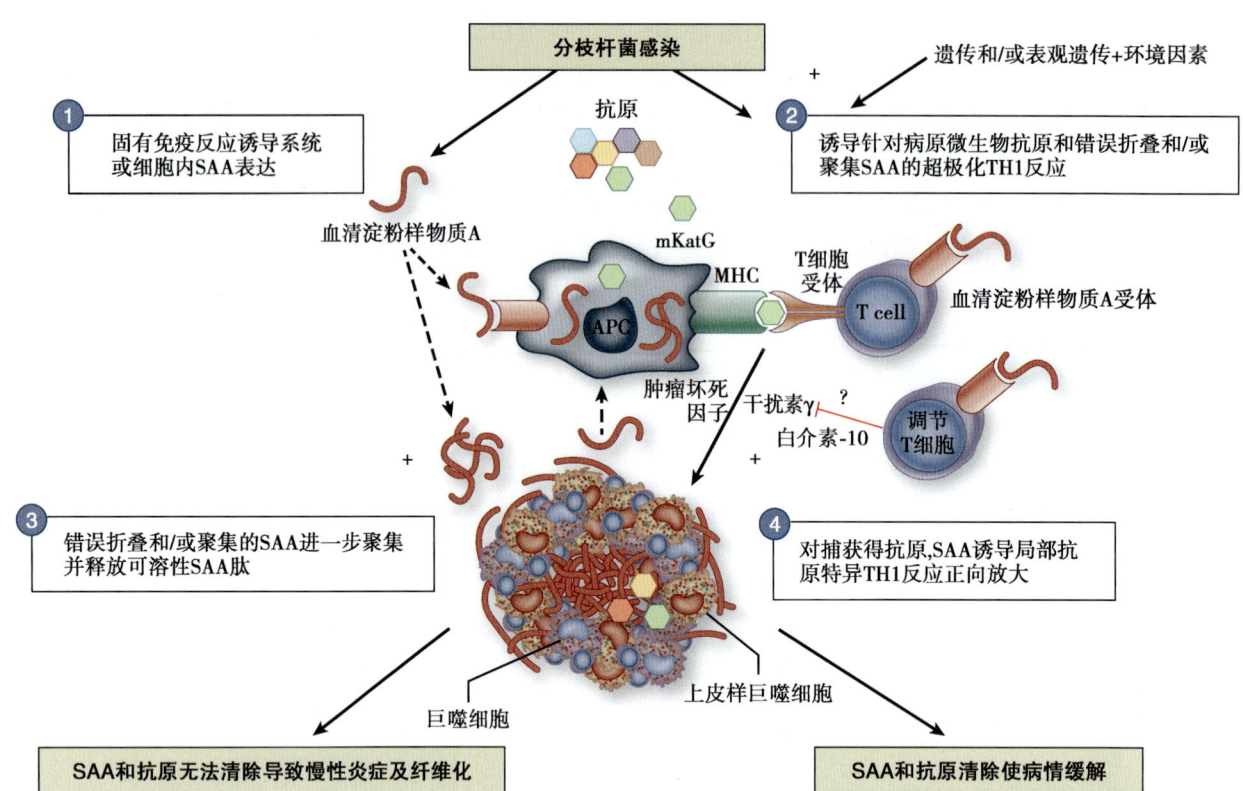

图 55-3　血清淀粉样物质 A 解聚是慢性结节病的决定途径。如图,错译的淀粉样物质 A 聚合体为结节病肉芽肿内 SAA 聚集提供难溶性病灶和模板。从肉芽肿释放的 SAA 和 SAA 肽前馈刺激巨噬细胞和 T 细胞,使 Th1 对局部致病性抗原产生 TNF 极化应答反应放大,Th1 促进细胞因子和 IL-10(部分抑制炎症应答)。这些效应部分通过 TLR2 介导。持续性组织抗原可能来源抗降解病原微生物抗原如 mKatG,新抗原经肉芽肿基质和细胞捕获或源于诱导自身免疫反应。这种病理生物学过程持续存在,有增无减,除非通过下调 Th1 反应清除 SAA 或局部病原微生物抗原。虽然该模型以分枝杆菌病原体作为致病因子,非分枝杆菌微生物或环境因素均可能引发类似的病理生物学结果。获授权引自:CHEN ES,MOLLER DR. Sarcoidosis-scientific progress and clinical challenges. Nat Rev Rheumatol,2011,7(8):457-467. mKatG:分枝杆菌过氧化氢酶过氧化物酶;MHC:主要组织相容性复合物;APC:抗原呈递细胞。

临床特征

结节病的临床特征详述如下:

■ 分类

结节病的临床表现和病程差别很大(表 55-2)。尽管任何气管都可能受累,90% 结节病患者肺和胸内淋巴结受累。患者可能无临床表现或呈急性、亚急性或隐匿表现。系统性症状比如发热、乏力、不适和体重减轻可见于 50% 以上患者,甚至可致残。有一种涵盖预后信息的分类方法将患者根据初始表现分为:无症状、急性结节病伴或不伴结节性红斑、伴有呼吸道症状或体征病程短于 2 年者、慢性肺结节病病程超过 2 年者、肺外结节病。2 年是人为划分用于区分那些长病程的患者,并非一定准确。

罕见结节病可见于其他器官受累,肉芽肿性炎发生于结节病不常见的部位,或者结节病与另一个疾病相关(表 55-2)。总的来讲,罕见表现者与普通受累器官的已知病理生理和临床行为基本一致。

■ 无症状结节病

大约 2/3 患者无症状,常由于偶然影像学检查意外发现双侧肺门淋巴结肿大。个别无症状患者可同时纵隔淋巴结肿大合并肺间质病,大多见于白种人。

■ 急性结节病伴或不伴结节性红斑

结节病可以表现为急性结节性红斑合并双侧肺门淋巴结肿大、发热、多发关节炎,常伴葡萄膜炎,称之为 Löfgren 综合征。结节性红斑特征表现为数厘米大小红色结节,常见于双下肢,组织学检查可见脂膜炎而非肉芽肿。多发关节炎常常严重且影响患者活动能力,典型者累及踝关节、足、膝关节,偶尔可累及腕关节或肘关节。这类患者大约 10% X 线胸片正常。Löfgren 综合征在欧洲及白种人患者中更常见,在黑种人结节病患者中仅不足 5%。一些患者可表现为急性关节炎、双侧肺门淋巴结肿大以及全身症状,但无结节性红斑。无论哪种类型,预后均很好,70%~80% 患者可在数月内缓解。

表 55-2 结节病临床表现

器官系统	主要及不常见表现
肺(>90%)	弥漫功能减退,纤维囊性疾病,支气管扩张/肺血管炎,真菌病,空洞结节,肺叶不张,气管或支气管狭窄,上腔静脉综合征,胸膜疾病,气胸
非特异性症状(>50%)	发热,盗汗,不适,过度疲劳,体重减轻
上呼吸道和口腔(5%~10%)	声音嘶哑,喉或气管阻塞,鼻塞,鼻窦炎,马鞍鼻畸形,上呼吸道阻塞引起的呼吸衰竭,睡眠呼吸暂停
眼(20%~30%)	前后葡萄膜炎,脉络膜视网膜炎,结膜炎,视神经炎,肉芽肿性眼眶炎症
皮肤(20%~30%)	结节性红斑,慢性结节和斑块,狼疮性皮炎,脱发,皮下结节病,鱼鳞病,脱发,瘢痕肉芽肿
肝/腹部(10%~20%)	肝脾大,黄疸,肝硬化,腹部或腹膜后淋巴结肿大、块状肿大,伴有瘙痒的黄疸,伴有门静脉高压的肝硬化,巨块型脾大,胰腺肿块,胃受累,小肠或大肠受累,阑尾炎
心脏(5%~20%)	心律失常,心脏传导阻滞,心肌病,猝死/瓣膜疾病,心包疾病,心室或心房肿块
神经系统(5%~10%)	面部和其他脑神经病变(如贝尔麻痹)无菌性脑膜炎脑肿块,癫痫发作,阻塞性脑积水,下丘脑垂体功能减退症,脊髓病,多发性神经病,周围神经病变,小纤维神经病/视神经病变,大脑炎(脑白质受累),脑血管阻塞,脑炎,胼胝体受累,脑积水,霍纳(Horner)综合征,Argyll Robertson 或 Adie 瞳孔,小脑受累,假性脑瘤,脑干受累,横贯性脊髓炎,椎管内肿块,马尾神经或脊髓根部受累,多发单一神经炎
外分泌腺(10%~20%)	唾液腺、泪腺和腮腺肿大,干燥综合征,肉样瘤眼腮综合征,垂体功能减退症,尿崩症,甲状腺肿块,甲状腺炎,腮腺肿块,泪腺炎,干燥综合征
血液系统(20%~30%)	外周或腹膜后淋巴结肿大,脾大,脾功能亢进,贫血,淋巴细胞减少,低丙种球蛋白血症,淋巴水肿,特发性血小板减少性紫癜
关节肌肉(10%~20%)	多发性关节炎,跟腱炎,足跟痛,多指,肌病或多肌炎,骨囊肿-长骨、头骨、椎骨
内分泌(10%~30%)	高尿钙、高血钙、垂体功能减退、尿崩症
肾(<5%~10%)	肾结石、肾钙化、肾衰竭
生殖系统(<5%)	卵巢或子宫肿块,绝经,睾丸肿块,卵巢受累,月经过多,附睾炎,间歇性无精子症
心理(30%~60%)	抑郁,疼痛,乏力

■ 肺结节病

呼吸系统症状可见于40%~60%患者。最常见的症状是咳嗽和气短,常常进行性加重,隐匿性病程。咳嗽常无痰,且比较剧烈。呼吸困难活动后加剧。纤维化型结节病可见咳痰和咯血,这类患者常常合并支气管扩张。常主诉无固定胸痛,这可能与神经易激惹相关,与炎症、瘢痕、淋巴结增大有关。胸闷和喘息可见于支气管内病变或纤维化者。这些症状对支气管舒张剂反应差,除非患者存在气道高反应性。体格检查阳性发现不多,肺部爆裂音仅在20%左右患者中存在,杵状指罕见。

胸部影像学

已知病例中90%有胸部影像学异常,并有助于判断预后。目前的国际共识,根据胸部影像学将结节病分期为:0 期(<15%)胸部 X 线正常;Ⅰ 期(30%~50%)可见双侧对称肺门淋巴结增大常常合并右侧支气管周围淋巴结增大;Ⅱ 期(40%~60%)和 Ⅲ 期(10%~20%)为肺部浸润影伴(Ⅱ期)或不伴(Ⅲ期)肺门淋巴结肿大;Ⅳ 期(<15%)可见明显纤维化改变,缩向肺门(图 55-4)。肺门淋巴结肿大常常表现为土豆样结节,钙化少见。肺内表现常常为中上肺野呈线型或网格状浸润影,但偶尔可为斑片状局灶肺泡实变,须与肺炎、肉芽肿性多血管炎、嗜酸性粒细胞性肺炎和恶性肿瘤鉴别。粟粒性结节样表现比较少见,但需要与结核、过敏性肺炎、铍病或淋巴管癌病等鉴别。Ⅳ 期结节病预后差,近期 ACCESS 研究显示 Ⅰ、Ⅱ、Ⅲ 期影像学与临床情况相关性弱。结节病的少见影像学表现包括气胸、真菌球样、孤立结节或团块影、叶段不张或胸腔积液。

胸部 CT 的典型特征为向心性倾向,沿支气管血

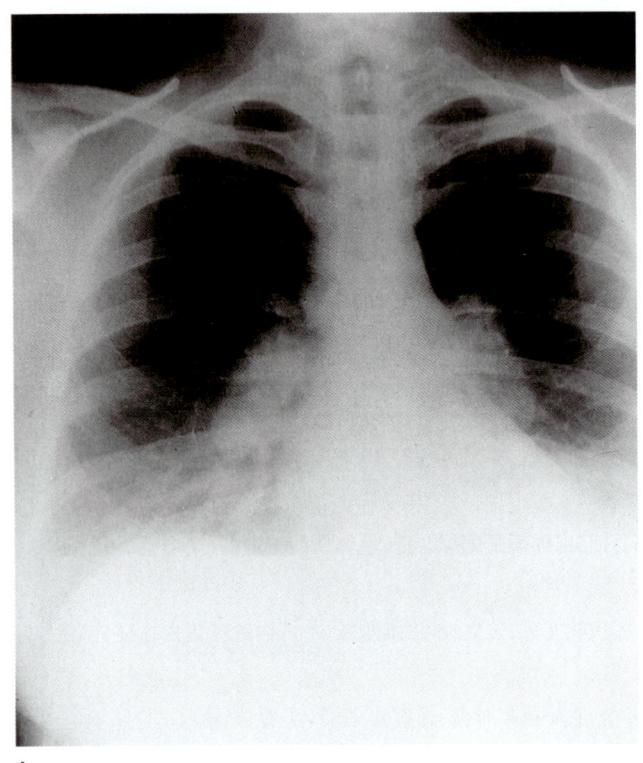

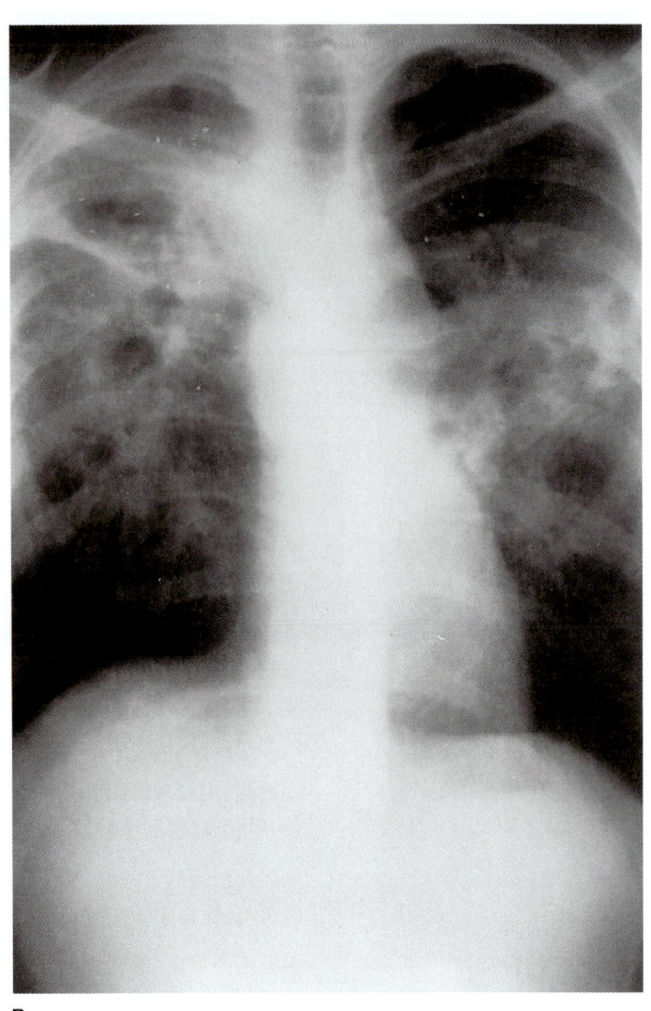

A

B

图 55-4　肺结节病的 X 线胸片。A. Ⅱ期结节病主要表现为双侧肺门淋巴结,右气管旁淋巴结肿大和细密的网状结节浸润;B. 纤维囊性结节病可见显著的瘢痕、大疱和囊性改变,肺门回缩和实质浸润。

管束分布。可见磨玻璃影或蜂窝影。结节病淋巴结肿大典型表现为多发散在增大淋巴结,而非无定型团块样,这种更提示为恶性病变。胸部 CT 不仅有利于评估可疑结节病,而且有助于决策是否对增大淋巴结经气管镜进行活检,另外可明确不常见的影像学表现如纤维化、支气管扩张等。

肺功能检查

　　即使影像学提示有肺浸润,肺功能也可能表现正常。常见限制性通气功能障碍,尤其是影像学显示肺部受累时,表现为肺容积、用力肺活量、第 1 秒用力呼吸容积(FEV_1)下降。弥散功能下降可单独出现或与限制性通气功能障碍合并存在。阻塞性通气功能障碍与限制性通气功能障碍一样常见,尤其见于进展期纤维化疾病或支气管内病变类型。有支气管高反应和气道阻塞的患者可能对支气管舒张剂有反应。严重阻塞或限制性通气功能障碍者,可有明显的静息缺氧和运动脉氧下降。除非到晚期肺病,二氧化碳潴留

一般不常见。

肺动脉高压

　　肺动脉高压是肺结节病的一种重要并发症,与死亡率增高相关。等待肺移植的终末期肺结节病患者中,合并肺动脉高压者死亡率增加 5 倍。总体上,约 6%结节病患者合并肺动脉高压,但晚期肺病者可有 70%出现肺动脉高压。与肺功能程度不匹配的呼吸困难患者中,约 50%病例表现肺动脉高压。导致肺动脉高压的病因包括间质性肺病加重导致肺毛细血管床丢失、肉芽肿性肺小血管炎、肺动脉被肿大淋巴结挤压或支气管血管束瘢痕缩窄、左心功能不全或罕见的肺静脉阻塞。患者典型表现为进行性呼吸困难。超声心动图可用于筛查,临床上对明显的肺动脉高压需要右心导管确定。

坏死性结节病样肉芽肿病

　　这类疾病以累及双肺动静脉大的融合性非干酪

性坏死肉芽肿为特征,无系统性血管炎表现,被认为是肺结节病的一种变异。患者常常无症状或有咳嗽、呼吸困难、发热、胸痛或全身症状。胸部影像学典型表现为多发、非空洞性结节。多数患者可有胸膜病变如胸膜炎或胸腔积液,可以作为诊断的线索之一。大多数患者可自发改善或对激素治疗快速反应。

■ 肺外结节病

很多患者表现为一个或多个器官肉芽肿性炎,可伴或不伴肺部受累(表 55-1)。这些肺外表现的特征有助于鉴别结节病与其他系统性疾病。虽然影像学技术不断改进,但临床上确定明显器官受累仍有一定难度。

上呼吸道和口腔结节病

上呼吸道结节病(sarcoidosis of the upper respiratory tract,SURT)占 5%~10%,常累及鼻窦或咽部。鼻腔水肿、鼻窦炎以及间断鼻出血等症状常为慢性,且对收缩剂或局部鼻喷激素无效。慢性疾病或手术干预可能导致鼻中隔破坏以及马鞍鼻。咽部结节病可能表现为严重声嘶、喉鸣或急性上气道梗阻所致呼吸衰竭。咽结节病与慢性皮肤病变、冻疮样狼疮以及鼻窦疾病密切相关。口或咽部结节病罕见,但可能表现为巨舌、舌部肿块、上颚肿物伴有软骨或骨破坏。

眼结节病

眼部受累可见于 20%~30% 患者中,黑种人中更常见。虹膜炎是最常见的表现,且常常伴有双侧肺门肿大。前虹膜炎常见,可为单侧或双侧,呈肉芽肿或非肉芽肿性表现。肉芽肿性结膜炎不太常见。视神经炎或严重脉络膜视网膜炎可能表现为突发性失明。2006 年国际眼结节病工作组提出了符合结节病的 7 条眼炎征象,包括羊脂样角膜后沉着物、虹膜结节、虹膜基质结节或小梁网结节、视盘结节和眼静脉周围炎。

心脏结节病

在美国,尽管初始诊断时有明显临床表现的心脏结节病占比不足 10%,但尸解研究表明其患病率可能超过 20%,而在日本则超过 50%。由于累及传导系统出现心律失常、阻滞或猝死可能是最早的表现,心脏炎症可导致扩张性心肌病和充血性心力衰竭、室壁局灶运动不良或动脉瘤。心肌肿块以及心肌缺血比较

罕见。应用甲氧异丁基异腈标记的铊或锝心脏扫描、心脏核磁或心脏 PET 等影像学扫描提示心脏炎症分布并非按冠状动脉解剖分布(图 55-5)。肺受累的严重程度并非心脏结节病存在与否或严重程度的预测指标。

神经结节病

结节病的神经系统表现个体差异较大,10%~20% 患者出现。脑神经病、单侧或双侧第 7 组脑神经(Bell)麻痹最常见,常可自愈或应用激素后治愈,但常常于数年后复发。视神经病变可导致突发失明(图 55-6)。喉返神经受累可导致声带功能不良。比较典型的脑结节病表现包括基底膜脑膜炎或无菌性脑炎,有时候可出现下丘脑垂体功能不全导致尿崩症,性腺功能减退或高催乳素血症。脑膜肉芽肿肿块可与脑膜瘤混淆。脊髓受累很少见,可表现为横贯性脊髓炎或肿块样病变,导致下肢轻瘫、偏瘫,背部和腿部疼痛酷似神经根病。周围神经病变占神经结节病病例约 20%,通常表现为多发单神经炎或一种主要感觉缺陷。已经在一部分结节病患者中证实存在小纤维神经病变,并且可导致慢性疼痛、过度疲劳和自主神经功能障碍。

皮肤结节病

大约 25% 患者出现慢性皮肤结节病,通常表现为斑块或皮下结节,在黑种人中更为常见和严重。通常,斑块位于发际线、眼睑、耳朵、鼻子和上下肢伸侧皮肤。狼疮样冻疮是面部皮下结节病的毁容式表现,鼻子、鼻翼、颧骨区域和眼睛周围区域紫罗兰色斑块和结节。结节性红斑是急性结节病中见到的非肉芽肿性脂膜炎。

肝结节病

肝脏活组织检查显示 50% 以上患者出现肉芽肿性炎症,但临床表现不多。活动性肝炎可能表现为发热、肝脏巨大或瘙痒有关,可能与原发性胆汁性肝硬化类似,但自身免疫性血清学检查结果为阴性。典型者血清碱性磷酸酶和 γ-谷氨酰转移酶成比例地高于转氨酶或胆红素,后者可能在进展期肝功能障碍患者才能看到。如果不治疗,一部分患者进展为肝硬化。

胃肠道结节病

结节病累及胃肠道很罕见。偶尔可有食管直接受累引起吞咽困难,但大多是由于纵隔淋巴结过度肿

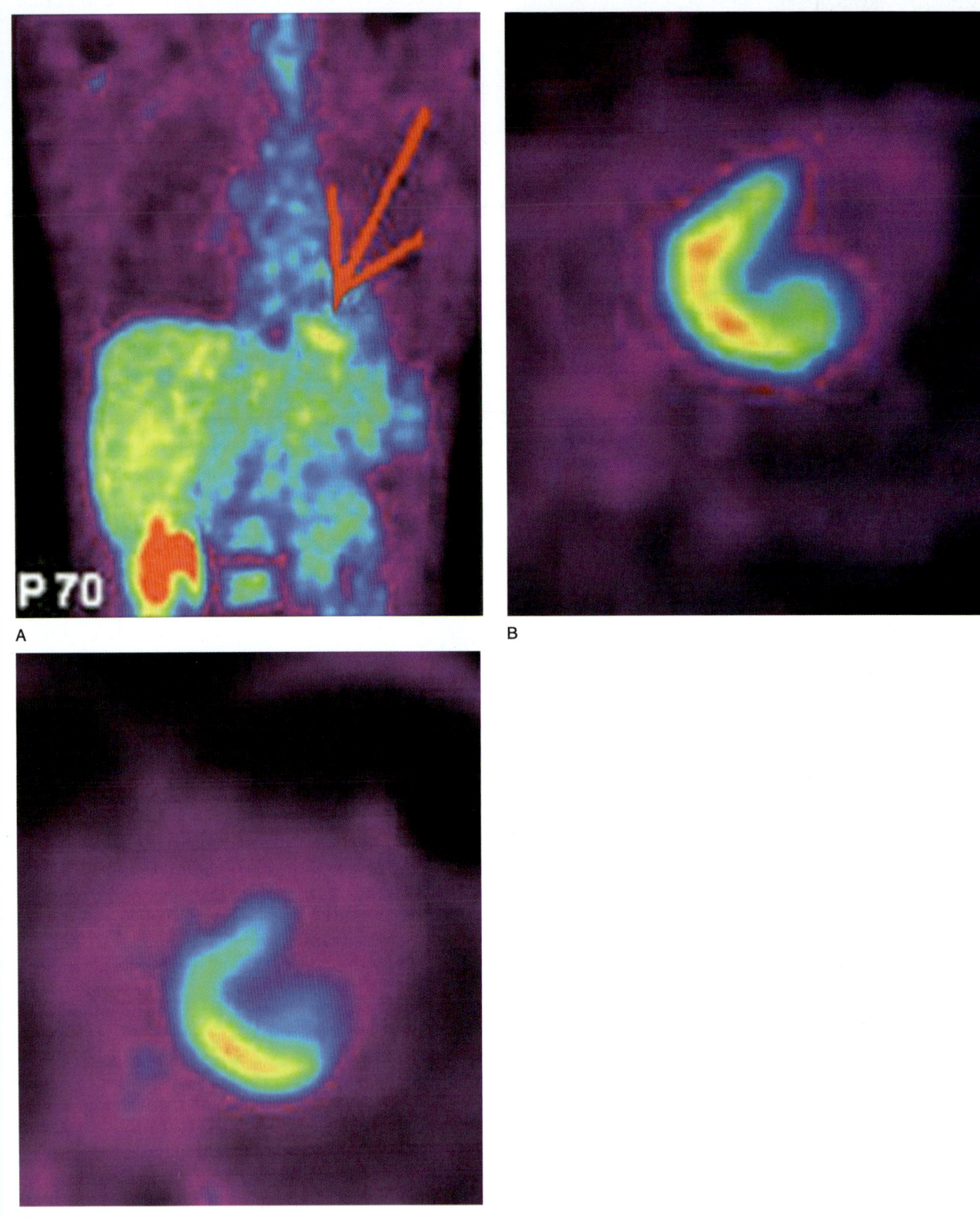

图 55-5 A,B. ^{18}F-氟脱氧葡萄糖(FDG)-PET 扫描显示下壁心肌 ^{18}F-FDG 摄取(红色箭头)。C.1 个月类固醇皮质激素治疗后,^{18}F-FDG 摄取水平降低了 50% 以上。获 Jens Sorensen 博士(Uppsala University,Sweden)授权使用。

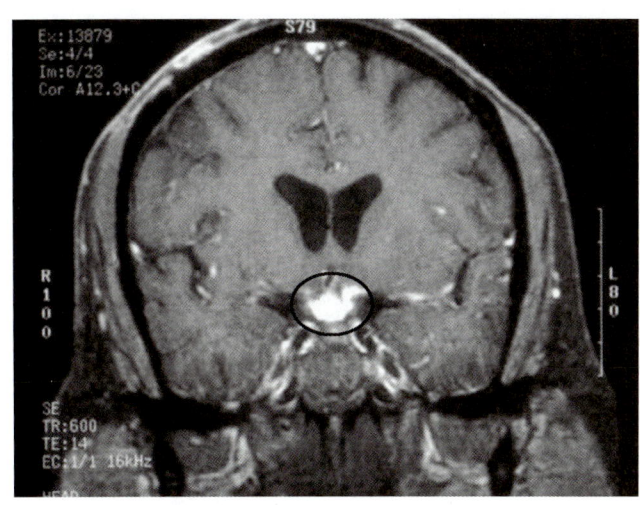

图 55-6 结节病累及视交叉(圆圈)导致失明

大影响食管动力所致。胃结节病可表现为食欲下降、腹痛或胃结节。尽管尸检研究显示肠道散在肉芽肿,但临床有症状的肠结节病罕见。

腹腔结节病

腹腔结节病是结节病的一种,表现为肝、脾受累并常累及骨髓,出现高钙血症和腹腔淋巴结肿大,全身症状包括发热和乏力等常见。这种"三联症"类型可以伴或不伴肺部受累,不伴肺受累的腹腔结节病需要与腹腔内恶性肿瘤相鉴别。

血液系统结节病

不到 10% 患者表现为淋巴结持续肿大、疼痛或不规则,最常见的是颈淋巴结、锁骨上、腋窝或上颌淋巴结。脾大患者<10%,有可能为巨脾,并伴有脾功能亢进。由于结节病和淋巴瘤的许多临床特征相似,对原先诊断为结节病的患者如果出现新发淋巴结肿大和脾大时,医生应该高度警惕与恶性肿瘤鉴别。

结节病患者常见外周血淋巴细胞减少。尸检患者中约 20% 患者可见骨髓肉芽肿,通常不引起临床症状。结节病的一个已知特征是皮肤对常见抗原引起迟发型超敏反应,可见 30% 以上患者。具体机制尚不清楚,但可能与调节性 T 细胞功能的改变有关。

关节及骨骼肌肉结节病

关节炎是结节病患者的常见主诉。急性结节病常表现为一过性多关节炎,伴有结节性红斑。慢性关节病发病率<5%。关节软骨侵蚀罕见,但在软骨下位置可以看到"穿凿样"骨性病变伴有囊性变化和骨小梁丢失。长骨、骨盆、胸骨、颅骨和椎骨的囊性病变并

不常见。血清肌酸磷酸激酶、醛缩酶、谷草转氨酶、肌无力和肌强直不常见。典型的结节病肌炎全身免疫抑制治疗有效,如遇顽固性病例应注意鉴别包涵体肌炎等疾病。

外分泌腺结节病

不足 5% 结节病患者可出现唾液腺、腮腺和泪腺受累,这些腺体肉芽肿性炎症导致腺体增大,伴或不伴干燥综合征,出现口干、眼干。发热、腮腺肿大、面部麻痹和葡萄膜炎被称为眼色素层腮腺炎或 Heerfordt 综合征,通常伴有双侧肺门淋巴结肿大。

内分泌结节病

结节病可出现钙代谢异常,其中高尿钙比高血钙更常见。这主要是由于肉芽肿性炎症部位组织内巨噬细胞和上皮细胞使 25(OH)维生素 D 向活性 1,25(OH)$_2$ 维生素 D 转化增加。下丘脑/垂体功能不全可能是神经结节病的一种表现。

肾结节病

肾结石是肾结节病最常见的表现,通常与钙代谢异常有关。肾钙质沉着导致的肾衰竭可能源于慢性的、通常无症状的高钙血症或高钙尿症。肾脏可发生肉芽肿,但很少引起明显肾功能障碍。

泌尿生殖系统结节病

据估计,生殖系统结节病的发生率在临床诊断病例中不足 1%,在尸检病例中为 5%。男性结节病的泌尿生殖系统表现包括睾丸肿块和急性附睾炎-睾丸炎。女性可能表现为子宫或卵巢受累,导致痛经或误诊为恶性肿瘤或纤维瘤。

社会心理表现

荷兰的一项研究发现,抑郁症的患病率在无症状结节病患者中为 4%,有症状结节病患者中为 30%,而美国一项对白种人及黑种人结节病的研究显示其中 60% 患者罹患抑郁症。后一项研究发现,抑郁症与女性性别、社会经济状况差、医疗看护条件差、疾病严重程度较高相关,但与种族无关。

疲劳是常见症状,其中一部分患者因此而丧失社会能力。结节病患者疼痛的发生率尚不清楚,但临床上关节痛、肌痛、头痛和胸痛的主诉很常见。引起疼痛的原因往往是多方面的,包括从骨骼、关节、肌肉或周围神经的肉芽肿性炎症到小纤维神经病变。一些患者符合纤维肌痛的诊断标准。除了表现为疼痛,小

纤维神经病变还可引起胃肠运动障碍、失禁或潴留、干燥综合征、潮红、出汗、体位性低血压和性功能障碍等自主神经功能紊乱。

■ 相关合并症

下面将简要讨论几种重要的与结节病相关的情况。

结节病与妊娠

妊娠对结节病的进程通常没有长期影响。与哮喘和系统性红斑狼疮等疾病在妊娠期间可能加重不同，部分慢性结节病可在妊娠期间自发改善，但分娩后几个月常常发生急性加重。妊娠期间暂时临床改善的原因尚不清楚，但可能与妊娠期 Th1 免疫受到抑制和同时 Treg 功能增强有关。

Th1 免疫功能改变

结节病与 Th1 免疫功能改变或增强的几种临床情况相关。最明显的例子给予如 IFNα、IFNγ、IL-2 和 IFNβ 等促 Th1 治疗，这些可能与结节病的发生或复发有关。

普通型变异性免疫缺陷病　在几种免疫缺陷状态中可显示肉芽肿性炎，尤其是普通变异型免疫缺陷病（common variable immunodeficiency，CVID）继发的低丙种球蛋白血症。一部分 CVID 患者，病例系列研究表明可通过同时累及全身多系统病变和活检确诊合并结节病。另一些 CVID 患者，主要以肺部表现为主，近来描述为 CVID 相关肉芽肿性淋巴间质性肺病常常对治疗反应差。CVID 可见于任何年龄，尤其对于反复感染的结节病患者或低发病年龄段的儿童结节病患者，应予以甄别。

人免疫缺陷病毒　HIV 感染患者在应用高活性抗病毒治疗出现免疫重构后可发生结节病，这可能与 Th1 免疫功能重构相关。多见肺和皮肤的肉芽肿性炎。

自身免疫性疾病　结节病与一系列免疫系统异常的疾病有关，比如克罗恩病、溃疡性结肠炎、原发性胆汁性肝硬化、硬皮病、干燥综合征、自身免疫性溶血性贫血和自身免疫性内分泌病。鉴于这些疾病相对少见，有理由假设这种相关性是由于先于两类疾病出现的普通免疫异常，从而导致 Th1 免疫功能改变。

近来报道了一种血 IgG$_4$ 升高免疫介导的综合征，常表现为淋巴结肿大、全身症状及肿块。部分患者可见肉芽肿性炎，需要与结节病鉴别。

肿瘤　非干酪性肉芽肿可见于 3%～10% 肿瘤及约 4% 区域引流淋巴结。近期或既往诊断癌症或化疗后患者可发展为符合结节病的多系统肉芽肿，但这种情况比较少见，一般可通过肿大淋巴结或肺活检而确诊，术前诊断为恶性肿瘤复发。这些患者中的肺结节病通常不会导致肺功能受损，不需要治疗，可自行缓解。二者关联的机制可能涉及 Th1/Th2 免疫失调，先期发现一些 Th2 基因（IL-4、IL-13、CSF2）缺失患者发展为结节病，为此提供了证据支持。

儿童结节病　结节病罕见于青春期前儿童。青少年结节病患者的临床表现和预后与成年人相似。5 岁以下儿童早发性结节病通常累及皮肤、眼睛和关节，须鉴别青少年类风湿关节炎或 Blau 综合征，一种由 NOD2 突变引起的常染色体显性遗传性肉芽肿性疾病。这种类型结节病预后比年龄稍大的儿童差。儿童结节病也可能与 CVID 相关。

老年人结节病　结节病发生的第二高峰年龄为 50～65 岁。在 ACCESS 研究中，1/3 的患者年龄超过 50 岁。结节病复发可发生于初次发病缓解多年甚或数十年后，常表现为新发神经系统症状或初次发病时受累器官症状再次出现。

诊断策略

确诊结节病尚无可靠的非侵入性筛查试验。结节病诊断是基于相应临床和影像学表现，以及组织活检证实非干酪性肉芽肿性炎症，并排除其他肉芽肿性疾病。但在组织胞浆菌病发病率低的地区，表现为 Löfgren 综合征的患者则例外，大多数专家认为不必要活检。许多专家建议，鉴于其他诊断可能性小及活检潜在的并发症风险，对无症状双侧肺门肿大疑诊为 I 期结节病的患者不需要针吸活检，除非具有不典型特征。多器官受累有助于排除对异物、感染或恶性肿瘤的局部肉芽肿性反应。

一般而言，可选取比较容易的活检部位以帮助确诊结节病。皮肤或结膜结节、肿大的浅表淋巴结或泪腺均可能有助于确诊。肝脏或骨髓活检呈现非干酪样肉芽肿并无特异性，仅在排除其他如感染、药物反应或恶性肿瘤时才对诊断有意义。

若没有比较容易的活检部位，纤维支气管镜检查因其高诊断率和相对安全性，仍然是最常选用的方法。即使在胸部影像学表现为 I 期的患者中，经支气管肺活检（transbronchial biopsy，TBB）的诊断率约为 >40%，在肺部浸润的情况下，其诊断率接近 80%。由于广泛纤维化，严重肺纤维化性结节病的经支气管肺活检诊断率低。通过支气管内黏膜活检（endobronchial mucosal biopsy，EMB）和经支气管纵隔淋巴结针吸活检术（transbronchial needle aspiration，TBNA）进行采样，与TBB联合使用诊断敏感性增高。内镜支气管超声（endoscopic bronchial ultrasound，EBUS）引导的TBNA诊断结节病敏感性优于标准TBNA，但在疑似淋巴瘤病例中，可能需要纵隔镜检查以明确组织学诊断。

支气管肺泡灌洗液作为诊断性支气管镜检查的一部分仍然是排除感染性肉芽肿炎症的重要方法。一些研究表明，肺泡灌洗液CD4∶CD8比值>3.5支持结节病诊断，但是可能并不能鉴别某些感染性或非感染性炎性肺病。

诊断心脏结节病通常是通过非心脏活检来确定系统性结节病，同时出现相应的心肌显像结果或心律失常（图55-5）。由于采样效率较低以及右心室受累发生率低，心脏结节病患者心内膜活检阳性率常不足20%，因此活检阴性并不能排除心脏结节病。

诊断神经结节病通常由非中枢神经系统部位的活检证实。极少情况下，需要脑活检来排除传染性或恶性疾病。

对于结节病很少受累的器官，即使先期有活检明确诊断结节病，通常仍建议对相关组织进行定位活检，以排除其他病因。若该器官难以活检，^{18}F-氟脱氧葡萄糖正电子发射断层扫描（^{18}F-fluorodeoxyglucose-positron emission tomography，FDG-PET）或对比增强MRI扫描以取代镓扫描，协助明确临床隐匿的炎症部位，以提示其他活检部位。

实验室检查通常对确定诊断结节病无帮助，但可能有助于明确其他诊断，如自身免疫性疾病。目前尚无结节病的诊断性生物标志物。30%～80%临床疾病活动患者可检测到血清ACE（SACE）水平升高，这源于炎症部位活化的上皮细胞和巨噬细胞，但亦可见于感染性肉芽肿疾病、淋巴瘤、原发性胆汁性肝硬化和甲状腺疾病，该指标缺乏诊断特异性。

临床评估

一旦怀疑或确诊结节病，即应进行初步评估，包括评估肺部受累情况和程度的检查，以及结节病肺外表现和严重程度（表55-3）。

当症状或体征提示肺外结节病时，需要进行专门检查。何时以及如何筛查潜在心脏受累仍然不确定。鉴于猝死的风险，当出现心悸、几乎晕厥或晕厥等症状时，建议对心脏结节病进行筛查。进一步筛查可能

表55-3　临床评估系统性结节病的推荐检查

所有患者	针对可疑受累器官的特殊检查
X线胸片或胸部CT	心脏：超声心动图，动态心电图监测，铊或锝心肌扫描，心脏MR，心脏PET
肺功能检查：肺活量测定、弥散功能、肺容量	神经系统：钆增强的脑或脊柱MRI，脑脊液检查，神经传导检查，小纤维神经分析
眼科检查	上呼吸道：流速-容量环，耳鼻喉科评估
生化全套	内分泌：垂体功能测试，甲状腺功能检查
血细胞计数及分类计数	
心电图	
纯化蛋白衍生物（PPD）皮肤试验	

包括动态心电图（Holter）、信号平均心电图和超声心动图以检测传导异常、心率变异度或心肌功能不全。对于仍不能明确是否存在心脏结节病的患者，推荐进一步用钆增强心脏MRI或心脏PET。原因不明的呼吸困难或胸痛也可提示结节病，但也可能提示其他原因如肺动脉高压。铊或司他比锝心肌扫描有助于排除冠状动脉疾病，并且可能检测出与心肌炎症或纤维化匹配的斑片状固定性或可逆的缺血灌注损伤。电生理检查可用以排除常规检查未检测到的心律失常，评估预防性心脏起搏器或植入式除颤器的适应证，以降低猝死风险。已明确心脏结节病患者依据危险分层是否放置植入式除颤器尚未达成共识，但通常推荐用于中度或重度心肌病或严重室性心律失常患者。

对评估可疑中枢神经系统和脊髓结节病，推荐应用钆增强MRI，这是目前检测特征性炎症病变的最佳检测方法。炎性病灶分布倾向于脑室周围区域和软脑膜区域，但这些图像表现不具特异性，也可见于感染性、恶性肿瘤，偶尔也可见于脱髓鞘疾病。普通扫描并不能排除神经结节病，特别是对于脑神经病变或应用类固醇皮质激素治疗者。脑脊液检查如今不常用，但其特征性淋巴细胞增多和/或蛋白水平升高有助于诊断。对怀疑有周围神经病变或肌病的病例，进行肌电图或神经传导检查，或极少情况下进行组织活检，有助于确定是否与结节病有关联。分析表皮内神经纤维密度的皮肤活检等专业检查可用以确诊小纤维神经病。

临床过程及预后

可以构建一个流程图来协助监测和制订治疗策略。第一,器官受累情况在疾病早期即可确定。比如,ACCESS 研究中,结节病患者 2 年随访评估只有 23%患者发现有一个或多个新发器官或系统受累,肺外器官受累是新发器官受累的危险因素。第二,患者通常在 2~3 年内缓解。临床经验表明结节病很少在长期缓解后复发,但神经或眼部受累者常例外。第三,慢性结节病患者一般具有进行性持续性器官损伤。与疾病自发缓解患者的复发率(<10%)相比,需要全身免疫抑制药物治疗的患者复发率(>50%)更高。这些患者的疾病进展速度因人而异,对治疗的反应也千差万别。除了一部分患有神经系统或眼部表现或偶有复发性结节性红斑的患者外,临床病程反复的不多见。第四,结节病预后与疾病的最初表现强烈相关。Löfgren 综合征患者的自行缓解率为 70%~80%。起始 X 线胸片显示 I 期结节病者 60%~90%缓解。II 期结节病患者预后较差,自发缓解发生率为 40%~70%。III 期结节病仅 10%~20%患者自发缓解。呈现广泛肺纤维化的 V 期患者很少自行缓解。

目前对于制订治疗决策共识建议是,治疗决策最好是基于反复的临床检查和直接测定器官功能,而不是依赖于反应疾病"活动"的实验室标志物。SACE 水平可能与全身肉芽肿性炎症程度相关,特别是 ACE 等位基因呈多态性表现,通常类固醇皮质激素治疗后或疾病缓解后水平下降。但是该检查可变度高,与疾病活动的功能性评估相关性差,且对预后无预测价值。同样,支气管肺泡灌洗液的指标如 CD4 淋巴细胞比例或支气管肺泡灌洗液 T 细胞 CD4:CD8 比例在预测预后方面研究结果并不一致。sIL2R、TNF 和新蝶呤等许多炎症分子被认为是疾病活动的生物标志物,但并非可靠的预后指标。最近有研究表明,转录组标签可能有助于预后评估,但目前尚无确证的标志物可用于临床。建议在临床评估"疾病缓解"后至少随访 3 年,伴有严重的肺部或肺外表现的患者需要更长的观察时间。

治疗

以下将对结节病的多种治疗方法进行概述。

■ 治疗指征

对治疗结节病提供的循证医学建议,因其高度异质性,缺乏安慰剂对照的临床试验,其结论遇到不少质疑。大多数医生认为类固醇皮质激素或其他全身治疗的适应证见表 55-4。

表 55-4　结节病治疗指征

器官衰竭——严重眼、心脏或神经受累
进展性或持续性肺部受累
对局部激素应用无效的葡萄膜炎
持续高钙血症、肝肾功能不全
可触及的巨脾或脾增大
严重肌病
变形性皮肤损害
痛性淋巴结病
严重乏力及体重下降

治疗指征必须以大多数结节病患者的总体良好预后为前提,特别是对于 I 期患者,通常不需要全身治疗。如有可能,建议进行对症或局部治疗。Löfgren 综合征通常采取卧床休息和非甾体抗炎药治疗;仅在症状特别是关节炎表现为致残或持续性时推荐使用类固醇皮质激素。英国胸科协会和澳大利亚、新西兰和爱尔兰胸科协会提出的共识建议见表 55-5。

表 55-5　治疗结节病共识

1. 对于仅有胸内淋巴结病的无症状患者,不进行治疗
2. 对于肺部浸润和肺功能轻度异常且疾病稳定的无症状患者,不进行治疗
3. 对影像学或肺功能确定的进展性疾病、症状明显或需要治疗肺外疾病的患者,口服类固醇皮质激素是一线治疗
4. 最初用泼尼松(或等效药物)20~40mg/d 治疗 4 周,然后降至维持剂量 6~24 个月以控制症状和疾病进展
5. 建议使用双膦酸盐来减少类固醇引起的骨质疏松症
6. 吸入类固醇皮质激素作为初始治疗或维持治疗无明显效果。吸入类固醇皮质激素可用于对症(咳嗽)或一些气道高反应性患者
7. 保留激素免疫抑制治疗在结节病中作用并不确定,但当类固醇皮质激素不能控制疾病或难以耐受其不良反应时,应考虑加用。目前,如果没有使用相关禁忌证,首选甲氨蝶呤,当甲氨蝶呤禁忌或不耐受时,多选用硫唑嘌呤
8. 在终末期肺和心脏结节病中应考虑肺(和心脏)移植

资料来源:BRADLEY B,BRANLEY HM,EGAN JJ,et al. Interstitial lung disease guideline:the British Thoracic Society in collaboration with the Thoracic Society of Australia and New Zealand and the Irish Thoracic Society. Thorax,2008,63(Suppl 5):v1-v58.

■ 全身治疗

结节病尚无 FDA 通过的全身治疗方案。

■ 激素治疗

类固醇皮质激素仍然是结节病治疗的基石。尽管关于糖皮质激素改善疾病长期病程的总体疗效存在争议，但是已有共识，大多数患者给予类固醇皮质激素能够使症状快速缓解和改善器官功能障碍，而改善的程度取决于已有纤维化的程度。病例系列研究和几项临床试验虽然并非全部均支持类固醇皮质激素可改善慢性肺结节病的疾病转归。英国胸科学会的一项大型研究发现，与根据症状进行间歇性激素治疗组相比，每天应用激素治疗组的Ⅱ期或Ⅲ期肺结节病患者的肺功能可获长期改善。

临床试验尚未确定类固醇皮质激素治疗的最佳剂量。大多数认为，肺结节病的初始治疗通常不需要超过泼尼松 20~40mg/d，随后可缓慢逐渐减量至泼尼松 5~15mg/d。隔天泼尼松方案对某些患者有效，但并非所有患者。治疗通常会持续至少 6~24 个月，因为过早尝试减量可能会导致疾病复发。吸入类固醇在慢性肺结节病中的效果有限，但不推荐作为单一治疗。总而言之，随着口服类固醇皮质激素的减量或停用，进展性肺病复发的发生率超过 20%。

■ 其他治疗

据报道，有几类药物治疗结节病亚组是有效的，但没有任何药物的有效性得到了严格临床试验证实。

非免疫抑制药物

病例系列研究显示羟氯喹在许多皮肤黏膜结节病、高钙血症以及偶尔与激素联用治疗全身结节病者有治疗效果。其眼睛毒性罕见，总体安全性是该药物得以早期进行临床试验的原因。氯喹对狼疮样冻疮、SURT 或鼻窦疾病可能有效，这些疾病往往对其他药物无效，但眼毒性限制了该药的应用。

四环素、米诺环素和多西环素可能对轻度皮肤结节病有效，但在系统性疾病中很少与类固醇合用。这些抗生素具有轻度抗炎作用，很可能是其产生疗效的机制，因为其他具有类似抗微生物活性的抗生素并未发现对结节病有治疗作用。

己酮可可碱是一种具有抗炎作用的磷酸二酯酶抑制剂，一项研究发现它对早期肺结节病有效。其他研究结果并未显示该药的有效性，仅有不足 10%患者对治疗有反应，通常是那些轻度肺结节病或系统性结节病患者。

褪黑素在小样本病例系列研究中显示对一般轻度患者有效，但尚缺乏大规模临床试验确证其疗效。

一项研究发现沙利度胺对 80%以上严重皮肤结节病患者（对其他治疗无反应的狼疮样冻疮）有效，但在肺结节病患者中无效。鉴于该药物众所周知的致畸性和潜在周围神经病变及镇静作用，该药只推荐治疗其他无反应的难治患者。

免疫抑制剂

结节病的临床经验表明，所有免疫抑制治疗具有以下特征：有效患者不超过 50%~70%；出现疗效反应可能需要 3~6 个月或更长的时间；通常需要小剂量类固醇皮质激素治疗达到协同效应以充分抑制肉芽肿炎。这些药物的剂量和监测应遵循美国风湿病学会的建议。

当类固醇皮质激素和抗疟药治疗无效或难以耐受时，通常首选甲氨蝶呤治疗难治性肺结节病或系统性结节病，但该药的肝、肺和肾毒性限制其使用。硫唑嘌呤已在小型临床试验中显示出疗效，并被一些机构用作初始联合类固醇治疗。尚未明确甲氨蝶呤或硫唑嘌呤与小剂量类固醇皮质激素作为结节病的常规治疗孰优孰劣。其他免疫抑制剂，如麦考酚酸吗乙酯、来氟米特或环磷酰胺也已在小型研究中显示了对类固醇皮质激素难治性结节病患者的有效性。

小型研究表明，已知可抑制 T 细胞激活的药物环孢素和 FK506 对于肺或眼结节病或抑制移植肺结节病复发是无效的。考虑到这些药物的毒性，共识认为应当避免应用这些药物，除非有新的研究证实其潜在的有效性。

抗 TNF 治疗

TNF 在肉芽肿形成动物模型中的作用，为结节病应用 TNF 抑制剂提供了坚实的科学基础。一项多中心研究发现英夫利昔单抗在几个主要终点之一（24 周治疗后 FVC 改善）有效，尽管效果不突出。依那西普在小规模肺结节病临床试验中未见疗效。尽管缺乏大规模研究，病例报道显示阿达木单抗可能对一些结节病患者有效。鉴于应用免疫抑制药物的风险性，这些药物需要进行更多临床试验，但大多数机构仅将这些治疗作为一种或多种免疫抑制药物无效时的治疗。

■ 特殊情况

系统性结节病的治疗中几种特殊情况需要特别介绍一下。

纤维囊性结节病

晚期肺结节病可能合并真菌感染,常为烟曲霉,它们定植于囊性病变中。真菌很少引起侵袭性疾病。可能会自愈。抗真菌药物的益处尚未确定,但可用于严重咯血。与真菌球或支气管扩张症相关的大量咯血可能危及生命,为了控制咯血需要对适当的支气管动脉或侧支动脉进行栓塞治疗。由于严重的限制性肺病,手术通常不可行。

肺动脉高压

中度或重度肺动脉高压是等待肺移植的晚期肺病患者生存率降低的独立预测因子。研究表明,用于治疗原发性肺动脉高压的药物可能会改善呼吸困难和肺动脉高压,但尚无研究证实其能影响生存率。目前正在进行进一步研究以确定这些治疗方法在结节病中的作用。

心脏结节病

几项大宗病例研究发现心脏结节病的预后以及对治疗反应与心脏功能不全的程度相关。治疗心脏结节病,包括抗心律失常、利尿剂和针对特殊心脏异常的减轻心脏后负荷药物。虽然缺乏随机临床试验,但亚洲、欧洲和美国的研究一致报道,中等剂量类固醇皮质激素能改善心脏功能和临床结局。维持剂量通常为泼尼松 $10\sim25mg/d$,尽管对难治性心律失常可能需要的药物剂量更高。因为治疗往往需要维持数年,常给予免疫抑制药物等非类固醇药物。自动植入式心律转复除颤器(implantable cardioverter-defibrillators,ICDs)可以预防严重心律失常患者猝死,但尚无预防性放置 ICD 或起搏器建议。

神经结节病和眼结节病

大剂量口服类固醇皮质激素或大剂量静脉冲击治疗通常用于严重眼或中枢神经系统疾病,如视神经炎或脑炎,继而序贯维持性皮质激素或免疫抑制剂治疗。前葡萄膜炎通常可以用局部眼科类固醇滴剂进行治疗。严重或复发型病例可能有必要给予全身免疫抑制,但积极治疗神经结节病疗效较好。小纤维神经病变对类固醇皮质激素治疗并非一定有效,有待神经性药物、TNF 抑制剂或其他新型药物的临床试验结果。

妊娠

由于非类固醇药物引起胎儿毒性或致畸性可能,因此类固醇皮质激素是妊娠期间推荐使用的唯一药物。有时慢性结节病在妊娠患者中自发减轻,可使类固醇剂量暂时减低。然而,生产后,经常发生疾病急性加重,需要恢复到原先的维持剂量。

生活质量

人们越来越认识到治疗抑郁和疼痛的必要性,以改善这些患者的生活质量。鉴于这些问题对结节病患者的影响,非药物治疗如运动训练或康复的作用很值得研究。

肺和心脏移植

已在晚期肺结节病或者心肌病患者中成功进行了肺、心肺联合和心脏移植。尽管在一些移植肺或心脏中发现了非干酪性肉芽肿,但这些发现似乎并不显著影响治疗结果。肺结节病肺移植的预后与其他间质性肺病类似。

暴　婧　译
高占成　审校

参考文献

[1] Statement on sarcoidosis. Joint Statement of the American Thoracic Society (ATS), the European Respiratory Society (ERS) and the World Association of Sarcoidosis and Other Granulomatous Disorders (WASOG) adopted by the ATS Board of Directors and by the ERS Executive Committee, February 1999. Am J Respir Crit Care Med, 1999, 160(2):736–755.

[2] RYBICKI BA, IANNUZZI MC. Epidemiology of sarcoidosis: recent advances and future prospects. Semin Respir Crit Care Med, 2007, 28(1):22–35.

[3] HOFFMANN AL, MILMAN N, BYG KE. Childhood sarcoidosis in Denmark 1979–1994: incidence, clinical features and laboratory results at presentation in 48 children. Acta Paediatr, 2004, 93(1):30–36.

[4] RYBICKI BA, MAJOR M, POPOVICH J JR, et al. Racial differences in sarcoidosis incidence: a 5-year study in a health maintenance organization. Am J Epidemiol, 1997, 145(3):234–241.

[5] REID JD. Sarcoidosis in coroner's autopsies: a critical evaluation of diagnosis and prevalence from Cuyahoga County, Ohio. Sarcoidosis Vasc Diffuse Lung Dis, 1998, 15(1):44–51.

[6] ERDAL BS, CLYMER BD, YILDIZ VO, et al. Unexpectedly high prevalence of sarcoidosis in a representative U.S. Metropolitan population. Respir Med, 2012, 106(6):893–899.

[7] MORIMOTO T, AZUMA A, ABE S, et al. Epidemiology of sarcoidosis in Japan. Eur Respir J, 2008, 31(2):372–379.

[8] EDMONDSTONE WM, WILSON AG. Sarcoidosis in Caucasians, Blacks and Asians in London. Br J Dis Chest, 1985, 79(1):27–36.

[9] RABIN DL, THOMPSON B, BROWN KM, et al. Sarcoidosis: social predictors of severity at presentation. Eur Respir J, 2004, 24(4):601–608.

[10] SWIGRIS JJ, OLSON AL, HUIE TJ, et al. Sarcoidosis-related mortality in the United States from 1988 to 2007. Am J Respir Crit Care

Med, 2011, 183(11):1524–1530.

[11] REICH JM. Mortality of intrathoracic sarcoidosis in referral vs population-based settings: influence of stage, ethnicity, and corticosteroid therapy. Chest, 2002, 121(1):32–39.

[12] NARDI A, BRILLET PY, LETOUMELIN P, et al. Stage IV sarcoidosis: comparison of survival with the general population and causes of death. Eur Respir J, 2011, 38(6):1368–1373.

[13] WILSHER ML. Seasonal clustering of sarcoidosis presenting with erythema nodosum. Eur Respir J, 1998, 12(5):1197–1199.

[14] KERN DG, NEILL MA, WRENN DS, et al. Investigation of a unique time-space cluster of sarcoidosis in firefighters. Am Rev Respir Dis, 1993, 148(4 Pt 1):974–980.

[15] MAIER LA, MCGRATH DS, SATO H, et al. Influence of MHC class II in susceptibility to beryllium sensitization and chronic beryllium disease. J Immunol, 2003, 171(12):6910–6918.

[16] RIBEIRO M, FRITSCHER LG, AL-MUSAED AM, et al. Search for chronic beryllium disease among sarcoidosis patients in Ontario, Canada. Lung, 2011, 189(3):233–241.

[17] CROWLEY LE, HERBERT R, MOLINE JM, et al. "Sarcoid like" granulomatous pulmonary disease in World Trade Center disaster responders. Am J Ind Med, 2011, 54(3):175–184.

[18] IZBICKI G, CHAVKO R, BANAUCH GI, et al. World Trade Center "sarcoid-like" granulomatous pulmonary disease in New York City Fire Department rescue workers. Chest, 2007, 131(5): 1414–1423.

[19] NEWMAN LS, ROSE CS, BRESNITZ EA, et al. A case control etiologic study of sarcoidosis: environmental and occupational risk factors. Am J Respir Crit Care Med, 2004, 170(12):1324–1330.

[20] BARNARD J, ROSE C, NEWMAN L, et al. Job and industry classifications associated with sarcoidosis in A Case-Control Etiologic Study of Sarcoidosis (ACCESS). J Occup Environ Med, 2005, 47(3):226–234.

[21] GUPTA D, AGARWAL R, AGGARWAL AN, et al. Molecular evidence for the role of mycobacteria in sarcoidosis: a meta-analysis. Eur Respir J, 2007, 30(3):508–516.

[22] TEIRSTEIN AS. Kveim antigen: what does it tell us about causation of sarcoidosis? Semin Respir Infect, 1998, 13(3): 206–211.

[23] SONG Z, MARZILLI L, GREENLEE BM, et al. Mycobacterial catalase-peroxidase is a tissue antigen and target of the adaptive immune response in systemic sarcoidosis. J Exp Med, 2005, 201(5):755–767.

[24] CHEN ES, WAHLSTROM J, SONG Z, et al. T cell responses to mycobacterial catalase-peroxidase profile a pathogenic antigen in systemic sarcoidosis. J Immunol, 2008, 181(12):8784–8796.

[25] DRAKE WP, DHASON MS, NADAF M, et al. Cellular recognition of Mycobacterium tuberculosis ESAT-6 and KatG peptides in systemic sarcoidosis. Infect Immun, 2007, 75(1):527–530.

[26] DUBANIEWICZ A, TRZONKOWSKI P, DUBANIEWICZWYBIERALSKA M, et al. Mycobacterial heat shock protein-induced blood T lymphocytes subsets and cytokine pattern: comparison of sarcoidosis with tuberculosis and healthy controls. Respirology, 2007, 12(3):346–354.

[27] KOTH LL, SOLBERG OD, PENG JC, et al. Sarcoidosis blood transcriptome reflects lung inflammation and overlaps with tuberculosis. Am J Respir Crit Care Med, 2011, 184(10):1153–1163.

[28] THILLAI M, EBERHARDT C, LEWIN AM, et al. Sarcoidosis and tuberculosis cytokine profiles: indistinguishable in bronchoalveolar lavage but different in blood. PLoS One, 2012, 7(7):e38083.

[29] MAERTZDORF J, WEINER J 3RD, MOLLENKOPF HJ, et al. Common patterns and disease-related signatures in tuberculosis and sarcoidosis. Proc Natl Acad Sci U S A, 2012, 109(20):7853–7858.

[30] EISHI Y, SUGA M, ISHIGE I, et al. Quantitative analysis of mycobacterial and propionibacterial DNA in lymph nodes of Japanese and European patients with sarcoidosis. J Clin Microbiol, 2002, 40(1):198–204.

[31] NISHIWAKI T, YONEYAMA H, EISHI Y, et al. Indigenous pulmonary Propionibacterium acnes primes the host in the development of sarcoid-like pulmonary granulomatosis in mice. Am J Pathol, 2004, 165(2):631–639.

[32] MCCASKILL JG, CHASON KD, HUA X, et al. Pulmonary immune responses to Propionibacterium acnes in C57 BL/6 and BALB/c mice. Am J Respir Cell Mol Biol, 2006, 35(3):347–356.

[33] BROWN ST, BRETT I, ALMENOFF PL, et al. Recovery of cell wall-deficient organisms from blood does not distinguish between patients with sarcoidosis and control subjects. Chest, 2003, 123(2):413–417.

[34] WAHLSTROM J, DENGJEL J, WINQVIST O, et al. Autoimmune T cell responses to antigenic peptides presented by bronchoalveolar lavage cell HLA-DR molecules in sarcoidosis. Clin Immunol, 2009, 133(3):353–363.

[35] RYBICKI BA, IANNUZZI MC, FREDERICK MM, et al. Familial aggregation of sarcoidosis. A case-control etiologic study of sarcoidosis (ACCESS). Am J Respir Crit Care Med, 2001, 164(11):2085–2091.

[36] GARDNER J, KENNEDY HG, HAMBLIN A, et al. HLA associations in sarcoidosis: a study of two ethnic groups. Thorax, 1984, 39(1): 19–22.

[37] HEDFORS E, LINDSTROM F. HLA-B8/DR3 in sarcoidosis. Correlation to acute onset disease with arthritis. Tissue Antigens, 1983, 22(3):200–203.

[38] GRUNEWALD J, EKLUND A, OLERUP O. Human leukocyte antigen class I alleles and the disease course in sarcoidosis patients. Am J Respir Crit Care Med, 2004, 169(6):696–702.

[39] ROSSMAN MD, THOMPSON B, FREDERICK M, et al. HLA-DRB1*1101: a significant risk factor for sarcoidosis in blacks and whites. Am J Hum Genet, 2003, 73(4):720–735.

[40] SATO H, GRUTTERS JC, PANTELIDIS P, et al. HLA-DQB1*0201: a marker for good prognosis in British and Dutch patients with sarcoidosis. Am J Respir Cell Mol Biol, 2002, 27(4):406–412.

[41] BERLIN M, FOGDELL-HAHN A, OLERUP O, et al. HLA-DR predicts the prognosis in Scandinavian patients with pulmonary sarcoidosis. Am J Respir Crit Care Med, 1997, 156(5): 1601–1605.

[42] VOORTER CE, DRENT M, VAN DEN BERG-LOONEN EM. Severe pulmonary sarcoidosis is strongly associated with the haplotype HLA-DQB1*0602-DRB1*150101. Hum Immunol, 2005, 66(7): 826–835.

[43] VOORTER CE, AMICOSANTE M, BERRETTA F, et al. HLA class II amino acid epitopes as susceptibility markers of sarcoidosis. Tissue Antigens, 2007, 70(1): 18–27.

[44] MULLER-QUERNHEIM J, SCHURMANN M, HOFMANN S, et al. Genetics of sarcoidosis. Clin Chest Med, 2008, 29(3):391–414, viii.

[45] MEDICA I, KASTRIN A, MAVER A, et al. Role of genetic polymorphisms in ACE and TNF-alpha gene in sarcoidosis: a meta-analysis. J Hum Genet, 2007, 52(10):836–847.

[46] VALENTONYTE R, HAMPE J, HUSE K, et al. Sarcoidosis is associated with a truncating splice site mutation in BTNL2. Nat Genet, 2005, 37(4):357–364.

[47] RYBICKI BA, WALEWSKI JL, MALIARIK MJ, et al. The BTNL2 gene and sarcoidosis susceptibility in African Americans and Whites. Am J Hum Genet, 2005, 77(3): 491–499.

[48] MORAIS A, LIMA B, PEIXOTO MJ, et al. BTNL2 gene polymorphism associations with susceptibility and phenotype expression in sarcoidosis. Respir Med, 2012, 106(12):1771–1777.

[49] WIJNEN PA, VOORTER CE, NELEMANS PJ, et al. Butyrophilin-like

2 in pulmonary sarcoidosis: a factor for susceptibility and progression? Hum Immunol, 2011, 72(4):342–347.

[50] HOFMANN S, FISCHER A, TILL A, et al. A genome-wide association study reveals evidence of association with sarcoidosis at 6p12.1. Eur Respir J, 2011, 38(5):1127–1135.

[51] FISCHER A, SCHMID B, ELLINGHAUS D, et al. A novel sarcoidosis risk locus for Europeans on chromosome 11q13.1. Am J Respir Crit Care Med, 2012, 186(9):877–885.

[52] HOFMANN S, FRANKE A, FISCHER A, et al. Genome-wide association study identifies ANXA11 as a new susceptibility locus for sarcoidosis. Nat Genet, 2008, 40(9):1103–1106.

[53] FRANKE A, FISCHER A, NOTHNAGEL M, et al. Genome-wide association analysis in sarcoidosis and Crohn's disease unravels a common susceptibility locus on 10p12.2. Gastroenterology, 2008, 135(4):1207–1215.

[54] FISCHER A, NOTHNAGEL M, FRANKE A, et al. Association of inflammatory bowel disease risk loci with sarcoidosis, and its acute and chronic subphenotypes. Eur Respir J, 2011, 37(3):610–616.

[55] HARRINGTON LE, HATTON RD, MANGAN PR, et al. Interleukin 17-producing CD4+ effector T cells develop via a lineage distinct from the T helper type 1 and 2 lineages. Nat Immunol, 2005, 6(11):1123–1132.

[56] ZISSEL G, HOMOLKA J, SCHLAAK J, et al. Anti-inflammatory cytokine release by alveolar macrophages in pulmonary sarcoidosis. Am J Respir Crit Care Med, 1996, 154(3 Pt 1):713–719.

[57] BINGISSER R, SPEICH R, ZOLLINGER A, et al. Interleukin-10 secretion by alveolar macrophages and monocytes in sarcoidosis. Respiration, 2000, 67(3):280–286.

[58] ZISSEL G, PRASSE A, MULLER-QUERNHEIM J. Immunologic response of sarcoidosis. Semin Respir Crit Care Med, 2010, 31(4):390–403.

[59] MATHEW S, BAUER KL, FISCHOEDER A, et al. The anergic state in sarcoidosis is associated with diminished dendritic cell function. J Immunol, 2008, 181(1):746–755.

[60] TEN BERGE B, KLEINJAN A, MUSKENS F, et al. Evidence for local dendritic cell activation in pulmonary sarcoidosis. Respir Res, 2012, 13:33.

[61] ZABA LC, SMITH GP, SANCHEZ M, et al. Dendritic cells in the pathogenesis of sarcoidosis. Am J Respir Cell Mol Biol, 2010, 42(1):32–39.

[62] ZIEGENHAGEN MW, BENNER UK, ZISSEL G, et al. Sarcoidosis: TNF-alpha release from alveolar macrophages and serum level of sIL-2R are prognostic markers. Am J Respir Crit Care Med, 1997, 156(5): 1586–1592.

[63] DRENT M, VAN DEN BERG R, HAENEN GR, et al. NF-kappaB activation in sarcoidosis. Sarcoidosis Vasc Diffuse Lung Dis, 2001, 18(1):50–56.

[64] CULVER DA, BARNA BP, RAYCHAUDHURI B, et al. Peroxisome proliferator-activated receptor gamma activity is deficient in alveolar macrophages in pulmonary sarcoidosis. Am J Respir Cell Mol Biol, 2004, 30(1):1–5.

[65] MOLLER DR. T-cell receptor genes in sarcoidosis. Sarcoidosis Vasc Diffuse Lung Dis, 1998, 15(2):158–164.

[66] KLEIN JT, HORN TD, FORMAN JD, et al. Selection of oligoclonal V beta-specific T cells in the intradermal response to Kveim-Siltzbach reagent in individuals with sarcoidosis. J Immunol, 1995, 154(3):1450–1460.

[67] GRUNEWALD J, WAHLSTROM J, BERLIN M, et al. Lung restricted T cell receptor AV2 S3+ CD4+ T cell expansions in sarcoidosis patients with a shared HLA-DRbeta chain conformation. Thorax, 2002, 57(4):348–352.

[68] MOLLER DR, FORMAN JD, LIU MC, et al. Enhanced expression

of IL-12 associated with Th1 cytokine profiles in active pulmonary sarcoidosis. J Immunol, 1996, 156(12):4952–4960.

[69] ZISSEL G, PRASSE A, MULLER-QUERNHEIM J. Sarcoidosis-immunopathogenetic concepts. Semin Respir Crit Care Med, 2007, 28(1): 3–14.

[70] ROSENBAUM JT, PASADHIKA S, CROUSER ED, et al. Hypothesis: sarcoidosis is a STAT1-mediated disease. Clin Immunol, 2009, 132(2): 174–183.

[71] KRIEGOVA E, FILLEROVA R, TOMANKOVA T, et al. T-helper cell type-1 transcription factor T-bet is upregulated in pulmonary sarcoidosis. Eur Respir J, 2011, 38(5):1136–1144.

[72] DAGUR PK, BIANCOTTO A, WEI L, et al. MCAM-expressing CD4(+) T cells in peripheral blood secrete IL-17 A and are significantly elevated in inflammatory autoimmune diseases. J Autoimmun, 2011, 37(4):319–327.

[73] FACCO M, CABRELLE A, TERAMO A, et al. Sarcoidosis is a Th1/Th17 multisystem disorder. Thorax, 2011, 66(2):144–150.

[74] TEN BERGE B, PAATS MS, BERGEN IM, et al. Increased IL-17 A expression in granulomas and in circulating memory T cells in sarcoidosis. Rheumatology (Oxford), 2012, 51(1):37–46.

[75] WIKEN M, IDALI F, AL HAYJA MA, et al. No evidence of altered alveolar macrophage polarization, but reduced expression of TLR2, in bronchoalveolar lavage cells in sarcoidosis. Respir Res, 2010, 11:121.

[76] JUDSON MA, MARCHELL RM, MASCELLI M, et al. Molecular profiling and gene expression analysis in cutaneous sarcoidosis: the role of interleukin-12, interleukin-23, and the T-helper 17 pathway. J Am Acad Dermatol, 2012, 66(6):901–910, 910 e901–e902.

[77] FURUSAWA H, SUZUKI Y, MIYAZAKI Y, et al. Th1 and Th17 immune responses to viable Propionibacterium acnes in patients with sarcoidosis. Respir Investig, 2012, 50(3):104–109.

[78] ABDULAHAD WH, STEGEMAN CA, LIMBURG PC, et al. Skewed distribution of Th17 lymphocytes in patients with Wegener's granulomatosis in remission. Arthritis Rheum, 2008, 58(7):2196–2205.

[79] KHADER SA, COOPER AM. IL-23 and IL-17 in tuberculosis. Cytokine, 2008, 41(2):79–83.

[80] MIYARA M, AMOURA Z, PARIZOT C, et al. The immune paradox of sarcoidosis and regulatory T cells. J Exp Med, 2006, 203(2):359–370.

[81] TAFLIN C, MIYARA M, NOCHY D, et al. FoxP3+ regulatory T cells suppress early stages of granuloma formation but have little impact on sarcoidosis lesions. Am J Pathol, 2009, 174(2): 497–508.

[82] RAPPL G, PABST S, RIEMANN D, et al. Regulatory T cells with reduced repressor capacities are extensively amplified in pulmonary sarcoid lesions and sustain granuloma formation. Clin Immunol, 2011, 140(1):71–83.

[83] HO LP, URBAN BC, THICKETT DR, et al. Deficiency of a subset of T-cells with immunoregulatory properties in sarcoidosis. Lancet, 2005, 365(9464):1062–1072.

[84] PRASSE A, ZISSEL G, LUTZEN N, et al. Inhaled vasoactive intestinal peptide exerts immunoregulatory effects in sarcoidosis. Am J Respir Crit Care Med, 2010, 182(4):540–548.

[85] ELIAS JA, FREUNDLICH B, ADAMS S, et al. Regulation of human lung fibroblast collagen production by recombinant interleukin-1, tumor necrosis factor, and interferon-gamma. Ann N Y Acad Sci, 1990, 580:233–244.

[86] CHEN ES, GREENLEE BM, WILLS-KARP M, et al. Attenuation of lung inflammation and fibrosis in interferon-gamma-deficient mice after intratracheal bleomycin. Am J Respir Cell Mol Biol, 2001, 24(5):545–555.

[87] PECHKOVSKY DV, PRASSE A, KOLLERT F, et al. Alternatively activated alveolar macrophages in pulmonary fibrosis-mediator

production and intracellular signal transduction. Clin Immunol, 2010, 137(1):89–101.

[88] HAUBER HP, GHOLAMI D, MEYER A, et al. Increased inter-leukin-13 expression in patients with sarcoidosis. Thorax, 2003, 58(6):519–524.

[89] HENRY MT, MCMAHON K, MACKAREL AJ, et al. Matrix metallo-proteinases and tissue inhibitor of metalloproteinase-1 in sarcoidosis and IPF. Eur Respir J, 2002, 20(5):1220–1227.

[90] SALEZ F, GOSSET P, COPIN MC, et al. Transforming growth fac-tor-beta1 in sarcoidosis. Eur Respir J, 1998, 12(4):913–919.

[91] SZLUBOWSKI A, SOJA J, GRZANKA P, et al. TGF-beta1 in bron-choalveolar lavage fluid in diffuse parenchymal lung diseases and high-resolution computed tomography score. Pol Arch Med Wewn, 2010, 120(7–8):270–275.

[92] CHEN ES, SONG Z, WILLETT MH, et al. Serum amyloid A regu-lates granulomatous inflammation in sarcoidosis through Toll-like receptor-2. Am J Respir Crit Care Med, 2010, 181(4): 360–373.

[93] CHEN ES, MOLLER DR. Sarcoidosis–scientific progress and clinical challenges. Nat Rev Rheumatol, 2011, 7(8):457–467.

[94] MUNRO CS, MITCHELL DN. The K veim response: still useful, still a puzzle. Thorax, 1987, 42(5):321–331.

[95] UHLAR CM, WHITEHEAD AS. Serum amyloid A, the major verte-brate acute-phase reactant. Eur J Biochem, 1999, 265(2):501–523.

[96] SALAZAR A, MANA J, FIOL C, et al. Influence of serum amyloid A on the decrease of high density lipoprotein-cholesterol in active sarcoidosis. Atherosclerosis, 2000, 152(2):497–502.

[97] RUBINSTEIN I, KNECHT A, DE BEER FC, et al. Serum amyloid-A protein concentrations in sarcoidosis. Isr J Med Sci, 1989, 25(8):461–462.

[98] EHRENFELD M, LEVARTOWSKY D. Serum amyloid-A protein and sarcoidosis. Isr J Med Sci, 1989, 25(8):418–420.

[99] LYNCH JP 3RD, MA YL, KOSS MN, et al. Pulmonary sarcoidosis. Semin Respir Crit Care Med, 2007, 28:53–74.

[100] JUDSON MA, BAUGHMAN RP, THOMPSON BW, et al. Two year prognosis of sarcoidosis: the ACCESS experience. Sarcoidosis Vasc Diffuse Lung Dis, 2003, 20(3):204–211.

[101] SHORR AF, HELMAN DL, DAVIES DB, et al. Pulmonary hyperten-sion in advanced sarcoidosis: epidemiology and clinical characteris-tics. Eur Respir J, 2005, 25(5):783–788.

[102] ARCASOY SM, CHRISTIE JD, POCHETTINO A, et al. Characteristics and outcomes of patients with sarcoidosis listed for lung transplantation. Chest, 2001, 120(3):873–880.

[103] BAUGHMAN RP, ENGEL PJ, TAYLOR L, et al. Survival in sarcoid-osis-associated pulmonary hypertension: the importance of hemody-namic evaluation. Chest, 2010, 138(5):1078–1085.

[104] NUNES H, HUMBERT M, CAPRON F, et al. Pulmonary hyperten-sion associated with sarcoidosis: mechanisms, haemodynamics and prognosis. Thorax, 2006, 61(1):68–74.

[105] POPPER HH, KLEMEN H, COLBY TV, et al. Necrotizing sar-coid granulomatosis–is it different from nodular sarcoidosis? Pneumologie, 2003, 57(5):268–271.

[106] HERBORT CP, RAO NA, MOCHIZUKI M. International criteria for the diagnosis of ocular sarcoidosis: results of the first International Workshop On Ocular Sarcoidosis (IWOS). Ocul Immunol Inflamm, 2009, 17(3):160–169.

[107] LAGANA SM, PARWANI AV, NICHOLS LC. Cardiac sarcoidosis: a pathology-focused review. Arch Pathol Lab Med, 2010, 134(7): 1039–1046.

[108] UEMURA A, MORIMOTO S, HIRAMITSU S, et al. Histologic diagnostic rate of cardiac sarcoidosis: evaluation of endomyocardial biopsies. Am Heart J, 1999, 138(2 Pt 1): 299–302.

[109] ROBERTS WC, VOWELS TJ, KO JM, et al. Cardiac transplantation for cardiac sarcoidosis with initial diagnosis by examination of the left ventricular apical "core" excised for insertion of a left ventricular assist device for severe chronic heart failure. Am J Cardiol, 2009, 103(1):110–114.

[110] STERN BJ, CORBETT J. Neuro-ophthalmologic Manifestations of Sarcoidosis. Curr Treat Options Neurol, 2007, 9(1):63–71.

[111] VOORTER CE, DRENT M, HOITSMA E, et al. Association of HLA DQB1 0602 in sarcoidosis patients with small fiber neuropathy. Sarcoidosis Vasc Diffuse Lung Dis, 2005, 22(2):129–132.

[112] PAPANIKOLAOU IC, SHARMA OP. The relationship between sar-coidosis and lymphoma. Eur Respir J, 2010, 36(5):1207–1209.

[113] SWEISS NJ, SALLOUM R, GANDHI S, et al. Significant CD4, CD8, and CD19 lymphopenia in peripheral blood of sarcoidosis patients correlates with severe disease manifestations. PLoS One, 2010, 5(2):e9088.

[114] LARUE S, MAISONOBE T, BENVENISTE O, et al. Distal muscle involvement in granulomatous myositis can mimic inclusion body myositis. J Neurol Neurosurg Psychiatry, 2011, 82(6): 674–677.

[115] SHARMA OP. Vitamin D and sarcoidosis. Curr Opin Pulm Med, 2010, 16(5):487–488.

[116] CHANG B, STEIMEL J, MOLLER DR, et al. Depression in sarcoid-osis. Am J Respir Crit Care Med, 2001, 163(2):329–334.

[117] GORACCI A, FAGIOLINI A, MARTINUCCI M, et al. Quality of life, anxiety and depression in sarcoidosis. Gen Hosp Psychiatry, 2008, 30(5):441–445.

[118] DRENT M, LOWER EE, DE VRIES J. Sarcoidosis-associated fatigue. Eur Respir J, 2012, 40(1):255–263.

[119] HOITSMA E, REULEN JP, DE BAETS M, et al. Small fiber neurop-athy: a common and important clinical disorder. J Neurol Sci, 2004, 227(1):119–130.

[120] FASANO MB, SULLIVAN KE, SARPONG SB, et al. Sarcoidosis and common variable immunodeficiency. Report of 8 cases and review of the literature. Medicine (Baltimore), 1996, 75(5):251–261.

[121] BATES CA, ELLISON MC, LYNCH DA, et al. Granulomatous-lymphocytic lung disease shortens survival in common variable immunodeficiency. J Allergy Clin Immunol, 2004, 114(2):415–421.

[122] MIRMIRANI P, MAURER TA, HERNDIER B, et al. Sarcoidosis in a patient with AIDS: a manifestation of immune restoration syndrome. J Am Acad Dermatol, 1999, 41(2 Pt 2):285–286.

[123] SHARMA OP. Sarcoidosis and other autoimmune disorders. Curr Opin Pulm Med, 2002, 8(5):452–456.

[124] STONE JH, ZEN Y, DESHPANDE V. IgG4-related disease. N Engl J Med, 2012, 366(6):539–551.

[125] MATSUI S, TAKI H, SHINODA K, et al. Respiratory involvement in IgG4-related Mikulicz's disease. Mod Rheumatol, 2012, 22(1): 31–39.

[126] MICHEL L, CLAIRAND R, NEEL A, et al. Association of IgG4-related disease and sarcoidosis. Thorax, 2011, 66(10):920–921.

[127] AIRAGHI L, MONTORI D, ZORZI F, et al. Sarcoidosis in a patient with 5q-myelodysplasia. A possible pathogenetic link between the two diseases. Monaldi Arch Chest Dis, 2000, 55(5):378–380.

[128] MILMAN N, HOFFMANN AL. Childhood sarcoidosis: long-term follow-up. Eur Respir J, 2008, 31(3):592–598.

[129] BLAU EB. Familial granulomatous arthritis, iritis, and rash. J Pediatr, 1985, 107(5):689–693.

[130] FINK CW, CIMAZ R. Early onset sarcoidosis: not a benign disease. J Rheumatol, 1997, 24(1):174–177.

[131] SARIGOL SS, HAY MH, WYLLIE R. Sarcoidosis in preschool children with hepatic involvement mimicking juvenile rheumatoid

arthritis. J Pediatr Gastroenterol Nutr, 1999, 28(5):510–512.

[132] BAUGHMAN RP, TEIRSTEIN AS, JUDSON MA, et al. Clinical characteristics of patients in a case control study of sarcoidosis. Am J Respir Crit Care Med, 2001, 164(10 Pt 1):1885–1889.

[133] MANA J, GOMEZ-VAQUERO C, MONTERO A, et al. Lofgren's syndrome revisited: a study of 186 patients. Am J Med, 1999, 107(3): 240–245.

[134] REICH JM, BROUNS MC, O'CONNOR EA, et al. Mediastinoscopy in patients with presumptive stage I sarcoidosis: a risk/benefit, cost/benefit analysis. Chest, 1998, 113(1): 147–153.

[135] WINTERBAUER RH, BELIC N, MOORES KD. Clinical interpretation of bilateral hilar adenopathy. Ann Intern Med, 1973, 78(1):65–71.

[136] FLAMM SL. Granulomatous liver disease. Clin Liver Dis, 2012, 16(2):387–396.

[137] BILACEROGLU S, PERIM K, GUNEL O, et al. Combining transbronchial aspiration with endobronchial and transbronchial biopsy in sarcoidosis. Monaldi Arch Chest Dis, 1999, 54(3):217–223.

[138] TREMBLAY A, STATHER DR, MACEACHERN P, et al. A randomized controlled trial of standard vs endobronchial ultrasonography-guided transbronchial needle aspiration in patients with suspected sarcoidosis. Chest, 2009, 136(2):340–346.

[139] ARDEHALI H, HOWARD DL, HARIRI A, et al. A positive endomyocardial biopsy result for sarcoid is associated with poor prognosis in patients with initially unexplained cardiomyopathy. Am Heart J, 2005, 150(3):459–463.

[140] BRAUN JJ, KESSLER R, CONSTANTINESCO A, et al. 18 F-FDG PET/CT in sarcoidosis management: review and report of 20 cases. Eur J Nucl Med Mol Imaging, 2008, 35(8):1537–1543.

[141] HYLDGAARD C, KAAE S, RIDDERVOLD M, et al. Value of s-ACE, BAL lymphocytosis, and CD4+/CD8 +and CD103+CD4+/CD4 +T-cell ratios in diagnosis of sarcoidosis. Eur Respir J, 2012, 39(4):1037–1039.

[142] HAMZEH NY, WAMBOLDT FS, WEINBERGER HD. Management of cardiac sarcoidosis in the United States: a Delphi study. Chest, 2012, 141(1):154–162.

[143] MEHTA D, LUBITZ SA, FRANKEL Z, et al. Cardiac involvement in patients with sarcoidosis: diagnostic and prognostic value of outpatient testing. Chest, 2008, 133(6):1426–1435.

[144] OHIRA H, TSUJINO I, ISHIMARU S, et al. Myocardial imaging with 18 F-fluoro-2-deoxyglucose positron emission tomography and magnetic resonance imaging in sarcoidosis. Eur J Nucl Med Mol Imaging, 2008, 35(5):933–941.

[145] HAYWOOD LJ, SHARMA OP, SIEGEL ME, et al. Detection of myocardial sarcoidosis by thallium 201 imaging. J Natl Med Assoc, 1982, 74(10):959–964.

[146] DONSKY AS, ESCOBAR J, CAPEHART J, et al. Heart transplantation for undiagnosed cardiac sarcoidosis. Am J Cardiol, 2002, 89(12):1447–1450.

[147] STERN BJ, AKSAMIT A, CLIFFORD D, et al. Neurologic presentations of sarcoidosis. Neurol Clin, 2010, 28(1):185–198.

[148] BAKKERS M, MERKIES IS, LAURIA G, et al. Intraepidermal nerve fiber density and its application in sarcoidosis. Neurology, 2009, 73(14):1142–1148.

[149] GIBSON GJ, PRESCOTT RJ, MUERS MF, et al. British Thoracic Society Sarcoidosis study: effects of long term corticosteroid treatment. Thorax, 1996, 51(3):238–247.

[150] GOTTLIEB JE, ISRAEL HL, STEINER RM, et al. Outcome in sarcoidosis. The relationship of relapse to corticosteroid therapy. Chest, 1997, 111(3):623–631.

[151] TAKADA K, INA Y, NODA M, et al. The clinical course and prognosis of patients with severe, moderate or mild sarcoidosis. J Clin Epidemiol, 1993, 46(4):359–366.

[152] JUDSON MA. A proposed solution to the clinical assessment of sarcoidosis: the sarcoidosis three-dimensional assessment instrument (STAI). Med Hypotheses, 2007, 68(5):1080–1087.

[153] TURNER-WARWICK M, MCALLISTER W, LAWRENCE R, et al. Corticosteroid treatment in pulmonary sarcoidosis: do serial lavage lymphocyte counts, serum angiotensin converting enzyme measurements, and gallium-67 scans help management? Thorax, 1986, 41(12):903–913.

[154] ZHOU T, ZHANG W, SWEISS NJ, et al. Peripheral blood gene expression as a novel genomic biomarker in complicated sarcoidosis. PLoS One, 2012, 7(9):e44818.

[155] BRADLEY B, BRANLEY HM, EGAN JJ, et al. Interstitial lung disease guideline: the British Thoracic Society in collaboration with the Thoracic Society of Australia and New Zealand and the Irish Thoracic Society. Thorax, 2008, 63(Suppl 5):v1–v58.

[156] PARK MK, FONTANA JR, BABAALI H, et al. Steroid-sparing effects of pentoxifylline in pulmonary sarcoidosis. Sarcoidosis Vasc Diffuse Lung Dis, 2009, 26(2):121–131.

[157] BAUGHMAN RP, JUDSON MA, TEIRSTEIN AS, et al. Thalidomide for chronic sarcoidosis. Chest, 2002, 122(1):227–232.

[158] SINGH JA, FURST DE, BHARAT A, et al. 2012 update of the 2008 American College of Rheumatology recommendations for the use of disease-modifying antirheumatic drugs and biologic agents in the treatment of rheumatoid arthritis. Arthritis Care Res (Hoboken), 2012, 64(5):625–639.

[159] BAUGHMAN RP, DRENT M, KAVURU M, et al. Infliximab therapy in patients with chronic sarcoidosis and pulmonary involvement. Am J Respir Crit Care Med, 2006, 174(7):795–802.

[160] UTZ JP, LIMPER AH, KALRA S, et al. Etanercept for the treatment of stage II and III progressive pulmonary sarcoidosis. Chest, 2003, 124(1):177–185.

[161] BARNETT CF, BONURA EJ, NATHAN SD, et al. Treatment of sarcoidosis-associated pulmonary hypertension. A two-center experience. Chest, 2009, 135(6):1455–1461.

[162] MILMAN N, SVENDSEN CB, IVERSEN M, et al. Sarcoidosis-associated pulmonary hypertension: acute vasoresponsiveness to inhaled nitric oxide and the relation to long-term effect of sildenafil. Clin Respir J, 2009, 3(4):207–213.

[163] JUDSON MA, HIGHLAND KB, KWON S, et al. Ambrisentan for sarcoidosis associated pulmonary hypertension. Sarcoidosis Vasc Diffuse Lung Dis, 2011, 28(2):139–145.

[164] YAZAKI Y, ISOBE M, HIROE M, et al. Prognostic determinants of long-term survival in Japanese patients with cardiac sarcoidosis treated with prednisone. Am J Cardiol, 2001, 88(9): 1006–1010.

[165] CHIU CZ, NAKATANI S, ZHANG G, et al. Prevention of left ventricular remodeling by long-term corticosteroid therapy in patients with cardiac sarcoidosis. Am J Cardiol, 2005, 95(1): 143–146.

[166] SCOTT TF, YANDORA K, VALERI A, et al. Aggressive therapy for neurosarcoidosis: long-term follow-up of 48 treated patients. Arch Neurol, 2007, 64(5):691–696.

[167] HOITSMA E, FABER CG, VAN SANTEN-HOEUFFT M, et al. Improvement of small fiber neuropathy in a sarcoidosis patient after treatment with infliximab. Sarcoidosis Vasc Diffuse Lung Dis, 2006, 23(1):73–77.

[168] HEIJ L, NIESTERS M, SWARTJES M, et al. Safety and efficacy of ARA 290 in sarcoidosis patients with symptoms of small fiber neuropathy: a randomized, double-blind pilot study. Mol Med, 2012, 18:1430–1436.

[169] SHORR AF, HELMAN DL, DAVIES DB, et al. Sarcoidosis, race, and short-term outcomes following lung transplantation. Chest, 2004,

125(3):990–996.

[170] LINGARAJU R, POCHETTINO A, BLUMENTHAL NP, et al. Lung transplant outcomes in white and African American recipients: special focus on acute and chronic rejection. J Heart Lung Transplant,

2009, 28(1):8–13.

[171] SHLOBIN OA, NATHAN SD. Management of end-stage sarcoidosis: pulmonary hypertension and lung transplanta-tion. Eur Respir J, 2012, 39(6):1520–1533.

第 56 章

特发性肺纤维化

Robert M. Tighe

Eric B. Meltzer

Paul W. Noble

概览

简单而言,肺纤维化等同于肺部生长"瘢痕"。瘢痕肺可表现为多种形式,不同类型代表了独特的病理学特征。当瘢痕呈斑片状分布并以胸膜下为主时,被认为是"普通型",也就是通常所说的普通型间质性肺炎(usual interstitial pneumonia,UIP)。表现为 UIP 而无特殊原因或诱因者被称为特发性肺纤维化(idiopathic pulmonary fibrosis,IPF)。因此,IPF 是其中一种肺纤维化,也称为间质性肺病(interstitial lung disease,ILD)。IPF 有其独特的临床、影像和病理特征。IPF 可导致气短,因呼吸功能不全致残,绝大多数最终导致死亡。

虽然间质性肺病有许多原因,但 IPF 是最常见的 ILD,当然也是最严重的。IPF 是以不可逆进展为特征的肺间质性纤维化,导致限制性通气功能障碍和换气功能下降。大多数患者在诊断后 5 年内因呼吸衰竭而死亡。

根据定义,IPF 是无明显原因或理由的 UIP,同样重要的是记住什么不是 IPF。即使纤维化表现为 UIP型,但慢性吸入、药物毒性、环境暴露(如慢性过敏性肺炎)和胶原血管疾病引起的肺纤维化不是 IPF。因此,诊断 IPF 只能通过排除其他原因来确定,其主要挑战之一是合理排除肺纤维化的其他潜在原因。这需要仔细评估临床和诊断,还常常可能面临许多临床不确定问题。

IPF 通常老年发病,50 岁后起病。40 岁以下 ILD患者中 IPF 很罕见。IPF 的主要临床症状是活动后呼吸困难和干咳。这些症状均无特异性,可见于各种心脏和肺部疾病。尤其六七十岁的患者出现活动后呼吸困难可能归因于年龄增长,而延误求医诊治。此外,还有许多患者体况不佳,体重过重,将他们的呼吸困难归因于这些情况。除了非特异性临床症状外,初始的非特异性影像学表现也不能及时提示进一步评估。X 线胸片上主要分布于下肺区域的外周细线影,可能表现为慢性和非特异性肺纤维化,往往不能引起警觉。故而诊断延误是常态。但近年来重要的科学进展提高了对 IPF 发病机制的认识,新药物治疗试验也在进行中,这些提高了对 IPF 早期诊断的积极性。

历史展望

我们通过简要回顾认识 IPF 演变,不仅可以了解早期研究者做出的贡献,也说明许多临床医生对 IPF的认识存在很多混淆。定义 IPF 的困难之一在于过去有许多用于描述肺纤维化的陈旧术语。通常 ILD 的病因很多,导致肺纤维化的病因也很多,但需要重点指出,特发性肺纤维化(IPF)是一种独立的疾病,虽然直到最近才有一组专业肺科医生、放射科医生和病理学医生合作将 ILD 进行分类。回顾 IPF 历史不仅可以澄清当前命名,还能将当代术语与早期文献中遇到的过时术语区分开来。

很久以前,临床已经认识到肺部纤维化与感染或吸入尘埃有关。19 世纪,肺纤维化被称为肺"硬化",然而对这种呼吸系统疾病的关注却很少。直到 1944年 Louis Hamman 和 Arnold Rich 发表了一篇描述"急性弥漫性肺间质纤维化"的原创论文后,肺纤维化才引发了人们的兴趣。Hamman 和 Rich 报道了一系列不寻常的病例,这些病例都具有同样独特的临床表现,以特发性亚急性呼吸衰竭继而死亡为特征。其报道很完善,包含尸体解剖的病理结果。他们描述肺内的肺泡间质增厚及致密纤维化瘢痕组织,首次对肺纤维化进行了病理描述,直到今天,仍被认为描述得很准确。回顾 Hamman 和 Rich 案例,当时纤维化间质性肺炎最适合目前急性间质性肺炎(AIP)诊断。然而在20 世纪 40 年代,"Hamman-Rich 综合征"成为 IPF 代名词,一直延续 30 年之久。

多年来，肺纤维化病例报道了一些不同的临床表现，曾认为是"Hamma-Rich 综合征"的变异型，其中包括一些与"经典"Hamman-Rich 综合征相比疾病持续时间更长的病例。另外还发现"胶原血管病中的类风湿"患者出现肺纤维化。显微镜下也观察到多种异质性病理表现。最终，Hamman-Rich 综合征涵盖了一组临床和病理表现各异的异质性疾病，既没有区分全身性或局限性疾病，也没有对急性与慢性病程的预后影响有所区分。

20 世纪 60 年代起，文章开始常规用术语"特发性肺纤维化"替代"急性弥漫性肺间质纤维化"。也引发了该病是否为慢性过程的争论，一些作者提出该病为缓慢过程直到出现"终末期并发症"，而另一些则提出该病平均生存不超过 2 年。

1964 年英国引入了"纤维性肺泡炎"一词。在欧洲文献中，隐源性纤维化肺泡炎（cryptogenic fibrosing alveolitis，CFA）成为肺纤维化的优选术语，其本质上与 IPF 是同义词。这个术语最初是为了更精确描述病理特征。CFA 是指相对于感染性肺炎的肺泡内炎症，肺纤维化中的炎症和纤维化位于肺泡间。这种肺泡间隔之间的炎症被称为"肺泡炎"。主张肺泡炎是导致后续纤维化形成的原因，因而首次提出使用类固醇皮质激素治疗肺泡炎，从而治疗肺纤维化。

最重要的进展发生在 1964 年，这一年发表了一种安全的开胸肺活检改进技术。通过这一技术，可以对疑似肺纤维化的患者进行广泛肺组织分析。不久之后，对于纤维化肺病病理有了新的认识。

Liebow 和 Carrington 在 1969 年提出特发性间质性肺炎（idiopathic interstitial pneumonia，IIP）可划分为多种独立的病理亚型，开启了 ILD 现代组织病理学时代。他们通过光学显微镜观察肺活检标本，描述了 IIP 的几种不同形式。另外，后来发现这些亚型可用于评估预后及预测治疗反应。Liebow 和 Carrington 根据其研究结果首次详细描述了 IIP 的组织病理学分类。他们将 IIP 分成 5 类：分别为 UIP、脱屑性间质性肺炎（desquamative interstitial pneumonia，DIP）、闭塞性细支气管炎间质性肺炎（bronchiolitis obliterans interstitial pneumonia，BIP）、淋巴细胞性间质性肺炎（LIP）和巨细胞间质性肺炎（giant cell interstitial pneumonia，GIP）。近年研究对经典分类进行了修改。增加了新的分类，如呼吸性细支气管炎相关性间质性肺病（respiratory bronchiolitis-associated interstitial lung disease，RB-ILD）和非特异性间质性肺炎（NSIP）。

同时，一场关于 IPF 发病机制的革命性思考影响了专家们谈论疾病的方式。美国国家心肺血液研究所（National Heart,Lung,and Blood Institute,NHLBI）研究人员是最早由欧洲研究者提出"炎症理论"的主要支持者。这一理论是基于整个 20 世纪 70 年代 NHLBI 的研究，这些研究发现 IPF 患者支气管肺泡灌洗液（BAL）中存在过多的炎性细胞。NHLBI 同意欧洲研究者命名的"肺泡炎"术语，NHLBI 也支持应用类固醇皮质激素治疗。之所以炎症理论后来不再受青睐，是由于类固醇皮质激素治疗无效，术语"肺泡炎"也不再流行。

IPF 的另一种新假说取代了"炎症理论"。这个新概念提出，IPF 是肺泡上皮损伤，以及随后异常修复机制的结果。这个理论来源于 20 世纪 80 年代中期进行的具有里程碑意义的超微结构研究。应用电子显微镜发现 IPF 中肺泡上皮细胞受到损伤。另外首次描述了上皮下纤维化灶。这种损伤修复概念后来又几经修改拓展。

1997 年提出了 Liebow 病理学分类的修改版本。新的分类方案在对 ILD 发病机制理解更新的前提下，对某些分类加强了概念认可。比如保留了 DIP 和 UIP 两个类别，舍弃了部分原来的分类，增加了两种现代分类。RB-ILD 在吸烟相关的肺部疾病中得到了认可，并且还增加了 NSIP 临时分类。这版现代病理分类最终成为首次规范 ILD 和 IPF 命名共识声明的基础。

2002 年，美国胸科学会和欧洲呼吸学会联合组织了一个专家小组。专家组发表了一份官方声明，提出一套新的全面的兼顾临床、影像和病理特征 IIP 分类标准。2002 年 ATS/ERS 的 IIP 疾病分类包括 IPF、NSIP、隐源性机化性肺炎（cryptogenic organizing pneumonia，COP）、急性间质性肺炎、RB-ILD、DIP、LIP。美国胸科协会和欧洲呼吸协会在 2000 年和 2010 年的联合共识声明分别对 IPF 进行了进一步分类。这些声明试图为每种 IIP 亚型提供严格的定义，从而为临床诊断提供实用指南。试图使用精确定义的好处在于可在临床实践和研究中提供统一诊断。

尽管严格界定 IIP（和 IPF）的定义，仍有一些潜在的缺陷。例如，目前的分类系统都是假设每一种 IIP 是相应独立的临床疾病，但从未通过仔细的表型分析或前瞻性研究验证过这个假设。此外，这些定义严重依赖于手术病理，提示病理学才是诊断"金标准"；然而，有证据显示，即使是病理学专家也可能很难对病理分型达成一致。这给诊断 IIP 和 IPF 带来持续性困惑和困难。期望随着指南共识的不断完善，临床医生的专业提高，及遗传特征/生物标志物更多识别及应用，使得对 IIPs 分类更有信心，IPF 定义更加明确。

流行病学

以下介绍 IPF 的发生率和患病率,以及危险因素和相关家族性和遗传因素。

■ 发病率、患病率和生存统计

IPF 的流行病学很难确定,现有数据价值有限。目前主要通过使用死亡证明书和/或疾病编码作为主要确定诊断构成的大型人口学研究进行评估。这些研究的主要问题在于尽管外科肺活检(surgical lung biopsy,SLB)仍然是诊断的金标准,但实际很少实施 SLB,或将其纳入分析标准。另外,其中许多研究并没有采用疾病的最新定义,并在评估 IPF 流行病学时各自选用的方法也不同。近期更新的 IPF 诊断标准可能有助于解决这些问题,但不同时间跨度之间的数据难以比较。来自英国和美国的早期研究表明,IPF 普遍被低估少报。尽管可能依然如此,但随着临床对该疾病认识提高、高分辨率 CT(HRCT)广泛应用,情况似乎正在改观;这或许可以解释近来研究表明该病发病率在增加。

IPF 的确切发病率和患病率仍然难以确定。但是,有几个研究值得考虑。Coultas 等利用人口登记,并通过医疗记录、病理报告和死亡证明来确诊病例,根据其研究数据,估计患病率/年发病率分别为男性 20.2/10 万人和 10.7/10 万人,女性 13.2/10 万人和 7.4/10 万人。

最近两个不同研究小组的研究试图更新和进一步确定这些数据。这两项研究都采用敏感性分析来检验诊断可靠性。他们使用狭义和广义定义来检验 IPF 的流行病学。Fernandez 等报道,使用狭义定义患病率为 27.9/10 万人,使用广义定义则为 63.0/10 万人;同样,分别使用狭义和广义的定义,年发病率估计分别为 8.8/10 万人和 17.43/10 万人。Raghu 等利用另一个北美数据库,报道应用狭义定义患病率为 14/10 万人,广义定义患病率为 42.0/10 万人;而按狭义及广义定义计算的年发病率分别 6.8/10 万人和 16.3/10 万人。需要强调的是,Fernandez 和 Raghu 等在他们的研究中分别应用了不同的 IPF 定义,这可能说明这两项研究的发病率和患病率之间的差异。在欧洲流行病学研究中,病例定义、发病率和患病率的变异更大,有一些作者认为 IPF 在美国比在欧洲更常见。

死亡率数据同样难以确定,因为数据很少,并且因国家和种族而异。回顾性纵向研究表明,从诊断开始患者的中位生存时间为 2~3 年。然而,新近临床研究的安慰剂组数据表明,实际生存时间可能比以前预期的要长。由于这个新出现的数据,IPF 实际死亡率仍不清楚。

■ 危险因素

IPF 仍然是一种发病机制不明的疾病,故而确定风险因素很困难。尽管如此,一些病例对照观察研究已经确定了一些潜在的危险因素,包括年龄、性别、吸烟状况、环境暴露、胃食管反流和病毒感染。这些危险因素仍然只是相关,正在进行因果关系鉴定研究,尚无结论。尽管缺乏明确的因果关系,但这些危险因素有助于识别 IPF 高危人群。

年龄/性别

IPF 发病率无疑随着年龄的增长而增加,似乎男性更多发。IPF 患者通常在 40~70 岁。2/3 的 IPF 病例在 60 岁以上,诊断时平均年龄为 66 岁。IPF 在 40 岁以下人群发病很少,几乎没有儿童发病。一些研究将 IPF 发生率和患病率按年龄分层。在 35~44 岁成年人中,患病率为 2.7/10 万人。相比之下,75 岁以上人群患病率高于 175/10 万人。美国和欧洲的其他研究也显示了类似结果。此外显示,男性 IPF 发病率和患病率高于女性,只有一项挪威的研究例外,该研究显示女性发病率和患病率较高。

吸烟

病例对照研究得出的另一个风险因素是吸烟史。IPF 患者中吸烟比例很高,从 41% 到 83% 不等。一项对 5 个病例对照研究的荟萃分析显示 IPF 患者报告吸烟史的可能性高于对照组,其 OR 1.58(95%CI 1.27~1.97)。甚至可能存在剂量-反应关系。Baumgartner 等报道,IPF 患者吸烟史>21 包年者与<20 包年者相比,OR 值为 2.26(95%CI 1.3~2.8)。其后的研究进一步得到证实。尽管存在这种联系,吸烟与 IPF 之间的机制联系仍然不明确。

环境暴露

一些文章提出了金属和木屑等微粒材料环境暴露。相关研究结果发现,美国东南部和英国中部工业中心区域的 IPF 发病率增高。也有研究显示务农与 IPF 风险相关。在家畜暴露与 IPF 发病风险之间存在特殊关联,似乎暴露时间 5 年以上的关联最强。目前这些风险因素也只是有相关性,而因果关系上不能明确。

病毒感染

有几篇文章涉及 EB 病毒、流感病毒、巨细胞病毒和丙型肝炎等各种病毒。所有病毒感染在 IPF 患者中发病率都更高。疱疹病毒(包括 EBV、CMV、人类疱疹病毒 7 和 8)的相关研究较为深入。Tang 等鉴定了 33 例 IPF 患者疱疹病毒 DNA。IPF 患者 II 型肺泡上皮细胞通过免疫组化方法检测到疱疹病毒抗原,但在肺部正常的患者中阴性,但这些发现的意义仍不清楚,尚无证据支持 IPF 致病机制与哪种病毒有关。值得重视的是,新型动物模型已显示病毒感染在纤维化形成中具有一定作用。尽管有证据显示 IPF 患者细胞中存在病毒以及动物模型中病毒可能与致病相关,但病毒与人类 IPF 发病的直接因果关系仍不明确。

■ 遗传及家族因素

有数十篇报道介绍了 IPF 家族性病例。除了家族性患者可能发病年龄较早外,家族性 IPF 与非家族性 IPF 的临床特征很难区分。家族性 IPF 或家族性间质性肺炎(familial interstitial pneumonia,FIP)定义为至少有两名主要遗传关联直系亲属(父母、子女、姊妹)出现特征性临床表现且经活检证实为 IPF。家族性 IPF 可能占 IPF 所有病例的 0.5% ~ 2%。

2000 年发表的一篇报道,描述了 25 个家庭 67 例家族性 IPF 患者。报道病例的平均诊断年龄为 56 岁。只有一半患者吸烟。男女比例为 2:1,与之前的 FIP 综述中男女比例倒置不同。随后 2005 年发表了一项更大规模的 FIP 研究。这一报道令人印象深刻,由 111 个家庭中的 309 例发病成员组成队列。根据美国胸科学会/欧洲呼吸学会诊断标准大多数受试者被确定为可能或确定的 IPF。有趣的是,与活检标本的相关性表明,即使在同一家庭中,FIP 也可以呈现多种病理模式(非 UIP)。本研究诊断时的平均年龄为 68.3 岁,男性居多(55%),与吸烟正相关(即使在控制年龄和性别差异后)。家谱分析证实了垂直传播,为具有可变外显率的常染色体显性遗传病模式提供了有力证据。

FIP 的这些结果充分证实 IPF 发病具有遗传易感因素,其中编码表面活性蛋白 C(surfactant protein C,SPC)基因突变是因素之一。其他还包括表面活性蛋白 A 基因突变、编码端粒酶反转录酶和端粒酶 RNA 模板基因突变。通过研究基因组连锁发现 MUC5B 启动子存在多态性,与 FIP 和散发性 IPF 都有关联。一项大规模的 IIP 患者全基因组关联研究发现了其他可能作为遗传标志物的基因位点。这些数据揭示了这种疾病潜在的遗传途径,并证实了一个普遍认可的概念,即由于遗传因素和环境暴露共同作用导致患病个体间存在显著异质性。虽然这些研究结果都有独到的见解,但并没有明确有哪些直接因果关系。已经根据疾病的机制筛选出一些候选基因,目前仍在研究中。

临床表现

在这一部分,我们着重讨论 IPF 临床表现方面的重要内容。

■ 诊断

鉴别诊断

IPF 一旦出现活动后呼吸困难,影像学则明显表现为双下肺为主的网格影,随时间推移肺实质受累的范围不断扩大(图 56-1)。IPF 的鉴别诊断包括其他 IIP、结缔组织病(主要是硬皮病和类风湿关节炎)、慢性过敏性肺炎、环境暴露、职业暴露、慢性误吸和 Hermansky-Pudlak 综合征等遗传性疾病。上述疾病均可有活动后呼吸困难,并出现影像学异常,提示间质性肺病。

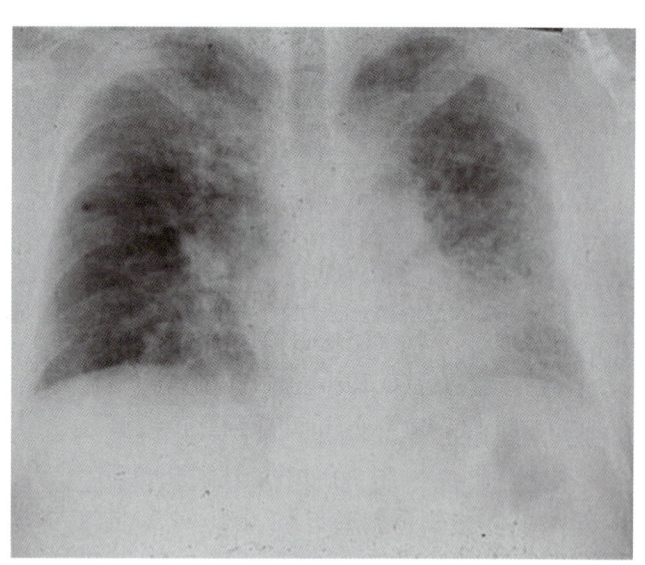

图 56-1　一名进行性呼吸困难的 67 岁男性,后前位 X 线胸片提示双侧网格影,以下叶为著。

HRCT 已经成为 ILD 中最重要的诊断方式。许多疾病与 IPF 的影像学特征相似,即 HRCT 均显示双下肺为著的网格影。比如石棉肺、慢性吸入、放射性肺炎、慢性过敏性肺炎、终末期结节病、戈谢病、尼曼-皮克病和结节性硬化症-淋巴管平滑肌瘤病等先天性疾病。HRCT 呈现广泛磨玻璃影应考虑其他鉴别诊断,如 DIP、细胞型 NSIP 或急性过敏性肺炎。其他需要与

IPF 鉴别的疾病包括特发性间质性肺炎中的纤维化型 NSIP 和 COP。

病史

IPF 患者通常表现为活动后呼吸困难和干咳。呼吸困难表现隐匿，通常是渐进性的。呼吸困难是 IPF 中最突出的症状。可有全身症状，但并不常见。全身症状可包括体重减轻、低热、疲劳、关节痛或肌痛。

患者常常在就诊之前，已有症状长达 6 个月以上。在呼吸专科首诊之前，症状出现时间长达 2 年者并不少见。在 IPF 确诊之前，患者常频繁误诊为哮喘、心力衰竭等其他疾病进行评估并治疗。由于大多数 60 岁以上患者也是冠状动脉疾病高发年龄，许多患者在进行肺部评估之前先进行心脏评估。

患者年龄是认识 IPF 的重要线索。IPF 主要发生在年长患者（>50 岁），而其他 ILD 在青年或中年人中更常见（如结节病、淋巴管平滑肌瘤病和肺朗格汉斯细胞组织细胞增生症）。

吸烟史是一个重要信息。IPF、DIP 和 PLCH 是既往或现症吸烟者中发现的疾病，但其他疾病如过敏性肺炎在吸烟人群中罕见。

获得详细的职业史，尤其要注意如石棉、二氧化硅或任何其他呼吸毒素暴露史。这个病史是排除尘肺病的必要条件。询问家庭环境中霉菌和/或宠物暴露也很重要，因为这些信息很可能提示过敏性肺炎的诊断。

一般健康史，包括所有用药记录，都可能对诊断有意义。系统回顾可能会发现光过敏、雷诺现象、干眼症或口干等提示结缔组织病的征象。某些药物与肺纤维化有关，最值得注意的是呋喃妥因、博来霉素和胺碘酮。

体格检查

大多数患者查体可发现双肺基底部吸气相细湿啰音，称为"Velcro 啰音"。随着疾病进展，啰音可能会向上肺扩展。高达 50% IPF 患者有杵状指。静息动脉血氧饱和度可能正常，但运动时会出现脉氧下降。IPF 不会发生肺外受累。因此，在疾病早期阶段，体格检查可能不明显。

随着疾病发展，可出现明显体重减轻、发绀和肺动脉高压伴肺心病征象。晚期，可出现肺动脉瓣听诊区第二心音增强，出现第三心音、右心室隆起和双下肢水肿。

常规实验室检查

常规实验室检查并无帮助，但可用排除其他导致弥漫性实质性肺病的原因。尽管可出现低氧血症，但真性红细胞增多症罕见。在 IPF 中可发现全身炎性标志物（比如红细胞沉降率或 C 反应蛋白）水平升高或存在高丙种球蛋白血症，但这些并无诊断意义。乳酸脱氢酶活性通常升高，但也是非特异性的。多达 30% IPF 患者可能有抗核抗体或类风湿因子阳性，但通常滴度不高。高滴度自身抗体提示结缔组织疾病，而血管紧张素转换酶水平升高或抗中性粒细胞胞质抗体可提示鉴别诊断。

■ 肺功能及生理学

IPF 肺功能检查通常提示限制性通气功能障碍，肺总量（TLC）、功能残气量（FRC）和残气量（RV）均下降。这些均是肺顺应性降低的结果。压力-容积曲线向下和向右移，表明肺顺应性降低。随着疾病进展，肺顺应性进一步降低。第 1 秒用力呼气容积（FEV_1）和用力肺活量（FVC）均减低。

除非合并存在气道疾病，如慢性阻塞性肺疾病（COPD），等容流速正常。虽然 IPF 也有伴小气道疾病的功能性改变，但这仅为吸烟者所特有，可能代表了一种并发的吸烟相关性气道疾病。

弥散功能下降说明换气功能受损。弥散功能下降甚至可能先于肺容积异常。IPF 患者静息动脉血气通常正常，或者出现轻微低氧血症和呼吸性碱中毒。IPF 患者可有呼吸急促，并常出现浅快呼吸。IPF 呼吸功增加。并没有化学性改变可以解释观察到的过度通气，但是感觉快速呼吸是因弹性回缩力和弹性负荷增加所致的机械性反射。低氧血症的主要原因是通气和灌注（V/Q）不匹配，而不是以前所怀疑的解剖分流或氧气弥散量减少。

在运动过程中，IPF 患者可能会出现肺动脉高压，即使在早期肺功能保持不变的情况下也是如此。休息时也可出现肺动脉高压，一旦肺活量下降小于预计值 50%，或者弥散量低于预测值 45%，都会出现肺动脉高压。肺动脉高压提示预后不良，但可能与肺功能无关。

■ 影像学

胸部 X 线平片

几乎所有 IPF 患者的 X 线胸片都是异常的（图56-1）。然而，在组织学证实的 IPF 中，高达 10% 患者 X 线胸片可正常。大多数情况下通过 HRCT 确诊该病。

最常见的 X 线胸片异常是网格影。换言之，网格样直线或曲线高密度影。网状影可双侧出现,呈非对称性以下叶分布为著。X 线胸片上透明的"蜂窝"影往往出现于疾病晚期,提示预后较差。X 线胸片对诊断 IPF 缺乏特异性。仅不足 50% 病例,可通过 X 线胸片正确诊断。此外,X 线胸片对解读间质病的特点,不同观察者之间差异极大。有研究针对这一特点进行了验证,放射科医师之间的一致性只有 70%。

高分辨率 CT

高分辨率 CT 对诊断评估 ILD 具有革命性飞跃。HRCT 通过对胸腔 1~2mm 厚的薄层扫描,可以对肺实质进行详细检查。HRCT 应用计算机重建算法来最大化空间分辨率。这样可以增加图像清晰度,提高解读的特异性,减少观察者间的差异,提高整体诊断准确性。HRCT 可使 IPF 更早得以诊断,并可以分辨疾病的不同特点。HRCT 在 ILD 诊断评估中的主要作用是区分典型 IPF 与其他 ILD。鉴于 HRCT 的实用性和普遍性,HRCT 已成为识别 IPF 的主要诊断工具。

IPF 的 HRCT 特征性表现为外周和胸膜下分布为著的双肺底斑片网格影(图 56-2)。可以见到磨玻璃阴影,但累及范围有限。网状影明显的区域也可出现牵引性支气管扩张。胸膜下蜂窝影(密度与空气密度相同的透明小圆形影)、牵拉性支气管扩张和小叶间隔增厚可增加 CT 诊断 IPF 特异性。一些研究已经验证了 IPF HRCT 诊断的准确性。研究人员要求观察者

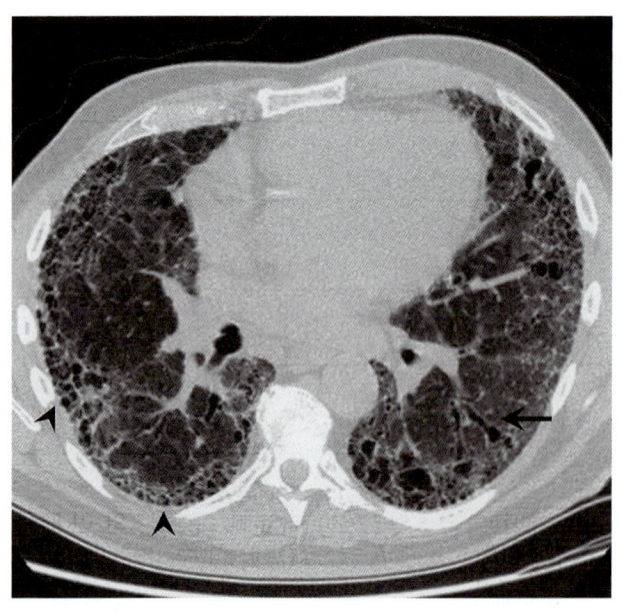

图 56-2 计算机断层扫描显示特发性肺纤维化(IPF)的"经典"特征。可见双侧、外周和胸膜下网状浸润。蜂窝样改变(箭头)和牵拉性支气管扩张(杆箭头)表明存在晚期纤维化。有经验的临床医生可依据这些特征有信心地作出影像学 IPF 诊断。

做出影像学诊断,然后将这个诊断与 UIP 的组织病理学"黄金标准"进行比较。与 IPF 组织学诊断相比,经验丰富的观察者对 IPF 影像学诊断特异性和阳性预测值可超过 90%。然而,"自信的"HRCT 影像学特点对于诊断 IPF 并非敏感,只有 2/3 的 IPF 经活检证实。其余 1/3 并无明确的 HRCT 表现,如果完全依赖HRCT 将会漏诊(图 56-3)。在这种情况下,如临床情况符合,应考虑经 SLB 明确诊断。如果临床明显符合IPF,有经验的放射科医师可以通过 HRCT 诊断,并且相当准确,无须进行活检。

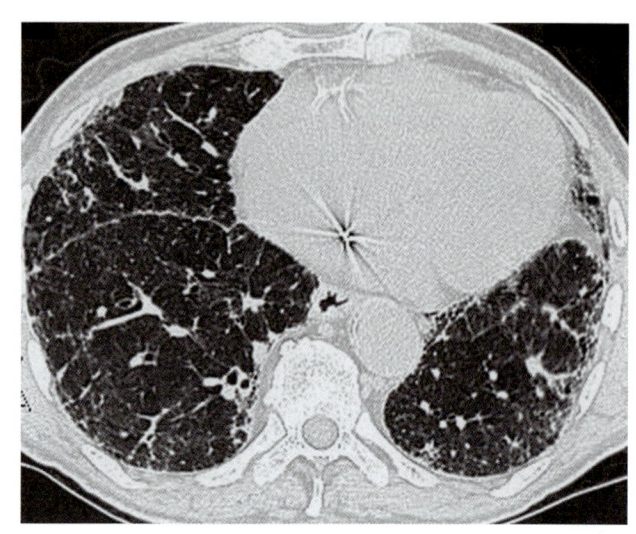

图 56-3 计算机断层扫描显示一例 81 岁男性经活检证实特发性肺纤维化。显示网格影外周分布。蜂窝影和牵引性支气管扩张明显缺失。在没有特异性表现的情况下,需要进行外科肺活检以进行诊断。

鉴于 HRCT 在 IPF 诊断中的重要性,在最新的IPF 诊断专家共识声明中定义了 CT 诊断标准。HRCT 根据其特点分为 3 组:UIP 型、可能 UIP 型、不符合 UIP 型。UIP 型有 4 个特点:①胸膜下,下肺为著;②网格影;③蜂窝影伴或不伴牵拉性支气管扩张;④没有任何不符合特征。不符合特征包括:①上肺或中肺为主;②支气管血管束分布;③广泛磨玻璃影,多于网格影;④多发微结节;⑤远离蜂窝区域的散在囊性病变;⑥弥漫马赛克征/气体陷闭;⑦支气管肺段实变。"可能 UIP 型"指除了没有蜂窝影,均符合 UIP 型的各项特征。

■ 支气管肺泡灌洗

通过分析 IPF 患者支气管肺泡灌洗液成分可获得大量科学信息。IPF 患者 BAL 液中可见免疫细胞(中性粒细胞、嗜酸性粒细胞和活化的肺泡巨噬细胞)显著增加。另外,BAL 还有助于识别涉及 IPF 发病机制的细胞因子、生长因子和其他细胞产物。支气管肺泡

灌洗是一种非常有价值的研究工具,但在 IPF 临床诊断中的作用仍然有限。虽然在评估这种方式的临床应用方面做了很多努力,但是研究结果相互矛盾,总体而言并不尽如人意。大多数 IPF 患者 BAL 样品表现为几种效应细胞同时增加,包括中性粒细胞(70%~90%患者)、嗜酸性粒细胞(40%~60%患者)和淋巴细胞(10%~20%患者)。尽管如此,研究并未证实可依据支气管肺泡灌洗液细胞优势类型鉴别肺病。标准实践中,BAL 一般不再被推荐用于 IPF 常规评估。

■ 病理学

以前,建议应通过 SLB 确认所有疑似 IPF 病例。随着 HRCT 发展及普遍应用,这一观念已发生变化,因为 HRCT 阳性预测价值与活检不相上下,甚至在一些研究中优于活检。尽管如此,当 HRCT 模棱两可时(如没有 IPF 预期的全部影像学特征),SLB 仍然是诊断 IPF 的重要手段。活检可以通过开胸手术或电视辅助胸腔镜(VATS)来实现。首选 VATS,因为相比开胸肺活检,其并发症少,住院时间短。SLB 提供了用以鉴别 UIP 与其他形式 IIP 的最佳标本。建议 SLB 从至少两个肺叶取标本,最好是上下肺叶。这条建议是基于不同区域肺可呈现不同的病理学表现。尽管可以并存,但如果其中一个样本病理显示 UIP 型,则患者的临床病程符合病理 UIP 型。经支气管活检对诊断 IPF 病变帮助不大,因为样本过小,妨碍了病理学家识别所有必要特征以做出确定的 IPF 病理学诊断。

IPF 样本的大体外观可以是正常的,但通常具有与肝硬化相似的特征性胸膜表面结节。IPF 相关的组织病理学表现是 UIP。这个病变表现为结构多样。正常肺与斑片状胶原纤维化交替(图 56-4 和图 56-5)。纤维化以肺泡间隔增厚为主,以胸膜下分布为著。包埋在松散细胞外基质中的成纤维细胞代表在致密瘢痕边缘大量存在的成纤维细胞灶(图 56-4 和图 56-5)。间质性炎症存在但很少,且局限于纤维化区域。这种局限性炎症由淋巴细胞和浆细胞组成。在活动性炎症区域发现 2 型肺泡上皮细胞增生。含有致密胶原的区域可能形成囊状结构,其内可能充满黏蛋白或衬有细支气管上皮。这些囊腔被称为微观蜂窝样变。没有透明膜或机化肺泡渗出。偶尔可见肺泡巨噬细胞。

UIP 病理表现在蜂窝样变程度和肺受累范围方面均有很大差异。吸烟史可能会改变 UIP 的组织病理学表现。肺气肿样改变可以与 UIP 叠加。肺泡巨噬细胞色素沉着、RB-ILD 和 DIP 的标志性病理特征,也可能在既往或当前吸烟者的 UIP 病灶中少量存在。

除 IPF 之外,UIP 表现还可以见于其他疾病。UIP 病变中存在肉芽肿有利于诊断纤维结节性结节病或慢性过敏性肺炎。如果在 UIP 病理类型中发现石棉体,则提示石棉肺诊断。UIP 组织病理学模式也可以见于 IPF 之外的几种情况。UIP 可以与结缔组织病、石棉肺、慢性过敏性肺炎、Hermansky-Pudlak 综合征、神经纤维瘤病或者毒性药物反应[(通常在给予博来霉素、甲氨蝶呤、呋喃妥因或胺碘酮后(这仅为一部分列表)]。这些疾病的鉴别主要有赖于与临床病史相结合。需要注意的是,活组织检查中出现的蜂窝样变是一种非特异性表现,鉴别诊断范围很广。蜂窝是多

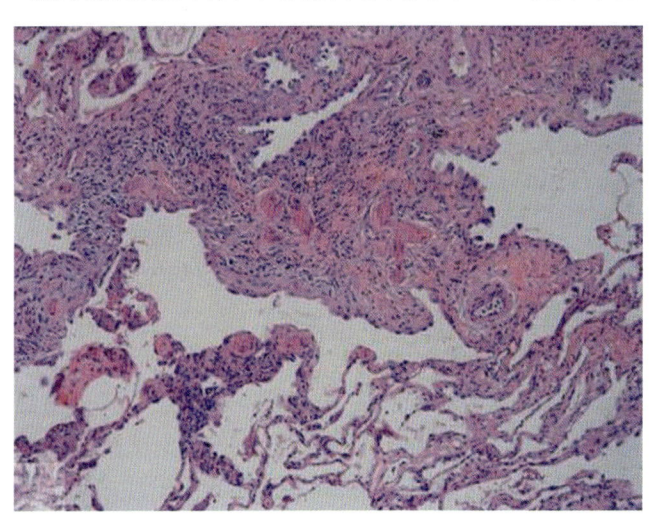

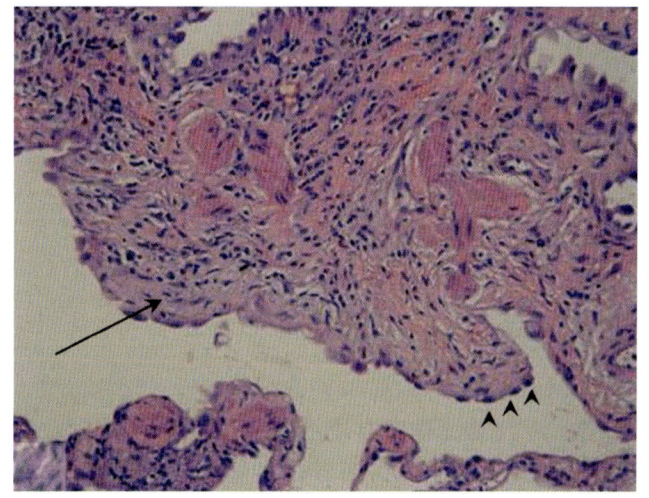

A　　　　　　　　　　　　　　**B**

图 56-4　A.寻常型间质性肺炎(UIP)低倍镜可见肺实质特征性异质性受累。可见间质纤维化区域与正常肺区域交替出现。B.高倍镜下可见扩大的囊性气腔表面衬有增生性肺泡上皮细胞(箭头)。在黏膜层下面可见纤维化进展区域,其内含有松散的细胞外基质(淡粉红色染色)和成纤维细胞(杆箭头)。

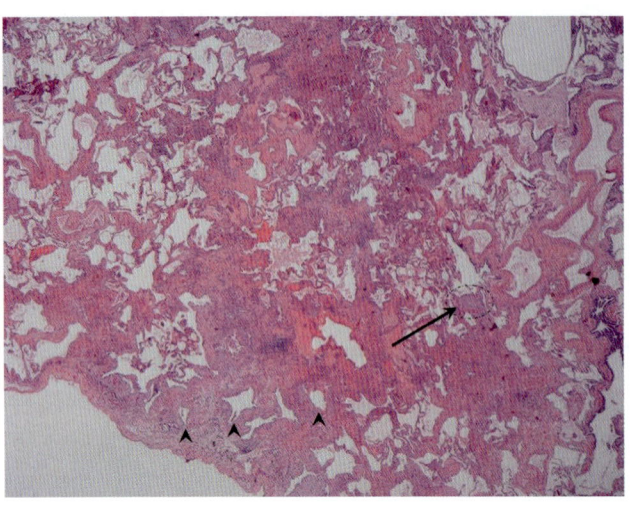

图 56-5 寻常型间质性肺炎（UIP）显示了特征性杂色外观。注意蜂窝样改变（箭头）存在于胸膜表面附近的致密纤维化区域。可在纤维化进展区边缘见到成纤维细胞灶（杆箭头）。

种病理过程的共同终点。尽管蜂窝样变意味着终末期纤维化，但局灶性表现可发生于任何原因的肺损伤之后。因此，就蜂窝自身而言，并不能提示 IPF 的诊断。

为了规范 UIP 的病理学定义，相关专家建立了一组共识标准。共识将病理分成 4 种病理类型：UIP 型；很可能 UIP 型；可能 UIP 型；"非 UIP"型。UIP 型要求满足的标准包括：①纤维化/结构扭曲显著，蜂窝通常出现胸膜下分布；②肺实质中斑片样纤维化；③成纤维细胞灶；④以下特征均无：透明膜、机化性肺炎、肉芽肿或以气道为主的病理学特征，远离蜂窝部位炎性细胞浸润或表现为另一种疾病特征。"很可能" UIP 型需要满足的标准包括：①具有明显的纤维化/结构扭曲改变，伴或不伴蜂窝形成；②缺乏斑片状受累特征或成纤维细胞灶，但必须具备两者之一；③无透明膜、机化性肺炎、肉芽肿等特征。在适当临床情况下，当 SLB 中单独存在蜂窝变化时，可以考虑"很可能" UIP。"可能" UIP 型指的是：①肺实质内斑片状或弥漫性纤维化；②缺乏 UIP 型的其他标准；③无透明膜等特征。

■ 诊断流程

确保 IPF 准确诊断很关键，可为患者提供准确的预后信息，也能为临床或治疗试验提供明确的选择对象。如前所述，中心问题是 IPF 的诊断是排除性诊断。但是，完全排除其他诊断也是一项艰巨的挑战。首先，多项研究表明，呼吸科医生、影像科医师和病理学家之间存在明显分歧，特别是当他们分别独立决策时。由此推断，多学科诊断有助于提高诊断准确性。

多学科的诊断方法需要诊断医生之间的实时协作，包括呼吸病专科医师、影像科医师和病理医师。如果没有多学科小组，那么推荐患者到有相应专家的中心确定诊断。

鉴于做出准确诊断的复杂性，又缺乏明确的分子生物标志物辅以诊断，诊断有赖于专家共识的实践和建议。必须指出，这些诊断标准（采纳专家意见）从未得到验证。最新的专家诊断指南得到了美国胸科学会（American Thoracic Society, ATS）、欧洲呼吸学会（European Respiratory Society, ERS）、日本呼吸学会（Japanese Respiratory Society, JRS）和拉丁美洲胸科协会（Latin American Thoracic Association, ALAT）的认可。在 2011 年修订的指南中，SLB 不再是绝对必需的确诊方式。相反，在适当情况下，HRCT 可能成为替代手段。根据 ATS/ERS/JRS/ALAT 声明，IPF 诊断要求：①排除其他引起 ILD 的已知原因。②SLB 确定的 UIP 型病理，HRCT 表现为 UIP 型纤维化；或 HRCT 表现为 UIP 型（患者未接受 SLB）。临床实践中，最重要的（也是最具挑战性的）因素是排除其他已知的 ILD 病因。这需要仔细收集病史、体格检查和评估居住环境/工作场所暴露；评估用药史；家族史；结缔组织病临床症状（通常很难察觉）和其他合并症。

诊断路径如下：疑似 IPF 的患者，如果没有明确的 ILD 病因，则进行胸部 HRCT；如果 HRCT 表现为确定的 UIP 型，即完成诊断。如果 HRCT 模式仍不确定，可以考虑用 SLB 来明确诊断。在 SLB 之前，必须权衡这种侵入性手术的安全性与确定性诊断的效果（换句话说，需要仔细分析风险-收益）。在这种情况下，建议组织多学科专家会诊。UIP 或很可能的 UIP 活检病理结合 HRCT 表现为可能 UIP 型，可确诊 IPF。对活检提示非 UIP 型病理的患者，HRCT 表现为可能的 UIP 型则被定义为非 IPF。在该诊断流程中，若 HRCT 表现与 UIP 不符，但病理学提示为 UIP 型，那么可以诊断为可能 IPF。根据诊断流程，这些类型的病例需要进行多学科讨论，以解决任何潜在的不一致性，并达成一致诊断。

虽然这个流程为 IPF 诊断提供了一条清晰的路径，但是必须考虑一些注意事项。该流程是基于经验和专家意见，从未经前瞻性研究证实。要求高水平的专家意见（定义影像学、临床和病理学证据）并非所有临床实践都有条件实现。这样的诊断路径和诊断标准最适合于临床研究定义的研究人群。临床实践需要更加精简实用的诊断方法，但目前为止尚无更好的选择路径。

自然病程及预后

IPF 的自然病程尚未完全清楚。IPF 被认为是一种进行性进展的疾病,导致肺功能主观和客观进行性下降,直至死亡。从诊断到死亡的确切时间很难明确。应用 IPF 现代定义进行的研究首次报道了诊断后中位生存期为 2~5 年。近期临床试验安慰剂组数据显示存活时间更长。目前鲜有关于活检证实的 IPF/UIP 患者长期生存的报道。

一些因素共同导致难以准确描述 IPF 的自然病程。首先,IPF 诊断本身就有挑战性,疾病"早期"被忽视的情况并不少见。患者在中老年发展为 IPF,经常将其症状归因于年龄。当疾病发展最终得到医学的关注时,由于症状非特异性,有可能会进一步延误诊断。在考虑肺纤维化诊断之前,大多数 IPF 患者被评估为其他疾病。此外,X 线胸片的间质表现可能很难被察觉,易被忽视或者被简单地认为无临床意义。IPF 专家认为,患者在明确诊断之前,通常已有至少 2 年症状。显而易见,这也是为什么许多老龄患者都诊断为进展期或晚期 IPF。随着 HRCT 的出现和普遍应用,流行病学正在发生变化,HRCT 可能会在早期检测到间质性病变,并在更早期对 IPF 进行诊断。

另一个主要问题是患者的临床过程有明显的个体差异。这种异质性提示也许 IPF 可能有几种自然病程。这就决定了在临床试验中实际发生的观察结果,尤其是安慰剂组虽然诊断相同,却具有不同的临床轨迹。大多数患者似乎遵循缓慢进展的临床过程,但有一些患者似乎进展更快。Selman 等根据诊断前症状的长短分为不同的临床组。在诊断前症状<6 个月(快速进展)的患者死亡率高于症状超过 24 个月(缓慢进展)的患者。在"快速进展"患者中,其基因表达谱的改变以及 BAL 活性基质金属蛋白酶-9 和成纤维细胞迁移增加。到底是什么影响了这些不同的临床进程目前尚不清楚。

■ IPF 急性加重

日本研究人员初步观察到,IPF 患者可以经历突发病情恶化,他们称之为急性加重。最近两项随机临床试验的安慰剂组观察显示急性加重可能比以前认为的更常见。IPF 急性加重(acute exacerbation of IPF, AE-IPF)的特征是症状突然恶化,并有相应低氧血症和新发影像学浸润影。诊断 AE-IPF 很重要的是要排除感染、充血性心力衰竭和肺栓塞。AE-IPF 通常发生在已有 IPF 患者中,但也可见于 IPF 的初始表现,表现

与 AIP 类似。已确诊 IPF 的患者如果满足以下条件则符合急性加重:①先前或同时诊断 IPF;②过去 30d 内出现不明原因的呼吸困难或呼吸困难加重;③HRCT 表现为在 UIP 影像学表现基础上叠加了新的磨玻璃影;④没有肺感染证据;⑤排除其他原因。AE-IPF 组织病理学检查通常显示弥漫性肺泡损伤(diffuse alveolar damage,DAD),以包含透明膜和纤维蛋白的苍白基质内弥漫性肺泡膜增厚为特征。AE-IPF 也曾报道了 UIP 与机化性肺炎重叠。AE-IPF 预后差。AE-IPF 系列研究报道的住院病死率在 78%~96%。死亡率与机械通气的需求密切相关。AE-IPF 病因学知之甚少,仍然是一个热门的研究领域。

■ 预后

虽然准确预测 IPF 预后对于临床决策至关重要,但由于各种原因,仍然很困难。尽管如此,可以根据病理学、生理及影像学信息进行基本预测。另外,已经开发了多种综合评分以评估预后。

■ 病理学预后指标

IIP 包含的疾病谱中最重要的特征之一是病理表现预测生存率。在 20 世纪 90 年代后期,人们认识到 UIP 的病理学表现与临床指标和预后有明确的相关性。与 NSIP 或其他纤维化类型相比,活检组织表现为 UIP 存活率明显更差。在活检标本中,特定的性状也与生存相关。细胞的程度及纤维化的程度似乎均不影响生存,但成纤维细胞灶的数目可预测生存。成纤维细胞灶与死亡率高、FVC 和弥散量等肺功能指标大幅下降有关。

■ 生理学预后指标

基线肺功能可作为预后的决定因素尚未得到重复验证,但近期应用的标准定义以及对疾病早期患者的研究结果显示,肺功能可能比最初认识的具有更好的预后价值。随着时间的推移,肺功能改变与长期生存率指标明显相关。比如,6 个月内 FVC 下降 10% 或 6 个月内 $D_{L_{CO}}$ 下降 15% 可预测生存期缩短。尽管在这个问题上存在一些分歧,但 IPF 的临床试验已将 FVC 变化作为评估药物疗效的临床终点指标。目前在临床实践中,肺功能减退仍然是评估临床疾病进展的重要客观手段。

影响 IPF 肺功能变量预测价值的一个问题在于共存肺气肿时产生混杂影响。这个问题可通过复合生理指数(composite physiologic index, CPI)来解决,CPI 通过将几种生理指标整合为单一的加权评分来校正

肺气肿。CPI 的计算公式包括弥散量、FVC 和 FEV$_1$。通过与 HRCT 比较,CPI 得到了验证。另外,结果显示 CPI 比任何单一肺功能指标都能更准确地预测预后。

■ 影像学预测因素

一项研究比较 HRCT 表现与活检病理表现,支持 HRCT 能够预测 IPF 结果。同时对 HRCT 和活检患者进行分析,发现 HRCT 表现与 UIP 表现在病理学上一致。然而,HRCT 表现不确定时,则可能是 UIP 或 NSIP。UIP 型病理表现和影像学"确定 UIP"患者比 UIP 型病理和不确定 HRCT 表现患者的预后更差。

■ 综合评分

一些作者提出,IPF 综合评分系统比测量单独疾病相关因素具有更好的预测价值。1986 年开发了第一个临床、影像学和生理学(clinical, radiologic, and physiologic,CRP)评分系统,使用了 7 个变量,包括呼吸困难、特定的影像学检查结果和肺功能等参数。通过与 26 例患者组织病理学比较,验证 CRP 评分。任何单个因素都没有综合评分的相关性好。

随着时间推移,开发了一些新的评分系统。2001 年,我们总结了一个 CRP 评分来预测死亡,而不仅是组织学。对大量患者进行了前瞻性随访,以设计修订的 CRP 评分,利用多变量统计模型来确定与疾病相关的重要参数。修订后的 CRP 评分包括年龄、吸烟状况、杵状指、TLC、最大运动量时的动脉氧分压、影像学浸润以及与肺动脉高压一致的影像学表现。修订后的 CRP 评分范围为 0~100,分数越高表示疾病越严重。通过使用公布的公式计算 CRP 得分,然后参考公布的生存曲线,可以预测个体患者的 5 年生存率。因为认为这个系统比较烦琐,Collard 等人根据加利福尼亚、明尼苏达和意大利 3 个大型队列的回顾性数据开发了一个简化的分期系统(Ley B Annals of Internal Medicine 2012)。利用性别、年龄、生理学,包括 FVC 和 D$_{L_{CO}}$(GAP),IPF 患者可分为 Ⅰ、Ⅱ 或 Ⅲ 期,并定义了 1 年、2 年和 3 年的预测死亡率。这个简化后的系统使用容易获得的临床和生理数据,可以在初始评估时为患者提供重要的预后数据,并有助于立即做出管理决策。

发病机制

IPF 是一种复杂的疾病,已观察到许多致病性事件。尽管进行了大量的研究工作,但尚未形成明确一致的假说。在肺纤维化的实验模型和 IPF 患者中,证实有多种途径参与。尽管有这方面的信息,但迄今为止,通过药物靶点对修正这些途径基本无效。很明显,不存在导致 IPF 表型的单一共同途径;而是多种因素的组合,导致异常损伤修复、进行性纤维化和弥漫性瘢痕形成。尽管目前存在的问题很多,答案很少,但是在阐明 IPF 发病机制方面正在取得巨大进展。

我们认识 IPF 发病机制的主要变化是摆脱了炎症作为 IPF 肺纤维化反应的驱动因素。"炎症"在 20 世纪 70 年代和 80 年代占主导地位,主要基于观察到 IPF 患者 BALF 与正常人相比炎性细胞(主要是中性粒细胞和嗜酸性粒细胞)数量增加。在那个时代的文献中渗透的概念是 IPF 是对外源性损害的持续炎症反应所致,最终导致进行性纤维化。以炎症反应为目标,认为纤维化可能受到限制或预防。现在看来,这些数据更可能是肺组织结构异常(牵引性支气管扩张)导致的气道炎症引起,似乎并不是纤维化炎症的原因。病理观察进一步证实了这一点,即纤维化病灶边缘无炎症,另外 IPF 患者对应用类固醇皮质激素进行全身性免疫抑制治疗也无反应。可见,全面研究 IPF 机制已经从最初的"炎症驱动"过程明确地转变为关注肺泡上皮细胞的功能失调性修复,以及促纤维化介质产生和成纤维细胞活化的过程,并由此产生瘢痕。

■ 基底膜损伤

UIP 病理的一个独有特征是上皮下基底膜完整性丧失。这已经通过使用电子显微镜证实。IPF 中,Ⅰ 型肺泡上皮细胞从基底膜脱落。理论上,这种保护性上皮屏障丧失导致进一步氧化损伤,降解基底膜。同时,Ⅱ 型肺泡上皮细胞大量增生。这可能是对上皮细胞再生的一种尝试。暴露的基底膜可能提供上皮细胞生长的信号,但新的上皮细胞却不能附着于损坏的基膜。结果导致"受挫"的上皮细胞发生反应,使上皮细胞终止增生,信号启动失败。对 IPF 患者组织病理进一步检查证实肺泡上皮细胞增生不规则,与此同时发生控制细胞周期的蛋白质失调。

IPF 中生长因子聚集可能源于上皮细胞的持续增生反应。"受挫"上皮细胞再生下游反应的结果是通过释放这些生长因子来招募成纤维细胞和肌成纤维细胞。实质上,招募和维持间充质细胞池(成纤维细胞)的信号可能源于无法成功重新上皮化的肺泡衬里表面。

肺泡上皮细胞

多项研究表明,肺泡上皮细胞与 IPF 的发病机制密切相关。普遍假说认为,易受损伤或易感的肺泡上皮经重复性低水平损伤可导致 IPF 的病理特征。但为什么 IPF 肺泡上皮细胞更容易受到年龄相关因素和遗传因素共同的影响,尚不清楚,仍处于积极研究中。

上皮细胞凋亡/损伤

新近的文献支持将肺泡上皮细胞损伤和凋亡作为 IPF 的重要特征,并得到实验性肺纤维化模型的深入认识。人 IPF 组织的电子显微镜研究证实存在肺泡上皮细胞损伤和凋亡。IPF 患者 BAL 中已证实存在促凋亡蛋白。在动物博来霉素肺损伤和纤维化模型中,可以通过多种方法阻断纤维化从而抑制上皮细胞凋亡,其中包括抑制 Fas-Fas 配体途径、血管紧张素生成或半胱天冬酶活化等减少纤维化形成。

除直接抑制凋亡途径外,引起上皮细胞凋亡的因素对纤维化的发展至关重要。有证据表明,成纤维细胞产生血管紧张素肽,导致上皮细胞凋亡。其他研究者已经证实转化生长因子 β(TGF-β)与促进上皮细胞凋亡有关。氧化损伤也可能促进上皮细胞死亡,一些研究也证实 IPF 患者的氧化产生过多,而谷胱甘肽缺乏。体外证明肿瘤坏死因子 α(TNF-α)可促进肺泡上皮细胞凋亡。在小鼠模型中,TNF-α 受体敲除对博来霉素诱导的肺纤维化具有抵抗作用,而 TNF-α 过度表达与实验性纤维化的增加有关。IPF 患者可见 TNF-α 过度表达,这可能导致上皮损伤。

肺泡上皮直接损伤的证据表明,这可能是肺纤维化的一个重要模型。利用转基因小鼠在表达 SPC 的细胞中直接表达人白喉毒素受体时,可见 Ⅱ 型上皮细胞发生靶向损伤导致实验性肺纤维化。在靶向上皮细胞损伤中,产生纤维化依赖于纤溶酶原激活因子 1、单核细胞和巨噬细胞向肺部的募集。

内质网应激

表面活性蛋白 A2 和 C 突变与家族性肺纤维化的类型相关,并提示肺泡上皮损伤的潜在遗传机制。肺泡上皮细胞在稳态和炎症条件下会定期产生表面活性蛋白,但生产这种蛋白质需要在内质网(endoplasmic reticulum,ER)释放之前进行适当协调、折叠和包装。当折叠不正确时,细胞内质网应激,导致未折叠蛋白质反应(unfolded protein response,UPR)细胞通路活化,限制了错误折叠蛋白质的有害后果。这些蛋白质突变与肺纤维化相关事实表明,蛋白质错误折叠可能导致细胞应激,增加了上皮细胞的脆弱性。使用表达突变形式 SPC 的小鼠模型,Lawson 等证明错误折叠的 SPC 引起 ER 应激,从而激活 UPR。但小鼠并不自发性地发展为肺纤维化,而是需要用博来霉素或病毒感染进行二次攻击。随着二次攻击,表现出内质网应激增强小鼠更易纤维化。越来越多的文献表明,随着年龄增长,UPR 反应是有缺陷的,这可能提供了一个与 IPF 直接关联的机制,因为它是一种老年疾病。ER 应激和二次攻击为 IPF 提供了一个有吸引力的模型,因为该模型系统有可能将遗传和年龄相关的疾病因素与微损伤和易损上皮联系起来。

成纤维细胞

肺纤维化的标志是肺中瘢痕组织的发生和扩展。在这种情况下,患者会由于气体交换区域中细胞外基质不断积累,发生相关的进行性呼吸衰竭。普遍认为基质主要来源是成纤维细胞。在 IPF 中,成纤维细胞在纤维化进展区域积累与肺上皮增生的区域一起叫作成纤维细胞灶。成纤维细胞灶对于 IPF 是特异性的表现,但并非 IPF 所独有,在 NSIP 中也有少量发现。两项研究观察到肺活检组织中大量成纤维细胞灶与 IPF 预后较差相关,这也支持其存在的重要性。

肌成纤维细胞

IPF 病理学的特点之一是产生一种肌成纤维细胞亚群。最近,人们对于肌成纤维细胞在 IPF 发病机制中的作用备受关注。肌成纤维细胞的特征定义为 α-平滑肌肌动蛋白(α-smooth muscle actin,α-SMA)染色阳性和产生新胶原蛋白。肌成纤维细胞在正常伤口愈合时会一过性出现,但至关重要。在 IPF 肺活检组织中已发现具有丰富的肌成纤维细胞,尤其是在成纤维细胞病灶中。博来霉素-诱导肺纤维化中也发现了肌成纤维细胞聚集。免疫组织染色显示它们对新合成胶原蛋白起着重要作用。研究这些肌成纤维细胞的来源及其在 IPF 中持续存在的原因才刚刚开始。

成纤维细胞和肌成纤维细胞的起源

成纤维细胞的来源一直是研究和争论的热点。有几种可能性,包括常驻肺成纤维细胞、骨髓祖细胞(称为纤维细胞)以及上皮细胞向间充质细胞转变(epithelial to mesenchymal transition,EMT)过程中的上皮细胞转变。

过去几年积累的证据表明,骨髓源性细胞可能有助于 IPF 中肺成纤维细胞聚集。一个实验性肺纤维化动物模型的研究表明,荧光标记的骨髓源细胞运行到肺组织中生成胶原。但这些骨髓源性细胞不仅不自发表达 α-SMA,经 TGF-β 体外刺激后也不表达 α-SMA,从而提示它们不能获得肌成纤维细胞表型。另一组研究人员发现,一种新定义的细胞类型继博来霉素损伤而迁移到动物肺部,称为纤维细胞。纤维细胞是最近被公认的造血起源的细胞类型,在外周血中循环,可能具有修复伤口的作用。它们也已经被认为与增生性瘢痕、硬皮病和哮喘相关气道纤维化的发病机制有关。纤维细胞存在于 IPF 患者血液中,可能是疾病进展的标志。然而,由于在谱系追踪标记中缺乏特异性,这些细胞的确切作用(及其与成纤维细胞的关系)仍不清楚。

IPF 中的成纤维细胞另一种可能来源是肺泡上皮细胞。文献显示细胞类型从上皮向间充质转变见于胚胎发生过程。在培养过程中,已发现分离的 II 型肺泡上皮细胞(type II alveolar epithelial cells,AEC2)经一种重要的纤维生成因子 TGF-β 刺激时,会丢失 AEC2 标记物并表达成纤维细胞标记物。IPF 中是否出现这种情况仍然是一个争议点。一些研究证明,AEC2 和成纤维细胞标记可共同定位,还有一些研究并未观察到这种现象的证据。为了探讨这一问题在体内的状态,进行了谱系追踪实验。最初利用人类 SPC 启动子片段研究驱动谱系标签表达来追踪 AEC2 细胞。在 TGF-β 或暴露博来霉素后追踪 AEC2 细胞表明,这些细胞是实验性肺纤维化中间质细胞的重要来源。与这些观察结果相反,使用 SPC 基因的敲入等位基因进行体内替代谱系追踪,指导成熟的 AEC2 细胞荧光谱系标记可诱导表达,但并未证明博来霉素治疗后出现 EMT 的证据。在实验组中,间质细胞增生是复杂和不均一的,这些细胞似乎都不是肌成纤维细胞的起源,但要确定这些细胞的起源仍然是一个活跃的研究领域。

IPF 中成纤维细胞的表型和功能

业已证明 IPF 患者的肺组织中可产生影响成纤维细胞功能的各种生长因子,并介导实验性纤维化的形成机制,包括角质形成细胞生长因子、TGF-β、胰岛素样生长因子-1(IGF-1)、血小板衍生生长因子(PDGF-A 和 PDGF-B)、成纤维细胞生长因子-2 和肝细胞生长因子等。许多生长因子激活酪氨酸激酶信号通路,促进成纤维细胞增生和基质生成。动物模型显示,TGF-β 是一种重要的肺纤维化介质。多项研究表明,拮抗 TGF-β 可阻止肺纤维化的发生。或者,靶向过度表达

TGF-β 可导致进行性肺纤维化。证据表明,TGF-β 可促进上皮细胞向间充质表型转化;上皮细胞 TGF-β 信号靶向丢失时,纤维化程度减轻,上皮细胞表达整合素 αVβ6 负责激活潜在 TGF-β,对发展纤维化也至关重要。TGF-β 也能诱导成纤维细胞向肌成纤维细胞的分化,这种作用似乎依赖于 NADPH 氧化酶 4。

影响成纤维细胞迁移的分泌因子对纤维形成可能也很重要。固有免疫细胞产生 CXCL10 可能对成纤维细胞迁移和纤维生成至关重要。最近研究强调溶血磷脂酸(lysophosphatidic acid,LPA)是成纤维细胞的另一种趋化因子。LPA 与其同源受体 LPAR1 的相互作用对募集成纤维细胞至关重要。IPF 患者 BALF 中的 LPA 增加,而抑制 LPAR1 可明显减弱成纤维细胞向 IPF BALF 迁移。

与非 IPF 成纤维细胞相比,IPF 成纤维细胞似乎具有增强的增生能力。这一增生增强的机制尚未充分阐明,但数据表明可能涉及几种途径。这些包括缺乏成纤维细胞/细胞外基质相互作用,PI3K/AKT/S6K1 信号通路的异常激活,以及翻译控制中的全基因组错排。转录控制错排有可能使 IPF 成纤维细胞绕过正常的负反馈信号,从而抑制成纤维细胞增生,减少纤维生成。

也有人认为 IPF 中成纤维细胞有能力浸透组织。这种侵入性可能导致基底膜破坏和肺泡组织塌陷,这两方面都是 IPF 的病理特征。最近有研究表明,在体外模型中,IPF 成纤维细胞可能会自发地侵入人造基质。研究还表明,细胞外基质成分透明质酸的靶向过度表达导致肌成纤维细胞侵袭能力增强。人 IPF 成纤维细胞的侵袭能力可通过阻断 CD44(透明质酸受体)或抑制透明质酸合成酶 2(负责产生透明质酸的酶)来消除。小鼠 G 蛋白偶联受体功能调节因子 β-抑制素缺失,也证明了成纤维细胞侵入基质能力的重要性。β-抑制素缺失对实验性纤维化有保护作用,当 β-抑制素受抑时,无论是小鼠还是 IPF 的成纤维细胞侵袭性生长均会受到抑制。

治疗

IPF 治疗(包括药物性及非药物性)讨论如下。

■ 药物治疗

患者治疗面临几方面的挑战,即:①治疗对象;②治疗时间;③如何选择治疗。由于缺乏对 IPF 具有生存获益、生理改善或生活质量(quality of life,QOL)益处的药物,治疗选择一直是一个有争议的问题。近

来,由于有希望的新治疗方法和两个最近的临床试验结果显示治疗有效,这种情况发生了变化。

历史上,治疗策略是针对抑制 IPF 的炎症过程,尽管组织学证据表明炎症只是这种疾病的一个微不足道的组成部分。随后开发了替代治疗剂来抑制细胞因子、蛋白酶、氧化剂和间充质生长因子。近年来,已经进行了一些临床试验来研究这些途径。治疗已经转移到针对介导纤维发生的特定途径的潜在靶点。因为尚无证据支持成熟纤维化可以逆转,现有目标仍然是为了防止纤维化的发生和发展。

类固醇皮质激素和免疫抑制剂

糖皮质激素从来没有与安慰剂对照,直接进行头对头研究,以确定它们在治疗 IPF 的益处。回顾性研究未能证明类固醇单一疗法的益处。关于 IPF 的最新共识指南建议不使用类固醇激素单一疗法治疗 IPF。联合免疫抑制疗法(如类固醇加硫唑嘌呤)也缺乏疗效证据。目前的指南不建议应用联合免疫抑制剂治疗,有限的证据支持联合免疫抑制剂治疗的益处仍局限于发病率和死亡率相关研究。这在很大程度上依赖于一项试验的新数据,该试验使用泼尼松和硫唑嘌呤与安慰剂进行了比较(PANTHER 试验)。由于接受泼尼松和硫唑嘌呤联合治疗的试验组死亡率过高,该研究提前终止。

N-乙酰半胱氨酸

先前的研究已经证实,IPF 患者上皮衬液中的氧化剂负荷增加,抗氧化能力降低。这些研究为对比泼尼松和硫唑嘌呤与泼尼松、硫唑嘌呤和 N-乙酰半胱氨酸(N-acetylcysteine,NAC)的对照研究奠定了基础。这项研究结果表明,IPF 患者上皮衬液中的氧化剂负荷增加,抗氧化能力下降。1 年后,NAC 可明显减缓 FVC 和弥散功能下降,并有统计学差异显著。由于两组患者的失访率均较高,死亡率无差异。为了解决这些问题,PANTHER 试验的一部分用以比较 NAC 和安慰剂。这项研究结果未能证明主要或次要终点的变化。这些结果表明,NAC 对于有轻度到中度肺功能损害证据的 IPF 患者(FVC>50% 预测值,$D_{L_{CO}}$>30% 预测值)没有益处,对晚期合并症和其他间质性肺病的影响尚不清楚。

吡非尼酮

吡非尼酮是一种口服药物,具有抗炎、抗氧化和抗纤维化的特性。有证据表明吡非尼酮有减缓 IPF 进展的作用。吡非尼酮的第一项研究采用 2:1 随机化和

生理终点(包括用力换气)对 105 名日本 IPF 患者进行了评估。该研究由于担心安慰剂组发病率过高而提前终止,但未能证明主要终点所评估的疗效。但在研究结束时,FVC 显示的差异激发了人们对进一步临床试验的兴趣。根据这一观察结果,完成了两项大型国际疗效试验。其中一项研究,试验组(每天服用 2 403mg/d 吡非尼酮的患者)的 FVC 下降具有统计学意义。然而,另一个试验,采用几乎相同的方案,却没有证明疗效。根据这些数据和日本试验的数据,吡非尼酮被批准在日本和欧盟使用。美国没有通过批准。应美国食品药品监督管理局(Food and Drug Administration,FDA)的要求,进行了一项新的 III 期试验,以澄清对 CAPACITY 试验结果的担忧。在 ASCEND 试验中,555 例特发性肺纤维化患者随机接受 2 403mg 口服吡非尼酮或安慰剂,然后随访 52 周。入选的患者有:①轻度到中度功能损害,定义为 FVC 占预计值 50%~90%;②$D_{L_{CO}}$ 占预计值 30%~90%;③FEV_1/FVC>0.80;④6 分钟步行距离>150m。在最近公布的 ASCEND 试验数据中,吡非尼酮与 FVC 预测值下降 10% 或以上患者的比例显著降低相关。此外,FVC 不下降的患者数量显著增加。在 ASCEND 和 CAPACITY 试验的综合分析中,吡非尼酮与全因死亡率和 IPF 相关死亡率的降低相关。根据这些结果,吡非尼酮正在接受 FDA 的重新评估,以作为美国治疗 IPF 的一种方法。

沙利度胺

沙利度胺是一种具有多种特性的药物,包括抗炎、免疫调节和抗血管生成作用。在动物模型中,沙利度胺可减轻博来霉素激发后的肺纤维化。在进行一项小的开放标签试验时,希望评估这种药物作为一种疾病改善药物的安全性和有效性。偶然发现其能减轻咳嗽,这促成了一项随访随机交叉设计研究,其中沙利度胺被证明能显著减轻 IPF 患者的咳嗽并改善其生活质量。因为咳嗽是引起 IPF 衰弱特别重要的方面,这可能成为未来影响该病生活质量的潜在疗法。

酪氨酸激酶抑制剂 BIBF 1120(尼达尼布)

BIBF 1120 是一种三重酪氨酸激酶抑制剂,对成纤维细胞生长因子(fibroblast growth factor,FGF)、血管内皮生长因子(vascular endothelial growth factor,VEGF)和血小板源性生长因子(platelet-derived growth factor,PDGF)均有功效。这些途径的激活与实验性纤维化的发病机制有关。在一项为期 12 个月的 II 期试验(TOMORROW 研究)中,2 次/d 服用 150mg BIBF

1120 患者的 FVC 下降趋势有所降低。此外,生活质量有所改善,IPF 急性加重的发生率有所下降。这些结果导致了Ⅲ期临床试验。被设计为两个相同Ⅲ期研究称为 INPULSIS-1 和 INPULSIS-2。

INPULSIS 研究用 2 次/d 150mg 尼达尼布(以前叫 BIBF 1200)与安慰剂对比,测试了 52 周内对 IPF 疾病进展的影响。入选标准包括根据既定标准诊断为特发性肺纤维化的患者。此外,参与者的 HRCT 和活检(如有)由中心放射科医生或病理学家审查,以确认诊断。受试者 FVC 值大于预测值 50%,$D_{L_{CO}}$ 值为预测值 30%~79%。两项试验公布的数据表明,与安慰剂组相比,接受尼达尼布治疗的患者肺功能下降率在统计学上有显著减少。在 INPULSIS-2 研究中,IPF 首次急性加重的时间明显缩短,但这在 IN-PULSIS-1 试验数据中并未得到验证。最常见的不良反应是腹泻。根据这项研究,尼达尼布正在等待批准在美国使用。

胃食管反流治疗

据观察,IPF 患者胃食管反流病(gastroesophageal reflux disease,GERD)的发病率很高。回顾性队列研究发现,对 IPF 患者治疗 GERD 与延长生存期和纤维化影像学证据减少有关。由于没有进行严格的前瞻性研究,这一观察结果对疾病发病机制的贡献并不清楚。尽管如此,对 IPF 患者要确定是否存在 GERD 诊断,并且如果确定的话,根据既定的实践指南须进行适当治疗。

■ 非药物治疗

肺移植的作用及其他非药物治疗方式简介如下。

肺移植

肺移植仍然是 IPF 中唯一有效的治疗干预。IPF 晚期患者仍可进行移植,5 年生存率数据接近 50%。然而,肺移植的并发症仍然很常见且严重。肺移植术后最重要的并发症和长期死亡率的主要原因是闭塞性细支气管炎综合征(bronchiolitis obliterans syndrome,BOS)。BOS 是一种以终末和呼吸细支气管渐进性纤维化为特征的复杂过程,导致移植功能不可避免地下降。目前,BOS 的治疗很有限,须寻求新的治疗方法来控制 BOS。

氧疗

静息或运动时低氧血症患者(Pa_{O_2}<55mmHg 或 Sp_{O_2}<88%)可给予氧疗。有证据表明,慢阻肺患者氧疗可缓解运动引起的低氧血症并改善运动能力。关于 IPF 患者生活质量的研究强调维持患者自理能力和参与体育活动的重要性。在一项 IPF 患者生活质量的研究中,氧疗患者与未接受氧疗的患者之间没有差异。因此,任何担忧氧疗可能会对生活质量产生诸如"自尊""对治疗的依赖"和"身体形象"等负面影响的想法都完全没必要。

肺康复

应鼓励 IPF 患者参加肺康复计划。虽然肺康复在 IPF 人群中还没有被证明是有效的,但最近的证据表明,具有从量身定制的运动计划中获益的可能性。IPF 人群的运动能力与股四头肌的力量有关,这意味着下肢训练将增加 IPF 的运动能力,这与 COPD 中情况大致相同。此外,有研究表明,IPF 的总体生活质量受损,在身体健康和社会独立方面具有特殊缺陷。因此,有人建议 IPF 的肺康复计划应包括教育和心理社会支持要素,目的是提高应对技能,改善生活质量。

暴　婧　译

高占成　审校

参考文献

[1] REYNOLDS HY, GAIL DB, KILEY JP. Interstitial lung diseaes-where we started from and are now going. Sarcoidosis Vasc Diffuse Lung Dis, 2005, 22(1):5–12.

[2] HAMMAN L, RICH AR. Acute diffuse interstitial fibrosis of the lungs. Bull Johns Hopkins Hosp, 1944, 74:177–212.

[3] NOBLE PW, HOMER RJ. Back to the future: historical perspective on the pathogenesis of idiopathic pulmonary fibrosis. Am J Respir Cell Mol Biol, 2005, 33(2):113–120.

[4] RUBIN EH, LUBLINER R. The Hamman-Rich syndrome: review of the literature and analysis of 15 cases. Medicine, 1957, 36(4):397–463.

[5] GROSS P. The concept of the Hamman-Rich syndrome. A critique. Am Rev Respir Dis, 1962, 85:828–832.

[6] SHERIDAN LA, HARRISON EG JR, DIVERTIE MB. The current status of idiopathic pulmonary fibrosis (Hamman-Rich Syndrome). Med Clin North Am, 1964, 48:993–1010.

[7] SCADDING JG. Fibrosing alveolitis. Br Med J, 1964, 2(5410):686.

[8] GAENSLER EA, MOISTER VB, HAMM J. Open-lung biopsy in diffuse pulmonary disease. N Engl J Med, 1964, 270:1319–1331.

[9] LIEBOW AA, CARRINGTON CB. The interstitial pneu-monias. In: Simon M, Potchen EJ, Lemay E, eds. Frontiers in Pulmonary Radiology. New York, NY: Grune and Stratton, 1969, 102–141.

[10] MYERS JL, VEAL CF JR, SHIN MS, et al. Respiratory bronchiolitis causing interstitial lung disease. A clinicopathologic study of six cases. Am Rev Respir Dis, 1987, 135(4):880–884.

[11] KATZENSTEIN AL, FIORELLI RF. Nonspecific interstitial pneumonia/fibrosis. Histologic features and clinical significance. Am J Surg Pathol, 1994, 18(2):136–147.

[12] CRYSTAL RG, FULMER JD, ROBERTS WC, et al. Idiopathic

pulmonary fibrosis. Clinical, histologic, radiographic, physiologic, scintigraphic, cytologic, and biochemical aspects. Ann Intern Med, 1976, 85(6):769–788.

[13] MYERS JL, KATZENSTEIN AL. Epithelial necrosis and alveolar collapse in the pathogenesis of usual interstitial pneumonia. Chest, 1988, 94(6):1309–1311.

[14] KATZENSTEIN AL. Pathogenesis of "fibrosis" in interstitial pneumonia: an electron microscopic study. Hum Pathol, 1985, 16(10):1015–1024.

[15] KUHN C 3RD, BOLDT J, KING TE JR, et al. An immunohistochemical study of architectural remodeling and connective tissue synthesis in pulmonary fibrosis. Am Rev Respir Dis, 1989, 140(6):1693–1703.

[16] KATZENSTEIN A-LA, ASKIN FB. Katzenstein and Askin's Surgical Pathology of Non-Neoplastic Lung Disease. 3rd ed. Philadelphia, PA: WB Saunders, 1997.

[17] KATZENSTEIN AL, MYERS JL. Idiopathic pulmonary fibrosis: clinical relevance of pathologic classification. Am J Respir Crit Care Med, 1998, 157(4 Pt 1):1301–1315.

[18] AMERICAN THORACIC SOCIETY, EUROPEAN RESPIRATORY SOCIETY. American Thoracic Society/European Respiratory Society International Multidisciplinary Consensus Classification of the Idiopathic Interstitial Pneumonias. This joint statement of the American Thoracic Society (ATS), and the European Respiratory Society (ERS) was adopted by the ATS board of directors, June 2001 and by the ERS Executive Committee, June 2001. Am J Respir Crit Care Med, 2002, 165(2):277–304.

[19] AMERICAN THORACIC SOCIETY. Idiopathic pulmonary fibrosis: diagnosis and treatment. International consensus statement. American Thoracic Society (ATS), and the European Respiratory Society (ERS). Am J Respir Crit Care Med, 2000, 161(2 Pt 1):646–664.

[20] RAGHU G, COLLARD HR, EGAN JJ, et al. An official ATS/ERS/JRS/ALAT statement: idiopathic pulmonary fibrosis: evidence-based guidelines for diagnosis and management. Am J Respir Crit Care Med, 2011, 183(6):788–824.

[21] NICHOLSON AG, ADDIS BJ, BHARUCHA H, et al. Inter-observer variation between pathologists in diffuse parenchymal lung disease. Thorax, 2004, 59(6):500–505.

[22] OLSON AL, SWIGRIS JJ. Idiopathic pulmonary fibrosis: diagnosis and epidemiology. Clin Chest Med, 2012, 33(1):41–50.

[23] NALYSNYK L, CID-RUZAFA J, ROTELLA P, et al. Incidence and prevalence of idiopathic pulmonary fibrosis: review of the literature. Eur Respir Rev, 2012, 21(126):355–361.

[24] JOHNSTON ID, BLEASDALE C, HIND CR, et al. Accuracy of diagnostic coding of hospital admissions for cryptogenic fibrosing alveolitis. Thorax, 1991, 46(8):589–591.

[25] COULTAS DB, HUGHES MP. Accuracy of mortality data for interstitial lung diseases in New Mexico, USA. Thorax, 1996, 51(7):717–720.

[26] COULTAS DB, ZUMWALT RE, BLACK WC, et al. The epidemiology of interstitial lung diseases. Am J Respir Crit Care Med, 1994, 150(4):967–972.

[27] FERNANDEZ PEREZ ER, DANIELS CE, SCHROEDER DR, et al. Incidence, prevalence, and clinical course of idiopathic pulmonary fibrosis: a population-based study. Chest, 2010, 137(1):129–137.

[28] RAGHU G, WEYCKER D, EDELSBERG J, et al. Incidence and prevalence of idiopathic pulmonary fibrosis. Am J Respir Crit Care Med, 2006, 174(7):810–816.

[29] BJORAKER JA, RYU JH, EDWIN MK, et al. Prognostic significance of histopathologic subsets in idiopathic pulmonary fibrosis. Am J Respir Crit Care Med, 1998, 157(1):199–203.

[30] FLAHERTY KR, TOEWS GB, TRAVIS WD, et al. Clinical significance of histological classification of idiopathic interstitial pneumonia. Eur Respir J, 2002, 19(2):275–283.

[31] NICHOLSON AG, COLBY TV, DU BOIS RM, et al. The prognostic significance of the histologic pattern of interstitial pneumonia in patients presenting with the clinical entity of cryptogenic fibrosing alveolitis. Am J Respir Crit Care Med, 2000, 162(6):2213–2217.

[32] RUDD RM, PRESCOTT RJ, CHALMERS JC, et al. Fibrosing Alveolitis Subcommittee of the Research Committee of the British Thoracic Society. British Thoracic Society Study on cryptogenic fibrosing alveolitis: Response to treatment and survival. Thorax, 2007, 62(1):62–66.

[33] KING TE JR, SCHWARZ MI, BROWN K, et al. Idiopathic pulmonary fibrosis: relationship between histopathologic features and mortality. Am J Respir Crit Care Med, 2001, 164(6):1025–1032.

[34] RAGHU G, BROWN KK, BRADFORD WZ, et al. A placebo-controlled trial of interferon gamma-1b in patients with idiopathic pulmonary fibrosis. N Engl J Med, 2004, 350(2):125–133.

[35] KING TE JR, ALBERA C, BRADFORD WZ, et al. Effect of interferon gamma-1b on survival in patients with idiopathic pulmonary fibrosis (INSPIRE): a multicentre, randomised, placebo-controlled trial. Lancet, 2009, 374(9685):222–228.

[36] KING TE JR, BEHR J, BROWN KK, et al. BUILD-1: a randomized placebo-controlled trial of bosentan in idiopathic pulmonary fibrosis. Am J Respir Crit Care Med, 2008, 177(1):75–81.

[37] VON PLESSEN C, GRINDE O, GULSVIK A. Incidence and prevalence of cryptogenic fibrosing alveolitis in a Norwegian community. Respir Med, 2003, 97(4):428–435.

[38] NAVARATNAM V, FLEMING KM, WEST J, et al. The rising incidence of idiopathic pulmonary fibrosis in the U.K. Thorax, 2011, 66(6):462–467.

[39] RYU JH, COLBY TV, HARTMAN TE, et al. Smoking-related interstitial lung diseases: a concise review. Eur Respir J, 2001, 17(1):122–132.

[40] TASKAR VS, COULTAS DB. Is idiopathic pulmonary fibrosis an environmental disease? Proc Am Thorac Soc, 2006, 3(4):293–298.

[41] BAUMGARTNER KB, SAMET JM, STIDLEY CA, et al. Cigarette smoking: a risk factor for idiopathic pulmonary fibrosis. Am J Respir Crit Care Med, 1997, 155(1):242–248.

[42] MIYAKE Y, SASAKI S, YOKOYAMA T, et al. Occupational and environmental factors and idiopathic pulmonary fibrosis in Japan. Ann Occup Hyg, 2005, 49(3):259–265.

[43] OH CK, MURRAY LA, MOLFINO NA. Smoking and idiopathic pulmonary fibrosis. Pulm Med, 2012, 2012:808260.

[44] JOHNSTON I, BRITTON J, KINNEAR W, et al. Rising mortality from cryptogenic fibrosing alveolitis. BMJ, 1990, 301(6759):1017–1021.

[45] BAUMGARTNER KB, SAMET JM, COULTAS DB, et al. Occupational and environmental risk factors for idiopathic pulmonary fibrosis: a multicenter case-control study. Collaborating Centers. Am J Epidemiol, 2000, 152(4):307–315.

[46] VERGNON JM, VINCENT M, DE THE G, et al. Cryptogenic fibrosing alveolitis and Epstein-Barr virus: an association? Lancet, 1984, 2(8406):768–771.

[47] JIWA M, STEENBERGEN RD, ZWAAN FE, et al. Three sensitive methods for the detection of cytomegalovirus in lung tissue of patients with interstitial pneumonitis. Am J Clin Pathol, 1990, 93(4):491–494.

[48] IRVING WL, DAY S, JOHNSTON ID. Idiopathic pulmonary fibrosis and hepatitis C virus infection. Am Rev Respir Dis, 1993, 148(6 Pt 1):1683–1684.

[49] TANG YW, JOHNSON JE, BROWNING PJ, et al. Herpesvirus DNA is consistently detected in lungs of patients with idiopathic pulmonary fibrosis. J Clin Microbiol, 2003, 41(6):2633–2640.

[50] EGAN JJ, STEWART JP, HASLETON PS, et al. Epstein-Barr virus replication within pulmonary epithelial cells in cryptogenic fibrosing alveolitis. Thorax, 1995, 50(12):1234–1239.

[51] LAWSON WE, CROSSNO PF, POLOSUKHIN VV, et al. Endoplasmic reticulum stress in alveolar epithelial cells is prominent in IPF: association with altered surfactant protein processing and herpesvirus infection. Am J Physiol Lung Cell Mol Physiol, 2008, 294(6):L1119–L1126.

[52] MORA AL, TORRES-GONZALEZ E, ROJAS M, et al. Activation of alveolar macrophages via the alternative pathway in herpesvirus-induced lung fibrosis. Am J Respir Cell Mol Biol, 2006, 35(4):466–473.

[53] NAIK PK, MOORE BB. Viral infection and aging as cofactors for the development of pulmonary fibrosis. Expert Rev Respir Med, 2010, 4(6):759–771.

[54] GARCIA CK, RAGHU G. Inherited interstitial lung disease. Clin Chest Med, 2004, 25(3):421–433, v.

[55] MARSHALL RP, PUDDICOMBE A, COOKSON WO, et al. Adult familial cryptogenic fibrosing alveolitis in the United Kingdom. Thorax, 2000, 55(2):143–146.

[56] STEELE MP, SPEER MC, LOYD JE, et al. Clinical and pathologic features of familial interstitial pneumonia. Am J Respir Crit Care Med, 2005, 172(9):1146–1152.

[57] THOMAS AQ, LANE K, PHILLIPS J 3RD, et al. Heterozygosity for a surfactant protein C gene mutation associated with usual interstitial pneumonitis and cellular nonspecific interstitial pneumonitis in one kindred. Am J Respir Crit Care Med, 2002, 165(9):1322–1328.

[58] WANG Y, KUAN PJ, XING C, et al. Genetic defects in surfactant protein A2 are associated with pulmonary fibrosis and lung cancer. Am J Hum Genet, 2009, 84(1):52–59.

[59] ARMANIOS MY, CHEN JJ, COGAN JD, et al. Telomerase mutations in families with idiopathic pulmonary fibrosis. N Engl J Med, 2007, 356(13):1317–1326.

[60] SEIBOLD MA, WISE AL, SPEER MC, et al. A common MUC5B promoter polymorphism and pulmonary fibrosis. N Engl J Med, 2011, 364(16):1503–1512.

[61] FINGERLIN TE, MURPHY E, ZHANG W, et al. Genome-wide association study identifies multiple susceptibility loci for pulmonary fibrosis. Nat Genet, 2013, 45(6):613–620.

[62] SCHWARZ MI, KING TE. Interstitial Lung Disease. 4th ed. Hamilton, Ontario; Lewiston, NY: B.C. Decker, 2003.

[63] LETTIERI CJ, NATHAN SD, BARNETT SD, et al. Prevalence and outcomes of pulmonary arterial hypertension in advanced idiopathic pulmonary fibrosis. Chest, 2006, 129(3):746–752.

[64] GRENIER P, VALEYRE D, CLUZEL P, et al. Chronic diffuse interstitial lung disease: diagnostic value of chest radiography and high-resolution CT. Radiology, 1991, 179(1):123–132.

[65] MATHIESON JR, MAYO JR, STAPLES CA, et al. Chronic diffuse infiltrative lung disease: comparison of diagnostic accuracy of CT and chest radiography. Radiology, 1989, 171(1):111–116.

[66] HUNNINGHAKE GW, ZIMMERMAN MB, SCHWARTZ DA, et al. Utility of a lung biopsy for the diagnosis of idiopathic pulmonary fibrosis. Am J Respir Crit Care Med, 2001, 164(2):193–196.

[67] HUNNINGHAKE GW, LYNCH DA, GALVIN JR, et al. Radiologic findings are strongly associated with a pathologic diagnosis of usual interstitial pneumonia. Chest, 2003, 124(4):1215–1223.

[68] RAGHU G, MAGETO YN, LOCKHART D, et al. The accuracy of the clinical diagnosis of new-onset idiopathic pulmonary fibrosis and other interstitial lung disease: a prospective study. Chest, 1999, 116(5):1168–1174.

[69] VEERARAGHAVAN S, LATSI PI, WELLS AU, et al. BAL findings in idiopathic nonspecific interstitial pneumonia and usual interstitial pneumonia. Eur Respir J, 2003, 22(2):239–244.

[70] AALOKKEN TM, NAALSUND A, MYNAREK G, et al. Diagnostic accuracy of computed tomography and histopathology in the diagnosis of usual interstitial pneumonia. Acta Radiol, 2012, 53(3):296–302.

[71] FLAHERTY KR, TRAVIS WD, COLBY TV, et al. Histopathologic variability in usual and nonspecific interstitial pneumonias. Am J Respir Crit Care Med, 2001, 164(9):1722–1727.

[72] AZIZ ZA, WELLS AU, HANSELL DM, et al. HRCT diagnosis of diffuse parenchymal lung disease: inter-observer variation. Thorax, 2004, 59(6):506–511.

[73] PECKHAM RM, SHORR AF, HELMAN DL JR. Potential limitations of clinical criteria for the diagnosis of idiopathic pulmonary fibrosis/cryptogenic fibrosing alveolitis. Respiration, 2004, 71(2):165–169.

[74] SELMAN M, CARRILLO G, ESTRADA A, et al. Accelerated variant of idiopathic pulmonary fibrosis: clinical behavior and gene expression pattern. PLoS One, 2007, 2(5):e482.

[75] KONDOH Y, TANIGUCHI H, KAWABATA Y, et al. Acute exacerbation in idiopathic pulmonary fibrosis. Analysis of clinical and pathologic findings in three cases. Chest, 1993, 103(6):1808–1812.

[76] COLLARD HR, MOORE BB, FLAHERTY KR, et al. Acute exacerbations of idiopathic pulmonary fibrosis. Am J Respir Crit Care Med, 2007, 176(7):636–643.

[77] AKIRA M, HAMADA H, SAKATANI M, et al. CT findings during phase of accelerated deterioration in patients with idiopathic pulmonary fibrosis. AJR Am J Roentgenol, 1997, 168(1):79–83.

[78] AMBROSINI V, CANCELLIERI A, CHILOSI M, et al. Acute exacerbation of idiopathic pulmonary fibrosis: report of a series. Eur Respir J, 2003, 22(5):821–826.

[79] RICE AJ, WELLS AU, BOUROS D, et al. Terminal diffuse alveolar damage in relation to interstitial pneumonias. An autopsy study. Am J Clin Pathol, 2003, 119(5):709–714.

[80] DOUGLAS WW, RYU JH, SCHROEDER DR. Idiopathic pulmonary fibrosis: Impact of oxygen and colchicine, prednisone, or no therapy on survival. Am J Respir Crit Care Med, 2000, 161(4 Pt 1):1172–1178.

[81] NICHOLSON AG, FULFORD LG, COLBY TV, et al. The relationship between individual histologic features and disease progression in idiopathic pulmonary fibrosis. Am J Respir Crit Care Med, 2002, 166(2):173–177.

[82] KING TE JR, TOOZE JA, SCHWARZ MI, et al. Predicting survival in idiopathic pulmonary fibrosis: scoring system and survival model. Am J Respir Crit Care Med, 2001, 164(7):1171–1181.

[83] HUBBARD R, VENN A, SMITH C, et al. Exposure to commonly prescribed drugs and the etiology of cryptogenic fibrosing alveolitis: a case-control study. Am J Respir Crit Care Med, 1998, 157(3 Pt 1):743–747.

[84] ENOMOTO N, SUDA T, KATO M, et al. Quantitative analysis of fibroblastic foci in usual interstitial pneumonia. Chest, 2006, 130(1):22–29.

[85] JEGAL Y, KIM DS, SHIM TS, et al. Physiology is a stronger predictor of survival than pathology in fibrotic interstitial pneumonia. Am J Respir Crit Care Med, 2005, 171(6):639–644.

[86] SCHWARTZ DA, HELMERS RA, GALVIN JR, et al. Determinants of survival in idiopathic pulmonary fibrosis. Am J Respir Crit Care Med, 1994, 149(2 Pt 1):450–454.

[87] COLLARD HR, KING TE JR, BARTELSON BB, et al. Changes in clinical and physiologic variables predict survival in idiopathic pulmonary fibrosis. Am J Respir Crit Care Med, 2003, 168(5):538–542.

[88] HALLSTRAND TS, BOITANO LJ, JOHNSON WC, et al. The timed walk test as a measure of severity and survival in idiopathic pulmonary fibrosis. Eur Respir J, 2005, 25(1):96–103.

[89] HAMADA K, NAGAI S, TANAKA S, et al. Significance of pulmonary arterial pressure and diffusion capacity of the lung as

prognosticator in patients with idiopathic pulmonary fibrosis. Chest, 2007, 131(3):650–656.

[90] KING TE JR, SAFRIN S, STARKO KM, et al. Analyses of efficacy end points in a controlled trial of interferon-gamma1b for idiopathic pulmonary fibrosis. Chest, 2005, 127(1):171–177.

[91] DU BOIS RM, WEYCKER D, ALBERA C, et al. Forced vital capacity in patients with idiopathic pulmonary fibrosis: test properties and minimal clinically important difference. Am J Respir Crit Care Med, 2011, 184(12):1382–1389.

[92] DU BOIS RM, WEYCKER D, ALBERA C, et al. Ascertainment of individual risk of mortality for patients with idiopathic pulmonary fibrosis. Am J Respir Crit Care Med, 2011, 184(4):459–466.

[93] NATHAN SD, SHLOBIN OA, WEIR N, et al. Long-term course and prognosis of idiopathic pulmonary fibrosis in the new millennium. Chest, 2011, 140(1):221–229.

[94] ZAPPALA CJ, LATSI PI, NICHOLSON AG, et al. Marginal decline in forced vital capacity is associated with a poor outcome in idiopathic pulmonary fibrosis. Eur Respir J, 2010, 35(4):830–836.

[95] DU BOIS RM, NATHAN SD, RICHELDI L, et al. Idiopathic pulmonary fibrosis: lung function is a clinically meaningful endpoint for phase III trials. Am J Respir Crit Care Med, 2012, 186(8):712–715.

[96] RAGHU G, COLLARD HR, ANSTROM KJ, et al. Idiopathic pulmonary fibrosis: clinically meaningful primary endpoints in phase 3 clinical trials. Am J Respir Crit Care Med, 2012, 185(10):1044–1048.

[97] WELLS AU, DESAI SR, RUBENS MB, et al. Idiopathic pulmonary fibrosis: a composite physiologic index derived from disease extent observed by computed tomography. Am J Respir Crit Care Med, 2003, 167(7):962–969.

[98] FLAHERTY KR, THWAITE EL, KAZEROONI EA, et al. Radiological versus histological diagnosis in UIP and NSIP: survival implications. Thorax, 2003, 58(2):143–148.

[99] WATTERS LC, KING TE, SCHWARZ MI, et al. A clinical, radiographic, and physiologic scoring system for the longitudinal assessment of patients with idiopathic pulmonary fibrosis. Am Rev Respir Dis, 1986, 133(1):97–103.

[100] LEY B, RYERSON CJ, VITTINGHOFF E, et al. A multidimensional index and staging system for idiopathic pulmonary fibrosis. Ann Intern Med, 2012, 156(10):684–691.

[101] NOBLE PW, BARKAUSKAS CE, JIANG D. Pulmonary fibrosis: patterns and perpetrators. J Clin Invest, 2012, 122(8):2756–2762.

[102] FERNANDEZ IE, EICKELBERG O. New cellular and molecular mechanisms of lung injury and fibrosis in idiopathic pulmonary fibrosis. Lancet, 2012, 380(9842):680–688.

[103] REYNOLDS HY, FULMER JD, KAZMIEROWSKI JA, et al. Analysis of cellular and protein content of broncho-alveolar lavage fluid from patients with idiopathic pulmonary fibrosis and chronic hypersensitivity pneumonitis. J Clin Invest, 1977, 59(1):165–175.

[104] WEINBERGER SE, KELMAN JA, ELSON NA, et al. Bronchoalveolar lavage in interstitial lung disease. Ann Intern Med, 1978, 89(4):459–466.

[105] WATTERS LC, SCHWARZ MI, CHERNIACK RM, et al. Idiopathic pulmonary fibrosis. Pretreatment bronchoalveolar lavage cellular constituents and their relationships with lung histopathology and clinical response to therapy. Am Rev Respir Dis, 1987, 135(3):696–704.

[106] HASLAM PL, TURTON CW, HEARD B, et al. Bronchoalveolar lavage in pulmonary fibrosis: comparison of cells obtained with lung biopsy and clinical features. Thorax, 1980, 35(1):9–18.

[107] HASLAM PL, TURTON CW, LUKOSZEK A, et al. Bronchoalveolar lavage fluid cell counts in cryptogenic fibrosing alveolitis and their relation to therapy. Thorax, 1980, 35(5):328–339.

[108] The BAL Cooperative Group Steering Committee. Bronchoalveolar lavage constituents in healthy individuals, idiopathic pulmonary fibrosis, and selected comparison groups.Am Rev Respir Dis, 1990, 141(5 Pt 2):S169–S202.

[109] SELMAN M, KING TE, PARDO A, et al. Idiopathic pulmonary fibrosis: prevailing and evolving hypotheses about its pathogenesis and implications for therapy. Ann Intern Med, 2001, 134(2):136–151.

[110] CHILOSI M, POLETTI V, MURER B, et al. Abnormal re-epithelialization and lung remodeling in idiopathic pulmonary fibrosis: the role of deltaN-p63. Lab Invest, 2002, 82(10):1335–1345.

[111] CHILOSI M, POLETTI V, ZAMO A, et al. Aberrant Wnt/beta-catenin pathway activation in idiopathic pulmonary fibrosis. Am J Pathol, 2003, 162(5):1495–1502.

[112] KING TE JR, PARDO A, SELMAN M. Idiopathic pulmonary fibrosis. Lancet, 2011, 378(9807):1949–1961.

[113] KUWANO K, KAWASAKI M, MAEYAMA T, et al. Soluble form of fas and fas ligand in BAL fluid from patients with pulmonary fibrosis and bronchiolitis obliterans organizing pneumonia. Chest, 2000, 118(2):451–458.

[114] KUWANO K, HAGIMOTO N, KAWASAKI M, et al. Essential roles of the Fas-Fas ligand pathway in the development of pulmonary fibrosis. J Clin Invest, 1999, 104(1):13–19.

[115] KUWANO K, KUNITAKE R, MAEYAMA T, et al. Attenuation of bleomycin-induced pneumopathy in mice by a caspase inhibitor. Am J Physiol Lung Cell Mol Physiol, 2001, 280(2):L316–L325.

[116] WANG R, IBARRA-SUNGA O, VERLINSKI L, et al. Abrogation of bleomycin-induced epithelial apoptosis and lung fibrosis by captopril or by a caspase inhibitor. Am J Physiol Lung Cell Mol Physiol, 2000, 279(1):L143–L151.

[117] HAGIMOTO N, KUWANO K, INOSHIMA I, et al. TGF-beta 1 as an enhancer of Fas-mediated apoptosis of lung epithelial cells. J Immunol, 2002, 168(12):6470–6478.

[118] CANTIN AM, HUBBARD RC, CRYSTAL RG. Glutathione deficiency in the epithelial lining fluid of the lower respiratory tract in idiopathic pulmonary fibrosis. Am Rev Respir Dis, 1989, 139(2):370–372.

[119] CANTIN AM, NORTH SL, FELLS GA, et al. Oxidant-mediated epithelial cell injury in idiopathic pulmonary fibrosis. J Clin Invest, 1987, 79(6):1665–1673.

[120] SALEH D, BARNES PJ, GIAID A. Increased production of the potent oxidant peroxynitrite in the lungs of patients with idiopathic pulmonary fibrosis. Am J Respir Crit Care Med, 1997, 155(5):1763–1769.

[121] WANG R, ALAM G, ZAGARIYA A, et al. Apoptosis of lung epithelial cells in response to TNF-alpha requires angiotensin II generation de novo. J Cell Physiol, 2000, 185(2):253–259.

[122] ORTIZ LA, LASKY J, HAMILTON RF JR, et al. Expression of TNF and the necessity of TNF receptors in bleomycin-induced lung injury in mice. Exp Lung Res, 1998, 24(6):721–743.

[123] ZHANG Y, LEE TC, GUILLEMIN B, et al. Enhanced IL-1 beta and tumor necrosis factor-alpha release and messenger RNA expression in macrophages from idiopathic pulmonary fibrosis or after asbestos exposure. J Immunol, 1993, 150(9):4188–4196.

[124] SISSON TH, MENDEZ M, CHOI K, et al. Targeted injury of type II alveolar epithelial cells induces pulmonary fibrosis. Am J Respir Crit Care Med, 2010, 181(3):254–263.

[125] OSTERHOLZER JJ, CHRISTENSEN PJ, LAMA V, et al. PAI-1 promotes the accumulation of exudate macrophages and worsens pulmonary fibrosis following type II alveolar epithelial cell injury. J Pathol, 2012, 228(2):170–180.

[126] OSTERHOLZER JJ, OLSZEWSKI MA, MURDOCK BJ, et al. Implicating exudate macrophages and Ly-6 C(high) monocytes in CCR2-dependent lung fibrosis following gene-targeted alveolar

injury, 2013, 190(7):3447–3457.

[127] NOGEE LM, DUNBAR AE 3RD, WERT SE, et al. A mutation in the surfactant protein C gene associated with familial interstitial lung disease. N Engl J Med, 2001, 344(8):573–579.

[128] VAN MOORSEL CH, VAN OOSTERHOUT MF, BARLO NP, et al. Surfactant protein C mutations are the basis of a significant portion of adult familial pulmonary fibrosis in a dutch cohort. Am J Respir Crit Care Med, 2010, 182(11):1419–1425.

[129] ONO S, TANAKA T, ISHIDA M, et al. Surfactant protein C G100 S mutation causes familial pulmonary fibrosis in Japanese kindredEur Respir J, 2011, 38(4):861–869.

[130] KROPSKI JA, LAWSON WE, YOUNG LR, et al. Genetic studies provide clues on the pathogenesis of idiopathic pulmonary fibrosis. Dis Model Mech, 2013, 6(1):9–17.

[131] BEERS MF, LOMAX CA, RUSSO SJ. Synthetic processing of surfactant protein C by alveolar epithelial cells. The COOH terminus of proSP-C is required for post-translational targeting and proteolysis. J Biol Chem, 1998, 273(24):15287–15293.

[132] MULUGETA S, NGUYEN V, RUSSO SJ, et al. A surfactant protein C precursor protein BRICHOS domain mutation causes endoplasmic reticulum stress, proteasome dysfunction, and caspase 3 activation. Am J Respir Cell Mol Biol, 2005, 32(6):521–530.

[133] LAWSON WE, CHENG DS, DEGRYSE AL, et al. Endoplasmic reticulum stress enhances fibrotic remodeling in the lungs. Proc Natl Acad Sci U S A, 2011, 108(26):10562–10567.

[134] TORRES-GONZALEZ E, BUENO M, TANAKA A, et al. Role of endoplasmic reticulum stress in age-related susceptibility to lung fibrosis. Am J Respir Cell Mol Biol, 2012, 46(6):748–756.

[135] LARSEN BT, COLBY TV. Update for pathologists on idiopathic interstitial pneumonias. Arch Pathol Lab Med, 2012, 136(10):1234–1241.

[136] HINZ B, PHAN SH, THANNICKAL VJ, et al. The myofibroblast: one function, multiple origins. Am J Pathol, 2007, 170(6):1807–1816.

[137] TOMASEK JJ, GABBIANI G, HINZ B, et al. Myofibroblasts and mechano-regulation of connective tissue remodelling. Nat Rev Mol Cell Biol, 2002, 3(5):349–363.

[138] KUHN C, MCDONALD JA. The roles of the myofibroblast in idiopathic pulmonary fibrosis. Ultrastructural and immunohistochemical features of sites of active extracellular matrix synthesis. Am J Pathol, 1991, 138(5):1257–1265.

[139] ZHANG K, REKHTER MD, GORDON D, et al. Myofibroblasts and their role in lung collagen gene expression during pulmonary fibrosis. A combined immunohistochemical and in situ hybridization study. Am J Pathol, 1994, 145(1):114–125.

[140] PHAN SH. Genesis of the myofibroblast in lung injury and fibrosis. Proc Am Thorac Soc, 2012, 9(3):148–152.

[141] HASHIMOTO N, JIN H, LIU T, et al. Bone marrow-derived progenitor cells in pulmonary fibrosis. J Clin Invest, 2004, 113(2):243–252.

[142] PHILLIPS RJ, BURDICK MD, HONG K, et al. Circulating fibrocytes traffic to the lungs in response to CXCL12 and mediate fibrosis. J Clin Invest, 2004, 114(3):438–446.

[143] MOORE BB, KOLODSICK JE, THANNICKAL VJ, et al. CCR2-mediated recruitment of fibrocytes to the alveolar space after fibrotic injury. Am J Pathol, 2005, 166(3):675–684.

[144] QUAN TE, COWPER S, WU SP, et al. Circulating fibrocytes: collagen-secreting cells of the peripheral blood. Int J Biochem Cell Biol, 2004, 36(4):598–606.

[145] MOELLER A, GILPIN SE, ASK K, et al. Circulating fibrocytes are an indicator of poor prognosis in idiopathic pulmonary fibrosis. Am J Respir Crit Care Med, 2009, 179(7):588–594.

[146] WILLIS BC, LIEBLER JM, LUBY-PHELPS K, et al. Induction of epithelial-mesenchymal transition in alveolar epithelial cells by transforming growth factor-beta1: potential role in idiopathic pulmonary fibrosis. Am J Pathol, 2005, 166(5):1321–1332.

[147] YAMADA M, KUWANO K, MAEYAMA T, et al. Dual-immunohistochemistry provides little evidence for epithelial-mesenchymal transition in pulmonary fibrosis. Histochem Cell Biol, 2008, 129(4):453–462.

[148] KIM KK, WEI Y, SZEKERES C, et al. Epithelial cell alpha3beta1 integrin links beta-catenin and Smad signaling to promote myofibroblast formation and pulmonary fibrosis. J Clin Invest, 2009, 119(1):213–224.

[149] TANJORE H, XU XC, POLOSUKHIN VV, et al. Contribution of epithelial-derived fibroblasts to bleomycin-induced lung fibrosis. Am J Respir Crit Care Med, 2009, 180(7):657–665.

[150] ROCK JR, BARKAUSKAS CE, CRONCE MJ, et al. Multiple stromal populations contribute to pulmonary fibrosis without evidence for epithelial to mesenchymal transition. Proc Natl Acad Sci U S A, 2011, 108(52):E1475–E1483.

[151] MARTINET Y, ROM WN, GROTENDORST GR, et al. Exaggerated spontaneous release of platelet-derived growth factor by alveolar macrophages from patients with idiopathic pulmonary fibrosis. N Engl J Med, 1987, 317(4):202–209.

[152] ROM WN, BASSET P, FELLS GA, et al. Alveolar macrophages release an insulin-like growth factor I-type molecule. J Clin Invest, 1988, 82(5):1685–1693.

[153] KHALIL N, BEREZNAY O, SPORN M, et al. Macrophage production of transforming growth factor beta and fibroblast collagen synthesis in chronic pulmonary inflammation. J Exp Med, 1989, 170(3):727–737.

[154] KHALIL N, GREENBERG AH. The role of TGF-beta in pulmonary fibrosis. Ciba Found Symp, 1991, 157:194–207; discussion 207–111.

[155] SIME PJ, XING Z, GRAHAM FL, et al. Adenovector-mediated gene transfer of active transforming growth factor-beta1 induces prolonged severe fibrosis in rat lung. J Clin Invest, 1997, 100(4):768–776.

[156] LI M, KRISHNAVENI MS, LI C, et al. Epithelium-specific deletion of TGF-beta receptor type II protects mice from bleomycin-induced pulmonary fibrosis. J Clin Invest, 2011, 121(1):277–287.

[157] DEGRYSE AL, TANJORE H, XU XC, et al. TGF-β signaling in lung epithelium regulates bleomycin-induced alveolar injury and fibroblast recruitment. Am J Physiol Lung Cell Mol Physiol, 2011, 300(6):L887–L897.

[158] MUNGER JS, HUANG X, KAWAKATSU H, et al. The integrin alpha v beta 6 binds and activates latent TGF beta 1: a mechanism for regulating pulmonary inflammation and fibrosis. Cell, 1999, 96(3):319–328.

[159] DESMOULIERE A, GEINOZ A, GABBIANI F, et al. Transforming growth factor-beta 1 induces alpha-smooth muscle actin expression in granulation tissue myofibroblasts and in quiescent and growing cultured fibroblasts. J Cell Biol, 1993, 122(1):103–111.

[160] THANNICKAL VJ, LEE DY, WHITE ES, et al. Myofibroblast differentiation by transforming growth factor-beta1 is dependent on cell adhesion and integrin signaling via focal adhesion kinase. J Biol Chem, 2003, 278(14):12384–12389.

[161] HECKER L, VITTAL R, JONES T, et al. NADPH oxidase-4 mediates myofibroblast activation and fibrogenic responses to lung injury. Nat Med, 2009, 15(9):1077–1081.

[162] TAGER AM, KRADIN RL, LACAMERA P, et al. Inhibition of pulmonary fibrosis by the chemokine IP-10/CXCL10. Am J Respir Cell Mol Biol, 2004, 31(4):395–404.

[163] JIANG D, LIANG J, HODGE J, et al. Regulation of pulmonary fibrosis by chemokine receptor CXCR3. J Clin Invest, 2004,

114(2):291–299.

[164] JIANG D, LIANG J, CAMPANELLA GS, et al. Inhibition of pulmonary fibrosis in mice by CXCL10 requires glycosaminoglycan binding and syndecan-4. J Clin Invest, 2010, 120(6):2049–2057.

[165] TAGER AM, LACAMERA P, SHEA BS, et al. The lysophosphatidic acid receptor LPA1 links pulmonary fibrosis to lung injury by mediating fibroblast recruitment and vascular leak. Nat Med, 2008, 14(1):45–54.

[166] MIO T, NAGAI S, KITAICHI M, et al. Proliferative characteristics of fibroblast lines derived from open lung biopsy specimens of patients with IPF (UIP). Chest, 1992, 102(3):832–837.

[167] RAMOS C, MONTANO M, GARCIA-ALVAREZ J, et al. Fibroblasts from idiopathic pulmonary fibrosis and normal lungs differ in growth rate, apoptosis, and tissue inhibitor of metalloproteinases expression. Am J Respir Cell Mol Biol, 2001, 24(5):591–598.

[168] XIA H, DIEBOLD D, NHO R, et al. Pathological integrin signaling enhances proliferation of primary lung fibroblasts from patients with idiopathic pulmonary fibrosis. J Exp Med, 2008, 205(7):1659–1672.

[169] SCHOR SL. Cell proliferation and migration on collagen substrata in vitro. J Cell Sci, 1980, 41:159–175.

[170] TIAN B, LESSAN K, KAHM J, et al. Beta 1 integrin regulates fibroblast viability during collagen matrix contraction through a phosphatidylinositol 3-kinase/Akt/protein kinase B signaling pathway. J Biol Chem, 2002, 277(27):24667–24675.

[171] LARSSON O, DIEBOLD D, FAN D, et al. Fibrotic myofibroblasts manifest genome-wide derangements of translational control. PLoS One, 2008, 3(9):e3220.

[172] WHITE ES, THANNICKAL VJ, CARSKADON SL, et al. Integrin alpha4beta1 regulates migration across basement membranes by lung fibroblasts: a role for phosphatase and tensin homologue deleted on chromosome 10. Am J Respir Crit Care Med, 2003, 168(4):436–442.

[173] LI Y, JIANG D, LIANG J, et al. Severe lung fibrosis requires an invasive fibroblast phenotype regulated by hyaluronan and CD44. J Exp Med, 2011, 208(7):1459–1471.

[174] LOVGREN AK, KOVACS JJ, XIE T, et al. β-arrestin deficiency protects against pulmonary fibrosis in mice and prevents fibroblast invasion of extracellular matrix. Sci Transl Med, 2011, 3(74):74ra23.

[175] RICHELDI L, DAVIES HR, FERRARA G, et al. Corticosteroids for idiopathic pulmonary fibrosis. Cochrane Database Syst Rev, 2003, (3):CD002880.

[176] IDIOPATHIC PULMONARY FIBROSIS CLINICAL RESEARCH NETWORK, RAGHU G, ANSTROM KJ, et al. Prednisone, azathioprine, and N-acetylcysteine for pulmonary fibrosis. N Engl J Med, 2012, 366(21):1968–1977.

[177] DEMEDTS M, BEHR J, BUHL R, et al. High-dose acetylcysteine in idiopathic pulmonary fibrosis. N Engl J Med, 2005, 353(21):2229–2242.

[178] AZUMA A, NUKIWA T, TSUBOI E, et al. Double-blind, placebo-controlled trial of pirfenidone in patients with idiopathic pulmonary fibrosis. Am J Respir Crit Care Med, 2005, 171(9):1040–1047.

[179] NOBLE PW, ALBERA C, BRADFORD WZ, et al. Pirfenidone in patients with idiopathic pulmonary fibrosis (CAPACITY): two randomised trials. Lancet, 2011, 377(9779):1760–1769.

[180] D'AMATO RJ, LOUGHNAN MS, FLYNN E, et al. Thalidomide is an inhibitor of angiogenesis. Proc Natl Acad Sci U S A, 1994, 91(9):4082–4085.

[181] MOREIRA AL, SAMPAIO EP, ZMUIDZINAS A, et al. Thalidomide exerts its inhibitory action on tumor necrosis factor alpha by enhancing mRNA degradation. J Exp Med, 1993, 177(6):1675–1680.

[182] KOCH HP. Thalidomide and congeners as anti-inflammatory agents. Prog Med Chem, 1985, 22:165–242.

[183] TABATA C, TABATA R, KADOKAWA Y, et al. Thalidomide prevents bleomycin-induced pulmonary fibrosis in mice. J Immunol, 2007, 179(1):708–714.

[184] HORTON MR, SANTOPIETRO V, MATHEW L, et al. Thalidomide for the treatment of cough in idiopathic pulmonary fibrosis: a randomized trial. Ann Intern Med, 2012, 157(6):398–406.

[185] HILBERG F, ROTH GJ, KRSSAK M, et al. BIBF 1120: triple angiokinase inhibitor with sustained receptor blockade and good antitumor efficacy. Cancer Res, 2008, 68(12):4774–4782.

[186] RICHELDI L, COSTABEL U, SELMAN M, et al. Efficacy of a tyrosine kinase inhibitor in idiopathic pulmonary fibrosis. N Engl J Med, 2011, 365(12):1079–1087.

[187] LEE JS, RYU JH, ELICKER BM, et al. Gastroesophageal reflux therapy is associated with longer survival in patients with idiopathic pulmonary fibrosis. Am J Respir Crit Care Med, 2011, 184(12):1390–1394.

[188] DE VRIES J, KESSELS BL, DRENT M. Quality of life of idiopathic pulmonary fibrosis patients. Eur Respir J, 2001, 17(5):954–961.

[189] NISHIYAMA O, TANIGUCHI H, KONDOH Y, et al. Quadriceps weakness is related to exercise capacity in idiopathic pulmonary fibrosis. Chest, 2005, 127(6):2028–2033.

第 57 章

特发性肺纤维化以外的其他特发性间质性肺病

Erica L. Herzog

Ami N. Rubinowitz

Mridu Gulati

引言

特发性间质性肺炎（IIPs）包括一组间质性肺疾病，其诊断和治疗均颇具挑战。这些疾病的一般诊断流程已在本教科书（第 54 章）介绍过，其中关于特发性肺纤维化（IPF）的诊断和治疗也已在第 56 章中进行过讨论。本章将详细介绍非 IPF 形式的间质性肺炎的分类、诊断和治疗，包括非特异性间质性肺炎（NSIP）、机化性肺炎（organizing pneumonia，OP）、脱屑性间质性肺炎（DIP）、呼吸性细支气管炎相关间质性肺病（RB-ILD）、急性间质性肺炎（AIP）和淋巴细胞性间质性肺炎（LIP）。本章将从历史回顾、定义和流行病学以及临床、影像和病理学方面进行介绍。每节以讨论现有治疗方式结尾。表 57-1 将上述内容进行了简略汇总。

表57-1　特发性间质性肺炎的主要特征

特征	IPF/UIP	NSIP	COP	AIP	DIP/RB-ILD	LIP
平均发病年龄	60岁左右	50岁左右	50岁左右	50岁左右	40岁左右	50岁左右
疾病持续时间	慢性	亚急性至慢性	亚急性	急性	亚急性至慢性	慢性
诊断率	47%~64%	14%~36%	4%~12%	罕见	10%~17%	罕见
吸烟	多达2/3	不常见	多达1/2	未知	大多数	未知
HRCT	外周,胸膜下病变;双下肺为著;网格影;牵拉性支气管扩张;结构扭曲和蜂窝病变	外周,胸膜下病变;双下肺对称;磨玻璃样影,网格影;牵拉性支气管扩张	斑片状,双侧,胸膜下和支气管血管束分布实变	弥漫性实变和磨玻璃样影,通常小叶结构保留	DIP:外周或弥漫性磨玻璃影,网格影,+/-小囊性变 RB-ILD:支气管壁增厚,小叶中心结节;斑片状磨玻璃影	弥漫:小叶中心结节;磨玻璃影;间隔增厚;薄壁囊
主要病理特征	病变程度不均一;炎症很少;斑片状纤维化;成纤维细胞灶;蜂窝病变	病变程度不均一;炎症散在,弥漫性纤维化;罕有蜂窝	病变程度均一;中等程度炎症;炎症突出;罕有成纤维细胞;肺泡内(Masson小体)成纤维细胞增生;泡沫巨噬细胞	程序性细胞死亡反应;急性炎症;可能存在透明膜	病变程度均一: DIP:弥漫程度不同,中度纤维化,伴有弥漫性肺泡内巨噬细胞聚集 RB-ILD:远端细支气管周围及肺泡巨噬细胞聚集,伴局灶轻度纤维化	弥漫性间质浸润,包括T细胞和(或)B细胞淋巴细胞,浆细胞,巨噬细胞;淋巴组织增生等浸润
预后	5年死亡率50%~70%	5年死亡率<10%	罕有死亡	1个月死亡率50%~60%	5年死亡率5%	不明确
对激素的反应	反应差	反应好(尤其细胞型)	有反应	不清楚	有反应	不明确

资料来源：American Thoracic Society/European Respiratory Society International Multidisciplinary Consensus Classification of the Idiopathic Interstitial Pneumonias. This joint statement of the American Thoracic Society (ATS), and the European Respiratory Society (ERS) was adopted by the ATS board of directors,June 2001 and by the ERS Executive Committee. 2001. Am J Respir Crit Care Med,2002,165(2):277-304.

非特异性间质性肺炎

下面讨论很重要的一类疾病,即非特异性间质性肺炎。

■ 定义和历史回顾

1994 年,Katzenstein 和 Fiorelli 提出非特异性间质性肺炎(NSIP)来描述一种组织病理学表现,其间质炎症和纤维化的时程表现比较均匀一致。1998 年,Katzenstein 继续正式指定 NSIP 作为特发性间质性肺病的一个独特的类别。尽管大多数资料来源都认为 NSIP 是一个独特的组织学病理学表现,但 NSIP 作为一个独立的临床疾病仍然存在争议。例如,美国胸科学会(ATS)报道,在 193 例 NSIP 患者中,仅有 67 例(约 1/3)确实是特发性的,而其余的则与其他疾病诊断有关。因此,当影像学或病理学诊断为 NSIP 时,临床医生应当寻求与这种表现相关的可能潜在疾病。

■ 相关基础疾病

非特发性 NSIP 常与一些潜在的原因相关。NSIP 是结缔组织病(connective tissue diseases,CTD)合并的最常见的间质性肺病形式,常见于多发性肌炎和皮肌炎、干燥综合征、系统性硬化症(systemic sclerosis,SSc)合并的间质性肺病的组织学类型。NSIP 在类风湿关节炎中比普通间质性肺炎(UIP)少得多。NSIP 也可见于过敏性肺炎、药物反应和一些家族性 ILD。某些明显的特发性 NSIP 病例后来可能发展为 CTD,提示 NSIP 是 CTD 的一种顿挫表现形式。

■ 临床表现

NSIP 最常见于 40~60 岁不吸烟的中年成人,女性多见。与大多数其他 IIPs 一样,NSIP 常表现为亚急性起病的呼吸困难和咳嗽。肺部查体常常可闻及双侧帛裂音,但有时双肺呼吸音清。肺外检查可能为潜在的 CTD 提供线索(第 60 章),如向阳疹、披肩征、指端水肿或脱屑("技工手")提示潜在皮肌炎。毛细血管扩张症、钙质沉着症和指端硬化,提示存在硬皮病。存在关节腔积液和掌指关节径向偏差提示潜在的类风湿关节炎。杵状指罕见。

有时患者既往并未确诊。在这种情况下,必须获取有关职业、环境和药物暴露的完整病史。另外,由于特发性 NSIP 经常与 CTD 相关,应该获得详尽风湿病史。这包括关于关节痛、吞咽困难、肌病症状,在抗合成酶综合征中的常见皮疹和技工手,与干燥综合征相关的眼部和(或)唾液腺干燥以及硬皮病特征性的雷诺现象和吞咽困难等病史。虽然大多数资料建议在 NSIP 诊断中进行血清学检测,但在这方面并没有标准化的实践指南。至少应检测 ANA 和类风湿因子,以及可提取核抗原(包括 Jo-1 和 Scl-70)和抗环瓜氨酸肽(anti-CCP)。血清肌酸磷酸激酶(creatine phosphokinase,CPK)和醛缩酶可用于诊断肌炎。由于过敏性肺炎也可表现为 NSIP,所以有时会进行霉菌或鸟类的抗原检测,尽管阳性(或阴性)检测的临床意义尚不清楚,也不以诊断为目的。

■ 肺功能检查

肺功能检查提示限制性通气功能障碍,其特征为 FEV_1/FVC 比率正常和 FVC、TLC 和 $D_{L_{CO}}$ 降低。若出现阻塞性通气功能障碍,应当考虑其他疾病或重叠的疾病诊断。

■ 胸部影像

NSIP 的影像学表现可能会有所不同,分为细胞型、纤维化型或混合型。早期 X 线胸片正常,或者显示非特异性间质表现以及疾病进展时表现为下肺为著的磨玻璃影。CT 表现以周边和下叶为主,也可能累及上叶,但没有明显的上下肺梯度变化,也可呈斑片状或沿支气管血管束分布。最常见的 CT 表现包括磨玻璃影和网格影,伴或不伴牵拉性支气管扩张(图 57-1 和图 57-2)。蜂窝有时见于纤维化型 NSIP,但通常并非主要特征。

■ 病理

当 NSIP 诊断需要组织活检时,电视胸腔镜手术(VATS)是首选方法,因为这种方法能够获取足够的组织以准确诊断特发性间质性肺病。NSIP 原始描述按其纤维化和炎症在时间上的均匀外观分为 3 组:以活动性炎症为主[后称"细胞型"NSIP(图 57-1)],以明确的纤维化为主[后称"纤维化型"NSIP(图 57-2)],以及炎症和纤维化共存(后称"混合型"NSIP。)

■ 临床过程、结果和治疗

一些研究表明,NSIP 患者的预后良好。细胞型 NSIP 患者 5 年生存率可达 74%,而这种特殊的病理模式与纤维化型相比无事件生存率降低。同样,预计伴有纤维化型 NSIP 的影像学改变如蜂窝与生存率降低、进行性呼吸困难和 6 分钟步行试验中低氧饱和度相关。

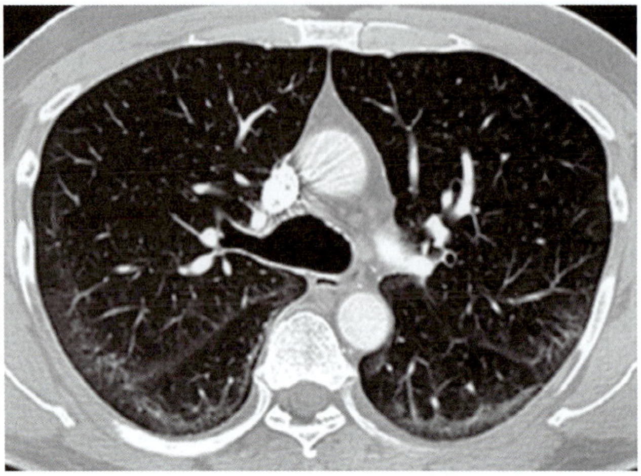

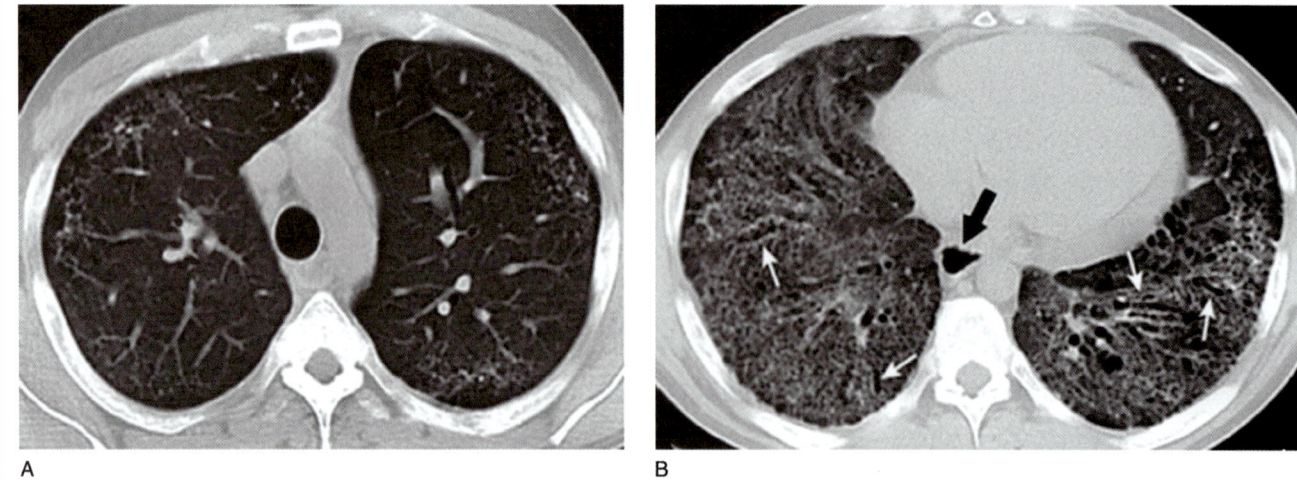

A 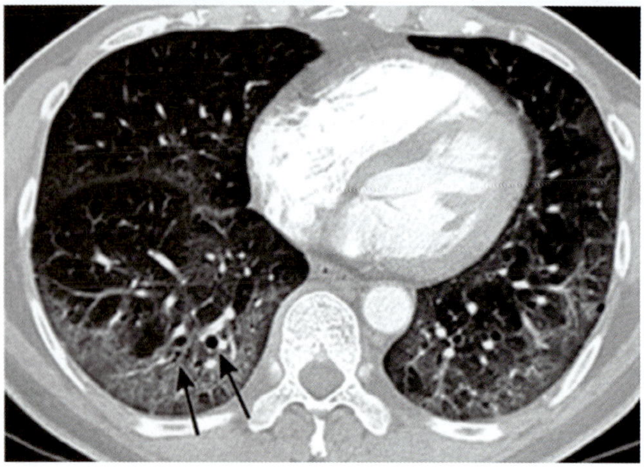   B

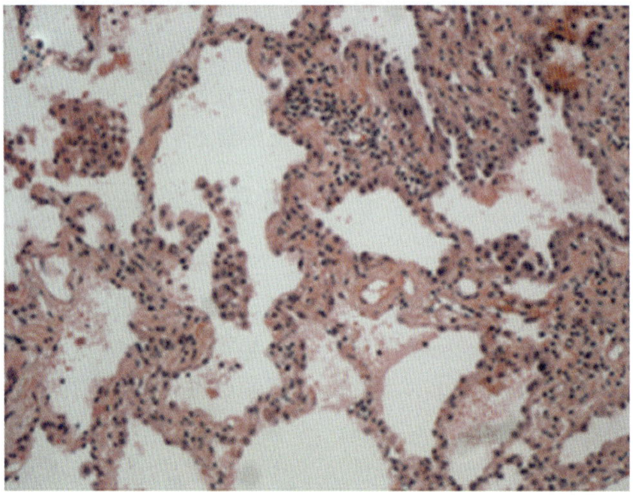

C

图 57-1 一名罹患抗合成酶综合征及细胞型非特异性间质性肺炎（NSIP）的 60 岁男性患者。胸部高分辨率 CT 上胸部断面（A）和下胸部断面（B）显示外周及下叶分布为主的磨玻璃斑片影伴轻度网格影及小牵拉性支气管扩张（箭头）。C. 开胸肺活检可见均一的小叶间隔增厚及炎症表现,符合细胞型 NSIP。病理图获 Robert J. Homer 博士（Yale School of Medicine）授权使用。

A   B

图 57-2 一名继发于硬皮病的纤维化型 NSIP 的 41 岁男性患者。上胸部（A）和下胸部（B）的轴向 CT 显示以下叶为主的纤维化改变,伴有粗糙网格影和牵拉性支气管扩张（白色箭头）。还须注意扩张的食管（黑色箭头）。

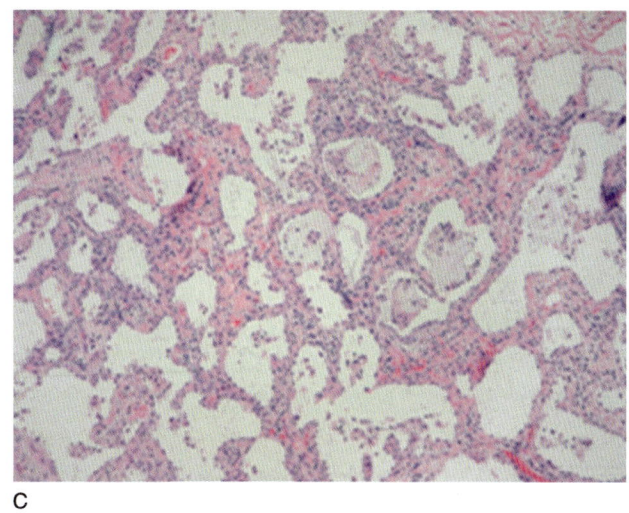

图 57-2(续)　C.这些病变同时存在符合继发于硬皮病的纤维化型 NSIP。该患者最终进行了肺移植,并且对摘除肺的病理检查显示弥漫小叶间隔增厚和纤维化,鲜有炎症,符合纤维化型 NSIP。病理图获 Robert J. Homer 博士(Yale School of Medicine)授权使用。

■ 药物治疗

免疫抑制剂常常用于治疗 NSIP,但这一领域缺乏前瞻性随机对照试验,意味着缺乏这些药物治疗效果的证据。对于与药物或吸入等暴露相关的 NSIP,停止暴露是首要的治疗策略。在病变较轻时,此种干预足矣,但时常患者影像学或生理上疾病状态显著,需要全身应用免疫抑制剂治疗。静息或运动时动脉低氧血症患者须给予氧疗。运动能力下降的患者可以从肺康复中受益。最后,由于 NSIP 患者有时会遇到急性恶化,因此任何符合条件的患者都应考虑转诊原位肺移植(orthotopic lung transplantation,OLT)。

免疫抑制的应用基础在于病理所见炎症至少部分参与了疾病。用于治疗 NSIP 的大多数免疫抑制剂尚未在前瞻性随机临床试验中正式评估,而且大都具有明显毒性。因此,需要根据风险收益比率来权衡应用免疫抑制药物的决定。同样,在 CTD 患者治疗 NSIP 时,最好与风湿病学专科医师一起进行这些药物的治疗,因为肺部和全身受累器官可能分别表现出的反应不同,所以还必须同时监测全身效应。这些患者须频繁复诊,每月规律进行实验室检查,以便能够及时地发现严重和可能致命的不良反应。

类固醇皮质激素

尽管缺乏相关领域的临床试验,专家建议对 NSIP 患者进行糖皮质激素治疗试验。患者通常每天按千克体重口服泼尼松 1mg/kg,治疗数月,然后评估 PFTs 或 HRCT 等客观指标的反应。类固醇激素的不良反应众所周知,包括糖尿病、骨相关并发症、白内障、高血压、体重增加和机会性感染,所以应密切监测患者的血生化及全血细胞分析。鉴于这些不良反应,一旦患者对治疗有反应,就尝试激素减量及联合治疗模式。

硫唑嘌呤

硫唑嘌呤是 NSIP 患者常用的替代疗法。应用该药的证据主要来源于对 IIP 患者的早期研究,其中包括部分 NSIP 患者亚组病情改善。此后,该领域再无大规模的临床试验,只有一项小规模病例系列研究发现,纤维化性 NSIP 患者用泼尼松和硫唑嘌呤联合治疗后病情改善。由于硫唑嘌呤的多种风险,包括骨髓抑制和肝毒性,大多数中心在开始治疗之前对硫嘌呤甲基转移酶进行基因分型,当发现突变时即相应地减小剂量,但目前这种方法仍缺少证据支持。

环磷酰胺

环磷酰胺(cytoxan™)用于严重或快速进展的肺受累患者。一项前瞻性研究比较了确诊为纤维化型 NSIP 患者及 UIP/IPF 患者中应用甲泼尼松龙冲击,随后以小剂量泼尼松联合环磷酰胺序贯的治疗反应,33% NSIP 患者单用激素改善,66%患者应用激素环磷酰胺联合治疗后改善。但只有 15% UIP/IPF 受试者在任意时间点表现出临床改善。一项小样本回顾性疗效研究结果提示,已知或疑似 NSIP 患者治疗 6 个月后肺功能稳定。也许 cytxan™ 治疗效果最好的是 SSc-ILD 患者(大多数患者表现为 NSIP)随机接受安慰剂或 cytoxan™ 治疗,分配到治疗组的那些受试者中肺部功能显示轻度但显著的改善,但随访分析发现这种作用在 2 年后消失。由于环磷酰胺有许多不良反应,包括骨髓抑制、出血性膀胱炎以及膀胱癌和血液系统恶性肿瘤的长期风险,其应用仅限于 NSIP 严重和进展性病例,建议仅由经验丰富的医生进行,并给予适当的监测。

其他免疫抑制剂

几项病例系列研究表明霉酚酸酯(mycophenolate mofetil,MMF)可能有效延缓硬皮病相关间质性肺病患者肺功能下降。因为这些患者大多数患有 NSIP,这些研究为 MMF 潜在治疗此种类型 ILD 作用提供了直接证据。MMF 与环磷酰胺治疗 SSc-ILD 的大规模随机对照试验目前正在进行中。MMF 以 500mg 2 次/d 剂量起始,逐渐加量至最大剂量(2 000mg,2 次/d)。该药因其致畸可能性,被划分为妊娠 D 类药物。一项多发性肌炎和皮肌炎相关 ILD 的回顾性病例系列研究支持他克莫司对 NSIP 的治疗作用。然而,由于没有进行大规模研究,所以考虑应用该药治疗 NSIP 应该结合病例具体情况,并由对血药浓度解读很有经验的医生来治疗管理患者。最重要的不良反应是肾毒性,在某些情况下可能是永久性的,并导致肾衰竭。

隐源性机化性肺炎

隐源性机化性肺炎在三十多年前就有描述。下面从临床及相关角度介绍。

■ 定义和历史回顾

隐源性机化性肺炎(COP)在 20 世纪 80 年代初首先由 Davison 和 Epler 描述,在 ATS 和欧洲呼吸学会(ERS)发起的 2002 年工作组中,隐源性机化性肺炎(COP)被归类为 IIP。COP 的病理标志包括远端气道结缔组织基质内的肌成纤维细胞和炎性细胞。这种非特异性病理学表现被称为"机化性肺炎",可见于多种原因,例如在感染、药物毒性、移植后、辐射暴露或风湿免疫病等情况下均可见到。因此,临床医师只有在没有相关疾病或促发因素的情况下才能确诊 COP。诊断 COP 有赖于综合评估临床症状、影像学表现、相应的组织病理学特征(若可提供),且排除其他相关原因和状况。

病理学上起初被称为"闭塞性细支气管炎并机化性肺炎"(bronchiolitis obliterans organizing pneumonia,BOOP),这个术语最初主导了北美文献,1998 年被收录在 Katzenstein 和 Myers 的原创性论文中。由于术语BOOP 易于和远端气道为中心的疾病闭塞性细支气管炎综合征相混淆,于是 2002 年对术语做出了改变。由于许多 COP 病例与潜在的病因有关,所以有人对 COP

纳入"特发性"间质性肺炎范畴一直存在一些困惑。对于临床医生来说,最令人困惑的情况是 COP 主要累及气道而非间质。然而,工作组认为将 COP 纳入 IIPs 是合理的,因为在临床实践中,COP 是其他 IIP 的鉴别诊断的一部分,并且因为 COP 中可能存在间质炎症和纤维化。

■ 临床表现

与其他 IIP 类似,COP 的流行病学特征并不清楚,男女均可受累,平均发病年龄为 58 岁。不吸烟者或既往吸烟者可能比目前吸烟者患病更多见,COP 的典型表现包括最初的前驱性流感样疾病以及发热、咳嗽和呼吸困难的症状。诸如咯血、胸痛、关节痛或肌痛的主诉并不常见。胸部听诊可能无异常,也可能发现啰音。患者在诊断前经常接受多种抗生素治疗。对与CTD 相关的全身症状和(或)检查应进行仔细研究,以确认是否存在相关的潜在疾病。

■ 潜在疾病

诊断 COP 要求排除相关的原因。有人提出,无症状性胃食管反流可能在 OP 的发生中起作用;但是,这种关系还没有确定。许多病毒、细菌、真菌和寄生虫感染与甲型 H1N1 流感均可与之相关。OP 也可以是抗生素诱发的药物性肺炎的常见表现,如呋喃妥因、苯妥英、胺碘酮、柳氮磺胺吡啶等药物以及可卡因等非法药物。职业性暴露也与肺损伤的 OP 有关,包括但不限于雾化纺织染料 Acramin FWN、涂料中的钛纳米粒子,以及用于香料加工的某些化学物质。在皮肌炎、多发性肌炎、类风湿关节炎、硬皮病和系统性红斑狼疮等患者均有报道。风湿血清学可以协助确诊疾病,因为这种肺损伤可能是系统性疾病的最初表现。OP 也可存在于其他炎症性疾病中,如克罗恩病和溃疡性结肠炎患者。放射治疗也与 OP 发生有关,特别是在乳腺癌治疗后 3~6 个月。与局限性肺回缩及牵拉性支气管扩张为特征的放射性肺炎相比,放疗后 OP 病变弥漫、有游走性且对激素高度敏感。肺或骨髓移植后也可发生 OP。虽然 BOS 是肺移植患者排异反应中最常见的肺损伤形式,但 OP 样改变也有报道。同样,骨髓移植患者也可能发生 OP 样的移植排斥反应、移植物抗宿主病或特发性肺炎综合征。OP 还可使恶性或血液病病情复杂化,如各种形式的急性和慢性白血病和淋巴瘤。

■ 肺功能检查

与其他 IIP 类似,通常表现为限制性通气障碍,以肺总量下降为特征。在一部分患者可有阻塞性通气障碍。低氧血症通常是轻微的,一部分肺内浸润斑片影的患者可存在严重低氧血症。

■ 胸部影像

OP 可有多种影像学表现。X 线胸片常可见非特异分布的斑片实变影。有时影像学表现酷似感染性肺炎，实变肺叶对抗生素无反应。典型的 CT 表现为外周、支气管血管束分布的磨玻璃影或实变（图 57-3）。磨玻璃结节和实变以及游走性实变影也可见于 OP。通常不会出现纤维化表现，如网状、结构扭曲、牵拉性支气管扩张和蜂窝。磨玻璃样周围环绕密度更高的，也称为环形（或反晕）征，其存在时强烈提示 OP，但也可见于其他疾病如血管炎、某些感染或肺梗死。

■ 病理

当临床表现和胸部影像检查不足以确诊 COP 时，可采用经支气管镜活检或外科肺活检。支气管肺泡灌洗（BAL）通常显示淋巴细胞、中性粒细胞和嗜酸性粒细胞比例增加。经支气管镜活检可以协助诊断，然而，由于此种方式获得的肺组织量相当小，可能不足以全面评估肺实质的病理。因此，常常通过 VATS 获得较大的肺组织标本以供更彻底的分析。

OP 的病理特征是在肺泡管和周围肺泡腔内的炎性碎片填塞表现。由肉芽组织、成纤维细胞和肌成纤维细胞组成的填塞物，称为 Masson 小体（图 57-3）。

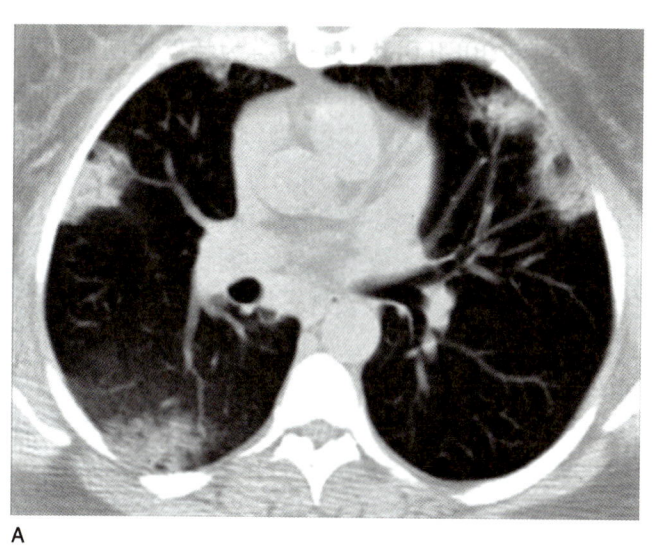

A

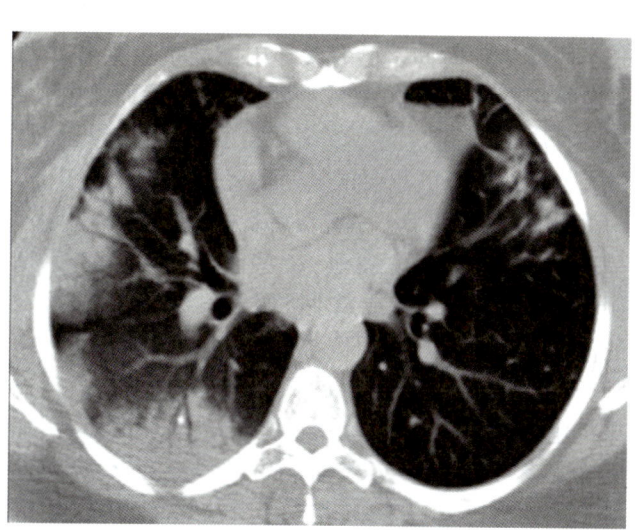

B

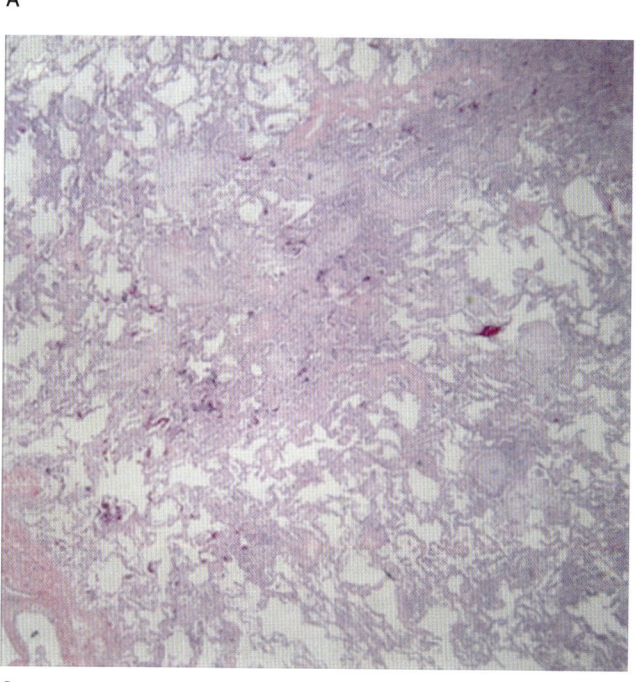

C

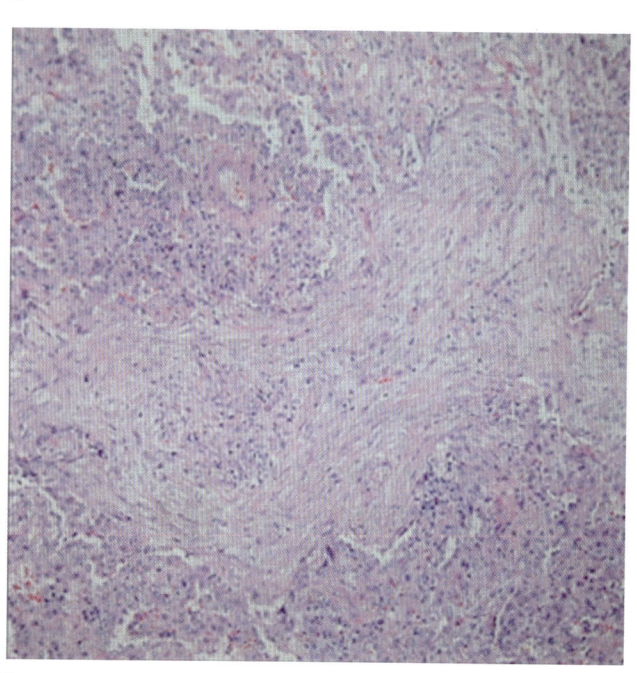

D

图 57-3 一名罹患机化性肺炎的 50 岁女性患者表现为咳嗽和呼吸困难。中胸部（A）和中至下胸部（B）轴向胸部 CT 可见多灶分布的外周实变，分布特点符合机化性肺炎。该患者肺活检组织低倍镜（C）和高倍镜（D）病理提示斑片状机化性肺炎特点，可见渗出、成纤维细胞和炎性细胞。病理图获 Robert J. Homer 博士（Yale School of Medicine）授权使用。

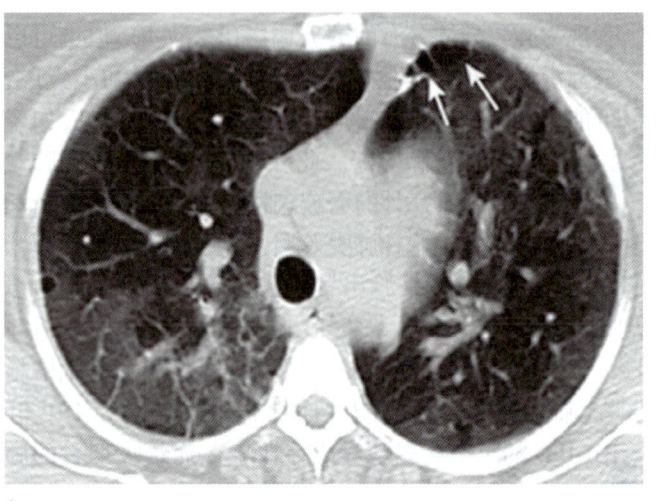
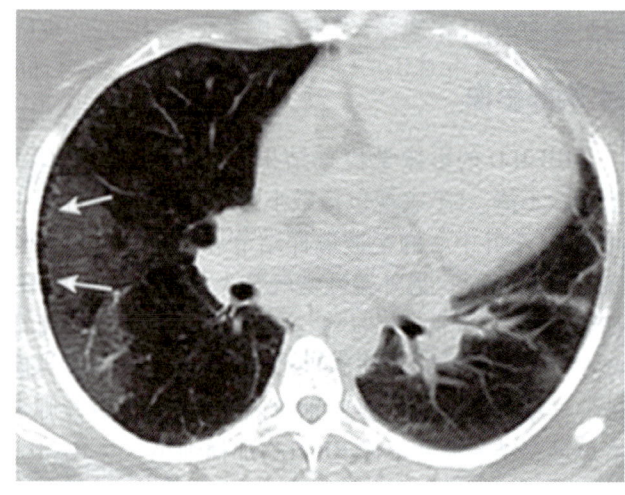
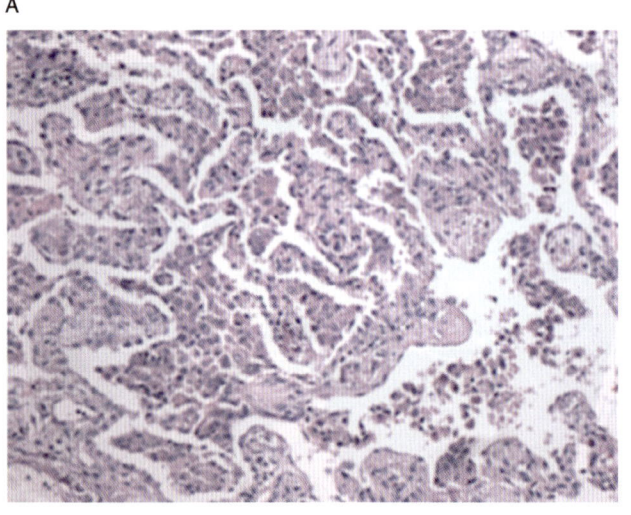

图 57-5　一名 36 岁女性,有严重的吸烟史,表现为咳嗽和呼吸困难。上部(A)和下部(B)胸部轴向 CT 图像显示双肺斑片影及周围的磨玻璃影。也可见沿胸膜分布的肺大疱伴间隔旁气肿(箭头)。随访磨玻璃影并未消失,故患者接受了视频辅助胸腔镜手术(VATS),病理显示(C)脱屑性间质性肺炎(DIP),含色素巨噬细胞的支气管周围和肺泡内积聚。病理图获 Robert J. Homer 博士(Yale School of Medicine)授权使用。

镜检查有助于排除其他类似 RB-ILD 或 DIP 疾病。BAL 可见特征性的含色素巨噬细胞。在一些 DIP 患者 BAL 中可见明显的嗜酸性粒细胞增多症。研究指出,在适当临床情况和 BAL 情况下,呼吸性细支气管所见经支气管肺活检可能足以支持 RB-ILD 诊断。尽管如此,对于 RB-ILD 和 DIP,最终确定诊断以及排除其他原因可能须外科手术肺活检。

　　RB-ILD 和 DIP 的病理标志性为色素性巨噬细胞积聚,通常称为吸烟者巨噬细胞。这些巨噬细胞内含有铁,可见玻璃状嗜酸性细胞质,细颗粒状黄棕色素,其中可能含有烟草烟雾成分。在重度吸烟者中,色素沉着可能变得粗糙,造成与慢性肺泡出血中见到的含铁血黄素沉积鉴别困难。临床医师还须与常见病理学表现呼吸性细支气管炎(respiratory bronchiolitis,RB)鉴别,该病由 Niewoehner1974 年首次描述。在 20

世纪 80 年代,Myers 描述了以 RB 反应增强为特征的 RB-ILD。RB-ILD 肺组织也可能表现出慢性炎性细胞浸润,同时伴有细支气管周围纤维化,与非复杂的 RB 相比较更显著(图 57-4 和图 57-5)。Churg 提出,当出现明显影像学异常及显著生理功能损害时,应该将 RB-ILD 与吸烟者 RB 区分鉴别。

　　DIP 由 Liebow 在 1965 年首先描述,1978 年在 Carrington 的一项研究中,将 DIP 作为一种独立的疾病诊断。DIP 与 RB-ILD 比较,DIP 巨噬细胞更多扩散到小叶内部,而 RB-ILD 则局限于细支气管周围,另外间质纤维化、巨细胞和嗜酸性粒细胞更常见于 DIP(图 57-5)。病理医生必须在活检标本中排除其他 ILD。RB-ILD 或 DIP 临床诊断需要全面评估患者的病理、影像学和生理功能,并排除病理和影像学特征的其他鉴别诊断。

■ 临床过程、结局和治疗

与 IPF 相比，RB-ILD 或 DIP 患者的纤维化程度较低，预后较好，部分原因可能是由于发现戒烟和类固醇皮质激素通常是 RB-ILD 和 DIP 患者的有效治疗方法。RB-ILD 进行性发展并不常见，但在 DIP 患者较常见，一项研究发现，33% DIP 患者与 64% RB-ILD 患者表现放射学或生理学客观改善。同样，另一研究发现，与 RB-ILD 无患者死亡相比，DIP 患者 26% 死亡，结果证实了 Carrington 和 Yousem 的前期工作。

戒烟

治疗这类疾病包括戒烟。对于轻中度症状和功能受损的患者，可以在戒烟后观察一段时间。许多患者症状稳定且有改善，但应用类固醇皮质激素治疗往往混淆了单独戒烟的疗效，而 Carrington 和 Yousem 的早期研究未能全面描述戒烟的效果。其他混杂因素包括是否存在与吸烟有关的肺病，例如肺气肿，其对功能损害的作用通常不会对任何干预做出反应。

类固醇皮质激素

当症状和功能损伤严重时，用全身类固醇皮质激素治疗可能受益。疗程 6~9 个月，40~60mg/d，持续 6 周。在其他 ILD 中使用的免疫抑制剂在 RB-ILD 和 DIP 中作用尚不明确，尽管已有报道大环内酯类抗生素有效治疗 DIP 的报道。患者疾病严重进展时，可能需要肺移植。另外，也已有移植后疾病复发的报道。

急性间质性肺炎

急性间质性肺炎的初次描述可追溯到 75 年以前。下面介绍这个疾病的临床特征。

■ 定义和历史回顾

急性间质性肺炎也被称为"AIP"或"Hamman-Rich 综合征"，在 1935 年由 Hamman 和 Rich 首次描述，是一种罕见的暴发性 IIP。目前 ATS/ERS 诊断标准包括：①临床病程进展迅速（≤2 个月），导致呼吸衰竭；②排除感染性、毒性、自身免疫性或任何其他已知的 ARDS 病因；③活检标本病理显示弥漫性肺泡损伤（DAD）（见下文）；④符合 ILD 影像学表现；⑤既往无慢性肺病。

■ 临床表现

AIP 很罕见，常见于既往没有肺病的健康人群。这种疾病没有性别差异，最常见累及 40 岁以上患者，平均患病年龄 50~55 岁。与大多数其他 IIPs 不同，AIP 主要表现为急性发热（75%）、咳嗽（70%）以及快速进展的呼吸困难（90%），许多患者存在感染性前驱症状。大多数患者出现低氧血症并迅速进展为呼吸衰竭，需要机械通气。体格检查常表现为呼吸急促和双侧肺弥漫性湿啰音。慢性肺部疾病的征象如杵状指罕见，而皮肤或关节异常的存在可能暗示潜在自身免疫过程，不支持 AIP。尽管最初的治疗侧重于稳定患者的呼吸状态，但也应该进行诊断评估。一旦通过心肌酶和超声心动排除了心源性肺水肿，应评估非心源性肺水肿和 ARDS。鉴于与 ARDS 发生相关的各种疾病和暴露，应仔细评估药物应用和职业危害暴露史，以及完整的风湿病史。另外此前在 NSIP 描述过的血清和肌酶检测可能也很有价值。

■ 相关基础疾病

AIP 鉴别诊断广泛，包括左心衰竭、弥漫性肺泡出血、OP、过敏性肺炎、UIP/IPF 和 DIP。AIP 通常可以根据仔细询问病史、影像学检查和前面所述的辅助检查与上述疾病鉴别。AIP 诊断一旦确立，就必须进一步寻找潜在的原因，如胶原血管病、抗心磷脂综合征或狼疮；暴露治疗性损失如某些化学疗法、生物疗法、辐射、高氧；非法药物，如海洛因或可卡因；暴露于有毒物，如吸入烟雾和其他气体；大量输血、脂肪栓塞、误吸和非典型肺炎（支原体或军团菌）和病毒感染（流感）等感染。AIP 还应与其他潜在的 IIP 或其他预先存在的潜在肺部疾病急性加重鉴别。

■ 肺功能检查

大部分患者病情太重，无法进行肺功能检查，但预计会出现限制性通气功能障碍和弥散功能下降。

■ 胸部影像

AIP 在放射和病理学上与 ARDS 无法区分。影像学表现取决于是否存在早期渗出期或慢性纤维化期。弥漫性实变和磨玻璃样阴影通常见于早期渗出阶段，坠积部分受累更明显。早期渗出阶段很难与其他病因如心源性或非心源性水肿、弥漫性感染或弥漫性出血相鉴别。在急性期（有时 1 周后）存活的患者中，除了肺实变之外，纤维化如结构扭曲、牵拉性支气管扩张、伴或不伴蜂窝表现得更明显，且通常在上肺等非坠积部分更严重（图 57-6）。

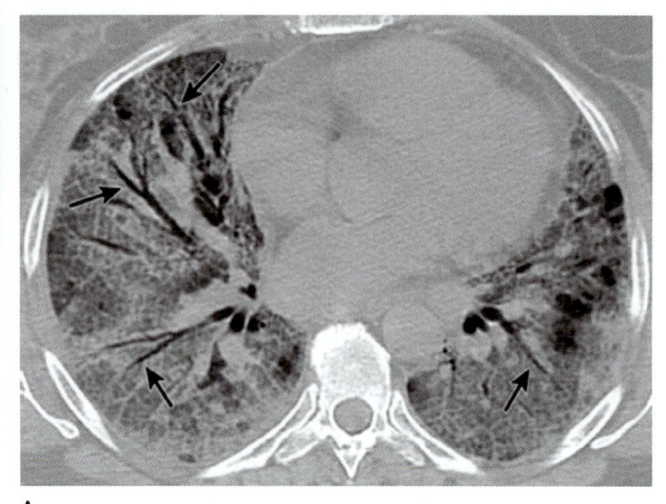

A

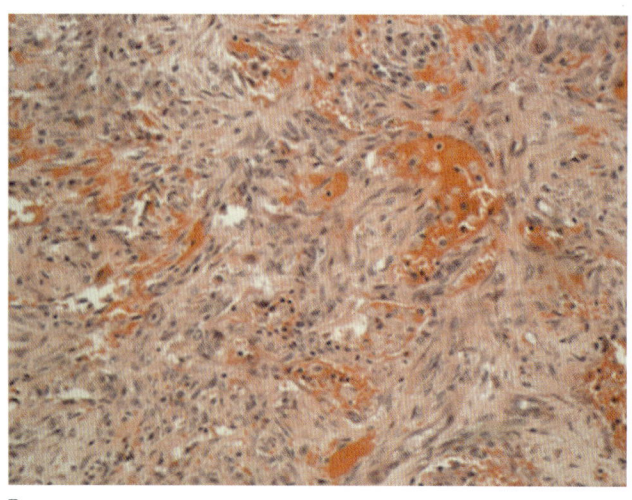

B

图 57-6　一名 45 岁女性,急性呼吸急促。胸腔(A)的高分辨率 CT 显示了所有肺叶均受累的肺弥漫性磨玻璃影。在磨玻璃影中还可见有网格影和牵引性支气管扩张(箭头),提示机化和潜在的纤维化。尸检时肺组织显示弥漫性肺泡损伤,包括肺泡间隔的消失,伴有结构细胞死亡反应、急性炎症和透明膜形成(B)。病理图获 Robert J. Homer 博士(Yale School of Medicine)授权使用。

■ 病理

如果微生物学检测痰培养和病毒学检查均阴性,下一步则须进行支气管镜肺泡灌洗检查以排除可能的感染或其他鉴别诊断。经支气管肺活检对 AIP 通常无诊断意义,因为当需要进行组织学诊断时,外科肺活检是首选的方法。DAD 病理学诊断表现为弥漫性和广泛性细胞死亡伴有透明膜形成,透明膜由组织学上明显的纤维蛋白层与坏死上皮混合形成。这种物质沿肺泡表面分布,反映其严重程度和急性损伤(图 57-6)。随着损伤进展,将演变为机化阶段,它可以恢复正常肺组织或导致肺纤维化。

■ 临床过程、结局和治疗

暴发性 AIP 及其通常无法治愈的特点导致死亡率极高。50%以上患者在住院期间死亡,大部分患者在诊断后 6 个月内死亡。那些存活患者有疾病复发或发展为其他形式 ILD 的风险。然而,一小部分幸存者可能肺功能完全恢复。下面将详述治疗,旨在给予支持并尝试限制急性损伤和炎症。

非药物治疗

AIP 的主要治疗方法是支持治疗,包括氧疗或机械通气、适当镇静、营养支持、预防 ICU 相关并发症,如应激性溃疡、静脉血栓栓塞、导管相关血流感染和呼吸机相关性肺炎。

药物治疗

高剂量/冲击剂量的糖皮质激素治疗常用于 AIP

患者,但由于 AIP 很少见且通常很严重,目前还没有评估治疗有效性临床试验。因此,关于支持这种方法的证据实际上是基于病例报告中不一致的生存益处。例如,在 1990 年发表的最大病例系列中,29 位接受糖皮质激素治疗的患者,治疗组存活率为 45%,非治疗组存活率为 33%。同样在 8 名接受激素冲击治疗仅包含 8 例患者的小型研究中,有 7 名患者存活。相反,对 9 名接受 8mg/kg 甲基泼尼松龙治疗的另一项研究发现,该方案死亡率为 100%。尽管缺乏明确的有效性,但专家意见建议持续使用数天高剂量类固醇皮质激素,然后维持剂量相当于泼尼松 60mg/d,如果患者存活,可以在接下来的几周内逐渐减量。

高剂量类固醇的不良反应不能被低估。除了前述的长期不良反应之外,在 ICU 的短期风险包括高血糖、免疫抑制、神经肌肉并发症和谵妄。因此,在某些情况下,当使用类固醇药物存在禁忌或需要其他免疫抑制剂,医生可能会采用非类固醇药物治疗。已经报道了使用其他药物治疗 AIP,如硫唑嘌呤、环孢霉素、环磷酰胺和长春新碱,尽管不推荐这些药物用于常规治疗。原位肺移植已经成功地应用于 AIP 呼吸衰竭患者。然而,由于这些患者往往病情极不稳定,不适合转到移植中心,所以原位肺移植在 AIP 中的作用非常有限。

淋巴细胞性间质性肺炎

在这组特发性间质性肺炎中,最后讨论的是淋巴细胞性间质性肺炎。

■ 定义和历史回顾

1969 年,Liebow 和 Carrington 应用"淋巴细胞性间质性肺炎"(LIP)这个术语来描述肺泡腔和间质的成熟 B 细胞或 T 细胞的良性多克隆浸润。LIP 存在于一系列影响肺部的淋巴增殖性疾病中,因此其作为一种 IIP 也颇有争议。此外,LIP 向恶性发展的情况尚不清楚,但现有资料认为单克隆特征可有效排除 LIP,并倾向恶性可能。然而,由于临床和影像学特征与其他 IIP 在鉴别诊断及治疗措施均有重叠,最近 ATS 和 ERS 关于 IIP 指南中仍保留了 LIP 分型。LIP 有时也可见于儿童,但因为本章主要介绍成人 IIP,对儿童 LIP 不予讨论。

■ 临床表现

鉴于其临床罕见,LIP 的人口学特征很难界定,但现有资料显示,该病在女性中更常见,而且发病平均年龄在 40~50 岁。LIP 通常表现为数年缓慢进展的咳嗽和呼吸困难。虽已有发热、体重减轻、胸痛和关节疼痛等症状报道,但全身症状很少。肺部听诊可正常,或可随着疾病进展出现湿啰音。肺外表现可能包括淋巴结肿大或与 Sjögren 综合征或与类风湿关节炎特征一致的关节表现。很少发现与严重肺部疾病相匹配的体征如杵状指。实验室检查可能显示轻度贫血。血清免疫球蛋白定量显示高达 75% 的患者存在多克隆球蛋白血症或 IgG 或 IgM 单克隆增加。有时可见免疫复合物,但不常见。

■ 相关基础疾病

大多数 LIP 病例与 Sjögren 综合征或免疫缺陷病如严重普通变异性免疫缺陷病和 HIV 等潜在病因相关。也有类风湿关节炎、桥本病、恶性贫血、慢性活动性肝炎、系统性红斑狼疮、自身免疫性溶血性贫血、原发性胆汁性肝硬化、低丙种球蛋白血症患者发生 LIP 的报道。另外 LIP 也可见于某些病毒感染,包括 Epstein-Barr 和人类 T 淋巴细胞病毒 I 型(HTLV-I)。真正的特发性 LIP 仅占不足 20% 病例。因此,与 NSIP 类似,诊断 LIP 后应尽其所能寻找潜在病因。

■ 肺功能检查

若完善肺功能检查,可提示限制性通气功能障碍,FVC 和 TLC 降低,$D_{L_{CO}}$ 下降,可出现低氧血症。

■ 胸部影像

LIP 的影像学表现与潜在疾病过程有所不同。X

线胸片表现不特异,可有双侧网格影和朦胧的磨玻璃影。与其他特发性间质性肺病一样,HRCT 可更好显示 LIP 的特征。在艾滋病患者中最常见的 CT 征象为弥漫性、斑片状以下叶为主的磨玻璃状阴影伴网格影和小囊腔,难以与病毒或机会性感染如肺孢子菌肺炎或 CMV 肺炎鉴别。支气管血管束增粗、小叶间隔增厚和小叶中心结节较少见。Sjögren 综合征患者的 LIP 典型表现为大小不等的双侧薄壁囊腔(但通常大于在 AIDS 相关的 LIP 中见到的囊腔),分布于整个肺部包括正常肺实质(图 57-7)。通常情况下,血管似乎与囊壁相关(或相邻),因此有术语称为"血管周围囊腔"。也可存在磨玻璃影。这种表现主要鉴别诊断包括其他原因的囊性肺病,比如淋巴管平滑肌瘤病(女性患者)、朗格汉斯细胞组织细胞增生症(吸烟者)和肺孢子菌肺炎(免疫功能低下患者),后两种疾病通常表现为上叶分布为主的囊腔。

■ 病理

LIP 病理表现为包含淋巴细胞、浆细胞和组织细胞的致密间质淋巴浸润,伴有 II 型细胞增生(图 57-7)。肺泡间隔内可见广泛浸润。常见有生发中心的淋巴滤泡。有时可见蜂窝和非坏死性肉芽肿伴肺泡内机化和巨噬细胞,但当这些表现为主要病理特征时,应重新考虑 LIP 的诊断。

■ 自然病史、临床过程和及治疗

我们对 LIP 的临床病程和预后知之甚少。几个病例系列研究的结果显示,即使接受免疫抑制治疗,约有 50% 患者改善,10% 患者维持稳定,40% 患者会在 2 年内死于该病。这些存活的患者可有很小概率明显进展为肺淋巴瘤,也可由于导致 LIP 的潜在基础疾病(遗传或获得性免疫缺陷)或因治疗 LIP 使用免疫抑制治疗,而引发严重和潜在致命的感染风险增加。

特发性淋巴细胞性间质性肺炎

LIP 的治疗决策部分取决于患者的症状和潜在原因。轻度特发性疾病的无症状患者通常需要通过连续 PFTs 和胸部影像进行仔细的纵向随访,因为这些患者中有一小部分患者会自发改善。随着时间推移,恶化的患者或诊断之初即症状突出且功能受损明显者,可给予免疫抑制治疗。虽然目前尚无关于特发性 LIP 患者应用糖皮质激素安全性或有效性的资料,但 CTD 相关 LIP 患者(其中大约 50% 患者治疗有效)显示激素治疗有潜在获益。患者通常以相当于 1mg/kg

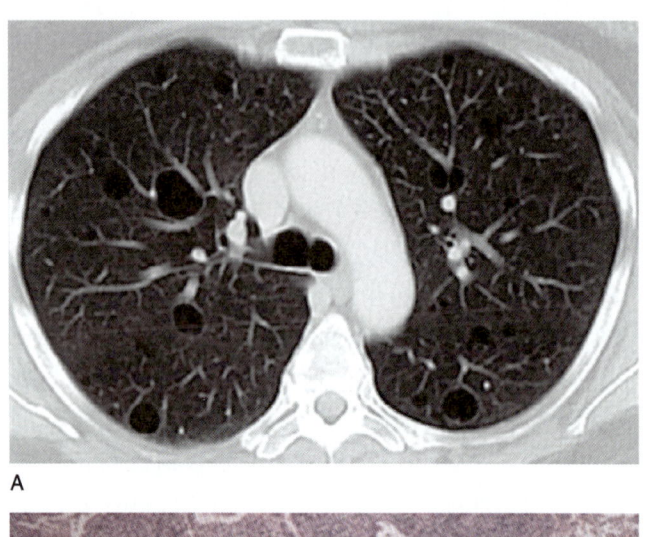
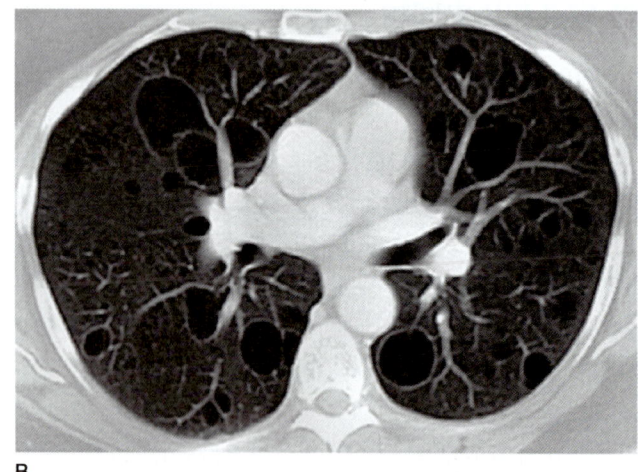

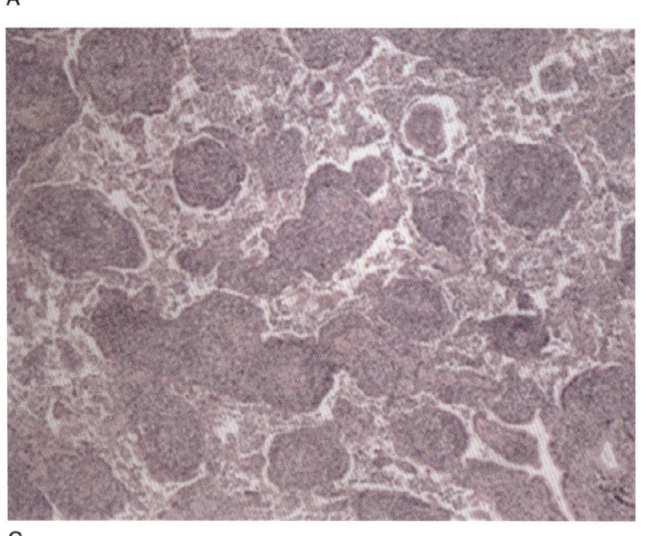
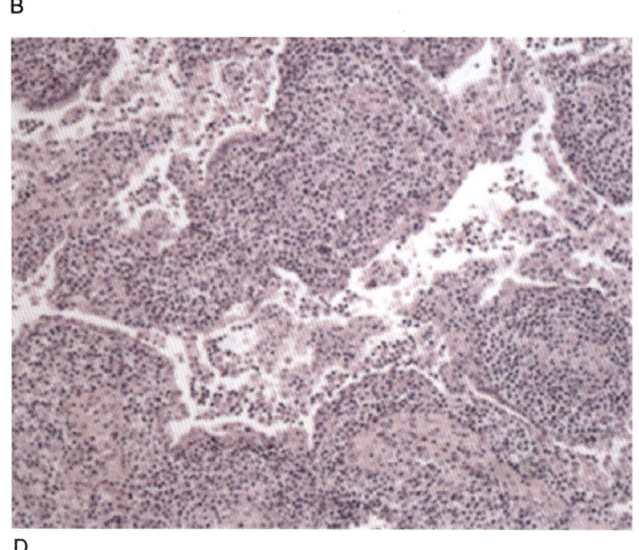

图 57-7　一名 51 岁女性患者诊断为干燥综合征和淋巴细胞性间质性肺炎(LIP)。上部(A)和中部(B)胸部轴向 CT 显示多个不同大小的薄壁囊腔,双肺上下叶均受累。注意囊腔之间存在正常肺实质。LIP 肺组织低倍镜(C)和高倍镜(D)下病理表现显示包含淋巴细胞,浆细胞和组织细胞的致密间质浸润,伴 Ⅱ 型肺泡上皮细胞增生,肺泡腔内巨噬细胞增多。病理图获 Robert J. Homer 博士(Yale School of Medicine)授权使用。

(理想体重)剂量口服泼尼松 8~12 周后复查胸部影像学和肺功能。客观指标提示患者治疗有效可继续应用泼尼松,在数月内剂量逐渐递减;而应用激素无反应的患者通常停止治疗,或者给予免疫抑制剂如环孢素或硫唑嘌呤。需要强调的是,这种治疗措施并无循证医学证据支持,应仔细权衡这类药物的不良反应风险、可能缺乏疗效以及可能的获益。另外,对长期使用类固醇治疗的患者应预防性治疗肺孢子菌肺炎,并进行骨健康监测。

非特发性淋巴细胞性间质性肺炎

治疗 CTD 合并的 LIP 与特发性 LIP 相似,事实上此类人群使用免疫抑制是基于更有力的证据支持。HIV 感染时,治疗 LIP 通常包括 HAART 治疗,因为这种干预可使许多患者症状减轻,影像学和肺功能改善。对于那些使用 HAART 后,病情仍然持续加重的患者,通常使用糖皮质激素,但其证据均来源于尚未开发应用 HAART 方案前的年代。与特发性和 CTD 相关的 LIP 一样,接受免疫抑制治疗的 HIV 相关 LIP 患者,强烈推荐考虑预防性治疗肺孢子菌肺炎。

结语

非 IPF 间质性肺炎临床表现、潜在疾病、自然病程和对治疗的反应均有很大差异。鉴于诊断和治疗的复杂性,这些疾病最好由经验丰富的医生多学科合作管理。

暴　婧　译

高占成　审校

参考文献

[1] KATZENSTEIN AL, FIORELLI RF. Nonspecific interstitial pneumonia/fibrosis. Histologic features and clinical signifi-cance. Am J Surg Pathol, 1994, 18(2):136–147.

[2] KATZENSTEIN AL, MYERS JL. Nonspecific interstitial pneumonia and the other idiopathic interstitial pneumonias: classification and diagnostic criteria. Am J Surg Pathol, 2000, 24(1):1–3.

[3] BRADLEY B, BRANLEY HM, EGAN JJ, et al. Interstitial lung disease guideline: the British Thoracic Society in collaboration with the Thoracic Society of Australia and New Zealand and the Irish Thoracic Society. Thorax, 2008, 63(Suppl 5):v1–v58.

[4] TRAVIS WD, HUNNINGHAKE G, KING TE JR, et al. Idiopathic nonspecific interstitial pneumonia: report of an American Thoracic Society project. Am J Respir Crit Care Med, 2008, 177(12):1338–1347.

[5] POLETTI V, ROMAGNOLI M, PICIUCCHI S, et al. Current status of idiopathic nonspecific interstitial pneumonia. Semin Respir Crit Care Med, 2012, 33(5):440–449.

[6] FLAHERTY KR, MARTINEZ FJ. Nonspecific interstitial pneumonia. Semin Respir Crit Care Med, 2006, 27(6):652–658.

[7] ARAKAWA H, YAMADA H, KURIHARA Y, et al. Nonspecific interstitial pneumonia associated with polymyositis and dermatomyositis: serial high-resolution CT findings and functional correlation. Chest, 2003, 123(4):1096–1103.

[8] PARAMBIL JG, MYERS JL, LINDELL RM, et al. Interstitial lung disease in primary Sjogren syndrome. Chest, 2006, 130(5):1489–1495.

[9] KIM DS, YOO B, LEE JS, et al. The major histopathologic pattern of pulmonary fibrosis in scleroderma is nonspecific interstitial pneumonia. Sarcoidosis Vasc Diffuse Lung Dis, 2002, 19(2):121–127.

[10] LEE HK, KIM DS, YOO B, et al. Histopathologic pattern and clinical features of rheumatoid arthritis-associated interstitial lung disease. Chest, 2005, 127(6):2019–2027.

[11] OHTANI Y, SAIKI S, KITAICHI M, et al. Chronic bird fancier's lung: histopathological and clinical correlation. An application of the 2002 ATS/ERS consensus classification of the idiopathic interstitial pneumonias. Thorax, 2005, 60(8):665–671.

[12] ROSSI SE, ERASMUS JJ, MCADAMS HP, et al. Pulmonary drug toxicity: radiologic and pathologic manifestations. Radiographics, 2000, 20(5):1245–1259.

[13] KIM HB, LEE SY, KIM JH, et al. Familial interstitial lung disease in two young Korean sisters. J Korean Med Sci, 2005, 20(6):1066–1069.

[14] SATO T, FUJITA J, YAMADORI I, et al. Non-specific interstitial pneumonia; as the first clinical presentation of various collagen vascular disorders. Rheumatol Int, 2006, 26(6):551–555.

[15] BJORAKER JA, RYU JH, EDWIN MK, et al. Prognostic significance of histopathologic subsets in idiopathic pulmonary fibrosis. Am J Respir Crit Care Med, 1998, 157(1):199–203.

[16] AMERICAN THORACIC SOCIETY, EUROPEAN RESPIRATORY SOCIETY. American Thoracic Society/European Respiratory Society International Multidisciplinary Consensus Classification of the Idiopathic Interstitial Pneumonias. This joint statement of the American Thoracic Society (ATS), and the European Respiratory Society (ERS) was adopted by the ATS board of directors, June 2001 and by the ERS Executive Committee, June 2001. Am J Respir Crit Care Med, 2002, 165(2):277–304.

[17] LYNCH DA. High-resolution CT of idiopathic interstitial pneumonias. Radiol Clin North Am, 2001, 39(6):1153–1170.

[18] MACDONALD SL, RUBENS MB, HANSELL DM, et al. Nonspecific interstitial pneumonia and usual interstitial pneumonia: comparative appearances at and diagnostic accuracy of thin-section CT. Radiology, 2001, 221(3):600–605.

[19] HARTMAN TE, SWENSEN SJ, HANSELL DM, et al. Nonspecific interstitial pneumonia: variable appearance at high-resolution chest CT. Radiology, 2000, 217(3):701–705.

[20] PARK IN, JEGAL Y, KIM DS, et al. Clinical course and lung function change of idiopathic nonspecific interstitial pneumonia. Eur Respir J, 2009, 33(1):68–76.

[21] TRAVIS WD, MATSUI K, MOSS J, FERRANS VJ. Idiopathic nonspecific interstitial pneumonia: prognostic significance of cellular and fibrosing patterns: survival comparison with usual interstitial pneumonia and desquamative interstitial pneumonia. Am J Surg Pathol, 2000, 24(1):19–33.

[22] KONDOH Y, TANIGUCHI H, YOKOI T, et al. Cyclophosphamide and low-dose prednisolone in idiopathic pulmonary fibrosis and fibrosing nonspecific interstitial pneumonia. Eur Respir J, 2005, 25(3):528–533.

[23] TASHKIN DP, ELASHOFF R, CLEMENTS PJ, et al. Cyclophosphamide versus placebo in scleroderma lung disease. N Engl J Med, 2006, 354(25):2655–2666.

[24] TASHKIN DP, ELASHOFF R, CLEMENTS PJ, et al. Effects of 1-year treatment with cyclophosphamide on outcomes at 2 years in scleroderma lung disease. Am J Respir Crit Care Med, 2007, 176(10):1026–1034.

[25] SWIGRIS JJ, OLSON AL, FISCHER A, et al. Mycophenolate mofetil is safe, well tolerated, and preserves lung function in patients with connective tissue disease-related interstitial lung disease. Chest, 2006, 130(1):30–36.

[26] SIMEON-AZNAR CP, FONOLLOSA-PLA V, TOLOSA-VILELLA C, et al. Effect of mycophenolate sodium in scleroderma-related interstitial lung disease. Clin Rheumatol, 2011, 30(11):1393–1398.

[27] WILKES MR, SEREIKA SM, FERTIG N, et al. Treatment of antisynthetase-associated interstitial lung disease with tacrolimus. Arthritis Rheum, 2005, 52(8):2439–2446.

[28] DAVISON AG, HEARD BE, MCALLISTER WA, et al. Cryptogenic organizing pneumonitis. Q J Med, 1983, 52(207):382–394.

[29] EPLER GR. Bronchiolitis obliterans organizing pneumonia. Semin Respir Infect, 1995, 10(2):65–77.

[30] KATZENSTEIN AL, MYERS JL. Idiopathic pulmonary fibrosis: clinical relevance of pathologic classification. Am J Respir Crit Care Med, 1998, 157(4 Pt 1):1301–1315.

[31] CORDIER JF. Bronchiolitis obliterans organizing pneumonia. Semin Respir Crit Care Med, 2000, 21(2):135–146.

[32] COTTIN V, CORDIER J-F. Cryptogenic organizing pneumonia. Semin Respir Crit Care Med, 2012, 33(5):462–475.

[33] SADOUN D, VALEYRE D, CARGILL J, et al. [Bronchiolitis obliterans with cryptogenetic-like organizing pneumonia. Demonstration of gastro-esophageal reflux in 5 cases]. Presse Med, 1988, 17(45):2383–2385.

[34] LLIBRE JM, URBAN A, GARCIA E, et al. Bronchiolitis obliterans organizing pneumonia associated with acute Mycoplasma pneumoniae infection. Clin Infect Dis, 1997, 25(6):1340–1342.

[35] GOMEZ-GOMEZ A, MARTINEZ-MARTINEZ R, GOTWAY MB. Organizing pneumonia associated with swine-origin influenza A H1N1 2009 viral infection. AJR Am J Roentgenol, 2011, 196(1):W103–W104.

[36] EPLER GR. Drug-induced bronchiolitis obliterans organizing pneumonia. Clin Chest Med, 2004, 25(1):89–94.

[37] PATEL RC, DUTTA D, SCHONFELD SA. Free-base cocaine use associated with bronchiolitis obliterans organizing pneumonia. Ann Intern Med, 1987, 107(2):186–187.

[38] CAMUS P, NEMERY B. A novel cause for bronchiolitis obliterans

organizing pneumonia: exposure to paint aerosols in textile work-shops. Eur Respir J, 1998, 11(2):259–262.

[39] ALLEMAN T, DARCEY DJ. Case report: bronchiolitis obliterans organizing pneumonia in a spice process technician. J Occup Environ Med, 2002, 44(3):215–216.

[40] CHENG TH, KO FC, CHANG JL, et al. Bronchiolitis obliterans organizing pneumonia due to titanium nanoparticles in paint. Ann Thorac Surg, 2012, 93(2):666–669.

[41] AKIRA M, HARA H, SAKATANI M. Interstitial lung disease in association with polymyositis-dermatomyositis: long-term follow-up CT evaluation in seven patients. Radiology, 1999, 210(2):333–338.

[42] DOUGLAS WW, TAZELAAR HD, HARTMAN TE, et al. Polymyositis-dermatomyositis-associated interstitial lung disease. Am J Respir Crit Care Med, 2001, 164(7):1182–1185.

[43] KALENIAN M, ZWEIMAN B. Inflammatory myopathy, bronchi-olitis obliterans/organizing pneumonia, and anti-Jo-1 antibodies–an interesting association. Clin Diagn Lab Immunol, 1997, 4(2):236–240.

[44] KNOELL KA, HOOK M, GRICE DP, et al. Dermatomyositis associ-ated with bronchiolitis obliterans organizing pneumonia (BOOP). J Am Acad Dermatol, 1999, 40(2 Pt 2):328–330.

[45] OIWA H, MAEDA A, NISHISAKA T, et al. A case of polymyositis complicated with organizing pneumonia: case report and literature review. Mod Rheumatol, 2004, 14(5):388–393.

[46] XING M, LANSDALE TF 3RD, MCNAMARA CF, et al. Bronchiolitis obliterans with organizing pneumonia (BOOP) heralding anti-Jo-1-positive polymyositis. J Clin Rheumatol, 1999, 5(4):219–223.

[47] KOMIYA K, TERAMOTO S, KUROSAKI Y, et al. Organizing pneumonia with a positive result for anti-CCP antibodies as the first clinical presentation of rheumatoid arthritis. Inter Med, 2010, 49(15):1605–1607.

[48] KONSTA M, BOURNIA VK, ALEXANDROU P, et al. Cryptogenic organizing pneumonia mimicking malignancy in a patient with rheu-matoid arthritis. J Rheumatol, 2011, 38(9):2007–2008.

[49] NAKAMURA Y, SUDA T, KAIDA Y, et al. Rheumatoid lung disease: prognostic analysis of 54 biopsy-proven cases. Respir Med, 2012, 106(8):1164–1169.

[50] BRIDGES AJ, HSU KC, DIAS-ARIAS AA, et al. Bronchiolitis oblit-erans organizing pneumonia and scleroderma. J Rheumatol, 1992, 19(7):1136–1140.

[51] SHIMIZU Y, TSUKAGOSHI H, NEMOTO T, et al. Recurrent bron-chiolitis obliterans organizing pneumonia in a patient with limited cutaneous systemic sclerosis. Rheumatol Int, 2002, 22(5):216–218.

[52] TAYLOR JG, BOLSTER MB. Bronchiolitis obliterans with organizing pneumonia associated with scleroderma and scleroderma spectrum diseases. J Clin Rheumatol, 2003, 9(4):239–245.

[53] KRISHNAPPRIYA R, GUPTA R, CHRISTOPHER DJ, et al. Bronchiolitis obliterans organising pneumonia in systemic lupus ery-thematosus with anti-phospholipid antibody syndrome-an unusual presentation. Clin Respir J, 2010, 4(2):125–126.

[54] MIN JK, HONG YS, PARK SH, et al. Bronchiolitis obliterans orga-nizing pneumonia as an initial manifestation in patients with sys-temic lupus erythematosus. J Rheumatol, 1997, 24(11):2254–2257.

[55] OTSUKA F, AMANO T, HASHIMOTO N, et al. Bronchiolitis obliterans organizing pneumonia associated with systemic lupus erythematosus with antiphospholipid antibody. Intern Med, 1996, 35(4):341–344.

[56] CAMUS P, COLBY TV. The lung in inflammatory bowel disease. Eur Respir J, 2000, 15(1):5–10.

[57] CRESTANI B, VALEYRE D, RODEN S, et al. Bronchiolitis obliterans organizing pneumonia syndrome primed by radiation therapy to the breast. The Groupe d'Etudes et de Recherche sur les Maladies Orphelines Pulmonaires (GERM"O"P). Am J Respir Crit Care Med, 1998, 158(6):1929–1935.

[58] MILNE DS, GASCOIGNE AD, ASHCROFT T, et al. Organizing pneumonia following pulmonary transplantation and the devel-opment of obliterative bronchiolitis. Transplantation, 1994, 57(12):1757–1762.

[59] SIDDIQUI MT, GARRITY ER, HUSAIN AN. Bronchiolitis obliter-ans organizing pneumonia-like reactions: a nonspecific response or an atypical form of rejection or infection in lung allograft recipients? Human Pathol, 1996, 27(7):714–719.

[60] PIPAVATH SN, CHUNG JH, CHIEN JW, et al. Organizing pneu-monia in recipients of hematopoietic stem cell transplantation: CT features in 16 patients. J Comput Assist Tomogr, 2012, 36(4):431–436.

[61] YANIK G, KITKO C. Management of noninfectious lung injury following hematopoietic cell transplantation. Curr Opin Oncol, 2013, 25(2):187–194.

[62] YOSHIHARA S, YANIK G, COOKE KR, et al. Bronchiolitis obliter-ans syndrome (BOS), bronchiolitis obliterans organizing pneumonia (BOOP), and other late-onset noninfectious pulmonary complica-tions following allogeneic hematopoietic stem cell transplantation. Biol Blood Marrow Transplant, 2007, 13(7):749–759.

[63] DANIELS CE, MYERS JL, UTZ JP, et al. Organizing pneumonia in patients with hematologic malignancies: a steroid-responsive lesion. Respir Med, 2007, 101(1):162–168.

[64] BELLOMO R, FINLAY M, MCLAUGHLIN P, et al. Clinical spectrum of cryptogenic organising pneumonitis. Thorax, 1991, 46(8):554–558.

[65] IZUMI T, KITAICHI M, NISHIMURA K, et al. Bronchiolitis oblit-erans organizing pneumonia. Clinical features and differential diag-nosis. Chest, 1992, 102(3):715–719.

[66] LEE KS, KULLNIG P, HARTMAN TE, et al. Cryptogenic organizing pneumonia: CT findings in 43 patients. AJR Am J Roentgenol, 1994, 162(3):543–546.

[67] AZZAM ZS, BENTUR L, RUBIN AH, et al. Bronchiolitis obliterans organizing pneumonia. Diagnosis by transbronchial biopsy. Chest, 1993, 104(6):1899–1901.

[68] COSTABEL U, TESCHLER H, GUZMAN J. Bronchiolitis obliter-ans organizing pneumonia (BOOP): the cytological and immu-nocytological profile of bronchoalveolar lavage. Eur Respir J, 1992, 5(7):791–797.

[69] JARA-PALOMARES L, GOMEZ-IZQUIERDO L, GONZALEZ-VERGARA D, et al. Utility of high-resolution computed tomography and BAL in cryptogenic organizing pneumonia. Respir Med, 2010, 104(11):1706–1711.

[70] EPLER GR. Bronchiolitis obliterans organizing pneumonia. Arch Intern Med, 2001, 161(2):158–164.

[71] STOVER DE, MANGINO D. Macrolides: a treatment alternative for bronchiolitis obliterans organizing pneumonia? Chest, 2005, 128(5):3611–3617.

[72] PURCELL IF, BOURKE SJ, MARSHALL SM. Cyclophosphamide in severe steroid-resistant bronchiolitis obliterans organizing pneumo-nia. Respir Med, 1997, 91(3):175–177.

[73] LASZLO A, ESPOLIO Y, AUCKENTHALER A, et al. Azathioprine and low-dose corticosteroids for the treatment of cryptogenic orga-nizing pneumonia in an older patient. J Am Geriatr Soc, 2003, 51(3):433–434.

[74] BEASLEY MB, FRANKS TJ, GALVIN JR, et al. Acute fibrinous and organizing pneumonia: a histological pattern of lung injury and pos-sible variant of diffuse alveolar damage. Arch Pathol Lab Med, 2002, 126(9):1064–1070.

[75] RYU JH, MYERS JL, CAPIZZI SA, et al. Desquamative interstitial pneumonia and respiratory bronchiolitis-associated interstitial lung disease. Chest, 2005, 127(1):178–184.

[76] DAVIES G, WELLS AU, DU BOIS RM. Respiratory bronchiolitis associated with interstitial lung disease and desquamative interstitial pneumonia. Clin Chest Med, 2004, 25(4):717–726, vi.

[77] CAMINATI A, CAVAZZA A, SVERZELLATI N, et al. An integrated approach in the diagnosis of smoking-related interstitial lung diseases. Eur Respir Rev, 2012, 21(125):207–217.

[78] CAMINATI A, HARARI S. Smoking-related interstitial pneumonias and pulmonary Langerhans cell histiocytosis. Proc Am Thorac Soc, 2006, 3(4):299–306.

[79] CRAIG PJ, WELLS AU, DOFFMAN S, et al. Desquamative interstitial pneumonia, respiratory bronchiolitis and their relationship to smoking. Histopathology, 2004, 45(3):275–282.

[80] AOKI Y, FUKUOKA M, NAITOH K, et al. [Desquamative interstitial pneumonitis accompanied by a variety of autoimmune abnormalities in an individual with a history of asbestos exposure]. Nihon Kokyuki Gakkai Zasshi, 1998, 36(8):717–721.

[81] LOUGHEED MD, ROOS JO, WADDELL WR, et al. Desquamative interstitial pneumonitis and diffuse alveolar damage in textile workers. Potential role of mycotoxins. Chest, 1995, 108(5):1196–1200.

[82] FREED JA, MILLER A, GORDON RE, et al. Desquamative interstitial pneumonia associated with chrysotile asbestos fibres. Br J Ind Med, 1991, 48(5):332–337.

[83] ISHII H, IWATA A, SAKAMOTO N, et al. Desquamative interstitial pneumonia (DIP) in a patient with rheumatoid arthritis: is DIP associated with autoimmune disorders? Intern Med, 2009, 48(10):827–830.

[84] SCHROTEN H, MANZ S, KOHLER H, et al. Fatal desquamative interstitial pneumonia associated with proven CMV infection in an 8-month-old boy. Pediatr Pulmonol, 1998, 25(5):345–347.

[85] HASEGAWA H, NAKAMURA Y, KAIDA Y, et al. [A case of desquamative interstitial pneumonia associated with hepatitis C virus infection]. Nihon Kokyuki Gakkai zasshi, 2009, 47(8):698–703.

[86] ISKANDAR SB, MCKINNEY LA, SHAH L, et al. Desquamative interstitial pneumonia and hepatitis C virus infection: a rare association. South Med J, 2004, 97(9):890–893.

[87] DOAN ML, GUILLERMAN RP, DISHOP MK, et al. Clinical, radiological and pathological features of ABCA3 mutations in children. Thorax, 2008, 63(4):366–373.

[88] TSUKAHARA M, YOSHII H, IMAMURA T, et al. Desquamative interstitial pneumonia in sibs. Am J Med Genet, 1995, 59(4):431–434.

[89] TAL A, MAOR E, BAR-ZIV J, et al. Fatal desquamative interstitial pneumonia in three infants siblings. J Pediatr, 1984, 104(6):873–876.

[90] HEYNEMAN LE, WARD S, LYNCH DA, et al. Respiratory bronchiolitis, respiratory bronchiolitis-associated interstitial lung disease, and desquamative interstitial pneumonia: different entities or part of the spectrum of the same disease process? AJR Am J Roentgenol, 1999, 173(6):1617–1622.

[91] ATTILI AK, KAZEROONI EA, GROSS BH, et al. Smoking-related interstitial lung disease: radiologic-clinical-pathologic correlation. Radiographics, 2008, 28(5):1383–1396; discussion 1396–1388.

[92] YOUSEM SA, COLBY TV, GAENSLER EA. Respiratory bronchiolitis-associated interstitial lung disease and its relationship to desquamative interstitial pneumonia. Mayo Clinic proceedings. Mayo Clinic, 1989, 64(11):1373–1380.

[93] NIEWOEHNER DE, KLEINERMAN J, RICE DB. Pathologic changes in the peripheral airways of young cigarette smokers. N Engl J Med, 1974, 291(15):755–758.

[94] MYERS JL, VEAL CF JR, SHIN MS, et al. Respiratory bronchiolitis causing interstitial lung disease. A clinicopathologic study of six cases. Am Rev Respir Dis, 1987, 135(4):880–884.

[95] CHURG A, MULLER NL, WRIGHT JL. Respiratory bronchiolitis/interstitial lung disease: fibrosis, pulmonary function, and evolving concepts. Arch Pathol Lab Med, 2010, 134(1):27–32.

[96] LIEBOW AA, STEER A, BILLINGSLEY JG. Desquamative interstitial pneumonia. Am J Med, 1965, 39:369–404.

[97] CARRINGTON CB, GAENSLER EA, COUTU RE, et al. Natural history and treated course of usual and desquamative interstitial pneumonia. N Engl J Med, 1978, 298(15):801–809.

[98] VASSALLO R, RYU JH. Tobacco smoke-related diffuse lung diseases. Semin Respir Crit Care Med, 2008, 29(6):643–650.

[99] CARRINGTON CB, GAENSLER EA, COUTU RE, et al. Usual and desquamative interstitial pneumonia. Chest, 1976, 69(2 Suppl):261–263.

[100] KNYAZHITSKIY A, MASSON RG, CORKEY R, et al. Beneficial response to macrolide antibiotic in a patient with desquamative interstitial pneumonia refractory to corticosteroid therapy. Chest, 2008, 134(1):185–187.

[101] HAMMAN L, RICH AR. Fulminating diffuse interstitial fibrosis of the lungs. Trans Am Clin Climatol Assoc, 1935, 51:154–163.

[102] OLSON J, COLBY TV, ELLIOTT CG. Hamman-Rich syndrome revisited. Mayo Clin Proc, 1990, 65(12):1538–1548.

[103] VOURLEKIS JS. Acute interstitial pneumonia. Clin Chest Med, 2004, 25(4):739–747, vii.

[104] KATZENSTEIN AL, MYERS JL, MAZUR MT. Acute interstitial pneumonia. A clinicopathologic, ultrastructural, and cell kinetic study. Am J Surg Pathol, 1986, 10(4):256–267.

[105] AVNON LS, PIKOVSKY O, SION-VARDY N, et al. Acute interstitial pneumonia-Hamman-Rich syndrome: clinical characteristics and diagnostic and therapeutic considerations. Anesth Analg, 2009, 108(1):232–237.

[106] GUGLIELMI S, MERZ TM, GUGGER M, et al. Acute respiratory distress syndrome secondary to antisynthetase syndrome is reversible with tacrolimus. Eur Respir J, 2008, 31(1):213–217.

[107] SINGH A, KAUR R. Non-invasive ventilation in patients with acute lupus pneumonitis: a case report and review of literature. Lung India, 2012, 29(3):270–272.

[108] KATZENSTEIN AL, BLOOR CM, LEIBOW AA. Diffuse alveolar damage-the role of oxygen, shock, and related factors. A review. Am J Pathol, 1976, 85(1):209–228.

[109] SCHWAIBLMAIR M, BEHR W, HAECKEL T, et al. Drug induced interstitial lung disease. Open Respir Med J, 2012, 6:63–74.

[110] GOTWAY MB, MARDER SR, HANKS DK, et al. Thoracic complications of illicit drug use: an organ system approach. Radiographics, 2002, 22 Spec No: S119–S135.

[111] GONG MN, THOMPSON BT, WILLIAMS P, et al. Clinical predictors of and mortality in acute respiratory distress syndrome: potential role of red cell transfusion. Crit Care Med, 2005, 33(6):1191–1198.

[112] WARE LB, MATTHAY MA. The acute respiratory distress syndrome. N Engl J Med, 2000, 342(18):1334–1349.

[113] RADISIC M, TORN A, GUTIERREZ P, et al. Severe acute lung injury caused by Mycoplasma pneumoniae: potential role for steroid pulses in treatment. Clin Infect Dis, 2000, 31(6):1507–1511.

[114] DEMELLO D, KIEROL-ANDREWS L, SCALISE PJ. Severe sepsis and acute respiratory distress syndrome from community-acquired legionella pneumonia: case report. Am J Crit Care, 2007, 16(3):320, 317.

[115] MAUAD T, HAJJAR LA, CALLEGARI GD, et al. Lung pathology in

fatal novel human influenza A (H1N1) infection. Am J Respir Crit Care Med, 2010, 181(1):72–79.

[116] TOMIYAMA N, MULLER NL, JOHKOH T, et al. Acute respiratory distress syndrome and acute interstitial pneumonia: comparison of thin-section CT findings. J Comput Assist Tomogr, 2001, 25(1):28–33.

[117] SUH GY, KANG EH, CHUNG MP, et al. Early intervention can improve clinical outcome of acute interstitial pneumonia. Chest, 2006, 129(3):753–761.

[118] OGAWA D, HASHIMOTO H, WADA J, et al. Successful use of cyclosporin A for the treatment of acute interstitial pneumonitis associated with rheumatoid arthritis. Rheumatology (Oxford), 2000, 39(12):1422–1424.

[119] BANERJEE D, AHMAD D. Malignant lymphoma complicating lymphocytic interstitial pneumonia: a monoclonal B-cell neoplasm arising in a polyclonal lymphoproliferative disorder. Hum Pathol, 1982, 13(8):780–782.

[120] SCHUURMAN HJ, GOOSZEN HC, TAN IW, et al. Low-grade lymphoma of immature T-cell phenotype in a case of lymphocytic interstitial pneumonia and Sjögren's syndrome. Histopathology, 1987, 11(11):1193–1204.

[121] BRAGG DG, CHOR PJ, MURRAY KA, et al. Lymphoproliferative disorders of the lung: histopathology, clinical manifestations, and imaging features. AJR Am J Roentgenol, 1994, 163(2):273–281.

[122] KOSS MN, HOCHHOLZER L, LANGLOSS JM, et al. Lymphoid interstitial pneumonia: clinicopathological and immunopathological findings in 18 cases. Pathology, 1987, 19(2):178–185.

[123] HONDA O, JOHKOH T, ICHIKADO K, et al. Differential diagnosis of lymphocytic interstitial pneumonia and malignant lymphoma on high-resolution CT. AJR Am J Roentgenol, 1999, 173(1):71–74.

[124] CHA SI, FESSLER MB, COOL CD, et al. Lymphoid interstitial pneumonia: clinical features, associations and prognosis. Eur Respir J, 2006, 28(2):364–369.

[125] DECOTEAU WE, TOURVILLE D, AMBRUS JL, et al. Lymphoid interstitial pneumonia and autoerythrocyte sensitization syndrome. A case with deposition of immunoglobulins on the alveolar basement membrane. Arch Intern Med, 1974, 134(3):519–522.

[126] DREISIN RB, SCHWARZ MI, THEOFILOPOULOS AN, et al. Circulating immune complexes in the idiopathic interstitial pneumonias. N Engl J Med, 1978, 298(7):353–357.

[127] STRIMLAN CV, ROSENOW EC 3RD, DIVERTIE MB, et al. Pulmonary manifestations of Sjögren's syndrome. Chest, 1976, 70(03):354–361.

[128] YOUSEM SA, COLBY TV, CARRINGTON CB. Follicular bronchitis/bronchiolitis. Hum Pathol, 1985, 16(7):700–706.

[129] JULSRUD PR, BROWN LR, LI CY, et al. Pulmonary processes of mature-appearing lymphocytes: pseudolymphoma, well-differentiated lymphocytic lymphoma, and lymphocytic interstitial pneumonitis. Radiology, 1978, 127(2):289–296.

[130] LEVINSON AI, HOPEWELL PC, STITES DP, et al. Coexistent lymphoid interstitial pneumonia, pernicious anemia, and agammaglobulinemia. Arch Intern Med, 1976, 136(2):213–216.

[131] HELMAN CA, KEETON GR, BENATAR SR. Lymphoid interstitial pneumonia with associated chronic active hepatitis and renal tubular acidosis. Am Rev Respir Dis, 1977, 115(1):161–164.

[132] YOOD RA, STEIGMAN DM, GILL LR. Lymphocytic interstitial pneumonitis in a patient with systemic lupus erythematosus. Lupus, 1995, 4(2):161–163.

[133] POPA V. Lymphocytic interstitial pneumonia of common variable immunodeficiency. Ann Allergy, 1988, 60(3):203–206.

[134] HANTO DW. Classification of Epstein-Barr virus-associated post-transplant lymphoproliferative diseases: implications for understanding their pathogenesis and developing rational treatment strategies. Annu Rev Med, 1995, 46:381–394.

[135] BARBERA JA, HAYASHI S, HEGELE RG, et al. Detection of Epstein-Barr virus in lymphocytic interstitial pneumonia by in situ hybridization. Am Rev Respir Dis, 1992, 145(4 Pt 1):940–946.

[136] SETOGUCHI Y, TAKAHASHI S, NUKIWA T, et al. Detection of human T-cell lymphotropic virus type I-related antibodies in patients with lymphocytic interstitial pneumonia. Am Rev Respir Dis, 1991, 144(6):1361–1365.

[137] RESNICK L, PITCHENIK AE, FISHER E, et al. Detection of HTLV-III/LAV-specific IgG and antigen in bronchoalveolar lavage fluid from two patients with lymphocytic interstitial pneumonitis associated with AIDS-related complex. Am J Med, 1987, 82(3):553–556.

[138] LIN RY, GRUBER PJ, SAUNDERS R, et al. Lymphocytic interstitial pneumonitis in adult HIV infection. N Y State J Med, 1988, 88(5):273–276.

[139] JOHKOH T, MULLER NL, PICKFORD HA, et al. Lymphocytic interstitial pneumonia: thin-section CT findings in 22 patients. Radiology, 1999, 212(2):567–572.

[140] ICHIKAWA Y, KINOSHITA M, KOGA T, et al. Lung cyst formation in lymphocytic interstitial pneumonia: CT features. J Comput Assist Tomogr, 1994, 18(5):745–748.

[141] STRIMLAN CV, ROSENOW EC 3RD, WEILAND LH, et al. Lymphocytic interstitial pneumonitis. Review of 13 cases. Ann Intern Med, 1978, 88(5):616–621.

[142] INNES AL, HUANG L, NISHIMURA SL. Resolution of lymphocytic interstitial pneumonitis in an HIV infected adult after treatment with HAART. Sex Transm Infect, 2004, 80(5):417–418.

[143] SCARBOROUGH M, LISHMAN S, SHAW P, et al. Lymphocytic interstitial pneumonitis in an HIV-infected adult: response to antiretroviral therapy. Int J STD AIDS, 2000, 11(2):119–122.

[144] DUFOUR V, WISLEZ M, BERGOT E, et al. Improvement of symptomatic human immunodeficiency virus-related lymphoid interstitial pneumonia in patients receiving highly active antiretroviral therapy. Clin Infect Dis, 2003, 36(10):e127–e130.

[145] TEIRSTEIN AS, ROSEN MJ. Lymphocytic interstitial pneumonia. Clin Chest Med, 1988, 9(3):467–471.

第 58 章

过敏性肺炎

Alex H. Gifford

Richard I. Enelow

流行病学和病因学

过敏性肺炎（hypersensitivity pneumonitis，HP）或称外源性过敏性肺泡炎是一类由于吸入各种有机抗原或低分子量化学性抗原（或半抗原）所致的累及肺间质、肺泡和细支气管的免疫原性炎症性疾病，可能导致不可逆的肺损伤。虽然疾病名称中有"过敏性"字眼，但过敏性肺炎并不是伴随 IgE 或嗜酸性粒细胞增高的变应性疾病。过敏性肺炎在不同人群中的患病率差异很大，可能是由于吸入暴露物的强度、频率或持续时间不同，也可能是由于尚未明确的宿主因素。过敏性肺炎曾经被认为是一种相对罕见的疾病，但随着对经典诊断标准局限性的认识逐步提高，越来

越多的过敏性肺炎得以诊断。鸽子育种俱乐部参与调查的饲鸽者成员中有 8%~30% 出现了过敏性肺炎，即所谓的饲鸽者肺（图 58-1）。0.5%~5% 农民出现了与过敏性肺炎相似的症状，即所谓的农民肺病。在应用干草干燥措施的农场中，相关抗原暴露减低，症状发生率较低，而在经历潮湿的夏季后增加。

不同类型过敏性肺炎危险人群及暴露季节不同。比如，农民肺病多发生于冬末和初春的寒冷潮湿气候，这段时间农民（通常是男性）会使用储存的干草饲养牲畜。饲鸽者肺在欧洲和美国好发于男性，而在墨西哥却好发于女性，这是由于接触方式不同，但并没有季节性偏好。欧洲和美国的饲鸟者肺多发于饲养家禽者，亦未显示性别偏好。日本夏季过敏性肺炎则好发于 6~9 月份国内温暖潮湿地区不外出打工的女性。另外尽管罕见，也曾有儿童发病的报道。

与其他肺部疾病相比，各类过敏性肺炎患者中非吸烟者占优势（80%~95%），远远高于暴露程度类似而未发生过敏性肺炎者的非吸烟患者。这种现象的发生机制尚不清楚，但可能其中包括尼古丁的抗炎效

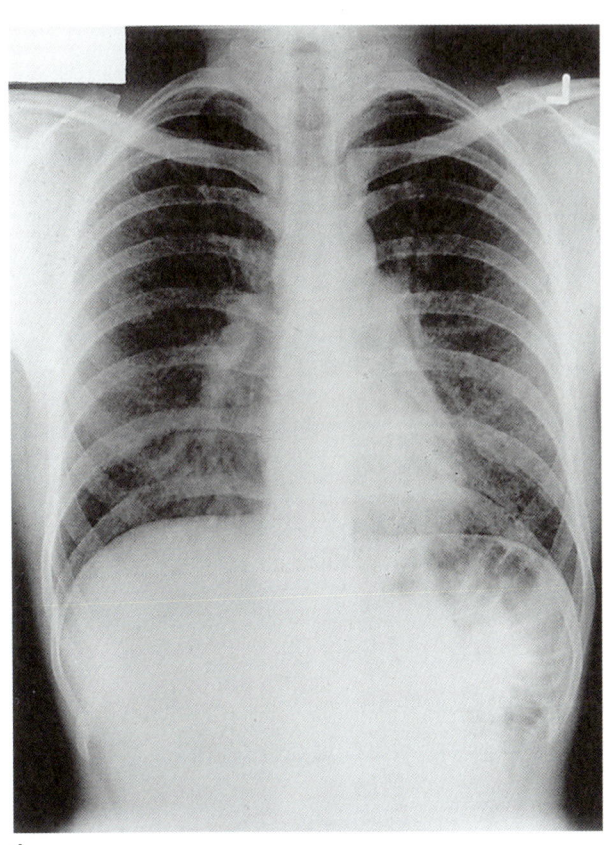
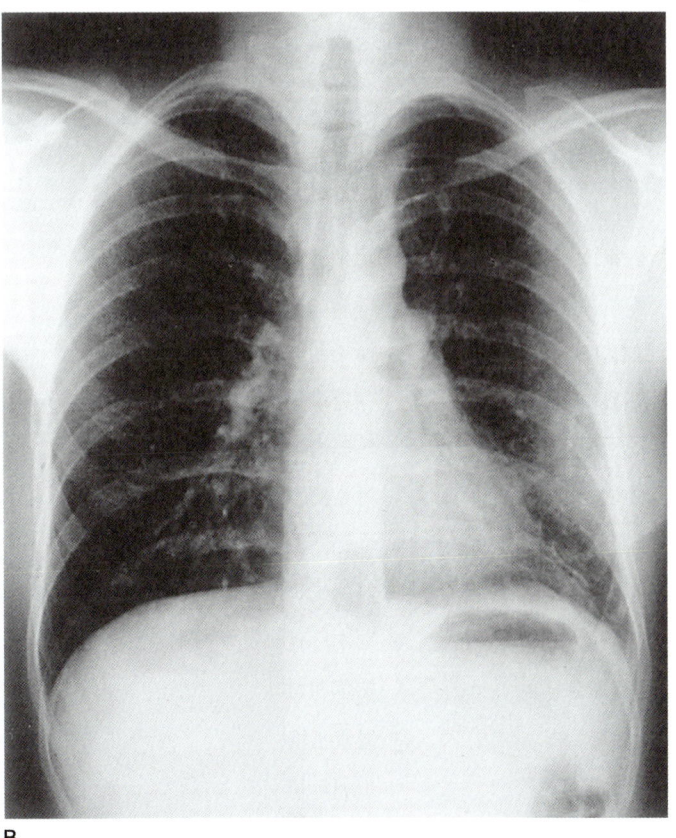

图 58-1　A. 一例饲鸽者肺患者的 X 线胸片，表现为发热、呼吸困难、双肺底啰音。该患者已饲养鸽子 5 年，此次于清洁鸽舍后约 8h 出现发热、呼吸困难和肌痛。患者血清中鸽粪提取物抗体阳性。双下肺可见多发直径为 2~3mm 的结节。B. 同一患者未经特殊治疗，两周后的 X 线胸片，可见下肺多发结节消失，左侧可见开胸肺活检残留钉。

应。尽管观察结果尚不统一，但这一临床发现提示吸烟史或许可以作为诊断过敏性肺炎的反指征。

过敏性肺炎的重要特征之一是暴露人群的易感性变异性大，而且显然暴露人群中大多数不发病。其原因可能包括暴露差异、宿主先天和/或获得的暴露反应差异。暴露者中罹患过敏性肺炎者与无过敏性肺炎者相比，虽然 HLA-DR 和 -DQ 等位基因的分布可能有所不同，但异位或 HLA-A、B 或 C 单倍体分布未显示有差异。

一些病例对照研究发现过敏性肺炎患者存在不成比例的单核苷酸多态性（single nucleotide polymorphisms，SNPs），从而使其成为潜在致病决定因素的研究兴趣点。一项墨西哥队列研究发现，与同种族健康对照者相比，过敏性肺炎患者 MHC Ⅱ 基因存在编码抗原呈递相关转运体（transporters associated with antigen processing，TAP）家族的 SNPs。墨西哥过敏性肺炎患者 PAMB8 基因更常见的是 KQ 基因型，该基因编码 MHC Ⅰ 肽加工及最终呈递所需的低分子量蛋白组分。

白细胞介素-6（IL-6）基因 SNPs 与过敏性肺炎患者肺泡灌洗液中的上皮中性粒细胞活化蛋白（CXCL-5）水平高相关，但过敏性肺炎中细胞因子基因变异的临床意义尚不明确。已有报道与无饲鸽者肺的暴露者相比，饲鸽者肺患者中肿瘤坏死因子-α（TNF-α）启动子特定多态性发生率增加，另外金属蛋白酶-3（TIMP3）启动子的组织抑制剂中的保护性变体增多，其可能的意义将在后面讨论（见免疫发病机制）。

如表 58-1 所示，许多抗原均与过敏性肺炎相关。某些类型的过敏性肺炎显然已经从它们最初被描述的发病环境（如路易斯安那州的甘蔗渣肺）中消失，但可能在另一些类似的农业或工业地区出现。另外，一些新的过敏性肺炎正在不断被认识（如马铃薯种植者肺和机器操作者肺）。已知类型过敏性肺炎的消失与新型过敏性肺炎的出现都是由于农业或工业实践过程中引发过敏性肺炎的暴露抗原物质变化所致。目前农民肺病、养鸟者肺、呼吸机肺、日本夏季型过敏性肺炎是最常见的过敏性肺炎形式。

表 58-1　过敏性肺炎病因

疾病	抗原来源	可能的抗原
农民肺病	发霉的干草	嗜热放线菌、干草小多孢菌（直枝干草菌）、普通百里香、曲霉菌
蔗尘肺	发霉的压榨甘蔗（甘蔗渣）	嗜热放线菌、糖精热放线菌、普通百里香
蘑菇肺	发霉的堆肥和蘑菇	嗜热放线菌属、干草小多孢菌、普通百里香、曲霉属、蘑菇孢子属
软木尘肺	发霉的软木塞	青霉菌
麦芽工人肺	污染的大麦	黑曲霉
枫树皮病	污染的枫木	皮质隐子座菌
红杉木尘肺	污染的红杉木	黏束孢霉、红杉屑、芽霉菌
大豆肺	饲料中的大豆	大豆皮抗原
木浆工人肺	污染的木浆	链格孢属
木屑过敏性肺炎	污染的木屑	枯草芽孢杆菌、链格孢属
堆肥肺	堆肥	曲霉属、普通百里香
奶酪工人病	奶酪或奶酪皮	青霉菌
修木工人病	锯木厂有时发生的木条污染	根霉、毛霉
茅草屋顶病	枯草和树叶	绿色糖单孢菌
温室肺	温室土壤	曲霉属、青霉属、皮质隐子座菌
咖啡工人肺	生咖啡粉	未知
马铃薯筛工肺	土豆周围发霉的干草	嗜热放线菌、干草小多孢菌（直枝干草菌）、普通百里香、曲霉属
烟草工人病	烟草霉变	曲霉属

表 58-1 过敏性肺炎病因(续)

疾病	抗原来源	可能的抗原
酿酒工人肺	葡萄霉变	灰霉菌
樵夫肺	树皮和燃料碎片发霉	青霉属
酱油酿造工人肺	酱油发酵剂	米曲霉
居室过敏性肺泡炎	腐烂的木头	干腐菌、松树白蛉、变异拟青霉、烟曲霉
马术学校肺	马厩干草	嗜热放线菌、干草小多孢菌(直枝干草菌)、普通百里香
西班牙纸草病	细茎针草(西班牙纸草),用以制造灰泥	细茎针草抗原
饲鸽者肺	鸟类粪便、羽毛、血清	血清、羽毛变异蛋白
火鸡处理者肺	火鸡制品	火鸡蛋白
养鸡者肺	鸡毛	鸡毛蛋白
鸟类爱好者肺	家养和野生鸟类产物	鸟蛋白
羽绒被肺	羽绒被和枕头	鹅蛋白
实验员过敏性肺炎	鼠毛	鼠尿蛋白
吸鼻烟者肺	垂体粉	垂体加压素
贝壳肺	牡蛎或软体动物壳	贝壳蛋白
磨坊主肺	面粉中的谷物象鼻虫	谷粒象鼻虫蛋白质
养蚕者肺	蚕幼虫	蚕幼虫蛋白质
TDI 过敏性肺炎	甲苯二异氰酸酯(toluene di-isocyanate,TDI)	变体蛋白(白蛋白+其他)
MDI 过敏性肺炎	二苯甲烷二异氰酸盐(diphenylmethane diisocyanate,MDI)	
HDI 过敏性肺炎	己二异氰酸酯(hexamethylene diisocyanate,HDI)	
TMA 过敏性肺炎	三甲酸酐(trimetallic anhydride,TMA)	变体蛋白
呼吸机肺	受污染的加湿器、除湿器、空调、加热系统	嗜热放线菌、念珠菌、普通百里香、青霉属、头孢菌素属、阿米巴、克雷伯菌属、念珠菌属
地下室肺	污染的地下室(污水或霉)	头孢菌属、青霉属
桑拿浴者肺	桑拿水	短梗霉属
洗涤剂者肺	洗涤剂酶	枯草杆菌
日本夏季房屋过敏性肺炎	屋尘,鸟粪	皮肤毛孢子菌
热浴肺	天花板的霉	枝孢霉属
拖拉机肺	污染的拖拉机,驾驶室空调	根霉
机器操作者肺	污染的金属工作液	假单胞菌
肥料肺	污染的肥料	白色链霉菌
萨克斯肺	萨克斯吹嘴	白色念珠菌

确认一种新的过敏性肺炎,通常需要一组具有一致暴露史的新病例,并强调尽可能获得至少包括基本职业史的重要性。经过上述努力,发现在音乐人中,长号手由于乐器受到分枝杆菌污染,萨克斯管吹奏者由于霉菌污染乐器而发生过敏性肺炎。基于机器操作者聚集性发病,以及普遍的异常暴露(冷却液中的假单胞菌),发现了由于使用新的金属加工液(metalworking fluid,MWF)而导致汽车部件制造车间机器操作者肺。对汽车和非汽车行业使用的 MWF 进行高度灵敏的基因组测试表明,过敏性肺炎风险

可能与微生物定植模式有关,特别是由于存在分枝杆菌免疫原性。

临床特征

该病临床发病可呈急性、亚急性或慢性。经典的急性临床表现包括暴露后 2~9h 出现一过性发热、低氧血症、肌痛、关节痛、呼吸困难和咳嗽,无须特殊治疗,可在 12~72h 内缓解(在特别强烈的暴露后有时所需时间更长)。患者可有呼吸急促,双侧啰音,偶尔发绀。通常外周血白细胞增多,其中中性粒细胞增多和淋巴细胞减少(无嗜酸性粒细胞),伴有肺泡灌洗液中性粒细胞增多。亚急性或间歇性发病者可能由于反复暴露所致,表现为咳嗽咳痰、呼吸困难、乏力和体重减轻。肺泡灌洗液淋巴细胞可增高,常常(并非总是)以 CD8$^+$ T 淋巴细胞为主。

慢性者在临床表现更为隐匿,患者可能缺乏急性发作史,而表现为逐渐出现咳嗽、呼吸困难、疲劳和体重减轻。症状通常会持续数月至数年。典型患者无发热,但通常会出现呼吸急促和双肺底干啰音。此种发病形式可能很难与特发性肺纤维化(IPF)鉴别。表现为肺心病的症状和体征者并不少见。

导致过敏性肺炎不同临床表现形式(比如急性、亚急性和慢性)的原因尚不清楚,但可能包括暴露强度和暴露持续时间的差异(低强度长时间暴露倾向于导致慢性过敏性肺炎;高强度短时程暴露可能导致急性过敏性肺炎)。这在暴露鸟类所致的过敏性肺炎中最为明显。长期暴露于低量禽类抗原与慢性过敏性肺炎相关。饲鸽者肺在不同地理区域有不同的表现,在某些地区表现为急性过敏性肺炎,在另一些地区表现为慢性过敏性肺炎。在美国和欧洲间歇性暴露于大量鸽子抗原与急性发病且预后良好相关,而在墨西哥慢性接触少量家鸽则与慢性疾病和较差预后相关。在美国和欧洲,鸽子饲养者将动物们放置在远离居住开放区域,他们定期探访导致暴露呈间歇性。在墨西哥,鸟类通常养在生活区,从而形成持续常量暴露。值得注意的是,鸟类抗原可以在去除鸟类后持续存在相当长的时间(>18 个月),这使罹患饲鸽者肺的墨西哥人即使清除了鸽子依然可能长时间暴露于鸽子抗原。因此,墨西哥饲鸽者肺与美国和欧洲养鸟者肺在暴露类型、临床表现和预后方面类似。但与美国和欧洲饲鸽者肺常见的急性过敏性肺炎差别很大。由于两种鸟类相关过敏性肺炎的相关抗原是类似的,所以很可能决定临床表现和预后的是暴露类型而非抗原特征。对新型过敏性肺炎的识别通常见于急性发病

形式,这可能与明确急性疾病和急性暴露之间容易相互关联有关。

上述讨论说明过敏性肺炎,特别是慢性过敏性肺炎可能比典型的过敏性肺炎更普遍,可能常常容易与慢性支气管炎或特发性肺纤维化等其他疾病混淆。与后者的鉴别可能尤其重要,因为特发性肺纤维化患者常常很难提供详细病史,导致过敏性肺炎的暴露抗原的血清抗体水平往往在暴露停止后逐渐减弱,慢性过敏性肺炎的胸部高分辨率计算机断层扫描(HRCT)可以与特发性肺纤维化患者类似。

影像学特征

急性和慢性过敏性肺炎的 X 线胸片表现有显著区别。急性过敏性肺炎表现为弥漫界限不清晰的结节影,往往伴有磨玻璃影,有时可呈实变影。病变以下叶为著,上叶病变轻。也可见到条索影(可能是既往急性过敏性肺炎遗留的纤维化)。结节和磨玻璃影在脱离暴露物后趋于消失,因此在急性过敏性肺炎恢复后 X 线胸片可恢复正常(图 58-2)。通常高分辨率 CT 比 X 线胸片显示磨玻璃病变更具优势,有时可表现为弥漫性肺透光度减低。急性过敏性肺炎恢复后,上述病变也可恢复正常。胸腔积液或胸膜增厚、钙化、空洞、肺不张、局部实变(结节或肿块)以及纵隔淋

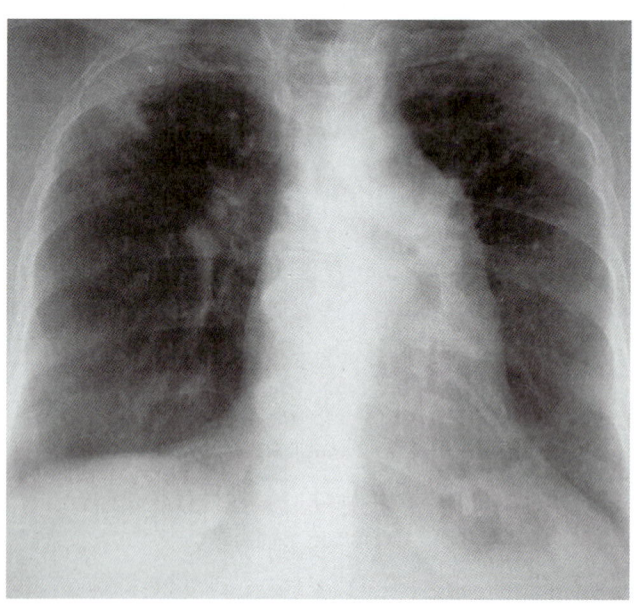

图 58-2　一例鸟类爱好者肺患者的 X 线胸片,患者进行性呼吸困难和体重下降。她在家中饲养了 2~3 只长尾小鹦鹉已长达 15 年,从未注意到有发热或急性呼吸困难发生。患者长尾小鹦鹉血清沉淀素检测呈阳性,表现为严重限制性通气功能障碍,及静息低氧血症。X 线胸片可见弥漫密度增高影,肺上叶体积缩小,肺动脉高压。

巴结病变罕见。

慢性过敏性肺炎 X 线胸片主要表现为弥漫性线性或结节样密度增高影,病变主要集中于上肺,双肺基底部受累轻,伴肺容积减少(图 58-3)。胸腔积液和胸膜增厚罕见,但曾有报道出现皮下气肿(可能是细支气管炎和小叶过度充气导致胸膜破裂的结果)。

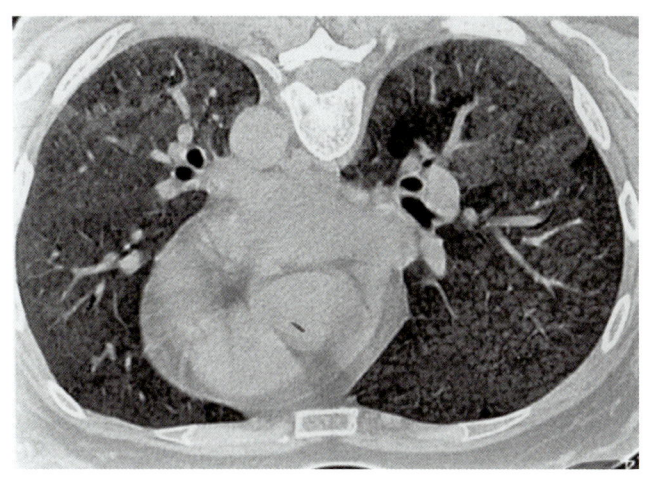

图 58-3　一例暴露于鸟类及贝壳的非吸烟患者的肺部高分辨率 CT,患者表现为进行性呼吸困难和体重减轻、低氧血症及限制性通气功能障碍。可见双下叶弥漫密度增高小结节影,后背部分区域可见磨玻璃影。

慢性过敏性肺炎患者的高分辨率 CT 可表现为几种模式。最常见的类型是弥漫分布的多发小叶中心结节,直径为 2~4mm,部分区域可见磨玻璃影,尤其是下叶(图 58-4)。与结节病不同,过敏性肺炎的结节很少位于胸膜下或沿支气管血管束分布,结节与周围肺组织的边界比较清楚。也可见到边界清楚的透亮度

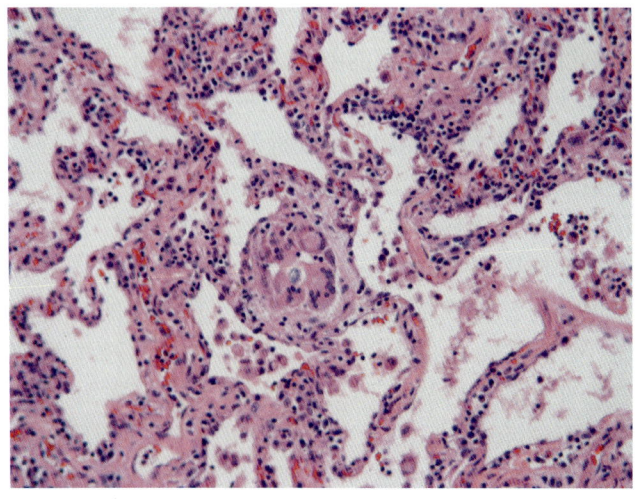

图 58-4　爱鸟者肺患者外科肺活检[HE 染色切片低倍镜(×20)]。可见非特异性间质单核细胞炎症及松散的肉芽肿病变。

增强区域,可能是由于细支气管部分闭塞导致远端肺小叶过度通气所致。停止暴露后磨玻璃影及微结节可消失。虽然这些征象对诊断过敏性肺炎有提示意义,但仅有一部分过敏性肺炎(50%~75%)出现上述表现,而且过敏性肺炎患者高分辨率 CT 可与特发性肺纤维化患者类似。慢性禽相关的过敏性肺炎患者中,即使校正了肺功能和人口统计学变量,高分辨率 CT 中蜂窝及实变依然是死亡风险增加的独立危险因素。不吸烟农民肺患者高分辨率 CT 中也常常可见肺气肿表现。

■ 实验室检查

急性过敏性肺炎患者常有外周血白细胞增高,中性粒细胞增多,且无嗜酸性粒细胞增多。支气管肺泡灌洗液中也可见到明显的细胞分类异常,这有助于诊断过敏性肺炎。在距末次暴露 5d 以上的支气管肺泡灌洗液中通常可见到白细胞和淋巴细胞增加 2~4 倍(典型者占细胞总数 30%~70%)。大多数过敏性肺炎患者支气管肺泡灌洗液淋巴细胞实际上都是 CD3$^+$(T淋巴细胞),CD8$^+$细胞相对增加,因此 CD4:CD8 比率通常 <1(正常外周血中为 2~2.5)。但这一特征随疾病发展阶段不同差异很大。实际上,一项病例队列研究中 98 例过敏性肺炎患者中,只有 33 例(34%)出现 CD8$^+$淋巴细胞性肺泡炎。与亚急性过敏性肺炎相比,慢性过敏性肺炎患者支气管肺泡灌洗液中CD4$^+$:CD8$^+$比值更高,γδT 淋巴细胞更少,分化为CD4$^+$及 CD8$^+$记忆 T 细胞更多,提示肺内纤维化可能与 Th2 免疫功能转化有关。此外,支气管肺泡灌洗液中淋巴细胞增多可能在临床改善及抗原暴露清除后维持数年。相反,无症状暴露者亦可出现肺泡灌洗液淋巴细胞增多,进一步限制了其在诊断评估中的应用。在暴露后早期(<48h)以及疾病晚期,支气管肺泡灌洗液中均可表现为中性粒细胞增高。支气管肺泡灌洗液中 IgG、IgM、IgA 和白蛋白浓度增加,可能是肺的非特异性炎症表现。

许多过敏性肺炎患者可以很容易通过多种方法检测到血清中针对有害物质的抗体(通常是 IgG、IgM和 IgA)。由于抗原制备并非标准化,因此很难确定阴性结果的意义,阴性并不能排除过敏性肺炎的诊断。此外,由于血清抗体也可存在于暴露而不发病的人群,其滴度几乎与过敏性肺炎患者相近,所以抗体阳性应结合临床背景才可考虑作为支持证据。

在无症状鸽子饲养者中,抗鸽抗原抗体的阳性率可达 30%~60%。农民抗微孢子菌血清抗体阳性率为2%~27%。大多数过敏性肺炎中,血清抗体阳性率与

明显暴露（即暴露时间或暴露强度）并无一致相关性。这可能与阈值效应有关，因而大多暴露者的暴露量均高于诱导抗体所需的最低暴露量，而高于该阈值的暴露增加与抗体阳性率增加并无关系。另外，血清抗体在暴露去除后趋于减低，所以慢性过敏性患者可能在脱离暴露一段时间后无法检测到相应抗体。农民肺病患者中，约50%初始可检测到抗微孢子菌抗体阳性，暴露去除后6年复测抗体阴性。而继续从事原农业活动的农民也可逐渐抗体转阴（5年后可达35%～50%），而一些最初检测为阴性的无症状农民虽然未罹患过敏性肺炎，但其随后可出现抗体阳性。在饲鸽者肺和禽鸟爱好者肺，大约50%初始血清禽抗原相关抗体呈阳性的患者在停止暴露后2～3年抗体转阴。因此，过敏性肺炎患者可能由于在检测中应用了不适当抗原或从末次抗原暴露以后抗体逐渐减少而导致检测不到相应抗体。

在过敏性肺炎急性发作期间，非特异性炎症标志物如血沉和C反应蛋白通常会升高，但均缺乏特异性。与结节病相反，血清血管紧张素转换酶水平通常不会升高。对可疑抗原致敏的皮肤试验（速发或延迟型）并无意义，因为导致过敏性肺炎的抗原提取物产生非特异性反应并不能提示致敏，也不能区分致敏者或非致敏者。

肺功能检查可表现为限制性、阻塞性或混合性通气功能障碍。肺弹性回缩力增加，通常伴有弥散功能下降。动脉血气常可见低氧伴低二氧化碳，提示静息或运动后肺泡动脉氧分压差增加。然而以 $D_{L_{CO}} \geqslant 80\%$ 为判定标准，过敏性肺炎研究组中有 $D_{L_{CO}}$ 数据资料的177例患者中有39例（22%）在疾病诊断时的弥散功能正常。许多过敏性肺炎患者（20%～40%）表现出非特异性气道反应性增加，5%～10%发展为临床诊断哮喘。停止暴露后，患者气道反应性增高和哮喘均可消失。

■ 诊断

急性过敏性肺炎的症状、体征和实验室检查结果可与许多其他肺病相似，比如肺水肿、有机粉尘毒性综合征（organic dust toxic syndrome，ODTS）、吸入性发热、慢性支气管炎或某些尘肺病等。急性过敏性肺炎也常常需要与感染性肺炎（鸟类接触者的病毒、支原体或衣原体）混淆。亚急性过敏性肺炎特征性表现是更缓慢出现的咳嗽、乏力、呼吸困难和体重减轻，这些症状也可能间断急性发作。与慢性进展性过敏性肺炎（下面讨论）相比，急性和亚急性过敏性肺炎的表现有相当多的重叠。

不吸烟的农民和养鸟者中慢性支气管炎比过敏性肺炎更常见，且可能与过敏性肺炎有重叠的免疫致病机制。农民中慢性支气管炎患者比无症状者更容易检测到血清沉淀素阳性。导致过敏性肺炎的物质暴露人群也可出现ODTS，其原因可能是霉菌产生的毒素污染生物气溶胶所致。ODTS比过敏性肺炎在暴露人群中发生率更高，其特征为一过性发热、呼吸困难、干咳、外周血白细胞增多和支气管肺泡灌洗液中性粒细胞增多。临床表现常常包括X线胸片显示弥漫性斑片影、肺功能提示限制性通气功能障碍、$D_{L_{CO}}$ 降低和肺活检病理提示无肉芽肿病变的闭塞性细支气管炎。严重病例可出现弥漫性肺泡损伤。与过敏性肺炎不同的是，该病不需要事先致敏（缺乏血清抗体）。发生ODTS的患者往往比罹患农民肺病的患者暴露时间更短，暴露强度更高。另一种与过敏性肺炎相关暴露物有关的疾病为吸入性发热。该病表现为发热、寒战、精神萎靡、头痛和肌痛，而无明显肺部病变，尽管有的可出现轻度呼吸困难和咳嗽。该病通常于暴露后4～12h发病。通常患者肺容量和弥散功能均正常。无须特殊治疗，临床综合征可于12～24h后缓解。症状和体征在无暴露一段时间（如假期或周末）之后重新暴露会加重，之后即使持续暴露症状也会变得顿挫（星期一病）。吸入性发热的症状和体征可于停止暴露后缓解，且不会出现持久的生理或影像学变化。

与急性和亚急性过敏性肺炎相反，慢性过敏性肺炎通常并不表现经典或典型的临床表现。慢性过敏性肺炎的表现常常与特发性肺纤维化类似，很难鉴别。其他的鉴别诊断还包括导致肺纤维化的其他原因（比如药物反应、风湿性疾病、石棉肺、放射线）。更为复杂的是，患者常常缺乏明确的急性发作病史。另外，此阶段规避可疑暴露物可能很少或根本无法获得临床改善。

详尽完整的职业史对诊断各类过敏性肺炎是不可或缺的。应该试图从病史中建立某种特定的暴露（工作、家里或其他地方）和以前发生的"肺炎"之间的联系。应该努力寻求具有类似症状的其他暴露者的情况。与暴露于特定环境相关的反复出现的特定症状、实验室检查和放射学异常也高度提示过敏性肺炎。在不确定的情况下，可以通过"自然暴露"（即暴露于可疑环境之后的适当症状和实验室异常记录）诊断过敏性肺炎。但若缺乏客观证据如体温、外周血白细胞总数、X线胸片（或HRCT）等变化，弥散功能（或动脉 PO_2）降低，则"自然暴露"不能认定为阳性。如果病史提示暴露与肺部症状有关，应确定致敏的证据和肺部炎症反应的性质。通过对已知可致过敏性肺炎的抗原进行相应血清抗体检测，结果阳性可提示致敏。虽然并不特异，但支气管肺泡灌洗液中淋巴细胞比例升高（通常超过 40%）高度提示过敏性肺炎诊断。

有一些方法可用于诊断过敏性肺炎，但各有优缺点。其中评估诊断方法价值的一个难点在于缺乏"金标准"。尽管大多数人会对满足如下条件可诊断过敏性肺炎达成共识：暴露于已知抗原后，肺活检提示以气道为中心的边界模糊的非坏死性肉芽肿形成。但上述特征性表现常常缺如，已有其他几种组织学改变的报道（详见下文）。自肺活检应用以来，由于常常缺乏具有诊断意义的典型特征，于是基于临床特征设计了一些可预测过敏性肺炎可能的诊断模型。过敏性肺炎研究组的一项回顾性队列研究，纳入 400 例可疑过敏性肺炎患者（其中 116 例最终确诊），发现了 6 项显著预测因子，建立了一套诊断模型。然后该诊断模型在 261 例患者中进行前瞻性验证（其中 83 例最终得到诊断）。应当指出的是，在许多没有组织病理的患者中，最终确定诊断或依据的金标准是专家共识。虽然不够理想，但就目前对过敏性肺炎的认识，这可能是现有最好的方法了。该研究使用的标准是：①暴露于已知致病抗原；②致病抗原的血清沉淀抗体阳性；③症状反复发作；④查体可闻及吸气相啰音；⑤症状于暴露后 4~8h 出现；⑥体重减轻。基于上述预测因子的存在与否来决定患者罹患过敏性肺炎的可能性。若不满足任何一条，其过敏性肺炎概率为 0，若满足全部六条，其过敏性肺炎诊断率为 98%。其中暴露于已知致病抗原是最强的临床预测因素，其风险比为 38.8。若缺乏相应暴露史，过敏性肺炎只有在进一步检查后才能诊断，包括肺活检病理的表现（下文讨论）。应该强调的是，对于慢性过敏性肺炎，这些临床预测模型几乎毫无价值，其诊断更加困难（即使已经获得组织病理学）。当然，面对具体患者时，评估进一步采取何种检查显然取决于临床情况和诊断的意义。

■ 组织病理学

当对诊断有明显疑问时，通常需要获取肺活检标本。经支气管肺活检往往不能提供足够的标本量以完全确认肉芽肿、细支气管炎或间质炎症等病变是否存在及相互关系，因此可能很必要通过开胸手术或经胸腔镜获取肺组织标本。病理常常表现为慢性间质性肺泡炎，伴有浆细胞、肥大细胞、巨噬细胞和淋巴细胞浸润，常可见松散的非坏死性肉芽肿（图 58-4 和图 58-5）。炎症从末端细支气管扩展至肺实质，肺泡内常常可见泡沫巨噬细胞。细支气管炎和闭塞性细支气管炎常见。高达 50% 过敏性患者可存在机化性肺炎（图 58-6）。相反，无论其他类型组织学表现是否存在，病理呈现闭塞性细支气管炎合并机化性肺炎（BOOP）可能提示潜在过敏性肺炎诊断。另外可有不同程度的间质纤维化。过敏性肺炎和结节病的肉芽肿性间质炎症反应很难鉴别，但一般过敏性肺炎者通常范围小、边界不清、排列松散、淋巴细胞多、多核巨细胞少。与结节病相反，过敏性肺炎的间质炎性细胞浸润在肉芽肿的远端和近端均可见到。过敏性肺炎的肉芽肿很少成群聚集，并且很少在支气管旁或胸膜下见到。他们通常毗邻细支气管，单个出现。若无肉芽肿，病理表现可能会类似非特异性间质性肺炎，但病变以细支气管为中心，可见巨细胞或出现机化性肺炎均为提示过敏性肺炎线索。

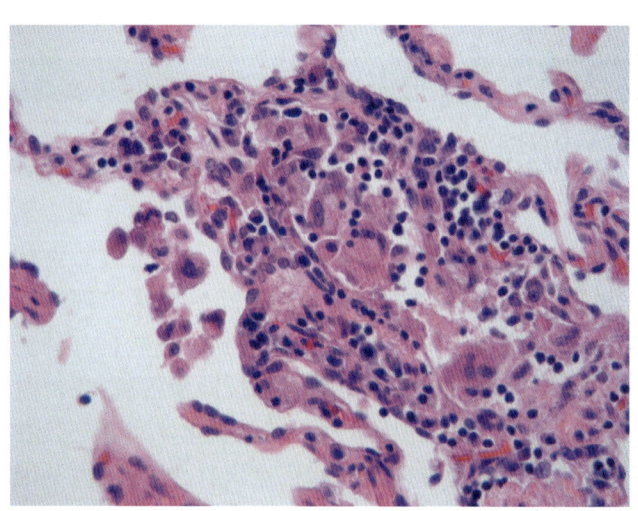

图 58-5 图 58-4 切片的高倍镜（×40）。

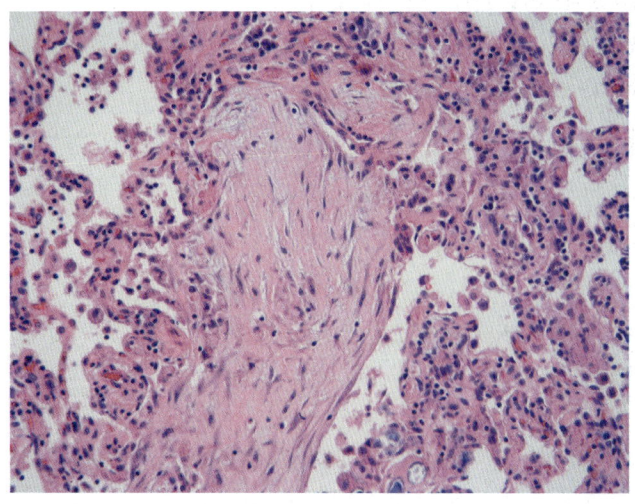

图 58-6 一例爱鸟者肺患者的机化性肺炎。

患者肺活检中炎症及纤维化的主要表现形式可预示患者的预后。在一项纳入110例饲鸽者肺患者的研究中,肺活检病理显示非特异性间质性肺炎(NSIP)型的患者存活率最高,呈UIP型病变的患者存活率最低。有趣的是,在本研究中,具有典型过敏性肺炎病理表现的患者生存率在Kaplan-Meier曲线上位于NSIP型和UIP型之间。另一项包含多种原因过敏性肺炎的研究表明,与仅支气管周围纤维化的患者相比,患者组织病理学呈UIP型和纤维化型NSIP样表现时,生存期要短很多。因此,肺活检结果可能对预测患者疾病的自然病程发挥重要作用。

过敏性肺炎的特定组织学改变,一旦发现,对确诊很有帮助。但是,在停止暴露后数年,肉芽肿性病变和呼吸性细支气管炎可能均不明显,许多亚急性或慢性过敏性肺炎患者可能仅表现为间质炎症和纤维化,这有助于过敏性肺炎的临床诊断,但并不足以确诊。

免疫发病机制

过去25年的研究中,有大量证据表明T细胞介导免疫反应在过敏性肺炎发病机制中起主要作用。然而体液免疫可能也参与其中,特别是在急性过敏性肺炎。基于患者存在血清抗体和暴露后症状出现的时间(2~9h),提出一种假说:过敏性肺炎可能是一种免疫复合物介导的肺病。也就是在抗原暴露后,免疫复合物启动肺损伤,随后通过T细胞活化使病变延续并放大。当疾病发展至出现临床症状时,肺组织内基因表达呈现出T细胞驱动炎症的特征(与IPF和NSIP的特征不同)。过敏性肺炎中T细胞反应的显著特征是以CD8$^+$细胞为主,并表达γ-干扰素(IFN-γ),即1型炎症过程中典型的细胞因子。在过敏性肺炎中,也可观察到IFN-γ依赖性趋化因子的表达,如CXCL9和CXCL10,这无疑有助于1型炎症反应的效应放大。过敏性肺炎患者支气管肺泡灌洗液中CD8$^+$T细胞强烈表达CXCR3,也就是上述两种趋化因子的受体。

虽然过敏性肺炎的经典发病机制为Th1反应,但是新近证据表明调节性T细胞(Tregs)功能失调亦参与其中,表现为对吸入抗原耐受性缺失。概括地说,这些CD4$^+$Foxp3$^+$淋巴细胞抑制了Th1和Th2效应细胞的活性,这对于抗原自我识别和预防自身免疫性疾病非常重要。与健康对照者支气管肺泡灌洗液和血液中的调节T细胞相比,过敏性肺炎患者调节T细胞

不能在体外抑制T淋巴细胞活化,这可能是由于体内产生IL-17之故,因为过敏性肺炎患者血清和肺泡灌洗液中IL-17水平明显更高。对直杆糖多孢菌小鼠的研究已经显示,Th17极化的CD4$^+$T细胞对产生纤维炎症性肺损伤的重要作用。同种小鼠模型研究也证明了调节T细胞可同时减少IFN-γ生成及CD4$^+$和CD8$^+$淋巴细胞的肺浸润。关于调节T细胞和/或Th17免疫性是否能解释过敏性肺炎的临床异质性尚待确定。

巨噬细胞产生的细胞因子如IL-1、IL-6、IL-12及TNF-α(以及多种趋化因子)在各种抗原物质诱导过敏性肺炎的动物模型中起了核心作用。激活的巨噬细胞及CD8$^+$T细胞产生的TNF-α可能同时参与了炎症反应放大以及募集到肺泡腔的中性粒细胞的激活/脱颗粒环节。研究报道,与一组致敏但无症状的对照组相比,罹患农民肺的患者存在TNF-α启动子多态性,暴露干草粉尘后血清TNF-α水平会更高。墨西哥及荷兰的两项遗传易感性相关的小型研究发现鸟类爱好者病患者金属蛋白酶-3(TIMP3)基因的组织抑制剂存在保护性多态性,它参与抑制与细胞外基质转化相关的金属蛋白酶。近期研究发现TIMP3也是TNF-α转换酶(TACE/ADAM-17)的主要抑制剂,而该酶负责将TNF-α加工成具有强促炎作用的可溶形式。IPF或NSIP患者并未发现TIMP3多态性。因此,有理由推测TNF-α的表达和/或蛋白水解加工在过敏性肺炎的发病机制中发挥重要作用,但对于多种临床表型的发生机制尚待更多研究阐明。

预后及治疗

过敏性肺炎的类型甚至地理位置不同,患者预后均差异很大。例如,魁北克地区即使农民继续种植,农民肺病预后良好。但芬兰的农民肺病常常导致严重的生理损害甚至死亡。美国和欧洲的饲鸽者肺预后良好,而在墨西哥其5年死亡率为30%。造成这些差异的原因尚不清楚,可能与抗原本身的性质和暴露情况等多种因素有关。

各类过敏性肺炎最主要的干预措施就是有效规避致病抗原,致病抗原的识别是至关重要的。但针对职业暴露,比如农民肺,这并不总是可行的。另外,大多数继续暴露抗原的农民可能并未比脱离农场的农民疾病进展会更糟。尽管如此,脱离致病抗原暴露通常足以缓解患者症状和生理异常。降低抗原负荷的

措施包括佩戴保护设备、减少家庭或工作环境的微生物污染。去除多余水分、降低湿度、修复因水而损坏的材料、定期清洁加湿器、通风和空调设备都有助于减少因霉菌和其他微生物定植以免发生致敏。对鸟类爱好者肺，将禽鸟从患者家中清除是治疗的重要环节，但是即使对家庭环境进行彻底清理，抗原依然会持续很长一段时间。

患者症状严重时，通常需要应用全身性糖皮质激素，但目前尚无明确的证据表明该治疗与症状、影像学或肺功能异常的长期缓解相关。常规治疗方法是泼尼松或泼尼松龙，$40\sim60mg/d$，疗程2周，然后在$2\sim4$周内逐渐减量停药。与未使用泼尼松龙治疗的农民肺病患者相比，应用泼尼松龙者临床影像学异常（磨玻璃影）及肺功能异常恢复略快一些（弥散功能略有改善，但肺容积或动脉P_{O_2}无差别）。在确诊过敏性肺炎6个月后，两组间并无差别。临床证据表明，全身性类固醇可略加快急性肺部炎症的消退速度，但对慢性过敏性肺炎则影响很小或没有影响。

在患者出现永久性影像学或肺功能损伤之前除去暴露因素预后好，几乎没有长期疾病反应的表现。若无法去除暴露因素，暴露期间使用有效防护面罩可预防急性过敏性肺炎的发生，且预后良好。过敏性肺炎类型不同，预后差异很大。一般而言，鸟类爱好者肺比其他类型过敏性肺炎预后更差，虽然这类疾病的预后也因暴露抗原的情况不同而预后差别很大。长期低水平暴露者似乎预后更差，而短期间歇暴露者预后较好。大多数慢性过敏性肺炎患者在出现肺纤维化和呼吸生理异常后，去除暴露后只有部分可逆。确诊疾病时，患者活检组织病理学检查的特定表现有助于预测疾病进展。表现为机化性肺炎/闭塞性细支气管炎合并机化性肺炎或细胞型NSIP患者的预后优于纤维化型NSIP或其他纤维化肺炎表现者。

结语

总之，过敏性肺炎是一种主要由T细胞对吸入抗原介导的免疫反应导致的免疫性肺病。其诊断需要结合详尽的病史，适当的实验室检查，部分病例须选择肺活检诊断。避免暴露通常与良好预后相关，症状严重者可应用糖皮质激素。由于环境暴露不断变化，新型过敏性肺炎也不断出现，对定义病因不确定的间质性肺病而言是一项持续挑战。

暴　婧　译
高占成　审校

参考文献

[1] TERHO EO, HUSMAN K, VOHLONEN I. Prevalence and incidence of chronic bronchitis and farmer's lung with respect to age, sex, atopy, and smoking. Eur J Respir Dis Suppl, 1987, 152:19–28.

[2] LACASSE Y, SELMAN M, COSTABEL U, et al.; HP Study Group. Clinical diagnosis of hypersensitivity pneumonitis. Am J Respir Crit Care Med, 2003, 168:952–958.

[3] CAMARENA A, JUAREZ A, MEJIA M, et al. Major histocompatibility complex and tumor necrosis factor-alpha polymorphisms in pigeon breeder's disease. Am J Respir Crit Care Med, 2001, 163:1528–1533.

[4] AQUINO-GALVEZ A, CAMARENA A, MONTANO M, et al. Transporter associated with antigen processing (TAP) 1 gene polymorphisms in patients with hypersensitivity pneumonitis. Exp Mol Pathol, 2008, 84:173–177.

[5] CAMARENA A, AQUINO-GALVEZ A, FALFAN-VALENCIA R, et al. PSMB8 (LMP7) but not PSMB9 (LMP2) gene polymorphisms are associated to pigeon breeder's hypersen-sitivity pneumonitis. Respir Med, 2010, 104:889–894.

[6] VASAKOVA M, STERCLOVA M, KOLESAR L, et al. Cytokine gene polymorphisms and BALF cytokine levels in interstitial lung diseases. Respir Med, 2009, 103:773–779.

[7] SCHAAF BM, SEITZER U, PRAVICA V, et al. Tumor necrosis factor-alpha -308 promoter gene polymorphism and increased tumor necrosis factor serum bioactivity in farmer's lung patients. Am J Respir Crit Care Med, 2001, 163:379–382.

[8] HILL MR, BRIGGS L, MONTANO MM, et al. Promoter variants in tissue inhibitor of metalloproteinase-3 (TIMP-3) protect against susceptibility in pigeon breeders' disease. Thorax, 2004, 59:586–590.

[9] METERSKY ML, BEAN SB, MEYER JD, et al. Trombone player's lung: a probable new cause of hypersensitivity pneumonitis. Chest, 2010, 138:754–756.

[10] METZGER F, HACCURIA A, REBOUX G, et al. Hypersensitivity pneumonitis due to molds in a saxophone player. Chest, 2010, 138:724–726.

[11] MURAT JB, GRENOUILLET F, REBOUX G, et al. Factors influencing the microbial composition of metalworking fluids and potential implications for machine operator's lung. Appl Environ Microbiol, 2012, 78:34–41.

[12] CRAIG TJ, HERSHEY J, ENGLER RJ, et al. Bird antigen persistence in the home environment after removal of the bird. Ann Allergy. 69:510–512.

[13] TATEISHI T, OHTANI Y, TAKEMURA T, et al. Serial high-resolution computed tomography findings of acute and chronic hypersensitivity pneumonitis induced by avian antigen. J Comput Assist Tomogr, 2011, 35:272–279.

[14] COSTABEL U, GUZMAN J. Bronchoalveolar lavage in interstitial lung disease. Curr Opin Pulm Med, 2001, 7:255–261.

[15] CAILLAUD DM, VERGNON JM, MADROSZYK A, et al. French Group of Environmental Immunoallergic Bronchopulmonary Diseases. Bronchoalveolar lavage in hypersensitivity pneumonitis: a series of 139 patients. Inflamm Allergy Drug Targets, 2012, 11:15–19.

[16] BARRERA L, MENDOZA F, ZUNIGA J, et al. Functional diversity of T-cell subpopulations in subacute and chronic hypersensitivity pneumonitis. Am J Respir Crit Care Med, 2008, 177:44–55.

[17] DRENT M, VAN VELZEN-BLAD H, DIAMANT M, et al. Bronchoalveolar lavage in extrinsic allergic alveolitis: effect of time elapsed since antigen exposure. Eur Respir J, 1993, 6:1276–1281.

[18] MONKARE S, HAAHTELA T. Farmer's lung–a 5-year follow-up of eighty-six patients. Clin Allergy, 1987, 17:143–151.

[19] LACASSE Y, GIRARD M, CORMIER Y. Recent advances in hypersensitivity pneumonitis. Chest, 2012, 142:208–217.

[20] KOKKARINEN JI, TUKIAINEN HO, TERHO EO. Recovery of pulmonary function in farmer's lung. A five-year follow-up study. Am Rev Respir Dis, 1993, 147:793–796.

[21] MORRIS DG. Gold, silver, and bronze: metals, medals, and standards in hypersensitivity pneumonitis. Am J Respir Crit Care Med, 2003, 168:909–910.

[22] COLEMAN A, COLBY TV. Histologic diagnosis of extrinsic allergic alveolitis. Am J Surg Pathol, 1988, 12:514–518.

[23] VOURLEKIS JS, SCHWARZ MI, COOL CD, et al. Nonspecific interstitial pneumonitis as the sole histologic expression of hypersitivity pneumonitis. Am J Med, 2002, 112:490–493.

[24] GAXIOLA M, BUENDIA-ROLDAN I, MEJIA M, et al. Morphologic diversity of chronic pigeon breeder's disease: clinical features and survival. Res Med, 2011, 105:608–614.

[25] CHURG A, SIN DD, EVERETT D, et al. Pathologic patterns and survival in chronic hypersensitivity pneumonitis. Am J Surg Pathol, 2009, 33:1765–1770.

[26] CHURG A, MULLER NL, FLINT J, et al. Chronic hypersensitivity pneumonitis. Am J Surg Pathol, 2006, 30:201–208.

[27] SELMAN M, PARDO A, BARRERA L, et al. Gene expression profiles distinguish idiopathic pulmonary fibrosis from hypersensitivity pneumonitis. Am J Respir Crit Care Med, 2006, 173:188–198.

[28] AGOSTINI C, CALABRESE F, POLETTI V, et al. CXCR3/CXCL10 interactions in the development of hypersensitivity pneumonitis. Respir Res, 2005, 6:20.

[29] DING Y, XU J, BROMBERG JS. Regulatory T cell migration during an immune response. Trends Immunol, 2012, 33:174–180.

[30] GIRARD M, ISRAEL-ASSAYAG E, CORMIER Y. Impaired function of regulatory T-cells in hypersensitivity pneumonitis. Eur Respir J, 2011, 37:632–639.

[31] SIMONIAN PL, ROARK CL, WEHRMANN F, et al. Th17-polarized immune response in a murine model of hypersensitivity pneumonitis and lung fibrosis. J Immunol, 2009, 182:657–665.

[32] PARK Y, OH SJ, CHUNG DH. CD4(+)CD25(+) regulatory T cells attenuate hypersensitivity pneumonitis by suppressing IFN-gamma production by CD4(+) and CD8(+) T cells. J Leukoc Biol, 2009, 86:1427–1437.

[33] SCHUYLER M, GOTT K, CHERNE A. Mediators of hypersensitivity pneumonitis. J Lab Clin Med, 2000, 136:29–38.

[34] CHEN B, TONG Z, NAKAMURA S, et al. Production of IL-12, IL-18 and TNF-alpha by alveolar macrophages in hypersensitivity pneumonitis. Sarcoidosis Vasc Diffuse Lung Dis, 2004, 21:199–203.

[35] DENIS M, BEDARD M, LAVIOLETTE M, et al. A study of monokine release and natural killer activity in the bronchoalveolar lavage of subjects with farmer's lung. Am Rev Respir Dis, 1993, 147:934–939.

[36] JANSSEN R, KRUIT A, GRUTTERS JC, et al. TIMP-3 promoter gene polymorphisms in BFL. Thorax, 2005, 60:974.

[37] SMOOKLER DS, MOHAMMED FF, KASSIRI Z, et al. Tissue inhibitor of metalloproteinase 3 regulates TNF-dependent systemic inflammation. J Immunol, 2006, 176:721–725.

[38] PEREZ-PADILLA R, SALAS J, CHAPELA R, et al. Mortality in Mexican patients with chronic pigeon breeder's lung compared with those with usual interstitial pneumonia. Am Rev Respir Dis, 1993, 148:49–53.

[39] CORMIER Y, BELANGER J. Long-term physiologic outcome after acute farmer's lung. Chest, 1985, 87:796–800.

[40] KOKKARINEN JI, TUKIAINEN HO, TERHO EO. Effect of corticosteroid treatment on the recovery of pulmonary function in farmer's lung. Am Rev Respir Dis, 1992, 145:3–5.

[41] OHTANI Y, SAIKI S, KITAICHI M, et al. Chronic bird fancier's lung: histopathological and clinical correlation. An application of the 2002 ATS/ERS consensus classification of the idiopathic interstitial pneumonias. Thorax, 2005, 60:665–671.

第 59 章

放射性肺炎

Kenneth B. Roberts

Roy Decker

Sara Rockwell

前言

1895 年伦琴发现 X 射线与 1898 年居里夫妇发现镭使医学在 20 世纪初得到了彻底变革。伦琴首篇关于 X 射线的论文以伦琴夫人手部非常精细的 X 线片展示了影像诊断的威力。随着世界各地的研究者们建造真空管并获得放射源，人们发现这些不可见的射线是有危害性的，甚至可导致致命性的损伤。很快就出现了有关长时间透视检查时接受大剂量辐射的患者发生红斑、慢性皮炎、溃疡、脱发和眼部损伤的报道。有报道显示无防护使用 X 线设备和强放射源进行诊疗或实验室研究的医生、技术人员和科学家出现了更为严重的损伤。放射性损伤的出现提示放射线可能在癌症的治疗中有作用。事实上，早在 1896 年就已经有癌症患者接受了放射治疗（简称放疗）。

人们发现放射线可以抑制肿瘤的生长，但相应会出现辐照区域内正常组织的损伤。由于早期 X 射线和伽马射线源的能量非常低，因此早期的放射治疗穿透性差、应用有限，其对皮肤的放射剂量甚至比非常表浅的肿瘤还要高许多。因而皮肤的严重早期放射反应限制了投照到肿瘤的放射剂量。对于这些皮肤反应的研究推动了正常组织耐受性概念的发展以及对"分次"放射治疗益处的认识，即应用多种治疗方法联合小剂量放射。在放射肿瘤学发展的早期，肺部对放射性损伤的相对敏感性突出。早在 1922 年就已经有了关于胸腔辐照后数星期至数月明显出现呼吸困难、咳嗽、发热和 X 线胸片渗出影的临床综合征的描述。

放射肿瘤学在过去 1 个世纪已经发展得极其成熟,包含了在理论和应用物理学、放射生物学、病理学、细胞生物学和免疫学等领域取得了重大进展。物理学和工程学的进步对放射肿瘤学的成熟尤为重要。这些进步推动了现代直线加速器的发展,使其具有发射很高能量、穿透性极强的放射线的能力,从而可以提供非常精准地到达体内肿瘤部位的高剂量放射线。目前已在计算机断层扫描(CT)和磁共振成像(MRI)基础上建立了精准放射剂量测定、快速计算机和精确算法体系,用于快速制订计算机三维个体化放射治疗。这些进步已经改变了放射治疗存在的从皮肤早期疼痛反应至肿瘤侵犯周围正常组织(包括肺组织)和肿瘤晚期危及生命反应的剂量限制毒性。

对肺科感兴趣的医生理解放射性肺炎很重要。对放射性肺损伤的理解有助于理解其他肺部疾病。这是因为放射效应的化学介质,无论是有益的还是有害的,都是自由基,其导致肺部放射性损伤的通路与其他多种肺损伤相重叠。除此以外,了解放射性肺炎对许多医学领域的医生都有实用价值。美国大约有 1/3 的人一生中会被诊断为癌症。其中超过 1/2 患者的恶性肿瘤可被永久治愈。大约 65% 的癌症患者在肿瘤治疗过程中需接受放疗,因此可以预见放疗必定仍会是癌症治疗的重要组成部分。正因如此,每位医生都可能会遇到许多正在接受放疗或在过去曾接受过放疗的患者。

除放疗相关的急性或亚急性肺病以外,近来对于钍工人的研究表明其肺纤维化发生率过高。这些发现得到了大量动物实验结果的支持,提示肺损伤可能是由于不能溶解的放射性核素微粒吸入后沉积于肺组织并对其产生长期辐射而造成的。

呼吸道疾病也被认为是广岛和长崎原子弹爆炸幸存者晚期发病率和死亡率增加的病因之一。总之,肺部放射性损伤可能发生于因职业、事故、战争或恐怖行为导致高水平暴露于吸入放射性核素或外照射的人群。放射生物学和放射肿瘤学的工作基础知识对每位医生及保健服务提供者都很重要。了解放射治疗及其他放射线暴露的潜在毒性,包括放射性肺炎,对于患者的照护至关重要。

许多累及胸部的肿瘤都会采用包括放射治疗在内的疗法,用以肿瘤的根治或姑息性治疗。放射治疗主要是一种基于解剖结构的局部物理疗法。放射治疗的成功取决于有选择性地将放射线投照至恶性病变部位,同时最大限度地避免辐照正常组织。为有效规划放射治疗,放射肿瘤学家必须对正在治疗的恶性肿瘤有全面的认识,并且了解其生物学行为、局部和广泛转移的方式、放射敏感度以及影响患者对治疗反应的个体因素。放射肿瘤学家还必须考虑放射线对辐照范围内正常组织的影响。

放射剂量、分次模式、肿瘤体积和累及边缘、已应用或拟应用的其他治疗方法如手术或全身化疗,以及合并存在的其他疾病等多种因素,均会影响肿瘤控制及毒性反应产生的概率。对于肺、食管、胸膜、乳腺和胸壁的癌症,以及累及胸部的淋巴瘤,最佳治疗方案通常包括对所有含癌组织使用多重重叠 X 线束,并可能用到电子束。为了尽可能少地包含健康正常组织,尽管已对治疗进行了精心规划,但还是必然会将一些正常组织置于放射野内。放射野内特定组织的放射敏感性及对并发症风险的接受程度共同制约了放射剂量的选择。放疗方案的制定始终要权衡获益与风险,这是由于随放射剂量的增加,恶性肿瘤控制的概率增加,但潜在并发症发生的可能性及严重程度也相应增加。

为了说明放疗方案规划的机制,图 59-1A 给出了一个示例。第一张图显示了 ⅢB 期非小细胞肺癌治疗的等剂量分布,彩色图示中,红色代表最高放射剂量,黄色、绿色和蓝色依次代表递减的剂量。这代表了应用调强放疗(intensity-modulated radiation therapy,IMRT)多线束辐照剂量的总和,以计算机规划为基础,制定对肿瘤靶点分配高剂量,而对正常组织结构如脊髓、食管、心脏和肺给予特定的剂量限值。接受有效辐照的正常肺体积可以很容易地被估计出来。

图 59-1B 以累积剂量-体积直方图形式显示了肺组织接受的放射剂量,该图整合了接受特定的累积辐射剂量(横轴)的部位在相应风险器官的体积百分比(纵轴)。尽管这是复杂的剂量/体积关系的一种简化表现形式,但它在放射剂量分配及量效相关性分析中具有非常重要的作用。图中接受不小于 20Gy 的肺体积标注为 V_{20}。本例患者 V_{20} 为 35%,预计发生 2 级或以上程度肺炎的风险至少为 25%(见下文)。图 59-2 显示了患者治疗前(图 A)和放疗后 3 个月(图 B)的 CT 对比。后者可见与放疗高剂量区一致的区域呈现放射线诱导的炎症改变,这些病变与患者的呼吸困难加重、咳嗽以及弥散功能下降相关。图 C 为治疗后 1 年的 CT 表现,可见影像学缓慢恢复伴持久的肺纤维化改变。

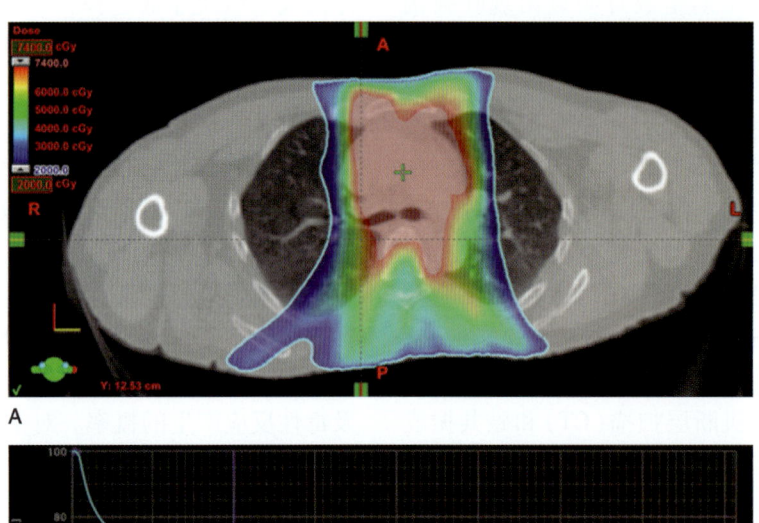

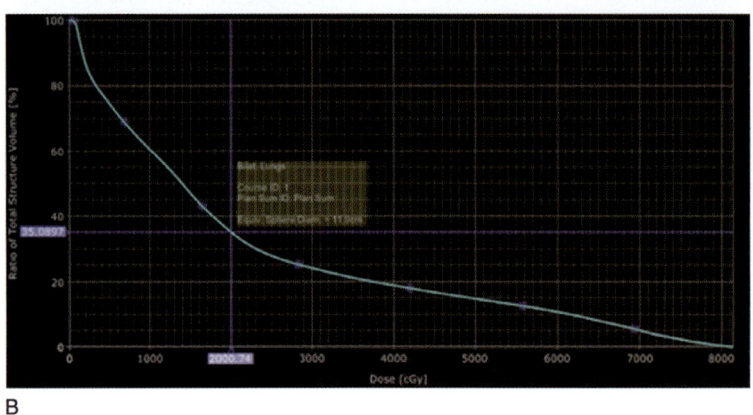

图 59-1　一例 60 岁ⅢB 期非小细胞肺癌男性患者接受了以顺铂为基础的同步放化疗,放疗规划方案概述如图示。A. 治疗规划 CT 显示了复杂多野放疗方案中的等剂量分布区。通过颜色标记显示了放射剂量为 20Gy(绿色)至 70Gy(红色)的区域。B. 双肺组织的全疗程累积剂量-体积直方图。正常肺接受 20Gy 及以上放射剂量的体积(V₂₀)为 35%。

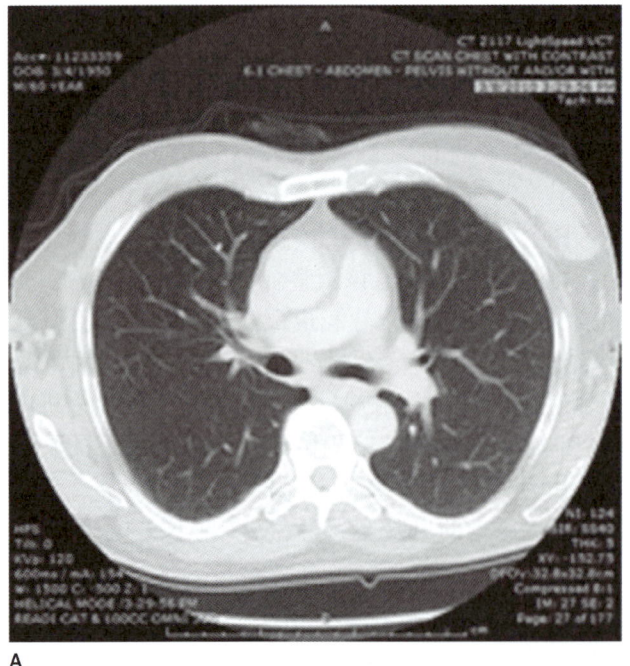

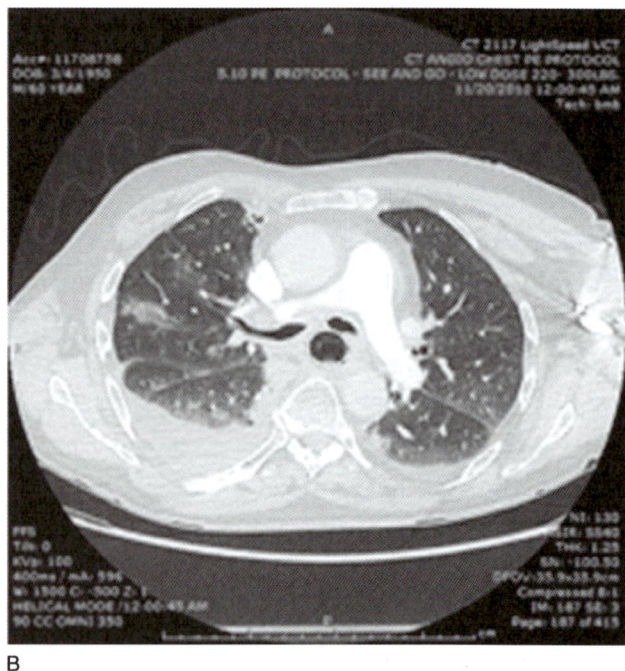

图 59-2　图 59-1 所示患者出现了进行性呼吸困难和干咳。对比治疗前(图 A)和治疗 3 个月(图 B)的胸部 CT 可见与放疗区域分布一致的间质渗出和磨玻璃影改变,伴新发胸腔积液。符合放射性肺炎,该患者接受了糖皮质激素治疗,数月后临床症状得以改善。

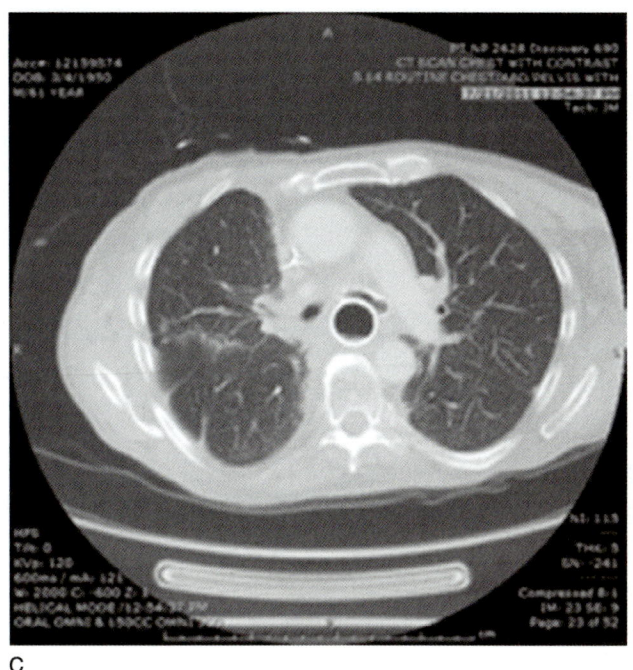

图 59-2（续） 1 年后胸部 CT（图 C）可见纵隔旁遗留纤维化改变。图 B 和图 C 中还可见因支气管食管瘘而置入的支气管支架和食管支架。

若本例患者的恶性肿瘤被治愈，或者通过放疗症状得到预期改善，且放疗相关毒性反应程度轻或可控，那么即使出现影像学改变，或肺部及其他器官的其他亚临床损害，该治疗也是成功的。然而，胸部放疗可能导致明显的肺毒性，有时甚至超过治疗获益。

放射物理学概述

外照射治疗射线一般采用 X 射线或伽马射线。这两种射线都是能够在与物质相互作用时引起电离的高能电磁波或光子。二者的唯一区别在于它们的产生方式不同：伽马射线光子是放射性原子衰变时从原子核发射出来的，而 X 射线的产生是高能电子撞击靶物并且与靶物原子的电子壳相互作用进而使其发出 X 射线光子（韧致辐射效应）。一旦发射单个 X 射线光子与伽马射线光子是无法区分的。因此，虽然本文会以 X 射线为例讨论，但这些原则同样适用于使用高能伽马射线的放疗（如钴-60 远距放疗或应用植入放射源的近距放疗）。

用于诊断成像的 X 射线的能量范围相对较低，其中光子和物质的相互作用主要是通过"光电效应"。在这一过程中，吸收光子会引发原子从内壳中喷射出一个电子。光电相互作用的概率按原子序数的立方，即 Z^3 函数增高。因此，大而重的原子比小而轻的原子能更有效地吸收低能量诊断性 X 射线。

放射诊断学利用的是不同成分的物质对低能量 X 射线的吸收存在巨大差异，例如，空气、软组织（70% 为水，因此主要由小原子的氢和氧组成）、骨（其钙含量高），以及注射含钡、碘或其他重原子的造影剂。这些吸收上的差异被用来描绘解剖结构。相较而言，放疗中使用的高能 X 射线主要是通过一种被称为"康普顿效应"的现象与物质产生相互作用，在该现象中 X 射线通过与外层电子壳的相互作用导致原子电离。康普顿效应不依赖于原子序数，而取决于电子密度的函数。由于大多数生物组织的电子密度都是相对均匀的，因此为了确定大多数放疗的剂量，我们有理由假设患者为均匀密度，其密度等于水的密度。

放射剂量学的瓶颈在于对含有大量空气的组织如肺的标准剂量设置。当单束 X 射线穿透水或组织，组织接收到的放射剂量会逐渐下降，通常随距离呈指数递减。由于空气的密度明显偏低，其吸收的放射能量较少，故而对 X 射线的衰减作用弱于组织或水。利用目前通过 CT 获得的肺密度定量知识，人们设计了各种算法来估测肺和其他软组织由于密度差异所致的剂量吸收异质性。这些对异质性的校正显示假设密度均匀的常规剂量估测法会对肺和肺外组织的放射剂量低估 5%～25%。

尽管组织异质性效应是对肺进行放射剂量定量时的非常重要的考虑因素，但我们应当谨记历来在医学文献中报道的对胸部和肺的放射剂量是没有经过异质性校正的。另外,大多数有关肺耐受性的临床数据是在假定肺和水密度相当的前提下应用旧的剂量算法计算并报道的,为避免新旧文献混淆,改变报道中剂量算法的想法也就此搁置了。读者应清楚,除非另有明确说明,本章或与此有关的任何出版物所提供的过去的放射剂量均未必对肺密度进行了校正。多数现代放射治疗规划系统都考虑到了矫正组织异质性。若不进行此类修正,胸部接受的实际剂量会比报道的标定剂量略高。然而,实际照射剂量的个体化差异很大,直到最近才由于计算机治疗规划方案的改进而将该项作为常规。

放射剂量目前是采用国际体系(système international,SI)以戈瑞(gray,Gy)为单位报道的。Gy是1kg组织吸收的能量,1Gy=1J/kg。既往能量吸收剂量使用CGS体系测量,以"rad"(放射吸收剂量radiation absorbed dose的缩写)为单位,定义为1rad=100erg/g。为了便于比较既往及近期文献,必须记住1Gy=100rad。一些放射治疗文献为了避免换算会用厘戈瑞(centigray,cGy)作为剂量单位,尽管事实上cGy并不是被认可的SI单位,1cGy=0.01Gy=1rad。其他可见于文献的放射剂量单位还包括伦琴(roentgen)、西韦特(Sievert)和(rem)。

伦琴测量的是放射线暴露,而不是吸收的能量,特指标准条件下空气中产生的电离总数[1伦琴(R)=1静电单位(electrostatic unit)/毫升(mL)=2.58×10^{-4}库伦(coulombs)/千克(kg)0℃及760torr(torr相当于mmHg)条件下密度为1.29×10^{-4}g/cm^{3}的标准大气]。这一单位经常出现在放射剂量学文献中,不仅仅因为历史上将其用以剂量测定单位,还因为广泛应用的辐射监测仪(如电离箱)直接在体表测量放射暴露,然后通过暴露量计算出组织吸收的剂量。

辐射防护文献使用的单位是"等效剂量",即西韦特(Sievert,Sv),其计算方法为吸收剂量(单位为Gy)乘以一个体现不同射线的不同生物效应的"权重因子"。虽然一些放射线如中子和阿尔法粒子的权重因子可以高达20,但X射线、伽马射线和电子的权重因子均定义为1。因此对放射诊断及治疗的大多数目的而言,1Sv=1Gy。Sv取代了旧的等效剂量单位雷姆(rem,1Sv=100rem)。不幸的是,关于放射诱导肺损伤的文献中包含了使用所有这些不同单位的论文,给读者造成了巨大的困惑。简单起见,本章中所有剂量都换算为Gy。

放射治疗的放射生物学

当X射线通过组织时,会发生一系列复杂的物理和化学反应。当X射线与其路径上的原子发生相互作用,能量会被吸收,继而发射出赋能的快电子。这些快电子穿过组织,产生二次电离,导致数毫秒内产生多种高度活化的自由基。由于生物材料大约70%由水组成,因此由水衍生的离子和自由基(如H、OH、H_2O^+、H_3O^+)是产生的主要活性组分。这些离子和自由基之间相互作用并且和附近其他分子发生反应,产生大量的化学反应产物并对生物大分子造成多种损伤。由于DNA包含对细胞而言至关重要的信息,因此虽然大多数其他分子均可被轻易替换,但DNA的损伤是最重要的放射线生物学效应。放射线可使DNA产生多种损伤,包括单链和双链断裂、碱基损伤和丢失以及染色体断裂和重排。如果这些损伤不被修复,可造成永久突变或染色体结构改变,从而导致细胞死亡或行为改变。

放射线的细胞毒效应是抗肿瘤效应和放射治疗毒性的基础。理论上放射治疗可能使原本正常的细胞发生突变,导致新的恶性肿瘤的产生。幸运的是,尽管放射线诱导的恶性肿瘤确有发生并且在有环境和职业暴露时应作为主要关注点,但放疗所使用的剂量诱发恶变很罕见,因此相对于治疗现存恶性肿瘤的巨大好处,诱发另一种癌症的风险对患者个体而言是微不足道的。患者面临的更大风险在于放射线并不能选择性地仅对肿瘤细胞产生毒性,而是对治疗范围内的正常及恶性细胞均有杀伤作用。

尽管导致细胞毒性损伤的放射化学反应是在放射结束后数毫秒内完成的,但是因放射损伤死亡的细胞并不会立即死亡。事实上,辐照结束后不久,由于辐照死亡的细胞与辐照后最终存活的细胞在外观、代谢活动甚至增生速度和模式上是无法区分的。大部分由于辐照死亡的细胞最终是在有丝分裂过程中死亡的,但在此之前这些细胞可能先会经历一次或数次分裂,产生一个被杀灭细胞的败育克隆,这个克隆中的所有细胞最终通过凋亡、坏死、有丝分裂障碍、衰老、自噬或其他细胞死亡方式而死亡或碎裂。这种延迟的细胞毒性是许多放疗效应的基础。例如,快速生长的肿瘤通常比缓慢生长的肿瘤更早开始缩小,并且许多肿瘤在放疗后数个月仍持续进行性缩小。同样,在正常组织中放射反应体现了组织中细胞翻新的正常模式。

放射后,非增殖性的已分化成熟的细胞继续发挥其正常生命周期中的各种功能。其他在放射时不处于增殖状态的细胞同样正常继续行使其功能,直到辐照后数月甚至数年后,这些细胞再次开始增殖时,它们的子代死亡。快速增殖的细胞,如黏膜细胞、肠上皮细胞或有核血细胞及骨髓细胞,在被辐照后数天内死亡,导致常见的早期放射反应如脱发、脱皮、黏膜炎和骨髓抑制。某些类型的细胞,尤其是造血细胞,可能由于放射损伤被诱导进入程序性细胞死亡通路,导致细胞凋亡;早期和延迟凋亡在决定肿瘤和正常组织对放射治疗反应中的作用是深入研究的主题。

图 59-3 显示的是使用小鼠肺细胞获得的哺乳动物典型细胞存活曲线。作为第一近似值,细胞存活量随放射剂量的增加呈指数级下降。这在统计学上意味着每个放射递增剂量的都具有相同的细胞毒性作用;也就是说,每个递增的放射剂量杀死放射开始时人体内的存活细胞的比例相同。极低剂量放射的影响较小;细胞生存曲线的肩部反映了细胞累积及耐受或修复一些放射性损伤的能力。

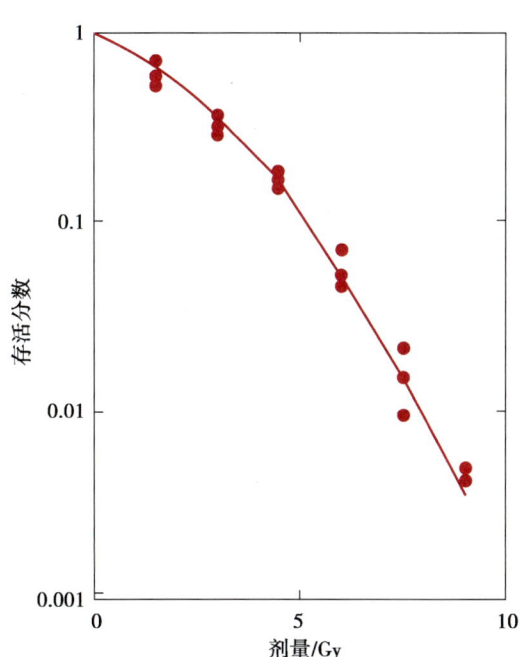

图 59-3 不同放射剂量下存活的肺细胞。将从小鼠肺部分离的细胞,在体外照射后,使用克隆形成实验检测细胞活力。获授权引自:GUICHARD M, DESCHA-VANNE PJ, MALAISE EP. Radiosensitivity of mouse lung cells measured using an in vitro colony method. Int J Radiat Oncol Biol Phys,1980,6(4):441-447.

将放射剂量按间隔数小时或数天分 2 次或 2 次以上辐照,而非一次大剂量辐照,可以看出放射损伤的修复效果。分次辐照的剂量允许细胞在治疗间隔修复其 DNA 损伤及增生。因此,在相同总放射剂量前提下,与单次大剂量治疗相比,分次治疗的细胞毒性作

用较小(图 59-4)。越小的放射剂量产生的细胞毒性越小。同样,当以小剂量进行持续数小时或数天的放射时,放射线的细胞毒性作用也会减少,使细胞在放射过程中即可进行修复和增生(图 59-4)。

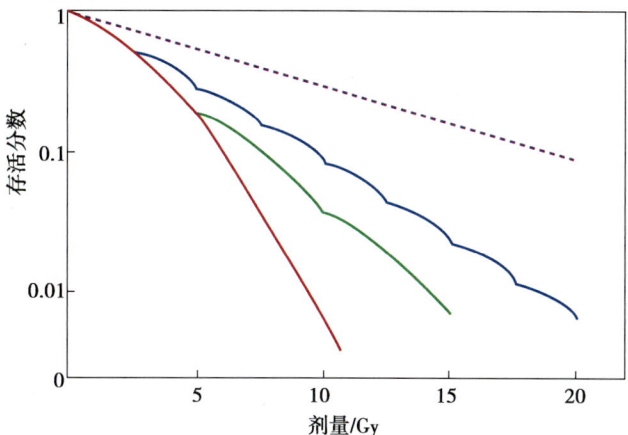

图 59-4 分级放射和低剂量放射对细胞存活率的影响。接受单剂量放射治疗的肺细胞生存曲线由图 59-3 重新绘制而成。图中还绘制了将放射剂量分为 5Gy/份或 2.5Gy/份的几种日放射剂量的计算效果。虚线显示了在数小时内以低剂量持续放射的生存曲线,细胞在该剂量治疗期间即可进行修复和增生。分级和低剂量放射的细胞毒性变化提示可采取类似的放疗方法以降低肺损伤。

分次或低剂量放射治疗通常可通过保护正常组织免受放射损伤同时减小肿瘤放射耐受性增加的幅度而提高治率;治疗效果因此得到改善。治疗比率的增加被认为反映了正常细胞和恶性细胞群之间的定性定量差异,包括关键细胞固有放射敏感性、细胞增生和减损模式以及正常和恶性细胞修复放射损伤能力的差别。对放疗患者的经验性观察、啮齿动物肿瘤和正常组织的实验室研究,以及细胞培养的相关研究,均已被用于指导目前临床应用的分次放射治疗方案的优化。该优化正在进行中,并将毫无疑问继续下去,包括整合关于正常和恶性细胞放射损伤修复以及特定正常组织中调控晚期放射损伤的生理性因素等新信息。此外,靶向和辐照新技术的发展方面也有待努力。

与癌症治疗的其他任何变革一样,在这一过程中的关键参数是治疗比例(图 59-5)。一项新的治疗方案只有当它对肿瘤的治疗效果更佳,同时对正常组织的毒性程度不会等量增加,也就是治疗比率和治疗获益增加时才是更优方案。放射治疗的艺术性在于对正常组织放射剂量最小化的治疗野的规划,以及利用所有可及的肿瘤和正常组织的生物学知识不断改善治疗方案。

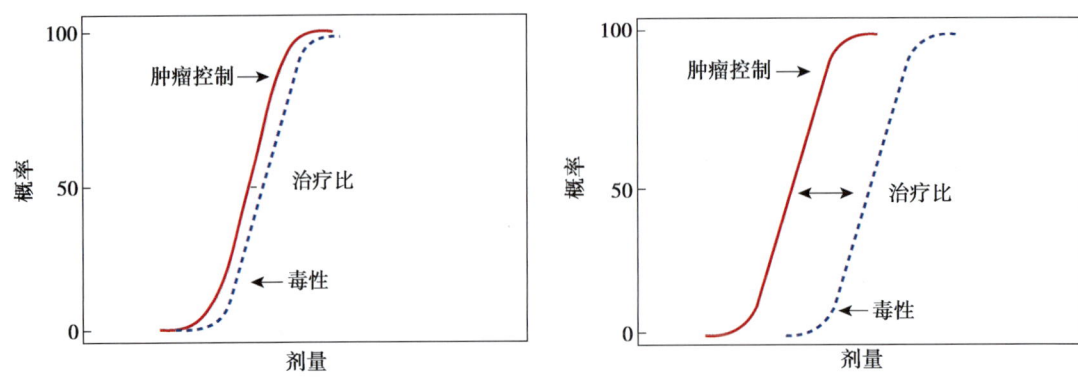

通过选择性增加对肿瘤的作用或选择性保护正常组织不受损害以增加治疗比率,进而产生治疗获益。

图59-5 治疗比率是决定癌症治疗成败的关键因素。

放射性肺炎的病理生理学

目前我们对肺部放射损伤的病理生理学认识大部分来自动物实验。将动物数据转化成人体条件通常会存在问题,这是因为不同物种之间生物学和生理学差异会妨碍直接或最终由动物外推及人。但是,仍必须通过设计动物实验来识别生理学因素和生物学机制,从而用以解释临床数据并为临床研究提供路径。

人体放射性肺病的数据很零散,且由于接受胸腔放疗患者的变异性而变得复杂。大多数放射性肺炎研究入组的患者罹患不同类型的恶性肿瘤,接受的放射治疗方法不同,而且常常联合化疗和手术。此外,患者在年龄、合并症及危险因素方面差异也很大。因此,我们目前对肺部放射性损伤的认识仍不全面。现有认识显示,损伤与疾病进展的机制很复杂,由多因素参与,涉及上皮和内皮组织的细胞毒效应。这一损伤级联过程中所涉及的炎症反应包括活性氧和氮基团的一过性增加、巨噬细胞浸润和激活、氧化应激、局部组织缺氧诱导的间质纤维化,以及失调的细胞因子和细胞信号通路,其中包括纤维蛋白酶原转化生长因子β(TGF-β)、促血管生成低氧诱导因子(hypoxia-inducible factor,HIF)-1α 和血管内皮生长因子(vascular endothelial growth factor,VEGF)。有趣的是,放射性肺损伤与癌症化疗、其他药物、吸入化学物、氧毒性、免疫反应和特发性肺间质纤维化造成的肺损伤类似,特别是这些疾病中许多都存在对化学自由基的病理反应,且很可能呈现相似的初始病变。

肺部分切除和局部放疗有一定的相似性:其作用主要局限于治疗区域,故而取决于功能受损的肺小叶或肺泡毛细血管单元的数量。因而,肺部放射体积是放射毒性的一项重要决定因素。所以,放射肿瘤学家在进行治疗方案规划时会将接受高剂量放射线的肺体积减到最小,正如胸外科医生在进行肺切除手术时会适当考虑预期的残留肺功能。当然,这种简单类比有其局限性。比如,放射导致足量肺小叶失活可造成无效腔通气的增加,进而导致分流和通气-血流比失调。但在临床实践中通常不会观察到广泛分流。事实上,辐照后放射性核素通气-灌注扫描往往同时表现出灌注不足和通气不足,并且在辐照肺区域呈剂量依赖性。在大多数情况下,放射性肺损伤与辐照治疗区域相符,但在某些情况下,可以观察到治疗域以外的部分受到影响,即局部放射导致更广泛或弥漫的过敏性肺炎。

放射治疗对肺的影响反映了终末毛细血管肺泡单元不同细胞成分的增生模式。I型肺泡上皮细胞是肺部主要的上皮细胞,大约覆盖83%的肺泡表面。I型肺泡上皮细胞正常情况下不具增生性,并且不会因损伤而增生。因此,这些细胞被认为对放射性细胞毒作用相对来讲具有抵抗力。

II型肺泡上皮细胞约占人体肺部细胞的16%,是调节肺泡表面张力防止肺不张的表面活性物质的主要来源。II型肺泡上皮细胞的更新时间大约为1个月。当受到某些损伤时,这些富含颗粒的肺泡上皮细胞可被诱导产生快速的有丝分裂并向I型肺泡上皮细胞分化。

内皮细胞约占人体肺部细胞的30%,在血液和肺组织中间形成一层连续层面。尽管大多数组织中的内皮细胞被归类为基质细胞,但在肺部内皮细胞实际上是实质细胞,这是因为它们对于这个器官的功能至关重要。毛细血管内皮细胞是不断更新的,更新时间大约为2个月。内皮细胞在受到损伤后可被诱导快速代偿性增生;因此,放射可能导致II型肺泡上皮细胞和内皮细胞的减少。

一些证据表明,放射损伤主要与细胞毒性损伤相关,特别是对产生表面活性物质的II型肺泡上皮细和血管内皮细胞。尽管肺炎表现出临床征象需要数周时间，但实验室研究显示在单次大剂量辐照后数小时即可发现肺损伤的证据。在辐照后不久，电子显微镜就可以检测到含有表面活性物质的板层小体异常。在辐照后数小时支气管肺泡灌洗液中表面活性物质增加，并且可持续数周。肺部辐照后不久还可观察到内皮细胞损伤的超微结构证据，并出现毛细血管通透性迅速增加，反映了细胞连接完整性的丧失、细胞内空泡形成、细胞多形性和基底膜脱落。高剂量放射时还可出现细胞碎片和微血栓阻塞毛细血管。

随后出现肺损伤的临床过程包括肺炎阶段（为放射后数周至数月）以及纤维化阶段（可于数月至数年后出现）。为解释这两个阶段，Rubin 和 Casarett 原创的射性肺毒性模型提示肺泡上皮细胞和内皮细胞分别代表两种独立而不同的细胞靶点，肺泡上皮细胞损伤导致肺炎发生，而血管损伤导致纤维化发生。这一古老的模型目前被认为并不正确。现代数据表明肺炎和纤维化过程都是损伤反应的常规路径的表现。

在大剂量放射后肺部组织学上可出现一系列典型表现。在数天至数周内，出现血管充血和肺泡内水肿及渗出，随后出现炎性细胞浸润和上皮脱落。数周后，胶原纤维沉积在损伤和间质水肿部位，导致类似于透明膜病的肺泡间隔增厚。这些改变出现的概率和严重程度变异性很大，取决于放射剂量和治疗范围等因素。损伤的严重程度和受损组织的体积决定了肺炎是否出现临床表现。抗炎药物如糖皮质激素可促进炎症浸润和肺泡渗出的吸收，使患者症状得以改善，胸部影像学上受累肺部斑片影吸收。

炎性细胞特别是肺泡巨噬细胞迁移至放射损伤部位。与其他炎性条件类似，这一过程可诱发随后的细胞因子级联反应并介导宿主的免疫反应，从而导致肺纤维化。

Rubin 等人已经发现在放射后 2~8 周促炎细胞因子 IL-1α、IL-1β 和 TNF-α 的 mRNA 表达双相增加。初步临床试验还表明放射治疗前和放射治疗过程中血清 IL-6 水平升高预示放射性肺炎发生风险增加。辐照初始的 24h 调节纤维化反应的细胞因子 TGF-β 即可增加。2 周后可能检测到 VEGF 水平升高。组织缺氧伴随炎症反应。然而，临床数据提示的 TGF-β 可作为肺炎的预测标志物结果并不统一。胶原基因表达也显著增加，这与组织学上所见纤维化改变相对应。这些研究表明，早期和持续的细胞因子产生增加以及细胞间信号改变对肺部放射反应的发生至关重要。对近亲繁殖小鼠的研究提供了越来越多的证据表明遗传差异、年龄以及既往健康情况和治疗史可影响纤

维化的发生和严重程度以及透明膜的形成，从而决定了晚期毒性病变的性质以及放射性肺毒性的发生时间。

上文所描述的过程导致相应病理改变，这些病理改变在部位上与局部放射治疗的区域一致。有趣的是，人们已发现放射还可以诱发过敏性肺泡炎。这是一种发生在放射治疗区域以外的罕见的弥漫性肺炎，或者有时也可表现为片状、一过性闭塞性细支气管炎机化性肺炎（BOOP；见第 57 章）。最严重时可导致急性呼吸窘迫综合征（ARDS；见第 141 章）。Morgan 和 Breit 建议将这种类型的放射相关肺炎称为"散发型"。这种综合征的发生实际上可能比所认为的更为普遍。一项系列研究显示，接受全乳放疗的女患者中有 2.3%在放射暴露后 4 个月或以上在放射治疗范围以外发生 BOOP。人类和实验动物支气管肺泡灌洗液中活化辅助 T（CD4+）淋巴细胞常显著增加，时间上与放射相关，在放射肺野和对侧非放射肺野均同样发生。镓扫描也会显示出与治疗区域不一致的双侧摄取。在癌症患者的血清中，即使在治疗之前，也经常有关于自身抗体（包括胶原抗体）的报道，提示恶性肿瘤相关自身免疫反应可能与该综合征有关。

化疗的混杂效应

许多用于抗肿瘤的细胞毒性药物可以产生肺毒性（见第 65 章）。目前已被广泛研究的博来霉素通过产生与放射治疗类似的活性自由基杀死细胞，并可能导致肺炎和纤维化形成。多柔比星、丝裂霉素 C、伊立替康和吉非替尼都与肺毒性有关，抗代谢物（甲氨蝶呤、阿糖胞苷、吉西他滨、氟达拉滨、亚硝胺类）和足叶草毒素（依托泊苷、紫杉醇、多西他赛）也与肺毒性有关。有趣的是，免疫调节剂包括干扰素、IL-2 和 TNF-α 等治疗后也有出现肺损伤的报道。

随着高剂量烷化剂化疗在骨髓或外周血造血干细胞移植中应用越来越频繁，环磷酰胺、BCNU、白消安等药物越来越多地与临床表现突出的肺炎联系在一起。许多被广泛应用的抗癌药物对肺的直接毒性作用，向那些考虑全身化疗联合肺部放疗方案的医生提出警示。此外，同时应用抗肿瘤药物和放射治疗可能会导致难以厘清到底单纯放疗对患者个体造成何种程度肺损伤。

动物实验通过研究由于肺损伤导致的呼吸频率和/或死亡率改变发现放疗同时给予多柔比星、博来霉素、环磷酰胺、丝裂霉素 C、放线菌素 D 或长春新碱时肺损伤的严重程度增加。尽管报道显示甲氨蝶呤

本身即具有肺毒性。但在5-氟尿嘧啶、顺铂、卡铂、羟基脲、长春碱或甲氨蝶呤的研究中未发现加重肺损伤的作用。

随着目前各种细胞因子和分子靶向药物的广泛应用,这些生物制剂对放射性损伤的影响有待深入研究。已有资料显示干扰素既可增强又可减低放射性肺毒性,而IL-1和IL-2可能具有保护性作用。目前已发现放射-药物对肺的相互作用是方案依赖性的,也就是说两种治疗合并应用的效果随使用顺序和时间不同而变化。当对啮齿类动物在24h内给予相同剂量的放射和药物治疗但使用不同的次序和不同的时间间隔时,可能会观察到累加量、低于累加量、甚至超累加量的毒性反应。这些发现突出了联合治疗的复杂性以及应用动物数据规划临床治疗方案的困难性。

一些来自特定临床情况的数据显示放射治疗联合特定化疗药物会使肺炎风险明显增加。关于化疗和放射诱导的肺炎的综述总结发现,多西他赛、丝裂霉素C、吉西他滨和伊立替康联合放射治疗似乎提高了肺炎或肺毒性的风险。而肺癌中常与放射治疗同时应用的药物如顺铂、卡铂、紫杉醇和依托泊苷并不会相应增加肺炎的风险。换句话说,评估肺炎风险的临床数据通常都会包含这些化疗药物以至于其风险可能已经被纳入考虑的范围。来自儿科试验的早期

临床数据强烈提示一般应避免多柔比星或放线菌素D联合胸部放射治疗,或者在使用这些药物时应显著减少放射剂量。

多柔比星或放线菌素D续贯放射治疗很少产生肺损伤。然而,上述两种药物还存在一种被称为"再放射(radiation recall)"的现象,即在放射治疗后甚至数月以后给予这两种药物中的任何一种,都会在放射治疗野的相应区域产生炎症反应。尽管该现象的皮肤表现最广为人知,但一些病例报告显示肺部也可发生,并已在动物实验中得以证实。再放射现象可能反映了被放射过的肺部仍然存在残留的亚临床损伤,当受到药物的附加伤害时这些损伤可能加重从而进展为有临床症状的肺炎。因此,再放射现象的生物学基础类似于残余放射损伤,可导致即使在数月或数年之后,曾接受强烈辐照的肺组织对再次辐照的耐受力减低。

临床综合征

放射肿瘤学家通常将临床毒性反应分为急性和迟发表现,其中放射性肺炎和纤维化都被认为是迟发毒性反应。在临床试验中已经开发出了一些肺炎评分系统来对肺损伤进行分级(表59-1)。

表59-1　肺炎毒性标准

评分系统	分级				
	1	2	3	4	5
CTCAE	无症状,仅影像学异常	有症状,不影响ADL	有症状,影响ADL,需吸氧	需危及生命的机械通气支持	死亡
RTOG/EORTIC (LENT-SOMA)	无症状或轻度症状(干咳),伴影像学异常	中度症状(严重的咳嗽、发热)	重度症状	严重呼吸功能不全;持续吸氧/辅助通气	死亡
SWOG(33)	无症状或有症状,但不需要糖皮质激素,伴影像学异常	开始糖皮质激素或所需糖皮质激素剂量增加	需吸氧	需辅助通气	死亡

CTCAE:不良事件的通用术语标准(common terminology criteria for adverse events);ADL:日常活动(activities of daily living);RTOG:肿瘤放射治疗协作组(Radiation Therapy Oncology Group);EORTC:欧洲癌症研究和治疗组织(European Organization for the Research and Treatment of Cancer);LENT-SOMA:正常组织(主观、客观、管理和分析)晚期影响量表(late effects on normal tissue-subjective,objective,management and analytic scales);SWOG,西南肿瘤协作组(Southwest Oncology Group)。获授权引自:MEHTA V. Radiation pneumonitis and pulmonary fibrosis in non-small-cell lung cancer:pulmonary function,prediction,and prevention. Int J Radiat Oncol Biol Phys,2005,63(1):5-24.

■ 急性临床表现

相对来讲,应用分次放疗较少能观察到急性肺毒性。但在较高的治疗剂量(50~60Gy)下,气管支气管树可以出现急性放射改变。支气管镜检查可能会发现黏膜红斑,伴大量分泌物在气道内聚集并阻塞气道。尽管大多数患者无临床症状,但偶尔会有患者出

现刺激性干咳。通常需使用可待因等镇咳药、充分水化以及安抚来处理。放疗结束后,支气管上皮细胞可在数周内再生和恢复,随之症状缓解。

■ 迟发性临床表现

肺部迟发放射损伤的临床过程是双相的,包括炎症和纤维化两个阶段。

放射性肺炎

肺部炎症过程通常于放射治疗后6周至6个月表现更明显。此时影像学表现为肺泡内渗出,通常与放疗野相符。放射性肺炎的严重程度因人而异,即使是在接受相同治疗方案的患者中差异也很大。尽管影像学异常很常见,但大多数放射性肺炎患者无临床症状,正如一些前瞻性研究所呈现的,完成胸部放疗者中多达50%的患者是无症状的。

当出现临床症状时,通常表现为突发发热、咳嗽和呼吸困难。症状的严重程度取决于放疗强度,随辐照体积和放射剂量的增加而严重。肺部辐照体积较小或放射剂量较低的患者可能出现低热、咳嗽、淤血、胸闷或胸部不适等症状。若有咯血一般量较小。严重患者可能出现呼吸困难、高热和咳嗽。当正常肺组织接受大体积高剂量放射时,更容易发生急性放射性肺炎,可能会极其严重,造成呼吸窘迫。尽管为了尽量最小化接受高剂量放疗的肺体积,放射肿瘤学家已对治疗方案进行了适当的设计规划,但他们仍很可能碰到临床表现突出甚至危及生命的放射性肺炎病例,是在标准治疗下出现的罕见而非预期的并发症。幸运的是,当对放射治疗进行很好的规划时,严重的放射性肺炎很罕见。轻度肺炎并不少见,但较容易治疗。

将放射性肺炎与感染、肿瘤复发(尤其是淋巴管播散)、药物反应、充血性心力衰竭和其他呼吸系统疾病相鉴别是很重要的。这些鉴别可能并不容易;杜克大学一个系列研究显示,多达28%的放射相关肺毒性患者存在复杂的合并症,导致确诊变得非常困难。细菌、真菌、病毒和肺孢子菌肺炎可能很难与化疗或放射诱发的肺病相鉴别。

与获得性免疫缺陷综合征(艾滋病)的鉴别包括临床过程和放射与呼吸系统疾病之间的时间关系。胸部影像学上肺部渗出的特点也有助于鉴别诊断,这是因为放射性肺炎的病变范围通常与放射治疗照射野相一致(图59-2和图59-6)。支气管镜和肺活检也是指导治疗决策的有效诊断工具。由于有症状的放射性肺炎的治疗需要糖皮质激素联合支持治疗,因此除外感染尤为重要。

糖皮质激素的剂量通常根据症状的严重程度加以调整。无症状的肺炎可仅予以密切观察。严重患者的治疗通常需要泼尼松(或其等效剂量)每天0.5~1mg/kg,分次给药。报道显示治疗反应率为20%~100%,临床和影像学反应非常明显者并不少见。患者病情稳定后应缓慢减少激素用量,当激素减量过快时通常容易复发。对激素治疗无反应是疾病出现快速进展的负向预测因子。

大多数研究显示接受较大体积放射的患者(如接受根治性分次放射治疗的肺癌患者)肺功能至少会出现一过性下降。在放射后3~6个月 FEV_1 和FVC可出现一过性下降。一氧化碳弥散量($D_{L_{CO}}$)也可在此时间段内降低,但通常比基线降低程度更多。若没有发展至放射性肺纤维化,这些指标可逐渐向患者的基线水平恢复,在大约12个月达到最大恢复程度。

放射性肺纤维化

亚临床或有症状的放射性肺炎之后可能会发生更为隐匿的纤维化过程。于放射治疗后数月开始,并在数年后达到顶峰。纤维化更容易发生在原先出现肺炎的区域或其邻近区域,但也可在原先并无明显临床放射性肺炎表现的区域。在放射区域可出现纤维化改变和肺实质瘢痕挛缩(图59-2)。当肺放射体积相对较小并且剩余肺实质有足够的呼吸表面积时,这些改变通常不引起临床症状。

随着肺纤维化体积的相对增加,可能出现一系列症状,从运动时轻度呼吸困难到严重纤维化伴呼吸失代偿、慢性肺心病、发绀和杵状指。严重者可能危及生命。一般来讲,如果不合并其他肺部疾病,受累肺实质<25%~30%时患者症状轻微。

放射诱导胸膜反应

放射后2~6个月也可能出现胸膜炎,表现为胸痛、胸膜摩擦音和渗出性胸腔积液。但若未合并其他病变很少见大量胸腔积液。与放射性肺炎相同,放射诱发胸膜炎可能痊愈不遗留明显痕迹,也可能进展至纤维化阶段出现胸膜增厚。

放射诱导支气管狭窄

随着放射治疗技术的改进,近年肺癌临床试验强调了治疗放射剂量的增加。立体定向放射治疗(stereotactic body radiotherapy,SBRT)利用3~5个大剂量部分(如每部分>10Gy)可提供明显高于传统分次放射治疗的生物有效剂量。随之,越来越多的人意识到,特别是对于肺门周围肿瘤,放射诱导的纤维化可能造成支气管狭窄或坏死,导致阻塞型肺不张、肺容积减少和功能障碍。临床上,这一并发症需要与肿瘤复发相鉴别;支气管镜或正电子发射断层成像(PET)可能有所帮助。针对自60Gy到高达86Gy治疗剂量范围的一项回顾性系列研究显示多达25%的患者可能发生

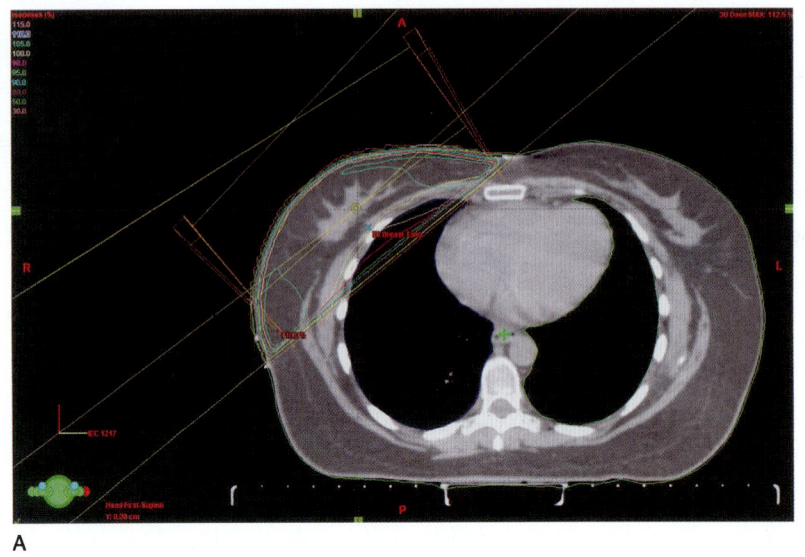

A

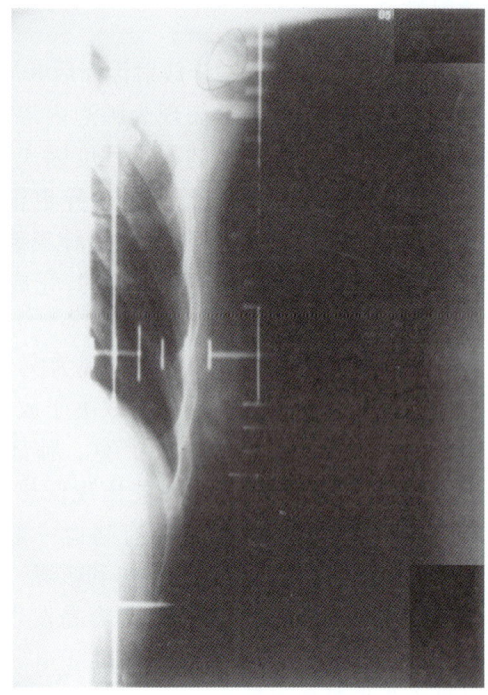

B

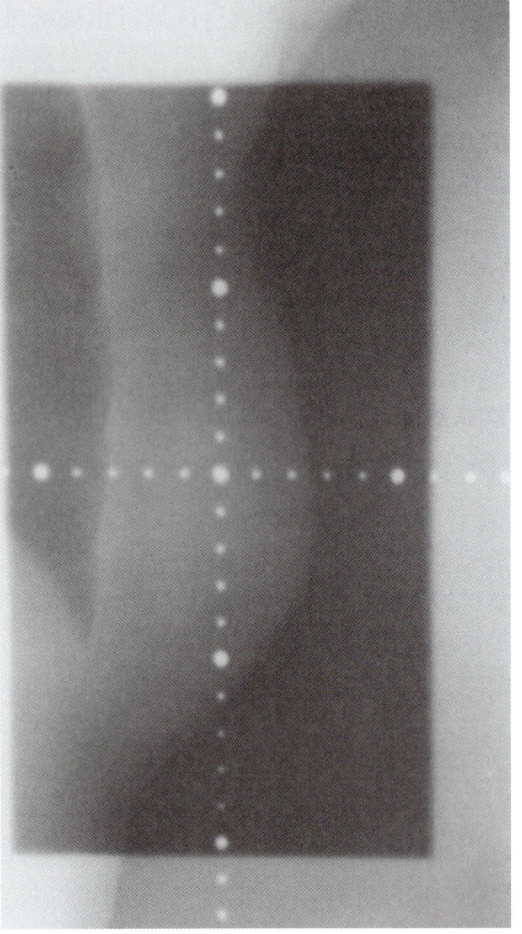

C

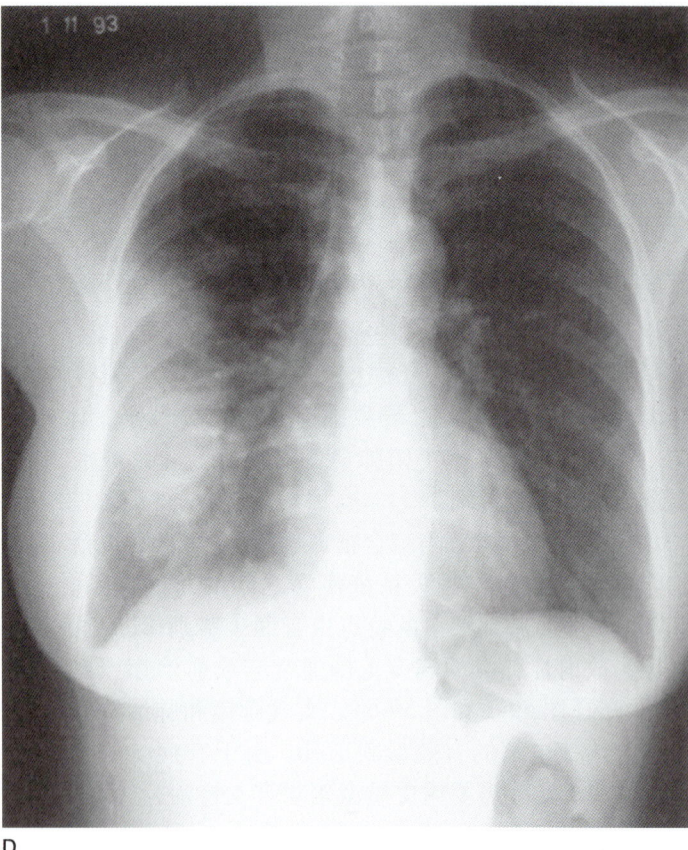

D

图 59-6　一名 52 岁女性发现右乳无痛性肿块,随后进行了乳房肿瘤切除术,术后病理提示直径 1.4cm 的浸润性导管癌。腋窝淋巴结无转移。患者接受了他莫昔芬治疗及右乳放射治疗,放射使用切向野,总剂量 50Gy,分 25 次,为期 36d。A. 右乳和胸壁的光子场放射剂量分布。随后又在手术范围额外进行了 7 次总剂量为 14Gy 的辅助放疗。B、C. 以全乳治疗的模拟及设野照片分别展现了低能和高能 X 射线与组织相互作用的不同。放疗后 4 个月,患者出现发热、咳嗽、呼吸困难为主的放射性肺炎,需住院治疗。D. X 线胸片可见右肺斑片影,不符合常规解剖结构的,但与她的放疗区域一致。

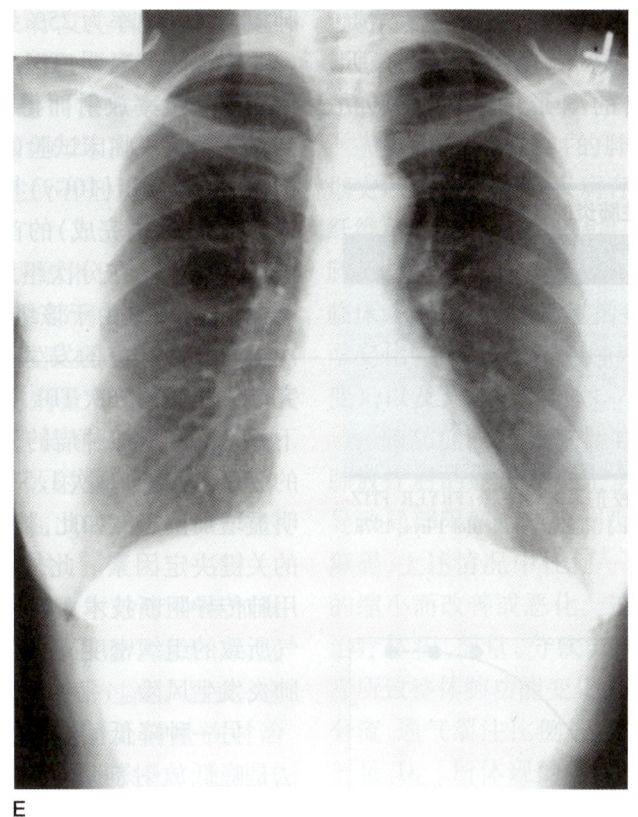

图59-6(续) E.该患者对激素反应极好,随访X线胸片显示病变吸收。

放射诱导的支气管狭窄;其发生率与放射剂量直接相关。然而,使用传统剂量的分次胸部放射治疗极少造成严重的支气管损伤。

肺部放射耐受性确定

通常当我们提及全身或某一器官的安全放射剂量时,放射耐受性通常定义为发生严重迟发放射损伤风险为5%的放射剂量。当讨论肺的耐受性时,我们必须考虑几种不同的治疗情况。肺部耐受性随辐照的肺组织体积而变化。此外,单次剂量辐照、分次辐照和低剂量率辐照各自损伤风险均不同,因此必须分别考虑。另外还必须考虑手术、化疗或既往放疗所带来的附加损伤,以及合并的心肺疾病和恶性肿瘤对肺组织损伤的混杂影响。

感染和免疫反应也很重要。用来定义放射性肺炎的临床终点也因人而异,这是因为肺损伤严重程度所涉及的体征和临床症状谱很广。此外,随着成像和三维剂量计算方法的改进,通过放射肿瘤学界共同努力,制定了能更好定义各器官放射相关毒性的剂量-体积决定因素。被称为正常组织临床效应定量分析(quantitative analysis of normal tissue effects in the clinic,QUANTEC),这一广泛的数据汇编表明,肺炎风险与放射剂量、分次以及组织体积之间有很强的相关性。鉴于临床情况和生物数据的普遍异质性,确定放射性肺炎和纤维化风险的医学文献往往极其复杂并且通常难以理解,这并不意外。

■ 全肺辐照

分析全肺辐照的影响是一个考虑肺耐受性的好切入点。这一构想与临床直接相关,因为在某些情况下临床需要进行全肺辐照。这些情况包括骨髓或造血干细胞移植所需的全身辐照(total-body irradiation,TBI)、用于姑息性治疗广泛转移性疾病的半身辐照以及对相对放疗敏感的肿瘤如Wilms瘤、Ewing肉瘤或霍奇金淋巴瘤进行的选择性或治疗性全肺辐照。通常在这些情况下也会给予化学治疗(简称化疗)。

多伦多的玛格丽特公主医院发布的经验为全肺耐受性提供了最佳数据。该机构的研究人员在不同剂量和不同分次模式的上半身辐照方面有丰富的经验。他们在1978年报道了一组由245名患者组成的队列,其中大部分为转移性实体瘤患者,这些患者接受了单次上半身辐照,剂量率为0.3~0.8Gy/min,最高剂量达10Gy。其急性放射性肺炎定义为治疗后16周左右突发咳嗽、呼吸困难和胸部影像学示高密度影,结果提示其精确发病率存在显著的剂量依赖性

放射性肺炎 第59章

981

才得到系统的研究。MD Anderson 的研究人员发布的一组有趣的小鼠数据显示,作为辐照肺体积功能指标的呼吸频率和肺死亡指标在剂量-反应曲线上有明显移位。正如所预计的那样,辐照肺的部位非常重要:与灌注良好的肺尖部位相比,灌注良好的肺基底部受到辐射时影响更明显。即使来源于同一个高度近亲交配系且年龄和性别均一致的小鼠,在严格环境控制微生物隔离的条件下,肺放射性反应的个体差异都很大。小鼠个体中观察到的患病情况和症状并不总能与尸检组织学发现相一致。

将从详细的三维治疗评价中衍生出的放射剂量-体积直方图分析应用于正常组织并发症经验性模型中,对患者进行分析,显示体积和并发症风险之间仅有一般相关性。尽管如此,通常的做法是通过评估 V_{dose} 或平均肺剂量(mean lung dose,MLD)以前瞻性预测肺炎风险。参数 V_{dose}(如 V_{20Gy} 或 V_{30Gy})定义为接受大于阈值剂量(即分别为 20Gy 或 30Gy)的总体积百分比。MLD 的定义是指辐照至全肺的平均剂量。这些简单的指标是根据单个放射剂量点(平均值或阈值)来预测肺风险的。

已有更多复杂的剂量测定模型被推导出来,使观察到的正常组织并发症概率(normal tissue complication probabilities,NTCPs)可用于包括更全面地评估标准放射生物模型中器官的低剂量及高剂量区局部暴露量在内的多种功能。这些方法可能在各种放射治疗技术中具有更广泛的适用性,但由于其复杂性而很少被使用。最近,一项多学科努力的成果——QUANTEC(见上文),总结了文献中已发表的三维剂量-体积/毒性数据,回顾 NTCP 模型,并为放疗方案规划提供实践指导。从 QUANTEC 收集的数据来看,当 MLD <20Gy、V_{20}<30%~35% 或 V_5<60% 时,放射性肺炎的风险<20%。这些风险预测适用于辐照量为 1.8~2Gy/d 的传统分次放疗,但当剂量>2Gy/d 时其相关性降低。

对于低分割治疗,如 SBRT(剂量>10Gy/d 分为 1~5 份给予),放射性肺炎的发生率明显降低。这主要是因为这类治疗的目标体积非常小。尽管有症状的肺炎风险似乎也遵循类似于传统分次治疗中的放射剂量-体积关系,但尚无明确特定剂量阈值的指南。在一项大规模系列研究中,当 MLD>4Gy 时发生 2 级或更严重肺炎的风险为 17%,而低于该值时为 4%;当 V_{20}>4% 时该风险为 16%,而当 V_{20}<4% 时则为 4%。美国医学物理学家协会(American Association of Physicists in Medicine,AAPM)工作组 101 报告包括了对 SBRT 组织耐受剂量的第一近似值。对于肺部,他们

推荐 SBRT 时 12.4Gy 不超过 10cc,11.6Gy 不超过 15cc,5 次 SBRT 时 10cc 和 15cc 对应剂量分别不高于 13.5Gy 和 12.5Gy。

对因胸膜间皮瘤行肺切除术随后需要放疗的患者,为避免残余肺发生肺炎,剂量参数更为严格:V_{20} 应<4%~10%,MLD 应<8Gy。QUANTEC 回顾了超过 70 份关于剂量-体积参数和肺炎风险的报告,选择了其中规模最大的系列研究用于并发症概率模型的荟萃分析。由于存在许多混杂的共同变量,解释这些临床数据极具挑战性。但是,仍可发现随着放射剂量的增加肺炎风险增加的趋势。图 59-8 显示了 10 个研究中 MLD 在罹患有症状肺部并发症风险中的作用。

杜克大学和荷兰癌症研究所的研究人员试图通过使用肺灌注显像剔除无功能肺组织,进而改进剂量-体积直方图与毒性的相关性。在癌症患者,尤其合并慢性阻塞性肺疾病(COPD)的患者中,经常可以看到与肿瘤无关的低灌注区;对这些不可逆的低灌注肺野进行放射可能不会造成额外的毒性。这种"功能性"剂量-体积直方图分析目前尚未证实具有临床价值,但它确实提供了一个有趣的分析框架。现有数据显示局部通气、灌注或 CT 密度的变化与该区域放射剂量的增加有直接相关性(图 59-9)。

或许对有症状放射性肺炎风险评估最准确的临床方法是对由于特定疾病接受相对标准剂量和分级方案的大规模患者进行研究。但正如之前所讨论的,对患者个体而言,如肺癌患者治疗体积的多变性以及经常合并其他肺病,特别是吸烟所致慢性阻塞性肺疾病,导致实际操作很困难。

有更复杂的预测模型将基线 $D_{L_{CO}}$、血清细胞因子水平或肿瘤位置(上叶或下叶)计入考虑因素,使得预测得到不同程度改善。类似放射性纤维化发病率这类数据很难获得,这主要是由于其症状严重程度变异很大。根据临床经验影像学可见的纤维化在 20Gy 以下罕见,而在 40~50Gy 以上很常见,呼吸功能不全的症状取决于受损肺的体积以及合并存在的其他肺病。

肺癌:局部肿瘤增强

在肺癌(或许还有食管癌)的治疗中,非常标准的做法是将原发肿瘤和一小部分肺脏的累积剂量补充提高至 50Gy 以上(通常为 60~70Gy)。临床资料,尤其是肿瘤放射治疗协作组的肺癌剂量递增临床试验数据,提示小范围内将放射剂量从 50Gy 增加至大约 65Gy 不会明显增加肺毒性,这可能是由于该剂量增加

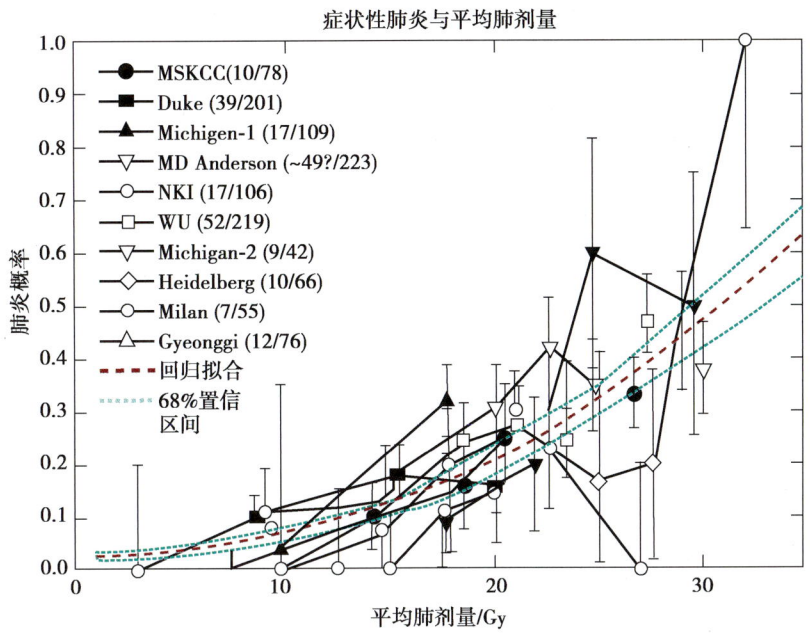

症状性肺炎与平均肺剂量

图 59-8　有症状肺炎概率与平均肺剂量；数据来源于 10 项临床研究，红色虚线拟合了 logistic Lyman-Kutcher-Burman 剂量-体积直方图模型，浅蓝色曲线为一个标准差。获授权引自：MARKS LB，BENTZEN SM，DEASY JO，et al. Radiation dose volume effects in the lung. Int J Radiat Oncol Biol Phys，1，76（3 Suppl）：S70-S76.

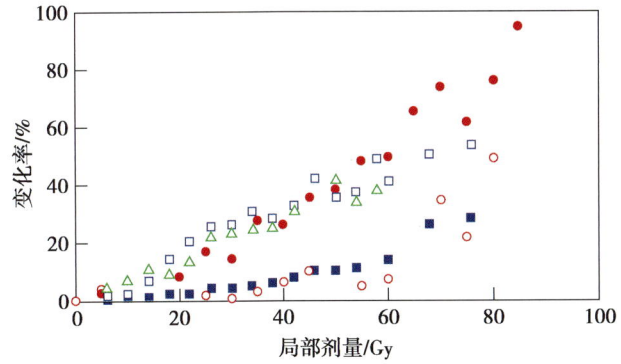

图 59-9　局部放疗时，因局部放射剂量不同而产生的相应区域通气、灌注和 CT 密度变化；数据来源于杜克大学和荷兰癌症研究所。图中符号说明：（●）灌注下降-杜克；（○）CT 密度增加-杜克；（■）充气比例变化-NKI；（□）灌注下降-NKI；（△）通气下降-NKI。获授权引自：MARKS LB，YU X，VUJASKOVIC Z，et al. Radiation-induced lung injury. Semin Radiat Oncol，2003，13（3）：333-345.

不会导致无功能肺泡的数量增加。在大多数接受根治性胸腔放射治疗的患者中，有症状的放射性肺炎的风险通常为 10%～20%，影像学上几乎普遍存在一定程度的纤维化。

乳腺癌

　　无论是乳房肿瘤切除术后还是乳房切除术后，乳腺放疗通常使用反切光束，如图 59-6 所示，该治疗的辐照区域为肺的前外侧至中胸部及腋中线切面的肺

组织，放射剂量为 45～50Gy，分为 23～25 次。个体患者同侧肺辐照体积可通过模拟影像预估，通常约为肺体积的 20%。如果锁骨上淋巴结和腋窝淋巴结也需要进行辐照，那么前路治疗入口与胸壁切面区域相匹配。因此肺尖（约占同侧肺体积的 10%～15%）也会受到放射。单纯来源于切向场的有症状肺炎的发病率约为 0.5%，一些报道显示该风险随肺体积的增加而增加。在可能的情况下最好将放射体积控制在 25% 以下。淋巴结放射可使肺炎的风险增加至 0.5%～1.5%。若同时进行化疗，该风险将进一步增加至 9%。而化疗和放射治疗序贯进行，肺炎的风险则大大降低。

早期霍奇金病

　　早期霍奇金病的放疗针对淋巴结区域采用的是中等剂量（40～45Gy 分为每次 1.5～2Gy）和大体积治疗方案，该方案已在肿瘤领域取得了巨大成功。由于目前该方案在年轻患者中治愈率很高，从而使随访时间达到数十年，这些经验进而为晚期放射毒性积累了可观的数据。

　　一般采用的胸部放疗方案是通过治疗入口，即通常所称的"斗篷野"进行，如图 59-10 所示。通过利用连续收缩场的现代放疗技术，有症状放射性肺炎的发病率为 3%～4%。但若序贯给予全量化疗和放射时，即使药物中不包含博来霉素，肺炎的风险也会增加到 10% 左右。

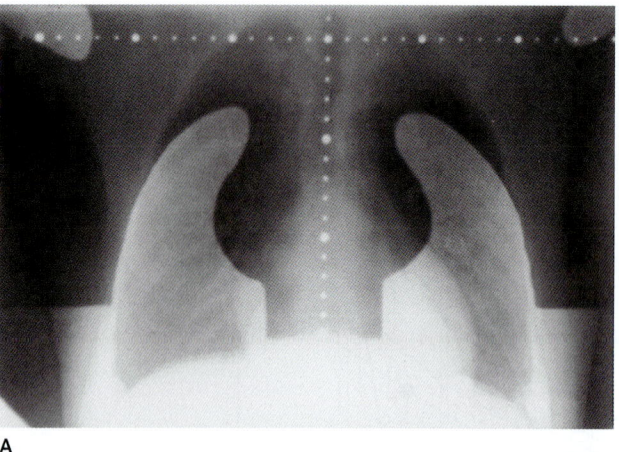

A

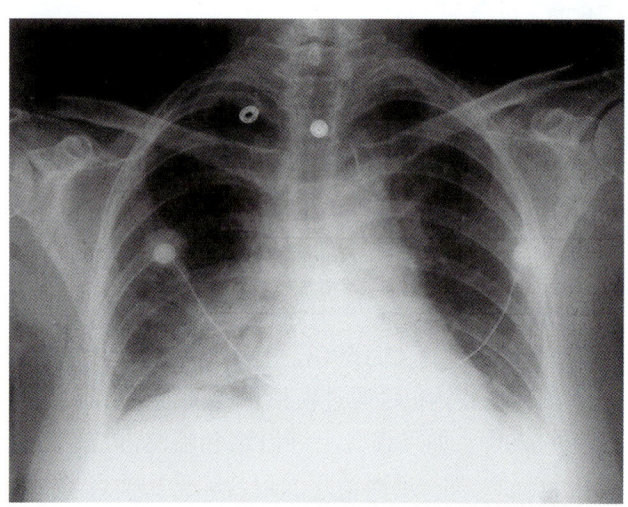

C

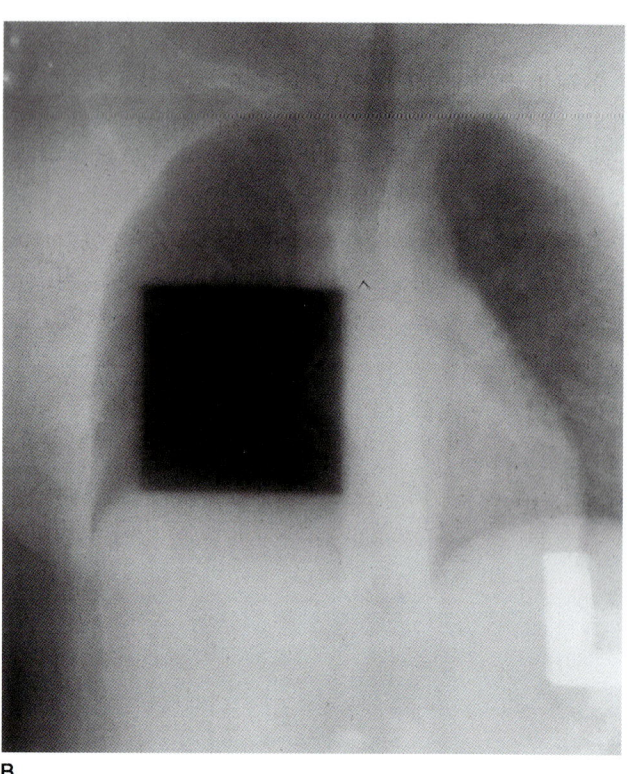

B

图 59-10　A.图示了治疗一名霍奇金淋巴瘤患者的"斗篷场"设野照片。注意肺阻断对减少大体积肺辐照剂量的作用。(此例中,心脏/心包均未予治疗。)一例 30 岁女性患者罹患早期霍奇金淋巴瘤,接受了斗篷场和膈下放射治疗(图中未显示)。10 年后,右下叶及纵隔复发灶接受了 MOPP 方案化疗联合低剂量放射治疗。右肺治疗野如图 B 所示,在 10 年前 40Gy 斗篷场基础上,此次总剂量为 15Gy,分 10 次进行。患者 6 个月后发生了放射性肺炎,如图 C。泼尼松治疗有效。20 年后患者状况良好,仍未复发。

对霍奇金病患者肺功能的研究表明,放射治疗 3~9 个月后 FEV$_1$ 和肺活量会发生一过性下降 (5%~20%),与放射性肺炎的发生时间相符。上述情况在大约 1 年时会有一定程度恢复。对霍奇金病患者肺功能的后期随访进一步显示,斗篷野放射治疗与肺活量和 D$_{L_{CO}}$ 小幅而大多无临床意义的下降有关。上述肺功能的下降与轻微(如果有的话)症状相关,包括治疗方案中包含多柔比星或博来霉素续贯化疗的患者。

霍奇金病目前很少采用首程放疗。对已治愈淋巴瘤患者的数十年随访发现继发癌症及心脏并发症的发生率逐年稳步升高。临床试验已显示首程化疗可提高 5~10 年的无病生存期。这种情况通常于化疗后给予低剂量(20~30Gy)放射治疗,其临床肺炎的发生率非常低,虽然多达 50% 的患者可能会检测到肺活量和弥散量的小幅度变化。对霍奇金病综合治疗毒性的长期随访目前正在进行中。

预后分析及未来趋势

我们对于放射损伤尤其放射性肺炎的分子和细胞机制的认识仍在不断发展和完善。我们希望对这些过程的进一步理解能指导我们用新的方法避免肺放射性损伤、调控损伤进程或减轻症状,并识别出高损伤风险的患者。为解决上述问题,已有几类不同研究正在跟进。

放疗技术创新领域正在进行积极研究,包括用于特定疾病放疗方案的剂量率、分割模式以及放射剂量分布的调整。诊断成像改进有助于更好地识别肿瘤受累区域、治疗方案设计和剂量测定系统计算机化、改进患者固定系统,多重"非共面、非同轴"放射入口(三维适形放射治疗),以及具有可变而非单一空间强度的多重放射野（调强放射治疗），目前已成为放射治疗中的标准技术。

质子放射治疗利用了"电离吸收峰（Bragg peak）"，由于质子产生的能量非常精确且剂量分布高度局限化，可使放射剂量沉积的最大深度边界清楚。这种类型的带电粒子放射技术目前正在探索中，希望未来这一技术可帮助放疗医师增加肿瘤放射剂量的同时减少周围正常组织受到高剂量辐射的体积。

将呼吸运动考虑在内的四维治疗方案以及深吸气屏气法目前也正在研究中，试图使放疗暴露的正常组织体积更局限。此外，联合治疗的改进可能也会有利于可提高胸腔肿瘤治疗增益的治疗方案的发展，从而降低有效抗肿瘤治疗后放射性肺炎的风险和严重性。

不同患者发生放射性肺炎的风险差异很大。某种程度上，可通过一些可识别的危险因素预测肺炎发生风险，如先前胸腔放疗史、应用肺毒性药物或合并存在其他原因导致的肺部疾病。然而，即使考虑到已知的危险因素，放疗后患者出现症状性损伤的风险也大相径庭。小鼠研究表明，遗传因素对肺部发生晚期放射性损伤的个体差异有影响。由此推断，在治疗前测量基因或蛋白质多态性或者肺部酶或细胞因子水平、分析治疗过程中细胞因子水平变化或组织对细胞因子的反应，或者其他相关检测可能有助于对高危肺毒性患者的识别预测。

一些啮齿类动物研究表明，放射后不久检测表面活性物质水平可预测放射性肺炎的发生，但在迄今进行的临床试验中尚未能预测患者个体发生放射性肺炎。TGF-β1 是一种介导纤维化的细胞因子，也是目前的研究热点。已有报道显示，血清 TGF-β1 水平可预测乳腺癌大剂量化疗后的肺毒性并且还可能预测放疗后乳房纤维化，但其用于预测肺癌放疗毒性目前仍有争议，这是因为 TGF-β1 与负性剂量测定参数有关，因此消除了其作为独立预后生物标志物的重要性。不过，实验室证据显示 TGF-β1 受体拮抗剂有望日后用于临床。

临床正在进行其他细胞因子，如 IL-6 和 IL-1α 测定的研究，结果表明这些因子肺炎预测的阳性预计值高。同样，对患者活检切片中成纤维细胞进行体外固有放射敏感性的分析，也提示可能成为个体患者放射损伤风险的整体评估的一种方法。该方法已在共济失调性毛细血管扩张症（ataxia telangiectasia，AT）的治疗方案设计中证明有效，这是一种可导致异常放射敏感性的一种遗传性疾病。一项有趣的针对应用放化疗的肺癌患者的 AT 多态性的队列研究表明，携带特

定基因型患者对放射性肺炎的易感性增加。预测放射性肺病高或低风险的预后分析可协助指导临床决策，为患者个体制订最佳治疗方案。

对放射性肺病生理学机制的深入了解也可能引领预防该病发展或改善其症状的治疗方案的进展。

对"放射保护剂"氨磷汀（乙基，WR2721）的研究很多，因为它广泛分布于大多数正常组织而在肿瘤中分布有限，而且还可作为一种自由基清除剂降低放射细胞毒性。氨磷汀在减少头颈部癌症患者放疗后的黏膜炎或口干症方面有诸多益处（对肿瘤控制无明显影响）。因此，人们开展了关于氨磷汀预防肺炎的类似的临床研究。

几项针对肺癌的小规模Ⅲ期临床试验表明，在胸腔放疗中使用氨磷汀是有益的，不仅可以降低肺炎的发病率，还可以减少放射性食管炎的发生。然而，由肿瘤放射治疗协作组组织赞助的一项 242 名患者入组的大型多中心试验未能证明应用氨磷汀导致肺炎发病率的差异。该试验采取了一天 2 次的分割方案，而氨磷汀每天仅在其中一次使用，因毒性反应而脱落的患者比例高达 19%，并且有 52% 的患者未接受预期剂量的氨磷汀，因此该结果受到质疑。

预防性使用糖皮质激素、抗生素或抗凝剂并未明显改变放射性肺病的发生。最近的临床试验表明，使用 γ 干扰素联合放疗实际上会使肺炎进一步恶化。β 干扰素的临床研究正在进行中。营养素和保健品值得深入斟酌，因为亚临床维生素 A 缺乏症已被证明会增加大鼠肺的放射损伤，而染料木素能减低放射对小鼠肺的影响。

还有一些其他方法，如卡托普利、超氧化物歧化酶类似物、洛伐他汀、己酮可可碱、IL-11 以及 TGF-β 抑制剂的使用，正处于实验室研究阶段。血管紧张素转化酶（angiotensin-converting enzyme，ACE）抑制剂卡托普利临床用于治疗高血压和心力衰竭，在实验室研究显示尤具前景。作为一种硫醇化合物，卡托普利具有自由基清除剂的作用。它还可以形成具有超氧化物歧化酶样活性的铜络合物。此外，动物研究显示，卡托普利具有血管效应并且可以抑制血小板聚集，这一作用可能是通过 IL-2 的释放介导的，可减轻肺内皮的放射损伤，减少肺纤维化。

一项回顾性临床研究未能证明 ACE 抑制剂的总体有效性，但并未特别对卡托普利进行评估，而且可能混杂了以前的放疗技术等因素。两项接受放化疗肺癌患者的临床研究显示，临时应用 ACE 抑制剂使肺炎发生明显减少。小鼠模型实验表明，放射线暴露后服用卡托普利可能减轻放射性肺损伤。在另一项小

鼠研究中,一种具有超氧化物歧化酶活性的实验性药物 EUK-207 可减轻胸腔放射后的肺损伤。

洛伐他汀是一种降低胆固醇的药物,能抑制 3HMG 辅酶 A 还原酶,并且具有强大的抗炎作用,在小鼠全肺辐照模型中可提高存活率、减少肺部巨噬细胞和淋巴细胞浸润。该方法尚未进行临床研究。

已酮可可碱,无论是否含有维生素 E,已被证明可减少放射诱导的乳腺或软组织纤维化,被认为是减轻肺纤维化的潜在药物。一些有希望的药物,有的已临床应用于其他适应证,已被提议进行减轻放射诱导肺损伤的相关临床试验。

然而,所有对于放射性肺炎发生进行干预的尝试都必须谨慎进行,这是因为这些治疗策略基于生物学偶发现象,并且建立在对放射性肺炎的机制的不完全理解的基础上。测试这些干预措施,如对癌症治疗做出某些改变时,考虑干预措施对恶性肿瘤的作用以及对正常组织损伤的影响是至关重要的,只有增加治疗效果,干预才有价值。

王 芳 译

暴 婧 审校

参考文献

[1] HALL EJ, GIACCI AJ. Radiobiology for the Radiologist. 7th ed. Philadelphia, PA: Lippincott Williams and Wilkins, 2012.

[2] PHILLIPS TL. 50 years of radiation research: medicine. Radiat Res, 2002,158(4):389–417.

[3] ROCKWELL S. Experimental radiotherapy: a brief history. Radiat Res, 1998,150(5 Suppl):S157–S169.

[4] GROOVER TA, CHRISTIE AC, MERRITT EA. Observations on the use of the copper filter in the roentgen treatment of deep-seated malignancies. South Med J, 1922,15(6):440–443.

[5] HALPERIN EC, PEREZ CA, BRADY LW, et al. Principles and Practice of Radiation Oncology. 5th ed. Philadelphia, PA: Lippincott Williams and Wilkins, 2008.

[6] CASARETT GW. Radiation Histopathology. Boca Raton, FL: CRC Press, 1980.

[7] JOHNS HE, CUNNINGHAM JR. The Physics of Radiology. 4th ed. Springfield, IL: Charles C Thomas, 1983.

[8] MCBRIDE WH, CHIANG CS, OLSON JL, et al. A sense of danger from radiation. Radiat Res, 2004,162(1):1–19.

[9] WILLIAMS JP, JACKSON IL, SHAH JR, et al. Animal models and medical countermeasures development for radiation-induced lung damage: report from an NIAID Workshop. Radiat Res, 2012,177(5):e0025–e0039.

[10] NEWMAN LS, MROZ MM, RUTTENBER AJ. Lung fibrosis in plutonium workers. Radiat Res, 2005,164(2):123–131.

[11] OZASA K, SHIMIZU Y, SUYAMA A, et al. Studies of the mortality of atomic bomb survivors, Report 14, 1950–2003: an overview of cancer and noncancer diseases. Radiat Res, 2012,177(3):229–243.

[12] VAN DYK J, KEANE TJ, KAN S, et al. Radiation pneumonitis following large single dose irradiation: a re-evaluation based on absolute dose to lung. Int J Radiat Oncol Biol Phys, 1981,7(4):461–467.

[13] ROCKWELL S. Radiobiology. In: Dulbecco R, ed. Encyclopedia of Human Biology. 1st ed. Vol 6. San Diego, CA: Academic Press, 1991,441–453.

[14] MIKKELSEN RB, WARDMAN P. Biological chemistry of reactive oxygen and nitrogen and radiation-induced signal transduction mechanisms. Oncogene, 2003,22(37):5734–5754.

[15] THOMPSON LH, SUIT HD. Proliferation kinetics of x-irradiated mouse L cells studied WITH TIME-lapse photography. II. Int J Radiat Biol, 1969,15(4):347–362.

[16] CHU K, TEELE N, DEWEY MW, et al. Computerized video time lapse study of cell cycle delay and arrest, mitotic catastrophe, apoptosis and clonogenic survival in irradiated 14–3–3σ and CDKN1 A (p21) knockout cell lines. Radiat Res, 2004,162(3):270–286.

[17] STEEL GG. Growth Kinetics of Tumours: Cell Population Kinetics in Relation to the Growth and Treatment of Cancer. Oxford, England: Oxford University Press, 1977.

[18] WILLIAMS JP, BROWN SL, GEORGES GE, et al. Animal models for medical countermeasures to radiation exposure. Radiat Res, 2010,173(4):557–578.

[19] MARKS LB. The pulmonary effects of thoracic irradiation. Oncology (Williston Park), 1994,8(6):89–106; discussion 100, 103–104.

[20] RUBIN P, FINKELSTEIN J, SHAPIRO D. Molecular biology mechanisms in the radiation induction of pulmonary injury syndromes: interrelationship between the alveolar macrophage and the septal fibroblast. Int J Radiat Oncol Biol Phys, 1992,24(1):93–101.

[21] FLECKENSTEIN K, ZGONJANIN L, CHEN L, et al. Temporal onset of hypoxia and oxidative stress after pulmonary irradiation. Int J Radiat Oncol Biol Phys, 2007,68(1):196–204.

[22] RUBIN P, JOHNSTON CJ, WILLIAMS JP, et al. A perpetual cascade of cytokines postirradiation leads to pulmonary fibrosis. Int J Radiat Oncol Biol Phys, 1995,33(1):99–109.

[23] VUJASKOVIC Z, ANSCHER MS, FENG QF, et al. Radiation-induced hypoxia may perpetuate late normal tissue injury. Int J Radiat Oncol Biol Phys, 2001,50(4):851–855.

[24] AO X, LUBMAN DM, DAVIS MA, et al. Comparative proteomic analysis of radiation-induced changes in mouse lung: fibrosis-sensitive and -resistant strains. Radiat Res, 2008,169(4):417–425.

[25] JOHNSTON CJ, HERNADY E, REED C, et al. Early alterations in cytokine expression in adult compared to developing lung in mice after radiation exposure. Radiat Res, 2010,173(4):522–535.

[26] PRATO FS, KURDYAK R, SAIBIL EA, et al. Physiological and radiographic assessment during the development of pulmonary radiation fibrosis. Radiology, 1977,122(2):389–397.

[27] THEUWS JC, KWA SL, WAGENAAR AC, et al. Dose-effect relations for early local pulmonary injury after irradiation for malignant lymphoma and breast cancer. Radiother Oncol, 1998,48(1):33–43.

[28] MORGAN GW, BREIT SN. Radiation and the lung: a reevaluation of the mechanisms mediating pulmonary injury. Int J Radiat Oncol Biol Phys, 1995,31(2):361–369.

[29] TRAVIS EL, TUCKER SL. The relationship between functional assays of radiation response in the lung and target cell depletion. Br J Cancer Suppl, 1986,7:304–319.

[30] GROSS NJ. Pulmonary effects of radiation therapy. Ann Intern Med, 1977,86(1):81–92.

[31] GURLEY LR, LONDON JE, TIETJEN GL, et al. Lung hyperpermeability and changes in biochemical constituents in bronchoalveolar lavage fluids following X irradiation of the thorax. Radiat Res, 1993,134(2):151–159.

[32] MCDONALD S, RUBIN P, PHILLIPS TL, et al. Injury to the lung from cancer therapy: clinical syndromes, measurable endpoints,

and potential scoring systems. Int J Radiat Oncol Biol Phys, 1995,31(5):1187–1203.

[33] FRANKO AJ, SHARPLIN J. Development of fibrosis after lung irradiation in relation to inflammation and lung function in a mouse strain prone to fibrosis. Radiat Res, 1994,140(3):347–355.

[34] FRANKO AJ, SHARPLIN J, WARD WF, et al. The genetic basis of strain-dependent differences in the early phase of radiation injury in mouse lung. Radiat Res, 1991,126(3):349–356.

[35] LIAO ZX, TRAVIS EL, TUCKER SL. Damage and morbidity from pneumonitis after irradiation of partial volumes of mouse lung. Int J Radiat Oncol Biol Phys, 1995,32(5):1359–1370.

[36] RUBIN P, FINKELSTEIN JN, SIEMANN DW, et al. Predictive biochemical assays for late radiation effects. Int J Radiat Oncol Biol Phys, 1986,12(4):469–476.

[37] TERRY NH, TUCKER SL, TRAVIS EL. Residual radiation damage in murine lung assessed by pneumonitis. Int J Radiat Oncol Biol Phys, 1988,14(5):929–938.

[38] TRAVIS EL, PETERS LJ, MCNEILL J, et al. Effect of dose-rate on total body irradiation: lethality and pathologic findings. Radiother Oncol, 1985,4(4):341–351.

[39] KATAYAMA N, SATO S, KATSUI K, et al. Analysis of factors associated with radiation-induced bronchiolitis obliterans organizing pneumonia syndrome after breast-conserving therapy. Int J Radiat Oncol Biol Phys, 2009,73(4):1049–1054.

[40] COLLIS CH. Lung damage from cytotoxic drugs. Cancer Chemother Pharmacol, 1980,4(1):17–27.

[41] LIMPER AH. Chemotherapy-induced lung disease. Clin Chest Med, 2004,25(1):53–64.

[42] CARVER JR, SHAPIRO CL, NG A, et al. American society of clinical oncology clinical evidence review on the ongoing care of adult cancer survivors: cardiac and pulmonary late effects. J Clin Oncol, 2007,25(25):3991–4008.

[43] KALLMAN RF. The importance of schedule and drug dose intensity in combinations of modalities. Int J Radiat Oncol Biol Phys, 1994,28(3):761–771.

[44] VON DER MAASE H, OVERGAARD J, VAETH M. Effect of cancer chemotherapeutic drugs on radiation-induced lung damage in mice. Radiother Oncol, 1986,5(3):245–257.

[45] ABID SH, MALHOTRA V, PERRY MC. Radiation-induced and chemotherapy-induced pulmonary injury. Curr Opin Oncol, 2001,13(4):242–248.

[46] MEADORS M, FLOYD J, PERRY MC. Pulmonary toxicity of chemotherapy. Semin Oncol, 2006,33(1):98–105.

[47] GRAHAM MV, PURDY JA, EMAMI B, et al. Clinical dose-volume histogram analysis for pneumonitis after 3D treatment for non-small cell lung cancer (NSCLC). Int J Radiat Oncol Biol Phys, 1999,45(2):323–329.

[48] ROBNETT TJ, MACHTAY M, VINES EF, et al. Factors predicting severe radiation pneumonitis in patients receiving definitive chemoradiation for lung cancer. Int J Radiat Oncol Biol Phys, 2000,48(1):89–94.

[49] HERNANDO ML, MARKS LB, BENTEL GC, et al. Radiation-induced pulmonary toxicity: a dose-volume histogram analysis in 201 patients with lung cancer. Int J Radiat Oncol Biol Phys, 2001,51(3):650–659.

[50] KONG FM, TEN HAKEN R, EISBRUCH A, et al. Non-small cell lung cancer therapy-related pulmonary toxicity: an update on radiation pneumonitis and fibrosis. Semin Oncol, 2005,32(2 Suppl 3):S42–S54.

[51] HOPE AJ, LINDSAY PE, EL NAQA I, et al. Modeling radiation pneumonitis risk with clinical, dosimetric, and spatial parameters. Int J Radiat Oncol Biol Phys, 2006,65(1):112–124.

[52] MA LD, TAYLOR GA, WHARAM MD, et al. "Recall" pneumonitis: adriamycin potentiation of radiation pneumonitis in two children. Radiology, 1993,187(2):465–467.

[53] KOCAK Z, EVANS ES, ZHOU SM, et al. Challenges in defining radiation pneumonitis in patients with lung cancer. Int J Radiat Oncol Biol Phys, 2005,62(3):635–638.

[54] MYERS JN, O'NEIL KM, WALSH TE, et al. The pulmonary status of patients with limited-stage small cell lung cancer 15 years after treatment with chemotherapy and chest irradiation. Chest, 2005,128(5):3261–3268.

[55] TIMMERMAN R, PAPIEZ L, MCGARRY R, et al. Extracranial stereotactic radioablation: results of a phase I study in medically inoperable stage I non-small cell lung cancer. Chest, 2003,124(5):1946–1955.

[56] CORRADETTI MN, HAAS AR, RENGAN R. Central-airway necrosis after stereotactic body-radiation therapy. N Engl J Med, 2012,366(24):2327–2329.

[57] ROWE BP, BOFFA DJ, WILSON LD, et al. Stereotactic body radiotherapy for central lung tumors. J Thorac Oncol, 2012,7(9):1394–1399.

[58] TIMMERMAN R, MCGARRY R, YIANNOUTSOS C, et al. Excessive toxicity when treating central tumors in a phase II study of stereotactic body radiation therapy for medically inoperable early-stage lung cancer. J Clin Oncol, 2006,24(30):4833–4839.

[59] MILLER KL, SHAFMAN TD, ANSCHER MS, et al. Bronchial stenosis: an underreported complication of high-dose external beam radiotherapy for lung cancer? Int J Radiat Oncol Biol Phys, 2005,61(1):64–69.

[60] EMAMI B, LYMAN J, BROWN A, et al. Tolerance of normal tissue to therapeutic irradiation. Int J Radiat Oncol Biol Phys, 1991, 21(1):109–122.

[61] MARKS LB, BENTZEN SM, DEASY JO, et al. Radiation dose-volume effects in the lung. Int J Radiat Oncol Biol Phys, 2010,76(3 Suppl):S70–S76.

[62] SIEMANN DW, RUBIN P, PENNEY DP. Pulmonary toxicity following multi-fraction radiotherapy. Br J Cancer, 1886,53(Suppl):365–367.

[63] MARKS LB, FAN M, CLOUGH R, et al. Radiation-induced pulmonary injury: symptomatic versus subclinical endpoints. Int J Radiat Biol, 2000,76(4):469–475.

[64] FRYER CJ, FITZPATRICK PJ, RIDER WD, et al. Radiation pneumonitis: experience following a large single dose of radiation. Int J Radiat Oncol Biol Phys, 1978,4(11–12):931–936.

[65] KEANE TJ, VAN DYK J, RIDER WD. Idiopathic interstitial pneumonia following bone marrow transplantation: the relationship with total body irradiation. Int J Radiat Oncol Biol Phys, 1981,7(10):1365–1370.

[66] MAH K, KEANE TJ, VAN DYK J, et al. Quantitative effect of combined chemotherapy and fractionated radiotherapy on the incidence of radiation-induced lung damage: a prospective clinical study. Int J Radiat Oncol Biol Phys, 1994,28(3):563–574.

[67] MAH K, VAN DYK J, KEANE T, et al. Acute radiationinduced pulmonary damage: a clinical study on the response to fractionated radiation therapy. Int J Radiat Oncol Biol Phys, 1987,13(2):179–188.

[68] DEEG HJ, SULLIVAN KM, BUCKNER CD, et al. Marrow transplantation for acute nonlymphoblastic leukemia in first remission: toxicity and long-term follow-up of patients conditioned with single dose or fractionated total body irradiation. Bone Marrow Transplant, 1986,1(2):151–157.

[69] CARDOZO BL, ZOETELIEF H, VAN BEKKUM DW, et al. Lung damage following bone marrow transplantation: I. The contribution of irradiation. Int J Radiat Oncol Biol Phys, 1985,11(5):907–914.

[70] MOLLS M, BUDACH V, BAMBERG M. Total body irradiation: the lung as critical organ. Strahlenther Onkol, 1986,162(4):226–232.

[71] SHANK B. Radiotherapeutic principles of bone marrow transplantation. In: Forman S, Thomas ED, eds. Bone Marrow Transplantation. Boston, MA: Blackwell, 1994,96–113.

[72] PHILLIPS GL, HERZIG RH, LAZARUS HM, et al. Treatment of resistant malignant lymphoma with cyclophosphamide, total body irradiation, and transplantation of cryopreserved autologous marrow. N Engl J Med, 1984,310(24):1557–1561.

[73] SHANK B, HOPFAN S, KIM JH, et al. Hyperfractionated total body irradiation for bone marrow transplantation: I. Early results in leukemia patients. Int J Radiat Oncol Biol Phys, 1981,7(8):1109–1115.

[74] THOMAS ED, CLIFT RA, HERSMAN J, et al. Marrow transplantation for acute nonlymphoblastic leukemic in first remission using fractionated or single-dose irradiation. Int J Radiat Oncol Biol Phys, 1982,8(5):817–821.

[75] CLIFT RA, BUCKNER CD, APPELBAUM FR, et al. Allogeneic marrow transplantation in patients with acute myeloid leukemia in first remission: a randomized trial of two irradiation regimens. Blood, 1990,76(9):1867–1871.

[76] CLIFT RA, BUCKNER CD, APPELBAUM FR, et al. Allogeneic marrow transplantation in patients with chronic myeloid leukemia in the chronic phase: a randomized trial of two irradiation regimens. Blood, 1991,77(8):1660–1665.

[77] WEINER RS, BORTIN MM, GALE RP, et al. Interstitial pneumonitis after bone marrow transplantation. Assessment of risk factors. Ann Intern Med, 1986,104(2):168–175.

[78] BARRETT A, DEPLEDGE MH, POWLES RL. Interstitial pneumonitis following bone marrow transplantation after low dose rate total body irradiation. Int J Radiat Oncol Biol Phys, 1983,9(7):1029–1033.

[79] THOMAS E, STORB R, CLIFT RA, et al. Bone-marrow transplantation (first of two parts). N Engl J Med, 1975,292(16):832–843.

[80] CARRUTHERS SA, WALLINGTON MM. Total body irradiation and pneumonitis risk: a review of outcomes. Br J Cancer, 2004, 90(11):2080–2084.

[81] SAMPATH S, SCHULTHEISS TE, WONG J. Dose response and factors related to interstitial pneumonitis after bone marrow transplant. Int J Radiat Oncol Biol Phys, 2005,63(3):876–884.

[82] HUISMAN C, VAN DER STRAATEN HM, CANNINGA-VAN DIJK MR, et al. Pulmonary complications after T-cell-depleted allogeneic stem cell transplantation: low incidence and strong association with acute graft-versus-host disease. Bone Marrow Transplant, 2006,38(8):561–566.

[83] TARBELL NJ, THOMPSON L, MAUCH P. Thoracic irradiation in Hodgkin's disease: disease control and long-term complications. Int J Radiat Oncol Biol Phys, 1990,18(2):275–281.

[84] GREEN DM, FINKLESTEIN JZ, TEFFT ME, et al. Diffuse interstitial pneumonitis after pulmonary irradiation for metastatic Wilms' tumor. A report from the National Wilms' Tumor Study. Cancer, 1989,63(3):450–453.

[85] ABRATT RP, WILLCOX PA, SMITH JA. Lung cancer in patients with borderline lung functions–zonal lung perfusion scans at presentation and lung function after high dose irradiation. Radiother Oncol, 1990,19(4):317–322.

[86] CURRAN WJ JR, MOLDOFSKY PJ, SOLIN LJ. Observations on the predictive value of perfusion lung scans on post-irradiation pulmonary function among 210 patients with bronchogenic carcinoma. Int J Radiat Oncol Biol Phys, 1992,24(1):31–36.

[87] RUBENSTEIN JH, RICHTER MP, MOLDOFSKY PJ, et al. Prospective prediction of post-radiation therapy lung function using quantitative lung scans and pulmonary function testing. Int J Radiat Oncol Biol Phys, 1988,15(1):83–87.

[88] CHOI NC, KANAREK DJ, KAZEMI H. Physiologic changes in pulmonary function after thoracic radiotherapy for patients with lung cancer and role of regional pulmonary function studies in predicting postradiotherapy pulmonary function before radiotherapy. Cancer Treat Symp, 1985,2:119–130.

[89] MARTEL MK, TEN HAKEN RK, HAZUKA MB, et al. Dose-volume histogram and 3-D treatment planning evaluation of patients with pneumonitis. Int J Radiat Oncol Biol Phys, 1994,28(3):575–581.

[90] BARRIGER RB, FORQUER JA, BRABHAM JG, et al. A dose-volume analysis of radiation pneumonitis in non-small cell lung cancer patients treated with stereotactic body radiation therapy. Int J Radiat Oncol Biol Phys, 2012,82(1):457–462.

[91] BENEDICT SH, YENICE KM, FOLLOWILL D, et al. Stereotactic body radiation therapy: the report of AAPM Task Group 101. Med Phys, 2010,37(8):4078–4101.

[92] MILES EF, LARRIER NA, KELSEY CR, et al. Intensity-modulated radiotherapy for resected mesothelioma: the Duke experience. Int J Radiat Oncol Biol Phys, 2008,71(4):1143–1150.

[93] MARKS LB, SPENCER DP, SHEROUSE GW, et al. The role of three dimensional functional lung imaging in radiation treatment planning: the functional dose-volume histogram. Int J Radiat Oncol Biol Phys, 1995,33(1):65–75.

[94] BORST GR, DE JAEGER K, BELDERBOS JS, et al. Pulmonary function changes after radiotherapy in non-small-cell lung cancer patients with long-term disease-free survival. Int J Radiat Oncol Biol Phys, 2005,62(3):639–644.

[95] DE JAEGER K, SEPPENWOOLDE Y, BOERSMA LJ, et al. Pulmonary function following high-dose radiotherapy of non-small-cell lung cancer. Int J Radiat Oncol Biol Phys, 2003,55(5):331–1340.

[96] MARKS LB, YU X, VUJASKOVIC Z, et al. Radiation-induced lung injury. Semin Radiat Oncol, 2003,13(3):333–345.

[97] COX JD, AZARNIA N, BYHARDT RW, et al. A randomized phase I/II trial of hyperfractionated radiation therapy with total doses of 60.0 Gy to 79.2 Gy: possible survival benefit with greater than or equal to 69.6 Gy in favorable patients with Radiation Therapy Oncology Group stage III non-small-cell lung carcinoma: report of Radiation Therapy Oncology Group 83–11. J Clin Oncol, 1990,8(9):1543–1555.

[98] LINGOS TI, RECHT A, VICINI F, et al. Radiation pneumonitis in breast cancer patients treated with conservative surgery and radiation therapy. Int J Radiat Oncol Biol Phys, 1991,21(2):355–360.

[99] ROTHWELL RI, KELLY SA, JOSLIN CA. Radiation pneumonitis in patients treated for breast cancer. Radiother Oncol, 1985,4(1):9–14.

[100] HORNING SJ, ADHIKARI A, RIZK N, et al. Effect of treatment for Hodgkin's disease on pulmonary function: results of a prospective study. J Clin Oncol, 1994,12(2):297–305.

[101] ANSCHER MS, PETERS WP, REISENBICHLER H, et al. Transforming growth factor beta as a predictor of liver and lung fibrosis after autologous bone marrow transplantation for advanced breast cancer. N Engl J Med, 1993,328(22):1592–1598.

[102] LI C, WILSON PB, LEVINE E, et al. TGF-beta1 levels in pre-treatment plasma identify breast cancer patients at risk of developing post-radiotherapy fibrosis. Int J Cancer, 1999,84(2):155–159.

[103] ANSCHER MS, MARKS LB, SHAFMAN TD, et al. Risk of long-term complications after TFG-beta1-guided very-high-dose thoracic radiotherapy. Int J Radiat Oncol Biol Phys, 2003,56(4):988–995.

[104] ANSCHER MS, KONG FM, ANDREWS K, et al. Plasma transforming growth factor beta1 as a predictor of radiation pneumonitis. Int J Radiat Oncol Biol Phys, 1998,41(5):1029–1035.

[105] EVANS ES, KOCAK Z, ZHOU SM, et al. Does transforming growth factor-beta1 predict for radiation-induced pneumonitis in patients treated for lung cancer? Cytokine, 2006,35(3–4):186–192.

[106] ZHAO L, WANG L, JI W, et al. Elevation of plasma TGF-beta1

during radiation therapy predicts radiation-induced lung toxicity in patients with non-small-cell lung cancer: a combined analysis from Beijing and Michigan. Int J Radiat Oncol Biol Phys, 2009,74(5):1385–1390.

[107] ANSCHER MS, THRASHER B, ZGONJANIN L, et al. Small molecular inhibitor of transforming growth factor-β protects against development of radiation-induced lung injury. Int J Radiat Oncol Biol Phys, 2008,71(3):829–837.

[108] CHEN Y, HYRIEN O, WILLIAMS J, et al. Interleukin (IL)-1A and IL-6: applications to the predictive diagnostic testing of radiation pneumonitis. Int J Radiat Oncol Biol Phys, 2005,62(1):260–266.

[109] XIONG H, LIAO Z, LIU Z, et al. ATM polymorphisms predict severe radiation pneumonitis in patients with non-small cell lung cancer treated with definitive radiation therapy. Int J Radiat Oncol Biol Phys, 2013,85(4):1066–1073.

[110] ANTONADOU D, PETRIDIS A, SYNODINOU M, et al. Amifostine reduces radiochemotherapy-induced toxicities in patients with locally advanced non-small cell lung cancer. Semin Oncol, 2003,30(6 Suppl 18):2–9.

[111] MOVSAS B, SCOTT C, LANGER C, et al. Randomized trial of amifostine in locally advanced non-small-cell lung cancer patients receiving chemotherapy and hyperfractionated radiation: Radiation Therapy Oncology Group trial 98–01. J Clin Oncol, 2005,23(10):2145–2154.

[112] SHAW EG, DEMING RL, CREAGAN ET, et al. Pilot study of human recombinant interferon gamma and accelerated hyperfractionated thoracic radiation therapy in patients with unresectable stage IIIA/B nonsmall cell lung cancer. Int J Radiat Oncol Biol Phys, 1995,31(4):827–831.

[113] REDLICH CA, ROCKWELL S, CHUNG JS, et al. Vitamin A inhibits radiation-induced pneumonitis in rats. J Nutr, 1998,128(10):1661–1664.

[114] CALVELEY VL, JELVEH S, LANGAN A, et al. Genistein can mitigate the effect of radiation on rat lung tissue. Radiat Res, 2010,173(5):602–611.

[115] REDLICH CA, GAO X, ROCKWELL S, et al. IL-11 enhances survival and decreases TNF production after radiation-induced thoracic injury. J Immunol, 1996,157(4):1705–1710.

[116] MOLTENI A, MOULDER JE, COHEN EF, et al. Control of radiation-induced pneumopathy and lung fibrosis by angiotensin-converting enzyme inhibitors and an angiotensin II type 1 receptor blocker. Int J Radiat Biol, 2000,76(4):523–532.

[117] MOLTENI A, WOLFE LF, WARD WF, et al. Effect of an angiotensin II receptor blocker and two angiotensin converting enzyme inhibitors on transforming growth factor-β (TGF-β) and α-Actomyosin (α SMA), important mediators of radiation-induced pneumopathy and lung fibrosis. Curr Pharm Des, 2007,13(13):1307–1316.

[118] WANG LW, FU XL, CLOUGH R, et al. Can angiotensin-converting enzyme inhibitors protect against symptomatic radiation pneumonitis? Radiat Res, 2000,153(4):405–410.

[119] JENKINS P, WATTS J. An improved model for predicting radiation pneumonitis incorporating clinical and dosimetric variables. Int J Radiat Oncol Biol Phys, 2011,80(4):1023–1029.

[120] KHAROFA J, COHEN EP, TOMIC R, et al. Decreased risk of radiation pneumonitis with incidental concurrent use of angiotensin-converting enzyme inhibitors and thoracic radiation therapy. Int J Radiat Oncol Biol Phys, 2012,84(1):238–243.

[121] MOLTHEN RC, WU Q, FISH BL, et al. Mitigation of radiation induced pulmonary vascular injury by delayed treatment with captopril. Respirology, 2012,17(8):1261–1268.

[122] GAO F, FISH BL, SZABO A, et al. Short-term treatment with a SOD/catalase mimetic, EUK-207, mitigates pneumonitis and fibrosis after single-dose total-body or whole-thoracic irradiation. Radiat Res, 2012,178(5):468–480.

[123] WILLIAMS JP, HERNADY E, JOHNSTON CJ, et al. Effect of administration of lovastatin on the development of late pulmonary effects after whole-lung irradiation in a murine model. Radiat Res, 2004,161(5):560–567.

[124] OKUNIEFF P, AUGUSTINE E, HICKS JE, et al. Pentoxifylline in the treatment of radiation-induced fibrosis. J Clin Oncol, 2004,22(11):2207–2213.

[125] JACOBSON G, BHATIA S, SMITH BJ, et al. Randomized trial of pentoxifylline and vitamin E vs standard follow-up after breast irradiation to prevent breast fibrosis, evaluated by tissue compliance meter. Int J Radiat Oncol Biol Phys, 2013,85(3):604–608.

[126] MAGNUSSON M, HOGLUND P, JOHANSSON K, et al. Pentoxifylline and vitamin E treatment for prevention of radiation-induced side-effects in women with breast cancer: a phase two, double-blind, placebo-controlled randomised clinical trial (Ptx-5). Eur J Cancer, 2009,45(14):2488–2495.

第60章

胶原血管病的肺部表现

Gregory P. Cosgrove

Marvin I. Schwarz

胶原血管病常累及胸膜及肺部。呼吸道的所有结构都可能受到影响，可能仅累及单一结构，也可能累及多个结构，包括呼吸肌、胸膜、传导气道和肺实质——小气道、肺间质或肺血管。此外，患者罹患社区获得性肺炎以及使用免疫抑制剂相关肺炎的发生率也会增加。抗肿瘤坏死因子α（anti-tumor necrosis factor-α，anti-TNF-α）类药物可增加患者感染风险，尤其是分枝杆菌（包括结核和非结核分枝杆菌）感染的风险。细胞毒药物，尤其甲氨蝶呤和金制剂，还能诱发多种非感染性间质反应，并且这些反应通常很难与胶原血管病所致肺间质病变鉴别。

尽管肺部并发症大多出现于已确诊的胶原血管病患者中，但肺部病变的出现也可能先于胶原血管病的典型系统表现。例如，在类风湿关节炎和多发性肌炎皮肌炎患者中，间质性肺病可能先于关节及肌肉病变数月或数年出现。少数硬皮病患者也有类似情况。在一项研究中，有19%初始诊断为特发性肺间质纤维化的患者在1~11年的时间里发展为一种胶原血管病，主要为类风湿关节炎或多发性肌炎皮肌炎。这些患者多年龄较轻,并且多数为女性患者。胸膜炎伴或不伴胸腔积液有时预示患者患有类风湿关节炎或系统性红斑狼疮(systemic lupus erythematosus,SLE)。有报道出现急性免疫性肺炎或弥漫性肺泡出血为 SLE、多发性肌炎皮肌炎和混合性结缔组织病的标志性事件。

胸膜及肺部并发症的发生率差异很大(表 60-1)。在硬皮病患者生前和死后的研究中,肺间质病变的发生率分别高达 60% 和 100%。而在强直性脊柱炎的患者中肺间质病变并不常见。总体来说,大部分胶原血管病肺间质病变的发生率呈上升趋势,这主要是由于对疾病的认识逐渐增加,并且有更敏感的筛查技术,如高分辨率 CT 和支气管肺泡灌洗,这些技术能够将无症状患者以及 X 线胸片正常的有症状患者识别出来。既往评估疾病发生率的研究主要依赖于生理学检测,包括肺活量、肺容积和弥散功能,但并没有检测肺间质病变和肺血管病变最敏感的生理标志,即静息和运动时的气体交换功能。

表 60-1　胶原血管病的肺部并发症

临床表现	相对频数(0~4)						
	SLE	RA	SS	PM-DM	MCTD	AS	SS
呼吸肌功能障碍	2	1	0	2	1	0	0
吸入性肺炎	0	0	3	3	2	0	2
原发性肺动脉高压	2	1	4	1	2	0	0
血管炎	2	2	0	1	1	0	0
间质性肺病	2	3	4	3	2	1	3
微血管炎+DAH	2	1	1	1	1	0	0
单纯 DAH	2	0	0	0	1	0	0
弥漫性肺泡损伤	2	0	0	2	1	0	0
非特异性间质性肺炎	2	3	3	3	3	0	1
淋巴细胞性间质性肺炎	1	2	1	0	0	0	3
寻常型间质性肺炎	2	3	2	2	2	1	1
蜂窝肺	1	2	4	3	2	1	1
闭塞性细支气管炎伴机化性肺炎	1	3	1	3	2	0	1
细支气管炎	1	2	1	0	1	0	1
闭塞性细支气管炎	0	2	0	0	0	0	0
胸腔积液	2	3	1	0	2	0	1
肺实质结节	0	2	0	0	0	0	1

SLE:系统性红斑狼疮;RA:类风湿关节炎(rheumatoid arthritis);SS:系统性硬化症(systemic sclerosis),又称硬皮病(scleroderma);PM-DM:多发性肌炎皮肌炎(polymyositis-dermatomyositis);MCTD:混合性结缔组织病(mixed connective-tissue disease);AS:强直性脊柱炎(ankylosing spondylitis);Sjögren's:干燥综合征,又称舍格伦综合征(Sjögren syndrome,SS);DAH:弥漫性肺泡出血(diffuse alveolar hemorrhage)。

胶原血管病的肺实质、血管和气道病理

在讨论各种胶原血管病的临床表现之前,先阐述肺实质、肺血管和气道的一系列病理变化。

■ 间质性肺病

肺间质受累是胶原血管病的常见表现,在肺内可表现为多种不同的炎症反应。每种炎症反应可能代表不同形式较肺损伤或对损伤的反应。确定患者肺间质病变的具体类型具有重要的预后和治疗意义。

弥漫性肺泡损伤(diffuse alveolar damage,DAD)是其中一种组织学损伤类型,还可见于急性呼吸窘迫综合征、特发性急性间质性肺炎(Hamman-Rich 综合征)、严重的病毒性肺炎和一些药物的细胞毒性反应。该损伤包括混合性间质炎性渗出、间质性水肿和纤维蛋白沉积以及典型的肺泡内透明膜形成。重症患者肺泡内可能出现红细胞(弥漫性肺泡出血)。随着病变进展,将出现肺泡内机化、肺泡内和间质纤维化、肺

泡塌陷,以及终末期纤维化或"蜂窝肺"的形成。SLE(急性狼疮性肺炎)和多发性肌炎皮肌炎中的急性免疫性肺炎也可出现该组织学表现。

非特异性间质性肺炎(nonspecific interstitial pneumonitis,NSIP)是指以不同程度间质淋巴细胞、浆细胞浸润和胶原沉积为特征的组织学表现(图60-1)。在细胞型NSIP中,间质淋巴细胞、浆细胞性炎症与Ⅱ型肺泡上皮细胞增生共存。在纤维化型NSIP中,炎症伴随着时间和空间均匀分布的胶原沉积(纤维化)。晚期患者可能出现结构扭曲或蜂窝形成,纤维化的存在可显著改变患者的临床病程和预后,使其类似于寻常型间质性肺炎(usual interstitial pneumonitis,UIP)(见下文)。NSIP最常见于类风湿关节炎、多发性肌炎皮肌炎、混合性结缔组织病和硬皮病的患者中。

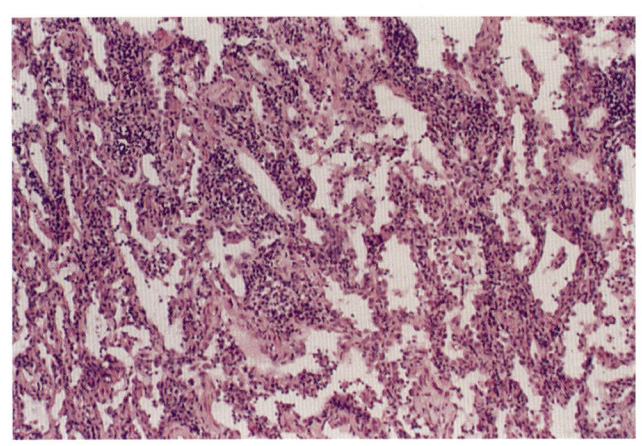

图60-1 类风湿关节炎合并非特异性间质性肺炎(NSIP)。间质中可见淋巴细胞浆细胞浸润和少许胶原沉积。

淋巴细胞性间质性肺炎(lymphocytic interstitial pneumonitis,LIP)是指间质仅单纯由成熟的淋巴细胞浸润(图60-2)。这些淋巴细胞倾向于在间质中形成

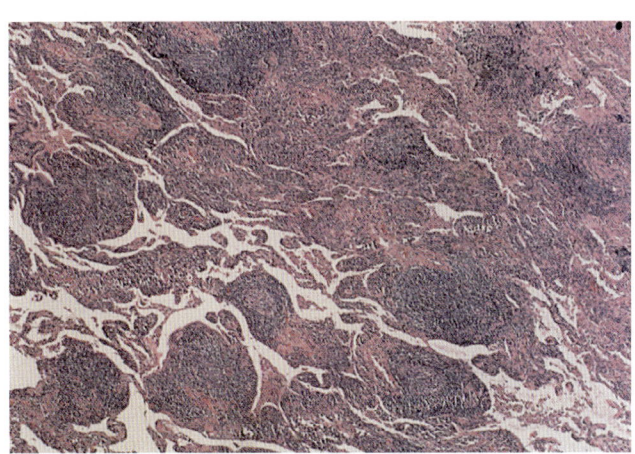

图60-2 原发性干燥综合征合并淋巴细胞性间质性肺炎:可见大量淋巴细胞浸润,导致间质增宽和淋巴滤泡形成。

生发中心,并且呈血管中心分布。淋巴细胞性间质性肺炎的其他特征包括巨噬细胞性巨细胞、肉芽肿形成和淀粉样沉积。淋巴细胞性间质性肺炎可发展为UIP和终末期蜂窝肺。在胶原血管病中,该类型的肺损伤最常见于原发性干燥综合征,其次可见于其他胶原血管病(尤其类风湿关节炎)继发的干燥综合征。

UIP是特发性肺间质纤维化的病理类型,也可出现在任何胶原血管病中。其由肺泡间质内不同程度的单核细胞浸润和成纤维细胞增生导致的胶原沉积组成(图60-3)。随着病变进展,这种纤维化反应可导致肺部结构明显扭曲,遗留直径2~3mm大小内衬化生上皮细胞的囊腔,即所谓的蜂窝肺(图60-4)。UIP的其他特征包括Ⅱ型肺泡上皮细胞增生,在肺泡表面形成"平头钉"样表现,肺泡内巨噬细胞聚集,以及间质内平滑肌增生。可在胶原血管病相关UIP中出现但不存在于特发性肺纤维化患者的其他表现还可能包括:局限性慢性胸膜炎、淋巴滤泡伴生发中心形成、

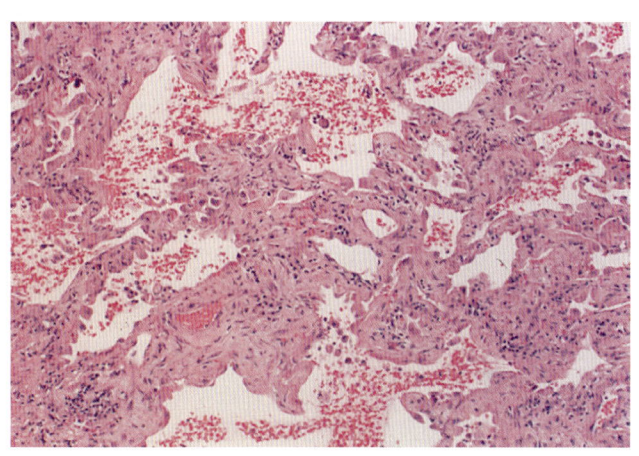

图60-3 类风湿关节炎合并寻常型间质性肺炎(UIP):可见不同程度单核细胞浸润和胶原沉积,导致间质增宽。

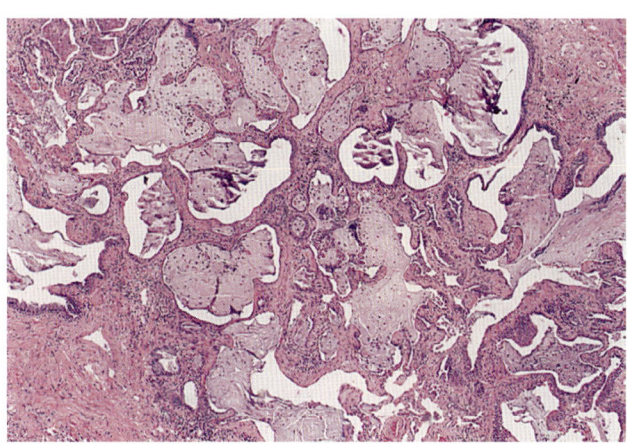

图60-4 硬皮病合并晚期UIP(蜂窝肺):正常肺泡组织被增宽的纤维组织替代,纤维组织内衬化生上皮,并充满浓稠的黏液,形成囊状网格。图片已获军队病理学研究所(Armed Forces Institute of Pathology,AFIP)授权使用。

血管周围胶原沉积和CD4+T淋巴细胞增加,尤其是在类风湿关节炎中。

机化性肺炎(organizing pneumonia,OP)以前曾被称为闭塞性细支气管炎伴机化性肺炎,是一种独特的组织学病变,可出现于多种原因所导致的肺泡结构损伤,包括药物、感染、放射和特发性病变。机化性肺炎还可出现于胶原血管病中,尤其类风湿关节炎和多发性肌炎皮肌炎。其组织学表现包括如下3个特征:①肺泡腔和肺泡管内成纤维细胞增生伴早期胶原沉积(Masson小体);②由成纤维细胞和单核细胞组成的炎性息肉伸入呼吸性细支气管和终末细支气管的管腔;③受累区域肺泡间隔淋巴细胞浆细胞浸润伴Ⅱ型肺泡上皮细胞增生(图60-5)。闭塞性细支气管炎伴机化性肺炎有可能完全逆转,然而若损伤持续可能进展至终末期纤维化和蜂窝肺。

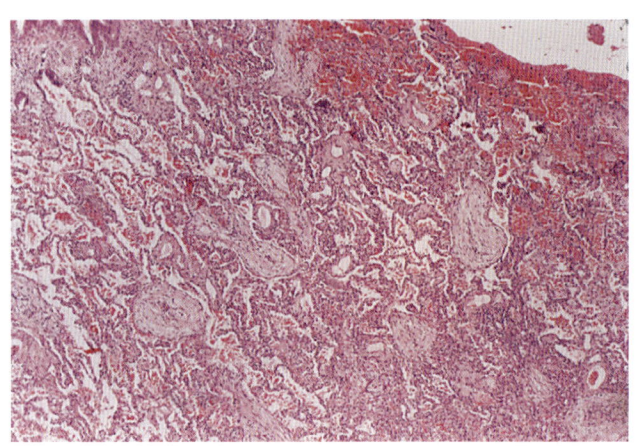

图60-5 类风湿关节炎合并闭塞性细支气管炎伴机化性肺炎:可见间质内单核细胞浸润不伴胶原沉积,还可见肺泡管和肺泡内成纤维细胞增生和早期胶原沉积。

■ 肺血管疾病

肺动脉高压中有一种类型多见于硬皮病患者,并且在SLE、类风湿关节炎和混合性结缔组织病中越来越多地被认识到,其组织学特点与无胶原血管病的年轻女性患者中发生的特发性肺动脉高压(idiopathic pulmonary artery hypertension,IPAH)(以前又称原发性肺动脉高压)相同。这是一种累及小动脉和小肌性肺动脉的增生性疾病(致丛性动脉病)。这种类型的肺动脉高压必须与间质性肺病或严重肺气肿所致缺氧性血管收缩继发的肺动脉高压相鉴别。在丛源性动脉病中,血管内膜内皮细胞增生,且平滑肌细胞增生导致中间层增厚,形成"洋葱圈"样结构和管腔闭塞。而在低氧导致的继发性肺动脉高压中,中间层增厚是其主要表现。SLE和抗磷脂综合征患者反复发生肺栓塞可能导致肺动脉高压,出现与IPAH类似的临床表现。

血管炎是一种急性炎症性血管破坏性病变,导致血管壁纤维素样坏死。在胶原血管病中,最常见的是累及小动脉和小肌性肺动脉的小血管炎。尽管总体上并不常见,但该血管病变多见于SLE,有时也可见于类风湿关节炎、多发性肌炎、皮肌炎和混合性结缔组织病。通常伴随小动脉炎的是肺毛细血管炎(见下文)。

■ 弥漫性肺泡出血

弥漫性肺泡出血(diffuse alveolar hemorrhage)表现为肺泡腔内红细胞聚集,如果反复发作,可出现肺泡内和间质含铁血黄素沉积,进而可能导致纤维化形成。弥漫性肺泡出血有两种不同的组织学亚型:一种缺乏炎症表现,称为无炎症性出血(图60-6),在组织学上与特发性肺含铁血黄素沉着症类似。另一种为肺毛细血管炎,表现为独特的肺泡间隙中性粒细胞浸润,导致肺泡毛细血管基底膜坏死和完整性丧失、毛细血管破坏和血栓形成、红细胞漏出进入肺泡腔(图60-7)。肺毛细血管炎的一个独特特征是,许多浸润的中性粒细胞出现破碎(白细胞碎裂),而另一些则表现为深染的凋亡细胞。核碎片(碎尘)随后聚集在坏死水肿的间质和肺泡腔内,红细胞则由于毛细血管破坏而自由渗漏到间质基质中。还可能见到毛细血管和小动脉内血栓形成、机化性肺炎和Ⅱ型肺泡上皮细胞增生。

毛细血管炎最常见于系统性血管炎中,尤其是肉芽肿性多血管炎(granulomatosis with polyangiitis,GPA/韦格纳肉芽肿)和显微镜下多血管炎(microscopic polyangiitis,MPA),以及结节性多动脉炎的小血管型。

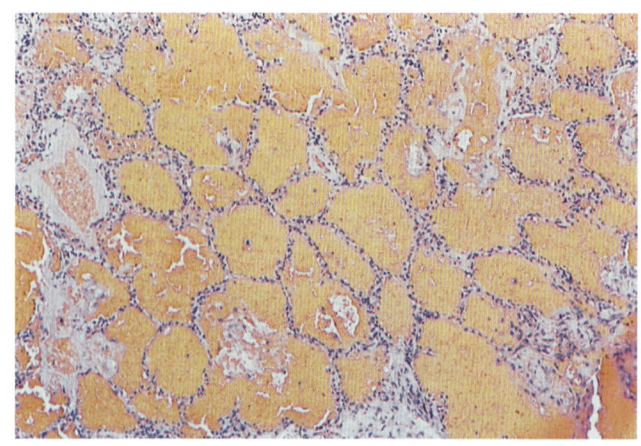

图60-6 SLE合并单纯弥漫性肺泡出血。除Ⅱ型肺上皮细胞增生以外几乎无任何间质反应,肺泡腔内充满了红细胞。

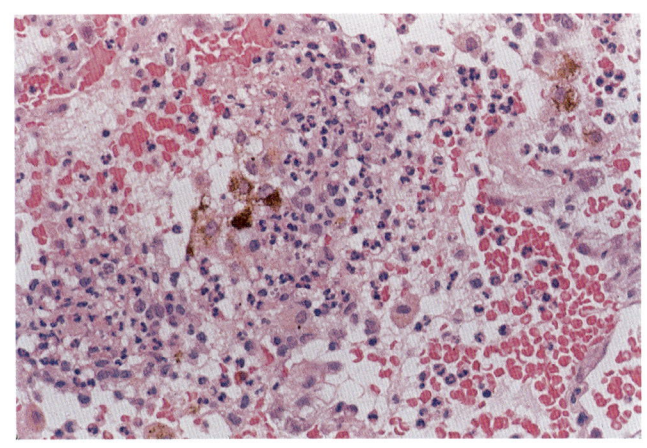

图 60-7　SLE 患者肺毛细血管炎的低倍镜下表现，可见间质明显增厚以及急性和慢性炎症细胞浸润。肺泡腔内充满红细胞和中性粒细胞。

在胶原血管病中，单纯肺出血和肺毛细血管炎继发弥漫性肺泡出血均最常见于 SLE 患者。类风湿关节炎、干燥综合征、多发性肌炎皮肌炎和混合性结缔组织病中也有发生肺毛细血管炎的病例报道。

■ 细支气管炎

　　细支气管炎是指终末细支气管、呼吸性细支气管、可能还包括其周围肺泡结构的炎症纤维化病变。呼吸性细支气管炎主要见于伴或不伴有胶原血管病的吸烟者。还有一种原发类型的细胞型细支气管炎可并发于胶原血管病，通常出现在类风湿关节炎和干燥综合征中。组织学上主要表现为细支气管壁单核细胞浸润，而并不侵犯支气管腔。相反，在闭塞性细支气管炎中，支气管腔内出现向心性纤维闭塞，导致严重的阻塞性肺疾病（图 60-8）。闭塞性细支气管炎

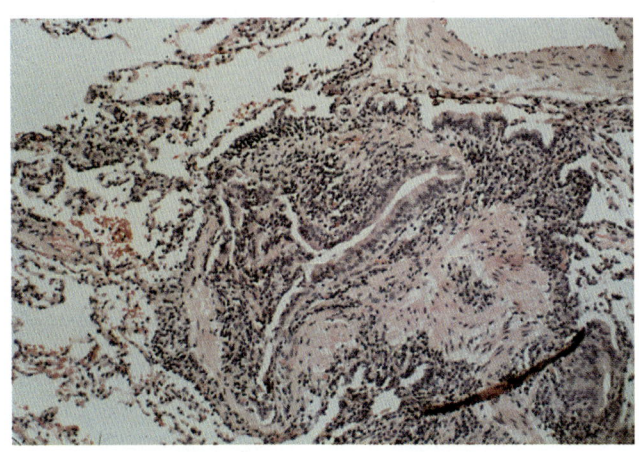

图 60-8　类风湿关节炎合并闭塞性细支气管炎。可见向心性纤维闭塞和密集的慢性炎症导致管腔明显缩小。获授权引自：SCHWARZ MI，LYNCH DA，TUDER R. Bronchiolitis obliterans：The lone manifestation of rheumatoid arthritis. Eur Respir J，1994，7（4）：817-820.

最常见于类风湿关节炎。

■ 实质结节

　　非感染性炎症性实质结节可见于类风湿关节炎和干燥综合征。在类风湿关节炎中，结节被称为坏死性或类风湿结节。这些病变可出现在胸膜和肺实质中，其外观与皮下类风湿结节相同。在肺实质内，这些结节位于小叶间隔和胸膜下。坏死结节由栅栏状组织细胞、巨细胞和其他单核细胞围绕纤维蛋白碎片组成（图 60-9）。在干燥综合征病例中，偶尔可在 X 线胸片上发现一种被称为假性淋巴瘤的圆形病变。假性淋巴瘤被认为是淋巴细胞性间质性肺炎的一种局灶形式，由密集浸润的淋巴细胞和组织细胞组成，偶有肉芽肿形成。假性淋巴瘤和其他形式的淋巴细胞性间质性肺炎有潜在的恶变风险。

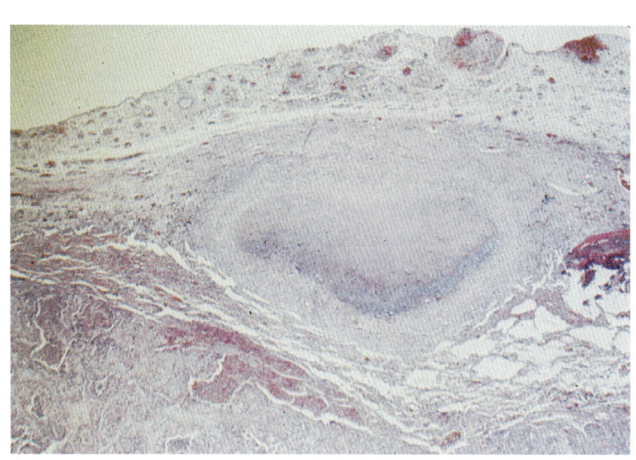

图 60-9　典型的胸膜下坏死性类风湿结节：中心可见纤维蛋白碎片，周围被栅栏状组织细胞围绕。

系统性红斑狼疮：临床特征

　　系统性红斑狼疮（SLE）的特点是产生针对细胞核、细胞质或细胞膜的各种细胞抗原的抗体。组织损伤似乎与免疫复合物的形成、血清补体降低和针对原生 DNA 的抗体产生有关。绝大多数 SLE 患者（97.8%）可出现胸膜及肺部受累，其中最常见的是胸膜炎（77%）、细菌感染（58%）和弥漫性肺泡出血（26%）。肺损伤被认为是免疫复合物介导的损伤，并且发病率的增加似乎与患者年龄、疾病持续时间、胸膜炎和存在特异性自身抗体相关。肺血管病变和缩肺综合征似乎与抗核糖核蛋白（ribonucleoprotein，RNP）抗体的出现相关。许多综合征（表 60-2）与 SLE 的急性呼吸系统病变有关。当 SLE 患者出现发热、咳嗽伴或不伴咳痰、新发肺部浸润影时必须警惕感染性

表 60-2　系统性红斑狼疮的急性肺部综合征

社区获得性或免疫抑制所致肺炎
胸膜炎
肺栓塞
尿毒症肺
心源性肺水肿
急性可逆性低氧综合征
急性狼疮性肺炎
弥漫性肺泡出血

肺炎,尽管急性狼疮肺炎和弥漫性肺泡出血也可能有类似的表现。感染可能是社区获得性的,也可能是免疫抑制治疗的并发症。感染性肺炎是 SLE 中最常见的肺部疾病,感染通常是导致死亡的最常见原因(33%~77%)。支气管肺泡灌洗通常有助于除外免疫抑制 SLE 患者的感染性肺炎。

SLE 患者出现急性呼吸困难需要考虑的另一个重要原因是肺栓塞,据报道,该并发症可发生在高达 25% 的患者中,是一个重要的死亡原因。血栓栓塞性疾病的发生与血清中获得性抗磷脂抗体(狼疮抗凝物或抗心磷脂抗体)的存在有关。这些患者中最常见的抗原表位是 β_2 糖蛋白 I。因此更适合被称为抗 β_2 糖蛋白综合征。高达 1/3 的 SLE 患者有抗磷脂综合征。血小板减少、反复静脉或动脉血栓形成、溶血性贫血、下肢溃疡和习惯性流产也是抗磷脂综合征的临床表现。

SLE 患者出现急性呼吸衰竭的其他原因还包括由于肾衰竭或心肌炎继发的充血性心力衰竭所导致的容量负荷过重。尿毒症肺合并 DAD 也是合并肾衰竭的 SLE 患者出现急性呼吸困难的一个可能原因。据报道,还有一种综合征——急性可逆性低氧血症,可发生在多系统受累急性加重的 SLE 患者中。这些患者存在低氧血症和肺泡-动脉氧分压差增大,但 X 线胸片和肺通气-灌注扫描都是正常的。推测在这些患者的肺血管内存在补体激活的中性粒细胞聚集。通过免疫抑制治疗可使这些患者的低氧血症得到改善。鉴于 SLE 患者中抗磷脂综合征的发生率较高,只有在除外血栓栓塞性疾病后才可考虑急性可逆性低氧血症的可能。

■ 急性狼疮性肺炎

急性狼疮性肺炎是一种临床综合征,其组织学表现为 DAD、闭塞性细支气管炎伴机化性肺炎、NSIP 或上述几种病理类型的结合。急性狼疮性肺炎类似急性感染性肺炎,可能有高达 50% 的 SLE 患者出现此表

现。在已确诊的患者中,急性狼疮性肺炎也可能出现在 SLE 其他系统性表现,尤其是胸膜炎、心包炎、关节炎和肾炎发作时。据报道,急性狼疮性肺炎在产后更常见。急性狼疮性肺炎常复发,并且有文献记载,该病可进展为慢性间质性肺病(UIP)。幸运的是,急性狼疮性肺炎是一种相对少见的并发症,发生率不足 5%。

X 线胸片上表现为双侧肺泡渗出影,可为斑片状或密集的实变影,常伴有胸腔积液和由于心包积液或心肌炎导致的心影扩大(图 60-10A)。白细胞计数和

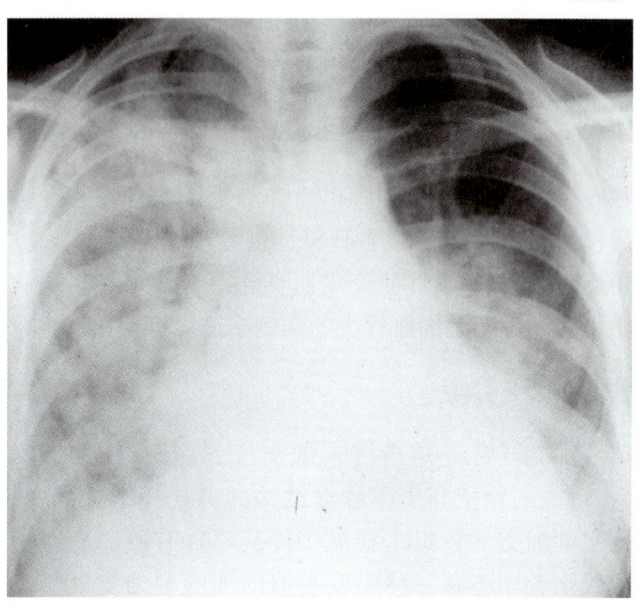

A

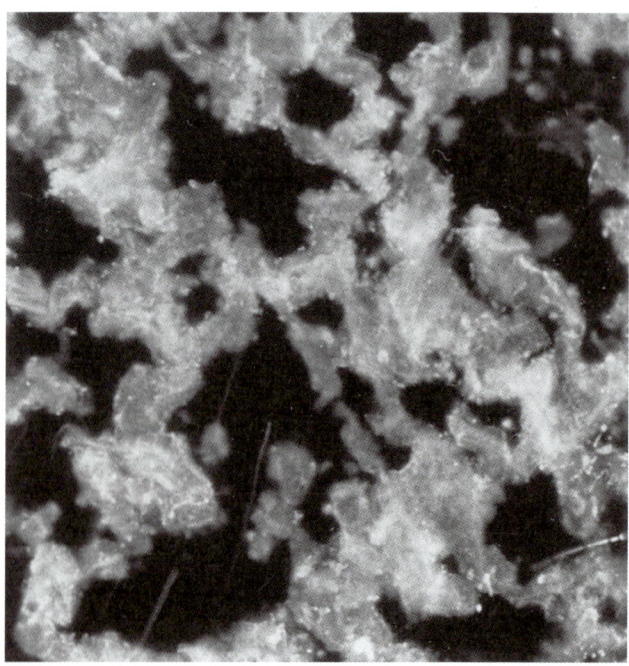

B

图 60-10　急性狼疮性肺炎。A. X 线胸片显示弥漫性肺泡渗出伴心影增大(心包积液及心肌炎),还可见左侧胸腔积液。B. 免疫荧光显示肺泡间隔颗粒状免疫复合物沉积。

血沉升高,血清补体常降低。免疫病理学研究显示,一些患者中存在补体及抗 IgG 和 DNA 的抗体,这一发现支持了免疫复合物致病的观点(图 60-10B)。由于急性狼疮性肺炎很难与感染性肺炎相鉴别,因此在抗炎和免疫抑制治疗前需进行支气管肺泡灌洗检查,有时还需要开胸(胸腔镜)肺活检。急性狼疮性肺炎出现急性呼吸衰竭通常需要机械通气。据报道,急性狼疮性肺炎的病死率高达 50%,这些患者的死亡原因主要为呼吸衰竭、SLE 其他并发症(肾炎、脑炎)或合并感染。

■ 弥漫性肺泡出血

弥漫性肺泡出血虽然罕见,但也可能是 SLE 的一种临床表现。一些患者在 SLE 诊断前数年已反复出现弥漫性肺泡出血。与急性狼疮性肺炎不同,大多数弥漫性肺泡出血首次出现在确诊的 SLE 病例中。弥漫性肺泡出血占 SLE 相关住院治疗的 1%~4%。

弥漫性肺泡出血也可出现类似感染性肺炎或急性狼疮性肺炎的症状,但出现咯血则可增加该诊断的可能性。在疾病初期有 30%~50% 的患者可出现咯血表现,但随病程进展高达 90% 的患者将出现咯血症状。常规实验室检查显示血细胞比容降低,60%~90% 的患者存在活动性肾小球肾炎。颜色逐渐加深的血性支气管肺泡灌洗液可能是该病诊断的第一个线索。X 线胸片表现为弥漫性肺泡渗出(图 60-11),但胸膜炎和心包炎表现不明显,这一点与急性狼疮性肺炎不同。单个活检标本的病理改变常同时出现急性狼疮性肺炎(DAD 和 NSIP)和弥漫性肺泡出血的表现,合并或不合并肺毛细血管炎。该病的病死率约为 50%,与组织病理类型(单纯出血或肺毛细血管炎)无

关。DAH 常复发,在缺乏治疗干预的情况下应引起警惕。

目前尚无关于急性狼疮性肺炎或弥漫性肺泡出血治疗的临床对照试验。在除外感染以后,主要治疗药物是糖皮质激素。应考虑给予甲泼尼龙 1~2g/d 分次静脉给药,3~4d 后逐渐减量。考虑到狼疮性肾炎的相关发生率,通常联合口服或静脉给予环磷酰胺或硫唑嘌呤。血浆置换、免疫球蛋白治疗、利妥昔单抗已成功用于该病的治疗,这与之前提出的免疫复合物致病的机制一致。

■ 狼疮性胸膜炎

胸膜炎和胸腔积液是 SLE 最常见的肺部并发症,发生率为 50%~80%。胸膜炎和/或胸腔积液也可能是 SLE 的主要表现或唯一表现。胸膜炎及胸腔积液常常复发,并且可能伴随更严重的并发症如急性狼疮性肺炎或肾炎。患者主要表现为胸膜性胸痛、发热和呼吸困难。X 线胸片可表现正常(干性胸膜炎)或出现少到中等量的胸腔积液(大量积液罕见),50% 的患者为双侧胸腔积液。当为单侧胸腔积液时,左右两侧发生概率并无差异。

胸腔积液为渗出液,可呈浆液性或血性。胸腔积液白细胞计数为 5~10 000 个细胞/mm³。早期以中性粒细胞为主,但随时间推移变为单核细胞为主。这些特征均不具有特异性,通常也可见于感染性肺炎旁积液。与类风湿关节炎不同,狼疮性胸膜炎的胸腔积液葡萄糖浓度并不降低。狼疮性胸膜炎中类风湿因子可能为阳性。狼疮患者胸腔积液的补体水平降低,包括总补体活性和 C3、C4 均降低。胸腔积液中双链 DNA 阳性不具有特异性,这点与血清不同,这是因为在恶性胸腔积液和结核性胸腔积液中也可出现。最有意义的检测手段是胸腔积液抗核抗体水平,>1:160 高度提示狼疮性胸膜炎。胸膜组织活检显示浆细胞和淋巴细胞浸润,如果胸腔积液反复发作,可出现胸膜纤维化。偶尔还可发现胸膜血管炎和免疫复合物沉积。糖皮质激素治疗可有效缓解胸膜性胸痛,但胸腔积液的吸收时间差异很大,并且可能与治疗无关。在少数患者中,反复发作的狼疮性胸膜炎可能导致大块性胸膜纤维化和肺陷闭,进而需要进行胸膜剥脱术。

尽管胸腔积液和胸膜炎在 SLE 患者中很常见,但仍需注意鉴别诊断。SLE 患者并发感染、血栓栓塞性疾病、肺动脉高压的概率增加,可能导致患者易发生肺炎旁积液和脓胸、充血性心力衰竭以及血栓栓塞性疾病继发的胸腔积液。

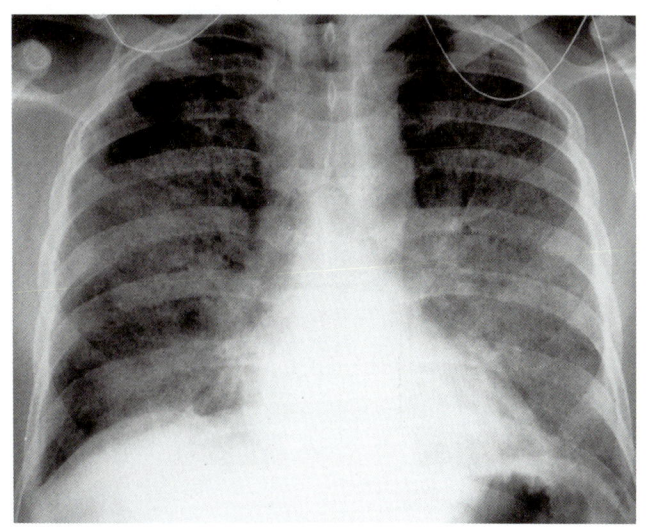

图 60-11　SLE 合并弥漫性肺泡出血。X 线胸片可见弥漫性肺泡渗出,而无心影增大或胸腔积液表现。

■ 间质性肺病

临床表现明显的间质性肺病在 SLE 的肺部表现中并不常见，但 UIP、淋巴细胞性间质性肺炎、NSIP 和机化性肺炎均有报道。UIP 被认为是在急性狼疮性肺炎后出现的，并且在一些病例中已经被证实是一种独立的隐匿性疾病。38% X 线胸片正常的 SLE 患者行高分辨率 CT 检查可发现肺部异常，并符合某种类型的间质性肺病。在已经发生间质性肺病的患者中通常可以发现既往有急性狼疮性肺炎和隐匿性呼吸困难发作的病史。具有混合性结缔组织病特征的 SLE 患者间质性肺病的患病率增加。

肺间质病变隐匿起病的患者通常已经确诊 SLE 数年，并且其器官受累的类型无法预测肺部病变的发生。这些患者有进行性加重的呼吸困难和咳嗽，X 线胸片表现为间质浸润。高分辨率 CT 可发现磨玻璃影、小叶间隔及小叶内间质增厚和蜂窝肺表现。肺功能显示限制性通气功能障碍、弥散功能降低和运动后加重的低氧血症。不同病理类型对治疗的反应不同，不管是单用激素还是激素联合环磷酰胺或硫唑嘌呤治疗。与表现为大量胶原沉积和蜂窝肺的患者相比，表现为 NSIP 或机化性肺炎的患者治疗反应更好。

■ 肺血管疾病

过去认为，丛源性动脉病导致的特发性肺动脉高压是 SLE 的少见并发症。现在估计，该病可发生在 1%～9% 的患者中。这种类型的肺动脉高压与雷诺现象、指端血管炎、浆膜炎、抗核糖核蛋白抗体（RNP 抗体）、类风湿因子、抗磷脂抗体以及最近发现的抗内皮细胞抗体有关。患者主要表现为呼吸困难和乏力，但 X 线胸片正常。晚期患者可出现肺动脉增宽。患者的肺活量和肺容积正常，但通常出现孤立的一氧化碳弥散功能下降以及气体交换异常。建议对患者进行肺通气灌注显像，甚至在少数情况下行肺动脉造影检查，尤其是对于可能合并反复肺小血栓的抗磷脂综合征患者。治疗方案包括血管扩张剂治疗、抗凝治疗、环磷酰胺免疫抑制治疗以及肺移植。

SLE 的血管炎更容易在肺活检标本中发现，可表现为弥漫性肺泡出血或急性狼疮性肺炎，而并非孤立存在。尸检结果显示 20% 的患者存在小血管炎。

■ 细支气管炎

据报道，有 5% 的 SLE 患者存在阻塞性通气功能障碍。SLE 中也有闭塞性细支气管炎的报道，但与类风湿关节炎相比发生的概率更低。以炎性息肉伸入细支气管腔为特征的机化性肺炎是在急性狼疮性肺炎和 SLE 慢性间质性肺病中出现的一种间质病变类型，但该病通常引起限制性而非阻塞性肺疾病。多达 20% 的患者可能出现支气管扩张，但这些患者通常无临床症状。大气道受累包括气管及声门下狭窄、声带麻痹、会厌炎及坏死性气管炎均有报道，但都很罕见。

■ 呼吸肌功能障碍

据估计，25% 的 SLE 患者存在膈肌和其他呼吸肌无力。既往无法解释的没有间质或肺血管病变的呼吸困难也是因为这个原因。这些患者 X 线胸片表现为亚段肺不张和横膈抬高（图 60-12）以及限制性通气功能障碍。这种病变被称为不明原因呼吸困难和缩肺综合征。尽管呼吸肌功能障碍患者的静态肺容积下降，但经肺泡容积修正后的弥散功能正常，因此可与间质性肺病相鉴别。上述情况可能的解释是最大吸气时跨膈压下降，反过来降低了肺静态顺应性，导致 X 线胸片出现盘状肺不张。此外，在呼吸肌无力的患者中，并没有发现任何广义的神经肌肉疾病的证据。尽管已除外膈神经传导异常，但呼吸肌功能障碍的发病机制目前仍不明确。膈肌异常活化，部分是因为胸膜性胸痛引起的自主呼吸抑制，可能导致膈肌功能障碍。与缩肺综合征相关的临床参数包括胸膜炎、血清双链 DNA 抗体和 RNP 抗体阳性、浆膜炎以及 SLE 病程时间长。糖皮质激素治疗通常效果不佳。据悉利妥昔单抗已成功用于缩肺综合征的治疗。大多数患者病情稳定，很少出现进展。正压通气，尤其在夜间应用，可改善患者的日间症状，但目前证据有限。

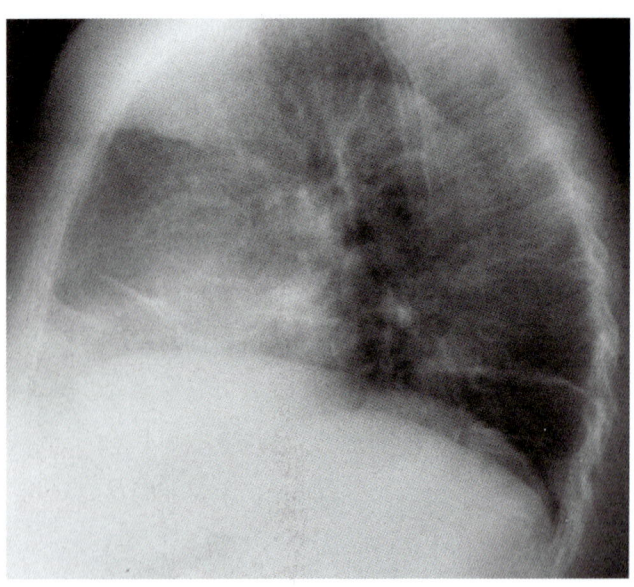

图 60-12　SLE 合并膈肌功能障碍。X 线胸片可见横膈抬高导致盘状肺不张。

利妥昔单抗已成功用于呼吸肌功能障碍的患者,使这些患者的生理情况得到明显改善。

类风湿关节炎:临床特征

类风湿关节炎的典型表现是关节表面的损伤,但胸膜和肺部并发症可显著增加该病发病率和病死率。大多数文献显示这些并发症的发生率为50%,但这很可能低估了其发生率。类风湿关节炎相关肺间质病变可能出现在60%以上的RA患者中,并且在初期无临床症状。有症状的患者中,RA-ILD约占10%,并且与病死率增加有关。胸膜和肺部并发症更倾向于发生在以下患者中:有较严重慢性关节疾病的患者、类风湿因子滴度较高的患者、有皮下结节的患者以及有其他全身并发症如皮肤血管炎、心肌炎、心包炎、眼炎和Felty综合征的患者。据报道,在血清类风湿因子阳性的患者中,吸烟与胸膜肺部疾病发生、影像学进展和结节形成的风险增加相关。最近的一系列观察研究显示在抗瓜氨酸蛋白抗体(anticitrullinated protein antibody, anti-CCP 抗体)阳性的患者中肺实质病变的发生率增加,并且与当前或既往烟草暴露无关,这一结果支持了抗 CCP 抗体在 RA 肺部疾病的发病中起着重要作用的假说。胸膜和肺部病变还可能发生在血清阴性的患者中,而常用于治疗的细胞毒药物和生物制剂也可诱发肺间质病变,且通常很难与类风湿关节炎所致肺间质病变相鉴别。此外,有高达20%的患者在关节症状出现数月至数年前就可能首先表现为间质性肺病、胸膜炎或偶尔表现为闭塞性细支气管炎,甚至是其唯一表现。

■ 胸膜炎和胸腔积液

有40%的类风湿关节炎患者在死后尸检中发现胸膜病变。出现临床症状的胸膜病变的发生率接近5%,大部分患者症状轻微。发生胸膜并发症的患者中有20%是在关节病变之前出现的。在类风湿关节炎的患者中,胸膜并发症在男性中更为多见,并且通常发生在关节病变活动期和有皮下类风湿结节的患者中。

胸膜病变通常在常规X线胸片检查中首先发现。无症状患者发现胸膜纤维化和胸腔积液的情况均有报道。最近一系列使用多探测CT成像技术的研究发现,49%的患者出现胸膜增厚,并且与症状存在与否无关。胸腔积液可为单侧或双侧,并且可与间质性肺病或坏死结节同时存在。有症状的患者表现为胸膜性胸痛、呼吸困难,偶尔可有发热。依据蛋白和乳酸脱氢酶的标准,胸腔积液为渗出液,慢性者胆固醇浓度增加。其他特征包括胸腔积液的 pH 水平降低(< 7.2),被认为是由于胸膜腔 CO_2 排出障碍所致。胸腔积液白细胞计数可高达 15 000/mm^3 个细胞,由中性粒细胞和单核白细胞组成。与 SLE 相同,总补体和单个补体水平降低,类风湿因子升高。报道显示,胸腔积液中存在类风湿因子的情况还可见于结核、恶性肿瘤和其他感染性疾病。类风湿性胸腔积液的另一个特征是胸腔积液中葡萄糖浓度降低,目前认为是由于葡萄糖转运障碍所致。高达40%的患者胸腔积液葡萄糖水平<10mg/dL,75%的患者<50mg/dL。胸腔积液细胞学检查的特征性表现是以坏死碎片、纺锤形巨噬细胞和多核组织细胞为背景。坏死性结节被认为与胸腔积液的发生有关,但经胸壁胸膜活检仅能偶尔证实这一发现。

无症状患者不需要进行治疗。然而,当糖皮质激素用于治疗活动期关节疾病时也可有效加速胸腔积液的吸收。少数患者需要其他干预措施如胸腔内注射糖皮质激素。在不常见的情况下,可能发生胸膜纤维化并导致肺陷闭,此时需要进行手术干预。坏死性结节破裂引发自发性气胸是另一种少见的并发症,需进行胸腔闭式引流,合并持续存在的支气管胸膜瘘者需进行手术干预。

■ 肺血管疾病

一般来说,肺血管疾病是类风湿关节炎最不常见的胸膜肺部并发症。硬皮病和 SLE 中典型的纤维增生性丛源性动脉病是一种罕见的并发症。当其发生时,通常伴随雷诺现象。X 线胸片显示双肺野正常、肺动脉增宽,并且可有单纯的一氧化碳弥散力下降以及低氧血症。

类风湿关节炎的小血管炎发生于肺毛细血管炎引起的弥漫性肺泡出血,是类风湿关节炎中非常罕见的情况。有几例个案报道,其中一例血清中存在针对髓过氧化物酶的抗中性粒细胞胞质抗体(p-ANCA)。该并发症需静脉甲泼尼龙续贯口服糖皮质激素联合环磷酰胺治疗。

■ 坏死性(类风湿)结节

影像学可见的肺实质类风湿结节在类风湿人群中并不常见(1%)。坏死性结节如果发生,更常见于男性患者,尤其那些吸烟伴活动性关节病变和高滴度类风湿因子的患者,以及有皮下结节的患者。结节主要是通过影像学检查发现,分布在胸膜下,大多数无症状。空洞和破裂很少发生,一旦发生可伴有气胸、胸腔积液和咯血。影像学上结节可为单发或多发,主要分布在中上肺野,约50%的病灶由于其中含有大量蛋白水解酶而出现空洞。结节大小不一,据报道最大可达直径7cm。结节可自行缓解和复发。结节可出现持续增大,且一旦出现,应进一步进行更积极的检查。大多数患者不需要治疗。坏死性结节最主要的问题是需与恶性肿瘤或感染性肉芽肿性疾病相鉴别,特别是考虑到在RA患者中肺癌发生风险增加。

卡普兰综合征(Caplan syndrome)是指Welsh煤矿工人合并类风湿关节炎和肺尘埃沉着病(尘肺)时所出现的影像学表现,包括突然出现的主要位于上叶的散在结节,其在组织结构上与坏死性结节一致(图60-13)。在合并尘肺病(包括煤工尘肺、硅沉着病和石棉肺)的类风湿患者中,坏死性结节的发病率高于普通的类风湿患者。

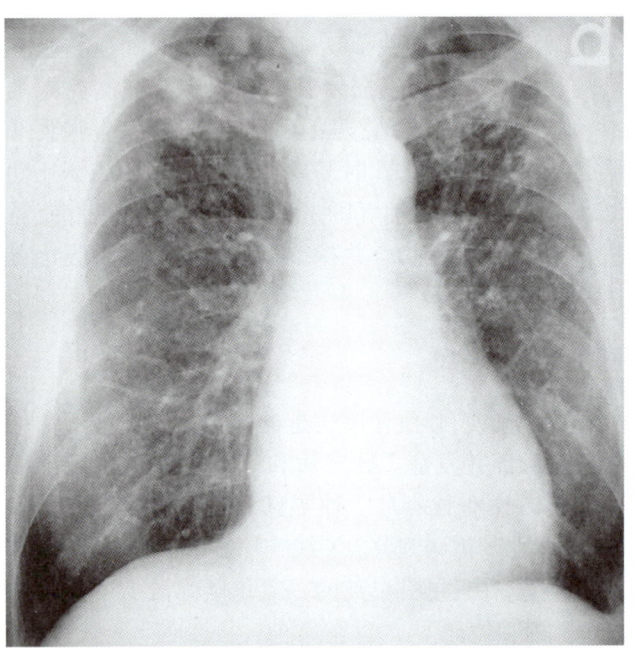

图60-13 类风湿关节炎合并硅沉着病(硬石矿工)患者Caplan综合征表现:可见中上肺野多发小结节符合硅沉着病的表现。此外,上肺还可见多发类风湿结节。

■ 气道疾病

类风湿关节炎上气道受累最常影响的是环杓关节,引起吸气性呼吸困难,有时可出现喘鸣。其他常见主诉还包括咽痛、声音嘶哑和咽部异物感。尽管大多数患者无症状,但CT发现该并发症的发生率接近50%。临床表现明显的患者可通过流速-容量环检查发现病变,吸气环显示可变的胸外梗阻。环杓关节炎还可能会导致气管插管困难,因此在所有需要全身麻醉的类风湿关节炎患者中都应引起重视。

闭塞性细支气管炎是目前公认引起类风湿关节

炎患者出现进行性加重且常进展至严重阻塞型肺病的病因。在诊断RA后大多数患者可发展为细支气管炎。值得注意的是,在少数RA患者中闭塞性细支气管也可能作为首发表现。该并发症最初被认为是青霉胺或金制剂治疗所引起的不良反应,但随后发现许多患者在未接受上述治疗的情况下也可出现。闭塞性细支气管炎常隐匿起病,患者主诉进行性呼吸困难和咳嗽而X线胸片表现正常或过度充气(图60-14A)。

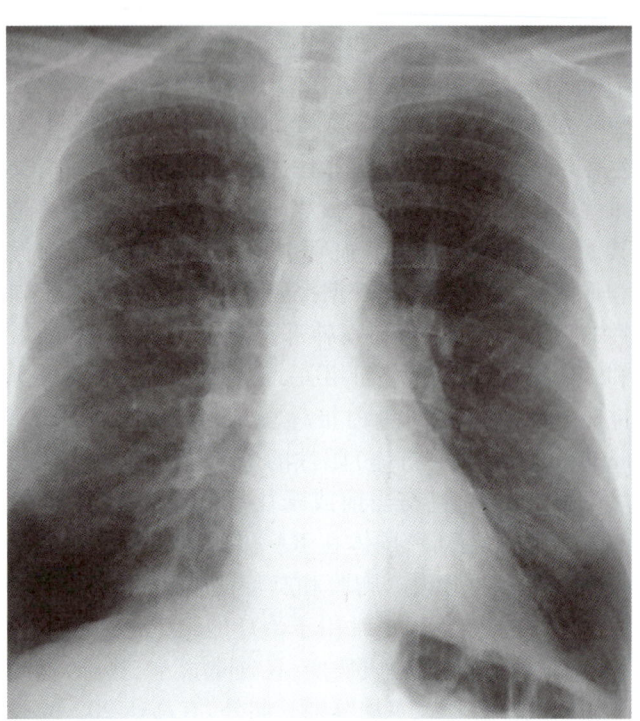

A

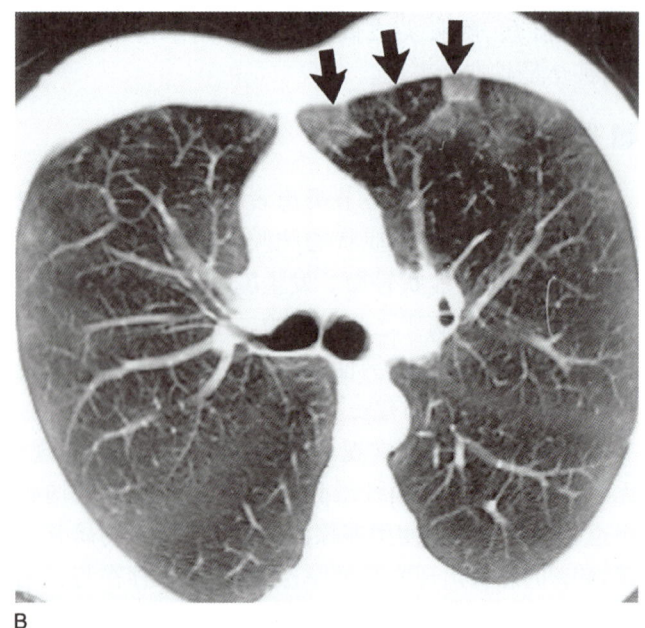

B

图60-14 类风湿关节炎患者合并闭塞性细支气管炎。A.X线胸片显示过度充气,其余未见异常。B.高分辨率CT显示密度增高和减低区域(箭头所示)。

过去认为该并发症仅限于女性患者,但随后发现并非如此。体格检查显示呼吸音广泛减低,偶尔可闻及吸气相喘鸣音。生理学检查显示不同程度的气流受限和过度充气,弥散功能可正常或降低。高分辨率CT显示密度减低和密度增高区域相间存在(地图征),提示气体潴留,呼气相CT可进一步鉴别(图60-14B)。该并发症对治疗的反应较差。部分患者对糖皮质激素联合环磷酰胺治疗有反应,但大多数患者进展为高碳酸血症呼吸衰竭。

类风湿关节炎中另一种细支气管炎类型是呼吸性或滤泡性细支气管炎,由终末细支气管和呼吸性细支气管周围淋巴细胞和浆细胞密集浸润而成。常见症状是咳嗽和呼吸困难。X线胸片可能正常,或表现为中下肺野为主的小结节影。高分辨率CT显示高达33%的RA患者存在滤泡性细支气管炎,表现为小叶中心结节和支气管扩张(图60-15)。生理学检查通常无气流受限或肺容积减少的证据,但主要可发现气体交换异常。糖皮质激素治疗效果差异很大。

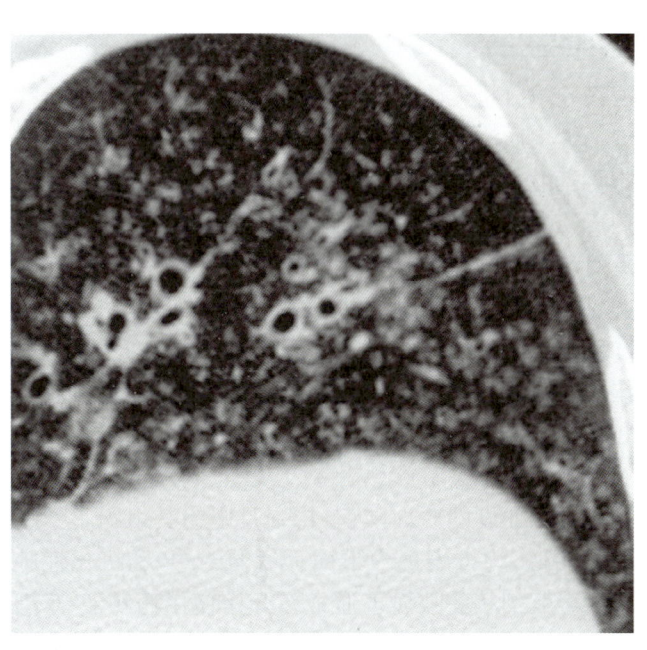

图60-15 类风湿关节炎合并滤泡性细支气管炎。高分辨率CT显示多发小叶中心结节。

弥漫性泛细支气管炎在日本类风湿关节炎患者中已有报道。有报道显示,弥漫性泛细支气管炎和类风湿关节炎均与HLADR4和B54单倍型相关,提示其具有共同的遗传倾向。

■ 间质性肺病

间质性肺病是类风湿关节炎患者相对常见的并发症。与绝大多数结缔组织病不同,在类风湿关节炎中间质性肺病更多见于男性(男:女=3:1)、晚发性患者、类风湿因子滴度高的患者以及吸烟者。间质性肺病可在关节表现数月到数年前出现。类风湿人群中该并发症的发病率很难确定,据报道根据检测方法不同其发病率为5%~40%。支气管肺泡灌洗液提示肺泡炎症,高分辨率CT可表现为多种间质病变,但在X线胸片则往往无阳性发现,这使得很多异常难以解读。这是因为目前尚缺乏关于这些患者是否会进展为有临床表现的间质性肺病的随访研究。此外,CT显示的肺实质异常如支气管扩张临床意义不大。类风湿关节炎中5%~10%的患者可发生具有临床意义的间质性肺病,最常见的是UIP和NSIP。这些患者表现为呼吸困难和咳嗽。体格检查显示双肺底湿啰音、杵状指,当低氧性血管收缩继发肺动脉高压时还可出现肺心病表现。X线胸片和CT显示不同程度的间质浸润,主要位于肺底和肺外带(图60-16A)。其他特征还包括CT显示磨玻璃影,X线胸片显示混合型肺泡间质浸润,提示NSIP。疾病晚期CT和X线胸片均显示蜂窝肺表现(图60-16B)。

其他一些间质病变可产生亚急性或慢性症状,使类风湿关节炎病情复杂化。首先是机化性肺炎,可出现与UIP相同的症状,并且也可先于关节病变出现。其X线胸片(图60-17)和CT表现与UIP不同,浸润主要位于肺泡,为局限性、斑片状或弥漫性阴影。其次是淋巴细胞性间质性肺炎,发生在类风湿关节炎合并干燥综合征时。除呼吸困难和咳嗽以外,患者还主诉口干、眼干(干眼症和口干症)。X线胸片显示主要位于肺基底部的斑片状肺泡浸润影。与原发性干燥综合征患者肺内可形成大的囊性变不同,RA-ILD患者很少出现肺实质囊性变。嗜酸细胞性肺炎已被报道为类风湿关节炎的一种胸膜肺实质并发症,可能作为该病的主要表现。急性间质性肺炎是类风湿关节炎中一种罕见的急性类型的间质性肺病。尽管该并发症的发生可能是肺部免疫损伤的结果,但还应该考虑药物相关肺损伤和机会性感染的可能。最后,与强直性脊柱炎类似的纤维大疱性疾病已被报道可出现在类风湿关节炎中,并且可能先于关节表现出现。

确定病变组织学类型是很重要的,因为不同组织学类型治疗反应和预后不同。除非影像学已提示出现晚期蜂窝肺表现(也可能由于疗效不佳或反复发作的机化性肺炎、淋巴细胞性间质性肺炎或UIP所致),否则均应对病变类型进行进一步评估。支气管肺泡灌洗并不一定有助于区分上述3种组织学类型,但灌洗液中淋巴细胞比例增高而中性粒细胞、嗜酸性粒细胞比例不高提示可能对治疗反应较好。肺泡浸润和灌洗液淋巴细胞比例增高可见于淋巴细胞性间质性

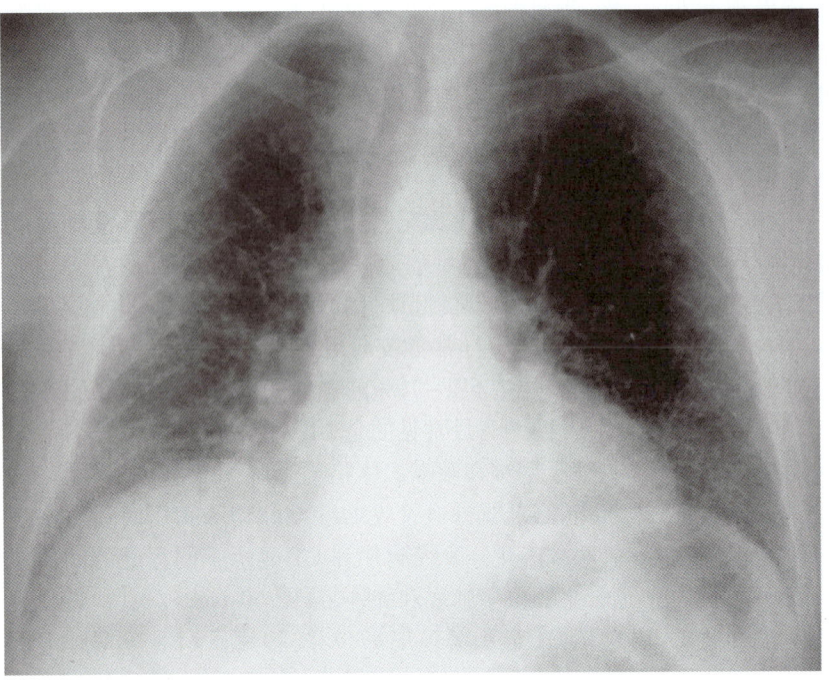
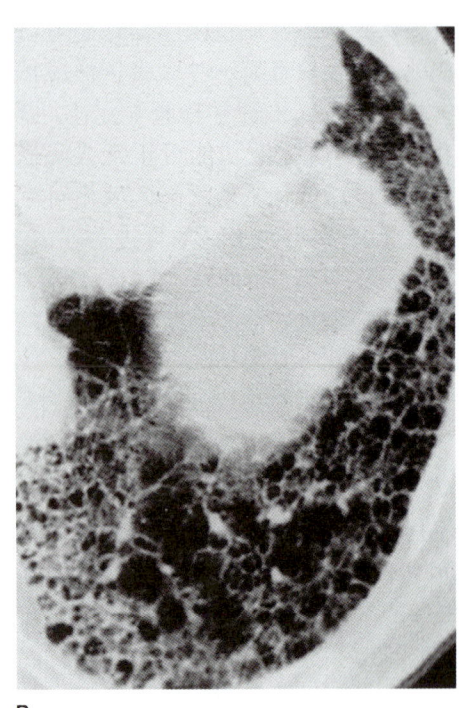

A

B

图 60-16 类风湿关节炎合并 UIP。A. X 线胸片显示肺下野和外周网格结节浸润影。B. 高分辨率 CT 显示晚期患者肺基底部囊性网格影(蜂窝肺)。

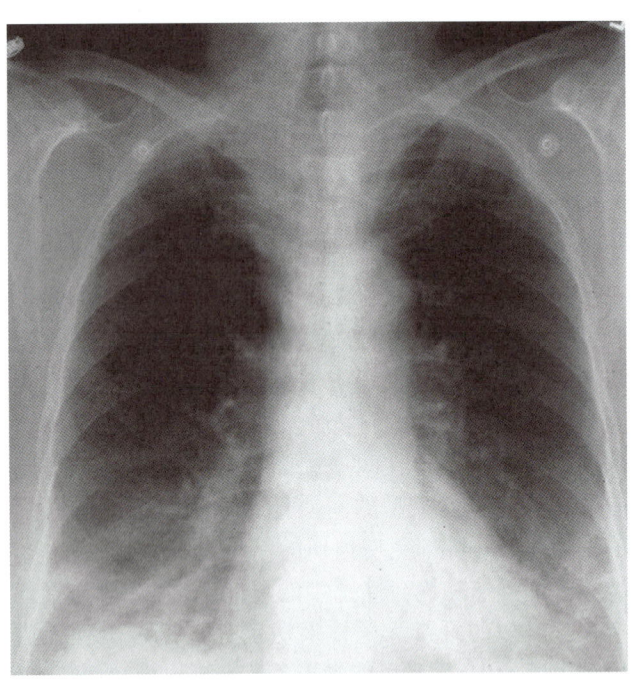

图 60-17 类风湿关节炎合并闭塞性细支气管炎伴机化性肺炎。X 线胸片显示肺下野混合型肺泡-间质浸润。

肺炎。机化性肺炎时,灌洗液中性粒细胞、嗜酸性粒细胞和淋巴细胞比例均升高,并且影像学可见肺泡浸润表现。在可疑的 UIP 中发现中性粒细胞和嗜酸性粒细胞比例增高提示预后不良。因此,与 UIP 患者相比,淋巴细胞性间质性肺炎和机化性肺炎的患者对治疗的反应较好。如果影像学检查和支气管肺泡灌洗

液细胞学分析无法定性,应考虑胸腔镜肺活检。治疗包括糖皮质激素,通常在激素无反应的患者中加用细胞毒药物。与特发性机化性肺炎中有 66% 的患者对糖皮质激素反应良好不同,胶原血管病继发机化性肺炎对治疗反应较差,常在药物减量过程中出现复发,并且可进展至蜂窝肺。尽管类风湿关节炎继发 UIP 和特发性肺间质纤维化的组织病理学相似,然而类风湿关节炎相关 UIP 患者的预后更佳,但长期预后仍较差。

在类风湿关节炎患者中,应注意鉴别金制剂诱导性肺炎和原发间质性肺病,特别是因为其组织学类型可能相似,均可表现为不同程度的 NSIP 和机化性肺炎。金制剂相关肺损害通常在开始使用药物 4~6 周后出现呼吸困难和咳嗽,少数患者可出现外周血嗜酸性粒细胞增多。X 线胸片偶尔可出现上肺而非下肺的混合型肺泡间质浸润。支气管肺泡灌洗液以淋巴细胞为主,停药后才能缓解的特点可与类风湿性间质性肺病相鉴别。对于出现显著气体交换障碍的重症患者,糖皮质激素治疗有时可促进病情缓解。

每周低剂量甲氨蝶呤(每周 10~20mg)与类风湿患者肺间质病变的发生相关。上述情况与患者年龄、性别、病程、每周或累积药物剂量无相关性。有争议的资料显示,合并类风湿性肺病的患者更易发生甲氨蝶呤相关肺炎。在接受甲氨蝶呤治疗的类风湿患者中,甲氨蝶呤相关肺炎的发生率为 1%~11%。临床起

病相对较急,主要表现为咳嗽、发热、呼吸困难,X线胸片显示肺部新发混合型肺泡及间质浸润影。非特异性表现包括白细胞升高伴轻度嗜酸性粒细胞增多、血沉增快及血清乳酸脱氢酶升高。支气管肺泡灌洗液显示淋巴细胞增多,应注意完善相关检查除外感染性疾病。肺活检可表现为NSIP、机化性肺炎以及类似于过敏性肺炎的肉芽肿形成。对于在甲氨蝶呤治疗过程中出现上述临床表现的患者,应停止用药,这是因为该病可能发展至晚期纤维化。对于出现危及生命的呼吸衰竭的患者,静脉给予糖皮质激素是一种有效的治疗措施。

TNF-α拮抗剂的出现彻底改变了类风湿关节炎患者的治疗。但其在治疗胸膜肺实质并发症方面的效果尚不清楚,目前报道的数据不完全一致。值得注意的是接受这些药物治疗的患者感染风险增加,尤其是典型和非典型分枝杆菌及真菌感染,当然还有常见的细菌感染。几个系列研究显示,生物治疗和ILD的发生之间存在着时间上的关联。目前尚不清楚这种关联仅是时间上的还是具有因果关系的。

硬皮病:临床特征

硬皮病或系统性硬化症是一种炎性纤维化疾病,可导致皮肤以及包括肺、心脏、肾脏和胃肠道在内的多个脏器的细胞外基质过度沉积。系统性硬化症有两种亚型:弥漫性和局限性。弥漫性系统性硬化症可出现包括四肢、面部和躯干在内的广泛皮肤受累伴随明显内脏浸润,且呈现为进展性。局限性硬皮病或其变异型CREST综合征(钙质沉积、雷诺现象、食管运动障碍、指端硬化和毛细血管扩张)在大多数患者中病程相对较长,并且通常出现于年龄较大的患者中。肺部并发症对患者的发病率和病死率均有重要影响。尽管发病机制尚未被充分认识,但目前认为其包含了免疫细胞、内皮细胞和成纤维细胞之间复杂的相互作用。除肺部过度细胞外基质沉积会导致间质纤维化以外,还会发生内皮细胞损伤,导致肺动脉和全身动脉内膜增厚,进而出现管腔闭塞。这也可能导致特发性肺动脉高压。

绝大多数硬皮病患者均可出现肺部受累,尸检结果显示其发生率为70%~100%。大多数硬皮病患者在其病程中会由于间质性肺病或肺动脉高压而出现呼吸困难。患者X线胸片表现可能正常,支气管肺泡灌洗和高分辨率CT检查可在有症状和无症状的患者中发现间质性肺病(图60-18)。尽管并不常见,但间质性肺病和肺动脉高压可先于皮肤表现出现,定义为无硬皮的系统性硬化症(systemic sclerosis sine scleroderma)。

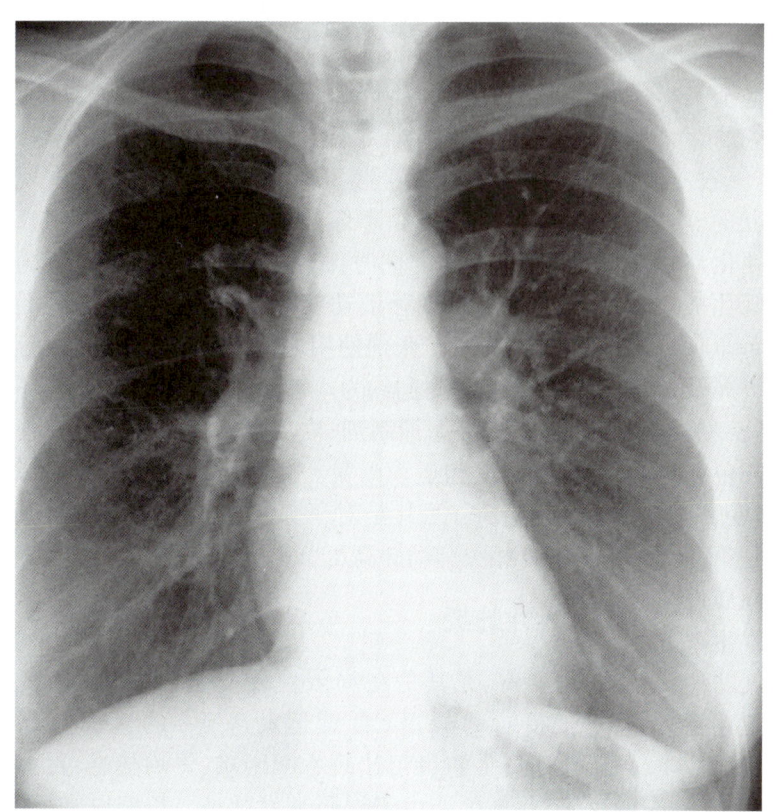 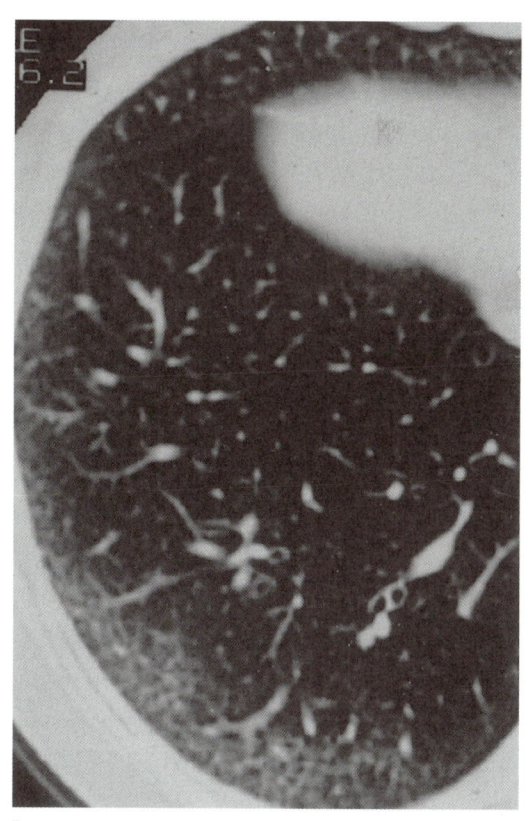

A   B

图60-18　A.一名有呼吸困难症状的硬皮病患者X线胸片表现正常;B.该患者高分辨率CT显示网状间质浸润影。

尽管无硬皮的系统性硬化症缺乏皮肤表现,但除了更易出现肺动脉高压以外,其病程与其他常见类型的硬皮病并无明显区别。

胸膜疾病

尽管尸检研究显示40%的硬皮病患者存在胸膜纤维化和胸膜粘连,但X线胸片上出现明显的胸膜增厚或胸腔积液却相当少见。硬皮病相关心肌病变导致充血性心力衰竭继发的胸腔积液除外。

间质性肺病

间质性肺病是硬皮病最常见的肺部并发症,可进一步进展为蜂窝肺,可发生在30%~100%的患者中。一项高分辨率CT研究显示,该并发症发生率高于90%,其中多达2/3的患者X线胸片表现正常。接受支气管肺泡灌洗检查的患者中有多达60%的患者可出现异常的炎症细胞分类。X线胸片和肺部生理学筛查得到的患病率相对较低。由于缺乏纵向随访,支气管肺泡灌洗和CT发现的意义目前尚不明确。在特发性间质性肺炎的组织学重新分类后,系统性硬化症最常见的组织学类型是NSIP合并蜂窝肺。UIP、无法分类的纤维化间质性肺病以及更少见的机化性肺炎和类似结节病的肉芽肿性肺病也有报道。过去认为硬皮病继发的间质性肺病主要是纤维化性病变。然而,高分辨率CT表现为磨玻璃影,提示以细胞病变为主,支气管肺泡灌洗显示炎症细胞数量增加,肺活检证实间质存在细胞浸润,上述均表明细胞炎症反应的存在。该种病变早于纤维化出现,与细胞型NSIP一致。很可能对于大多数患者炎症阶段是没有临床症状的。

间质性肺病更可能发生在弥漫性系统性硬化症中,尽管其也可发生于局限性系统性硬化症(既往被称为CREST综合征)。其主要症状为可进展至静息呼吸困难的劳力性呼吸困难以及咳嗽。双肺底可闻及湿啰音,但由于甲床毛细血管破坏,杵状指并不常见。最终可出现肺心病的体征。典型的影像学特征包括双肺基底部间质浸润,后逐渐出现更弥漫的病变、肺容积减少、蜂窝状囊腔和肺动脉高压。硬皮病是第一个被报道发生瘢痕癌(腺癌或肺泡细胞癌)的间质性肺病。一些报道显示,硬皮病患者肺部肿瘤的发生率增加。肺部生理学检查最终可出现限制性通气功能障碍、呼气流速正常以及弥散功能下降。早期上述指标可能正常,可能存在的唯一生理学异常是低氧血症和肺泡-动脉氧分压差增大,休息时即可出现,运动时加重。与肺容积相比,弥散功能不成比例地大幅度下降最可能提示丛源性动脉病所致特发性肺动脉高压,尤其是在局限性系统性硬化症中。

硬皮病中其他类型的间质性肺病包括淋巴细胞性间质性肺炎,这些患者常合并干燥综合征;另外,报道显示,极少数硬皮病患者还可出现弥漫性肺泡出血,以及纤维化性肺病急性加重伴有DAD。

免疫抑制是主要的治疗手段,糖皮质激素和环磷酰胺为首选药物。美国国立心肺血研究所(National Heart,Lung,and Blood Institute,NHLBI)资助的硬皮病肺健康研究(Scleroderma Lung Health Study)证实了先前回顾性研究所显示的环磷酰胺治疗患者肺功能得到改善的结论。尽管肺功能改善的临床意义仍存疑,但对于HRCT显示为磨玻璃影的患者、支气管肺泡灌洗液以淋巴细胞或嗜酸性粒细胞为主的患者以及肺活检提示细胞型间质性肺炎的患者治疗效果好。不幸的是,环磷酰胺治疗反应的持续时间有限,大多数患者在停止治疗12个月后生理学获益减少。据报道,霉酚酸酯和利妥昔单抗可使病情进展的硬皮病患者获益。目前,由美国国立卫生研究院(National Institutes of Health,NIH)资助的一项正在进行的研究主要关注霉酚酸酯的疗效。

肺血管疾病

肺动脉高压是由于丛源性动脉病累及肺动脉所致,约发生在10%的硬皮病患者中,主要见于局限性硬皮病(CREST综合征)。在该种类型的硬皮病中,肺动脉高压可能与间质性肺病同时存在。患者表现为缓慢起病的呼吸困难和逐渐加重的乏力。体格检查和X线胸片在早期可能正常,随着疾病进展,可出现肺动脉高压的体征和影像学表现。肺容积和气流参数无明显异常,除非同时伴有间质性肺病。通常情况下患者可单纯出现弥散功能下降以及逐渐进展的低氧血症。在血管扩张剂使用之前,诊断肺动脉高压后患者的平均生存时间约为2年。持续静脉注射前列环素、磷酸二酯酶-5抑制剂、内皮素拮抗剂治疗可改善患者生活质量和运动耐量。上述药物的使用可提高患者的生存率,尤其是对于孤立性肺动脉高压的患者,而ILD相关肺动脉高压患者预后较差。

吸入性肺炎

硬皮病(尤其是在局限性硬皮病)患者发生食管扩张和蠕动减退(食管运动障碍)的概率较高(图60-19)。患者可出现吞咽困难、胃灼热感、胃食管反流,并且可能由于误吸继发肺炎。长期以来,人们一直认为反流和误吸可导致间质性肺病的发生,虽然目前尚缺乏直接证据。在硬皮病中,以下几种异常

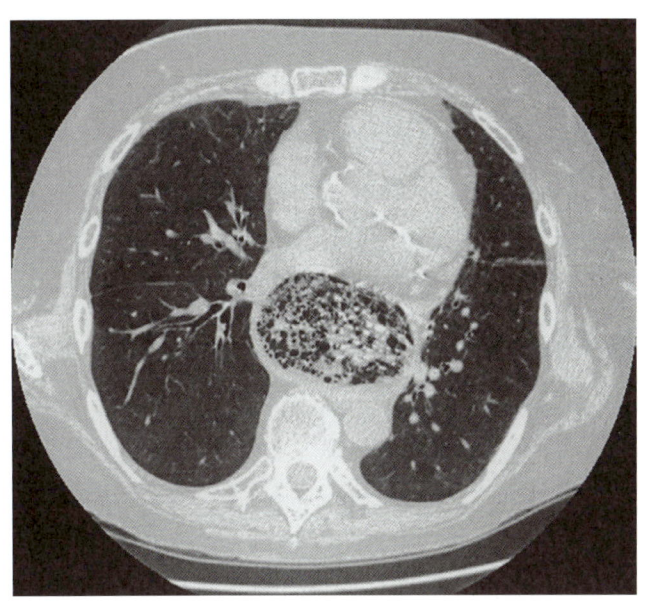

图 60-19　一名局限性系统性硬化症患者的胸部 CT 表现,可见双肺外周轻度线状磨玻璃影,伴食管壁明显增厚和食管管腔严重扩张,管腔内可见大量食物残渣填充。

可导致反流和误吸的风险增加,主要包括蠕动功能障碍、食管下段压力降低、食管裂孔疝、胃轻瘫以及自主神经功能障碍。尽管目前尚缺乏确定的证据证明其与间质性肺病的关系,但仍推荐采取积极治疗以减少反流和误吸的风险。行为矫正和抑酸药物是初始治疗手段。在难治情况下,对合适的患者可考虑胃底折叠术,尤其是晚期肺纤维化等待移植的患者,可降低移植后闭塞性细支气管炎和慢性排异反应的发生率。

多发性肌炎皮肌炎:临床特征

多发性肌炎(简称多肌炎)是一种系统性自身免疫性疾病,以炎症性肌病为特征。皮肌炎与多发性肌炎的区别是皮肤受累明显,其特征是向阳疹和/或近端指间关节脱屑样红斑(称为 Gottron 丘疹或皮疹),肌炎相对较轻。在多发性肌炎皮肌炎中,肺部并发症很常见,并且是导致发病率和病死率的重要原因,与其他结缔组织病相同,肺部并发症常发生在肌肉或皮肤症状之前并可掩盖肌肉或皮肤表现。据报道,高达40%的患者可出现肺部受累。与其他胶原血管病相比,多发性肌炎皮肌炎通常不会主要累及气道或胸膜。目前已有多个丛源性动脉病继发肺动脉高压的报道,最常出现于可疑合并硬皮病的患者中。

■ 吸入性肺炎

吸入性肺炎是常见的肺部并发症,10%~20%的多发性肌炎皮肌炎患者可发生此情况;其中几乎 1/2

患者还主诉吞咽困难。该并发症是由于肌炎影响咽喉部和食管上 1/3 的横纹肌所致。结果导致正常吞咽功能丧失,气道无法得到保护。误吸最常发生于存在广泛皮肤或肌肉受累的肌炎患者。

■ 呼吸肌功能障碍

在少见情况下,由于广泛肌炎累及呼吸肌和膈肌导致高碳酸性呼吸衰竭,需要辅助通气治疗(患病率5%)。当患者出现不明原因高碳酸性呼吸衰竭时,应考虑多发性肌炎皮肌炎以及神经肌肉脱髓鞘病变的可能。如果这些肌肉受累不够广泛,也会出现咳嗽反射减少,而且还可能出现坠积性肺炎以及黏液栓塞所致肺不张。肌无力还可导致限制型通气功能障碍,在弥散功能正常、氧浓度正常和过度通气的情况下出现气促和呼吸困难。呼吸肌功能障碍导致的限制性肺病可通过测量呼吸周期的两个阶段产生的最大压力进行证实。定期检查有助于监测病程和治疗反应。

■ 间质性肺病

多发性肌炎皮肌炎间质性肺病的发病率为5%~30%。在某些人群中发病率明显偏高。在日本一项系列研究显示发病率为40%~80%。与其他胶原血管病相同,使用支气管肺泡灌洗和高分辨率 CT 进行筛查可发现其发病率更高。经高分辨率 CT 筛查出的患者在 3 年内间质性肺病的发病率接近78%。

虽然过去报道 UIP 是多发性肌炎皮肌炎继发间质性肺病的主要组织学类型,但根据修订的特发性间质性肺炎分类系统,目前 NSIP 是最常见的类型。DAD、机化性肺炎和肺毛细血管炎继发弥漫性肺泡出血也可能发生。所有类型的间质性肺病都可能先于、同时或在肌肉或皮肤表现之后出现。间质性肺病与肌肉或皮肤病变程度、肌酸激酶升高水平、血清类风湿因子或抗核抗体存在与否无关。然而,间质性肺病与血清中直接针对细胞 tRNA 合成酶的抗体之间存在关联,其中最广为人知的是抗 Jo-1 抗体。25%的多发性肌炎皮肌炎患者有该抗体,但在合并间质性肺病的患者中有 50% 阳性,而无肺病的患者中仅有 13% 阳性。根据 tRNA 合成酶抗体类型不同,可出现不同的临床表型以及不同程度的肌炎和肺部受累。

多发性肌炎皮肌炎中各种类型的间质性肺病均在女性患者中更为常见。多种临床综合征与潜在的间质性肺病相关。最常见的表现是慢性咳嗽和进行性呼吸困难,这是由于 NSIP 伴有不同程度的纤维化所致。杵状指很少见。X 线胸片显示网状结节浸润影,随着疾病进展肺容积减少,出现蜂窝肺和肺动脉高压。生理学检查显示限制性通气功能障碍伴弥散功能降低。对治疗的反应取决于组织学类型,细胞型病变对治疗更敏感。对于糖皮质激素抵抗的患者,环磷酰胺、环孢素、他克莫司、霉酚酸酯、静注免疫球蛋白以及利妥昔单抗已被使用并且治疗有效。

在多发性肌炎皮肌炎中,可能发生一种急性肺部病变,其临床和影像学表现可使人联想到弥漫性感染性肺炎,这种肺部病预后较差。其可能的组织学类型为 DAD。该病变可发生严重的呼吸衰竭,即使给予积极抗炎和免疫抑制治疗,仍很难恢复。机化性肺炎可呈急性或亚急性病程(图 60-20)。由于在治疗预后和生存率上有明显差异,因此与 DAD 鉴别非常重要。在机化性肺炎中,通常需要糖皮质激素联合或不联合其他药物进行治疗。肺毛细血管炎引起的弥漫性肺泡出血也可能发生。该并发症与肌肉病变同时发生。可出现咯血也可能无咯血表现。与其他类型的肺毛细血管炎相同,需使用糖皮质激素联合环磷酰胺进行治疗且有效。

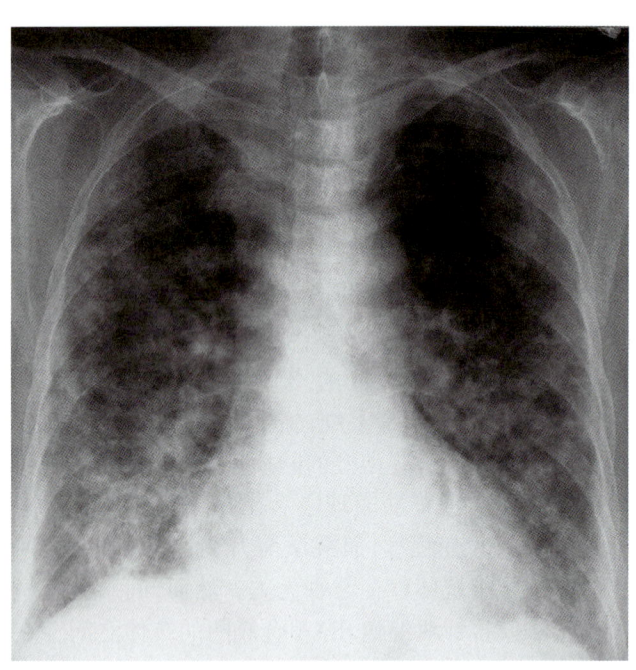

图 60-20 一例有急性症状的多发性肌炎皮肌炎合并闭塞性细支气管炎伴机化性肺炎病例。X 线胸片显示弥漫斑片状肺泡渗出影。

混合性结缔组织病:临床特征

混合性结缔组织病患者同时具有 SLE、多发性肌炎皮肌炎和硬皮病的特征。混合性结缔组织病的特点是针对核内核糖核蛋白的特异性抗核抗体(抗 RNP 抗体)滴度升高。由于混合性结缔组织病与前文提到

的胶原血管病相似,因此常见合并胸膜和肺部并发症,可发生在 20%~80%的患者中。

■ 胸膜疾病

尽管报道显示 40%的患者可发生胸膜炎,但胸腔积液并不常见,大约仅有 5%的患者出现。胸腔积液的性质为渗出液,但文献中的资料有限。

■ 肺血管疾病

与 SLE 和硬皮病类似,肺动脉高压可能由于反复肺栓塞、间质性肺病继发低氧性血管收缩,或丛源性动脉病而引起。该并发症对混合性结缔组织病患者是一个重要问题,然而其发生率目前尚不清楚,但可能不像以前认为的那样普遍。患者主要为女性,表现为呼吸困难和乏力。患者 X 线胸片表现除肺动脉增宽外其余均正常,肺功能单纯表现为一氧化碳弥散力下降。混合性结缔组织病继发肺动脉高压的预后与硬皮病和 SLE 引起的肺动脉高压类似。与无肺动脉高压的患者相比,5 年生存率由 96%下降至 73%。

已有在混合性结缔组织病患者发生中等大小肺动脉血管炎的报道,有证据显示存在免疫介导的损伤伴 IgG、C3 在血管壁的沉积。混合性结缔组织病患者病程中也可出现循环狼疮抗凝物(抗磷脂综合征),使其容易发生血栓栓塞性疾病。在这些患者中,反复小面积肺栓塞可能出现类似特发性肺动脉高压的临床表现。

■ 吸入性肺炎

主要表现为硬皮病或多发性肌炎皮肌炎特征的混合性结缔组织病患者易出现食管运动功能障碍和食管扩张,导致反流性食管炎和反复吸入性肺炎。影像学证实的 ILD 与食管扩张和运动功能障碍密切相关,提示其存在共同的病理机制。

■ 呼吸肌功能障碍

在以多发性肌炎皮肌炎特征为主的患者中,炎症性肌病累及呼吸肌可能导致高碳酸性呼吸衰竭或限制性肺病伴坠积性肺炎。

■ 间质性肺病

与其他胶原血管病相比,混合性结缔组织病继发间质性肺病的发生率更高,超过 50%的患者高分辨率 CT 存在异常表现。组织学类型主要为 NSIP 和/或 UIP,二者均可能进展至蜂窝肺,尤其是在有硬皮病特征的患者中。与其他结缔组织病一样,间质性肺病表

现为进行性呼吸困难,X线胸片显示双肺基底部网状结节浸润影,肺功能提示肺容积减少和一氧化碳弥散力下降。

弥漫性肺泡出血在一些混合性结缔组织病的患者中已有报道,其表现与在SLE中的相似。据推测,其组织学表现可能为单纯肺泡出血或肺毛细血管炎,但具体仍不清楚。

干燥综合征

干燥综合征是指眼干、口干和多发性关节炎三联征。该自身免疫性外分泌病以泪腺和唾液腺淋巴细胞浸润为特征。原发性干燥综合征是指在无其他胶原血管病的情况下发生,继发性干燥综合征是指合并存在另外一种胶原血管病,最常见的是类风湿关节炎。干燥综合征患者以女性为主(90%)。可发现类风湿因子阳性(95%)和斑点型抗核抗体阳性(80%)。另外针对可提取核抗原的抗体(抗SSA、抗SSB)也可呈阳性,该抗体为原发性干燥综合征的特异性抗体。

气道疾病

在干燥综合征中,淋巴细胞浸润和气道黏液腺破坏可导致气管支气管树干燥。患者可能出现声音嘶哑、咳嗽,以及分泌物黏稠导致管腔阻塞和肺不张、反复肺炎和支气管扩张。这些患者阻塞性通气功能障碍发生率很高,继发于滤泡性细支气管炎。闭塞性细支气管炎、缩窄性细支气管炎和细支气管扩张也有报道。

间质性肺病

原发性干燥综合征患者主要表现为干咳、劳力性呼吸困难或无症状的影像学异常。与发生在泪腺和唾液腺的情况相似,这些患者的间质性肺病是淋巴细胞浸润肺实质的结果。这种情况有两种类型:淋巴细胞性间质性肺炎和更少见的假性淋巴瘤。上述两种病变都有转化为淋巴瘤的潜在可能。淋巴细胞性间质性肺炎是一种间质性肺病,表现为咳嗽、呼吸困难和限制性通气功能障碍。由于淋巴细胞可能同时浸润肺泡腔和间质,因此其影像学表现为混合性肺泡和间质浸润。一些患者可能仅出现大小不等的囊性变伴磨玻璃影的影像学表现(图60-21)。当患者出现胸腔积液或肺门、纵隔淋巴结肿大时应进行进一步检查,可能提示恶变为淋巴瘤。淋巴细胞性间质性肺炎对糖皮质激素等抗炎药物治疗有反应。有时还需要细胞毒药物治疗,如硫唑嘌呤或环磷酰胺,但其有效

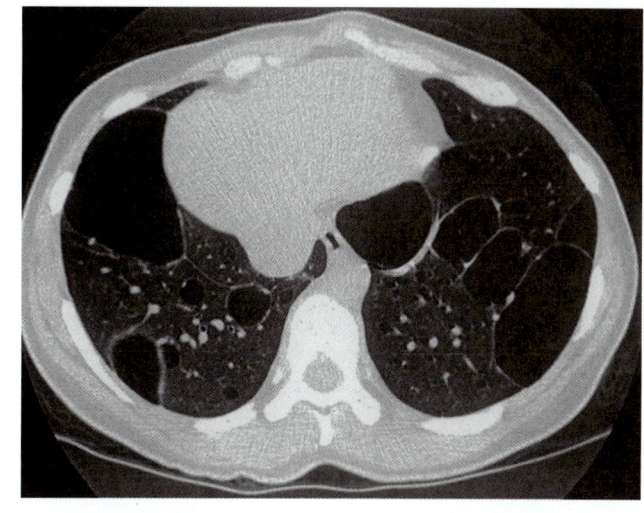

图60-21　一名干燥综合征合并淋巴细胞性间质性肺炎的患者,胸部CT可见双肺散在分布大小不等的多发囊性改变。

性尚未得到证实。环孢素也被推荐用于糖皮质激素抵抗的患者。抗CD20单克隆抗体利妥昔单抗可能对部分患者有益,但需要进一步的对照研究以更好地评估其在治疗原发性干燥综合征中的有效性。尽管大部分患者对免疫抑制治疗有反应,但仍有一部分患者可进展至纤维化性肺病伴蜂窝改变。

假性淋巴瘤是一种肿瘤样的增生性疾病,X线胸片上表现为单发或多发肿块。假性淋巴瘤作为淋巴细胞性间质性肺炎的局限性类型,被认为是一种癌前病变,很难与恶性淋巴瘤鉴别。当合并单克隆免疫球蛋白病时,提示转化为恶性淋巴瘤。

间质性肺病更常发生于继发性干燥综合征中,最可能为原发胶原血管病的并发症。继发性干燥综合征合并间质性肺病的组织学类型与类风湿关节炎中所见相似,据报道可表现为NSIP、UIP及机化性肺炎。在原发性干燥综合征中UIP并不常见。

强直性脊柱炎

强直性脊柱炎是一种血清阴性脊柱关节病,最终可能导致胸壁固定和轻到中度限制性肺病。与多发性肌炎皮肌炎不同,强直性脊柱炎不会出现肌肉受累,膈肌功能正常,在呼吸肌功能不受影响的情况下通气衰竭的发生概率较低。

据报道,间质性肺病的发生率不足2%。与其他胶原血管病主要累及肺基底部不同,强直性脊柱炎倾向于出现上肺受累,并且肺部病变仅在慢性脊柱炎病程晚期出现,不会出现在脊柱炎之前。间质性肺病在X线胸片上通常表现为纤维囊性病变(图60-22),很

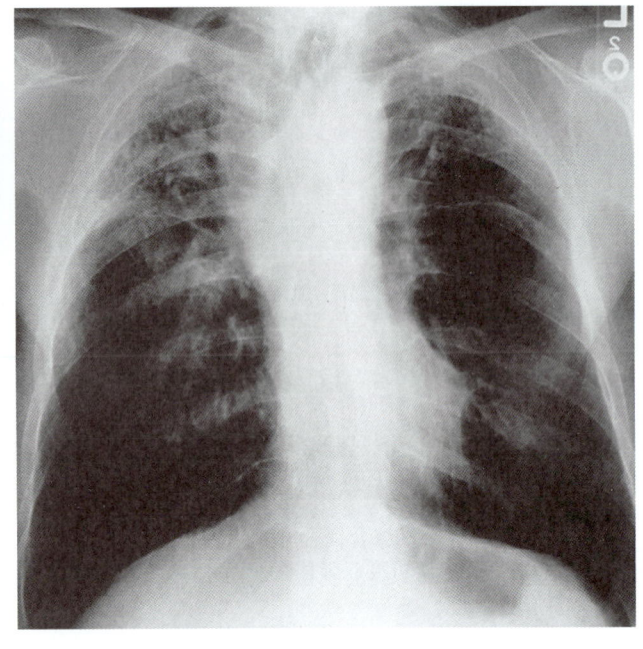

图 60-22 强直性脊柱炎。X 线胸片显示双上肺纤维结节浸润影。

难与肺尖感染如肺结核相鉴别。组织学上主要表现为纤维化伴囊腔形成。主要症状为进行性呼吸困难和咳嗽,糖皮质激素治疗无效,因此不建议应用。依那西普可通过改善脊柱活动度和肺功能使患者短期获益。肺尖纤维囊性病变最严重的并发症是侵袭性曲霉菌以及非典型分枝杆菌感染。此外,曲霉菌在囊腔内定植(曲霉肿)还可能造成致命性的咯血。

王 芳 译

李 冉 审校

参考文献

[1] BARRERA P, LAAN RF, VAN RIEL PL, et al. Methotrexate-related pulmonary complications in rheumatoid arthritis. Ann Rheum Dis, 1994, 53:434–439.

[2] HOMMA Y, OHTSUKA Y, TANIMURA K, et al. Can interstitial [neumonia as the sole presentation of collagen vascular diseases be differentiated from idiopathic interstitial pneumonia? Respiration, 1995, 62:248–251.

[3] GROSS M, ESTERLY JR, EARLE RH. Pulmonary alterations in systemic lupus erythematosus. Am Rev Respir Dis, 1972, 105:572–577.

[4] QUADRELLI SA, ALVAREZ C, ARCE SC, et al. Pulmonary involvement of systemic lupus erythematosus: analysis of 90 necropsies. Lupus, 2009, 18:1053–1060.

[5] ALLEN D, FISCHER A, BSHOUTY Z, et al. Evaluating systemic lupus erythematosus patients for lung involvement. Lupus, 2012, 21:1316–1325.

[6] BOULWARE DW, HEDGPETH MT. Lupus pneumonitis and anti-SSA(Ro) antibodies. J Rheumatol, 1989, 16:479–481.

[7] ROSNER S, GINZLER EM, DIAMOND HS, et al. A multicenter study of outcome in systemic lupus erythematosus. II. Causes of death. Arthritis Rheum, 1982, 25:612–617.

[8] BRUCATO A, BAUDO F, BARBERIS M, et al. Pulmonary hypertension secondary to thrombosis of the pulmonary vessels in a patient with the primary antiphospholipid syndrome. J Rheumatol, 1994, 21:942–944.

[9] ALARCÓN-SEGOVIA D, DELEZÉ M, ORIA CV, et al. Anti-[hospholipid antibodies and the antiphospholipid syndrome in systemic lupus erythematosus. A prospective analysis of 500 consecutive patients. Medicine (Baltimore), 1989, 68:353–365.

[10] ABRAMSON SB, DOBRO J, EBERLE MA, et al. Acute reversible hypoxemia in systemic lupus erythematosus. Ann Intern Med, 1991, 114:941–947.

[11] MATTHAY RA, SCHWARZ MI, PETTY TL, et al. Pulmonary manifestations of systemic lupus erythematosus: review of twelve cases of acute lupus pneumonitis. Medicine (Baltimore), 1975, 54:397–409.

[12] BYRD RB, TRUNK G. Systemic lupus erythematosus presenting as pulmonary hemosiderosis. Chest, 1973, 64:128–129.

[13] MYERS JL, KATZENSTEIN AA. Microangiitis in lupus-induced pulmonary hemorrhage. Am J Clin Pathol, 1986, 85:552–556.

[14] CLARIDGE S, DAS P, DORLING A, ROBSON MG. Plasmapheresis as rescue therapy for systemic lupus erthyematosus-associated diffuse alveolar haemorrhage. BMJ Case Rep, 2011, 2011. pii:bcr0220113893.

[15] DUXBURY B, COMBESCURE C, CHIZZOLINI C. Rituximab in systemic lupus erythematosus: an updated systematic review and meta-analysis. Lupus, 2013, 22:1489–1503.

[16] MARTINEZ-MARTINEZ MU, ABUD-MENDOZA C. Recurrent diffuse alveolar haemorrhage in a patient with systemic lupus erythematosus: long-term benefit of rituximab. Lupus, 2012, 21:1124–1127.

[17] WITT M, GRUNKE M, PROFT F, et al. Clinical outcomes and safety of rituximab treatment for patients with systemic lupus erythematosus (SLE) - results from a nationwide cohort in Germany (GRAID). Lupus, 2013, 22:1142–1149.

[18] LOVE PE, SANTORO SA. Antiphospholipid antibodies: anticardiolipin and the lupus anticoagulant in systemic lupus erythematosus (SLE) and in non-SLE disorders. Prevalence and clinical significance. Ann Intern Med, 1990, 112:682–698.

[19] ASHERSON RA, HIGENBOTTAM TW, DINH XUAN AT, et al. Pulmonary hypertension in a lupus clinic: experience with twenty-four patients. J Rheumatol, 1990, 17:1292–1298.

[20] WILCOX PG, STEIN HB, CLARKE SD, et al. Phrenic nerve function in patients with diaphragmatic weakness and systemic lupus erythematosus. Chest, 1988, 93:352–358.

[21] BENHAM H, GARSKE L, VECCHIO P, et al. Successful treatment of shrinking lung syndrome with rituximab in a patient with systemic lupus erythematosus. J Clin Rheumatol, 2010, 16:68–70.

[22] WALKER WC, WRIGHT V. Pulmonary lesions and rheumatoid arthritis. Medicine (Baltimore), 1968, 47:501–520.

[23] SHANNON TM, GALE ME. Noncardiac manifestations of rheumatoid arthritis in the thorax. J Thorac Imaging, 1992, 7:19–29.

[24] CHEN J, SHI Y, WANG X, et al. Asymptomatic preclinical rheumatoid arthritis-associated interstitial lung disease. Clin Dev Immunol, 2013, 2013:406927.

[25] OLSON AL, SWIGRIS JJ, SPRUNGER DB, et al. Rheumatoid arthritis-interstitial lung disease-associated mortality. Am J Respir Crit Care Med, 2011, 183:372–378.

[26] KODURI G, NORTON S, YOUNG A, et al. Interstitial lung disease has a poor prognosis in rheumatoid arthritis: results from an inception cohort. Rheumatology (Oxford), 2010, 49:1483–1489.

[27] BONGARTZ T, NANNINI C, MEDINA-VELASQUEZ YF, et al. Incidence and mortality of interstitial lung disease in rheumatoid arthritis: a population-based study. Arthritis Rheum, 2010, 62:1583–1591.

[28] REYNISDOTTIR G, KARIMI R, JOSHUA V, et al. Structural lung changes and local anti-citrulline immunity are early features of anti citrullinated-proteins antibodies positive rheumatoid arthritis. Arthritis Rheum, 2013, 66:31–39.

[29] GILES JT, DANOFF SK, SOKOLOVE J, et al. Association of fine specificity and repertoire expansion of anticitrullinated peptide antibodies with rheumatoid arthritis associated interstitial lung disease. Ann Rheum Dis, 2014, 73(8):1487–1494.

[30] ROUBILLE C, HARAOUI B. Interstitial lung diseases induced or exacerbated by DMARDS and biologic agents in rheumatoid arthritis: a systematic literature review. Semin Arthritis Rheum, 2014, 43(5):613–626.

[31] YUKSEKKAYA R, CELIKYAY F, YILMAZ A, et al. Pulmonary involvement in rheumatoid arthritis: multidetector computed tomography findings. Acta Radiol, 2013, 54(10):1138–1149.

[32] KHURANA R, WOLF R, BERNEY S, et al. Risk of development of lung cancer is increased in patients with rheumatoid arthritis: a large case control study in US veterans. J Rheumatol, 2008, 35:1704–1708.

[33] CAPLAN A. Certain unusual radiological appearances in the chest of coal-miners suffering from rheumatoid arthritis. Thorax, 1953, 8:29–37.

[34] GEDDES DM, CORRIN B, BREWERTON DA, et al. Progressive airway obliteration in adults and its association with rheumatoid disease. Q J Med, 1977, 46:427–444.

[35] DEVOUASSOUX G, COTTIN V, LIOTÉ H, et al. Characterisation of severe obliterative bronchiolitis in rheumatoid arthritis. Eur Respir J, 2009, 33:1053–1061.

[36] HOMMA S, KAWABATA M, KISHI K, et al. Diffuse panbronchiolitis in rheumatoid arthritis. Eur Respir J, 1998, 12:444–452.

[37] SUGIYAMA Y, OHNO S, KANO S, et al. Diffuse panbronchiolitis and rheumatoid arthritis: a possible correlation with HLA-B54. Intern Med, 1994, 33:612–614.

[38] SOLOMON JJ, RYU JH, TAZELAAR HD, et al. Fibrosing interstitial pneumonia predicts survival in patients with rheumatoid arthritis-associated interstitial lung disease (RA-ILD). Respir Med, 2013, 107:1247–1252.

[39] LEVINSON ML, LYNCH JP 3RD, BOWER JS. Reversal of progressive, life-threatening gold hypersensitivity pneumonitis by corticosteroids. Am J Med, 1981, 71:908–912.

[40] PICCHIANTI DIAMANTI A, GERMANO V, BIZZI E, et al. Interstitial lung disease in rheumatoid arthritis in the era of biologics. Pulm Med, 2011, 2011:931342.

[41] DIXON WG, HYRICH KL, WATSON KD, et al. Influence of anti-TNF therapy on mortality in patients with rheumatoid arthritis-associated interstitial lung disease: results from the British Society for Rheumatology Biologics Register. Ann Rheum Dis, 2010, 69:1086–1091.

[42] HAGIWARA K, SATO T, TAKAGI-KOBAYASHI S, et al. Acute exacerbation of preexisting interstitial lung disease after administration of etanercept for rheumatoid arthritis. J Rheumatol, 2007, 34:1151–1154.

[43] IMAIZUMI K, SUGISHITA M, USUI M, et al. Pulmonary infectious complications associated with anti-TNFalpha therapy (infliximab) for rheumatoid arthritis. Intern Med, 2006, 45:685–688.

[44] SCHURAWITZKI H, STIGLBAUER R, GRANINGER W, et al. Interstitial lung disease in progressive systemic sclerosis: high-resolution CT versus radiography. Radiology, 1990, 176:755–759.

[45] FISCHER A, MEEHAN RT, FEGHALI-BOSTWICK CA, et al. Unique characteristics of systemic sclerosis sine scleroderma-associated interstitial lung disease. Chest, 2006, 130:976–981.

[46] D'ANGELO WA, FRIES JF, MASI AT, et al. Pathologic observations in systemic sclerosis (scleroderma). A study of fifty-eight autopsy cases and fifty-eight matched controls. Am J Med, 1969, 46:428–440.

[47] WELLS AU, CULLINAN P, HANSELL DM, et al. Fibrosing alveolitis associated with systemic sclerosis has a better prognosis than lone cryptogenic fibrosing alveolitis. Am J Respir Crit Care Med, 1994, 149:1583–1590.

[48] COLACI M, GIUGGIOLI D, SEBASTIANI M, et al. Lung cancer in scleroderma: results from an Italian rheumatologic center and review of the literature. Autoimmun Rev, 2013, 12:374–379.

[49] OMAIR MA, LEE P. Development of adenocarcinoma of the lung in a transplanted lung of a scleroderma patient. Clin Exp Rheumatol, 2012, 30:317–318.

[50] PARK IN, KIM DS, SHIM TS, et al. Acute exacerbation of interstitial pneumonia other than idiopathic pulmonary fibrosis. Chest, 2007, 132:214–220.

[51] TASHKIN DP, ELASHOFF R, CLEMENTS PJ, et al. Cyclophosphamide versus placebo in scleroderma lung disease. N Engl J Med, 2006, 354:2655–2666.

[52] STRANGE C, BOLSTER MB, ROTH MD, et al. Bronchoalveolar lavage and response to cyclophosphamide in scleroderma interstitial lung disease. Am J Respir Crit Care Med, 2008, 177:91–98.

[53] TASHKIN DP, ELASHOFF R, CLEMENTS PJ, et al. Effects of 1-year treatment with cyclophosphamide on outcomes at 2 years in scleroderma lung disease. Am J Respir Crit Care Med, 2007, 176:1026–1034.

[54] ZAMORA AC, WOLTERS PJ, COLLARD HR, et al. Use of mycophenolate mofetil to treat scleroderma-associated interstitial lung disease. Respir Med, 2008, 102:150–155.

[55] GERBINO AJ, GOSS CH, MOLITOR JA. Effect of mycophenolate mofetil on pulmonary function in scleroderma-associated interstitial lung disease. Chest, 2008, 133:455–460.

[56] YOO WH. Successful treatment of steroid and cyclophosphamide-resistant diffuse scleroderma-associated interstitial lung disease with rituximab. Rheumatol Int, 2012, 32:795–798.

[57] MCGONAGLE D, TAN AL, MADDEN J, et al. Successful treatment of resistant scleroderma-associated interstitial lung disease with rituximab. Rheumatology (Oxford), 2008, 47:552–553.

[58] MATHAI SC, HUMMERS LK, CHAMPION HC, et al. Survival in pulmonary hypertension associated with the scleroderma spectrum of diseases: impact of interstitial lung disease. Arthritis Rheum, 2009, 60:569–577.

[59] SAVARINO E, BAZZICA M, ZENTILIN P, et al. Gastroesophageal reflux and pulmonary fibrosis in scleroderma: a study using pH-impedance monitoring. Am J Respir Crit Care Med, 2009, 179:408–413.

[60] LEE JS, RYU JH, ELICKER BM, et al. Gastroesophageal reflux therapy is associated with longer survival in patients with idiopathic pulmonary fibrosis. Am J Respir Crit Care Med, 2011, 184:1390–1394.

[61] EBERT EC. Esophageal disease in scleroderma. J Clin Gastroenterol, 2006, 40:769–775.

[62] KENT MS, LUKETICH JD, IRSHAD K, et al. Comparison of surgical approaches to recalcitrant gastroesophageal reflux disease in the patient with scleroderma. Ann Thorac Surg, 2007, 84:1710–1715; discussion 1715–1716.

[63] HARTWIG MG, DAVIS RD. Gastroesophageal reflux disease-induced aspiration injury following lung transplantation. Curr Opin Organ Transplant, 2012, 17:474–478.

[64] MOHAMMED A, NEUJAHR DC. Gastroesophageal reflux disease and graft failure after lung transplantation. Transplant Rev, 2010, 24:99–103.

[65] DICKEY BF, MYERS AR. Pulmonary disease in polymyositis/dermatomyositis. Semin Arthritis Rheum, 1984, 14:60–76.

[66] SCHWARZ MI. Pulmonary and cardiac manifestations of

polymyositis-dermatomyositis. J Thorac Imaging, 1992, 7:46–54.

[67] SCHWARZ MI, MATTHAY RA, SAHN SA, et al. Interstitial lung disease in polymyositis and dermatomyositis: analysis of six cases and review of the literature. Medicine (Baltimore), 1976, 55:89–104.

[68] FATHI M, VIKGREN J, BOIJSEN M, et al. Interstitial lung disease in polymyositis and dermatomyositis: longitudinal evaluation by pulmonary function and radiology. Arthritis Rheum, 2008, 59:677–685.

[69] CLAWSON K, ODDIS CV. Adult respiratory distress syndrome in polymyositis patients with the anti-Jo-1 antibody. Arthritis Rheum, 1995, 38:1519–1523.

[70] BERNSTEIN RM, MORGAN SH, CHAPMAN J, et al. Anti-Jo-1 antibody: a marker for myositis with interstitial lung disease. Br Med J (Clin Res Ed), 1984, 289:151–152.

[71] HERVIER B, WALLAERT B, HACHULLA E, et al. Clinical manifestations of anti-synthetase syndrome positive for anti-alanyl-tRNA synthetase (anti-PL12) antibodies: a retrospective study of 17 cases. Rheumatology (Oxford), 2010, 49:972–976.

[72] HAMAGUCHI Y, FUJIMOTO M, MATSUSHITA T, et al. Common and distinct clinical features in adult patients with anti-aminoacyl-tRNA synthetase antibodies: heterogeneity within the syndrome. PLoS One, 2013, 8:e60442.

[73] TAZELAAR HD, VIGGIANO RW, PICKERSGILL J, et al. Interstitial lung disease in polymyositis and dermatomyositis. Clinical features and prognosis as correlated with histologic findings. Am Rev Respir Dis, 1990, 141:727–733.

[74] MOOLMAN JA, BARDIN PG, ROSSOUW DJ, et al. Cyclosporin as a treatment for interstitial lung disease of unknown aetiology. Thorax, 1991, 46:592–595.

[75] SCHWARZ MI, SUTARIK JM, NICK JA, et al. Pulmonary capillaritis and diffuse alveolar hemorrhage. A primary manifestation of polymyositis. Am J Respir Crit Care Med, 1995, 151:2037–2040.

[76] PRAKASH UB. Lungs in mixed connective tissue disease. J Thorac Imaging, 1992, 7:55–61.

[77] PRAKASH UB, LUTHRA HS, DIVERTIE MB. Intrathoracic manifestations in mixed connective tissue disease. Mayo Clin Proc, 1985, 60:813–821.

[78] SULLIVAN WD, HURST DJ, HARMON CE, et al. A prospective evaluation emphasizing pulmonary involvement in patients with mixed connective tissue disease. Medicine (Baltimore), 1984, 63:92–107.

[79] GUNNARSSON R, ANDREASSEN AK, MOLBERG Ø, et al. Prevalence of pulmonary hypertension in an unselected, mixed connective tissue disease cohort: results of a nationwide, Norwegian cross-sectional multicentre study and review of current literature. Rheumatology (Oxford), 2013, 52:1208–1213.

[80] UEDA N, MIMURA K, MAEDA H, et al. Mixed connective tissue disease with fatal pulmonary hypertension and a review of literature. Virchows Arch A Pathol Anat Histopathol, 1984, 404:335–340.

[81] VEGH J, SZODORAY P, KAPPELMAYER J, et al. Clinical and immunoserological characteristics of mixed connective tissue disease associated with pulmonary arterial hypertension. Scand J Immunol, 2006, 64:69–76.

[82] HAINAUT P, LAVENNE E, MAGY JM, et al. Circulating lupus type anticoagulant and pulmonary hypertension associated with mixed connective tissue disease. Clin Rheumatol, 1986, 5:96–101.

[83] FAGUNDES MN, CALEIRO MT, NAVARRO-RODRIGUEZ T, et al. Esophageal involvement and interstitial lung disease in mixed connective tissue disease. Respir Med, 2009, 103:854–860.

[84] GUNNARSSON R, AALØKKEN TM, MOLBERG Ø, et al. Prevalence and severity of interstitial lung disease in mixed connective tissue disease: a nationwide, cross-sectional study. Ann Rheum Dis, 2012, 71:1966–1972.

[85] SANCHEZ-GUERRERO J, CESARMAN G, ALARCON-SEGOVIA D. Massive pulmonary hemorrhage in mixed connective tissue diseases. J Rheumatol, 1989, 16:1132–1134.

[86] BLOCH KJ, BUCHANAN WW, WOHL MJ, et al. Sjoegren's syndrome. A clinical, pathological, and serological study of sixty-two cases. Medicine (Baltimore), 1965, 44:187–231.

[87] TANOUE LT. Pulmonary involvement in collagen vascular disease: a review of the pulmonary manifestations of the Marfan syndrome, ankylosing spondylitis, Sjogren's syndrome, and relapsing polychondritis. J Thorac Imaging, 1992, 7:62–77.

[88] NEWBALL HH, BRAHIM SA. Chronic obstructive airway disease in patients with Sjogren's syndrome. Am Rev Respir Dis, 1977, 115:295–304.

[89] SCHUURMAN HJ, GOOSZEN HC, TAN IW, et al. Low-grade lymphoma of immature T-cell phenotype in a case of lymphocytic interstitial pneumonia and Sjogren's syndrome. Histopathology, 1987, 11:1193–1204.

[90] WALTERS MT, STEVENSON FK, HERBERT A, et al. Urinary monoclonal free light chains in primary Sjogren's syndrome: an aid to the diagnosis of malignant lymphoma. Ann Rheum Dis, 1986, 45:210–219.

[91] FISHER LR, CAWLEY MI, HOLGATE ST. Relation between chest expansion, pulmonary function, and exercise tolerance in patients with ankylosing spondylitis. Ann Rheum Dis, 1990, [9:921–925.

[92] ROSENOW E, STRIMLAN CV, MUHM JR, et al. Pleuropulmonary manifestations of ankylosing spondylitis. Mayo Clin Proc, 1977, 52:641–649.

[93] DOUGADOS M, BRAUN J, SZANTO S, et al. Efficacy of etanercept on rheumatic signs and pulmonary function tests in advanced ankylosing spondylitis: results of a randomised double-blind placebo-controlled study (SPINE). Ann Rheum Dis, 2011, 70:799–804.

第 61 章

肺朗格汉斯组织细胞增生症

Sergio Harari

Olga Torre

Talmadge E. King Jr.

Joel Moss

前言

肺朗格汉斯组织细胞增生症(pulmonary Langer-hans' cell histiocytosis)是以朗格汉斯细胞在器官内异常浸润为特征的一系列疾病之一。朗格汉斯细胞为单核-巨噬细胞系统中一类高度分化的细胞,还可存在于真皮、网状内皮系统、胸膜及肺部。该病临床差异很大,从轻度、单器官受累到急性、播散性、致命性疾病。由于受累部位及严重程度不同,该病曾被称为嗜酸性肉芽肿、Hand-Schüller-Christian 病以及 Letterer-Siwe 病。最新朗格汉斯组织细胞增生症更简单的分类方法将其分为单器官受累或多器官受累。

肺朗格汉斯组织细胞增生症是一种罕见的、吸烟相关的间质性肺病,主要发生在青壮年。通常情况下肺部受累单独存在,少数情况下可以合并其他系统受累,如骨、皮肤、垂体。尽管肺朗格汉斯组织细胞增生症与其他弥漫性间质性肺病有类似之处,但是作为一种独特的疾病类型,该病在临床表现、影像学以及病理表现上具有独特之处。

流行病学

肺朗格汉斯组织细胞增生症的真实发病率和患病率目前尚不清楚。经肺活检证实的相关研究表明,肺朗格汉斯组织细胞增生症是一种少见疾病。日本一项研究调查拥有 200 张床位医院的出院诊断,估计该病的男性和女性患病率分别为每 10 万人 0.27 例和 0.07 例。由于并没有对所有肺朗格汉斯组织细胞增生症患者进行肺活检,而有些患者可能无症状或经历自发缓解,因此这些报道可能低估该病的真实发病率。目前尚无关于该病职业或地域倾向的研究报道。值得注意的是,几乎所有患者都存在当前或既往吸烟史。因此,烟草烟雾被认为在成人肺朗格汉斯组织细

胞增生症的发病机制中起关键作用。其他与吸烟相关的弥漫性肺实质疾病包括呼吸性细支气管炎伴间质性肺病和脱屑性间质性肺炎。

大多数肺朗格汉斯组织细胞增生症患者在成年早期(20~40 岁)就诊。不过,该病可发生在任何年龄阶段。过去认为男性发病率较高,但最近文献报道显示男女之间发病率并没有明显差异,中年人群发病率升高。一般来说,与男性相比,女性发病时年龄更大。患病率的这些差异可能反映了当前社会中女性吸烟习惯的改变。出于未知原因,白种人比黑种人或亚洲人更容易患病,该病在黑种人或亚洲人中罕见。

据报道,肺朗格汉斯组织细胞增生症与多种恶性肿瘤相关,可能是一种癌前病变。霍奇金淋巴瘤及非霍奇金淋巴瘤以及其他血液系统肿瘤和实性肿瘤均有与肺朗格汉斯组织细胞增生症相关的报道。然而,关于这种相关性的证据目前尚未完全确定。恶性肿瘤可能发生在该病诊断之前、之后或两者同时发生。香烟烟雾的致癌作用可能与某些肿瘤的发生相关,而烟草的其他成分可能与肺朗格汉斯组织细胞增生症发生有关。鉴于癌症和肺朗格汉斯组织细胞增生症发病机制的复杂性,目前很难界定烟草在肺朗格汉斯组织细胞增生症患者恶性肿瘤发病机制中的作用。或许遗传易感性也在该病患者恶性肿瘤的发生中起了一定作用。

自然病史和临床表现

肺朗格汉斯组织细胞增生症患者通常由于以下原因就诊:通过 X 线胸片筛查偶然发现异常、发生气胸或者出现呼吸系统或全身症状。有症状的患者通常会出现干咳(56%~70%)、呼吸困难(40%)、胸痛(10%~21%)、疲乏(~30%)、体重下降(20%~30%)以及发热(15%)。多达 25% 的患者可能出现反复自发性气胸,表现为胸膜性胸痛或急性呼吸困难。无气胸史的患者很少出现胸膜增厚或胸腔积液。患者偶尔还会出现咯血(13%)表现,但此时应警惕合并感染(如曲霉菌)或肿瘤。

4%~20% 的肺朗格汉斯组织细胞增生症患者可能出现骨囊性病变,造成局部疼痛或病理性骨折。由于全身骨骼检查并非该病的常规检查项目,因此目前尚不清楚合并骨损害患者的准确数量。骨骼受累有可能作为肺朗格汉斯组织细胞增生症的唯一症状表现,也可能先于典型的肺部表现而出现。骨骼影像学

表现不具有确诊价值。在大多数情况下，病变为单发，主要累及扁骨。大约15%的患者还可出现中枢神经系统受累导致的尿崩症，出现该情况提示预后不良。成年肺朗格汉斯组织细胞增生症患者还可能出现皮肤受累表现。

皮肤病变通常表现为红斑、斑丘疹或结节。这些患者的头皮常出现典型的脂溢性或结痂性病变。

患者的体征常不明显。肺部听诊很少出现啰音。杵状指也不常见。患者可能出现继发性肺动脉高压，但在查体中很可能难以识别。晚期患者可能出现肺心病表现。常规实验室检查通常无异常，外周血嗜酸性粒细胞计数正常。

发病机制

对成人肺朗格汉斯组织细胞增生症的发病机制仍知之甚少。然而，目前普遍认为吸烟与该病有很强的因果关系。吸烟可通过铃蟾肽样多肽激活肺泡巨噬细胞。铃蟾肽是由神经内分泌细胞产生的一种神经肽，在吸烟者的肺中水平增加。铃蟾肽样多肽可趋化单核细胞，促进上皮细胞和成纤维细胞有丝分裂，刺激细胞因子分泌。香烟烟雾中的一些抗原，包括烟叶糖蛋白，可刺激巨噬细胞和上皮细胞产生细胞因子，如粒细胞巨噬细胞集落刺激因子（GM-CSF）、树突细胞趋化因子如趋化因子配体20[chemokine（C-C motif）ligand 20，CCL20]、骨调素、肿瘤坏死因子-α（TNF-α），促进朗格汉斯细胞的募集和活化。事实上，GM-CSF和TNF-α已在朗格汉斯组织细胞增生症患者的病灶中被发现，并且已被证实可在体外促进CD34[+]造血干细胞生成朗格汉斯细胞。TNF-α以及其他细胞因子，如肿瘤坏死因子β（TNF-β），还可刺激成纤维细胞，导致纤维化形成。此外，烟叶糖蛋白还可引起T淋巴细胞异常分化和淋巴细胞释放白细胞介素2（IL-2）减少，进而增强朗格汉斯细胞的存活或增殖（图61-1）。

目前已观察到肺朗格汉斯组织细胞增生症存在免疫功能异常，包括支气管肺泡灌洗液中IgG水平非

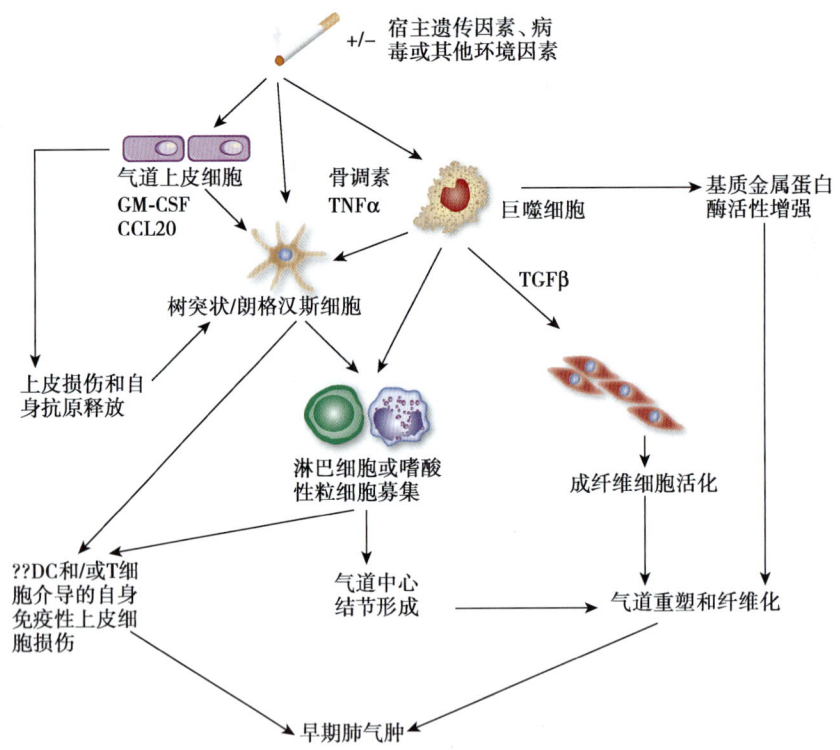

图61-1 在肺朗格汉斯组织细胞增生症的发病机制中，最主要的机制可能是吸烟引起的朗格汉斯细胞在肺部的募集和活化，这一过程可能是由多种潜在机制所造成的。烟草烟雾中的多种抗原，包括烟叶糖蛋白（tobacco glycoprotein，TGP），可刺激肺泡巨噬细胞和上皮细胞产生细胞因子或其他因子，进而增强朗格汉斯细胞的募集和活化。烟草烟雾还可直接刺激朗格汉斯细胞分泌细胞因子（如TNF或GM-CSF），介导局部炎性细胞聚集，进而导致结节形成。肺泡巨噬细胞或朗格汉斯细胞摄取烟草烟雾抗原还可促进T淋巴细胞局部增殖和进一步炎症反应。通过烟叶糖蛋白的作用，可减少淋巴细胞IL-2的分泌，进而提高朗格汉斯细胞在局部的存活和增殖。T淋巴细胞可进一步激活B淋巴细胞，促进抗体分泌和免疫复合物形成。肺泡巨噬细胞局部合成肿瘤坏死因子β可导致成纤维细胞活化和纤维化形成。获授权引自：SURI HS, YI ES, NOWAKOWSKI GS, et al. Pulmonary langerhans cell histiocytosis. Orphanet J Rare Dis, 2012, 7: 16.

特异性升高、血液循环及组织结合的免疫复合物增加及 T 细胞功能异常,可能在该病的病理生理中起重要作用。然而,这些发现也可能是免疫效应细胞普遍活化的非特异性结果。

最近的研究显示,朗格汉斯组织细胞增生症活动期血清 IL-17A 水平增高,多系统受累的朗格汉斯组织细胞增生症患者树突细胞的 IL-17A 合成,以及依赖 IL-17A 的树突细胞融合通路,提示 IL-17A 可能在发病机制中发挥作用,尽管其在肺朗格汉斯组织细胞增生症中的重要性目前仍未知。一些研究表明,肺朗格汉斯组织细胞增生症的发病机制需要改变黏附分子的表达,而黏附分子调控白细胞和内皮细胞之间的相互作用。内皮细胞表达的一种重要的中性粒细胞黏附分子是细胞间黏附分子-1(intercellular adhesion mole-cule-1,ICAM-1)。朗格汉斯细胞 ICAM-1 的表达已在患者活检标本中得到证实。其他白细胞黏附分子,如 β_1 和 β_2 整合素的表达也已被人们所关注。这些发现的意义及其与肺朗格汉斯组织细胞增生症的相关性仍有待阐明。

另外,病毒感染被认为是导致系统性朗格汉斯组织细胞增生症的潜在原因。然而并没有令人信服的数据表明病毒感染是导致肺朗格汉斯组织细胞增生症的原因。尽管组织细胞的克隆性已在多系统朗格汉斯组织细胞增生症或单一骨骼病变的儿童和成人患者中得到证实,但是肺朗格汉斯组织细胞增生症似乎主要是对吸烟的反应性病变,在气道内朗格汉斯细胞异常增生的情况下,LCH 细胞可能出现非恶性的克隆性演变。

组织病理学

肺朗格汉斯组织细胞增生症病理细胞类型为朗格汉斯细胞,该细胞为单核巨噬细胞系的一种分化细胞(图 61-2)。朗格汉斯细胞的特征为苍白的细胞质和大而复杂的细胞核。电子显微镜下可以发现经典的五层结构的细胞质内含物,称为 Birbeck 颗粒(图 61-3)。朗格汉斯细胞还有一个特征是细胞表面存在 CD1a 抗原,这在组织细胞起源的其他细胞中是没有的。朗格汉斯细胞还对抗 S100 抗体起反应,但该反应也可见于其他细胞类型。最近,一种与 Birbeck 颗粒相关的 Ⅱ 型甘露糖凝集素即 langerin 被认为是朗格汉斯细胞的特异性标志物。尽管朗格汉斯细胞可以在吸烟的健康人或者其他肺部病变(如特发性肺纤维化)或正常肺组织中发现,但是该细胞的存在是肺朗格汉斯组织细胞增生症的特征。在肺朗格汉斯组织

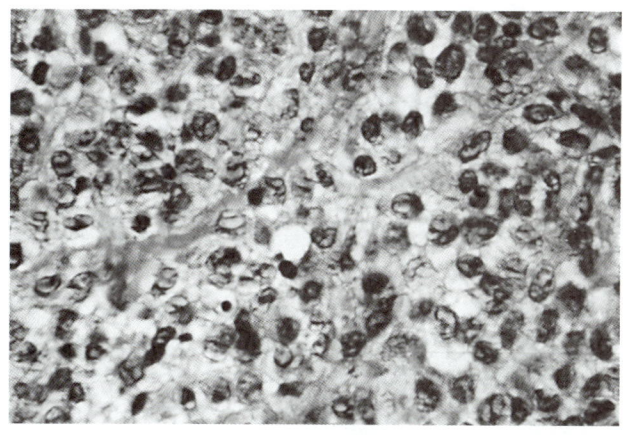

图 61-2 肺朗格汉斯组织细胞增生症的肺组织。图片显示朗格汉斯细胞典型表现。部分细胞中心可见特征性的纵沟(×96)。

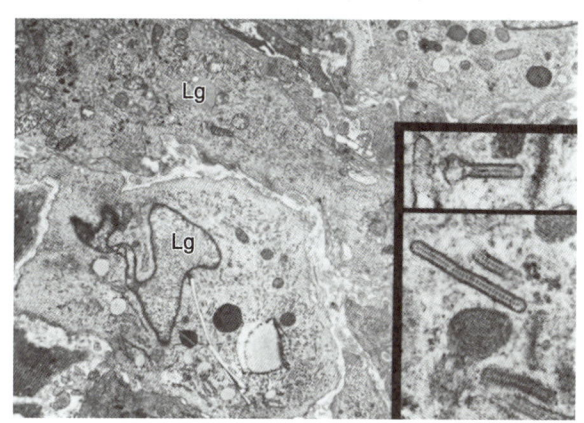

图 61-3 肺朗格汉斯细胞(Lg)的电镜照片。2 幅插图中可见典型的 X 小体(Birbeck 颗粒)。

细胞增生症中,朗格汉斯细胞的特征为呈簇分布,且其数量远远高于其他肺部疾病。目前尚未建立肺朗格汉斯组织细胞增生症的明确诊断指南。

早期炎症病变以小的细支气管为中心,通常包含朗格汉斯细胞、嗜酸性粒细胞、淋巴细胞和中性粒细胞。这些细胞似乎可侵入细支气管,以偏心的方式破坏细支气管壁。病变通常可影响肺小动脉和小静脉,因此这种疾病可以被描述为沿支气管血管分布。

肺活检经常还可发现假性脱屑性间质性肺炎(以肺朗格汉斯细胞病灶之间肺泡实质内肺泡巨噬细胞累积为特征)和呼吸性(吸烟者的)细支气管炎(细支气管和周围肺泡腔内充满色素性巨噬细胞)。除此以外,通常还可发现管腔内纤维化(86% 的标本)。该纤维化以管壁融合、肺泡闭塞和管腔内出芽为特征。在活检标本中,59% 为轻度,20% 为中度,9% 为重度。这些发现支持了管腔内纤维化是肺泡塌陷的一种发病机制,可进一步进展至间质纤维化和肺重构。

晚期病变可发生以中上肺野为主的间质纤维化和小囊腔形成。这种以中上肺野分布为主的特点与

特发性肺间质纤维化不同,后者通常以下肺为主。更晚期的病变广泛延伸到支气管血管束周围的肺实质内,并产生该病特有的所谓的星状病变。Kambouchner等使用一系列组织切片进行三维重建,通过该方法证实肺朗格汉斯组织细胞增生症的病灶是纵向的、直径不一的鞘状结构,沿细支气管向近端和远端延伸,并不一定具有球状形态(图61-4)。

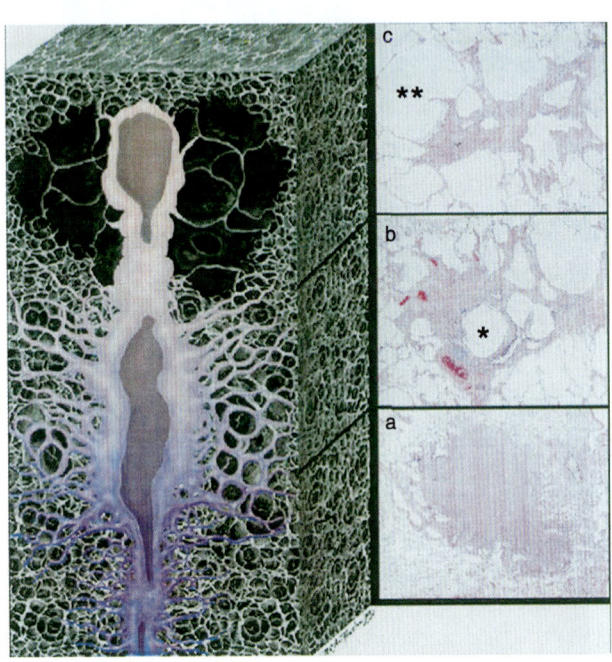

图 61-4 肺朗格汉斯组织细胞增生症(PLCH)病灶的三维立体图示。根据 Kambouchner 等的重建模型绘制,图片显示了 PLCH 纵向形态学和相应组织切片层面的多种细胞及纤维化成分。随着 PLCH 病变的进展,密集细胞结节(底部,图 a)向心性地被纤维组织取代,最终成为星状瘢痕(顶部,图 c)。这一连续的变化可能存在于同一个病灶内。PLCH 的病变以细支气管为中心,并且可以沿着小气道向近端和远端延伸。受累细支气管腔可能出现扩张或闭塞。组织学切片分别对应 PLCH 病变的早期、中期和晚期。在早期(a),密集细胞结节沿邻近肺泡壁形成轻微的星状扩张(原始放大率:×12;H&E 染色)。随着疾病进展(b),细胞成分减少,病灶被成纤维细胞取代(原始放大率:×19.2;H&E 染色)。值得注意的是,星状扩张变得更加突出,中央细支气管(*)扩张,由于局部肺泡壁破坏导致邻近肺泡腔融合(瘢痕旁气腔扩大)。在晚期(c),典型朗格汉斯组织细胞增生消失,仅残留纤维星状瘢痕(原始放大率:×24;H&E 染色)。这一阶段常伴有瘢痕旁气腔扩大(**)。图片获军队病理学研究所(AFIP)授权使用。

较老的病灶相对无细胞,完全缺乏朗格汉斯细胞,形成弥漫性间质病理改变,囊性病变周围广泛纤维化和蜂窝肺表现,很难与其他类型的终末期肺纤维化相区分。囊性病变形成的机制尚不清楚,可能是星状病变晚期中央坏死的结果;也可能是沿支气管血管分布的晚期病变远端相对乏血管区域继发性炎症病

灶的结果;另外,部分囊性病变还可能是由于近端气道被星状病灶阻塞所致(牵拉性肺气肿)。

影像学表现

朗格汉斯组织细胞增生症在 X 线胸片、CT、MRI 和 PET 的表现如下所述。

■ X 线胸片

肺朗格汉斯组织细胞增生症的胸片表现可能非常具有特征性。该病高度特异性的特征如下:模糊或星状结节(直径 2 ~ 10mm)、网状阴影、上肺囊性变或蜂窝肺、肺容积无缩小以及肋膈角不受累。典型情况下,网状或结节状阴影位于中上肺野,这与病理表现相一致(图 61-5)。尽管有报道肺容积可增大或缩小,但在多数情况下肺容积是正常的。除肺朗格汉斯组织细胞增生症以外,其他可能表现为肺容积增大的间质性肺病还包括淋巴管平滑肌瘤病、慢性过敏性肺炎、Ⅲ期结节病、缩窄性细支气管炎和合并肺气肿的其他任何间质性肺病。

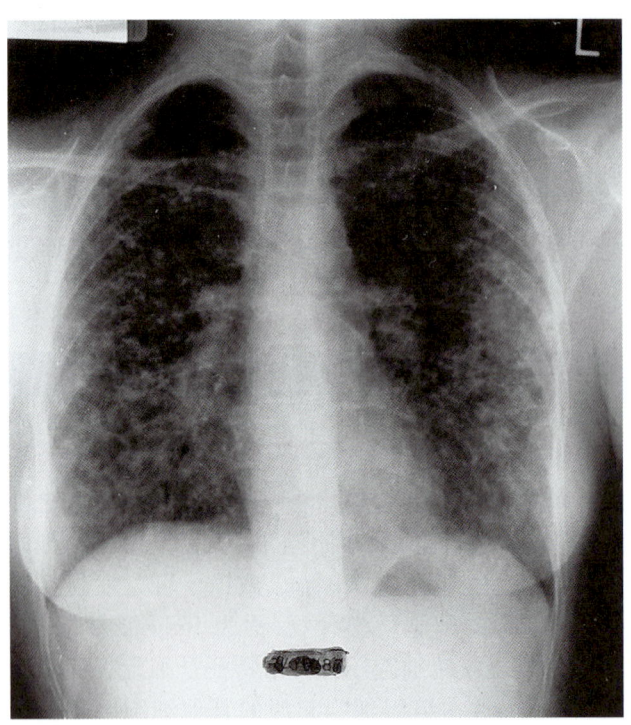

图 61-5 一名 22 岁肺朗格汉斯组织细胞增生症女性患者。X 线胸片显示该病典型特征,包括多发模糊结节、网状结节影、囊性病变、肋膈角无受累、肺容积无缩小。

小囊腔和小结节是肺朗格汉斯组织细胞增生症的影像学特征性表现(图 61-6A),偶尔可见到粟粒样表现。肺门或纵隔淋巴结肿大在肺朗格汉斯组织细胞增生症中罕见,需警惕继发恶性肿瘤。胸膜增

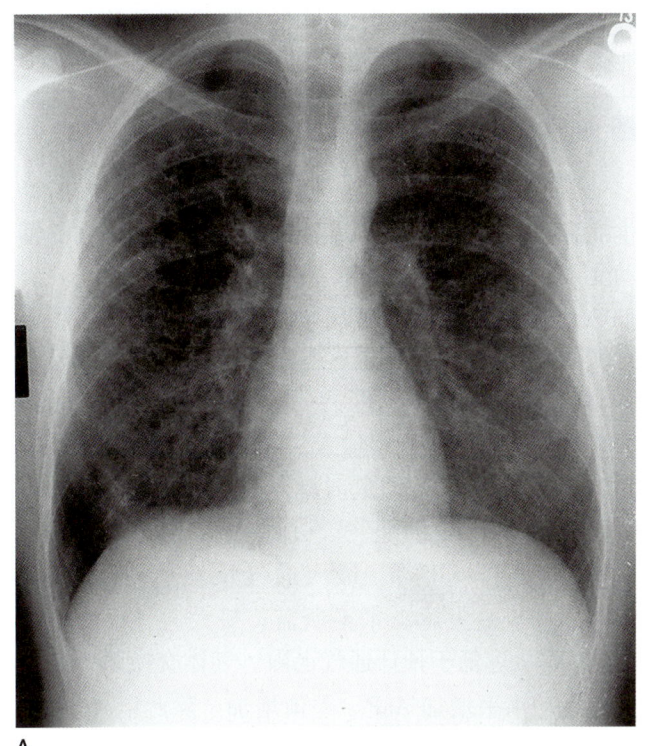

A

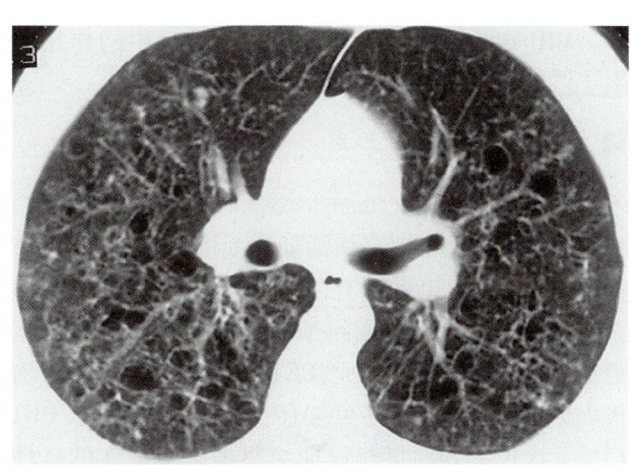

B

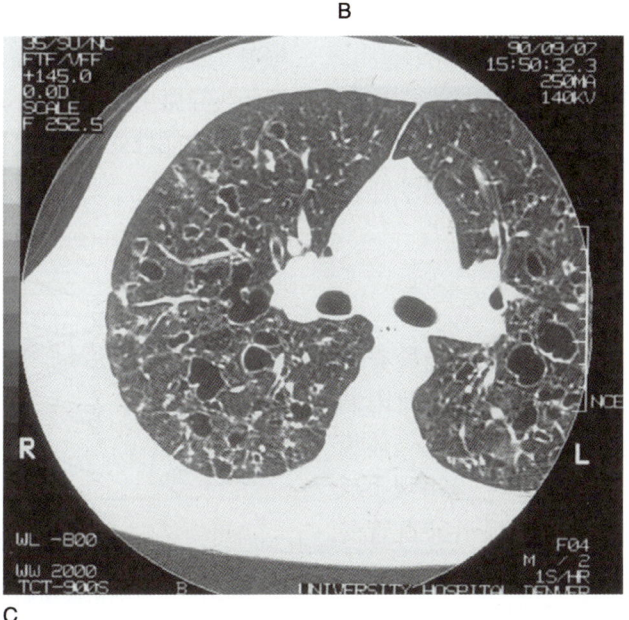

C

图 61-6　一名 33 岁肺朗格汉斯组织细胞增生症男性患者。A. X 线胸片显示中肺野网状结节影、囊性病变、肋膈角无受累、肺总量无缩小。B. 传统 CT 有助于确定双侧网状结节影和囊性病变的存在。C. 高分辨薄层 CT 更清晰地显示 X 线胸片上网状结节或肺气肿样表现其实是囊性病变。在该病例中，结节样病变较少。囊性病变大小不一，大者可能直径>10mm。囊性病变形状奇异，很多与肺动脉密切相关，通常与支气管扩张症相似。

厚通常是由于气胸治疗所致，因为原发疾病很少累及胸膜。骨损害可发生在任何骨骼部位，包括肋骨。在极少数情况下，患者由于单发肺部结节就诊，而最终活检病理证实为肺朗格汉斯组织细胞增生症。

■ CT

　　年轻吸烟者出现中上肺野为主的多发囊性病变和结节伴有间质增厚是肺朗格汉斯组织细胞增生症

的典型表现，足以得出该病诊断（图 61-6B）。结节可清楚或模糊。有时可表现为大而奇怪的形状（图61-6C）。囊腔的形状、大小和囊壁厚度差异很大，从几毫米到数毫米不等。晚期病变可看到蜂窝肺表现。定期 CT 随访通常可发现结节进展为空洞再进展为囊性病变。除此以外，CT 似乎能反映肺部病变的组织病理演化，在该病的晚期纤维化阶段以囊性病变为主。

囊性病变的程度通常在常规X线胸片上被低估。因此,在常规薄层CT应用之前,或许可以解释文献报道的一些"自发缓解"现象。尽管某一时间点的HRCT上囊性病变的程度与肺功能受损相关,但是否应对患者进行定期CT检查目前尚未确定。

■ MRI

MRI在肺朗格汉斯组织细胞增生症中的作用仅限于评估骨或中枢神经系统病变。

■ PET

氟脱氧葡萄糖(fluorodeoxyglucose,FDG)-PET扫描已被证实可用于对疾病活动程度进行定量,在结节性、炎症性肺病患者中有阳性发现。此外,FDG-PET扫描可为肺朗格汉斯组织细胞增生症患者肺外受累提供有价值的信息。然而,PET扫描阳性病灶的平均最大标准摄取值(SUV)可能存在显著差异,提示PET扫描无法可靠地将朗格汉斯组织细胞增生症的良性炎症结节与恶性病变相区分。

生理学检查

肺朗格汉斯组织细胞增生症的基础生理学评估包括肺功能和运动试验。

■ 肺功能检查

肺朗格汉斯组织细胞增生症患者肺功能检查可能出现各种类型的功能异常——正常、阻塞性、限制性或混合性。一般情况下,肺总量(TLC)正常,气体流速常接近正常。多数情况下弥散功能($D_{L_{CO}}$)出现不成比例的下降。这种类型的肺功能异常提示肺血管受累参与了疾病的进程。

在米兰San Giuseppe医院的35例肺朗格汉斯组织细胞增生症患者中,有43%的患者表现为阻塞性通气功能障碍,10.5%的患者表现为限制性通气功能障碍,3.5%表现为混合性通气功能障碍,43%的患者表现为正常的气流和容量参数。78%的患者$D_{L_{CO}}$明显下降。

气流受限有时与气道高反应相关,在应用支气管扩张剂后气流受限可能出现明显的改善。当出现上述情况时,气道高反应性可能提示合并慢性阻塞性肺疾病(COPD)。

患者在静息状态下平均肺泡-动脉氧分压差(alveolar-arterial difference in P_{O_2},AaP_{O_2})可能正常,但重症患者AaP_{O_2}出现明显升高,需要吸氧治疗。静息pH

和Pa_{CO_2}通常正常。因此,静息动脉血气是该病一项非常不敏感的指标。

■ 运动试验

通过临床观察我们发现肺朗格汉斯组织细胞增生症患者通常表现出与其肺功能异常不成比例的活动受限以及运动不耐受。

通过对23名肺朗格汉斯组织细胞增生症患者进行横断面研究,我们发现这些患者的运动能力明显下降,测量指标包括运动能力(平均值±标准差,占预计值比例为54%±4%)和最大运动量时氧利用率($\dot{V}_{O_2}$,44%±3%)。最大运动量时脉氧饱和度下降至56%±3%。无氧阈下降至33%±占预计$\dot{V}_{O_{2max}}$的百分比(在所有患者中≤40%)。最大通气反应($\dot{V}_{E_{max}}$,83%±5%)超过了最大运动水平所需。最大通气反应不受限制,$\dot{V}_{E_{max}}$远低于预计通气上限。气体交换障碍表现为随运动水平增加AaP_{O_2}差值增加。除此以外,一项被认为可反映肺血管功能的参数即肺泡无效腔通气与潮气量的比值(V_D/V_T)在大多数患者中表现为无法降低或异常升高(图61-7)。这种异常提示肺血管病理性或功能性受累。

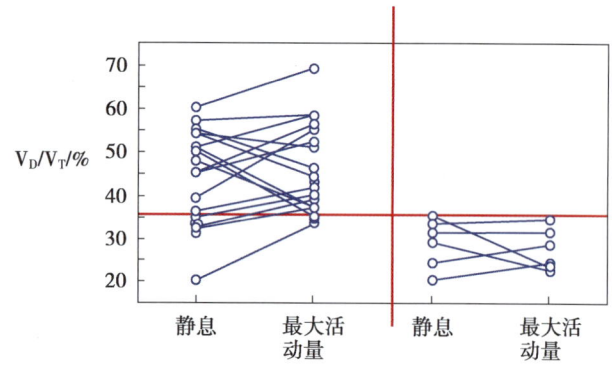

图61-7 肺朗格汉斯组织细胞增生症患者($n=23$)静息状态及最大运动(max ex)时无效腔通气/潮气量(以百分比表示,V_D/V_T%)。如图所示,17名患者在静息或运动时V_D/V_T异常(左栏)。6名患者在静息或运动时V_D/V_T正常(右栏)。资料来源:CRAUSMAN RS,JENNINGS CA,TUDER R,et al. Pulmonary histiocytosis X:Pulmonary function and exercise pathophysiology. Am J Respir Crit Care Med,1996,153:426-435.

由肺功能指数衍生出的两种线性回归模型预测最大运动负荷变异率和最大运动耗氧量的预测能力分别为73%($r^2=0.73$)和75%($r^2=0.75$)。下列公式为最大运动负荷的推导公式:

$$最大运动负荷=0.884-(0.0088×基线\ V_D/V_T)-$$
$$(0.002×RV)+(0.0044×D_{L_{CO}})\quad(1)$$

此处部分 r^2 为基线 $V_D/V_T(r^2=0.40,P=0.0007)$，RV(0.19,0.001)和 $D_{L_{CO}}$(0.15,0.004)。图 61-8 显示最大运动预计耗氧量的回归模型。

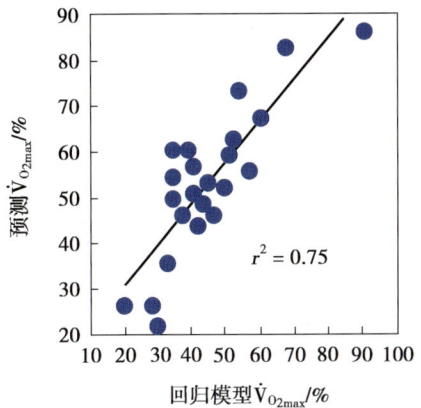

图 61-8 最大运动预计耗氧量相关性（$\dot{V}_{O_{2max}}$ 及线性回归模型预计 $\dot{V}_{O_{2max}}$）：$\dot{V}_{O_{2max}}$ = 0.062 −(0.007 4 * 基线 V_D/V_T)−(0.001 4 * RV)+[0.001 7 * 基线 P(Aa)$_{O_2}$]+(0.001 1 * $D_{L_{CO}}$)；$r^2=0.75$。资料来源：CRAUSMAN RS, JENNINGS CA, TUDER R, et al. Pulmonary histiocytosis X；Pulmonary function and exercise pathophysiology. Am J Respir Crit Care Med,1996,153：426-435.

综合结果分析表明肺朗格汉斯组织细胞增生症患者的运动不耐受是由于该病力学因素和肺血管受累共同作用的结果。

毛细血管前肺动脉高压（pulmonary hypertension, PH）是晚期肺朗格汉斯组织细胞增生症的一种并发症，与病死率增加相关。据报道，严重 PH 在肺移植的患者中占很高比例。

在呼吸衰竭的患者中，慢性低氧血症是 PH 的一个相关因素，但在肺朗格汉斯组织细胞增生症中 PH 的病理生理机制通常是多因素的，其他因素包括异常的肺部力学和血管重构。疾病晚期患者的组织病理分析显示累及肌肉动脉的增生性血管病变和常见小静脉受累，以及静脉闭塞性病变。PH 的严重程度似乎与肺功能参数无关；在部分患者中，血管病变恶化，而肺实质和细支气管病灶未发生变化，这与肺血管病变的本质相一致。

诊断评估

病史和体格检查是对怀疑肺朗格汉斯组织细胞增生症患者进行诊断评估的第一步。然而肺朗格汉斯组织细胞增生症的症状和体征通常不具有特异性，且经常指向其他更常见的肺部疾病的诊断。例如，当一名有明显吸烟史的 50 岁患者出现喘息、咳嗽、呼吸困难时更常见是由于 COPD 引起的，而不是肺朗格汉斯组织细胞增生症。然而，当出现反复气胸、尿崩症或骨痛的病史时，对诊断可能会有帮助。吸烟是该病一个基本但不是必需的病史，这是因为肺朗格汉斯组织细胞增生症也可能发生在既往无吸烟史的患者尤其是年轻患者中。

大多数对肺朗格汉斯组织细胞增生症的疑诊是由于异常 X 线胸片发现所引起的。如前文所述，典型胸部 CT 表现可能具有诊断价值，因此对于所有怀疑该病的患者均应进行胸部 CT 检查。我们推荐对于任何怀疑肺朗格汉斯组织细胞增生症的弥漫性间质性肺病患者在活检前进行胸部高分辨率 CT 检查。许多人认为有足够典型的胸部 CT 表现，结合相应病史可不必通过组织活检进行确认。需要注意的是，多数情况下肺朗格汉斯组织细胞增生症的胸部 CT 表现不具有确诊意义，并且可能与淋巴管平滑肌瘤病、过敏性肺炎、结节病或特发性肺间质纤维化的胸部 CT 表现相混淆。在这些情况下，进一步的诊断评估是必要的。

支气管肺泡灌洗（BAL）液对肺朗格汉斯组织细胞增生症可能具有诊断价值。回收的灌洗液细胞总数通常增加（正如在吸烟者中所预期的那样），常见中性粒细胞和嗜酸性粒细胞浓度中度增加。在疾病活动期，回收液的淋巴细胞总数也可能增加，CD4：CD8 比值可能降低。BALF 中的朗格汉斯细胞可通过其与抗 S-100 蛋白抗体或花生凝集抗原的特异性反应来识别。这些细胞 OKT-6（CD1）也为阳性，可通过特异性单克隆抗体（MT-1）鉴定，并且在电子显微镜下可以看到特征性的 Birbeck 颗粒或五层结构颗粒（图 61-3）。

基于 BALF 中朗格汉斯细胞的数量确诊朗格汉斯组织细胞增生症的定量标准目前尚未最终建立。BAL 细胞分类朗格汉斯细胞超过 5% 强烈提示该病的诊断。低比例的朗格汉斯细胞可见于目前吸烟者，也可见于其他间质性肺病、支气管肺泡癌患者甚至正常人群中。因此，发现少量朗格汉斯细胞并没有什么诊断价值，并且该方法的实际敏感性似乎比先前认为的要低。BAL 还有助于排除其他炎症性或感染性肺部疾病。

在寻找组织学证据时，可进行经支气管镜活检，但由于该病具有散在分布的特点，病灶呈局灶性，可能出现取样误差或无法获得足够的组织，进而导致大量假阴性或不能诊断的活检结果。开胸或电视胸腔镜肺活检通常具有确诊意义，并且手术风险很小。单克隆抗体 CD1（OKT-6）的组织反应可将朗格汉斯细胞和其他组织细胞区分开来，并且可以作为一种有用的辅助诊断手段。该方法可以在常规固定组织上进行，而且比电子显微镜更便宜。

疾病进展和广泛纤维化患者的组织标本或 BALF 中朗格汉斯细胞的数量急剧减少。在这个阶段无论使用何种实验室手段诊断可能都很困难。在大多数情况下，经支气管肺活检结合 BAL，再结合组织和 BALF 中发现 CD1 阳性细胞，就很可能做出正确诊断。

治疗和预后

肺朗格汉斯组织细胞增生症的自然病程差异很大，有些患者的症状可自发缓解，而另一些患者则进展到终末期肺纤维化和严重的呼吸衰竭。肺朗格汉斯组织细胞增生症较差的预后通常与诊断时年龄较大、严重气流阻塞、一氧化碳弥散力降低以及在随访期间需要使用类固醇皮质激素治疗相关。大多数继续吸烟的患者病情逐渐进展，戒烟后病情可缓解。因此，强调戒烟是非常重要的（图 61-9）。与肋膈角受累的患者相比，影像学肋膈角不受累的患者病情更有可能保持稳定或出现改善。

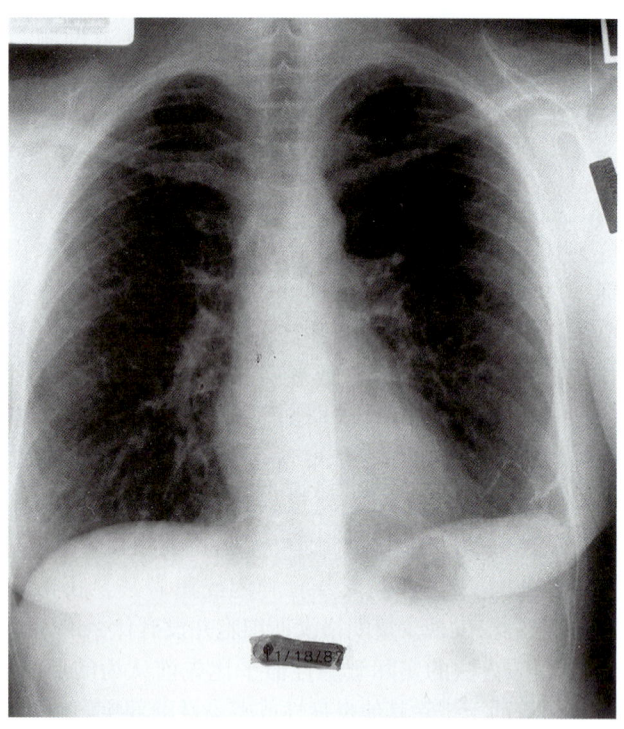

图 61-9　图 61-5 所示 22 岁女性患者在初次 X 线胸片 4 个月后随访 X 线胸片情况。左侧开胸肺活检以后，患者被告知戒烟并接受泼尼松治疗。X 线胸片显示模糊结节明显减少，肺容积正常。

尽管糖皮质激素历来被用于治疗病变进展的患者，然而其对于肺朗格汉斯组织细胞增生症的疗效尚未得到证实。细胞毒性药物在弥散性疾病的治疗中可能具有一定价值，但其在肺朗格汉斯组织细胞增生症的治疗中并没有显示出有效。

最近有报道显示一种针对淋巴细胞和单核细胞的细胞毒药物克拉立滨（cladribine，2-氯脱氧腺苷）对于进展性肺朗格汉斯组织细胞增生症患者有一定疗效。克拉立滨单独使用或联合一种烷基化细胞生长抑制剂和糖皮质激素已经成功地用于少数多系统或进展性多灶型朗格汉斯组织细胞增生症的成年患者。克拉立滨的有效性和耐受性还需要在更大规模患者中通过随机对照试验进行评估。目前已有关于朗格汉斯组织细胞增生症患者 PH 得到成功治疗的报道。

对有症状的骨病灶进行放疗可能起到一定的缓解作用。放疗对治疗肺部表现没有作用。许多中心已经能成功为该病患者进行肺移植。这对于一些晚期或严重 PH 的患者是一种可行的选择。目前已有肺移植术后疾病复发的报道，尤其是在移植后重新开始吸烟的患者中。

在没有干预治疗来预防再次发作的情况下，气胸的复发率很高。多次复发的患者可能需要进行胸膜固定术。

图 61-10 显示的是成人肺朗格汉斯组织细胞增生症预期和观测生存率的 Kaplan-Meier 分析。

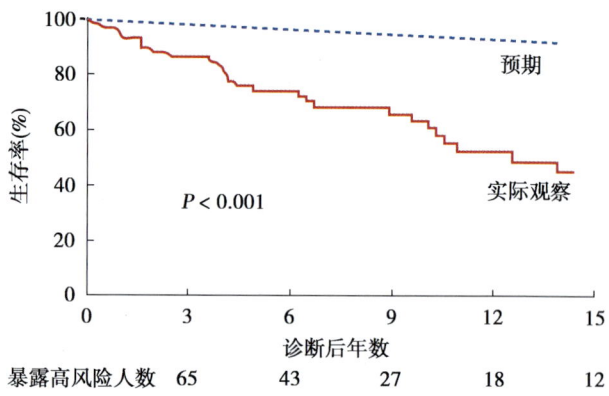

| 暴露高风险人数 | 65 | 43 | 27 | 18 | 12 |

图 61-10　102 名成年肺朗格汉斯组织细胞增生症患者（40 名男性和 62 名女性）预期和观测生存率的 Kaplan-Meier 分析。预期生存率定义为年龄和性别相匹配的美国普通人群的生存率。肺朗格汉斯组织细胞增生症诊断后的中位随访时间为 4 年（范围 0 ~ 23 年）。共有 33 人死亡，其中 15 人死于呼吸衰竭。该病生存率显著低于相同性别和年龄的健康人群（P<0.001）。获授权引自：VASSALLO R，RYU JH，SCHROEDER DR，et al. Clinical outcomes of pulmonary Langerhans'-cell histiocytosis in adults. N Engl J Med，2002，346（7）：484-490.

致谢

本研究得到了美国国立卫生研究院（NIH）、国家心脏、肺和血液研究所的内部研究计划的支持。

王　芳　译

李　冉　审校

参考文献

[1] VASSALLO R, RYU JH, COLBY TV, et al. Pulmonary Langerhans'-cell histiocytosis. N Engl J Med, 2000, 342:1969–1978.

[2] GAENSLER EA, CARRINGTON CB. Open biopsy for chronic diffuse infiltrative lung disease: clinical, roentgenographic, and physiological correlations in 502 patients. Ann Thorac Surg, 1980, 30:411–426.

[3] COLBY TV, LOMBARD C. Histiocytosis X in the lung. Hum Pathol, 1983, 14:847–856.

[4] WATANABE R, TATSUMI K, HASHIMOTO S, et al. Respiratory Failure Research Group of Japan. Clinico-epidemiological features of pulmonary histiocytosis X. Intern Med, 2001, 40:998–1003.

[5] CAMINATI A, CAVAZZA A, SVERZELLATI N, et al. An integrated approach in the diagnosis of smoking-related interstitial lung diseases. Eur Respir Rev, 2012, 21(125):207–217.

[6] RODIG SJ, PAYNE EG, DEGAR BA, et al. Aggressive Langerhans cell histiocytosis following T-ALL: clonally related neoplasms with persistent expression of constitutively active NOTCH1. Am J Hematol, 2008, 83:116–121.

[7] VASSALLO R, RYU JH, SCHROEDER DR, et al. Clinical outcomes of pulmonary Langerhans'-cell histiocytosis in adults. N Engl J Med, 2002, 346:484–490.

[8] TRAVIS WD, BOROK Z, ROUM JH, et al. Pulmonary Langerhans cell granulomatosis (histiocytosis X). A clinicopathologic study of 48 cases. Am J Surg Pathol, 1993, 17:971–986.

[9] SCHÖNFELD N, FRANK W, WENIG S, et al. Clinical and radiologic features, lung function and therapeutic results in pulmonary histiocytosis X. Respiration, 1993, 60:38–44.

[10] AGUAYO SM, KING TE JR, WALDRON JA, et al. Increased pulmonary neuroendocrine cells with bombesin- like immunoreactivity in adult patients with eosinophilic granuloma. J Clin Invest, 1990, 86:838–844.

[11] SURI HS, YI ES, NOWAKOWSKI GS, et al. Pulmonary Langerhans cell histiocytosis. Orphanet J Rare Dis, 2012, 7:16.

[12] CAUX C, DEZUTTER-DAMBUYANT C, SCHMITT D, et al. GM-CSF and TNF-alpha cooperate in the generation of dendritic Langerhans cells. Nature, 1992, 360:258–261.

[13] LETTERIO JJ, ROBERTS AB. Regulation of immune responses by TGF-beta. Annu Rev Immunol, 1998, 16:137–161.

[14] YOUKELES LH, GRIZZANTI JN, LIAO Z, et al. Decreased tobacco-glycoprotein induced lymphocyte proliferation in vitro in pulmonary eosinophilic granuloma. Am J Respir Crit Care Med, 1995, 151:145–150.

[15] SENECHA B, ELAIN G, JEZIORSKI E, et al. Expansion of regulatory T cells in patients with Langerhans cell histiocytosis. PLoS Medicine, 2007, 4:e253.

[16] COURY F, ANNELS N, RIVOLLIER A, et al. Langerhans cell histiocytosis reveals a new IL-17 A–dependent pathway of dendritic cell fusion. Nat Med, 2007, 14:81–87.

[17] RUCO LP, STOPPACCIARO A, VITOLO D, et al. Expression of adhesion molecules in Langerhans' cell histiocytosis. Histopathology, 1993, 23:29–37.

[18] DE GRAAF JH, TAMMINGA RY, KAMPS WA, et al. Langerhans' cell histiocytosis: expression of leukocyte cellular adhesion molecules suggests abnormal homing and differentiation. Am J Pathol, 1994, 144:466–472.

[19] MCCLAIN K, WEISS RA. Viruses and Langerhans cell histiocytosis: is there a link? Br J Cancer Suppl, 1994, 23:S34–S36.

[20] MIERAU GW, WILLS EJ, STEELE PO. Ultrastructural studies in Langerhans cell histiocytosis: a search for evidence of viral etiology. Pediatr Pathol, 1994, 14:895–904.

[21] WILLMAN CL, BUSQUE L, GRIFFITH BB, et al. Langerhans'-cell histiocytosis (histiocytosis X)—a clonal proliferative disease. N Engl J Med, 1994, 331:154–160.

[22] YOUSEM SA, COLBY TV, CHEN YY, et al. Pulmonary Langerhans' cell histiocytosis: molecular analysis of clonality. Am J Surg Pathol, 2001, 25(5):630–636.

[23] SMETANA K JR, MERICKA O, SAELAND S, et al. Diagnostic relevance of Langerin detection in cells from bronchoalveolar lavage of patients with pulmonary Langerhans cell histiocytosis, sarcoidosis and idiopathic pulmonary fibrosis. Virchows Arch, 2004, 444:171–174.

[24] KAMBOUCHNER M, BASSET F, MARCHAL J, et al. Three-dimensional characterization of pathologic lesions in pulmonary Langerhans cell histiocytosis. Am J Respir Crit Care Med, 2002, 166(11):1483–1490.

[25] ABBOTT GF, ROSADO-DE-CHRISTENSON ML, FRANKS TJ, et al. From the archives of the AFIP: pulmonary Langerhans cell histiocytosis. Radiographics, 2004, 24:821–841.

[26] TEN VELDE GP, THUNNISSEN FB, VAN ENGELSHOVEN JM, et al. A solitary pulmonary nodule due to eosinophilic granuloma. Eur Respir J, 1994, 7:1539–1540.

[27] BONELLI FS, HARTMAN TE, SWENSON SJ, et al. Accuracy of high resolution CT in diagnosing lung diseases. AJR Am J Roentgenol, 1998, 170:1507–1512.

[28] BRAUNER MW, GRENIER P, MOUELHI MM, et al. Pulmonary histiocytosis X: evaluation with high-resolution CT. Radiology, 1989, 172:255–258.

[29] BRAUNER MW, GRENIER P, TIJANI K, et al. Pulmonary Langerhans cell histiocytosis: evolution of lesions on CT scans. Radiology, 1997, 204:497–502.

[30] SOLER P, BERGERON A, KAMBOUCHNER M, et al. Is high-resolution computed tomography a reliable tool to predict the histo-pathological activity of pulmonary Langerhans cell histiocytosis? Am J Resp Crit Care Med, 2000, 162:264–270.

[31] VON ESSEN S, WEST W, SITORIUS M, et al. Complete resolution of roentgenographic changes in a patient with pulmonary histiocytosis X. Chest, 1990, 98:765–767.

[32] PACIOCCO G, USLENGHI E, BIANCHI A, et al. Diffuse cystic lung diseases: correlation between radiologic and functional status. Chest, 2004, 125:135–142.

[33] CANUET M, KESSLER R, JEUNG MY, et al. Correlation between high resolution computed tomography findings and lung function in pulmonary Langerhans cell histiocytosis. Respiration, 2007, 74:640–646.

[34] KRAJICEK BJ, RYU JH, HARTMAN TE, et al. Abnormal fluorodeoxyglucose PET in pulmonary Langerhans cell histiocytosis. Chest, 2009, 135:1542–1549.

[35] CRAUSMAN RS, JENNINGS CA, TUDER R, et al. Pulmonary histiocytosis X: pulmonary function and exercise pathophysiology. Am J Res-pir Crit Care Med, 1996, 153:426–435.

[36] HARARI S, BRENOT F, BARBERIS M, et al. Advanced pulmonary histiocytosis X is associated with severe pulmonary hypertension. Chest, 1997, 111:1142–1144.

[37] FARTOUKH M, HUMBERT M, CAPRON F, et al. Severe pulmonary hypertension in histiocytosis X. Am J Respir Crit Care Med, 2000, 161:216–223.

[38] DAURIAT G, MAL H, THABUT G, et al. Lung transplantation for pulmonary Langerhans' cell histiocytosis: a multicenter analysis. Transplantation, 2006, 81:746–750.

[39] DANEL C, ISRAEL-BIET D, COSTABEL U, et al. The clinical role of

BAL in rare pulmonary diseases. Eur Respir Rev, 1991, 2:83–88.

[40] HARARI S, TORRE O, CASSANDRO R, et al. Bronchoscopic diagnosis of Langerhans cell histiocytosis and lymphangioleiomyomatosis. Respir Med, 2012, 106:1286–1292.

[41] HOUSINI I, TOMASHEFSKI JF JR, COHEN A, et al. Transbronchial biopsy in patients with pulmonary eosinophilic granuloma. Comparison with findings on open lung biopsy. Arch Pathol Lab Med, 1994, 118:523–530.

[42] MOGULKOC N, VERAL A, BISHOP PW, et al. Pulmonary Langerhans' cell histiocytosis: radiologic resolution following smoking cessation. Chest, 1999, 115:1452–1455.

[43] DELOBBE A, DURIEU J, DUHAMEL A, et al. Determinants of survival in pulmonary Langerhans' cell granulomatosis (histiocytosis X). Groupe d'Etude en Pathologie Interstitielle de la Société de Pathologie Thoracique du Nord. Eur Respir J, 1996, 9:2002–2006.

[44] LAZOR R, ETIENNE-MASTROIANNI B, KHOUATRA C, et al. Progressive diffuse pulmonary Langerhans cell histiocytosis improved by cladribine chemotherapy. Thorax, 2009, 64:274–275.

[45] LORILLON G, BERGERON A, DETOURMIGNIES L, et al. Cladribine is effective against cystic pulmonary Langerhans cell histiocytosis. Am J Respir Crit Care Med, 2012, 186:930–932.

[46] ADAM Z, SZTURZ P, VANÍČEK J, et al. Cladribine (2-chlorodeoxyadenosine) in frontline chemotherapy for adult Langerhans cell histiocytosis: a single-center study of seven cases. Acta Oncol, 2013, 52(5):994–1001.

[47] KIAKOUAMA L, COTTIN V, ETIENNE-MASTROÏANNI B, et al. Severe pulmonary hypertension in histiocytosis X: long-term improvement with bosentan. Eur Respir J, 2010, 36:202–204.

[48] LE PAVEC J, LORILLON G, JAÏS X, et al. Pulmonary Langerhans cell histiocytosis associated pulmonary hypertension: clinical characteristics and impact of pulmonary arterial hypertension therapies. Chest, 2012, 142(5):1150–1157.

[49] COLLINS J, HARTMAN MJ, WARNER TF, et al. Frequency and CT findings of recurrent disease after lung transplantation. Radiology, 2001, 219:503–509.

[50] MENDEZ JL, NADROUS HF, VASSALLO R, et al. Pneumothorax in pulmonary Langerhans cell histiocytosis. Chest, 2004, 125:1028–1032.

第 62 章

肺淋巴管平滑肌瘤病

Angelo M. Taveira-DaSilva

Talmadge E. King Jr.

Joel Moss

淋巴管平滑肌瘤病（lymphangioleiomyomatosis，LAM）是一种多系统受累的疾病，主要发生在女性，其特征为肺囊性变、腹腔血管平滑肌脂肪瘤（angiomyolipomas，AML）及淋巴系统异常，如淋巴系统肿瘤、乳糜积液。这些病理特征是由于具有黑色素细胞特征的肿瘤性平滑肌样细胞即 LAM 细胞增生所致。LAM 可分为遗传性和散发性。散发性 LAM 是由于某种未知易感细胞的结节性硬化复合体（tuberous sclerosis complex，TSC）2 基因（TSC2 gene）发生体细胞突变所造成的。LAM 也可发生在结节性硬化症中。结节性硬化症是一种常染色体显性疾病，由 TSC1 或 TSC2 基因的胚系突变引起，以包括大脑、心脏、皮肤、肾脏、眼睛、肺和肝脏在内的多个器官中广泛出现错构瘤为特征，发病率在新生儿中为 1/6 000。

流行病学

在建立 LAM 登记制度之前 LAM 曾经被认为是育龄期妇女一种致死性疾病，卵巢切除术、抗雌激素治疗以及肺移植是其唯一的治疗选择。如今，LAM 被更好地定义为绝经前后妇女的一种慢性疾病，预期寿命可长达数十年。散发性 LAM 是一种罕见疾病，在女性中的发病率约为 4.9/100 万。尽管 TSC 和肺囊性病变的相关性早已被人们所认识，但对于结节性硬化症合并淋巴管平滑肌瘤病（TSC-LAM）的患病率和自然病程目前仍知之甚少。据报道，女性 TSC 患者肺囊性病变的发生率为 30%~40%，男性患者估计为 13%。男性 TSC 患者肺部病变通常较轻，并且临床症状不明显。

临床表现

LAM 患者通常表现为进行性呼吸困难。气胸是 LAM 的另一种常见临床表现，约发生在 50%~60% 的患者中，并且常反复发作。在高分辨率 CT（HRCT）中所见到的肺囊腔（图 62-1A）的大小与气胸的发生率平行，肺囊腔越大的患者发生气胸的概率越高。其他临床表现包括乳糜胸、腹腔淋巴管平滑肌瘤、乳糜腹、咯血、乳糜尿、乳糜痰以及肾 AML 所致出血（表 62-1）。LAM 淋巴系统受累发生于后纵隔、腹膜后及盆腔，包括淋巴结肿大、乳糜性积液和淋巴管平滑肌瘤。约 90% 的 TSC-LAM 患者和 30% 的散发性 LAM 患者可出现 AML——一种常见于肾脏良性肿瘤（表 62-1）。LAM 的体征可能出现哮鸣音、胸腔积液、腹腔积液或腹腔内肿块。在 TSC 患者中还可能发现典型的皮损或脑部受累表现。

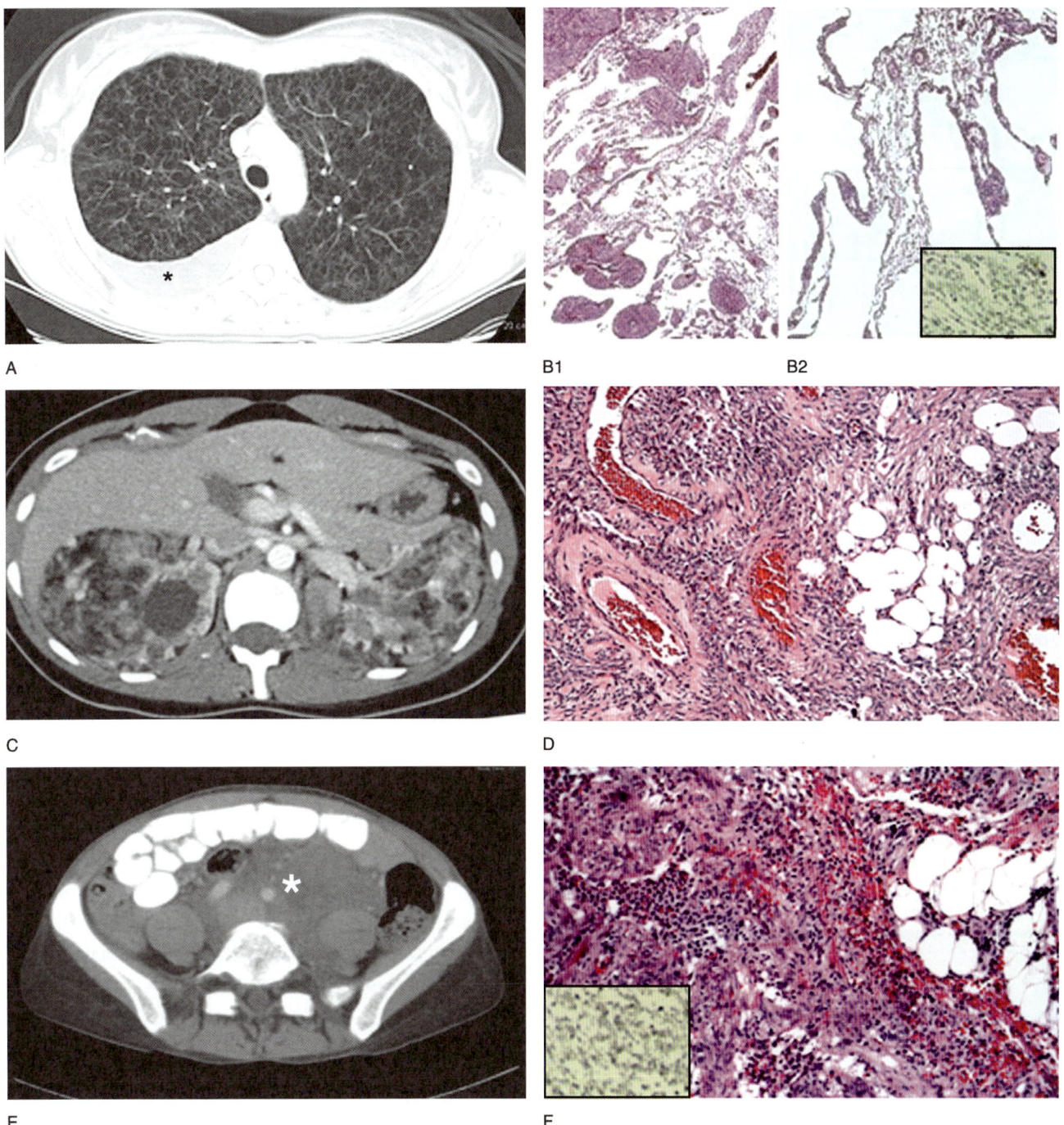

图 62-1　LAM 患者肺部及肺外 CT 影像学表现以及相应组织病理学表现。A. 肺内弥漫分布多发的薄壁囊腔完全取代了正常的肺实质结构。黑色星号指示右侧胸腔积液。B1 和 B2. 肺部组织病理检查显示特征性的结节状平滑肌样细胞浸润和囊腔形成。B2 插图显示肺组织免疫组化检查对 HMB45 单克隆抗体有反应。C. TSC-LAM 患者双侧血管平滑肌脂肪瘤。图中可以清楚看到低密度脂肪成分。D. AML 组织病理学显示平滑肌样细胞浸润、脂肪组织和低分化的血管结构。E. 巨大的充满液体的淋巴管平滑肌瘤（白色星号）围绕在血管周围。F. 淋巴管平滑肌瘤组织学检查显示平滑肌样细胞排列成束状、小梁或乳头状。F 插图显示淋巴管平滑肌瘤组织免疫组化显示对 HMB45 单克隆抗体有反应。

表 62-1　散发性 LAM 和 TSC-LAM 患者临床和生理特征

人群特征	TSC-LAM	散发性 LAM
患者数量	34	196
LAM 诊断年龄	39.0±1.6	41.4±0.7
症状和体征		
呼吸困难	70.6%	73.5%
气胸	47.1%	56.9%
喘息	58.8%	44.4%
咳嗽	26.5%	31.6%
咯血	20.6%	32.1%
胸腔积液	5.9%	23.5%
肺功能		
气流阻塞	37.5%	60.8%
弥散功能降低	38.2%	60.3%
正常	53.1%	30.7%
肺外 LAM		
患者数量	67	256
肾血管平滑肌脂肪瘤	32%	93%
肝血管平滑肌脂肪瘤	2%	33%
淋巴管平滑肌瘤	6%	29%
腹腔积液	6%	10%

TSC-LAM:结节性硬化症相关淋巴管平滑肌瘤病。

资料来源:RYU JH,MOSS J,BECK GJ,et al. The NHLBI Lymphangio-leiomyomatosis Registry,Characteristics of 230 Patients at Enrollment. Am J Respir Crit Care Med,2006,173:105;AVILA NA,DWYER AJ,RABEL A, et al. Sporadic lymphangioleiomyomatosis and tuberous sclerosis complex with lymphangioleiomyomatosis,comparison of CT features. Radiology,2007, 242:277.

病理学

　　肺剖面肉眼观察可以发现直径 0.2~2cm 大小不等的囊腔。显微镜下可以看到囊腔是肺部病变的特征,并且可以观察到 LAM 细胞在囊壁内以及沿血管、淋巴管、细支气管增殖(图 62-1B1、B2),进而导致气道狭窄、血管壁增厚、淋巴管破坏以及静脉闭塞。可能存在局灶性含铁血黄素沉着的表现。通常情况下 LAM 细胞以随意、无序的方式生长。目前已发现两种类型的 LAM 细胞,分别为主要分布在肺结节中心的小的梭形细胞以及主要分布于周边的胞质丰富的上皮样细胞。两种细胞均对抗平滑肌细胞抗原(如平滑肌 α 肌动蛋白、波形蛋白、结蛋白)的抗体有反应。上皮样细胞还对人黑色素抗体(human melanin black anti-

body,HMB)-45——一种识别 gp100(Pmel17 基因编码的前黑素小体蛋白)的单克隆抗体——有反应(图 62-1B2 插图)。梭形 LAM 细胞对增殖细胞核抗原有反应,提示这些细胞具有更强的增殖能力。LAM 细胞还存在雌激素受体、孕酮受体、胰岛素样生长因子受体、血管紧张素 II 受体、透明质酸(CD44)受体、趋化因子受体以及促红细胞生成素受体。

　　AML 是一种血管性的肿瘤,由平滑肌样细胞、未成熟低分化的血管以及脂肪组织组成(图 62-1D)。肿瘤直径从 1mm 到 15cm 不等。AML 中的平滑肌样细胞和肺 LAM 细胞具有相同的免疫组化特征(图 62-1D)。AML 中所有主要细胞类型(血管、脂肪、平滑肌)都可能含有 TSC 基因突变。AML 的血液供应来源于肾动脉或异常血管,并且可能完全破坏正常的肾脏结构。肺门、纵隔和腹膜后可能存在淋巴结肿大。胸导管可能出现增厚及扩张。淋巴管平滑肌瘤由大小不等的含有包膜的淋巴肿块构成,淋巴肿块内包含充满乳糜的囊腔以及浸润的 LAM 细胞,这些 LAM 细胞具有与肺 LAM 细胞相同的免疫特征,排列成束状、小梁或乳头状,并与裂缝样血管通道相连(图 62-1F)。

发病机制

　　散发性 LAM 是由于 LAM 细胞的 TSC2(16p13)基因突变或缺失导致肿瘤性增殖所引起的。在散发性 LAM 和 TSC-LAM 患者的肺部、血液、乳糜液、尿液以及 AML 中分离出来的 LAM 细胞存在 TSC2 杂合性缺失,这点与 Knudson 关于肿瘤发生的二次打击(two-hit)假说相一致。目前已发现同一患者的 AML 和肺内 LAM 细胞具有相同的突变。在接受肺移植患者的供体肺中也发现了 LAM 细胞,提示 LAM 细胞可从其他部位如肾脏或淋巴系统迁移至肺部。LAM 患者的血液、尿液、乳糜痰、胸腔及腹腔的乳糜液中也能发现 LAM 细胞,说明 LAM 细胞具有转移特性。目前认为,由淋巴管内皮细胞包裹的 LAM 细胞簇起源于肺部 LAM 病变,但在乳糜液中也发现了 LAM 细胞簇的存在。肺 LAM 细胞的可能来源包括 AML、淋巴系统以及子宫,其中在子宫内这些 LAM 细胞可能起源于异常的平滑肌瘤。

　　由于 LAM 主要发生在绝经前女性,在孕期或雌激素治疗后肺部病变可出现恶化,并且在肺部和血管平滑肌脂肪瘤 LAM 细胞中存在雌激素和孕酮受体,因此认为雌激素在 LAM 的发病过程中起着重要作用。雌激素可促进 TSC 敲除大鼠 ELT3 平滑肌瘤来源细胞在体外的增殖,并且可以促进裸鼠异体移植系统皮下肿瘤的生长。雌激素可刺激人类血管平滑肌脂肪瘤 TSC2$^{-/-}$ 细胞的生长、增加小鼠 TSC2$^{-/-}$ ELT3 细胞的存活和转移能力、提高肺来源 LAM 细胞基质金属蛋白酶（matrix metalloproteinase，MMP）-2 活性，进而增强细胞的侵袭能力。

间质 LAM 细胞增生导致肺囊性变的机制目前尚不清楚。推测认为 LAM 细胞压迫气道导致终末气道扩张及囊腔形成。还有推测认为肺弹力纤维退化也是囊腔形成的主要原因之一。在肺部重塑和淋巴管生成中起重要作用的基质金属蛋白酶也与 LAM 病变形成相关。LAM 结节包含 MMP2、MMP9、MMP1 和 MMP 激活因子（MT1-MMP）以及它们的抑制因子（TIMPs）。据报道，能抑制某些 MMP 的 TIMP-3 水平在 LAM 病变中降低。LAM 患者血清 MMP9 水平高于正常人，提示 MMP 与其抑制因子失调可能在肺损伤中发挥重要作用。TSC2 缺失病变的出现与 MMP 活性增加和血管内皮生长因子 D（VEGF-D）的增加相关。TSC2 缺失小鼠病变肺泡中存在弹力纤维，而人类肺 LAM 结节中弹力纤维发生断裂。LAM 结节中淋巴间隙的存在及其对血管内皮生长因子 C（VEGF-C）、VEGF-D、血管内皮生长因子受体（vascular endothelium growth factor receptor，VEGFR）3 和淋巴管内皮细胞标志物平足蛋白（podoplanin）的强烈的免疫反应性，支持淋巴管生成紊乱导致基质金属蛋白酶表达增强和促进肺重塑的假说。上述机制的某些组合或许是对肺囊性病变形成机制的最好解释。

肺部生理学

散发性 LAM 患者中约有 61% 可出现气流阻塞表现，约 31% 的患者表现为正常肺功能。其余患者表现为限制性通气功能障碍。然而在 TSC-LAM 患者中，肺功能正常的患者可占到 53%（表 62-1）。患者还可出现气体陷闭表现。LAM 患者气流受限主要是由于肺泡破坏，然而一项关于肺力学的研究发现肺弹性回缩力并未出现显著下降。相反，上游气道阻力增加，提示气道阻力增加是气流阻塞的主要原因。散发性 LAM 患者约有 60% 出现弥散功能（$D_{L_{CO}}$）下降。多数患者表现为 FEV$_1$ 和 $D_{L_{CO}}$ 均下降，但部分患者仅表现为 $D_{L_{CO}}$ 下降。换气功能尤其运动过程中换气功能多为异常（表 62-2）。运动过程中可出现异常的通气反应，即每分通气量过度增加和呼吸储备降低。在休息和运动期间，均可出现基线和运动无效腔/潮气量比值和肺泡-动脉氧分压差（A-a/O$_2$）增加。LAM 患者活动受限的主要决定因素是气流受限、呼吸储备降低、

表 62-2　LAM 心肺运动异常

$\dot{V}_{O_{2max}}$ 降低
做功效率降低
脉氧饱和度降低
呼吸储备降低
Pa_{O_2} 降低
AT 时 $\dot{V}_E/\dot{V}_{CO_2}$ 增加
$\dot{V}_D/\dot{V}_T$ 增加
A-a/O$_2$ 梯度增加

^{a} $\dot{V}_{O_{2max}}$：摄氧峰值；Pa_{O_2}：动脉血氧分压；$\dot{V}_E/\dot{V}_{CO_2}$：CO$_2$ 通气当量；AT：无氧阈值；$\dot{V}_D/\dot{V}_T$：无效腔通气比；A-a/O$_2$：肺泡-动脉氧分压差。资料来源：CRAUSMAN RS, JENNINGS CA, MORTENSEN RL, et al. Lymphangioleiomyomatosis: the pathophysiology of diminished exercise capacity. Am J Respir Crit Care Med, 1996, 153: 1368; TAVEIRA-DASILVA AM, STYLIANOU MP, HEDIN CJ, et al. Maximal oxygen uptake and severity of disease in lymphangioleiomyomatosis. Am J Respir Crit Care Med, 2003, 168: 1427.

动态过度充气，以及由于肺泡毛细血管面积减少所造成的氧交换受限。后者对运动能力有显著影响，这是由于生理无效腔增加导致过度通气。导致通气储备下降的气流阻塞和影响运动中气体交换的肺囊性破坏相互依赖，最终导致运动能力严重受损。肺动脉高压对运动过程中氧交换的下降可能也起到了重要作用。

影像学表现

LAM 的 X 线胸片表现多样，可表现为正常，也可出现网状或结节状不规则影，晚期可出现严重的囊性改变。胸部 CT 表现为全肺弥漫分布的边界清楚的圆形薄壁囊腔。囊腔大小不一，直径从数毫米到最大 2cm（图 62-1A），还可出现由于乳糜液渗出导致的胸腔积液和肺透过度减低（图 62-1A）。据报道，高分辨率 CT（HRCT）上肺实质囊性变程度与疾病的严重程度（通过肺功能、$D_{L_{CO}}$ 或活动能力来衡量）相关。对 HRCT 进行计算机分析可以量化囊性变的程度，并可以检测囊性变附近区域的异常，而这些区域在影像学上可能是正常的。这些肺气肿样变化也可通过组织病理学证实。

腹部 CT 和超声检查可能发现肾 AML、腹腔淋巴结肿大、淋巴管平滑肌瘤、腹腔积液和胸导管扩张。AML 主要发生在肾脏和肝脏中，其特征性表现为脂肪密度区域，混杂有密度更高的区域以及正常肾实质（图 62-1C）。不典型 AML 主要由上皮样 LAM 细胞组

1023

成,缺乏脂肪成分,因此在影像学上容易与肾细胞癌相混淆。淋巴管平滑肌瘤为大小不一边界清楚的肿块,其中心为丰富的液体成分,周围有壁包绕(图 62-1E)。CT 和超声检查证实淋巴管平滑肌瘤存在昼夜变化,这一特点有助于将其与恶性肿瘤相区分,并且可以解释患者白天症状加重的原因。

诊断

LAM 的诊断可通过其特征性的 CT 表现以及开胸或胸腔镜肺活检组织学表现而得出。经支气管肺活检也可能获得足够的病理诊断标本。任何女性出现进行性呼吸困难、反复发作气胸或乳糜胸时应高度怀疑 LAM 的可能。鉴别诊断包括肺气肿、哮喘、慢性外源性过敏性肺泡炎、朗格汉斯组织细胞增生症、结节病、Birt-Hogg-Dubé 综合征以及滤泡性细支气管炎。LAM 的确定诊断需要有特征性的 HRCT 表现且有肺活检典型病理表现或特征性 HRCT 表现和以下表现:①血管平滑肌脂肪瘤;②乳糜性积液;③淋巴管平滑肌瘤或淋巴结肿大;④TSC。LAM 的高度疑似诊断需要有特征性 HRCT 表现和相应临床病史,或者特征性 HRCT 表现合并血管平滑肌脂肪瘤或乳糜性积液。在仅有特征性或符合该诊断的 HRCT 表现时,可做出 LAM 的疑似诊断。

血清 VEGF-D 是一种淋巴管生成相关因子,LAM 患者血清 VEGF-D 水平明显高于正常个体,VEGF-D 还可体现 LAM 患者淋巴系统受累程度。在有相应临床和影像学表现情况下,血清 VEGF-D 水平≥800pg/mL 不大可能见于除 LAM 以外的其他肺囊性疾病中,因此也可用于 LAM 的诊断。

预后

LAM 的临床病程差异很大。据估计,美国 LAM 非肺移植患者中位生存时间在症状出现后约为 29 年,在诊断后约为 23 年。预计 10 年无肺移植生存率约为 86%。年龄似乎也是生存率的一个影响因素,更年轻的绝经前患者更容易出现肺功能的迅速下降。与以 LAM 细胞浸润为主的患者相比,以肺囊性病变表现为主的患者肺功能及预后相对更差。

LAM 患者肺部受累严重程度可通过对患者肺活检标本进行 LAM 组织学评分(LAM Histology Score,LHS)来进行评估。LHS 是通过对肺囊性病变和 LAM 细胞浸润的程度进行分级的。根据肺组织受累的比例进行如下半定量分级:受累比例<25% 为 LHS-1;受累比例为 25%~50% 为 LHS-2;受累比例>50% 为 LHS-3。LHS 评分为 LHS-2 或 LHS-3 以及含铁血黄素巨噬细胞的存在提示预后更差。囊性病变更重的患者通常具有更低的 FEV_1 和 $D_{L_{CO}}$、更低的摄氧峰值($\dot{V}_{O_{2max}}$)以及更严重的运动相关低氧血症。

LAM 肺部病变严重程度还可通过 HRCT 进行分级。HRCT 表现与肺功能、气体交换以及运动能力相关。HRCT 计算机分析可对囊性病变所影响的肺容积比例进行量化,并且可以对囊性病变未累及的区域进行评估。通过这些手段发现囊性病变所占据的肺容积比例与 FEV_1、残气量和 $D_{L_{CO}}$ 相关。

肺功能检查是评估 LAM 患者肺部病变严重程度最简单的方法。大多数患者存在气流阻塞和气体交换障碍。在疾病早期,很多患者肺通气功能正常或仅有轻度气流阻塞,伴有明显的弥散功能下降。在这些患者中,病变的严重程度最好通过气体交换功能的检查来衡量,如 $D_{L_{CO}}$、动脉血气分析、A-a/O_2 梯度、心肺运动试验以及 6 分钟步行试验。$D_{L_{CO}}$ 和 FEV_1 接近正常的患者也可能出现运动诱发的低氧血症。$\dot{V}_{O_{2max}}$ 和 LHS 评分之间的相关性以及 CT 严重程度分级和 A-a/O_2 梯度、无效腔通气/潮气量比值、$\dot{V}_{O_{2max}}$ 之间的相关性目前已得到证实。肺功能下降程度随时间的变化可能有助于评估疾病的病程,即快速进展或缓慢进展。目前推荐每 3~6 个月进行肺功能检测以评估疾病的进展程度。25%~30% 的 LAM 患者支气管扩张试验阳性。支气管扩张试验阳性的 LAM 患者肺部病变主要为细胞型,并且 FEV_1 下降的程度更大。据报道,初始 $D_{L_{CO}}$ 更低也被认为是 FEV_1 下降更迅速的预测因子。

其他预后指标

有证据显示高龄和/或更年期患者病变进展速度较慢。与有气胸病史的患者相比,存在劳力性呼吸困难和咯血的患者通常病情更重、疾病进展更快、生存率更低。这可能是由于呼吸困难的患者通常诊断相对延迟或病情隐匿。存在淋巴系统受累如乳糜性积液、淋巴结肿大、淋巴管平滑肌瘤的患者病情通常较重。据报道,LHS 与 VEGF-C 的表达相关。血清 VEGF-D 水平在合并淋巴系统异常的患者中升高明显,并且与 $D_{L_{CO}}$ 和 HRCT 严重程度分级相关。血清 VEGF-D 检测可能对疾病的诊断、严重程度分级以及治疗反应的评估具有重要价值。

治疗

治疗方式包括一般处理原则和特殊干预措施。

■ 一般处理原则

应告知 LAM 患者该病为慢性疾病,建议尽量正常生活。如果患者体重超标,应鼓励其减肥,参加体育活动,定期锻炼。运动的限制仅由肺部病变的严重程度决定。由于 AML 有潜在的出血风险,因此应避免涉及身体接触和武术的运动。应建议患者进行正常的活动,可根据病情严重程度允许患者进行陆地或空中旅行,高海拔地区除外。与航空旅行相关的危及生命的气胸风险很小。然而,如果患者突然出现气短或胸痛,在旅行前应注意排除气胸。动脉血气分析有助于确定患者是否可以在没有供氧设备的情况下进行航空旅行。建议进行 6 分钟步行试验或心肺运动试验检查,以发现运动诱发的低氧血症,帮助决定是否需要供氧支持。运动过程中存在氧饱和度下降的患者应给予吸氧以维持氧饱和度在 88%~90% 以上。应建议患者不要使用含有雌激素的避孕药物,避免食用富含植物雌激素的食物。

■ 特殊干预措施

特殊干预措施包括抗雌激素治疗、哺乳动物雷帕霉素靶蛋白(mammalian target of rapamycin,mTOR)抑制剂、基质金属蛋白酶抑制剂、他汀类药物以及自噬抑制剂。

抗雌激素疗法

卵巢切除术、孕酮以及促性腺激素释放激素(gonadotrophin-releasing hormone,GnRH)类似物目前已被用于 LAM 的治疗。病例报道以及非对照研究表明抗雌激素治疗是有效的。然而 Taylor 等人发现卵巢切除术并不能使患者受益,并且在接受孕酮治疗的 19 例患者中仅有 2 例患者的呼吸困难得到了改善。有报道显示,对绝经前患者使用孕酮治疗可降低 FEV_1 和 $D_{L_{CO}}$ 的下降速度。然而,在排除分析中的短期随访患者以后,孕激素的效果并不显著。一项回顾性研究显示,接受孕酮治疗的患者与未接受孕酮治疗的患者相比病情进展没有差异。对于 GnRH 类似物疗效的研究数据目前也没有得出确定结论。然而,实验数据显示 LAM 的激素治疗似乎是合理的。进一步研究针对绝经后女性(其雌激素主要来源于肾上腺)使用芳香化酶抑制剂(如来曲唑)来抑制雌激素分泌,现已进入临床试验阶段(主要研究者 Frank X. McCormack,ClinicalTrials. gov Identifier:NCT01353209)。

哺乳动物雷帕霉素靶蛋白(mTOR)抑制剂

自从发现 TSC 基因 *TSC1* 和 *TSC2* 参与 LAM 的发病以后,LAM 的治疗取得了重大进展。*TSC1* 和 *TSC2* 均为肿瘤抑制基因,分别编码错构瘤蛋白(hamartin)和马铃薯球蛋白(tuberin)(图 62-2)。这些蛋白形成一种胞质复合体,通过调控细胞内丝氨酸/苏氨酸激酶 mTOR 进而调节细胞的生长、增殖和存活,而 mTOR 对生长因子、能量及压力信号具有整合作用。目前已发现两种与 mTOR 相关的复合体,分别为 mTORC1 和 mTORC2。与错构瘤蛋白形成复合体的马铃薯球蛋白是鸟嘌呤核苷酸结合蛋白 Rheb(大脑中富含的 Ras 同族蛋白)的一种 GTP 酶活化蛋白,可促进有活性的 Rheb-GTP 转化为无活性的 Rheb-GDP。*TSC2* 基因突变所致的马铃薯球蛋白抑制或缺失可造成有活性的 Rheb-GTP 累积,进而激活 mTORC1,导致 S6 激酶和真核启动因子 4E 结合蛋白磷酸化,进而增加翻译和细胞生长。

西罗莫司是一种免疫抑制剂,它与 FK506 结合蛋白 12 形成复合物,可抑制 mTORC1。西罗莫司对 mTORC1 仅有部分抑制作用,并且对 mTORC2 信号有一定的抑制作用(图 62-2B)。实验模型证实西罗莫司可使 *TSC2* 胚系突变动物的肿瘤体积缩小。西罗莫司类似物治疗可使 $TSC2^{+/-}$ 小鼠肾囊腺瘤和肝血管瘤的严重程度降低,并且可以使患有 $TSC2^{+/-}$ 肿瘤裸鼠的肿瘤生长减缓、生存率提高。合并 AML 的 TSC 或 LAM 患者在接受西罗莫司治疗 1 年后肿瘤体积可缩小一半。在停止西罗莫司治疗后部分血管脂肪瘤的体积出现再次增大。后续研究证实了上述发现。最新研究发现在接受西罗莫司治疗 24 周的 79 例 AML 患者中,有 42% 的患者肿瘤体积缩小了 50%。西罗莫司似乎还可有效减小 TSC 患者巨细胞星形细胞瘤的体积。

89 例 LAM 患者接受了关于西罗莫司对肺功能影响的研究(MILES 试验)。其中 46 例患者接受西罗莫司治疗,43 例患者接受安慰剂治疗,疗程 12 个月,在停止治疗后随访 1 年。与安慰剂组相比,西罗莫司组的 FVC、FEV_1、生活质量和功能表现均较基线有所改善。而在停止西罗莫司治疗后患者的肺功能再次出现下降,其下降速度与安慰剂组平行。另一项研究对 19 例合并肺部病变快速进展或淋巴管平滑肌瘤和乳糜性积液的患者进行了约 2.5 年的西罗莫司治疗。与预期的肺功能下降相反,研究发现患者的 FEV_1 和 $D_{L_{CO}}$ 有所提高。其中 9 例患者的乳糜性积液和腹腔淋巴管平滑肌瘤得到了完全缓解。

基于 MILES 试验的结果,我们推荐对肺功能快速下降的患者给予西罗莫司治疗。我们还推荐对合并有症状的淋巴管平滑肌瘤和乳糜性胸腔积液或腹腔

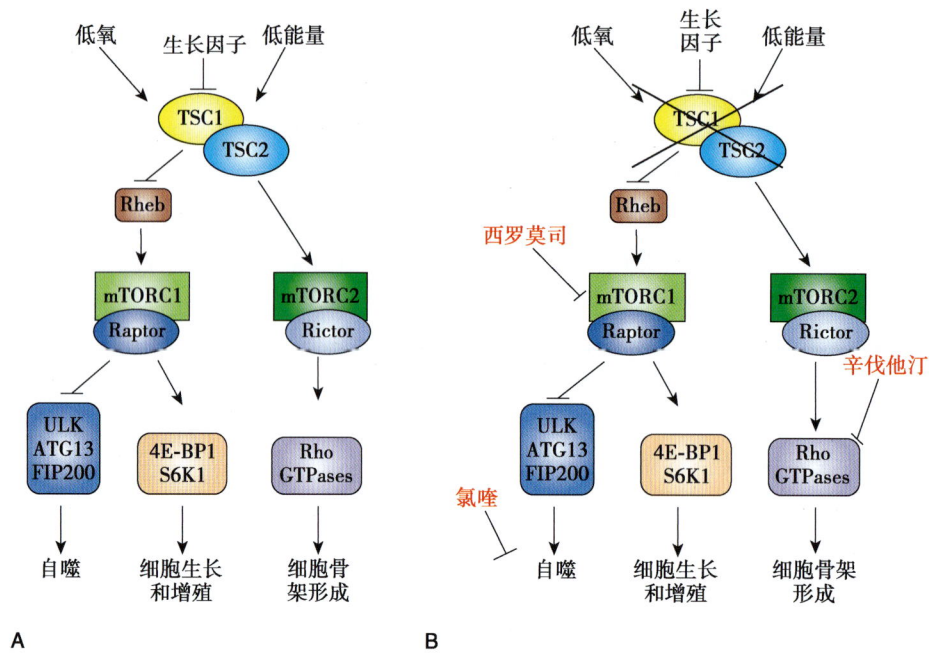

图62-2　mTOR 信号通路的简化模型。A. TSC1/2 整合多种信号如生长因子、能量状态和缺氧以控制细胞的生长和增殖。生长因子激活数个信号通路，导致 TSC2 磷酸化和失活。TSC1/2 通过对 Rheb 的作用对 mTORC1 进行负向调节，同时对 mTORC2 进行正向调节。mTORC1 的激活可导致细胞的生长和增殖并抑制自噬。mTORC2 通过 Rho GTPases 对肌动蛋白细胞骨架进行调控，而 Rho GTPases 可影响细胞移行和形态发生。B. 西罗莫司（即雷帕霉素）对 mTORC1 具有强烈的抑制作用。mTORC2 对持续雷帕霉素治疗敏感，可能影响 mTORC2 的组装和功能。辛伐他汀可抑制 Rho GTPases，而氯喹可通过阻断自噬体与溶酶体融合而抑制自噬。mTOR：哺乳动物雷帕霉素靶蛋白；Rheb GAP：大脑 GTP 酶活化蛋白中富含的 Ras 样蛋白（Ras homolog enriched in brain GTPaseactivating protein）；S6K1：S6 激酶 1（S6 kinase 1）；4E-BP1：4E 因子结合蛋白 1（factor 4E binding protein 1）；Raptor：mTOR 调控相关蛋白（regulatory associated protein of mTOR）；Rictor：雷帕霉素不敏感的 mTOR 相关因子（rapamycin insensitive companion of mTOR）；ULK1：UNC-51 样激酶 1（UNC-51-like kinase 1）；ATG13：自噬相关蛋白 13（autophagy-related protein 13;）；FIP200：200kDa 黏着斑激酶家族互作蛋白（focal adhesion kinase family interacting protein of 200kDa）。

积液的 LAM 患者给予西罗莫司治疗。现在尚不清楚西罗莫司在肺功能正常或稳定或下降缓慢的患者中所起的作用。目前西罗莫司的起始剂量为 2mg/d。应注意监测西罗莫司的血药浓度，通过调整药物剂量使其谷浓度维持在 5~15ng/mm，这也是肾移植患者的治疗范围。西罗莫司治疗的不良反应包括口腔黏膜溃疡、高血压、高脂血症、蛋白尿、血肌酐升高、感染、痤疮、闭经和西罗莫司相关肺间质病变。建议对患者进行密切监测。由于西罗莫司在治疗 LAM 方面的经验有限，目前尚不清楚患者是否需终身用药以及是否会出现西罗莫司耐药。

基质金属蛋白酶抑制剂

　　多西环素（doxycycline）是一种 MMP 抑制剂，可影响 TSC 敲除 ELT3 细胞 MMP 的产生，并且抑制 TSC 敲除小鼠胚胎和人类 LAM 细胞 MMP2 的分泌。报道显示，1 名 LAM 患者在接受多西环素治疗后尿液 MMP 水平下降、肺功能改善，提示多西环素在 LAM 的治疗

中具有潜在价值。还有报道显示 34 名患者在接受多西环素治疗后血清及尿液 MMP-9 和 MMP-2 的水平出现下降。但一项对照研究表明多西环素在 LAM 中疗效不佳。

他汀类药物

　　有证据表明 mTORC1 和 mTORC2 对于依赖马铃薯球蛋白的细胞增殖和存活是必要的。马铃薯球蛋白缺乏时，RhoA 活性增强，导致细胞存活率增加。由于西罗莫司主要抑制 mTORC1 信号，因此探寻针对 mTORC2 信号的新疗法是合理的。他汀类药物通过抑制 RhoA GTP 酶活性抑制西罗莫司敏感和西罗莫司不敏感的 TSC 缺失细胞的生长。在一项研究中，阿托伐他汀被证明可抑制 TSC2$^{-/-}$ ELT-3 细胞和小鼠胚胎成纤维细胞的生长，同时可降低 Rheb-GTP 酶的活性和功能。辛伐他汀和西罗莫司在抑制 TSC 缺失细胞的增殖和 TSC 缺失肿瘤的生长中具有协同作用。这一作用似乎是辛伐他汀所特有的；在 TSC

小鼠模型中,阿托伐他汀未能缩小肝脏和肾脏肿瘤的体积。在 LAM 小鼠模型中,辛伐他汀可阻止肺泡腔扩大,并且与西罗莫司联用时可阻断 MMP 的上调、减少 TSC2 缺失病灶和肺泡的破坏。然而,一项回顾性研究发现使用他汀类药物治疗高胆固醇血症的患者肺弥散功能下降的幅度大于未使用他汀的对照组。

自噬抑制剂

自噬是细胞维持能量平衡和循环利用蛋白质和细胞器的一种机制。自噬体包裹受损的细胞器或细胞碎片,并与溶酶体融合以降解其内容物。自噬由来自 mTOR 以及 ATG1(ULK1)激酶复合体人类同源物的信号通路控制,ATG1 激酶复合体包含 ULK1、Atg13、Atg17。其中 mTORC1 是自噬的主要调节因子。在细胞应激条件下,mTORC1 下调,引发自噬。mTOR 抑制剂如西罗莫司通过引起 Atg13 的磷酸化激活自噬,而 Atg13 与 ULK1 相互作用,抑制自噬体的形成,从而在一定范围内增加细胞存活。由于 LAM 细胞具有较低的自噬水平,因此利用西罗莫司阻断 mTOR 信号通路可能增加 LAM 细胞的存活。羟氯喹及其类似物可通过阻断自噬抑制肿瘤细胞的生长、诱导细胞死亡。在抑制 TSC2 缺失细胞的存活和 TSC2 缺失异体移植肿瘤的生长以及 TSC2$^{+/-}$ 小鼠肾脏肿瘤的自然发展方面,mTORC1 抑制剂西罗莫司和自噬抑制剂羟氯喹联合应用比上述两种药物单独应用更加有效。使用羟氯喹抑制自噬可能对西罗莫司治疗 LAM 的效果起到补充作用。这些观察结果为试验氯喹和西罗莫司治疗 LAM 患者的作用提供了合理依据。目前已正在进行关于西罗莫司和羟氯喹疗效的临床试验(SAIL 试验)(主要研究者 Elizabeth Henske,ClinicalTrials. gov Identifier:NCT01687179)。

并发症治疗

LAM 常见并发症的治疗方案及特殊注意事项讨论如下。

■ 气胸

小范围气胸可通过胸腔引流管保守治疗。由于该病气胸复发率较高,因此如果持续漏气或气胸复发,应考虑通过电视胸腔镜进行化学或外科胸膜固定术。化学硬化剂、胸膜切除、机械摩擦和滑石粉是最有效的方式。滑石粉胸膜固定术可能导致纤维胸,进而增加肺移植过程中切除病肺的难度。在航空旅行中发生气胸的风险似乎很小。

■ 乳糜性积液和淋巴管肌瘤

乳糜性积液和淋巴管平滑肌瘤可能影响呼吸功能并导致腹痛、尿频、便秘、里急后重和周围性水肿。腹部症状可能提示恶性肿瘤。反复引流乳糜性积液可能导致蛋白丢失、淋巴细胞减少以及体重下降。一些治疗手段如低脂饮食、胸膜-腹膜或腹膜-静脉分流术已被用于 LAM 的治疗,但是经验有限。生长抑素和奥曲肽的治疗经验同样有限。西罗莫司可有效减少乳糜性积液以及淋巴管平滑肌瘤体积,强烈提示有症状的患者与其进行胸膜固定术这些侵入性操作,不如使用西罗莫司治疗。

■ 血管平滑肌脂肪瘤

AML 主要发生在肾脏,其他器官如肝脏也可出现。直径<4cm 的 AML 耐受性好,并且不影响肾功能。大的 AML 主要并发症是出血。为保留肾脏功能,推荐使用栓塞术而非手术切除进行治疗。严重的疼痛也是选择性肿瘤栓塞术的指征。对于巨大但尚未出血的 AML 可进行预防性栓塞,但这种预防性治疗目前尚缺乏充分证据。事实上,栓塞对于 AML 的长期治疗似乎价值不大。由于西罗莫司治疗可以使患者的肿瘤体积缩小 44%~50%,也可预防出血,故而减少了对于栓塞或手术干预的需求。因此,mTOR 抑制剂是当前治疗巨大 AML 的初始手段。动脉栓塞与 mTOR 抑制剂的有效率相似,可用于急性出血的患者以及对西罗莫司治疗无效或无法耐受的患者。停止西罗莫司治疗可能导致 AML 恢复到原来的体积。

■ 妊娠

在 LAM 登记的 353 名孕妇,66.9% 为活产,16.7% 为自然流产,15% 为治疗性流产。有 22% 的孕妇在妊娠期间出现呼吸道症状恶化。与妊娠前或妊娠后诊断 LAM 的患者相比,在妊娠期间被诊断为 LAM 的患者早产率更高,并且有更高的呼吸困难、气胸、乳糜胸发生率。这些情况,以及有个案报道显示妊娠期间患者症状恶化,使人们不禁思索:是否应该建议 LAM 患者避免妊娠。对于中重度疾病或肺功能快速下降的患者,应劝阻妊娠。相反,这些患者应接受西罗莫司治疗。对于轻症且有妊娠需求的患者,应告知其可能的风险(如气胸、肺功能下降)并建议这些患者接受密切的医疗和产科监测,在这种情况下患者有机会正常妊娠并分娩正常孩子。

■ 肺移植

除疾病晚期以外，静息状态下呼吸困难并不是LAM的主要特征。运动受限和需要吸氧的低氧血症是影响患者日常生活的主要因素。因此，$FEV_1 < 1L$以及$D_{L_{CO}} < 30\%$预计值的患者在休息时吸氧会感觉舒适。在Pechet等人关于肺移植治疗LAM的研究中，术前患者的FEV_1和$D_{L_{CO}}$分别占预计值的$20\% \pm 8\%$和$23\% \pm 9\%$，且移植前均存在静息状态低氧血症，平均6分钟步行试验距离为250m，5年生存率为69%。欧洲的经验与美国相似。肺功能损害非常严重的患者才可考虑移植手术，这是因为FEV_1和$D_{L_{CO}}$非常低的LAM患者依靠吸氧支持也可能存活多年。我们建议应对于FEV_1和$D_{L_{CO}}$低于预计值的30%并且需要持续吸氧、无法进行日常活动的患者考虑肺移植治疗。重要的是，患者本人应认为自己生活质量很差，并且确定希望接受肺移植治疗。

结节性硬化症

TSC是一种多系统受累的常染色体显性疾病，男性和女性发病率相同。10岁以下儿童每12 000~14 000人中有1人患此病，每6 000个新生儿中有1人患此病。该病的特征为智力发育迟缓、癫痫、面部血管纤维瘤、甲周纤维瘤、鲨革斑、皮质结节、巨细胞星形细胞瘤和心脏横纹肌瘤（图62-3）。阐述TSC与肺部囊性病变相关的文献早有报道，但TSC合并LAM（TSC-LAM）的自然病史目前仍知之甚少。起初认为TSC中具有临床意义的LAM患病率非常低，在TSC患者

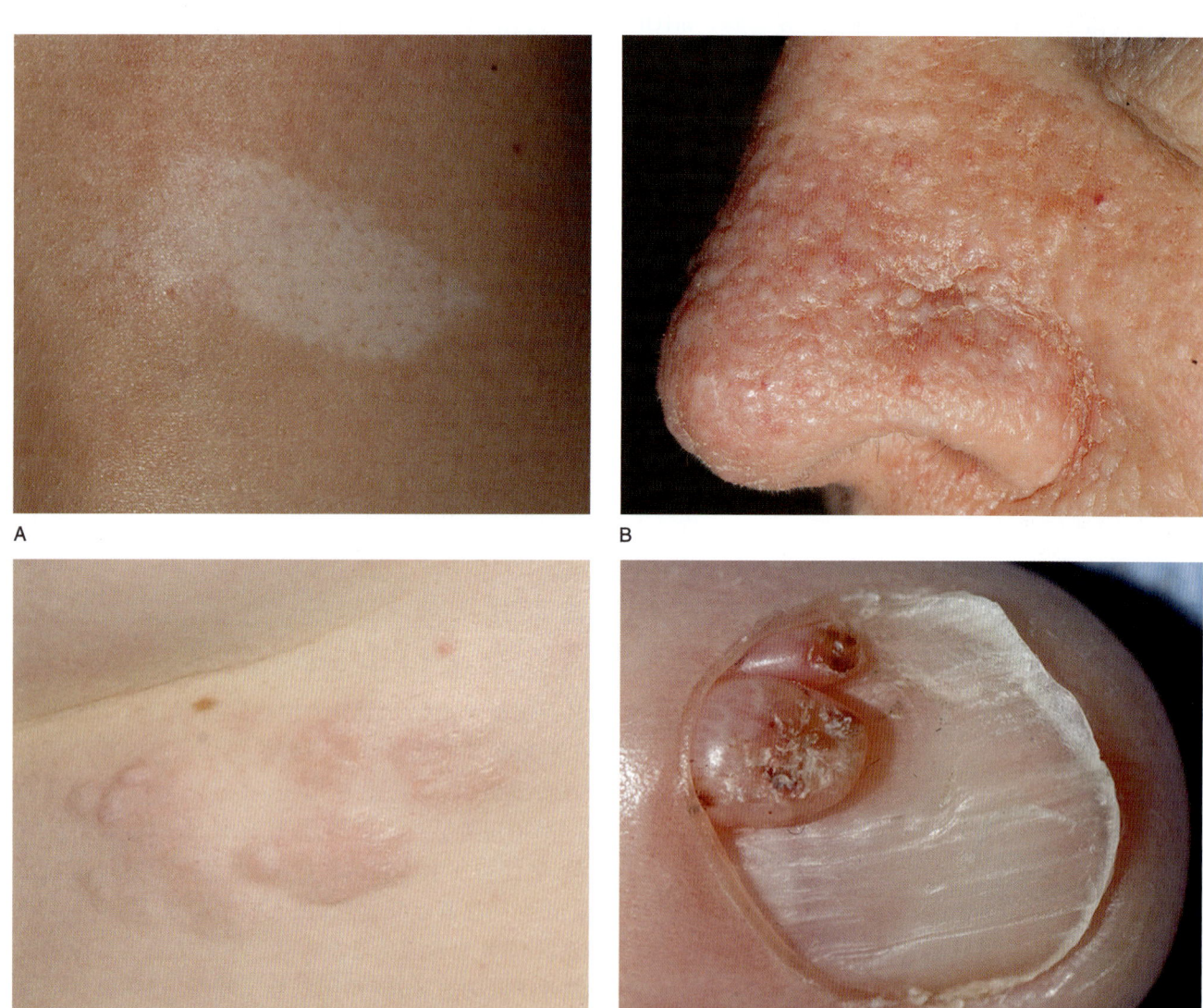

图62-3 一名成年TSC女性患者皮肤表现。A.背部大片色素缺失。B.面部多发血管纤维瘤，累及鼻部和邻近面颊。C.下背部鲨革斑。D.指甲附近的甲周纤维瘤。

中为 0.6%～2.3%。然而随后的研究表明女性 LAM 患者肺囊性病变的患病率为 26%～38%。男性 TSC 患者中仅有 13% 被证实存在肺囊性病变。如果假设 TSC 患者肺部出现 4 个或 4 个以上囊腔即认为存在 LAM，那么男性 LAM 的患病率可能高达 38%，但这些患者的肺部病变多轻微。NHLBI LAM 注册中心报告了 34 名已知有 LAM 或随后被证实有 LAM 的 TSC 患者。一项研究比较 67 名 TSC-LAM 患者和 256 名散发性 LAM 患者的 CT 表现，发现严重病变在 TSC-LAM 患者中占 25%，而在散发性 LAM 患者中占 40%（表 62-1）。93% 的 TSC-LAM 患者合并肾 AML，而散发性 LAM 患者中的发生率仅为 32%。淋巴管平滑肌瘤和乳糜性积液在散发性 LAM 中更为常见。硬化性骨病在 TSC-LAM 患者中非常常见。

与散发性 LAM 相比，TSC 的肺部病变较轻，通常仅表现为肺部散在分布的数个囊腔。这些患者为亚临床型，通常仅是因为患有 TSC 而被诊断为 LAM。以肺 LAM 典型症状为最初表现的 TSC 患者肺部病变可能较重，并且临床病程与散发性 LAM 患者相似。

王　芳　译
李　冉　审校

参考文献

[1] RYU JH, MOSS J, BECK GJ, et al; NHLBI LAM REGISTRY GROUP. The NHLBI Lymphangioleiomyomatosis registry, characteristics of 230 patients at enrollment. Am J Respir Crit Care Med, 2006, 173:105–111.

[2] MCCORMACK FX. Lymphangioleiomyomatosis: a clinical update. Chest, 2008, 133:507–516.

[3] MERAJ R, WIKENHEISER-BROKAMP KA, YOUNG LR, et al. Lymphangioleiomyomatosis: new concepts in pathogenesis, diagnosis, and treatment. Semin Respir Crit Care Med, 2012, 33:486–497.

[4] URBAN T, LAZOR R, LACRONIQUE J, et al. Pulmonary lymphangioleiomyomatosis. A study of 69 patients. Groupe d'Etudes et de Recherche sur les Maladies "Orphelines" Pulmonaires (GERM "O"P). Medicine (Baltimore), 1999, 78:321–337.

[5] MATSUI K, TATSUGUCHI A, VALENCIA J, et al. Extrapulmonary lymphangioleiomyomatosis (LAM): clinicopathologic features in 22 cases. Hum Pathol, 2000, 31:1242–1248.

[6] FERRANS VJ, YU ZX, NELSON WK, et al. Lymphangioleiomyomatosis (LAM). A review of clinical and morphological features. J Nippon Med Sch, 2000, 67:311–329.

[7] SMOLAREK TA, WESSNER LL, MCCORMACK FX, et al. Evidence that lymphangiomyomatosis is caused by TSC2 mutations, chromosome 16p13 loss of heterozygosity in angiomyolipomas and lymph nodes from women with lymphangiomyomatosis. Am J Hum Genet, 1998, 62:810–815.

[8] CARSILLO T, ASTRINIDIS A, HENSKE EP. Mutations in the tuberous sclerosis complex gene TSC2 are a cause of sporadic pulmonary lymphangioleiomyomatosis. Proc Natl Acad Sci U S A, 2000, 97:6085–6090.

[9] CURATOLO P, BOMBARDIERI R, JOZWIAK S. Tuberous sclerosis. Lancet, 2008, 372:657–668.

[10] SILVERSTEEN EF, ELLIS K, WOLFF M, et al. Pulmonary lymphangiomyomatosis. Am J Roentgenol, 1974, 120:832–850.

[11] CORRIN B, LIEBOW AA, FRIEDMAN PJ. Pulmonary lymphangioleiomyomatosis: a review. Am J Pathol, 1975, 79:348–382.

[12] CARRINGTON CB, CUGELL DW, GAENSLER EA, et al. Lymphangioleiomyomatosis. Physiologic-pathologic-radiologic correlations. Am Rev Respir Dis, 1977, 116:977–995.

[13] TAYLOR JR, RYU J, COLBY TV, et al. Lymphangioleiomyomatosis: clinical course in 32 patients. N Engl J Med, 1990, 323:1254–1260.

[14] COHEN MM, POLLOCK-BARZIV S, JOHNSON SR. Emerging clinical picture of lymphangioleiomyomatosis. Thorax, 2005, 60:875–879.

[15] HARKNETT EC, CHANG WY, BYRNES S, et al. Use of variability in national and regional data to estimate the prevalence of lymphangioleiomyomatosis. QJM, 2011, 104:971–979.

[16] ADRIAENSEN ME, SCHAEFER-PROKOP CM, DUYNDAM DA, et al. Radiological evidence of lymphangioleiomyomatosis in female and male patients with tuberous sclerosis complex. Clin Radiol, 2011, 66:625–628.

[17] STEAGALL WK, GLASGOW CG, HATHAWAY OM, et al. Genetic and morphologic determinants of pneumothorax in lymphangioleiomyomatosis. Am J Physiol Lung Cell Mol Physiol, 2007, 293:L800–L808.

[18] AVILA NA, KELLY JA, CHU SC, et al. Lymphangioleiomyomatosis: abdominopelvic CT and US findings. Radiology, 2000, 216:147–153.

[19] ABBOTT GF, ROSADO-DE-CHRISTENSON ML, FRAZIER AA, et al. From the archives of the AFIP: lymphangioleiomyomatosis: radiologic-pathologic correlation. Radiographics, 2005, 25:803–828.

[20] BERGER U, KHAGHANI A, POMERANCE A, et al. Pulmonary lymphangioleiomyomatosis and steroid receptors. Am J Clin Pathol, 1990, 93:609–614.

[21] OHORI NP, YOUSEM SA, SONMEZ-ALPAN E, et al. Estrogen and progesterone receptors in lymphangioleiomyomatosis, epithelioid hemangioendothelioma, and sclerosing hemangioma of the lung. Am J Clin Pathol, 1991, 96:529–535.

[22] LOGGINIDOU H, AO X, RUSSO I, et al. Frequent estrogen and progesterone receptor immunoreactivity in renal angiomyolipomas from women with pulmonary lymphangioleiomyomatosis. Chest, 2000, 117:25–30.

[23] VALENCIA JC, MATSUI K, BONDY C, et al. Distribution and mRNA expression of insulin-like growth factor system in pulmonary lymphangioleiomyomatosis. J Investig Med, 2001, 49:421–433.

[24] VALENCIA JC, PACHECO-RODRIGUEZ G, CARMONA AK, et al. Tissue-specific renin-angiotensin system in pulmonary lymphangioleiomyomatosis. Am J Respir Cell Mol Biol, 2006, 35:40–47.

[25] PACHECO-RODRIGUEZ G, STEAGALL WK, CROOKS DM, et al. TSC2 loss in lymphangioleiomyomatosis cells correlated with expression of CD44v6, a molecular determinant of metastasis. Cancer Res, 2007, 67:10573–10581.

[26] PACHECO-RODRIGUEZ G, KUMAKI F, STEAGALL WK, et al. Chemokine-enhanced chemotaxis of lymphangioleiomyomatosis cells with mutations in the tumor suppressor TSC2 gene. J Immunol, 2009, 182:1270–1277.

[27] IKEDA Y, TAVEIRA-DASILVA AM, PACHECO-RODRIGUEZ G, et al. Erythropoietin-driven proliferation of cells with mutations in the tumor suppressor gene TSC2. Am J Physiol Lung Cell Mol Physiol, 2011, 300:L64–L72.

[28] KNUDSON AG. Hereditary cancer: two hits revisited. J Cancer Res Clin Oncol, 1996, 122:135–140.

[29] CROOKS DM, PACHECO-RODRIGUEZ G, DECASTRO RM, et al. Molecular and genetic analysis of disseminated neoplastic cells in lymphangioleiomyomatosis. Proc Natl Acad Sci USA, 2004,

101:17462–17467.

[30] CAI X, PACHECO-RODRIGUEZ G, FAN QY, et al. Phenotypic characterization of disseminated cells with TSC2 loss of heterozygosity in patients with lymphangioleiomyomatosis. Am J Respir Crit Care Med, 2010, 182:1410–1418.

[31] YU J, ASTRINIDIS A, HENSKE EP. Chromosome 16 loss of heterozygosity in tuberous sclerosis and sporadic lymphangiomyomatosis. Am J Respir Crit Care Med, 2001, 164:1537–1540.

[32] BITTMANN I, ROLF B, AMANN G, et al. Recurrence of lymphangioleiomyomatosis after single lung transplantation, new insights into pathogenesis. Hum Pathol, 2003, 34:95–98.

[33] KARBOWNICZEK M, ASTRINIDIS A, BALSARA BR, et al. Recurrent lymphangioleiomyomatosis after transplantation: genetic analyses reveal a metastatic mechanism. Am J Respir Crit Care Med, 2003, 167:976–982.

[34] MITANI K, KUMASAKA T, TAKEMURA H, et al. Cytologic, immunocytochemical and ultrastructural characterization of lymphangioleiomyomatosis cell clusters in chylous effusions of patients with lymphangioleiomyomatosis. Acta Cytol, 2009, 53:402–409.

[35] HAYASHI T, KUMASAKA T, MITANI K, et al. Prevalence of uterine and adnexal involvement in pulmonary lymphangioleiomyomatosis: a clinicopathologic study of 10 patients. Am J Surg Pathol, 2011, 35:1776–1785.

[36] BRUNELLI A, CATALINI G, FIANCHINI A. Pregnancy exacerbating unsuspected mediastinal lymphangioleiomyomatosis and chylothorax. Int J Gynaecol Obstet, 1996, 52:289–290.

[37] YANO S. Exacerbation of pulmonary lymphangioleiomyomatosis by exogenous oestrogen used for infertility treatment. Thorax, 2002, 57:1085–1086.

[38] HOWE SR, GOTTARDIS MM, EVERITT JI, et al. Estrogen stimulation and tamoxifen inhibition of leiomyoma cell growth in vitro and in vivo. Endocrinology, 1995, 136:4996–5003.

[39] YU J, ASTRINIDIS A, HOWARD S, et al. Estradiol and tamoxifen stimulate LAM-associated angiomyolipoma cell growth and activate both genomic and nongenomic signaling pathways. Am J Physiol Lung Cell Mol Physiol, 2004, 286:L694–L700.

[40] YU JJ, ROBB VA, MORRISON TA, et al. Estrogen promotes the survival and pulmonary metastasis of tuberinnull cells. Proc Natl Acad Sci U S A, 2009, 106:2635–2640.

[41] GLASSBERG MK, ELLIOT SJ, FRITZ J, et al. Activation of the estrogen receptor contributes to the progression of pulmonary lymphangioleiomyomatosis via matrix metalloproteinaseinduced cell invasiveness. J Clin Endocrinol Metab, 2008, 93: 1625–1633.

[42] HENSKE EP, MCCORMACK FX. Lymphangioleiomyomatosis-a wolf in sheep's clothing. J Clin Invest, 2012, 122:3807–3816.

[43] MATSUI K, TAKEDA K, YU Z-X, et al. Role for activation of matrix metalloproteinases in the pathogenesis of pulmonary lymphangioleiomyo-matosis. Arch Pathol Lab Med, 2000, 124:267–275.

[44] KRYMSKAYA VP, SHIPLEY JM. Lymphangioleiomyomatosis: a complex tale of serum response factor-mediated tissue inhibitor of metalloproteinase-3 regulation. Am J Respir Cell Mol Biol, 2003, 28:546–550.

[45] PAPAKONSTANTINOU E, DIONYSSOPOULOS A, ALETRAS AJ, et al. Expression of matrix metalloproteinases and their endogenous tissue inhibitors in skin lesions from patients with tuberous sclerosis. J Am Acad Dermatol, 2004, 51:526–533.

[46] ZHE X, YANG Y, JAKKARAJU S, et al. Tissue inhibitor of metalloproteinase-3 downregulation in lymphangioleiomyomatosis: potential consequence of abnormal serum response factor expression. Am J Respir Cell Mol Biol, 2003, 28:504–511.

[47] ODAJIMA N, BETSUYAKU T, NASUHARA Y, et al. Matrix metalloproteinases in blood from patients with LAM. Respir Med, 2009,

103:124–129.

[48] GONCHAROVA EA, GONCHAROV DA, FEHRENBACH M, et al Prevention of alveolar destruction and airspace enlargement in a mouse model of pulmonary lymphangioleiomyomatosis (LAM). Sci Transl Med, 2012, 4:154ra134.

[49] TAVEIRA-DASILVA AM, STYLIANOU MP, HEDIN CJ, et al. Decline in lung function in patients with lymphangioleiomyomatosis treated with or without progesterone. Chest, 2004, 126:1867–1874.

[50] SOBONYA RE, QUAN SF, FLEISHMAN JS. Pulmonary lymphangioleiomyomatosis: quantitative analysis of lesions producing airflow limitation. Hum Pathol, 1985, 16:1122–1128.

[51] BURGER CD, HYATT RE, STATS BA. Pulmonary mechanics in lymphangioleiomyomatosis. Am Rev Respir Dis, 1991, 143:1030–1033.

[52] CRAUSMAN RS, JENNINGS CA, MORTENSEN RL, et al. Lymphangioleiomyomatosis: the pathophysiology of diminished exercise capacity. Am J Respir Crit Care Med, 1996, 153:1368–1376.

[53] TAVEIRA-DASILVA AM, STYLIANOU MP, HEDIN CJ, et al. Maximal oxygen uptake and severity of disease in lymphangioleiomyomatosis. Am J Respir Crit Care Med, 2003, 168:1427–1431.

[54] BALDI BG, ALBUQUERQUE AL, PIMENTA SP, et al. Exercise performance and dynamic hyperinflation in lymphangioleiomyomatosis. Am J Respir Crit Care Med, 2012, 186:341–348.

[55] TAVEIRA-DASILVA AM, HATHAWAY OM, SACHDEV V, et al. Pulmonary artery pressure in lymphangioleiomyomatosis: an echocardiographic study. Chest, 2007, 132:1573.

[56] AVILA NA, CHEN CC, CHU SC, et al. Pulmonary lymphangioleiomyomatosis: correlation of ventilation-perfusion scintigraphy, chest radiography, and CT with pulmonary function tests. Radiology, 2000, 214:441–446.

[57] AVILA NA, KELLY JA, DWYER AJ, et al. Lymphangioleiomyomatosis: correlation of qualitative and quantitative thin-section CT with pulmonary function tests and assessment of dependence on pleurodesis. Radiology, 2002,123:189–197.

[58] CRAUSMAN RS, LYNCH DA, MORTENSEN RL, et al. Quantitative CT predicts the severity of physiologic dysfunction in patients with lymphangiomyomatosis. Chest, 1996, 109:131–137.

[59] PACIOCCO G, USLENGHI E, BIANCHI A, et al. Diffuse cystic lung diseases. Correlation between radiologic and functional status. Chest, 2004, 125:135–142.

[60] SCHMITHORST VJ, ALTES TA, YOUNG LR, et al. Automated algorithm for quantifying the extent of cystic change on volumetric chest CT: initial results in Lymphangioleiomyomatosis. AJR Am J Roentgenol, 2009, 192:1037–1044.

[61] YAO J, TAVEIRA-DASILVA AM, COLBY TV, MOSS J. CT grading of lung disease in Lymphangioleiomyomatosis. AJR Am J Roentgenol, 2012, 199:787.

[62] AVILA NA, BECHTLE J, DWYER AJ, et al. Lymphangioleiomyomatosis: CT of diurnal variation of lymphangioleiomyomas. Radiology, 2001, 221:415–421.

[63] AVILA NA, DWYER AJ, MOSS J. Imaging features of lymphangioleiomyomatosis: diagnostic pitfalls. AJR Am J Roentgenol, 2011, 196:982–986.

[64] HARARI S, TORRE O, CASSANDRO R, et al. Bronchoscopic diagnosis of Langerhans cell histiocytosis and lymphangioleiomyomatosis. Respir Med, 2012, 106:1286–1292.

[65] MERAJ R, WIKENHEISER-BROKAMP KA, YOUNG LR, et al. Utility of transbronchial lung biopsy in the diagnosis of lymphangioleiomyomatosis. Front Med, 2012, 6:395–405.

[66] JOHNSON SR, CORDIER JF, LAZOR R, et al; Review Panel of the ERS LAM Task Force. European Respiratory Society guidelines for the diagnosis and management of lymphangioleiomyomatosis. Eur

Respir J, 2010, 35:14–26.

[67] SEYAMA K, KUMASAKA T, SOUMA S, et al. Vascular endothelial growth factor-D is increased in serum of patients with lymphangioleiomyomatosis. Lymphat Res Biol, 2006, 4:143–152.

[68] GLASGOW CG, AVILA NA, LIN JP, et al. Serum vascular endothelial growth factor-D levels in patients with lymphangioleiomyomatosis reflect lymphatic involvement. Chest, 2009, 135:1293–1300.

[69] YOUNG LR, VANDYKE R, GULLEMAN PM, et al. Serum vascular endothelial growth factor-D prospectively distinguishes lymphangioleiomyomatosis from other diseases. Chest, 2010, 138:674–681.

[70] CHANG WY, CANE JL, BLAKEY JD, et al. Clinical utility of diagnostic guidelines and putative biomarkers in lymphangioleiomyomatosis. Respir Res, 2012, 13:34.

[71] OPRESCU N, MCCORMACK FX, BYRNES S, et al. Clinical predictors of mortality and cause of death in lymphangioleiomyomatosis: a population-based registry. Lung, 2013, 191:35–42.

[72] JOHNSON SR, TATTERSFIELD AE. Decline in lung function in lymphangioleiomyomatosis: relation to menopause and progesterone treatment. Am J Respir Crit Care Med, 1999, 160:628–633.

[73] KITAICHI M, NISHIMURA K, ITOH H, et al. Pulmonary lymphangiomyomatosis: a report of 46 patients including a clinicopathologic study of prognostic factors. Am J Respir Crit Care Med, 1995, 151:527–533.

[74] MATSUI K, BEASLEY MB, NELSON WK, et al. Prognostic significance of pulmonary lymphangioleiomyomatosis histologic score. Am J Surg Pathol, 2001, 25:479–484.

[75] TAVEIRA-DASILVA AM, HEDIN CJ, STYLIANOU MP, et al. Reversible airflow obstruction, proliferation of abnormal smooth muscle cells and impairment of gas exchange as predictors of outcome in lymphangioleiomyomatosis. Am J Respir Crit Care Med, 2001, 164:1072–1076.

[76] TAVEIRA-DASILVA AM, STEAGALL WK, RABEL A, et al. Reversible airflow obstruction in Lymphangioleiomyomatosis. Chest, 2009, 136:1596–1603.

[77] LAZOR R, VALEYRE D, LACRONIQUE J, et al. Groupe d'Etudes et de Recherche sur les Maladies "Orphelines" Pulmonaires. Low initial KCO predicts rapid FEV1 decline in pulmonary lymphangioleiomyomatosis. Respir Med, 2004, 98:536–541.

[78] HAYASHIDA M, SEYAMA K, INOUE Y, et al.Respiratory Failure Research Group of the Japanese Ministry of Health, Labor, and Welfare. The epidemiology of lymphan-gioleiomyomatosis in Japan: a nationwide cross-sectional study of presenting features and prognostic factors. Respirology, 2007, 12:523–530.

[79] SEYAMA K, KUMASAKA T, KURIHARA M, et al. Lymphangioleiomyomatosis: a disease involving the lymphatic system. Lymphat Res Biol, 2010, 8:21–31.

[80] KUMASAKA T, SEYAMA K, MITANI K, et al. Lymphangiogenesis in lymphangioleiomyomatosis. Its implication in the progression of lymphangioleiomyomatosis. Am J Surg Pathol, 2004, 28:1007–1016.

[81] ELIASSON AH, PHILLIPS YY, TENHOLDER MF. Treatment of lymphangioleiomyomatosis:a meta-analysis. Chest, 1989, 96:1352–1355.

[82] HARARI S, CASSANDRO R, CHIODINI J, et al. Effect of a gonadotrophin-releasing hormone analogue on lung function in lymph-angioleiomyomatosis. Chest, 2007, 133:448–454.

[83] BALDI BG, MEDEIROS JUNIOR P, PIMENTA SP, et al. Evolution of pulmonary function after treatment with goserelin in patients with lymphangioleiomyomatosis. J Bras Pneumol, 2011, 37:375–379.

[84] ROSNER M, HANNEDER M, SIEGEL N, et al. The tuberous sclerosis gene products hamartin and tuberin are multifunctional proteins with a wide spectrum of interacting partners. Mutat Res, 2008, 658:234–246.

[85] SENGUPTA S, PETERSON TR, SABATINI DM. Regulation of the mTOR complex 1 pathway by nutrients, growth factors, and stress. Mol Cell, 2012, 40:310–322.

[86] SARBASSOV DD, ALI SM, KIM DH, et al. Rictor, a novel binding partner of mTOR, defines a rapamycin-insensitive and raptor-independent pathway that regulates the cystoskeleton. Curr Biol, 2004, 14:1296–1302.

[87] HUNG J, MANNING BD. A complex interplay between Akt, TSC2 and the mTOR complexes. Biochem Soc Trans, 2009, 37:217–222.

[88] KRYMSKAYA VP, GONCHAROVA EA. PI3 K/mTORC1 activation in hamartoma syndromes, therapeutic prospects. Cell Cycle, 2009, 8:403–413.

[89] SARBASSOV DD, ALI SM, SENGUPTA S, et al. Prolonged rapamycin treatment inhibits mTORC2 assembly and Akt/PKB. Mol Cell, 2006, 22:159–168.

[90] ZENG Z, SARBASSOV DD, SAMUDIO IJ, et al. Rapamycin derivatives reduce mTORC2 signaling and inhibit Akt activation in AML. Blood, 2007, 109:3509–3512.

[91] KENERSON H, DUNDON TA, YEUNG RS. Effects of rapamycin in the Eker rat model of tuberous sclerosis complex. Pediatr Res, 2005, 57:67–75.

[92] LEE L, SUDENTAS P, DONOHUE B, et al. Efficacy of a rapamycin analog (CCI-779) and IFN-gamma in tuberous sclerosis mouse models. Genes Chromosomes Cancer, 2005, 42:213–227.

[93] BISSLER JJ, MCCORMACK FX, YOUNG LR, et al. Sirolimus for angiomyolipoma in tuberous sclerosis complex or lymphangioleiomyomatosis. N Engl J Med, 2008, 358:140–151.

[94] DAVIES DM, DE VRIES PJ, JOHNSON SR, et al. Sirolimus therapy for angiomyolipoma in tuberous sclerosis and sporadic lymphangioleiomyomatosis: a phase 2 trial. Clin Cancer Res, 2011, 17:4071–4081.

[95] DABORA SL, FRANZ DN, ASHWAL S, et al. Multicenter phase 2 trial of sirolimus for tuberous sclerosis: kidney angiomyolipomas and other tumors regress and VEGF- D levels decrease. PLoS One, 2011, 6(9):e23379.

[96] BISSLER JJ, KINGSWOOD JC, RADZIKOWSKA E, et al. Everolimus for angiomyolipoma associated with tuberous sclerosis complex or sporadic lymphangioleiomyomatosis (EXIST-2): a multicentre, randomised, double-blind, placebo-controlled trial. Lancet, 2013, 381(9869):817–824.

[97] KRUEGER DA, CARE MM, HOLLAND K, et al. Everolimus for subependymal giant-cell astrocytomas in tuberous sclerosis. N Engl J Med, 2010, 363:1801–1811.

[98] FRANZ DN, BELOUSOVA E, SPARAGANA S, et al. Efficacy and safety of everolimus for subependymal giant cell astrocytomas associated with tuberous sclerosis complex (EXIST-1): a multicentre, randomised, placebo-controlled phase 3 trial. Lancet, 2013, 381(9861):125–132.

[99] MCCORMACK FX, INOUE Y, MOSS J, et al; National Institutes of Health Rare Lung Diseases Consortium; MILES Trial Group. Efficacy and safety of sirolimus in lymphangioleiomyomatosis. N Engl J Med, 2011, 364:1595–1606.

[100] TAVEIRA-DASILVA AM, HATHAWAY O, STYLIANOU M, MOSS J. Changes in lung function and chylous effusions in patients with lymphangioleiomyomatosis treated with sirolimus. Ann Intern Med, 2011, 154:797–805.

[101] NEUROHR C, HOFFMANN AL, HUPPMANN P, et al. Is sirolimus a therapeutic option for patients with progressive pulmonary lymphangioleiomyomatosis? Respir Res, 2011, 12:66.

[102] CHANG WY, CLEMENTS D, JOHNSON SR. Effect of doxycycline on proliferation, MMP production, and adhesion in LAM-related cells. Am J Physiol Lung Cell Mol Physiol, 2010, 299:L393–L400.

[103] MOIR LM, NG HY, PONIRIS MH, et al. Doxycycline inhibits matrix metalloproteinase-2 secretion from tsc2-null mouse embryonic fibroblasts and lymphangioleiomyomatosis cells. Br J Pharmacol, 2011, 164:83–92.

[104] MOSES MA, HARPER J, FOLKMAN J. Doxycycline treatment for lymphangioleiomyomatosis with urinary monitoring for MMPs. N Engl J Med, 2006, 324:2621–2622.

[105] PIMENTA SP, BALDI BG, ACENCIO MM, et al. Doxycycline use in patients with lymphangioleiomyomatosis, safety and efficacy in metalloproteinase blockade. J Bras Pneumol, 2011, 37:424–430.

[105A] Chang WY, Cane JL, KUMARAN M, et al. A 2-year randomised placebo-controlled trial of doxycycline for lymphangioleiomyomatosis. Eur Respir J, 2014, 43:1114–23.

[106] GONCHAROVA EA, GONCHAROV DA, LI H, et al. MTORC2 is required for proliferation and survival of TSC2-null cells. Mol Cell Biol, 2011, 31:2484–2498.

[107] FINLAY GA, MALHOWSKI AJ, LIU Y, et al. Selective inhibition of growth of tuberous sclerosis complex 2 null cells by atorvastatin is associated with impaired Rheb and Rho GTPase function and reduced mTOR/S6 kinase activity. Cancer Res, 2007, 67:9878–9886.

[108] FINLAY GA, MALHOWSKI AJ, POLIZZI K, et al. Renal and liver tumors in Tsc2+/- mice, a model of tuberous sclerosis complex, do not respond to treatment with atorvastatin, a 3-hydroxy-3-methylglutaryl coenzyme A reductase inhibitor. Mol Cancer Ther, 2009, 8:1799–1807.

[109] EL-CHEMALY S, TAVEIRA-DASILVA AM, STYLIANOU MP, et al. Statins in lymphangioleiomyomatosis, A word of caution. Eur Respir J, 2009, 34:513–514.

[110] YANG ZJ, CHEE CE, HUANG S, et al. The role of autophagy in cancer. Mol Cancer Ther, 2011, 10:1533–1541.

[111] PATTINGRE S, ESPERT L, BIARD-PIECHACZYK M, et al. Regulation of autophagy by mTOR and Beclin 1 complexes. Biochimie, 2008, 90:313–323.

[112] MIZUSHIMA N. The role of the Atg1/ULK1 complex in autophagy regulation. Curr Opin Cell Biol, 2010, 22:132–139.

[113] TAKEUCHI H, KONDO Y, FUJIWARA K, et al. Synergistic augmentation of rapamycin-induced autophagy in malignant glioma cells by phosphatidylinositol 3-kinase/protein kinase B inhibitors. Cancer Res, 2005, 65:3336–3346.

[114] YU J, PARKHITKO AA, HENSKE EP. Mammalian target of rapamycin signaling and autophagy: roles in lymphangioleiomyomatosis therapy. Proc Am Thorac Soc, 2010, 7:48–53.

[115] PARKHITKO A, MYACHINA F, MORRISON TA, et al. Tumorigenesis in tuberous sclerosis complex is autophagy and p62/sequestosome 1 (SQSTM1)-dependent. Proc Natl Acad Sci U S A, 2011, 108:12455–12460.

[116] ALMOOSA KF, RYU JH, MENDEZ J, et al. Management of pneumothorax in lymphangioleiomyomatosis: effects on recurrence and lung transplantation complications. Chest, 2006, 29:1274–1281.

[117] TAVEIRA-DASILVA AM, BURSTEIN D, HATHAWAY OM, et al. Pneumothorax after air travel in Lymphangioleiomyomatosis, idiopathic pulmonary fibrosis, and sarcoidosis. Chest, 2009, 136:665–670.

[118] JAISWAL VR, BAIRD J, FLEMING J, et al. Localized retroperitoneal lymphangioleiomyomatosis mimicking malignancy. A case report and review of the literature. Arch Pathol Lab Med, 2003, 127:879–882.

[119] WONG YY, YEUNG TK, CHU WC. Atypical presentation of lymphangioleiomyomatosis as acute abdomen, CT diagnosis. AJR Am J Roentgenol, 2009, 181:284–285.

[120] LU H-C, WANG J, TSANG Y-K, et al. Lymphangioleiomyomatosis initially presenting with abdominal pain. A case report. Clin Imaging,

2003, 27:166–170.

[121] RYU JH, DOERR CH, FISHER SD, et al. Chylothorax in lymphangioleiomyomatosis. Chest, 2003, 123:623–627.

[122] KIMURA M, MORIKAWA T, TAKEUCHI K, et al. Lymphangioleiomyomatosis with chylous ascites treatment successfully by peritoneovenous shunting. Nihon Kyobu Shikkan Gakkai Zasshi, 1996, 34:557–562.

[123] MAKINO Y, SHIMANUKI Y, FUJIWARA N, et al. Peritoneovenous shunting for intractable chylous ascites complicated with lymphangioleiomyomatosis. Intern Med, 2008, 47:281–285.

[124] MIKROULIS D, DIDILIS V, BITZIKAS G, et al. Octreotide in the treatment of chylothorax. Chest, 2002, 121:2079–2080.

[125] MAKRILAKIS K, PAVLATOS S, GIANNIKOPOULOS G, et al. Successful octreotide treatment of chylous pleural effusion and lymphedema in the yellow nail syndrome. Ann Intern Med, 2004, 141:246–247.

[126] PIHA-PAUL SA, HONG DS, KURZROCK R. Response of lymphangioleiomyomatosis to a mammalian target of rapamycin inhibitor (temsirolimus)-based treatment. J Clin Oncol, 2011, 29:e333–e335.

[127] BISSLER JJ, KINGSWOOD JC. Renal angiomyolipomata. Kidney Int, 2004, 66:924–934.

[128] WILLIAMS JM, RACADIO JM, JOHNSON ND, et al. Embolization of renal angiomyolipomata in patients with tuberous sclerosis complex. Am J Kidney Dis, 2006, 47:95–102.

[129] WONG IY, SHORTLIFFE LD. The management of renal angiomyolipomas in a patient with tuberous sclerosis. Nat Clin Pract Urol, 2009, 6:168.

[130] SOORIAKUMARAN P, GIBBS P, COUGHLIN G, et al. Angiomyolipomata: challenges, solutions, and future prospects based on over 100 cases treated. BJU Int, 2009, 105:101–106.

[131] COHEN MM, FREYER AM, JOHNSON SR. Pregnancy experiences among women with lymphangioleiomyomatosis. Respir Med, 2009, 103:766–772.

[132] FUJIMOTO M, OHARA N, SASAKI H, et al. Pregnancy complicated with pulmonary lymphangioleiomyomatosis: case report. Clin Exp Obstet Gynecol, 2005, 32:199–200.

[133] PECHET TT, MEYERS BF, GUTHRIE TJ, et al. Lung transplantation for lymphangioleiomyomatosis. J Heart Lung Transplant, 2004, 23:301–308.

[134] KPODONU J, MASSAD MG, CHAER RA, et al. The US experience with lung transplantation for pulmonary lymphangioleiomyomatosis. J Heart Lung Transplant, 2005, 24:1247–1253.

[135] MAURER JR, RYU J, BECK G, et al; National Heart, Lung, and Blood Institute LAM Registry Study Group. Lung transplantation in the management of patients with lymphangioleiomyomatosis: baseline data from the NHLBI LAM Registry. J Heart Lung Transplant, 2007, 26:1293–1299.

[136] BENDEN C, REA F, BEHR J, et al. Lung transplantation for lymphangioleiomyomatosis: the European experience. J Heart Lung Transplant, 2009, 28:1–7.

[137] DWYER JM, HICKIE JB, GARVAN J. Pulmonary tuberous sclerosis. Report of three patients and a review of the literature. Q J Med, 1971, 40:115–125.

[138] SHEPHERD CW, GOMEZ MR, LIE JT, et al. Causes of death in patients with tuberous sclerosis. Mayo Clin Proc, 1991, 66:792–796.

[139] CASTRO M, SHEPHERD CW, GOMEZ MR, et al. Pulmonary tuberous sclerosis. Chest, 1995, 107:189–195.

[140] HANCOCK E, TOMKINS S, SAMPSON J, et al. Lymphangioleiomyomatosis and tuberous sclerosis. Respir Med, 2002, 96:7–13.

[141] COSTELLO LC, HARTMAN TE, RYU JH. High frequency of pulmonary lymphangioleiomyomatosis in women with tuberous

sclerosis complex. Mayo Clin Proc, 2000, 75:591–594.

[142] MOSS J, AVILA N, BARNES PM, et al. Prevalence and clinical characteristics of lymphangioleiomyomatosis (LAM) in patients with tuberous sclerosis complex. Am J Respir Crit Care Med, 2001, 163:669–671.

[143] FRANZ DN, BRODY A, MEYER C, et al. Mutational and radiographic analysis of pulmonary disease consistent with lymphangioleiomyomatosis and micronodular pneumocyte hyperplasia in women with tuberous sclerosis. Am J Respir Crit Care Med, 2001, 164:661–668.

[144] RYU JH, SYKES AM, LEE AS, et al. Cystic lung disease is not uncommon in men with tuberous sclerosis complex. Respir Med, 2012, 106:1586–1590.

[145] AVILA NA, DWYER AJ, RABEL A, et al. Sporadic lymphangioleiomyomatosis and tuberous sclerosis complex with lymphangioleiomyomatosis, comparison of CT features. Radiology, 2007, 242:277-285.

[146] AVILA NA, DWYER AJ, RABEL A, et al. CT of sclerotic bone lesions: imaging features differentiating tuberous sclerosis complex with lymphangioleiomyomatosis from sporadic lymphan-gioleiomymatosis. Radiology, 2010, 254:851–857.

第 63 章

良性转移性平滑肌瘤

Gustavo Pacheco-Rodriguez

Angelo M. Taveira-DaSilva

Joel Moss

良性转移性平滑肌瘤(benign metastasizing leiomyoma,BML)是发生在女性中的一种罕见疾病,以非侵袭性、边界清楚的肿瘤为特征,由分化成熟的平滑肌细胞组成,位于子宫以外的其他部位。肺部和淋巴结是该病最常累及的部位,除此以外 BML 还可发生在纵隔、腹膜后、血管、骨、心脏、骨骼肌及软组织。肺 BML 与子宫肌瘤相关,主要发生在已接受子宫肌瘤剔除术或子宫切除术的患者中。

关于 BML 的报道最早是在 1939 年,描述了一位 36 岁女性患者,以呼吸困难及喘息为主要表现,X 线胸片提示肺内多发结节影,尸体解剖显示淋巴结、子宫和肺部存在形态学一致的平滑肌细胞结节,因此被称为"转移性子宫纤维平滑肌瘤"。随后该命名被废弃,由于该病的转移性特征故而改称为 BML。

BML 肺结节病理上类似于错构瘤(最常见的肺部良性肿瘤)、低级别平滑肌肉瘤和平滑肌细胞增生性结节。肺 BML 通常无临床症状,主要表现为肺部单发或多发的大小不同的结节。该肿瘤并不侵犯邻近组织。然而,由于其发病机制和潜在的转移能力,BML 的诊断和治疗均具有一定难度。

流行病学

肺 BML 的发生率和患病率目前尚不明确。目前文献报道有 100 多例 BML 患者,其中仅有少数研究报道了 1 例以上。BML 是一种罕见的疾病,主要发生在曾接受过子宫肌瘤手术治疗的绝经前女性。然而,无手术史的女性患者发生肺 BML 也有报道。平滑肌瘤包括肺 BML 主要发生在女性,但在少许情况下也可发生在男性及儿童中。与子宫肌瘤更常见于非洲裔美国女性不同,BML 的发生无种族或民族发病倾向。全球多个国家均有关于 BML 的报道,其中包括但不限于美国、葡萄牙、巴西、中国、印度、韩国、日本及土耳其。

临床表现

大多数肺 BML 患者是在由于其他原因进行影像学检查时偶然发现(图 63-1)。BML 结节主要发生在绝经前女性,为单侧或双侧无特异性叶段分布特点的肿瘤。有许多种不同类型的子宫肿瘤(如平滑肌瘤、恶性潜能未确定的平滑肌肿瘤、平滑肌肉瘤、其他平滑肌肿瘤、子宫内膜基质瘤)与 BML 的诊断相关。BML 可出现呼吸系统症状,主要包括咳嗽、喘息、呼吸困难和胸痛。肺 BML 结节可发生在接受子宫肌瘤剔除术或子宫切除术后数月至 30 余年的女性患者。

能是子宫平滑肌细胞或其他非子宫部位的细胞转移到肺所致。40%的平滑肌瘤或肌瘤存在特定的染色体异常。子宫平滑肌瘤由细胞外基质中富含胶原成分的平滑肌细胞组成。然而肺BML结节却没有高含量的细胞外基质。平滑肌瘤含有丰富的雌激素和孕酮受体,这些受体在结合其配体时导致细胞增殖。此外,平滑肌瘤还含有大量参与雌激素合成的芳香化酶。肺、淋巴结、肌肉组织、心脏、血管结构、腹膜后和壁层胸膜中平滑肌瘤的存在提示该病为转移性病变。子宫平滑肌瘤病无肺部转移倾向,但是BML可侵犯子宫血管,这一现象也支持转移模型。相似的X染色体(人类雄激素受体)失活模式提示BML细胞具有单一的来源,也就是子宫。

■ 肺平滑肌细胞增殖

在原发性平滑肌瘤中,BML结节可能来源于增殖的肺平滑肌细胞。然而与BML不同的是,原发性肺平滑肌瘤的病理切片缺乏对雌激素和黄体酮受体的免疫反应性。

■ 多部位同时独立发展的平滑肌瘤

在某些病例中已经发现了多发性BML肿瘤,它们可能是独立发生的,也可能是通过转移出现的。由于目前尚未确定初始突变,因此突变可能在不同的部位独立发生。目前尚无可用的研究BML的实验模型。有趣的是,N-亚硝基化合物可促进肺、生殖器官和乳腺肿瘤的形成。事实上,对小鼠长期应用N6-(甲基亚硝基)腺苷〔N6-(Methylnitroso)adenosine,m6(NO)Ado〕可导致肺和生殖系统肿瘤的发生。这些发现支持了致癌过程可以促进BML的观点。

BML细胞转移性播散似乎是目前最为公认的肺BML发生机制。BML细胞可通过淋巴管、血液播散、体腔化生和腹腔种植的方式进行转移。BML病灶病理切片中泌乳素的存在,提示这些蛋白可能在细胞转化、细胞凋亡和生长调控、转移过程中细胞黏附、肿瘤侵袭调控等方面发挥重要作用。分子学研究认为BML肺部转移是由于BML细胞的固有特性所导致的,而并不单纯是外科手术的不良反应。

肺部生理学

很少有研究对BML患者进行肺功能评估。有一项研究对一例患者进行了10年以上的随访,获得了一系列肺功能随访结果。这名患者的肺功能最初表现为肺活量和肺总量(TLC)的降低,而不伴有气流阻塞

或弥散功能障碍(图63-3)。随着疾病进展,患者出现了弥散功能障碍,这可能与肺容积的下降相关。抗雌激素治疗后,患者的肺活量和TLC有所上升。这个病例的病理生理特征与间质性肺病一致。

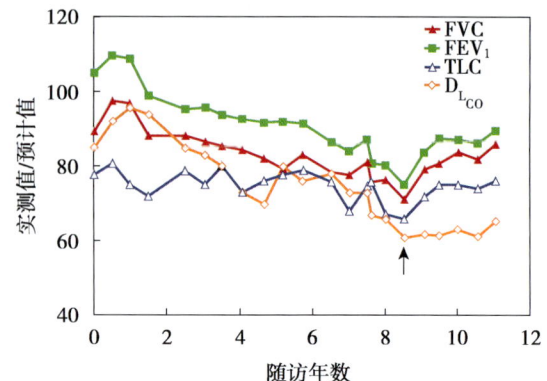

图63-3 醋酸亮丙瑞林(leuprolide acetate)治疗前后肺功能变化:治疗前对这名患者随访了8.5年,治疗后随访了2年余。呼吸参数如用力肺活量(FVC)、第1秒用力呼气容积(FEV₁)、肺总量(TLC)、一氧化碳弥散量(D$_{L_{CO}}$)在治疗前均下降,而在亮丙瑞林治疗后有所好转。获授权引自:Taveira-DaSilva AM,Alford CE,Levens ED,et al. Favorable response to antigonadal therapy for a benign metastasizing leiomyoma. Obstet Gynecol,2012,119(2 Pt 2):438-442.

影像学表现

BML结节可通过X线胸片、CT、PET、MRI确定。BML结节边界清楚。双肺BML结节比单侧更常见。肺BML偶尔可表现为囊性肺破坏。BML氟脱氧葡萄糖(FDG)正电子发射摄取为阴性,可以用来与其他肿瘤相区分。BML以及腺瘤、支气管肺泡癌、类癌、低级别淋巴瘤等肿瘤均有较低的糖酵解活性。然而,平滑肌肉瘤具有较高的糖酵解活性,且可与BML合并存在,因此可通过^{18}F-FDP-PET检查将其与BML相区分。CT和MRI还可用于检测腹膜后及盆腔的BML病灶。妇科检查可轻易识别出平滑肌瘤。超声检查可确定子宫肌瘤的大小和位置。由于大多数情况下肺部结节是通过X线检查偶然发现,因此对于子宫肌瘤的女性患者推荐常规进行胸部X线检查。

诊断

BML应与感染性疾病及转移瘤相鉴别。BML通常是无症状的,但有时也可能出现肺部相关症状。诊断需结合相应病史以及活检和/或手术切除标本病理

检查。CT引导下、经支气管或开胸肺活检可用于确定诊断。尽管大多数肺BML患者无症状，但是也有部分患者出现呼吸困难、咳嗽、喘息、胸痛、乳糜胸、气胸表现。年轻BML患者更容易出现呼吸系统症状。其他部位如子宫、心脏、淋巴结BML通常无特异性临床表现。子宫平滑肌瘤症状主要包括子宫异常出血、盆腔压迫或疼痛以及生殖功能障碍。有报道显示上述症状有些可出现在肌瘤剥除术或子宫切除术前诊断BML的患者中。BML患者无肿瘤标志物水平异常，如癌胚抗原（carcinoembryonic antigen, CEA）、糖抗原19-9[carbohydrate antigen 19-9 或 cancer antigen 19-9 或 sialylated Lewis(a)antigen, CA19-9]、癌抗原15-3（carcinoma antigen 15-3, CA15-3）、癌抗原125（cancer antigen-125, CA-125）、细胞角蛋白19片段（cytokeratin 19 fragment, CyFRA21-1）、神经元特异性烯醇化酶（neuronspecific enolase, NSE）、甲胎蛋白（alpha-fetoprotein, AFP）、高糖基化hCG（hyperglycosylated hCG, HCG-β）、β_2微球蛋白（beta-2-microglobulin, β_2-MG）。

BML的鉴别诊断包括原发性肺平滑肌瘤、原发性肺平滑肌肉瘤、子宫外来源的转移性平滑肌瘤病、肺错构瘤、淋巴管肌瘤病（lymphangioleiomyomatosis, LAM）。根据受累部位可将BML划分为静脉内平滑肌瘤病和播散性BML。BML肺结节主要与平滑肌瘤有关。肺错构瘤与其他肿瘤相关，并能表达黑色素蛋白Pmel17。高级别平滑肌肉瘤可能累及肺部。平滑肌肉瘤平均复发时间为19个月，低级别平滑肌肉瘤患者有16%出现肺转移，而在高级别患者中有70%出现肺转移。低级别平滑肌肉瘤不表达孕酮和雌激素受体，这点可与BML相鉴别。BML患者出现腹膜病灶时，容易与腹膜播散性平滑肌瘤病相混淆。缓慢生长的BML可能被误诊为其他潜在原因引起的肺部结节，例如感染性疾病（真菌、寄生虫、结核）、转移癌、良性肿瘤（如软骨错构瘤、错构瘤、BML）、淀粉样变、黏液栓塞、多发动静脉畸形、石蜡瘤、浆细胞肉芽肿、类风湿结节、结节病、硅沉着病（硅肺）。

预后

BML患者预后良好。虽然大多数表现为发生于子宫肌瘤切除术或子宫切除术后的多发肺肿瘤，但也有少数病例报告在子宫切除术前出现BML结节。只有零星报道显示BML可导致死亡。与BML合并的其他癌症可能影响预后。

治疗

BML目前尚无标准治疗方案。治疗包括切除肿瘤和控制激素水平。肺内结节在绝经期和怀孕期间可消退，提示雌激素在BML中扮演了重要角色。因此BML的治疗方法可借鉴子宫肌瘤的治疗方案，包括子宫切除术、肌瘤剥除术、宫颈扩张、子宫动脉栓塞和子宫内膜消融以及清宫术。

有报道显示卵巢切除术可改善患者的肺功能，并使肺内结节消退。另一种治疗方案为抗雌激素治疗。促性腺激素释放激素（gonadotropin-releasing hormone, GnRH）类似物（如醋酸亮丙瑞林）已用于降低雌激素水平。其他药物包括选择性雌激素受体调节剂（selective estrogen receptor modulators, SERMs）如雷洛昔芬（raloxifene）。芳香化酶抑制剂如阿那曲唑（anastrozole）已被证实治疗有效。孕酮治疗也被证明是有效的。然而，有部分BML患者对孕酮和芳香化酶抑制剂治疗无效。子宫肌瘤的治疗也包括联合应用GnRH类似物和芳香化酶抑制剂。BML的治疗包括单药或联合用药，如醋酸亮丙瑞林（leuprolide acetate）、来曲唑（letrazole）、醋酸亮丙瑞林联合芳香化酶抑制剂，以及抗孕激素（CDB-2914）。有些病例使用了全腹子宫切除术及双侧输卵管、卵巢切除术（total abdominal hysterectomy with bilateral salpingo-oophorectomy, TAH/BSO）联合药物治疗。尽管双侧卵巢切除术是最常使用的治疗方法，然而在部分BML病例中单侧卵巢切除术也被证实是有效的。抗雌激素治疗过程中应注意骨质疏松的发生。由于BML生长缓慢，因此在患者出现症状之前可先不给予治疗。

致谢

本研究得到美国国立卫生研究院、国家心脏、肺和血液研究所的校内研究计划的支持。

王　芳　译

李　冉　审校

参考文献

[1] PITTS S, OBERSTEIN EM, GLASSBERG MK. Benign metastasizing leiomyoma and lymphangioleiomyomatosis: sex-specific diseases? Clin Chest Med, 2004, 25(2):343-360.

[2] PATTON KT, CHENG L, PAPAVERO V, et al. Benign metastasizing leiomyoma: clonality, telomere length and clinicopathologic analysis. Mod Pathol, 2006, 19(1):130-140.

[3] AWONUGA AO, SHAVELL VI, IMUDIA AN, et al. Pathogenesis

of benign metastasizing leiomyoma: a review. Obstet Gynecol Surv, 2010, 65(3):189–195.

[4] JAUTZKE G, MULLER-RUCHHOLTZ E, THALMANN U. Immunohistological detection of estrogen and progesterone receptors in multiple and well differentiated leiomyomatous lung tumors in women with uterine leiomyomas (so-called benign metastasizing leiomyomas). A report on 5 cases. Pathol Res Pract, 1996, 192(3):215–223.

[5] BAKALIANOU K, IAVAZZO C, SALAKOS N, et al. Leiomyomatosis with multiple extrauterine pulmonary sites: an unusual case report. Clin Exp Obstet Gynecol, 2008, 35(1):86–88.

[6] SAPMAZ F, ERGIN M, KATRANCIOGLU O, et al. Benign metasta sizing leiomyoma. Lung, 2008, 186(4): 271–273.

[7] OGAWA M, HARA M, OZAWA Y, et al. Benign metastasizing leiomyoma of the lung with malignant transformation mimicking mediastinal tumor. Clin Imaging, 2011, 35(5):401–404.

[8] CHO KR, WOODRUFF JD, EPSTEIN JI. Leiomyoma of the uterus with multiple extrauterine smooth muscle tumors: a case report suggesting multifocal origin. Hum Pathol, 1989, 20(1):80–83.

[9] LIM SY, PARK JC, BAE JG, et al. Pulmonary and retroperitoneal benign metastasizing leiomyoma. Clin Exp Reprod Med, 2011, 38(3):174–177.

[10] ARIF S, GANESAN R, SPOONER D. Intravascular leiomyomatosis and benign metastasizing leiomyoma: an unusual case. Int J Gynecol Cancer, 2006, 16(3):1448–1450.

[11] KANG MW, KANG SK, YU JH, et al. Benign metastasizing leiomyoma: metastasis to rib and vertebra. Ann Thorac Surg, 2011, 91(3): 924–926.

[12] TAKEMURA G, TAKATSU Y, KAITANI K, et al. Metastasizing uterine leiomyoma. A case with cardiac and pulmonary metastasis. Pathol Res Pract, 1996, 192(6):622–629; discussion 630–633.

[13] JO JH, LEE JH, KIM DC, et al. A case of benign metastasizing leiomyoma with multiple metastasis to the soft tissue, skele-tal muscle, lung and breast. Korean J Intern Med, 2006, 21(3):199–201.

[14] AHMAD SZ, ANUPAMA R, VIJAYKUMAR DK. Benign metastasizing leiomyoma – case report and review of literature. Eur J Obstet Gynecol Reprod Biol, 2011, 159(1):240–241.

[15] STEINER PE. Metastasizing fibroleiomyoma of the uterus: Report of a case and review of the literature. Am J Pathol, 1939, 15(1): 89–110.7.

[16] GAL AA, BROOKS JS, PIETRA GG. Leiomyomatous neoplasms of the lung: a clinical, histologic, and immunohistochemical study. Mod Pathol, 1989, 2(3):209–216.

[17] WOLFF M, SILVA F, KAYE G. Pulmonary metastases (with admixed epithelial elements) from smooth muscle neoplasms. Report of nine cases, including three males. Am J Surg Pathol, 1979, 3(4):325–342.

[18] ABELL MR, LITTLER ER. Benign metastasizing uterine leiomyoma. Multiple lymph nodal metastases. Cancer, 1975, 36(6): 2206–2213.

[19] TAVEIRA-DASILVA AM, ALFORD CE, LEVENS ED, et al. Favorable response to antigonadal therapy for a benign metastasizing leiomyoma. Obstet Gynecol, 2012, 119(2 Pt 2):438–442.

[20] MARTIN E. Leiomyomatous lung lesions: a proposed classification. AJR Am J Roentgenol, 1983, 141(2):269–272.

[21] KJERULFF KH, GUZINSKI GM, LANGENBERG PW, et al. Hysterectomy and race. Obstet Gynecol, 1993, 82(5):757–764.

[22] LEWIS EI, CHASON RJ, DECHERNEY AH, et al. Novel hormone treatment of benign metastasizing leiomyoma: an analysis of five cases and literature review. Fertil Steril, 2013, 99(7):2017–2024.

[23] SILVA I, TOME V, OLIVEIRA J. Benign metastasising leiomyoma: a progressive disease despite chemical and surgical castration. BMJ Case Rep, 2012, 2012.

[24] BENETTI-PINTO CL, SOARES PM, PETTA CA, et al. Pulmonary benign metastasizing leiomyoma: a report of 2 cases with different outcomes. J Reprod Med, 2006, 51(9):715–718.

[25] FU Y, LI H, TIAN B, et al. Pulmonary benign metastasizing leiomyoma: a case report and review of the literature. World J Surg Oncol, 2012, 10(1):268.

[26] IZUMIYAMA N, MIKI H, SAITO Y, et al. [A case of benign metastasizing leiomyoma medicating for 14 years]. Nihon Kokyuki Gakkai Zasshi, 2011, 49(4):271–276.

[27] LEFEBVRE R, NAWAR T, FORTIN R, et al. Leiomyoma of the uterus with bilateral pulmonary metastases. Can Med Assoc J, 1971, 105(5):501–503.

[28] RAO AV, WILSON J, SYLVESTER K. Pulmonary benign metastasizing leiomyoma following hysterectomy: a clinicopathologic correlation. J Thorac Oncol, 2008, 3(6):674–676.

[29] BANNER AS, CARRINGTON CB, EMORY WB, et al. Efficacy of oophorectomy in lymphangioleiomyomatosis and benign metastasizing leiomyoma. N Engl J Med, 1981, 305(4):204–209.

[30] KWON YI, KIM TH, SOHN JW, et al. Benign pulmonary metastasizing leiomvomatosis: case report and a review of the literature. Korean J Intern Med, 2006, 21(3): 173–177.

[31] KAYSER K, ZINK S, SCHNEIDER T, et al. Benign metastasizing leiomyoma of the uterus: documentation of clinical, immunohistochemical and lectin-histochemical data of ten cases. Virchows Arch, 2000, 437(3):284–292.

[32] BORCZUK AC. Benign tumors and tumorlike conditions of the lung. Arch Pathol Lab Med, 2008, 132(7):1133–1148.

[33] AL-NAFUSSI A. Uterine smooth-muscle tumours: practical approach to diagnosis. Curr Diagn Pathol, 2004, 10:140–156.

[34] FOLPE AL, KWIATKOWSKI DJ. Perivascular epithelioid cell neoplasms: pathology and pathogenesis. Hum Pathol, 2010, 41(1): 1–15.

[35] HUANG PC, CHEN JT, CHIA-MAN C, et al. Benign metastasizing leiomyoma of the lung: a case report. J Formos Med Assoc, 2000, 99(12):948–951.

[36] YAMAZAKI K. CD10- and CD34-positive periglandular stromal cells in pulmonary benign metastasizing leiomyoma with metaplastic adenomyomatous glands: an ultrastructural and immunohistochemical study. Virchows Arch, 2005, 446(3):270–277.

[37] KISHORE R, RICHARDS AP, EVANS N. Benign metastasizing leiomyoma. Clin Radiol Extra, 2004, 59:29–31.

[38] HANAHAN D, WEINBERG RA. The hallmarks of cancer. Cell, 2000, 100 (1):57–70.

[39] HANAHAN D, WEINBERG RA. Hallmarks of cancer: the next generation. Cell, 2011, 144(5):646–674.

[40] GAROFALO M, QUINTAVALLE C, ROMANO G, et al. miR221/222 in cancer: their role in tumor progression and response to therapy. Curr Mol Med, 2012, 12(1):27–33.

[41] NUOVO GJ, SCHMITTGEN TD. Benign metastasizing leiomyoma of the lung: clinicopathologic, immunohistochemical, and microRNA analyses. Diagn Mol Pathol, 2008, 17(3):145–150.

[42] TIETZE L, GUNTHER K, HORBE A, et al. Benign metastasizing leiomyoma: a cytogenetically balanced but clonal disease. Hum Pathol, 2000, 31(1):126–128.

[43] ARMANIOS M, BLACKBURN EH. The telomere syndromes. Nat Rev Genet, 2012, 13(10):693–704.

[44] CALADO RT, YOUNG NS. Telomere diseases. N Engl J Med, 2009, 361 (24):2353–2365.

[45] NUCCI MR, DRAPKIN R, DAL CIN P, et al. Distinctive cytogenetic profile in benign metastasizing leiomyoma: pathogenetic implications. Am J Surg Pathol, 2007, 31(5): 737–743.

[46] BOWEN JM, CATES JM, KASH S, et al. Genomic imbalances in

benign metastasizing leiomyoma: characterization by con-ventional karyotypic, fluorescence in situ hybridization, and whole genome SNP array analysis. Cancer Genet, 2012, 205(5):249–254.

[47] HODGE JC, MORTON CC. Genetic heterogeneity among uterine leiomyomata: insights into malignant progression. Hum Mol Genet, 2007, 16(Spec No 1):R7–R13.

[48] STEWART EA. Uterine fibroids. Lancet, 2001, 357(9252):293–298.

[49] SANDBERG AA. Updates on the cytogenetics and molecular genetics of bone and soft tissue tumors: leiomyoma. Cancer Genet Cytogenet, 2005, 158(1):1–26.

[50] NAITO M, KOBAYASHI T, YOSHIDA M, et al. Solitary pulmonary nodule of benign metastasizing leiomyoma associated with primary lung cancer: a case report. J Med Case Rep, 2011, 5:500.

[51] CARNEVALE V, ROMAGNOLI E, REMOTTI D, et al. Pulmonary lymphangioleiomyoma in a patient with multiple endocrine neoplasia type I. J Endocrinol Invest, 1997, 20(5):282–285.

[52] POSLIGUA L, SILVA EG, DEAVERS MT, et al. Low-grade smooth muscle tumors of the primary and the secondary mullerian system: a proposed concept of multicentricity. Int J Gynecol Pathol, 2012, 31(6):547–555.

[53] REGE AS, SNYDER JA, SCOTT WJ. Benign metastasizing leiomyoma: a rare cause of multiple pulmonary nodules. Ann Thorac Surg, 2012, 93(6):e149–e151.

[54] BRANDON DD, ERICKSON TE, KEENAN EJ, et al. Estrogen receptor gene expression in human uterine leiomyomata. J Clin Endocrinol Metab, 1995, 80(6):1876–1881.

[55] BRANDON DD, BETHEA CL, STRAWN EY, et al. Progesterone receptor messenger ribonucleic acid and protein are overexpressed in human uterine leiomyomas. Am J Obstet Gynecol, 1993, 169(1):78–85.

[56] FOLKERD EJ, NEWTON CJ, DAVIDSON K, et al. Aromatase activity in uterine leiomyomata. J Steroid Biochem, 1984, 20(5):1195–1200.

[57] SIMPSON ER, CLYNE C, RUBIN G, et al. Aromatase–a brief overview. Annu Rev Physiol, 2002, 64:93–127.

[58] BUDDE RB, JR, YANKURA JA. Leiomyomatosis with a solitary pleural metastasis. Clin Imaging, 1989, 13(3):228–230.

[59] CLEMENT PB, YOUNG RH, SCULLY RE. Intravenous leiomyomatosis of the uterus. A clinicopathological analysis of 16 cases with unusual histologic features. Am J Surg Pathol, 1988, 12(12): 932–945.

[60] ESTEBAN JM, ALLEN WM, SCHAERF RH. Benign metastasizing leiomyoma of the uterus: histologic and immunohistochemical characterization of primary and metastatic lesions. Arch Pathol Lab Med, 1999, 123(10):960–962.

[61] CAVAZZA A, ROSSI G, PACI M, et al. [Primary leiomyoma of the lung, with clear-cell features and admixed alveolar spaces: description of a case presenting with pneumothorax]. Pathologica, 2003, 95(2):108–114.

[62] ANDERSON LM, GINER-SOROLLA A, GREENBAUM JH, et al. Induction of reprodu-ctive system tumors in mice by N6-(methylnitroso)-adeno-sine and a tumorigenic effect of its combined precursors. Int J Cancer, 1979, 24(3):319–322.

[63] LIU FT, RABINOVICH GA. Galectins as modulators of tumour progression. Nat Rev Cancer, 2005, 5(1):29–41.

[64] RIVERA JA, CHRISTOPOULOS S, SMALL D, et al. Hormonal manipulation of benign metastasizing leiomyomas: report of two cases and review of the literature. J Clin Endocrinol Metab, 2004,

89(7):3183–3188.

[65] LIN X, FAN W, LANG P, et al. Benign metastasizing leiomyoma identified using 18 F-FDG PET/CT. Int J Gynaecol Obstet, 2010, 110(2):154–156.

[66] PARK BK, KIM SH, MOON MH. Benign metastasizing leiomyoma involving multiple sites: CT and MR findings. Eur J Radiol Extra, 2003, 48:19–22.

[67] VAN VOORHIS B. A 41-year-old woman with menorrhagia, anemia, and fibroids: review of treatment of uterine fibroids. JAMA, 2009, 301(1):82–93.

[68] ALLEN MS. Multiple benign lung tumors. Semin Thorac Cardiovasc Surg, 2003, 15(3):310–314.

[69] ABRAMSON S, GILKESON RC, GOLDSTEIN JD, et al. Benign metastasizing leiomyoma: clinical, imaging, and pathologic correlation. AJR Am J Roentgenol, 2001, 176(6):1409–1413.

[70] ABE Y, SHIOYA S, OHSHIKA Y, et al. [Clinicopathological study of pulmonary hamartoma with special reference to 6 patients who also had another tumor]. Nihon Kyobu Shik-kan Gakkai Zasshi, 1996, 34(12):1354–1358.

[71] ARAI T, YASUDA Y, TAKAYA T, et al. Natural decrease of benign metastasizing leiomyoma. Chest, 2000, 117(3):921–922.

[72] ABU-RUSTUM NR, CURTIN JP, BURT M, et al. Regression of uterine low-grade smooth-muscle tumors metastatic to the lung after oophorectomy. Obstet Gynecol, 1997, 89(5 Pt 2): 850–852.

[73] NI Y, SHI G, WAN H, et al. Pulmonary benign metastasizing leiomyoma: case report and review of the literature. Clin Exp Obstet Gynecol, 2012, 39(2):249–251.

[74] AWONUGA AO, ROTAS M, IMUDIA AN, et al. Recurrent benign metastasizing leiomyoma after hysterectomy and bilateral salpingo-oophorectomy. Arch Gynecol Obstet, 2008, 278(4):373–376.

[75] EVANS AJ, WILTSHAW E, KOCHANOWSKI SJ, et al. Metastasizing leiomyoma of the uterus and hormonal manipulations. Case report. Br J Obstet Gynaecol, 1986, 93(6):646–648.

[76] UCHIDA T, TOKUMARU T, KOJIMA H, et al. A case of multiple leiomyomatous lesions of the lung: an analysis of flow cytometry and hormone receptors. Surg Today, 1992, 22(3):265–268.

[77] HAGUE WM, ABDULWAHID NA, JACOBS HS, et al. Use of LHRH analogue to obtain reversible castration in a patient with benign metastasizing leiomyoma. Br J Obstet Gynaecol, 1986, 93(5): 455–460.

[78] RIGGS BL, HARTMANN LC. Selective estrogen-receptor modulators – mechanisms of action and application to clinical practice. N Engl J Med, 2003, 348(7):618–629.

[79] MOTEGI M, TAKAYANAGI N, SANDO Y, et al. [A case of so-called benign metastasizing leiomyoma responsive to progesterone]. Nihon Kyobu Shikkan Gakkai Zasshi, 1993, 31(7):890–895.

[80] BECK MM, BISWAS B, D'SOUZA A, et al. Benign metastasising leiomyoma after hysterectomy and bilateral salpingo-oophorectomy. Hong Kong Med J, 2012, 18(2):153–155.

[81] LONDERO AP, PEREGO P, MANGIONI C, et al. Locally relapsed and metastatic uterine leiomyoma: a case report. J Med Case Rep, 2008, 2:308.

[82] ABRAMSON S, GILKESON RC. Multiple pulmonary nodules in an asymptomatic patient. Chest, 1999, 116(1):245–247.

[83] MARTINEZ AM, CHASON RJ, DECHERNEY AH, et al. Medical treatment of benign metastasizing leiomyoma: a case series. Fertil Steril, 2010, 94(4):S220.

第 64 章

肺沉积性疾病

Robert J. Homer

前言

内源性组织成分或外源性物质可在机体几乎任何部位出现大量沉积,造成正常结构破坏及功能损害。内源性物质沉积在肺部或气道可引起多种疾病(表 64-1)。由于累及部位不同(即肺实质或气道),疾病的临床表现也各具差异。本章涉及其中一部分临床疾病,包括淀粉样变性、弥漫性肺钙化、肺泡微石症、弥漫性肺泡出血(diffuse alveolar hemorrhage,DAH)综合征、特发性肺含铁血黄素沉积症。其他疾病在本书其他部分讨论。

表 64-1　肺沉积性疾病

生物学物质	疾病
间质沉积	
淀粉样物质	淀粉样变性
水	间质水肿
钙	转移性钙化
肺泡沉积	
表面活性物质	肺泡蛋白沉积症
水	肺泡性肺水肿
钙	肺泡微石症
血和含铁血黄素	肺泡出血综合征

淀粉样变性

淀粉样变性的特点及各种形式的肺淀粉样变性表述如下。

■ 淀粉样物质的性质

淀粉样变性指的是淀粉样物质在细胞外的沉积。淀粉样物质是一种不可溶解的纤维状蛋白质,具有特征性的光学、超微结构及组化特性(图 64-1)。电子显微镜下显示淀粉样物质中 95% 的成分为具有独特周期性的纤维状成分,而 5% 为五边环状的糖蛋白成分,

不同形式的淀粉样物质的物理和化学特性完全相同,这是由于它们均来源于一种可溶的血浆蛋白——可溶性淀粉样 P 蛋白(soluble amyloid P protein,SAP)。淀粉样物质还包括各种形式的黏多糖和特定的载脂蛋白(E 和 J)。针对淀粉样物质的 X 射线衍射研究显示这些纤维被排列在一个 β-折叠结构之中。该结构使刚果红染色后的淀粉样物质在偏振光下显示为苹果绿色。淀粉样物质沉积在组织中可造成实质细胞萎缩(如肾小球),干扰机械功能(如心脏和肺),或损伤血管收缩功能进而导致出血(如肺和胃肠道)。其他组织损伤机制可能还包括对组织的直接毒性作用。

尽管淀粉样物质的主要纤维状成分可由 27 种前体蛋白中的任何一种衍生而来,但是其中仅有少部分常见于系统性疾病,包括免疫球蛋白轻链、血清淀粉样蛋白相关(serum amyloid-associated,SAA)蛋白(急性时相反应蛋白中的一种)、甲状腺素转运蛋白(transthyretin,TTR;一种结合并转运甲状腺素和视黄醇的前白蛋白)和 β_2 微球蛋白。淀粉样蛋白纤维的命名是根据纤维蛋白的化学性质而确定的,具体来讲就是由淀粉样物质的首字母 A 及其前体蛋白的缩写作为后缀而组成。因此,上述淀粉样变性分别被称为 AL、AA、ATTR 和 $A\beta_2M$。与淀粉样变性有关的另一种疾病是轻链沉积病(light-chain deposition disease,LCDD),该病的组织沉积物也是源于免疫球蛋白轻链,在光学显微镜下与淀粉样物质类似,但在电子显微镜下表现为颗粒样沉积,并且刚果红染色阴性。轻链的生化特点似乎决定了沉积物的性质。

AL 淀粉样变性的发生通常与 B 细胞或浆细胞肿瘤性克隆增殖相关,这些细胞会产生单克隆免疫球蛋白或免疫球蛋白碎片(即单克隆丙种球蛋白病)。这些肿瘤克隆可能临床表现为多发性骨髓瘤或淋巴瘤(通常为淋巴浆细胞性淋巴瘤),也可能临床表现不明显(既往被称为原发性淀粉样变性),导致骨髓浆细胞增多。这些蛋白质大多数来源于 λ 轻链,可以是完整的轻链或其氨基末端片段。淀粉样物质相关(amyloid-associated,AA)淀粉样变性(既往被称为继发性淀粉样变性)与血清急性时相反应物的长期增加有关。以前主要见于慢性感染性疾病的患者(如肺结核、麻风病和慢性骨髓炎),但现在更多见于非感染性慢性炎性疾病(如类风湿关节炎、家族性地中海热、克罗恩病和海洛因滥用而导致的"皮肤爆裂")。TTR 沉积见于家族性淀粉样多神经病和老年系统性淀粉样变性(ATTR

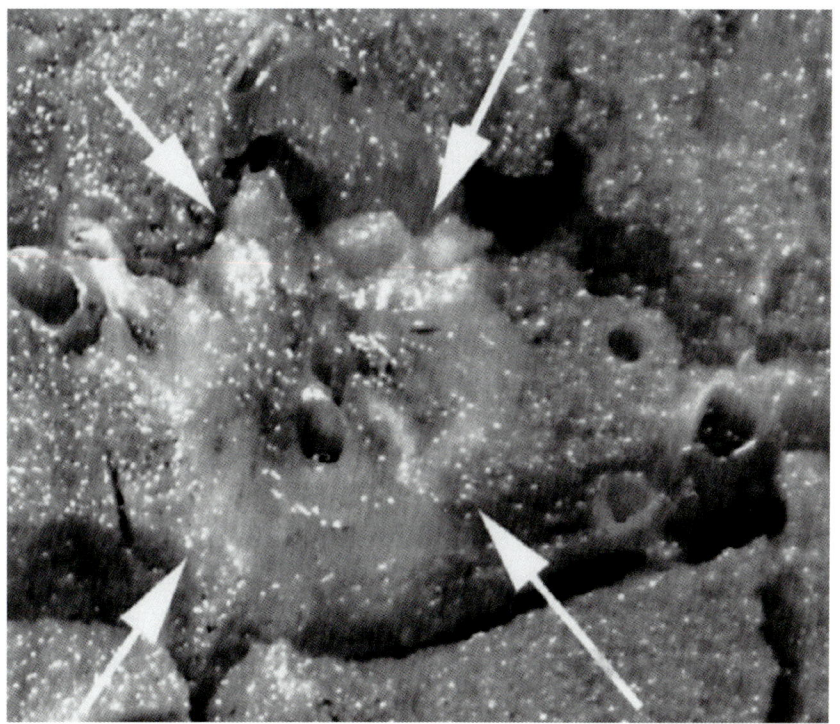

A

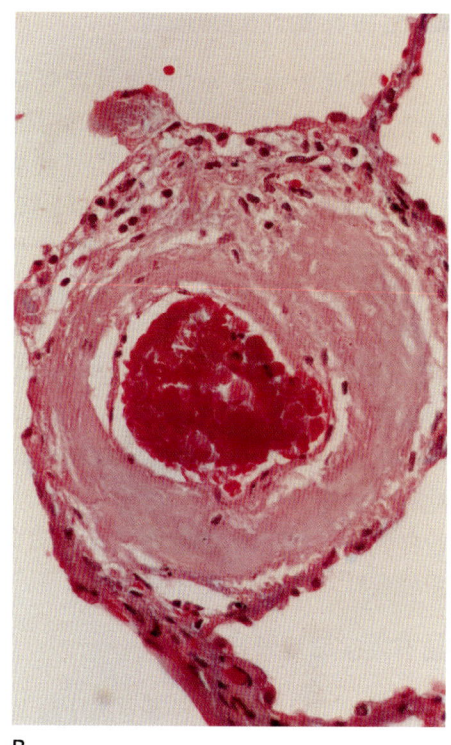

B

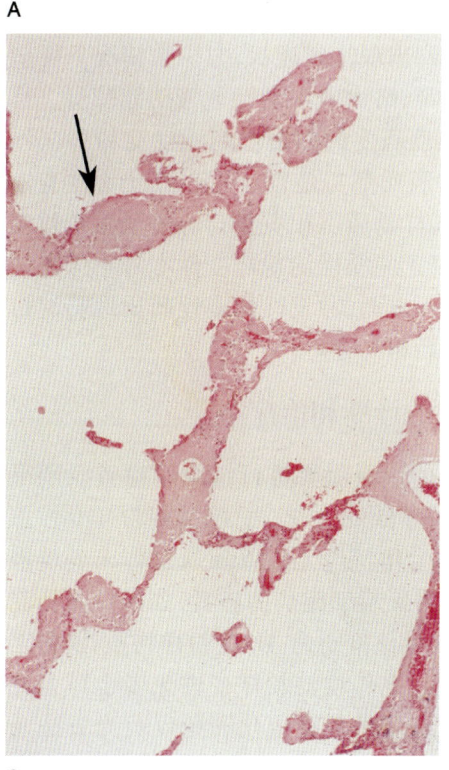

C

图 64-1　淀粉样沉积物。A. 淀粉样瘤。肺剖面上白色箭头所指的是淀粉样结节特有的稠密蜡样病变。此为尸体解剖偶然发现。(图片获费城宾夕法尼亚大学附属医院病理和检验医学科 Leslie A. Litzky 博士授权使用)。B. 肺小静脉管壁可见典型的无定形淀粉样物质沉积。沉积物在刚果红染色后进行偏振光检测可见绿色双折射现象，证实该沉积物为淀粉样物质 (H&E 染色，×700)。C. 肺泡间隔的无定形淀粉样物质。箭头指示肺泡间隔增厚 (H&E 染色，×420)。

淀粉样变性）。β₂ 微球蛋白沉积（Aβ₂M 淀粉样变性）见于慢性肾衰竭透析患者。

■ 淀粉样变性的肺损害

区分系统性疾病的继发性呼吸道受累和局限性肺受累是非常重要的，后者比前者少得多。气管支气管淀粉样物质沉积和肺实质结节状淀粉样物质沉积（淀粉样瘤）（图 64-1A）的发生多为孤立性疾病，而弥漫性间质沉积更常见于系统性淀粉样变性。除肺本身受累以外，淀粉样变性还可能导致呼吸道任何部位出现症状，或由于其他器官沉积而出现继发表现。例如，沉积在舌部导致舌体肥大继而引发阻塞性睡眠呼吸暂停。胸膜和心脏病变均可产生顽固性胸腔积液。横膈沉积可导致呼吸衰竭。肺动脉高压为罕见并发症。绝大部分肺淀粉样变性可分类为气管支气管淀粉样变性、结节实质型淀粉样变性和弥漫性间质性淀粉样变性。

结节性实质淀粉样变性

孤立淀粉样结节（淀粉样瘤）常无症状，在行放射线检查时偶然发现（图 64-1）。多发淀粉样结节可伴有咳嗽、呼吸困难或咯血。这些结节无特征性表现，偶可出现钙化或空洞样改变。通常在手术切除后方可做出淀粉样结节的诊断。偶尔可通过经支气管镜肺活检或经皮针吸活检做出诊断。然而，手术切除单发或多发结节可能是明智的，因为在极少数情况下淀粉样沉积可发生在肺部肿瘤内（原发性肿瘤如非典型类癌，或转移瘤如甲状腺髓样癌）。对于淀粉样物质生化分析（见下文）的进步可能影响临床决策，但这在文献中尚未被广泛讨论。

结节实质型淀粉样变性最常出现在 AL 淀粉样变性中。组织学上淀粉样物质的沉积常伴有包含浆细胞、巨噬细胞和多核巨细胞在内的强烈炎症反应。有趣的是，当对其中的浆细胞进行克隆分析时，这些浆细胞多为多克隆而非单克隆。由此可见这些炎症细胞可能是对淀粉样物质产生的局部反应，而不是淀粉样物质轻链前体的来源。在少数案例中，结节状淀粉样变性伴有组织学明确的低级别肺淋巴瘤。AA 淀粉样变性的罕见病例也有报道。不伴有系统性或肿瘤性疾病的结节实质型淀粉样变性临床预后一般良好。

气管支气管淀粉样变性

淀粉样物质在气管支气管树沉积可形成斑块或肿瘤样肿块。斑块样表现更为常见，多呈弥漫和多灶状分布，为淀粉样物质在黏膜下沉积的表现。弥漫受累或近端气道受累通常是有症状的，表现为咳嗽、喘鸣或咯血。少见情况下淀粉样物质在气管支气管树沉积形成孤立肿块，类似支气管内肿瘤，出现支气管阻塞或出血表现。与实质结节型淀粉样变性相似，沉积在气管支气管树的淀粉样物质通常来源于轻链，并伴有局部反应。此外，与结节型淀粉样变性类似，此型淀粉样变性也很少伴随系统性疾病。两种类型的气道内病灶通过支气管镜检查都很容易明确。然而，对任何部位的淀粉样沉积进行活检均有出血风险，气道也不例外。尽管对局限性的肿瘤样肿块可进行切除或密切观察，但更弥漫的病变需通过激光消融、支架植入或放疗进行治疗。近端气道受累患者病死率较高，而中远端气道受累患者通常预后良好。

弥漫性间质性淀粉样变性

肺实质广泛弥漫性间质性淀粉样变性在 X 线胸片上可表现为网状结节影或粟粒样改变。淀粉样物质可沉积在肺泡间隔、小血管壁或两者均受累（图 64-1B、C）。此种类型肺损伤多发生在系统性淀粉样变性的患者中，其淀粉样物质可来源于免疫球蛋白轻链或 AA 蛋白。肺间质继发性受累引起的淀粉样物质沉积很少能严重到出现临床症状，但少数情况下可造成进行性呼吸困难、咯血或限制性通气功能障碍。目前认为合并系统性病变的弥漫性间质性淀粉样变性患者的发病率和病死率与是否合并心脏淀粉样变性相关，而组织淀粉样物质沉积负荷与心脏受累密切相关，这可能也解释了间质性淀粉样变性本身临床意义不大的原因。另一方面，原发性弥漫性间质性肺淀粉样变性被认为预后相对更差。

■ 淀粉样变性的诊断和治疗

淀粉样变性的诊断需要进行组织学检查及刚果红染色和/或电子显微镜检查。系统性淀粉样变性患者淀粉样纤维的生化特性无法单独通过临床表现推测。即使对于已明确浆细胞病的患者，如果检测到淀粉样物质，仍不能就此推断为 AL 淀粉样物质，这是因为有很多家族性或老年性淀粉样变性患者也可合并浆细胞病。曾经有多种免疫组化和免疫荧光方法及基因检测手段被应用于该疾病的诊断，但这些方法均需要冰冻组织，这在技术上难度较大并且无法确保能得出结论。最近，改良的免疫组化和生化技术已出现并可应用于甲醛溶液（福尔马林）固定的石蜡包埋组织标本。已发布数据显示这些方法具有很好的准确性并且可用于多种临床情况，但目前尚无在单纯肺部疾病患者中应用的报道。

尽管本章没有对该病的治疗进行深入讨论，但需要注意的是对于系统疾病的治疗完全取决于淀粉样蛋白的类型。通过引入大剂量激素和美法仑联合造血干细胞移植的骨髓瘤治疗方案，系统性 AL 淀粉样变性的治疗已取得长足进展。其他新型药物也显示出不错的前景，如沙利度胺及其相关化合物，以及以浆细胞为作用靶点的硼替佐米。与此相反，AA 淀粉样变性的治疗主要集中于潜在的炎症性疾病，但目前也包括一些小分子抑制剂。小分子抑制剂也可用于治疗甲状腺素转运蛋白沉积（amyloidosis due to deposition of transthyretin，ATTR）所致的老年系统性淀粉样变性。在一些遗传性淀粉样变性中，小分子抑制剂或器官移植（肝脏、心脏）也在探索中。这些方案对于肺部局限性疾病的治疗价值目前尚不清楚，这是由于局限性疾病更多采用消融治疗，如支架、放疗、激光治疗、切除和其他局部治疗方案。目前尚无应用新型系统性治疗方案来治疗肺部局限性疾病的报道。

弥漫性肺钙化

多种机制可造成肺实质钙化。营养不良性钙化是指钙盐（通常是羟磷灰石结晶）在坏死组织中的沉积，如结核或结节病愈合的肉芽肿内。其他情况还有如肺动脉高压、其他感染后状态或尘肺病。这种类型的钙化通常为局限性的，其特征性的影像学表现有时可有助于诊断。除了基础疾病之外这种钙化几乎没有任何临床意义。

转移性钙化是指钙盐（通常为无定形钙盐）在正常组织的沉积（图 64-2）。这种类型钙化的发生伴随一些钙盐代谢紊乱性疾病，如原发性甲状旁腺功能亢进、慢性肾衰竭导致的继发性甲状旁腺功能亢进、维

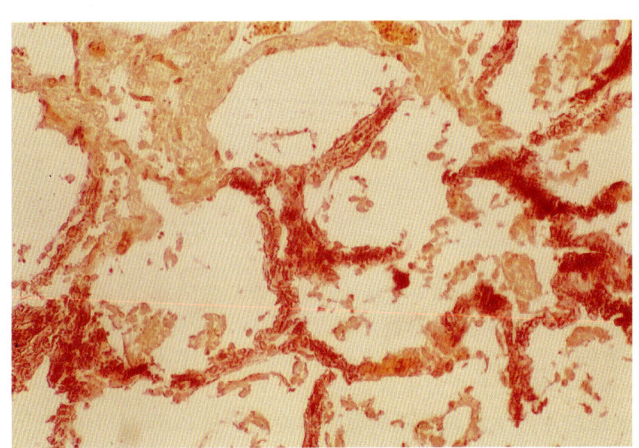

图 64-2　一名肾透析患者肺泡间隔的转移性钙化。显微镜下见钙盐在肺泡间隔内形成暗红色沉积物（茜素红，×280）。

生素 D 过多症、乳碱综合征（milk-alkali 综合征）、结节病，以及多发性骨髓瘤或转移癌导致的骨转化增加。

尽管转移性钙化可发生在几乎机体任何组织，但是其最常发生的部位是肺、肾、胃（酸碱度较高的组织）以及血管壁。肺部转移性钙化通常影响肺泡间隔、细支气管壁和肺血管壁，有时局限在弹力纤维组织。

弥漫性肺钙化的临床表现并不常见，通常发生在慢性肾衰竭患者，尤其长期血液透析的患者。转移性钙化在影像学上常表现为弥漫性间质浸润，有时伴有细小结节。少数情况下可融合成片状实变影，出现类似肺炎的表现。尽管通常可在常规 X 线胸片上明显看出钙化的表现，然而胸部 CT 在发现间质沉积和判断其是否钙化方面敏感性更高。除此以外，CT 扫描还可显示胸壁血管的钙化，进一步提示钙化为肺实质异常的原因。浸润影是否钙化可进一步通过 ^{99m}Tc 核素扫描识别。

只有少数情况下患者出现呼吸困难或低氧血症，肺功能检查通常不会出现限制性通气功能障碍。慢性肾衰竭或高钙血症患者出现不明原因的呼吸困难而 X 线胸片表现正常时，需考虑高分辨率 CT（HRCT）或锝核素扫描。罕见情况下，患者可能进展至呼吸衰竭，尽管转移性钙化的死因通常为心脏疾病。

弥漫性肺钙化的病因机制目前尚不明确。尽管有些患者可出现甲状旁腺激素水平升高或磷酸钙溶解度显著升高，然而在没有上述情况的患者中也可出现弥漫性钙化。对可能为早期病变的小病灶进行超微结构观察发现钙盐选择性沉积在弹力纤维，提示其可能为病变的最初起源。与肺泡微石症不同的是，细胞外基质小泡似乎并未受累。

肺泡微石症

肺泡微石症（pulmonary alveolar microlithiasis，PAM）是一种罕见的常染色体隐性疾病，以肺泡内球形钙化结石（被称为钙石、钙球体或微石）聚积而不伴有任何已知钙代谢紊乱为特征。患者常无临床症状，但 X 线胸片表现异常（图 64-3）。尽管患者通常在三四十岁时出现症状，然而任何年龄的患者均可出现临床表现。X 线胸片和/或 HRCT 发现肺野广泛分布的砂状微结节具有诊断意义。这种影像学表现是由于肺泡腔内充满了无数微小钙化球所致。支气管肺泡灌洗或活检可对该疾病做出确定诊断，尽管上述检查手段通常并不是必需的。活检显示钙化小球充满肺泡腔（图 64-3）。

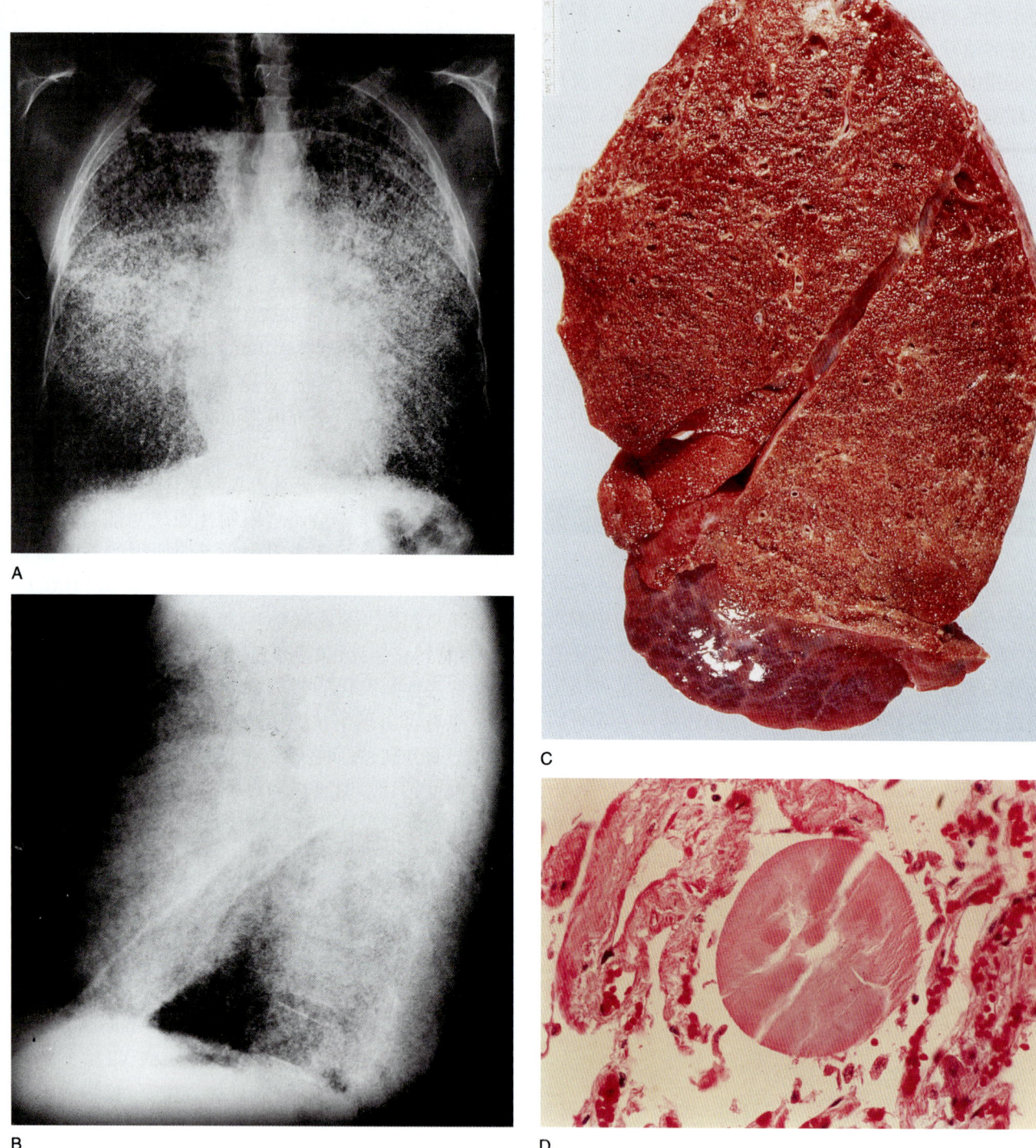

图 64-3　一名 46 岁男性因肺部疾病以外的其他疾病住院检查发现肺泡微石症。病史包括活动后轻度呼吸困难，以及曾于
1947、1950 及 1952 年罹患"肺炎"。临床检查显示严重的限制性通气功能障碍、肺动脉高压以及肺心病。最终通过肺活检
得出确定诊断。A 和 B. 胸部正侧位 X 线片显示双肺弥漫分布无数细小钙化结节。双侧透亮的细线状影为钙化肺实质和
胸壁之间的正常胸膜。肺尖可见肺气肿样大疱表现。C. 由一位接受肺移植的原发性肺泡微石症患者病变肺脏的剖面。
图中可以看到与 X 线胸片相对应的细小结节。（图片获费城宾夕法尼亚大学附属医院病理和检验医学科 Leslie A. Litzky
博士授权使用）D. 显微镜下显示肺泡腔内典型的钙化球体（H&E 染色，×1 120）。

尽管肺泡微石症被发现时通常无症状,然而患者多逐渐进展至终末期肺病,但进展速度差异很大。当进展至终末期肺病时,患者多表现为限制性通气功能障碍或运动诱导的肺动脉高压。目前该病尚无有效治疗手段,但少数患者已成功实施肺移植。

该病是由于 Ⅱ b 型磷酸钠协同转运蛋白(SLC34A2)基因突变所致。表面活性成分磷脂代谢以后,释放出磷酸盐,通过转运蛋白将过多的磷酸盐从肺泡腔内清除。当转运蛋白缺失时,肺泡腔内磷酸盐水平升高,进而形成微石。这一过程在肺部最为明显,然而其他器官也可能受累。微石的累积可通过占位效应以及诱导肺纤维化形成最终导致肺活量下降。

肺泡出血综合征

肺出血通常起因于支气管内的疾病(肿瘤、支气管扩张症、支气管炎)。然而,部分患者的出血部位在肺泡水平,称为弥漫性肺泡出血综合征(DAH)。临床症状包括咳嗽、发热、呼吸困难及呼吸衰竭。咯血也很常见,但不是所有 DAH 患者均会出现咯血表现,即使是在严重 DAH 患者中。在咯血不明显的患者中,当出现血红蛋白水平下降时,应考虑到 DAH 的可能。DAH 患者支气管肺泡灌洗液呈血性,且多次灌洗时血性程度逐步加深,这一特点与支气管内疾病不同,支气管内疾病时支气管肺泡灌洗液血性程度逐步变浅。对 DAH 患者进行支气管肺泡灌洗检查还有助于除外感染。

免疫性损伤[免疫复合物、抗中性粒细胞胞质抗体(ANCA)、抗肾小球基底膜抗体、抗磷脂抗体]或非免疫性疾病均可破坏肺泡壁,进而导致 DAH 的发生。通过病理学检查是否存在微血管炎可对上述两种病因进行初步鉴别(图 64-4 和表 64-2)。微血管炎以肺泡壁炎症细胞浸润伴肺泡壁和血管壁纤维素样坏死为特点,浸润的炎症细胞通常为中性粒细胞,有时为嗜酸性粒细胞或单核细胞。然而,由于缺乏支撑结构,肺泡坏死可导致肺泡壁迅速破坏,因此肺泡壁纤维素样坏死通常难以发现。为了与单纯的中性粒细胞聚集相鉴别,诊断微血管炎需要有中性粒细胞凋亡(细胞固缩和核碎裂)的证据。与感染性疾病鉴别的要点在于肺泡内极少有炎症细胞的募集。由于肺活检手术本身可以导致出血,因此肺出血的病理诊断要求存在含铁血黄素巨噬细胞或噬红细胞的证据。如果上述证据缺乏,需使用临床标准做出 DAH 的诊断。

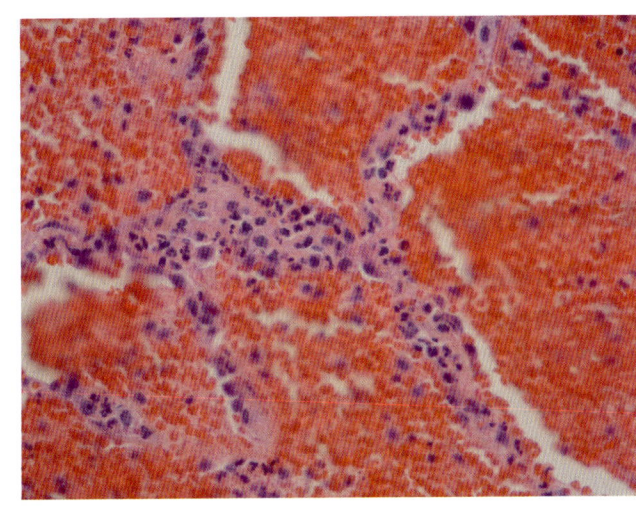

图 64-4　微血管炎所致肺出血。图中可见肺泡间隔中性粒细胞浸润(图中央位置)和肺泡腔内血液及纤维蛋白成分(H&E 染色,×100)。

表 64-2　弥漫性肺泡出血的病因

不伴肺部微血管炎的弥漫性肺泡出血

有毒物质,如三金属酸酐、可卡因吸入

二尖瓣狭窄

严重凝血功能障碍,如医源性、肾衰竭、血小板减少症

非特异性炎症,如弥漫性肺泡损伤、肺坏疽、心内膜炎

肿瘤/错构瘤,如血管肉瘤、淋巴管平滑肌瘤病、结节性硬化

肺血管疾病,如肺静脉闭塞症、毛细血管瘤病

特发性肺含铁血黄素沉着症

伴肺部微血管炎的弥漫性肺泡出血

ANCA 相关血管炎,如肉芽肿性多血管炎(原称韦格纳肉芽肿)、显微镜下多血管炎、变应性肉芽肿性血管炎(CSS)

免疫复合物相关血管病,如白塞综合征、过敏性紫癜(Henoch-Schönlein 紫癜)、系统性红斑狼疮、类风湿关节炎、混合性结缔组织病、多肌炎

孤立的寡免疫肺微血管炎

伴或不伴微血管炎的弥漫性肺泡出血

肺出血肾炎综合征[又称古德帕斯丘综合征(Goodpasture syndrome)]

系统性红斑狼疮

原发或继发抗磷脂综合征

药物诱发的肺出血

非免疫性损伤导致 DAH 的机制很多,主要包括弥漫性肺泡损伤、毒素吸入、凝血功能障碍、二尖瓣疾病,以及其他多种病因(表 64-2)。尽管微血管炎的存在与否有助于鉴别是否存在非免疫性因素,然而在这

有极少数患者存在孤立的肺微血管炎,而不具有系统性疾病的血清学或临床证据。这些患者使用免疫抑制治疗同样有效,但容易复发。

抗磷脂抗体相关肺泡出血

血清中存在抗磷脂膜抗体[抗磷脂综合征(antiphospholipid syndrome,APS)]的患者表现为高凝状态,临床上可出现周围动脉和静脉血栓形成、孕妇流产和血小板减少症。肺部受累主要包括肺血栓栓塞、肺动脉高压、弥漫性肺泡损伤或在罕见情况下出现DAH。合并DAH的患者可出现发热、呼吸困难和X线胸片弥漫肺渗出影。APS肺泡出血与伴或不伴免疫复合物沉积的肺泡微血管炎以及肺部微血管血栓形成相关。同时并存的血栓形成和出血使治疗变得复杂。

抗磷脂抗体最早是在系统性红斑狼疮(SLE)患者中发现的,由于该类抗体可延长某些凝血相关指标,因此起初被称为狼疮抗凝物。APS也可发生在非SLE患者中。由于SLE出现肺出血的机制有很多种(见下文),因此抗磷脂抗体在SLE肺出血中起了多大的作用目前尚不清楚。单纯APS肺泡出血的患者使用糖皮质激素治疗,有时可联合应用环磷酰胺治疗,一般预后良好。

胶原血管病和免疫复合物相关肺出血

DAH还可作为罕见的并发症出现在某些结缔组织病患者中,其中最常见的是SLE,另外类风湿关节炎、进行性系统性硬化症以及混合性结缔组织病也可发生DAH。尤其在SLE中,还应注意其他原因如感染、尿毒症、凝血功能障碍等导致肺泡出血可能。除外上述原因后,肺泡出血有时可伴有微血管炎、间质性肺病、或肺泡间隔免疫复合物沉积的免疫荧光或超微表现。然而,这些表现并不一定与SLE的肺出血相关。早期诊断和应用激素及细胞毒药物治疗可获得良好的预后,尽管复发并不少见。

药物诱导的肺出血

多种药物用于治疗或发生滥用时会出现血管炎。其临床表现可从单纯轻度皮肤病变到严重多器官受累的系统性病变,通常都是由于小血管炎所致。部分药物可诱发ANCA相关性血管炎。丙硫氧嘧啶、青霉胺D、别嘌醇、苯妥英以及米诺环素均可通过诱发ANCA相关性血管炎导致DAH发生。药物诱导的ANCA相关性血管炎的治疗需停用一切可疑药物,同时给予免疫抑制治疗。停用相关药物后复发的可能性不大。

非免疫因素导致的弥漫性肺泡出血

还有许多特定因素可导致DAH的发生,而活检病理却无微血管炎表现。这些因素主要包括毒物、肿瘤、非特异炎症、感染、凝血功能障碍以及肺血管病变。在除外上述所提及的可能原因后,仍有小部分患者在缺乏肺外疾病或免疫相关疾病的基础上反复发生DAH。这些患者被认为患有特发性肺含铁血黄素沉着症,该病的诊断需除外其他可能的病因(图64-6)。临床上该病的发病和进展异质性很大,有些可能为暴发性且具有致命性,有些则表现为慢性反复发作,最终可导致肺间质纤维化而出现慢性肺功能不全,还有一些表现为自行缓解而仅遗留少许或无任何后遗症。该病通常发生在儿童和青年人中。病理学检查显示

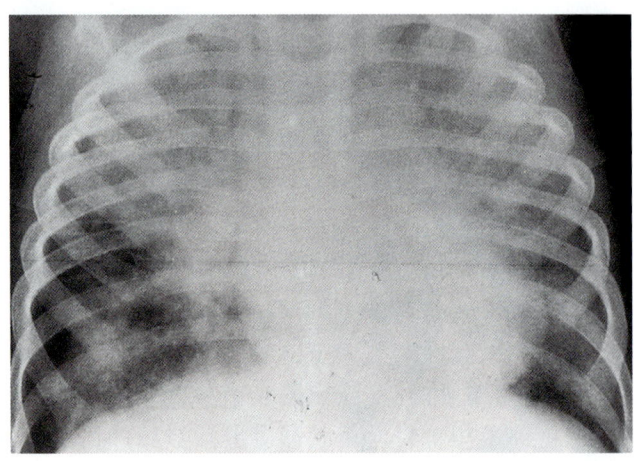

A

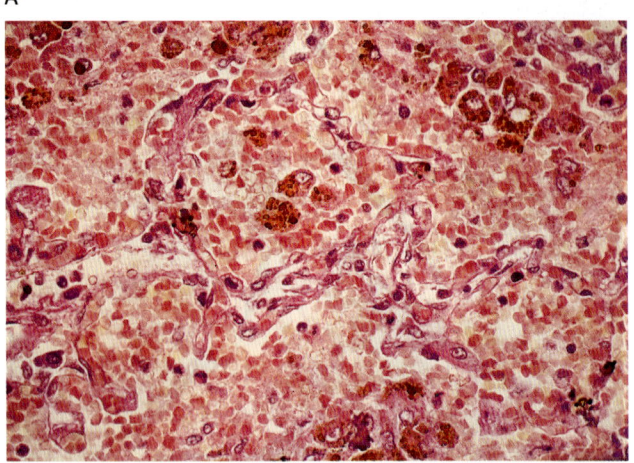

B

图64-6　一名21个月大的特发性肺含铁血黄素沉着症患儿。该患儿出生后即合并贫血。痰液铁染色发现含铁血黄素巨噬细胞。A.X线胸片提示双侧广泛分布点状致密影,几乎布满整个肺野,以肺门周围为著,可见肺泡填充表现。B.尸检肺显微镜下图片,可见完整的肺泡腔内填充有退变的红细胞和含铁血黄素巨噬细胞。免疫荧光染色显示免疫球蛋白和补体沉积阴性(H&E染色,×31)。图片获费城St. Christopher儿童医院病理科授权使用。

非特异性肺泡出血表现,而无炎症、血管炎或免疫复合物沉积的证据。只有少许超微结构表现是有价值的,包括肺泡毛细血管基底膜局灶破坏、模糊或分层。

该病的发病机制目前尚未明确,特发性患者血清中无相关抗体或标志物。然而,其临床及形态学表现与部分已知免疫因素导致的肺泡出血类似,且有时对免疫抑制治疗也有反应,有时还伴随有乳糜泻(一种可能与免疫相关的小肠疾病),并且常伴有血清非特异性 IgA 升高,所有这些表现均提示该病可能为一种尚未明确的免疫相关疾病。少数情况下,牛奶过敏(Heiner 综合征)的儿童也可发生 DAH。

一旦诊断为特发性肺含铁血黄素沉着症,大剂量糖皮质激素联合或不联合环磷酰胺和血浆置换可用于控制急性出血,但上述治疗对于预防疾病复发和进展的长期效果目前尚不明确。

王　芳　译
李　冉　审校

参考文献

[1] PETTERSSON T, KONTTINEN YT. Amyloidosis-recent developments. Semin Arthritis Rheum, 2010, 39:356–368.

[2] SIPE JD, BENSON MD, BUXBAUM JN, et al. Amyloid fibril protein nomenclature: 2010 recommendations from the nomenclature committee of the International Society of Amyloidosis. Amyloid, 2010, 17:101–104.

[3] MERLINI G, SELDIN DC, GERTZ MA. Amyloidosis: pathogenesis and new therapeutic options. J Clin Oncol, 2011, 29:1924–1933.

[4] BERK JL, O'REGAN A, SKINNER M. Pulmonary and tracheobronchial amyloidosis. Semin Respir Crit Care Med, 2002, 23:155–165.

[5] RUBERG FL, BERK JL. Transthyretin (TTR) cardiac amyloidosis. Circulation, 2012, 126:1286–1300.

[6] OBICI L, MERLINI G. AA amyloidosis: basic knowledge, unmet needs and future treatments. Swiss Med Wkly, 2012, 142:w13580.

[7] KHOOR A, MYERS JL, TAZELAAR HD, et al. Amyloid-like pulmonary nodules, including localized light-chain deposition: clinicopathologic analysis of three cases. Am J Clin Pathol, 2004, 121:200–204.

[8] UTZ JP, SWENSEN SJ, GERTZ MA. Pulmonary amyloidosis. The Mayo Clinic experience from 1980 to 1993. Ann Intern Med, 1996, 124:407–413.

[9] O'REGAN A, FENLON HM, BEAMIS JF JR, et al. Tracheobronchial amyloidosis. The Boston University experience from 1984 to 1999. Medicine (Baltimore), 2000, 79:69–79.

[10] BERK JL, KEANE J, SELDIN DC, et al. Persistent pleural effusions in primary systemic amyloidosis: etiology and prognosis. Chest, 2003, 124:969–977.

[11] DINGLI D, UTZ JP, GERTZ MA. Pulmonary hypertension in patients with amyloidosis. Chest, 2001, 120:1735–1738.

[12] BOYDKING A, SHARMA O, STEVENSON K. Localized interstitial pulmonary amyloid: a case report and review of the literature. Curr Opin Pulm Med, 2009, 15:517–520.

[13] CHEE CE, LACY MQ, DOGAN A, et al. Pitfalls in the diagnosis of primary amyloidosis. Clin Lymphoma Myeloma Leuk, 2010, 10:177–180.

[14] LACHMANN HJ, BOOTH DR, BOOTH SE, et al. Misdiagnosis of

[15] LEUNG N, NASR SH, SETHI S. How I treat amyloidosis: the importance of accurate diagnosis and amyloid typing. Blood, 2012, 120:3206–3213.

[16] SELDIN DC, SANCHORAWALA V. Amyloidomics comes of age. Blood, 2012, 119:1795–1796.

[17] BRAMBILLA F, LAVATELLI F, DI SILVESTRE D, et al. Reliable typing of systemic amyloidoses through proteomic analysis of subcutaneous adipose tissue. Blood, 2012, 119:1844–1847.

[18] PICKEN MM. New insights into systemic amyloidosis: the importance of diagnosis of specific type. Curr Opin Nephrol Hypertens, 2007, 16:196–203.

[19] LINKE RP. On typing amyloidosis using immunohistochemistry. Detailed illustrations, review and a note on mass spectrometry. Prog Histochem Cytochem, 2012, 47:61–132.

[20] SCHONLAND SO, HEGENBART U, BOCHTLER T, et al. Immunohistochemistry in the classification of systemic forms of amyloidosis: a systematic investigation of 117 patients. Blood, 2012, 119:488–493.

[21] LAVATELLI F, VRANA JA. Proteomic typing of amyloid deposits in systemic amyloidoses. Amyloid, 2011, 18:177–182.

[22] CHAN ED, MORALES DV, WELSH CH, et al. Calcium deposition with or without bone formation in the lung. Am J Respir Crit Care Med, 2002, 165:1654–1659.

[23] FERREIRA FRANCISCO FA, PEREIRA E SILVA JL, HOCHHEGGER B, et al. Pulmonary alveolar microlithiasis. State-of-the-art review. Respir Med, 2013, 107:1–9.

[24] COLBY TV, FUKUOKA J, EWASKOW SP, et al. Pathologic approach to pulmonary hemorrhage. Ann Diagn Pathol, 2001, 5:309–319.

[25] KRAUSE ML, CARTIN-CEBA R, SPECKS U, et al. Update on diffuse alveolar hemorrhage and pulmonary vasculitis. Immunol Allergy Clin North Am, 2012, 32:587–600.

[26] LEE AS, SPECKS U. Pulmonary capillaritis. Semin Respir Crit Care Med, 2004, 25:547–555.

[27] NACHMAN PH, HENDERSON AG. Pathogenesis of lung vasculitis. Semin Respir Crit Care Med, 2011, 32:245–253.

[28] CUI Z, ZHAO MH. Advances in human antiglomerular basement membrane disease. Nat Rev Nephrol, 2011, 7:697–705.

[29] GIBELIN A, MALDINI C, MAHR A. Epidemiology and etiology of Wegener granulomatosis, microscopic polyangiitis, churg-strauss syndrome and goodpasture syndrome: vasculitides with frequent lung involvement. Semin Respir Crit Care Med, 2011, 32: 264–273.

[30] IOACHIMESCU OC, STOLLER JK. Diffuse alveolar hemorrhage: diagnosing it and finding the cause. Cleve Clin J Med, 2008, 75:258, 260, 264–265.

[31] LOMBARD CM, COLBY TV, ELLIOTT CG. Surgical pathology of the lung in anti-basement membrane antibody-associated Goodpasture's syndrome. Hum Pathol, 1989, 20:445–451.

[32] MANGANELLI P, FIETTA P, CAROTTI M, et al. Respiratory system involvement in systemic vasculitides. Clin Exp Rheumatol, 2006, 24:S48–S59.

[33] JENNINGS CA, KING TE JR, TUDER R, et al. RM, SCHWARZ MI. Diffuse alveolar hemorrhage with underlying isolated, pauciimmune pulmonary capillaritis. Am J Respir Crit Care Med, 1997, 155:1101–1109.

[34] ESPINOSA G, CERVERA R, FONT J, et al. The lung in the antiphospholipid syndrome. Ann Rheum Dis, 2002, 61: 195–198.

[35] ZAMORA MR, WARNER ML, TUDER R, et al. Diffuse alveolar hemorrhage and systemic lupus erythematosus. Clinical presentation, histology, survival, and outcome. Medicine (Baltimore), 1997, 76:192–202.

[36] IOACHIMESCU OC, SIEBER S, KOTCH A. Idiopathic pulmonary haemosiderosis revisited. Eur Respir J, 2004, 24:162–170.

第6篇

药源性肺部疾病

第 65 章

化疗药物引起的肺毒性

Lynn T. Tanoue

John McArdle

Jennifer Possick

引言

药物导致的毒性是医源性疾病的主体。许多用于癌症治疗的药物都有导致肺毒性的可能。随着我们对肿瘤形成的生物学机制理解不断加深,我们有了更多的治疗选择,也出现了更多与新疗法相关的肺部并发症。此外,在新的治疗方法下,癌症患者生存时间更长,因此从其长期生存期来看,也更有可能出现与治疗相关的迟发毒性。因此,对于肺脏医生来说,药源性肺部疾病是一个越来越复杂的领域。

化疗药物、放射疗法和生物反应调节剂使用广泛,而造血支持和骨髓或造血干细胞移植进一步增加了这些治疗的复杂性。许多药物都直接或间接与肺毒性有关。据估计,有 5%~10% 化疗患者最终发生与治疗相关的肺部并发症。本章对怀疑有化疗所致肺毒性患者的评估和某些药物的潜在毒性进行了回顾。

对怀疑化疗相关肺毒性患者的诊疗措施

接受治疗的癌症患者发生肺部并发症的鉴别诊断常具有很大难度,尤其是药源性肺毒性,通常是排除性诊断。患者通常出现非特异性身体或呼吸道症状。许多病例的症状和体征可能非常轻微甚至没有特殊主诉。这种情况下,肺部异常唯一的证据可能是 X 线胸片异常(表 65-1)。

因为肺部肿瘤患者人群中本身存在的一些混杂性因素,化疗药物所致肺部疾病的诊断对临床医师的挑战尤为巨大。

第一,患者可能接受多种药物治疗,或者接受其他疗法如放疗、骨髓移植或干细胞移植等联合治疗。将肺毒性归咎于治疗方案中的某一种药物通常是不可能的。而且,两种以上药物的毒性结合或一种药物毒性与放疗结合后,都有可能超出这些药物本身单独具有的毒性。

表 65-1　癌症患者中影像学异常的鉴别诊断

化疗药物或者其他药物相关的肺毒性
感染
原发性恶性肿瘤
淋巴管性肿瘤、转移性疾病、白血病浸润
放射性肺损伤
急性呼吸窘迫综合征
与药物毒性不相关的间质性肺病
肺水肿(心源性)
肺栓塞
肺出血
与输血相关的急性肺损伤

第二,由于疾病本身或者治疗产生骨髓抑制或免疫抑制,接受化疗的患者通常处于免疫抑制状态。这些患者对机会性感染没有抵抗力,而机会性感染与药物毒性在影像学检查中可能无法区别。这一点极具挑战性,因为肺部是癌症患者发生严重感染的最常见部位。由于更换治疗方案可能会影响治愈概率或者生存期,在确定为药源性并发症前必须排除感染的因素。

第三,癌症本身可能会"模拟"肺部疾病的症状,尤其是淋巴管性肿瘤扩散或转移至肺实质或胸膜。

第四,某些药物的毒性似乎与累积剂量相关。然而,即使累积剂量很低、临床毒性可能性很低时,不良反应仍有可能发生。

最后,某种化疗药物的肺毒性可能会产生一些不同症候,这些症候在症状和影像学上随时间发生改变。虽然给药后迅速出现严重肺部反应通常提示发生药物毒性,而当患者生存较长时间后,人们越来越清晰地意识到某些化疗药物的毒性可能会在治疗后延迟数月甚至数年才出现。这种情况下,怀疑药物毒性反应的可能性就大大降低了。

要对化疗患者的潜在肺毒性进行监测需要保持持续警觉。咳嗽、呼吸困难或者胸部不适症状可能轻微甚至是亚临床无症状。影像学检查结果可能也很模糊。即使存在严重临床症状和影像学异常,也并无特异性。怀疑为药物不良反应时,必须考虑到接受侵入性治疗或者免疫抑制治疗的癌症患者本身具有复杂的医疗背景。

■ 肺部生理检查

对接受有潜在肺毒性药物的患者,肺部生理检查是一种监测手段。目前已有许多研究评估肺功能检查(pulmonary function testing,PFT)在监测化疗药物相关性肺部反应中的作用,但这些发现是否能用于临床实践还存在争议。

目前已报道药物肺损伤可引起多种生理学异常,其中最常见的是肺容量和一氧化碳弥散量($D_{L_{CO}}$)降低。接受系列PFT监测的化疗患者经常在没有临床毒性症状的情况下出现生理异常。尤其是$D_{L_{CO}}$异常,可作为早发性药源性肺损伤的指征。这些研究大都以接受博来霉素、白消安或卡莫司汀治疗的患者为研究对象。停用这些药物后,不管是否启动治疗(包括类固醇皮质激素),通常都能得到改善。目前还不清楚在没有临床症状的前提下,基于$D_{L_{CO}}$异常进行早期干预是否可以减少与毒性相关的长期肺损伤。相反,当临床出现药物毒性并伴有PFT异常时,撤除对应药物后可能并不会同步出现生理学方面的改善。例如,在挪威开展的一项纳入116名长期生存(治疗后5~13年)霍奇金病患者的研究中,近30%患者有劳力性呼吸困难和肺功能异常。多变量分析证实博来霉素联合蒽环类化疗方案是肺功能损伤的唯一显著预测因子。对怀疑有药物毒性患者,都应考虑到停用某种治疗方案,但替代方案并不一定取得相同效果。

还有许多因素进一步阻碍PFT监测在肿瘤人群中的应用和解读。许多生理学指标水平都是取决于配合的力量。虚弱、疼痛或者镇痛镇静类药物使用都有可能影响患者持续进行某个测试参数的能力。在因疾病和药物影响导致功能和力量不足的患者中,这些结果的可复制性值得商榷。许多患者都有因疾病、药物或者长期疾病导致的贫血。由于$D_{L_{CO}}$会受到血红蛋白浓度的影响,因此存在贫血时对$D_{L_{CO}}$值进行校正十分关键。除了药物毒性,还可能有其他因素影响癌症患者PFT结果。原发性肺部恶性肿瘤、转移性肺部疾病、感染、胸腹部手术和众多其他临床因素都有可能单独导致生理学指标改变。因此,要鉴别由药物引起的生理学异常可能有一定难度。

最后,虽然基线或连续PFT结果的预测价值仍不明确,大部分临床医生还是会继续依赖这样的筛选和监测工具。尽管没有确切证据表明可以通过生理学监测避免药物毒性,我们目前仍没有其他途径来尽早识别毒性,以预防严重肺部疾病。虽然亚临床性异常并不意味着患者会发生肺部疾病不可逆改变,这些异常仍然需要进一步密切监测,甚至可能需要停药。相反,正常生理学指标并不能预测是否能引发严重急性毒性肺损伤。一言以贯之,基于肺部生理学检测结果,用药决策必须考虑到患者的整体临床背景。

■ 诊断性评估

基于肺部药物毒性对患者当前及以后癌症治疗的潜在影响,必须对其进行确切诊断。谨慎使用侵入性手段在评估过程中十分重要。

诊断癌症患者怀疑有药物毒性时,应与其处于免疫抑制状态时表现的弥漫性或局限性肺部疾病平行评估(见第123章)。由于临床特点常是非特异性的,呼吸道分泌物和/或肺组织取样对评估十分关键。直接痰检或培养可能会得到特定的病原体,帮助诊断诸如侵袭性真菌病、肺孢子菌肺炎或肺结核等感染。诊断性痰检测没有结果时,可能需要使用侵入性手段。病灶局部细针穿刺可能有一定价值,但这种方法对弥漫性肺部疾病的价值有限。对于药源性肺毒性患者来说,这种方法存在很大问题,因为这些患者在X线胸片上常出现弥漫性间质性损伤。采用支气管肺泡灌洗(BAL)和经支气管镜支气管活组织检查已经成为评估免疫抑制患者弥漫性和局限性肺部疾病的主要手段。这一操作严重并发症的发生率很低,但诊断率存在很大差异,这反映了免疫抑制患者肺部发生的多种疾病进程不一。感染患者的诊断率最高,间质性炎症疾病(包括药物毒性)患者的诊断率较低。然而,在不能确定病因学时,支气管镜检查对排除感染能够提供有用的临床信息。

开放性或胸腔镜活检的诊断率最高,即使是危重患者,并发症发生率也很低。当怀疑药源性肺损伤时,可能需要外科活检来排除其他可能诱因。

评估患者可能有化疗相关肺毒性是一个很大的挑战。临床医生对接受化疗药物治疗的患者必须进行谨慎的评估和处理。因此,对药物治疗可能引发的医源性并发症必须有清晰的认知。

具有细胞毒性的抗生素

多种具有细胞毒性的抗生素都有可能导致肺毒性(表65-2)。以下就一些重要的例子进行探讨。

■ 博来霉素

博来霉素提取自轮枝链霉菌并应用于包括淋巴瘤、生殖细胞肿瘤和头颈部鳞状细胞癌在内的多种恶性肿瘤。然而,由于肺内缺少相应的失活酶——博来霉素水解酶,该药物具有较强的肺毒性。最严重的并发症为间质性肺炎,后者可以发展为纤维化和呼吸衰竭,另外也有一些相对较为轻微的症候,包括机化性肺炎和过敏性肺炎。

表 65-2 具有细胞毒性的抗生素

药物	肺部症状	治疗	评价
博来霉素	慢性肺炎、肺纤维化、伴罕见爆发性急性呼吸衰竭	停药、给予类固醇皮质激素	危险因素：累积剂量>400 单位、辅助供氧、放疗、肾功能不全、年龄>70 岁、联用其他细胞毒性药物
	过敏性肺部疾病	停药、给予类固醇皮质激素	呼吸困难、咳嗽、皮疹、外周血嗜酸性粒细胞增多
	胸痛	停药	与药物输注有关
丝裂霉素 C	慢性肺炎、肺纤维化、单次给药后的罕见爆发性改变	停药、给予类固醇皮质激素	危险因素：氧疗、放疗、联用其他细胞毒性药物；在停用类固醇皮质激素后可能复发
	急性呼吸困难和/或支气管痉挛	停药、支气管扩张药支持性治疗、考虑给予类固醇皮质激素	危险因素：使用长春花生物碱、可能发展为非心源性肺水肿和/或慢性间质性疾病；再次使用长春花生物碱后可复发
	溶血性尿毒综合征	停药、支持性治疗、对血浆置换术或类固醇皮质激素反应不佳	微血管病性溶血性贫血伴血小板减少、肾功能不全、非心源性肺水肿、罕有出血
放线菌素 D	"放射记忆"性肺炎	停药	反应可能长期存在

已有许多针对博来霉素肺毒性的研究，但主要为动物模型试验。由氧化应激导致的内皮损伤是先导事件，随后则是炎性细胞聚集（主要是巨噬细胞、中性粒细胞和淋巴细胞），血管周围性水肿，炎性因子的分泌以及最终的成纤维细胞激活和纤维化（图 65-1）。多种介质参与了博来霉素引发的肺损伤，包括肿瘤坏死因子 α（TNF-α）、转化生长因子 β（TGF-β）、白细胞介素-6（IL-6）和白细胞介素-1（IL-1）。人体试验表明博来霉素在体内可激活肺泡巨噬细胞，睾丸癌患者接受博来霉素治疗后 3～24h 内血清中 TNF-α 升高。TNF-α 和 IL-1 持续表达可引起 TGF-β 产生和胶原合成紊乱，导致纤维化。动物试验表明博来霉素导致的肺毒性可经过 TNF-α 和 TGF-β 抗体或者 IL-1 受体拮抗剂来预防或改善，敲除 TNF-α 受体也可以起到保护作用。当博来霉素与亚铁离子复合物被氧化后，还可以直接产生自由基损伤，通过在体内和体外使用螯合剂减少铁离子，可减轻这一损伤。

博来霉素引起的肺炎发生率为 6%～18%，根据采用的诊断标准和联合用药方案中是否有其他化疗药物，这一数字可能会更高。考虑到各亚组的不同危险因素，整体死亡率据估算不超过 3%。

目前已经确定博来霉素诱发严重肺炎的危险因

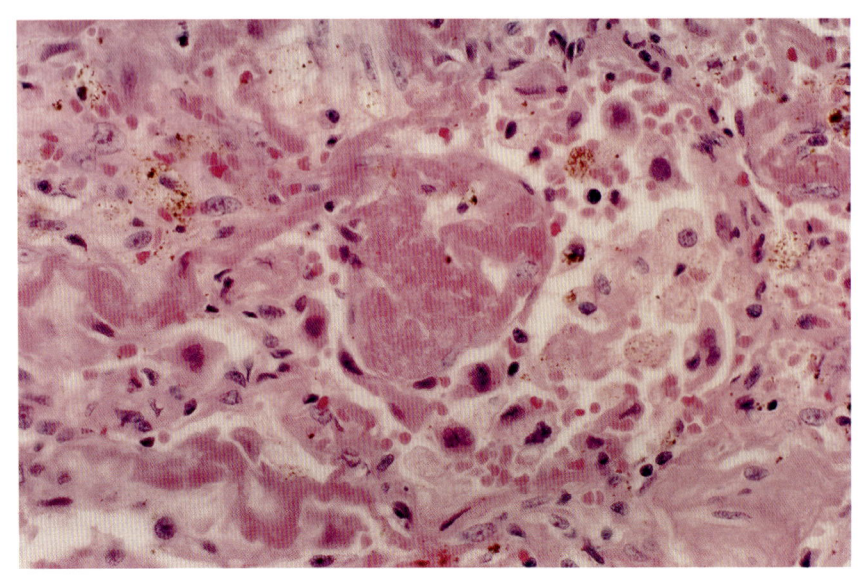

图 65-1 一例具有临床和影像学博来霉素毒性证据患者的肺组织活检标本。图中可见药物产生的急性和慢性改变。肺泡中含有血纤维蛋白渗出液，机化正在形成并被肺泡巨噬细胞包围。其间大而不规则的细胞是对标记物有反应的 II 型肺细胞。肺泡壁上有纺锤形成纤维细胞产生胶原沉积。获耶鲁大学医学院病理学教授 Darryl Carter 授权使用。

素包括:①毒性似乎与较高累积剂量有关。虽然注射<100U后也可发生致命损伤,>400U注射量后仍可显著地增加毒性,接受>500U的患者中有20%产生严重毒性。②辅助供氧浓度过高——尤其是在全身麻醉情况下——可能产生协同毒性作用。这主要是基于动物实验数据,其中一项研究显示,相比单独给予博来霉素,博来霉素+供氧(70%)72h后仓鼠死亡率增加了75%。因此,在临床实践中应尽可能避免高浓度供氧,而有关针对人体风险证据多为未经证实的散发报道。也有病例报道称患者在接受博来霉素治疗数月后给予中等浓度供氧即可出现病情复发,因此在治疗后至少6个月内应限制供氧。③博来霉素治疗前、治疗过程中或者治疗后进行胸部放疗可能会增加毒性。"放射记忆"反应可能会扩散至辐射部位以外,并在博来霉素治疗后持续数年时间。新近研究表明化疗和放疗间隔至少28d可以减少放疗带来的风险。虽然患者接受联合治疗期间的肺部症状仍会加重(必须给予密切监测),从长期来看患者的转归是要好于预期的。④博来霉素通过肾脏排泄,常与具有肾毒性的药物联用,肌酐清除率<35mL/min可增加毒性风险。⑤当患者年龄在30岁以上时,肺毒性风险便随患者年龄增长而成比例增加,70岁以上患者尤甚。⑥同时使用其他化疗药物,包括吉西他滨、顺铂和ABVD疗法中的药物可能会产生协同毒性。虽然不是在所有病例中都会产生这样的后果,依照惯例对可能产生协同毒性的患者,应降低博来霉素剂量。⑦一项研究表明吸烟会增加博来霉素毒性风险,然而该结果也可能是其他危险因素的作用,并无相关研究得以证实。⑧同样,虽然有报道称粒细胞集落刺激因子(G-CSF)会增加博来霉素毒性发生率,可能是因为细胞因子诱导所致,但更大样本研究结果并未发现二者之间存在关联。

博来霉素所致肺炎的临床症状通常呈亚急性和隐匿性,多于治疗后数周至6个月内出现。爆发性急性呼吸衰竭也有报道,但要少见得多。患者通常出现呼吸困难、干咳和低热,某些患者也可能没有症状。可表现胸骨后或胸膜炎样疼痛,但并不多见。常见检查发现低氧血症和双肺底细湿罗音,也有可能出现干罗音和胸膜摩擦音。X线胸片大多可见位于基底部的双侧网状或小结节状浸润,常始发于肋膈角(图65-2A、B)。肺容量较小,可见横膈膜升高。目前发现了其他许多不同的影像学特征,包括肺泡浸润、肺叶实变、机化性肺炎、不对称性肺损伤、气胸、纵隔气肿甚至是肺结节。CT(尤其是高分辨率CT)在影像学异常评估中的敏感性更高,当患者具有肺功能评价或临床

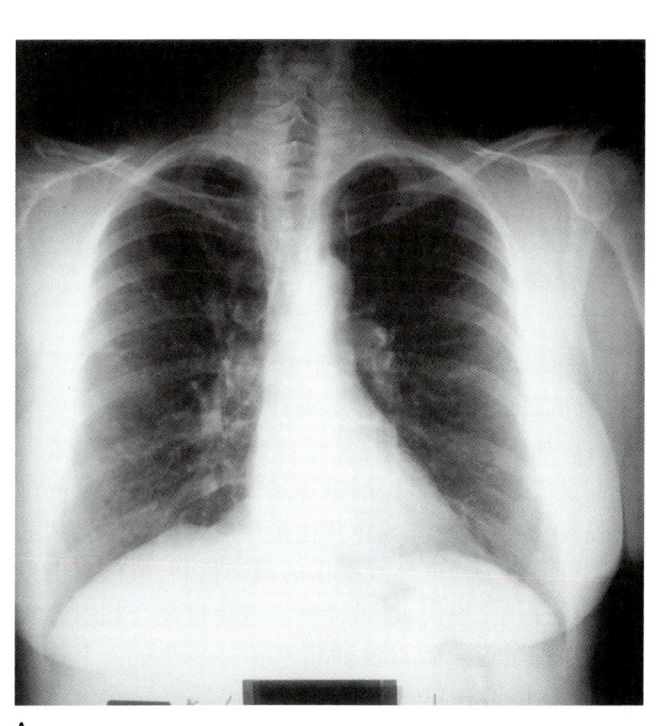
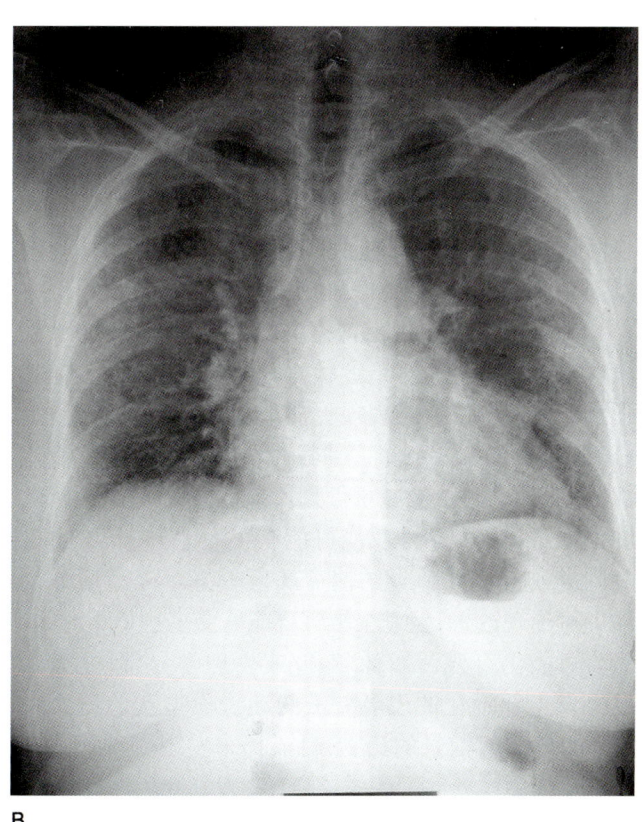

A

B

图65-2 一例56岁的宫颈癌患者在接受含有博来霉素化疗治疗前(A)后(B)的后前位胸部影像。注意,在化疗后出现肺容量减少和弥漫性肺间质标志增加。

症状方面的毒性证据而无 X 线胸片异常时,具有较高的价值(图 65-3);CT 对与肺功能损伤密切相关的疾病解剖学分布,可提供更为准确的检测。许多接受博来霉素治疗的患者在治疗期间都有 $D_{L_{CO}}$ 降低,尽管其中只有少数患者会出现肺毒性的临床症状,而肺毒性通常表现为限制性通气障碍。

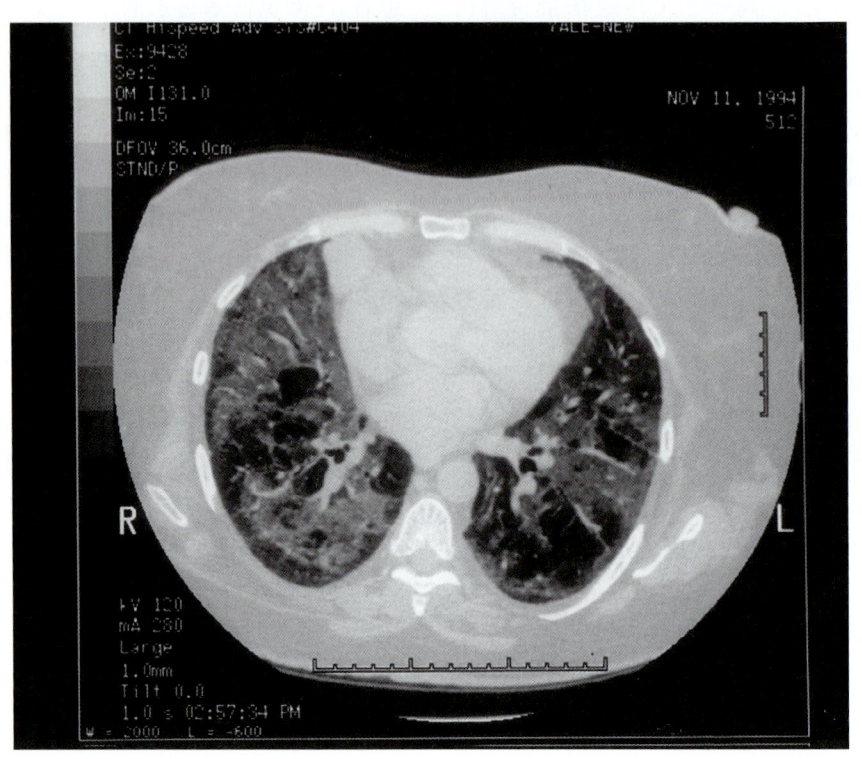

图 65-3 图 65-2 中患者在同一时间的 CT 影像。注意双肺浸润影散在分布,CT 显示清晰。

博来霉素注射后也有可能导致即刻急性过敏症状,如呼吸困难、咳嗽和皮疹。肺组织活检可发现嗜酸性粒细胞浸润和与过敏性肺炎相一致的改变;也有可能出现外周血嗜酸性粒细胞增多。这些病例对类固醇皮质激素的治疗反应非常好。1% 患者也可出现急性胸痛,尤其在输液过程中出现,停药后消失,尚不能预测博来霉素引起的其他肺毒性。

针对临床上出现由博来霉素引起的显著肺毒性患者,推荐停药,而对于症状比较轻微的患者,这样处理可能就足够了。对表现更加严重者,通常给予泼尼松 60~100mg/d 持续 4~8 周,并在患者临床症状稳定后,4~6 个月内缓慢减量停用。应注意博来霉素所致肺毒性对类固醇治疗反应可能有很大差异,其中过敏性肺炎或机化性肺炎的治疗反应较好。停药后数周内即可出现改善,但完全缓解可能需要多达 2 年时间;患者可能仍有残留影像学和/或生理学异常,尤其是已经发生纤维化的患者。虽然动物模型实验已经探讨了许多富有前景的药物,目前仍未发现哪种药物在人体中有效。

■ 丝裂霉素 C

丝裂霉素 C 是源于头状链霉菌的烷化剂,常用于非小细胞肺癌、乳腺癌、胃癌、胰腺癌、宫颈癌、前列腺癌和膀胱癌等实体器官恶性肿瘤的联合用药方案。丝裂霉素 C 所致肺毒性的发生率为 2%~38%(临床毒性多<10%),其他药物特别是长春花生物碱可加强其毒性效应。明显的肺毒性多于静脉给药时发生,临床上也有囊内和腹膜内给药发生严重毒性的病例。丝裂霉素 C 引起的肺损伤包括多种明显的肺部综合征,包括间质性肺炎和纤维化、支气管痉挛、急性肺损伤、血栓性微血管病、伴肺高压的肺静脉闭塞病和胸膜疾病。

丝裂霉素所致肺毒性最常见形式与博来霉素相似,伴肺纤维化的慢性肺泡炎;同样,辅助供氧和放射也可以加强该毒性效应。某些研究显示该强化效果呈剂量依赖性,当累积剂量达到 20~39mg/m² 时便可增强毒性,但这一发现在其他多项研究中还未得到证实。目前仍不知道导致损伤的确切机制,但已提出包括脂质过氧化损伤、过敏性反应或免疫复合物引起疾病的多种学说。肺毒性通常在治疗后 2~12 个月出现,也有报道在单次给药后即可出现爆发性急性肺损伤。

临床上,患者表现为亚急性咳嗽和进行性呼吸困难。常伴有疲乏,有时会有胸膜性胸痛。发热不多见。X 线胸片常可见双侧间质性浸润，偶有肺泡或小结节状浸润。PFT 显示限制性通气功能障碍伴 $D_{L_{CO}}$ 损伤，虽然该损伤程度与预后关联性不大。组织活检可见单核细胞浸润、肺泡上皮细胞肥大、胶原沉积和肺泡间隔增厚；Ⅱ型肺细胞增大和淋巴细胞或嗜酸性粒细胞浸润也有报道。停用丝裂霉素，给予类固醇皮质激素初始剂量 60mg/d，并在 4~6 周内逐渐减量可有改善，当激素撤除后患者可能复发。

丝裂霉素所致肺毒性的第 2 种综合征主要出现在接受长春花生物碱治疗的患者中。虽然后者（长春碱、长春瑞滨和长春地辛）单独使用时产生肺毒性的风险很低，当与丝裂霉素 C 同时使用或在其后使用时仍可引发急性肺毒性。患者可于数小时或数周内出现急性呼吸困难或支气管痉挛，症状通常在停药、支持治疗和支气管舒张治疗后 12~24h 内缓解。某些病例还可能出现双侧间质性浸润或非心源性肺水肿，患者可能进一步发展为伴永久性生理损伤的慢性间质性肺病。在不使用丝裂霉素 C 情况下，重新给予长春花生物碱也可导致症状复发。

第 3 种毒性综合征是与血栓性血小板减少性紫癜和溶血性尿毒综合征（thrombotic thrombocytopenic purpura and hemolytic uremic syndrome，TTP-HUS）症状相似的微血管病。丝裂霉素 C 导致的微血管病在 50% 病例中都与急性肺损伤和呼吸衰竭相关。肺泡出血也有报道。毒性机制可能与肺血管内皮损伤有关。该病预后不佳，而且化疗引起的 TTP-HUS 对血浆置换

和类固醇皮质激素治疗反应都很差。有利妥昔单抗治疗成功的病例，但所报道病例并未出现呼吸衰竭。

此外，非小细胞肺癌（NSCLC）患者手术切除前使用丝裂霉素 C 出现了 2 例由肺静脉闭塞导致的致命性肺高压。另外，还有伴渗出性积液和胸膜纤维化的胸膜毒性报道。

■ 放线菌素 D

放线菌素 D 是由链霉菌中提取已经较长时间应用的抗肿瘤抗生素，目前仍用于尤文肉瘤、横纹肌肉瘤、肾母细胞（Wilms）瘤和妊娠期绒毛膜癌治疗。虽然该药引起的肺毒性并不常见，但在接受胸部放疗患者中，仍有可能因"放射记忆"加重放射性肺炎。

烷化剂

烷化剂（表 65-3）与化疗药物引起的肺部疾病有关。以下就一些重要的例子进行讨论。

烷化剂通过与 DNA 形成共价键（烷基化）来发挥化疗特性。氮芥类是最原始的烷化剂，也是最早应用的现代化疗药物，不过还有其他许多药物通过烷基化发挥抗肿瘤功效。可以引起肺毒性的烷化剂包括氮芥类衍生物（环磷酰胺、美法仑、苯丁酸氮芥、异环磷酰胺）、烷基磺酸盐（白消安）、以铂类为基础的药物（奥沙利铂）和亚硝基脲（卡莫司汀/氯化亚硝脲、洛莫司汀）。亚硝基脲类在下文单独分类讨论。

表 65-3 烷化剂

药物	肺部综合征	治疗	评价
环磷酰胺	慢性肺炎、肺纤维化	停药，给予类固醇皮质激素	危险因素：高累积剂量、其他细胞毒性药物、辅助供氧、治疗性放射；毒性可在治疗结束数年后发作，终末期疾病可出现胸膜纤维化
白消安	慢性肺炎、肺纤维化	停药，考虑给予类固醇皮质激素	危险因素：累积剂量 >500mg；常在停药后出现；预后差
奥沙利铂	嗜酸性粒细胞肺炎、机化性肺炎、弥漫性肺泡损伤	停药，给予类固醇皮质激素	危险因素：已有间质性肺病
苯丁酸氮芥、美法仑、异环磷酰胺	慢性肺炎、肺纤维化	停药，过敏性特征患者考虑给予类固醇皮质激素	除了高剂量美法仑（>200mg/m²），临床肺毒性罕见

■ 环磷酰胺

环磷酰胺广泛用于治疗许多恶性肿瘤，包括淋巴瘤、乳腺癌、卵巢癌和其他多种实体瘤，可作为骨髓或外周血干细胞移植前的清髓性预处理方案，也可以单

独或与类固醇皮质激素联用治疗自身免疫性疾病和系统性血管炎。环磷酰胺引起的肺损伤总体发生率 <1%，不过与其他药物一样，在放疗、辅助供氧或与其他细胞毒性药物联合时可导致肺毒性增加。

环磷酰胺作为非活性前体药物，由肝脏代谢，小

部分在肺部代谢为 4-羟基环磷酰胺、磷酰胺氮芥(负责烷基化和 DNA 交联)和丙烯醛(可导致出血性膀胱炎,增加治疗难度)。环磷酰胺导致肺损伤的确切机制仍是未知的,体外研究显示其与氧化应激、TGF-β 表达上调、胶原合成增加及最终的纤维化有关。环磷酰胺在人体中的毒性与剂量并无明确相关性,这可能是因为该药物代谢存在较大的基因差异性。另外,细胞色素 P450 酶可影响非活性母体化合物和活性烷基衍生物药代动力学特点以及与其他药物的相互作用。因此,肝酶诱导剂如利福平、苯妥英和乙醇,或者肾清除率较低的药物可能导致该药暴露量增加。

与其他许多化疗药物一样,环磷酰胺导致的肺毒性可能在治疗早期出现,也可以在治疗结束后数年呈现迟发型、进行性特点。暴露后很久才出现肺部症状的病例,有可能很难确定与药物的关联性。临床症状是非特异性的,包括干咳、呼吸困难、疲乏和发热。患者有时可无症状,只出现与药物毒性相应的影像学异常。X 线胸片和 CT 常发现双侧间质性肺病(双侧磨玻璃样网状或结节状影,或者进一步纤维化),晚期也可出现胸膜纤维化。后者可帮助鉴别环磷酰胺引起的间质性肺病和特发性间质性肺炎。

组织检查结果缺乏特异性。肺部活检主要用于排除免疫抑制患者间质性肺病的其他诱因,包括感染和恶性肿瘤。环磷酰胺用于非肿瘤性肺病时,要鉴别系统综合征引起的肺病和药物毒性加重的肺病,通常是十分困难的。当环磷酰胺作为化疗药物时,要将其作为特定肺损伤的诱因可能也很难,因为该药很少单独使用,所以将毒性归因于单独某种药物几乎是不可能的。与其他药物一样,环磷酰胺可与胸部放射治疗、高浓度供氧和其他潜在肺毒性药物产生协同毒性。

环磷酰胺导致的肺损伤可显著地增加患病率,当临床上高度怀疑为肺毒性时,应立即停药。早发型肺炎有时是致命的,但如发现及时,预后通常良好,绝大部分患者都能缓慢康复。虽然大部分患者同时接受糖皮质激素治疗,不过一般通过单独停药就足够了。目前,针对这些病例的最佳治疗方案和相应获益仍不明确。另一方面,由不可逆的进行性损伤导致的迟发型毒性对类固醇治疗没有反应,发展为进行性呼吸衰竭,死亡率超过 60%。

■ 白消安

在口服酪氨酸激酶抑制剂问世以前,白消安用于治疗慢性骨髓性白血病(chronic myelogenous leukemia,CML)。现在白消安主要作为骨髓和干细胞移植预处理方案的组成部分。毒性可在暴露后数周内出现,但更典型的是症状隐匿并在治疗后平均 3 年以后再发作。发生率变化很大,平均约 6%。由于 CML 惰性病程,患者常接受白消安治疗数月甚至数年。虽然白消安的耐受性通常较好,当累积剂量超过 500mg 时,肺部并发症的风险还是会增加。

目前在骨髓和干细胞移植前白消安多与其他化疗药物联用。这种情况下发生的肺部并发症并不罕见,虽然要明确将毒性归因于白消安而不是其他诱因包括感染(尤其是巨细胞病毒)、放疗和其他药物(特别是依托泊苷)并不是一件容易的事。接受白消安和环磷酰胺治疗的患者与异体移植前接受全身照射的患者进行长期对比,可发现前者闭塞性细支气管炎的发生率比后者要高得多(分别为 26% 和 5%),而肺炎发生率相似,这提示白消安预处理方案引起的肺毒性可能来源于慢性移植物抗宿主病增加。

白消安所致肺损伤症状通常为隐匿性的,于暴露后数周到数年间出现,伴咳嗽、进行性呼吸困难、发热、疲乏和体重丢失。X 线胸片通常显示主要位于双下肺间质性浸润影。病理学检查结果与其他细胞毒性药物引起的肺损伤一致,包括 II 型肺细胞增生、异型增生和脱落于肺泡腔。成纤维细胞增殖、胶原沉积和纤维化通常明显。某些病例中肺泡上皮细胞脱落及其碎片积累可能比较严重,与肺泡蛋白沉积症表现相似,而且全肺灌洗在这样的病例中通常都是无效的。

白消安所致肺损伤除了停药并没有特定的治疗方法。不过由于其毒性症状多为迟发型,在检测到毒性时患者多已不在治疗期,因此多采用支持性治疗。虽然可能出现自发性改善,但如临床上出现白消安所致显著肺毒性,预后多比较差。有报道称类固醇皮质激素可以带来获益,但和大多数化疗药物一样,目前还没有相关的前瞻性研究数据。考虑到其多为迟发型肺毒性,在对接受白消安类预处理的骨髓或外周血干细胞移植患者进行长期随访时,应将肺部评估纳入考量。不过,目前还缺乏对此类肺毒性进行诊疗的指南。

■ 其他烷化剂

苯丁酸氮芥(瘤可宁)和美法仑都属于缓效性氮芥类。苯丁酸氮芥在淋巴系统恶性肿瘤包括慢性淋巴细胞白血病(chronic lymphocytic leukemia,CLL)的治疗中具有重要作用,同时也被用于非肿瘤性疾病如类风湿关节炎和结节病治疗。相比其他烷化剂,肺毒性较为少见,发生率<1%,然而一旦发生,纤维化不可逆导致的死亡率可超过 50%。和白消安一样,在治疗 CLL 时苯丁酸氮芥可在很长一段时间内持续给药,但

其毒性与累积剂量和治疗持续时间都没有明显关联。苯丁酸氮芥肺毒性的病例报道较少，因此目前还没有明确的临床特征总结。苯丁酸氮芥导致的间质性肺炎中，正常肺泡灌洗（BAL）可见指示为过敏性反应的$CD8^+T$细胞肺泡炎。考虑到过敏性肺炎的可能性，临床怀疑为肺毒性时应立即停药，在进行性肺病患者中可考虑类固醇皮质激素。

美法仑传统上用于治疗多发性骨髓瘤，不过和其他烷化剂一样，现在也用于治疗多种恶性肿瘤。大剂量美法仑（$\geq 200mg/m^2$）用于干细胞移植前预处理，可导致致命性肺炎和纤维化。由于缺乏大样本患者数据，大剂量美法仑导致的肺毒性发生率目前仍不明确。不过随着这种治疗类型的日益普及，新出现的数据应该可以确定美法仑或其他烷化剂导致的肺毒性是否比传统认为的更为普遍。

异环磷酰胺在结构上与环磷酰胺具有相关性，用于治疗淋巴瘤和急慢性白血病以及实体瘤，如肉瘤、卵巢癌和乳腺癌。剂量限制常与膀胱毒性有关。临床上异环磷酰胺所致肺毒性罕见，主要表现为间质性肺炎。异环磷酰胺也被认为是获得性高铁血红蛋白症的诱因，对接受异环磷酰胺治疗的患者出现呼吸困难、发绀或精神状态改变时应加以鉴别。

奥沙利铂是铂类细胞毒性剂，主要与5-氟尿嘧啶和亚叶酸联用（FOLFOX）治疗结直肠癌以及胰腺癌、乳腺癌、卵巢癌和非小细胞肺癌。虽然肺毒性相对罕见，临床上还是报道 FOLFOX 引起的肺毒性呈多样性改变，包括嗜酸性粒细胞性肺炎、机化性肺炎和弥漫性肺泡损伤。不同病例的毒性发作时间、严重程度、进展性和预后存在很大的个体差异，这可能源于病理机制方面的多样性。某些病例在停药后给予或不给予类固醇皮质激素即可完全缓解，而有些病例也可快速发展为呼吸衰竭乃至死亡。某些病例第二次给予 5-氟尿嘧啶和亚叶酸时可复制出"再攻击"临床表现，这提示奥沙利铂可能是导致最初药物反应的"真凶"。目前对毒性机制了解很少，有可能还是多因素所致。目前基于奥利沙铂所致肝损伤的机械论观点提出了谷胱甘肽耗竭说，也偶有病例报道在类固醇皮质激素联合 N-乙酰半胱氨酸治疗可改善临床症状。患者已有间质性肺病——即使是亚临床性的——发生奥利沙铂肺毒性和间质性疾病进展的风险可能都会增加。存在基线生理学和影像学异常的患者，即使没有临床症状，也应该给予密切监测，停药和引入类固醇皮质激素的阈值较低。在这些病例中预防性地使用 N-乙酰半胱氨酸是否能带来获益还不明确。

抗代谢药

抗代谢药可引起肺损伤（表 65-4）。以下就代表性的药物进行探讨。

表 65-4 抗代谢药

药物	肺部综合征	治疗	评价
甲氨蝶呤	慢性肺炎、肺纤维化	给予类固醇皮质激素，停药	甲氨蝶呤所致肺毒性的最常见形式；危险因素：老龄、已有肺病、糖尿病、先前应用缓解疾病药物、低白蛋白血症
	过敏性肺病	给予类固醇皮质激素，停药	即使继续使用药物，症状也可缓解，但可进一步发展为纤维化
	急性胸痛综合征	停药	常伴胸膜积液
	非心源性肺水肿	支持性治疗，停药	与鞘内注射有关
阿糖胞苷	非心源性肺水肿	支持性治疗，停药	症状多于治疗启动后数天内发作；危险因素：累积剂量
	隐源性机化性肺炎	停药，给予类固醇皮质激素	危险因素：与蒽环类药物或干扰素-α联用
氟达拉滨	过敏性肺病、间质性肺炎	停药	毒性罕见；治疗可导致迟发型机会性感染发生率增加
吉西他滨	呼吸困难	给药后数小时内发作	通常为自限性
	间质性肺病、非心源性肺水肿	停药，给予类固醇皮质激素、利尿剂	危险因素：与紫杉烷类或博来霉素联用

■ 甲氨蝶呤

甲氨蝶呤是一种用于治疗恶性肿瘤、结缔组织病以及其他炎症性疾病,包括结节病和牛皮癣的抗代谢药。高剂量用于治疗癌症,肺毒性发生率为 1%~8%。相比炎症性疾病,甲氨蝶呤在癌症治疗中导致肺毒性的确切机制相对来说不甚明了。甲氨蝶呤作为化疗药物很少单独使用,使得解读其在肺部综合征中扮演的角色十分困难。类风湿关节炎、多发性肌炎和其他胶原血管病患者可出现多种与基础疾病相关的肺部症状,也很难与甲氨蝶呤所致的肺炎鉴别。

临床上常采用 Searles 和 McKendry 诊断标准(表 65-5)来确认肺毒性是否与甲氨蝶呤相关。虽然该标准并没有经过前瞻性研究验证,但对鉴别甲氨蝶呤引发的肺毒性可能仍具有价值。

表 65-5 甲氨蝶呤所致肺炎的诊断

诊断标准
- 急性发作气短
- 发热(>38.0℃)
- 呼吸急促伴干咳(呼吸 ≥28 次/min)
- 影像学可见间质性或肺泡浸润
- WBC ≤15 000/mm³
- 血液或痰液病原体培养为阴性(需要)
- 肺功能检查显示限制性伴低弥散量
- 室内空气下 Pa_{O_2} <55mmHg
- 组织活检指示为细支气管炎或间质性肺炎,可见巨细胞,没有病原体证据

甲氨蝶呤所致肺炎
- 确定:至少满足 6~9 项
- 很有可能:满足 5~9 项
- 可能:满足 4~9 项

资料来源:SEARLES G,MCKENDRY RJ. Methotrexate pneumonitis in rheumatoid arthritis:potential risk factors. Four case reports and a review of the literature. J Rheumatol,1987,14(6):1164-1171.

一项针对类风湿关节炎患者甲氨蝶呤所致肺毒性多中心病例对照研究中,Alarcon 等人确定了与肺炎相关的危险因素,包括年龄 ≥60 岁(相比 <50 岁肺炎风险增加 6 倍)、类风湿性肺胸膜疾病史、糖尿病、依疾病调整抗类风湿病药史和低白蛋白血症。毒性与剂量没有相关性,但与每日给药相比,每周给药以及更高的每周剂量可增加毒性风险,也与已有的肺病、肺功能异常和肾功能不全相关。与环磷酰胺联用可产生协同毒性。类固醇皮质激素减量或肾上腺切除术也可能增加甲氨蝶呤所致肺毒性风险。

甲氨蝶呤是叶酸类似物,通过诱导叶酸辅酶缺乏从而最终减少 DNA 和 RNA 合成,抑制细胞增殖来发挥治疗效果。甲氨蝶呤所致肺毒性机制未知。临床上,毒性可表现为诸多综合征。常见以发热、呼吸困难、咳嗽、不适、肌痛为特点,常在启动治疗后数周内出现。X 线胸片常显示弥漫性间质性浸润。X 线胸片可能出现单侧或双侧积液、肺内结节状改变、肺门和/或纵隔淋巴结肿大,也可能完全正常。17% 患者可出现皮疹,40% 患者可出现外周血嗜酸性粒细胞增加。BAL 检查可出现淋巴细胞性肺泡炎,提示为过敏性反应。然而,即使继续服药,症状也可缓解,再次服用也并不一定导致复发,提示过敏性反应并不是这类肺损伤的真正机制。甲氨蝶呤所致肺毒性症状与博来霉素有时导致的过敏性综合征类似。由于某些患者可能发展为慢性肺泡炎和肺纤维化,通常在出现毒性时即停止服用该药。

甲氨蝶呤所致肺毒性也可能表现为隐匿性亚急性间质性肺病。症状有咳嗽、发热、呼吸困难、头痛和不适,常在治疗启动后 4 个月内出现。在影像学和临床方面,该综合征与其他细胞毒性药物导致的慢性肺泡炎十分相似,所有给药途径都可出现(口服、静脉内和鞘内)。与其他许多化疗药物所致的肺损伤相比,甲氨蝶呤导致的肺炎通常可用类固醇皮质激素进行治疗。病理学检查结果与其他细胞毒性药物导致的肺损伤相似,表现为间质性和肺泡炎症和纤维化。此外,也可能观察到间质嗜酸性粒细胞浸润和肉芽肿性炎症,后者提示可能有过敏性炎症。

甲氨蝶呤所致肺毒性也可能表现为伴胸膜炎和胸膜积液的急性综合征。鞘内注射后可出现神经源性呼吸窘迫,并进展为非心源性肺水肿。

甲氨蝶呤所致肺毒性预后通常良好。如上所述,症状和影像学异常可能在不停药的情况下得以缓解。通常推荐使用类固醇皮质激素,但目前还缺乏相关前瞻性研究数据。

■ 阿糖胞苷

阿糖胞苷(cytosine arabinoside,Ara-C)是嘧啶核苷类似物,能快速抑制 DNA 合成,在治疗急性白血病和非霍奇金淋巴瘤中具有重要地位。肺毒性随治疗强度增强而增强;大剂量时,5%~44% 概率出现急性或亚急性呼吸功能不全。症状包括发热、咳嗽、呼吸困难和呼吸急促;可以与化疗同步出现,也可在启动治疗数周后迟发出现。有可能出现血氧不足,X 线胸片通常表现为弥漫性间质或肺泡损伤。

目前 Ara-C 导致肺毒性的机制仍不明了,但似乎会引发非心源性肺水肿。Haupt 等人对 181 名死于急性白血病患者进行尸体解剖,发现 42 例在死亡前 30d

内接受 Ara-C 治疗患者有中重度肺水肿,肺部病理学检查可见在肺泡和间质中有丰富的蛋白质浸润。42 例患者中,28 例没有其他发生肺水肿诱因,Ara-C 成为最有可能的诱因。治疗 Ara-C 肺毒性是对非心源性肺水肿采用支持性治疗。某些研究者也推荐注射类固醇皮质激素,但获益与否并不明确。

Ara-C 与蒽环类药物或干扰素-α 联用时可引发隐源性机化性肺炎。肺部症状通常在暴露后数周至 2 个月内出现,以发热、呼吸急促和肺叶或结节状浸润为主。目前所有报道的患者可自发性缓解,或给予类固醇皮质激素缓解。Ara-C 肺毒性的总体死亡率为 6%~13%。

■ 氟达拉滨

氟达拉滨单磷酸盐是嘌呤核苷酸类似物,用于治疗 CLL、低度非霍奇金淋巴瘤和其他多种淋巴增生性障碍疾病。氟达拉滨肺毒性的主要问题是治疗后可能持续数月的深度免疫抑制状态。与其他化疗药物相比,这种持续性免疫抑制比较罕见。此时,使用类固醇皮质激素会增加包括耶氏肺孢子菌肺炎等机会性感染的风险。因此,接受氟达拉滨治疗患者出现症状性肺部疾病最有可能的诱因就是感染。

氟达拉滨所致的肺毒性包括间质性肺炎和急性嗜酸性粒细胞性肺炎,但比较少见。Helman 等人发表了目前为止最大样本量的病例报道:在 11 年间,有 105 名患者在一家医院接受氟达拉滨治疗,其中 9 名患者发生氟达拉滨所致肺毒性。毒性与年龄、先前用药方案或肺病史无关,但 CLL 患者相比其他淋巴增生性障碍患者的发生率高。症状多于用药后 3~6d 出现,影像学可见新发间质性或间质和肺泡混合型浸润。肺泡灌洗液(BALF)显示细胞总数增加,但并未见存在优势细胞类型的比例变化,此外也报道有多灶性结节状浸润。

组织活检主要为弥漫性、慢性间质性炎症和纤维化,虽然某些病例可观察到肉芽肿,提示有过敏性反应的可能性。根据 Helman 等人报道,氟达拉滨肺毒性患者通常在接受类固醇皮质激素后出现主观和客观性改善。大部分患者在数天内即可出现反应,也有可能延迟出现反应。再次接受氟达拉滨治疗可引起非感染性肺部浸润复发,如果患者已经出现药物相关性肺毒性,应避免再次使用氟达拉滨。

■ 吉西他滨

吉西他滨是嘧啶类似物,用于治疗肝癌、胰腺癌、卵巢癌和尿路上皮癌症,结构与阿糖胞苷相似。吉西他滨单药使用时通常耐受性良好,因此老年患者使用比较合适。主要毒性为骨髓抑制。最常见的呼吸系统症状为呼吸困难,发生率<1%。呼吸困难可能在治疗后数小时或数天内出现,通常为自限性。当与其他化疗药物联用时可出现严重的肺部不良反应,包括间质性肺病、肺纤维化和急性呼吸窘迫综合征。吉西他滨与卡铂联用治疗 NSCLC 的安全性相对来说比较好。然而,当与紫杉烷或博来霉素联用时可大幅度增加严重肺毒性的发生率。这些药物可引发急性呼吸窘迫,并发展为间质和肺泡混合浸润的非心源性肺水肿。虽然利尿剂和类固醇皮质激素可有疗效,但也有可能导致致命的肺部并发症。组织检查最常见与急性肺损伤相应的 II 型肺细胞增生、间质性炎症和透明膜形成。某些最终产生致命性结局的患者可出现早期症状,包括呼吸困难、血氧不足和轻度浸润,当发现时应考虑停药。

亚硝基脲

亚硝基脲(表 65-6)包括卡莫司汀{1,3-双-(2-氯乙基)-1-亚硝基脲[1,3-bis-(2-chloroethyl)-1-nitrosourea,BCNU]}、洛莫司汀{1-(2-氯乙基)-3-环己基-1-亚硝基脲[1-(2-chloroethyl)-3-cyclohexyl-1-nitrosourea,CCNU]}、司莫司汀[甲基洛莫司汀(甲基 CCNU)]和氯脲霉素。这些细胞毒性药物对多种肿瘤有效。BCNU 和 CCNU 具有高度亲脂性,能穿过血脑屏障,对治疗中枢神经系统肿瘤十分有用。高剂量 BCNU 也用于多种恶性肿瘤在骨髓或干细胞移植前预处理,包括乳腺癌、霍奇金和非霍奇金淋巴瘤、多发性骨髓瘤和神经胶质瘤。

表 65-6　亚硝基脲

药物	肺部综合征	治疗	评价
卡莫司汀(BCNU)	早发型间质性肺病迟发型肺纤维化(可能在治疗后数年间出现)	停药,使用类固醇皮质激素	危险因素:总剂量、女性、基础肺病、吸烟以及与其他细胞毒性药物联用
洛莫司汀、司莫司汀、氯脲霉素	间质性肺病	停药	据推断,毒性和危险因素可能与 BCNU 类似

■ 卡莫司汀(BCNU)

在所有亚硝基脲中,针对卡莫司汀的研究比较多。和博来霉素相似，该药在动物试验中可产生肺毒性。大鼠腹膜内注射BCNU可引起肺肉芽肿性炎症和间质纤维化，即使停药后仍会进展。毒性的产生可能与氧化性肺损伤有关，因为BCNU可抑制肺部巨噬细胞中谷胱甘肽还原酶，减少肺部谷胱甘肽储存；然而，目前还不是很清楚肺纤维化的发生机制。

与博来霉素相似，BCNU毒性与剂量相关。一项纳入94例接受化疗药物（包括BCNU）治疗的霍奇金淋巴瘤患者研究中，剂量<475mg/m²者肺毒性发生率为15%，475~525mg/m²者肺毒性发生率为32%，>525mg/m²者发生率为47%。脑胶质瘤治疗可导致BCNU累积剂量显著增加。非常高剂量（>1 200~1 500mg/m²）时，20%~50%患者出现肺毒性。在骨髓或干细胞移植前，单次高剂量给予BCNU，或在较长时间段内多次连续给予，特定剂量下给药方式不同是否对肺毒性风险有影响目前还不清楚。报道显示，与BCNU肺毒性相关的风险因素包括基础肺病、吸烟史、先前或同时接受其他化疗药物（包括环磷酰胺或博来霉素），胸部放疗和女性，其中，高剂量药物和女性是与肺纤维化关联性最高的因素。

BCNU导致的肺纤维化主要有两种类型：一种是早发型，通常在治疗后数天、数周至3年内出现；另一种是晚发型，可能在数年后才出现。但早发型肺损伤并没有受到足够的重视。152名接受BCNU（600mg/m²）、环磷酰胺和顺铂治疗后进行干细胞移植的乳腺癌患者中，59%在治疗后45d（中位数）出现$D_{L_{CO}}$显著减少。大多数患者为亚临床性疾病，并在给予类固醇皮质激素治疗后肺功能改善。早发型毒性也可以表现为爆发性肺损伤，某些病例可发展为致命性肺纤维化。

迟发型肺损伤，主要表现为肺纤维化，可在BCNU治疗后数年发生。在1990年，O'Driscoll等人首次在儿童脑瘤幸存者中报道了这一现象。31名患者中，14名死于肿瘤。在2004年对17名幸存者长达25年的随访报道中，9名（53%）死于与肺纤维化有关的并发症。2名患者在化疗后3年内死亡，4名在化疗后6~13年内死亡，3名在化疗后13~25年内死亡。另外，在剩余8名仍存活的患者中，7名有肺纤维化的影像学和生理学证据。因此，在接受高剂量BCNU的这一儿童群体中，迟发型肺毒性十分常见，临床后果也很严重。

BCNU导致的肺毒性表现多变。如上文所述，其可能表现为爆发性的急性呼吸衰竭，但更多为隐匿性表现，无异常生理学异常或影像学肺纤维化证据。后者这种亚临床性症状包括咳嗽、疲乏和进行性呼吸困难。有症状的患者X线胸片多有异常，常表现为双下肺为主的间质性浸润。然而，在O'Driscoll随访的接受高剂量BCNU并发展为迟发型肺纤维化患者中，纤维样改变主要出现在上肺叶。急性症状患者可能表现为肺泡浸润。许多病例也可见双侧气胸（图65-4）。肺部生理检查通常显示限制性通气障碍，伴弥漫性异常，最终发展为缺氧。与博来霉素引起的肺损伤相似，可在无影像学和临床证据的情况下发生$D_{L_{CO}}$下降。虽然$D_{L_{CO}}$被认为是最早发生肺毒性的迹象，目前还没有对BCNU所致肺毒性诊断中肺功能筛检进行前瞻性评估。不过，考虑到BCNU肺损伤的发生频率和严重程度，可以使用PFT来辨别风险患者并考虑启用类固醇皮质激素治疗。由于BCNU毒性很常见，并很有可能发展为严重肺纤维化，应该考虑对患者进行PFT监测，尤其是接受了高剂量BCNU患者。

BCNU肺部病理学改变与其他细胞毒性药物相似，可出现Ⅱ型肺细胞增生和异型增生、成纤维细胞增殖和肺泡内蛋白质类物质沉积。然而，炎症并不显著，BCNU肺毒性的主要特征为间质性纤维化。某些病例可能出现血管中心性坏死性肉芽肿性炎症，或者更罕见的肺静脉闭塞症。

BCNU肺毒性预后很差。早发型患者使用类固醇皮质激素可能有效。一项针对干细胞移植前接受高剂量化疗（包括BCNU）的乳腺癌患者研究显示，类固醇皮质激素吸入有可能预防肺毒性发生。BCNU迟发型肺纤维化对类固醇皮质激素治疗无反应。BCNU肺毒性的主要处理方法是尽可能使用最低的有效剂量，并密切监测发生毒性效应。长期主要采用支持性治疗。由于毒性可能在很长时间后才发作，因此应该进行长期肺部随访。

■ 其他亚硝基脲

其他用于化疗的亚硝基脲——洛莫司汀（CCNU）、司莫司汀（甲基CCNU）和氯脲霉素，也都可以导致肺毒性。通常，这些药物使用都没有BCNU广泛，累积剂量也较低。这些因素导致其肺部毒性发生率较低。与BCNU相似，肺毒性可能表现为隐匿性，伴间质性肺炎和肺纤维化。不过，考虑到这些药物的化学相似性，在使用这一类药物时必须考虑到发生与BCNU相似的严重肺毒性的可能性。

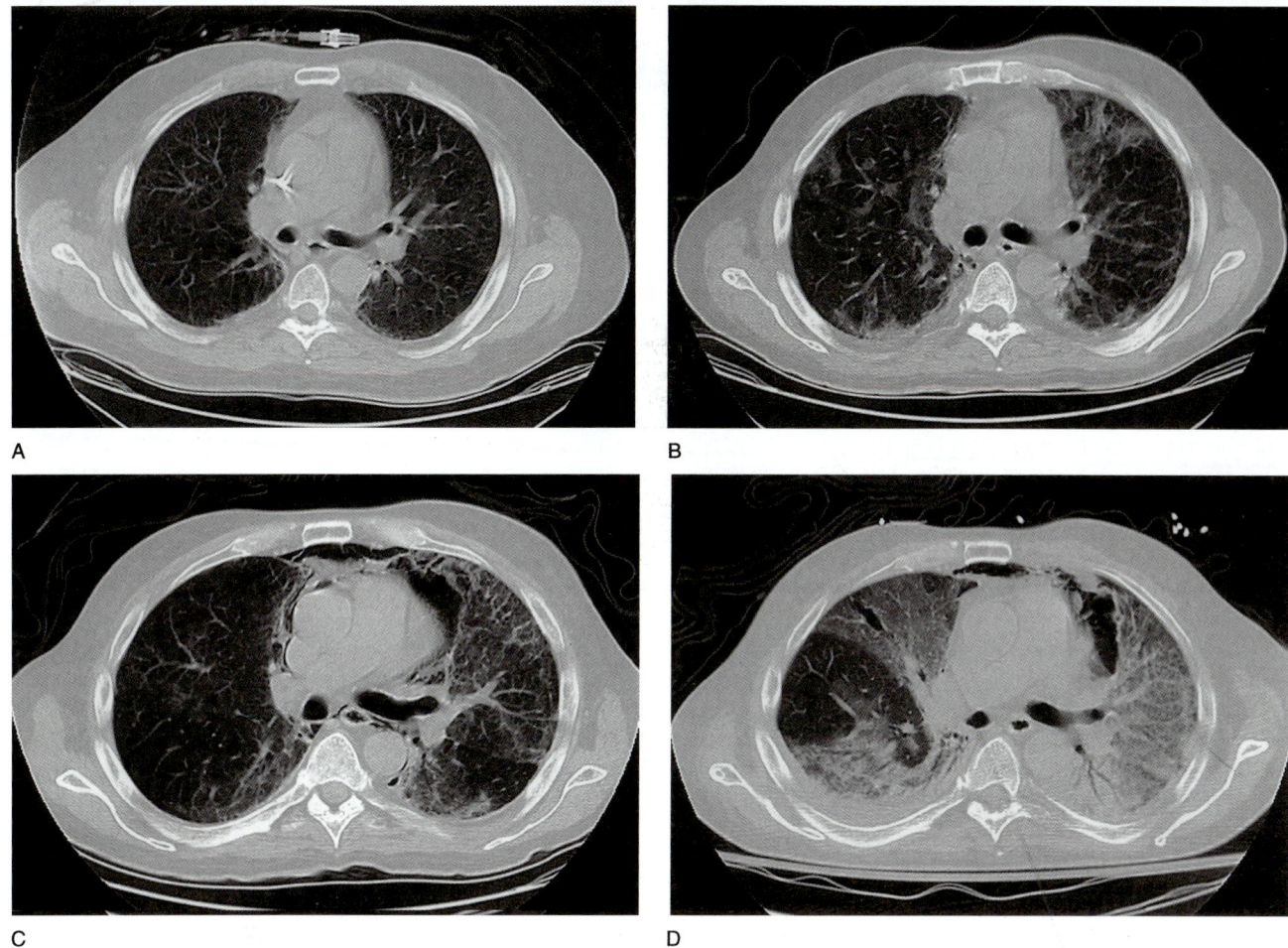

图 65-4　一例有霍奇金淋巴瘤史,接受含 BCNU 化疗患者(54 岁)胸部 CT。检查时间跨度为 6 个月,自(A)至(D)。注意间质弥漫性斑片状浸润进展,从(A)中基线时正常发展至(C)和(D)纵隔气肿和气胸。于(B)和(C)之间进行支气管镜检查,并没有发现感染迹象。该患者有进行性呼吸困难和呼吸功能不全,最终死于呼吸衰竭。

分子靶向药物

分子靶向药物(表 65-7)包括表皮生长因子受体(EGFR)酪氨酸激酶抑制剂(吉非替尼和厄洛替尼)、BCR-Abl 酪氨酸激酶抑制剂(伊马替尼和达沙替尼)和间变性淋巴瘤激酶(anaplastic lymphoma kinase,ALK)抑制剂(克唑替尼)。

■ EGFR 酪氨酸激酶抑制剂:吉非替尼和厄洛替尼

EGFR 酪氨酸激酶小分子抑制剂是第一种成功用于 NSCLC 患者的小分子靶向治疗药物,彻底改变了这一类患者的治疗方法(图 65-5)。

吉非替尼是第一个用于临床的 EGFR 酪氨酸激酶抑制剂。在日本一项纳入 3 000 例接受吉非替尼治疗患者的前瞻性研究中,4%患者在治疗后 12 周内发生间质性肺病,而在接受细胞毒性药物治疗的患者中这一比例为 2.1%。世界范围内研究发现,其肺毒性在不同地域间存在差异,亚洲最常见,白种人或非洲人中则最少见。毒性通常在治疗早期出现,中位时间为暴露后 24～42d。大部分病例在停药后都有改善,但约有 31%患者会进展为不可逆转的终末期呼吸衰竭。患者组织学检查可见弥漫性肺泡损伤。发生毒性的危险因素包括老龄、吸烟、已有间质性肺病和表现状态不佳。

吉非替尼引发肺毒性的机制仍在探讨中。我们知道肺损伤后 EGFR 表达会上调,这可能会引发损伤后 Ⅱ 型肺细胞增生。在小鼠模型中,吉非替尼可导致暴露于博来霉素的动物发生更为严重的肺纤维化。已有肺纤维化患者中该毒性发生率增加,这为吉非替尼阻碍损伤后肺泡上皮细胞再生的理论提供了佐证。

厄洛替尼是在美国使用得最为广泛的 EGFR 酪氨酸酶抑制剂,因为吉非替尼在美国还没有投入临床使用。虽然厄洛替尼也可导致间质性肺病的毒性反应,但其发生率与吉非替尼相比似乎要低一些。这可能与地域有关,因为厄洛替尼主要在亚洲以外的地区使

表 65-7　分子靶向药物

药物	肺部综合征	治疗	评价
吉非替尼	间质性肺病;肺纤维化	停药	常在治疗后 3 个月内发生;危险因素:老龄、吸烟、已有肺病、亚洲人种
厄洛替尼	间质性肺病	停药	危险因素:已有肺病
伊马替尼	胸腔积液	利尿剂	危险因素:已有间质性肺病
	间质性肺病	停药,给予类固醇皮质激素	
达沙替尼	胸腔积液	利尿剂	
	肺动脉高压	停药	
贝伐单抗	肺出血	支持性治疗,停药	危险因素:空洞性肿瘤,组织学检查见鳞状细胞
西妥昔单抗	支气管痉挛、喘鸣	停药,支持性治疗,给予类固醇皮质激素	可在输液期间发生;危险因素:哮喘、特应征、过敏反应史
利妥昔单抗	间质性肺炎、机化性肺炎	停药,给予类固醇皮质激素	可在输液期间发生
	支气管痉挛、喘鸣、血管性水肿	停药,支持性治疗,给予类固醇皮质激素	
曲妥单抗	支气管痉挛、血流动力学不稳定	停药	可在输液期间发生
	间质性肺病	停药,给予类固醇皮质激素	

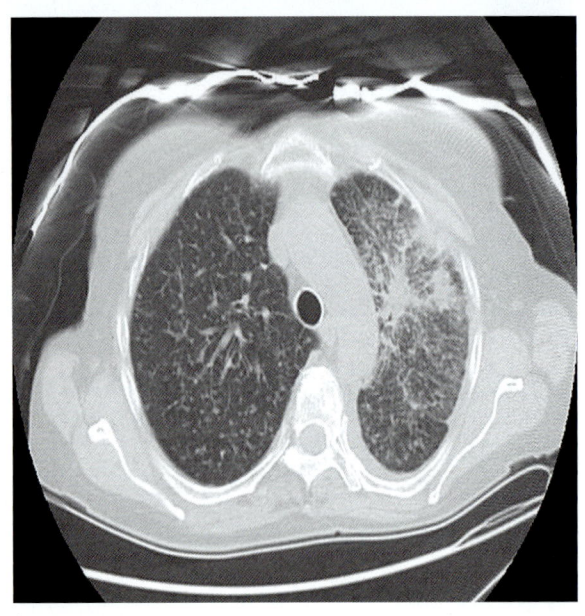

A

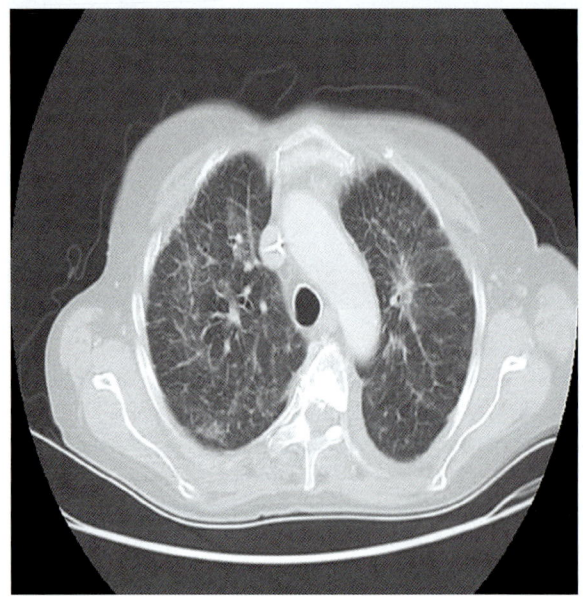

B

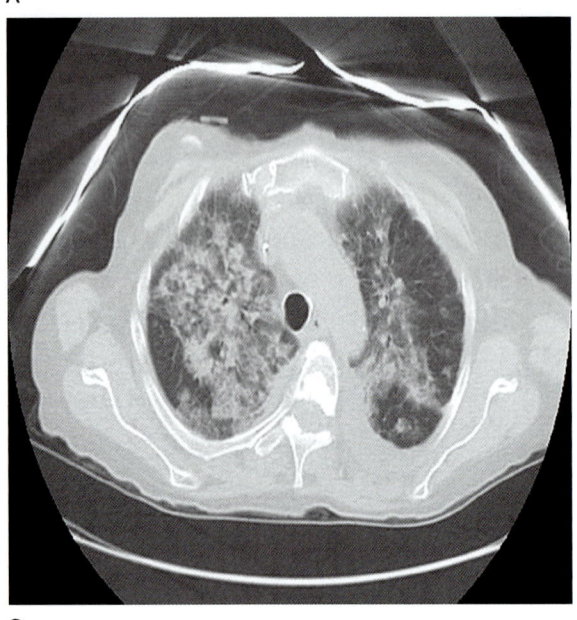

C

图 65-5　一例 4 期肺腺癌白种人女性患者(79 岁)胸部 CT 扫描影像,主要部位为左上肺叶。肿瘤检测显示 EGFR 外显子 19 缺失突变,患者接受厄洛替尼治疗。(A)诊断时的胸部 CT 显示左上肺叶肿瘤。(B)接受厄洛替尼 2 个月后胸部 CT 显示左上肺叶原发肿瘤部位改善。(C)厄洛替尼治疗 4 个月后胸部 CT 显示右上侧肺叶和左上侧肺叶弥漫性间质浸润。患者当时无肿瘤复发或感染证据。临床影像被认为与厄洛替尼引发的间质性肺病相关。随后停用了厄洛替尼,但患者仍进展为呼吸功能不全,并最终死于呼吸衰竭。

用。厄洛替尼所致间质性肺病的确切发生率还不是很清楚。一项研究显示,NSCLC 患者分别接受厄洛替尼或安慰剂联合卡铂和紫杉醇治疗(厄洛替尼组后续厄洛替尼维持治疗),结果显示两组患者总体生存率无差异。然而,厄洛替尼组有 5 例发生了严重的间质性肺病,而安慰剂组仅有 1 例;3 例患者的并发症是致命的,并且全部在厄洛替尼组,考虑与药物毒性有关。肺损伤的时间曲线与吉非替尼相似,主要在治疗启动后数周发生。基础间质性肺病似乎是发生药物毒性的危险因素之一。

■ BCR-Abl 酪氨酸激酶抑制剂:伊马替尼和达沙替尼

伊马替尼是首个投入临床使用的预防性分子靶向药物。该药于 20 世纪 90 年代研发,是抑制表达 BCR-Abl 融合蛋白细胞增殖的小分子酪氨酸激酶抑制剂。由 9 号染色体的 Abl-1("阿贝尔森")基因易位至 22 号染色体的裂点簇区(breakpoint cluster region,BCR)基因区部分,形成融合基因叫作费城染色体,是 CML 标志物。伊马替尼用于 CML 以及胃肠道间质瘤的治疗。

伊马替尼最常见的肺部并发症为胸腔积液,这说明给予伊马替尼后,患者可在不同解剖腔隙中出现液体潴留。伊马替尼引起间质性肺病者少见,但有肺间质纤维化基础时,可能是其易发因素之一。小样本研究报告类固醇皮质激素可能具有疗效;通常不推荐重新给药,但也有重新给药而无肺病复发的病例。

当肿瘤激酶发生新位点变异时,肿瘤几乎会不可避免地对小分子酪氨酸激酶抑制剂耐受,从而出现新的耐药性克隆细胞和疾病复发。第二代 BCR-Abl 酪氨酸激酶抑制剂包括达沙替尼和尼洛替尼。同伊马替尼一样,这些药物也可能导致液体潴留和胸腔积液,也有导致间质性肺病的报道。伊马替尼导致的最常见肺部并发症是胸腔积液。这显示出接受伊马替尼的患者很容易在多个解剖部位发生液体潴留。间质性肺病少见,纤维化肺病基础可能是诱导因素。值得关注的是,有许多病例报道显示达沙替尼治疗后出现肺动脉高压。停药并不一定能够逆转肺高压,因此不应尝试重新给药。不过伊马替尼并没有引发肺动脉高压的病例报道。

■ 血管紧张素转换酶抑制剂:克唑替尼

克唑替尼抑制间变性淋巴瘤激酶(ALK),用于有 EML4-ALK 融合致癌基因的 NSCLC 患者。有报道称,克唑替尼可引发间质性肺病。由于该药仅用于有特定基因变异的少数肺癌患者,关于其潜在的肺毒性的临床资料有限。

单抗隆抗体

单克隆抗体被越来越广泛地用来治疗多种恶性肿瘤。对其导致的肺毒性也有报道。

■ 贝伐单抗

贝伐单抗是直接作用于血管内皮生长因子(VEGF)的单克隆抗体,对乳腺癌、直肠癌、肾癌和 NSCLC 有效。局部晚期和转移性 NSCLC 治疗中在传统化疗药物中添加贝伐单抗可提高治疗反应率。在纳入 99 例新诊断ⅢB 或Ⅳ级或复发 NSCLC 患者研究中,6 名患者发生咯血或呕血的严重出血并发症,其中 4 名死于出血。所有 6 例出血似乎都与肿瘤相关,其中 4 名患者组织学检查为鳞状细胞癌。6 名出血患者中有 5 名在影像学检查下可见空腔或坏死。因此,包含贝伐单抗的临床试验通常都会排除有空洞性肺病或鳞状细胞癌患者。

■ 西妥昔单抗

西妥昔单抗是主要作用于 EGFR 的嵌合式单克隆抗体。输注西妥昔单抗可诱发过敏性反应相关症状,包括支气管痉挛或喉鸣。呼吸严重受限可能是致命的。发生并发症的危险因素包括哮喘史、特应体质或过敏反应史。

■ 利妥昔单抗

利妥昔单抗是主要作用于 B 淋巴细胞上 CD-20 抗原的嵌合式单克隆抗体,经证实对非霍奇金淋巴瘤有效,并被越来越多地应用于炎症性疾病,包括结缔组织病、自身免疫性疾病和实体器官移植。和西妥昔单抗一样,利妥昔单抗输注可诱发过敏反应,严重的可导致支气管痉挛和血管水肿。肺实质毒性虽然罕见,但有许多相关报道和描述。在一项纳入 107 名接受包括利妥昔单抗化疗的 NHL 患者研究中,9 名患者出现与发热、呼吸困难和咳嗽相关的间质性肺炎。类固醇皮质激素治疗可有改善。对 4 名患者尝试重新使用利妥昔单抗,其中 2 名出现间质性肺病复发,故通常不建议重新给药。

利妥昔单抗所致肺毒性的临床综合征初始为隐匿性的,伴咳嗽和呼吸困难,随后再次给予利妥昔单抗可诱导其进一步发展。CT 可见肺实质磨玻璃样阴影伴低氧血症。组织学检查显示机化性肺炎/闭塞性细支气管炎机化性肺炎以及间质 T 淋巴细胞炎症和广泛性动脉血栓形成。虽然报道该药可引起致命损伤,通常这类毒性反应经停药和给予类固醇皮质激素治疗反应都比较好。

■ 曲妥单抗

曲妥单抗是人源性单克隆抗体,直接作用于某些乳腺和食管肿瘤表达的 HER2 蛋白。输注曲妥单抗诱发反应很常见,严重者可出现支气管痉挛和血流动力学不稳定。极少数乳腺癌患者可出现伴间质性肺炎、机化性肺炎或急性呼吸窘迫综合征等急性肺毒性,有些病例对类固醇皮质激素疗效良好。

其他药物

还有许多其他用于恶性肿瘤的药物可引发肺毒性(表 65-8)。以下是一些典型药物。

■ 全反式维 A 酸

全反式维 A 酸(all-trans retinoic acid,ATRA)是维生素 A 衍生物,对急性早幼粒细胞白血病(acute promyelocytic leukemia,APL)有效。ATRA 通过诱导肿瘤细胞为成熟的中性粒细胞发挥作用。在启动治疗 2~21d 后可出现"(视黄酸)分化综合征"症状群,包括发热、与容量负荷相关的体重增加和水肿、伴间质或肺泡浸润的呼吸窘迫、胸腔或心包积液、血流动力学不稳定和肾功能不全。肺泡出血鲜有报道。该综合征经常(但并不总是)出现白细胞明显增多。

非 APL 肿瘤使用 ATRA 并无分化综合征的报道。影像学检查可见胸腔积液、心脏肥大、肺血容量增加和肺门影扩大。小叶间隔、结节、磨玻璃样阴影或伴气管气影的实变较为少见。弥漫性肺泡出血时,HRCT 可见边界不清的小叶中心结节和弥漫性磨玻璃样阴影。

表 65-8 其他药物

药物	肺部综合征	治疗	评价
全反式维 A 酸	分化综合征	停药,给予类固醇皮质激素	用全反式维 A 酸治疗急性早幼粒细胞白血病方案中应同时包括类固醇皮质激素
白细胞介素-2	心源性水肿、胸腔积液	利尿剂,支持性治疗	血管渗漏综合征;危险因素;累积剂量;注射 LAK 细胞
丙卡巴肼	过敏性肺炎	停药	
	间质性肺病	停药	
紫杉醇	呼吸困难;支气管痉挛	降低输注速度,给予类固醇皮质激素和/或组胺拮抗剂	组胺拮抗剂和/或类固醇皮质激素预处理可降低发生率
	间质性肺炎	停药	给药后数天至数周内出现
多西他赛	胸腔积液;非心源性肺水肿	停药;利尿剂;支持性治疗	类固醇皮质激素预处理可降低发生率
	间质性肺炎	停药	
长春花生物碱	非心源性肺水肿、间质性肺炎、支气管痉挛	停药;给予类固醇皮质激素	危险因素:与丝裂霉素 C 联用

组织学检查最常见肺实质中成熟髓样细胞浸润,伴或不伴肺出血。也有纤维素样坏死和肺毛细血管炎的报道。这一综合征被认为是由水肿、出血、纤维素渗出和中性粒细胞浸润所致。ATRA 引发的肺毒性机制还不清楚,但可能与炎性细胞因子的系统性释放有关。ATRA 可使白血病细胞上细胞黏附因子表达上调,同时也可增加内皮细胞中细胞间黏附分子(intracellular adhesion molecule,ICAM)-1 和血管细胞黏附分子(vascular cell adhesion molecule,VCAM)-1 表达。另外,白细胞介素-1β(IL-1β)、IL-6 和 TNFα 水平也有升高,进而促进白细胞激活,导致组织损伤。

已发表文献中分化综合征发生率为 5%~27%,死亡率为 5%~29%。及时给予类固醇皮质激素治疗可改善患者结局。只要能够及时给予类固醇皮质激素,ATRA 仍可继续慎用。虽然症状缓解后重新给药导致复发的情况比较少,但严重病例应停用 ATRA。

■ 白细胞介素-2

白细胞介素-2(IL-2)是由活化淋巴细胞分泌的糖蛋白。IL-2 单用或者与淋巴因子激活杀伤(lymphokine-activated killer,LAK)细胞联用证实对转移性肾细胞癌或黑色素瘤有效。相关肺部并发症主要为心血管异常伴血管渗漏综合征,可导致心源性和非心源性肺水肿,也可引发低血压、肾功能不全和胸膜积液。

毛细血管通透性增加可能有多种机制参与。IL-2激活淋巴细胞产生多种细胞因子,包括肿瘤坏死因子和 IL-1。这些因子可能改变内皮通透性,被认为与败血性休克综合征的发生有关。IL-2 也可以促进自然杀伤细胞与毛细血管内皮黏附,改变血管的完整性。而且,IL-2 还与心脏等其他多个器官的毒性有关。因此,IL-2 引发的心功能障碍可能是肺间质性水肿的诱因之一。

IL-2 引发的肺毒性似乎与累积剂量相关,而该毒性又因为注射 LAK 细胞进一步加重。肺毒性似乎是可逆的。在大多数病例中,停止治疗后数天内临床和影像学异常都可缓解。IL-2 也通过吸入治疗肾细胞瘤和黑色素瘤肺转移的患者。吸入方法似乎在避免肺毒性风险同时保留了对肺内转移瘤的治疗效果。

丙卡巴肼

丙卡巴肼是主要用于治疗淋巴瘤的细胞毒性药物,少数患者使用后可引发过敏性肺炎。该综合征主要在化疗 2~3 个周期后出现(虽然也有更早或更晚出现的情况)。典型症状是咳嗽、呼吸困难和发热,同时有间质性和/或肺泡浸润。对类固醇皮质激素的治疗反应不一,重新给予丙卡巴肼在大多数病例中可导致症状复发。

紫杉烷

紫杉醇是紫杉烷家族中的一员,通过抑制微管解聚和干扰细胞周期 G2 和 M 期发挥作用。紫杉醇对多种肿瘤有效,包括乳腺癌、卵巢癌和 NSCLC。紫杉醇输注诱发急性过敏性反应的概率很高(30%),症状包括呼吸困难、支气管痉挛、荨麻疹和低血压。降低输注速率和/或给予类固醇皮质激素和组胺拮抗剂可大大降低反应风险至 1%~2%。紫杉醇注射后数天至数周内可出现间质性肺炎。在接受紫杉醇治疗后出现间质性浸润的患者,应当怀疑为药物性间质性肺炎可能。

多西他赛相比紫杉醇发生急性过敏性反应的概率要低很多。然而,多西他赛会引发毛细血管渗漏,导致液体潴留。该综合征表现为外周性水肿、胸腔积液或腹水,类固醇皮质激素预处理可以减轻。多西他赛也可诱发间质性肺炎,并可进展为呼吸衰竭和死亡。该综合征可在给药后 1~2 周内出现。活检显示

符合药物引发的过敏性肺炎或弥漫性肺泡损伤相应的组织学改变。与许多药物引发的过敏不一样的是该过敏反应具有迁延不愈的特点。

长春花生物碱

长春花生物碱单独使用时导致肺毒性罕见。然而,长春碱、长春地辛或长春瑞滨与丝裂霉素 C 联用可导致非心源性肺水肿、间质性肺炎和支气管痉挛,常伴有弥漫性内皮功能紊乱(见丝裂霉素 C 部分内容)。长春瑞滨单独使用导致呼吸困难患者比例<5%,在给药后数小时内出现,通常对支气管扩张药和类固醇皮质激素反应良好。呼吸窘迫伴肺水肿和间质性肺炎的报道也罕见。

姜　宁　译

高占成　审校

参考文献

[1] COOPER JA JR, WHITE DA, MATTHAY RA. Drug-induced pulmonary disease. Part 1: cytotoxic drugs. Am Rev Respir Dis, 1986, 133(2):321-340.

[2] FLIEDER D, TRAVIS W. Pathologic characteristics of drug-induced lung disease.Clin Chest Med, 2004,25(1):37-45.

[3] LIMPER AH. Chemotherapy-induced lung disease. Clin Chest Med, 2004, 25(1):53-64.

[4] RIVERA MP, DETTERBECK FC, SOCINSKI MA, et al. Impact of preoperative chemotherapy on pulmonary function tests in resectable early-stage non-small cell lung cancer. Chest, 2009, 135(6):1588-1595.

[5] DIMOPOULOU I, EFSTATHIOU E, SAMAKOVLI A, et al. A prospective study on lung toxicity in patients treated with gemcitabine and carboplatin: clinical, radiological and functional assessment. Ann Oncol, 2004, 15(8):1250-1255.

[6] CASTRO M, VEEDER MH, MAILLIARD JA, et al. A prospective study of pulmonary function in patients receiving mitomycin. Chest, 1996, 109(4):939-944.

[7] LUND MB, KONGERUD J, NOME O, et al. Lung function impairment in long-term survivors of Hodgkin's disease. Ann Oncol, 1995, 6(5):495-501.

[8] UMEZAWA H, MAEDA K, TAKEUCHI T, et al. New antibiotics, bleomycin A and B. J Antibiot (Tokyo), 1966, 19(5):200-209.

[9] LAZO JS, MERRILL WW, PHAM ET, et al. Bleomycin hydrolase activity in pulmonary cells. J Pharmacol Exp Ther, 1984, 231(3):583-588.

[10] SLEIJFER S. Bleomycin-induced pneumonitis. Chest, 2001, 120(2):617-624.

[11] HAY J, SHAHZEIDI S, LAURENT G. Mechanisms of bleomycin-induced lung damage. Arch Toxicol, 1991, 65(2):81-94.

[12] SCHEULE RK, PERKINS RC, HAMILTON R, et al. Bleomycin stimulation of cytokine secretion by the human alveolar macrophage. Am J Physiol, 1992, 262(4 Pt 1):L386-L391.

[13] SLEIJFER S, VUJASKOVIC Z, LIMBURG PC, et al. Induction of tumor necrosis factor-alpha as a cause of bleomycin-related toxicity. Cancer, 1998, 82(5):970-974.

[14] PIGUET PF, COLLART MA, GRAU GE, et al. Tumor necrosis factor/cachectin plays a key role in bleomycin-induced pneumopathy and fibrosis. J Exp Med, 1989, 170(3):655–663.

[15] PIGUET PF, VESIN C, GRAU GE, et al. Interleukin 1 receptor antagonist (IL-1ra) prevents or cures pulmonary fibrosis elicited in mice by bleomycin or silica. Cytokine, 1993, 5(1):57–61.

[16] GIRI SN, HYDE DM, HOLLINGER MA. Effect of antibody to transforming growth factor beta on bleomycin induced accumulation of lung collagen in mice. Thorax, 1993, 48(10):959–966.

[17] JULES-ELYSEE K, WHITE DA. Bleomycin-induced pulmonary toxicity. Clin Chest Med, 1990, 11(1):1–20.

[18] COLLIS CH. Lung damage from cytotoxic drugs. Cancer Chemother Pharmacol, 1980, 4(1):17–27.

[19] TRYKA AF, SKORNIK WA, GODLESKI JJ, et al. Potentiation of bleomycin-induced lung injury by exposure to 70% oxygen. Morphologic assessment. Am Rev Respir Dis, 1982, 126(6):1074–1079.

[20] GILSON AJ, SAHN SA. Reactivation of bleomycin lung toxicity following oxygen administration. A second response to corticosteroids. Chest, 1985, 88(2):304–306.

[21] MACANN A, BREDENFELD H, MÜLLER RP, et al. Radiotherapy does not influence the severe pulmonary toxicity observed with the administration of gemcitabine and bleomycin in patients with advanced-stage Hodgkin's lymphoma treated with the BAGCOPP regimen: a report by the German Hodgkin's Lymphoma Study Group. Int J Radiat Oncol Biol Phys, 2008, 70(1):161–165.

[22] HIRSCH A, VANDER ELS N, STRAUS DJ, et al. Effect of ABVD chemotherapy with and without mantle or mediastinal irradiation on pulmonary function and symptoms in earlystage Hodgkin's disease. J Clin Oncol, 1996, 14(4):1297–1305.

[23] CROOKE ST, COMIS RL, EINHORN LH, et al. Effects of variations in renal function on the clinical pharmacology of bleomycin administered as an iv bolus. Cancer Treat Rep, 1977, 61(9):1631–1636.

[24] SIMPSON AB, PAUL J, GRAHAM J, et al. Fatal bleomycin pulmonary toxicity in the west of Scotland 1991–95: a review of patients with germ cell tumours. Br J Cancer, 1998, 78(8):1061–1066.

[25] LOWER EE, STROHOFER S, BAUGHMAN RP. Bleomycin causes alveolar macrophages from cigarette smokers to release hydrogen peroxide. Am J Med Sci, 1988, 295(3):193–197.

[26] SAXMAN SB, NICHOLS CR, EINHORN LH. Pulmonary toxicity in patients with advanced-stage germ cell tumors receiving bleomycin with and without granulocyte colony stimulating factor. Chest, 1997, 111(3):657–660.

[27] DE LENA M, GUZZON A, MONFARDINI S, et al. Clinical, radiologic, and histopathologic studies on pulmonary toxicity induced by treatment with bleomycin (NSC-125066). Cancer Chemother Rep, 1972, 56(3):343–356.

[28] BELLAMY EA, HUSBAND JE, BLAQUIERE RM, et al. Bleomycin-related lung damage: CT evidence. Radiology, 1985, 156(1):155–158.

[29] COMIS RL, KUPPINGER MS, GINSBERG SJ, et al. Role of single-breath carbon monoxide-diffusing capacity in monitoring the pulmonary effects of bleomycin in germ cell tumor patients. Cancer Res, 1979, 39(12):5076–5080.

[30] HOLOYE PY, LUNA MA, MACKAY B, et al. Bleomycin hypersensitivity pneumonitis. Ann Intern Med, 1978, 88(1):47–49.

[31] WHITE DA, SCHWARTZBERG LS, KRIS MG, et al. Acute chest pain syndrome during bleomycin infusions. Cancer, 1987, 59(9):1582–1585.

[32] VERWEIJ J, PINEDO HM. Mitomycin C: mechanism of action, usefulness and limitations. Anticancer Drugs, 1990, 1(1):5–13.

[33] WADA H, NAKANO Y, YAMADA H, et al. Intravesical mitomycin-C-induced interstitial pneumonia. Respiration, 2010, 80(3):256–259.

[34] GONZALEZ-MORENO S, LAMBERT LA, MANSFIELD PF. Interstitial pneumonitis: an exceptional toxicity of hyperthermic intraperitoneal mitomycin C. Eur J Surg Oncol, 2008, 34(4):482–484.

[35] OKUNO SH, FRYTAK S. Mitomycin lung toxicity. Acute and chronic phases. Am J Clin Oncol, 1997, 20(3):282–284.

[36] RIVERA MP, KRIS MG, GRALLA RJ, et al. Syndrome of acute dyspnea related to combined mitomycin plus vinca alkaloid chemotherapy. Am J Clin Oncol, 1995, 18(3):245–250.

[37] CHANG AY, KUEBLER JP, PANDYA KJ, et al. Pulmonary toxicity induced by mitomycin C is highly responsive to glucocorticoids. Cancer, 1986, 57(12):2285–2290.

[38] LUEDKE D, MCLAUGHLIN TT, DAUGHADAY C, et al. Mitomycin C and vindesine associated pulmonary toxicity with variable clinical expression. Cancer, 1985, 55(3):542–545.

[39] ROUZAUD P, ESTIVALS M, PUJAZON MC, et al. Complications respiratoires de l'association vinorelbine-mitomycine. Rev Mal Respir, 1999, 16(1):81–84.

[40] JOLIVET J, GIROUX L, LAURIN S, et al. Microangiopathic hemolytic anemia, renal failure, and noncardiogenic pulmonary edema: a chemotherapy-induced syndrome. Cancer Treat Rep, 1983, 67(5):429–434.

[41] TORRA R, POCH E, TORRAS A, et al. Pulmonary hemorrhage as a clinical manifestation of hemolytic-uremic syndrome associated with mitomycin C therapy. Chemotherapy, 1993, 39(6):453–456.

[42] HONG MJ, LEE HG, HUR M, et al. Slow, but complete, resolution of mitomycin-induced refractory thrombotic thrombocytopenic purpura after rituximab treatment. Korean J Hematol, 2011, 46(1):45–48.

[43] GOURLEY BL, MESA H, GUPTA P. Rapid and complete resolution of chemotherapy-induced thrombotic thrombocytopenic purpura/hemolytic uremic syndrome (TTP/HUS) with rituximab. Cancer Chemother Pharmacol, 2010, 65(5):1001–1004.

[44] GAGNADOUX F, CAPRON F, LEBEAU B. Pulmonary veno-occlusive disease after neoadjuvant mitomycin chemotherapy and surgery for lung carcinoma. Lung Cancer, 2002, 36(2):213–215.

[45] MA LD, TAYLOR GA, WHARAM MD, et al. "Recall" pneumonitis: adriamycin potentiation of radiation pneumonitis in two children. Radiology, 1993, 187(2):465–467.

[46] HALL AG, TILBY MJ. Mechanisms of action of, and modes of resistance to, alkylating agents used in the treatment of haematological malignancies. Blood Rev, 1992, 6(3):163–173.

[47] TWOHIG KJ, MATTHAY RA. Pulmonary effects of cytotoxic agents other than bleomycin. Clin Chest Med, 1990, 11(1):31–54.

[48] KACHEL DL, MARTIN WJ 2ND. Cyclophosphamide-induced lung toxicity: mechanism of endothelial cell injury. J Pharmacol Exp Ther, 1994, 268(1):42–46.

[49] HOYT DG, LAZO JS. Early increases in pulmonary mRNA encoding procollagens and transforming growth factor-beta in mice sensitive to cyclophosphamide-induced pulmonary fibrosis. J Pharmacol Exp Ther, 1989, 249(1):38–43.

[50] HOYT DG, LAZO JS. Acute pneumocyte injury, poly(ADP-ribose) polymerase activity, and pyridine nucleotide levels after in vitro exposure of murine lung slices to cyclophosphamide. Biochem Pharmacol, 1994, 48(9):1757–1765.

[51] MALIK SW, MYERS JL, DEREMEE RA, et al. Lung toxicity associated with cyclophosphamide use. Two distinct patterns. Am J Respir Crit Care Med, 1996, 154(6 Pt 1):1851–1856.

[52] SPECTOR JI, ZIMBLER H, ROSS JS. Early-onset cyclophosphamide-induced interstitial pneumonitis. JAMA, 1979, 242(26):2852–2854.

[53] MARK GJ, LEHIMGAR-ZADEH A, RAGSDALE BD. Cyclophos-

phamide pneumonitis. Thorax, 1978, 33(1):89–93.

[54] FERNANDEZ HF, TRAN HT, ALBRECHT F, et al. Evaluation of safety and pharmacokinetics of administering intravenous busulfan in a twice-daily or daily schedule to patients with advanced hematologic malignant disease undergoing stem cell transplantation. Biol Blood Marrow Transplant, 2002, 8(9):486–492.

[55] GINSBERG SJ, COMIS RL. The pulmonary toxicity of antineoplastic agents. Semin Oncol, 1982, 9(1):34–51.

[56] BROCKSTEIN BE, SMILEY C, AL-SADIR J, et al. Cardiac and pulmonary toxicity in patients undergoing high-dose chemotherapy for lymphoma and breast cancer: prognostic factors. Bone Marrow Transplant, 2000, 25(8):885–894.

[57] CRILLEY P, TOPOLSKY D, STYLER MJ, et al. Extramedullary toxicity of a conditioning regimen containing busulphan, cyclophosphamide and etoposide in 84 patients undergoing autologous and allogenic bone marrow transplantation. Bone Marrow Transplant, 1995, 15(3):361–365.

[58] RINGDEN O, REMBERGER M, RUUTU T, et al. Increased risk of chronic graft-versus-host disease, obstructive bronchiolitis, and alopecia with busulfan versus total body irradiation: long-term results of a randomized trial in allogeneic marrow recipients with leukemia. Nordic Bone Marrow Transplantation Group. Blood, 1999, 93(7):2196–2201.

[59] AYMARD JP, GYGER M, LAVALLEE R, et al. A case of pulmonary alveolar proteinosis complicating chronic myelogenous leukemia. A peculiar pathologic aspect of busulfan lung? Cancer, 1984, 53(4):954–956.

[60] KHONG HT, MCCARTHY J. Chlorambucil-induced pulmonary disease: a case report and review of the literature. Ann Hematol, 1998, 77(1–2):85–87.

[61] CRESTANI B, JACCARD A, ISRAEL-BIET D, et al. Chlorambucil-associated pneumonitis. Chest, 1994, 105(2):634–636.

[62] AKASHEH MS, FREYTES CO, VESOLE DH. Melphalan-associated pulmonary toxicity following high-dose therapy with autologous hematopoietic stem cell transplantation. Bone Marrow Transplant, 2000, 26(10):1107–1109.

[63] BAKER WJ, FISTEL SJ, JONES RV, et al. Interstitial pneumonitis associated with ifosfamide therapy. Cancer, 1990, 65(10):2217–2221.

[64] HADJILIADIS D, GOVERT JA. Methemoglobinemia after infusion of ifosfamide chemotherapy: first report of a potentially serious adverse reaction related to ifosfamide. Chest, 2000, 118(4): 1208–1210.

[65] GARRIDO M, O'BRIEN A, GONZALEZ S, et al. Cryptogenic organizing pneumonitis during oxaliplatin chemotherapy for colorectal cancer: case report. Chest, 2007, 132(6):1997–1999.

[66] HANNAN LM, YOONG J, CHONG G, et al. Interstitial lung disease in a patient treated with oxaliplatin, 5-fluorouracil and leucovorin (FOLFOX) for metastatic colorectal cancer. Radiol Oncol, 2012, 46(4):360–362.

[67] GAGNADOUX F, ROIRON C, CARRIE E, et al. Eosinophilic lung disease under chemotherapy with oxaliplatin for colorectal cancer. Am J Clin Oncol, 2002, 25(4): 388–390.

[68] WATKINS J, SLADE JH, PHAN A, et al. Fatal diffuse alveolar damage associated with oxaliplatin administration. Clin Colorectal Cancer, 2011, 10(3):198–202.

[69] RUBBIA-BRANDT L, AUDARD V, SARTORETTI P, et al. Severe hepatic sinusoidal obstruction associated with oxaliplatin-based chemotherapy in patients with metastatic colorectal cancer. Ann Oncol, 2004, 15(3):460–466.

[70] WILCOX BE, RYU JH, KALRA S. Exacerbation of pre-existing interstitial lung disease after oxaliplatin therapy: a report of three cases. Respir Med, 2008, 102(2):273–279.

[71] SEARLES G, MCKENDRY RJ. Methotrexate pneumonitis in rheumatoid arthritis: potential risk factors. Four case reports and a review of the literature. J Rheumatol, 1987, 14(6):1164–1171.

[72] ALARCON GS, KREMER JM, MACALUSO M, et al. Risk factors for methotrexate-induced lung injury in patients with rheumatoid arthritis. A multicenter, case-control study. Methotrexate-Lung Study Group. Ann Intern Med, 1997, 127(5): 356–364.

[73] GOLDEN MR, KATZ RS, BALK RA, et al. The relationship of preexisting lung disease to the development of methotrexate pneumonitis in patients with rheumatoid arthritis. J Rheumatol, 1995, 22(6):1043–1047.

[74] SANY J, ANAYA JM. Predictive value of pulmonary function tests in methotrexate induced pneumonitis in rheumatoid arthritis. Arthritis Rheum, 1992, 35:S147.

[75] The effect of age and renal function on the efficacy and toxicity of methotrexate in rheumatoid arthritis. Rheumatoid Arthritis Clinical Trial Archive Group. J Rheumatol, 1995, 22(2): 218–223.

[76] SOSTMAN HD, MATTHAY RA, PUTMAN CE, et al. Methotrexate-induced pneumonitis. Medicine (Baltimore), 1976, 55(5): 371–388.

[77] CRONSTEIN BN, MERRILL JT. Mechanisms of the effects of methotrexate. Bull Rheum Dis, 1996, 45(5):6–8.

[78] ANDERSSON BS, LUNA MA, YEE C, et al. Fatal pulmonary failure complicating high-dose cytosine arabinoside therapy in acute leukemia. Cancer, 1990, 65(5):1079–1084.

[79] RUBIO C, HILL ME, MILAN S, et al. Idiopathic pneumonia syndrome after high-dose chemotherapy for relapsed Hodgkin's disease. Br J Cancer, 1997, 75(7): 1044–1048.

[80] HAUPT HM, HUTCHINS GM, MOORE GW. Ara-C lung: non-cardiogenic pulmonary edema complicating cytosine arabinoside therapy of leukemia. Am J Med, 1981, 70(2):256–261.

[81] PATEL M, EZZAT W, PAUW KL, et al. Bronchiolitis obliterans organizing pneumonia in a patient with chronic myelogenous leukemia developing after initiation of interferon and cytosine arabinoside. Eur J Haematol, 2001, 67(5–6): 318–321.

[82] BATTISTINI E, DINI G, SAVIOLI C, et al. Bronchiolitis obliterans organizing pneumonia in three children with acute leukaemias treated with cytosine arabinoside and anthracyclines. Eur Respir J, 1997, 10(5):1187–1190.

[83] HELMAN DL JR, BYRD JC, ALES NC, et al. Fludarabine-related pulmonary toxicity: a distinct clinical entity in chronic lymphoproliferative syndromes. Chest, 2002, 122(3):785–790.

[84] KANE GC, MCMICHAEL AJ, PATRICK H, et al. Pulmonary toxicity and acute respiratory failure associated with fludarabine monophosphate. Respir Med, 1992, 86(3):261–263.

[85] LEVIN M, AZIZ M, OPITZ L. Steroid-responsive interstitial pneumonitis after fludarabine therapy. Chest, 1997, 111(5): 1472–1473.

[86] ROYCHOWDHURY DF, CASSIDY CA, PETERSON P, et al. A report on serious pulmonary toxicity associated with gemcitabine-based therapy. Invest New Drugs, 2002, 20(3):311–315.

[87] BARLESI F, VILLANI P, DODDOLI C, et al. Gemcitabine-induced severe pulmonary toxicity. Fundam Clin Pharmacol, 2004, 18(1):85–91.

[88] BELKNAP SM, KUZEL TM, YARNOLD PR, et al. Clinical features and correlates of gemcitabine-associated lung injury: findings from the RADAR project. Cancer, 2006, 106(9):2051–2057.

[89] LI J, JULIAR B, YIANNOUTSOS C, et al. Weekly paclitaxel and gemcitabine in advanced transitional-cell carcinoma of the urothelium: a phase II Hoosier Oncology Group study. J Clin Oncol, 2005, 23(6):1185–1191.

[90] BINDER D, HUBNER RH, TEMMESFELD-WOLLBRUCK B, et al. Pulmonary toxicity among cancer patients treated with a combination of docetaxel and gemcitabine: a meta-analysis of clinical trials.

Cancer Chemother Pharmacol, 2011, 68(6): 1575–1583.

[91] SCHMITZ N, DIEHL V. Carmustine and the lungs. Lancet, 1997, 349(9067):1712–1713.

[92] CAO TM, NEGRIN RS, STOCKERL-GOLDSTEIN KE, et al. Pulmonary toxicity syndrome in breast cancer patients undergoing BCNU-containing high-dose chemotherapy and autologous hematopoietic cell transplantation. Biol Blood Marrow Transplant, 2000, 6(4):387–394.

[93] SPIGEL DR, LIN M, O'NEILL V, et al. Final survival and safety results from a multicenter, open-label, phase 3b trial of erlotinib in patients with advanced nonsmall cell lung cancer. Cancer, 2008, 112(12):2749–2755.

[94] DURANT JR, NORGARD MJ, MURAD TM, et al. Pulmonary toxicity associated with bischloroethylnitrosourea (BCNU). Ann Intern Med, 1979, 90(2):191–194.

[95] O'DRISCOLL BR, HASLETON PS, TAYLOR PM, et al. Active lung fibrosis up to 17 years after chemotherapy with carmustine (BCNU) in childhood. N Engl J Med, 1990, 323(6):378–382.

[96] PARISH JM, MUHM JR, LESLIE KO. Upper lobe pulmonary fibrosis associated with high-dose chemotherapy containing BCNU for bone marrow transplantation. Mayo Clin Proc, 2003, 78(5): 630–634.

[97] SELKER RG, JACOBS SA, MOORE PB, et al. 1, 3-Bis(2-chloroethyl)-1-nitrosourea (BCNU)-induced pulmonary fibrosis. Neurosurgery, 1980, 7(6):560–565.

[98] WONG R, RONDON G, SALIBA RM, et al. Idiopathic pneumonia syndrome after high-dose chemotherapy and autologous hematopoietic stem cell transplantation for high-risk breast cancer. Bone Marrow Transplant, 2003, 31(12):1157–1163.

[99] CLARK JG, HANSEN JA, HERTZ MI, et al. NHLBI workshop summary. Idiopathic pneumonia syndrome after bone marrow transplantation. Am Rev Respir Dis, 1993, 147(6 Pt 1):1601–1606.

[100] O'DRISCOLL BR, KALRA S, GATTAMANENI HR, et al. Late carmustine lung fibrosis. Age at treatment may influence severity and survival. Chest, 1995, 107(5):1355–1357.

[101] LOHANI S, O'DRISCOLL BR, WOODCOCK AA. 25-year study of lung fibrosis following carmustine therapy for brain tumor in childhood. Chest, 2004, 126(3):1007.

[102] MCGAUGHEY DS, NIKCEVICH DA, LONG GD, et al. Inhaled steroids as prophylaxis for delayed pulmonary toxicity syndrome in breast cancer patients undergoing high-dose chemotherapy and autologous stem cell transplantation. Biol Blood Marrow Transplant, 2001, 7(5):274–278.

[103] KUDOH S, KATO H, NISHIWAKI Y, et al. Interstitial lung disease in Japanese patients with lung cancer: a cohort and nested case-control study. Am J Respir Crit Care Med, 2008, 177(12): 1348–1357.

[104] COHEN MH, WILLIAMS GA, SRIDHARA R, et al. FDA drug approval summary: gefitinib (ZD1839) (Iressa) tablets. Oncologist, 2003, 8(4):303–306.

[105] ENDO M, JOHKOH T, KIMURA K, et al. Imaging of gefitinib-related interstitial lung disease: multi-institutional analysis by the West Japan Thoracic Oncology Group. Lung Cancer, 2006, 52(2):135–140.

[106] TAKANO T, OHE Y, KUSUMOTO M, et al. Risk factors for interstitial lung disease and predictive factors for tumor response in patients with advanced non-small cell lung cancer treated with gefitinib. Lung Cancer, 2004, 45(1):93–104.

[107] MOK TS, WU YL, YU CJ, et al. Randomized, placebo-controlled, phase II study of sequential erlotinib and chemotherapy as first-line treatment for advanced non-small-cell lung cancer. J Clin Oncol, 2009, 27(30):5080–5087.

[108] RECK M, VAN ZANDWIJK N, GRIDELLI C, et al. Erlotinib in advanced non-small cell lung cancer: efficacy and safety findings of the global phase IV Tarceva Lung Cancer Survival Treatment study. J

Thorac Oncol, 2010, 5(10):1616–1622.

[109] HERBST RS, PRAGER D, HERMANN R, et al. TRIBUTE: a phase III trial of erlotinib hydrochloride (OSI-774) combined with carboplatin and paclitaxel chemotherapy in advanced non-small-cell lung cancer. J Clin Oncol, 2005, 23(25):5892–5899.

[110] YONEDA KY, SHELTON DK, BECKETT LA, et al. Independent review of interstitial lung disease associated with death in TRIBUTE (paclitaxel and carboplatin with or without concurrent erlotinib) in advanced non-small cell lung cancer. J Thorac Oncol, 2007, 2(6):537–543.

[111] LIU V, WHITE DA, ZAKOWSKI MF, et al. Pulmonary toxicity associated with erlotinib. Chest, 2007, 132(3):1042–1044.

[112] ISHII Y, SHOJI N, KIMURA Y, et al. Prominent pleural effusion possibly due to imatinib mesylate in adult Philadelphia chromosome-positive acute lymphoblastic leukemia. Intern Med, 2006, 45(5):339–340.

[113] OHNISHI K, SAKAI F, KUDOH S, et al. Twenty-seven cases of drug-induced interstitial lung disease associated with imatinib mesylate. Leukemia, 2006, 20(6):1162–1164.

[114] MA CX, HOBDAY TJ, JETT JR. Imatinib mesylate-induced interstitial pneumonitis. Mayo Clin Proc, 2003, 78(12):1578–1579.

[115] LATAGLIATA R, BRECCIA M, FAVA C, et al. Incidence, risk factors and management of pleural effusions during dasatinib treatment in unselected elderly patients with chronic myelogenous leukaemia. Hematol Oncol, 2013, 31(2):363–369.

[116] BERGERON A, REA D, LEVY V, et al. Lung abnormalities after dasatinib treatment for chronic myeloid leukemia: a case series. Am J Respir Crit Care Med, 2007, 176(8):814–818.

[117] MONTANI D, BERGOT E, GUNTHER S, et al. Pulmonary arterial hypertension in patients treated by dasatinib. Circulation, 2012, 125(17):2128–2137.

[118] DUMITRESCU D, SECK C, TEN FREYHAUS H, et al. Fully reversible pulmonary arterial hypertension associated with dasatinib treatment for chronic myeloid leukaemia. Eur Respir J, 2011, 38(1):218–220.

[119] TAMIYA A, OKAMOTO I, MIYAZAKI M, et al. Severe acute interstitial lung disease after crizotinib therapy in a patient with EML4-ALK-positive non-small-cell lung cancer. J Clin Oncol, 2013, 31(1):e15–e17.

[120] SANDLER A, GRAY R, PERRY MC, et al. Paclitaxel-carboplatin alone or with bevacizumab for non-small-cell lung cancer. N Engl J Med, 2006, 355(24):2542–2550.

[121] JOHNSON DH, FEHRENBACHER L, NOVOTNY WF, et al. Randomized phase II trial comparing bevacizumab plus carboplatin and paclitaxel with carboplatin and paclitaxel alone in previously untreated locally advanced or metastatic non-small-cell lung cancer. J Clin Oncol, 2004, 22(11):2184–2191.

[122] O'NEIL BH, ALLEN R, SPIGEL DR, et al. High incidence of cetuximab-related infusion reactions in Tennessee and North Carolina and the association with atopic history. J Clin Oncol, 2007, 25(24):3644–3648.

[123] POINTREAU Y, COMMINS SP, CALAIS G, et al. Fatal infusion reactions to cetuximab: role of immunoglobulin e-mediated anaphylaxis. J Clin Oncol, 2012, 30(3):334; author reply 335.

[124] BITZAN M, ANSELMO M, CARPINETA L. Rituximab (B-cell depleting antibody) associated lung injury (RALI): a pediatric case and systematic review of the literature. Pediatr Pulmonol, 2009, 44(9):922–934.

[125] BURTON C, KACZMARSKI R, JAN-MOHAMED R. Interstitial pneumonitis related to rituximab therapy. N Engl J Med, 2003, 348(26):2690–2691; discussion 2690–2691.

[126] LIU X, HONG XN, GU YJ, et al. Interstitial pneumonitis during

rituximab-containing chemotherapy for non-Hodgkin lymphoma. Leuk Lymphoma, 2008, 49(9): 1778–1783.

[127] RADZIKOWSKA E, SZCZEPULSKA E, CHABOWSKI M, et al. Organising pneumonia caused by transtuzumab (Herceptin) therapy for breast cancer. Eur Respir J, 2003, 21(3):552–555.

[128] PEPELS MJ, BOOMARS KA, VAN KIMMENADE R, et al. Life-threatening interstitial lung disease associated with trastuzumab: case report. Breast Cancer Res Treat, 2009, 113(3): 609–612.

[129] DE BOTTON S, DOMBRET H, SANZ M, et al. Incidence, clinical features, and outcome of all trans-retinoic acid syndrome in 413 cases of newly diagnosed acute promyelocytic leukemia. The European APL Group. Blood, 1998, 92(8):2712–2718.

[130] SANZ MA, GRIMWADE D, TALLMAN MS, et al. Management of acute promyelocytic leukemia: recommendations from an expert panel on behalf of the European LeukemiaNet. Blood, 2009, 113(9):1875–1891.

[131] NICOLLS MR, TERADA LS, TUDER RM, et al. Diffuse alveolar hemorrhage with underlying pulmonary capillaritis in the retinoic acid syndrome. Am J Respir Crit Care Med, 1998, 158(4):1302–1305.

[132] TALLMAN MS, ANDERSEN JW, SCHIFFER CA, et al. Clinical description of 44 patients with acute promyelocytic leukemia who developed the retinoic acid syndrome. Blood, 2000, 95(1): 90–95.

[133] LUESINK M, JANSEN JH. Advances in understanding the pulmonary infiltration in acute promyelocytic leukaemia. Br J Haematol, 2010, 151(3):209–220.

[134] WILEY JS, FIRKIN FC. Reduction of pulmonary toxicity by prednisolone prophylaxis during all-trans retinoic acid treatment of acute promyelocytic leukemia. Australian Leukaemia Study Group. Leukemia, 1995, 9(5):774–778.

[135] SZNOL M, DUTCHER JP, ATKINS MB, et al. Review of interleukin-2 alone and interleukin-2/LAK clinical trials in metastatic malignant melanoma. Cancer Treat Rev, 1989, 16(Suppl A):29–38.

[136] MARGOLIN KA, RAYNER AA, HAWKINS MJ, et al. Interleukin-2 and lymphokine-activated killer cell therapy of solid tumors: analysis of toxicity and management guidelines. J Clin Oncol, 1989, 7(4):486–498.

[137] HULAND E, HEINZER H, HULAND H, et al. Overview of interleukin-2 inhalation therapy. Cancer J Sci Am, 2000, 6(Suppl 1): S104–S112.

[138] GRAZIANO SL, HERNDON JE 2ND, SOCINSKI MA, et al. Phase II trial of weekly dose-dense paclitaxel in extensive-stage small cell lung cancer: cancer and leukemia group B study 39901. J Thorac Oncol, 2008, 3(2):158–162.

[139] YASUDA K, IGISHI T, KAWASAKI Y, et al. Phase II trial of weekly paclitaxel in previously untreated advanced non-small-cell lung cancer. Oncology, 2003, 65(3):224–228.

[140] WONG P, LEUNG AN, BERRY GJ, et al. Paclitaxel-induced hypersensitivity pneumonitis: radiographic and CT findings. AJR Am J Roentgenol, 2001, 176(3):718–720.

[141] READ WL, MORTIMER JE, PICUS J. Severe interstitial pneumonitis associated with docetaxel administration. Cancer, 2002, 94(3):847–853.

[142] SEMB KA, AAMDAL S, OIAN P. Capillary protein leak syndrome appears to explain fluid retention in cancer patients who receive docetaxel treatment. J Clin Oncol, 1998, 16(10):3426–3432.

[143] WANG GS, YANG KY, PERNG RP. Life-threatening hypersensitivity pneumonitis induced by docetaxel (taxotere). Br J Cancer, 2001, 85(9):1247–1250.

[144] FURUSE K, KUBOTA K, KAWAHARA M, et al. A phase II study of vinorelbine, a new derivative of vinca alkaloid, for previously untreated advanced non-small cell lung cancer. Japan Vinorelbine Lung Cancer Study Group. Lung Cancer, 1994, 11(5–6):385–391.

第66章

非化疗药物引起的药源性肺病

Hilary C. Cain

引言

长期以来,药物一直被认为可能会引起肺损伤。因为许多其他肺病和疾病具有相似的体征与症状,很难确定药源性肺病的确切发病率。一项针对英国约900万患者的数据库分析结果显示,12年间(1997—2008年)药物相关间质性肺疾病的发病密度为0.7/100万。这些数据仅仅反映了药源性呼吸道疾病的一部分,因为肺泡、上呼吸道和下呼吸道、胸膜、肺血管、呼吸肌和控制呼吸中枢神经系统都易受到口服、吸入及非肠道给药损害。随着治疗药物种类和品种的不断增加,除了已经确定的药物反应,临床医生还会遇到新药导致的疾病。Web数据库针对新出现的药物毒性数据不断更新,均可作为临床医生的有用工具。

当临床医学科学家探究药源性肺损伤文献时,关键要认识到,药物使用与呼吸功能障碍之间并非所有的关联都意味着特定药物与所描述的损伤模式之间有确定的因果关系。在得出结论之前须谨慎解读文章,报道的相关性实际情况是涉及其中的药物而非汇总的一系列临床情况。本章节涉及一系列与肺毒性密切相关的药物种类。有关化疗药物在其他章节讨论。

药源性肺病的基本原理

肺脏的表面积巨大,其中血液内的物质(治疗药物、营养补充剂、违禁药物或毒素)与肺组织之间产生活跃的相互作用。然而,药源性肺毒性则属于罕见事件。毒性反应通常发生在暴露于特定药物的少数个体。多数情况下,肺损伤似乎是一种特异性事件,并不能通过剂量、使用药物潜伏期、暴露持续时间或药物药理特性来预测。通常情况下,并无特征性临床表现或病理组织学损伤模式与特定药物相关,尽管有些肺损伤的组织学模式可能比其他损伤发生更频繁。因此,确诊肺毒性通常是排除性诊断(表66-1)。

表66-1 药源性肺损伤的临床特征
临床表现非特异
用药后肺损伤的潜伏期各异
肺损伤通常为非剂量依赖性
肺毒性可能与药物药理性质无关
药物引起的肺损伤可表现为急性、亚急性和慢性
药物引起的肺损伤可表现为多种组织病理学特征
药源性肺损伤通常为排除性诊断
停药后肺损伤可缓解
不推荐再次使用疑似产生损伤的药物

可以从毒性的特异性推断存在影响肺毒性发展的宿主特异性危险因素。影响个体易感性的因素包括:①遗传决定;②同时暴露或环境因素;③与个体共病相关;④上述因素综合体。

药源性损伤的遗传易感性尚未完全阐明。虽然药物通过细胞色素P450家族酶代谢的作用主要发生在肝脏,但肺脏也是药物生物转化的活性器官,并且细胞色素P450酶水平估计是肝脏含量的10%~15%。此外,肺脏存在特异性细胞色素P450同工酶意味着肺存在药物的特异性代谢途径。影响药物代谢的宿主特异多态性对特定个体而言,可能会增加毒性风险。

肺损伤机制

肺损伤机制包括:①氧化损伤;②免疫学和炎性细胞介导的损伤(包括免疫复合物介导的损伤);③干扰基质形成;④异常蛋白酶/抗蛋白酶平衡;⑤干扰脂质代谢。

肺毒性机制特征不如其他器官的中毒特点清晰。药物诱导的氧化损伤作用已经通过呋喃妥因证实,其他药物的损伤机制可能也是如此。这些药物导致的生物转化产生过氧化氢(H_2O_2)、羟基自由基($\cdot HO$)及超氧化物阴离子($O_2^-\cdot$)等活性氧,促进脂质过氧化、谷胱甘肽消耗,从而导致细胞功能障碍或细胞死亡。

免疫介导的损伤无疑也同样重要。药物代谢-蛋白加合物可作为免疫原,导致可能肺以及其他器官超敏反应或其他免疫介导的组织损伤。药源性肺损伤在许多情况下存在淋巴细胞或中性粒细胞性肺泡炎和炎性细胞间质浸润,而且这些细胞产生的趋化因子和蛋白酶可能导致细胞损伤。业已证实,药物诱发的非心源性肺水肿(ARDS)涉及补体介导的损伤,特别是阿片类药物和β受体激动剂。

诸如胺碘酮、奎尼丁和一些β-受体阻滞剂的两性化合物在肺泡巨噬细胞及Ⅱ型肺泡细胞中被动螯合。作为螯合结果的磷脂代谢紊乱已被证实对胺碘酮介导的肺损伤有作用,如下所述。

同时暴露于某种物质或共病的影响

使用化疗药物博来霉素同时暴露氧气所产生的有害作用已经明确。有报告提示,胸外科手术患者使用胺碘酮的毒性风险明显增加可能是术中氧高张力影响的结果。但氧气高张力基本上不增加大多数非化学治疗剂的毒性风险。氧化损伤的附加效应也可能存在,只是对某些人比其他人更相关。随着显示数据不断演变,其他外源性因素,如吸烟,可能会通过诱导细胞色素P450酶影响肺损伤。

疑似药源性肺病患者的诊断方法

确诊药源性肺毒性具有一定挑战性。尚无能够确诊药源性肺病的明确标准,可通过如下方式进行推断:①有用药史;②临床、放射学和组织病理学结果与之前的药物毒性报道一致;③排除其他诊断(如感染、系统性或者特发性疾病);④终止给药或停止治疗后,之前观察到的一些现象消失。用引起肺损伤的药物进行再攻击激发试验,肺损伤重现,可以进一步证明该药物可引发肺部疾病。由于会引起的发病率及死亡率较高,不推荐进行激发试验。

意识到患者具有药源性损伤风险是诊断过程的第一步。处方药、非处方药、中药或者其他替代性药物(许多药物含有违禁药物成分)、非法药物均可引发肺部疾病。患者可能不愿意准确提供他们使用替代药物或补充药物的准确信息,这就需要临床医师巧妙地问出用药史。

事实上,从药物使用到药物毒性发生期间潜在有很大的不确定因素,这使得确诊更加复杂,所以肺部检查结果与服用引发疾病药物之间的时间关系不容易确定。此外,很多药物(如胺碘酮和呋喃妥英)会引起急性、亚急性或慢性肺毒性。而且,大量新药涌向市场,这些药物也会不可避免地引起肺部疾病。通常,药源性毒性反应的潜在可能性只有在药物使用足够长的时间后才发现一些低频事件,才能逐渐认识药源性毒性。

很多情况下,药物反应是特发性而非剂量依赖性反应,且无法预知,因为与药物的预期药理性质无关。与这些观察结果不同的情况,包括:①胺碘酮,随其日常维持剂量增加,毒性风险增加,相关组织病理学与胺碘酮的药理学性质有关;②海洛因、美沙酮、阿司匹林、丙氧芬、乙氯维诺和秋水仙碱,仅在过量给药后引起肺毒性。

药源性肺毒性很难确诊,因为这些患者在就诊时的症状、影像学和实验室检查结果通常并不特异。药源性肺病的临床症状可能与其他疾病的临床症状相似,如感染、环境中抗原引起的过敏性肺炎、嗜酸粒细胞性肺病、全身性风湿免疫或胶原血管疾病以及特发性间质性肺炎等。高分辨率 CT(HRCT)可用于描述肺损伤的特征,但不能准确描述药源性损伤的组织学类型。即使通过活检获得肺部组织,组织病理学特征也不能完全区分药源性疾病与前述疾病或病症。

另外一种需要考虑的情况,药物治疗的基础疾病可能与药源性肺病产生类似的肺部表现形式。例如,类风湿关节炎可能引起肺部浸润,这与由于治疗类风湿关节炎的甲氨蝶呤、金或青霉胺诱导的毒性反应具有相似的影像学和组织学表现。

一旦临床医生确定患者具有①发现特定药源性肺毒性风险,以及②相关病史、体检、实验室数据和影像学检查结果与已知的肺损伤模式一致,则细胞病理学或组织学可以进一步帮助确诊。支气管肺泡灌洗技术(BAL)可用于间质性肺疾病(ILD)患者的诊断评估。当综合临床病史和 HRCT 时,分析支气管肺泡灌洗液是最有用的。BAL 细胞学培养与分析特别有助于区别细菌、真菌、病毒或寄生虫感染引起的典型或非典型肺感染或疑似药源性肺损伤。BAL 可以帮助诊断弥漫性肺部恶性肿瘤,如肿瘤淋巴管扩散或弥漫性肺部淋巴瘤。BAL 还可以为原发性或血管炎引起的肺泡出血提供诊断证据。BALF 重度浑浊沉淀说明肺泡蛋白沉积,这是一种已经报道的与疾病修复和使用抗风湿性关节炎药物有关的损伤模式。

BALF 中的细胞分类可能有助于缩小疑似药源性肺病的诊断范围。在 BALF 细胞谱中,最常见的药源性疾病是淋巴细胞增多症;淋巴细胞比例≥25%时,有利于诊断药源性 ILD。BAL 最新指南不建议对所有 ILD 患者进行淋巴细胞亚群常规检查。不过,如果确诊或者疑似淋巴细胞性肺泡炎,对局部细胞进行检查比较合理。据报道,抑制 T 淋巴细胞(CD8$^+$)亚群在药源性肺病中较常见,如常见于过敏性肺炎。BALF 中辅助 T 淋巴细胞(CD4$^+$)主要与免疫调节药源性损伤相关,包括甲氨蝶呤、西罗莫司和替西罗莫司。嗜酸

性粒细胞和中性粒细胞比例异常在药源性疾病中也常见。药源性损伤导致嗜酸性粒细胞≥25%,这与急性或慢性嗜酸性粒细胞性肺炎患者相同。

通过支气管镜或手术标本观察肺组织结构损伤情况,有助于诊断药源性肺损伤。同时,肺部组织活检也是确诊必不可少的。但通过观察药源性损伤中组织学结构,并不能区分其他病因导致的肺损伤,药源性肺损伤也可表现为普遍性或非特异性间质性肺炎(nonspecific interstitial pneumonia,NSIP)、机化性肺炎伴或不伴有细支气管炎闭塞症、嗜酸性粒细胞性肺炎或肉芽肿性炎症。

已经对药源性肺损伤患者进行了血清标记物辅助检测的研究。结果表明,血清标记物包括表面活性蛋白(SP-A、SP-D)、KL-6 和 ADAM8 等与药源性损伤有关,但尚未普遍用于常规临床评估及诊断。另外,研究结果表明药物特异性淋巴细胞刺激测试和淋巴细胞迁移抑制测试也有助于诊断药源性肺病,但尚无足够的临床研究结果支持其成为临床主要的诊断手段。

临床及病理学损伤模式

呼吸系统全部:上气道、下气道、胸膜、肺实质、肺血管、呼吸肌和呼吸控制中枢神经系统均易受药物不良反应的影响。在这些部位,肺实质损伤是发病和死亡最重要的原因。

呼吸系统疾病可能是药源性毒性的唯一器官,也可能是全身性药源性综合征的部分表现。例如,药疹伴嗜酸性粒细胞增多和全身症状(drug rash with eosinophilia and systemic symptoms,DRESS)等系统性超敏反应综合征,可能是药源性病症。使用 β 受体阻滞剂、胺碘酮、血管紧张素转换酶抑制剂(angiotensin-converting enzyme inhibitor,ACEI)、肼屈嗪、普鲁卡因胺、异烟肼、甲基多巴、米诺环素和四环素等可能会诱发药源性系统性红斑狼疮(SLE)。此外,临床常用药物(如苯妥英、肼屈嗪、丙硫氧嘧啶、D-青霉胺和可卡因等)可导致伴有肾衰竭的肺、肾血管炎等肺肾综合征。

实质损伤可能表现在间质、肺泡和血管部分。在肺实质受累时,常见间质损伤。据报道,ILD 出现组织病理学结构异常可证明已诱发药源性不良反应,主要为富细胞型和纤维化型 NSIP 及普通型间质性肺炎(UIP)。为了证实这一诊断须参考其他 ILD 患者的病例报告,但过去这些病例既没有精确的肺组织学结构,文章发表又在 ILD 分类指南建立之前,以前病例报

告的许多药源性 ILD 现在实际上可归类为富细胞型或纤维化型 NSIP。据报道，几乎所有 ILD 组织病理学类型均与药物不良反应有关，包括机化性肺炎(有和无闭塞性细支气管炎)、普通型间质性肺炎、嗜酸性粒细胞肺炎、脱屑性间质性肺炎和过敏性肺炎。值得注意的是，只有少数药物被报道仅诱发一种肺实质损伤的组织病理学损伤模式，多数药物会诱发多种损伤(表66-2)。

表 66-2　组织病理学诊断或临床综合征及其药物相关性强度

组织病理学诊断或临床综合征	药物	相关性强度	组织病理学诊断或临床综合征	药物	相关性强度
间质浸润/纤维化(急性、亚急性或慢性)	胺碘酮	++++		滑石粉	+
	ACE 抑制剂	+	嗜酸性粒细胞肺病	抗生素	++
	硫唑嘌呤	++		卡马西平	+
	β 肾上腺素受体阻滞剂	+		可卡因	++
	卡马西平	+		乙胺丁醇	+
	可卡因	++		氟西汀	+
	厄洛替尼	++		海洛因	+
	氟卡尼	++		英夫利昔单抗	+
	氟西汀	++		米诺环素	++
	氯金酸钠	++		NSAIDs	++
	氢氯噻嗪	++		青霉素类	++
	干扰素-α/β	+		磺胺类药物	++
	mTOR 抑制剂	+++		他克莫司	+
	美沙拉秦	+		四环素	++
	氨甲蝶呤	+++++		L-色氨酸(OTC 制剂)[a]	++
	呋喃妥因	++++		文拉法辛	+
	青霉素类	+	非心源性肺水肿/ARDS	胺碘酮	+++
	苯妥英	++		阿米替林	++
	利福平	+		两性霉素	++
	氨甲蝶呤	++		阿司匹林/NSAIDs 过量	++
	他汀类药物	++		卡马西平	+
	柳氮磺吡啶	+		可卡因	++
	TNF-α 拮抗剂	++		环孢素	+
	文拉法辛	+		氢氯噻嗪	++
OP/BOOP	胺碘酮	++		肝素类	+
	两性霉素 B	+		干扰素-α/β	+
	β 肾上腺素受体阻滞剂	++		氨甲蝶呤	++
	卡马西平	+		抗精神病药物	++
	头孢菌素类抗生素	+		呋喃妥因	+
	可卡因	++		阿片类药物过量	+++
	金盐	+		异丙酚	+
	干扰素-α/β	+		丙硫氧嘧啶	+
	mTOR 抑制剂	++		造影剂	++
	氨甲蝶呤	+		利妥昔单抗	++
	米诺环素	+		宫缩剂(如特布他林、利托君)	+
	呋喃妥因	++			
	青霉胺	+		四环类抗抑郁药	+++
	苯妥英	+	肺和/或全身超敏反应	阿司匹林	+++
	利妥昔单抗	++		卡马西平	+
	柳氮磺吡啶	+		HAART	+

表 66-2　组织病理学诊断或临床综合征及其药物相关性强度（续）

组织病理学诊断或临床综合征	药物	相关性强度	组织病理学诊断或临床综合征	药物	相关性强度
	肼屈嗪	++		质子泵抑制剂	++
	英夫利昔单抗	+		造影剂	+
	米诺环素	+		他汀类药物（咳嗽）	++
	NSAIDs	+		文拉法辛	+
	苯妥英	++	弥漫性肺泡出血：	胺碘酮	++
	柳氮磺吡啶	+	柔和性或血管炎	阿司匹林	+
	磺胺类药物	+		硫唑嘌呤	+
	丙戊酸钠	++		氯吡格雷	+
	万古霉素	+		可卡因	+
	文拉法辛	+		依前列醇	++
狼疮样综合征	ACE 抑制剂	++		依那西普	+
	胺碘酮	++		肝素	++
	β 肾上腺素受体阻滞剂	++		海洛因	+
	卡马西平	+++		肼屈嗪	+（血管炎）
	肼屈嗪	++		免疫球蛋白	+
	英夫利昔单抗	++		LTRA 拮抗剂	++（血管炎）
	干扰素-α/β	+		mTOR 抑制剂	++
	异烟肼	++		氨甲蝶呤	++
	甲基多巴	+++		米诺环素	+（血管炎）
	米诺环素	++		呋喃妥因	+（血管炎）
	普鲁卡因胺	++		青霉胺	++（柔和性/血管炎）
	他汀类药物	+			
	柳氮磺吡啶	++		苯妥英	+（血管炎）
	TNF-α 拮抗剂	+++		丙硫氧嘧啶	++（血管炎）
	扎鲁司特	+		造影剂	+
支气管痉挛/咳嗽	乙酰半胱氨酸	++		西地那非	+
	胺碘酮（咳嗽）	++		磺胺类药物	+++（血管炎）
	阿司匹林	++++		TNF-α 拮抗剂	+
	ACE 抑制剂	+++++		溶栓剂	++
	腺苷	++		华法林	++
	β 肾上腺素受体阻滞剂	++++		丙戊酸钠	+
	ARB（咳嗽）	+	肺动脉高压		++++
	卡马西平	+		阿米雷司	+++
	头孢菌素类抗生素	++		丁丙诺啡	++
	克拉霉素	+		芬氟拉明	+++
	可卡因	+++		游离盐基可卡因	++
	依那西普	+		美沙酮	+
	海洛因	+++		选择性 5-羟色胺再摄取抑制	++
	干扰素-α/β	++			
	NSAIDs	++++		滑石粉	++
	青霉素类	+		L-色氨酸（OTC 制剂）[a]	++

ACE：血管紧张素转换酶（angiotensin converting enzyme）；ARB：血管紧张素 II 受体拮抗剂（angiotensin II receptor blocker）；ARDS：急性呼吸窘迫综合征；OP：机化性肺炎；BOOP：闭塞性细支气管炎伴机化性肺炎；HAART：高活性抗反转录病毒治疗（highly active antiretroviral therapy）；LTRA：白三烯受体拮抗剂（leukotriene receptor antagonist）；mTOR：哺乳动物雷帕霉素靶蛋白；NSAIDs：非甾体抗炎药；OTC：非处方药（over the counter）；TNF：肿瘤坏死因子；[a]：退出市场。

■ 非特异性和普通型间质性肺炎

美国胸科学会/欧洲呼吸学会（ATS/ERS）国际组织已经在2002年和2013年分别对NSIP和UIP的影像学和组织学再进行了定义，且有多学科共识一致声明。在很大程度上，影像学和组织学特征无法区分药源性、特发性还是系统性疾病，所以临床情况对鉴别诊断至关重要。较早报道药源性肺病文献并不一定符合对NSIP、UIP或其他未分类间质性肺炎的最新定义，所以早期病例较难解释和分析。导致间质性肺炎不良反应发生的药物包括抗菌剂、抗风湿剂、肿瘤坏死因子（TNF）拮抗剂、β-肾上腺素能拮抗剂、抗心律失常药、抗炎药、解热药和免疫抑制剂（表66-2）。

■ 闭塞性细支气管炎和机化性肺炎

常见的药源性肺部不良反应为机化性肺炎（organizing pneumonia，OP）伴或不伴闭塞性细支气管炎组织病理学结构。很难通过组织病理结构区分药源性实质损伤与隐匿性机化性肺炎（cryptogenic organizing pneumonia，COP）或其他原因引发的闭塞性细支气管炎伴机化性肺炎（BOOP）。组织学结构由松散结缔组织及呼吸毛细支气管、肺泡管和肺泡腔空间内的结节样组织组成，可能伴有陈旧性轻度间质炎症。BOOP影像学表现通常见于双侧、胸膜下斑片状实变，以下肺为主，具有沿支气管血管束分布倾向。

许多常用药物可导致BOOP。涉及的抗菌剂包括头孢菌素、米诺环素、呋喃妥因、两性霉素B和干扰素。众所周知，抗心律不齐药物胺碘酮是常引起BOOP的药物，抗惊厥药、卡马西平和苯妥英以及抗炎药、金/青霉胺和柳氮磺吡啶也是如此。使用金/青霉胺类药物治疗风湿性关节炎（rheumatoid arthritis，RA）的患者中，判别是药源性OP还是RA本身引起肺部病症较为重要。另外，还有很多其他可引起闭塞性细支气管炎的药物列举表66-2中。

药源性OP或BOOP的临床表现与特发性疾病相似，现将其称之为COP。症状包括呼吸短促、干咳、有时低热和/或胸膜炎胸痛。通常X线胸结果显示为游走性双侧斑片状浸润，不过持续用药也会表现一过性X线胸片正常。与其他间质性肺部疾病一样，BAL的用途主要是排除由感染引起的浸润。OP或BOOP没有特定的BALF细胞特征。肺部活检结果显示与COP具有相同的组织病理学结构。引起不良反应的药物停用后，药源性OP或BOOP可能会自愈。如果患者仍有症状，可以口服糖皮质激素治疗。

■ 嗜酸性粒细胞性肺病

药源性嗜酸性粒细胞性肺病可能与其他嗜酸性粒细胞性肺综合征相似，包括单纯嗜酸性粒细胞浸润［莱夫勒（Loeffler）综合征］、慢性嗜酸性粒细胞性肺炎、急性嗜酸性粒细胞性肺炎、嗜酸性粒细胞增多性肺浸润（pulmonary infiltrates with peripheral eosinophilia，PIE）和变应性肉芽肿性血管炎（CSS）（见第71章）。嗜酸性粒细胞性肺病鉴别诊断包括药源性肺损伤，进而查找引起致病的药物作为评价诊断不可或缺的部分。虽然药源性嗜酸性粒细胞性肺炎的临床表现可能与特发性疾病相同，但仍有一些特征可以区分。特发性嗜酸性肺炎患者病变仅局限于肺部；而药源性嗜酸性粒细胞性肺炎患者可能伴有全身症状，如皮疹和发热。外周血嗜酸性粒细胞明显增多（＞1 000个细胞/mL），说明是药源性肺炎；急性特发性嗜酸性粒细胞性肺炎的嗜酸性粒细胞多表现为轻度升高或正常。

在暴露致病药物后，可以通过外周血和/或肺嗜酸性粒细胞增多来诊断药源性嗜酸性粒细胞性肺炎。当排除其他嗜酸性粒细胞性肺疾病时即可确诊。在诊断肺嗜酸性粒细胞增多症患者时，特别需要排除感染引起的嗜酸性粒细胞增多，以防使用糖皮质激素治疗推断的药源性嗜酸性粒细胞性肺炎时导致的进一步感染和/或死亡。如果患者具有相关旅行历史，则应怀疑是否为由丝虫感染引起的热带肺嗜酸性粒细胞增多症。同时吸虫和西班牙疟原虫等潜在病原菌也须排除。美国特有的类圆线虫属、蛔虫和弓蛔虫，会引起肺部浸润和外周血嗜酸性粒细胞增多。不鉴别真菌引起感染的诊断可能是致命的。真菌曲霉属普遍存在，可能难以诊断为肺部病原体。通过BAL可能无法确定嗜酸性粒细胞增多是真菌侵袭引起的感染，这就需要通过组织活检进行诊断。美国西南部特有的地方性球孢子菌属感染可导致外周血嗜酸性粒细胞增多和肺部浸润。对球孢子菌血清抗体检测和痰液或BALF培养是排除球虫病的有效手段。

已经使用药物反应的特异性检测来判别致病药物，如药物特异性淋巴细胞转化试验。但这种检测的临床作用尚未得到证实，主要因为检测结果阴性时也无法排除药物诱发疾病的可能性。

通过鉴定和停用致病药物可以成功控制药源性嗜酸性粒细胞性肺病。通常，药源性嗜酸性粒细胞性肺疾病症状在药物停用后会得到缓解，通常不需要糖皮质激素类药物。相比之下，特发性慢性嗜酸性粒细胞性肺炎可能需要用糖皮质激素类药物治疗数月，并且随着糖皮质激素用量减少,可能会复发。药源性嗜酸性粒细胞性疾病中,糖皮质激素用量减少后疾病复发很少见;肺部浸润复发,则应考虑可能为其他诊断。

■ 超敏反应综合征

许多药物可诱发具有肺部肉芽肿炎症的全身性超敏反应综合征,最常见的是芳香族抗惊厥药、苯妥英和卡马西平,以及非甾体抗炎药(NSAID)、米诺环素和磺胺类等。据报道,抗惊厥药主要诱发 DRESS,有时会出现与 BOOP、ILD 或肉芽肿炎症相同的肺组织病理学结构。

不是所有的肺超敏反应都伴有皮疹或其他全身症状。药源性肺部超敏反应的临床表现通常包括呼吸困难、咳嗽和发热等症状的急性发作。影像学显示为弥漫性网状或是周边肺泡浸润,有时伴有胸腔积液。大多数情况下,药物停药后疾病症状消失。少数个体(10%)在数月后影像学异常仍持续存在,尽管停止给药,仍有极少数患者病情恶化。此时,如果诊断正确,可试用糖皮质激素类药物治疗。

■ 肺泡损伤:非心源性肺水肿和急性呼吸窘迫综合征

肺泡疾病包括:非心源性肺水肿、弥漫性肺泡损伤(diffuse alveolar damage,DAD)或急性呼吸窘迫综合征(ARDS)以及血管炎性弥漫性肺泡出血(diffuse alveolar hemorrhage,DAH)(药源性血管炎下面单独讨论)。

非心源性肺水肿可能由许多药物引起,包括阿司匹林、麻醉剂、钙通道阻滞剂、利尿剂(如氢氯噻嗪和乙酰唑胺)、静脉注射和吸入性肺血管扩张剂(如依前列醇和一氧化氮)、甲氨蝶呤、TNF-α 放射造影介质、宫缩抑制剂和催产素等。药源性肺水肿在用药后不久即诱发,无明显潜伏期。

肺水肿有多种发病机制。阿司匹林、白细胞介素2 和乙型肝炎可能通过增加肺毛细血管通透性诱发水肿。β_2 拟交感神经药通过增加容量负荷和钠潴留诱发肺水肿。阿片样物质由神经源性反射、免疫球蛋白和肺内补体系统诱导肺水肿。尽管肺水肿的发病机制可能会有所不同,但是在停药后数天内,症状常会迅速消失。

肺水肿常见于水杨酸中毒,且水肿风险与中毒程度相关。据报道阿司匹林中毒成人肺泡水肿率高达20%~30%。下列情况会导致肺水肿的概率增加:长期服用阿司匹林、年龄较大、吸烟史、神经系统疾病和蛋白尿。

通常报道的药源性 ARDS 被认为是肺损伤的临床综合征,而不是疾病的特定病理组织结构。据报道许多药源性 DAD 具体的组织病理学表现具有同样组织学特征,肺 CT 表现为弥漫性磨玻璃样密度。导致DAD 更常见的致病药物是胺碘酮、甲氨蝶呤、利妥昔单抗和某些化学治疗剂。

■ 弥漫性肺泡出血、血管炎和肺-肾综合征

在药源性肺病文献中关于药源性 DAH 的报道很少。当患者出现不明原因贫血伴肺内磨玻璃样浸润或者实变时,应考虑 DAH 可能。咯血不是诊断的必要条件,多达 1/3 的 DAH 患者并不表现咯血。

基于组织病理学结构对 DAH 进行分类,包括毛细血管炎,药源性凝血障碍引起大出血,以及 DAD、ARDS 患者出现的组织病理学结构。

肺毛细血管炎是很多药物的药源性不良反应,但是相对来说,有密切关联的能够发展为这一病理条件的药物很少。丙基硫尿嘧啶是药源性 DAH 致病毒性最明显的药物之一。DAH 病症为全身性血管炎综合征,包括白细胞破碎性血管炎、肾小球性肾炎和肺毛细血管炎。多达 46% 患者使用丙硫氧嘧啶后诱导产生抗中性粒细胞胞质抗体(ANCAs),但只有少数发展为肺毒性,其发病机制可能由抗髓过氧化物酶抗体介导。还有苯妥英、肼屈嗪、呋喃妥因和白三烯受体拮抗剂诱导肺或全身性血管炎病例报道。最后一组药物文献,重点讨论了血管炎是白细胞三烯拮抗剂的毒副作用还是糖皮质激素口服药物中断后导致已有的变应性肉芽肿性血管炎症状复发。但关于变应性肉芽肿性血管炎与糖皮质激素中断无关的报道至少提示血管炎可能是白三烯拮抗剂的罕见毒副作用。

发生非毛细血管炎性大出血的情况可能包括:①正常和过量抗凝治疗;②使用血小板聚集抑制剂(如氯吡格雷)和血小板糖蛋白 Ⅱa/Ⅲb 抑制剂治疗;③溶栓并发症。联合用药可能会增加肺部出血风险。例如,当治疗性抗凝剂与依前列醇联合用于治疗肺动脉高压时,增加出血风险。与 D-青霉胺、胺碘酮和可卡因相关的明显 DAH,在后面有关章节介绍。

药源性 DAD 可能导致明显 DAH,在胺碘酮、呋喃妥因、米诺环素、甲氨蝶呤、金盐、可卡因和化学治疗剂诱发 DAD 的病例中有相关报道。

■ 咳嗽和血管性水肿

ACEI 引起咳嗽已经在数个系列病例中得到证实。报道中,药源性咳嗽发生率为 5%~25%。女性患药源性咳嗽的风险要高于男性。从开始用药到咳嗽发作

的潜伏期有一定范围,从 1 周到 15 个月不等。尚未发现由于前期患有哮喘,增加了 ACEI 诱发咳嗽病情恶化的风险。但报道显示可增加咳嗽患者非特异性支气管高反应性,而在其他患者中无相关报道。症状一般在药物停用后 1 周至 1 个月内迅速消失,有时可能需要 3 个月。血管紧张素转换酶受体拮抗剂发生药源性咳嗽约是 ACEI 的 1/3,这些患者同样会有 ACEI 诱导性咳嗽。ACEI 其他少见不良反应包括 PIE、SLE 和亚急性 ILD,但这些并不一定与 ACEI 引起的咳嗽同时出现。

ACEI 诱发的血管性水肿并发症可能潜在危及生命。水肿多发于面部(57%),上下唇和舌部少见(26%)。17% 患者水肿发生于口咽和声带部位。临床表现轻则仅见单纯性唇部和/或面部水肿,重则表现呼吸衰竭需要辅助机械通气。发作的潜伏期甚至比咳嗽持续时间更长,可在 ACEI 使用后 4 周~4 年。一个系列研究中,70% 患者在治疗后第 1 个月内出现病症。

许多病例已报道,非裔美国人血管性水肿的发生率较高,且该种族受累患者中需要气管插管的比例较高。血管性水肿可能由 ACEI 诱导抑制缓激肽降解导致循环缓激肽升高引起,继之引起血管扩张和毛细血管渗漏。缓激肽降解受到抑制混杂因素较多,可能与患者一些缓激肽代谢酶基因缺乏有关。多数专家建议用糖皮质激素类药物、H_1 和 H_2 阻断剂治疗血管性水肿,有时也可使用肾上腺素治疗。

■ 支气管痉挛和过敏反应

药源性支气管痉挛是许多类别药物较为常见的不良反应(表 66-2)。支气管痉挛介导机制有很多,包括:①IgE 介导的过敏反应;②非 IgE 介导的过敏反应;③环氧合酶(cyclooxygenase,COX)和脂氧合酶途径改变;④其他药理机制,如 β 受体阻断。

潜在哮喘、特异质或支气管高反应性患者发生药源性支气管痉挛的可能性更大。这些不良反应对于女性比男性更常见,并且似乎存在对某些药物的不良反应的家族倾向。症状从轻度胸闷、呼吸困难到呼吸衰竭,程度不同。

在美国,药物是成人过敏的主要原因,0.7%~10% 严重支气管痉挛由抗菌药物诱发。青霉素是过敏反应最严重的药物,每年可达 75% 过敏反应由其诱发。阿司匹林和 NSAIDS 都会诱发支气管痉挛,多达 24% 支气管收缩反应由其诱发,从轻度到重度程度不同(阿司匹林和 NSAIDS 将在下面的部分讨论)。其他常见诱发支气管痉挛和过敏反应的药物包括磺胺类、奥马珠单抗、氟烷、肝素、鱼精蛋白、胰岛素和神经肌肉阻滞剂。

■ 细支气管炎

据报道,导致小气道炎症(细支气管炎)的药物包括 RA 治疗药物,如 D-青霉胺、金盐和硫普罗宁。药源性细支气管炎也可能是致命的。早期文献中报道的 D-青霉胺和金盐诱导的细支气管炎很难很好诠释,因为 RA 本身也可以引起细支气管炎。大多数此类药物已被抗风湿类药物、免疫抑制剂和生物制剂所取代,但有时相关药物仍会被使用。药源性细支气管炎通常会引起呼吸急促,伴有或不伴有喘息,以及咳嗽。当细气管梗阻严重时,肺功能测定法才能发现,但是高分辨率 CT 显示小叶中心型结节和/或树芽征,以及肺实质马赛克衰减,说明有空气潴留。

■ 肺动脉高压

肺动脉高压(参见第 72 章)是药物治疗过程相对罕见的并发症,但严重性血管损伤发生之前疾病发作症状一直较轻,不易被发现,可能最终导致循环衰竭和死亡。这种情况下越早发现药源性肺动脉高压越好。已知可以引起肺动脉高压的药物有可卡因、其他非法兴奋剂、食欲抑制剂、有毒污染的食物和营养添加剂。

食欲抑制剂与肺动脉高压之间的关联可以追溯到 20 世纪 70 年代末期,当时首次报道了不明原因的"原发性"肺动脉高压。肺动脉高压"流行"与使用富马酸氨苯唑啉(阿米雷司)有关,这是一种安非他明衍生的食欲抑制剂,由于其成瘾性小,滥用的可能性低于苯丙胺,所以使用安非他明衍生的食欲抑制剂。肺动脉高压发生率显著上升与使用氨基甲酸有关,主要发生在德国、奥地利和瑞士的女性患者中。疾病可在开始用药的数周至数月发生,高达 2% 患者存在剂量依赖性风险。对肺血管系统的作用机制是释放儿茶酚胺,包括多巴胺。随着药物使用量下降,这一疾病的发生率有所下降。

在普遍应用阿米雷司后,又开始使用芬氟拉明,一种苯乙胺类药物,与安非他明和阿米雷司相似。已证实芬氟拉明与安非他明具有同样的减重效果,不存在滥用的潜在可能性。

释放 5-羟色胺作用于中枢 5-羟色胺 2C 受体,可带来饱腹感。芬氟拉明和外消旋异氟醚胺通过竞争性抑制 5-羟色胺转运体,导致促进 5-羟色胺从细胞中释放,模拟正常饱腹感。20 世纪 80 年代在欧洲普遍使用此类药物。早在 1981 年,英国就有此类药物诱发药源性肺动脉高压的报道，但是整个 20 世纪 80 年代此类药物一直被使用。

两个具有里程碑意义的报道支持肺动脉高压与使用芬氟拉明和右芬氟拉明的因果关系。第一次发表于 1993 年，描述了一个从青年到中年一直服用食欲抑制剂患者的队列研究，其肺动脉高压与特发性原发性肺动脉高压没有区别。1996 年，国际原发性肺动脉高压研究组观察了 95 例肺动脉高压患者的病例。使用食欲抑制剂超过 3 个月时，发病优势比（odds ratio, OR）为 23.1，估计每年百万用药者的发病率为 1~2 例。美国食欲抑制剂使用者中进行的肺动脉高压监测研究结果进一步支持该因果关系。芬氟拉明由于与增加肺动脉高压风险有关，于 1995 年被撤出市场；同样芬氟拉明-芬特明与食欲抑制剂联合使用会诱发心瓣膜病，被称为"双芬药"。

据报道，西班牙制造商生产的菜籽油中的污染物导致肺动脉高压流行，使用非处方 L-色氨酸制剂可导致嗜酸性肌痛综合征，并发有急性肺损伤和肺动脉高压等全身综合征。

部分患者会患药源性肺动脉高压而其他患者不会发生，原因并不明确。推断可能与患者细胞色素 P450 酶 CYP 2D6 多态性有关，这是芬氟拉明的主要代谢酶。其他诱发因素尚未得到证实。

特定药物相关毒性

以下药物比较常用，或者使用时有很重要的毒性表现形式，或者最近成为药理学设备的一部分，人们可能对其潜在的呼吸系统毒性认识不足。

■ 心血管药物

下面重点介绍几种与肺毒性相关的心血管药物。

胺碘酮

胺碘酮是一种碘化的香豆酮衍生物抗心律失常药，用于管理致命性室上心律失常与室心律失常。胺碘酮及其主要代谢产物——去乙基胺碘酮均为阳离子两性化合物，脂溶性高，使药物在多种组织中蓄积。胺碘酮的消减半衰期为 30~60d。但是，胺碘酮在肺组织中的浓度比血清中高 100~500 倍，中断该药治疗长达 1 年后，仍可在肺组织中发现。这些药代动力学特征促成了胺碘酮的潜在毒性，影响治疗策略。

胺碘酮的生化作用之一是通过磷脂酶损害正常磷脂分解代谢，从而导致细胞内磷脂沉积。细胞内磷脂沉积可直接造成细胞损伤与次生组织炎症。有证据显示，细胞损伤是由于胺碘酮去碘化后产生不稳定芳基自由基，导致活性氧生成以及细胞死亡。磷脂代谢受损形成板层样包含体与充满脂质的泡沫样巨噬细胞，肺活检以及支气管肺泡灌洗（BAL）组织学可见。这些结果均为胺碘酮暴露的特征，但并不表示发生毒性反应，除非合并即将讨论的肺损伤表现。

胺碘酮可引起多种组织中的不良反应，包括肺、肝脏（肝功能异常以及肝影像学组织密度增加）、甲状腺（甲状腺功能亢进）、皮肤（变色）和角膜病。胺碘酮肺毒性的首例报道发表于 1980 年，继之随着 20 世纪 80 年代早中期美国进行胺碘酮试验，出现了一系列患者。根据 1987 年发表的 2 项试验，胺碘酮肺毒性在临床上表现为肺浸润综合征和呼吸道症状，在 50% 受影响的人群中，最常见的为咳嗽与亚急性或慢性呼吸困难发作，伴有发热、心神不安以及胸部不适。在一项病例系列研究中，171 例使用 400~1 200mg 胺碘酮治疗患者中有 11 例（6.4%）出现了肺部疾病。另外一项病例系列研究中，154 例患者中有 15 例（9.7%）出现了肺部疾病。其中一项病例系列研究中从治疗开始到出现肺部疾病症状的时间为 61~465d，另一项病例系列研究中为 30~720d。随后的报道中进一步细化了这些最初的观察结果。

胺碘酮毒性流行状况与风险因素　根据魁北克行政数据库分析，大约 4% 使用胺碘酮的房颤患者导致肺纤维化、肺泡或肺间质疾病或急性呼吸窘迫综合征（ARDS）诊断。早期研究报道，肺毒性的发生率为 0.1%~10%。胺碘酮肺毒性的诱因风险因素包括：高龄、男性、肾病、既往肺病史。肺毒性风险取决于日给药剂量：一项病例系列研究中，使用 200mg/d 剂量的患者，胺碘酮肺毒性发生率为 0.1%~0.5%；使用最高剂量（即 1 200mg/d）患者中，受累高达 50%。大部分有关胺碘酮毒性的报道都是受试者接受了高于 400mg/d 剂量。常使用低剂量胺碘酮，一般认为比高剂量安全，但即使剂量降至 200mg/d 也有毒性报道。

基础肺病史会增加毒性风险，但是并非所有的研究都表明这种情况。尚不清楚这些有肺病史的人群是否有特别高的毒性发生率，或者先存疾病是否会引起对症状的早期感知或者重视引起呼吸困难的肺部病因。心律管理之房颤随访（Atrial Fibrillation Follow-up of Rhythm Management, AFFIRM）试验显示，肺病史患者诊断胺碘酮毒性的风险高，但并无肺死亡或全因死亡高风险。使用胺碘酮的房颤慢性阻塞性肺疾病（COPD）患者与不存在 COPD 房颤患者相比，危险比为 2.53（2.2~2.89）。有肺病史患者如果对出现胺碘酮毒性症状保持警觉，可以使用胺碘酮。前瞻性研究表明,基线肺弥散功能减弱对预测胺碘酮毒性价值不大。因此,在使用胺碘酮期间,并没有正式推荐筛查肺功能。但是,进行包括弥散功能检查在内的基线肺功能检查和患者症状相关的检查也是合理选择。

暴露于高浓度辅助供氧会增加胺碘酮肺毒性风险。几位作者认为,给予高浓度辅助供氧能够激发胺碘酮肺毒性或者高浓度氧与胺碘酮发生协同作用,加强细胞损伤。因此,应当高度监视胺碘酮毒性,尤其是手术前使用高浓度氧气以及心律失常围手术期使用高负荷剂量胺碘酮的情况下。同样,如果呼吸衰竭管理中使用了高浓度氧气,应严格注意胺碘酮肺毒性。业已证实使用胺碘酮造影剂发生风险的因素可能较小。但也有肺血管造影后有快速进展、致命性ARDS导致胺碘酮毒性的报道。有些报道提示血管紧张素转换酶抑制剂(ACEIs)有抗胺碘酮肺毒性的保护作用。

胺碘酮毒性的临床表现 胺碘酮肺毒性的典型表现为干咳与呼吸困难,有时伴有胸膜炎性胸痛、发热、倦怠不适和/或体重下降。通常症状出现于治疗6~24个月后(累积剂量100~150g),发生疗程从数天到10年之久。据报道,大部分受试者在数月后出现症状,且起病隐匿,但胺碘酮引起的致命性肺毒性出现于治疗2周内。

受累患者肺功能的早期异常为一氧化碳弥散量($D_{L_{CO}}$)损害。随着疾病进展,$D_{L_{CO}}$可能会加速下降,并伴有轻度限制性通气障碍。因为$D_{L_{CO}}$降低并不是胺碘酮毒性的特定表现,出现$D_{L_{CO}}$下降没必要立即中断治疗,而应当评估可能引起损害的诱因。

胺碘酮毒性放射影像结果与病理结果 胺碘酮相关放射影像与病理结果并非固定的表现形式(图66-1),可见亚急性肺间质疾病(ILD),也有很多报道机化性肺炎与肺纤维化,少数报道结节[PET显像中氟脱氧葡萄糖(FDG)热显像]、急性呼吸窘迫综合征(ARDS)和系统性红斑狼疮(SLE),罕有报道嗜酸性粒细胞增多性肺浸润(PIE)与弥漫性肺泡出血(DAH)。

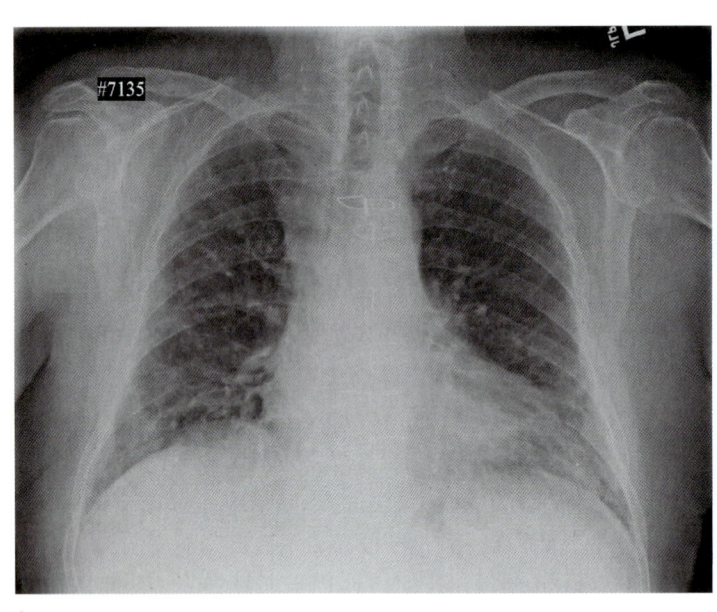

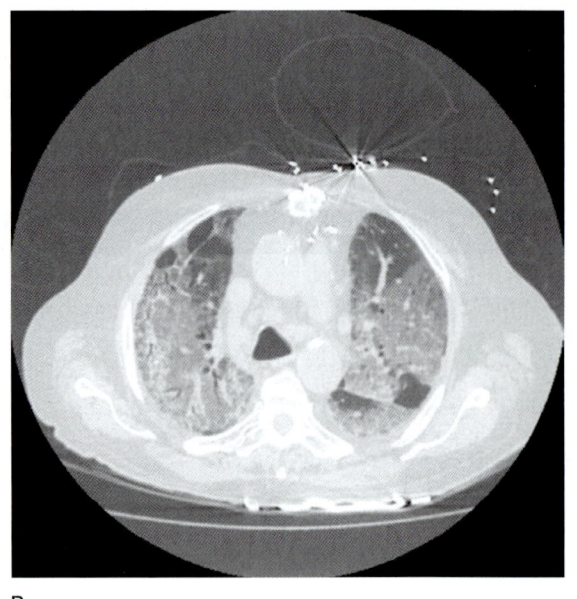

A   B

图66-1 A.胺碘酮使用前X线胸片。B.胺碘酮肺毒性表现。80岁男性,进行性呼吸困难,服用胺碘酮后3个月在轻度肺纤维化基础上并发ARDS。服用胺碘酮后约1个月,呼吸困难隐匿起病。

亚急性或慢性发作患者典型的放射影像结果为双侧或单侧弥漫性或斑片状肺间质或肺泡-肺间质混合浸润。轻度毒性表现为高分辨率CT所见弥漫性磨玻璃密度影,通常为外周胸膜下分布。在磨玻璃影基础上可见高密度局灶性斑片影。肺泡高密度影可能为机化性肺炎部分,难与特发性闭塞性细支气管炎伴机化性肺炎(BOOP)区别。对符合BOOP的游走性浸润影,但类固醇治疗不佳者应考虑胺碘酮毒性。5%~

7%诊断为胺碘酮肺炎的患者会发生肺纤维化,也可在发现时即表现为纤维化,其特征为肺周围间质模糊不清,伴有牵拉性支气管扩张,罕见蜂窝状改变。

胺碘酮毒性实验室分析 实验室分析在鉴别诊断胺碘酮相关肺毒性中作用不大。常见的实验室检查结果异常包括轻度白细胞增多、血清乳酸脱氢酶(LDH)水平升高。早期胺碘酮试验证实11例肺毒性患者中有9例血沉(ESRs)升高(即范围为39~

150mm/h），但 ESR 呈非特异性，对临床用处不大。确定脑钠肽（BNP）正常或者基线值对区分呼吸困难肺部原因与充血性心力衰竭可能有用。实验室检查结果包括血清 KL-6（Ⅱ型肺泡上皮细胞增生分泌的一种黏蛋白糖蛋白）水平与表面活性蛋白 SP-D 水平升高。后者水平可作为胺碘酮肺毒性的一个早期标志物，但是这些试验的敏感性与特异性不确定，无法应用于胺碘酮毒性常规评估。

胺碘酮毒性的诊断评估与管理　临床医生考虑诊断胺碘酮肺毒性时会遇到一些挑战，如必须与已知心脏病引起肺浸润和呼吸困难进行鉴别，必须排除心源性与非心源性因素，必须要考虑心脏情况，包括缺血性与非缺血性心肌病、舒张功能不全、二尖瓣瓣膜病、主动脉狭窄以及心房纤颤。非心源性病因可能包括感染、广泛特发性间质性肺炎、恶性疾病浸润（如肿瘤淋巴扩散或淋巴瘤）、系统性疾病（如肉状瘤病、淀粉样变性或自身免疫性疾病）、吸入剂暴露（如职业性无机粉尘暴露，吸入有机物随后发展为过敏性肺炎）以及暴露于胺碘酮以外的药物。

侵袭性诊断检查风险必须与经验性治疗相权衡，包括中断药物以及可能使用糖皮质激素的情况。支气管肺泡灌洗（BAL）可表现淋巴细胞过多，通常 CD8⁺ 淋巴细胞明显升高，从而提示为淋巴细胞性肺泡炎。但是，这一结果与报道的并不一致，有些受累患者 BALF 也会有中性粒细胞增多。BALF 中显著性嗜酸性红细胞增多罕见。很多长期暴露胺碘酮的患者发现肺泡巨噬细胞有"泡沫"状细胞质，表明磷脂消化不完全，并不表示本身有肺毒性。肺泡出血比较罕见，因为 BAL 很少发现含铁血黄素沉着的巨噬细胞。BAL 对诊断胺碘酮肺毒性的敏感性和特异性价值不大，其诊断价值有限。

肺部活检结果可能有助于诊断胺碘酮毒性。早期胺碘酮肺毒性报道中描述了所有受影响患者有不同严重程度的弥漫性肺泡损伤（DAD）。受影响较重的患者表现急性 DAD 证据，肺泡壁内有大量透明膜与Ⅱ型肺泡上皮细胞反应性增生，有些表现为肺泡损伤机化伴间质和肺泡内成纤维细胞和Ⅱ型上皮细胞增殖。所有病例肺泡腔富含"泡沫样"巨噬细胞，其胞质泡沫样可见含有脂肪颗粒的板层小体（直径约 1μm），体现了胺碘酮导致脂代谢紊乱。泡沫巨噬细胞或组织细胞出现并不意味发生毒性反应；事实上，类似的空泡样组织细胞和实质细胞也可见于治疗患者的甲状腺、肝脏和皮肤，但临床并不出现细胞功能异常的证据。

诊断胺碘酮肺毒性可依据巨噬细胞、肺泡上皮细胞、支气管上皮细胞和/或内皮细胞中出现板层小体，但须同时伴有淋巴细胞性间质浸润或肺泡变性纤维化，否则还不能予以诊断。组织学所见符合纤维化型 NSIP 或 BOOP，以及多种形式并存。但最初报道的胺碘酮肺毒性在非 ARDS 时鲜有 DAD 病理改变。也可表现为肺泡出血，但并非胺碘酮毒性的常见特征。

与其他类型药源性肺毒性相比，胺碘酮导致的毒性反应仅靠停用药物常不能缓解。其在组织中蓄积使得清除期显著延长。依据呼吸症状的严重程度，临床医生常需要给予患者皮质激素治疗。泼尼松确切的有效剂量尚待确定，但大多数病例的起始剂量选择 0.5~1.0mg/kg 较为合理。由于胺碘酮药代动力学的特征，疗程常需数月，而且在皮质激素减量过程中病情反复者并不少见。

β-肾上腺素受体拮抗剂

β-肾上腺素受体拮抗剂对呼吸系统最常见的不良反应是加重哮喘和气道高反应患者支气管痉挛。用非选择性 β-肾上腺素受体拮抗剂（如普萘洛尔）治疗哮喘高血压会出现高发的有明显临床表现的支气管痉挛，应避免用于哮喘患者。选择性 β₁-受体拮抗剂、α- 和 β-受体拮抗剂复合制剂（如拉贝洛尔）耐受性较好，但对哮喘患者也要慎用。β-肾上腺素受体拮抗剂不是 COPD 患者的禁忌证，许多慢阻肺患者对 β-肾上腺素受体拮抗剂耐受，对肺功能无明显影响。慢阻肺患者表现临床症状或气流阻塞对支气管舒张剂有不同程度变化的肺功能证据时，在治疗初期要谨慎使用，密切观察是否存在支气管痉挛。不过，β-阻断剂对这些患者的心脏获益仍是首要选项。

与应用 β-肾上腺素受体拮抗剂相关的肺实质损伤少见，但由于其广泛应用，也要予以总结。亚急性间质浸润、嗜酸性粒细胞性肺炎、肺水肿等报道与醋丁洛尔、普萘洛尔、拉贝洛尔、纳多洛尔、吲哚洛尔等有关。临床医生在应用 β-肾上腺素受体拮抗剂这类药物时要密切关注。据报道醋丁洛尔、普萘洛尔、拉贝洛尔和吲哚洛尔可引起 SLE。

肼屈嗪

肼屈嗪诱导的肺疾病少见，但可能与系统自免病相关，在发现时可能会存在致命性。一半患者给予 200mg/d 以上剂量时，ANA 阳性，但只有 10% 发展为临床症状。报道长期应用肼屈嗪最重要的并发症是药物性狼疮，这常见于剂量>200mg/d 或累积剂量超过 100g。另外，应用肼屈嗪也有发生肺肾综合征的病例报道。30% 患者可表现胸膜肺受累，单纯肺实质性疾病罕见。亚急性 ILD/NSIP、机化性肺炎和 DAH 也有报道发表。

氢氯噻嗪

报道显示,利尿剂氢氯噻嗪(hydrochlorothiazide, HCTZ)最常见的肺部不良反应是非心源性肺水肿或 ARDS。首次肺水肿是在 1968 年,表现应用 HCTZ 潜在的致命性并发症。症状发作典型表现为急性,但并不多见,多发生于应用 HCTZ 疗程后期。典型的症状和体征包括急性呼吸困难和低氧血症;发热、阵发性心动过速、低血压和休克可能伴有呼吸困难。免疫介导的毛细血管渗漏提示一种可能的作用机制。可见 IgG 在肺泡膜沉积和血清 IgM 增高。通过支持管理,症状通常在数天内消失。用 HCTZ 再激发时可引起肺水肿复发,不推荐再度使用。因为 HCTZ 是一种广泛应用的利尿剂,常用于有肺水肿倾向的心血管疾病患者,但其导致非心源性肺水肿的真实发病率目前并未见报道。

普鲁卡因胺

用于治疗室上性和室性心律失常的普鲁卡因胺时有引起药物性狼疮(drug-induced lupus, DIL)的报道。疗程超过 2 个月时,高达 50%~90% 患者发展为血清抗核抗体(antinuclear antibodies, ANAs),其中 10%~30% 可能表现为 DIL 症状。普鲁卡因胺低剂量和疗程初期通过慢性乙酰化反应发展为 DIL,其症状与特发 SLE 并无区别,可表现为发热、皮疹、关节痛、雷诺症、肌炎、血管炎和浆膜炎。受累患者中,40%~80% 表现有胸腔积液和/或弥漫性实质浸润。其中,胸膜受累最常见,50% 以下受累患者中会出现实质浸润。DIL 胸膜炎可出现胸腔积液,症状上与自发性系统性红斑狼疮无法区别;胸腔积液抗核抗体(ANA)高(≥1:160)、胸腔积液/血清 ANA 比高(≥1),可见狼疮细胞。肌炎严重时也可影响呼吸肌功能,导致通气不足,可能因普鲁卡因胺对乙酰胆碱受体竞争性阻滞而进一步加重。DIL 不累及肾脏或中枢神经系统,但是临床层面很难将药源性疾病与其他 SLE 区别开。缺乏抗双链 DNA 抗体、补体水平正常以及检测组蛋白 H2A-H2B 抗体能够帮助诊断 DIL。

不同于特发性 SLE,DIL 停止治疗几周后就可以恢复,无须使用糖皮质激素或免疫抑制剂。对于受累严重者,可口服糖皮质激素获益,帮助加速缓解症状。ANA 阳性者,若无局部或系统性疾病症状或体征,则无须中断普鲁卡因胺治疗。症状缓解后无复发,除非再次使用普鲁卡因胺。

他汀类药物

他汀类药物是一类广泛使用的 3-羟基-3-甲基戊二酰辅酶 A(3-hydroxy-3-methylglutaryl coenzyme A, HMG-CoA)还原酶抑制剂。各种他汀类化合物都报道有损伤事件,都是显示这一类药物影响。临床医师对他汀类药物报道的相关不良事件多为肌炎与肝毒性,肺部不良反应少见。根据食品和药物管理局(FDA)的不良事件报告与医学文献,使用他汀类药物出现不良反应的患者中,肺损伤发生率为 0.01%~0.04%。虽然肺部不良事件在所有他汀使用者中的发生率较低,但由于这类药物使用广泛。肺损伤也是一种潜在的重要不良反应。

与其他药物一样,他汀类药物相关的肺胸膜受累在潜伏期、放射影像和组织病理方面均有不同。从开始使用到损伤发作的潜伏期范围为 1 周~120 个月(平均值:34 个月;标准差:±35 个月)。症状无特异性,表现为呼吸困难、咳嗽、发热。影像主要显示弥散性磨玻璃影与肺泡实变影,有时融合斑片状影。少部分患者出现实质浸润或结节,也有胸腔积液报道,但是比较罕见。支气管肺泡灌洗液(BALF)分析未发现主导细胞比例和特点。有些病例中也观察到泡沫巨噬细胞,表明肺磷脂沉积,但并非所有病例都显示。取得组织活检病理发现与非特异性间质性肺炎(NSIP)或过敏性肺炎一致。他汀类药物肺损伤的机制尚未完全明确,但认为 NLRP3 炎症体激活发挥一定作用。

他汀类药物所致的肺部疾病停止药物治疗即可缓解,可观察或给予糖皮质激素治疗。

抗惊厥药

暴露于苯妥因可导致多种肺损伤。报道的损伤类型为肺过敏性反应,可能是全身过敏反应的一部分(参见前面讨论的 DRESS)。有 2 例致命性病例报道,为结节性多动脉炎与坏死性血管炎。苯妥因的亚急性肺毒性病理学表现与非特异性间质性肺炎(NSIP)非常一致,但也报道有淋巴细胞性间质性肺炎与闭塞性细支气管炎伴机化性肺炎(BOOP)。有些病例中,发现肺实质受累同时伴有外周血嗜酸性粒细胞增多,提示有肺嗜酸性粒细胞浸润。有报道出现冷血凝素。卡巴西平也有报道会引起全身过敏症或肺过敏。

抗风湿药与抗炎药

有报道指出,阿司匹林非甾体抗炎药(NSAIDs)以及很多治疗风湿病的药物都有肺毒性。

阿司匹林

使用阿司匹林最常见的肺部反应为支气管痉挛，治疗剂量下可发生于阿司匹林敏感人群。阿司匹林与 NSAIDs 通过使花生四烯酸代谢产物转变为脂氧合酶代谢途径引起支气管收缩，因而能够增强白三烯介导的气道炎性反应与支气管收缩。关于使用阿司匹林后出现的其他肺部并发症也包括嗜酸性粒细胞增多性肺浸润（PIE）、弥漫性肺出血（DAH）、过敏性肺炎、血管炎及 ARDS，但较少见。

轻中度过量造成的急性水杨酸中毒会产生中枢神经系统毒性症状（耳鸣、眩晕、恶心、呕吐和过度换气），严重过量则会导致昏迷、重度代谢性酸中毒、非心源性肺水肿。多达 30% 水杨酸重度中毒患者会出现肺水肿，并可能导致呼吸衰竭，会进一步加重代谢性酸中毒。发生水杨酸毒性的风险因素包括高龄和慢性摄入阿司匹林。对重度中毒管理包括重症监护支持治疗，输注碳酸氢钠促进药物排泄。

非甾体抗炎药

非甾体抗炎药（NSAIDs）使用广泛，一般耐受性良好。然而，非甾体抗炎药可能与阿司匹林有交叉反应，产生各种影响上下呼吸道的过敏和假性过敏反应。NSAIDs 会使易感个体发生轻度到重度支气管痉挛。NSAIDs 还会通过与阿司匹林相同的机制，引起过敏反应。

NSAIDs 诱发的出血倾向临床也熟悉，也有相关肺出血的报道。据报道，无出血倾向受试者使用酮咯酸氨丁三醇可出现弥漫性肺泡出血（DAH），但并未描述 DAH 相关组织病理学特征。

甲氨蝶呤

甲氨蝶呤是一种二氢叶酸还原酶抑制剂，作为抗炎和免疫抑制剂使用，高剂量时用作化学治疗剂。虽然有很多新的治疗风湿病药物，但甲氨蝶呤仍然作为管理风湿性关节炎（RA）一线症状缓解药物。甲氨蝶呤通过抑制二氢叶酸还原酶影响细胞复制，二氢叶酸还原酶能将叶酸转变为其活跃辅酶，四氢叶酸，使其作为一碳载体在 DNA 合成与修复中发挥作用。甲氨蝶呤的非肺部主要不良反应与叶酸缺乏程度相关。相比之下，肺毒性与叶酸缺乏无关，可见于 RA 常规低剂量治疗起始剂量 7.5mg/周。被确定为毒性风险因素的情况包括糖尿病（OR：35.6）、低白蛋白血症（OR：19.5）、风湿性胸膜疾病（OR：7.1）、之前使用过其他症状缓解制剂（如金盐、柳氮磺吡啶或青霉胺）与老龄

（OR：5.1）。

甲氨蝶呤诱导的肺毒性通常发生在治疗的前 2 年，但也可以早于治疗 1 个月后发生。肺部症状通常亚急性发病，数天到数周内呈现，包括呼吸困难、咳嗽、发热以及较少发生胸部疼痛（<10%）。症状也可能会急性进展。50% 病例会出现肺间质或双侧影像学改变，但也可能会出现肺泡-间质受累同时存在，高分辨率 CT 可能呈现磨玻璃影。纤维化少见。

诊断疑似甲氨蝶呤引起的肺毒性或风湿性关节炎（RA）病变本身颇具挑战性，因为 RA 本身也会呈现出相似的临床表现。感染性病灶是最重要的需要排除的诊断，包括条件致病菌。肺泡灌洗液（BALF）淋巴细胞显著增多有助于诊断甲氨蝶呤引起的肺病，而中性粒细胞比例高时，这种可能性就下降。甲氨蝶呤引起的过敏性肺炎 BALF 中淋巴细胞通常是 CD8 占优势（CD4：CD8 比值低），但并不完全如此。这种类型炎症细胞似乎能够预测疾病的严重程度。在一项对 56 例甲氨蝶呤肺毒性的研究中，BALF 中淋巴细胞显著增高与后期出现症状（从药物治疗开始>6 个月）相关，比 BALF 中性粒细胞比例显著者死亡率低。组织病理可提示过敏性肺炎不规则肉芽肿、慢性间质性肺炎、BOOP 和/或弥漫性肺泡损伤（DAD），也可见嗜酸性粒细胞增多性肺浸润（PIE）改变。

与其他肺毒性一样，及时停药至关重要，大多数患者随后可缓解。对于疾病程度较重或单靠停药症状较难缓解的患者，糖皮质激素有助于促进恢复。有报道显示，再次使用甲氨蝶呤后有的患者发生死亡，有的患者则耐受良好，这表明某些患者肺损伤不完全是过敏损伤机制所致。

D-青霉胺

D-青霉胺是管理风湿性关节炎抗炎药。目前与其他缓解病情的抗风湿药物（disease-modifying antirheumatic drugs，DMARDs）相比，使用较少，但认识其引起肺部改变的临床表现很重要，因为青霉胺肺毒性的死亡率可高达 5%。

青霉胺是一种重金属螯合物制剂，对 T 淋巴细胞有抑制作用，能破坏成纤维细胞增殖，降低类风湿因子与免疫复合物水平。青霉胺引起的肺毒性组织类型以弥漫性肺泡出血（DAH）与亚急性肺间质浸润这两种类型最常见。其他与青霉胺使用相关的肺毒性类型也可见慢性肺泡炎、嗜酸性粒细胞增多性肺浸润（PIE）与过敏性肺炎。

青霉胺是为数不多的能引起类似肺出血肾炎综合征临床表现的肺-肾综合征的药物之一。使用青霉

胺治疗风湿性疾病的患者较少发生综合征,在威尔森病患者中作为螯合剂使用时也有报道,从而支持肺部不良反应并不仅仅是发生在胶原血管病治疗中。血清 ANA 滴度高有助于诊断;通常血清中抗肾小球基膜(antiglomerular basement membrane,anti-GBM)抗体阴性。无肺血管炎表现。肾组织病理学检查为新月体性肾小球肾炎,与肺出血肾炎综合征相似。没有青霉胺诱导肺-肾综合征的特定危险因素。

临床表现症状包括咳嗽、呼吸困难、咯血、血尿。症状可出现于开始药物治疗后 10 个月至 20 年不等。未发现有确定的剂量反应关系,低至 300mg/d 或高达 3.5g/d 剂量都有毒性报道。同时,影像显示双侧肺泡浸润影有融合趋势,导致重度血氧低下。连续系列支气管肺泡灌洗显示红细胞浓度逐渐增加,出现含铁血黄素沉着巨噬细胞,这都是弥漫性肺泡出血(DAH)的特征。综合征会进展为呼吸衰竭和/或肾衰竭。据报道,青霉胺引起的肺-肾疾病死亡率高达 50%。一项病例系列研究中的幸存者都有残存影像学异常。虽然很多患者给予治疗,但往往需要维持血液透析。因此,迅速鉴别与治疗十分必要。

停药并使用大剂量糖皮质激素是治疗的基础。尽管缺乏相关支持证据,但通常需要使用环磷酰胺或咪唑硫嘌呤辅助治疗。因缺少抗肾小球基膜(anti-GBM)抗体,无须血浆置换。

青霉胺也可引起间质性肺病,包括过敏性肺炎和/或闭塞性细支气管炎。在某些情况下还伴有肺泡炎。姊妹药布西拉明也被报道能引起小叶中心磨玻璃影与小叶间隔增厚。

金盐

20 世纪 20 年代开始,金盐的免疫调节作用开始为人所知,报道了首例金盐疗法治疗风湿性关节炎。1948 年首次报道了金盐诱导的肺毒性。

金盐仍是其他药物难治性风湿性关节炎的一种治疗选择。其在青少年风湿性关节炎、强直性脊柱炎与天疱疮管理中起着一定作用。与甲氨蝶呤和青霉胺一样,金盐的毒性反应必须与潜在风湿性关节炎直接相关的肺疾病加以区别。

一项对 140 例金盐相关肺毒性患者进行的大宗分析显示了一些鉴别特征。结果表明咳嗽和呼吸困难是最常见的临床症状,同时 50% 患者还会出现发热。1/3 以上的患者出现红斑皮疹。常可见外周血嗜酸性粒细胞增多。症状通常出现于治疗早期,通常在前 4 个月内。金盐引起的肺毒性更常见女性(与男性相比 4:1)。疾病发病的平均年龄是 60 岁。典型肺功能表现为限制性通气功能障碍,90% 以上患者弥散量减低。影像学损伤也可见间质性肺病(ILD)、过敏性肺炎和 BOOP。

诊断评估包括 BAL,通常表现为淋巴细胞显著增多,其中 CD8$^+$ 淋巴细胞占优。这一结果,联合体外金盐淋巴细胞增殖试验阳性,可强烈支持诊断金盐引起的肺毒性。诊断特征表明金盐引起的毒性可能是一种过敏反应。

治疗金盐引起的肺毒性需要停药。随访数据表明金盐引起的弥散损伤可能需要数个月才能恢复。停止金盐治疗后很少发生疾病进展。症状呈难治性或进展性,可使用泼尼松治疗,剂量为 30~60mg/d。

柳氮磺啶与美沙拉秦

柳氮磺啶是一种用作缓解症状的抗风湿药,常用于治疗炎症性肠病,美沙拉秦也一样。两种药都有肺毒性,最常见的是间质性肺炎,包括非特异性间质性肺炎(NSIP)。柳氮磺吡啶还被报道能引起闭塞性细支气管炎伴机化性肺炎(BOOP)。美沙拉秦也能引起 BOOP。美沙拉秦口服以及作为栓剂使用时,可发生嗜酸性粒细胞肺炎。

生物制剂

利妥昔单抗是一种清除 B 细胞的抗 CD20 单克隆抗体,用于治疗风湿性关节炎(RA)、伴多血管炎肉芽肿(以前称为韦格纳肉芽肿)与显微镜下多血管炎。文献报道了很多利妥昔单抗相关的肺毒性病例,临床表现从呼吸困难、轻度低氧血症到致命性呼吸衰竭。临床疾病发生于 3 个不同的时段,最常见的是输注利妥昔单抗 2 周后呼吸困难亚急性起病,多为治疗几个疗程后。影像学表现为双侧弥漫性间质浸润或磨玻璃影。首次输注药物后数小时内 ARDS 急性发作与药物的慢性、隐匿起病少见。病理可见闭塞性细支气管炎。

肿瘤坏死因子(TNF)拮抗剂用于风湿性关节炎的治疗。这些制剂最重要的肺不良反应是由于细菌、分枝杆菌、肺孢子菌和真菌引起的肺炎,在使用依那西普患者中发生率为 1.4%,使用英夫利昔单抗治疗的患者中发病率为 2.4%。使用 TNF 单抗治疗引起相关的非感染性肺部疾病中,间质性肺炎是最常见的药源性表现。英夫利昔单抗治疗的 5 000 例日本受试者中,0.5% 出现了间质性肺炎;7 000 例以上接受依那西普治疗的患者中,有 0.6% 出现了间质性肺炎。

由于间质性肺炎是风湿性疾病谱中的一部分,使证实单克隆抗体使用和肺毒性之间存在明确因果关系难度增大。此外,生物制剂常用于治疗重度疾病表现的患者,而这些患者之前就有肺部疾病。在一项对TNF拮抗剂诱导的自身免疫性疾病大型病例系列研究中,233例受试者中发现24例间质性肺炎。一项综述总结了1990—2010年发表的病例系列研究与病例报告,接受生物制剂治疗的患者出现呼吸系统症状的平均时间为26周,50%病例出现在治疗开始的2个月内。使用依那西普治疗屡有报道结节病样肉芽肿。单克隆抗体治疗发生相关结节病样改变病例中,50%与Ⅱ期结节病一致,2/3患者停止生物制剂治疗后可缓解。

依那西普与英夫利昔单抗也与药物性狼疮的发生相关,表现为胸腔积液和/或心包炎,伴有ANA阳性与抗组蛋白或抗双链DNA抗体阳性。狼疮样表现随着停药会逐渐缓解。

阿达木单抗是一种新的治疗RA的TNF-α拮抗剂,也被报道能引起肺毒性。报告显示肺损伤出现于进行治疗后数月到数年。患者通常表现为呼吸困难、咳嗽,影像学表现与间质性肺炎一致。已报道这种药物引起的肺损伤急性可以在给药1h内起病。治疗1个疗程后,可能开始出现咳嗽,然后随着每一次药物注射,症状进一步加重。影像学表现为斑片状磨玻璃影,伴有或不伴有斑片状实变或纤维化。一个病例显示,在出现斑片状纤维化间质疾病后,停药治疗后缓解,随后再次使用阿达木单抗后,损伤复发,表现为磨玻璃影。临床通常需要使用糖皮质激素才能改善。

■ 免疫抑制剂

西罗莫司和依维莫司都是免疫抑制剂,用于实体器官移植患者的管理。这两种药物通过作为哺乳动物雷帕霉素靶蛋白(mTOR)抑制剂发挥作用,并且能够通过抑制生长因子诱导的平滑肌细胞增殖和迁移抑制器官排斥;也能够抑制T细胞和B细胞激化。

20世纪90年代末期,西罗莫司开始应用临床。在鉴别排除感染后伴有间质浸润的呼吸困难,要考虑西罗莫司引起实体器官移植受者肺泡炎。文献中有关西罗莫司诱发肺毒性的病例报道最早见于2000年,首次肺活检表明肾移植应用该药是发生闭塞性细支气管炎伴机化性肺炎(BOOP)的病因。可能有一定的剂量反应关系,因为减少剂量似乎能够改善肺炎。但是,在西罗莫司治疗水平也可能出现毒性,可在治疗2周内发生,但多见于治疗6周后。

一项对表现药物反应的24例患者的病例系列分析显示,大部分患者表现为外周实变斑片影,与BOOP影像学表现一致,而4例患者表现为网状与磨玻璃影。

西罗莫司肺毒性患者的支气管肺泡灌洗液(BALF)通常为淋巴细胞显著增多(24例中有19例);4例患者呈现嗜酸性粒细胞增多≥5%。关于淋巴细胞亚群并没有持续报道,但是有些报道BALF CD4$^+$显著增多。

病理检查与BOOP和/或肉芽肿间质性肺炎一致,表现为支气管壁非干酪样肉芽肿、周围肉芽肿性炎症。

也有报道西罗莫司相关弥漫性肺泡出血(DAH)的病例,有些病例中还是致命性的。停药可缓解这一症状。所有患者可在6个月后完全恢复。

已证实依维莫司可引起轻度、可逆性肺毒性。同时也与致命性呼吸衰竭有关,最初表现为咳嗽与呼吸困难,伴有斑片状肺泡浸润。即使停药、同时使用糖皮质激素治疗,病例报告中描述的患者仍进展成呼吸衰竭与DAH。

■ 抗菌药物

各种类型抗菌药物引起的临床综合征多为嗜酸性粒细胞增多性肺浸润(PIE)。在抗生素相关PIE综合征报道中,米诺环素、红霉素引起的PIE病例很多,青霉素、四环素、磺胺类药以及头孢菌素相关病例较少。使用抗结核药物,包括异烟肼、利福平、乙胺丁醇也有引起PIE的报道。

呋喃妥因

呋喃妥因是一种最常见的能够引起肺毒性的抗菌药物之一。虽然全球范围内的使用在20世纪80年代达到了巅峰,但它目前仍是一种广泛使用的抗菌药物,用于管理慢性尿路感染。对于有潜在心肺疾病患者,有潜在发生肺毒性可能。因为这种药主要应用于老年人,而老年人心肺疾病比较常见,因此认识到这种药物潜在促进呼吸功能减弱很重要。

呋喃妥因引起的呼吸系统疾病临床表现较为广泛。症状发作极难预测,而且有很多潜在因素。疾病严重程度各异,组织病理也多样化。最早报道的呋喃妥因肺毒性病例,90%为急性发作,发生于治疗开始数天到数周内。患者表现为发热(80%)、咳嗽、呼吸困难、皮疹(20%)、关节痛、外周嗜酸性粒细胞增多。随着文献中毒性报道不断增加,很明显亚急性与慢性疾病表现也越来越常见(图66-2)。

由于从起始治疗到临床症状发作的潜伏期很长,会有很多病例漏诊。在一项病例系列研究中,中位诊断时间为4个月;但有些患者在开始治疗长达5年才得以确诊。慢性临床表现的患者,最常见的组织病理学特征为慢性间质性肺炎,BOOP与肉芽肿间质性疾

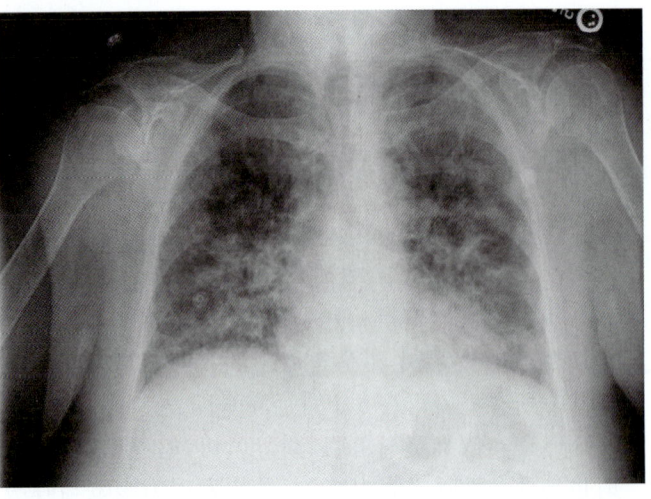

A

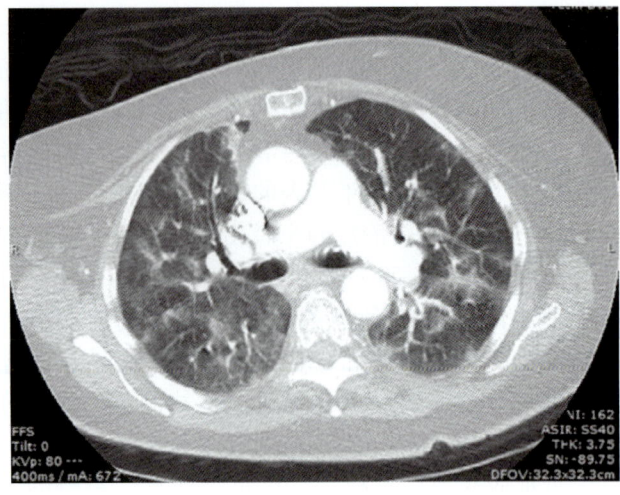

B

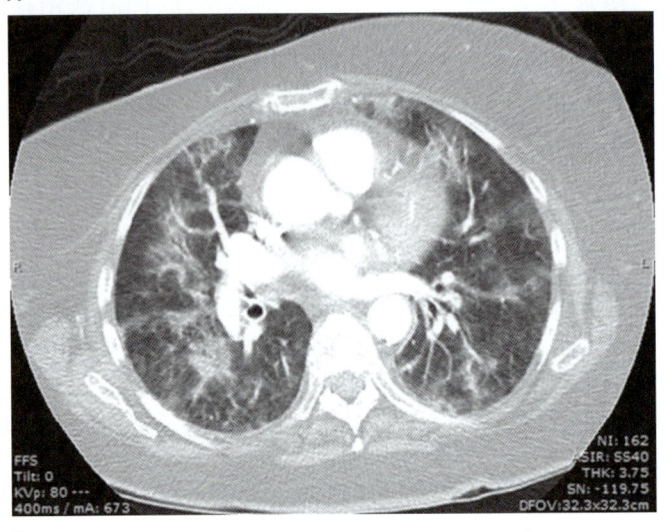

C

图 66-2　A. 80 岁女性，服用呋喃妥因治疗复发性尿路感染 1 年后 X 线胸片表现。B、C. CT 扫描：斑片状磨玻璃影和实变，符合呋喃妥因所致 BOOP 表现。图片获 Ami Rubinowitz 博士授权使用。

病的病例报道较少。18 例慢性呋喃妥因肺损伤患者的高分辨率 CT 检查的结果显示，所有受试者为双侧磨玻璃影（30% 为弥漫性，40% 以肺中上部为主），30% 患者呈现不规则线状影，30% 为实变影，10% 为牵拉性支气管扩张（1 例受试者）。

许多其他组织病理学改变与临床症状也有报道，包括肺水肿、急性呼吸窘迫综合征（ARDS）、血管炎、弥漫性肺泡出血（DAH）、系统性红斑狼疮（SLE）、嗜酸性粒细胞增多性肺浸润（PIE）与结节样改变。抗菌药相关支气管痉挛与过敏反应在前述疾病章节中已经讨论。

■ 干扰素-α 与聚乙二醇干扰素-α2b

随着世界范围内慢性丙肝流行率逐渐增加，应用干扰素-α 与乙二醇干扰素-α2b 治疗慢性丙肝也出现了有关肺毒性报道，最常见肺间质浸润与 BOOP。全身性不良反应在使用干扰素治疗的患者中很常见，通常包括类似感冒性疲劳、头痛、厌食与肌痛。肺部症状很少发生。利巴韦林是一种合成核苷类似物，常与

干扰素-α 或聚乙二醇干扰素-α2b 联合用于加强干扰素抗病毒活性。利巴韦林与呼吸困难和咳嗽有相关性，但并未发现单独使用导致肺毒性的报道。每天给予高剂量干扰素治疗丙肝患者时，肺间质疾病的发病率高达 6%，按照常规每周 3 次干扰素-α 与利巴韦林给药方案治疗的患者发病率<1%。

使用干扰素-α 的患者发生间质性疾病并不仅限于肝病患者，据报道在使用干扰素治疗慢性粒细胞性白血病和骨髓纤维化的患者中也会出现。大多数肺毒性发生在开始治疗数周内，在停止药物治疗后会缓解。

有些病例报告或小病例系列研究描述了慢性丙肝患者使用干扰素-α 和干扰素-α2a 与新发结节病与结节病复发之间的相关性。接受干扰素治疗的患者结节病发病率尚不确定，但有报道显示使用干扰素-α2a 治疗丙肝的患者中发病率高达 5%。虽然报道大部分结节病发生于治疗丙肝患者，但也可以发生于治疗的恶性血液病患者。干扰素相关的肺结节病常与其他部位受累同时发生，包括皮肤、腮腺、肝脏、眼和

心脏疾病。应尽快停止用药,有必要使用糖皮质激素缓解症状。

■ 阿片类药物与违禁药品

使用违禁药品会有很多并发症,包括使用药品本身产生的相关肺毒性损伤肺以及相关静脉置管感染性后遗症,如心内膜炎、感染性栓塞、获得性免疫缺陷综合征(艾滋病)机会性感染。吸毒者肺结核患病率使其处于活动性肺结核高风险。阿片类药物或其他镇静剂可能会导致精神状态改变和呕吐反射损伤,大大增加吸入性肺炎风险。"切割"药物使用的滑石或其他惰性物质也可能引起肺实质疾病。认识与这些药物直接毒性无明显相关的情况,能够扩大对使用违禁药品患者呼吸道症状的鉴别诊断范围。

海洛因

过量使用海洛因和其他麻醉剂会引起肺水肿早就为人所熟知。有关药源性肺毒性最早于 1880 年由 Osler 报道,这篇报道描述了阿片成瘾者肺水肿,并认为肺水肿的发生归因于使用阿片。近几十年,海洛因引起的肺水肿 (heroin-induced pulmonary edema, HIPE) 发生频次似乎降低了,原因不明。1968—1970 年进行了一项病例系列研究,在 149 例过量使用海洛因的患者中,48% 出现了肺水肿。发生肺水肿可增加死亡率 (有肺水肿和无肺水肿分别为 18.3% 和 8.7%)。最近的一个病例系列研究描述肺水肿发病率较低,海洛因过量使用患者的发生率为 2.1%。目前尚不清楚 HIPE 的流行病学变化是否与违禁海洛因添加剂或其他因素的改变有关。在后面的病例系列研究中,1/3 患者需要插管与机械通气,但 HIPE 血氧不足表现多在 48h 内缓解。

文献并未明确指出 HIPE 的发生机制。有些研究报道,HIPE 肺水肿液中的蛋白含量比心源性肺水肿高,支持毛细血管渗透性增加的作用机制。据报道,尸检麻醉药滥用者的肺组织有明显急性炎性反应。其他与使用海洛因相关的反应还包括急性支气管痉挛。

非法注射药品相关的肺部疾病可能与药物本身并无相关性。切割海洛因用的滑石或其他药丸中使用的压碎或注射的惰性物质会在肺血管与肺间质中发生异物肉芽肿反应。对 6 例肺滑石沉着病患者进行的一项纵向研究中描述了影像学特征,包括弥漫性微结节肺浸润,进一步结节堆聚融合发展,常出现于肺上叶,与进行性巨块型肺纤维化外观相似。这些改变可能会伴有下叶肺气肿,导致气胸。其他注射海洛因

引起的肺部并发症还包括脓毒性血栓、脓肿形成、支气管扩张以及独立于尖段肺纤维化反应的肺大疱。

可卡因

可卡因可静脉注射、鼻吸或抽吸。抽吸最常与呼吸系统症状与肺损伤有关。可卡因最常见的一种吸食方式为"快客"可卡因,是一种盐酸可卡因与乙醚或乙醇混合产生生物碱衍生物。通常呼吸道症状发展迅速,使用数小时内出现,包括咳嗽、咯血、胸痛和气短。无论之前是否有哮喘史,都有支气管痉挛的报道,可能发生严重状态,导致呼吸衰竭。影像可表现为急性呼吸窘迫综合征 (ARDS),组织病理表现为伴或不伴有肺泡出血的弥漫性肺泡损伤 (DAD)。也有关于毛细血管炎伴肾小球肾炎的报道,但不属于典型表现。

治疗原则与疾病缓解

及时认识药源性肺病,可以在不可逆性肺损伤发生之前为患者带来最大的临床与影像学治愈机会。大部分药源性肺损伤中,停止应用药物"元凶"常足以缓解临床症状和大部分或者全部影像学改变。使用糖皮质激素治疗必须根据临床情况的严重程度和预期的症状改善速度进行个体化治疗。例如,因为胺碘酮在血中半衰期长,其肺毒性经常需要口服糖皮质激素治疗,除非症状非常轻微。不再暴露于药物"元凶"时,其他涉及药物很少导致肺损伤复发。总体来说,使用糖皮质激素确实有效,但缺少证实其治疗效果的对照研究。大部分药物发生相关肺毒性少见,很难实现具有说服力的治疗相关疾病的临床试验研究。

姜　宁　译

高占成　审校

参考文献

[1] AMAR RK, JICK SS, ROSENBERG D, et al. Drug-/radiation-induced interstitial lung disease in the United Kingdom general population: incidence, all-cause mortality and characteristics at diagnosis. Respirology, 2012, 17(5):861-868.

[2] DELAUNOIS LM. Mechanisms in pulmonary toxicology. Clin Chest Med, 2004, 25(1):1-14.

[3] BAILLIE TA, RETTIE AE. Role of biotransformation in drug-induced toxicity: influence of intra- and inter-species differences in drug metabolism. Drug Metab Pharmacokinet, 2011, 26(1):15-29.

[4] WIJNEN PA, BEKERS O, DRENT M. Relationship between drug-induced interstitial lung diseases and cytochrome P450 polymorphisms. Curr Opin Pulm Med, 2010, 16(5):496-502.

[5] PARK BK, KITTERINGHAM NR. Drug-protein conjugation and

its immunological consequences. Drug Metab Rev, 1990,22(1): 87–144.

[6] POHL LR, SATOH H, CHRIST DD, et al. The immunologic and metabolic basis of drug hypersensitivities. Annu Rev Pharmacol Toxicol, 1988, 28:367–387.

[7] LARDINOIS D, HANDSCHIN A, WEDER W. Acute amiodarone-induced pulmonary toxicity after lung operation. Ann Thorac Surg, 2002, 73(6):2033–2034; author reply 2034.

[8] AKIRA M, ISHIKAWA H, YAMAMOTO S. Drug-induced pneumonitis: thin-section CT findings in 60 patients. Radiology, 2002, 224(3):852–860.

[9] CLEVERLEY JR, SCREATON NJ, HIORNS MP, et al. Drug induced lung disease: high-resolution CT and histological findings. Clin Radiol, 2002, 57(4):292–299.

[10] MEYER KC, RAGHU G, BAUGHMAN RP, et al. An official American Thoracic Society clinical practice guideline: the clinical utility of bronchoalveolar lavage cellular analysis in interstitial lung disease. Am J Respir Crit Care Med, 2012, 185(9):1004–1014.

[11] SEMENZATO G, POLETTI V. Bronchoalveolar lavage in lung cancer. Respiration, 1992, 59(Suppl 1):44–46.

[12] WARDWELL NR JR, MILLER R, WARE LB. Pulmonary alveolar proteinosis associated with a disease-modifying antirheumatoid arthritis drug. Respirology, 2006, 11(5):663–665.

[13] DURAN I, SIU LL, OZA AM, et al. Characterisation of the lung toxicity of the cell cycle inhibitor temsirolimus. Eur J Cancer, 2006, 42(12):1875–1880.

[14] WHITE DA, RANKIN JA, STOVER DE, et al. Methotrexate pneumonitis. Bronchoalveolar lavage findings suggest an immunologic disorder. Am Rev Respir Dis, 1989, 139(1):18–21.

[15] AKOUN GM, CADRANEL JL, MILLERON BJ, et al. Bronchoalveolar lavage cell data in 19 patients with drug-associated pneumonitis (except amiodarone). Chest, 1991, 99(1): 98–104.

[16] AKOUN GM, CADRANEL JL, ROSENOW EC 3RD, et al. Bronchoalveolar lavage cell data in drug-induced pneumonitis. Allerg Immunol (Paris), 1991, 23(6):245–252.

[17] COSTABEL U, UZASLAN E, GUZMAN J. Bronchoalveolar lavage in drug-induced lung disease. Clin Chest Med, 2004, 25(1):25–35.

[18] INOMATA S, TAKAHASHI H, NAGATA M, et al. Acute lung injury as an adverse event of gefitinib. Anti-cancer drugs, 2004, 15(5):461–467.

[19] MATSUNO O, ONO E, UENO T, et al. Increased serum ADAM8 concentration in patients with drug-induced eosinophilic pneumonia-ADAM8 expression depends on a the allergen route of entry. Respir Med, 2010, 104(1):34–39.

[20] OHNISHI H, YOKOYAMA A, YASUHARA Y, et al. Circulating KL-6 levels in patients with drug induced pneumonitis. Thorax, 2003, 58(10):872–875.

[21] UMETANI K, ABE M, KAWABATA K, et al. SP-D as a marker of amiodarone-induced pulmonary toxicity. Intern Med, 2002, 41(9): 709–712.

[22] AKOUN GM, GAUTHIER-RAHMAN S, MAYAUD CM, et al. Leukocyte migration inhibition in methotrexate-induced pneumonitis. Evidence for an immunologic cell-mediated mechanism. Chest, 1987, 91(1):96–99.

[23] GAUTHIER-RAHMAN S, AKOUN GM, MILLERON BJ, et al. Leukocyte migration inhibition in propranolol-induced pneumonitis. Evidence for an immunologic cell-mediated mechanism. Chest, 1990, 97(1):238–241.

[24] HIRATA S, HATTORI N, KUMAGAI K, et al. Lymphocyte transformation test is not helpful for the diagnosis of methotrexate-induced pneumonitis in patients with rheumatoid arthritis. Clin Chim Acta, 2009, 407(1–2):25–29.

[25] TOMIOKA R, KING TE JR. Gold-induced pulmonary disease: clinical features, outcome, and differentiation from rheumatoid lung disease. Am J Respir Crit Care Med, 1997, 155(3):1011–1020.

[26] CACOUB P, MUSETTE P, DESCAMPS V, et al. The DRESS syndrome: a literature review. Am J Med, 2011, 124(7):588–597.

[27] American Thoracic Society, European Respiratory Society. International Multidisciplinary Consensus Classification of the Idiopathic Interstitial Pneumonias. This joint statement of the American Thoracic Society (ATS), and the European Respiratory Society (ERS) was adopted by the ATS board of directors, June 2001 and by the ERS Executive Committee, June 2001. Am J Respir Crit Care Med, 2002, 165(2):277–304.

[28] TRAVIS WD, COSTABEL U, HANSELL DM, et al. An official American Thoracic Society/European Respiratory Society statement: update of the international multidisciplinary classification of the idiopathic interstitial pneumonias. Am J Respir Crit Care Med, 2013, 188(6):733–748.

[29] LEE-CHIONG T JR, MATTHAY RA. Drug-induced pulmonary edema and acute respiratory distress syndrome. Clin Chest Med, 2004, 25(1):95–104.

[30] BRUERA E, MILLER MJ. Non-cardiogenic pulmonary edema after narcotic treatment for cancer pain. Pain, 1989, 39(3):297–300.

[31] HEFFNER JE, SAHN SA. Salicylate-induced pulmonary edema. Clinical features and prognosis. Ann Intern Med, 1981, 95(4):405–409.

[32] WALTERS JS, WOODRING JH, STELLING CB, et al. Salicylate-induced pulmonary edema. Radiology, 1983, 146(2): 289–293.

[33] BONACI-NIKOLIC B, NIKOLIC MM, ANDREJEVIC S, et al. Antineutrophil cytoplasmic antibody (ANCA)-associated autoimmune diseases induced by antithyroid drugs: comparison with idiopathic ANCA vasculitides. Arthritis Res Ther, 2005, 7(5):R1072–R1081.

[34] SLOT MC, LINKS TP, STEGEMAN CA, et al. Occurrence of antineutrophil cytoplasmic antibodies and associated vasculitis in patients with hyperthyroidism treated with antithyroid drugs: a long-term followup study. Arthritis Rheum, 2005, 53(1):108–113.

[35] YE H, GAO Y, GUO XH, et al. Titre and affinity of propylthiouracil-induced anti-myeloperoxidase antibodies are closely associated with the development of clinical vasculitis. Clin Exp Immunol, 2005, 142(1):116–119.

[36] OGAWA A, MATSUBARA H, FUJIO H, et al. Risk of alveolar hemorrhage in patients with primary pulmonary hypertension–anticoagulation and epoprostenol therapy. Circ J, 2005, 69(2):216–220.

[37] COULTER DM, EDWARDS IR. Cough associated with captopril and enalapril. Br Med J (Clin Res Ed), 1987, 294(6586):1521–1523.

[38] DICPINIGAITIS PV. Angiotensin-converting enzyme inhibitor-induced cough: ACCP evidence-based clinical practice guidelines. Chest, 2006, 129(Suppl 1):169S–173S.

[39] ISRAILI ZH, HALL WD. Cough and angioneurotic edema associated with angiotensin-converting enzyme inhibitor therapy. A review of the literature and pathophysiology. Ann Intern Med, 1992, 117(3):234–242.

[40] SEBASTIAN JL, MCKINNEY WP, KAUFMAN J, et al. Angiotensin-converting enzyme inhibitors and cough. Prevalence in an outpatient medical clinic population. Chest, 1991, 99(1):36–39.

[41] GIBSON GR. Enalapril-induced cough. Arch Intern Med, 1989, 149(12):2701–2703.

[42] LACOURCIERE Y, BRUNNER H, IRWIN R, et al. Effects of modulators of the renin-angiotensin-aldosterone system on cough. Losartan Cough Study Group. J Hypertens, 1994, 12(12):1387–1393.

[43] CHIU AG, NEWKIRK KA, DAVIDSON BJ, et al. Angiotensin-

converting enzyme inhibitor-induced angioedema: a multicenter review and an algorithm for airway management. Ann Otol Rhinol Laryngol, 2001, 110(9):834–840.

[44] GIBBS CR, LIP GY, BEEVERS DG. Angioedema due to ACE inhibitors: increased risk in patients of African origin. Br J Clin Pharmacol, 1999, 48(6):861–865.

[45] BABU KS, MARSHALL BG. Drug-induced airway diseases. Clin Chest Med, 2004, 25(1):113–122.

[46] BROWN SG. Anaphylaxis: clinical concepts and research priorities. Emerg Med Australas, 2006, 18(2):155–169.

[47] GRUCHALLA R. Understanding drug allergies. J Allergy Clin Immunol, 2000, 105(6 Pt 2):S637–S644.

[48] VERVLOET D, DURHAM S. Adverse reactions to drugs. BMJ, 1998, 316(7143):1511–1514.

[49] LIEBERMAN P, NICKLAS RA, OPPENHEIMER J, et al. The diagnosis and management of anaphylaxis practice parameter: 2010 Update. Joint Task Force on Practice Parameters: American Academy of Allergy, Asthma and Immunology; American College of Allergy, Asthma and Immunology; and the Joint Council of Allergy, Asthma and Immunology. J Allergy Clin Immunol, 2010, 126:477–480.

[50] NEUGUT AI, GHATAK AT, MILLER RL. Anaphylaxis in the United States: an investigation into its epidemiology. Arch Intern Med, 2001, 161(1):15–21.

[51] LEUPPI JD, SCHNYDER P, HARTMANN K, et al. Drug-induced bronchospasm: analysis of 187 spontaneously reported cases. Respiration, 2001, 68(4):345–351.

[52] BREWERTON D. D-Penicillamine. Br Med J, 1976, 2(6050):1507.

[53] DEMAZIERE A, MAUGARS Y, CHOLLET S, et al. Non-fatal bronchiolitis obliterans possibly associated with tiopronin. A case report with long-term follow-up. Br J Rheumatol, 1993, 32(2):172–174.

[54] EPLER GR, SNIDER GL, GAENSLER EA, et al. Bronchiolitis and bronchitis in connective tissue disease. A possible relationship to the use of penicillamine. JAMA, 1979, 242(6):528–532.

[55] PEGG SJ, LANG BA, MIKHAIL EL, et al. Fatal bronchiolitis obliterans in a patient with juvenile rheumatoid arthritis receiving chrysotherapy. J Rheumatol, 1994, 21(3):549–551.

[56] DEVOUASSOUX G, COTTIN V, LIOTE H, et al. Characterisation of severe obliterative bronchiolitis in rheumatoid arthritis. Eur Respir J, 2009, 33(5):1053–1061.

[57] DEVAKONDA A, RAOOF S, SUNG A, et al. Bronchiolar disorders: a clinical-radiological diagnostic algorithm. Chest, 2010, 137(4):938–951.

[58] HIGENBOTTAM T, LAUDE L, EMERY C, et al. Pulmonary hypertension as a result of drug therapy. Clin Chest Med, 2004, 25(1):123–131.

[59] BRENOT F, HERVE P, PETITPRETZ P, et al. Primary pulmonary hypertension and fenfluramine use. Br Heart J, 1993, 70(6):537–541.

[60] ABENHAIM L, MORIDE Y, BRENOT F, et al. Appetite-suppressant drugs and the risk of primary pulmonary hypertension. International Primary Pulmonary Hypertension Study Group. N Engl J Med, 1996, 335(9):609–616.

[61] CONNOLLY HM, CRARY JL, MCGOON MD, et al. Valvular heart disease associated with fenfluramine-phentermine. N Engl J Med, 1997, 337(9):581–588.

[62] GROSS AS, PHILLIPS AC, RIEUTORD A, et al. The influence of the sparteine/debrisoquine genetic polymorphism on the disposition of dexfenfluramine. Br J Clin Pharmacol, 1996, 41(4): 311–317.

[63] YANO T, ITOH Y, YAMADA M, et al. Combined treatment with L-carnitine and a pan-caspase inhibitor effectively reverses amiodarone-induced injury in cultured human lung epithelial cells. Apoptosis, 2008, 13(4):543–552.

[64] DEAN PJ, GROSHART KD, PORTERFIELD JG, et al. Amiodarone-associated pulmonary toxicity. A clinical and pathologic study of eleven cases. Am J Clin Pathol, 1987, 87(1):7–13.

[65] KENNEDY JI, MYERS JL, PLUMB VJ, et al. Amiodarone pulmonary toxicity. Clinical, radiologic, and pathologic correlations. Arch Intern Med, 1987, 147(1):50–55.

[66] MYERS JL, KENNEDY JI, PLUMB VJ. Amiodarone lung: pathologic findings in clinically toxic patients. Hum Pathol, 1987, 18(4): 349–354.

[67] CAMUS P, MARTIN WJ 2ND, ROSENOW EC 3RD. Amiodarone pulmonary toxicity. Clin Chest Med, 2004, 25(1):65–75.

[68] JACKEVICIUS CA, TOM A, ESSEBAG V, et al. Population-level incidence and risk factors for pulmonary toxicity associated with amiodarone. Am J Cardiol, 2011, 108(5):705–710.

[69] OTT MC, KHOOR A, LEVENTHAL JP, et al. Pulmonary toxicity in patients receiving low-dose amiodarone. Chest, 2003, 123(2):646–651.

[70] FUNG RC, CHAN WK, CHU CM, et al. Low dose amiodarone-induced lung injury. Int J Cardiol, 2006, 113(1):144–145.

[71] OLSHANSKY B, SAMI M, RUBIN A, et al. Use of amiodarone for atrial fibrillation in patients with preexisting pulmonary disease in the AFFIRM study. Am J Cardiol, 2005, 95(3):404–405.

[72] HANDSCHIN AE, LARDINOIS D, SCHNEITER D, et al. Acute amiodarone-induced pulmonary toxicity following lung resection. Respiration, 2003, 70(3):310–312.

[73] KAY GN, EPSTEIN AE, KIRKLIN JK, et al. Fatal postoperative amiodarone pulmonary toxicity. Am J Cardiol, 1988, 62(7):490–492.

[74] SAUSSINE M, COLSON P, ALAUZEN M, et al. Postoperative acute respiratory distress syndrome. A complication of amiodarone associated with 100 percent oxygen ventilation. Chest, 1992, 102(3):980–981.

[75] WOOD DL, OSBORN MJ, ROOKE J, et al. Amiodarone pulmonary toxicity: report of two cases associated with rapidly progressive fatal adult respiratory distress syndrome after pulmonary angiography. Mayo Clin Proc, 1985, 60(9):601–603.

[76] KOSSEIFI SG, HALAWA A, BAILEY B, et al. Reduction of amiodarone pulmonary toxicity in patients treated with angiotensin-converting enzyme inhibitors and angiotensin receptor blockers. Ther Adv Respir Dis, 2009, 3(6):289–294.

[77] NIKAIDO A, TADA T, NAKAMURA K, et al. Clinical features of and effects of angiotensin system antagonists on amiodarone-induced pulmonary toxicity. Int J Cardiol, 2010, 140(3): 328–335.

[78] UHAL BD, WANG R, LAUKKA J, et al. Inhibition of amiodarone-induced lung fibrosis but not alveolitis by angiotensin system antagonists. Pharmacol Toxicol, 2003, 92(2):81–87.

[79] KHARABSHEH S, ABENDROTH CS, KOZAK M. Fatal pulmonary toxicity occurring within two weeks of initiation of amiodarone. Am J Cardiol, 2002, 89(7):896–898.

[80] AZZAM I, TOV N, ELIAS N, et al. Amiodarone toxicity presenting as pulmonary mass and peripheral neuropathy: the continuing diagnostic challenge. Postgrad Med J, 2006, 82(963): 73–75.

[81] VERNHET H, BOUSQUET C, DURAND G, et al. Reversible amiodarone-induced lung disease: HRCT findings. Eur Radiol, 2001, 11(9):1697–1703.

[82] ENDOH Y, HANAI R, UTO K, et al. Diagnostic accuracy of KL-6 as a marker of amiodarone-induced pulmonary toxicity. Pacing Clin Electrophysiol, 2000, 23(11 Pt 2):2010–2013.

[83] VIZIOLI LD, CHO S. Amiodarone-associated hemoptysis. Chest, 1994, 105(1):305–306.

[84] YOKOGAWA N, VIVINO FB. Hydralazine-induced autoimmune

disease: comparison to idiopathic lupus and ANCA-positive vasculitis. Mod Rheumatol, 2009, 19(3):338–347.

[85] MARINA VP, MALHOTRA D, KAW D. Hydralazine-induced ANCA vasculitis with pulmonary renal syndrome: a rare clinical presentation. Int Urol Nephrol, 2012, 44(6):1907–1909.

[86] GOETSCHALCKX K, CEUPPENS J, VAN MIEGHEM W. Hydrochlorothiazide-associated noncardiogenic pulmonary oedema and shock: a case report and review of the literature. Acta Cardiol, 2007, 62(2):215–220.

[87] HENNINGSEN NC, CEDERBERG A, HANSON A, et al. Effects of long-term treatment with procaine amide. A prospective study with special regard to ANF and SLE in fast and slow acetylators. Acta Med Scand, 1975, 198(6):475–482.

[88] CUSH JJ, GOLDINGS EA. Drug-induced lupus: clinical spectrum and pathogenesis. Am J Med Sci, 1985, 290(1):36–45.

[89] BELLOSTA S, PAOLETTI R, CORSINI A. Safety of statins: focus on clinical pharmacokinetics and drug interactions. Circulation, 2004, 109(23 Suppl 1):III50–III57.

[90] FERNANDEZ AB, KARAS RH, ALSHEIKH-ALI AA, et al. Statins and interstitial lung disease: a systematic review of the literature and of food and drug administration adverse event reports. Chest, 2008, 134(4):824–830.

[91] HUANG LK, TSAI MJ, TSAI HC, et al. Statin-induced lung injury: diagnostic clue and outcome. Postgrad Med J, 2013, 89(1047):14–19.

[92] DE GROOT RE, WILLEMS LN, DIJKMAN JH. Interstitial lung disease with pleural effusion caused by simvastin. J Intern Med, 1996, 239(4):361–363.

[93] LANTUEJOUL S, BRAMBILLA E, BRAMBILLA C, et al. Statin-induced fibrotic nonspecific interstitial pneumonia. Eur Respir J, 2002, 19(3):577–580.

[94] LISCOET-LOHEAC N, ANDRE N, COUTURAUD F, et al. [Hypersensitivity pneumonitis in a patient taking pravastatin]. Rev Mal Respir, 2001, 18(4 Pt 1):426–428.

[95] XU JF, WASHKO GR, NAKAHIRA K, et al. Statins and pulmonary fibrosis: the potential role of NLRP3 inflammasome activation. Am J Respir Crit Care Med, 2012, 185(5):547–556.

[96] KOWALSKI ML, MAKOWSKA JS, BLANCA M, et al. Hypersensitivity to nonsteroidal anti-inflammatory drugs (NSAIDs)-classification, diagnosis and management: review of the EAACI/ENDA and GA2LEN/HANNA. Allergy, 2011, 66:818–829.

[97] MARAK CP, ALAPPAN N, SHIM C, et al. Diffuse alveolar hemorrhage due to ketorolac tromethamine. Pharmacology, 2013, 92(1–2):11–13.

[98] ALARCON GS, KREMER JM, MACALUSO M, et al. Risk factors for methotrexate-induced lung injury in patients with rheumatoid arthritis. A multicenter, case-control study. Methotrexate-Lung Study Group. Ann Intern Med, 1997, 127(5):356–364.

[99] IMOKAWA S, COLBY TV, LESLIE KO, et al. Methotrexate pneumonitis: review of the literature and histopathological findings in nine patients. Eur Respir J, 2000, 15(2): 373–381.

[100] HARGREAVES MR, MOWAT AG, BENSON MK. Acute pneumonitis associated with low dose methotrexate treatment for rheumatoid arthritis: report of five cases and review of published reports. Thorax, 1992, 47(8):628–633.

[101] CHIKURA B, SATHI N, LANE S, et al. Variation of immunological response in methotrexate-induced pneumonitis. Rheumatology, 2008, 47(11):1647–1650.

[102] GAVAGHAN TE, MCNAUGHT PJ, RALSTON M, et al. Penicillamine-induced "Goodpasture's syndrome": successful treatment of a fulminant case. Aust N Z J Med, 1981, 11(3): 261–265.

[103] GIBSON T, BURRY HC, OGG C. Letter: Goodpasture syndrome and D-penicillamine. Ann Intern Med, 1976, 84(1):100.

[104] STERNLIEB I, BENNETT B, SCHEINBERG IH. D-penicillamine induced Goodpasture's syndrome in Wilson's disease. Ann Intern Med, 1975, 82(5):673–676.

[105] SINHA A, SILVERSTONE EJ, O'SULLIVAN MM. Gold-induced pneumonitis: computed tomography findings in a patient with rheumatoid arthritis. Rheumatology (Oxford), 2001, 40(6):712–714.

[106] AGARWAL R, SHARMA SK, MALAVIYA AN. Gold-induced hypersensitivity pneumonitis in a patient with rheumatoid arthritis. Clin Exp Rheumatol, 1989, 7(1):89–90.

[107] BRETON JL, GARNIER G, TOULOUSE J, et al. Bronchoalveolar lavage and gold salt-induced pneumonitis. Chest, 1985, 87(3):410.

[108] FOSTER RA, ZANDER DS, MERGO PJ, et al. Mesalamine related lung disease: clinical, radiographic, and pathologic manifestations. Inflamm Bowel Dis, 2003, 9(5):308–315.

[109] PARRY SD, BARBATZAS C, PEEL ET, et al. Sulphasalazine and lung toxicity. Eur Respir J, 2002, 19(4):756–764.

[110] CAMUS P, COLBY TV. The lung in inflammatory bowel disease. Eur Respir J, 2000, 15(1):5–10.

[111] ULUBAS B, SAHIN G, OZER C, et al. Bronchiolitis obliterans organizing pneumonia associated with sulfasalazine in a patient with rheumatoid arthritis. Clin Rheumatol, 2004, 23(3):249–251.

[112] HARALAMBOU G, TEIRSTEIN AS, GIL J, et al. Bronchiolitis obliterans in a patient with ulcerative colitis receiving mesalamine. Mt Sinai J Med, 2001, 68(6):384–388.

[113] KIM JH, LEE JH, KOH ES, et al. Acute eosinophilic pneumonia related to a mesalazine suppository. Asia Pac Allergy, 2013, 3(2):136–139.

[114] HADJINICOLAOU AV, NISAR MK, PARFREY H, et al. Non-infectious pulmonary toxicity of rituximab: a systematic review. Rheumatology, 2012, 51(4):653–662.

[115] LIOTE H, LIOTE F, SEROUSSI B, et al. Rituximab-induced lung disease: A systematic literature review. Eur Respir J, 2010, 35(3):681–687.

[116] O'CONNOR MB, ABDULLAH MF, O'DONOVAN N, et al. Rituximab-induced pulmonary disease. Rheumatol Int, 2012, 32 (9):2955–2956.

[117] SUBRAMANIAN M, MANJUNATH R, KILARA N, et al. Rituximab-induced subacute interstitial pneumonitis: a case report and review of literature. J Cancer Res Ther, 2010, 6(3):344–346.

[118] SHEN T, BRAUDE S. Obliterative bronchiolitis after rituximab administration: a new manifestation of rituximab-associated pulmonary toxicity. Intern Med J, 2012, 42(5):597–599.

[119] KOIKE T, HARIGAI M, INOKUMA S, et al. Postmarketing surveillance of the safety and effectiveness of etanercept in Japan. J Rheumatol, 2009, 36(5):898–906.

[120] TAKEUCHI T, TATSUKI Y, NOGAMI Y, et al. Postmarketing surveillance of the safety profile of infliximab in 5000 Japanese patients with rheumatoid arthritis. Ann Rheum Dis, 2008, 67(2): 189–194.

[121] RAMOS-CASALS M, BRITO-ZERÓN P, MUÑOZ S, et al. Autoimmune diseases induced by TNF-targeted therapies: analysis of 233 cases. Medicine (Baltimore), 2007, 86(4):242–251.

[122] RAMOS-CASALS M, PEREZ-ALVAREZ R, PEREZ-DE-LIS M, et al. Pulmonary disorders induced by monoclonal antibodies in patients with rheumatologic autoimmune diseases. Am J Med, 2011, 124(5):386–394.

[123] DAIEN CI, MONNIER A, CLAUDEPIERRE P, et al. Sarcoid-like granulomatosis in patients treated with tumor necrosis factor blockers: 10 cases. Rheumatology (Oxford), 2009, 48(8): 883–886.

[124] ABUNASSER J, FOROUHAR FA, METERSKY ML. Etanercept-induced lupus erythematosus presenting as a unilateral pleural effusion. Chest, 2008, 134(4):850–853.

[125] BENUCCI M, LI GOBBI F, FOSSI F, et al. Drug-induced lupus after treatment with infliximab in rheumatoid arthritis. J Clin Rheumatol, 2005, 11(1):47–49.

[126] KOHLI R, NAMEK K. Adalimumab (Humira) induced acute lung injury. Am J Case Rep, 2013, 14:173–175.

[127] YAMAZAKI H, ISOGAI S, SAKURAI T, et al. A case of adalimumab-associated interstitial pneumonia with rheumatoid arthritis. Mod Rheumatol, 2010, 20(5):518–521.

[128] HUGGETT MT, ARMSTRONG R. Adalimumab-associated pulmonary fibrosis. Rheumatology (Oxford), 2006, 45(10):1312–1313.

[129] DASCALU C, MREJEN-SHAKIN K, BANDAGI S. Ada-limumab-induced acute pneumonitis in a patient with rheumatoid arthritis. J Clin Rheumatol, 2010, 16(4):172–174.

[130] CHAMPION L, STERN M, ISRAEL-BIET D, et al. Brief communication: sirolimus-associated pneumonitis: 24 cases in renal transplant recipients. Ann Intern Med, 2006, 144(7):505–509.

[131] AVITZUR Y, JIMENEZ-RIVERA C, FECTEAU A, et al. Interstitial granulomatous pneumonitis associated with sirolimus in a child after liver transplantation. J Pediatr Gastroenterol Nutr, 2003, 37(1):91–94.

[132] HOWARD L, GOPALAN D, GRIFFITHS M, et al. Sirolimus-induced pulmonary hypersensitivity associated with a CD4 T-cell infiltrate. Chest, 2006, 129(6):1718–1721.

[133] PATEL AV, HAHN T, BOGNER PN, et al. Fatal diffuse alveolar hemorrhage associated with sirolimus after allogeneic hematopoietic cell transplantation. Bone Marrow Transplant, 2010, 45(8):1363–1364.

[134] KHALIFE WI, KOGOJ P, KAR B. Sirolimus-induced alveolar hemorrhage. J Heart Lung Transplant, 2007, 26(6):652–657.

[135] WHITE DA, CAMUS P, ENDO M, et al. Noninfectious pneumonitis after everolimus therapy for advanced renal cell carcinoma. Am J Respir Crit Care Med, 2010, 182(3):396–403.

[136] DEPUYDT P, NOLLET J, BENOIT D, et al. Fatal acute pulmonary injury associated with everolimus. Ann Pharmacother, 2012, 46(3):e7.

[137] SAKATA KK, LARSEN BT, BOLAND JM, et al. Nitrofurantoin-induced granulomatous interstitial pneumonia. Int J Surg Pathol, 2013, 22(4):352–357.

[138] MENDEZ JL, NADROUS HF, HARTMAN TE, et al. Chronic nitrofurantoin-induced lung disease. Mayo Clin Proc, 2005, 80(10):1298–1302.

[139] KUMAR KS, RUSSO MW, BORCZUK AC, et al. Significant pulmonary toxicity associated with interferon and ribavirin therapy for hepatitis C. Am J Gastroenterol, 2002, 97(9):2432–2440.

[140] CELIK G, SEN E, ULGER AF, et al. Sarcoidosis caused by interferon therapy. Respirology, 2005, 10(4):535–540.

[141] MARZOUK K, SALEH S, KANNASS M, et al. Interferon-induced granulomatous lung disease. Curr Opin Pulm Med, 2004, 10(5):435–440.

[142] WOLFF AJ, O'DONNELL AE. Pulmonary effects of illicit drug use. Clin Chest Med, 2004, 25(1):203–216.

[143] DUBERSTEIN JL, KAUFMAN DM. A clinical study of an epidemic of heroin intoxication and heroin-induced pulmonary edema. Am J Med, 1971, 51(6):704–714.

[144] SPORER KA, DORN E. Heroin-related noncardiogenic pulmonary edema: a case series. Chest, 2001, 120(5):1628–1632.

[145] KATZ S, ABERMAN A, FRAND UI, et al. Heroin pulmonary edema. Evidence for increased pulmonary capillary permeability. Am Rev Respir Dis, 1972, 106(3):472–474.

[146] BYERS JM 3RD, SOIN JS, FISHER RS, et al. Acute pulmonary alveolitis in narcotics abuse. Arch Pathol, 1975, 99(5):273–277.

[147] MURRAY RJ, ALBIN RJ, MERGNER W, et al. Diffuse alveolar hemorrhage temporally related to cocaine smoking. Chest, 1988, 93(2):427–429.

第 7 篇
其他浸润性和气道源性疾病

第 67 章

先天性代谢紊乱性肺疾病

Timothy Craig Allen

导言

先天性代谢紊乱也称为遗传性代谢紊乱,是一组遗传性全身性疾病,涉及多种类型可引起疾病的化学失衡,并或多或少地影响所有器官。每种疾病都有其特定的遗传缺陷从而导致某种化学物质降解所必需的酶异常。降解异常导致某种物质缺乏或病理性累积从而引起疾病。大约 1 个世纪前,人们发现了第一个先天性代谢紊乱性疾病。Sir Archibald Garrod 在 1902 年创造了这个称谓。到今天,人们已经确定了 500 多种先天性代谢紊乱性疾病。

每种先天性代谢紊乱性疾病都罕见;然而,这一大类疾病综合起来,在人群中的患病率为 1‰。大多数先天性代谢紊乱性疾病为常染色体隐性遗传;然而,X 连锁隐性遗传也可发生在某些疾病中,而常染色体显性遗传较少见。这些疾病大部分是儿科疾病;然而,随着对轻型变异型的识别以及生存率的提高,当今对所有年龄段的患者都必须考虑这类疾病。组织活检可能是特异性诊断所必需的;然而,鉴于这些疾病通常会出现意想不到的临床表现,临床保持高度警惕和仔细的影像学评估通常是更快和更准确诊断的关键。特别是新的、更为有效的疗法需要更早期的诊断,影像学在诊断中起着重要作用,临床-影像学关联越来越重要。虽然大型学术中心和三级医疗中心具有擅长各种先天性代谢疾病的代谢领域专家,然而这类患者首诊的常是儿科医生和初级保健医生。

部分先天性代谢紊乱性疾病可以归为几大类,包括氨基酸代谢紊乱、有机酸尿症、尿素循环缺陷、酮体生成和酮体降解障碍、脂肪酸氧化紊乱、溶酶体贮积症和线粒体疾病。虽然肺通常不是先天性代谢紊乱性疾病的主要受累部位,但很多先天性代谢紊乱性疾病会出现肺部受累,在某些疾病中,甚至可能会出现临床表现显著的肺部疾病。当然,肺部受累可能与许多慢性疾病继发感染有关,包括先天性代谢紊乱性疾病。本章重点介绍几种以肺部受累为重要临床特征的先天性代谢性疾病。

酸性鞘磷脂酶缺乏症（A 型和 B 型尼曼-皮克病）

酸性鞘磷脂酶（acid sphingomyelinase, ASM）缺乏症是一种常染色体隐性遗传病,其表型具有连续性。其中,严重的神经性疾病发病早,可导致婴儿期或幼儿期死亡,被称为 A 型尼曼-皮克病（Niemann-Pick disease type A, NPA）;而通常非神经性疾病发病较晚,症状较轻,称为 B 型尼曼-皮克病（Niemann-Pick disease type B, NPB）。NPA 患者通常在 3 月龄左右出现肝脾大。肝脾大最终可能变为巨大型,儿童常在 3 年内死亡。NPA 患者的精神运动发育通常不超过 12 月龄的水平,之后便发生退化。NPB 患者通常表现为较轻的肝脾大,可能存活至成年期;然而,这些患者常出现进行性和临床上较为显著的肺部改变。外周血淋巴细胞或培养的皮肤成纤维细胞中 ASM 活性低于正常的 10% 可以明确该病的诊断。

NPA 患者由于肺巨噬细胞内鞘磷脂蓄积而常表现出间质性肺病的影像学表现,并且它们可能表现出低的动脉血氧水平。呼吸道感染很常见,并且其导致的呼吸衰竭和死亡并不少见。NPB 患者一般病情较为轻微,可在任何年龄段发生肺部并发症。大多数 NPB 患者出现间质性肺病的影像学改变,尽管他们症状的个体差异较大;他们的影像学表现通常与肺功能异常的严重程度无关。与 NPB 相关的囊性肺疾病也有报道。已经有人尝试对 NPB 患者进行全肺灌洗以改善症状。

影像学上,该病患者表现为结节性浸润和线状索条影,同时伴随基底部为主的蜂窝影。组织学上,肺部结构大致正常,肺泡腔内充满尼曼-皮克（Niemann-Pick）细胞（增大的组织细胞伴有细胞质细小空泡）（图 67-1 和图 67-2）。如有必要,可以使用 CD68 免疫组化染色来确定这些细胞的存在。由于 May-Grunwald 吉姆萨染色表现为海蓝色,这些细胞群被称为"海蓝组织细胞增生症"。随着时间的推移可能会出现肺纤维化（图 67-3）。

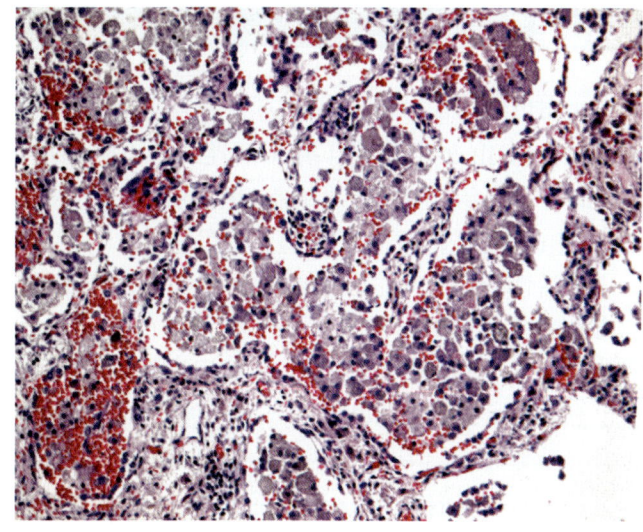

图67-1 尼曼-皮克病患者肺部低倍图像显示肺泡内泡沫细胞聚集。

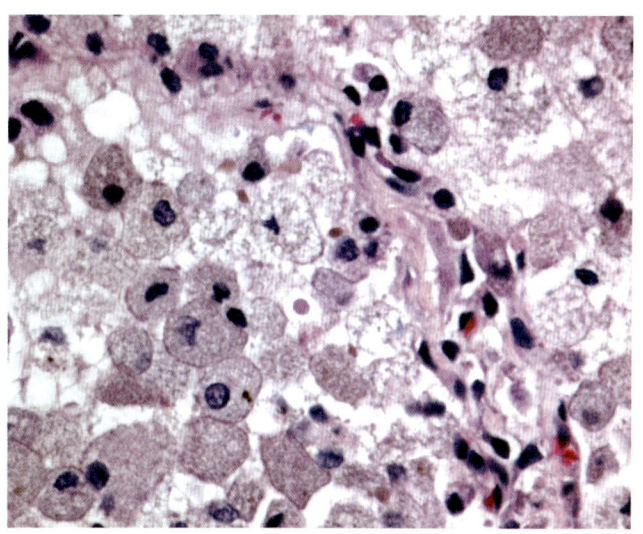

图67-2 尼曼-皮克病患者肺部高倍图像显示肺泡腔内增大的组织细胞,细胞质内含细小空泡。

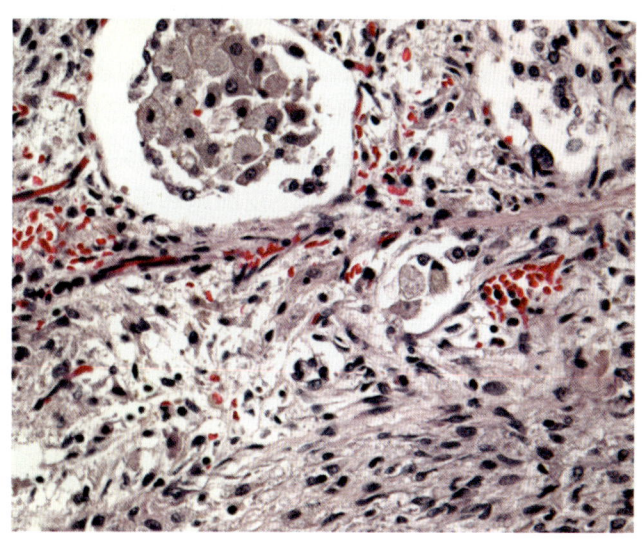

图67-3 长期尼曼-皮克病患者肺部高倍图像显示进展为肺纤维化。

C型尼曼-皮克病

C型尼曼-皮克病(Niemann-Pick disease type C,NPC)是一种罕见的常染色体隐性遗传的先天性代谢异常病,其特征是细胞内脂质运输受损,以及脑和其他组织中胆固醇和鞘糖脂积聚。其诊断依靠生化试验证实胆固醇酯化作用受损,及成纤维细胞培养菲律宾染色阳性。患者通常有眼球扫视运动异常或垂直性核上性凝视麻痹;小脑征,如共济失调、肌张力障碍、测距不准、构音障碍和吞咽困难;痴笑性猝倒和癫痫发作。对发生猝倒、肌张力障碍和癫痫发作的患者,给予对症治疗;还可给NPC患者以物理疗法,以尽可能多地保持其独立活动能力。大约95%的NPC是由NPC1基因突变引起的,其余的是由NPC2基因突变所致。

NPC可在任何年龄的患者中产生症状;其首发症状可出现在新生儿到成人的任何时期。婴儿通常临床症状不特异,使确诊变得困难。除出现肝脏疾病以外,婴儿可能由于肺部泡沫细胞浸润而导致气体交换受损,通常出现致命性呼吸衰竭。在儿童期或青春期或成年起病的患者通常没有明显的肺部受累。NPC2突变的患者可能出现肺泡蛋白沉积症;其发病可能是由于正常NPC2蛋白在肺泡巨噬细胞中表达缺失,以及无功能、富含胆固醇的表面活性物质的累积。据报道,支气管肺泡灌洗可改善有泡沫细胞浸润患儿的肺部症状。该病的组织学特征与NPA和NPB患者相似。

戈谢病

戈谢病(Gaucher disease,GD)是一种常染色体隐性遗传疾病,是由于溶酶体酶中的葡萄糖神经酰胺酶活性不足,导致葡萄糖神经酰胺(酶未能降解的底物)以及其他糖脂的累积。该底物主要来源于红细胞和其他组织细胞的裂解释放。未被降解的底物随后被单核细胞和巨噬细胞摄取。GD的中枢神经系统受累可能是由膜神经节苷脂过量引起的;然而,神经元死亡也可能发挥一定的作用。

GD包括3种主要的临床亚型,以及两种额外的亚型,每种亚型都有其典型特征。1型、2型和3型GD常有肺部受累。1型GD的临床特征是骨病(包括骨坏死、骨溶解和骨硬化性病变,以及骨质减少)、贫血、血小板减少和肝脾大;患者通常不会出现中枢神经系统受累。2型和3型GD均以中枢神经系统受累为特征;然而,2型GD患者通常在2岁前发病,表现出精神运动发育不良,并且出现病情迅速恶化,通常在 2~4 岁死亡。相反,3 型 GD 患者虽然也常在 2 岁之前起病,但进展缓慢,有些患者可存活至成年期。还有另外两种亚型,在这些患者中,肺部受累不是其主要特征。心血管型 GD 表现为二尖瓣和主动脉瓣钙化、角膜混浊和核上性眼肌麻痹。围生期致死性 GD 表现为非免疫性胎儿水肿或皮肤异常。

GD 可能是由鞘脂激活蛋白 C 和酸-β-葡萄糖苷酶突变引起的。GD 的诊断需要证实外周血白细胞或其他细胞中葡萄糖神经酰胺酶活性不足。治疗包括酶替代疗法或底物减少疗法。

GD 患者的肺部受累包括肺动脉高压、肺叶实变和间质性肺病。肺动脉高压是合并有肝病的 GD 患者的典型表现,可能由于患者不能清除肠道来源的影响肺内皮细胞的因子,最终导致肺动脉高压。没有肝脏疾病的 GD 患者也可能发生肺动脉高压。然而,一些没有肺部受累的 1 型 GD 患者也可表现为易疲劳,其发生可能是由于 GD 引起的循环障碍。

组织学上,GD 细胞浸润肝脏、脾脏和骨髓。肺部受累在儿科患者中很常见,在成人中较少见。多达 1/3 的患者可出现有临床意义的肺部受累。GD 细胞最常见累及间隔毛细血管,这被认为是 GD 相关肺动脉高压的原因。婴儿和儿童也可表现为肺泡内受累。GD 细胞也可导致肺实质间隔增厚和沿着淋巴管分布的斑片状浸润。特征性的戈谢细胞具有"皱纸"样外观(图 67-4),过碘酸希夫(periodic acid-Schiff,PAS)染色后更为突出。与肺泡巨噬细胞不同,戈谢细胞 CD68 阴性,而巨噬细胞为 CD68 阳性。

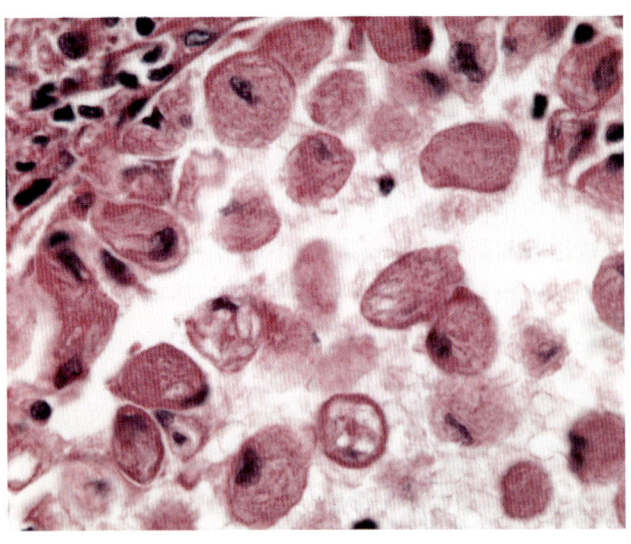

图 67-4　肺泡腔内戈谢细胞的高倍图像显示其特有的"皱纸"样外观。

法布里病

法布里病(Fabry disease,FD)是一种 X 连锁的溶酶体贮积病,由 α-半乳糖苷酶 A 活性缺乏引起,酶缺乏导致各种组织(包括心肌细胞、平滑肌细胞和内皮细胞)中的酰基鞘氨酸三己糖蓄积而发病。

酶活性低于 1% 的男性可出现经典型的 FD,其通常在儿童期或青春期发病,表现为蛋白尿、角膜和晶状体混浊、血管角质瘤、少汗症和周期性发作的四肢剧烈疼痛。30~50 岁时,患者肾功能逐渐恶化,通常会导致终末期肾病。如果一个成年 FD 患者未死于肾脏疾病,他们通常死于脑血管或心血管疾病。然而,如果男性的酶活性 >1%,通常表现为肾脏亚型,常出现终末期肾病,但没有肢体疼痛或皮肤损害。另外,该病还可以表现为心脏亚型,该型通常存在于 50~70 岁的男性中,临床表现包括蛋白尿、二尖瓣功能不全、心肌病和左心室肥厚,常没有终末期肾病。

FD 的女性杂合子患者,通常起病较晚,症状轻于男性;然而,他们的临床表现可能从终生无症状到与男性经典型 FD 患者症状相仿。

男性患者的诊断是通过白细胞、培养细胞或血浆中的 α-半乳糖苷酶 A 活性缺乏来证实的。对于女性来说,酶活性测定不是一个可靠的诊断方式,部分携带者可出现酶活性降低,但其他携带者酶活性正常。测定是否存在 FD 相关基因 GLA 突变,对于诊断女性携带者是必需的。男性患者基本上总是存在 GLA 突变。酶替代疗法通常用于男性患者和有症状的女性携带者。

男性和女性 FD 患者均可出现肺部受累。患者通常表现为呼吸困难、喘息和慢性支气管炎的表现;肺功能检查可能提示阻塞性通气功能障碍。影像学改变可能很小,与肺功能障碍的严重程度不相关。FD 的组织学诊断通常为 II 型肺泡上皮细胞和毛细血管内皮中发现层状包涵体。据报道,通过对诱导痰、支气管刷检和支气管肺泡灌洗标本的细胞学检查,在肺泡巨噬细胞、纤毛上皮细胞和杯状细胞中均可鉴定出层状包涵体。

赫尔曼斯基-普德拉克综合征

赫尔曼斯基-普德拉克综合征(Hermansky-Pudlak syndrome,HPS)也被称为眼皮肤白化综合征,是一种罕见的常染色体隐性遗传多系统受累的疾病,其机制为细胞间运输障碍。HPS的特征是酪氨酸酶阳性眼皮肤白化病、血小板储存池功能缺陷导致的出血倾向,以及在某些患者中可出现肺纤维化。HPS患者可出现先天性眼球震颤、视力下降、虹膜透照试验阳性和不同程度的皮肤、毛发色素减退。大约15%的患者也可发生肉芽肿性结肠炎。HPS的诊断需根据临床特征和超微结构中血小板致密体的缺乏。患者通常表现为极易出现瘀伤和出血时间延长。

HPS,包括其亚型,已被证明是由几种基因突变引起的。这些基因包括 *HPS1*(导致HPS-1)、*AP3B1*(导致HPS-2)、*HPS3*(导致HPS-3)、*HPS4*(导致HPS-4)、*HPS5*(导致HPS-5)、*HPS6*(导致HPS-6)、*DTNBP1*(导致HPS-7)、*BLOC1S3*(导致HPS-8)和 *BLOC1S*(导致HPS-9)。

HPS患者的肺部受累通常在临床和影像学上表现为肺纤维化。患者通常在40多岁出现症状;肺部疾病是进行性的,表现为限制性通气功能障碍。肺部症状出现后几年内可能发生死亡。肺纤维化通常见于HPS1、HPS2和HPS4;它在波多黎各的HPS1患者中特别普遍。肺纤维化不是HPS3、HPS5或HPS6的特征。肺移植可能适用于某些HPS患者。

肺纤维化的基础尚不清楚;然而,目前猜测炎症后反应是该病的致病因素。吡非尼酮已被用于治疗肺功能>50%正常值的HPS患者,有一定的获益。组织学上,肺纤维化可表现为寻常型间质性肺炎或非特异性间质性肺炎。吞噬蜡样质的巨噬细胞填充了肺泡腔和肺间质(图67-5~图67-7),并且可从支气管肺泡灌洗液中鉴定出。

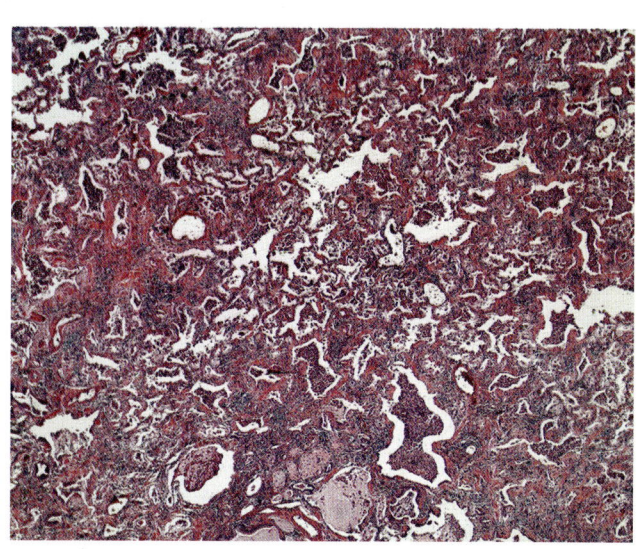

图67-5 赫尔曼斯基-普德拉克综合征患者的肺部低倍图像显示非特异性间质性肺炎样表现。

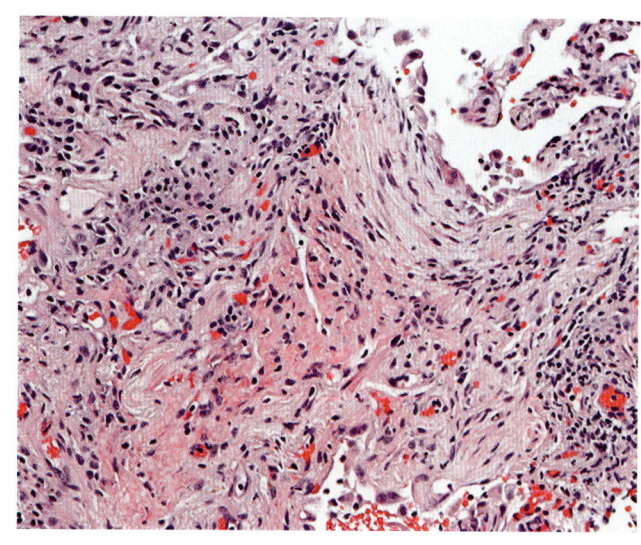

图67-6 赫尔曼斯基-普德拉克综合征患者肺部的中等倍数图像显示寻常型间质性肺炎样表现。

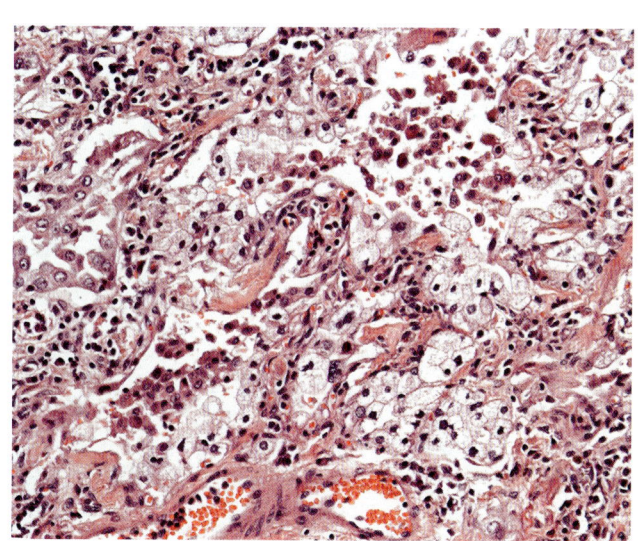

图67-7 赫尔曼斯基-普德拉克综合征患者的肺部高倍图像显示肺泡腔内有充满蜡样质的组织细胞。

胆固醇酯贮积病

胆固醇酯贮积病(cholesteryl ester storage disease, CESD)是一种罕见的常染色体隐性遗传病,其特征是溶酶体酸性脂肪酶/胆固醇酯水解酶缺乏。大多数CESD患者尚具有一定的酶活性,完全缺乏酶活性的个体被诊断为患有沃尔曼病(Wolman disease)。在CESD患者中,胆固醇酯通常在肝脏、骨髓、肠和脾中沉积。经常发现隐匿性胃肠道出血和肝大。患者通常可存活至成年期,最终死于慢性肝衰竭或早发的动脉粥样硬化。

CESD的肺部受累并不常见,然而,胆固醇酯在肺泡巨噬细胞和间质成纤维细胞内沉积可发生肺部受累(图67-8和图67-9)。肺动脉也可能因内膜细胞内

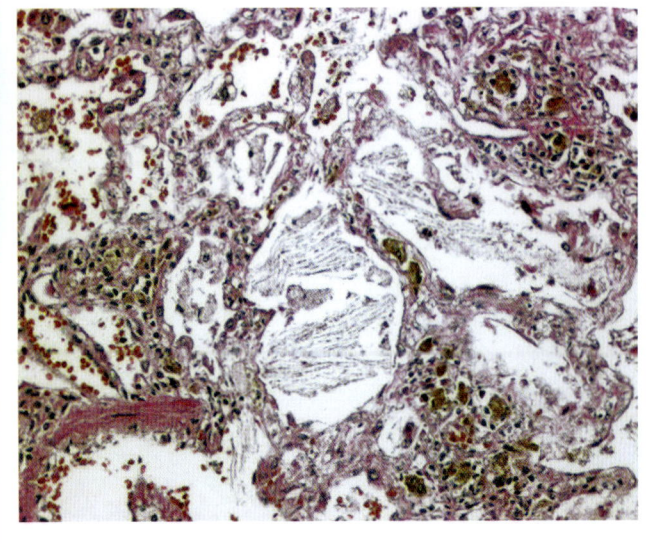

图 67-8 胆固醇酯贮积病患者肺的中等倍数图像显示胆固醇酯在肺泡巨噬细胞和间质成纤维细胞内积聚。

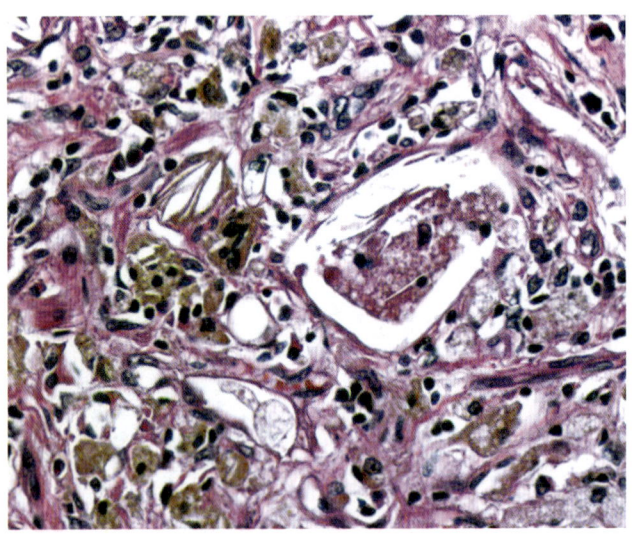

图 67-9 胆固醇酯贮积病患者肺部的高倍图像显示含有胆固醇酯的肺泡巨噬细胞。

沉积而受累,并合并反应性纤维化。对 CESD 患者肺部受累的治疗多为支持疗法,然而,对于大多数患者,肺部受累不会危及生命。

黏多糖贮积症 I 型

黏多糖贮积症 I 型(mucopolysaccharidosis Type I,MPS1)是一种常染色体隐性遗传病,是由于 α-L-艾杜糖醛酸酶缺乏引起的溶酶体贮积症,是一种进行性多系统疾病。MPS1 患者的疾病严重程度差别较大。Hurler 综合征、Hurler-Scheie 综合征和 Scheie 综合征通常表现出一定的临床特征重叠,且没有生化检查的差异;因此,目前患者的临床诊断分为重度 MPS1(以前称为 Hurler 综合征)或轻度 MPS1(以前称为

Hurler-Scheie 综合征和 Scheie 综合征)。MPS1 的诊断基于检测出血浆、培养的成纤维细胞或外周血白细胞中 α-L-艾杜糖醛酸酶活性不足。治疗可能包括酶替代治疗和骨髓移植。轻度的 MPS1 患者可表现出肺部疾病,包括用力肺活量的变化,呼吸系统并发症往往是导致死亡的原因。

黏多糖贮积症 II 型

黏多糖贮积症 II 型(MPS II)也称亨特综合征(Hunter syndrome),是一种 X 连锁隐性遗传病。MPS II 是一种多系统疾病,其特征为黏多糖在溶酶体内病理性蓄积。大多数患者是男性,女性携带者很少出现临床表征。MPS II 患者通常表现为中枢神经系统受累,主要是认知功能的进行性恶化。患者一般患有巨头畸形、伴或不伴交通性脑积水、声音嘶哑、听力丧失、巨舌症、脾大、肝大、身材矮小、多发性骨发育障碍和关节挛缩。严重病例中也可出现心脏受累和进展性气道疾病。患者通常活不到 30 岁。

患者的临床表现和疾病进展可能有很大差异;疾病严重程度各异。一些轻型患者在成年早期表现出正常的智力,并可存活到 60 多岁。

为了证实临床疑似的病例,可以对血浆、成纤维细胞或白细胞中艾杜糖醛酸硫酸酯酶活性是否缺乏进行检测。可通过 IDS 基因(与 MPS II 相关的基因)的分子学检测来确定诊断。截止到目前,该病的治疗仅仅为支持治疗。已经尝试过骨髓移植,但尚未成功。目前正在对 MPS II 患者进行酶替代治疗的研究。

MPS II 患者常常表现为频繁的上呼吸道感染,这是该病的早期特征。由于舌头、上呼吸道和气管中黏多糖沉积而导致的进行性气道狭窄通常引起有症状的气道阻塞。最终,伴有睡眠呼吸暂停的进行性气道阻塞需要气管切开术。伴随气道阻塞,患者还可出现肝大、脾大、肺部分泌物黏稠和胸壁僵硬。

李玉茜 译

李 冉 审校

参考文献

[1] PLETCHER BA, TURCIOS NL. Pulmonary complications of genetic disorders. Paediatr Respir Rev, 2012, 13(1):2-9.

[2] HENDRIKSZ CJ. Inborn errors of metabolism for the diagnostic radiologist. Pediatr Radiol, 2009, 39(3):211-220.

[3] RAGHUVEER TS, GARG U, GRAF WD. Inborn errors of metabolism in infancy and early childhood: an update. Am Fam Physician, 2006, 73(11):1981-1990.

[4] CHUNG MJ, LEE KS, FRANQUET T, et al. Metabolic lung disease: imaging and histopathologic findings. Eur J Radiol, 2005,

54(2):233–245.

[5] KAMBOJ M. Clinical approach to the diagnoses of inborn errors of metabolism. Pediatr Clin North Am, 2008, 55(5):1113–1127, viii.

[6] CAKIR B, TEKSAM M, KOSEHAN D, et al. Inborn errors of metabolism presenting in childhood. J Neuroimaging, 2011, 21(2):e117–e133.

[7] PRUST MJ, GROPMAN AL, HAUSER N. New frontiers in neuroimaging applications to inborn errors of metabolism. Mol Genet Metab, 2011, 104(3):195–205.

[8] ELLAWAY CJ, WILCKEN B, CHRISTODOULOU J. Clinical approach to inborn errors of metabolism presenting in the newborn period. J Paediatr Child Health, 2002, 38(5):511–517.

[9] LANPHER B, BRUNETTI-PIERRI N, LEE B. Inborn errors of metabolism: the flux from Mendelian to complex diseases. Nat Rev Genet, 2006, 7(6):449–460.

[10] GARROD AE. The incidence of alkaptonuria: a study in chemical individuality. 1902 [classical article]. Yale J Biol Med, 2002, 75(4):221–231.

[11] SAUDUBRAY JM, CHAPPENTIER C. Clinical phenotypes: diagnosis/algorithms//SCRIVER CR, BEAUDET AL, SLY WS, et al. Metabolic and molecular bases of inherited disease. 8th ed. New York, NY: McGraw Hill, 2001, 1327–1403.

[12] DINWIDDIE R, SONNAPPA S. Systemic diseases and the lung. Paediatr Respir Rev, 2005, 6(3):181–189.

[13] GUILLEMOT N, TROADEC C, DE VILLEMEUR TB, et al. Lung disease in Niemann-Pick disease. Pediatr Pulmonol, 2007, 42(12):1207–1214.

[14] IASELLI F, REA G, CAPPABIANCA S, et al. Adult-onset pulmonary involvement in Niemann-Pick disease type B. Monaldi Arch Chest Dis, 2011, 75(4):235–240.

[15] GULHAN B, OZCELIK U, GURAKAN F, et al. Different features of lung involvement in Niemann-Pick disease and Gaucher disease. Respir Med, 2012, 106(9):1278–1285.

[16] SCHUCHMAN EH. The pathogenesis and treatment of acid sphingomyelinase-deficient Niemann-Pick disease. Int J Clin Pharmacol Ther, 2009, 47(Suppl 1):S48–S57.

[17] SCHUCHMAN EH. Acid sphingomyelinase, cell membranes and human disease: lessons from Niemann-Pick disease. FEBS Lett, 2010, 584(9):1895–1900.

[18] CASTAÑÓN MARTÍNEZ R, FERNÁNDEZ-VELILLA PEÑA M, GONZÁLEZ MONTAÑO MV, et al. Lung affectation in an adult patient with Niemann-Pick disease, type B. Arch Bronconeumol, 2012, 48(6):213–215.

[19] FERRETTI GR, LANTUEJOUL S, BRAMBILLA E, et al. Case report. Pulmonary involvement in Niemann-Pick disease subtype B: CT findings. J Comput Assist Tomogr, 1996, 20(6): 990–992.

[20] MENDELSON DS, WASSERSTEIN MP, DESNICK RJ, et al. Type B Niemann-Pick disease: findings at chest radiography, thin-section CT, and pulmonary function testing. Radiology, 2006, 238(1):339–345.

[21] UYAN ZS, KARADAG B, ERSU R, et al. Early pulmonary involvement in Niemann-Pick type B disease: lung lavage is not useful. Pediatr Pulmonol, 2005, 40(2):169–172.

[22] ALYMLAHI E, DAFIRI R. Pulmonary involvement in Niemann-Pick type B disease. J Postgrad Med, 2004, 50(4):289–290.

[23] BALDI BG, SANTANA AN, TAKAGAKI TY, et al. Lung cyst: an unusual manifestation of Niemann-Pick disease. Respirology, 2009, 14(1):134–136.

[24] NICHOLSON AG, WELLS AU, HOOPER J, et al. Successful treatment of endogenous lipoid pneumonia due to Niemann-Pick Type B disease with whole-lung lavage. Am J Respir Crit Care Med, 2002,

165(1):128–131.

[25] GONZÁLEZ-REIMERS E, SÁNCHEZ-PÉREZ MJ, BONI-LLA-ARJONA A, et al. Case report. Pulmonary involvement in an adult male affected by type B Niemann-Pick disease. Br J Radiol, 2003, 76(911):838–840.

[26] MINAI OA, SULLIVAN EJ, STOLLER JK. Pulmonary involvement in Niemann-Pick disease: case report and literature review. Respir Med, 2000, 94(12):1241–1251.

[27] PATTERSON MC, HENDRIKSZ CJ, WALTERFANG M, et al. Recommendations for the diagnosis and management of Niemann-Pick disease type C: an update. Mol Genet Metab, 2012, 106(3):330–344.

[28] ROSZELL BR, TAO JQ, YU KJ, et al. Characterization of the Niemann-Pick C pathway in alveolar type II cells and lamellar bodies of the lung. Am J Physiol Lung Cell Mol Physiol, 2012, 302(9):L919–L932.

[29] ERICKSON RP. Current controversies in Niemann-Pick C1 disease: steroids or gangliosides; neurons or neurons and glia. J Appl Genet, 2013, 54(2):215–224.]

[30] VANIER MT. Maladie de Niemann-Pick type C:aspects historiques et actuels, diagnostic biochimique et génétique. Arch Pediatr, 2010, 17 (Suppl 2):S41–S44.

[31] VANIER MT. Niemann-Pick disease type C. Orphanet J Rare Dis, 2010, 5:16.

[32] BI X, LIAO G. Cholesterol in Niemann-Pick Type C disease. Subcell Biochem, 2010, 51:319–335.

[33] TANG Y, LI H, LIU JP. Niemann-Pick disease type C: from molecule to clinic. Clin Exp Pharmacol Physiol, 2010, 37(1):132–140.

[34] KARTEN B, PEAKE KB, VANCE JE. Mechanisms and consequences of impaired lipid trafficking in Niemann-Pick type C1-deficient mammalian cells. Biochim Biophys Acta, 2009, 1791(7):659–670.

[35] PEAKE KB, VANCE JE. Defective cholesterol trafficking in Niemann-Pick C-deficient cells. FEBS Lett, 2010, 584(13):2731–2739.

[36] GRIESE M, BRASCH F, ALDANA VR, et al. Respiratory disease in Niemann-Pick type C2 is caused by pulmonary alveolar proteinosis. Clin Genet, 2010, 77(2):119–130.

[37] PALMERI S, TARUGI P, SICURELLI F, et al. Lung involvement in Niemann-Pick disease type C1: improvement with bronchoalveolar lavage. Neurol Sci, 2005, 26(3):171–173.

[38] ROSENBLOOM BE, WEINREB NJ. Gaucher disease: a comprehensive review. Crit Rev Oncog, 2013, 18(3):163–175.

[39] THOMAS AS, MEHTA AB, HUGHES DA. Diagnosing Gaucher disease: an on-going need for increased awareness amongst haematologists. Blood Cells Mol Dis, 2013, 50(3):212–217.

[40] PASTORES GM. Neuropathic Gaucher disease. Wien Med Wochenschr, 2010, 160(23–24):605–608.

[41] DE FOST M, AERTS JM, HOLLAK CE. Gaucher disease: from fundamental research to effective therapeutic interventions. Neth J Med, 2003, 61(1):3–8.

[42] LIEBERMAN RL. A guided tour of the structural biology of Gaucher disease: acid-β-glucosidase and saposin C. Enzyme Res, 2011, 2011:973231.

[43] ZIMRAN A, ELSTEIN D. No justification for very high-dose enzyme therapy for patients with type III Gaucher disease. J Inherit Metab Dis, 2007, 30(6):843–844.

[44] LUKINA E, WATMAN N, ARREGUIN EA, et al. Improvement in hematological, visceral, and skeletal manifestations of Gaucher disease type 1 with oral eliglustat tartrate (Genz-112638) treatment: 2-year results of a phase 2 study. Blood, 2010, 116(20):4095–4098.

[45] LUKINA E, WATMAN N, ARREGUIN EA, et al. A phase 2 study of eliglustat tartrate (Genz-112638), an oral substrate reduction therapy

for Gaucher disease type 1. Blood, 2010, 116(6): 893–899.

[46] HOLLAK CE, AERTS JM, BELMATOUG N, et al. Guidelines for the restart of imiglucerase in patients with Gaucher disease: recommendations from the European Working Group on Gaucher disease. Blood Cells Mol Dis, 2010, 44(2):86–87.

[47] MISTRY PK, SIRRS S, CHAN A, et al. Pulmonary hypertension in type 1 Gaucher's disease: genetic and epigenetic determinants of phenotype and response to therapy. Mol Genet Metab, 2002, 77(1–2):91–98.

[48] MILLER A, BROWN LK, PASTORES GM, et al. Pulmonary involvement in type 1 Gaucher disease: functional and exercise findings in patients with and without clinical interstitial lung disease. Clin Genet, 2003, 63(5):368–376.

[49] OHASHI T. Enzyme replacement therapy for lysosomal storage diseases. Pediatr Endocrinol Rev, 2012, 10 Suppl 1:26–34.

[50] ZIMRAN A, KAY A, GELBART T, et al. Gaucher disease. Clinical, laboratory, radiologic, and genetic features of 53 patients. Medicine (Baltimore), 1992, 71(6):337–353.

[51] AMIR G, RON N. Pulmonary pathology in Gaucher's disease. Hum Pathol, 1999, 30(6):666–670.

[52] SHAMBUREK RD, BREWER HB JR, GOCHUICO BR. Erdheim-Chester disease: a rare multisystem histiocytic disorder associated with interstitial lung disease. Am J Med Sci, 2001, 321(1):66–75.

[53] MEHTA A, BECK M, EYSKENS F, et al. Fabry disease: a review of current management strategies. QJM, 2010, 103(9):641–659.

[54] KOSKENVUO JW, KANTOLA IM. Evaluating enzyme replacement therapy in fabry disease. Arch Intern Med, 2010, 170(6):573–574; author reply 574.

[55] KOSKENVUO JW, KANTOLA IM, NUUTILA P, et al. Cardiopulmonary involvement in Fabry's disease. Acta Cardiol, 2010, 65(2): 185–192.

[56] ZARATE YA, HOPKIN RJ. Fabry's disease. Lancet, 2008, 372(9647): 1427–1435.

[57] KARIMAN K, SINGLETARY WV JR, SIEKER HO. Pulmonary involvement in Fabry's disease. Am J Med, 1978, 64(5):911–912.

[58] BROWN LK, MILLER A, BHUPTANI A, et al. Pulmonary involvement in Fabry disease. Am J Respir Crit Care Med, 1997, 155(3): 1004–1010.

[59] MAGAGE S, LUBANDA JC, SUSA Z, et al. Natural history of the respiratory involvement in Anderson-Fabry disease. J Inherit Metab Dis, 2007, 30(5):790–799.

[60] KELLY MM, LEIGH R, MCKENZIE R, et al. Induced sputum examination: diagnosis of pulmonary involvement in Fabry's disease. Thorax, 2000, 55(8): 720–721.

[61] ROSENBERG DM, FERRANS VJ, FULMER JD, et al. Chronic airflow obstruction in Fabry's disease. Am J Med, 1980, 68(6):898–905.

[62] MAHAVADI P, GUENTHER A, GOCHUICO BR. Hermansky-Pudlak syndrome interstitial pneumonia: it's the epithelium, stupid! Am J Respir Crit Care Med, 2012, 186(10):939–940.

[63] CILEDAG A, CIRIT KOCER B, KOKTURK N, et al. A rare cause of interstitial lung disease: Hermansky-Pudlak syndrome. Tuberk Toraks, 2011, 59(1):85–88.

[64] GOCHUICO BR, HUIZING M, GOLAS GA, et al. Interstitial lung disease and pulmonary fibrosis in Hermansky-Pudlak syndrome type 2, an adaptor protein-3 complex disease. Mol Med, 2012, 18:56–64.

[65] YOUNG LR, GULLEMAN PM, BRIDGES JP, et al. The alveolar epithelium determines susceptibility to lung fibrosis in Hermansky-Pudlak syndrome. Am J Respir Crit Care Med, 2012, 186(10): 1014–1024.

[66] WEI AH, LI W. Hermansky-Pudlak syndrome: pigmentary and non-pigmentary defects and their pathogenesis. Pigment Cell Melanoma Res, 2013, 26(2):176–192.

[67] HURFORD MT, SEBASTIANO C. Hermansky-pudlak syndrome: report of a case and review of the literature. Int J Clin Exp Pathol, 2008, 1(6):550–554.

[68] NURDEN AT, FRESON K, SELIGSOHN U. Inherited platelet disorders. Haemophilia, 2012, 18(Suppl 4):154–160.

[69] CARTER BW. Hermansky-Pudlak syndrome complicated by pulmonary fibrosis. Proc (Bayl Univ Med Cent), 2012, 25(1):76–77.

[70] WALKER M, PAYNE J, WAGNER B, et al. Hermansky-Pudlak syndrome. Br J Haematol, 2007, 138(6):671.

[71] HUIZING M, ANIKSTER Y, GAHL WA. Hermansky-Pudlak syndrome and Chediak-Higashi syndrome: disorders of vesicle formation and trafficking. Thromb Haemost, 2001, 86(1): 233–245.

[72] BRANTLY M, AVILA NA, SHOTELERSUK V, et al. Pulmonary function and high-resolution CT findings in patients with an inherited form of pulmonary fibrosis, Hermansky-Pudlak syndrome, due to mutations in HPS-1. Chest, 2000, 117(1):129–136.

[73] O'BRIEN K, TROENDLE J, GOCHUICO BR, et al. Pirfeni-done for the treatment of Hermansky-Pudlak syndrome pulmonary fibrosis. Mol Genet Metab, 2011, 103(2):128–134.

[74] WITKOP CJ, KRUMWIEDE M, SEDANO H, et al. Reliability of absent platelet dense bodies as a diagnostic criterion for Hermansky-Pudlak syndrome. Am J Hematol, 1987, 26(4): 305–311.

[75] THIELEN N, HUIZING M, KRABBE JG, et al. Hermansky-Pudlak syndrome: the importance of molecular subtyping. J Thromb Haemost, 2010, 8(7):1643–1645.

[76] HARMON KR, WITKOP CJ, WHITE JG, et al. Pathogenesis of pulmonary fibrosis: platelet-derived growth factor precedes structural alterations in the Hermansky-Pudlak syndrome. J Lab Clin Med, 1994, 123(4):617–627.

[77] GAHL WA, BRANTLY M, TROENDLE J, et al. Effect of pirfenidone on the pulmonary fibrosis of Hermansky-Pudlak syndrome. Mol Genet Metab, 2002, 76(3):234–242.

[78] HERMOS CR, HUIZING M, KAISER-KUPFER MI, et al. Hermansky-Pudlak syndrome type 1: gene organization, novel mutations, and clinical-molecular review of non-Puerto Rican cases. Hum Mutat, 2002, 20(6):482.

[79] AVILA NA, BRANTLY M, PREMKUMAR A, et al. Hermansky-Pudlak syndrome: radiography and CT of the chest compared with pulmonary function tests and genetic studies. AJR Am J Roentgenol, 2002, 179(4):887–892.

[80] ANDERSON PD, HUIZING M, CLAASSEN DA, et al. Hermansky-Pudlak syndrome type 4 (HPS-4): clinical and molecular characteristics. Hum Genet, 2003, 113(1):10–17.

[81] BACHLI EB, BRACK T, EPPLER E, et al. Hermansky-Pudlak syndrome type 4 in a patient from Sri Lanka with pulmonary fibrosis. Am J Med Genet A, 2004, 127 A(2):201–207.

[82] CARMONA-RIVERA C, GOLAS G, HESS RA, et al. Clinical, molecular, and cellular features of non-Puerto Rican Hermansky-Pudlak syndrome patients of Hispanic descent. J Invest Dermatol, 2011, 131(12):2394–2400.

[83] CARMONA-RIVERA C, HESS RA, O'BRIEN K, et al. Novel mutations in the HPS1 gene among Puerto Rican patients. Clin Genet, 2011, 79(6):561–567.

[84] LEDERER DJ, KAWUT SM, SONETT JR, et al. Successful bilateral lung transplantation for pulmonary fibrosis associated with the Hermansky-Pudlak syndrome. J Heart Lung Transplant, 2005, 24(10):1697–1699.

[85] NAKATANI Y, NAKAMURA N, SANO J, et al. Interstitial pneumonia in Hermansky-Pudlak syndrome: significance of florid foamy swelling/degeneration (giant lamellar body degeneration) of type-2 pneumocytes. Virchows Arch, 2000, 437(3):304–313.

[86] REYNOLDS SP, DAVIES BH, GIBBS AR. Diffuse pulmonary fibrosis and the Hermansky-Pudlak syndrome: clinical course and postmortem findings. Thorax, 1994, 49(6):617–618.

[87] ELLEDER M, CHLUMSKA A, LEDVINOVA J, et al. Testis—a novel storage site in human cholesteryl ester storage disease. Autopsy report of an adult case with a long-standing subclinical course complicated by accelerated atherosclerosis and liver carcinoma. Virchows Arch, 2000, 436(1):82–87.

[88] WOLMAN M, STERK VV, GATT S, et al. Primary familial xanthomatosis with involvement and calcification of the adrenals. Report of two more cases in siblings of a previously described infant. Pediatrics, 1961, 28:742–757.

[89] ELLEDER M, CHLUMSKA A, HYANEK J, et al. Subclinical course of cholesteryl ester storage disease in an adult with hypercholesterolemia, accelerated atherosclerosis, and liver cancer. J Hepatol, 2000, 32(3):528–534.

[90] CAGLE PT, FERRY GD, BEAUDET AL, et al. Pulmonary hypertension in an 18-year-old girl with cholesteryl ester storage disease (CESD). Am J Med Genet, 1986, 24(4):711–722.

[91] MICHELS VV, DRISCOLL DJ, FERRY GD, et al. Pulmonary vascular obstruction associated with cholesteryl ester storage disease. J Pediatr, 1979, 94(4):621–623.

[92] MIEBACH E. Enzyme replacement therapy in mucopolysaccharidosis type I. Acta Paediatr Suppl, 2005, 94(447):58–60; discussion 57.

[93] WRAITH JE, CLARKE LA, BECK M, et al. Enzyme replacement therapy for mucopolysaccharidosis I: a randomized, double-blinded, placebo-controlled, multinational study of recombinant human alpha-L-iduronidase (laronidase). J Pediatr, 2004, 144(5):581–588.

[94] VALAYANNOPOULOS V, DE BLIC J, MAHLAOUI N, et al. Laronidase for cardiopulmonary disease in Hurler syndrome 12 years after bone marrow transplantation. Pediatrics, 2010, 126(5):e1242–e1247.

[95] TOLAR J, GREWAL SS, BJORAKER KJ, et al. Combination of enzyme replacement and hematopoietic stem cell transplantation as therapy for Hurler syndrome. Bone Marrow Transplant, 2008, 41(6):531–535.

[96] MURRAY JF. Pulmonary disability in the Hurler syndrome (lipochondrodystrophy): a study of two cases. N Engl J Med, 1959, 261:378–382.

[97] WRAITH JE, SCARPA M, BECK M, et al. Mucopolysaccharidosis type II (Hunter syndrome): a clinical review and recommendations for treatment in the era of enzyme replacement therapy. Eur J Pediatr, 2008, 167(3):267–277.

[98] BECK M. Mucopolysaccharidosis Type II (Hunter Syndrome): clinical picture and treatment. Curr Pharm Biote-chnol, 2011, 12(6):861–866.

[99] SOHN YB, CHOI EW, KIM SJ, et al. Retrospective analysis of the clinical manifestations and survival of Korean patients with mucopolysaccharidosis type II: emphasis on the cardiovascular complication and mortality cases. Am J Med Genet A, 2012, 158 A(1):90–96.

[100] VELLODI A, YOUNG E, COOPER A, et al. Long-term follow-up follo-wing bone marrow transplantation for Hunter disease. J Inherit Metab Dis, 1999, 22(5): 638–648.

[101] BURROW TA, LESLIE ND. Review of the use of idursulfase in the treatment of mucopolysaccharidosis II. Biologics, 2008, 2 (2):311–320.

[102] GLAMUZINA E, FETTES E, BAINBRIDGE K, et al. Treatment of mucopolysaccharidosis type II (Hunter syndrome) with idursulfase: the relevance of clinical trial end points. J Inherit Metab Dis, 2011, 34(3):749–754.

[103] HOFFMANN B, SCHULZE-FRENKING G, AL-SAWAF S, et al. Hunter disease before and during enzyme replacement therapy. Pediatr Neurol. Sep 2011;45(3):181–184.

[104] DA SILVA EM, STRUFALDI MW, ANDRIOLO RB, et al. Enzyme replacement therapy with idursulfase for mucopolysaccharidosis type II (Hunter syndrome). Cochrane Database Syst Rev, 2011, (11):CD008185.

第 68 章

肺泡出血综合征

Joseph P. Lynch

Michael C. Fishbein

Tisha Wang

弥漫性肺泡出血（DAH）是各种各样免疫和非免疫性疾病的潜在灾难性并发症。该病临床特征复杂多样，但咯血、X 线胸片显示肺部浸润影、低氧血症和进行性呼吸功能不全是多种病因所致 DAH 所共有的。非免疫原因所致的肺泡出血包括支气管内肿瘤、动静脉畸形或动脉瘤、溃疡性气管支气管炎、出血性肺炎、支气管扩张、充血性心力衰竭、尿毒症，血小板减少症或凝血功能障碍、肺静脉闭塞性疾病、感染和大块肺栓塞。对于严重肺泡出血

的患者，须排除上述非免疫原因。根据患者的临床情况，可能需要进行凝血功能和其他辅助检查（如超声心动图、胸部 CT 肺血管造影、纤维支气管镜检查），用以明确诊断。此外，其他引起弥漫性肺实质浸润（但没有严重的肺泡出血）的疾病（如隐源性机化性肺炎、过敏性肺炎、肺泡蛋白沉积症和多种间质或肺泡疾病）与 DAH 具有共同特征。对这些疾病的讨论超出了本章的范围，本章主要关注免疫介导的 DAH 病因。

免疫原因导致的肺泡出血：鉴别诊断

自身免疫性 DAH 由肺微血管的弥漫性损伤所致（称为毛细血管炎或内皮炎）（表 68-1）。系统性坏死性血管炎主要是显微镜下多血管炎（microscopic polyangiitis，MPA）和韦格纳肉芽肿，是自身免疫性 DAH 的主要

原因*。自身免疫性 DAH 的其他病因包括抗肾小球基底膜（glomerular basement membrane，GBM）病、结缔组织病（connective tissue disease，CTD）［主要是系统性红斑狼疮（SLE）］、外源性物质或药物所致。在这类疾病中，常伴随急进性肾小球肾炎（rapidly progressive glomerulonephritis，RPGN）。在大多数自身免疫性 DAH 和肾小球肾炎（glomerulonephritis，GN）患者中，常缺乏抗 GBM 抗体和免疫复合物。寡免疫复合物型肾小球肾炎已被用于指代这类包含异质性疾病的病例（详见下文）。

表 68-1 自身免疫性弥漫性肺泡出血的病因

抗肾小球基底膜病［如古德帕斯丘（Goodpasture）综合征］
抗中性粒细胞胞质抗体（ANCA）相关性血管炎（如肉芽肿性多血管炎、显微镜下多血管炎、变应性肉芽肿性血管炎、寡免疫复合物型肾小球肾炎）
特发性急进性肾小球肾炎
胶原血管病（如系统性红斑狼疮）
免疫缺陷状态（如骨髓移植、艾滋病）
外源性物质或药物（如偏苯三酸酐、异氰酸酯、D-青霉胺、可卡因）
特发性肺含铁血黄素沉着症（发病机制未知）

特发性肺含铁血黄素沉着症（idiopathic pulmonary hemosiderosis，IPH）是造成反复发作的 DAH 的一种罕见病因，且无肾脏或肺外表现。本病主要发生在儿童中，并且是一种排除性的诊断。

通常可以通过血清学检查和肾脏活组织检查来区分这些不同的综合征。这类患者通常不需要进行肺活检。绝大多数肉芽肿性多血管炎（granulomatosis with polyangiitis，GPA）或 MPA 导致的 DAH 患者合并肾小球肾炎。相比之下，其他原因导致的 DAH，如 CTD 相关的、骨髓移植受者或免疫功能低下的患者肾脏可能并不受累。在 DAH 的诊断评估中，必须常规进行尿液分析（寻找镜下血尿、红细胞管型和蛋白尿）和肾功能测定。如果化验结果提示肾小球肾炎，应尽快完善包括经皮肾脏穿刺活检在内的积极评估。

自身免疫性肺泡出血的临床表现

不论病因如何，DAH 的临床、影像和组织病理学特征可能是相似的。通常表现为咯血、弥漫性肺泡浸润、低氧血症、肾衰竭和缺铁性贫血。但该病的临床表现差异很大，上述许多特征可能表现很轻微或不存在。在这种情况下，DAH 的诊断可能很困难，因为其体征和症状与其他各种导致弥漫性肺泡浸润的疾病类似。及时诊断和治疗对于避免 DAH 造成的早期死亡和晚期出现的终末期肾衰竭至关重要。X 线胸片通常显示双侧肺泡浸润，多表现为蝙蝠翼状外观。然而，也可能会出现与肺炎无法区分的局灶性，甚至是单侧的病变。停止出血后，浸润影可在 24~72h 内显著改善或恢复正常（图 68-1）。结合临床表现、血清学

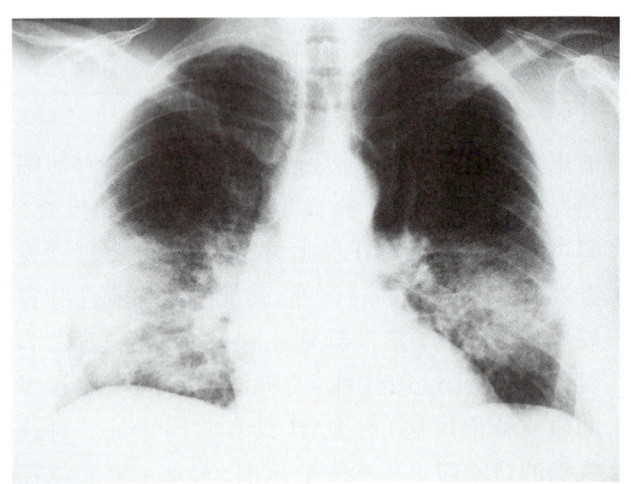
A

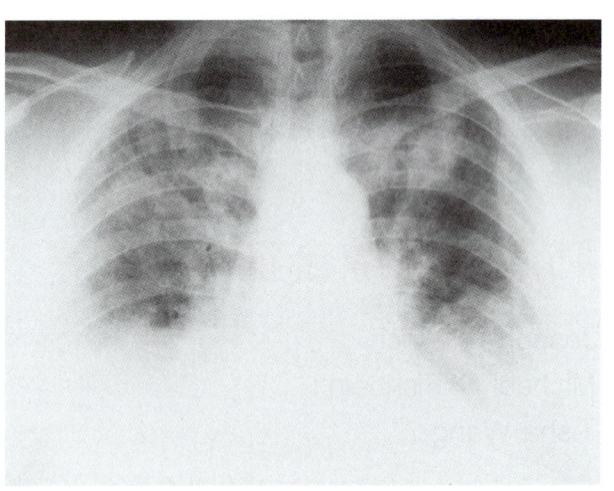
B

图 68-1 A. 特发性急进性肾小球肾炎。一名 52 岁男性患者的后-前（PA）X 线胸片，该患者出现急进性肾小球肾炎和与肺泡出血符合的咯血和双侧肺泡浸润。支气管肺泡灌洗显示淡血性灌洗液和多量的含铁血黄素沉积的巨噬细胞。B. 特发性急进性肾小球肾炎。18 个月后同一患者的后前位胸部 X 线片显示弥漫性双侧肺泡浸润，代表复发性大量肺泡出血。该患者接受了甲泼尼龙冲击治疗（1g/d，连续 3d），而后逐渐激素减量。

---

* 美国风湿病学会（American College of Rheumatology，ACR）、美国肾脏病学会（American Society of Nephrology，ASN）和欧洲风湿病防治联盟（European League Against Rheumatism，EULAR）的董事会建议将既往名词逐渐转变为基于疾病描述或病因学的命名。这三个组织的领导责成一个由资深专家组成的国际小组负责诊治血管炎患者并进行相关领域研究，为医学界提供适当的描述术语，以替代韦格纳肉芽肿、查格-施特劳斯（Churg-Strauss）综合征和白塞（Behçet）综合征这些命名。FALK RJ，GROSS WL，GUILLEVIN L，et al. Granulomatosis with polyangiitis（Wegener's）：an alternative name for Wegener's granulomatosis. Arthritis Rheum，2011；863-864.

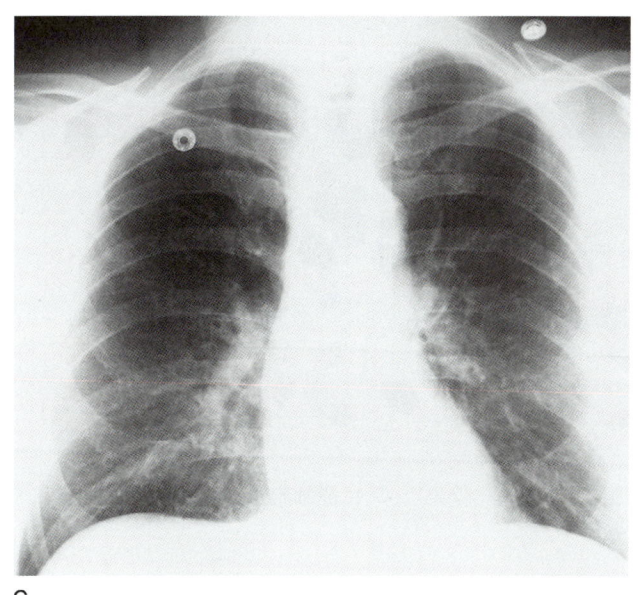

C

图 68-1（续） C.在 3 周后来自同一患者的后前位胸部 X 线片显示肺泡浸润完全缓解。

检查结果及支气管肺泡灌洗液（BALF）表现,通常可以初步诊断 DAH。出现下述表现时,强烈支持 DAH 为肺部浸润的原因:外观为血性的支气管肺泡灌洗液（连续分管灌洗时血液成分逐渐增多）、大量吞噬含铁血黄素的巨噬细胞和缺少脓性分泌物或支持感染的辅助检查证据。可能有助于诊断的辅助检查包括血清学检查、肾功能和尿液分析。

诊断

■ 肺活检的作用

肺活检对于确诊 DAH 及明确其病因的作用是有争议的。我们认为严重 DAH 和呼吸衰竭患者开胸或胸腔镜肺活检的风险极高。免疫介导的 DAH 在治疗中会使用糖皮质激素或免疫抑制剂,这些药物可能加剧术后并发症,如感染和肺漏气。此外,该病的组织病理学特征通常是非特异性的,主要表现为广泛的肺泡内出血和坏死性肺毛细血管炎（内皮炎）（图 68-2）。毛细血管炎的特征是毛细血管中性粒细胞浸润、碎片中性粒细胞（白细胞碎片）和毛细血管壁坏死（图 68-3）。肺泡-毛细血管基底膜完整性的丧失导致红细胞和中性粒细胞渗漏到肺泡腔内。含铁血黄素沉积的巨噬细胞（含铁血黄素细胞）积聚在肺泡腔和间质内;它们的存在是先前肺泡出血的证据（图 68-2B、C 和图 68-4）。

毛细血管炎最初被认为是系统性血管炎的标志,但也可见于许多与 DAH 相关的疾病中（如 SLE、CTD、

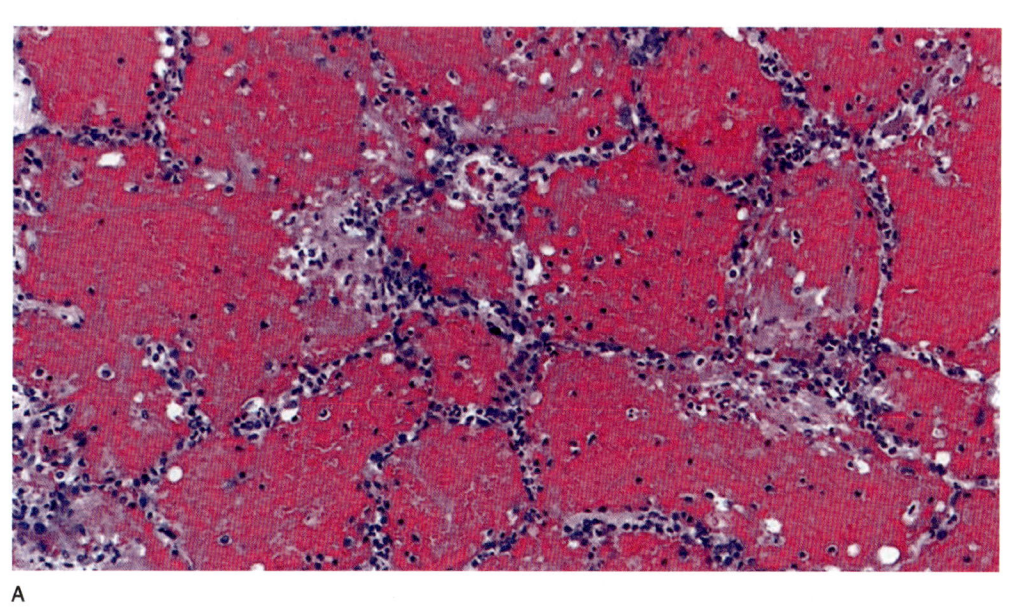

A

图 68-2 肺泡出血。A.急性出血时血液充填于肺泡腔内（H&E 染色,×40）。

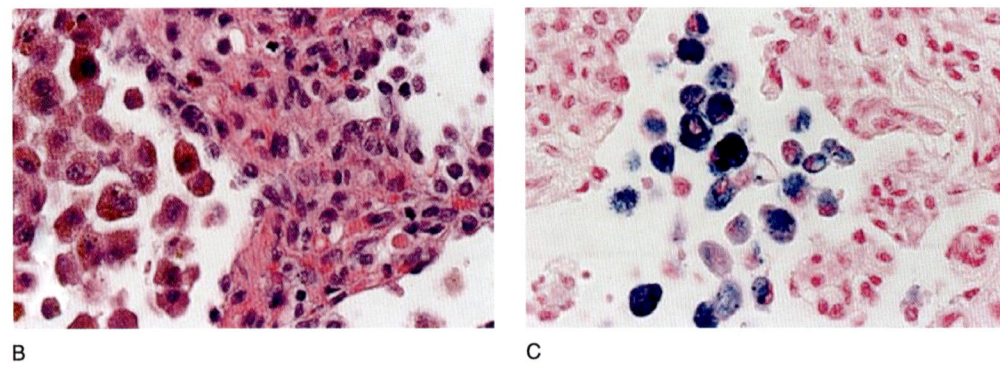

B

C

图 68-2(续)　B.色素沉积的肺泡巨噬细胞(H&E 染色,×200)。C.巨噬细胞中充满铁剂(胞质呈蓝色)提示既往曾有出血(普鲁士蓝染色,×200)。

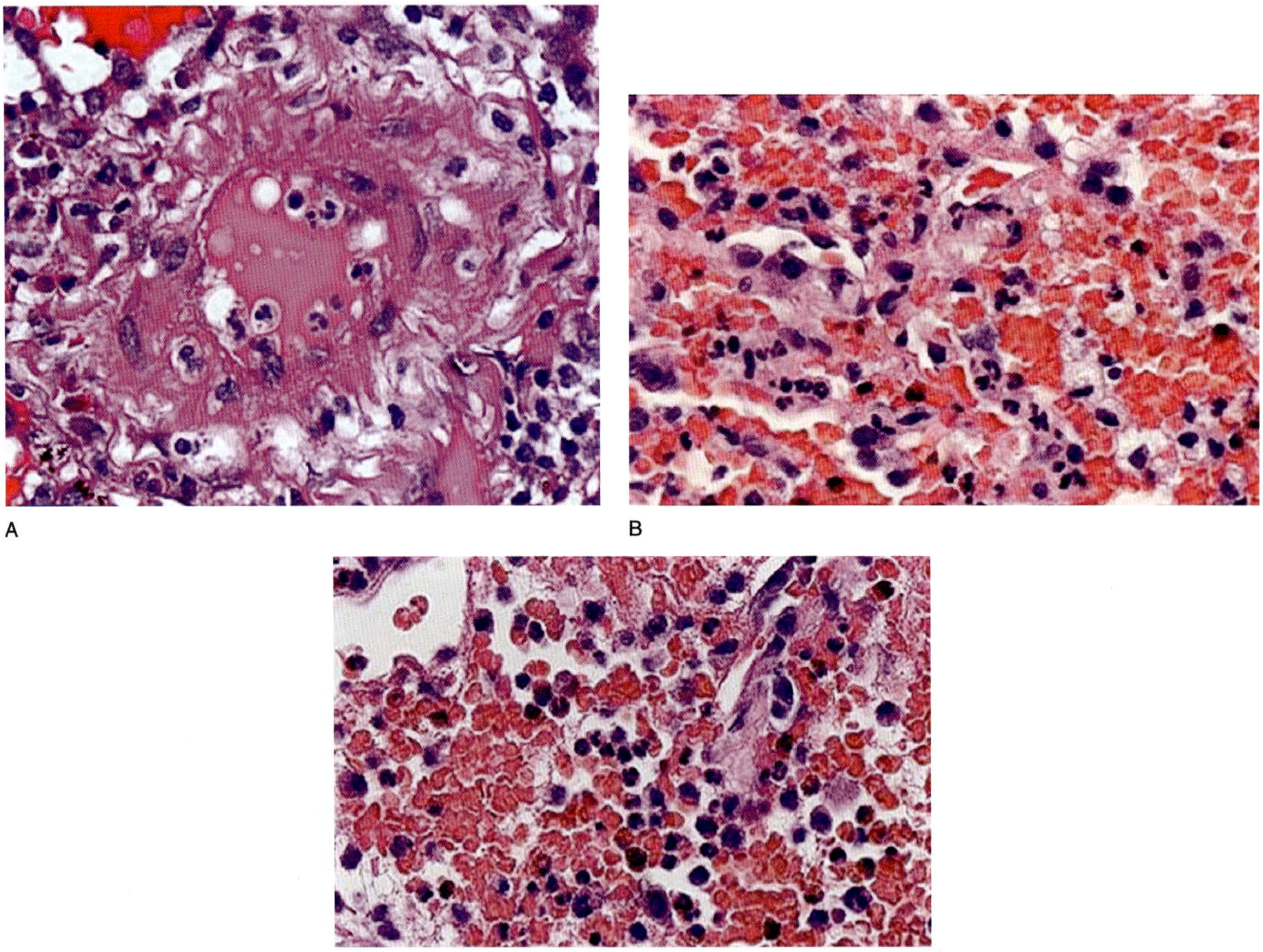

A

B

C

图 68-3　肺毛细血管炎。A.显微镜下多血管炎的坏死性动脉炎(H&E 染色,×400)。B.韦格纳肉芽肿病(肉芽肿性多血管炎)的毛细血管炎伴完整肺泡间隔(H&E 染色,×400)。C.毛细血管炎伴肺泡间隔破坏(H&E 染色,×400)

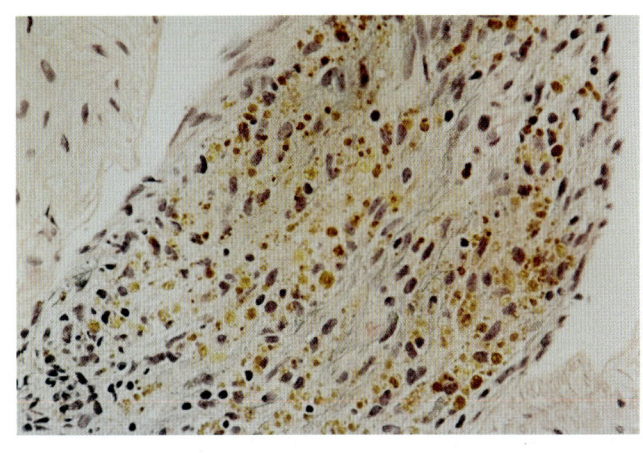

图 68-4 一位复发性肺泡出血患者,肺泡间质中大量聚积含铁血黄素沉积的巨噬细胞(含铁血黄素巨噬细胞)(H&E 染色)。获 Joseph Fantone 博士授权使用。

抗 GBM 病、骨髓或肺移植受者和药物诱导的 DAH)。有时可能存在与毛细血管邻近的小静脉炎和小动脉炎,但更大的血管通常不受累。毛细血管炎病变较轻微,且常常被 DAH 时肺泡腔的充填所掩盖。

　　肺毛细血管炎可以通过经支气管活检来诊断,但是当通过电视辅助胸腔镜检查或小切口的开胸手术

获得较大的活检标本时,可以更有把握地进行诊断。基础患有肉芽肿性血管炎的患者还可能会出现其他病理特征(如肉芽肿、坏死或嗜酸性粒细胞)。抗中性粒细胞胞质抗体(ANCA)相关血管炎所致的 DAH 中,也可出现气道和肺间质的非肉芽肿性炎症、间质纤维化、弥漫性肺泡损伤(DAD)、纤维素性胸膜炎和机化性肺炎。需要强调的是,肺泡出血和毛细血管炎的组织学表现虽然各有特点,但并不特异。需要免疫荧光(immunofluorescent, IF)染色(肺或肾)或血清学标记物(如抗 GBM 抗体或 ANCA)来区分自身免疫性 DAH 的各种原因(表 68-2)。免疫球蛋白(immunoglobulin, Ig)G 沿肺泡间隔的线样沉积是抗 GBM 病的特征性表现。在 SLE、系统性坏死性血管炎或免疫复合物介导的特发性 RPGN 中可见颗粒状或波浪状免疫复合物沉积。ANCA 相关性毛细血管炎通常缺乏免疫复合物(因此称为寡免疫型)。当疑诊免疫性 DAH 时,应当冷冻保留一部分肺活检组织行免疫荧光染色,但肺组织的免疫荧光染色技术上有一定难度,且非特异性背景染色可能导致结果误读。当合并存在肾小球肾炎时,肾脏免疫荧光染色更敏感和可靠。

表 68-2 自身免疫性弥漫性肺泡出血:病理学和血清学

疾病	肺病理学		肾脏病理学		血清学
	组织病理学	免疫荧光	组织病理学	免疫荧光	
ABMA 病(古德帕斯丘综合征)	±毛细血管炎	线样	多变	线样	ABMA(±p-ANCA)
肉芽肿性多血管炎	毛细血管炎(±肉芽肿)	阴性	节段性坏死、新月体	寡免疫	ANCA(c-ANCA>>>p-ANCA)
显微下多血管炎	毛细血管炎	阴性	节段性坏死、新月体	寡免疫	ANCA(p-ANCA 或 c-ANCA)
系统性红斑狼疮	毛细血管炎	颗粒状	多变	颗粒状	ANA
特发性肺含铁血黄素沉着	±毛细血管炎	阴性	正常	—	阴性

ABMA:抗基底膜抗体(antibasement membrane antibody);ANA:抗核抗体(antinuclear antibody);ANCA:抗中性粒细胞胞质抗体(antineutrophil cytoplasmic antibody);p-ANCA:核周型抗中性粒细胞胞质抗体(perinuclear antineutrophil cytoplasmic antibody);c-ANCA:胞质型抗中性粒细胞胞质抗体(cytoplasmic antineutrophil cytoplasmic antibody)。

　　尽管外科肺活检在评估 DAH 方面具有更高的准确性,但纤维支气管镜下肺泡灌洗检查通常足以排除感染性疾病并支持 DAH 的诊断。如果临床和血清学特征相一致,肺泡灌洗液呈血性或浆液血性(与活动性或近期出血符合)或灌洗液中可见含铁血黄素沉积的巨噬细胞(既往肺泡出血的线索)足以支持肺泡出血的诊断并可以启动治疗。当辅助检查、肾活检和支气管肺泡灌洗无法确诊时,胸腔镜肺活检可用于疑似 DAH 的非重症患者。

■ 经皮肾脏穿刺活检的作用

　　坏死性肾小球肾炎是大多数免疫介导的 DAH 综合

征的主要特征(尽管是非特异性的)。其组织病理学表现多种多样,从轻度的系膜增厚到严重的新月体性肾小球肾炎均可出现。即使在肉芽肿性血管炎中也很少发现肾小动脉血管炎。由于自身免疫性 DAH 和肾小球肾炎明显相关,对于任何疑似 DAH 且有尿检或肾功能异常的患者,均应进行经皮肾活检。尽管常规苏木精和伊红(H&E)染色是非特异性的,但 H&E 染色显示肾小球炎症伴坏死和新月体时,支持免疫介导的病因学诊断(图 68-5)。免疫荧光染色可能协助阐明导致 DAH 的基础疾病。沿肾小球基底膜(GBM)的明显线性免疫荧光着色是抗 GBM 病的特征(图 68-6)。部分结缔组织病和特发性免疫复合物介导的肾小球肾炎中可看到免疫荧

现,肺泡腔内可见含铁血黄素巨噬细胞积聚。也可能发现局灶性 DAD 和毛细血管炎。间质或肺泡内炎症通常轻微或不存在。未发现广泛的坏死或大血管炎。相似的组织病理学表现可见于一系列免疫介导的 DAH 综合征。如果存在明确的免疫荧光线性沉积,肺组织的免疫荧光染色可具有诊断性。然而,肺组织免疫荧光染色在技术上是比较困难的,并且作为背景存在的自体荧光可能使线性 IgG 沉积显得模糊。

■ 发病机制

该病的抗体针对 IV 型胶原的 α3 链,这是一种在肺泡和肾小球基底膜中高度表达的抗原。抗 GBM 抗体结合 GBM 并激活补体,启动引发损伤的炎症通路。除了循环抗体外,针对 α3 抗原的自身反应性 T 淋巴细胞是 RPGN 发生的关键介质。随后发生免疫球蛋白合成和沿着肺泡和肾小球毛细血管基底膜的 IgG 沉积。抗 GBM 病病程是单相的,在疾病过程中,自身耐受性得以修复。晚期复发较罕见。这种耐受性可通过调节性 CD4⁺ 和 CD25⁺ T 细胞或抗独特型(阻断)抗体实现,但这只是推测。

抗 GBM 病的发病机制尚不清楚,但遗传和环境因素都可能发挥作用。抗 GBM 病的患者优先表达某些免疫球蛋白 Gm 型别,并已发现抗 GBM 病与 HLA-DR2 组织相容性抗原之间存在相关性。暴露于香烟烟雾、含烃的溶剂、硬金属粉尘、A2 型流感病毒、氯气和 D-青霉胺与抗 GBM 病有关。这些外源性因素可能损伤基底膜,导致毛细血管通透性增加,暴露古德帕斯丘(Goodpasture)抗原(α3 链),抗原暴露后被机体认定为外源性,引发 T 辅助细胞反应。

■ 治疗

在现有的各种治疗和肾透析应用之前,该病死亡率超过 90%。在 20 世纪 70 年代,血浆置换术成为抗 GBM 病的治疗选择之一,此后在世界范围内被迅速采用并纳入所有临床试验。目前,通过血浆置换、糖皮质激素(corticosteroids,CSs)和 CYC 的联合应用,该病死亡率已降至 20% 以下。由于抗 GBM 综合征的罕见性,只有一项小型随机试验比较了单独应用免疫抑制剂治疗与免疫抑制剂联合血浆置换。在该研究中,与单独使用免疫抑制剂相比,血浆置换联合免疫抑制剂治疗组抗 GBM 抗体消失更快,且肾功能改善更理想。血浆置换的最佳强度和持续时间尚未确定。大多数研究者建议每天或隔天进行血浆置换,持续 2~3 周,

直到临床症状改善并且血清抗 GBM 抗体测不出。需要加用免疫抑制剂来抑制停止血浆置换后抗体的再次产生和反弹性抗体过度合成。古德帕斯丘(Goodpasture)综合征中急性、危及生命的 DAH 治疗与其他自身免疫性疾病相似,应给予甲泼尼龙冲击治疗(1g/d,连续 3d),然后逐渐减少糖皮质激素用量。一旦确诊抗 GBM 病,应开始 CYC(口服或静脉冲击)或硫唑嘌呤治疗。大多数研究者更倾向应用 CYC 而不是硫唑嘌呤,但目前尚无比较这两种药物疗效的研究。除非发生白细胞减少等并发症需要减少剂量,否则整个治疗期间应持续使用 CYC。糖皮质激素剂量在数个月内逐渐减量。若疾病持续缓解并且抗 GBM 抗体消失,免疫抑制或细胞毒性治疗可在 3~6 个月内停用。无论起病时抗体滴度如何,循环抗 GBM 抗体通常可在 8 周内清除。当循环抗体仍然存在时,可能发生早期复发(在前 2 个月内)。早期复发通常表现为 DAH。复发的危险因素包括感染、容量负荷过重和吸烟。晚期复发很少见,与疾病缓解后抗体重新合成相关。总之,血浆置换、糖皮质激素和免疫抑制剂的积极治疗可显著改善预后。采用上述治疗后,本病的 5 年生存率超过 80%,仅不到 30% 的患者需要长期透析。早期识别和治疗对于本病至关重要,因为肾功能恢复的状况取决于最初的损伤程度。轻微肾功能障碍的患者肾功能可能恢复。相反,初始血肌酐>4mg/dL、少尿或在肾活检时见 50% 以上新月体形成的患者肾功能很少恢复,通常发展为需要长期透析的终末期肾衰竭。在一项含 71 例抗 GBM 病患者的研究中(所有患者均接受糖皮质激素、免疫抑制剂和血浆置换治疗),肾脏存活率与病初肾衰竭的程度有关,1 年肾脏存活率如下:39 例病初需要透析的患者为 8%;13 例血肌酐>5.7mg/dL 但不需要透析的患者为 82%;19 例初始血肌酐<5.7mg/dL 的患者为 95%。若血清抗 GBM 抗体检测不到,肾移植在这些不可逆性肾衰竭患者中是成功的。

系统性血管炎

DAH 是 MPA 和肉芽肿性多血管炎(GPA,以前称为韦格纳综合征)的常见并发症,偶尔也可发生在查格-施特劳斯(Churg-Strauss)综合征(CSS)、白塞(Behçet)病、混合性冷球蛋白血症、Henoch-Schöenlein 紫癜及其他系统性坏死性血管炎中。经典的结节性多动脉炎(polyarteritis nodosa,PAN)很少累及肺。坏死性小血管炎是大多数自身免疫性 DAH 综合征的病因。RPGN 通常见于这些 DAH 综合征中,但这种疾病

有时仅局限于肾脏或肺脏。在大多数患有这些肺肾综合征的患者中,可检测到针对中性粒细胞和单核细胞的细胞质成分的循环抗体(ANCA),表明在这些不同的血管炎性疾病中肺损伤有共同的发病机制。

ANCA 相关血管炎

古德帕斯丘(Goodpasture)综合征(抗 GBM 病)是第一个明确了免疫学特性的肺肾综合征。随后的研究表明,部分肺肾综合征患者血清或肾组织中存在免疫复合物,特别是 SLE 和免疫复合物介导的肾小球肾炎。然而,超过 2/3 的肺肾综合征患者是由 ANCA 抗体介导的,而没有抗 GBM 抗体或免疫复合物(即寡免疫型)。依据临床病理特征,一些寡免疫复合物型肾小球肾炎和 DAH 患者可能符合 GPA 或 CSS 标准,而其他患者虽表现出多系统性小血管炎,但缺乏呼吸道肉芽肿性炎的表现。在这种情况下,我们称之为显微镜下多血管炎。ANCA 的血清学检测已经深刻地影响了免疫性 DAH 和肾小球肾炎的分类。ANCA 阳性的寡免疫性 DAH 和 GN 的患者(以前被诊断为特发性 RPGN 和 DAH)现在被认定为 MPA。ANCA 相关疾病不仅限于肺肾综合征,还包括仅有肺脏(即表现为 DAH)或肾脏(即坏死性 GN)受累的 MPA。为避免混淆,下文概述了几种主要 ANCA 相关血管炎的简要定义。

■ 肉芽肿性多血管炎

肉芽肿性多血管炎(GPA,以前称韦格纳肉芽肿)是最常见的肺血管炎,通常累及上呼吸道(如鼻窦、耳、鼻咽、口咽、气管)、下呼吸道(支气管和肺)及肾脏,伴有不同程度的弥漫性血管炎(见第 83 章)。GPA 的年发病率据估计为每百万人中 4~12 例。肺泡出血是 GPA 的罕见并发症,反映了肺微血管的弥漫性损伤(即毛细血管炎)(图 68-8)。RPGN 存在于超过90% 的肺泡出血患者中。GPA 的突出的组织病理学特征包括小血管炎(累及毛细血管、小动脉、小静脉)、地图样坏死、出血性梗死、混合性炎性细胞浸润和肉芽肿形成。超过 90% 的活动性系统性 GPA 及 40%~70% 的活动性局限性 GPA 患者可检测到循环 c-ANCA(PR3 表位)。口服 CYC[2mg/(kg·d)]联合泼尼松作为 GPA 的初始治疗已应用超过 30 年。使用该方案,70%~93% 的患者可获得缓解,早期死亡率<15%。3~6 个月后,若疾病已完全缓解,可使用硫唑嘌呤或甲氨蝶呤代替 CYC。治疗应持续至少 12~18 个月(总持续时间)。复发时可用 CYC 和泼尼松治疗。甲氨蝶呤可用于疾病较局限的患者,或使用 CYC 后出现显著

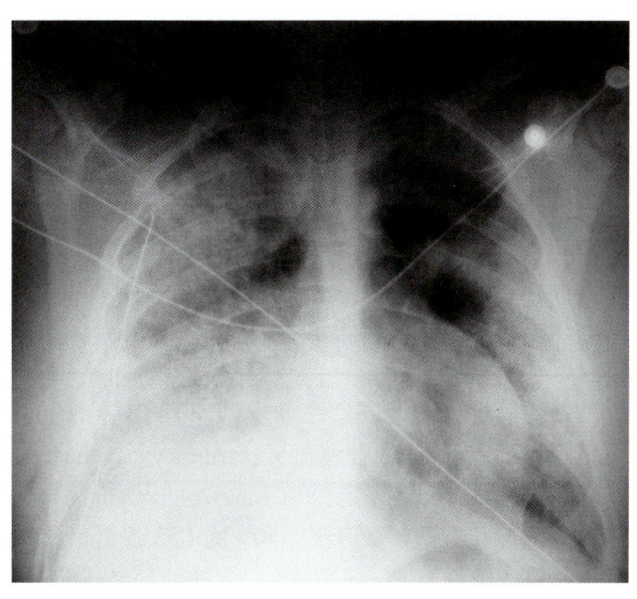

图 68-8　肉芽肿性多血管炎(GPA,以前称韦格纳肉芽肿)。一位患有咯血和呼吸衰竭的 13 岁女孩的后-前(PA)X 线胸片显示双侧肺泡浸润。2d 前开胸肺活检后,右侧留置了胸引管。开胸肺活检显示毛细血管炎和大量肺泡出血。患者接受了甲泼尼龙冲击治疗,而后口服环磷酰胺和泼尼松,最终完全缓解。

毒性反应的患者。对 GPA 和 AAV,利妥昔单抗可能与 CYC 一样有效,甚至可能更有效。但是,使用利妥昔单抗期间应该单用糖皮质激素或激素与 CYC 联合使用尚未阐明。此外,尚未研究利妥昔单抗在长期维持治疗的作用。需要进一步的研究来评估利妥昔单抗的适应证、适当的剂量和给药频率,其他药物联合治疗的作用以及长期不良反应。甲氧苄啶/磺胺甲噁唑对于降低复发率可能具有辅助作用(与 CYC 和泼尼松一起使用),但不应被视为主要治疗方法。

■ 变应性肉芽肿性血管炎

变应性肉芽肿性血管炎也称查格-施特劳斯(Churg-Strauss)综合征(CSS),是一种罕见的累及小血管的血管炎,与显著的过敏、哮喘和血液及受累组织嗜酸性粒细胞增多有关(见第 83 章)。CSS 可累及毛细血管、小静脉和小动脉。血管外组织中的肉芽肿、嗜酸性粒细胞和栅栏组织细胞是本病的标志,并将 CSS 与其他血管炎区别开来。CSS 的年发病率预计为每百万人 0.6~6.8 例。在经典的 CSS 发病模式中,血管炎通常出现于数年的特应症或哮喘病史之后。几乎所有病例均出现肺部受累。96%~100% 的患者有哮喘;30%~70% 的患者胸部 X 线可见局灶性浸润影。DAH 是 CSS 的罕见并发症。在法国的一个纳入 112 名 CSS 患者系列中,在 3/43 例 ANCA 阳性患者和 5/69 例 ANCA 阴性患者中观察到中度 DAH。在一个

西班牙的患者系列中仅 1/32 患者出现 DAH,而在另一个意大利患者系列中仅有 1/19 的患者出现 DAH。严重 DAH 在 CSS 中很少报道。全身症状可能预示着血管炎的发作。CSS 的肺外表现包括多发性单神经炎(63% ~ 93%)、皮肤受累(50% ~ 78%)、心脏受累(16% ~ 56%)、肾脏损害(16% ~ 49%)以及胃肠(gastrointestinal,GI)道受累(17% ~ 58%)。与预后较差相关的因素包括心脏或胃肠道受累、肾功能不全以及年龄>65 岁。

在血管炎急性期或急性加重期,80%以上的患者可出现红细胞沉降率(简称血沉;erythrocyte sedimentation rate,ESR)、C 反应蛋白(C-reactive protein,CRP)和血嗜酸性粒细胞计数升高。40%的 CSS 患者可检测到血 ANCAs(主要是 p-ANCA)。有趣的是,ANCA 阳性者肾脏受累和肺出血的发生率较高,但心脏受累发生率较低。

CSS 有多种治疗方案,包括糖皮质激素、免疫抑制剂或细胞毒性药物,以及血浆置换(单独或联合使用)。糖皮质激素可使超过 80%的 CSS 患者实现缓解,是轻度至中度 CSS 患者的一线治疗方案。对于重度或多系统受累的患者,或糖皮质激素治疗无效,或存在预后不佳因素的患者,应当加用 CYC 口服或静脉冲击(或其他免疫抑制剂,如硫唑嘌呤或霉酚酸酯)。血浆置换术可作为患有严重肺肾综合征的 ANCA 阳性的 CSS 患者的辅助治疗。

■ 显微镜下多血管炎

显微镜下多血管炎(MPA;以前称为显微镜下多动脉炎或多血管炎重叠综合征)通常表现为肾小球肾炎和肺毛细血管炎(表现为 DAH)。MPA 的临床和血清学特征与 GPA 和 CSS 重叠。MPA 较为罕见,年发病率为每百万人 2.1 ~ 17.5 例。顾名思义,MPA 累及小血管(小动脉、小静脉或毛细血管);少数情况下,病变可延伸至大血管。而典型 PAN 并不累及小血管。与 GPA 或 CSS 不同,MPA 患者肉芽肿形成和嗜酸性粒细胞升高均不显著。循环 ANCA 存在于 50% ~ 90%的 MPA 患者中,表明该病与其他 ANCA 相关的血管炎存在相关性。与之相反,循环 ANCA 存在于<20%的经典型(肉眼可见的)PAN 患者中。几乎所有 MPA 患者均出现坏死性新月性寡免疫复合物肾小球肾炎,但在经典型 PAN 中很少出现。经典 PAN 中很少出现肺泡出血,而 30% ~ 50%的 MPA 患者可出现肺泡出血,并通常是主要且最危及生命的表现。

单独或联合使用糖皮质激素、CYC 和血浆置换术被用于 MPA 的治疗中。不同治疗方案的缓解率和长期生存率基本相似。大多数研究者采用口服 CYC[2mg/(kg · d)]加泼尼松[1mg/(kg · d),逐渐减量],类似于 GPA 的治疗方案。通过这种方法,80%以上的患者可获得良好的反应;10 年生存率超过 70%。治疗 3~6 个月后,一旦疾病完全缓解,便可使用硫唑嘌呤、甲氨蝶呤或霉酚酸酯替代 CYC。如 GPA 部分所述,对 AAV 而言,利妥昔单抗治疗可能与含 CYC 的方案一样有效,但数据有限。

ANCA 相关肺肾综合征:临床表现

ANCA 相关 DAH 的临床和放射学表现与其他免疫因素导致的 DAH 相似。患者通常都有急性坏死性 GN,但肾脏病变是非特异性的。因此,准确区分导致 DAH 的特定潜在疾病可能很困难。无论累及哪个脏器,ANCA 相关疾病的病理损伤有相同的特征性表现。3 个关键的组织病理学表现是节段性(局灶性)分布的血管损伤、中性粒细胞浸润和纤维素样坏死。后者由血管壁溶解引起,从而使血浆凝血因子进入间质并与导致血栓形成的物质结合,产生纤维蛋白。浸润血管壁的中性粒细胞会发生破坏和核碎,从而引起毛细血管和小静脉的典型白细胞碎裂式破坏。ANCA 相关血管损伤极少有免疫沉积物(寡免疫)沉积。然而,存在免疫复合物沉积可能与更严重的肾损伤相关。肾脏病变的突出表现是节段坏死性肾小球肾炎,通常伴有肾小囊的毛细血管外增生(新月体)(图 68-5)。肾损伤的持续时间和严重程度不同,病理可表现为不同程度的肾小球纤维化和硬化。影响肾脏的血管炎通常只累及肾小球毛细血管,很少出现肉眼可见的动脉炎。当病变累及肺部时,组织病理学表现是非特异性的,仅表现出毛细血管炎和肺泡内出血,没有免疫沉积物沉积。

ANCA 相关 DAH 综合征的临床特征有一定重叠。在所有类型中都可以观察到 ESR 和 CRP 的显著升高,特别是当存在弥漫性血管炎时。贫血和白细胞增多较常见。嗜酸性粒细胞显著增多是 CSS 的特征,但不是 MPA 或 GPA 的特征。肺外和肾外的小血管炎表现(如可触及的紫癜、白细胞碎裂性血管炎、多发性单神经炎、关节痛或关节炎、眼部疾病、鼻窦炎)提示可直接对这些部位进行活组织检查。组织学表现为肉芽肿性血管炎时,提示为 GPA 或 CSS,而 MPA 缺乏肉芽肿性变。影像学特征可区分肉芽肿性血管炎与 MPA。在 GPA 中(以及偶尔在 CSS 患者中)可能会出现局灶性结节或空洞性肿块。这些病变在 MPA 中一般不会出现。通常,血液或血管外的显著嗜酸性粒细胞增多可以很容易地确定 CSS 的诊断。然而，将 GPA 与 MPA 区分开来是困难的甚至是不可能的，因为在这两种疾病中都常见小血管炎。根据定义，GPA 会出现肉芽肿性炎症，通常累及上呼吸道和下呼吸道，但并非总是出现。而后者是 GPA 的特征性表现，包括鼻窦炎、中耳炎、鼻或喉气管溃疡、声门下狭窄和空洞性肺结节。

ANCA 的特征

针对中性粒细胞和单核细胞细胞质成分的循环抗体（即 ANCA）的鉴定标志着血管炎的分类和理解的重大进展。使用乙醇固定的粒细胞与患者血清一起孵育，可通过免疫荧光技术鉴定出胞质型（c-ANCA）和核周型（p-ANCA）两种 ANCA（图 68-9）。p-ANCA 型是固定时使靶抗原移到核周位置而造成的结果。这些不同的免疫荧光模式反映了不同的抗原特异性。

在放射免疫测定法和 ELISA 中，c-ANCA 的抗原是蛋白酶 3（proteinase 3，PR3）。p-ANCA 通常为针对髓过氧化物酶（myeloperoxidase，MPO）的抗体。MPO-ANCA 通常与小血管炎相关，但多种针对各种抗原（如组织蛋白酶 G、乳铁蛋白和弹性蛋白）的 p-ANCA 抗体也可在非血管炎的疾病中出现，包括 CTD 和炎症性肠病或肝脏疾病。因此虽然 c-ANCA 对小血管炎的特异性超过 90%，但 p-ANCA 是非特异性的。在未经治疗的 GPA 中，超过 70% 的患者可检测到循环 c-ANCA（PR3-ANCA）；疾病较为局限的患者（如局限于上呼吸道的受累）c-ANCA 阳性率较低（40% ~ 65%）。相反，p-ANCA（MPO-ANCA）很少见于 GPA 患者。超过 70% 的 MPA 患者和 30% ~ 70% 的 CSS 患者存在循环 ANCA。在 MPA 中 c-ANCA 或 MPO-ANCA 均可能存在，但 MPO 更常见。在典型 PAN 患者中不足 20% 的患者发现循环 ANCA。若存在 ANCA，多为 MPO 抗原特异性。对于某一个体，c-ANCA 和 p-ANCA 几乎不会同时出现。大多数 ANCA 属于 IgG 型。然而，曾有 IgM 型 ANCA 与严重 DAH 相关的报道，这些报道中 IgM 型 ANCA 可与 IgG 型 ANCA 伴随出现，也可单独存在。如果使用检测 IgM 抗体的试剂，既往 ANCA 阴性的血管炎患者中 ANCA 阳性率是多少不得而知。

ANCA 的抗原特异性（如 PR3 或 MPO）可能会提供有关潜在疾病的特点的线索，并可能有助于对疾病类型进行分类，但不同疾病间存在重叠。活检对于区分潜在血管炎的性质非常重要。例如，如果临床上不明显的肉芽肿性炎症区域被忽略，c-ANCA 阳性的小血管炎患者可能被错误地分类为 MPA。基于临床目的，区分 GPA 和 MPA 并不重要，因为二者的治疗和管理是相似的。超过 70% 的寡免疫复合物型肾小球肾炎（肾血管炎）患者存在循环 p-ANCA（MPO）或 c-ANCA（PR3）。ANCA 阴性患者病变通常局限于肾脏。几乎所有伴有 DAH 的患者都有循环 ANCA。实际上，ANCA 阴性可强烈提示血管炎并非 DAN 和 GN 的病因。而对于 RPGN 的患者，ANCA 阳性几乎总是预示寡免疫复合物型坏死性 GN。在临床、实验室及影像学均高度提示 DAH 和 RPGN 的患者中，c-ANCA 或 MPO-ANCA 阳性，同时抗 GBM 抗体和 ANA 阴性，几乎可确诊为系统性血管炎（如 GPA 或 MPA）。同样，阳性 ANCA（通常为 MPO-ANCA）足以诊断局限于肺

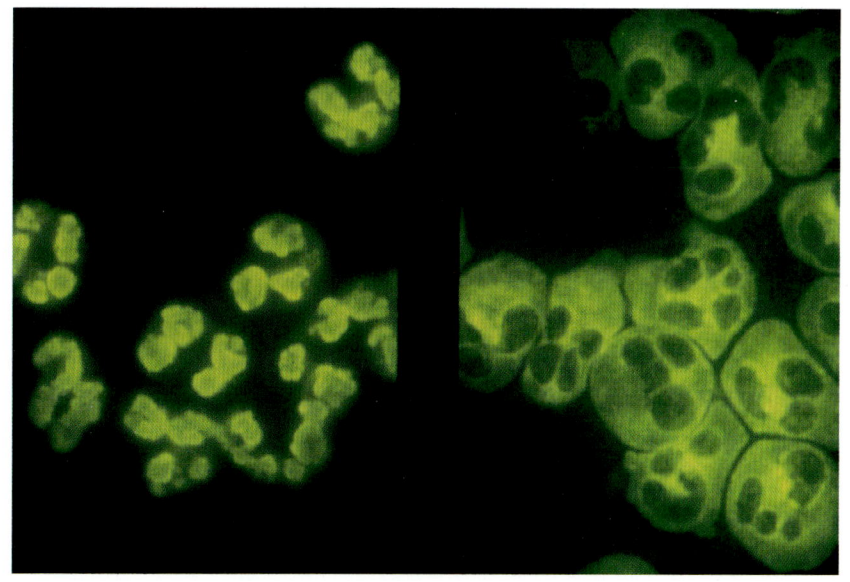

图 68-9　间接免疫荧光染色显示两种不同类型的抗中性粒细胞抗体。在左图中，注意 p-ANCA（髓过氧化物酶表位）特征性免疫荧光的核周分布模式。在右图中可见到 c-ANCA 特征性的细胞质内粗粒状免疫荧光沉积（蛋白酶-3 表位）。

的 MPA,前提是患者的临床表现符合典型的 DAH,且已排除其他非免疫因素导致的 DAH。大多数先前被诊断为特发性 IPH 的患者可能为局限于肺的 MPA 或 ANCA 相关性肺毛细血管炎。

当临床表现不典型时,根据血清 ANCA 来诊断血管炎存在一定问题。一般人群中血管炎的低发病率决定了若不加区分地强调 ANCA 的意义,ANCA 的阳性预测值会很低。对存在非特异性呼吸系统症状的患者常规筛查血清 ANCA,可导致较高的假阳性率。鉴于免疫抑制治疗的风险,误读 ANCA 的意义可能会导致灾难性后果。因此,必须根据患者整体临床状况来合理解释血清 ANCA 测定的结果。

抗 GBM 病和血管炎在传统上被视为两种不同的临床病理疾病类型。然而,高达 30% 的抗 GBM 病患者(通过血清中抗 GBM 抗体阳性和肾活检中 IgG 的线性沉积证明)也存在血清 MPO-ANCA 阳性。ANCA 和抗 GBM 抗体共存几乎可以肯定不是偶然事件,因为一般人群中两种抗体都很罕见。可能是由于 ANCA 引发血管损伤,然后受损的基底膜导致抗 GBM 抗体产生。

ANCA 在血管炎发病机制中的作用尚不确定,但这些抗体可能介导血管损伤。来自 c-ANCA 或 MPO-ANCA 阳性患者的血清可诱导中性粒细胞发生呼吸爆发并释放活性氧和蛋白水解酶。体外试验中,ANCA 可刺激细胞因子致敏的中性粒细胞损伤内皮细胞。这些观察结果以及 ANCA 滴度与人类临床疾病的相关性(尽管表现得不完美)表明,ANCA 不是血管炎的无害标志物,而是在介导血管损伤中起着至关重要的作用。

治疗

由 ANCA 相关综合征引起的 DAH 的治疗,取决于基础疾病以及病变累及范围和症状严重程度。无论病因如何,对于严重免疫相关 DAH 患者,最重要的是控制肺内出血,因为这可能是致命的。除了一般的支持措施外,还应给予高剂量甲泼尼龙冲击治疗(继之以糖皮质激素逐渐减量)。出现肾脏受累或积极糖皮质激素治疗基础上 DAH 进展是加入 CYC(伴或不伴经验性血浆置换)的指征。基于一些成功案例报道,血浆置换已被用于治疗 ANCA 相关血管炎伴严重肾功能不全或 DAH 的患者。因为 ANCA 可能在介导组织损伤中发挥关键作用,血浆置换可能对部分患者有益(特别是那些患有 DAH 或严重肾衰竭的患者,即血清肌酐>4mg/dL 或依赖透析者)。当血浆置换用于治疗 ANCA 相关 DAH 时,最好使用能有效去除 IgM 和

IgG 的装置,由于据报道 IgM-ANCA 和 DAH 相关。蛋白 A 免疫吸附也被用于治疗 DAH 和 GN 患者,旨在不产生血浆置换不良反应的情况下去除致病抗体。常规治疗无效的患者可使用其他策略,包括高剂量、间歇性静脉注射免疫球蛋白 G(IVIG)。其作用机制尚不确定,但可能与静脉注射 IgG 制剂中抗独特型抗体与 ANCA 独特型结合相关。

血管炎患者在随访中连续测定 ANCA 的意义是有争议的。我们不会单纯根据 ANCA 滴度进行治疗决策。然而,ANCA 滴度上升提醒临床医生应注意疾病恶化的可能性,并加强临床随访。连续规律测定 ANCA 滴度可以帮助区分疾病复发与非免疫因素导致的肺部浸润。然而,血管炎患者免疫抑制治疗期间出现新发肺部病变时,ANCA 滴度检测并不能免除其他的有创检查。

结缔组织病

■ 系统性红斑狼疮

肺泡出血是 SLE 的一种罕见但可能是灾难性的并发症,死亡率高达 50%。在一个大型三级医疗中心,15 例 SLE 患者中观察到 19 例次 DAH,占需要住院治疗的 SLE 并发症的 3.7%。SLE 患者出现肺泡出血时,几乎总是伴有 SLE 活动的其他表现。肺泡出血很少是 SLE 的唯一或首发症状。SLE 并发 DAH 的临床和影像学特征与其他 DAH 综合征相似。然而,在 SLE 相关的 DAH 中,GN 通常也会出现,但并不是均会出现。患者常表现为特征性的弥漫性双侧肺泡浸润、呼吸困难和低氧血症(图 68-10)。仅少数患者就诊时有咯血表现,常掩盖该诊断。弥漫性肺部浸润必须与 SLE 的其他肺部并发症相区别,包括狼疮性肺炎、机会性感染、充血性心力衰竭、尿毒症或肺栓塞。

可能需要进行肺活检以排除其他诊断并证实 DAH 的诊断。然而,在暴发性 DAH 和呼吸衰竭的重症患者中,肺活检的风险可能很大。此外,与其他免疫相关 DAH 综合征一样,SLE 并发 DAH 的组织病理学特征是非特异性的。主要特征是肺泡内出血和毛细血管炎,没有肉眼可见的坏死。除了毛细血管外,小血管坏死性血管炎很少扩展到小动脉和小肌性动脉。在高达 50% 的 DAH 合并 SLE 病例中发现了 IgG 或补体 C3 的颗粒状沉积(提示为免疫复合物)。由于其潜在的致死性,我们很少建议通过外科肺活检诊断 DAH。如果与临床特征符合,DAH 的诊断通常可以通过纤维支气管镜下肺泡灌洗和经支气管肺活检来确

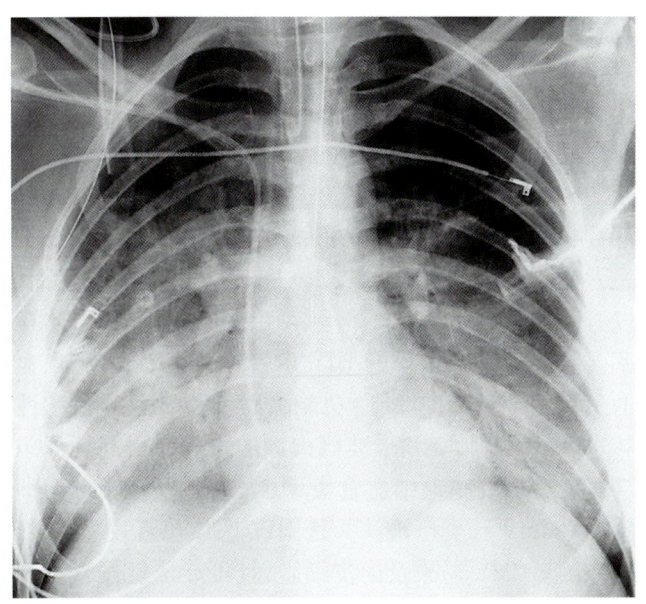

图 68-10　系统性红斑狼疮（SLE）。一位患有 SLE、咯血、贫血的 22 岁女性的后-前位 X 线胸片显示广泛双侧肺泡浸润。

定。经支气管肺活检可发现局灶性毛细血管炎伴有肺泡内出血，但由于采样误差，这些特点可能会被遗漏。然而，气道内存在肉眼可见的血性分泌物或灌洗液呈血性、大量携带含铁血黄素的巨噬细胞、无脓性分泌物，并且通过适当的染色未发现感染性微生物，这些有力地支持了自身免疫性 DAH 的诊断并可基于此选择合理的治疗。在患有严重 DAH 和呼吸衰竭的急性患者中，可以推迟经支气管肺活检。在这种情况下，仅 BAL 就足够了，主要是为了排除局部因素或感染性疾病导致的出血。

由于该疾病的罕见性，尚无针对治疗效果的前瞻性对照试验。与其他原因的免疫性 DAH 一样，高剂量静脉冲击甲泼尼龙（1g/d，连续 3d），继之以糖皮质激素逐渐减量是主要的治疗方法。糖皮质激素治疗效果不佳的 DAH 可考虑给予免疫抑制剂或细胞毒性药物治疗。血浆置换的作用尚未充分阐明，但曾有使用其治疗严重 SLE 并发 DAH 并成功的例子。我们不将血浆置换作为常规治疗，仅用于糖皮质激素和/或细胞毒性药物难治性的严重 DAH 患者。曾有报道，利妥昔单抗对免疫抑制剂治疗无效的 SLE 相关 DAH 有效。

■ 其他结缔组织病

伴不伴有毛细血管炎的 DAH 曾在下述疾病中有报道：类风湿性关节炎、硬皮病、混合性结缔组织病、多发性肌炎、抗磷脂抗体综合征、Henoch-Schönlein 综合征和白塞病。临床表现为从少量咯血到危及生命

的呼吸衰竭。除毛细血管炎和 DAH 外，肺活检的其他组织病理学特征还包括累及中小型肌性肺小动脉的血管炎、DAD 和机化性肺炎。鉴于上述 CTD 并发 DAH 的罕见性，有关这类疾病治疗的数据是有限的。建议使用高剂量（冲击）静脉注射甲泼尼龙作为初始治疗。对于暴发性或糖皮质激素治疗无效的患者，可加用 CYC，或 CYC 与血浆置换相结合。

免疫受损患者的肺泡出血

免疫受损患者可发生肺泡出血。肺泡出血可反映肺内皮细胞或上皮细胞损伤（继发于化疗或放射毒性）、血小板减少症（继发于骨髓毒性）、肺水肿、肺部恶性肿瘤以及各种感染性疾病和非特异性间质性肺病。在血液系统恶性肿瘤或骨髓移植的严重免疫受损的宿主中 DAH 的发生率从 11% 到 64% 不等。而 DAH 发病率的巨大差异在很大程度上是由于 DAH 的诊断标准不同。亚临床肺泡出血（由 BAL 中携带含铁血黄素的巨噬细胞数量增加证实）发生在多达 1/3 的免疫功能低下伴肺部浸润的宿主中，可能反映各种原因造成的肺内皮或上皮损伤。这类患者发生 DAH 的非免疫性原因包括凝血功能障碍、血小板减少症或血小板功能障碍、肾衰竭、充血性心力衰竭、支气管肺卡波西肉瘤和各种感染。

骨髓移植伴肺泡出血

大约 5%（范围：2%~31%）接受高剂量化疗或放疗作为移植前预处理的造血干细胞移植（hematopoietic stem cell transplantation，HSCT）或骨髓移植（bone marrow transplant，BMT）受者可出现 DAH。机会性感染或血小板减少症是一部分患者 DAH 发病的原因，但移植受者中存在一部分与感染无关的 DAH 综合征，这一观念被广泛接受。自体和同种异体 HSCT 受者的 DAH 发病率相似。DAH 的危险因素包括 >40 岁，清髓性预处理，胸部或全身放疗，急性重症移植物抗宿主病（acute severe graft versus host disease，GVHD），严重口腔黏膜炎，肾衰竭，气道炎症或气道中性粒细胞和嗜酸性粒细胞比例增加，白细胞植活。血小板减少症或凝血功能障碍不能预测 DAH。DAH 通常在 BMT 后 10~40d 内发生，但也可早些或晚些出现。自体骨髓回输后立即发生 DAH 的个案报道表明，回输物中的成分[如用于冷冻保存血液干细胞的二甲基亚砜（dimethylsulfoxide，DMSO）]在部分患者可能介导急性肺损伤。

进行性呼吸困难、低氧血症及呼吸衰竭是典型表现。即使是弥漫性DAH，咯血也不常见（<20%）。X线胸片最初表现为间质浸润，后演变为弥漫性肺泡浸润影，伴有累及所有肺叶的肺泡病变融合。浆液血性或明显血性的肺泡灌洗液，且染色后未见微生物证据，支持DAH的诊断。肺活检或尸检通常会显示DAD和DAH的组织学特征。然而，危重患者中很多人为血小板减少症，其肺活检风险过高。因此，该病诊断是通过临床、放射学和BAL结果实现的。

DAH的临床过程是多样的，但需要机械通气的严重呼吸衰竭很常见。DAH患者的死亡率很高（60d死亡率为48%~84%）。在一项研究中，自体移植受者（28%）与同种异体（70%）受者相比住院死亡率降低；而早发DAH（移植后30d内）（死亡率为32%）与迟发性DAH（死亡率为70%）相比死亡率较低。继发感染通常较为严重且可能为致死性的。

多种机制可以介导该类患者的肺泡出血。继发于化疗或放射治疗的肺微血管弥漫性损伤，加上气道炎症反应增强，似乎是介导肺泡出血的因素。下述诱发因素可能导致出血加重：凝血障碍性疾病、肺水肿、GVHD或感染。DAD是化疗、放射治疗或病毒感染引起的毒性肺损伤的病理标志，常见于伴DAH的骨髓移植受者的肺活检或尸检中。接受BMT治疗的血液系统恶性肿瘤患者，其微血管病变与DAH之间存在关联。中性粒细胞和其他炎性细胞可能在DAH的发病机制中起重要作用。DAH的出现经常与骨髓植活和循环或BAL中的中性粒细胞再现相一致。中性粒细胞的涌入可能通过释放氧自由基、蛋白酶和其他炎症介质促进肺损伤。造血生长因子（如粒细胞集落刺激因子）可能通过增加中性粒细胞流入肺部来加剧肺泡损伤和毛细血管渗漏。

高剂量静脉冲击糖皮质激素被认为是DAH的标准治疗，但缺乏随机对照研究，且生存获益状态并未确定。不幸的是，DAH或血性BAL可见于感染因素［特别是巨细胞病毒（cytomegalovirus, CMV）或曲霉菌属］导致的肺炎中，而高剂量糖皮质激素在这些情况下可能是灾难性的。因此，必须严格排除感染性因素。在对糖皮质激素反应良好的患者中，激素用量可在2~6周内逐渐减少。对于GVHD患者或有其他需要长期糖皮质激素治疗的并发症的患者需要更长时间的激素疗程。曾有一例伴DAH的同种异体SCT受者使用重组Ⅶa因子治疗，且获得了不错的治疗反应。

HIV伴肺泡出血

人类免疫缺陷病毒（HIV）感染可合并DAH。HIV患者DAH的发病率和临床意义尚不清楚，因为通常会合并其他肺损伤（如机会性感染、卡波西肉瘤）。亚临床肺泡出血很常见，一项有关HIV感染伴肺部浸润的研究发现，15%~44%的患者灌洗液中富含含铁血黄素的巨噬细胞占20%以上。在一项203例HIV伴肺部症状且完善了支气管肺泡灌洗的研究中发现，73例患者检测到肺泡出血（alveolar hemorrhage, AH）；然而，仅有8名患者的AH较严重，AH的出现并未影响生存率。与不伴有肺出血的HIV患者相比，HIV伴肺出血的患者血小板减少、凝血功能障碍、肾衰竭、静水压性肺水肿、CMV肺炎和卡波西肉瘤的发生率更高。偶尔会有患者出现肺毛细血管炎，其中大多数伴有机会性感染。CMV肺炎已被认为是HIV感染患者发生DAH的原因。CMV易累及内皮细胞，且可能诱发血管损伤或血栓性微血管病。抗病毒药物（如更昔洛韦）可以治疗CMV相关的DAH。机会性感染或支气管内卡波西肉瘤占HIV伴DAH的大多数。尚未确定在获得性免疫缺陷综合征（艾滋病）背景下病因不明的DAH的发病率和适当治疗方法。

外源性物质导致的肺泡出血

某些外源性物质或药物［如偏苯三酸酐、异氰酸酯、D-青霉胺、可卡因、苯妥英、丙基硫尿嘧啶、肼屈嗪、柳氮磺吡啶、别嘌醇、全反式维A酸（all-trans-retinoic acid, ATRA）、米诺环素］是DAH的罕见病因。在相关网站上可以找到能够引起DAH的药物的详尽清单。血清ANCA阳性、GN和DAH与某些药物（特别是D-青霉胺、肼屈嗪、丙硫氧嘧啶、甲巯咪唑和卡比马唑）有关。在这些DAH病例中很少进行肺活检，但肺毛细血管炎（无免疫复合物沉积）是最常见的发现。

ATRA是急性早幼粒细胞白血病的治疗药物，该药物可能导致维A酸综合征，常以发热、血栓形成、肺部浸润和DAH为特征。常发生在治疗开始后的2~21d。一旦出现肺泡出血，ATRA可持续使用，但需加用静脉用高剂量的糖皮质激素。

丙硫氧嘧啶可引起全身性小血管炎，伴有坏死性GN，白细胞碎裂性血管炎，ANCA阳性和继发于肺毛细血管炎的DAH。停药后病情可好转，但严重DAH的患者或肾衰竭患者需要使用糖皮质激素或免疫抑制剂。

多种化疗药物，如双氯乙基亚硝基脲（bischloroethyl nitrosourea, BCNU）、卡莫司汀、CYC、甲氨蝶呤、丝裂霉素C、博来霉素或白消安，可引起肺损伤和纤维化。某些情况下，上皮损伤和肺泡毛细血管基底膜损伤可引起 DAH。在这种情况下,死亡率很高(>50%)。建议使用高剂量糖皮质激素,但疗效尚不确定。

偏苯三酸酐(trimellitic anhydride, TMA)是一种用于制造塑料和环氧树脂的化学品,可引起肺出血和贫血。大多数继发于 TMA 暴露的 DAH,脱离有害环境数天内可恢复。免疫机制可能在发病中起作用,因为一些 DAH 患者中发现了针对偏苯三酸蛋白的循环 IgG 抗体,表明 TMA 可能在发病中充当了半抗原。TMA 可能通过针对偏苯三酸蛋白的 IgE 抗体介导,引起哮喘、鼻炎和溶血性贫血。目前已有 TMA 诱导肺病的动物模型。针对 TMA 表位的血清抗体的诱导产生在实验动物中可产生急性肺损伤,上述过程由至少两种类型的体液抗体介导。TMA 也可对肺泡内皮发挥直接毒性作用。这种综合征罕见,目前只报道了几个散发病例。喷涂油漆中异氰酸酯的暴露与职业性哮喘和(极少数病例)DAH 有关。其发病机制很可能是由高浓度抗二异氰酸酯的 IgE 和 IgG 抗体介导。因此,暴露于 TMA 或异氰酸酯或其他可能的化学物质,可引起出血性肺炎,上述过程可能是由循环抗体(IgG 或 IgE)和免疫复合物介导。

吸烟、吸食或静脉注射可卡因与咯血和不同程度的 DAH 有关,包括罕见的致命性病例。可卡因诱导的 DAH 组织病理学特征是非特异性的,但包括 DAD、急性或慢性 DAH、间质性肺炎/纤维化和肺泡内水肿。可卡因致 DAH 的机制尚不清楚,但可能与可卡因或其产物的直接毒性损伤有关,也可能与血管痉挛相关,或上述两种机制的组合。该综合征通常随着脱离可卡因暴露而逆转。与吸入或静脉使用可卡因有关的临床表现显著的 DAH 的发病率尚不明了。

当怀疑药物或半抗原诱导的 DAH 时,立即停止接触可疑物质或药物是最重要的。对于急性或重症病例,需要短期使用高剂量糖皮质激素。暴发性的、激素治疗无效的病例可考虑血浆置换或加用细胞毒性药物治疗,但缺乏支持其使用的数据。

最后,凝血障碍性疾病、严重的血小板减少症或使用抗凝药物,溶栓药物或血小板抑制剂也可能偶尔导致 DAH。在这种情况下,组织学表现无特异性,无毛细血管炎或急性炎症的证据。

霉菌引起的肺泡出血

从发生于婴儿的急性、危及生命的 DAH 可发现真菌污染为其病因。暴露于葡萄穗霉属和其他产毒真菌可引发 DAH 综合征。葡萄穗霉属可产生溶血素、蛋白酶、大环单端孢霉烯菌素、苯基螺二烯等毒素。患者甚至可能发生急性呼吸窘迫,而进展为需要机械通气支持的呼吸衰竭。高剂量静脉糖皮质激素可用于急性 DAH。该病的长期管理需要使婴儿脱离现有居住环境以避免复发。这种综合征在成人中很少报道,但对于可能存在霉菌/真菌污染的被水冲坏的房屋或郊区的患者,要考虑该病可能。

特发性肺含铁血黄素沉着

特发性肺含铁血黄素沉着(IPH)是 DAH 的极为罕见的原因,主要发生在婴儿和儿童中。预估发病率为 0.2~1.2/100 万。许多 IPH 患儿有牛奶或麸质过敏的病史。部分有口炎性腹泻的成人可表现为 IPH,饮食中去除麸质可作为有效治疗。IPH 的临床特征与免疫性 DAH 相似,但缺乏肺外或肾脏受累。且血清或组织抗体(包括 ANCA、免疫复合物、抗 GBM 抗体)也为阴性。只有在可靠地排除其他特定原因导致的 DAH 后才能诊断 IPH。大多数早期的 IPH 病例,多发表于 20 世纪 60 年代和 70 年代,那时尚无有效的血清学和免疫组化检测(如 ANCA、抗 GBM 抗体等)。极有可能,大多数以前被诊断为 IPH 的成人可能为 ANCA 相关血管炎、MPA 或有潜在 CTD。

该疾病通常在婴儿和幼儿期(<5 岁)起病。IPH 的临床表现较为多变,但几年内反复发作 DAH 是该病的特征。高达 25% 的病例可以自发缓解而没有长期后遗症。DAH 反复发作的后遗症包括肺纤维化、进行性呼吸衰竭和肺心病。早期研究的中位生存率为 3~6 年,但最近的研究显示该病的预后较前期研究稍好,许多患者存活超过 10~15 年。在急性发作期,胸部 X 线片显示双侧肺泡浸润。出血停止后,X 线胸片可在 1~2 周内恢复正常。病变吸收或反复发作后部分患者可观察到网状结节状浸润(图 68-11)。CT 显示区域性磨玻璃影,代表局灶性肺泡出血。在进展为肺纤维化的部分患者中可观察到小叶间隔增厚和蜂窝形成。临床可能无咯血的表现,特别是在那些可能无法咳出血液的幼儿中。缺铁性贫血是特征性的并且可能是很重要的表现。尽管全身铁储备正常,铁缺乏可能持续存在,因为肺泡巨噬细胞内的含铁血黄素不能用于合成红细胞。近期发生 DAH 的患者可能在痰液、BAL 液或气管或胃吸出物中发现富含铁血黄素巨噬细胞。肺活检可能显示新鲜的肺泡出血灶,和局灶分布的间质纤维化以及先前肺泡出血导致的吞噬含铁血黄素的巨噬细胞聚集(图 68-12)。

IPH 的发病机制尚不清楚。在儿童中,已经提出 IPH 与牛奶超敏反应、乳糜泻、IgA 单克隆丙种球蛋白

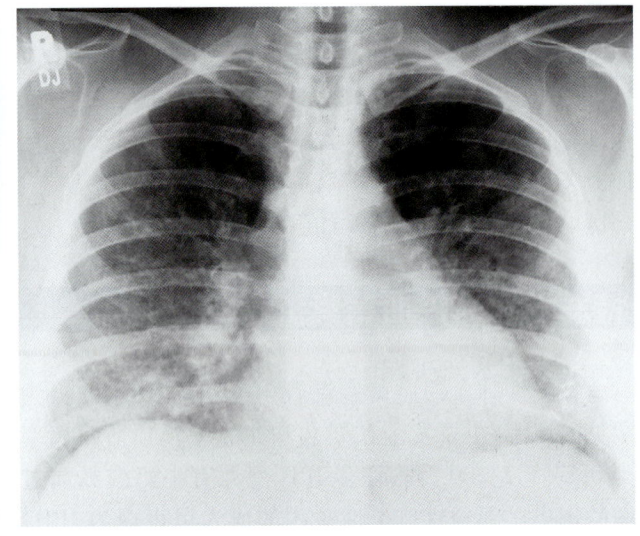

图 68-11　特发性肺含铁血黄素沉着（IPH）。一位 10 年前通过开胸肺活检证实为 IPH 的 28 岁患者的后前位 X 线胸片显示双侧网状结节浸润。

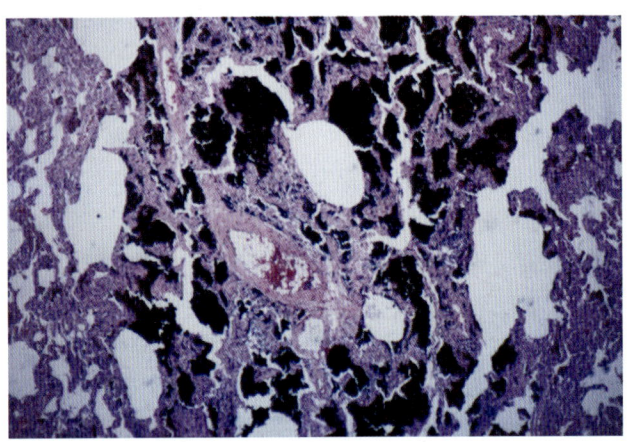

图 68-12　特发性肺含铁血黄素沉着（IPH）。显微照片显示含铁血黄素在肺泡间质中的广泛沉积（普鲁士蓝染色）。

病、自身免疫性溶血性贫血和自身免疫性甲状腺毒症之间存在相关性，但具体的发病机制上的联系尚未得到证实。去除饮食中的乳制品或麸质后肺部症状的消退，提示我们至少在某些病例中外源因素在该病发病机制中起作用。迄今未找到该病的遗传基础，但已有本病家族性聚集的报道。

　　鉴于 IPH 的罕见性，最佳治疗尚不清楚。糖皮质激素被认为是治疗的主要方法，但尚未进行评估治疗方案的对照研究。由于 IPH 危及生命，因此大多数医生使用糖皮质激素每天给药治疗急性发作，并逐渐减少激素至能够控制该疾病的最低剂量。可能需要长期（甚至无限期）激素治疗以防止复发。对于糖皮质激素治疗失败的患者，已经发现硫唑嘌呤、CYC 或其他免疫抑制剂有效。慢性免疫抑制剂可改善难以糖皮质激素减量或经历 DAH 反复复发的患者的预后。

鉴于长期使用 CYC 所致的肿瘤和性腺毒性风险增高，我们更倾向于使用硫唑嘌呤而不是 CYC。

李玉茜　　译
张茉沁　　审校

参考文献

[1] CORDIER JF, COTTIN V. Alveolar hemorrhage in vasculitis: primary and secondary. Semin Respir Crit Care Med, 2011, 32:310–321.

[2] LARA AR, SCHWARZ MI. Diffuse alveolar hemorrhage. Chest, 2010, 137:1164–1171.

[3] LEATHERMAN JW, DAVIES SF, HOIDAL JR. Alveolar hemorrhage syndromes: diffuse microvascular lung hemorrhage in immune and idiopathic disorders. Medicine (Baltimore), 1984, 63:343–361.

[4] RHEE H, SONG SH, LEE YJ, et al. Pandemic H1N1 influ-enza A viral infection complicated by atypical hemolytic uremic syndrome and diffuse alveolar hemorrhage. Clin Exp Nephrol, 2011, 15:948–952.

[5] DE PROST N, PARROT A, CUQUEMELLE E, et al. Diffuse alveolar hemorrhage in immunocompetent patients: etiologies and prognosis revisited. Respir Med, 2012, 106:1021–1032.

[6] TRAVIS WD, COLBY TV, LOMBARD C, et al. A clinicopathologic study of 34 cases of diffuse pulmonary hemorrhage with lung biopsy confirmation. Am J Surg Pathol, 1990, 14:1112–1125.

[7] LEE AS, SPECKS U. Pulmonary capillaritis. Semin Respir Crit Care Med, 2004, 25:547–555.

[8] FISHBEIN GA, FISHBEIN MC. Lung vasculitis and alveolar hemorrhage: pathology. Semin Respir Crit Care Med, 2011, 32:254–263.

[9] FRANKEL SK, JAYNE D. The pulmonary vasculitides. Clin Chest Med, 2010, 31:519–536.

[10] LAUQUE D, CADRANEL J, LAZOR R, et al. Microscopic polyangiitis with alveolar hemorrhage. A study of 29 cases and review of the literature. Groupe d'Etudes et de Recherche sur les Maladies "Orphelines" Pulmonaires (GERM"O"P). Medicine (Baltimore), 2000, 79:222–233.

[11] SMYTH L, GASKIN G, PUSEY CD. Microscopic polyangiitis. Semin Respir Crit Care Med, 2004, 25:523–533.

[12] LYNCH JP 3RD, TAZELAAR H. Wegener granulomatosis (granulomatosis with polyangiitis): evolving concepts in treatment. Semin Respir Crit Care Med, 2011, 32:274–297.

[13] SANDERS JS, RUTGERS A, STEGEMAN CA, et al. Pulmonary: renal syndrome with a focus on anti-GBM disease. Semin Respir Crit Care Med, 2011, 32:328–334.

[14] LAZOR R, BIGAY-GAME L, COTTIN V, et al. Alveolar hemorrhage in anti-basement membrane antibody disease: a series of 28 cases. Medicine (Baltimore), 2007, 86:181–193.

[15] CHAN AL, LOUIE S, LESLIE KO, et al. Cutting edge issues in Goodpasture's disease. Clin Rev Allergy Immunol, 2011, 41:151–162.

[16] ZAMORA MR, WARNER ML, TUDER R, et al. Diffuse alveolar hemorrhage and systemic lupus erythematosus. Clinical presentation, histology, survival, and outcome. Medicine (Baltimore), 1997, 76:192–202.

[17] SCHWARZ MI, FONTENOT AP. Drug-induced diffuse alveolar hemorrhage syndromes and vasculitis. Clin Chest Med, 2004, 25: 133–140.

[18] KOKOLINA E, ALEXOPOULOS E, DIMITRIADIS C, et al. Immunosuppressive therapy and clinical evolution in forty-nine patients with antineutrophil cytoplasmic antibody-associated

glomerulonephritis. Ann N Y Acad Sci, 2005, 1051:597–605.

[19] HAUER HA, BAJEMA IM, VAN HOUWELINGEN HC, et al. Renal histology in ANCA-associated vasculitis: differences between diagnostic and serologic subgroups. Kidney Int, 2002, 61:80–89.

[20] BEIRNE GJ, WAGNILD JP, ZIMMERMAN SW, et al. Idiopathic crescentic glomerulonephritis. Medicine (Baltimore), 1977, 56:349–381.

[21] COLE E, CATTRAN D, MAGIL A, et al. A prospective randomized trial of plasma exchange as additive therapy in idiopathic crescentic glomerulonephritis. The Canadian Apheresis Study Group. Am J Kidney Dis, 1992, 20:261–269.

[22] IOACHIMESCU OC, SIEBER S, KOTCH A. Idiopathic pulmonary haemosiderosis revisited. Eur Respir J, 2004, 24:162–170.

[23] MILMAN N, PEDERSEN FM. Idiopathic pulmonary haemosiderosis. Epidemiology, pathogenic aspects and diagnosis. Respir Med, 1998, 92:902–907.

[24] KJELLMAN B, ELINDER G, GARWICZ S, et al. Idiopathic pulmonary haemosiderosis in Swedish children. Acta Paediatr Scand, 1984, 73:584–588.

[25] AFESSA B, TEFFERI A, LITZOW MR, et al. Diffuse alveolar hemorrhage in hematopoietic stem cell transplant recipients. Am J Respir Crit Care Med, 2002, 166: 641–645.

[26] GUPTA S, JAIN A, WARNEKE CL, et al. Outcome of alveolar hemorrhage in hematopoietic stem cell transplant recipients. Bone Marrow Transplant, 2007, 40:71–78.

[27] DE LASSENCE A, FLEURY-FEITH J, ESCUDIER E, et al. Alveolar hemorrhage. Diagnostic criteria and results in 194 immunocompromised hosts. Am J Respir Crit Care Med, 1995, 151:157–163.

[28] VINCENT B, FLAHAULT A, ANTOINE M, et al. AIDS-related alveolar hemorrhage: a prospective study of 273 BAL procedures. Chest, 2001, 120:1078–1084.

[29] BADESCH DB, ZAMORA M, FULLERTON D, et al. Pulmonary capillaritis: a possible histologic form of acute pulmonary allograft rejection. J Heart Lung Transplant, 1998, 17:415–422.

[30] CHEN M, KALLENBERG CG, ZHAO MH. ANCA-negative pauci-immune crescentic glomerulonephritis. Nat Rev Nephrol, 2009, 5: 313–318.

[31] GALLAGHER H, KWAN JT, JAYNE DR. Pulmonary renal syndrome: a 4-year, single-center experience. Am J Kidney Dis, 2002, 39: 42–47.

[32] LEVY JB, HAMMAD T, COULTHART A, et al. Clinical features and outcome of patients with both ANCA and anti-GBM antibodies. Kidney Int, 2004, 66:1535–1540.

[33] FISCHER EG, LAGER DJ. Anti-glomerular basement membrane glomerulonephritis: a morphologic study of 80 cases. Am J Clin Pathol, 2006, 125:445–450.

[34] HAAS M, EUSTACE JA. Immune complex deposits in ANCA-associated crescentic glomerulonephritis: a study of 126 cases. Kidney Int, 2004, 65:2145–2152.

[35] CHEN M, XING GQ, YU F, et al. Complement deposition in renal histopathology of patients with ANCA-associated pauci-immune glomerulonephritis. Nephrol Dial Transplant, 2009, 24:1247–1252.

[36] ZAUNER I, BACH D, BRAUN N, et al. Predictive value of initial histology and effect of plasmapheresis on long-term prognosis of rapidly progressive glomerulonephritis. Am J Kidney Dis, 2002, 39:28–35.

[37] CASIAN A, JAYNE D. Management of alveolar hemorrhage in lung vasculitides. Semin Respir Crit Care Med, 2011, 32: 335–345.

[38] STONE JH, MERKEL PA, SPIERA R, et al. Rituximab versus cyclophosphamide for ANCA-associated vasculitis. N Engl J Med, 2010, 363:221–232.

[39] JONES RB, COHEN TERVAERT JW, HAUSER T, et al. Rituximab versus cyclophosphamide in ANCA-associated renal vasculitis. N Engl J Med, 2010, 363:211–220.

[40] GUILLEVIN L, LHOTE F, GAYRAUD M, et al. Prognostic factors in polyarteritis nodosa and Churg-Strauss syndrome. A prospective study in 342 patients. Medicine (Baltimore), 1996, 75:17–28.

[41] CASIAN A, JAYNE D. Plasma exchange in the treatment of Wegener's granulomatosis, microscopic polyangiitis, Churg-Strauss syndrome and renal limited vasculitis. Curr Opin Rheumatol, 2011, 23:12–17.

[42] JAYNE DR, GASKIN G, RASMUSSEN N, et al. Randomized trial of plasma exchange or high-dosage methylprednisolone as adjunctive therapy for severe renal vasculitis. J Am Soc Nephrol, 2007, 18:2180–2188.

[43] KLEMMER PJ, CHALERMSKULRAT W, REIF MS, et al. Plasmapheresis therapy for diffuse alveolar hemorrhage in patients with small-vessel vasculitis. Am J Kidney Dis, 2003, 42:1149–1153.

[44] SAXENA R, BYGREN P, ARVASTSON B, et al. Circulating autoantibodies as serological markers in the differential diagnosis of pulmonary renal syndrome. J Intern Med, 1995, 238:143–152.

[45] SHAH MK, HUGGHINS SY. Characteristics and outcomes of patients with Goodpasture's syndrome. South Med J, 2002, 95: 1411–1418.

[46] GIBELIN A, MALDINI C, MAHR A. Epidemiology and etiology of wegener granulomatosis, microscopic polyangiitis, Churg-Strauss syndrome and goodpasture syndrome: vasculitides with frequent lung involvement. Semin Respir Crit Care Med, 2011, 32:264–273.

[47] SALAMA AD, LEVY JB, LIGHTSTONE L, et al. Goodpasture's disease. Lancet, 2001, 358:917–920.

[48] YANG R, HELLMARK T, ZHAO J, et al. Levels of epitope-specific autoantibodies correlate with renal damage in anti-GBM disease. Nephrol Dial Transplant, 2009, 24:1838–1844.

[49] JOHNSON JP, MOORE J JR, AUSTIN HA 3RD, et al. Therapy of anti-glomerular basement membrane antibody disease: analysis of prognostic significance of clinical, pathologic and treatment factors. Medicine (Baltimore), 1985, 64:219–227.

[50] HIRAYAMA K, YAMAGATA K, KOBAYASHI M, et al. Anti-glomerular basement membrane antibody disease in Japan: part of the nationwide rapidly progressive glomerulonephritis survey in Japan. Clin Exp Nephrol, 2008, 12:339–347.

[51] LEVY JB, TURNER AN, REES AJ, et al. Long-term outcome of anti-glomerular basement membrane antibody disease treated with plasma exchange and immunosuppression. Ann Intern Med, 2001, 134:1033–1042.

[52] SEGELMARK M, HELLMARK T, WIESLANDER J. The prognostic significance in Goodpasture's disease of specificity, titre and affinity of anti-glomerular-basement-membrane antibodies. Nephron Clin Pract, 2003, 94:c59–c68.

[53] RUTGERS A, SLOT M, VAN PAASSEN P, et al. Coexistence of anti-glomerular basement membrane antibodies and myeloperoxidase-ANCAs in crescentic glomerulonephritis. Am J Kidney Dis, 2005, 46: 253–262.

[54] PEDCHENKO V, VANACORE R, HUDSON B. Goodpasture's disease: molecular architecture of the autoantigen provides clues to etiology and pathogenesis. Curr Opin Nephrol Hypertens, 2011, 20:290–296.

[55] ZHAO J, YAN Y, CUI Z, et al. The immu-noglobulin G subclass distribution of anti-GBM autoantibodies against rHalpha3(IV)NC1 is associated with disease severity. Hum Immunol, 2009, 70:425–429.

[56] WU J, HICKS J, BORILLO J, et al. CD4(+) T cells specific to a glomerular basement membrane antigen mediate glomerulonephritis. J Clin Invest, 2002, 109:517–524.

[57] WOLF D, HOCHEGGER K, WOLF AM, et al. CD4+CD25+ regulatory T cells inhibit experimental anti-glomerular basement

[134] METCALF JP, RENNARD SI, REED EC, et al. Corticosteroids as adjunctive therapy for diffuse alveolar hemorrhage associated with bone marrow transplantation. University of Nebraska Medical Center Bone Marrow Transplant Group. Am J Med, 1994, 96:327–334.

[135] CORSO S, VUKELJA SJ, WIENER D, et al. Diffuse alveolar hemorrhage following autologous bone marrow infusion. Bone Marrow Transplant, 1993, 12:301–303.

[136] SISSON JH, THOMPSON AB, ANDERSON JR, et al. Airway inflammation predicts diffuse alveolar hemorrhage during bone marrow transplantation in patients with Hodgkin disease. Am Rev Respir Dis, 1992, 146:439–443.

[137] SRIVASTAVA A, GOTTLIEB D, BRADSTOCK KF. Diffuse alveolar haemorrhage associated with microangiopathy after allogeneic bone marrow transplantation. Bone Marrow Transplant, 1995, 15:863–867.

[138] HICKS K, PENG D, GAJEWSKI JL. Treatment of diffuse alveolar hemorrhage after allogeneic bone marrow transplant with recombinant factor VIIa. Bone Marrow Transplant, 2002, 30:975–978.

[139] HERRY I, CADRANEL J, ANTOINE M, et al. Cytomegalovirus-induced alveolar hemorrhage in patients with AIDS: a new clinical entity? Clin Infect Dis, 1996, 22:616–620.

[140] HUGHES-DAVIES L, KOCJAN G, SPITTLE MF, et al. Occult alveolar haemorrhage in bronchopulmonary Kaposi's sarcoma. J Clin Pathol, 1992, 45:536–537.

[141] ZEISS CR, LEACH CL, SMITH LJ, et al. A serial immunologic and histopathologic study of lung injury induced by trimellitic anhydride. Am Rev Respir Dis, 1988, 137:191–196.

[142] PATTERSON R, NUGENT KM, HARRIS KE, et al. Immunologic hemorrhagic pneumonia caused by isocyanates. Am Rev Respir Dis, 1990, 141:226–230.

[143] DERK CT, JIMENEZ SA. Goodpasture-like syndrome induced by D-penicillamine in a patient with systemic sclerosis: report and review of the literature. J Rheumatol, 2003, 30:1616–1620.

[144] BALDWIN GC, CHOI R, ROTH MD, et al. Evidence of chronic damage to the pulmonary microcirculation in habitual users of alkaloidal ("crack") cocaine. Chest, 2002, 121:1231–1238.

[145] YERMAKOV VM, HITTI IF, SUTTON AL. Necrotizing vasculitis associated with diphenylhydantoin: two fatal cases. Hum Pathol, 1983, 14:182–184.

[146] DHILLON SS, SINGH D, DOE N, et al. Diffuse alveolar hemorrhage and pulmonary capillaritis due to propylthiouracil. Chest, 1999, 116:1485–1488.

[147] CHOI HK, MERKEL PA, WALKER AM, et al. Drug-associated antineutrophil cytoplasmic antibody-positive vasculitis: prevalence among patients with high titers of antimyeloperoxidase antibodies. Arthritis Rheum, 2000, 43:405–413.

[148] NICOLLS MR, TERADA LS, TUDER RM, et al. Diffuse alveolar hemorrhage with underlying pulmonary capillaritis in the retinoic acid syndrome. Am J Respir Crit Care Med, 1998, 158:1302–1305.

[149] ELKAYAM O, YARON M, CASPI D. Minocycline-induced autoimmune syndromes: an overview. Semin Arthritis Rheum, 1999, 28: 392–397.

[150] SHORT AK, LOCKWOOD CM. Antigen specificity in hydralazine associated ANCA positive systemic vasculitis. QJM, 1995, 88: 775–783.

[151] CALAÑAS-CONTINENTE A, ESPINOSA M, MANZANO-GARCÍA G, et al. Necrotizing glomerulonephritis and pulmonary hemorrhage associated with carbimazole therapy. Thyroid, 2005, 15:286–268.

[152] FRANKEL SR, EARDLEY A, LAUWERS G, et al. The "retinoic acid syndrome" in acute promyelocytic leukemia. Ann Intern Med, 1992, 117:292–296.

[153] AGUSTÍ C, RAMIREZ J, PICADO C, et al. Diffuse alveolar hemorrhage in allogeneic bone marrow transplantation. A postmortem study. Am J Respir Crit Care Med, 1995, 151:1006–1010.

[154] WISNEWSKI AV, JONES M. Pro/Con debate: is occupational asthma induced by isocyanates an immunoglobulin E-mediated disease? Clin Exp Allergy, 2010, 40:1155–1162.

[155] GARCÍA-ROSTAN Y PÉREZ GM, GARCÍA BRAGADO F, PURAS GIL AM. Pulmonary hemorrhage and antiglomerular basement membrane antibody-mediated glomerulonephritis after exposure to smoked cocaine (crack): a case report and review of the literature. Pathol Int, 1997, 47:692–697.

[156] BAILEY ME, FRAIRE AE, GREENBERG SD, et al. Pulmonary histopathology in cocaine abusers. Hum Pathol, 1994, 25:203–207.

[157] BARNETT VT, BERGMANN F, HUMPHREY H, et al. Diffuse alveolar hemorrhage secondary to superwarfarin ingestion. Chest, 1992, 102:1301–1302.

[158] KILARU PK, SCHWEIGER MJ, KOZMAN HA, et al. Diffuse alveolar hemorrhage after clopidogrel use. J Invasive Cardiol, 2001, 13:535–537.

[159] IKEDA M, TANAKA H, SADAMATSU K. Diffuse alveolar hemorrhage as a complication of dual antiplatelet therapy for acute coronary syndrome. Cardiovasc Revasc Med, 2011, 12: 407–411.

[160] DEARBORN DG, SMITH PG, DAHMS BB, et al. Clinical profile of 30 infants with acute pulmonary hemorrhage in Cleveland. Pediatrics, 2002, 110:627–637.

[161] ELIDEMIR O, COLASURDO GN, ROSSMANN SN, et al. Isolation of Stachybotrys from the lung of a child with pulmonary hemosiderosis. Pediatrics, 1999, 104:964–966.

[162] CHRYSSANTHOPOULOS C, CASSIMOS C, PANAGIO-TIDOU C. Prognostic criteria in idiopathic pulmonary hemosiderosis in children. Eur J Pediatr, 1983, 140:123–125.

[163] POGGI V, LO VECCHIO A, MENNA F, et al. Idiopathic pulmonary hemosiderosis: a rare cause of iron-deficiency anemia in childhood. J Pediatr Hematol Oncol, 2011, 33:e160–e162.

[164] LE CLAINCHE L, LE BOURGEOIS M, FAUROUX B, et al. Long-term outcome of idiopathic pulmonary hemosiderosis in children. Medicine (Baltimore), 2000, 79:318–326.

[165] OHGA S, TAKAHASHI K, MIYAZAKI S, et al. Idiopathic pulmonary haemosiderosis in Japan: 39 possible cases from a survey questionnaire. Eur J Pediatr, 1995, 154:994–995.

[166] TORRES MJ, GIRON MD, CORZO JL, et al. Release of inflammatory mediators after cow's milk intake in a newborn with idiopathic pulmonary hemosiderosis. J Allergy Clin Immunol, 1996, 98:1120–1123.

[167] MAYES DH, GUERRERO ML. A few good men: a Marine with hemoptysis and diarrhea. Idiopathic pulmonary hemosiderosis and celiac sprue. Chest, 2008, 134:644–647.

[168] PACHECO A, CASANOVA C, FOGUE L, et al. Long-term clinical follow-up of adult idiopathic pulmonary hemosiderosis and celiac disease. Chest, 1991, 99:1525–1526.

[169] SOERGEL K, SOMMERS SC. Idiopathic pulmonary hemosiderosis and related syndromes. Am J Med, 1962, 32:499–511.

[170] BRECKENRIDGE RL JR, ROSS JS. Idiopathic pulmonary hemosiderosis: a report of familial occurrence. Chest, 1979, 75: 636–639.

[171] NUESSLEIN TG, TEIG N, RIEGER CH. Pulmonary haemosiderosis in infants and children. Paediatr Respir Rev, 2006, 7:45–48.

[172] BUSCHMAN DL, BALLARD R. Progressive massive fibrosis associated with idiopathic pulmonary hemosiderosis. Chest, 1993, 104: 293–295.

[173] MALHOTRA P, AGGARWAL R, AGGARWAL AN, et al. Coeliac disease as a cause of unusually severe anaemia in a young man with idiopathic pulmonary haemosiderosis. Respir Med, 2005,

99:451–453.

[174] THAELL JF, GREIPP PR, STUBBS SE, et al. Idiopathic pulmonary hemosiderosis: two cases in a family. Mayo Clin Proc, 1978, 53:113–118.

[175] ROSSI GA, BALZANO E, BATTISTINI E, et al. Long-term prednisone and azathioprine treatment of a patient with idiopathic pulmonary hemosiderosis. Pediatr Pulmonol, 1992, 13:176–180.

[176] COLOMBO JL, STOLZ SM. Treatment of life-threatening primary pulmonary hemosiderosis with cyclophosphamide. Chest, 1992, 102:959–960.

[177] WANG T, WEIGT SS, BELPERIO JA, et al. Immunosup-pressive and cytotoxic therapy: pharmacology, toxicities, and monitoring. Semin Respir Crit Care Med, 2011, 32:346–370.

第 69 章

吸入性肺部疾病

Paul E. Marik

肺炎——"男性第一死因"。

——William Osler

误吸被定义为口咽分泌物或胃内容物进入喉和下呼吸道。误吸后可发生多种肺部综合征,取决于误吸物质的数量和特性、长期慢性吸入、机体的防御机制及机体对吸入物质的反应。最重要的几个综合征包括吸入性肺炎或 Mendelson 综合征,这是一种由误吸胃内容物引起的化学性肺炎。吸入性肺炎是由于误吸入含定植致病菌的口咽分泌物导致的感染性疾病。尽管这两种综合征存在一些重叠的特征,它们却是不同的疾病。此外,还有一些反复、隐匿性误吸引起的慢性肺部疾病,其中最常见的是"弥漫性吸入性细支气管炎"。其他误吸相关综合征包括气道阻塞、肺脓肿、外源性类脂质肺炎、慢性间质性肺炎和偶发性分枝杆菌肺炎。本章将会重点阐述吸入性肺泡炎、吸入性肺炎及弥漫性吸入性细支气管炎的病理生理机制、临床特点及治疗。

吸入性肺泡炎

吸入性肺泡炎定义为误吸反流的胃内容物引起的急性肺损伤。这种综合征常发生于有显著意识障碍的患者,如药物过量、癫痫发作、急性神经损伤引起的昏迷、大面积脑血管意外、头部外伤后及麻醉过程中。有一点需要强调的是,吸入性肺泡炎只发生在意识状态障碍且存在气道保护性反射受损的患者中。在临床实践中,药物过量是吸入性肺泡炎最常见的原因,发生在大约 10% 的因药物过量而住院的患者中。Adnet 和 Baud 研究证实,随着意识障碍程度的加重,误吸的风险会增加(意识障碍按格拉斯哥昏迷量表测

量)。在历史上,最常见的吸入性肺泡炎是 Mendelson 综合征,最初于 1946 年报道于接受全身麻醉的发生误吸的产科患者。Mendelson 的最初报道包括了 1932—1945 年的 44 016 名未禁食的产科患者,其中 1/2 以上为面罩吸入乙醚麻醉,未行气管插管。上述人群中,66 例患者发生了误吸(1∶667)。尽管少数患者因为误吸而导致病情危重,大部分患者通常能在 24～36h 内恢复,只有两名患者死亡(1∶22 008)。

尽管误吸是普遍担心的全身麻醉并发症,在现代麻醉中临床表现显著的误吸是罕见的,并且在健康患者中其发病率和死亡率较低(见下文)。在户外、急诊室或重症监护病房(intensive care unit,ICU)紧急气管插管患者的误吸率大大增加,在这些患者中应该尽一切努力降低误吸的风险;这包括去除义齿、清理气道,部分患者可在气管插管前放置鼻胃管使胃排空。如果患者情况紧急,急需气道开通,则应尽快气管插管,不需要先放置鼻胃管。若患者极有可能为饱腹状态(如上消化道出血、小肠梗阻、肠梗阻等),气管插管前放置鼻胃管则是较为谨慎、稳妥的方法。紧急气管插管时,务必保证负压吸引装置处于备用状态,且压迫环状软骨进行快速序列插管。

■ 病理生理学

Mendelson 强调酸在吸入性肺炎发病中的重要作用,他发现将未中和的酸性胃内容物注入兔子肺脏可引起严重的肺炎,与吸入 0.1N 盐酸导致的肺炎难以区分。然而,若吸入前将呕吐物中胃酸中和,肺部损伤会极其轻微。实验研究表明,肺损伤的严重程度随着吸入量的增加及吸入物 pH 的降低会显著增加,而 pH<2.5 为吸入性肺炎发生的前驱条件。然而除胃酸之外,胃内还含有多种其他物质。几项实验研究表明,即使误吸物的 pH>2.5,误吸小的、来自胃的微粒食物也可能导致严重的肺部损伤。这些研究表明,误吸混合有胃酸及微小食物颗粒导致的细胞募集和炎症介质释放最为显著。

胃内容物的吸入可通过强烈的肺实质炎症反应

导致气管支气管树和肺实质化学灼伤。促炎细胞因子，包括肿瘤坏死因子-α 和 CXC 趋化因子，可介导中性粒细胞募集，在吸入性肺泡炎的发生、发展中至关重要。一旦定位于肺部，中性粒细胞通过释放氧自由基及蛋白酶在肺损伤中发挥关键作用。胃酸可阻止细菌的生长，故而胃内容物通常是无菌的。因此，误吸入胃内容物的早期阶段，细菌感染在肺损伤中所占的分量不大。然而，酸性吸入性肺泡炎降低宿主的防御能力，增加了继发感染的风险。然而这种并发症的发生率并未被详细地研究过。此外，实验模型表明经过酸性吸入性肺泡炎"预处理"肺部，将使继发感染更严重。使用抑酸剂，如组胺-2（H_2）受体阻断剂或质子泵抑制剂，会导致胃液 pH 增加，从而可能导致胃内容物中潜在致病菌定植。此外，接受肠内营养、胃轻瘫和小肠梗阻的患者可出现胃内定植革兰氏阴性菌。在这些情况下，肺部炎症反应很可能由细菌感染和胃内容物引起的炎症反应共同组成。

■ 麻醉与吸入性肺炎

既往认为吸入性肺炎是严重麻醉并发症的主要原因。但是，随着我们对该并发症重要性的认知增强，及该并发症的可预防性，现代麻醉中吸入性肺泡炎的发生已非常低。尽管如此，吸入性肺炎依然是一种重要的围术期并发症，且仍然是最常见的麻醉相关死亡的原因。据报道，现代麻醉中误吸发生的风险为全麻时每 10 万人 2.9～4.7 例（大约每 3 000 次麻醉发生 1 例），死亡率约为 1∶125 000，占所有麻醉死亡的 10%～30%。Warner 等人发表了一项研究的数据，共 215 488 例成人全身麻醉中，观察到 67 人次误吸（3.1/10 000）。最近的一项涉及 99 441 名非产科手术麻醉患者的研究中，有 14 例发生了围术期肺部误吸（1/7 103）。上述 14 例患者均有 1 个或多个误吸的高危因素。泰国麻醉事件监测研究中心前瞻性记录了全国 51 家医院的误吸状况，在 2007 年的 6 个月期间，泰国各地报告符合肺部误吸的共 28 例（基数未报道）。大部分事件发生在美国麻醉学会（American Society of Anesthesiology, ASA）分级为 1～2 级的患者（85.7%），发生在白天时间（64.3%），并在麻醉医师值班期间（67.9%）。其中 11 例为麻醉诱导期间误吸（39.3%），7 例为麻醉维持期（25%），急救状态下发生误吸的有 7 例（25%）。除一人外所有事件（96.4%）均被视为人为事件，25 例（89.2%）是可以预防的。13 名患者（46.4%）发生了重大生理变化，10 人（35.7%）需要非计划转入 ICU，10 名（35.7%）需要延长呼吸机支持时间，且 2 人（7.14%）死亡。

Cook 等人在总结皇家麻醉学院第 4 次国家调查项目后做出了一份关于气管插管相关气道疾病的最确切、最广泛的综述。作者统计了在这一年的前瞻性调查研究中所有英国国家卫生服务机构在麻醉过程中、重症监护病房和急诊室发生的严重呼吸道并发症，发现 184 例符合纳入标准，其中麻醉科 133 例，ICU 36 例，急诊科 15 例。一项在上述调查期间进行的全国人口麻醉事件普查的数据被用作上述研究的基数。普查数据表明，每年有 290 万例麻醉，可见严重气道并发症发生率很低（用 133 例麻醉事件作为分子），约为每 22 000 例麻醉中发生一次严重气道并发症。总共有 38 例患者因气道并发症死亡：133 例麻醉患者中有 16 例（12%），36 例 ICU 患者中有 18 例（50%），16 例急诊室患者中有 4 例（25%）发生呼吸道并发症。其中，肺部误吸入胃内容物是最常见的导致死亡和大脑损伤的原因。50% 以上的死亡或大脑损伤患者的麻醉方式为声门上气道麻醉。统计分析发现，可能仅有 25% 的重大事件被报道，而其他根本未曾被提及。因此作者认为，上述调查结果得出的发病率仅是该并发症的下限。

夜间进行的急诊手术（特别是创伤、有胃排空延迟的腹部手术）、麻醉不充分、肥胖、老年制动患者和阻塞性睡眠呼吸暂停均与误吸的高风险相关。患有胃食管反流的迟钝的成人和儿童更易出现误吸，即使没有麻醉、镇静这些损伤气道反射保护的因素，误吸也很常见。可导致误吸风险增加的因素见表 69-1。术前即有误吸风险的人群，术后因为制动、麻醉药的残留效应及麻醉剂共同减弱气道反射保护，误吸风险也会增高。

表 69-1　增加围术期误吸风险的因素

刚进食
胃排空延迟
糖尿病神经病变
阿片类药物
麻痹性肠梗阻
小肠梗阻
妊娠
急诊手术
肥胖
阻塞性睡眠呼吸暂停
反流性食管炎
贲门失弛缓症
食管狭窄
既往胃旁路手术
创伤性脑损伤
脑梗死/出血

正如 Mendelsohn 的开创性研究所强调的那样,产科患者误吸的发生率更高。一项 1973 年的研究报道,阴道分娩接受全麻的产妇发生误吸的风险为 1:6 000,而剖宫产产妇为 1:430。其后,两项较新的研究报道显示,全麻下剖宫产误吸发生风险分别为 1:1 547 和 1:1 431。最近一项研究提示,剖宫产的妇女误吸发生率为 1:900。可见,孕产妇麻醉期发生肺部误吸的风险为普通外科患者的 2~3 倍。孕妇误吸风险较高是由于胃食管反流和胃排空延迟。胃食管反流在妊娠中很常见,即使没有症状的孕妇也可被证实存在胃食管反流。妊娠期间基础和诱导胃酸分泌均无明显异常,但可出现食管下段压力下降,这通常是孕早期即出现的黄体酮效应所致。而手术过程本身便可增加吸入风险,通常由于采取截石位或特伦德伦伯格体位或人工气腹所致。

喉面罩(laryngeal mask airway,LMA)不能可靠地防止胃内容物反流至肺,故而吸入高风险的患者应尽可能避免使用喉罩。在一项荟萃分析中,共纳入 12 901 例低误吸风险病例,对每个患者是否有喉罩的禁忌均按照标准进行了评估(如胃肠道功能不全、肥胖症、反流病史或急诊手术),其中只有 3 例发生误吸,发病率为 2.3/10 000。

外科术后神经肌肉阻滞剂拮抗不足是发生误吸的一个重要危险因素。使用非去极化神经肌肉阻滞剂后,确保患者已恢复正常神经肌肉功能至关重要。若未能充分拮抗,残余麻痹会降低上食管张力、吞咽期间食管肌肉组织的协调性及缺氧的通气驱动。这些因素均显著增加误吸的风险。如果没有客观的神经肌肉监测方式,很难保证术后神经肌肉功能是否充分恢复。循证医学证实临床医师应时刻注意用客观方法(4 个成串刺激监测)定量监测神经肌肉阻滞的程度。4 个成串刺激监测时,无论采用机械测量还是肌电图检测,数值必须超过 0.9,方能排除临床显著残留的神经肌肉阻滞。如果在手术末期未能客观记录到神经肌肉功能充分恢复(如 4 个成串刺激≥0.9),应对神经肌肉阻滞进行拮抗。

预防麻醉过程中误吸

近些年,更宽松的术前禁食指南被提出。反流及误吸风险不高的健康成年人午夜后应避免进食固体,但手术 6h 前还可以考虑干面包之类的便餐,麻醉诱导前 2h 可进食干净液体,如水、不加奶的咖啡、果汁。空腹 2~4h 与空腹 4h 以上随机对照研究的荟萃分析显示,术前 2~4h 仍进食干净液体者常有相对较小的胃容量和较高的胃内 pH,这种方法目前已被 ASA 认可。

术前预防性使用抑酸剂(H$_2$ 受体阻断药、质子泵抑制剂)和促动力剂已被用于减少胃容积和/或过多的胃酸。但是,缺乏数据证明这些药物中的任何一种可降低吸入性肺炎的发生风险。ASA 的指南不推荐常规使用这些药物预防。然而,对于误吸风险较高的人群使用这些药物并无不合理之处。但是,需要认识到,抑酸药起效需要时间,因此至少要在麻醉诱导前 2h 给药。

标准化教学指出,对误吸风险较高的患者进行气管插管时,应给予快速序列插管及环状软骨压迫。环状软骨压迫被称为 Sellick 法,目的是通过将食管挤压在环状软骨和椎体之间临时闭塞颈部食管,从而防止被动反流的胃内容物进入咽部。无论快速序列插管还是环状软骨压迫,目前均未通过前瞻性研究证明是否能减少误吸的发生。快速序列插管缩短了从意识丧失到气道保护之间的时间,如果患者误吸风险高,缩短上述时间可能是有益的。但是,环状软骨压迫法一直有争议。很多人认为,环状软骨压迫时食管不能在环状软骨和椎骨之间确切地闭合。对志愿者(男性和非孕妇)的研究清楚地显示,食管通常不在中线位置或环状软骨压迫时压力只是使食管横向移位而不是闭塞气道。最近的数据表明,环状软骨后方的喉咽与食管入口连通,这种下咽部区域在 Sellick 法操作时可被闭塞。实施环状软骨压迫通常方法不规范或力度不合适,从而可能阻碍声门的暴露,为气管插管增加难度。虽然尚未证实环状软骨压迫可以减少紧急气管插管期间的误吸风险,该方法目前被认为是这种情况下的标准护理手段。

■ 临床表现

吸入胃内容物临床表现多种多样,可表现为口咽部满布胃内容物、喘息、咳嗽、气短、发绀、肺水肿、低血压和低氧血症;还可能会迅速进展到严重 ARDS 和死亡(图 69-1)。然而,很多患者可能不会产生与误吸相关的体征或症状,而其他人可能会出现咳嗽或喘息。一些患者误吸后临床悄无声息,仅表现为动脉氧饱和度下降和误吸相关的放射学证据。Warner 等人研究了 67 例在麻醉状态下误吸的患者。其中 42 例(64%)完全无症状,13 例需要机械通气支持 6h 以上,死亡 4 例。

■ 吸入性肺泡炎的治疗

有目击的误吸发生后,应尽快给予上呼吸道负压吸引。对丧失气道保护的患者,应考虑气管内插管。尽管在实践中通常对可疑误吸或目击到发生误吸的患者给予预防性抗生素,然而,该方法并不被推荐。同样,对于误吸后短期内出现发热、白细胞增高或发生肺部浸润的单纯化学性肺泡炎的患者,给予抗生素治疗也是不提倡的,因为这可能产生更为耐药的微生物。然而,在小肠梗阻情况下误吸胃内容物或其他胃

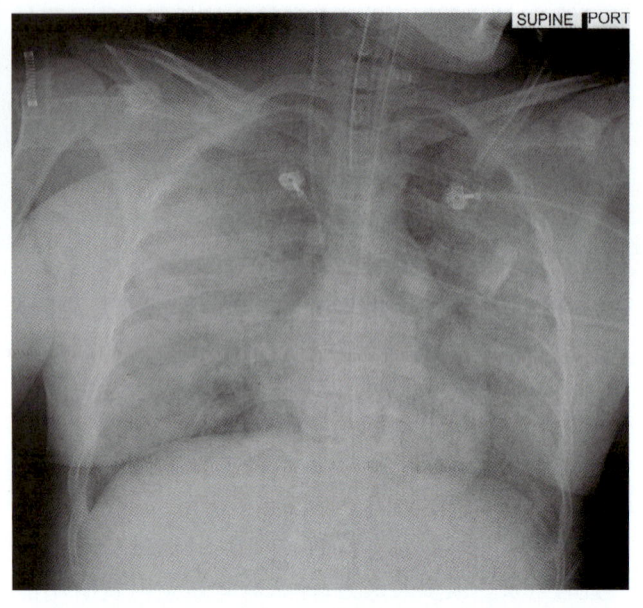

图 69-1　后前位 X 线胸片显示误吸胃内容物后双侧肺泡的浸润性病变（吸入性肺泡炎）。

内容物可能有微生物定植的情况下（如抗酸治疗、胃管喂养）发生误吸,应该给予经验性抗微生物治疗。吸入性肺泡炎患者 48h 仍未改善者应给予抗微生物治疗。建议使用广谱药物进行经验性治疗。有抗厌氧菌活性的抗生素并不是常规需要的。最近血清降钙素原已经成为能区分细菌性感染与非细菌性炎性疾病的生物标志物。El-Solh 等调查了血清降钙素原在区分吸入性细菌性肺炎与无菌性吸入性肺泡炎方面的价值。在这项研究中,血清降钙素原水平对于基于支气管肺泡灌洗液的微生物定量培养区分细菌性肺炎与吸入性肺泡炎的诊断价值有限。

■ 免疫调节剂

自 1955 年以来,糖皮质激素即被用于治疗吸入性肺泡炎。然而,关于该药物在疾病中的作用的数据却非常有限,仅完成了一项前瞻性、安慰剂对照研究。在这项研究中,Sukumaran 等将 60 例吸入性肺泡炎患者随机分为甲基泼尼松龙组［15mg/（kg·d）］,持续 3d］及安慰剂组。每组患者又细分为两类,分别为以药物过量作为主要诊断的年轻患者和具有神经系统疾病的老年患者。应用激素组的放射学异常改善得更快,氧合也是如此。接受糖皮质激素的药物过量患者其呼吸机使用时间和 ICU 居住天数明显缩短;然而,这些变量在接受激素的有神经系统疾病患者组更长。并发症或死亡率的发生无显著差异。这项研究的结果有点难以解释,因为年轻患者组可能为真正的"吸入性肺泡炎",而神经系统疾病组的许多患者可能患上了"吸入性肺炎"。Wolfe 等对 43 例误吸导致的

吸入性肺泡炎患者进行了病例对照研究,其中 25 人接受高剂量糖皮质激素（泼尼松龙大约 600mg/d,持续 4d）。虽然死亡率没有差异,但据报道继发性革兰氏阴性杆菌肺炎在激素组中更为常见（7/20 和 0/13）;然而,该组的呼吸机使用天数相对较少（4.3d 和 9.8d）。基于这些有限的数据,很难对吸入性肺泡炎患者是否使用糖皮质激素提出循证建议。

在动物模型中,许多药物干预措施,包括吸入 B₂激动剂、己酮可可碱、抗血小板药物和 ω-3 脂肪酸已被证明可以减轻酸吸入后的急性肺损伤。这些干预措施在患者中的作用仍然有待进一步证实;然而,基于上述药物本身的安全性,这些药物应该考虑在严重酸性吸入性肺泡炎患者中使用。

吸入性肺炎

吸入性肺炎是指具有口咽吸入高风险因素的患者出现与肺炎相符的肺部影像浸润和临床特征（图 69-2）。大约 1/2 的健康成年人在睡眠期间会吸入少量的口咽分泌物。据推测,正常咽部分泌物的低毒力细菌负荷以及强烈的咳嗽、活跃的纤毛运输和正常的体液和细胞免疫机制可以使误吸物被清除,而不留下后遗症。然而,如果机械屏障、体液或细胞免疫机制受损,或误吸的量足够大,可能会出现肺炎。在宿主防御机制受损的情况下,任何增加口咽分泌物的体积

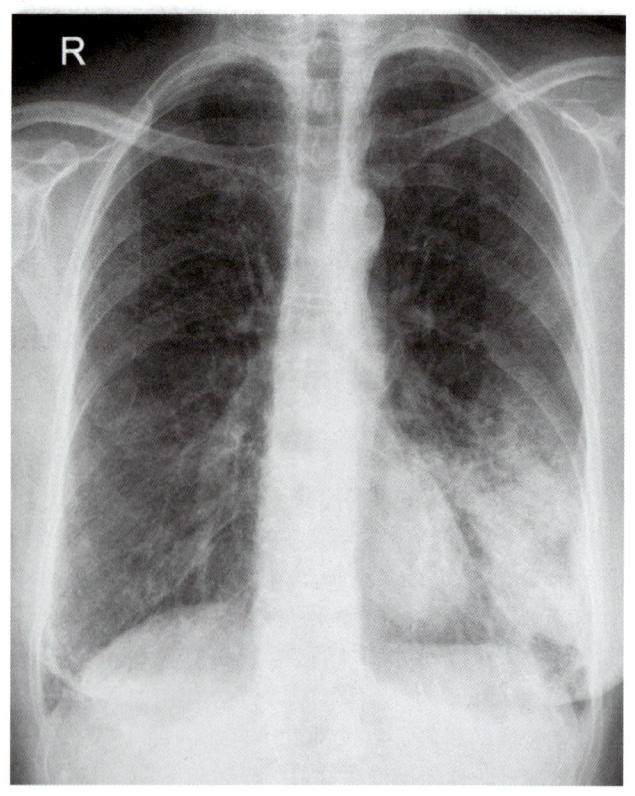

图 69-2　前后位 X 线胸片显示左肺下叶的吸入性肺炎。

和/或细菌负荷的情况都可能导致吸入性肺炎。事实上，在进行吞咽功能评估的卒中患者中，误吸物的量与肺炎的发展之间存在很强的相关性。增加潜在致病菌的口咽定植及增加细菌负荷均可能会增加吸入性肺炎的风险。肺炎发生的临床情境在很大程度上可使我们区分吸入性肺炎与其他形式的肺炎。但是，吸入性肺炎与普通肺炎可能有一定重叠。事实证明，与年龄匹配的对照组相比，健康的老年社区获得性肺炎（community-acquired pneumonia，CAP）患者的无症状误吸发生率明显更高。

■ 流行病学

缺乏敏感和特异的吸入相关标志物使得吸入综合征的流行病学研究十分困难。此外，大多数研究没有区分吸入性肺泡炎和吸入性肺炎。尽管如此，一些研究将"吸入性肺炎"列为 CAP 的原因，占 5%～15% 的病例。CAP 是老年人发病和死亡的主要原因，而吸入可能是老年患者肺炎的主要原因。流行病学研究表明，肺炎的发病率随着年龄增长而增加，与年龄<60 岁者相比，75 岁以上者肺炎的发生率几乎高出 6 倍。在养老院的老年人中，肺炎的发病率最高。

■ 吸入性肺炎患者的吞咽障碍

吞咽是一项复杂的功能，包括自主和反射成分。口咽吞咽涉及 5 对脑神经和超过 50 块头颈部肌肉。脑干和皮质区都参与吞咽的神经处理过程。吞咽动作的协调需要来自双侧感觉运动皮层的传入冲动下行传入到脑干的延髓吞咽中心。功能和解剖学成像研究已经确定了几个在吞咽中起重要作用的部位，包括初级感觉运动皮质、脑岛、前扣带、内囊、基底神经节和丘脑。吞咽过程可分为口咽期和食管期。口咽期包括口腔的咬合和咀嚼，以及将食物传输进入咽部。简言之，该过程伴随着喉部的抬高和向前运动以接触会厌，从而达到保护气道的目的。随后，食团通过食管上括约肌进入食管（食管期）。在食管期，下食管括约肌松弛，食团通过蠕动和重力被推入胃中。

吞咽障碍是指吞咽过程出现困难。吞咽障碍的严重程度可从轻中度吞咽困难到完全无法吞咽。吞咽障碍是导致吸入性肺炎的主要危险因素。此外，吞咽障碍可导致患者的蛋白质-能量营养不良及脱水。吞咽机制中任何环节的损伤均可导致吞咽障碍，包括上呼吸道或食管的解剖异常。吞咽障碍传统上与脑干梗死及双侧大脑梗死相关，然而最近越来越多地被证实可发生在孤立的脑梗死中。此外，吞咽障碍通常与无症状脑梗死有关。

吞咽障碍在西方国家非常普遍，是导致患者发病和死亡的主要原因。实际上，吸入性肺炎可能是大多数慢性病患者死亡的最终共同途径。据估计，美国有 1 600 多万老年人患有吞咽障碍。此外，在美国每年还有 30 万～60 万名患者因神经系统疾病而发生吞咽障碍。吞咽障碍影响了>30% 的脑血管意外患者、52%～82% 的帕金森病患者、84% 的阿尔茨海默病患者、高达40% 的 65 岁及以上的成年人及超过 60% 的老年住院患者。吞咽功能随着年龄增大而降低，增加了老年人误吸和肺炎的风险。Kikuchi 等使用氯化铟扫描评估患 CAP 的"健康老年患者"和年龄匹配的对照受试者中无症状误吸的发生率。CAP 患者中 71% 的患者证实有无症状误吸，而对照组仅 10%。老年人吞咽功能受损可归因于感觉减弱、无症状脑梗、脑萎缩、中枢神经系统突触传导的传入性延迟，以及衰老引起的舌软弱无力（肌肉衰减征）。

■ 吞咽障碍的危险因素

表 69-2 列出了吞咽障碍的主要危险因素。在急性卒中患者中，吞咽障碍的发生率在 40%～70%。发生误吸的吞咽障碍患者肺炎的风险增加。尽管大多数患者在卒中后吞咽障碍会逐步得到改善，但很多患者的吞咽障碍严重程度会有所波动，最终 10%～30% 的患者持续存在吞咽障碍并发生误吸。

表 69-2　吞咽障碍及吸入性肺炎的危险因素

脑血管疾病
缺血性卒中
出血性卒中
蛛网膜下腔出血
退行性神经系统疾病
阿尔茨海默病
多发梗死性痴呆
帕金森综合征
肌萎缩侧索硬化症（运动神经元病）
多发性硬化症
头部及颈部恶性肿瘤
口咽恶性肿瘤
口腔恶性肿瘤
食管恶性肿瘤
其他
硬皮病
糖尿病胃轻瘫
反流性食管炎
老年性食管
贲门失弛缓症

吸入性肺炎患者的咳嗽反射

完整的咳嗽反射是一种重要的呼吸防御机制。Sekizawa 等证实老年肺炎患者咳嗽反射明显下降。此外,咳嗽反射的紊乱程度越明显,其患肺炎的风险就越大。Nakazawa 等表明老年吸入性肺炎患者的吞咽和咳嗽反射受损,而既往没有误吸病史的痴呆患者则没有上述功能受损。血管紧张素转换酶(angiotensin-converting enzyme,ACE)调节咳嗽反射。除了将血管紧张素 I 剪切为血管紧张素 II 外,ACE 还参与代谢质子肽、P 物质和缓激肽。从咽部和上呼吸道的迷走神经释放的 P 物质介导咳嗽反射。一项研究发现,老年肺炎患者痰液中的 P 物质水平显著降低。缓激肽是一种炎症肽,可通过血管紧张素酶抑制剂介导咳嗽,使气道感觉神经敏感并增强咳嗽反射。许多报道表明 ACE 基因(ACE DD 等位基因)的插入/缺失(I/D)多态性与肺炎风险增加有关。此外,使用 ACE 抑制剂可降低吸入性肺炎的风险(参见下文)。

■ 增加误吸患者肺炎风险的因素

尽管吞咽障碍和误吸量是患者易患吸入性肺炎的关键因素,其他一些因素也起着重要作用。口咽部的定植是吸入性肺炎发病机制中的重要一步。老年人口腔定植菌中致病菌增加,如金黄色葡萄球菌及需氧的革兰氏阴性菌(如肺炎克雷伯菌和大肠埃希菌)。虽然定植量的增加可能只是短暂的,但它是这些病原体导致老年人肺炎风险增加的基础。此外,牙菌斑的定植可能是重要的吸入性肺炎危险因素。宿主防御系统中存在的易增加这些微生物定植的缺陷尚不明确;然而,吞咽障碍伴有唾液清除力下降和口腔卫生差可能是主要危险因素。在长期护理机构里的人由于缺乏口腔卫生护理以及牙周和/或牙科疾病等情况,易出现口腔卫生差。Langmore 等报道,在老年患者中,龋齿数量以及从未或仅偶尔刷牙的数量是吸入性肺炎的独立预测因素。同样,Azarpazhooh 和 Leake 进行了一项系统回顾,结果表明牙菌斑、唾液和龋齿中存在导致龋齿和牙周病的病原体,是吸入性肺炎的独立预测因子。Awano 等证明,有 10 个或更多牙周袋的人因肺炎导致死亡的风险增加。质子泵抑制剂增加了胃和口咽部潜在致病活性的微生物定植。Gulmez 等报道,60 岁以上患者同时使用质子泵抑制剂可增加社区获得性(吸入性)肺炎的风险。

■ 吸入性肺炎的诊断和治疗

吸入性肺炎的诊断尚没有"金标准"。此外,与吸入性肺泡炎不同,吸入性肺炎患者通常没有被目击到误吸发生。因此,当有明确误吸危险因素的患者出现与肺炎相符的临床特征(发热、气短、咳脓痰),并且在误吸特征性的支气管肺段中出现浸润影时(图 69-2),可推断其发生了吸入性肺炎。在卧位的患者中,最常见的受累部位是上叶后段和下叶背段。在直立或半卧位发生误吸的患者中,更常累及下叶的基底段。该病通常表现为急性肺炎过程,类似于典型的 CAP。然而,未经治疗的患者有较高的空洞形成和肺脓肿的发生率。

吸入性肺炎患者需要抗菌治疗。抗生素的选择取决于误吸发生的情境以及患病前患者的状况,包括误吸发生在社区还是医疗机构[医疗保健相关肺炎(healthcare-associated pneumonia,HCAP)]和患者特征(如是否酗酒、口腔卫生状况、静脉注射药物滥用情况以及最近有无使用抗生素或抑酸药)等因素。对于无上述危险因素的相对"健康"门诊患者,推荐使用能针对肺炎链球菌、金黄色葡萄球菌和流感嗜血杆菌的窄谱抗生素。然而,大多数吸入性肺炎患者有需氧革兰氏阴性菌定植和感染的高危因素,需要用三代头孢菌素、氟喹诺酮类、哌拉西林或碳青霉烯类治疗。此外,对于有耐甲氧西林金黄色葡萄球菌(methicillin-resistant S. aureus,MRSA)感染风险的患者,应考虑使用万古霉素或利奈唑胺。具有专门抗厌氧菌活性的抗生素尽管常被应用(并且通常被认定为标准治疗),并非常规需要。定植于口咽部的厌氧菌一般是低毒力的。在一项可追溯到 1930 年的实验中,史密斯将从文森特心绞痛患者中分离出的细菌注入兔子的肺部。单一种类的微生物未能引起肺炎,只有当多种不同的微生物被注入肺部时,动物才会出现肺炎(协同厌氧菌感染)。El-Sohl 等人对 95 例严重吸入性肺炎患者进行了保护性定量支气管取样。在鉴定出的 67 种病原体中,革兰氏阴性肠道菌是分离出的主要微生物(49%),其次是厌氧菌(16%)和金黄色葡萄球菌(12%)。从 11 名患者中分离出了单种厌氧菌,厌氧菌通常与革兰氏阴性病原体一起。虽然 7 例分离到厌氧菌的患者最初的抗生素治疗未能覆盖厌氧菌,但其中 6 人临床情况好转。具有特定厌氧菌活性的抗菌药物仅适用于患有牙周病的患者、有脓臭痰的患者以及胸部影像显示为坏死性肺炎或肺脓肿的患者。

■ 吞咽障碍的评估和管理

所有 CAP 老年患者、最近发生脑血管意外的患者和退行性神经系统疾病患者都应该被介绍给发音和病理治疗师进行正式的吞咽功能评估(视频 69-1)。

对于那些有吞咽障碍的患者,需要制订和实施个体化管理策略。在筛查有误吸风险的患者时,临床医生对患者咳嗽和呕吐反射的床旁评估是不可靠的。因为客观的吞咽状况评估,可以在患者使用鼻胃管或饲管时进行,没有必要拔除喂养管(和中断肠内喂养)来评估吞咽障碍。同样,经口进食量不足者,可以保留鼻胃管留以补充营养。

视频 69-1　因 PNA 入院的 82 岁男性,病程中多次气管插管,并最终行气管切开。通过#5XLT 近端/无袖气管切开(患者暴露于室内空气)和 Dobhoff 喂养管完成光纤内镜吞咽功能评估(fiberoptic endoscopic evaluation of swallowing,FEES)。FEES 显示患者有严重的咽部吞咽障碍。大量的分泌物进入整个咽/喉(隐窝和梨状窦)并伴随着分泌物的误吸。在进食稍浓地物质后,整个咽部均可见残留物,提示普遍性咽部收缩功能下降。隐窝中的残留是舌根回缩下降、会厌功能不全和舌骨抬高不良的结果。梨状窦中的残留物是环咽功能障碍/食管上括约肌开口功能不足的结果。测试中可看到患者对花蜜样黏稠度物质吞咽反应延迟,表现为食糜进入梨状窦时,无论在吞咽反应之前/期间/之后均引起误吸反应阳性,上述表现是由构状软骨倾斜度下降和声带内收所致。(获 Randy Dubin 授权使用。)

吞咽障碍患者的管理需要许多医疗专业人员的专业合作,包括患者的初级保健医生、肺病专家、SLP、临床营养师、作业治疗师、理疗师、护士、口腔卫生师、牙医,以及患者的主要看护人员。目标是优化口咽吞咽的安全性、效率及有效性,以维持充足的营养和水化,并改善口腔卫生。尽可能以提高生活质量为目标来指导患者的管理,口服摄入(如果可能)优于管饲。康复治疗的一个基本原则是,任何躯体活动的最佳疗法是该活动本身;由于吞咽可能被认为是吞咽障碍的最佳治疗方法,因此康复治疗的目标为确定确保个体患者安全、有效吞咽。目前用于吞咽障碍的治疗包括改变饮食和液体的形式以预防误吸、补偿操作、进食体位改变和康复锻炼。饮食调整是吞咽困难的常见治疗方法。食物黏稠度的调整可通过临床吞咽和/或电视荧光吞咽评估来进行个体化决策。减少食团的量和增加食团黏度可显著提高吞咽的安全性并降低误吸风险。动态黏度的 SI 物理单位是帕斯卡秒(Pa·s)。进食水和稀薄液体(20Pa·s)时,误吸的发生风险最大;进食花蜜(270Pa·s)和布丁(3 900Pa·s)这些黏稠食团时误吸风险下降。对于患有口腔感觉或运动缺陷的患者,通过增加食物或液体的黏度或厚度,在咽部吞咽开始之前的延迟期,进食的食物不太可能从口腔中滑脱,进入到咽喉入口或穿过未完全封闭的喉部。透视检查研究表明,增加液体黏度至布丁的黏度

可显著降低误吸风险。除了改变饮食性状外,经口喂养的维持通常需要补偿措施来减少误吸或改善咽部清除。一系列的行为技术可降低误吸风险,包括进食体位、头部位置和呼吸,以及特定的吞咽动作。有人建议采用尽可能下颌下移的姿势来降低误吸风险。Welch 等指出通过下颌下移而使前咽结构后移可改善气道保护。然而,吞咽障碍患者的首选干预措施以及这些干预措施对吸入性肺炎风险的影响尚不清楚。

神经肌肉电刺激(neuromuscular electrical stimulation,NMES)是一种相对较新的口咽性吞咽障碍治疗方法。对于吞咽困难者,NMES 需要在头部和颈部的肌肉上插入电极,并通过电脉冲刺激较弱或偏瘫的肌肉。这种操作通常与主动改变食物性状使其具有最恰当的黏度(进食者可以耐受又不会发生误吸)相结合。有必要进一步研究 NMES 的作用,然后才能推荐表面电刺激用于治疗吞咽障碍。

管饲

并不是所有误吸患者均需要给予管饲。对于严重吞咽障碍和误吸的老年患者,如果吞咽功能很可能改善,可予以短期管饲。Nakajoh 等表明,卒中伴吞咽障碍的患者中,经口喂养时肺炎发病率与接受管饲者相比显著升高(54.3%与 13.2%,P<0.001),尽管经口喂养的患者具有更高的功能状态(更高的 Barthel 指数)。FOOD 试验由两项大型随机研究组成,研究纳入的为吞咽困难的卒中患者。在第一项试验中,纳入入院后 7d 内的患者,入组后被随机分配到早期管饲或无管喂养组。早期管饲使死亡风险绝对值下降 5.8%。第二项试验将患者分配到早期鼻胃管喂养组或早期经皮内镜胃造瘘(percutaneous endoscopic gastrostomy,PEG)喂养组。PEG 喂养与 1%死亡风险的绝对增加和死亡风险或预后不良增加 7.8%相关。有 PEG 的患者与鼻胃管组相比,不太可能转变为经口喂养,且更需要生活在医疗机构中。这可能部分解释了 PEG 喂养患者的较高死亡率。此外,有趣的是,PEG 喂养患者更容易患上压疮,这表明这些患者与鼻胃管喂养者相比可能护理方法不同。FOOD 试验的结果表明,吞咽障碍的卒中患者应该通过鼻胃管或喂食管早期喂养,并在吞咽障碍改善后转回经口喂养。吞咽障碍无法改善的患者可能是放置 PEG 管的候选者。

口腔卫生

牙菌斑及舌苔可作为潜在致病微生物的储备处。居家人员已被证明口腔卫生差,很少接受牙医和口腔卫生师的治疗。积极的口腔护理方案可减少潜在致

病微生物的定植,并减少细菌负荷,已经证明该措施可减少吸入性肺炎的风险。无牙患者也不应忽视口腔护理,因为清洁舌头与口咽细菌负荷减少有关。

药物管理

神经递质 P 物质被认为在咳嗽和吞咽感觉途径中起主要作用。血管紧张素转化酶抑制剂可阻止 P 物质的分解,理论上可用于治疗吸入性肺炎患者。许多研究表明,与其他抗高血压药相比,接受 ACEI 治疗的卒中患者吸入性肺炎的风险较低。这一观察结果最初在日本患者中得到注意,并且有人认为这种益处仅限于亚洲人群。此外,据推测,亲脂性 ACEI 可能比亲水性 ACEI 更有益。然而,来自英国的一项基于人群的病例对照研究表明,目前应用 ACEI 与肺炎风险下降相关(OR:0.75,95%CI:0.65~0.86)。尼麦角林(一种麦角生物碱衍生物)已被证明可以上调 P 物质并改善吞咽障碍,效果与 ACEI 相似。有关该药物在预防吸入性肺炎中的作用尚需要进一步研究。

镇静药物已被证实可增加长期居住在护理机构的居民的肺炎风险,因此应予以避免。应慎重处方吩噻嗪和氟哌啶醇,因为它们会减少口咽吞咽协调性,引起吞咽障碍。干扰腺体分泌的药物,包括抗组胺药和具有抗胆碱能活性的药物,使患者吞咽更加困难,因此也应该避免使用。

弥漫性吸入性细支气管炎

隐匿误吸可导致肺损伤,从而引起一系列影像学、临床和组织学表现。老年人的隐匿性误吸通常与食管运动障碍、胃食管反流病(gastroesophageal reflux disease,GERD)以及神经功能障碍(吞咽障碍)有关,并且经常出现睡眠时症状的急性发作。弥漫性吸入性细支气管炎是一种独特的临床实体,最初由 Matsuse 等人于 1996 年定义,它作为一种综合征,特征是反复误吸异物(食物)导致的慢性细支气管炎症。他们的病例系列基于尸检结果,描述的是一个老年、长期虚弱的人群。超过一半的患者记录到吞咽障碍,其中 2/3 的人卧床不起。对于反复发作支气管黏液栓塞、支气管痉挛和呼吸困难的老年患者,应怀疑弥漫性吸入性细支气管炎。然而,这种综合征已经在患有"无症状"GERD 的中年患者(平均年龄 50 岁)中被报道。胸部影像学的典型发现包括局灶性或弥漫性小结节影和过度通气。气腔实变相对罕见。胸部 CT 显示为弥漫性小叶中心结节及树芽征(图 69-3)。这种疾病可能尚未被充分认识,因此经常管理不当。

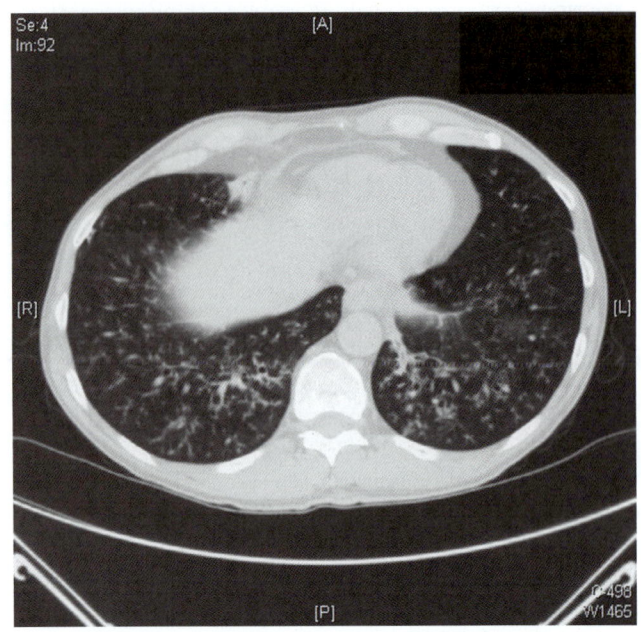

图 69-3 弥漫性细支气管炎患者的 CT 表现。

结论

吸入性肺泡炎和吸入性肺炎是常见的临床综合征。吸入性肺泡炎发生在吸入胃内容物后,通常发生在意识水平显著降低的患者中。治疗吸入性肺泡炎基本上为对症支持,糖皮质激素和其他免疫调节剂可能在这些患者中起作用。吸入性肺炎发生在患有吞咽障碍的患者中,并且通常表现为低垂部位支气管肺段局部浸润影的 CAP。吸入性肺炎患者需要接受广谱抗生素并处理基础的吞咽障碍。弥漫性吸入性细支气管炎影像学特征为广泛的小叶中心结节及树芽征,临床医生必须意识到隐匿性误吸的可能性,以便做出正确的诊断。

李玉茜　　译

张茉沁　　审校

参考文献

[1] OSLER W. Pneumonias and pneumococcic infections. The principles and practice of medicine. 8th ed. New York, NY: D. Appleton & Co., 1918, 74–108.

[2] MARIK PE. Aspiration pneumonitis and pneumonia: a clinical review. N Engl J Med, 2001, 344:665–671.

[3] MATSUSE T, OKA T, KIDA K, et al. Importance of diffuse aspiration bronchiolitis caused by chronic occult aspiration in the elderly. Chest, 1996, 110:1289–1293.

[4] ADNET F, BAUD F. Relation between Glasgow Coma Scale and aspiration pneumonia. Lancet, 1996, 348:123–124.

[5] MENDELSON CL. The aspiration of stomach contents into the lungs during obstetric anesthesia. Am J Obstet Gynecol, 1946, 52:191–205.

[6] TEABEAUT JR. Aspiration of gastric contents. An experimental study. Am J Pathol, 1952, 28:51–67.

[7] WARNER MA, WARNER ME, WEBER JG. Clinical significance of pulmonary aspiration during the perioperative period. Anesthesiol, 1993, 78:56–62.

[8] KNIGHT PR, RUTTER T, TAIT AR, et al. Pathogenesis of gastric particulate lung injury: a comparison and interaction with acidic pneumonitis. Anesth Analg, 1993, 77:754–760.

[9] KNIGHT PR, DAVIDSON BA, NADER ND, et al. Progressive, severe lung injury secondary to the interaction of insults in gastric aspiration. Exp Lung Res, 2004, 30:535–557.

[10] PEPE PE, POTKIN RT, REUS DH, et al. Clinical predictors of the adult respiratory distress syndrome. Am J Surg, 1982, 144:124–130.

[11] FOWLER AA, HAMMAN RF, GOOD JT, et al. Adult respiratory distress syndrome: risk with common predispositions. Ann Intern Med, 1983, 98:593–597.

[12] ROTTA AT, SHILEY KT, DAVIDSON BA, et al. Gastric acid and particulate aspiration injury inhibits pulmonary bacterial clearance. Crit Care Med, 2004, 32:747–754.

[13] VAN WESTERLOO DJ, KNAPP S, VAN'T VEER C, et al. Aspiration pneumonitis primes the host for an exaggerated inflammatory response during pneumonia. Crit Care Med, 2005, 33:1770–1778.

[14] OLSSON GL, HALLEN B, HAMBRAEUS-JONZON K. Aspiration during anaesthesia: a computer-aided study of 185,358 anaesthetics. Acta Anaesthesiol Scand, 1986, 30:84–92.

[15] BECK-SCHIMMER B, BONVINI JM. Bronchoaspiration: incidence, consequences and management. Eur J Anaesthesiol, 2011, 28:78–84.

[16] SAKAI T, PLANINSIC RM, QUINLAN JJ, et al. The incidence and outcome of perioperative pulmonary aspiration in a university hospital: a 4-year retrospective analysis. Anesth Analg, 2006, 103:941–947.

[17] KLANARONG S, SUKSOMPONG S, HINTONG T, et al. Perioperative pulmonary aspiration: an analysis of 28 reports from the Thai Anesthesia Incident Monitoring Study (Thai AIMS). J Med Assoc Thai, 2011, 94:457–464.

[18] COOK TM, WOODALL N, FRERK C. Major complications of airway management in the UK: results of the Fourth National Audit Project of the Royal College of Anaesthetists and the Difficult Airway Society. Part 1: anaesthesia. Br J Anaesth, 2011, 106:617–631.

[19] COOK TM, WOODALL N, HARPER J, et al. Major complications of airway management in the UK: results of the Fourth National Audit Project of the Royal College of Anaesthetists and the Difficult Airway Society. Part 2: intensive care and emergency departments. Br J Anaesth, 2011, 106:632–642.

[20] MEMTSOUDIS S, LIU SS, MA Y, et al. Perioperative pulmonary outcomes in patients with sleep apnea after noncardiac surgery. Anesth Analg, 2011, 112:113–121.

[21] DINDELLI M, LA RM, ROSSI R, et al. Incidence and complications of the aspiration of gastric contents syndrome during cesarean section in general anesthesia [Italian]. Ann Ostet Ginecol Med Perinat, 1991, 112:376–384.

[22] SOREIDE E, BJORNESTAD E, STEEN PA. An audit of perioperative aspiration pneumonitis in gynaecological and obstetric patients. Acta Anaesthesiol Scand, 1996, 40:14–19.

[23] LA ROSA M, PIVA L, RAVANELLI A, DINDELLI M, et al. Aspiration syndrome in cesarean section. Our experience from 1980 to 1990 [Italian]. Minerva Anestesiol, 1992, 58:1213–1220.

[24] KRANTZ ML, EDWARDS WL. The incidence of nonfatal aspiration in obstetric patients. Anesthesiol, 1973, 39:359.

[25] LEVY DM, WILLIAMS OA, MAGIDES AD, et al. Gastric emptying is delayed at 8–12 weeks' gestation. Br J Anaesth, 1994, 73:237–238.

[26] VANNER RG. Gastro-oesophageal reflux and regurgitation during general anaesthesia for termination of pregnancy. Int J Obstet Anesth, 1992, 1:123–128.

[27] KELLER C, BRIMACOMBE J, BITTERSOHL J, et al. Aspiration and the laryngeal mask airway: three cases and a review of the literature. Br J Anaesth, 2004, 93:579–582.

[28] HIRANI A, CAVALLAZZI R, SHNISTER A, et al. Airway pressure release ventilation (APRV) for treatment of severe life-threatening ARDS in a morbidly obese patient. Crit Care Shock, 2008, 11:132.

[29] BRIMACOMBE JR, BERRY A. The incidence of aspiration associated with the laryngeal mask airway: a meta-analysis of published literature. J Clin Anesth, 1995, 7:297–305.

[30] VIBY-MOGENSEN J. Neuromuscular monitoring//MILLER RD, ERIKSSON LI, FLEISHER LA, et al. Miller's anesthesia. 7th ed. Orlando, FL: Churchill Livingstone, 2009, 1515–1531.

[31] MILLER M, WISHART HY, NIMMO WS. Gastric contents at induction of anaesthesia. Is a 4-hour fast necessary? Br J Anaesth, 1983, 55:1185–1188.

[32] BRADY M, KINN S, STUART P. Preoperative fasting for adults to prevent perioperative complications. Cochrane Database Syst Rev, 2003, (4):CD004423.

[33] American Society of Anesthesiologists Com-mittee. Practice guidelines for preoperative fasting and the use of pharmacologic agents to reduce the risk of pulmonary aspiration: application to healthy patients undergoing elective procedures. An updated report by the American Society of Anesthesiologists Committee on Standards and Practice Parameters. Anesthesiology, 2011, 114:495–511.

[34] ENGELHARDT T, WEBSTER NR. Pulmonary aspiration of gastric contents in anaesthesia. Br J Anaesth, 1999, 83:453–460.

[35] RYAN JR, VARGAS R, MCMAHON FG, et al. Comparison of effects of oral and intravenous famotidine on inhibition of nocturnal gastric acid secretion. Am J Med, 1986, 81:60–64.

[36] SELLICK BA. Cricoid pressure to control regurgitation of stomach contents during induction of anaesthesia. Lancet, 1961, 2:404–406.

[37] NEILIPOVITZ DT, CROSBY ET. No evidence for decreased incidence of aspiration after rapid sequence induction. Can J Anaes, 2007, 54:748–764.

[38] SMITH KJ, DOBRANOWSKI J, YIP G, et al. Cricoid pressure displaces the esophagus: an observational study using magnetic resonance imaging. Anesthesiology, 2003, 99:60–64.

[39] RICE MJ, MANCUSO AA, GIBBS C, et al. Cricoid pressure results in compression of the postcricoid hypopharynx: the esophageal position is irrelevant. Anesth Analg, 2009, 109:1546–1552.

[40] AGARWAL R, SCHWARTZ DN. Procalcitonin to guide duration of antimicrobial therapy in intensive care units: a systematic review. Clin Infect Dis, 2011, 53:379–387.

[41] EL-SOLH AA, VORA H, KNIGHT PR III, et al. Diagnostic use of serum procalcitonin levels in pulmonary aspiration syndromes. Crit Care Med, 2011, 39:1251–1256.

[42] HAUSSMANN W, LUNT RL. Problem of treatment of peptic aspiration pneumonia following obstetric anesthesia (Mendelson's syndrome). J Obstet Gynaecol Br Emp, 1955, 62:509–512.

[43] SUKUMARAN M, GRANADA MJ, BERGER HW, et al. Evaluation of corticosteroid treatment in aspiration of gastric contents: a controlled clinical trial. Mt Sinai J Med, 1980, 47:335–340.

[44] WOLFE JE, BONE RC, RUTH WE. Effects of corticosteroids in the treatment of patients with gastric aspiration. Am J Med, 1977, 63:719–722.

[45] KUDOH I, MIYAZAKI H, OHARA M, et al. Activation of alveolar macrophages in acid-injured lung in rats: different effects of pentoxifylline on tumor necrosis factor-alpha and nitric oxide

第70章

肺泡蛋白沉积症

Bruce C. Trapnell

Takuji Suzuki

肺泡蛋白沉积症（pulmonary alveolar proteinosis，PAP）的特点是表面活性物质沉积在肺泡腔内及终末气道内，从而导致低氧性呼吸衰竭。由于全球化协作网络的发展，不同临床、基础和转化医学研究方法的应用及患者的踊跃参与，这个有趣的综合征一直被作为疾病发现和发展的范例。PAP 的发生与很多因素相关，包括最近发现的遗传因素，目前 90% 的病例发病的分子基础已知，并且粒细胞-巨噬细胞集落刺激因子（GM-CSF）在表面活性物质稳态中作用的分子基础已经得以阐明。根据发病机制的不同，PAP 分为原发性 PAP、继发性 PAP 和先天性 PAP。原发性 PAP 是由 GM-CSF 依赖的肺泡巨噬细胞对表面活性物质清除的下降引起的，原发性 PAP 约占所有病例的 90%。继发性 PAP 是指由于其他系统的疾病损害了肺泡巨噬细胞对肺泡表面活性物质的清除，约占全部病例的 5%。先天性肺泡蛋白沉积症是一种临床上独特且发病机制具有异质性的遗传性疾病，与异常表面活性物质的产生相关，约占全部病例的 5%。由于原发性 PAP 发病率增加且有更多的研究关注，本章将以其作为重点，必要时也将针对继发性 PAP 及先天性 PAP 稍做阐述。

发病机制

在 1958 年对 PAP 的初始描述中，Rosen 等人确定 PAP 患者肺泡内积聚的物质由脂质、蛋白质和少量碳水化合物组成。过去 20 年的研究表明，超过 90% 的患者发病是由 GM-CSF 信号传导受到干扰而驱动，GM-CSF 信号传导异常阻断了肺泡巨噬细胞的终末分化，从而损害了它们清除表面活性物质的能力。GM-CSF 是由呼吸道上皮细胞和其他细胞产生的 23kDa 的细胞因子，最初发现其功能主要为刺激血液祖细胞分化成巨噬细胞和粒细胞集落，随后发现其也可刺激成熟髓细胞和其他细胞的功能。GM-CSF 在人和小鼠中表达相似，其作用是通过结合细胞表面的 GM-CSF 受体实现的，受体由结合 GM-CSF 的 α 链（CD116）和促使亲和力增强的 β 链（CD131）组成。配体结合后通过多种途径激活细胞内信号传导，包括信号转导和转录激活因子 5（signal transducer and activator of transcription 5，STAT5）调节髓系细胞的各种功能，包括存活、分化、增生和启动特定宿主防御功能。GM-CSF 对肺泡上皮细胞也有一些知之甚少的影响。在原发性 PAP 中，自身免疫性 PAP 发病是由中和性 GM-CSF 自身抗体导致的 GM-CSF 信号传导途径破坏所致，而遗传性 PAP 是由于 CSF2RA/CSF2RB 或 β 链［编码 GM-CSF 受体 α 链（CD116）或 β-链（CD131）］的隐性突变所致。

■ 表面活性物质稳态

表面活性物质对肺功能至关重要，其作用于气-液-组织界面，以防止肺泡壁塌陷。它由 90% 的脂质（主要是磷脂），10% 的蛋白质［表面活性蛋白（surfactant protein，SP）-A、-B、-C 和-D］和 <1% 的碳水化合物组成。SP-B 和 SP-C 是疏水性磷蛋白，对表面活性物质的表面活性特性起显著作用。SP-A 和 SP-D 是亲水性聚集蛋白家族成员，有助于肺宿主防御。表面活性脂质和蛋白质通过 II 型肺泡上皮细胞合成、储存和分泌到肺泡中。在细胞外间隙中，表面活性物质"大聚集体"有助于形成膜状物从而降低表面张力并稳定肺泡。表面活性物质作为"小聚集体"从薄膜中排出，由 II 型肺泡上皮细胞和肺泡巨噬细胞以大致相等的量内化（图 70-1）。II 型肺泡上皮细胞通过不太了解但似乎不涉及 GM-CSF 调节的机制等量地循环和分解代谢内化的表面活性物质。相反，肺泡巨噬细胞在 GM-CSF 的正向调节控制下主要分解代谢内化的表面活性物质。

■ PAP 动物模型

GM-CSF 基因敲除（GM-CSF^{KO}）小鼠表现出与原发性 PAP 难以区分的肺部疾病表现，这一发现提供了第一个真正的发病机制相关线索（图 70-2）。在这些小鼠中，无论是 II 型肺泡上皮细胞产生表面活性物质的能力，还是肺泡巨噬细胞摄取表面活性物质的能力均未受到损害。然而，肺泡巨噬细胞清除表面活性物质的能力受损了。通过直接滴注或在气道上皮细胞中表达 GM-CSF 的 cDNA 来补充 GM-CSF，可纠正肺部疾病。GM-CSF 受体 β 基因异常（如 Csf2rb 基因敲除小鼠）可导致类似的肺部疾病，而上述表现可以通过骨髓移植进行矫正，表明驱动该病的主要致病细胞类型为骨髓来源的细胞（即肺泡巨噬细胞）而不是上皮细胞（即 II 型肺泡上皮细胞）。GM-CSF 基因敲除小鼠

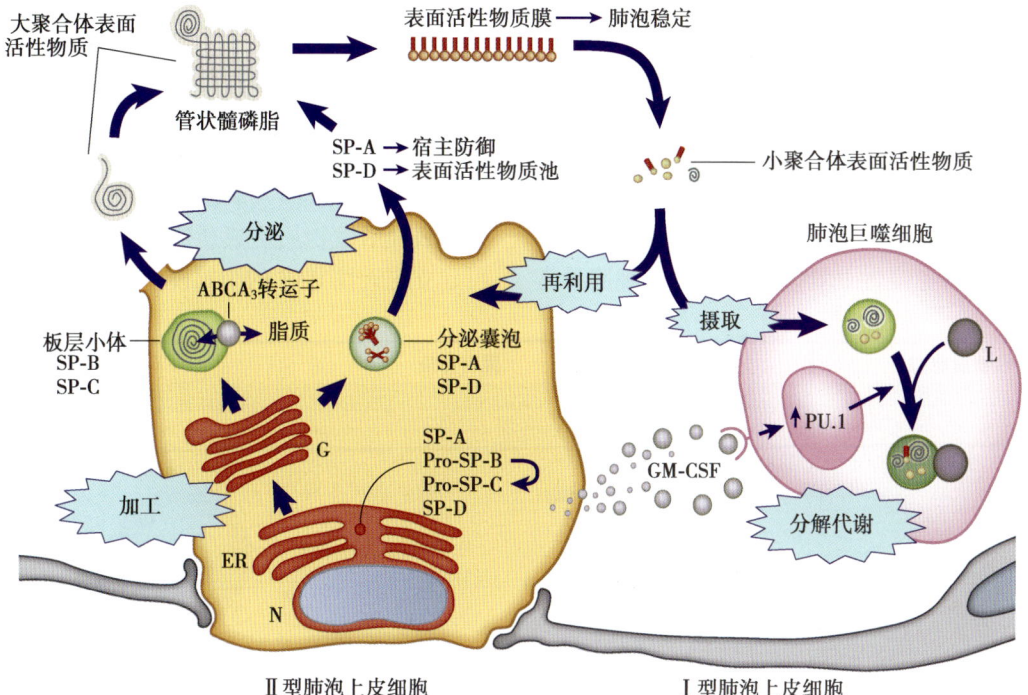

图 70-1　表面活性物质产生、再循环及代谢示意图。表面活性物质的磷脂和蛋白质成分在肺泡表面的 Ⅱ 型肺泡上皮细胞中合成。表面活性物质 B 和 C 前体蛋白质被加工、转运到板层小体，然后分泌到肺泡内，在那里它们与表面活性蛋白 A 相互作用形成管状髓鞘。单层和多层的表面活性物质由管状髓鞘形成，可降低气-液-组织界面处的表面张力，从而稳定肺泡。表面活性物质代谢后的残余物被 Ⅱ 型肺泡上皮细胞摄入，并在其中分解代谢或再利用。通过摄取和分解代谢表面活性物质的残余物，肺泡巨噬细胞在表面活性物质稳态中起关键作用。维持表面活性物质的稳态需要 GM-CSF，其主要是通过刺激肺泡巨噬细胞内表面活性脂质及蛋白的分解代谢实现的。获授权引自：WHITSETT JA, WERT SE, TRAPNELL BC. Genetic disorders influencing lung formation and function at birth. Hum Mol Genet, 2004, 13 [Spec No 2]: R207-R215.

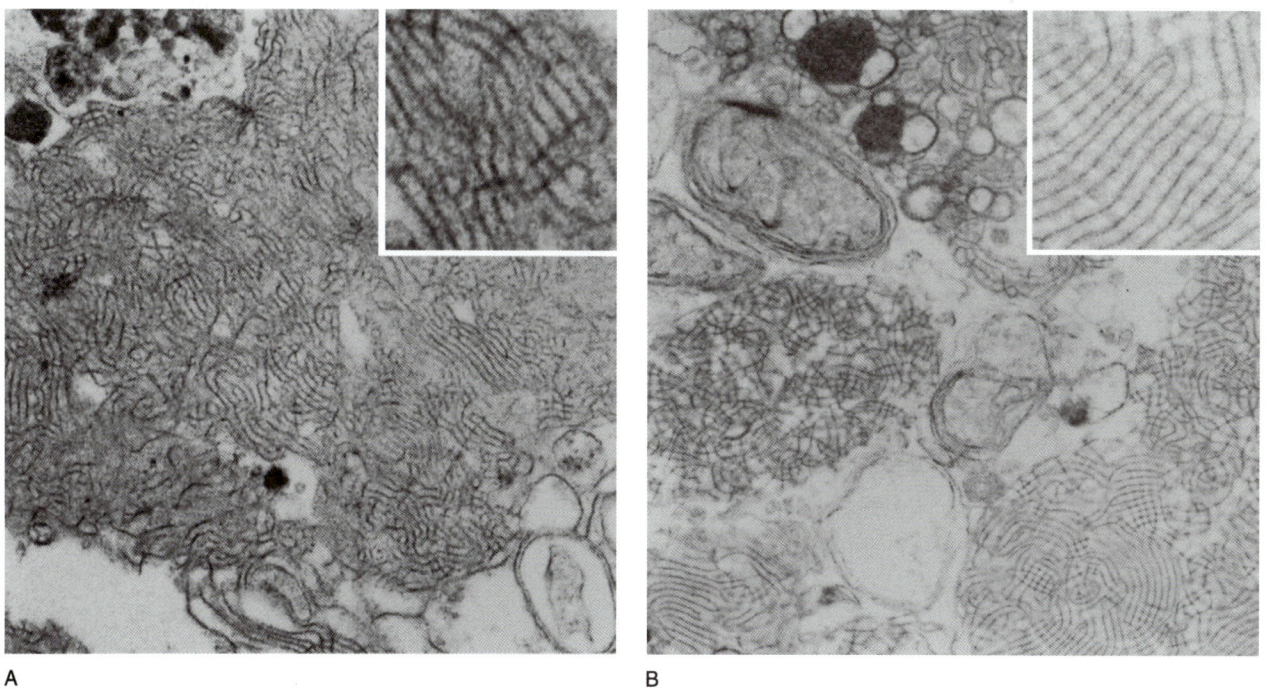

图 70-2　肺部沉积物的超微结构。原发性 PAP 患者（A）和 GM-CSF 缺陷小鼠（B）肺部沉积物的超微结构外观。注意沉积物中存在板层小体、融合膜结构和无定形碎片（乙酸铀酰，×30 000）。

的肺泡巨噬细胞对表面活性物质的清除可以通过表达 PU.1 的反转录病毒表达来纠正,PU.1 是通常在小鼠体内肺泡巨噬细胞中表达的转录因子,受 GM-CSF 的严密调控。这些研究表明,肺泡巨噬细胞清除表面活性物质需要 GM-CSF 参与,而其功能的发挥需要通过 PU.1(图 70-3)。最近有研究将人 PAP 患者来源的中和性 GM-CSF 自身抗体接种给非人灵长类动物,在灵长类动物中再造出典型的自身免疫性 PAP。其肺泡巨噬细胞异常

包括 GM-CSF 信号传导、GM-CSF 依赖性基因表达(包括 PU.1)和表面活性物质清除受损,以及中性脂质积累导致的泡沫样肺泡巨噬细胞。这些动物模型的结果强烈支持 GM-CSF 信号传导破坏是 PAP 发病机制的关键驱动因素。作为继发性 PAP 模型,肺泡巨噬细胞消耗已被证明可以增加大鼠肺内表面活性物质累积。通过破坏表面活性物质生成所需基因(*Sftpb*、*Sftpc*、*Abca3*),可建立先天性 PAP 的小鼠模型。

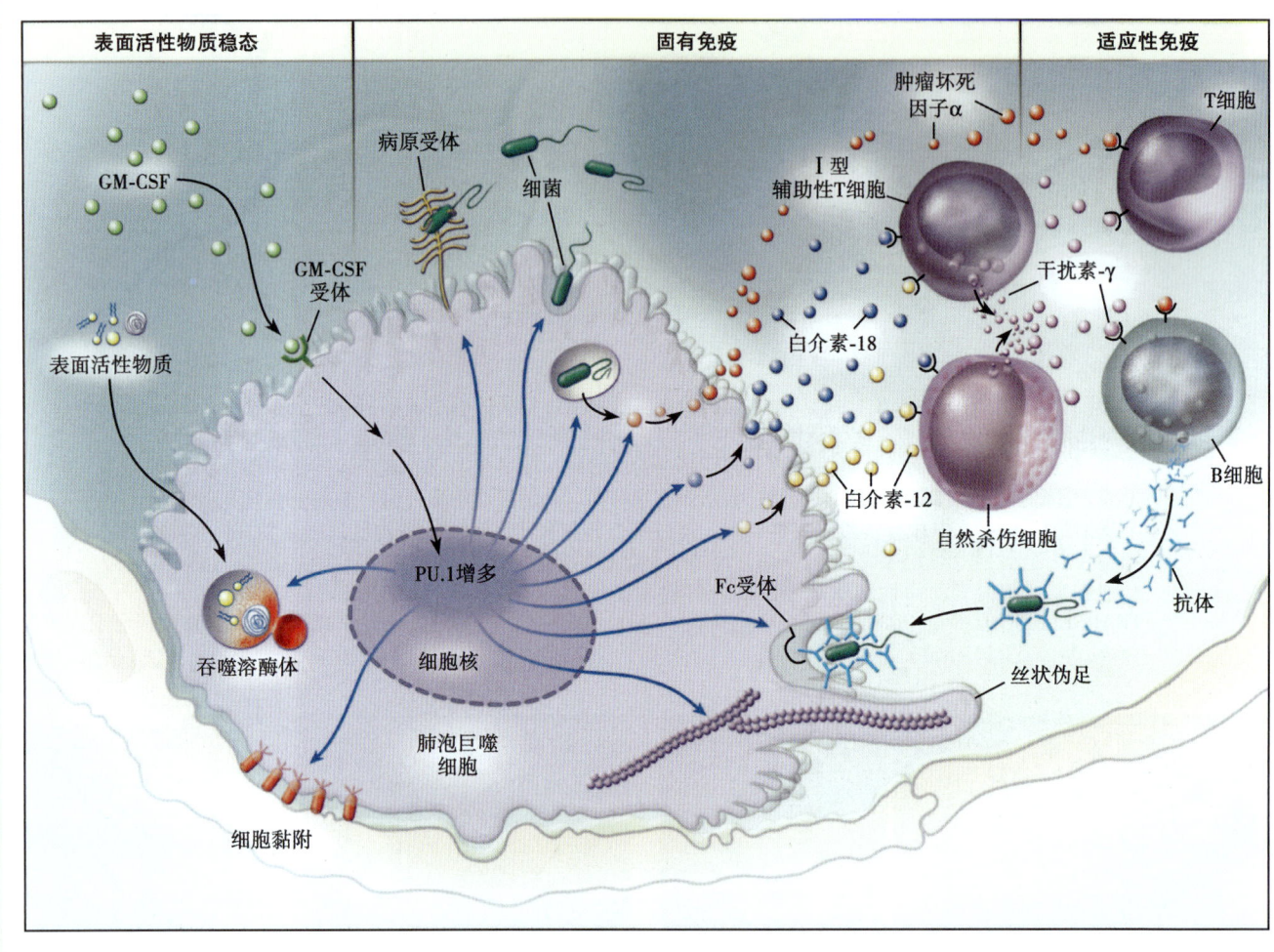

图 70-3　GM-CSF 在调节小鼠肺泡巨噬细胞功能中的作用。肺 GM-CSF 刺激体内肺泡巨噬细胞中转录因子 PU.1 水平的增加。来自 GM-CSF 缺陷小鼠的肺泡巨噬细胞具有多种功能缺陷,包括细胞黏附功能、表面活性蛋白和脂质的分解代谢能力、病原体相关分子模式受体(如 Toll 样受体和甘露糖受体)的表达、Toll 样受体信号传导,吞噬病原体的能力、细胞内杀菌(不依赖于摄取)、病原体刺激的细胞因子分泌(TNF-α、IL-12 和 IL-18)和 Fc-受体介导的吞噬作用。细胞骨架结构是异常的,这可能部分地解释了吞噬功能缺陷。肺泡巨噬细胞释放 IL-12 和 IL-18 的能力严重损害干扰素-γ 对肺部感染的反应,从而损害肺内固有免疫和获得性免疫之间的重要分子关联。通过反转录病毒介导的 PU.1 在 GM-CSF 基因敲除小鼠的肺泡巨噬细胞中表达,可以纠正所有上述缺陷,表明 GM-CSF 主要通过转录因子 PU.1 刺激巨噬细胞的终末分化成熟。蓝色箭头表示被 PU.1 调控的、受 GM-CSF 缺失影响的功能。获授权引自:TRAPNELL BC,WHITSETT JA,NAKATA K. Pulmonary alveolar proteinosis. N Engl J Med,2003,349(26):2527-2539.

■ 原发性肺泡蛋白沉积症

以下主要介绍自身免疫性和遗传性的原发性 PAP。

自身免疫性肺泡蛋白沉积症

1999 年,Nakata 小组发现特发性 PAP(也称为获

得性 PAP)与高水平的中和性抗 GM-CSF 自身抗体相关(图 70-4)。随后,这些自身抗体被证明是:①多克隆的,主要由 IgG 亚类 1(IgG$_1$)和 IgG$_2$ 组成,具有较少量的 IgG$_3$ 和 IgG$_4$;②对 GM-CSF 具有非常高的亲和力,在 3~20pM 范围内;③能够中和 GM-CSF;④可消除体内 GM-CSF 生物活性。尽管如此,部分发现仍然

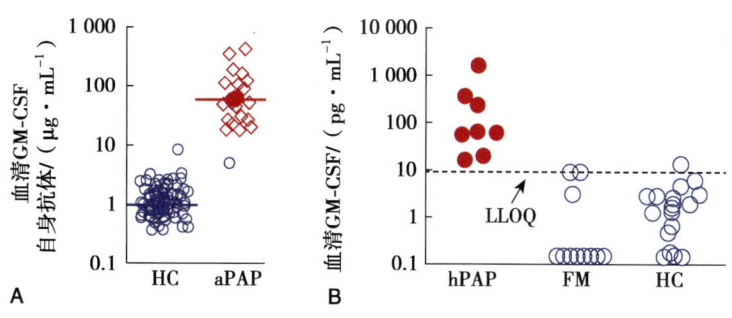

图70-4 可鉴定原发性 PAP 的生物标记。A. 血清 GM-CSF 自身抗体浓度。图中为健康对照者（HCs）和自身免疫性 PAP 患者（aPAP）的自身抗体浓度的相关数据［获授权引自：UCHIDA K，NAKATA K，SUZUKI T，et al. GM-CSF autoantibodies and myeloid cell immune functions in healthy individuals. Blood，2009，113（11）：2547-2556］。B. 血清 GM-CSF 浓度。图中为 *CSF2RA* 或 *CSF2RB* 隐性突变的遗传性 PAP 的患儿及其健康直系亲属（FM）或不相关的健康对照者的相关数据。定量检测的下限为 7.8pg/mL。遗传性 PAP 患儿［52pg/mL（28~101pg/mL）］的血清 GM-CSF 水平（中位数、四分位数间距）与健康直系亲属［0.0pg/mL（0.0~3pg/mL）］及不相关的健康对照［0.0pg/mL（0.0~1.9pg/mL）］相比升高（n 分别为 8、11、30，*P*<0.001；用 Dunn 法进行秩和比较的 kruskal-wallis 方差分析）获授权引自：SUZUKI T，SAKAGAMI T，YOUNG LR. Hereditary pulmonary alveolar proteinosis：pathogenesis，presentation，diagnosis，and therapy. Am J Crit Care Med，2010，182（10）：1292-1304.

难以合理解释。比如，GM-CSF 自身抗体也存在于健康个体中，尽管水平较低，且 PAP 患者的抗体水平与疾病严重程度无关。通过将 PAP 患者产生的 GM-CSF 自身抗体在健康非人灵长类动物中接种，可在灵长类动物中再现 PAP，这一研究确立了 GM-CSF 在发病机制中的关键作用。健康个体中存在低水平的 GM-CSF 自身抗体以及 PAP 患者疾病严重程度与 GM-CSF 抗体水平缺乏相关性可通过一个模型来解释，试验模型中随着 GM-CSF 自身抗体的增加 GM-CSF 依赖性骨髓细胞功能（包括表面活性物质清除）下降，而一旦 GM-CSF 抗体水平达到一个临界阈值后，GM-CSF 功能变为零。在人类和非人类灵长类动物中确定了该阈值，并且二者的阈值水平相似。这些研究提供了强有力的证据表明 GM-CSF 自身抗体具有致病性，并推荐将 PAP 的名称由"特发性 PAP"改为"自身免疫性 PAP"。

遗传性肺泡蛋白沉积症

虽然迄今尚未鉴定出患有 GM-CSF 基因缺陷的人，但在 2008 年，一例 GM-CSF 自身抗体阴性儿童被发现在 CSF2RA（编码 GM-CSF 受体 α）基因中具有复合杂合突变，而该突变为家族性 PAP 的原因。通过特定生物标志物——血清 GM-CSF 水平增加，筛选来自包括患有未知病因的 PAP 患者的血清，从中鉴定出了具有 *CSF2RA* 基因突变的患者群组（图 70-4）。随后，*CSF2RB* 突变也被确定为遗传性 PAP 的原因。很多研究针对 GM-CSF 受体进行了详细的阐述，包括分子克隆及表达的研究。研究显示，遗传性 PAP 的发病机制是由 *CSF2RA* 或 *CSF2RB* 基因的隐性或复合杂合突

变引起的。多种突变类型被确定为遗传性 PAP 的原因，包括错义突变、无义突变、小的插入或缺失、外显子缺失和基因缺失。这些研究共同阐明了遗传性 PAP 的临床表现、发病机制、诊断及治疗。

继发性肺泡蛋白沉积症

国家登记处的结果证实，继发性 PAP 与多种基础疾病相关，包括血液病（主要是骨髓增生异常，占 76%~88% 的病例）、感染性疾病（2%~3%）、其他自身免疫性疾病（7%）、器官移植后的免疫抑制（7%）和非血液系统的恶性肿瘤（5%）。继发性 PAP 也与无机粉尘（如二氧化硅、钛、铝）和其他气体、烟雾的重度吸入有关，PAP 的发病也可能是全身性感染的结果，如人类免疫缺陷病毒（HIV）感染期间可能合并存在继发性 PAP。继发性 PAP 似乎是由于肺泡巨噬细胞的数量或清除能力降低引起的，与大鼠巨噬细胞耗竭研究结论一致。

先天性肺泡蛋白沉积症

PAP 可在新生儿、婴儿和儿童中发生，其发病与编码 SP-B、SP-C、ABCA3（在 Ⅱ 型肺泡上皮细胞中表达的脂质转运蛋白）或 TTF-1（肺发育及表面活性物质表达必需的转录因子）的基因的各种缺陷相关。与原发性和继发性 PAP 表现为表面活性物质清除率下降不同，先天性 PAP 主要是由异常表面活性物质产生引起。尽管表面活性物质产生障碍的疾病中会有不同程度的表面活物质沉积，但这些疾病在临床特征上、组织病理上和发病机制上与原发性、继发性 PAP 不同（见下文）。

■ GM-CSF 在固有免疫中的作用

GM-CSF^{KO} 小鼠对各种病原微生物的易感性增加、自发感染后死亡率增加,且巨噬细胞和中性粒细胞的许多宿主防御功能缺陷。在巨噬细胞中,所有这些不同的缺陷都可以通过强制表达 PU.1 来纠正(图 70-3)。GM-CSF 信号转导功能受损的人类及非人类灵长动物的肺泡巨噬细胞和中性粒细胞有类似的缺陷。GM-CSF^{KO} 小鼠也有全身免疫和炎症反应异常,包括关节炎模型中病情严重程度降低,这一观察结果导致了研发干扰 GM-CSF 信号转导的人体试验,以其作为类风湿关节炎的治疗方法。这些研究及其他相关研究使人们对 GM-CSF 在调节肺泡巨噬细胞终末分化成熟、循环中性粒细胞的基本功能和 GM-CSF 在自身免疫性疾病和炎症性疾病中的重要作用有了新的认识。

流行病学

PAP 的流行病学目前仍不够确切。日本一项国家登记研究的统计结果显示,普通人群中自身免疫性 PAP 的发生率和患病率分别约为每百万人 0.49 例和 6.2 例。在其随后的报道中,40 例继发性 PAP 患者在死亡前被确诊,因此估计患病率约为每百万人 0.3 例。先天性 PAP 的发病率和患病率尚不清楚。在专科临床中心的最新报道中,诊断自身免疫性 PAP 的年龄(中位数或平均数)为 52 岁(248 例,日本)、42 岁(241 例,中国)、43 岁(70 例,德国)、40 岁(81 例,意大利),也有低至 3 岁的儿童确诊 PAP(未发表)。在这些报道中,男女比例从 1.3 到 2.2 不等,但在非吸烟者中男女比例接近 1。自身免疫性 PAP 在各种种族(包括西班牙裔人、亚洲人、黑种人和白种人)均可发生,并且地理分布广泛。

临床特点

■ 临床表现

自身免疫性 PAP 通常表现为在 0~50 岁既往健康的成年人发生隐匿性进行性呼吸困难,但是也曾有 3 岁儿童及中老年人发生的报道。在几个研究系列中,67%~94% 的患者出现呼吸困难,其次是咳嗽(23%~66%)和疲乏(49%),而发热(4%~11%)及咳痰(1%~4%)较为少见。在日本的注册表登记研究中,1/3 患者无症状,通过体检确定。临床中可能碰到对抗生素治疗反应差或无反应的弥漫性肺炎,此时应

怀疑 PAP 的可能。体格检查通常是正常的,但常出现低垂部位的湿啰音,并且在严重的情况下偶尔会出现发绀;患者通常无杵状指。遗传性 PAP 呈现极为相似的表现,但其平均年龄为 4.8±1.6 岁。据报道,继发性 PAP 的中位发病年龄为 49 岁,最常伴有劳力性呼吸困难(40% 的病例),其次是发热(38% 的病例)。伴有肺表面活性物质产生异常的患者,可能存在呼吸困难、湿啰音和杵状指。

■ 影像学表现

原发性 PAP 的 X 线胸片通常为双侧、对称性肺泡结节影,多位于中下肺野的中央区域,常以肺门周围为主,类似肺水肿的"蝙蝠翼"的外观,但没有其他左心衰竭的迹象(图 70-5A、C)。肺野周边通常不受累,导致沿膈、纵隔和外周边缘区域的透亮影。高分辨率 CT(HRCT)表现为典型的地图样磨玻璃渗出,磨玻璃基础上叠加小叶内间隔及小叶间隔增厚,通常被称为"铺路石"征(图 70-5B、D),这是 PAP 的典型表现,但该表现并不特异。

■ 实验室表现

在原发性 PAP 中,血细胞计数和血生化通常是正常的,但血清乳酸脱氢酶(LDH)除外,该值常增加 2~3 倍,并且其数值与肺功能检查和血气提示的功能受损情况有明显相关性。自身免疫性 PAP 患者有一些生物标志物,包括升高的血清 GM-CSF 自身抗体、SP-A、SP-B、SP-D、KL-6、CEA、Cyfra-21-1、细胞角蛋白 19 和许多其他标志物。这些生物标志物在遗传性 PAP 中也有所增加。重要的是,血清 GM-CSF 在遗传性 PAP 中特异性升高,但在自身免疫性 PAP 中没有,这在研究中对于患者的初步分类很重要(图 70-4)。继发性和先天性 PAP 的生物标志物研究较少。

■ 肺功能

在原发性 PAP 中,肺活量测定和肺容量测试通常是正常或接近正常的,但可能显示出限制性通气功能障碍,表现为肺活量和肺总量(TLC)轻度降低,一氧化碳弥散水平不成比例地减少。有症状的患者动脉血气分析显示低氧,通常由通气-血流比例失调和肺内分流引起,导致肺泡-动脉氧分压差(A-a_{DO₂})增大。

■ 气管镜下表现

原发性 PAP 中,气道的支气管镜下表现是正常的,但偶尔会看到白色、泡沫状的蛋白沉着物质。支气管肺泡灌洗液(BAL)是不透明的,具有乳白色或蜡

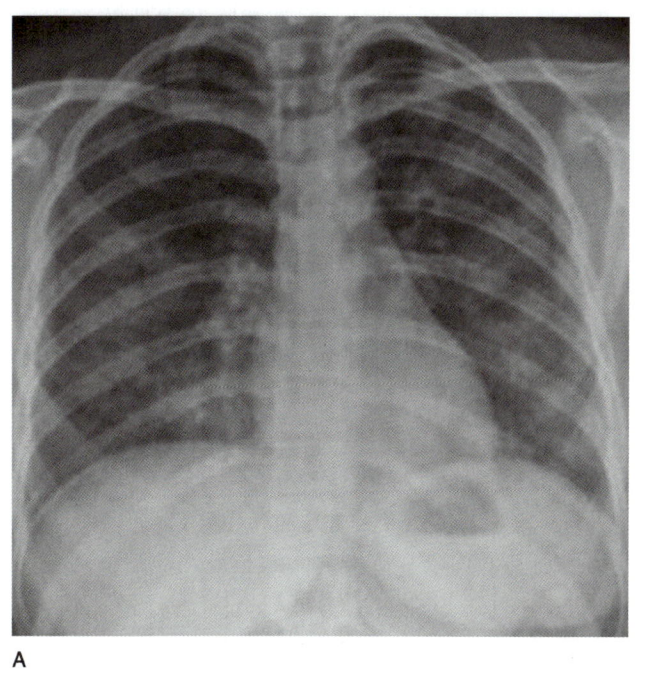

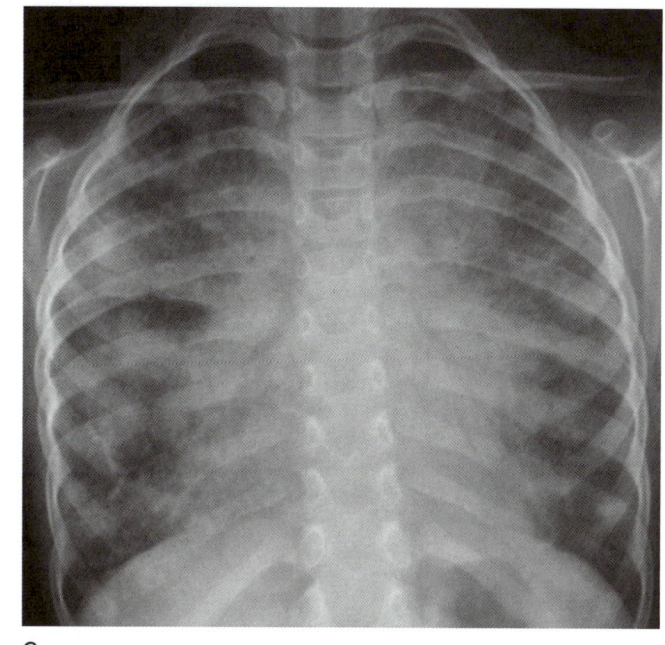

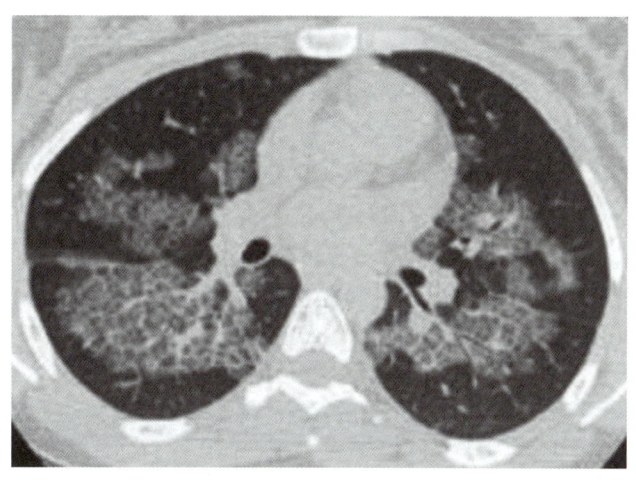

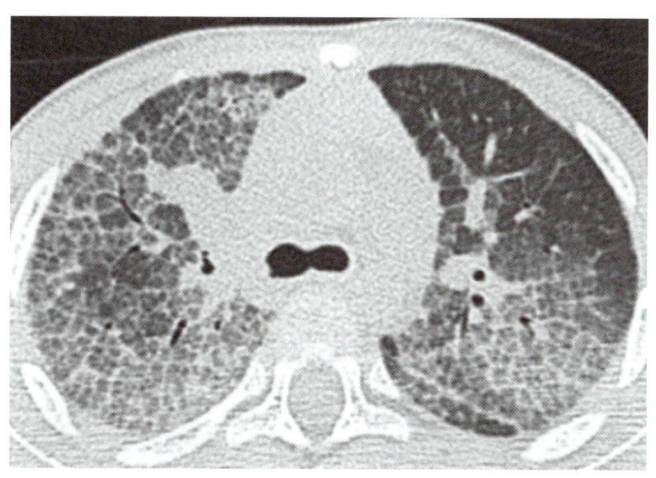

图 70-5 原发性 PAP 的影像学表现。A. 一例 25 岁女性自身免疫性 PAP 女性患者的胸部影像学资料。B. 图 A 患者的 HRCT 表现。C. 一例携带 CSF2RA 杂合突变的 6 岁女孩的胸部影像学表现。D. 一例携带 CSF2RA 隐性突变的 3 岁女孩的 HRCT 表现。

状外观,静置过夜后可形成厚厚的一层沉淀物(图 70-6)。沉积物是在弥漫的 PAS 染色阳性的颗粒状物质基础上存在一些大颗粒、无细胞、嗜酸性物质(图 70-7A)。细胞组分包含大的、泡沫状巨噬细胞(图 70-7B)、较小的单核细胞样巨噬细胞和淋巴细胞及数量相对较少的中性粒细胞(除非同时存在感染时中性粒细胞数量较多)。电镜下提示表面活性物质增多,且可显示表面活性物质的特征性表现:板层小体和管状髓鞘(图 70-2)。

■ 肺部病理学

大体标本上,自身免疫性 PAP 的肺部切面可见直径 2~3cm 灰黄色区域,为实变伴脂类物质渗出。在显微镜下,肺泡和终末支气管内填充着细小的嗜酸性物质(图 70-7C),且免疫组化 SP 强阳性(图 70-7D)。在原发性 PAP 中,肺泡壁和间质结构通常保存完好,但偶尔可见淋巴细胞增多和纤维化。脉管系统看上去基本正常。电镜表现有特征性,可见肺泡巨噬细胞中和颗粒样物质中的呈同心圆层状排列的表面活性物质。遗传性 PAP 肺的大体表现和显微镜下表现与之相似。继发性和先天性 PAP 的肺脏病理表现会根据原发病的不同而有显著差异。

■ 继发感染

患有自身免疫性 PAP 的个体感染风险增加,这极大地增加了本病患者的发病率和死亡率。PAP 患者

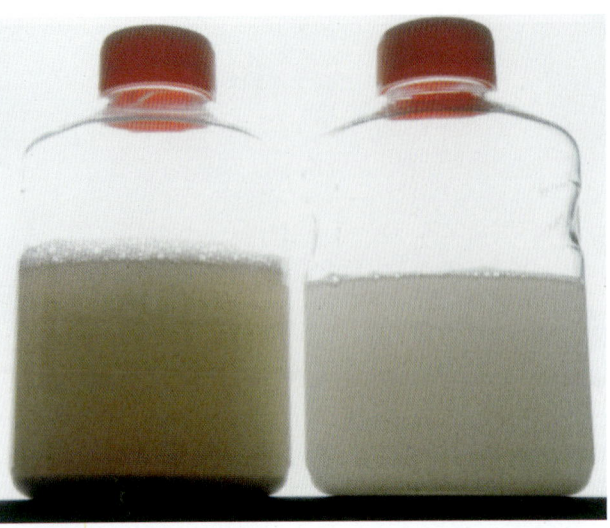

图 70-6 一例自身免疫性 PAP 患者全肺灌洗的灌洗液,呈现典型的浑浊外观,静置后可见沉淀形成。灌洗初期的灌洗液(左侧瓶子)为显著浑浊,且沉渣较多,而灌洗末期的灌洗液(右侧瓶子)较前显著清亮。

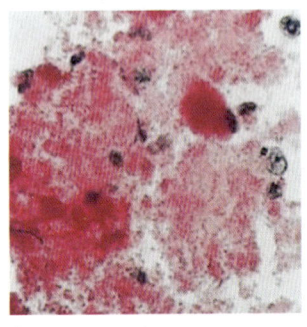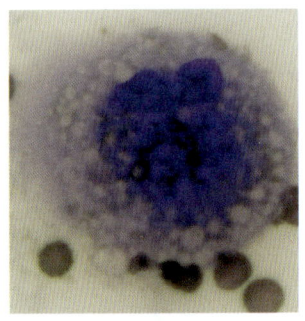

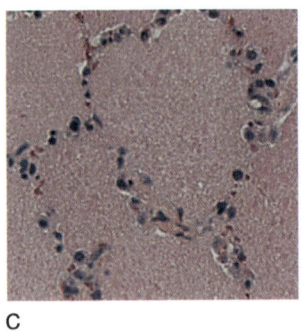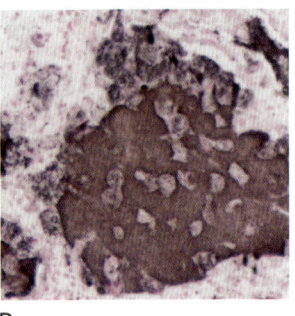

图 70-7 自身免疫性 PAP 患者灌洗液中类脂质样物质的形态、病理及免疫组化表现。A. 支气管肺泡灌洗液沉渣 PAS 染色阳性(×100)。B. 典型泡沫样肺泡巨噬细胞的形态学表现。C. 一例 10 岁原发性 PAP 患者肺组织标本的组织病理表现。注意其着色较为一致,肺泡结构正常及无明显炎性细胞浸润(H&E 染色,×200)。D. 免疫组化特殊染色可见表面活性物质 A 在肺活检组织中大量聚集(人类抗表面活性物质 A 免疫组化染色,×200)。

中虽然有时会发现社区和医院获得性肺炎的常见病原体,但引起机会性感染的微生物通常更为常见,如奴卡菌、分枝杆菌、曲霉菌、隐球菌等。肺部和肺外均可发生感染,提示我们由于巨噬细胞和中性粒细胞抗菌功能缺陷而导致宿主的防御系统存在系统性缺陷。

诊断

虽然基于病史、体格检查、影像学表现及肺功能,可以疑诊 PAP,但还需要进一步检查以除外其他类似的疾病,包括过敏性肺炎、肺水肿、肺炎和间质性肺病。传统上,经支气管镜肺活检或外科肺活检被认为是必要的,并且通常被用于确诊该病。然而,没有一种方法可以明确导致 PAP 发病的特定疾病,即使肺活检也不例外。相比之下,几种疾病特异性和半特异性生物标志物的开发和测试更加有用。最初由 Nakata 建立的血清 GM-CSF 自身抗体的 ELISA 检测方法已经过改进,并且最近在多国验证研究中进行了评估,该研究证明了该抗体对自身免疫性 PAP 诊断的灵敏度和特异性为 100%。同样,血清 GM-CSF 的增加对遗传性 PAP 的诊断具有较高的敏感性和特异性。在这两种疾病中,STAT5-磷酸化指数测试可能有助于确定 GM-CSF 信号传导的异常。继发性 PAP 通常可以通过临床表现、病史及肺活检的组织形态和免疫组化染色与原发性 PAP 相鉴别。此外,与耶氏肺孢子菌肺炎相类似的 PAP 可以通过特定的组织学染色来区分。放射学异常与疾病严重程度不匹配,在 PAP 中具有诊断效用,但其实际应用有赖于前期高度的临床怀疑。

自然史

目前尚无针对 PAP 的前瞻性、纵向研究。然而,最近有几项来自三级转诊中心的关于 PAP 的大型回顾性和横断面研究报道,包括日本(248 例)、中国(241 例)、德国(70 例)和意大利(81 例)。"发病到诊断"的时间为 9～11 个月,与之前 Seymour 报道的一致。大多数患者发病后病情较为稳定,症状轻微、持续,而有些患者可自发缓解或出现病情进展。399 例患者中 5%～7% 发生自发缓解,证实了 Seymour 针对 410 例患者先前估算的 6% 的自发缓解率。在 Seymour 的研究中,未经治疗的患者 5 年生存率为 85%,全肺灌洗者 5 年生存率为 95%。在 303 例患者中研究了 PAP 死亡的原因,其中 47 例死于 PAP 引起的呼吸衰竭,12 例死因为感染,1 例死于全肺灌洗(WLL)期间的心脏骤停(见下文)。继发性 PAP 的预后较原发性 PAP 差,5 年生存率为 20%～40%,预后差与导致 PAP 发病的基础疾病相关。先天性 PAP 的预后各不相同,可表现为一出生即死亡,如 SP-B 缺乏和一些 *ABCA3* 突变的患者;也可表现为间质性肺病引起的呼吸功能不全或呼吸衰竭,可青春期死亡,或成年后死亡,如 SP-C 突变和部分 *ABCA3* 突变者。

治疗

PAP 的治疗因病因而异。在自身免疫性 PAP 中,大多数患者需要治疗,但不是所有患者均需治疗;通常在症状使得患者生活受限时启动治疗。在继发性 PAP 中,尽管 WLL 可以有效,但其主要目标为治疗原发病。在先天性 PAP 中,治疗通常仅限于支持治疗,尽管其中由 SP-B 缺乏所致的 PAP 已经可通过肺移植成功治疗。

■ 全肺灌洗

全肺灌洗仍然是原发性 PAP 使用最广泛的疗法,且也是目前推荐的标准治疗方法。全肺灌洗可能有助于继发性 PAP,但在先天性 PAP 中几乎没有效用,可能是由于后者存在广泛的肺实质受累。在一项独立队列研究中,WLL 在 899 名患者中的使用率为 54%~90%。各中心的治疗适应证不同,部分推荐的全肺灌洗指征包括:组织病理确诊 PAP,Pa_{O_2} < 60mmHg,肺泡-动脉氧分压差>40mmHg,分流比例> 10%~12%,休息或运动时严重呼吸困难。各中心的 WLL 操作流程也有差异。这个操作需要全身麻醉、气管插管及单肺通气,同时用温盐水反复冲洗另一侧肺,操作过程中可给予也可不给予胸部叩击,以便于乳化和物理去除肺泡表面活性物质。肺泡灌洗时,曾使用过的灌注量高达单肺 50L,但>20L 时,随着灌洗量增多,回收率是递减的。部分中心可能会使用体外循环或高压氧。虽然尚未确定具体的治疗反应标准,但大多数患者在 WLL 后可达到临床、生理和影像学改善。通过灌洗可改善的生理参数包括用力肺活量(FVC)、TLC、$D_{L_{CO}}$ 增加,静息及运动时 Pa_{O_2} 上升,A-a_{DO_2} 和分流分数减少。WLL 将 5 年生存率从 85%± 5%提高到 94%±2%。两项研究报告 PAP 患者对 WLL 的反应持续时间为 15 个月。临床也曾使用序贯肺叶灌洗,但其临床效用尚不清楚。

■ 试验中的方法

随着对 PAP 认识的增加,我们意识到这个病是由于 GM-CSF 依赖的肺泡巨噬细胞对表面活性物质清除下降导致发病,促进了特定药物治疗的发展。其中一种策略是基于补充重组人 GM-CSF,一些临床研究证明了这种方法的有效性。该药可通过皮下注射或吸入给药,但后者似乎更有效。在 39 例持续不缓解/进展性自身免疫性 PAP 患者中,62%接受吸入 GM-CSF 治疗患者的 A-a_{DO_2} 梯度有所改善。通过胸部 HRCT 的定量密度测定法记录到患者的影像学也得到了改善。尽管如此,自身免疫性 PAP 的 GM-CSF 治疗仍处于发展阶段,许多问题,包括最佳剂量、给药频率、治疗持续时间,仍未得到解决。目前尚未发现相关药物的急性毒性作用,吸入式 GM-CSF 治疗的正式安全性研究尚未完成,正在 FDA 的要求下及美国国立卫生研究院罕见病及被忽视疾病治疗(Therapeutics for Rare and Neglected Diseases,TRND)项目的支持下进行中。另一种针对 GM-CSF 自身抗体的治疗方法是抗 B 淋巴细胞免疫疗法,用于减少抗 GM-CSF 自身抗体产生细胞的数量。虽然结果令人鼓舞,但应用患者数量很少,结果应谨慎解释。

李玉茜　　译

张茉沁　审校

参考文献

[1] TRAPNELL BC, WHITSETT JA, NAKATA K. Pulmonary alveolar proteinosis. N Eng J Med, 2003, 349(26):2527-2539.

[2] CAREY B, TRAPNELL BC. The molecular basis of pulmonary alveolar proteinosis. Clin Immunol, 2010, 135(2):223-235.

[3] ISHII H, TRAPNELL BC, TAZAWA R, et al. Comparative study of high-resolution CT findings between autoimmune and secondary pulmonary alveolar proteinosis. Chest, 2009, 136(5):1348-1355.

[4] NOGEE LM. Genetic basis of children's interstitial lung disease. Pediatr Allergy Immunol Pulmonol, 2010, 23(1):15-24.

[5] ROSEN SH, CASTLEMAN B, LIEBOW AA. Pulmonary alveolar proteinosis. N Eng J Med, 1958, 258:1123-1142.

[6] LIESCHKE GJ, BURGESS AW. Granulocyte colony-stimulating factor and granulocyte-macrophage colony-stimulating factor (2). N Eng J Med, 1992, 327(2):99-106.

[7] LIESCHKE GJ, BURGESS AW. Granulocyte colony-stimulating factor and granulocyte-macrophage colony-stimulating factor (1). N Eng J Med, 1992, 327(1):28-35.

[8] HANSEN G, HERCUS TR, MCCLURE BJ, et al. The structure of the GM-CSF receptor complex reveals a distinct mode of cytokine receptor activation. Cell, 2008, 134(3):496-507.

[9] HERCUS TR, THOMAS D, GUTHRIDGE MA, et al. The granulocyte-macrophage colony-stimulating factor receptor: linking its structure to cell signaling and its role in disease. Blood, 2009, 114(7):1289-1298.

[10] KITAMURA T, TANAKA N, WATANABE J, et al. Idiopathic pulmonary alveolar proteinosis as an autoimmune disease with neutralizing antibody against granulocyte/macrophage colony-stimulating factor. J Exp Med, 1999, 190(6):875-880.

[11] SUZUKI T, SAKAGAMI T, RUBIN BK, et al. Familial pulmonary alveolar proteinosis caused by mutations in CSF2RA. J Exp Med, 2008, 205(12):2703-2710.

[12] SUZUKI T, MARANDA B, SAKAGAMI T, et al. Hereditary pulmonary alveolar proteinosis caused by CSF2RB mutations. Eur Respir J,

2011, 37(1):201–204.

[13] MARTINEZ-MOCZYGEMBA M, DOAN ML, ELIDEMIR O, et al. Pulmonary alveolar proteinosis caused by deletion of the GM-CSFRalpha gene in the X chromosome pseudoautosomal region 1. J Exp Med, 2008, 205(12):2711–2716.

[14] JOBE AH, IKEGAMI M. Surfactant metabolism. Clin Perinatol, 1993, 20(4):683–696.

[15] WHITSETT JA, WEAVER TE. Hydrophobic surfactant proteins in lung function and disease. N Eng J Med, 2002, 347(26):2141–2148.

[16] WRIGHT JR. Host defense functions of pulmonary surfactant. Biol Neonate, 2004, 85(4):326–332.

[17] PEREZ-GIL J, WEAVER TE. Pulmonary surfactant pathophysiology: current models and open questions. Physiology, 2010, 25(3):132–141.

[18] GUREL O, IKEGAMI M, CHRONEOS ZC, et al. Macro-phage and type II cell catabolism of SP-A and saturated phosphatidylcholine in mouse lungs. Am J Physiol Lung Cell Mol Physiol, 2001, 280(6):L1266–L1272.

[19] WRIGHT JR. Clearance and recycling of pulmonary surfactant. Am J Physiol, 1990, 259(2 Pt 1):L1–L12.

[20] TRAPNELL BC, WHITSETT JA. GM-CSF regulates pulmonary surfactant homeostasis and alveolar macrophage-mediated innate host defense. Annu Rev Physiol, 2002, 64:775–802.

[21] WRIGHT JR, YOUMANS DC. Degradation of surfactant lipids and surfactant protein A by alveolar macrophages in vitro. Am J Physiol, 1995, 268(5 Pt 1):L772–L780.

[22] DRANOFF G, CRAWFORD AD, SADELAIN M, et al. Involvement of granulocyte-macrophage colony-stimulating factor in pulmonary homeostasis. Science, 1994, 264(5159):713–716.

[23] STANLEY E, LIESCHKE GJ, GRAIL D, et al. Granulocyte/macrophage colony-stimulating factor-deficient mice show no major perturbation of hematopoiesis but develop a characteristic pulmonary pathology. Proc Natl Acad Sci U S A, 1994, 91(12):5592–5596.

[24] YOSHIDA M, IKEGAMI M, REED JA, et al. GM-CSF regulates protein and lipid catabolism by alveolar macrohpages. Am J Physiol Lung Cell Mol Physiol, 2001, 280(3):L379–L386.

[25] IKEGAMI M, UEDA T, HULL W, et al. Surfactant metabolism in transgenic mice after granulocyte macrophage-colony stimulating factor ablation. Am J Physiol, 1996, 270(4 Pt 1):L650–L658.

[26] IKEGAMI M, JOBE AH, HUFFMAN REED JA, et al. Surfactant metabolic consequences of overexpression of GM-CSF in the epithelium of GM-CSF-deficient mice. Am J Physiol, 1997, 273(4 Pt 1):L709–L714.

[27] REED JA, IKEGAMI M, CIANCIOLO ER, et al. Aerosolized GM-CSF ameliorates pulmonary alveolar proteinosis in GM-CSF-deficient mice. Am J Physiol, 1999, 276(4 Pt 1):L556–L563.

[28] ZSENGELLER ZK, REED JA, BACHURSKI CJ, et al. Adenovirus-mediated granulocyte-macrophage colony-stimulating factor improves lung pathology of pulmonary alveolar proteinosis in granulocyte-macrophage colony-stimulating factor-deficient mice. Hum Gene Ther, 1998, 9(14):2101–2109.

[29] ROBB L, DRINKWATER CC, METCALF D, et al. Hematopoietic and lung abnormalities in mice with a null mutation of the common beta subunit of the receptors for granulocyte-macrophage colony-stimulating factor and interleukins 3 and 5. Proc Natl Acad Sci U S A, 1995, 92(21):9565–9569.

[30] NISHINAKAMURA R, NAKAYAMA N, HIRABAYASHI Y, et al. Mice deficient for the IL-3/GM-CSF/IL-5 beta c receptor exhibit lung pathology and impaired immune response, while beta IL3 receptor-deficient mice are normal. Immunity, 1995, 2(3):211–222.

[31] SHIBATA Y, BERCLAZ PY, CHRONEOS ZC, et al. GM-CSF regulates alveolar macrophage differentiation and innate immunity in the lung through PU.1. Immunity, 2001, 15(4):557–567.

[32] SAKAGAMI T, UCHIDA K, SUZUKI T, et al. Human GM-CSF autoantibodies and reproduction of pulmonary alveolar proteinosis. N Eng J Med, 2009, 361(27):2679–2681.

[33] SAKAGAMI T, BECK D, UCHIDA K, et al. Patient-derived granulocyte/macrophage colony-stimulating factor autoantibodies reproduce pulmonary alveolar proteinosis in non-human primates. Am J Respir Crit Care Med, 2010, 182(1):49–61.

[34] FORBES A, PICKELL M, FOROUGHIAN M, et al. Alveolar macrophage depletion is associated with increased surfactant pool sizes in adult rats. J Appl Physiol, 2007, 103(2):637–645.

[35] CLARK JC, WERT SE, BACHURSKI CJ, et al. Targeted disruption of the surfactant protein B gene disrupts surfactant homeostasis, causing respiratory failure in newborn mice. Proc Natl Acad Sci U S A, 1995, 92(17):7794–7798.

[36] GLASSER SW, DETMER EA, IKEGAMI M, et al. Pneumonitis and emphysema in sp-C gene targeted mice. J Biol Chem, 2003, 278(16):14291–14298.

[37] CHEONG N, ZHANG H, MADESH M, et al. ABCA3 is critical for lamellar body biogenesis in vivo. J Biol Chem, 2007, 282(33):23811–23817.

[38] UCHIDA K, NAKATA K, TRAPNELL BC, et al. High-affinity autoantibodies specifically eliminate granulocyte-macrophage colony-stimulating factor activity in the lungs of patients with idiopathic pulmonary alveolar proteinosis. Blood, 2004, 103(3):1089–1098.

[39] UCHIDA K, NAKATA K, SUZUKI T, et al. Granulocyte/macrophage-colony-stimulating factor autoantibodies and myeloid cell immune functions in healthy subjects. Blood, 2009, 113(11):2547–2556.

[40] SEYMOUR JF, DOYLE IR, NAKATA K, et al. Relationship of anti-GM-CSF antibody concentration, surfactant protein A and B levels, and serum LDH to pulmonary parameters and response to GM-CSF therapy in patients with idiopathic alveolar proteinosis. Thorax, 2003, 58(3):252–257.

[41] BENDTZEN K, SVENSON M, HANSEN MB. GM-CSF autoantibodies in pulmonary alveolar proteinosis. N Eng J Med, 2007, 356:2001–2002.

[42] SUZUKI T, SAKAGAMI T, YOUNG LR, et al. Hereditary pulmonary alveolar proteinosis: pathogenesis, presentation, diagnosis, and therapy. Am J Respir Crit Care Med, 2010, 182(10):1292–1304.

[43] TANAKA T, MOTOI N, TSUCHIHASHI Y, et al. Adult-onset hereditary pulmonary alveolar proteinosis caused by a single-base deletion in CSF2RB. J Med Genet, 2011, 48(3):205–209.

[44] ISHII H, TAZAWA R, KANEKO C, et al. Clinical features of secondary pulmonary alveolar proteinosis: pre-mortem cases in Japan. Eur Respir J, 2011, 37(2):465–468.

[45] RUBEN FL, TALAMO TS. Secondary pulmonary alveolar proteinosis occurring in two patients with acquired immune deficiency syndrome. Am J Med, 1986, 80(6):1187–1190.

[46] GALAMBOS C, LEVY H, CANNON CL, et al. Pulmonary pathology in thyroid transcription factor-1 deficiency syndrome. Am J Respir Crit Care Med, 2010, 182(4):549–554.

[47] WHITSETT JA, WERT SE, TRAPNELL BC. Genetic disorders influencing lung formation and function at birth. Hum Mol Genet, 2004, 13(2):R207–R215.

[48] HAMVAS A. Inherited surfactant protein-B deficiency and surfactant protein-C associated disease: clinical features and evaluation. Sem Perinatol, 2006, 30(6):316–326.

[49] GARMANY TH, MOXLEY MA, WHITE FV, et al. Surfactant composition and function in patients with ABCA3 mutations. Pediatr Res, 2006, 59(6):801–805.

[50] LEVINE AM, REED JA, KURAK KE, et al. GM-CSF-deficient mice are susceptible to pulmonary group B streptococcal infection. J Clin Invest, 1999, 103(4):563–569.

[51] SEYMOUR JF. Extra-pulmonary aspects of acquired pulmonary alveolar proteinosis as predicted by granulocyte-macrophage colony-stimulating factor-deficient mice. Respirology, 2006, 11 Suppl:S16–S22.

[52] UCHIDA K, BECK DC, YAMAMOTO T, et al. GM-CSF autoantibodies and neutrophil dysfunction in pulmonary alveolar proteinosis. N Engl J Med, 2007, 356(6):567–579.

[53] CAMPBELL IK, BENDELE A, SMITH DA, HAMILTON JA. Granulocyte-macrophage colony stimulating factor exacerbates collagen induced arthritis in mice. Ann Rheum Dis, 1997, 56(6):364–368.

[54] BURMESTER GR, FEIST E, SLEEMAN MA, et al. Mavrilimumab, a human monoclonal antibody targeting GM-CSF receptor-α, in subjects with rheumatoid arthritis: a randomised, double-blind, placebo-controlled, phase I, first-in-human study. Ann Rheum Dis, 2011, 70(9):1542–1549.

[55] BURMESTER GR, WEINBLATT ME, MCINNES IB, et al. Efficacy and safety of mavrilimumab in subjects with rheu-matoid arthritis. Ann Rheum Dis, 2012, 72(9):1445–1452.

[56] HAMILTON JA. Colony-stimulating factors in inflammation and autoimmunity. Nat Rev Immunol, 2008, 8(7):533–544.

[57] INOUE Y, TRAPNELL BC, TAZAWA R, et al. Characteristics of a large cohort of patients with autoimmune pulmonary alveolar proteinosis in Japan. Am J Respir Crit Care Med, 2008, 177(7):752–762.

[58] XU Z, JING J, WANG H, et al. Pulmonary alveolar proteinosis in China: a systematic review of 241 cases. Respirology, 2009, 14(5):761–766.

[59] BONELLA F, BAUER PC, GRIESE M, et al. Pulmonary alveolar proteinosis: new insights from a single-center cohort of 70 patients. Respir Med, 2011, 105(12):1908–1916.

[60] CAMPO I, MARIANI F, RODI G, et al. Assessment and management of pulmonary alveolar proteinosis in a reference center. Orphanet J Rare Dis, 2013, 8:40.

[61] SEYMOUR JF, PRESNEILL JJ. Pulmonary alveolar proteinosis: progress in the first 44 years. Am J Respir Crit Care Med, 2002, 166(2):215–235.

[62] SCHOCH OD, SCHANZ U, KOLLER M, et al. BAL findings in a patient with pulmonary alveolar proteinosis successfully treated with GM-CSF. Thorax, 2002, 57(3):277–280.

[63] BERCLAZ PY, SHIBATA Y, WHITSETT JA, et al. GM-CSF, via PU.1, regulates alveolar macrophage Fcgamma R-mediated phagocytosis and the IL-18/IFN-gamma-mediated molecular connection between innate and adaptive immunity in the lung. Blood, 2002, 100(12):4193–4200.

[64] CAREY B, UCHIDA K, NAKATA K, et al. A multicenter, international evaluation of blood testing for the diagnosis of autoimmune pulmonary alveolar proteinosis. Am J Respir Crit Care Med, 2012, 183:A1624.

[65] CAREY B, HEALD C, CHALK C, et al. Use of serum GM-CSF for diagnosis of patients with hereditary pulmonary alveolar proteinosis. Am J Respir Crit Care Med, 2013, 187:A850.

[66] SAKAGAMI T, SUZUKI T, CAREY B, et al. A novel assay to measure GM-CSF signling in clinical blood specimens. Am J Respir Crit Care Med, 2010, 181:A2984.

[67] HAMVAS A, NOGEE LM, MALLORY GB JR, et al. Lung transplantation for treatment of infants with surfactant protein B deficiency. J Pediatr, 1997, 130(2):231–239.

[68] BECCARIA M, LUISETTI M, RODI G, et al. Long-term durable benefit after whole lung lavage in pulmonary alveolar proteinosis. Eur Respir J, 2004, 23(4):526–531.

[69] TAZAWA R, TRAPNELL BC, INOUE Y, et al. Inhaled granulocyte/macrophage-colony stimulating factor as therapy of pulmonary alveolar proteinosis. Am J Respir Crit Care Med, 2010, 181(12):1345–1354.

[70] TAZAWA R, NAKATA K, INOUE Y, et al. Granulocyte-macrophage colony-stimulating factor inhalation therapy for patients with idiopathic pulmonary alveolar proteinosis: a pilot study; and long-term treatment with aerosolized granulocyte-macrophage colony-stimulating factor: a case report. Respirology, 2006, 11 Suppl:S61–S64.

[71] TAZAWA R, HAMANO E, ARAI T, et al. Granulocyte-macrophage colony-stimulating factor and lung immunity in pulmonary alveolar proteinosis. Am J Respir Crit Care Med, 2005, 171(10):1142–1149.

[72] VENKATESHIAH SB, YAN TD, BONFIELD TL, et al. An open-label trial of granulocyte macrophage colony stimulating factor therapy for moderate symptomatic pulmonary alveolar proteinosis. Chest, 2006, 130(1):227–237.

[73] SEYMOUR JF, PRESNEILL JJ, SCHOCH OD, et al. Therapeutic efficacy of granulocyte-macrophage colony-stimulating factor in patients with idiopathic acquired alveolar proteinosis. Am J Respir Crit Care Med, 2001, 163(2):524–531.

[74] SEYMOUR JF, DUNN AR, VINCENT JM, et al. Efficacy of granulocyte-macrophage colony-stimulating factor in acquired alveolar proteinosis. N Eng J Med, 1996, 335(25):1924–1925.

[75] ROBINSON TE, TRAPNELL BC, GORIS ML, et al. Quantitative analysis of longitudinal response to aerosolized granulocyte-macrophage colony-stimulating factor in two adolescents with autoimmune pulmonary alveolar proteinosis. Chest, 2009, 135(3):842–848.

[76] AMITAL A, DUX S, SHITRIT D, et al. Therapeutic effectiveness of rituximab in a patient with unresponsive autoimmune pulmonary alveolar proteinosis. Thorax, 2010, 65(11):1025–1026.

[77] BORIE R, DEBRAY MP, LAINE C, et al. Rituximab therapy in autoimmune pulmonary alveolar proteinosis. Eur Respir J, 2009, 33(6):1503–1506.

[78] MALUR A, KAVURU MS, MARSHALL I, et al. Rituximab therapy in pulmonary alveolar proteinosis improves alveolar macrophage lipid homeostasis. Respir Res, 2012, 13:46.

第71章

嗜酸性粒细胞性肺炎

Carolyn L. Rochester

简介

肺浸润与嗜酸性粒细胞增多症之间的关系是1932年由 Loeffler 首先发现的。目前,嗜酸性粒细胞性肺炎被认定为一组异质性疾病,典型特点为不同程度的肺实质嗜酸性粒细胞浸润和/或血中嗜酸性粒细胞增多。嗜酸性粒细胞究竟在不同类型嗜酸性粒细胞性肺炎发病机制中起了什么作用尚不明确。通常,肺泡灌洗液细胞分类中嗜酸性粒细胞占2%以下。肺泡灌洗液和/或组织中嗜酸性粒细胞增多,以及关于嗜酸性粒细胞的生理特性的认知(具体参见第22章),提示我们嗜酸性粒细胞在组织炎症及损伤的始动、维持及扩增等方面均发挥作用。而这些效应毫无疑问是由嗜酸性粒细胞释放各种可溶性介质(包括脱颗粒蛋白、花生四烯酸代谢产物、炎性因子、超氧离子、金属蛋白酶、羟基自由基)导致的。比较寄生虫感染与哮喘或变应性支气管肺曲霉病(allergic bronchopulmonary aspergillosis,ABPA)这类疾病,可以发现嗜酸性粒细胞在不同疾病中的不同作用。寄生虫感染时,嗜酸性粒细胞在清除感染的病原体方面发挥至关重要的作用;而在哮喘或 ABPA 中,肺部嗜酸性粒集聚是局部超敏反应的结果,并且是造成组织损伤的重要介质。

与血或肺嗜酸性粒细胞增多直接或间接相关的疾病谱见表71-1。本章不详细介绍每个疾病,而将重点介绍以肺部嗜酸性粒细胞浸润为主要表现的疾病,包括急性嗜酸性粒细胞性肺炎、热带性肺嗜酸细胞浸润症(tropical pulmonary eosinophilia,TPE)、慢性嗜酸性粒细胞性肺炎(chronic eosinophilic pneumonia,CEP)、ABPA、查格-施特劳斯综合征(CSS)[现在更名为嗜酸性粒细胞性肉芽肿性多血管炎(eosinophilic granulomatosis with polyangiitis,EGPA)]及特发性嗜酸性粒细胞增多综合征(hypereosinophilic syndrome,HES)。鉴于肺内嗜酸性粒细胞肉芽肿常不伴随血或组织的嗜酸性粒细胞增多,我们将在下面章节中对其单独介绍(见第74章)。

表 71-1　肺部浸润伴血嗜酸性粒细胞增多相关疾病

已知病因的肺嗜酸性粒细胞增多综合征

寄生虫感染引起的嗜酸性粒细胞性肺炎[包括莱夫勒(Loeffler)综合征]

药物及毒素引起的嗜酸性粒细胞性肺炎

热带性肺嗜酸细胞浸润症

变应性支气管肺霉菌病

不明原因的肺嗜酸性粒细胞增多综合征

特发性急性嗜酸性粒细胞性肺炎

慢性嗜酸性粒细胞性肺炎

嗜酸性粒细胞性肉芽肿性多血管炎(变应性肉芽肿性多血管炎)

特发性嗜酸性粒细胞增多综合征

其他伴随嗜酸性粒细胞增多的肺部疾病

哮喘/过敏反应

支气管中心型肉芽肿

闭塞性细支气管炎伴机化性肺炎

感染

　真菌(包括球孢子菌病、曲霉病、肺孢子菌肺炎)

　结核

　病毒

间质性肺病

　特发性肺纤维化

　胶原血管病相关

　结节病

　变应性肺炎

　嗜酸性粒细胞性肉芽肿(肺组织细胞增多症 X)

恶性肿瘤

　非小细胞肺癌

　非霍奇金淋巴瘤

　髓性白血病

　转移性肿瘤

其他疾病(如肺移植、肺移植排斥反应、溃疡性结肠炎)

急性起病的嗜酸性粒细胞性肺炎

很多原发疾病,如莱夫勒综合征、寄生虫感染、药物或毒物相关疾病及特发性嗜酸性粒细胞增多症,可引起急性起病的嗜酸性粒细胞性肺炎,下面详细介绍。

■ 莱夫勒综合征(单纯性肺嗜酸性粒细胞增多症)

1932 年,Loeffler 首先描述了一种临床综合征,其特点是轻度呼吸道症状伴外周血嗜酸性粒细胞增多,同时有一过性或游走性肺浸润。此后,人们将诸多类似病例命名为莱夫勒综合征或单纯性肺嗜酸性粒细胞增多症。早期报道的绝大多数病例最可能的致病原因是人蛔虫感染引起的超敏反应,其他寄生虫感染,如钩虫(十二指肠钩虫、美洲钩虫)、类圆线虫、旋毛形线虫、犬蛔虫感染,或暴露于多种药物及其他因素均可能引起莱夫勒综合征样表现(具体详见下述及表71-2和表71-3)。而高达1/3的患者缺少明确的发病原因。

莱夫勒综合征可见于各年龄段。临床主要表现为低热、干咳、呼吸困难(轻度至重度)、咳嗽或深呼吸时胸部不适,偶尔还会出现咯血。莱夫勒综合征的呼吸系统表现通常是自限性的,多在1~2周内痊愈。患者外周血的实验室检查显示中度至极重度嗜酸性粒细胞增多,通常持续数周,峰值可出现在呼吸系统症状消退时。患者如果有痰,痰中常含有嗜酸性粒细胞和/或夏科-莱登(Charcot-Leyden)结晶。该病的胸部影像学常表现为一过性、游走性、非叶段性、双侧的间质和肺泡浸润(常常位于肺野周边或胸膜下)。肺部的浸润影通常数周可以消失。肺功能检查通常显示轻度至中度限制性通气功能障碍,同时伴弥散功能($D_{L_{CO}}$)降低。

当莱夫勒综合征是由于蛔虫、钩虫或其他寄生虫感染而发病时,肺部表现被认为是机体对寄生虫幼虫的过敏反应。人体摄入蛔虫卵之后,幼虫在小肠内孵化,然后穿过肠壁进入内脏,并最终进入肺循环。随后,幼虫穿过肺毛细血管进入肺泡,并在其中发育为成虫,成虫沿管壁上爬到大气道,并且被吞入胃肠道,从而完成他们的生命周期。莱夫勒综合征的肺部表现一般开始于摄入寄生虫后9~14d,常发生在幼虫在肺部的移行过程中。猪蛔虫为猪类中较常见的大型蛔虫,会引起几乎相同的症状。而钩虫进入人体的主要方式为幼虫经皮肤穿透。

疾病进入肺炎阶段后,可在痰液或胃液抽吸物中发现蛔虫或钩虫的幼虫。粪便检查虫卵和寄生虫通

表71-2 与嗜酸性粒细胞性肺炎相关的寄生虫感染

钩虫属	后睾吸虫属
蛔虫属	卫氏并殖吸虫
马来丝虫	血吸虫属
华支睾吸虫	粪类圆线虫
犬恶丝虫	弓蛔虫
棘球绦虫	旋毛形线虫
溶组织内阿米巴	毛孢子菌属
美洲板口线虫	班氏丝虫

表71-3 可导致嗜酸性粒细胞性肺炎的药物及其他暴露

对乙酰氨基酚	左氧氟沙星
阿司匹林	L-色氨酸[a]
铝	乙胺嘧啶
胺碘酮[a]	美卡拉明
阿米替林[a]	甲苯丙醇氨甲酸酯
氨苄西林	美沙拉秦
血管紧张素转换酶抑制剂[a]	甲氨蝶呤[a]
硫唑嘌呤	哌甲酯
丙酸倍氯米松	米诺环素[a]
铍	孟鲁司特
β受体阻滞剂	萘普生
博来霉素[a]	镍粉(吸入)
卡托普利[a]	尼鲁米特[a]
卡马西平[a]	呋喃妥因[a]
氯喹	诺米芬辛
氯丙嗪	奥沙利铂
氯磺丙脲	对氨基水杨酸
克拉霉素	青霉胺[a]
氯贝丁酯	青霉素
可卡因(吸入)	喷他脒(吸入)
造影剂	苯妥英钠[a]
色甘酸钠(吸入)	吡罗昔康
丹曲林	丙卡巴肼
氨苯砜	黄体酮
达托霉素[a]	磺胺
地昔帕明	丙硫氧嘧啶[a]
双氯芬酸	乙嘧啶
D-青霉胺	辐射暴露
灰尘(吸入)	雷尼替丁
乙胺丁醇	菜籽油
苯巴比妥	红蜘蛛抗原
芬布芬	吡啶
氟达拉滨	蝎蜇伤
格拉非宁	舍曲林
金制剂[a]	烟雾暴露
粒细胞-巨噬细胞集落刺激因子	链霉素
	含磺胺基抗生素
海洛因(吸入)	柳氮磺吡啶[a]
氢氯噻嗪	舒林酸
布洛芬	他莫昔芬
丙米嗪	四环素
吲哚美辛	噻嗪类利尿剂
英夫利昔单抗	妥拉磺脲
干扰素-α	托芬那酸
白细胞介素	曲唑酮
碘化造影剂	三氯乙烷
异烟肼	文拉法辛

[a]:经常报道或偶报道可导致肺嗜酸性粒细胞增多的药物。

常是阴性,直到出现呼吸系统症状8周后,而这是由蛔虫或钩虫的生活史决定的。该病通常不需要肺组织病理就能确定诊断。组织学上可看到特征性的显著的肺间质和肺泡-毛细血管单位的嗜酸性粒细胞浸润,也能看到巨噬细胞数量增多。组织坏死和血管炎并不是该病的特征。组织标本中可能发现蛔虫或钩虫幼虫。

由于莱夫勒综合征可能由各种暴露因素诱发,因此疑诊该病时应积极寻找病原(如寄生虫感染或药物反应)。支气管扩张剂可以用于缓解肺部症状,偶尔也会应用激素,但本病通常是自限性的。蛔虫感染者应给予口服甲苯达唑治疗(100mg,2次/d,连用3d或单剂量500mg),以预防蛔虫感染的晚期胃肠道表现,包括营养不良、腹泻、腹痛和/或肠梗阻(通常出现在呼吸系统症状发作后8周或更长时间)。双羟萘酸噻嘧啶、阿苯达唑或依维菌素是其他可供选择的治疗方案。由于疾病早期粪便中虫卵和寄生虫为阴性,建议临床随访2~3个月。

■ 寄生虫感染

蛔虫以外的寄生虫感染也通常与肺部浸润影和血液或肺嗜酸性粒细胞增多有关。与肺嗜酸性粒细胞综合征有关的寄生虫列于表71-2。寄生虫的流行因地理位置、社会经济地位和宿主免疫力不同而差异较大。寄生虫感染可通过直接的肺部侵入或血源性播散而影响肺部。在美国除了蛔虫外,粪类圆线虫(一种肠线虫)、巴西钩虫(皮肤蠕虫病,"蠕形螨疹")、十二指肠钩虫和犬蛔虫(狗蛔虫,"内脏幼虫迁徙")是最常见的导致肺嗜酸性粒细胞增多的寄生虫。

类圆线虫属广泛分布于热带和亚热带地区。在最初的经皮感染后,莱夫勒样症状可能发生在幼虫在肺部迁移时。慢性类圆线虫病通常由于自体感染而发生,非感染性的横纹幼虫在胃肠道内转化成感染性的丝状幼虫,穿透结肠壁或肛周皮肤,引起宿主再感染。慢性类圆线虫病可能与反复哮喘样症状相关,而上述症状可能在给予激素治疗后反而恶化。超感综合征通常是自体感染加速出现的结果,通常发生在有细胞免疫缺陷[如淋巴瘤、人类免疫缺陷病毒(HIV)或人类T淋巴细胞病毒1型(human-T lymphotropic virus type 1,HTLV-1)感染、长期使用糖皮质激素]以及有潜在胃肠疾病、慢性肺病、营养不良以及使用H₂阻滞剂或抑酸剂的人群。而此综合征也可发生在健康人。呼吸系统表现包括咳嗽、呼吸困难、慢性支气管炎、喘息、咯血和斑片状肺部浸润影伴有嗜酸性粒细胞增多。急性呼吸窘迫综合征(ARDS)病例已有报道,但很罕见。胃肠道表现也很常见,包括腹痛、麻痹

性肠梗阻、恶心和呕吐、肠穿孔和革兰氏阴性菌感染继发败血症。中枢神经系统(central nervous system,CNS)表现如脑膜炎也有报道。

类圆线虫感染的诊断可通过在痰液、灌洗液、支气管刷检或经支气管活检标本、胸腔积液或粪便中鉴定出幼虫而确定。为鉴定出病原体通常需要多次的粪便标本送检。血清学检测,如ELISA方法检测IgG抗体也可用来确定类圆线虫诊断。有超感染综合征风险的患者在开始使用免疫抑制剂前需筛查是否有寄生虫感染。

噻苯达唑(25mg/kg,2次/d,持续2d)或依维菌素(200μg/kg,口服1~2d)可用于治疗无并发症或播散型类圆线虫感染。单纯就不良反应而言,依维菌素耐受性较好,阿苯达唑可作为备选方案。免疫功能低下人群的播散性类圆线虫病需要更高剂量和更长时间的噻苯达唑治疗。类圆线虫感染导致的超感染综合征较难治愈。类圆线虫感染的治疗应该持续到临床症状缓解和胃肠道中不再检测到幼虫为止。

钩虫病是美国东南沿海地区、墨西哥和中南美洲特有的线虫感染。病原体存在于被感染家畜的粪便污染的土壤中,通常通过足部穿透人体皮肤,从而引起"匐行疹"——出现于暴露的皮肤上的凸出皮面的、红斑样、隧道状病变,常伴瘙痒。高达50%的"匐行疹"患者发生莱夫勒综合征。本病肺部受累通常是自限性的,不需要特殊治疗。

犬蛔虫感染可发生在世界各地而引起"内脏幼虫游走症"的临床综合征。该综合征特点是肝大、白细胞增多、发热、高丙种球蛋白血症和持续的血嗜酸性粒细胞增多。本病常累及幼儿,成人中也需高度警惕以防漏诊。呼吸系统症状,包括咳嗽和严重喘鸣,可能发生在摄入大量的幼虫后。实验室检查常表现为外周血和肺泡灌洗液中嗜酸性粒细胞增多、血清免疫球蛋白E(IgE)水平升高,以及X线胸片上的边界不清、弥漫性结节性肺泡浸润。酶联免疫吸附试验(enzyme linked immunosorbent assay,ELISA)检测幼虫抗原是诊断性的。虽然这种疾病可能是自限性的,但使用噻苯达唑、阿苯达唑、甲苯达唑、乙胺嗪或类固醇皮质激素治疗可能会加速重症患者的康复。

■ 药物和毒物诱发的肺嗜酸性粒细胞性综合征

多种药物和毒物暴露与肺部浸润和血液或肺嗜酸性粒细胞增多有关。表71-3列出了这些药物和相关暴露的部分清单,药物肺毒性的信息也可以在定期更新的相关网站上找到。在涉及的药物中,许多是常

用的抗生素、非甾体抗炎药、抗惊厥药、心血管药物和抗抑郁药。

除了药物外，许多毒物接触也可能与嗜酸性粒细胞性肺炎有关。例如，嗜酸性粒细胞性肺炎可在下述情况下出现：乳腺癌放疗后、粉尘或烟雾暴露后、接触碘造影剂或 1,1,1-三氯乙烷后和吸入可卡因或海洛因后。

尽管大多数药物或毒素引起的肺嗜酸性粒细胞增多症是散发性的，摄入菜籽油（被苯胺衍生物污染）或 L-色氨酸后曾发生肺嗜酸性粒细胞增多症暴发。难以评估药物或毒物诱发的肺嗜酸性粒细胞增多的准确发生率，因为大多数与这些综合征相关的文献都是以病例报道的形式发表，而不是大规模的病例系列或对照试验。出于同样的原因，与具体某一种暴露相关的临床综合征的确切发病机制和定义很难界定。

通常，药物诱导的肺嗜酸性粒细胞综合征为急性或亚急性起病，且并不总是与所用药物的累积剂量或治疗持续时间相关。该病呼吸系统症状的严重程度差异很大，从轻度莱夫勒（Loeffler）样表现伴呼吸困难、咳嗽和发热，到严重的暴发性呼吸衰竭。DRESS综合征临床表现包括急性嗜酸性粒细胞性肺炎，伴有药疹和全身表现。患者可能存在喘息，但肺功能检查时很少见到阻塞性通气障碍表现。虽然影像学检查并不特异，但 X 线胸片上通常会出现间质或肺泡浸润（图 71-1），而常见的高分辨率 CT 结果包括双侧的实变和磨玻璃影，两者均常见于肺野周边。

药物或毒物诱导的嗜酸性粒细胞性肺炎的诊断基于对药物和其他暴露（包括非处方药、中草药制剂、小广告药物和环境暴露）的仔细审查。必须排除其他原因引起的嗜酸性粒细胞性肺病。并发皮疹和胸腔积液可支持药物诱发的嗜酸性粒细胞性肺炎的诊断。在某些情况下，用淋巴细胞增生试验可能会发现 T 细胞对特定药物的致敏表现。然而，这种测试的效用是有限的，因为阴性结果不能排除药物诱导的疾病，并且这些测定法尚不能广泛用于常规临床。在大多数情况下，该病的预后是良好的。避免接触药物或其他毒物后，症状、嗜酸性粒细胞增多和肺部浸润通常会在 1 个月之内好转，且肺功能恢复正常。加用糖皮质激素的疗法并非普遍需要，但它可以加速病情严重患者的康复。

■ 特发性急性嗜酸性粒细胞性肺炎

与典型的良性过程的莱夫勒综合征不同，被称为急性嗜酸性粒细胞性肺炎（acute eosinophilic pneumonia，AEP）的一种更严重的特发性嗜酸性粒细胞性肺

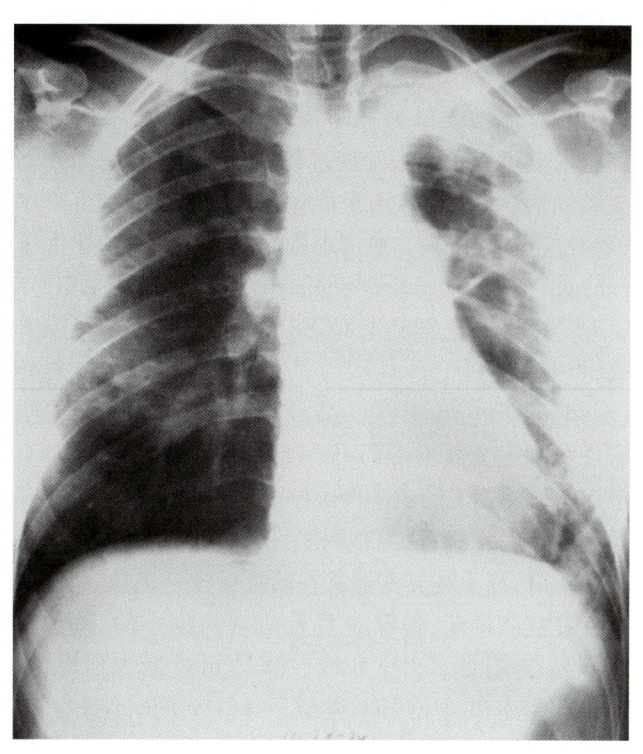

图 71-1　一例 23 岁女性患者、柳氮磺吡啶诱发的急性嗜酸性粒细胞性肺炎的 X 线胸片：可见双侧肺间质及肺泡的浸润。

炎被认为是一种独特的临床表现。AEP 在每个性别及任何年龄组的患者中均可发生，更常在 20~40 岁发生，且在男性中更为常见。AEP 通常是特发性的，常发生在既往健康的患者中，并且可能为机体对吸入物质的急性过敏反应。曾有慢性粒细胞白血病、造血干细胞移植或 HIV 感染者发生类似疾病的报道。很多病例是最近开始吸烟或使用调味烟草制品，或其他吸烟习惯发生改变者。当已戒烟者复吸时，这种疾病可能会复发。总体而言，高达 70% 的 AEP 患者有吸烟史。此外，曾有使用文拉法辛、米诺环素、达托霉素和其他几种药物的患者，有非正常暴露史（包括接触纽约市世贸中心倒塌的尘埃、参与战争、勘探洞穴、汽油罐清洗、移栽植物、移动木柴堆和室内装修）的人群有发生该病的报道。吸入可卡因或海洛因后也可发生AEP，且该病也与甲型 H1N1 流感感染有关。虽然初始报道的系列患者均无过敏体质或哮喘，但此后曾在有过敏病史的患者中有该病的报道。AEO 的发病没有明确季节性变化。

特发性 AEP 表现为急性起病，伴有呼吸困难、发热、干咳、呼吸急促、胸膜炎性胸痛和低氧血症（动脉血氧分压<60mmHg），有时伴有肌痛。症状持续时间通常<7d，但曾有长达 30d 病程的报道。患者通常在肺部听诊时有弥漫性吸气相湿啰音，可能存在喘息，从轻度呼吸困难快速进展为需要机械通气的明显呼

吸衰竭是常见的。中度白细胞升高伴核左移较为典型,但发病时通常无血嗜酸性粒细胞增多。其早期临床特征可能被误诊为社区获得性肺炎。血嗜酸性粒细胞增多可能在疾病发展过程中出现,并可能为诊断提供线索。血清 IgE 水平可轻度升高。红细胞沉降率(ESR)也可能升高。血清中胸腺和活化调节趋化因子(thymus and activation-regulated chemokine, TARC)/CCL17(Th2 淋巴细胞上 CCR4 的配体)的水平可能升高,可有助于区分 AEP 与其他原因的急性肺损伤(acute lung injury, ALI)。AEP 患者肺泡灌洗液的嗜酸性粒细胞显著增多(25%～55%),灌洗液中也常有淋巴细胞增多(最多 20%)和中性粒细胞增多(最多 15%)。肺功能检查显示限制性通气功能障碍伴 $D_{L_{CO}}$ 显著下降,而上述异常通常在治疗后恢复正常。

在疾病早期,胸部 X 线片表现为细小的、斑片状浸润影,并可见 Kerley B 线;48h 内可进展为弥漫性、对称性肺泡和间质浸润,类似于 ARDS,同时伴有磨玻璃或微小结节或网格影(图 71-2A)。浸润影通常是双侧的,但也曾有单侧浸润的 AEP 病例报道。小到中量的双侧胸腔积液较常见(影响高达 50%～70% 的患者)。胸腔积液化验通常表现为 pH 增高及显著嗜酸性粒细胞增多。CT 可见肺实质弥漫的磨玻璃影、小叶间隔增厚和/或实变(图 71-2B),病变主要沿支气管血管束分布,伴有或不伴有胸腔积液。也可见淋巴结肿大。

肺组织在光学显微镜下显示在间质和/或肺泡腔及支气管管壁中存在显著的嗜酸性粒细胞浸润。病理上弥漫性肺泡损伤伴透明膜形成和嗜酸性粒细胞浸润提示 AEP 的可能;间质淋巴细胞浸润、2 型肺泡上皮细胞增生和肺泡内纤维素样渗出在病理上较常见;也曾有肉芽肿性病变、肺泡出血和非坏死性血管周围炎症的报道。基底层损伤不常见。肺外受累很少见。

特发性 AEP 的发病机制知之甚少。异常环境暴露后该病的发生(如前所述)表明这些暴露可能是引发疾病的诱因,也可能是易感人群对未鉴定抗原超敏反应的触发因素。值得注意的是,曾有报道,一些 AEP 患者的肺泡灌洗液中真菌细胞壁组分 β-D-葡聚糖水平升高,表明暴露于真菌与疾病发生发展之间可能存在关联。

然而,淋巴细胞和嗜酸性粒细胞在本病中的作用尚未完全阐明。曾有报道,AEP 患者的肺泡灌洗液中白细胞介素(IL)-5 水平升高,这是一种参与嗜酸性粒细胞活化和募集的 Th2 淋巴细胞来源的细胞因子。血管内皮生长因子(VEGF)是一种由 IL-5 诱导的细胞因

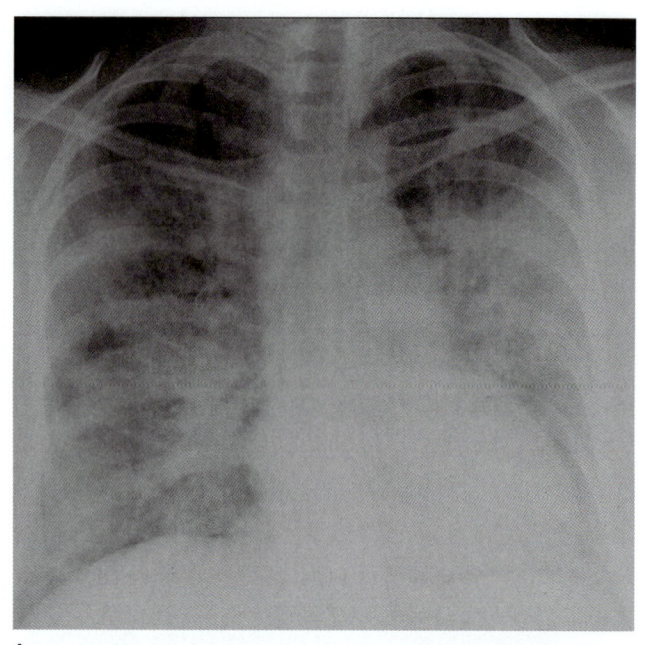

A

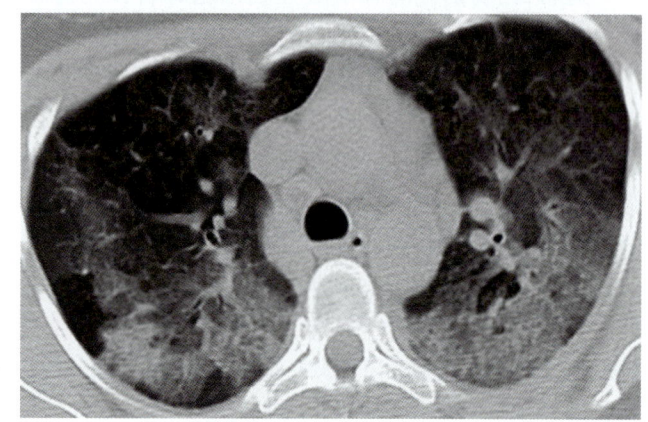

B

图 71-2　特发性急性嗜酸性粒细胞性肺炎(AEP)的影像学表现。A. X 线胸片可见显著的、弥漫性双侧肺泡和间质的浸润。B. 胸部 CT 可见弥漫性肺实质的磨玻璃及实变影。

子,AEP 患者肺泡灌洗液中 VEGF 水平升高,且其水平与嗜酸性粒细胞的数量和 IL-5 的水平相关。急性(和其他)嗜酸性粒细胞性肺炎患者肺泡灌洗液中 IL-18 的水平也升高。IL-18 是一种能够诱导产生或增强嗜酸性粒细胞作用的细胞因子。这些发现共同表明,Th2 淋巴细胞和嗜酸性粒细胞在疾病发病机制中发挥了作用。然而,尚不清楚嗜酸性粒细胞是引发疾病的因素还是疾病的继发性表现。肺泡巨噬细胞来源的细胞因子也可能在 AEP 的发展中起作用。

特发性 AEP 是排除性诊断,发病持续时间<1 周的急性发热性疾病患者、有明显 ALI 或 ARDS 而没有典型先驱症状者要考虑 AEP 的可能。必须仔细检查以排除肺部浸润的其他原因,特别是真菌或其他感染,以及药物或其他暴露因素。应获取血液、痰液、粪

便、灌洗液和支气管活检标本进行染色和培养以及血清学检测，以排除病毒、细菌、分枝杆菌、真菌和寄生虫感染。应完善肺泡灌洗液细胞分类计数。血清TARC/CCL17水平升高可用于区分AEP与其他原因ALI，即使在疾病早期血嗜酸性粒细胞增多之前也能协助分辨。相比之下，提示肺泡细胞损伤的标志物KL-6在AEP中比在其他形式ALI中往往水平更低。呼出气一氧化氮（exhaled nitric oxide，FeNO）水平升高（如>23.5ppb）也有助于区分AEP和非AEP疾病，且糖皮质激素治疗后FeNO水平下降。与其他肺嗜酸性粒细胞增多疾病相比，AEP患者血清IgG水平较低。

特发性AEP通常具有良好的预后。虽然曾有AEP致死亡的报道，但大多数患者表现出对糖皮质激素治疗的快速显著反应，发热和呼吸道症状通常在12~48h内消失，并且肺部浸润影、胸腔积液及肺功能异常可在1个月内完全缓解。尚未确定用于治疗AEP的最佳糖皮质激素方案。然而，通常使用甲泼尼龙的初始剂量为每6h予60~125mg。呼吸衰竭好转后，口服泼尼松（剂量为40~60mg/d）持续2~4周，随后数周逐渐减量。尽管激素治疗可见到显著的临床改善，但没有明确的证据证明其会改变疾病的自然史。该疾病曾有自发缓解的报道，与特发性CEP对比，AEP的特点是不会临床复发。稳定期随访过程中，患者的肺功能通常是正常的，尽管少数患者可出现$D_{L_{CO}}$或肺容量轻度下降。

热带性肺嗜酸细胞浸润症

热带性肺嗜酸细胞浸润症（TPE）最早在20世纪40年代早期被描述为一种综合征，其特征为发热、全身不适、厌食、体重减轻、阵发性干咳伴呼吸困难或喘息、外周血嗜酸性粒细胞增多，并在数周内自发好转。在20世纪50年代和60年代，丝虫感染被认为是这种疾病的病因。TPE在印度、非洲和东南亚最为突出，但在全球范围的丝虫流行地区均可见。疾病也可发生在非流行区，在移民或旅行者中发病。作为寄生虫感染的罕见表现，TPE发生在不足1%的感染淋巴丝虫（通常由蚊虫叮咬引起）的患者中，且由对班氏丝虫和马来丝虫的微丝蚴的超敏反应引起。在感染其他寄生虫后也曾报道过类似TPE的疾病。男性的发病要高于女性4倍，大多数TPE患者在25~40岁起病，但儿童和老年人也可发病。该病无已知的季节或遗传倾向，并且目前仍不清楚为什么只有这么小比例的丝虫感染患者发生TPE。

常在感染后数月至数年出现TPE的临床表现。

TPE最常见的特征性症状是痉挛性咳嗽，通常发生在夜间。其他典型的早期症状包括低热、体重下降、疲劳和不适。呼吸困难和喘息较常见，并且可能较为严重，临床表现可能类似于哮喘持续状态。胸痛，肌肉压痛，心脏、心包和中枢神经系统受累也见于报道中。在罕见情况下，有患者持续无症状。TPE患者的体格检查以粗水泡音或鼾音和喘息为特征，然而约20%的患者可无异常体征。该病可能存在全身淋巴结肿大、肝脾大、心包炎、肌肉骨骼或中枢神经系统表现，但在成人中上述表现比在儿童中少见。

TPE的实验室检查结果包括外周血嗜酸性粒细胞极度升高（通常嗜酸性粒细胞超过3 000个/mm³，高达白细胞分类的90%）持续数周，但嗜酸性粒细胞增多程度通常与临床疾病严重程度或影像学表现无关。血嗜酸性粒细胞脱颗粒并含有细胞质空泡。通常血清总IgE升高（>1 000U/mL），通过补体结合或红细胞凝集技术测定出高滴度的丝虫特异性IgE和IgG可证实该诊断。高丙种球蛋白血症是由B细胞的多克隆激活引起的。ESR，循环免疫复合物，血清IgG、IgM和IgA以及补体（CH50）可中度升高，患者也可出现异常心电图（electrocardiogram，ECG）。痰中可发现嗜酸性粒细胞，在活动性疾病患者中，BAL通常显示显著嗜酸性粒细胞增多（高达白细胞分类的50%）、总IgE水平升高，以及丝虫特异性IgE、IgM、IgG和纤连蛋白升高。BAL还可能含有针对马来丝虫抗原的IgE抗体以及嗜酸性粒细胞来源的神经毒素。胸腔积液（如果存在的话）是嗜酸性粒细胞性，也含有升高的IgE。血清α_1-抗胰蛋白酶水平降低，并在治疗后恢复正常。血液或痰液中不会发现微丝蚴，且粪便或尿液中虫卵和寄生虫均为阴性（尽管来自寄生虫流行国家的患者可能同时感染其他寄生虫）。相反，可在肺和淋巴结组织中鉴定出微丝蚴，特别是当存在淋巴结肿大时。

肺功能检查结果随病程而变化：在多达30%的患者中发现阻塞性通气功能障碍，特别是当症状出现不足1个月时。限制性通气障碍和$D_{L_{CO}}$降低，伴或不伴阻塞性通气功能障碍，是病程较长患者的典型表现。患者可能存在轻度的动脉氧分压下降。模糊的弥漫性网状结节浸润呈马赛克分布，病变主要累及中下肺野，是TPE的特征性影像学表现。患者可出现支气管血管束增粗，偶尔也会有肺门淋巴结肿大和胸腔积液的报道。多达20%的患者发病时X线胸片是正常的。在少数情况下，当恶丝虫属为感染的病原时，胸部X线片可显示为单个或多个结节，结节代表由寄生虫栓子引起的梗死。CT可显示纵隔淋巴结肿大、支气管扩张和区域性钙化。

TPE 的组织病理学表现取决于检查的组织以及疾病所处的阶段和持续时间。该病的肺组织病理学研究表明,疾病早期的(发病 2 周内)特征是肺泡、间质、支气管周围和血管周围的细胞性炎症,肺组织结构完整。肺组织内可触及微小结节。症状出现后 1~3 个月,未经治疗的患者肺中会出现伴嗜酸性粒细胞浸润的嗜酸性粒细胞性支气管肺炎和微脓肿。微脓肿的中心可能出现变性的微丝蚴,并且部分可出现肺泡壁的破坏。局部支气管壁可出现水肿和炎症,并且可见上皮破坏。长期未治疗的疾病可出现结节样慢性混合细胞(组织细胞、嗜酸性粒细胞和淋巴细胞)性炎症和肺纤维化。异物性肉芽肿经常存在。淋巴结活组织检查可以看到变性的微丝蚴或成虫,它们周围是嗜酸性粒细胞及其颗粒产物和巨细胞聚集。

TPE 的临床特征被认为是由对班氏丝虫和马来丝虫的微丝状抗原的强烈超敏反应引起的。尽管丝虫可能引起较为广泛的临床表现,但 TPE 患者很少有丝虫病的其他系统性特征。犬类的丝虫(如犬恶丝虫)极少传播给人类,但可能从肺部和淋巴结组织复活而导致人类致病。当通过昆虫叮咬进入体内的幼虫发育为成熟的丝虫时人类就会发病。成虫寄居在淋巴管内,并在其中产生微丝蚴,而后微丝蚴进入肺血管系统中。从变性的微丝蚴中释放的抗原可导致强烈的局部和全身炎症反应。与外周血中相似,肺内也可出现强烈的抗体和嗜酸性粒细胞性反应。尽管对 TPE 患者清除丝虫的确切机制知之甚少,但抗体依赖的机制和嗜酸性粒细胞极有可能在其中发挥了重要作用。在体外,粒细胞和巨噬细胞均可在 IgG、IgE 或补体存在下结合微丝蚴,导致其死亡。在组织病理中微丝蚴周围的显著淋巴细胞和浆细胞浸润,表明淋巴细胞可能对清除该生物体极为重要。在一些情况下,体外微丝蚴抗原刺激可诱发出淋巴细胞转化。部分报道指出,转录因子 NFκB 和氧化剂在对 TPE 的炎症反应中起重要作用。嗜酸性粒细胞在肺中聚集并导致 TPE 患者组织炎症的确切机制尚不完全清楚。通过显微镜观察可发现肺(以及血液)嗜酸性粒细胞脱颗粒。在 TPE 患者的 BALF 中观察到嗜酸性粒细胞来源的神经毒素(一种能够损伤肺上皮的核糖核酸酶)水平升高。IgE 和嗜酸性粒细胞、淋巴细胞、肥大细胞或嗜碱性粒细胞来源的产物可能与这种疾病的喘息及气道高反应性有关。

TPE 的诊断通常基于前面描述的临床和实验室检查结果,包括相关的暴露史。通常不需要肺或其他组织活检。TPE 的诊断标准总结在表 71-4 中。肿大淋巴结(如斜角肌)的活组织检查可能有助于在某些情况下建立诊断。快速的治疗反应可以提供确诊的证据。该病的鉴别诊断包括莱夫勒综合征、CEP、ABPA、药物反应、其他寄生虫感染、HES 和癌性淋巴管病。在非流行地区,疾病也有可能为误诊为哮喘、非典型肺炎、结节病、EGPA、肉芽肿性多血管炎(原来称为韦格纳肉芽肿)或结核病(tuberculosis, TB)。非流行地区的诊断通常会延迟,需要仔细回顾旅行史和提高临床警惕性方能尽快诊断。

表 71-4　热带肺嗜酸细胞浸润症诊断标准

流行地区的暴露
阵发性夜间咳嗽、呼吸困难
胸部 X 线片渗出性病变
白细胞增多伴嗜酸性粒细胞增多
血清 IgE 升高
血清抗丝虫 IgE、IgG 升高(班氏丝虫、马来丝虫)
乙胺嗪治疗后临床表现改善

乙胺嗪是一种广泛用于治疗丝虫感染的哌嗪衍生物,用于治疗 TPE,通常剂量为 $6mg/(kg \cdot d)$,持续用药 14~21d。乙胺嗪通过直接和间接机制发挥作用。它对丝虫的成虫和微丝蚴都有直接杀虫作用。它还可以增强粒细胞、巨噬细胞、抗体和补体对微丝蚴表面的结合。治疗后 7~14d 通常即可出现显著的临床改善和嗜酸性粒细胞计数的减少。乙胺嗪治疗后的临床改善在时间上与嗜酸性粒细胞性肺泡炎的消退相关。此外,肺功能的改善、BALF 中嗜酸性粒细胞减少、血清总的和特异性 IgE 和 IgG 减少、血清 α_1-抗胰蛋白酶水平增加,以及影像异常的消失通常发生在治疗后 1~4 周内。

使用乙胺嗪治疗的急性起病 TPE 患者其临床病程和预后通常是良好的,并且对于大多数患者来说,3 周的乙胺嗪治疗便可达治愈。然而,再感染或现有成虫微丝蚴的释放导致急性复发可发生在高达 20% 的患者中。初始治疗后 α_1-抗胰蛋白酶水平仍然较低的人可能有更大的复发风险。急性复发的患者通常对乙胺嗪的高剂量再次治疗有反应,通常为 3 次/d,每次 2~4mg/kg,用药 21~30d。或者,患者可表现为轻度、慢性持续性炎症,导致慢性间质性病变,伴随持续的呼吸道症状、影像学表现及血液学和血清学异常。据报道,在 2~5 年的随访期间,13% 的接受标准治疗疗程的 TPE 患者持续存在临床症状。这些患者的肺泡灌洗也为轻度、持续的嗜酸性粒细胞增多。症状持续时间较长的患者不太可能有良好的治疗反应。其他的抗丝虫药物(如伊维菌素)或试验性糖皮质激素治疗可能是该慢性患者的有效疗法,尽管尚缺乏对这些药物的对照研究。部分有明显 TPE 表现的患者可能对乙胺嗪治疗无反应;这些病例究竟是乙胺嗪耐药 TPE 还是其他寄生虫感染导致的发病尚不清楚,因为目前的血清学检测无法区分人体淋巴丝虫抗原和其他寄生虫抗原。

未经治疗的疾病通常持续数周至数月。未经处理的 TPE 可能会自发缓解,但通常会在数月到数年内复发。在疾病过程中尽早治疗 TPE 很重要,因为尽管很少致命,未经治疗的 TPE 常常导致不可逆的肺纤维化。

慢性嗜酸性粒细胞性肺炎

慢性嗜酸性粒细胞性肺炎(CEP)最初是在 1969 年被 Carrington 等人提出的。尽管 CEP 可在任何年龄的人群中发生,但发病率最高的是 30~45 岁人群。女性发病率为男性的 2 倍,并且妊娠期间及乳腺癌放射治疗后均有 CEP 的报道。60 岁以后发病的患者女性优势不太明显。大多数病例发生在高加索人群中。高达 2/3 的患者在 CEP 前(数周至数年)或与 CEP 几乎同时出现成年发病的哮喘。CEP 患者的哮喘通常很严重,并且尽管接受了药物治疗仍可导致固定的气流阻塞(约 10%)。大多数 CEP 患者都是非吸烟者。此外,1/3~1/2 的患者有先前的特应性病史、过敏性鼻炎、鼻息肉或荨麻疹。

与特发性 AEP 不同,CEP 通常为亚急性表现,症状在诊断前存在数周至数月。常见的主诉包括呼吸困难、低热、乏力、显著盗汗和中度(10~50lbs,即 4.5~22.7kg)体重减轻。咳嗽非常普遍,最初为干咳,后来可产生少量黏液痰。可能存在鼻炎或鼻窦炎。Carrington 初始病例系列中描述的 9 名患者中有 2 名出现轻微咯血。患者最终会出现进行性呼吸困难,这可能与患有成年起病的哮喘引起喘息有关。在极罕见的情况下,CEP 患者可能会出现严重的急性呼吸衰竭或 ARDS,表现为严重的低氧血症并需要机械通气。CEP 没有较多的肺外表现。偶有关节痛、皮疹、腹泻或结肠炎、单神经炎,肝炎、心包炎或不明原因的心力衰竭,这引起了人们猜想 CEP 和 EGPA 之间可能有一定延续性。事实上,已有报道最初被诊断患有 CEP 的患者后来发展为 EGPA。

CEP 患者经常出现中度白细胞增多。大多数(66%~95%)有外周血嗜酸性粒细胞增多症(通常>1 000/mm³),白细胞分类中嗜酸性粒细胞占 6% 以上,通常高达 20%~30%。该病曾有外周血嗜酸性粒细胞

高达 90% 的报道。然而,缺乏外周血嗜酸性粒细胞增多并不能排除该诊断,因为 10%~30% 的病例中可能不出现嗜酸性粒细胞增多。该病可能出现正细胞正色素性贫血和血小板增多症。C 反应蛋白和 ESR(>20mm/h)通常升高,高达 1/2 的患者 IgE 水平升高。肺泡灌洗液细胞分类计数显示灌洗液中嗜酸性粒细胞增多,报道的嗜酸性粒细胞通常占白细胞(white blood cell,WBC)的 40% 以上(12%~95%)。尿嗜酸性粒细胞来源的神经毒素水平也升高。这些患者的血液和痰培养通常并无感染性因素。

肺功能异常的严重程度取决于疾病的阶段和严重程度。在糖皮质激素治疗前的疾病初始阶段,肺功能可能会显示为限制性、阻塞性或正常的肺功能。既往无哮喘发作史的 CEP 患者也会出现阻塞性通气功能障碍,不过在有哮喘病史的患者中更常见。限制性通气功能障碍可能是由肺实质的急性嗜酸性粒细胞浸润引起的肺顺应性下降导致的。弥散功能可能会降低,肺泡-动脉氧分压差可能会轻微升高。

在最初的病例系列中,Carrington 等人描述了 CEP 较特征性的 3 种影像学特征:①位于肺野外周的渐进性致密浸润影;②糖皮质激素治疗后浸润影快速消失,可在相同位置复发;③浸润影为"负性肺水肿"样表现。CEP 引起的肺部浸润多为密度较高的、斑片状分布的实变影,边界欠清晰,通常影响肺野的外 2/3(图 71-3)。浸润影常为双侧分布,往往位于中上肺野,可能类似于包裹性胸腔积液。它们通常呈非肺段的、亚段的或叶性分布。如果弥漫的肺部浸润影累及肺的主要部分或整个肺部,则会出现特征性的"负性肺水肿"外观(发生在<50% 的病例中)。胸腔积液和空洞是罕见的。在 25% 的病例中,肺部浸润可能是游走性的。偶尔,X 线胸片可以是正常的。

常见的 CT 结果包括累及中上肺及肺野周边的磨玻璃和实变影。此外,X 线胸片上显示为明显的单侧或孤立的下肺受累,在 CT 中可能被证明是双侧的并且是弥漫性的。纵隔淋巴结肿大可能在常规胸部 X 线片上就较为明显,也可在胸部 CT 中被发现。不典型的影像学表现包括结节状浸润影、倾斜或垂直的线性致密影、支气管管壁增厚、胸腔积液和与解剖学分类无关的区域性纤维化。CT 的结果可能会因距离症状发生的时间的不同而有所不同。在大多数情况下,在疾病发作的前数周内可出现典型的致密影,表现为肺野周边分布为主的气腔实变。症状已存在超过 2 个月时可出现条带状线形影。

CEP 的肺部病变在组织病理学上表现为肺泡腔

ABPA 的主要诊断标准。咳出褐色黏液痰栓、痰中鉴定出曲霉菌（或其他相关真菌）以及曲霉双重（速发和延迟）皮肤反应阳性也是 ABPA 的常见临床特征。

已经认识到 ABPA 的 5 个临床阶段：急性发病期（Ⅰ期）；病情缓解期（Ⅱ期）；复发加重期（Ⅲ期）；激素依赖性哮喘（Ⅳ期）和肺纤维化（Ⅴ期）。这些阶段的临床特征见表 71-6。已经认识到 ABPA 可表现为两种类型：仅有血清学阳性 ABPA（seropositive ABPA，ABPA-S），即满足前述基本标准但没有中心性支气管扩张的证据；伴中心性支气管扩张的 ABPA（ABPA with central bronchiectasis，ABPA-CB），即上述标准得到满足且存在中心性支气管扩张。尚不清楚 ABPA-S 是早于 ABPA-CB 的疾病早期阶段，或者可能是一种较轻微形式的 ABPA。

表 71-6 变应性支气管肺曲霉病的临床分期

Ⅰ期：急性期
急性哮喘症状±全身症状
血清总 IgE 升高（通常>1 000ng/mL）
曲霉菌特异性 IgE 和 IgG 升高
胸部 X 线片可见渗润影
外周血嗜酸性粒细胞增多
曲霉菌皮肤试验呈速发阳性反应
烟曲霉血清沉淀抗体阳性

Ⅱ期：缓解期
症状缓解（同时总 IgE 下降以支持病情缓解）
肺部浸润影消失
IgE 水平降低或稳定（IgE 降至正常范围较罕见）

Ⅲ期：复发加重期
IgE 水平再次升高（超过基线的 2 倍）
±X 线片上新发肺部浸润影
±哮喘症状升级

Ⅳ期：激素依赖期
难以控制的、激素依赖性哮喘
即使给予激素治疗血清总 IgE、曲霉沉淀素和曲霉特异性 IgE、IgG 持续升高
±X 线胸片或胸 CT 显示一过性肺部浸润和/或支气管扩张

Ⅴ期：肺纤维化期
持续存在的激素依赖性哮喘
肺纤维化伴有气体交换障碍
慢性痰液增多和频繁的感染

ABPA 的典型放射学表现包括一过性、不规则的肺部浸润影，好发于肺上叶（图 71-4）。其他常见放射学特征包括指套征、双轨征、平行线征、牙膏影、印戒征及肺叶实变（图 71-4）。上述表现来自支气管和细支气管管壁炎症、水肿和重塑，以及支气管的黏液嵌塞，伴或不伴肺实质受累。如上所述，中心性（近端）支气管扩张是

ABPA 的另一种特征性放射学表现，发生在许多患者中，但并不是每人均有上述表现。HRCT 上的高密度黏液栓可能是疾病严重程度的标志。ABPA 通常不是通过组织取样诊断的。然而，ABPA 的组织病理学包括明显的支气管中心炎症伴嗜酸性粒细胞、淋巴细胞、浆细胞和单核细胞浸润，支气管中心性肉芽肿，以及支气管的黏液嵌塞。真菌菌丝通常存在于黏液栓中而不伴有支气管的组织侵袭。在肺的不同部位及疾病的不同阶段组织病理学发现可能有所不同。

ABPA 被认为是由曲霉菌（或其他相关真菌物种）慢性气道定植引起的复杂免疫反应所致，其包括Ⅰ型，Ⅲ型和Ⅳ型免疫反应。辅助性 T 淋巴细胞、中性粒细胞、嗜酸性粒细胞，遗传易感因素和真菌本身也可能参与了该病的发病机制。

该病的典型症状包括喘息、咳嗽、呼吸困难和咳痰，有时会出现褐色/黑色黏液栓。其他症状可能包括乏力、肌痛、低热、胸痛、体重减轻或咯血。尽管存在疾病活动的血清学和放射学证据，患者有时可能不会出现呼吸道症状。任何频繁和/或反复出现呼吸道症状恶化的哮喘或 CF 患者，及同时有哮喘伴嗜酸性粒细胞增多的患者都应怀疑有无 ABPA。对于 CF 患者，在对于疑似细菌感染进行抗生素治疗后临床症状无改善，或出现肺功能恶化和/或激素依赖或激素治疗无效，均应考虑是否存在 ABPA。ABPA 的鉴别诊断范围广泛，除了其他肺嗜酸性粒细胞疾病外，还包括无 ABPA 的真菌致敏性哮喘、无真菌定植的难治性哮喘、曲霉性支气管炎和其他非真菌性感染性支气管炎或肺炎。由于 ABPA 的临床特征与这些疾病重叠，通常较难以识别。由于疾病不同阶段的临床表现不同，使得 ABPA 的识别具有一定挑战性。

该病的治疗目标是控制症状、维持正常的肺功能，并预防疾病急性加重和疾病进展。早期识别并积极治疗对于预防永久性气道重塑、支气管扩张和肺纤维化至关重要。应用全身糖皮质激素，配合密切监测患者的临床症状、IgE 水平和 X 线胸片，是该病主要的治疗方法。糖皮质激素可在 6~8 周内将 IgE 水平降低至急性期水平的至少 1/2，并且可改善肺部浸润，为控制疾病的必需用药。治疗剂量通常高于单独控制症状所需的剂量。

推荐的初始泼尼松剂量为 0.5mg/（kg·d），2 周后减量为隔天一次，继续用药 6~12 周，然后 3~6 个月内逐渐减停，具体减量方法为每 2 周减量 5~10mg。患有 CF 的儿童可能需要更高的剂量和/或更长的治疗时间。应在初诊时、第 4 周和第 8 周监测血清总 IgE 水平，之后每 2 个月检测 1 次，直至 1 年。

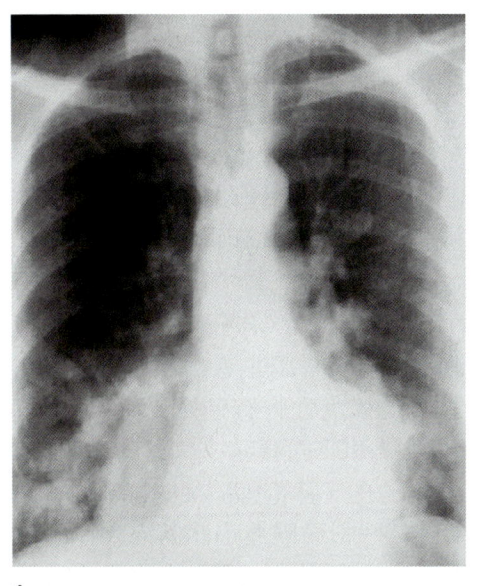
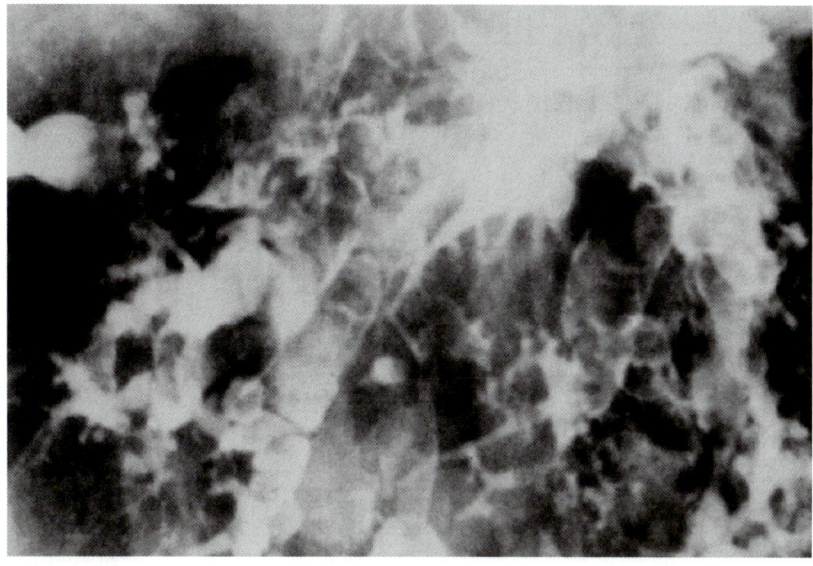

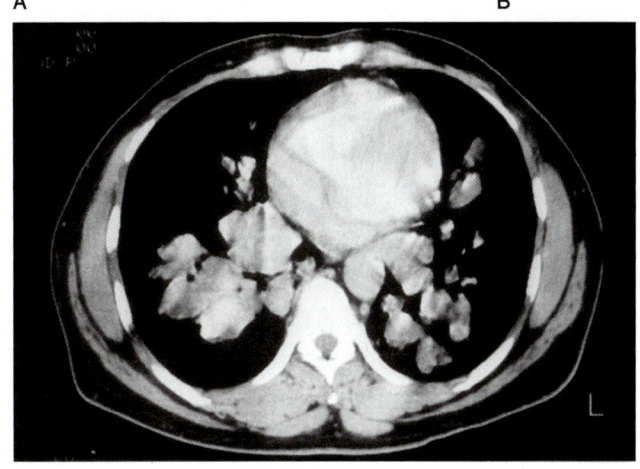
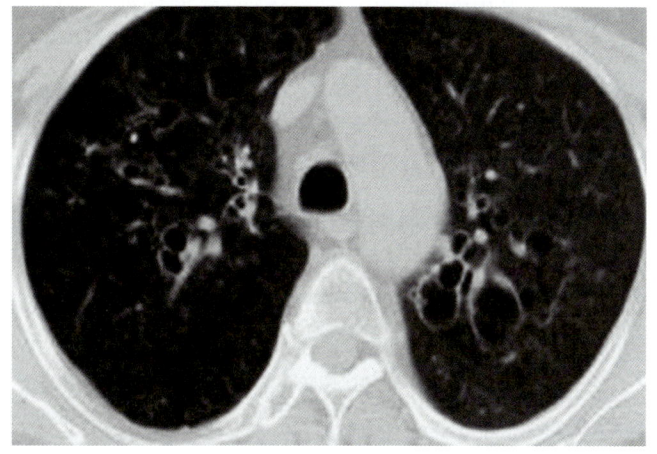

图 71-4 变应性支气管肺曲霉病的影像学表现。伴有管状实变和指套征的广泛肺部浸润,此例患者主要位于下叶(A);支气管造影(B)和胸部 CT(C)显示广泛的近端支气管扩张;胸部 CT(C)可见广泛的黏液嵌塞;无黏液嵌塞的 ABPA 患者可见中心型支气管扩张和双轨征(D)。

抗真菌药物伊曲康唑也可以帮助控制疾病的症状、免疫特性和减少疾病急性加重次数,并且可能使得全身糖皮质激素的用量得以减量。伏立康唑可作为一种恰当的替代性抗真菌药物。在一些病例系列中,抗 IgE 抗体奥马珠单抗有助于控制伊曲康唑治疗失败的激素依赖性 ABPA。支气管扩张剂和抗生素有助于控制支气管痉挛和继发性呼吸道感染。单独吸入糖皮质激素不足以预防或治疗急性 ABPA 发作。应该对 ABPA 患者每年进行肺功能测定,并应监测患者合并存在的胃食管反流、鼻窦炎或环境霉菌暴露。

查格-施特劳斯综合征（嗜酸性肉芽肿性多血管炎）

1939 年,Rackemann 和 Greene 报道了一组患有结节性多动脉炎并伴有过敏性疾病的患者。Harkavy 在 20 世纪 40 年代早期报道了类似的发现。1951 年,Churg 和 Strauss 首次描述了与该疾病相关的组织病理学和临床特征,他们报道了一种累及多个脏器的坏死性血管炎,该病与嗜酸性粒细胞性组织炎症和血管外肉芽肿相关,发生在哮喘患者,伴有发热和外周血嗜酸性粒细胞增多[查格-施特劳斯(Churg-Strauss)综合征]。这种疾病现在被称为嗜酸性肉芽肿性多血管炎(EGPA),是一种少见的全身性疾病。估计一般人群的总患病率为每百万人口 10.7~13 例,而有哮喘病史者估测每年每百万人中有 64 例患病。各国的平均年发病率估计为每百万人口 0.5~6.8 例。

所有血管炎患者中约有 10% 最终证实患有 EGPA(另见第 74 章)。然而,由于诊断的不确定性和可变的临床表现,EGPA 的准确发病率尚不清楚。EGPA 的真实发病率可能高于目前普遍认为的发病率,因为该综合征具有许多与其他血管炎、嗜酸性疾病和肉芽肿性疾病相同的临床、放射和组织学特征。如果不仔细甄别,可能会忽略 EGPA 的诊断。

EGPA 可发生在任何年龄的患者中,但它最常见于 38~50 岁患者。年龄超过 65 岁者、儿童和青少年发病较为少见。然而,在患该病的儿童中,疾病倾向于表现为更急进性的临床过程。该病没有明显的性别差异。在女性中,有报道在妊娠期间发病的。MHC 复合体 DRB4 等位基因可能是本病的遗传高危因素。

EGPA 常表现为亚急性病程,症状可持续数个月到数年不等。从历史上看,已经认识到该疾病的 3 个不同临床阶段:前驱期、嗜酸性细胞浸润期和血管炎期。前驱期的特点是缺乏特应性家族史的患者发生迟发性(多发生在 20~30 岁)过敏性鼻炎和特应性反应。在 EGPA 被确诊前,严重的过敏性鼻炎、鼻窦炎和药物过敏通常可存在 8~10 年,甚至长达 30 年。哮喘是所有 EGPA 患者的一个特征。它通常先于血管炎 3~6 年出现。嗜酸性细胞浸润期的典型表现为显著的外周血嗜酸性粒细胞增多和嗜酸性粒细胞组织浸润,最常累及的是肺、胃肠道和皮肤。血管炎阶段的特征在于具有血管和血管外肉芽肿的中小血管的血管炎。全身症状的发展通常预示着血管炎阶段的开始,包括发热、乏力、体重下降、关节痛、肌痛和过敏或哮喘症状加重。虽然血管炎通常在本病的过敏表现发生数年后才出现,但在某些情况下,它可在哮喘发作的数月内发生或伴随哮喘发生。哮喘发作和血管炎之间间隔时间较短与血管炎的严重程度增加有关。在血管炎阶段,哮喘症状可能持续存在并恶化,或者可能减轻。当哮喘症状减轻后,它常在疾病过程中出现症状反复,并可能需要长时间的激素治疗。重要的是,并非所有患者都按照顺序出现上述 3 个阶段,临床中常看到不同阶段临床特征的重叠。虽然 EGPA 通常影响多个器官系统,也有单独局限于某个脏器的报道。肺、心脏、皮肤和神经系统受累最为常见。

几乎所有 EGPA 患者均发生肺部受累。EGPA 大多数的呼吸系统表现发生在疾病的前驱期和嗜酸性细胞浸润期。如前所述,所有患者均在疾病的某个阶段发生哮喘。上呼吸道过敏性疾病,包括鼻窦炎、鼻炎和鼻息肉,可见于 75%~85% 的患者中,并且可能是患者的主要症状。与肉芽肿性多血管炎不同,累及上呼吸道的坏死性肉芽肿在 EGPA 中是不常见的。哮喘和上呼吸道疾病通常是长期存在、较为严重的,并且常需要激素治疗(全身或吸入)以维持症状的控制。

肺功能测定可能显示阻塞性通气功能障碍。伴有肺实质嗜酸性粒细胞浸润的莱夫勒样综合征可见于 50%~70% 的患者。这些患者可能会出现呼吸困难、咳嗽和喘息。他们的胸部 X 线片可出现一过性、游走性、斑片状、非叶性、非段性、往往呈外周性分布的肺部浸润影,没有明显的区域分布倾向。结节性病变、网格影、支气管管壁增厚、支气管扩张和肺门淋巴结肿大不是本病的常见表现。与 GPA 不同,过敏性肉芽肿很少出现空洞。高达 50% 的患者出现单侧或双侧胸腔积液,并可能与胸膜炎性胸痛有关。X 线胸片可能偶尔会是正常的。HRCT 可显示支气管管壁增厚、肺动脉增宽(与相应的支气管相比)、某些血管的不规则星状构型、淋巴结肿大、局限性小叶间隔增厚和散在斑片状肺实质磨玻璃浸润、结节影、实变影或树芽征。结节可出现在磨玻璃区域内。这些影像学表现与开胸肺活检所见的病理结果明显相关,如嗜酸性粒细胞性肺炎、肺泡出血、支气管壁及间隔的嗜酸性粒细胞浸润。尚需要进一步研究确定高分辨率 CT 是否可用于疾病分期或在没有组织活检的情况下明确诊断。

在 EGPA 的初始阶段心脏表现通常不明显。然而,它们通常发生在疾病的血管炎阶段,是本病致残的主要原因,并且是该病导致死亡的主要原因(见于高达 50% 的病例)。患者可能无症状。由于嗜酸性粒细胞的心内膜心肌浸润或由冠状动脉坏死性血管炎引起的缺血性心肌病,多达 47% 的病例可发生进行性充血性心力衰竭(congestive heart failure,CHF)。这种冠状动脉血管炎 60% 是致命的。大约 1/3 的病例存在急性心包炎,并且曾有心脏压塞的报道。缩窄性心包炎可能会随着时间的推移而发生。心脏受累更常见于 ANCA 阴性的 EGPA 患者(见下文)。

EGPA 可能会出现多种神经系统表现。69%~75% 的病例存在单神经或多神经病(最明显的是多发性单神经炎),腓总神经、尺神经和内侧腘神经最常受影响。中枢神经系统表现较少发生,包括脑神经损伤(尤其是视神经炎)、癫痫发作、蛛网膜下腔出血和脑梗死。有关 EGPA 在皮肤、胃肠道、肾及其他系统的表现均已有广泛的报道。皮肤表现存在于 40%~70% 的病例中,并且可能表现为局灶病变。它们可表现为非血小板减少性紫癜(特别是下肢)、荨麻疹、斑丘疹、瘀点、瘀斑或网状青斑。皮肤活检通常表现为嗜酸性粒细胞浸润和白细胞碎裂性血管炎。含有血管外肉芽肿的痛性皮肤或皮下结节(可能伴有溃疡)可能更易累及手指、头皮和肘关节伸侧的皮肤。EGPA 的胃肠道表现可出现在高达 60% 的患者中,包括嗜酸性胃肠炎或血管炎,可导致腹泻、腹痛、肠梗阻、胆囊炎、胰腺炎、出血、肝功能检查异常和肠穿孔。出现胃肠道受累者也预后不良,是 EGPA 的第二大死亡原因。在 25%~50% 的 EGPA 患者中可发生一定程度的肾功能不全。具有坏死特征的嗜酸性间质性肾炎是最常见的组织病理学发现,但也可出现局灶性节段性肾小球硬化、血尿和蛋白尿。严重的、难以控制的高血压也是 EGPA 的主要后遗症(占 25%~75% 的病例),可能是由于反复发作肾梗死所致。与 GPA 不同,明显的肾衰竭在 EGPA 中很不常见。轻度淋巴结肿大(30%~40%)、风湿病表现(游走性多关节痛、肌痛、颞动脉炎)、泌尿系疾病(尿道、前列腺)和眼部表现(巩膜炎、葡萄膜炎、视神经病、结膜结节)也在 EGPA 中有描述。

EGPA 的诊断基于临床特征及具有确证性的实验室和/或组织学表现。没有针对 EGPA 诊断的单一实验室检测指标。大多数 EGPA 患者在诊断时具有显著但程度波动较明显的外周血嗜酸性粒细胞增多(平均值在 5~20 000/mm³;白细胞分类中嗜酸性粒细胞占 20%~90%),通常高于单纯哮喘的患者。嗜酸性粒细胞增多的程度常与血管炎活动度相平行,并且在应用糖皮质激素治疗哮喘后,嗜酸性粒细胞水平下降。75% 的患者血清 C 反应蛋白水平和总 IgE 水平升高(范围:500~1 000U/mL)。呼出气冷凝物和灌洗液中类花生酸 12-HETE 水平升高可以帮助区分 EGPA 和单纯的哮喘。血清 Th2T 淋巴细胞因子 IL-4、IL-5 和 IL-13 以及血清 IgG₄ 的水平、TARC/CCL17、尿嗜酸性粒细胞衍生的神经毒素和血清嗜酸性粒细胞趋化因子-3 水平升高也与疾病活动相关。与静止期 EGPA 相比,活动期 EGPA 患者的支气管肺泡灌洗液还含有高水平的 Th2 细胞因子 IL-4、IL-5 和 IL-10。大多数患者具有正细胞、正色素的贫血和中度血沉增快。类风湿因子滴度可能阳性,但抗核抗体通常是阴性的。也可出现高球蛋白血症和血中检测到循环免疫复合物。

40%~60% 的患者核周型抗中性粒细胞胞质抗体阳性(pANCA)。这些抗体大多数针对髓过氧化物酶(MPO-ANCA),少数针对蛋白酶 3(PR3-ANCA)。ANCA 阴性并不能排除诊断。事实上,最近的病例系列表明 ANCA 阳性者的临床特征与 ANCA 阴性的患者不同。ANCA 阳性者(血管炎表型)倾向于表现为活检证实的血管炎、紫癜、耳鼻喉受累、周围神经病变和肾脏疾病,但心脏受累较少。相反,ANCA 阴性(嗜酸性粒细胞组织浸润表型)的患者主要表现为发热、嗜酸性粒细胞性肺炎和嗜酸性粒细胞性心肌炎。

胸腔积液(如果存在)的实验室检查显示葡萄糖水平降低,且为嗜酸性粒细胞为主的渗出液。胸膜活检显示慢性胸膜炎伴嗜酸性粒细胞浸润。BALF 嗜酸性粒细胞百分比增加,其升高程度通常低于 CEP 或高嗜酸性粒细胞综合征。然而,曾有报道患者 BALF 中嗜酸性粒细胞高达 81%。建议完善心电图、超声心动图、N 末端脑钠肽和肌钙蛋白-1 水平,和/或心脏 MRI 来评估疑似 EGPA 患者是否存在心脏受累。¹⁸FDG/¹³N 正电子发射计算机断层成像(PET)也可用于识别 EGPA 中的心脏受累。磁共振成像可提示 CNS 血管炎的皮质下 T2 加权信号。

尽管该病很少需要肺活检确诊,EGPA 的组织病理学特征取决于疾病的临床阶段,但包括组织(间质、血管和肺泡)嗜酸性粒细胞浸润,累及小动脉、微动脉及少数情况下累及小静脉、微静脉及毛细血管的嗜酸性坏死性巨细胞血管炎,以及血管周围和间质嗜酸性粒细胞肉芽肿(通常是微小的)。肺血管和全身血管都可能受到影响。血管损伤的确切组织病理学表现取决于病变的阶段。早期病变为血管和血管周围区域的嗜酸性浸润(图 71-5)。后期病变的特征为坏死性动脉炎或血管闭塞和瘢痕形成。血管损伤的程度从轻度损伤,如血管周围嗜酸性血管袖套状聚集,致严重的血管壁透壁性炎症伴坏死。病变可局灶或广泛存在。在肺部,过敏性肉芽肿可能有中心性坏死伴嗜酸性炎症,病变可累及小叶间隔并沿着胸膜延伸。曾有弥漫性毛细血管炎和肺泡出血的报道。该病也可存在嗜酸性淋巴结肿大。皮肤、神经或肌肉的活组织检查也可以用于确诊。

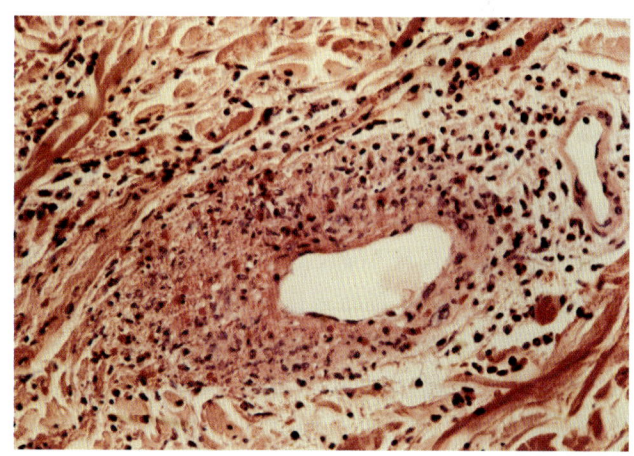

图 71-5　嗜酸性肉芽肿性多血管炎小动脉的病理表现。病理上可见血管周围广泛的嗜酸性炎症浸润。

EGPA 的发病机制仍然知之甚少。40%~60% 的 EGPA 患者中发现 ANCA,提示抗中性粒细胞胞质抗体(ANCA)可能在该病发病机制中起作用。ANCA 可能通过激活炎性细胞、释放蛋白水解酶和产生氧化应激反应而引起组织炎症和损伤,但 ANCA 的存在可能是组织损伤的结果而不是导致其损伤的原因。如前所述,EGPA 的临床特征在 ANCA 阳性与阴性的患者之间存在差异。该病与过敏、特应性、嗜酸性粒细胞增多及血中 T 淋巴细胞来源的 Th2 型细胞因子增多和 IgE 升高密切相关,提示该病可能为 Th2 型免疫应答增强。

研究还显示,该病存在调节性 T 细胞减少和 Th1 型免疫反应增强。由于血液、BALF 和尿液标本中含有嗜酸性粒细胞来源的细胞毒性颗粒蛋白,提示嗜酸性粒细胞可能也对组织损伤起显著作用。基于上述各项研究结果,有人提出 T 细胞及嗜酸性粒细胞反应增强的患者,出现反复抗原刺激可能在疾病的发展中起重要作用。体液免疫增强伴免疫复合物增加也可能在发病中起作用。遗传因素包括 IL-10 基因、HLA-DRB 和 HLA-DRB4 的多态性可能在 EGPA 易感性中起重要作用。

EGPA 患者哮喘的病理生理学与无 EGPA 的单纯哮喘的病理生理学之间的关系仍然不确定。在高达50%的病例中,慢性嗜酸性肺炎伴哮喘先于 EGPA 发生。血调节性 T 细胞(Treg)数量减少发生在起初为 CEP 后发生 EGPA 的人群中,而后来未发展为 EGPA 的 CEP 或没有 EGPA 的哮喘患者均无 Treg 减少。这表明维持正常数量的 Treg 可以保护患者避免发展为 EGPA。此外,使用白三烯受体拮抗剂(leukotriene re-ceptor antagonist,LTRA)和 5-脂氧合酶抑制剂以及其他哮喘治疗包括吸入糖皮质激素和奥马珠单抗与 EGPA 的发展有密切关系。这些发现使人们猜想这些药物是否可能是疾病诱因。这些报道中的很多病例,在减少全身糖皮质激素给药后出现 EGPA 的表现,提示糖皮质激素的应用部分控制了已存在的潜在 EGPA,使用上述哮喘治疗药物并将糖皮质激素减量后使得 EGPA 显露出来。因此,仍然不确定这些药物中的任何一种是否与 EGPA 的发病有因果关系。对于尚未被证实患 EGPA 的激素依赖性哮喘患者,当激素剂量逐渐减少时应当密切监测有无 EGPA 的相关表现,或者给予全身性糖皮质激素治疗后症状仍持续加重者需要加强药物治疗。吸食可卡因,吸入其他药物、接触鸟类、接种疫苗和接触各种传染性病原体后发生 EGPA 的情况也有报道。

EGPA 的诊断通常基于临床特征。目前存在多种诊断标准。1990 年,美国风湿病学会根据对先前使用的诊断标准的敏感性和特异性的评估,发布了 EGPA 的诊断标准。下述 6 条中满足至少 4 条对 EGPA 诊断的敏感性为 85%,特异性为 99.7%:①哮喘;②外周血嗜酸性粒细胞增多超过 10%;③单或多神经病;④游走性或一过性肺浸润;⑤鼻窦疾病;⑥活检标本上血管外嗜酸性粒细胞浸润。在有充分证据的系统性血管炎患者中,哮喘或过敏以及嗜酸性粒细胞>10%对于诊断 EGPA 具有 95%的敏感性和 99%的特异性。随后,教堂山共识会议建议 EGPA 的诊断标准包括恰当的临床和组织病理学表现,以及累及呼吸道的富含嗜酸性粒细胞的肉芽肿性炎症和累及中小血管的坏死性血管炎,同时伴有哮喘和嗜酸性粒细胞增多。然而,这些标准需要进行组织活检,并且诊断 EGPA 的敏感性低于已提出的其他标准。因此,它们在常规临床中辅助诊断的作用不太大。开胸肺活检是组织活检的金标准,但很少使用。如果存在肺泡受累,经支气管活检可以协助诊断,但该检查通常是非诊断性的。尽管特征性组织病理学变化对于 EGPA 的确定诊断并不是必需的,在有或没有免疫染色的情况下对其他部位(如皮肤、心包、肌肉、神经、肠道)进行活组织检查可能有助于在特定病例中确立诊断。EGPA 较难及时诊断,因为它可能被哮喘的糖皮质激素治疗所抑制。

EGPA 的鉴别诊断包括结节性多动脉炎、显微镜下多血管炎、肉芽肿性多血管炎、CEP、ABPA、特发性 HES、莱夫勒综合征、哮喘、真菌或寄生虫感染、药物诱导的血管炎、结节病和霍奇金淋巴瘤。EGPA 可区别于肉芽肿性多血管炎,因为与后者相比,EGPA 患者有鼻息肉和过敏性鼻炎,但缺乏明显的坏死性上气道病变和肺结节的空洞性病变,并且更多为 pANCA 阳性(与肉芽肿性多血管炎通常为 c-ANCA 阳性不同)。此外,EGPA 患者发生肾衰竭的可能性较小,而血管炎性神经病变和哮喘/嗜酸性粒细胞增多并不是肉芽肿性多血管炎的典型特征。EGPA 可区别于 MPO-ANCA 阳性的显微镜下多血管炎,因为后者为无肉芽肿病变的白细胞碎裂性血管炎,并且没有上呼吸道受累、哮喘和嗜酸性粒细胞增多。此外,与 EGPA 不同,心脏受累在 MPO-ANCA 阳性的血管炎中很少见。EGPA 中 ANCA 阴性的和/或没有明显血管炎的神经病变者可能难以与特发性 HES 区分。对于那些嗜酸性粒细胞计数较低且后来发生血管炎的患者更可能是 EGPA。

未接受治疗的 EGPA 患者预后不良;血管炎发作后 3 个月内死亡率高达 50%。因此,早期识别和治疗该病非常重要。

最近进行了两项关于 EGPA 治疗的随机对照试验。治疗方案的选择部分取决于患者诊断时的临床特征,因为某些特征的存在预示着预后较差,需要采取更积极的治疗方法。预后不良的因素包括年龄>65岁,心脏、胃肠道、中枢神经系统和肾脏受累(血清肌酐>150μmol/L)和无 ENT 受累。在无上述预后不良因素的人群中,糖皮质激素是主要的治疗方法,且激素治疗后通常会导致显著的临床改善,表现为疾病稳定或治愈。给予泼尼松 1~1.5mg/(kg·d)(或成人60mg/d)3~12 周,旨在改善全身症状和心脏、肾脏、神经系统或其他血管炎表现。偶尔需要更高剂量[如甲泼尼龙 15mg/(kg·d)]来控制危及生命的症状。严重的高血压和多发性单神经炎通常需要长时间的糖皮质激素治疗,并且可能难以完全去除症状。一旦血管炎阶段疾病得到控制,就可以开始规律激素减量,滴定至一个可长期维持疾病控制的激素剂量。通常需要低剂量泼尼松(如 5~10mg)维持 1 年,用法为每天或隔天一次。尽管复发并不常见,但应密切随访患者以发现临床恶化的证据,并且应定期筛查总WBC 和白细胞分类、ESR 和 IgE 水平。大多数报道表明 pANCA 对监测疾病活动或指导治疗没有益处,但最近的一个病例系列表明 ANCA 阳性者与阴性者相比,复发频率更高,5 年无复发生存率更低。病情无法改善或即使给予了糖皮质激素规范治疗仍复发者,应给予细胞毒性免疫抑制剂如环磷酰胺或硫唑嘌呤的治疗。

在疾病发作时有上述预后不良因素者,或有严重系统性受累的,应接受 3d 的大剂量静脉注射甲泼尼龙或口服泼尼松冲击治疗,并加上环磷酰胺诱导治疗[2mg/(kg·d)口服或 0.6~0.7g/m² 静脉注射第 1、15 和 30 天,而后每 3~4 周用药一次]。应用环磷酰胺治疗的患者应密切监测出血性膀胱炎、肾功能不全、骨髓抑制、膀胱纤维化和泌尿系统恶性肿瘤。糖皮质激素和环磷酰胺联合治疗的严重疾病患者比仅用糖皮质激素治疗的患者有更好的存活率。一旦达到疾病缓解,使用硫唑嘌呤维持治疗[2mg/(kg·d)]18~24 个月可能是有益的。

静脉注射免疫球蛋白(intravenous immunoglobulin,IVIg)在孕妇中可能有益,且可用于严重器官受累者以减少症状、器官受累,并改善长期疾病控制。用 IVIg 联合常规治疗的 EGPA 患者,其血液 Treg 数增加。一些小型非对照性病例研究显示抗 IL-5 抗体美泊利单抗在减少激素用量方面有效。免疫调节细胞因子干扰素-α(IFN-α)可改善肺功能、减少糖皮质激素用量和白细胞计数,可能作为难治性疾病患者的另一种替代治疗方法,但其功效有限并可引起心脏毒性。血浆置换也可能作为某些患者(尤其 ANCA 阳性和患肾小球肾炎患者)的有效辅助治疗方法。最后,

利妥昔单抗可能为一种有效的替代治疗方法,但需要进一步的研究来阐明与其他类型的 ANCA 阳性血管炎相比,该药对于 EGPA 治疗的益处。由于存在导致支气管痉挛和 CHF 的风险,应该避免使用 β 受体阻滞剂治疗 EGPA 相关性高血压。接受免疫抑制治疗的 EGPA 患者应接受预防性治疗,以防止肺孢子菌感染。

可能需要延长治疗时间以维持疾病控制。81%~92% 的患者可以实现长期缓解:25% 的病例复发,并且在 1 年内发生最常见。在一项纳入 1950—1974 年收集的 30 例患者的研究中,使用激素治疗者的中位生存期超过 9 年,1 年生存率为 90%,3 年生存率为 76%,5 年生存率为 62%。最近的研究表明,本病 5 年存活率为 85%~100%。

特发性高嗜酸性粒细胞增多综合征

特发性高嗜酸性粒细胞增多综合征(HES)是Hardy 和 Anderson 于 1968 年首次描述的一种罕见疾病。在随后的几年中,发表了很多关于严重外周血嗜酸性粒细胞增多和嗜酸性粒细胞弥漫性器官浸润的病例报道。初期,有数个名称用于描述该病——包括嗜酸性粒细胞白血病、莱夫勒(Loeffler)纤维弹性心内膜炎和播散性嗜酸性粒细胞心血管疾病。1975 年,Chusid 等人修订了 HES 的定义,仅包括那些未发现可导致嗜酸性粒细胞增多的其他原因的病例。HES 现在被认为是疾病严重程度差异较大的临床异质性综合征。一些患者病情较轻,仅有非重要脏器(如皮肤)的轻度受累;而其他患者可能出现危及生命的多脏器功能不全。新出现的证据表明,HES 可能代表了几种不同病因的疾病,这些疾病具有若干共同的特征。

目前共识将嗜酸性粒细胞增多定义为两次血嗜酸性粒细胞>$1.5×10^9$/L,且两次检查间隔≥1 个月和/或组织嗜酸性粒细胞增多(定义为骨髓标本中>20% 嗜酸性粒细胞,由病理学家证实的组织嗜酸性粒细胞浸润,和/或 EDGP 在组织中的显著沉积)。HES 定义为嗜酸性粒细胞增多伴嗜酸性粒细胞组织浸润和器官损伤(在没有其他可导致脏器损伤的情况下)。HES 是一种罕见的疾病。虽然任何年龄的人都可发病,但是在 20~50 岁发病最常见。当该病发生在儿童时,通常预示着克隆性的血液系统疾病。目前没有明确的种族或民族易感倾向。曾报道具有常染色体显性遗传的家族性病例。

临床特征和症状根据受累脏器的不同而有所不

同。患者的主诉通常是非特异性的,包括虚弱、疲劳、低热、肌痛、咳嗽、血管神经性水肿、皮疹、视网膜病变和呼吸困难。几乎每个脏器受累都曾见于报道。

目前已经认识到 HES 存在几种不同的临床表型。最常见的3个是:

1. 骨髓增生型(原发性/肿瘤性 HES):在该类型中,存在干细胞、髓细胞或嗜酸性粒细胞肿瘤的嗜酸性粒细胞克隆性扩增。临床特征包括贫血、血小板减少、肝脾大、白细胞碱性磷酸酶增高、循环中未成熟白细胞升高和维生素 B_{12} 水平增高。最常见的染色体异常是 4q12 上的删除突变,导致 FIP1L1-PDGFRA 的基因融合和酪氨酸激酶激活。其他染色体异常也曾被报道。

2. 淋巴细胞型(继发性,反应性 HES,约30%病例):该类型与具有异常表面抗原表型($CD3^-/CD4^+$)的 TH2 型 T 细胞克隆性扩增有关,并且 IL-5 产生增加。也可能出现 IL-4、IL-13、GMCSF 水平升高和高丙种球蛋白血症。皮肤和软组织受累是该类型的主要临床特征。

3. 特发型(~50%病例):缺乏先前提到的几种类型存在的异常,但存在终末器官损伤。

大约63%的 HES 患者存在呼吸系统受累。最常见的症状包括夜间咳嗽,可以是干咳,也可咳少量非脓性痰、喘息和呼吸困难(肺活量检查没有气流阻塞的证据)。一般而言,呼吸系统表现较为轻微。曾有肺动脉高压、ARDS 和胸腔积液(可能由 CHF 引起)的报道,但上述均很少出现。有肺部受累的患者,胸部 X 线片或 CT 可出现一过性局灶性实变、磨玻璃密度影或弥漫性肺浸润(空间分布上无受累倾向性)、小结节影、胸腔积液、淋巴结肿大或肺栓塞。受累肺组织的组织病理学检查通常为间质的嗜酸性粒细胞浸润。不太常见的病理表现为肺实质的坏死。这些被认为是由于肺部微血栓所致的。与 EGPA 不同,该病不存在显著的血管炎。

心脏病是 HES 患者常见的表现和死亡的主要原因。由于嗜酸性粒细胞性心肌炎和心内膜炎,心内血栓形成和心内膜纤维化,该病最常见的心脏表现为进行性慢性心力衰竭。HES 的心脏受累可以毫无临床表现,其典型病生理改变是最初为急性坏死阶段,然后是心内膜血栓形成并最终出现纤维化,这可导致限制性心肌病或瓣膜功能障碍,如二尖瓣关闭不全。心内血栓形成可导致缺血性栓塞事件。还可发生细菌性心内膜炎。心脏损伤至少部分的由 EDGP 介导。血清肌钙蛋白水平的升高可以提供 HES 时心脏受累的线索。令人不安的是,心脏受累与外周血嗜酸性粒细胞增多程度相关性并不好,因此建议每隔6个月进行一次超声心动图随访。心脏 MRI 也可检测嗜酸性粒细胞介导的心脏损伤或心内血栓。

中枢或外周神经系统受累可发生在高达60%的患者中,也是该病致残的主要原因之一。HES 的神经系统表现包括具有神经精神功能障碍的脑病、记忆丧失、伴或不伴有上运动神经元损伤迹象的步态紊乱、视觉改变和血栓栓塞事件的后遗症,包括偏瘫。在 HES 中具有感觉和/或运动轴突丧失(无血管炎或嗜酸性粒细胞浸润)的周围神经病变极为常见。

骨髓普遍受累表现为显著增多的嗜酸性粒细胞(高达细胞分类的25%~75%)。其他血液系统表现为静脉和动脉血栓栓塞、贫血、血小板减少、维生素 B_{12} 水平升高、肝脾大和淋巴结肿大(12%~20%)。

皮肤表现可能包括湿疹、荨麻疹、血管神经性水肿、结节或丘疹性病变、皮肤增厚、红皮病或皮肤划痕症,也可能出现黏膜溃疡。如上所述,在淋巴细胞性 HES 的患者中更可能出现皮肤表现。荨麻疹或血管性水肿通常预示着良性预后。患有丘疹的患者更可能为 FIP1L1-PDGFRA 融合基因阳性。该病也常有下述系统受累表现的报道,包括胃肠道(20%~30%的患者)、肾脏(10%~20%)、骨骼肌、眼和内分泌系统。

与 HES 相关的实验室检查结果包括外周血嗜酸性粒细胞增多 $>1.5\times10^9/L$、血清总 IgE 升高(25%~38%)、高球蛋白血症、循环免疫复合物形成(32%~50%)及血沉超过 15mm/h(68%)。骨髓增生型患者可能出现贫血。也可见血清维生素 B_{12} 和白细胞碱性磷酸酶水平升高。真菌和寄生虫的血清学,以及体液中查虫卵和寄生虫都是阴性的。令人感兴趣的是,肺部受累患者的血液和 BALF 中均以嗜酸性粒细胞为主,而缺乏肺部表现的人虽然血中嗜酸性粒细胞增多,但 BALF 中嗜酸性粒细胞不多。这一发现提出了一个问题,即 BALF 中嗜酸性粒细胞增多是否可作为有无 HES 相关肺病的标志物。

HES 中的器官损伤被认为是组织的嗜酸性粒细胞浸润和由血栓栓塞事件所致。嗜酸性粒细胞可能通过抗体介导的细胞毒作用和有毒颗粒产物如主要碱性蛋白和嗜酸性粒细胞阳离子蛋白的释放而导致组织损伤。已报道 HES 患者嗜酸性粒细胞阳离子蛋白和主要碱性蛋白的血清水平升高,但它们的水平与临床疾病严重程度无关。导致 HES 产生嗜酸性粒细胞极度升高的确切原因尚不清楚,但已提出几种机制,包括导致嗜酸性粒细胞增多的细胞因子的过量产生或异常激活,以及细胞因子信号传导或信号转导的缺陷。

多器官功能障碍且伴有两次以上严重的外周血嗜酸性粒细胞增多(>1.5×10⁹/L),排除可导致外周血嗜酸性粒细胞增多的其他原因,即可诊断为 HES。偶尔,这种疾病可能会以偶发性嗜酸性粒细胞增多而未伴随其他合并症起病。总外周血白细胞计数通常升高至 10 000/mm³ 以上(典型范围:10 000/mm³ ~ 30 000/mm³),多以嗜酸性粒细胞为主(高达 70%)。白细胞增多可能是进行性加重的。据报道,嗜酸性粒细胞原始细胞转化在疾病过程中的某个时间可发生,在一个 51 名患者的病例系列中,发生率达 28%。建议用于评估脏器损伤的指标还包括血清生化、肝功能测试、肌酸磷酸激酶(creatine phosphokinase,CPK)、肌钙蛋白、心电图(electrokardiogram,EKG)、超声心动图、胸部 X 线片和/或 CT、肺功能检查、腹部 CT 和组织活检。血清类胰蛋白酶、维生素 B₁₂ 和免疫球蛋白水平也可能有助于诊断。此外,疑似 HES 患者应进行骨髓穿刺和骨髓活检、FIP1L1/PDG-FRA 突变分析,以及通过流式细胞术或核型分析进行 T 淋巴细胞表型分析,以评估属于前面提到的 HES 亚型中的哪一类。恰当的 HES 亚型诊断对于选择该病的治疗方案具有意义。

HES 的鉴别诊断包括寄生虫感染、急性嗜酸性粒细胞白血病、药物诱导的超敏反应、EGPA、伴嗜酸性粒细胞增多的发作性血管性水肿、结核或真菌感染、过敏性或自身免疫性疾病、其他急性或慢性嗜酸性粒细胞性肺炎、热带性肺嗜酸细胞浸润症、其他淋巴组织增生性疾病和副肿瘤综合征。患有嗜酸性粒细胞白血病的患者在骨髓和/或血液中具有未成熟的嗜酸性粒细胞或原始细胞,而患有 HES 的患者通常不会。患有 HES 的患者一般没有 EGPA 特征性的哮喘或血管炎,而发作性血管性水肿患者通常不像 HES 一样有多器官受累的表现。

在发现有效疗法之前,HES 的预后很差。在一个早期的病例系列中,48 例患者中有 81% 在诊断后 1 年内死亡。总体而言,如果未经治疗,患者的平均生存期为 9 个月,3~4 年生存率估计为 10% ~ 12%。诊断后的第一年内死亡率最高。死亡可能由难治性慢性心力衰竭、氮质血症、肝衰竭、静脉血栓栓塞、腹部脏器穿孔或感染引起。骨髓增生型的 HES 患者(特别是 FIP1L1/PDGFRA 融合基因阳性)如果没有经过治疗,常表现为高死亡率的进展性病程。HES

有效治疗的出现使该病中位生存期显著改善至 10 年以上。

对于那些偶然间发现外周血嗜酸性粒细胞增多但没有脏器功能障碍迹象的患者,可以在没有特殊治疗的情况下给予密切观察,随访间歇为 3~6 个月,因为他们通常表现为良性病程。患者应每半年随访一次,进行下述检查:生化、EKG、超声心动图和肺功能检查,并监测有无血栓相关并发症的临床表现。应根据症状和脏器受累情况进行上述检查外的其他监测。

酪氨酸激酶抑制剂甲磺酸伊马替尼(初始剂量为 400mg/d)是所有 PDGFRA 阳性 HES 患者的一线治疗。心脏受累的患者应同时接受全身糖皮质激素治疗,以避免伊马替尼可能引起的进一步心脏损害。病例报道显示,其他酪氨酸激酶抑制剂,尼罗替尼和索拉非尼,在伊马替尼治疗耐药的情况下可以作为有效的替代疗法。

缺乏 FIP1L1/PDGFRA 融合基因或其他伊马替尼治疗有效的突变 HES 伴脏器受累者的主要治疗方法包括糖皮质激素,如泼尼松 1mg/(kg·d),持续数周,一旦嗜酸性粒细胞水平降低,可逐渐减少剂量,直至隔天用药一次。糖皮质激素在这种疾病中起效的机制尚不完全清楚。如果疾病稳定或痊愈(如血嗜酸性粒细胞增多症和症状得到控制),糖皮质激素可逐渐减量至隔天给药,并以能有效控制疾病活动的最小剂量持续约 1 年。

干扰素-α(IFN-α)是一种可在体外抑制嗜酸性粒细胞功能的介质,可能通过抑制嗜酸性粒细胞增生和分化而有助于 HES 的治疗。IFN-α 应作为糖皮质激素治疗无效的 HES 患者的二线治疗,或应用在需要较高剂量糖皮质激素的患者以减少其激素用量。淋巴细胞型 HES 患者应避免单用 IFN-α 单药治疗。聚乙二醇化干扰素可能是某些特定病例的有效替代疗法。现有数据表明,另一种抗嗜酸性粒细胞策略,即抗 IL-5 抗体美泊利单抗,可以减少与 HES 相关的症状和嗜酸性粒细胞脏器受累,并且可能特别有助于高 IL-5 水平患者减少激素用量(如缺乏 FIP1L1/PDGFRA 融合基因的淋巴细胞型 HES 患者)。曾有个案报道证明了针对效应性嗜酸性粒细胞和 T 淋巴细胞的抗 CD-52 抗体阿仑单抗对淋巴细胞型 HES 有效。

如果有证据表明存在进一步的疾病进展或糖皮质激素毒性,可以加用羟基脲(0.5~1.5g/d)治疗,目的是将外周血白细胞计数减少到 5 000/mm³ ~ 10 000/mm³ 的范围。外周血白细胞数量极度升高的患者可使用长春新碱作为化疗诱导剂。依托泊苷、苯丁酸氮芥和其他化疗药物可能是糖皮质激素标准治疗无效的病例的有效替代药物。环孢素也可能有助于控制疾病,特别是当其与糖皮质激素联合使用时。

对于终末脏器损害尚有一定可逆性的严重 HES 患者,曾有成功接受同种异体骨髓移植的病例。除非血液黏度升高同时伴有高凝状态,否则白细胞分离术并不能带来明显的获益。抗寄生虫药和放射治疗是无效的,可能需要用华法林和/或抗血小板药物治疗血栓栓塞事件。

预后良好的特征包括治疗反应良好(治疗后血嗜酸性粒细胞显著下降)、存在血管性水肿,血清总 IgE 升高,以及缺乏骨髓增生性疾病的证据。预后不良相关的因素包括外周血白细胞总数>10 万/mm^3、外周血可见髓系原始细胞、难治性慢性心力衰竭、嗜碱性粒细胞>3%、骨髓细胞存在可识别的染色体异常和血清维生素 B$_{12}$ 水平升高。上述特征与预后相关的机制在很大程度上是未知的。

嗜酸性粒细胞性肺炎评估方法

接诊肺部浸润伴嗜酸性粒细胞增多患者时,首先必须确定其是否患有本章所述的嗜酸性粒细胞性疾病之一,或者是否伴有可继发嗜酸性粒细胞增多的疾病(表 71-1)。评估肺部浸润伴嗜酸性粒细胞增多症(血液或肺部)患者的诊断流程如图 71-6 所示。应该仔细寻找疾病的原因。详细地询问病史,特别注意既往病史(如特应性、鼻炎、哮喘、使用糖皮质激素、免疫抑制)、疾病暴露史、旅行史以及患者症状的持续时间和性质。询问病史过程中,应特别注意疾病过程中事件发生的时间顺序。除了仔细的胸部查体外,还应寻找有无提示肺外受累(如皮肤病变、慢性心力衰竭、高血压、神经病变、肌肉骨骼疾病或胃肠道疾病)的体格检查结果。应注意 X 线胸片上肺部浸润的性质、分布和持续时间。胸部 CT 可额外提供 X 线胸片上可能不明显的其他信息。

辅助检查应包括以下实验室数据:全血细胞计数(complete blood count,CBC)及白细胞分类、ESR、IgE 水平、心电图、血尿素氮(blood urea nitrogen,BUN)、肌酐、肝功能检查、尿液分析、痰培养,如果可能的话还包括痰液细胞学。对于特定病例应完善适合的血清学检查(如曲霉沉淀素、ANCA、抗寄生虫抗体)。支气管镜肺泡灌洗或经支气管镜肺活检在评估肺嗜酸性粒细胞综合征中很重要。支气管肺泡灌洗使得大多数嗜酸性粒细胞性肺炎不需要开胸肺活检即可诊断。

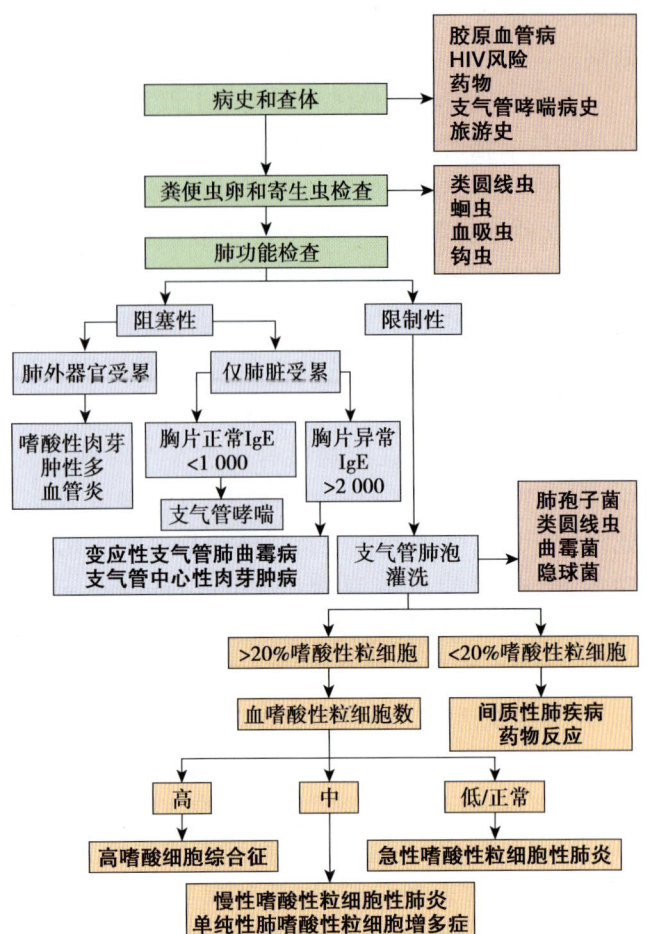

图 71-6　伴有肺部浸润影和嗜酸性粒细胞增多的患者的诊断流程。资料来源:AlLEN JN,DAVIS WB. Eosinophilic lung diseases. Am J Respir Crit Care Med, 1994, 150:1423-1438.

通常,支气管肺泡灌洗液中嗜酸性粒细胞<2%。与继发于其他疾病的嗜酸性粒细胞增多不同,所有原发性肺嗜酸性粒细胞综合征都表现为特征性的灌洗液中嗜酸性粒细胞显著升高(超过灌洗液白细胞分类的20%)。灌洗液中嗜酸性粒细胞超过 20%,结合适当的临床和影像学表现强烈提示为以上所述的嗜酸性粒细胞性疾病之一。支气管肺泡灌洗和经支气管肺活检在排除感染(细菌、真菌、结核和寄生虫)、肿瘤和嗜酸性粒细胞相关的其他疾病方面较有意义。有一点必须时刻铭记,即在灌洗液中嗜酸性粒细胞超过5%的肺部疾病中,真正的肺嗜酸性粒细胞综合征罕见。

肺嗜酸性粒细胞综合征有时难以彼此区分,这是由于它们的临床、影像学和组织学特征之间存在大量重叠,以及疾病的不同阶段特征不同。表 71-7 比较了本章所述嗜酸性肺炎的几个关键特征。临床起病可以是急性、亚急性或慢性。疾病严重程度可能从轻度和自限性到严重和危及生命。在所有肺嗜

表 71-7　肺嗜酸性粒细胞浸润性疾病临床特征比较

项目	莱夫勒综合征	AEP	TPE	CEP	ABPA	EGPA	HES
病程	急性	急性	急性、亚急性、慢性	亚急性	急性、亚急性、慢性	急性、亚急性、慢性	亚急性、慢性
呼吸道症状	自限性轻度	重度	重度	中-重度	中-重度	中-重度	轻度
过敏性疾病/哮喘的病史	-	±	-	+(30%~60%)	接近100%	100%	-
血嗜酸增高	中-重度,一过性	缺如(或延迟出现)	极度高	一般中度升高	特征性	极高,有波动	极高,持续高
痰/BAL中嗜酸增多	显著	极高	显著	极高	部分患者	显著	极高
血IgE升高	±	部分中度升高	显著升高	50%中度升高	显著升高,随病情波动	中度升高	部分中度升高
病因	蛔虫、钩虫、类圆线虫、药物	未知	丝虫感染	未知	曲霉菌(或其他真菌)	未知	未知
影像表现	斑片状,多位于肺外围实变或磨玻璃,可单侧或双侧,通常一过性、游走性、非叶段分布	弥漫分布,肺泡或间质的磨玻璃影及不透亮区,小叶间隔增厚,胸腔积液	弥漫分布,网状结节影	主要为肺外围的实变及磨玻璃,呈负性肺水肿的表现	上叶为主,近端支气管扩张	一过性、游走性肺外围病变,偶为弥漫性病变;斑片状支气管旁及间隔增厚,斑片状磨玻璃及实变影	一过性,局限性或弥漫的磨玻璃及实变影
肺功能	±轻度RVD	RVD	早期为OVD,晚期为RVD或混合型	正常或OVD或RVD	OVD±RVD	OVD±RVD	部分为轻度RVD
特征性诊断依据	痰、BAL、胃酸中见蛔虫幼虫	无	丝虫特异性IgE、IgG、LN或肺内见微丝蚴	无	见表71-5	组织病理学及临床特征	一过性极度嗜酸增高伴多脏器功能不全(无其他明确诱因的)
血管炎	无	无	无	偶有,为轻度、非坏死性	无	特征性(见文中)	无
肺外表现	未及时处理,后期会出现消化道症状	无	心脏,偶有中枢受累	极少有肺外受累报道	无	血管炎期典型表现	心脏、神经、胃肠道、血液系统及其他
治疗	若为蛔虫或钩虫所致,使用甲苯咪唑;停用可疑药物或毒物±激素	糖皮质激素	乙胺嗪、伊维菌素	糖皮质激素	糖皮质激素、支气管扩张剂、抗生素、抗真菌药物	糖皮质激素及其他免疫抑制剂(具体见文中)	取决于疾病的表型(具体见文中)
慢性化/复发	无	无	可能发生	常见	典型	约25%可能发生	典型慢性化病程

+:是或存在;-:否或不存在;BAL:支气管肺泡灌洗;CT:计算机断层成像;LN:淋巴结(lymph node);OVD:阻塞性通气功能障碍(obstructive ventilatory defect);CXR:胸部X线片[chest x-ray(radiograph)];PFTs:肺功能检查(pulmonary function test);RVD:限制性通气功能障碍(restrictive ventilatory defect)。

[75] COTTIN V, FROGNIER R, MONNOT H, et al. Chronic eosinophilic pneumonia after radiation therapy for breast cancer. Eur Respir J, 2004, 23:9–13.

[76] MARCHAND E, ETIENNE-MASTROIANNI B, CHANEZ P, et al. Idiopathic chronic eosinophilic pneumonia and asthma: how do they influence each other? The Groupe d'Etudes et de Recherche sur les Maladies "Orphelines" Pulmonaires (GERM"O"P). Eur Respir J, 2003, 22:8.

[77] JEDERLINIC PJ, SICILIAN L, GAENSLER EA. Chronic eosinophilic pneumonia: a report of 19 cases and a review of the literature. Medicine (Baltimore), 1988, 67:154–162.

[78] HUETO-PEREZ-DE-HEREDIA JJ, DOMINGUEZ-DEL-VALLE FJ, GARCIA E, et al. Chronic eosinophilic pneumonia as a presenting feature of Churg-Strauss syndrome. Eur Respir J, 1994, 7:1006–1008.

[79] GOLSTEIN MA, STEINFELD S. Chronic eosinophilic pneumonia followed by Churg-Strauss syndrome. Rev Rheum Engl Ed, 1996, 63:624–628.

[80] MATSUSE H, SHIMODA T, FUKUSHIMA C, et al. Diagnostic problems in chronic eosinophilic pneumonia. J Int Med Res, 1997, 25:196–201.

[81] DANEL C, ISRAEL-BIET D, COSTABEL U, et al. The clinical role of BAL in rare pulmonary diseases. Eur Respir Rev, 1991, 2:83.

[82] COTTIN V, DEVILLER P, TARDY F, et al. Urinary eosinophil-derived neurotoxin/protein X: a simple method for assessing eosinopil degranulation in vivo. J Allergy Clin Immunol, 1998, 101:116–123.

[83] GAENSLER EA, CARRINGTON CB. Peripheral opacities in chronic eosinophilic pneumonia: the photographic negative of pulmonary edema. AJR Am J Roentgenol, 1977, 128:1–13.

[84] ALAM M, BURKI NK. Chronic eosinophilic pneumonia: a review. So Med J, 2007, 100(1)49–53.

[85] SAMMAN YS, WALI SO, ABDELAAL MA, et al. Chronic eosinophilic pneumonia presenting with recurrent massive bilateral pleural effusion: case report. Chest, 2001, 119:968–970.

[86] LAUFS U, SCHNEIDER C, WASSERMAN K, et al. Chronic eosinophilic pneumonia with atypical radiographic presentation. Respiration, 1998, 65:323–326.

[87] EBARA H, IKEZOE J, JOHKOH T, et al. Chronic eosinophilic pneumonia: evolution of chest radiograms and CT features. J Comput Assist Tomogr, 1994, 18:737.

[88] JOHKOH T, MÜLLER NL, AKIRA M, et al. Eosinophilic lung diseases: diagnostic accuracy of thin-section CT in 111 patients. Radiology, 2000, 216:773–780.

[89] MAYO JR, MULLER NL, ROAD J, Chronic eosinophilic pneumonia: CT findings in six cases. AJR Am J Roentgenol, 1989, 153:727.

[90] FURUIYE M, YOSHIMURA N, KOBAYASHI A, et al. Churg-Strauss syndrome versus chronic eosinophilic pneumonia on high-resolution computed tomographic findings. J Comut Assist Tommogr, 2010, 34(1)19–22.

[91] PAYNE CR, CONNELLAN SJ. Chronic eosinophilic pneumonia complicating long-standing rheumatoid arthritis. Postgrad Med J, 1980, 56:519–520.

[92] JAIMES-HERNÁNDEZ J, MENDOZA-FUENTES A, MELÉNDEZ-MERCADO CI, et al. Chronic eosinophilic pneumonia: autoimmune phenomenon or immunoallergic disease? Case report and literature review. Reumatol Clin, 2012, 8(3):145–148.

[93] ALBERA C, GHIO P, SOLIDORO P, et al. Activated and memory alveolar T-lymphocytes in idiopathic eosinophilic pneumonia. Eur Respir J, 1995, 8:1281–1285.

[94] JANIN A, TORPIER G, COURTIN P, et al. Segregation of eosinophil proteins in alveolar macrophage compartments in chronic eosinophilic pneumonia. Thorax, 1993, 48:57–62.

[95] COTTIN V, CORDIER JF. Idiopathic eosinophilic pneumonias. Eur Respir Mon, 2012, 134:118.

[96] ONO E, TANIGUCHI M, MITA H, et al. Increased urinary leukotriene E4 concentration in patients with eosinophilic pneumonia. Eur Respir J, 2008, 32:437–442.

[97] NAKAJI H, MATSUMOTO H, NIIMI A, et al. Eosinophils and macrophages are involved in nitrosative stress in chronic eosinophilic pneumonia. Nitric Oxide, 2011, 24:173–175.

[98] SAITA N, YAMANAKA T, KOHROGI H, et al. Difference in apoptotic function between eosinophils from peripheral blood and bronchoalveolar lavage in chronic eosinophilic pneumonia. Int Arch Allergy Immunol, 1999, 120(Suppl 1):91–94.

[99] SANAEE MS, O'BYRNE PM, NAIR P. Diffuse idiopathic neuroendocrine hyperplasia, chronic eosinophilic pneumonia, and asthma. Eur Respir J, 1489, 34(6):1489–1492.

[100] YOSHIDA K, SHIJUBO N, KOBA H, et al. Chronic eosinophilic pneumonia progressing to lung fibrosis. Eur Respir J, 1994, 7:1541–1544.

[101] NAUGHTON M, FAHY J, FITZGERALD MX. Chronic eosinophilic pneumonia. A long-term follow-up of 12 patients. Chest, 1993, 103:162–165.

[102] KAYA H, GUMUS S, UCAR E, et al. Omalizumab as a steroid-sparing agent in chronic eosinophilic pneumonia. Chest, 2012, 142(2)513.

[103] TEBA C, ROCHESTER CL. Allergic bronchopulmonary aspergillosis//GRIPPI MA, HEFFNER J, KOTLOFF R. Clinical decision support: pulmonary medicine and sleep disorders. Wilmington, DE: Decision Support in Medicine, LLC, 2013. (On-line Publication)

[104] BAINS SN, JUDSON MA. Allergic bronchopulmonary aspergillosis. Clin Chest Med, 2012, 33:265–281.

[105] GREENBERGER PA. Allergic bronchopulmonary aspergillosis. Allergy Asthma Proc, 2012, 33:S61–S6.

[106] AGARWAL R. Allergic bronchopulmonary aspergillosis. Chest, 2009, 135:805–826.

[107] VINING C, BUSH RK. Allergic bronchopulmonary aspergillosis: a US perspective. Curr Opin Pulm Med, 2007, 13:67–71.

[108] PATTERSON K, STREK ME. Allergic bronchopulmonary aspergillosis. Proc Am Thorac Soc, 2010, 7:237–244.

[109] KNUTSEN AP, SLAVIN RG. Allergic bronchopulmonary aspergillosis in asthma and cystic fibrosis. Clin Devel Immunol, 2011, 2011:843763.

[110] GIBSON PG. Allergic bronchopulmonary aspergillosis. Semin Respir Crit Care Med, 2006, 27(2):185–191.

[111] AGARWAL R, AGGARWAL AN, GUPTA D, et al. Aspergillus hypersensitivity and allergic bronchopulmonary aspergillosis in patients with bronchial asthma: systematic review and meta-analysis. Int J Tuberc Lung Dis, 2009, 13:936–944.

[112] STEVENS DA, MOSS RB, KURUP VP, et al. Allergic bronchopulmonary aspergillosis in cystic fibrosis—state of the art. Cystic Fibrosis Foundation Consensus Conference. Clin Infect Dis, 2003, 37(Suppl 3):S225–S264.

[113] GLANCY JJ, ELDER JL, MCALEER R. Allergic bronchopulmonary fungal disease without clinical asthma. Thorax, 1981, 36:345–349.

[114] PATTERSON R, GREENBERGER PA, RADIN RC, et al. Allergic bronchopulmonary aspergillosis. Natural history and classification of early disease by serologic and roentgenographic studies. Ann Intern Med, 1982, 96(3)286–291.

[115] GREENBERGER PA. Allergic bronchopulmonary aspergillosis. J

Allergy Clin Immunol, 2002, 110:685–692.

[116] RISCILLI BP, WOOD KL. Noninvasive pulmonary Aspergillus infections. Clin Chest Med, 2009, 30:315–335.

[117] GREENBERGER PA, PATTERSON R. Diagnosis and management of allergic bronchopulmonary aspergillosis. Ann Allergy, 1986, 56:444–448.

[118] VLAHAKIS NE, AKSAMIT TR. Diagnosis and treatment of allergic bronchopulmonary aspergillosis. Mayo Clin Proc, 2001, 76:930–938.

[119] GREENBERGER PA, MILLER TP, ROBERTS M, et al. Allergic bronchopulmonary aspergillosis in patients with and without bronchiectasis. Ann Allergy, 1993, 70(4):333–338.

[120] BUCKINGHAM SJ, HANSELL DM. Aspergillus in the lung: diverse and coincident forms. Eur Radiol, 2003, 13:1786–1800.

[121] AGARWAL R, GUPTA D, AGGARWAL AN, et al. Clinical significance of hyperattenuating mucoid impaction in allergic bronchopulmonary aspergillosis: an analysis of 155 patients. Chest, 2007, 132:1183–1190.

[122] WARK PAB, GIBSON P. Pathogenesis of ABPA// PASQUALOTTO AC. Aspergillosis: from diagnosis to prevention. Springer Science and Business Media; Heidelberg, London, New York 2010:695–706.

[123] MOSS RB. Allergic bronchopulmonary aspergillosis and aspergillus infection in cystic fibrosis. Curr Opin Pulm Med, 2010, 16:598–603.

[124] RICKETTI AJ, GREENBERGER PA, PATTERSON R. Serum IgE as an important aid in management of allergic bronchopulmonary aspergillosis. J Allergy Clin Immunol, 1984, 74:68–71.

[125] GILLEY SK, GOLDBLATT MR, JUDSON MA. The treatment of ABPA//PASQUALOTTO AC. Aspergillosis: from diagnosis to prevention. Springer Science and Business Media; Heidelberg, London, New York 2010:747–759.

[126] AGARWAL R, GUPTA D, AGGARWAL AN, et al. Clinical significance of decline in serum IgE levels in allergic bronchopulmonary aspergillosis. Respir Med, 2010, 104:204–210.

[127] STEVENS DA, SCHWARTZ HJ, LEE JY, et al. A randomized trial of itraconazole in allergic broncopulmonary aspergillosis. N Engl J Med, 2000, 342(11):756–762.

[128] PASQUALOTTO AC, POWELL G, NIVEN R, et al. The effects of antifungal therapy on severe asthma with fungal sensitization and allergic bronchopulmonary aspergillosis. Respirology, 2009, 14:1121–1127.

[129] WARK PA, GIBSON PG, WILSON AJ. Azoles for allergic bronchopulmonary aspergillosis associated with asthma. Cochrane Database Syst Rev, 2004, (3):CD001108.

[130] WALSH TJ, ANAISSIE EJ, DENNING DW, et al. Treatment of aspergillosis: clinical practice guidelines of the Infectious Diseases Society of America. Clin Infect Dis, 2008, 46:327–360.

[131] KNUTSEN AP, BUSH RK, DEMAIN JG, et al. Fungi and allergic lower respiratory tract diseases. J Allergy Clin Immunol, 2012, 129:280–891.

[132] ERWIN GE, FITZGERALD JE. Case report: allergic bronchopulmonary aspergillosis and allergic fungal sinusitis successfully treated with voriconazole. J Asthma, 2007, 44:891–895.

[133] GLACKIN L, LEEN G, ELNAZIR B, et al. Voriconazole in the treatment of allergic bronchopulmonary aspergillosis in cystic fibrosis. Ir Med J, 2009, 102:29.

[134] TILLIE-LEBLOND I, GERMAUD P, LEROYER C, et al. Allergic bronchopulmonary aspergillosis and omalizumab. Allergy, 2011, 66(9):1254–1256.

[135] ZIRBES JM, MILLA CE. Steroid-sparing effect of omalizumab for allergic bronchopulmonary aspergillosis and cystic fibrosis. Pediatr Pulmonol, 2008, 43:607–610.

[136] KANU A, PATEL K. Treatment of allergic bronchopulmonary aspergillosis (ABPA) in CF with anti-IgE antibody (omalizumab). Pediatr Pulmonol, 2008, 43:1249–1251.

[137] LEBECQUE P, LEONARD A, PILETTE C. Omalizumab for treatment of ABPA exacerbations in CF patients. Pediatr Pulmonol, 2009, 44:516.

[138] BLANCHARD C, ROTHENBERG ME. Biology of the eosinophil. Adv Immunol, 2009, 101:81–121.

[139] SINICO RA, BOTTERO P. Churg-Strauss angiitis. Best Pract Res Clin Rheumatol, 2009, 23:355–366.

[140] PAGNOUX C, GUILPAIN P, GUILLEVIN L. Churg-Strauss syndrome. Curr Opin Rheumatol, 2007, 19:25–32.

[141] KEOGH KA, SPECKS U. Churg-Strauss syndrome. Semin Respir Crit Care Med, 2006, 27:148–157.

[142] DUNOGUE B, PAGNOUX C, GUILLEVIN L. Churg-Strauss syndrome: clinical symptoms, complementary investigations, prognosis, outcome, and treatment. Semin Respir Crit Care Med, 2011, 32:298–309.

[143] BALDINI C, TALARICO R, DELLA ROSSA A, et al. Clinical manifestations and treatment of ChurgStrauss syndrome. Rheum Dis Cln N Am, 2010, 36:527–543.

[144] CONRON M, BEYNON HL. Churg-Stauss syndrome. Thorax, 2000, 55:870–877.

[145] ZWERINA J, EGER G, ENGLBRECHT M, et al. Churg-Strauss syndrome in childhood: a systematic literature review and clinical comparison with adult patients. Semin Arth Rheum, 2009, 39:108–115.

[146] VAGLIO A, MARTORANA D, MAGGIORE U, et al. HLA-DRB4 as a genetic risk factor for Churg-Strauss syndrome. Arthritis Rheum, 2007, 56:3159–3166.

[147] WIECZOREK S, HOLLE JU, EPPLEN JT. Recent progress in the genetics of Wegener's granulomatosis and Churg-Strauss syndrome. Curr Opin Rheumatology, 2010, 22:8–14.

[148] LANHAM JG, ELKON KB, PUSEY CD, et al. Systemic vasculitis with asthma and eosinophilia: a clinical approach to the Churg-Strauss syndrome. Medicine (Baltimore), 1984, 63:65–81.

[149] ABRIL A. Churg-strauss syndrome: an update. Curr Rheumatol Rep, 2011, 13:489–495.

[150] LIE JT. Limited forms of Churg-Strauss sydrome. Pathol Annu, 1993, 28:199–120.

[151] COTTIN V, KHOUTRA C, DUBOST R, et al. Persistent airflow obstruction in asthma of patients with Churg-Strauss syndrome and long-term follow-up. Allergy, 2009, 64:589–595.

[152] CHOI YH, IM JG, HAN BK, et al. Thoracic manifestation of Churg-Strauss syndrome: radiologic and clinical findings. Chest, 2000, 117:117–124.

[153] KIM YK, LEE KS, CHUNG MP, et al. Pulmonary involvement in Churg-Strauss syndrome: an analysis of CT, clinical and pathologic findings. Eur Radiol. 17:2007;3157–3165.

[154] CHUNG MP, YI CA, LEE HY, et al. Imaging of pulmonary vasculitis. Radiology, 2010, 255:322–341.

[155] SZCZEKLIK W, SOKOLOWSKA B, MASTALERZ L, et al. Pulmonary findings in Churg-Strauss syndrome in chest X-rays and high resolution computed tomography at the time of initial diagnosis. Clin Rheumatol, 2010, 29:1127–1134.

[156] GUILLEVIN L, COHEN P, GAYRAUD M, et al. Churg-Strauss syndrome. Clinical study and long-term follow-up of 96 patients. Medicine (Baltimore), 1999, 78:26–37.

[157] NEUMANN T, MANGER B, SCHMID M, et al. Cardiac involvement in Churg-Strauss syndrome: impact of endomyocarditis.

Medicine (Baltimore), 2009, 88:236–243.

[158] GINSBERG F, PARILLO JE. Eosinophilic myocarditis. Heart Fail Clin, 2005, 1:419–429.

[159] SABLE-FOURTASSOU R, COHEN P, MAHR A, et al. Antineutrophil cytoplasmic antibodies and the Churg-Strauss syndrome. Ann Intern Med, 2005, 143(9):632–638.

[160] SINICO RA, DI TOMA L, MAGGIORE U, et al. Prevalence and clinical significance of antineutrophil cytoplasmic antibodies in Churg-Strauss syndrome. Arthritis Rheum, 2005, 52(9):2926–2935.

[161] KAWAKAMI T, SOMA Y, KAWASAKI K, et al. Initial cutaneous manifestations consistent with mononeuritis multiplex in Churg-Strauss syndrome. Arch Dermatol, 2005, 141:873–878.

[162] SINICO RA, DITOMA L, MAGGIORE U, et al. Renal involvement in Churg-Strauss syndrome. Am J Kidney Dis, 2006, 47:770–779.

[163] CLUTTERBUCK EJ, EVANS DJ, PUSEY CD. Renal involvement in Churg-Strauss Syndrome. Nephrol Dial Transplant, 1990, 5:161–167.

[164] SZCZEKLIK W, SANAK L, MASTALERZ B, et al. 12-hydroxy-eico-satetraenoic acid (12-HETE): a biomarker of Churg-Strauss syndrome. Clin Exp Allergy, 2011, 42:513–522.

[165] NACHMANN PH, HENDERSON AG. Pathogenesis of lung vasculi-tis. Semin Resp Crit Care Med, 2011, 32:245–253.

[166] VAGLIO A, STREHL JD, MANGER B, et al. IgG4 immune response in Churg-Strauss syndrome. Ann Rheum Dis, 2012, 71:390–393.

[167] DALLOS T, HEILAND GR, STREHL J, et al. CCL17/thymus and activation-related chemokine in Churg-Strauss syndrome. Arthritis Rheum, 2010, 62:3496–3503.

[168] COTTIN V, TARDY F, GINDRY D, et al. Urinary eosinophil-derived neurotoxin in Churg-Strauss syndrome. J Allergy Clin Immnol, 1995, 96:261–264.

[169] ZWERINA J, BACH C, MARTORANA D, et al. Eotaxin-3 in Churg-Strauss syndrome: a clinical and immunogenetic study. Rheumatology, 2011, 50:1823–1827.

[170] POLZER K, KARONITSCH T, NEUMANN T, et al. Eotaxin-3 is involved in Churg-Strauss syndrome—a serum marker closely correlating with disease activity. Rheumatology (Oxford), 2008, 47(6):804–808.

[171] JAKIELA B, SZCZEKLIK W, PLUTECKA H, et al. Increased produc-tion of IL-5 and dominant Th2-type response in airways of Churg-Strauss syndrome patients. Rheumatology, 2012, 51:1887–1893.

[172] ZWERINA J, AXMANN R, JATZWAUK M, et al. Pathogenesis of Churg-Strauss syndrome: recent insights. Autoimmunity. 42(4):2009;376–379.

[173] KALLENBERG CG. Churg-Strauss syndrome: just one disease entity? Arthritis Rheum, 2005, 52:2589–2593.

[174] PAGNOUX C, GUILLEVIN L. Churg-Strauss syndrome: evidence for disease subtypes? Curr Opin Rheumatol, 2010, 22:21–28.

[175] COMARMOND C, PAGNOUX C, KHELLAF M, et al. Eosinophilic granulomatosis with polyangiitis (Churg-Strauss), clinical char-acteristics and long-term followup of the 383 patients enrolled in the French Vasculitis Study Group Cohort. Arthritis Rheum, 2013, 65(1):270–281.

[176] SINICO RA, BOTTERO P, GUILLEVIN L. Antineutrophil cytoplas-mic autoantibodies and clinical phenotype in patients with Churg-Strauss syndrome (letter). J Allergy Clin Immunol, 2012, 130(6):1440.

[177] WALLAERT B, GOSSET P, PRIN L, et al. Bronchoalveolar lavage in allergic granulomatosis and angiitis. Eur Respir J, 1993, 6:413–417.

[178] BHAGIRATH KM, PAULSON K, AHMADIE R, et al. Clinical utility of cardiac magnetic resonance imaging in Churg-Strauss syn-drome: case report and review of the literature. Rheumatol Int, 2009, 29(4):445–449.

[179] BACCOUCHE H, YILMAZ A, ALSCHER D, et al. Magnetic reso-nance assessment and therapy monitoring of cardiac involvement in Churg-Strauss syndrome. Circulation, 2008, 117:1745–1749.

[180] CHURG A. Recent advances in the diagnosis of Churg-Strauss Syndrome. Mod Pathol, 2001, 14:1284–1293.

[181] KATZENSTEIN AL. Diagnostic features and differential diagnosis of Churg-Strauss syndrome in the lung. A review. Am J Clin Pathol, 2000, 114:767–772.

[182] LIE JT. Illustrated histopathologic classification criteriafor selected vasculitis syndromes. American College of Rheumatology Subcommittee on Classification of Vasculitis. Arthritis Rheum, 1990, 33:1074–1087.

[183] SAITO H, TSURIKISAWA N, TSUBURAI T, et al. The proportion of regulatory T cells in the peripheral blood reflects the relapse or remission status of patients with Churg-Strauss syndrome. Int Arch Allergy Immunol, 2011, 155(1):46–52.

[184] SCHMITT WH, CSERNOK E, KOBAYASHI S, et al. Churg-Strauss syndrome: serum markers of lymphocyte activation and endothelial damage. Arth Rheum, 1998, 41:445–452.

[185] VAGLIO A, MOOSIG F, ZWERINA J. Churg-Strauss syndrome: update on pathophysiology and treatment. Curr Opin Rheumatol, 2012, 24:24–30.

[186] TSURIKISAWA N, SAITO H, TSUBURAI T, et al. Differences in regulatory T cells between Churg-Strauss syndrome and chronic eosinophilic pneumonia with asthma. J Allergy Clin Immunol, 2008, 122:610–616.

[187] HELLMICH B, CSERNOK E, GROSS WL. Proinflammatory cyto-kines and autoimmunity in Churg-Strauss syndrome. Ann NY Acad Sci, 2005, 1051:121–131.

[188] HELLMICH B, EHLERS S, CSERNOK E, et al. Update on the pathogenesis of Churg-Strauss syndrome. Clin Exp Rheumatol, 2003, 21:S69–S77.

[189] WIECZOREK S, HELLMICH B, ARNING L, et al. Functionally relevant variations of the interleukin-10 gene associated with anti-neutrophil cytoplasmic antibody-negative Churg-Strauss syndrome, but not with Wegener's granulomatosis. Arth Rheum, 2008, 58:1839–1848.

[190] SAITO H, TSURIKISAWA N, TSUBURAI T, et al. Involvement of regulatory T cells in the pathogenesis of Churg-Strauss syndrome. Int Arch Allergy Immunol, 2008, 146(1):73–76.

[191] GREEN RL, VAYONIS AG. Churg-Strauss syndrome after zafirlukast in two patients not receiving systemic steroid treatment. Lancet, 1999, 353:725–726.

[192] WECHSLER ME, FINN D, GUNAWARDENA D, et al. Churg-Strauss syndrome in patients receiving montelukast as treatment for asthma. Chest, 2000, 117:708–713.

[193] NATHANI N, LITTLE MA, KUNST H, et al. Churg-Strauss syn-drome and leukotriene antagonist use: a respiratory perspective. Thorax, 2008, 63:883–888.

[194] KEOGH KA, SPECKS U. Churg-Strauss syndrome: clinical presenta-tion, antineutrophil cytoplasmic antibodies, and leukotriene receptor antagonists. Am J Med, 2003, 115:284–290.

[195] LE GALL C, PHAM S, VIGNES S, et al. Inhaled corticosteroids and Churg-Strauss syndrome: a report of five cases. Eur Respir J, 2000, 15:978–981.

[196] COOPER SM, LIBMAN BS, LAZAROVICH M. Churg-Strauss syndrome in a group of patients receiving fluticasone for asthma. J Rheumatol, 2002, 29:2651–2652.

[197] WECHSLER ME, WONG DA, MILLER MK, et al. Churg-Strauss

syndrome in patients treated with omalizumab. Chest, 2009, 136:507–518.

[198] ORRIOLS R, MUNOZ X, FERRER J, et al. Cocaine-induced Churg-Strauss vasculitis. Eur Respir J, 1996, 9:175–177.

[199] JENNETTE JC, FALK RJ, ANDRASSY K, et al. Nomenclature of systemic vasculitides. Proposal of an international consensus conference. Arthritis Rheum, 1994, 37:187–192.

[200] KHOURY P, ZAGALLO P, TALAR-WILLIAMS C, et al. Serum biomarkers re similar in Churg-Strauss syndrome and hypereosinophilic syndrome. Allergy, 2012, 67:1149–1156.

[201] RIBI C, COHEN P, PAGNOUX C, et al. Treatment of Churg-Strauss syndrome without poor prognosis factors: a multicenter, prospective, randomized, open-label study of seventy-two patients. Arth Rheum, 2008, 58(2):586–594.

[202] GUILLEVIN L, COHEN P, MAHR A, et al. Treatment of polyarteritis nodosa and microscopic polyangiitis with poor prognosis factors: a prospective trial comparing glucocorticoids and six or twelve cyclophosphamide pulses in sixty-five patients. Arthritis Rheum, 2003, 49(1):93.

[203] GUILLEVIN L, PAGNOUS C, SEROR R, et al. The five-factor score revisited: assessment of prognoses of systemic necrotizing vasculitides based on the French Vasculitis Study Group (FVSG) cohort. Medicine (Baltimore), 2011, 90(1):19.

[204] RICH EN, BROWN KK. Treatment of antineutrophil cytopla-smic antibody-associated vasculitis. Curr Opin Pulm Med 2012;18:447.

[205] BOURGARIT A, LE TOUMELIN P, PAGNOUX C, et al. Deaths occurring durring the first year after treatment onset for polyarteritis nodosa, microscopic polyangiitis, and Churg-Strauss syndrome: a retrospective analysis of causes and factors predictive of mortality based on 595 patients. Medicine (Baltimore), 2005, 84(5):323–330.

[206] TSURIKISAWA N, SAITO H, OSHIKATA C, et al. High-dose intravenous immunoglobulin treatment increases regulatory T cells in patients with eosinophilic granulomatosis with polyangiitis. J Rheumatol, 2012, 39:1019–1025.

[207] MOOSIG F, GROSS WL, HELLMICH B, et al. Targeting interleukin-5 in refractory and relapsing Churg-Strauss syndrome. Ann Intern Med, 2011, 155(5):341–343.

[208] KIM S, MARIGOWDA G, OREN E, et al. Mepolizumab as a steroid-sparing treatment option in patients with Churg-Strauss syndrome. J Allergy Clin Immunol, 2010, 125:1336–1343.

[209] METZLER C, SCHNABEL A, GROSS WL, et al. A phase II study of interferon-alpha for the treatment of refractory Churg-Strauss syndrome. Clin Exp Rheumatol, 2008, 26(3 Suppl 49):S35–S40.

[210] COTTIN V, CORDIER JF. Eosinophilic pneumonias. Allergy, 2005, 60:841–857.

[211] NILES J. Rituximab in induction therapy for anti-neutrophil cytoplasmic antibody (ANCA) vasculitis. Clin Exp Immunol, 2011, 164(Suppl 1):27–30.

[212] CHUSID MJ, DALE DC, WEST BC, et al. The hypereosinophilic syndrome: analysis of fourteen cases with review of the literature. Medicine (Baltimore), 1975, 54:1–27.

[213] KLION A. Hypereosinophilic syndrome: current approach to the diagnosis and treatment. Annu Rev Med, 2009, 60:293–306.

[214] OGBOGU PU, BOCHNER BS, BUTTERFIELD JH, et al. Hypereosinophilic syndrome: a multicenter retrospective analysis of clinical characteristics and response to therapy. J Allergy Clin Immunol, 2009, 124:1319–1325.

[215] KLION AD, BOCHNER BS, GLEICH GJ, et al. Approaches to the treatment of hypereosinophilic syndromes: a workshop summary report. J Allergy Clin Immunol, 2006, 117:1292–1302.

[216] VALENT P, KLION AD, HORNY HP, et al. Contemporary consensus proposal on criteria and classification of eosinophilic disorders and related syndromes. J Allergy Clin Immunol, 2012, 130:607–612.

[217] WELLER PF, BUBLEY GJ. The idiopathic hypereosinophilic syndrome. Blood, 1994, 83:2759–2779.

[218] RAPANOTTI MC, CARUSO R, AMMATUNA E, et al. Molecular characterization of paediatric idiopathic hypereosinophilia. Br J Haematol, 2010, 151:440–446.

[219] SIMON HU, ROTHENBERG ME, BOCHNER BS, et al. Refining the definition of hypereosinophilic syndrome. J Allergy Clin Immunol, 2010, 126:45–49.

[220] BAIN BJ, FLETCHER SH. Chronic eosinophilic leukemias and the myeloproliferative variant of the hypereosinophilic syndrome. Immunol Allergy Clin North Am, 2007, 27:377–388.

[221] COOLS J, DEANGELO DJ, GOTLIB J, et al. A tyrosine kinase created by fusion of the PDGFRA and FIP1L1 genes as a therapeutic target of imatinib in idiopathic hypereosinophilic syndrome. New Engl J Med, 2003, 348:1201–1214.

[222] ROUFOSSE F, COGAN E, GOLDMAN M. Lymphocytic variant hypereosinophilic syndromes. Immunol Allergy Clin North Am, 2007, 27:389–413.

[223] SIMON HU, PLOTZ SG, DUMMER R, et al. Abnormal clones of T cells producing interleukin-5 in idiopathic eosinophilia. N Engl J Med, 1999, 341:1112–1120.

[224] ROUFOSSE F, SCHANDENE L, SIBILLE C, et al. Clonal Th2 lymphocytes in patients with the idiopathic hypereosinophilic syndrome. Br J Haematol, 2000, 109:540–548.

[225] DULOHERY MM, PATEL RR, SCHNEIDER F, et al. Lung involvement in hypereosinophilic syndromes. Respir Med, 2011, 105:114–121.

[226] OGBOGU PU, ROSING DR, HORNE MK 3RD. Cardiovascular manifestations of hypereosinophilic syndromes. Immunol Allergy Clin North Am, 2007, 27:457–475.

[227] GERTZ MA. Troponin in hematologic oncology. Leuk Lymphoma, 2008, 49:194–203.

[228] SYED IS, MARTINEZ MW, FENG DL, et al. Cardiac magnetic resonance imaging of eosinophilic endomyo-cardial disease. Int J Cardiol, 2008, 126:e50–e52.

[229] MOORE PM, HARLEY JB, FAUCI AS. Neurologic dysfunction in the idiopathic hypereosinophilic syndrome. Ann Intern Med, 1985, 102:109–114.

[230] KAWATA E, KURODA J, WADA K, et al. Hypereosinophilic syndrome accompanied by Buerger's disease-like femoral artery occlusions. Intern Med, 2007, 46:1919–1922.

[231] LEIFERMAN KM, GLEICH GJ, PETERS MS. Dermatologic manifestations of the hypereosinophilic syndromes. Immunol Allergy Clin North Am, 2007, 27:415–441.

[232] MCPHERSON T, COWEN EW, MCBURNEY E, et al. Platelet-derived growth factor receptor-alpha-associated hypereosinophilic syndrome and lymphomatoid papulosis. Br J Dermatol, 2006, 155:824–826.

[233] FLAUM MA, SCHOOLEY RT, FAUCI AS, et al. A clinicopathologic correlation of the idiopathic hypereosinophilic syndrome. I. Hematologic manifestations. Blood, 1981, 58:1012–1020.

[234] SPRY CJF. Idiopathic hypereosinophilic syndrome//MAKINO S, FUKUDA T. Eosiophils: biological and clinical aspects. Boca Raton, FL: CRC, 1992, 403.

[235] ACKERMAN SJ, BOCHNER BS. Mechanisms of eosinophilia in the pathogenesis of hypereosinophilic disorders. Immunol Allergy Clin North Am, 2007, 27:537–575.

[236] KLION AD, NOEL P, AKIN C, et al. Elevated serum tryptase levels identify a subset of patients with a myeloproliferative variant of idiopathic hypereosinophilic syndrome associated with tissue fibrosis, poor prognosis, and imatinib responsiveness. Blood, 2003, 101:4660–4666.

[237] GRIFFIN JH, LEUNG J, BRUNER RJ, et al. Discovery of a fusion kinase in EOL-1 cells and idiopathic hypereosinophilic syndrome. Proc Natl Acad Sci USA, 2003, 100:7830–7835.

[238] BACCARANI M, CILLONI D, RONDONI M, et al. The efficacy of imatinib mesylate in patients with FIP1L1-PDGFRalpha-positive hypereosinophilic syndrome. Results of a multicenter prospective study. Haematologica, 2007, 92:1173–1179.

[239] PITINI V, ARRIGO C, AZZARELLO D, et al. Serum concentra-tion of cardiac Troponin T in patients with hypereosinophilic syndrome treated with imatinib is predictive of adverse outcomes. Blood, 2003, 102:3456–3457.

[240] IKEZOE T, TOGITANI K, TASAKA T, et al. Successful treatment of imatinib-resistant hypereosinophilic syndrome with nilotinib. Leuk Res, 2010, 34:e200–e201.

[241] LIERMAN E, MICHAUX L, BEULLENS E, et al. FIP1L1-PDGFRalpha D842 V, a novel panresistant mutant emerging after treatment of FIP1L1-PDGFRalpha T674I eosinophilic leukemia with single agent sorafenib. Leukemia, 2009, 23:845–851.

[242] ROUFOSSE F, COGAN E, GOLDMAN M. Recent advances in the pathogenesis and management of hypereosinophilic syndromes. Allergy, 2004, 59:673–689.

[243] BUTTERFIELD JH, WEILER CR. Treatment of hypereosinophilic

syndromes—the first 100 years. Semin Hematol, 2012, 49:182–191.

[244] ROTHENBERG ME, KLION AD, ROUFOSSE FE, et al. Treatment of patients with the hypereosinophilic syndrome with mepolizumab. New Eng J Med, 2008, 358:1215–1228.

[245] ROUFOSSE FE, KAHN JE, GLEICH GJ, et al. Long-term safety of mepolizumab for the treatment of hypereosinophilic syndromes. J Allergy Clin Immunol, 2012, 131(2):461–467. e1–e5.

[246] VERSTOVSEK S, TEFFERI A, KANTARJIAN H, et al. Alem tuzumab therapy for hypereosinophilic syndrome and chronic eosinophilic leukemia. Clin Cancer Res, 2009, 15:368–373.

[247] KALAC M, QUINTAS CARDAMA A, VRHOVAC R, et al. A critical appraisal of conventional and investigational drug therapy in patients with hypereosinophilic syndrome and clonal eosinophilia. Cancer, 2007, 110:955–964.

[248] PITINI V, TETI D, ARRIGO C, et al. Alemtuzumab therapy for refractory idiopathic hypereosinophilic syndrome with abnormal T cells: a case report. Br J Haematol, 2004, 127:477.

[249] HALABURDA K, PREJZNER W, SZATKOWSKI D, et al. Allogeneic bone marrow transplantation for hypereosinophilic syndrome: long-term follow-up with eradication of FIP1L1-PDGFRA fusion transcript. Bone Marrow Transplant, 2006, 38:319–320.

[250] PARILLO JE, LAWLEY TJ, FRANK MM, et al. Immunologic reactivity in the hypereosinophilic syndrome. J Allergy Clin Immunol, 1979, 64:113–121.

[251] PARILLO JE, FAUCI AS, WOLFF SM. Therapy of the hypereosinophilic syndrome. Ann Intern Med, 1978, 89:167–172.

第8篇
肺循环疾病

第72章

肺动脉高压

Darren B. Taichman
Jess Mandel
Kimberly A. Smith
Jason X. -J. Yuan

肺动脉高压(PAH)是一类进展性的肺血管疾病,由于循环血流阻力增高,使右心室后负荷增加。若不经治疗(或尽管接受了治疗),肺动脉高压患者将发生逐渐进展的右心衰竭,功能下降,并最终死亡。尽管医学快速发展带来的有效疗法改善了许多患者的病情,但延误疾病诊断依然十分常见,这使患者经受了长时间的痛苦,并可能造成不可逆危害。

肺动脉高压是肺高压的病因之一。肺高压的定义为静息时平均肺动脉压力≥25mmHg。肺高压的病因可能为原发性孤立于肺血管的疾病,如肺动脉高压,也可能是其他疾病的并发症,包括低氧性肺疾病[如慢性阻塞性肺疾病(COPD)]、左心疾病(收缩性、舒张性或瓣膜功能障碍)或血栓栓塞。识别肺高压的病因为诊治过程的基础,因为肺高压适当的治疗方法为针对其潜在的病因——如对二尖瓣狭窄的修补术,对阻塞性肺疾病应用的支气管舒张剂,或对于肺动脉高压应用针对肺血管的药物。

肺高压病因分类

Ernst von Romberg 于 1891 年首次报道了一种病因不明的"肺动脉硬化"。此后的描述性病例报告仅限于病理结果,直到 20 世纪 50 年代,右心导管问世,实现了血流动力学评估。通过应用右心导管,Dresdale 及其同事描述了一类肺循环高压性血管疾病,包括血管收缩、肺动脉压(pulmonary arterial pressure,PAP)升高以及注射非选择性 α 肾上腺素能拮抗剂特拉唑嗪后出现的可测定反应。这类肺动脉疾病没有可确定的病因,因此称为原发性肺高压(primary pulmonary hypertension,PPH)。

国际共识组织业已采纳了后来发布的肺高压(pulmonary hypertension,PH)病因分类——从最初根据组织病理结果分类,演变为当前强调对具有相似血流动力学及临床特征的疾病进行归类(表 72-1)。重要的是,肺高压的准确分类对于指导合理用药至关重要。

表 72-1　更新的肺高压分类[a]

1. 肺动脉高压
   1.1　特发性肺动脉高压
   1.2　遗传性肺动脉高压
   1.2.1　BMPR2
   1.2.2　ALK-1、ENG、SMADS、CAV1、KCNK3
   1.2.3　未知
   1.3　药物与毒物诱导
   1.4　相关因素
   1.4.1　结缔组织病
   1.4.2　HIV 感染
   1.4.3　门静脉高压
   1.4.4　先天性心脏病
   1.4.5　血吸虫病
1′　肺静脉闭塞性疾病/肺毛细血管血管瘤病
1″　新生儿持续性肺高压

2. 左心疾病所致肺高压
   2.1　左心室收缩功能障碍
   2.2　左心室舒张功能障碍
   2.3　瓣膜疾病
   2.4　先天性/获得性左心流入/流出道阻塞及先天性心肌病

3. 肺疾病和/或低氧所致肺高压
   3.1　慢性阻塞性肺疾病
   3.2　间质性肺疾病
   3.3　其他具有混合限制及阻塞性形式的肺疾病
   3.4　睡眠呼吸疾病
   3.5　肺泡低通气障碍
   3.6　慢性高海拔暴露
   3.7　肺发育疾病

4. 慢性血栓栓塞性肺高压

5. 多因素机制不明的肺高压
   5.1　血液系统疾病:慢性溶血性贫血、骨髓增殖性疾病、脾切除术
   5.2　系统性疾病:结节病、肺组织细胞增多症、淋巴管平滑肌瘤病
   5.3　代谢性疾病:糖原贮积病、戈谢(Gaucher)病、甲状腺疾病
   5.4　其他:肿瘤阻塞、纤维性纵隔炎、慢性肾脏病、节段性肺高压

[a]:第 5 版 WSPH Nice 2013. 对既往 Dana Point 分类有所修订。
BMPR2:骨形态发生蛋白受体Ⅱ型(bone morphogenetic protein receptor type Ⅱ);ALK-1:活化素受体样激酶-1(activin receptor kinase-like 1);ENG:内皮糖蛋白(endogin);CAV1:小窝蛋白1(caveolin 1);HIV:人类免疫缺陷病毒。获授权引自:SIMONNEAR G,ROBBINS IM,BEGHETTI M,et al. Updated clinical classification of pulmonary hypertension. J Am Coll Cardiol,2009,54(1 suppl):S43-S54.

需要注意到,目前的分类表中有意地采纳了一些具体命名。每组肺动脉高压都有别于其他原因的肺

高压(如慢性左心疾病或呼吸系统疾病)。对于由明确遗传因素造成的肺动脉高压(遗传性肺动脉高压)、胶原血管病或其他已知与肺动脉高压相关的疾病(疾病相关肺动脉高压),以及无已知疾病或遗传因素所导致的肺动脉高压,这一分类可以识别组织学及患者临床特点的相似性。最后一组疾病称为特发性肺动脉高压(idiopathic pulmonary arterial hypertension, IPAH)。特发性肺动脉高压取代了既往"原发性肺动脉高压"这一名称。弃用"原发性"这一命名的重要性亦在于不鼓励使用"继发性"肺高压,因为这可能带来混淆,已不再适用于临床。应用"原发性"及"继发性"分组方法可能不恰当地提示一些既往纳入"继发性"肺高压的疾病(如慢性阻塞性肺疾病或先天性心脏病)具有临床相似性;同时也可能不能认识到与既往称为"原发性"肺动脉高压和不恰当命名的"继发性"疾病[如艾森门格(Eisenmenger)综合征或 HIV 感染]之间具有重要的相似性(包括恰当的治疗)。

肺动脉压力及肺血管阻力的决定因素

正常情况下,肺循环是一个高流量、低阻力、低压力的系统,血流进入肺微循环后,在其中摄取氧并排出过剩的二氧化碳。从幼年早期到 50 岁左右,平均肺动脉压力约为 20mmHg。如公式 1 所示,肺动脉压力由心输出量(cardiac output, CO)及肺血管阻力(pulmonary vascular resistance, PVR)决定,其中 PVR 为全肺的血管阻力,包括肺动脉、毛细血管及静脉。

$$PAP = CO \times [PVR_{动脉} + PVR_{毛细血管} + PVR_{静脉}]$$
(公式 1)

从公式 1 中可以看出,肺动脉压力增高可由心输出量增加造成,也可由肺动脉、毛细血管或肺静脉阻力增加造成。由此可见,在诸如进行剧烈运动等增加心输出量的过程中,肺动脉压力将显著升高。对正常健康个体而言,心输出量增加仅造成肺动脉压轻度升高,其原因在于肺血管床代偿性增加横截面积(通过开放之前未灌注的血管及血管扩张)从而降低了肺血管阻力。动脉扩张及最适的血管开放依赖于血管的顺应性。由于血管重塑造成顺应性降低将导致肺高压。如公式 1 所示,肺血管阻力的 3 个组成部分中的任何一项增高,均可造成肺动脉压力增高。

公式 1 展示了控制肺血流的生理定律,为了进一步理解并应用该公式,尚需了解相应生理及解剖基础。当某种液体(如血液)流经管状结构(如血管)时,阻力(如肺血管阻力)与管腔半径的四次方成反比。

这一规律由泊肃叶方程(公式 2)所示,其中 L 为管道(或血管)长度,r 为管道内半径,η 为液体(血液)黏滞系数。由此可见,血管半径的微小改变即可显著影响肺血管阻力。

$$PVR = (8L\eta)/\pi \times 1/r^4$$
(公式 2)

肺高压时肺血管结构及功能改变

无论内在遗传性或致病性诱因为何,肺高压时肺血管阻力增加可归因于持续性血管收缩、血管重塑、原位血栓形成及动脉壁硬化共同作用的结果(图 72-1)。肺动脉平滑肌细胞的胞内游离钙浓度($[Ca^{2+}]_{cyt}$)增加是血管收缩的主要触发因素,也是肺动脉平滑肌细胞增生和迁移的主要刺激因素,而肺动脉平滑肌的增生迁移造成了血管重塑。

■ 持续性血管收缩

肺血管收缩是造成血管阻力增高及肺动脉压力增高的主因。血管收缩性病变包括肺动脉平滑肌细胞数量及大小增加而导致中膜肥厚。肺动脉压力增高及血管持续收缩也可促进肺动脉平滑肌细胞增生及肥大。平滑肌细胞显著肥大最终可造成内膜萎缩和纤维化,继之造成中膜变薄,血管腔扩张。肺动脉平滑肌细胞向远端部分肌肉化或非肌肉化的血管延伸,是常见的毛细血管前血管的显著特征(图 72-2)。

低氧性肺血管收缩是一种重要的适应机制,可以使血流从肺内低通气区域转流至通气良好区域,从而使通气-灌注比达到最佳水平,改善血液氧合。低氧可以诱导分离内皮的肺动脉收缩,也可以诱导单个肺动脉平滑肌细胞模型收缩,这一现象提示低氧性肺血管收缩是肺动脉平滑肌细胞的固有特性。发生慢性缺氧时,有两类因素造成了 PAP 升高:①肺动脉平滑肌细胞增殖导致血管重塑;②数周之内发生持续血管收缩和结构改变。血管重塑的特征为肺小动脉中膜增厚,以及平滑肌向周边原本没有平滑肌结构的肺小血管延伸(图 72-2)。尽管低氧导致肺血管收缩的具体机制尚不明确,但急慢性低氧反应引发的信号通路至少部分与 Ca^{2+} 内环境稳态失衡相关。

■ 血管重塑

肺动脉壁的厚度和组织体积之所以能维持在一个合适的水平,是因为成纤维细胞、肺动脉平滑肌细胞及肺动脉内皮细胞在增殖与凋亡之间的精细平衡调控。如果这一平衡向增殖方向倾斜,将导致血管壁

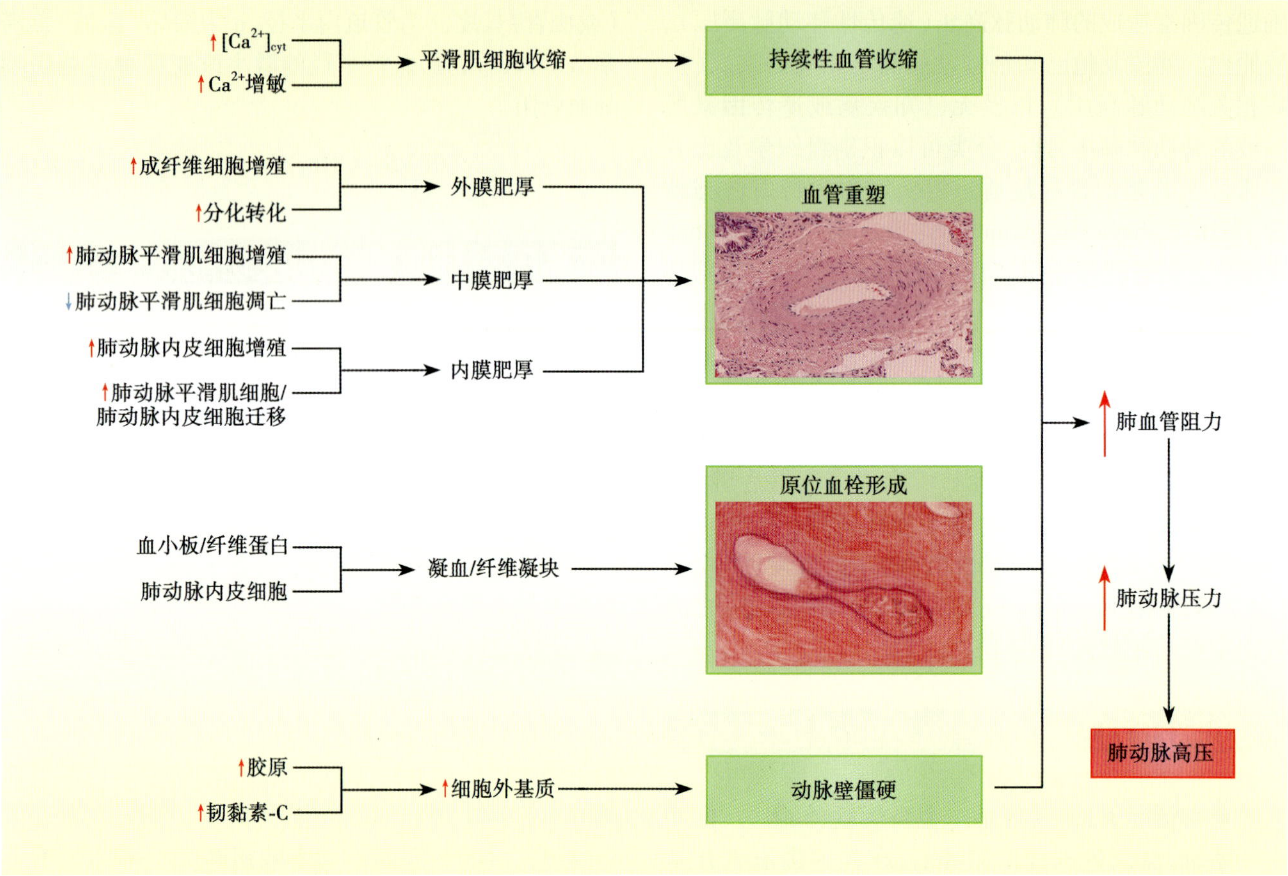

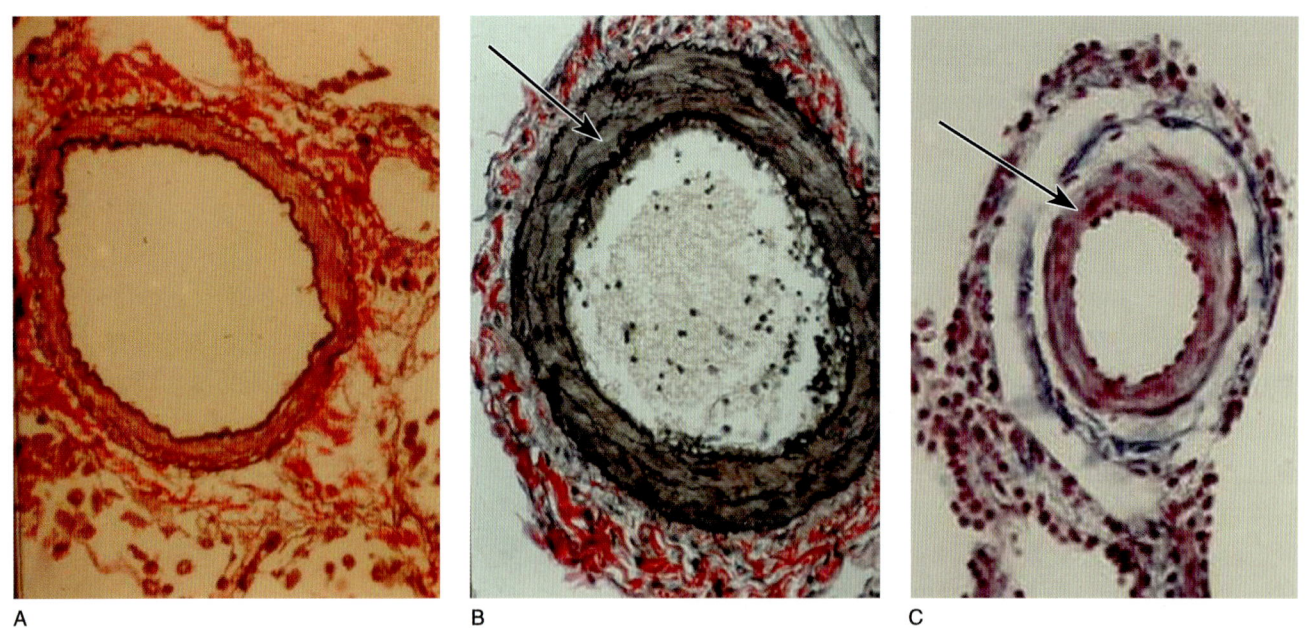

图 72-1　肺血管阻力、肺动脉压力及肺动脉高压发生的病生理因素示意图。原位血栓形成图获授权引自：ZWICKE DL. PAH and pregnancy：Physiological changes，challenges，and outcomes. Advances in Pulmonary Hypertension. Fall，2011，10 (3)：173-177.

A　　　　　　　　　　　　　　B　　　　　　　　　　　　　　C

图 72-2　血管重塑。与正常血管(A)相比，肺动脉高压患者的肺动脉(B)可见平滑肌细胞肥大(箭头)。肌肉细胞(箭头)延伸至正常情况下非肌肉化的腺泡内小肺血管为肺动脉高压的另一显著特征(C)。获授权引自：TAICHMAN DB，SNOW JL，PIETRA GG. Histopathology of pulmonary arterial hypertension//MANDEL J，TAICHMAN DB. Pulmonary vascular disease. Philadelphia：WB. Saunders，2006.

增厚、管腔狭窄并最终出现闭塞。这些造成细胞肥大和/或管腔闭塞的过程被称为"肺血管重塑"。促进血管重塑的精确细胞及分子机制极为复杂，然而血管收缩与细胞增殖涉及共同途径。肺动脉平滑肌细胞过度增殖肥大参与 PAH 发生，而血管收缩等过程在一定程度上与 Ca^{2+} 稳态失衡相关。增殖中的肺动脉平滑肌细胞静息 $[Ca^{2+}]_{cyt}$ 水平高于生长停滞的细胞，说明 Ca^{2+} 水平升高与增殖及血管收缩均相关。除了过度增殖之外，凋亡减低也参与了重度肺高压的发生与维持，且诱导凋亡可以在动物实验中促使肥厚的肺血管壁复原。低氧可诱导肺动脉外膜纤维成纤维细胞增殖，在肺高压患者中，低氧诱导增殖产生基质的成纤维细胞中出现 α-平滑肌肌动蛋白，提示这些细胞可向肌纤维母细胞转分化。因此，成纤维细胞可能在低氧造成的血管重塑中发挥重要作用。

血管重塑中的复杂病变，如丛状血管病变也参与其中。丛状病变为肌性动脉的血管瘤样扩张，可发生于极小的小动脉。丛状病变常见于 IPAH 患者中，也可见于心脏血流左向右分流、HIV 感染、肝硬化及硬皮病所致的重度肺动脉高压患者。尽管丛状病变不具有诊断特征性，却是许多关于肺动脉高压细胞及分子研究的焦点。丛状病变中包含有增生的内皮细胞及平滑肌细胞，以及肌成纤维细胞及基质蛋白，可以造成血管腔部分或完全阻塞。常表现为内膜增厚造成的血管狭窄或完全闭塞，同样常见内膜损伤。丛状血管病变通常与其他闭塞性血管病变合并存在，如内膜向心性层状增厚。

丛状血管病变的起源过程是复杂且存在争议的，起初被认为是一种先天畸形，目前有研究者认为，丛状病变的发生是由于转化为肌纤维母细胞的肺动脉平滑肌细胞的增殖。也有研究者认为，IPAH 患者丛状病变来源于血管内皮对细胞因子、生长因子或血管损伤的反应。从 IPAH 患者丛状病变中分离出的内皮细胞以单克隆方式增殖，然而非 IPAH 肺动脉高压患者丛状病变由多克隆细胞增殖产生，这一差异提示，对于不同 PAH 类型，其丛状病变的发生机制有所不同。

■ 原位血栓形成

肺动脉内皮细胞单克隆增殖，肺动脉平滑肌细胞迁移，以及循环炎性细胞、血小板及祖细胞聚集可导致小血管阻塞。PAH 患者小血管中常见血栓形成，这一过程通常不伴有远处来源的栓子栓塞，这表明 PAH 患者存在局部促凝及抗凝因素失衡。内皮激活及功能改变导致由抗凝作用向促凝转变，这一过程可能由压力和/或血流增加导致的剪切力增加所致。除内皮细胞活性改变之外，血小板释放血管活性因子及有丝分裂因子，如血栓素代谢物及血清素，也促进了血栓形成的过程。上述因子连同其他血小板来源产物，如血小板衍生生长因子（platelet-derived growth factor, PGDF）、转化生长因子 β（TGF-β）以及血管内皮生长因子（VEGF），也可能参与了 PAH 患者的血管壁重塑。

■ 动脉壁硬度增加

动脉壁硬度增加也与 PVR 增加相关。PAH 患者的血管重塑伴随着细胞外基质蛋白正常代谢加速。在野百合碱诱导大鼠或增加猪血流获得的肺高压实验模型中可见肌腱蛋白 C 表达增加。应用反义 RNA 抑制肌腱蛋白 C 表达，可改善野百合碱诱导的肺血管病变。细胞外基质蛋白水平升高也可见于 PAH 患者的肺动脉。由于肺实质硬度增加造成血管顺应性下降，可导致未灌注血管无法开放，也导致了 PAH 发生。由于血管扩张能力下降，肺血流轻度增加便可能造成 PAP 不成比例增加。这一状态与正常肺循环形成显著对比，对于正常肺循环，肺实质相当多量的血管截断也很少会使 PAP 升高至肺高压的水平，因为其余血管可通过扩张维持正常高限的容量。在诸如进展性系统性硬化等造成的间质性肺疾病中，肺实质病变及肺血管病变可独立发生。在其他结缔组织病，如系统性红斑狼疮，间质病变及内源性血管异常可共同造成肺高压。尽管 PAH 发生过程中可出现多种肺血管结构的改变，血管收缩及内膜、中膜和外膜肥厚造成血管重塑仍是主要的结构改变，可导致 PAH 患者的 PVR/PAP 增高。

PAH 的临床诊断无法通过单一的组织学特征进行区分，此前描述的每一种改变均可不同程度地出现在所有 PAH 临床类型。例如出现于慢性缺氧诱导肺动脉高压患者的血管重塑与 IPAH 患者的血管重塑无法区分。PAH 患者 PVR 升高的主要原因为持续性血管收缩、血管重塑、原位血栓形成及动脉壁硬度增加。持续性肺高压，无论病因为何，均可导致右心室肥厚并造成肺源性心脏病（肺心病）发生，并最终造成右心室扩张，发生右心衰竭（图 72-3）。

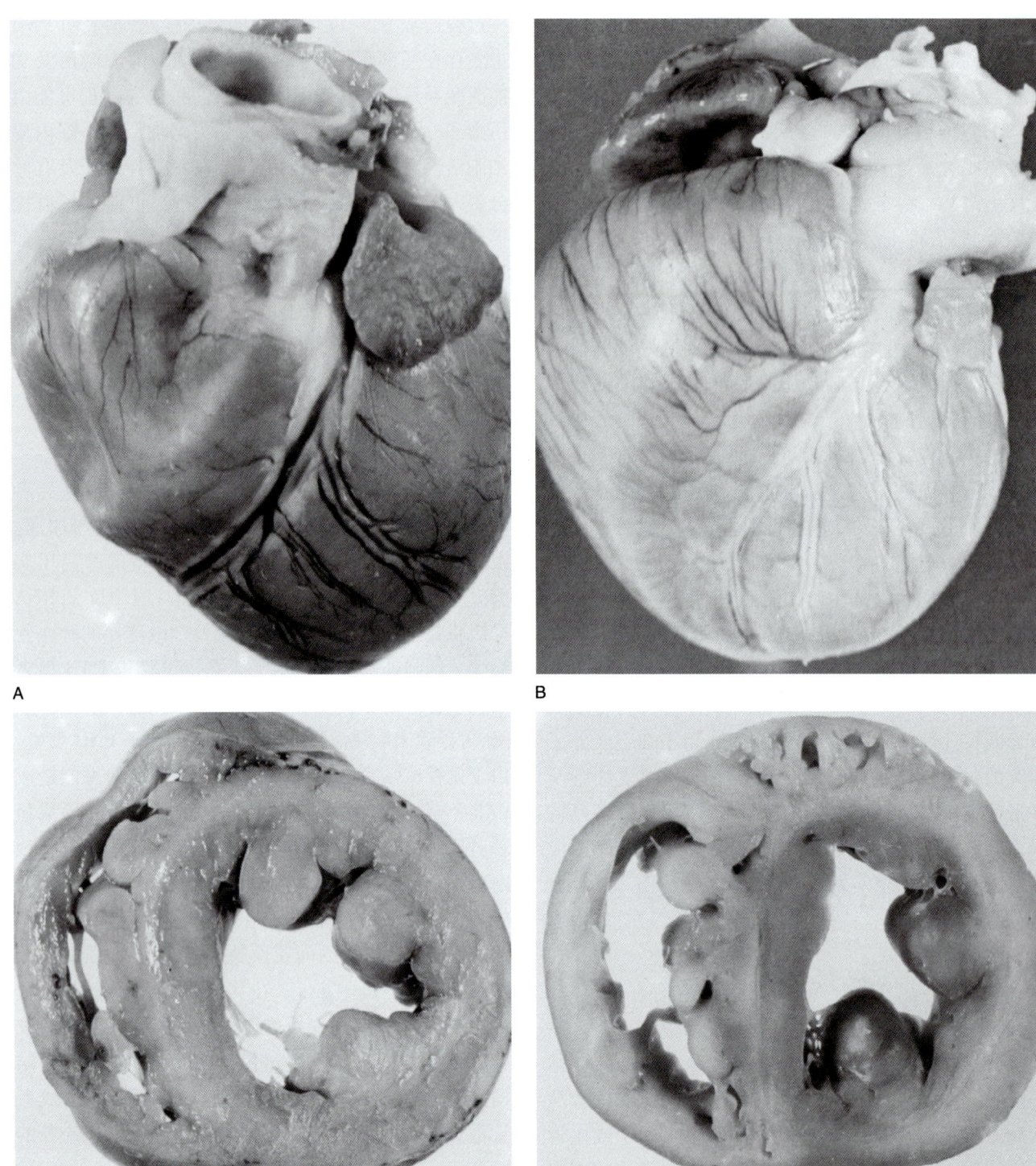

图 72-3　实验性肺动脉高压犬模型所致肺心病。A. 正常心脏；B. 继发于重度肺动脉高压的慢性肺心病；C. 正常心脏断面所示右心室薄壁；D. 慢性肺心病心脏断面显示右心室心肌肥厚及右心室腔扩张。图片获 B. Atkinson 博士授权使用。

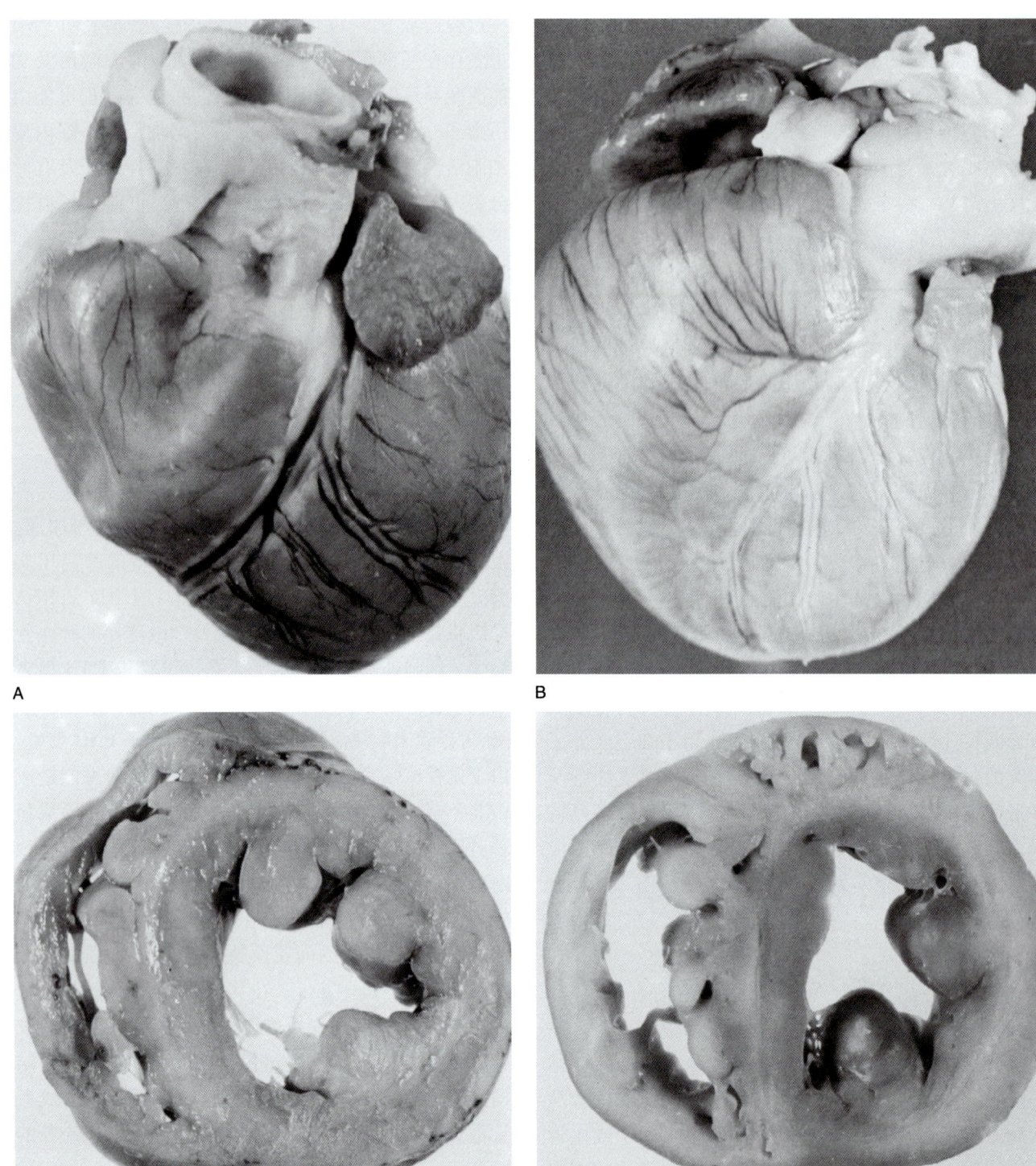

肺高压发病机制

　　肺高压发病机制可归为 6 类（表 72-2）：①被动性，由肺静脉血流阻塞所致（如纤维性纵隔炎、二尖瓣狭窄或左心衰竭）；②高动力性，由肺血流异常增加所致（如左向右分流）；③阻塞性，由肺血栓栓塞所致；④闭塞性，由肺实质增殖性疾病造成的肺血管床损毁所致；⑤血管收缩，由低氧性血管收缩所致；⑥特发性（没有可确定的病因）。此前已分别讨论各类机制导致的肺血管重塑，但不同机制所致肺高压的进展性及可逆性有所不同。某些机制所致肺高压中可见其他解剖学改变，随时间的推移，不同类别之间的区别愈

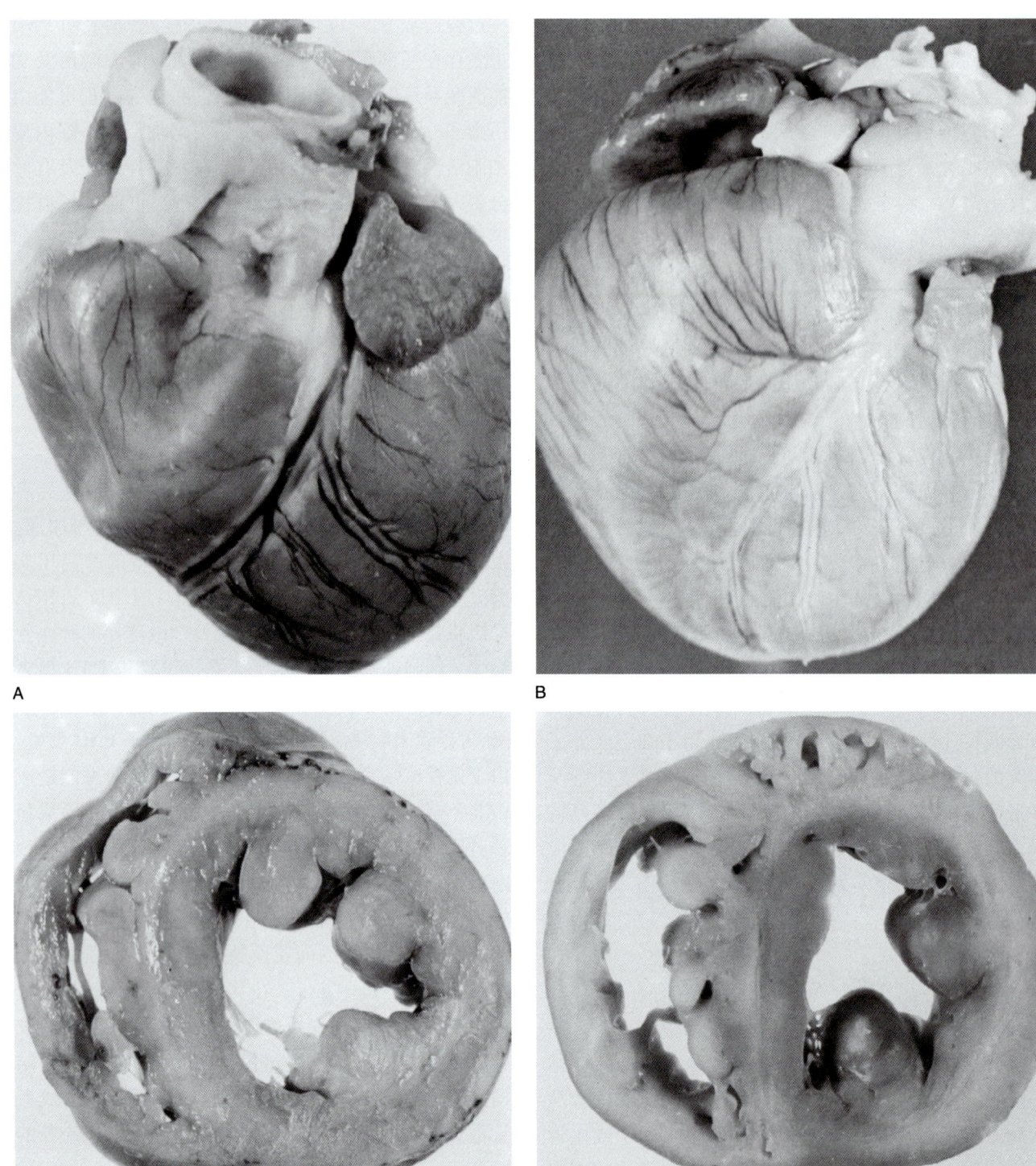

加难以界定（如血栓栓塞可能使血管闭塞性疾病的病情愈加复杂）。同时，当肺高压发展出现临床表现的时候，肺动脉已发生很大程度的血管重塑，限制了血管面积及扩张性。

表72-2　肺高压发病机制

分类	机制	举例
被动性	肺静脉高压	二尖瓣狭窄、左心房黏液瘤、纤维性纵隔炎、肺静脉闭塞性疾病
高动力性	肺血流增加[a]	心内左向右分流
阻塞性	血栓栓塞性肺血管疾病	机化性血栓栓塞所致大血管高度阻塞、多发肺栓塞
闭塞性	炎症性/增殖性肺血管疾病	间质性肺病、肺动脉高压、血吸虫病
血管收缩	低氧	高海拔、慢性支气管炎及肺气肿（慢性阻塞性肺疾病）
特发性	未知	药物相关性肺高压、门肺高压、HIV感染

[a]：多数分类在某种程度上存在重叠，如肺血流增加所致肺高压通常与阻力血管的解剖改变合并存在。

上述发病机制的分类与肺高压临床分类具有相似性，然而某一临床类别中可能重叠不同的发病机制。发病机制与临床分类最明确的联系见于阻塞机制与慢性血栓栓塞性肺动脉高压（chronic thromboembolic pulmonary hypertension，CTEPH）。最常见的肺高压类型，即左心疾病所致肺高压，也与其被动性发病机制联系紧密。与之类似的有纤维性纵隔炎，其被归于第五类肺高压，即不明原因多种因素导致的发病机制。第三类肺高压，即肺部疾病和/或低氧所致肺高压，存在两类发病机制——慢性低氧所致血管收缩及实质病变，及纤维化所致血管闭塞，这两类机制经常存在重叠。第五类肺高压，即病因不明的多因素所致肺高压，据其定义包含多种发病机制。第一类肺高压病因最为多样，且很难归因于某一特定机制，高动力、血管收缩、闭塞及其他特发性机制均参与其病生理过程。

肺动脉高压的遗传、细胞及分子机制

PAH的发生与持续性血管收缩、血管重塑、原位血栓形成及动脉壁硬度增加所致的PVR升高相关（图72-1）。多种血管活性介质、缩血管介质、生长因子及

细胞因子异常表达可造成肺动脉内皮细胞、肺动脉平滑肌细胞及血小板功能异常，共同造成血管壁增厚及管腔显著狭窄甚至完全闭塞。现重点讨论造成失控的血管收缩、细胞增殖及血栓栓塞的机制。

■ 血管活性介质失衡

无论是在动物模型还是在PAH患者中，均存在血管舒张因子相对缺乏和血管收缩因子相对过多的现象。除了血管收缩/舒张作用之外，这些因子还影响细胞增殖及血栓形成。有研究发现，PAH患者存在舒血管物质［如一氧化氮（NO）和前列环素］生成缺陷。NO和前列环素是有效治疗PAH的基础药物，通常由血管内皮细胞产生，都可以促使肺动脉平滑肌细胞生成环核苷酸［环磷酸鸟苷（cyclic guanosine monophosphate，cGMP）及环磷酸腺苷（cyclic adenosine monophosphate，cAMP）］，进而促使平滑肌细胞松弛和血管舒张。此外，前列环素和NO都能抑制肺动脉平滑肌细胞增殖及血小板聚集。对于PAH患者，长期给予前列环素类似物，可以改善血流动力学、活动耐量和生存率。转基因动物模型过表达NO合成酶（NO synthase，NOS），可以对低氧诱导的肺动脉高压起到保护作用，而缺乏NOS的小鼠暴露于轻度低氧环境即可发生严重的肺动脉高压。给大鼠注入过表达人内皮NOS（endothelial NOS，eNOS）的内皮祖细胞，可以避免甚至逆转野百合碱诱导的肺动脉高压。吸入NO曾被考虑用于治疗PAH和新生儿持续性肺动脉高压，然而确定吸入NO的剂量和时间仍存在局限性。无机阴离子亚硝酸盐（NO_2^-）是NO代谢的氧化产物，可作为血管内具有NO生物活性的储备物，在生理和病理状态下转化为NO。研究发现对于野百合碱诱导的大鼠肺动脉高压模型，使其雾化吸入亚硝酸盐可预防或逆转肺动脉高压。

血管活性肠蛋白（vasoactive intestinal protein，VIP）也能够促进血管舒张，抑制平滑肌细胞增殖及血小板聚集。PAH患者VIP水平下降。在一项包含8例IPAH患者的初步研究中，给予吸入VIP可改善患者的血流动力学状态及运动耐量。后续研究纳入了多种病因的肺动脉高压，包括IPAH、先天性心脏病、CTEPH和实质性肺病相关肺高压。在这些疾病患者中，可以确认吸入VIP具有即时效果，然而其对血流动力学的作用是否具有临床意义依旧存疑。

■ 缩血管介质增加

PAH患者除了存在舒血管物质缺乏之外，还存在可促使血管收缩、平滑肌增殖或血小板聚集的介质过

量。内皮细胞及血小板产生的花生四烯酸代谢产物——血栓素,可使血管收缩及血小板聚集,也是一种平滑肌丝裂原。PAH 患者尿液中血栓素代谢物水平升高。由于应用食欲抑制剂阿米雷司和芬氟拉明的患者可发生 PAH,引起了研究者对 5-羟色胺(5-hydroxytryptamine,5-HT)在肺循环中作用的关注。上述食欲抑制剂通过诱导血小板释放 5-HT 并干扰其再摄取,提高了血浆 5-HT 水平。具有血小板储存 5-HT 遗传缺陷的抑郁型嗜酒大鼠模型可出现肺动脉高压,一例同时合并血小板贮积病及 PAH 的患者循环 5-HT 水平升高,这些现象都支持 5-HT 假说。5-HT 可引起血管收缩,也是一种平滑肌丝裂原(图 72-4)。5-HT 转运体(5-HT transporter,5-HTT)是 5-HT 作用的关键调节因子,其在 IPAH 患者的血小板和肺动脉表达高于正常水平。在重组小鼠中过表达 5-HTT 基因可造成严重低氧诱导的肺动脉高压,而该基因功能丧失对于低氧或野百合碱诱导的疾病具有保护作用。5-HTT 基因中存在一个使其活性增加的多态性位点,可能与 COPD 患者发生肺动脉高压易感性增高相关。尽管部分研究在 IPAH 患者中发现了与之类似的现象,大规模的数据分析并未发现这一相关性。在大鼠模型中,阻断 5-HT 受体可成功地预防肺动脉高压的发生和进展,然而一项在人体内进行的类似研究并未显示 PVR 明显下降。

内皮素-1(endothelin-1,ET-1)是已知最强有力的内源性缩血管物质之一。特发性 PAH 患者及其他原因 PAH 患者,其血液及组织表达 ET-1 增高,并与疾病严重程度相关。除缩血管特性之外,ET-1 还是肺动脉平滑肌细胞和成纤维细胞丝裂原(图 72-4)。在动物模型中,给予 ET-1 或过表达,可造成纤维化、炎症及血小板聚集。ET-1 可与肺动脉平滑肌细胞表面的内皮素 A(ET$_A$)和 B(ET$_B$)受体结合,产生强有力的缩血管作用。肺动脉内皮细胞 ET$_B$ 受体可使一氧化氮生成增加,导致血管舒张。ET$_B$ 受体也参与了内皮素的清除过程。内皮素所致血管收缩及舒张产生的净效应可能与作用部位及环境相关,因为正常肺组织中 ET$_A$ 和 ET$_B$ 的分布和相对表达数量根据血管部位有所差异,并在 IPAH 患者中发生变化。无论是选择性抑制 ET$_A$,还是同时抑制 ET$_A$/ET$_B$,均可改善 PAH 患者的血流动力学异常和临床预后。

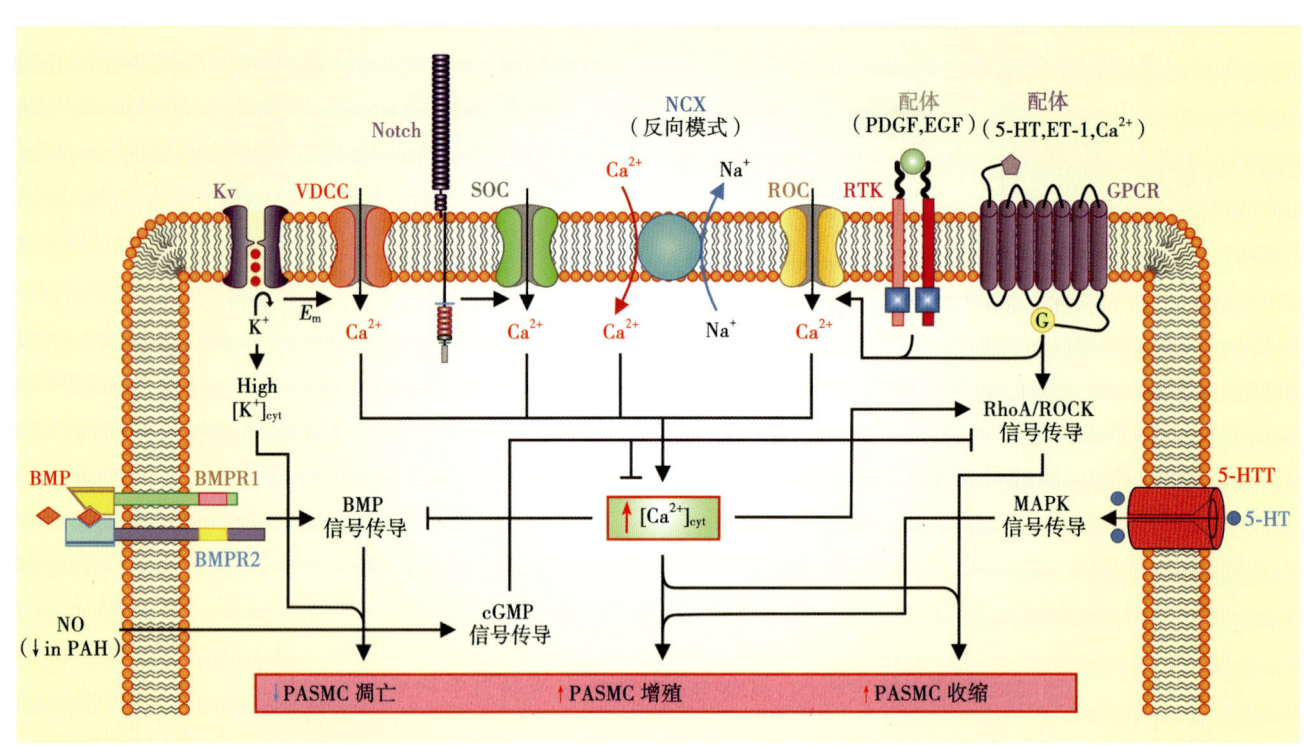

图 72-4 肺动脉高压的潜在发病机制。示意图总结了肺动脉高压发生机制。BMP:骨形态发生蛋白(bone morphogenic protein);BMPR:骨形态发生蛋白受体(bone morphogenic protein receptor);cGMP:环磷酸鸟苷(cyclic guanosine monophosphate);E_m:膜电位(membrane potential);ET-1:内皮素-1(endothelin-1);EGF:表皮生长因子;GPCR:G 蛋白偶联受体(G-protein-coupled receptor);5-HT:5-羟色胺(血清素);5-HTT:5-羟色胺(血清素)转运体;Kv:电压门控 K$^+$ 通道(voltage-gated K$^+$ channel);MAPK:丝裂原活化蛋白激酶(mitogen-activated protein kinase);NO:一氧化氮;NCX:Na$^+$/Ca^{2+} 交换体(Na$^+$/Ca^{2+} exchanger);PAH:肺动脉高压;PASMC:肺动脉平滑肌细胞(pulmonary arterial smooth muscle cell);PDGF:血小板源生长因子;ROC:受体操纵型 Ca^{2+} 通道(receptor-operated Ca^{2+} channel);RTK:受体酪氨酸激酶(receptor tyrosine kinase);SOC:钙库操控通道(store-operated Ca^{2+} channel);VDCC:电压依赖型 Ca^{2+} 通道(voltage-dependent Ca^{2+} channel)。

■ 生长因子表达增加

生长因子可促进血管成熟并使其稳定,也参与了 PAH 发病过程。促血管生成素 1 及其配体 TIE2 的水平升高与多种病因所致 PAH 患者疾病严重程度相关。大多数非家族性 PAH 患者存在促血管生成素 1 过表达,然而这些患者为何出现促血管生成素水平升高仍不明确。有证据提示促血管生成素可调节 PAH 患者肺动脉平滑肌细胞增生;相反,在野百合碱诱导的 PAH 动物模型中,促血管生成素过表达却具有保护作用。这一差异究竟是因为人类与动物组织的差异所致,还是由于所涉及的血管损伤不同所致,目前尚不明确。另一类调节因子,即 VEGF 及其靶点酪氨酸激酶受体,在 PAH 患者肺血管中也出现表达升高。VEGF 表达增高尤其常见于丛状病变中,推测其介导内皮细胞增殖紊乱。VEGF 表达升高是原发或是继发,以及其表达升高是否确实有害,目前尚不完全明确。与促血管生成素水平升高类似的是,在肺动脉高压发展过程中,VEGF 表达增加在某些情况下具有促进作用,而在另一些情况下可能发挥保护作用。在低氧条件下的动物模型中,抑制 VEGF 信号转导造成血管增殖异常,促进 VEGF 信号转导则对野百合碱诱导的 PH 具有保护作用。

在 PAH 患者肺血管中还发现了 PDGF 及其受体酪氨酸激酶水平升高(图 72-4)。PDGF 参与了平滑肌细胞增殖及迁移,可能在 PAH 发病中发挥作用。酪氨酸激酶抑制剂伊马替尼与 PDGF 有较强亲和力,若干小型研究发现伊马替尼可能对 PAH 患者具有治疗作用。早期人体研究也发现,应用伊马替尼治疗后,患者血流动力学状态得以改善。

近年来认为细胞微粒是 PAH 患者中的血管活性介质。所谓微粒即细胞膜碎片包含着蛋白及抗原形成的囊泡,参与了细胞间信息交流。这些微粒源于多个细胞系,在细胞激活或凋亡时释放出来,包括内皮细胞、血小板、白细胞、红细胞及成纤维细胞。PAH 患者内皮微粒在血液循环中水平升高,可能显示内皮功能紊乱,并与生存率相关。从低氧诱导的肺动脉高压大鼠模型中分离出的微粒,可干扰肺动脉内皮依赖的血管舒张作用,并使 NO 生成下降。循环中的微粒也与肺内炎症信号转导相关。

■ 细胞因子水平增高及炎症

系统性炎症疾病与 IPAH 之间紧密联系,提示炎症是导致血管重塑的重要因素。许多细胞因子参与了 PAH 发病,包括肿瘤坏死因子 α 和白细胞介素(IL)-1b、IL-2、IL-4、IL-6、IL-8、IL-10 及 IL-12p70。早年数据显示,IPAH 患者存在 IL-1β 与 IL-6 水平升高,随后又发现 IL-6 水平升高与死亡率相关。PAH 患者 CD4 和 CD8 T 细胞趋化因子重组人膜结合型趋化因子(CX3CL1)水平升高,进一步研究发现 CX3CL1 可促进肺动脉平滑肌细胞增殖。IPAH 患者血清及肺标本中还存在单核细胞趋化蛋白(monocyte chemotactant protein, MCP)-1 水平升高,可能影响单核细胞和 T 细胞向患肺募集。PAH 患者肺标本中调节激活正常 T 细胞表达和分泌因子(regulated upon activation, normal T cell expressed and secreted, RANTES)表达升高。RANTES 作为单核细胞和 T 细胞趋化因子,可促进炎症反应,也可能在强有力的缩血管物质即内皮素-1 的合成中发挥作用。

膜受体及离子通道功能改变

IPAH 患者膜受体及离子通道的重要功能改变分述如下。

■ IPAH 时的 Ca^{2+} 通道

肺动脉平滑肌细胞收缩和增殖可直接介导持续性血管收缩和血管重塑。Ca^{2+} 通过细胞质膜上的多种 Ca^{2+} 通道内流,使 $[Ca^{2+}]_{cyt}$ 升高,这是肺动脉平滑肌细胞收缩的主要触发因素,并且也是肺动脉平滑肌细胞增殖的主要刺激因素。因此,理解 IPAH 中 Ca^{2+} 稳态调节如何失衡,对于理解 IPAH 的发生至关重要。自 IPAH 患者分离的肺动脉平滑肌细胞,其 $[Ca^{2+}]_{cyt}$ 水平升高。Ca^{2+} 通过肺动脉平滑肌细胞质膜内流涉及多种 Ca^{2+} 通道,包括:①由膜电位改变调控的电压依赖型 Ca^{2+} 通道(VDCC);②由膜受体及其激动剂相互作用激活的受体操纵型 Ca^{2+} 通道(ROC);③胞内储备 Ca^{2+} 消耗激活的钙池调控 Ca^{2+} 通道(图 72-4)。K^+ 通道表达和/或功能下调导致持续性膜去极化,激活 VDCC,并使 $[Ca^{2+}]_{cyt}$ 升高。通过 ROC 的 Ca^{2+} 内流称作受体操控型 Ca^{2+} 内流(receptor-operated Ca^{2+} entry, ROCE),通过 SOC 的 Ca^{2+} 内流则称为钙池操控型 Ca^{2+} 内流(store-operated Ca^{2+} entry, SOCE),与正常对照相比,IPAH 患者肺动脉平滑肌细胞 ROCE 及 SOCE 均有所增加。若干实验研究发现 IPAH 患者肺动脉平滑肌细胞中多种蛋白在 ROCE/SOCE 过程中表达增加,如 TRPC3、TRPC6、STIM2 及 Orai2。此外,IPAH 患者中存在单核苷酸多态性(single-nucleotide polymorphism, SNP),可造成 TRC6 表达及功能增强。

■ K$^+$通道与IPAH

IPAH患者血管张力改变也可能与电压门控K$^+$通道（Kv）及其他类型K$^+$通道表达改变相关（图72-4）。K$^+$通道激活通常造成K$^+$外流，进而改变胞内Ca^{2+}水平，并促使血管舒张。在低氧诱导的肺动脉高压大鼠模型中，Kv通道家族成员基因表达水平下调，而诱导其表达可逆转低氧所致血流动力学异常。IPAH患者存在肺部Kv通道表达下降，这可使细胞膜去极化更加明显，并通过激活VDCC使[Ca^{2+}]$_{cyt}$增加，从而产生更强的血管收缩效应。Kv通道也可能介导了某些药物作用。食欲抑制剂右芬氟拉明及阿米雷司抑制平滑肌Kv通道活性，导致血管收缩。相反，Kv通道活性增加，可能是西地那非除了作为磷酸二酯酶-5抑制剂之外，促进血管舒张的另一机制。Kv通道活性下降促进PAH发生的最后一种机制，可能是通过抑制凋亡，使肺动脉平滑肌无调控性增殖。凋亡过程需要细胞体积丢失及特定级联反应消失，这两个过程均需要K$^+$通过Kv通道适度流动。

■ G蛋白耦联受体与IPAH

Ca^{2+}敏感受体是一种细胞质膜上的G蛋白耦联受体，可被胞外Ca^{2+}（及Mg^{2+}）、多胺（如精胺）、氨基酸和新霉素激活。Ca^{2+}敏感受体激活造成胞内Ca^{2+}信号通路激活，导致肺动脉平滑肌细胞收缩、增殖和迁移（图72-4）。如同一些G蛋白耦联受体与Gq（如内皮素受体）耦联，Ca^{2+}敏感受体激活通过磷脂酶C使1,4,5三磷酸肌醇（triphosphate，IP$_3$）及二磷酰甘油合成增加。IP$_3$与肌浆内质网（sarcoplasmic reticulum，SR）膜上的IP$_3$受体结合，并使Ca^{2+}从肌浆内质网释放到胞质中。肌浆内质网的Ca^{2+}消耗导致Ca^{2+}通过SOCE过程内流，同时二磷酰甘油直接激活ROCE过程。除了通过ROCE和SOCE过程使[Ca^{2+}]$_{cyt}$增加，胞外Ca^{2+}诱导CaSR激活也可激活其他信号转导通路（如Akt/mTOR和MAPK/ERK）以诱导细胞增殖。一项近期研究发现，与正常肺动脉平滑肌细胞相比，IPAH时肺动脉平滑肌细胞胞外Ca^{2+}通过激活Ca^{2+}敏感受体诱导[Ca^{2+}]$_{cyt}$水平升高的作用增加，同时还存在Ca^{2+}敏感受体蛋白表达上调。这些研究结果提示，在IPAH患者和实验性肺动脉高压动物模型中，肺动脉平滑肌细胞Ca^{2+}敏感受体表达上调和功能增强，参与持续性肺血管收缩和肺血管重塑过程。除Ca^{2+}敏感受体之外，许多其他G蛋白耦联受体也被报道与PAH相关，如内皮素受体、前列环素受体和血清素受体。

■ Na$^+$/Ca^{2+}交换体与IPAH

Na$^+$/Ca^{2+}交换体（Na$^+$/Ca^{2+} exchanger，NCX）是一种多部位表达的蛋白，可沿Na$^+$和Ca^{2+}的电化学梯度转运Ca^{2+}跨越细胞质膜。根据Na$^+$和Ca^{2+}浓度梯度和膜电位不同，NCX可进行正向模式转运，即将3个Na$^+$离子转入细胞内，同时将1个Ca^{2+}离子转出细胞外；或进行反向模式转运，即将1个Ca^{2+}离子转入细胞内，同时将3个Na$^+$离子转出细胞外。由于NCX具有反向转运模式，胞质内Na$^+$浓度（[Na$^+$]$_{cyt}$）轻微升高即可显著增加[Ca^{2+}]$_{cyt}$水平。经典瞬时受体电位通道（transient receptor potential channel，TRPC），如在IPAH患者中存在过表达的TRPC6，对Na$^+$和Ca^{2+}均具有通透性，而许多其他TRPC对Na$^+$通透性高于对Ca^{2+}通透性。NCX反向转运模式与TRPC6相关，局部[Na$^+$]$_{cyt}$水平升高导致Ca^{2+}向细胞内转运，从而造成肺动脉平滑肌细胞内[Ca^{2+}]$_{cyt}$水平升高。从IPAH患者分离出的PASMC存在NCX过表达，NCX与其他G蛋白耦联受体、ROC和SOC在细胞穴样内陷中聚集，导致这些受体形成功能耦联，造成[Ca^{2+}]$_{cyt}$水平升高，使IPAH患者PASCM增殖和收缩。

信号通路改变与IPAH

在IPAH患者中可观察到信号通路改变，分述如下。

■ 环磷酸鸟苷与IPAH

IPAH与肺动脉平滑肌细胞强有力的舒张剂NO的水平异常降低相关。在肺动脉内皮细胞中，NO由eNOS生成，并通过自由扩散跨越细胞膜到达肺动脉平滑肌细胞，激活胞内可溶性鸟苷酸环化酶（soluble guanylate cyclase，sGC），sGC催化5'-三磷酸鸟苷（guanosine 5'-triphosphate，GTP）向环磷酸鸟苷（cGMP）转化。cGMP进而激活cGMP依赖激酶，降低[Ca^{2+}]$_{cyt}$水平，抑制Rho信号转导，抑制肌球蛋白结合蛋白磷酸化，而上述各环节均可导致平滑肌松弛。在肺内cGMP代谢受磷酸二酯酶-5（phosphodiesterase 5，PDE-5）调节。PDE-5抑制剂阻断cGMP降解，组织中cGMP聚积导致血管舒张。2005年，在进行若干临床试验之后，西地那非被批准用于治疗PAH。他达拉非于2009年被批准用于PAH治疗。西地那非与他达拉非与cGMP结构相似，可通过竞争性结合催化位点抑制PDE-5。

■ PDGF 和 Akt/mTOR 信号转导与 IPAH

PDGF 及其受体 PDGFR 被认为与 IPAH 发病相关。既往曾有研究发现 PDGF 可增强大鼠及人肺动脉平滑肌细胞 SOCE,从而促进细胞增殖(图 72-4)。PDGF 与 PDGFR 结合可激活磷脂酰肌醇 3 激酶(phosphatidylinositol 3-kinas,PI3K),进而激活 Akt。Akt 可通过下游介质哺乳动物雷帕霉素靶蛋白(mTOR)促进细胞生长,或直接使参与细胞周期调控及凋亡的蛋白磷酸化。Akt/mTOR 通路在肺动脉平滑肌细胞增殖及 PAH 发病中起到重要作用。分别通过雷帕霉素和 Akt 抑制剂Ⅷ抑制 mTOR 和 Akt,可阻断正常及 PAH 患者肺动脉平滑肌细胞中 PDGF 诱导的 SOCE 和 Ca^{2+} 通道表达增加,提示 PDGF 介导 SOCE 增加是通过 Akt/mTOR 通路发生的。临床试验显示口服 PDGFR 抑制剂伊马替尼对于重度 PAH 患者具有一定疗效。

■ RhoA/ROCK 信号通路与 IPAH

RhoA/ROCK 信号通路是 Ca^{2+} 致敏/脱敏的主要介质,也是调节血管张力的关键因子(图 72-4)。RhoA 是一种 GTP 结合蛋白,血管舒张剂激活 G 蛋白耦联受体后 RhoA 可被激活。此外,RhoA 还可被血清素激活,血清素进入细胞依靠其转运体 5-HTT 转运,或通过 $[Ca^{2+}]_{cyt}$ 水平升高而进入细胞。RhoA 激活导致 Rho 激酶(ROCK)活化,并通过抑制肌球蛋白轻链磷酸酶,增强肌球蛋白轻链激酶磷酸化,使肺动脉平滑肌细胞收缩的 Ca^{2+} 敏感性提高,进而增强了肺动脉平滑肌细胞的收缩性。有研究发现 IPAH 患者存在 RhoA/ROCK 信号传导通路作用增强。一些小规模临床研究发现,应用选择性 ROCK 抑制剂法舒地尔抑制 RhoA/ROCK 信号通路,可使 IPAH 患者的肺循环血流动力学指标得到快速改善。

■ NOTCH 信号通路与 IPAH

Notch 信号通路参与了血管发育过程,并被认为在 IPAH 发病中起到一定作用(图 72-4)。Notch 受体(Notch1-Notch4)及其配体 Jagged(Jag1、Jag2)、Delta-like(Dll1、Dll3、Dll4)为单体跨膜蛋白,使 Notch 信号局限于邻近细胞。配体与受体结合后,Notch 进行一系列蛋白水解剪切,释放 Notch 胞内结构域,使其转位至细胞核,与细胞核内的免疫球蛋白 κj 区域重组信号结合蛋白(recombination signal binding protein for immunoglobulin kappa j region,RBPjκ)相互作用,具有转录因子的作用,使 Notch 靶基因转录活化。最常见的能诱导 Notch 的靶基因是发状分裂相关增强子(hairy/enhancers of split,Hes)及 Hes 相关转录因子(Hes-related transcription factor,Hrt)基因家族碱性螺旋-环-螺旋转录抑制因子。此外,Notch 信号可使 PDGFR-β 表达上调,而 PDGFR-β 已知在 IPAH 患者中存在表达上调。近来研究发现,Notch3 信号通路参与了 PAH 发病。与肺动脉压正常者相比,IPAH 患者的肺组织中存在 Notch3 及 Notch3 胞内域(N3ICD)表达增加。除此之外,在低氧诱导的肺动脉高压小鼠模型及野百合碱诱导的肺动脉高压大鼠模型中,均发现 Notch3 及 N3ICD 表达增加。这一现象说明 Notch 信号通路可能成为 IPAH 治疗新药研发的重要靶点。

特发性和家族性肺动脉高压相关的基因改变

在发现骨形态发生蛋白受体Ⅱ型(BMPR2)基因突变后,有关肺动脉高压遗传易感性的研究得到了更多的关注。作为 TGF-β 超家族的受体,BMPR2 参与了多个器官系统的多种类型细胞生长和分化过程。BMP 受体与其配体结合,通常导致胞内介质(Smads)激活,并转位至细胞核,调节靶基因转录。这一过程由于涉及的 BMP 通路不同及组织类型不同,相应的激活和抑制基因也有所不同。BMP 信号通路可调节内皮及平滑肌细胞的生长和凋亡,在正常血管发生及正常成年人肺血管的维持中起到基础作用(图 72-4)。如果缺失这一调节过程,可造成肺动脉高压。BMPR2 表达通常主要见于内皮,其次见于平滑肌细胞。不同类型 PAH 患者均存在 BMPR2 表达下调及功能异常,并可见 BMPR2 基因突变。在 IPAH 患者肺小血管(1~2mm,是闭塞性肺血管病变发生的主要部位)分离的细胞中,BMP 抑制平滑肌细胞增殖及诱导凋亡的能力受到抑制。BMPR2 生殖系突变可见于约 70% 的家族性 PAH 患者和 20% 的 IPAH 患者,也可见于应用减食欲剂而导致的相关疾病患者、先天性心脏病及肺静脉闭塞症(pulmonary venoocclusive disease,PVOD)的患者。目前已发现约 300 种 BMPR2 突变。

进一步的研究发现,TGF-β 通路上存在其他基因改变,包括活化素受体样激酶-1(ALK-1)、内皮糖蛋白(Eng)及 Smad8。ALK-1 是 TGF-β 受体,内皮糖蛋白是其共受体;而 Smad8 是 BMPR2 的下游第二信使。ALK-1 和 Eng 突变与遗传性出血性毛细血管扩张症患者发生 PAH 易感性相关。此外,一小部分存在 BMPR2 突变的家族性 PAH 患者同时伴有血小板反应素(Thrombospondin-1 gene mutation,THBS1)基因突变,这一突变据推测可能进一步促使肺动脉高压发生并提高遗传外显率。

肺高压的临床评估

肺动脉高压（PAH）的症状和体征不具有特异性，与很多常见疾病重叠。因此，患者从症状出现到确诊之间可延误很久。PAH 通常是先通过超声心动图发现肺高压征象。首先要评估 PAH，大致包括：首先确定肺高压是否存在，如果肺高压确实存在，则需进一步仔细评估肺高压的病因及分类，并指导治疗。

■ 肺高压患者的病史

在达到严重状态之前，PAH 通常无症状，患者发生轻度呼吸困难症状大多被归结为"身体状态不佳"。由于 PAH 的症状不具有特异性（表72-3），这一疾病经常不易被医务人员发现，并易与其他疾病混淆，PAH 从症状出现到确诊常明显延迟。根据美国国立卫生研究院（National Institutes of Health, NIH）自 1980 年的记录起，从症状发生到 PAH 确诊的平均时间超过 2 年。20 年后，中国、法国、德国及美国的记录数据同样发现类似诊断延误超过 2 年。因此，对于大多数 PAH 患者，诊断通常会延迟，直至出现严重功能障碍，约 1/2 患者出现世界卫生组织（World Health Organization, WHO）功能分级的 Ⅲ 或 Ⅳ级症状（表72-4）。

表 72-3　PAH 首发症状

症状	发生比例
腹胀	4%
胸痛/胸部不适	2%
咳嗽	14%
眩晕/头晕	15%
静息时呼吸困难	11%
劳力性呼吸困难	86%
水肿	21%
乏力	27%
晕厥前兆/晕厥	17%
心悸	13%

获授权引自：BROWN LM, CHEN H, HALPERN S, et al. Delay in recognition of pulmonary arterial hypertension: factors identified from the REVEAL registry. Chest, 2011, 140（1）: 19-26. 数据来自美国多中心国家登记机构（PAH 早期评估及长期处置登记）招募的 2 493 例肺高压患者，表中数据为患者初始发病时出现各症状的比例。

表 72-4　世界卫生组织肺高压患者功能分级

Ⅰ级：患者存在 PH，但无活动受限。日常活动不会造成呼吸困难、乏力、胸痛或先兆晕厥。

Ⅱ级：患者存在 PH，活动轻度受限。静息时无症状。日常活动可导致呼吸困难、乏力、胸痛或先兆晕厥。

Ⅲ级：患者存在 PH，活动明显受限。静息时无症状。低于日常强度活动可导致呼吸困难、乏力、胸痛或先兆晕厥。

Ⅳ级：患者存在 PH，任何活动均可导致症状出现。存在右心衰竭征象。呼吸困难和/或乏力可在静息时出现。任何活动均会使不适加重。

获授权引自：RICH S. Primary pulmonary hypertension: executive summary. Evian, France: World Health Organization, 1998.

肺高压的症状一般难与并存的心肺疾病相区分。IPAH 患者首发症状常在活动时出现，主要为呼吸困难，其次为胸痛、眩晕或晕厥。最常见的首发症状为劳力性呼吸困难。由于缺少其他症状和体征，这些患者的呼吸困难常被归因于生理失调或焦虑。其他首发症状，尤其是易疲劳及胸部不适，也常被忽视。严重肺高压患者较为常见心绞痛样胸痛或非特异性胸痛，这通常认为与右心室超负荷及心肌缺血相关。胸痛也可能由于扩张的肺动脉外压左主冠状动脉所致。

肺高压若未经改善，随时间进展，将出现右心衰竭。晕厥或活动时头晕较少见，却预示肺高压不良并发症，可在严重肺高压伴固定低 CO 患者中发生。晕厥及头晕的发生原因包括 CO 下降及活动时体循环血流向肌肉分流共同造成脑血流下降。如果存在迷走神经源性心动过缓，患者也可能在静息时出现晕厥。喉返神经受主动脉及扩张的左肺动脉压迫时，可造成左喉返神经瘫痪，从而发生声嘶（Ortner 综合征的一种类型）。当发生右心室衰竭时，常见下肢水肿，同时伴有腹部症状及体征，如腹胀、易饱、肝大及压痛、腹水和腹痛。右心室衰竭症状及晕厥事件与预后不良相关。肺高压时出现的咯血最常由肺静脉淤血所致，但当存在二尖瓣狭窄时，咯血主要由支气管静脉出血所致。咯血偶尔可在其他类型的肺高压出现，可能来自肺泡毛细血管、前毛细血管或肺动脉树的其他部分。

患者常是在发现存在已知的肺高压危险因素（如系统性硬化）或因其他疾病检查心电图或 X 线胸片时偶然发现右心室增大的情况下被诊断肺高压的（图72-5 和图 72-6）。最初发现肺高压还常见于应用超声心动图对无症状心脏杂音患者进行评估时。此外，对出现任何胸部不适（包括呼吸困难）患者进行常规检查时，也可能发现肺高压的超声心动图征象。肺高压患者易发生猝死，猝死可为本病的首发（同时也是最终的）表现。本病患者的死亡可意外发生于正常活

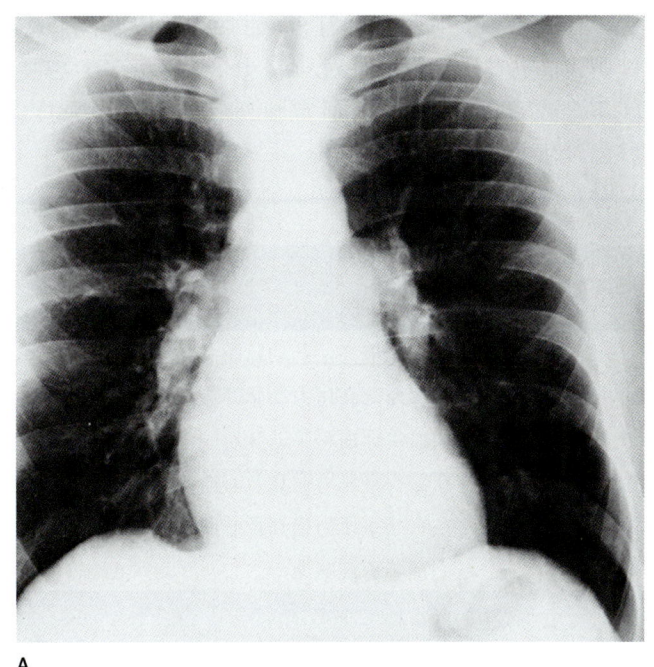

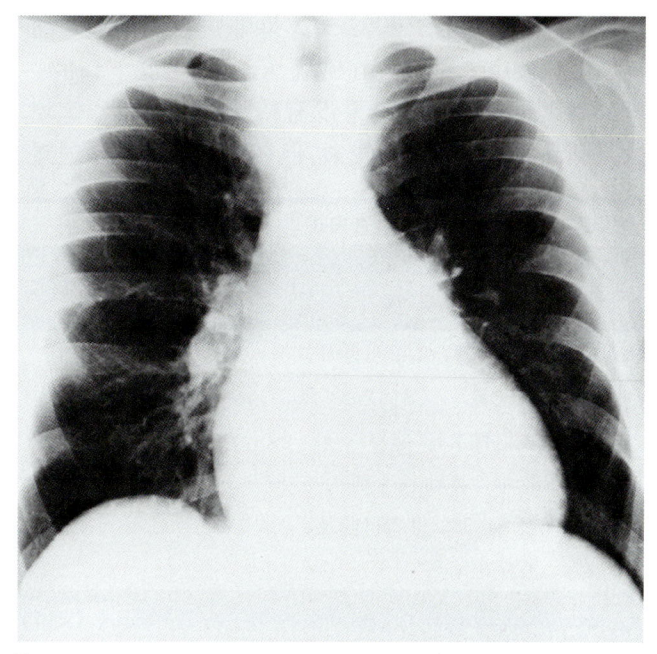

图 72-5　特发性肺动脉高压的影像改变。与 14 个月前的 X 线胸片相比(A),这位 30 岁男性出现了与进行性呼吸困难相伴的心影增大(B)。经长期肺血管舒张剂治疗后,患者心影缩小。

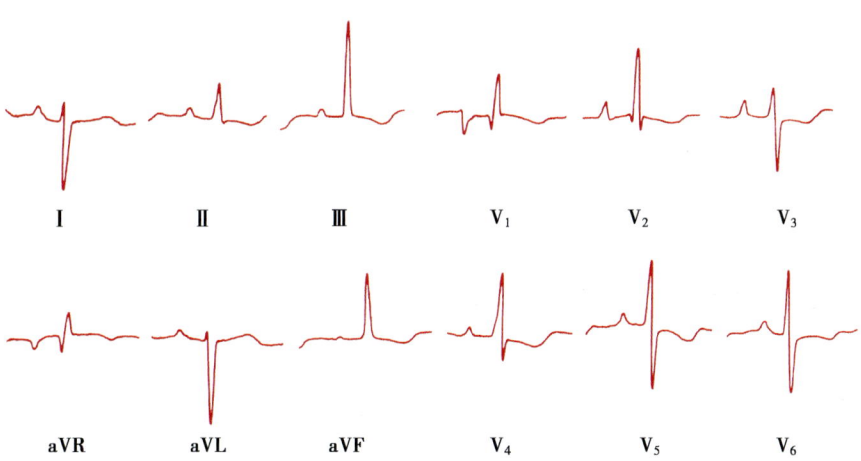

图 72-6　26 岁女性,其原发性肺动脉高压最初由心电图检查发现。心电图出现显著电轴右偏及右心导联 R 波增高,符合右心室肥厚表现。

动、心脏导管术、外科手术过程中,及应用镇静麻醉药物之后。在少数情况下,心动过缓及进一步所致的心脏停搏可发生于猝死之前。

　　患者存在长期呼吸困难,且采取针对其他常见病因的治疗后未出现好转,是提示存在肺高压的重要线索。患者常经多位医生诊治后,方能得出正确诊断。年轻患者经常被诊断为哮喘,然而经积极抗炎及支气管舒张剂治疗后,无显著症状改善。而对于老年患者,尽管缺少大量吸烟病史,其呼吸困难及活动受限仍可能被归因于 COPD。遗憾的是,对于这些患者,其"诊断"从未经肺功能检查明确。对于呼吸困难患者,应询问其是否存在提示肺高压存在的主要症状,或能

导致肺高压发生的危险因素,包括胶原血管病相关症状(如吞咽困难、皮肤关节病变、雷诺现象等)、睡眠呼吸暂停(有目击的呼吸暂停事件、白天嗜睡)、血栓栓塞风险、HIV 感染、肝脏疾病或减食欲剂应用。吸烟史、慢性咳痰或哮喘控制不佳病史为存在阻塞性气道疾病及低氧血症的重要线索,可能造成肺高压。必须记录既往的间质性肺疾病病史或任何导致慢性低氧血症的病因。并应仔细询问患者家族史,包括是否存在不明原因的心肺疾病的亲属。

■ 体格检查

　　仔细体格检查对于发现存在肺高压及初步寻找

病因具有重要作用(表72-5)。除非进行体格检查之前已经怀疑患者可能存在肺高压,通常情况下,轻-中度肺高压患者的查体结果没有特殊发现。右心室增大是肺高压存在的重要线索,但在疾病早期不易通过体格检查发现。肺高压的征象,如常被忽略肺动脉瓣区听诊心音增强,尤其是对年轻患者;发现三尖瓣关闭不全或右心奔马律时,通常肺高压已发展至重度,并已发生心力衰竭。

表 72-5　肺高压的体格检查表现

重度 PH 的体格检查征象	
体征	提示意义
S2 亢进(90%患者心尖部可闻及)	肺动脉压增高使肺动脉瓣关闭力量增加
收缩早期喀喇音	肺动脉瓣向高压力动脉开放突然中断
收缩中期喷射性杂音	前向血流形成跨肺动脉瓣湍流
胸骨左缘抬举性搏动	存在右心室压力增高及心肌肥厚
右心室闻及 S4(38%患者可闻及)	存在右心室压力增高及心肌肥厚
颈静脉 a 波振幅增高	右心室顺应性减退
中-重度 PH 体格检查征象	
体征	提示意义
中-重度 PH	三尖瓣反流
三尖瓣反流随吸气增强的全收缩期杂音	
颈静脉 v 波振幅增高	
肝脏搏动	
舒张期杂音	肺动脉瓣反流
肝颈静脉回流征	中心静脉压升高
进展期 PH 伴右心衰竭	
右心室 S3(23%患者可闻及)	右心室功能不全
颈静脉怒张	右心室功能不全或三尖瓣反流或二者皆有
肝大	
肢体水肿(32%患者)	
腹水	
低血压、脉搏压减弱、肢体冰冷	心输出量下降,外周血管收缩
可提示 PH 潜在病因的体格检查征象	
体征	提示意义
中心性发绀	V/Q 失衡,肺内分流,低氧血症,肺-体分流
杵状指	先天性心脏病,肺静脉闭塞性疾病
心脏收缩期杂音、舒张期杂音、开瓣音、奔马律	先天性或获得性心脏病或瓣膜病
湿啰音、浊音或呼吸音减低	肺淤血或胸腔积液或二者皆有
湿啰音,应用辅助呼吸肌,哮鸣音,呼气相延长,咳嗽、咳痰	肺实质疾病
肥胖、脊柱后凸、扁桃体增大、咽腔狭窄、巨舌	通气障碍、睡眠呼吸暂停
指端硬化、关节炎、毛细血管扩张、雷诺现象、皮疹	结缔组织病
外周静脉功能不全或阻塞	可能发生静脉血栓形成
静脉淤滞性溃疡	可能存在镰状细胞贫血
肺血管杂音	慢性血栓栓塞性肺高压
脾大、蜘蛛痣、肝掌、黄疸、脐周静脉曲张、腹水	门静脉高压

　　获授权引自:MCLAUGHLIN VV,ARCHER SL,BADESCH DB,et al. ACCF/AHA 2009 expert consensus document on pulmonary hypertension a report of the American College of Cardiology Foundation task force on expert consensus documents and the American Heart Association developed in collaboration with the American College of Chest Physicians;American Thoracic Society,Inc. ;and the Pulmonary Hypertension Association. J Am Coll Cardiol,2009,53(17):1573-1619.

如果患者被疑诊肺高压,体格检查可提供重要线索。当患者开始表现出临床症状时,颈静脉搏动可出现巨大 a 波。心脏听诊常可闻第二心音分裂及肺动脉成分增强。肺动脉瓣区可闻及收缩期喷射性喀喇音。当肺高压持续存在时,将出现明显右心室扩大,胸骨左缘及上腹部可触及心脏搏动。肺心音的重要体征为右心室舒张性奔马律(S3),并随吸气而增强。右心房奔马律(S4)对于诊断意义较小,其出现于第一心音之前,提示右心充盈压升高。

随时间进展,患者将出现三尖瓣关闭不全。三尖瓣关闭不全时可闻及全收缩期杂音,胸骨左缘第四肋间听诊最清晰;杂音强度随吸气增强(与第三及第四心音相同)。颈动脉搏动可见显著 v 波,颈静脉扩张并随心脏搏动而搏动。右心室衰竭常表现为肝淤血所致右上腹不适及下肢水肿。肝脏也可出现与心脏搏动一致的扩张性搏动。胸腔积液及腹水较少见,即使右心室衰竭已进展至出现肝大及下肢水肿后也不多。体循环动脉低氧血症较常见。评估活动时血氧饱和度下降是评估患者病情的重要部分。如果发现存在活动时血氧饱和度下降,应进行正规运动试验以对氧疗方案进行滴定。在疾病晚期,许多患者将出现继发于心输出量下降

及外周血管收缩的周边性发绀,以及卵圆孔未闭导致的右向左分流所造成的中心性发绀,可出现在某些患者的终末期。

进行体格检查时,还应注意寻找提示肺高压病因的可能征象。体循环高血压是冠状动脉疾病或舒张功能障碍的危险因素,提示可能存在左心疾病。肺部听诊异常,哮鸣音提示气道阻塞,啰音提示存在肺水肿或间质疾病。其他可提示肺部疾病的体征包括:提示 COPD 存在的叩诊过清音或胸部过度充气(桶状胸),或脊柱后凸造成的限制性通气障碍。皮肤病变如皮疹或毛细血管扩张是存在胶原血管病的线索,存在 CREST 综合征的患者出现指端溃疡提示系统性硬化。杵状指也应得到关注,可见于先天性心脏病、某些慢性低氧性肺病(如囊状纤维化或某些间质性肺病)或 PVOD。咽腔狭窄、巨舌及颈围增大提示可能存在阻塞性睡眠呼吸暂停综合征。

■ 诊断性检查

诊断性检查用于确定肺高压存在、识别病因、评估病情严重程度及预后,并帮助指导治疗。表 72-6 列举了评估肺高压的基本检查。表 72-7 列举了 PAH 的诊断标准。

表 72-6　肺高压患者的评估

	检查项目	意义
肺高压检查	详细病史及体格检查	怀疑肺高压及潜在病因/相关因素
	心电图	排除其他原因造成的心肺症状
	X 线胸片	
	超声心动图(静息时,可考虑运动时重复检查)	评估是否存在肺高压,评价心腔大小和功能、瓣膜异常,造影检查(气泡)评估是否存在分流
基本检查	肺功能检查	排除内源性肺部疾病
	夜间脉氧饱和度	筛查睡眠呼吸障碍
	肺(V/Q)扫描	排除血栓栓塞
	血液检查(如血常规、肝功能、肾功能、HIV、ANA、抗磷脂抗体)	排除胶原血管病、肝脏疾病、感染及其他肺高压的可能病因
	氧饱和度检查	评估是否需要吸氧(静息及活动时)
	6 分钟步行试验	确定基线患者状况
	右心导管	确定诊断、鉴别其他心脏病(分流);考虑是否行左心导管
选择性检查	经食管超声心动图	评估是否存在卵圆孔未闭,评估瓣膜功能
	胸部 CT	明确是否存在间质性肺病、淋巴结肿大
	多导睡眠监测	诊治睡眠呼吸障碍疾病
	肺血管造影	评估是否存在机化性血栓栓塞并定位,评估是否适于进行肺血栓动脉内膜切除术
	血液检查(脑钠肽、凝血、基因检测)	
	肺活检	排除间质性肺病、血管炎及其他罕见疾病(肺静脉闭塞症、肺毛细血管扩张症)

获授权引自:BARST RJ, MCGOON M, TORBICKI A, et al. Diagnosis and differential assessment of pulmonary arterial hypertension. J Am Coll Cardiol, 2004,43(12 Suppl S):40S-47S.

表72-7　肺动脉高压诊断标准

检查方法	意义
心脏导管：	确定肺高压存在
● 平均肺动脉压≥25mmHg	排除左心疾病造成的肺高压（肺静脉高压）（第2组肺高压）
● 肺动脉楔压或左心室舒张末压≤15mmHg	
● 肺血管阻力>3Wood units[a]	
肺功能检查、肺部影像学无明显肺疾病证据	排除慢性低氧性肺病造成的PH（第3组肺高压）
通气-灌注扫描无通气灌注不匹配的证据	排除慢性血栓栓塞性肺动脉高压（第4组肺高压）

[a]：肺血管阻力增高并未包括在所有肺动脉高压诊断标准中。

在进行详细病史询问及体格检查之后，如果怀疑患者存在肺高压，应完善心电图、X线胸片和超声心动图，即使不考虑肺高压诊断，进行这些检查以评估呼吸困难等症状也是合理的。

X线胸片及心电图

肺高压发病早期，X线胸片往往表现正常。随时间进展，可见肺动脉主干增宽、外周血管纤细及心影增大（图72-7）。X线胸片（联合肺功能）也可提示存在基础肺疾病。心电图检查可提示患者存在缺血性心脏病或传导异常。提示存在肺高压的表现包括电轴右偏、右心房扩大及右心室肥厚（图72-6）。心律失常为罕见表现，直至疾病晚期才出现，但可造成晕厥。

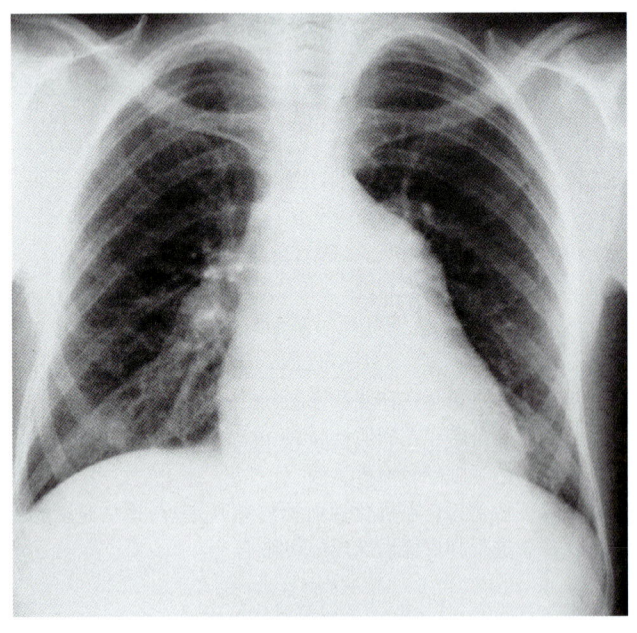

图72-7　慢性血栓栓塞性肺动脉高压。肺动脉主干显著增宽及外周血管树明显截断反映了该多发肺血栓栓塞患者肺动脉压力显著升高。

超声心动图

当怀疑患者患肺高压时，超声心动图是最适宜的首选检查手段，以评估是否存在肺高压。如前所述，超声心动图偶然发现肺高压往往是本病的首先表现。在大多数病例中，仔细进行超声检查能够定量评估三尖瓣反流量。用改良的Bernoulli方程估算右心室收缩压（right ventricular systolic pressure，RVSP）：（$RVSP = 4v^2$+右心房压；v=三尖瓣反流速度 m/s）。在肺动脉瓣正常的情况下，右心室收缩压被认为可等同于肺动脉收缩压。正常RVSP为28±5mmHg。当静息RVSP正常却高度怀疑存在肺高压时（如系统性硬化患者出现呼吸困难且不存在其他病因），可考虑进行运动超声心动图检查。在最大运动时进行的超声心动检查可发现肺动脉压力升高，可能是疾病的早期信号。然而，运动状态下超声心动测量RVSP的正常值目前尚无定论，且存在"运动诱发"的肺高压患者是否和存在静息肺高压患者一样需要治疗并从中获益，目前亦存在争议。

在识别肺高压病因方面，超声心动图也能提供重要的解剖及功能信息（表72-8）。对肺高压患者应进行超声心动图检查，可评估患者是否存在卵圆孔未闭（patent foramen ovale，PFO）和心内或肺内血液分流（应用气泡造影）。超声心动可辅助排除相关的解剖异常，如获得性或先天性二尖瓣疾病或左心房黏液瘤。左心室肥厚、舒张功能异常、收缩功能下降、局部运动异常及二尖瓣或主动脉瓣缺损均为评估肺高压病因的重要观察内容。右心室大小及功能是基本的评估内容，因为肺高压造成的症状及PAH患者的预后在很大程度上由右心功能状态决定（图72-8）。当超声心动检查发现无法解释的右心室扩张和/或功能下

表 72-8　通过超声心动图发现导致肺高压的可能病因

肺高压的易患因素

先天性或获得性心脏瓣膜病（二尖瓣反流、二尖瓣狭窄、主动脉瓣狭窄、人工瓣膜功能异常）

左心室收缩功能下降

左心室舒张功能异常（高血压心脏病、肥厚型心肌病、法布里病、浸润性心肌病）

其他阻塞性病变（主动脉缩窄、瓣膜上主动脉狭窄、主动脉瓣下膜、三房心）

先天性心脏病伴分流（房间隔缺损、室间隔缺损、冠状动脉瘘、动脉导管未闭、肺静脉回流异常）

肺栓塞（下腔静脉、右心腔或肺动脉血栓，三尖瓣或肺动脉瓣赘生物）

肺静脉血栓形成/狭窄

提示存在特定疾病的表现

左心瓣膜异常（系统性红斑狼疮、应用减食欲剂）

肺内分流（遗传性出血性毛细血管扩张症）

心包积液（特发性肺动脉高压、系统性红斑狼疮、系统性硬化）

获授权引自：MCLAUGHLIN VV, ARCHER SL, BADESCH DB, et al. ACCF/AHA 2009 expert consensus document on pulmonary hypertension; a report of the American College of Cardiology Foundation task force on expert consensus documents and the American Heart Association developed in collaboration with the American College of Chest Physicians; American Thoracic Society, Inc. and the Pulmonary Hypertension Association. J Am Coll Cardiol, 2009, 53(17):1573-1619.

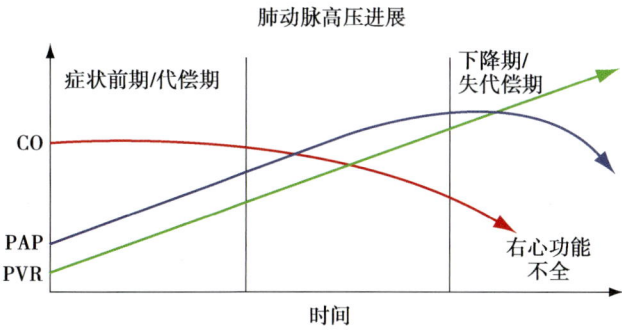

图 72-8　肺动脉高压病情进展过程中的血流动力学变化。随着肺血管阻力（PVR）增加，肺动脉压力（PAP）随之升高，直至发生右心衰竭，无法产生足够的压力以维持心输出量（CO）。在这一终末阶段，心输出量及肺动脉压力均出现下降。获授权引自：FRIEDMAN EB, PALEVSKY HI, TAICHMAN DB. Classification and prognosis of pulmonary arterial hypertension//Pulmonary vascular disease, Taichman DB. Philadelphia: WB. Saunders, 2006.

降时，无论是否存在肺高压，均应给予进一步检查。右心室功能分级通常是通过主观评估的，但应用定量方法进行评估的报道越来越多见，这些方法可预测右心室输出量及患者预后，并可对病情进展或治疗反应发生的改变提供更好的评估。这些方法包括评估三尖瓣环运动位移、组织多普勒成像、心肌运动指数（Tei-Doppler 指数）。患者出现心包积液及心包积液

增多也是预后不良的征象。当出现右心显著扩张及心力衰竭时，可出现室间隔变平，室间隔左移可造成左心室充盈下降（视频 72-1、视频 72-2）。

视频 72-1　肺高压患者超声心动图短轴切面显示室间隔变平并在舒张期向左心室凸出。右心室为低收缩性。同时可见少量心包积液。视频 1，截图 1：舒张期超声心动图短轴切面显示右心室（right ventricle, RV）扩大，室间隔（interventricular septum, IVS）变平并向左心室（left ventricle, LV）凸出，以及少量心包积液（pericardial effusion, PE）。视频 1，截图 2：收缩期超声心动图短轴切面显示右心室（RV）扩大，室间隔（IVS）变平，以及少量心包积液（PE）。舒张期左心室（LV）充盈受限导致每搏输出量下降。获耶鲁大学医学院 Lissa Sugen 博士和 Wassim Fares 博士授权使用。

视频 72-2　肺高压患者超声心动图四腔心切面。右心室（RV）增大、扩张、收缩性下降。右心房（RA）扩大。室间隔（IS）矛盾运动，即舒张时向左心室（LV）凸出，干扰 LV 充盈。同时可见少量心包积液（PE）。视频 2，截图 1：超声心动图四腔心切面显示 RV 和 RA 增大、扩张，伴左心室（LV）相对充盈下降及少量 PE。右心室节制索（moderator band, MB）清晰可见。获耶鲁大学医学院 Lissa Sugen 博士和 Wassim Fares 博士授权使用。

尽管经超声心动图估测的肺动脉收缩压与右心导管测量结果存在明显相关性，超声心动图估测结果仍具有相当大的可变性，当肺高压影响患者的治疗方案时，仍需应用右心导管对肺高压进行确诊。例如对某些重度 COPD 患者，当在患者超声心动图中发现肺高压表现时，即使应用右心导管确诊肺高压可能也并不会对其治疗决策产生影响。而另一方面，当考虑对 COPD 患者进行外科干预时（如肺移植或肺减容术），因此，应用右心导管确诊肺高压的存在便十分重要。当患者拟诊为 PAH 时，则必须进行诊断性心导管术以确诊并指导合适的治疗方案。肺高压相关心导管评估将在下文详细介绍。

肺功能检查、通气-灌注扫描、睡眠监测

经超声心动检查发现患者有肺高压后，需进行相关检查以明确潜在的病因。基本的检查项目为肺功能检查、核素通气-灌注扫描及夜间脉氧饱和度监测，且分别用于筛查患者是否存在基础阻塞/限制性肺疾病、血栓栓塞及睡眠呼吸障碍。尽管 CT 血管造影可以发现机化性血栓，并经常用于评估造成患者症状的其他可能原因，但其是否足够敏感能排除 CTEPH，仍无定论。因为将 CTEPH 作为引起肺高压的因素将显著改变治疗策略。采取通气-灌注扫描以排除 CTEPH 仍是一项基本检查（图 72-9）。如果患者存在睡眠呼

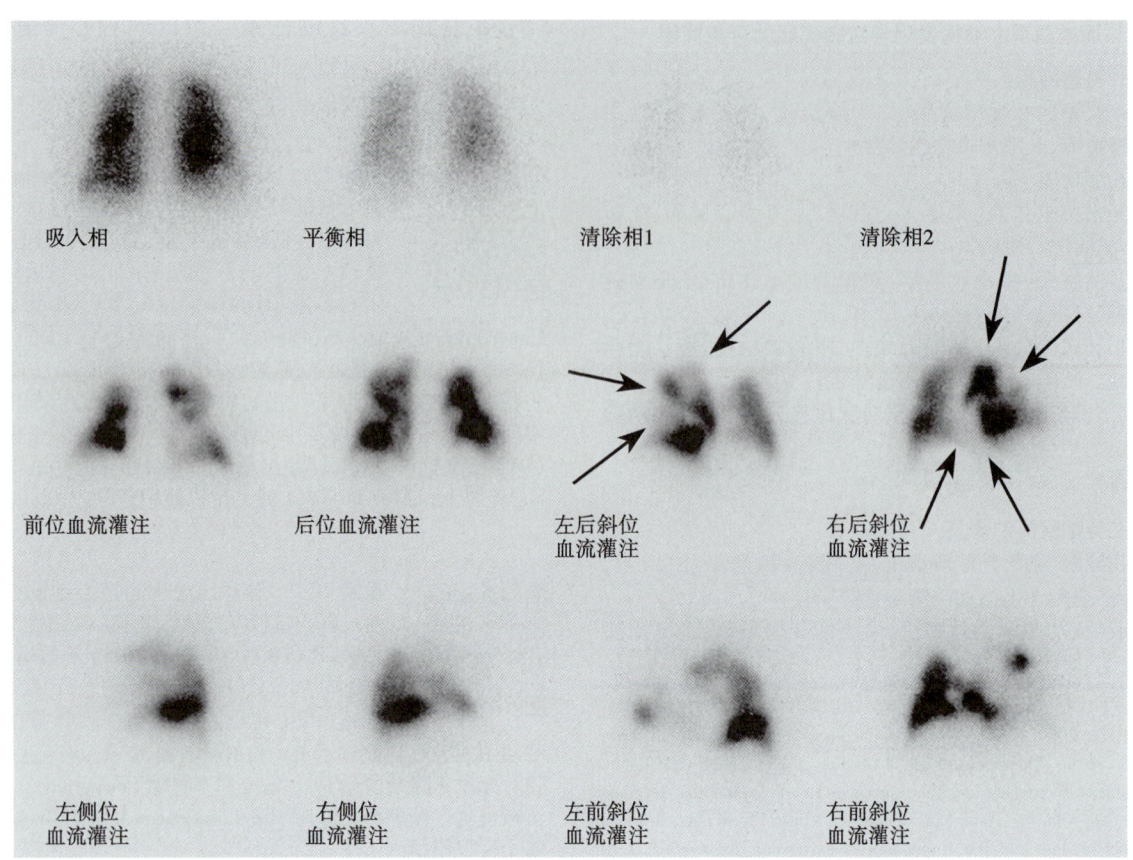

吸入相　平衡相　清除相1　清除相2

前位血流灌注　后位血流灌注　左后斜位血流灌注　右后斜位血流灌注

左侧位血流灌注　右侧位血流灌注　左前斜位血流灌注　右前斜位血流灌注

图 72-9　慢性血栓栓塞性肺高压的通气-灌注扫描表现。最上方一行图像为正常通气表现;下方两行显示多发的通气灌注不匹配表现,并在后斜位上用箭头指出。图片获 Kim Kerr 博士授权使用。

吸障碍病史或相关体征,需对其进行夜间脉氧饱和度监测和/或多导睡眠监测。对于一些未受影响右心室功能的轻度肺高压患者,通过严密随访后发现其依从性及肺高压缓解情况依赖于严重睡眠呼吸暂停的治疗。

■ **实验室检查**

血液学检查如 HIV 抗体、风湿免疫病相关血清学检查(如 ANA)、肝功能及全血细胞计数是最基本的实验室检查。由 PAH 所致的呼吸困难可能是系统性硬化或 HIV 感染的首发症状,而无论是系统性硬化还是存在 HIV,其确诊均将改变患者的治疗计划。如果发现患者存在肝功能异常,应完善进一步评估,以明确 PAH 是否由门静脉高压造成。

■ **运动试验及血氧饱和度评估**

肺高压患者的基线情况检查还应包括对运动耐量的评估,以决定是否需进行氧疗。6 分钟步行试验是评估患者运动耐量和预后的有效手段,可为选择初始治疗方案提供辅助信息,之后一系列复查则可用于评估患者的治疗反应。静息和活动时动脉血氧饱和度测量也十分重要,有利于确定维持患者血氧饱和度

所需水平,并据此滴定氧疗时的氧流量大小。

■ **心导管术**

右心导管术可用于确诊肺高压,检查是否存在严重的心脏疾病。对合适的患者群体,可行血管舒张试验以确定初始治疗方案。为确保能正确解读检查结果,并使患者避免由于首次检查不理想而再次经受有创检查,心导管术需在熟悉肺高压评估的专业操作者的指导下进行。除了部分被认为冠心病风险极低的患者之外,许多医学中心对所有患者也进行左心导管检查。除进行冠状动脉造影外,测量左心室舒张末压(left ventricular end diastolic pressure,LVEDP)是排除左心房高压(如舒张功能异常时)导致肺高压(肺静脉高压)的重要手段。尽管在右心导管检查时会常规测量肺动脉楔压(pulmonary artery wedge pressure,PAWP),但并不能完全准确地通过这一数值来估算 LVEDP。为了在最大程度上准确地获得 PAWP 数值,应在呼气末进行 PAWP 测量,而不是通过数字计算得到"平均"PAWP。测量 PAWP 时仪器应放置在胸部中位水平(检查床与胸骨皮肤距离的中点)。PAWP 与 LVEDP 的结果经常存在差异,因此如果检查结果会对治疗决策产生影响,应考虑进行左心导管检查以

直接测量左心压力。

在进行右心导管检查时,应进行顺序血氧饱和度测量,因为如果出现血氧饱和度逐步上升,提示左向右分流可能是造成 PAH 的原因。此外尚需关注右心房压测量结果,因为右心房压显著升高与不良预后相关。如果患者高度怀疑肺高压,而静息时的测量结果却正常,一些中心会检查运动时压力(如让患者进行抬腿、上肢举重或原地骑自行车)。然而根据既往发现,运动时右心导管检查正常值尚无定论,且运动诱发的 PAH 是否是疾病早期的表现,是否需要治疗,目前仍存在争议。

诊断 PAH 需满足肺动脉平均压≥25mmHg,正确测量 PAWP 或直接测量 LVEDP≤15mmHg;在某些诊断标准中,尚需满足 PVR>3Wood units。CO 结果可通过热稀释法获得,或通过测量动、静脉氧饱和度并应用 Fick 法则算出,存在严重三尖瓣或肺动脉瓣反流或 CO 极低时,Fick 法则算出的结果更为准确。PVR 可通过"(平均 PA 压力−PCWP)/CO"计算得出。当肺高压由肺静脉高压或 CO 异常升高(如甲状腺功能亢进、维生素 B_1 缺乏、骨 Paget 病或遗传性出血性毛细血管扩张症所致动静脉瘘)所致时,PVR 结果可能正常。PH 伴 CO 升高及正常 PVR 可见于某些肝脏疾病患者[需与肝脏疾病相关 PAH 区分,此类情况称为肺门脉高压(portopulmonary hypertension,POPH),特征为 PVR、PH 升高,而 CO 无明确升高或降低]。尽管 PAH 患者与肺实质疾病所致肺高压(第3组)患者在血流动力学特征上相同(平均 PA 升高伴正常 PAWP),可通过肺功能及胸部影像学检查区分这两类患者。

对于 PAH 患者,通常在进行右心导管检查的同时进行血管舒张试验,以识别个别适用于口服钙拮抗剂试验性治疗的患者(见下文讨论)。急性血管舒张试验常用的药物包括吸入一氧化氮、静脉注射腺苷,以及吸入或注射依前列醇。尽管血管舒张试验存在多种判定标准,肺动脉平均压(mPAP)下降至少 10mmHg 并降至<40mmHg,伴 CO 不变或升高(不能下降)通常被认为是急性血管舒张反应"阳性"。

进行急性血管舒张试验具有相当的风险,亦可见相关死亡病例的报道。当怀疑患者存在 PVOD 时,则不应进行此项试验,因为其静脉系统无法适应血流量急剧增加,将导致肺水肿发生。只有在有经验的临床中心且检查结果将影响治疗决策时,方可进行急性血管舒张试验。如果患者在进行右心导管检查时未出现急性血管扩张反应,则不应接受钙拮抗剂治疗。

肺动脉高压的流行病学

法国、苏格兰、西班牙及美国的研究估算的 PAH 发病率为(2.4~7.6)/100 万人。估算的患病率为(15~26)/100 万人。总体上,PAH 更常见于女性(女男患病率约 2:1),平均发病年龄约 50 岁。IPAH 及结缔组织病相关 PAH 为报道中最常见的类型,而少数研究提示血吸虫病相关肺高压也占有相当比例。

迄今为止最大规模的研究发现,该项以美国为基础的多中心国家注册研究所募集的 2 525 例 PAH 患者,其平均(±SD)年龄为 50.1±14.4 岁,且 79.5% 为女性。近半数患者诊断为特发性疾病(图 72-10)。值

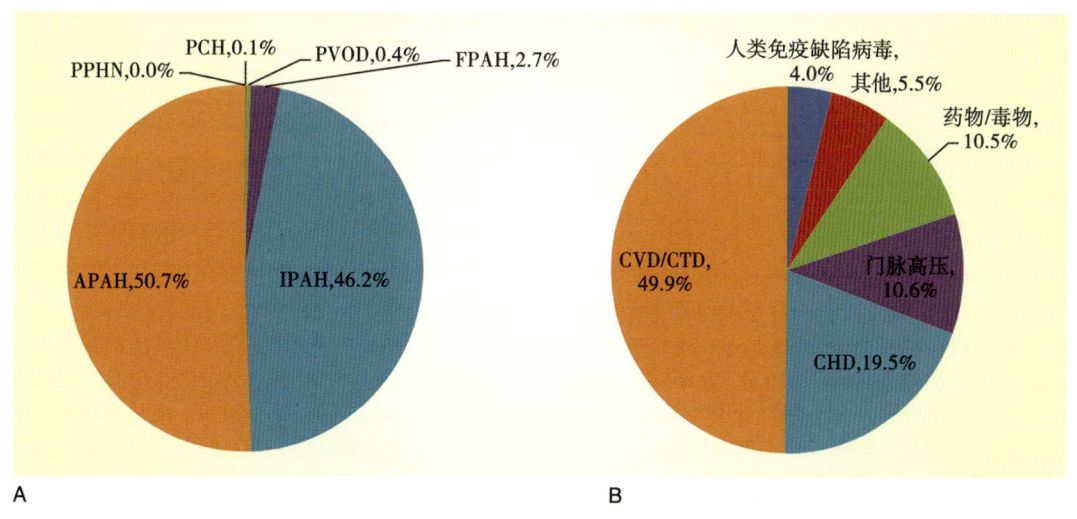

图 72-10　美国国家注册系统 2 525 例 PAH 患者诊断分布。REVEAL 研究患者在募集时的 WHO 第 1 组肺动脉高压类型。A. WHO 第 1 组 PAH 分类;B. 相关疾病所致 PAH 亚组分类。APAH:(疾病)相关性 PAH(associated PAH,APAH);CHD:先天性心脏病(congenital heart disease);CVT:胶原血管病(collagen vascular disease);CTD:结缔组织病(connective tissue disease);FPAH:家族性 PAH(familial PAH);PAH:肺动脉高压;PCH:肺毛细血管扩张症(pulmonary capillary hemangiomatosis);PPHN:新生儿持续性肺高压(persistent pulmonary hypertension of the newborn);PVOD:肺静脉闭塞症;REVEAL:PAH 早期评估及长期治疗注册(Registry to Evaluate Early And Long-term PAH Disease Management)。

得注意的是,86%的患者为非初诊患者,从 PAH 初诊到被研究募集的平均时间近 3 年,因此无法通过这些数据推测散发病例的情况。

PAH 患者血流动力学显示右心功能不全(如右心房压升高或 CO 下降)时,提示预后不良。此外,患者预后与其特定的疾病种类相关,硬皮病和门静脉高压相关 PAH 较其他类型 PAH 预后更差。尽管随着治疗方法不断进展,发现了多种可用于治疗的药物,许多患者仍需考虑进行肺移植,并且许多患者因疾病进展死亡。根据应用现有治疗的少见及常见类型患者数据,已创建了一些风险预测工具。图 72-11 展示了根据一个大型的以美国为基础的患者队列创建并验证的预测工具。这一模型连同其他风险预测模型均已在其他国家患者人群中得到验证。

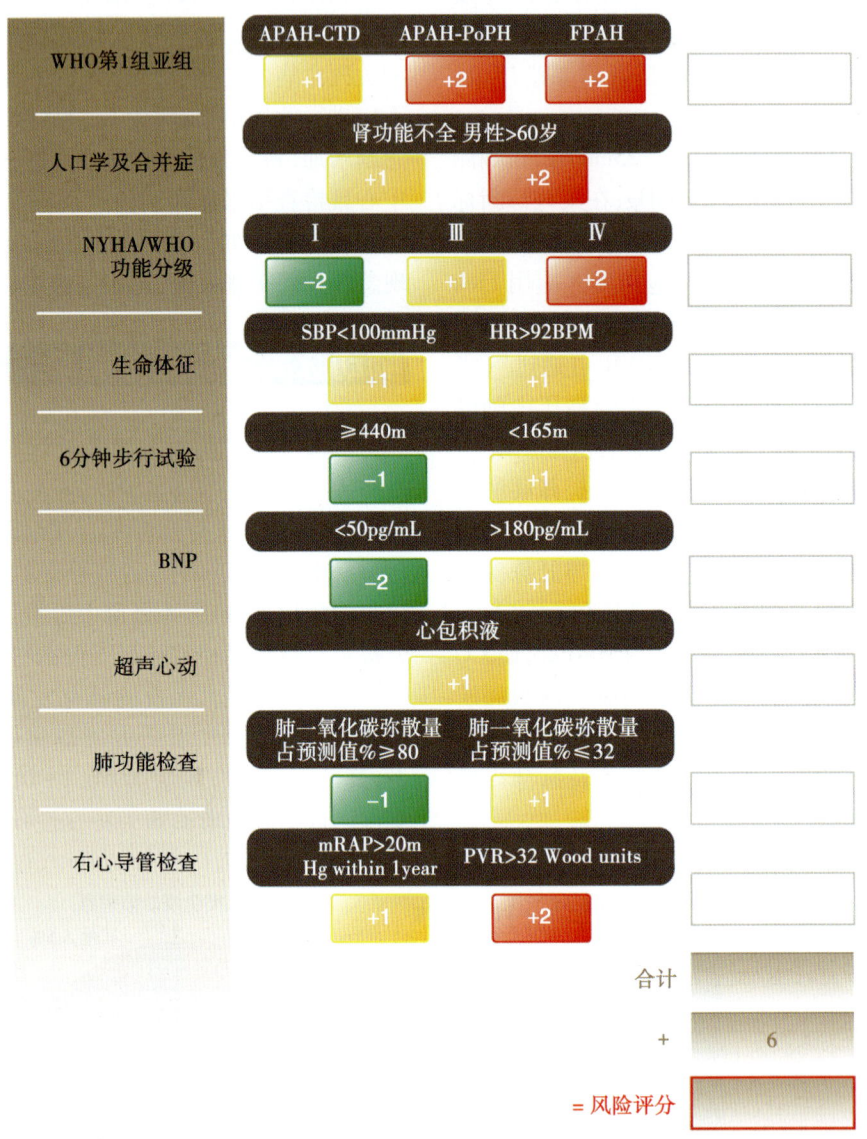

图 72-11 REVEAL PAH 风险评分计算工具。风险评分范围为 0(风险最低)~20(风险最高)。在 REVEAL 队列中,低危组(评分<7)预测的 1 年生存率平均为 95%~100%,一般风险组(8 分)为 90% 至<95%,中高危组(9 分)为 85% 至<90%,高危组(10~11 分)为 70% 至<85%,极高危组(>12 分)为<70%。如果有 NT-proBNP 结果而没有 BNP 结果,界值则更改为<300pg/mL 及>1 500pg/mL。APAH:(疾病)相关性肺动脉高压;BNP:脑钠肽(brain natriuretic peptide);BPM:每分钟心跳次数(beats per minute);CTD:结缔组织病;$D_{L_{CO}}$:一氧化碳弥散量;FPAH:家族性肺动脉高压(familial pulmonary arterial hypertension);HR:心率(heart rate);mRAP:平均右心房压(mean right atrial pressure);NYHA:纽约心脏学会(New York Heart Association);PAH:肺动脉高压;POPH:门肺高压;PVR:肺血管阻力;REVEAL:肺动脉高压早期评估及长期治疗注册;SBP:收缩压(systolic BP);WHO:世界卫生组织。获授权引自:BENZA RL,GOMBERG-MAITLAND M,MILLER DP,et al. The RE-VEAL Registry risk score calculator in patients newly diagnosed with pulmonary arterial hypertension. Chest,2012,141(2):354-362.

PAH 特殊亚类

下面将详细讨论 PAH 的不同亚类。

■ 特发性肺动脉高压

IPAH 是一种罕见疾病,在发达国家中的发病率为每百万人中 1~2 例。由于 IPAH 患者数量稀少,且不同病因及发病机制可导致相同的临床表现,从而给清晰描述 IPAH 自然史造成困难。既往对本病曾有特定的程式化定义:合并雷诺综合征的年轻女性,出现急性起病的呼吸困难及乏力,在 3 年内死亡。目前认为,尽管确实存在这一患者群体,在治疗后生存期延长并不少见,并且 IPAH 可出现在任何年龄、任何性别及任何种族群体中。

为了克服散发病例为研究带来的局限性,NIH 在 1981 年建立了国家范围内的注册系统,用于以收集和分析 IPAH 病例(当时称作 PPH)。患者纳入标准包括:①肺功能检查结果正常(弥散功能中度下降者除外);②右心导管检查排除先天性或左心疾病;③灌注扫描或肺血管造影排除 CTEPH;④血清学检查排除胶原血管病。一些疾病(如肝硬化)被纳入了该系统,因为这些疾病与肺动脉高压的原因尚不明确,且推测这些疾病为肺动脉高压的病因。

该注册系统于 1987 年关闭,共收集到 187 例患者信息。患者平均年龄为 36.4 岁,男、女比例相近,女性略多于男性,约为 1.7:1。60 岁以上患者占少数,这部分患者在种族分布上与整体人群相似。法国、以色列、日本和墨西哥的研究也报道了相似的人口学特点。呼吸困难为患者最常见的首发症状,NIH 注册系统报道的平均确诊时间为 2 年。

IPAH 预后

未经有效治疗的 IPAH 患者预后极差。NIH 研究中的患者平均生存时间为 2.8 年;估算其 1 年、3 年、5 年生存率分别为 68%、48% 和 34%。其他国家报道的未经有效治疗患者的生存时间与上述结果类似或更差。大多数患者死于右心衰竭。

具有更严重症状的患者预后更差。NIH 研究中,WHO 功能分级为 Ⅲ、Ⅳ 级的患者平均生存时间仅为 31.5 个月,而症状轻微患者(Ⅰ 或 Ⅱ 级)生存时间为 58.6 个月(表 72-4)。尽管经过积极、有效治疗,患者的生存时间有所改善,功能分级仍然是预后的重要预测因子。通过 6 分钟步行试验等手段评估患者的功能分级,是随访患者治疗反应的有效方法,也是预后的独立预测指标。最大氧耗量也可用于评估治疗反应,

并与生存时间具有相关性。

超声心动检查发现右心房增大、心包积液存在及其严重程度,均与死亡风险增高相关。右心室等容收缩及舒张时间占右心室射血总时间比例升高提示右心室功能异常,这也提示预后严重不良的重要指标。

内皮素、儿茶酚胺及心房钠尿肽水平与疾病的严重程度相关,而尿酸、von Willebrand 因子、D 二聚体、肌钙蛋白 T、脑钠肽水平升高与 IPAH 患者生存期缩短相关。近期研究发现,血清白蛋白水平降低与死亡风险增高相关,独立于其他用于反映被动性肝淤血及右心衰竭参数。但这些推测的预测指标目前均未被纳入临床决策中。

血流动力学参数显示右心衰竭(如右心房压升高及心脏指数下降)也与不良预后相关。生存率下降既见于肺动脉平均压(mPAP)升高,也见于降低的情况。这并非相互矛盾的情况,而是反映了 PAH 时右心衰竭的发展过程:起初仅有血管重排时 mPAP 升高,直至右心无法产生足够心输出量以维持升高的压力,mPAP 便出现降低(图 72-8、图 72-12)。

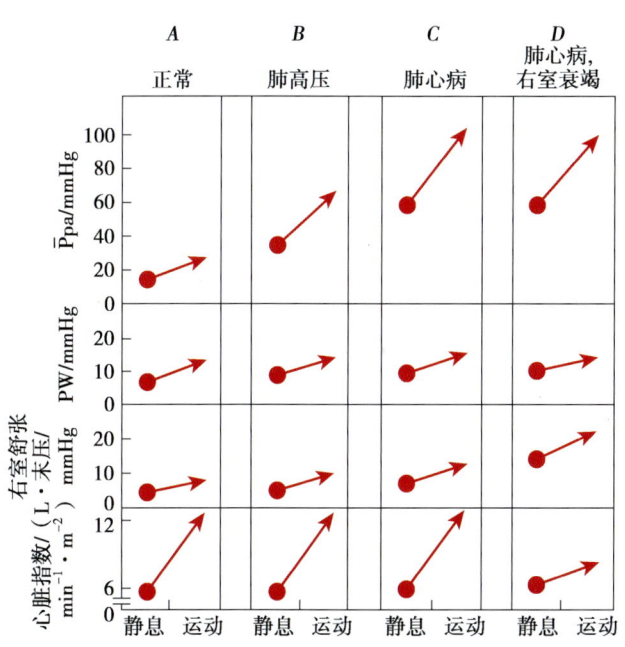

图 72-12 慢性肺心病进展示意图。一例正常个体在静息和运动过程中的血流动力学研究(A)。肺动脉高压期(B)低于肺心病期(C),在肺心病期尽管存在肺动脉压力升高,右心室功能仍正常,但影像及超声心动检查已显示右心室增大。一旦右心室衰竭发生(D),尽管右心室充盈压(舒张末期)异常升高,心输出量仍将下降,且在运动时无法正常升高。

基于 NIH 研究收集的血流动力学数据创建的回归方程可用于预测生存率。由于预期的预后情况不佳,在临床试验中设置长期不应用治疗的"对照"组不符合伦理要求,应用新的治疗方法估测的生存率,需

与通过 NIH 方程预测的临床结局进行比较。其比较结果显示,应用依前列醇及内皮受体拮抗剂可改善患者生存率(下文对各种治疗方法的单独讨论中将详述)。由于有效治疗的药物种类不断增加,应用来自缺乏有效治疗的年代收集的数据来估测现有生存率的合理性开始受到质疑。基于当前已有的治疗手段,NIH 方程可能已不再适用于预测患者生存率。事实证明,在最近的队列研究发现,患者在接受当前治疗方案时,应用 NIH 方程低估了患者生存。

对于出现心脏停搏的 IPAH 患者,即使进行了及时的心脏复苏,其预后依然极差。在一项对超过 3 000 例患者的回顾性研究中,发生了 132 次心脏停搏后的心肺复苏(cardiopulmonary resuscitation,CPR)。CPR 后患者的 90d 生存率仅为 6%。

■ 遗传性肺动脉高压

Dresdale 于 1951 年首次报道了一个患有当时命名为"原发性肺高压(PPH)"的家族。自此之后更多家族见于报道,Loyd 和 Newman 发现该病具有常染色体显性遗传形式,女性携带者更易发病,后代发病时间提前(遗传早现)。连锁分析发现了位于染色体 2q31-32 的遗传标志,TGF-β 受体家族成员、骨形态发生蛋白受体 Ⅱ(BMPR Ⅱ)基因突变,被认为是遗传性 PAH 的病因。TGF-β 家族的另一成员,ALK-1 基因突变是遗传性出血性毛细血管扩张症患者发生 PAH 的易患因素。

TGF-β 受体控制着一系列细胞生长和分化系统。BMP 信号转导参与了控制正常血管发生及成人肺血管的稳态过程,这一过程可能是通过调节内皮细胞及平滑肌细胞生长及凋亡而实现。一项对 210 例患者 BMPR Ⅱ 编码序列突变的检测研究发现了超过 140 种不同突变,大部分预示着基因转录过早截断。也有人认为本病的发生是由于单倍体不足,BMPR2 蛋白量不足,无法维持正常功能。此外,研究人员观察到遗传性 PAH 外显率低,提示对于具有遗传易感性的患者,环境因素也在疾病发生过程中发挥一定作用。近 70% 的遗传性 PAH 患者与特发性及其他类型 PAH 患者,具有相同的 BMPR Ⅱ 等位基因突变。无临床症状的突变基因携带者可在超声心动检查中发现轻度肺动脉高压证据。共同祖先的发现使既往认为是"散发"IPAH 病例得以联系起来。遗传性 PAH 病例可能被漏诊,尤其是在小型家系中更是如此,主要原因包括未充分询问或报告家族史,以及疾病的低外显率。

遗传性 PAH 与 IPAH 在治疗策略上没有明确不同,但目前对于患者的临床评估手段基本一致。应该对患者的家族成员进行遗传学检查,以评估其日后发生 PAH 的风险。粗略估算,如果某人的一级亲属携带致病 BMPR Ⅱ 突变,那么其发生 PAH 的概率为 1/5。如果未行遗传学检测,患有遗传性 PAH 患者的一级亲属发病风险约为 1/10。未携带致病 BMPR Ⅱ 突变基因亲属的发病风险与整体人群相同(约为 1/100 万)。由于发现高危基因型会带来潜在人际、精神及经济学影响,基因检测一般应与专业遗传咨询结合起来进行。

■ 与特定情况相关的肺动脉高压

很多疾病都有肺动脉高压表现,以下进行分别讨论。

胶原血管病

胶原血管病患者常见肺及胸膜受累。尽管其具体的发病率在每种胶原血管病中各不相同,总体来说,间质性肺病比肺血管单独受累更加常见。如果患者发生肺血管疾病,那么 PAH 较间质性肺病进展迅速且致命。对于胶原血管病患者,区分肺间质疾病所致 PH 与不存在间质受累的 PAH 十分重要。肺高压也可见于左心缺血或舒张功能不全,或由胶原血管病引起的血栓栓塞并发症所致。然而许多患者的间质性肺病可与真正的 PAH 合并存在。大多数有关治疗 PAH 的临床研究排除了胶原血管病、存在显著限制性通气障碍(通常定义为 FVC<70% 预测值)以及影像学显示存在肺间质改变的患者。对于合并间质性肺病的肺高压患者,应用治疗 PAH 有效的药物并未发现可改善其病情。在系统性硬化患者中,PAH 最常发生于局限性疾病或 CREST 综合征的患者。不同研究估测的患病率差别巨大,应用右心导管检查诊断 PAH 患病率为 7%~12%。硬皮病患者合并 PAH 时,其预后比合并肺纤维化要差,即使肺纤维化达到严重程度仍然如此。硬皮病患者合并 PAH 时,近半数患者在 1 年内死亡,而当其仅合并肺纤维化时,3 年死亡率为 50%。即使应用同等治疗,系统性硬化所致 PAH 患者的预后仍差于 IPAH 患者(图 72-13)。

对系统性红斑狼疮患者进行超声心动检查,4%~10% 的患者可见肺高压,若对其进行前瞻性随访,高达 43% 患者可发现肺高压。据研究报道,混合性结缔组织病患者肺高压患病率存在差异,且大多数患者未经右心导管确诊。然而无论患病率如何,PAH 是这些患者的重要致死原因。PAH 还可见于其他一系列风湿免疫病,如干燥综合征及类风湿关节炎,然而关于发病率及其对生存率的影响,尚无确切数据。

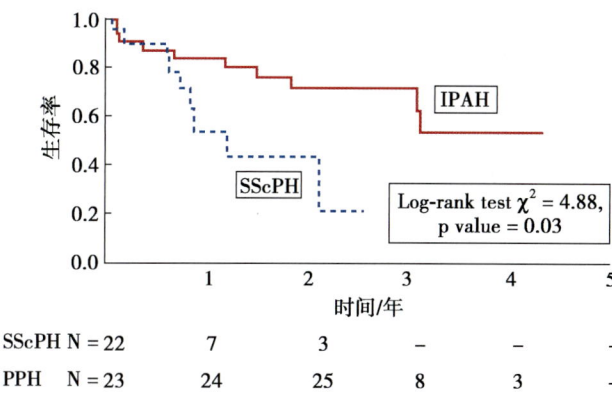

SScPH N = 22	7	3	—	—	—
PPH N = 23	24	25	8	3	—

图 72-13 在应用同等治疗的情况下,系统性硬化相关肺动脉高压患者的生存率低于特发性肺动脉高压患者。SSc:系统性硬化。获授权改编自:KAWUT SM, TAICHMAN DB, ARCHER-CHICKO CL, et al. Hemodynamics and survival in patients with pulmonary arterial hypertension related to systemic sclerosis. Chest, 2003, 123 (2):344-350.

人类免疫缺陷病毒

感染人类免疫缺陷病毒(HIV)患者发生 PAH 风险增高。HIV 造成 PAH 易感性增加的机制不明确,并非由于病毒直接感染肺血管内皮细胞所致。感染可能造成生长因子或内皮素等其他介质局部浓度升高,间接导致 PAH 发生。

HIV 感染患者 PAH 的年发病率约为 0.5%,显著高于整体人群(1.7/100 万)。一项大型的瑞士患者队列研究中,HIV 阳性患者肺高压的年发病率呈下降趋势。在 1993 年发病率达到峰值 0.24%,而在 2001 年为 0.02%;这一下降被认为与高效抗反转录病毒治疗有关。然而一项法国研究比较了 20 世纪 90 年代早期至 2008 年的 HIV 相关 PAH 发病率,并未发现下降趋势。因此,对 HIV 感染更好的控制是否能改变发生 PAH 的风险,目前尚不明确。

HIV 相关 PAH 患者在症状、血流动力学结果及生存率方面,与 IPAH 患者相似。与 IPAH 类似,具有更严重症状(WHO 功能分级为 III 或 IV 级)的患者预后更差。CD4 淋巴细胞计数低于 212/mm³ 也与患者的不良预后相关。这些患者死亡多与 PAH 及右心衰竭直接相关,而不是感染相关并发症。

门静脉高压

慢性肝病可通过肝肺综合征时的血管扩张及低氧血症、胸腔积液(肝性胸腔积液)以及肺高压等若干种方式累及肺部。肝脏疾病常见特点为系统血管阻力下降及高心输出量;血流及血容量增加造成肺高压,而 PVR 正常或下降。另一方面,门静脉高压相关

PAH(也称为 POPH)发生时,可见血管改变导致的 PVR 升高。对这些患者肺高压的评估存在一定困难,因为肝脏疾病时,高心输出量(CO)状态可能发生在 POPH 之前或与之伴发。因此,与 IPAH 患者相比,具有相同程度临床症状的 POPH 患者,其 PVR 升高程度或 CO 下降程度显著较低。

POPH 患者的病理特征与其他类型 PAH 相似,都具有血管收缩、增殖及闭塞性改变(包括丛状病变及血栓病变)。其发病机制尚不明确,可能与血管异常增殖(或其他反应)相关,但诱因并不清楚。血液可通过门体分流越过肝脏而直接回到体循环中,因此发生门静脉高压可能改变肺循环所接触的血管活性介质。与其他类型 PAH 相似,POPH 患者血管舒张及血管收缩因子水平可发生变化。存在门静脉高压的女性患者较男性发生 POPH 的风险更高,自身免疫性肝炎时也是如此。门静脉高压的严重程度并未影响发生 POPH 的危险程度。遗传等易患因素也解释了为何只有一部分肝脏疾病患者才会发生 POPH。目前,*BMPR II* 突变在 POPH 发生过程中所起到的作用尚不清楚。

肝脏疾病患者 PAH 患病率尚未明确。对晚期肝病患者筛查的研究报道显示 PAH 患病率可达 16%。一项评估肝移植患者的队列研究中,POPH 患病率为 8.5%,但并未广泛评估 PAH 的发病率。如果未经有效治疗,POPH 的预后较差。一项纳入 78 例患者的回顾性研究发现,患者的平均生存率仅为 15 个月。在应用现有治疗的情况下,POPH 患者的生存率低于 IPAH 患者。在 REVEAL 队列中,尽管在纳入研究时,POPH 患者的血流动力学异常轻于 IPAH/HPAH 患者,但纳入的 174 例 POPH 患者的 5 年生存率(40%)却显著低于 1 478 例 IPAH/HPAH 患者(64%),但是在这项研究中,POPH 患者初始治疗迟于 IPAH 患者。

POPH 的症状及体格检查所见反映了 PAH 及慢性肝病的特点。气短可能被腹部症状及乏力所掩盖,当 POPH 进展时呼吸困难逐渐变得明显起来。对于 PAH 相关肺心病与肝硬化造成的乏力、水肿及腹部症状如饱胀、腹部膨隆及腹水,在鉴别时十分困难。

与 IPAH 相比,关于 POPH 有效治疗方法研究甚少,主要原因在于 POPH 患者数量太少,且常被临床试验排除。轻度 POPH 通常不需要特殊治疗;早期治疗是否能够阻止疾病进展并不明确。治疗严重 POPH 与其他 PAH 患者不同,一些专家不推荐对这部分患者应用钙通道阻滞剂,即使心导管检查中发现其出现急性血管反应亦是如此。这一观点基于担心钙通道阻滞剂可导致肝内静脉梯度恶化。肺心病及肝硬化时均经常出现液体潴留、水肿及腹水,因此利尿治疗对

于 POPH 患者十分重要。由于存在基础肝脏疾病,患者可因肝脏合成功能异常导致凝血功能障碍,或出现脾大及严重血小板减低,因此 POPH 患者很少应用抗凝药物治疗。

一些小规模病例队列研究报道将吸入或注射前列腺素、口服内皮素拮抗剂或磷酸二酯酶-5 抑制剂用于治疗 POPH。由于内皮素拮抗剂有导致肝功能异常的不良反应,将其用于治疗 POPH 患者可产生风险。然而,一项纳入了 11 例肝功能为 Child A 级 POPH 患者的非随机研究发现,波生坦可改善患者的血流动力学参数及活动耐量,并未造成显著肝毒性。安贝生坦的肝毒性作用更小,可能用于肝功能分级更差的 POPH 患者,目前已有在这部分患者中安全使用安贝生坦的报道。

许多肝功能进行性恶化的患者需进行肝移植。患者存在重度 PAH 可使围手术期死亡率显著升高,因此,许多中心将平均肺动脉压力超过 50mmHg 视为肝移植禁忌证。一些患者经过有效治疗后 PAP 降低,后续进行了成功的原位肝移植。因此,对于拟进行肝移植的患者,在手术前必须识别其是否有 POPH。所有打算进行肝移植的患者均应进行超声心动评估,如果估测的右心室收缩压接近 50mmHg,则需进行心导管检查。对于在肝移植等候名单上的患者,应定期监测是否发生肺动脉高压。患者发生肝肺综合征时,肝移植可使肺血管异常得以缓解,而肝移植并不能一定治愈 POPH。一些患者在移植后病情得以逆转,有些则可见 POPH 在移植后仍处于进展。

药物和毒物

"饮食相关性肺高压"这一概念表明经口进食的物质可对肺循环造成损伤。在动物界,食用大托叶猪屎豆(一种一年生灌木)可造成包括肺在内的多器官损伤。在人类中,某些食欲抑制剂可产生相似的效果。

食欲抑制剂——阿米雷司及芬氟拉明衍生物在 1966—1968 年,瑞士、澳大利亚和德国出现了 PAH 暴发,发病率升高了 20 倍。这些国家于 1965 年 11 月引进了食欲抑制剂阿米雷司(2-氨基-5-苯基-2-噁唑啉)。尽管药物暴露的人群中仅 2% 发生了 PAH,但其相对风险与未暴露人群比为 52∶1。阿米雷司在化学结构上与肾上腺素及安非他明类似,这两种物质可释放内源性儿茶酚胺。阿米雷司于 1968 年被禁用,此后PAH 暴发逐渐缓解。在停药之后,一部分患者的肺动脉压力下降或维持于一个可耐受的水平,而另一部分患者完全逆转。然而许多患者在停药之后,肺动脉高压仍然进展至肺心病乃至死亡。阿米雷司导致的病

理改变与 IPAH 相同,包括丛状病变及内膜纤维化。但是应用阿米雷司制造肺动脉高压动物模型的尝试目前仍无成功先例。

这次 PAH 暴发带来了若干流行病学启示:①经口服用药也可以损伤肺动脉及肺小动脉;②由于仅有少数应用本药的个体发生了肺高压,阿米雷司造成肺血管损伤可能与遗传易感性相关;③其他在结构上与儿茶酚胺和安非他明类似的减食欲剂,可能对易感个体产生与阿米雷司类似的效果(这一可能性已在应用苯乙双胍的个体中得到了证实,其结构与安非他明类似);④肺高压是可逆的,尤其是在病程早期及压力到达体循环血管之前发现时。

在阿米雷司造成 PAH 暴发事件后,一系列食欲抑制剂被用于临床,很少有人留意其导致 PAH 的可能性。此后,在 20 世纪 90 年代早期,Brenot 等人的研究提示人们注意在欧洲应用芬氟拉明减肥与 PAH 发生的潜在相关性,遂推动欧洲建立了国际注册以评估 IPAH 的发病率及风险。在注册募集的 95 位患者中,可明确发现应用减食欲剂与 PAH 发病风险增高相关,尤其是在应用超过 3 个月的情况下(比值比为 23.8)。在 1996 年,Abenheim 发出警告,认为潜在暴发性 PAH 可能正在酝酿中,因为尽管缺乏长期应用该药的临床试验,美国食品药品监督管理局仍批准了右芬氟拉明(一种芬氟拉明衍生物)用于长期治疗肥胖。

FDA 批准应用右芬氟拉明之后,该药和其他食欲抑制剂的销售发生了巨大增长。一项美国特发性及食欲抑制剂相关性 PAH 的注册显示,应用芬氟拉明与 PAH 发生具有密切相关(应用超过 6 个月时的比值比为 7.5)。在其他类型 PAH 患者中,同样可发现较高的食欲抑制剂应用率,提示在具有其他 PAH 危险因素如胶原血管病时,应用食欲抑制剂也可能促使疾病发生。

若干问题已得到阐释:①尽管阿米雷司和芬氟拉明在药理学特点上不同,应用二者中任何一种药物并死于肺高压的患者,其肺血管病变是相同的;②应用食欲抑制剂的时间越长,发生肺高压的可能性越高;③应用食欲抑制剂的患者其肺高压的发生率很可能与其他易感性决定因素相关,如遗传因素。

阿米雷司及芬氟拉明衍生物可能通过改变血液中血清素(5-HT)水平造成 PAH。这些食欲抑制剂导致血小板中储存的血清素释放,并抑制其再摄取,血清素是强有力的血管收缩因子,并可诱导血小板聚集。阿米雷司及芬氟拉明衍生物促使肺血管收缩的另一机制是抑制介导血管舒张的钾通道。有研究者提出假说,认为食欲抑制剂在具有遗传易感性的个体

中,对其发生 PAH 存在诱导作用。对于食欲抑制剂相关 PAH 患者进行 *BMPR II* 突变(家族性 PAH 时出现)基因型分析,并未发现这类患者具有明显异常。

法国的一个单中心患者队列研究在 10 年间评估了 62 例芬氟拉明相关 PAH 患者,从药物暴露到发生呼吸困难的时间间隔约为 4 年。暴露组确诊时的血流动力学数据与对照组(IPAH 患者)类似。由于食欲抑制剂暴露患者较少出现急性血管反应,所以较少应用钙通道阻滞剂治疗,其相关性 PAH 患者的治疗,与 IPAH 患者类似。

有关食欲抑制剂相关性 PAH 的预后所知尚少。其预后与 IPAH 相比较,数据也不一致。在一项纳入 104 例阿米雷司相关 PAH 患者及 69 例 IPAH 患者的回顾性研究中,两组患者中应用华法林治疗者生存率均较高,食欲抑制剂相关 PAH 患者总体生存率好于 IPAH 患者。在积极治疗的情况下,芬氟拉明暴露 PAH 患者其生存率与 IPAH 患者类似。然而另一项纳入 IPAH 及芬氟拉明暴露的 PAH 患者的研究发现,在根据治疗及病情严重程度进行匹配后,食欲抑制剂暴露组患者生存率更差。

毒油综合征 另一起饮食相关性肺高压事件是发现"毒油综合征"。1981 年 5—6 月,掺入苯胺的菜油被当作橄榄油在西班牙挨家挨户地售出,导致暴发非心源性肺水肿。约 20 000 人受累,约 375 人死亡,约 2 000 人留下了后遗症。经过严密监测,本病被分为 3 个阶段,分别为早期(最初 6 个月)、中间期(6 个月~2 年)及慢性期(持续数年)。从最初开始,本病损伤广泛(影响肺、肝、皮肤、神经系统、免疫系统、肌肉及脂肪)。内皮广泛损伤是这一临床综合征发病过程中的显著特点。

疾病早期的特征包括非心源性肺水肿、高嗜酸性粒细胞血症及肺高压,这些表现约在 6 个月内缓解。中间期的标志为血栓栓塞事件、体重下降及神经肌肉营养不良;PAH 仅见于某些患者,但通常可以缓解。慢性期(尤其是在食用污染油 4~5 年之后)表现包括进展性 PAH 及肺心病。显著表现为血管内膜纤维化及增殖相关机化性肺血栓栓塞,也可出现丛状病变。

然而,毒油中毒导致本综合征的确切化学成分仍不清楚,因为走私者无法提供被掺入苯胺菜油的具体成分,导致对化学成分的甄别难度大。尽管如此,这次事件暴发也表明经口摄入物质(通常少量),可以导致肺组织内皮的广泛损伤。这一事件也说明肺高压也存在自发可逆性(也说明了在本病不同时期应用血管扩张剂的无效性)。

血红蛋白病

镰状细胞贫血及其他血红蛋白病患者发生肺高压的风险升高。这一患者群体的肺高压被分别归入 WHO 1 组(PAH)或 WHO 5 组。多种因素促进了溶血状态患者发生肺高压,包括反复血栓栓塞、反复感染或溶血危象造成的肺损伤及低氧血症、无脾,以及血管内溶血造成的微血管效应。溶血可导致 NO 生物利用度降低,促进发生肺高压。血红蛋白从破损的红细胞中释放,在血浆中与 NO 高亲和结合,丧失其活性。另外,溶血还能使精氨酸酶释放入血浆,其水平升高也分解破坏了产生 NO 的底物 L-精氨酸。溶血的其他效应还包括血管黏附分子表达增加,血小板活化,自由基产生增加,以及内皮素水平升高,这些效应均可促进血管病变的发生。

镰状细胞贫血患者肺高压发病率为 0~40%。造成发病率差异巨大的因素包括:纳入患者的年龄、研究纳入的患者有无症状,以及是应用超声心动检测还是心导管术检查。在一项纳入 195 例成年镰状细胞贫血患者的前瞻性研究中,32% 患者存在超声心动图检测的肺高压证据,这些患者中超过 90% 为 SS 表型。镰状细胞贫血患者中,出现肺高压与不良预后相关。其他慢性溶血性疾病患者中也可出现肺高压,包括地中海贫血、遗传性球形红细胞增多症及阵发性睡眠性血红蛋白尿。

镰状细胞贫血相关肺高压患者的血流动力学状态与特发性或其他类型的 PAH 患者不同。特别是与 IPAH 患者相比,诊断了肺高压的镰状细胞贫血患者平均 PAP 较低,但 CO 较高。此外,许多合并肺高压的血红蛋白病患者存在血管阻力增加、左心室舒张功能异常及 PAWP 升高,提示这些患者同时存在内源性肺血管病。例如,在 20 例镰状细胞贫血相关肺高压患者中,平均 PAP 为 36mmHg,CO 为 8.6L/min,PCWP 为 16mmHg;半数患者 PAWP>15mmHg。

对于血红蛋白病相关肺高压患者的最佳治疗方案目前尚未确定。由于镰状细胞贫血患者的溶血进展程度与肺高压严重程度和生存率相关,最重要的治疗方法可能是最大限度地治疗溶血性贫血。治疗方法包括应用羟基脲或输血,使贫血和溶血发展最小化。对于镰状细胞贫血相关 PAH 患者,静脉应用前列环素可迅速降低平均 PAP 及 PVR,但其长期获益尚不明确。口服西地那非可迅速改善 mPAP、PVR 及心脏指数,然而其对 6 分钟步行距离的影响尚存争议。头痛、阴茎持续勃起综合征以及由于疼痛导致的住院率增高等安全性问题仍未完全解决。一个小型非病例对照研究发现,西地那非可改善其他类型血红蛋白病患者的肺高压,但目前缺少大规模临床试验。对于此类患者,如同治疗其他类型肺高压一样,应给予吸氧以预防低氧血症。尽管未对血红蛋白病相关肺高压患者进行研究,应考虑给予镰状细胞贫血患者抗凝治疗以预防血栓栓塞并发症。

■ 肺静脉闭塞病

肺静脉闭塞病(PVOD)是 PAH 的一种罕见类型,目前对其发病机制及治疗经验的研究甚少。在所有类型的 PAH 中,病理学均可见肺循环动脉端和静脉端同时受累的改变,但大部分情况下,动脉端改变占主导地位。肺静脉被纤维组织、内膜增厚及大量含铁血黄素沉积的巨噬细胞阻塞。其他特征包括肺及胸膜淋巴管扩张,可能与肺毛细血管高压相关,并导致后续出现慢性静水压升高,使液体从毛细血管向间质转移。

PVOD 的发病率及患病率目前尚不明确,部分原因在于其经常被误诊为 IPAH。在 NIH 注册系统中,约 13% 患者出现 PVOD 的组织学改变。在一个 IPAH 患者系列中,部分病例符合 PVOD 的诊断标准,从中估算 PVOD 在整体人群中的发病率为 $(0.1\sim0.2)/100$ 万人。目前没有关于 PVOD 的前瞻性研究,这一数据可能低估了 PVOD 的真实发病率,由于影像学表现类似,一些 PVOD 病例被误诊为间质性肺病或心力衰竭。PVOD 并无女性明显高发的趋势(如 IPAH 时),从婴儿时期到 70 岁之间均可发病。

PVOD 的危险因素并不明确,鉴于这一罕见疾病有家族聚集病例报道,推测其可能存在遗传易感性,部分 PVOD 患者也确实存在 *BMPR II* 突变。一些病例报道显示,PVOD 可发生在应用化疗药物(多为丝裂霉素、博来霉素、卡莫司汀及吉西他滨)治疗的肿瘤患者及骨髓移植患者,提示毒性物质暴露可能诱发肺血管的病理改变。其他病例报道显示,PVOD 发生可能与易栓状态、自身免疫病或包括 HIV 在内的细菌或病毒感染相关。近期报道发现,PVOD 患者存在异常的循环细胞毒性淋巴细胞亚群,以及 *GNLY* 基因表观遗传调控异常。

PVOD 患者常有呼吸困难及乏力表现。在其他类型 PAH 中少见的症状如咳嗽、端坐呼吸及咯血等也可见于 PVOD。体格检查时发现肺底吸气相湿啰音有助于诊断 PVOD,但这一体征并不具有特异性。肺底呼吸音减低提示可能存在胸腔积液,在 PVOD 时较其他类型 PAH 更易出现。

肺高压、影像学存在肺水肿征象及 PCWP 正常

"三联症"提示 PVOD 诊断。然而 PVOD 病例并不一定总有此三联症表现,诊断经常因检查过程中发现混淆因素而延迟。例如,PVOD 时常出现通气灌注扫描"高度可能",可能导致患者误诊为 CTEPH。PVOD 患者的胸部 X 线平片及 CT 可见肺动脉主干增宽、支气管周围袖套征、Kerley B 线、间质浸润及胸腔积液表现,这些表现均可导致患者被误诊为左心衰竭。

当肺动脉导管放置于合适的位置之后,打开球囊,从导管尖端至左心房的血液容积是稳定的,传导而来的压力可反映左心充盈压(PVOD 患者应该是正常的)。然而,要获得充足的数据也比较困难,可能需要将导管置于多个部位进行测量。值得注意的是,当通过楔入导管注入盐水时,可测得压力显著升高,随后可缓慢降至正常,这一现象可能与液体流过缩窄的肺静脉血管时受到限制相关。

诊断 PVOD 通常需要外科活检,但对于重度肺高压患者,外科活检常由于手术及麻醉风险而被规避,尤其是即使应用活检确诊,其对治疗的指导意义也存在疑问。但确诊 PVOD 有助于判断患者预后,有助于评估接受肺移植的紧急程度,并可避免无效或可能有害的治疗措施。

当考虑对患者进行急性血管扩张试验时,如果患者出现在其他类型 PAH 不典型的特征时(如通常被认为是左心衰竭的影像学表现),应引起临床医生的警惕。对 PVOD 患者应用血管扩张药物,可能诱发患者出现急性肺水肿,有时甚至可能危及生命。

目前没有明确有效的治疗 PVOD 的手段。尚无对照试验,仅有个案报道。这些病例应用不同药物后阳性和阴性的结果均有报道。应用钙拮抗剂、静脉用依前列醇或其他药物后,一些患者从中获益,而另一些患者死亡。也尝试应用糖皮质激素及其他免疫抑制剂治疗本病,但仅局限于个案报道,且结果存在不一致,因此并不作为常规推荐,仅用于一些合并炎症的病例。与其他类型 PAH 类似,在有指征的情况下可应用利尿剂及氧疗。对于多数患者而言,肺移植是唯一的治疗选择。PVOD 患者预后不佳,多数患者在诊断后 2 年之内死亡。

■ 肺毛细血管瘤病

肺毛细血管瘤病是另一类罕见的 PAH 类型,以肺静脉受累为主。其病理学特点为"肺微血管病",以毛细血管增生并侵犯肺血管、间质为特征,有些病例还可见气道受累。肺毛细血管瘤病的病因未明。描述性研究发现,在肺毛细血管瘤病患者中,可见存在血管生长因子及内皮细胞增殖异常的标志物,以及一氧

化氮合成酶表达异常。曾有研究发现三兄弟同时发病，提示本病可能存在遗传性，但尚未发现特异性的遗传连锁。

由于仅有散发病例报道，本病的流行病学特征尚不明确。肺毛细血管瘤病可出现呼吸困难及发作性咯血，合并或不合并肺高压的病例均有报道。本病的影像学表现为双肺弥漫的网格状结节浸润影，通常伴有肺动脉主干扩张。本病预后不佳，大多数病例迅速进展至死亡。静脉应用依前列醇治疗可导致肺水肿。也有应用干扰素-α治疗成功的一些病例。有一位合并内皮瘤病患者在应用多西环素治疗后病情维持稳定。建议对本病患者进行紧急肺移植评估。

■ 血吸虫病

血吸虫病是由若干种血吸虫属感染所致。人类感染血吸虫病的经典途径为接触作为血吸虫中间宿主的浅水中的钉螺。被血吸虫感染的钉螺中释放出的尾蚴可穿过人类皮肤，经过变形成为童虫，并到达肺部。血吸虫病的肺受累一般在广泛慢性肝脏受累之后发生，其对 POPH 发生的作用存在争议，约 9% 的患者存在肺部卵周肉芽肿及宿主免疫反应产生的 PAH 样病理改变。据估算世界范围内血吸虫病患者多达 3 亿，因此从数量上说，本病很可能是 PAH 的最重要病因之一。与其他原因所致的 PAH 患者类似，本病患者临床上一般也表现为劳力性呼吸困难。确诊需要通过血流动力学检查确定 PAH 存在，并合并血吸虫感染的临床及血清学证据。

本病的预后情况及最佳治疗方案仍无定论。巴西一个纳入 54 例患者的系列研究发现，在相同条件下，本病患者的临床过程优于 IPAH 患者。应用前列腺素类、内皮素拮抗剂及磷酸二酯酶-5 抑制剂似乎可以改善患者的血流动力学状态及 6 分钟步行试验距离，但缺少大型随机试验结果支持。抗血吸虫药物吡喹酮可逆转血吸虫病小鼠模型的肺高压及血管重塑，但尚缺乏对临床患者疗效记录。

肺动脉高压的治疗

对于肺动脉高压治疗的不同问题及挑战分述如下。

■ 注意事项：肺高压中的非 PAH 类型

治疗方案的选择需基于正确诊断。如前所述，PAH 只是肺高压的一种类型，并且较肺实质疾病或左心疾病导致的肺高压更少见。对于左心疾病或肺实质疾病所致的肺高压，主要需围绕着其基础左心疾病或肺部疾病分别进行优化治疗。过于关注肺高压的存在，可能会分散临床医生对病因的注意力，这不仅导致仅对 PAH 有益的药物被不恰当地用于其他疾病，还会妨碍医生寻找更可能缓解患者症状的治疗方法，如适当液体策略治疗左心衰竭、介入治疗冠心病、治疗二尖瓣或主动脉瓣功能异常、支气管扩张剂及其他吸入药物治疗阻塞性肺疾病或治疗高血压。此外，患者在基础肺部或左心疾病已经得到最大限度治疗，而症状却仍然持续时，医患可能会将持续存在的症状归咎于存在的肺高压。他们可能会尝试应用被批准用于 PAH 治疗的药物，理由是"没有其他方法可用"或"反正没有坏处"。但这一方法的效果目前所知尚少，并很可能是有害的。对其他类型的肺高压患者应使用通过批准的 PAH 治疗药物，并未发现可为患者带来益处或已知的相关风险（如常见不良反应）。例如，有的随机试验发现，对于左心室收缩功能减退的患者应用内皮素受体拮抗剂，可造成心力衰竭恶化，而输注依前列醇则导致死亡风险增加。另一项随机试验纳入超声心动图发现有肺高压证据的 COPD 患者，结果发现应用波生坦导致低氧血症加重，生活质量下降，且并未改善患者的运动耐量。尽管一项初步研究显示西地那非用于左心疾病所致的肺高压患者时，可改善其运动耐量，一项更大规模的随机试验并未发现这一改善效果，且应用西地那非的患者出现的不良反应更多。最后，PAH 药物的昂贵价格通常也会造成患者及医疗系统的负担。

■ 一般治疗

多种药物及非药物手段可用于治疗肺动脉高压。PAH 特异性药物治疗将在下文中分别叙述。

运动及避免功能失调

无论是何种病因所致，均应鼓励肺高压及肺心病的患者尽可能地保持运动的生活方式。那些因为担心运动导致肺动脉压进一步升高而建议患者尽量减少活动的推荐，通常只会导致患者出现肌肉功能失调，并且使其在尝试运动时出现疲劳和更严重的气短。最好在肺康复或心脏康复项目的指导下，鼓励患者进行规律、稳定的有氧运动。有关 PAH 或 CTEPH 患者运动康复的随机试验显示，这些患者进行运动不仅安全，而且其运动能力（如 6 分钟步行试验）的改善程度也优于那些随机临床试验观察到的应用 PAH 药物治疗的患者。无论是对住院患者开始进行剧烈运动训练，还是对门诊患者进行为期 10 周的强度与心肺康复项目类似的踏车项目,都可观察到患者的运动能力及健康相关生活质量显著改善。除了提升患者的力量及耐力,监督下进行的康复项目带来的获益还包括降低许多患者对于运动带来对呼吸困难的恐惧。许多康复项目会教育患者应对呼吸困难发生时的方法,使其能够继续进行运动。重要的是,能避免患者在洗热水澡及弯腰举起重物等活动时出现头晕或晕厥。

氧疗

尽管缺少类似针对 COPD 治疗所进行的对照试验,仍建议肺高压患者要避免急性低氧血症,因为低氧性肺血管收缩将增加右心室负担。氧气可使低氧性肺血管收缩缓解,从而降低血管阻力及增加 CO。吸氧也可缓解肾血管收缩,增加尿钠分泌,并通过增加氧气运输缓解组织低氧。应该在静息、运动及睡眠中分别测量患者血氧饱和度。如果动脉氧饱和度 < 90%,应开始进行辅助供氧。对于卵圆孔未闭而造成右向左分流的重度肺高压患者,维持理想的血氧饱和度可能有一定困难。

由于存在低氧性肺血管收缩风险,乘飞机旅行是肺高压患者需要特别关注的问题。一项对含有 PAH 或 CTEPH 患者的系列监测发现,在平均持续时间3.6h 的商业航线飞行中,约 26% 的患者出现了血氧饱和度下降至 85% 以下,这一情况发生时的平均机舱内压为 1 971±73m(6 467±240ft),最低在 1 829m(6 000ft)时即可发生。超过 1/3 的患者在飞行中出现不适症状。尽管尚缺少具有确定性结论的研究,但对于计划进行超过数小时飞行旅行的肺高压患者,应谨慎评估其是否需要在飞行中供氧,尤其是那些既往已经需要辅助供氧的患者(包括仅在夜间吸氧的患者)。许多肺功能实验室可通过吸入 15% 氧浓度的气体来模拟高海拔状态,从而决定患者是否需要辅助供氧来维持足够的血氧饱和度。患者应在乘机前与航空公司提前联系,因为不同的航空公司要求不同,并需要交纳费用(很可能保险无法报销)。另一种可供选择的储氧系统为便携式氧浓缩器,一般除非有特殊安排,多数航空公司允许患者携带上机。

免疫接种

对于所有肺高压及肺心病患者,进行针对流感及肺炎链球菌的免疫接种十分重要。流感疫苗应每年接种一次,23 价多糖肺炎球菌疫苗应在患者确诊 PH时接种,并在患者 65 岁时再次接种。

液体管理及利尿剂

无论何种原因所致的肺心病,谨慎避免液体负荷过重都是其治疗的核心问题。必须教育患者养成适当的饮食习惯,限制钠摄入量,以最大限度地避免液体潴留及右心衰竭的发生。患者应该每天自测体重,从而尽早发现液体潴留趋势,使液体潴留在进展之前得到逆转,因为一旦液体潴留进展至右心室负荷过重及右心衰竭,将变得更加难以逆转,并需要住院治疗。

右心衰竭的治疗主要依赖于利尿治疗。螺内酯常用于治疗轻度液体潴留,也可以通过调节神经内分泌激素而对心力衰竭产生正向作用。袢利尿剂常用于预防更明显的液体潴留及右心衰竭的发生。大剂量利尿剂或联合应用多种利尿剂常用于维持合适的液体平衡,但必须避免电解质失衡及体液丢失。

洋地黄

关于在治疗右心衰竭时是否应该应用强心苷类药物,目前尚无定论。在一个纳入 17 例 PAH 及右心衰竭患者的系列研究中,静脉应用 1mg 地高辛可在 2h后使患者的 CO 值中度升高,但缺少长期效果的数据。REVEAL 研究中约 25% 患者应用了地高辛,但很多临床医生在即使存在右心衰竭证据的情况下仍会避免应用此类药物,因为其在 PAH 中的应用缺少足够证据,并且具有潜在的毒性作用。

抗凝

对于严重 IPAH 患者,若不存在禁忌证,推荐给予华法林抗凝治疗。抗凝治疗的合理性是基于对 PAH患者的尸体解剖研究,解剖发现在静脉及动脉血管中均可见原位血栓形成,并无显著的栓子来源部位。抗凝治疗的合理性还在于严重心力衰竭并制动的患者静脉血栓栓塞风险增加,且这些患者对于栓塞事件的耐受性较差。PAH 患者接受抗凝治疗的有效性尚无随机对照试验研究结果。但来自非对照的观察性报道显示,应用华法林与生存率提高相关。在一项纳入64 例 IPAH 患者的随机研究中,患者分别应用钙通道阻滞剂或安慰剂,两组中应用了华法林的患者其 5 年生存率均高于未抗凝者。在一项对 173 例特发性或食欲抑制剂相关性 PAH 患者的回顾性研究中,接受抗凝治疗的食欲抑制剂相关 PAH 患者的 5 年生存率提高有相关统计学意义;特发性 IPAH 患者抗凝治疗后,其5 年生存率有提高的趋势。从这些研究延伸,华法林常被用于其他类型 PAH,但尚缺少支持对疾病特异性的研究数据。

华法林用于 PAH 患者时,一般推荐的国际标准化比率(international normalized ratio, INR)为 1.5~2.5。关于疾病严重程度(如平均 PAP 或 PVR 阈值)达到何种水平即应开始抗凝,并没有确定标准。华法林之外的新型口服抗凝药物(如利伐沙班、达比加群、阿哌沙班)在 PAH 患者中的效果尚不明确。

避孕及妊娠

妊娠的 IPAH 女性患者死亡率高,为 30%~50%。目前专家共识认为,IPAH 患者应避免妊娠;由于高死亡率,已经妊娠的患者应早期终止妊娠。患者应采取有效的避孕手段,如果选择用激素避孕,建议进行抗凝治疗,以降低静脉血栓栓塞风险。尽管有 IPAH 患者成功妊娠的报道,但单中心及多中心患者系列持续报道,即使在采取包括静脉用前列腺素在内的积极治疗的情况下,妊娠患者的死亡率仍然较高。

其他注意事项

医生应该询问患者同时应用的药物及草药。华法林格外易受药物相互作用影响。应谨慎应用血管收缩药物及含血清素药物治疗如偏头痛等其他并存疾病。应用波生坦会增加环孢素及唑类抗菌药物发生药物相互作用的风险,应避免给予患者含格列本脲治疗糖尿病的药物。PAH 已造成血流动力学异常的患者如果打算手术,需考虑术中及术后风险。

重度 PAH 患者十分脆弱,容易发生血管迷走事件。疼痛、恶心、呕吐或紧张均提示血管迷走事件的发生(图 72-14)。诱导麻醉及气管插管时需特别慎重,容易合并心动过缓及系统性血管舒张,导致体循环血压急剧下降。因此,在进行这些有创操作时,应备有阿托品或其类似药品。

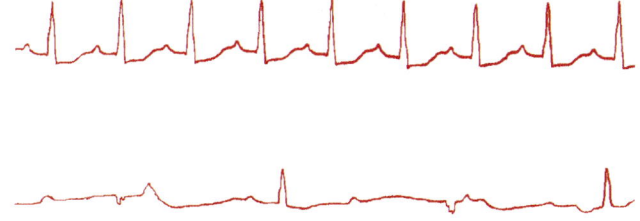

图 72-14 特发性肺动脉高压。患者排便时出现心动过缓及房室传导延长,并进展至房室分离,发生晕厥相关事件。

■ PAH 特异性药物治疗

PAH 的治疗以降低 PVR 和提升 CO 为目的。应用血管扩张药物可使一些患者迅速改善。如果长期用药,一些药物可在细胞水平上减轻发生于未治疗患者的血管异常。IPAH 的治疗已取得长足发展,有多种药物能够用于治疗,并有一定效果,许多患者在治疗后能够长期存活。然而,目前尚无一种药物可以使患者达到治愈,尽管许多患者可实现临床持续性改善,但组织学上的血管病变却依然存在。肺移植依然是药物治疗失败时的选择措施。

在应用钙通道阻滞剂、前列腺素、内皮素受体拮抗剂或磷酸二酯酶抑制剂治疗的对照临床试验中,大部分纳入的为 IPAH 患者或硬皮病相关 PAH 患者。大多数试验用一种药物与安慰剂进行对比,而没有头对头对比研究,因此缺乏对现有药物之间相对效果的了解。此外,在较早进行的研究中,应用依前列醇治疗的患者总体上比近来应用口服治疗研究的患者病情重。最后,只有少数研究针对遗传性或其他类型的 PAH 患者,我们尚无法确定药物在这些较为少见疾病中的治疗效果。

必须谨慎去比较不同临床试验中药物治疗的结果。大部分临床试验在招募患者及评估治疗反应时,均在一定程度上根据 WHO 修订的纽约心脏协会心力衰竭患者功能分级(表 72-4),然而即使是富有经验的临床医生,其评估患者的功能分级结果也存在巨大差别。6 分钟步行距离是 PAH 药物治疗临床试验中最常用的主要终点,除少数例外情况,6 分钟步行距离增加是 PAH 药物得到美国食品药品监督管理局批准的基础。对 PAH 患者而言,最小的有临床意义的 6 分钟步行距离改善为 33~42m。但估算的这些数据主要来源于既往未治疗患者,并不能以此参照增加其他药物治疗。此外,这些临床试验大多持续时间较短(12~16 周)。其他终点如运动能力阈值、临床恶化指标、长期患病率或死亡率,也可能成为评估单个药物或药物联合应用更重要的指标。若干 PAH 特异性治疗的试验报道将临床恶化作为终点,如 PAH 所致住院的时间、死亡、需进行移植或治疗升级,但各个试验对于临床恶化的定义之间存在差异。

此外,对于各种研究的长期随访结果(讨论见下文),必须谨慎解读。这些研究不仅是开放标记(非盲法)进行治疗,对患者选择的治疗方法也是由临床医生自行判断选择(非随机),且存在非程序性的治疗改变。因此并不能准确评价一种药物的获益及不良反应,以及与其他药物的比较,也不可能将这些研究的发现推而广之。然而这些研究结果却是现存的关于药物长期应用的最佳资料。

总体而言,患者的初始治疗选择有赖于评估疾病的严重程度、预后、未来快速恶化风险等。这一过程包括若干指标的联合评估,如血流动力学及超声心动结果、运动耐量、功能分级及近期临床恶化和稳定性(表 72-9)。尽管并未直接通过随机试验比较更加积极或略保守的治疗方法,通常低危者初始应用口服药物治疗,而高危患者则初始采取胃肠外给药治疗。没有单一因素能决定治疗方案的选择。例如,如果一位患者被评估为Ⅲ级(WHO 功能分级),近期无快速临床进展,心脏指数>2.5L/(min·m²),可能适于应用口服药物进行初始治疗。而同样为Ⅲ级的患者,如果存在快速临床恶化,或严重的心脏指数下降[如<2L/(min·m²)],则更适于静脉应用前列腺素作为初始治疗。患者个人的喜好往往会影响其接受静脉药物

表 72-9　PAH 风险评估[a]

风险决定因素	低危(预后好)	高危(预后不佳)
右心室衰竭的临床证据	否	是
症状进展速度	逐渐	快速
WHO 分级[b]	Ⅱ、Ⅲ	Ⅳ
6 分钟步行距离[c]	较长(>400m)	较短(<300m)
CPET	$\dot{V}_{O_2}$峰值>10.4mL/(kg·min)	$\dot{V}_{O_2}$峰值<10.4mL/(kg·min)
超声心动图	轻度右心室功能异常	心包积液,显著右心室扩张/功能异常,右心房扩大
血流动力学	RAP < 10mmHg, CI > 2.5L/(min·m²)	RAP > 20mmHg, CI <2.0L/(min·m²)
BNP[d]	轻度升高	显著升高

[a]:大多数据来源于 IPAH 研究,其他 PAH 类型的数据较少。在进行风险预测时,不应依赖于单一因素。

[b]:WHO 分级是 PAH 的功能分级,来源于纽约心脏学会功能分级是修订版。

[c]:6 分钟步行距离还受到年龄、性别和身高的影响。

[d]:由于目前 BNP 对预后影响的数据有限,许多因素如肾功能、体重、年龄及性别均可影响 BNP,因此并未给出 BNP 绝对数值。

CI:心脏指数(cardiac index);CPET:心肺运动试验(cardiopulmonary exercise testing);$\dot{V}_{O_2}$:平均运动摄氧量($\dot{V}_{O_2}$);RAP:右心房压(right atrial pressure);RV:右心室;WHO:世界卫生组织。

获授权引自:MCLAUGHLIN VV, ARCHER SL, BADESCH DB, et al. ACCF/AHA 2009 expert consensus document on pulmonary hypertension a report of the American College of Cardiology Foundation task force on expert consensus documents and the American Heart Association developed in collaboration with the American College of Chest Physicians; American Thoracic Society, Inc. and the Pulmonary Hypertension Association. J Am Coll Cardiol,2009,53(17):1573-1619.

的意愿。此外,即使存在临床指征,心理社会因素、认知能力以及患者依从性因素也会导致某些治疗方法存在不安全性。

如何对 PAH 患者进行随访并调整治疗,目前并无最优方案。除临床评估外,大多数中心通过 6 分钟步行距离、超声心动图及血清 NT-BNP 对患者进行联合监测。一些医生会定期对患者进行复查右心导管检查;而有些医生则仅在患者临床状态改变需要重复诊断性评估以指导进一步治疗时,才会为患者复查右心导管检查。目前并无相应学术团体研究明确何种检查及检查频率能够最大限度地改善预后,也没有不同方法的相对成本效益数据。

需要注意的是,在本章写作完成之后,美国 FDA 批准了更多用于治疗 PAH 的药物,包括一种内皮素受体拮抗剂(马西替坦)、一种口服前列腺素(曲前列尼尔)以及一种可溶性鸟苷酸环化酶抑制剂(利奥西呱),还发布了新版的 PAH 药物治疗指南。

钙通道阻滞剂

钙通道阻滞剂可通过抑制胞外钙内流以及胞内储存的钙释放,避免细胞质内钙浓度升高,从而降低血管张力。一些对短效肺血管扩张剂迅速产生反应,并接受了钙通道阻滞剂治疗的 IPAH 患者,长期预后良好。在一项研究中,急性血管反应阳性并长期应用口服钙拮抗剂的患者,其 1 年、3 年、5 年生存率均可维持在 94%。遗憾的是,仅有少数患者可表现为急性血管反应阳性(近期估算约 10%),且在这一部分患者中,仅有约半数可表现为持续的临床反应。如果患者没有急性血管反应性,则不应选择口服钙拮抗剂治疗血管舒张。如果对那些不具有急性血管反应性的患者,应用钙通道阻滞剂,不仅不会使患者获益,反而易使其发生不良反应,如体循环低血压、负性肌力作用所致的 CO 下降、心律失常、水钠潴留、晕厥以及死亡。如前所述,通过急性血管舒张试验来决定是否应用钙通道阻滞剂是合理的。

对于短效舒血管药物表现出显著急性肺血管舒张反应的患者,应保留肺动脉导管的适当位置,监测试验性口服钙通道阻滞剂的作用。通常应用硝苯地平或地尔硫䓬,并逐渐增加剂量,直至患者肺血流动力学改善(如 PVR 及 PAP 显著下降,理想情况下还会出现 CO 升高)。应避免使用维拉帕米等具有负性肌力作用的药物。如果患者发生体循环低血压,或血流动力学指标出现恶化趋势,则应停止试验。为达到足够的肺血管舒张效果,钙通道阻滞剂使用剂量相对较高。在某些情况下,硝苯地平及地尔硫䓬的每天所需

剂量分别超过 200mg 及 700mg。长效制剂的每天总剂量应分作 2~3 次应用，以避免同一天内发生药物峰浓度和谷浓度的效应。对于口服钙通道阻滞剂的患者，应监测其不良反应，包括体循环低血压或外周水肿，并监测用药是否能够产生持续获益。

内皮素受体拮抗剂

内皮素-1（ET-1）属于一种内皮细胞分泌的内皮素肽家族成员，可促进血管收缩，并调节血管平滑肌及内皮细胞增殖。ET-1 在多种类型 PAH 患者血管中过表达，内皮素与其受体（ET_A 和 ET_B）相互作用的拮抗剂已有应用于临床的口服剂型。目前有同时抑制 ET_A/ET_B 的拮抗剂及选择性 ET_A 拮抗剂。

波生坦是 ET_A/ET_B 双受体拮抗剂，可改善患者血流动力学、运动耐量、WHO 功能分级及发展至临床恶化（定义为死亡、PAH 所致住院、需要调整治疗或肺移植）的时间。一项 IPAH 及胶原血管病相关 PAH（主要是系统性硬化）患者随机双盲安慰剂对照试验显示，在第 16 周时，与应用安慰剂相比，应用波生坦可使患者的 6 分钟步行距离增加 44m。IPAH 患者的运动耐量得以改善，系统性硬化患者则表现为稳定或缓慢恶化。非盲应用波生坦对运动耐量及功能分级的改善作用可持续至 1 年。一项轻度症状（WHO 功能分级Ⅱ级）PAH 患者随机双盲安慰剂对照试验显示，与应用安慰剂相比，应用波生坦治疗 6 个月可改善患者血流动力学状态及 6 分钟步行距离。在这些研究及其延伸项目中，应用波生坦治疗 IPAH 患者的生存率在 1 年时为 96%，在 2 年时为 89%，而根据 NIH 方程预测，其"预期"生存率分别为 69% 和 57%。

一项对艾森门格综合征患者进行的为期 16 周的随机对照试验显示，应用波生坦可改善患者血流动力学状态及运动耐量，而延伸至 24 周的非盲试验中，效果仍可持续。非随机研究提示，波生坦在其他类型 PAH 人群中也有作用。一项 16 例 HIV 感染相关 PAH 患者的前瞻性非盲研究提示，波生坦可在用药 16 周后改善患者血流动力学、运动耐量及生活质量。回顾性观察性研究报道，波生坦可成功用于儿科的 PAH 患者。

安贝生坦是一种相对选择性的 ET_A 拮抗剂。在同期双盲安慰剂对照研究中，经安慰剂组校正后，PAH 患者每天应用 5mg 或 10mg 安贝生坦持续 12 周，可分别使 6 分钟步行距离增加 31m 和 51m；在另一项试验中，患者分别接受 2.5mg 及 5mg 安贝生坦，可分别使 6 分钟步行距离增加 32m 和 59m。在其中一项试验中，临床恶化发生的时间有所延迟，且两项研究中均可见

健康相关生活质量的改善。在非盲延伸研究中，安贝生坦治疗改善血流动力学参数的效果平均可持续至 1 年，其对运动耐量的改善效果可持续至 2 年。

波生坦治疗的起始剂量为 62.5mg，口服，2 次/d，如果肝功能持续正常，1 个月后可增加至 125mg，2 次/d。应每天监测患者肝功能，因为服用药物可能使患者出现肝功能明显异常；如果患者发生转氨酶显著升高（转氨酶水平超过 8 倍正常水平），则应停止治疗。与波生坦相比，应用安贝生坦导致转氨酶升高的发生率较低，因此美国 FDA 从药品说明书中移去了每个月监测肝功能的要求，但专家仍推荐对患者定期进行肝功能评估。明显的不良反应包括外周水肿（通常对利尿剂反应良好）、贫血及鼻充血。禁止将波生坦与环孢素及格列本脲合用。安贝生坦及波生坦均有致畸作用，对于有妊娠意向的妇女，用药期间需避孕并进行妊娠检测。

磷酸二酯酶抑制剂

肺栓塞患者存在 NO 介导的舒血管作用及细胞生长作用调节相对减低的情况，因此研究者尝试治疗性地增强 NO 的作用。NO 通过第二信使 cGMP 产生效应，而主要在肺内通过磷酸二酯酶-5 代谢。磷酸二酯酶-5 抑制剂的特异性拮抗剂（如西地那非、伐地那非、他达拉非）可促进肺血管急性舒张。

在一项随机双盲安慰剂对照试验中，267 例患者（主要为 IPAH 患者，也包括先天性心脏病或胶原血管病患者）口服西地那非，3 次/d，每次 20mg、40mg 或 80mg，血流动力学、运动耐量和功能分级得到改善。尽管在该项研究中，患者发生临床恶化的时间并未受药物影响，但在后续的非盲研究中，给予西地那非（3 次/d，每次 80mg）患者的运动耐量可持续改善 1 年以上。在该研究中，不同药物剂量组的主要终点及运动耐量反应无显著统计学意义。美国 FDA 批准治疗 PAH 的药物用法为 3 次/d，每次 20mg，口服。在非盲随访研究中（西地那非随机治疗 12 周后，随访至 3 年），46% 的患者运动耐量持续较基线水平改善，不过在随访期间，除西地那非外，患者还接受了其他治疗。在这一随机试验中，对结缔组织病相关 PAH 患者（主要为硬皮病及狼疮）的多重分析显示，口服西地那非可以改善患者的运动耐量、功能分级及血流动力学。在一项初始为期 12 周的双盲安慰剂对照试验中，1~18 岁儿童 PAH 患者应用西地那非治疗，在某些剂量时可见运动耐量及血流动力学改善，但最优剂量仍需进一步研究。

一项为期 12 周的双盲安慰剂对照试验中应用了

4种剂量的他达拉非,发现与安慰剂组相比,用药组患者的6分钟步行试验距离总体增加33m(然而仅有最高剂量组,即40mg/d组数据具有统计学显著性差异)。发生临床恶化的时间及生活质量也有所改善。该研究既纳入了初治的PAH患者,也纳入了已经接受过波生坦治疗的患者,6分钟步行距离的平均改善程度在初治患者中高于已接受波生坦治疗的患者(44m与23m)。在延续至1年的开放式研究中,每天接受20mg或40mg他达拉非患者的6分钟步行距离改善仍可得以维持。一项为期12周的双盲安慰剂对照试验中,给予另一种磷酸二酯酶-5抑制剂——伐地那非,结果显示药物治疗组患者6分钟步行距离及血流动力学参数也能得以改善。

磷酸二酯酶-5抑制剂用于治疗PAH时的常见不良反应包括头痛、潮红、腹泻、鼻出血及肌痛;也有患者发生体循环低血压,尤其是同时应用硝酸酯类药物时,因此这两种药物不应联合应用。

前列腺素治疗

前列环素类似物在治疗特发性及其他类型PAH中具有重要作用。前列环素是一种强有力的血管舒张剂(同时舒张肺循环血管及体循环血管),同时还是平滑肌增殖及血小板聚集的抑制剂。前列环素是花生四烯酸的代谢产物,至少部分是通过刺激cAMP的胞内生成而发挥作用。血管内皮细胞是前列环素的主要来源,在PAH患者中已发现存在前列环素缺乏。美国目前已有若干种合成前列环素类似物用于长期治疗PAH,包括持续静脉输注剂型(依前列醇及曲前列尼尔)、皮下注射剂型(曲前列尼尔)及吸入剂(曲前列尼尔及伊洛前列素)。

为保证安全用药,前列腺素注射治疗需要患者具有相对较好的功能状态及依从性,最好家中有强大的社会支持系统。在起始治疗时应对患者及家属进行强化教育,尤其是静脉用药时,初始治疗通常需患者住院,直到患者可以理解并熟练进行自我护理之后,方可出院继续用药。前列环素非注射治疗需要适当的专业技术,而其注射治疗则格外需要具有足够专业技能的医护人员组成的特别小组给予支持,特别是需要专业药房护士的额外辅助。

静脉用前列腺素(依前列醇、伊洛前列素及曲前列尼尔)治疗 依前列醇是首种在临床试验中被证实对治疗PAH有效的前列腺素。由于其半衰期较短(仅约数分钟),需要持续静脉输注给药。在初始研究中,81例IPAH患者随机分组,分别接受依前列醇输注或接受当时认为的"标准"治疗(口服血管舒张剂、利

尿剂、强心苷及抗凝药物)。治疗12周后,依前列醇组患者的血流动力学参数及6分钟步行试验距离均得到改善,与对照组相比,PVR下降了21%,6分钟步行距离增加了31m(照组减少了29m)。在研究过程中,依前列醇组无患者死亡,而在常规治疗组,12周时的患者死亡率为20%。美国FDA在1995年批准了依前列醇静脉注射用于IPAH治疗。

后续研究报告证实了依前列醇治疗PAH的作用,并给予进一步观察研究。依前列醇治疗起初仅被认为是重度PAH患者在接受肺移植之前的过渡用药,然而研究发现,长期应用依前列醇及其他治疗,可以降低一部分患者肺移植的概率。美国的一个中心纳入162例应用依前列醇治疗IPAH患者队列,观察到1年及3年生存率分别为88%及62%,而NIH方程预测的IPAH患者生存率分别为59%及35%。法国一项178例应用依前列醇治疗的IPAH患者队列,其1年及3年生存率与上述研究结果近乎相似。但来自美国二级医疗中心91例患者的队列研究显示,其生存率则相对较低。上述3个研究所观察到的患者生存率均高于NIH方程的预测结果。然而,1/3的IPAH患者在3年内死亡,近半数患者在5年内死亡(图72-15)。

依前列醇静脉治疗也用于其他PAH类型患者。一项关于系统性硬化相关PAH患者(不伴有显著间质性肺病)的多中心随机试验显示,应用依前列醇治疗后患者的血流动力学及运动耐量均有改善。依前列醇治疗在一系列非对照研究中也显示有效,包括系统性红斑狼疮、先天性左向右分流、减食欲剂应用、HIV、POPH及无法手术的CTEPH。个别报道显示,依前列醇也可成功用于PVOD患者的治疗。然而,对于PVOD患者,应用依前列醇应极其谨慎,因为患者有静脉血流异常时,该药可能诱发肺水肿。少数报道显示,应用依前列醇治疗肺毛细血管瘤病(也以肺静脉显著受累为特点)可导致死亡。一项随机研究显示,左心室功能不全患者应用依前列醇有死亡率增加的趋势。

曲前列尼尔具有更长的半衰期(3h),且在室温下稳定,因此成为前列环素类似物静脉注射治疗的另一选择。与依前列醇相比,曲前列尼尔对血流动力学的即刻影响基本类似。在一项纳入16例PAH患者(8例IPAH、6例结缔组织病相关、2例先心病相关)的非对照开放研究中,静脉注射曲前列尼尔12周使6分钟步行试验距离增加了82m,并改善了血流动力学指标。后续进行的纳入44例PAH患者为期12周的安慰剂对照随机试验中,持续输注曲前列尼尔可使患者的6分钟步行距离增加83m,并改善功能分级。重要的是,

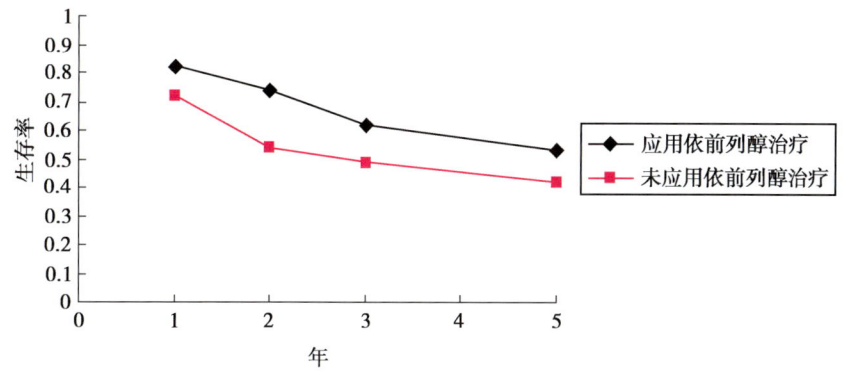

图 72-15　长期输注依前列醇对特发性肺动脉高压患者（431 人）生存率的影响。未应用依前列醇患者的生存率通过预测公式计算得出，该预测公式来自 NIH 在尚无有效治疗方法时对原发性肺高压的注册研究。获授权引自 MCLAUGHLIN V V，PRESBERG KW，DOYLE RL，et al. Prognosis of pulmonary arterial hypertension：ACCP evidence-based clinical practice guidelines. Chest，2004，126（1 Suppl）：78S-92S.

该随机研究中，应用中心静脉置管输注安慰剂这一举措的确增加了风险，发生一例死亡病例。这一结果引发了有关伦理学关注，因为治疗肺动脉高压这一罕见疾病，研究者们面临着招募受试者的困难，并希望能拓展其研究。

静脉用另一种前列腺素——伊洛前列素，已在多个欧洲国家应用，但美国没有应用该药。在非对照研究中，伊洛前列素用于治疗 IPAH、结缔组织病相关 PAH 及 CTEPH 患者。伊洛前列素与依前列醇对于血流动力学的即刻影响类似，但目前尚缺乏对其有效性的对照研究。一项来自德国的回顾性分析显示，50 例来自多中心的 PAH 患者应用内皮素受体拮抗剂或磷酸二酯酶-5 抑制剂口服后，在其临床状况无明显好转或恶化后，给予静脉伊洛前列素治疗，3 个月后仅约 25% 患者功能分级得以改善，50% 以上患者死亡或在 1 年内需要进行肺移植。

依前列醇初始用量为 1~4ng/（kg·min），根据患者反应及不良反应情况，以每次 0.5~1ng/（kg·min）的增幅逐渐增加。曲前列尼尔的初始剂量为 0.625ng/（kg·min）或 1.25ng/（kg·min），同样根据患者的反应逐渐增加剂量，通常每次增加 1.25ng/（kg·min）。根据药物诱导的代谢反应需要持续增加剂量，以维持症状的改善。为缓解 PAH 的相关症状（如呼吸困难和头晕），初始用药时需以较小的时间间隔来增加剂量，多数患者在用药数周到数月之后可达到相对稳定的剂量，所需调整剂量的时间间隔逐渐延长。在调整药物剂量过程中，需密切监测前列腺素的不良反应（恶心、心动过速、腹泻、咀嚼肌疼痛）。即使患者的急性血管舒张反应阴性，维持治疗也可改善其血流动力学指标及活动耐量，提示前列腺素（如输注依前列醇）的作用不仅限于急性血管扩张，也可影响细胞生长。

静脉应用依前列醇及曲前列尼尔需要隧道式静脉导管，可显著增高患者细菌感染的风险。美国的多中心 REVEAL 观察性队列研究在 3 年里对 1 146 例接受静脉前列尼尔治疗的患者进行了评估，与静脉应用依前列醇相比，静脉应用曲前列尼尔导致各种类型血流感染发生率升高 3 倍，革兰氏阴性菌感染率升高 6 倍。美国疾控中心收集了 7 个 PAH 治疗中心的数据并进行了回顾性分析，结果显示，与依前列环素相比，持续静脉输注曲前列尼尔血流感染的发生率更高。但感染发生率较高与内源性药物污染无关，而且可能与曲前列尼尔稀释液 pH 偏中性相关，因为在一家机构里，用碱性依前列醇稀释液替代曲前列尼尔的中性稀释液，可降低曲前列尼尔输注的感染发生率。

输注前列腺素需要患者始终携带电池驱动的便携式输注泵。备用药盒及输液泵必须随时可用，因为仅停药数分钟即可导致患者血流动力学异常。理论上，曲前列尼尔输注停药的风险相对较低，因其半衰期相对较长。最初可用的依前列醇剂型在室温下不稳定，需每天配药并用冰袋冷藏。与曲前列环素类似，近期获批的依前列醇剂型在室温下的稳定性更好，且不需要冰袋持续冷藏。曲前列尼尔可应用于依前列醇相同的输液泵中给药，但目前已有更小的输液泵设备，可使治疗更加方便。初步用药的经验表明，为使患者的症状得到持续改善，曲前列尼尔所需的剂量高于依前列醇。曲前列尼尔是否与依前列醇改善生存率的效果类似，尚需进一步观察研究证实。因应用依前列醇输注的经验最多，且确证的获益时间最长，成为严重 PAH 的重要治疗方法，也成为其他治疗方法进行疗效评估时常用的比较标准。

皮下前列环素（曲前列尼尔）治疗　曲前列尼尔

也可用于皮下给药。一项大型随机双盲安慰剂对照试验显示，470例IPAH或先天性心脏病或结缔组织病相关PAH患者皮下注射曲前列尼尔12周时，血流动力学参数得到改善，6分钟步行距离增加16m。后续进行的开放式研究中整合了前述随机试验募集受试者与新招募患者，对332例记录了基线血流动力学数据的新发IPAH病例的4年生存率进行评估：1年及4年的生存率分别为91%和72%，而NIH方程预测的1年及4年生存率分别为69%和38%。

皮下注射曲前列尼尔的主要优势在于可避免置入静脉导管，从而避免与之相关的致命性菌血症。尽管接受皮下注射的部位依然可能发生感染，但这类感染通常程度轻微，仅需口服抗生素治疗。曲前列尼尔皮下给药的其他不良反应与静脉应用前列腺素类似（如恶心、腹泻、潮红、咀嚼肌不适等）。此外，皮下注射曲前列尼尔的主要不良反应在于注射部位严重疼痛的高发生率。在主要的临床试验中，约85%的患者在给药后出现严重疼痛，其中8%的患者因此停药。在上文提到的开放标记研究中，860例患者中有196例（23%）患者因为注射部位疼痛及局部反应停止皮下注射治疗。可降低疼痛发生率及其严重程度的处理措施包括：初始应用空注射器插入皮肤，延迟一段时间后进行药物注射，减少注射部位的更换频率以及局部应用止痛及抗炎药物。对于采取上述措施后仍存在严重疼痛的患者，可能需要给予麻醉类镇痛剂。与静脉用药相比，皮下给药的另一缺点在于其剂量滴定的速度更慢，因此对于需要药物快速起效的重症患者通常不会选择皮下给药。但是对于选择恰当的患者群体，皮下注射曲前列尼尔被证实是一种有效的治疗方法，不良反应较少，且可以避免静脉给药相关的风险及不便。

前列腺素（伊洛前列素及曲前列尼尔）吸入治疗
前列腺素吸入治疗可以避免静脉用药或皮下用药带来的创伤。伊洛前列素是一种可吸入的前列环素类似物。若干非对照研究对其有效性的报道存在争议，但是一项为期12周的随机安慰剂对照试验显示，在进行安慰剂校正后，203例患者的6分钟步行距离增加了36m。这项试验中，大多数受试者患有IPAH，其余患者包括食欲减退剂相关性PAH、结缔组织病相关性PAH或CTEPH。患者的功能分级及生活质量在治疗后也得以改善。治疗12周后，患者的血流动力学指标在每次吸入伊洛前列素后能有所改善，但吸入前的测量结果并未改善。与其他PAH治疗的试验类似，患者应用12周安慰剂之后，血流动力学指标恶化。在3个月的安慰剂对照研究之后，52例患者接受了开放式伊

洛前列素治疗。2年之后，36例患者仍在接受伊洛前列素治疗，16例患者停止了治疗，原因包括2例死亡、6例治疗无效及6例不良反应。该研究纳入了PAH及非PAH患者。IPAH患者2年内无病生存率为74%，而NIH方程预测的生存率为63%。

曲前列尼尔也可用于吸入治疗。在一项为期12周的双盲安慰剂对照随机试验中，235例已经接受内皮素受体拮抗剂或磷酸二酯酶-5抑制剂治疗的PAH患者在接受吸入治疗后，6分钟步行试验较基线提高了20m（较吸入治疗前提高了14m），生活质量指标也得以改善。用药后至发生临床恶化的时间无显著差异。后续开放式研究中，该研究纳入的206例患者在24个月之后，6分钟步行试验较基线数据平均增加了18m。

吸入前列环素治疗除了不需要有创性给药设备之外，还更易实施。但吸入用药需要更频繁的给药频率（曲前列尼尔4次/d，伊洛前列素在清醒时共用6～9次），因此对患者的依从性要求较高。此外，由于药物对血流动力学的作用在每次给药前减弱，吸入用药患者是否与接受持续输注前列环素的患者获益相同目前尚不明确。

伊洛前列素吸入治疗的起始剂量为2.5μg，如果患者可以耐受，则加量至5μg。曲前列尼尔起始剂量为18μg（3吸）4次/d，此后每1～2周逐渐增加剂量至最大量，目标剂量为54μg（9吸）4次/d。吸入用前列环素通过特殊的便携给药设备给药。吸入用药同样存在与前列环素相关的不良反应，包括头痛、恶心、腹泻、潮红及咀嚼肌不适。患者也可出现体循环低血压及晕厥，但目前的临床试验中，尚未观察到其与临床情况恶化相关。

口服前列腺素治疗 贝前列素是一种具有活性的口服前列环素类似物。在两项随机安慰剂对照研究中，各种类型PAH患者接受贝前列素口服治疗后，运动耐量可出现非持续性改善。初始研究中的130例患者在12周治疗后，6分钟步行距离较基线增加；但后续研究中的116例患者，6分钟步行距离的改善效果持续未超过6个月。在两项研究中，与安慰剂组相比，药物治疗组均未显示出血流动力学显著改善，目前贝前列素仅在日本获批使用。对于已经接受口服内皮素受体拮抗剂或磷酸二酯酶-5抑制剂治疗的患者，用口服剂型的曲前列尼尔对于改善运动耐量无效。

药物联合治疗

PAH是一种致命性疾病，尽管许多患者应用单药治疗后运动耐量及功能分级均得到改善，但也有不少

患者在初始治疗后未能改善病情,或初始治疗的效果无法维持,或病情发生进展。当患者临床状况恶化之后,可以从一种药物换用另一种药物进行治疗。此外,也可以加入另一种药物进行联合治疗。事实上,在美国多中心 REVEAL 队列中的 2 438 例患者中,有 41% 的患者接受了两种 PAH 特异药物(钙通道阻滞剂除外),而 7.5% 的患者接受了 3 种药物治疗。但是,尽管联合用药的方法如此普遍,在应用多种药物治疗 PAH 患者时,究竟何种方法最有效且安全,目前相关数据十分有限。

在唯一的一项 PAH 药物联合治疗的随机对照试验中,33 例 IPAH 患者在应用依前列醇治疗 2d 之后随机接受波生坦或安慰剂治疗。两组患者的运动耐量及血流动力学指标均得到改善,但联合治疗与单药治疗相比,并无统计学显著差异。该试验的样本量很小,可能无法识别出有效性与安全性的差异。其他有关联合用药的随机试验包括序贯(或补充)用药,即给已经至少应用了一种药物的患者增加另一种 PAH 特异的药物。在一项对 67 例 PAH 患者进行的为期 12 周的试验中,与安慰剂组相比,在波生坦治疗基础上加用伊洛前列素吸入者在治疗 12 周后,6 分钟步行试验增加了 26m。在该研究中,伊洛前列素组出现临床恶化的时间也有所延迟。一项纳入 267 例 PAH 患者为期 16 周的研究中,在持续静脉输注依前列醇的基础上加用西地那非(最高 80mg,3 次/d),使者 6 分钟步行距离增加 29m,血流动力学指标及健康相关生活质量的指标也得到改善。基线时应用波生坦的患者,在加用他达那非治疗 16 周后,安慰剂校正后的 6 分钟步行距离增加了 23m。与之相反,在应用内皮素或磷酸二酯酶-5 抑制剂基础上加用口服曲前列尼尔,治疗 16 周后 6 分钟步行距离未增加。

■ 肺动脉高压的外科治疗

本书第 107 章将具体阐述肺移植,在此只需说明的是,对于充分药物治疗后仍无反应的 PAH 患者,肺移植仍然是重要的治疗选择之一。尽管美国改变了肺分配的策略,缩短了患者的等待时间,但在等待移植名单上的 PAH 患者的死亡率仍然超过了因为其他原因需进行肺移植的患者。为解决这一问题,经最佳药物治疗后病情仍进展的 PAH 患者,如果心脏指数 < $1.8L/(min \cdot m^2)$ 或右心房压力 > 15mmHg,将具有肺移植特别优先权。

对于重度 PAH 及对其他治疗反应不佳的患者,房间隔造口术可作为一种姑息治疗手段,也是进行肺移植之前的过渡。手术形成的右向左分流目的在于降低右心室的过度负荷,同时增加左心室前负荷,进而提高体循环灌注。目前尚无针对该治疗方法的对照研究,也没有循证依据支持选择患者的标准。有报道显示,在进行手术后患者症状得到显著缓解,但与此同时也有病例死亡的报道。房间隔造口术必须在有经验的机构实施。

肺动脉高压与急性肺源性心脏病或呼吸衰竭

在若干因素的影响下,PAH 患者可出现急性病情不稳定的状态。这些影响因素包括感染、饮食未控制所致容量负荷过重或药物并发症(表 72-10)。许多情况下,明确的可引起失代偿的急性诱发因素常难以识别。但无论诱发事件是什么,对于许多患者而言,一次急性应激将导致稳定的肺源性心脏病(肺心病)转变为快速进展的血流动力学衰竭。即使诱因不是血流动力学状态不稳定,也能导致患者快速出现急性进展性低氧血症。尽管诱发因素各不相同,每种诱因均可造成恶性循环,导致右心室功能降低并出现低血压(图 72-16)。急性低氧血症、肺血管收缩、发热及感染均可造成右心做功增加,使室壁张力增加,影响心室运动。心输出量下降将影响心肌灌注,并增加心室内压力。右心室容积及压力增加,可使室间隔移位,心

表 72-10　肺动脉高压患者出现急性血流动力学不稳定时的临床表现

急性发生/晚期表现
• 晕厥、休克、肾功能不全、腹水、低氧血症
急性药物治疗失败
• 用药依从性不佳,药物输注中断
• 药物不耐受(钙通道阻滞剂)
饮食未控制/液体潴留
感染(输注治疗所致脓毒症)
发热(环境导致、感染)
静脉血栓栓塞
药物/手术/麻醉
妊娠
快速心律失常(心房纤颤、心房扑动)
基础疾病活动(系统性红斑狼疮活动伴 PAH 加重可能对强化免疫抑制治疗有反应)

来源:JEFFERY ME, TAICHMAN DB. Management of the acutely ill patient with pulmonary arterial hypertension//MANDEL J, TAICHMAN DB. Pulmonary vascular disease. Philadelphia, PA: Saunders/Elsevier, 2006.

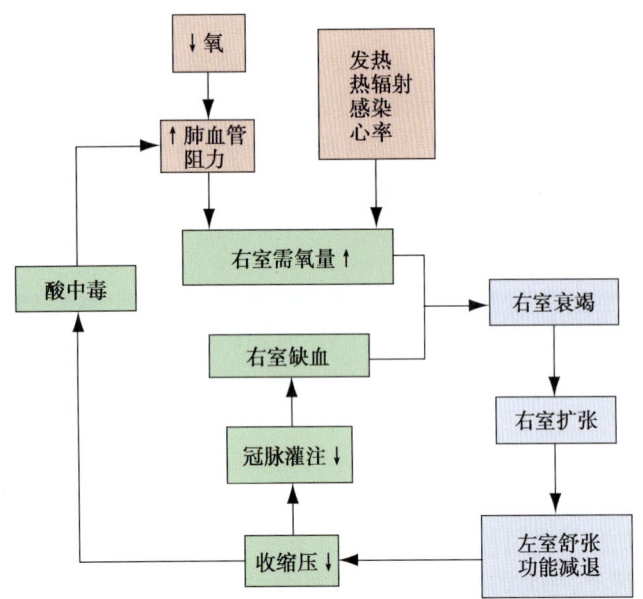

图 72-16 肺动脉高压患者出现急性右心功能恶化的机制。图中所示的恶性循环常导致呼吸衰竭和血流动力学不稳定的同时出现。图片获授权引自：JEFFERY ME, TAICHMAN DB. Management of the acutely ill patient with pulmonary arterial hypertension//MANDEL J, TAICHMAN DB. Pulmonary vascular disease. Philadelphia：Elsevier Science, 2006.

包压力升高，进而影响左心室充盈及其舒张功能。由此造成的低氧血症及心室缺血，以及呼吸功能受损及灌注不良导致的酸中毒，会使患者情况进一步恶化。

该状况的治疗目标与任何其他原因所致的血流动力学不稳定或呼吸窘迫的治疗目标相同：降低氧耗，提高氧输送。因此，支持治疗的目标是逆转低血压及低氧血症，具体方法包括：适当的液体管理、降低右心室后负荷、心脏功能支持、氧疗以及必要时进行机械通气（图72-17）。目前关于PAH患者出现急性血流动力学不稳定时的处理，尚缺少足够的数据。现有关于各种药物研究的对象大多数是心脏手术后出现急性右心功能不全的患者，这一部分患者通常并没有潜在的严重肺血管疾病。同样重要的是，我们应该认识到应用选择性进行的急性血管舒张试验结果推测血流动力学不稳定PAH患者的管理措施，也具有一定局限性。

尽管静脉输液通常是处理危重疾病所致低血压的第一步，也是常使用的最重要手段，但对于PAH及右心室衰竭患者进行快速输液时必须格外谨慎，临床医生应对患者进行密切监测并警惕过量输液所致病情恶化的征象。快速输液通常是处理低血压适当的初始措施，尤其是在存在感染或其他易造成低血容量因素情况下。然而对于PAH或慢性肺心病患者，急性低血压通常由右心异常扩张进而导致右心室及左心室功能不全所致。在这种情况下，需要减少液体负荷以恢复右心室功能，并可能需要给予血管活性药物维持血流动力学稳定，与此同时可通过使用利尿剂以减

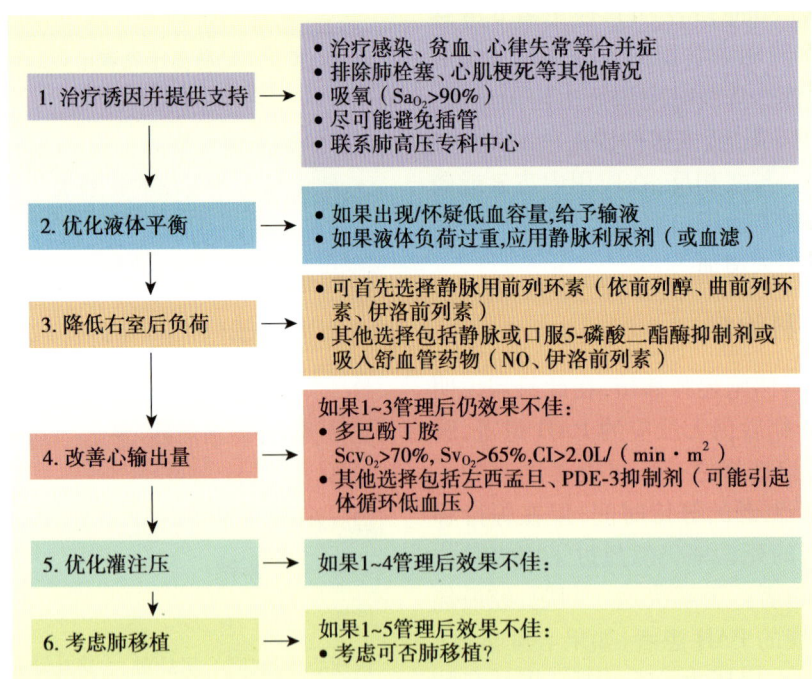

图 72-17 肺动脉高压导致右心室衰竭的危重患者的血流动力学管理。具体选择某种方法，依赖于患者的个体情况。在很多情况下，这些处理策略需要同时进行，而非序贯进行。CI：心脏指数；IV：静脉用药；PDE-5：磷酸二酯酶-5；PH：肺高压；RV：右心室；SCV$_{O_2}$：中心静脉氧饱和度；SV$_{O_2}$：混合静脉氧饱和度。获授权引自：HOEPER MM, GRANTON J. Intensive care unit management of patients with severe pulmonary hypertension and right heart failure. Am J Respir Crit Care Med, 2011, 184(10)：1114-1124.

少液体负荷。

现有关于血管活性药物选择的数据较少，难以提供确实可靠的指导。临床上通常选择具有正性肌力作用的去甲肾上腺素或多巴酚丁胺，情况允许时，则应尽量避免使用去氧肾上腺素等可能收缩肺血管的药物。由于任何一类血管活性药物均可能造成心动过速，并进一步影响心室充盈及输出，都应谨慎使用这些药物。如果患者耐受，静脉应用肺血管舒张药物（如依前列醇）能够显著改善患者即刻及长期状况。但是静脉或口服肺血管舒张药物因其全身效应，常可造成低血压。在患者急性血流动力学不稳定的情况下，选择应用吸入制剂（伊洛前列素、一氧化氮、依前列醇雾化或米力农）更好。一小部分血流动力学稳定的PAH患者给予磷酸二酯酶-5静脉注射治疗，但是否对于危重患者也有效，目前尚无研究。

氧气是强有力的肺血管舒张因子，应予患者足够高的吸氧浓度以避免低氧血症。应尽可能避免进行机械通气，因为正压通气会影响血流动力学，而且机械通气时需要应用镇静剂。但有创通气支持可能常是不可避免的。当患者需接受机械通气时，应与其他呼吸衰竭患者所遵循的原则一致，但对于PAH患者，某些特定的要点需格外关注。当肺泡过度扩张时，肺泡内血管被牵拉，阻力升高，而低肺容积时形成的肺不张则压迫肺泡外血管，增加其阻力。因此，在这两种极端情况下均会出现PVR增高。给予患者呼气末正压时也应警惕，因其可能导致肺泡血管过度扩张并使其阻力增高。由于高碳酸血症可促使肺血管收缩，允许性低通气（及高碳酸血症）的肺保护策略应在严密监测下实施，以确保其在总体上使患者获益。曾有报道称经验性应用高通气诱导轻度碱中毒使肺血管舒张，但需避免动态过度充气。最后，应注意避免采用可诱发患者躁动的操作（如气道内吸引），因其可能促使血管阻力进一步升高。必须进行这类操作时，可适当给予镇静及镇痛。

一些急性发病的患者可能需要进行肺移植。尽管经验有限，体外膜氧合（extracorporeal membrane oxygenation，ECMO）已被用于个别PAH及右心室衰竭的危重患者，并成功支持其度过等待肺移植的时间。颈内静脉留置的新型双通道管路可允许患者在转运的同时进行ECMO。一种置于肺动脉及左心房之间的无泵驱动给氧系统，也可为等待肺移植的危重患者提供支持。

张茉沁　译

高占成　审校

参考文献

[1] MANDEL J, TAICHMAN DB. Pulmonary vascular disease. Philadelphia, PA: Elsevier Inc, 2006.

[2] YUAN JX, GARCIA JG, HALES CA, et al. Textbook of pulmonary vascular disease. New York, NY: Springer, 2011.

[3] ROMBERG E. [Uber Sklerose der Lungen Arterie]. Dtsch Arch Klin Med, 1891, 48:197–206.

[4] DRESDALE DT, SCHULTZ M, MICHTOM RJ. Primary pulmonary hypertension. I. Clinical and hemodynamic study. Am J Med, 1951, 11(6):686–705.

[5] RUNO JR, LOYD JE. Primary pulmonary hypertension. Lancet, 2003, 361(9368):1533–1544.

[6] SIMONNEAU G, GATZOULIS MA, ADATIA I, et al. Updated clinical classification of pulmonary hypertension. J Am Coll Cardiol, 2013, 62(25 Suppl):D34–D41.

[7] YUAN JX, RUBIN LJ. Pathophysiology of pulmonary hypertension// SCHARF SM. Respiratory-circulation interactions in health and disease. New York, NY: Marcel Dekker, Inc, 2001, 447–477.

[8] MANDEGAR M, FUNG YC, HUANG W, et al. Cellular and molecular mechanisms of pulmonary vascular remodeling: role in the development of pulmonary hypertension. Microvasc Res, 2004, 68(2):75–103.

[9] MORRELL NW, ADNOT S, ARCHER SL, et al. Cellular and molecular basis of pulmonary arterial hypertension. J Am Coll Cardiol, 2009, 54(1 Suppl):S20–S31.

[10] PIETRA GG. Histopathology of primary pulmonary hypertension. Chest, 1994, 105(2 Suppl):2S–6S.

[11] RUBIN LJ. Primary pulmonary hypertension. N Engl J Med, 1997, 336(2):111–117.

[12] WAGENVOORT CA, WAGENVOORT N. Pulmonary vascular bed: normal anatomy and responses to disease//MOSER KM. Pulmonary vascular diseases: lung biology in health and disease. New York, NY: Marcel Dekker, Inc, 1979: 1–109.

[13] WAGENVOORT CA, WAGENVOORT H. Primary pulmonary hypertension: a pathologic study of the lung vessels in 156 classically diagnosed cases. Circulation, 1970, 42:1163–1184.

[14] HISHIKAWA K, NAKAKI T, MARUMO T, et al. Pressure promotes DNA synthesis in rat cultured vascular smooth muscle cells. J Clin Invest, 1994, 93(5):1975–1980.

[15] HEATH D, SMITH P, GOSNEY J, et al. The pathology of the early and late stages of primary pulmonary hypertension. Br Heart J, 1987, 58(3):204–213.

[16] WARD JP, MCMURTRY IF. Mechanisms of hypoxic pulmonary vasoconstriction and their roles in pulmonary hypertension: new findings for an old problem. Curr Opin Pharmacol, 2009, 9(3):287–296.

[17] FISHMAN AP. Hypoxia on the pulmonary circulation. How and where it acts. Circ Res, 1976, 38(4):221–231.

[18] SYLVESTER JT, SHIMODA LA, AARONSON PI, et al. Hypoxic pulmonary vasoconstriction. Physiol Rev, 2012, 92(1):367–520.

[19] YUAN JX. Hypoxic pulmonary vasoconstriction: cellular and molecular mechanisms. Boston: Kluwer Academic Publishers, 2004.

[20] FAGAN KA, OKA M, BAUER NR, et al. Attenuation of acute hypoxic pulmonary vasoconstriction and hypoxic pulmonary hypertension in mice by inhibition of Rho-kinase. Am J Physiol Lung Cell Mol Physiol, 2004, 287(4):L656–L664.

[21] NAGAOKA T, MORIO Y, CASANOVA N, et al. Rho/Rho kinase signaling mediates increased basal pulmonary vascular tone in chronically hypoxic rats. Am J Physiol Lung Cell Mol Physiol, 2004,

287(4):L665–L672.

[22] DE MEER K, HEYMANS HS, ZIJLSTRA WG. Physical adaptation of children to life at high altitude. Eur J Pediatr, 1995, 154(4):263–272.

[23] SHIMODA LA, WANG J, SYLVESTER JT. Ca²⁺ channels and chronic hypoxia. Microcirculation, 2006, 13(8):657–670.

[24] MASRI FA, XU W, COMHAIR SA, et al. Hyperproliferative apoptosis-resistant endothelial cells in idiopathic pulmonary arterial hypertension. Am J Physiol Lung Cell Mol Physiol, 2007, 293(3):L548–L554.

[25] STENMARK KR, DAVIE N, FRID M, et al. Role of the adventitia in pulmonary vascular remodeling. Physiology (Bethesda), 2006, 21:134–145.

[26] STENMARK KR, FAGAN KA, FRID MG. Hypoxia-induced pulmonary vascular remodeling: cellular and molecular mechanisms. Circ Res, 2006, 99(7):675–691.

[27] GOLOVINA VA, PLATOSHYN O, BAILEY CL, et al. Upregulated TRP and enhanced capacitative Ca²⁺ entry in human pulmonary artery myocytes during proliferation. Am J Physiol Heart Circ Physiol, 2001, 280(2):H746–H755.

[28] PLATOSHYN O, GOLOVINA VA, BAILEY CL, et al. Sustained membrane depolarization and pulmonary artery smooth muscle cell proliferation. Am J Physiol Cell Physiol, 2000, 279(5):C1540–C1549.

[29] ZHANG S, FANTOZZI I, TIGNO DD, et al. Bone morphogenetic proteins induce apoptosis in human pulmonary vascular smooth muscle cells. Am J Physiol Lung Cell Mol Physiol, 2003, 285(3):L740–L754.

[30] RABINOVITCH M. Elastase and the pathobiology of unexplained pulmonary hypertension. Chest, 1998, 114(3 Suppl):213S–224S.

[31] STENMARK KR, DURMOWICZ AG, DEMPSEY EC. Modulation of vascular wall cell phenotype in pulmonary hypertension//BISHOP JE, REEVES JJ, LAURENT GJ. Pulmonary Vascular Remodeling. London, UK: Portland Press, 1995.

[32] PIETRA GG. The pathology of primary pulmonary hypertension//RUBIN LJ, RICH S, ED. Primary pulmonary hypertension. New York, NY: Marcel Dekker, Inc, 1997, 19–61.

[33] VOELKEL NF, TUDER RM, WEIR EK. Pathophysiology of primary pulmonary hypertension: from physiology to molecular mechanisms//RUBIN LJ, RICH S. Primary pulmonary hypertension. New York, NY: Marcel Dekker, Inc, 1997, 83–129.

[34] COOL CD, STEWART JS, WERAHERA P, et al. Three-dimensional reconstruction of pulmonary arteries in plexiform pulmonary hypertension using cell-specific markers. Evidence for a dynamic and heterogeneous process of pulmonary endothelial cell growth. Am J Pathol, 1999, 155(2):411–419.

[35] YEAGER ME, HALLEY GR, GOLPON HA, Microsatellite instability of endothelial cell growth and apoptosis genes within plexiform lesions in primary pulmonary hypertension. Circ Res, 2001, 88(1):E2–E11.

[36] JAMISON BM, MICHEL RP. Different distribution of plexiform lesions in primary and secondary pulmonary hypertension. Hum Pathol, 1995, 26(9):987–993.

[37] PIETRA GG. The histopathology of primary pulmonary hypertension//FISHMAN AP. The pulmonary circulation: normal and abnormal. mechanisms, management, and the National Registry. Philadelphia, PA: University of Pennsylvania Press, 1990, 459–472.

[38] MOSCHOWITZ E, RUBIN E, STRAUSS L. Hypertension of the pulmonary circulation due to congenital glomoid obstruction of the pulmonary arteries. Am J Pathol, 1961, 39:75–93.

[39] COOL CD, KENNEDY D, VOELKEL NF, et al. Pathogenesis and evolution of plexiform lesions in pulmonary hypertension associated with scleroderma and human immunodeficiency virus infection. Hum Pathol, 1997, 28(4):434–442.

[40] SMITH P, HEATH D, YACOUB M, et al. The ultrastructure of plexogenic pulmonary arteriopathy. J Pathol, 1990, 160(2):111–121.

[41] YI ES, KIM H, AHN H, et al. Distribution of obstructive intimal lesions and their cellular phenotypes in chronic pulmonary hypertension. A morphometric and immunohistochemical study. Am J Respir Crit Care Med, 2000, 162(4 Pt 1):1577–1586.

[42] TUDER RM, GROVES B, BADESCH DB, et al. Exuberant endothelial cell growth and elements of inflammation are present in plexiform lesions of pulmonary hypertension. Am J Pathol, 1994, 144(2):275–285.

[43] LEE SD, SHROYER KR, MARKHAM NE, et al. Monoclonal endothelial cell proliferation is present in primary but not secondary pulmonary hypertension. J Clin Invest, 1998, 101(5):927–934.

[44] BJORNSSON J, EDWARDS WD. Primary pulmonary hypertension: a histopathologic study of 80 cases. Mayo Clin Proc, 1985, 60(1):16–25.

[45] COHEN M, FUSTER V, EDWARDS WD. Anticoagulation in the treatment of pulmonary hypertension//FISHMAN AP. The pulmonary circulation: normal and abnormal. mechanisms, management, and the National Registry. Philadelphia, PA: University of Pennsylvania Press, 1990, 501–510.

[46] FUSTER V, STEELE PM, EDWARDS WD, et al. Primary pulmonary hypertension: natural history and the importance of thrombosis. Circulation, 1984, 70(4):580–587.

[47] HERVE P, HUMBERT M, SITBON O, et al. Pathobiology of pulmonary hypertension. The role of platelets and thrombosis. Clin Chest Med, 2001, 22(3):451–458.

[48] CHRISTMAN BW, MCPHERSON CD, NEWMAN JH, et al. An imbalance between the excretion of thromboxane and prostacyclin metabolites in pulmonary hypertension. N Engl J Med, 1992, 327(2):70–75.

[49] WANG Z, CHESLER NC. Pulmonary vascular wall stiffness: an important contributor to the increased right ventricular afterload with pulmonary hypertension. Pulm Circ, 2011, 1(2):212–223.

[50] DAVIES H, WILLIAMS J, WOOD P. Lung stiffness in states of abnormal pulmonary blood flow and pressure. Br Heart J, 1962, 24:129–138.

[51] HUMBERT M, MORRELL NW, ARCHER SL, et al. Cellular and molecular pathobiology of pulmonary arterial hypertension. J Am Coll Cardiol, 2004, 43(12 Suppl S):13S–24S.

[52] JEFFERY TK, MORRELL NW. Molecular and cellular basis of pulmonary vascular remodeling in pulmonary hypertension. Prog Cardiovasc Dis, 2002, 45(3):173–202.

[53] JONES PL, RABINOVITCH M. Tenascin-C is induced with progressive pulmonary vascular disease in rats and is functionally related to increased smooth muscle cell proliferation. Circ Res, 1996, 79(6):1131–1142.

[54] IVY DD, MCMURTRY IF, COLVIN K, et al. Development of occlusive neointimal lesions in distal pulmonary arteries of endothelin B receptor-deficient rats: a new model of severe pulmonary arterial hypertension. Circulation, 2005, 111(22):2988–2996.

[55] JONES PL, CHAPADOS R, BALDWIN HS, et al. Altered hemodynamics controls matrix metalloproteinase activity and tenascin-C expression in neonatal pig lung. Am J Physiol Lung Cell Mol Physiol, 2002, 282(1):L26–L35.

[56] COWAN KN, JONES PL, RABINOVITCH M. Elastase and matrix metalloproteinase inhibitors induce regression, and tenascin-C antisense prevents progression, of vascular disease. J Clin Invest, 2000, 105(1):21–34.

[57] JONES PL, COWAN KN, RABINOVITCH M. Tenascin-C, proliferation and subendothelial fibronectin in progressive pulmonary vascular disease. Am J Pathol, 1997, 150(4):1349–1360.

[58] IHIDA-STANSBURY K, MCKEAN DM, GEBB SA, et al. Paired-related homeobox gene Prx1 is required for pulmonary vascular development. Circ Res, 2004, 94(11):1507–1514.

[59] WOOD P. Pulmonary hypertension with special reference to the vasoconstrictive factor. Br Heart J, 1958, 20(4):557–570.

[60] STEUDEL W, ICHINOSE F, HUANG PL, et al. Pulmonary vaso-constriction and hypertension in mice with targeted disruption of the endothelial nitric oxide synthase (NOS3) gene. Circ Res, 1997, 81(1):34–41.

[61] OZAKI M, KAWASHIMA S, YAMASHITA T, et al. Reduced hypoxic pulmonary vascular remodeling by nitric oxide from the endothelium. Hypertension, 2001, 37(2):322–327.

[62] FAGAN KA, FOUTY BW, TYLER RC, et al. The pulmonary circula-tion of homozygous or heterozygous eNOS-null mice is hyperrespon-sive to mild hypoxia. J Clin Invest, 1999, 103(2):291–299.

[63] ZHAO YD, COURTMAN DW, DENG Y, et al. Rescue of monocro-taline-induced pulmonary arterial hypertension using bone mar-row-derived endothelial-like progenitor cells: efficacy of combined cell and eNOS gene therapy in established disease. Circ Res, 2005, 96(4):442–450.

[64] CLARK RH, KUESER TJ, WALKER MW, et al. Low-dose nitric oxide therapy for persistent pulmonary hypertension of the newborn. Clinical inhaled nitric oxide research group. N Engl J Med, 2000, 342(7):469–474.

[65] BUENO M, WANG J, MORA AL, et al. Nitrite signaling in pul-monary hypertension: mechanisms of bioactivation, signaling, and therapeutics. Antioxid Redox Signal, 2013, 18(14):1797–1809.

[66] ZUCKERBRAUN BS, GEORGE P, GLADWIN MT. Nitrite in pul-monary arterial hypertension: therapeutic avenues in the setting of dysregulated arginine/nitric oxide synthase signalling. Cardiovasc Res, 2011, 89(3):542–552.

[67] ZUCKERBRAUN BS, SHIVA S, IFEDIGBO E, et al. Nitrite potently inhibits hypoxic and inflammatory pulmonary arterial hypertension and smooth muscle proliferation via xanthine oxidoreductase-depen-dent nitric oxide generation. Circulation, 2010, 121(1):98–109.

[68] PETKOV V, MOSGOELLER W, ZIESCHE R, et al. Vasoactive intestinal peptide as a new drug for treatment of primary pulmonary hypertension. J Clin Invest, 2003, 111(9):1339–1346.

[69] LEUCHTE HH, BAEZNER C, BAUMGARTNER RA, et al. Inhalation of vasoactive intestinal peptide in pulmonary hyperten-sion. Eur Respir J, 2008, 32(5):1289–1294.

[70] FISHMAN AP. The pulmonary circulation: normal and abnormal. Philadelphia, PA: University of Pennsylvania Press, 1990.

[71] ROTHMAN RB, AYESTAS MA, DERSCH CM, et al. Aminorex, fenfluramine, and chlorphentermine are serotonin transporter substrates. Implications for primary pulmonary hypertension. Circulation, 1999, 100(8):869–875.

[72] HERVE P, LAUNAY JM, SCROBOHACI ML, et al. Increased plasma serotonin in primary pulmonary hypertension. Am J Med, 1995, 99(3):249–254.

[73] MACLEAN MR, DEUCHAR GA, HICKS MN, et al. Overexpression of the 5-hydroxytryptamine transporter gene: effect on pulmo-nary hemodynamics and hypoxia-induced pulmonary hypertension. Circulation, 2004, 109(17):2150–2155.

[74] EDDAHIBI S, HANOUN N, LANFUMEY L, et al. Attenuated hypoxic pulmonary hypertension in mice lacking the 5-hydroxy-tryptamine transporter gene. J Clin Invest, 2000, 105(11):1555–1562.

[75] GUIGNABERT C, RAFFESTIN B, BENFERHAT R, et al. Serotonin transporter inhibition prevents and reverses monocrotaline-induced pulmonary hypertension in rats. Circulation, 2005, 111(21):2812–2819.

[76] EDDAHIBI S, CHAOUAT A, MORRELL N, et al. Polymorphism of the serotonin transporter gene and pulmonary hypertension in chronic obstructive pulmonary disease. Circulation, 2003, 108(15):1839–1844.

[77] EDDAHIBI S, HUMBERT M, FADEL E, et al. Serotonin transporter overexpression is responsible for pulmonary artery smooth muscle hyperplasia in primary pulmonary hypertension. J Clin Invest, 2001, 108(8):1141–1150.

[78] MACHADO RD, KOEHLER R, GLISSMEYER E, et al. Genetic association of the serotonin transporter in pulmonary arterial hyper-tension. Am J Respir Crit Care Med, 2006, 173(7):793–797.

[79] DUMITRASCU R, KULCKE C, KONIGSHOFF M, et al. Terguride ameliorates monocrotaline-induced pulmonary hypertension in rats. Eur Respir J, 2011, 37(5):1104–1118.

[80] GHOFRANI HA, AL-HITI H, VONK-NOORDEGRAAF A, et al. Proof-of-concept study to investigate the efficacy, hemodynamics and tolerability of terguride vs. placebo in subjects with pulmonary arterial hypertension: results of a double blind, randomised, pro-spective phase IIa study. Am J Respir Crit Care Med 2012;185:1. MeetingAbstracts.

[81] GIAID A, YANAGISAWA M, LANGLEBEN D, et al. Expression of endothelin-1 in the lungs of patients with pulmonary hypertension. N Engl J Med, 1993, 328(24):1732–1739.

[82] RUBENS C, EWERT R, HALANK M, et al. Big endothelin-1 and endothelin-1 plasma levels are correlated with the severity of primary pulmonary hypertension. Chest, 2001, 120(5):1562–1569.

[83] YAMAKAMI T, TAGUCHI O, GABAZZA EC, et al. Arterial endo-thelin-1 level in pulmonary emphysema and interstitial lung disease. Relation with pulmonary hypertension during exercise. Eur Respir J, 1997, 10(9):2055–2060.

[84] CAMBREY AD, HARRISON NK, DAWES KE, et al. Increased levels of endothelin-1 in bronchoalveolar lavage fluid from patients with systemic sclerosis contribute to fibroblast mitogenic activity in vitro. Am J Respir Cell Mol Biol, 1994, 11(4):439–445.

[85] YANG Z, KRASNICI N, LÜSCHER TF. Endothelin-1 potentiates human smooth muscle cell growth to PDGF: effects of ETA and ETB receptor blockade. Circulation, 1999, 100(1):5–8.

[86] HELSET E, LINDAL S, OLSEN R, et al. Endothelin-1 causes sequen-tial trapping of platelets and neutrophils in pulmonary microcircula-tion in rats. Am J Physiol, 1996, 271(4 Pt 1):L538–L546.

[87] HOCHER B, SCHWARZ A, FAGAN KA, et al. Pulmonary fibrosis and chronic lung inflammation in ET-1 transgenic mice. Am J Respir Cell Mol Biol, 2000, 23(1):19–26.

[88] DAVIE N, HALEEN SJ, UPTON PD, et al. ETA and ETB receptors modulate the proliferation of human pulmonary artery smooth mus-cle cells. Am J Respir Crit Care Med, 2002, 165(3):398–405.

[89] KUC RE, DAVENPORT AP. Endothelin-A-receptors in human aorta and pulmonary arteries are downregulated in patients with cardio-vascular disease: an adaptive response to increased levels of endothe-lin-1? J Cardiovasc Pharmacol, 2000, 36(5 Suppl 1):S377–S379.

[90] RUBIN LJ, BADESCH DB, BARST RJ, et al. Bosentan therapy for pulmonary arterial hypertension. N Engl J Med, 2002, 346(12):896–903.

[91] BARST RJ, RICH S, WIDLITZ A, et al. Clinical efficacy of sitax-sentan, an endothelin-A receptor antagonist, in patients with pul-monary arterial hypertension: open-label pilot study. Chest, 2002, 121(6):1860–1868.

[92] MCLAUGHLIN V, SITBON O, RUBIN LJ. The effect of first-line bosentan on survival of patients with primary pulmonary hyperten-sion. Am J Respir Crit Care Med, 2003, 167(7).

[93] DU L, SULLIVAN CC, CHU D, et al. Signaling molecules in non-familial pulmonary hypertension. N Engl J Med, 2003, 348(6):500–509.

[94] THISTLETHWAITE PA, LEE SH, DU LL, et al. Human angiopoietin gene expression is a marker for severity of pulmonary hypertension in patients undergoing pulmonary thromboendarterectomy. J Thorac Cardiovasc Surg, 2001, 122(1):65–73.

[95] ZHAO YD, CAMPBELL AI, ROBB M, et al. Protective role of angiopoietin-1 in experimental pulmonary hypertension. Circ Res, 2003, 92(9):984–991.

[96] HIROSE S, HOSODA Y, FURUYA S, et al. Expression of vascular endothelial growth factor and its receptors correlates closely with formation of the plexiform lesion in human pulmonary hypertension. Pathol Int, 2000, 50(6):472–479.

[97] TUDER RM, CHACON M, ALGER L, et al. Expression of angiogenesis-related molecules in plexiform lesions in severe pulmonary hypertension: evidence for a process of disordered angiogenesis. J Pathol, 2001, 195(3):367–374.

[98] CHRISTOU H, YOSHIDA A, ARTHUR V, et al. Increased vascular endothelial growth factor production in the lungs of rats with hypoxia-induced pulmonary hypertension. Am J Respir Cell Mol Biol, 1998, 18(6):768–776.

[99] CAMPBELL AI, ZHAO Y, SANDHU R, et al. Cell-based gene transfer of vascular endothelial growth factor attenuates monocrotaline-induced pulmonary hypertension. Circulation, 2001, 104(18):2242–2248.

[100] PERROS F, MONTANI D, DORFMULLER P, et al. Platelet-derived growth factor expression and function in idiopathic pulmonary arterial hypertension. Am J Respir Crit Care Med, 2008, 178(1):81–88.

[101] GHOFRANI HA, SEEGER W, GRIMMINGER F. Imatinib for the treatment of pulmonary arterial hypertension. N Engl J Med, 2005, 353(13):1412–1413.

[102] GHOFRANI HA, MORRELL NW, HOEPER MM, et al. Imatinib in pulmonary arterial hypertension patients with inadequate response to established therapy. Am J Respir Crit Care Med, 2010, 182(9):1171–1177.

[103] DIAMANT M, TUSHUIZEN ME, STURK A, et al. Cellular microparticles: new players in the field of vascular disease? Eur J Clin Invest, 2004, 34(6):392–401.

[104] AMABILE N, HEISS C, REAL WM, et al. Circulating endothelial microparticle levels predict hemodynamic severity of pulmonary hypertension. Am J Respir Crit Care Med, 2008, 177(11):1268–1275.

[105] TUAL-CHALOT S, GUIBERT C, MULLER B, et al. Circulating microparticles from pulmonary hypertensive rats induce endothelial dysfunction. Am J Respir Crit Care Med, 2010, 182(2):261–268.

[106] DENSMORE JC, SIGNORINO PR, OU J, et al. Endothelium-derived microparticles induce endothelial dysfunction and acute lung injury. Shock, 2006, 26(5):464–471.

[107] HUMBERT M, MONTI G, BRENOT F, et al. Increased interleukin-1 and interleukin-6 serum concentrations in severe primary pulmonary hypertension. Am J Respir Crit Care Med, 1995, 151(5):1628–1631.

[108] SOON E, HOLMES AM, TREACY CM, et al. Elevated levels of inflammatory cytokines predict survival in idiopathic and familial pulmonary arterial hypertension. Circulation, 2010, 122(9):920–927.

[109] BALABANIAN K, FOUSSAT A, DORFMULLER P, et al. CX3 C chemokine fractalkine in pulmonary arterial hypertension. Am J Respir Crit Care Med, 2002, 165(10):1419–1425.

[110] PERROS F, DORFMULLER P, SOUZA R, et al. Dendritic cell recruitment in lesions of human and experimental pulmonary hypertension. Eur Respir J, 2007, 29(3):462–468.

[111] SANCHEZ O, MARCOS E, PERROS F, et al. Role of endothelium-derived CC chemokine ligand 2 in idiopathic pulmonary arterial hypertension. Am J Respir Crit Care Med, 2007, 176(10):1041–1047.

[112] DORFMULLER P, ZARKA V, DURAND-GASSELIN I, et al. Chemokine RANTES in severe pulmonary arterial hypertension. Am J Respir Crit Care Med, 2002, 165(4):534–539.

[113] KUHR FK, SMITH KA, SONG MY, et al. New mechanisms of pulmonary arterial hypertension: role of Ca^{2+} signaling. Am J Physiol Heart Circ Physiol, 2012, 302(8):H1546–H1562.

[114] YU Y, FANTOZZI I, REMILLARD CV, et al. Enhanced expression of transient receptor potential channels in idiopathic pulmonary arterial hypertension. Proc Natl Acad Sci U S A, 2004, 101(38):13861–13866.

[115] YU Y, KELLER SH, REMILLARD CV, et al. A functional single-nucleotide polymorphism in the TRPC6 gene promoter associated with idiopathic pulmonary arterial hypertension. Circulation, 2009, 119(17):2313–2322.

[116] ZHANG S, DONG H, RUBIN LJ, et al. Upregulation of Na^+/Ca^{2+} exchanger contributes to the enhanced Ca^{2+} entry in pulmonary artery smooth muscle cells from patients with idiopathic pulmonary arterial hypertension. Am J Physiol Cell Physiol, 2007, 292(6):C2297–C2305.

[117] ZHANG S, PATEL HH, MURRAY F, et al. Pulmonary artery smooth muscle cells from normal subjects and IPAH patients show divergent cAMP-mediated effects on TRPC expression and capacitative Ca^{2+} entry. Am J Physiol Lung Cell Mol Physiol, 2007, 292(5):L1202–L1210.

[118] FIRTH AL, REMILLARD CV, PLATOSHYN O, et al. Functional ion channels in human pulmonary artery smooth muscle cells: voltage-dependent cation channels. Pulm Circ, 2011, 1(1):48–71.

[119] YU Y, SWEENEY M, ZHANG S, et al. PDGF stimulates pulmonary vascular smooth muscle cell proliferation by upregulating TRPC6 expression. Am J Physiol Cell Physiol, 2003, 284(2):C316–C330.

[120] SONG MY, MAKINO A, YUAN JX. STIM2 contributes to enhanced store-operated Ca^{2+} entry in pulmonary artery smooth muscle cells from patients with idiopathic pulmonary arterial hypertension. Pulm Circ, 2011, 1(1):84–94.

[121] MAKINO A, FIRTH AL, YUAN JX. Endothelial and smooth muscle cell ion channels in pulmonary vasoconstriction and vascular remodeling. Compr Physiol, 2011, 1(3):1555–1602.

[122] MICHELAKIS ED, MCMURTRY MS, WU XC, et al. Dichloroacetate, a metabolic modulator, prevents and reverses chronic hypoxic pulmonary hypertension in rats: role of increased expression and activity of voltage-gated potassium channels. Circulation, 2002, 105(2):244–250.

[123] PLATOSHYN O, YU Y, GOLOVINA VA, et al. Chronic hypoxia decreases Kv channel expression and function in pulmonary artery myocytes. Am J Physiol Lung Cell Mol Physiol, 2001, 280(4):L801–L812.

[124] POZEG ZI, MICHELAKIS ED, MCMURTRY MS, et al. In vivo gene transfer of the O2-sensitive potassium channel Kv1.5 reduces pulmonary hypertension and restores hypoxic pulmonary vasoconstriction in chronically hypoxic rats. Circulation, 2003, 107(15):2037–2044.

[125] GERACI MW, MOORE M, GESELL T, et al. Gene expression patterns in the lungs of patients with primary pulmonary hypertension: a gene microarray analysis. Circ Res, 2001, 88(6):555–562.

[126] YUAN JX, ALDINGER AM, JUHASZOVA M, et al. Dysfunctional voltage-gated K+ channels in pulmonary artery smooth muscle cells of patients with primary pulmonary hypertension. Circulation, 1998, 98(14):1400–1406.

[127] YUAN XJ, WANG J, JUHASZOVA M, et al. Attenuated K+ channel gene transcription in primary pulmonary hypertension. Lancet, 1998, 351(9104):726–727.

[128] WEIR EK, REEVE HL, HUANG JM, et al. Anorexic agents aminorex, fenfluramine, and dexfenfluramine inhibit potassium current in rat pulmonary vascular smooth muscle and cause pulmonary vasoconstriction. Circulation, 1996, 94(9):2216–2220.

[129] REMILLARD CV, YUAN JX. Activation of K+ channels: an essential pathway in programmed cell death. Am J Physiol Lung Cell Mol Physiol, 2004, 286(1):L49–L67.

[130] KRICK S, PLATOSHYN O, SWEENEY M, et al. Activation of K+ channels induces apoptosis in vascular smooth muscle cells. Am J Physiol Cell Physiol, 2001, 280(4):C970–C979.

[131] BROWN EM, BUTTERS R, KATZ C, et al. Neomycin mimics the effects of high extracellular calcium concentrations on parathyroid function in dispersed bovine parathyroid cells. Endocrinology, 1991, 128(6):3047–3054.

[132] CONIGRAVE AD, QUINN SJ, BROWN EM. L-amino acid sensing by the extracellular Ca²⁺-sensing receptor. Proc Natl Acad Sci U S A, 2000, 97(9):4814–4819.

[133] GOWEN M, STROUP GB, DODDS RA, et al. Antagonizing the parathyroid calcium receptor stimulates parathyroid hormone secretion and bone formation in osteopenic rats. J Clin Invest, 2000, 105(11):1595–1604.

[134] HU J, MCLARNON SJ, MORA S, et al. A region in the seven-transmembrane domain of the human Ca²⁺ receptor critical for response to Ca²⁺. J Biol Chem, 2005, 280(6):5113–5120.

[135] YAMAMURA A, GUO Q, YAMAMURA H, et al. Enhanced Ca²⁺-sensing receptor function in idiopathic pulmonary arterial hypertension. Circ Res, 2012, 111(4):469–481.

[136] ZHANG J, ZHOU J, CAI L, et al. Extracellular calcium-sensing receptor is critical in hypoxic pulmonary vasoconstriction. Antioxid Redox Signal, 2012, 17(3):471–484.

[137] BROWN EM, MACLEOD RJ. Extracellular calcium sensing and extracellular calcium signaling. Physiol Rev, 2001, 81(1):239–297.

[138] HOFER AM, BROWN EM. Extracellular calcium sensing and signalling. Nat Rev Mol Cell Biol, 2003, 4(7):530–538.

[139] MAGNO AL, WARD BK, RATAJCZAK T. The calcium-sensing receptor: a molecular perspective. Endocr Rev, 2011, 32(1):3–30.

[140] YU J, TAYLOR L, WILSON J, et al. Altered expression and signal transduction of endothelin-1 receptors in heritable and idiopathic pulmonary arterial hypertension. J Cell Physiol, 2013, 228(2):322–329.

[141] LAUNAY JM, HERVE P, PEOC'H K, et al. Function of the serotonin 5-hydroxytryptamine 2B receptor in pulmonary hypertension. Nat Med, 2002, 8(10):1129–1135.

[142] BLAUSTEIN MP, LEDERER WJ. Sodium/calcium exchange: its physiological implications. Physiol Rev, 1999, 79(3):763–854.

[143] LEMOS VS, POBURKO D, LIAO CH, et al. Na⁺ entry via TRPC6 causes Ca²⁺ entry via NCX reversal in ATP stimulated smooth muscle cells. Biochem Biophys Res Commun, 2007, 352(1):130–134.

[144] SCHACH C, FIRTH AL, XU M, et al. Regulation of pulmonary vasoconstriction by agonists and caveolae. Exp Lung Res, 2008, 34(4):195–208.

[145] SAUZEAU V, LE JEUNE H, CARIO-TOUMANIANTZ C, et al. Cyclic GMP-dependent protein kinase signaling pathway inhibits RhoA-induced Ca²⁺ sensitization of contraction in vascular smooth muscle. J Biol Chem, 2000, 275(28):21722–21729.

[146] SAWADA N, ITOH H, YAMASHITA J, et al. cGMP-dependent protein kinase phosphorylates and inactivates RhoA. Biochem Biophys Res Commun, 2001, 280(3):798–805.

[147] CHEN CN, WATSON G, ZHAO L. Cyclic guanosine monophosphate signalling pathway in pulmonary arterial hypertension. Vascul Pharmacol, 2012, 58(3):211–218.

[148] GALIE N, GHOFRANI HA, TORBICKI A, et al. Sildenafil citrate therapy for pulmonary arterial hypertension. N Engl J Med, 2005, 353(20):2148–2157.

[149] GALIE N, BRUNDAGE BH, GHOFRANI HA, et al. Tadalafil therapy for pulmonary arterial hypertension. Circulation, 2009, 119(22):2894–2903.

[150] OGAWA A, FIRTH AL, SMITH KA, et al. PDGF enhances store-operated Ca²⁺ entry by upregulating STIM1/Orai1 via activation of Akt/mTOR in human pulmonary arterial smooth muscle cells. Am J Physiol Cell Physiol, 2012, 302(2):C405–C411.

[151] ROSS R. Platelet-derived growth factor. Annu Rev Med, 1987, 38:71–79.

[152] BRUNET A, BONNI A, ZIGMOND MJ, et al. Akt promotes cell survival by phosphorylating and inhibiting a Forkhead transcription factor. Cell, 1999, 96(6):857–868.

[153] KRYMSKAYA VP, SNOW J, CESARONE G, et al. mTOR is required for pulmonary arterial vascular smooth muscle cell proliferation under chronic hypoxia. Faseb J, 2011, 25(6):1922–1933.

[154] WESSLER JD, STEINGART RM, SCHWARTZ GK, et al. Dramatic improvement in pulmonary hypertension with rapamycin. Chest, 2010, 138(4):991–993.

[155] OGAWA A, FIRTH AL, YAO W, et al. Inhibition of mTOR attenuates store-operated Ca²⁺ entry in cells from endarterectomized tissues of patients with chronic thromboembolic pulmonary hypertension. Am J Physiol Lung Cell Mol Physiol, 2009, 297(4):L666–L676.

[156] SOMLYO AP, SOMLYO AV. Ca²⁺ sensitivity of smooth muscle and nonmuscle myosin II: modulated by G proteins, kinases, and myosin phosphatase. Physiol Rev, 2003, 83(4):1325–1358.

[157] UEHATA M, ISHIZAKI T, SATOH H, et al. Calcium sensitization of smooth muscle mediated by a Rho-associated protein kinase in hypertension. Nature, 1997, 389(6654):990–994.

[158] SAKURADA S, TAKUWA N, SUGIMOTO N, et al. Ca²⁺-dependent activation of Rho and Rho kinase in membrane depolarization-induced and receptor stimulation-induced vascular smooth muscle contraction. Circ Res, 2003, 93(6):548–556.

[159] DO E Z, FUKUMOTO Y, TAKAKI A, et al. Evidence for Rho-kinase activation in patients with pulmonary arterial hypertension. Circ J, 2009, 73(9):1731–1739.

[160] GUILLUY C, EDDAHIBI S, AGARD C, et al. RhoA and Rho kinase activation in human pulmonary hypertension: role of 5-HT signaling. Am J Respir Crit Care Med, 2009, 179(12):1151–1158.

[161] FUKUMOTO Y, MATOBA T, ITO A, et al. Acute vasodilator effects of a Rho-kinase inhibitor, fasudil, in patients with severe pulmonary hypertension. Heart, 2005, 91(3):391–392.

[162] ISHIKURA K, YAMADA N, ITO M, et al. Beneficial acute effects of Rho-kinase inhibitor in patients with pulmonary arterial hypertension. Circ J, 2006, 70(2):174–178.

[163] GRIDLEY T. Notch signaling in the vasculature. Curr Top Dev Biol, 2010, 92:277–309.

[164] LI X, ZHANG X, LEATHERS R, et al. Notch3 signaling promotes the development of pulmonary arterial hypertension. Nat Med, 2009, 15(11):1289–1297.

[165] BRAY SJ. Notch signalling: a simple pathway becomes complex. Nat Rev Mol Cell Biol, 2006, 7(9):678–689.

[166] KOPAN R, ILAGAN MX. The canonical Notch signaling pathway: unfolding the activation mechanism. Cell, 2009, 137(2):216–233.

[167] THISTLETHWAITE PA, LI X, ZHANG X. Notch signaling in pulmonary hypertension. Adv Exp Med Biol, 2010, 661:279–298.

[168] JIN S, HANSSON EM, TIKKA S, et al. Notch signaling regulates platelet-derived growth factor receptor-β expression in vascular smooth muscle cells. Circ Res, 2008, 102(12):1483–1491.

[169] OVERBEEK MJ, BOONSTRA A, VOSKUYL AE, et al. Platelet-derived growth factor receptor-b and epidermal growth factor receptor in pulmonary vasculature of systemic sclerosis-associated pulmonary arterial hypertension versus idiopathic pulmonary arterial

hypertension and pulmonary veno-occlusive disease: a case-control study. Arthritis Res Ther, 2011, 13(2):R61.

[170] STEWART DJ. Bone morphogenetic protein receptor-2 and pulmonary arterial hypertension: unraveling a riddle inside an enigma? Circ Res, 2005, 96(10):1033–1035.

[171] ATKINSON C, STEWART S, UPTON PD, et al. Primary pulmonary hypertension is associated with reduced pulmonary vascular expression of type II bone morphogenetic protein receptor. Circulation, 2002, 105(14):1672–1678.

[172] MORRELL NW, YANG X, UPTON PD, et al. Altered growth responses of pulmonary artery smooth muscle cells from patients with primary pulmonary hypertension to transforming growth factor-b1 and bone morphogenetic proteins. Circulation, 2001, 104(7):790–795.

[173] YANG X, LONG L, SOUTHWOOD M, et al. Dysfunctional Smad signaling contributes to abnormal smooth muscle cell proliferation in familial pulmonary arterial hypertension. Circ Res, 2005, 96(10):1053–1063.

[174] COGAN JD, PAUCIULO MW, BATCHMAN AP, et al. High frequency of BMPR2 exonic deletions/duplications in familial pulmonary arterial hypertension. Am J Respir Crit Care Med, 2006, 174(5):590–598.

[175] DENG Z, MORSE JH, SLAGER SL, et al. Familial primary pulmonary hypertension (gene PPH1) is caused by mutations in the bone morphogenetic protein receptor-II gene. Am J Hum Genet, 2000, 67(3):737–744.

[176] LANE KB, MACHADO RD, PAUCIULO MW, et al. Heterozygous germline mutations in BMPR2, encoding a TGF-b receptor, cause familial primary pulmonary hypertension. Nat Genet, 2000, 26(1):81–84.

[177] MACHADO RD, ALDRED MA, JAMES V, et al. Mutations of the TGF-b type II receptor BMPR2 in pulmonary arterial hypertension. Hum Mutat, 2006, 27(2):121–132.

[178] NEWMAN JH, TREMBATH RC, MORSE JA, et al. Genetic basis of pulmonary arterial hypertension: current understanding and future directions. J Am Coll Cardiol, 2004, 43(12 Suppl S):33S–39S.

[179] NEWMAN JH, WHEELER L, LANE KB, et al. Mutation in the gene for bone morphogenetic protein receptor II as a cause of primary pulmonary hypertension in a large kindred. N Engl J Med, 2001, 345(5):319–324.

[180] THOMSON JR, MACHADO RD, PAUCIULO MW, et al. Sporadic primary pulmonary hypertension is associated with germline mutations of the gene encoding BMPR-II, a receptor member of the TGF-b family. J Med Genet, 2000, 37(10):741–745.

[181] HUMBERT M, DENG Z, SIMONNEAU G, et al. BMPR2 germline mutations in pulmonary hypertension associated with fenfluramine derivatives. Eur Respir J, 2002, 20(3):518–523.

[182] ROBERTS KE, MCELROY JJ, WONG WP, et al. BMPR2 mutations in pulmonary arterial hypertension with congenital heart disease. Eur Respir J, 2004, 24(3):371–374.

[183] RUNO JR, VNENCAK-JONES CL, PRINCE M, et al. Pulmonary veno-occlusive disease caused by an inherited mutation in bone morphogenetic protein receptor II. Am J Respir Crit Care Med, 2003, 167(6):889–894.

[184] SHINTANI M, YAGI H, NAKAYAMA T, et al. A new nonsense mutation of SMAD8 associated with pulmonary arterial hypertension. J Med Genet, 2009, 46(5):331–337.

[185] TREMBATH RC, THOMSON JR, MACHADO RD, et al. Clinical and molecular genetic features of pulmonary hypertension in patients with hereditary hemorrhagic telangiectasia. N Engl J Med, 2001, 345(5):325–334.

[186] CHAOUAT A, COULET F, FAVRE C, et al. Endoglin germline mutation in a patient with hereditary haemorrhagic telangiectasia and dexfenfluramine associated pulmonary arterial hypertension. Thorax, 2004, 59(5):446–448.

[187] MALONEY JP, STEARMAN RS, BULL TM, et al. Loss-of-function thrombospondin-1 mutations in familial pulmonary hypertension. Am J Physiol Lung Cell Mol Physiol, 2012, 302(6):L541–L554.

[188] BROWN LM, CHEN H, HALPERN SD, et al. Delay in recognition of pulmonary arterial hypertension: factors identified from the REVEAL registry. Chest, 2011, 140(1):19–26.

[189] HUMBERT M, SITBON O, CHAOUAT A, et al. Pulmonary arterial hypertension in France: results from a national registry. Am J Respir Crit Care Med, 2006, 173(9):1023–1030.

[190] LEE K, MIZE R, LOWENSTEIN SR. Glyburide-induced hypoglycemia and ranitidine. Ann Intern Med, 1987, 107(2):261–262.

[191] BADESCH DB, RASKOB GE, ELLIOTT CG, et al. Pulmonary arterial hypertension: baseline characteristics from the REVEAL Registry. Chest, 2010, 137(2):376–387.

[192] JING ZC, XU XQ, HAN ZY, et al. Registry and survival study in Chinese patients with idiopathic and familial pulmonary arterial hypertension. Chest, 2007, 132(2):373–379.

[193] WILKENS H, GRIMMINGER F, HOEPER M, et al. Burden of pulmonary arterial hypertension in Germany. Respir Med, 2010, 104(6):902–910.

[194] MCGOON M, GUTTERMAN D, STEEN V, et al. Screening, early detection, and diagnosis of pulmonary arterial hypertension: ACCP evidence-based clinical practice guidelines. Chest, 2004, 126(1 Suppl):14S–34S.

[195] KAWUT SM, SILVESTRY FE, FERRARI VA, et al. Extrinsic compression of the left main coronary artery by the pulmonary artery in patients with long-standing pulmonary hypertension. Am J Cardiol, 1999, 83(6):984–986.

[196] HOLCOMB BW JR, LOYD JE, ELY EW, et al. Pulmonary veno-occlusive disease: a case series and new observations. Chest, 2000, 118(6):1671–1679.

[197] MCLAUGHLIN VV, ARCHER SL, BADESCH DB, et al. ACCF/AHA 2009 expert consensus document on pulmonary hypertension a report of the American College of Cardiology Foundation task force on expert consensus documents and the American Heart Association developed in collaboration with the American College of Chest Physicians; American Thoracic Society, Inc.; and the Pulmonary Hypertension Association. J Am Coll Cardiol, 2009, 53(17):1573–1619.

[198] BARST RJ, MCGOON M, TORBICKI A, et al. Diagnosis and differential assessment of pulmonary arterial hypertension. J Am Coll Cardiol, 2004, 43(12 Suppl S):40S–47S.

[199] BORGESON DD, SEWARD JB, MILLER FA JR, et al. Frequency of doppler measurable pulmonary artery pressures. J Am Soc Echocardiogr, 1996, 9(6):832–837.

[200] FORFIA PR, VACHIERY JL. Echocardiography in pulmonary arterial hypertension. Am J Cardiol, 2012, 110(6 Suppl):16S–24S.

[201] EYSMANN SB, PALEVSKY HI, REICHEK N, et al. Two-dimensional and Doppler-echocardiographic and cardiac catheterization correlates of survival in primary pulmonary hypertension. Circulation, 1989, 80(2):353–360.

[202] HINDERLITER AL, WILLIS PW 4TH, LONG W, et al. Frequency and prognostic significance of pericardial effusion in primary pulmonary hypertension. PPH Study Group. Primary pulmonary hypertension. Am J Cardiol, 1999, 84(4):481–484.

[203] RAYMOND RJ, HINDERLITER AL, WILLIS PW, et al. Echocardiographic predictors of adverse outcomes in primary pulmonary hypertension. J Am Coll Cardiol, 2002, 39(7):1214–1219.

[204] KAWUT SM, HORN EM, BEREKASHVILI KK, et al. New predictors

of outcome in idiopathic pulmonary arterial hypertension. Am J Cardiol, 2005, 95(2):199–203.

[205] RYAN JJ, RICH JD, THIRUVOIPATI T, et al. Current practice for determining pulmonary capillary wedge pressure predisposes to serious errors in the classification of patients with pulmonary hypertension. Am Heart J, 2012, 163(4):589–594.

[206] TONELLI AR, MUBARAK KK, LI N, et al. Effect of balloon inflation volume on pulmonary artery occlusion pressure in patients with and without pulmonary hypertension. Chest, 2011, 139(1):115–121.

[207] HALPERN SD, TAICHMAN DB. Misclassification of pulmonary hypertension due to reliance on pulmonary capillary wedge pressure rather than left ventricular end-diastolic pressure. Chest, 2009, 136(1):37–43.

[208] MORGAN JM, GRIFFITHS M, DU BOIS RM, et al. Hypoxic pulmonary vasoconstriction in systemic sclerosis and primary pulmonary hypertension. Chest, 1991, 99(3):551–556.

[209] KRASUSKI RA, WARNER JJ, WANG A, et al. Inhaled nitric oxide selectively dilates pulmonary vasculature in adult patients with pulmonary hypertension, irrespective of etiology. J Am Coll Cardiol, 2000, 36(7):2204–2211.

[210] RUBIN LJ, GROVES BM, REEVES JT, et al. Prostacyclin-induced acute pulmonary vasodilation in primary pulmonary hypertension. Circulation, 1982, 66(2):334–338.

[211] SITBON O, BRENOT F, DENJEAN A, et al. Inhaled nitric oxide as a screening vasodilator agent in primary pulmonary hypertension. A dose-response study and comparison with prostacyclin. Am J Respir Crit Care Med, 1995, 151(2 Pt 1):384–389.

[212] GALIE N, USSIA G, PASSARELLI P, et al. Role of pharmacologic tests in the treatment of primary pulmonary hypertension. Am J Cardiol, 1995, 75:55A–62A.

[213] NOOTENS M, SCHRADER B, KAUFMANN E, et al. Comparative acute effects of adenosine and prostacyclin in primary pulmonary hypertension. Chest, 1995, 107(1):54–57.

[214] PALEVSKY HI, LONG W, CROW J, et al. Prostacyclin and acetylcholine as screening agents for acute pulmonary vasodilator responsiveness in primary pulmonary hypertension. Circulation, 1990, 82(6):2018–2026.

[215] BARST RJ, MAISLIN G, FISHMAN AP. Vasodilator therapy for primary pulmonary hypertension in children. Circulation, 1999, 99(9):1197–1208.

[216] PARTANEN J, NIEMINEN MS, LUOMANMAKI K. Death in a patient with primary pulmonary hypertension after 20 mg of nifedipine. N Engl J Med, 1993, 329(11):812–813.

[217] MANDEL J, MARK EJ, HALES CA. Pulmonary veno-occlusive disease. Am J Respir Crit Care Med, 2000, 162(5):1964–1973.

[218] ESCRIBANO SUBIAS P, BARBERA MIR JA, SUBERVIOLA V. Current diagnostic and prognostic assessment of pulmonary Hypertension. Rev Esp Cardiol, 2010, 63(5):583–596.

[219] FRASER K, WRIGHT B, GIRARD L, et al. Simulation training improves diagnostic performance on a real patient with similar clinical findings. Chest, 2011, 139(2):376–381.

[220] PEACOCK AJ, MURPHY NF, MCMURRAY JJ, et al. An epidemiological study of pulmonary arterial hypertension. Eur Respir J, 2007, 30(1):104–109.

[221] SORIA JM. The genetic component of disorders of coagulation and thrombosis. Revista Española de Cardiología, 2009, 09(Suppl B):58–65.

[222] BENZA RL, GOMBERG-MAITLAND M, MILLER DP, et al. The REVEAL Registry risk score calculator in patients newly diagnosed with pulmonary arterial hypertension. Chest, 2012, 141(2):354–362.

[223] HUMBERT M, SITBON O, YAICI A, et al. Survival in incident and prevalent cohorts of patients with pulmonary arterial hypertension. Eur Respir J, 2010, 36(3):549–555.

[224] LING Y, JOHNSON MK, KIELY DG, et al. Changing demographics, epidemiology, and survival of incident pulmonary arterial hypertension: results from the pulmonary hypertension registry of the United Kingdom and Ireland. Am J Respir Crit Care Med, 2012, 186(8):790–796.

[225] THENAPPAN T, SHAH SJ, RICH S, et al. Survival in pulmonary arterial hypertension: a reappraisal of the NIH risk stratification equation. Eur Respir J, 2010, 35(5):1079–1087.

[226] ABENHAIM L, MORIDE Y, BRENOT F, et al. Appetite-suppressant drugs and the risk of primary pulmonary hypertension. International primary pulmonary hypertension study group. N Engl J Med, 1996, 335(9):609–616.

[227] GROUP IPPHIS. The international primary pulmonary hypertension study. Chest, 1994, 105(2 Suppl):37S–41S.

[228] APPELBAUM L, YIGLA M, BENDAYAN D, et al. Primary pulmonary hypertension in Israel: a national survey. Chest, 2001, 119(6):1801–1806.

[229] BRAMAN SS, EBY E, KUHN C, et al. Primary pulmonary hypertension in the elderly. Arch Intern Med, 1991, 151(12): 2433–2438.

[230] YIGLA M, KRAMER MR, BENDAYAN D, et al. Unexplained severe pulmonary hypertension in the elderly: report on 14 patients. Isr Med Assoc J, 2004, 6(2):78–81.

[231] RICH S, DANTZKER DR, AYRES SM, et al. Primary pulmonary hypertension. A national prospective study. Ann Intern Med, 1987, 107(2):216–223.

[232] BRENOT F. Primary pulmonary hypertension: case series from France. Chest, 1994, 105(2 Suppl):33S–36S.

[233] SANDOVAL J, BAUERLE O, PALOMAR A, et al. Survival in primary pulmonary hypertension. Validation of a prognostic equation. Circulation, 1994, 89(4):733–744.

[234] MCLAUGHLIN VV, PRESBERG KW, DOYLE RL, et al. Prognosis of pulmonary arterial hypertension: ACCP evidence-based clinical practice guidelines. Chest, 2004, 126(1 Suppl):78S–92S.

[235] BOSSONE E, PACIOCCO G, IARUSSI D, et al. The prognostic role of the ECG in primary pulmonary hypertension. Chest, 2002, 121(2):513–518.

[236] KUHN KP, BYRNE DW, ARBOGAST PG, et al. Outcome in 91 consecutive patients with pulmonary arterial hypertension receiving epoprostenol. Am J Respir Crit Care Med, 2003, 167(4):580–586.

[237] SITBON O, HUMBERT M, NUNES H, et al. Long-term intravenous epoprostenol infusion in primary pulmonary hypertension: prognostic factors and survival. J Am Coll Cardiol, 2002, 40(4):780–788.

[238] MCLAUGHLIN VV, SHILLINGTON A, RICH S. Survival in primary pulmonary hypertension: the impact of epoprostenol therapy. Circulation, 2002, 106(12):1477–1482.

[239] BARST RJ, RUBIN LJ, LONG WA, et al. A comparison of continuous intravenous epoprostenol (prostacyclin) with conventional therapy for primary pulmonary hypertension. The primary pulmonary hypertension study group. N Engl J Med, 1996, 334(5):296–301.

[240] MIYAMOTO S, NAGAYA N, SATOH T, et al. Clinical correlates and prognostic significance of six-minute walk test in patients with primary pulmonary hypertension. Comparison with cardiopulmonary exercise testing. Am J Respir Crit Care Med, 2000, 161(2 Pt 1):487–492.

[241] WENSEL R, OPITZ CF, ANKER SD, et al. Assessment of survival in patients with primary pulmonary hypertension: importance of cardiopulmonary exercise testing. Circulation, 2002, 106(3):319–324.

[242] YEO TC, DUJARDIN KS, TEI C, MAHONEY DW, et al. Value of a Doppler-derived index combining systolic and diastolic time intervals in predicting outcome in primary pulmonary hypertension. Am J Cardiol, 1998, 81(9):1157–1161.

[243] LOPES AA, MAEDA NY, GONCALVES RC, et al. Endothelial cell dysfunction correlates differentially with survival in primary and secondary pulmonary hypertension. Am Heart J, 2000, 139(4):618–623.

[244] NAGAYA N, NISHIKIMI T, UEMATSU M, et al. Plasma brain natriuretic peptide as a prognostic indicator in patients with primary pulmonary hypertension. Circulation, 2000, 102(8):865–870.

[245] NAGAYA N, UEMATSU M, SATOH T, et al. Serum uric acid levels correlate with the severity and the mortality of primary pulmonary hypertension. Am J Respir Crit Care Med, 1999, 160(2):487–492.

[246] NOOTENS M, KAUFMANN E, RECTOR T, et al. Neurohormonal activation in patients with right ventricular failure from pulmonary hypertension: relation to hemodynamic variables and endothelin levels. J Am Coll Cardiol, 1995, 26(7):1581–1585.

[247] SHITRIT D, BENDAYAN D, BAR-GIL-SHITRIT A, et al. Significance of a plasma D-dimer test in patients with primary pulmonary hypertension. Chest, 2002, 122(5):1674–1678.

[248] TORBICKI A, KURZYNA M, KUCA P, et al. Detectable serum cardiac troponin T as a marker of poor prognosis among patients with chronic precapillary pulmonary hypertension. Circulation, 2003, 108(7):844–848.

[249] VOELKEL MA, WYNNE KM, BADESCH DB, et al. Hyperuricemia in severe pulmonary hypertension. Chest, 2000, 117(1):19–24.

[250] OKADA O, TANABE N, YASUDA J, et al. Prediction of life expectancy in patients with primary pulmonary hypertension. A retrospective nationwide survey from 1980–1990. Intern Med, 1999, 38(1):12–16.

[251] RAJASEKHAR D, BALAKRISHNAN KG, VENKITACHALAM CG, et al. Primary pulmonary hypertension: natural history and prognostic factors. Indian Heart J, 1994, 46(3):165–170.

[252] D'ALONZO GE, BARST RJ, AYRES SM, et al. Survival in patients with primary pulmonary hypertension. Results from a national prospective registry. Ann Intern Med, 1991, 115(5):343–349.

[253] HOEPER MM, GALIE N, MURALI S, et al. Outcome after cardiopulmonary resuscitation in patients with pulmonary arterial hypertension. Am J Respir Crit Care Med, 2002, 165(3):341–344.

[254] LOYD JE, PRIMM RK, NEWMAN JH. Familial primary pulmonary hypertension: clinical patterns. Am Rev Respir Dis, 1984, 129(1):194–197.

[255] LOYD JE, BUTLER MG, FOROUD TM, et al. Genetic anticipation and abnormal gender ratio at birth in familial primary pulmonary hypertension. Am J Respir Crit Care Med, 1995, 152(1):93–97.

[256] NICHOLS WC, KOLLER DL, SLOVIS B, et al. Localization of the gene for familial primary pulmonary hypertension to chromosome 2q31-32. Nat Genet, 1997, 15(3):277–280.

[257] MORSE JH, JONES AC, BARST RJ, et al. Mapping of familial primary pulmonary hypertension locus (PPH1) to chromosome 2q31-q32. Circulation, 1997, 95(12):2603–2606.

[258] ABDALLA SA, GALLIONE CJ, BARST RJ, et al. Primary pulmonary hypertension in families with hereditary haemorrhagic telangiectasia. Eur Respir J, 2004, 23(3):373–377.

[259] HARRISON RE, FLANAGAN JA, SANKELO M, et al. Molecular and functional analysis identifies ALK-1 as the predominant cause of pulmonary hypertension related to hereditary haemorrhagic telangiectasia. J Med Genet, 2003, 40(12):865–871.

[260] ELLIOTT CG. Genetics of pulmonary arterial hypertension// MANDEL J, TAICHMAN D. Pulmonary vascular disease. Philadelphia, PA: WB Saunders, 2006, 50–65.

[261] GRUNIG E, JANSSEN B, MERELES D, et al. Abnormal pulmonary artery pressure response in asymptomatic carriers of primary pulmonary hypertension gene. Circulation, 2000, 102(10):1145–1150.

[262] ELLIOTT G, ALEXANDER G, LEPPERT M, et al. Coancestry in apparently sporadic primary pulmonary hypertension. Chest, 1995, 108(4):973–977.

[263] FOX BD, SHIMONY A, LANGLEBEN D, et al. High prevalence of occult left heart disease in scleroderma-pulmonary hypertension. Eur Respir J, 2013, 42(4):1083–1091.

[264] HACHULLA E, GRESSIN V, GUILLEVIN L, et al. Early detection of pulmonary arterial hypertension in systemic sclerosis: a French nationwide prospective multicenter study. Arthritis Rheum, 2005, 52(12):3792–3800.

[265] MUKERJEE D, ST GEORGE D, COLEIRO B, et al. Prevalence and outcome in systemic sclerosis associated pulmonary arterial hypertension: application of a registry approach. Ann Rheum Dis, 2003, 62(11):1088–1093.

[266] KAWUT SM, TAICHMAN DB, ARCHER-CHICKO CL, et al. Hemodynamics and survival in patients with pulmonary arterial hypertension related to systemic sclerosis. Chest, 2003, 123(2):344–350.

[267] STEEN VD, MEDSGER TA JR. Severe organ involvement in systemic sclerosis with diffuse scleroderma. Arthritis Rheum, 2000, 43(11):2437–2444.

[268] BENZA RL, MILLER DP, BARST RJ, et al. An evaluation of long-term survival from time of diagnosis in pulmonary arterial hypertension from the REVEAL Registry. Chest, 2012, 142(2):448–456.

[269] LAUNAY D, SITBON O, HACHULLA E, et al. Survival in systemic sclerosis-associated pulmonary arterial hypertension in the modern management era. Ann Rheum Dis, 2013, 72(12):1940–1946.

[270] BADUI E, GARCIA-RUBI D, ROBLES E, et al. Cardiovascular manifestations in systemic lupus erythematosus. Prospective study of 100 patients. Angiology, 1985, 36(7):431–441.

[271] LI EK, TAM LS. Pulmonary hypertension in systemic lupus erythematosus: clinical association and survival in 18 patients. J Rheumatol, 1999, 26(9):1923–1929.

[272] SIMONSON JS, SCHILLER NB, PETRI M, et al. Pulmonary hypertension in systemic lupus erythematosus. J Rheumatol, 1989, 16(7):918–925.

[273] WINSLOW TM, OSSIPOV MA, FAZIO GP, et al. Five-year follow-up study of the prevalence and progression of pulmonary hypertension in systemic lupus erythematosus. Am Heart J, 1995, 129(3):510–515.

[274] PRABU A, PATEL K, YEE CS, et al. Prevalence and risk factors for pulmonary arterial hypertension in patients with lupus. Rheumatology (Oxford), 2009, 48(12):1506–1511.

[275] SHEN JY, CHEN SL, WU YX, et al. Pulmonary hypertension in systemic lupus erythematosus. Rheumatol Int, 1999, 18(4):147–151.

[276] METTE SA, PALEVSKY HI, PIETRA GG, et al. Primary pulmonary hypertension in association with human immunodeficiency virus infection. A possible viral etiology for some forms of hypertensive pulmonary arteriopathy. Am Rev Respir Dis, 1992, 145(5):1196–1200.

[277] EHRENREICH H, RIECKMANN P, SINOWATZ F, et al. Potent stimulation of monocytic endothelin-1 production by HIV-1 glycoprotein 120. J Immunol, 1993, 150(10):4601–4609.

[278] HUMBERT M, MONTI G, FARTOUKH M, et al. Platelet-derived growth factor expression in primary pulmonary hypertension: comparison of HIV seropositive and HIV seronegative patients. Eur Respir J, 1998, 11(3):554–559.

[279] VOELKEL NF, TUDER RM. Cellular and molecular mechanisms in the pathogenesis of severe pulmonary hypertension. Eur Respir J, 1995, 8(12):2129–2138.

[280] SPEICH R, JENNI R, OPRAVIL M, et al. Primary pulmonary hypertension in HIV infection. Chest, 1991, 100(5):1268–1271.

[281] ZUBER JP, CALMY A, EVISON JM, et al. Pulmonary arterial hypertension related to HIV infection: improved hemodynamics and

survival associated with antiretroviral therapy. Clin Infect Dis, 2004, 38(8):1178–1185.

[282] SITBON O, LASCOUX-COMBE C, DELFRAISSY JF, et al. Prevalence of HIV-related pulmonary arterial hypertension in the current antiretroviral therapy era. Am J Respir Crit Care Med, 2008, 177(1):108–113.

[283] PETITPRETZ P, BRENOT F, AZARIAN R, et al. Pulmonary hypertension in patients with human immunodeficiency virus infection. Comparison with primary pulmonary hypertension. Circulation, 1994, 89(6):2722–2727.

[284] NUNES H, HUMBERT M, SITBON O, et al. Prognostic factors for survival in human immunodeficiency virus-associated pulmonary arterial hypertension. Am J Respir Crit Care Med, 2003, 167(10):1433–1439.

[285] KROWKA MJ, MILLER DP, BARST RJ, et al. Portopulmonary hypertension: a report from the US-based REVEAL Registry. Chest, 2012, 141(4):906–915.

[286] RAMSAY MA, SIMPSON BR, NGUYEN AT, et al. Severe pulmonary hypertension in liver transplant candidates. Liver Transpl Surg, 1997, 3(5):494–500.

[287] EDWARDS BS, WEIR KE, EDWARDS WD, et al. Coexistent pulmonary and portal hypertension: morphologic and clinical features. J Am Coll Cardiol, 1987, 10:1233–1238.

[288] HOEPER MM, KROWKA MJ, STRASSBURG CP. Portopulmonary hypertension and hepatopulmonary syndrome. Lancet, 2004, 363:1461–1468.

[289] BENJAMINOV FS, PRENTICE M, SNIDERMAN KW, et al. Portopulmonary hypertension in decompensated cirrhosis with refractory ascites. Gut, 2003, 52(9):1355–1362.

[290] TUDER RM, COOL CD, GERACI MW, et al. Prostacyclin synthase expression is decreased in lungs from patients with severe pulmonary hypertension. Am J Respir Crit Care Med, 1999, 159(6):1925–1932.

[291] HADENGUE A, BENHAYOUN MK, LEBREC D, et al. Pulmonary hypertension complicating portal hypertension: prevalence and relation to splanchnic hemodynamics. Gastroenterology, 1991, 100(2):520–528.

[292] KAWUT SM, KROWKA MJ, TROTTER JF, et al. Clinical risk factors for portopulmonary hypertension. Hepatology, 2008, 48(1):196–203.

[293] ROBERTS KE, FALLON MB, KROWKA MJ, et al. Genetic risk factors for portopulmonary hypertension in patients with advanced liver disease. Am J Resp Crit Care Med, 2009, 179(9): 835–842.

[294] MCDONNELL PJ, TOYE PA, HUTCHINS GM. Primary pulmonary hypertension and cirrhosis: are they related? Am Rev Respir Dis, 1983, 127(4):437–441.

[295] ROBALINO BD, MOODIE DS. Association between primary pulmonary hypertension and portal hypertension: analysis of its pathophysiology and clinical, laboratory and hemodynamic manifestations. J Am Coll Cardiol, 1991, 17(2):492–498.

[296] RODRIGUEZ-ROISIN R, KROWKA MJ, HERVE P, et al. Pulmonary-hepatic vascular disorders scientific committee ERS task force. Eur Respir J, 2004, 24:861–880.

[297] OTA K, SHIJO H, KOKAWA H, et al. Effects of nifedipine on hepatic venous pressure gradient and portal vein blood flow in patients with cirrhosis. J Gastroenterol Hepatol, 1995, 10(2):198–204.

[298] NAVASA M, BOSCH J, REICHEN J, et al. Effects of verapamil on hepatic and systemic hemodynamics and liver function in patients with cirrhosis and portal hypertension. Hepatology, 1988, 8(4):850–854.

[299] SWANSON K, KROWKA M. Portopulmonary hypertension. In: Mandel J, Taichman DB, eds. Pulmonary Vascular Disease. Philadelphia, PA: Elsevier Science, 2006.

[300] KUO PC, JOHNSON LB, PLOTKIN JS, et al. Continuous intravenous infusion of epoprostenol for the treatment of portopulmonary hypertension. Transplantation, 1997, 63:604–606.

[301] FINDLAY JY, PLEVAK DJ, KROWKA MJ, et al. Progressive splenomegaly after epoprostenol therapy in portopulmonary hypertension. Liver Transpl Surg, 1999, 5(5):362–365.

[302] KROWKA MJ, FRANTZ RP, MCGOON MD, et al. Improvement in pulmonary hemodynamics during intravenous epoprostenol (prostacyclin): a study of 15 patients with moderate to severe portopulmonary hypertension. Hepatology, 1999, 30(3):641–648.

[303] KAHLER CM, GRAZIADEI I, WIEDERMANN CJ, et al. Successful use of continuous intravenous prostacyclin in a patient with severe portopulmonary hypertension. Wien Klin Wochenschr, 2000, 112(14):637–640.

[304] CHUA R, KEOGH A, MIYASIIITA M. Novel use of sildenafil in the treatment of portopulmonary hypertension. J Heart Lung Transplant, 2005, 24(4):498–500.

[305] HALANK M, KOLDITZ M, MIEHLKE S, et al. Combination therapy for portopulmonary hypertension with intravenous iloprost and oral bosentan. Wien Med Wochenschr, 2005, 155(15–16):376–380.

[306] KETT DH, ACOSTA RC, CAMPOS MA, et al. Recurrent portopulmonary hypertension after liver transplantation: management with epoprostenol and resolution after retransplantation. Liver Transpl, 2001, 7(7):645–648.

[307] MAKISALO H, KOIVUSALO A, VAKKURI A, et al. Sildenafil for portopulmonary hypertension in a patient undergoing liver transplantation. Liver Transpl, 2004, 10(7):945–950.

[308] RAFANAN AL, MAURER J, MEHTA AC, et al. Progressive portopulmonary hypertension after liver transplantation treated with epoprostenol. Chest, 2000, 118(5):1497–1500.

[309] SCHROEDER RA, RAFII AA, PLOTKIN JS, et al. Use of aerosolized inhaled epoprostenol in the treatment of portopulmonary hypertension. Transplantation, 2000, 70(3):548–550.

[310] HOEPER MM, HALANK M, MARX C, et al. Bosentan therapy for portopulmonary hypertension. Eur Respir J, 2005, 25(3):502–508.

[311] CARTIN-CEBA R, SWANSON K, IYER V, et al. Safety and efficacy of ambrisentan for the treatment of portopulmonary hypertension. Chest, 2011, 139(1):109–114.

[312] MCGOON MD, FROST AE, OUDIZ RJ, et al. Ambrisentan therapy in patients with pulmonary arterial hypertension who discontinued bosentan or sitaxsentan due to liver function test abnormalities. Chest, 2009, 135(1):122–129.

[313] KROWKA MJ, MANDELL MS, RAMSAY MA, et al. Hepatopulmonary syndrome and portopulmonary hypertension: a report of the multicenter liver transplant database. Liver Transpl, 2004, 10(2):174–182.

[314] KROWKA MJ, PLEVAK DJ, FINDLAY JY, et al. Pulmonary hemodynamics and perioperative cardiopulmonary-related mortality in patients with portopulmonary hypertension undergoing liver transplantation. Liver Transpl, 2000, 6(4):443–450.

[315] MINDER S, FISCHLER M, MUELLHAUPT B, et al. Intravenous iloprost bridging to orthotopic liver transplantation in portopulmonary hypertension. Eur Respir J, 2004, 24(4):703–707.

[316] KIM WR, KROWKA MJ, PLEVAK DJ, et al. Accuracy of doppler echocardiography in the assessment of pulmonary hypertension in liver transplant candidates. Liver Transpl, 2000, 6:453–458.

[317] GURTNER HP. Aminorex pulmonary hypertension//FISHMAN AP. The pulmonary circulation: normal and abnormal. Philadelphia, PA: University of Pennsylvania Press, 1990, 397–411.

[318] BRENOT F. Risk factors for primary pulmonary hypertension//RUBIN LJ, RICH S. Primary pulmonary hypertension. New York, NY: Marcel Dekker, 1996, 131–149.

[319] BRENOT F, HERVE P, PETITPRETZ P, et al. Primary pulmonary

hypertension and fenfluramine use. Br Heart J, 1993, 70(6):537–541.

[320] RICH S, RUBIN L, WALKER AM, et al. Anorexigens and pulmonary hypertension in the United States: results from the surveillance of North American pulmonary hypertension. Chest, 2000, 117(3):870–874.

[321] SCHOLAND MB, SINGH NA, LEPPERT M, et al. BMPR2 mutations are uncommon in North American patients with appetite suppressant associated pulmonary arterial hypertension. Am J Resp Crit Care Med, 2003, 167.

[322] SIMONNEAU G, FARTOUKH M, SITBON O, et al. Primary pulmonary hypertension associated with the use of fenfluramine derivatives. Chest, 1998, 114(3 Suppl):195S–199S.

[323] FRANK H, MLCZOCH J, HUBER K, et al. The effect of anticoagulant therapy in primary and anorectic drug-induced pulmonary hypertension. Chest, 1997, 112(3):714–721.

[324] RICH S, SHILLINGTON A, MCLAUGHLIN V. Comparison of survival in patients with pulmonary hypertension associated with fenfluramine to patients with primary pulmonary hypertension. Am J Cardiol, 2003, 92(11):1366–1368.

[325] LOPEZ-SENDON J, GOMEZ-SANCHEZ MA, MESTRE DE JUAN MJ, et al. Pulmonary hypertension in the toxic oil syndrome// FISHMAN AP. The pulmonary circulation: normal and abnormal. mechanisms, management, and the National Registry. Philadelphia, PA: University of Pennsylvania Press, 1990, 385–395.

[326] MORRIS CR, KATO GJ, POLJAKOVIC M, et al. Dysregulated arginine metabolism, hemolysis-associated pulmonary hypertension, and mortality in sickle cell disease. JAMA, 2005, 294(1):81–90.

[327] CASTRO O. Pulmonary hypertension in sickle cell disease and thalassemia//PEACOCK AJ, RUBIN L. Pulmonary circulation– diseases and their treatment. London: Arnold Publishers, 2004, 237–243.

[328] MACHADO RF, GLADWIN MT. Hemolytic anemia associated pulmonary hypertension//MANDEL J, TAICHMAN DB. Pulmonary vascular disease. Philadelphia, PA: Elsevier, 2006.

[329] GLADWIN MT, SACHDEV V, JISON ML, et al. Pulmonary hypertension as a risk factor for death in patients with sickle cell disease. N Engl J Med, 2004, 350(9):886–895.

[330] JOOTAR P, FUCHAROEN S. Cardiac involvement in b-thalassemia/hemoglobin E disease: clinical and hemodynamic findings. Southeast Asian J Trop Med Public Health, 1990, 21(2):269–273.

[331] DU Z, ROGUIN N, MILGRAM E, et al. Pulmonary hypertension in patients with thalassemia major. Am Heart J, 1997, 134(3):532–537.

[332] AESSOPOS A, FARMAKIS D, DEFTEREOS S, et al. Thalassemia heart disease: a comparative evaluation of thalassemia major and thalassemia intermedia. Chest, 2005, 127(5):1523–1530.

[333] AESSOPOS A, FARMAKIS D. Pulmonary hypertension in b-thalassemia. Ann N Y Acad Sci, 2005, 1054:342–349.

[334] HELLER PG, GRINBERG AR, LENCIONI M, et al. Pulmonary hypertension in paroxysmal nocturnal hemoglobinuria. Chest, 1992, 102(2):642–643.

[335] VERRESEN D, DE BACKER W, VAN MEERBEECK J, et al. Spherocytosis and pulmonary hypertension coincidental occurrence or causal relationship? Eur Respir J, 1991, 4(5):629–631.

[336] FITZGERALD M, FAGAN K, HERBERT DE, et al. Misclassification of pulmonary hypertension in adults with sickle hemoglobinopathies using Doppler echocardiography. South Med J, 2012, 105(6):300–305.

[337] CASTRO O, HOQUE M, BROWN BD. Pulmonary hypertension in sickle cell disease: cardiac catheterization results and survival. Blood, 2003, 101(4):1257–1261.

[338] MACHADO RF, MARTYR S, KATO GJ, et al. Sildenafil therapy in patients with sickle cell disease and pulmonary hypertension. Br J Haematol, 2005, 130(3):445–453.

[339] MACHADO RF, BARST RJ, YOVETICH NA, et al. Hospitalization for pain in patients with sickle cell disease treated with sildenafil for elevated TRV and low exercise capacity. Blood, 2011, 118(4):855–864.

[340] DERCHI G, FORNI GL, FORMISANO F, et al. Efficacy and safety of sildenafil in the treatment of severe pulmonary hypertension in patients with hemoglobinopathies. Haematologica, 2005, 90(4):452–458.

[341] MANDEL J. Pulmonary veno-occlusive disease//MANDEL J, TAICHMAN DB. Pulmonary vascular disease. Philadelphia, PA: WB Saunders, 2006, 157–169.

[342] MONTANI D, ACHOUH L, DORFMULLER P, et al. Pulmonary veno-occlusive disease: clinical, functional, radiologic, and hemodynamic characteristics and outcome of 24 cases confirmed by histology. Medicine (Baltimore), 2008, 87(4):220–233.

[343] DOLL DC, YARBRO JW. Vascular toxicity associated with chemotherapy and hormonotherapy. Curr Opin Oncol, 1994, 6(4):345–350.

[344] JOSELSON R, WARNOCK M. Pulmonary veno-occlusive disease after chemotherapy. Hum Pathol, 1983, 14(1):88–91.

[345] KNIGHT BK, ROSE AG. Pulmonary veno-occlusive disease after chemotherapy. Thorax, 1985, 40(11):874–875.

[346] SWIFT GL, GIBBS A, CAMPBELL IA, et al. Pulmonary veno-occlusive disease and Hodgkin's lymphoma. Eur Respir J, 1993, 6(4):596–598.

[347] WALDHORN RE, TSOU E, SMITH FP, et al. Pulmonary veno-occlusive disease associated with microangiopathic hemolytic anemia and chemotherapy of gastric adenocarcinoma. Med Pediatr Oncol, 1984, 12(6):394–396.

[348] GAGNADOUX F, CAPRON F, LEBEAU B. Pulmonary veno-occlusive disease after neoadjuvant mitomycin chemotherapy and surgery for lung carcinoma. Lung Cancer, 2002, 36(2):213–215.

[349] VANSTEENKISTE JF, BOMANS P, VERBEKEN EK, et al. Fatal pulmonary veno-occlusive disease possibly related to gemcitabine. Lung Cancer, 2001, 31(1):83–85.

[350] HACKMAN RC, MADTES DK, PETERSEN FB, et al. Pulmonary veno-occlusive disease following bone marrow transplantation. Transplantation, 1989, 47(6):989–992.

[351] KUGA T, KOHDA K, HIRAYAMA Y, et al. Pulmonary veno-occlusive disease accompanied by microangiopathic hemolytic anemia 1 year after a second bone marrow transplantation for acute lymphoblastic leukemia. Int J Hematol, 1996, 64(2):143–150.

[352] MUKAI M, KONDO M, BOHGAKI T, et al. Pulmonary veno-occlusive disease following allogeneic peripheral blood stem cell transplantation for chronic myeloid leukaemia. Br J Haematol, 2003, 123(1):1.

[353] SALZMAN D, ADKINS DR, CRAIG F, et al. Malignancy-associated pulmonary veno-occlusive disease: report of a case following autologous bone marrow transplantation and review. Bone Marrow Transpl, 1996, 18(4): 755–760.

[354] SEGUCHI M, HIRABAYASHI N, FUJII Y, et al. Pulmonary hypertension associated with pulmonary occlusive vasculopathy after allogeneic bone marrow transplantation. Transplantation, 2000, 69(1):177–179.

[355] TROBAUGH-LOTRARIO AD, GREFFE B, DETERDING R, et al. Pulmonary veno-occlusive disease after autologous bone marrow transplant in a child with stage IV neuroblastoma: case report and literature review. J Pediatr Hematol Oncol, 2003, 25(5):405–409.

[356] WILLIAMS LM, FUSSELL S, VEITH RW, et al. Pulmonary veno-occlusive disease in an adult following bone marrow transplantation. Case report and review of the literature. Chest, 1996, 109(5):1388–1391.

[357] RUCHELLI ED, NOJADERA G, RUTSTEIN RM, et al. Pulmonary veno-occlusive disease. Another vascular disorder associated with human immunodeficiency virus infection? Arch Pathol Lab Med,

1994, 118(6):664–666.

[358] ESCAMILLA R, HERMANT C, BERJAUD J, et al. Pulmonary veno-occlusive disease in a HIV-infected intravenous drug abuser. Eur Respir J, 1995, 8(11):1982–1984.

[359] HOURSEAU M, CAPRON F, NUNES H, et al. Pulmonary veno-occlusive disease in a patient with HIV infection. A case report with autopsy findings. Ann Pathol, 2002, 22(6):472–475.

[360] KISHIDA Y, KANAI Y, KURAMOCHI S, et al. Pulmonary venooc-clusive disease in a patient with systemic lupus erythematosus. J Rheumatol, 1993, 20(12):2161–2162.

[361] SAITO A, TAKIZAWA H, ITO K, et al. A case of pulmonary veno-occlusive disease associated with systemic sclerosis. Respirology, 2003, 8(3):383–385.

[362] SCULLY R, MARK E, MCNEELY B. Case records of the Massachusetts General Hospital: weekly clinicpatholigic exercises. Case 14-1983: a 67-year-old woman with pulmonary hypertension. N Engl J Med, 1983, 308:823–834.

[363] TOWNEND JN, ROBERTS DH, JONES EL, et al. Fatal pulmonary venoocclusive disease after use of oral contraceptives. Am Heart J, 1992, 124(6):1643–1644.

[364] TSOU E, WALDHORN RE, KERWIN DM, et al. Pulmonary venooc-clusive disease in pregnancy. Obstet Gynecol, 1984, 64(2):281–284.

[365] PERROS F, COHEN-KAMINSKY S, GAMBARYAN N, et al. Cytotoxic cells and granulysin in pulmonary arterial hypertension and pulmonary veno-occlusive disease. Am J Respir Crit Care Med, 2013, 187(2):189–196.

[366] THADANI U, BURROW C, WHITAKER W, et al. Pulmonary veno-occlusive disease. Q J Med, 1975, 44(173):133–159.

[367] HEATH D, SEGEL N, BISHOP J. Pulmonary veno-occlusive disease. Circulation, 1966, 34(2):242–248.

[368] CALDERON M, BURDINE JA. Pulmonary veno-occlusive disease. J Nucl Med, 1974, 15(6):455–457.

[369] GLASSROTH J, WOODFORD DW, CARRINGTON CB, et al. Pulmonary veno-occlusive disease in the middle-aged. Respiration, 1985, 47(4):309–321.

[370] CHAWLA SK, KITTLE CF, FABER LP, et al. Pulmonary venoocclu-sive disease. Ann Thorac Surg, 1976, 22(3):249–253.

[371] SWENSEN SJ, TASHJIAN JH, MYERS JL, et al. Pulmonary venooc-clusive disease: CT findings in eight patients. AJR Am J Roentgenol, 1996, 167(4):937–940.

[372] WIENER-KRONISH JP, GOLDSTEIN R, MATTHAY RA, et al. Lack of association of pleural effusion with chronic pulmonary arte-rial and right atrial hypertension. Chest, 1987, 92(6):967–970.

[373] BAILEY CL, CHANNICK RN, AUGER WR, et al. "High probabil-ity" perfusion lung scans in pulmonary veno-occlusive disease. Am J Respir Crit Care Med, 2000, 162(5):1974–1978.

[374] DUFOUR B, MAITRE S, HUMBERT M, et al. High-resolution CT of the chest in four patients with pulmonary capillary hemangioma-tosis or pulmonary venoocclusive disease. AJR Am J Roentgenol, 1998, 171(5):1321–1324.

[375] WEED HG. Pulmonary "capillary" wedge pressure not the pressure in the pulmonary capillaries. Chest, 1991, 100(4):1138–1140.

[376] RAMBIHAR VS, FALLEN EL, CAIRNS JA. Pulmonary veno-oc-clusive disease: antemortem diagnosis from roentgenographic and hemodynamic findings. Can Med Assoc J, 1979, 120(12):1519–1522.

[377] SALZMAN GA, ROSA UW. Prolonged survival in pulmonary veno-occlusive disease treated with nifedipine. Chest, 1989, 95(5):1154–1156.

[378] PALEVSKY HI, PIETRA GG, FISHMAN AP. Pulmonary veno-oc-clusive disease and its response to vasodilator agents. Am Rev Respir Dis, 1990, 142(2):426–429.

[379] OKUMURA H, NAGAYA N, KYOTANI S, et al. Effects of contin-uous IV prostacyclin in a patient with pulmonary veno-occlusive disease. Chest, 2002, 122(3):1096–1098.

[380] DAVIS LL, DEBOISBLANC BP, GLYNN CE, et al. Effect of pros-tacyclin on microvascular pressures in a patient with pulmonary veno-occlusive disease. Chest, 1995, 108(6):1754–1756.

[381] HOEPER MM, ESCHENBRUCH C, ZINK-WOHLFART C, et al. Effects of inhaled nitric oxide and aerosolized iloprost in pulmonary veno-occlusive disease. Respir Med, 1999, 93(1):62–64.

[382] PALMER SM, ROBINSON LJ, WANG A, et al. Massive pulmonary edema and death after prostacyclin infusion in a patient with pulmo-nary veno-occlusive disease. Chest, 1998, 113(1):237–240.

[383] GILROY RJ JR, TEAGUE MW, LOYD JE. Pulmonary veno-occlu-sive disease. Fatal progression of pulmonary hypertension despite steroid-induced remission of interstitial pneumonitis. Am Rev Respir Dis, 1991, 143(5 Pt 1):1130–1133.

[384] SANDERSON JE, SPIRO SG, HENDRY AT, et al. A case of pulmo-nary veno-occlusive disease respondong to treatment with azathio-prine. Thorax, 1977, 32(2):140–148.

[385] WAGENVOORT CA, BEETSTRA A, SPIJKER J. Capillary haeman-giomatosis of the lungs. Histopathology, 1978, 2(6):401–406.

[386] ELTORKY MA, HEADLEY AS, WINER-MURAM H, et al. Pulmonary capillary hemangiomatosis: a clinicopathologic review. Ann Thorac Surg, 1994, 57(3):772–776.

[387] KAWUT SM, ASSAAD AM, ARCASOY SM, et al. Pulmonary cap-illary hemangiomatosis: results of gene expression analysis. Chest, 2005, 128(6 Suppl):575S–576S.

[388] SULLIVAN A, CHMURA K, COOL CD, et al. Pulmonary capillary hemangiomatosis: an immunohistochemical analysis of vascular remodeling in a fatal case. Chest, 2005, 128(6 Suppl):576S.

[389] KRADIN R, MATSUBARA O, MARK EJ. Endothelial nitric oxide synthase expression in pulmonary capillary hemangiomatosis. Exp Mol Pathol, 2005, 79(3):194–197.

[390] LANGLEBEN D, HENEGHAN JM, BATTEN AP, et al. Familial pul-monary capillary hemangiomatosis resulting in primary pulmonary hypertension. Ann Intern Med, 1988, 109(2):106–109.

[391] LIPPERT JL, WHITE CS, CAMERON EW, et al. Pulmonary capil-lary hemangiomatosis: radiographic appearance. J Thorac Imaging, 1998, 13(1):49–51.

[392] LAWLER LP, ASKIN FB. Pulmonary capillary hemangiomatosis: multidetector row CT findings and clinico-pathologic correlation. J Thorac Imaging, 2005, 20(1):61–63.

[393] HUMBERT M, MAITRE S, CAPRON F, et al. Pulmonary edema complicating continuous intravenous prostacyclin in pulmonary capillary hemangiomatosis. Am J Respir Crit Care Med, 1998, 157(5 Pt 1):1681–1685.

[394] ITO K, ICHIKI T, OHI K, et al. Pulmonary capillary hemangiomato-sis with severe pulmonary hypertension. Circ J, 2003, 67(9):793–795.

[395] GUGNANI MK, PIERSON C, VANDERHEIDE R, et al. Pulmonary edema complicating prostacyclin therapy in pulmonary hypertension associated with scleroderma: a case of pulmonary capillary hemangi-omatosis. Arthritis Rheum, 2000, 43(3):699–703.

[396] WHITE CW, SONDHEIMER HM, CROUCH EC, et al. Treatment of pulmonary hemangiomatosis with recombinant interferon a-2 a. N Engl J Med, 1989, 320(18):1197–1200.

[397] ALMAGRO P, JULIA J, SANJAUME M, et al. Pulmonary capillary hemangiomatosis associated with primary pulmonary hypertension: report of 2 new cases and review of 35 cases from the literature. Medicine (Baltimore), 2002, 81(6):417–424.

[398] GRAY DJ, ROSS AG, LI YS, et al. Diagnosis and management of schistosomiasis. BMJ, 2011, 342:d2651.

[399] ANDRADE ZA, ANDRADE SG. Pathogenesis of schistosomal pulmonary arteritis. Am J Trop Med Hyg, 1970, 19(2):305–310.

[400] DOS SANTOS FERNANDES CJ, JARDIM CV, HOVNANIAN A, et al. Survival in schistosomiasis-associated pulmonary arterial hypertension. J Am Coll Cardiol, 2010, 56(9):715–720.

[401] FERNANDES CJ, DIAS BA, JARDIM CV, et al. The role of target therapies in schistosomiasis-associated pulmonary arterial hypertension. Chest, 2012, 141(4):923–928.

[402] CROSBY A, JONES FM, KOLOSIONEK E, et al. Praziquantel reverses pulmonary hypertension and vascular remodeling in murine schistosomiasis. Am J Respir Crit Care Med, 2011, 184(4):467–473.

[403] GALIÈ N, HOEPER MM, HUMBERT M, et al. Guidelines for the diagnosis and treatment of pulmonary hypertension: The Task Force for the Diagnosis and Treatment of Pulmonary Hypertension of the European Society of Cardiology (ESC) and the European Respiratory Society (ERS), endorsed by the International Society of Heart and Lung Transplantation (ISHLT). Eur Heart J, 2009, 30(20):2493–2537.

[404] CALIFF RM, ADAMS KF, MCKENNA WJ, et al. A randomized controlled trial of epoprostenol therapy for severe congestive heart failure: The Flolan International Randomized Survival Trial (FIRST). Am Heart J, 1997, 134(1):44–54.

[405] GUAZZI M, BORLAUG BA. Pulmonary hypertension due to left heart disease. Circulation, 2012, 126(8):975–990.

[406] STOLZ D, RASCH H, LINKA A, et al. A randomised, controlled trial of bosentan in severe COPD. Eur Respir J, 2008, 32(3):619–628.

[407] LEWIS GD, SHAH R, SHAHZAD K, et al. Sildenafil improves exercise capacity and quality of life in patients with systolic heart failure and secondary pulmonary hypertension. Circulation, 2007, 116(14):1555–1562.

[408] REDFIELD MM, CHEN HH, BORLAUG BA, et al. Effect of phosphodiesterase-5 inhibition on exercise capacity and clinical status in heart failure with preserved ejection fraction: a randomized clinical trial. JAMA, 2013, 309(12):1268–1277.

[409] CHAN L, CHIN LM, KENNEDY M, et al. Benefits of intensive treadmill exercise training on cardiorespiratory function and quality of life in patients with pulmonary hypertension. Chest, 2012, 143(2):333–343.

[410] MERELES D, EHLKEN N, KREUSCHER S, et al. Exercise and respiratory training improve exercise capacity and quality of life in patients with severe chronic pulmonary hypertension. Circulation, 2006, 114(14):1482–1489.

[411] Continuous or nocturnal oxygen therapy in hypoxemic chronic obstructive lung disease: a clinical trial. Nocturnal Oxygen Therapy Trial Group. Ann Intern Med, 1980, 93(3):391–398.

[412] ROUBINIAN N, ELLIOTT CG, BARNETT CF, et al. Effects of commercial air travel on patients with pulmonary hypertension. Chest, 2012, 142(4):885–892.

[413] RICH S, SEIDLITZ M, DODIN E, et al. The short-term effects of digoxin in patients with right ventricular dysfunction from pulmonary hypertension. Chest, 1998, 114(3):787–792.

[414] RICH S, KAUFMANN E, LEVY PS. The effect of high doses of calcium-channel blockers on survival in primary pulmonary hypertension. N Engl J Med, 1992, 327(2):76–81.

[415] BADESCH DB, ABMAN SH, SIMONNEAU G, et al. Medical therapy for pulmonary arterial hypertension: updated ACCP evidence-based clinical practice guidelines. Chest, 2007, 131(6):1917–1928.

[416] MCCAFFREY RM, DUNN LJ. Primary pulmonary hypertension in pregnancy. Obstet Gynecol Surv, 1964, 19:567–591.

[417] WEISS JR, PIETRA GG, SCHARF SM. Primary pulmonary hypertension and the human immunodeficiency virus. Report of two cases and a review of the literature. Arch Intern Med, 1995, 155(21):2350–2354.

[418] WEISS BM, ZEMP L, SEIFERT B, et al. Outcome of pulmonary vascular disease in pregnancy: a systematic overview from 1978 through 1996. J Am Coll Cardiol, 1998, 31(7):1650–1657.

[419] KIELY DG, CONDLIFFE R, WEBSTER V, et al. Improved survival in pregnancy and pulmonary hypertension using a multiprofessional approach. BJOG, 2010, 117(5):565–574.

[420] BEDARD E, DIMOPOULOS K, GATZOULIS MA. Has there been any progress made on pregnancy outcomes among women with pulmonary arterial hypertension? Eur Heart J, 2009, 30(3):256–265.

[421] JAIS X, OLSSON KM, BARBERA JA, et al. Pregnancy outcomes in pulmonary arterial hypertension in the modern management era. Eur Respir J, 2012, 40(4):881–885.

[422] ROSENGARTEN D, BLIEDEN LC, KRAMER MR. Pregnancy outcomes in pulmonary arterial hypertension in the modern management era. Eur Respir J, 2012, 40(5):1304–1305.

[423] RICH S, POGORILER J, HUSAIN AN, et al. Long-term effects of epoprostenol on the pulmonary vasculature in idiopathic pulmonary arterial hypertension. Chest, 2010, 138(5):1234–1239.

[424] TAICHMAN DB, MCGOON MD, HARHAY MO, et al. Wide variation in clinicians' assessment of New York Heart Association/World Health Organization functional class in patients with pulmonary arterial hypertension. Mayo Clin Proc, 2009, 84(7):586–592.

[425] GABLER NB, FRENCH B, STROM BL, et al. Validation of 6-minute walk distance as a surrogate end point in pulmonary arterial hypertension trials. Circulation, 2012, 126(3):349–356.

[426] MATHAI SC, PUHAN MA, LAM D, et al. The minimal important difference in the 6-minute walk test for patients with pulmonary arterial hypertension. Am J Respir Crit Care Med, 2012, 186(5):428–433.

[427] MCLAUGHLIN VV. Has the 6-min walk distance run its course? Chest, 2012, 142(6):1363–1364.

[428] RUBIN LJ. The 6-minute walk test in pulmonary arterial hypertension: how far is enough? Am J Respir Crit Care Med, 2012, 186(5):396–397.

[429] TAICHMAN DB, CHRISTIE J, BIESTER R, et al. Validation of a brief telephone battery for neurocognitive assessment of patients with pulmonary arterial hypertension. Respir Res, 2005, 6(1):39.

[430] TAICHMAN DB, ORNELAS J, CHUNG L, et al. Pharma-cologic therapy for pulmonary arterial hypertension in adults: CHEST guideline and expert panel report. Chest, 2014, 146(2):449–475.

[431] SITBON O, HUMBERT M, JAIS X, et al. Long-term response to calcium channel blockers in idiopathic pulmonary arterial hypertension. Circulation, 2005, 111(23):3105–3111.

[432] RICH S, KAUFMANN E. High dose titration of calcium channel blocking agents for primary pulmonary hypertension: guidelines for short-term drug testing. J Am Coll Cardiol, 1991, 18(5):1323–1327.

[433] CHANNICK RN, SIMONNEAU G, SITBON O, et al. Effects of the dual endothelin-receptor antagonist bosentan in patients with pulmonary hypertension: a randomised placebo-controlled study. Lancet, 2001, 358(9288):1119–1123.

[434] SITBON O, BADESCH DB, CHANNICK RN, et al. Effects of the dual endothelin receptor antagonist bosentan in patients with pulmonary arterial hypertension: a 1-year follow-up study. Chest, 2003, 124(1):247–254.

[435] GALIE N, RUBIN L, HOEPER M, et al. Treatment of patients with mildly symptomatic pulmonary arterial hypertension with bosentan (EARLY study): a double-blind, randomised controlled trial. Lancet, 2008, 371(9630):2093–2100.

[436] GALIE N, BEGHETTI M, GATZOULIS MA, et al. Bosentan therapy in patients with Eisenmenger syndrome: a multicenter, double-blind, randomized, placebo-controlled study. Circulation, 2006, 114(1):48–54.

[437] GATZOULIS MA, BEGHETTI M, GALIE N, et al. Longer-term bosentan therapy improves functional capacity in Eisenmenger syndrome: results of the BREATHE-5 open-label extension study. Int J Cardiol, 2008, 127(1):27–32.

[438] SITBON O, GRESSIN V, SPEICH R, et al. Bosentan for the treatment of human immunodeficiency virus-associated pulmonary arterial hypertension. Am J Respir Crit Care Med, 2004, 170(11):1212–1217.

[439] MAIYA S, HISLOP AA, FLYNN Y, et al. Response to bosentan in children with pulmonary hypertension. Heart, 2006, 92(5):664–670.

[440] ROSENZWEIG EB, IVY DD, WIDLITZ A, et al. Effects of long-term bosentan in children with pulmonary arterial hypertension. J Am Coll Cardiol, 2005, 46(4):697–704.

[441] GILBERT N, LUTHER YC, MIERA O, et al. Initial experience with bosentan (Tracleer) as treatment for pulmonary arterial hypertension (PAH) due to congenital heart disease in infants and young children. Z Kardiol, 2005, 94(9):570–574.

[442] IVY DD, ROSENZWEIG EB, LEMARIE JC, et al. Long-term outcomes in children with pulmonary arterial hypertension treated with bosentan in real-world clinical settings. Am J Cardiol, 2010, 106(9):1332–1338.

[443] GALIE N, OLSCHEWSKI H, OUDIZ RJ, et al. Ambrisentan for the treatment of pulmonary arterial hypertension: results of the ambrisentan in pulmonary arterial hypertension, randomized, double-blind, placebo-controlled, multicenter, efficacy (ARIES) study 1 and 2. Circulation, 2008, 117(23):3010–3019.

[444] KLINGER JR, OUDIZ RJ, SPENCE R, et al. Long-term pulmonary hemodynamic effects of ambrisentan in pulmonary arterial hypertension. Am J Cardiol, 2011, 108(2):302–307.

[445] OUDIZ RJ, GALIE N, OLSCHEWSKI H, et al. Long-term ambrisentan therapy for the treatment of pulmonary arterial hypertension. J Am Coll Cardiol, 2009, 54(21):1971–1981.

[446] GHOFRANI HA, VOSWINCKEL R, REICHENBERGER F, et al. Differences in hemodynamic and oxygenation responses to three different phosphodiesterase-5 inhibitors in patients with pulmonary arterial hypertension: a randomized prospective study. J Am Coll Cardiol, 2004, 44(7):1488–1496.

[447] BARST RJ, IVY DD, GAITAN G, et al. A randomized, double-blind, placebo-controlled, dose-ranging study of oral sildenafil citrate in treatment-naive children with pulmonary arterial hypertension. Circulation, 2012, 125(2):324–334.

[448] OUDIZ RJ, BRUNDAGE BH, GALIE N, et al. Tadalafil for the treatment of pulmonary arterial hypertension: a double-blind 52-week uncontrolled extension study. J Am Coll Cardiol, 2012, 60(8):768–774.

[449] JING ZC, YU ZX, SHEN JY, et al. Vardenafil in pulmonary arterial hypertension: a randomized, double-blind, placebo-controlled study. Am J Respir Crit Care Med, 2011, 183(12):1723–1729.

[450] ARCHER-CHICKO C, HOUSTEN-HARRIS T, PALEVSKY HI. Practical nursing issues in the outpatient management of pulmonary vascular disease. In: Mandel J, Taichman DB, eds. Pulmonary Vascular Disease. Philadelphia, PA: Elsevier Science; 2006 p.

[451] BARST RJ, RUBIN LJ, MCGOON MD, et al. Survival in primary pulmonary hypertension with long-term continuous intravenous prostacyclin. Ann Intern Med, 1994, 121(6):409–415.

[452] LANG G, KLEPETKO W. Lung transplantation for end-stage primary pulmonary hypertension. Ann Transplant, 2004, 9(3):25–32.

[453] BADESCH DB, TAPSON VF, MCGOON MD, et al. Continuous intravenous epoprostenol for pulmonary hypertension due to the scleroderma spectrum of disease. A randomized, controlled trial. Ann Intern Med, 2000, 132(6):425–434.

[454] ROBBINS IM, GAINE SP, SCHILZ R, et al. Epoprostenol for treatment of pulmonary hypertension in patients with systemic lupus erythematosus. Chest, 2000, 117(1):14–18.

[455] ROSENZWEIG EB, KERSTEIN D, BARST RJ. Long-term prostacyclin for pulmonary hypertension with associated congenital heart defects. Circulation, 1999, 99(14):1858–1865.

[456] MCLAUGHLIN VV, GENTHNER DE, PANELLA MM, et al. Compassionate use of continuous prostacyclin in the management of secondary pulmonary hypertension: a case series. Ann Intern Med, 1999, 130(9):740–743.

[457] MCLAUGHLIN VV, GAINE SP, BARST RJ, et al. Efficacy and safety of treprostinil: an epoprostenol analog for primary pulmonary hypertension. J Cardiovasc Pharmacol, 2003, 41(2):293–299.

[458] TAPSON VF, GOMBERG-MAITLAND M, MCLAUGHLIN VV, et al. Safety and efficacy of IV treprostinil for pulmonary arterial hypertension: a prospective, multicenter, open-label, 12-week trial. Chest, 2006, 129(3):683–688.

[459] HIREMATH J, THANIKACHALAM S, PARIKH K, et al. Exercise improvement and plasma biomarker changes with intravenous treprostinil therapy for pulmonary arterial hypertension: a placebo-controlled trial. J Heart Lung Transplant, 2010, 29(2):137–149.

[460] FARBER HW, WALKEY AJ, O'DONNELL MR. Ethical issues associated with globalization of placebo-controlled in pulmonary arterial hypertension. J Heart Lung Transplant, 2010, 29(7):825–826.

[461] PARK MH, RUBIN LJ. The globalization of clinical trials in pulmonary arterial hypertension. J Heart Lung Transplant, 2010, 29(2):157–158.

[462] DE LA MATA J, GOMEZ-SANCHEZ MA, ARANZANA M, et al. Long-term iloprost infusion therapy for severe pulmonary hypertension in patients with connective tissue diseases. Arthritis Rheum, 1994, 37(10):1528–1533.

[463] HIGENBOTTAM T, BUTT AY, MCMAHON A, et al. Long-term intravenous prostaglandin (epoprostenol or iloprost) for treatment of severe pulmonary hypertension. Heart, 1998, 80(2):151–155.

[464] SCOTT JP, HIGENBOTTAM T, WALLWORK J. The acute effect of the synthetic prostacyclin analogue iloprost in primary pulmonary hypertension. Br J Clin Pract, 1990, 44(6):231–234.

[465] KNUDSEN L, SCHURAWLEW A, NICKEL N, et al. Long-term effects of intravenous iloprost in patients with idiopathic pulmonary arterial hypertension deteriorating on non-parenteral therapy. BMC Pulm Med, 2011, 11:56.

[466] KITTERMAN N, POMS A, MILLER DP, et al. Bloodstream infections in patients with pulmonary arterial hypertension treated with intravenous prostanoids: insights from the REVEAL REGISTRY(R). Mayo Clin Proc, 2012, 87(9):825–834.

[467] Centers for Disease Control and Prevention (CDC). Bloodstream infections among patients treated with intravenous epoprostenol or intravenous treprostinil for pulmonary arterial hypertensionseven sites, United States, 2003–2006. MMWR Morb Mortal Wkly Rep, 2007, 56(8):170–172.

[468] RICH JD, GLASSNER C, WADE M, et al. The effect of diluent pH on bloodstream infection rates in patients receiving IV treprostinil for pulmonary arterial hypertension. Chest, 2012, 141(1):36–42.

[469] FUENTES A, CORALIC A, DAWSON KL. A new epoprostenol formulation for the treatment of pulmonary arterial hypertension. Am J Health Syst Pharm, 2012, 69(16):1389–1393.

[470] SIMONNEAU G, BARST RJ, GALIE N, et al. Continuous subcutaneous infusion of treprostinil, a prostacyclin analogue, in patients with pulmonary arterial hypertension: a double-blind, randomized, placebo-controlled trial. Am J Respir Crit Care Med, 2002, 165(6):800–804.

[471] BARST RJ, GALIE N, NAEIJE R, et al. Long-term outcome in pulmonary arterial hypertension patients treated with subcutaneous treprostinil. Eur Respir J, 2006, 28(6):1195–1203.

[472] MATHIER MA, MCDEVITT S, SAGGAR R. Subcutaneous treprostinil in pulmonary arterial hypertension: practical considerations. J Heart Lung Transplant, 2010, 29(11):1210–1217.

[473] OLSCHEWSKI H, WALMRATH D, SCHERMULY R, et al. Aerosolized prostacyclin and iloprost in severe pulmonary hypertension. Ann Intern Med, 1996, 124(9):820–824.

[474] OLSCHEWSKI H, GHOFRANI HA, SCHMEHL T, et al. Inhaled iloprost to treat severe pulmonary hypertension. An uncontrolled trial. German PPH Study Group. Ann Intern Med, 2000, 132(6):435–443.

[475] MACHHERNDL S, KNEUSSL M, BAUMGARTNER H, et al. Long-term treatment of pulmonary hypertension with aerosolized iloprost. Eur Respir J, 2001, 17(1):8–13.

[476] OLSCHEWSKI H, SIMONNEAU G, GALIE N, et al. Inhaled iloprost for severe pulmonary hypertension. N Engl J Med, 2002, 347(5):322–329.

[477] OLSCHEWSKI H, HOEPER MM, BEHR J, et al. Long-term therapy with inhaled iloprost in patients with pulmonary hypertension. Respir Med, 2010, 104(5):731–740.

[478] MCLAUGHLIN VV, BENZA RL, RUBIN LJ, et al. Addition of inhaled treprostinil to oral therapy for pulmonary arterial hypertension: a randomized controlled clinical trial. J Am Coll Cardiol, 2010, 55(18):1915–1922.

[479] BENZA RL, SEEGER W, MCLAUGHLIN VV, et al. Long-term effects of inhaled treprostinil in patients with pulmonary arterial hypertension: the Treprostinil Sodium Inhalation Used in the Management of Pulmonary Arterial Hypertension (TRIUMPH) study open-label extension. J Heart Lung Transplant, 2011, 30(12):1327–1333.

[480] FRUHWALD FM, KJELLSTROM B, PERTHOLD W, et al. Continuous hemodynamic monitoring in pulmonary hypertensive patients treated with inhaled iloprost. Chest, 2003, 124(1):351–359.

[481] BARST RJ, MCGOON M, MCLAUGHLIN V, et al. Beraprost therapy for pulmonary arterial hypertension. J Am Coll Cardiol, 2003, 41(12):2119–2125.

[482] GALIE N, HUMBERT M, VACHIERY JL, et al. Effects of beraprost sodium, an oral prostacyclin analogue, in patients with pulmonary arterial hypertension: a randomized, double-blind, placebo-controlled trial. J Am Coll Cardiol, 2002, 39(9):1496–1502.

[483] TAPSON VF, TORRES F, KERMEEN F, et al. Oral treprostinil for the treatment of pulmonary arterial hypertension in patients on background endothelin receptor antagonist and/or phosphodiesterase type 5 inhibitor therapy (The FREEDOM-C Study): a randomized controlled trial. Chest, 2012, 142(6):1383–1390.

[484] HUMBERT M, BARST RJ, ROBBINS IM, et al. Combination of bosentan with epoprostenol in pulmonary arterial hypertension: BREATHE-2. Eur Respir J, 2004, 24(3):353–359.

[485] MCLAUGHLIN VV, OUDIZ RJ, FROST A, et al. Randomized study of adding inhaled iloprost to existing bosentan in pulmonary arterial hypertension. Am J Respir Crit Care Med, 2006, 174(11):1257–1263.

[486] SIMONNEAU G, RUBIN LJ, GALIE N, et al. Addition of sildenafil to long-term intravenous epoprostenol therapy in patients with pulmonary arterial hypertension: a randomized trial. Ann Intern Med, 2008, 149(8):521–530.

[487] CHEN H, SHIBOSKI SC, GOLDEN JA, et al. Impact of the lung allocation score on lung transplantation for pulmonary arterial hypertension. Am J Respir Crit Care Med, 2009, 180(5):468–474.

[488] SANDOVAL J, GASPAR J, PENA H, et al. Effect of atrial septostomy on the survival of patients with severe pulmonary arterial hypertension. Eur Respir J, 2011, 38(6):1343–1348.

[489] SANDOVAL J, ROTHMAN A, PULIDO T. Atrial septostomy for pulmonary hypertension. Clin Chest Med, 2001, 22(3):547–560.

[490] SZTRYMF B, SOUZA R, BERTOLETTI L, et al. Prognostic factors of acute heart failure in patients with pulmonary arterial hypertension. Eur Respir J, 2010, 35(6):1286–1293.

[491] JEFFERY ME, TAICHMAN DB. Management of the acutely ill patient with pulmonary arterial hypertension//MANDEL J, TAICHMAN DB, et al. Pulmonary Vascular Disease. Philadelphia, PA: Elsevier Science, 2006.

[492] PRICE LC, WORT SJ, FINNEY SJ, et al. Pulmonary vascular and right ventricular dysfunction in adult critical care: current and emerging options for management: a systematic literature review. Crit Care, 2010, 14(5):R169.

[493] KWAK YL, LEE CS, PARK YH, et al. The effect of phenylephrine and norepinephrine in patients with chronic pulmonary hypertension*. Anaesthesia, 2002, 57(1):9–14.

[494] HOLLOWAY EL, POLUMBO RA, HARRISON DC. Acute circulatory effects of dopamine in patients with pulmonary hypertension. Br Heart J, 1975, 37(5):482–485.

[495] KERBAUL F, RONDELET B, MOTTE S, et al. Effects of norepinephrine and dobutamine on pressure load-induced right ventricular failure. Crit Care Med, 2004, 32(4):1035–1040.

[496] HOEPER MM, OLSCHEWSKI H, GHOFRANI HA, et al. A comparison of the acute hemodynamic effects of inhaled nitric oxide and aerosolized iloprost in primary pulmonary hypertension. German PPH study group. J Am Coll Cardiol, 2000, 35(1):176–182.

[497] OLSCHEWSKI H, GHOFRANI HA, WALMRATH D, et al. Inhaled prostacyclin and iloprost in severe pulmonary hypertension secondary to lung fibrosis. Am J Respir Crit Care Med, 1999, 160(2):600–607.

[498] BUCKLEY MS, FELDMAN JP. Nebulized milrinone use in a pulmonary hypertensive crisis. Pharmacotherapy, 2007, 27(12):1763–1766.

[499] VACHIERY JL, HUEZ S, GILLIES H, et al. Safety, tolerability and pharmacokinetics of an intravenous bolus of sildenafil in patients with pulmonary arterial hypertension. Br J Clin Pharmacol, 2011, 71(2):289–292.

[500] AMATO MB, BARBAS CS, MEDEIROS DM, et al. Beneficial effects of the "open lung approach" with low distending pressures in acute respiratory distress syndrome. A prospective randomized study on mechanical ventilation. Am J Respir Crit Care Med, 1995, 152(6 Pt 1):1835–1846.

[501] HICKEY PR, HANSEN DD, WESSEL DL, et al. Pulmonary and systemic hemodynamic responses to fentanyl in infants. Anesth Analg, 1985, 64(5):483–486.

[502] GREGORIC ID, CHANDRA D, MYERS TJ, et al. Extracorporeal membrane oxygenation as a bridge to emergency heart-lung transplantation in a patient with idiopathic pulmonary arterial hypertension. J Heart Lung Transplant, 2008, 27(4):466–468.

[503] OLSSON KM, SIMON A, STRUEBER M, et al. Extracorporeal membrane oxygenation in nonintubated patients as bridge to lung transplantation. Am J Transplant, 2010, 10(9):2173–2178.

[504] FISCHER S, SIMON AR, WELTE T, et al. Bridge to lung transplantation with the novel pumpless interventional lung assist device NovaLung. J Thorac Cardiovasc Surg, 2006, 131(3):719–723.

第 73 章

肺血栓栓塞疾病

Peter F. Fedullo
Gordon L. Yung

简介

肺血栓栓塞疾病是指血凝块(单个或多个血栓)从体循环迁移至肺血管。大多数血栓来自下肢及上肢深静脉[深静脉血栓(deep venous thrombosis, DVT)]。从临床观点来看,DVT 与肺栓塞(pulmonary embolism,PE)可被看作同一疾病连续统一的过程,这两类疾病通常被统一归为静脉血栓栓塞。

PE 在美国的年发病率尚不确定。一项对奥姆斯特德县 2 218 位居民 10 年间统计数据的回顾分析显示,在 90d 内无住院治疗病史的社区居民中,PE 年发病率为 3.6/10 000 人。来自马萨诸塞州更早研究报道的年发病率略低,约为 2.3/10 000 人。从上述两个研究中,可以大致推测出,美国 PE 的年发病率约为每年 10 万例。然而真实 PE 发病率很可能远高于估算结果,因为许多病例可能未被诊断。一项近期的系统回顾显示,32%DVT 患者存在无症状性 PE。另一项更早的报道估算,美国每年约有 63 万例患者发生 PE,其中约 20 万例死亡,大多数患者在生前并未明确 PE 诊断(图 73-1)。尽管已做出相当努力开发新的诊断技术及治疗药物,即使在常规预防策略下,既了解 PE 临床表现的隐匿性,并适当应用现有的诊断技术,PE 仍可造成相当高的死亡率。

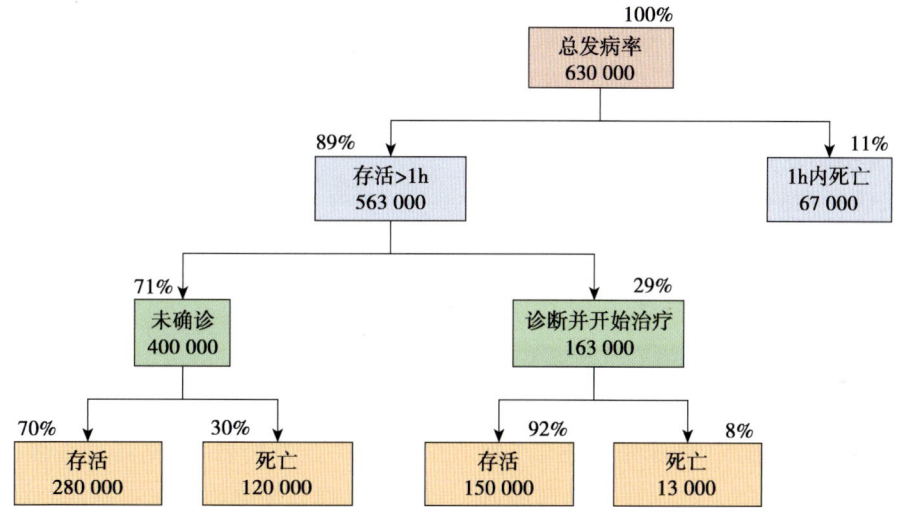

图 73-1 估算美国肺栓塞发病及生存数据。获授权引自:DALEN JE, ALPERT JS. Natural history of pulmonary embolism. Prog Cardiovasc Dis,1975,17(4):259-270.

栓子来源

大多数(80%~95%)肺栓塞病例是由下肢的血栓导致的。血栓通常起源于血流形成湍流的部位,如静脉分叉处或静脉瓣后方(图 73-2)。当血栓延展的速度超过血栓机化并附着于血管内皮的速度时,部分或全部血栓将脱落并沿静脉系统迁移至肺部。多数栓子起源于小腿深静脉,并向近端延展至腘静脉及股静脉。局限于小腿的血栓造成栓塞的风险较低,而延伸至腘静脉及腘静脉以上的血栓则是造成急性症状性

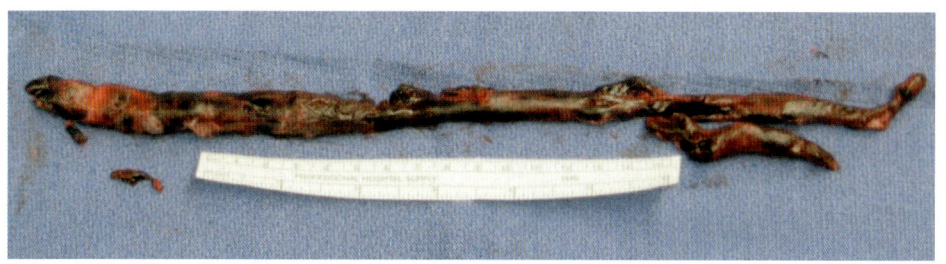

图 73-2 肺动脉栓子切除术中切除的来源于下肢静脉的大型机化良好呈"塑型"状的血栓。

肺栓塞最常见的栓子来源。但这并不意味着局限于小腿的血栓就是一种良性临床情况，约15%未经治疗的患者可能发生血栓向近端延伸，并增加血栓复发及静脉炎后综合征的风险。

栓子也可以起源于其他部位，最常见于盆腔静脉，这种情况的危险因素包括妊娠、盆腔血栓性静脉炎或盆腔感染、前列腺疾病、近期盆腔手术等。栓子也可以起源于上肢静脉，如与中心静脉导管或血管内心脏辅助装置相关，或与胸廓出口梗阻或"受挫性"血栓形成（Paget-von Schroetter综合征）相关。少数肺栓塞患者起病时存在右室血栓的证据，这种情况下可能出现更严重的血流动力学不稳定及更高的死亡率。

尽管大多数肺栓塞由血栓移行所导致（因此称之为血栓栓塞），其他物质偶尔也可阻塞肺血管床，包括血源性寄生虫（如血吸虫）、镰状红细胞病、各种违禁注射药物"污染"（如滑石粉、布纤维等）。空气栓塞通常是医源性的，通过中心静脉导管偶然进入血流。在罕见情况下，患者自身的组织或细胞可能进入血流并楔入肺血管，如生产过程中或产后及晚期流产时发生的羊水栓塞，长骨骨折时发生的脂肪栓塞，以及肿瘤栓塞。镰状细胞疾病所致的肺栓塞由低氧及应激时异常红细胞聚集所致，可造成急性呼吸窘迫，更严重时会造成继发性肺动脉高压。

易感因素

Rudolf Virchow在19世纪中叶首先描述了"栓塞"及"血栓形成"现象，并提出了造成静脉血栓形成的3个主要因素（Virchow三联征）：静脉血流淤滞、高凝状态及静脉壁（血管内皮）损伤。150年后，这一基本分类方法仍然有助于医生对患者个体发生静脉血栓栓塞的风险进行分层（表73-1）。值得注意的是，获得性危险因素与遗传性危险因素之间存在相互作用，发生DVT和/或PE的机制是多样的，且在同一患者中可存在多种危险因素。

■ 获得性危险因素

大型手术导致的栓塞风险已得到广泛认知。如果未经预防，约20%大型手术患者术后可能发生静脉血栓形成，并有1%~2%随后发生栓塞事件。未经预防的整形外科手术患者发生血栓栓塞事件的风险更高，超过50%大型整形手术患者可发生静脉血栓形成。如果不进行预防，进行择期普外科手术的患者术后发生致命性肺栓塞的概率为0.1%~

表73-1　Virchow三联征：静脉血栓形成的易感因素

表现	易感因素
血流淤滞	制动
	卧床休息
	麻醉
	充血性心力衰竭/肺心病
	既往静脉血栓栓塞
高凝状态	恶性肿瘤
	抗心磷脂抗体
	肾病综合征
	原发性血小板增多症
	雌激素治疗
	肝素诱导的血小板减少症
	炎症性肠病
	阵发性睡眠性血红蛋白尿
	弥散性血管内凝血
	蛋白C及蛋白S缺乏
	抗凝血酶Ⅲ缺乏
血管壁损伤	外伤
	手术

0.4%，进行择期髋部或膝关节手术、急诊髋部手术、严重外伤或脊索损伤的患者，其致命性肺栓塞发生率为1%~5%。

大多数外伤患者，尤其是头部、脊柱及骨盆损伤患者，其血栓形成的风险也较高。这类患者血栓形成是多因素造成的，涉及Virchow三联征的各个方面。

尽管对DVT初始的认识与研究来自外科患者，目前认为住院的内科患者同样易发生DVT。在进行广泛调查后，大约80%病例中患者存在1个或多个危险因素。其中主要的危险因素包括纽约心脏学会Ⅲ和Ⅳ级充血性心力衰竭、慢性阻塞性肺疾病、脓毒症及其他炎症性疾病、高龄、卒中、危重疾病及长期卧床。

任何长期制动均可造成血栓栓塞风险增加，这也说明诸如瘫痪、卧床及长时间乘坐飞机等情况是发生血栓形成的原因。长途旅行可造成血栓栓塞风险升高1.5~3倍（经济舱综合征），并与旅行时间相关。尽管发生血栓栓塞的风险相对增高，乘坐飞机相关PE实际发生率仍相当低。

妊娠是40岁以下女性群体发生静脉血栓栓塞的最常见原因，如果未进行治疗，其导致的死亡占全部妊娠相关死亡的20%~50%。与非妊娠女性相比，妊娠期间发生静脉血栓事件的风险升高了 5 倍,而在产后前 3 个月,这一风险高达 60 倍。血栓风险升高可能与活动减少、妊娠相关高凝状态(Ⅱ、Ⅶ、Ⅷ、Ⅹ水平升高,获得性活化蛋白 C 抵抗,游离蛋白 S 水平降低)以及子宫压迫所致静脉阻塞相关。血栓发病率据估算为(0.76~1.72)/1 000 例妊娠,且在妊娠的各个阶段发生率相近。大多数产后 DVT 发生于生产后的前 6 周。剖宫产、早产、多胎生产、子痫前期、高龄妊娠及产妇患有心脏疾病史均被认为是血栓形成的影响因素。值得注意的是 90% DVT 病例其血栓发生于左下肢,可能与子宫及下腔静脉(inferior vena cava,IVC)的解剖关系相关。

应用口服避孕药及激素替代治疗也与静脉血栓栓塞风险升高相关。尽管应用口服含雌激素避孕药的患者其静脉血栓栓塞风险增加,但绝对风险仍相对较低。口服避孕药物时,静脉血栓形成风险可升高 4~6 倍。口服避孕药与肥胖之间存在协同作用。

激素替代治疗可造成患者静脉血栓栓塞风险增高 2~4 倍。研究显示,应用经皮激素制剂时发生血栓栓塞的风险相对较低,然而这些研究均为非随机试验。考虑到血栓形成的风险随年龄增加而增加,绝经后人群应用激素替代治疗将造成血栓形成的绝对发生率增高。

肥胖与静脉血栓栓塞的发生相关,尤其是在女性中。护理卫生研究项目发现 BMI≥29kg/m² 是独立危险因素。代谢综合征(即腹型肥胖、高血压、空腹血糖及甘油三酯升高及高密度脂蛋白降低),不仅与动脉硬化疾病风险升高相关,也与静脉血栓栓塞风险升高相关。

静脉血栓栓塞的风险随年龄增加而增高。近期一项长达 21 年间出院随访调查资料研究发现,与 20~29 岁群体相比,70 岁及以上人群发生血栓栓塞的风险增加了 25 倍。据推测这一差异可能与高龄群体活动减少以及合并症增多相关。高龄患者由于 PE 造成的死亡率也高于年轻人群,且在高龄患者中,在其死亡之前较少被拟诊为 PE。

肿瘤患者发生静脉血栓栓塞的风险高于正常人,尤其是患有原发于肺、胰腺、乳腺(黏液分泌腺癌)、前列腺、胃/结直肠及泌尿生殖系统恶性肿瘤的患者。据估算,肿瘤可使患者发生静脉血栓栓塞的风险升高 4~6 倍。肿瘤患者发生复发性血栓栓塞的风险亦高于非肿瘤患者,此外,患有静脉血栓栓塞的肿瘤患者,其总体死亡率高于未发生血栓的肿瘤患者。多种因素参与了肿瘤患者血栓栓塞的发生,包括恶性肿瘤本身所导致的凝血系统异常、化疗药物导致的凝血功能

异常、制动、合并感染以及长期中心静脉置管。尽管在大多数情况下,肿瘤相关的静脉血栓栓塞发生于恶性肿瘤确诊之后,但有 5%~10% 所谓"特发性"静脉血栓形成患者,在随后 2~3 年内被确诊为恶性肿瘤。但目前并不推荐对特发性或无诱因的血栓患者进行多种肿瘤筛查。最近研究数据表明,对于常规检查阴性的患者,应用简单的检查方法(常规实验室检查、X 线胸片、肿瘤标志物、腹部超声)即可识别约半数恶性肿瘤。应用胸部及腹部 CT 进行更为广泛的筛查则可能识别出过多假阳性结果,而对患者预后无改善作用。

各种血液系统疾病,如真性红细胞增多症、原发性血小板增多症及急性白血病,可导致相应细胞系过度增殖,增加了血液黏稠度(高黏滞综合征)并释放促凝物质,进而增加了患者发生静脉血栓栓塞的风险。这种情况下血栓形成部位更常见于肝静脉及门静脉,并可能是基础疾病的首发表现。

阵发性睡眠性血红蛋白尿是一种罕见疾病,其可使静脉血栓栓塞风险增加约 40%。许多病例血栓并不累及下肢血管,大多会累及腹内血管。这一疾病血栓发生的原因尚不明确,可能与本病患者血液中补体水平下降相关。

抗磷脂抗体(尤其是狼疮抗凝物)的存在,是静脉血栓栓塞的独立危险因素。在静脉血栓患者中,5%~15% 患者检查提示存在狼疮抗凝物,据估算存在狼疮抗凝物可使血栓形成风险增高 9 倍。

肾病综合征患者发生静脉血栓栓塞的概率可高达 40%。在这些患者中,血栓更常发生于非常见部位,如大脑窦或动脉系统。在少数情况下,血栓可为肾病综合征患者的首发表现。本病患者发生静脉血栓栓塞的机制不明,但认为有多种因素参与发病,如凝血因子功能或数量异常、纤溶活性减弱、血小板过度活化以及血液黏稠度升高。

炎症性肠病患者发生静脉及动脉血栓形成的风险均显著升高,确切的发病机制尚不明确。大多数血栓并发症发生于疾病活动期,因此认为炎症机制参与了发病。

■ 遗传性危险因素

许多静脉血栓栓塞患者存在遗传性危险因素,如凝血因子水平或功能异常(遗传性易栓症)。血栓形成的相对风险差异较大,取决于患者凝血功能异常的程度。总体来说,此类患者发病年龄较小(<50 岁),并易发生复发性静脉血栓栓塞。

第一种遗传性易栓症即抗凝血酶Ⅲ缺乏于 1965 年首次被报道。随后,又发现了若干种其他与静脉血

栓栓塞相关的遗传突变类型。在这些遗传易感因素中,最常见的是 Dahlback 于 1993 年首次报道的 V 因子 Leiden 突变。这一临床情况是由于 V 因子基因的单点突变(G/A),导致了 Va 因子对活化蛋白 C 自然抗凝效果的敏感性减低所致。约 5%欧洲及北美高加索人种存在该基因缺陷的杂合子;而美洲原住民、非洲及亚洲人群携带这一突变的频率相对较低。携带杂合突变可使终生静脉血栓栓塞的发生风险增加 5~10 倍,而纯合突变的患者其风险增加 80 倍。对于妊娠期、产后及应用口服避孕药的患者,V 因子 Leiden 突变是静脉血栓栓塞的重要危险因素。与未应用口服避孕药的非 V 因子突变携带者相比,这两种危险因素同时存在可使血栓风险增加 30 倍。

另一常见突变发生于凝血酶原基因的 3' 非翻译区(20210 位碱基 A 替代 G),可占总人群 2%~4%。这一突变将导致凝血酶原过度产生。该突变会使下肢静脉血栓栓塞的风险增加 3~4 倍,并与其他类型易栓症具有协同作用,增加了初始血栓形成及复发的风险。

在临床工作中,V 因子 Leiden 突变及凝血酶原基因突变是最常见的遗传性危险因素,约占遗传性易栓症病例半数以上;3 种其他情况(抗凝血酶Ⅲ、蛋白 C、蛋白 S 缺乏)占了其余病例的绝大多数。偶尔可能发现静脉血栓栓塞患者存在其他情况,尤其是与纤维蛋白原异常相关。需要注意的是,当多种遗传性危险因素共存时(如 V 因子 Leiden 突变及凝血酶原基因突变),患者发生复发性静脉血栓栓塞的风险会明显升高,这些患者可能需要终生抗凝。

病理生理

栓子一旦从其起源部位脱落,栓子将沿体循环静脉系统迁移,通过右房右室,最终到达肺动脉系统。肺血栓栓塞造成的生理影响及临床后果在不同情况下差异巨大,从无症状到血流动力学障碍乃至死亡均可发生。决定患者预后的主要因素包括:①栓子大小及位置;②并存心肺疾病;③继发性体液介质释放及血管低氧反应;④栓子溶解的速率。

■ 血流动力学影响

栓子阻塞肺血管床后,可在短时间内使右心室后负荷增加。正常情况下肺动脉系统是一个低压系统,可以适应血流量大量增加,而肺动脉压力仅轻度上升。由于右心室室壁较薄,无法产生足够的压力以克服肺血管阻力显著升高。由于存在代偿机制,即使肺

血管床被阻塞多达 70%,仍不至于发生右室衰竭。

如果未合并基础心肺疾病,由于肺血管可发生扩张并开放之前未开放的血管,<20%肺血管床阻塞仅可引起血流动力学轻微异常。当肺血管床阻塞超过 30%~40%时,右室压力将出现轻度升高,但由于代偿性心率增快及心肌收缩力增加,心输出量仍可维持。当肺血管床阻塞超过 50%~60%时,代偿机制开始失效,开始出现心输出量下降,右心房压力急剧升高,混合静脉氧饱和度下降,并出现乳酸酸中毒。如果进一步出现急性肺血管阻塞,将发生右心扩张,右室壁张力增加,右室发生缺血,心输出量下降,体循环低血压随之出现。对于既往无心肺疾病患者,右心室能产生的最大平均肺动脉压力约 40mmHg(肺动脉收缩压约 70mmHg)。

其他因素也可能影响肺栓塞患者的血流动力学状况。合并心肺基础疾病的患者,通常其肺血管储备能力减弱,即使栓子的体积相对较小也会造成血流动力学显著不稳定(图 73-3)。另一方面,如果允许,右心室可在较长时间内承受逐渐升高的压力,出现代偿性反应性肥厚(如左心疾病、特发性肺动脉高压和慢性血栓栓塞等),将出现肺动脉压力明显升高。

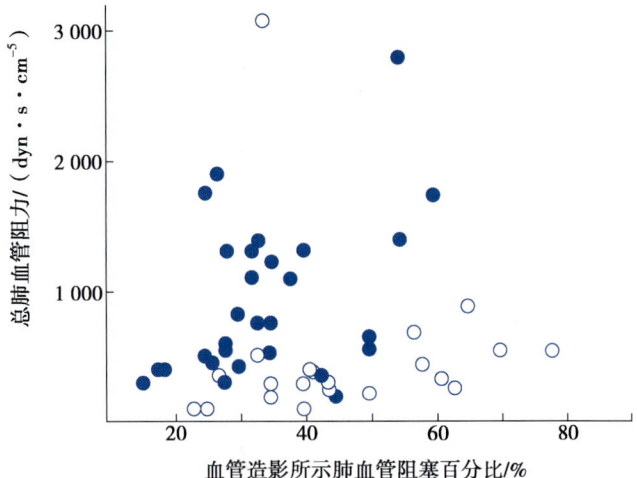

图 73-3 不同基础肺血管状态患者发生肺栓塞时的血流动力学变化。既往肺血管正常的患者(空心圆圈)在血栓负荷超过 50%之前,肺血管阻力(PVR)仅轻微升高。合并心肺基础疾病的患者(实心圆圈),当栓子负荷轻度增加时即可出现 PVR 显著升高。图片获授权引自:SHARMA GV, MCINTYRE KM, SHARMA S, et al. Clinical and hemodynamic correlates in pulmonary embolism. Clin Chest Med, 1984, 5(3):421-437.

若干观察性研究发现急性肺栓塞时,发生血流动力学异常还涉及其他机制。例如当患者进行择期肺叶切除、全肺切除甚至单肺移植时,尽管交叉夹闭血管时血供在短时间内完全中断,但此类患者仅出现轻

微的血流动力学异常。在实验中,赛庚啶(一种非选择性 5-羟色胺拮抗剂)和酮色林(一种选择性 5-羟色胺拮抗剂)可使肺栓塞所致的血流动力学及气道反应部分减弱。某些患者在相对较小的栓子栓塞后,发生了与之不匹配的波动巨大的严重血流动力学异常,提示其他机制如反射性血管收缩及血管活性物质释放可能参与这一过程。

大块或多发栓子易造成严重症状、氧合以及血流动力学改变。考虑到与中心血管相比,周边肺血管床的表面积更大,当心脏收缩甚至是心肺复苏时按压胸壁的力量能使较大的中心血管栓子破碎,患者症状将有所改善。最终,栓子将通过纤溶机制溶解,或机化变成瘢痕样组织附着于血管内皮(图 73-4)。最近研究提示很少见血栓完全溶解,约 50% 患者在栓塞事件发生 6 个月之后仍有残余栓子阻塞。

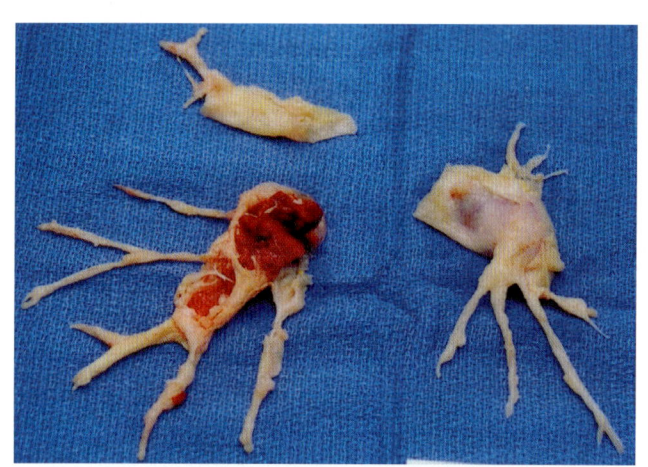

图 73-4 肺血栓动脉内膜切除术中切除的肺动脉慢性血栓栓塞。栓子完全溶解偶尔会发生,但一些患者可能存在明显的栓子残留。

■ 气体交换异常

低氧血症是肺栓塞最常见的即刻生理反应。肺血管阻塞使体循环静脉血无法到达受累肺血管供应区域的肺泡毛细血管,并使血流转流至肺血管床的其他部位。这将导致通气-灌注(V/Q)不匹配、肺内分流和混合静脉氧分压下降,并将加重正常的静脉混流效应。肺泡出血或表面活性物质减少相关的肺不张可以使分流以及肺泡无效腔进一步增加。尽管肺泡无效腔增加,肺栓塞患者却常发生低碳酸血症。其机制可能是由于低氧诱导肺内迷走反射导致过度通气。最后,栓塞事件所致的右心房压力骤增可引起卵圆孔开放,发生右向左分流。

肺梗死是肺栓塞的一种少见后果。之所以少见,是因为肺实质具有 3 种可能的供氧来源:肺动脉、支气管动脉及气道。只有当这 3 种来源中的后 2 种情况发生异常时,才有可能产生肺梗死(图 73-5)。因此对于无基础心肺疾病的患者,肺梗死少见。肺梗死可发生于约 20% 合并严重心肺疾病从而影响了支气管动脉血流或气道开放的患者。对于左室衰竭患者,肺静脉压力升高可能使支气管血流下降,易发生肺梗死。

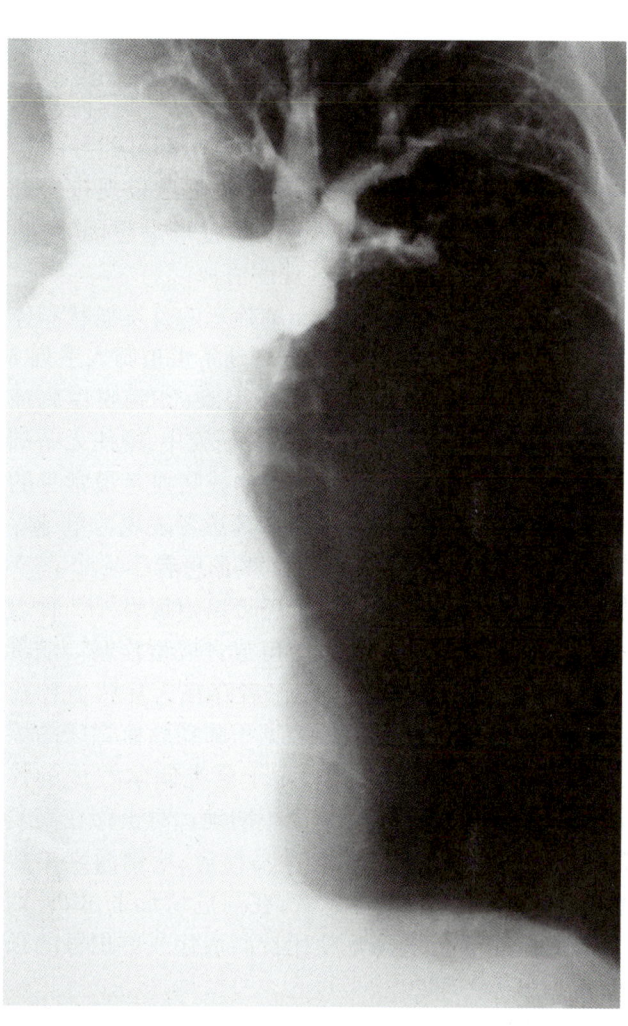

图 73-5 肺血管造影显示左肺动脉血栓栓塞导致舌叶及下叶血流消失。尽管阻塞延展,但由于肺部双重血供,并未发生肺梗死。

肺栓塞的诊断

在过去的数十年中,肺栓塞的诊断方法发生了巨大变化。在过去近 30 年里,V/Q 扫描曾经是诊断肺栓塞的主要方法,而现在已经列为次要的诊断手段。肺栓塞诊断前瞻性调查(prospective investigation of pulmonary embolism diagnosis, PIOPED)显示了这一诊断技术的不足,尽管在临床评估肺栓塞诊断中可以提供有价值的证据。CT、高敏感性 D-二聚体检测、基于临床评估的分层以及 Bayesian 分析诊断路径等组成了目前肺栓塞诊断的基础。虽然临床表现本身能高度提示疑诊肺栓塞，但如果缺乏客观检查结果，仍不足以确诊或排除肺栓塞诊断。但及时发现与肺栓塞相关的临床征象或症状非常有价值，因为临床证据及临床疑诊是肺栓塞诊断路径中必不可少的第一步。

■ 临床表现

诊断肺栓塞的关键，在于患者存在高度可疑的表现，以及多数栓塞患者可发现具有一个或多个易感因素。这些易感因素并不见得是主要的或是显而易见的。高龄、卧床、长途飞行或轻微外伤都可能导致静脉血栓栓塞发生。然而如果患者的临床表现符合肺栓塞，即使缺少已知的临床或易栓症的易患因素，也不应该因此而放弃进一步客观评估。

尽管分类略显武断（由于肺栓塞的首发症状和体征常有重叠），急性肺栓塞的表现通常可被归入下列3种临床综合征之一：①单纯呼吸困难；②胸膜性胸痛或咯血；③循环衰竭。在PIOPED研究中，既往无基础心肺疾病的患者群体，胸膜性胸痛或咯血是最常见的表现，可见于约60%患者。约25%患者表现为单纯呼吸困难，而循环衰竭仅见于约10%的患者。

除上述3种表现外，患者还可以出现另外2种表现：亚临床栓塞以及慢性不缓解或进展型栓塞。随着CT检查的普及，可偶然发现患者存在无症状血栓栓塞。通常情况下，这类栓塞多见于肺动脉血管床的周边节段，无明显临床症状。对于这类偶尔发现的栓塞，其短期及长期影响目前尚不明确。对于存在高复发风险的患者，如患有遗传性易栓症、应用激素治疗或心肺储备功能较差的患者，在高危情形下，如长期住院或长途飞行时，考虑使用抗凝治疗或更积极的预防性治疗是合理的。

肺栓塞在解剖学上很少见能完全缓解。如果残余肺血管阻塞足够严重，患者将出现慢性血栓栓塞性肺高压（chronic thromboembolic pulmonary hypertension，CTEPH）。尽管确切的发生率差异较大，据推测0.5%~1%患者在初始症状性肺栓塞发生后，将出现慢性血栓栓塞性肺高压。即使缺少急性肺栓塞病史，对于一些患者也应考虑到这一疾病的可能。约30%CTEPH患者并没有既往急性肺栓塞病史，而是在针对不明原因呼吸困难或肺高压的评估过程中得以确诊。

突发性呼吸困难是急性肺栓塞最常见的首发症状。呼吸困难通常在数分钟或数小时之内发生，但也有约15%患者在数天之内逐渐发生。尽管通常在静息时出现，有些患者仅可表现为活动时才出现呼吸困难。值得关注的是约有25%最终被确诊为肺栓塞的患者并未出现呼吸困难。其他症状包括胸膜性胸痛、咳嗽、下肢肿痛以及咯血。最常见的体征是不明原因呼吸过速（呼吸频率>20次/min），可见于约70%肺栓塞患者。其他较少见的体征包括肺部啰音、心动过速及肺动脉区第二心音增强。栓塞发生后数小时患者可出现发热，但体温很少超过38.3℃。

上述肺栓塞的症状和体征都是非特异的（表73-2）。在PIOPED研究中，除了啰音、第四心音及肺动脉区第二心音增强之外，上述症状和体征没有一种能够区分血管造影阳性或阴性的患者。

■ 临床评估

肺栓塞诊断的主要进展在于诊断策略从单纯的以技术为导向转变为应用Bayesian分析。应用经验性方法或标准化预测公式，计算患者在检查前疾病存在可能性。这一计算结果与具体的客观检查结果是各自独立的。计算得出检查前的患病可能性，可协助医师选择进一步诊断性检查方法，并有助于对检查结果进行解读，预测检查后的患病可能性。而检查后的患病可能性，可作为临床决策的基础。针对肺栓塞，目前已产生了若干种评分方法，并分别经过了验证（表73-3~表73-5）。Wells等对一种包含7个项目的床旁快速评估方法进行了前瞻性测试，以估测患者肺栓塞

表73-2 肺栓塞症状及体征发生率

症状及体征	大面积肺栓塞[a]/%	次大面积肺栓塞[a]/%	既往无基础心肺疾病/%[b]
呼吸困难	85	82	73
胸膜性胸痛	64	85	66
咳嗽	53	52	37
咯血	23	40	13
呼吸过速	95 （>16次/min）	87 （>16次/min）	70 （>20次/min）
心动过速（>100次/min）	48	38	30
肺动脉区第二心音增强	58	45	23
啰音	57	60	51
静脉炎	36	26	11

[a]：资料来源于NIH尿激酶与链激酶临床试验（Am J Med，1977，62：355-360）。

[b]：资料来源于NIH PIOPED研究（Chest，1991，100：598-603）。

表 73-3　Wells 临床预测评分

变量	分值
DVT 症状/体征	3.0
可疑 PE 或 PE 可能性较其他诊断大	3.0
心率>100 次/min	1.5
过去 4 周制动/手术	1.5
既往 DVT 或 PE	1.5
咯血	1.0
恶性肿瘤	1.0

总分	检查前可能性
<2.0	低
2.0~6.0	中
>6.0	高

二分类评分	
≤4	PE 可能性小
>4	PE 可能性大

资料来源：WELLS PS，ANDERSON DR，RODGER M，et al. Derivation of a simple clinical model to categorize patients probability of pulmonary embolism：increasing the models utility with the SimpliRED D-dimer. Thromb Haemost，2000，83（3）：416-420.

表 73-4　初始版日内瓦临床预测评分

变量	分值
年龄	
60~79 岁	1
>80 岁	2
既往 DVT 或 PE 史	2
近期手术史	3
脉率>100 次/min	1
Pa_{CO_2}	
<4.8kPa（36mmHg）	2
4.8~5.19kPa（36~38mmHg）	1
Pa_{O_2}	
<6.5kPa（<48mmHg）	4
6.8~7.99kPa（48~60mmHg）	3
8.0~9.49kPa（61~71mmHg）	2
9.5~10.99kPa（72~82mmHg）	1
胸部影像学表现	
盘状肺不张	1
膈肌抬高	1

总分	检查前可能性
0~4	低
5~8	中
9~16	高

来源：AGENO W，BECATTINI C，BRIGHTON T，et al. Cardiovascular risk factors and venous thromboembolism：a meta-analysis. Circulation，2008，117（1）：93-102.

表 73-5　修订后日内瓦预测评分

变量	分值
年龄>65 岁	1
既往 DVT 或 PE 史	3
过去 1 个月内手术（全麻）或下肢骨折	2
活动性恶性肿瘤（当前为活动性或治愈<1 年）	2
症状	
单侧下肢疼痛	3
咯血	2
体征	
心率 75~94 次/min	3
≥95 次/min	5
下肢深静脉触痛或单侧下肢水肿	4

总分	检查前可能性
0~3	低
4~10	中
≥11	高

来源：STEIN PD，HULL RD，KAYALI F，et al. Venous thromboembolism according to age：the impact of an aging population. Arch Intern Med，2004，64（20）：2260-2265.

检查前临床可能性。另一个评分系统为日内瓦评分，包括 7 个变量，且需要血气及影像学结果。改良的日内瓦评分包括 8 个临床变量，且不需要血气及影像学结果，这一评分也在验证后发表。其他临床决策法则包括 PISA 法则、PERC 法则（肺栓塞除外标准）以及 Charlotte 法则。尽管这些评分方法并未证实比临床评估更准确，但确实为医师提供了标准化的评估流程，弥补了临床医师在经验及判断上的差异对评估造成的影响。

■ 实验室检查

常规实验室检查并不能确诊或除外肺栓塞，但却有助于提示其他疾病诊断。肺栓塞可能伴有白细胞轻度升高，但很少超过 20 000/mm³。

如前所述，低氧血症常见于急性肺栓塞，但即使 P_{O_2} 正常，也不能除外肺栓塞。栓塞造成的血管阻塞越大，低氧血症的程度越重。然而许多其他情况也可能发生低氧血症，且急性肺栓塞也未必一定导致低氧血症，甚至不会出现（A-a）$_{O_2}$ 梯度升高。在 PIOPED 研究中，未发现任何血液检查-血气分析组合能够一定除外 PE。尽管多数肺栓塞患者存在低 Pa_{O_2}、低 Pa_{CO_2}

或高 $P_{(A-a)O_2}$ 梯度,但不存在上述一种或多种异常也不能除外 PE。由于无效腔通气增加造成的高碳酸血症并不常见,仅见于既往存在明显通气功能受限的患者,或当肺栓塞发生后,患者接受控制性机械通气导致通气受限。

■ 心电图

心电图对于诊断肺栓塞并无特异性,其主要作用在于识别其他可能与肺栓塞混淆的临床情况(如急性心肌梗死或心包炎)。肺栓塞时,心电图表现并不具有特异性,包括 T 波改变、ST 段异常、电轴左偏或右偏(图 73-6)。患者可出现房性心律失常,但这一情况更常见于存在基础心肺疾病的患者。S1Q3T3图形常被认为是肺栓塞的特异性表现,但仅见于少部分患者。心电图表现可提供有关栓塞程度及其所致血流动力学异常的信息。对于肺栓塞所致右室功能不全的患者,其心电图很少是正常的。对于肺栓塞患者,如果心电图出现 S1Q3T3 图形、右束支传导阻滞或 V1-V3 导联 T 波倒置,提示患者可能存在右室功能不全。

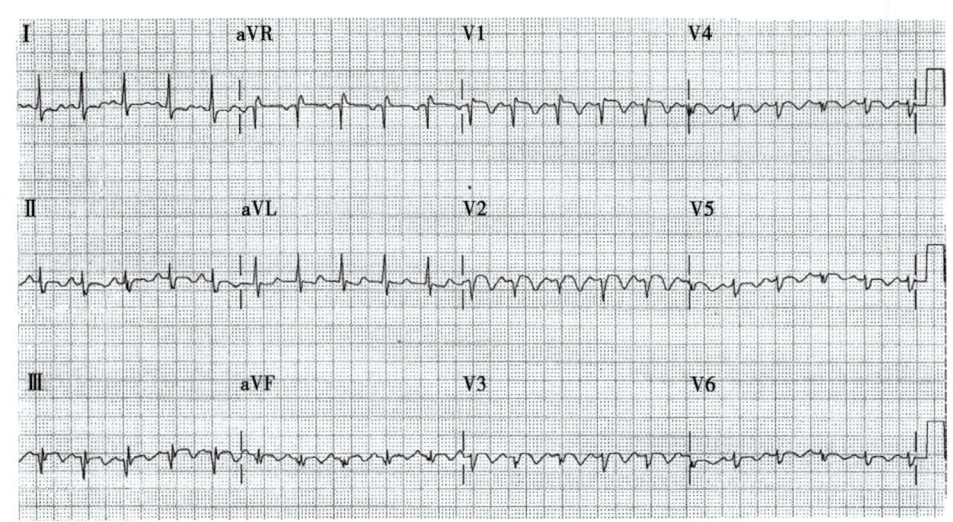

图 73-6　心电图所示与肺栓塞相符的表现包括窦性心动过速、不完全右束支传导阻滞、S1Q3T3 图形,以及胸前导联 T 波倒置。

■ X 线胸片

许多肺栓塞患者 X 线胸片存在异常表现,但不具有特异性。常见的 X 线胸片表现包括肺不张、胸腔积液、肺内浸润影以及轻度膈肌抬高。肺梗死的典型表现——如 Hampton 驼峰征或血管纹理减少(Wester-mark 征)具有提示意义,但不常见。对于肺栓塞所致肺内浸润影的形状表现多样性。这些浸润影通常邻近胸膜,可以呈任何形状,而不一定是楔形。近半数患者可出现胸腔积液,但大多数表现为少量胸腔积液,仅可见肋膈角变钝。患者疑诊肺栓塞时,X 线胸片检查的主要作用是除外其他表现为类似症状的可能疾病,如气胸等。如果患者存在难以解释的急性呼吸过速、呼吸困难或低氧血症,而 X 线胸片大致正常,应警惕肺栓塞可能性。

■ D-二聚体

开展一项可以快速准确地诊断静脉血栓栓塞的血液检查,是众多研究项目的主题。业已针对一系列凝血标志物进行了研究。在这些标志物中,单用 D-二聚体或联合其他无创检查方法,在临床评估中应用得最多。D-二聚体检查具有高度敏感性,但并不特异。D-二聚体水平升高可见于几乎所有静脉血栓栓塞患者,但也见于一系列其他情况,包括高龄、妊娠、外伤、感染、术后、炎症状态以及恶性肿瘤。因此,D-二聚体检查的作用对除外静脉血栓栓塞更有意义。对于住院患者,这项检查的作用有限,因为这一群体出现 D-二聚体阳性的概率很高。

测定 D-二聚体有多种方法,但其敏感性及特异性有一定差异。高敏感性方法,如酶联免疫吸附试验(ELISA)可用于除外静脉血栓栓塞,但假阳性概率升高,尤其是仅用于住院患者时,其临床作用有限。敏感性稍低的方法(如乳胶凝集法或红细胞凝集法),在单独应用时无法除外静脉血栓栓塞,但如果结合临床可能性评估或无创性检查,则可用于除外血栓栓塞。D-二聚体检查可作为一系列不同诊断策略中的一部分。对于临床评估肺栓塞为低度或中度可能的门诊患者,如果其标准化高敏感方法(ELISA)测得的 D-二聚体结果为阴性,则可以安全除外肺栓塞。对于临床低度可能性的门诊患者,单独应用一些非 ELISA 方法也可以除外肺栓塞,但这更适合应用于多分支诊断路径。

■ **通气-灌注扫描**

　　肺通气-灌注(V/Q)扫描曾经在很长时间内是疑诊肺栓塞患者的重要确诊方法,但如今已被 CT 造影取代。

尽管具有一定局限性,如果恰当地应用及解读,V/Q 扫描可提供有价值的信息。PIOPED 研究对 V/Q 扫描的作用及局限性提供了重要的依据。V/Q 扫描结果阴性可以除外肺栓塞,其可靠程度与阴性肺血管造影的可靠程度相同,且高于阴性 CT 血管造影的可靠程度(图 73-7)。"高度可能"结果(多发的累及段血管通气-灌注不匹配)的阳性预测值约为 88%;如果与高度可能的临床评估结果联合,阳性预测值可提高到 96%(图 73-8)。然

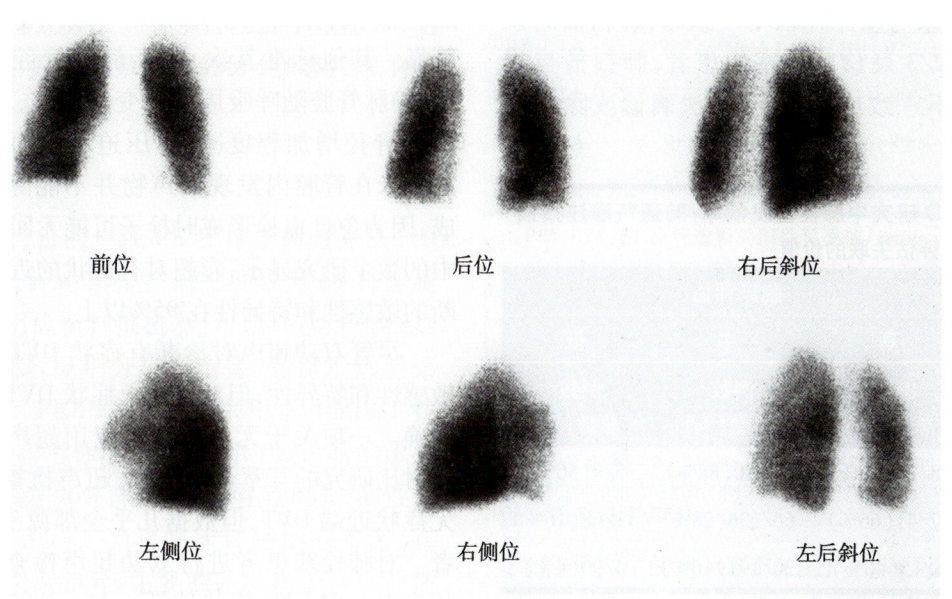

图 73-7　正常的六体位灌注扫描。正常的扫描结果其阴性预测值与阴性肺血管造影相同,并高于 CT 血管造影的阴性预测值。

前位　　后位　　右后斜位

左侧位　　右侧位　　左后斜位

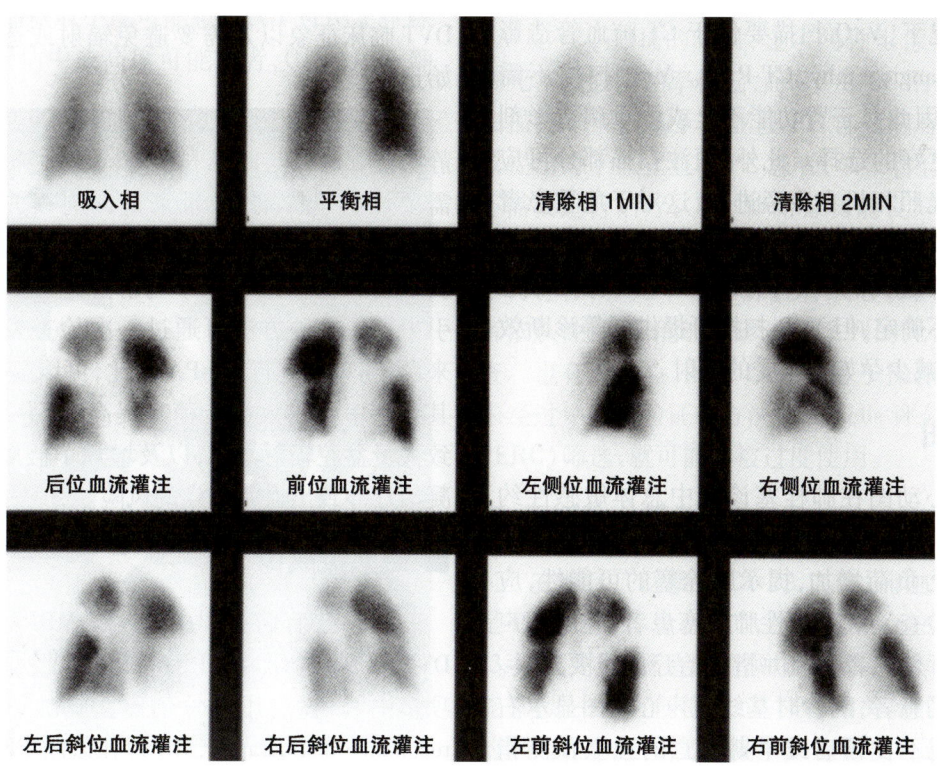

吸入相　　平衡相　　清除相 1MIN　　清除相 2MIN

后位血流灌注　　前位血流灌注　　左侧位血流灌注　　右侧位血流灌注

左后斜位血流灌注　　右后斜位血流灌注　　左前斜位血流灌注　　右前斜位血流灌注

图 73-8　"高度可能"的通气/灌注扫描结果,表现为通气正常,但出现多节段性通气灌注不匹配或更大的缺损。

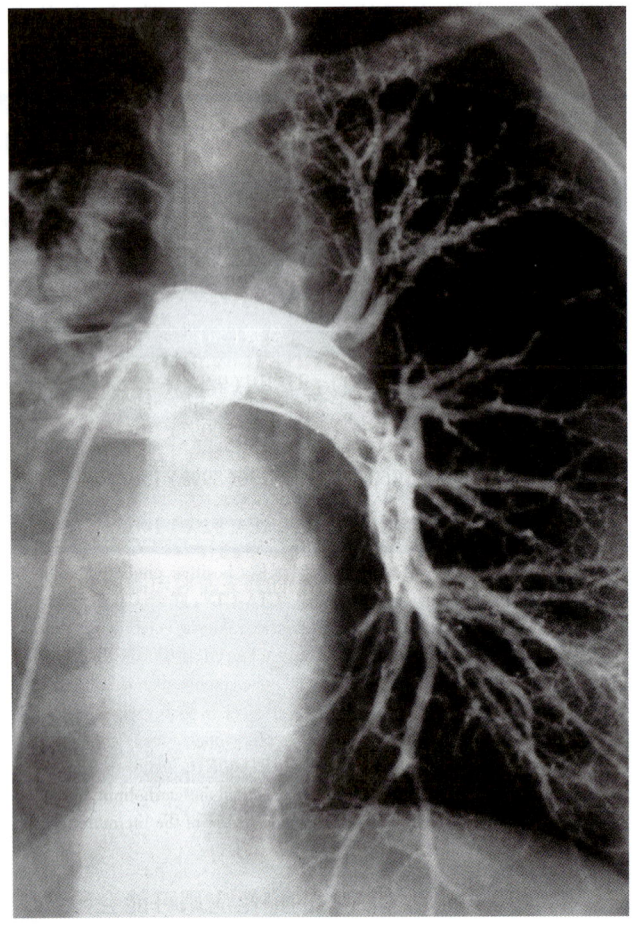

图 73-10 传统的肺血管造影显示左主肺动脉栓子向叶分支延伸。

初始 PIOPED 研究进行的 1 111 例血管造影中,3% 患者未能得到诊断,严重并发症的发生率为 1%,死亡率为 0.5%。与其他患者相比,来自重症监护病房的患者更常发生严重并发症(4% 和 1%)。肺血管造影还存在其他局限性,其中一项是需要将患者转运至专门的地点进行检查,另一项局限性是解读检查结果。解读肺血管造影结果主要受三方面因素影响:血栓栓塞阻塞的部位、影像质量和报告者的经验。只有两类血管造影征象对急性肺栓塞具有诊断意义,即充盈缺损及血管中断。血管造影操作技术对于准确识别这两种征象至关重要。血流伪差可能被误认为充盈缺损,因此使血管充盈良好,并在系列影像中识别出真正的充盈缺损是正确诊断的基础。

对于一小部分患者,当相对无创检查无法确诊或排除 PE 时,或需要对可疑的慢性血栓栓塞性疾病进行评估时,仍需要进行肺血管造影。

诊断路径

肺栓塞的诊断路径,应根据所诊治患者群体的不同而分别制定(图 73-11 及图 73-12)。对于门诊患者,应用临床预测评分联合 D-二聚体检测,或应用 PERC 诊断标准,可以显著减少影像学检查。在门诊患者群体中,对于临床评估高度可能为 PE 的患者,无论 D-二聚体结果如何,都要进行客观的影像学检查。对于临床评估为低或中度可能的患者,如果应用高度敏感的检测方法,D-二聚体阴性则可除外肺栓塞诊断。无论临床评估为高度、中度或低度可能的患者,如果 D-二聚体结果阳性,均应进行影像学检查。

对于出现下肢深静脉血栓症状或体征的患者,应首先进行下肢双功超声检查。如果下肢彩超检查阳性,尽管尚未证实患者存在肺栓塞,同样具有治疗指征。尽管这种方法在疑诊肺栓塞的患者中,确诊率仅有 20%,但可以减少费用以及 CT-PA 相关辐射。但下肢彩超阴性并不足以除外肺栓塞可能。

对于没有出现下肢深静脉血栓症状或体征的患者,如果临床评估肺栓塞为中-高度可能,CT-PA 结果阳性则可以确诊。对于临床评估为低-中度可能的患

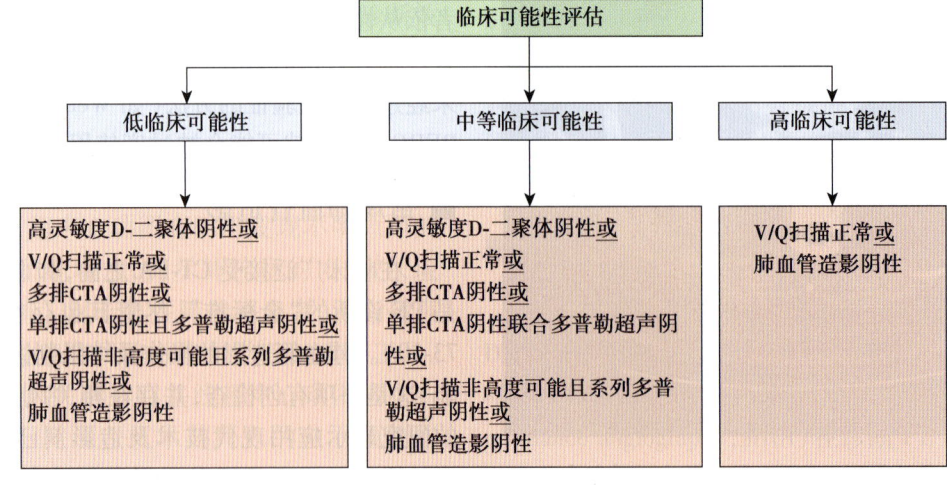

图 73-11 除外肺栓塞的诊断策略。

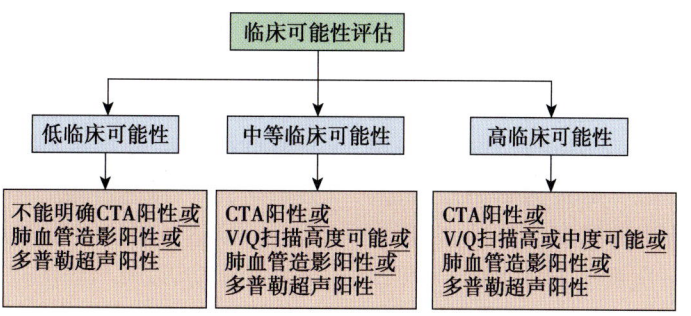

图 73-12 确诊肺栓塞的诊断策略。

者,CT-PA 结果阴性可以排除肺栓塞诊断。唯一可能需要进行额外检查(如静脉超声和/或常规肺血管造影)是那些临床评估与 CT 结果不一致的患者(低临床可能性出现阳性 CT 结果,或高临床可能性出现阴性 CT 结果),但是对于那些低临床可能性的患者,如果 CT 扫描质量好,显示主肺动脉或叶肺动脉栓塞,可以不做额外检查。

对于妊娠、造影剂过敏或肾功能不全的患者,V/Q 扫描可作为初始影像学检查手段。这一方法仅应用于胸片正常且不存在慢性肺部疾病的患者。在进行胸部影像学检查前,应首先考虑进行下肢检查,因为 V/Q 扫描的结果可能很难做出诊断。V/Q 扫描结果阴性,或 V/Q 扫描结果为低度可能且临床评估也为低度可能,都可以除外肺栓塞。对于临床高度疑诊患者,扫描结果为高度可能则可以确诊。所有其他情况(高度临床可能性伴低或中等可能的 V/Q 结果,中等临床可能性且无论 V/Q 扫描结果如何,以及低度临床可能性伴高或中等可能的 V/Q 扫描结果)均须行进一步检查。

无论选择何种诊断路径,医师都应该关注检测 D-二聚体的方法,及其判定的临界值,以及所应用 CT 设备的类型。低敏感度 D-二聚体检测结果或单排 CT 结果"阴性",与高敏感 D-二聚体检查或 64 排 CT 结果阴性,二者的意义大不相同。

检测 D-二聚体及评估临床可能性对住院患者的获益十分有限。相当一部分住院患者,由于活动性炎症过程、恶性肿瘤、近期手术、肝脏疾病以及高龄状态,高敏感性 D-二聚体检测会出现阳性结果。一项近期研究用 Wells 预测评分联合乳胶凝集法或快速 ELISA 法检测 D-二聚体评估住院患者对诊断 PE 的价值,600 名患者中仅 10% 被归入低度可能组。此外,并存疾病也影响临床可能性的评估。因此,相当一部分患者需要进行影像学检查以确诊或排除静脉血栓栓塞。对于心肺储备受限、高临床可能而 CT 结果为阴性的患者,应考虑进行肺血管造影,因为这部分患者再次发生栓塞事件可能会导致致命高风险。对于同样情况下,心肺储备正常的患者,可选择实施联合系列下肢评估的策略。

治疗

急性肺栓塞的处理是一套系统的流程,包括早期干预、患者风险分层、选择治疗方法以及确定疗程。肺栓塞的治疗目标是多方面的——保证氧合、提供血流动力学支持、阻止血栓延伸及栓塞复发。

当患者疑诊静脉血栓栓塞时,应考虑开始经验性治疗,直到通过客观检查确诊或排除诊断。由于快速 D-二聚体检测及 CT 的广泛普及,肺栓塞可以在相对较短的时间内确诊或排除。在无法立刻进行诊断检查时,应开始经验性治疗。对于临床可能性低、心肺储备良好或存在出血高危因素的患者,可以暂时不进行经验性治疗。

最近发表的研究显示,低分子量肝素(low-molecular-weight heparin,LMWH)在临床应用后,部分患者可以经过仔细筛选后,在门诊接受治疗。尽管许多数据支持非复杂性 DVT 患者可全程在门诊治疗,但大多数医生仍然更愿意让新近诊断的急性肺栓塞患者在短期内住院治疗。对于心肺储备不佳的老年患者、合并严重并存疾病、无法遵守说明进行密切随访的患者,必须住院治疗。其他需要住院的指征包括低氧血症、低血压、血流动力学不稳定或肾功能不全以致禁用 LMWH 或 Xa 因子抑制剂。

■ 肝素

肝素抗凝依然是目前标准的初始治疗方法。肝素抗凝的主要效果是减少血栓延伸并预防栓塞复发,可选择静脉注射未分离肝素(unfractionated heparin,UFH;又称普通肝素)或皮下注射 LMWH。由于无法快速达到抗凝治疗目标与栓塞复发率相关,应确保患者尽快达到足够的抗凝效果。

医师在应用普通肝素静脉注射时常在活化部分凝血活酶时间(activated partial thromboplastin time, aPTT)延长到足够时间之前,延误了大量时间。为克服这一问题,目前已有普通肝素给药及监测的推荐标准流程。其中一种给药方案为起始静脉负荷量为80U/(kg·h),后续以18U/(kg·h)速度持续静脉泵入,这种方案比固定剂量给药可更快达到治疗目标。滴定肝素剂量是以 aPTT 监测的结果为基础,在首次负荷后6h抽血检测,此后每次调整剂量之后6h再次抽血检测,目标 aPTT 调整比率为1.5~2.5。如果维持 aPTT 在治疗区间的低限可能导致一定时间内抗凝不充分,因此推荐将 aPTT 维持于区间上限较为合理。

近来新提出了一种皮下注射固定剂量的普通肝素而无须监测 aPTT 的方案:普通肝素初始剂量为333U/kg,续以250U/kg,1次/12h。这一方案在 DVT 及 PE 患者中被证实与 LMWH 同等安全且有效。

除了若干特殊情况外,LMWH 已经取代普通肝素,成为包括 PE 在内的非复杂静脉血栓栓塞抗凝的首选药物。应用 UFH 的情况包括肾功能不全、体重极度偏高或偏低,以及需要快速调整或逆转抗凝效果,如妊娠晚期的女性可能需要剖宫产,近期接受手术或近期发生出血的患者,以及血流动力学不稳定的患者发生静脉血栓栓塞,需要外科治疗如紧急栓子切除术。

有证据显示在治疗急性 PE 时,LMWH 至少与普通肝素同等有效。与普通肝素相比,LMWH 的优点包括:①半衰期更长,便于使用;②可以稳定达到早期抗凝的治疗目标;③无须监测抗凝效果;④严重出血并发症发生率低。关于不同种类 LMWH 的临床疗效,目前研究数据较少。尽管不同品规 LMWH 在美国 FDA 批准的适应证有所差异,这些药物是否在作用效果上具有显著差异,目前尚不明确。

总体而言,LMWH 应用时无须监测治疗效果,但有些情况下,LMWH 治疗效果无法预测,需要监测抗 X a 水平。主要包括:①存在抗磷脂抗体或其他循环抗凝物,患者基线 aPTT 升高;②极端体重(<40kg 或>150kg);③严重肾脏疾病(肌酐清除率<30mL/min);④妊娠;⑤治疗期间不明原因出血或反复栓塞。给药4h后检测抗 X a 峰值水平的治疗目标范围为(0.6~1.0)IU/mL。抗 X a 峰值水平的目标范围,在每天应用一次依诺肝素时可能>1.0IU/mL,而使用亭扎肝素时>0.85IU/mL,使用那曲肝素和达肝素时分别为1.3IU/mL 和1.05IU/mL。

■ Xa 因子抑制剂

磺达肝素,一种合成的戊多糖,是第一种新型抗凝药物。与普通肝素和 LMWH 不同,磺达肝素的抗凝特性为选择性针对 X a 因子。通过与抗凝血酶的快速紧密结合,磺达肝素可特异性催化抑制 X a 因子,抑制凝血酶。磺达肝素不与其他血浆成分或血小板结合,半衰期近17h,几乎全部经过肾脏分泌。在一项大型开放研究中,磺达肝素与静脉注射普通肝素同等安全有效。磺达肝素已被批准用于髋、膝、腹部手术患者的血栓预防,以及与华法林联合治疗 DVT 和 PE。

利伐沙班是新型口服 X a 因子抑制剂中的第一种代表性药物。在一项大型开放标签随机研究中,治疗症状性 DVT 患者时,利伐沙班被证实不劣于传统治疗方法(LMWH 序贯维生素 K 拮抗剂)。该研究的急性期病例,并不包括急性肺栓塞患者。尽管这一研究并不是特别设计以评估利伐沙班在急性肺栓塞中的有效性,两个研究组中后续发生 PE 的发病率相近。后续一项研究纳入 4 832 例患者,在初始及长期治疗伴或不伴 DVT 的 PE 时,单用利伐沙班不劣于标准治疗方法。目前有些正在进行的研究,用以评估其他口服 X a 因子抑制剂如阿哌沙班和依度沙班在治疗静脉血栓栓塞中的有效性及安全性。

静脉应用直接凝血酶抑制剂(来匹卢定、阿加曲班)代表了另一类抗凝药物,被批准用于治疗静脉血栓栓塞患者出现肝素诱导的血小板减少症(heparin-induced thrombocytopenia,HIT)。这类药物的作用机制与肝素及合成戊多糖的区别在于,其直接抑制凝血酶的活化位点,而不需要与抗凝血酶相互作用产生抗凝效果。阿加曲班是来源于精氨酸的合成药物,其半衰期约为45min,经肝脏清除。来匹卢定是一种重组多肽,与水蛭素结构相似,半衰期为40~60min,通过肾脏清除。这两种药物均通过持续静脉输注给药,并通过监测 aPTT 调整剂量。两种药物都可影响国际标准化比值(INR),这样对应用这两种药物向口服华法林过渡显得颇为复杂。有关磺达肝素治疗 HIT 的数据远远少于静脉应用直接凝血酶抑制剂。根据其分子大小,磺达肝素的免疫原性小于普通肝素和 LMWH,但磺达肝素尚未被 FDA 批准用于HIT 患者的治疗。

■ 溶栓治疗

与抗凝药物不同,溶栓药物可通过激活纤溶酶原而增加纤溶酶生成,从而直接溶解栓子。然而溶栓药物的潜在获益,常常被相对高发的出血并发症抵消。

溶栓药物有很多种,在急性 PE 治疗研究最多的,包括链激酶、阿替普酶(rt-PA)和尿激酶,这些药物均被美国 FDA 批准应用。PEITHO(肺栓塞溶栓)试验是一项大型多中心研究,目标为募集 1 000

例患者,该试验仍在进行中,其目的在于评估替奈普酶在血压正常伴右心室(RV)功能不全患者中的有效性及安全性。

溶栓药物在急性肺栓塞中的确切作用目前尚存争议,虽然溶栓疗法确实加快了栓子溶解速度,并没有确实证据显示溶栓治疗能降低死亡率,增加第7天测量时栓子溶解的绝对程度,降低血栓栓塞复发率,改善症状预后,或降低血栓栓塞性肺动脉高压的发生率。一个问题争议较小,就是溶栓药物与出血风险明显升高相关,包括颅内出血。在评估溶栓治疗在PE和心肌梗死的应用研究中,应用溶栓药物的患者,颅内出血的发生率为0.5%~3.0%。

基于这些数据,在没有禁忌证的情况下,加快栓子溶解能够挽救PE患者生命,选择溶栓治疗是合理的。特别提出的是,溶栓治疗适用于出现血流动力学不稳定(这些患者死亡率近30%)、传统应用肝素治疗过程中出现血流动力学障碍,以及与右心腔内栓子相关的肺栓塞患者。

对于发生解剖学上的大面积肺栓塞或超声心动图显示右室功能不全,但未发生低血压的患者,溶栓治疗的作用尚不明确。目前正在评估应用超声心动图、肌钙蛋白水平或脑钠肽(BNP)对患者进行风险分层的策略,这一策略可能有助于解决这一争议。到目前为止,如果超声心动图显示右室功能不全,而未出现血流动力学不稳定,并不是常规应用溶栓治疗的指征。40%~50%症状性PE患者在超声心动图上存在右室功能不全证据。有临床评分系统用于估测急性PE患者的30d死亡率(表73-8)。然而这些评分系统更适用于识别适合家庭治疗的低死亡风险患者,而不是用于识别死亡风险高需要进行溶栓治疗的患者。

血压正常的患者,如果出现BNP或肌钙蛋白水平升高或超声心动图出现右室功能不全的证据,与无右室功能不全患者相比,出现不良预后的风险升高。然而,除非有更好的标准能清晰界定哪一部分患者将会从溶栓治疗中获益,因为溶栓相关的出血并发症风险较高,目前并没有证据支持应该对所有这类患者进行溶栓。期望正在进行的PEITHO研究能够回答这一问题。

由于溶栓治疗可能造成的不良反应,以及需要长时间输液,许多医生不愿意对DVT患者进行溶栓治疗,无论是全身用药还是局部导管注射。对于部分有症状的髂股静脉血栓形成,单独应用经导管溶栓,或联合血管成形术或支架置入可以有利于静脉开放,并提高生活质量。

表73-8 初始及简化的肺栓塞严重指数

变量	初始PESI	简化PESI
年龄>80岁	年龄数值	1
男性	+10	
肿瘤病史	+30	1
心力衰竭病史	+10	1[a]
慢性肺病史	+10	
脉搏≥110次/min	+20	1
收缩压<100	+30	1
呼吸频率≥30次/min	+20	
体温<36℃	+20	
意识障碍	+60	
动脉血氧饱和度<90%	+20	1

初始PESI:Ⅰ级,≤65;Ⅱ级,66~85;Ⅲ级,86~105;Ⅳ级,106~125;Ⅴ级,>125。

改良PESI:0,低危;≥1,高危。

[a]:变量合并为慢性心肺疾病这一类别。

获授权改编自:AUJESKY D,OBROSKY DS,STONE RA,et al. Derivation and validation of a prognostic model for pulmonary embolism. Am J Respir Crit Care Med,2005,172(8):1041-1046.

■ 放射介入技术

介入碎栓术是一种除全身溶栓或外科栓子切除之外治疗肺栓塞的方法。如果患者无高出血风险,经导管碎栓可与局部或全身溶栓联合应用。已有一系列碎栓或移除新鲜栓子设备用于治疗肺栓塞患者,测试其作用。总体来说,这些设备或者应用加压盐水或者应用旋转叶轮碎裂中心栓子。栓子碎片或者经导管的单独通道吸出,或者移向远端。大多数设备对急性中心血管栓子有效、安全,并可挽救生命。然而没有一种器械进行过大型对照试验研究,且所有商业化器械都有重要的局限性。这些局限性中包括栓子碎片引起矛盾栓塞风险。因此,对于存在心脏内分流如卵圆孔未闭的患者,禁用介入手术。

■ 肺动脉栓子切除术

栓子切除术可选择性用于紧急移除肺栓塞的栓子。小型观察性研究比较了外科栓子切除术和溶栓疗法,结果并未显示栓子切除术有明显优势,尽管外科切除组生存率更高和出血风险较低。一项近期研究回顾了1999—2008年共3 770例接受外科栓子切除术的急性肺栓塞患者,全因院内死亡率为28%,病情稳定患者死亡率为24%,不稳定患者死亡率为40%。基于现有数据,对于患者出现持续性低血压、休克或心脏停搏,如果溶栓失败或存在溶栓禁忌证,可考虑选择外科栓子切除术。

长期治疗

长期治疗包括传统抗凝药物如华法林和肝素，以及一系列新型药物。此外，还包括下腔静脉置入装置以预防栓塞事件再发。

■ 华法林

一次急性血栓栓塞事件之后，再次发生栓塞很常见。因此，在潜在风险与治疗获益达到相对均衡之前，应持续给予抗凝治疗。

口服抗凝药物华法林，一种维生素 K 拮抗剂，因其有效性，被广泛应用于静脉血栓栓塞的长期治疗。华法林能抑制凝血因子 Ⅱ、Ⅶ、Ⅸ、Ⅹ 及蛋白 C 和蛋白 S 的 γ 羧化作用激活。在密切监测下使用，仅 3% 以下应用华法林的患者发生严重出血。华法林通常继以肝素治疗后不久开始用药，要与肝素重叠用药，不推荐单用华法林，因为华法林达到完全治疗效果通常需要 3~5d。患者存在蛋白 C 缺陷时，如果不同时应用肝素，可能出现皮肤坏死或矛盾栓塞。

华法林的有效治疗范围较窄，患者一般需要密切监测凝血酶原时间国际标准化比值（INR）。为了使治疗效果最大化的同时，将不良反应最小化，对于大多数患者推荐的 INR 范围为 2~3。即使患者存在心磷脂抗体，高强度华法林治疗并不优于标准治疗方法，反而会增加轻微出血风险。除了出血并发症之外，华法林与胎儿畸形相关，尤其是在妊娠 6~12 周给药时。华法林的另一个罕见并发症是胆固醇微栓塞（"蓝趾"综合征），是由于溃疡血管内斑块脱落释放胆固醇结晶所致。

华法林的代谢具有个体差异，年龄、CYP2C9 等位基因变异、营养因素及合并用药都可能显著影响其抗凝水平。药物相互作用可能存在多种机制，包括吸收程度改变（考来烯胺）、诱导肝脏 CYP450（巴比妥、卡马西平）、抑制 CYP3A4（胺碘酮）、抑制 CYP2C9（甲硝唑、克霉唑）以及华法林蛋白结合错位（苯妥英）。

推荐华法林给药方法初始剂量为 5~10mg/d，根据用药第 3 天和第 5 天 INR 结果，通过标准化图表进行剂量调整。初始应用 10mg 剂量可以加快达到 INR 治疗范围的速度，而并不因出血并发症的发生率升高。高龄、营养不良和衰弱患者需要华法林的剂量较小，应该相应地减少初始用药剂量。一些疾病状态，如合并肝脏或肾脏衰竭、酗酒、恶性肿瘤，以及近期有胃肠道出血或外伤史，是剂量滴定困难及出血风险增加的额外预测因素。

为了尽可能减少和避免未达到抗凝治疗效果，通常推荐患者应接受至少 5d 肝素和华法林联合治疗，包括 INR 达到治疗区间后，停用肝素前仍应至少重叠用药 2d。短期及长期抗凝治疗的安全性和有效性，可通过系统的循证支持的方法达到最优化，通常还需要专业抗凝治疗团队。对于部分仔细筛选的患者，通过即时 INR 监测设备进行华法林治疗自我管理也是可行的。

■ 肝素

在一些少见情况下，尽管皮下注射花费高且会带来不便，仍须考虑选择肝素作为患者长期抗凝治疗。由于华法林具有致畸作用，对于发生静脉血栓栓塞的妊娠女性，在其妊娠早期或早中期，应使用普通肝素或低分子量肝素抗凝。由于静脉血栓栓塞的风险在产后达到最高，抗凝治疗应持续至少 3~6 个月，包括产后须抗凝至少 4~6 周。与华法林相比，肿瘤患者合并血栓栓塞时给予 LMWH 发生血栓栓塞事件复发的概率更小，且出血并发症的发生率也低。这一结果究竟是由 LMWH 本身的特殊效果所致，还是仅反映了肿瘤患者 INR 水平的波动，目前尚不明确。对于活动期肿瘤患者，LMWH 优于华法林，被推荐为减少静脉血栓栓塞复发的一线治疗用药。

■ 新型药物

新型药物已被成功用于静脉血栓栓塞患者的长期治疗。如前所述，对于伴或不伴 DVT 的 PE 患者单用利伐沙班进行初始和长期治疗，其效果不劣于标准治疗。达比加群，一种口服凝血酶直接抑制剂，也证实在长期治疗中是有效的。RE-COVER 试验纳入了 2 539 例急性静脉血栓栓塞患者，其中 786 例患有肺栓塞，在初始应用肝素治疗后，续以达比加群 150mg 每天 2 次，对于预防血栓栓塞的有效性与华法林相同，并显著降低了非严重性出血的发生率。在 AMPLIFY-EXT（一线初始治疗后应用阿哌沙班治疗 PE 及深静脉血栓-延续治疗）试验中，对于患有静脉血栓栓塞的患者，当其完成了 6~12 个月抗凝后，如果无法确定继续抗凝或停止抗凝的优劣性，继续应用阿哌沙班可以降低血栓栓塞复发，且不会增加严重出血发生率。

阿司匹林在长期治疗静脉血栓栓塞患者中的作用，目前仍未完全确定。WARFASA（华法林和阿司匹林研究）试验对不明原因静脉血栓栓塞患者，在停止抗凝治疗后给予阿司匹林，可使血栓栓塞复发的风险降低 40%。然而 ASPIRE（阿司匹林预防静脉血栓栓塞复发)试验中,阿司匹林与安慰剂相比,严重血管事件的发生率显著下降,也提高了临床净获益,并未显著降低静脉血栓栓塞的复发率。

■ 疗程

在过去 10 年里,研究数据显著改变了治疗静脉血栓栓塞后抗凝时程共识,其核心的变化是认识到静脉血栓栓塞通常是一种复发性疾病,复发的风险取决于发病始动因素及其是否持续存在或缓解,以及初始血栓栓塞事件造成的解剖学后果。

由于一过性危险因素造成静脉血栓栓塞的患者,其复发风险相对较低。其中手术后静脉血栓栓塞的患者复发风险最低。然而,年化复发风险依然在 3% 左右。这些患者抗凝治疗 3 个月是充分的(假设危险因素已被去除)。特发性(无诱因的)血栓栓塞患者复发的风险显著升高,对应每个病人年的年化事件率为 7.9%。对这些患者,抗凝治疗可以延缓后继的血栓栓塞性事件以及可能尚未确定的持续性危险因素。因此,对这部分患者,如果出血风险低,则强烈推荐延长抗凝治疗的时程。目前许多研究目标是确定哪些患者具有持续血栓栓塞高复发风险。若干临床和血清学指标可用于预测初始抗凝治疗后,哪些患者具有更高复发的风险。这些指标包括肺栓塞的初始表现、年龄>65 岁、男性、超声显示下肢残余 DVT,以及华法林治疗结束时和停药 1 个月后 D-二聚体升高。对个体患者而言,这些因素如何影响临床决策抗凝时程,还需要未来予以明确。

对于存在不可逆危险因素的静脉血栓栓塞患者,绝对复发的风险取决于基础疾病情况。存在杂合 V 因子 Leiden 突变或凝血酶原 G20210A 突变的患者,尽管比不存在突变的患者复发风险高,但并不必要据此延长抗凝时间。存在这两种类型的纯合突变,或存在联合易栓症(如杂合 V 因子 Leiden 突变联合杂合凝血酶原突变)的患者,需要延长抗凝时间。抗磷脂综合征、活动性肿瘤、蛋白 C、蛋白 S 及抗凝血酶Ⅲ缺陷患者,栓塞复发风险高,须考虑终生抗凝。对于发生过两次或两次以上静脉血栓栓塞复发的患者,目前建议在考虑终生抗凝的同时,间断重新评估抗凝风险-获益比。总而言之,是否需要长期抗凝,要根据复发和出血的风险进行个体化评估,尤其是对于肿瘤患者,这些患者栓塞复发和出血的风险都显著升高。应对现有治疗的合理性予以持续评估,一旦抗凝的获益不再大于风险,应停止治疗。

■ 下腔静脉阻隔术及下腔静脉滤器

下腔静脉阻隔术的概念来源于历史上为阻止血栓迁移而进行的外科下腔静脉结扎术(完全结扎血管或应用外科缝合进行部分阻隔)。目前已有多种下腔静脉滤器可供应用,包括永久性和非永久性的,现在已很少进行外科血管结扎术。

下腔静脉滤器置入的主要适应证是对于存在抗凝禁忌患者预防发生肺栓塞。近期数据显示,应用下腔静脉滤器的领域在过去 10 年里得到了广泛拓展,可用于多种其他原因,包括预防性置入。拓展应用下腔静脉滤器很大程度上与滤器可回收有关,但在很多情况下,滤器并不会被回收。虽然数据有限,美国胸科医师学会及放射介入学会已经发布了滤器置入指南。这两份指南在某种程度上不大相同,前者较后者更为保守。

尽管下腔静脉滤器在理论上会带来明显获益,但并没有进行对照试验证实下腔静脉滤器置入能降低肺栓塞再发率或死亡率。迄今为止最大规模的评估下腔静脉滤器有效性的试验中,400 例近端 DVT 患者被随机分配到单用标准抗凝组或抗凝联合下腔静脉滤器(Vene Tech、Greenfield、Bird's Nest 或 Cardial)组。在随机分配后的前 12d 内,下腔静脉滤器置入组发生肺栓塞的例数显著少于另一组(1% 与 5%)。然而在随访 2 年后,两组患者的生存率和症状性肺栓塞发生率无显著差异,而且滤器置入组复发性 DVT 发生率显著高于单用抗凝组(21% 与 12%)。

鉴于下腔静脉滤器置入可能降低早期复发性肺栓塞发生率,对于发生血流动力学异常的肺栓塞且残留下肢 DVT 的患者,以及心肺储备差的患者,可以考虑滤器置入。下腔静腔滤器单纯用于预防性目的的有效数据较少,仍需要进行随机对照试验为是否应该推荐这一适应证提供依据。下腔静脉滤器置入并不是一个无创操作,可能带来若干风险,包括 DVT 形成、滤器移位、滤器倾斜、滤器内血栓形成,以及下肢血栓事件和栓塞后综合征发生率增高。

慢性血栓栓塞症

肺栓塞很少能够在解剖学上实现完全缓解,但对于大多数患者,其缓解程度足以使肺血流动力学恢复正常,并恢复正常活动耐量。然而对于部分患者,残留血栓负荷的严重程度将造成慢性血栓栓塞性肺动脉高压(CTEPH)。据估算,首次 PE 发生后 CTEPH 的发生率为 0.5% ~ 3.8%;而当静脉血栓栓塞复发时,CTEPH 的发生率可达到 13.4%。约 30%CTEPH 患者无明确 DVT 或 PE 病史,这一特点增加了诊断难度。10% ~ 20%患者心磷脂抗体或狼疮抗凝物阳性,40%患者Ⅷ因子水平升高。CTEPH患者群体并未发现其他易栓症或纤溶异常。年龄>70岁、诊断急性肺栓塞时或急性肺栓塞治疗后出院时肺动脉收缩压>50mmHg、既往肺栓塞史、脾切除史、室房分流、存在心磷脂抗体以及发生急性肺栓塞时肺动脉阻塞程度严重,都是发生CTEPH的危险因素。

未经治疗的CTEPH死亡率较高,患者平均肺动脉压超过50mmHg时,5年生存率仅为10%。治疗CTEPH方法为肺血栓动脉内膜切除术,这一方法是在心肺旁路和深度低体温的状态下剥除内皮化栓子。对大部分患者而言,肺血栓动脉内膜切除术成功可达到治愈效果,但大约20%患者的血流动力学状态并不能在手术后完全恢复。特发性肺动脉高压患者使用的药物也可用于治疗这些患者。CTEPH药物治疗的指征包括:①可进行外科治疗的CTEPH患者由于个人原因选择不进行手术,或合并其他严重疾病无法进行手术;②远端慢性血栓栓塞或局限性中心动脉栓塞,病变程度与肺动脉高压的程度不匹配,手术风险过高;③患者存在严重右室功能不全,可作为手术前的过渡治疗;④肺血栓动脉内膜切除术后治疗持续性肺动脉高压。无法手术的CTEPH患者,以及在手术后仍然存在持续性肺动脉高压的患者,可以考虑肺移植。

预防

住院患者应用预防策略是降低静脉血栓栓塞相关患病率及死亡率的主要手段。现有数据显示,血栓预防策略在存在危险因素的患者中应用率较低,尤其是与风险相近的外科患者相比,内科患者血栓预防策略的应用率更低。

应该根据DVT风险进行分层,对于特定患者群体,采取相应预防方法。在确定预防方法的强度时,应考虑到血栓形成的风险程度。初始评估应集中于下列问题:①该患者的静脉血栓栓塞风险如何?②应选择何种预防方法,应该选择哪种强度?③何时是应用预防方法的最佳时间?患者的血栓风险可能随时间发生改变,应定期评估最佳的预防策略。大多数住院患者存在静脉血栓栓塞风险,除非存在禁忌证,应接受某种形式的预防方法。在少数情况下患者可能并不需要预防血栓栓塞,如既往无静脉血栓栓塞病史、年轻(<40岁)、近期手术史且短期住院(<48~72h)的非卧床患者。

四类药物已成功用于预防血栓栓塞:普通肝素、LMWH(依诺肝素、达肝素钠)、Xa因子抑制剂(磺达肝素、利伐沙班)和维生素K拮抗剂(华法林)。除华法林外,上述药物在预防性用药时的剂量为亚治疗量,能足以降低血栓形成风险。美国胸科医师学会分别针对内科、外科、骨科患者群体制订了循证支持的一系列临床情况下推荐的预防策略。

如果患者群体选择合适,用药正确,预防性抗凝是安全有效的,可使静脉血栓栓塞发生率的绝对值下降40%~60%。严重出血的发生率<1%。

静脉血栓栓塞的预防也可以通过机械设备来实现。这些设备可归为两类,梯度加压长袜和间歇气动加压袜。尽管不像药物预防方法那样进行了严谨的研究,有选择地对合适的患者应用气动加压袜,与皮下注射普通肝素对于预防血栓形成同样有效。机械性预防尤其适用于患者存在出血和血栓形成高风险,可与药物预防联合应用。

无论选择何种预防手段,其强度选择应基于患者的血栓风险,而血栓风险则由个体因素与临床情况二者共同决定。选择的预防强度对于一位41岁行择期阑尾切除术的患者足够充分,但对于一位70岁行髋关节置换术的肿瘤患者则不足。危险评分的方法可用于客观定量评估住院患者静脉血栓栓塞的相对风险,并有助于决定预防用药的强度。引入电子病历可有助于识别存在危险因素的患者,临床预警,并提供推荐的循证支持相关的预防策略。

在患者出院时,并不意味着血栓栓塞风险消失。出院早的趋势只不过将栓塞风险转移到了门诊患者群体。无论患者是住院还是门诊患者,预防手段都应持续,直至去除栓塞风险。

预防血栓栓塞方法带来的出血并发症是手术及外伤患者常见的困境,这些患者可能出现手术部位出血,尤其是在术后短时期内。另一方面,有效预防血栓依赖于在血栓形成之前及时开始治疗。根据大量研究结果,可从中得到关于在不同的手术情况下选择合适的抗凝初始时间。对于可能需要延迟抗凝的患者,通常在手术开始前或手术完成后立刻开始应用梯度加压袜或气动加压袜。尽管缺乏循证数据,对于存在药物预防绝对禁忌的高危患者,可以考虑放置可回收式下腔静脉滤器。

其他栓塞疾病

由于肺脏接收静脉系统回流的全部血液,肺血管床成为所有进入静脉血中颗粒物的"筛子",也是最先暴露于静脉注射有毒物质的血管床。由于其所处的特殊位置,一系列物质可以造成肺血管床阻塞或损伤。

静脉空气栓塞

在美国,常见非血栓栓塞类型为静脉空气栓塞。空气栓塞发生频率增加,主要是由于有创性手术和操作广泛应用、普遍留置中心静脉导管、使用正压通气伴高水平呼气末正压、胸部及其他外伤类型频繁发生。颈静脉或锁骨下静脉留置的大孔径导管在不慎断裂或未夹闭时,可导致大量空气进入血液。气泡进入肺血管床,通过心内分流(房间隔缺损、卵圆孔未闭)或更常见通过肺内微血管分流进入动脉系统,进而弥散分布于全身各部位。

空气栓塞的生理异常与进入血液的空气累积体积及其速度相关。患者可能出现肺动脉压突然升高,并出现非心源性肺水肿,肺顺应性下降,继之发生低氧血症。静脉空气栓塞多变且无特异性,包括感觉异常、胸痛、呼吸困难或濒死感。这些症状以及空气栓塞造成的其他影响,主要有2种原因:气泡直接楔入毛细血管床,干扰了所灌注器官的营养供应,以及血小板-纤维蛋白聚集,形成弥散微血栓。血小板减少可能是第二种原因带来的结果。空气栓塞最严重的后果是大脑或冠状动脉栓塞,其严重程度取决于空气进入循环的速度和体积。

空气栓塞最好的处理方法是预防发生,早期诊断。治疗方面主要是针对恢复血流,促进血管内气体吸收。恢复血流的方法包括使患者处于特定体位(左侧在下的头低足高 Trendelenburg 体位),通过中心静脉导管抽气或直接细针抽吸,以及胸外心脏按压。促进气体吸收的方法包括吸入 100% 纯氧和高压氧疗法。应用这些方法,能明显降低静脉空气栓塞死亡率。

脂肪栓塞

脂肪栓塞是另一种非血栓栓塞类型。其表现的临床综合征颇具特征性,即中性脂肪进入血管系统后,出现呼吸困难、低氧血症、瘀点及神志障碍。也可能发生抽搐及局灶性神经功能异常。前述综合征也可在脂肪进入血液之后延迟至 24~72h 才出现;少数病例可发生在 12h 内,甚或 2 周后。

目前最常见的诱发脂肪栓塞事件为长骨外伤性骨折,栓塞发生率随骨折数量增加而增加。另外,骨科手术以及其他富含脂肪组织外伤(如脂肪肝)偶尔也会导致同样的综合征。尽管相对少见,脂肪栓塞综合征也可见于吸脂术或注射脂肪操作之后。

在同等程度损伤后,脂肪栓塞的发生率及严重程度却存在明显差异,这一现象的发生基础并不明确;脂肪进入血液后,临床表现为何延迟出现,也不明确。

脂肪栓塞的病理生理影响源于两个方面:①中性脂肪颗粒直接阻塞血管;②脂肪酶作用于中性脂肪,释放游离脂肪酸造成损伤效应。后一种效应可能更为重要,可导致弥漫性血管炎,以及脑、肺及其他部位血管床渗漏。毒性介质产生所需的时间可能与脂肪从入血到产生临床症状的时间延迟有关。

诊断脂肪栓塞综合征,主要是通过在有关临床背景下,根据患者发生呼吸困难、神经系统异常、瘀点及发热,得出临床诊断。瘀点通常位于头、颈、前胸及腋下,仅见于 20%~50% 病例,因此患者未出现瘀点并不能排除脂肪栓塞诊断。本病缺乏诊断性实验室检查方法。存在脂肪栓塞征象严重骨折的患者,其血清中可能出现脂肪。外伤患者的肺泡灌洗液中常见含脂质的细胞,与是否存在脂肪栓塞综合征无关。

尽管有很多种治疗方法(如静脉注射乙醇、白蛋白、右旋糖酐、肝素),但并没有研究证明究竟哪一种有效。在诱发事件发生后,应用激素治疗和预防脂肪栓塞目前仍然存在争议。支持治疗是主要的治疗方法,包括必要时进行机械通气支持。充分的支持治疗可提高患者的生存率。

羊水栓塞

羊水栓塞是另一种特殊类型的栓塞,是一种罕见的、不可预测的,可能是致命的妊娠并发症。据报道,羊水栓塞发生率约为 2.0/10 万例分娩,是产妇死亡的首要病因。羊水栓塞发生在分娩过程中或分娩后,羊水通过子宫静脉进入肺循环及体循环。分娩过程可为自然分娩或剖宫产,通常没有并发症发生。大多数羊水栓塞发生于分娩过程中,但症状也可延迟至分娩后48h才发生。高龄产妇、经产妇、胎盘早剥、胎儿死亡及羊水粪染与羊水栓塞风险升高相关。

如果患者出现突发严重呼吸困难、发绀、低血压、心血管衰竭或弥散性血管内凝血,应警惕发生羊水栓塞。患者偶尔也可出现抽搐。据推测患者可能存在两个时相的血流动力学异常:初始阶段肺动脉高压,这一现象常见于动物模型中;继而出现左室功能障碍及心源性休克。存活过最初数小时的患者可能出现的是非心源性肺水肿,这与改善左室功能一致。

羊水中含有的颗粒状物质可造成肺血管阻塞,但主要的发病机制仍不明确。羊水具有促凝血活性,可导致纤维蛋白在肺血管或偶尔在其他器官血管的广泛沉积。纤维蛋白沉积可导致严重消耗性凝血异常,包括显著低纤原血症及血小板减少。在急性事件之后,通常出现纤溶亢进状态。

诊断羊水栓塞主要基于相关临床背景,肺循环中发现羊水成分可提高诊断的准确性。肺动脉血中出现鳞状细胞曾经被认为具有确诊价值，但现在被证明是一个非特异性发现。血清学检查及免疫组化染色对于诊断羊水栓塞具有高度敏感性。

尽管有各种建议的治疗方法（如抗纤溶药如氨基己酸、冷凝蛋白），最佳手段为支持治疗。肺动脉导管可用于监测左室功能及容量状态，并指导正确应用正性肌力药物及血管活性药物。然而即使给予积极支持治疗，产妇死亡率仍接近80%。

■ 脓毒性栓塞

脓毒性栓塞是另一种特殊疾病。不幸的是，由于静脉药物滥用和静脉内留置装置的推广应用，脓毒性栓塞的发生率正在上升。脓毒性栓塞过去几乎仅是脓毒性骨盆血栓性静脉炎的并发症，由感染性流产或产后子宫感染所致，也可源于任何受累静脉，或者作为局灶性原发感染，或来源于血管或持续播散：脓毒性海绵窦血栓形成来源于脑膜炎、鼻窦炎或面部蜂窝织炎；脓毒性门静脉血栓形成来源于憩室炎或肝脓肿；脓毒性扁桃体或颈内静脉血栓形成（Lemmiere综合征）来源于咽喉感染。静脉药物应用以及医源性因素逐渐成为常见的相关病因，如继发于因各种诊断和治疗目的发生的留置导管感染。

在显微镜下脓毒性静脉炎由化脓性物质及纤维蛋白栓子混合而成。这类物质确实可以造成肺小血管阻塞，但更主要的后果还是肺部感染。典型的胸部X线片可见肺内散在浸润伴空洞形成。这种浸润影通常在数小时至数天内出现。脓毒性栓塞症状和体征包括发热、呼吸困难、咳嗽、胸膜性胸痛及咯血。初始治疗包括合理应用抗生素。如果感染来源于留置导管，则应予拔除。如果药物治疗反应不佳，应考虑手术切除感染血管。全身抗凝的作用仍不确定。心内膜炎可能并发于感染性静脉炎，或表现与之相似，尤其是对药物成瘾患者。

■ 肿瘤栓塞

肿瘤细胞出现于肺血管床并不是罕见现象，各种恶性肿瘤患者均可检测出循环肿瘤细胞，在尸体解剖时也经常意外发现肿瘤栓塞。然而，肿瘤栓塞发生明显临床表现者仍仅见于少数恶性肿瘤患者。

各种恶性肿瘤均可发生微血管肿瘤栓塞，最常见于乳腺、肺、前列腺、胃及肝脏来源的肿瘤。大块肿瘤栓塞较为少见，症状与急性血栓栓塞疾病类似。对于这部分患者，也有关于肿瘤栓子切除术后存活的报道。

微血管肿瘤栓塞的临床表现通常是亚急性，包括进行性呼吸困难、心动过速及呼吸急促。如果肺血管阻塞导致肺动脉高压，查体时可发现颈静脉充盈、P2亢进、三尖瓣反流或右心S3心音。

症状性微血管肿瘤栓塞常出现的肺动脉高压仍然是本病的主要死因。肺动脉高压源于肺血管床被肿瘤细胞和血栓混合阻塞，以及中膜肥厚、内膜纤维化和纤维素性坏死等其他肺动脉高压因素。

临床表现常见低氧血症和代偿性呼吸性碱中毒。大多数患者胸片正常，但也可能出现一过性局灶或弥漫性浸润。V/Q扫描常可发现斑片样或周边亚段灌注缺损；段或更大的缺损与血栓性栓塞难以区分，可能发生在罕见的大血管受累病例中。CT可显示周边类似梗死的楔形缺损，也可见周围肺动脉呈多节段扩张或串珠样改变。

肺血管造影可出现血管充盈延迟、分叉或迂曲，与其他类型小血管病变所致的肺动脉高压类似。大块肿瘤栓塞的血管造影表现，难以与急性血栓栓塞区分。

通过肺动脉导管嵌顿后吸取的肺微血管标本中可能发现肿瘤细胞。然而细胞学检查阳性也可见于淋巴管癌病。应用这一诊断方法有时可能将巨核细胞误认为肿瘤细胞，出现假阳性结果。

尽管有报道通过经支气管活检诊断肿瘤栓塞，但最终诊断仍有赖于外科肺活检。不过在行外科活检之前，必须强调的是本病早期诊断并不能确定能改善预后。这一手段仅应用于原发恶性肿瘤能够进行有效化疗的患者。

肿瘤栓塞的鉴别诊断包括血栓栓塞、肺实质转移、淋巴管癌病、恶性心包积液及化疗相关肺损伤。预防性诊断通常是排除或诊断。肺实质转移、淋巴管癌病及化疗相关肺损伤可通过高分辨率CT进行鉴别。肿瘤栓塞与血栓栓塞可能存在一定困难，尤其是受累大血管时。

■ 镰状细胞疾病

镰状细胞疾病累及肺部，主要是通过局部血栓形成，偶尔可出现骨髓成分栓塞，常累及肺小动脉、微动脉及毛细血管。肺循环血栓形成是红细胞变成镰状倾向的后果之一，含S血红蛋白的红细胞在特定环境下易变成镰状，尤其是低氧状态下；红细胞变成镰状之后，会发生淤滞和凝集。在某些情况下，栓子发生机化，血管管腔闭塞，继而在邻近肺组织发生血管周围纤维化；在另一些情况下，栓子可能再通。偶尔也可能发生肺梗死。

镰状细胞疾病发生肺血栓形成的易患因素中，最重要的是混合静脉血氧饱和度降低。不仅是因为混合静脉血氧下降，还包括氧解离曲线右移，阻碍了肺摄取氧。镰状细胞疾病患者易发生肺炎，转而导致局部低氧，使红细胞易变为镰状，形成肺血栓。严重镰状细胞贫血以及红细胞中血红蛋白S比例高的患者，特别易发生明显红细胞变形，并在包括肺部在内的任何部位形成血栓。然而，患者的易感性并不仅与血红蛋白S的状态有关。一些杂合镰状细胞状态，如血红蛋白SC、S-地中海贫血及血红蛋白SA时，也有足量的血红蛋白S可导致在严重低氧血症、酸中毒或发热及白细胞增多的脓毒血症时，出现广泛血栓形成和肺梗死。

镰状细胞疾病时肺梗死的临床表现可与支气管肺炎类似，或与其合并存在。患者通常以胸痛、发热和咳血痰起病，但并没有特别的病原学发现。患者可出现一过性呼吸困难，常被忽视。后续病程的特点是对抗生素反应不佳，吸收缓慢；肺梗死常遗留线状瘢痕。

在临床上区分原位血栓形成与血栓栓塞十分困难，即使应用有创手段如血管造影亦是如此，但原位血栓形成更易见于远端小血管。此外，由于增强造影剂可能促进红细胞镰状变，需要谨慎应用。镰状细胞疾病患者由于一些易患因素，发生血栓栓塞的风险也增高，这些易患因素包括卧床、充血性心力衰竭及脱水。

如果血管阻塞程度严重则可引起肺动脉高压及肺心病。只有在多次发生红细胞严重镰状化以后才会导致这一情况。肺心病罕见，其发生与高心输出量（贫血所致）及镰状细胞疾病合并的内源性心肌损伤有关。

治疗镰状细胞疾病所致肺血栓形成以及肺梗死，大多是支持治疗，包括吸氧、静脉补液和止痛。

对于严重低氧及肺浸润（急性胸部综合征）的患者，推荐输血或血液置换。抗凝治疗一般不用于镰状细胞危象。发生大血管血栓形成时，抗凝治疗的作用并不确定，尚无数据支持其有效性。由于涉及大血管阻塞，治疗肺动脉血栓形成导致的急性胸部综合征，基本与静脉血栓栓塞治疗方法相同。

■ 其他栓塞

肺部由于具有滤过功能，也是其他一系列物质栓塞的靶部位。在妊娠期间，滋养组织可能脱离子宫嵌入肺循环。头部外伤后，可在肺内发现脑组织；同样，在腹部外伤后，可在肺内发现肝细胞；在心肺复苏后，可在肺内发现骨髓组织。

最后，非感染性血管炎-血栓形成可见于静脉应用了本应口服的药物。与肺部并发症相关的药物包括盐酸哌甲酯、口服阿片类（戊唑辛、哌替啶）和抗组胺药。颗粒及刺激性药物包装（如滑石粉、纤维素）及其本身（偶尔）可造成血管炎症和继发性血栓形成。临床表现可能存在较大差异，包括下叶肺气肿、弥漫性间质纤维化和进展性显著纤维化。重复刺激可能导致严重和不可逆的肺动脉高压。很多静脉注射吸毒者的肺灌注显像可发现段或更小范围充盈缺损，这些缺损很难与静脉血栓栓塞所致的充盈缺损相区分。

诊断这些疾病主要依赖于提供的临床病史。影像学表现包括小的弥漫分布的边界清晰的结节状高密度影。结节可能逐渐进展，并出现广泛纤维化，还可能出现下叶肺气肿改变。确诊通常需要经支气管肺活检或外科肺活检。偶尔，眼底镜检查可见视网膜微血管中存在细小结晶沉积，这是一种无创的诊断方法。这类疾病预后不佳，多数患者出现肺部疾病进展。

张茉沁　译

高占成　审校

参考文献

[1] SILVERSTEIN MD, HEIT JA, MOHR DN, et al. Trends in the incidence of deep vein thrombosis and pulmonary embolism: a 25-year populationbased study. Arch Intern Med, 1998, 23:585–593.

[2] ANDERSON FA JR, WHEELER HB, GOLDBERG RJ, et al. A populationbased perspective of the hospital incidence and case-fatality rates of deep vein thrombosis and pulmonary embolism: the Worcester DVT Study. Arch Intern Med, 1991, 151:933–938.

[3] STEIN PD, MATTA F, MUZAMMIL MH, et al. Silent pulmonary embolism in patients with deep venous thrombosis: a systematic review. Am J Med, 2010, 123:426–431.

[4] DALEN JE, ALPERT JS. Natural history of pulmonary embolism. Prog Cardiovasc Dis, 1975, 17:259–270.

[5] MASUDA EM, KISTNER RL, MUSIKASINTHORN C, et al. The controversy of managing calf vein thrombosis. J Vasc Surg, 2012, 55:550–561.

[6] MAI C, HUNT D. Upper-extremity deep venous thrombosis: a review. Am J Med, 2011, 124:402–407.

[7] TORBICKI A, GALIÉN MD, COVEZZOLI A, et al. Right heart thrombi in pulmonary embolism. Results from the international cooperative pulmonary embolism registry. J Am Coll Cardiol, 2003, 41:2245–2251.

[8] Prevention of fatal postoperative pulmonary embolism by low doses of heparin. An international multicentre trial. Lancet, 1975, 2:45–51.

[9] FREEDMAN KB, BROOKENTHAL KR, FITZGERALD RH JR, et al. A meta-analysis of thromboembolic prophylaxis following elective total hip arthroplasty. J Bone Joint Surg Am, 2000, 82-A:929–938.

[10] SAMAMA MM, COHEN AT, DARMON JY, et al. A comparison of enoxaparin with placebo for the prevention of venous thromboembolism in acutely ill medical patients. Prophylaxis in Medical Patients with Enoxaparin Study Group. N Engl J Med, 1999, 341:793–800.

[11] CHANDRA D, PARISINI E, MOZAFFARIAN D. Meta-analysis:

travel and risk for venous thromboembolism. Ann Intern Med, 2009, 151:180–190.

[12] KUIPERS S, SCHREIJER AJM, CANNEGIETER SC, et al. Travel and venous thrombosis: a systematic review. J Intern Med, 2007, 262:615–634.

[13] MARIK PE. Venous thromboembolism in pregnancy. Clin Chest Med, 2010, 31:731–740.

[14] POMP ER, LENSELINK AM, ROSENDAAL FR, et al. Pregnancy, the postpartum period and prothrombotic defects: risk of venous thrombosis in the MEGA study. J Thromb Haemost, 2008, 6:632–637.

[15] VANDENBROUCKE JP, ROSING J, BLOEMENKAMPK W, et al. Oral contraceptives and the risk of venous thrombosis. N Engl J Med, 2001, 344:1527–1535.

[16] POMP ER, LE CESSIE S, ROSENDAAL FR, et al. Risk of venous thrombosis: obesity and its joint effect with oral contraceptive use and prothrombotic mutations. Br J Haematol, 2007, 139:289–296.

[17] CANONICO M, PLU-BUREAU G, LOWE GD, et al. Hormone replacement therapy and risk of venous thromboembolism in post-menopausal women: systematic review and meta-analysis. BMJ, 2008, 336:1227–1231.

[18] GOLDHABER SZ, GRODSTEIN F, STAMPFER MJ, et al. A prospective study of risk factors for pulmonary embolism in women. JAMA, 1997, 277:642–645.

[19] AGENO W, BECATTINI C, BRIGHTON T, et al. Cardiovascular risk factors and venous thromboembolism: a meta-analysis. Circulation, 2008, 117:93–102.

[20] STEIN PD, HULL RD, KAYALI F, et al. Venous thromboembolism according to age: the impact of an aging population. Arch Intern Med, 2004, 164:2260–2265.

[21] MONREAL M, LENSING AW, PRINS MH, et al. Screening for occult cancer in patients with acute deep vein thrombosis or pulmonary embolism. J Thromb Haemost, 2004, 2:876–881.

[22] KLEINJAN A, VAN DOORMAAL FF, PRINS MH, et al. Limitations of screening for occult cancer in patients with idiopathic venous thromboembolism. Neth J Med, 2012, 70(7):311–317.

[23] LEONE G, SICA S, CHIUSOLO P, et al. Blood cell diseases and thrombosis. Haematologica, 2001, 86:1236–1244.

[24] HILLMEN P, LEWIS SM, BESSLER M, et al. Natural history of paroxysmal nocturnal hemoglobinuria. N Engl J Med, 1995, 333:1253–1258.

[25] GALLI M, LUCIANI D, BERTOLIN G, et al. Lupus anticoagulants are stronger risk factors for thrombosis than anticardiolipin antibodies in the antiphospholipid syndrome: a systematic review of the literature. Blood, 2003, 101:1827–1832.

[26] FADI KAYALI F, NAJJAR R, ASWAD F, et al. Venous thromboembolism in patients hospitalized with nephrotic syndrome. Am J Med, 2008, 121:226–230.

[27] SALEH T, MATTA F, YAEKOUB AY, et al. Risk of venous thromboembolism with inflammatory bowel disease. Clin Appl Thromb Hemost, 2011, 17:254–258.

[28] HA C, MAGOWAN S, ACCORRT N, et al. Risk of arterial thrombotic events in inflammatory bowel disease. Am J Gastroenterol, 2009, 104:1445–1451.

[29] DAHLBACK B, CARLSSON M, SVENSSON PJ. Familial thrombophilia due to a previously unrecognized mechanism characterized by poor anticoagulant response to activated protein C: prediction of a cofactor to activated protein C. Proc Natl Acad Sci, 1993, 90:1004–1008.

[30] JACOBSEN AF, DAHM A, BERGREM A, et al. Risk of venous thrombosis in pregnancy among carriers of the factor V Leiden and the prothrombin gene G20210 A polymorphisms. J Thromb Haemost, 2010, 8:2443–2449.

[31] VANDENBROUCKE JP, KOSTER T, ROSENDALL FR, et al. Increased risk of venous thrombosis in oral-contraceptive users who are carriers of factor V Leiden mutation. Lancet, 1994, 344:1453–1457.

[32] POORT SR, ROSENDAAL FR, REITSMA PH, et al. A common genetic variation in the 3′-untranslated region of the prothrombin gene is associated with elevated plasma prothrombin and an increase in venous thrombosis. Blood, 1996, 88:3698–3703.

[33] MCINTRYE KM, SASAHARA AA. Hemodynamic and ventricular response to pulmonary embolism. Prog Cardiovasc Dis, 1974, 17:175–180.

[34] MCINTRYE KM, SASAHARA AA. The hemodynamic response to pulmonary embolism in patients without prior cardiopulmonary disease. Am J Cardiol, 1971, 17:288–294.

[35] ELLIOTT CG. Pulmonary physiology during pulmonary embolism. Chest, 1992, 101:163S–171S.

[36] WOOD KE. Major pulmonary embolism: review of a pathophysiologic approach to the golden hour of hemodynamically significant pulmonary embolism. Chest, 2002, 121:877–905.

[37] SMULDERS YM. Pathophysiology and treatment of haemodynamic instability in acute pulmonary embolism: the pivotal role of pulmonary vasoconstriction. Cardiovasc Res, 2000, 48:23–33.

[38] TSANG JY, LAMM WJ. Estimation of endothelin-mediated vasoconstriction in acute pulmonary thromboembolism. Pulm Circ, 2012, 2:67–74.

[39] NIJKEUTER M, HOVENS MM, DAVIDSON BL, et al. Resolution of thromboemboli in patients with acute pulmonary embolism. A systematic review. Chest, 2006, 129:192–197.

[40] WARTSKI M, COLLIGNON MA. Incomplete recovery of lung perfusion after 3 months in patients with acute pulmonary embolism treated with antithrombotic agents. J Nucl Med, 2000, 41:1043–1048.

[41] SANTOLICANDRO A, PREDILETTO R, FORNAI E, et al. Mechanisms of hypoxemia and hypocapnia in pulmonary embolism. Am J Respir Crit Care Med, 1995, 152:336–347.

[42] MANIER G, CASTAING Y, GUENARD H. Determinants of hypoxemia during the acute phase of pulmonary embolism in humans. Am J Respir Crit Care Med, 1985, 132:332–338.

[43] KATSUMURA Y, OHTSUBO KI. Correlation between clinical and pathological features of pulmonary thromboemboli and the development of infarcts. Respirology, 1998, 3:203–206.

[44] PIOPED Investigators. Value of the ventilation/perfusion scan in acute pulmonary embolism. Results of the prospective investigation of pulmonary embolism diagnosis (PIOPED). JAMA, 1990, 263:2753–2759.

[45] STEIN PD, TERRIN ML, HALES CA, et al. Clinical, laboratory, roentgenographic, and electrocardiographic findings in patients with acute pulmonary embolism and no pre-existing cardiac or pulmonary disease. Chest, 1991, 100:598–603.

[46] STEIN PD, BEEMATH A, MATTA F, et al. Clinical characteristics of patients with acute pulmonary embolism: data from PIOPED II. Am J Med, 2007, 120:871–879.

[47] WIENER RS, SCHWARTZ LM, WOLOSHIN S. Time trends in pulmonary embolism in the United States. Arch Intern Med, 2011, 171:831–837.

[48] FEDULLO PF, AUGER WR, KERR KM, et al. Chronic thromboembolic pulmonary hypertension. N Engl J Med, 2001, 345:1465–1472.

[49] POLI D, GRIFONI E, ANTONUCCI E, et al. Incidence of recurrent venous thromboembolism and of chronic thromboembolic pulmonary hypertension in patients after a first episode of pulmonary embolism. J Thromb Thrombolysis, 2010, 30:294–299.

[50] STEIN PD, AFZAL A, HENRY JW, et al. Fever in acute pulmonary embolism. Chest, 2000, 117;39–42.

[51] WELLS PS, ANDERSON DR, RODGER M, et al. Derivation of a simple clinical model to categorize patients probability of pulmonary embolism: increasing the models utility with the SimpliRED D-dimer. Thromb Haemost, 2000, 83:416–420.

[52] WICKI J, PERNEGER TV, JUNOD AF, et al. Assessing clinical probability of pulmonary embolism in the emergency ward: a simple score. Arch Intern Med, 2001, 161:92–97.

[53] LE GAL G, RIGHINI M, ROY PM, et al. Prediction of pulmonary embolism in the emergency department: the revised Geneva score. Ann Intern Med, 2006, 144:165–171.

[54] MINIATI M, MONTI S, BOTTAI M. A structured clinical model for predicting the probability of pulmonary embolism. Am J Med, 2003, 114:173–179.

[55] KLINE JA, COURNEY DM, KABRHEL C, et al. Prospective multicenter evaluation of the pulmonary embolism rule-out criteria. J Thromb Haemost, 2008, 6:772–780.

[56] KLINE JA, NELSON RD, JACKSON RE, et al. Criteria for the safe use of D-dimer testing in emergency department patients with suspected pulmonary embolism. A multicenter US study. Ann Emerg Med, 2002, 39:144–152.

[57] AFZAL A, NOOR HA, GILL SA, et al. Leukocytosis in acute pulmonary embolism. Chest, 1999, 115:1329–1332.

[58] RODGER MA, CARRIER M, JONES GN, et al. Diagnostic value of arterial blood gas measurement in suspected pulmonary embolism. Am J Respir Crit Care Med, 2000, 162:2105–2108.

[59] STEIN PD, GOLDHABER SZ, HENRY JW, et al. Arterial blood gas analysis in the assessment of suspected acute pulmonary embolism. Chest, 1996, 109:78–81.

[60] DANIEL KR, COURTNEY DM, KLINE JA. Assessment of cardiac stress from massive pulmonary embolism with 12-lead ECG. Chest, 2001, 120:474–481.

[61] FERRARI E, IMBERT A, CHEVALIER T, et al. The ECG in pulmonary embolism. Predictive value of negative T waves in precordial leads–80 case reports. Chest, 1997, 111:537–543.

[62] WORSLEY DF, ALAVI A, ARONCHICK JM, et al. Chest radiographic findings in patients with acute pulmonary embolism: observations from the PIOPED Study. Radiology, 1993, 189:133–136.

[63] ROY PM, COLOMBET I, DURIEUX P, et al. Systematic review and meta-analysis of strategies for the diagnosis of suspected pulmonary embolism. BMJ, 2005, 331:259.

[64] LUCASSEN W, GEERSING GJ, ERKENS PM, et al. Clinical decision rules for excluding pulmonary embolism: a meta-analysis. Ann Intern Med, 2011, 155:448–460.

[65] RATHBUN SW, WHITSETT TL, VESELY SK, et al. Clinical utility of D-dimer in patients with suspected pulmonary embolism and nondiagnostic lung scans or negative CT findings. Chest, 2004, 125:851–855.

[66] HEIM SW, SCHECTMAN JM, SIADATY MS, et al. D-dimer testing for deep venous thrombosis: a metaanalysis. Clin Chem, 2004, 50:1136–1147.

[67] REVEL MP, COHEN S, SANCHEZ O, et al. Pulmonary embolism during pregnancy: diagnosis with lung scintigraphy or CT angiography. Radiology, 2011, 258:590–598.

[68] MINIATI M, MONTI S, PRATALI L, et al. Value of transthoracic echocardiography in the diagnosis of pulmonary embolism: results of a prospective study in unselected patients. Am J Med, 2001, 110:528–535.

[69] KONSTANTINIDES S, GEIBEL A, HEUSEL G, et al. Heparin plus alteplase compared with heparin alone in patients with submassive pulmonary embolism. N Engl J Med, 2002, 347:1143–1150.

[70] GRIFONI S, OLIVOTTO I, CECCHINI P, et al. Short-term clinical outcome of patients with acute pulmonary embolism, normal blood pressure, and echocardiographic right ventricular dysfunction. Circulation, 2000, 101:2817–2822.

[71] PRUSZCZYK P, TORBICKI A, KUCH-WOCIAL A, et al. Diagnostic value of transoesophageal echocardiography in suspected haemodynamically significant pulmonary embolism. Heart, 2001, 85:628–634.

[72] KEARON C, GINSBERG JS, HIRSH J. The role of venous ultrasonography in the diagnosis of suspected deep venous thrombosis and pulmonary embolism. Ann Intern Med, 1998, 129:1044–1049.

[73] KASSAI B, BOISSEL JP, CUCHERAT M, et al. A systematic review of the accuracy of ultrasound in the diagnosis of deep venous thrombosis in asymptomatic patients. Thromb Haemost, 2004, 91:655–666.

[74] GIRARD P, SANCHEZ O, LEROYER C, et al. Deep venous thrombosis in patients with acute pulmonary embolism. Prevalence, risk factors, and clinical significance. Chest, 2005, 128:1593–1600.

[75] POMERO F, BRIGNONE C, SERRAINO C, et al. Venous lower-limb evaluation in patients with acute pulmonary embolism. South Med J, 2011, 104:405–411.

[76] BARRELLIER MT, LEZIN B, LANDY S, et al. Prevalence of duplex ultrasonography detectable venous thrombosis in patients with suspected or acute pulmonary embolism. J Mal Vasc, 2001, 26:23–30.

[77] TURKSTRA F, KUIJER PM, VAN BEEK EJ, et al. Diagnostic utility of ultrasonography of leg veins in patients suspected of having pulmonary embolism. Ann Intern Med, 1997, 126:775–781.

[78] GOODMAN LR, STEIN PD, MATTA F, et al. CT venography and compression sonography are diagnostically equivalent: data from PIOPED II. AJR Am J Roentgenol, 2007, 189:1071–1076.

[79] STEIN PD, CHENEVERT TL, FOWLER SE, et al. Gadolinium-enhanced magnetic resonance angiography for pulmonary embolism: a multicenter prospective study (PIOPED III). Ann Intern Med, 2010, 152:434–443.

[80] KAEWLAI R, ABUJUDEH H. Nephrogenic systemic fibrosis. AJR Am J Roentgenol, 2012, 199:W17–W23.

[81] ANDERSON DR, KAHN SR, RODGER MA, et al. Computed tomographic pulmonary angiography vs ventilation-perfusion lung scanning in patients with suspected pulmonary embolism: a randomized controlled trial. JAMA, 2007, 298:2743–2753.

[82] STEIN PD, GOODMAN LR, HULL RD, et al. Diagnosis and management of isolated subsegmental pulmonary embolism: review and assessment of the options. Clin Appl Thromb Hemost, 2012, 18:20–26.

[83] CRICHLOW A, CUKER A, MILL AM. Overuse of computed tomography pulmonary angiography in the evaluation of patients with suspected pulmonary embolism in the emergency department. Acad Emerg Med, 2012, 19:1220–1226.

[84] STEIN PD, ATHANASOULIS C, ALAVI A, et al. Complications and validity of pulmonary angiography in acute pulmonary embolism. Circulation, 1992, 85:462–468.

[85] BRUINSTROOP E, VAN DE REE MA, HUISMAN MV. The use of D-dimer in specific clinical conditions: a narrative review. Eur J of Intern Med, 2009, 20:441–446.

[86] ZONDAG W, MOS IC, CREEMERS-SCHILD D, et al. Outpatient treatment in patients with acute pulmonary embolism: the Hestia Study. J Thromb Haemost, 2011, 9:1500–1507.

[87] HULL RD, RASKOB GE, BRANT, RF, et al. Relation between the time to achieve the lower limit of the APTT therapeutic range and recurrent venous thromboembolism during heparin treatment for deep vein thrombosis. Arch Intern Med, 1997, 157:2562–2568.

[88] RASCHKE RA, REILLY BM, GUIDRY JR, et al. The weight-based heparin dosing nomogram compared with a "standard care" nomogram. A randomized controlled trial. Ann Intern Med, 1993,

119(9):874–881.

[89] KEARON C, GINSBERG JS, JULIAN JA, et al. Comparison of fixed-dose weight-adjusted unfractionated heparin and low-molecular-weight heparin for acute treatment of venous thromboembolism. JAMA, 2006, 296(8):935–942.

[90] QUINLAN DJ, MCQUILLAN A, EIKELBOOM JW. Low-molecular-weight heparin compared with intravenous unfractionated heparin for treatment of pulmonary embolism. A meta-analysis of randomized, controlled trials. Ann Intern Med, 2004, 140:175–183.

[91] ERKENS PM, PRINS MH. Fixed dose subcutaneous low molecular weight heparins versus adjusted dose unfractionated heparin for venous thromboembolism. Cochrane Database Syst Rev, 2010, 9:CD001100.

[92] HIRSH J, BAUER KA, DONATI MB, et al. Parenteral anticoagulants. American College of Chest Physicians Evidence-Based Clinical Practice Guidelines (8th edition). Chest, 2008, 133:141S–159S.

[93] BÜLLER HR, DAVIDSON BL, DECOUSUS H, et al. Subcutaneous fondaparinux versus intravenous unfractionated heparin in the initial treatment of pulmonary embolism. N Engl J Med, 2003, 349:1695–702.

[94] BAUERSACHS R, BERKOWITZ SD, BRENNER B, et al. Oral rivaroxaban for symptomatic venous thromboembolism. N Engl J Med, 2010, 363:2499–2510.

[95] EINSTEIN-PE Investigators, BÜLLER HR, PRINS MH, et al. Oral rivaroxaban for the treatment of symptomatic pulmonary embolism. N Engl J Med, 2012, 366:1287–1297.

[96] BECATTINI C, VEDOVATI MC, AGNELLI G. Old and new oral anticoagulants for venous thromboembolism and atrial fibrillation: a review of the literature. Thromb Res, 2012, 129:392–400.

[97] LINKINS L-A, DANS AL, MOORES LK, et al. Treatment and prevention of heparin-induced thrombocytopenia: Antithrombotic Therapy and Prevention of Thrombosis, 9th ed: American College of Chest Physicians Evidence-Based Clinical Practice Guidelines. Chest, 2012, 141:e495S–e530S.

[98] NAGLER M, HASLAUER M, WUILLEMIN WA. Fondaparinux–data on efficacy and safety in special situations. Thromb Res, 2012, 129:407–417.

[99] Steering Committee. Single-bolus tenecteplase plus heparin compared with heparin alone for normotensive patients with acute pulmonary embolism who have evidence of right ventricular dysfunction and myocardial injury: Rationale and design of the Pulmonary Embolism Thrombolysis (PEITHO) trial. Am Heart J, 2012, 163: 33–38.

[100] WAN S, AGNELLI G, QUINLAN DJ, et al. Thrombolysis compared with heparin for the initial treatment of pulmonary embolism: a meta-analysis of the randomized controlled trials. Circulation, 2004, 110:744–749.

[101] GOLDHABER SZ, VISANI L, DE ROSA M. Acute pulmonary embolism: clinical outcomes in the international cooperative pulmonary embolism registry (ICOPER). Lancet, 1999, 353:1386–1389.

[102] JIMENEZ D, AUJESKY D, YUSEN RD. Risk stratification of normotensive patients with acute symptomatic pulmonary embolism. Br J Haematol, 2010, 151:415–424.

[103] SANCHEZ O, TRINQUART L, COLOMBET I, et al. Prognostic value of right ventricular dysfunction in patients with haemodynamically stable pulmonary embolism: a systematic review. Eur Heart J, 2008, 29:1569–1577.

[104] AUJESKY D, OBROSKY DS, STONE RA, et al. Derivation and validation of a prognostic model for pulmonary embolism. Am J Respir Crit Care Med, 2005, 172:1041–1046.

[105] JIMENEZ D, AUJESKY S, MOORES L, et al. Simplification of the pulmonary embolism severity index for prognostication in patients with acute symptomatic pulmonary embolism. Arch Intern Med, 2010, 170:1383–1389.

[106] LIN PH, OCHOA LN, DUFFY P. Catheter-directed thrombectomy and thrombolysis for symptomatic lower-extremity deep vein thrombosis: review of current interventional treatment strategies. Perspect Vasc Surg Endovasc Ther, 2010, 22:152–163.

[107] KUO WT, GOULD MK, LOUIE JD, et al. Catheter-directed therapy for the treatment of massive pulmonary embolism: systematic review and meta-analysis of modern techniques. Vasc Interv Radiol, 2009, 20:1431–1440.

[108] UFLACKER R. Interventional therapy for pulmonary embolism. J Vasc Interv Radiol, 2001, 12:147–164.

[109] STEIN PD, MATTA F. Case fatality rate with pulmonary embolectomy for acute pulmonary embolism. Am J Med, 2012, 125:471–477.

[110] FINAZZI G, MARCHIOLI R, BRANCACCIO V, et al. A randomized clinical trial of high-intensity warfarin vs. conventional antithrombotic therapy for the prevention of recurrent thrombosis in patients with the antiphospholipid syndrome (WAPS). J Thromb Haemost, 2005, 3:848–853.

[111] CROWTHER MA, GINSBERG JS, JULIAN J, et al. A comparison of two intensities of warfarin for the prevention of recurrent thrombosis in patients with the antiphospholipid antibody syndrome. N Engl J Med, 2003, 349:1113–1138.

[112] SALLAH S, THOMAS D, ROBERTS HR. Warfarin and heparin induced skin necrosis and the purple toe syndrome: infrequent complications of anticoagulant treatment. Thromb Haemost, 1997, 78:785–790.

[113] HOLBROOK AM, PEREIRA JA, LABIRIS R, et al. Systematic overview of warfarin and its drug and food interactions. Arch Intern Med, 2005, 165:1095–1106.

[114] CROWTHER MA, GINSBERG JB, KEARON C, et al. A randomized trial comparing 5-mg and 10-mg warfarin loading doses. Arch Intern Med, 1999, 159:46–48.

[115] KOVACS MJ, RODGER M, ANDERSON DR, et al. Comparison of 10-mg and 5-mg warfarin initiation nomograms together with low-molecular weight heparin for outpatient treatment of acute venous thromboembolism. A randomized, double-blind, controlled trial. Ann Intern Med, 2003, 138:714–719.

[116] MONKMAN K, LAZO-LANGNER A, KOVACS MJ. A 10 mg warfarin initiation nomogram is safe and effective in outpatients starting oral anticoagulant therapy for venous thromboembolism. Thromb Res, 2009, 124:275–280.

[117] GARCIA DA, WITT DM, HYLEK E, et al. Delivery of optimized anticoagulant therapy: consensus statement from the anticoagulation forum. Ann Pharmacother, 2008, 42:979–988.

[118] HENEGHAN C, ALONSO-COELLO P, GARCIA-ALAMINO JM, et al. Self-monitoring of oral anticoagulation: a systematic review and meta-analysis. Lancet, 2006, 367:404–411.

[119] PRANDONI P, LENSING AW, PICCIOLI A, et al. Recurrent venous thromboembolism and bleeding complications during anticoagulant treatment in patients with cancer and venous thrombosis. Blood, 2002, 100:3484–3488.

[120] KEARON C, KAHN SR, AGNELLI G, et al. Antithrombotic therapy for venous thromboembolic disease: American College of Chest Physicians Evidence-Based Clinical Practice Guidelines (8th edition). Chest, 2008, 133(Suppl 6):454S–545S.

[121] SCHULMAN S, KEARON C, KAKKAR AK, et al. Dabigatran versus warfarin in the treatment of acute venous thromboembolism. N Engl J Med, 2009, 361:2342–2352.

[122] AGNELLI G, BULLER HR, COHEN A, et al. Apixaban for extended treatment of venous thromboembolism. N Engl J Med, 2013, 368:699–708.

[123] BECATTINI C, AGNELLI GA, SCHENONE A, et al. Aspirin for preventing the recurrence of venous thromboembolism. N Engl J Med, 2012, 366:1959–1967.

[124] BRIGHTON TA, EIKELBOOM JW, MANN K, et al. Low-dose aspirin for preventing recurrent venous thromboembolism. N Engl J Med, 2012, 367:1979–1987.

[125] LORIO A, KEARON C, FILIPPUCCI E, et al. Risk of recurrence after a first episode of symptomatic venous thromboembolism provoked by a transient risk factor. Arch Intern Med, 2010, 170:1710–1716.

[126] KEARON C. Extended anticoagulation for unprovoked venous thromboembolism: a majority of patients should be treated. J Thromb Thrombolysis, 2011, 31:295–300.

[127] BAUER KA. Long-term management of venous thromboembolism: a 61-year-old woman with unprovoked venous thromboembolism. JAMA, 2011, 305:1336–1345.

[128] HO WK, HANKEY GJ, QUINLAN DJ, et al. Risk of recurrent venous thromboembolism in patients with common thrombophilia: a systematic review. Arch Intern Med, 2006, 166:729–736.

[129] KYRLE PA, ROSENDAAL FR, EICHINGER S. Risk assessment for recurrent venous thrombosis. Lancet, 2010, 376:2032–2039.

[130] PABINGER I, SCHNEIDER B. Thrombotic risk in hereditary antithrombin III, protein C, or protein S deficiency. A cooperative, retrospective study. Gesellschaft fur Thrombose- und Hamostaseforschung (GTH) Study Group on Natural Inhibitors. Arterioscler Thromb Vasc Biol, 1996, 16:742–748.

[131] STEIN PD, MATTA F, HULL RD. Increasing use of vena cava filters for prevention of pulmonary embolism. Am J Med, 2011, 124:655–661.

[132] MISSION JF, KERLAN RK, TAN JH, et al. Rates and predictors of plans for inferior vena cava filter retrieval in hospitalized patients. J Gen Intern Med, 2010, 25:321–325.

[133] HIRSCH J, GUYATT G, ALBERS GW, et al. Executive summary: American College of Chest Physicians Evidence-Based Clinical Practice Guidelines (8th edition). Chest, 2008, 133(6 Suppl):71S–109S.

[134] KAUFMAN JA, KINNEY TB, STREIFF MB, et al. Guidelines for the use of retrievable and convertible vena cava filters: report from the Society of Interventional Radiology multidisciplinary consensus conference. J Vasc Interv Radiol, 2006, 17: 449–459.

[135] GIRARD P, STERN JB, PARENT F. Medical literature and vena cava filters: so far so weak. Chest, 2002, 122:963–967.

[136] DECOUSUS H, LEIZOROVICZ A, PARENT F, et al. A clinical trial of vena caval filters in the prevention of pulmonary embolism in patients with proximal deep-vein thrombosis. N Engl J Med, 1998, 338:409–415.

[137] PREPIC Study Group. Eight-year follow-up of patients with permanent vena cava filters in the prevention of pulmonary embolism: the PREPIC (Prevention du Risque d'Embolie Pulmonaire par Interruption Cave) randomized study. Circulation, 2005, 112:416–422.

[138] GORMAN PH, QADRI SFA, RAO-PATEL A. Prophylactic inferior vena cava (IVC) filter placement may increase the relative risk of deep venous thrombosis after acute spinal cord injury. J Trauma, 2009, 66:707–712.

[139] FOX MA, KAHN SR. Postthrombotic syndrome in relation to vena cava filter placement: a systematic review. J Vasc Interv Radiol, 2008, 19:981–985.

[140] MINIATI M, MONTI S, BOTTAI M, et al. Survival and restoration of pulmonary perfusion in a long-term follow-up of patients after pulmonary embolism. Medicine (Baltimore), 2006, 85:253–262.

[141] PENGO V, LENSING AWA, PRINS MH, et al. Incidence of chronic thromboembolic pulmonary hypertension after pulmonary embolism. N Engl J Med, 2004, 350;2257–2264.

[142] BECATTINI C, AGNELLI G, PESAVENTO R, et al. Incidence of chronic thromboembolic pulmonary hypertension after a first episode of pulmonary embolism. Chest, 2006, 130:172–175.

[143] KLOK F, VAN KK, VAN DA, et al. Prospective cardiopulmonary screening program to detect chronic thromboembolic pulmonary hypertension in patients after acute pulmonary embolism. Haematologica, 2010, 95:970–975.

[144] LANG I, KERR KM. Risk factors for chronic thromboembolic pulmonary hypertension. Proc Am Thorac Soc, 2006, 3:568–570.

[145] WOLF M, BOYER-NEUMANN C, PARENT F, et al. Thrombotic risk factors in pulmonary hypertension. Eur Resp J, 2000, 15:395–399.

[146] FEDULLO PF, KERR KM, KIM NH, et al. Chronic thromboembolic pulmonary hypertension. Am J Resp Crit Care Med, 2011, 183:1605–1613.

[147] RIEDEL M, STANEK V, WIDIMSKY J, et al. Long-term follow-up of patients with pulmonary thromboembolism: late prognosis and evolution of hemodynamic and respiratory data. Chest, 1982, 81:151–158.

[148] LEWCZUK J, PISZKO P, JAGAS J, et al. Prognostic factors in medically treated patients with chronic pulmonary embolism. Chest, 2001, 119:818–823.

[149] MADANI MM, AUGER WR, PRETORIUS P, et al. Pulmonary endarterectomy: recent changes in a single institution's experience of more than 2,700 patients. Ann Thorac Surg, 2012, 94:97–103.

[150] FREED DH, THOMSON BM, BERMAN M, et al. Survival after pulmonary thromboendarterectomy: effect of residual pulmonary hypertension. J Thorac Cardiovasc Surg, 2011, 141:383–387.

[151] TAPSON VF, DECOUSUS H, PINI M, et al. Venous thromboembolism prophylaxis in acutely ill hospitalized medical patients. Findings from the International Medical Prevention Registry on Venous Thromboembolism. Chest, 2007, 132:936–945.

[152] BERGMANN JF, COHEN AT, TAPSON VF, et al. Venous thromboembolism risk and prophylaxis. Thromb Haemost, 2010, 103(4):736–748.

[153] GOULD MK, GARCIA DA, WREN SM, et al. Prevention of venous thromboembolism in nonorthopedic surgical patients. Antithrombotic Therapy and Prevention of Thrombosis, 9th ed: American College of Chest Physicians Evidence-Based Clinical Practice Guidelines. Chest, 2012, 141(2 Suppl):e227S–e277S.

[154] FALCK-YTTER Y, FRANCIS CW, JOHANSON NA, et al. Prevention of venous thromboembolism in orthopedic surgery patients. Antithrombotic Therapy and Prevention of Thrombosis, 9th ed: American College of Chest Physicians Evidence-Based Clinical Practice Guidelines. Chest, 2012, 141(2 Suppl):e278S–e325S.

[155] KAHN SR, LIM W, DUNN AS, et al. Prevention of venous thromboembolism in nonsurgical Patients. Antithrombotic Therapy and Prevention of Thrombosis, 9th ed: American College of Chest Physicians Evidence-Based Clinical Practice Guidelines. Chest, 2012, 141(2 Suppl):e195S–e226S.

[156] LIPPI G, FAVALORO EJ, CERVELLIN G. Prevention of venous thromboembolism: focus on mechanical prophylaxis. Semin Thromb Hemost, 2011, 37(3):237–251.

[157] CAPRINI JA. Risk assessment as a guide for the prevention of the many faces of venous thromboembolism. Am J Surg, 2010, 199: S3–S10.

[158] HUO MH, MUNTZ J. Extended thromboprophylaxis with low-molecular-weight heparins after hospital discharge in high-risk surgical and medical patients: a review. Clin Ther, 2009, 31: 1129–1141.

[159] VAN HULST RA, KLEIN J, LACHMANN B. Gas embolism:

pathophysiology and treatment. Clin Physiol Funct Imaging, 2003, 23:237–246.

[160] MIRSKI MA, LELE AV, FITZSIMMONS L, et al. Diagnosis and treatment of vascular air embolism. Anesthesiology, 2007, 106: 164–177.

[161] GOSSLING HR, PELLEGRIN VD. Fat embolism syndrome. A review of the pathophysiology and physiological basis of treatment. Clin Orthop, 1982, 165:68–82.

[162] PARISI DM, KOVAL K, EGOL K. Fat embolism syndrome. Am J Orthop, 2002, 31:507–512.

[163] BEDERMAN SS, BHANDARI M, MCKEE MD, et al. Do corticosteroids reduce the risk of fat embolism syndrome in patients with long bone fractures? A meta-analysis. Can J Surg, 2009, 52:386–393.

[164] KNIGHT M, TUFFNELL D, BROCKLEHURST P, et al. Incidence and risk factors for amniotic-fluid embolism. Obstet Gynecol, 2010, 115:910–917.

[165] CONDE-AGUDELO A, ROMERO R. Amniotic fluid embolism: an evidence-based review. Am J Obstet Gynecol, 2009, 201:445.e1–13.

[166] CLARK SL, MONTZ FJ, PHELAN JP. Hemodynamic alterations associated with amniotic fluid embolism: a reappraisal. Am J Obstet Gynecol, 1985, 151:617–621.

[167] JULANDER I. Staphylococcal septicaemia and endocarditis in 80 drug users. Scand J Infect Dis, 1983, 41:49–54.

[168] RAAD I, HANNA H, MAKI D. Intravascular catheter-related infections: advances in diagnosis, prevention and management. Lancet Infec Dis, 2007, 7:645–657.

[169] OIM GM, JEFFREY RB JR, RALLS PW, et al. Septic thrombophlebitis of the portal vein: CT and clinical observations. J Comput Assist Tomogr, 1989, 13:656–658.

[170] EBRIGHT JR, PACE MT, NIAZI AF. Septic thrombosis of the cavernous sinuses. Arch Intern Med, 2001, 161:2671–2676.

[171] ROBERTS KE, HAMELE-BENA D, SAQU A, et al. Pulmonary tumor embolism: a review of the literature. Am J Med, 2003, 115:228–232.

[172] SHEPARD JA, MOORE EH, TEMPLETON PA, et al. Pulmonary intravascular tumor emboli: dilated and beaded peripheral pulmonary arteries at CT. Radiology, 1993, 187:797–801.

[173] ADEDEJI MO, CESPEDES J, ALLEN K, et al. Pulmonary thrombotic arteriopathy in patients with sickle cell disease. Arch Pathol Lab Med, 2001, 125:1436–1441.

[174] DESSAP AM, DEUX JF, ABIDI N, et al. Pulmonary artery thrombosis during acute chest syndrome in sickle cell disease. Am J Respir Crit Care Med, 2011, 184:1022–1029.

[175] PARENT F, BACHIR D, INAMO J, et al. A hemodynamic study of pulmonary hypertension in sickle cell disease. N Engl J Med, 2011, 365:44–53.

[176] MONTAGNANA M, CERVELLIN G, FRANCHINI M. Pathophysiology, clinics and diagnostics of non-thrombotic pulmonary embolism. J Thromb Thrombolysis, 2011, 31:436–444.

[177] MARCHIORI E, LOURENCO S, GASPARETTO TD, et al. Pulmonary talcosis: imaging findings. Lung, 2010, 188:165–171.

[178] WAI CT, LIN M, TAN KC. Hepatobiliary and pancreatic: pulmonary embolism after injection therapy for gastric varices. J Gastroenterol Hepatol, 2008, 23:1306.

[179] BONARDEL G, POUIT B, GONTIER E, et al. Pulmonary cement embolism after percutaneous vertebroplasty: a rare and nonthrombotic cause of pulmonary embolism. Clin Nucl Med, 2007, 32:603–606.

第 74 章

肺血管炎

Ulrich Specks

命名及定义

肺血管炎通常是系统性血管炎的表现之一。各种免疫机制造成不同大小的血管炎症反应。血管炎可分为原发性血管炎和继发性血管炎。原发性系统性血管炎是一组原因未明颇具异质性的综合征,对免疫抑制治疗有反应(表 74-1)。本组疾病中不同疾病的临床表现相互重叠,主要取决于受累血管的大小和部位,以及浸润的炎症细胞特点。继发性血管炎发生于诊断明确的疾病基础上,如系统性红斑狼疮(SLE)所致的弥漫性肺泡出血,常为治疗带来困难。此外,继发性血管炎可能是一种组织病理学的偶然发现,如感染或坏死性结节病样肉芽肿。

过去数十年,不同类型血管炎的分类和定义不断

发展。以往,血管炎的分类主要基于受累最明显血管的大小。血管炎分类和命名最基本的目的是使临床医生及研究者在沟通时能应用标准化名称,并使治疗方法更加统一。理想情况下,分类与命名反映了当下对疾病发病机制的理解。第一次有关系统性血管炎命名的国际共识会议是 1992 年在 Chapel Hill 举行的,目的是统一欧洲和美洲研究者应用的定义和分类体系。会议提出的命名和定义主要基于组织病理标准,尤其是受累血管大小,但同时也考虑到影像及临床特征,以完善对疾病的定义。这些定义、命名及分类得到广泛认可。2012 年,Chapel Hill 国际共识会议对系统性血管炎命名进行了修订和更新,使其能够反映对各种血管炎发病机制的最新认识,并尽可能避免使用人名来对疾病命名。本章将具体讨论每种血管炎的定义,并描述其临床特点以及鉴别诊断。

2012 年 Chapel Hill 命名在临床上对呼吸专科医师十分有用,因其反映了肺部疾病的临床和组织病理特点,有助于针对患者个体选择治疗方法。最常出现呼吸系统症状的 3 种小血管炎为肉芽肿性多血管炎(GPA,既往称作韦格纳肉芽肿)、显微镜下多血管炎

表 74-1　原发性系统性血管炎命名的 Chapel Hill 共识

命名	呼吸系统表现	是否出现 ANCA
大血管炎		
巨细胞动脉炎	少见	无
Takayasu 动脉炎	常见	无
中等大小血管炎		
结节性多动脉炎	少见	无
川崎病	无	无
小血管炎		
ANCA 相关性小血管炎		
肉芽肿性多血管炎［既往称韦格纳（Wegener）肉芽肿］	常见	>80%
显微镜下多血管炎	常见	>80%
嗜酸性粒细胞肉芽肿性多血管炎［既往称查格-施特劳斯综合征］	常见	>50%
免疫复合物相关小血管炎		
抗 GBM 病	常见	无
IgA 血管炎	少见	IgA-ANCA 可见报道
冷球蛋白血管炎	无	无
低补体荨麻疹性血管炎	常见	无
其他血管炎		
白塞（Behçet）病	少见	无

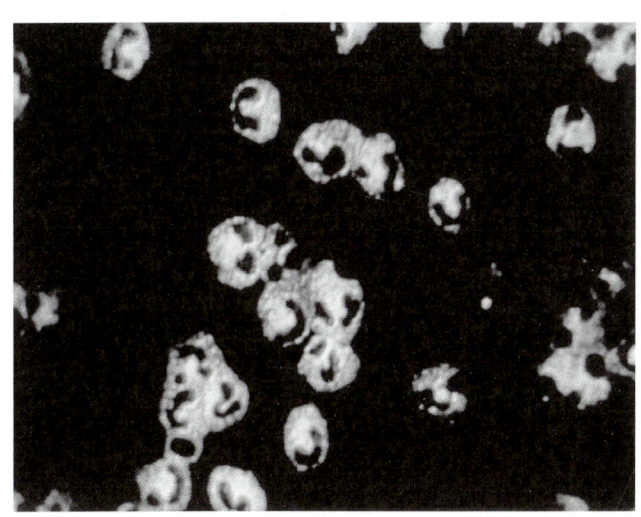

图 74-1　乙醇固定的中性粒细胞中，与 PR3 反应的 ANCA 所致胞质间接免疫荧光（C-ANCA）。

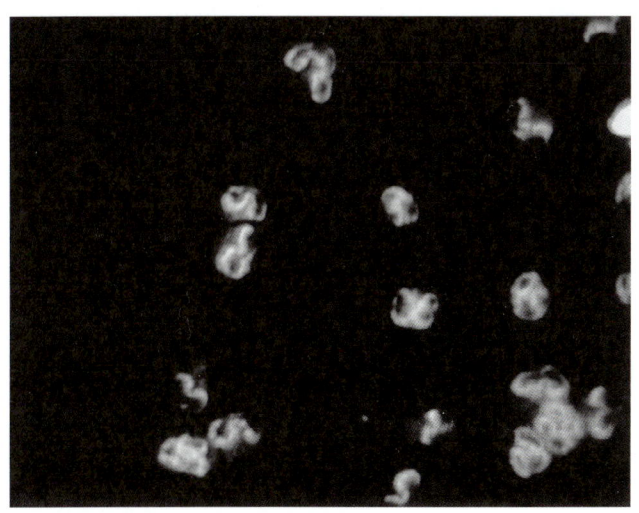

图 74-2　乙醇固定的中性粒细胞中，与 MPO 反应的 ANCA 所致核周间接免疫荧光（P-ANCA）。

（MPA）和嗜酸性粒细胞肉芽肿性多血管炎［EGPA,既往称查格-施特劳斯综合征（CSS）］。患者起病时大多数可在血清中检测到抗中性粒细胞胞质抗体（ANCA）。因此,这一组小血管炎被统称为"ANCA 相关性血管炎"。两种 ANCA 对血管炎患者都具有临床意义。超过 80%GPA 患者（图 74-1）可出现 ANCA,并且在乙醇固定的中性粒细胞中呈胞质免疫荧光型（C-ANCA）,与中性粒细胞颗粒中的蛋白酶 3（PR3-ANCA）反应。相反,在乙醇固定的中性粒细胞中形成核周荧光型的 ANCA（P-ANCA）与髓过氧化物酶（MPO-ANCA）反应,仅见于<10% GPA 患者,大部分 MPA 患者多见（图 74-2）。EGPA 患者多数也出现 MPO-ANCA,却不出现 PR3-ANCA。除了这些循环自身抗体外,ANCA 相关性血管炎组织中少有其他免疫球蛋白沉积,这类疾病也被称为"寡免疫复合物"病变。

流行病学

原发性系统性血管炎较为少见,相关的流行病学研究较少,多数研究局限于人种相同的人群。巨细胞动脉炎是系统性血管炎中最常见的类型,成人年发病率为 13/100 万人（年龄>60 岁人群中为 40/100 万人）。本病发病频率似有增加,并具有周期性。后一种现象可能提示本病与感染具有一定相关性。本病很少出现呼吸系统表现。世界不同区域的不同研究报道,Takayasu 动脉炎的年发病率基本一致,为（1～2）/100 万人。本病患者中约有半数可出现肺血管受累表现。据估算在 20 世纪 70 年代—80 年代初期,以及至现在的数十年中,GPA 年发病率由 0.5/100 万人上升至 0.7/100 万人。MPA 和 EGPA 的年发病率也表现出类似上升。MPA 平均发病率与 GPA 类似;而 EGPA 年发病率据估算为(1~3)/100 万人。ANCA 相关性小血管炎在不同人种的罹患性不同:GPA 主要出现于白种人,北欧人种更易发生 GPA。相反,南欧和地中海人种相对更易发生 MPA。GPA 和 MPA 可见于各个年龄段的人群。然而,GPA 发病率在 50 岁之后趋于平缓,而 MPA 随年龄增长,发病率持续升高。

继发性血管炎的年发病率差别较大。据报道,类风湿性血管炎及 SLE 相关血管炎的发病率分别为 12.5/100 万人和 3.6/100 万人。白塞病具有独特的地理分布特征,沿着旧丝绸之路为高发区域,以土耳其、中亚、亚洲远东地区最为高发,其发病率为(100~380)/10 万人,而在西欧,发病率仅为 1/10 万人。

对现有以人群为基础的研究仍应谨慎解读,因为这些研究并没有区分其所观察到的系统性血管炎发病率上升是真正上升,还是由于增加了对这些疾病的认识所致。此外,由于对疾病的定义随时间推移发生了变化,针对一个患者个体,其诊断是否正确,并保持不变,也是需要考虑的问题。

ANCA 相关性小血管炎

ANCA 相关性小血管炎包括肉芽肿性多血管炎、显微镜下多血管炎和嗜酸性粒细胞肉芽肿性多血管炎。以下分别讨论这些疾病的临床表现、诊断、病理生理以及治疗。

■ 肉芽肿性多血管炎:临床表现及诊断

GPA 是血管炎中最常累及肺部的一种类型。Chapel Hill 共识会议将 GPA 定义为"通常累及呼吸道的坏死性肉芽肿性炎,且坏死性血管炎主要累及中小血管"。但重要的是,GPA 是一种系统性疾病,可以累及几乎所有器官(表 74-2)。其中,最常受累的部位是上呼吸道、肺和肾脏。本病的临床表现是不同程度的坏死性肉芽肿性炎以及小血管炎共同造成的结果。

20 世纪 60 年代,引入"局限性韦格纳肉芽肿"这一概念,用以描述不伴有肾脏受累的 GPA 患者群体。应用这一定义及其临床意义,在过去 20 年不断发展。即使不存在肾脏受累,患者依然可能出现肺部或神经系统受累危及生命,并需要积极免疫抑制治疗。例如,一位"仅"存在肺泡出血而无肾小球肾炎的患者,不应被划分为"局限性"GPA。因此,目前当我们使用"局限性 GPA"这一名词时,意味着:①患者的病理表现主要为坏死性肉芽肿性炎,活检所见血管炎不具有显著临床意义;②患者短期内没有生命危险或受累器官出现不可逆损伤风险。目前,"局限性 GPA"或"非严重性 GPA"两个词语会互换使用,并用于与"严重GPA"相区分,而严重 GPA 定义为患者存在生命危险(如肺泡出血)或重要器官存在不可逆损伤风险(如急进性肾小球肾炎、巩膜炎或多发性单神经炎)。这些定义和特点形成了疾病现有标准治疗方法分层的基础。

超过 90% 的 GPA 患者首诊是因为上/下呼吸道症状。鼻和鼻窦疾病主要表现为由于黏膜脆弱、溃疡及增厚导致的鼻塞和鼻出血。患者也可能出现慢性鼻窦炎和复发性慢性浆液性中耳炎的表现。鼻软骨缺血可能导致鼻中隔穿孔和/或鞍鼻畸形(图 74-3)。口腔表现包括齿龈增生(图 74-4)和口咽部溃疡。约 20% 患者可出现声门下狭窄,发生气道阻塞,严重可危及生命。声门下狭窄可单独出现,不伴有其他活动性 GPA 表现,其症状无特异性,如呼吸困难、声嘶、咳嗽或喘鸣。喘鸣可被误认为哮喘。

GPA 累及下呼吸道时影响肺实质、支气管,少见情况下也会累及胸膜。肺实质受累的表现包括咳嗽、呼吸困难、胸痛或咯血。有些患者可能完全没有症状。患者出现弥漫性肺泡出血时,常表现为进行性呼吸困难和贫血(图 74-5)。约 1/3 的患者并不会出现

表 74-2　ANCA 相关性小血管炎器官受累

部位	肉芽肿性多血管炎/%	显微镜下多血管炎/%	嗜酸性粒细胞肉芽肿性多血管炎/%
上气道疾病	90~95	无	50~60
肺实质疾病	54~85	20	30
肺泡出血	5~15	10~50	<3
肾小球肾炎	51~80	60~90	10~25
胃肠道	<5	30	30~50
眼	35~52	<5	<5
神经系统	20~50	60~70	70~80
心脏	8~16	10~15	10~15
皮肤	33~46	62	50~60
嗜酸性粒细胞增多	少见	少见	是
哮喘	无[a]	无[a]	有
肉芽肿性炎	是	无	是

[a] 发生率与一般人群相近。

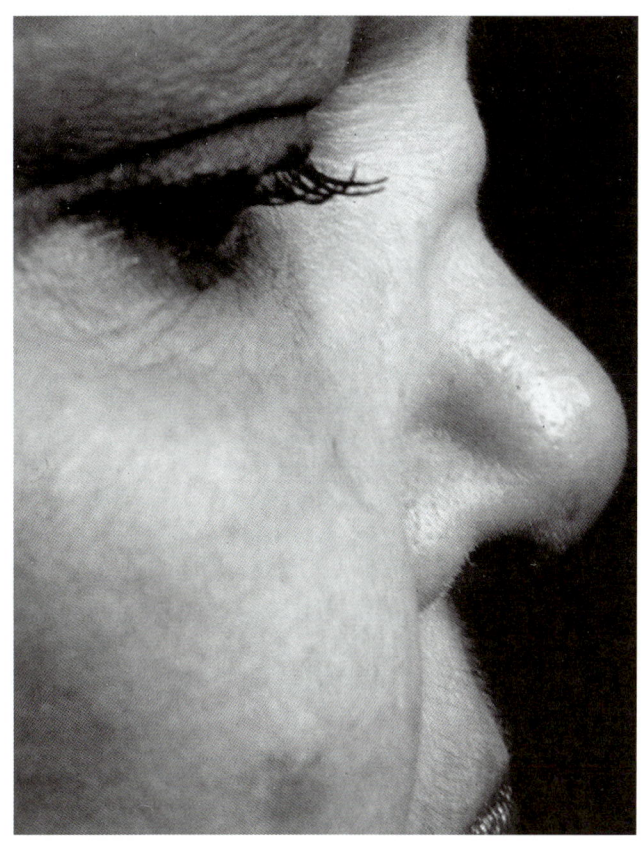

图74-3　肉芽肿性多血管炎患者鞍鼻畸形。

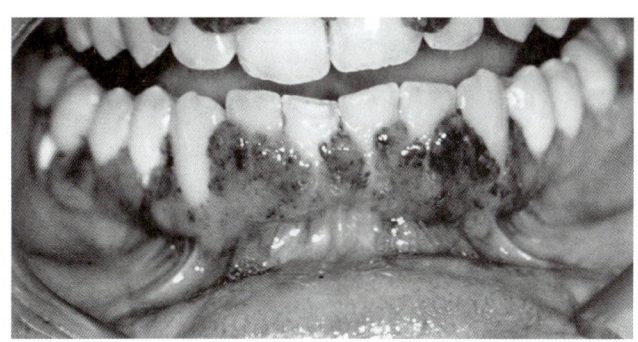

图74-4　肉芽肿性多血管炎患者草莓样或桑葚样齿龈。

咯血。弥漫性肺泡出血的患者病情可能快速恶化，并出现呼吸衰竭，死亡率高达50%。

　　肺泡出血的临床表现是由肺毛细血管炎所致（图74-6）。中性粒细胞是主要的炎症细胞，也可见嗜酸性粒细胞和单核细胞。毛细血管炎常造成肺泡和血管壁纤维素性坏死，最终导致肺结构破坏。中性粒细胞凋亡导致细胞固缩以及核碎片是毛细血管炎的重要标志，称为白细胞溶解。这一标志性过程可以区分真正毛细血管炎以及外伤相关性中性粒细胞周边募集现象。根据肺泡出血的急性程度以及持续时间不同，肺泡腔巨噬细胞可出现含铁血黄素沉积以及间质含铁血黄素沉积。

　　GPA肺受累最常见的类型为坏死性肉芽肿性炎，

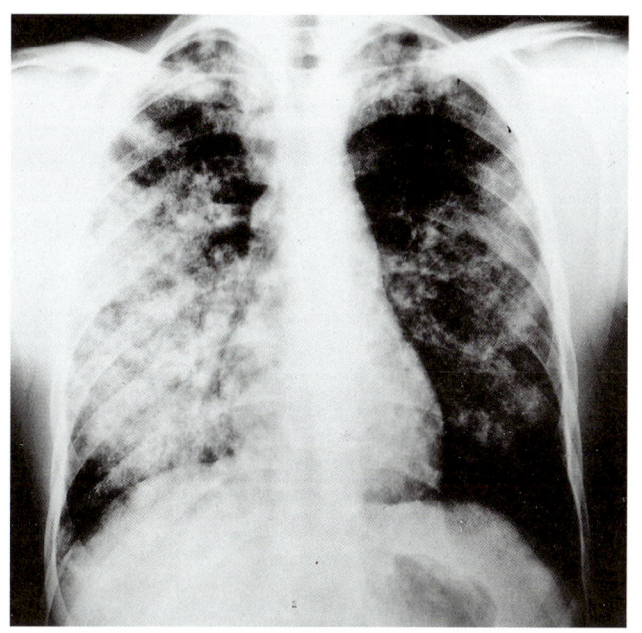

图74-5　一例GPA患者X线胸片显示肺泡填充，提示为弥漫性肺泡出血。

在影像学上表现为结节或肿块，并可以出现空洞（图74-7～图74-9）。这些病变也可能在影像学检查时偶然被发现，其临床症状并不明显，也不会导致肺功能严重异常。当炎性病变中心坏死合并感染时，可出现明显气液平（图74-8）。这类坏死性肉芽肿性病变是GPA具有疾病定义特征的表现，容易与MPA区分。如果不存在其他器官小血管炎特征时，这些肉芽肿病变的鉴别诊断主要包括感染，尤其是真菌或分枝杆菌，其他少见的须鉴别的疾病还有恶性肿瘤及坏死性结节样肉芽肿。

　　GPA患者的肺部结节具有特征性组织病理表现，最早期表现为小的坏死性微脓肿，逐渐扩大融合，直至形成坏死的典型地图样嗜碱性外观（图74-10）。坏死中心由栅栏样组织细胞和散在的巨细胞围绕。偶尔坏死病变也以支气管为中心，当这种坏死性肉芽肿性炎症延伸至小血管壁，则称之为肉芽肿性血管炎（图74-11）。与毛细血管炎相反，这种类型血管炎是累及肺实质肉芽肿性炎的继发表现。肉芽肿性坏死以及血管炎的炎症背景，由混合性细胞浸润构成，包括淋巴细胞、浆细胞、散在巨细胞和嗜酸性粒细胞，可造成肺实质明显实变，易与机化性肺炎混淆。GPA患者的病理组织不会出现边界清晰的结节样非坏死性肉芽肿。

　　至少15%肺受累患者可出现气管支气管树炎症和狭窄。支气管内病变可在气管镜检查时偶然发现，或出现咳嗽、咯血、喘息、呼吸困难，或出现肺实质陷闭及阻塞后感染相关症状。肺功能检查在吸气和呼

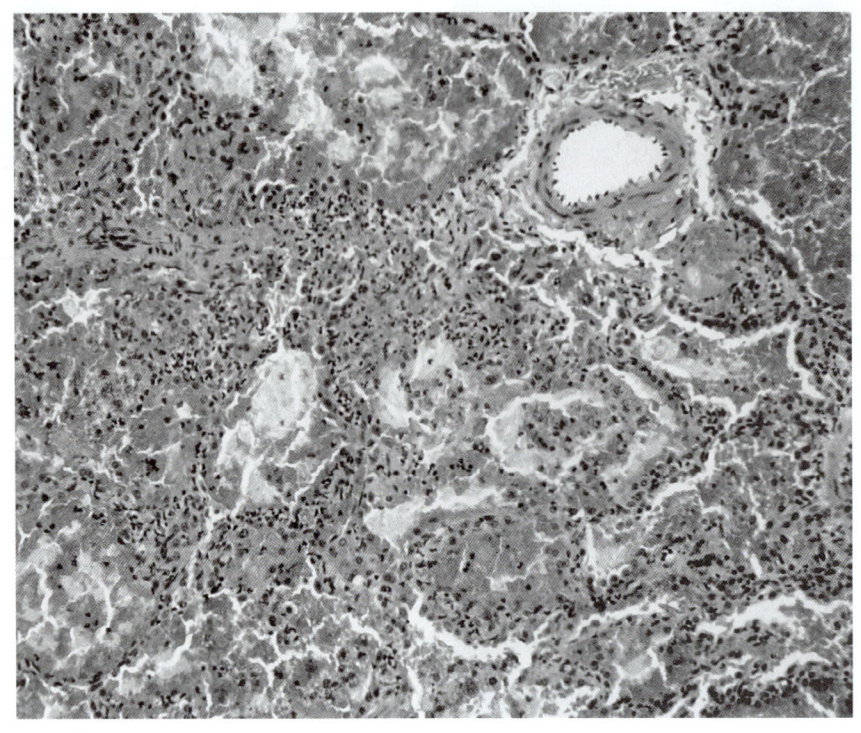

图 74-6　肉芽肿性多血管炎时毛细血管炎导致肺泡出血。

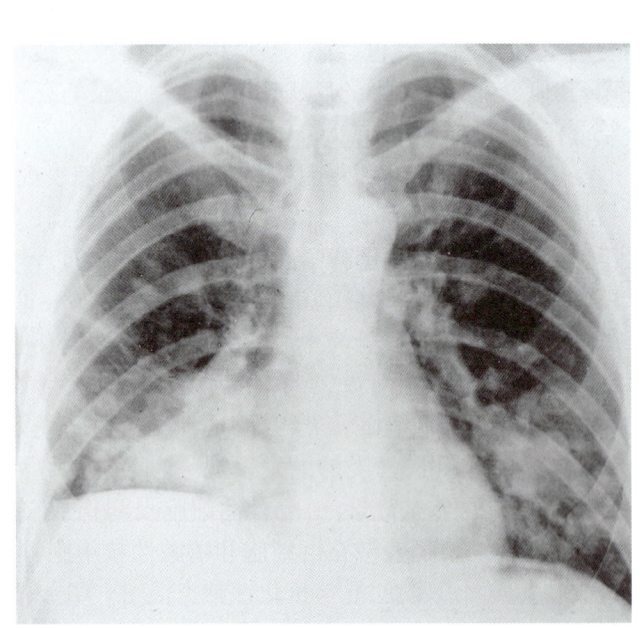

图 74-7　一例肉芽肿性多血管炎患者的 X 线胸片显示多发结节伴或不伴空洞形成。

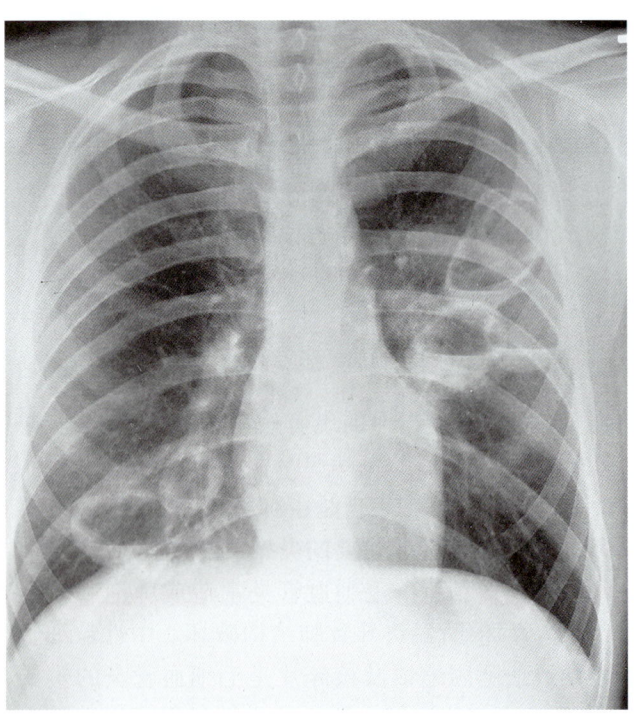

图 74-8　一例肉芽肿性多血管炎患者 X 线胸片显示多发大空洞,部分伴气液平。

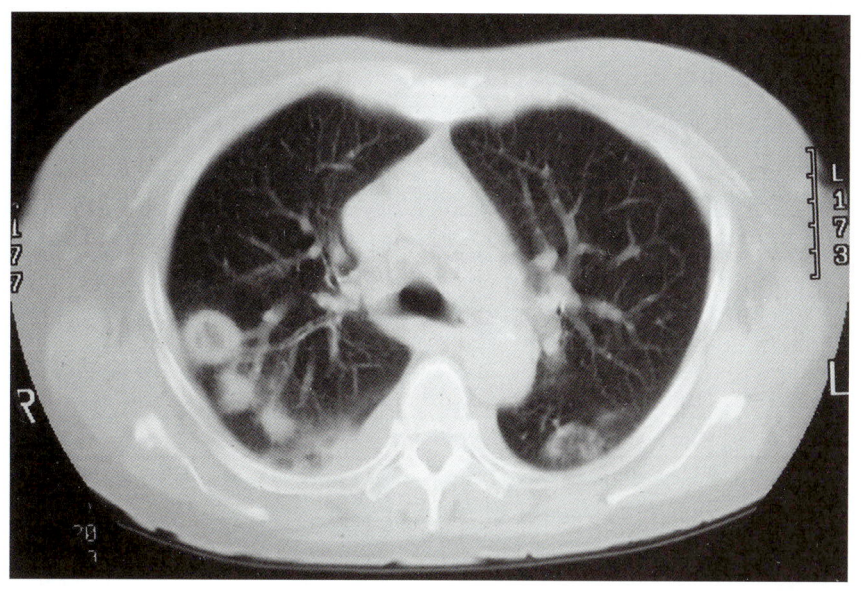

图 74-9　一例肉芽肿性多血管炎患者的 CT 显示多发结节,部分伴空洞形成,以及少量双侧胸腔积液。

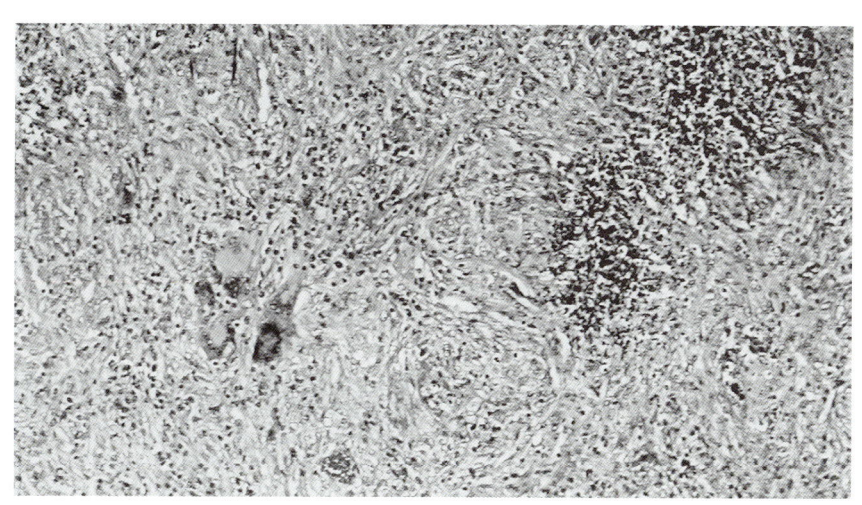

图 74-10　GPA 患者肺部结节所示的地图样嗜碱性坏死,以及栅栏样组织细胞和巨细胞。

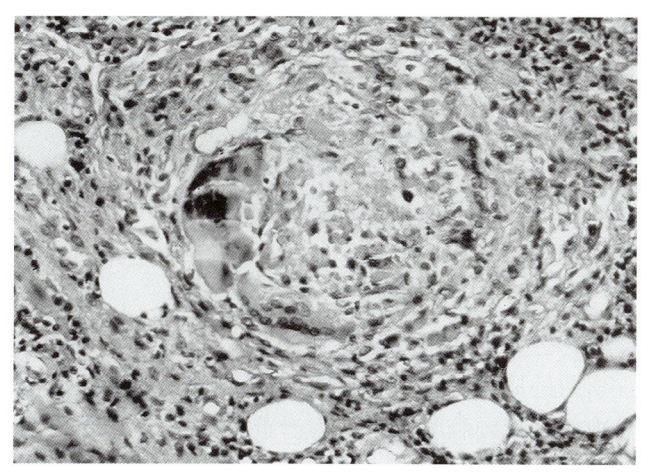

图 74-11　GPA 患者肺活检所示肉芽肿性血管炎伴巨细胞。

气的流速容积环上均可表现出典型异常,提示气道狭窄的部位和程度。声门下狭窄表现为固定性气道阻塞,导致吸气和呼气曲线均变平。如果胸内气管受累,或更常见单侧或双侧主支气管受累,将显示呼气相曲线变平。患者可出现胸腔积液,但通常量少且无症状,多为影像学偶然发现(图 74-9)。其他 GPA 胸部表现还包括炎症性假性胸膜瘤或肺门淋巴结肿大。出现后者时应鉴别感染、结节病或淋巴瘤。

肾小球肾炎是 GPA 最受关注的临床表现之一,因为患者可在完全无症状情况下进展为肾衰竭。常通过异常实验室结果发现肾小球肾炎,如尿沉渣镜检发现显微镜下血尿及红细胞管型、蛋白尿及肾功能减退。对于 GPA 患者,要持续监测是否发生肾小球肾炎,因为仅有不到半数患者在确诊时发现肾小球肾炎。而在疾病发展过程中,80%患者会有肾脏受累。

肾活检对于确诊 ANCA 相关性小血管炎以及明确肾脏预后十分重要。肾小球并非均一(局灶),呈节段性坏死性炎症(图74-12),也常见细胞性新月体(图74-13)。肾功能是否能够恢复取决于肾小球受累的数量、新月体形成的程度、单个肾小球破坏及其硬化的程度。此外,肾小管纤维化和萎缩也影响肾脏的预后。直接免疫荧光显示无或仅有散在免疫复合物沉积(寡免疫复合物型肾小球肾炎)。少数情况下,也可出现肉芽肿性炎累及肾实质和小管间质型肾炎。

GPA 患者的眼部表现多种多样,可能通过直接影响眼部或影响其邻近结构而使视力下降。临床表现包括结膜炎、巩膜表层炎、巩膜炎、角膜炎、角膜溃疡、葡萄膜炎和视网膜血管炎。泪腺系统受累可导致溢泪、泪囊炎和瘘。眶后炎性假瘤可能累及单眼或双眼,影响视力,这一情况在 GPA 治疗中最为棘手(图74-14,图74-15)。任何 GPA 患者如果出现眼痛或红眼、突眼、视力改变、复视或视野缺失,均应紧急进行眼科会诊。

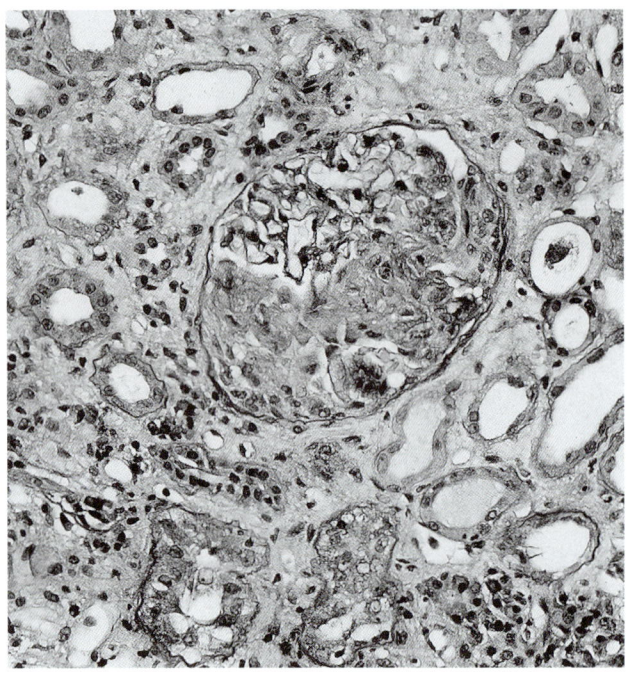

图 74-12　肉芽肿性多血管炎时的局灶坏死性肾小球肾炎。

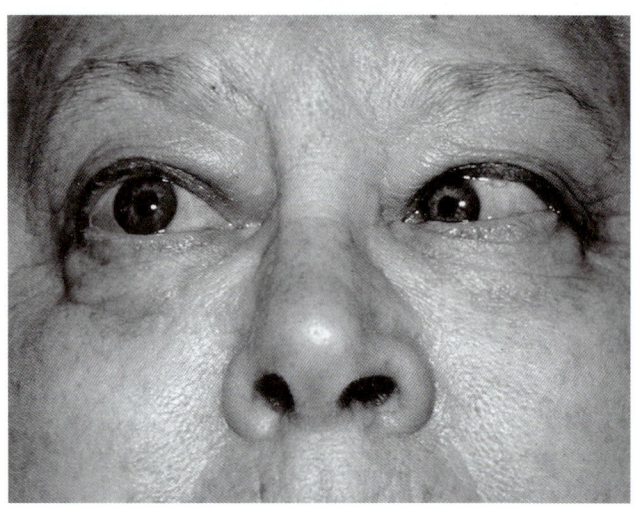

图 74-14　GPA 眼眶受累导致的左眼眼外肌麻痹。

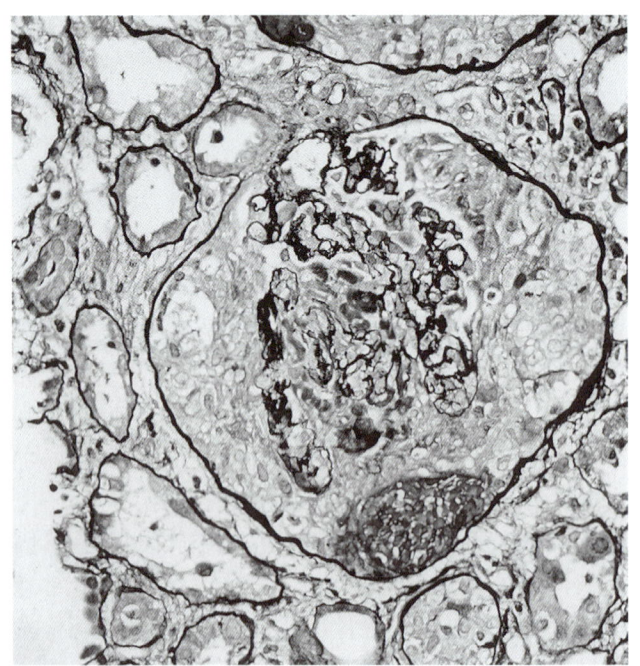

图 74-13　肉芽肿性多血管炎时的新月体性肾小球肾炎。

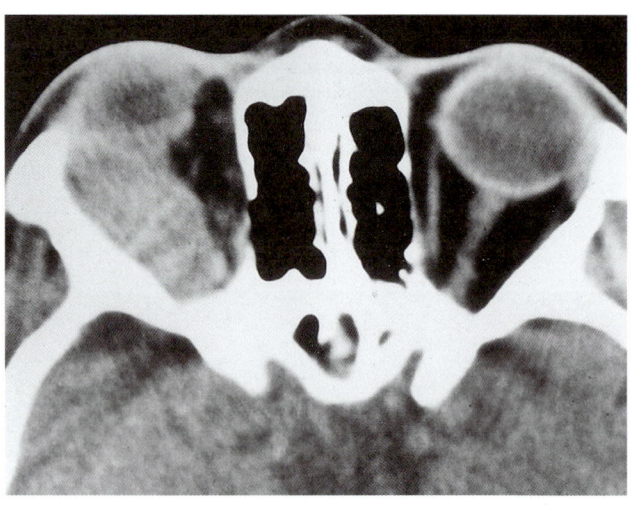

图 74-15　GPA 患者眶部 CT 显示右眶肿物造成眼外肌麻痹。

神经系统受累可见于1/3患者。神经滋养血管炎症所致的周围神经系统多发性单神经炎、中枢神经系统血管炎及硬脑膜炎是较为严重的临床表现,存在不可逆损伤风险,甚至在急性炎症已被充分控制的情况下仍可持续存在。

心脏受累可能是隐匿的。在超声心动图检查时，常可发现非冠状动脉分布的局灶室壁运动异常。这一类型心肌病究竟是小血管受累的结果，还是心脏炎性浸润所致，目前并无定论。也可发现心包炎、瓣膜炎和炎性假瘤。

GPA 患者可出现各种皮肤表现。最为常见的是白细胞破碎性血管炎所致的可触性紫癜，其次为坏疽性脓皮病病变（图 74-16）和所谓的查格-施特劳斯（Churg-Strauss）肉芽肿。

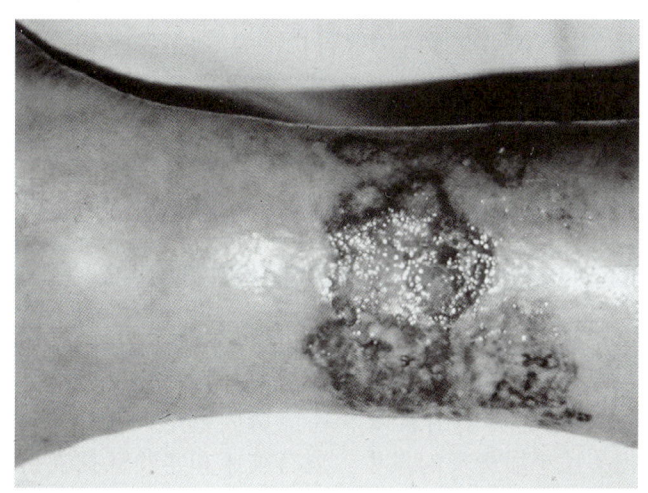

图 74-16　一例 GPA 患者腿部坏疽性脓皮病。

■ 显微镜下多血管炎：临床表现及诊断

组织病理学上，MPA 坏死性小血管炎所造成的坏死性新月体肾小球肾炎及肺毛细血管炎，无法与 GPA 区分。因此，两种疾病在器官受累表现和临床症状上存在广泛重叠（表 74-2）。由于症状缓慢进展且不具有特异性，如发热、不适、体重下降，MPA 经常无法得到及时诊断。本病所有器官系统均可受累，肾脏为最常受累部位，约占 80% 患者。其他常见的临床表现包括肺毛细血管炎所致的弥漫性肺泡出血，占 10%～30% 患者。MPA 是肺肾综合征的最常见原因，也有若干关于 MPA 所致严重气道阻塞性疾病或支气管扩张的报道。最近，若干病例系列强调了寻常型间质性肺炎与 MPO-ACNA 阳性 MPA 的相关性。在这些病例中，纤维化改变或者先于 MPA 发生，或者在 MPA 诊断时已经存在。

皮肤白细胞碎裂性血管炎所致的可触性紫癜，肌肉骨骼症状如关节痛和肌痛也是常见表现。与 GPA 不同，约 1/3 患者可出现胃肠道受累，GPA 患者胃肠道受累十分少见。内脏血管造影对于评估腹部症状帮助不大，无法识别细小受累血管。如果怀疑胃肠道受累，增强 CT 或 CT 平扫有帮助于评估疾病。但应注意对于活动性肾病患者，使用造影剂是相对禁忌证。MPA 患者很少出现鼻窦受累和哮喘，如果出现这些情况，应考虑是否存在其他疾病。

大多数 MPA 患者可检测到 ANCA，其中 40%～80% 为 P-ANCA，与 MPO 反应。与 PR3 反应的 C-ANCA 较为少见。偶尔 MPA 患者可发展出现肉芽肿性炎，并被重新分类为 GPA，这种情况更常见于 C-ANCA 阳性患者。

与 GPA 相同，在对患者进行长期免疫抑制治疗前，应进行组织病理学检查以明确诊断。活检标本应尽量选择易活检部位。肾活检可显示寡免疫复合物局灶节段坏死性肾小球肾炎，伴毛细血管外增殖性新月体。与 GPA 相反，肉芽肿性炎不是 MPA 的特征，而其他组织病理学特点并无法与 GPA 区分。治疗 MPA 所遵循的原则与 GPA 相同。因此，大多数 MPA 患者与严重 GPA 患者相同，需要应用免疫抑制治疗。

■ 嗜酸性粒细胞肉芽肿性多血管炎：临床表现与诊断

EGPA 为常累及肺脏的第 3 种血管炎类型。2012 年 Chapel Hill 共识将本病定义为"富含嗜酸性粒细胞的坏死性肉芽肿性炎，常累及呼吸系统，坏死性血管炎主要累及中小血管，与哮喘和嗜酸性粒细胞血症相关"。尽管仅有 40%～70% 活动性 EGPA 患者为 ANCA 阳性，EGPA 仍被划分为 ANCA 相关性小血管炎。EGPA 与 GPA 和 MPA 的主要区别在于，EGPA 患者常见哮喘以及外周血和组织嗜酸性粒细胞增多。本病存在 3 种表现不同的时相。第 1 期主要表现为哮喘过敏期，这一期可能持续数年。第 2 期主要表现为明显外周和组织嗜酸性粒细胞增多，这一期也可能持续数年，期间临床表现可能出现缓解及反复。这一期患者的鉴别诊断包括寄生虫感染和慢性嗜酸性粒细胞性肺炎。第 3 期血管炎期主要表现为系统性血管炎，并可能危及生命。上述 3 个时期并非出现在所有患者中，也并不一定按以上顺序出现，也可能同时出现。然而，哮喘通常先于血管炎症状出现，平均为 7 年（0～61 年）。也有关于不完全型 EGPA 的报道，表现为单一器官嗜酸性血管炎和/或嗜酸性肉芽肿，无系统性疾病证据。

肺实质受累可见于 38%EGPA 患者。最常见的表现为一过性肺泡浸润（图 74-17）。病变主要分布于肺野周边，难以与慢性嗜酸性粒细胞性肺炎区分。偶尔，EGPA 患者也可出现结节样病变。与 GPA 和 MPA 不同，本病很少出现肺泡出血。EGPA 患者的肾脏受累不如 GPA 和 MPA 明显，通常不会导致肾衰竭。相

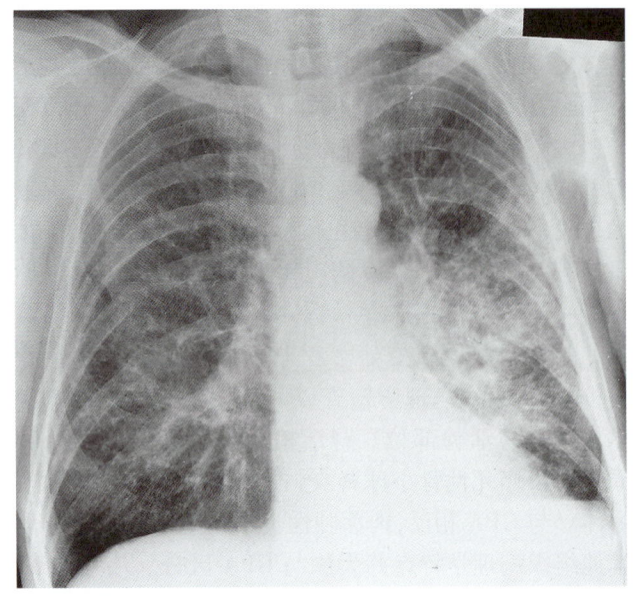

A

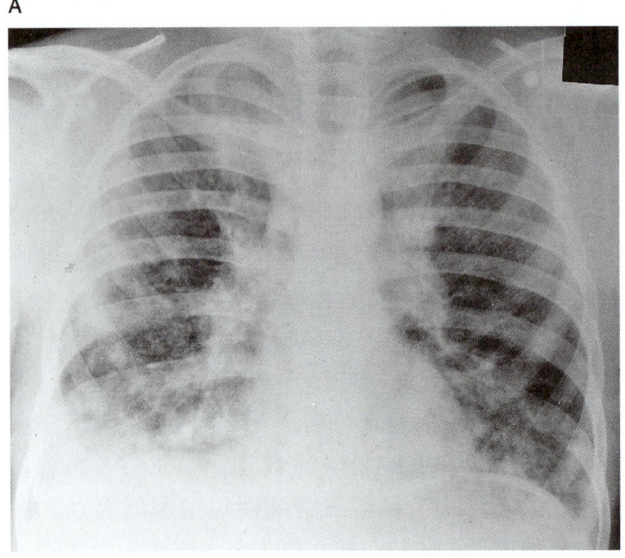

B

图 74-17　嗜酸性粒细胞肉芽肿性多血管炎患者 X 线胸片：(A) 非特异性地图样浸润；(B) 多发模糊斑片样浸润。图片获授权引自：CHUMBLEY LC, HARRISON EG, DeREMEE RA. Allergic granulomatosis and angiitis (Churg-Strauss syndrome)：report and analysis of 30 cases. Mayo Clin Proc, 1977, 52(8)：477-484.

反，周围神经受累更常见，典型表现为多发性单神经炎。周围神经受累由毛细血管炎和嗜酸性粒细胞颗粒蛋白直接毒性共同造成。本病也可累及皮肤、心脏、中枢神经系统和腹腔脏器。

EGPA 典型的组织病理特征包括坏死性血管炎、嗜酸性粒细胞组织浸润和血管外肉芽肿。然而，并非每一例患者都可出现全部特征，且这些病理表现也并不能单独用以确诊。特别需要注意的是，皮肤活检的"查格-施特劳斯肉芽肿"并不能用于 EGPA 诊断。这种坏死性血管外肉芽肿除了见于 EGPA 外，也可见于其他系统性自身免疫病，包括 GPA 和类风湿关节炎。

如果本病患者存在 ANCA 阳性，通常为与 MPO 反应的 P-ANCA。ANCA 与疾病活动性相关。近期研究提示如果存在 ANCA，患者可能更倾向于血管炎表型，且 ANCA 尤其常见于肾小球肾炎患者。患者心脏受累时，ANCA 阳性少见。但并非所有研究结论都一致，ANCA 阳性和 ANCA 阴性的 EGPA 患者，其器官受累表现仍存在很大一部分重叠。

近年来在应用白三烯受体拮抗剂患者中发现 EGPA 这一现象，备受关注。现有的病例研究以及局限性人群为基础的发病率估算提示，白三烯受体拮抗剂应用可使口服激素治疗得以减量或停药，从而可能暴露哮喘患者的血管炎症状。但并无证据显示这些药物本身可以诱发 EGPA。

EGPA 患者的预后优于 GPA 和 MPA，总体死亡率较低，与正常人群相近。多数死亡病例继发心脏受累。

■ ANCA 相关性小血管炎病理生理

ANCA 相关性小血管炎的病因至今未明，其发病原因存在若干可能的通路及机制。自身免疫遗传倾向、表观遗传学因素以及环境诱因都参与了 ANCA 相关性小血管炎的发生。现有临床和实验证据支持感染和其他环境暴露可能导致机体不耐受，炎性环境有利于易感患者产生自身抗体（ANCA）。在炎症环境下，ANCA 可导致特定组织炎症和损伤，这一过程涉及若干不同机制，包括与 PR3 和 MPO 的直接作用。

多个研究报道了一系列免疫反应基因和编码 ANCA 靶抗原和 α_1 蛋白酶抑制因子基因的多态性，会对疾病预后产生影响。一项近期全基因组关联分析发现了主要组织相容复合物（MHC）和非 MHC 相关 GPA 和 MPA，这些综合征在遗传学上各不相同。此外，特定 ANCA 类型（PR3-ANCA 和 MPO-ANCA）之间的相关性与差异，要强于诊断 GPA 和 MPA 患者之前的相关或差异。PR3-ANCA 阳性患者与 HLA-DP、编码 α_1 抗胰蛋白酶的丝氨酸蛋白酶抑制剂 A1 基因（SERPINA1）、PR3 主要抑制因子以及编码 PR3 的 PRTN3 基因明显相关。而 MPO-ANCA 阳性患者仅发现与 HLA-DQ 相关。

ANCA 靶抗原在中性粒细胞表面的表达，尤其是 PR3，在 GPA 患者中增高，且取决于遗传因素。此外，表观遗传修饰干扰了成熟中性粒细胞中编码 ANCA 自身抗原基因的正常基因沉默，也可导致 PR3 或 MPO 在 GPA 或 MPA 患者白细胞中表达增高。

许多临床观察显示 ANCA 存在与否，以及何种特定 ANCA 类型（PR3-ANCA 和 MPO-ANCA）决定了疾病表型。ANCA 阴性的局限型 GPA 很少进展出现系统性血管炎表现。存在 PR3-ANCA 的肾小球肾炎患者,肾功能恶化的速度远远快于 MPO-ANCA 阳性患者。PR3-ANCA 阳性患者也比 MPO-ANCA 阳性患者复发率更高。实验数据和动物模型支持 ANCA 在血管炎发病过程中存在致病作用。若干近期研究也提示 ANCA 阳性的 CSS 患者与 ANCA 阴性患者是不同的临床表型。

就 GPA 患者而言,出现 PR3-ANCA 与血管炎并发症之间的关系最为密切。此外,系统性血管炎复发者常见 ANCA 再现。然而,尽管 ANCA 阳性,近半数患者可通过延长疗程来维持缓解状态。这些观察提示仅有 ANCA 存在并不足够造成疾病活动,但出现 GPA 血管炎并发症以及系统复发,需要 ANCA 存在。

很多体外实验显示 PR3-ANCA 与 MPO-ANCA 对中性粒细胞、单核细胞和内皮细胞具有促炎作用,可增强并维持内皮细胞和组织损伤。ANCA 可通过增加内皮细胞黏附分子表达,促进中性粒细胞黏附于内皮细胞。ANCA 可活化抗原诱导的中性粒细胞,导致氧自由基和蛋白水解酶释放,后者转而可诱导内皮细胞凋亡。ANCA 介导的中性粒细胞活化涉及 Fc-γ 受体募集,以及对中性粒细胞表面靶抗原识别。ANCA 也可通过直接细胞毒作用或与内皮细胞表面靶抗原结合形成局灶性免疫复合物,导致内皮细胞损伤。后一种形式可能导致局部补体激活。最后,ANCA 被认为可刺激中性粒细胞、单核细胞和内皮细胞释放趋化因子和介质,从而在组织损伤区域可募集更多炎细胞。有关 ANCA 直接和间接损伤血管内皮通路和机制的具体阐述,读者可参考其他新近综述。

许多 ANCA 相关性小血管炎患者认为其发病或复发与前期感染有关。有关血管炎与感染的相关性,存在如下假说。许多由 ANCA 介导的中性粒细胞和单核细胞效应,需要细胞致敏。这一细胞因子依赖过程并不仅限于血管炎。中性粒细胞和单核细胞受到细胞因子刺激,尤其是肿瘤坏死因子(TNF)刺激后,会导致细胞表面 ANCA 靶抗原表达增加,这一过程通常在感染时发生。活动性血管炎患者的确既存在中性粒细胞呈现 ANCA 靶抗原的表达增加,也存在 TNF 水平升高。整合这些观察结果,支持下述假说,即感染过程中细胞因子刺激中性粒细胞致敏,使 ANCA 能够与位于中性粒细胞表面的靶抗原相互作用,进而造成 ANCA 发挥促炎作用,使内皮细胞分裂间期的炎症作用加重并持续存在。

MPO-ANCA 相关性血管炎大鼠模型支持 ANCA 具有致病作用假说。动物模型能清晰显示 ANCA 直接参与了血管炎和肾小球肾炎发生,且病变发展需要 ANCA 和其靶抗原相互作用。而且,这一相互作用发生的部位,决定了病原部位。同时,动物模型实验结果显示,形成的自身免疫、血管炎和特定器官受累和组织病理特征,遗传因素具有重要作用。最后,动物模型研究提示感染可能是本病的重要调节因素。尽管小鼠 PR3-ANCA 在体内可以产生促炎作用,但这种小鼠并未发生典型的 GPA 或 MPA 器官病理改变,目前仍缺少满意的 PR3-ANCA 相关性小血管炎动物模型。这可能由于人类和小鼠 PR3 具有明显差异,小鼠 PR3 的作用可能更近于人类弹性蛋白酶,而非人类 PR3。

迄今为止,ANCA 产生和持续的原因仍不明确,感染可能有助于这一特定类型自身免疫的发生,ANCA 可作用于一系列与病毒、真菌、细胞及原虫感染相关的靶抗原,在少数感染状态下,可检测到 C-ANCA/PR3-ANCA,经适当抗感染治疗后,ANCA 随之消失。这些结果提示在感染状态下,可一过性出现 ANCA,而血管炎患者持续的 ANCA 反应可能是敏感宿主分子模拟的结果。后续发生的多种 T 细胞和 B 细胞反应(表位扩展),可导致对同一靶分子上的不同表位产生反应(分子内扩展),或延伸至其他分子(分子间扩展)。细菌超抗原也可能参与了 ANCA 相关性小血管炎发病。GPA 患者如果存在表达超抗原的金黄色葡萄球菌定植,则复发风险高。与对照相比,GPA 患者还多见于表达 Vβ 基因的 T 细胞克隆增殖,与金黄色葡萄球菌超抗原发生特异性反应。这一结果支持金黄色葡萄球菌参与了血管炎发病的理论。通过诱导 T 细胞和 B 细胞活性,金黄色葡萄球菌感染过程中产生的超抗原可以启动并维持 ANCA 表达和细胞因子释放,这一过程被认为是导致坏死性肉芽肿性炎和血管炎级联反应的必需环节。

■ ANCA 相关性小血管炎的治疗

下文阐述了肉芽肿性多血管炎和显微镜下多血管炎的治疗,包括标准疗法无效的难治性患者。此外,也简述了嗜酸性粒细胞肉芽肿性多血管炎的治疗。

肉芽肿性多血管炎与显微镜下多血管炎的治疗

治疗 ANCA 相关性小血管炎患者的首要目标是尽快诱导缓解,从而使不可逆器官损伤降到最小。为达到这一目标,早期诊断并迅速应用合适的免疫抑制药物至关重要,与此同时,制订治疗计划还需要考虑到预防治疗相关毒副作用。一旦患者达到诱导缓解,第二个目标是在不良反应最小的情况下维持缓解状态。最后,如果患者可达到稳定缓解,必要时可考虑外科干预以修复器官损伤。这些总体的原则适用于 GPA 和 MPA 治疗。

诱导缓解治疗

制订诱导缓解治疗方案,应基于患者疾病的严重程度、范围以及剧烈程度。对于惰性 GPA 患者,如果病变局限于上和/或下呼吸道且 ANCA 阴性,可应用磺胺甲噁唑-甲氧苄啶(T/S)160/800mg,2 次/d。T/S 的作用机制不明,但很可能与其对金黄色葡萄球菌的抗菌作用有关,金黄色葡萄球菌是 GPA 患者鼻部分泌物培养最常见的微生物。此外,T/S 的作用也可能是因其具有其他抗生素不具有的免疫调节作用。ANCA 阳性患者、肾小球肾炎或其他严重疾病表现的患者不建议给予 T/S 单药治疗,患者应用 T/S 治疗时须进行长期监测,因为一些患者后续可能出现更严重的疾病表现,需要接受免疫抑制治疗。

对于大多数属于"局限型"或"非严重"或"早期系统性"GPA 或 MPA 的患者,标准诱导缓解治疗包括每天口服泼尼松 0.5~1mg/kg(一般不超过 80mg/d),联合甲氨蝶呤,靶剂量 20~25mg 每周一次。这一剂量可口服给药或皮下注射。为使药物毒性作用及肺孢子菌肺炎(PCP)的风险最小化,应用这一免疫抑制剂须补充叶酸(1mg/d),并对 PCP 进行标准预防。

在过去 40 年里,重症患者(也称为"全身型"或"器官受累型")的标准诱导缓解方案包括每天口服泼尼松联合口服环磷酰胺 2mg/kg,共 3~6 个月。一项随机对照研究显示,环磷酰胺静脉冲击治疗,即每 2 周一次 15mg/kg,共 3 次,继之以 15mg/kg 每 3 周一次,共 6 个月,对于重症 GPA 或 MPA 的诱导缓解同样有效。一项大型多中心随机双重安慰剂对照研究,对比了 4 次每周一次利妥昔单抗(375mg/m² 体表面积)与标准口服环磷酰胺对于重症 ANCA 相关性小血管炎诱导缓解的效果,基于这一研究结果,利妥昔单抗已被全球多数医疗机构批准用于这一适应证。该研究长期随访结果显示,一个疗程共 4 次,每周一次利妥昔单抗治疗(375mg/m² 体表面积)与持续标准口服免疫抑制剂(环磷酰胺继以硫唑嘌呤)在 18 个月后同等有效。这三种诱导缓解药物对于新诊断的重症 GPA 或 MPA 患者同等有效。应用任一种药物,均可使约 90% 患者达到缓解。对于严重复发的患者,认为利妥昔单抗优于环磷酰胺。对于须保留生育功能的年轻患者,更适于应用利妥昔单抗。如果应用口服环磷酰胺,须对患者进行密切监测使骨髓毒性的风险最小化。环磷酰胺剂量应根据患者肾功能进行调整,并且在治疗

过程中,至少应每两周监测全血细胞计数。口服环磷酰胺的最佳剂量是尽管淋巴细胞计数下降,但白细胞总数仍能维持在 3 500/mm³ 以上。为避免环磷酰胺的膀胱毒性,应在晨间顿服全部药物,并尽可能水化,指导患者每天饮水至少 3L。

对于快速进展的暴发性疾病患者,如表现为肺泡出血或肾功能快速恶化者,可能需要静脉应用甲泼尼龙(1 000mg/d,共 3~5d),以有效控制炎症反应。如果这一治疗并未达到预计效果,则应进行血浆置换。

维持缓解治疗

一旦患者达到诱导缓解,泼尼松剂量应在 5~6 个月内逐渐减量,目标为最终完全停药。对于局限型或"非严重型"患者,应继续使用甲氨蝶呤以维持缓解。患者诱导缓解期间应用环磷酰胺时,则应转换为甲氨蝶呤或硫唑嘌呤以维持缓解。硫唑嘌呤更适用于存在不同程度肾功能不全的患者。对于无法耐受甲氨蝶呤或硫唑嘌呤的患者,霉酚酸酯是一个替代选择。然而,霉酚酸酯对于维持缓解的有效性差于硫唑嘌呤。在达到缓解之后,维持缓解治疗应继续至少 12 个月,对于复发患者则需要治疗更长时间。早期停用免疫抑制治疗与极高复发率相关。对于新确诊患者,在应用利妥昔单抗进行诱导缓解治疗后,是否还需要维持缓解治疗,目前仍不明确。在 18 个月内,利妥昔单抗单次诱导缓解治疗与口服环磷酰胺序贯硫唑嘌呤同等有效,但 PR3-ANCA 阳性的 GPA 患者,一旦外周血 B 细胞得以恢复(6~12 个月之后),其复发风险较高,因此可能从长期维持缓解治疗中获益。

除了免疫抑制剂之外,在维持缓解治疗期间长期应用 T/S 也可能获益。一项研究给予患者 T/S,2 次/d,160/800mg,与安慰剂组相比,疾病复发率更低。

标准治疗无效患者的治疗

约 10% 患者应用环磷酰胺治疗后反应不佳,无法实现缓解,治疗这些患者格外令人棘手。抗 TNF-α 药物未显示对这些患者有效。一项大型多中心随机双盲安慰剂对照试验显示,GPA 患者在标准治疗基础上加用依那西普也是无效的。此外,在该研究中,应用依那西替组的恶性肿瘤发生率较安慰剂组更高。所有发生恶性肿瘤的患者也应用了环磷酰胺。基于这一原因,对于应用环磷酰胺的患者,强烈建议避免使用依那西替。在欧洲进行的小型非对照开放标签研究显示,英夫利昔单抗可能有效,但这些患者频繁出现感染合并症。在过去 10 年中,许多队列研究发现利妥昔单抗对于这类患者十分有效,因此对于难治性

GPA 患者,实际上利妥昔单抗是目前的标准治疗药物。

支持治疗

PCP 造成的死亡率仍高达 35%。因此,只要患者磺胺不过敏,对于所有接受包括利妥昔单抗在内的 ANCA 相关性小血管炎,均推荐应用 T/S 预防 PCP。表现为皮疹的磺胺过敏患者,可对此药物进行脱敏。患者脱敏失败或存在其他禁忌证时,应给予其他药物预防 PCP。应用甲氨蝶呤进行诱导缓解或维持缓解治疗的患者,也应进行 PCP 预防。如果同时给予叶酸 1mg/d,这一过程在使用 T/S 推荐剂量是安全的。在诱导缓解期接受了强化免疫抑制治疗的患者也可能从预防性抗真菌治疗中获益。最后,所有应用糖皮质激素治疗的 ANCA 相关性小血管炎患者,都应预防骨质疏松,包括应用钙剂和维生素 D,如果必要时还可使用双磷酸盐。

■ 治疗嗜酸性粒细胞肉芽肿性多血管炎

尽管 EGPA 死亡率低于 GPA 或 MPA,其治疗仍是一个挑战。全身激素是治疗的基石。目前并没有临床试验对治疗本病提供明确指导。对于本病,法国血管炎研究组的报告也没有很好区别 EGPA 与结节性多动脉炎和 MPA 患者,而这两类疾病的临床表现、病理生理和预后都不同。这些研究提示,根据治疗 GPA 和 MPA 原则,用以治疗 EGPA 也是合理的。同样,对于所有表现为危及患者生命,或重要器官功能异常的患者,尤其是患者中枢或外周神经系统受累、肾小球肾炎、心脏受累或肺泡出血时,在诱导缓解期,应在糖皮质激素治疗的基础上加用环磷酰胺。患者病情较轻或维持缓解期时,可应用甲氨蝶呤、硫唑嘌呤及霉酚酸酯作为激素减量的辅助治疗。难治性疾病,以及主要表现为难以控制的嗜酸性粒细胞性炎症疾病,可能对干扰素-α 有反应。如果患者需要长期的干扰素-α 治疗,则具有相当高的毒性作用风险。近期小型病例系列和一项正式的预试验显示利妥昔单抗有效,尤其是患者存在肾脏受累且 ANCA 阳性。两项抗白细胞介素 5 美泊利珠单抗预试验结果显示可明显减少激素用量。

其他表现为肺血管炎的疾病

下文简述了一系列其他可能出现肺血管炎的疾病。

■ 巨细胞动脉炎

巨细胞动脉炎是一种系统性炎症疾病,累及大-中动脉,是白种人最常见的血管炎类型,且主要影响老年人群。约 25% 患者可出现呼吸系统症状。然而,呼吸专科医师很少遇见因呼吸系统并发症而就诊的巨细胞动脉炎患者。咳嗽、声嘶及咽痛症状通常在泼尼松治疗后快速缓解。X 线胸片及肺功能检查很少发现与本病相关的异常表现。在少数情况下,呼吸系统症状可为巨细胞动脉炎的首发表现,因此,对于老年患者,如果新发咳嗽、声嘶或咽痛,而未发现其他病因时,应考虑本病的可能性,可完善红细胞降率检查。个别巨细胞动脉炎患者也可出现胸腔积液或多发肺部结节,这些病例则难以诊断,尤其是对于后一种情况。须与韦格纳肉芽肿相鉴别,因其也可显示颞动脉炎表现。

■ 多发大动脉炎

多发大动脉炎[高安(Takayasu)动脉炎]是一种主要累及主动脉及其主要分支的大血管炎,多见于年轻患者。肺部并发症主要由大-中肺动脉受累导致的特有动脉性疾病。动脉外膜进行性受损,组织肉芽样毛细血管内增殖所致内膜增厚和内皮下平滑肌增殖,引起一半以上的患者出现肺动脉狭窄闭塞以及肺动脉高压。肺动脉受累很常见,但通常并无症状,检查措施包括传统的血管造影、灌注扫描或磁共振血管造影。CT 可显示局部低灌注所致的低密度影、胸膜下网状线性改变以及胸膜增厚。肺动脉分支与支气管动脉瘘形成,也有报道呈非特异性炎症性间质性肺病。

多发大动脉炎的治疗主要是应用糖皮质激素等免疫抑制治疗。其他免疫抑制剂,包括甲氨蝶呤,可与糖皮质激素联合用于诱导缓解,或在维持缓解期用于减撤糖皮质激素用量。遗憾的是,许多患者在糖皮质激素剂量减至 15mg/d 以下时会发生复发。最近,有报道显示抗 TNF-α 制剂可使标准治疗无效的患者获益。疾病严重时可实施血管搭桥或支架,但是否有长期获益仍不明确。

■ 经典型结节性多动脉炎

自从正式与显微镜下多血管炎区别后,便很少诊断这些主要累及中等血管的血管炎。因为本病不累及毛细血管,因此既不会造成肾小球肾炎,也不会造成肺泡出血。然而在少数情况下,经典型结节性多动脉炎可以累及支气管或细支气管动脉。目前大多数确诊的经典型结节性多动脉炎与病毒感染相关，尤其是乙型肝炎和丙型肝炎。因此在本病治疗中，除免疫抑制剂之外，抗病毒治疗也起到重要作用。经典型结节性多动脉炎的复发率明显低于显微镜下多血管炎，因此一般应用短时间免疫抑制治疗即可。

■ 白塞病

白塞病是一种慢性复发性系统性炎性疾病，主要表现为口腔溃疡和以下至少两方面：生殖系统溃疡、葡萄膜炎、皮肤结节或脓疱、脑膜脑炎。白塞病常出现呼吸系统症状，包括咳嗽、咯血、胸痛和呼吸困难。其中咯血通常是大量而致命的。白塞病血管炎是免疫复合物介导的，并可能累及大中小各种血管。如果静脉受累，则可能出现继发性血栓形成，造成大静脉闭塞。这种类型血栓形成无法通过抗凝进行预防，但有建议提倡应用阿司匹林 80mg/d 预防。大咯血的原因为肺动脉弹性膜损毁，形成动脉瘤，并出现继发性支气管侵蚀，最终出现动脉-支气管瘘。肺动脉瘤可通过 CT 或磁共振血管造影显示，无须再进行肺血管造影。也有反复肺炎以及黏膜炎症所致支气管闭塞的报道。

治疗白塞病主要包括免疫抑制治疗。单独应用泼尼松可能不足以控制血管炎病情，因此推荐加用其他药物，如秋水仙碱、苯丁酸氮芥、甲氨蝶呤、环孢素或硫唑嘌呤。在应用糖皮质激素的基础上加用硫唑嘌呤或环磷酰胺可能使肺血管瘤好转。本病患者一旦发现肺动脉炎，应避免使用抗凝治疗。患者肺受累时预后较差，发生肺部受累的患者约 1/3 在 2 年内死亡，其中大多数死于致命性肺出血。血管栓塞术可试用于治疗和预防肺动脉瘤。

■ 特发性寡免疫复合物肺毛细血管炎

在少数情况下，患者可在没有任何系统性疾病症状和血清学标志物状态下，发生毛细血管炎所致的弥漫性肺泡出血。肺组织直接免疫荧光检查无任何免疫复合物沉积。这种独特的寡免疫复合物肺毛细血管炎，在组织病理上无法与 ANCA 相关性小血管炎区分。本病是一个排除诊断，治疗这类患者主要是依据重症韦格纳肉芽肿或显微镜下多血管炎的原则，进行免疫抑制剂治疗。

■ 系统性红斑狼疮及其他胶原血管病

系统性红斑狼疮（SLE）的临床表现多种多样。SLE 患者由于肺毛细血管炎导致弥漫性肺泡出血较为罕见。在病理上与 ANCA 相关性小血管炎相反，表现

为寡免疫复合物沉积。SLE 患者受累组织直接免疫荧光检查，可发现免疫复合物显著沉积（图 74-18）。因此认为，SLE 患者肺毛细血管炎是免疫复合物介导的。SLE 患者弥漫性肺泡出血通常是突发表现，但很少是 SLE 的首发表现。对于大多数患者而言，肺浸润快速进展与发热相关。约半数患者可能并不会出现咯血。因此，SLE 患者弥漫性肺泡出血可能很难与感染鉴别，诊断可能需要进行支气管肺泡灌洗检测。一项队列研究认为，机械通气、感染及接受环磷酰胺治疗是预后不良的因素。然而目前并没有相关多因素分析，且这些因素可能常见于重症患者。关于 SLE 患者弥漫性肺泡出血死亡率，报道显示为 0～90%，差异较大。本病治疗包括糖皮质激素和环磷酰胺。推荐使用血浆置换，但其获益尚未证实。

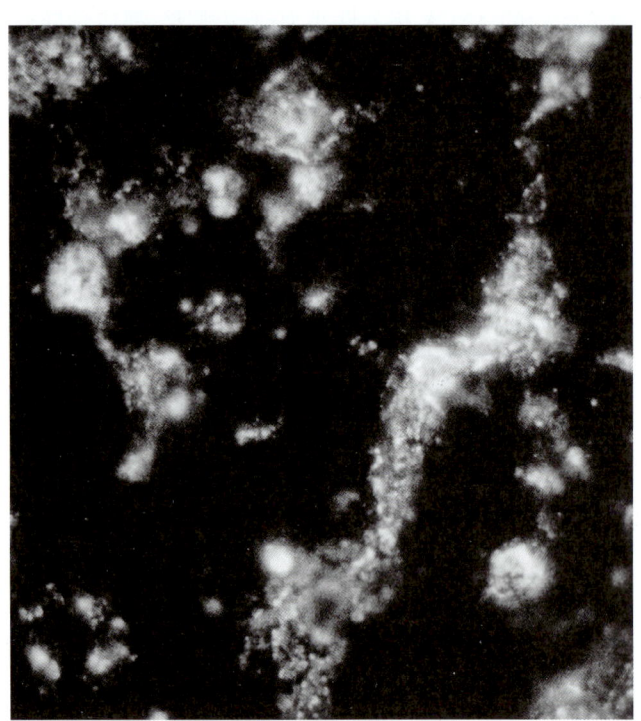

图 74-18　系统性红斑狼疮伴肺泡出血患者的肺活检标本，直接免疫荧光显示所谓免疫复合物呈块状沉积。

呼吸系统并发症常见于所有其他类型的胶原血管病或结缔组织病，但表现弥漫性肺泡出血的肺毛细血管炎罕见。报道的个别病例包括多肌炎、类风湿关节炎以及混合性结缔组织病。因此，对于弥漫性肺泡出血患者进行血清学检查时，应检测针对这些潜在疾病的标志物。

■ 抗磷脂综合征

抗磷脂综合征的定义为患者存在抗磷脂抗体（抗心磷脂抗体、狼疮抗凝物，或二者同时出现），出现动

静脉血栓形成以及复发性流产。如果抗磷脂综合征与其他自身免疫病、恶性肿瘤或药物暴露并存,称之为继发性抗磷脂综合征。如果不存在其他疾病,则认为是原发性抗磷脂综合征。高凝状态可造成肺栓塞及肺梗死、肺微血栓形成,肺动脉血栓形成以及继发性肺动脉高压。然而原发性肺动脉高压也可见于抗磷脂综合征患者。抗磷脂综合征也可能并发急性呼吸窘迫综合征(ARDS),也可并发弥漫性肺泡出血,表现为咳嗽、呼吸困难、发热及双侧肺浸润。因为这些临床表现并无特异性,弥漫性肺泡出血可在 ARDS 基础上发生,约半数抗磷脂综合征患者在肺泡出血时并无咯血,及时给予支气管肺泡灌洗有助于鉴别诊断。抗磷脂综合征患者发生肺泡出血的原因可能与微血栓形成及肺毛细血管炎所致的组织坏死有关。与 SLE 类似,抗磷脂综合征患者毛细血管炎也是由免疫复合物介导的。多数患者对糖皮质激素有反应,但由于血栓形成与毛细血管炎伴肺泡出血共存,是治疗的困境,因为为了进行止血,可能会中断抗凝治疗。抗磷脂综合征患者出现肺泡出血时,可考虑在免疫抑制治疗基础上,及早期进行血浆置换。

■ 抗肾小球基底膜病

组织学上,肺泡出血-肾炎综合征称为古德帕斯丘(Goodpasture)综合征。目前将 Goodpasture 病这一名称限定为由直接针对基底膜Ⅳ型胶原 α3 链 NC1 区域抗体所导致的肺泡出血或坏死性肾小球肾炎。这一表位仅在肾脏和肺部基底膜上与抗体接触。弥漫性肺泡出血常见于抗肾小球基底膜(anti-GBM)病,但本病的肺部表现,可能需要额外吸入损伤,尤其是吸烟。少数抗 GBM 病患者可单独发生肺泡出血,而不合并肾脏疾病。血清中检测到循环抗 GBM 抗体,有助于早期给予适当治疗。然而,抗 GBM 抗体的检测方法,在敏感性和特异性上差异较大,确诊依赖于在肾脏或肺组织中发现抗 GBM 抗体线样沉积(图 74-19)。对于大多数患者而言,肾脏比肺更易获得组织病理检查。抗 GBM 病是否是一种血管炎,目前尚存在争议。抗 GBM 病相关的弥漫性肺泡出血在组织病理上,最常见的是单纯肺出血。对于一些患者,毛细血管炎是第二常见的组织病理表现。对于抗 GBM 病患者,早期应用免疫抑制治疗联合血浆置换,是改善预后的关键。

■ IgA 血管炎

2012 年,Chapel Hill 共识重新命名 Henoch-Schönlein 紫癜为 IgA 血管炎(Henoch-Schönlein),以说明其发病机

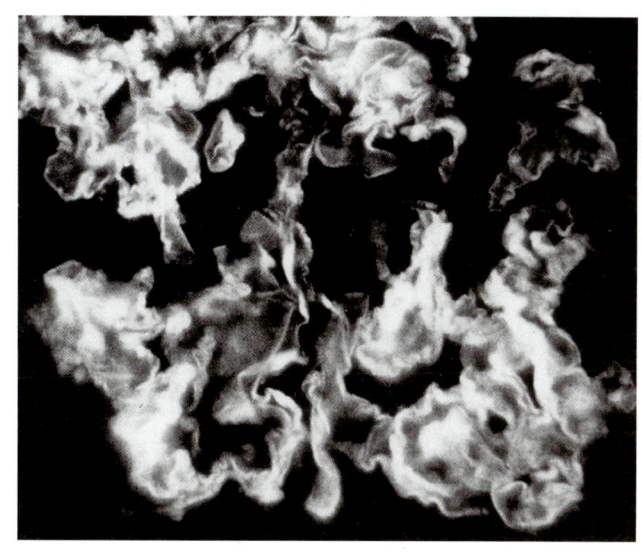

图 74-19 抗肾小球基底膜(抗 GBM)病患者肾活检显示 IgG 型抗 GBM 抗体固定后 GBM 呈线样免疫荧光。

制。IgA 血管炎很少见肺部受累,迄今仅有 26 例报道,其中只有少部分经组织病理证实为毛细血管炎。直接免疫荧光法可见 IgA 沿肺毛细血管壁沉积,与皮肤和受累肾小球血管的表现类似,是 IgA 血管炎特征性的病理表现。

■ 药物诱导性血管炎

很多治疗性药物和滥用药物一样导致血管炎。药物诱导的血管炎在临床上表现从单独皮肤血管炎到严重多器官系统受累。本病通常表现为小-中血管受累。药物诱导血管炎的临床表现并不能与原发性血管炎相区分。

下列药物诱导的综合征应引起特别关注。首先,一系列药物可诱发 ANCA 相关性小血管炎,包括丙硫氧嘧啶、D-青霉胺、肼屈嗪、柳氮磺吡啶、米诺环素、别嘌醇等。这些药物诱导的 ANCA 相关性小血管炎的表现之一为肺毛细血管炎。药物诱导 ANCA 相关性小血管炎治疗,应遵循原发性 ANCA 相关性小血管炎的治疗原则,一旦停用致病药物,复发的可能性很低。

应用全反式维 A 酸治疗急性早幼粒细胞白血病可导致的药物反应综合征包括发热、白细胞增多、液体潴留、出血、血栓形成及器官衰竭。肺部也常受累,表现为肺毛细血管炎。

一些慢性经鼻可卡因滥用者可出现严重中线损毁病变。这些病变在早期从临床及组织病理上很难与局限性韦格纳肉芽肿区分,尤其是当患者未主动承认其药物滥用病史时。检测到与人中性粒细胞弹性蛋白酶(human neutrophil elastase,HNE)反应的 ANCA,可作为可卡因诱导的中线损毁病变与韦格纳肉芽肿区

分的免疫学标志物。

近期常将左旋咪唑作为掺杂物混入可卡因中。左旋咪唑是一种多克隆 B 细胞刺激物，可诱导产生一系列自身抗体，包括抗粒细胞抗体、抗磷脂抗体和 ANCA。ANCA 可与多个靶抗原反应，包括 MPO、PR3 及 HNE。应用左旋咪唑的患者临床表现可与系统性血管炎类似。

■ 肺移植后肺毛细血管炎

已有报道，5 例肺移植患者发生急性排异伴显著肺毛细血管炎，在组织病理上与经典排异不同，认为这些病例的毛细血管炎代表了严重急性血管排异。早期组织学的诊断，并给予积极免疫抑制治疗，联合血浆置换可能有助于控制炎症活动性，预防复发。

■ 坏死性结节病样肉芽肿病

血管炎是坏死性结节病样肉芽肿病的主要组织病理特点。病灶通常局限于肺部。其特征性改变为双侧肺结节，也可偶然发现在无症状患者。此外，患者可出现咳嗽、呼吸困难或咳痰。全身症状较少。坏死性结节病样肉芽肿病的鉴别诊断包括原发性的感染性疾病。须进行常规痰及组织特殊染色和培养，以除外结核或真菌感染。这些患者在临床表现上很难与局限型韦格纳肉芽肿区分。组织病理上，特征性的坏死性上皮样肉芽肿可出现聚集在一起（图 74-20）。与韦格纳肉芽肿不同，这些肉芽肿边界清晰。血管炎是坏死性结节病样肉芽肿的主要组织病理特征。Liebow 最初描述了 3 种血管炎类型：上皮样肉芽肿型，血管壁明显组织细胞和多核巨细胞炎症浸润的类似巨细胞动脉炎型，及缺乏肉芽肿形成和多核巨细胞的淋巴细胞型。本病与结节病区分存在争议，但坏死性结节病样肉芽肿病时可见广泛血管炎及坏死，这在结节病中并不常见。另外，本病 X 线胸片所示肺部结节和肿块的外观，以及胸膜受累的表现，也不是结节病的典型表现。最后，在坏死性结节病样肉芽肿患者肺外受累罕见。

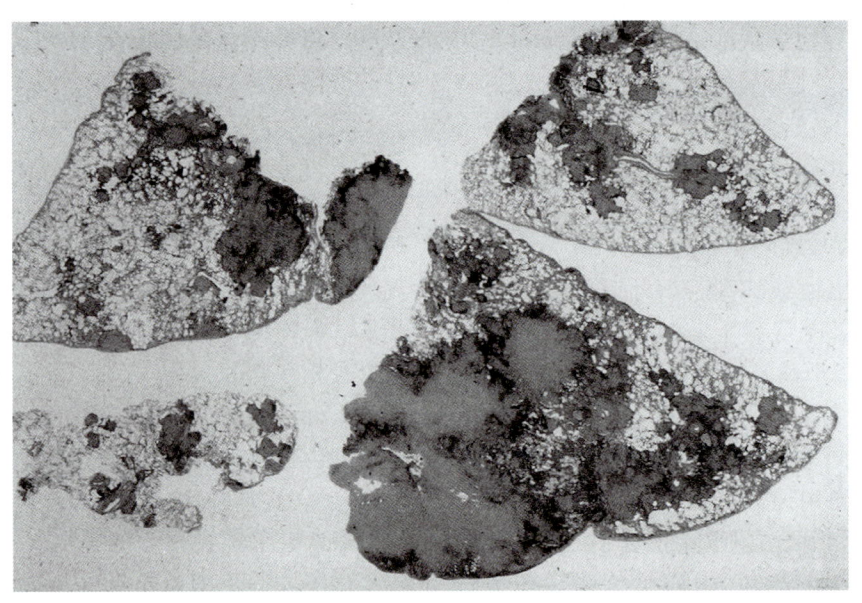

图 74-20　坏死性结节病样肉芽肿患者肺组织，低倍显微镜照片显示融合性的坏死性肉芽肿

坏死性结节病样肉芽肿是否归入系统性血管炎，目前仍有争议。多数作者反对将其纳入系统性血管炎这一类别中，因其仅局限于肺部且预后良好（可能出现自发缓解）。治疗坏死性结节病样肉芽肿与慢性肺结节病相同。是否应用口服糖皮质激素，应基于症状、肺功能及随时间进展的情况进行个体化决策。

张茉沁　译
陈妍杰　高占成　审校

参考文献

[1] JENNETTE JC, FALK RJ, BACON PA, et al. 2012 revised International Chapel Hill Consensus Conference Nomenclature of Vasculitides. Arthritis Rheum, 2013, 65(1):1–11.

[2] HOFFMAN GS, SPECKS U. Anti-neutrophil cytoplasmic antibodies. Arthritis Rheum, 1998, 41:1521–1537.

[3] WATTS RA, SCOTT DG. Epidemiology of the vasculitides. Semin Respir Crit Care Med, 2004, 25(5):455–464.

[4] HOFFMAN GS, KERR GS, LEAVITT RY, et al. Wegener granulomatosis: an analysis of 158 patients. Ann Intern Med, 1992, 116:488–498.

[5] DAUM DE, SPECKS U, COLBY TV, et al. Tracheobronchial involvement in Wegener's granulomatosis. Am J Respir Crit Care Med, 1995, 151:522–526.

[6] POLYCHRONOPOULOS VS, PRAKASH UB, GOLBIN JM, et al. Airway involvement in Wegener's granulomatosis. Rheum Dis Clin North Am, 2007, 33(4):755–775.

[7] OLIVEIRA GH, SEWARD JB, TSANG TS, et al. Echocardiographic findings in patients with Wegener granulomatosis. Mayo Clin Proc, 2005, 80(11):1435–1440.

[8] GUILLEVIN L, DURAND-GASSELIN B, CEVALLOS R, et al. Microscopic polyangiitis: clinical and laboratory findings in eighty-five patients. Arthritis Rheum, 1999, 42(3):421–430.

[9] KEOGH KA, SPECKS U. Churg-Strauss syndrome: clinical presentation, antineutrophil cytoplasmic antibodies, and leukotriene receptor antagonists. Am J Med, 2003, 115(4):284–290.

[10] SINICO RA, DI TOMA L, MAGGIORE U, et al. Prevalence and clinical significance of antineutrophil cytoplasmic antibodies in Churg-Strauss syndrome. Arthritis Rheum, 2005, 52(9):2926–2935.

[11] COMARMOND C, PAGNOUX C, KHELLAF M, et al. Eosinophilic granulomatosis with polyangiitis (Churg-Strauss): clinical characteristics and long-term followup of the 383 patients enrolled in the French Vasculitis Study Group cohort. Arthritis Rheum, 2013, 65(1):270–281.

[12] CARTIN-CEBA R, PEIKERT T, SPECKS U. Pathogenesis of ANCA-associated vasculitis. Curr Rheumatol Rep, 2012, 14(6):481–493.

[13] LYONS PA, RAYNER TF, TRIVEDI S, et al. Genetically distinct subsets within ANCA-associated vasculitis. N Engl J Med, 2012, 367(3):214–223.

[14] DE GROOT K, RASMUSSEN N, BACON PA, et al. Randomized trial of cyclophosphamide versus methotrexate for induction of remission in early systemic antineutrophil cytoplasmic antibody-associated vasculitis. Arthritis Rheum, 2005, 52(8):2461–2469.

[15] SPECKS U. Methotrexate for Wegener's granulomatosis: what is the evidence? Arthritis Rheum, 2005, 52(8):2237–2242.

[16] JAYNE D, RASMUSSEN N, ANDRASSY K, et al. A randomized trial of maintenance therapy for vasculitis associated with antineutrophil cytoplasmic autoantibodies. N Engl J Med, 2003, 349(1):36–44.

[17] DE GROOT K, HARPER L, JAYNE DR, et al. Pulse versus daily oral cyclophosphamide for induction of remission in antineutrophil cytoplasmic antibody–associated vasculitis: a randomized trial. Ann Intern Med, 2009, 150(10):670–680.

[18] STONE JH, MERKEL PA, SPIERA R, et al. Rituximab versus cyclophosphamide for ANCA-associated vasculitis. N Engl J Med, 2010, 363(3):221–232.

[19] SPECKS U, MERKEL PA, SEO P, et al. Efficacy of remission induction regimens for ANCA-associated vasculitis. N Engl J Med, 2013, 369(5):417–427.

[20] KLEMMER PJ, CHALERMSKULRAT W, REIF MS, et al. Plasmapheresis therapy for diffuse alveolar hemorrhage in patients with small-vessel vasculitis. Am J Kidney Dis, 2003, 42(6):1149–1153.

[21] JAYNE DR, GASKIN G, RASMUSSEN N, et al. Randomized trial of plasma exchange or high-dosage methylprednisolone as adjunctive therapy for severe renal vasculitis. J Am Soc Nephrol, 2007, 18(7):2180–2188.

[22] PAGNOUX C, MAHR A, HAMIDOU MA, et al. Azathioprine or methotrexate maintenance for ANCA-associated vasculitis. N Engl J Med, 2008, 359(26):2790–2803.

[23] CARTIN-CEBA R, GOLBIN JM, KEOGH KA, et al. Rituximab for remission induction and maintenance in refractory granulomatosis with polyangiitis (Wegener's): a single-center ten-year experience. Arthritis Rheum, 2012, 64(11):3770–3778.

[24] STEGEMAN CA, COHEN TERVAERT JW, DE JONG PE, et al. Trimethoprim-sulfamethoxazole (co-trimoxazole) for the prevention of relapses of Wegener's granulomatosis. N Engl J Med, 1996, 335(1):16–20.

[25] Wegener's Granulomatosis Etanercept Trial (WGET) Research Group. Etanercept plus standard therapy for Wegener's granulomatosis. N Engl J Med, 2005, 352(4):351–361.

[26] CARTIN-CEBA R, FERVENZA FC, SPECKS U. Treatment of antineutrophil cytoplasmic antibody-associated vasculitis with rituximab. Curr Opin Rheumatol, 2012, 24(1):15–23.

[27] GAYRAUD M, GUILLEVIN L, LE TOUMELIN P, et al. Long-term followup of polyarteritis nodosa, microscopic polyangiitis, and Churg-Strauss syndrome: analysis of four prospective trials including 278 patients. Arthritis Rheum, 2001, 44(3):666–675.

[28] RIBI C, COHEN P, PAGNOUX C, et al. Treatment of Churg-Strauss syndrome without poor-prognosis factors: a multicenter, prospective, randomized, open-label study of seventy-two patients. Arthritis Rheum, 2008, 58(2):586–594.

[29] TATSIS E, SCHNABEL A, GROSS WL. Interferon-a treatment of four patients with the Churg-Strauss syndrome. Ann Intern Med, 1998, 129:370–374.

[30] PEPPER RJ, FABRE MA, PAVESIO C, et al. Rituximab is effective in the treatment of refractory Churg-Strauss syndrome and is associated with diminished T-cell interleukin-5 production. Rheumatology (Oxford), 2008, 47(7):1104–1105.

[31] CARTIN-CEBA R, KEOGH KA, SPECKS U, et al. Rituximab for the treatment of Churg-Strauss syndrome with renal involvement. Nephrol Dial Transplant, 2011, 26(9):2865–2871.

[32] KIM S, MARIGOWDA G, OREN E, et al. Mepolizumab as a steroid-sparing treatment option in patients with Churg-Strauss syndrome. J Allergy Clin Immunol, 2010, 125(6):1336–1343.

[33] MOOSIG F, GROSS WL, HERRMANN K, et al. Targeting interleukin-5 in refractory and relapsing Churg-Strauss syndrome. Ann Intern Med, 2011, 155(5):341–343.

[34] SEO P, STONE JH. Large-vessel vasculitis. Arthritis Rheum, 2004, 51(1):128–139.

[35] LARSON TS, HALL S, HEPPER NGG, et al. Respiratory tract symptoms as a clue to giant cell arteritis. Ann Intern Med, 1984, 101:594–597.

[36] UZUN O, AKPOLAT T, ERKAN L. Pulmonary vasculitis in behcet disease: a cumulative analysis. Chest, 2005, 127(6):2243–2253.

[37] JENNINGS CA, KING TE JR, TUDER R, et al. Diffuse alveolar hemorrhage with underlying isolated, pauciimmune pulmonary capillaritis. Am J Respir Crit Care Med, 1997, 155(3):1101–1109.

[38] ZAMORA MR, WARNER ML, TUDER R, et al. Diffuse alveolar hemorrhage and systemic lupus erythematosus. Clinical presentation, histology, survival, and outcome. Medicine (Baltimore), 1997, 76(3):192–202.

[39] SANTOS-OCAMPO AS, MANDELL BF, FESSLER BJ. Alveolar hemorrhage in systemic lupus erythematosus: presentation and management. Chest, 2000, 118(4):1083–1090.

[40] GERTNER E, LIE JT. Pulmonary capillaritis, alveolar hemorrhage, and recurrent microvascular thrombosis in primary antiphospholipid syndrome. J Rheumatol, 1993, 20(7):1224–1228.

[41] CRAUSMAN RS, ACHENBACH GA, PLUSS WT, et al. Pulmonary capillaritis and alveolar hemorrhage associated with the antiphospholipid antibody syndrome. J Rheumatol, 1995, 22(3):554–556.

[42] WATERER GW, LATHAM B, WARING JA, et al. Pulmonary capillaritis associated with the antiphospholipid antibody syndrome and rapid response to plasmapheresis. Respirology, 1999, 4(4):405–408.

[43] LEVY JB, TURNER AN, REES AJ, et al. Long-term outcome of anti-glomerular basement membrane antibody disease treated with plasma exchange and immunosuppression. Ann Intern Med, 2001,

134(11):1033-1042.

[44] NADROUS HF, YU AC, SPECKS U, et al. Pulmonary involvement in Henoch-Schonlein purpura. Mayo Clin Proc, 2004, 79(9):1151-1157.

[45] MERKEL PA. Drug-induced vasculitis. Rheum Dis Clin North Am, 2001, 27(4):849-862.

[46] TRIMARCHI M, GREGORINI G, FACCHETTI F, et al. Cocaine-induced midline destructive lesions: clinical, radiographic, histo-pathologic, and serologic features and their differentiation from Wegener granulomatosis. Medicine (Baltimore), 2001, 80(6):391-404.

[47] WIESNER O, RUSSELL KA, LEE AS, et al. Antineutrophil cytoplas-mic antibodies reacting with human neutrophil elastase as a diagnos-tic marker for cocaine-induced midline destructive lesions but not autoimmune vasculitis. Arthritis Rheum, 2004, 50(9):2954-2965.

[48] SPECKS U. The growing complexity of the pathology associated with cocaine use. J Clin Rheumatol, 2011, 17(4):167-168.

[49] MCGRATH MM, ISAKOVA T, RENNKE HG, et al. Contaminated cocaine and antineutrophil cytoplasmic antibody-associated disease. Clin J Am Soc Nephrol, 2011, 6(12):2799-2805.

第75章

肺动静脉畸形

Daniel M. Goodenberger

Murali Chakinala

历史

肺动静脉畸形(pulmonary arteriovenous malformation, PAVM)最早是在19世纪后期被报道的——Churton于1897年报道了一例年轻男性尸解结果。基于尸体解剖发现与生理学的相关性,医学界于1932年提出PAVM的三联征,即发绀、杵状指和红细胞增多,并于1938年首次提出遗传性出血性毛细血管扩张症(hereditary hemorrhagic telangiectasia, HHT)可能与PAVM相关联。如下文所述,HHT通常与PAVM紧密相关。下面先讨论一下HHT的历史。

遗传性鼻出血于1864年被首次报道,但无论是在当时的报道中,还是1年之后Babbington的报道中,均未提及其与毛细血管扩张症的相关性。这些报道和后续Legg于1876年发表的关于毛细血管扩张、遗传及鼻出血的报道,以及Chiari 1887的报道相似,均未引起广泛关注。1896年,Rendu发表的有关鼻出血与毛细血管扩张的相关性报道首次得到广泛关注。Osler的研究补充了3例病例,并于1901年发现本病家族发病的特点。Weber阐明了本病家族发病和无凝血功能异常的特点,并因此以他的名字命名本病。本病理应命名为Rendu-Osler-Weber病,但常被称为Osler-Weber-Rendu病。Hanes于1909年提出HHT综合征这一命名,并成为目前最常使用的名称。

遗传学

独立的PAVM遗传学基础仍不明确。HHT是一种常染色体显性遗传疾病。目前人们认为其发病率<3/10万人。但新近研究表明,HHT的发病率可能明显高于这一数值。报道的最高发病率来自荷属安的列斯的非裔加勒比人群,约为1:1 331,这一高患病率可能是由于奠基者效应的缘故。其他地区的患病率也各不相同,丹麦为1:6 410,日本为1:8 000,美国佛蒙特州为1:16 500。表型变异情况也很显著,可从无症状到严重症状,从没有或轻微黏膜皮肤病变到弥漫皮肤毛细血管扩张。对于许多HHT患者,社区医生没有能够确诊,这表明HHT的发病率可能高于报道数,某些"孤立性"PAVM患者可能实际上为HHT患者。

与HHT相关的一个基因初始位于9号染色体q^{33-34}($9q^{33-34}$)。研究显示,该基因的编码蛋白为内皮素,与转化生长因子β(TGF-β)骨形态发生蛋白(BMP)受体复合物相关,并可结合TGF-β1和TGF-β3。同一研究显示,本病具有遗传异质性,该基因上可出现多种突变。此后,研究人员很快发现其他染色体上发生突变也可发生相同的综合征,普遍认为内皮素突变与HHT-I相关,而且与其他非$9q^3$突变相比,这一突变常明显与PAVM关联。单倍体缺陷小鼠模型也显示表型异质性基本依赖于遗传背景。

位于12号染色体的激活素受体样激酶1基因(ALK-1或ACVRL1)是HHT的第二个位点。这一基因产生TGF-β超家族Ⅰ型受体。具有ALK-1功能缺失杂合突变的小鼠会发生皮肤、肢体、口腔、肺、肝、肠、脾、脑的血管病变,类似HHT患者的表现。这一突变导致的疾病确定为HHT-2。

少数幼年型息肉病患者也患有HHT。这是由于MAHD4基因(编码SMAD4)突变所致。SMAD蛋白可作为转录因子,通过与其他SMAD相互作用,影响细胞对TGF-β的反应。

在一个家系中发现了第4个可导致HHT的基因,位于5号染色体上,但该基因产物尚不明确。

另一个HHT家系中发现了第5个异常基因,位于7号染色体短臂。该基因突变的产物目前也尚不清楚。

大多数 HHT 似乎是由内皮素及 *ALK-1* 突变所致的。在多达 88% 的 HHT 患者中可发现这些突变；在一个病例系列中，61% 为内皮素突变，37% 为 *ALK-1* 突变，2% 为 *MADH4* 突变。*ALK-1* 突变更常见于法国和意大利，内皮素突变更常见于北欧和北美。PAVM 在 HHT-1 患者中更常见，平均病变更多。

针对内皮素、*ALK-1*、*MADH-4* 基因突变的遗传学检测，目前可在北美 6 个实验室以及欧洲的一些实验室进行。在相关网站上可找到这些实验室最新的联系方式。遗传学检测的主要目的为确定患者符合 HHT 诊断标准的基因突变。如果可能的话，应对患者的子女及其他一级亲属进行筛查。检测阴性者应再次进行确证，检测阳性者应评估 HHT 并发症。对于无法根据临床资料进行临床诊断的患者，偶尔可应用遗传学检测确诊。与其他遗传性疾病相同，除检测之外还应为患者提供遗传咨询。

病理生理学

下面阐述 PAVM 的重要病理生理学特点。

■ 结构

PAVM 三大基本结构元素为动脉血供（"滋养血管"）、引流静脉以及中间动脉瘤。由于这些结构的关系十分简单，"动脉静畸形"这一词语显得有些不恰当，这些畸形的特点更多是动脉和静脉分支之间的瘘管连接，一般无位于动静脉之间对气体交换起重要作用的毛细血管网。PAVM 起源于毛细血管前的小动脉和小静脉，并伴有上皮发育不良。

约 80% PAVM 具有单一供养动脉和单一引流静脉；其余约 20% PAVM 具有两支或以上动静脉参与。目前为止，PAVM 最常见的类型为肺动脉供血和肺静脉引流。在一个病例系列研究中，63 例 PAVM 中有 60 例为肺动脉供血，但体循环动脉也可参与其中，包括乳内动脉、肋间动脉和膈下动脉分支。因为体循环供血动脉易发生于慢性肺部化脓感染（肺隔离症）、肺栓塞后肺梗死或栓塞后肺动-静脉畸形，本章内容主要集中于经典的肺动脉供血 PAVM。

■ 发病机制

近期一篇关于 HHT 的详细综述总结了认识 PAVM 发病的过程。简而言之，PAVM 的发病起始于血管生成活性增高时期，由血管损伤部位诱发，并驱使促血管生成信号和抗血管生成活性不平衡。肺循环内皮细胞 TGF-β 介导通路表达对内皮细胞稳态具有重要作用，这一通路表达改变将导致血管生成调节异常。HHT 致病基因（前文所述）之一的突变，导致内皮细胞表面配体-受体相互作用改变（ENG 或 ACVR1）或内皮细胞内信号转导改变（SMAD4）。TGF-β 表达下调可能会使内皮细胞过度增殖和血管形成增加［受来自血管内皮生长因子（VEGF）之类的促血管生成信号影响］，形成持续动-静脉直接连接，并通过内皮细胞和壁细胞（如周细胞、平滑肌细胞）相互作用使血管脱稳定化。由于 PAVM 缺少毛细血管网，且小动静脉直接交通，使薄壁引流血管暴露于动脉血流冲击和增加的剪切力下。遗传缺陷和血管生成调节异常，导致这些扩张的"动脉化"静脉代偿反应减弱。一个 HHT 动物模型实验显示，AVM 的形成是两步调节异常序贯累积的结果，初始内皮细胞增殖由 HHT 致病基因介导，继发血管扩张和下游动静脉交通维持不依赖于基因突变，也可能是对上游血流模型改变的稳态反应。随时间推移，初始显微镜所见的血管交通支长大到肉眼可见，出现血流量增加，使通常滞留于肺微循环或本应清除的物质（如气泡、栓子、细菌）得以通过。未来这一领域的工作，应理清基因表达改变以及多个血管生成调节异常的分子步骤，确认血管生成调节异常的促进因素，识别共同介质、相关通路和影响血管生成的环境因素。

AVM 的生长速度目前尚不清楚，可能受个体差异和总血流量影响。PAVM 在妊娠期生长加速，导致围产期的潜在出血并发症，这一现象可能是由于妊娠期间血流和心输出量增加，但也可能受妊娠期间激素水平改变的影响（图 75-1）。

■ 数量

在一个病例系列研究中，60% 患者存在不止一个 PAVM。总体来说，多发 PAVM 与 HHT 相关。一小部分患者存在弥漫多叶段 PAVM，通常为双侧分布，并合并明显低氧血症。

■ 大小

PAVM 可小至无法经影像学或血管造影发现，也可大到直径>5cm。

■ 位置

约 65% PAVM 位于肺下叶，这一现象可能是局部血流量及压力较高，流体动力造成"牵拉"作用所致。近期一个小规模研究发现，对于"特发性"PAVM 患者，并没有明显肺下叶分布为主的特点。PAVM 位于

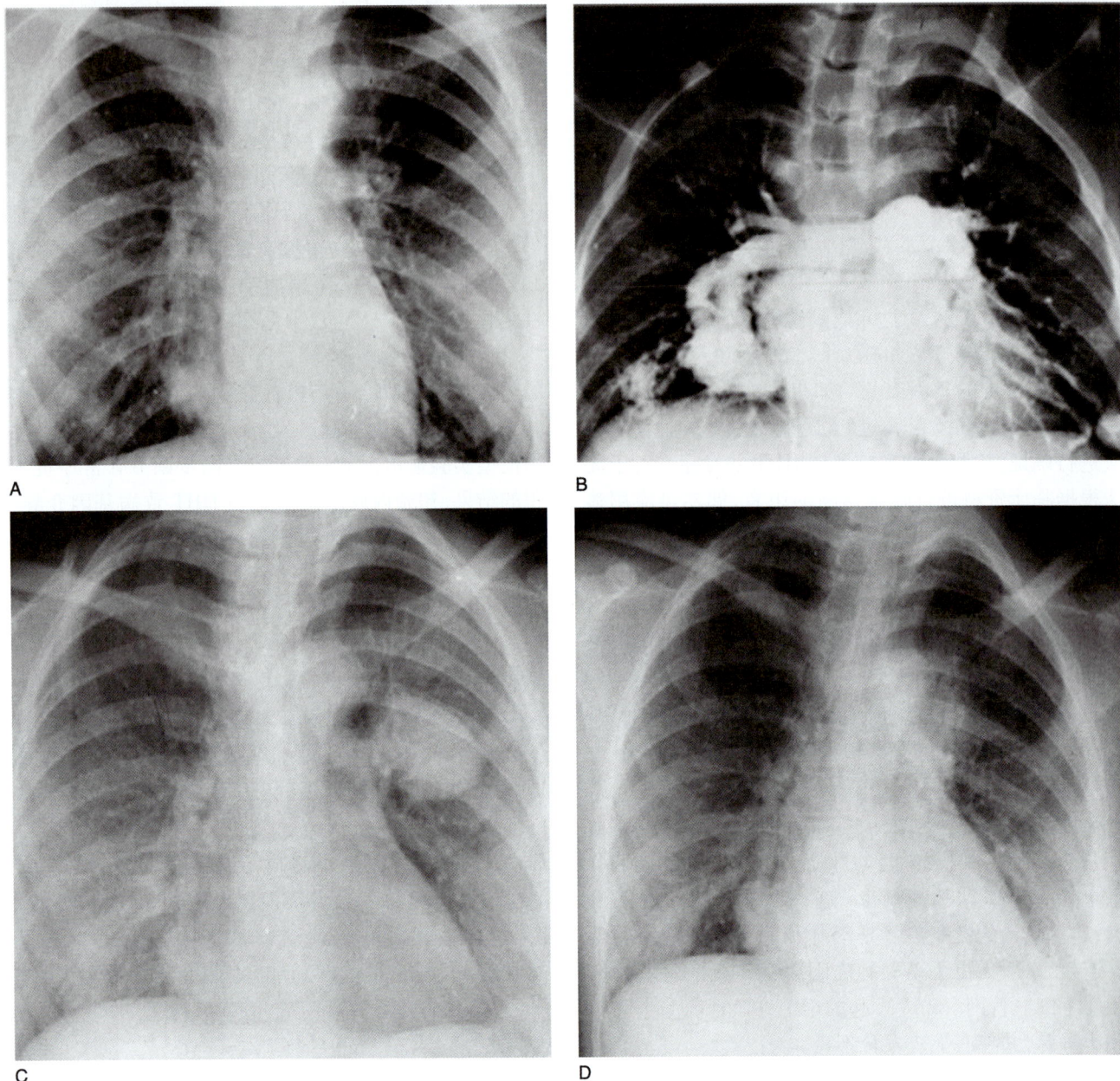

图 75-1　一位 24 岁遗传性出血性毛细血管扩张症合并妊娠患者的肺动静脉瘘。A. 妊娠前，双肺底及左肺门可见小结节状高密度影。估测分流占心输出量 49%。B. 妊娠前动脉造影显示双下叶动静脉瘘。C. 妊娠 7 个月时患者因咯血和左侧血胸入院。动静脉瘘显著增大，终止妊娠。D. 妊娠终止后两周，结节状高密度影体积缩小。图片获 M. Rossman 博士授权使用。

下叶可能是造成直立性低氧血症（直立位时血氧饱和度下降）和仰卧呼吸（直立位时呼吸困难）的原因。这些症状也可见于肝硬化患者，此类肺血管异常表现将在下文中阐述。PAVM 位置分布也与肺总量的右向左分流增加相关。

病因及相关疾病

　　早期研究者认为所有 PAVM 都由 HHT 所致。据估测，由 HHT 所致 PAVM 的发生率差异较大，从 36% 到 95% 不等。最近的队列研究报道为 90%。

　　估测 HHT 患者的 PAVM 发生率差异也巨大。不同的队列研究所报道的发生率分别为 15%、20%、24%、33%、49%、57%。存在 ENG 突变的患者发生 PAVM 概率显著高于存在 ACVRL1 突变者。此外，检测所有的 PAVM 都会受到影像学技术进步的影响，技术进步使得肺野周边血管显示更加清晰。

其他相关疾病

　　肝硬化可导致弥漫性小动静脉交通支。几乎所有这类患者都存在皮肤蜘蛛痣。本病出现右向左分流并非真正 PAVM，而更多是由于胸膜血管扩张，与皮肤蜘蛛痣类似，以及外周小动脉分支增加伴肺野周边毛细血管前动静脉交通支增加。44%~60% 患者可能出现超声心动造影阳性结果，提示存在肺内分流；很多患者由于存在分流，而无法进行肝移植。此时，巨大的 PAVM（称为 Rasmussen 动脉瘤）也可能是结核病的表现。转移性甲状腺癌是一种血管丰富的肿瘤，可被误认为是肺动静脉瘘。腔静脉肺动脉吻合术可缓解功能性单心室疾病，但这类手术可在大约 10% 患者中造成类似肝硬化时出现的肺动静脉交通支，其原因尚不明确。在少数情况下，穿透性胸部外伤可导致后续出现 PAVM。

临床表现和并发症

■ 临床表现

PAVM 临床症状的发生及其发生频率取决于患者是如何被确诊的——即患者是因为出现症状而就诊，还是在筛查时发现患病。若 HHT 患者在筛查时发现 PAVM 的，其中 25%~59% 的患者无症状。

患者起病年龄通常为 30~40 岁。不同队列研究中，患者的平均诊断年龄基本一致，为 38~40 岁。在一个队列研究中，患者的年龄范围为 5~76 岁，平均年龄为 36 岁，26% 患者在 21 岁之前就诊。PAVM 在儿童中少见，<10 岁的患者仅占 4%。

肺部症状包括劳力性呼吸困难，发生率为 27%~71%。患者也可出现仰卧呼吸和直立性低氧血症。咯血的发生率为 4%~18%。肺外症状情况为：6% 的患者可出现胸痛，鼻出血（多发生于 HHT 患者）发生率为 32%~85%。HHT 患者发生鼻出血的平均年龄为 12 岁，54% 患者在 10 岁时出现。鼻出血的严重程度可从轻度到重度，最多可每个月发生 45 次。头痛在 HHT 患者中也很常见，发生率约为 43%。短暂性脑缺血发作（transient ischemic attack, TIA）可见于近 57% 的 PAVM 患者，18% 的患者可发生症状性脑血管事件。

PAVM 本身所造成的体征相对少见，25% 的患者可能完全没有异常体征。低氧血症继发于右向左分流，可导致发绀和继发性红细胞增多症。这多见于疾病晚期，据报道发生率为 9%~73%（平均为 30%）。杵状指的平均发生率约为 32%，但我们的临床经验显示发生率要显著低于报道数据。杵状指几乎总与发绀相关，并可能在切除 PAVM 或堵塞后缓解。报道的肺部听诊杂音较多变。杵状指的发生率可能受选择偏倚影响，报道范围为从不足 10% 到 58% 不等。

毛细血管扩张症在 PAVM 患者中的发生率约为 66%，主要取决于 HHT 的发生率。这些小的红色点状血管最常见于面部，其次依次常见于唇部、鼻孔、舌、耳、手、胸部及足部。这些毛细血管扩张的大小及数量通常随年龄增长而增加，很少有患者在 20~30 岁之前发现皮肤毛细血管扩张。典型的唇部毛细血管扩张易被社区医师当作非特异点状血管而忽视。

本病实验室检查结果无特异性。全血细胞计数可出现红细胞增多。HHT 患者的这一现象常因缺铁性贫血所掩盖。在我们的患者队列中，贫血的发生率为 94/292（34%）。严重贫血多由于胃肠道出血导致。65/292（22%）的患者可出现不同程度胃肠道失血。

患者受累严重可出现静息时动脉低氧血症；严重程度较轻者，仰卧位和直立位血气测定时可见直立性低氧血症。患者呼吸室内空气及吸入 100% 纯氧时检测动脉血气，可显示明显右向左分流。

■ 并发症

PAVM 患者的肺部及神经系统并发症应被重点关注。

肺部并发症

小于 10% 的患者发生严重咯血。我们的患者队列中，其发生率为 5/142（<4%）。这 5 例患者中有 2 例在妊娠期间发生咯血。咯血可为大量或致命性的。支气管毛细血管扩张症可能引起会咯血，但所有未治疗的患者都存在 PAVM。近年来一个越来越常见的问题是患者在接受广泛栓塞治疗后数月至数年发生咯血。这一情况是由于栓塞后支气管侧支形成所致。

血胸可发生于约 9%（通常<2%）的患者。有些情况下，妊娠可并发血胸，这可能与 PAVM 增大有关，可在无任何易患因素的情况下发生，也可能由于胸膜下大块 PAVM 破裂入胸膜腔所致。

典型 PAVM 的肺血管阻力（PVR）正常或降低，这是因为动静脉直接交通发生低阻力循环。但 PAVM 及 HHT 有时也会出现肺动脉高压。肺动脉高压常见于肺血流增加，因为 HHT 时大的肝脏动静脉畸形使血液快速回到右心，导致心输出量增多。同时，失血所致的慢性贫血会使心输出量增加加重。此时，因肺循环整体扩张以适应增加的肺血流，而不仅是因为 PAVM 扩张，出现 PVR 降低；但肺循环容积有限，血流额外增加造成肺动脉压力轻度升高。另外，PAVM 患者可发生毁灭性的罕见肺动脉高压，这主要是由于肺小动脉血管增殖造成 PVR 明显升高。这些罕见病例主要出现 ACVRL1 基因突变，代表遗传性肺动脉高压

（HPAH）的一种类型，属于 Dana Point 肺动脉高压分类中 I 组肺高压的一种类型。对 PAH 患者进行基因检测时，因为 HHT 诊断线索很少或缺乏，如果发现 ACVRL1 或内皮素基因突变，应排除 PAVM。当 PAVM 与严重 PAH 同时存在时，对 PAVM 患者进行栓塞治疗应更加谨慎（见本章"治疗"部分），因为低阻力循环突然闭塞，可使 PVR 显著升高，使原本脆弱的右心室功能衰竭加重，或导致其他出血并发症。这种罕见病例应由熟悉 PAVM 和 PAH 处理的医师进行多学科联合处置。

中枢神经系统并发症

肺毛细血管床具有重要的滤过作用，可滤过不会导致症状的微小栓子，在发生一过性菌血症时，对清除血流中细菌具有重要作用。多数神经系统并发症是 PAVM 并发症，可见于 8%~12% 的 HHT 患者。在一个病例系列研究中，60% 患者的神经系统并发症（包括脑脓肿、矛盾栓塞和低氧血症）由 PAVM 所致。

约 37% 的 PAVM 患者发生 TIA。PAVM 可造成症状性脑血管事件（图 75-2）；这一并发症的发生率为 6%~27%。在我们门诊，132 例经磁共振成像（MRI）筛查发现的患者中有 28 例既往存在矛盾栓塞性卒中事件。然而，脑部矛盾栓塞可能是隐匿性肺静脉畸形的首发表现。这一情况在吸烟并口服避孕药的年轻女性中可能是一个复发性难题。应警惕患者发生空气栓塞；静脉输液应避免空气进入血管，应在管路内附加微孔滤器。

3%~10% 的 PAVM 患者可发生脑脓肿。在我们的患者队列中，5/132（4%）的患者既往发生过脑脓肿。1% 的 HHT 患者可出现脑脓肿（较正常人群高 1 000 倍）。在一个队列研究中，5/31 的患者发生复发性脑脓肿；另一个队列的结果则为 6/128。在总体人群中，8% 的脑脓肿病例是由 PAVM 所致。脑脓肿同样可能是隐匿性 PAVM 的首发症状（图 75-3），并在脑脓肿发生多年后，患者才被诊断为 PAVM（图 75-4）。多数脑脓肿发生在牙科操作后，因此，美国心脏学会推荐给予患者预防性应用抗生素，预防发生心内膜炎。

与一般人群相比，偏头痛在 HHT 患者，尤其是

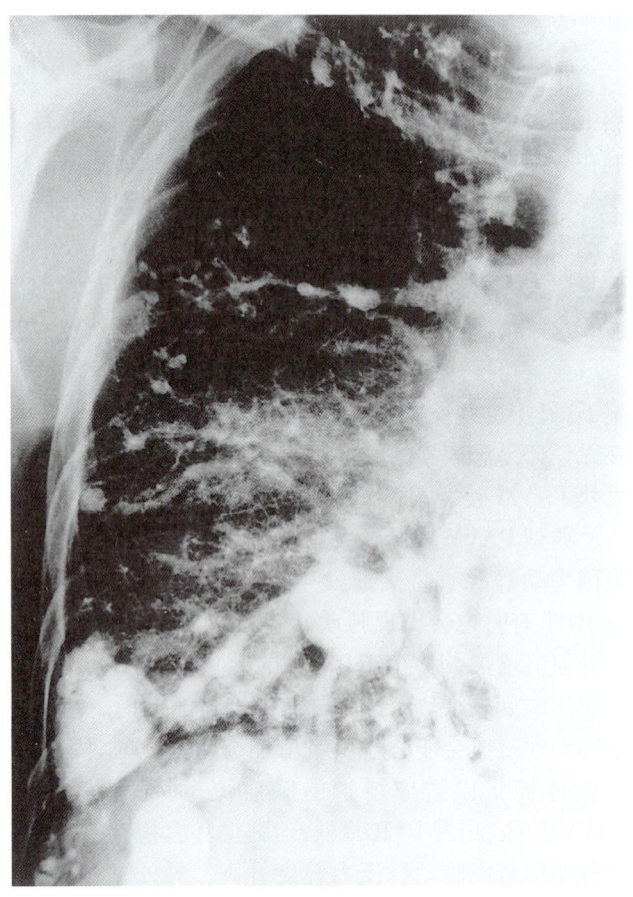

图 75-2　一位中年男性右肺血管造影显示多发 PAVM，该患者存在杵状指，红细胞增多症，且既往 CT 发现多次卒中证据。

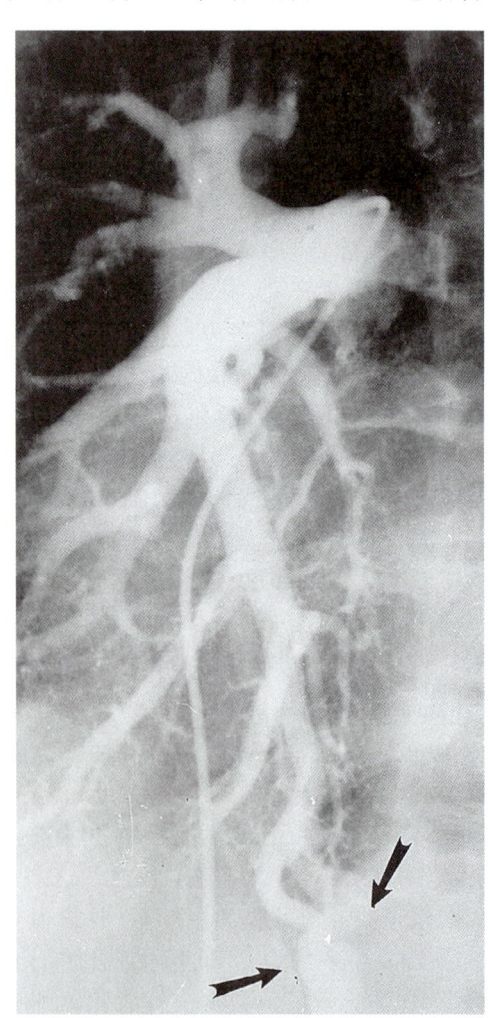

图 75-3　因脑脓肿首次就诊的 HHT 患者检查发现 PAVM。后前位及侧位 X 线胸片在若干情况下表现正常。右肺血管造影显示中下肺 PAVM（箭头）。

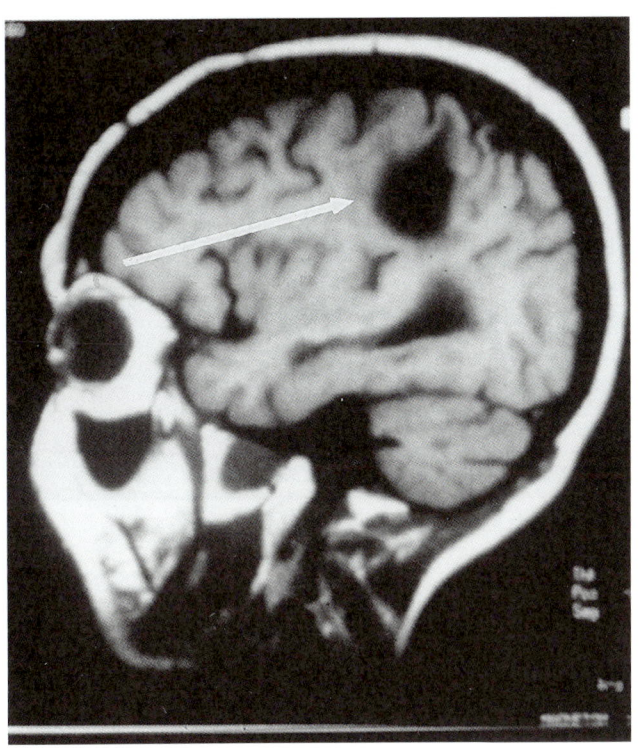

图 75-4 一例脑脓肿先于肺动静脉瘘确诊 17 年患者的 MRI 显示脑脓肿遗留病灶。

PAVM 患者中更常见。在一个病例系列研究中，88 例 HHT 患者发生偏头痛，患病率为 16.4%。PAVM 患者的偏头痛患病率为 21.2%，显著高于无 PAVM 患者（13.3%）。在我们的患者中，HHT 患者的偏头痛发生率为 74/292（25%）。

4%~8% 的 HHT 患者存在脑动静脉畸形（cerebral arteriovenous malformation，CAVM），并且有家族发病趋势。尽管 CAVM 并不是 PAVM 并发症，但如 PAVM 一样，CAVM 也常见于存在内皮素基因突变的患者。在我们的病例系列研究中，149 例患者经 MRI 筛查，发现 11 例（7%）存在 CAVM，另外还有 16 例（11%）存在毛细血管扩张症或静脉血管瘤。建议 HHT 患者（包括儿童在内）进行 CAVM 筛查。脑动静脉畸形患者的出血发生率每年约为 0.5%，低于存在脑动静脉畸形的非 HHT 人群。脑 MRI 是目前最灵敏的无创检查方法，但相当一部分动静脉畸形用 MRI 可能无法发现。肺动脉静畸形患者接受不锈钢弹簧圈或铂 Nester 弹簧圈栓塞后，可在磁场强度 3.0T 以内的机器上进行 MRI 检查。我们已经进行了多次这类脑部 MRI，并无并发症，但 MRI 需在栓塞治疗后至少 6 周后再进行。

诊断

怀疑 PAVM 时，确诊需要做 X 线胸片及 CT，必要

时进行额外的相关检查。

■ 影像学异常的评估

当胸部 X 线平片发现肺内结节后，患者通常会进行胸部 CT 扫描。典型 CT 可显示供应血管及引流血管（图 75-5），但血管肿瘤也可能会造成假阳性结果，根据肺内右向左分流证据可确诊。肺灌注扫描可发现右向左分流。一般情况下，锝标记的巨颗粒白蛋白，其平均直径约 35μm，约 95% 将嵌入肺毛细血管。当存在心内或肺内分流时，更多巨颗粒白蛋白将通过肺部，输送至脑部及肾脏，导致这些区域放射性增加。但这一检查方法无法区分心内分流与肺内分流。

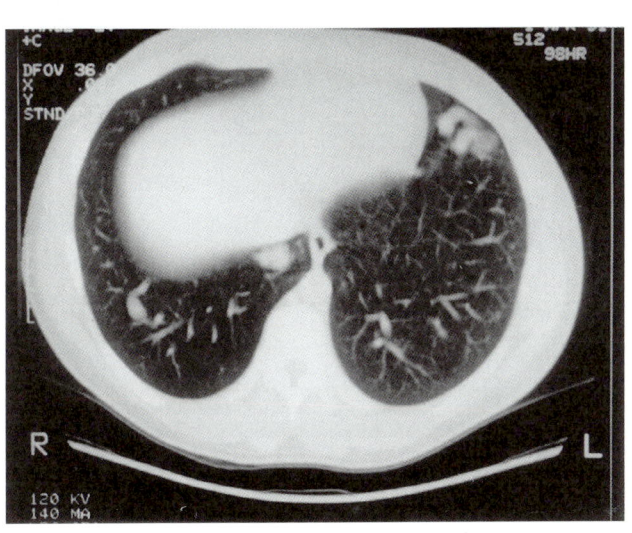

图 75-5 胸部 CT 显示左肺典型 PAVM 表现。右肺可见两处 PAVM 的部分结构。

应用吲哚菁绿作为造影剂进行超声心动检查，造影剂于左心延迟出现，因而可有效诊断肺内分流。应用生理盐水作为造影剂，可使这一检查更加简化（图 75-6）（视频 75-1）。肺内分流可通过造影剂在左心延迟（通常 4~5 个心动周期）出现来明确。如果超声心动造影呈阴性，存在 PAVM 的可能性则很小，应寻找造成肺部结节的其他原因。少数情况下，如果 PAVM 由体循环动脉供血，超声心动造影为阴性；如果高度怀疑 PAVM，则可进行支气管动脉/乳内动脉造影。

视频75-1

视频 75-1 肺内分流患者行盐水造影剂超声心动检查显示典型的延迟性左心造影剂显影（获 Daniel Goodenberger 博士授权使用）。

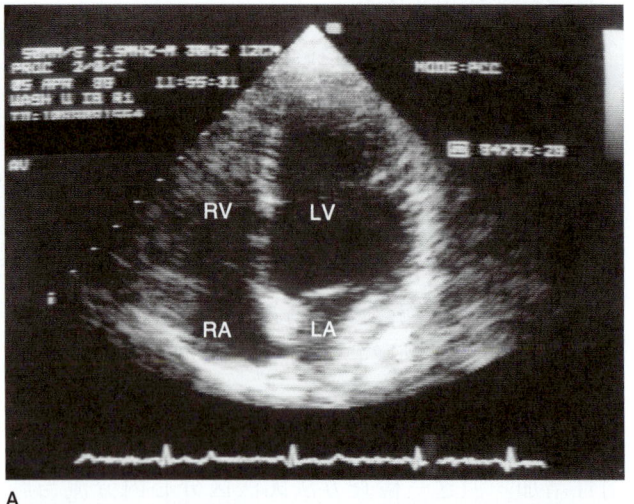

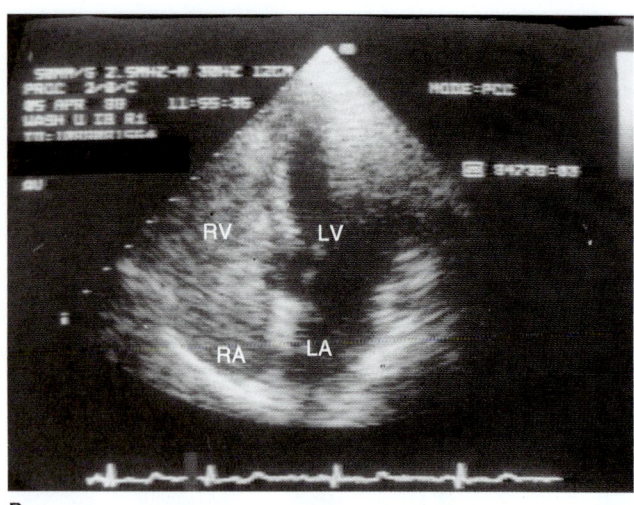

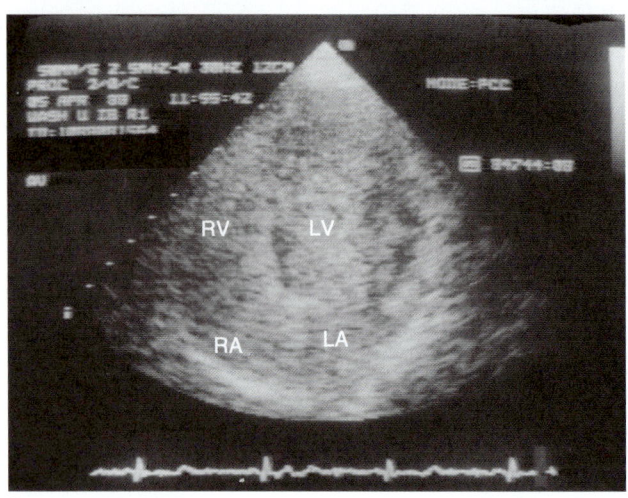

图 75-6 应用生理盐水造影剂进行超声心动检查。A. 注射造影剂前；B. 右心腔变浑浊；C. 延迟出现的高度左心腔浑浊提示大量肺内分流。

■ 先证者或亲属筛查 HHT

大多数 PAVM 发生于 HHT 患者，因此有必要评估 PAVM 患者是否存在 HHT，并对 HHT 患者筛查是否存在 PAVM。HHT 的诊断标准包括：①自发性反复鼻出血；②多部位典型毛细血管扩张（典型的见于唇、舌、颧隆突、耳郭和指趾）；③内脏病变（胃肠道毛细血管扩张伴或不伴胃肠道出血、PAVM、肝动静脉畸形、脑动静脉畸形以及脊髓动静脉畸形）；④有一级亲属患 HHT 的家族史。此外，HHT 患者的亲属也应筛查是否存在 HHT。HHT 确诊者，则应筛查是否存在 PAVM。国际共识提出，应在确诊时即进行筛查，包括儿童。

X 线胸片的灵敏度差异较大，这取决于是用于筛查还是出现疾病相关症状的患者。PAVM 患者 X 线胸片异常发生率为 41%～100%。我们的经验提示 X 线胸片无法发现直径<20mm 的 PAVM（图 75-7）；如果 PAVM 较大，但位于 X 线胸片不易发现的部位，如肋膈沟、心脏后或近肺门处，也可能被遗漏（图 75-8）。

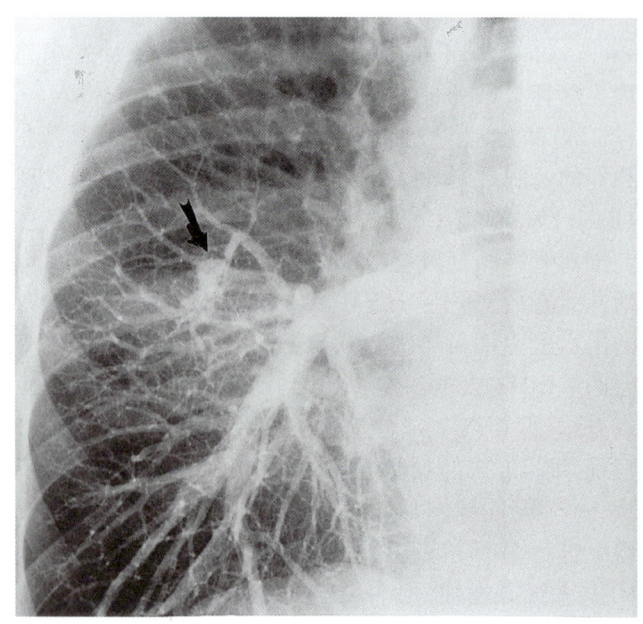

图 75-7 标准 X 线胸片无法发现的 PAVM。右肺血管造影显示小 PAVM 病灶（箭头）。

在患者仰卧位和直立位抽取样本，测量动脉血气可用于筛查本病，但尚未证明这一措施有效。应用锝-

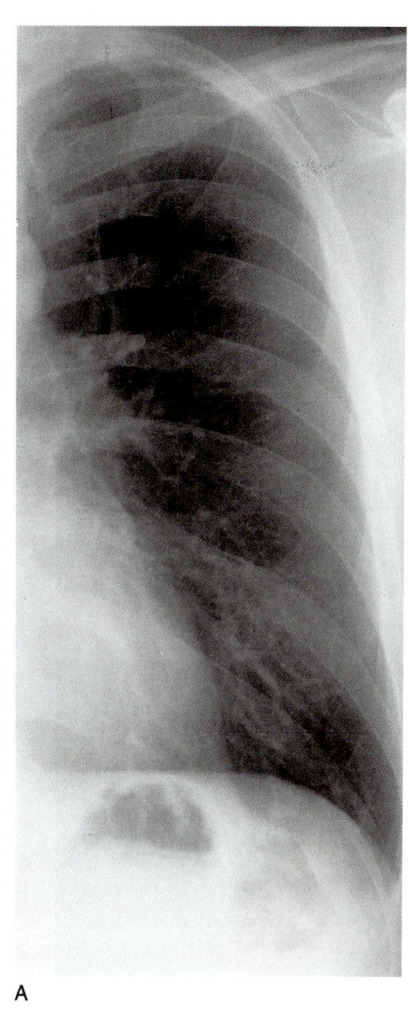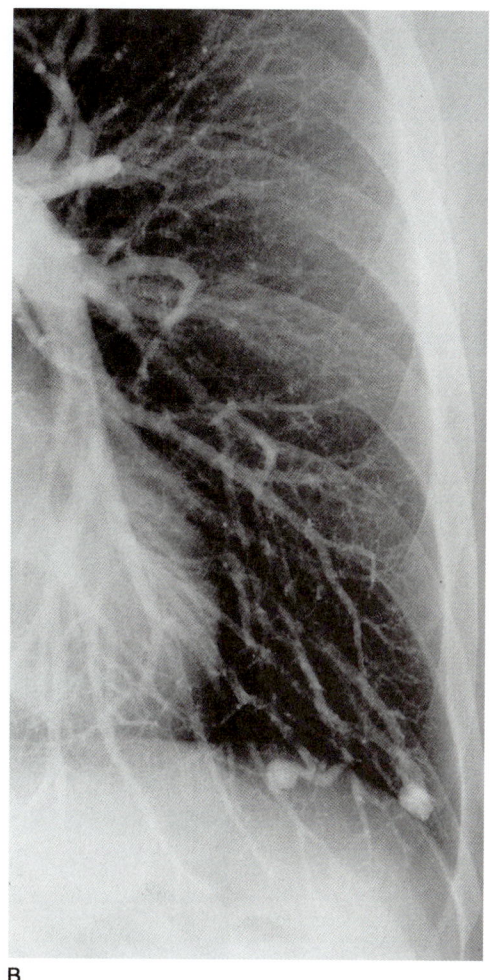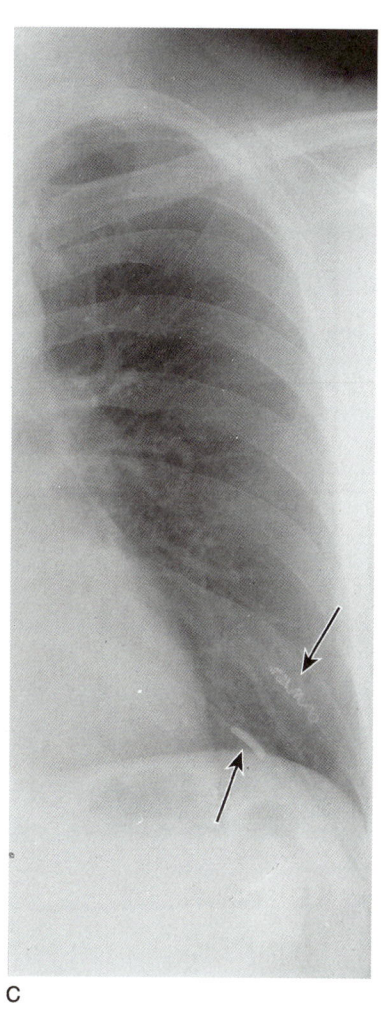

A   B   C

图75-8　标准X线胸片未发现而超声心动发现的PAVM。A.栓塞前;B.血管造影;C.栓塞后,显示弹簧圈及球囊栓塞。

99标记的白蛋白微球颗粒测量的分流水平、呼吸室内空气时的Pa_{O_2}、呼吸纯氧时测量的分流水平以及直立位氧饱和度等参数进行组合也可用于患者的筛查,但各种参数组合,均未能显示高灵敏度和特异性。

与评估患者症状、X线片、Sa_{O_2}、呼吸室内空气及纯氧时的Pa_{O_2}相比,超声心动造影的灵敏度更高。超声造影在HHT患者中的阳性率为55%~73%,而在筛查中仅31%患者出现阳性结果。80%或更多患者在接受栓塞治疗后,仍会出现超声造影持续阳性。患者存在弥漫性小灶PAVM或毛细血管扩张时,经食管超声心动造影可提供确诊证据。基于前述结果,许多中心采用以下筛查流程:以超声心动造影和前后位X线胸片为基础,如果其中之一为阳性,则可进一步做胸部CT检查。国际HHT工作组将CT平扫作为"金标准",仅在CT阳性时才进行肺血管造影确证。

就诊断而言,胸部CT的灵敏度明显高于X线胸片,但确切的灵敏度和特异性尚不明确。早年的一项研究显示,CT可识别98%以上的PAVM,且优于肺血管造影,并被推荐用于治疗前计划。

我们中心多年来对HHT患者用超声心动生理盐水造影进行筛查,对结果阳性者予以肺血管造影。其中,57%接受筛查的患者发现了PAVM。我们对PAVM的检出率远高于其他研究,结合对胸部CT假阴性结果的观察,我们认为这一方法是合理的。约15%应用这一方法筛查后给予血管造影确诊PAVM的患者不需要治疗性血管栓塞。这为我们更充分了解PAVM的自然病史及并发症发生率提供了机会。

这一筛查方法受检查技术的局限。我们医学中心目前应用64排多探头矩阵胸部CT及重建作为诊断性血管造影替代方法(视频75-2)。目前结果显示,这一技术至少与肺血管造影相同有效(图75-9)。

视频75-2

视频75-2　遗传性出血性毛细血管扩张症患者右下叶肺动静脉畸形CT血管造影(获Daniel Goodenberger博士授权使用)。

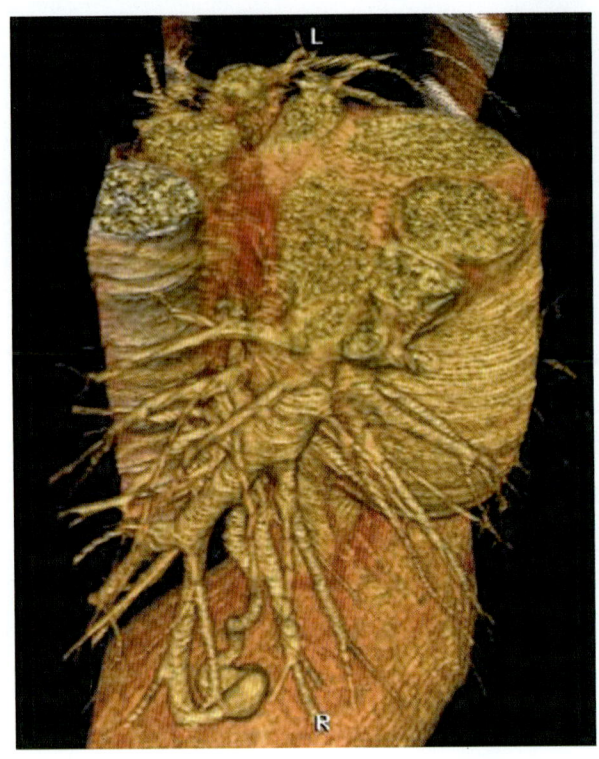

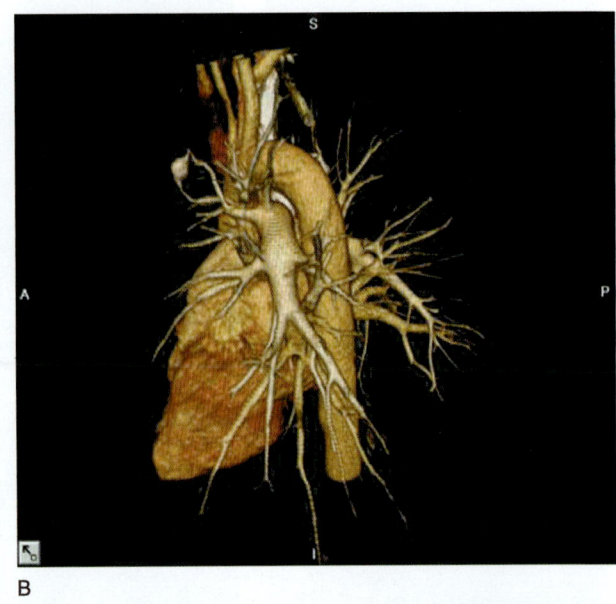

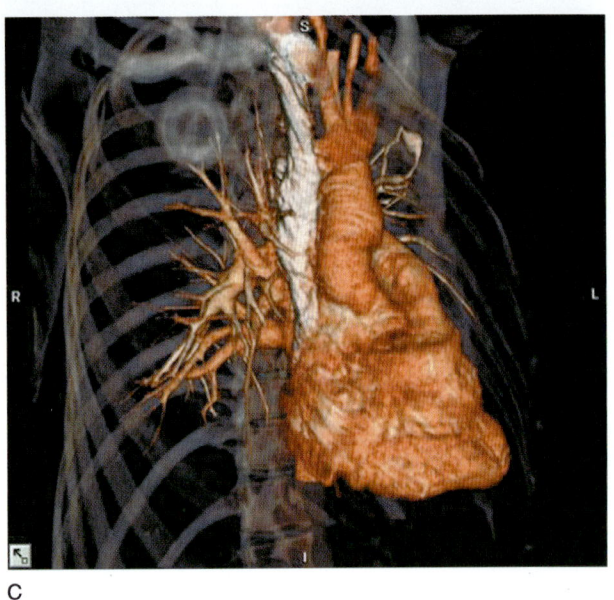

图 75-9　A~C. 64 排多探头矩阵 CT 所示 PAVM 三维重建图。

治疗

最早治疗 PAVM 的方法是开胸切除术。1942 年报道的肺切除术是首个获得成功的外科治疗方法。随着胸外科手术技术的进步,切除的范围逐渐缩小;到 1959 年,主流手术方法为局部切除。外科切除 PAVM 不可避免地会造成部分肺组织丧失,这对于多发 PAVM 患者来说是一个需要面对的问题。一位患者保持的纪录为分次切除了双肺共计 23 个 PAVM,而且症状显著改善。近年来,胸腔镜切除术的相关报道越来越多。尽管外科手术死亡率接近 0,但由于全身麻醉、开胸术并发症以及肺组织的丢失等问题,仍促使人们不断寻找新的治疗方法。

业已证明,PAVM 栓塞治疗是一种优秀的替代方法。这一方法最早使用的是自制弹簧圈,后由 Johns Hopkins 的 Terry 等人进行了改良和完善。最初的栓塞术通常使用硅酮球囊。滋养血管的直径超过 9mm 时,则使用带有促栓的 Dacron 尾部弹簧圈进行栓塞(图 75-10)。总体上,所有滋养血管直径在 3mm 或 >3mm 的 PAVM 均进行了栓塞,结果显示栓塞成功率超过 93%,因此栓塞术成为 PAVM 目前应用的主要治疗方法,其死亡率为 0,并发症较少,肺组织丧失量少,且患者不需要接受麻醉或开胸。目前已不再使用硅酮球囊,仅在研究栓塞术的历史时才会应用。近年来,放射介入医师更倾向于应用血管塞对较大的滋养血管进行栓塞,而弹簧圈则用于栓塞小的或较扭曲的

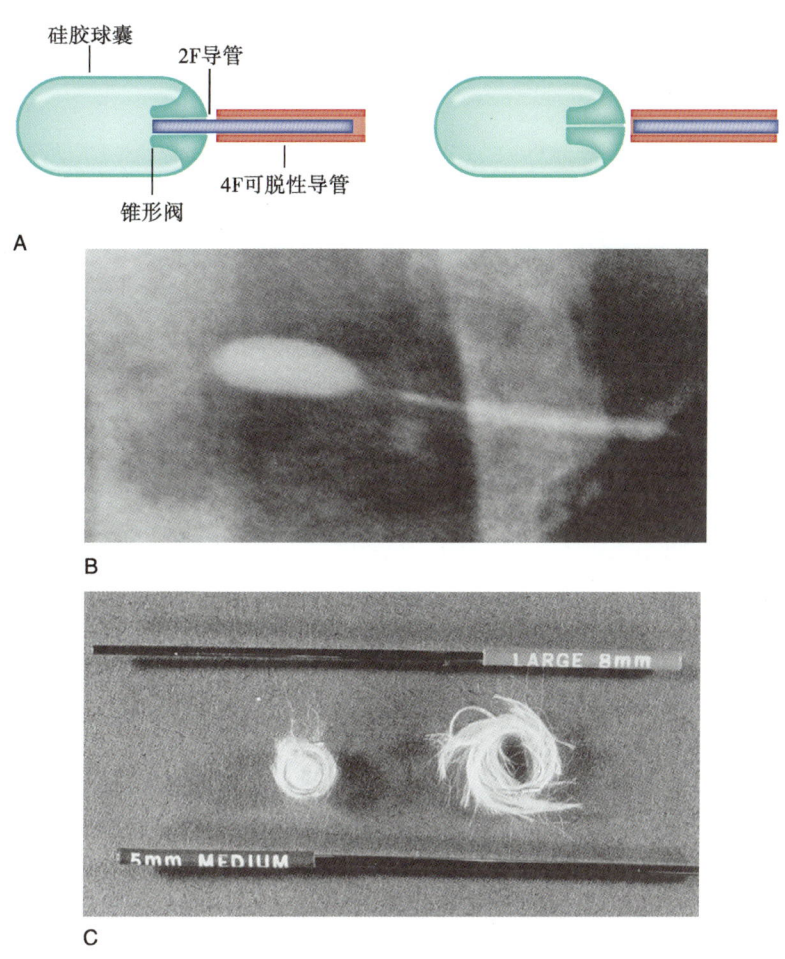

图 75-10　栓塞治疗装置。A.可拆卸球囊从导管脱离的机制；B.体内球囊荧光显像；C.两种型号栓塞弹簧圈。

血管。血管塞的优点包括应用单个装置即完成堵塞，缩短了操作时间，并可减少再灌注（图 75-11）。

因咯血或血胸而需要进行急诊栓塞术的妊娠期女性，可安全地进行栓塞。在妊娠 16 周后，对胎儿的射线暴露剂量是可接受的，妊娠预后良好。如果未发生咯血或血胸等并发症，栓塞治疗可以推迟至产后再进行。

血管栓塞术对儿童患者也是安全有效的。

血管栓塞术也存在一些局限性。首先，滋养血管直径必须在 2~3mm 或以上才可进行栓塞。从技术角度来说，大多数 PAVM 都可以栓塞，但个别 PAVM 则无法予以栓塞。24 年来，我们除了 3 例患者外，其余所有患者都给予了栓塞治疗（最近的病例系列研究中，无法栓塞为 2/132 例）。大部分患者持续存在肺内分流，并应在进行牙科操作前给予预防性抗感染治疗。

约 15%患者可发生栓塞血管再灌注，这可能使患者需要进行再次栓塞。现行标准为栓塞 6 个月后进行 CT 随访，如果 CT 结果阴性，则此后每 3 年随访一次。

尽管小 PAVM 逐渐生长的情况相对较少，但确实有报道证明小 PAVM 可以随时间而生长。PAVM 进展可能更常见于多发 PAVM 患者。有研究者建议患者在接受 PAVM 治疗后，需每隔 5 年进行一次随访，以评估小 PAVM 是否长大到足以导致矛盾栓塞和卒中发生。

总体上，大多数或几乎全部的 PAVM 栓塞术是成功的，可减轻低氧血症及其并发症，但是少数存在弥漫性小 PAVM 的患者，无法进行栓塞治疗。

对 PAVM 滋养血管直径≥3mm 以上者进行全部栓塞，可降低栓塞性卒中风险。对于复合性 PAVM，必须将全部滋养血管栓塞才能保证成功。栓塞术可降低脑脓肿的发生率，但即使治疗成功，仍可能再发脓肿。尽管尚无相关有效性数据支持，仍建议在栓塞治疗前，依据美国心脏学会心内膜炎指南推荐，对患者给予标准抗生素预防干预。即使栓塞成功，也经常观察到患者超声造影显示左向右分流持续存在，因此患者在接受牙科操作或其他外科手术之前，推荐预防性应用抗生素。

总体来说，对于易进行栓塞的 PAVM，应在发现时或发现后较短时间里进行栓塞。在发现 PAVM 后立

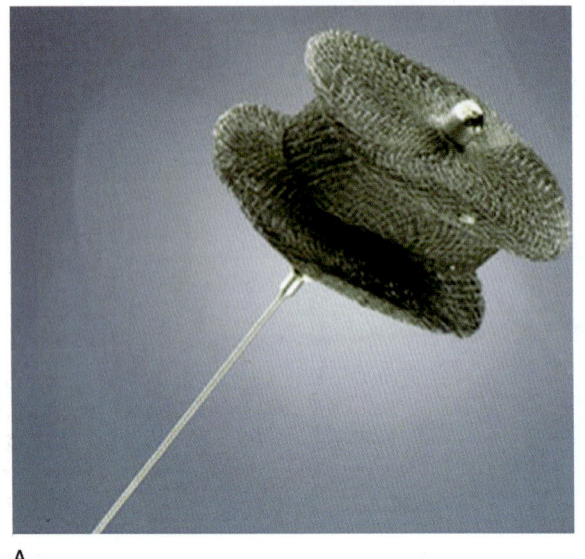

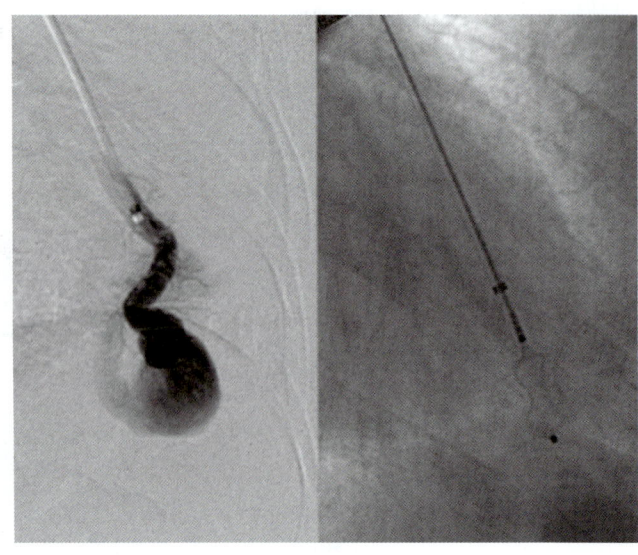

A

B

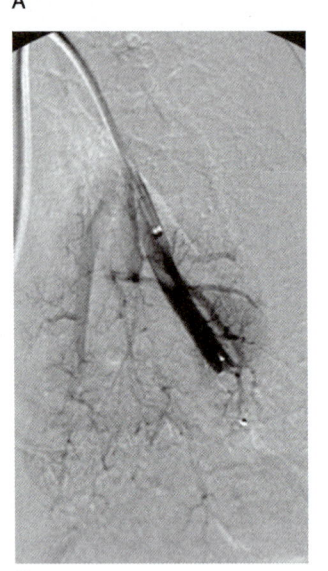

图 75-11　血管塞。A. Amplatzef 血管塞；B. 肺动静脉畸形栓塞术前与术后；C. 栓塞术后肺血管造影。

C

刻栓塞,可提高患者预期寿命及生存质量校正后的生存时间。

血管栓塞术的严重并发症较为少见。由于存在体循环空气栓塞或微粒栓塞可能性,所有静脉管路均装有微孔滤器,并对栓塞事件保持警惕性。栓塞过程罕见发生空气栓塞。在一个病例系列研究中,空气栓塞的发生率<5%。空气栓塞通常表现为口周感觉异常或心绞痛,而无持续影响。栓塞术后最常见的症状为胸膜炎,据报道其发生率为 10%~31%。根据我们的经验,胸膜炎可延迟至栓塞术后 17d 发生,其严重程度可从轻度疼痛至需要住院治疗。胸膜炎有时会伴有大量胸腔积液。胸腔积液及与之相关的低氧血症通常可在数周内缓解。其他并发症包括栓塞装置移位、PAVM 穿孔、TIA、栓塞后早期脑梗死以及操作中栓塞装置造成的矛盾栓塞(发生率约为 4%)。

弥漫性 PAVM 造成的低氧血症难以通过栓塞改善。多处栓塞仅能带来轻度好转,而术后并发症却可能很严重。无法进行栓塞术的患者,治疗则格外困难。少部分这类患者成功进行了肺移植。

随访及预后

HHT 患者如果初次筛查 PAVM 为阴性,应在下列时间再次筛查:①青春期后;②妊娠后;③5 年之内计划妊娠;④每 5~10 年进行常规筛查。

早期报道提示,未接受治疗的 PAVM 患者死亡率较高。早期报道的家系研究发现,患者频繁死于脑膜炎、脑脓肿及卒中。这一高死亡率部分可能与选择偏倚有关。近年研究发现,PAVM 患者的预后更偏于良性,如果是通过筛查发现的 PAVM,可能并不会出现并发症。在一个病例系列研究中,死亡率约为 10%。2/3 的患者死亡是因为脑血管意外,所有患者均存在发绀和红细胞增多症。

综上所述，PAVM 患者可得到成功治疗，基本上可使全部症状得以缓解，并显著降低并发症风险。大多数患者可选择血管栓塞术。PAVM 或 HHT 患者的亲属应接受超声心动造影筛查，以防止中枢神经系统并发症——疾病的首先表现。应充分教育 PAVM 患者，使了解疾病的诊断、潜在临床并发症以及遗传特点。关于 HHT 患者的教育资料和 HHT 与 PAVM 治疗专科中心的位置，可从 HHT 国际基金会网站获得。医护人员也可在该网站上获取最新的推荐共识。

张茉沁　译

王桂芳　高占成　审校

参考文献

[1] CHURTON T. Multiple aneurysm of pulmonary artery. Br Med J, 1897, 1:1223.

[2] READING B. Case of congenital telangiectasia of lung, complicated by brain abscess. Tex St J Med, 1932, 28:462–464.

[3] RODES CB. Cavernous hemangiomas of the lung with secondary polycythemia. JAMA, 1938, 110:1914–1915.

[4] SUTTON HG. Epistaxis as an indication of impaired nutrition and of degeneration of the vascular system. Med Mirror, 1864, 1:769–781.

[5] BABBINGTON BG. Hereditary epistaxis. Lancet, 1865, 2:362–363.

[6] LEGG W. A case of haemophilia complicated with multiple naevi. Lancet, 1876, 2:856–857.

[7] CHIARI O. Enfahrungen auf dem Gebiete der Hals und Nasen-krankheitenach den Ergebnissen des ambulatoriums. Leipzig und Wien:T eplitz & Deuticke, 1887.

[8] RENDU M. Épistaxis répétées chez un sujet porteur de petits angiomes cutanés et muqueux. Bull Et Mém Soc Méd Hôp Paris, 1896, 13:731–733.

[9] OSLER W. On a family form of recurring epistaxis, associated with multiple telangiectases of the skin and mucous membranes. Bull Johns Hopkins Hosp, 1901, 12:333–337.

[10] WEBER FP. Multiple hereditary developmental angiomata (telangiectases) of the skin and mucous membranes associated with recurring hemorrhages. Lancet, 1907, 2:160–162.

[11] HANES FM. Multiple hereditary telangiectases causing hemorrhage (hereditary hemorrhagic telangiectasia). Bull Johns Hopkins Hosp, 1909, 20:63–73.

[12] VASE P, HOLM M, ARENDRUP H. Pulmonary arteriovenous fistulas in hereditary hemorrhagic telangiectasia. Acta Med Scand, 1985, 218:105–109.

[13] WESTERMANN CJ, ROSINA AF, DE VRIES V, et al. The prevalence and manifestations of hereditary hemorrhagic telangiectasia in the Afro-Caribbean population of the Netherlands Antilles: a family screening. Am J Med Genet A, 2003, 116:324–328.

[14] KJELDSEN AD, VASE P, GREEN A. Hereditary haemorrhagic telangiectasia: a population-based study of prevalence and mortality in Danish patients. J Intern Med, 1999, 245:31–39.

[15] DAKEISHI M, SHIOYA T, WADA Y, et al. Genetic epidemiology of hereditary hemorrhagic telangiectasia in a local community in the northern part of Japan. Hum Mutat, 2002, 19:140–148.

[16] GUTTMACHER AE, MARCHUK DA, WHITE RI JR. Hereditary hemorrhagic telangiectasia. N Engl J Med, 1995, 333:918–924.

[17] HEUTINK P, HAITJEMA T, BREEDVELD GJ, et al. Linkage of hereditary haemorrhagic telangiectasia to chromosome 9q34 and evidence for locus heterogeneity. J Med Genet, 1994, 31:933–936.

[18] MCDONALD MT, PAPENBERG KA, GHOSH S, et al. A disease locus for hereditary haemorrhagic telangiectasia maps to chromosome 9q33–34. Nat Genet, 1994, 6:197–204.

[19] SHOVLIN CL, HUGHES JM, TUDDENHAM EG, et al. A gene for hereditary haemorrhagic telangiectasia maps to chromosome 9q3. Nat Genet, 1994, 6:205–209.

[20] MCALLISTER KA, GROGG KM, JOHNSON DW, et al. Endoglin, a TGF-beta binding protein of endothelial cells, is the gene for hereditary haemorrhagic telangiectasia type 1. Nat Genet, 1994, 8:345–351.

[21] MCALLISTER KA, LENNON F, BOWLES-BIESECKER B, et al. Genetic heterogeneity in hereditary haemorrhagic telangiectasia: possible correlation with clinical phenotype. J Med Genet, 1994, 31:927–932.

[22] PORTEOUS ME, CURTIS A, WILLIAMS O, et al. Genetic heterogeneity in hereditary hemorrhagic telangiectasia. J Med Genet, 1994, 31:925–926.

[23] BOURDEAU A, FAUGHNAN ME, LETARTE M. Endoglin-deficient mice, a unique model to study hereditary hemorrhagic telangiectasia. Trends Cardiovasc Med, 2000, 10:279–285.

[24] BERG JN, GALLIONE CJ, STENZEL TT, et al. The activin receptor-like kinase 1 gene: genomic structure and mutations in hereditary hemorrhagic telangiectasia type 2. Am J Hum Genet, 1997, 61:60–67.

[25] JOHNSON DW, BERG JN, BALDWIN MA, et al. Mutations in the activin receptor-like kinase 1 gene in hereditary haemorrhagic telangiectasia type 2. Nat Genet, 1996, 13:189–195.

[26] SRINIVASAN S, HANES MA, DICKENS T, et al. A mouse model for hereditary hemorrhagic telangiectasia (HHT) type 2. Hum Mol Genet, 2003, 12:473–482.

[27] GALLIONE CJ, REPETTO GM, LEGIUS E, et al. A combined syndrome of juvenile polyposis and hereditary haemorrhagic telangiectasia associated with mutations in MADH4 (SMAD4). Lancet, 2004, 363:852–859.

[28] GALLIONE CJ, RICHARDS JA, LETTEBOER TGW, et al. SMAD4 mutations found in unselected HHT patients. J Med Genet, 2006, 43:793–797.

[29] COLE SG, BEGBIE ME, WALLACE GM, et al. A new locus for hereditary haemorrhagic telangiectasia (HHT3) maps to chromosome 5. J Med Genet, 2005, 42:577–582.

[30] BAYRAK-TOYDEMIR P, MCDONALD J, AKARSU N, et al. A fourth locus for hereditary hemorrhagic telangiectasia maps to chromosome 7. Am J Med Genet A, 2006, 140:2155–2162.

[31] LESCA G, BURNICHON N, RAUX G, et al. Distribution of ENG and ACVRL1 (ALK1) mutations in French HHT patients. Hum Mutat, 2006, 27:598.

[32] FERNANDEZ A, SANZ-RODRIGUEZ F, ZARRABEITIA R, et al. Mutation study of Spanish patients with hereditary hemorrhagic telangiectasia and expression analysis of Endoglin and ALK1. Hum Mutat, 2006, 27:295.

[33] PRIGODA NL, SAVAS S, ABDALLA SA, et al. Hereditary haemorrhagic telangiectasia: mutation detection, test sensitivity and novel mutations. J Med Genet, 2006, 43:722–728.

[34] LETTEBOER TGW, ZEWALD RA, KAMPING EJ, et al. Hereditary hemorrhagic telangiectasia: ENG and ALK-1 mutations in Dutch patients. Hum Genet, 2005, 116:8–16.

[35] BAYRAK-TOYDEMIR P, MCDONALD J, MARKEWITZ B, et al. Genotype-phenotype correlation in hereditary hemorrhagic telangiectasia: mutations and manifestations. Am J Med Genet A, 2006, 140:463–470.

[36] MCCUE CM, HARTENBERG M, NANCE WE. Pulmonary arteriovenous malformations related to Rendu-Osler-Weber syndrome. Am J Med Genet, 1984, 19:19–27.

[37] PEERY WH. Clinical spectrum of hereditary hemorrhagic telangiectasia (Osler-Weber-Rendu disease). Am J Med, 1987, 82:989–997.

[38] WHITE RI JR, MITCHELL SE, BARTH KH, et al. Angioarchitecture of pulmonary arteriovenous malformations: an important consideration before embolotherapy. AJR Am J Roentgenol, 1983, 140:681–686.

[39] ANABTAWI IN, ELLISON RG, ELLISON LT. Pulmonary arteriovenous aneurysms and fistulas: anatomical variations, embryology, and classification. Ann Thorac Surg, 1965, 1:277–285.

[40] DINES DE, ARMS RA, BERNATZ PE, et al. Pulmonary arteriovenous fistulas. Mayo Clin Proc, 1974, 49:460–465.

[41] BRILLET PY, DUMONT P, BOUAZIZ N, et al. Pulmonary arteriovenous malformation treated with embolotherapy: systemic collateral supply at multidetector CT angiography after 2–20 year follow-up. Radiology, 2007, 242:267–276.

[42] SHOVLIN CL. Hereditary hemorrhagic telangiectasia: pathophysiology, diagnosis, and treatment. Blood Rev, 2010, 24:203–219.

[43] PARK SO, WANKHEDE M, LEE YJ, et al. Real-time imaging of de novo arteriovenous malformation in a mouse model of hereditary hemorrhagic telangiectasia. J Clin Invest, 2009, 119:3487–3496.

[44] ROMAN BL, PHAM VN, LAWSON ND, et al. Disruption of ACVRL1 increases endothelial cell number in zebra fish cranial vessels. Development, 2002, 129:3009–3019.

[45] KIM JH, PEACOCK R, GEORGE SC, et al. BMP9 induces EphrinB2 expression in endothelial cells through an Alk1-BMPRII/ActRII-ID1/ID3-dependent pathway:implications for hereditary hemorrhagic telangiectasia type II. Angiogenesis, 2012, 15:497–509.

[46] CHEN W, GUO Y, WALKER EJ, et al. Reduced mural cell coverage and impaired vessel integrity after angiogenic stimulation in the ALK-1 deficient brain. Arterioscler Thromb Vasc Biol, 2013, 33:305–310.

[47] CORTI P, YOUNG S, CHEN CY, et al. Interaction between ALK1 and blood flow in the development of arteriovenous malformations. Development, 2011, 138:1573–1582.

[48] BRAVERMAN IM, KEH H, JACOBSON BJ. Ultrastructure and three-dimensional organization of the telangiectases of hereditary hemorrhagic telangiectasia. J Invest Dermatol, 1990, 95:422–427.

[49] SHOVLIN CL, SODHI V, MCCARTHY A, et al. Estimates of risk of pregnancy for women with hereditary hemorrhagic telangiectasia. BJOG, 2008, 115:1108–1115.

[50] BURKE CM, SAFAI C, NELSON DP, et al. Pulmonary arteriovenous malformations: a critical update. Am Rev Respir Dis, 1986, 134:334–339.

[51] SWANSON KL, PRAKASH UB, STANSON AW. Pulmonary arteriovenous fistulas: Mayo Clinic experience 1982–1997. Mayo Clin Proc, 1999, 74:671–680.

[52] FAUGHNAN ME, LUI YW, WIRTH JA, et al. Diffuse pulmonary arteriovenous malformations: characteristics and prognosis. Chest, 2000, 117:31–38.

[53] PIERUCCI P, MURPHY J, HENDERSON KJ, et al. New definition and natural history of patients with diffuse pulmonary arteriovenous malformations: twenty-seven year experience. Chest, 2008, 133:653–661.

[54] HALES MR. Multiple small arteriovenous fistulae of the lungs. Am J Pathol, 1956, 32:927–943.

[55] WHITE RI JR, LYNCH-NYHANA A, TERRY P, et al. Pulmonary arteriovenous malformations: techniques and long-term outcome of embolotherapy. Radiology, 1988, 169:663–669.

[56] GOODENBERGER DM. Unpublished data. 11/99-08/06. 354 patients with HHT Age range 10 months to 83 years.

[57] WONG HH, CHAN RP, KLATT R, et al. Idiopathic pulmonary arteriovenous malformations: clinical and imaging characteristics. Eur Respir J, 2011, 38:368–375.

[58] HUSEBY JS, CULVER BH, BUTLER J. Pulmonary arteriovenous fistulas: increase in shunt at high lung volume. Am Rev Respir Dis, 1977, 115:229–232.

[59] BARZILAI B, WAGGONER A, SPESSERT C, et al. Two-dimensional contrast echocardiography in the detection and follow-up of congenital pulmonary arteriovenous malformations. Am J Cardiol, 1991, 68:1507–1510.

[60] POLLAK JS, SALUJA S, THABET A, et al. Clinical and anatomic outcomes after embolotherapy of pulmonary arteriovenous malformations. J Vasc Interv Radiol, 2006, 17:35–44.

[61] REILLY PJ, NOSTRANT TT. Clinical manifestations of hereditary hemorrhagic telangiectasia. Am J Gastroenterol, 1984, 79:363–367.

[62] HAITJEMA T, DISCH F, OVERTOOM TT, et al. Screening family members of patients with hereditary hemorrhagic telangiectasia. Am J Med, 1995, 99:519–524.

[63] COTTIN V, PLAUCHU H, BAYLE JY, et al. Pulmonary arteriovenous malformations in patients with hereditary hemorrhagic telangiectasia. Am J Respir Crit Care Med, 2004, 169:994–1000.

[64] GOODENBERGER D, PICUS D. Pulmonary arteriovenous malformation frequency in hereditary hemorrhagic telangiectasia–impact of screening procedure. Sixth International HHT Scientific Conference. Lyon, France, 2005.

[65] VAN GENT MW, POST MC, SNIJDER RJ, et al. Real prevalence of pulmonary right-to-left shunt according to genotype in patients with hereditary hemorrhagic telangiectasia: a transthoracic contrast echocardiography study. Chest, 2010, 138:833–839.

[66] BERTHOLET P, WALKER JG, SHERLOCK S, et al. Arterial changes in the lung in cirrhosis of the liver–lung spider nevi. N Engl J Med, 1966, 274:291–298.

[67] ALLER R, MOYA JL, MOREIRA V, et al. Diagnosis of hepatopulmonary syndrome with contrast transesophageal echocardiography: advantages over contrast transthoracic echocardiography. Digest Dis Sci, 1999, 44:1243–1248.

[68] LANGIULLI M, ARONOW WS, DAS M, et al. Prevalence and prognosis of intrapulmonary shunts in patients with hepatic cirrhosis. Cardiol Rev, 2006, 14:53–54.

[69] LUNDELL M, FINCK E. Arteriovenous fistulas originating from Rasmussen aneurysms. Am J Roentgenol, 1983, 140:687–688.

[70] PIERCE JA, REAGAN WP, KIMBALL RW. Unusual cases of pulmonary arteriovenous fistulas, with a note on thyroid carcinoma as a cause. N Engl J Med, 1959, 260:901–907.

[71] MARIANESCHI SM, MCILHINNEY DB, REDDY VM. Pulmonary arteriovenous malformations in and out of the setting of congenital heart disease. Ann Thorac Surg, 1998, 66:688–691.

[72] MANGANAS C, ILIOPOULOS J, PANG L, et al. Traumatic pulmonary arteriovenous malformation presenting with massive hemoptysis 30 years after penetrating chest injury. Ann Thorac Surg, 2003, 76:942–944.

[73] DINES DE, SEWARD JB, BERNATZ PE. Pulmonary arteriovenous fistulas. Mayo Clin Proc, 1983, 58:176–181.

[74] GOMES MR, BERNATZ PE, DINES DE. Pulmonary arteriovenous fistulas. Ann Thorac Surg, 1969, 7:582–593.

[75] SLUITER-ERINGA H, ORIE NGM, SLUITER HJ. Pulmonary arteriovenous fistula: diagnosis and prognosis in noncomplainant patients. Am Rev Respir Dis, 1969, 100:177–188.

[76] SHOVLIN CL, LETARTE M. Hereditary haemorrhagic telangiectasia

and pulmonary arteriovenous malformations: issues in clinical management and review of pathogenic mechanisms. Thorax, 1999, 54:714–729.

[77] GERSHON AS, FAUGHNAN ME, CHON KS, et al. Transcatheter embolotherapy of maternal pulmonary arteriovenous malformations during pregnancy. Chest, 2001, 119:470–477.

[78] GOODENBERGER D, BARZILAI B, WAGGONER A, et al. Frequency of intrapulmonary shunt in relatives of patients with Osler-Weber-Rendu and pulmonary arteriovenous malformation (abstract). Chest, 1990, 98:59S.

[79] SHUMACKER HB, WALDHAUSEN JA. Pulmonary arteriovenous fistulas in children. Ann Surg, 1963, 158:713–720.

[80] MAGER JJ, OVERTOOM TT, BLAUW H, et al. Embolotherapy of pulmonary arteriove-nous malformations: long-term results in 112 patients. J Vasc Intervent Radiol, 2004, 15:451–456.

[81] DINSMORE BJ, GEFTER WB, HATABU H, et al. Pulmonary arteriovenous malformations: diagnosis by gradient refocused MR imaging. J Comput Assist Tomogr, 1990, 14:918–923.

[82] ASSAR OS, FRIEDMAN CM, WHITE RI. The natural history of epistaxis in hereditary hemorrhagic telangiectasia. Laryngoscope, 1991, 101:977–980.

[83] MAHER CO, PIEPGRAS DG, BROWN RD JR, et al. Cerebrovascular manifestations in 321 cases of hereditary hemorrhagic telangiectasia. Stroke, 2001, 32:877–882.

[84] PRZYBOJEWSKI JZ, MARITZ F. Pulmonary arteriovenous fistulas: a case presentation and review of the literature. S Afr Med J, 1980, 57:366–373.

[85] WHITE RI JR. Pulmonary arteriovenous malformations: how do we diagnose them and why is it important to do so? Radiology, 1992, 182:633–635.

[86] GOODENBERGER D, SPESSERT C, WAGGONER A, et al. Size and location of occult pulmonary arteriovenous malformations (PAVM's) in individuals with Osler-Weber-Rendu (OWR) (abstract). Am Rev Respir Dis, 1991, 143:A663.

[87] DALTON ML, GOODWIN FC, BRONWELL AW, et al. Intrapleural rupture of pulmonary arteriovenous aneurysm: report of a case. Dis Chest, 1967, 52:97–100.

[88] FERENCE BA, SHANNON TM, WHITE RI JR, et al. Life-threatening pulmonary hemorrhage with pulmonary arteriovenous malformations and hereditary hemorrhagic telangiectasia. Chest, 1994, 106:1387–1390.

[89] GAMMON RB, MIKSA AK, KELLER FS. Osler-Weber-Rendu disease and pulmonary arteriovenous fistulas: deterioration and embolotherapy during pregnancy. Chest, 1990, 98:1522–1524.

[90] LAROCHE CM, WELLS F, SHNEERSON J. Massive hemothorax due to enlarging arteriovenous fistula in pregnancy. Chest, 1992, 101:1452–1454.

[91] FAUGHNAN ME, GRANTON JT, YOUNG LH. The pulmonary vascular complications of hereditary haemorrhagic telangiectasia. Eur Respir J, 2009, 33:1186–1194.

[92] TRELL E, JOHANSSON BW, LINELL F, et al. Familial pulmonary hypertension and multiple abnormalities of large systemic arteries in Osler's disease. Am J Med, 1972, 53:50–63.

[93] TREMBATH RC, THOMSON JR, MACHADO RD, et al. Clinical and molecular genetic features of pulmonary hypertension in patients with hereditary hemorrhagic telangiectasia. N Engl J Med, 2001, 345:325–334.

[94] SIMONNEAU G, ROBBINS IM, BEGHETTI M, et al. Updated clinical classification of pulmonary hypertension. J Am Coll Cardiol, 2009, 54(1 Suppl):S43–S54.

[95] GIRERD B, MONTANI D, COULET F, et al. Clinical outcomes of pulmonary arterial hypertension in patients carrying ACVRL1 (ALK1) mutation. Am J Respir Crit Care Med, 2010, 181:851–861.

[96] SMOOT LB, OBLER D, MCELHINNEY DB, et al. Clinical features of pulmonary arterial hypertension in young people with an ALK1 mutation and hereditary haemorrhagic telangiectasia. Arch Dis Child, 2009, 94:506–511.

[97] SHOVLIN CL, GIBBS JS, JACKSON JE. Management of pulmonary arteriovenous malformations in pulmonary hypertensive patients: a pressure to embolize? Eur Respir Rev, 2009, 18:4–6.

[98] MONTANI D, PRICE LC, GIRERD B, et al. Fatal rupture of pulmonary arteriovenous malformation in hereditary hemorrhagic telangiectasis and severe PAH. Eur Respir Rev, 2009, 18:42–46.

[99] ROMAN G, FISHER M, PERL DP, et al. Neurological manifestations of hereditary hemorrhagic telangiectasia (Rendu-Osler-Weber disease): report of two cases and review of the literature. Ann Neurol, 1978, 4:130–144.

[100] PRESS OW, RAMSEY PG. Central nervous system infections associated with hereditary hemorrhagic telangiectasia. Am J Med, 1984, 77:86–92.

[101] GALLITELLI M, GUASTAMACCHIA E, RESTA F, et al. Pulmonary arteriovenous malformations, here-ditary hemorrhagic telangiectasia, and brain abscess. Respira-tion, 2006, 73:553–557.

[102] GELFAND MS, STEPHENS DS, HOWELL EI, et al. Brain abscess: association with pulmonary arteriovenous fistula and hereditary hemorrhagic telangiec-tasia: report of three cases. Am J Med, 1988, 85:718–720.

[103] FAUGHNAN ME, PALDA VA, GARCIA-TSAO, et al. International guidelines for the diagnosis and management of hereditary haemorrhagic telangiectasia. J Med Genet, 2011, 48:73–87.

[104] POST MC, LETTEBOER TG, MAGER JJ, et al. A pulmonary right-to-left shunt in patients with hereditary hemorrhagic telangiectasia is associated with an increased prevalence of migraine. Chest, 2005, 128:2485–2489.

[105] FULBRIGHT RK, CHALOUPKA JC, PUTMAN CM, et al. MR of hereditary hemorrhagic telangiectasia: prevalence and spectrum of cerebrovascular malformations. AJNR Am J Neuroradiol, 1998, 19:477–484.

[106] JESSURUN GA, KAMPHUIS DJ, VAN DER ZANDE FH, et al. Cerebral arteriovenous malformations in the Netherlands Antilles: high prevalence of hereditary hemorrhagic telangiectasia-related single and multiple cerebral arteriovenous malformations. Clin Neurol Neurosurg, 1993, 95:193–198.

[107] EASEY AJ, WALLACE GMF, HUGHES JMB, et al. Should asymptomatic patients with hereditary haemorrhagic telangiectasia (HHT) be screened for cerebral vascular malformations? Data from 22,061 years of HHT patient life. J Neurol Neurosurg Psychiatry, 2003, 74:743–748.

[108] Cook Medical MRI Information.[2014–10–19] http://www.cook-medical.com/product/-/catalog/nester-embolization-coils-platinum?ds=di_mwcen_webds#tab=mri.

[109] SHUB C, TAJIK AJ, SEWARD JB, et al. Detecting intrapulmonary right-to-left shunt with contrast echocardiography: observations in a patient with diffuse pulmonary arteriovenous fistulas. Mayo Clin Proc, 1976, 51:81–84.

[110] HERNANDEZ A, STRAUSS AW, MCKNIGHT R, et al. Diagnosis of pulmonary arteriovenous fistula by contrast echocardiography. J Pediatr, 1978, 93:258–261.

[111] SHOVLIN CL, GUTTMACHER AE, BUSCARINI E, et al. Diagnostic criteria for hereditary hemorrhagic telangiectasia (Rendu-Osler-Weber Syndrome). Am J Med Genet, 2000, 91:66–67.

[112] OXHOJ H, KJELDSEN AD, NIELSEN G. Screening for pulmonary arteriovenous malformations: contrast echocar-diography versus pulse oximetry. Scand Cardiovasc J, 2000, 34:281–285.

索引

72栏

Fishman 肺脏病学

Fishman's Pulmonary Diseases and Disorders

（第 5 版）

下　册

主　编　Michael A. Grippi

副主编　Jack A. Elias

Jay A. Fishman

Robert M. Kotloff

Allan I. Pack

Robert M. Senior

主　译　高占成

人民卫生出版社

·北　京·

Editor-in-chief，Michael A. Grippi；Co-editors，Jack A. Elias，Jay A. Fishman，Robert M. Kotloff，Allan I. Pack，Robert M. Senior；video editor，Mark D. Siegel.
Fishman's Pulmonary Diseases and Disorders，Fifth Edition
ISBN：978-0-07-180728-9
Copyright © 2015 by McGraw-Hill Education.

图书在版编目（CIP）数据

Fishman 肺脏病学：全 2 册／（美）迈克尔·A. 格里皮（Michael A. Grippi）等主编；高占成主译.
北京：人民卫生出版社，2024. 12. -- ISBN 978-7-117-29664-9

Ⅰ. R563

中国国家版本馆 CIP 数据核字第 2024M439L1 号

| 人卫智网 | www.ipmph.com | 医学教育、学术、考试、健康，购书智慧智能综合服务平台 |
| 人卫官网 | www.pmph.com | 人卫官方资讯发布平台 |

图字：01-2018-2823 号

Fishman 肺脏病学
Fishman Feizangbingxue
（上、下册）

主　　译：高占成
出版发行：人民卫生出版社（中继线 010-59780011）
地　　址：北京市朝阳区潘家园南里 19 号
邮　　编：100021
E - mail：pmph @ pmph.com
购书热线：010-59787592　010-59787584　010-65264830
印　　刷：鸿博睿特（天津）印刷科技有限公司
经　　销：新华书店
开　　本：889×1194　1/16　总印张：167　总字数：5531 千字
版　　次：2024 年 12 月第 1 版
印　　次：2024 年 12 月第 1 次印刷
标准书号：ISBN 978-7-117-29664-9
定价（上、下册）：1290.00 元

打击盗版举报电话：010-59787491　E-mail：WQ @ pmph.com
质量问题联系电话：010-59787234　E-mail：zhiliang @ pmph.com
数字融合服务电话：4001118166　E-mail：zengzhi @ pmph.com

译者名单

主　译　高占成

副主译　徐　钰　李　冉

译　者（按姓氏笔画排序）

丁艳苓	北京大学第三医院
丁啟迪	北京大学人民医院
于　萍	北京大学人民医院
马昕茜	北京大学人民医院
马艳良	北京大学人民医院
王　芳	北京大学人民医院
王　颖	北京大学人民医院
王小溶	华中科技大学协和医院
王优雅	北京大学人民医院
王克强	北京大学人民医院
王桂芳	河南省郑州市第九人民医院
公丕花	北京大学人民医院
尹　露	北京大学人民医院
邓　锐	北京大学医学部
宁　璞	西安交通大学第二附属医院
司淑一	北京医院
毕陶然	北京大学人民医院
刘　琳	贵州大学医学院、贵州省人民医院
刘贝贝	北京大学第三医院
刘月洁	北京大学人民医院
刘彦国	北京大学人民医院
刘春雨	北京大学人民医院
闫　涵	北京大学人民医院
安树昌	清华大学第一医院
李　冉	北京大学人民医院
李　梅	北京大学国际医院
李玉茜	北京大学人民医院
李胜男	北京大学人民医院
杨冬红	北京大学人民医院
何玉坤	北京大学人民医院
沈　宁	北京大学第三医院
张　昭	郑州大学附一院
张　颖	北京大学人民医院

张茉沁	北京大学人民医院
陈　希	北京积水潭医院
陈　琳	四川省人民医院
陈亚红	北京大学第三医院
陈妍杰	福建省福州市中医院
陈济超	北京大学航天临床医学院
周德训	北京大学人民医院
郑雅莉	厦门大学翔安医院
赵　卉	山西医科大学附属第二医院
赵　杰	北京大学国际医院
赵　瑞	北京大学人民医院
胡　萍	北京积水潭医院
胡　嫣	北京大学国际医院
姜　宁	北京大学人民医院
骆琼珍	清华大学长庚医院
原　源	北京积水潭医院
倪文涛	北京大学人民医院
徐　钰	北京积水潭医院
高文君	北京大学人民医院
高占成	北京大学人民医院
席　雯	北京大学人民医院
曹　洁	天津医科大学总医院
常　远	北京大学国际医院
章亚琼	北京大学国际医院
梁　瀛	北京大学第三医院
彭振丽	北京市垂杨柳医院
董霄松	北京大学人民医院
喻　言	北京大学人民医院
程　瑾	北京大学人民医院
智　慧	北京大学人民医院
谢　宇	上海交通大学医学院附属第九人民医院
赖国祥	福建中医药大学附属第二人民医院
綦　颖	北京积水潭医院
暴　婧	北京大学人民医院
薛　青	宁德师范学院附属宁德市医院
薛健博	北京大学人民医院

主编

Michael A. Grippi, MD

Vice Chairman, Department of Medicine

Pulmonary, Allergy, and Critical Care Division

Perelman School of Medicine at the University of Pennsylvania

Chief Medical Officer, GSPP Specialty Hospital

Philadelphia, Pennsylvania

副主编

Jack A. Elias, MD

Dean of Medicine and Biologic Sciences

Frank L. Day Professor of Biology

Professor of Medicine

Professor of Molecular Microbiology and Immunology

Professor of Molecular Biology, Cell Biology, and Biochemistry

Brown University

Warren Alpert School of Medicine

Providence, Rhode Island

Jay A. Fishman, MD

Professor of Medicine

Harvard Medical School

Director, Transplant Infectious Disease and Compromised Host Program

Massachusetts General Hospital

Associate Director, MGH Transplantation Center

Boston, Massachusetts

Robert M. Kotloff, MD

Chairman, Department of Pulmonary Medicine

Respiratory Institute

Cleveland Clinic

Cleveland, Ohio

Allan I. Pack, MBChB, PhD

John Miclot Professor of Medicine

Chief, Division of Sleep Medicine/Department of Medicine

Director, Center for Sleep and Circadian Neurobiology

Perelman School of Medicine at the University of Pennsylvania

Philadelphia, Pennsylvania

Robert M. Senior, MD

Professor of Medicine

Professor of Cell Biology & Physiology

Washington University School of Medicine

St. Louis, Missouri

视频副主编

Mark D. Siegel, MD

Professor of Medicine

Department of Internal Medicine

Yale School of Medicine

New Haven, Connecticut

编者

Bekele Afessa, MD (Deceased)
Professor of Medicine
Division of Pulmonary and Critical Care Medicine
Mayo Clinic
Rochester, Minnesota
第95章

Abass Alavi, MD (Hon.), PhD (Hon.), DSci (Hon.)
Professor of Radiology and Neurology
Perelman School of Medicine at the University of Pennsylvania
Philadelphia, Pennsylvania
第32章

Micheala A. Aldred, PhD
Genomic Medicine Institute
Cleveland Clinic
Cleveland, Ohio
第7章

Timothy Craig Allen, MD, JD
Professor of Pathology
Director of Anatomic Pathology
The University of Texas Medical Branch
Galveston, Texas
第67章

Murray D. Altose, MD
Professor of Medicine
Case Western Reserve University School of Medicine
Chief of Staff
Cleveland VA Medical Center
Cleveland, Ohio
第10章

Danielle Antin-Ozerkis, MD
Medical Director, Yale Interstitial Lung Disease Program
Associate Professor, Section of Pulmonary and Critical Care Medicine
Yale School of Medicine
New Haven, Connecticut
第54章

Andrea J. Apter, MD, MSc, MA
Professor of Medicine
Chief and Program Director
Section of Allergy and Immunology
Division of Pulmonary, Allergy, and Critical Care Medicine
Perelman School of Medicine
University of Pennsylvania
Philadelphia, Pennsylvania
第45章

Jeffrey J. Atkinson, MD
Division of Pulmonary and Critical Care
Washington University School of Medicine
St. Louis, Missouri
第40章

John R. Bach, MD
Professor of Physical Medicine and Rehabilitation
Professor of Neurosciences
Vice Chairman, Department of Physical Medicine and Rehabilitation,
UMDNJ-New Jersey Medical School
Department of Physical Medicine and Rehabilitation
University Hospital
Newark, New Jersey
第85章

Eduardo J. Mortani Barbosa Jr., MD
Assistant Professor of Radiology
Cardiothoracic Imaging
Perelman School of Medicine at the University of Pennsylvania
Philadelphia, Pennsylvania
第30章

Alan F. Barker, MD
Pulmonary & Critical Care Medicine
Oregon Health & Science University
Portland, Oregon
第53章

Peter J. Barnes, FRS, FMedSci
Margaret Turner-Warwick Professor of Medicine
Head of Respiratory Medicine
Airway Disease Section, National Heart & Lung Institute
Imperial College London
Dovehouse St, London
第46章

Sonja D. Bartolome, MD
Associate Professor, Pulmonary and Critical Care Medicine
UT Southwestern Medical Center
Dallas, Texas
第98章

Cynthia M. Beall, PhD
Distinguished University Professor and S. Idell Pyle Professor
of Anthropology
Department of Anthropology
Case Western Reserve University
Cleveland, Ohio
第92章

Matthew C. Bell, MD
Assistant Professor of Medicine & Pediatrics
Department of Pediatrics
Division of Allergy & Immunology
University of Arkansas for Medical Sciences
Arkansas Children's Hospital
Little Rock, Arkansas
第44章

Joshua O. Benditt, MD
Professor of Medicine
Medical Center
University of Washington School of Medicine
Seattle, Washington
第144章

Tithi Biswas, MD
Clinical Associate Professor
Department of Radiation Oncology
Case Western Reserve University School of Medicine
University Hospitals Seidman Cancer Center
Cleveland, Ohio
第115章

Richard C. Boucher, MD
Kenan Professor of Medicine
Director Department of Medicine
Cystic Fibrosis and Pulmonary Research and Treatment Center
University of North Carolina
Chapel Hill, North Carolina
第6章

Ghada Bourjeily, MD
Associate Professor of Medicine, Pulmonary and Critical Care Medicine
The Warren Alpert Medical School of Brown University
The Miriam Hospital
Providence, Rhode Island
第97章

Anthony F. Boyer, MD
Pulmonary Medicine Consultants
Richardson, Texas
第129章

Steven L. Brody, MD
Pulmonary and Critical Care
Department of Medicine
Washington University School of Medicine
St. Louis, Missouri
第53章

Nathan E. Brummel, MD, MSCI
Division of Allergy, Pulmonary, and Critical Care Medicine
Health Services Research
Center for Quality of Aging
Department of Medicine, Vanderbilt University School of Medicine
Nashville, Tennessee
第150章

Ayesha S. Bryant, MSPH, MD
Assistant Professor, Cardiothoracic Surgery
University of Alabama at Birmingham
Birmingham, Alabama
第105章

S. Rodrigo Burguete, MD
Assistant Professor
Division of Pulmonary Diseases & Critical Care Medicine
Department of Medicine
University of Texas Health Science Center San Antonio
San Antonio, Texas
第78章

Bryan M. Burt, MD
Department of Surgery
Division of Thoracic Surgery
Baylor College of Medicine
Houston Texas
第82章

William W. Busse, MD
Professor of Medicine
Department of Medicine
Section of Allergy Pulmonary and Critical Care Medicine
University of Wisconsin School of Medicine and Public Health
Madison, Wisconsin
第44章

Marcus W. Butler, MD, FRCPI
School of Medicine and Medical Sciences
University College Dublin
St Vincent's University Hospital
Dublin, Ireland
第26章

Hilary C. Cain, MD
Associate Professor
Section of Pulmonary and Critical Care Medicine
Department of Internal Medicine
Yale University School of Medicine
VA Connecticut Healthcare System
West Haven, Connecticut
第66章

Jeffrey P. Callen, MD
Professor of Medicine (Dermatology)
Chief, Division of Dermatology
University of Louisville
Louisville, Kentucky
第29章

Edward J. Campbell, MD
HerediLab, Inc.
Salt Lake City, Utah
第19章

Wellington V. Cardoso, MD, PhD
Professor of Medicine and Genetics & Development
Director, Columbia Center for Human Development
Department of Medicine
Columbia University Medical Center
New York, New York
第4章

Laurie L. Carr, MD
Assistant Professor of Medicine
National Jewish Health
Denver, Colorado
第114章

David M. Center, MD
Gordon and Ruth Snider Professor of Pulmonary Medicine
Professor of Medicine and Biochemistry
Associate Provost for Translational Research
Chief, Pulmonary, Allergy, Sleep and Critical Care Medicine
Boston University School of Medicine
Boston Medical Center
第21章

Robert J. Cerfolio, MD, MBA
Professor of Surgery
James H. Estes Endowed Chair Lung Cancer Research
Birmingham, Alabama
第105章

Murali Chakinala, MD, FCCP
Associate Professor of Medicine
Director, Pulmonary Hypertension Center
Co-Director HHT Center
Division of Pulmonary and Critical Care Medicine
Department of Medicine
Washington University School of Medicine
St. Louis, Missouri
第75章

Georgios Chamilos, MD
Department of Internal Medicine
School of Medicine, Stavrakia, Voutes
University of Crete Heraklion
Crete, Greece
第133章

Lydia Chang, MD
Assistant Professor of Medicine
Division of Pulmonary and Critical Care Medicine
University of North Carolina
Chapel Hill, North Carolina
第112章

Lisa Chen, DO
Attending Physician
North Shore University Hospital
Manhasett, New York
第31章

Edward S. Chen, MD
Assistant Professor of Medicine
Johns Hopkins University School of Medicine
Baltimore, Maryland
第55章

Asha N. Chesnutt, MD
Pulmonary and Critical Care Physician
Pulmonary, Critical Care and Sleep Medicine
The Oregon Clinic, PC
Portland, Oregon
第140章

Jason D. Christie, MD
Associate Professor of Medicine and Epidemiology
Division of Pulmonary, Allergy, and Critical Care Medicine
Perelman School of Medicine at the University of Pennsylvania
Philadelphia, Pennsylvania
第141章

Geoffrey L. Chupp, MD
Associate Professor of Medicine, Yale School of Medicine
Director, Yale Center for Asthma and Airway Disease
Director, Pulmonary Function Laboratory, Yale New Haven Hospital
New Haven, Connecticut
第47和48章

Andrew Churg, MD
Professor, University of British Columbia
Pathologist, Vancouver General Hospital
University Hospital
Vancouver, BC Canada
第39章

Lauren E. Cohn, MD
Associate Professor of Medicine
Co-Director, Yale Center for Asthma and Airway Diseases
Section of Pulmonary, Critical Care and Sleep Medicine
Yale University School of Medicine
New Haven, Connecticut
第25章

J. Allen D. Cooper Jr., MD
Division of Pulmonary, Allergy and Critical Care Medicine
University of Alabama Medical School
Chief, Pulmonary Section
Birmingham Department of Veterans Affairs Medical Center
Birmingham, Alabama
第89章

Ryan Cooper, MD, MPH
Assistant Professor
Division of Infectious Diseases
University of Alberta
Edmonton, Alberta
第131章

Gregory P. Cosgrove, MD, FCCP
Chief Medical Officer, Pulmonary Fibrosis Foundation
Interstitial Lung Disease Program
Associate Professor
National Jewish Health
University of Colorado-Denver
Denver, Colorado
第60章

Gerard J. Criner, MD
Professor of Medicine
Florence P. Bernheimer Distinguished Service Chair
Chief, Division of Pulmonary and Critical Care
Temple University School of Medicine
Philadelphia, Pennsylvania
第84章

Thomas A. D'Amico, MD
Gary Hock Endowed Professor and Vice-Chair of Surgery
Chief, Section of General Thoracic Surgery
Program Director, Thoracic Surgery
Duke University Medical Center
Durham, North Carolina
第119章

David M. Daughton, MS
Behavioral Researcher, Retired
Pulmonary and Critical Care Medicine
Department of Internal Medicine
Nebraska Medical Center
Omaha, Nebraska
第41章

Daniel T. DeArmond, MD
Assistant Professor
Director of Minimally Invasive Thoracic Surgery
Division of Thoracic Surgery
Department of Cardiothoracic Surgery
University of Texas Health Science Center San Antonio
San Antonio, Texas
第78章

Malcolm M. DeCamp Jr., MD
Fowler McCormick Professor of Surgery
Northwestern University Feinberg School of Medicine
Chief, Division of Thoracic Surgery
Northwestern Memorial Hospital
Chicago, Illinois
第81章

Roy Decker, MD, PhD
Associate Professor of Therapeutic Radiology
Yale University School of Medicine
Attending Physician, Yale-New Haven Hospital
第59章

Marc Decramer, MD, PhD
Professor of Medicine
Chief Executive Officer
University Hospital
University of Leuven
Leuven, Belgium
第3章

Charles S. Dela Cruz, MD, PhD
Assistant Professor
Section of Pulmonary, Critical Care, and Sleep Medicine
Department of Internal Medicine
Yale University School of Medicine
New Haven, Connecticut
第20和109章

Horace M. DeLisser, MD
Associate Professor of Medicine
Department of Medicine
Perelman School of Medicine
Translational Research Laboratories
University of Pennsylvania
Philadelphia, Pennsylvania
第103和153章

Jerome A. Dempsey, PhD
John Robert Sutton Professor Emeritus of Population Health Sciences
Director, John Rankin Laboratory of Pulmonary Medicine
University of Wisconsin
Madison, Wisconsin
第18章

Jessy Deshane, PhD
Assistant Professor
Department of Medicine
Division of Pulmonary Allergy and Critical Care Medicine
University of Alabama
Alabama, Birmingham
第27章

Clifford S. Deutschman, MS, MD, FCCM
Vice-Chair, Research
Department of Pediatrics
Professor of Pediatrics and Molecular Medicine North Shore-Long Island
Jewish-Hofstra School of Medicine
Steven and Alexandra Cohen Children's Medical Center
New Hyde Park, New York
Investigator
Feinstein Institute for Medical Research
Manhasset, New York
第142章

Burton F. Dickey, MD
Department of Pulmonary Medicine
University of Texas MD Anderson Cancer Center
Houston, Texas
第6章

Robert J. Homer, MD, PhD
Professor of Pathology and Internal Medicine (Pulmonary)
Yale University School of Medicine
New Haven, Connecticut
Pathology and Laboratory Medicine Service
VA CT HealthCare System
West Haven, Connecticut
第64章

Alberto de Hoyos, MD, FCCP, FACS
Director of Alton Ochsner Lung Cancer Center
Director of Thoracic Oncology
Ochsner Medical Center
New Orleans, Louisiana
第81章

Gary B. Huffnagle, PhD
Professor of Medicine
Division of Pulmonary and Critical Care Medicine
University of Michigan Medical Center
Ann Arbor, Michigan
第121章

John T. Huggins, MD
Associate Professor of Medicine
Division of Pulmonary, Critical Care, Allergy and Sleep Medicine
Department of Medicine
Medical University of South Carolina
Charleston, South Carolina
第77章

Louise C. Ivers, MB, BCh, BAO, MPH, DTM&H
Associate Professor of Global Health and Social Medicine
Associate Professor of Medicine
Harvard Medical School
Division of Global Health Equity
Brigham and Women's Hospital
Boston, Massachusetts
第136章

Frank J. Jacono, MD
Associate Professor of Medicine
Division of Pulmonary, Critical Care and Sleep Medicine
Case Western Reserve University
Louis Stokes Cleveland VA Medical Center
Cleveland, Ohio
第11章

Anthony J. Jacques, BS
Department of Population Health Sciences
John Rankin Laboratory of Pulmonary Medicine
University of Wisconsin
Madison, Wisconsin
第18章

James R. Jett, MD
Professor of Medicine
National Jewish Health
Denver, Colorado
第114章

Jian Jing, MD, PhD
Post-Doctoral Fellow
Department of Medicine
University of Colorado School of Medicine
Aurora, Colorado
第90章

David H. Johnson, MD, MACP
Donald W. Seldin Distinguished Chair in Internal Medicine
Professor and Chairman, Department of Internal Medicine
UT Southwestern School of Medicine
Dallas, Texas
第116章

Joshua B. Kayser, MD, MPH
Division of Pulmonary, Allergy and Critical Care
Perelman School of Medicine
University of Pennsylvania
Interim Chief of Medicine
Director, Medical Intensive Care Unit
Philadelphia VA Medical Center
Philadelphia, Pennsylvania
第153章

Michael P. Keane, MD, FRCPI
Professor of Medicine
Chair of Medicine and Therapeutics
University College Dublin
Consultant Respiratory Physician
St Vincent's University Hospital
Dublin, Ireland
第26章

Steven M. Keller, MD
Director Thoracic Surgery, Weiler Hospital
Professor Cardiothoracic Surgery
Albert Einstein College of Medicine
Bronx, New York
第117章

Andrea Kelly, MD
Division of Endocrinology
The Children's Hospital of Philadelphia
Philadelphia, Pennsylvania
第50章

Steven G. Kelsen, MD
Professor of Medicine and Physiology
Division of Pulmonary and Critical Care Medicine
Department of Medicine
Temple University School of Medicine
Philadelphia, Pennsylvania
第143章

Jeffrey A. Kern, MD
Professor of Medicine
Chief, Division of Oncology
Director, Lung Cancer Center
Department of Medicine
National Jewish Health
Denver, Colorado
Professor of Medicine
Pulmonary Sciences and Critical Care Medicine
Department of Medicine
University of Colorado—Denver
Aurora, Colorado
第108章

Talmadge E. King Jr., MD
Julius R. Krevans Distinguished Professor in Internal Medicine
Chair, Department of Medicine
University of California, San Francisco
San Francisco, California
第61和62章

Robert A. Klocke, MD
Emeritus Professor and Chair
Department of Medicine
University at Buffalo
Buffalo, New York
第15和16章

Michael R. Knowles, MD
Professor of Pulmonary and Critical Care Medicine
Department of Medicine
Marsico Lung Institute/Cystic Fibrosis Center
University of North Carolina
Chapel Hill, North Carolina
第6章

Kenneth S. Knox, MD
Associate Professor of Medicine and Immunobiology
Division Chief, Division of Pulmonary, Allergy,
Critical Care and Sleep Medicine
Department of Medicine, University of Arizona
Tucson, Arizona
第134章

Jonathan L. Koff, MD
Director, Adult Cystic Fibrosis Program
Section of Pulmonary, Critical Care, and Sleep Medicine
Department of Internal Medicine
Yale University School of Medicine
New Haven, Connecticut
第20章

Marin H. Kollef, MD
Director, Critical Care Research
Director, Respiratory Care Services
Barnes-Jewish Hospital
Virginia E. and Sam J. Golman Chair in
Respiratory Intensive Care Medicine
Professor of Medicine Division of Pulmonary and
Critical Care Medicine Washington
University School of Medicine
St. Louis, Missouri
第129章

Dimitrios P. Kontoyiannis, MD, ScD, FACP, FIDSA
Frances King Black Endowed Professor, Infectious Diseases
Deputy Head
Division of Internal Medicine
The University of Texas MD Anderson Cancer Center
Adj Professor Baylor College of Medicine
Adj Professor University of Houston
Houston, Texas
第133章

Robert M. Kotloff, MD
Chair, Department of Pulmonary Medicine
Cleveland Clinic
Cleveland, Ohio
第95和104章

Darrell N. Kotton, MD
Professor of Medicine and Pathology
Director, Center for Regenerative Medicine (CReM)
Boston University and Boston Medical Center
Boston, Massachusetts
第8章

Camille Nelson Kotton, MD
Infectious Diseases Division
Massachusetts General Hospital
Boston, Massachusetts
第138章

Mary Elizabeth Kreider, MD, MSCE
Associate Chief for Education and Fellowship Director
Division of Pulmonary and Critical Care Medicine
Clinical Director ILD Program
The Perelman School of the Medicine
University of Pennsylvania
Philadelphia, Pennsylvania
第87章

Michael J. Krowka, MD
Professor, Pulmonary and Critical Care Medicine
Mayo Clinic
Rochester, Minnesota
第98章

Meir H. Kryger, MD, FRCPC
Professor, Pulmonary, Critical Care and Sleep Medicine
Yale School of Medicine
Director, Sleep Medicine Fellowship Program
Physician, VA Connecticut Healthcare System
West Haven, Connecticut
第49和102章

Andrew Levinson, MD
Assistant Professor of Medicine (Clinical)
Pulmonary and Critical Care Medicine
The Warren Alpert Medical School of Brown University
The Miriam Hospital and Rhode Island hospital
Providence, Rhode Island
第97章

Howard Li, MD
Assistant Professor
Division of Pulmonary Sciences and Critical Care Medicine
Department of Medicine
Denver VA Medical Center
Denver, Colorado
University of Colorado Anschutz Medical Campus
Aurora, Colorado
第108章

Augusto A. Litonjua, MD, MPH
Associate Professor of Medicine
Channing Division of Network Medicine and
Division of Pulmonary and Critical Care Medicine
Department of Medicine
Brigham and Women's Hospital
Harvard Medical School
Boston, Massachusetts
第45章

Frederic F. Little, MD
Assistant Professor of Medicine
Boston University School of Medicine
Program Director, Allergy/Immunology Fellowship
Medical Director, Pulmonary, Allergy, and Sleep Clinics
Boston Medical Center
Boston, Massachusetts
第21章

Leslie A. Litzky, MD
Professor
Department of Pathology and Laboratory Medicine
Perelman School of Medicine of the University of Pennsylvania
Philadelphia, Pennsylvania
第79和111章

Christopher Logue, MD
Hyperbaric Medicine Attending Physician
The Institute for Environmental Medicine
The Hospital of the University of Pennsylvania
Emergency Medicine Attending Physician
Penn Presbyterian Medical Center
Philadelphia, Pennsylvania
第93章

Jining Lu, PhD
Assistant Professor of Medicine
Columbia Center for Human Development
Department of Medicine
Columbia University Medical Center
New York, New York
第4章

Nicholas W. Lukacs, PhD
Godfrey Dorr Stobbe Professor of Pathology
Assistant Dean for Faculty Affairs
University of Michigan Medical School
Ann Arbor, Michigan
第23章

Joseph P. Lynch, III, MD
Holt and Jo Hickman Endowed Chair of Advanced Lung Disease
and Lung Transplantation
Professor of Clinical Medicine, Step VIII
Associate Chief, Division of Pulmonary and Critical Care Medicine,
Clinical Immunology, and Allergy
David Geffen School of Medicine at UCLA
Los Angeles, California
第68章

Julie V. Philley, MD
Assistant Professor of Medicine
Department of Pulmonary and Critical Care Medicine
University of Texas Health Science Center
Tyler, Texas
第132章

Grace W. Pien, MD, MSCE
Assistant Professor of Medicine
Division of Pulmonary and Critical Care Medicine
Department of Medicine
Johns Hopkins University School of Medicine
Baltimore, Maryland
第99章

Gerald B. Pier, PhD
Professor of Medicine (Microbiology and Immunobiology)
Division of Infectious Diseases
Department of Medicine
Brigham and Women's Hospital
Harvard Medical School
Boston, Massachusetts
第124章

Richard A. Pierce, PhD
Division of Pulmonary and Critical Care
Department of Medicine
Washington University School of Medicine
St. Louis, Missouri
第40章

Jennifer Possick, MD
Assistant Professor of Medicine
Section of Pulmonary, Critical Care and Sleep Medicine
Yale School of Medicine
New Haven, Connecticut
第65章

Bala Prakash, MD
Assistant Professor of Medicine
Pulmonary, Critical Care and Sleep Medicine
Hofstra North Shore- LIJ School of Medicine
Manhasset, New York
第125章

Gregory P. Priebe, MD
Associate Professor
Division of Critical Care Medicine
Department of Anesthesiology, Perioperative and Pain Medicine
Division of Infectious Diseases
Department of Medicine
Boston Children's Hospital
Division of Infectious Diseases
Department of Medicine
Brigham and Women's Hospital
Harvard Medical School
Boston, Massachusetts
第124章

Benjamin A. Raby, MD, MPH
Associate Professor of Medicine
Channing Division of Network Medicine and the Division of Pulmonary
and Critical Care Medicine
Director, BWH Pulmonary Genetics Center
Department of Medicine
Brigham and Women's Hospital
Harvard Medical School
Boston, MA
第9章

John P. Reilly, MD, MSCE
Instructor of medicine
University of Pennsylvania
Perelman School of Medicine Division of Pulmonary, Allergy, and Critical Care
Philadelphia, Pennsylvania
第141章

Stephen I. Rennard, MD
Larson Professor of Medicine
Division of Pulmonary, Critical Care, Sleep and Allergy
Nebraska Medical Center
Omaha, Nebraska
第41章

Scott I. Reznik, MD
Associate Professor
Division of Thoracic Surgery
Department of Cardiovascular and Thoracic Surgery
UT Southwestern Medical Center
Temple, Texas
第113章

David Q. Rich, ScD
Associate Professor
Division of Epidemiology, Department of Public Health Sciences
University of Rochester School of Medicine and Dentistry
Rochester, New York
第91章

Andrew L. Ries, MD, MPH
Associate Vice Chancellor for Academic Affairs, Health Sciences
Professor of Medicine and Family and Preventive Medicine
University of California, San Diego
La Jolla, California
第43章

M. Patricia Rivera, MD
Professor of Medicine
Division of Pulmonary and Critical Care Medicine
Medical Director, Bronchoscopy and Pulmonary Function Lab
University of North Carolina
Chapel Hill, North Carolina
第112章

Kenneth B. Roberts, MD
Professor of Therapeutic Radiology
Yale University School of Medicine
Attending Physician, Yale-New Haven Hospital
New Haven, Connecticut
第59章

Carolyn L. Rochester, MD
Associate Professor of Medicine
Section of Pulmonary, Critical Care and Sleep
Yale University School of Medicine
VA Connecticut Healthcare System
New Haven, Connecticut
第71章

Sara Rockwell, PhD
Professor Emeritus of Therapeutic Radiology
Yale University School of Medicine
New Haven, Connecticut
第59章

William N. Rom, MD, MPH
Sol and Judith Bergstein Professor of Medicine
and Environmental Medicine
Director, Division of Pulmonary, Critical Care, and Sleep Medicine
Director, Bellevue Chest Service
New York University School of Medicine
New York, New York
第86章

Ilene M. Rosen, MD, MSCE
Associate Professor of Clinical Medicine
Sleep Medicine Division, Department of Medicine
Perelman School of Medicine, University of Pennsylvania
Philadelphia, Pennsylvania
第99章

Milton D. Rossman, MD
Clinical Professor of Medicine
Division of Pulmonary and Critical Care Medicine
The Perelman School of Medicine
University of Pennsylvania
Philadelphia, Pennsylvania
第87章

Ami N. Rubinowitz, MD
Associate Professor and Co-Chief of Thoracic Imaging
Department of Diagnostic Radiology
Yale University School of Medicine
Yale-New Haven Hospital
New Haven, Connecticut
第57章

Edward T. Ryan, MD, DTM&H
Director, Global Infectious Diseases; Division of Infectious Diseases
Massachusetts General Hospital
Professor of Medicine, Harvard Medical School
Professor of Immunology & Infectious Diseases
Harvard School of Public Health
Boston, Massachusetts
第136章

Steven A. Sahn, MD
Professor of Medicine
Division of Pulmonary, Critical Care, Allergy and Sleep Medicine
Department of Medicine
Medical University of South Carolina
Charleston, South Carolina
第77章

Jonathan M. Samet, MD, MS
Distinguished Professor and Flora L. Thornton Chair
Department of Preventive Medicine
Keck School of Medicine of USC
Director, USC Institute for Global Health
University of Southern California
Los Angeles, California
第91章

Thomas F. Scanlin, MD
Professor and Senior Vice Chair
Department of Pediatrics
Chief, Division of Pulmonary Medicine and Cystic Fibrosis Center
Rutgers Robert Wood Johnson Medical School
New Brunswick, New Jersey
第50章

Edward S. Schulman, MD
Professor of Medicine
Division of Pulmonary, Critical Care and Sleep Medicine
Drexel University College of Medicine
Service Chief, Pulmonary and Critical Care Medicine
Director, Allergy and Asthma Center
Hahnemann University Hospital
Philadelphia, Pennsylvania
第22章

Richard J. Schwab, MD
Professor, Department of Medicine
Division of Sleep Medicine
Pulmonary, Allergy and Critical Care Division
Co-Director, Penn Sleep Center, University of Pennsylvania Medical Center
Philadelphia, Pennsylvania
第100章

David A. Schwartz, MD
Professor of Medicine and Immunology
Robert W. Schrier Chair of Medicine
University of Colorado School of Medicine
Aurora, Colorado
第90章

Marvin I. Schwarz, MD
James Campbell Professor of Pulmonary Medicine
Division of Pulmonary Sciences and Critical Care Medicine
Department of Medicine
University of Colorado
Denver, Colorado
第60章

William D. Schweickert, MD
Assistant Professor of Medicine
Pulmonary, Allergy and Critical Care Medicine
Perelman School of Medicine
University of Pennsylvania
Philadelphia, Pennsylvania
第151章

Mithu Sen, MD, FRCPC, D'ABSM, FCCP, FCCM, FAASM
Associate Professor, Medicine
Divisions of Respirology/Sleep and Critical Care Medicine
Assistant Dean, Schulich School of Medicine and Dentistry
Western University
Ontario, Canada
第102章

Robert M. Senior, MD
Professor of Medicine
Professor of Cell Biology & Physiology
Washington University School of Medicine
St. Louis, Missouri
第29和40章，附录A和B

David S. Seres, MD, ScM, PNS
Associate Professor of Medicine in the Institute of Human Nutrition
Director, Medical Nutrition
Division of Preventive Medicine and Nutrition
Department of Medicine
Columbia University College of Physicians and Surgeons
New York, New York
第149章

Kumar Sharma, MD, FAHA
Professor of Medicine
Director, Institute of Metabolomic Medicine Director
Center for Renal Translational Medicine
University of California, San Diego and VA San Diego HealthCare System
La Jolla, California
第17章

Adrian Shifren, MD
Assistant Professor of Medicine
Department of Internal Medicine
Washington University School of Medicine
Saint Louis, Missouri
第15和16章

Joseph B. Shrager, MD
Professor of Cardiothoracic Surgery
Chief, Division of Thoracic Surgery
Stanford University School of Medicine
Stanford Hospitals and Clinics
Stanford, California
第82章

Costi D. Sifri, MD
Associate Professor of Medicine
Division of Infectious Diseases and International Health
Department of Medicine, University of Virginia School of Medicine
Attending Physician and Director, Hospital Epidemiology/Infection Prevention and Control, University of Virginia Health System
Charlottesville, Virginia
第127章

Gerard A. Silvestri, MD
Professor of Medicine
Division of Pulmonary and Critical Care Medicine
Medical University of South Carolina
Charleston, South Carolina
第118章

Kimberly A. Smith
Department of Pediatrics
Northwestern University
Chicago, Illinois
第72章

W. Roy Smythe, MD
Chief Medical Officer, AVIA Health Innovation
Chief Executive Officer, HX360
Chicago, Illinois
Adjunct Professor of Surgery and Molecular Medicine
Texas A&M University Health Science Center College of Medicine
Temple, Texas
第113章

Xavier Soler, MD, PhD
Assistant Professor of Medicine
Associate Director, Pulmonary Rehabilitation
Associate Director, Clinical Trials and Airway Research Center
Division of Pulmonary, Critical Care and Sleep Medicine
University of California, San Diego
La Jolla, California
第11章

Nilam J. Soni, MD
Associate Professor
Division of Hospital Medicine
Department of Medicine
University of Texas Health Science Center San Antonio
San Antonio, Texas
第78章

Akshay Sood, MD, MPH
Associate Professor, Division of Pulmonary and Critical Care Medicine
Department of Medicine
University of New Mexico Health Sciences Center School of Medicine
Albuquerque, New Mexico
第38章

Ulrich Specks, MD
Connor Group Foundation Professor of Medicine
Chair, Division of Pulmonary & Critical Care Medicine
Mayo Clinic
Rochester, Minnesota
第74章

Peter H. S. Sporn, MD
Professor of Medicine and Cell and Molecular Biology
Director, Pulmonary and Critical Care Medicine Fellowship Program
Northwestern University Feinberg School of Medicine
Chicago, Illinois
第22章

Theodore J. Standiford, MD
Professor of Medicine and Chief
Division of Pulmonary and Critical Care Medicine
University of Michigan Medical Center
Ann Arbor, Michigan
第121章

Robert C. Stansbury, MD
Assistant Professor and Medical Director WVUH Sleep Evaluation Center
Section of Pulmonary and Critical Care Medicine
West Virginia University Department of Medicine
Morgantown, West Virginia
第88章

Daniel H. Sterman, MD
Director, Division of Pulmonary, Critical Care, and Sleep Medicine
Professor of Pulmonary Medicine and Cardiothoracic Surgery
New York University School of Medicine
NYU Langone Medical Center
New York, New York
第35、36、79章

Kingman P. Strohl, MD
Center for Sleep Disorders Research
Louis Stokes Cleveland Department of
Veterans Administration Medical Center
Division of Pulmonary, Critical Care, and Sleep Medicine
University Hospitals Case Medical Center and
Case Western Reserve University
Cleveland, Ohio
第92章

Bernie Young Sunwoo, MBBS
Assistant Professor of Clinical Medicine
Department of Medicine
Division of Pulmonary, Allergy and Critical Care
Division of Sleep Medicine
Hospital of the University of Pennsylvania
Philadelphia, Pennsylvania
第100章

Takuji Suzuki, MD, PhD
Assistant Professor
Division of Neonatology and Pulmonary Biology
Cincinnati Children's Hospital Medical Center
Department of Pediatrics
University of Cincinnati College of Medicine
Cincinnati, Ohio
第70章

Darren B. Taichman, MD, PhD
Annals of Internal Medicine
American College of Physicians
Department of Medicine
University of Pennsylvania
Philadelphia, Pennsylvania
第72章

Nichole T. Tanner, MD
Assistant Professor of Medicine
Division of Pulmonary and Critical Care Medicine
Medical University of South Carolina
Health Equity and Rural Outreach Innovation Center
Ralph H. Johnson Veterans Affairs Hospital
Charleston, South Carolina
第118章

Lynn T. Tanoue, MD
Professor of Medicine
Section of Pulmonary, Critical Care and Sleep Medicine
Yale School of Medicine
New Haven, Connecticut
第65和109章

Kelan G. Tantisira, MD, MPH
Associate Professor of Medicine
Channing Division of Network Medicine
Brigham and Women's Hospital
Harvard Medical School
Boston, Massachusetts
第9章

Angelo M. Taveira-DaSilva, MD, PhD
Cardiovascular and Pulmonary Branch
National Heart, Lung, and Blood Institute
National Institutes of Health
Bethesda, Maryland
第62和63章

Erica R. Thaler, MD
Professor
Department of Otolaryngology—Head and Neck Surgery
Perelman School of Medicine at the University of Pennsylvania
Philadelphia, Pennsylvania
第146章

Victor J. Thannickal, MD
Professor of Medicine
Ben Vaughan Branscomb Chair of Medicine in Respiratory Disease
Division of Pulmonary, Allergy and Critical Care Medicine
Department of Medicine
University of Alabama at Birmingham
Birmingham, Alabama
第27和28章

Karen J. Tietze, PharmD
Professor of Clinical Pharmacy
Philadelphia College of Pharmacy
University of the Sciences
Philadelphia, Pennsylvania
第145章

Robert M. Tighe, MD
Assistant Professor of Medicine
Duke University School of Medicine
Department of Medicine
Division of Pulmonary, Allergy and Critical Care
Durham, North Carolina
第56章

Gregory Tino, MD
Chief, Department of Medicine
Penn Presbyterian Medical Center
Associate Professor of Medicine
Pulmonary, Allergy and Critical Care Division
Perelman School of Medicine at the University of Pennsylvania
Philadelphia, Pennsylvania
第33章

Martin J. Tobin, MD
Professor of Medicine
Division of Pulmonary and Critical Care Medicine
Edward Hines Jr. Veterans Affairs Hospital and
Loyola University of Chicago Stritch School of Medicine
Hines, Illinois
第148章

Galen B. Toews, MD (Deceased)
Professor of Medicine
Division of Pulmonary and Critical Care Medicine
University of Michigan Medical Center
Ann Arbor, Michigan
第121章

Olga Torre, MD
Unità Operativa di Pneumologia e Terapia Semi-Intensiva Respiratoria
Servizio di Fisiopatologia Respiratoria e Emodinamica polmonare
Ospedale San Giuseppe MultiMedica
Milano, Italy
第61章

Bruce C. Trapnell, MD
F.R. Luther Professor of Medicine and Pediatrics
University of Cincinnati College of Medicine
Cincinnati Children's Hospital Medical Center
Cincinnati, Ohio
第70章

John Treanor, MD
Professor of Medicine
Infectious Diseases Unit
University of Rochester Medical Center
Rochester, New York
第130章

Homer L. Twigg III, MD
Associate Professor of Medicine
Chief, Division of Pulmonary, Allergy, Critical Care,
and Occupational Medicine
Indiana University Medical Center
Indianapolis, Indiana
第24章

George E. Tzelepis, MD
Professor of Medicine
Department of Pathophysiology
University of Athens Medical School
Athens, Greece
第83章

Omar S. Usmani, MBBS, PhD, FRCP
NIHR Career Development Fellow
Clinical Senior Lecturer & Consultant Physician in Respiratory
& Internal Medicine
National Heart and Lung Institute
Imperial College London & Royal Brompton Hospital
Airways Disease Section (c/o Asthma Lab)
Dovehouse Street, London
第46章

Mark J. Utell, MD
Professor of Medicine
Director of Environmental Medicine
Division of Occupational and Environmental Medicine
University of Rochester School of Medicine and Dentistry
Rochester, New York
第91章

Anil Vachani, MD, MS
Assistant Professor of Medicine
Pulmonary, Allergy, and Critical Care
Perelman School of Medicine at the University of Pennsylvania
Philadelphia, Pennsylvania
第35章

Judith A. Voynow, MD
Edwin L. Kendig Jr. Professor of Pediatric Pulmonary Medicine
Children's Hospital of Richmond at VCU
Richmond, Virginia
第50章

Peter D. Wagner, MD
Department of Medicine
University of California, San Diego
La Jolla, California
第14章

Richard J. Wallace Jr., MD
Professor of Medicine
Chairman, Department of Microbiology
University of Texas Health Science Center
Tyler, Texas
第132章

Tisha Wang, MD
Assistant Clinical Professor
Fellowship Program Director
Associate Chief, Inpatient Services and Training
UCLA Pulmonary and Critical Care Medicine
Los Angeles, California
第68章

Peter A. Ward, MD
Godfrey D. Stobbe Professor
Department of Pathology
University of Michigan Medical School
Ann Arbor, Michigan
第23章

Timothy E. Weaver, MS, PhD
Professor of Pediatrics
Associate Director
Division of Pulmonary Biology
Chair, Institutional Animal Care and Use Committee
Cincinnati Children's Research Foundation and Department of Pediatrics
University of Cincinnati
Cincinnati, Ohio
第5章

Karl T. Weber, MD
Neuton Stern Professor of Cardiovascular Medicine
Division Chief
Division of Cardiovascular Diseases
University of Tennessee Health Science Center
Memphis, Tennessee
第34章

Ewald R. Weibel, MD, DSc (Hon.)
Professor Emeritus
Institut für Anatomie, Universität Bern
Bern, Switzerland
第2章

Arnold N. Weinberg, MD
Infectious Diseases Division
Massachusetts General Hospital
Boston, Massachusetts
第138章

Scott T. Weiss, MD, MS
Professor of Medicine, Harvard Medical School
Associate Director, Channing Laboratory
Department of Medicine, Brigham and Women's Hospital
Director, Partners Center for Personalized Medicine
Boston, Massachusetts
第45章

Matthew Wemple, MD
Clinical Instructor of Medicine
University of Washington School of Medicine
VA Puget Sound Health Care System
Seattle, Washington
第144章

L. Joseph Wheat, MD
MiraVista Diagnostics
Indianapolis, Indiana
第134章

Jeffrey A. Whitsett, MD
Co-Director, Perinatal Institute
Chief, Section of Neonatology, Perinatal and Pulmonary Biology
Interim Director, CCRF, Basic Science
Cincinnati Children's Hospital Medical Center
Cincinnati, Ohio
第5章

Kevin C. Wilson, MD
Associate Professor of Medicine
Division of Pulmonary, Allergy, Sleep, and Critical Care Medicine
Boston University School of Medicine
Boston, Massachusetts
第21章

Robert A. Wise, MD
Professor of Medicine
Pulmonary and Critical Care
Johns Hopkins University School of Medicine
Baltimore, Maryland
第42章

Christine Won, MD, MS
Assistant Professor of Medicine
Section of Pulmonary, Critical Care and Sleep Medicine
Yale University School of Medicine
New Haven, Connecticut
第49章

Daniel Worsley, MD, FRCPSC
Head, Division of Nuclear Medicine
Vancouver General Hospital
Clinical Assistant Professor
Department of Radiology
University of British Columbia
Vancouver, BC Canada
第32章

Joanne L. Wright, MD
Professor, University of British Columbia
Pathologist, St Paul's Hospital
University Hospital
Vancouver, BC Canada
第39章

Cameron D. Wright, MD
Professor of Surgery
Division of Thoracic Surgery
Department of Surgery
MGH Thoracic Surgery
Harvard Medical School
Boston, Massachusetts
第80章

Alissa Jade Wright, MD
Fellow, Transplant Infectious Disease and Compromised Host Program
Division of Infectious Disease
Massachusetts General Hospital (Harvard)
Boston, Massachusetts
第137章

Jason X.-J. Yuan, MD, PhD
Departments of Medicine and Physiology
University of Arizona
Tucson, Arizona
第72章

Gordon L. Yung, MB, BS
Director, Advance Lung Disease Program
Clinical Professor of Medicine
University of California
San Diego, California
第73章

Yong Zhou, PhD
Assistant Professor, Department of Medicine
Division of Pulmonary, Allergy and Critical Care Medicine
University of Alabama
Birmingham, Alabama
第28章

编
者

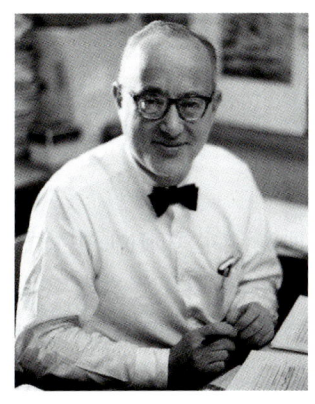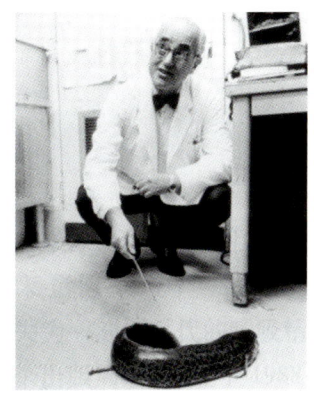

Alfred P. Fishman,医学博士,1918—2010 年

Alfred P. Fishman,医学博士,不仅是一位丈夫、一个父亲,更是一名科学家、一名临床医生、一位著者和完美的编辑,他对学术抱有极为广泛且深刻的求知精神,其巨大贡献对肺脏病学和相关科学领域影响深远。作为一位精益求精的巨匠,Fishman 博士不仅用高标准严格要求我们所有人,也包括他自己。他以身作则,坚定不移地追求卓越。《Fishman 肺脏病学》(第 5 版)的编者们谨将这本书献给 Fishman 博士——我们的先驱、良师益友。他也是我们完成《Fishman 肺脏病学》(第 5 版)动力的源泉。

致 Barbara、Kristen、Amy、Emily、Sawyer、Levi 和 Kieran。

——Michael A. Grippi,医学博士

致 Sandy、Lauren、Alma 和 Gabby。

——Jack A. Elias,医学博士

致 Gayle、Aaron 和 Brian。

——Jay A. Fishman,医学博士

致 Debbie、Eric、Brian 和 Ethan,并纪念 Jean 和 Leon Kotloff。

——Robert M. Kotloff,医学博士

致 Fran、Alison、Angela、Andrew 和 Allan Jr.。

——Allan I. Pack,内外全科医学博士

致 Martha、Jocelyn、Rebecca、Devra 和 David。

——Robert M. Senior,医学博士

前言

第 5 版《Fishman 肺脏病学》与前 4 版相比内容独特,风格迥然。遗憾的是,首版奠基人 Alfred P. Fishman(1918—2010)主编故去,无法再次引领编写团队。Fishman 博士是肺脏科学与临床领域的一个神话,其长期卓著的职业生涯和业绩留给后人以巨大财富。令人难以置信的是,1980 年和 1988 年他作为独自主编完成了第一、二版编著。之后,他征募其他专家作共同主编,其中数位专家仍是目前团队的成员。我们有幸能在前两版与 Fishman 博士共事,其组织水平、编辑风格和决断能力令人难以忘怀。正是这种追忆和缅怀促使我们再版这一巨著,期望达到原有的水平和标准。尽管本版书的内容有不少变化,但仍保留了传统风格和特点,所展示的知识维度充分显示了呼吸和危重症医学与基础和应用科学之间的紧密关联;所涉及的医学科学范畴涵盖了呼吸生物学和细胞分子机制的相关内容,适合临床医生和研究人员参阅。同时,我们希望借此搭建一个颇具权威性、参考性的合适平台,供读者进一步深入探究相关问题。

第 5 版的整体知识和相关细节在 2008 年第 4 版基础上均有更新、提升,几乎涉及所有肺脏病学领域的进展,并予以详细讨论。例如,我们所认识的呼吸疾病遗传学已经有了巨大进展,同时我们又进入了一个"个体化医学"时代,所有章节均在前一版基础上增加了肺脏疾病遗传学和个体化医疗的相关内容;过去 5 年,随着免疫和免疫抑制状态管理相关研究和实践不断深入,肺移植相关技术进展方面已经积累了大量数据资料,故对之进行了详尽阐述;肺动脉高压的基础研究和治疗进展同样值得关注(这一领域也曾是 Fishman 博士关注的热点之一),在有关章节中进行了全面讨论;另外,快速发展的心血管和肺影像学技术相关内容也及时加入了有关章节中,但有些应用技术及其产生的相关费用之间存在一些争议,一些筛查潜在肺脏疾病的应用技术仍在研究中(如用低剂量 CT 筛查肺癌高危人群);最后,过去 5 年,介入支气管镜技术领域取得了巨大进步,而且日益精细、复杂,本书分别在两个章节就其诊断和干预加以讨论。在危重症医学领域,脓毒症早期诊断和管理、多器官功能紊乱综合征(multiple organ dysfunction syndrome, MODS)、急性呼吸窘迫综合征(acute respiratory distress syndrome, ARDS)和新近定义的"慢性危重疾病"等进展已有诸多报道。尽管这些成果转化提升了此类过去高病死率疾病患者的生存概率,但对如何挽救这些患者,特别是慢性消耗性器官紊乱患者,应用相关技术和提供医疗保障之间存在着不少争议。因此,本书对有关重症监护构成和长期给予急性监护设备监测等议题进行了讨论。

当然,并非所有进展都令人振奋。例如,间质性肺疾病,特别是特发性肺间质纤维化的临床治疗,依然面临诸多挑战,其疗效仍不尽如人意。所幸,新近完成的几个临床试验结果显示有一定获益。

第 5 版的内容均由世界各地相关领域知名专家编著,参与写作的人员多达 278 名。与上一版相比,增加了 159 名新编者,而且许多是境外专家,充分反映了肺脏病学科学与临床的全球化理念。

第 5 版不单单在内容组成上有数量的变化,同时整合了许多参考文献的内容,并在纸质版嵌入二维码,便于查阅附加内容和插图,这样明显突破了出版页码的限制。特别值得关注的是,读者能够在线查阅电子版。

自上一版起,为了强化书中相关内容,编者对相关技术进展整合了许多视频。当然,大多数视频与操作或影像相关,是常规或独特临床所见的"真实再现",本版也同样实现了二维码扫码阅读。

除了展现当今技术进展之外,本书的信息编撰及整合充分体现了各位编者的严谨、勤勉和专业素质。作为主编,真诚感谢各位的不懈努力和"深度挖掘",呈现给读者肺脏病学和危重症医学相关领域颇具权威的内容。

与此同时,真诚感谢责任编辑们在本专著文字和章节框架编辑中耗时、耗力所做出的巨大贡献。就我个人而言,不胜感激诸位同道任劳任怨、协调有序地进行书稿整理。

最后,谨代表所有作者对筹备第 5 版出版工作的资深同僚们表达我们的深切谢意,他们有 McGraw-Hill 出版社执行主编 Brian Belval、资深项目发展部主编 Peter Boyle、资深媒体项目经理 Priscilla Beer 和项目经理 Sarah M. Granlund 等。正是他们的付出,保证了本专著按期顺利发行。

Michael A. Grippi,MD

(高占成 译)

目录

上　　册

目录

Fishman 肺脏病学

Fishman's Pulmonary Diseases and Disorders

（第 5 版）

下　册

第9篇

胸膜腔疾病

第 76 章

非恶性胸腔积液

John E. Heffner

引言

非恶性胸腔积液可由各种胸膜外因素继发影响胸膜腔所致。这些疾病包括系统性疾病（如狼疮）、单个器官疾病［如慢性胰腺炎、充血性心力衰竭（congestive heart failure，CHF）］、创伤和手术以及医源性因素（如药物相关）。胸腔积液（pleural fluid，PF）通过一种或多种机制产生：①胸膜损伤导致胸膜渗透性增加，产生富含蛋白的渗出液；②血管内静水压增加和/或胶体渗透压降低产生低蛋白漏出液；③液体从淋巴管或血管结构或相邻身体间隙中渗到胸膜腔。

明确胸腔积液的病因需要经过一系列检查诊断过程。首先是仔细询问病史和详细体格检查。暴露史和既往职业史（如结核病、石棉接触）、已知的基础疾病［如类风湿关节炎（rheumatoid arthritis，RA）、CHF、肺炎］以及尚未得到诊断的轻微症状（如肌炎所致肌无力）可能提示胸腔积液的潜在原因。详细的体格检查可能会发现伴有淋巴水肿的指甲异常，提示黄甲综合征（yellow nail syndrome，YNS）；或颊部皮疹，提示狼疮性胸膜炎。通常病史和体格检查会提供比胸腔积液检测或胸膜活检更多的诊断信息。

根据病史和体格检查进行鉴别诊断，可进一步指导影像学的评估。初步评估需要检查非胸膜结构，而不是胸膜腔本身。例如，超声心动图可能会帮助确定引起胸腔积液的病因为 CHF 或心包炎。腹部 CT 发现肾盂积水提示尿胸可能。在胸膜肺影像学检查中，超声检查（ultrasonography，US）和胸膜增强胸部 CT 可详细检查胸膜腔、肺、横膈和纵隔结构，其诊断价值优于常规 X 线胸片。

便携式超声检查用于发现胸腔积液及测定胸腔积液的量有很高的敏感性和准确性。它还可以测量胸膜厚度，明确胸膜肿物、分隔和 PF 黏稠度，用于诊断和指导胸腔穿刺、胸膜活检。胸部 CT 可以发现超声检查无法探测到的叶间胸膜和纵隔旁胸膜，还能发现相关的肺部异常。与超声检查一样，CT 可以指导胸膜活检和胸腔积液引流。CT 血管造影可用于诊断肺栓塞。肺栓塞已经被越来越多地被认识到可引起渗出性胸腔积液。

影像学检查发现深度>1~2cm、原因不明的胸腔积液均应进行胸腔穿刺，除非 CHF 是可能的病因。将胸腔积液分为漏出液或渗出液有助于鉴别诊断，因为与胸腔积液相关的疾病倾向于引起其中一种类型的积液。Light 标准是鉴别渗出液的传统方法（表 76-1）。虽然 Light 标准有很高的敏感性，但它需要血液检测结果；需要通过数学计算得到其中两项标准的结果；两项标准均使用胸腔积液中乳酸脱氢酶（LDH）的量，并且由于其特异性不高，当三项标准中的任何一项接近阈值时，可有 30% 的患者出现分类错误（如 15% 的恶性胸腔积液被误为漏出液）。表 76-1 中列出的备选标准避免了上述某些局限性，且与 Light 标准同样准确。可根据胸腔穿刺前的鉴别诊断来完善一系列常规和特殊的 PF 检测（表 76-2）。

表 76-1　胸腔积液中漏出液与渗出液的判定标准

标准	具体项目
Light 标准	胸腔积液蛋白/血清蛋白>0.5，或胸腔积液 LDH/血清 LDH>0.6，或胸腔积液 LDH>实验室正常血清 LDH 上限的 2/3
不需要血清学检查的判定标准	胸腔积液蛋白>2.9g/dL 或胸腔积液胆固醇>45mg/dL，或胸腔积液 LDH>实验室正常血清 LDH 上限的 0.45 倍

LDH：乳酸脱氢酶（lactate dehydrogenase）。

表 76-2　胸腔积液检测结果和常见病因

检测	结果	最常见的病因
红细胞	胸腔积液 HCT/血清 HCT>0.5	血胸
中性粒细胞	>10 000/μL	肺炎旁积液、狼疮性胸膜炎、急性胰腺炎
	>50 000/μL	脓胸

表76-2 胸腔积液检测结果和常见病因（续）

检测	结果	最常见的病因
淋巴细胞	>85%~95%	结核性胸膜炎、结节病、慢性类风湿性胸膜炎、黄甲综合征、乳糜胸
嗜酸性粒细胞	>10%	血胸、气胸、良性石棉性胸膜炎、肺梗死、球孢子菌病、肺吸虫病和其他寄生虫病、药物相关胸膜炎、脑脊液胸膜瘘、Churg-Strauss 综合征、结节病、结核性胸膜炎
蛋白	<1g/dL	腹膜透析、中心静脉导管穿入胸腔、脑脊液胸膜瘘
	>4g/dL	结核性胸膜炎
LDH	>1 000IU/L	细菌性脓胸、肺吸虫病、阿米巴脓胸、脓毒性栓塞、类风湿性胸膜炎
葡萄糖	胸腔积液/血清<0.5	复杂性肺炎旁积液、慢性类风湿性胸膜炎、肺吸虫病、阿米巴脓胸、食管破裂、结核性胸膜炎、狼疮性胸膜炎、尿胸
	胸腔积液/血清>1	腹膜透析、中心静脉导管穿入胸腔
pH	<7.30	食管破裂、慢性类风湿性胸膜炎、复杂性肺炎旁积液、肺吸虫病、阿米巴脓胸、结核性胸膜炎、狼疮性胸膜炎、尿胸、胰胸膜瘘
淀粉酶	升高	食管破裂、急性胰腺炎、胰胸膜瘘
胆固醇	>200mg/dL	胆固醇性积液
肌酐	胸腔积液/血清>1	尿胸
β₂ 转铁蛋白	升高	脑脊液胸膜瘘、脑室腹腔分流术
甘油三酯	>110mg/dL	乳糜胸、中心静脉导管穿入胸腔输注脂肪乳时
乳糜微粒	阳性	乳糜胸
胆红素	胸腔积液/血清>1	胆管胸膜瘘
甘氨酸	胸腔积液/血清>1	甘氨酸胸腔积液
ADA 伴淋巴细胞增多	>40IU/dL	结核性胸膜炎

HCT：红细胞比容（hematocrit）；LDH：乳酸脱氢酶；ADA：腺苷脱氨酶（adenosine deaminase）。

胸膜活检可为胸腔穿刺术后仍未能确诊的渗出性患者提供诊断价值。胸膜活检方法包括使用 Abram 针进行闭式针活检（怀疑结核性胸膜炎时可使用）、影像引导下的经皮胸膜活检以及电视胸腔镜手术（video-assisted thoracoscopic surgery，VATS）、内科胸腔镜或胸膜镜检查。

漏出液的常见病因

许多疾病可引起漏出液，下面逐一进行讨论。

■ 充血性心力衰竭

充血性心力衰竭（CHF）是漏出性胸腔积液最常见的原因，住院 CHF 患者中 50%~90% 可出现胸腔积液。左心房压力升高时会产生肺水肿，导致肺水顺静水压梯度从肺间质渗漏至胸膜腔，造成 PF。左心衰竭是产生 CHF 相关性胸腔积液的主要原因。然而，少量胸腔漏出液也可发生在约 20% 的肺动脉高压和孤立性右心衰竭患者中，这可能是由于体循环静脉压增高致使胸壁静脉渗透进入胸腔的液体增加和/或阻碍了胸腔积液从胸壁淋巴管的回流。

CHF 引起的胸腔积液通常是双侧的（60%~85%）；单侧胸腔积液通常出现在右侧，出现右侧胸腔积液的概率是左侧的 2 倍。尽管 CHF 是双侧胸腔积液最常见的原因，但在没有心脏增大的情况下，双侧积液则提示可能为恶性肿瘤。PF 可能会聚积于叶间裂，影像学上表现为"假瘤"。

若有 CHF 的典型临床表现，可进行利尿试验并监测 PF 的缓解情况。当临床表现不典型或 PF 不能吸收时，需进行胸腔穿刺。特征性的 PF 为漏出液。然而，多达 30% 的积液因各种原因符合 Light 标准中渗出液的诊断标准。最常见的原因是合并可引起渗出液的疾病，如肺炎或肺栓塞，而这可能是导致积液的真正原因。不常见的原因是在 CHF 利尿治疗时，胸腔内液体比蛋白质和 LDH 更快地重吸收，从而对 PF 产生浓缩作用。最后，一些 CHF 相关积液中红细胞计数 >10 000/μL，红细胞自溶释放了足够多的 LDH，从而达到 Light 标准中渗出液的标准。可鉴别在 CHF 时渗出液是由心力衰竭而非其他合并情况所导致的几种方法见表76-3。

征象,可用于确定导管穿透血管壁的风险。PF 检测可发现其性质与含糖输注液体类似,胸腔积液/血清葡萄糖>1。输注含脂质的溶液可导致胸腔积液甘油三酯水平升高。大多数输液蛋白含量低,所以 PF 总蛋白<1.0g/dL。化疗药物输注进入胸腔可引起炎性渗出和急性胸痛。

甘氨酸胸

在患者行膀胱镜检查使用甘氨酸溶液进行膀胱冲洗时,偶可发生右侧胸腔积液。膀胱穿孔使甘氨酸溶液通过腹膜腔进入胸腔。此时 PF 是含高浓度甘氨酸的血性漏出液。

■ 血管源性因素

肺动脉高压引起的孤立性右心衰竭患者中 13% 可能出现胸腔积液。大多数情况下积液为少量(63%),58%发生在右侧,26%发生在双侧。一项报道显示,4 名行胸腔穿刺患者的胸腔积液均为漏出液。肺静脉闭塞症是毛细血管后(静脉)肺循环出现特征性病理改变导致肺动脉高压的一种罕见疾病。胸部 CT 通常可发现单侧或双侧胸腔积液。积液的性质并不明确,但因肺静脉静水压升高,故推测是漏出性的。有报道肺毛细血管瘤病也可引起胸腔积液,其性质考虑为漏出液。

渗出液的常见病因

目前已知许多病因可导致渗出性胸腔积液。下面将逐一进行讨论。

■ 病原感染相关因素

肺炎旁积液

在住院治疗的社区获得性肺炎患者中,20% ~ 57%的患者可出现肺炎旁胸腔积液。炎性细胞从毗邻的肺部感染区域迁移到胸膜腔,可释放促炎因子,改变胸膜通透性,并募集更多的炎性细胞,从而形成 PF。最初富含蛋白的积液是无菌的且可自由流动。随后细菌的侵入产生促凝作用,在积液中形成纤维蛋白,其沉积在胸膜表面,开始形成胸腔分隔和胸膜增厚。积液感染最终演变成脓性和脓胸。虽然脓胸形成是一系列病理生理变化的结果,但为了便于处理可将其描述为 3 个阶段(表76-4)。肺炎旁积液也可分为"单纯性"(可单独使用抗生素治疗)或"复杂性"(需要胸腔引流)。

表 76-4　脓胸分期

分期	特点
渗出期	胸膜通透性增加,炎性细胞和富含蛋白质的渗出物进入胸腔。大多数患者对抗生素有反应,不需要胸腔引流
纤维脓性期	
纤维脓性早期	胸膜腔促凝活性增加,促进纤维蛋白沉积及早期分隔形成。随着 LDH 增加,葡萄糖和 pH 降低,胸腔积液变得更黏稠。一些患者可能对单独应用抗生素有反应,但更可能需要引流
纤维脓性晚期	胸膜纤维蛋白大量沉积引起分隔和胸膜增厚。胸腔积液中存在活细菌,LDH 明显升高,葡萄糖和 pH 值降低。需要胸腔积液引流,也可能需要胸膜剥脱术
机化期	成纤维细胞增生导致胸膜纤维板形成,需要胸膜剥脱术。如果脓胸的脓腔不消除,可能会发生陷闭肺

在过去数十年里,各年龄段胸腔感染的发生率均有所增加,30d 病死率为 5% ~ 27%,根据胸腔内积脓程度、患者年龄及是否有合并疾病而有不同。肺炎旁积液的危险因素包括糖尿病、免疫抑制、酗酒、癌症、口腔卫生不佳及肺炎严重程度指数增加等。

肺炎旁积液的症状和体征与同时罹患的肺炎类似,以发热、咳痰及呼吸困难为主。出现胸膜性胸痛时肺炎旁积液的可能性增加,如果同时伴有心动过速和白细胞增多超过 15 000/mm³,提示复杂性积液的风险增加。厌氧菌感染相关脓胸的特征表现为亚急性或慢性全身症状,如乏力、厌食和体重减轻伴有口臭。肺炎患者抗生素治疗反应不佳,也提示脓胸可能。

胸部影像学可发现约 90% 临床表现显著的肺炎旁积液。大多数积液在常规正侧位 X 线胸片上显示为半月形的液体积聚影。然而,当积液遮挡了横膈时,这种影像学征象可被误认为是下叶实变。因此,在 X 线胸片发现膈肌轮廓征时,应考虑肺炎旁积液的可能并进行超声检查。胸膜腔内出现气液平提示可能为支气管胸膜瘘伴脓胸。非重力部位的局限性积液提示复杂性肺炎旁积液的可能。

与常规 X 线胸片相比,超声检查对发现胸腔积液具有更高的敏感性和特异性。强回声胸腔积液和分隔提示存在纤维脓性期或机化期的复杂性肺炎旁积液,增加需要进行引流的可能性。可在超声引导下进行胸腔穿刺,提高伴有分隔的胸腔积液穿刺的成功率和安全性。对于复杂性肺炎旁积液,且通过 X 线和超声检查仍不确定的患者,行胸部增强 CT 有助于确定是否存在胸腔积液,并明确其位置及严重程度。伴有叶间积液和纵隔旁积液的带分隔脓胸患者,只能通过胸部 CT 进行诊断,主要 CT 特征包括"胸膜分裂征"(强化的胸膜包裹局限性积液)、胸膜增厚以及胸膜外肋下脂肪密度增高。胸部 CT 也可鉴别脓胸和与胸壁相邻的周围型肺脓肿。然而,与胸部 CT 相比,超声检测积液分隔的敏感性更高。

当超声检查或卧位 X 线胸片提示胸腔积液深度>1~2cm 时,胸腔穿刺和胸腔积液检测可提供诊断和治疗信息。胸腔积液外观可能呈大体混浊、血性或明显脓性。恶臭提示厌氧菌感染引起的脓胸。表 76-5 列出了常规的胸腔积液检测及其临床意义。不能依据胸腔积液中降钙素原的水平来决定是否进行引流。临床指南建议联合临床症状、影像学和胸腔积液检查结果来决定是否进行引流(见第 127 章)。

表 76-5　常用胸腔积液检测项目

检测名称	临床意义
细胞计数与分类	白细胞数量在脓胸的不同阶段有所不同,明显的脓胸时因细胞裂解,白细胞计数也可能很低。积液细胞以中性粒细胞为主,而已接受部分治疗的肺炎旁积液可能出现以单核细胞为主的情况
蛋白	蛋白>3.0g/dL 时定义为渗出液。结核性胸腔积液蛋白几乎总是>4.0g/dL。蛋白>7.0g/dL 提示华氏巨球蛋白症、多发性骨髓瘤或胆固醇性积液
LDH	Light 标准中判断渗出液的标准,脓胸时通常>1 000IU/L
微生物涂片和培养	使用敏感性高的血培养瓶进行涂片和培养,大约 60% 有胸膜感染征象的患者培养阳性
pH 和葡萄糖	因胸腔内细菌代谢,且炎症细胞活动时需利用葡萄糖并释放乳酸,胸腔积液 pH(<7.20)和葡萄糖(<60mg/dL)降低提示为复杂性胸腔积液,需要引流(但上述建议所依据的研究在实验设计上有很多缺陷)
淀粉酶(根据具体情况选择)	继发于食管破裂的脓胸患者升高(唾液淀粉酶升高);胰腺胸膜瘘患者升高(胰淀粉酶升高)

对肺炎进行有效的抗生素治疗后,单纯性肺炎旁积液可吸收。已得到广泛认可的是复杂性肺炎旁积液需进行引流,但对于初始引流的方法并没有达成共

识。在影像学引导下置入小口径肋间导管(<15Fr)连接吸引器,并每 6h 用盐水冲洗,对许多患者均有效。有限的研究数据表明,如果置管后仍不能引出黏性渗出物,可在胸腔内注入组织纤溶酶原激活物(tissue plasminogen activator,tPA)以溶解纤维蛋白粘连,注入 DNA 酶(deoxyribonuclease,DNase)使胸腔积液变得稀薄。然而,多达 30% 的复杂性肺炎旁积液需要通过 VATS 或胸廓切开术进行外科引流,这取决于积液分隔程度、胸膜纤维板厚度、是否需要外科清理或胸膜剥脱术以及患者是否适合手术。目前尚不能依据某些临床或影像学表现来评估患者不太可能对置管引流有效,而需要直接行外科引流。另外也没有研究证实应将外科引流作为脓胸的常规和一线治疗方法。但不论采取何种引流方式,不必要的延误引流可导致住院时间、发病率和病死率的增加。机化期脓胸需要通过更大范围的手术以促进长期开放引流及脓腔的闭合。

结核性胸膜炎

结核性胸膜炎可见于原发感染或继发感染。在发展中国家,30%~80% 的胸腔积液是由结核性胸膜炎所致,30% 的肺结核患者会出现结核性胸膜炎。在发达国家,仅 1% 的胸腔积液由结核性胸膜炎引起,其中仅 3%~5% 患者并发肺结核。然而,HIV 阳性患者结核性胸膜炎伴有肺结核的发生率较高。通常结核性胸膜炎患者的积液可自发消退,但 2 年内可随肺结核再次出现。

胸膜下的干酪样病灶破裂释放分枝杆菌抗原进入胸膜腔,从而发生超敏反应导致胸腔积液形成。胸腔积液中抗酸杆菌数量较少,不足以通过常规抗酸染色和培养进行诊断。

患者可出现咳嗽、胸膜性胸痛、呼吸困难和发热等亚急性症状;也可出现类似细菌性肺炎的急性症状,或表现为体重减轻、乏力等隐匿病程。仅 50% 的患者皮肤结核菌素(PPD)试验结果阳性,但阴性患者常在 2 个月内转为阳性。结核性胸腔积液通常为单侧,体积不超过半侧胸腔的 2/3。通过胸部 X 线片和 CT 可分别诊断出 20% 和 80% 的活动性肺结核。

任何未诊断明确的渗出性胸腔积液均应考虑到结核性胸膜炎的可能,如果胸腔积液以淋巴细胞为主(>60% 淋巴细胞),总蛋白>5g/dL,应高度怀疑结核性胸膜炎的可能。然而也有 17% 的结核性胸膜炎患者胸腔积液淋巴细胞比例<50%。在出现症状的前 2 周,胸腔积液细胞分类可能会以中性粒细胞为主,间皮细胞比例几乎总是<5%。胸腔积液中葡萄糖和 pH 接近

血清水平,但也有一些患者的 PD 水平低于血清。

胸腔积液抗酸染色阳性率低,但 HIV 感染患者中有 20% 抗酸染色阳性。虽然胸腔积液分枝杆菌培养的敏感性<50%,但采用液体培养技术的研究报道其敏感性可达 63%~75%。痰分枝杆菌培养阳性率>50%,79% 患者痰和/或胸腔积液培养呈阳性。

腺苷脱氨酶(ADA)在结核性胸腔积液、其他一些炎症性疾病和肿瘤性胸腔积液时可升高。在结核病高发地区,以淋巴细胞为主的胸腔积液中,若 ADA>40IU/L 可诊断为结核性胸膜炎,90% 的患者在单次胸腔穿刺术后即可诊断;而 ADA<40IU/L 可基本排除结核诊断。在结核病中低发病的地区,胸腔积液 ADA 检测缺乏敏感性和特异性,大多数胸腔积液微生物检查阴性的患者需要做胸膜活检。尽管胸腔积液中 ADA 浓度升高反映的是 ADA2 亚型的升高,但特异性 ADA2 检测与 ADA 检测相比无明显优势。虽然其他生物标志物,如干扰素-γ[干扰素-γ-诱导的 10kDa 蛋白和未刺激胸腔积液中的二肽基肽酶(dipeptidyl peptidase,DPP)-4 水平]可提供与 ADA 相似的诊断价值,但尚未作为常规检测。血液和胸腔积液的 T 细胞干扰素-γ 释放试验诊断准确性并不高,胸腔积液核酸检测准确率也不高。

对于病情复杂的患者需要进行胸膜活检。由于结核性肉芽肿弥散分布在胸膜表面,通过影像引导下的 Abrams 针闭式(盲)活检可使 70%~87% 的患者明确诊断。对于不能明确诊断的渗出性胸腔积液,如果考虑结核的可能性大时,这种穿刺方法较为合适。推荐进行 6 次胸膜活检。对于其他患者,胸腔镜检查的确诊率为 100%。活检胸膜组织须行抗酸杆菌培养,并行病理检查明确是否存在病原体及肉芽肿。与 Lowenstein-Jensen 培养法相比,显微镜观察药物敏感性培养法诊断率更高。

结核性胸膜炎与肺结核治疗方案相同,对于敏感菌均采用四联抗结核方案。证据不支持加用糖皮质激素。抗结核治疗后复查胸部 CT 时发现,近 70% 的患者会遗留一定程度的胸膜增厚,故可出现限制性通气功能障碍。一些专家建议对中到大量的结核性积液采用治疗性胸腔穿刺引流来预防胸膜纤维化,但目前效果并不肯定。对于超声检查发现复杂的胸膜腔分隔,CT 发现胸膜外脂肪增生或积液分隔,及治疗开始时症状已持续很长时间的患者,1 年后胸膜增厚的风险最高。

病毒感染相关胸腔积液

急性病毒性呼吸道感染可能导致一过性胸腔积液。因为大多数患者症状较轻,也未做病毒相关检测或影像学检查,所以病毒相关性胸腔积液的发病率仍是未知的。然而,最近的病例报道回顾性分析了确诊为病毒性肺炎患者的胸部影像学,发现胸腔积液的发生率很低。怀疑病毒性肺炎的患者出现胸腔积液且需住院治疗时,应考虑是否合并细菌感染和肺炎旁积液的可能。值得注意的是,猪来源甲型流感病毒(H1N1)肺炎通常伴随胸腔积液。

真菌及寄生虫感染相关胸腔积液

在临床上,多种真菌感染可导致胸腔积液。真菌性脓胸可发生在免疫抑制宿主中,继发于真菌性肺炎或更远部位的感染。常见的病原体包括曲霉菌和隐球菌。隐球菌性胸膜炎提示存在播散性疾病。在免疫功能正常的患者中,乳糜胸可继发于组织胞浆菌引起的纵隔肉芽肿性疾病。变应性支气管肺曲菌病患者可能会出现嗜酸性粒细胞性胸腔积液或真菌球侵袭入胸膜腔。最后,肺部真菌感染可以导致胸腔积液,可能是无菌性的或真菌感染性的。最常见、最具有特征性的地方性真菌病——球孢子菌病就是以这种方式呈现的。急性肺球孢子菌病的住院患者中有 15% 合并胸腔积液,其中近 1/4 的患者进展为脓胸。PF 为渗出液,且常见嗜酸性粒细胞增多。

个案报道提示多种寄生虫感染可引起胸腔积液。其中最常见的是阿米巴肝脓肿破裂后经横膈进入胸腔引起脓胸,以及肺吸虫(扁形虫属)感染引起的胸腔积液。阿米巴脓胸最常见于右侧,胸腔积液呈鱼酱样或巧克力奶样。反应性胸腔积液也可继发于跨膈炎症。肺吸虫病引起的胸腔积液与肺实质病变可能会被误认为恶性肿瘤或结核。胸部 CT 提示胸腔积液是北美肺吸虫病(猫肺并殖吸虫)最常见的胸内影像学表现。其胸腔积液 LDH 显著升高,并呈乳糜样。也可发现血液或胸腔积液中嗜酸性粒细胞增多。当肺棘球蚴病(包虫病)患者的肺或肝中包虫囊破裂进入胸腔时,也可引起胸腔积液、液气胸和继发性胸腔棘球蚴病。因为肺包虫囊通常位于胸膜下,故也可发生反应性胸腔积液,表现为嗜酸性粒细胞增多性渗出液或脓胸。其他寄生虫很少侵犯胸膜腔。

■ 血管性因素

肺血栓栓塞

多达 40% 的 PTE 患者常规胸部 X 线检查可发现胸腔积液;47% 的患者胸部 CT 检查可见胸腔积液。肺缺血可引起胸膜渗透性增加,富含蛋白的液体流入胸膜腔,故 PTE 相关的积液几乎都是渗出液。85% 的患者胸腔积液为单侧,左右两侧发生概率相近,其位置可在 PTE 的同侧或对侧。不足 20% 的患者胸腔积液超过半侧胸腔的 1/3,而绝大多数患者仅有肋膈角变钝。诊断不及时可导致积液出现分隔。

胸腔积液检测不具有特异性,其中 67% 的患者红细胞计数 >10 000/μL,60% 的患者积液以中性粒细胞为主,18% 的患者积液中嗜酸性粒细胞计数 >10%。只有 57% 的患者为血性胸腔积液。因此,胸腔穿刺术在评估可疑的 PTE 所导致的胸腔积液时价值有限,但可用于排除其他疾病,如胸腔内感染或血胸。抗凝治疗后胸腔积液通常可吸收。因为血胸很少发生,所以血性胸腔积液并不是系统性抗凝治疗的禁忌。如果确实出现胸腔内出血,其常发生在抗凝 1 周内,表现为突发的心肺功能异常。

非血栓性肺栓塞

脓毒性栓塞 脓毒性肺栓塞通常发生于肺外周,可导致无菌性或感染性的胸腔积液。常见病因包括静脉导管感染、感染性血栓性静脉炎(如 Lemmiere 综合征)和右心心内膜炎。静脉吸毒患者可能会出现脓气胸。常见的 CT 表现为伴有滋养血管和/或支气管充气征的外周结节、血源性肺脓肿和胸膜下楔形影(伴或不伴坏死)。胸腔积液可为急性无菌性炎症或脓胸。

血胸

血胸定义为胸腔积液红细胞比容(HCT)大于血液 HCT 的 50%。由于红细胞在胸腔内可自发溶解,所以在胸腔积液发生数天后测定的胸腔积液 HCT/血 HCT 在 25%~50% 也支持血胸诊断。血胸可见于胸部钝挫伤或穿通伤、胸腔内或胸腔附近血管破损以及基础疾病引起的自发性胸腔内出血(表 76-6)。血胸可能出现持续出血、呼吸衰竭及休克。治疗原则包括在无活动性出血的情况下行胸膜腔穿刺引流,或通过胸腔置管引流监测出血速度,清除胸腔内血液,防止陷闭肺或脓胸。胸腔引流也可使胸膜覆盖堵塞其出血部位。患者可能需要急诊开胸术或 VATS 来控制出血并清除胸腔内血块。

月经性血胸是一种特殊类型的血胸,发生于年轻、多次生产、合并子宫内膜异位症的经期女性。2/3 的患者在 VATS 手术时发现胸腔内子宫内膜异位。其中 80% 患者的血胸出现在右侧,偶尔可见双侧血胸。月经性气胸和咯血可与血胸同时发生。胸腔内出血通常较轻且具有自限性,诊断容易被延误直到发现出

表 76-6　血胸的病因

疾病	备注
凝血功能障碍或出血性疾病	原发性凝血功能障碍、血小板减少症、抗凝治疗、系统性和胸腔内纤溶治疗在罕见情况下会引起血胸
气胸和肺大疱破裂	自发性气胸合并血胸并不常见,但也可发生,特别是合并肺大疱破裂时
神经纤维瘤病	神经纤维瘤患者可出现脆性增加的血管破裂,其原因是血管被侵犯或动脉发育不良
动静脉畸形	少见情况下动静脉畸形出血可进入胸腔,其中 1/2 的病例与 Osler-Weber-Rendu 病相关
动脉瘤	胸内大动脉夹层或破裂是临床常见引起血胸的原因,最常见的是主动脉,但也可是肺血管
Ehlers-Danlos 病	与乳内动脉破裂有关
结缔组织病	罕有报道
髓外造血	罕有报道
子宫内膜异位症	不同程度的血性积液或血胸
外生性骨疣	在现有骨骼表面新骨形成时会出现锋利的骨缘,可能会侵蚀相邻的血管结构并引起血胸
产后	与分娩过程中胸腔压力变化有关

血与月经的关系。一旦确诊,大多数患者症状稳定,可用激素进行内科治疗,但仅部分有效。复发性血胸患者可能需要手术切除胸腔内异位的子宫内膜,虽然仍容易复发。

血管炎

胸腔积液可见于肉芽肿性多血管炎(granulomatous polyangiitis,GP)患者,其原因为原发性的坏死性血管炎累及胸膜,或继发于血管炎的并发症,如肾病、肺炎或 CHF。小样本病例报道提示,10%~20% 的 GP 患者合并有胸腔积液,通常为偶然发现。然而,GP 患者极少出现有临床症状的胸腔积液,但有报道大量积液伴支气管胸膜瘘的病例。从有限的胸腔积液分析报道来看,积液表现为以中性粒细胞为主的渗出液。胸膜活检可发现肉芽肿性血管炎的证据或仅为非特异性纤维化。

多达 30% 的 Churg-Strauss 综合征患者在血管炎期时出现胸腔积液,多为小量且无症状,也有大量积液的报道。仅有少数病例报道了胸腔积液的检测结果,提示嗜酸性粒细胞增加。也有一篇报道指出胸腔积液 pH 和葡萄糖下降。糖皮质激素可能对积液治疗

有效。

巨细胞动脉炎患者很少出现胸腔积液,这也是该病的特点。积液为以中性粒细胞为主的渗出液,葡萄糖正常,但也有以淋巴细胞为主的漏出液的报道。胸膜活检是非特异性的。泼尼松治疗对积液有效。

贝赫切特病是一种慢性、复发性炎症性疾病,病因不明。血管受累是该病死亡的主要危险因素,各种大小的血管均可受累,包括静脉、动脉及毛细血管。在众多胸内并发症中,白塞病可引起胸膜病变和多种类型的胸腔积液。高分辨率 CT 通常可发现胸膜增厚和结节影,可能为肺梗死吸收、胸膜下肺部炎症扩散和/或胸膜血管炎的表现。胸腔积液通常发生在血管阻塞患者,如上腔静脉(superior vena cava,SVC)阻塞引起的漏出液,SVC 或其他胸内大血管血栓形成引起的乳糜胸。糖皮质激素治疗效果不一,可能还需抗凝、免疫抑制剂和/或胸膜固定术来治疗。

上腔静脉阻塞综合征

超过 60% 的上腔静脉阻塞综合征患者发生胸腔积液,且几乎均为渗出液,18% 的患者为乳糜胸。积液的病因仍未知,但乳糜胸可能与淋巴管向头臂静脉的回流障碍有关。积液出现在左侧或右侧的概率相似,大部分积液不会超过单侧胸腔的 50%。积液一般在 SVC 综合征缓解后吸收。

■ 胃肠道和腹腔疾病

胰腺炎和胰瘘

急性胰腺炎住院患者中 50% 可出现胸腔积液。PF 形成有几种潜在机制,包括胰腺释放炎症介质入血,胰旁炎性渗出跨膈转移,纵隔脂肪分解,以及早期形成的胰腺胸膜瘘。早期出现胸腔积液提示急性胰腺炎预后较差。胸腔积液为以中性粒细胞主的渗出液,伴有淀粉酶升高,一般大于血清淀粉酶的 2 倍。

慢性胰腺炎合并假性囊肿的患者可出现腹膜后通向胸腔的窦道,引起左侧为主的胸腔积液。大多数患者为男性(70%),有慢性酒精性胰腺炎病史患者占50%,其他病因引起的胰腺炎也可出现胸腔积液,如胆石症等。患者症状一般包括呼吸困难(65%)、腹痛(29%)、咳嗽(27%)和胸痛(23%)等。胸腔积液胰淀粉酶显著升高(>1 000IU/L)。螺旋 CT、经内镜逆行胰胆管造影(magnetic resonance cholangiopancreatography,ERCP)或磁共振胰胆管造影(magnetic resonance cholangiopancreatography,MRCP)可观察胰腺胸膜瘘,MRCP 是最敏感的首选检查。

目前尚无治疗胰腺胸膜瘘的有效方法,大多数医学中心采用序贯治疗,初始治疗为营养支持及观察,并辅以奥曲肽抑制胰液分泌。35% 的患者保守治疗无效,需内镜下放置胰管支架,如支架治疗失败则需进行手术。长时间内科治疗无效只会使病情迁延,因此在治疗过程中应早期评估是否需要手术干预。

食管穿孔

食管破裂或穿孔时胃食管内容物进入胸腔可危及生命。食管破裂可由剧烈呕吐(Boerhaave 综合征)、食管损伤(异物或肿瘤)或食管内操作(内镜检查,胃束带减重手术)等引起。Boerhaave 综合征表现为胸痛和脓毒症,伴有快速进展、左侧为主的胸腔积液。Meckler 三联征"呕吐、胸痛和皮下气肿"可提示该诊断。影像学检查可见快速进展的胸腔积液或液气胸,常伴有纵隔、食管旁和/或皮下气肿。胸腔积液检查可发现唾液淀粉酶升高、pH 降低、葡萄糖降低、LDH 升高以及胸腔感染的证据。细胞学检查可发现食物颗粒和/或鳞状上皮细胞。泛影葡胺胸部增强 CT 或内镜检查可对食管损伤和食管瘘进行定位,但阴性结果并不能排除诊断。24h 内进行充分的外科清创并进行纵隔和胸腔引流可改善 Boerhaave 综合征的预后。医源性食管穿孔的处理常予保守治疗。

子宫内膜异位症

子宫内膜异位症累及腹膜伴腹水形成时在少见情况下可导致胸腔积液,主要表现为右侧血性或巧克力色积液。积液形成与月经相关,并有吞噬含铁血黄素的巨噬细胞。与胸腔内子宫内膜异位症引起的月经性血胸相比,该病主要由局限于盆腹腔的子宫内膜组织所产生的积液继发流入胸膜腔。

腹腔内疾病

膈下脓肿、腹部器官的各种缺血或炎性疾病(如肝周炎、脾缺血)可引起胸腔渗出液,如果腹腔内病原体迁移到胸膜腔内,会造成胸腔感染。根据腹腔内感染或炎症的位置,积液可以右侧为主(如肝脓肿)或左侧为主(如脾脓肿或脾梗死)。大部分情况下,CT 可明确诊断,并指导胸腹腔引流。

胆汁胸

胆汁流入胸腔会造成右侧胸腔积液,这可能是经皮胆道引流、射频消融术、肝脏疾病导管栓塞术、自发性胰腺胸膜瘘或胆囊胸膜瘘引起的并发症。胸腔积液是以中性粒细胞为主的绿色积液,胸腔积液/血清胆红素比>1。

■ 系统性疾病

结缔组织病

30%的系统性红斑狼疮（SLE）患者会在病程中的某一时期出现胸膜炎。胸膜炎是狼疮病死率的独立预测指标，积液量一般为少量至中量，也可出现大量积液。积液通常为双侧，单侧积液时出现在左侧或右侧的概率相似。血清抗Sm和抗RNP抗体阳性、病情更严重且狼疮持续时间更长，以及SLE发病时年龄较小的患者胸膜疾病发生率更高。典型胸腔积液特点如表76-7所示。胸腔积液抗核抗体（antinuclear antibody，ANA）阳性并不比血清ANA阳性诊断价值更大。罕见情况下，狼疮性胸膜炎可进展为纤维胸及陷闭肺。大多数患者初始治疗采用非甾体抗炎药物有效，必要时可使用糖皮质激素，不过胸膜炎易复发，常出现在对侧。顽固性大量胸腔积液很少出现，如果出现，可能需要使用大剂量激素、环磷酰胺及静脉注射免疫球蛋白治疗，偶尔需要行胸膜固定术。

表 76-7　常见自身免疫性胸膜炎的胸腔积液检测结果

检测结果	狼疮性胸膜炎	类风湿关节炎
外观	清亮	不定，浆液性、脓性、牛奶样或血性
蛋白	渗出液范围内偏低水平	渗出液范围内偏高水平
糖	与血清类似	常<30mg/dL
白细胞	3~5 000/μL	通常<10 000μL
补体	低	低
免疫复合物	高	高
胸腔积液ANA	阳性	不定
LDH	最多为正常血清上限的两倍	高
类风湿因子	低	上升

LDH:乳酸脱氢酶;ANA:抗核抗体。

胸膜受累是类风湿关节炎（reheumatoid arthritis，RA）最常见的胸部症状，20%的患者会出现胸腔积液。研究报道在类风湿关节炎确诊第1年，11%的患者高分辨率CT可见胸膜增厚或胸腔积液。胸腔积液常发生于有活动性关节炎、皮下类风湿结节、类风湿因子升高及影像学检查发现有类风湿肺损伤的男性。RA患者很少有胸膜炎表现。胸腔积液为小到中量，多发生在左侧且无症状。有症状的胸腔积液需要行胸腔

穿刺以排除脓胸，后者可能伴随RA相关性胸腔积液自发产生。无菌性RA积液的特点见表76-7。刚发病时，积液以中性粒细胞为主，但在7~11d后则以淋巴细胞占优势。胸腔积液细胞学检查可见拉长的巨噬细胞和多核巨细胞（蝌蚪形细胞）及颗粒状碎片。无菌性RA积液中葡萄糖浓度降低（<30mg/dL）且pH降低（<7.20），使其与胸膜感染的鉴别更加复杂。胸膜活检会发现大量巨噬细胞来源的细胞替代了壁层胸膜的间皮细胞，但诊断通常不需要胸膜活检。大多数积液会自行吸收，但有些会持续存在或进展成纤维胸。RA相关性胸腔积液尚无有效治疗手段。RA也会引起胆固醇性积液和支气管胸膜瘘。

虽然干燥综合征患者经常反复发生胸膜性胸痛，但很少出现胸腔积液。在一项针对343名干燥综合征患者的研究中，只有9%出现肺部表现，其中4名患者出现胸腔积液。有限的数据显示与干燥综合征相关的积液是以淋巴细胞为主的渗出液，且胸腔积液含较高水平的抗SS-A/SS-B抗体。积液可以提示淋巴瘤的可能，在干燥综合征患者中淋巴瘤发生率增加。

7%的系统性硬化症患者会出现胸腔积液，胸腔积液可由胸膜受累造成硬皮病样组织改变所引起，也可继发于硬皮病的并发症，如充血性心力衰竭。除与充血性心力衰竭或肾衰竭相关时表现为漏出液以外，其他情况引起的胸腔积液是以淋巴细胞为主的渗出液。

混合性结缔组织病（mixed connective tissue disease，MCTD）具有系统性红斑狼疮、硬皮病和多肌炎-皮肌炎的临床特征，患者血清中有高滴度的RNA小分子核内核糖核蛋白（small nuclear ribonucleoprotein，snRNP）抗体。胸膜肺并发症很常见，多达50%的患者出现胸腔积液，20%的患者出现胸膜炎的症状。胸腔积液通常在影像检查中偶然发现，少见情况下可出现临床症状。胸腔积液的特征尚未明确，但有报道提示为以中性粒细胞为主的渗出液。

有少数报道发现强直性脊柱炎患者可出现葡萄糖浓度正常的胸腔渗出液。胸膜活检证实为非特异性胸膜炎。积液可能是一过性的或反复发作的。

多发性肌炎和皮肌炎患者中10%~20%会出现间质性肺疾病，并可能导致呼吸衰竭，尤其对于抗合成酶抗体综合征的患者。虽然在较多患者中可发现胸膜不规则增厚，但很少发生胸腔积液。一旦出现胸腔积液，也一定同时存在间质性肺疾病，这时应考虑到其他鉴别诊断。胸腔积液以淋巴细胞为主，少数报道可见嗜酸性粒细胞增多。

结节病

胸腔积液很少发生在结节病患者中,报道发生率为 0.7%~10%。一项大型病例研究提示无症状的门诊患者进行超声检查发现结节病相关性积液的发生率为 1.1%。CT 发现 33% 的患者存在胸膜增厚和胸膜下结节,推测与结节病相关。结节病相关的胸腔积液通常为小到中量、单侧且无症状,尽管也可能出现大量且有症状的积液。只有 20% 的积液为双侧。大多数积液是以淋巴细胞为主的渗出液,一项研究报道淋巴细胞亚群中 CD4/CD8 比例增高。乳糜胸、嗜酸性粒细胞性积液、陷闭肺和出血性积液也可能发生。胸膜活检能发现结节病肉芽肿。大多数结节病性积液会自行吸收。

黏液性水肿

黏液性水肿患者曾报道出现漏出性和渗出性胸腔积液,甲状腺素替代治疗对大多数积液有效。

淀粉样变性

淀粉样蛋白浸润至壁层胸膜表面,增加了毛细血管通透性并阻断了胸腔积液通过淋巴孔的回流,从而造成渗出性或漏出性积液。大多数积液与轻链淀粉样变性有关。胸腔积液也可能通过间接机制造成,如淀粉样变性引起的甲状腺功能减退、肾病和充血性心力衰竭,后两种疾病在这种情况下会引起漏出液。淀粉样变性相关的渗出液很少自行吸收,可能需要反复胸腔穿刺或胸膜固定术。

髓外造血

纵隔和胸膜髓外造血可导致渗出性胸腔积液、血胸和乳糜胸。胸腔积液中检出幼红细胞和原粒细胞可提示诊断。有症状的积液可通过低剂量胸部放疗、胸膜固定术和羟基脲进行治疗。

■ 药物相关

多种药物可通过一系列机制引起胸腔积液。

药物所致胸腔积液的一种特殊类型为卵巢过度刺激综合征(ovarian hyperstimulation syndrome, OHSS),这是由于使用人绒毛膜促性腺激素促排卵所导致。OHSS 的临床特征包括卵巢体积显著增大、血管外体液增多和血液浓缩,这些会引起休克和器官衰竭。目前认为,黄体释放的血管源性分子可以引起上皮细胞膜通透性增加。单侧和双侧胸腔积液通常发生在该综合征的全面表现期间,但也可孤立出现。关于胸腔积液特征

的数据有限,但一般认为是渗出液。胸腔积液可能含高水平的细胞因子。在大多数情况下,OHSS 具有自限性,可自发消退,但大量胸腔积液需要胸腔置管引流。

■ 环境相关因素——石棉

在有职业性石棉接触史的患者中,高达 3% 患者会出现一过性渗出性胸腔积液,定义为良性石棉胸膜炎。许多未确诊的渗出性胸腔积液患者可能有石棉接触史。良性石棉胸膜炎的病理生理过程尚不确定,但石棉纤维可通过对间皮细胞的直接毒性和通过刺激肺生长因子和炎症因子的释放间接引起胸膜炎症。从第一次石棉暴露到发生胸腔积液的平均潜伏期是 30 年,范围在 1~58 年。仅在 35%~50% 的患者中出现呼吸困难、胸痛和/或发热症状。胸腔积液量可大可小,最常见表现为单侧积液,左侧和右侧出现概率相似,15% 则表现为双侧积液。50% 患者的胸腔积液为血性,25% 可有嗜酸性粒细胞增加。积液大多为良性病程,可在 1~10 个月内(平均 3 个月)自行消退,但有些积液会复发。大量石棉接触的患者可能有残留的胸膜增厚,如果患者肺受到限制则需要胸膜剥脱。

■ 淋巴和脂质相关积液

乳糜胸

乳糜胸是指胸导管或其分支淋巴液漏出,导致胸腔内出现乳糜液。通过左侧颈静脉和锁骨下静脉交汇处附近的乳糜池,含有脂质的乳糜液从消化道转运到静脉循环。这些淋巴管任何部分的破坏都可能导致胸腔积液。淋巴液中还含有大量的淋巴细胞和免疫球蛋白。乳糜胸的分类和常见病因列举见表76-8。

表 76-8　乳糜胸的病因

分类	注释
创伤性	胸部手术是最常见原因,占乳糜胸的 50%。颈部手术、中心静脉导管和起搏器置入、胸部钝性损伤、胸部和颈部的牵拉伤以及打喷嚏、呕吐或分娩造成的胸膜腔内压突然改变也会引起乳糜胸
非创伤性	由于淋巴瘤更早得到诊断,淋巴瘤所致乳糜胸的发生率下降到 11%。少见的原因包括先天性或获得性淋巴系统疾病、缩窄性心包炎、SVC 综合征、淋巴管瘤病、淋巴管扩张症、淋巴管平滑肌瘤病、Noonan 综合征、黄甲综合征、唐氏综合征、肉芽肿性感染和甲状腺肿
特发性	虽经全面评估仍有小部分胸腔积液原因不明

乳糜胸通常表现为单侧积液,但20%可能为双侧。胸导管在第5胸椎椎体(T5)附近从纵隔右侧上升穿越到左侧。因此,右侧或左侧乳糜胸分别提示T5水平以下或T5水平以上胸导管的破坏。由于乳糜液是非炎症性的,患者不会出现胸膜性胸痛但会出现呼吸困难。影像学上,胸腔积液表现为自由流动、无分隔的液体,也没有胸膜增厚。在50%的患者中,胸腔积液为白色、牛奶样或乳白色,但当患者禁食时,可能为浆液性或浆液血性。胸腔积液检测显示以淋巴细胞为主的渗出液,伴有蛋白升高,而LDH不升高。14%~32%的患者可能出现漏出液,提示存在伴发疾病,比如充血性心力衰竭或肝源性胸腔积液。胸腔积液中甘油三酯浓度通常高于110mg/dL,但15%患者的甘油三酯浓度较低,可能<50mg/dL。因此,对于乳糜胸,胸腔积液甘油三酯浓度的检测具有较高阳性预测值,但阴性预测值较低。甘油三酯水平不高时,胸腔积液乳糜微粒检测具有提示作用。

在乳糜胸诊断明确的情况下,一些医疗中心进行常规淋巴管造影或淋巴核素显像检查,以观察胸部淋巴管并确定淋巴液漏出的解剖位置。但是这些检查对指导治疗的价值还没有得到确定。尚无循证医学依据可用于指导乳糜胸治疗,临床治疗因人而异。但普遍接受的原则是鼓励确定潜在的病因;根据症状的严重程度、积液的量、胸腔穿刺后液体重新产生的速度以及患者总体的临床状况、合并症和对侵入性治疗的耐受能力进行分级治疗;应避免长时间的胸腔置管引流,以免造成营养消耗和免疫抑制。

对于症状轻微、稳定的小到中量胸腔积液,观察即可。非手术的保守治疗可以使50%的创伤性乳糜胸吸收,但对非创伤性乳糜胸效果不好,往往需要进行手术。但是仅2/3的非创伤性乳糜胸患者手术治疗有效。如果创伤性乳糜胸需要手术,大多数患者效果好。饮食方面应限制脂肪摄入,但不包括中链甘油三酯,因为其可被门静脉循环直接吸收。可行的外科手术包括胸膜固定术、胸膜切除术、胸导管修复或结扎、淋巴静脉吻合术和胸腹膜分流术。与开胸手术相比,VATS用于定位和治疗胸导管破裂的预后更佳。近期有报道采用经皮经腹胸导管栓塞术进行治疗。对于治疗效果不佳或终末期患者可能从胸腹分流术中获益。

胆固醇性积液

胆固醇性胸腔积液又称为假性乳糜胸或乳糜样积液,通常为单侧,且30%的患者无症状。由于含有大量脂质成分,主要包括胆固醇和卵磷脂-球蛋白复合物,胸腔积液外观呈浑浊状或乳糜状。胆固醇性积液的发病机制尚不清楚,因为其常发生在慢性渗出性积液(>5年)和胸膜增厚的患者,所以被认为是"陷闭肺"的一种形式,其中红细胞和中性粒细胞裂解并释放其胞内脂质,后者不能被增厚的胸膜重吸收。但是也有报道发现胆固醇积液在出现渗出液后短时间内出现,此时并无胸膜增厚。与胆固醇性胸腔积液相关的最常见基础病包括结核性胸膜炎、慢性气胸、慢性血胸和慢性类风湿性胸膜炎。不常见疾病包括胸膜棘球蚴病、肺吸虫病和恶性肿瘤。

胸腔积液分析显示胆固醇浓度>200mg/dL,积液通常是以中性粒细胞为主的渗出液。甘油三酯浓度通常<110mg/dL,但不总是<110mg/dL。如果甘油三酯浓度增高,那么胸腔积液中胆固醇/甘油三酯比例应>1.0。一些胸腔积液标本显示存在胆固醇结晶,但无乳糜微粒。胸膜活检可能有助于潜在病因的诊断,尽管仅在17%患者中能明确诊断。大部分胆固醇性胸腔积液患者不需要直接针对胸膜腔的治疗,然而有症状的积液可以从定期治疗性胸腔穿刺、胸膜固定术或少数情况下采用的胸膜剥脱术中获益。如果有潜在的类风湿性关节炎,某些胸腔积液可能通过药物治疗稳定或吸收。

淋巴管异常

淋巴管平滑肌瘤病 10%~40%的淋巴管平滑肌瘤病患者会出现胸腔积液,且几乎都是乳糜胸。乳糜胸的原因为胸导管或其分支阻塞或破裂、胸膜淋巴管的广泛渗出和/或乳糜性腹水经横膈流入。胸腔积液可能是单侧或双侧的,也可能发生咳乳糜性痰。

乳糜性积液可能有不同的临床病程。大部分情况下积液量逐渐增加或在胸腔穿刺后复发,但也可能多年保持稳定或自行消退。有症状的患者对低脂饮食反应欠佳。对于大多数患者,近膈肌的化学或机械性胸膜固定术(伴或不伴胸导管结扎)可有效治疗乳糜胸,但有些患者可能需要胸膜切除术(伴或不伴胸导管结扎)。

黄甲综合征 是一种罕见的获得性疾病,其特征是"三联征"——指甲异常(指甲变黄、生长缓慢、起皱、指甲脱落、长轴弯曲过度和/或甲半月减少)、淋巴水肿和胸腔积液。一些患者伴有支气管扩张、反复发作的下呼吸道感染和慢性鼻窦炎。当具有"三联征"中的两个,且其他疾病不能解释时,应考虑该疾病的诊断。该病病因尚不清楚,但可能与淋巴管解剖和功能异常有关。但胸膜组织学检查并不总能发现相关的淋巴管异常。

1964, 61:385–401.

[37] LIEBERMAN FL, PETERS RL. Cirrhotic hydrothorax. Further evidence that an acquired diaphragmatic defect is at fault. Arch Intern Med, 1970, 125:114–117.

[38] CHEN TA, LO GH, LAI KH. Risk factors for spontaneous bacterial empyema in cirrhotic patients with hydrothorax. J Chin Med Assoc, 2003, 66:579–586.

[39] GARCIA NJ, MIHAS AA. Hepatic hydrothorax: pathophysiology, diagnosis, and management. J Clin Gastroenterol, 2004, 38:52–58.

[40] HUANG PM, CHANG YL, YANG CY, et al. The morphology of diaphragmatic defects in hepatic hydrothorax: thoracoscopic finding. J Thorac Cardiovasc Surg, 2005, 130:141–145.

[41] KAKIZAKI S, KATAKAI K, YOSHINAGA T, et al. Hepatic hydrothorax in the absence of ascites. Liver, 1998, 18:216–220.

[42] XIOL X, CASTELLVI JM, GUARDIOLA J, et al. Spontaneous bacterial empyema in cirrhotic patients: a prospective study. Hepatology, 1996, 23:719–723.

[43] CASTELLOTE J, GORNALS J, LOPEZ C, et al. Acute tension hydrothorax: a life-threatening complication of cirrhosis. J Clin Gastroenterol, 2002, 34:588–589.

[44] MCVAY PA, TOY PT. Lack of increased bleeding after paracentesis and thoracentesis in patients with mild coagulation abnormalities. Transfusion, 1991, 31:164–171.

[45] SESE E, XIOL X, CASTELLOTE J, et al. Low complement levels and opsonic activity in hepatic hydrothorax: its relationship with spontaneous bacterial empyema. J Clin Gastroenterol, 2003, 36:75–77.

[46] RUNYON BA, GREENBLATT M, MING RHC. Hepatic hydrothorax is a relative contraindication to chest tube insertion. Am J Gastrointerol, 1986, 81:566–567.

[47] ORMAN ES, LOK AS. Outcomes of patients with chest tube insertion for hepatic hydrothorax. Hepatol Int, 2009, 3:582–586.

[48] LIU LU, HADDADIN HA, BODIAN CA, et al. Outcome analysis of cirrhotic patients undergoing chest tube placement. Chest, 2004, 126:142–148.

[49] ALONSO JC. Pleural effusion in liver disease. Semin Respir Crit Care Med, 2010, 31:698–705.

[50] WILPUTTE JY, GOFFETTE P, ZECH F, et al. The outcome after transjugular intrahepatic portosystemic shunt (TIPS) for hepatic hydrothorax is closely related to liver dysfunction: a long-term study in 28 patients. Acta Gastroenterol Belg, 2007, 70:6–10.

[51] STRAUSS RM, MARTIN LG, KAUFMAN SL, et al. Transjugular intrahepatic portal systemic shunt for the management of symptomatic cirrhotic hydrothorax. Am J Gastroenterol, 1994, 89:1520–1522.

[52] SPENCER EB, COHEN DT, DARCY MD. Safety and efficacy of transjugular intrahepatic portosystemic shunt creation for the treatment of hepatic hydrothorax. J Vasc Interv Radiol, 2002, 13: 385–390.

[53] JEFFRIES MA, KAZANJIAN S, WILSON M, et al. Transjugular intrahepatic portosystemic shunts and liver transplantation in patients with refractory hepatic hydrothorax. Liver Transpl Surg, 1998, 4:416–423.

[54] GORDON FD, ANASTOPOULOS HT, CRENSHAW W, et al. The successful treatment of symptomatic, refractory hepatic hydrothorax with transjugular intrahepatic portosystemic shunt. Hepatology, 1997, 25:1366–1369.

[55] CHALASANI N, CLARK WS, MARTIN LG, et al. Determinants of mortality in patients with advanced cirrhosis after transjugular intrahepatic portosystemic shunting. Gastroenterology, 2000, 118: 138–144.

[56] MILANEZ DE CAMPOS JR, FILHO LO, et al. Thoracoscopy and talc poudrage in the management of hepatic hydrothorax. Chest, 2000, 118:13–17.

[57] MOUROUX J, PERRIN C, VENISSAC N, et al. Management of pleural effusion of cirrhotic origin. Chest, 1996, 109:1093–1096.

[58] KIRSCH CM. Cirrhotic hydrothorax and the "Law of unintended consequences". Chest, 2000, 118:2–4.

[59] CERFOLIO RJ, BRYANT AS. Efficacy of video-assisted thoracoscopic surgery with talc pleurodesis for porous diaphragm syndrome in patients with refractory hepatic hydrothorax. Ann Thorac Surg, 2006, 82:457–459.

[60] ASSOUAD J, BARTHES FLE P, SHAKER W, et al. Recurrent pleural effusion complicating liver cirrhosis. Ann Thorac Surg, 2003, 75:986–989.

[61] NORTHUP PG, HARMON RC, PRUETT TL, et al. Mechanical pleurodesis aided by peritoneal drainage: procedure for hepatic hydrothorax. Ann Thorac Surg, 2009, 87:245–250.

[62] MERCKY P, SAKR L, HEYRIES L, et al. Use of a tunnelled pleural catheter for the management of refractory hepatic hydrothorax: a new therapeutic option. Respiration, 2010, 80:348–352.

[63] YAMAMOTO N, NODA Y, MIYASHITA Y. A case of refractory bilateral pleural effusion due to post-irradiation constrictive pericarditis. Respirology, 2002, 7:365–368.

[64] TOMASELLI G, GAMSU G, STULBARG MS. Constrictive pericarditis presenting as pleural effusion of unknown origin. Arch Intern Med, 1989, 149:201–203.

[65] SADIKOT RT, FREDI JL, LIGHT RW. A 43-year-old man with a large recurrent right-sided pleural effusion. Diagnosis: constrictive pericarditis. Chest, 2000, 117:1191–1194.

[66] NAEEM M, SOBANI ZA, ZUBAIRI A, et al. Constrictive pericarditis presenting as chylothorax. Singapore Med J, 2011, 52: e187–e189.

[67] MOTTA G, VIANELLO F, PIETROGRANDE F. Chylothorax as the first manifestation of constrictive pericarditis. Am J Med, 2003, 114:772–773.

[68] CAVINA C, VICHI G. Radiological aspects of pleural effusions in medical nephropathy in children. Ann Radiol Diagn (Bologna), 1958, 31:163–202.

[69] GARCIA-PACHON E, ROMERO S. Urinothorax: a new approach. Curr Opin Pulm Med, 2006, 12:259–263.

[70] GARCIA-PACHON E, PADILLA-NAVAS I. Urinothorax: case report and review of the literature with emphasis on biochemical diagnosis. Respiration, 2004, 71:533–536.

[71] SALCEDO JR. Urinothorax: report of 4 cases and review of the literature. J Urol, 1986, 135:805–808.

[72] MORA RB, SILVENTE CM, NIETO JM, et al. Urinothorax: presentation of a new case as pleural exudate. South Med J, 2010, 103:931–933.

[73] MILLER KS, WOOTEN S, SAHN SA. Urinothorax: a cause of low pH transudative pleural effusions. Am J Med, 1988, 85:448–449.

[74] STARK DD, SHANES JG, BARON RL, et al. Biochemical features of urinothorax. Arch Intern Med, 1982, 142:1509–1511.

[75] SZETO CC, CHOW KM. Pathogenesis and management of hydrothorax complicating peritoneal dialysis. Curr Opin Pulm Med, 2004, 10:315–319.

[76] NOMOTO Y, SUGA T, NAKAJIMA K, et al. Acute hydrothorax in continuous ambulatory peritoneal dialysis–a collaborative study of 161 centers. Am J Nephrol, 1989, 9:363–637.

[77] LEPAGE S, BISSON G, VERREAULT J, et al. Massive hydrothorax complicating peritoneal dialysis. Isotopic investigation (peritoneopleural scintigraphy). Clin Nucl Med, 1993, 18:498–501.

[78] GAGNON RF, DANIELS E. The persisting pneumatoenteric recess and the infracardiac bursa: possible role in the pathogenesis of right hydrothorax complicating peritoneal dialysis. Adv Perit Dial, 2004, 20:132–136.

[79] SAHN SA. Pleural effusions of extravascular origin. Clin Chest Med, 2006, 27:285-308.

[80] CHOW KM, SZETO CC, WONG TY, et al. Hydrothorax complicating peritoneal dialysis: diagnostic value of glucose concentration in pleural fluid aspirate. Perit Dial Int, 2002, 22:525-528.

[81] MOMENIN N, COLLETTI PM, KAPTEIN EM. Low pleural fluid-to-serum glucose gradient indicates pleuroperitoneal communication in peritoneal dialysis patients: presentation of two cases and a review of the literature. Nephrol Dial Transplant, 2012, 27:1212-1219.

[82] LEW SQ. Hydrothorax: pleural effusion associated with peritoneal dialysis. Perit Dial Int, 2010, 30:13-18.

[83] GIRAULT-LATASTE A, ABAZA M, VALENTIN JF. Small volume APD as alternative treatment for peritoneal leaks. Perit Dial Int, 2004, 24:294-296.

[84] STRAUSS FG, HOLMES DL, DENNIS RL, et al. Short-dwell peritoneal dialysis: increased use and impact on clinical outcome. Adv Perit Dial, 1993, 9:49-51.

[85] ING A, RUTLAND J, KALOWSKI S. Spontaneous resolution of hydrothorax in continuous ambulatory peritoneal dialysis. Nephron, 1992, 61:247-248.

[86] CHOW KM, SZETO CC, LI PK. Management options for hydrothorax complicating peritoneal dialysis. Semin Dial, 2003, 16:389-394.

[87] GREEN A, LOGAN M, MEDAWAR W, et al. The management of hydrothorax in continuous ambulatory peritoneal dialysis (CAPD). Perit Dial Int, 1990, 10:271-274.

[88] MONLA-HASSAN J, EICHENHORN M, SPICKLER E, et al. Duropleural fistula manifested as a large pleural transudate: an unusual complication of transthoracic diskectomy. Chest, 1998, 114:1786-1789.

[89] ASSIETTI R, KIBBLE MB, BAKAY RA. Iatrogenic cerebrospinal fluid fistula to the pleural cavity: case report and literature review. Neurosurgery, 1993, 33:1104-1108.

[90] LLOYD C, SAHN SA. Subarachnoid pleural fistula due to penetrating trauma: case report and review of the literature. Chest, 2002, 122:2252-2256.

[91] MASKIN LP, RAIMONDI A, HLAVNICKA A, et al. Duropleural fistula revealed by neurological manifestations: an unusual cause of pleural effusion. Anaesth Intensive Care, 2010, 38:201-203.

[92] SKEDROS DG, CASS SP, HIRSCH BE, et al. Beta-2 transferrin assay in clinical management of cerebral spinal fluid and perilymphatic fluid leaks. J Otolaryngol, 1993, 22:341-344.

[93] D'SOUZA R, DOSHI A, BHOJRAJ S, et al. Massive pleural effusion as the presenting feature of a subarachnoid-pleural fistula. Respiration, 2002, 69:96-99.

[94] DOH JW, BAE HG, LEE KS, et al. Hydrothorax from intrathoracic migration of a ventriculoperitoneal shunt catheter. Surg Neurol, 1995, 43:340-343.

[95] CHUEN-IM P, SMYTH MD, SEGURA B, et al. Recurrent pleural effusion without intrathoracic migration of ventriculoperitoneal shunt catheter: a case report. Pediatr Pulmonol, 2012, 47:91-95.

[96] GLATSTEIN MM, ROTH J, SCOLNIK D, et al. Late presentation of massive pleural effusion from intrathoracic migration of a ventriculoperitoneal shunt catheter: case report and review of the literature. Pediatr Emerg Care, 2012, 28:180-182.

[97] MEEKER DP, BARNETT GH. Right pleural effusion due to a migrating ventriculoperitoneal shunt. Cleve Clin J Med, 1994, 61:144-146.

[98] RAHIMI RAD MH, MIRZAAGAZADEH J, ANSARIN K. Supradiaphragmatic and transdiaphragmatic intrathoracic migration of a ventriculoperitoneal shunt catheter. Hong Kong Med J, 2007, 13:147-149.

[99] SAMDANI AF, STORM PB, KUCHNER EB, et al. Ventriculoperitoneal shunt malfunction presenting with pleuritic chest pain. Pediatr Emerg Care, 2005, 21:261-263.

[100] TAUB E, LAVYNE MH. Thoracic complications of ventriculoperitoneal shunts: case report and review of the literature. Neurosurgery, 1994, 34:181-183.

[101] MURAMATSU H, KOIKE K. Pleural effusions appearing in the rehabilitation ward after ventriculoperitoneal shunts: a report of two adult cases and a review of the literature. Brain Inj, 2004, 18:835-844.

[102] SMITH JC, COHEN E. Beta-2-transferrin to detect cerebro-spinal fluid pleural effusion: a case report. J Med Case Rep, 2009, 3:6495.

[103] BORN M, REICHLING S, SCHIRRMEISTER J. Pleural effusion: beta-trace protein in diagnosing ventriculoperitoneal shunt complications. J Child Neurol, 2008, 23:810-812.

[104] CHANG CP, LIU RS, LIU CS, et al. Pleural effusion resulting from ventriculopleural shunt demonstrated on radionuclide shuntogram. Clin Nucl Med, 2007, 32:47-48.

[105] KHAN TA, KHALIL-MARZOUK JF. Fibrothorax in adulthood caused by a cerebrospinal fluid shunt in the treatment of hydrocephalus. J Neurosurg, 2008, 109:478-479.

[106] BEACH C, MANTHEY DE. Tension hydrothorax due to ventriculopleural shunting. J Emerg Med, 1998, 16:33-36.

[107] LEYON JJ, KALIAPERUMAL C, FLYNN PA, et al. Broncho-pleural fistula due to trans-diaphragmatic migration of the distal end of ventriculo-peritoneal shunt. Clin Neurol Neurosurg, 2008, 110:276-278.

[108] IOSIF G, FLEISCHMAN J, CHITKARA R. Empyema due to ventriculopleural shunt. Chest, 1991, 99:1538-1539.

[109] DOELKEN P. Clinical implications of unexpandable lung due to pleural disease. Am J Med Sci, 2008, 335:21-25.

[110] HUGGINS JT, SAHN SA, HEIDECKER J, et al. Characteristics of trapped lung: pleural fluid analysis, manometry, and air-contrast chest CT. Chest, 2007, 131:206-213.

[111] PEREYRA MF, FERREIRO L, VALDES L. Unexpandable lung. Arch Bronconeumol, 2013, 49(2):63-69.

[112] DUNTLEY P, SIEVER J, KORWES ML, et al. Vascular erosion by central venous catheters. Clinical features and outcome. Chest, 1992, 101:1633-1638.

[113] NEWSOME HHJ, ARMSTRONG CW, MAYHALL GC, et al. Mechanical complications from insertion of subclavian venous feeding catheters: comparison of de novo percutaneous venipuncture to change of catheter over guidewire. JPEN J Parenter Enteral Nutr, 1984, 8:560-562.

[114] ROBINSON JF, ROBINSON WA, COHN A, et al. Perforation of the great vessels during central venous line placement. Arch Intern Med, 1995, 155:1225-1228.

[115] KESHELAVA G. Perforation of the superior vena cava by a central venous catheter in a female undergoing adjuvant chemotherapy. J Vasc Access, 2011, 12:264.

[116] KIM MH, LEE DJ, KIM MC. Bilateral hydrothorax and cardiac tamponade after right subclavian vein catheterization-A case report-. Korean J Anesthesiol, 2010, 59(Suppl):S211-S217.

[117] INABA K, SAKURAI Y, FURUTA S, et al. Delayed vascular injury and severe respiratory distress as a rare complication of a central venous catheter and total parenteral nutrition. Nutrition, 2009, 25:479-481.

[118] DIAZ ML, VILLANUEVA A, HERRAIZ MJ, et al. Computed tomographic appearance of chest ports and catheters: a pictorial review for noninterventional radiologists. Curr Probl Diagn Radiol, 2009, 38:99-110.

[119] TOCINO IM, WATANABE A. Impending catheter perforation of superior vena cava: radiographic recognition. AJR Am J Roentgenol,

1986, 146:487–490.

[120] BOZKURT AK, UZEL B, AKMAN C, et al. Intrathoracic extravasation of antineoplastic agents: case report and systematic review. Am J Clin Oncol, 2003, 26:121–123.

[121] PITTMAN JA, DIRNHUBER M. Glycinothorax: a new complication of transurethral surgery. Anaesthesia, 2000, 55:155–157.

[122] BARKER L. Glycinothorax revisited. Anaesthesia, 2000, 55:706–707.

[123] MONTANI D, ACHOÜH L, DORFMÜLLER P, et al. Pulmonary veno-occlusive disease: clinical, functional, radiologic, and hemodynamic characteristics and outcome of 24 cases confirmed by histology. Medicine (Baltimore), 2008, 87:220–233.

[124] FRAZIER AA, FRANKS TJ, MOHAMMED TL, et al. From the Archives of the AFIP: pulmonary veno-occlusive disease and pulmonary capillary hemangiomatosis. Radiographics, 2007, 27:867–882.

[125] RESTEN A, MAITRE S, HUMBERT M, et al. Pulmonary hypertension: CT of the chest in pulmonary venoocclusive disease. AJR Am J Roentgenol, 2004, 183:65–70.

[126] SWENSEN SJ, TASHJIAN JH, MYERS JL, et al. Pulmonary venoocclusive disease: CT findings in eight patients. AJR Am J Roentgenol, 1996, 167:937–940.

[127] VEERARAGHAVAN S, KOSS MN, SHARMA OP. Pulmonary veno-occlusive disease. Curr Opin Pulm Med, 1999, 5:310–313.

[128] ALMAGRO P, JULIÁ J, SANJAUME M, et al. Pulmonary capillary hemangiomatosis associated with primary pulmonary hypertension: report of 2 new cases and review of 35 cases from the literature. Medicine (Baltimore), 2002, 81:417–424.

[129] TARYLE DA, POTTS DE, SAHN SA. The incidence and clinical correlates of parapneumonic effusions in pneumococcal pneumonia. Chest, 1978, 74:170–173.

[130] CHALMERS JD, SINGANAYAGAM A, MURRAY MP, et al. Risk factors for complicated parapneumonic effusion and empyema on presentation to hospital with communityacquired pneumonia. Thorax, 2009, 64:592–597.

[131] MARCHI E, VARGAS FS, ACENCIO MM, et al. Pro- and anti-inflammatory cytokines levels in complicated and noncomplicated parapneumonic pleural effusions. Chest, 2012, 141:183–189.

[132] ALEMÁN C, ALEGRE J, MONASTERIO J, et al. Association between inflammatory mediators and the fibrinolysis system in infectious pleural effusions. Clin Sci (Lond), 2003, 105:601–607.

[133] KROEGEL C, ANTONY VB. Immunobiology of pleural inflammation: potential implications for pathogenesis, diagnosis and therapy. Eur Respir J, 1997, 10:2411–2418.

[134] IDELL S, GIRARD W, KOENIG KB, et al. Abnormalities of pathways of fibrin turnover in the human pleural space. Am Rev Respir Dis, 1991, 144:187–194.

[135] ANDREWS NC, PARKER EF, SHAW RR, et al. Management of nontruberculous empyema. Am Rev Respir Dis, 1962, 85:935–936.

[136] HEFFNER JE, KLEIN J. Parapneumonic effusions and empyema. Semin Respir Crit Care Med, 2001, 22:591–606.

[137] HAMPSON C, LEMOS JA, KLEIN JS. Diagnosis and management of parapneumonic effusions. Semin Respir Crit Care Med, 2008, 29:414–426.

[138] FARJAH F, SYMONS RG, KRISHNADASAN B, et al. Management of pleural space infections: a population-based analysis. J Thorac Cardiovasc Surg, 2007, 133:346–351.

[139] FINLEY C, CLIFTON J, FITZGERALD JM, et al. Empyema: an increasing concern in Canada. Can Respir J, 2008, 15:85–89.

[140] GRIJALVA CG, ZHU Y, NUORTI JP, et al. Emergence of parapneumonic empyema in the USA. Thorax, 2011, 66:663–668.

[141] MASKELL NA, BATT S, HEDLEY EL, et al. The bacteriology of pleural infection by genetic and standard methods and its mortality

significance. Am J Respir Crit Care Med, 2006, 174:817–823.

[142] NIELSEN J, MEYER CN, ROSENLUND S. Outcome and clinical characteristics in pleural empyema: a retrospective study. Scand J Infect Dis, 2011, 43:430–435.

[143] HEFFNER JE, KLEIN JS, HAMPSON C. Diagnostic utility and clinical application of imaging for pleural space infections. Chest, 2010, 137:467–479.

[144] BRIXEY AG, LUO Y, SKOURAS V, et al. The efficacy of chest radiographs in detecting parapneumonic effusions. Respirology, 2001, 16:1000–1004.

[145] BALIK M, PLASIL P, WALDAUF P, et al. Ultrasound estimation of volume of pleural fluid in mechanically ventilated patients. Intensive Care Med, 2006, 32:318.

[146] KOCIJANCIC I, VIDMAR K, IVANOVI-HERCEG Z. Chest sonography versus lateral decubitus radiography in the diagnosis of small pleural effusions. J Clin Ultrasound, 2003, 31:69–74.

[147] TAYAL VS, NICKS BA, NORTON HJ. Emergency ultrasound evaluation of symptomatic nontraumatic pleural effusions. Am J Emerg Med, 2006, 24:782–786.

[148] VIGNON P, CHASTAGNER C, BERKANE V, et al. Quantitative assessment of pleural effusion in critically ill patients by means of ultrasonography. Crit Care Med, 2005, 33:1757–1763.

[149] CHEN KY, LIAW YS, WANG HC, et al. Sonographic septation: a useful prognostic indicator of acute thoracic empyema. J Ultrasound Med, 2000, 19:837–843.

[150] HIMELMAN RB, CALLEN PW. The prognostic value of loculations in parapneumonic pleural effusions. Chest, 1986, 90:852–856.

[151] YANG PC, LUH KT, CHANG DB, et al. Value of sonography in determining the nature of pleural effusion: analysis of 320 cases. AJR Am J Roentgenol, 1992, 159:29–33.

[152] SHANKAR S, GULATI M, KANG M, et al. Image-guided percutaneous drainage of thoracic empyema: can sonography predict the outcome? Eur Radiol, 2000, 10:495–499.

[153] DANIELS CE, RYU JH. Improving the safety of thoracentesis. Curr Opin Pulm Med, 2011, 17:232–236.

[154] RAHMAN NM, SINGANAYAGAM A, DAVIES HE, et al. Diagnostic accuracy, safety and utilisation of respiratory physician-delivered thoracic ultrasound. Thorax, 2010, 65:449–453.

[155] STARK DD, FEDERLE MP, GOODMAN PC, et al. Differentiating lung abscess and empyema: radiography and computed tomography. AJR Am J Roentgenol, 1983, 141:163–167.

[156] SKOURAS V, AWDANKIEWICZ A, LIGHT RW. What size parapneumonic effusions should be sampled? Thorax, 2010, 65(1):91.

[157] LIGHT RW. Parapneumonic effusions and empyema. Proc Am Thorac Soc, 2006, 3:75–80.

[158] PORCEL JM, VIVES M, CAO G, et al. Biomarkers of infection for the differential diagnosis of pleural effusions. Eur Respir J, 2009, 34:1383–1389.

[159] SAN JOSE ME, VALDES L, VIZCAINO LH, et al. Procalcitonin, C-reactive protein, and cell counts in the diagnosis of parapneumonic pleural effusions. J Investig Med, 2010, 58:971–976.

[160] DAVIES HE, DAVIES RJ, DAVIES CW. Management of pleural infection in adults: British Thoracic Society Pleural Disease Guideline 2010. Thorax, 2010, 65(Suppl 2):ii41–ii53.

[161] COLICE GL, CURTIS A, DESLAURIERS J, et al. Medical and surgical treatment of parapneumonic effusions : an evidence-based guideline. Chest, 2000, 118:1158–1171.

[162] MENZIES SM, RAHMAN NM, WRIGHTSON JM, et al. Blood culture bottle culture of pleural fluid in pleural infection. Thorax, 2011, 66:658–662.

[163] MASKELL NA, DAVIES CW, NUNN AJ, et al. U.K. Controlled trial

of intrapleural streptokinase for pleural infection. N Engl J Med, 2005, 352:865–874.

[164] POTTS DE, TARYLE DA, SAHN SA. The glucose-pH relationship in parapneumonic effusions. Arch Intern Med, 1978, 138:1378–1380.

[165] POTTS DE, LEVIN DC, SAHN SA. Pleural fluid pH in parapneumonic effusions. Chest, 1976, 70:328–331.

[166] SAHN SA, RELLER LB, TARYLE DA, et al. The contribution of leukocytes and bacteria to the low pH of empyema fluid. Am Rev Respir Dis, 1983, 128:811–815.

[167] HEFFNER JE, BROWN LK, BARBIERI C, et al. Pleural fluid chemical analysis in parapneumonic effusions. A meta-analysis. Am J Respir Crit Care Med, 1995, 151:1700–1708.

[168] HEFFNER JE, KLEIN JS, HAMPSON C. Interventional management of pleural infections. Chest, 2009, 136:1148–1159.

[169] RAHMAN NM, MASKELL NA, DAVIES CW, et al. The relationship between chest tube size and clinical outcome in pleural infection. Chest, 2010, 137:536–543.

[170] LIGHT RW. Pleural controversy: optimal chest tube size for drainage. Respirology, 2011, 16:244–248.

[171] CAFAROTTI S, DALL'ARMI V, CUSUMANO G, et al. Small-bore wireguided chest drains: safety, tolerability, and effectiveness in pneumothorax, malignant effusions, and pleural empyema. J Thorac Cardiovasc Surg, 2011, 141:683–687.

[172] BEN-OR S, FEINS RH, VEERAMACHANENI NK, et al. Effectiveness and risks associated with intrapleural alteplase by means of tube thoracostomy. Ann Thorac Surg, 2011, 91:860–863.

[173] RAHMAN NM. Intrapleural agents for pleural infection: fibrinolytics and beyond. Curr Opin Pulm Med, 2012, 18:326–332.

[174] RAHMAN NM, MASKELL NA, WEST A, et al. Intrapleural use of tissue plasminogen activator and DNase in pleural infection. N Engl J Med, 2011, 365:518–526.

[175] JANDA S, SWISTON J. Intra-pleural fibrinolytic therapy for treatment of adult parapneumonic effusions and empyemas: a systematic review and meta-analysis. Chest, 2012, 142:401–411.

[176] FROUDARAKIS ME, KOULIATSIS G, STEIROPOULOS P, et al. Recombinant tissue plasminogen activator in the treatment of pleural infections in adults. Respir Med, 2008, 102:1694–1700.

[177] ZAHID I, NAGENDRAN M, ROUTLEDGE T, et al. Comparison of video-assisted thoracoscopic surgery and open surgery in the management of primary empyema. Curr Opin Pulm Med, 2011, 17:255–259.

[178] DAVIES HE, ROSENSTENGEL A, LEE YC. The diminishing role of surgery in pleural disease. Curr Opin Pulm Med, 2011, 17:247–254.

[179] PETRAKIS IE, HEFFNER JE, KLEIN JS. Surgery should be the first line of treatment for empyema. Respirology, 2010, 15:202–207.

[180] CHAM CW, HAQ SM, RAHAMIM J. Empyema thoracis: a problem with late referral? Thorax, 1993, 48:925–927.

[181] DAVIES CW, KEARNEY SE, GLEESON FV, et al. Predictors of outcome and long-term survival in patients with pleural infection. Am J Respir Crit Care Med, 1999, 160:1682–1687.

[182] ASHBAUGH DG. Empyema thoracis. Factors influencing morbidity and mortality. Chest, 1991, 99:1162–1165.

[183] HEFFNER JE, MCDONALD J, BARBIERI C, et al. Management of parapneumonic effusions. An analysis of physician practice patterns. Arch Surg, 1995, 130:433–438.

[184] SHIRAISHI Y. Surgical treatment of chronic empyema. Gen Thorac Cardiovasc Surg, 2010, 58:311–316.

[185] MOUDGIL H, SRIDHAR G, LEITCH AG. Reactivation disease: the commonest form of tuberculous pleural effusion in Edinburgh, 1980–1991. Respir Med, 1994, 88:301–304.

[186] UDWADIA ZF, SEN T. Pleural tuberculosis: an update. Curr Opin Pulm Med, 2010, 16:399–406.

[187] SHU CC, WANG JT, WANG JY, et al. In-hospital outcome of patients with culture-confirmed tuberculous pleurisy: clinical impact of pulmonary involvement. BMC Infect Dis, 2011, 11:46.

[188] SAKS AM, POSNER R. Tuberculosis in HIV positive patients in South Africa: a comparative radiological study with HIV negative patients. Clin Radiol, 1992, 46:387–390.

[189] PATIALA J. Initial tuberculous pleuritis in the Finnish armed forces in 1939–1945 with special reference to eventual postpleuritic tuberculosis. Acta Tuberc Scand Suppl, 1954, 36:1–57.

[190] ROPER WH, WARING JJ. Primary serofibrinous pleural effusion in military personnel. Am Rev Tuberc, 1955, 71:616–634.

[191] BERGER HW, MEJIA E. Tuberculous pleurisy. Chest, 1973, 63:88–92.

[192] STEAD WW, EICHENHOLZ A, STAUSS HK. Operative and pathologic findings in twenty-four patients with syndrome of idiopathic pleurisy with effusion, presumably tuberculous. Am Rev Tuberc, 1955, 71:473–502.

[193] CHAN CH, ARNOLD M, CHAN CY, et al. Clinical and pathological features of tuberculous pleural effusion and its long-term consequences. Respiration, 1991, 58:171–175.

[194] VALDES L, ALVAREZ D, SAN JOSE E, et al. Tuberculous pleurisy: a study of 254 patients. Arch Intern Med, 1998, 158:2017–2021.

[195] KIM HJ, LEE HJ, KWON SY, et al. The prevalence of pulmonary parenchymal tuberculosis in patients with tuberculous pleuritis. Chest, 2006, 129:1253–1258.

[196] RUAN SY, CHUANG YC, WANG JY, et al. Revisiting tuberculous pleurisy: pleural fluid characteristics and diagnostic yield of mycobacterial culture in an endemic area. Thorax, 2012, 67:822–827.

[197] LEVINE H, SZANTO PB, CUGELL DW. Tuberculous pleurisy. An acute illness. Arch Intern Med, 1968, 122:329–332.

[198] HURWITZ S, LEIMAN G, SHAPIRO C. Mesothelial cells in pleural fluid: TB or not TB? S Afr Med J, 1980, 57:937–939.

[199] HEYDERMAN RS, MAKUNIKE R, MUZA T, et al. Pleural tuberculosis in Harare, Zimbabwe: the relationship between human immunodeficiency virus, CD4 lymphocyte count, granuloma formation and disseminated disease. Trop Med Int Health, 1998, 3:14–20.

[200] DIACON AH, VAN DE WAL BW, WYSER C, et al. Diagnostic tools in tuberculous pleurisy: a direct comparative study. Eur Respir J, 2003, 22:589–591.

[201] KOEGELENBERG CF, BOLLIGER CT, THERON J, et al. A direct comparison of the diagnostic yield of ultrasound-assisted Abrams and Tru-cut needle biopsies for pleural tuberculosis. Thorax, 2009, 65:857–862.

[202] LUZZE H, ELLIOTT AM, JOLOBA ML, et al. Evaluation of suspected tuberculous pleurisy: clinical and diagnostic findings in HIV-1-positive and HIV-negative adults in Uganda. Int J Tuberc Lung Dis, 2001, 5:746–753.

[203] CONDE MB, LOIVOS AC, REZENDE VM, et al. Yield of sputum induction in the diagnosis of pleural tuberculosis. Am J Respir Crit Care Med, 2003, 167:723–725.

[204] VALDÉS L, SAN JOSÉ ME, POSE A, et al. Diagnosing tuberculous pleural effusion using clinical data and pleural fluid analysis A study of patients less than 40 years-old in an area with a high incidence of tuberculosis. Respir Med, 2010, 104:1211–1217.

[205] LIANG QL, SHI HZ, WANG K, et al. Diagnostic accuracy of adenosine deaminase in tuberculous pleurisy: a meta-analysis. Respir Med, 2008, 102:744–754.

[206] JIMENÉZ CASTRO D, DÍAZ NUEVO G, PÉREZ-RODRÍGUEZ E, et al. Diagnostic value of adenosine deaminase in non-tuberculous lymphocytic pleural effusions. Eur Respir J, 2003, 21:220–224.

[207] PORCEL JM, ESQUERDA A, BIELSA S. Diagnostic performance of adenosine deaminase activity in pleural fluid: a single-center experience with over 2100 consecutive patients. Eur J Intern Med, 2010, 21:419–423.

[208] HOOPER C, LEE YC, MASKELL N. Investigation of a unilateral pleural effusion in adults: British Thoracic Society Pleural Disease Guideline 2010. Thorax, 2010, 65(Suppl 2):ii4–ii17.

[209] OGATA Y, AOE K, HIRAKI A, et al. Is adenosine deaminase in pleural fluid a useful marker for differentiating tuberculosis from lung cancer or mesothelioma in Japan, a country with intermediate incidence of tuberculosis? Acta Med Okayama, 2011, 65:259–263.

[210] SAKURABA M, MASUDA K, HEBISAWA A, et al. Pleural effusion adenosine deaminase (ADA) level and occult tuberculous pleurisy. Ann Thorac Cardiovasc Surg, 2009, 15:294–296.

[211] ZEMLIN AE, BURGESS LJ, CARSTENS ME. The diagnostic utility of adenosine deaminase isoenzymes in tuberculous pleural effusions. Int J Tuberc Lung Dis, 2009, 13:214–220.

[212] SUTHERLAND JS, GARBA D, FOMBAH AE, et al. Highly accurate diagnosis of pleural tuberculosis by immunological analysis of the pleural effusion. PLoS One, 2012, 7:e30324.

[213] GRECO S, GIRARDI E, MASCIANGELO R, et al. Adenosine deaminase and interferon gamma measurements for the diagnosis of tuberculous pleurisy: a meta-analysis. Int J Tuberc Lung Dis, 2003, 7:777–786.

[214] WANG H, YUE J, YANG J, et al. Clinical diagnostic utility of adenosine deaminase, interferon-gamma, interferon-gamma-induced protein of 10 kDa, and dipeptidyl peptidase 4 levels in tuberculous pleural effusions. Heart Lung, 2012, 41:70–75.

[215] LIU YC, SHIN-JUNG LEE S, CHEN YS, et al. Differential diagnosis of tuberculous and malignant pleurisy using pleural fluid adenosine deaminase and interferon gamma in Taiwan. J Microbiol Immunol Infect, 2011, 44:88–94.

[216] KALANTRI Y, HEMVANI N, CHITNIS DS. Evaluation of real-time polymerase chain reaction, interferon-gamma, adenosine deaminase, and immunoglobulin A for the efficient diagnosis of pleural tuberculosis. Int J Infect Dis, 2011, 15:e226–e231.

[217] HOOPER CE, LEE YC, MASKELL NA. Interferon-gamma release assays for the diagnosis of TB pleural effusions: hype or real hope? Curr Opin Pulm Med, 2009, 15:358–365.

[218] KRENKE R, KORCZYŃSKI P. Use of pleural fluid levels of adenosine deaminase and interferon gamma in the diagnosis of tuberculous pleuritis. Curr Opin Pulm Med, 2010, 16:367–375.

[219] ZHOU Q, CHEN YQ, QIN SM, et al. Diagnostic accuracy of T-cell interferon-g release assays in tuberculous pleurisy: a meta-analysis. Respirology, 2011, 16:473–480.

[220] CHEGOU NN, WALZL G, BOLLIGER CT, et al. Evaluation of adapted whole-blood interferon-gamma release assays for the diagnosis of pleural tuberculosis. Respiration, 2008, 76:131–138.

[221] DINNES J, DEEKS J, KUNST H, et al. A systematic review of rapid diagnostic tests for the detection of tuberculosis infection. Health Technol Assess, 2007, 11:1–196.

[222] PAI M, FLORES LL, HUBBARD A, et al. Nucleic acid amplification tests in the diagnosis of tuberculous pleuritis: a systematic review and meta-analysis. BMC Infect Dis, 2004, 4:6.

[223] JIMÉNEZ D, PÉREZ-RODRIGUEZ E, DIAZ G, et al. Determining the optimal number of specimens to obtain with needle biopsy of the pleura. Respir Med, 2002, 96:14–17.

[224] KIRSCH CM, KROE DM, AZZI RL, et al. The optimal number of pleural biopsy specimens for a diagnosis of tuberculous pleurisy. Chest, 1997, 112:702–706.

[225] VALDÉS L, ALVAREZ D, SAN JOSÉ E, et al. Value of adenosine deaminase in the diagnosis of tuberculous pleural effusions in young patients in a region of high prevalence of tuberculosis. Thorax, 1995, 50:600–603.

[226] JAMES P, GUPTA R, CHRISTOPHER DJ, et al. Evaluation of the diagnostic yield and safety of closed pleural biopsy in the diagnosis of pleural effusion. Indian J Tuberc, 2010, 57:19–24.

[227] TOVAR M, SIEDNER MJ, GILMAN RH, et al. Improved diagnosis of pleural tuberculosis using the microscopic- observation drug-susceptibility technique. Clin Infect Dis, 2008, 46:909–912.

[228] PORCEL JM. Tuberculous pleural effusion. Lung, 2009, 187:263–270.

[229] ENGEL ME, MATCHABA PT, VOLMINK J. Corticosteroids for tuberculous pleurisy. Cochrane Database Syst Rev, 2007, (4): CD001876.

[230] KWON JS, CHA SI, JEON KN, et al. Factors influencing residual pleural opacity in tuberculous pleural effusion. J Korean Med Sci, 2008, 23:616–620.

[231] LOH LC, LIM BK, WAN YUSUF S. Significant resolution of tuberculous pleural effusion on chemotherapy alone. J R Coll Physicians Edinb, 2010, 40:100–104.

[232] LAI YF, CHAO TY, WANG YH, et al. Pigtail drainage in the treatment of tuberculous pleural effusions: a randomised study. Thorax, 2003, 58:149–151.

[233] LAI YF, SU MC, WENG HH, et al. Sonographic septation: a predictor of sequelae of tuberculous pleurisy after treatment. Thorax, 2009, 64:806–809.

[234] MILLER WT Jr, BARBOSA EJ, MICKUS TJ, et al. Chest computed tomographic imaging characteristics of viral acute lower respiratory tract illnesses: a case-control study. J Comput Assist Tomogr, 2011, 35:524–530.

[235] MILLER WT JR, MICKUS TJ, BARBOSA EJ, MULLIN C, VAN DEERLIN VM, SHILEY KT. CT of viral lower respiratory tract infections in adults: comparison among viral organisms and between viral and bacterial infections. AJR Am J Roentgenol, 2011, 197:1088–1095.

[236] SHILEY KT, VAN DEERLIN VM, MILLER WT Jr. Chest CT features of community-acquired respiratory viral infections in adult inpatients with lower respiratory tract infections. J Thorac Imaging, 2010, 25:68–75.

[237] KIM YN, CHO HJ, CHO YK, et al. Clinical significance of pleural effusion in the new influenza A (H1N1) viral pneumonia in children and adolescent. Pediatr Pulmonol, 2012, 47:505–509.

[238] KIM SY, KIM JS, PARK CS. Various computed tomography findings of 2009 H1N1 influenza in 17 patients with relatively mild illness. Jpn J Radiol, 2011, 29:301–306.

[239] GOEL MK, JUNEJA D, JAIN SK, et al. A rare presentation of aspergillus infection as empyema thoracis. Lung India, 2010, 27:27–29.

[240] MATSUDA T, KOREEDA Y, MATAKI H, et al. A case of Aspergillus empyema successfully treated with combination therapy of voriconazole and micafungin: excellent penetration of voriconazole and micafungin into pleural fluid. Intern Med, 2010, 49:1163–1169.

[241] HUNG MS, TSAI YH, LEE CH, et al. Pulmonary cryptococcosis: clinical, radiographical and serological markers of dissemination. Respirology, 2008, 13:247–251.

[242] FERNANDEZ FG, DENLINGER CE, PATTERSON GA, et al. Massive bilateral chylothoraces complicating mediastinal granulomatous disease. Ann Thorac Surg, 2009, 88:1012–1013.

[243] GUAZZELLI LS, SEVERO CB, HOFF LS, et al. Aspergillus fumigatus fungus ball in the pleural cavity. J Bras Pneumol, 2012, 38:125–132.

[244] SOTO-HURTADO EJ, MARÍN-GÁMEZ E, SEGURA-DOMÍNGUEZ N, et al. Pleural aspergillosis with bronchopleurocutaneous fistula and costal bone destruction: a case report. Lung, 2005, 183:417–423.

[245] THOMPSON GR 3rd. Pulmonary coccidioidomycosis. Semin Respir Crit Care Med, 2011, 32:754–763.

[246] SPINELLO IM, MUNOZ A, JOHNSON RH. Pulmonary coccidioidomycosis. Semin Respir Crit Care Med, 2008, 29:166–173.

[247] CAPONE D, MARCHIORI E, WANKE B, et al. Acute pulmonary coccidioidomycosis: CT findings from 15 patients. Br J Radiol, 2008, 81:721–724.

[248] MERCHANT M, ROMERO AO, LIBKE RD, et al. Pleural effusion in hospitalized patients with Coccidioido-mycosis. Respir Med, 2008, 102:537–540.

[249] CHANG HR, LEE JJ, LIN CB. Pleural empyema secondary to rupture of amoebic liver abscess. Intern Med, 2012, 51:471–474.

[250] AGGARWAL A, RAJASHEKARAIAH LC, MISRA K, et al. An uncommon infectious cause of pleural effusion. Trop Doct, 2011, 41:238–239.

[251] WRIGHT RS, JEAN M, ROCHELLE K, et al. Chylothorax caused by Paragonimus westermani in a native Californian. Chest, 2011, 140:1064–1066.

[252] PATIL PL, SALKAR HR, GHODESWAR SS, et al. Parasites (filaria & strongyloides) in malignant pleural effusion. Indian J Med Sci, 2005, 59:455–456.

[253] KILANI T, EL HAMMAMI S. Pulmonary hydatid and other lung parasitic infections. Curr Opin Pulm Med, 2002, 8:218–223.

[254] DEFRAIN M, HOOKER R. North American paragonimiasis: case report of a severe clinical infection. Chest, 2002, 121:1368–1372.

[255] MUKAE O, TANIGUCHI H, ASHITANI J, et al. Case report: paragonimiasis westermani with seroconversion from immunoglobulin (Ig) m to IgG antibody with the clinical course. Am J Trop Med Hyg, 2001, 65:837–837.

[256] TOMITA M, MATSUZAKI Y, NAWA Y, et al. Pulmonary paragonimiasis referred to the department of surgery. Ann Thorac Cardiovasc Surg, 2000, 6:295–298.

[257] LAL C, HUGGINS JT, SAHN SA. Parasitic diseases of the pleura. Am J Med Sci, 2013, 345(5):385–389.

[258] SHAMSUZZAMAN SM, HASHIGUCHI Y. Thoracic amebiasis. Clin Chest Med, 2002, 23:479–492.

[259] HENRY TS, LANE MA, WEIL GJ, et al. Chest CT features of North American paragonimiasis. AJR Am J Roentgenol, 2012, 198:1076–1083.

[260] SHIM SS, KIM Y, LEE JK, et al. Pleuropulmonary and abdominal paragonimiasis: CT and ultrasound findings. Br J Radiol, 2012, 85:403–410.

[261] OZVARAN MK, ERSOY Y, USKUL B, et al. Pleural complications of pulmonary hydatid disease. Respirology, 2004, 9:115–119.

[262] AKTOGU OZKAN S, ERER OF, A YALÇIN Y, et al. Hydatid cyst presenting as an eosinophilic pleural effusion. Respirology, 2007, 12:462–464.

[263] PFEFFERKORN U, VIEHL CT, BARRAS JP. Ruptured hydatid cyst in the right thorax: differential diagnosis to pleural empyema. Thorac Cardiovasc Surg, 2005, 53:250–251.

[264] STEIN PD, TERRIN ML, HALES CA, et al. Clinical, laboratory, roentgenographic, and electrocardiographic findings in patients with acute pulmonary embolism and no pre-existing cardiac or pulmonary disease. Chest, 1991, 100:598–603.

[265] PORCEL JM, MADRONERO AB, PARDINA M, et al. Analysis of pleural effusions in acute pulmonary embolism: radiological and pleural fluid data from 230 patients. Respirology, 2007, 12:234–239.

[266] ELLIOTT CG, GOLDHABER SZ, VISANI L, et al. Chest radiographs in acute pulmonary embolism. Results from the International Cooperative Pulmonary Embolism Registry. Chest, 2000, 118:33–38.

[267] MONREAL M, MUÑOZ-TORRERO JF, NARAINE VS, et al. Pulmonary embolism in patients with chronic obstructive pulmonary disease or congestive heart failure. Am J Med, 2006, 119:851–858.

[268] WORSLEY DF, ALAVI A, ARONCHICK JM, et al. Chest radiographic findings in patients with acute pulmonary embolism: observations from the PIOPED Study. Radiology, 1993, 189:133–136.

[269] ROMERO CANDEIRA S, HERNÁNDEZ BLASCO L, SOLER MJ, et al. Biochemical and cytologic characteristics of pleural effusions secondary to pulmonary embolism. Chest, 2002, 121:465–469.

[270] ERKAN L, FINDIK S, UZUN O, ATÝCÝ AG, LIGHT RW. A new radiologic appearance of pulmonary thromboembolism: multiloculated pleural effusions. Chest, 2004, 126:298–302.

[271] WICK MR, RITTER JH, SCHULLER D. Ruptured pulmonary infarction: a rare, fatal complication of thromboembolic disease. Mayo Clin Proc, 2000, 75:639–642.

[272] KUBERSKI TT, CALDWELL J. Hemothorax and acute renal failure complicating pulmonary infarction. Northwest Med, 1972, 71:385–388.

[273] ROSTAND RA, FELDMAN RL, BLOCK ER. Massive hemothorax complicating heparin anticoagulation for pulmonary embolus. South Med J, 1977, 70:1128–1130.

[274] CHEN W, LIN YC, LIANG SJ, et al. Hospital-acquired thoracic empyema in adults: a 5-year study. South Med J, 2009, 102:909–914.

[275] DIRKS J, BOWIE D. Sore throat progressing to embolic sepsis: a case of Lemierre's syndrome. Can Respir J, 2010, 17:e20–e22.

[276] AGUADO JM, ARJONA R, UGARTE P. Septic pulmonary emboli. A rare cause of bilateral pneumothorax in drug abusers. Chest, 1990, 98:1302–1304.

[277] CORZO JE, LOZANO DE LEON F, GOMEZ-MATEOS J, et al. Pneumothorax secondary to septic pulmonary emboli in tricuspid endocarditis. Thorax, 1992, 47:1080–1081.

[278] HUANG RM, NAIDICH DP, LUBAT E, et al. Septic pulmonary emboli: CT-radiographic correlation. AJR Am J Roentgenol, 1989, 153:41–45.

[279] KUHLMAN JE, FISHMAN EK, TEIGEN C. Pulmonary septic emboli: diagnosis with CT. Radiology, 1990, 174:211–213.

[280] KWON WJ, JEONG YJ, KIM KI, et al. Computed tomographic features of pulmonary septic emboli: comparison of causative microorganisms. J Comput Assist Tomogr, 2007, 31:390–394.

[281] SEXAUER WP, QUEZADO Z, LIPPMANN ML, et al. Pleural effusions in right-sided endocarditis: characteristics and pathophysiology. South Med J, 1992, 85:1176–1180.

[282] ALI HA, LIPPMANN M, MUNDATHAJE U, et al. Spontaneous hemothorax: a comprehensive review. Chest, 2008, 134:1056–1065.

[283] KIMBRELL BJ, YAMZON J, PETRONE P, et al. Intrapleural thrombolysis for the management of undrained traumatic hemothorax: a prospective observational study. J Trauma, 2007, 62:1175–1178.

[284] JERJES-SÁNCHEZ C, RAMIREZ-RIVERA A, ELIZALDE JJ, et al. Intrapleural fibrinolysis with streptokinase as an adjunctive treatment in hemothorax and empyema: a multicenter trial. Chest, 1996, 109:1514–1519.

[285] CHAI FY, KUAN YC. Massive hemothorax following administration of intrapleural streptokinase. Ann Thorac Med, 2011, 6:149–151.

[286] ANEVLAVIS S, ARCHONTOGEORGIS K, TZOUVELEKIS A, et al. Intrapleural r-tPA in association with low-molecular heparin may cause massive hemothorax resulting in hypovolemia. Respiration, 2011, 81:513–516.

[287] NOPAJAROONSRI C, LURIE AA. Venous aneurysm, arterial dysplasia, and near-fatal hemorrhages in neurofi-bromatosis type 1. Hum Pathol, 1996, 27:982–985.

[288] HATA N, TANAKA K, IMAIZUMI T, et al. Clinical significance of pleural effusion in acute aortic dissection. Chest, 2002, 121: 825–830.

[289] PHAN TG, SAKULSAENGPRAPHA A, WILSON M, et al. Ruptured internal mammary artery aneurysm presenting as massive spontaneous haemothorax in a patient with Ehlers-Danlos syndrome. Aust N Z J Med, 1998, 28:210–211.

[290] HASAN RI, KRYSIAK P, DEIRANYIA AK, et al. Spontaneous rupture of the internal mammary artery in Ehlers-Danlos syndrome. J Thorac Cardiovasc Surg, 1993, 106:184–185.

[291] UCHIDA K, KURIHARA Y, SEKIGUCHI S, et al. Spontaneous haemothorax caused by costal exostosis. Eur Respir J, 1997, 10:735–736.

[292] AUGOULEA A, LAMBRINOUDAKI I, CHRISTODOULAKOS G. Thoracic endometriosis syndrome. Respiration, 2008, 75:113–119.

[293] CHANNABASAVAIAH AD, JOSEPH JV. Thoracic endometriosis: revisiting the association between clinical presentation and thoracic pathology based on thoracoscopic findings in 110 patients. Medicine (Baltimore), 2010, 89:183–188.

[294] BHATIA DS, MCFADDEN PM, KLINE RC. Recurrent catamenial hemopneumothorax. South Med J, 1998, 91:398–401.

[295] ELLIOT DL, BARKER AF, DIXON LM. Catamenial hemoptysis. New methods of diagnosis and therapy. Chest, 1985, 87:687–688.

[296] JOHNSON MM. Catamenial pneumothorax and other thoracic manifestations of endometriosis. Clin Chest Med, 2004, 25:311–319.

[297] MARTINEZ F, CHUNG JH, DIGUMARTHY SR, et al. Common and uncommon manifestations of Wegener granulomatosis at chest CT: radiologic-pathologic correlation. Radiographics, 2012, 32:51–69.

[298] KUHLMAN JE, HRUBAN RH, FISHMAN EK. Wegener granulomatosis: CT features of parenchymal lung disease. J Comput Assist Tomogr, 1991, 15:948–952.

[299] MAYBERRY JP, PRIMACK SL, MULLER NL. Thoracic manifestations of systemic autoimmune diseases: radiographic and high-resolution CT findings. Radiographics, 2000, 20:1623–1635.

[300] WEIR IH, MÜLLER NL, CHILES C, GODWIN JD, LEE SH, KULLNIG P. Wegener's granulomatosis: findings from computed tomography of the chest in 10 patients. Can Assoc Radiol J, 1992, 43:31–34.

[301] FARATIAN D, MARR B, BÖLLERT F, et al. Pleural Wegener's granulomatosis: a rare presentation. Histopathology, 2009, 54:391–393.

[302] BLUNDELL AG, ROE S. Wegener's granulomatosis presenting as a pleural effusion. BMJ, 2003, 327:95–96.

[303] KOYAMA S, MURAKAMI K, SAKAKIBARA T, et al. Massive pleural effusion and bronchopleural fistula in Wegener's granulomatosis. Sarcoidosis Vasc Diffuse Lung Dis, 2010, 27:76–79.

[304] BAMBERY P, SAKHUJA V, BEHERA D, et al. Pleural effusions in Wegener's granulomatosis: report of five patients and a brief review of the literature. Scand J Rheumatol, 1991, 20:445–447.

[305] CORDIER JF, VALEYRE D, GUILLEVIN L, et al. Pulmonary Wegener's granulomatosis. A clinical and imaging study of 77 cases. Chest, 1990, 97:906–912.

[306] DIOT E, LAVIGNE C, RENJARD L, et al. Wegener's disease mimicking acute infectious pleurisy. Rev Pneumol Clin, 2000, 56:265–268.

[307] STORELLI E, CASALI C, NATALI P, et al. Unusual pathogenesis of spontaneous pneumothorax secondary to Wegener's granulomatosis. Ann Thorac Surg, 2007, 84:288–290.

[308] SZCZEKLIK W, SOKOLOWSKA B, MASTALERZ L, et al. Pulmonary findings in Churg-Strauss syndrome in chest X-rays and high resolution computed tomography at the time of initial diagnosis. Clin Rheumatol, 2010, 29:1127–1134.

[309] LANHAM JG, ELKON KB, PUSEY CD, et al. Systemic vasculitis with asthma and eosinophilia: a clinical approach to the Churg-Strauss syndrome. Medicine (Baltimore), 1984, 63:65–81.

[310] TANIZAWA K, KAJI Y, TANAKA E, et al. Massive eosinophilic pleural effusion preceding vasculitic symptoms in Churg-Strauss syndrome. Intern Med, 2010, 49:841–845.

[311] CROFTON JW, LIVINGSTONE JL, OSWALD NC, et al. Pulmonary eosinophilia. Thorax, 1952, 7:1–35.

[312] ERZURUM SC, UNDERWOOD GA, HAMILOS DL, et al. Pleural effusion in Churg-Strauss syndrome. Chest, 1989, 95:1357–1359.

[313] ROMERO S, VELA P, PADILLA I, et al. Pleural effusion as manifestation of temporal arteritis. Thorax, 1992, 47:398–399.

[314] RAMOS A, LAGUNA P, CUERVAS V. Pleural effusion in giant cell arteritis. Ann Intern Med, 1992, 116:957.

[315] GUR H, EHRENFELD M, IZSAK E. Pleural effusion as a presenting manifestation of giant cell arteritis. Clin Rheumatol, 1996, 15:200–203.

[316] GARCIA-ALFRANCA F, SOLANS R, SIMEON C, et al. Pleural effusion as a form of presentation of temporal arteritis. Br J Rheumatol, 1998, 37:802–803.

[317] KARACHALIOS G, CHARALABOPOULOS A, CHARALABOPOULOS K. Pleural effusion in temporal arteritis. In Vivo, 2003, 17:151–152.

[318] VALSTAR MH, TERPSTRA WF, DE JONG RS. Pericardial and pleural effusion in giant cell arteritis. Am J Med, 2003, 114:708–709.

[319] MARIE I, HELIOT P, MUIR JF, et al. Pleural effusion revealing giant cell arteritis. Eur J Intern Med, 2004, 15:125–127.

[320] SCHATTNER A, KLEPFISH A. Left pleural effusion and fever of unknown origin-a clue to thoracic arterial pathology. J Gen Intern Med, 2012, 27:1084–1087.

[321] UZUN O, ERKAN L, AKPOLAT I, et al. Pulmonary involvement in Behçet's disease. Respiration, 2008, 75:310–321.

[322] OZER C, DUCE MN, ULUBAŞ B, et al. Inspiratory and expiratory HRCT findings in Behcet's disease and correlation with pulmonary function tests. Eur J Radiol, 2005, 56:43–47.

[323] CATERINO U, PACIOCCO G, D'AURIA D, et al. Subpleural lung involvement in Behçet's disease: first localization of a systemic entity. Monaldi Arch Chest Dis, 2000, 55:289–292.

[324] CEYLAN N, BAYRAKTAROGLU S, ERTURK SM, et al. Pulmonary and vascular manifestations of Behcet disease: imaging findings. AJR Am J Roentgenol, 2010, 194:W158–W164.

[325] TUNACI A, BERKMEN YM, GÖKMEN E. Thoracic involvement in Behçet's disease: pathologic, clinical, and imaging features. AJR Am J Roentgenol, 1995, 164:51-56.

[326] CHAE EJ, DO KH, SEO JB, et al. Radiologic and Clinical Findings of Behcet Disease: Comprehensive Review of Multisystemic Involvement. Radiographics, 2008, 28:e31.

[327] KANSU E, OZER FL, AKALIN E, et al. Behçet's syndrome with obstruction of the venae cavae. A report of seven cases. Q J Med, 1972, 41:151–168.

[328] ABADOĞLU O, OSMA E, UÇAN ES, et al. Behçet's disease with pulmonary involvement, superior vena cava syndrome, chyloptysis and chylous ascites. Respir Med, 1996, 90:429–431.

[329] BENJILALI L, HARMOUCHE H, ALAOUI-BENNESSER H, et al. Chylothorax and chylopericardium in a young man with Behçet's disease. Joint Bone Spine, 2008, 75:743–745.

[330] CÖPLÜ L, EMRÍ S, SELÇUK ZT, et al. Life threatening chylous pleural and pericardial effusion in a patient with Behcet's syndrome. Thorax, 1992, 47:64–65.

[331] HUSAIN SJ, SADIQ F, ZUBAIRI AB, et al. Massive unilateral chylous pleural effusion: a rare initial presentation of Behcet's disease. Singapore Med J, 2006, 47:978–980.

[332] MOON H, LEE YJ, LEE SI, et al. Chylothorax and chylopericardium

as the initial clinical manifestation of Behcet's disease. Rheumatol Int, 2008, 28:375–377.

[333] ROGUIN A, EDELSTEIN S, EDOUTE Y. Superior vena cava syndrome as a primary manifestation of Behcet's disease. A case report. Angiology, 1997, 48:365–368.

[334] RICE TW, RODRIGUEZ RM, BARNETTE R, et al. Prevalence and characteristics of pleural effusions in superior vena cava syndrome. Respirology, 2006, 11:299–305.

[335] RICE TW. Pleural effusions in superior vena cava syndrome: prevalence, characteristics, and proposed pathophysiology. Curr Opin Pulm Med, 2007, 13:324–327.

[336] RAGHU MG, WIG JD, KOCHHAR R, et al. Lung complications in acute pancreatitis. JOP, 2007, 8:177–185.

[337] LANKISCH PG, DRÖGE M, BECHER R. Pleural effusions: a new negative prognostic parameter for acute pancreatitis. Am J Gastroenterol, 1994, 89:1849–1851.

[338] BROWNE GW, PITCHUMONI CS. Pathophysiology of pulmonary complications of acute pancreatitis. World J Gastroenterol, 2006, 12:7087–7096.

[339] STIMAC D, NIKSIĆ M, SINCIĆ MIJANDRUSIĆ B, et al. Mediastinal necrosis in acute pancreatitis - case report. Zentralbl Chir, 2007, 132:155–157.

[340] HONG W, DONG L, HUANG Q, et al. Prediction of severe acute pancreatitis using classification and regression tree analysis. Dig Dis Sci, 2011, 56:3664–3671.

[341] PITCHUMONI CS, PATEL NM, SHAH P. Factors influencing mortality in acute pancreatitis: can we alter them? J Clin Gastroenterol, 2005, 39:798–814.

[342] ABISHEGANADEN J, SIN FAI LAM KN, CHEW LS. Massive pleural effusion in pancreatis: 2 case reports. Singapore Med J, 1995, 36:487–490.

[343] KING JC, REBER HA, SHIRAGA S, et al. Pancreatic-pleural fistula is best managed by early operative intervention. Surgery, 2010, 147:154–159.

[344] ALI T, SRINIVASAN N, LE V, et al. Pancreaticopleural fistula. Pancreas, 2009, 38:e26–e31.

[345] AKAHANE T, KURIYAMA S, MATSUMOTO M, et al. Pancreatic pleural effusion with a pancreaticopleural fistula diagnosed by magnetic resonance cholangiopancreatography and cured by somatostatin analogue treatment. Abdom Imaging, 2003, 28:92–95.

[346] O'TOOLE D, VULLIERME MP, PONSOT P, et al. Diagnosis and management of pancreatic fistulae resulting in pancreatic ascites or pleural effusions in the era of helical CT and magnetic resonance imaging. Gastroenterol Clin Biol, 2007, 31:686–693.

[347] MACHADO NO. Pancreaticopleural fistula: revisited. Diagn Ther Endosc, 2012, 2012:815476.

[348] ROBERTS KJ, SHERIDAN M, MORRIS-STIFF G, et al. Pancreaticopleural fistula: etiology, treatment and long-term follow-up. Hepatobiliary Pancreat Dis Int, 2012, 11:215–219.

[349] TAKEO C, MYOJO S. Marked effect of octreotide acetate in a case of pancreatic pleural effusion. Curr Med Res Opin, 2000, 16:171–177.

[350] KHAN AZ, CHING R, MORRIS-STIFF G, et al. Pleuropancreatic fistulae: specialist center management. J Gastrointest Surg, 2009, 13:354–358.

[351] BLADERGROEN MR, LOWE JE, POSTLETHWAIT RW. Diagnosis and recommended management of esophageal perforation and rupture. Ann Thorac Surg, 1986, 42:235–239.

[352] HINGSTON CD, SAAYMAN AG, FROST PJ, et al. Boerhaave's syndrome - rapidly evolving pleural effusion; a radiographic clue. Minerva Anestesiol, 2010, 76:865–867.

[353] GHANEM N, ALTEHOEFER C, SPRINGER O, et al. Radiological findings in Boerhaave's syndrome. Emerg Radiol, 2003, 10:8–13.

[354] DRURY M, ANDERSON W, HEFFNER JE. Diagnostic value of pleural fluid cytology in occult Boerhaave's syndrome. Chest, 1992, 102:976–978.

[355] HAVEMAN JW, NIEUWENHUIJS VB, KOBOLD JP, et al. Adequate debridement and drainage of the mediastinum using open tho racotomy or video-assisted thoracoscopic surgery for Boer-haave's syndrome. Surg Endosc, 2011, 25:2492–2497.

[356] TEH E, EDWARDS J, DUFFY J, et al. Boerhaave's syndrome: a review of management and outcome. Interact Cardiovasc Thorac Surg, 2007, 6:640–643.

[357] AMIR AI, VAN DULLEMEN H, PLUKKER JT. Selective approach in the treatment of esophageal perforations. Scand J Gastroenterol, 2004, 39:418–422.

[358] BHOJAWALA J, HELLER DS, CRACCHIOLO B, et al. Endometriosis presenting as bloody pleural effusion and ascites-report of a case and review of the literature. Arch Gynecol Obstet, 2000, 264:39–41.

[359] MUNEYYIRCI-DELALE O, NEIL G, SERUR E, et al. Endometriosis with massive ascites. Gynecol Oncol, 1998, 69:42–46.

[360] TAJIRI T, TATE G, IWAKU T, et al. Right pleural effusion in Fitz-Hugh-Curtis syndrome. Acta Med Okayama, 2006, 60:289–294.

[361] WARREN MS, GIBBONS RB. Left-sided pleural effusion secondary to splenic vein thrombosis. A previously unrecognized relationship. Chest, 1991, 100:574–575.

[362] AL-QAHTANI HH. Biliopleural fistula with cholethorax. A rare complication of percutaneous transhepatic biliary drainage. Saudi Med J, 2011, 32:1189–1192.

[363] LEE MT, HSI SC, HU P, LIU KY. Biliopleural fistula: a rare complication of percutaneous transhepatic gallbladder drainage. World J Gastroenterol, 2007, 13:3268–3270.

[364] STRANGE C, ALLEN ML, FREEDLAND PN, et al. Biliopleural fistula as a complication of percutaneous biliary drainage: experimental evidence for pleural inflammation. Am Rev Respir Dis, 1988, 137:959–961.

[365] NICHOLS DM, COOPERBERG PL, GOLDING RH, et al. The safe intercostal approach? Pleural complications in abdominal interventional radiology. AJR Am J Roentgenol, 1984, 142:1013–1018.

[366] AZCARATE-PEREA L, MORENO-MATA N, GONZÁLEZ-CASAURRÁN G, et al. Biliopleural fistula after radiofrecuency ablation of hepatocellular carcinoma. Rev Esp Enferm Dig, 2011, 103:494–496.

[367] BUTT AS, MUJTABA G, ANAND S, et al. Management of biliopleural fistula after transarterial chemoembolization of a liver lesion. Can J Gastroenterol, 2010, 24:281–283.

[368] PENDE V, MARCHESE M, MUTIGNANI M, et al. Endoscopic management of biliopleural fistula and biloma after percutaneous radiofrequency ablation of liver metastasis. Gastrointest Endosc, 2007, 66:616–618.

[369] YAMAZAKI S, ITOH Y, MAMIYA T, et al. Massive biliary pleural effusion induced by pancreatic-thoracic fistula. Pancreas, 2005, 31:295–296.

[370] DELCO F, DOMENIGHETTI G, KAUZLARIC D, et al. Spontaneous biliothorax (thoracobilia) following cholecystopleural fistula presenting as an acute respiratory insufficiency. Successful removal of gallstones from the pleural space. Chest, 1994, 106:961–963.

[371] MITTOO S, GELBER AC, HITCHON CA, et al. Clinical and serologic factors associated with lupus pleuritis. J Rheumatol, 2010, 37:747–753.

[372] TORRE O, HARARI S. Pleural and pulmonary involvement in systemic lupus erythematosus. Presse Med, 2011, 40:e19–e29.

[373] BOUROS D, PNEUMATIKOS I, TZOUVELEKIS A. Pleural

involvement in systemic autoimmune disorders. Respiration, 2008, 75:361–371.

[374] HALLA JT, SCHROHENLOHER RE, VOLANAKIS JE. Immune complexes and other laboratory features of pleural effusions: a comparison of rheumatoid arthritis, systemic lupus erythematosus, and other diseases. Ann Intern Med, 1980, 92:748–752.

[375] TOWORAKUL C, KASITANON N, SUKITAWUT W, et al. Usefulness of pleural effusion antinuclear antibodies in the diagnosis of lupus pleuritis. Lupus, 2011, 20:1042–1046.

[376] PORCEL JM, ORDI-ROS J, ESQUERDA A, et al. Antinuclear antibody testing in pleural fluid for the diagnosis of lupus pleuritis. Lupus, 2007, 16:25–27.

[377] SHARMA S, SMITH R, AL-HAMEED F. Fibrothorax and severe lung restriction secondary to lupus pleuritis and its successful treatment by pleurectomy. Can Respir J, 2002, 9:335–337.

[378] BREUER GS, DEEB M, FISHER D, et al. Therapeutic options for refractory massive pleural effusion in systemic lupus erythematosus: a case study and review of the literature. Semin Arthritis Rheum, 2005, 34:744–749.

[379] BALBIR-GURMAN A, YIGLA M, NAHIR AM, et al. Rheumatoid pleural effusion. Semin Arthritis Rheum, 2006, 35:368–378.

[380] METAFRATZI ZM, GEORGIADIS AN, IOANNIDOU CV, et al. Pulmonary involvement in patients with early rheumatoid arthritis. Scand J Rheumatol, 2007, 36:338–344.

[381] CHOU CW, CHANG SC. Pleuritis as a presenting manifestation of rheumatoid arthritis: diagnostic clues in pleural fluid cytology. Am J Med Sci, 2002, 323:158–161.

[382] LILLINGTON GA, CARR DT, MAYNE JG. Rheumatoid pleurisy with effusion. Arch Intern Med, 1971, 128:764–768.

[383] AVNON LS, ABU-SHAKRA M, FLUSSER D, et al. Pleural effusion associated with rheumatoid arthritis: what cell predominance to anticipate? Rheumatol Int, 2007, 27:919–925.

[384] WRIGHTSON JM, STANTON AE, MASKELL NA, et al. Pseudo-chylothorax without pleural thickening: time to reconsider pathogenesis? Chest, 2009, 136:1144–1147.

[385] RUETH N, ANDRADE R, GROTH S, et al. Pleuropulmonary complications of rheumatoid arthritis: a thoracic surgeon's challenge. Ann Thorac Surg, 2009, 88:e20–e21.

[386] STRIMLAN CV, ROSENOW ECR, DIVERTIE MB, et al. Pulmonary manifestations of Sjogren's syndrome. Chest, 1976, 70:354–361.

[387] TESHIGAWARA K, KAKIZAKI S, HORIYA M, et al. Primary Sjogren's syndrome complicated by bilateral pleural effusion. Respirology, 2008, 13:155–158.

[388] TAORMINA VJ, MILLER WT, GEFTER WB, et al. Progressive systemic sclerosis subgroups: variable pulmonary features. AJR Am J Roentgenol, 1981, 137:277–285.

[389] THOMPSON AE, POPE JE. A study of the frequency of pericardial and pleural effusions in scleroderma. Br J Rheumatol, 1998, 37:1320–1323.

[390] PRAKASH UB. Respiratory complications in mixed connective tissue disease. Clin Chest Med, 1998, 19:733–746.

[391] PRAKASH UB, LUTHRA HS, DIVERTIE MB. Intrathoracic manifestations in mixed connective tissue disease. Mayo Clin Proc, 1985, 60:813–821.

[392] PRAKASH UB. Lungs in mixed connective tissue disease. J Thorac Imaging, 1992, 7:55–61.

[393] LUO YF, ROBBINS IM, KARATAS M, et al. Frequency of pleural effusions in patients with pulmonary arterial hypertension associated with connective tissue diseases. Chest, 2011, 140:42–47.

[394] ILAN Y, BEN-YEHUDA A, OKON E, et al. Mixed connective tissue disease presenting as a left sided pleural effusion. Ann Rheum Dis, 1992, 51:1157–1158.

[395] HOOGSTEDEN HC, VAN DONGEN JJ, VAN DER KWAST TH, et al. Bilateral exudative pleuritis, an unusual pulmonary onset of mixed connective tissue disease. Respiration, 1985, 48:164–167.

[396] ERKAN L, UZUN O, FINDIK S, et al. Isolated pleural and pericardial effusion in a patient with ankylosing spondylitis. Respir Med, 2007, 101:356–358.

[397] TANAKA H, ITOH E, SHIBUSA T, et al. Pleural effusion in ankylosing spondylitis; successful treatment with intra-pleural steroid administration. Respir Med, 1995, 89: 509–511.

[398] KINNEAR WJ, SHNEERSON JM. Acute pleural effusions in inactive ankylosing spondylitis. Thorax, 1985, 40:150–151.

[399] ROSENOW E, STRIMLAN CV, MUHM JR, et al. Pleuropulmonary manifestations of ankylosing spondylitis. Mayo Clin Proc, 1977, 52:641–649.

[400] MARIE I, HACHULLA E, CHÉRIN P, et al. Interstitial lung disease in polymyositis and dermatomyositis. Arthritis Rheum, 2002, 47:614–622.

[401] MINO M, NOMA S, TAGUCHI Y, et al. Pulmonary involvement in polymyositis and dermatomyositis: sequential evaluation with CT. AJR Am J Roentgenol, 1997, 169:83–87.

[402] MAESHIMA E, NISHIMOTO T, YAMASHITA M, et al. Progressive systemic sclerosis-polymyositis overlap syndrome with eosinophilic pleural effusion. Rheumatol Int, 2003, 23:252–254.

[403] MIYATA M, FUKAYA E, TAKAGI T, et al. Two patients with polymyositis or dermatomyositis complicated with massive pleural effusion. Intern Med, 1998, 37:1058–1063.

[404] DICKEY BF, MYERS AR. Pulmonary disease in polymyositis/dermatomyositis. Semin Arthritis Rheum, 1984, 14:60–76.

[405] BEEKMAN JF, ZIMMET SM, CHUN BK, et al. Spectrum of pleural involvement in sarcoidosis. Arch Intern Med, 1976, 136:323–330.

[406] CHUSID EL, SILTZBACH LE. Sarcoidosis of the pleura. Ann Intern Med, 1974, 81:190–194.

[407] HUGGINS JT, DOELKEN P, SAHN SA, et al. Pleural effusions in a series of 181 outpatients with sarcoidosis. Chest, 2006, 129:1599–1604.

[408] SHARMA OP, GORDONSON J. Pleural effusion in sarcoidosis: a report of six cases. Thorax, 1975, 30:95–101.

[409] SOSKEL NT, SHARMA OP. Pleural involvement in sarcoidosis. Curr Opin Pulm Med, 2000, 6:455–468.

[410] TOMMASINI A, DI VITTORIO G, FACCHINETTI F, et al. Pleural effusion in sarcoidosis: a case report. Sarcoidosis, 1994, 11:138–140.

[411] WILEN SB, RABINOWITZ JG, ULREICH S, et al. Pleural involvement in sarcoidosis. Am J Med, 1974, 57:200–209.

[412] SZWARCBERG JB, GLAJCHEN N, TEIRSTEIN AS. Pleural involvement in chronic sarcoidosis detected by thoracic CT scanning. Sarcoidosis Vasc Diffuse Lung Dis, 2005, 22:58–62.

[413] AVITAL M, HADAS-HALPERN I, DEEB M, et al. Radiological findings in sarcoidosis. Isr Med Assoc J, 2008, 10:572–574.

[414] MIZUSHIMA Y, SASSA K, FUJISHITA T, et al. Sarcoidosis accompanied by pleural effusion and multiple bronchial stenoses. Intern Med, 1997, 36:637–639.

[415] GROMAN GS, CASTELE RJ, ALTOSE MD, et al. Lymphocyte subpopulations in sarcoid pleural effusion. Ann Intern Med, 1984, 100:75–77.

[416] VAFIADIS E, SIDIROPOULOU MS, VOUTSAS V, et al. Eosinophilic pleural effusion, peripheral eosinophilia, pleural thickening, and hepatosplenomegaly in sarcoidosis. South Med J, 2005, 98:1218–1222.

[417] DURAND DV, DELLINGER A, GUERIN C, et al. Pleural sarcoidosis: one case presenting with an eosinophilic effusion. Thorax, 1984, 39:468–469.

[418] HEIDECKER JT, JUDSON MA. Pleural effusion caused by trapped lung. South Med J, 2003, 96:510–511.

[419] KUMAR S, VERMA SK, SINGH R, et al. Hemorrhagic pleural effusion secondary to sarcoidosis: a brief review. Ann Thorac Med, 2009, 4:27–31.

[420] AELONY Y. Myxedematous effusions. Arch Intern Med, 1984, 144:857, 861.

[421] BROWN SD, BRASHEAR RE, SCHNUTE RB. Pleural effusion in a young woman with myxedema. Arch Intern Med, 1983, 143:1458–1460.

[422] DOUGLASS RC. Pleural effusion with myxedema. Arch Intern Med, 1983, 143:2334.

[423] HSU CY, GONG ST. Pleural effusion as an initial clinical presentation of myxedema: report of a case. J Formos Med Assoc, 1990, 89:470–474.

[424] HSU CY, GONG ST. Myxedematous pleural effusion. Chest, 1992, 101:291–292.

[425] MAREL M, ZRUSTOVA M, STASNY B, et al. The incidence of pleural effusion in a well-defined region. Epidemiologic study in central Bohemia. Chest, 1993, 104:1486–1489.

[426] BERK JL, KEANE J, SELDIN DC, et al. Persistent pleural effusions in primary systemic amyloidosis: etiology and prognosis. Chest, 2003, 124:969–977.

[427] BERK JL. Pleural effusions in systemic amyloidosis. Curr Opin Pulm Med, 2005, 11:324–328.

[428] ANEVLAVIS S, TZOUVELEKIS A, BOUROS D. Mechanisms of pleural involvement in orphan diseases. Respiration, 2012, 83:5–12.

[429] SCHWARZ C, BITTNER R, KIRSCH A, et al. A 62-year-old woman with bilateral pleural effusions and pulmonary infiltrates caused by extramedullary hematopoiesis. Respiration, 2008, 78:110–113.

[430] OREN I, GOLDMAN A, HADDAD N, et al. Ascites and pleural effusion secondary to extramedullary hematopoiesis. Am J Med Sci, 1999, 318:286–288.

[431] IBABAO J, KASSAPIDIS S, DEMETIS S, et al. Bilateral pleural effusions in a beta-thalassemia intermedia patient with posterior mediastinal extramedullary hematopoietic masses. Hemoglobin, 1999, 23:249–253.

[432] BARTLETT RP, GREIPP PR, TEFFERI A, et al. Extramedullary hematopoiesis manifesting as a symptomatic pleural effusion. Mayo Clin Proc, 1995, 70:1161–1164.

[433] KUPFERSCHMID JP, SHAHIAN DM, VILLANUEVA AG. Massive hemothorax associated with intrathoracic extramedullary hematopoiesis involving the pleura. Chest, 1993, 103:974–975.

[434] GHOSH AK, PAWADE J, STANDEN GR, et al. Primary extramedullary hematopoiesis manifesting as massive bilateral chylothorax. Ann Thorac Surg, 2005, 80:1515–1517.

[435] KINI U, SINGH A. Normoblasts in pleural fluid: are they significant? Diagn Cytopathol, 2007, 35:590–592.

[436] DELBAERE A, SMITS G, DE LEENER A, et al. Understanding ovarian hyperstimulation syndrome. Endocrine, 2005, 26:285–290.

[437] CHEN SU, CHOU CH, LIN CW, et al. Signal mechanisms of vascular endothelial growth factor and interleukin-8 in ovarian hyperstimulation syndrome: dopamine targets their common pathways. Hum Reprod, 2010, 25:757–767.

[438] MULLIN CM, FINO ME, REH A, et al. Symptomatic isolated pleural effusion as an atypical presentation of ovarian hyperstimulation syndrome. Case Rep Obstet Gynecol, 2011, 2011:967849.

[439] GEORGE K, ALEYAMMA T, KAMATH M, et al. Symptomatic unilateral pleural effusion: A rare presentation of ovarian hyperstimulation syndrome. J Hum Reprod Sci, 2010, 3:49–51.

[440] GUPTA S, SATHYA B, PADHY N, et al. Isolated bilateral pleural effusion as the sole manifestation of late onset ovarian hyperstimulation syndrome. J Hum Reprod Sci, 2009, 2:83–86.

[441] MURRAY A, ROMBAUTS L. Unilateral pleural effusion as the main presentation of "early onset" severe ovarian hyperstimulation syndrome. Fertil Steril, 2004, 81:1127–1129.

[442] GREGORY WT, PATTON PE. Isolated pleural effusion in severe ovarian hyperstimulation: a case report. Am J Obstet Gynecol, 1999, 180:1468–1471.

[443] LORET DE MOLA JR, ARREDONDO-SOBERON F, RANDLE CP, et al. Markedly elevated cytokines in pleural effusion during the ovarian hyperstimulation syndrome: transudate or ascites? Fertil Steril, 1997, 67:780–782.

[444] JUNQUEIRA JJ, BAMMANN RH, TERRA RM, et al. Pleural effusion following ovarian hyperstimulation. J Bras Pneumol, 2012, 38:400–403.

[445] LILIS R, LERMAN Y, SELIKOFF IJ. Symptomatic benign pleural effusions among asbestos insulation workers: residual radiographic abnormalities. Br J Ind Med, 1988, 45:443–449.

[446] HILLERDAL G. Non-malignant asbestos pleural disease. Thorax, 1981, 36:669–675.

[447] EPLER GR, MCLOUD TC, GAENSLER EA. Prevalence and incidence of benign asbestos pleural effusion in a working population. JAMA, 1982, 247:617–622.

[448] EISENSTADT HB. Benign Asbestos Pleurisy. JAMA, 1965, 192:419–421.

[449] MATTSON SB. Monosymptomatic exudative pleurisy in persons exposed to asbestos dust. Scand J Respir Dis, 1975, 56:263–272.

[450] CHAPMAN SJ, COOKSON WO, MUSK AW, et al. Benign asbestos pleural diseases. Curr Opin Pulm Med, 2003, 9:266–271.

[451] HILLERDAL G, OZESMI M. Benign asbestos pleural effusion: 73 exudates in 60 patients. Eur J Respir Dis, 1987, 71:113–121.

[452] MCLOUD TC, WOODS BO, CARRINGTON CB, et al. Diffuse pleural thickening in an asbestos-exposed population: prevalence and causes. AJR Am J Roentgenol, 1985, 144:9–18.

[453] RYU JH, TOMASSETTI S, MALDONADO F. Update on uncommon pleural effusions. Respirology, 2011, 16:238–243.

[454] DOERR CH, ALLEN MS, NICHOLS FC 3RD, et al. Etiology of chylothorax in 203 patients. Mayo Clin Proc, 2005, 80:867–870.

[455] MALDONADO F, HAWKINS FJ, DANIELS CE, et al. Pleural fluid characteristics of chylothorax. Mayo Clin Proc, 2009, 84:129–133.

[456] AGRAWAL V, DOELKEN P, SAHN SA. Pleural fluid analysis in chylous pleural effusion. Chest, 2008, 133:1436–1441.

[457] ZABECK H, MULEY T, DIENEMANN H, et al. Management of chylothorax in adults: when is surgery indicated? Thorac Cardiovasc Surg, 2011, 59:243–246.

[458] MALDONADO F, CARTIN-CEBA R, HAWKINS FJ, et al. Medical and surgical management of chylothorax and associated outcomes. Am J Med Sci, 2010, 339(4):314-318.

[459] AGRAWAL V, SAHN SA. Lipid pleural effusions. Am J Med Sci, 2008, 335:16–20.

[460] DOERR CH, MILLER DL, RYU JH. Chylothorax. Semin Respir Crit Care Med, 2001, 22:617–626.

[461] MCGRATH EE, BLADES Z, ANDERSON PB. Chylothorax: aetiology, diagnosis and therapeutic options. Respir Med, 2010, 104:1–8.

[462] COPE C. Management of chylothorax via percutaneous embolization. Curr Opin Pulm Med, 2004, 10:311–312.

[463] COPE C, KAISER LR. Management of unremitting chylothorax by percutaneous embolization and blockage of retroperitoneal lymphatic vessels in 42 patients. J Vasc Interv Radiol, 2002, 13:1139–1148.

[464] TANAKA E, MATSUMOTO K, SHINDO T, et al. Implantation of a pleurovenous shunt for massive chylothorax in a patient with yellow nail syndrome. Thorax, 2005, 60:254–255.

[465] GUPTA AK, BERRY M. Ventriculo-peritoneal shunt presenting-with recurrent pleural effusion: report of a new complication. Pediatr Radiol, 1994, 24:147.

[466] GARCIA-ZAMALLOA A, RUIZ-IRASTORZA G, AGUAYO FJ, et al. Pseudochylothorax. Report of 2 cases and review of the literature. Medicine (Baltimore), 1999, 78:200–207.

[467] GARCIA-ZAMALLOA A. Pseudochylothorax, an unknown disease. Chest, 2010, 137:1004–1005.

[468] ALMOOSA KF, MCCORMACK FX, SAHN SA. Pleural disease in lymphangioleiomyomatosis. Clin Chest Med, 2006, 27:355–368.

[469] RYU JH, DOERR CH, FISHER SD, et al. Chylothorax in lymphangioleiomyomatosis. Chest, 2003, 123:623–627.

[470] MILLER WT, CORNOG JL Jr, SULLIVAN MA. Lymphangiomyomatosis. A clinical-roentgenologic-pathologic syndrome. Am J Roentgenol Radium Ther Nucl Med, 1971, 111:565–572.

[471] JOHNSON SR, TATTERSFIELD AE. Clinical experience of lymphangioleiomyomatosis in the UK. Thorax, 2000, 55:1052–1057.

[472] MERCHANT RN, PEARSON MG, RANKIN RN, et al. Computerized tomography in the diagnosis of lymphangioleiomyomatosis. Am Rev Respir Dis, 1985, 131:295–297.

[473] SAMMAN PD, WHITE WF. The "yellow nail" syndrome. Br J Dermatol, 1964, 76:153–157.

[474] NORDKILD P, KROMANN-ANDERSEN H, STRUVE-CHRISTENSEN E. Yellow nail syndrome–the triad of yellow nails, lymphedema and pleural effusions. A review of the literature and a case report. Acta Med Scand, 1986, 219:221–227.

[475] BULL RH, FENTON DA, MORTIMER PS. Lymphatic function in the yellow nail syndrome. Br J Dermatol, 1996, 134:307–312.

[476] MALDONADO F, TAZELAAR HD, WANG CW, et al. Yellow nail syndrome: analysis of 41 consecutive patients. Chest, 2008, 134:375–381.

[477] SOLAL-CÉLIGNY P, CORMIER Y, FOURNIER M. The yellow nail syndrome. Light and electron microscopic aspects of the pleura. Arch Pathol Lab Med, 1983, 107:183–185.

[478] CORDASCO EM JR, BEDER S, COLTRO A, et al. Clinical features of the yellow nail syndrome. Cleve Clin J Med, 1990, 57:472–476.

[479] BALMFORTH D, BILLE A, OKIROR L, et al. Recurrent pleural effusion in yellow nail syndrome successfully treated with video-assisted thoracic surgery: comparison of two surgical strategies in two cases. Gen Thorac Cardiovasc Surg, 2013, 61(4):231–233.

[480] COŞKUN M, BOYVAT F, BOZKURT B, et al. Thoracic CT findings in long-term hemodialysis patients. Acta Radiol, 1999, 40:181–186.

[481] RASHID-FAROKHI F, POURDOWLAT G, NIKOONIA MR, et al. Uremic pleuritis in chronic hemodialysis patients. Hemodial Int, 2013, 17(1):94–100.

[482] LAKADAMYALI H, LAKADAMYALI H, ERGUN T. Thorax CT findings in symptomatic hemodialysis patients. Transplant Proc, 2008, 40:71–76.

[483] BERGER HW, RAMMOHAN G, NEFF MS, et al. Uremic pleural effusion. A study in 14 patients on chronic dialysis. Ann Intern Med, 1975, 82:362–364.

[484] LIGHT RW, ROGERS JT, MOYERS JP, et al. Prevalence and clinical course of pleural effusions at 30 days after coronary artery and cardiac surgery. Am J Respir Crit Care Med, 2002, 166:1567–1571.

[485] PENG MC, HOU CJ, LI JY, et al. Prevalence of symptomatic large pleural effusions first diagnosed more than 30 days after coronary artery bypass graft surgery. Respirology, 2007, 12:122–126.

[486] KOLLEF MH, PELLER T, KNODEL A, et al. Delayed pleuropulmonary complications following coronary artery revascularization with the internal mammary artery. Chest, 1988, 94:68–71.

[487] KOLLEF MH. Symptomatic pleural effusion after coronary artery revascularization: unsuspected pleural injury from internal mammary artery resection. South Med J, 1993, 86:585–588.

[488] JAIN U, RAO TL, KUMAR P, et al. Radiographic pulmonary abnormalities after different types of cardiac surgery. J Cardiothorac Vasc Anesth, 1991, 5:592–595.

[489] LIGHT RW. Pleural effusions after coronary artery bypass graft surgery. Curr Opin Pulm Med, 2002, 8:308–311.

[490] VARGAS FS, CUKIER A, HUEB W, et al. Relationship between pleural effusion and pericardial involvement after myocardial revascularization. Chest, 1994, 105:1748–1752.

[491] LANDYMORE RW, HOWELL F. Pulmonary complications following myocardial revascularization with the internal mammary artery graft. Eur J Cardiothorac Surg, 1990, 4:156–161.

[492] ALLEN BS, BUCKBERG GD, ROSENKRANZ ER, et al. Topical cardiac hypothermia in patients with coronary disease. An unnecessary adjunct to cardioplegic protection and cause of pulmonary morbidity. J Thorac Cardiovasc Surg, 1992, 104:626–631.

[493] SADIKOT RT, ROGERS JT, CHENG DS, et al. Pleural fluid characteristics of patients with symptomatic pleural effusion after coronary artery bypass graft surgery. Arch Intern Med, 2000, 160:2665–2668.

[494] LABIDI M, BAILLOT R, DIONNE B, et al. Pleural effusions following cardiac surgery: prevalence, risk factors, and clinical features. Chest, 2009, 136:1604–1611.

[495] WELIN L, VEDIN A, WILHELMSSON C. Characteristics, prevalence, and prognosis of postmyocardial infarction syndrome. Br Heart J, 1983, 50:140–145.

[496] STELZNER TJ, KING TE Jr, ANTONY VB, et al. The pleuropulmonary manifestations of the postcardiac injury syndrome. Chest, 1983, 84:383–387.

[497] DRESSLER W. The post-myocardial-infarction syndrome: a report on forty-four cases. AMA Arch Intern Med, 1959, 103:28–42.

[498] FUKADA J, SHIGEMATSU N, OHASHI T, et al. Pericardial and pleural effusions after definitive radiotherapy for esophageal cancer. J Radiat Res, 2012, 53:447–453.

[499] KAWATI R, RUBERTSSON S. Malpositioning of fine bore feeding tube: a serious complication. Acta Anaesthesiol Scand, 2005, 49:58–61.

[500] MILLER KS, TOMLINSON JR, SAHN SA. Pleuropulmonary complications of enteral tube feedings. Two reports, review of the literature, and recommendations. Chest, 1985, 88:230–233.

[501] YAVAŞCAOĞLU B, ACAR H, IŞÇIMEN R, et al. Fatal hydrothorax due to misplacement of a nasoenteric feeding tube. J Int Med Res, 2001, 29:437–440.

[502] HUGHSON WG, FRIEDMAN PJ, FEIGIN DS, et al. Postpartum pleural effusion: a common radiologic finding. Ann Intern Med, 1982, 97:856–858.

[503] UDESHI UL, MCHUGO JM, CRAWFORD JS. Postpartum pleural effusion. Br J Obstet Gynaecol, 1988, 95:894–897.

[504] WALLIS MG, MCHUGO JM, CARRUTHERS DA, et al. The prevalence of pleural effusions in pre-eclampsia: an ultrasound study. Br J Obstet Gynaecol, 1989, 96:431–433.

[505] O'FLANAGAN SJ, TIGHE BF, EGAN TJ, et al. Meigs' syndrome and pseudo-Meigs' syndrome. J R Soc Med, 1987, 80: 252–253.

[506] MORÁN-MENDOZA A, ALVARADO-LUNA G, CALDERILLORUIZ G, et al. Elevated CA125 level associated with Meigs' syndrome: case report and review of the literature. Int J Gynecol Cancer, 2006, 16(Suppl 1):315–318.

[507] BENJAPIBAL M, SANGKARAT S, LAIWEJPITHAYA S, et al.

Meigs' Syndrome with Elevated Serum CA125: Case Report and Review of the Literature. Case Rep Oncol, 2009, 2:61–66.

[508] KORKOLIS DP, KOULAXOUZIDIS GV, APOSTOLIKAS N, et al.

Ovarian fibrothecoma associated with Meigs' syndrome and elevated serum CA 125. J BUON, 2004, 9:473–475.

第 77 章

恶性胸腔积液

Steven A. Sahn

John T. Huggins

恶性胸腔积液需通过检测积液中脱落的肿瘤细胞或通过经皮胸膜活检、胸腔镜、开胸术或尸检获得胸膜组织找到肿瘤细胞来诊断。许多患者即使胸腔积液是由恶性肿瘤引起的,也可能在胸腔积液或胸膜组织中检测不到肿瘤细胞,或实际上,恶性肿瘤细胞可能并不存在于这些组织中。因此有必要将与恶性肿瘤相关的胸腔积液进行分类,如类恶性胸腔积液,肿瘤没有直接侵犯胸膜,也没发现其他病因(表 77-1)。淋巴管阻塞似乎是导致类恶性胸腔积液发生最常见的机制。肿瘤的其他局部效应也可引起类恶性胸腔积液,包括支气管阻塞导致肺炎或肺不张。此外,临床医生应意识到积液可以由肿瘤的全身效应和治疗的不良反应引起。

肺癌继发恶性胸腔积液提示预后差。同样继发于非肺部肿瘤的恶性积液是晚期肿瘤的表现,提示生存期有限。

胸腔积液相关恶性肿瘤

任何器官的肿瘤都可以转移到胸膜,但肺癌是最常见的侵犯胸膜的恶性肿瘤,可产生恶性和类恶性胸腔积液(表 77-2)。乳腺癌是第二常见能引起胸腔积液的恶性肿瘤,在一些人群中甚至超过肺癌。这两种肿瘤占恶性胸腔积液病因的 65%。除肺癌和乳腺癌以外,其他肿瘤引起胸腔积液的发生率明显下降,卵巢癌和胃癌占恶性胸腔积液病因的 5%。淋巴瘤约占所有恶性胸腔积液的 10%,是乳糜胸的常见原因。肺癌、乳腺癌、卵巢癌、胃癌和淋巴瘤共占所有恶性胸腔积液的 80%。大约 7% 的恶性胸腔积液患者,在最初诊断为恶性胸腔积液时,原发病灶无法明确。

表 77-1 类恶性胸腔积液的病因

病因	注释
肿瘤的局部效应	
淋巴管阻塞	胸腔积液的主要机制
阻塞性肺炎	肺炎旁积液;不排除肺癌的可手术性
阻塞性肺不张	漏出液;不排除肺癌的可手术性
乳糜胸	胸导管或其主要分支破坏;淋巴瘤是常见原因
肿瘤的全身效应	
肺栓塞	高凝状态;腺癌
低蛋白血症	血清白蛋白<1.5g/dL;通常存在全身水肿
治疗并发症	
放疗	
早期	放疗结束后 6 周~6 个月出现胸膜炎
晚期	纵隔纤维化 缩窄性心包炎 腔静脉阻塞
化疗	
甲氨蝶呤	胸膜炎或胸腔积液±血嗜酸性粒细胞增多
丙卡巴肼	血嗜酸性粒细胞增多;发热、寒战
环磷酰胺	胸膜心包炎
丝裂霉素	与间质性肺疾病相关
博来霉素	与间质性肺疾病相关

表 77-2 恶性胸腔积液的病因[a]

肿瘤类型	病例数/例	占比/%
肺	641	36
乳腺	449	25
淋巴瘤	187	10
卵巢	88	5
胃	42	2
原发肿瘤不明	129	7
其他恶性肿瘤	257	14

[a]:本表是 9 项研究的汇总数据,总病例数为 1 793 例。

除转移癌和淋巴瘤外,恶性胸腔积液的一个较少见的病因是原发性胸膜肿瘤,如恶性间皮瘤。20 世纪 60 年代,石棉暴露和恶性间皮瘤的关系首先见于南非西北开普省一项针对该国保温绝缘材料工人的研究报道。由于石棉暴露与发病之间的潜伏期长达 20~40

年,恶性间皮瘤导致的死亡预计到 2020 年在欧洲每年将达到 9 000 人,在美国每年则达到 2 200 人。

发病机制

淋巴管位于肋间隙壁胸膜下方。壁胸膜的一个重要结构是淋巴孔,是壁胸膜间皮细胞之间 $2 \sim 12 \mu m$ 的开口。淋巴孔及其相关淋巴管在间皮层下方形成淋巴腔隙。这些腔隙汇合成集合淋巴管,随后汇入肋间主干淋巴管,大部分流向纵隔淋巴结。壁胸膜淋巴系统在胸腔积液和蛋白的重吸收上起着主要作用。壁胸膜和纵隔淋巴结之间的淋巴系统结构破坏可导致胸腔积液。尸检表明,胸膜腔淋巴回流受损是恶性胸腔积液形成的主要机制:纵隔淋巴结肿瘤浸润与胸腔积液发生密切相关。相反,直接胸膜转移的程度与胸腔积液的发生之间并没有特定关系。观察发现无淋巴结转移的肉瘤通常不会导致胸腔积液,也进一步支持了这一机制。

当发生胸膜转移时,肿瘤细胞可以"种植"在间皮表面,也可以侵犯至浆膜下层:当间皮表面受累时,胸腔积液中可发现大量的肿瘤细胞;当浆膜下层受累时,只有少量的恶性细胞脱落至胸膜腔。肿瘤侵犯胸膜引起间皮细胞反应性变化,可能导致间皮细胞脱落,间皮层增厚,有时会出现明显的胸膜纤维化。胸膜纤维化通常在肿瘤浸润胸膜的晚期见到,其与某些恶性胸腔积液时葡萄糖浓度降低和 pH 降低部分相关,也与进行化学胸膜固定术失败相关。

血性恶性胸腔积液通常源于肿瘤直接侵犯血管、小静脉阻塞、肿瘤诱导的新生血管形成,或由于血管活性细胞因子和趋化因子引起的毛细血管通透性升高。恶性胸腔积液通常含有大量(50%~70%)形态正常的淋巴细胞,但一般小于结核性胸膜炎胸腔积液中淋巴细胞的比例(通常≥80%)。虽然尚不清楚淋巴细胞增多的原因,但这些淋巴细胞主要是 T 淋巴细胞,似乎在肿瘤胸膜腔侵袭的局部防御中发挥作用。恶性胸腔积液中间皮细胞的比例不定,从少量到大量均有。在胸膜浸润早期,胸膜纤维化和肿瘤明显浸润之前,胸腔积液中可见大量间皮细胞;在胸膜转移晚期,由于胸膜纤维化,通常胸腔积液中间皮细胞较少。

恶性胸腔积液患者的尸检为研究胸膜转移的发病机制提供了有价值的信息。当肺癌转移到胸膜时,脏胸膜和壁胸膜往往均受侵犯,很少仅脏胸膜或壁胸膜表面受累。肺癌壁胸膜受累最有可能是肿瘤通过胸膜粘连从脏胸膜蔓延至壁胸膜,胸膜粘连要么是既往形成的,要么继发于恶性肿瘤。肺癌脏胸膜转移的

发病机制可能是通过肺动脉侵犯和栓塞。肺癌组织学类型不能决定肺动脉侵犯的倾向。肺腺癌是最常见引起胸膜受累的病理类型,因为肺腺癌一般为周围型且具有向邻近部位播散的特点。肺癌双侧胸膜转移几乎总是与肝脏转移和对侧肺转移相关。

膈以下原发肿瘤的胸膜转移通常是已确诊的肝转移再次扩散的表现。乳腺癌的研究数据不完全一致。一些研究显示同侧胸腔积液发生率高,而其他研究却没有发现这种现象。可能有两种机制参与乳腺癌引起的胸腔积液,包括胸壁淋巴管侵犯导致同侧胸腔积液或肝脏转移导致双侧或对侧积液。

霍奇金淋巴瘤在诊断时很少有胸腔积液,但非霍奇金淋巴瘤胸腔积液却很常见。即使没有胸内淋巴结肿大,也可以在未经治疗的非霍奇金淋巴瘤患者中发现胸腔积液。然而,胸腔积液通常不是这种疾病的唯一症状。在霍奇金淋巴瘤尸检中,已经发现淋巴瘤的肺浸润与胸腔积液相关,而不是直接胸膜侵犯或纵隔淋巴结侵犯。淋巴瘤侵犯胸膜在霍奇金淋巴瘤中是少见且晚期的表现,但在非霍奇金淋巴瘤中发生率增加。随着霍奇金淋巴瘤的进展,胸腔积液发生率增加,可达 30%。尸检发现胸腔积液发生率为 30%~60%,而胸膜结节浸润性病变发生率为 7%~30%。

虽然淋巴瘤的胸腔积液可由纵隔淋巴结肿大导致淋巴回流障碍、胸膜或肺部浸润、胸导管阻塞引起,但淋巴回流障碍似乎是霍奇金淋巴瘤出现胸腔积液的主要机制,直接胸膜浸润是非霍奇金淋巴瘤导致胸腔积液的主要原因。

恶性间皮瘤(见第 79 章)通常是单侧受累(图 77-1);双侧受累的患者不到 10%。肿瘤的早期表现是胸腔积液,然后被重吸收或机化,再被肿瘤和纤维组织替代。尸检发现肺通常被包裹在侵及脏胸膜和壁胸膜的肿瘤中。胸膜腔通常被破坏,胸腔积液量不定。肿瘤会延伸到叶间裂,但很少侵入肺实质。不到 50% 的患者肿瘤会侵犯肺门淋巴结。远处血行转移不常见,但肝、骨、肾上腺、甲状腺和肾脏都可能受累。

恶性间皮瘤的两种组织学类型(上皮型和肉瘤型)具有不同的生物学行为。但一些患者为混合型,同时具有上皮样和肉瘤样特征。上皮型间皮瘤的临床特征与通过直接蔓延导致肿瘤扩散的胸膜转移癌相似,即大量胸腔积液和局部淋巴结转移。相比之下,肉瘤型间皮瘤患者往往具有肉瘤特征,即远处转移常见,胸腔积液少见。这与胸膜肿瘤引起胸腔积液的发病机制一致,即胸腔积液主要是由于侵犯淋巴系统所致。此外,即使肿瘤未直接侵及淋巴管,胸膜表面上大量肿瘤也会干扰壁胸膜淋巴管重吸收胸腔